Classen/Diehl/Kochsiek
Innere Medizin

Mit Beiträgen von

B. Allolio	H. Geiger	R. Lorenz, München	P. Schanzenbächer
R. Arendt	H. Gelderblom	G. Maerker-Alzer	W. Schepp
H. W. Baenkler	H. Goebell	B. Maisch	P. Schlimmer
U. Bahner	R. Götz	M. Manns	D. Schnabel
C. A. Baldamus	H. Greten	S. Matern	M. Schrappe
F. U. Beil	W. L. Gross	M. Meesmann	H. Schütt-Gerowitt
P. Bottermann	E. G. Hahn	Th. Mertens	R.-M. Schütz
W. F. Caspary	W. E. Hansen	H. W. Minne	H. J. Schulz
M. Classen	F. Hartmann	O. A. Müller	V. Schusdziarra
A. Creutzig	H. Hartmann	W. Nägle	H.-P. Schuster
H. Dancygier	E. Heidbreder	E. Nieschlag	U. Schwabe
G. Danzer	A. Heidland	R. Paschke	J. Schwamborn
M. Daus	H. Heimpel	G. Peters	P. Schwandt
V. Diehl	D. Heise	M. Pfreundschuh	U. Schweigart
W. Dölle	A. Hibler	C. Piekarski	M. Schwonzen
W. Domschke	W. Hiddemann	C. Pohl	H. M. Seitz
M. O. Doss	W. H. Hörl	M. Pollok	T. Solbach
F. Eich	U. Kaboth	D. Pongratz	G. Stein
A. Engert	A. K. von Kalle	G. Pulverer	H.-J. Stelt
G. Ertl	J. P. Kaltwasser	G. Ramadori	G. W. Sybrecht
K. Ewe	B. Klapp	M. Rambausek	H. Tesch
J. Fehèr	K. Knyrim	B. Rauch	M. Teschner
J. Fichter	K. Kochsiek	W. O. Richter	K.-H. Usadel
U. Fingscheidt	H.-J. Kolb	E. O. Riecken	J. Vogt
W. E. Fleig	B. Kommerell	G. Riegger	H. Walle
U. R. Fölsch	I. Koper	E. Ritz	E. Windler
M. Franke	P. B. Kroker	B.-P. Robra	H.-J. Woitowitz
N. Frickhofen	W. Kruis	M. Schaadt	R. Zankovich
Th. Gain	B. Lathan	L. Schaaf	G. Zerlett
A. Gangl	E. Lechler	R. M. Schaefer	Th. Zilker
A. Gause	R. Lorenz, Solingen	M. Schäffer	

Classen/Diehl/Kochsiek

Innere Medizin

Herausgegeben von
M. Classen, V. Diehl, K. Kochsiek

Mit 760 überwiegend vierfarbigen Abbildungen,
590 Tabellen, über 200 Kasuistiken sowie 192 Praxisfragen
zur Vorbereitung auf die mündliche Prüfung

3., neu bearbeitete Auflage

Urban & Schwarzenberg
München–Wien–Baltimore

Lektorat und Planung:
Dr. med. Dorothea Schneiderbanger,
München
Redaktion: Eva Zielonka, München
Herstellung: Renate Hausdorf,
Dorle Matussek, München
Zeichnungen: Otto Nehren, Ladenburg,
Henriette Rintelen, Velbert

Die Deutsche Bibliothek – CIP-Einheitsaufnahme

Innere Medizin : mit 590 Tabellen, über 200 Kasuistiken sowie 192 Praxisfragen zur Vorbereitung auf die mündliche Prüfung / Classen/Diehl/Kochsiek. Hrsg. von M. Classen … [mit Beitr. von B. Allolio …]. -3., neubearb. Aufl. – München ; Wien ; Baltimore : Urban und Schwarzenberg, 1994
  ISBN 3–541–11673–0
NE: Classen, Meinhard; Diehl, Volker; Kochsiek, Kurt

1. Auflage 1991: ISBN 3-541-11671-4
2. Auflage 1993: ISBN 3-541-11672-2
Satz: Typodata, München
Reproduktion: Reprotechnik, Kempten
Druck und Verarbeitung: Appl, Wemding
Printed in Germany
© Urban & Schwarzenberg 1994
ISBN 3-541-11673-0

Vorwort zur 3. Auflage

Drei Jahre nach der 1. Auflage liegt jetzt bereits die 3., vollständig überarbeitete Auflage vor, das spricht für den Erfolg dieses Lehrbuchs. Die bewährte Konzeption wurde beibehalten, aber der Inhalt wurde, entsprechend dem klinisch-wissenschaftlichen Fortschritt, gründlich überarbeitet. Einige Kapitel wurden vollständig neu geschrieben. Dank schulden wir vielen Kollegen und vor allem auch Studenten für Hinweise, Verbesserungen und Ergänzungen. Das Lehrbuch wurde so auf den neuesten Stand unseres ständig zunehmenden Wissens gebracht.

Möge auch die 3. Auflage für viele Studenten und Kollegen ein Wegweiser durch die gesamte, kaum noch überschaubare Innere Medizin bleiben.
Dem Verlag, insbesondere Herrn Dr. med. h. c. Michael Urban, vor allem aber dem Lektorat unter Leitung von Frau Dr. med. Dorothea Schneiderbanger, danken wir für nimmermüde Hilfe, große Geduld und viel Verständnis.

München, Köln
und Würzburg
im Sommer 1994

Meinhard Classen
Volker Diehl
Kurt Kochsiek

Vorwort zur 1. Auflage

Die Innere Medizin ist das große und zentrale Gebiet der Medizin. Über die engen Wechselbeziehungen mit den anderen Disziplinen hinaus ist sie mit der Epidemiologie, Soziologie und den Grundlagenwissenschaften vernetzt. Dem Wissen von Details und dem Verständnis großer Zusammenhänge kommt daher gleichermaßen Bedeutung zu. Nur in einer synthetischen Betrachtungsweise kann Innere Medizin erlernt und verstanden werden. Dieser Gedanke leitete uns bei der Planung des neuen Lehrbuchs. Es sollte einer modernen Konzeption folgen und auch aktuelle Forschungsergebnisse der „jungen" Wissenschaften, wie Molekularbiologie und Computertechnik, einschließen. In den Vordergrund stellten wir jedoch die pragmatische Darstellung des Krankheitsbildes und die zu dessen Verständnis und Behandlung notwendigen Erkenntnisse.

Das vorliegende Buch ist das Resultat gründlicher Planung und Bearbeitung durch Autoren und Her-

ausgeber. Wir wissen, daß der Medizinstudent sich während des klinischen Studiums einem verläßlichen Werk anvertrauen will. Didaktisch hilfreiche Strukturen und Signale werden das Finden und Wiederfinden erleichtern, ohne die Lesefreude zu beeinträchtigen.

Dem Verleger, Herrn Dr. med. h. c. Michael Urban, danken wir für wertvolle Ratschläge und Hilfe während der gemeinsamen Arbeit. Das Lektorat, insbesondere Frau Dr. med. Dorothea Schneiderbanger, erwarb durch qualifizierte Arbeit, stetiges Monitoring und Liebenswürdigkeit den Respekt der Herausgeber.

München, Köln
und Würzburg
im Juli 1991

Meinhard Classen
Volker Diehl
Kurt Kochsiek

Inhalt

Allgemeiner Teil

Spezieller Teil

Autorenliste

Prof. Dr. med. B. Allolio
Medizinische Universitäts-Klinik
Josef-Schneider-Str. 2
97080 Würzburg

Prof. Dr. sc. med. R. Arendt
Klinik und Poliklinik für Innere Medizin
der Universität
Ernst-Heydemann-Str. 6
18057 Rostock

Prof. Dr. med. H. W. Baenkler
Medizinische Klinik III mit Poliklinik
der Universität
Krankenhausstr. 12
91054 Erlangen

Priv.-Doz. Dr. med. U. Bahner
Medizinische Universitäts-Klinik
Josef-Schneider-Str. 2
97080 Würzburg

Prof. Dr. med. C. A. Baldamus
Direktor der Medizinischen Klinik V
Joseph-Stelzmann-Str. 9
50931 Köln

Prof. Dr. med. F. U. Beil
Medizinische Kernklinik und Poliklinik
Universitäts-Krankenhaus Eppendorf
Martinistr. 52
20246 Hamburg

Prof. Dr. med. P. Bottermann
II. Medizinische Klinik und Poliklinik
der TU München
Endokrinologie und Stoffwechsel
Klinikum rechts der Isar
Ismaninger Str. 22
81675 München

Prof. Dr. med. W. F. Caspary
Leiter der Abteilung Gastroenterologie
Zentrum Innere Medizin
Universitätsklinikum
Theodor-Stern-Kai 7
60590 Frankfurt/Main

Prof. Dr. med. M. Classen
Direktor der II. Medizinischen Klinik
und Poliklinik der TU München
Klinikum rechts der Isar
Ismaninger Str. 22
81675 München

Prof. Dr. med. A. Creutzig
Abteilung Angiologie
der Medizinischen Hochschule Hannover
Konstanty-Gutschow-Str. 8
30623 Hannover

Prof. Dr. med. H. Dancygier
Chefarzt der Medizinischen Klinik II
Städtische Kliniken Offenbach
Starkenburgring 66
63069 Offenbach/Main

Dr. med. Dr. phil. G. Danzer
UKRV-Charlottenburg
Abteilung für Psychosomatische Medizin
und Psychotherapie (Haus 14)
Spandauer Damm 130
14050 Berlin

Priv.-Doz. Dr. med. M. Daus
Medizinische Klinik I
Universitätskliniken des Saarlandes
Oskar-Orth-Str.
66421 Homburg/Saar

Prof. Dr. med. V. Diehl
Direktor der Medizinischen Universitäts-Klinik I
Joseph-Stelzmann-Str. 9
50931 Köln

Prof. Dr. med. W. Dölle
Am Apfelberg 22
72076 Tübingen

Prof. Dr. med. Dr. h. c. W. Domschke
Direktor der Medizinischen Klinik
und Poliklinik B der Universität
Albert-Schweitzer-Str. 33
48129 Münster

Prof. Dr. med. M. O. Doss
Abteilung für Klinische Biochemie
Fachbereich Humanmedizin der Universität
Deutschhausstr. 17$^1/_2$
35037 Marburg

Dr. med. F. Eich
Theodor-Heuss-Ring 22
46395 Bocholt

Dr. med. A. Engert
Medizinische Universitäts-Klinik I
Onkologische Ambulanz
Joseph-Stelzmann-Str. 9
50931 Köln

Prof. Dr. med. G. Ertl
Medizinische Universitäts-Klinik
Josef-Schneider-Str. 2
97080 Würzburg

Prof. Dr. med. K. Ewe
I. Medizinische Klinik
und Poliklinik der Universität
Langenbeckstr. 1
55101 Mainz

Prof. Dr. med. J. Fehèr
Direktor der II. Medizinischen Klinik
Semmelweis Universitiy of Medicine
Szentkiràlyi u. 46
H–1088 Budapest

Priv.-Doz. Dr. med. J. Fichter
Medizinische Klinik V
Universitätskliniken des Saarlandes
Oskar-Orth-Str.
66421 Homburg/Saar

Dr. med. U. Fingscheidt
Klinik für Innere Medizin der Universität Lübeck
Ratzeburger Allee 160
23538 Lübeck

Prof. Dr. med. W. E. Fleig
Direktor der Klinik und Poliklinik
für Innere Medizin I
Martin-Luther-Universität
Ernst-Grube-Str. 40
06120 Halle

Prof. Dr. med. U. R. Fölsch
Direktor der Klinik für
Allgemeine Innere Medizin
I. Medizinische Universitäts-Klinik
Schittenhelmstr. 12
24105 Kiel

Dr. med. M. Franke
Sozialmedizinischer Dienst
der LVA
Jungestr. 10
20535 Hamburg

Priv.-Doz. Dr. med. N. Frickhofen
Abteilung Innere Medizin III
Medizinische Klinik und Poliklinik der Universität
Robert-Koch-Str. 8
89070 Ulm

Prof. Dr. med. Th. Gain
Chefarzt der I. Medizinischen Klinik
Krankenhaus der Barmherzigen Brüder
Prüfeninger Str. 86
93049 Regensburg

Prof. Dr. med. A. Gangl
Vorstand der Universitätsklinik
für Innere Medizin IV
Allgemeines Krankenhaus der Stadt Wien
Währinger Gürtel 18–20
A–1090 Wien

Frau Dr. med. A. Gause
Medizinische Klinik I
Universitätskliniken des Saarlandes
Oskar-Orth-Str.
66421 Homburg/Saar

Priv.-Doz. Dr. med. H. Geiger
Med. Klinik IV
Universität Erlangen-Nürnberg
Breslauer Str. 201
90471 Nürnberg

Dr. med. H. Gelderblom
Robert-Koch-Institut des BGA
Nordufer 20
13353 Berlin

Prof. Dr. med. H. Goebell
Direktor der Abteilung Gastroenterologie
Medizinische Klinik und Poliklinik
Zentrum für Innere Medizin
Hufelandstr. 55
45147 Essen

Dr. med. R. Götz
Medizinische Universitäts-Klinik
Josef-Schneider-Str. 2
97080 Würzburg

Prof. Dr. med. H. Greten
Direktor der I. Medizinischen Kernklinik
und Poliklinik
Universitäts-Krankenhaus Eppendorf
Martinistr. 52
20246 Hamburg

Prof. Dr. med. W. L. Gross
Direktor der Abteilung für klinische
Rheumatologie
der Medizinischen Universität
Ratzeburger Allee 160
23562 Lübeck

Prof. Dr. med. E. G. Hahn
Direktor der Medizinischen Klinik I mit Poliklinik
der Universität
Krankenhausstr. 12
91054 Erlangen

Prof. Dr. med. W. Hansen
II. Medizinische Klinik
und Poliklinik der TU München
Klinikum rechts der Isar
Ismaninger Str. 22
81675 München

Dr. med. F. Hartmann
Medizinische Klinik I
Universitätskliniken des Saarlandes
Oskar-Orth-Str.
66421 Homburg/Saar

Priv.-Doz. Dr. med. H. Hartmann
Abteilung Gastroenterologie und Endokrinologie
Zentrum Innere Medizin der Universität
Robert-Koch-Str. 40
37075 Göttingen

Prof. Dr. E. Heidbreder
Medizinische Universitäts-Klinik
Nephrologische Abteilung
Josef-Schneider-Str. 2
97080 Würzburg

Prof. Dr. med. Dr. med. h. c. A. Heidland
Medizinische Universitäts-Klinik
Nephrologische Abteilung
Josef-Schneider-Str. 2
97080 Würzburg

Prof. Dr. med. H. Heimpel
Ärztl. Direktor der Abteilung
Innere Medizin III
Medizinische Klinik und Poliklinik
der Universität
Robert-Koch-Str. 8
89075 Ulm

Prof. Dr. rer. nat. D. Heise
Fachhochschule Ulm
Institut für Medizintechnik
Schwambergerstr. 35
89081 Ulm

Dr. med. A. Hibler
Vergiftungsinformationszentrale
der Stadt Wien
Währinger Gürtel 18–20
A–1090 Wien

Prof. Dr. med. W. Hiddemann
Direktor der Abteilung
Hämatologie und Onkologie
Zentrum Innere Medizin
der Universität
Robert-Koch-Str. 40
37075 Göttingen

Prof. Dr. med. Dr. rer. nat. W. H. Hörl
Medizinische Klinik III
Allgemeines Krankenhaus der Stadt Wien
Währinger Gürtel 18–20
A–1090 Wien

Prof. Dr. med. U. Kaboth
Abteilung Hämatologie und Onkologie
Zentrum Innere Medizin
der Universität
Robert-Koch-Str. 40
37075 Göttingen

Frau Dr. med. A. K. von Kalle
Medizinische Poliklinik der Universität
Hospitalstr. 3
69115 Heidelberg

Prof. Dr. med. J. P. Kaltwasser
Zentrum der Inneren Medizin
Medizinische Klinik III
Bereich Rheumatologie
Theodor-Stern-Kai 7
60590 Frankfurt/Main

Prof. Dr. med. B. Klapp
UKRV-Charlottenburg
Abteilung für Psychosomatische Medizin
und Psychotherapie (Haus 14)
Spandauer Damm 130
14050 Berlin

Priv.-Doz. Dr. med. K. Knyrim
Chefarzt der Medizinischen Abteilung
Kreiskrankenhaus Mechernich
St.-Elisabeth-Str. 2–8
53894 Mechernich

Prof. Dr. med. K. Kochsiek
Direktor der Medizinischen Universitäts-Klinik
Josef-Schneider-Str. 2
97080 Würzburg

Prof. Dr. med. H.-J. Kolb
Medizinische Klinik III
der Ludwig-Maximilians-Universität
Klinikum Großhadern
Marchioninistr. 15
81377 München

Prof. Dr. med. B. Kommerell
Gf. Ärztlicher Direktor der Medizinischen Klinik
Klinikum der Universität
Bergheimer Str. 58
69115 Heidelberg

Frau Dr. med. I. Koper
Medizinische Klinik V
Universitätskliniken des Saarlandes
Oskar-Orth-Str.
6650 Homburg/Saar

Dr. med. P. B. Kroker
M. R. C. P. (UK)
Severalls Hospital
Colchester CO4 5HG
England

Prof. Dr. med. W. Kruis
Chefarzt der Inneren Abteilung
Evangelisches Krankenhaus Köln-Kalk
Buchforststr. 2
55103 Köln

Priv.-Doz. Dr. med. B. Lathan
Westenhellweg 95–101
44137 Dortmund

Prof. Dr. med. E. Lechler
Medizinische Universitäts-Klinik I
Joseph-Stelzmann-Str. 9
50931 Köln

Priv.-Doz. Dr. med. R. Lorenz
Chefarzt der Abteilung für Diagnostische
Radiologie und Strahlentherapie
Städtisches Krankenhaus Solingen
Gotenstr. 1
42653 Solingen

Priv.-Doz. Dr. med. R. Lorenz
II. Medizinische Klinik und Poliklinik
der TU München
Klinikum rechts der Isar
Ismaninger Str. 22
81675 München

Frau Prof. Dr. med. G. Maerker-Alzer
Goethestr. 7
53501 Grafschaft-Holzweiler

Prof. Dr. med. B. Maisch
Leiter der Abteilung Innere Medizin – Kardiologie
Zentrum für Innere Medizin der Universität
Baldingerstr.
35033 Marburg

Prof. Dr. med. M. P. Manns
Direktor der Abteilung
für Gastroenterologie und Hepatologie
Zentrum Innere Medizin und Dermatologie
Medizinische Hochschule Hannover
Konstanty-Gutschow-Str. 8
30625 Hannover

Prof. Dr. med., Dipl.-Biochem. S. Matern
Direktor der Medizinischen Klinik III
der Rheinisch-Westfälischen Technischen
Hochschule
Pauwelsstr. 30
52074 Aachen

Dr. med. M. Meesmann
Medizinische Universitäts-Klinik
Josef-Schneider-Str. 2
97080 Würzburg

Prof. Dr. med. Th. Mertens
Komm. Ärztlicher Direktor
der Abteilung Virologie
Institut für Mikrobiologie der Universität
Albert-Einstein-Allee 11
89081 Ulm

Prof. Dr. med. H. W. Minne
Ärztlicher Direktor der Klinik „Der Fürstenhof"
Am Hylligen Born 7
31798 Bad Pyrmont

Prof. Dr. med. O. A. Müller
Chefarzt der II. Medizinischen Abteilung
Rotkreuz-Krankenhaus
Nymphenburger Str. 163
80634 München

W. Nägle
Abteilung für Radiodiagnostik
Universitätskliniken des Saarlands
66421 Homburg/Saar

Prof. Dr. med. E. Nieschlag
Direktor des Instituts für Reproduktionsmedizin
der Universität
Steinfurter Str. 107
48149 Münster

Priv.-Doz. Dr. med. R. Paschke
Institut de Récherche interdiscipl.
Faculté de Médicine
Université libre de Bruxelles
Route de Lennik 808
B–1070 Bruxelles

Prof. Dr. med. G. Peters
Direktor des Instituts für Medizinische
Mikrobiologie und Hygiene der Universität
Domagkstr. 10
48149 Münster

Prof. Dr. med. M. Pfreundschuh
Direktor der Medizinischen Klinik I
Universitätskliniken des Saarlandes
Oskar-Orth-Str.
66421 Homburg/Saar

Prof. Dr. med. C. Piekarski
Direktor des Instituts und der Poliklinik
für Arbeits- und Sozialmedizin
der Universität
Joseph-Stelzmann-Str. 9
50931 Köln

Dr. med. C. Pohl
Medizinische Universitäts-Klinik I
Joseph-Stelzmann-Str. 9
50931 Köln

Dr. med. M. Pollok
Medizinische Universitäts-Klinik V
Nephrologie
Joseph-Stelzmann-Str. 9
50931 Köln

Prof. Dr. med. D. Pongratz
Leitender Arzt des Friedrich-Baur-Instituts bei
der Medizinischen und der Neurologischen Klinik
Klinikum Innenstadt der Universität
Ziemssenstr. 1
80336 München

Prof. Dr. Dr. h. c. G. Pulverer
Direktor des Instituts für Medizinische
Mikrobiologie und Hygiene der Universität
Goldenfelsstr. 19–21
50931 Köln

Prof. Dr. med. G. Ramadori
Leiter der Abteilung Gastroenterologie und
Endokrinologie
Zentrum Innere Medizin der Universität
Robert-Koch-Str. 40
37075 Göttingen

Priv.-Doz. Dr. med. M. Rambausek
Rehabilitationszentrum für
Chronisch Nierenkranke
Bergheimer Str. 56 a
69115 Heidelberg

Priv.-Doz. Dr. med. B. Rauch
Ärztlicher Direktor der
Herz-Kreislauf-Klinik Waldkirch
Kandelstr. 41
79183 Waldkirch

Prof. Dr. med. W. O. Richter
Medizinische Klinik II
der Ludwig-Maximilians-Universität
Klinikum Großhadern
Marchioninistr. 15
80377 München

Prof. Dr. med. E. O. Riecken
Leiter der Abteilung Innere Medizin
Medizinische Klinik und Poliklinik der FU
Hindenburgdamm 30
12203 Berlin

Prof. Dr. med. G. Riegger
Direktor der Klinik und Poliklinik
für Innere Medizin II
Universitäts-Klinikum
Franz-Josef-Strauß-Allee 11
93053 Regensburg

Prof. Dr. med. E. Ritz
Leiter der Sektion Nephrologie
Medizinische Klinik
Klinikum der Universität
Bergheimer Str. 58
69115 Heidelberg

Prof. Dr. med. B.-P. Robra
Direktor des Instituts für Sozialmedizin
Medizinische Fakultät der Otto-von-Guericke-
Universität
Leipziger Str. 44
39120 Magdeburg

Prof. Dr. med. M. Schaadt
Landgrafenstr. 22
50931 Köln

Dr. med. L. Schaaf
Gf. Direktor der Abteilung für Endokrinologie
Zentrum Innere Medizin
Universitätsklinikum
Theodor-Stern-Kai 7
60590 Frankfurt/Main

Prof. Dr. med. R. M. Schaefer
Medizinische Universitäts-Poliklinik
Albert-Schweitzer-Str. 33
48129 Münster

Dr. med. M. Schäffer
Klinik für Allgemeine Innere Medizin
I. Medizinische Universitäts-Klinik
Schittenhelmstr. 12
24105 Kiel

Prof. Dr. med. P. Schanzenbächer
Medizinische Universitäts-Klinik
Josef-Schneider-Str. 2
97080 Würzburg

Prof. Dr. med. W. Schepp
II. Med. Klinik und Poliklinik
der TU München
Klinikum rechts der Isar
Ismaninger Str. 22
81675 München

Priv.-Doz. Dr. med. P. Schlimmer
Chefarzt der Inneren Medizin
Kreiskrankenhaus
Torstr. 28
66663 Merzig

Frau Dr. med. D. Schnabel
Medizinische Klinik V
Universitätskliniken des Saarlandes
66421 Homburg/Saar

Priv.-Doz. Dr. med. M. Schrappe
Medizinische Universitäts-Klinik I
Joseph-Stelzmann-Str. 9
50931 Köln

Frau Dr. med. H. Schütt-Gerowitt
Institut für Medizinische Mikrobiologie
und Hygiene
Goldenfelsstr. 19–21
50931 Köln

Prof. Dr. med. R.-M. Schütz
Direktor der Klinik für Angiologie und Geriatrie
Medizinische Universität
Ratzeburger Allee 160
23562 Lübeck

Dr. med. H.-J. Schulz
Chefarzt der Klinik für Innere Medizin
Oskar-Ziethen-Krankenhaus
Fanninger Str. 32
10365 Berlin

Prof. Dr. med. V. Schusdziarra
II. Medizinische Klinik und Poliklinik
der TU München
Klinikum rechts der Isar
Ismaninger Str. 22
81675 München

Prof. Dr. med. H.-P. Schuster
Medizinische Klinik I
Städtisches Krankenhaus Hildesheim
Weinberg 1
31134 Hildesheim

Prof. Dr. med. U. Schwabe
Direktor des Pharmakologischen Instituts
der Universität
Im Neuenheimer Feld 366
69115 Heidelberg

Dr. med. J. Schwamborn
Medizinische Klinik I
Universitätskliniken des Saarlandes
Oskar-Orth-Str.
66421 Homburg/Saar

Prof. Dr. med. P. Schwandt
Medizinische Klinik II
der Ludwig-Maximilians-Universität
Klinikum Großhadern
Marchioninistr. 15
81377 München

Frau Prof. Dr. med. U. Schweigart
II. Medizinische Klinik und Poliklinik
der TU München
Klinikum rechts der Isar
Ismaninger Str. 22
81675 München

Dr. med. M. Schwonzen
Medizinische Universitäts-Klinik I
Onkologische Ambulanz
Joseph-Stelzmann-Str. 9
50931 Köln

Prof. Dr. med. H. M. Seitz
Direktor des Instituts für Medizinische
Parasitologie der Universität
Sigmund-Freud-Str. 25
53127 Bonn

Dr. med. T. Solbach
Institut und Poliklinik für
Arbeits- und Sozialmedizin
Klinikum der Universität
Aulweg 129/III
35392 Gießen

Prof. Dr. med. s. c. G. Stein
Direktor der Inneren Medizin IV
der Friedrich-Schiller-Universität
Erlanger Allee 201
07740 Jena

Dr. med. H.-J. Stelt
Klinik und Poliklinik für Innere Medizin
der Universität
Ernst-Heydemann-Str. 6
18057 Rostock

Prof. Dr. med. G. W. Sybrecht
Direktor der Medizinischen Klinik V
Universitätskliniken des Saarlandes
Oskar-Orth-Str.
66421 Homburg/Saar

Dr. med. H. Tesch
Medizinische Universitäts-Klinik I
Joseph-Stelzmann-Str. 9
50931 Köln

Priv.-Doz. Dr. med. M. Teschner
Medizinische Universitäts-Klinik
Josef-Schneider-Str. 2
97080 Würzburg

Prof. Dr. med. K.-H. Usadel
Abteilung für Endokrinologie
Zentrum Innere Medizin
Universitätsklinikum
Theodor-Stern-Kai 7
60590 Frankfurt/Main

Dr. med. J. Vogt
Krankenhaus der Barmherzigen Brüder
Medizinische Klinik I
Nordallee 1
54292 Trier

Dr. med. H. Walle
Saarbrücker Str. 85 b
66399 Mandelbachtal

Prof. Dr. med. E. Windler
Medizinische Kernklinik und Poliklinik
Universitäts-Krankenhaus Eppendorf
Martinistr. 52
20246 Hamburg

Dr. med. H.-J. Woitowitz
Leiter des Instituts und der Poliklinik für
Arbeits- und Sozialmedizin
Klinikum der Universität
Aulweg 129/III
35392 Gießen

Priv.-Doz. Dr. med. R. Zankovich
Hämatologisch-onkologische Schwerpunktpraxis
Josef-Haubrich-Hof 5
50676 Köln

Dr. med. G. Zerlett
Meisenweg 3
50226 Frechen

Prof. Dr. med. Th. Zilker
II. Medizinische Klinik und Poliklinik
der TU München
Toxikologische Abteilung
Klinikum rechts der Isar
Ismaninger Str. 22
81675 München

Allgemeiner Teil

1 Die internistische Untersuchung und der Umgang mit dem Kranken

1.1 Klinische Epidemiologie

B.-P. ROBRA

Epidemiologie untersucht die Häufigkeit, Verteilung und Kinetik von gesundheitlich relevanten Zuständen und Ereignissen in Bevölkerungen und Bevölkerungsgruppen. Sie macht bevölkerungsdiagnostische und -analytische Erkenntnisse bei der **Ursachenforschung,** der Charakterisierung des naturgesetzlichen Krankheitsverlaufs, der **Prävention** und der Verbesserung der Gesundheitsdienste nutzbar. Die „klinische" Epidemiologie nutzt epidemiologische Instrumente für Fragestellungen der klinischen Medizin oder wendet sie auf primär klinisch definierte Gruppen an.
Aus dem Bevölkerungsbezug folgt notwendig eine Vervollständigung des individualmedizinisch erkennbaren „klinischen" Bilds von Gesundheitsstörungen. Erst wenn der Blick des Arztes über die kurative Versorgung hinausreicht, können der prä-, para- und postklinische naturgesetzliche Krankheitsverlauf und das sog. Eisberg-Phänomen – der Unterschied zwischen der bekannten und versorgten Krankheitslast und der tatsächlich vorhandenen Krankheitslast in der Bevölkerung – mit ihren Chancen und Herausforderungen wahrgenommen werden.
Deskriptive Epidemiologie, die sich auf bevölkerungsbezogene Routinedatenquellen wie die Mortalitätsstatistik, Daten der gesetzlichen Krankenversicherung, seltene Registerdaten oder spezielle Erhebungen stützt, zeigt eine **zunehmende Versorgungslast** durch chronische, kurativ nicht zu beseitigende Krankheiten. Die Zunahme folgt zum Teil aus dem Erfolg der kurativen Medizin bei der Überwindung von Todesursachen. Sie wird durch die demographische Alterung der Bevölkerung in ihren Auswirkungen dynamisiert. Die Benennung und Quantifizierung potentiell primär verhütbarer

Morbidität, die Analyse ihrer präklinisch beeinflußbaren Determinanten („Risikofaktoren") und die empirische Fundierung präventiver Interventionsprogramme folgen als Aufgabe aus diesem Wandel des Krankheitspanoramas.
Zahlreiche epidemiologische Studien generieren und überprüfen klinisch oder experimentell im Labor gewonnene Hypothesen in „freilebenden" menschlichen Populationen mit Hilfe von Vergleichen zwischen Bevölkerungen (ökologischen Studien), retrospektiven Fall-Kontroll-Vergleichen und prospektiven Vergleichen zwischen exponierten und nicht-exponierten Bevölkerungsgruppen (Kohortenstudien). Dieser Punkt wird paradigmatisch illustriert durch die sukzessive Etablierung des kardiovaskulären Risikofaktorenmodells über bevölkerungsbezogene Beobachtungsstudien (z.B. Framingham), klinische und Laboruntersuchungen und deren Umsetzung in die klinische Praxis über klinische und bevölkerungsbezogene Interventionsstudien. Ähnliche Evidenz- und Handlungsfelder mit epidemiologischer Beteiligung finden sich in Deutschland – wenn auch in unterschiedlichem Grad der Entwicklung – z.B. für die Krebskrankheiten, die entzündlichen rheumatischen Krankheiten, die Allergien und Atemwegserkrankungen, neurologische Veränderungen und psychiatrische Störungen. Die bewährten Fragebogen-Instrumente der Epidemiologie werden zunehmend ergänzt um Expositions- und Suszeptibilitätsmarker auf biochemischer oder molekularer Ebene.
Bei den täglichen Herausforderungen klinischer Tätigkeit kann epidemiologisches Denken helfen, eine richtige (Arbeits-)Diagnose zu stellen und medizinische Fortschritte auf ihren Nutzen für die eigenen Patienten und die gesamte Bevölkerung zu prüfen.
So wurde zum Beispiel ein Teststreifen auf Leukozyturie mit den Daten der Tabelle 1.1-1 vorgestellt. Es läßt sich eine **Sensitivität** dieses einfachen Such-

Tab. 1.1-1   Vergleich eines Streifentests auf Leukozyturie mit einem Referenztest in einer Population mit hoher Prävalenz der Zielkrankheit

		Referenztest (Kammerzählung) Leukozyturie		
		ja	nein	insgesamt
neuer Test	positiv	1270	77	1347
	negativ	129	508	638
	insgesamt	1399	586	1985

Daten aus Dtsch. med. Wschr. 104 (1979), 1236–1240.

tests von 91% und eine **Spezifität** von 87% berechnen. Der **positive Prädiktionswert** beträgt 94%, d. h., bei diesem Prozentsatz aller testpositiven Patienten liegt eine Leukozyturie nach dem Referenztest tatsächlich vor. Auf den ersten Blick handelt es sich also um ein nützliches Verfahren. Auffällig an der mitgeteilten Untersuchung ist aber die hohe **Prävalenz** von Kranken (71%, gemessen wurde in urologischen Einrichtungen).

Wenn man einen Test mit den genannten Testgüte-Kennziffern in einer Praxispopulation einsetzt, in der die Prävalenz laut Referenztest nur 10% beträgt, müßte – wie sich leicht berechnen läßt – bei gleichen Testgüte-Kennziffern Sensitivität und Spezifität ein positiver Prädiktionswert von nur 43% resultieren; bei einer Klientel mit 1% Leukozyturie oder weniger (also etwa bei jungen Männern) wäre der positive Prädiktionswert nur höchstens 6,5%, d. h., die übergroße Mehrheit der testpositiven Probanden wäre gesund.

Für die Interpretation diagnostischer Testergebnisse braucht der medizinische Praktiker also neben Angaben zur Testgüte mit gleicher Wertigkeit auch einen Schätzwert für die Wahrscheinlichkeiten des Auftretens der verschiedenen Krankheiten in seiner spezifischen Klientel (Galen und Gambino 1975). Wer die A-priori-Prävalenz ignoriert, kann nicht wissen, wie sicher er sich auf einen Test verlassen kann, selbst wenn er methodisch alles über ihn weiß. Diagnostische Strategien, die sich in Spezialkliniken, in einer Zuweisungsklientel mit angereicherter Prävalenz oder in Hochrisikogruppen bewährt haben, können nicht ungeprüft in die Primärversorgung für unselektierte Gruppen übernommen werden. Jeder Praktiker muß daher auch durch **gute Dokumentation** und **fachlichen Austausch** zur Erarbeitung von Schätzwerten der Krankheitshäufigkeiten in versorgungsrelevanten Bevölkerungsgruppen beitragen, d. h. epidemiologische Daten erarbeiten helfen.

Für die angewandte präventive Medizin ist neben der Prävalenz von (entdeckbaren) Krankheiten in Bevölkerungsgruppen außerdem wichtig, wie sich **Risiken** und **präventive Potentiale** verteilen. Rose hat am Beispiel kardiovaskulärer Krankheiten ein Präventionsparadox formuliert. Es ist auch anderswo gültig, z. B. im onkologischen Bereich. Danach entsteht die Mehrzahl der verhütbaren Krankheitsfälle nicht in der relativ kleinen Gruppe mit hohem Erkrankungsrisiko, sondern in der großen Gruppe mit relativ kleinem Risiko (Rose 1981, 1985). Die unvermeidbare Hochrisikointervention der Individualmedizin (z. B. medikamentöse Blutdruck- oder Lipidsenkung) muß daher um präventive Strategien ergänzt werden, die sich an die Bevölkerung mit „durchschnittlichem" Risiko richten (z. B. nichtpharmakologische Ansätze der Blutdruck-Kontrolle, Förderung eines gesellschaftlichen Konsenses mit empirisch gesicherter Basis in Richtung auf gesundheitsförderliche Lebensbedingungen und Lebensgewohnheiten). Technisch aufwendiges Risikoscreening bei gesunden Individuen läßt sich unter der letztgenannten Strategie minimieren (Wynder und Arnold 1978).

Die oben am Beispiel eines einfachen diagnostischen Tests dargestellten quantitativen Aspekte klinischer Entscheidungsfindung gelten in gleichem Sinne für die Einschätzung anamnestischer Angaben und Beschwerden der Patienten und für die klinische Diagnostik mit Beobachterfehlern. Wir müssen von erheblichen Fehlallokationen diagnostischer Tests und therapeutischer Maßnahmen ausgehen, weil epidemiologische Grundlagen und elementare Testtheorie im klinischen Alltag nicht ausreichend berücksichtigt werden. Die umstrittene Einführung des Ruhe-EKG in die Gesundheitsuntersuchungs-Richtlinie ist ein markantes Beispiel.

Zunehmend untersucht die Epidemiologie die Einflüsse, die das **Gesundheitswesen selbst** auf die Gesundheit der Bevölkerung ausübt. Es bilden sich neue Schwerpunkte auf dem Gebiet der Evaluation von Einrichtungen und Diensten der medizinischen Versorgung, der Sicherung von Prozeß- und Resultatqualität, der Projektion von Nachfrage, Angebot, Bedarf und Kosten von Gesundheitsleistungen sowie der Aufstellung gesundheitspolitischer Prioritäten (z. B. Weber et al. 1990). Um den größten Nutzen für die größte Personenzahl zu bewirken, muß die Medizin bei Organisationsfragen der Versorgung andere Ziele setzen können als bei der Betreuung individueller Patienten. So kann die flächendeckende Verfügbarkeit einer Leistung unter Umständen vorläufigen Vorrang vor ihrer optimalen Anwendung im Einzelfall bekommen. Die Spannung zwischen individuellem und sozialem Versorgungsoptimum ist kein Antagonismus zwischen Medizin und Ökonomie, sondern eine rein ärztliche Herausforderung: Paragraph 1 der Berufsordnung verlangt vom Arzt, der Gesundheit des Individuums und der Bevölkerung zu dienen.

Dieser gesellschaftliche Auftrag ist ohne kontrollierte Studien zum Nachweis mittel- und langfristiger bevölkerungsbezogener Konsequenzen ärztlichen Handelns nicht einzulösen. Die empirische Forschung muß den Schritt aus der versorgten Patientengruppe und der versorgenden Institution in die zu versorgende Bevölkerung gehen (z. B. im Arznei-mittel-Monitoring oder bei der Ernährungsbera-tung). Professionelle Effektschätzer und Nutzen-maße sind im übrigen um die durchaus diskordan-ten Präferenzen der Betroffenen zu ergänzen (z. B. McNeil et al. 1978). Die notwendige methodische Klammer zwischen Individual- und Bevölkerungs-medizin schafft die Epidemiologie.

Literatur

– Galen, R. S., S. R. Gambino: Beyond normality: the predic-tive value and efficiency of medical diagnoses. Wiley, New York 1975.
– McNeil, B. J., R. Weichselbaum, S. G. Pauker: Fallacy of the five-year survival in lung cancer. New Engl. J. Med. 299 (1978), 1397–1401.
– Rose, G.: Strategy of prevention: lessons from cardiovascu-lar disease. Brit. med. J. 282 (1981), 1847–1851.
– Rose, G.A.: Sick individuals and sick populations. Int. J. Epidem. 14 (1985), 32–38.
– Sackett, D. L., R. B. Hayes, G. H. Guyatt, P. Tugwell: Clini-cal Epidemiology – a basic science for clinical medicine, 2nd edition. Little, Brown and Company, Boston–Toronto–Lon-don, 1991.
– Weber, I., et al.: Dringliche Gesundheitsprobleme der Bevöl-kerung in der Bundesrepublik Deutschland. Nomos, Baden-Baden 1990.
– Wynder, E. L., C. B. Arnold: Mini-screening and maxi-inter-vention. Int. J. Epidem. 7 (1978), 199–200.

1.2 Das ärztliche Gespräch und die Anamnese

M. CLASSEN, V. DIEHL, K. KOCHSIEK

„Die Kunst zu fragen ist nicht so leicht, wie man denkt. Sie ist die Kunst des Meisters und nicht die des Schülers. Man muß schon viel wissen, bevor man angemessen fragen kann" (Rousseau).
Die Innere Medizin ist das zentrale diagnostische und konservativ-therapeutische Fach des Gesamt-gebietes der Medizin. Aus dieser Tradition heißt die Klinik für Innere Medizin fast überall in der Welt „Medizinische Klinik".
Die Innere Medizin beschäftigt sich mit den Erkran-kungen der inneren Organe und ihren Auswirkun-gen auf den Gesamtorganismus einschließlich der Persönlichkeit des Kranken. Sie ist deshalb mehr als die Summe der Lehre von den Krankheiten der ein-zelnen Organsysteme, so wie der Mensch mehr ist als die Summe seiner Organe. Ein Internist ist dar-um immer der Ganzheitsidee der Medizin verpflich-tet. Bei diesem hohen Anspruch darf aber nicht übersehen werden, daß der Internist für Diagnostik und Therapie vieler Patienten der Hilfe erfahrener Spezialisten bedarf.
Kein Arzt ist heute auch nur annähernd in der Lage, das gesamte Gebiet der Inneren Medizin zu über-sehen, geschweige denn zu beherrschen. Diagno-stik und Therapie vieler Patienten mit inneren Er-krankungen erfordern heute eine vertrauensvolle

Arbeitsteilung von Allgemeininternisten und Or-ganspezialisten. Dabei sollte zwischen dem Allge-meininternisten und dem Spezialisten keine Riva-lität, sondern eine sich ergänzende Kompetenz bei der Behandlung ihrer gemeinsamen Patienten be-stehen. Für den Allgemeininternisten bedeutet diese Arbeitsteilung, daß er durch seine umfassende Kenntnis der Biographie, des familiären und sozia-len Umfeldes und des Gesamtzustandes des Patien-ten in die Lage versetzt wird, die individuelle Dia-gnostik und Therapie in der für den Kranken ange-messenen Weise zu dirigieren und zu koordinieren, denn die Indikation für einen diagnostischen Ein-griff oder eine therapeutische Medikation beruht nicht nur auf der zweckmäßigen Entscheidung des Arztes, sondern erfordert zwingend auch eine Gü-terabwägung im Sinne des Patienten.
Trotz dieses individuellen Anspruchs, dem der ein-zelne Arzt gerecht werden muß, muß die Lehre in der Inneren Medizin die Krankheit auf ihre häu-figsten Erscheinungen, ihre pathophysiologischen oder pathobiochemischen Grundlagen, auf ihre auslösenden Ursachen oder auf ihre häufigsten Ver-laufsformen reduzieren. Diese Reduktion, die für Systematik und Didaktik notwendig ist, darf nicht darüber hinwegtäuschen, daß Krankheiten nahezu niemals „wie im Lehrbuch" verlaufen. Jede Krank-heit und ihr Verlauf werden durch die einmalige Personalität des Kranken geprägt. Die Qualität eines Arztes wird ganz wesentlich daran gemessen, inwieweit er die individuelle Persönlichkeit des Kranken in das Krankheitsgeschehen integrieren kann. Solche Fähigkeiten erfordern neben großer Erfahrung ein tiefes Verständnis für die sozialen und kulturellen Bezüge der Menschen, für ihre Äng-ste und Hoffnungen, für Wünsche und Erwartun-gen, für Humanität und Liebe.
Die Untersuchung eines Patienten beginnt mit der **ersten Betrachtung.** Sie kann nicht nur wichtige Krankheitserscheinungen, z.B. Zyanose, Fehlbil-dungen, Konstitution usw. vermitteln, sondern sie liefert den ersten Eindruck vom Zustand des Kran-ken, von der Schwere seiner Krankheit und seiner körperlichen Verfassung. Sie erbringt damit schon wichtige Hinweise für die Akuität der Erkrankung und die daraus folgende Dringlichkeit aller weiteren Maßnahmen.
Danach folgt **das ärztliche Gespräch.** Es nimmt eine zentrale Stellung in Diagnostik und Therapie ein. Mit dem Gespräch wird die Vertrauensbasis gelegt, die Grundlage jeder ärztlichen Behandlung ist. Das ärztliche Gespräch muß mehr sein als die alleinige Erhebung einer sorgfältigen und richtig verstande-nen Vorgeschichte, obwohl diese selbstverständlich von überragender Bedeutung ist. Mit dem Gespräch sollte der Arzt die Lebensgeschichte und Persön-lichkeit des Kranken erfassen. Dazu sind neben Wissen und Erfahrung Takt, menschliche Zuwen-dung und aufrichtige Teilnahme erforderlich. Es muß immer den besonderen Verhältnissen des Kranken, seiner Persönlichkeit und seiner Erkran-

kung angepaßt sein: Der verschlossene Kranke muß durch gezielte Fragen zum Sprechen gebracht werden, bei redseligen Patienten muß der Arzt durch gezielte Fragen die Führung des Gesprächs behalten, und er darf sich vom Patienten nicht auf Abwege ziehen lassen. Die Fragen müssen für die Patienten verständlich formuliert sein, was immer eine Anpassung an die Bildung des Patienten erfordert. Sie sollten mit einer gewissen Zielstrebigkeit aufeinanderfolgen und in einem überlegten Zusammenhang stehen. Dabei sollte nur erörtert werden, was nötig und sachlich wichtig ist. Fragen, die nicht zur Sache gehören, sind überflüssig und wirken störend. Wenn peinliche Dinge berührt werden müssen, läßt Sachlichkeit keine Peinlichkeit aufkommen. Dagegen wirken unsachliche Fragen in diesem Zusammenhang oftmals indiskret.

Wichtig ist, daß der Patient weiß, daß der Arzt zuhören kann und daß er während des Gespräches und der anschließenden Untersuchung nur für ihn da ist. In einer solchen Atmosphäre wird es dem Patienten nicht schwerfallen, sich offen und ehrlich auszusprechen. Der Arzt muß eingehend fragen, aber er darf damit nicht schaden. Der Kranke besitzt eine personale Würde, und er ist in seinem Ausnahmezustand physisch wie psychisch leicht verletzbar. Immer ist für den Arzt die Versuchung groß, mit Suggestivfragen erwartete Antworten zu provozieren. Große Zurückhaltung ist bei der Mitteilung von fertigen Diagnosen geboten, die der Patient selbst vermutet – „ich habe ein Magengeschwür" – oder die er von einem vorbehandelnden Arzt erfahren hat. Sie weisen häufig in eine falsche Richtung und müssen oftmals nach zeitraubenden und kostspieligen Umwegen revidiert werden. Der Patient muß angehalten werden, seine Beschwerden und seine Symptome zu schildern, sie sind die alleinige Grundlage für die Diagnose des verantwortlichen Arztes.

Eine generelle Systematik, wie ein solches Gespräch geführt werden soll, gibt es nicht. Grundsätzlich gilt, daß man den Patienten zuerst nach seinen jetzigen Beschwerden und Symptomen befragt. Sie sind es, die ihn belästigen, beunruhigen und ihn zum Arzt führen, und für sie sollte sich der Arzt zuallererst interessieren. Dann kann in der Anamnese nach rückwärts gegangen werden, wobei die **Familienanamnese** nicht vergessen werden darf. Bei manchen Patienten sind ergänzende oder auch korrigierende Angaben von Familienangehörigen oder aus der Umgebung einzuholen (**Fremdanamnese** – siehe auch Abb. 1.2-1).

Die richtige Führung des ärztlichen Gespräches wird häufig als eine Kunst bezeichnet, wobei darauf hingewiesen wird, daß Kunst etwas mit Können zu tun hat. Es ist eine Kunst, die, wenn man sich ernsthaft darum bemüht, in einem erheblichen Umfang zu erlernen ist.

Das ärztliche Gespräch darf nicht einseitig aus der Sicht des Arztes gesehen werden. Der Patient sucht in diesem Gespräch in erster Linie die Kompetenz des Arztes, von dem er Klarheit und nicht zuletzt Hoffnung erwartet.

1.3 Das Informations- und Aufklärungsgespräch

M. CLASSEN, V. DIEHL, K. KOCHSIEK

Jeder Patient hat Anspruch auf eine umfassende Information über sämtliche diagnostischen und therapeutischen Maßnahmen sowie über die Diagnose und die Prognose seiner Erkrankung. Alle Eingriffe bedürfen grundsätzlich der **Einwilligung des Patienten.** Hinzu kommt, daß Aufklärungsverpflichtung und ärztliche Haftung einander bedingen.

Der Patient vertraut dem Arzt nur dann, wenn er sich von ihm in verständlicher Form und umfassender Weise informiert fühlt. Oft steht er unter einem mehr oder weniger starken Leidensdruck, durch den seine Urteilsfähigkeit beeinträchtigt wird. Er erwartet vom Arzt Rat und Hilfe, er sucht in ihm die Vertrauensperson und nicht den potentiellen Prozeßgegner. Eine für den Laien verständliche und einfühlsame Sprache ist daher von größter Bedeutung. Die Verwendung von medizinischen Fachausdrücken ist in erster Linie dafür verantwortlich, daß das Informationsgespräch häufig nur teilweise vom Patienten verstanden wird.

Heute kann sich kein Arzt mehr dem Einfluß des Rechts (und der Juristen) auf seine Berufsausübung entziehen. Bei vielen ärztlichen Handlungen sind Haftungsrisiken nicht völlig auszuschließen. Eine unzureichende Aufklärung zählt zu den typischen Haftungsrisiken. In einer juristischen Auseinandersetzung muß der Arzt die ordnungsgemäß durchgeführte **Patientenaufklärung** beweisen.

Die wichtigsten Grundsätze ärztlicher Information seien daher kurz skizziert. Sie gründen sich auf der Menschenwürde, der freien Entfaltung der Person und der Selbstbestimmung. Erste Voraussetzung ist, daß der Patient das Wesen seiner Krankheit erfährt und erkennt. Die Aufklärung über den Verlauf umfaßt auch Art, Umfang und Durchführung der notwendigen ärztlichen Maßnahmen. Der Patient soll auch in Einzelheiten erfahren, was mit ihm geschehen soll, wie seine Krankheit voraussichtlich verlaufen wird und was ihn erwartet, wenn er einem bestimmten Eingriff nicht zustimmt. Die **Risikoaufklärung** vermittelt dem Patienten die entsprechende Information über die Gefahr eines ärztlichen Eingriffs und über mögliche, dauernde oder vorübergehende Nebenwirkungen, die sich auch bei Anwendung der allergrößten ärztlichen Sorgfalt und bei fehlerfreier Durchführung nicht ausschließen lassen. Diese Risikoaufklärung muß die durch die ärztliche Maßnahme nicht sicher vermeidbaren, bekannten typischen Folgeschäden umfassen. Die sog. „nachwirkende Aufklärung" betrifft die möglichen Ge-

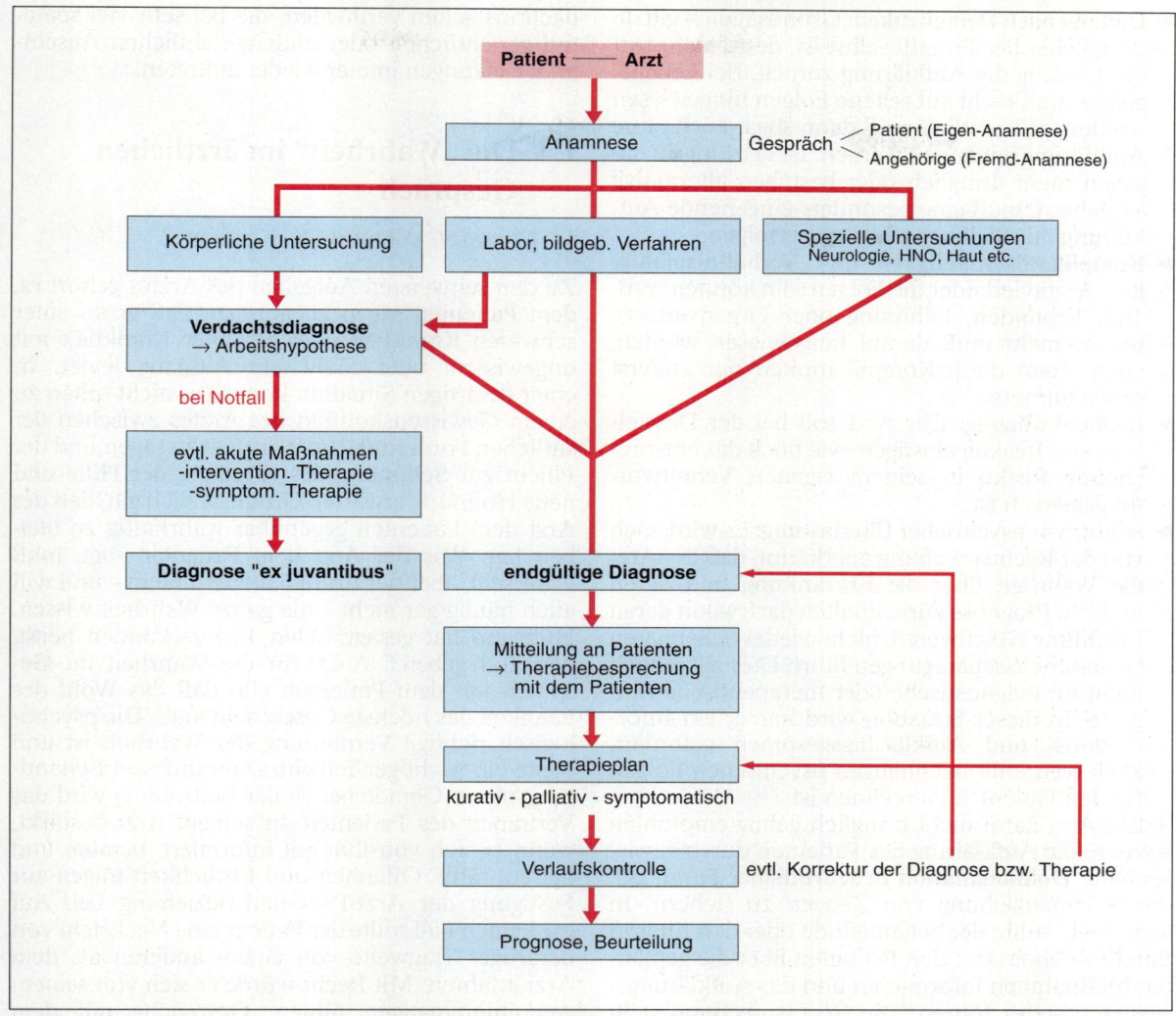

Abb. 1.2-1   Zeitlicher Verlauf und Organisationsplan der klinischen Untersuchung.

fahren für den Patienten nach dem diagnostischen oder therapeutischen Eingriff, wie z.B. eine vorübergehende Fahruntüchtigkeit nach Kurznarkose oder eine Beeinträchtigung der Konzentrations- oder der Reaktionsfähigkeit durch akute oder chronische Medikamenteneinnahme.

Als wichtige Regeln der Patienteninformation gelten:

▶ **Schriftliche Form:** Die Aufklärung ist zwar nicht an eine bestimmte Form gebunden, vom Patienten unterzeichnete schriftliche Informationen sind jedoch wertvoll. Vorgedruckte Materialien dienen als Basisinformation, ersetzen aber nicht das Informationsgespräch.

▶ **Verständlichkeit:** Die Information muß für den Patienten verständlich sein. Der Patient sollte Gelegenheit haben, sich Notizen zu machen und später nachzufragen. Häufig ist es hilfreich, Angehörige, andere vertraute Personen oder Dolmetscher mit einzubeziehen.

▶ Der Patient muß wissen, was mit ihm geschehen soll.

▶ **Angemessener Zeitraum zwischen Aufklärung und Eingriff:** Dem Patienten muß genügend Zeit verbleiben, seine Entscheidung abzuwägen. Bei akuter Lebensgefahr müssen dafür wenige Sekunden genügen. Ist der Eingriff nicht dringlich, muß dem Patienten dagegen mindestens ein ganzer Tag eingeräumt werden. Auf keinen Fall darf er unmittelbar vor dem Eingriff, womöglich erst auf dem Untersuchungstisch, gar wenn er bereits sediert ist, aufgeklärt werden.

▶ **Bewahrung der Entscheidungsfreiheit:** Die auf dem Selbstbestimmungsrecht fußende Entscheidungsfreiheit des Patienten muß immer gewahrt bleiben.

▶ Der **diagnostische Eingriff erfordert** besonders **umfassende Aufklärung,** weil er der Erkennung der Krankheit und damit nur indirekt der Heilung dient.

▶ **Umfang nach Dringlichkeit:** Grundsätzlich gilt: Je dringlicher der Eingriff selbst ist, desto mehr tritt der Umfang der Aufklärung zurück. Bei Lebensgefahr muß nicht auf seltene Folgen hingewiesen werden, gelegentlich muß dann sogar auch ohne Aufklärung gehandelt werden. Ist der Eingriff dagegen nicht dringlich oder bestehen alternative Verfahren, muß eine besonders eingehende Aufklärung mit Risikoabschätzung erfolgen.

▶ **Komplikationshäufigkeit und Verhältnismäßigkeit:** Je gravierender die Folgen sein können (z. B. Tod, Erblinden, Lähmung oder Organverlust), um so mehr muß darauf hingewiesen werden, auch wenn diese Komplikationen nur äußerst selten auftreten.

▶ **Risikoabwägung:** Der Arzt soll bei der Darstellung von Risiken abwägen, wie hoch das entsprechende Risiko in seinem eigenen Verantwortungsbereich ist.

▶ **Schutz vor psychischer Überlastung:** Es wird auch von der Rechtsprechung anerkannt, daß der Arzt die Wahrheit über die Erkrankung und deren infauste Prognose zurückhalten darf, wenn deren Eröffnung zu schweren, nicht wieder behebbaren Gesundheitsschädigungen führt. Dies gilt jedoch nicht für diagnostische oder therapeutische Eingriffe. In dieser Situation wird immer ein Informations- und Aufklärungsgespräch gefordert, auch wenn mit nachteiligen psychischen Folgen für den Patienten zu rechnen ist.

Jedem Arzt kann nicht dringlich genug empfohlen werden, die Aufklärung des Patienten durch gewissenhafte **Dokumentation in schriftlicher Form,** ggf. durch Hinzuziehung von Zeugen zu sichern. In aller Regel sollte der behandelnde oder den Eingriff durchführende Arzt den Patienten über die geplanten Maßnahmen informieren und das Aufklärungsgespräch selbst führen. Die Rechtsprechung stellt hohe Anforderungen an die moderne Medizin, sowohl hinsichtlich der Therapie als auch vor allem für die diagnostischen Verfahren. Je risikoreicher eine Methode ist, desto mehr Vorkehrungen muß der Arzt zur Sicherung von Gesundheit und Leben des Patienten treffen und um so intensiver muß er den Patienten über mögliche Risiken informieren.

Wenn es zu einer Komplikation gekommen ist, sollte in einer lückenlosen schriftlichen Dokumentation niedergelegt werden, wann, wie und unter welchen Umständen der Patient aufgeklärt wurde, vor allem welche Zeugen evtl. zugegen waren. Sehr wichtig ist, daß genau fixiert wird, wie und wann die Komplikation erkannt und welche diagnostischen und therapeutischen Maßnahmen in zeitlicher Reihenfolge ergriffen wurden:

▶ Welche Personen waren am Eingriff beteiligt bzw. waren gegenwärtig?

▶ Wer wurde wann zur weiteren Diagnostik oder Therapie hinzugezogen?

Es kann zweckmäßig sein, diese Dokumentation durch Zeugen bestätigen zu lassen. Nur eine solche schriftliche Fixierung kann Widersprüche und Gedächtnislücken vermeiden, die bei sehr viel späteren gerichtlichen oder außergerichtlichen Auseinandersetzungen immer wieder auftreten.

1.4 Die „Wahrheit" im ärztlichen Gespräch

M. Classen, V. Diehl, K. Kochsiek

Zu den schwersten Aufgaben des Arztes gehört es, dem Patienten sagen zu müssen, daß er an einer schweren Krankheit oder an einer Krankheit mit ungewissem oder tödlichem Ausgang leidet. In einer derartigen Situation kommt es nicht selten zu einem Gewissenskonflikt des Arztes zwischen der sittlichen Forderung, die Wahrheit zu sagen, und der Pflicht zur Schonung des Kranken, der Hilfe und neue Hoffnung erwartet. Grundsätzlich gilt, daß der Arzt dem Patienten gegenüber wahrhaftig zu bleiben hat. Was der Arzt dem Patienten sagt, muß wahr sein, aber der Kranke braucht nicht – und will auch häufig gar nicht – die ganze Wahrheit wissen. Hufeland hat gesagt: „Den Tod verkünden heißt, den Tod geben." Auch für die Wahrheit im Gespräch mit dem Patienten gilt, daß das Wohl des Kranken das höchste Gesetz sein muß. Die psychologisch richtige Vermittlung der Wahrheit ist und bleibt ein wichtiger Teil eines vernünftigen Behandlungsplans. Gerade bei vitaler Bedrohung wird das Vertrauen des Patienten zu seinem Arzt bestärkt, wenn er sich von ihm gut informiert, beraten und betreut fühlt. Offenheit und Ehrlichkeit tragen zur Festigung der Arzt-Patienten-Beziehung bei. Auf gar keinen Fall sollte der Patient eine Nachricht von derartiger Tragweite von einem anderen als dem Arzt erfahren. Mit Recht würde er sich von seinem Arzt hintergangen fühlen. Gespräche mit dem Kranken müssen aber nicht nur durch Aufrichtigkeit, sondern auch durch Wärme, Anteilnahme und Hilfsbereitschaft gekennzeichnet sein. Den Patienten zu betreuen heißt eben nicht nur, ihm die modernen Methoden der Medizin zur Heilung, zur Besserung des Zustandes und zur Beseitigung von Schmerzen zu bieten, sondern ihm auch bei der Bewältigung von Leid und Todesangst zu helfen.

1.5 Die körperliche Untersuchung

M. Classen, V. Diehl, K. Kochsiek

Der Erhebung der allgemeinen Anamnese schließt sich die hier nur stichwortartig und exemplarisch geschilderte organbezogene Anamnese an.

1.5.1 Beschwerden und Symptome

▶ **Allgemein**
Leistungsfähigkeit, Gewichtsveränderungen, Appetit, Durst, Stuhlgang, Miktion, Nachtschweiß, Fieber

► **Haut**
- allgemein: Farbe, Hautoberfläche (trocken, nässend, fettig, schuppend), Temperatur, Durchblutung
- speziell: Hautjucken, Knoten, Blutungszeichen, Exantheme

► **Kopf**
- allgemein: Kopfschmerzen (Lokalisation, Zeitpunkt und Umstände des Auftretens), Hirndruckzeichen wie Schwindel, Sehstörungen
- Augen: Sehkraftveränderung, Gesichtsfeldeinschränkung, Doppelbilder, Schmerzen, Rötung, verstärkter oder verminderter Tränenfluß, bekannter Katarakt oder Glaukom
- Ohren: plötzlicher Hörverlust, einseitiges Hören, Schmerzen, Ausfluß, häufige Infektionen
- Nase: Nasenbluten, Heuschnupfen, häufige Erkältungen
- Mund und Rachen: Zahnfleischbluten, Zungenbeläge, Halsschmerzen, länger bestehende Heiserkeit

► **Hals**
Bewegungseinschränkung, Lymphknotenvergrößerung, Veränderungen der Schilddrüse

► **Brust**
tastbare Knoten, Verziehung der Mamille, Sekretabsonderung, Schmerzen, letzte Vorsorgeuntersuchung

► **Herz und Kreislauf**
Bluthochdruck, Schwellung von Fußknöcheln und Unterschenkeln (vor allem abends), Appetitlosigkeit, Atemnot, Nykturie, intrathorakale Schmerzen, letztes EKG

► **Lunge**
Atemnot, Asthma, Bronchitiden, Husten (trocken, Auswurf), Farbe des Sputums, Tuberkulose, Schmerzen beim Atmen

► **Magen-Darm-Trakt**
- allgemein: Appetit, Abneigung gegen Speisen, Sodbrennen, Stuhl nach Frequenz, Farbe (Teerstuhl, Blutauflagerung etc.)
- speziell: Schmerzen mit Lokalisation, Ausstrahlung, Zeitpunkt des Auftretens (nachts, prä-, postprandial), Kolik, Diarrhö, Obstipation, Gelbsucht, Blutungen, Erbrechen, Neigung zu übermäßigem Aufstoßen, Blähungen

► **Urogenitaltrakt**
Miktionsfrequenz, Harndrang, Pollakisurie, Hämaturie, Nykturie, Inkontinenz, Nierensteine, Harnwegsinfektionen
- bei der Frau: Menstruation, Zyklusdauer und Regelmäßigkeit, Amenorrhö, Zwischenblutungen, Blutungen nach der Menopause
- beim Mann: Ausfluß aus der Harnröhre, Miktionsbeschwerden, Schmerzen oder Anschwellen des Hodens

► **Bewegungsapparat**
- Gelenke: Schmerzen, Schwellung, Bewegungseinschränkung; wenn vorhanden, genaue Beschreibung der Befunde und Einschränkungsgrad (Zeitpunkt des Auftretens, bei mehreren Gelenken Ausbreitung und Primärmanifestationen)
- Muskeln: Schmerzen, Krämpfe, Atrophie
- Knochen: Schmerzen (Zeitpunkt des Auftretens und Ausbreitung)

► **Neurologie**
Muskelschwäche, Lähmungen, Prickeln, häufiges Einschlafen der Füße oder Hände

1.5.2 Befunde

Zu den vorrangigen Aufgaben des Medizinstudenten gehört es, sich die Fertigkeiten der physikalischen Untersuchungsmethoden anzueignen, seine Sinne zu gebrauchen, wie etwa nach dem System „**IPAP**":

I Inspektion (Auge)
P Palpation (Finger)
A Auskultation (Ohr)
P Perkussion (Finger und Ohr).

Der Geruchssinn kommt komplementierend zu Hilfe, um Gerüche und Ausdünstungen des Patienten „atmosphärisch" zusätzlich zu erfassen.

Allgemein

Vor der eigentlichen körperlichen Untersuchung sollte die Beurteilung des **Allgemeinzustandes** des Patienten stehen:
Gesundheits- und Ernährungszustand, Größe, Gewicht, äußeres Erscheinungsbild (Habitus), **Vitalzeichen** wie Puls, Atemfrequenz, Temperatur und Blutdruck. Der Mensch ist symmetrisch gebaut, jede Abweichung von der Symmetrie ist pathologisch, wie z.B. Thoraxform, Rundung des Abdomens usw.
Bei den erhobenen Befunden sollte man sich möglichst auf eine objektive Beschreibung beschränken. Die klinische Untersuchung beginnt mit einer genauen **Inspektion** der Haut:
Blässe, Zyanose, Ikterus, Pigmentstörungen, Nävi, Xanthelasmen, Xanthome, Ödeme, sowie der Hautanhangsgebilde (Nägel, Haare).

Speziell
(siehe Abb. 1.5-1)

► **Kopf**
- allgemein: Schädelform, Meningismus
- Kopfhaut: Schuppen, Knoten, Verletzungen
- Haare: spröde, atrophisch, Alopezie

► **Augen**
- allgemein: Exophthalmus, Schließfähigkeit der Augenlider (Fazialisparese), Beweglichkeit der Bulbi, Augenmuskellähmung, Nystagmus, Strabismus, Testung des Augendruckes
- Skleren: Ikterus, Blutungen
- Kornea: Kornealringe
- Pupillen: Reaktion auf Licht und Konvergenz, Anisokorie

Name (b. Frauen auch Geb.-Name) | Vorname

Geb.-Datum | Alter | Fam.-Stand | Geschlecht | Kinder

Postleitzahl / Wohnort / Straße / Nr.

Beruf

Name-Anschrift Ehegatte / Eltern

Telefon

Befundbogen Ambulanz

Datum: | lfd. Nr.:

Untersucher:

Hausarzt:

(Bericht ja – nein)
abgesandt am:

Weitere Berichte an:

un / halb bekl.
Größe: .... cm, Gewicht: .... kg

Größter LK: [ ][ ] cm (mit Pfeil mark
Leber palpatorisch unter Rb:
Milz palpatorisch unter Rb:

Allgemein:

Allg. Körperzust.	gut	Kachekt.	reduz.	adipös	vorgealt.		
Bewußtsein	o. B.	getrübt	Coma	Unruhe	Stupor		
Psyche	o. B.	euphor.	depressiv	empfindl.			
Haut	o. B.	Blässe	Cyanose	Ikterus	Rötung	Blutung	Exanthem
		Turgor	vermehrt	vermind.	Xanthel.	Ekzem	
Schleimhaut	o. B.	Blässe	Cyanose				
Foetor	nein	ex ore	hepat.	uraemic.	Aceton		
Ödeme	nein	Gesicht	präsacr.	Beine	induriert	weich	
Lymphknoten	o. B.	submand.	supraclav.	nuchal	axillar	cubital	inquinal
		derb	weich	indolent	schmerzh.		
Konstitution	indiff.	leptos.	athlet.	pykn.	dysplast.	ausgeprägt	

Kopf und Hals:

Kopf/Hals	o. B.	Bewegl. eingeschr.	Mening.	cm H. U.	Anomalie		
Augen	o. B.	Strabism.	Nystagm.	Musk. Parese	blind	Exophthalm.	re.-li.
Ohren	o. B.	schwerh.	Otitis	med./ext.	re. - li.		
Nase	o. B.	Atmung beh.	re. - li.	Rhinitis	NNH-Klopf- schmerzh.		
Lippen	o. B.	Rhagaden	Herpes	trocken	Cyanose		
Zunge	o. B.	belegt	trocken	atrophisch	entzündet		
Gebiß	kaufähig	beschr. nicht kauf.	Vollproth. oben/unten	Teilproth. oben/unten	Blutungen	Paradentose	herdverd.
Schilddrüse	o. B.	Struma	diff./nod.	pulsier.	Strumektom		

Thorax und Lungen:

Brustkorb	o. B.		Bewegl. eingeschr.	Deform.	Nachschl.	re. - li.	Br. Umf.	/cm
Atmung	o. B.		Tachypnoe /min.	Stridor	Auxil. Musk.	Orthopnoe	Cheyne- Stoke	Kussmaul
Lung.Grenz. re.	o. B.		nicht verschiebl.	hi. WD	cm	vo. Ri.	cm	
Lung.Grenz. li.	o. B.		nicht verschiebl.	hi. WD	cm			
Klopfschall	o. B.	Path. Befunde mit re. - li. bezeichnen	gedämpft	hinten	vorne	oben	Mitte	unten
			hypersonor	Stimm- fremitus	+ / –			
Atemger.	vesi- kulär		leise	bronchial	verschärft	abgeschw.	Exspir. verl.	
			hinten	vorne	oben	Mitte	unten	
Nebenger.	nein		R. G. fein-	mittel-	grobblasig	klingend	nicht klingend	trocken
			Cav. Sympt.	Reiben	hint./vorne	oben	Mitte	unten

Herz und Kreislauf:

Pulsationen	keine	Sternum	Herzspitze	Epigastrium	Rippen	
Grenzen	o. B.	absolut	/cm	relativ	/cm verbreit.	re. - li.
Herzspitzenstoß	Innerhalb	außerh. MCL	nicht fühlb.	normal	hebend	Schwirren

Töne
Geräusche
1 = leise
2 = laut
3 = paukend
4 = klingend

A E
P T
M

Venen	o. B.	Jugul-V Stauung	pos Leber- V. Puls		V D	
Arterien	o. B.	verhärtet	Geräusch	Carotis	Femoral.	B-Aorta
Puls	o. B.	magn. parv.	dur. moll.	tard. cel.	Irregul.	
Rhytm./Frequ.	o. B.	Extrasyst.	respir.Arrh.	abs. Arrh.	Bigeminie	
		zentr. Min.		Rad/Min.		
RR (mm Hg)	re. liegend	li. stehend	min.		min.	min.

◀ **Abb. 1.5-1**   Beispiel für den Aufbau eines Befundbogens (Ausschnitt).

- Augenhintergrund: Beurteilung des Glaskörpers, Beurteilung der Papille, der Makula (Exsudate, Blutungen, Zysten)
▶ **Ohren**
- Ohrmuschel: Knoten, Tophi, Schmerzen (retroaurikulär bei Otitis media), Rötung, Schwellung, Inspektion des äußeren Gehörganges
- Hörtest: Zahlenflüstern, bei Hörminderung Feststellung der Luft- und Knochenleitung (Rinne); Lateralisation (Weber)
▶ **Nase**
Naseneingang, Nasenscheidewand, Sekret: blutig, eitrig, Druckschmerzhaftigkeit der Nasennebenhöhlen
▶ **Mund**
- Lippen: Ulzerationen, Fissuren, Rhagaden
- Zahnfleisch: Gingivitis, Gingivahyperplasie, Infiltrationen, Epulis
- Zunge: Farbe, Konsistenz, Beweglichkeit, Auflagerungen (Haarzunge, Landkartenzunge, Faltenzunge, Lackzunge)
- Pharynx: Entzündungszeichen (Rötung, Beläge), Tonsillen, Seitenstränge
▶ **Hals**
- allgemein: Symmetrie, Schwellungen, Beweglichkeit
- Lymphknotenstationen: submandibulär, zervikal, nuchal, supraklavikulär
- Schilddrüse: Symmetrie, Knotenbildung, Struma (Struma nodosa, Struma diffusa)
- Gefäße: Arterien: Pulsationen, auskultatorische Geräusche; Venen: Füllungszustand, paradoxe Pulsationen
▶ **Thorax**
- Inspektion: Thoraxform, Deformitäten, Symmetrie der Atembewegung, Einziehung der Interkostalräume bei Inspiration
- Perkussion: Lungengrenzen, Dämpfungen
- Auskultation: Atemgeräusch, pathologische Geräusche (Rasselgeräusche, Pleurareiben etc.), Brummen, Giemen, Pfeifen etc.
▶ **Herz**
- Perkussion: Bestimmung der Herzgrenzen
- Palpation: Herzspitzenstoß
- Auskultation: Herztöne, pathologische Geräusche über den verschiedenen Ostien, Rhythmus, Arrhythmien – siehe Abb. 1.5-2
▶ **Mammae**
- Inspektion: Symmetrie, Einziehungen, Vorwölbungen, Beurteilungen der Brustwarze, Sekretion, Apfelsinenhaut
- Palpation: Verhärtung, Knotenbildung
▶ **Achselhöhlen**
Palpation der axillären Lymphknoten

▶ **Abdomen**
- Inspektion: Symmetrie, ausladende Flanken, Beurteilung des Nabels, Behaarung, Hautzeichen wie Striae, Nävi, Venenzeichnung (Caput medusae), Hernien, Vorwölbungen
- Auskultation: Beurteilung der Darmgeräusche, der Gefäßgeräusche
- Palpation: Bestimmung der Lebergröße, der Milzgröße, Resistenzen, Abwehrspannung, Palpation des Darmes: Resistenzen, Schmerzen
▶ **Nieren**
Klopfempfindlichkeit der Nierenlager, pathologische Resistenzen im Bereich der Niere
▶ **Äußeres Genitale**
- beim Mann: Inspektion des Penis, des Hodensackes, Phimose, Ausfluß, Balanitis
  Skrotum: Inspektion, Palpation des Hodensackes und der Hoden sowie der Nebenhoden; inguinal: Inspektion und Palpation: direkte oder indirekte Hernien, vergrößerte Lymphknoten
- weibliches Genitale: Diese Untersuchung sollte durch den Gynäkologen durchgeführt werden.
▶ **Rektale Untersuchung**
- Inspektion des Anus auf Hämorrhoiden, Fissuren, Mariksen; rektal-digitale Untersuchung der Prostata: Konsistenz, Form, Größe, Resistenzen, Oberfläche

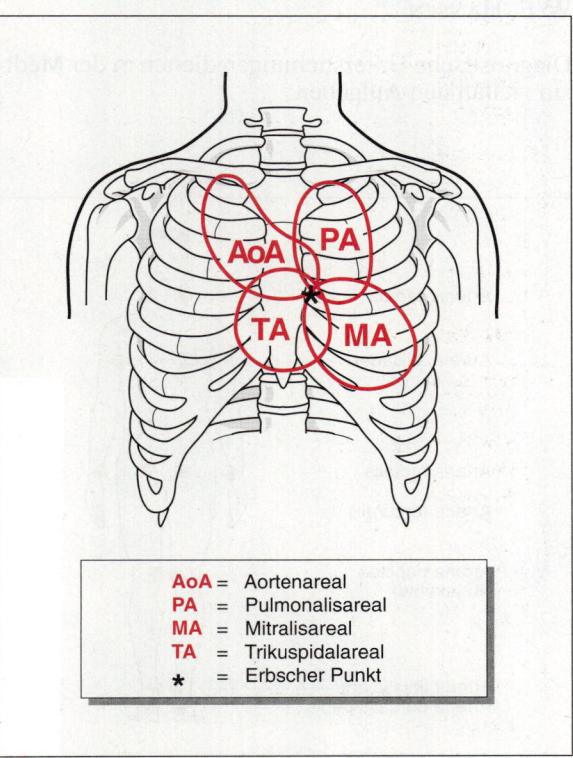

AoA =	Aortenareal
PA =	Pulmonalisareal
MA =	Mitralisareal
TA =	Trikuspidalareal
* =	Erbscher Punkt

Abb. 1.5-2   Auskultationspunkte des Herzens.

► **Gefäßstatus**
- allgemein: Beurteilung des Pulses (siehe Abb. 1.5-3), Gefäßgeräusche: Karotiden, Aa. femorales, Abdominalgefäße
- Venen: Varikosis der Ober- und Unterschenkel, Besenreiservenen unterhalb des medialen Malleolus
- pathologische Gefäßzeichnung: Teleangiektasien, Spider-Nävi

► **Muskel- und Skelett-System**
- Gelenke: Beweglichkeit, Schwellungen, Druckschmerzhaftigkeit
- Knochen: Deformitäten, Klopf-, Stauch-, Druckschmerz
- Wirbelsäule: Skoliose, Kyphose und Lordose, Druck- und Klopfschmerz
- Muskulatur: normaler Muskelstatus, Atrophie, Lähmungen

► **Neurologie**
Prüfung der Motorik, der Sensibilität, Reflexstatus, Bewegungs- und Koordinationsstörungen

► **Psychischer Befund**
Bewußtseinslage (wach, zeitlich und örtlich orientiert, somnolent, stuporös, komatös), Konzentrationsfähigkeit, Zeichen für depressive oder manische Stimmungslage

► Bei asymptomatischen Personen werden sie zur Suche nach Risikofaktoren und zum Ausschluß von Krankheiten verwendet;
► bei Patienten werden sie zum Beweis oder zum Ausschluß von bestimmten Krankheitsbildern eingesetzt;
► bei Personen mit nachgewiesener Krankheit helfen sie den jeweiligen Schweregrad und die Prognose festzulegen sowie den Krankheitsverlauf einschließlich von Wirkungen und Nebenwirkungen therapeutischer Maßnahmen zu überwachen.

Der Wert dieser Verfahren ist jedoch mehr oder minder eingeschränkt, weil sie **ohne Ausnahme** unzuverlässig sind: Beispielsweise kann ein Elektrokardiogramm einen Herzinfarkt nachweisen; ein unauffälliger Verlauf der Herzstromkurve schließt aber eine solche Erkrankung nicht aus.

Die möglichen Beziehungen zwischen einer Erkrankung und dem Ergebnis einer diagnostischen Untersuchung sind am 4-Felder-Modell in Abb. 1.6-1 dargestellt; hier stehen auch die zugehörigen mathematischen Ableitungen.

Sensitivität ist ein Maß, wenn ein Nachweisverfahren bei einem Krankheitsbild positiv bewertet werden soll; **Spezifität** bezeichnet die Wahrscheinlich-

1.6 Die Bewertung von diagnostischen Untersuchungen

W. E. HANSEN

Diagnostische Untersuchungen dienen in der Medizin vielfältigen Aufgaben:

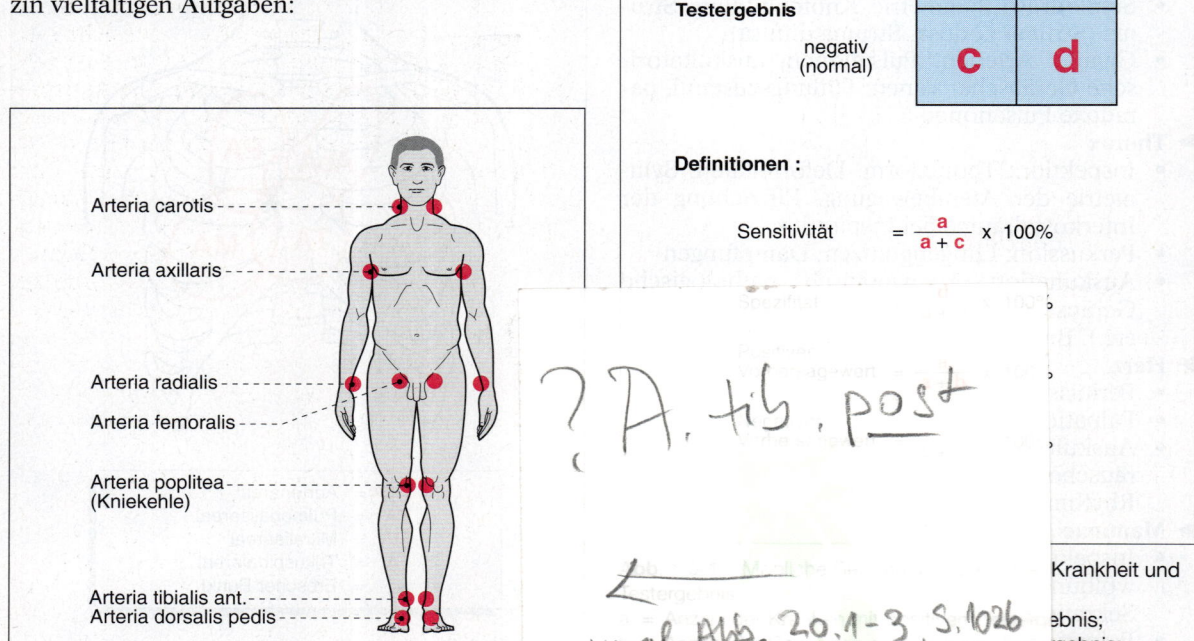

Abb. 1.5-3 Punkte der Pulspalpation.

keit, daß das Resultat bei fehlender Erkrankung negativ ausfällt. Man spricht in diesem Zusammenhang auch von „falsch positiven" (d.h. 1 – Spezifität) oder von „falsch negativen" Ergebnissen (d.h. 1– Sensitivität). Der **negative Vorhersagewert** eines Untersuchungsverfahrens bemißt die Wahrscheinlichkeit, mit der bei einem Betroffenen durch ein negatives Testergebnis die Krankheit ausgeschlossen ist; umgekehrt bezeichnet der **positive Vorhersagewert** die Wahrscheinlichkeit, mit der die Erkrankung bei positivem Testergebnis vorliegt.

Die Aussagen über die Sensitivität und die Spezifität eines Untersuchungsverfahrens beziehen sich auf Kollektive mit einheitlicher, gesicherter Diagnose. Beim negativen und positiven Vorhersagewert sind dagegen auch Personen ohne die entsprechende Krankheit einbezogen. Auf diese Weise wird die Eigenschaft eines Tests bei einer gemischten Population beschrieben. Beispielsweise kann sich eine Untersuchungsmethode bei einem Kollektiv von schwer Erkrankten als vorteilhaft erweisen; werden leichtere Fälle oder asymptomatische Personen einbezogen, so ist das Urteil evtl. weniger günstig.

Verschiedene Faktoren können die Ergebnisse von Labortests beeinflussen; dies muß man bei der Bewertung mit in Rechnung stellen. Eine Rolle können u. a. spielen:

► Alter und Geschlecht des Probanden,
► nüchterner oder postprandialer Zustand,
► tageszeitliche Konzentrationsschwankungen,
► medikamentöse Behandlung,
► Körperlage und venöse Stauung bei der Probengewinnung,
► Transport und Lagerung der Proben,
► Fehler bei der Messung.

1.7 Psychosomatische Grundlagen in der Inneren Medizin

B. F. KLAPP, G. DANZER

1.7.1 Grundgedanken

„Psychosomatik" umfaßt heute viele, zum Teil auf den ersten Blick nicht zueinander passende theoretische Leitmodelle und dementsprechend auseinandergehende praktisch-diagnostische und therapeutische Vorstellungen, z. B. Psychoanalyse, Streß-Theorie, Verhaltenstherapie, Biofeedback, Gestaltpsychologie und -therapie sowie vielfältige Abkömmlinge.

Die derzeit noch kaum geleistete Bündelung und das Aufeinanderbeziehen dieser unterschiedlichen Ansätze bieten die Chance einer **integrierten Medizin.**

Jede Richtung von Psychosomatik (und Medizin allgemein) fußt auf einer (vielfach nicht bewußten) „basalen Anthropologie", die es zu hinterfragen lohnt. Damit stellen sich Fragen nach dem Wesen des Menschen, nach den Bedingungen seiner Gesundheit wie Krankheit, deren Wechselbeziehungen zueinander und damit den ärztlichen Möglichkeiten hinsichtlich Minderung von Krankheiten und Förderung von Gesundheit. So ist dem Philosophen Karl Löwith zufolge der Mensch „weder ein anatomisch präparierbares Skelett noch ein funktionierender Organismus, noch das, was die verschiedenen Psychologien an ihm untersuchen".

Gesundheit erscheint damit nicht als Abwesenheit von Krankheit bzw. durch Krankheit Verlorengegangenes und durch Beseitigung von Krankheit (als Betriebsschaden) wieder Herstellbares, sondern vielmehr als Prozeß. Nach Viktor v. Weizsäcker ist sie „überhaupt nur da vorhanden, wo sie in jedem Augenblick neu erzeugt wird. Wird sie nicht erzeugt, dann ist der Mensch bereits krank" (v. Weizsäcker 1955). Der Mensch erkrankt niemals nur in der biologischen Dimension. Vielmehr kann der menschliche Körper korrekt nur als innigst verwoben mit den seelischen, sozialen und geistigen Aspekten der gesamten Person beschrieben werden, d. h. in der Sprache der Systemtheorie als komplexes Subsystem des Systems „Person", das seinerseits in Interaktionen mit vielfältigen Systemen vorzustellen ist. Eine erste Orientierung über einige Systemebenen, ihre Interaktionen und die mit ihnen befaßten Disziplinen gibt Abbildung 1.7-1. Nach Meinung vieler Philosophen und Anthropologen handelt es sich beim Menschen also um eine Leib-Seele-Geist-Einheit, um ein bio-psychosoziales Ganzes. Der Körper repräsentiert den „natürlichen", materiellen Seinsbereich, und mit dem Geist reicht der Mensch oftmals weit hinein in den ideellen Bereich der Kultur (als mit der Person interagierendes System). Dementsprechend finden sich in den Humanwissenschaften zu Recht sehr heterogene Methoden und Konzepte, wie die zählend-messenden Verfahren aus den Naturwissenschaften, die empirisch-statistischen Verfahren der Sozialwissenschaften bis hin zum auslegend-verstehenden Vorgehen in den Geisteswissenschaften. Die Medizin sieht sich in ihrer Forschung, Diagnostik und Therapie vorrangig mit Patienten konfrontiert, deren Symptome, Beschwerden und Erkrankungen üblicherweise der biologischen (somatischen) Dimension zugeordnet werden. Aufgrund dieser Zuordnung erscheint es konsequent, auf eine naturwissenschaftliche Methodologie zurückzugreifen, um medizinische Fragestellungen wissenschaftlich und schließlich im diagnostischen oder therapeutischen Zusammenhang anzugehen.

Für die **Innere Medizin** bzw. das Wechselverhältnis von Innerer Medizin zu Psychosomatik zeigt sich, daß die obengenannten Problemstellungen die Innere Medizin seit ihren Anfängen beschäftigen: So schreibt Frerichs, der erste Präsident der Deutschen Gesellschaft für Innere Medizin, 1882: „Die innere Heilkunde ist berufen, die Einheitsidee des menschlichen Organismus festzuhalten und auszubauen; ... auch durch willige Verwertung der Bausteine, welche die Einzelfächer und Hilfswissenschaften uns heranbringen."

Spätestens mit Naunyns einengendem programmatischem Satz: „Die Medizin wird Naturwissenschaft sein, oder sie wird nicht sein" zeichnete sich die Ausrichtung der Medizin des 20. Jahrhunderts prägnant ab. Diese naturwissenschaftliche Orientierung erbrachte Fortschritte an exaktem Wissen und erfolgreicher Einflußnahme auf Krankheiten bislang ungeahnten Ausmaßes, was sich auch im Umfang des vorliegenden Lehrbuchs zeigt. Gleichzeitig jedoch vernachlässigte es diese Medizin, die Grundzüge einer personalen Heilkunde ebenso energisch voranzutreiben.

Unabhängig davon, ob eine Funktionsstörung in der biologischen Dimension vorübergehend ist, ob eine morphologische Strukturschädigung erkennbar ist oder aber ob eine chronische Erkrankung die Morphe (und eventuell Funktion) weitgehend irreversibel verändert hat – bei der ärztlichen Untersuchung und Behandlung des Kranken muß immer auf die Gesamtheit der Person abgehoben werden, um die jeweilige Erkrankung tatsächlich in ihren „humanen" Dimensionen erfassen zu können (siehe Abb. 1.7-1).

Psychosomatik als Fachdisziplin oder ärztliche Grundorientierung

Die Auseinandersetzung des Internisten und Neurologen V. v. Weizsäcker (1952) mit Gestaltpsychologie und Psychoanalyse hatte ihn zur „Einführung des Subjekts in die somatische Medizin" geführt. Dabei betrachtete er die psychosomatische Medizin als einen unvermeidlichen Übergang zu dem, was er selbst, ebenfalls nur annäherungsweise, als **anthropologische Medizin** bezeichnet hat, „um anzudeuten, daß Menschliches menschlich, d.h. in der menschlichen Begegnung, zu verstehen wäre". Diese Konzeption, die sowohl die Psychogenese physischer wie die Somatogenese psychischer Veränderungen in Frage stellt und darauf abhebt, daß Körper und Seele dasselbe ausdrücken, scheint gerade für Problembewältigungen im ärztlichen Alltag hilfreich.

So hat der **zusammengesetzte Terminus „Psycho-Somatik"** nicht die Kluft zu überbrücken vermocht, die zwischen den verschiedenen Wissenschaften und klinischen Disziplinen seit Aufwerfung des Leib-Seele-Problems besteht. Außerdem bezieht er soziale Prozesse höchstens indirekt über die Psyche ein. Im Gegenteil: Der Begriff scheint die Gegensätzlichkeit der Betrachtungsweisen eher festgeschrieben zu haben, weil vorstellungsmäßig mit „Psychosomatik" eben doch in erster Linie Psychogenese verbunden wird.

Dieses Dilemma von „Psychosomatik" – auch in ihrem Selbstverständnis, ob sie nun Fachdisziplin oder Haltung/Einstellung sein soll oder will – drückt sich auch aus in einer Vielzahl von Termini bzw. Modellbezeichnungen, die das Dilemma überwinden helfen sollen, dabei jedoch eher noch zu mehr Verwirrung beitragen, wie: „holistische Medizin", „comprehensive psychosomatic medicine", „klinische Psychosomatik", „psychosomatisch-somatopsychische Prozesse", Psychobiologie, soziobiologischer Zugang zur Medizin, psychosoziale Medizin, soziopsychosomatische Medizin, Ganzheitsmedizin.

Beachtenswert ist hier die frühe Warnung v. Weizsäckers (1934) vor den Versprechungen einer „Ganzheitsmedizin": Die „Formel von der Ganzheit" bedeute, „mit Umsicht und Übersicht, alles Wesentliche einzubeziehen", und habe mit der „Forderung, den ‚ganzen Menschen‘ zu behandeln", nichts zu tun.

Dementsprechend sollten sich in der Medizin neben den klinisch beschreibenden, bildgebenden, zählend-messenden Verfahren der Naturwissenschaften und speziellen sozialwissenschaftlichen, statistisch orientierten Ansätzen (Nomothetik) die auslegend-verstehenden Methoden der Sozial- und Geisteswissenschaften (Idiographik) sowie eine künstlerisch-intuitive Haltung und Einstellung zusammenfinden. Nur so erscheint aus methodologischer Sicht eine wissenschaftliche Erfassung, diagnostische Einordnung und therapeutische Beeinflussung menschlicher Erkrankungen tatsächlich möglich. Medizin als komplexes, naturwissenschaftlich, sozialwissenschaftlich und geisteswissenschaftlich fundiertes System kann in handlungswissenschaftlicher Perspektive diesen Anforderungen nicht gerecht werden, wenn sich im Umgang mit dem Kranken die Ärztin oder der Arzt weitgehend auf einen dieser Zugänge konzentriert und einengt, andere Zugänge anderen Spezialisten zuweist und den Kranken die notwendige Integration überläßt.

Die Ebenen-(System-)Gebundenheit von Diagnosen

In dieser Perspektive wird auch deutlich, daß **Diagnosen** immer **Konventionen** darstellen, die sich zumeist noch auf lediglich eine Systemebene beziehen. Besonders eindrucksvoll zeigt sich dies einerseits an der Vielfalt diagnostischer Bezeichnungen für sog. funktionelle Syndrome (s. u.), andererseits an der diagnostischen Herauslösung von Symptomenkomplexen oder pathologisch-anatomischen bzw. -physiologischen Prozessen aus komplexen Störungs- bzw. Krankheitsprozessen: z.B. „Herzinfarkt", „Hypertonie", „Diabetes mellitus" u.v.m. Vieles spricht dafür, daß diese Syndrome – ähnlich wie das Asthma bronchiale oder wie die Depression – als gemeinsame Endstrecken (common final pathway) ganz unterschiedlicher, komplexer, länger anhaltender „Mal"-Adaptationsprozesse bzw. Störungen auftreten, die hinsichtlich ihrer einzelnen Wirkfaktoren unterschiedlich gebündelt sind. So wichtig die Kenntnis dieser Symptomenkomplexe gerade im Hinblick auf die erfolgreiche

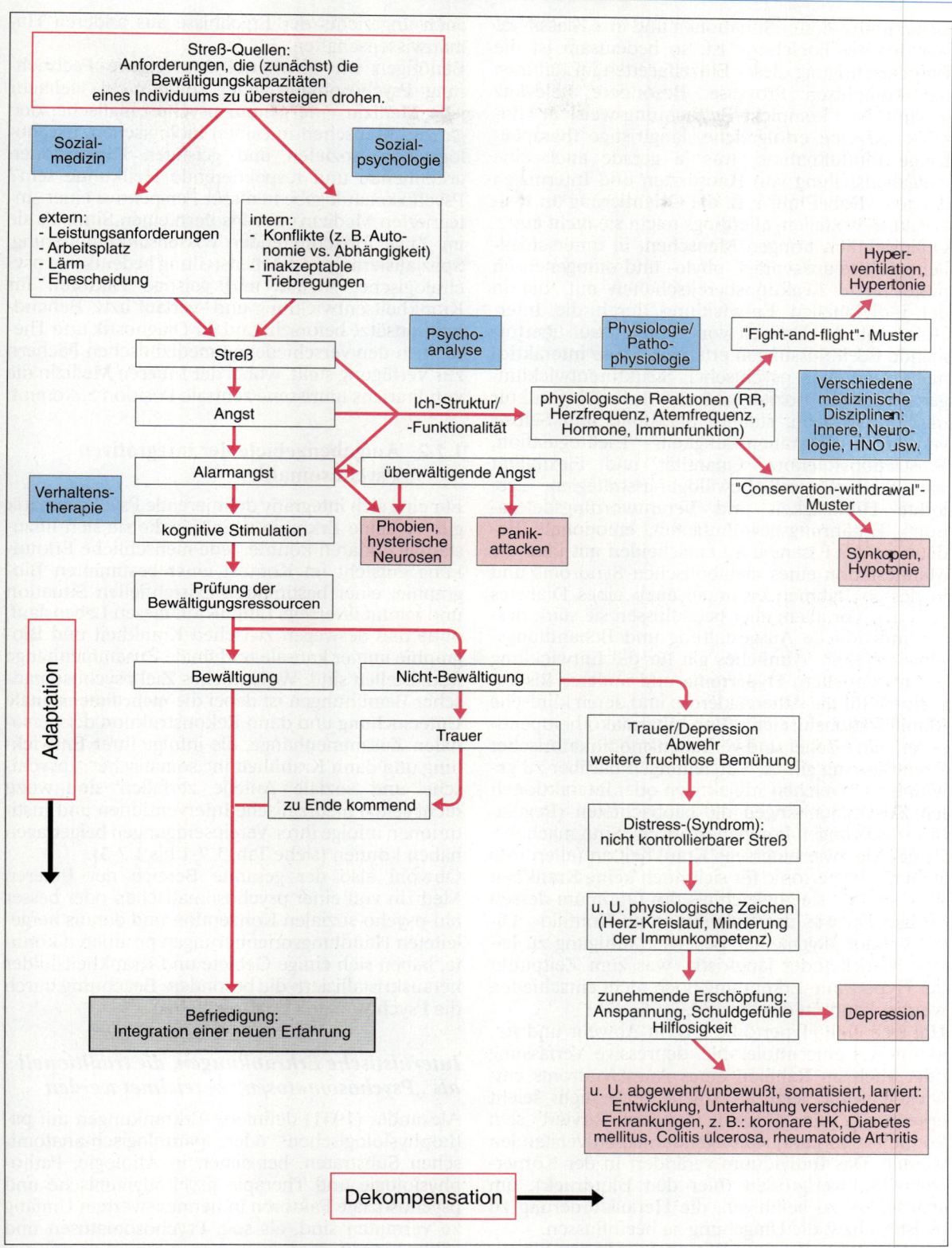

Abb. 1.7-1   Beziehungen zwischen Gesundheit und Krankheit unter Integration verschiedener Modelle und Disziplinen. Dargestellt sind die Reaktionsmöglichkeiten auf (anhaltenden) Streß. Möglich sind die gelungene Adaptation (vertikale Richtung) und die Maladaptation bzw. Dekompensation (horizontale Richtung), die sich in verschiedenen Symptomen (rot unterlegt) äußern kann. Blau hervorgehoben sind die Disziplinen, die sich mit Einzelaspekten dieser Reaktion befassen.

Behandlung akuter Situationen und ihre Klassifikation für die Forschung ist, so bedeutsam ist die Berücksichtigung dieser Einzelfacetten im Rahmen der komplexen Prozesse. Besondere Relevanz gewinnt eine komplexe Betrachtungsweise in Hinblick auf eine erfolgreiche, langfristige therapeutische Einflußnahme, was ja gerade auch eine Aufgabenstellung von Hausärzten und Internisten darstellt. Dabei hilft z. B. die Orientierung an Risikofaktor-Modellen, allerdings reicht sie nicht aus.

Offensichtlich bringen Menschen, in unterschiedlicher Weise ausgeprägt, phylo- und ontogenetisch präformierte Reaktionsbereitschaften mit, die in der individuellen Entwicklung durch die Interaktion mit der Umwelt von Kindheit auf überformende Beeinflussungen erfahren. Diese interaktionell vermittelten psychischen Strukturentwicklungen und psychosozialen Muster (z. B. Ich-Struktur und -Funktionen, stabiles Selbstbild und Selbstvertrauen, Vertrauensfähigkeit, Triebregulation, Frustrationstoleranz, Quantität und Flexibilität von Streß-(Distreß-)Bewältigungsstrategien, „gelernte Hilflosigkeit und Verantwortungsdelegation", Ernährungsgewohnheiten, emotionale Bedeutung des Essens u. a.) entscheiden mit über die Manifestation eines metabolischen Syndroms und in dessen Rahmen eventuell auch eines Diabetes mellitus. Vor allem aber beeinflussen sie stark dessen individuelle Ausgestaltung und Behandlungsmöglichkeiten. Ähnliches gilt für die Entwicklung der (essentiellen) **Hypertonie** und anderer Risikofaktoren für die Atherosklerose und deren klinische Manifestationsformen: Vor pharmakotherapeutischer, diätetischer und verhaltensmodifikatorischer Beeinflussung gilt es, Vorstellungen darüber zu gewinnen, in welchen subjektiven oder interaktionellen Zusammenhängen die beobachteten (Regulations-)Störungen kompensatorisch „Sinn machen". Zeigen sie zwar einerseits Krankheit an (allerdings stellt die Hypertonie für sich noch keine Krankheit dar), so sind sie zugleich als das Optimum dessen anzusehen, was das Individuum an Konflikt-, Distreß- oder allgemeiner Lebensbewältigung zu leisten aktuell (oder langfristig, was zum Zeitpunkt der Hypertonie-Erkennung noch nicht entschieden werden kann) in der Lage ist.

Hat sich eine Hypertonie z. B. in Abwehr und Reaktion auf eine intolerable, depressive Verfassung oder auch im Rahmen eines Angstsyndroms entwickelt – die jetzt als solche aber nicht leicht erkennbar sein müssen, sondern larviert sein können –, so kann sie folgendermaßen verstanden werden: Das Individuum verändert in der Körperebene Sollwertgrößen (hier den Blutdruck), um sich weiter zu befähigen, die Herausforderung zu meistern bzw. die Umgebung zu beeinflussen.

Angesichts der heutigen Wissensfülle in den Einzelfächern, wie sie sich in den Folge-Kapiteln dieses Lehrbuchs zeigt, stellt sich die Frage, wie der von Frerich formulierte Anpruch für die Innere Medizin aufrechterhalten werden kann, dies insbesondere

auch angesichts der Ergebnisse aus anderen Humanwissenschaften.

Benötigen wir überhaupt eine eigene Fachrichtung Psychosomatik, oder sollte nicht vielmehr jede Medizin eine genuin psychosomatische, den ganzen Menschen in seinen biologischen, psychologischen, sozialen und geistigen Dimensionen erkennende und respektierende Heilkunde sein? Psychosomatik gäbe in dieser Perspektive einer „integrierten Medizin" nur insofern einen Sinn, als sie im Zuge fortschreitender Wissensakkumulierung, Spezialisierung und Arbeitsteilung bedeutsame psychologische, soziale und geistige Faktoren für Krankheitsentwicklung und -verlauf bzw. Behandlungsansätze beforscht und für Diagnostik und Therapie in den verschiedenen medizinischen Fächern zur Verfügung stellt, wobei der Inneren Medizin die von Frerichs umrissene zentrale Position zukommt.

1.7.2   Aufgabengebiete der integrativen Psychosomatik

Für eine sich integrativ definierende Psychosomatik gibt es keine Erkrankungen, für die sie sich unzuständig erklären könnte. Jede menschliche Erkrankung entsteht im Kontext einer bestimmten Biographie, einer bestimmten existentiellen Situation und nimmt ihrerseits Einfluß auf diesen Lebenslauf, ohne daß deswegen zwischen Krankheit und Biographie immer kausale und finale Zusammenhänge festzustellen sind. Wesentliches Ziel psychosomatischer Bemühungen ist dabei die **mehrdimensionale Untersuchung** und dann Rekonstruktion der personalen Zusammenhänge, die infolge ihrer Entwicklung und dann Krankheit in „somatische", „psychische" und „soziale" Anteile „zerfallen" sind, wozu nicht selten medizinische Interventionen und Institutionen infolge ihrer Vereinseitigungen beigetragen haben können (siehe Tab. 1.7-1 bis 1.7-3).

Obwohl also der gesamte Bereich der Inneren Medizin von einer psychosomatischen oder besser bio-psycho-sozialen Konzeption und daraus hergeleiteten Handlungsorientierungen profitieren könnte, haben sich einige Gebiete und Krankheitsbilder herauskristallisiert, die besondere Beachtung durch die Psychosomatik erfahren haben.

Internistische Erkrankungen, die traditionell als „Psychosomatosen" bezeichnet werden

Alexander (1951) definierte Erkrankungen mit pathophysiologischen oder pathologisch-anatomischen Substraten, bei denen in Ätiologie, Pathophysiologie und Therapie psychodynamische und psychosoziale Faktoren in nennenswertem Umfang zu vermuten sind, als sog. Psychosomatosen und zählte hierzu:

► Asthma bronchiale
► essentielle Hypertonie
► Migräne und andere Zephalgien
► rheumatoide Arthritis

Tab. 1.7-1   Mehrdimensionale Krankenuntersuchung im Rahmen bio-psycho-sozialer Konzepte

▶ Anamnese: Beschwerdeanalyse, -entwicklung, Vorerkrankungen Familienanamnese …

▶ körperliche Untersuchung

▶ Untersuchung persönlicher psychologischer und sozialer Charakteristika:
  – persönliche psychische Merkmale, Auffälligkeiten, Symptome, Vorerkrankungen
  – Symptomcharakterisierung
  – persönliche Entwicklung
  – psychosoziale Bedingungen in lebensgeschichtlicher Entwicklung
  – aktuelle und frühere auslösende Konfliktkonstellationen

▶ Erhellung der physischen Umgebung: Arbeitsplatz, Wohnverhältnisse, klimatische Verhältnisse

Leitlinien:
– **Simultandiagnostik:** Berücksichtigung der Verschränkung der verschiedenen Dimensionen
– Suche und Formulierung **positiver Kriterien** psychodynamischer und psychosozialer Faktoren im Krankheits- und Behandlungsprozeß

Tab. 1.7-2   Mehrdimensionale Krankenuntersuchung: Grundzüge der Gesprächsführung

▶ allgemeine, offene Gesprächseinleitung, z. B. „Was führt Sie zu mir?"

▶ Angabe des zeitlichen Rahmens

▶ **Zuhören** vor Fragen

▶ eher **offene** als geschlossene Fragen

▶ Eingehen auf **Demonstrationsbedürfnis** von Körpergeschehen:
unmittelbares Schauen bzw. „das sehe ich mir gleich genauer an";
kein erzwungenes Abgrenzen von Gespräch und Untersuchung

▶ Beobachtung der eigenen **Gegenübertragung** (eigene Gefühle, Phantasien und körperliche Regungen)

▶ Vermeidung von Fachausdrücken, Schlagwörtern, Wertungen und Monologen

▶ Sorgen für **ruhige Atmosphäre** und eigene Ungestörtheit

▶ Aufsuchen und vorsichtige Stärkung der **Gesundheitsmotivation**

▶ Formulierung der **gemeinsamen Verantwortung**

▶ Vergewisserung, ob der Patient Fragen oder Erklärungen verstanden hat

▶ (vorläufige) **Zusammenfassung** von Gesprächs- und Untersuchungsergebnissen

▶ **Ausblick** auf weiteres Vorgehen

Tab. 1.7-3   Zeitliche Begrenzung der Patientenuntersuchung auch als beziehungsdiagnostisches Element

Hinter dem häufigen Einwand „solche Untersuchungen kosten so viel Zeit" steht häufig die Fehlkonzeption der Notwendigkeit „stundenlanger Gespräche". Hier ist klar zu sagen: Lange Gespräche (> 20–30 min) sind bei schwerkranken und körperlich stärker beeinträchtigten Patienten **kontraindiziert** und überfordern.

▶ im Unterricht (Praktika der Inneren Medizin, Psychosomatik):
max. 50 min + eventuell einbezogene klinische Untersuchung; wenn dies nicht eingehalten wird: Reflexion über die diagnostische Bedeutung von Interaktionsmustern (siehe unten).

▶ in der ärztlichen Praxis/Klinik:
max. 20–30 min, bei Bedarf wiederholt; dies ist besser als einzelne, eventuell eine Stunde oder länger dauernde Gespräche

▶ generell gilt: **Kürzer und häufiger ist fruchtbarer als lang und selten**

Probleme, wie die Dosierung von Nähe und Distanz oder der Umgang mit Begrenzungen, sind bei Patient und Untersucher als **beziehungsdiagnostische Elemente** zu beobachten, z. B. als
– Überschüttung mit Daten oder Gefühlen/Emotionen
– Angst vor Offenbarung
– Nicht-genug-bekommen-Können – Sichanklammern
– Angezogen-versus Abgestoßensein vom Patienten
– kein Ende finden
– kein Ende setzen können u. a.

▶ Hyperthyreose
▶ Colitis ulcerosa
▶ Ulcus ventriculi et duodeni
▶ Diabetes mellitus
▶ Neurodermitis u. a.

Patienten mit diesen Erkrankungen gelten allerdings Psychoanalytikern und Tiefenpsychologen als therapeutisch wenig zugänglich. Für diese Erkrankungen wurden mehr oder minder spezifische psychische oder interpersonale Konflikte bzw. Persönlichkeitstypen angenommen. Auch sollen sie durch eine spezifische Unfähigkeit, eigene Gefühle zu erkennen, zu benennen und ihnen gemäß zu handeln, die sog. „primäre Alexithymie", charakterisiert sein. Wenn diese Konzepte auch für die Forschung eine Vielzahl von Anregungen gegeben haben, so läßt sich heute an dieser Art von Spezifitätsmodellen, die stark an das psychoanalytische Neurosenkonzept, insbesondere das der Hysterie als Konversionsneurose, angelehnt waren, nicht mehr festhalten. Dies verwundert schon deshalb nicht, weil allein beim Asthma bronchiale oder dem Ulcus ventriculi heute aus biomedizinischer Perspektive jeweils ganz verschiedene Typen beschreibbar sind. Darüber hinaus stellten die bei Psychotherapeuten in Erscheinung tretenden Patienten bereits eine

Superselektion infolge der Zuweisungspraxis dar und wurden je nach psychologisch-medizinischer Schule in recht unterschiedlichen Perspektiven diagnostiziert, beschrieben und behandelt. Insbesondere auch neuere familientherapeutische Ansätze haben die Spezifitätsmodelle und das für die Patienten beunruhigende Konzept der Familie als pathogenes Agens bei diesen Erkrankungen revidiert und setzen auf die adaptiven und gesundheitsförderlichen Potenzen der Familie.

Zunehmend zeigt sich, wie unterschiedlich die Patienten innerhalb einer diagnostischen Gruppe der sog. Psychosomatosen sind und daß sie je nach Persönlichkeitsstruktur sehr wohl von psychosomatischen Behandlungen profitieren, wobei neben der Verbesserung der Compliance auf der biomedizinischen Ebene insbesondere körperzentrierten Therapieansätzen eine wachsende Bedeutung zukommt. Zu solchen Verfahren gehören: funktionelle Entspannung, autogenes Training, progressive Muskelrelaxation, konzentrative Bewegungstherapie oder sog. kreativtherapeutische Verfahren, die ebenfalls stark das Körpererleben zum Ausgang nehmen, wie Musik-, Kunst- und Tanztherapie. Diese Ansätze lassen sich psychoanalytisch, verhaltenstherapeutisch, streßtheoretisch, gestaltpsychologisch usw. fundieren und in komplexere Therapiestrategien einordnen, was derzeit jedoch noch weitestgehend dem stationären Rahmen von Kliniken vorbehalten ist.

Funktionelle Störungen bzw. Organneurosen

Abgegrenzt von den sog. Psychosomatosen mit biomedizinischen strukturellen Befunden wird eine Vielzahl sogenannter funktioneller Syndrome, die je nach den Beschreibern aus internistischer, psychiatrischer oder tiefenpsychologischer Perspektive unterschiedliche Bezeichnungen fanden (siehe Tab. 1.7-4).

An diesen Bezeichnungen fällt auf, daß sich die aus dem internistischen Bereich stammenden Bezeichnungen vor allem an den vermeintlich beeinträchtigten Organfunktionen ausrichten und so die körperliche Funktionsstörung betonen, während andererseits aus dem psychiatrischen Raum organspezifizierte psychiatrisch-diagnostische Begriffe stammen, die eine „Psychogenie" implizieren.

Diese diagnostische Vielfalt erschwerte die wissenschaftliche Bearbeitung von ätiologischen, epidemiologischen, prognostischen, therapeutischen u.a. Fragen. Unbefriedigend geklärt ist auch das Auftreten dieser „Syndrome" nach oder ihre Kombination mit (chronischen) Erkrankungen mit biomedizinisch nachweisbaren strukturellen Läsionen. Im Klinikjargon wird hier oft von „psychischer Überlagerung" gesprochen.

Kennzeichnend für die **Symptompräsentation** bei den funktionellen Syndromen ist, daß sie von den Kranken stark in den Vordergrund gestellt werden, vielfach lärmend oder sogar theatralisch imponie-

Tab. 1.7-4   Diagnostische Bezeichnungen „funktioneller Störungen"

▶ vegetative Stigmatisierung
▶ vegetative Dystonie, Sympathikotonie, Vagotonie
▶ vegetative Neurose
▶ Angstneurose
▶ Angstreaktion
▶ neurozirkulatorische Asthenie
▶ Effort-Syndrom
▶ vegetativ-endokrines Syndrom
▶ funktionelle Erkrankung
▶ psychogene Syndrome
▶ Organneurosen
▶ larvierte Depression
▶ allgemeines psychosomatisches Syndrom

Je nach den im **Vordergrund** stehenden Beschwerden finden sich organbezogenere Bezeichnungen, z.B.

Herz-Kreislauf
– Herzneurose
– Herzphobie
– soldier's heart
– funktionelle kardiovaskuläre Erkrankung
– Herzhypochondrie
– funktionelle Angina pectoris
– nervöses Herzklopfen
– Hyperkinesis cordis
– irritables Herz, Reizherz
– funktionelle Herzbeschwerden

Darm
– funktionelle Diarrhö
– Reizkolon
– funktionelle Obstipation
– spastisches Kolon
– instabiles Kolon
– spastische Obstipation
– nervöse Kolitis
– Colica mucosa
– habituelle Diarrhö

Oft werden diese Störungen auch bezeichnet mit:
– chronische Gastritis
– chronische Enteritis

worunter wieder je nach Autor eine Reihe verschiedener Beschwerden zusammengefaßt werden.

Zahlreich sind die **Begleiterscheinungen,** wie
– Schlafstörungen
– Kraftlosigkeit
– Schmerzen
– Erschöpfungsgefühle
– Kopfschmerzen

ren, rasch Hilfe mobilisieren, dann jedoch wegen ihres Wiederholungscharakters, der Erschöpfung diagnostischer und therapeutischer Möglichkeiten zur Ermüdung und Resignation auf ärztlicher Seite führen. Hierin und im Folgenden liegen wertvolle beziehungsdiagnostische Schlüssel für das Verständnis der Patienten, sofern wir unsere eigenen Reaktionen kritisch reflektieren und durch den Patienten induziert verstehen (siehe auch Tab. 1.7-3).

Wegen ihrer Organbezogenheit, des Drängens der Patienten auf Diagnostik und therapeutische Hilfestellung und der Unsicherheit, ob nicht doch eine strukturelle Läsion vorliege, werden gerade hier ärztlicherseits häufige Wiederholungsdiagnostiken durchgeführt. Zudem wird oft ein polypragmatischer therapeutischer Zugang gewählt, nicht selten in Dauerverschreibungen von Benzodiazepinen einmündend (häufig gerade die mit langen Halbwertszeiten und damit hohem Abhängigkeitspotential). Untersuchungen haben übrigens bislang keine Anhaltspunkte dafür gegeben, daß diese Syndrome Vorläufer entsprechender struktureller Organerkrankungen seien bzw. besonders für diese prädisponierten.

Bei den den ersten beiden Abschnitten aufgeführten Erkrankungen erweist sich der frühzeitige mehrdimensionale Zugang zum Patienten als besonders fruchtbar: Neben der Erkennung oder dem Ausschluß von strukturellen Läsionen in der biomedizinischen Dimension und daher rührenden weiteren Risiken geht es um die frühzeitige Erkennung psychischer und psychosozialer Konflikte bzw. Belastungskonstellationen im Sinne der **Simultandiagnostik** unter Heranziehung geeigneter Dokumentationsschemata wie z. B. dem Patienten-Evaluation-Grid (PEG) (siehe Tab. 1.7-5).

Die Simultandiagnostik verhindert nämlich bei Ausschluß organischer Schäden, wenn also „nichts Ernsthaftes vorliegt", eine spezifische Enttäu-schung: Ärztlicherseits sind wir beruhigt, daß nichts Ernsthaftes vorliegt, keine Gefahr für den Patienten im Verzug ist, und wir nehmen zu Recht an, daß dies auch die Patienten beruhige.

Diese Beruhigung ist jedoch ausgesprochen flüchtig, die Beschwerden sind weiter da bzw. kehren rasch wieder und verlangen nach Erklärung. Eine jetzt einsetzende Psychologisierung, möglicherweise unter dem Verweis auf einen Psychotherapeuten, wird von Patienten zumeist als Diskriminierung und Kränkung erlebt. Sie fühlen sich enttäuscht, keine „anständige" Erkrankung zu haben.

Mit dem Verweis auf eventuelle psychische Ursachen wird zudem sehr schnell Eigenverantwortlichkeit oder gar -verschulden, Einbildung und Mangel an Normalität verknüpft, wogegen die Patienten sich wehren. Noch gewichtiger scheint zu sein, daß es psychoökonomisch und in sozialen Bezügen günstiger ist, körperlich als psychisch zu leiden. Meist werden vor Aufsuchen eines Psychotherapeuten nach einer solchen Patient-Arzt-Begegnung andere Ärzte, vielfach Spezialisten, bzw. oft auch Heilpraktiker konsultiert.

Gerade im Zusammenhang mit den funktionellen Syndromen ist immer daran zu denken, daß Menschen in schwierigen Lebenssituationen, mit allgemeinen Lebensproblemen bzw. anhaltenden Konflikt- und Belastungskonstellationen unter einer Vielzahl körperlicher Mißempfindungen und Körperstörungen leiden können. Mit diesen präsentieren sie sich der Ärztin oder dem Arzt, nicht hingegen mit den Lebensproblemen, für deren Bewältigung sie Hilfestellungen suchen. Dies frühzeitig mit ins Kalkül zu ziehen, z. B. im Zusammenhang mit der Gesprächseröffnung nicht primär auf die Beschwerden abzuheben, sondern allgemeiner zu formulieren, was sie zu uns führe, erleichtert den Patienten, mögliche Zusammenhänge zu thematisieren (siehe Tab. 1.7-2).

Tab. 1.7-5 Patienten-Evaluation-Grid (PEG) (Modifiziert nach Leigh & Reiser [1985])

Dimensionen Systemebenen	Zeitlicher Kontext		
	gegenwärtig zeitl. Abfolge	**kürzlich**	**Hintergrund**
biologisch	▶ Symptome ▶ körperl. Untersuchungs-befund	▶ körperliche Veränderungen ▶ Erkrankungen	▶ Vererbung ▶ frühe Erkrankungen
persönlich	▶ Hauptbeschwerde ▶ Erwartungen bzgl. Krankheit u. Behandlung	▶ Persönlichkeitsveränderungen ▶ Anpassung, Abwehrvorgänge	▶ Entwicklungsfaktoren ▶ Einstellung zu Krankheit
Umgebung physikalisch kulturell familiär	▶ Bezugspersonen ▶ hilfesuchendes Verhalten	▶ Veränderungen in Familie, Arbeit ▶ Kontakte mit Kranken, Ärzten	▶ frühe Beziehungen ▶ Erwartungen an Krankenrolle

Chronische Erkrankungen

Chronische Störungen oder Erkrankungen erhalten einen zunehmenden Anteil in der gesamten Medizin, dies naturgemäß am stärksten im Bereich der Inneren Medizin. Hier ergeben sich vielfältige Probleme der Adaptation an die chronische Erkrankung im Sinne der Verarbeitung des „Nicht-mehr-unversehrt"-Seins, also der Verletzung des Selbstwertgefühls (narzißtische Kränkung), aber auch der keineswegs selbstverständlichen Annahme bereitgestellter Hilfen. Situationsgerechte Reaktionen wären Trauer oder auch Depression und aus diesen heraus Suche nach Orientierung sowie Hilfestellungen zur Wiederherstellung weitestgehender Autonomie („gesunde Kranke"). Vielfach bleiben Patienten aber im Verarbeitungsprozeß stecken:

▶ Verleugnen die einen ihre Krankheit und die damit verbundene narzißtische Kränkung,
▶ so entwickeln sich andere depressiv, im Sinne gelernter Hilflosigkeit, immer weitere Unterstützung einklagend – jedoch keineswegs auch jeweils nutzend –, weil sie die Verletzung ihres Selbstwertgefühls nicht verwinden können. Nicht wenige dieser Patienten nehmen eine rentenneurotische Entwicklung.

Diese Problematik verschärft sich in einer Umwelt, die besonderes Gewicht auf Jugendlichkeit, Fitneß und (unbegrenzte) Belastbarkeit und Entwicklungsmöglichkeiten setzt. Die regelmäßigen therapeutischen Maßnahmen stellen immer auch eine Erinnerung an die relative Insuffizienz dar, weswegen psychische Prozesse der Verleugnung bzw. Verdrängung die **Compliance** beeinträchtigen (siehe Abb. 1.7-2). Kommen hierzu noch Nebenwirkungen, die gravierender imponieren als die Beeinträchtigungen durch die diagnostizierte Störung oder Krankheit selbst, so ist dies der Compliance weiter abträglich. Dies betrifft insbesondere für verschiedene Krankheiten bekannte Risikofaktoren und deren Beeinflussung, wie Rauchen, Hypercholesterinämie und Hypertonie im Vorfeld, aber auch bei manifester Atherosklerose mit kardialen, zerebralen oder peripheren Symptomenkomplexen. Amerikanischen Studien zufolge ist nur bei jeweils 20 bis 30% der Hypertoniker oder juvenilen Diabetiker von einer hinreichenden Therapieadhärenz auszugehen.

Mit einer deutlichen Besserung der Compliance ist erst dann zu rechnen, wenn die **ärztliche Reaktion** angemessen ist, d.h. wenn die diagnostizierte Störung im **Lebenszusammenhang** der Patienten gesehen wird, die angestrebten Maßnahmen auf die **konkreten Lebensumstände** angepaßt werden, die Nebenwirkungen frühzeitig thematisiert werden und hinsichtlich ihres Gewichts in Beziehung zu der vorliegenden Symptomatik gestellt werden.

So kann beispielsweise bei einem Mann um die 40 mit einer Hypertonie und Zeichen der koronaren Herzkrankheit, eine beginnende involutive Problematik mit Potenzstörungen, Angst vor Unzulänglichkeit und Versagen in Beruf und Familie vorliegen, die durch einen β-Blocker noch forciert werden könnte. Bekommt der Patient erst über den Beipackzettel Kenntnis hiervon, so ist die Wahrscheinlichkeit der Non-Compliance, einer Vorwurfshaltung, von Unsicherheit und Mißtrauen dem behandelnden Arzt gegenüber sehr groß.

Ähnlich verhält es sich mit **Diäten:** Diese werden zwar von Patienten vielfach in ihrer Wertschätzung über Medikamente gestellt, zugleich ist die Therapieadhärenz mit Medikamenten besser als mit einer Diät, weil letztere einen wesentlich tiefergreifenden Einschnitt in Lebensführung, liebgewordene Gewohnheiten u.a. darstellt. Stellt man sich vor, daß die Fette im wesentlichen die Geschmacksträger darstellen, so wird deutlich, daß eine fettreduzierte, cholesterinarme Kost für viele Patienten eine erhebliche Minderung ihrer **Lebensqualität** darstellen kann. Ein noch so gut ausgearbeiteter Diätplan nach ernährungsphysiologischen Gesichtspunkten wird deshalb oft frühzeitig unterlaufen, der Kranke leidet unter Schuldgefühlen, kommt unter Spannung und damit unter Streß. Konzessionen an die individuellen, aber auch familiären und beruflichen Zusammenhänge des Patienten und auf diese abgestimmte Empfehlungen haben wesentlich bessere Chancen, befolgt zu werden. Dies setzt allerdings das offene Eingeständnis voraus, daß das, was in biomedizinischer Perspektive möglichst rasch wünschenswert ist, bei den meisten Patienten nur über einen längerfristigen Prozeß zu erreichen sein wird.

Psychosoziale Komplikationen nach medizinischen Interventionen

Ein nicht geringer Teil von Patienten, die nach mehr oder minder umfangreichen Interventionen in der biomedizinischen Dimension gesund oder wesentlich gebessert entlassen werden, hat in der Folge psychosoziale Probleme, die im Zusammenhang mit diesen Interventionen stehen. Besonders auf-

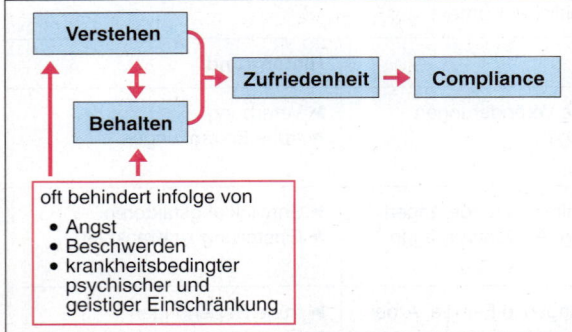

Abb. 1.7-2   Die Compliance wird durch Probleme in der Arzt-Patienten-Kommunikation (Verleugnung/Verdrängung) stark beeinflußt.

fällig wird dies im Zusammenhang mit Dialyse, Bestrahlung, Zytostase, Bypass-Operationen, Schrittmacherimplantationen, Transplantationen u. ä. So haben die Patienten vielfach recht bizarre Vorstellungen von dem, was mit ihnen geschehen ist, sie haben Schwierigkeiten, die „Prothese" oder das neue Organ in ihr Körperschema zu integrieren, und werfen so bisweilen psychosoziale Probleme auf, die weit über ein bloßes Schrittmachersyndrom oder eine bloße Abstoßungsreaktion hinausgehen.

Nach diesen Interventionen ist der Patient wieder bei seinem primärversorgenden Internisten oder Allgemeinarzt, bei dem sich dann zeigt, daß die angestrebte psychosoziale und berufliche Rehabilitation trotz hervorragender pathologisch-anatomischer und physiologischer Rehabilitation vielfach nicht gelingt. Vielmehr leiden die Patienten, zum Teil auch die Ehepartner, jetzt unter einer Vielzahl psychovegetativer Beschwerden, nicht selten kombiniert mit dysphorisch-depressiven Verstimmungen. Das Kardiologen-Ehepaar Halhuber bringt dies für die koronare Herzkrankheit auf die Formel „eine Krankheit – zwei Patienten".

Hier zeigt sich nicht selten, daß es infolge der chronischen Erkrankung zu Rollen-Veränderungen innerhalb der Familien gekommen war, die jetzt nach weitgehender Wiederherstellung in der biomedizinischen Dimension ihre bisherige Berechtigung verloren haben. Eine Rückkehr zu den alten Rollenmustern stößt aus unterschiedlichen Motiven sowohl beim Patienten als auch bei den Angehörigen auf Widerstände und führt zu Konflikten, auf die mit „Flucht" bzw. „Verharren in Krankheit" reagiert wird. Zum Verständnis dieses Prozesses ist das verhaltenspsychologische Modell der gelernten Hilflosigkeit für depressive Entwicklungen nützlich.

Erkrankungen mit existentieller Gefährdung

Früher mehr oder minder schnell zum Tode führende Erkrankungen sind über die heutigen intensivmedizinischen Maßnahmen, aufwendige operative Eingriffe mit komplexen Nachsorgenotwendigkeiten (Transplantationen), die modernen Möglichkeiten der Malignom-Therapie in vielen Fällen gut behandelbar, mit erheblichen Lebensverlängerungen bei zugleich erheblicher Verbesserung der bisherigen Lebensqualität. Allerdings ist vorher häufig nicht genügend zu klären, welche Patienten von einer solchen Maßnahme profitieren können und welche sterben, möglicherweise sogar früher, als sie ohne diese Maßnahmen gestorben wären. Dies bringt den Kranken, seine familiäre Umwelt, aber auch die behandelnden Schwestern, Pfleger oder Ärzte in Situationen der (nicht selten überfordernden!) existentiellen Enge und Not sowie in die Notwendigkeit, sich mit Sterben und Tod auseinanderzusetzen.

Vielfach ist es die Aufgabe gerade des Internisten, Sterbebegleitung zu leisten, den Tod zu akzeptieren und Hilfestellungen bei dessen Annahme durch den Patienten, häufiger noch durch dessen familiäre Umgebung zu leisten. Aus diesen Situationen erwachsende seelische Anspannungen, soziale Belastungen und geistige Herausforderungen münden nicht selten in wechselseitige Vorwürfe, Ablehnungen von Patienten, Verleugnung und Verdrängung, depressive Verstimmungen, Suchtverhalten u.a., was mit Begriffen wie „burn out- bzw. burned out-syndromes" belegt wurde. Angesichts des Anspruchs der Medizin, Leben zu verlängern, Lebensqualität zu erhöhen bzw. verlorene Freiheitsgrade wiederherzustellen, wird leicht vergessen, daß keine medizinische Maßnahme den Tod verhindern kann, der Tod kein „unvermeidlicher Betriebsunfall", sondern unlöslich mit dem Leben verbunden ist. Deshalb gehört es zu den wichtigen ärztlichen Aufgaben, ein würdiges Sterben zu ermöglichen.

Einer integrativen Psychosomatik – als Haltung! – kommt dabei die Aufgabe zu, Patienten stützend über einen häufig viele Wochen oder Monate umfassenden Diagnostik- und Therapieprozeß zu begleiten, ohne bei diesem Prozeß auf „Lohn" durch Besserung oder gar Heilung des Patienten bauen zu können, wissend, daß er sicher etwas von uns mitnimmt, nicht wissend, ob er unser „Unvermögen, ihn zu retten", verzeiht.

Psychosomatik als „Fachdisziplin" hat die Aufgabe, diese Aspekte bei Bedarf den behandelnden Ärzten und dem Pflegepersonal transparent und plausibel zu machen und sie so in der Wahrnehmung dieser heiklen Aufgaben zu unterstützen. Instrumente wie Balintgruppen, Supervisions- und Gesprächsgruppen können dabei helfen, den Beteiligten die Mechanismen bzw. Bewältigungsstrategien, wie Verdrängung, Verleugnung, Prozesse der Akzeptanz u.a., zu verdeutlichen, auf die angesichts existentieller Extremsituationen zurückgegriffen wird.

Literatur

– Alexander, F.: Psychosomatische Medizin. De Gruyter, Berlin 1951/1985.
– Buchborn, E.: Die Medizin und die Wissenschaft vom Menschen. In: Lasch, H. G., B. Schlegel (Hrsg.): Hundert Jahre Deutsche Gesellschaft für Innere Medizin – Die Kongreßeröffnungsreden der Vorsitzenden. Bergmann, München 1980.
– Frerichs, T. v.: Eröffnungsrede des 1. Kongresses für Innere Medizin. In: Lasch, H. G., B. Schlegel (Hrsg.): Hundert Jahre Deutsche Gesellschaft für Innere Medizin – Die Kongreßeröffnungsreden der Vorsitzenden. Bergmann, München 1980.
– Häfner, H.: Hat die Psychosomatik als eigenes Fach eine Existenzberechtigung? Psychother. Psychosom. Med. Psychol. 40 (1990), 327–336.
– Löwith, K.: Zur Frage einer philosophischen Anthropologie. Sämtliche Schriften I: Mensch und Menschenwelt. Metzler, Stuttgart 1981.
– Uexküll, Th. v. (Hrsg.): Psychosomatische Medizin. Urban & Schwarzenberg, München–Wien–Baltimore 1990.
– Weizsäcker, V. v.: Ärztliche Fragen. Gesammelte Schriften. Suhrkamp, Frankfurt/Main 1986.
– Weizsäcker, V. v.: Über psychosomatische Medizin. Gesammelte Schriften. Suhrkamp, Frankfurt/Main 1986.

2 Prinzipien der internistischen Diagnostik

2.1 Klinisch-chemische Verfahren

A. K. VON KALLE

Klinisch-chemische Untersuchungen sind ein unverzichtbarer Bestandteil der Diagnostik, Therapie und Verlaufsbeobachtung von Erkrankungen. Sie müssen immer aus dem klinischen Zusammenhang durchgeführt und beurteilt werden, da ungezielte Untersuchungen eine geringe Aussagekraft besitzen und mit einer unangemessenen Anzahl von Folgeuntersuchungen unwirtschaftlich werden. Im Folgenden sollen die in der Routine wichtigsten biochemischen Analyseverfahren und ihre praktische Anwendung kurz dargestellt werden.

2.1.1 Enzym-Diagnostik

Enzyme sind biologische Katalysatoren, die schon in geringen Mengen die Gleichgewichtseinstellung einer chemischen Reaktion herbeiführen können.

Prinzipiell ist eine Unterteilung in zelluläre Enzyme (z. B. AP, CK, GPT), Sekretenzyme (z. B. Amylase, Lipase) und plasmatische Enzyme (z. B. CHE, Enzyme des Gerinnungs-, Fibrinolyse- und Komplementsystems) möglich.

▶ **Zelluläre Enzyme** als strukturelle oder zytoplasmatische Enzyme sind bei Gesunden nur in geringer Aktivität im Serum nachweisbar. Eine erhöhte Freisetzung dieser Enzyme ist daher Ausdruck der Zell- und Organschädigung des Herkunftsgewebes. Diese Enzyme sind **nicht organspezifisch.**

▶ **Sekretenzyme** werden physiologischerweise freigesetzt und sind **häufig organspezifisch.** Eine Konzentrationserhöhung oder -verminderung dieser Enzyme im Serum tritt bei Veränderung oder Störung der Organfunktion bzw. Elimination auf. Plasmatische Enzyme werden überwiegend in der Leber synthetisiert und in das Plasma abgegeben. Ihre Konzentration im Serum ist erniedrigt bei verminderter Syntheseleistung (z. B.

Gerinnungsfaktoren, CHE bei Lebererkrankungen) oder erhöhtem Verbrauch (z.B. Gerinnungsfaktoren bei Verbrauchskoagulation).
Diagnostische Informationen werden gewonnen durch (siehe Abb. 2.1-1)
▶ Bestimmung von Enzymmustern (Bewertung von Enzymaktivitäten in Relation zueinander)
▶ Verlaufsbeurteilung von Enzymaktivitäten
▶ Bestimmung von Isoenzymen.
Eine Serum-Enzymdiagnostik soll folgendes ermitteln

1. Nachweis einer Zellschädigung:
Abfall oder Anstieg bestimmter Enzymaktivitäten.
2. Lokalisation der Schädigung (Herkunftsorgan der Enzymaktivität):
Beispiele für Leitenzyme bestimmter Gewebe: AP – Leber, Knochen; CK – quergestreifte Muskulatur, Herz; GPT, γ-GT, GLDH, LAP – Leber; Lipase – Pankreas; SP – Prostata, Knochen.
3. Art, Ausprägung und Schwere der Schädigung:
Die Enzymaktivitäts-Höhe kann mit dem Ausmaß der Gewebeschädigung korrelieren.
4. Stadium des pathologischen Prozesses:
Die Mechanismen, die eine Enzymfreisetzung und -elimination bewirken, zeigen jeweils typische Zeitverläufe; daraus resultieren charakteristische Aktivitäts-Zeit-Kurven, aus denen das Stadium der Erkrankung oft gut abgeschätzt werden (siehe Abb. 2.1-1).
5. Differentialdiagnose der Krankheit eines Organs:
Durch Differenzierung von **Isoenzymen** kann eine erhöhte Enzymaktivität einem bestimmten Gewebe besser zugeordnet werden (CK-MB-Anteil größer 6% bei erhöhter Gesamt-CK spricht für Herzinfarkt).
Enzymquotienten mit den Transaminasen als Basisenzymen können ebenfalls differential-diagnostische Hinweise geben. Eine Abgrenzung von Leber, Herzmuskel, Skelettmuskel und Erythrozyten, die 90% aller Enzymaktivitätsanstiege verursachen, ist

durch die Quotienten CK/GOT und LDH/GOT möglich.

CK/GOT	< 10 → Herzmuskel
CK/GOT	> 10 → Skelettmuskel
LDH/GOT	> 12 → Erythrozyten

Bestimmungsmethoden

Die Enzymaktivitäten werden im **kinetischen, optischen Test** bestimmt. Dabei dient die photometrisch gemessene Absorptionsänderung eines Indikators pro Zeiteinheit als Maß der Reaktionsgeschwindigkeit bei optimaler Substrat- und Hilfsenzymkonzentration. Meistens werden die Koenzyme NAD und $NADH_2$ als Indikatoren benutzt (optischer Test), seltener die Absorption des umgesetzten Substrates oder des entstehenden Produkts (kolorimetrischer Test).
Um Ergebnisse vergleichbar zu machen, wurde die **internationale Einheit (IU)** als diejenige Enzymmenge definiert, die unter optimierten und standardisierten Bedingungen die Umwandlung von 1 μmol Substrat pro Minute katalysiert.

Anwendung

Die Basisenzyme sind fett gedruckt, die übrigen Enzyme sollten nur gezielt zur Beantwortung spezifischer Fragestellungen einbezogen werden.
▶ Leber: **GPT, γ-GT, CHE,** GOT, GLDH, AP
▶ Gallenwege: **AP, γ-GT,** GLDH, GOT, GPT
▶ Pankreas: **Amylase (i.U., i.S.),** Lipase
▶ Herzmuskel: **CK, CK-MB, GOT,** LDH, HBDH
▶ Skelettmuskel: **CK, CK-MB, GOT,** LDH
▶ Knochen: **AP,** LAP erniedrigt, γ-GT erniedrigt
▶ Blutzellen: **LDH,** α-HBDH

2.1.2 Stoffwechseluntersuchungen

Kohlenhydrat-Stoffwechsel

Zur Diagnose einer diabetischen Stoffwechselstörung sind bei V.a. einen manifesten Diabetes folgende Untersuchungen indiziert: Glukose im Urin, Blutglukose nüchtern und/oder postprandial; als Langzeitparameter HbA_{1C} und Fructosamin. Die Diagnose einer gestörten Glukosetoleranz erfolgt über den oralen Glukosetoleranztest (OGTT).
Die Untersuchung von Seruminsulin (oder C-Peptid) wird bei speziellen klinischen Fragestellungen eingesetzt.

Bestimmungsmethoden

Die **Blutglukose** wird **enzymatisch** meist mit der Hexokinase-, Glukoseoxidase- oder Glukosedehydrogenase-Methode bestimmt.
Bei den Teststreifen-Systemen zur quantitativen Glukosebestimmung sind die Reaktionskomponenten der Glukoseoxidase-Methode in der reaktiven Zone eines Streifens gelegen. Nach Aufbringen von Serum oder Vollblut läuft die Reaktion unter Farb-

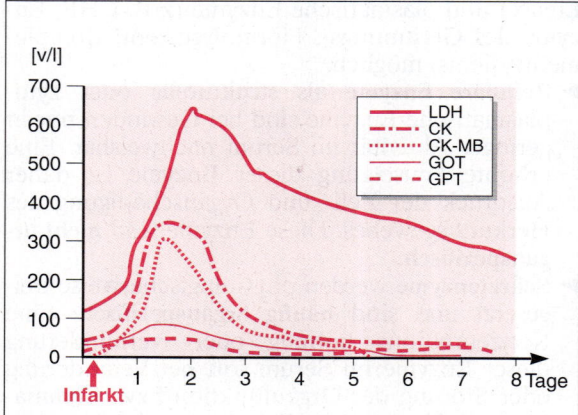

Abb. 2.1-1 Darstellung des typischen zeitlichen Verlaufs von Anstieg, Maximum und Abfall der für die Diagnostik des Herzinfarkts wichtigsten Enzymaktivitäten.

stoffbildung ab, dessen Intensität reflektrometrisch bestimmt oder visuell beurteilt werden kann.

Die **Glukosebestimmung im Urin** kann qualitativ oder quantitativ erfolgen. Die **qualitative Bestimmung** erfolgt ebenfalls durch die Glukoseoxidase-Methode. Die Farbänderungen der enzymatisch reduzierten Reagenzien ermöglichen eine semiquantitative Beurteilung des Glukosegehalts im Urin.

Quantitative Bestimmungen erfolgen enzymatisch aus Sammelurin.

Die **glykosylierten Hämoglobine** stellen eine Gruppe von Hämoglobinvarianten dar, die durch nichtenzymatische Ankopplung von Glukose entstanden sind. Der Nachweis erfolgt durch Säulenchromatographie oder Hochdruckflüssigkeitschromatographie (HPLC, Referenzmethode).

Anwendung

▶ **Blutglukose:** Verdacht auf Hyper- oder Hypoglykämie, Therapiekontrolle durch Arzt und Diabetiker.
▶ **Uringlukose:** Screening auf Diabetes mellitus, grobe Diabetiker-Therapiekontrolle.
▶ **HbA$_{1c}$:** retrospektive Langzeitkontrolle des Kohlenhydratstoffwechsels bei Diabetes mellitus.

Fett-Stoffwechsel

Die Basisdiagnostik umfaßt die Untersuchung auf
▶ **Gesamt-Cholesterin** und **Triglyzeride**
▶ **Chylomikronen** (Kühlschrank-Test; siehe unten).
Sind erhöhte Blutfette nachgewiesen, folgen
▶ **HDL-** und **LDL-Cholesterin**-Bestimmung
▶ Ausschluß sekundärer Fettstoffwechselstörungen
▶ Bestimmung der **Apolipoproteine.**
Die im Plasma bzw. Serum nachweisbaren wasserunlöslichen Lipide **Glyzeride, Cholesterin, Cholesterinester** und **Phospholipide** sind in Verbindung mit den Apolipoproteinen als **partikuläre Lipoproteine** nachweisbar und in folgende **Dichteklassen** eingeteilt:

▶ Chylomikronen
▶ VLDL (very low density lipoproteins)
▶ LDL (low density lipoproteins) und
▶ HDL (high density lipoproteins).

Die **Chylomikronen** und **VLDL** dienen im wesentlichen dem gerichteten Transport der energiereichen exogenen und endogenen Lipide. **LDL,** Endprodukt der VLDL, sind Transportvehikel für Cholesterin zu extrahepatischen Zellen und mit HDL als Regulator an der zellulären Cholesterinbilanz beteiligt. LDL sollen wesentlich zur Bildung atherosklerotischer Plaques beitragen.

HDL, welchen eine anti-atherogene Funktion zugeschrieben wird, sind Transportvehikel für Cholesterin zur Leber.

Da in den heterogenen Lipoprotein-Gemischen meistens mehrere **Apolipoproteine** enthalten sind, können diese für eine genaue biochemische Analyse des Fettstoffwechsels mitbestimmt werden. Zur atherogenen Risikoabschätzung stehen die **Apolipoproteine B** und **A-I** als Hauptproteine der LDL- bzw. HDL-Fraktion im Vordergrund.

Bestimmungsmethoden

Im Plasma liegt **Cholesterin** zu 25–40% als „freies" (unverestertes) Cholesterin, zu 60–75% mit ungesättigten Fettsäuren verestert vor. Beide Formen werden als Gesamt-Cholesterin in vollenzymatischer Analyse bestimmt. Das entstehende H_2O_2 wird durch einen chromogenen Peroxidasenachweis dargestellt.

Triglyzeride werden durch Bestimmung des Glyzerins nach enzymatischer Spaltung durch Lipase und Esterase erfaßt.

Das **Vorhandensein von Chylomikronen** wird über Nacht im Kühlschrank getestet. Rahmt trübes Serum in dieser Zeit auf, sind Chylomikronen vorhanden; andernfalls ist die Trübung durch VLDL bedingt.

Die Lipide und Apolipoproteine, Bestandteile der **Lipoproteine,** lassen sich aufgrund ihrer unterschiedlichen **Dichte** in der Ultrazentrifuge in Subklassen auftrennen (siehe Abb. 2.1-2).

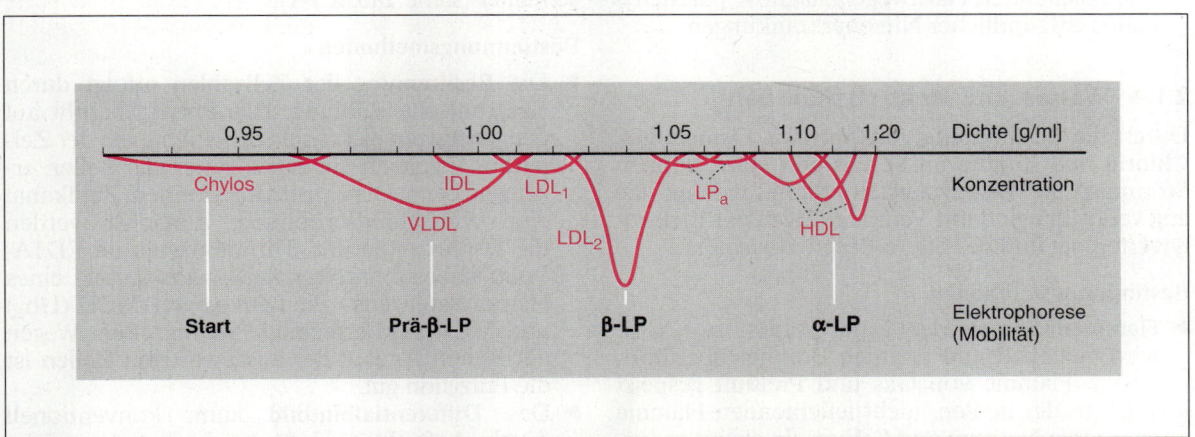

Abb. 2.1-2 Vergleichende Darstellung der Plasmalipoprotein-Auftrennung mittels Ultrazentrifuge und Elektrophorese.

Sie können auch **elektrophoretisch** aufgetrennt werden in:

▶ Chylomikronen = keine Wanderung
▶ VLDL = Prä-β-Lipoproteine
▶ LDL = β-Lipoproteine
▶ HDL = α-Lipoproteine

Anwendung

Früherkennung eines Arteriosklerosisikos, Klassifikation einer Hyperlipoproteinämie, Kontrolle diätetischer und medikamentöser lipidsenkender Therapie.

2.1.3 Niere und Harnwege

Die labortechnische Erfassung von Erkrankungen der Nieren und ableitenden Harnwege umfaßt folgende Basisuntersuchungen:

▶ Serum: Kreatinin, Harnstoff
▶ Harn: Eiweiß, Zellausscheidung (Erythrozyten, Leukozyten), Zylinder, Keimzahl-Bestimmung
▶ Kombination: Kreatinin-Clearance.

Bestimmungsmethoden

Die **Bestimmung des Kreatinins** wird in Modifikation der Jaffé-Methode oder enzymatisch durchgeführt. Als präventivmedizinische **Suchmethode der Harndiagnostik** sind aus nephrologischer Sicht Streifentests mit dem Profil pH-Wert, Protein, Leukozyten und Erythrozyten empfehlenswert. Allerdings sollte bei Erkrankungsverdacht die Sediment-Gesichtsfeld-Methode (mikroskopische Urinsediment-Untersuchung) angeschlossen werden.

Anwendung

▶ **Kreatinin und Kreatinin-Clearance:** Erfassung einer eingeschränkten Nierenfunktion, Verlaufs- und Nachkontrolle von Nierenerkrankungen sowie der Medikation nierengängiger, potentiell nephrotoxischer Pharmaka.
▶ **Harnuntersuchung auf Zellen, Zylinder und Eiweiß:** Screening bei der internistischen Erstuntersuchung, Verdacht auf Erkrankung der Nieren und ableitenden Harnwege, Diagnose parenchymatös entzündlicher Nierenerkrankungen.

2.1.4 Wasser- und Elektrolythaushalt

Durch die Bestimmung von **Natrium, Osmolalität, Chlorid** und **Kalium** im Serum und Harn können Störungen im Wasserhaushalt erkannt werden, die eng verknüpft sind mit Veränderungen der Elektrolytverteilung und des Säure-Basen-Haushalts.

Bestimmungsmethoden

▶ **Flammenphotometrie:** Eine verdünnte Probe wird vernebelt und in einen Brenner überführt, dessen Flamme von Gas und Preßluft gespeist wird. In der heißen, nicht leuchtenden Flamme emittieren Natrium und Kalium ein charakteristisches Spektrum.

▶ **Ionen-selektive** (Na$^+$-, K$^+$-, Cl$^-$-selektive) **Elektroden:** Meßprinzip ist die Potentiometrie.
▶ **Gefrierpunktserniedrigung:** Die Osmolalität wird durch die Gefrierpunktserniedrigung mit dem Osmometer bestimmt.

Die Bestimmung der drei wichtigsten Kenngrößen des Säure-Basen-Gleichgewichts, pH, pCO$_2$ und pO$_2$, erfolgt aus heparinisiertem Vollblut mit folgenden Methoden:

▶ **pH-Elektrodenkette:** Die Außenseite der für H$^+$-Ionen sensitiven Elektroden-Glasmembran kommt mit dem Blut in Kontakt, an der Innenseite befindet sich eine Lösung mit konstanter H$^+$-Ionen-Konzentration. Der pH wird indirekt gemessen über die Potentialdifferenz bei 37 °C.
▶ **pCO$_2$-Elektrode**
▶ **Platinelektrode:** zur polarographischen Messung des pO$_2$.

Anwendung

Störungen der Flüssigkeits- und Elektrolytbilanz oder des Säure-Basen-Haushalts, Niereninsuffizienz und einige Nierenerkrankungen (z.B. renal tubuläre Azidose), Hypertonie, verschiedene endokrine Erkrankungen.

2.1.5 Hämatologische Untersuchungen

Die kombinierte Bestimmung von Hämoglobin, Erythrozytenzahl, Leukozytenzahl, des Hämatokrits und der Erythrozytenindizes mit mechanisierten Analysesystemen wird im klinischen Sprachgebrauch als „kleines Blutbild" bezeichnet. Der vollständige Blutstatus, auch als „großes Blutbild" bezeichnet, umfaßt zusätzlich Differentialblutbild und Thrombozytenzahl.

Verschiedene Faktoren beeinflussen die Sedimentationsgeschwindigkeit der Erythrozyten. Die normale **Blutkörperchensenkungsgeschwindigkeit** (BKS) ist niedrig, da die Erythrozyten sich durch ihr negatives Oberflächenpotential voneinander abstoßen und dadurch in der Schwebe halten. Bei Verminderung des Potentials erfolgt die Zellsedimentation schneller (siehe Tab. 2.1-1).

Bestimmungsmethoden

▶ Die **Bestimmung der Zellzahlen** erfolgt durch elektronische Zählung. Das Prinzip beruht auf der geringeren elektrischen Leitfähigkeit der Zellen im Vergleich zur Salzlösung. Die Zellen erzeugen beim Durchtritt durch einen Zählkanal eine Widerstandserhöhung. Zunächst werden die Erythrozyten und Thrombozyten im EDTA-Vollblut bestimmt, parallel – nach Zusatz eines Hämolysereagens – die Leukozyten. MCH (Hb$_E$) und MCV sind errechnete Kenngrößen. Wegen der hohen Anzahl der ausgewerteten Zellen ist die Präzision gut.
▶ Das **Differentialblutbild** kann konventionell durch Anfertigung luftgetrockneter Ausstriche mit nachfolgender Färbung, z.B. nach Pappen-

Tab. 2.1-1 Einflußgrößen auf die BKS

Einflußgröße	BKS	Hinweis
Neugeborene	↓	Hämatokrit ↑ und Fibrinogen ↓
Hyperlipoproteinämie	↑	durch Chylomikronen
Polyglobulie	↓	Sedimentation ↓
Makrozytose	↑	Sedimentation ↑
Anämie	↑	Erythrozytenzahl ↓
Sichelzellanämie u.ä.	↓	Senkung der für Aggregation erforderlichen Erythrozytenfläche
Menstruationszyklus	–	prämenstruell am höchsten
hormonelle Kontrazeptiva	↑	Fibrinogen ↑
Schwangerschaft	–	kontinuierlicher Anstieg ab 4. SSW

heim, und mikroskopischer Differenzierung von in der Regel 100 Leukozyten erfolgen. In größeren Laboratorien steht die Vorselektionierung durch maschinelle Differenzierung im Vordergrund. Angewendet werden entweder Durchflußsysteme, bei denen Zellgröße und Enzymaktivität ausgewertet werden, oder es erfolgt die Auswertung nach dem Pattern-Recognition-System. Das zweite Verfahren ermöglicht eine nachträgliche visuelle Überprüfung und Einordnung morphologisch unklarer Zellen.

▶ Bei der **BKS-Bestimmung nach Westergren** wird eine mit Zitrat gemischte Blutprobe in einem mit einer Millimetergraduierung versehenen Glas- oder Kunststoffröhrchen bis zur Höhe von 200 mm aufgezogen. Die Erythrozyten-Sedimentation wird in senkrechter Position des Röhrchens in mm/h abgelesen.

Anwendung

▶ **Kleines Blutbild:** bei Verdacht auf Störungen des blutbildenden Systems und präventivmedizinisch.

▶ **Differentialblutbild:** bei Leukozytose, Leukopenie, Infektionen, Intoxikationen, Malignomen, Systemerkrankungen.

▶ **Thrombozyten:** bei unklaren Blutungen, Ausschluß einer Blutungsneigung, Verdacht auf Knochenmarkserkrankung, Destruktion, Verbrauch oder reaktive Vermehrung.

2.1.6 Blutstillung und Fibrinolyse

Gefäße, Thrombozyten und die plasmatischen Gerinnungssysteme bilden ein Netzwerk mit der Funktion, Läsionen im Gefäßsystem zu erkennen, abzudichten und zu reparieren. Als Minimalprogramm der Hämostasediagnostik sind einzusetzen

▶ **Thrombozytenzählung** und **Blutungszeit** zur groben Erfassung der Plättchenfunktion;

▶ **Thromboplastinzeit** (Synonyme: Prothrombinzeit oder „Quick-Wert"), **partielle Thrombopla-**stinzeit (PTT) und **Plasma-Thrombinzeit** (TZ) zur Erfassung des fibrinbildenden Systems, allerdings ohne Faktor XIII und ohne die Inhibitoren AT III, Protein C, α_2-Antiplasmin und α_2-Makroglobulin.

Bestimmungsmethoden

Gemessen werden können **Aktivität** und **Konzentration** eines Gerinnungsfaktors. Die **Aktivität** kann in Gruppentests (Quick, PTT), für Einzelfaktoren (Faktor II, V, VII) und für Enzyme und Inhibitoren (AT III, Plasminogen) bestimmt werden. Sie wird meistens anhand der Fibrinbildungsgeschwindigkeit mit den klassischen Gerinnungstests (Koagulometer-Methoden) oder durch enzymatische Messung chromogener Peptidsubstrate ermittelt.

Die Messung der **Konzentration** erfolgt mit immunchemischen Methoden, die nichts über die Funktionsfähigkeit des gemessenen Faktors aussagen. In Verbindung mit der Aktivitätsmessung kann so der Aktivitätsverbrauch oder eine Defektbildung (z.B. Dysfibrinogenämie) aufgedeckt werden.

Immunchemische Verfahren zur Konzentrationsbestimmung sind die **Laser-Nephelometrie, radiale Immundiffusion** (z.B. AT-IV-Messung), **Elektroimmundiffusion** nach Laurell (Gerinnungsfaktoren und Inhibitoren), **ELISA-** und **RIA-**Technik (z.B. Plättchenfaktor IV, Protein C).

Anwendung (siehe Tab. 2.1-2)

▶ **Blutungszeit:** Verdacht auf hämorrhagische Diathese, insbesondere Thrombopathie, Beurteilung der Thrombozytenfunktion.

▶ **Quick:** Suchtest bei Verdacht auf plasmatische Gerinnungsstörungen, Therapieüberwachung mit Vitamin-K-Antagonisten, Verlaufskontrolle bei Vitamin-K-Mangelzuständen und Lebererkrankungen.

▶ **PTT:** Suchtest bei Verdacht auf angeborene oder erworbene hämorrhagische Diathese, Heparin-Therapieüberwachung.

Tab. 2.1-2 Klassische Gerinnungsanalysen zur Beurteilung von Gefäßfunktion, Thrombozyten und plasmatischen Faktoren

Testverfahren	Anwendungsbeispiele
▶ Gefäße	
– Rumpel-Leede-Test	V. a. erhöhte Kapillarfragilität
▶ Thrombozyten	
– Thrombozytenzählung	Thrombopenie
– Blutungszeit	Thrombozyten-Funktionsstörung
▶ Plasmatisches Gerinnungssystem	
a) Phasentests	
– Quick („extrinsic" system)	Cumarintherapie, Leberfunktionsstörung
– PTT („intrinsic" system)	Heparintherapie
– PTZ	Heparintherapie, Fibrinolysetherapie
b) Faktorentests	
– Fibrinogen	DIC, Fibrinolysetherapie
– Fibrinogenspaltprodukte	DIC, Fibrinolysetherapie, Lebererkrankungen
– AT III	DIC, Lebererkrankungen, rezidivierende Thrombosen

▶ **TZ:** Überwachung der fibrinolytischen oder Heparin-Therapie, Diagnose einer Hyperfibrinolyse.

▶ **AT III:** rezidivierende Thrombosen, nephrotisches Syndrom.

Literatur

– Greiling, H., A. M. Gressner: Lehrbuch der klinischen Chemie und Pathobiochemie. Schattauer, Stuttgart–New York 1987.
– Thomas, L.: Labor und Diagnose. Medizinische Verlagsgesellschaft, Marburg 1988.

2.2 Immunologische Verfahren

A. K. VON KALLE

Das Prinzip immunologischer Analysen ist die **Antigen-Antikörper-Reaktion,** die wegen der außerordentlichen **Spezifität** der Immunantwort **in vitro** für diagnostische Zwecke, d. h. zum Nachweis von Antigenen (AG) oder Antikörpern (AK), verwendet wird. Die Komponenten gehen dabei eine spezifische, reversible Bindung zum AG-AK-Komplex ein:

$$\text{AG plus AK} \leftrightarrow \text{AG-AK-Komplex}$$

Für die Testmethoden wird ausgenutzt, daß die primäre Wechselwirkung zwischen einer AG-Determinante und der Bindungsstelle eines Antikörpers, gesteuert durch die Affinität, eine Reihe sekundärer Phänomene wie Präzipitation, Agglutination, Phagozytose, Zytolyse, Neutralisierung und Komplement-Aktivierung bedingt. Hieraus resultieren unterschiedliche Nachweisverfahren.

2.2.1 Prinzipien immunchemischer Nachweistechniken

Der In-vitro-Nachweis von Antigenen oder Antikörpern ist nur möglich, wenn die AG-AK-Reaktion **sichtbar** gemacht wird. Die Auswahl der Nachweistechniken ist abhängig von den Eigenschaften des AG und des korrespondierenden AK sowie der Konzentration des jeweils zu bestimmenden Reaktionspartners. Nach folgenden prinzipiellen Techniken werden AG oder AK bestimmt:
▶ **direkter Nachweis,**
▶ **indirekter Nachweis** und
▶ **Nachweis aufgrund der Markierung eines Reaktionspartners.**

2.2.2 Nachweismethoden

Direkter Nachweis von Antigenen oder Antikörpern

Da die AG häufig mehrere Determinanten und AK mindestens zwei Bindungsstellen haben, können sich entsprechend den Mengenverhältnissen beider Reaktionspartner Immunkomplexe unterschiedlicher Größe ausbilden. Untersuchungsmethoden mit direktem AG- oder AK-Nachweis sind **Präzipitationstechniken,** in flüssiger Phase messende Techniken wie die **Nephelometrie** und die **Agglutination** korpuskulärer AG durch AK.

Immunpräzipitation in Gel und Folie

Präzipitationen (stabile Immunkomplexe) treten auf, wenn AG und AK in annähernd gleichem Verhältnis vorliegen.
▶ **Immundiffusion:** Das Prinzip aller **Immundiffusions-Techniken** ist die **Darstellung der AG-AK-**

Reaktion durch die Präzipitationsreaktion. Unterschieden wird die **einfache** Immundiffusion, bei der entweder das AG oder der AK fixiert ist, von der **doppelten,** bei der beide Reaktionspartner frei aufeinander zuwandern und präzipitieren.

Bei der **Doppeldiffusionsmethode von Ouchterlony** diffundieren AG und AK, die man in in Agargel gestanzte Löcher hineingibt, gegeneinander (siehe Abb. 2.2-1). Ist das gesuchte AG in der Lösung vorhanden, bildet sich eine sichtbare opake Linie in der Region, wo AG und AK in optimalem Verhältnis aufeinandertreffen.

Sind in der zu untersuchenden Lösung Antigene verschiedenen Molekulargewichtes enthalten, bilden sich bei Verwendung polyklonaler Antiseren verschiedene Linien.

Anwendung: Antikörper gegen extrahierbare nukleäre Antigene bei Verdacht auf Mischkollagenosen, SLE, Sklerodermie u. a.

Eine Variation der Diffusions-Methode stellt die **radiale Immundiffusion** dar, mit der eine **quantitative Bestimmung** verschiedener AG möglich ist. Hierbei enthalten Vertiefungen im Agar unterschiedliche Mengen von AG, während der AK einheitlich im Agar verteilt ist. Die Fläche des Präzipitatringes rund um das AG-enthaltende Loch ist direkt proportional zur Konzentration des AG.

Anwendung: quantitative Bestimmung von Immunglobulinen, Komplement und Transferrin.

▶ **Immunelektrophorese:** Manche Antigenmischungen sind jedoch zu komplex, um durch einfache Diffusion und Präzipitation aufgetrennt zu werden. Die Analyse der Heterogenität individueller Proteine geschieht am einfachsten durch die Elektrophorese. Diese wurde zur **Immunelektrophorese** weiterentwickelt (siehe Abb. 2.2-2).

Zuerst erfolgt eine elektrophoretische Auftrennung des Proteingemisches: die Agargel-Elektrophorese. Durch Doppeldiffusion der elektrophoretisch getrennten Bestandteile in 90°-Richtung zur Elektrophorese mit einem polyvalenten Antiserum bilden sich unlösliche AG-AK-Komplexe.

Nach 24 Stunden stellen sich im Agar verschiedene Präzipitationsbogen dar, wobei neben der elektrophoretischen Beweglichkeit die Diffusionsgeschwindigkeit und die Konzentration der korrespondierenden Proteine für Position und Form der Banden maßgeblich sind.

Anwendung: Verdacht auf Vorhandensein monoklonaler Immunglobuline.

▶ **Immunfixations-Elektrophorese (IF):** Die noch sensitivere IF vereinigt die Prinzipien der Proteinelektrophorese und der Immunpräzipitation (siehe Abb. 2.2-3). Dabei werden **mehrere Spuren** einer Probe (Serum, Plasma oder andere Körperflüssigkeiten) auf Agarosegel elektrophoretisch aufgetrennt. Anschließend überschichtet man **jede Spur mit monospezifischem Antiserum** gegen IgG, IgA, IgM sowie Leichtketten kappa und lambda. Aus der Porenstruktur des Gels werden die Präzipitate nicht ausgewaschen. Das immunfixierte Protein zeigt die drei variablen Eigenschaften eines Proteins – Antigen-Spezifität, elektrophoretische Mobilität und den zu untersuchenden Anteil an den Immunglobulinen.

Anwendung: Identifizierung mono- und oligoklonaler Gammopathien, Untersuchung von Proteinpolymorphismen, genetische Untersuchungen.

Präzipitationsreaktion in Lösungen – Quantitative Bestimmung mit Hilfe der Nephelometrie

Präzipitate in Lösung lassen sich bei AK-Überschuß durch Streulichtmessung bestimmen (Laser-Nephelometrie).

Anwendung: Automatisierte quantitative Bestimmung von Immunglobulinen, Komplement und anderen Plasmaproteinen, ersetzt heute vielfach die radiale Immundiffusion.

Direkte Agglutinations-Techniken

▶ **Blutgruppenbestimmung**
Anwendung: Bestimmung der Blutgruppenmerkmale auf der Erythrozytenoberfläche (Erythrozyteneigenschaften) sowie der AK gegen Blutgruppenmerkmale im Serum (Serumeigenschaften).

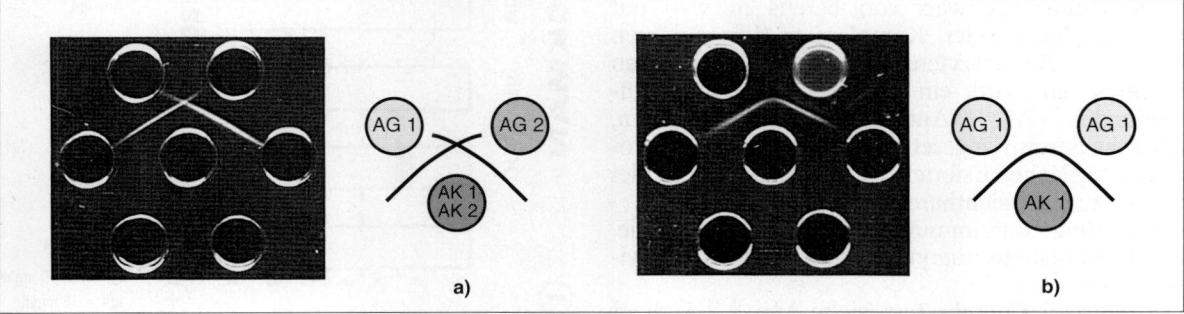

Abb. 2.2-1 Doppelimmundiffusion mit zwei Grundmustern:
a) Nichtidentität (zwei unabhängige Präzipitatbogen bei nicht verwandten AG).

b) Identität (Zusammenfluß der Präzipitatbogen bei zwei AG, die durch das verwendete Antiserum nicht unterschieden werden können).

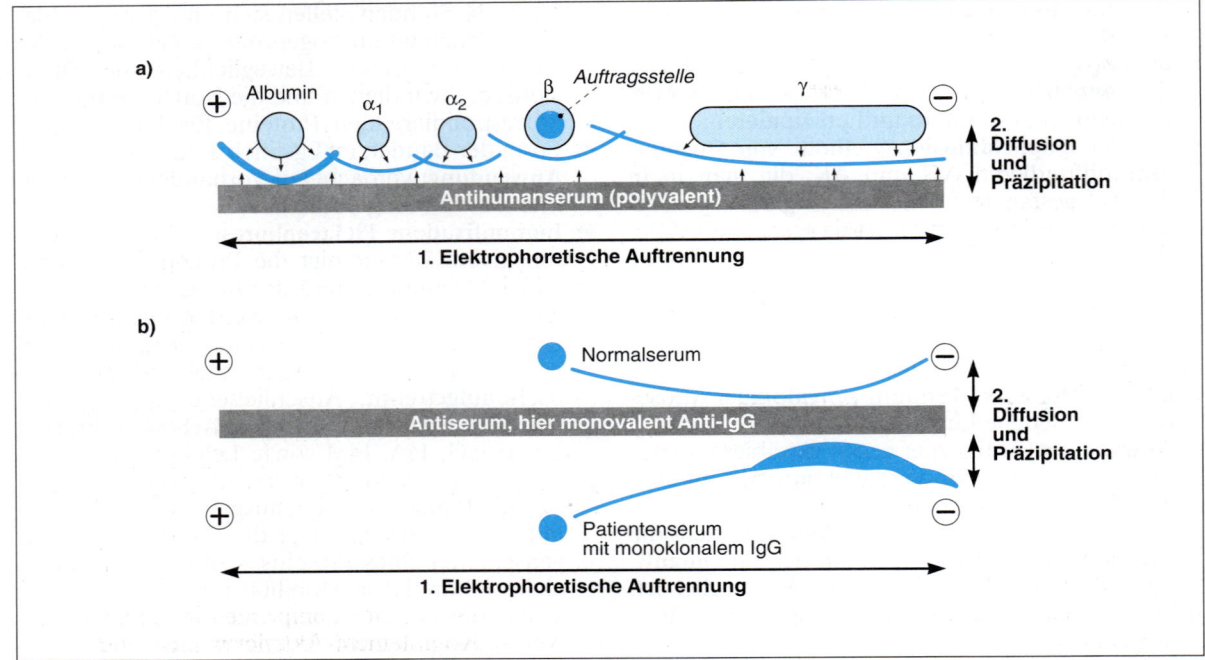

Abb. 2.2-2   Prinzip der Immunelektrophorese:
a) 1. Zunächst werden die Serumproteine elektrophoretisch in
die Fraktionen Albumin, α_1-, α_2-, β- und γ-Globuline aufgetrennt.
2. In einem zweiten Schritt diffundieren die aufgetrennten
Proteine (AG) gegen ein polyvalentes Antiserum (AK) unter
Ausbildung charakteristischer Präzipitatbogen.
b) Zur isolierten Darstellung von IgG wird monovalentes
Anti-IgG eingesetzt. Im Vergleich zum Normalserum
(gleichmäßige Krümmung → homogene Ig-Verteilung)
verursacht monoklonales IgG im Patientenserum eine Verformung der Präzipitationslinie.

Überprüft wird, ob im zu untersuchenden Serum
vorhandene inkomplette AK an Test-Erythrozyten
binden. Nach Vorinkubation des zu untersuchenden Serums mit Test-Erythrozyten kann durch Hin-
zufügen von Anti-Humanglobulin wie im direkten
Coombs-Test das Vorhandensein solcher AK durch
die sichtbare Agglutination nachgewiesen werden.
Anwendung: Suche nach Anti-Rh-IgG-Ak im Blut
Rhesus-Faktor-negativer Frauen.

▶ **Bakterienagglutination (Widal-Raktion)**
Anwendung: Nachweis von AK gegen Bakterien-AG.
▶ **Coombs-Test**
Der Coombs-Test, der eine Modifikation der Hämagglutination zum Nachweis inkompletter Antikörper darstellt, wird je nach Indikation als direktes
oder indirektes Nachweisverfahren durchgeführt:
Der **direkte Coombs-Test** (siehe Abb. 2.2-4) wird ein-
gesetzt zum Nachweis von bereits in vivo mit
Immunglobulin oder Komplement-Komponenten
beladenen Erythrozyten. Den mit AK beladenen
Erythrozyten wird ein zweiter, Immunglobulin-
bindender AK (Anti-Human-Globulin-Serum,
Coombs-Serum) zugesetzt, der die an der Erythrozytenoberfläche fixierten Immunproteine bindet
und so zu einer sichtbaren Agglutination führt.
Anwendung: autoimmune hämolytische Anämie,
M. haemolyticus neonatorum, Transfusionszwischenfälle.
Der **indirekte Coombs-Test** (siehe Abb. 2.2-5) dient
der Identifizierung inkompletter Allo-AK, freier
Auto-AK und von Erythrozyten-AG mit inkompletten AK.

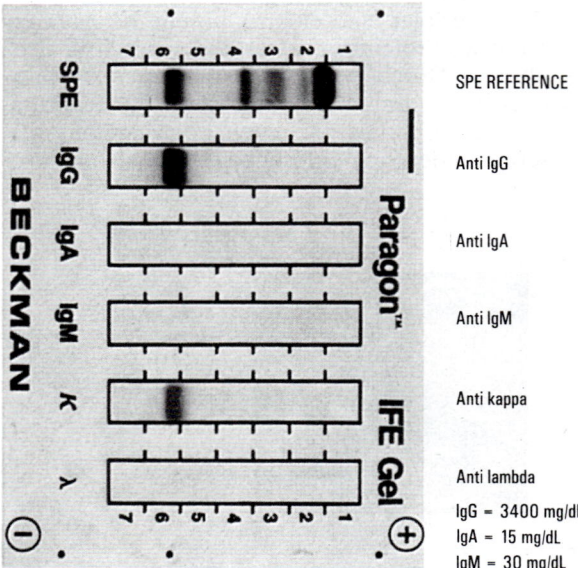

Abb. 2.2-3   Immunfixations-Elektrophorese: Beispiel eines
IgG, kappa-monoklonalen Proteins.

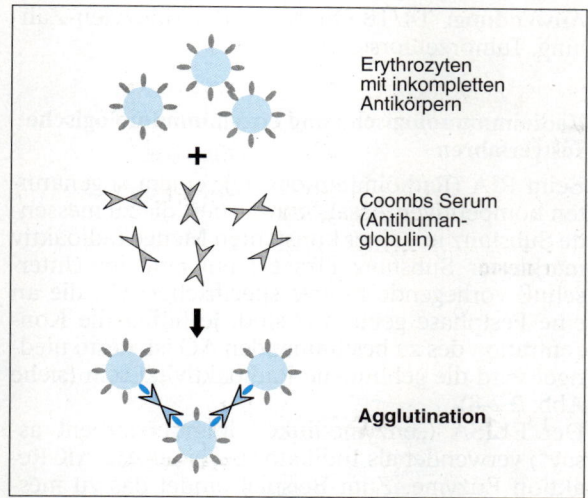

Abb. 2.2-4 Direkter Coombs-Test.

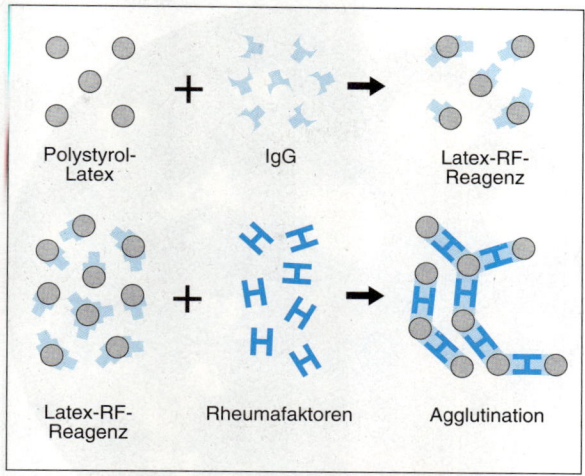

Abb. 2.2-6 Prinzip des Latex-Agglutinations-Tests am Beispiel des Rheumafaktoren-Nachweises.

Indirekter Nachweis von Antigenen oder Antikörpern

Die Grenzen des direkten Nachweises sind durch die Sichtbarmachung des Immunpräzipitats gesetzt. **Durch Kopplung der AG oder AK an einen Träger** (Latexpartikel, Erythrozyten) kann die Reaktion als Agglutination sichtbar gemacht werden (siehe Abb. 2.2-6).

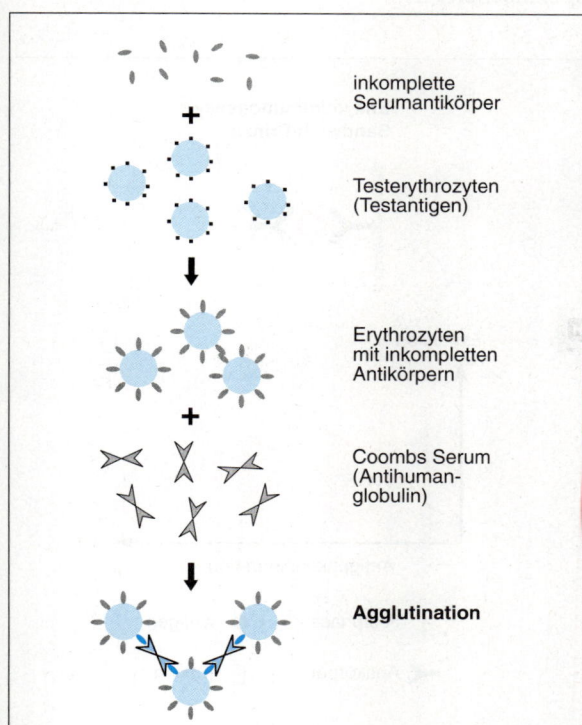

Abb. 2.2-5 Indirekter Coombs-Test.

Immunkomplexe mit komplementbindenden AK führen zur Komplement-Aktivierung. Bei der **Komplementbindungsreaktion (KBR)** ist der entstehende Komplementverbrauch der Nachweis der Reaktion, aus dem über eine Titrationsreihe auf die Menge der anwesenden AG oder AK geschlossen werden kann. **Anwendung:** Bakterien- und Erythrozytentypisierung, Rheumafaktornachweis (Latex), Hbs-AG-Screening (indirekte Hämagglutination), Röteln-AK-Nachweis (Hämagglutinations-Hemmtest), Nachweis von Antikörpern gegen Bakterien (KBR).

Nachweis von Antigenen oder Antikörpern durch Markierung eines Reaktionspartners

Der Einsatz eines markierungsverstärkenden Reaktionspartners steigert die Empfindlichkeit immunologischer Bestimmungsmethoden erheblich. Für quantitative Techniken hat sich der Begriff **Immunoassay** eingebürgert. Die Markierung von AG oder AK erfolgt mit Fluorophoren (Immunfluoreszenztechnik), radioaktiven Nukliden (Radioimmunoassay) oder Enzymen (Enzymimmunoassay) oder Spezifitätsverlust.

Direkte und indirekte Immunfluoreszenz

Unter Immunfluoreszenzmikroskopie versteht man den mikroskopischen Nachweis eines Reaktionspartners unter Anwendung von Gewebe-AG und fluoreszenzmarkiertem AK.

Im **direkten** Test ist der AK gegen das Gewebesubstrat selbst mit dem fluoreszierenden Farbstoff konjugiert.

Bei der **indirekten** Methode, einer Doppelschichttechnik, wird gewebespezifischer AK eines Patienten, der auf einem histologischen Schnitt spezifisch gebunden hat, durch Bindung eines zweiten, Fluoreszein-markierten Anti-AK nachgewiesen (siehe Abb. 2.2-7).

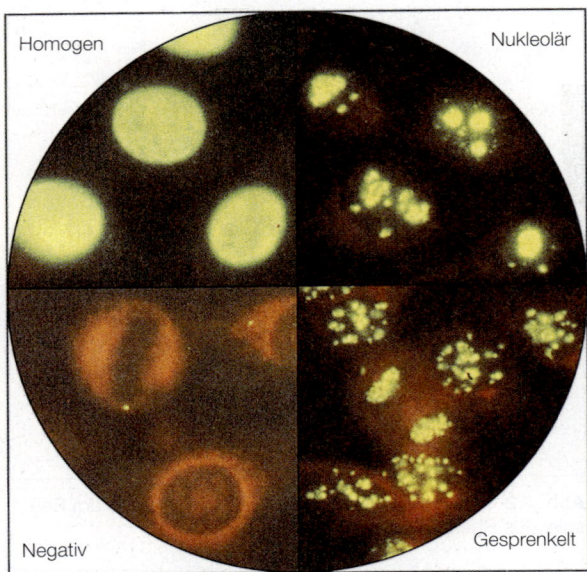

Abb. 2.2-7   Antinukleärer Antikörper-Test durch indirekte Immunfluoreszenz mit Beispielen für Muster einer nukleären Fluoreszenz.

Anwendung: Nachweis von Auto-AK, Gewebe-AK und zellulären Antigenen.

Fluoreszierende AK ermöglichen auch die immunologische Differenzierung lebender Zellen. Ein fluoreszenzaktivierter Cell-Sorter (FACS®) zählt und isoliert Zellpopulationen mit unterschiedlichen Oberflächen-AG.

Anwendung: T4/T8-Quotient, Retikulozyten-Zählung, Tumorzellforschung.

Radioimmunologische und enzymimmunologische Testverfahren

Beim RIA (Radioimmunoassay), einem sogenannten kompetitiven Assay, konkurriert die zu messende Substanz mit einer konstanten Menge radioaktiv markierter Substanz (Tracer) um eine im Unterschuß vorliegende Menge spezifischer AK, die an eine Festphase gebunden sind. Je höher die Konzentration des zu bestimmenden AG ist, desto niedriger wird die gebundene Radioaktivität sein (siehe Abb. 2.2-8).

Der ELISA ("enzyme-linked immunosorbent assay") verwendet als Indikator bei einer AG-AK-Reaktion Enzyme. Zum Beispiel bindet das zu messende AG an eine mit AK beladene Festphase. Die Antigenbindung wird dann durch einen zweiten, Enzym-markierten AK nachgewiesen. Das zuletzt hinzugefügte Substrat wird entsprechend der Menge des gebundenen, Enzym-markierten AK umgesetzt (siehe Abb. 2.2-9).

RIA und ELISA sind die häufigsten immunologischen Nachweismethoden für Antigen und Antikörper, da eine große Anzahl von Tests automatisiert und mit extrem hoher Empfindlichkeit in einer kurzen Zeit durchgeführt werden können.

Anwendung: Bestimmung von Hormonen, Pharmaka, Tumormarkern, Viren (HIV, Hepatitis), virusspezifischen AK.

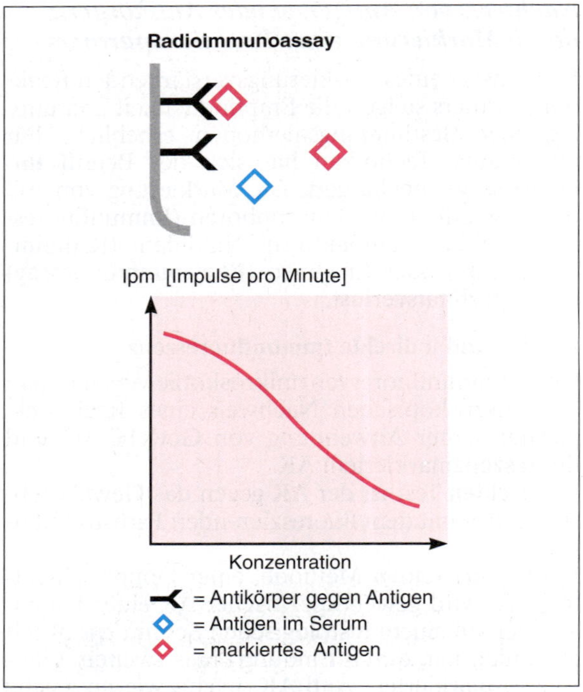

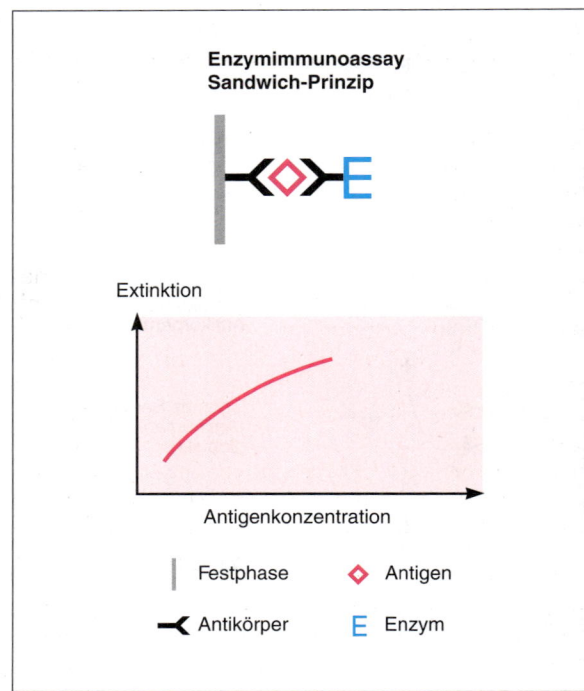

Abb. 2.2-8   Radioimmunoassay.

Abb. 2.2-9   Enzymimmunoassay.

Literatur

– Benjamini, E., S. Leskowitz: Immunologie. Schwer, Stuttgart 1988.
– Roitt, I. M.: Leitfaden der Immunologie. Steinkopff, Darmstadt 1984.
– Stites, D. P., J. D. Stobo, J. V. Wells: Basic and Clinical Immunology. Appleton & Lange, Norwalk, Conn. 1987.
– Unanue, E. R., B. Benacerraf: Immunologie. De Gruyter, Berlin 1987.

2.3 Molekulargenetische und zytogenetische Methoden in der Inneren Medizin

H. Tesch

Die Entdeckung der DNS als Träger der Erbinformation in den vierziger Jahren unseres Jahrhunderts und die Aufklärung der Doppelhelixstruktur der DNS (Watson und Crick, 1953) bilden die Grundlage der modernen Genetik. In der Folgezeit hat sich diese junge Wissenschaft mit großer Geschwindigkeit entwickelt; sie veränderte nicht nur ein biologisches Weltbild, sie hat auch weitreichende Konsequenzen in vielen Bereichen unseres täglichen Lebens. Molekularbiologische Konzepte und Verfahren finden in den letzten Jahren auch zunehmend Anwendung in der klinischen Medizin.

2.3.1 Zytogenetische Methoden

Der Kern einer normalen menschlichen Körperzelle enthält 23 Chromosomenpaare (einschließlich eines Paares von Geschlechtschromosomen). Der Gesamtsatz der Chromosomen wird als **Karyotyp** bezeichnet, das gesamte genetische Material eines Organismus als **Genom.**

Die Chromosomen sind im Verlauf des Zellzyklus nur zum Zeitpunkt der Kernteilung lichtmikroskopisch sichtbar. Da die Zahl der Zellen, die sich in der Zellteilung befinden, normalerweise sehr klein ist, werden die Zellen zur Chromosomenanalyse in der Regel für einige Tage in der Zellkultur mit sog. Mitogenen stimuliert. Nach Blockade der Kernteilung und Sprengung der Zellmembran wird mit einer Reihe von Färbemethoden die Feinanalyse vorgenommen: Die Farbstoffe produzieren ein reproduzierbares Muster von feinen Banden, die für jedes Chromosom charakteristisch sind.

Die Methode wird heute vor allem in der Humangenetik zur Diagnose von Erbkrankheiten eingesetzt, für die eine monogene Ursache bekannt ist oder vermutet wird. Die monogenen Krankheiten sind allerdings wesentlich seltener als die multifaktoriell bedingten Störungen. Insgesamt finden sich etwa bei 0,5–1% aller Neugeborenen Chromosomenaberrationen. Man unterscheidet **numerische Aberrationen** (Änderung der Chromosomenzahl) von **strukturellen Änderungen,** die sich z.B. in Form von Duplikationen, Deletionen (Verlust von Chromosomenmaterial) oder Translokationen (Austausch von Material zwischen zwei oder mehr Chromosomen) zeigen. Bekannte Chromosomenaberrationen sind die Trisomie 21 oder die Monosomie XO.

Hiervon zu unterscheiden ist der Begriff des Allels, der eine von verschiedenen Varianten eines Gens umschreibt, die eine alternative Ausprägung des Phänotyps erlaubt.

Neben der **pränatalen Diagnostik** und der **genetischen Beratung** haben zytogenetische Untersuchungen große Bedeutung in der **Onkologie:** Man vermutet heute, daß alle soliden Tumoren einschließlich der Non-Hodgkin-Lymphome sowie alle Leukämien Chromosomenaberrationen besitzen. Besonders wichtig war die Entdeckung des sogenannten Philadelphia-Chromosoms, das als eine erste konstante Abnormalität bei Tumorzellen erkannt wurde. Das Philadelphia-Chromosom entsteht durch Translokation t(9;22) und liegt bei über 90% der chronischen myeloischen Leukämien (CML) vor (Abb. 2.3-1). Bei allen Patienten mit Burkitt-Lymphomen finden sich Translokationen t(8;14), t(2;8) oder t(8;22), an denen immer eine bestimmte Region auf Chromosom 8 beteiligt ist. Die molekulargenetische Analyse der Translokationsbruchpunkte der CML und des Burkitt-Lymphoms zeigte, daß bestimmte zelluläre Gene (= die Abschnitte auf einem Chromosom, die für die Ausprägung eines Proteins notwendig sind), sog. Onkogene, durch die Translokation aktiviert werden. Diese Aktivierung ist vermutlich für die Entstehung der Tumoren verantwortlich.

Merke: Durch zytogenetische Untersuchungen werden heute numerische und strukturelle Chromosomenaberrationen diagnostiziert. Durch die

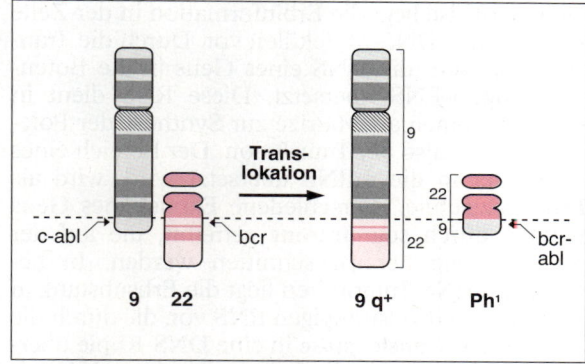

Abb. 2.3-1 Schematische Darstellung der Philadelphia-Translokation bei der CML. Auf der linken Seite sind die normalen Chromosomen 9 und 22 mit der Lokalisation der zellulären Onkogene c-abl und bcr gezeigt. Nach der Translokation werden die beiden Gene miteinander verknüpft und finden sich auf dem Ph1-Chromosom (rechts).

Tumorzytogenetik gelang die Identifizierung von chromosomalen Translokationen, die spezifisch in bestimmten Leukämien (z. B. CML) und Lymphomen (z. B. Burkitt-Lymphom) vorkommen.

2.3.2 Molekulargenetische Analysen

Voraussetzungen

Nach der Entdeckung der DNS-Zusammensetzung gelang es in den folgenden Jahren, die Werkzeuge der molekulargenetischen Forschung zu verbessern. Mit diesen Hilfsmitteln konnten sowohl die Struktur und Organisation von Genen entschlüsselt als auch einzelne Gensegmente neu zusammengesetzt („rekombiniert") bzw. synthetisiert werden. Eine rekombinante DNS ist also ein Molekül, das aus Anteilen verschiedener DNS-Moleküle besteht, die in vitro miteinander verknüpft werden.

Besonders wichtige Werkzeuge in den Händen der Molekularbiologen sind die **Restriktionsendonukleasen**: Enzyme, die ganz bestimmte DNS-Sequenzen erkennen und spalten („schneiden") können. Diese Enzyme fand man in bestimmten Bakterienstämmen, von denen auch ihre Namen abgeleitet wurden (z. B. wurde das bekannte Restriktionsenzym EcoRI aus Escherichia coli gereinigt). Mit Hilfe dieser Enzyme können langstreckige hochmolekulare DNS-Moleküle in beliebig kurze Fragmente gespalten werden, um sie zu reinigen, mit anderen DNS-Fragmenten zu verknüpfen oder ihre Basensequenz zu analysieren.

Die **DNS-Ligase** kann zwei enzymatisch gespaltene DNS-Fragmente wieder miteinander verknüpfen. **DNS-Polymerasen** können zur Synthese eines DNS-Strangs benutzt werden, wenn der zweite, „komplementäre" DNS-Strang zur Verfügung steht. Die DNS-Polymerase erlaubt auch die Synthese eines radioaktiv markierten DNS-Strangs, indem markierte Nukleotide in den DNS-Strang eingebaut werden.

Üblicherweise liegt die Erbinformation in der Zelle in Form von DNS-Molekülen vor. Durch die Transkription wird die DNS eines Gens in die Boten-(messenger)-RNS übersetzt. Diese RNS dient in den Ribosomen als Matrize zur Synthese der Polypeptidkette, also der Translation. Der Bereich eines Gens, der in die mRNS übersetzt wird, wird als **Exon** bezeichnet. Verschiedene Exons eines Gens werden durch sog. **Introns** getrennt, die auf der mRNS-Ebene herausgeschnitten werden. In bestimmten RNS-Tumorviren liegt die Erbsubstanz in Form einer einzelsträngigen RNS vor, die durch die sog. **reverse Transkriptase** in eine DNS-Kopie übersetzt werden kann. Mit der reversen Transkriptase kann man heute aus einer beliebigen RNS eine DNS-Kopie (c-DNS) im Reagenzglas synthetisieren.

Schließlich stehen heute unterschiedliche, einfach aufgebaute **„Vektoren"** zur Verfügung, die eine Isolierung und Vermehrung eines bestimmten Gens in einem Kulturmedium in praktisch unbegrenzter Menge erlauben. Besonders geeignet sind zu diesem Zweck Viren, die in bestimmten Bakterienstämmen wachsen, sog. Bakteriophagen sowie Plasmide, ringförmige DNS-Moleküle, die sich ebenfalls in Bakterien vermehren können, und andere Viren, die eukaryonte, also kernhaltige Zellen infizieren. Mit diesen Hilfsmitteln konnte dann die vollständige Struktur zellulärer Gene ermittelt werden. Dazu mußte man ein Gen aus der Vielzahl der Gene der entsprechenden Zelle isolieren. Das Verfahren, das zur Isolierung eines einzelnen Gens benutzt wird, nennt man **„Klonierung"**.

Klonierung von Genen

Diese Methode dient der **Identifizierung** und **Isolierung** eines einzelnen Gens aus einer Zellpopulation. Im allgemeinen geht man von einem Protein aus, dessen Funktion bekannt ist und für das ein Testsystem vorliegt. Als Testsystem eignet sich insbesondere ein Antikörper, der das Protein spezifisch erkennt. Nach der biochemischen Reinigung des Proteins wird ein Teil der Aminosäurensequenz bestimmt und mit Hilfe des genetischen Kodes in entsprechende DNS-Sequenzen (Oligonukleotide) übersetzt. Die Oligonukleotide können heute mit Hilfe entsprechender Geräte synthetisiert werden. Mit dem Oligonukleotid besitzt man dann eine molekulare Sonde oder „Probe", um das gesuchte Gen aus der Vielzahl unterschiedlicher zellulärer Gene zu isolieren. Dazu wird die zelluläre DNS isoliert, mit einem Restriktionsenzym geschnitten und die Fragmente in ein geeignetes Vektorsystem (Bakteriophagen, Plasmide oder Viren) eingeschleust. Dadurch hat man eine sog. „Gen-Bibliothek" hergestellt, in der eine Vielzahl (im günstigsten Fall alle) Gene einer Zellpopulation vorhanden sind. Im viralen oder bakteriellen Vektorsystem können die zellulären Gene jetzt einfach vermehrt werden. Im nächsten Schritt wird das gesuchte Gen mit der obengenannten Oligonukleotidsonde isoliert. Dazu wird die Sonde radioaktiv markiert und mit der Genbank (eine Sammlung klonierter DNS-Moleküle, die ein gesamtes Genom beinhalten) inkubiert. Das gesuchte Gen wird an die Sonde binden und kann mittels der radioaktiven Reaktion durch Autoradiographie sichtbar gemacht werden.

Alternativ kann man aus der Boten-RNS (mRNS) der Zellen, die das gesuchte Gen in großen Mengen ausprägen, mit Hilfe der reversen Transkriptase eine sog. copy-DNS(c-DNS)-Bank herstellen. Einzelne c-DNS-Klone (= Kolonien genetisch identischer Zellen, die von einer einzigen Zelle abstammen) werden dann in geeignete Empfängerzellen übertragen („transfiziert") und ihre Produkte auf biologische Aktivität (z. B. Bindung an einen Antikörper oder Stimulation von Wachstum oder Differenzierung anderer Zellen) untersucht. Nachdem das gesuchte Gen identifiziert ist, kann es in die gewünschten Zellen oder Bakterien eingeschleust werden, die dann das Genprodukt, also das gewünschte Protein, in großen Mengen produzieren. Diese Technologie ist inzwischen sehr weit fortgeschritten. Mit Hilfe von Fermentierungsanlagen können in der Kultur („in vitro") Gramm- oder Kilogramm-Mengen des gewünschten Proteins aus den Bakterien gereinigt werden. Dadurch ist eine neue Generation von Pharmaka, die sog. gentechnologisch produzierten oder „rekombinanten" Proteine, entstanden. Die Entwicklung auf diesem Gebiet ist gewaltig, und der Stellenwert auf dem Pharmamarkt der Zukunft ist heute noch nicht abzusehen. Zahlreiche Firmen beschäftigen sich ausschließlich mit der Herstellung rekombinanter Proteine, von denen die ersten in klinischen Studien erprobt sind (siehe Tab. 2.3-1).

Anwendungsmöglichkeiten

Die Anwendungsmöglichkeiten für gentechnologisch hergestellte Substanzen in der klinischen Medizin sind sehr vielfältig und werden heute erst in relativ wenigen Fällen genutzt. Man kann mit der Methode jedes beliebige Protein aus menschlichen Zellen in praktisch unbegrenzter Menge und in sehr großer Reinheit herstellen. Dazu benötigt man verhältnismäßig geringe Mengen der Ausgangszellen. Damit entfallen die aufwendigen und kostspieligen Reinigungsverfahren, mit denen z. B. Insulin aus Pankreasgeweben früher isoliert wurde. Außerdem kann auf diese Weise das natürliche menschliche Protein hergestellt werden, da man nicht auf tierische Produkte zurückgreifen muß, wodurch die Häufigkeit unerwünschter allergischer Reaktionen

erheblich gesenkt werden kann. Trotzdem wurde 1989 in der BRD die Produktion von gentechnisch hergestelltem Insulin nicht genehmigt.
Große Bedeutung hat bereits heute die Isolierung von Humaninsulin in der Behandlung des Typ-I-Diabetes, die Isolierung des menschlichen Wachstumsfaktors bei der Therapie des hypophysären Minderwuchses oder des Gerinnungsfaktors VIII bei Hämophilie-A-Kranken. Große Hoffnungen werden auf gentechnologisch hergestellte Substanzen gesetzt, die das Wachstum und die Differenzierung von Leukozyten und Lymphozyten regulieren, den sog. Lymphokinen oder „biological response modifiers" (BRM-Substanzen). Diese Substanzen werden in kleinsten Mengen vor allem von T-Zellen, aber auch von vielen anderen hämatopoetischen Zellen produziert: Sie regulieren spezifisch das Wachstum von Leukozyten, Lymphozyten oder Makrophagen, aktivieren diese Zellen und sind für ihre Differenzierung verantwortlich. Erste Ergebnisse zeigen, daß diese Substanzen unmittelbar oder durch Stimulation des Immunsystems bestimmte Tumorzellen abtöten können. Praktische Bedeutung hat heute das α_2-Interferon, das das Mittel der Wahl zur Behandlung der Haarzellleukämie ist. Andererseits kann man mit den Kolonie-stimulierenden Faktoren die Phase der Leukopenie während einer Chemotherapie oder Strahlentherapie erheblich verkürzen. Die gentechnologisch hergestellten Produkte können langfristig erheblich billiger produziert werden und sind nicht mit menschlichen Blutbestandteilen kontaminiert. Eine Gefahr der Kontamination durch Viren, wie z. B. HIV, kann ausgeschlossen werden. Die Tragödie bei der Therapie Hämophiliekranker mit HIV-infizierten Faktor-VIII-Konzentraten, die aus menschlichen Seren gewonnen wurden, unterstreicht die Bedeutung dieser Herstellungsweise.

Tab. 2.3-1   Anwendung rekombinanter Proteine in der klinischen Medizin

Protein	Abkürzung	Anwendungsbeispiele
Hepatitis-B-Vakzine	HB-Vax	aktive Hepatitis-B-Impfung
Plasminogen-aktivator	tPA	Thrombosen, Embolien, Herzinfarkt
Insulin		Diabetes mellitus
Faktor VIII		Hämophilie A
Erythropoetin	Epo	renale Anämie
Wachstumshormon		hypophysärer Minderwuchs
Interleukin-2	IL-2	solide Tumoren, z. B. Hypernephrom
α_2-Interferon	IFNα_2	Haarzellleukämie, CML, Kaposi-Sarkom
γ-Interferon	IFNγ	Virusinfektionen, chronische Granulomatose
Kolonie-stimulierende Faktoren	CSF	Leukopenie nach Bestrahlung oder Chemotherapie

Merke: Unter der Klonierung versteht man die Isolation eines Gens aus einer Zelle. Die Klonierung bildet die Voraussetzung für die gentechnische Herstellung eines rekombinanten Proteins. Solche Proteine ersetzen die zeit-, material- und kostenintensive Reinigung des Proteins aus tierischen oder menschlichen Zellen und verringern das Risiko unerwünschter allergischer Reaktionen und Viruskontaminationen.

DNS-Sequenzanalyse

Die Sequenzanalyse von DNS dient der Aufklärung der Struktur eines einzelnen Gens.

Sie erlaubt die Aufklärung genetischer Defekte bei Erbkrankheiten sowie bei bestimmten malignen Tumoren.

Identifizierung von Genen oder Genfragmenten

Filterhybridisierungen (Southern-Blotting, Northern-Blotting)

Um die Struktur bzw. Organisation eines Gens zu untersuchen, benutzt man eine Methode, die nach ihrem Erstbeschreiber E.M. Southern als „Southern-Blot"-Verfahren benannt wird. Dazu isoliert man die zelluläre DNS aus dem Gewebe, spaltet sie mit einem geeigneten Restriktionsenzym in kleinere Fragmente, trennt diese elektrophoretisch der Größe nach auf und transferiert anschließend die aufgetrennten Fragmente auf Nitrozellulose- oder Nylon-Membranen (durch „Blotten" werden die DNS-Moleküle durch hydrostatischen Druck oder elektrochemisch aus dem Gel auf die Membran überführt). Die Membran wird jetzt mit einer radioaktiv markierten Sonde, die spezifisch für das gesuchte Gen ist, inkubiert, wobei die Sonde an das homologe Genfragment auf der Membran bindet oder „hybridisiert". Wird statt der DNS die zelluläre RNS aufgetrennt und mit der Gensonde hybridisiert, dann nennt man das Verfahren (der Geographie wegen im Gegensatz zu Southern) „Northern"-Blotting.

Die geschilderten Methoden sind hochspezifisch und technisch einfach durchzuführen. Man kann mit der Methode in bekannten Genen Verände-rungen wie Deletionen, Translokationen oder Amplifikationen (d.h. das Vorhandensein mehrerer Kopien eines Gens) rasch erkennen. Die Southern-Blot-Methode hat besonders in der Onkologie Anwendung gefunden, da die genannten Veränderungen bestimmter Gene (insbesondere zelluläre Onkogene) häufig in Tumorzellen vorkommen und große Bedeutung sowohl für die Diagnose als auch für die Prognose der Tumoren besitzen. Besonders wichtig ist heute der Nachweis von Translokationen zellulärer Onkogene bei der chronischen myeloischen Leukämie (CML), bei der zytogenetisch ein Stück des Chromosoms 22 auf das Chromosom 9 gelangt. Bei dieser Translokation kommt es zu einer Verknüpfung zweier zellulärer Onkogene, c-abl und bcr, die vermutlich ursächlich an der Entstehung der CML beteiligt sind. Dieser genetische Vorgang kann im „Southern-Blot" sichtbar gemacht werden (Abb. 2.3-2 a, b). Ein anderes Spiel für die Bedeutung der Methode findet sich beim Neuroblastom, bei dem in fortgeschrittenen Stadien häufig eine Vermehrung (Amplifikation) des N-myc-Onkogens vorkommt. Der Nachweis der Amplifikation in den Tumorzellen bedeutet daher eine deutlich schlechtere Prognose für das Überleben des Patienten.

In der Gerichtsmedizin wird das Verfahren eingesetzt, um über Restriktionslängenpolymorphismen (RFLP) Vaterschaftsgutachten bzw. Personenidentifikationen durchzuführen. Bei einem RFLP ist ein

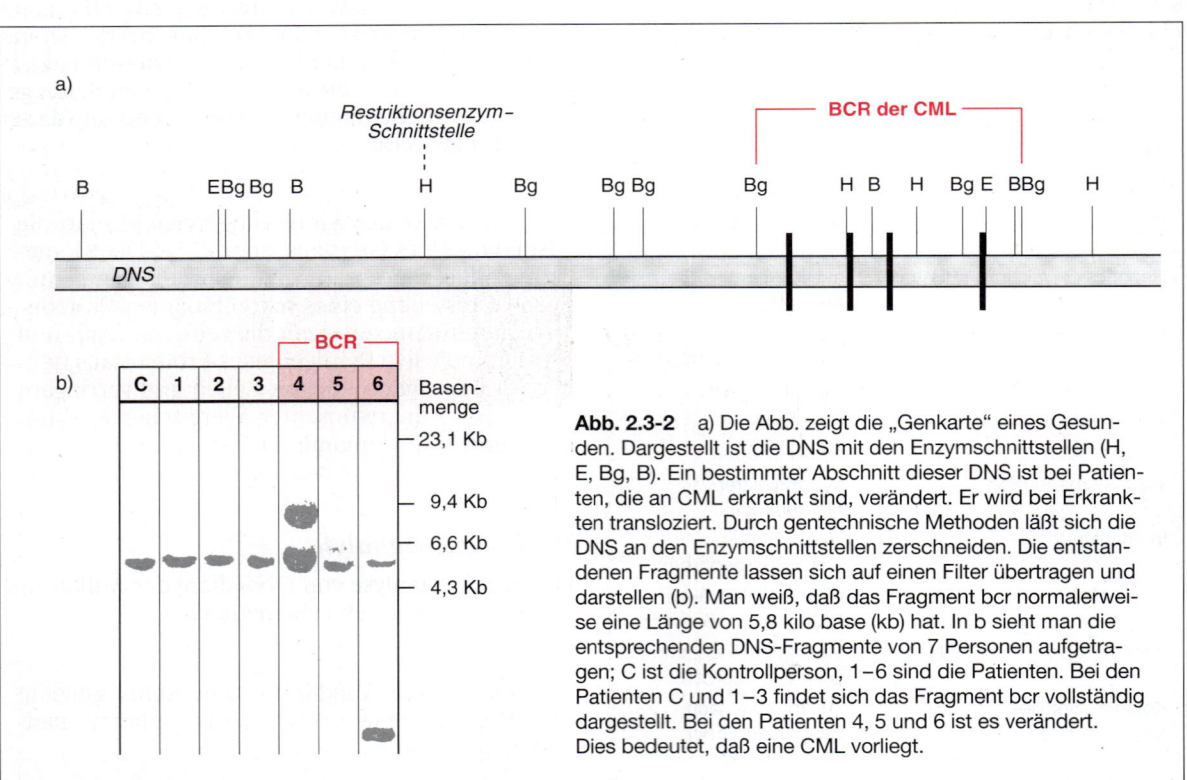

Abb. 2.3-2   a) Die Abb. zeigt die „Genkarte" eines Gesunden. Dargestellt ist die DNS mit den Enzymschnittstellen (H, E, Bg, B). Ein bestimmter Abschnitt dieser DNS ist bei Patienten, die an CML erkrankt sind, verändert. Er wird bei Erkrankten transloziert. Durch gentechnische Methoden läßt sich die DNS an den Enzymschnittstellen zerschneiden. Die entstandenen Fragmente lassen sich auf einen Filter übertragen und darstellen (b). Man weiß, daß das Fragment bcr normalerweise eine Länge von 5,8 kilo base (kb) hat. In b sieht man die entsprechenden DNS-Fragmente von 7 Personen aufgetragen; C ist die Kontrollperson, 1–6 sind die Patienten. Bei den Patienten C und 1–3 findet sich das Fragment bcr vollständig dargestellt. Bei den Patienten 4, 5 und 6 ist es verändert. Dies bedeutet, daß eine CML vorliegt.

bestimmtes DNS-Segment in sehr vielen Variationen in der Bevölkerung ausgeprägt. Durch die Kombination dieser Merkmale kann jedes Individuum eindeutig identifiziert werden.

> Merke: Durch Southern-Blotting kann die Organisation eines bekannten Gens im Gewebe, durch Northern-Blotting die Ausprägung seiner mRNS analysiert werden. Die Methoden werden in der Onkologie zum Nachweis von deregulierten zellulären Genen sowie in der Gerichtsmedizin (z.B. für Vaterschaftsgutachten) eingesetzt.

Polymerase-Kettenreaktion

Mit Hilfe der „Polymerase Chain Reaction" (PCR) kann heute eine bestimmte bekannte Sequenz im Reagenzglas mit der DNS-Polymerase enzymatisch vermehrt werden, um sie nachzuweisen oder direkt zu sequenzieren. Man benötigt dazu lediglich eine Kopie des gewünschten Gens. Die Methode ist wichtig zum Nachweis von Krankheitserregern, wenn diese nur sehr wenige Zellen befallen (Bsp. HIV). Sie erlaubt den Nachweis eines Befalls von einer in hunderttausend Zellen. Andererseits liegt in der hohen Sensitivität auch ein Nachteil der Methode: Sie ist so empfindlich, daß auch die kleinste Verunreinigung des Materials bei der Aufarbeitung falsch positive Ergebnisse liefert.

> Merke: Die Polymerase-Kettenreaktion erlaubt die beliebige Vermehrung einer DNS-Sequenz und hat eine besonders hohe Sensitivität zum Nachweis von Infektionen mit bekannten oder vermuteten Erregern.

In-situ-Hybridisierung

Die „In-situ"-Hybridisierung erlaubt den Nachweis eines Gens in einer einzelnen Zelle. Besondere Bedeutung hat die Methode zum Nachweis von HIV-Viren bei AIDS, wo häufig nur wenige Zellen das Virus besitzen. Eine weitere Anwendung liegt in der Analyse von Papillomviren in vaginalen Schleimhautepithelzellen, da diese Viren häufig in malignen Tumoren des Genitaltrakts beobachtet werden.

> Merke: In der In-situ-Hybridisierung kann ein Gen in Einzelzellen nachgewiesen werden.

Transfektion

Unter der Transfektion versteht man das Einführen von zellulären Genen in bestimmte Zellen. Mit ihrer Hilfe kann die Funktion oder Regulation des Gens in der Zielzelle untersucht, das Gen aber auch zu therapeutischen Zwecken in eine beliebige Zelle

eingeschleust werden. Wird das Gen in die Keimzellen (Ei- oder Samenzellen) eingeführt, dann wird das Gen über die Keimbahn an die Nachkommen vererbt. Eine solche Therapie ist bei Mäusen und anderen Säugetieren erfolgreich durchgeführt worden. Sie ist beim Menschen heftig umstritten. Allerdings fehlen noch die Möglichkeiten, die Ausprägung eines einzelnen Gens sowie seine Regulation in den Tochterzellen zu steuern. Die gezielte Einschleusung genetischen Materials in die Keimbahn des Menschen ist daher heute unsinnig und nicht durchführbar. Andererseits kann heute durch Transfektion ein bestimmtes Gen in somatische Stammzellen des Knochenmarks eingeschleust werden, um einen Defekt in einem bestimmten Individuum zu ersetzen, ohne daß das Gen an die Nachkommen weitergegeben wird. Allerdings steht die Molekularbiologie hier erst am Anfang. Klinische Prüfungen fanden bisher nicht statt.

> Merke: Durch die Transfektion werden Gene in gewünschte Zellen eingeführt. Die Methode erlaubt im Prinzip eine Gentherapie beim Menschen.

2.3.3 Genetische Modelle der Tumorentstehung

Nach den Ergebnissen der experimentellen Forschung findet die Entstehung von malignen Tumoren in mehreren Schritten statt. Einige wurden bereits identifiziert und charakterisiert. Durch molekulargenetische Untersuchungen ließen sich wichtige Schlüssel-Gene und andere Produkte auffinden. Die veränderte genetische Regulation dieser Moleküle kann zu unkontrolliertem Wachstum und/oder Blockade der Zelldifferenzierung führen. Die zugrundeliegenden Mechanismen gehen meist auf Veränderungen in der DNS einer Zelle zurück. Diese betreffen zu einem bestimmten Zeitpunkt jeweils **eine** Zelle oder nur wenige Zellen. Folge ist eine von einer einzelnen oder wenigen (seltener) Zellen ausgehende (monoklonale bzw. oligoklonale) Vermehrung von Zellen mit hoher Zellteilungskapazität und/oder verlängerter Überlebenszeit.

Die genetische Störung kann auf verschiedenen Ebenen stattfinden:

▶ Durch gesteigerte Produktion von Wachstumsfaktoren innerhalb oder außerhalb der Tumorzelle wird die Tumorzelle permanent stimuliert.

▶ Vermehrte oder veränderte Bildung eines Wachstumsfaktor-Rezeptors. Durch die erhöhte Zelldichte des Rezeptors bzw. strukturelle Veränderungen innerhalb des Moleküls kann ebenfalls eine kontinuierliche Stimulation der Tumorzelle durch einen exogenen Wachstumsfaktor erfolgen.

▶ Veränderung der Signalübertragung. An der Signaltransduktion, d.h. der Übertragung von

Signalen nach Bindung eines Wachstumsfaktors an seinen Rezeptor, sind verschiedene Moleküle, vor allem aber phosphorylierende Enzyme, die sog. Tyrosinkinasen, beteiligt. Viele Tyrosinkinasen werden von zellulären Onkogenen kodiert. Genetische Veränderungen solcher Tyrosinkinasen können zu einem permanenten Wachstum der Zelle führen, ohne daß die Zelle durch einen Wachstumsfaktor stimuliert wird.

► Deregulation eines Transkriptionsfaktors. Transkriptionsfaktoren sind DNA-bindende Proteine im Zellkern, die bestimmte DNS-Sequenzen spezifisch binden und die Ausprägung eines Gens regulieren. Diese Moleküle werden nach Stimulation der Zelle und Signalübertragung aktiviert und können die Bildung eines bestimmten Genprodukts erhöhen oder supprimieren. Viele Transkriptionsfaktoren werden von zellulären Onkogenen kodiert. Ein wichtiges Beispiel findet sich in dem Komplex, der aus den beiden Genen fos und jun gebildet wird.

► Verhinderung eines programmierten Zelltods; er führt dazu, daß Zellen nach einer bestimmten Zeit sich nicht weiter teilen, sondern absterben. Man kennt inzwischen einige Gene, die für diesen Mechanismus verantwortlich sind. Eine Störung dieser Gene kann dazu führen, daß die Zellen nicht absterben, sondern sehr lange leben. Dadurch resultiert schließlich eine Vermehrung dieser langlebigen Zellen.

Die Analyse der verschiedenen Schritte in der Entstehung eines malignen Tumors kann in Zukunft dazu beitragen, die Pathogenese von Tumoren besser zu verstehen und neue und spezifische Therapieansätze aufzuzeigen.

2.3.4 Neue immungenetische Therapieansätze

Neue immuntherapeutische Strategien sind besonders dann erfolgversprechend, wenn es gelingt, die Moleküle, welche für das Tumorzellwachstum entscheidend sind, zu blockieren. Folgende Ansätze werden zur Zeit in vorklinischen und zum Teil in klinischen Versuchen bei malignen Tumoren erprobt:

► **Monoklonale Antikörper** zur Blockade von Wachstumsfaktoren-Rezeptoren. Die Behandlung mit Antikörpern, die häufig in der Maus entwickelt wurden, führte häufig zu Problemen, da die Patienten gegen die fremden Antikörper reagierten und anti-Maus-Antikörper bildeten. Durch genetische Verfahren kann man einen monoklonalen Antikörper aus der Maus „humanisieren". Man ersetzt zu diesem Zweck Anteile des Maus-Antikörpers, welche nicht für die Antigenbindung verantwortlich sind, durch entsprechende menschliche Antikörperfragmente und erhält dadurch einen rekombinierten Maus-Mensch-Antikörper. Der Patient wird diesen humanisierten Antikörper als weniger „fremd"

erkennen und keine anti-Maus-Antikörper dagegen bilden.

► **Immunotoxine** sind Konjugate aus einem immunologisch kompetenten Molekül und einem Toxinmolekül. Durch die Bindung an einen monoklonalen Antikörper, der an eine Tumorzelle bindet, kann das Toxinmolekül spezifisch an die Tumorzelle gebracht werden. Immunotoxine können durch chemische Kopplung des Antikörpers mit dem Toxinmolekül oder durch die molekulargenetische Fusion der entsprechenden Gene hergestellt werden.

► **Anti-sense-RNS-Moleküle** sind die komplementären Stränge zu der normalen RNS (sog. „sense"-Strang), die in das Protein überschrieben wird. Die anti-sense-RNS bindet spezifisch an die Boten-RNS und kann dadurch die Bildung des entsprechenden Proteins verhindern. Die prinzipielle Wirksamkeit dieses Ansatzes konnte bereits nachgewiesen werden. So ließ sich zeigen, daß die Hemmung der Transkription von bestimmten zellulären Onkogenen durch Anti-sense-RNS bzw. Ribozyme zur Inhibition des Tumorzellwachstums führt.

► **Genetische Therapieansätze:** Hier versucht man, durch Transfektion ein Gen für einen Wachstumsfaktor in die Patienten-eigenen T-Zellen einzuschleusen und somit einen höheren Tumorzellkill durch die körpereigenen T-Zellen zu erzielen. In einem alternativen Ansatz werden Zytokine oder andere zelluläre Gene in die Tumorzellen eines Patienten transfiziert und die so modifizierten Tumorzellen in den Patienten zurückgegeben. Die modifizierten Tumorzellen können dann durch die körpereigenen T-Zellen des Immunsystems besser erkannt und eliminiert werden. Gleichzeitig werden auch die nicht-modifizierten Tumorzellen von den jetzt aktivierten T-Zellen erkannt und vernichtet. Hier liegt eine aktive Immunisierung gegen den Tumor vor, da die T-Zellen lernen, den „fremden" Tumor zu erkennen und abzutöten. Beide Verfahren werden zur Zeit in klinischen Studien an Patienten mit malignen Tumoren erprobt.

Es bleibt zu hoffen, daß die neuen Tumor-spezifischen Therapieansätze die bisherigen Therapieergebnisse bei malignen Tumoren verbessern und die bisher üblichen unspezifischen Verfahren, Chemo- oder Strahlentherapie, mit ihren vielfach hohen Nebenwirkungen ergänzen oder sogar ersetzen können.

Es sei noch einmal betont, daß die moderne Molekularbiologie unser Leben einschneidend verändern wird. Die rechtlichen, sozialen, wirtschaftlichen und ethischen Konsequenzen sind bisher nicht ausreichend diskutiert. Eine Diskussion kann allerdings nur dann fruchtbar sein, wenn die Grundkenntnisse über die Möglichkeiten, Grenzen und Gefahren der Technologie vorhanden sind. Es ist daher notwendig, daß das Informationsdefizit über die molekularbiologische Forschung abgebaut wird, bevor voreilige Schlußfolgerungen oder Verbote bestimmter Verfahren ausgesprochen werden.

2.4 Bildgebende Verfahren

R. Lorenz

2.4.1 Prinzipien des Methodeneinsatzes

Im Abschnitt „Prinzipien der Bildgebung" werden die radiologischen Routineverfahren dargestellt. Im Abschnitt „Anwendung bildgebender Verfahren" wird ein organbezogener Methodeneinsatz vorgeschlagen. Die beiden Abschnitte beziehen sich aufeinander, so daß methodische Verständnisfragen im gleichen oder folgenden Kontext beantwortet werden.

Ein sinnvoller Einsatz bildgebender Verfahren setzt voraus:
1. exakte Anamnese und klinische Untersuchung
2. Methodeneinsatz im klinischen Kontext = Indikation
3. Kenntnis der Verfahren und deren Grenzen
4. Verfügbarkeit

Kein „Totalscreening" durchführen!
Zur Ausschlußdiagnostik ist ein „gestufter Methodeneinsatz" notwendig. Bei klinischen Verdachtsmomenten kann auch der direkte Methodeneinsatz (z.B. Szintigraphie bei V.a. Phäochromozytom) erfolgen.

Vor der Untersuchung sind folgende Fragen zu beantworten:
1. Ist das zu erwartende Ergebnis therapierelevant?
2. Steht der Aufwand in Relation zum erwarteten Ergebnis?
   - Zumutbarkeit des Eingriffs,
   - Strahlenschutzaspekte (z.B. Gravidität),
   - Zeitfaktor,
   - Kosten-Nutzen-Analyse.

Viele bildgebende Verfahren zur Verfügung zu haben bedeutet nicht, sie auch alle anzuwenden!

Vor dem Einsatz invasiver Methoden:
Gibt es ein nicht-invasives Verfahren mit gleichem Informationsgehalt? Diese Frage stellt man sich heute nicht nur aus ethischen, sondern auch aus medikolegalen Gründen.

Soviel Diagnostik wie nötig, sowenig Invasivität wie möglich! Keine invasive Diagnostik ohne therapeutische Konsequenz!

2.4.2 Prinzipien der Bildgebung

2.4.2.1 Methodik

Konventionell-radiologische Verfahren

Übersichtsaufnahmen
▶ Prinzip: Summationsaufnahme unterschiedlicher Organ- bzw. Körperregionen (Weichteile, gashaltige Strukturen, Knochen); ohne Röntgenkontrastmittel (nativ) bzw. nach Kontrastmittel-(KM)-Applikation.
  - Konventionelle Technik: Belichtung auf konventionelle Film-Folien-Kombination (Röntgenstrahl schwärzt das Bild).
  - Digitale Technik: Belichtung auf Spezial-Folie mit anschließender Laserabtastung (Bild entsteht sekundär mittels Laser).
▶ Technische Durchführung: Standard- und Spezialprojektionen je nach Fragestellung (z.B. Thorax sagittal, p.a. und seitlich, Seitenlage bei vermutetem basalen Pleuraerguß).

Verwischungstomographie = konventionelle Filmtomographie
▶ Prinzip: Patient in Horizontallage. Darstellung einer Körperschicht parallel zur Filmebene. Unscharfe Abbildung bzw. Verwischung der darüber und darunter gelegenen Abschnitte durch gegenläufige Bewegung von Röhre und Film. Je größer der Schichtwinkel, desto kleiner die Schichtdicke. Zonographie ca. 4° (Schichtdicke = 1 cm), Tomographie ca. 40° (Schichtdicke < 1 cm).

Durchleuchtung
▶ Prinzip: Lokalisation intrapulmonaler Rundherde bzw. pleuraler Läsionen; Beurteilung von Herzpulsationen, Klappenkalk; Strumaabklärung (Schluckverschieblichkeit, Trachealstabilität); Anfertigung gezielter Aufnahmen (z.B. Skelett, Fremdkörper).
▶ Einschränkungen: hohe Strahlenexposition, deshalb nicht als Primäruntersuchung. Konventionelle Röntgenübersichtsaufnahme vor Durchleuchtung! Keine Durchleuchtung in der Schwangerschaft!

Bronchographie
▶ Prinzip: endoluminäre Kontrastierung des Bronchialbaumes über einen in Lokal- oder Allgemeinanästhesie (bronchoskopisch) eingebrachten Katheter; segmentär, seitengetrennt. Anwendung einer wasserlöslichen, jodhaltigen KM-Suspension.
▶ Voraussetzung: Einverständnis und Kooperationsfähigkeit des Patienten.
▶ Indikation: V.a. Bronchiektasen, entzündliche Veränderungen, endobronchiales Tumorwachstum
▶ Einschränkungen: schwerste kardio-respiratorische Insuffizienz, Zustand nach Pneumonektomie.

Magen-Darm-Passage (MDP)

► Prinzip: orale Kontrastmittelgabe sowie Gabe von gasbildendem Pulver (Gastrovison®) zur Doppelkontrastdarstellung (KM und Luft) von Magen und Duodenum, ggf. Ruhigstellung des Magens mit Buscopan®.
Dünndarm in Verfolgung meist Monokontrast (KM). Passagebeschleunigung durch Metoclopramid.
Kontrastmittel: Bariumsulfat, bei Perforationsverdacht: wasserlösliches Kontrastmittel (Gastrografin®).
► Voraussetzung: nüchterner Patient.
► Technische Durchführung: Doppelkontrast ohne/mit Buscopan®-Hypotonie.
► Kontraindikationen:
  – bariumsulfathaltiges Kontrastmittel: akutes Abdomen, V.a. Perforation, Peritonitis, Ileus.
  – Buscopan®: Glaukom, Prostatahypertrophie, Herzrhythmusstörungen.
  – wasserlösliches KM: Hyperthyreose.
► Komplikationen: Perforation mit Bariumperitonitis, Eindickung des Bariumsulfats bei Obstruktion bzw. Ileus mit Verschlimmerung der klinischen Symptomatik.
► Allergische Reaktionen: Bei Bariumsulfat-Applikationen nicht zu erwarten; wasserlösliches KM (Gastrografin®) kann über den Darm resorbiert werden und somit zu einer KM-Reaktion führen (selten!).

Enteroklysma (antegrader KM-Einlauf nach Sellink)

► Prinzip: Doppelkontrastdarstellung des gesamten Dünndarms über eine nasojejunale Sonde.
► Technische Durchführung: Plazierung einer nasojejunalen Sonde hinter das Treitzsche Band, da bei duodenaler Lage KM in den Magen zurücklaufen und es damit zu Erbrechen kommen kann. Instillation eines Gemisches von 300 ml Bariumsulfat/Wasser (Verhältnis 1:2), anschließend von ca. 1000 ml Methylzellulose-Gemisch; kontinuierliche Applikation über Rollerpumpe bzw. Pneumokolongerät möglich.
► Indikationen: Diarrhöen unklarer Genese, entzündliche Darmwandveränderungen, Motilitäts- und Tonusstörungen, Briden, Fisteln, Divertikel, Tumorsuche, Dünndarmbeteiligung bei extraintestinalen Prozessen (Entzündung, Tumoren).
► Kontraindikationen: Ileus.
► Komplikationen: Katheterperforation, bronchopulmonale Intubation (selten).

Kolonkontrasteinlauf (KE)

► Prinzip: retrograde Darstellung des gesamten Dickdarms vom Rektum bis zum Zökalpol und – wenn möglich – des terminalen Ileums.
► Voraussetzungen: Patientenvorbereitung mit Laxans und einer Ernährung über 2 Tage mit flüssiger Kost.

► Technische Durchführung: Einbringen eines Katheters (evtl. Ballonkatheters) in das Rektum mit konsekutiver Gabe von Bariumsulfat, Ablassen des KM und Ruhigstellung des Darms, anschließend Luftinsufflation zur Doppelkontrastdarstellung.
► Indikation: Entzündung, Polypen, Divertikel, Tumoren.
► Kontraindikationen (für bariumsulfathaltiges KM): V.a. toxisches Megakolon, Perforationsverdacht.
► Komplikationen: Perforation mit Bariumperitonitis.

Cholegraphie

► Oral: vor Chenolitholyse, sonst nur bei sonographisch unklaren Fällen.
► I.v.: nur in Einzelfällen bei unschlüssiger Sonographie oder nach Cholezystektomie.

> Die i.v. Cholegraphie-Untersuchung ist mit dem hohen Risiko einer KM-Allergie und der entsprechenden Gefahr einer letalen Komplikation (1:3000 bis 1:10000) verbunden, die ca. 8mal größer ist als beim Urogramm!
> Untersuchung nur in strenger Indikationsstellung mit entsprechender therapeutischer Konsequenz!

► Voraussetzung: nüchterner Patient und Einverständnis.
► Kontraindikationen: Leberfunktionsstörung, Jodallergie, Hyperthyreose, Paraproteinurie.
► Medikamenteninteraktion: siehe Kap. 2.4.2.2 „Kontrastmittel".
► Durchführung (nach Cholezystektomie): i.v. Cholegraphie, Filmtomographie in 10minütigem Abstand während des Einlaufens, bei längerer Wartezeit ist der Befund ohne Abflußhindernis (Sonogramm!) negativ, da das KM schon abgeflossen ist!

Urogramm (i.v. Pyelogramm)

► Prinzip: Darstellung des Hohlraumsystems der Nieren nach i.v. Gabe von nierengängigem KM, Kontrastierung des Nierenparenchyms, der Ureteren und der Blase.
► Voraussetzung: Laxation am Vortage, am Untersuchungstag nüchtern ohne Flüssigkeitszufuhr. Keine vorherige Bariumsulfatapplikation zur MDP oder KE (2 bis 3 Tage vorher).
► Kontraindikation: KM-Überempfindlichkeit, Hyperthyreose, Paraproteinämie, Niereninsuffizienz (Kreatinin > 3 mg%).
► Einschränkung: Reduktion der KM-Menge bei Urolithiasis (Halbierung der Infusionsmenge: 125 ml 30%iges KM) oder Injektion von 30–50 ml höherkonzentriertem KM, da sonst die Gefahr einer Fornixruptur mit Urinom besteht.

▶ Urogramm bei Transplantatniere: Filmtomographie bei angehobener Gegenseite (evtl. nach sonographischer Kontrolle).

Lymphographie

▶ Prinzip: Darstellung der Lymphgefäße (Lymphangiogramm) und Lymphknoten (Adenogramm) von Becken (Iliaca-externa-LK) und Retroperitoneum. Keine Darstellung von mesenterialen Lymphknoten (LK) bzw. Iliaca-interna-LK! Die Armlymphographie ist heute wegen ihrer geringen Treffsicherheit obsolet.

▶ Voraussetzungen: Aufklärungsgespräch, Patienteneinwilligung (schriftlich), Lungenfunktionsanalyse, stationärer Aufenthalt (1 Tag), Thoraxübersichtsaufnahme, keine vorherige Bariumsulfatapplikation (MDP, KE).

▶ Technische Durchführung: Kanülierung eines Lymphgefäßes am Fußrücken (bipedal) nach vorheriger Anfärbung durch interdigitale subkutane Patentblauinjektion. Injektion von öligem Kontrastmittel (Lipiodol®).
Anfertigung von Röntgenübersichtsaufnahmen nach Infusionsende (Angiogramm) und 24 bzw. 48 h danach (Adenogramm), Zielaufnahme unter Durchleuchtung.

▶ Indikation: lymphatische Systemerkrankungen (M. Hodgkin), Metastasierungen (Seminom), Lymphstauungen (Lymphangiektasie, Fisteln, Zysten).

▶ Kontraindikationen: schwere Lungenfunktionsstörung (Einschränkung der Kohlenmonoxid-Diffusionskapazität), schwere kardiorespiratorische Insuffizienz, kongenitales Lymphödem, bekannte Unverträglichkeit von jodhaltigem Röntgenkontrastmittel oder Patentblau.

▶ Komplikationen: Ölembolie, lokale Infektion am Fußrücken, Kontrastmittelunverträglichkeit, Reaktion auf Patentblau, Verschlechterung des Lymphabflusses beim kongenitalen Lymphödem.

> Infolge der guten Ergebnisse von Sonographie und Computertomographie wird die Lymphographie bei lymphatischen Systemerkrankungen und Metastasierungen zunehmend seltener durchgeführt. Sie kommt lediglich bei negativem Ergebnis von Sonographie und Computertomographie bei entsprechender therapeutischer Relevanz bzw. Konsequenz noch zum Einsatz.

ERCP (endoskopisch retrograde Cholangiopankreatikographie), siehe auch Kap. 2.6.

▶ Prinzip: Injektion von wasserlöslichem Kontrastmittel über eine endoskopisch in die Papille eingebrachte Sonde.
Durchleuchtungsgesteuerte Untersuchung mit Anfertigung von Röntgenaufnahmen.

Myelographie

▶ Prinzip: intrathekale KM-Applikation eines niedrig konzentrierten, wasserlöslichen, isoosmolaren Kontrastmittels (Lumbalpunktion in Höhe L3/4, Subokzipitalpunktion zur zervikalen Myelographie mit KM-Injektion in die Cisterna magna bzw. laterale Punktion bei C1/2).

▶ Voraussetzung: Einverständnis, normale Gerinnung, Ausschluß einer Liquordruckerhöhung (Stauungspapille!), stationäre Aufnahme (1 Tag strikte Bettruhe mit leicht erhöhtem Kopfteil).

▶ Indikation: intraspinale Raumforderungen, z.B. Diskusprolaps oder Tumoren.

▶ Komplikationen: Kopfschmerzen, Meningismus, KM-Unverträglichkeit, Einklemmung des Hirnstamms nach Entlastung bei erhöhtem Liquordruck, Lähmungserscheinungen.

Angiographie (konventionell, digital)

▶ Prinzip: Gefäßdarstellung mittels wasserlöslichem Röntgenkontrastmittel (Phlebographie, Arteriographie).
Direkte (selektive) Injektion (Arterie, Vene), venöse Injektion mit digitaler Darstellung arterieller Gefäße (i.v. DSA = digitale Subtraktionsangiographie). Kathetereinbringung über Hohlkanüle und Führungsdraht (Seldinger-Technik).
  – i.v. DSA: KM-Applikation über einen zentralvenösen Katheter vor den rechten Vorhof mit sekundärer Darstellung des arteriellen Systems.
  – i.a. DSA: intraarterielle Angiographie in digitaler Technik. Vorteil: deutliche Reduktion der KM-Menge, mehr Serien als konventionell durchführbar.

▶ Apparative Ausstattung: Durchleuchtungsarbeitsplatz (evtl. mit 100-mm-Kamera), konventionelle Angiographie-Anlage mit Filmwechsler, DSA-Gerät.

▶ Voraussetzungen: Aufklärung 24 h vor elektiven Eingriffen, schriftliches Einverständnis des Patienten, Gerinnungsstatus (Quick-Wert, PTT, Thrombozyten). Bei i.v. DSA (ambulant) Aufklärung unmittelbar vor der Untersuchung vertretbar, im Zweifelsfalle jedoch auch hier Bedenkfrist (24 h). Keine vorherige Bariumsulfatapplikation (MDP, KE).

▶ Indikation: Lokalisation von Gefäßstenosen, -verschlüssen, -mißbildungen (Angiom, Aneurysma, Fistel), Thrombose, Tumordiagnostik (Artdiagnose, nicht immer möglich), Gefäßversorgung, Operationsplanung, Trauma.

▶ Technische Durchführung:
  – durchleuchtungsgesteuerte Angiographie (Phlebographie, Arteriographie mit 100-mm-Kamera), Blattfilmangiographie (intraarteriell, intravenös),
  – digitale Subtraktionsangiographie intraarteriell, intravenös.

▶ Kontraindikationen: KM-Allergie, Paraprotein-ämie, Dehydratation. Relative Kontraindikationen: Zustand nach Gefäßprothese; Arrhythmie, schwere kardiorespiratorische Insuffizienz (i.v. DSA).

▶ Komplikationen: Blutung, Thrombose, Embolie, Dissektion, Perforation, Lähmung, arterielle anstelle venöser Punktion, AV-Fistel.

Perkutane transhepatische Cholangiographie (PTC)

▶ Prinzip: Darstellung der Gallenwege mittels nierengängigem KM über eine Chibanadel; bei Cholestase (z.B. zentrales Gallengangskarzinom) externe Drainage bzw. palliative Schienung möglich (siehe Kap. 2.4.2.5).
Lokalisation der Punktionsrichtung mittels Sonogramm und Durchleuchtung: mittlere Axillarlinie in Höhe des 10. Interkostalraums mit Punktionsrichtung auf den 12. BWK.

▶ Voraussetzung: Einverständnis (24 h vor Eingriff), Gerinnungsstatus (Quick-Wert sollte nicht < 50% sein, PTT nicht > doppelter Normwert)

▶ Indikation: Abflußhindernis der ableitenden Gallenwege (Konkrement, Stenose, Tumor).

▶ Komplikationen: Blutung, Galleaszites, biliovenöse Fisteln und Pneumothorax.

Sonographie

▶ Prinzip: multiplanare Schnittbilddarstellung infolge Reflexion und Schwächung bzw. Absorption von Schallwellen, perkutane bzw. endokavitäre Darstellung (Endosonographie). Flußmessungen (Doppler, kombiniert mit Gefäßdarstellung: Duplexsonographie bzw. farbkodierter Doppler).

▶ Apparative Ausstattung: Real-time-Scanner, Doppler- bzw. Duplex-Scanner, Schallsonden (z.B.: intrakavitäre Sonde).

▶ Voraussetzung (Abdomen): Patient nüchtern, deflatorische Vorbereitung, ggf. Laxation.

▶ Einschränkungen (Abdomen): Darmgas, Stuhl, Adipositas permagna, mangelhafte Kooperation.

▶ Technische Durchführung: Ankopplung des Schallkopfes mittels eines Kontaktgels. Spezielle Schallköpfe (hohe Eindringtiefe: 3,5 MHz; geringe Eindringtiefe für sog. „small parts": 5 MHz; Duplex-Sonde).

▶ Weitere Spezialuntersuchungen (P. Schanzenbächer):
  – **Echokardiographie;** sie ermöglicht die Darstellung der Binnenräume des Herzens und des Bewegungsablaufs der Herzklappen mittels Ultraschall. Der in longitudinaler Richtung ausgesandte Ultraschall wird an Grenzflächen von Strukturen unterschiedlicher Dichte reflektiert. Da das Lungengewebe den Ultraschall total reflektiert und die Rippen ihn absorbieren, gewinnt man Zugang zum Herzen nur an den Stellen, wo es direkt der Thoraxwand anliegt – gewöhnlich zwischen dem zweiten bis fünften Interkostalraum links parasternal (akustisches Fenster). Lungenemphysem, Thoraxdeformitäten und eine erhebliche Adipositas können eine aussagekräftige Ultraschalluntersuchung unmöglich machen. Auch vom epigastrischen Winkel (subxiphoidal) ist eine echokardiographische Untersuchung des Herzens möglich (siehe Abb. 2.4-1). Die Methode hat ein sehr hohes Auflösungsvermögen und ermöglicht durch die zeitliche Analyse des Bewegungsablaufs einzelner Strukturen des Herzens diagnostische Rückschlüsse. Mit der zweidimensiona-

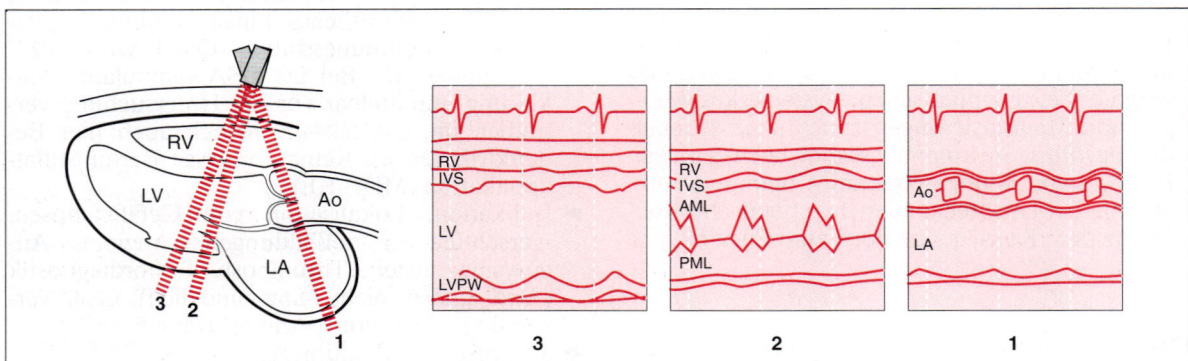

Abb. 2.4-1   Repräsentative M-Mode-echokardiographische Darstellungen des rechten und linken Ventrikels und der Aorta in Abhängigkeit von der Schallkopfposition.
Position 1 zeigt eine Schnittebene durch den rechten Ventrikel, die Aortenwurzel und den linken Vorhof. Bei Schallposition 2 liegt die Schnittebene im Bereich der Mitralklappe.

Schallposition 3 zeigt die Darstellung des linken Ventrikels unterhalb des Mitralklappenapparats.
RV = rechter Ventrikel, IVS = interventrikuläres Septum,
LV = linker Ventrikel, LA = linker Vorhof, Ao = Aorta,
AML = anteriores Mitralsegel, PML = posteriores Mitralsegel,
LVPW = Hinterwand des linken Ventrikels.

len (2D-Echokardiographie) ist eine flächenhafte Darstellung des Herzens möglich. Die Orientierung ist mit der 2D-Echokardiographie wesentlich einfacher, das Auflösungsvermögen allerdings dem der M-Mode-Echokardiographie unterlegen.

Direkt und sicher können diagnostiziert werden:
1. Mitralstenose,
2. Perikarderguß,
3. Vorhofmyxome bzw. Thromben,
4. hypertrophische (obstruktive) Kardiomyopathie,
5. Mitralklappenprolaps.

Eine Aorteninsuffizienz kann indirekt über das Oszillieren des anterioren Mitralsegels diagnostiziert werden. Ferner gelingt echokardiographisch der Nachweis von Klappensklerose und Verkalkungen, endokarditischen Vegetationen und Aneurysmen der Aorta ascendens mit und ohne Dissektion.

- **Transösophageale Echokardiographie;** Schallquelle und -empfänger sind auf einem Gastroskop aufgebracht. Die Untersuchung erfolgt vom Ösophagus aus retrokardial. Besonders bei Problemfällen hat sich die Methode bewährt: Nachweis endokarditischer Vegetationen auf der Aorten-, Mitral- und Trikuspidalklappe, von Ringabszeßbildungen und Thromben im Bereich des linken Vorhofs und Ventrikels, rechtsventrikulärer oder rechtsatrialer Raumforderungen sowie des Aneurysma dissecans.

- **Doppler-Echokardiographie;** sie ermöglicht die Messung von Strömungsgeschwindigkeiten in den großen Gefäßen und in einzelnen Herzabschnitten. Die von einer Schallquelle ausgesandten Frequenzen werden von den roten Blutkörperchen reflektiert. Bewegt sich der Blutstrom vom Schallkopf weg, nimmt die reflektierte Schallfrequenz ab, bewegt sich der Blutstrom auf die Schallsonde zu, steigt die Frequenz der reflektierten Schallwellen an.

Bei der kontinuierlichen Doppler-Technik (CW-continuous wave Doppler, siehe Abb. 2.4-2) besteht die Schallsonde aus einem Sender und einem direkt daneben liegenden Empfänger. Der Schall wird kontinuierlich ausgestrahlt und empfangen.

Der CW-Doppler erlaubt die Messung sehr hoher Flußgeschwindigkeiten, wie sie z.B. bei Klappenstenosen vorliegen. Über die maximale Flußgeschwindigkeit kann der transvalvuläre Druckgradient berechnet werden.

Bei der gepulsten Doppler-Methode (PW-pulsed wave Doppler, siehe Abb. 2.4-2) bedient man sich Schallimpulsen, die in kurzer rascher Folge abgegeben werden. Die Schallsonde wird im Wechsel als Sender und Empfänger benutzt. Die Schallimpulse können alternierend zum echokardiographischen Bild darge-

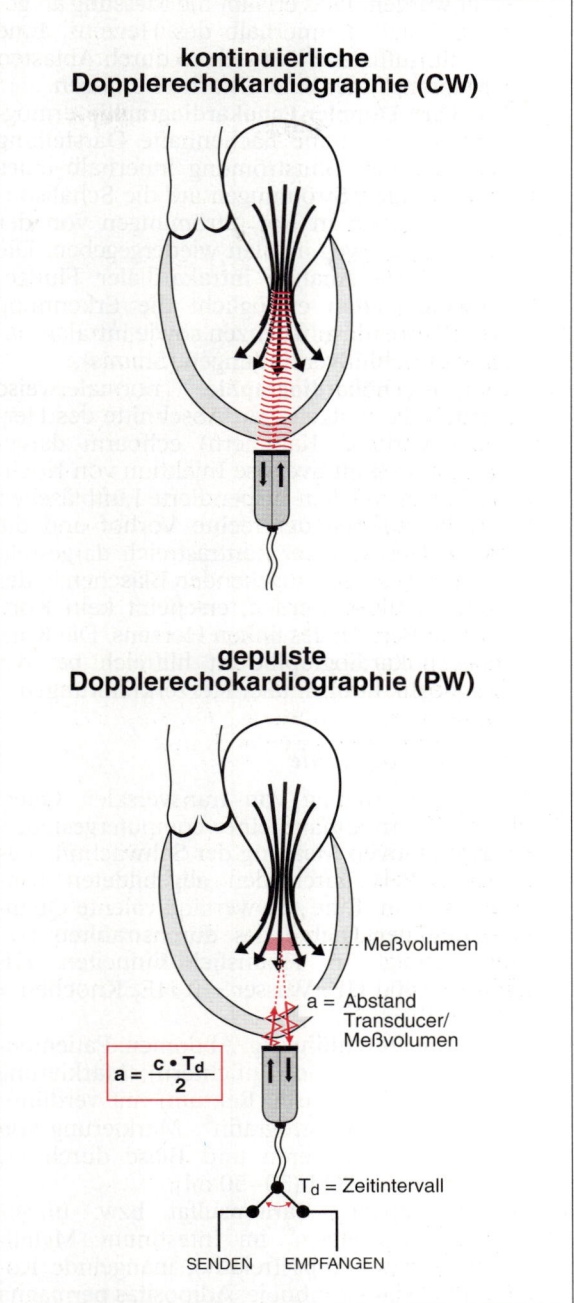

Abb. 2.4-2 Prinzip der kontinuierlichen und gepulsten Dopplerechokardiographie. Der Schallkopf liegt über der Herzspitze und ist durch die Mitralklappe in den linken Vorhof gerichtet. Bei der kontinuierlichen Dopplerechokardiographie besteht der empfangene Schall aus einem Gemisch von Reflexen, die aus unterschiedlichen Eindringtiefen kommen. Eine räumliche Zuordnung des Signals ist nicht möglich. Beim gepulsten Doppler werden kurze Schallimpulse abgegeben, aus der Laufzeit des Schallimpulses kann die Entfernung des reflektierenden Objekts berechnet werden. Durch Vorgabe eines Zeitintervalls zwischen Senden und Empfangen (T_d) kann die Flußanalyse in einem definierten Meßvolumen erfolgen. Der Abstand a des Meßvolumens von der Schallsonde ergibt sich aus der Schallausbreitungsgeschwindigkeit c und dem Zeitintervall.

stellt werden. Dies erlaubt die Messung an gezielten Stellen innerhalb des Herzens. Eine Mitralinsuffizienz läßt sich so durch Abtasten („Mapping") des linken Vorhofs erfassen.
- Die **Farb-Doppler-Echokardiographie** ermöglicht die simultane flächenhafte Darstellung der gesamten Blutströmung innerhalb eines Schnittbildes. Strömungen auf die Schallsonde zu werden in Rot, Strömungen von der Schallsonde weg in Blau wiedergegeben. Die farbkodierte Analyse intrakardialer Flußgeschwindigkeiten ermöglicht die Erkennung von Klappeninsuffizienzen sowie intrakardialen Kurzschlußverbindungen (Shunts).
- **Kontrastechokardiographie;** normalerweise werden die blutgefüllten Abschnitte des Herzens (Vorhöfe, Kammern) echoarm dargestellt. Durch intravenöse Injektion von Kochsalzlösung, die fein suspendierte Luftbläschen enthält, können der rechte Vorhof und die rechte Herzkammer kontrastreich dargestellt werden. Da die echogebenden Bläschen in der Lunge gefiltert werden, erscheint kein Kontrast im Bereich des linken Herzens. Die Kontrastechokardiographie ist hilfreich bei der Diagnostik kongenitaler Herzerkrankungen.

Computertomographie

▶ Prinzip: Anfertigung von transversalen Querschnittsbildern anhand einer computergesteuerten quantitativen Messung der Schwächung des Röntgenstrahls durch den abgebildeten Körperquerschnitt. Eine grauwertäquivalente Quantifizierung der Dichte des durchstrahlten Gewebes erfolgt in Hounsfield-Einheiten HE (Luft = − 1000 HE, Wasser = 0 HE, Knochen = + 1000 HE).
▶ Technische Durchführung: Abdomen: Patientenvorbereitung (Laxation, nüchtern); Markierung des Darms (Dünndarm, Rektum) mit verdünntem 1–2%igem Gastrografin®. Markierung von Nierenbecken, Ureteren und Blase durch i.v. Applikation von KM (30–50 ml).
▶ Einschränkungen: Bariumsulfat bzw. unverdünntes Gastrografin® im Intestinum, Metallprothesen bzw. -klips (relativ), mangelnde Kooperation, Klaustrophobie, Adipositas permagna (Körperquerschnitt > Geräteöffnung), Kontrastmittelallergie (relativ).

Kernspintomographie (KST) = Magnetresonanztomographie (MRT, MR)

▶ Prinzip: Erzeugung von beliebigen Schnittebenen (transversal, sagittal, frontal, gewinkelte Projektionen) anhand der Emission elektromagnetischer Energie im statischen Magnetfeld nach Anregung durch ein Hochfrequenzsignal. Die Signalintensität der abgebildeten Meßvolumina (Voxels) wird bestimmt durch die Dichte der

Wasserstoffatomkerne (Protonen), die nach Anregung wieder in einen Gleichgewichtszustand zurückkehren (Relaxation, Meßparameter: T1 und T2). Das gleiche Gewebe zeigt in Abhängigkeit von den Meßparametern eine unterschiedliche Signalgebung (z.B.: Liquor T1: dunkel, T2: hell).
▶ Voraussetzungen: Anamnese (Schrittmacher, vorausgegangene Operationen); gute Kooperation, da lange Liegedauer (bis zu 1 h und mehr).
▶ Kontraindikationen: Herzschrittmacher (absolut), intrakorporales Metall (relativ, da abhängig von Lage und Verweildauer) Klaustrophobie (relativ).

Vorsicht bei intrakraniellen Metallsplittern bzw. -klips; im Zweifelsfalle vorher Röntgenaufnahme (Schädel seitlich) anfertigen.

Nuklearmedizinische Bildgebung bzw. Funktionsanalyse

Schilddrüse (in vivo)

▶ Prinzip: „Funktionsszintigraphie" mit ^{99m}Tc-Pertechnetat, Suppressionsszintigramm nach T_3-Gabe (V.a. autonomes Adenom), ^{123}J- bzw. ^{131}J-Zweiphasentest (Jodfehlverwertung, Diskrepanzen zwischen In-vitro- und In-vivo-Tests).
▶ Anwendung: V.a. Schilddrüsenfunktionsstörung, Klärung sonographischer Herdbefunde.

Nebenschilddrüse

▶ Prinzip: selektive Darstellung hormonaktiver Nebenschilddrüsenadenome durch Subtraktionsszintigraphie mit ^{99m}Tc und ^{201}Tl-Chlorid.
▶ Anwendung: bei negativen Befunden von Sonogramm, CT und/oder MR.

Skelett

▶ Prinzip: Darstellung von „Mehr- oder Minderbelegungen" (d.h. Zonen vermehrter bzw. reduzierter Aktivitätsverteilung) mittels i.v. verabfolgten ^{99m}Tc-markierten Zinndiphosphonaten. Dosis: 370–740 MBq. Knochendarstellung ca. 2–3 h nach i.v. Gabe (Ganzkörperszintigraphie).
▶ Mehrphasenszintigraphie: Erfassung von Durchblutung, Weichteilen mit Frühaufnahmen (bis 10 Min.), Skelett nach 2–3 h (erfaßt wird nur ein definiertes Areal, die Zielregion muß also vorher bekannt sein, z.B. Kniegelenk).

Keine Beeinträchtigung von Röntgenuntersuchungen (nativ oder mit KM); diese sind somit in der Wartezeit durchführbar.

▶ Einsatz: Metastasensuche, Entzündungsdiagnostik, Prothesenlockerung, Hyperparathyroidismus, Osteomalazie, Frakturen.

Knochenmark

▶ Prinzip: Beurteilung von Ausdehnung, Verteilung und Funktion des erythropoetischen und retikuloendothelialen Anteils des Knochenmarks mittels ^{99m}Tc-Humanserumalbumin-Mikrokolloid.
▶ Einsatz: Hodgkin- und Non-Hodgkin-Lymphome, Tumormetastasen (kleinzelliges Bronchialkarzinom, Neuroblastom, Phäochromozytom).

Lunge

▶ Prinzip: Perfusionsszintigraphie mit ^{99m}Tc-markierten Mikrosphären; Inhalationsszintigraphie mit ^{133}Xe-Gas oder ^{99m}Tc-markierten Aerosolen.
▶ Einsatz: V.a. Embolie und regionale Belüftungsstörung.

Herz

▶ Prinzip: Zwei Darstellungen finden Anwendung:
  – Myokardszintigraphie: Differenzierung von vitalem und avitalem Myokard bzw. ischämischen Bezirken mittels Thallium-201.
  – Ventrikelfunktionsszintigraphie: quantitative Ermittlung der Leistungsreserven von linkem und rechtem Ventrikel mit ^{99m}Tc-Pertechnetat bzw. als Bloodpool-Szintigraphie mit ^{99m}TcO$_4$.
▶ Einsatz: koronare Herzerkrankung (KHK), Myokardinfarkt, Aufdeckung „stummer Zonen", Bypasskontrolle.

Leber

▶ Prinzip: Sequenzszintigraphie mit ^{99m}Tc-HIDA: Ausscheidung und Anreicherung der Aktivität in den Gallenwegen.
▶ Anwendung: Darstellung der Gallenwege, FNH = fokal-noduläre Hyperplasie (tumorspezifische Anreicherung, da dieser vermehrt Gallenwegsproliferate enthält), Überprüfung der Suffizienz hepatojejunaler Anastomosen (postoperativ).
▶ Prinzip: Bloodpool-Szintigraphie mit ^{99m}Tc-markierten Eigenerythrozyten (Sequenzszintigraphie).
▶ Anwendung: Hämangiomnachweis.

Milz

▶ Prinzip: Applikation ^{99m}Tc-markierter Eigenerythrozyten.
▶ Anwendung: Bestimmung der Erythrozytenüberlebenszeit, Nachweis von dystopem Milzgewebe, Nebenmilzen.
▶ Prinzip: Applikation ^{99m}Tc-HMPAO-markierter Eigenleukozyten.
▶ Anwendung: Abszeßdiagnostik bei unschlüssigem sonographischen bzw. computertomographischen Befund.
▶ Prinzip: ^{99m}Tc-Szintigraphie.
▶ Anwendung: Milzinfarkt (bei fraglichem sonographischen bzw. computertomographischen Befund).

Magen, Meckel-Divertikel

▶ Prinzip: i.v. Applikation von ^{99m}Tc-Pertechnetat bzw. ^{99m}Tc-DTPA.
▶ Anwendung: Bestimmung des resorbierbaren Anteils von Nahrungsbestandteilen (z.B. Fette), Erfassung der säuresezernierenden Zellanteile (= „funktionelle Belegzellmasse"), Quantifizierung einer Magenentleerungsstörung.

Nieren

▶ Prinzip: Serien- bzw. Sequenzszintigraphie nach Gabe von ^{99m}Tc-MAG 3.
▶ Anwendung: seitengetrennte Nierenperfusion bzw. -funktion („Clearance"), Nierenarterienstenose.

Abszeß, Entzündung

▶ Prinzip: Applikation von ^{99m}Tc-HMPAO-markierten Eigenleukozyten (Leukozytenszintigraphie); Galliumszintigraphie.
▶ Einschränkung: Physiologische Speicherung markierter Leukozyten in Milz, Leber und Knochenmark erschwert Beurteilung dieser Organe. Falsch-positive Befunde durch gastrointestinale Migration sequestrierter markierter Leukozyten. Im Galliumszintigramm ist eine Differenzierung zwischen entzündlichen und malignen Herden nicht möglich.

Blutungsquellen

▶ Prinzip: Nachweis und Lokalisation gastrointestinaler Blutungsquellen mit in vivo radioaktiv markierten Erythrozyten („Bloodpool-Scan"). Markierung der Erythrozyten mit ^{99m}Tc.
▶ Vorteile: Angiographie und Endoskopie sind nur positiv, wenn zum Untersuchungszeitpunkt eine Blutung vorliegt; die lange Verweildauer der Aktivität erlaubt eine deutlich höhere Treffsicherheit, auch gering blutende Herde aufzudecken.
▶ Differentialdiagnosen: blutendes Meckel-Divertikel, Angiodysplasien, blutende Polypen bzw. Tumoren.

Thrombose

▶ Prinzip: Thrombendarstellung mittels ^{123}J- bzw. ^{99m}Tc-markierten Fibrinogen bzw. ^{111}In-markierten Thrombozyten.
▶ Einsatz: alternativ zur Röntgenphlebographie, falls diese technisch nicht möglich oder wegen Allergie kontraindiziert ist, sowie bei nicht aussagekräftiger Sonographie.

Tumoren: Phäochromozytom

▶ Prinzip: Applikation von ^{131}J- oder ^{123}J-Meta-Jodobenzyl-Guanidin (MIBG).
▶ Einsatz: Tumorsuche, Tumorbestätigung bzw. -differenzierung bei pathologischem Sonogramm/CT/MR.
▶ Differentialdiagnosen: Neuroblastom, Metastasen, Nebennierenmark-Hyperplasie.

Tumormarker

▶ Prinzip: Radioimmunszintigraphie mit ^{131}J-, ^{99m}Tc- bzw. ^{111}In-markierten monoklonalen Antikörpern (z. T. noch zeitintensive experimentelle Ansätze).

▶ Anwendung: Metastasensuche, Rezidivdiagnostik.

2.4.2.2 Kontrastmittel (KM)

Zusammensetzung

▶ Röntgenkontrastmittel: bariumsulfathaltige; jodhaltige: wasserlösliche (ionische, nicht-ionische) und ölige Kontrastmittel.

▶ Paramagnetische Kontrastmittel: Gadolinium-DTPA (Magnevist®), Magnetite (Eisenpartikel).

Anionische Kontrastmittel haben weniger Nebenwirkungen als ionische, sind aber deutlich teurer.
Für Gadolinium-DTPA gelten prinzipiell die gleichen Vorsichtsmaßnahmen wie bei der i. v. Verabreichung jodierter Röntgenkontrastmittel, wenngleich anaphylaktoide Reaktionen als insgesamt extrem selten angegeben werden. Es wird über die Nieren ausgeschieden, sollte daher bei Niereninsuffizienz nach Möglichkeit nicht appliziert werden.
Magnetite werden im RES gespeichert.

Anwendungsbereiche

▶ bariumsulfathaltige KM: Magen-Darm-Trakt
▶ wasserlösliche orale KM: Magen-Darm-Trakt, Fistelfüllung
▶ nierengängige KM: Urogramm, Angiographie, Myelographie
▶ lebergängige KM: Cholegraphie
▶ ölige KM: Lymphographie
▶ KM-Suspension: Bronchographie
▶ paramagnetische KM: Kernspintomographie
Voraussetzung der i. v. Applikation ist die gezielte Anamnese (Allergie?). Applikation nur über gut fixierte Verweilkanüle, niemals über Injektionsnadel! Patient muß nach KM-Gabe beobachtet werden!

Kontraindikationen

▶ relativ: Allergie, Niereninsuffizienz, Paraproteinämie, Dehydratation.
Kritisches Organ: Niere (KM-Ausscheidung), Gesamt-KM-Menge sollte 3–4 ml/kg Körpergewicht nicht überschreiten!
Pathogenese der KM-induzierten Nephrotoxizität: Störung der glomerulären Mikrozirkulation, Änderung der renalen Hämodynamik mit initialer Vasodilatation und konsekutiver Vasokonstriktion, Veränderung der medullären Perfusion, direkt tubulotoxische Effekte.

Formel zur Errechnung der tolerablen KM-Menge:

$$\frac{5 \text{ ml KM/kg Körpergewicht (max. 300 ml)}}{\text{Serum – Kreatinin (mg/dl)}}$$

Bei hochgradiger Niereninsuffizienz muß der Patient nach KM-Gabe (über 30 ml) ggf. dialysiert werden.

▶ absolut: Hyperthyreose, SD-Autonomie.

Bei vitaler Indikation Blockierung der Schilddrüse durch Perchlorat (Irenat®) 40 Tropfen für ca. 7 Tage. Die KM-Applikation kann sofort erfolgen.

Kontrasmittel-Reaktion (Nebenwirkungen)

KM-Reaktionen müssen immer protokolliert werden! Patient sollte vor i. v. KM-Applikation mindestens drei Stunden nüchtern sein (Erbrechen bei evtl. Komplikationen!)

▶ Ursachen:
  – toxische Effekte (direkte Organeffekte an Herz, Lunge, Nieren, Blut, ZNS, Magen-Darm, Haut).
  – Überempfindlichkeitsreaktionen: Komplementaktivierung, Histaminfreisetzung, Interaktion mit dem Gerinnungssystem.
▶ Leichte allergische Nebenerscheinungen: Übelkeit, Brechreiz, Hitzegefühl, Niesen, Halskratzen, Hustenreiz.
▶ Allergische Hautreaktion: lokale Rötung am Injektionsort, Urtikaria, Quaddeln (lokalisiert oder generalisiert).
▶ Schwere Allgemeinreaktion (protrahierter anaphylaktischer Schock):
  – allgemein: generalisierte Rötung (Gesicht, Stamm), Angstgefühl, Agitation, generalisierte Urtikaria mit Pruritus, Schüttelfrost, Kreuzschmerzen, Erbrechen, Bewußtseinsverlust.
  – respiratorisch: Tachypnoe, exspiratorische Dyspnoe, spastischer Husten, Stridor, Bronchospasmus
  – kardiovaskulär: Kaltschweißigkeit, Blässe, Tachykardie, Bradykardie, Blutdruckabfall, Schock
▶ Vorbehandlung bei Risikopatienten:
  – Glukokortikoide: z. B. Solu-Decortin®-H (250 mg bis 1 g)
  – Antihistaminikum: z. B. Tavegil®
  – H_2-Antagonist: z. B. Tagamet®

Bei bekannter allergischer Diathese erfolgt KM-Applikation ggf. in Allgemein-Anästhesie bzw. Anästhesiebereitschaft.

Behandlung einer KM-Reaktion

▶ Leichte allergische Nebenerscheinungen: Beruhigung des Patienten, Frischluftzufuhr, evtl. Sauerstoff, Valium 10 mg i.v.
▶ Allergische Hautreaktion: KM-Applikation beenden, Antihistaminika (z.B.: Tavegil®, 5 ml ≙ 2 mg), Kortikoide (z.B.: 100 mg Solu-Decortin®-H i.v.).
▶ Schwere Allgemeinreaktion:
  – Adrenalin 1:1000 (Suprarenin®); 1 ml auf 10 ml verdünnen und 1 ml (≙ 0,1 mg) injizieren, ggf. wiederholen.
  – Kortikoide: z.B. 1000–1500 mg Solu-Decortin®-H
  – Atmung: Atemwege freihalten, notfalls Intubation und kontrollierte Beatmung
  – Bronchospasmolytika
  – Volumensubstitution

Beeinflussung von Labortests

Alle Schilddrüsen-Tests werden durch das Jodid des KM gestört. Eine Aufnahme von Radioisotopen in die Schilddrüse wird bis zu zwei Monaten nach KM-Gabe vermindert.
Elektrolytmessungen (Eisen, Kupfer etc.), Eiweißbestimmungen, Kreatinin und Harnstoff werden z.T. deutlich gestört.

Im Zweifelsfall sollten Proben für Serum- und Harnanalysen entweder vor KM-Gabe oder frühestens 24 h danach entnommen werden. Bei Niereninsuffizienz sollte wegen der verzögerten Ausscheidung die Wartefrist deutlich länger sein (bis zu drei Tage).

Interaktion mit Medikamenten

Neuroleptika können die gering epileptogene Wirkung auch anionischer Kontrastmittel in der Myelographie verstärken.
Bei der Kardangiographie kann die durch Kalziumbindung bedingte kardiodepressive Wirkung ionischer Kontrastmittel durch Kalziumantagonisten verstärkt werden. I.v. Cholegraphika können infolge ihrer Plasmabindung Medikamente verdrängen und somit zu einer Erhöhung deren Plasmaspiegel führen. Die Aufnahme oraler Cholegraphika kann durch Kohle, Quellstoffe, Fette, Kaffee etc. infolge Reduktion der Resorptionsgeschwindigkeit vermindert werden.

2.4.2.3 Patientenaufklärung

Vor invasiven Untersuchungen (z.B. KM-Applikation, Angiographie, Punktion) ist das **Einverständnis des Patienten** einzuholen, da sich sonst zivil- bzw. strafrechtliche Konsequenzen ergeben können (Tatbestand der Körperverletzung). Das Aufklärungsgespräch (siehe auch Kap. 1.3) hat durch den behandelnden Arzt persönlich zu erfolgen. Be-

denkzeit von mindestens 24 h vor elektiven Eingriffen!
Schilderung der Grundzüge des Eingriffs und typischer Risiken, bei atypischen Risiken ist die Aufklärung abhängig von der Komplikationsrate.
Die Aufklärung muß für den Patienten verständlich sein, d.h. Termini technici müssen übersetzt bzw. erklärt werden. Anfertigung eines Aufklärungsprotokolls (in der Regel ein Vordruck) mit Unterschrift von Arzt, Patient und ggf. Zeuge.
Bei konventionellen i.v. KM-Applikationen (Urogramm, CT-Bolus, Galle) kann die Aufklärung unmittelbar vor der Untersuchung erfolgen; im Zweifelsfall ist jedoch auch hier die 24-h-Frist einzuhalten.
Je akuter die Notfallindikation, desto knapper kann die Aufklärung erfolgen.

2.4.2.4 Punktion

▶ Indikation: unklare Herdbefunde bzw. Flüssigkeiten.
▶ Steuerung bei nicht palpablen Herden:
  – Durchleuchtung (am ungenauesten bei kleinen Herden),
  – Sonographie (Vorteil bei kleinen Leberherden),
  – Computertomographie (größte Treffsicherheit bei kleinen Herden)
▶ Wahl der Nadel hängt ab von:
  – dem Risiko des Zugangwegs
  – der Herdgröße und
  – der für eine aussagekräftige pathologische Begutachtung erforderlichen Materialmenge.

Wenn möglich, sollte eine Histologie gewonnen werden.

Je höher das Risiko des Zugangswegs (z.B. Pankreas, unteres hinteres Mediastinum) und je kleiner der Herd (unter 1,5 ⌀), um so kleiner die Nadel (20 G oder dünner; G = Gauge; 19 G = 1,02 mm; 25 G = 0,51 mm) und um so eher muß man sich mit einer Aspirationszytologie begnügen.
Je geringer das Risiko des Zugangs, je peripherer und größer der Herd (z.B. Retroperitoneum, Extremitäten), desto größer kann die Nadel gewählt werden (z.B.: Tru-Cut-Nadel – siehe auch Abb. 2.4-3).
▶ Voraussetzungen: Patienteneinwilligung (24 h vor dem Eingriff), Gerinnungsstatus, stationärer Aufenthalt für 24 h.
▶ Kontraindikationen:
  – allgemeine: Störung der Blutgerinnung, medikamentöse Antikoagulation (Quick-Wert < 50%, PIT > 2facher Normwert),
  – spezielle (bei Lungenpunktionen): erhebliche Einschränkung der Atemfunktion, O_2-Partialdruck < 60 mmHg, schwere pulmonale Hypertension (Blutung!), bullöses Emphysem mit eingeschränkter Atemfunktion. V.a. tuber-

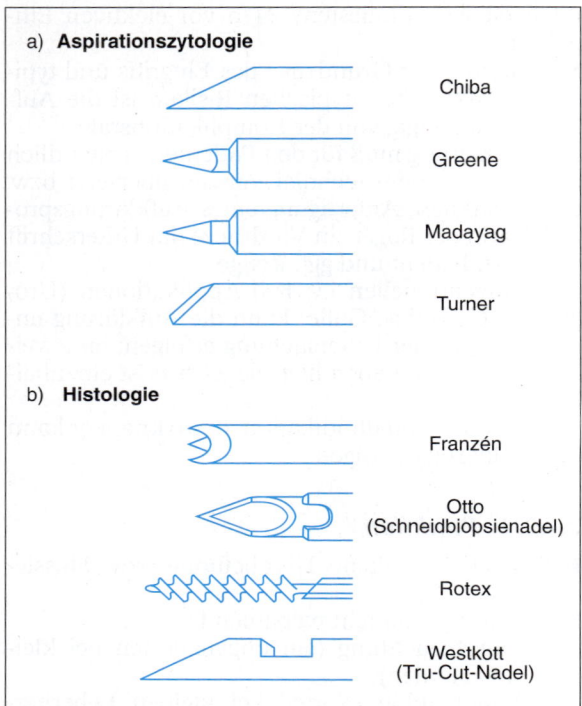

a) **Aspirationszytologie**

Chiba

Greene

Madayag

Turner

b) **Histologie**

Franzén

Otto
(Schneidbiopsienadel)

Rotex

Westkott
(Tru-Cut-Nadel)

Abb. 2.4-3 Spitzenkonfiguration gebräuchlicher Punktionsnadeln (nach: Günther, R. W., M. Thelen: Interventionelle Radiologie. Thieme, Stuttgart 1988).

kulösen Abszeß und Aneurysma bzw. Gefäßmißbildung.
► Komplikationen: Blutung (evtl. mit Notwendigkeit einer notfallmäßigen OP), Infektion, Lähmung, Pneumothorax.

Techniken, Katheter- u. Blutabnahmesysteme

► Seldinger-Technik:
Einwand- bzw. Doppelwandpunktionstechnik mit Perforation von Vorder- und Rückwand des Gefäßes und anschließendem Rückzug der Hohlnadel ins Gefäßlumen. Nach Einbringen ins Gefäß Rückzug des Mandrins und Einführen eines Drahts. Dann Rückzug der Hohlnadel und Einführen des Katheters über den liegenden Draht (siehe Abb. 2.4-4).
► Blutabnahmesysteme:
– offen: Einmalkanülen mit Einmalspritzen,
– geschlossen: Systeme mit und ohne Aspiration (z. B. Venoject®, Preza Pak®/Terumo).
► Verweilkatheter bzw. -kanülen (Infusion, Drucküberwachung):
– kurzstreckige Plastikhohlkanülen, z. B. Braunülen (Einbringung über zentralen hohlen Punktionsmandrin)
– zentralvenöse Katheter (ZVK): über V. subclavia, V. cephalica.
Einbringung in Seldinger-Technik
– Portsysteme (in der V. cava superior): zur Dauerinfusion bzw. parenteralen Ernährung.

Einbringung operativ in Hauttasche präpektoral.
► Pleurapunktion:
Punktionsort: 4. ICR ventral medioklavikular bzw. hintere Axillarfalte mit Nadel bzw. Trokar (großlumige Punktionsnadel mit Drainageschlauch, nach Rückziehen des Trokars ist die Drainage plaziert, siehe Abb. 2.4-5).
► Peritonealpunktion:
Punktionsort: linker unterer Abdominalquadrant.
Nadel: Peritoneallavagebesteck mit Ableitungssystem bzw. Werres-Nadel (siehe Abb. 2.4-6) mit federndem stumpfem Mandrin mit Seitöffnung. Die stumpfe Mandrinspitze dient zur Schonung des Darms!

2.4.2.5 Drainagen
(siehe auch Kap. 2.6 und 3.4.2)

Perkutane Gallengangsdrainage

► Prinzip: Gallengangsentlastung über einen in Seldinger-Technik (über einen Draht) eingebrachten weitlumigen Katheter bei posthepatischem bzw. in der Leberpforte sitzendem Abflußhindernis.
Primär perkutan möglich mit sekundärer Umwandlung in eine sog. „innere" Drainage; jedoch auch dann, wenn endoskopische Ableitung technisch nicht möglich ist (z. B.: B-II-Magen).
► Voraussetzungen: dilatierte intrahepatische Gallenwege (Sonogramm!), Einverständnis des Patienten und Gerinnungsstatus.

> Bei fehlender Gallenwegserweiterung bzw. diffus infiltrierenden Veränderungen Ableitung wenig erfolgversprechend.

► Einschränkungen: deutlich pathologischer Gerinnungsstatus, Quick-Wert < 50 %, PTT mehr als 2fach erhöht.

Abszeßdrainagen

► Prinzip: Einbringen eines großlumigen Katheters in eine Abszeßhöhle (Seldinger-Technik: Einführen eines Drahts über eine Hohlnadel, Einbringen eines Katheters über den Draht nach Entfernung der Hohlnadel): Abszeßentlastung und regelmäßige Spülung (Kochsalz). Vorgehen unter sonographischer bzw. computertomographischer Kontrolle.
► Voraussetzungen: Einverständnis des Patienten und Gerinnungsstatus.
► Einschränkungen: pathologischer Gerinnungsstatus, mangelnde Patientenkooperation.
► Komplikationen: Blutung, Pneumothorax, Ausbreitung der Entzündung (Peritonitis), Lähmung bei spinalen Prozessen.

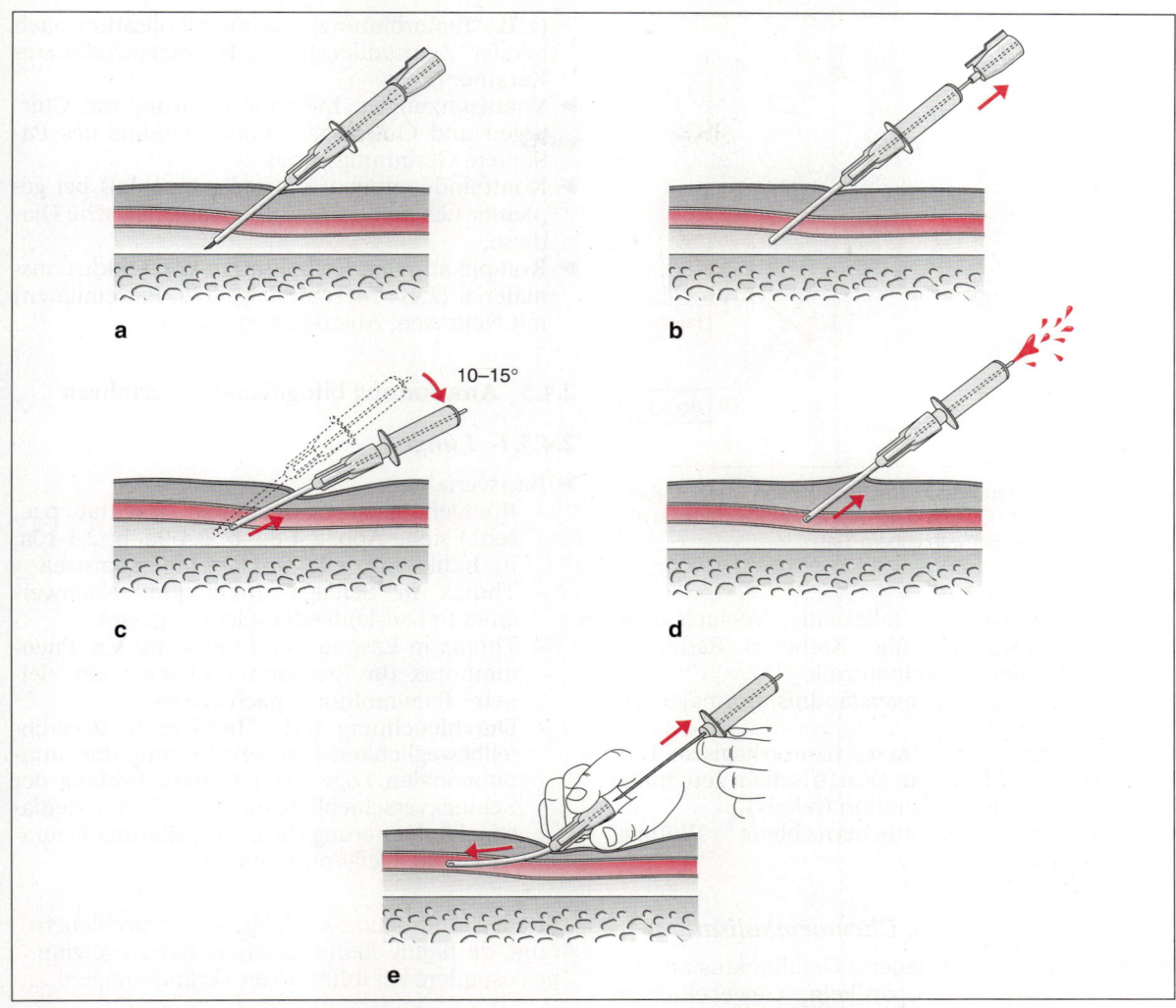

Abb. 2.4-4   Arterielle Doppelwandpunktion mit einer mit Hülle armierten Nadel (Seldinger-Technik). a) Die Nadel wird durch beide Wände der Arterie gestochen; b) der Mandrin wird zurückgezogen; c) die innere Kanüle wird 4–5 mm zurückgezogen, der Nadelansatz um 10–15° nach unten gedrückt, und d) die Kanüle und Hülle werden zurückgezogen, bis pulsierendes Blut austritt. e) Die Kanüle wird mit der einen Hand festgehalten und die Hülle mit der anderen Hand in die Arterie vorgeschoben. Anschließend wird die Kanüle gezogen (modifiziert nach Kadir: Diagnostische Angiographie. Thieme, Stuttgart 1991).

2.4.2.6 Angioplastie (perkutane Ballonkatheterdilatation bzw. Gefäßrekanalisierung)
(siehe auch Kap. 2.6)

▶ Prinzip: Gefäßdilatation mittels Ballonkatheter, evtl. endoluminale Schienung mittels „Stent" (expandierbares Drahtgeflecht zur Sicherung des Dilatationsergebnisses; siehe Abb. 2.4-7).
▶ Indikationen zur Stentimplantation: nicht dilatierbare Reststenose, exzentrische Reststenose, Intimadissektion, kalzifizierende Stenose, unvollständiges Behandlungsergebnis nach Dilatation und/oder Thrombolyse.

▶ Voraussetzungen: Einverständnis des Patienten, normaler Gerinnungsstatus, Indikationsabstimmung mit dem Gefäßchirurgen.
▶ Einschränkungen: pathologischer Gerinnungsstatus, fehlende Patientenkooperation, fragliches funktionelles Ergebnis.
▶ Komplikationen: Thrombose, Embolie, Katheterperforation, Blutung, AV-Fistel. Notoperation.

2.4.2.7 Katheterlyse bzw. perkutane Thrombenaspiration
(siehe auch Kap. 2.6)

▶ Prinzip: Thrombolyse (z.B. Urokinase) über einen in den Anfangsteil eines Thrombus ein-

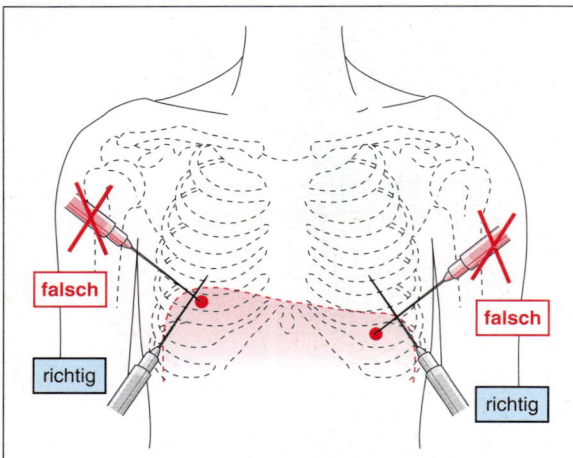

Abb. 2.4-5 Pleurapunktion. Der Punktionsort ist der 4. ICR medioklavikular am Oberrand der Rippe (aus Berchtold et al.: Chirurgie. Urban & Schwarzenberg 1991).

gebrachten Katheter (alternativ: Versuch einer Thrombusaspiration über Katheter). Radiologische (digitale) Befundkontrolle.

► Voraussetzungen: Einverständnis, normaler Gerinnungsstatus.

► Kontraindikationen (Lyse): hämorrhagische Diathese, Vorhofthrombus, Z.n. frischem zerebralen Infarkt und nach Operation (relativ).

► Komplikationen: unbeherrschbare Blutung, Apoplexie.

2.4.2.8 Embolisation, Chemoembolisation

► Prinzip: kathetergesteuerte Gefäßokklusion mittels Spiralen, Mikropartikeln, Gewebeklebern

(z.B.: Tumorblutung); Tumorembolisation nach lokaler Zytostatikagabe (z.B.: hepatozelluläres Karzinom).

► Voraussetzungen: Indikationsklärung mit Chirurgen und Onkologen; Einverständnis des Patienten, Gerinnungsstatus.

► Kontraindikationen: Pfortaderverschluß bei geplanter Leberembolisation, hämorrhagische Diathese.

► Komplikationen: Embolisation von Okklusionsmaterial (z.B.: Mesenterialgefäße, Extremitäten) mit Nekrosen, Abszedierung.

2.4.3 Anwendung bildgebender Verfahren

2.4.3.1 Lunge

► Basisverfahren:
  – Röntgenübersichtsaufnahmen (sagittal p.a., seitl.) siehe Abb. 2.4-8a, b; 2.4-9a, b; 2.4-10a, b); Indikation: jeder unklare Lungenprozeß.
  – Thorax in Seitlage; Indikation: Nachweis eines frei auslaufenden Pleuraergusses.
  – Thorax in Exspiration; Indikation: V.a. Pneumothorax (in Exspiration ist auch ein kleinerer Pneumothorax nachweisbar!).
  – Durchleuchtung (DL); Indikation: Zwerchfellbeweglichkeit (Parese), Klärung der intrapulmonalen Lage eines Herdes, Prüfung der Schluckverschieblichkeit einer oberen Mediastinalverbreiterung (Struma!), Klärung pleuraler Herde, Gefäßpulsationen.

> Strenge Indikationsstellung zur Durchleuchtung, da häufig kein diagnostischer Zugewinn, insbesondere bei infiltrativen Veränderungen!

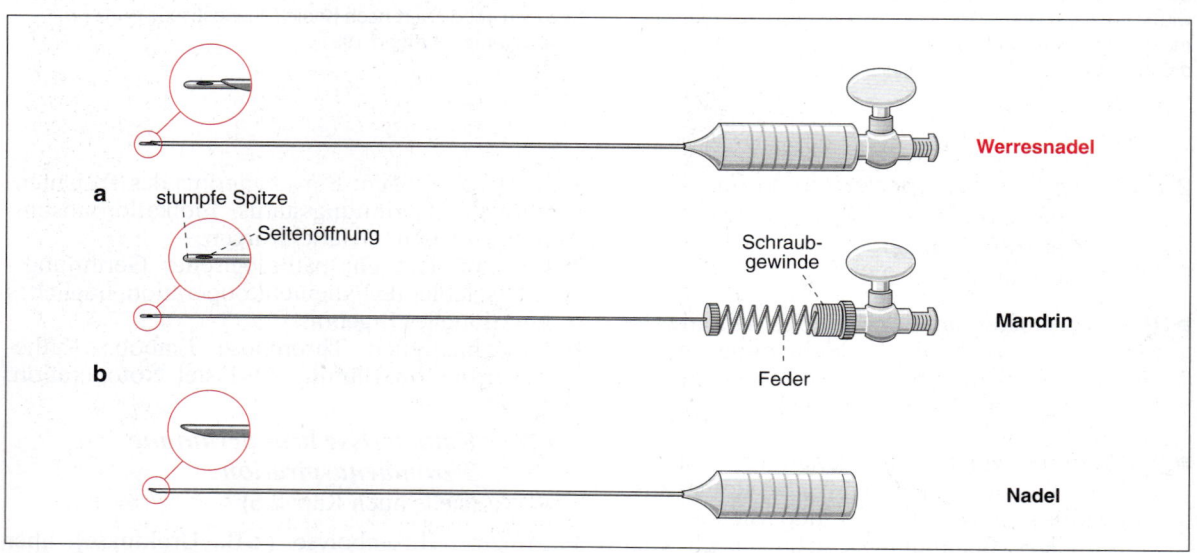

Abb. 2.4-6 Werresnadel zur Peritonealpunktion: Hohlnadel mit stumpfem Punktionsmandrin mit Seitöffnung.

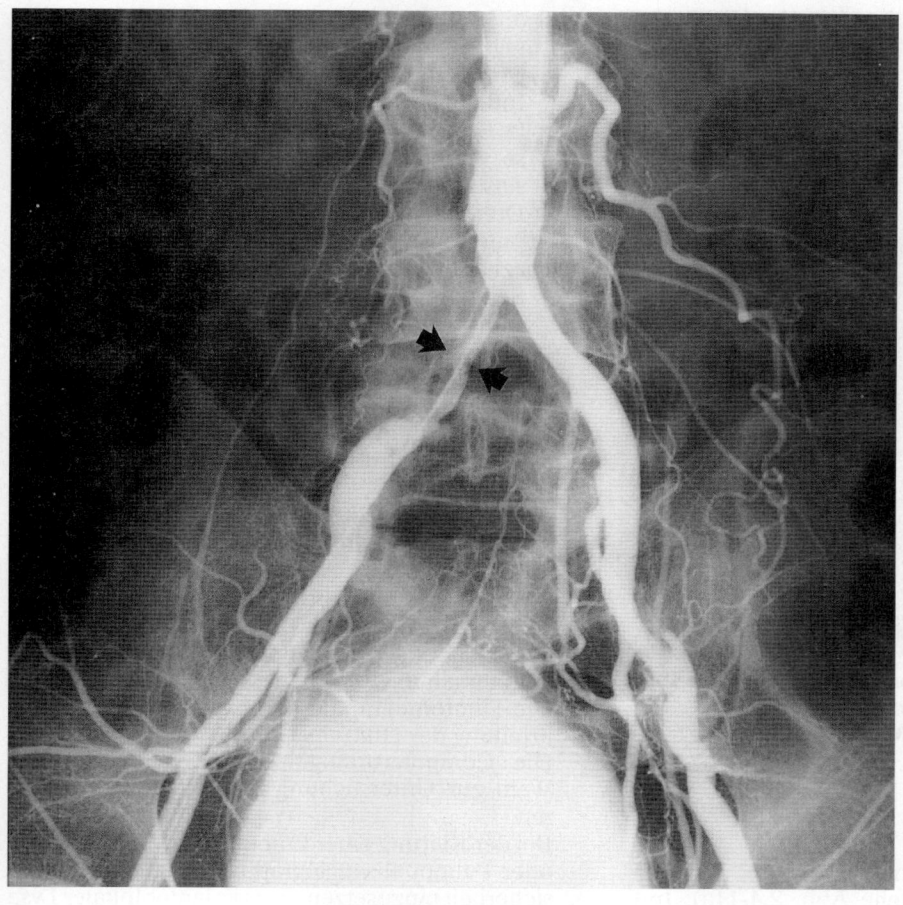

a

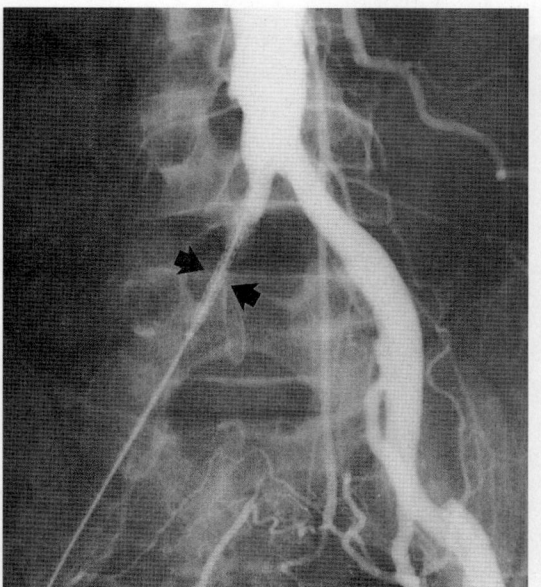

b

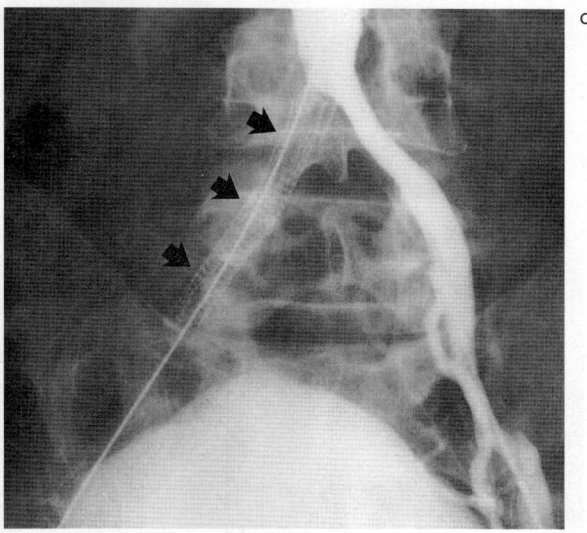

c

Abb. 2.4-7   Stent in der rechten A. iliaca communis (bei nicht-dilatierbarer Reststenose mit Druckgradient).
a) Angiographie bei liegendem Katheter: exzentrische, langstreckige Iliakastenose (Pfeile).

b) Plazierung des „Strecker"-Stents; noch keine Expansion.
c) „Strecker"-Stent mittels Ballonkatheter expandiert.

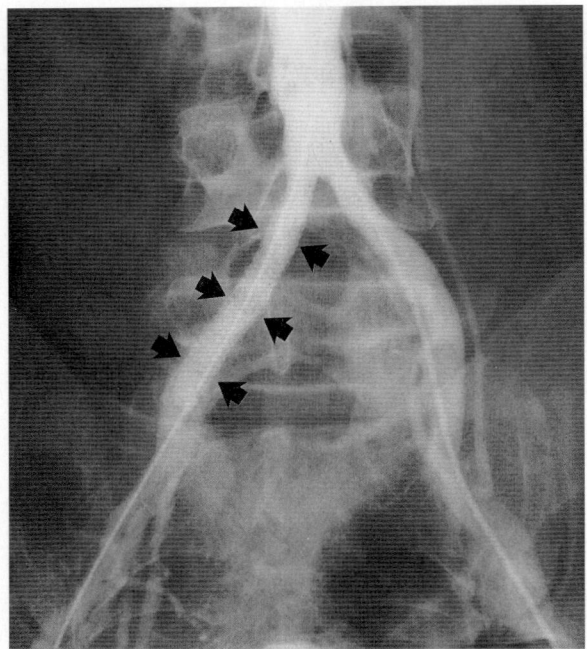

d

Abb. 2.4-7   Stent in der rechten A. iliaca communis (bei nicht-dilatierbarer Reststenose mit Druckgradient).
d) Kontrollangiographie nach Stent-Implantation: Die Stenose ist vollständig extendiert.

▶ Weiterführende Verfahren:
– Filmtomographie (siehe Abb. 2.4-11a); Indikation: Suche nach Hiluslymphomen, Beurteilung des zentralen Bronchialsystems, Herd-

differenzierung (z. B.: Kalk), Herdlokalisation (ggf. Ganzlungenschichtaufnahmen).
– Computertomographie (siehe Abb. 2.4-11b); Indikation: V.a. mediastinale Raumforderung (z. B.: Lymphome), Klärung pleuraler Prozesse, Aufdeckung und Lokalisation von Metastasen.
– Dreidimensionale Rekonstruktion einer Computertomographie.
▶ Spezialuntersuchungen:
– Szintigraphie (Lungenperfusion, -inhalation); Indikation: V.a. Embolie, Perfusionsstörung, Gasaustauschstörung.
– Galliumszintigraphie; Indikation: Beurteilung der Aktivität (Morbus Boeck).
– Bronchographie; Indikation: V.a. Bronchiektasen, chronisch-destruierende Veränderungen.
– Angiographie (konv., DSA) der A. pulmonalis; Indikation: Embolie, Gefäßmißbildung. Angiographie der Aa. bronchiales; Indikation: V.a. Lungensequestration.
▶ Wertung: Ausgangsbasis für weiterführende Untersuchungen sind immer Thoraxübersichtsaufnahmen in zwei Ebenen!
Die Filmtomographie dient vorwiegend der Beurteilung der Hili.
Die Computertomographie ist Verfahren der Wahl zur Untersuchung mediastinaler Strukturen.
Bei der Klärung einer Embolie sind Szintigraphie oder Pulmonalisangiographie mit gleicher Treffsicherheit einzusetzen. Bei geplanter lokaler Lyse oder entsprechender Verfügbarkeit kann die Angiographie primär zur Anwendung kommen.

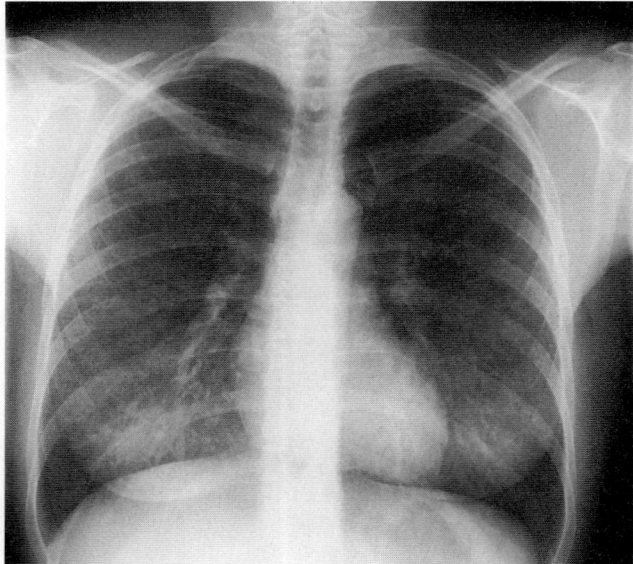

a

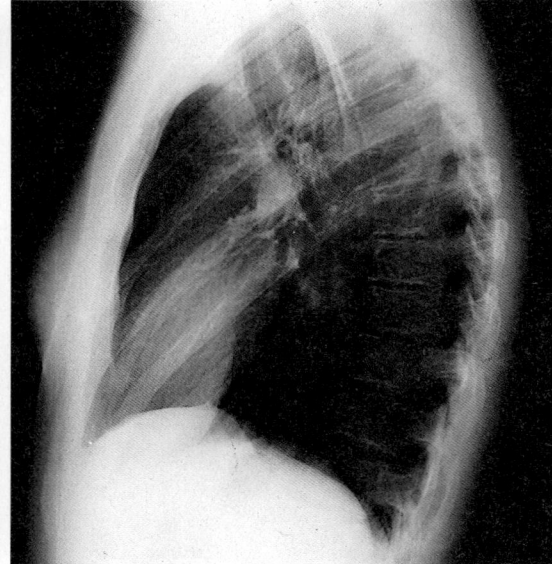

b

Abb. 2.4-8   Thoraxübersichtsaufnahmen (Normalbefund, digitale Technik).

a) Thorax sagittal p.a.
b) Thorax seitlich links anliegend

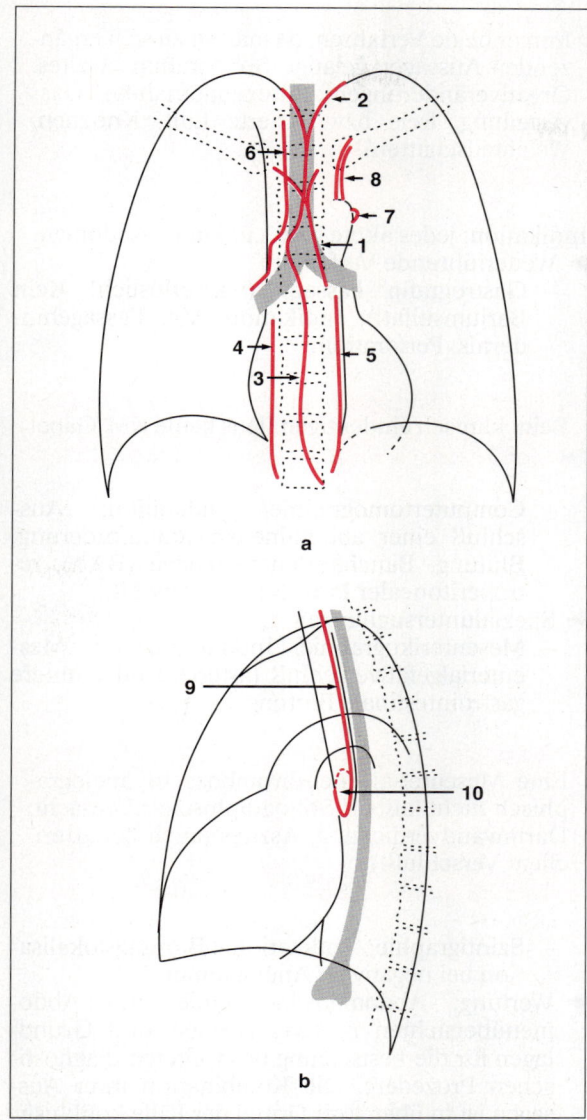

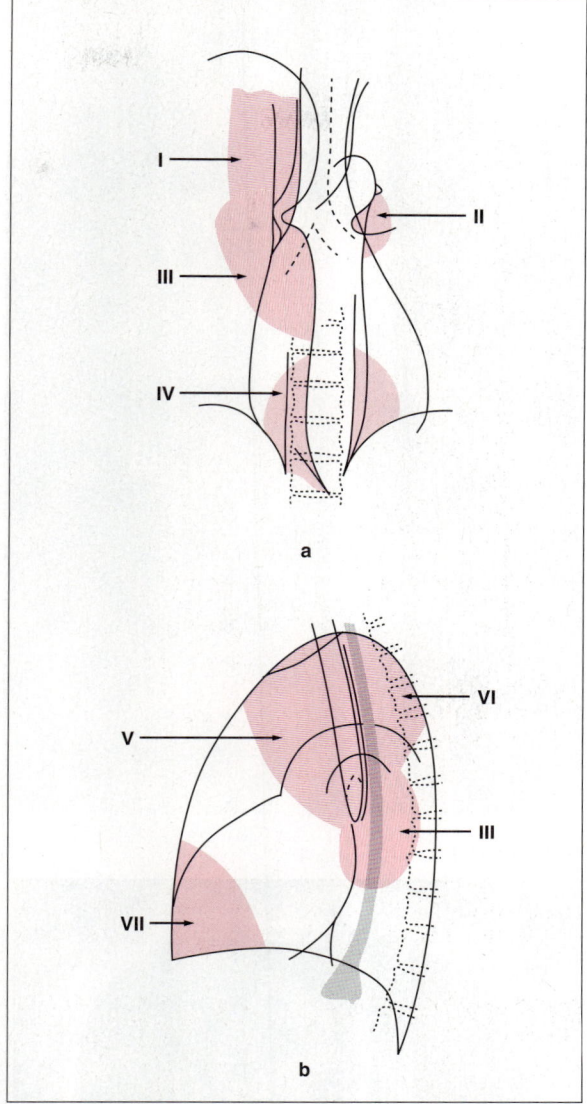

Abb. 2.4-9   Pleuramediastinale Linien im normalen Thorax-röntgenbild (Schemazeichnung).
a) sag. Thorax:
  1 = vordere Pleurakontaktlinie, 2 = hintere Pleuralinie, supraazygeal, 3 = hintere Pleuralinie, infraazygeal, 4 = rechte paravertebrale Linie, 5 = linke paravertebrale Linie, 6 = rechter paratrachealer Streifen, 7 = Aortenwärz-chen, 8 = supraaortale Doppelkontur
b) seitl. Thorax:
  9 = retrotracheales Band, 10 = Trachealbifurkation
(nach: Neufang, K. F. R., W. Bülo: Häufigkeit pleuromedia-stinaler Linien beim Gesunden. Fortschr. Röntgenstr. 135 [1981], 673; Neufang, K. F. R., D. Beyer: Nativdiagnostik me-diastinaler Lymphadenopathien. Röntgen-Bl. 36 [1983] 29.)

Abb. 2.4-10   Darstellung der häufigsten mediastinalen Lym-phomlokalisationen (Schemazeichnung).
a) sag. Thorax:
  I = paratracheal; II = aortopulmonales Fenster; III = sub- und retrokarinär, rechter Hilus; IV = hinteres unteres Media-stinum
b) seitl. Thorax:
  V = vorderes oberes Mediastinum; VI = hinteres oberes Mediastinum; VII = Herz-Zwerchfell-Winkel
(nach: Neufang, K. F. R., D. Beyer: Nativdiagnostik media-stinaler Lymphadenopathien. Röntgen-Bl. 36 [1983] 29).

2.4.3.2 Abdomen

„Akutes Abdomen"

▶ Basisverfahren:
  – Sonographie sowie Abdomenübersichtsauf-nahmen (AÜ) in Rücken- und Linksseiten-lage. AÜ im Stehen sind meist weniger aussa-gekräftig, da freie Luft subdiaphragmal erst ab ca. 200–300 ml erkennbar ist, in Linksseiten-lage schon ab ca. 15 ml!

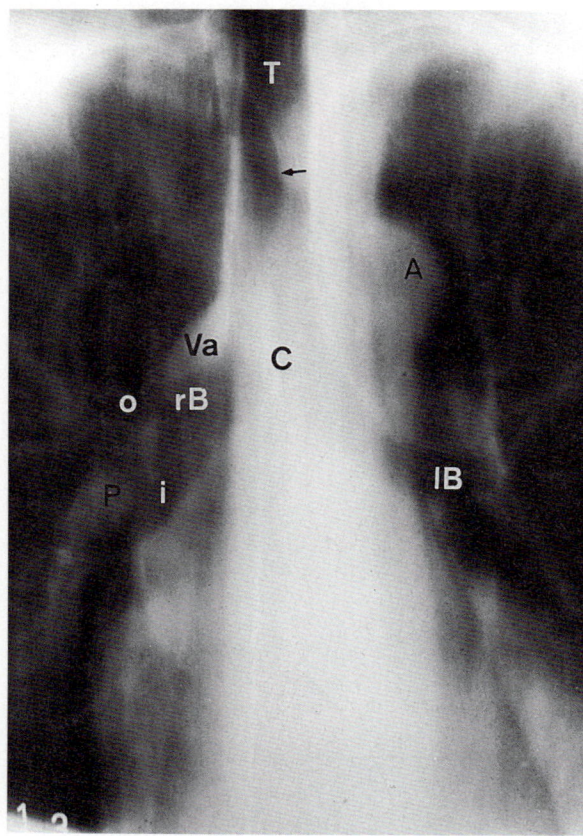

a

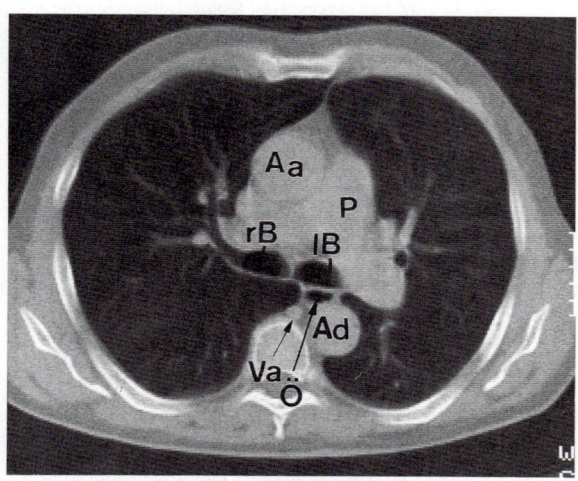

b

Abb. 2.4-11 Normale Hiluskonfiguration.
a) Filmtomographie
A = Aortenbogen, T = Trachea, C = Karina, rB = rechter Stammbronchus, IB = linker Stammbronchus, o = Oberlappenbronchus rechts, i = Intermediärbronchus, P = rechte Pulmonalarterie, Va = Vena azygos, → vordere Pleurakontaktlinie
b) Computertomographie
Aa = Aorta ascendens, Ad = Aorta descendens, rB = rechter Stammbronchus, IB = linker Stammbronchus, P = Pulmonalarterie, Ö = Ösophagus, Va = Vena azygos

Immer beide Verfahren, da man so zu sich ergänzenden Aussagen gelangt (Sonogramm: Aszites, Organveränderungen; Röntgenaufnahme: Gasverteilung, freie bzw. fixierte Luft, Knochen, Weichteilschatten)!

Indikation: jedes akute bzw. „unklare" Abdomen.
► Weiterführende Verfahren:
  – Gastrografin®-Passage (wasserlöslich! Kein Bariumsulfat!); Indikation: V.a. Passagehindernis, Perforation.

Beim klinisch eindeutigen Ileus keine KM-Gabe!

  – Computertomographie; Indikation: Ausschluß einer abdominellen Raumforderung, Blutung, Bauchaortenaneurysma (BAA), retroperitonealer Prozeß (z.B.: Abszeß).
► Spezialuntersuchungen:
  – Mesenterikographie; Indikation: V.a. Mesenterialgefäßverschluß (arteriell) oder untere gastrointestinale Blutung.

Eine Mesenterialvenenthrombose ist angiographisch nicht faßbar! Sonographischer Verdacht: Darmwandverdickung, Aszites (auch bei arteriellem Verschluß!).

  – Szintigraphie; Indikation: Blutungslokalisation bei negativem Angiogramm.
► Wertung: Abdomensonographie und Abdomenübersichten in zwei Ebenen sind Grundlagen für die Festsetzung des weiteren diagnostischen Prozedere. Die Kombination ihrer Aussagen ist in über zwei Drittel der Fälle konklusiv. Je klarer die Klinik, desto kürzer ist das Untersuchungsprogramm zu gestalten! Keine wertvolle Zeit verschenken!

Ösophagus – Magen – Darm
► Basisverfahren:
  – Ösophagusbreischluck,
  – Magen-Darm-Passage,
  – Enteroklysma (siehe Abb. 2.4-12),
  – Kolonkontrasteinlauf (siehe Abb. 2.4-13).
Indikation: entzündliche, tumoröse Wandinfiltration, Polypen, Divertikel, Passagehindernis.
► Weiterführende Verfahren:
  – Sonographie: Indikation: Wandverdickung, Aszites, peritoneale Absiedlungen, Beurteilung der Peristaltik.
  – Computertomographie; Indikation: Ergänzung der Sonographie, Abszeßsuche, Tumornachweis, Aufdeckung mesenterialer bzw. omentaler Veränderungen.

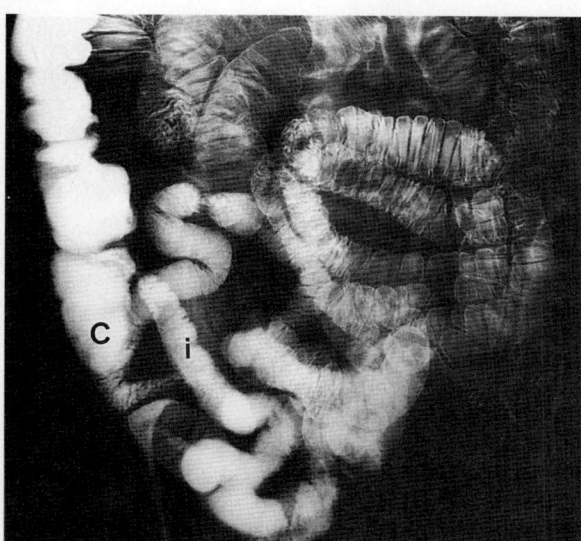

Abb. 2.4-12 Enteroklysma (Normalbefund).
C = Zökum, i = terminales Ileum

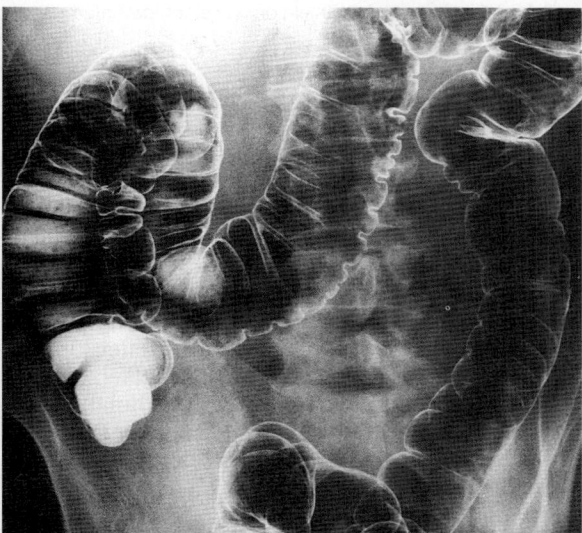

Abb. 2.4-13 Kolondoppelkontrasteinlauf (Normalbefund):
Zu beachten sind gute Dehnbarkeit aller Abschnitte vom
Rektum bis zum Zökum, eine normale Haustrierung und glatte
Wandkonturen.

▶ Spezialuntersuchungen:
 – Fistelfüllung; Indikation: Fistelung, Doku-
  mentation des Fistelgangs, Organbeziehung.
 – Szintigraphie mit ^{99m}Tc-HMPAO-markierten
  Eigenerythrozyten; Indikation: blutendes
  Meckel-Divertikel, Angiodysplasien.
▶ Wertung: Endoskopie und Radiologie sind ergän-
 zende, keineswegs konkurrierende Verfahren.
 Insbesondere eine Wandinfiltration ist bei intak-
 ter Schleimhaut radiologisch eher zu erfassen,

ebenso Fistelbildungen. Beim operierten Magen-
Darm-Trakt erleichtert die Kontrastdarstellung
die Orientierung. Im Dünndarmbereich ist die
Röntgendarstellung neben der Sonographie
Primärverfahren. Blutungsquellen können szinti-
graphisch lokalisiert werden.

Leber

▶ Basisverfahren: Sonographie.
 Indikation: Organvergrößerung, Parenchymer-
 krankungen, fokale Läsionen (z.B.: Metastasen,
 Abszeß).

> Ein negativer sonographischer Befund schließt
> weder eine diffuse Parenchymerkrankung noch
> eine diffuse kleinfleckige Metastasierung aus!

▶ Weiterführende Verfahren:
 – Computertomographie (nativ, nach bolusarti-
  ger i.v. KM-Gabe, dynamische Untersuchung
  mit i.a. KM-Gabe über Katheter); Indikation:
  Dichtemessung (nativ) bei Verfettung, Siderose; Klärung fokaler Herde: Hämangiom (siehe
  Abb. 2.4-14); Adenom, fokal-noduläre Hyperplasie (FNH): homogene Anreicherung. Meta-
  stasensuche (dynamische Untersuchung).
 – Kernspintomographie; Indikation: Klärung
  und Aufdeckung fokaler Herde bei unschlüs-
  sigem CT: Hämangiom, fokale Verfettung, Me-
  tastasensuche (sensitiver als CT!).
 – Szintigraphie: Bloodpool-Szintigraphie mit
  ^{99m}Tc-markierten Eigenerythrozyten; Indika-
  tion: Hämangiomnachweis (reichert selektiv
  an!)
 – Szintigraphie: Sequenzszintigraphie mit ^{99m}Tc-
  HIDA; Indikation: Differenzierung Adenom/
  FNH.
▶ Spezialuntersuchungen:
 – Angiographie; Indikation: Operationsplanung
  (Gefäßstatus), Planung und Durchführung
  einer Chemoembolisation.
▶ Wertung: Sonographie und CT sind sich ergänzende Verfahren zur Aufdeckung fokaler Läsio-
 nen. Diffuse Veränderungen bzw. Parenchym-
 krankungen bedürfen bei relativ unspezifischen
 Bildmorphologien ggf. einer histologischen
 Klärung. Die MR ist bezüglich fokaler Läsionen
 sensitiver als die beiden vorgenannten Verfahren. Bei unschlüssiger CT/MR können ein Hämangiom und eine fokal-noduläre Hyperplasie
 (FNH) nuklearmedizinisch treffsicher unterschieden werden. Insbesondere gelingt die Abgrenzung eines Adenoms.

Gallenwege

▶ Basisverfahren:
 – Sonographie; Indikation: Differenzierung in-
  tra- und extrahepatischer Cholestase, Kon-
  krementnachweis, Tumoren (primär = selten;
  sekundäre Kompression = häufig).

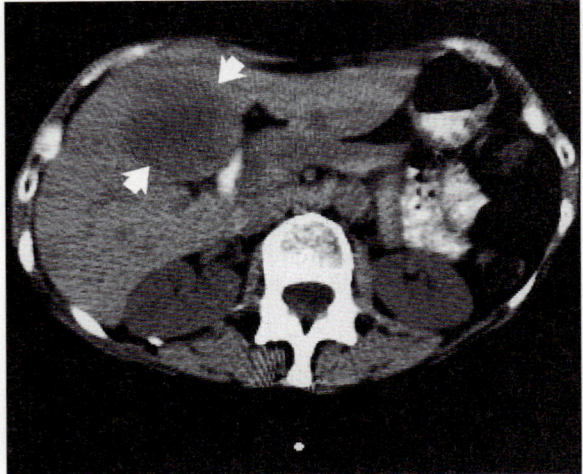

a

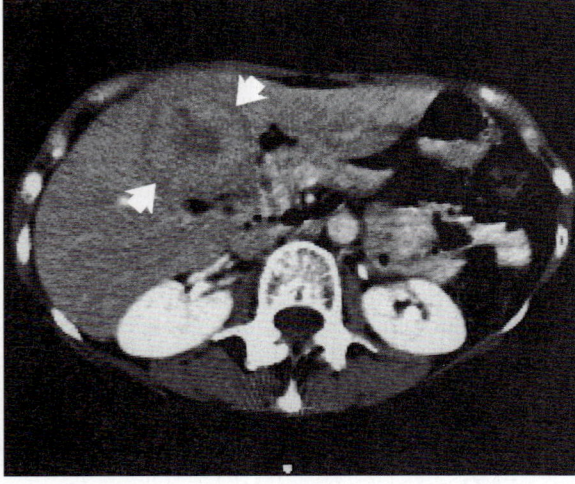

b

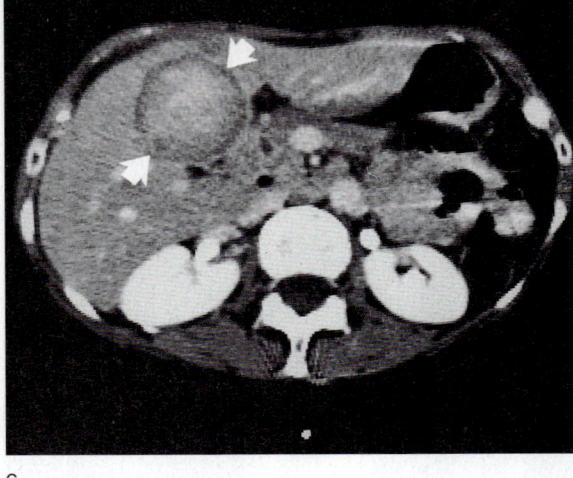

c

Abb. 2.4-14 Leberhämangiom.
a) Nativ (ohne Kontrastmittel): rundes, hypodenses Areal
   (Pfeile) im Lobus quadratus.
b) Zwei Minuten nach Injektion eines KM-Bolus: Irisblenden-
   phänomen mit zirkulärer Anreicherung.
c) Zehn Minuten nach KM-Injektion: vollständige Anfärbung
   des Herdes.

Bei sonographisch normal weiten zentralen Gallenwegen (inkl. D. choledochus) bringt die KM-
Gabe in der Regel keine Zusatzinformation!

▶ Weiterführende Verfahren:
  – Cholegraphie (oral); Indikation: unschlüssige
    Sonographie, V.a. Adenomyomatose der Gal-
    lenblase, Planung einer Chenolitholyse bzw.
    Lithotripsie (vorher Abdomenübersichtsauf-
    nahme zum Nachweis von Kalk!).
  – Cholegraphie (i.v.); Indikation: nur in Einzel-
    fällen! V.a. Gallengangsprozeß (z.B.: Diverti-
    kel, Zyste, Mißbildung, Tumor).
  – Computertomographie; Indikation: V.a. Tu-
    mor, Caroli-Syndrom, Choledochuszyste.

Zentrale Gallenwegstumoren werden mit
Schnittbildverfahren nur schwerlich oder gar
nicht erfaßt! Retrograde Darstellung!

▶ Spezialuntersuchungen:
  – PTC (perkutane transhepatische Cholangio-
    graphie); Indikation: intrahepatische bzw.
    posthepatische Cholestase, V.a. Cholangitis.
    Meist in Verbindung mit perkutaner Gallen-
    wegsdrainage.
▶ Wertung: Anhand der Sonographie werden die
  Weichen für das weitere Vorgehen gestellt.
  Schnittbildverfahren können im Zweifelsfalle die
  retrograde Gangdarstellung nicht ersetzen! Bei
  Z.n. Cholezystektomie ist die i.v. Cholangiogra-
  phie bei V.a. Strikturen bzw. Gangkonkremente
  vereinzelt indiziert. Bei Unklarheiten retrograde
  Darstellung!

Pankreas
▶ Basisverfahren:
  – Sonographie (siehe Abb. 2.4-15a, b); Indika-
    tion: jeder unklare Pankreasprozeß (Entzün-
    dung, Tumor).
▶ Untersuchungsvorbereitung: Patient nüchtern,
  Polysiloxanderivate (z.B. Lefax®) und ggf. Laxa-
  tion (z.B. X-Prep®).

Das Sonogramm unterschätzt in der Regel die
Ausbreitung und Ausdehnung entzündlicher
bzw. tumoröser Veränderungen!

  – Abdomenübersichtsaufnahme (Rückenlage,
    ggf. Seitlage); Indikation: Nachweis von Kalk,
    Darmgasverteilung bei entzündlichen Verän-
    derungen, Weichteilschatten.

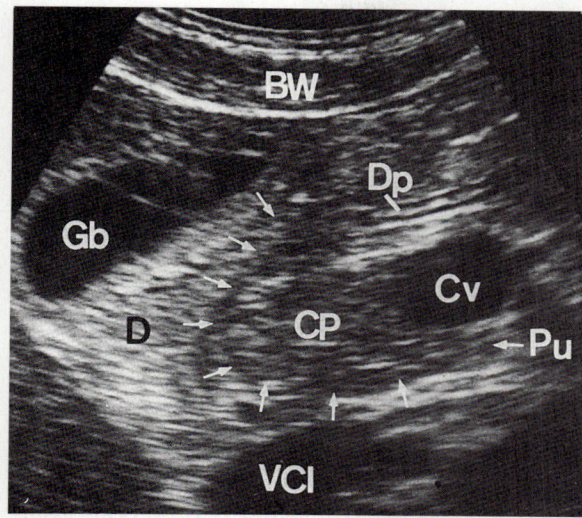

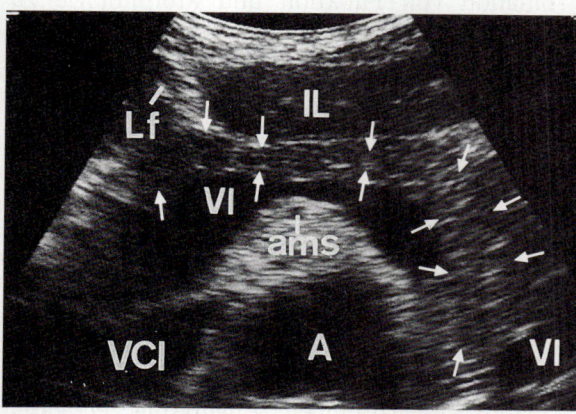

Abb. 2.4-15 Pankreas (normales Sonogramm).
a) Pankreaskopf
BW = Bauchwand, CP = Caput pancreatis, Cv = Confluens venosum, D = Duodenum, Pu = Processus uncinatus, VCI = Vena cava inferior, Gb = Gallenblase, Dp = Ductus pancreaticus, → äußere Kopfkontur
b) Pankreaskorpus
Lf = Ligamentum falciforme, IL = linker Leberlappen, Vl = Vena lienalis, ams = Arteria mesenterica sup., A = Aorta, VCI = Vena cava inferior, → äußere Konturen von Korpus und Schwanz.

▶ Weiterführende Verfahren:
– Computertomographie (nativ, nach i.v. KM-Bolus); Indikation: Bestimmung der Ausdehnung entzündlicher Veränderungen (Umgebungsinfiltration), Stadieneinteilung entzündlicher Prozesse (Stadium I: Organauftreibung mit/ohne Umgebungsinfiltration, Stadium II: Organteilnekrosen, Stadium III: Totalnekrose); Tumordiagnostik; Gefäßdiagnostik (V.a. Milzvenenthrombose).

▶ Spezialuntersuchungen:
– ERP (endoskopisch retrograde Pankreatikographie); Indikation: unschlüssige Sonographie und/oder Computertomographie; diskrepante Befunde zwischen Klinik, Labordiagnostik (Amylase, Lipase, Tumormarker CA 19–9), Sonogramm und/oder Computertomogramm; V.a. chronische Pankreatitis, Papillenprozeß oder duktales Karzinom.
▶ Wertung: Sonographie, CT und ERP sind sich ergänzende Verfahren, wobei die ERP bei duktalen Prozessen die größte Treffsicherheit aufweist. Die MR bringt keinen diagnostisch relevanten Zugewinn bei Pankreasprozessen.

Milz
▶ Basisverfahren:
– Sonographie; Indikation: V.a. Splenomegalie, Milzbefall bei hämatoonkologischen Erkrankungen, Abszeß, Metastasen.

Milzgröße und Organbefall bei lymphatischen Neoplasien korrelieren nicht, d.h., auch eine normal große Milz kann involviert und eine vergrößerte nicht befallen sein!

▶ Weiterführende Verfahren:
– Computertomographie: Indikation: V.a. Blutung, Zysten, Abszeß: Gasnachweis.
– Kernspintomographie; Indikation: Differenzierung fokaler Herde (zystisch/solide), Aufdeckung fokaler Herde (empfindlicher als Sonogramm und CT), Hämosiderose.
▶ Spezialuntersuchungen:
– Szintigraphie; Indikation: Erythrozytensequestration, Abszeßverdacht, Infarkt (falls die anderen Verfahren unschlüssig), V.a. Nebenmilz, dystopes Milzgewebe.
▶ Wertung: Die Sonographie ist Verfahren der Wahl. Diffuse Organbefälle bei onkologischen Erkrankungen sind bislang mit keinem Schnittbildverfahren auszuschließen. Die Kernspintomographie kann heute anstelle der CT eingesetzt werden.
Die Szintigraphie ist Standardverfahren in der Abszeßdiagnostik.

Lymphknoten
▶ Basisverfahren:
– Sonographie; Indikation: Lymphknotenstatus, Lymphomsuche.

Nachweisbar sind nur vergrößerte, infiltrierte Lymphknoten. Eine Artdiagnose (entzündlich/tumorös) ist nicht möglich, ebensowenig der Nachweis eines metastatischen Befalls nicht vergrößerter Lymphknoten.
Ein negatives Sonogramm schließt einen Lymphknotenbefall somit nicht aus!

▶ Weiterführende Verfahren:
  – Computertomographie; Indikation: negatives Sonogramm.

Auch mit diesem Verfahren sind nur vergrößerte, infiltrierte Lymphknoten nachweisbar. Eine Differenzierung zwischen reaktiv und tumorös vergrößerten Lymphknoten ist nicht möglich, ebensowenig der Nachweis eines metastatischen Befalls nicht vergrößerter Lymphknoten.

▶ Spezialuntersuchungen:
  – Lymphographie; Indikation: negative Resultate von Sonogramm und Computertomogramm, Aufdeckung von Befällen in nicht vergrößerten Lymphknoten (z.B. Hodgkin-Lymphom).
▶ Wertung: Die Stufendiagnostik der Lymphknoten beginnt immer mit dem Sonogramm und endet im Zweifelsfall mit der Lymphographie.

Nieren

▶ Basisverfahren:
  – Sonographie (siehe Abb. 2.4-16); Indikation: Organgröße, Parenchymverhältnisse, Organtopographie (z.B. Beckenniere), Fehlbildungen (z.B.: Hufeisenniere), jeder unklare Nierenprozeß, V.a. Nierenprozeß.
  – Urogramm; Indikation: Beurteilung des Hohlraumsystems (z.B.: entzündliche Veränderungen), Harnabflußverhältnisse.

Bei V.a. einen Nierentumor ist das Urogramm nicht zur Ausschlußdiagnostik geeignet, da eine Raumforderung ohne Beeinträchtigung des Hohlraumsystems der Darstellung entgehen kann!

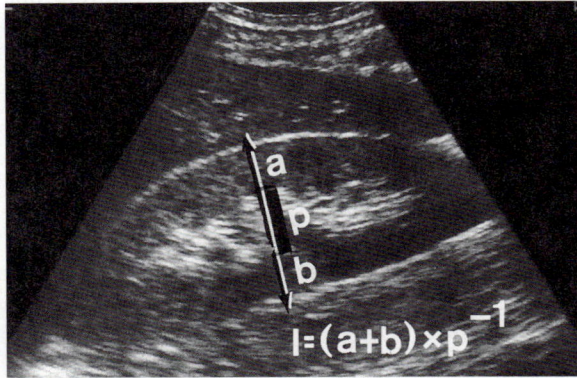

Abb. 2.4-16   Re. Niere (normales Sonogramm). Flankenschnitt von rechts lateral mit Darstellung der Nieren-Längsachse (links im Bild ist kranial, rechts kaudal, die Leber liegt ventral). Bestimmung des Parenchym-Sinus-Index;
a, b = Parenchymbreite, p = Breite des Sinusreflexes; Normwert: 2:1. Intraindividueller Organparenchymvergleich zwischen Leber und Niere: unauffälliges Reflexverhalten bei der Organe.

▶ Weiterführende Verfahren:
  – Computertomographie; Indikation: Tumorsuche bzw. -klärung, Beurteilung einer sonographisch „komplizierten Zyste" (solide Anteile).
  – Kernspintomographie; Indikation: Ergänzung der CT bei „komplizierten, eiweißreichen Zysten", bessere Darstellung der Tumorinfiltration (Stadieneinteilung).
▶ Spezialuntersuchungen:
  – Szintigraphie; Indikation: Funktionsdiagnostik.
  – Angiographie (i.v. DSA); Indikation: V.a. Nierenarterienstenose.
  – Angiographie (i.a.); Indikation: Gefäßstatus sowie Tumordarstellung präoperativ, V.a. Gefäßprozeß.
▶ Wertung: Die Nierendiagnostik ist stets als Kombination von Funktion und Morphologie zu sehen.
  Primärverfahren ist die Sonographie, die – je nach Verdacht bzw. Fragestellung – durch andere Verfahren zu ergänzen ist.

2.4.3.3 Herz

▶ Basisverfahren:
  – Thoraxübersichtsaufnahmen (sagittal p.a., seitlich mit Breischluck); Indikation: jeder unklare Herz- bzw. Thoraxbefund.
  – Sonographie (bei Verfügbarkeit über transösophageale Sonde: insbesondere Vorhofbeurteilung); Indikation: Herzanatomie, Klappenfunktion, Thromben, Aneurysma, Perikarderguß.
▶ Weiterführende Verfahren:
  – Kernspintomographie; Indikation: Ergänzung bzw. Erweiterung der Sonographie bei Vitien, Vorhofthromben, Aneurysma, Tumoren.
  – Computertomographie (bei nicht verfügbarer MR); Indikation: Vorhofthromben, Aneurysma, Perikarderguß.
  – Dreidimensionale Rekonstruktion einer Computertomographie.
▶ Spezialuntersuchungen:
  – Kardangiographie; Indikation: Vitien, Koronarstatus, ggf. Angioplastie.

Zur präoperativen Klärung eines Vitiums gehört die angiographische Darstellung der Koronarien.

  – Szintigraphie; Indikation: Topographie vitalen Herzmuskelgewebes, Muskelperfusion ohne und mit Belastung, funktionelle Analyse (Ejektionsfraktion).
▶ Wertung: Die bildmorphologische Stufendiagnostik erfolgt in Abhängigkeit von Klinik, Funktion und Druckverhältnissen anhand der Basisbefunde von Übersichtsaufnahmen und Sonogramm.

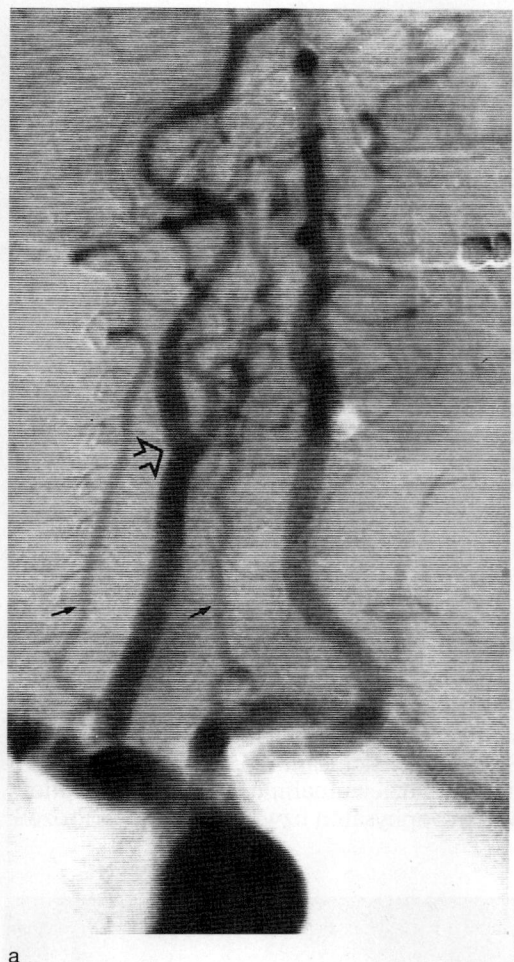

a

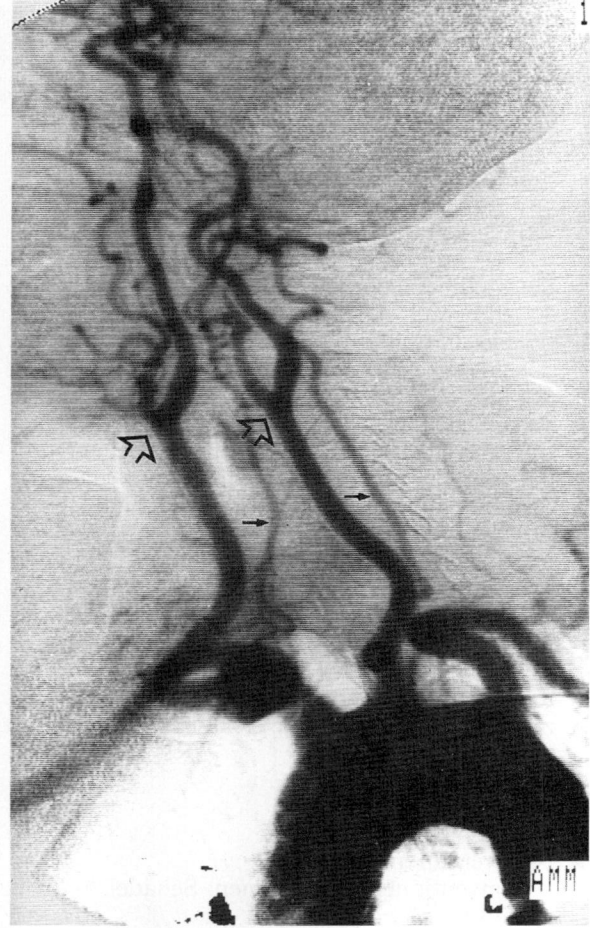

b

Abb. 2.4-17   Angiographie der supraaortalen Gefäße (i.v. DSA) (Normalbefund).
a) erster schräger Durchmesser: unauffällige rechte Karotisgabel (⇛), linke Gabel nicht einsehbar, unauffällige Vertebralarterien bds. (→)

b) zweiter schräger Durchmesser: unauffällige Karotisgabeln bds. (⇛), unauffällige Vertebralarterien bds. (→)

Abb. 2.4-18   Angiographie der Bauchaorta (i.v. DSA) (Normalbefund).
A. hepatica communis (⇛), A. lienalis (→)   ▶

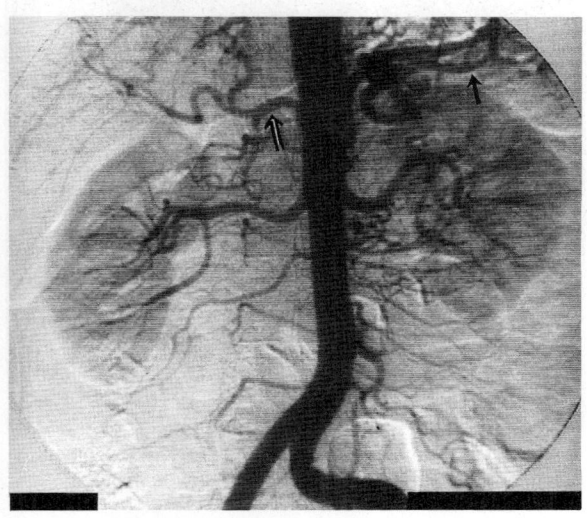

2.4.3.4 Gefäße

▶ Basisverfahren:
  – Doppler-Sonographie; Indikation: V.a. Stenose, Okklusion, Perfusionsminderung.
  – Duplexsonographie; Indikation: direkte Gefäßdarstellung (Plaques, Stenosen) mit Flußmessung.
  – Real-time-Sonographie; Indikation: Aneurysmadarstellung, Thrombosierung (insbesondere peripher).
▶ Weiterführende Verfahren:
  – Angiographie: i.v. DSA (siehe Abb. 2.4-17a, b; 2.4-18); Indikation: Gefäßscreening bei arte-

rieller Verschlußkrankheit (AVK), Systemerkrankungen (Diabetes, Angiopathien), Aneurysmadarstellung.
- Angiographie: konventionell, i.a. DSA; Indikation: Ergänzung der i.v. DSA im Bereich der
  peripheren Gefäße, Therapieplanung, primärer Einsatz zur Klärung der supraaortalen bzw.
  intrakraniellen Gefäße.
- Phlebographie; Indikation: V.a. Thrombose,
  Gefäßmißbildung.
► Spezialuntersuchungen:
- szintigraphische Thrombendarstellung; Indikation (selten): KM-Unverträglichkeit, unschlüssige Phlebographie bzw. Sonographie.
► Wertung:
Invasive Gefäßdiagnostik sollte nur bei entsprechender therapeutischer Konsequenz und Patientencompliance erfolgen.
Eine i.v. DSA ist zur Therapieplanung (Angioplastie, Operation) nicht ausreichend, da Ausmaß und Ausdehnung von Stenosen und/oder
Verschlüssen falsch eingeschätzt werden können.
Bei Gefäßpatienten ist das Intervall zwischen erfolgter Untersuchung und vorgesehener Therapie
zu beachten, da sich der Gefäßstatus kurzfristig
ändern kann!

2.4.3.5 *Nervensystem*

► Basisverfahren:
- konventionelle Aufnahmen: Schädel, Wirbelsäule.

Die Intervertebralforamina sind im HWS-Be-
reich nur auf Schrägaufnahmen einsehbar, im
Bereich von BWS und LWS im Seitbild.

- Computertomographie; Indikation: V.a. intrakraniellen Prozeß bzw. Diskusprolaps.
- Kernspintomographie (deutlich sensitiver als
  CT!), siehe Abb. 2.4-19; 2.4-20; Indikation:
  zerebraler bzw. intraspinaler Prozeß, Diskusprolaps, demyelinisierende bzw. entzündliche
  Erkrankungen.
► Spezialuntersuchungen:
- Myelographie (zervikal, lumbal); Indikation:
  unschlüssige CT und/oder MR bei V.a. Diskusprolaps, Notfalluntersuchung bei nicht
  verfügbarer CT/MR.
- Angiographie: Indikation: V.a. Gefäßprozeß
  (z.B. Angiom, Aneurysma), Tumor.
► Wertung: Die Kernspintomographie ist heute bei
entsprechender Verfügbarkeit Verfahren der Wahl.

2.4.3.6 *Endokrinium*

Hypophyse, Dienzephalon
► Basisverfahren:
- Schädelübersichtsaufnahmen (sagittal, seit-
  lich), Sellazielaufnahme (seitlich); Indikation:
  V.a. hypophysären bzw. dienzephalen Prozeß.

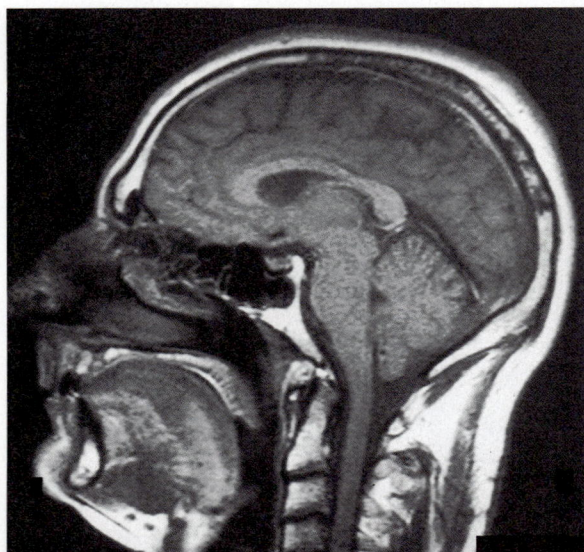

Abb. 2.4-19   Kernspintomogramm des Schädels (Normalbefund, sagittale Schnittführung, T1-Wichtung, nativ).

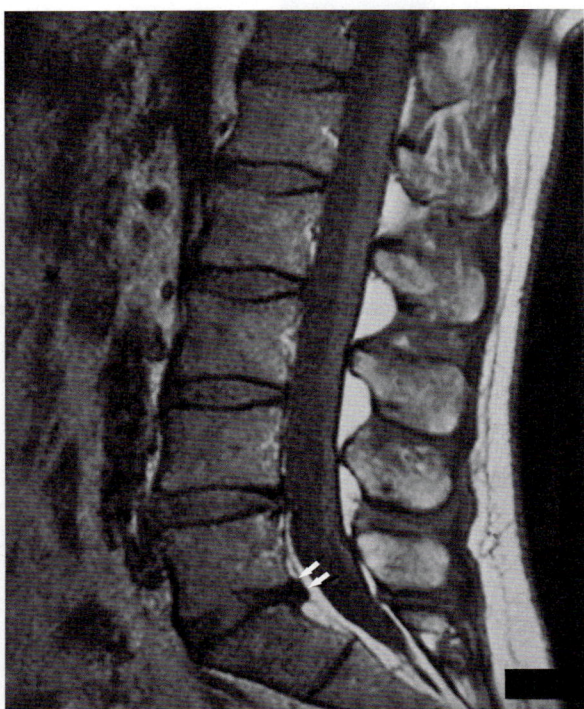

Abb. 2.4-20   Kernspintomogramm der LWS (sagittale
Schnittführung, T1-Wichtung, nativ): kleine Bandscheiben-
protrusion bei L5/S1 (→), geringer auch bei L4/L5.

Ein unauffälliger Befund schließt ein Mikroadenom nicht aus!

► Weiterführende Verfahren:
- Computertomographie; Indikation: V.a. hypophysären Prozeß, knöcherne Destruktionen, Kalknachweis bzw. -zuordnung.
- Kernspintomographie; Indikation: Ergänzung der CT bei unschlüssigem Befund, Erweiterung der Diagnostik durch sagittale und koronare Schnitte.
► Wertung: Die Nativradiologie ist erst bei ausgedehntem Befund mit sellären Destruktionen positiv.
Mikroadenome sind mit der MR am sensitivsten zu entdecken, jedoch schließen ein negatives CT und MR einen kleinen Tumor nicht aus, so daß die Laborserologie hier leitend ist.

Schilddrüse

► Basisverfahren
- Sonographie; Indikation: Struma (Größe, Knotendifferenzierung: zystisch, solide), pathologischer Tastbefund, Dysfunktion (Korrelat: Adenomknoten).
- Szintigraphie; Indikation: Organfunktion, Klärung sonographisch entdeckter Läsionen (z.B.: autonomes Adenom, kalter Knoten), Funktionstopographie.
- Tracheazielaufnahmen; Indikation: Beurteilung des Grades einer Trachealeinengung, der Verlagerung und der Stabilität bei einer Struma (zur Therapieplanung wichtig: nuklearmedizinische Therapie bei Tracheomalazie vorzuziehen, bei stabiler Trachea fakultativ Radiojodtherapie oder Operation).
- Ösophagusbreischluck; Indikation: Beurteilung der Verlagerung und Einengung, Dokumentation retroösophagealer Strumaanteile (wichtig für operative Therapie).
► Spezialuntersuchungen:
- Computertomographie/Kernspintomographie; Indikation: Bestimmung der mediastinalen Strumaausdehnung bzw. Tumorausdehnung (MR hier sensitiver).

Diese beiden Verfahren dienen nicht einer Klärung fokaler Organläsionen!

► Wertung: Die bildgebende Schilddrüsendiagnostik bedarf stets einer Ergänzung durch die Labordiagnostik und umgekehrt. Die Sonographie ist Basisverfahren. Bildmorphologisch ist eine Tumorausschlußdiagnostik nicht möglich!

Nebenschilddrüse(n)

► Basisverfahren:
- Sonographie; Indikation: Adenomverdacht.

► Weiterführende Verfahren:
- Computertomographie oder Kernspintomographie jeweils mit Kontrastmittel; Indikation: negative bzw. unschlüssige Sonographie bei laborchemischem Adenomverdacht.
► Spezialuntersuchungen:
- Subtraktionsszintigraphie mit ^{99m}Tc und ^{201}Tl-Chlorid; Indikation: Adenomverdacht bei negativen Befunden von Sonographie, CT und MR.
► Wertung: Bei positivem Sonogramm und entsprechender Laborkonstellation ist eine weitere Diagnostik nicht notwendig. Sämtliche aufgeführten Verfahren sind mit bis zu 30% falsch negativen Ergebnissen behaftet, so daß bei serologischem Adenomverdacht eine operative Exploration angezeigt ist.

Nebennieren (NN)

► Basisverfahren:
- Sonographie; Indikation: V.a. Vergrößerung bzw. Tumor der NN.

Ein negativer sonographischer Befund schließt insbesondere im Bereich der linken NN einen pathologischen Prozeß nicht aus, somit ist mit diesem Verfahren keine Ausschlußdiagnostik möglich. NN-Adenome, sog. Inzidentalome, werden in bis zu 10% gefunden!

► Weiterführende Verfahren:
- Computertomographie (siehe Abb. 2.4-21); Indikation: fraglicher sonographischer Befund, Suchmethode bei negativem Sonogramm und klinischem V.a. NN-Prozeß. Abgrenzung von Lipomen und Angiomyolipomen anhand ihrer spezifischen Dichte.
► Kernspintomographie (siehe Abb. 2.4-22); Indikation: Klassifizierung einer tumorösen Läsion. Nach KM-Gabe ist in über 90% der Fälle eine Unterscheidung zwischen Adenom und Malignom möglich (Malignome reichern KM an).

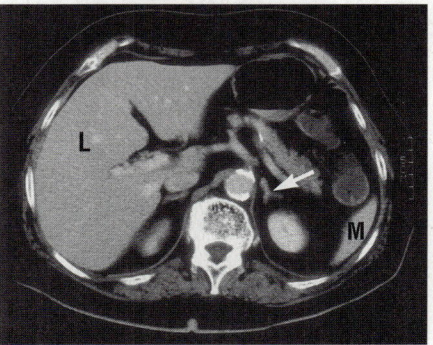

Abb. 2.4-21   Computertomogramm der Nebennieren (Normalbefund, transversale Schnittführung) NN (→), L = Leber, M = Milz (Aufnahme: Prof. Lackner, Köln).

▶ Spezialuntersuchungen:
- Szintigraphie mit MIBG (Metajodbenzylguanidin); Indikation: V.a. Phäochromozytom.
▶ Wertung: Sonographie und CT sind Suchmethoden. Die CT erkennt fetthaltige Tumoranteile. Die MR erlaubt eine Differenzierung zwischen Adenomen und Malignomen (sie ist keine Suchmethode). Die MIBG-Szintigraphie ist die tumorspezifische Suchmethode beim Phäochromozytom.

Gonaden

▶ Basisverfahren:
- Sonographie (perkutan): Hoden, kleines Becken, Leiste;
- Endosonographie: inneres weibliches Genitale, Prostata; Indikation: jeder unklare hormonelle Befund, Tumorverdacht, entzündliche Veränderungen.
▶ Weiterführende Verfahren:
- Computertomographie (kleines Becken); Indikation: V.a. Tumor des weiblichen inneren Genitales.
▶ Spezialuntersuchungen:
- Kernspintomographie; Indikation: V.a. Tumor des kleinen Beckens, Ergänzung zur CT (besserer Weichteilkontrast), Tumorstadieneinteilung, Erfassung von Umgebungsinfiltrationen, Hodenlokalisation bei Kryptorchismus.
▶ Wertung: Sonographie und Endosonographie sind Methoden der Wahl. CT und/oder MR sind nur gezielt (z. B. bei Tumorverdacht) einzusetzen, sie sind keine Suchmethoden!

2.4.3.7 Skelettsystem

▶ Basisverfahren:
- Röntgenübersichtsaufnahmen in zwei Ebenen, ggf. Spezialprojektionen: Kreuzbein-Darmbein-Fuge (KDF) in Steinschnittlage, Handgelenk, Schulterzielaufnahmen mit freigedrehter Rotatorenmanschette; Indikation: jeder unklare Knochenprozeß, lokale Schmerzen, Metastasenverdacht.

> Übersichtsaufnahmen sind keine Suchmethode! Gezielte Aufnahmeindikation anhand der Klinik, Anamnese bzw. des Szintigramms!

- Szintigraphie (siehe Abb. 2.4-23); Indikation: Suchmethode für fokale Läsionen (Metastasen, Tumoren), Entzündungsdiagnostik.
▶ Weiterführende Verfahren:
- Computertomographie; Indikation: Ausdehnung knöcherner Veränderungen, Weichteilkomponente, KM-Anreicherungsverhalten, Organinfiltration.
- Kernspintomographie; Indikation: Weichteilkomponente (mit deutlich höherem Kontrast als CT), Organbeziehung, intramedulläre Ausbreitung (sog. „skip lesions").
▶ Spezialuntersuchungen:
- Angiographie; Indikation: V.a. Gefäßprozeß, Operations- bzw. Therapieplanung.

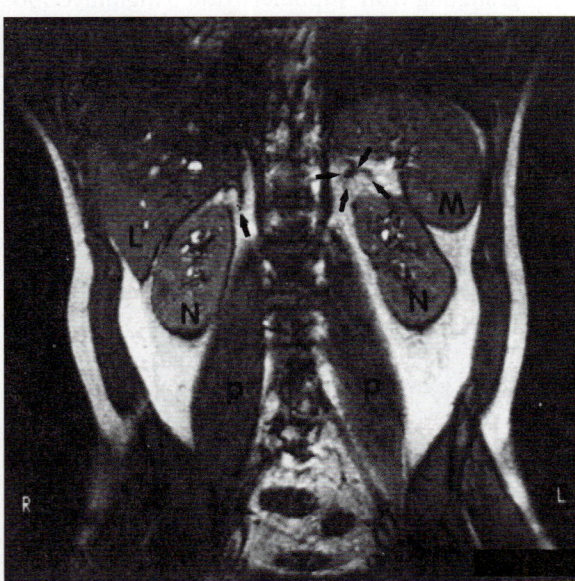

Abb. 2.4-22 Kernspintomogramm der Nebennieren (Normalbefund, koronare Schnittführung, nativ, T1-Wichtung) NN (→), L = Leber, M = Milz, N = Niere, p = M. psoas

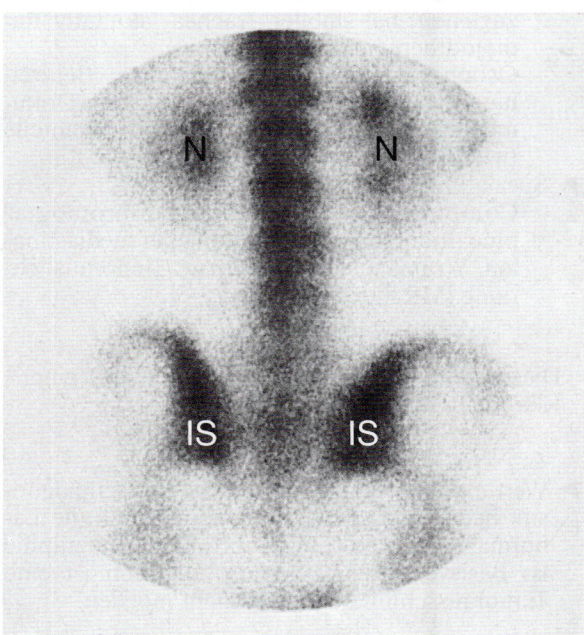

Abb. 2.4-23 Skelettszintigramm (^{99m}Tc, Darstellung von dorsal, Normalbefund). N = Niere, IS = Iliosakralfuge

Bei Tumorverdacht ist die Angiographie meist nicht artdiagnostisch weiterführend (Ausnahme: Gefäßprozeß).

▶ Wertung: Die Szintigraphie wird als Suchmethode ergänzt durch gezielte Röntgenaufnahmen, falls nicht eine klinische Indikation zu gezielten Aufnahmen gegeben ist. Bei begleitenden Weichteilveränderungen sollte die Sonographie primär durchgeführt werden. CT und/oder MR kommen nur bei speziellen Fragestellungen zum Einsatz. Die Bildmorphologie kann bei Tumorverdacht die histologische Klärung der Dignität eines Knochenprozesses nicht ersetzen!

2.4.3.8 Weichteile

▶ Basisverfahren:
– Sonographie (5-MHz-Schallkopf mit hoher Nahauflösung), Röntgenweichteilaufnahme (konventionell, digital) zum Nachweis von Kalk; Indikation: jede unklare Weichteilschwellung bzw. Gelenkveränderung; Suche nach peripheren Lymphomen.
▶ Weiterführende Verfahren:
– Szintigraphie; Indikation: entzündliche Veränderungen, Lokalisationsdiagnostik.
– Computertomographie; Indikation: Topographie und knöcherne Beziehung, Dichtemessung (fetthaltige Anteile).
– Kernspintomographie; Indikation: Dokumentation der Befundausdehnung mit hohem Weichteilkontrast, Beziehung zum Knochenmarkraum.
▶ Spezialuntersuchungen:
– Angiographie (venös, arteriell digital bzw. konventionell); Indikation: Aufdeckung arterio-venöser Malformationen, Behandlungsplanung bei tumorösen Prozessen (Gefäßversorgung, Ausdehnung, ggf. Embolisation).

Die Angiographie ist bei Tumoren (Ausnahme: Gefäßmalformation) meist nicht artdiagnostisch weiterführend.

– Mammographie; Indikation: Tumorverdacht, Vorsorge; MR-Mammographie.

Die Sonographie ergänzt die Mammographie (Differentialdiagnose: zystische, solide Herde), sie kann sie jedoch nicht ersetzen! Sonographisch ist tumorsuspekter Mikrokalk nicht adäquat darzustellen!

– Sialographie der Mundspeicheldrüsen (selektive Injektion von wasserlöslichem Kontrastmittel in einen mittels Spezialbesteck sondierten Drüsenausführungsgang); Indikation:

Nachweis entzündlicher Veränderungen (Abszeß, Sjögren-Syndrom), Tumordiagnostik. Nur in Ergänzung zur Sonographie!
▶ Wertung: Das Ergebnis der Sonographie stellt die Weichen für weitere Untersuchungen wie CT und MR bzw. Angiographie. Lediglich bei der Mammadiagnostik ergänzt das Sonogramm die Mammographie.
Die Bildmorphologie kann im Zweifelsfall eine histologische Klärung nicht ersetzen!

Literatur

– Burgener, F. A., M. Kormano: Röntgenologische Differentialdiagnostik. Thieme, Stuttgart 1988.
– Lorenz, R.: Rationeller Einsatz bildgebender Verfahren. Gestufte Diagnostik bei chirurgischen und internistischen Krankheitsbildern. Hippokrates, Stuttgart 1987.
– Wenz, W.: Checkliste Bildgebender Verfahren. Bd. 1 Abdomen. Thieme, Stuttgart 1988.

2.5 Diagnostische Methoden in der Bakteriologie, Mykologie, Virologie und Parasitologie

TH. MERTENS, G. PETERS, H. M. SEITZ

2.5.1 Allgemeine Voraussetzungen

Eine **Erregerdiagnose** ist klinisch nur in wenigen Fällen möglich (z.B. Gasbrand, Zoster, Skabies). Eine optimale mikrobiologische, virologische oder parasitologische Diagnostik (richtiger Patient, richtiger Zeitpunkt, geeignetes Material, guter Transport, bestes Testverfahren, sachgerechte Befundinterpretation) wird dennoch häufig nicht durchgeführt. Die beste diagnostische Maßnahme zum Nachweis einer bestehenden aktiven Infektion ist stets der Erregernachweis, in der Parasitologie auch der Nachweis von Larven und Eiern. Mikroskopische Nachweisverfahren haben in der Bakteriologie, Mykologie und Parasitologie eine lange, erfolgreiche Tradition. Die Elektronenmikroskopie leistet bei einigen wenigen virologisch-diagnostischen Problemen auch heute noch gute Dienste.
Von herausragender Bedeutung in der **Bakteriologie** ist der **kulturelle Erregernachweis** auf oder in künstlichen Nährmedien, da hierdurch neben dem Erregertypen-Nachweis gleichzeitig eine In-vitro-Prüfung auf Empfindlichkeit gegenüber antibakteriellen Substanzen möglich wird. Analog können, wenn auch leider seltener durchgeführt, viele Viren in Zellkulturen isoliert werden. Ein wichtiges Instrument bei der Diagnostik von **viralen Infektionskrankheiten** ist der Nachweis **spezifischer Antikörper.** Bei Einsatz geeigneter Methoden und Untersuchung von Serumpaaren (Serokonversion, Titeranstiege, IgM-Bestimmungen) lassen sich neben der Bestimmung der Immunitätslage auch Aussagen zum Infektionszeitpunkt machen. In der

Diagnostik von Infektionskrankheiten, die durch Parasiten, Bakterien oder Pilze hervorgerufen werden, sind Antikörpernachweise nur in wenigen Fällen von entscheidender Bedeutung. Der gravierende Nachteil eines kulturellen Erregernachweises wie auch mancher klassischer Antikörperbestimmungsverfahren ist der zum Teil beträchtliche Zeitaufwand. Bei einigen Untersuchungen hat dieser Nachteil, dank neuerer Techniken, erheblich an Bedeutung abgenommen: So sind Antikörperbestimmungen mit vielen ELISA (enzyme-linkedimmunosorbent assays) schon in zwei bis drei Stunden möglich und damit, verglichen mit Material- und Befundtransport, häufig nicht mehr der zeitlimitierende Faktor. Auch der Erregernachweis hat durch Einführung von Antigennachweistests und Genomnachweistests mit Gensonden und mittels der polymerase chain reaction (PCR; siehe Kap. 2.3.2) statt einer Erregerisolierung eine erhebliche Beschleunigung erfahren. Einige der diagnostischen Methoden sind leider noch unzureichend standardisiert, so daß sich Ergebnisse verschiedener Laboratorien nur schwer vergleichen lassen. Es ist zu hoffen, daß es zu einer Standardisierung kommt mit der Errichtung von Referenzzentren, die für die Ausgabe von Referenzmaterialien und für die Kontrolle durch Ringversuche zuständig sind. Der Verzicht auf das Bemühen um eine virologische Diagnose mit dem Hinweis auf mangelnde Konsequenz läßt Fragen der Epidemiologie, Infektiosität, Prävention, Immunisierung, Immunität, des Antibiotikamißbrauchs sowie beginnender Möglichkeiten antiviraler Chemotherapie außer acht. Ein solcher Verzicht schätzt den Wert einer **Diagnose** gering, bei gleichzeitiger Überschätzung der therapeutischen Konsequenzen vieler anderer, aufwendigerer diagnostischer Maßnahmen in der Medizin. Für die optimale mikrobiologische Diagnostik ist ein enger Kontakt zwischen den am Krankenbett und im Labor tätigen Ärzten dringend erforderlich.

2.5.2 Bakteriologie und Mykologie

2.5.2.1 *Entnahme und Transport von Untersuchungsmaterial*

Fachgerechte Materialentnahme und Transport sind vor allem wichtig, wenn der **kulturelle Erregernachweis** angestrebt wird.
Die Entnahme des Untersuchungsmaterials sollte möglichst direkt aus dem Infektionsherd erfolgen, unter größtmöglicher Vermeidung sekundärer Kontaminationen. Diese ideale Probenentnahme ist jedoch in vielen Fällen ohne invasive Maßnahmen nicht möglich, was dann aber auch bei der späteren Befundinterpretation berücksichtigt werden muß. So ist z.B. die Untersuchung eines durch Blasenpunktion gewonnenen Urins wesentlich aussagekräftiger als ein möglicherweise mit Urethral-(Fäkal-)Flora kontaminierter Mittelstrahlurin, wenn es um die bakteriologische Diagnostik einer Pyelo-

nephritis geht. Bei Verdacht auf eine septische Streuung aus dem Infektionsherd, bzw. bei einem nichtlokalisierbaren Infektionsprozeß, ist die (zusätzliche) Entnahme von Blutkulturen (aerob und anaerob) zur Erregerdiagnostik obligat. Diese sollte aus einer peripheren Vene und – wenn festlegbar – im Fieberanstieg erfolgen. Normalerweise reichen 2–4 Entnahmen über einen Zeitraum von 12–24 Stunden aus. Grundsätzlich muß zumindest die erste Materialentnahme vor Beginn einer antibiotischen Therapie erfolgen.
Im Idealfall sollte die mikrobiologische Aufbereitung des gewonnenen Untersuchungsmaterials unmittelbar nach der Entnahme erfolgen. Dies ist jedoch überwiegend nicht möglich, da die meisten behandelnden Ärzte nicht über eine eigene mikrobiologische Abteilung verfügen. Daher muß der Transport möglichst umgehend und fachgerecht erfolgen. Entscheidend ist, daß Erreger, die auf Umwelteinflüsse sehr empfindlich reagieren (z.B. Meningokokken), oder obligat anaerobe Erreger (z.B. Bacteroides) lebensfähig bleiben. Zum anderen muß gewährleistet sein, daß mögliche Kontaminanten aus der Normalflora die eigentlichen Erreger nicht überwuchern. Natives Untersuchungsmaterial sollte daher nur bei einer Transportzeit von unter einer Stunde versandt werden. Ansonsten sollten feste oder flüssige Transportmedien verwandt werden, wie z.B. Anaerobier-Transportsysteme. Flüssige Materialien können in Blutkultursystemen transportiert werden. Um eine (zusätzliche) mikroskopische Diagnostik zu ermöglichen, sollte bei einigen Materialien, wie z.B. Liquor, natives Material zusätzlich mit eingesandt werden. Bei bestimmten klinischen Fragestellungen ist es ratsam, sich vor Materialentnahme und Versand von Untersuchungsmaterial mit dem diagnostischen Institut in Verbindung zu setzen, da in manchen Fällen spezielle Transportmedien oder auch Entnahmetechniken notwendig sind. Dies gilt z.B. für die Diagnostik von obligat intrazellulären Mikroorganismen, wie Chlamydien, und für den Nachweis von Mykoplasmen.

2.5.2.2 *Erregernachweis*

Mikroskopische Nachweisverfahren lassen zwar, anders als in der Parasitologie, meistens keine Erregertypen-Diagnose zu, sind dafür aber ohne großen Aufwand und schnell durchführbar. Sie können zusammen mit der Klinik zu einer Verdachtsdiagnose führen und damit richtungweisend für die Therapie sein. Sie geben evtl. zusätzlich die Möglichkeit, die Wirtsreaktion (Entzündungszellen) zu beurteilen. Zur Anwendung kommen Verfahren mit nativem Material, einfach gefärbten Präparaten (z.B. Methylenblau) oder differential-gefärbten Präparaten (z.B. Gram, Ziehl-Neelsen). Bei speziellen mikroskopischen Techniken spielen die Phasenkontrast- und Dunkelfeldmikroskopie sowie Fluoreszenzmikroskopie eine Rolle. Raster- und transmissionselektronenmikroskopische Untersuchungen haben für die Routinediagnostik keine Bedeutung.

Das **klassische Erregernachweisverfahren** in der mikrobiologischen Diagnostik ist die kulturelle Anzüchtung und anschließende Identifikation des Erregers. Die Anzüchtung von Bakterien (außer Chlamydien) und Pilzen in der mikrobiologischen Routinediagnostik erfolgt auf künstlichen Nährböden, die unterschiedlich zusammengesetzt sind, je nachdem welche Erregergruppe speziell angezüchtet werden soll. Wenn eine Reinkultur vorliegt, kann die weitere Identifizierung mit Hilfe verschiedener Verfahren erfolgen (morphologische, chemotaxonomische, physiologische und immunologische Merkmale). Normalerweise sollte die Differenzierung bis zur Speziesebene gehen, in Einzelfällen (bei Mehrfachisolaten vom gleichen Patienten) sogar bis zum Nachweis der klonalen Identität des jeweiligen Bakterienstamms. Ebenso sollte von jedem in Reinkultur angezüchteten Erreger eine Prüfung der Antibiotikaempfindlichkeit (Resistenztestung) erfolgen. Anzüchtung, Differenzierung und Resistenzprüfung erfordern eine unterschiedlich lange Zeitdauer. Diese beträgt z. B. für normal schnell wachsende Bakterien 1–4 Tage, für langsam wachsende Mykobakterien bis zu 6 Wochen. Durch neue radiometrische Nachweisverfahren (^{14}C-markierte Nährstoffe → Messung von $^{14}CO_2$ nach Verstoffwechslung) ist jetzt auch ein Mykobakteriennachweis innerhalb von 8–16 Tagen möglich.

In einigen Fällen besteht heute schon die Möglichkeit, mit Hilfe moderner Antigennachweisverfahren ohne vorherige Anzüchtung des Erregers eine Erregertyp-Diagnose zu stellen. Hierzu gehören einmal Nachweis von ätiopathogenetisch bedeutsamen Stoffwechselprodukten (z. B. Toxinen) oder der Nachweis von Zellwand- oder Zellinhaltsantigenen, die für einen bestimmten Erreger spezifisch sind. So können mit Hilfe immunologischer Nachweisverfahren Antigene von Pneumokokken, Meningokokken, Haemophilus influenzae, hämolysierenden Streptokokken der serologischen Gruppe B, Cryptococcus neoformans und Candida-Spezies in Serum und Liquor nachgewiesen werden. Zunehmend gewinnt auch der Einsatz spezifischer Gensonden an Bedeutung. Dies betrifft einmal die Differenzierung kulturell angezüchteter Bakterien, z. B. von Mykobakterien, zum anderen kann Bakterien-DNA im Originalmaterial spezifisch nachgewiesen werden (In-situ-Hybridisierung; z. B. Chlamydien, Gonokokken). Der genomische Nachweis von Bakterien mittels PCR eröffnet völlig neue Möglichkeiten für die mikrobiologische Diagnostik (erregerspezifischer Nachweis nicht oder schwer anzüchtbarer Mikroorganismen). Dieses Verfahren wird zur Zeit für bestimmte bakterielle Erreger (z. B. Borrelia Burgdorferi, Chlamydien, Mykobakterien) experimentell evaluiert und standardisiert und steht für die routinemäßige Anwendung noch nicht zur Verfügung. Die genannten modernen Verfahren können und sollen aber auch den kulturellen Erregernachweis nicht ersetzen (z. B. Resistenzprüfung sonst nicht mehr möglich)! In seltenen Fällen können noch Tierversuche notwendig sein, z. B. in der Diagnostik von Tetanus und Botulismus sowie vereinzelt in der Tuberkulosediagnostik.

2.5.2.3 *Antikörpernachweis*

Für die bakteriologische und mykologische Diagnostik spielen Antikörpernachweise eine untergeordnete Rolle. Sie haben vor allem dort eine diagnostische Bedeutung, wo der Erregernachweis selbst nicht (z. B. Lues) oder nur sehr schwer (z. B. Leptospirose) möglich ist, weil eine Kultur des Erregers nicht möglich oder sehr schwierig bzw. langwierig ist und standardisierte Antigennachweisverfahren bisher fehlen. Aber selbst in diesen Fällen besteht der Wert des positiven Antikörpernachweises mehr in der Absicherung der klinischen Diagnose und der Beurteilung eines Therapieerfolges als in der Indikationsstellung für eine spezifische antimikrobielle Therapie. Klassische Beispiele hierfür sind die Brucellose und die Leptospirose, wo ein möglichst frühzeitiger Therapiebeginn entscheidend ist und deshalb die Therapie schon bei hinreichend großem klinischen Verdacht begonnen werden muß. Lediglich in der Diagnostik der Lues ist die Serologie in den meisten Fällen das wichtigste und einzige Kriterium für die Therapieindikation.

Die gängigsten **Methoden für den Antikörpernachweis** sind Bakterienagglutination (Gruber-Widal-Reaktion), Komplementbindungsreaktion, indirekte Hämagglutination, indirekte Immunfluoreszenz, Immundiffusion, Gegenstromelektrophorese, Mikropräzipitation, ELISA-Tests und zunehmend auch Immunoblot-Verfahren. In der **serologischen Diagnostik** von Erkrankungen durch hämolysierende Streptokokken der serologischen Gruppe A werden spezielle Neutralisationstests eingesetzt, wie der Antistreptolysin-Test und der Anti-DNase-B-Test (Streptodornase-Test). Hier erfolgt der Nachweis von Antikörpern im Patientenserum über die Neutralisation des jeweiligen Streptokokkentoxins. Die Bedeutung der Streptokokkenserologie liegt vorwiegend nicht in der Diagnostik akuter Infektionen, sondern in der Diagnostik von Post-Streptokokkenerkrankungen, wie z. B. des rheumatischen Fiebers oder der akuten Glomerulonephritis. Dies gilt auch für die Postinfektionssyndrome nach primär gastrointestinalen Infektionen, wie z. B. der Yersiniose oder der Campylobacteriose.

Für die **Infektionsdiagnose** ist überwiegend der Titeranstieg (Serokonversion) in mindestens zwei Serumproben entscheidend, die Antikörperbestimmung in nur einem Serum ist nur in wenigen Fällen, wie z. B. bei der Leptospirose, von praktischer Bedeutung, da hier normalerweise keine Antikörper zu erwarten sind. In einigen Fällen kann auch der Nachweis von fehlenden Antikörpern zur Diagnosestellung beitragen: z. B. in der Diagnostik des menstruellen Toxic-shock-Syndroms, wo gerade das Fehlen von Antikörpern im Akutserum bei entsprechender Klinik die Diagnose stützt, da überwiegend Patientinnen erkranken, die keinen protektiven Antikörpertiter haben. Wegen des ubiquitären Vorkommens von Staphylococcus aureus, mit der Fähigkeit zur Bildung von Toxic-shock-Syndrom-Toxin-1, bildet der Mensch normalerweise im Laufe des Lebens frühzeitig durch entsprechenden Kontakt ausreichend (protektive) Antikörper. Bei nur wenigen bakteriellen Infektionen kommt es nach durchgemachter Erkrankung zur Persistenz von Antikörpern; Paradebeispiel ist die Lues, wo Antikörper, die durch den Treponema-pallidum-Hämagglutinationstest nachgewiesen werden, meist lebenslang persistieren. Hier geben dann Antikörper, die durch Mikroflockungstests (z.B. VDRL-Test) nachgewiesen werden, Auskunft darüber, ob eine ausgeheilte Altinfektion oder eine Neuinfektion vorliegt. Letztere muß selbstverständlich therapiert werden. Die Differenzierung der Antikörperklasse spielt in der serologischen Diagnostik von bakteriologischen bzw. mykologischen Erkrankungen keine große Rolle, abgesehen von der Diagnostik der konnatalen Lues. Auch der Nachweis von sekretorischem IgA findet z.Zt. noch keine routinemäßige Anwendung. Die Bedeutung des Antikörpernachweises in der Diagnostik von systemischen Candida-Infektionen und von Infektionen durch Schimmelpilze wie Aspergillus wird gemeinhin überschätzt. Sie sind niemals alleiniges Kriterium bei der Diagnose und Indikationsstellung für eine antimykotische Therapie.

2.5.2.4 Befundinterpretation

Der richtigen Interpretation mikrobiologischer Befunde kommt entscheidende Bedeutung zu: Die mikrobiologischen Befunde müssen mit dem klinischen Bild kompatibel sein. Dies folgt allein schon aus der Tatsache, daß bei der kulturellen Erregerdiagnostik alle vermehrungsfähigen Bakterien bzw. Pilze, die sich im Material befinden, nachgewiesen werden. Hierbei kann es sich natürlich, abhängig von der Materialentnahme, um Bakterien der Normalflora handeln bzw. um Kontaminanten, die sekundär bei Entnahme, Transport oder Verarbeitung in das Material gelangt sind. Das zweite Problem liegt darin, daß bestimmte Bakterien in einem Bereich des Organismus zur Normalflora gehören, an anderer Stelle aber sehr wohl Infektionen hervorrufen können. Klassisches Beispiel ist Escherichia coli, der als einer der Hauptkeime zur aeroben Dickdarmflora gehört, beim gleichen Patienten aber eine Harnwegsinfektion verursachen kann. Ähnliches gilt für die Interpretation von Antibiogrammen. Die In-vitro-Antibiotikaempfindlichkeitsprüfung gibt nur Auskunft darüber, welche Substanzen schon in vitro nicht wirksam sind. Der Umkehrschluß gilt aber nicht, d.h., nicht jedes Antibiotikum, das in vitro wirksam ist, ist in der

jeweiligen klinischen Situation therapeutisch einsetzbar.

2.5.3 Virologie

Eine wichtige Voraussetzung für erfolgreiche virologische Infektionsdiagnostik ist die **frühzeitige Probenentnahme.** Dies gilt sowohl für die Virusisolierung, die häufig nur (auf jeden Fall besser) in den ersten Krankheitstagen möglich ist, als auch für die Entnahme (ggf. Asservierung) einer frühen Blutprobe. Gängige diagnostische Verfahren sind in Tabelle 2.5-1 aufgeführt.

2.5.3.1 Immunitätsbestimmung

Der **Nachweis spezifischer Antikörper** (aus Blutserum und ggf. anderen Körperflüssigkeiten) beweist unabhängig von einer Krankheitsmanifestation eine stattgefundene Auseinandersetzung des Organismus mit dem betreffenden Virus. Die Interpretation eines Antikörpernachweises hängt davon ab, ob es sich um die Infektion mit einem persistierenden oder einem nicht-persistierenden Virus handelt (vgl. Tab. 6.4-1). Er bedeutet bei vielen nicht-persistierenden Infektionen und auch bei manchen (latent) persistierenden Infektionen Schutz vor **Zweiterkrankung,** nur seltener aber auch Schutz vor **Reinfektion.** Nach manchen Infektionen persistieren schützende Antikörper lebenslang (Masernvirus, Hepatitis-A-Virus), bei anderen können sie nach unterschiedlichen Zeiträumen verschwinden (Rötelnimpfvirus, Influenzavirus). Werden gegen einen Erreger **schützende Antikörper** gebildet, so lassen sich diese prinzipiell durch Neutralisation der Infektiosität in Zellkulturen oder Versuchstieren nachweisen.

Ein solcher **Neutralisationstest (NT)** ist sehr zeit- und kostenaufwendig und in vielen Fällen technisch nicht durchführbar. Andererseits ist er z.B. auch heute noch für Picornaviren (Polioviren, Coxsackie-Viren) der einzige Test, der die Bestimmung **typenspezifischer Antikörper** erlaubt.

Nicht alle Testverfahren sind zur Immunitätsbestimmung geeignet. So wird die **Komplementbindungsreaktion (KBR)** z.B. einige Monate bis wenige Jahre nach einer Mumps-, Masern- oder Varicella-Zoster-Virus(VZV)-Infektion negativ ausfallen, obgleich spezifische IgG-Antikörper mittels eines **ELISA, Radioimmunoassays (RIA)** oder **Immunfluoreszenztests (IFT)** nachweisbar sind und auch tatsächlich noch Schutz vor Erkrankung besteht. Nach Influenzavirusinfektion fallen die mit Hilfe der üblichen KBR meßbaren Antikörper ebenfalls relativ rasch ab; darüber hinaus erfaßt die üblichen KBR nur **typenspezifische Antikörper** (Influenza A) gegen das Nukleokapsid der Influenzaviren und unterscheidet damit nicht zwischen Antikörpern gegen verschiedene Subtypen. Derartige **subtypenspezifische Antikörper,** die gegen Oberflächenglykoproteine (Hämagglutinin und Neuraminidase) der

Tab. 2.5-1 Virologische Diagnostik

diagnostische Maßnahme		Methode
Virusnachweis		
Virusisolierung		in Zellkulturen, Brutei, Versuchstier
Nachweis viraler Antigene	in Einzelzellen (in situ)	Mikroskopie (Immunfluoreszenz, Immunperoxidase)
	in Sekreten, Exkreten oder Gewebehomogenaten	Enzymimmunoassay, Radioimmunoassay
Nachweis viraler Genome	in Einzelzellen (in situ)	In-situ-Hybridisierung
	in Sekreten, Exkreten oder Gewebehomogenaten	Filterhybridisierung Polymerase chain reaction (PCR)
Antikörpernachweis		
„klassische serologische Verfahren"		Neutralisationstests, Komplementbindungsreaktion, Hämagglutinationshemmtest
„moderne Bindungstests"	Nachweis virusspezifischer Antikörper verschiedener Ig-Subklassen	Enzymimmunoassay, Radioimmunoassay, Immunfluoreszenztest
	Nachweis von Antikörpern gegen verschiedene Antigene eines Virus	Enzymimmunoassay, Immunfluoreszenztest, Westernblot
	Nachweis autochthoner Liquorantikörper	Enzymimmunoassay, Immunfluoreszenztest, Westernblot

äußeren Virushülle gerichtet und für die Immunität entscheidend sind, lassen sich mit einem **Hämagglutinationshemmtest (HHT)** erfassen.

Beispiel: Ein Patient erkrankt im Dezember 1989 an einer Influenza A (Subtyp H1N1). Trotz nachweisbarer KBR-Antikörper erkrankt er im Februar 1990 erneut an Influenza A (Subtyp H3N2).

2.5.3.2 Diagnose akuter (Primär-)Infektionen

Die befriedigendste Diagnose ist der **Erregernachweis** in Zusammenhang mit einer typischen Klinik; hierbei muß (bei Viren, die zur **Latenz** befähigt sind, z.B. Herpesviren) zur Differenzierung zwischen Primärinfektion und **Rekurrenz** der Nachweis einer **Antikörper-Serokonversion** (erstmaliges Auftreten von Antikörpern) hinzukommen.

Klassischerweise geschieht der Erregernachweis durch **Virusisolierung,** die bei etlichen Viren (z.B. Picornaviren, Herpes-simplex-Virus) innerhalb von 24–60 Stunden, ohne großen Aufwand beim Transport, leicht durchführbar ist. Kritischer, was Transport und Zellkulturbedingungen betrifft, und auch langwieriger ist z.B. die Isolierung von Zytomegalievirus (CMV, Isolierungsdauer bis zu sechs Wochen) sowie VZV oder Influenzavirus (beide sehr

empfindlich). Ein Transport von **Virusisolierungsmaterial** (Abstriche, Sekrete, Exkrete, Gewebe) muß rasch und stets in Flüssigkeit, möglichst in Gewebekulturmedium mit hohen Antibiotikakonzentrationen und Proteinzusatz (bei Influenza kein Protein!), idealerweise bei 0 bis 4 °C erfolgen (nicht einfrieren!). Diese Probleme, aber auch die Tatsache, daß manche Viren nur in Tieren verläßlich isolierbar sind (Beispiel: einige Coxsackie-A-Viren in neugeborenen Mäusen, Hepatitis-B-Virus [HBV] in Schimpansen) und andere (z.B. humane Papillomviren [HPV]) überhaupt nicht außerhalb des Menschen vermehrt werden können, haben zu verstärkten Bemühungen um **alternative Virusnachweise** geführt: Die **Elektronenmikroskopie** ist in manchen Situationen heute noch hilfreich (z.B. Tollwutverdacht, nicht züchtbare Erreger gastrointestinaler Infektionen: Coronaviren, Astroviren). Sie ist schnell durchführbar, erfordert aber einen erheblichen personellen und technischen Aufwand sowie hohe Partikelzahlen in der Probe. Beim **Antigennachweis** versucht man immunologisch virale Proteine stellvertretend für Viruspartikel nachzuweisen. Dies gelingt mit einer umgekehrten ELISA-Technik, der **Immunperoxidasetechnik,** oder durch Immunfluoreszenzverfahren. Derartige Nachweismethoden können prinzipiell als **Direktnachweise** an Patientenmaterialien (Sekrete, Einzelzellen, Gewebeschnitte) eingesetzt werden oder zur Verkürzung der Isolierungsdauer an zuvor mit dem Patientenmaterial inokulierten Zellkulturen (Beispiel: Nachweis früh gebildeter Virusproteine bei CMV bereits nach 16 bis 40 Stunden möglich).

Eine alternative Entwicklung stellt der **Virusgenomnachweis** mit Hilfe von **DNS-Hybridisierungstechniken** dar. Dieser kann je nach Virus und klinischer Fragestellung wiederum aus Körperflüssigkeiten als Filterhybridisierung (Beispiel: HBV-DNS aus Serum) oder als „In-situ"-Hybridisierung an zytologisch oder bioptisch gewonnenen Zellen durchgeführt werden. Die neueste Entwicklung stellt die **In-vitro-Amplifikation** viraler Genomanteile durch die **Polymerase-chain-reaction (PCR)** dar. Diese Methode löst zwar das Problem mangelnder Sensitivität bei geringer Genomkonzentration in der Probe, führt aber zu enormen Anforderungen an saubere Arbeitsweise und Kontrollen im Labor. Die PCR ist auch 1994 noch keine Routinemethode, und es gibt nur wenige Fragestellungen in der virologischen Diagnostik, bei denen die PCR absolut indiziert ist z. B.:

► Nachweis von Hepatitis-C-Virus-RNA
► Nachweis von HIV-RNA und/oder proviraler DNA bei Kindern von HIV-infizierten Müttern
► Nachweis von viraler DNA/RNA im Liquor bei Verdacht auf ZNS-Infektionen
► einige wenige diagnostische Spezialfälle.

Die **klassische serologische Infektionsdiagnose** fordert den Nachweis einer **Serokonversion bei der Paralleluntersuchung** einer früh und einer später im Krankheitsverlauf entnommenen Blutprobe oder einen **signifikanten Antikörperanstieg,** falls die erste Blutentnahme bereits nach Beginn der Antikörperbildung erfolgte. Da diese Bedingungen wegen zu später erster Blutentnahme oder sehr frühzeitiger Antikörperbildung im Infektionsverlauf häufig nicht erfüllt werden, versucht man den Infektionszeitpunkt durch **Bestimmung** spezifischer **IgM- und IgA-Antikörper** einzugrenzen (Beispiel: Hepatitis-A-Virus, Rötelnvirus, Influenzavirus). Auch kann die unterschiedliche Dauer des Antikörpernachweises bei Verwendung verschiedener Methoden diagnostisch verwendet werden: **Beispiel:** 16jähriger Junge mit Parotisschwellung seit 15 Tagen; Mumps-KBR: < 1:5 (negativ), Mumps-IgG-ELISA: positiv; damit scheidet Mumps als Ursache praktisch schon vor Bekanntwerden des negativen Mumps-IgM-ELISA aus.

2.5.3.3 Diagnose rekurrierender Infektionen

Das diagnostische Instrumentarium ist das gleiche, und es ist leicht, einen rekurrierenden Herpes labialis durch Erregernachweis bei entsprechender Klinik zu sichern. Serologische Antikörperbestimmungen sind in einem solchen Fall wenig hilfreich, da weder regelmäßig Titeranstiege noch erneute Bildung von IgM-Antikörpern nachgewiesen werden können. Beim Zoster als Zweitmanifestation der latenten VZV-Infektion findet man hingegen

mit der KBR stets ein Wiederauftreten der zuvor nicht mehr nachweisbaren Antikörper und gelegentlich IgM-Bildung. Der Nachweis EBV-VCA-spezifischer IgA-Antikörper ist bei **EBV-assoziierten Nasopharynxkarzinomen** regelmäßig möglich. Erhebliche Probleme können sich für die **ätiologische Verknüpfung** rekurrierender Infektionen dann ergeben, wenn eine unspezifische Symptomatik mit dem Nachweis der Rekurrenz einer latenten Infektion einhergeht (CMV). Wünschenswert wäre hier der Nachweis des Erregers in pathologisch verändertem Gewebe (siehe Tab. 2.5-1). In der Zukunft wird man verstärkt versuchen, durch differenzierten Nachweis von Antikörpern gegen **isolierte virale Antigene** (wie dies bei HBV, Epstein-Barr-Virus [EBV] und HIV im Westernblot bereits geschieht) die serologisch-diagnostische Aussage im Hinblick auf den zeitlichen und infektiologischen Verlauf eines Infektionsprozesses zu verbessern (siehe Tab. 6.5-15). Diagnostische Bedeutung mag ebenfalls vermehrt dem Nachweis einer **autochthonen lokalen Antikörperproduktion** (oligoklonale Banden) in bestimmten Kompartimenten des Organismus (Liquorraum, Augenkammerwasser) zukommen.

2.5.3.4 Infektiositätsbestimmung

Der Beweis der Infektiosität eines Patienten setzt prinzipiell den Nachweis **infektiöser Viruspartikel** voraus. Der bloße Antigennachweis kann hier als Surrogatbefund fehlleiten (Beispiel: HBs-Ag-Nachweis ist ohne Infektiosität möglich). Der Nachweis von HBV-DNS im Serum gilt konzentrationsabhängig als Beweis einer HBV-Infektiosität, bestimmbar mittels Filterhybridisierung oder auch der PCR. Der Nachweis spezifischer neutralisierender Antikörper bei einem Patienten kann dessen Infektiosität im Hinblick auf das entsprechende Virus ausschließen (anti-HBs), dies ist aber nicht immer der Fall (anti-HSV, anti-HIV1).

2.5.3.5 Befundinterpretation

Eine korrekte Testdurchführung vorausgesetzt, läßt sich – bei Wahl des richtigen Testverfahrens – die Frage der Immunität, bezogen auf die in Frage kommenden Viren, eigentlich immer beantworten. Bei der Infektionsdiagnostik ergeben sich stets zwei Fragen:

► Beweisen die vorliegenden Testergebnisse das Vorliegen einer akuten Virusinfektion (Primärinfektion oder Rekurrenz)?
► Ist eine bewiesene akute Virusinfektion ätiologisch verantwortlich für die Symptomatik (Krankheit) des Patienten?

Beide Fragen werden leider zu häufig unsachgemäß mit ja beantwortet. **Beispiel:** Ein hoher Antikörpertiter gegen Coxsackie-Virus B3 beweist keine frische Infektion und noch weniger, daß es sich, auch bei klinischen Zeichen einer Myokarditis, um eine Coxsackie-Virus-Myokarditis handelt.

2.5.4 Parasitologie

Die parasitologischen Untersuchungstechniken sind vorwiegend **direkte,** meist **mikroskopische Nachweise** der Erreger oder ihrer Produkte wie Eier oder Larven. Sie sind relativ einfach und zuverlässig – vorausgesetzt, daß geeignetes Untersuchungsmaterial (Blutpräparate, Stuhl, Urin) zur Verfügung steht.

Die gängigen **serologischen Verfahren** sind vor allem die indirekte Immunfluoreszenz und ELISAs. Auch die KBR spielt in einigen Fällen noch eine Rolle. Generell sind **Antikörpernachweise** bei der Diagnostik von Parasitosen nur in Einzelfällen von entscheidender Bedeutung (z. B. Echinokokkose, Toxoplasmose), bei anderen können sie wichtige Ergänzungen des Befundes sein (z. B. invasive Amöbiasis), in vielen Fällen sind sie für die klinische Diagnostik weitgehend nutzlos (z. B. Malaria).

2.5.4.1 Befundinterpretation

Die korrekte Interpretation serologischer Befunde in ihrer Beziehung zum aktuellen Krankheitsbild ist auch in der Parasitologie nicht selten schwierig und erfordert Erfahrung (z. B. Toxoplasmose). Neben dem bereits bei der Virologie geschilderten Problem der ätiologischen Zuordnung eines serologischen Ergebnisses ist folgendes zu bedenken:

▶ Antikörper gegen Parasitenantigene können auch nach einer erfolgreichen antiparasitären Behandlung lange (u. U. Jahre) persistieren.

▶ Serologische Reaktionen sind häufige Gruppenreaktionen, die eine Differenzierung zwischen verschiedenen Parasitenspezies nur ausnahmsweise zulassen.

Literatur

– Brandis, H., G. Pulverer: Lehrbuch der Medizinischen Mikrobiologie. Fischer, Stuttgart–New York 1994.
– Evans, A. S.: Viral Infections of Humans. Plenum Medical Book, New York–London 1990.
– Fields, B. N.: Virology. Raven, New York 1990.
– Gsell, O., U. Krech, W. Mohr: Klinische Virologie. Urban & Schwarzenberg, München–Wien–Baltimore 1986.
– Mertens, Th., F. Wolff: Ausgewählte pränatale, perinatale und postnatale Infektionen. In: G. Martius (Hrsg.): Differentialdiagnose in Geburtshilfe und Gynäkologie. Thieme, Stuttgart–New York 1987.
– Rose, N. R., H. Friedman, J. L. Fahey (eds.): Manual of Clinical Immunology. American Society for Microbiology, Washington DC 1986.

2.6 Invasive Diagnostik

2.6.1 Kardiologische Untersuchungen

K. Kochsiek

Rechtsherzkatheteruntersuchung

Unter Durchleuchtung wird nach perkutaner Punktion der Vena cubitalis, der Vena subclavia bzw. Vena jugularis interna oder der Vena femoralis ein Katheter mit aufblasbarem Ballon an der Spitze und einer Thermistorsonde in die Arteria pulmonalis eingeführt (Swan-Ganz-Katheter). Durch Injektion von physiologischer Kochsalzlösung mit bekannter Temperatur und Messung des Temperaturverlaufs an der Katheterspitze läßt sich das Herzminutenvolumen berechnen (Thermodilutionsmethode). Die Bestimmung der Sauerstoffsättigung in der Arteria pulmonalis gibt wertvolle diagnostische Informationen. Ein erhöhter Sauerstoffgehalt liegt z. B. bei Vitien mit Links-rechts-Shunt oder bei hyperdynamen Funktionszuständen vor. Eine Erniedrigung der Sauerstoffsättigung in der Arteria pulmonalis ist meist Ausdruck einer vermehrten Sauerstoffausschöpfung in der Peripherie im Rahmen einer Herzinsuffizienz.

Wird der Katheter mit aufgeblasenem Ballon weit in die Peripherie der Lungengefäße vorgeschoben, so erlaubt die Druckmessung, falls keine Mitralstenose vorliegt, die Wiedergabe des diastolischen Drucks im linken Ventrikel (siehe Abb. 2.6-1). Liegt dieser sogenannte Pulmonalkapillarverschlußdruck („Wedge") über 12 mmHg, besteht eine linksventrikuläre Funktionsstörung.

Selektive Koronarangiographie

Bei der Methode nach Sones (1959) wird nach Freilegung oder Punktion der Arteria brachialis in Lokalanästhesie der Katheter eingeführt. Bei der Methode nach Judkins (1964) kann mittels einer perkutanen Technik die Arteria femoralis punktiert und der Katheter eingeführt werden. Durch selektive Kontrastmittelinjektion werden die linke und die rechte Kranzarterie in mehreren Projektionen dargestellt (siehe Abb. 2.6-2). Ausmaß, Schweregrad und Lokalisation von Koronarstenosen können erkannt werden. Nach Einführen des Katheters erfolgt die Aufhebung der Blutgerinnung mit Heparin zur Vermeidung thrombotischer Komplikationen. Die Letalität der selektiven Koronarangiographie liegt heute in erfahrenen Händen unter 1‰.

Ventrikulographie

Durch retrograde Sondierung des linken Ventrikels und Kontrastmittelinjektion ist die direkte Darstellung der linken Herzkammer möglich. Sie erlaubt die Beurteilung des enddiastolischen und endsystolischen Volumens sowie der Auswurffraktion des linken Ventrikels (enddiastolisches Volumen – endsystolisches Volumen/enddiastolisches Volumen). Gleichzeitig lassen sich regionale Wandbewegungsstörungen erfassen wie Hypokinesie, Akinesie, Dyskinesie und Aneurysmabildung (siehe Abb. 2.6-3). Ein Kontrastmittelübertritt in den linken Vorhof zeigt eine Mitralinsuffizienz an, die angiographisch quantifiziert werden kann.

Bulbographie

Durch Kontrastmittelinjektion in die Aorta ascendens oberhalb der Aortenklappe läßt sich eine Aor-

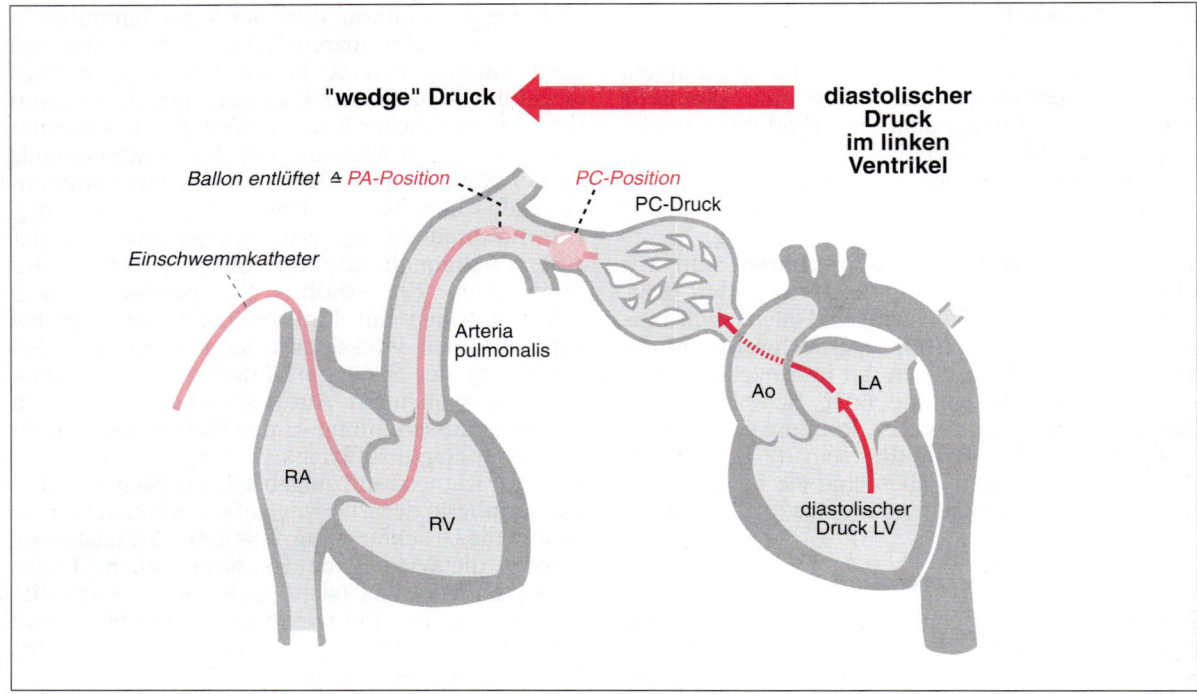

Abb. 2.6-1 Schematische Darstellung der Messung des linksventrikulären Füllungsdrucks mit einem über eine periphere Vene eingeführten Swan-Ganz-Ballonkatheter. Bei aufgeblasenem Ballon ist eine Messung des Pulmonalkapillardrucks möglich (PC-Druck), da bei Ausschluß einer Mitralstenose während der Diastole der Druck im linken Ventrikel dem im linken Vorhof, in der Lungenvene und in den Pulmonalkapillaren entspricht.
RA = rechter Vorhof, RV = rechter Ventrikel, LA = linker Vorhof, LV = linker Ventrikel, Ao = Aorta, PA = Pulmonalarterie.

teninsuffizienz angiographisch quantifizieren und der Durchmesser des Klappenrings bestimmen. Ebenso ist die Bulbographie wichtig zur Erkennung eines Aneurysma dissecans.

Endomyokardbiopsie

Mittels spezieller Bioptome können Gewebsproben aus dem rechten und linken Ventrikel entnommen werden. Die Myokardbiopsie ist wichtig zur histologischen Erkennung einer sich entwickelnden Abstoßungsreaktion nach Herztransplantation. Eine floride Myokarditis läßt sich nur bioptisch sichern. Weitere, allerdings sehr seltene Indikationen sind Verdacht auf Sarkoidose und Löffler-Endokarditis (Endomyokardfibrosen) sowie Stoffwechselerkrankungen des Myokards wie z.B. Amyloidose und Hämochromatose. Wegen des fokalen Ausbreitungsmusters dieser Erkrankungen ist allerdings die

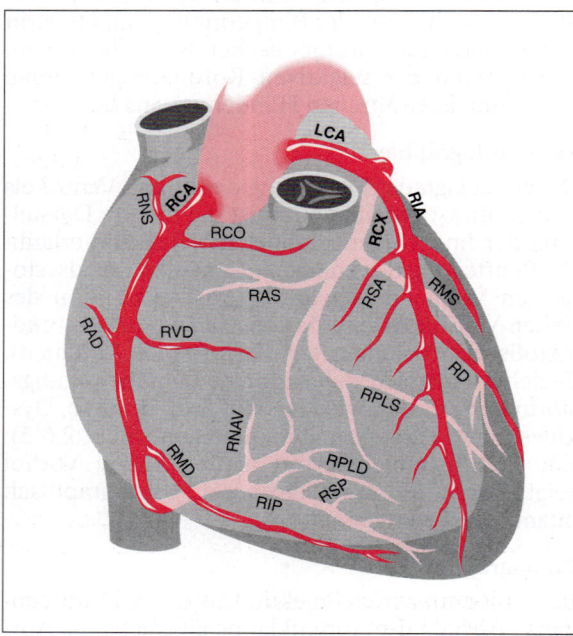

◄ **Abb. 2.6-2** Schematische Darstellung der Herzkranzgefäße und der wichtigsten Seitenäste. LCA = linke Kranzarterie, RIA = Ramus interventricularis anterior, RD = Ramus diagonalis, RSA = vom RIA in das interventrikuläre Septum ziehende Äste, RCX = Ramus circumflexus, RMS = Ramus marginalis sinister, RPLS = Ramus posterolateralis sinister, RAS = vom Ramus circumflexus zum linken Vorhof abgehender Gefäßast, RCA = rechte Kranzarterie, RCO = Konusast, RNS = Sinusknotenarterie, RAD = von der rechten Kranzarterie zum rechten Vorhof ziehendes Gefäß, RVD = Ramus ventricularis dexter, RMD = Ramus marginalis dexter, RNAV = AV-Knoten-Arterie, RPLD = Ramus posterolateralis dexter, RIP = Ramus interventricularis posterior, RSP = vom Ramus interventricularis posterior in das interventrikuläre Septum ziehende Äste.

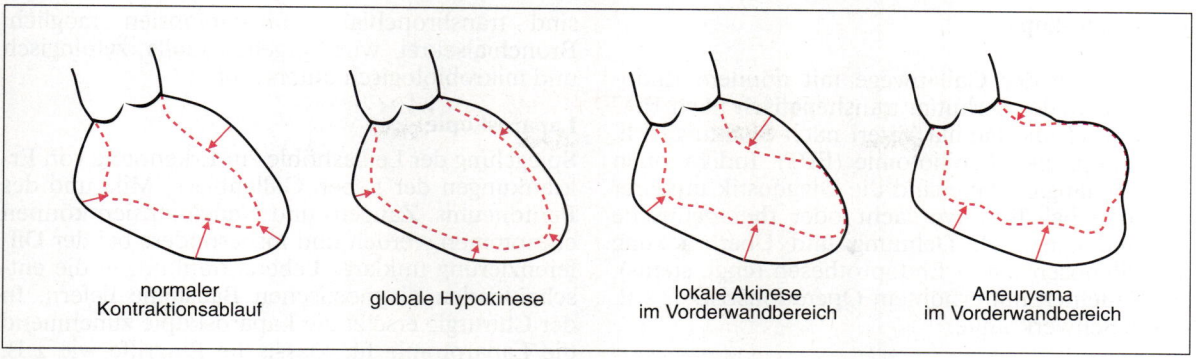

normaler
Kontraktionsablauf

globale Hypokinese

lokale Akinese
im Vorderwandbereich

Aneurysma
im Vorderwandbereich

Abb. 2.6-3 Ventrikulographische Darstellung der endsystolischen und enddiastolischen Konturen des linken Ventrikels mit den möglichen regionalen Kontraktionsstörungen.

Entnahme von mindestens 6–8 Gewebsproben erforderlich, um zu einer diagnostisch relevanten Aussage zu kommen. Gefürchtete Komplikationen sind bei der rechtsventrikulären Biopsie ein Hämoperikard und thromboembolische Ereignisse bei der linksventrikulären Biopsie. In Zentren mit ausreichender Erfahrung ist das Risiko allerdings gering.

Periphere Angiographie

Normalerweise wird die periphere Angiographie nach Punktion der Arteria femoralis über einen in die Aorta abdominalis eingeführten Katheter vorgenommen. Hierdurch lassen sich Veränderungen im Bereich der Aorta abdominalis, der abgehenden Seitenäste, der Iliakalgefäße, der Arteria femoralis superficialis bzw. profunda, der Arteria poplitea sowie im Trifurkationsbereich erkennen. Diagnostiziert werden können atheromatöse Plaquebildungen, Ulzerationen, Gefäßstenosen, Verschlüsse, Aneurysmen und Gefäßdissektionen (Intimaeinrisse). Wegen der leichteren Bildverarbeitung und der Einsparung von Kontrastmittel hat sich heute die Technik der digitalen Subtraktionsangiographie (DSA) durchgesetzt. Durch selektive Kontrastmittelinjektion in den Truncus coeliacus, die Arteria mesenterica superior bzw. inferior können intestinale Blutungsquellen lokalisiert werden (Blutverlust mehr als 2 ml/min). Auch maligne Prozesse können durch eine pathologische Gefäßstruktur diagnostiziert werden.

2.6.2 Diagnostische Endoskopie

M. Classen

Endoskopie (griechisch Innenschau) bedeutet direkte Betrachtung innerer Oberflächen, gegebenenfalls ergänzt durch die Gewebegewinnung (Biopsie) mit Zange oder Nadel. Das Endoskop kann ein starres oder ein flexibles Gerät sein, welches Licht durch ein Fiberglasbündel in das Organ spiegelt und das Bild durch ein anderes Fiberglasbündel oder mittels eines CCD-Chips (charge coupling device = innere TV-Kamera) dem Auge des Untersuchers zuführt. Zur Diagnostik von Erkrankungen des Verdauungstrakts und der Bronchien spielen Endoskopie und Biopsie eine überragende Rolle in der Inneren Medizin.

Ösophago-Gastro-Duodenoskopie

Kombinierte Untersuchung von Speiseröhre, Magen und oberem Zwölffingerdarm bei Blutung, Obstruktion und stärkeren, unklaren Beschwerden, auch zur Therapiekontrolle, z. B. von Magengeschwüren, und für therapeutische Eingriffe. Die histologische Untersuchung von Zangenbiopsien ist besonders wichtig für die Abgrenzung benigner und maligner Veränderungen in Speiseröhre und Magen. Die Dignität von Magenpolypen und die (seltene) Operationsindikation werden durch histologische Untersuchung des gesamten Polypen nach Schlingenabtragung (siehe Abb. 11.3-10) festgestellt.

Koloskopie

Spiegelung von Dickdarm und terminalem Ileum (Kolo-Ileoskopie). In der Praxis spielen die Endoskopie von Anus und Rektumampulle (Proktoskopie), insbesondere zur Behandlung von Hämorrhoiden, sowie die Rektosigmoidoskopie (bis etwa 50 cm ab ano) eine große Rolle.
Indikationen: unklare Blutungen, Tumorverdacht, Entzündungen und therapeutische Eingriffe.
Die hierfür verwendeten Endoskope besitzen die gleichen Charakteristika wie diejenigen zur Spiegelung des oberen Verdauungstrakts.

Endoskopische retrograde Cholangio-Pankreatikographie (ERCP)

Endoskopische Untersuchung von Duodenum und Papilla Vateri, selektive Sondierung der Mündungen von Gallen- und Pankreasgängen zur Kontrastmittelinstillation und röntgenologischen Untersuchung.
Indikationen: Steine, Entzündungen und Tumoren (siehe Abb. 11.6-6).

Cholangioskopie

Endoskopie der Gallenwege mit dünnem Endoskop entweder perkutan transhepatisch nach PTC oder durch die Papilla Vateri nach Spaltung, d.h. endoskopischer Papillotomie (EPT). Indikationen zur Cholangioskopie sind die Diagnostik unklarer Befunde bei Tumorverdacht oder therapeutische Maßnahmen, z.B. Dehnung und Überbrückung von Stenosen durch Endoprothesen (engl. stents), bei Patienten mit erhöhtem Operationsrisiko, z.B. ältere Schwerkranke.

Bronchoskopie

Spiegelung der oberen Luftwege mit einem dünnen Fiberendoskop von der Trachea bis in Segment- und Subsegmentostien.
Indikationen: Tumorverdacht oder unklare Entzündungen, z.B. Verdacht auf Pneumocystis-carinii-Pneumonie beim AIDS. Biopsie unter endoskopischer Sicht und unter Röntgendurchleuchtung, Vorschieben der Zange bis in die Peripherie. Ferner sind transbronchiale Lungenbiopsien möglich. Bronchialsekret wird gegebenenfalls zytologisch und mikrobiologisch untersucht.

Laparoskopie

Spiegelung der Leibeshöhle zur Erkennung von Erkrankungen der Leber, Gallenblase, Milz und des Peritoneums. Zangen- und Nadelbiopsien können entnommen werden und insbesondere bei der Differenzierung unklarer Lebererkrankungen die entscheidenden diagnostischen Bausteine liefern. In der Chirurgie ersetzt die Laparoskopie zunehmend die Laparotomie für klassische Eingriffe wie z.B. Appendektomie, Cholezystektomie und Kolonresektionen.

Neue Anwendungsgebiete der Endoskopie

Die endoskopische Untersuchung „enger Röhren", z.B. des Dünndarms und der Blutgefäße, befindet sich im Stadium des Experiments, aber noch nicht in der klinischen Routine.

3 Prinzipien der internistischen Therapie

3.1 Allgemeine Maßnahmen

K. KOCHSIEK

Die Behandlung eines Kranken gliedert sich in allgemeine und spezielle Maßnahmen. Die allgemeinen Maßnahmen werden in der Klinik in der Regel vom Pflegepersonal ausgeführt, in der häuslichen Praxis müssen sie aber vom behandelnden Arzt und von den Angehörigen übernommen werden. Immer ist zu entscheiden, ob strenge Bettruhe einzuhalten ist oder Sitzen im Lehnstuhl oder Umhergehen erlaubt sind. Wichtig ist die Frage, ob der Kranke das Badezimmer bzw. die Toilette benutzen darf, denn Stuhlgang im Bett ist häufig belastender als ein kurzer Gang zur Toilette oder zum Nachtstuhl. Unbedingt muß auf regelmäßige Entleerung eines Stuhles von normaler Konsistenz geachtet werden. Blasenkatheter sind nur bei Miktionsstörungen indiziert,

nicht zur Erleichterung der Pflege, da sie immer einen Infektionsherd darstellen.

Bei bettlägerigen Patienten, besonders bei älteren Kranken, sind regelmäßige Umlagerungen zur Vermeidung einer hypostatischen Pneumonie und zur Dekubitus-Prophylaxe notwendig. Bei diesen Patienten ist weiterhin eine Thromboseprophylaxe indiziert, z. B. durch Antikoagulanzien (Kontraindikationen beachten!). Zur Thromboseprophylaxe gehörten auch das Wickeln der Beine oder das Anlegen von Gummistrümpfen und aktive Spannungsübungen der Beinmuskulatur.

Sehr wichtig ist die richtige Ernährung: Sie sollte kalorisch genügend, vitaminreich, leicht verdaulich und reich an Ballaststoffen sein. Viele kleine Mahlzeiten werden in der Regel angenehmer empfunden. Eiweiß und Kohlenhydrate sollten bevorzugt werden. Bei fiebrigen, aber vor allem auch bei älteren Kranken ist auf eine ausreichende Flüssigkeitszufuhr zu achten. Ob Kaffee, Tee oder alkoholische Getränke erlaubt sind, muß für jeden Einzelfall entschieden werden. In kleineren Mengen können alkoholische Getränke durchaus appetitanregend wirken, während Kaffee und Tee antriebssteigernde Effekte haben. Besonders älteren Patienten sollte man liebgewordene Gewohnheiten nicht ohne zwingenden Grund verbieten. Wichtig ist weiter eine angenehme Raumtemperatur im Krankenzimmer, das mehrmals täglich gelüftet werden sollte. Überwärmungen durch Heizkissen oder Wärmflaschen sind unbedingt zu vermeiden. Es ist selbstverständlich, daß eine sorgfältige Körper- und Mundpflege unerläßlich ist. Grundsätzlich gilt, daß der Kranke alle Verrichtungen, zu denen er selbst in der Lage ist, auch selbst tun sollte.

Nach überstandener Krankheit ist vielfach zu klären, ob die endgültige Wiederherstellung durch einen Kuraufenthalt mit Klimawechsel oder durch Rehabilitationsmaßnahmen im weitesten Sinne gefördert werden kann. Nach schwerer Krankheit gehören auch Ratschläge zu Fragen der weiteren Lebensführung, der beruflichen und allgemeinen Belastbarkeit, des Autofahrens, der Flugreisen, der sportlichen Aktivitäten, Fragen der Ernährung, evtl. der Gewichtsreduktion usw. zum therapeutischen Konzept. Auch Probleme der Sexualität müssen gelegentlich angesprochen werden.

> Die allgemeinen Therapiemaßnahmen haben in der Regel einen größeren Einfluß auf das Wohlbefinden des Patienten als die spezielle Therapie. Das Wohlbefinden eines Kranken ist ein gewichtiger Heilungsfaktor.

3.2 Prinzipien der internistischen Arzneimitteltherapie

W. Dölle, U. Schwabe

Die Arzneitherapie ist eines der wichtigsten Instrumente des Internisten neben der Beratung der Patienten über zweckmäßige Lebensführung zur Verhütung von Krankheiten. Ihr kommt genauso viel Bedeutung zu wie der Diagnose und Prognose. Bemühungen um Prognose und Diagnose sind nur gerechtfertigt als Grundlage für die nachfolgende Therapieentscheidung, mittels derer der Arzt seinen Heilauftrag erfüllt.

Für den Kliniker und praktizierenden Arzt sind also gründliche Kenntnisse auf allen diesen Gebieten Voraussetzung für eine rationale, d.h. wissenschaftlich begründete Therapie. Nur auf einer solchen Grundlage kann der Arzt neue Erkenntnisse und vor allem „Neuheiten" des Arzneimittelmarktes kritisch beurteilen und für seine individuelle Behandlung sinnvoll verwenden.

3.2.1 Die Diagnose als Grundlage der Therapie und Prognose

Die Diagnose ist die Voraussetzung für die Indikation. Der Begriff der Indikation (Anzeige, Anzeigestellung) ist für eine wissenschaftlich begründete, d.h. kritisch überprüfbare Therapie unerläßlich. Erst wenn definiert ist, welcher krankhafte Zustand vorliegt und daraus ein oder mehrere Behandlungsziele abgeleitet wurden, ist eine Wahl der Therapie möglich. Nur so kann auch der Erfolg einer Behandlung im Einzelfall und generell, z.B. bei der Beurteilung eines neuen Wirkstoffes, kritisch beurteilt werden.

Die Lücken unseres Wissens über Ätiologie und Pathogenese vieler Krankheiten und der Mangel an therapeutisch wirksamen Methoden und Wirkstoffen, die in die Ätiologie oder in das pathogenetische Geschehen von Krankheiten eingreifen, sind der Grund dafür, daß in weiten Bereichen der Therapie eine kausale Behandlung oft nicht möglich ist. Die **kausale Therapie** ist das ideale Modell einer Behandlung. Bei vielen Infektionskrankheiten und in der operativen Medizin ist sie oft verwirklicht. Aber gerade in der Inneren Medizin sind wir noch auf vielen Gebieten auf eine **symptomatische Therapie** angewiesen oder müssen zu Maßnahmen greifen, die zwar in die Pathogenese von Krankheiten oder Symptomen eingreifen, aber die Ursachen – seien sie bekannt oder unbekannt – unbeeinflußt lassen. Als Beispiel seien die Schmerzbehandlung und die Anwendung von Glukokortikoiden in pharmakologischen Dosen genannt. Die **Substitution** von körpereigenen Substanzen, z.B. von Hormonen, stellt eine weitere Form der Behandlung dar. Schließlich sei noch die Therapie „ex juvantibus" erwähnt. Dabei handelt es sich um die probeweise Einleitung einer Behandlung, die so spezifisch wirkt, daß in Umkehrung der Regel Diagnose – Indikation – Therapie aus dem Erfolg der Behandlung und damit der Bestätigung der richtigen Indikation auf die Diagnose geschlossen werden kann. Als Beispiele seien genannt der Effekt von Colchicin, der beim Gichtanfall weitgehend spezifisch ist, und die schnelle Beseitigung eines hypoglykämischen Komas durch i.v. Gabe von Glukose.

Eine exakte Diagnose ist also Voraussetzung für die Indikation zur Therapie und zugleich Grundlage für die Prognose.

3.2.2 Auswahl der Therapie

3.2.2.1 *Nutzen/Risiko-Abwägung*

Eine Abwägung von Nutzen und Risiko ist vor jeder Therapieentscheidung erforderlich. Die Prognose, d.h. die Kenntnis des natürlichen Verlaufs der Krankheit, ist die Voraussetzung für eine allgemeine Abwägung, bei der die zu erwartende mittlere Heilungsquote durch eine bestimmte Behandlung mit der Spontanheilungsrate verglichen werden muß.

Darüber hinaus sind Häufigkeit und Schwere von unerwünschten Arzneimittelwirkungen in Rechnung zu setzen.

Unerwünschte Arzneimittelwirkungen werden definiert als schädliche Wirkungen von Medikamenten, die bei therapeutischer Dosierung und bei zutreffender Indikation auftreten und nicht zu dem beabsichtigten Erfolg beitragen. Bei nicht obligat auftretenden unerwünschten Arzneimittelwirkungen bedarf es besonderer Umstände, wie z. B. „Überempfindlichkeit" des Patienten vor Exposition, oder genetisch bedingter Disposition sowie Interferenz mit anderen Arzneimitteln, damit die unerwünschten Arzneimittelwirkungen zustande kommen.

In Abbildung 3.2-1 werden die Überlegungen zur Nutzen/Risiko-Analyse illustriert. Von diesen allgemeinen Schlußfolgerungen kann es jedoch Abweichungen geben. So kann ein erhöhtes Therapierisiko durch den Patienten oder das Arzneimittel gegeben sein. Nicht selten wird ein vermindertes Therapierisiko zunächst für „neue Arzneimittel" reklamiert.

Neben den oben erwähnten möglichen Ursachen für nicht obligate unerwünschte Arzneimittelwirkungen, die beim Patienten liegen, sind noch Organerkrankungen und ein dadurch veränderter Arzneimittelstoffwechsel oder eine veränderte Pharmakokinetik zu berücksichtigen. Bei sehr jungen oder sehr alten Menschen sowie bei Schwangeren gibt es besondere Risiken bei der Arzneimitteltherapie. Auch aus diagnostischen Überlegungen kann die Anwendung eines Arzneimittels abzulehnen sein: Als Beispiele seien genannt die Erschwerung oder gar Verhinderung des Erregernachweises bei einer bakteriellen Infektion durch Gabe eines Antibiotikums vor Durchführung der diagnostischen Maßnahmen; oder die Anwendung von Anticholinergika bei Blutungen aus peptischen Läsionen des Magens oder Duodenums. In diesem Fall behindert die arzneimittelbedingte Tachykardie die Einschätzung der hämodynamischen Auswirkungen der Blutungen.

Eine Arzneimittelwirkung kann unter speziellen Bedingungen völlig in Frage gestellt werden: Bei einer Ileostomie wird z. B. Sulfasalazin nicht mehr der bakteriellen Spaltung im Dickdarm unterworfen und die Wirksubstanz 5-Aminosalicylsäure nicht freigesetzt.

Mangelnde Compliance kann zur Wirkungsminderung bei unverändertem Risiko durch dosisunabhängige unerwünschte Arzneimittelwirkung führen und damit eine veränderte Bewertung des Nutzens gegenüber dem Risiko bedingen.

Immer dann, wenn **nicht-medikamentöse Behandlungsmöglichkeiten** ohne wesentliche unerwünschte Wirkungen zur Verfügung stehen, muß die Nutzen/Risiko-Analyse bezüglich der zu wählenden Therapie unter Einbeziehung dieser Verfahren erfolgen. Oft ist eine Therapie ohne Einsatz von Medikamenten genauso gut oder besser. Fragwürdig sind z. B. die Behandlung übergewichtiger Diabetiker mit oralen Antidiabetika, die Gabe von Appetitzüglern bei behandlungsbedürftigem Übergewicht oder eine Pharmakotherapie bei alkoholbedingten Leberschäden.

Beim Therapieziel „primäre Prävention" müßte der Arzt statistische Aussagen auf einen einzelnen Patienten übertragen. Hier können individuelle Faktoren die Einschätzung des Verhältnisses von Nutzen zu Risiko erheblich beeinflussen. Es schließt sich die Frage an, ob man berechtigt ist, ein Risiko für gesunde Personen zu erzeugen, von denen viele die zu vermeidende Erkrankung ohnehin nicht bekommen. Anders liegt das Problem bei der „sekundären Prävention", um Rückfällen oder erneuten Schüben einer durchgemachten oder weiterbestehenden Krankheit vorzubeugen.

3.2.2.2 Differentialtherapie

Der Auswahl einer Therapie geht ein differentialtherapeutischer Prozeß voraus. Dabei spielen folgende Kriterien eine Rolle:
► Aufstellung einer kurz- und mittelfristigen Rangfolge der therapeutischen Probleme
► Definition des Therapieziels
► Überlegungen zu nicht-medikamentösen Therapieverfahren
► allgemeine Nutzen/Risiko-Abwägung
► Beachtung individueller Patientenvariablen: Verträglichkeit, gestörte Organfunktion, Alter, Compliance
► Arzneimittelwechselwirkungen
► pharmakologische und pharmazeutische Eigenschaften bestimmter Arzneimittel (Qualität)
► Kostenüberlegung unter Berücksichtigung der Qualität der Arzneimittel.

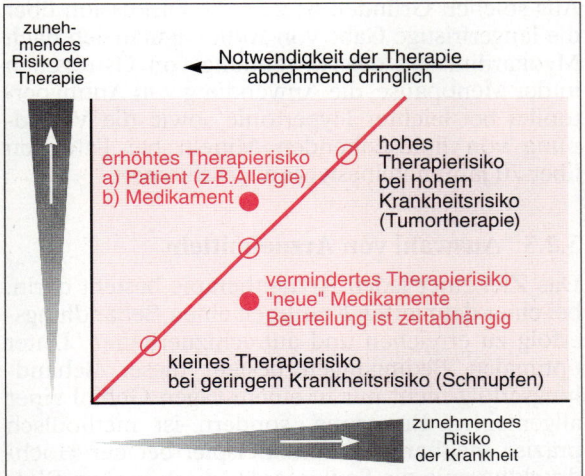

Abb. 3.2-1   Illustration allgemeiner Überlegungen zur Nutzen/Risiko-Analyse. Mit zunehmendem Risiko der Krankheit ist die Notwendigkeit einer Therapie zunehmend dringlich (Abszisse). Je dringlicher die Therapie ist, um so höher wird das Therapierisiko sein, das man in Kauf nehmen kann (Ordinate).

Beispiel: Ein 69jähriger Mann hat folgende Diagnosen: Herzinsuffizienz, schwere Arthrose, arterieller Bluthochdruck und Diabetes mellitus. Eine Auflistung der therapeutischen Probleme ergibt:

1. Schmerzen (Arthrose)
2. Schlafstörungen (durch Schmerzen infolge Arthrose)
3. nächtliche Dyspnoe (durch Linksherzinsuffizienz)
4. Ödeme (Rechtsherzinsuffizienz)
5. hypertone Blutdruckwerte
6. erhöhte Blutzuckerwerte und Harnzuckerausscheidung.

Die Rangfolge der therapeutischen Probleme ergibt sich primär immer aus dem **Schweregrad der Krankheitssymptome,** aber auch aus den subjektiven Beschwerden des Patienten. Schmerzen und Schlafstörungen bedürfen möglichst schnell einer symptomatischen Besserung. Die Schlafstörung ist möglicherweise beseitigt, wenn es gelingt, die Schmerzen zu lindern. Die therapeutischen Probleme „nächtliche Dyspnoe", „Ödeme" und „hypertone Blutdruckwerte" können durch ein einziges Arzneimittel bzw. den gleichen pharmakologischen Ansatz behandelt werden. Die erhöhten Blutzuckerwerte und die Harnzuckerausscheidung erfordern meist neben der diätetischen Basisbehandlung eine medikamentöse Therapie.

Diese Reihenfolge der therapeutischen Probleme bedeutet also eine Rangfolge nach Dringlichkeit, wobei Schmerzen und Dyspnoe etwa gleich dringlich sind. Bei Anfällen von nächtlichem Asthma cardiale kann eine Dyspnoe an die erste Stelle rücken. Die Behandlung der Hypertonie und der Hyperglykämie kann zunächst zurückgestellt werden, vorausgesetzt, es handelt sich nicht um extrem hohe Blutdruckwerte mit der Gefahr oder der Manifestation einer hypertonen Enzephalopathie oder um einen schwer dekompensierten Diabetes mellitus mit Ketoazidose.

3.2.2.3 Definition von Therapiezielen

Die Definition von Therapiezielen ist für die Therapieentscheidung sowie für die Verlaufsbeobachtung und Erfolgsbeurteilung einer Therapie von entscheidender Bedeutung.
Beispiel: Eine 55jährige Frau klagt über „rheumatische Beschwerden" und Gewichtsabnahme. Es finden sich eine Anämie und eine stark beschleunigte Blutsenkungsgeschwindigkeit. Nach der körperlichen Untersuchung – vor Eintreffen weiterer Untersuchungsbefunde aus dem Laboratorium – sowie Röntgenbefunden etc. lauten die vorläufigen Diagnosen:

1. Rheumatoide Arthritis
2. Plasmozytom
3. Knochenmarksmetastasen bei unbekanntem Primärtumor.

Das vordringliche therapeutische Problem sind die starken Schmerzen der Patientin. Während die differentialdiagnostischen Bemühungen fortgesetzt werden, ist das **unmittelbare Therapieziel** als unspezifische Schmerzlinderung definiert. Man wird also symptomatisch wirkende schmerzlindernde Arzneimittel geben, unter Umständen bis hin zu stark wirksamen Opioiden. Die Therapie eines Plasmozytoms kann nicht auf Verdacht hin eingeleitet werden wegen der spezifischen Wirkung der in Frage kommenden Substanzen und wegen des Nutzen/Risiko-Verhältnisses, das nur bei gesicherter Diagnose einen Einsatz rechtfertigt und auch nur dann, wenn die Therapie einen Nutzen erwarten läßt. Das gleiche gilt für spezifische Maßnahmen gegen einen in das Skelett metastasierenden Tumor.

3.2.2.4 Langzeittherapie und Prophylaxe

Medikamentöse Langzeittherapien haben eine immer noch zunehmende soziale und ökonomische Bedeutung. Als Beispiel seien Bluthochdruck, Hyperlipoproteinämie und rheumatische Erkrankungen genannt. Schwierigkeiten bei der Nutzen/Risiko-Analyse resultieren aus folgenden Problemen:

▶ Ein therapeutischer oder präventiver Effekt wird oft erst nach langer Zeit erkennbar.
▶ Es fehlen geeignete Vorhersagen zur Erkennung von „Prophylaxerespondern".
▶ Echte Langzeitstudien sind methodisch schwierig.
▶ Unerwünschte Arzneimittelwirkungen bestimmter Pharmaka werden eventuell erst nach längerer Zeit deutlich.
▶ Die Erwarungen der chronisch Kranken gegenüber dem Arzt bringen diesen oft in die Situation, etwas zu verschreiben, „ut aliquid fiat" (um etwas zu tun).

Aus solchen Gründen ist z. B. die Diskussion über die längerfristige Gabe von Antikoagulanzien nach Myokardinfarkt, die Anwendung von Östrogenen in der Menopause, die Anwendung von Antihypertonika bei leichter Hypertonie sowie die Verordnung von lipidsenkenden Mitteln bei Patienten über 70 Jahren keineswegs abgeschlossen.

3.2.3 Auswahl von Arzneimitteln

Das Ziel einer jeden Arzneitherapie besteht darin, bei einer definierten Krankheit einen Behandlungserfolg zu erreichen und aufrechtzuerhalten. Unter optimalen Bedingungen besteht dieser Behandlungserfolg nicht nur in einem vagen Gefühl einer allgemeinen Besserung, sondern ist methodisch präzise meßbar, wie zum Beispiel bei der Hochdrucktherapie die Senkung des diastolischen Blutdrucks auf einen angestrebten Wert von maximal 90 mmHg. Wenn eine therapeutische Wirkung an einem ausreichend großen Patientenkollektiv unter kontrollierten Bedingungen in reproduzierbarer Weise dokumentiert wurde, gilt nach heutiger Auffassung die therapeutische Wirksamkeit eines Arzneimittels für die betreffende Indikation als nachgewiesen.

Eine erfolgreiche Therapie kann bei den heute zur Verfügung stehenden Möglichkeiten meistens auf mehreren Wegen erreicht werden. Dabei durchläuft die therapeutische Entscheidungsfindung zunächst verschiedene Stufen der pharmakologischen Systematik:

► Am Beginn steht die Frage nach dem **Therapieprinzip,** wobei grundsätzlich verschiedene pathophysiologisch vorgegebene Möglichkeiten differentialtherapeutisch gegeneinander abgewogen werden müssen.

► Auf der nächsten Stufe stehen **Wirkstoffklassen** zur Auswahl. Oft gliedert sich eine solche Gesamtgruppe in verschiedene Untergruppen auf, die aufgrund pharmakodynamischer oder pharmakokinetischer Kriterien differenziert werden können.

► Das nächste Auswahlkriterium innerhalb einer pharmakologischen Wirkstoffklasse ist dann der chemisch definierte **Wirkstoff,** der sich in der Regel nur durch die Dosis und die pharmakokinetischen Eigenschaften von den übrigen Vertretern einer Gruppe unterscheidet. Für viele Wirkstoffe gibt es heute meist mehrere Fertigarzneimittel verschiedener Hersteller, wobei der Vergleich von Originalpräparaten (Erstanmelderpräparate) und Generika (Zweitanmelderpräparate) wegen der Probleme der Bioäquivalenz eine besondere Rolle spielt.

► Als letztes kann der Arzt unter verschiedenen Arzneiformen für die einzelnen Applikationswege und unterschiedlichen Dosierungsstärken für die individuelle Dosierung auswählen. Eine Übersicht über die Auswahl und Dosierung von Arzneimitteln ist in Tabelle 3.2-1 für die Behandlung der chronischen Herzinsuffizienz gegeben. Eine zusätzliche Rolle können unerwünschte Arzneimittelwirkungen, Interaktionen und Placeboeffekte spielen.

3.2.3.1 Therapieprinzipien

Die Auswahl des Therapieprinzips steht bei der Einleitung einer Arzneitherapie an erster Stelle. In der Regel basiert die Anwendung von unterschiedlichen Therapieprinzipien bei einer Erkrankung auf einer mehr oder weniger guten Kenntnis der pathophysiologischen Grundlagen und der körpereigenen Kompensationsmechanismen. Ein typisches Beispiel ist die Arzneitherapie der chronischen Herzinsuffizienz. Das Hauptziel der Therapie besteht hier in einer Verbesserung der Pumpfunktion des Herzens durch positiv inotrope Mittel (siehe Tab. 3.2-1). Alternativ oder gleichzeitig kann die überschießende Salz- und Wasserretention auch

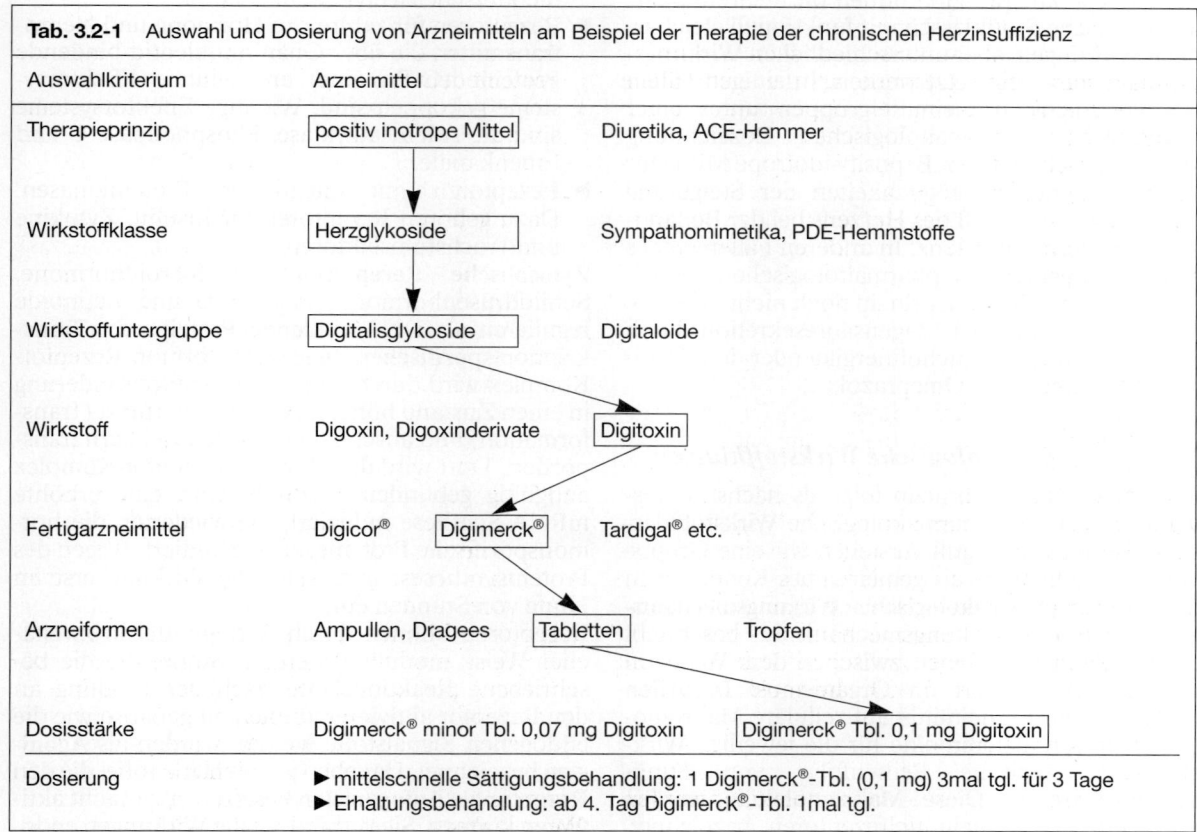

Tab. 3.2-1   Auswahl und Dosierung von Arzneimitteln am Beispiel der Therapie der chronischen Herzinsuffizienz

Auswahlkriterium	Arzneimittel		
Therapieprinzip	positiv inotrope Mittel	Diuretika, ACE-Hemmer	
Wirkstoffklasse	Herzglykoside	Sympathomimetika, PDE-Hemmstoffe	
Wirkstoffuntergruppe	Digitalisglykoside	Digitaloide	
Wirkstoff	Digoxin, Digoxinderivate	Digitoxin	
Fertigarzneimittel	Digicor®	Digimerck®	Tardigal® etc.
Arzneiformen	Ampullen, Dragees	Tabletten	Tropfen
Dosisstärke	Digimerck® minor Tbl. 0,07 mg Digitoxin	Digimerck® Tbl. 0,1 mg Digitoxin	
Dosierung	► mittelschnelle Sättigungsbehandlung: 1 Digimerck®-Tbl. (0,1 mg) 3mal tgl. für 3 Tage ► Erhaltungsbehandlung: ab 4. Tag Digimerck®-Tbl. 1mal tgl.		

durch Diuretika beseitigt werden. Schließlich kann die Senkung des erhöhten peripheren Gefäßwiderstandes durch ACE-Hemmer bei schweren Formen der Herzinsuffizienz erfolgreich sein. Die Eigenständigkeit dieser verschiedenen Therapieprinzipien bei der Herzinsuffizienz wird dadurch hervorgehoben, daß sie an unterschiedlichen Organfunktionen angreifen und bei kombinierter Anwendung zusätzliche therapeutische Möglichkeiten eröffnen können.

Bei anderen Erkrankungen, die in ihren pathophysiologischen Ursachen weniger gut geklärt sind, werden die Therapieprinzipien wesentlich durch die zur Verfügung stehenden Arzneimittelgruppen geprägt. So wurde bei der Therapie des Magen- und Duodenalulkus lange Zeit das Prinzip der Neutralisation der Magensäure verfolgt. Seit der Entwicklung der H_2-Antagonisten steht die Hemmung der Magensäuresekretion als hochwirksames Prinzip zur Verfügung und wird in ständig steigendem Umfang eingesetzt. Auch die Zytoprotektion der Magenschleimhaut gewinnt als weiteres Therapieprinzip an Bedeutung. Die neueste Möglichkeit besteht in der Bekämpfung des Helicobacter pylori, der mit einem hohen Anteil peptischer Läsionen der Magenschleimhaut und der chronisch-aktiven Gastritis assoziiert ist. Gerade das letzte Beispiel zeigt, daß Fortschritte in der Klärung der Ätiologie und Pathogenese von Erkrankungen den Weg zu neuen Therapieprinzipien bahnen können.

Für ein Therapieprinzip können oft mehrere pharmakologische Stoffklassen mit funktionell gleichartigen Wirkungen, aber unterschiedlichen Wirkungsmechanismen eingesetzt werden. In einigen Fällen werden solche Arzneimittelgruppen unter einer gemeinsamen pharmakologischen Bezeichnung zusammengefaßt, wie z. B. positv inotrope Mittel für die verschiedenen Möglichkeiten der Steigerung der Kontraktionskraft des Herzens bei der Behandlung der Herzinsuffizienz. In anderen Fällen gibt es solche übergeordneten pharmakologischen Begriffe für das gleiche Therapieprinzip noch nicht, wie z. B. für die Hemmung der Magensäuresekretion durch H_2-Antagonisten, Anticholinergika oder den Protonenpumpenhemmer Omeprazol.

3.2.3.2 *Pharmakologische Wirkstoffklassen*

Nach dem Therapieprinzip folgt als nächstes Auswahlkriterium die pharmakologische Wirkstoffklasse. Unter diesem Begriff verstehen wir eine Gruppe von Wirkstoffen, die als gemeinsames Kennzeichen den **gleichen pharmakologischen Wirkungsmechanismus** haben. Der Wirkungsmechanismus beschreibt die primären Reaktionen zwischen dem Wirkstoff und seinem Wirkort im Organismus. In vielen Fällen wirken Arzneimittel auf zelluläre Makromoleküle und induzieren eine für die jeweilige Wirkstoffklasse typische Reihenfolge von Funktionsänderungen. Diese Makromoleküle werden allgemein als Arzneimittelrezeptoren bezeichnet.

Daneben gibt es Wirkstoffe, die auf kleine Moleküle oder Ionen wirken und daher als rezeptorenunabhängig wirkende Arzneimittel klassifiziert werden.

Arzneimittelrezeptoren

Die wichtigsten makromolekularen Wirkorte für Arzneimittel sind zelluläre Proteine. Abhängig von der Lokalisation und Funktion dieser Proteine können verschiedene Arten von Arzneimittelrezeptoren definiert werden. Jede Körperfunktion, die durch endogene Signalstoffe (Neurotransmitter, Hormone, Modulatoren, Enzymsubstrate) über zelluläre Makromoleküle gesteuert wird, läßt sich im Prinzip durch Arzneimittel beeinflussen. Umgekehrt können rezeptorvermittelte Arzneimittelwirkungen nicht völlig neue Reaktionen des Organismus induzieren, sondern nur vorgegebene Prozesse modulieren.

Von größter Bedeutung sind die **membrangebundenen Rezeptoren** für endogene regulative Substanzen wie Neurotransmitter, Hormone und lokale Modulatoren (Gewebshormone). Diese Membranrezeptoren vermitteln chemische Signale von endogenen Wirkstoffen oder von Arzneimitteln, die auf der Zellaußenseite an die Rezeptoren gebunden werden und dadurch eine typische Reaktionskaskade auslösen. Folgende drei Rezeptorklassen werden unterschieden (siehe Abb. 3.2-2):

▶ Rezeptoren für schnelle Neurotransmitter, die direkt an Ionenkanäle gekoppelt sind, z. B. der nicotinische Acetylcholinrezeptor.
▶ Rezeptoren für zahlreiche Hormone und Neurotransmitter, die über Guaninnukleotid-bindende Proteine (G-Proteine) an zelluläre Effektorsysteme gekoppelt sind. Wichtige Effektorsysteme sind die Adenylatzyklase, Phospholipase C und Ionenkanäle.
▶ Rezeptoren mit integrierten Proteinkinasen. Dazu gehören Rezeptoren für Insulin, Zytokine und Wachstumsfaktoren.

Zytosolische Rezeptoren für Steroidhormone, Schilddrüsenhormone, Vitamin D und Retinoide regulieren als DNA-bindende Proteine die Transkription spezifischer Gene. Der Hormon-Rezeptor-Komplex wird durch eine Konformationsänderung in einen Zustand höherer Affinität überführt (Transformation) und anschließend in den Zellkern transportiert. Dort wird der Hormon-Rezeptor-Komplex endgültig gebunden. Dadurch wird eine erhöhte mRNA-Synthese induziert, die wiederum die hormonspezifische Proteinsynthese kodiert. Wegen des Proteinsyntheseschritts setzt die Wirkung erst im Laufe von Stunden ein.

Rezeptoren können durch Arzneimittel in zweifacher Weise moduliert werden: Stoffe, die die beschriebene Reaktionskette nach der Bindung an den Rezeptor aktivieren und damit genauso wie die endogenen Signalstoffe wirken, werden als **Agonisten** bezeichnet. Daneben gibt es Wirkstoffe, die den Rezeptor als **Antagonisten** besetzen, aber nicht aktivieren können. Sie verhindern die Wirkungen endo-

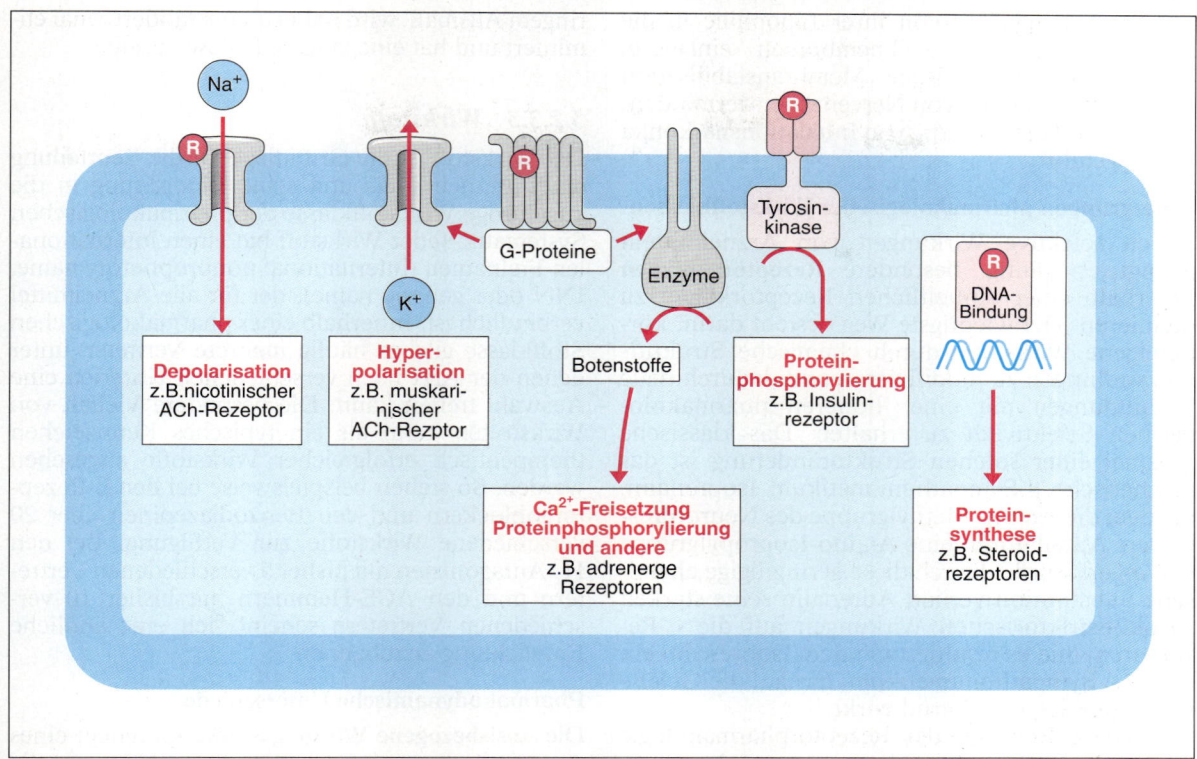

Abb. 3.2-2   Klassen von membrangebundenen und zytosolischen Rezeptoren (R).

gener und exogener Agonisten, induzieren jedoch allein keinen pharmakologischen Effekt.

Die Rezeptoren sind genau wie andere zelluläre Proteine keine statischen Gebilde, sondern unterliegen einem funktionsgesteuerten Stoffwechsel. Die Rezeptorenzahl wird durch Hormone und Arzneimittel, die sich an diese Rezeptoren binden, dynamisch reguliert. Dadurch kann die zelluläre Ansprechbarkeit in erheblichem Maße verändert werden. Das bekannteste Phänomen ist die durch Agonisten induzierte Abnahme der Rezeptorenzahl (down-regulation), die durch eine Translokation des Agonist-Rezeptor-Komplexes in die Zelle und einen anschließenden intrazellulären Abbau des Rezeptors bedingt ist. Über diesen Prozeß läßt sich eine Empfindlichkeitsabnahme für Arzneimittelwirkungen nach längerer oder intensiver Therapie erklären (Desensibilisierung oder Tachyphylaxie). Antagonisten können eine derartige Rezeptorinternalisierung nicht auslösen, sondern führen im Gegenteil zu einer erhöhten Rezeptorenzahl auf der Zellmembran und damit zu einer verstärkten Empfindlichkeit der Zelle gegenüber dem zugehörigen Agonisten (receptor up-regulation).

Rezeptorunabhängige Arzneimittelwirkungen

Weitere Wirkorte von Pharmaka sind Bindungsstellen auf **Enzymen.** In den meisten Fällen werden solche Enzyme durch Arzneimittel gehemmt, wobei entweder eine kompetitive Hemmung durch eine Substratverdrängung am katalytisch aktiven Zentrum des Enzyms erfolgen kann oder durch eine nichtkompetitive Bindung an eine regulative Bindungsstelle des Enzyms mit Konformationsänderung und nachfolgender Hemmung der enzymatischen Reaktion. Pharmakologisch bedeutsam sind Hemmstoffe für Enzyme, die die Bildung oder den Abbau endogener Signalstoffe steuern. Die Synthesehemmung vermindert die Effekte endogener Wirkstoffe, wie z. B. die Hemmung der Prostaglandinbildung durch Cyclooxygenase-Hemmstoffe, die als Analgetika und nichtsteroidale Antiphlogistika eingesetzt werden. Die Hemmung des Abbaus von endogenen Mediatoren oder Neurotransmittern verstärkt ihre Wirkungen, wie z. B. die Wirkung des Azetylcholins durch Cholinesterasehemmstoffe und die Wirkung des Noradrenalins durch Monoaminoxidasehemmstoffe.

Weitere Arzneimittel reagieren mit kleineren Molekülen im Körper. Dazu gehören beispielsweise Antazida, die übermäßig gebildete Salzsäure neutralisieren, oder Chelatbildner, die Komplexe mit Schwermetallen bilden und zur Behandlung von Schwermetallvergiftungen eingesetzt werden. Andere pharmakologische Stoffgruppen erhöhen die Osmolarität von bestimmten Körperflüssigkeiten und wirken zumeist über Volumeneffekte. Auf diesem Prinzip beruht die Wirkung von einigen Laxanzien, osmotischen Diuretika und Plasmaersatzmitteln. Schließlich gibt es Arzneimittel, die sich in Abhängigkeit von ihrer Lipophilie in die Lipidschichten von Zellmembranen einlagern. Durch eine unspezifische Membranstabilisation wird die Erregbarkeit von Nervenzellen vermindert. Hierauf wird die Wirkung von Inhalationsnarkotika zurückgeführt.

Untergruppen pharmakologischer Wirkstoffklassen

Durch selektive Wirkungen von Arzneimitteln gelingt es häufig, besondere **Rezeptorsubtypen** innerhalb einer einheitlichen Rezeptorklasse zu definieren. Der wichtigste Weg besteht darin, körpereigene Wirkstoffe durch chemische Strukturabwandlungen zu modifizieren und dadurch neue Verbindungen mit einer höheren pharmakologischen Selektivität zu erhalten. Das klassische Beispiel einer solchen Strukturänderung ist das synthetische β-Sympathomimetikum Isoprenalin, bei dem die Amino-Methylgruppe des Neurotransmitters Adrenalin in eine Amino-Isopropylgruppe verlängert wurde: Durch diese geringfügige chemische Substitution verliert Adrenalin seine starken vasokonstriktorischen Wirkungen auf die α-Rezeptoren, und es resultiert mit dem Isoprenalin ein reines β-Sympathomimetikum, das auf die Gefäße ausschließlich erweiternd wirkt.

Auf vielen Gebieten der Rezeptorpharmakologie sind weitgehend selektive Agonisten und Antagonisten entwickelt worden. Erfolgreiche Beispiele neuer subtypselektiver Wirkstoffklassen sind
▶ die β_1-selektiven β-Rezeptorenblocker für die Behandlung der Hypertonie und der koronaren Herzkrankheit,
▶ die β_2-Sympathomimetika für die Behandlung des Asthma bronchiale,
▶ die H_2-Antagonisten zur Hemmung der Magensäuresekretion,
▶ die α_2-Agonisten zur zentralen Blutdrucksenkung und
▶ die α_1-Rezeptorenblocker zur peripheren Vasodilatation und Blutdrucksenkung.

Bei einigen pharmakologischen Wirkstoffklassen hat es sich als praktisch erwiesen, eine weitere Klassifikation nach **pharmakokinetischen Eigenschaften** vorzunehmen. So unterscheidet man beispielsweise Benzodiazepine mit kurzer, mittlerer und langer Wirkungsdauer und verbindet damit auch eine indikative Zuordnung der einzelnen Wirkstoffe. Die kurzwirkenden Benzodiazepine werden vorwiegend als Schlafmittel und die langwirkenden Benzodiazepine vorwiegend als Tranquillanzien eingesetzt. Bei den β-Rezeptorenblockern gibt es neben der pharmakodynamischen Klassifikation in nichtselektive und β_1-selektive β-Rezeptorenblocker auch eine pharmakokinetisch begründete Einteilung in lipophile Verbindungen wie Propranolol und hydrophile Verbindungen wie Atenolol. Propranolol reichert sich aufgrund seiner Lipophilie im Gehirn an, wird vorwiegend hepatisch eliminiert und hat eine kurze Halbwertszeit. Das hydrophile Atenolol passiert die Blut-Hirn-Schranke nur in geringem Ausmaß, wird nahezu unverändert renal eliminiert und hat eine längere Halbwertszeit.

3.2.3.3 *Wirkstoff*

Der Wirkstoff ist die Grundlage für die Beurteilung eines Arzneimittels und seine Einordnung in die zugehörige Wirkstoffklasse der pharmakologischen Systematik. Jeder Wirkstoff hat einen internationalen Freinamen (international nonproprietory name, INN oder generic name), der für alle Arzneimittel verbindlich ist. Innerhalb einer pharmakologischen Stoffklasse gibt es häufig mehrere Vertreter, unter denen der Arzt nach verschiedenen Kriterien eine Auswahl treffen kann. Die besondere Vielfalt von Wirkstoffen kann als ein typisches Kennzeichen therapeutisch erfolgreicher Wirkstoffe angesehen werden. So stehen beispielsweise bei den β-Rezeptorenblockern und den Benzodiazepinen über 20 verschiedene Wirkstoffe zur Verfügung. Bei den H_2-Antagonisten mit bisher 5 verschiedenen Vertretern und den ACE-Hemmern mit bisher 10 verschiedenen Vertretern scheint sich eine ähnliche Entwicklung anzubahnen.

Pharmakodynamische Unterschiede

Die **dosisbezogene Wirkungsstärke** (potency) eines Arzneimittels ist eine wichtige Kenngröße, um die Dosis für die klinische Anwendung festzulegen. Sie ist üblicherweise durch die Dosierungsangaben des Herstellers oder Daten aus der Literatur vorgegeben. Die Einzeldosis oder Tagesdosis eines Wirkstoffs kann wiederum benutzt werden, um verschiedene Wirkstoffe der gleichen pharmakologischen Stoffklasse auf der Basis wirksamer äquieffektiver Dosierungen zu vergleichen. Als Vergleichsbasis können gelegentlich auch die mittleren therapeutischen Serumkonzentrationen herangezogen werden.

Ein häufig verfolgtes Ziel der Neuentwicklung von Arzneimitteln ist eine möglichst niedrige Dosis, um unerwünschte Wirkungen zu reduzieren. Beim Vergleich von alten und neuen Arzneimitteln ist jedoch zu berücksichtigen, daß eine geringere Dosis zunächst noch kein Beweis für eine therapeutische Überlegenheit darstellt. So zeigt das Beispiel aus dem Bereich der Schleifendiuretika, daß 40 mg Furosemid genauso stark wirken wie 1 mg Bumetanid, ohne daß letzteres therapeutische Vorteile gegenüber Furosemid aufweist. Oft wird in solchen Fällen fälschlicherweise behauptet, daß das neue Arzneimittel 40fach stärker sei als das ältere, obwohl der einzige Unterschied nur die 40fach geringere Dosis ist. Auch die geringere „Substanzbelastung" ist ohne zusätzliche Daten kein Auswahlkriterium. Eine niedrigere Dosis ist nur von Vorteil, wenn geringere Nebenwirkungen, eine größere therapeutische Breite oder eine günstigere Pharmakokinetik belegt sind. Die **maximale Wirkungsstärke** (efficacy) eines Wirkstoffs ist dadurch definiert, daß die Wirkung durch eine Dosiserhöhung nicht weiter gesteigert werden kann. Meistens liegen unterschiedliche Maximaleffekte von Arzneimitteln vor, wenn sie an verschiedenen Rezeptoren oder Wirkorten angreifen. Daneben gibt es Wirkstoffe, die im gleichen pharmakologischen System nicht die volle Wirkung erreichen und daher als **partielle Agonisten** bezeichnet werden. Im Gegensatz zu einem Agonisten mit voller Aktivität („voller Agonist") erreicht ein partieller Agonist also nur eine Teilwirkung und nicht die maximal mögliche Aktivierung eines Rezeptorsystems.

Pharmakokinetische Unterschiede

Arzneimittel werden am häufigsten oral appliziert und kommen daher im Gastrointestinaltrakt zur Resorption. Als **Resorption** wird die Abnahme der Wirkstoffmenge am Resorptionsort definiert. Um resorbiert werden zu können, muß der Wirkstoff in gelöster Form vorliegen und eine ausreichende Fettlöslichkeit (Lipophilie) für die Diffusion durch die Lipidmembran der Darmepithelien aufweisen. Ein Beispiel aus dem Bereich der Benzodiazepine zeigt, daß das besser wasserlösliche Oxazepam deutlich langsamer als das besser fettlösliche Diazepam resorbiert wird. Wegen der langsameren Anflutung ist Oxazepam daher nicht so gut als Einschlafmittel geeignet.

In der praktischen Arzneitherapie interessiert weniger die Resorption als die tatsächlich biologisch verfügbare Menge eines Arzneimittels, also seine **Bioverfügbarkeit.** Man versteht darunter das Ausmaß und die Geschwindigkeit, mit der ein Wirkstoff in der systemischen Zirkulation verfügbar ist. Als Maß für die Bioverfügbarkeit wird daher üblicherweise die Serumkonzentrations-Zeitkurve nach einmaliger Applikation eines Arzneimittels bestimmt (siehe Abb. 3.2-3). Wichtigster Parameter ist die Fläche unter der Kurve (AUC); diese steht in enger Korrelation

zur Wirkstoffmenge, die in den systemischen Kreislauf eintritt. Als weitere Meßgrößen werden die maximale Serumkonzentration (C_{max}) und der Zeitpunkt der maximalen Serumkonzentration (t_{max}) aus der Serumkonzentrations-Zeitkurve berechnet.

Die Bioverfügbarkeit kann auf dem Weg des Arzneimittels aus dem Gastrointestinaltrakt in den großen Kreislauf durch mehrere Faktoren beeinflußt werden: Bis zur Auflösung des Wirkstoffs sind vor allem **pharmazeutische Faktoren** maßgebend wie Herstellungsmethode, Partikelgröße, Kristallform, Hilfsstoffe und Löslichkeit des Wirkstoffs. Danach wirken sich **physiologische Faktoren** des Patienten aus wie Alter, Magenentleerung, Darmmotilität, Nahrungsmittel und insbesondere die präsystemische Elimination. Als **präsystemische Elimination** wird der Metabolismus des Arzneimittels in der Darmschleimhaut und der Leber bezeichnet, der vor dem Eintreten des Arzneimittels in den systemischen Kreislauf stattfindet. Dieser Metabolismus wird auch als „First-pass-Effekt" bezeichnet. Allein durch die präsystemische Elimination ist die Bioverfügbarkeit vieler Arzneimittel trotz guter Resorption deutlich eingeschränkt, wie z.B. bei Propranolol (25–45% des resorbierten Stoffes verfügbar), Pentazocin (15–25%) und Verapamil (10–22%). Bei Lebererkrankungen kann die Bioverfügbarkeit solcher Wirkstoffe stark zunehmen und Überdosierungserscheinungen auslösen. Wirkstoffe mit einem hohen First-pass-Effekt gehören daher zu den Stoffen mit problematischer Bioverfügbarkeit. Weiterhin rechnet man alle Arzneimittel mit geringer therapeutischer Breite und vitaler Indikation dazu. Darüber hinaus gibt es weitere pharmakokinetische Eigenschaften, die von vornherein Bioverfügbarkeitsprobleme erwarten lassen. Dazu gehören eine geringe absolute Bioverfügbarkeit von weniger als 50%, eine kurze Halbwertszeit, eine Instabilität des Wirkstoffs im Magen-Darm-Trakt und eine dosisabhängige Pharmakokinetik.

Nach der Resorption kann sich ein Wirkstoff unterschiedlich schnell und in einem unterschiedlichen Ausmaß im Körper verteilen. Wesentliche Faktoren für die **Verteilung** eines Arzneimittels sind die Membranpenetration, die Plasmaproteinbindung und das Verteilungsvolumen:

▶ Die **Penetration** durch Zellmembranen und besonders strukturierte Organschranken wie die Blut-Hirn-Schranke und die Plazentarschranke hängen von der Lipophilie und dem Dissoziationsgrad eines Wirkstoffs ab: Lipophile und nicht-dissoziierte Substanzen können Membranen leicht passieren. So ist beispielsweise das Kurznarkotikum Thiopental-Natrium stark lipophil und als schwache Säure mit einem pK_a-Wert von 7,6 bei physiologischem pH von 7,4 im Plasma überwiegend nicht dissoziiert und damit zusätzlich gut fettlöslich. Daher diffundiert Thiopental-Natrium schnell in das Gehirn und andere Gewebe. Penicillin ist dagegen ein Beispiel für einen gut wasserlöslichen (polaren) Stoff, der

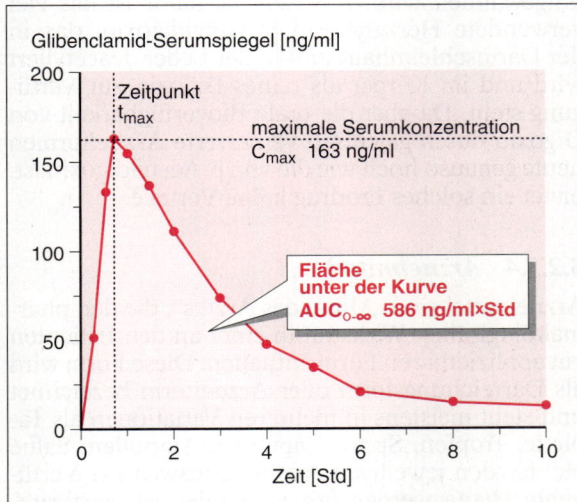

Abb. 3.2-3 Serumkonzentrations-Zeitkurve nach oraler Gabe einer Einzeldosis von Glibenclamid (3,5 mg). Mittelwerte von 10 Probanden (Daten nach Blume et al.: Pharmazeut. Ztg. 132 [1987], 2352–2362).

Membranen nur langsam durchdringen kann und daher unter normalen Bedingungen kaum in das Gehirn gelangt. Nur bei der Meningitis ist die Penetration etwas erhöht, da hier die Membraneigenschaften verändert sind.

▶ Die **Plasmaproteinbindung** kann die Verteilung eines Wirkstoffs ebenfalls beeinflussen. Die Bindung ist reversibel und erreicht die Einstellung des Gleichgewichts innerhalb von wenigen Millisekunden. Daher sind Wechselwirkungen durch andere proteinbindende Pharmaka nur bei einer Plasmaproteinbindung von über 90% klinisch bedeutsam. Die Bindung an Gewebsproteine hat wahrscheinlich eine wesentlich größere Bedeutung, da allein die Proteinmengen im Gewebe viel höher liegen.

▶ Das **Verteilungsvolumen** eines Wirkstoffs ist eine hypothetische Größe, die die Arzneimittelkonzentration im Plasma zur Menge des im Körper vorhandenen Arzneimittels in Beziehung setzt: Coffein beispielsweise verteilt sich gleichmäßig im Gesamtkörperwasser und hat daher ein mittleres Verteilungsvolumen von 43 l/70 kg. Das stark proteingebundene Phenylbutazon (96,1% gebunden) hat ein geringes Verteilungsvolumen von nur 7 l/70 kg, das stark lipophile Digoxin dagegen eine hohes von 590 l/70 kg.

▶ Die **Elimination** beschreibt alle Vorgänge, die zur Abnahme der Wirkstoffmenge im Körper führen. Sie hängt wesentlich von den physikochemischen Eigenschaften eines Wirkstoffs ab. Wasserlösliche Substanzen werden besser als fettlösliche Substanzen ausgeschieden. Daher können lipophile Wirkstoffe erst nach Biotransformation in der Leber zu wasserlöslichen Metaboliten ausreichend schnell ausgeschieden werden. Das wichtigste Ausscheidungsorgan für Arzneimittel und ihre Metaboliten ist die Niere, danach folgt die Leber, aus der viele der gebildeten Metaboliten über die Galle in den Darm gelangen. Dort werden sie aber oft wieder rückresorbiert und endgültig über die Niere ausgeschieden.

Das Maß für die Eliminationsgeschwindigkeit ist die **Halbwertszeit.** Sie ist als die Zeit definiert, in der die Plasmakonzentration oder die im Körper vorhandene Menge eines Wirkstoffs auf die Hälfte abgefallen ist. Sie muß über einen ausreichend langen Zeitraum gemessen werden, da sich ein Arzneimittel in mehrere Kompartimente verteilen kann, aus denen er unterschiedlich schnell eliminiert wird. Üblicherweise wird die Halbwertszeit der „terminalen Eliminationsphase" angegeben, die nicht mehr durch gleichzeitig ablaufende Verteilungsphasen beeinflußt wird und den klinisch relevanten Eliminationsvorgang beschreibt.

Eine ausreichend lange Halbwertszeit von etwa 12 Stunden ist vorteilhaft für die Dauertherapie, weil damit eine einmalige Gabe pro Tag ermöglicht wird. Liegt die Halbwertszeit wesentlich niedriger, so ist in der Regel eine mehrmalige Gabe pro Tag erforderlich. Eine Alternative ist die Gabe des Wirk-

stoffs in Retard- oder Depot-Arzneiformen. Dadurch wird eine konstante Plasmakonzentration über einen längeren Zeitraum erreicht. Die Bioverfügbarkeit von Retardpräparaten ist allerdings meist niedriger als die von nicht retardierten Arzneiformen. Halbwertszeiten von mehr als 24 Stunden bedingen bei täglicher Applikation eine Kumulation des Wirkstoffs, die zwar bei der Dauertherapie eine bessere Konstanz des Wirkstoffspiegels ermöglicht, aber auch die Steuerbarkeit der Therapie beim Auftreten von Nebenwirkungen erschwert.

Ein anderes Maß für die Eliminationsleistung des Körpers ist die **Clearance.** Sie gibt an, wieviel ml Blut pro Minute von dem Arzneimittel befreit werden. Durch die zusätzliche Messung der im Urin ausgeschiedenen Menge können neben der totalen Körperclearance die renale Clearance und aus der Differenz die hepatische Clearance berechnet werden. Nach dem Haupteliminationsweg kann dann ein geeigneter Wirkstoff bei Patienten mit eingeschränkter Nieren- oder Leberfunktion ausgewählt werden.

Bei der Auswahl eines Wirkstoffs sollte bekannt sein, ob er selbst der Träger der Wirkung ist oder ob im Organismus ein weiterer pharmakodynamisch **wirksamer Metabolit** durch Biotransformation gebildet werden muß. Die Therapie ist übersichtlicher, wenn nur der gegebene Wirkstoff eine Wirkung auslöst und keine weiteren aktiven Metaboliten entstehen. Sehr häufig werden aber aus einem Wirkstoff ein oder auch mehrere pharmakologisch aktive Stoffwechselprodukte gebildet. So entstehen beispielsweise aus Diazepam mit Desmethyldiazepam und Oxazepam weitere wirksame Benzodiazepinderivate. Eine andere Situation liegt vor, wenn ein Wirkstoff primär in einer unwirksamen Form als sogenanntes „Prodrug" verabreicht wird und erst im Körper zum pharmakologisch aktiven Wirkstoff umgewandelt wird. Ein Beispiel dafür ist das viel verwendete Herzglykosid β-Acetyldigoxin, das in der Darmschleimhaut und in der Leber deacetyliert wird und im Körper als reines Digoxin zur Verfügung steht. Da aber die orale Bioverfügbarkeit von Digoxin durch galenisch verbesserte Arzneiformen heute genauso hoch wie die von β-Acetyldigoxin ist, bietet ein solches Prodrug keine Vorteile.

3.2.3.4 *Arzneimittel*

Arzneimittel sind „Mittel des Arztes", die den pharmakologischen Wirkstoff in einer an den Patienten gut applizierbaren Form enthalten. Diese Form wird als Darreichungsform oder Arzneiform bezeichnet und steht meistens in mehreren Variationen als Tablette, Tropfen, Spray, Zäpfchen, Ampullen, Salbe etc. für den jeweiligen Applikationsweg zur Verfügung. Heute werden fast ausschließlich Fertigarzneimittel verwendet, die im voraus hergestellt sind und als fertige Packung abgegeben werden. Sie werden vom Hersteller in der Regel unter einem warenzeichengeschützten Handelsnamen in Verkehr gebracht. Nach Ablauf des Patentschutzes wird der gleiche Wirkstoff in zunehmendem Maße von mehreren Herstellern als Generikum oder sogenanntes „Markengenerikum" in Verkehr gebracht. Das hat dazu geführt, daß es beispielsweise von dem nichtsteroidalen Antiphlogistikum Diclofenac 33 verschiedene Handelsnamen mit 112 verschiedenen Darreichungsformen und 341 verschiedenen Packungsgrößen gibt. Um unter einem so vielfältigen Angebot die richtige Auswahl treffen zu können, müssen in erster Linie die Qualität und die therapeutische Äquivalenz der Produkte verschiedener Hersteller sichergestellt sein.

Qualität

Arzneimittel müssen eine nach den anerkannten pharmazeutischen Regeln angemessene Qualität aufweisen. Weiterhin muß durch entsprechende Qualitätskontrollen gewährleistet sein, daß alle Produktionsserien eines Arzneimittels von gleicher Qualität sind. Von grundlegender Bedeutung sind die Qualitätsmerkmale Identität, Reinheit, Wirkstoffgehalt, Haltbarkeit und Freisetzung.

▶ Der Nachweis der **Identität** schützt vor allem vor Verwechslungen, wenn in einem Unternehmen gleichzeitig mehrere Arzneimittel hergestellt werden.
▶ Die **Reinheit** bezieht sich auf die chemische, aber auch auf die mikrobiologische Reinheit eines Arzneimittels. Damit wird von vornherein ausgeschlossen, daß Verunreinigungen Ursache von unerwünschten Wirkungen sind. Bei pflanzlichen Arzneimitteln muß insbesondere auf mögliche Rückstände von Insektiziden und Herbiziden geachtet werden.
▶ Der **Wirkstoffgehalt** eines Arzneimittels wird anhand des Durchschnittsgehalts einer Probe und außerdem über die Gleichförmigkeit der Gewichte der einzelnen Arzneiformen kontrolliert. Bei Arzneiformen mit einem Wirkstoffgehalt unter 2 mg (z.B. Digitalisglykoside) muß außerdem die Gleichförmigkeit des Gehalts pro einzelner Arzneiform nachgewiesen werden.
▶ Die **Haltbarkeit** eines Arzneimittels ist so lange gegeben, wie seine wesentlichen Qualitätsmerkmale unverändert bleiben. Bei der Überprüfung muß festgestellt werden, ob eine Zersetzung des Wirkstoffs stattgefunden hat oder ob eine nicht tolerierbare Veränderung der Arzneiform vorliegt. In flüssigen Arzneiformen ist die Haltbarkeit von leicht zersetzlichen Wirkstoffen wie beispielsweise Acetylsalicylsäure oder Herzglykosiden geringer als in festen Arzneiformen. Seit 1983 muß jedes Arzneimittel ein Verfallsdatum auf der Packung tragen.
▶ Ein besonders wichtiges Qualitätsmerkmal ist die **Freisetzung** eines Wirkstoffs aus festen oralen Arzneiformen. Bei oraler Applikation eines Arzneimittels muß der Wirkstoff im Magen-Darm-Kanal zunächst in Lösung gehen, bevor er resorbiert werden kann. Dieser Vorgang geschieht in

zwei Schritten: Zuerst zerfällt die Arzneiform in kleine Partikel, und danach erst kann sich der in den Partikeln enthaltene Wirkstoff auflösen. Für feste Arzneiformen wie Tabletten, Dragees und Kapseln sind daher eine angemessene Zerfallszeit und eine ausreichend hohe Lösungsgeschwindigkeit vorgeschrieben. Wirkstoffe mit geringer Löslichkeit in wäßrigen Lösungsmitteln (weniger als 0,1%) gehören zu den Stoffen mit problematischer Bioverfügbarkeit.

Therapeutische Äquivalenz und Bioäquivalenz

Die entscheidende Voraussetzung für die Vergleichbarkeit von wirkstoffgleichen Arzneimitteln verschiedener Hersteller ist die **therapeutische Äquivalenz.** Sie besteht darin, daß zwei Arzneimittel die gleichen klinischen Wirkungen auslösen. Eine solche Gleichwertigkeit ist üblicherweise sichergestellt, wenn die beiden Arzneimittel die gleiche Bioverfügbarkeit aufweisen und damit bioäquivalent sind. Trotz absoluter chemischer Identität können Arzneimittel verschiedener Hersteller erhebliche Unterschiede in den Rezepturhilfsstoffen und im Herstellungsverfahren aufweisen, wodurch die Freisetzung des Wirkstoffes und seine Resorption im Körper beeinflußt werden können. Ein ungeeignetes Herstellungsverfahren kann sogar dazu führen, daß sich Tabletten gar nicht auflösen und keinen Wirkstoff in die Blutbahn abgeben.

Die **Bioäquivalenz** zweier Arzneimittel ist dadurch definiert, daß die Bioverfügbarkeit von zwei wirkstoffgleichen Arzneimitteln anhand der gemessenen Serumkonzentrations-Zeitkurven nach Ausmaß und Geschwindigkeit gleich ist. Als Referenzpräparat für den Vergleich von mehreren wirkstoffgleichen Arzneimitteln wird üblicherweise das zuerst am Markt befindliche Originalpräparat (Erstanmelderpräparat) ausgewählt. Eine Bioäquivalenz gilt als nachgewiesen, wenn die Bioverfügbarkeit des Prüfpräparates mit den 95%-Konfidenzintervallen zwischen 80 und 120% des Referenzpräparates liegt.

Eine nachgewiesene Bioäquivalenz ist eine grundlegende Voraussetzung für den Austausch von wirkstoffgleichen Arzneimitteln. Hochwirksame Pharmaka können therapeutisch wertlos werden, wenn sie den Wirkstoff infolge eines fehlerhaften Herstellungsverfahrens nicht in ausreichendem Maße freisetzen. Eines der ersten Beispiele lieferte das Herzglykosid Digoxin. Subtherapeutische Digoxin-Plasmaspiegel ließen sich auf eine ungenügende Bioverfügbarkeit von Digoxintabletten mehrerer Hersteller zurückführen.

Generika

Generika sind Arzneimittel mit patentfreien Wirkstoffen, die mit der Bezeichnung des internationalen Freinamens (generic name) auf den Markt gebracht werden. Ihnen gleichzusetzen sind sogenannte Markengenerika („branded generics"), die ebenfalls patentfreie Wirkstoffe enthalten, aber unter einem neuen Handelsnamen angeboten werden. Beide werden in der Bundesrepublik auch als Zweitanmelderpräparate bezeichnet. Dem gegenüber stehen die Originalpräparate von Erfinderfirmen, die den darin enthaltenen Wirkstoff neu entwickelt und patentiert haben und unter einem warenzeichengeschützten Handelsnamen erstmals in Verkehr gebracht haben. Sie werden daher auch als Erstanmelder- oder Innovationspräparate bezeichnet.

Aus ökonomischen Gründen wird in vielen Ländern die Verordnung von Generika propagiert. Sie sind erheblich billiger als die Originalpräparate und ermöglichen Einsparungen bei den Arzneimittelkosten. So ist der Verbrauch von Generika in den USA von 10% im Jahre 1975 auf 21% im Jahre 1986 angestiegen. In Deutschland erhöhte sich der Anteil der Generikaverordnungen seit 1981 von 9% auf 29% im Jahre 1992. Eine weitere Kostensenkung wurde mit Festbeträgen für Arzneimittel angestrebt, die ab 1989 für zahlreiche häufig verordnete Wirkstoffe festgelegt wurden. Der Arzt ist verpflichtet, den Patienten über die Zuzahlung zu informieren, wenn er ein Arzneimittel verordnet, dessen Preis über dem Festbetrag für die jeweilige Packungsgröße liegt.

Die entscheidende Voraussetzung für einen möglichen Austausch von Originalpräparaten durch Generika ist die therapeutische Gleichwertigkeit. Sie ist sichergestellt, wenn die beiden Arzneimittel bioäquivalent sind. Die bisherigen Ergebnisse von Bioäquivalenzuntersuchungen haben gezeigt, daß ein großer Teil der Generika die heutigen Anforderungen bezüglich pharmazeutischer Qualität und Bioäquivalenz erfüllt. Leider ist der Nachweis der Bioäquivalenz bis 1988 keine gesetzlich festgelegte Voraussetzung für die Zulassung von Zweitanmelderpräparaten durch das Bundesgesundheitsamt gewesen, so daß es noch viele Generika gibt, für die keine zuverlässigen Bioverfügbarkeitsdaten vorliegen.

3.2.3.5 Dosis

Nach der Auswahl des Wirkstoffs und eines geeigneten Arzneimittels besteht der letzte Schritt in der Wahl einer adäquaten Dosis. Nach einer Grundregel der Pharmakologie hängt die Wirkung eines Arzneimittels von der **Höhe der Dosis** ab. Dosis und Wirkung können in einer abgestuften, meist nicht linearen Beziehung zueinander stehen, so daß bei einer bestimmten Dosis ein erwünschter Effekt immer nur in einem bestimmten Ausmaß ausgelöst wird. Es gibt aber auch Arzneimittelwirkungen, die nicht in abgestufter Weise von der Dosis abhängig sind, sondern nach einer Alles-oder-Nichts-Reaktion verlaufen, wie z.B. Schlaf, Krampfhemmung oder Narkose. In solchen Fällen kann eine genaue Dosiswirkungsbeziehung nur an einem größeren Kollektiv von Patienten erhoben werden und auf diese Weise eine kollektive Dosiswirkungskurve erzielt werden.

Ziel einer optimalen Dosierung ist es, einen arzneitherapeutischen Effekt ohne wesentliche toxische Nebenwirkungen zu erreichen. Bei den meisten Krankheiten wird daher mit einer niedrigen Dosis begonnen und diese stufenweise erhöht, bis ein zufriedenstellender therapeutischer Effekt eingetreten ist. Bei Dosisänderungen muß auch immer berücksichtigt werden, daß sich ein Gleichgewicht der Arzneimittelkonzentration im Körper erst nach vier Halbwertszeiten einstellt. Bei Wirkstoffen mit Halbwertszeiten von mehr als 2 Tagen wie z.B. bei Herzglykosiden, bestimmten Antirheumatika oder Antikonvulsiva dauert es dementsprechend mindestens eine Woche, bis der Wirkstoff bei täglicher Gabe das Gleichgewicht erreicht hat. Bei Mitteln mit sehr langer Halbwertszeit werden deshalb auch unterschiedliche Dosierungen zu Beginn und bei Fortführung einer Therapie eingesetzt, wobei die Initialdosis wesentlich höher liegt als die später erforderlichen Erhaltungsdosen. Ein typisches Beispiel für einen solchen Dosierungswechsel ist die Therapie mit Digitalisglykosiden, die vor allem bei Digitoxin eine initiale Sättigungsbehandlung mit höheren Dosen und anschließend eine Erhaltungsbehandlung mit niedrigeren Dosen erforderlich macht (siehe Tab. 3.2-1). Neben der Höhe der Dosis kann auch das **Dosierungsintervall** zur Einstellung des erwünschten therapeutischen Effektes herangezogen werden. Allerdings hat es sich aus Gründen der Patienten-Compliance als vorteilhaft erwiesen, bei einer Dauertherapie grundsätzlich eine einmalige Gabe eines Arzneimittels pro Tag anzustreben. Wenn jedoch Arzneimittel mit kurzer Halbwertszeit in mehreren Einzeldosen pro Tag gegeben werden müssen, kann man bei Dosierungsanpassungen gegebenenfalls auch das Dosierungsintervall ändern, vorausgesetzt, die größeren Schwankungen des Wirkstoffspiegels im Blut beeinträchtigen nicht die Therapie. Andererseits gibt es auch Wirkstoffe, bei denen ein ausreichendes Dosierungsintervall von großer therapeutischer Bedeutung ist, damit es nicht zu einer Toleranzentwicklung gegen das Arzneimittel kommt. Ein solches Vorgehen ist bei der Langzeittherapie mit organischen Nitraten wie z.B. Isosorbiddinitrat von Bedeutung.

Eine exakte Dosierung ist bei allen Substanzen mit geringer therapeutischer Breite erforderlich. Unter der **therapeutischen Breite** versteht man den Abstand der therapeutischen Dosis von der toxischen Dosis, bei der die ersten schwerwiegenden, unerwünschten Wirkungen beobachtet werden. Zur Vermeidung solcher Nebenwirkungen ist es gegebenenfalls notwendig, die Dosis auf das Körpergewicht zu beziehen. Noch genauer ist die Dosierung nach der Wirkstoffkonzentration im Blut. Bei Arzneimitteln mit geringer therapeutischer Breite bewähren sich daher Plasmaspiegelbestimmungen des Wirkstoffes (sogenanntes „Drug Monitoring"), wie beispielsweise bei Antiepileptika, Theophyllin und Digitalisglykosiden.

3.2.3.6   Unerwünschte Arzneimittel-
wirkungen

Ein Arzneimittel erzeugt neben den therapeutisch indizierten Hauptwirkungen weitere Wirkungen, die als **Nebenwirkungen** oder als unerwünschte Wirkungen bezeichnet werden. Ein Arzneimittel ohne Nebenwirkungen steht immer im Verdacht, keine Hauptwirkungen zu zeigen. Die Daten über unerwünschte Wirkungen stammen überwiegend aus den spontan abgegebenen Berichten von verordnenden Ärzten (Spontanerfassung), in kleinerem Umfang auch aus epidemiologischen Untersuchungen. In der Mehrzahl der Fälle ist ein ursächlicher Zusammenhang zwischen der gemeldeten Nebenwirkung und dem Arzneimittel nicht ohne weiteres zu sichern. Bei der Einleitung einer Arzneitherapie muß daher das Nebenwirkungsrisiko eines Arzneimittels immer im Einzelfall gegen das Risiko der zu behandelnden Krankheit abgewogen werden. Unerwünschte Arzneimittelwirkungen werden grundsätzlich in **toxische** und **allergische Reaktionen** sowie **karzinogene Wirkungen** eingeteilt.

Toxische Reaktionen

Toxische Reaktionen beruhen auf einer absoluten oder relativen Überdosierung von Arzneimitteln und sind damit grundsätzlich dosisabhängig und voraussehbar. Häufig sind solche unangenehmen oder schädlichen Effekte die Folge einer übermäßigen Hauptwirkung, wie z.B. die Hypoglykämie nach Antidiabetika oder eine orthostatische Hypotonie nach Antihypertonika. Andere toxische Reaktionen liegen außerhalb der Hauptindikation eines Arzneimittels, beruhen aber auf dem gleichen pharmakologischen Mechanismus wie ein Bronchospasmus nach β-Rezeptorenblockern oder die Mundtrockenheit nach Atropin. Eine relative Überdosierung liegt immer dann vor, wenn schon bei regulärer Dosierung unerwartet starke Reaktionen auftreten. Eine häufige Ursache ist die verzögerte Elimination von Pharmaka durch Störungen der Leber- und Nierenfunktion. Eine besondere Rolle spielt in diesem Zusammenhang die Abnahme der Clearance bei älteren Patienten, die bei über 80jährigen auf 65 ml/min im Vergleich zu 120 ml/min bei 20–50jährigen reduziert ist. Daher haben alle renal eliminierten Pharmaka im Alter eine verlängerte Halbwertszeit und können allein deshalb häufig unerwünschte Wirkungen auslösen.

Seltener ist dagegen eine genetisch bedingte Intoleranz für Arzneimittel, die auch als **Idiosynkrasie** bezeichnet wird. Ein typisches Beispiel ist ein langdauernder Atemstillstand nach Gabe des Muskelrelaxans Suxamethoniumchlorid, wenn ein Cholinesterasemangel (Häufigkeit 1:2000) vorliegt. Dagegen bestehen erhebliche Zweifel, ob der Acetylierer-Typ eine Rolle für die Toxizität von Isoniazid spielt, das durch hepatische Acetylierung eliminiert wird.

Allergische Reaktionen

Allergische Reaktionen resultieren aus einer vorangehenden Sensibilisierung gegen ein Arzneimittel oder strukturell verwandte Verbindungen. Da Arzneimittel überwiegend aus niedermolekularen Stoffen bestehen, kann eine Antikörperbildung erst nach irreversibler Bindung des Wirkstoffs oder eines reaktiven Metaboliten als Hapten an ein körpereigenes Protein stattfinden. Nach einer Latenzzeit von mindestens 1–2 Wochen kommt es bei der Reexposition zu einer Immunreaktion, die mit den typischen Symptomen einer Allergie einhergeht. Nach den beteiligten Immunmechanismen werden die folgenden Typen allergischer Reaktionen unterschieden:

▶ anaphylaktische Reaktionen (Typ I)
▶ zytotoxische Reaktionen (Typ II)
▶ Immunkomplex-Reaktionen (Typ III)
▶ allergische Spätreaktionen (Typ VI) (siehe auch Kap. 10)

Außerdem gibt es pseudoallergische Reaktionen, die nicht immunologisch bedingt sind, sondern ein entsprechendes Reaktionsmuster nur nachahmen. Hier wird die Freisetzung von Mediatoren allergischer Reaktionen aus Mastzellen direkt durch Pharmaka stimuliert, woraus nahezu das gleiche klinische Symptomenbild wie bei der echten anaphylaktischen Reaktion resultiert. Häufige Ursache sind bestimmte Plasmaersatzmittel und Röntgenkontrastmittel. Die pseudoallergische Reaktion bedarf keiner Sensibilisierungsphase. Sie entsteht oft bei dem ersten Kontakt und ist unspezifisch. Eine Übertragbarkeit, z.B. durch antikörperhaltiges Serum oder spezifisch aktivierte Lymphozyten, ist nicht möglich. Sie ist ferner zum Teil dosisabhängig.

Karzinogene Wirkungen

Karzinogene Wirkungen unterscheiden sich von anderen unerwünschten Arzneimittelwirkungen vor allem durch eine sehr lange Latenzzeit von 15 bis 45 Jahren.

Lange Zeit galten karzinogene Wirkungen von Arzneimitteln als seltene Ereignisse. Die Zahl der Stoffe mit krebsauslösenden Wirkungen steigt jedoch an. Dazu gehören alkylierende Zytostatika, Phenylbutazon, Chloramphenicol, Phenacetin, Diethylstilböstrol, andere Östrogene und Kaliumcanrenoat. Auch in der Gruppe der mikrobiellen und pflanzlichen Naturstoffe sind zahlreiche Karzinogene gefunden worden (Aflatoxine, Pyrrolizidinalkaloide, Aristolochiasäure). Viele dieser Verbindungen sind inzwischen aus dem Handel gezogen worden, für andere gelten strenge Anwendungsbeschränkungen. Alle neuen Wirkstoffe werden auf ihr karzinogenes Potential geprüft.

3.2.3.7   Kombinationstherapie und
Multimedikation

Kombinationstherapie bedeutet die gleichzeitige Gabe von mehr als einem Arzneimittel für eine bestimmte Indikation. Dabei kann die Gabe getrennt oder in Form fixer Kombinationen erfolgen. Unter Multimedikation versteht man die gleichzeitige Anwendung von Arzneimitteln bei einem Patienten für mehrere Indikationen.

Die Bewohner eines deutschen Altenzentrums nahmen nach eigenen Angaben im Durchschnitt 5,8 Arzneimittel regelmäßig ein. Besonders häufig wird eine Kombinationstherapie mit fixen Kombinationspräparaten betrieben. In Europa werden vom 50% der Ärzte häufig, von 30% gelegentlich und von 12% selten Kombinationspräparate verordnet. Für die meisten Indikationsgebiete sind mehr Kombinationspräparate als Monopräparate verfügbar. In der Bundesrepublik Deutschland ist der Anteil der Kombinationspräparate mit 70% besonders hoch.

Pharmakologische Grundlagen der Kombinationstherapie

Als **pharmakokinetischer Mechanismus** für die kombinierte Anwendung von Arzneimitteln wird eine Hemmung der Biotransformation eingesetzt, wie bei der Kombination von Levodopa und einem Dekarboxylasehemmstoff für die Behandlung des Morbus Parkinson. Weiterhin kann eine Verlängerung der Wirkungsdauer durch eine Kombination des freien Wirkstoffs mit seiner Depotform erreicht werden, ein Verfahren, das beispielsweise in der Diabetestherapie mit Insulin verwendet wird.

Die **pharmakodynamischen Mechanismen** bei der kombinierten Anwendung von Arzneimitteln zielen auf eine Verstärkung von therapeutischen Wirkungen oder auf die Abschwächung von unerwünschten Arzneimittelwirkungen. Die Tabelle 3.2-2 gibt Beispiele für die kombinierte Anwendung von Arzneimitteln aufgrund pharmakodynamischer Mechanismen.

Bei **funktionellem Synergismus** werden Arzneimittel kombiniert, die auf verschiedene biologische Systeme im Organismus wirken und so die Gesamtwirkung verstärken. Jedes dieser Arzneimittel stellt in der Regel ein eigenständiges Therapieprinzip dar, das wahlweise allein oder in Verbindung mit anderen Arzneimitteln angewandt werden kann.

Eine Kombination von Arzneimitteln, die zu einer echten Verstärkung der pharmakodynamischen Wirkung am gleichen Wirkort führt, wird als **sequentieller Synergismus** bezeichnet. Schließlich wird beim funktionellen Antagonismus die Möglichkeit ausgenutzt, durch langfristige Zugabe eines weiteren Arzneimittels unerwünschte Arzneimittelwirkungen zu verhindern oder abzuschwächen.

Vorteile und Nachteile fixer Kombinationen

Fixe Kombinationspräparate haben im Vergleich zu frei kombinierter Arzneimitteltherapie eine Reihe von Vorteilen und Nachteilen.

Als **Vorteile** sind zu nennen:
▶ Erleichterung der Arzneitherapie durch erhöhte Einnahmezuverlässigkeit
▶ geringere Kosten sinnvoller Kombinationen
▶ eventuell klinisch geprüfte Wirksamkeit und Sicherheit im Vergleich zu frei kombinierter Arzneimitteltherapie

Zu den **Nachteilen** werden gerechnet:
▶ starres Dosierungsverhältnis
▶ zusätzliche unerwünschte Wirkungen
▶ Trend zu ungenauer Diagnosestellung

Tab. 3.2-2   Pharmakodynamische Mechanismen bei der kombinierten Anwendung von Arzneimitteln

Kombination	Indikation
▶ **funktioneller Synergismus**	
Neuroleptikum + Opioid	Neuroleptanalgesie
Levodopa + Anticholinergika	Morbus Parkinson
Östrogene + Gestagene	hormonale Kontrazeption
Rifampicin + Ethambutol + Isoniazid	Tuberkulose
Cyclophosphamid + Vincristin + Procarbazin + Prednison	Lymphogranulomatose
Herzglykoside + Diuretika + ACE-Hemmer	schwere Herzmuskelinsuffizienz
β-Rezeptorenblocker + Diuretika + Vasodilatatoren	schwere Hypertonie
▶ **sequentieller Synergismus**	
Sulfamethoxazol + Trimethoprim	Harnwegsinfektionen und andere Infektionen
▶ **funktioneller Antagonismus**	
Thiaziddiuretika + kaliumsparende Diuretika	Hypokaliämie bei Diuretikatherapie
Tilidin + Naloxon (Valoron® N)	Senkung des Mißbrauchspotentials eines Opioids

▶ Zuordnung von unerwünschten Wirkungen erschwert

▶ ungleiche Wirkungsdauer der Einzelkomponenten

▶ Unterdosierung eines Inhaltsstoffes

▶ Verstärkung unerwünschter Wirkungen.

Die grundsätzlichen Nachteile von fixen Kombinationen spielen nur dann keine Rolle, wenn sie durch therapeutische Vorteile aufgewogen werden, die zunächst in einer frei kombinierten Therapie festgestellt worden sind. Durch Multimedikation können bedeutsame Probleme entstehen, vor allem werden die Möglichkeit von Arzneimittelinteraktionen und das Risiko von Nebenwirkungen nachweislich gesteigert, während die Compliance negativ beeinflußt wird.

Den Gründen für eine sinnvolle Kombinationstherapie oder Multimedikation können drei praktisch-therapeutische Situationen zugerechnet werden:

1. Es gelingt nur durch gleichzeitige Anwendung mehrerer Arzneimittel mit verschiedenen Wirkungsmechanismen, das Therapieziel innerhalb einer Indikation zu erreichen. Beispiele sind die Chemotherapie der Tuberkulose, die Hochdruckbehandlung sowie die Chemotherapie von Tumoren, Lymphomen und Leukämien.

2. Zur Reduzierung von unerwünschten Arzneimittelwirkungen kann eine Kombinationstherapie notwendig sein, wenn z.B. ein Thiaziddiuretikum mit einem kaliumsparenden Diuretikum kombiniert wird, um die unerwünschte Hypokaliämie zu verhindern.

3. Wenn mehrere Therapieziele aus zwingender Indikation angestrebt werden müssen, kann eine Multimedikation notwendig sein.

Probleme beim Übergang von stationärer zu ambulanter Behandlung

Immer wieder klagen niedergelassene Ärzte darüber, daß Patienten aus der stationären Behandlung mit einer eindrucksvollen Multimedikation entlassen werden, ohne daß auch nur der Versuch gemacht wurde, die ursprüngliche – vielleicht notwendige – Medikation vor der Entlassung den Verhältnissen in der ambulanten Behandlung und der Alltagsrealität der Patienten anzupassen. Die in Tabelle 3.2-3 aufgeführten Beispiele stammen aus den Praxen zweier niedergelassener Ärzte und illustrieren die Schwierigkeiten bezüglich der Multimedikation beim Übergang von stationärer zu ambulanter Behandlung.

In jedem Fall von Multimedikation, ganz besonders aber bei chronisch Kranken, sollte der behandelnde Arzt von Zeit zu Zeit Bilanz ziehen, die Zahl der dem Patienten verordneten sowie der im Rahmen von Selbstmedikation eingenommenen Arzneimittel feststellen und folgende Fragen beantworten:

1. Was ist die Indikation für jedes Arzneimittel bei diesem Patienten?

Tab. 3.2-3   Beispiele für stationäre Multimedikation und ambulante Weiterbehandlung

Diagnosen	Empfohlene Therapie der Klinik	Tatsächlich durchgeführte ambulante Therapie
a) 65jährige Patientin		
chronische obstruktive	Urbason® 1×24 mg	Prednisolon (7,5 mg) 1×1 Tbl.
Atemwegserkrankung	Euphyllin® 3×1 Tbl.	Euphyllin® retard 2×1 Tabl.
Cor pulmonale	Bisolvon® Lösung 4×4 mg	Bisolvon® Lösung 4×4 ml
Steroid-Diabetes	Lanitop® mite 3×1 Tbl.	Lanitop® 1×1 Tbl.
	Aldactone 40 Saltucin® 1×1 Drg.	Berotec® Dosier-Aerosol
	Clamoxyl® 3×1 Tbl.	gelegentlich ein Baldrianpräparat
	Maaloxan® 4×1 Btl.	
	Mogadan® 1×1 Tbl.	
	bei Bedarf Paracodin®	
	Berotec® Dosier-Aerosol	
b) 75jährige Patientin		
hirnorganisches Psychosyndrom	Digimerck® minor 1×1 Tbl.	Digimerck® minor 1×1 Tbl.
Zustand nach subtotaler	Isoket® retard 3×40 mg	Maycor® 40 3×1 Tbl.
Strumektomie	L-Thyroxin 50 Henning® 1×1 Tbl.	Briserin® 1×1 Drg.
koronare Herzkrankheit mit	Dytide® H 1×1 Tbl.	
absoluter Arrhythmie	Adumbran® 3×1 Tbl.	
rezidivierende Lumboischialgie	Amuno 50® 1×1 Supp.	
beginnende Koxarthrose		
Varikosis		
primäre Hypertonie		
Linksherzinsuffizienz		
Zustand nach Mamma-Amputation		

Die Beispiele wurden freundlicherweise von Dr. K. Dietrich (Eningen) und Dr. H. Overhoff (Bochum) zur Verfügung gestellt.

2. Ist die Indikation noch gegeben?

3. Handelt es sich unter Umständen nur um eine relative Indikation, so daß auf die Behandlung auch verzichtet werden könnte?

4. Ist mit Interaktionen zwischen den gleichzeitig verordneten Arzneimitteln zu rechnen?

5. Wird unter Umständen die unerwünschte Wirkung eines Arzneimittels mit einem weiteren Arzneimittel behandelt, so daß bei Absetzen der die unerwünschte Arzneimittelwirkung bedingenden Substanz oder durch Wechsel auf einen anderen Wirkstoff oder ein anderes Wirkprinzip dieses Medikament entbehrlich würde?

6. Ist angesichts einer Multimedikation noch mit einer ausreichenden Compliance des Patienten zu rechnen?

7. Sind unter Umständen durch Arzneimittel- oder Dosisverwechslung mehr Schäden möglich als durch Reduzierung der Multimedikation?

Hier ist eine sorgfältige Nutzen/Risiko-Analyse notwendig.

Es sei betont, daß mitunter von chronisch Kranken auch Arzneimittel eingenommen werden, die der behandelnde Arzt selber nicht verordnet hat und die vom Patienten spontan nicht angegeben werden. Wird nicht gezielt danach gefragt, bleiben eventuell wesentliche Bestandteile einer existierenden Multimedikation verborgen.

3.2.3.8 Arzneimittelwechselwirkungen

Nach gleichzeitiger Gabe mehrerer Arzneimittel können klinisch relevante Wechselwirkungen auftreten. Gezielt werden sie bei der Kombinationstherapie eingesetzt, um erwünschte Effekte zu verstärken oder unerwünschte abzuschwächen. Nicht selten gehen Wechselwirkungen aber genau in die umgekehrte Richtung und sind dann Ursache unerwünschter Reaktionen. Solche unbeabsichtigten Wechselwirkungen treten vor allem bei Patienten auf, die wegen mehrerer gleichzeitig bestehender Krankheiten eine Multimedikation benötigen. Die Häufigkeit solcher Interaktionen steigt mit zunehmender Zahl der verabreichten Arzneimittel. Bei einer Zweifachmedikation wurden bei 5% der Patienten unerwünschte Wechselwirkungen beobachtet, bei 7 und mehr gleichzeitig gegebenen Wirkstoffen bis zu 100%. Ältere Patienten, die durchschnittlich mit 3 Arzneimitteln pro Tag behandelt werden, sind daher häufiger betroffen. Noch ausgeprägter sind die Möglichkeiten von Interaktionen bei stationären Patienten, die durchschnittlich 5–6 Arzneimittel erhalten.

Durch wechselseitige Einflüsse von Arzneimitteln kann ein therapeutischer Effekt abgeschwächt oder übermäßig verstärkt werden. Im letzteren Fall resultiert daraus eine toxische Reaktion wie bei einer Überdosierung. Daneben können auch schädliche Effekte verstärkt werden oder in seltenen Fällen sogar neu entstehen. Wechselwirkungen von Arzneimitteln sind grundsätzlich entweder pharma-

kokinetisch oder pharmakodynamisch bedingt. **Pharmakokinetische Interaktionen** sind auf dem gesamten Weg eines Arzneimittels durch den Organismus möglich. Es können also Resorption, Verteilung, Biotransformation und Elimination beschleunigt oder gehemmt sein. Davon ist meistens die Wirkungsstärke, oft aber auch der Wirkungseintritt oder die Wirkdauer eines Arzneimittels betroffen. In jedem Fall ändert sich die Wirkstoffkonzentration am Wirkort oder im Plasma. Daher ist die **Plasmakonzentration** der ausschlaggebende Meßparameter, um eine pharmakokinetische Interaktion festzustellen. Pharmakodynamische Interaktionen spielen sich auf mehreren Reaktionsstufen der Arzneimittelwirkung ab. Im einzelnen können folgende Mechanismen beteiligt sein:

► **Endogener Rezeptorligand** (Hormon, Neurotransmitter): krisenhafte Blutdruckerhöhung bei gleichzeitiger Gabe eines Monoaminooxidaseinhibitors und eines indirekten Sympathomimetikums (Ephedrin, Tyramin).

► **Rezeptor:** Aufhebung der blutdrucksenkenden Clonidinwirkung durch trizyklische Antidepressiva am zentralen α_2-Rezeptor.

► **Rezeptorempfindlichkeit:** Erhöhte Arrhythmiegefahr durch Digitalisglykoside nach Diuretikabedingter Hypokaliämie, weil Kaliummangel die Glykosidempfindlichkeit der Na^+-K^+-ATPase erhöht.

► **Intrazelluläre Effektoren:** Verstärkung negativ dromotroper und inotroper Effekte von Verapamil durch β-Rezeptorenblocker über eine Senkung der intrazellulären Kalziumkonzentration.

► **Organfunktionen:** Verstärkung der Sulfonylharnstoff-bedingten Hypoglykämie durch β-Rezeptorenblocker infolge einer Hemmung der adrenergen Gegenregulation.

Besonders bedeutsam sind Arzneimittelinteraktionen für Stoffe mit geringer therapeutischer Breite oder vitaler Indikation. Gefährliche oder sogar lebensbedrohliche Wechselwirkungen sind daher vor allem bei oralen Antikoagulanzien, Herzglykosiden, Antiarrhythmika, Antikonvulsiva, oralen Antidiabetika und Zytostatika beobachtet worden. Für ausführliche Darstellungen aller beobachteten und denkbaren Wechselwirkungen wird auf die weiterführende Literatur verwiesen.

3.2.3.9 Das Placebo-Problem

Unter Placebo versteht man eine arzneitherapeutische Maßnahme, die absichtlich oder ohne Wissen des Arztes einen Effekt auf den Patienten oder ein Symptom ausübt, aber objektiv ohne spezifische Wirkung auf die betreffende Krankheit oder Symptomatik ist. Bei der Placeboempfindlichkeit stehen daher subjektive Symptome an erster Stelle. Es folgen dann objektive Zeichen, die direkt oder indirekt mit dem autonomen Nervensystem zusammenhängen, z.B. Herzfrequenz oder Salzsäureproduktion des Magens. Am Zustandekommen von Placebore-

aktionen ist wahrscheinlich eine psychisch bedingte Freisetzung von Endorphinen beteiligt. So wurde
bei Patienten mit Schmerzen nach Zahnextraktionen beobachtet, daß Placeboeffekte auf die
Schmerzen durch den Opioidantagonisten Naloxon aufgehoben werden konnten. Auch unerwünschte Arzneimittelwirkungen können durch
Placebo erzeugt werden. Manchmal finden sie sich
unter Placebo häufiger als unter Verum. Für die
Placebobehandlung bei verschiedenen Krankheiten
und Symptomen wurde eine durchschnittliche
Placeboreagibilität von 35 bis 42% festgestellt.

Einflüsse auf die Placebo-Wirkung

Äußere Faktoren sind der Applikationsmodus, die
Instruktion des Patienten, die Person des Arztes
und das therapeutische Milieu. Injektionen dürften
die effektivste Verabreichungsart für Scheinpräpa-
rate sein. Die Dosis, das Aussehen und der Geschmack von Dragees, Kapseln oder Tabletten können die Wirksamkeit wesentlich beeinflussen. In
einer Studie wirkten z. B. rote Dragees besser
schmerzlindernd als gelbe. Ein unangenehmer
Geschmack soll bei Placebos vorzuziehen sein, die
gekaut werden.
► Die **Instruktion** des Arztes über Wirkungen hat
  einen suggestiven Effekt. So gaben gesunde Versuchspersonen nach der Verabreichung eines bit-
  teren Placebos häufiger Coffeinwirkungen an als
  nach der Einnahme von tatsächlichem Coffein,
  das ihnen als Placebopräparat vorgestellt worden
  war.
► Die **Person des Arztes** ist von wesentlicher Bedeutung für das Ausmaß von Placeboreaktionen.
  Ein vertrauenerweckender Arzt, der gründlich
  untersucht, nicht ängstlich ist und keine Schuldgefühle zeigt, erzielt eine stärkere Arzneimittelwirkung als ein kritischer, schweigsamer, pessi-
  mistischer Arzt. Optimismus und Enthusiasmus
  des Arztes wirken sich positiv auf den Effekt
  einer Behandlung aus.
► Schließlich sind die **therapeutischen Rahmenbe-
  dingungen** zu berücksichtigen. Therapieergebnisse können z. B. schon durch das Wissen des Patienten beeinflußt werden, daß er an einer Thera-
  piestudie teilnimmt, ebenso wie durch die für
  Studien typischen Anforderungen wie etwa das
  wiederholte Ausfüllen von Fragebogen oder
  Symptomenlisten. Kontakte zu anderen Patienten oder die Bekanntheit und der Ruf des
  Therapeuten sind weitere wichtige Faktoren.

Patientenmerkmale

Vorerfahrungen mit einer Verumbehandlung steigern die Placeboeffekte. Eine positive Erwartung an
eine geriatrische Behandlung hatte bei älteren Patienten eine Zunahme der Gedächtnisleistung zur
Folge. Patienten, die auf Placebo reagieren, weisen
eine höhere habituelle Angst und verstärkte depressive Symptomatik auf. Wenige Hinweise gibt es auf
eine besondere Suggestibilität dieser Patienten.

Anwendung von Placebos

Über die Anwendung von Placebos in der ärztlichen Praxis gibt es nur wenige Daten aus anonymen
Umfragen. In den meisten Fällen werden Placebos
zur Beseitigung von Schmerzen (vor allem Kopfschmerzen), Schlafstörungen, Angstzuständen und
psychosomatischen Krankheiten verordnet. Im allgemeinen wird die tatsächlich mögliche Linderung
von Schmerzen durch Placebogabe von Ärzten wie
Pflegepersonal erheblich unterschätzt, was zu der
falschen Schlußfolgerung führt, die Beschwerden
seien vom Patienten „eingebildet“.
Wenn die Verschreibung eines Placebos zur Heilung
oder Linderung einer Krankheit beiträgt, ist sie nach
den Vorschriften der Reichsversicherungsordnung
zulässig. Die bewußte Verschreibung von Placebo
wird allerdings in der Praxis viel seltener vorkommen
als die unreflektierte Gabe von Placebo in Form von
erheblich unterdosierter Medikation mit pharmakologisch wirksamen Substanzen oder die Verordnung
von Medikamenten mit umstrittener therapeutischer
Wirksamkeit. Im übrigen setzt sich auch jede Verum-
wirkung aus dem wahren **pharmakologischen Effekt**
und dem dazugehörigen **Placeboeffekt** zusammen,
dessen Größe man im Einzelfall nie kennt, dessen
Vorhandensein man aber nicht vergessen sollte.

3.2.3.10 Phytotherapeutika

In der Arzneitherapie ist der Arzt nicht selten mit
pflanzlichen Arzneimitteln konfrontiert. Sie sind
bei vielen Patienten beliebt, weil sie im Gegensatz
zu chemisch hergestellten Arzneistoffen als „natürlich“ und damit ungefährlich gelten. Wesentliche
Probleme der Phytotherapeutika bestehen in einer
einheitlichen Definition dieser Arzneimittelgruppe
sowie im Nachweis von Wirksamkeit und Unbedenklichkeit.

Definition von Phytotherapeutika

Ursprünglich galten alle aus Pflanzen gewonnenen
Arzneimittel als Phytopharmaka. Nach dieser Definition wären zahlreiche Naturstoffe zur Gruppe der
pflanzlichen Mittel zu rechnen, wie z. B. Digitoxin
aus rotem Fingerhut, Morphin aus Schlafmohn,
Atropin aus Tollkirsche und Colchicin aus Herbst-
zeitlose. Diese Wirkstoffe wurden lange als Pflanzenextrakte verwendet, bis es gelang, die jeweils wirksamen Reinsubstanzen zu isolieren. In dieser Form
werden sie heute therapeutisch eingesetzt, weil sie
so mengenmäßig genau definiert sind und damit genauer dosiert werden können als Pflanzenextrakte.
Die biosynthetisch gewonnenen Arzneistoffe haben
starke pharmakologische und toxische Wirkungen
und unterscheiden sich damit **nicht** von chemisch
synthetisierten Wirkstoffen. Bis in die jüngste Zeit
werden hochwirksame innovative Arzneistoffe aus
Pflanzen oder Pilzen gewonnen. Erinnert sei nur an
das Immunsuppressivum Ciclosporin und den
Lipidsenker Lovastatin.

Daneben gibt es zahlreiche pflanzliche Arzneimittel, die ausschließlich komplexe Zubereitungen aus Pflanzen oder Pflanzenteilen enthalten. Sie werden von Vertretern der Phytotherapie als Phytopharmaka im Sinne der besonderen Therapierichtungen definiert. Isolierte Naturstoffe wie Herzglykoside werden aus dieser Definiton ausgeschlossen. Eine Drogengesamtwirkung sei nur selten auf einen Wirkstoff zurückzuführen, sondern ergebe sich aus einem komplexen Zusammenwirken von Wirk- und Begleitstoffen. Danach reduziert sich die Bezeichnung Phytopharmaka auf eine Restliste von Produkten mit einer Mischung aus vielen Bestandteilen, über deren Zusammensetzung und Wirksamkeit vielfach große Unklarheit herrscht. Gerade diese Mittel sind es aber, die in der Phytotherapie angewendet werden und als naturgemäße Heilmethoden im Sinne einer alternativen Medizin beworben werden.

Wirksamkeit und Unbedenklichkeit

Die Indikationen für Phytotherapeutika sind ebenso komplex und variabel wie die Zusammensetzung dieser Mittel. So dominiert die Anwendung bei funktionellen Störungen und leichten chronischen Krankheiten. Derartige Beschwerden entziehen sich häufig einer exakten diagnostischen Erfassung. Dadurch kommt ein weiteres Element der Unsicherheit in die wissenschaftliche Untersuchung dieser Mittel. Die Bedeutung des Placeboeffekts wird umso größer, je emotionaler die Einstellung des Patienten und des Arztes zu diesen Phytotherapeutika ist. Daraus resultieren die guten Erfahrungen mit einer solchen Therapie.

Auch die bisher festgelegten Kriterien für den Wirksamkeitsnachweis von Phytotherapeutika weichen erheblich von den üblichen Zulassungsbestimmungen ab. Als ausreichend gilt die Aufnahme in Lehrbücher sowie Erfahrungswissen in Verbindung mit entsprechenden experimentellen Daten. Häufig ist noch nicht einmal das Problem geeigneter Analyseverfahren zur Standardisierung des Wirkstoffgehalts gelöst. Phytotherapeutika haben daher wahrscheinlich selten mehr als Placebocharakter. Ihre Anwendung beschränkt sich auf begründete Einzelfälle, in denen eine Placebogabe zu rechtfertigen ist.

Angesichts des umstrittenen Nutzens der Phytotherapeutika müssen mögliche Risiken besonders streng geprüft werden. Bei vielen traditionellen Heilpflanzen wurden in den letzten Jahren kanzerogene und mutagene Effekte bekannt. Erstes Beispiel waren die Pyrrolizidinalkaloide in pflanzlichen Teezubereitungen (z. B. Kreuzkraut, Huflattich, Beinwell, Sonnenkraut). Die in der Osterluzei enthaltene Aristolochiasäure ist als aromatische Nitroverbindung sogar stärker kanzerogen als die besonders gefährlichen Aflatoxine. Pflanzliche Arzneimittel müssen daher genauso sorgfältig wie synthetische Arzneistoffe auf ihre Verträglichkeit geprüft werden. Jede Therapierichtung hat die gleiche Beweislast für den Nachweis von Wirksamkeit und Unbedenklichkeit.

3.2.4   Information des Patienten über die Therapie

Vor Beginn der Therapie ist es wichtig, daß sich der Arzt über das Krankheitskonzept des Patienten und die damit verbundenen Erwartungen ein Bild macht. Auf dieser Grundlage wird der Arzt den Patienten über die Diagnose und das daraus abgeleitete Therapiekonzept sowie dessen Ziele aufklären. Dazu gehört auch die Erörterung der Frage, ob bei banalen Symptomen oder bei sogenannten funktionellen Störungen überhaupt eine Therapie, besonders eine Arzneitherapie, notwendig oder erwünscht ist. Oft ist der Patient nur beunruhigt über die Bedeutung von Symptomen als möglichen Ausdruck einer ernsthaften Gesundheitsstörung und erklärt spontan oder auf Befragen, daß er mit solchen Befindensstörungen leben kann, sobald er sicher ist, daß es sich nicht um die Zeichen einer bedrohlichen Erkrankung handelt. Hier besteht die Therapie in dem ausführlichen Gespräch, das dem Patienten die Kenntnis über die funktionelle Natur seiner Symptome vermittelt. Eine Rezeptur ist dann gar nicht erforderlich oder nur zum Abfangen von Symptomspitzen oder zur Ausschaltung von funktionellen Störungen, die einen Patienten in seinem beruflichen oder gesellschaftlichen Leben beeinträchtigen können, wie z. B. eine emotionelle Diarrhö. Schon die Verfügbarkeit eines symptomatisch wirkenden Arzneimittels für den Bedarfsfall ist solchen Patienten oft eine Hilfe, ohne daß in jedem Fall und in jeder Situation mit Erwartungsangst vor einem Symptom das Arzneimittel wirklich eingenommen werden muß.

Auf die Nutzen-Risiko-Analyse und die Begründung der Auswahl der vorgeschlagenen Therapie aus mehreren möglichen Behandlungsverfahren muß im Gespräch eingegangen werden. Eine solche Information muß dem Verständnisvermögen und den Wünschen des Patienten nach Umfang und Einzelheiten angepaßt werden, kann aber keinesfalls völlig unterbleiben. Das Informationsbedürfnis des Kranken kann vom ängstlichen „Nichtswissenwollen" über volles Vertrauen in Wissen und Können seines Arztes bis zum offenen Mißtrauen und dem Begehren, den Arzt zu kontrollieren, reichen. Im Fall von aggressiven Therapieverfahren, z. B. bei der Chemotherapie von Tumoren, sollte eine Dokumentation über das Aufklärungsgespräch und das dabei gegebene Einverständnis des Patienten zur Durchführung der Therapie erfolgen.

Das deutsche Arzneimittelgesetz schreibt vor, daß jeder Arzneimittelpackung eine Gebrauchsinformation beigelegt wird. Dieser sogenannte „Beipackzettel" wird kontrovers diskutiert. Mit ihm soll sichergestellt werden, daß der Kranke mit jeder gekauften Packung die Information über die richtige Anwendung des Arzneimittels erhält. Dieses Vorgehen hat aber auch Nachteile, da der Patient über Einnahmebeschränkungen erst dann etwas erfährt, wenn er die Packung nach dem Kauf geöffnet hat und der Apotheker sie nicht mehr zurücknehmen darf. Weiterhin können Arzneimittel bei der Abgabe in der Apotheke bis zu 5 Jahre alt sein und enthalten dann nicht mehr die aktuelle Gebrauchsinformation. Im Krankenhaus erhält der Patient Arzneimittel ohne die Packungsbeilage.

Grundsätzlich sollte der Arzt bei seinem Gespräch berücksichtigen, daß der Patient nach Erhalt des verordneten Arzneimittels in der Apotheke den Beipackzettel verfügbar hat und ihn meistens wohl auch lesen wird. Deshalb muß der Arzt den Inhalt dieser Gebrauchsinformation für die von ihm verschriebenen Arzneimittel kennen und in seinem Gespräch mit dem Patienten darauf eingehen. Arzneimittelnebenwirkungen sind oft mit Fachausdrücken beschrieben, die der Patient nicht versteht, und werden nach Häufigkeit und Schwere wenig oder nicht differenziert. Nicht selten fehlen Handlungsanweisungen für den Fall, daß schädliche Wirkungen auftreten. Das Gespräch mit dem Patienten über die Gebrauchsinformation sollte nie fehlen, damit nicht der falsche Eindruck entsteht, der Arzt wisse möglicherweise gar nicht, welche Informationen vom Hersteller in dem Beipackzettel niedergelegt sind. Nur so sind nachteilige Folgen auf die Compliance zu vermeiden.

Besondere Sorgfalt ist bei der Einleitung einer Langzeittherapie geboten. Die Notwendigkeit einer Langzeittherapie ist zu begründen, die negativen Folgen bei Unterlassen oder Abbruch der Behandlung zu erörtern. Die Einbeziehung des Patienten in die Überwachung der Therapieziele, z. B. durch Blutdruckmessung oder Blut- und Harnzuckerbestimmungen, kann die Compliance bei Langzeittherapie deutlich verbessern und bedarf der Information des Patienten durch den Arzt.

3.2.5 Verlaufskontrolle und Erfolgsbeurteilung der Arzneitherapie

Jede Arzneimitteltherapie beginnt mit der Festlegung eines oder mehrerer Therapieziele. Für die Verlaufskontrolle empfiehlt es sich dann, die Parameter des Therapieerfolges, die Kontrollzeitpunkte und die Personen für die Verlaufskontrolle festzulegen.

3.2.5.1 Kontrollparameter des Therapieerfolgs

Für die Kontrolle des Therapieerfolges werden verschiedene Möglichkeiten eingesetzt. Ein recht einfacher, aber ausschlaggebender Parameter sind die **subjektiven Symptome** eines Patienten und seine Befindlichkeit. Sie geben mitunter besonders schnell Aufschluß über den Therapieerfolg und werden bis heute zu Unrecht oft vernachlässigt. So ist bei der Behandlung eines Ulcus duodeni das erste Therapieziel die Schmerzbeseitigung. Darüber wird der Patient innerhalb weniger Stunden nach der Gabe von H_2-Antagonisten oder Antazida berichten können.

Häufig genügt auch die **körperliche Untersuchung**, um den Erfolg einer Behandlung zu beurteilen. Wenn bei einem Patienten mit Bronchopneumonie unter einer Antibiotikatherapie das Verschwinden der Lungeninfiltration durch Auskultation und Perkussion festgestellt werden kann und auch das Sputum nicht mehr purulent ist, so kann die Behandlung beendet werden, da das Therapieziel „Beseitigung der Pneumonie" erreicht ist.

Bei anderen Krankheiten werden **apparative Verfahren** herangezogen, um den Therapieerfolg zu kontrollieren. Dazu gehört beispielsweise die endoskopische Kontrolle der Abheilung eines Ulcus duodeni, die nur auf diese Weise objektiviert werden kann. Weiterhin werden **klinisch-chemische Methoden** eingesetzt, um die Arzneimittelwirkung zu messen und daran die Therapie zu überwachen. Beispiele dazu sind die Bestimmung der Prothrombinzeit bei der Antikoagulanzientherapie oder die Blutzuckerbestimmung unter der Insulintherapie des Diabetes mellitus. Bei einigen Formen der Arzneitherapie hat sich die regelmäßige Bestimmung von Serumkonzentrationen der Wirkstoffe als zweckmäßig erwiesen („Drug Monitoring"). Beispiele sind die Messung der Lithiumkonzentration bei der Depressionsbehandlung oder des Plasmaspiegels von Antiepileptika bei Therapie der Epilepsie.

Schließlich gibt es Krankheiten, bei denen sich die Therapieziele und damit auch die Parameter des Therapieerfolges im Gesamtverlauf ändern können. So besteht bei einem Patienten mit absoluter Tachyarrhythmie das unmittelbare Therapieziel in der Verlangsamung der Herzfrequenz, in dem Abbau des Pulsdefizits und möglichst auch in der Wiederherstellung eines Sinusrhythmus. Nach Erreichen dieser Therapieziele hängt das weitere Vorgehen von anderen Faktoren ab. Dazu gehören die Klärung der Ursachen der Tachyarrhythmie und ihre eventuelle therapeutische Beeinflussung (z. B. Myokarditis, koronare Herzkrankheit, Kardiomyopathie, Intoxikation). Erst nach Untersuchung dieser Faktoren kann der Arzt entscheiden, ob weitere Maßnahmen zur Erhaltung des erreichten Therapieziels angezeigt sind, einschließlich einer eventuellen Dauertherapie.

3.2.5.2 Kontrollzeitpunkte der Therapie

Der zeitliche Ablauf der Verlaufskontrollen wird durch das zugrundeliegende Leiden und die Art der Therapie bestimmt. So läßt sich der Therapieerfolg bei einem Ulcus duodeni hinsichtlich der Therapieziele „Schmerzbeseitigung" und „Verhinderung von Ulkuskomplikationen" unmittelbar nach Einleitung der Therapie fortlaufend kontrollieren. Die Ulkusabheilung wird als weiteres Therapieziel 4 Wochen nach Einleitung der Therapie endoskopisch kontrolliert und bei fehlender Abheilung in weiteren 2–3wöchigen Abständen. Als allgemeine Regel muß die Frequenz der Überwachung immer dann erhöht werden, wenn bei einem Patienten ein bislang gut funktionierendes Therapieschema verändert wird.

3.2.5.3 Aufgabenverteilung der Verlaufskontrolle

In der Regel kontrolliert der Arzt die von ihm angeordnete medikamentöse Therapie. Er hat auch festzulegen, unter welchen Umständen bestimmte Maßnahmen zu ergreifen sind oder wann er von weiteren, mit der Therapieüberwachung betrauten Personen zu benachrichtigen ist, z.B., wenn der Blutdruck oder die Pulsfrequenz bestimmte Grenzwerte unterschreiten. Neben den Pflegekräften im Krankenhaus, Gemeindeschwestern oder Angehörigen kann auch der Patient selbst eingeschaltet werden. So ist es durchaus möglich, daß der Patient nach entsprechender Einweisung die Blutdruckmessung oder Harnzuckerkontrolle selbständig vornimmt.

3.2.5.4 Kontrolle unerwünschter Arzneimittelwirkungen

Die Verlaufskontrolle einer Arzneitherapie dient auch zur Erfassung und Verhütung unerwünschter Wirkungen. Dies gilt in besonderem Maße bei jeder Langzeittherapie. So müssen zum Beispiel bei der Anwendung von Gold zur Behandlung einer rheumatoiden Arthritis vor jeder erneuten Injektion die Haut (Juckreiz), die Mundschleimhaut (Ulzerationen, Metallgeschmack), das Blutbild (einschließlich der Thrombozytenzählung), die Transaminasen, die alkalische Serumphosphatase und der Urin untersucht werden. Nur wenn keine pathologischen Befunde erhoben werden und keines der genannten Krankheitssymptome registriert wird, kann die nächste Injektion erfolgen.

Es gibt vorhersehbare toxische Reaktionen, die immer dosisabhängig sind, und unvorhersehbare allergische Reaktionen, die meist nicht bei der Verlaufskontrolle erfaßt werden (siehe Kap. 3.2.3). Überempfindlichkeitsreaktionen können jederzeit, auch nach jahrelanger Verträglichkeit, auftreten. Die Anwendung hoher Dosen von Arzneimitteln, ein niedriges Körpergewicht oder gestörte Ausscheidungsfunktionen verpflichten zu besonderer Sorgfalt bei der Fahndung nach unbekannten Nebenwirkungen im Rahmen der Therapieüberwachung. Die Übergänge zu Kontraindikationen sind hier fließend.

3.2.5.5 Bewertung des Therapieerfolgs

Die Beobachtung eines Therapieverlaufs läßt in der Regel vier Feststellungen zu:
▶ Heilung,
▶ Besserung,
▶ keine Änderung und
▶ Verschlechterung.

Häufig müssen sich Arzt und Patient mit einer Besserung begnügen. Auch kann z.B. das Therapieziel Linderung oder Beseitigung von Schmerzen erreicht werden, während das den Schmerzen zugrundeliegende Leiden und eine dadurch bedingte Verkürzung der Lebenserwartung durch die Therapie nicht beeinflußt werden.

▶ Bei **erfolgreicher Therapie** oder Heilung muß in manchen Fällen eine Sekundärprophylaxe begonnen werden, um Rezidive zu verhüten, wie z.B. die Gabe von H_2-Rezeptorenblockern in reduzierter Dosis nach abgeheiltem Ulcus duodeni. Während der Beobachtung eines Therapieverlaufes ist auch immer zu erwägen, ob eine Dosisreduktion und darüber hinaus eine Verringerung der Anzahl der eingesetzten Wirkstoffe angezeigt sind. Dies ist besonders bei multimorbiden alten Patienten bedeutsam. Eine Intensivierung der Therapie wird man nur dann vornehmen, wenn Erfahrungen vorliegen, daß ein solches Vorgehen Aussicht auf Erfolg verspricht.

Wird bei einem chronisch Kranken eine Langzeittherapie mit Erfolg durchgeführt, besteht die Gefahr, daß neu auftretende krankhafte Befunde übersehen werden. Die Verlaufskontrollen sollten deshalb in angemessenen Abständen auch eine erneute Generaluntersuchung des Patienten vorsehen.

▶ Ist das Krankheitsbild **unverändert,** können mehrere Gründe in Betracht kommen: Die Krankheit ist durch keine therapeutische Maßnahme beeinflußbar. Zum Zeitpunkt der Beurteilung ist eine Besserung noch nicht erkennbar, kann aber in Zukunft noch erwartet werden. Die eingeschlagene Therapie ist ungeeignet oder unzureichend. Im letzteren Fall müssen erneut Überlegungen angestellt werden, wie sie vor Einleitung der Therapie erforderlich sind.

▶ Ist das Therapieergebnis **unbefriedigend,** stellt sich die Frage nach Fortführung der Therapie. Hier ist zunächst zu klären, ob es sich um eine Krankheit handelt, für die Pharmaka mit gesicherter therapeutischer Wirkung gar nicht bekannt sind, wie z.B. multiple Sklerose. Wurde dennoch eine Therapie versucht und blieb sie ohne Erfolg, so ist die weitere Fortführung einer solchen Behandlung nur zu rechtfertigen, wenn vielleicht noch ein Placeboeffekt auf die Befindlichkeit des Patienten erhofft werden kann.

Weiterhin kann eine Optimierung der Behandlung versucht werden. In diesem Falle müssen alle Überlegungen erneut angestellt werden wie vor Einleitung jeder Arzneimitteltherapie, allerdings unter Berücksichtigung des Krankheitsverlaufs und der bisher nicht befriedigenden Wirkung der angewandten Behandlung. Dabei darf die Möglichkeit einer mangelnden Compliance nie außer acht gelassen werden. Maßnahmen zur Verbesserung der Compliance sind auch eine Optimierung der Behandlung.

3.2.5.6 *Compliance*

Die Compliance (Patientencompliance) beschreibt, inwieweit eine Behandlung mit einem vorgegebenen Therapieoptimum übereinstimmt. Sie kann definiert werden als das Verhältnis zwischen tatsächlicher Therapiedurchführung und Therapiestandard. Eine mangelnde Compliance hat negative Auswirkungen auf die therapeutische Wirksamkeit einer Behandlung. Sie kann ferner zu unerwünschten Arzneimittelwirkungen führen, diagnostische Maßnahmen erschweren und im Rahmen von Therapiestudien die Interpretation und Bewertung von Untersuchungsergebnissen verfälschen. Die Bedeutung der Compliance für den Therapieerfolg zeigt die Tabelle 3.2-4 am Beispiel der Epilepsiebehandlung.

Messung der Compliance

▶ In der Praxis hat die **Selbstbeobachtung** des Patienten die größte Bedeutung. Viele Patienten wollen zwar einer Therapievorschrift nachkommen, sind aber aus verschiedenen Gründen nicht dazu in der Lage. So konnten sogar 10 hochmotivierte Mitarbeiter einer klinisch-pharmakologischen Abteilung nur ohne Schwierigkeiten eine Substanz in 4 über den Tag verteilten Dosen für 2 Wochen korrekt einnehmen. Im Gespräch mit Patienten über solche Probleme kommt noch hinzu, daß die Erinnerung über das, was tatsächlich eingenommen oder getan wurde, sehr ungenau ist. Die Voraussetzung zur Verbesserung der Compliance ist eine gezielte Selbstbeobachtung des Patienten. Dies kann z. B. mittels Diätplänen, Tagebüchern oder inzwischen vielfach verfügbaren Kalenderpackungen geschehen.

▶ Bei der **direkten Fremdbeobachtung** können außer Arzt und Pflegepersonal auch Angehörige, Erzieher oder andere Personen tätig werden. Besonders bei älteren Patienten sind fremdanamnestische Angaben häufig sehr wertvoll.

▶ Methoden der **mittelbaren Beobachtung** sind Hochrechnungen von Verschreibungen, Tablettenzählung, eine verhaltensorientierte Befragung sowie die Bestimmung der Konzentration von Arzneimitteln, Metaboliten oder pharmakologisch inaktiven Markern in verschiedenen Körperflüssigkeiten.

Tab. 3.2-4 Compliance und Rückfallhäufigkeit bei Patienten mit Epilepsie

Tabletteneinnahme	N	Rückfälle (%)
sehr regelmäßig	25	61
regelmäßig	143	54
gelegentlich unregelmäßig	44	77
unregelmäßig	14	86
Auslaß	8	100

▶ Die **schlußfolgernde Beobachtung** schließlich beruht darauf, daß sich bei konsequenter Durchführung der Behandlung eine bestimmte Wirkung einstellen muß; wenn also beispielsweise die Kalorienzufuhr reduziert wird, dann muß eine Gewichtsreduktion beobachtet werden. Alle diese Methoden haben Fehlermöglichkeiten. Deshalb sind in der Klinik stets mehrere Verfahren, die einander ergänzen, einzusetzen.

Ursache einer unzureichenden Compliance

Der **Patient** wird am häufigsten als Ursache einer unzureichenden Compliance angesehen. Bei ganz jungen und bei ganz alten Menschen finden sich vermehrt schlechte Compliancequotienten. Persönlichkeitsvariablen spielen offenbar keine wesentliche Rolle. Eine größere Bedeutung haben situations- und themenspezifische Patientenmerkmale. Dazu gehören die Zufriedenheit des Patienten mit der Behandlung, mit der Behandlungssituation und mit dem Arzt sowie Krankheitskonzepte und Behandlungserwartungen der Patienten. Hinsichtlich des Krankheitskonzeptes kann es zwischen Arzt und Patient beträchtliche Unterschiede geben. Entgegen entsprechenden Erwartungen konnte in den meisten Studien nicht bestätigt werden, daß schwere Erkrankungen mit einer hohen Compliance einhergehen. Eher bedingt der Leidensdruck eine bessere Compliance.

Der **Arzt** hat einen prägenden Einfluß auf die Einstellung des Patienten zur Therapie. Die Zufriedenheit des Patienten und sein Krankheitskonzept stehen in einer Wechselbeziehung zum Verhalten des Arztes. Zufrieden sind Patienten, deren Erwartungen erfüllt worden sind. Emotionale Aspekte sind wichtig. Das Eingehen des Arztes auf Sorgen und Befürchtungen des Patienten und das Anbieten von Hilfe für Probleme, die dem Patienten bedrohlich erscheinen, bedingen eine bessere Compliance.

Die Art der Information der Patienten durch den Arzt kann sich ebenfalls auf die Compliance auswirken. Vor allem muß der Arzt vermeiden, den Patienten zu überfordern. Alle Informationen müssen auf die Perspektive und das Vorwissen des Patienten abgestellt werden. Je kompetenter der Arzt als Ratgeber dem Patienten erscheint, um so eher wird dieser den ärztlichen Vorschriften folgen.

Schließlich ist auch die **Behandlungssituation** von Bedeutung. Je komplizierter das Verordnungsmuster, desto mehr Fehler macht der Patient, desto eher bricht er die Behandlung ab. Langzeitbehandlungen sind schwerer durchzuhalten als kurzfristige Therapieschemata. Erstaunlicherweise korreliert die Häufigkeit von unerwünschten Arzneimittelwirkungen nicht mit der Compliance.

Maßnahmen zur Verbesserung der Compliance

Kurze Terminfestlegungen und Wartezeiten in der Praxis, briefliche oder telefonische Erinnerung, eventuell durch einen speziellen Mitarbeiter, und vor allen Dingen eine hinreichende Patienteninformation sind von großer Bedeutung für eine gute Compliance der Patienten. Die Compliance im Bereich der Arzneimitteltherapie kann durch ein möglichst vereinfachtes Verordnungsmuster, eine genaue Signatur auf dem Rezept mit Angabe von Einzel- oder Tagesdosis, die Anwendung von Kalenderpackungen und gelegentlich auch durch Serumspiegelkontrollen verbessert werden.

Eine unzureichende Compliance ist kein moralisches Problem. Das Problem betrifft ebenso den Arzt wie den Patienten. Eine kritische Selbstüberprüfung des Arztes sollte sich daher auf folgende Fragen erstrecken:

▶ Entspricht die Bestellpraxis den Bedürfnissen des Patienten?
▶ Ist die Therapie so einfach wie möglich gestaltet?
▶ War die Aufklärung des Patienten klar und verständlich?
▶ Hat sich der Arzt ausreichend um ein Verständnis der Sichtweise und Anliegen des Patienten bemüht, um eine möglichst große Zufriedenheit mit der Behandlung zu erreichen?

Der Arzt muß sich stets des Compliance-Problems bewußt sein. Das Recht des Patienten auf Selbstbestimmung, die Anerkennung seiner Individualität und die Achtung vor seiner Weltanschauung sind beim Umgang mit Patienten für eine gute Compliance von Bedeutung.

Literatur

– Dölle, W., B. Müller-Oerlinghausen, U. Schwabe (Hrsg.): Grundlagen der Arzneimitteltherapie. B. I.-Wissenschaftsverlag, Mannheim–Wien–Zürich 1986.
– Dukes, M. N. G.: Meyler's ide Effects of Drugs. Elsevier, Amsterdam–New York–Oxford 1988.
– Klotz, U.: Klinische Pharmakokinetik. Fischer, Stuttgart–New York 1984.

3.3 Antimikrobielle Therapie

3.3.1 Antibakterielle Chemotherapie

G. PETERS

Antibakterielle Chemotherapeutika sind Substanzen, die im menschlichen Organismus vorhandene bakterielle Krankheitserreger abtöten oder zumindest in ihrem Wachstum hemmen sollen. Dies soll nach dem Ehrlich-Prinzip der selektiven Toxizität geschehen, d.h. ohne nennenswerte Schädigung des Makroorganismus. Es kommt dabei zu einer komplexen Interaktion zwischen Makroorganismus, Mikroorganismus und Chemotherapeutikum mit wechselseitig möglicher Beeinflussung. Eine medizinisch und auch ökonomisch sinnvolle antibakterielle Chemotherapie wird heute zunehmend durch drei Faktoren erschwert: Das Patientengut ändert sich mit einem ständig steigenden Anteil an

Intensivpflege- und abwehrgeschwächten Patienten. Das Repertoire an zur Verfügung stehenden Chemotherapeutika wird immer größer. Die Resistenz von Bakterien gegen antibakterielle Chemotherapeutika nimmt sowohl quantitativ als auch qualitativ zu. Jeder Arzt, der eine antibakterielle Chemotherapie durchführen will, muß wichtige Grundprinzipien beherrschen wie auch in wesentlichen Zügen das Spektrum der antibakteriellen Substanzen kennen.

Grundprinzipien der antibakteriellen Chemotherapie

Indikationsstellung

Antibakterielle Chemotherapeutika sind ursächlich wirksame Medikamente und nicht primär gegen Symptome, wie z.B. Fieber, gerichtet. Die Gabe solcher Substanzen setzt also eine exakte Indikationsstellung voraus, es muß mit sehr hoher Wahrscheinlichkeit eine durch Bakterien verursachte Infektionskrankheit vorliegen. Die Indikation wird naturgemäß zunächst klinisch gestellt. Hierfür genügen in aller Regel Anamnese, Befunde der klinischen Untersuchung sowie einige klinisch-chemische und radiologische Zusatzbefunde. Gleichzeitig erfolgt die Materialentnahme zur mikrobiologischen **Erregerdiagnose,** um dadurch die Indikation abzusichern. Nach der Indikationsstellung wird die Therapie in aller Regel auch sofort begonnen. Da hier noch keine Erregerdiagnose und entsprechend auch kein Antibiogramm vorliegen können, spricht man von einer kalkulierten Chemotherapie, d.h., es wird eine empirische Therapie eingeleitet auf der Basis der klinischen Befunde, die schon zur Indikationsstellung führten. Hieraus sollte es in vielen Fällen schon möglich sein, die zu erwartenden Erreger einzugrenzen, aber auch die zu erwartende Resistenzsituation sowohl generell als auch lokal, bezogen auf die jeweilige Klinik, zu kalkulieren. Wenn dann mikrobiologische Befunde – Erregerdiagnose und Antibiogramm – vorliegen, die mit der Klinik korrelierbar sind, kann eine gezielte Chemotherapie durchgeführt werden. Das heißt klinisch-praktisch, die kalkuliert begonnene Chemotherapie muß überprüft und evtl. geändert werden.

Auswahl der Chemotherapeutika

Für die Auswahl der Chemotherapeutika, für die kalkulierte und für die gezielte Chemotherapie, müssen klinische, mikrobiologische und pharmakokinetische Kriterien herangezogen werden. Von seiten der Klinik sind eventuelle Grundkrankheiten zu berücksichtigen, ferner die Infektionslokalisation und die Tatsache, ob es sich um eine außerhalb oder innerhalb des Krankenhauses erworbene Infektionskrankheit handelt.

Beispiele: Bei immunsupprimierten Patienten in der Aplasie ist die Gabe von nur bakteriostatisch wirksamen Chemotherapeutika sinnlos, da diese nur zu einer Proliferationshemmung führen und zur endgültigen Keimeliminierung ein funktionsfähiges Phagozytosesystem voraussetzen. Bei einer Infektion im Liquorraum, z. B. Meningitis, ist die parenterale, intravenöse Gabe von Aminoglykosiden nicht indiziert, da sie auch bei entzündeten Meningen die Blut-Liquor-Schranke nicht penetrieren.

Die kalkulierte Chemotherapie von innerhalb des Krankenhauses erworbenen Pneumonien (nosokomiale Pneumonie) erfordert ein anderes Antibiotikaregime, da hier andere und überwiegend resistentere Bakterien als Erreger zu erwarten sind. Zu beachten ist auch, daß andere Erkrankungen die Penetration, Metabolisierung und Elimination von Chemotherapeutika entscheidend beeinflussen können. Beispiele: Bei Patienten mit schwerer Funktionsstörung der Leber sind solche Antibiotika kontraindiziert, die überwiegend hepatobiliär metabolisiert bzw. ausgeschieden werden. Erkankungen bestimmter Organe schließen die Verwendung einzelner Antibiotika von vornherein aus, wenn diese aufgrund einer speziellen toxischen Affinität zu diesem Organsystem eine weitere Schädigung erwarten lassen, z. B. die Gabe von Chloramphenicol bei einer zuvor bestehenden Knochenmarksschädigung. Aber auch physiologische Gründe, z. B. Schwangerschaft, Still- und Neonatalperiode, können die Gabe verschiedener Antibiotika ausschließen.

Die zu beachtenden bakteriologischen Kriterien betreffen das Wirkspektrum der jeweiligen Antibiotika und ihre Aktivität innerhalb dieses Spektrums. Entscheidend ist auch, ob der Wirkeffekt bakterizid oder nur bakteriostatisch ist. Eine ganze Reihe von pharmakokinetischen Eigenschaften der jeweiligen antibakteriellen Chemotherapeutika wie Säurestabilität, enterale Resorption, Art der Metabolisierung bzw. Elimination, Penetration in Körperkompartimente und -gewebe beeinflussen ebenfalls in der individuellen klinischen Situation die Festlegung des Chemotherapeutika-Regimes. Nicht zuletzt spielen toxikologische Gesichtspunkte (siehe unten) eine wichtige Rolle.

Durchführung der Chemotherapie

Die Durchführung der Chemotherapie folgt im Prinzip den allgemeinen Grundsätzen der internistischen Pharmakotherapie (siehe Kap. 3.2). Die **Dosierung** muß der individuellen klinischen Situation angepaßt werden. Hier muß der ideale therapeutische Bereich gefunden werden, d. h., die Dosis des Chemotherapeutikums muß zur Erreichung des gewünschten Wirkeffektes ausreichend hoch, aber unter der Schwelle liegen, ab der toxische Nebenwirkungen möglich sind. Diese Grundregel muß dann relativiert werden, wenn in einer vital bedrohlichen Situation Alternativmöglichkeiten nicht bestehen.

Für die erforderliche **Dauer** einer Chemotherapie lassen sich ebenfalls keine allgemeingültigen Regeln aufstellen. So können unkomplizierte Harnwegsinfektionen mit empfindlichen Erregern durchaus mit einer Einmal-Gabe eines potenten Antibiotikums behandelt werden, während für die Therapie einer Osteomyelitis eine Therapiedauer über Monate erforderlich sein kann. Grundsätzlich ist aber eine antibakterielle Chemotherapie mehrere Tage über die deutliche klinische Besserung hinaus durchzuführen.

Grundlegende Kriterien für die zu wählende Applikationsart sind der zu erreichende Wirkort und die Compliance des Patienten. Die parenterale Applikation stellt grundsätzlich den sichersten Applikationsweg dar. Bei schweren und schwersten Infektionsverläufen ist daher dieser Weg zumindest bei Beginn der Therapie immer zu wählen. Bei einer Umstellung von einer parenteralen auf eine orale Therapie ist darauf zu achten, ob dies mit der parenteral begonnenen Substanz überhaupt möglich ist, d. h., ob sie enteral resorbierbar ist. Eine orale Folgetherapie mit einem anderen Antibiotikum kann nur dann erfolgen, wenn es das gleiche Spektrum wie das zuvor verwandte parenterale Antibiotikum hat. Für die orale Chemotherapie ist die Compliance der Patienten entscheidend. Der Entscheidung, ob eine Mono- oder eine Kombinationstherapie durchgeführt wird, müssen folgende Überlegungen zugrunde gelegt werden: Die Kombinationstherapie mit zwei oder mehreren Substanzen hat zum Ziel, in einer kalkulierten Chemotherapie ein breites Spektrum möglicher Erreger abzudecken. Eine weitere Überlegung ist, vor allem in der gezielten Chemotherapie, eine synergistische Wirkung auf einen Erreger zu erzielen, einen additiven Effekt gegen einen Erreger zu erreichen, wenn eine Dosisverdopplung einer Substanz aus toxikologischen Gründen nicht möglich ist, oder – bei einer Mischinfektion – alle Erreger gleich gut zu erreichen.

Von erheblicher Bedeutung in der modernen antibakteriellen Chemotherapie ist das **„Drug-Monitoring"**. Hierunter versteht man die Serumspiegelkontrolle bestimmter Antibiotika, die überwiegend renal eliminiert werden und daher bei Nierenfunktionsstörungen kumulieren können. Dies gilt für Aminoglykoside und für Glykopeptide (z. B. Vancomycin). Hier erfolgt die Dosisanpassung gemäß der Spiegelkontrolle. Bei diesen Substanzen sind heute schematisierte Dosisanpassungen, z. B. nach Kreatininwert oder -clearance nicht mehr ausreichend. Auch die Dosierung von Chloramphenicol muß bis zum Schulkindalter nach Serumspiegelkontrolle durchgeführt werden.

Nebenwirkungen

Jede Chemotherapie ist mit potentiellen Nebenwirkungen verbunden. Keiner verfügbaren Substanz kann das Attribut „nebenwirkungsfrei" zugebilligt werden. Man unterscheidet hierbei allergische von toxischen Nebenwirkungen. Die allergischen Nebenwirkungen sind dosisunabhängig, setzen aber eine vorherige Sensibilisierung voraus. Toxische

Nebenwirkungen sind abhängig von der Dosis, aber auch von der Dauer der Therapie und damit der erreichten Gesamtdosis. Je nach dem Spektrum der potentiellen Nebenwirkungen, das für die einzelnen Chemotherapeutikasubstanzen sehr unterschiedlich sein kann, müssen entsprechende klinische bzw. laborchemische oder auch funktionelle Kontrollen erfolgen. Die Beachtung potentieller toxischer Nebenwirkungen schließt jedoch nicht aus, daß bei vital bedrohlichen Infektionsverläufen toxische Nebenwirkungen in Kauf genommen werden müssen. Bezüglich dieser Nebenwirkungen unterscheiden sich Antibiotika generell nicht von anderen Substanzen.

Die Besonderheiten einer antibakteriellen Chemotherapie liegen jedoch darin, daß sogenannte biologische Nebenwirkungen auftreten können. Jede Chemotherapie greift natürlich auch zum Teil sehr massiv in die Normalflora ein. Dies kann dazu führen, daß zum Beispiel durch Elimination der normalen Mundflora andere potentiell pathogene Mikroorganismen, wie z.B. Viren oder Pilze invadieren und ihrerseits Infektionskrankheiten auslösen können. Ein weiteres Beispiel für eine biologische Nebenwirkung ist die Antibiotika-assoziierte Diarrhö, hervorgerufen durch massive Beeinträchtigung der Darmflora, die in die schwerere Form der Antibiotika-assoziierten pseudomembranösen Kolitis einmünden kann. Hierbei kommt es zur selektiven Schädigung der Darmflora mit Überwuchern von Clostridium difficile, durch dessen Toxine dann die eigentliche Erkrankung an der Mukosa verursacht wird. Die zweite wichtige biologische Nebenwirkung einer Antibiotikatherapie besteht darin, daß es zur Selektion von primär oder sekundär resistenten Bakterien kommen kann. Dies kann sowohl die Erreger der Infektionskrankheit selbst, aber auch solche in der Normalflora betreffen. Dadurch kann es im individuellen Fall zum Therapieversagen kommen. Von weitaus größerer Tragweite ist jedoch der Einfluß auf eine generelle Resistenzentwicklung und die im Krankenhausbereich dadurch mögliche Ausbreitung von Resistenzen.

Versagen der Chemotherapie

Das Versagen einer antibakteriellen Chemotherapie kann mehrere Gründe haben. Die häufigste Ursache ist natürlich die primäre oder sekundäre **Resistenz** der verursachenden Bakterien. Neben der Resistenz sind jedoch auch andere Phänomene für das Versagen einer Chemotherapie verantwortlich zu machen, wie die Persistenz oder die Toleranz eines Erregers. Unter der **Persistenz** eines Erregers versteht man das Überleben des Erregers am Infektionsort während einer Antibiotikatherapie. Hierzu kommt es, wenn der Erreger vorübergehend von der Wachstumsphase in eine Ruhephase übertritt, bedingt durch verschiedene physikalisch-chemische Ursachen am Infektionsort. Da die meisten gebräuchlichen Chemotherapeutika nur auf proliferierende Keime wirken, werden sie nicht eliminiert

und können daher nach Absetzen der Antibiotikatherapie zu einem Rezidiv führen. Von **Toleranz** eines Erregers gegenüber einem bestimmten Antibiotikum spricht man, wenn eine größere Diskrepanz zwischen der minimalen Hemmkonzentration und der minimalen bakteriziden Konzentration vorliegt. In diesen Fällen wird aufgrund der In-vitro-Testung eine Antibiotika-Empfindlichkeit suggeriert, die aber unter In-vivo-Bedingungen nicht zutrifft, da wegen fehlender Bakterizide eine Keimelimination nicht erfolgt. Dies spielt klinisch vor allem in der Therapie der bakteriellen Endokarditis eine Rolle. Die Ineffektivität einer Antibiotikatherapie kann natürlich auch durch einen Wechsel des ätiologisch bedeutsamen Erregers während der Therapie bedingt sein, aber auch durch Fehler in der Durchführung der Chemotherapie.

Prophylaxe

Die prophylaktische Gabe von antibakteriellen Chemotherapeutika hat wenige eingeschränkte Indikationsgebiete. Hierzu gehört einmal die perioperative Antibiotikagabe zur Verhinderung von postoperativen Wundinfektionen und Septikämien, deren Sinn bei bestimmten operativen Eingriffen erwiesen ist. Eine weitere gesicherte Indikation für eine prophylaktische Antibiotikagabe ist die Endokarditisprophylaxe bei Risikopatienten, an denen invasivdiagnostische oder operative Eingriffe durchgeführt werden, die das Risiko einer Keimstreuung in sich bergen. Hierfür gibt es laufend überarbeitete Empfehlungen der zuständigen Fachgesellschaften. In seltenen Fällen kann eine Expositionsprophylaxe mit Antibiotika durchgeführt werden, akzeptiert sind hier die Pertussis- und die Meningokokkenmeningitis-Prophylaxe bei besonders gefährdeten Personen, wenn in deren Umgebung ein Erkrankungsfall aufgetreten ist. Andere Indikationsgebiete gibt es nicht. Es sei nochmals eindringlich darauf verwiesen, daß eine sogenannte „antibiotische Abdeckung", wie sie noch in vielen Therapieschemata aufgeführt wird, jeder Grundlage entbehrt.

Antibakterielle Chemotherapeutika

Heute steht eine große Anzahl von antibakteriellen Chemotherapeutika aus verschiedensten Substanzgruppen zur klinisch praktischen Anwendung zur Verfügung. Die Tabelle 3.3-1 gibt einen orientierenden Überblick über die unterschiedlichen Substanzgruppen mit Beispielen von Einzelsubstanzen. Hieraus lassen sich in geraffter Form das antibakterielle Wirkspektrum, wichtige pharmakologische Eigenschaften und bedeutende potentielle Nebenwirkungen ablesen. Diese Klassifizierung folgt klinischen Anwendungsgesichtspunkten und nur zum Teil der exakten chemischen Einteilung. Wegen der großen Anzahl der zur Verfügung stehenden Chemotherapeutika mußte dabei eine Auswahl erfolgen, die sich an der Bedeutung der Substanzgruppen orientiert.

Tab. 3.3-1 Orientierende Antibiotikaklassifizierung

Substanzgruppe	hauptsächliches Wirkspektrum/Indikation	wichtige pharmakologische Parameter	wichtige Nebenwirkungen
1. β-Lactame **a) Penicilline**			
Benzylpenicilline/ Oralpenicilline (z. B. Benzyl-penicillin, Clemizolpenicillin, Penicillin V, Propicillin)	Streptokokken (incl. Pneumokok-ken, excl. Enterokokken), Staphylo-kokken (nicht-penicillinasebilden-de), Meningokokken, Gonokokken, Corynebakterien, Peptococcaceae, Propionibakterien, Clostridien, Bacillus sp. (nicht B. cereus), Tre-ponemen (z. B. Lues), Leptospiren	renale Elimination (evtl. Dosisanpassung bei Nieren-insuffizienz); sichere Liquor-spiegel nur bei entzündeten Meningen (Schrankenstörung); Gabe in der Schwangerschaft (SS) und Stillperiode (SP) möglich	allergische Reaktionen; Neurotoxizität (Überdosierung); interstitielle Nephritis; gastrointestinale Beschwerden bei oraler Gabe
Isoxazolyl-penicilline (z. B. Oxacillin, Flucloxacillin)	Penicillinase-bildende Staphylokokken	wie Benzylpenicilline; nicht ausreichende Bioverfügbarkeit von **Oxacillin** bei **oraler** Gabe	allergische Reaktionen; gastro-intestinale Beschwerden bei oraler Gabe; Cholestasesym-ptomatik; Leukopenie
Aminopenicilline (z. B. Ampicillin, Amoxicillin)	wie Benzylpenicilline; zusätzlich H. influenzae, Enterokokken, Listerien, Enterobacteriaceae (z. B. E. coli, P. mirabilis, Klebsiella sp., aber z. T. hohe Resistenzquoten)	wie Benzylpenicilline; bei **oraler** Gabe von **Ampicillin:** nicht ausreichende Bioverfüg-barkeit und erhöhtes Risiko für Antibiotikum-assoziierte Kolitis (= biologische Nebenwirkung)	allergische Reaktionen (insbesondere Exantheme); gastrointestinale Beschwerden bei oraler Gabe
in Kombination mit β-Lactamase-Inhibitoren (z. B. mit Clavulansäure oder Sulbactam)	wie Aminopenicilline; zusätzlich wirk-sam gegen β-Lactamase-positive Stämme von: H. influenzae, Gono-kokken, Staphylokokken, Klebsiella sp., Bacteroides sp., Nocardien	bisher noch unzureichende Da-ten für die β-Lactamase-Inhibi-toren bezüglich Liquorgängigkeit und Anwendung in Schwan-gerschaft und Stillperiode	wie Aminopenicilline
Breitspektrum-Penicilline (z. B. Mezlocillin, Piperacillin)	wie Aminopenicilline; breiteres Spektrum gegen Enterobacteria-ceae, teilweise zusätzlich wirksam gegen Pseudomonas	wie Benzylpenicilline, aber durchweg längere Halbwertszeiten	allergische Reaktionen; Granulozyto- und Thrombo-zytopenie; Hemmung der Thrombozytenaggregation
b) Cephalosporine orale Cephalo-sporine (z. B. Cefaclor, Cefuroxim-Axetil)	Staphylokokken, Streptokokken, teilweise H. influenzae, Enterobac-teriaceae (unterschiedlich hoher Anteil resistenter Stämme)	renale Elimination; unterschied-lich lange Halbwertszeiten; Gabe in Schwangerschaft und Stillperiode möglich	allergische Reaktionen (seltener als bei Penicillinen); Granulozytopenie/Thrombo-penie (selten); reversibler Anstieg von Transaminasen und alkalischer Phosphatase; potentielle Nephrotoxizität; gastrointestinale Beschwerden
„Basis"-Cephalosporine (z. B. Cefazolin, Cefuroxim, Cefamandol, Cefotiam)	Staphylokokken, Streptokokken, H. influenzae, Enterobacteriaceae (unterschiedlich hoher Anteil resistenter Stämme)	renale Elimination (evtl. Dosis-/Applikationsintervall-Anpassung bei Niereninsuffizienz); Gabe in Schwangerschaft und Stillperiode möglich	wie orale Cephalosporine; teilweise Antabus-Effekt
„Reserve"-Cephalosporine (z. B. Cefotaxim)	Neisserien, Streptokokken, Staphylokokken (Wirksamkeit aber schwächer als Cefazolin), H. influenzae, Enterobacteriaceae (resistente Stämme selten)	wie „Basis"-Cephalosporine; generell höhere Liquorspiegel als „Basis"-Cephalosporine; z. T. deutlich längere Halbwerts-zeiten (Ceftriaxon!)	wie „Basis"-Cephalosporine
c₁) Monobactame (Aztreonam)	Enterobacteriaceae, Pseudomonas aeruginosa (resistente Stämme möglich), H. influenzae	renale Elimination; keine Kreuz-allergie mit anderen β-Lac-tamen; Gabe in Schwanger-schaft und Stillperiode möglich	Exantheme; gastrointestinale Störungen; Hypotension

Tab. 3.3-1 Fortsetzung

Substanzgruppe	hauptsächliches Wirkspektrum/Indikation	wichtige pharmakologische Parameter	wichtige Nebenwirkungen
1. β-Lactame **c₂) Carbapeneme** (Imipenem, Meropenem)	Staphylokokken, Streptokokken, H. influenzae, Enterobacteriaceae, Pseudomonas aeruginosa, Nonfermenter, Neisserien, Anaerobier, Bacillus sp., Nocardia sp.	keine Kreuzallergie mit anderen β-Lactamen; Gabe in Schwangerschaft und Stillperiode möglich; gute Liquorgängigkeit (vor allem bei entzündeten Meningen); renale Elimination	gastrointestinale Störungen; Thrombophlebitis; Exantheme; Eosinophilie; Krämpfe; Myoklonus; Verwirrtheitszustände; z. T. massiver Eingriff in die Normalflora (Gefahr sekundärer Mykosen)
2. Aminoglykoside (z. B. Gentamicin, Tobramycin, Amikacin)	Staphylokokken, Enterobacteriaceae, Pseudomonas, Nonfermenter	renale Elimination (Gefahr der Kumulation schon bei gering eingeschränkter Nierenfunktion; Serumspiegelbestimmung!); Höhe der kumulativen Gesamtdosis entscheidend für Ototoxizität (nicht Serumspitzenspiegel!); nicht liquorgängig; grundsätzlich in der Schwangerschaft kontraindiziert	Oto-Vestibulo-Toxizität; Nephrotoxizität
3. verschiedene Substanzklassen Makrolide (z. B. Erythromycin, Roxythromycin, Clarythromycin)	Staphylokokken, Streptokokken (inkl. Pneumokokken) H. influenzae, Legionellen, Mykoplasmen, Chlamydien	hepatobiliäre Elimination (keine Kumulation bei Niereninsuffizienz); unterschiedliche Bioverfügbarkeit nach oraler Gabe, z. T. in Abhängigkeit von Nahrungsaufnahme; Gabe in Schwangerschaft und Stillzeit grundsätzlich möglich; intrazelluläre Anreicherung in Eukaryontenzellen	potentielle Hepatotoxizität; gastrointestinale Beschwerden bei oraler Gabe
Lincosamine (Clindamycin)	Staphylokokken, Streptokokken (exkl. Enterokokken), Anaerobier	hepatobiliäre Elimination; hohe Spiegel in Bindegewebe, Knochen und Abszessen	selten Leukopenie; Allergie und Diarrhö; Kreislaufsensationen (zu rasche i.v. Gabe)
Chloramphenicol	Staphylokokken, Streptokokken, H. influenzae, Neisserien, Anaerobier, Salmonellen, Shigellen, Bruzellen	hepatobiliäre Elimination; wegen der potentiellen toxischen Knochenmarkdepression sind gewichtsbezogene Tages- und Gesamtdosen zu beachten; sehr gute Liquorgängigkeit, auch bei intakter Blut-Liquor-Schranke	aplastische Anämie (dosisunabhängig, nach Abschluß der Therapie); Knochenmarkdepression (unter Therapie, Leukopenie/Thrombopenie); Grey-Syndrom (bei Neugeborenen); Allergie; zentrale und periphere Neuritiden; Cholestase-Syndrom; Geschmackssensationen
Tetracycline (z. B. Tetracyclin, Doxycyclin, Minocydin)	Mykoplasmen, Rickettsien, Chlamydien, Bruzellen (Staphylokokken, Streptokokken, Enterobacteriaceae z. T. schon hohe Anteile resistenter Stämme!)	hepatobiliäre Elimination; bei Schwangeren und Kleinkindern kontraindiziert; möglichst nicht vor dem 8. Lj. (s. Nebenwirkungen); Gebrauchslösungen teilweise Sulfit-haltig; bei zu schneller i.v. Gabe Mg²⁺-haltiger Lösungen Gefahr von Herzrhythmusstörungen	gastrointestinale Beschwerden; allergische Reaktionen (selten); Photodermatosen (selten), Leberschädigungen; Serum-Harnstoff-Erhöhung; Anreicherung im Knochen mit Ossifikationsstörungen am wachsenden Knochen; Anreicherung im Zahnschmelz (Gelbfärbung, Hypoplasie); Erhöhung des intrakraniellen Drucks (selten, dosisunabhängig); vestibuläre Störungen (ca. 1–2 Tage nach Therapiebeginn)

Tab. 3.3-1   Fortsetzung

Substanzgruppe	hauptsächliches Wirkspektrum/Indikation	wichtige pharmakologische Parameter	wichtige Nebenwirkungen
3. verschiedene Substanzklassen			
Glycopeptide (Vancomycin, Teicoplanin)	Staphylokokken, Enterokokken, weitere grampositive Bakterien	renale Elimination (bei Vancomycin schnelle Kumulationsgefahr! Serumspiegelkontrolle!), keine sichere Liquorgängigkeit (daher evtl. zusätzlich intrathekale Gabe), Untersuchungen zur Dosisfindung bei Teicoplanin noch nicht abgeschlossen	Nephrotoxizität und Neurotoxizität nur bei Überdosierung; Red-neck-Syndrom (bei zu schneller i.v. Gabe, nur Vancomycin!); Leukopenie (bei längerer Gabe, v.a. bei Teicoplanin)
Nitroimidazole (z.B. Metronidazol, Tinidazol)	Anaerobier	überwiegend renale Elimination, rotbraune Harnverfärbung (Metronidazol), kontraindiziert in der Schwangerschaft, längerdauernde Gaben vermeiden (Kanzerogenität im Tierversuch)	periphere Nervenstörungen (selten); Leukopenie (selten); gastrointestinale Beschwerden
Chinolone (z.B. Ciprofloxacin, Ofloxacin)	Staphylokokken (schon z.T. höhere Resistenzquoten), Streptokokken (nicht Pneumokokken und Enterokokken), Clostridien, Mycobacterium avium/intracellulare, Neisserien, H. influenzae, Enterobacteriaceae, Pseudomonas (hoher Anteil resistenter Stämme), Nonfermenter, Bruzellen, Yersinien, Legionellen, Chlamydien, Mykoplasmen	renale, hepatobiliäre und z.T. mukosale (Dickdarm) Elimination, z.T. unterschiedliche Interaktionen mit anderen Substanzen (z.B. Fenbuten: Krampfanfälle; Coffein/Theophyllin: Wirkungsverstärkung), kontraindiziert in SS und SP, im Kindesalter nur in Ausnahmefällen (z.B. Pseudomonasinfektionen bei Mukoviszidose, Salmonellenosteomyelitis)	Leukopenie; Vaskulitis; Photodermatose; Psychosyndrome; neurologische Ausfälle; Transaminasenerhöhung; Kristallurie; Verstärkung der Coffein-/Theophyllinwirkung (treten bei den einzelnen Chinolonen mit unterschiedlicher Häufigkeit auf!)

Wegen der speziellen Besonderheiten der antibakteriellen Chemotherapie und der Vielzahl der heute zur Verfügung stehenden Einzelsubstanzen ist es unerläßlich, daß der infektiologisch nicht spezialisierte Arzt sich auf ein Standardrepertoire von wenigen Substanzen beschränkt, mit deren Therapie er dann eigene Erfahrungen gewinnt. Das gleiche gilt für die Beschränkung der zur Verfügung stehenden Substanzen innerhalb einer Klinik oder eines Krankenhauses. Erst wenn dieses Grundinstrumentarium nicht mehr ausreicht, sollte der Einsatz von darüber hinausgehenden Substanzen erwogen werden, möglichst nach Rücksprache mit in der antibakteriellen Chemotherapie speziell ausgebildeten Ärzten.

3.3.2   Antivirale Therapie

TH. MERTENS

Postexpositionelle aktive und passive Immunisierung

Den Begriff Impfung verbindet man mit Prophylaxe, dennoch ist der Übergang zur Frühtherapie bei postexpositionellen Immunisierungen (passiv und/oder aktiv) fließend (z.B. Tollwut, Masern, Röteln, Hepatitis A, Hepatitis B, Varicella-Zoster-Virus [VZV], Frühsommer-Meningoenzephalitis [FSME], Rotaviren). Die Tatsache, daß man auch durch **aktive** Impfung **nach** einer Exposition noch einen Schutz erhalten kann, liegt möglicherweise an einer Interferoninduktion durch den Impfstoff, die der Bildung spezifischer Antikörper vorausgeht (z.B. Tollwut, Masern).

Probleme der antiviralen Chemotherapie

Spezielle Probleme der antiviralen Therapie (Chemotherapie) sind:

1. Der obligat intrazelluläre Parasitismus der Viren.
2. Infektionszustände ohne Virusvermehrung bei persistierenden, latenten oder gar transformierenden Infektionen, die sich derzeit einer antiviralen Therapie entziehen.
3. Vorhandene Therapeutika setzen eine Virustypdiagnose voraus, da es bislang kein breit wirksames antivirales Chemotherapeutikum gibt.

4. Ein frühzeitiger Therapiebeginn ist häufig erfolgsentscheidend, was eine rasche Diagnosestellung voraussetzt (siehe Kap. 2.5).
5. Manche zunächst wenig gravierende Virusinfektionen können als Auslöser einer Folgeerkrankung fungieren (Immunpathogenese).
6. Bei Anwendung antiviraler Chemotherapeutika kann es zum Auftreten resistenter Virusmutanten kommen, deren klinische Bedeutung zur Zeit noch nicht völlig klar ist.
7. Kasuistische Mitteilung statt kontrollierter klinischer Studien sowie Überbewertung „in vitro" erhaltener Ergebnisse erschweren die Einschätzung der klinischen Wirksamkeit von Substanzen.

Ansatzpunkte für antivirale Substanzen

Voraussetzung jeder antiviralen Chemotherapie ist, daß es Moleküle und biochemische Prozesse gibt, die nur in virusinfizierten Zellen vorkommen. Der Begriff **Virusselektivität** beschreibt die Fähigkeit einer Substanz, die Virusvermehrung zu hemmen, ohne die Wirtszelle zu schädigen. Daß die Hemmung der Virusvermehrung an vielen Stellen prinzipiell möglich ist, zeigt Tabelle 3.3-2.

Adsorption der Viren an und **Fusion** mit der Wirtszelle (bei umhüllten Viren) lassen sich experimentell durch Blockade der verantwortlichen **Rezeptorstrukturen** auf beiden Seiten durch Rezeptorblockierende Oligopeptide oder Antikörper erreichen. Die **Penetration** mancher Viren in die Zelle kann weiterhin durch Polyanionen gestört werden. Der Mechanismus einer Gruppe von **Uncoating-Hemmern,** der „Win-Substanzen", konnte an einem Prototypmolekül eindrucksvoll belegt werden: Durch Röntgenstrukturanalysen konnte gezeigt werden, daß die Substanz „Win 51711" paßgenau in die Höhlung eines Strukturproteins von Picornaviren eindringen kann, wodurch die zur Freigabe der Nukleinsäure

Tab. 3.3-2　Ansatzpunkte für antivirale Therapie

Virusvermehrungsschritt		Substanz (Beispiele)	Viren	Einsatz
Adsorption/Fusion/		Oligopeptide	Myxo-, Paramyxoviren	(E)
Penetration		lösliches CD4, (rsCD4), Peptid T (?)	HIV	(E/M)
	(?)	Polyanionen (Heparin)	HSV, HIV	(E)
Uncoating		Arildone, „Win-Substanzen"[1]	ECHO-, Polio-, Rhinoviren	(T/M)
	(?)	**Amantadin**	**Influenza-A-Viren**	**(M)**
Transkription/Replikation				
mRNS		**Ribavirin**	**Lassavirus, RSV,** HIV (?)	**(M)**
RNS — RNS		2-(α-Hydroxybenzyl)-benzimidazol	Picornaviren	(T)
		Enviroxime	Rhinoviren	(M)
DNS — DNS		**Aciclovir (ACV)**	**HSV, VZV,** CMV (?), EBV (?)	**(M)**
		Ganciclovir (DHPG)	**CMV,** HSV	**(M)**
		Phosphonoameisensäure	**HSV, VZV, CMV,** HIV (?)	**(M)**
RNS — DNS (RT)		**Azidothymidin (AZT)**	**HIV**	**(M)**
		Dideoxycytidin, Dideoxyinosin	**HIV**	**(M)**
Integration (Provirus)		Integrasehemmer (?)	HIV	(E)
Translation	(?)	Anti-sense-Oligodeoxynukleotide (?)	HIV	(E)
	(?)	Compound Q (Trichosanthin) (?)	HIV	(E)
mRNS-Degradation/		**Interferone**	**HSV, VZV (?), HPV (?) HBV,** HCV	**(M)**
Initiationshemmung		(Ampligen)		(E)
falsche Proteine		**Idoxuridin**	**HSV** (topisch)	**(M)**
Virusreifung				
Vorläuferprotein-Spaltung		Rifampicin (Proteaseinhibitoren)	Vacciniavirus, HIV (?)	(E/M)
Glykosylierung		2'Deoxy-D-Glukose	Influenzaviren	(E)
		Castanospermin (?)	HIV	(E/M)
Ausschleusung	(?)	α-Interferone (Ampligen)	HIV	(E/M)
		Neuramidasehemmer	Influenzaviren	(E)
Immunmodulation	(?)	Imuthiol (?)	HIV	(M)

Die angegebenen Substanzen haben bislang nur zum kleinen Teil (fett) praktische Bedeutung für die Therapie, stellen aber Beispiele dar oder waren Gegenstand allgemeiner Diskussion.
[1] „Win-Substanzen" sind chemisch uneinheitliche Substanzen mit ähnlichem Wirkungsmechanismus.
(?) Es bestehen Unklarheiten hinsichtlich des gehemmten Virusvermehrungsschrittes, der prinzipiellen Wirksamkeit einer Substanz oder der Wirksamkeit bei einem Virus.
(E) nur experimentell „in vitro"　(T) im Tiermodell erprobt　(M) am Menschen erprobt

notwendige intrazelluläre Desintegration der viralen Proteinhülle (uncoating) verhindert wird. Diese Substanzen sind Hoffnungsträger bei der Suche nach Rhinovirushemmern (kausale Schnupfmittel). Die Faszination dieser Entdeckung besteht darin, daß es möglich erscheint, aufgrund der Kenntnis der molekularen **Struktur-Wirkungs-Beziehung,** antiviral wirksame Moleküle am Reißbrett zu entwerfen. Klinische Relevanz besitzen diese Substanzen bislang ebensowenig wie die bei den späten Infektionsprozessen (Virusreifung und ausschleusung) angreifenden Substanzen (siehe Tab. 3.3-2).

Eine Fülle von Eingriffsmöglichkeiten in virusspezifische Funktionen ergeben sich während der **Transkription (Replikation)** der viralen genetischen Information und der **Translation.** Abhängig von der Art des vom Virus in die Wirtszelle eingeschleusten Genoms (Einzelstrang-RNS, Doppelstrang-RNS, Einzelstrang-DNS, Doppelstrang-DNS) und des zur Virusvermehrung erforderlichen genetischen Informationsflusses (d. h. mRNS-Synthese, reverse Transkription etc.) bedarf es besonderer Enzyme, die entweder vom Virus – im Partikel verpackt – mitgebracht werden (**virusassoziiert**) oder die in der infizierten Zelle anhand des viralen Genoms synthetisiert werden (**viruskodiert**). Beispiel für ein viruskodiertes Enzym ist die RNS-abhängige RNS-Polymerase der Picornaviren, die in uninfizierten Zellen nicht vorkommt und deren Hemmung möglicherweise die Wirkung mancher Substanzen erklärt (2-[α-Hydroxybenzyl]-benzimidazol, Enviroxime). Neben den noch zu besprechenden Nukleosidanaloga gibt es einige weitere vielversprechende Ansatzpunkte. Erwähnt seien hier die Hemmung der Integration der proviralen DNS eines Retrovirus in das Wirtszellgenom (HIV) durch Integrasehemmer, die Blockierung viraler Genomabschnitte der mRNS durch kurze synthetische „antisense"-Deoxynukleotide oder die Degradation bereits gebildeter viraler mRNS (Interferone). Hinzuweisen ist auch auf die Möglichkeit der Hemmung regulatorischer Proteine (z. B. tat oder rev bei HIV).

Klinisch einsetzbare Substanzen

Tabelle 3.3-2 spiegelt auch die Tatsache wider, daß sich viele antivirale Substanzen in der Erforschung oder Erprobung befinden, aber nur wenige zugelassen sind, bei denen sich zur Zeit eine Unterteilung in Nukleosidanaloga und einige wenige Einzelsubstanzen anbietet.

Nukleosidanaloga

Es handelt sich um **Purin- oder Pyrimidinanaloga** mit mehr oder minder ausgeprägter Virusselektivität (siehe Abb. 3.3-1). Ihre Wirkung beruht letztlich auf einer Störung viraler Transkription und/oder Translation. Eine geringe Virusselektivität ergibt sich z. B. aus der Tatsache einer erheblich gesteigerten DNS-Syntheserate in Herpes-simplex-Virus-vermehren-

den Zellen, wodurch es zum bevorzugten Einbau in virale DNS und damit zur Synthese fehlerhafter und funktionsgestörter Proteine kommt. Manche selektiveren Nukleosidanaloga haben zudem eine deutlich höhere Affinität zu viruskodierten Polymerasen als zu den zellulären Isoenzymen.

So besitzen z. B. die zwei Nukleosidanaloga **Idoxuridin (IDU)** und **Trifluridin (TFT)** (siehe Abb. 3.3-1) eine relativ geringe Virusselektivität und sind daher nur topisch einsetzbar (Dermatologie, HNO, Ophthalmologie). Der wertende Vergleich ist nicht leicht, da es an Vergleichsstudien mangelt und zudem die Wirksamkeit von Zusatzstoffen abhängt, wie z. B. dem Dimethylsulfoxid (DMSO) als Lösungsmittel bei IDU. Beide Substanzen sind zur topischen Behandlung von HSV-Infektionen und (schwächer wirksam) VZV geeignet: IDU mit DMSO vor allem bei mukokutanem Herpes simplex, TFT auch bei IDU- und Vidarabin-resistenten Stämmen. Für die Anwendung am Auge ist TFT wegen besserer Löslichkeit und Stromagängigkeit günstiger, gegebenenfalls in Kombination mit Interferon-α_2. IDU muß als Beispiel einer Substanz gelten, bei der man längere Zeit – aufgrund unzureichender klinischer Studien – fälschlicherweise von einer positiven Wirkung bei systemischer Anwendung bei Herpes-Enzephalitis ausging.

Die Virusselektivität des Purinanalogons **Ara-A (Adeninarabinosid)** (siehe Abb. 3.3-1) ist höher als die der zuvor genannten aufgrund der stärkeren Affinität von Ara-A-triphosphat zur viralen Polymerase im Vergleich zu zellulären Polymerasen. Weitere Mechanismen wie kompetitive Verdrängung des physiologischen dATP und Störung der Elongation des DNS-Stranges nach Einbau von Ara-A-triphosphat werden diskutiert. Die Substanz ist in vitro wirksam gegen HSV, VZV, Epstein-Barr-Virus (EBV) und Zytomegalie-Virus (CMV). Klinisch ist sie beim Menschen nur gegen HSV und VZV einsetzbar. Ara-A-resistente HSV-Mutanten kommen vor, und die verantwortliche Mutation konnte im Polymerase-Gen lokalisiert werden. Hauptprobleme der systemischen Anwendung sind rasche Inaktivierung im Organismus durch Desaminierung, geringe Löslichkeit (große Infusionsvolumina sind ungünstig bei Hirnödem) und gastrointestinale sowie neurotoxische Nebenwirkungen. Ara-A ist aber als erste Substanz erfolgreich systemisch bei Herpes-simplex-Enzephalitis, bei Herpessepsis Neugeborener und auch bei VZV-Infektionen Immunsupprimierter angewendet worden (heute Mittel der zweiten Wahl). Bedeutung für die systemische Therapie könnte Ara-A erneut bei Aciclovir-resistenten HSV-Mutanten gewinnen, da Vidarabin durch zelluläre Kinase phosphoryliert wird (siehe Mechanismus von Aciclovir).

Eine noch bessere Virusselektivität wird erreicht, wenn nach Gabe inaktiver Vorstufen der eigentlich wirksamen Substanzen diese durch virusspezifische Enzyme modifiziert und damit aktiviert werden müssen.

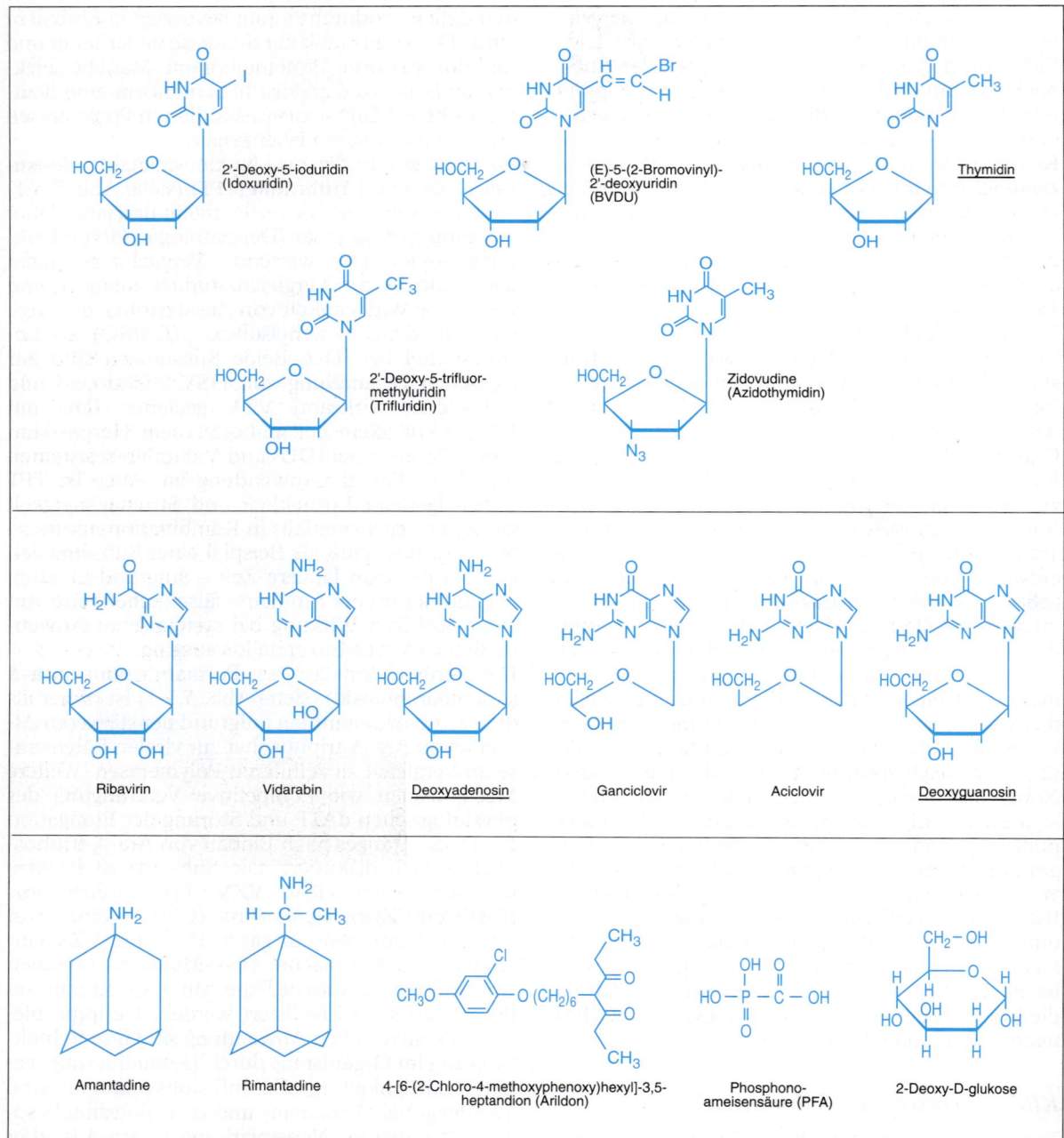

Abb. 3.3-1 Chemische Struktur antiviraler Substanzen.

Aciclovir (ACV) (siehe Abb. 3.3-1) besitzt eine sehr gute HSV- und VZV-Selektivität, die auf folgenden Faktoren beruht (siehe Abb. 3.3-2): Die Substanz wird durch die Thymidinkinase des Herpesvirus bevorzugt (ca. 100fach) zum Monophosphat umgesetzt, das Triphosphat (Phosphorylierung durch zelluläre Kinasen) hat eine höhere Affinität zur virusinduzierten DNS-Polymerase und blockiert diese am neugebildeten DNS-Strang. Letztendlich kann es auch zum Einbau von ACV in die virale DNS kommen. Dies führt zum Stop der weiteren Elongation des DNS-Stranges, da dem Molekül die 3'Hydroxylgruppe fehlt (siehe Abb. 3.3-1). ACV-resistente HSV-Mutanten mit Veränderungen im Thymidinkinase-Gen und/oder Polymerase-Gen können isoliert werden. Die Substanz wird vorwiegend oral und parenteral bei HSV- und VZV-Infektionen eingesetzt (Mittel der ersten Wahl), auch prophylaktisch bei Immunsuppression. Bei prophylaktischer Gabe an erheblich iatrogen immunsup-

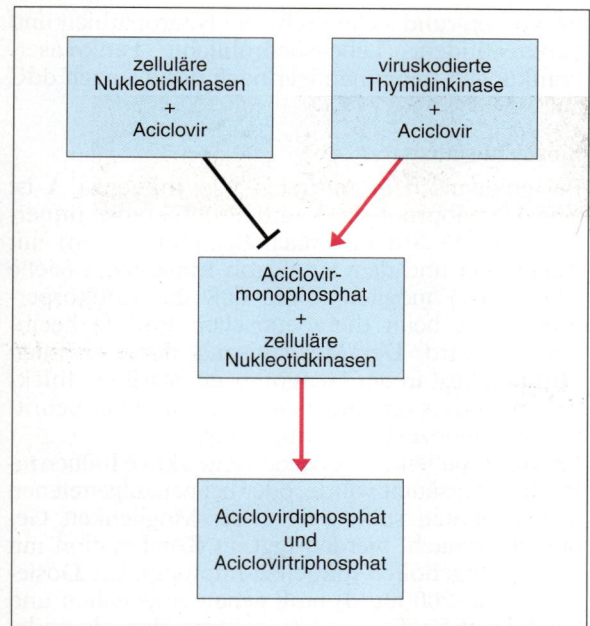

Abb. 3.3-2 Schematische Darstellung der selektiven Phosphorylierung von Aciclovir zum Monophosphat durch die HSV-kodierte Thymidinkinase.

primierte Patienten (Transplantatempfänger) hat sich in letzter Zeit auch eine Wirkung gegen CMV-Erkrankungen nach endogener Reaktivierung zeigen lassen. Therapeutisch ist ACV bei CMV nicht einsetzbar.

Genitale HSV-Primärinfektionen sollten möglichst frühzeitig systemisch behandelt werden, möglicherweise auch mit dem Ziel, die spätere Rezidivhäufigkeit zu vermindern.

Rekurrierende HSV-Infektionen können je nach Beschwerden und Beeinträchtigung lokal oder vor allem bei genitalen Manifestationen (u.U. patientengesteuert) systemisch behandelt werden. In besonderen Fällen mit häufigen genitalen Rekurrenzen (6–10 pro Jahr) oder mit schwerer psychischer Beeinträchtigung kann eine Suppressionsbehandlung durchgeführt werden. Nach Absetzen der Therapie treten Rekurrenzen erneut auf. Topisch kann mit ACV oder anderen Nukleosidanaloga (s.o.) behandelt werden. Bei oralen Manifestationen ist zwischenzeitliches Betupfen der Läsionen mit Äther oder Alkohol sinnvoll.

Bei schweren systemischen Infektionen (Enzephalitis, Neugeborenensepsis) mit HSV oder VZV oder bei Infektionen erheblich Immunsupprimierter mit diesen Viren muß mit einer sofortigen intravenösen ACV-Therapie begonnen werden. Das Behandlungsergebnis hängt in allen Fällen entscheidend von einem frühzeitigen Behandlungsbeginn ab.

Herpesinfektionen in der Schwangerschaft: Besteht zum Zeitpunkt der Geburt eine HSV-Infektion im Geburtskanal der Mutter, so besteht die Gefahr einer konnatalen Infektion des Neugeborenen mit

der Folge einer unbehandelt oft tödlich verlaufenden HSV-Sepsis (siehe Kap. 6.4).

Bei VZV-Exposition eines seronegativen immunsupprimierten Patienten (Kind) ist die sofortige Gabe eines Varizellen-Hyperimmunglobulins (0,2 ml/kg Körpergewicht) indiziert, bei VZV-Manifestation bei immunsupprimierten Patienten (auch Zoster) die kombinierte Gabe eines Varizellen-Hyperimmunglobulins mit ACV.

Ganciclovir (9-[1,3-dihydroxy-2-propoxy]-methyl-guanin [DHP]; (siehe Abb. 3.3-1) ist ein relativ neues Nukleosidanalogon. Die Substanz ist neben **Phosphonoameisensäure** die einzige, mit der zur Zeit eine Chemotherapie von schweren CMV-Erkrankungen, z.B. bei AIDS, mit Aussicht auf Erfolg versucht werden kann. DHPG ist auch hochwirksam gegen HSV. Nach einer effektiven Phosphorylierung durch die HSV-Thymidinkinase hemmt DHPG-triphosphat die virale DNS-Polymerase. DHPG wird allerdings auch durch zelluläre Kinasen phosphoryliert. Die selektive CMV-Hemmung ist möglich, da CMV auch für eine eigene Thymidinkinase kodiert. Durch Isolierung DHPG-resistenter Mutanten konnte in vitro gezeigt werden, daß auch hier die Phosphorylierung der Substanz und anschließende präferentielle Hemmung der CMV-Polymerase für die Wirksamkeit von Bedeutung ist. Nach bislang durchgeführten Studien läßt sich bei etwa 90% der AIDS-Patienten mit CMV-Retinitis und bei 75% mit gastrointestinaler CMV-Krankheit eine Besserung erreichen bzw. weitere Progredienz verhindern. Respiratorische CMV-Erkrankungen scheinen weniger gut auf DHPG anzusprechen. DHPG ist durchaus kein ideales CMV-Therapeutikum, was zum Teil an der Substanz und zum Teil in der Natur der CMV-Erkrankung liegt. Auch nach erfolgreicher Behandlung eines Immunsupprimierten (AIDS) ist bei Absetzen der Therapie in ca. 80% mit einem Rückfall zu rechnen (Erhaltungstherapie!). DHPG wird nach oraler Gabe nur sehr schlecht (3%) resorbiert, was i.v. Applikation durch Infusion erforderlich macht. Die Substanz hat eine recht kurze biologische Halbwertszeit (4 Stunden) und kann knochenmarks-, leber-, nephro- und neurotoxisch wirken.

Das Purinanalogon **Ribavirin** (siehe Abb. 3.3-1) zeichnet sich durch eine besonders breite antivirale Wirksamkeit in vitro gegen DNS- und RNS-Viren aus. Es hemmt experimentell das Respiratory Syncytial Virus (RSV), das Masern-Virus, Parainfluenca-Viren, Influenza-Viren A und B, Lassa-Virus, Bunya-Viren, Hantaan-Viren, Hepatitis-A-Virus und HIV. In Anbetracht dieses Wirkungsspektrums in vitro erstaunt es nicht, wenn verschiedene (parallele? synergistische?) Hemmechanismen angenommen werden: Störung der GTP-Synthese, Störung der Initiation und Synthese der viralen mRNS (Influenza).

Ribvavirin kann oral, intravenös oder mit spezieller Apparatur als Aerosol gegeben werden. Eine erfolgreiche Behandlung des gefürchteten Lassa-

Fiebers ist durch frühzeitige orale oder intravenöse Gabe möglich. Auch hinsichtlich der übrigen angegebenen Virusinfektionen ist gelegentlich über erfolgreiche Behandlungen berichtet worden. Regelmäßigere Anwendung findet jedoch nur die Aerosoltherapie bei Kindern mit schweren RSV-Pneumonien. Diese Therapieform bringt bei erheblichem finanziellem und technischem Aufwand den unbestreitbaren Vorteil hoher lokaler Wirkstoffkonzentration (ca. 100fach) bei reduzierten Nebenwirkungen (Ausschlag, Konjunktivitis, Bronchospasmus?). Bei systemischer Ribaviringabe stehen hämatologische Nebenwirkungen im Vordergrund. Ribavirin wird auch als Kombinationstherapeutikum bei HIV-Infektion erprobt.

Azidothymidin (AZT) (siehe Abb. 3.3-1) ist eine für die Therapie der symptomatischen HIV-Infektion zugelassene Substanz. Die relativ hohe HIV-Selektivität des AZT beruht auf einer deutlich höheren Affinität der durch zelluläre Kinasen phosphorylierten Substanz zur reversen Transkriptase von HIV im Vergleich zu zellulären Polymerasen. Die Substanz beeinflußt weiterhin durch kompetitive Hemmung zellulärer Enzyme den Nukleotidstoffwechsel der Zelle. Wird AZT-Triphosphat in die DNS eingebaut, kommt es zum Abbruch der DNS-Kette an dieser Stelle.

Durch mehrere Studien ist belegt, daß die Gabe von AZT bei HIV-Infizierten mit Symptomen des AIDS oder aids related complex (ARC) zu einer klinischen, allerdings nur vorübergehenden Besserung führt.

Die Frage des geeigneten Zeitpunktes eines AZT-Therapiebeginns ist Gegenstand verschiedener Studien. Für eine Gabe vor Symptombeginn spricht z. B. die Tatsache, daß Nebenwirkungen bei klinisch Gesunden seltener sind. Andererseits mahnen die Notwendigkeit jahrelanger Dauertherapie sowie der Nachweis AZT-resistenter Virusmutanten nach einigen Monaten der Therapie zur Vorsicht. Das Auftreten resistenter Virusmutanten bei Dauertherapie mit AZT läßt an eine Intervall-Therapie oder später ggf. mögliche Kombinationstherapie denken. Ebenfalls Gegenstand der Diskussion war die Frage der optimalen Dosis. Statt der üblichen Standarddosis von 1500 mg/d behandelt man heute mit geringeren Dosen (600 mg/d) und – trotz geringer Halbwertszeit – in vier Einzeldosen.

Die Empfehlung zur postexpositionellen Prophylaxe bei parenteraler Kontamination mit HIV-infektiösem Blut (z. B. Nadelstich- und Schnittverletzungen) hat bislang keine empirische Begründung. Das Risiko einer Infektion bei entsprechender parenteraler Kontamination ist mit ca. 0,5% anzugeben. Die Angaben zur Dauer dieser postexpositionellen Prophylaxe sind unterschiedlich: zwei oder sechs Wochen.

Dideoxyinosin (ddI) und Dideoxycytidin (ddC) sind als Alternativsubstanzen und für Kombinationstherapien ebenfalls zugelassen. Der Wirkmechanismus ist ähnlich wie bei AZT. Die Nebenwirkungen von ddI und ddC sind jedoch ganz andere als bei AZT.

Im Vordergrund stehen schwere Neuropathien und Pankreatitiden. Lebensbedrohliche Pankreaserkrankungen treten häufiger nach ddI als nach ddC auf.

Einzelsubstanzen

Bei epidemischem Auftreten von Influenza A ist eine Chemoprophylaxe und Frühtherapie (innerhalb von 48 Stunden nach Symptombeginn) mit **Amantadin** und dem Analogon **Rimantadin** (siehe Abb. 3.3-1) möglich, ohne daß die Antikörperproduktion beim therapeutischen Einsatz beeinträchtigt wird. Der Mechanismus der antiviralen Wirkung liegt in der Hemmung eines frühen Infektionsprozesses und möglicherweise weiterer Schritte der Influenzavirus-Vermehrung.

Für Risikopatienten, bei denen eine aktive Influenza-Impfung versäumt wurde, oder bei neuaufgetretenen Virusvarianten sollte von dieser Möglichkeit Gebrauch gemacht werden (ggf. in Kombination mit einer nachgeholten Influenza-Impfung). Die Dosierung (100–200 mg/d) muß genau eingehalten und bei Niereninsuffizienz angepaßt werden, da anderenfalls mit neuropsychiatrischen Nebenwirkungen zu rechnen ist.

In Anbetracht gut wirksamer Nukleosidanaloga, geringerer selektiver Wirksamkeit in vitro, weniger gut kontrollierter Vergleichsstudien und einer gewissen Allergisierungsrate scheint die topische Anwendung des Amantadinderivates **Tromantadin** bei HSV nicht mehr indiziert, zumal damit gleichzeitig eine Kreuzallergie gegen **Amantadin** induziert wird.

Die antivirale Wirkung von **Phosphonoameisensäure (PFA)** (siehe Abb. 3.3-1) ist seit mehr als 20 Jahren bekannt. Die experimentelle Wirksamkeit erstreckt sich auf **humane Herpesviren, Hepatitis-B-Virus und Retroviren (auch HIV-1).** Als Pyrophosphatanalogon bindet PFA präferentiell an die Pyrophosphatbindungsstelle der viralen Polymerasen, bzw. die reversen Transkriptasen und hemmt die viralen Enzyme in Konzentrationen, welche die zellulären Polymerasen unbeeinträchtigt lassen.

Die Substanz kann nur intravenös oder topisch angewendet werden. Etwa zwei Drittel der verabreichten Dosis wird unmetabolisiert renal ausgeschieden, was zu nephrotoxischen Nebenwirkungen führen kann. Der Rest akkumuliert zunächst im Knochengewebe.

PFA ist topisch erfolgreich bei Herpes labialis und genitalis eingesetzt worden und in Studien bei CMV-Erkrankungen von Immunsupprimierten. Ergebnisse erster Therapieversuche einer CMV-Retinitis bei AIDS-Patienten lassen weitere Studien sinnvoll erscheinen. PFA ist besonders interessant, weil es sowohl HIV als auch HSV und CMV hemmt. HIV-Therapiestudien bei AIDS-Patienten (auch als Kombinationstherapeutikum) laufen.

Antivirale Interferontherapie

Die Interferone (IFNe) gehören sicher zu den interessantesten biologisch aktiven Proteinen, und ihre

Bedeutung für Pathogenese, primäre Infektabwehr und möglicherweise Therapie läßt sich noch nicht exakt ermessen. An eine Interferontherapie von Virusinfektionen und später von Tumoren sind frühzeitig größte Hoffnungen geknüpft worden. Parallel zur wissenschaftlichen Erforschung ist man zur Zeit in der Klinik bemüht, den tatsächlichen Nutzen einer Interferontherapie auszuloten (siehe Kap. 8).

Die Induktion durch Viren führte zur Entdeckung der Interferone, sie werden von den nachfolgend genannten Zellen gebildet. Man unterscheidet α-(Leukozyten-), β-(Fibroblasten-) und γ-(Immun-) IFNe. Diese Unterscheidung ist im wesentlichen immunologisch (durch Antiseren) möglich. Beim Menschen existieren wohl als Folge langer Evolution mindestens 15 funktionelle IFN-α-Gene und weitere neun Pseudogene, alle lokalisiert auf dem kurzen Arm von Chromosom 9. Das eine IFN-β-Gen ist ebenfalls dort lokalisiert und ein Gen für IFN-γ auf Chromosom 12. Die wirksamen IFN-Proteinmoleküle besitzen 165 oder 166 Aminosäuren (IFN-α), 166 Aminosäuren (IFN-β) und 146 Aminosäuren (IFN-γ). Sie entstehen aus Vorläufermolekülen, die um 20 bis 23 Aminosäuren länger sind. IFN-γ wird von stimulierten T-Lymphozyten gebildet und unterscheidet sich deutlich in vieler Hinsicht von den meist säurestabilen IFN-α und IFN-β. Die Fülle der bekannten Fakten ist enorm, sowohl was die Induktion als auch was die biologischen Wirkungen der IFNe angeht. Man kennt mittlerweile über 30 Interferon-vermittelte Funktionen (Genregulation, funktionelle Proteine, biochemische Prozesse), von denen der kleinere Teil direkt mit der antiviralen Wirkung, der größere mit der Zellregulation zusammenhängt. Dennoch ist man weit entfernt vom Gesamtverständnis der Interferonwirkung. Es ist gelungen, einige IFNe gentechnologisch herzustellen, was große Studien erleichtert.

Obwohl es durchaus nicht allen experimentellen Ergebnissen entspricht und man davon ausgehen muß, daß die verschiedenen Interferone in vivo miteinander interagieren, kommt den α-IFNen derzeit die größte praktisch-klinische Bedeutung als antivirale Substanzen zu.

Stark vereinfachend und ohne auf die unterschiedlichen Ergebnisse mit verschiedenen Viren und Zellsystemen sowie den einzelnen Interferonen einzugehen, kann man folgende antivirale Mechanismen skizzieren:

Über **Enzyminduktion** kommt es zur Bildung kurzer Oligo-Nukleotide, die ihrerseits eine Nukleasefunktion induzieren. Im Endeffekt kommt es nicht zur Translation viraler mRNS. Die Proteinsynthese wird weiterhin gestört durch Interferon-induzierte Synthesesteigerung und Phosphorylierung von Proteinen, die wiederum Initiationsfaktoren der Proteinsynthese hemmen. Ohne daß genaue Mechanismen bekannt wären, führen weitere Genaktivierungen (Beispiel: Mx-Gen bei Influenzavirusinfektion) auch

zur Störung der Transkription viraler Information. Interferone führen darüber hinaus zur Veränderung von Zellmembranen, wodurch wiederum der Umhüllungsprozeß (budding) mancher Viren (z.B. Retroviren) beim Verlassen der Wirtszelle gestört werden kann (siehe Tab. 3.3-2).

IFNe (IFN-γ) modulieren offensichtlich auch die zellvermittelte Immunantwort eines infizierten Organismus und aktivieren andere antiviral wirksame Mechanismen (TNF) und natürliche Killerzellen.

Indikationen für eine antivirale IFN-Therapie (Kombinationstherapie) zeichnen sich bei bestimmten Papillomvirus-Infektionen (Condylomata acuminata), juvenilen Larynxpapillomen und chronischen Virushepatitiden ab (siehe Kap. 11.5.2). Vor allem die Therapie bestimmter Formen (ohne autoimmunologische Komponente) der chronischen Hepatitis B erscheint vielversprechend. Ein Therapieversuch sollte zur Zeit ebenso wie bei Viruspapillomen nur im Rahmen von Studien in entsprechenden Zentren erfolgen. Bisherige Untersuchungen zur Therapie der chronischen Hepatitis C sind nicht allzu ermutigend verlaufen (Rückfälle).

Eine gesicherte Indikation ist die topische Behandlung des kornealen Herpes simplex (Keratitis dendritica) durch α_2-IFN in Kombination mit einem Nukleosidanalogon. Eine systemische Kombinationstherapie mit ACV bei Herpes-Enzephalitis oder schwersten HSV- und VZV-Infektionen bei immunsupprimierten Patienten könnte durchaus sinnvoll erscheinen, ist aber zur Zeit nicht durch entsprechende klinische Studien abgesichert.

Bei systemischer Anwendung gibt es zum Teil erhebliche Nebenwirkungen: Müdigkeit, Muskelschmerzen, Kopfschmerzen, Fieber z.T. mit Schüttelfrost, Erbrechen, Blutdruckabfall, Blutbildveränderungen, Transaminasenanstieg und Blutungsneigung.

Immunstimulation

Das Konzept einer Immunstimulation zur Bekämpfung von Virusinfektionen ist alt und einleuchtend. Es fehlt leider an guten Daten, die den Erfolg des Konzeptes in der Praxis überzeugend belegen könnten. Erste Therapieversuche mit Diethyldithiocarbamat (Imuthiol) bei symptomatisch HIV-infizierten Patienten sind in der Summe nicht überzeugend.

Zusammenfassung und Ausblick

Es steht außer Zweifel, daß eine antivirale Chemotherapie prinzipiell möglich und daß die Gabe mancher Substanzen indiziert bzw. in bestimmten klinischen Situationen bereits absolut indiziert ist. Dies gilt für die topische Behandlung mukokutaner HSV- und VZV-Manifestationen mit Nukleosidanaloga oder Foscarnet, bei Hornhautbeteiligung Nukleosidanaloga plus IFN-α. Herpesenzephalitis, Herpes generalisatus neonatorum sowie HSV- und VZV-Erkrankungen bei erheblich Immunsupprimierten sind systemisch mit ACV oder als Mittel der zweiten Wahl mit DHPG oder Ara-A zu behandeln. Die Behandlung eines primären Herpes genitalis und (schlechter wirksam) rekurrierender Manifestationen sowie die Suppression eines häufig rezidivierenden Herpes genitalis ist systemisch mit ACV möglich. Die präventive Gabe von ACV zur Vermeidung von Erkrankungen mit Viren der Herpesgruppe erfolgt je nach Ausmaß der Immunsuppression in vielen Transplantationszentren routinemäßig. Schwerwiegende CMV-Erkrankungen lassen sich mit DHPG behandeln; bei fortbestehender Immunsuppression ist eine Erhaltungstherapie er-forderlich. HIV-Infizierte werden mit AZT und/oder ddI bzw. ddC behandelt. Ribavirin dient zur systemischen Behandlung bei Lassafieber und zur Aerosolbehandlung bei RSV-Pneumonie. Amantadin und Rimantadin sind wirksam zur Prophylaxe und Frühtherapie der Influenza A.

Neben den genannten gibt es keine Anti-Herpes-Substanzen, denen Wirksamkeit, möglicherweise sogar Überlegenheit am Menschen nach klinischen Studien oder Einzelberichten zugesprochen wurde (z. B. **E-5-[bromovinyl]-2'-deoxyuridin [BVdU]**). Eine Vielzahl von Substanzen wird schon seit Jahrzehnten regelmäßig in vielen Laboratorien auf antivirale Wirkung geprüft. AIDS hat zur verstärkten Suche und für erheblich mehr Publizität gesorgt. Die in Tabelle 3.3-2 angegebenen Wirkprinzipien werden im Labor und z.T. bereits in klinischen Studien anhand vieler Substanzen verschiedener chemischer Natur untersucht. In der Tat stößt z.B. die Planung ausreichend kontrollierter Studien zur antiviralen Therapie bei AIDS selbst in den USA bereits auf das Problem des Patientenmangels.

Die Möglichkeiten einer Kombinationstherapie sind bislang nicht ausreichend untersucht worden, obwohl eine derartige Therapie theoretisch, aufgrund von in vitro erhaltenen Resultaten und tierexperimentellen Daten erhebliche Vorteile bringen könnte: Einerseits ließe sich bei Langzeitanwendung mehrerer, experimentell bekannt additiv oder gar synergistisch wirkender Pharmaka über eine Dosisreduktion der Einzelsubstanzen deren toxische Nebenwirkungen reduzieren; andererseits kann man erwarten, daß das Auftreten therapieresistenter Virusmutanten bei Verwendung von Substanzen mit unterschiedlichem Angriffspunkt weniger häufig vorkommen wird. Patientenstudien zur kombinierten Therapie mit mehreren Substanzen werden vielerorts begonnen. Selbstverständlich gilt es antagonistische Wirkungen, wie bei Ribavirin und Ara-A bekannt, zu vermeiden.

Literatur

- Came, P. E., L. A. Caliguiri (eds.): Chemotherapy of Viral Infections. Springer, Heidelberg–New York 1990.
- Fields, B. N.: Virology. Raven, New York 1990.
- Galasso, G., T. C. Merigan, R. A. Buchanan (eds.): Antiviral Agents and Viral Diseases of Man. Raven, New York 1990.
- Gsell, O., U. Krech, W. Mohr (Hrsg.): Klinische Virologie. Urban & Schwarzenberg, München–Wien–Baltimore 1986.

Abb. 3.4-1 Schematische Darstellung einer Ballondilatation ▶ einer Herzkranzgefäßverengung.

a) Einführung eines Führungsdrahtes in die stenosierte Koronararterie über einen Koronarkatheter.
b) Passieren der Stenose mit dem Führungsdraht.
c) Plazieren des Ballonkatheters im stenosierten Gefäßabschnitt.
d) Füllen des Ballons mit geringem Druck.
e) Druckerhöhung bis zur vollständigen Entfaltung des Ballons.
f) Ergebnis nach der Ballondilatation.

3.4 Interventionelle Therapie

3.4.1 Kardiologische Therapie

P. SCHANZENBÄCHER, K. KOCHSIEK

Nichtoperative Erweiterung von verengten Herzkranzgefäßen mittels Ballonkatheter (PTCA)

Die perkutane transluminale koronare Angioplastie (PTCA) wurde 1977 als nichtoperative Behandlungsmethode der symptomatischen koronaren Herzerkrankung eingeführt. Ein vorgeformter Führungskatheter wird an das stenosierte Herzkranzgefäß herangeführt und ein Führungsdraht mit flexibler Spitze unter Durchleuchtung durch die Stenose in die Gefäßperipherie manipuliert. Dann erfolgt die Plazierung des Ballonkatheters im stenosierten Gefäßabschnitt. Der Ballondurchmesser ist dem Innendurchmesser des zu dilatierenden Koronargefäßes angeglichen. Die Ballonkatheter behalten auch bei hohen Druckwerten (bis zu 12 bar) ihren definierten Durchmesser (z.B. 3 mm). Deshalb können auch harte Engstellen aufgedehnt werden (siehe Abb. 3.4-1 bis 3.4-4). Der Wirkungsmechanismus der Ballondilatation besteht in einer Aufsplitterung der atheromatösen Plaques mit Einriß der Intima und Media. Das Atherom kann in die Media gedrückt werden.

Die primäre Erfolgsrate liegt heute bei über 90%. In etwa 3% der Fälle kann eine Dissektion mit subintimaler Einblutung und Thrombusbildung zu einem Gefäßverschluß führen. Wegen dieser unvorhersehbaren Komplikationsmöglichkeit sollte die Ballondilatation nur in Zentren mit der Möglichkeit zur sofortigen aortokoronaren Bypassoperation durchgeführt werden.

In der experimentellen und klinischen Erprobung sind augenblicklich andere interventionelle Behandlungsverfahren: Abtragung atheromatösen Materials mittels Atherektomiekatheter, die Laserangioplastie in unterschiedlichen Modifikationen sowie mechanische Verfahren zur Verdrängung und Zertrümmerung von Plaquematerial mit schnell rotierenden mechanischen Sonden (Rotablation).

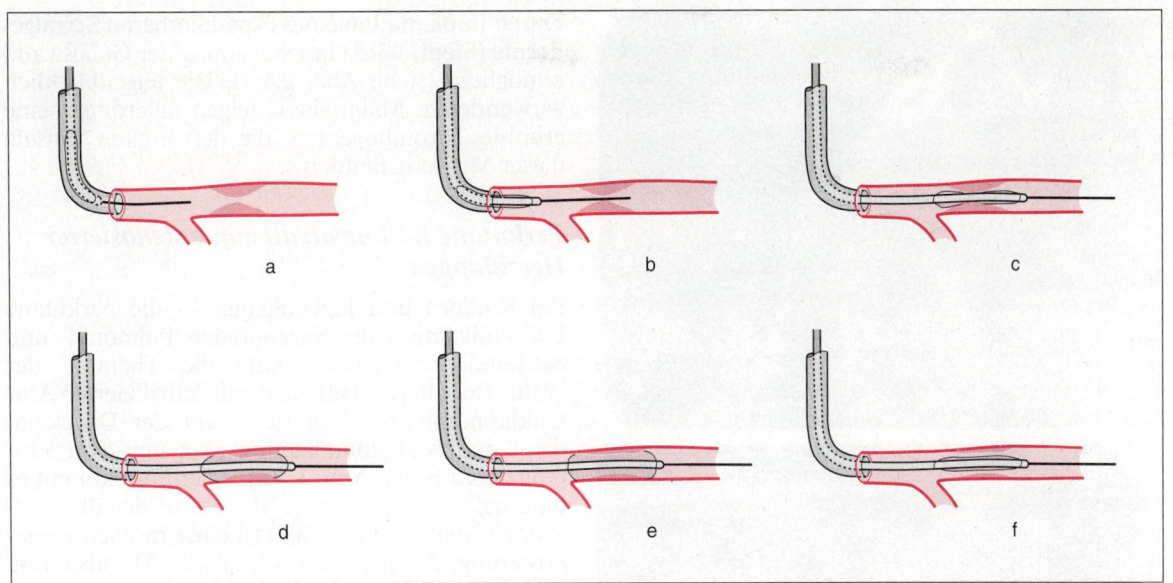

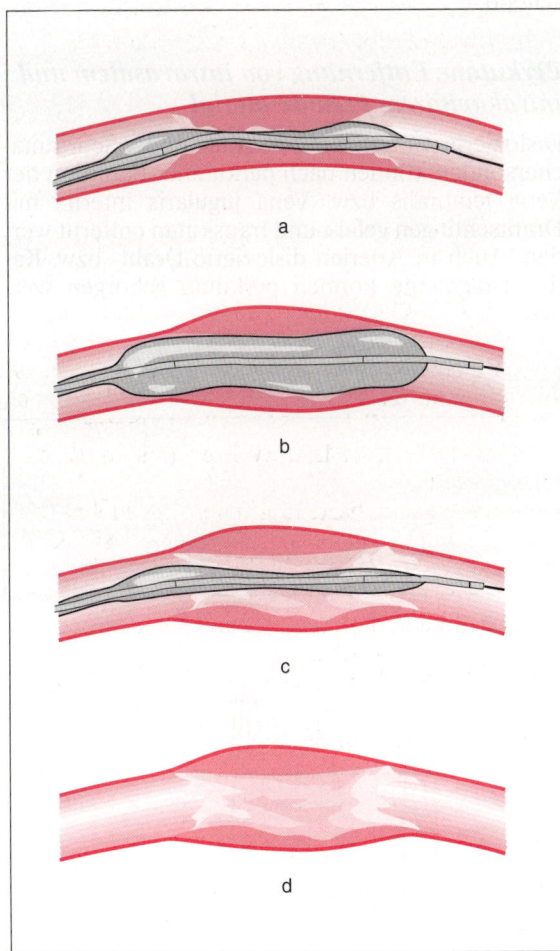

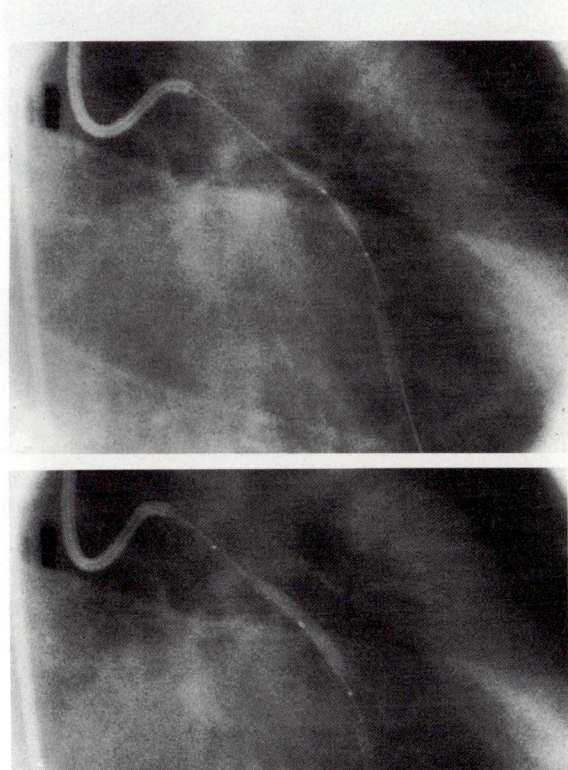

Abb. 3.4-2   Wirkungsmechanismus der Ballondilatation;
Beschreibung im Text.

Abb. 3.4-3   Im Ramus circumflexus der linken Kranzarterie
plazierter Ballonkatheter während der Füllungsphase (oberer
Bildabschnitt). Man erkennt eine deutliche Schnürfurche
durch die Stenose (Pfeil). Nach Druckerhöhung verschwindet
die Schnürfurche, und der Ballon kommt vollständig zur
Entfaltung (untere Bildhälfte).

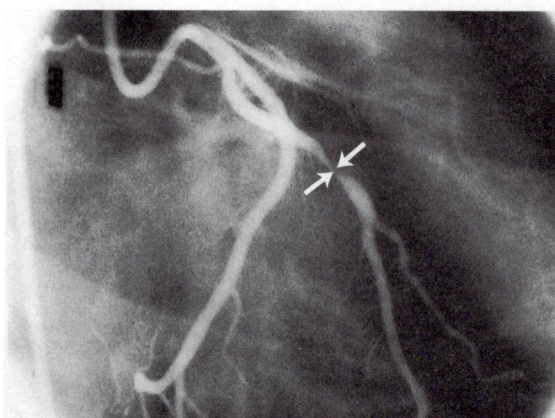

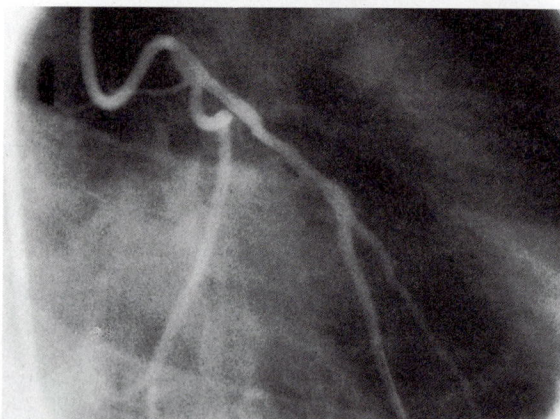

Abb. 3.4-4   Ergebnis vor und nach Ballondilatation der subtotalen Zirkumflexastenose (Pfeile). Das Angiographiebild korrespondiert mit der Abb. 3.4-3.

Durch Implantation eines expandierbaren Spiralgeflechts (Stent) wird eine Schienung der Gefäßwand ermöglicht (siehe Abb. 2.4-7). Die augenblicklich verwendeten Materialien zeigen allerdings eine erhöhte Thrombogenität, die den breiten Einsatz dieser Methode limitiert.

Perkutane Ballonvalvulotomie stenosierter Herzklappen

Bei Kindern und Jugendlichen ist die perkutane Ballondilatation der angeborenen Pulmonal- und Aortenklappenstenose heute die Therapie der Wahl. Bei älteren Patienten mit kalzifizierter Aortenklappenstenose läßt sich zwar der Druckgradient mittels Ballondilatation akut um etwa 50% reduzieren (siehe Abb. 3.4-5). Allerdings kommt es innerhalb der ersten drei Monate in der überwiegenden Mehrzahl der Fälle zu einer raschen Restenosierung. Auch bei der verkalkten Mitralstenose (siehe Abb. 3.4-6) sind die Ergebnisse eher enttäuschend.

Perkutane Entfernung von intravasalem und intrakavitärem Fremdmaterial

Dislozierte zentral-venöse Katheter oder Schrittmachersonden können nach perkutaner Punktion der Vena femoralis bzw. Vena jugularis interna mit Drahtschlingen gefaßt und transkutan entfernt werden. Auch in Arterien dislozierte Draht- bzw. Katheterfragmente können perkutan geborgen werden.

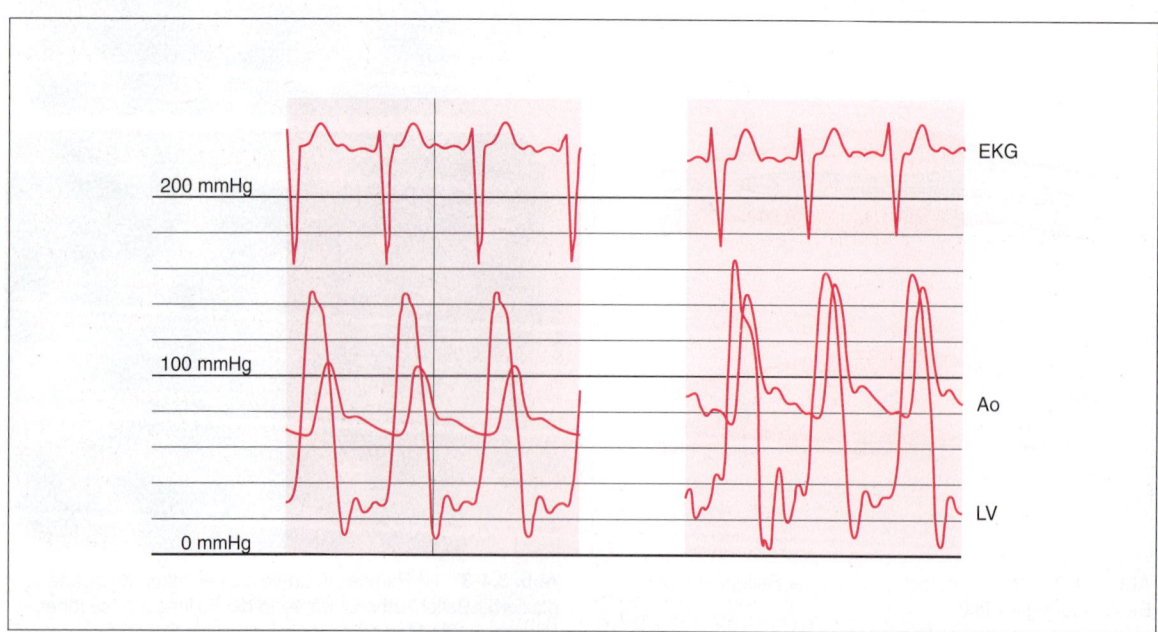

Abb. 3.4-5   Druckgradient vor und nach erfolgreicher Ballonvalvulotomie einer stenosierten Aortenklappe. Der mittlere transstenotische Gradient konnte von 60 auf ca. 10 mmHg reduziert werden. EKG = Elektrokardiogramm, Ao = Druckkurve in der Aorta ascendens, LV = Druckkurve im linken Ventrikel.

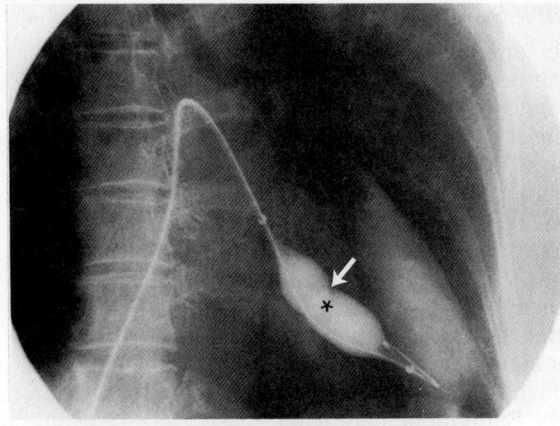

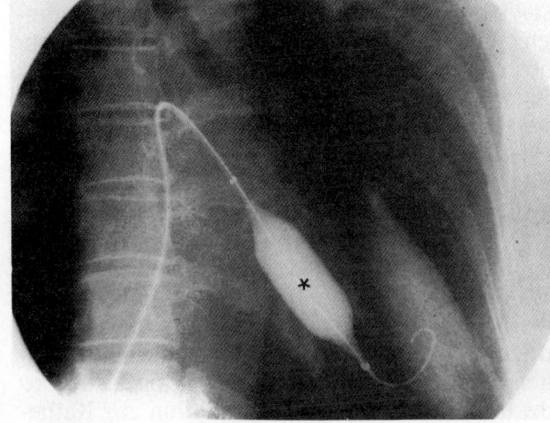

Abb. 3.4-6 Von der Vena femoralis transseptal vom rechten über den linken Vorhof in den linken Ventrikel eingeführter Ballonkatheter (∗) in der Mitralklappenebene. Im oberen Bildabschnitt ist eine deutliche Schnürfurche (Pfeil) durch die stenosierte Mitralklappe erkennbar. Im unteren Bildabschnitt ist der Ballon vollständig expandiert.

Perkutane Kavafilterimplantation zur Prävention von Lungenembolien

Bei Patienten mit rezidivierenden Lungenembolien unter ausreichender Antikoagulation ergibt sich die Indikation zur Implantation eines schirmartigen Drahtgeflechts in der Vena cava inferior (Kavafilter). Die Implantation erfolgt perkutan über einen transfemoralen oder transjugulären Zugang. Die typische Implantationsstelle liegt unterhalb der Einmündungsstelle der Nierenvenen und über dem Zusammenfluß der Iliakalvenen. Um eine Dislokation auszuschließen, sollte die Überprüfung der Filterposition nach 24 Stunden und nach 10 Tagen mit einer Abdomen-Übersichtsaufnahme erfolgen. Die langsame Thrombosierung des Implantats führt zur Ausbildung von Kollateralen, so daß der venöse Abstrom aus den unteren Extremitäten gewährleistet bleibt.

Behandlung peripherer Gefäßstenosen und Gefäßverschlüsse

1964 wurde erstmals die perkutane Aufdehnung eines arteriellen Gefäßverschlusses vorgenommen. Heute kommen überwiegend druckstabile Ballonkatheter zur Anwendung. Dilatiert werden können Verengungen im Bereich der Beckengefäße, der Arteria femoralis superficialis bzw. profunda sowie Veränderungen im Bereich der Arteria poplitea und tibialis. Auch Nierenarterienstenosen (siehe Abb. 3.4-7) sowie Stenosen im Bereich von Cimino-Shunts (vgl. Abb. 23.6-1) bei Patienten mit terminaler Niereninsuffizienz können erfolgreich aufgedehnt werden. Chronische Verschlüsse lassen sich erfolgreich rekanalisieren. Die Aspiration frischer Thromben durch großlumige Katheter ist möglich. Neuere Verfahren wie Laserangioplastie, Rotationsangioplastie bzw. Atherektomie befinden sich augenblicklich in der klinischen Erprobung. Günstige Ergebnisse lassen sich mit der Implantation expandierbarer Drahtgeflechte (Stents) im Bereich der Beckenetage erzielen. Im Gegensatz zur Implantation in den Koronararterien sind thrombotische Verschlüsse hier seltener.

Intravasale Embolisierungstechniken

Angeborene oder erworbene arteriovenöse Mißbildungen können durch selektive Injektion unterschiedlicher Fremdmaterialien in die zuführende arterielle Strombahn verschlossen werden. Auch arterielle Blutungen lassen sich nach angiographischer Lokalisation der Blutungsquelle zum Stillstand bringen (z. B. durch selektive Fibrinkleberinjektion). Maligne Tumoren (z. B. Lebermetastasen, Hypernephrom) können embolisiert werden. Die konsekutive ischämische Nekrose führt zum Tumorzerfall.

Katheterablation mit Hochfrequenzstrom

Die Katheterablation mittels Hochfrequenzstrom hat in den letzten Jahren eine stürmische Fortentwicklung erfahren. Sie stellt eine neue kurative Therapieform insbesondere bei Patienten mit anhaltenden supraventrikulären Tachykardien dar.

AV-Knoten-Reentry-Tachykardie

Dies ist die häufigste Form der paroxysmalen supraventrikulären Tachykardie. Ihr liegt ein Reentry unter Einbeziehung einer langsam und einer schnell leitenden Bahn im Bereich des AV-Knoten zugrunde. Entgegen der früheren Vorstellung, daß diese Bahnen innerhalb des AV-Knotens liegen, gelang es zu zeigen, daß die langsame Bahn in der Nähe des Koronarsinus inseriert (siehe auch Abb. 21.6-2). Eine Ablation in diesem Bereich vermag die Tachykardien zu beseitigen, ohne die schnelle Bahn und damit die antegraden Leitungseigenschaften des AV-Knotens zu beeinflussen.

Es besteht allerdings die Gefahr, daß ein kompletter AV-Block auftritt (1–4%), was insbesondere bei jüngeren Patienten berücksichtigt werden sollte.

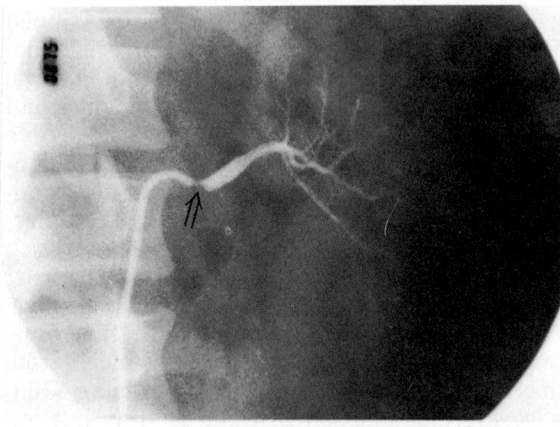

a

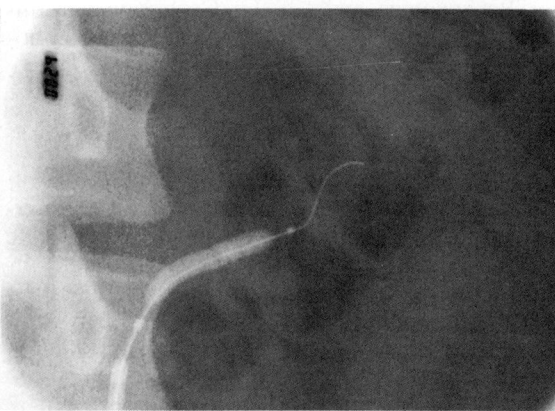

b

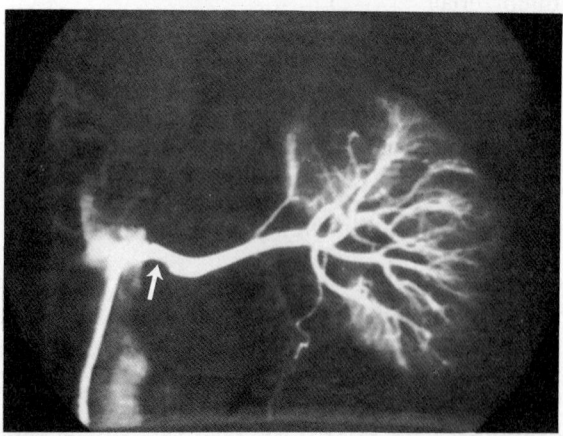

c

Abb. 3.4-7   Dilatation einer Nierenarterienstenose.
a) Man erkennt eine filiforme Abgangsstenose (Doppelpfeil) der Arteria renalis auf der linken Seite.
b) Man erkennt den voll entfalteten 5-mm-Ballonkatheter.
c) Ergebnis nach erfolgreicher Dilatation mit nur noch insignifikanter Reststenose (Pfeil).

WPW-Syndrom

Bei antegrader Leitung über eine akzessorische Bahn ist die Latenz zwischen dem lokalen Potential des Atriums (A) und dem lokalen Potential des Ventrikels (V) im Bereich der akzessorischen Bahn kurz. Diese Stelle kann mit einem Katheter aufgesucht („Mapping") und abgeleitet werden. Befindet sich die Katheterspitze in unmittelbarer Nähe zur akzessorischen Bahn, ist das Intervall von A zu V typischerweise kürzer als 30 ms. Oft kann auch zwischen A und V ein Potential von der Bahn selbst abgeleitet werden. Diese Stelle ist in der Regel optimal für eine Ablation, so daß innerhalb weniger Sekunden nach Beginn der Stromabgabe die akzessorische Bahn nicht mehr leitet.

Erste positive Berichte liegen über die Hochfrequenzablation von ektopen atrialen Tachykardien, ventrikulären Tachykardien bei arrhythmogener rechtsventrikulärer Dysplasie bzw. bei Patienten mit altem Myokardinfarkt vor. Die Ablationstherapie hat einen hohen Stellenwert bei der meist medikamenteninduzierten, unaufhörlichen („incessant") ventrikulären Tachykardie.

Komplikationen

In 1–4% der Fälle kommt es zu Komplikationen, wobei auch tödliche Zwischenfälle beschrieben wurden. Vor dem Hintergrund einer zum Teil erheblichen Strahlenbelastung, deren Langzeit-Risiko nicht bekannt ist, sollte die Indikation zur Katheterablation nicht unkritisch gestellt werden. Mögliche Komplikationen sind in Tabelle 3.4-1 zusammengefaßt. AV-Blockierungen können bei Behandlung der AV-Knoten-Reentry-Tachykardie sowie bei Ablation von parahisär gelegenen akzessorischen Bahnen auftreten und permanente Abhängigkeit von einem Schrittmacher verursachen. Diese Therapieform stellt hohe Anforderungen an die Untersucher und ist personalintensiv. Bei Ablationen von WPW-Syndromen sind in der Regel drei Ärzte sowie ein(e) medizinisch-technische(r) Assistent(in) für mehrere Stunden beschäftigt. In einem großen deutschen Zentrum wurde eine mittlere Untersuchungsdauer von 4 Stunden und 15 Minuten angegeben (Bereich 45 Minuten bis 10 Stunden und 30 Minuten). Während der Untersuchung werden die Patienten lediglich sediert (Diazepam/Fentanyl). Zur Vermeidung einer Thrombusbildung im Bereich der Ablationsstelle erhalten die Patienten Acetylsalicylsäure (300 mg/d) für drei Monate.

Tab. 3.4-1   Mögliche Komplikationen bei Katheterablation mittels Hochfrequenzstrom

▶ Perikardtamponade (akut/subakut)
▶ Thrombusbildung an der Ablationsstelle mit Gefahr der Lungenembolie/Hirnembolie
▶ AV-Block (akut/verzögert)
▶ Strahlenexposition (Patient/Personal)
▶ lokale Gefäßkomplikationen

3.4.2 Therapeutische Endoskopie

H. J. SCHULZ

Verbindung endoskopischer Untersuchungsverfahren mit Techniken, die risikoarme, kostengünstige und wenig belastende Behandlungsalternativen zum operativen Vorgehen darstellen.

Einsatzgebiete sind u. a. die Blutstillung (Ösophagusvarizenblutung, andere Blutungsquellen) mit unter endoskopischer Sicht applizierten blutstillenden Injektionen, Wärmeanwendungen (Laser, Elektrokoagulation) oder Clips, die Behandlung von Obstruktionen in Hohlorganen durch Dilatation, Einlage von Sonden und Prothesen, Rekanalisation von Tumoren (z. B. Laser), Eingriffe an den Gallenwegen, wie endoskopische Papillenspaltung, Gallensteinentfernung, Behandlung gut- und bösartiger Gallenwegsobstruktionen.

Weiterentwicklung der therapeutischen Endoskopie durch endoskopische Operationstechniken (u. a. laparoskopische Cholezystektomie, endoskopische Magen- und Darmoperationen, transanale Operationen).

Im Folgenden werden typische endoskopische Behandlungstechniken dargestellt.

Polypektomie

▶ **Prinzip:** Abtragung von endoskopisch erreichbaren Polypen im oberen und unteren Gastrointestinaltrakt zur Diagnostik, Krebsprophylaxe und Therapie früher Tumorstadien.

▶ **Methodik:** Nüchterner Patient bzw. sorgfältiggereinigter Dickdarm, endoskopische (Gastroskopie, Koloskopie) Darstellung des Polypen. Fassen des Polypenstiels bzw. der Basis mit einer Diathermieschlinge, Gewebedurchtrennung (Zuziehen der Schlinge unter gleichzeitiger Stromzufuhr und endoskopischer Sicht), „Bergen" des Polypen.

▶ **Komplikationen:** Blutung, Perforation.

Injektionstherapie

▶ **Prinzip:** Injektion von Flüssigkeiten/Gewebeklebern zur Blutstillung (Ösophagus-(Fundus-)Varizen, Ulkusblutung, Angiodysplasien); Blutungsprophylaxe (kleine Angiodysplasien, Ösophagusvarizen, Polypektomie) und Gewebedestruktion (Tumortherapie).

▶ **Methodik:**
1. Blutstillung durch Injektion von Flüssigkeitsdepots um oder in eine blutende Läsion (Adrenalinlösung 1:10000, 1% Polidocanol oder Fibrinkleber).
2. (Rezidiv-)Blutungsprophylaxe durch Verödung von Ösophagusvarizen oder kleinen Angiodysplasien mit wiederholten para- bzw. intravasalen Injektionen von 1% Polidocanol.

3. Injektion von Polidocanol oder Alkohol zur Destruktion von Frühkarzinomen oder zur Tumormassenreduktion.

Dilatationsbehandlung (D)

▶ **Prinzip:** Aufweitung von gut- und bösartigen Stenosen oder funktionellen Engen im Verdauungskanal, in Gallenwegen oder im Pankreasgangsystem zur Verbesserung der Nahrungs-, Sekret- oder Stuhlpassage; vor einer Lasertherapie oder Endoprotheseneinlage.

▶ **Methodik:** Sedierung, selten Narkose; Ballondilatation. oder Bougierung (z. B. Savary-Gillard) mit oder ohne Führungsdraht, unter endoskopischer bzw. radiologischer Kontrolle.

▶ **Komplikationen:** Perforation, Blutung.

Endoskopische Papillotomie (EPT)

▶ **Prinzip:** Endoskopische Papillenspaltung mit dem Ziel der Beseitigung einer benignen Papillenstenose sowie des diagnostischen (Cholangioskopie, Pankreoskopie, gezielte PE und Zytologie) und therapeutischen Zugangs zu den Gallenwegen und zum Pankreasgangsystem (Steinentfernung, Dilatation von Stenosen, Plazierung von Drainagekathetern und Endoprothesen).

▶ **Methodik:** Erreichbarkeit der Papille ist Voraussetzung. Prämedikation, Duodenoskopie mit Seitblickinstrumenten, Papillensondierung und Kontrastmittelfüllung von Gallenwegen und Pankreasgangsystem, Einführung eines Papillotoms, elektrochirurgische Spaltung des Papillendachs unter endoskopischer Sicht.

▶ **Komplikationen:** Blutung, Pankreatitis, Cholangitis, retroduodenale Perforation.

Steinextraktion

▶ **Prinzip:** Entfernung von Gallengangkonkrementen (Pankreasgangsteinen) in der Regel nach Papillenspaltung, selten nach Papillendilatation, bei ungespaltener Papille oder perkutan-transhepatisch.

▶ **Methodik:** ERC (s. o.), EPT (s. o.); Fassen des Steins mit einem Dormia-Korb bzw. Ballonkatheter und Herausziehen aus dem Gallen- (Pankreas-) Gang.

▶ **Einschränkung:** Zu große, impaktierte und über Stenosen liegende Steine erfordern zusätzliche Techniken.

Lithotripsie (L.)

▶ **Prinzip:** Steinzerkleinerung zum Zweck der besseren endoskopischen Entfernbarkeit (Gallensteine, Pankreassteine).

▶ **Methodik:**
- Mechanische Lithotripsie:
  Einfangen z. B. eines Gallengangsteins mit

einem endoskopisch-retrograd oder perkutan-transhepatisch eingeführten stabilen Dormia-Korbs, Abstützen des Zugseils mit einer flexiblen Stahlspirale, mechanisches Zuziehen des Korbs.

Elektrohydraulische und Laser-Lithotripsie erfordern zusätzliche Behandlungsgeräte und den endoskopisch oder radiologisch gesteuerten direkten Kontakt zwischen Stein und energieübertragender Sonde (endoskopisch-retrograd oder perkutan-transhepatisch).

– Extrakorporale Stoßwellenlithotripsie (ESWL): Perkutane Steinzertrümmerung mit elektrohydraulisch, elektromagnetisch oder piezoelektrisch erzeugten Stoßwellen unter sonographischer oder radiologischer (T-Drain oder liegende Gallenwegdrainage) Sicht.

Lokale Litholyse

▶ **Prinzip:** Verkleinerung bzw. Auflösung von (Gallen-)Steinen durch direkten Kontakt mit speziellen Lösungen.

▶ **Methodik:** Litholyse von Cholesterinsteinen in der Gallenblase: perkutane Gallenblasenpunktion oder transpapilläre Sondierung der Gallenblase unter radiologischer oder sonographischer Sicht, Gallenblasendrainage mit einem Katheter, Steinauflösung durch kontinuierliche Injektion und das Absaugen von Methyl-Tert-Butyl-Ether in bzw. aus der Gallenblase.

Litholyse von Gallengangkonkrementen durch Einbringen wechselnder Spüllösungen (z.B. Monooctanoin, EDTA-Lösungen) über T-Drain, PTCD oder nasobiliäre Sonde.

Drainage

(siehe Kap. 2.4.2.5)

Drainage von Pankreaspseudozysten

▶ **Prinzip:** Reife, persistierende Pseudozysten werden durch endoskopische Einlage einer Endoprothese entlastet.

▶ **Methodik:** Endoskopische Darstellung der Magen- oder Duodenalwandimpression, transmurale Zystenpunktion mit dem Nadelmesser (Diathermie); Prothesenimplantation über einen Führungsdraht bzw. -katheter, ein Prothesenende in der Zyste, das andere im Magen oder Duodenum.

Endoskopische Pertubation/Einlage von Endoprothesen

▶ **Prinzip:** Dauerhafte palliative Beseitigung von tumorbedingten Stenosen der Speiseröhre und Kardia durch endoskopisch kontrollierte Endoprotheseneinlage.

▶ **Methodik:** Ösophagoskopie und Überprüfung der Passierbarkeit der Stenose, evtl. Dilatation;

die auf ein Schubsystem oder ein dünnkalibriges Endoskop geladene Kunststoff-Ösophagusprothese wird unter endoskopischer und/oder radiologischer Kontrolle durch die Stenose geschoben, Prothesenlänge abhängig von der Ausdehnung der Stenose.

Neuentwicklung: expandierende Maschendrahtendoprothesen.

▶ **Einschränkungen:** Nicht-passierbare Stenosen, hochsitzende Ösophagusstenosen.

▶ **Komplikationen:** Perforation, Blutung, Dislokation, Verschluß durch einwachsenden Tumor oder Nahrungsstücke.

Lasertherapie

▶ **Prinzip:** Nutzung der thermischen Wirkungen z.B. eines Neodym-YAG-Lasers zur Blutstillung oder Gewebedestruktion.

▶ **Methodik:** Die Laserstrahlung wird in der Regel mit einer über den Instrumentierkanal von Endoskopen geführten und CO_2- oder wassergekühlten Glasfaser berührungsfrei oder im Kontaktverfahren an den Behandlungsort gebracht. Der Behandlungseffekt wird durch Expositionsdauer und Flächenverteilung einer vorgebbaren Laserleistung bestimmt: Blutstillung mit niedrigen Leistungen, Rekanalisierung tumorbedingter ösophagokardialer bzw. rektosigmoidaler Stenosen durch Gewebezerstörung mit hoher Leistung (60–100 Watt).

Die Gewebedestruktion im Kontaktverfahren (nackte Faser oder Saphirspitze) erfordert niedrige Laserleistungen. Bei der photodynamischen Therapie wird nach intravenöser Injektion eine strahlensensibilisierende Substanz innerhalb von 2–3 Tagen im Tumorgewebe angereichert. Mit spezifischen Wellenlängen eines Dye-Lasers soll eine selektive Tumordestruktion erreicht werden. Dieses Behandlungsverfahren befindet sich noch im Entwicklungsstadium.

▶ **Komplikationen:** Fisteln, Perforation.

Perkutane endoskopische Gastrostomie (PEG)

▶ **Prinzip:** Perkutane Einführung einer Ernährungssonde in den Magen (durch Bauch- und Magenwand) unter endoskopischer (PEG), sonographischer oder radiologischer Kontrolle bei Schluckstörungen oder Behinderung der Speisenpassage im Ösophagus.

▶ **Methodik:** Luftfüllung des Magens, Hautdesinfektion, Lokalanästhesie, Punktion der distalen Magenvorderwand. Dann gibt es zwei Möglichkeiten:

1. Vorschub eines Fadens in den Magen unter endoskopischer Sicht, Fassen mit Biopsiezange, Herausziehen aus dem Mund, Anknüpfen der Sonde, Rückzug des äußeren Sondenendes durch Magen- und Bauchwand nach außen.

2. Vorschub eines Führungsdrahts unter endoskopischer, sonographischer oder radiologischer Sicht, Dilatation und perkutane Sondenplazierung.

▶ **Komplikationen:** Bauchwandentzündungen.

3.5 Allgemeine internistische Onkologie

A. Gause, M. Pfreundschuh, V. Diehl

3.5.1 Epidemiologie

Die **Bedeutung der Onkologie innerhalb der Inneren Medizin** ergibt sich aus der Tatsache, daß nach den Erkrankungen des Herz-Kreislauf-Systems Malignome die zweithäufigste Todesursache in Westeuropa sind. Vor allem wegen der Verschiebung der Alterspyramide nimmt die Zahl der Krebserkrankungen zu. Die häufigsten Krebsarten sind in Abbildung 3.5-1 dargestellt. Pro Jahr erkranken ca. 400 von 100 000 Patienten an einer bösartigen Erkrankung. Ungefähr die Hälfte der Krebspatienten kann geheilt werden, der größte Teil durch eine kurative Operation, wenn der Tumor noch lokalisiert ist. Seit der Einführung wirksamer Polychemotherapieschemata vor 25 Jahren können bestimmte bösartige Erkrankungen auch im fortgeschrittenen Stadium

geheilt werden. Tabelle 3.5-1 nennt die Erkrankungen, die durch eine internistische Therapie in Form einer Chemotherapie, einer Hormontherapie oder Immuntherapie erfolgreich behandelt werden können. Allerdings werden insbesondere die klinisch häufigen Tumoren wie z. B. Bronchialkarzinome, kolorektale Tumoren und Mammakarzinome durch solche Therapie nur selten geheilt.

Tab. 3.5-1   Maligne Erkrankungen, die auch im fortgeschrittenen Stadium durch eine systemische Therapie geheilt werden können

Tumor	Krankheitsfreies Überleben
Chorionkarzinom der Frau*	80%
Hodentumoren*	70%
Haarzellenleukämie**	50% (90%***)
akute lymphatische Leukämien des Erwachsenen*	40%
Hodgkin-Lymphome (Stadium III + IV)*	50%
hochmaligne Non-Hodgkin-Lymphome*	40%
akute myeloische Leukämien*	20%
kleinzelliges Bronchialkarzinom*	10%

*   mit Chemotherapie
** mit Immuntherapie (α-Interferon)
*** mit Chemotherapie (2-Cladribin; vorbehaltlich längerer Beobachtung)

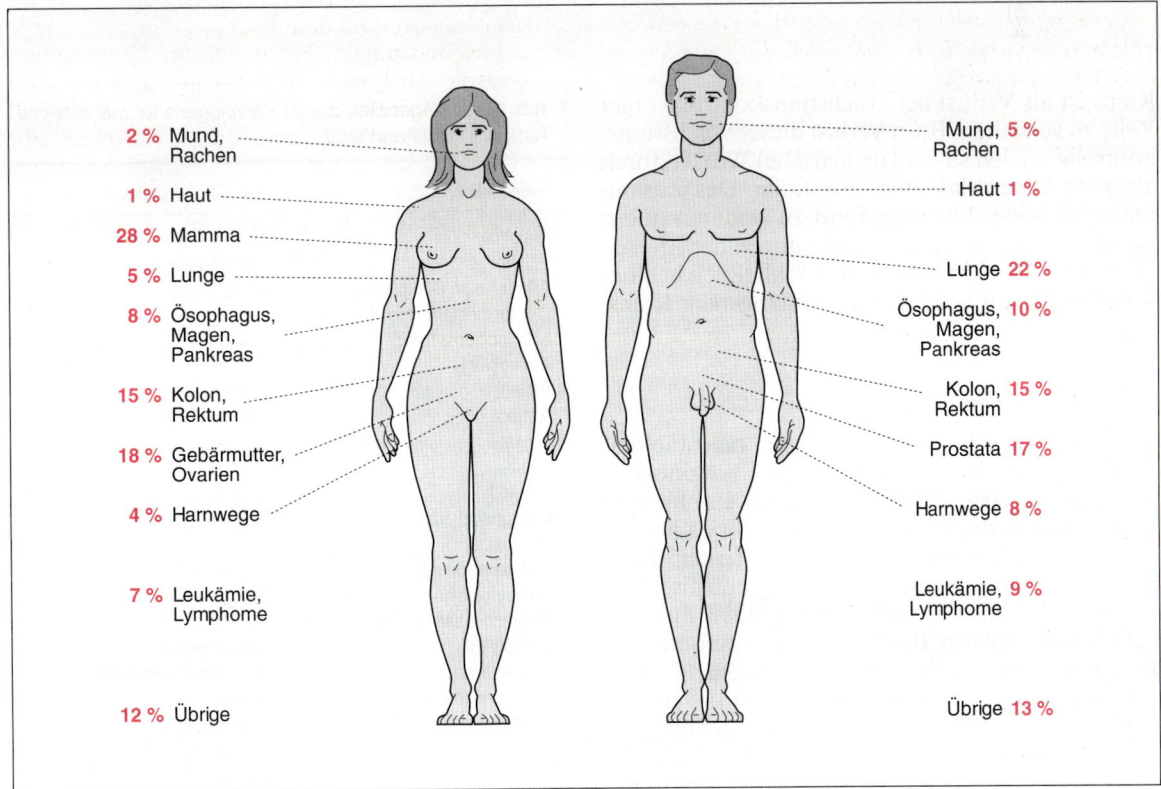

2 % Mund, Rachen
1 % Haut
28 % Mamma
5 % Lunge
8 % Ösophagus, Magen, Pankreas
15 % Kolon, Rektum
18 % Gebärmutter, Ovarien
4 % Harnwege
7 % Leukämie, Lymphome
12 % Übrige

Mund, 5 % Rachen
Haut 1 %
Lunge 22 %
Ösophagus, 10 % Magen, Pankreas
Kolon, 15 % Rektum
Prostata 17 %
Harnwege 8 %
Leukämie, 9 % Lymphome
Übrige 13 %

Abb. 3.5-1   Die häufigsten malignen Erkrankungen der Frau und des Mannes.

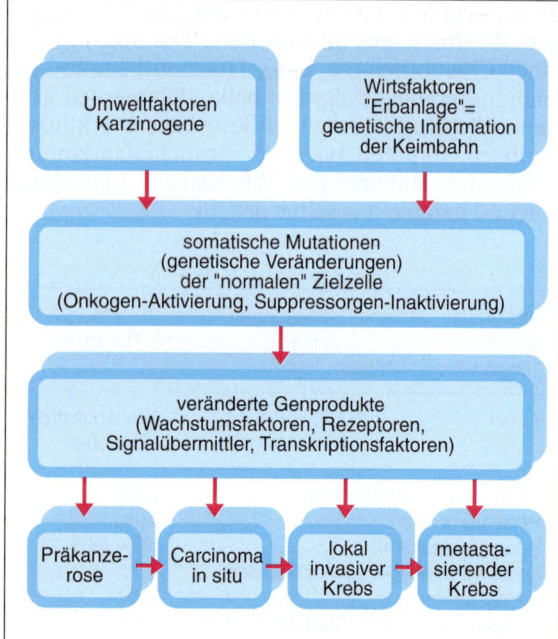

Abb. 3.5-2 Krebsentstehung als Ergebnis der Interaktion von (genetischen) Wirtsfaktoren und Umweltfaktoren. Die Interaktion dieser beiden Faktoren führt zu (multiplen) genetischen Veränderungen in der Zielzelle (Onkogenaktivierung, Verlust oder Inaktivierung von Suppressor-Genen, wodurch es letztendlich zu Veränderungen von Genprodukten (Proteinen) kommt, die zur Bildung von Präkanzerosen und schließlich von klonalem, unkontrolliertem Wachstum von Krebszellen führen.

rung der Exposition schwierig ist und schließlich die meisten Karzinogene nur bei einem kleinen Teil der exponierten Personen einen Krebs induzieren. **Zigarettenrauchen** ist der weitaus größte Risikofaktor für Lungenkrebs, Karzinome des Mundbereiches und des Larynx sowie der Blase.

Wirtsfaktoren

Die Krebsentstehung ist ein Mehrschrittprozeß, bei dem neben den Karzinogenen die Wirtsfaktoren eine wichtige Rolle spielen: vermehrte Resorption, verlangsamte Metabolisierung des kausativen Kanzerogens oder unzureichende Reparaturmechanismen (z. B. defekte DNS-Reparaturmechanismen bei Xeroderma pigmentosum). Über 100 genetische Erkrankungen haben ein erhöhtes Risiko der Krebsentwicklung. Für bestimmte Krebsarten wurde ein einziges Gen als prädisponierender Faktor (Suszeptibilitäts- bzw. Tumor-Suppressor-Gen) identifiziert (siehe Tab. 3.5-3). Träger solcher dominant vererblichen Gene haben ein bis zu 10000mal höheres Risiko, eine maligne Erkrankung zu entwickeln; Beispiele sind das familiäre Retinoblastom und Kolonkarzinome bei der familiären Polyposis coli (siehe Abschnitt „Suszeptibilitäts- und Tumorsuppressor-Gene"). Sind mehrere Gene für die Krebsentstehung verantwortlich, so ist das individuelle Risiko weniger stark ausgeprägt; dennoch ist eine familiäre Belastung mit Brustkrebs oder Kolonkarzinom der größte Risikofaktor für diese Erkrankungen.

Krebs ist als Verlust der Wachstumskontrolle einer Zelle zu verstehen. Beim Verlust dieser Wachstumskontrolle spielen sowohl (genetische) Wirtsfaktoren als auch Umweltfaktoren eine Rolle. Das Zusammenspiel beider Elemente führt zu weiteren (meist multiplen) genetischen Veränderungen der Zielzelle, die sich über Zwischenstufen schließlich in einer jeglicher Wachstumskontrolle entzogenen Krebszelle entwickelt (siehe Abb. 3.5-2).

Umweltfaktoren

Bestimmte physikalische, chemische oder biologische Agenzien sind als menschliche Karzinogene nachgewiesen (siehe Tab. 3.5-2). Hinweise für eine virale Onkogenese beim Menschen gibt es für das Hepatitis-B-Virus (Leberkrebs), das Epstein-Barr-Virus (Burkitt-Lymphom), HTLV-1 (endemische T-Zell-Leukämie des Erwachsenen) und das menschliche Papillomavirus Typ 16 (Zervixkarzinom). Bis zu 80% aller Malignome sind vorwiegend durch Umwelteinflüsse bedingt. Allerdings ist die genaue Rolle von Umweltfaktoren bei der Entstehung von Krebs nur schwer zu definieren, da meist eine große Zeitspanne zwischen Exposition und klinischer Manifestation liegt, eine retrospektive Quantifizie-

Tab. 3.5-2 Agenzien, die als Karzinogene für menschliche Tumoren identifiziert sind

Karzinogen	Tumor
Alkohol	Leber, Ösophagus, Kopf-Hals-Bereich
Alkylanzien (Melphalan, Cyclophosphamid, Mustargen, Nitrosoharnstoffe)	AML, Blase
Androgene	Leber
Arsen	Lunge, Haut
Asbest	Lunge, Pleura
Benzol	akute myeloische Leukämie (AML)
HTLV-1	adulte T-Zell-Leukämie
Immunsuppressiva (Ciclosporin, Azathioprin)	Non-Hodgkin-Lymphome
ionisierende Strahlen	ubiquitär
polyzyklische Kohlenwasserstoffe	Lunge, Haut
Östrogene	Endometrium
Phenacetin	Nierenbecken, Blase
Polyvinylchlorid	Leber
Tabak	Lunge, Kopf-Hals-Bereich, Ösophagus, Blase
Senfgas	Lunge, Kopf-Hals-Bereich
UV-Licht	Haut, Retina (Melanom)

Tab. 3.5-3 Chromosomal vererbte Krebsformen (familiäre Krebsformen, die nicht auf ein einziges Gen zurückzuführen sind, sind nicht aufgeführt)

hereditäre Erkrankung	Vererb.-Modus	Tumor-lokalisation
familiäre Polyposis coli	aut.-dom.	kolorektales Karzinom
Gardner Syndrom	aut.-dom.	kolorektales Karzinom
Hämochromatose (familiäre Form)	aut.-dom.	Leberkarzinom
Hyperkeratose (palmar-plantar)	aut.-dom.	Ösophagus
hereditäre Pankreatitis	aut.-dom.	Pankreaskarzinom
fibrozystische Dysplasie der Lunge	aut.-dom.	Lungenkarzinom
gonadale Dysgenesie	aut.-rez.	Dysgerminom der Ovarien
von-Hippel-Lindau Syndrom	aut.-dom.	Niere, Retina
Neurofibromatose	aut.-dom.	periphere Nerven, Hirn
Wermer Syndrom (multiple endokrine Neoplasie)	aut.-dom.	Parathyroidea, Inselzellen
Cowden Syndrom (multiple Hamartome)	aut.-dom.	Brust, Kolon
Agammaglobulinämie	aut.-rez.	Non-Hodgkin-Lymphom
Wiskott-Aldrich Syndrom	X-chrom.	Non-Hodgkin-Lymphom
Bloom Syndrom	aut.-rez.	Leukämie
Fanconi Anämie	aut.-rez.	Leukämie
multiple Exostosen	aut.-dom.	Osteosarkom
Werner Syndrom (adulte Progerie)	aut.-rez.	Weichteilsarkome

aut.-dom. = autosomal-dominant
aut.-rez. = autosomal-rezessiv
X-chrom. = X-chromosomale Vererbung

Primäre Prävention und Krebsfrüherkennung

Die **primäre Prävention** beginnt mit der Vermeidung der Exposition kanzerogener Substanzen (siehe oben). Unter **sekundärer Prävention** versteht man die Untersuchungen zur frühen Erkennung von Krebserkrankungen. Die Empfehlungen der Amerikanischen Krebsgesellschaft von 1980 sind in Tabelle 3.5-4 dargestellt.

3.5.2 Molekulare Mechanismen der Karzinogenese

Für die Bedeutung genetischer Veränderungen bei der Krebsentstehung sprechen die familiäre Häufung bestimmter Tumorarten und die Tatsache, daß die relative Karzinogenität von Kanzerogenen direkt von ihrer Fähigkeit abhängt, Mutationen zu induzieren. Schließlich sind bestimmte Tumorarten mit charakteristischen Chromosomenanomalien

assoziiert. Dabei kommt zwei Gruppen von Genen bei der Krebsentstehung eine Schlüsselfunktion zu: den Tumor-Suszeptibilitäts- bzw. Tumor-Suppressor-Genen und den Onkogenen.

Onkogene und Protoonkogene

Protoonkogene sind in normalen Zellen vorkommende, über die Evolution hinweg hochkonservierte Gene, die eine wichtige Rolle bei der Wachstumsregulation der Zelle spielen. Unter bestimmten Bedingungen können sich Protoonkogene der normalen Regulation entziehen und onkogene (krebsinduzierende) Aktivität entwickeln. Diese veränderten Protoonkogene werden dann **Onkogene** genannt.
Ca. 40 verschiedene Protoonkogene wurden aufgrund ihrer Assoziation mit Retroviren identifiziert. Viele Retroviren haben ihren Ursprung in zellulären Protoonkogenen; einige haben ihre Onkogenität durch Aufnahme und Aktivierung normaler zellulärer Protoonkogene erworben.

Aktivierung von Protoonkogenen zu Onkogenen

Wie andere Gene setzt sich auch ein Protoonkogen zusammen aus einem Regulatorgen, das die Aktivität des Gens moduliert, und einem Strukturgen, das ein Protein kodiert. Die Aktivierung von Protoonkogenen zu Onkogenen erfolgt beim Menschen nur in Ausnahmefällen durch Viren, sondern meist durch Veränderungen in seinem Regulator- oder

Tab. 3.5-4 Von der Amerikanischen Krebsgesellschaft empfohlene Vorsorgeuntersuchungen

Untersuchung	Lebensjahr	Häufigkeit
Hämokkult-Test	ab 50	jährlich
rektale Untersuchung	ab 40	jährlich
Sigmoidoskopie	ab 50	zunächst jährlich (2×), dann 3jährlich
gynäkologische Untersuchung	20–39 / ab 40	3jährlich / jährlich
Zervix-Zytologie	ab 20	zunächst jährlich (2×), dann 3jährlich
Brust-Selbstuntersuchung	ab 20	monatlich
Brust-Fremduntersuchung	20–39 / ab 40	3jährlich / jährlich
Mammographie	40–49 / ab 50	2jährlich / jährlich

Strukturgen (siehe Abb. 3.5-3). Veränderungen im **Regulatorgen** führen zu **quantitativen Veränderungen** des Protoonkogen-Produkts, Veränderungen im **Strukturgen** dagegen zur Produktion von **Proteinen mit veränderter Struktur und Funktion.**

Beispiele für Veränderungen im Strukturgen sind Punktmutationen des **N-ras**-Onkogens. Das N-ras-Produkt wirkt als Signalübermittler für wachstumsstimulierende Signale in der Zelle. Durch Punktmutationen von N-ras kommt es bei der akuten myeloisischen Leukämie zu einer veränderten Aminosäuresequenz des N-ras-Produkts und somit zu einem defekten (permanent aktivierten) Signalübermittler, der die Zelle mit wachstumsstimulierenden Signalen überflutet (siehe Abb. 3.5-4). Bei der chronischen myeloischen Leukämie führt die Translokation (9;22; „Philadelphia-Chromosom") zur Fusion des abl-Protoonkogens mit dem bcr-Gen. Dieses **bcr-abl**-Fusionsgen kodiert dann ein vom normalen abl-Produkt funktionell unterschiedliches Protein. Das normale abl-Protein ist eine strikt regulierte Tyrosinkinase, die über die Phosphorylierung bestimmter Proteine das Zellwachstum stimuliert. Das bcr-abl-Fusionsprotein unterliegt dagegen nicht mehr den physiologischen Regelmechanismen: Es ist konstitutiv aktiv (siehe Abb. 3.5-4, „Rezeptorveränderungen").

Veränderungen im Regulatorgen betreffen die Quantität, aber nicht die Struktur des kodierten Proteins. Bei der **Translokation** (8;14) des Burkitt-Lymphoms wird das Regulatorgen des **myc**-Protoonkogens ersetzt durch die Regulatorsequenz des Immunglobulingens. Dadurch kommt es zu einer vermehrten Bildung des myc-Produkts, eines nukleären Transkriptionsfaktors. Eine weitere Form der Veränderung der myc-Regulation stellt die **Amplifikation** dar. Statt der normalerweise zwei vorhandenen Kopien des myc-Gens finden sich in manchen Tumorzellen 50 bis 100 Kopien mit entsprechender proportionaler Vermehrung des myc-Proteins. Weitere häufige Amplifikationen sind für ein verwandtes Protoonkogen, N-myc, bei Neuroblastomen und für das neu/erb-B2-Onkogen beim Mammakarzinom und Ovarialkarzinom beschrieben. Letztere führen zu einer erhöhten Expression von Wachstumsfaktorrezeptoren und damit ebenfalls zu einer Vermehrung wachstumsstimulierender Signale.

Wirkungsmechanismen der Onkogene

Wie andere Gene entfalten auch Onkogene ihre Funktion über die Wirkung der von ihnen kodierten Onkogenprodukte bzw. Proteine. Um den Wirkungsmechanismus der Onkogene verständlich zu

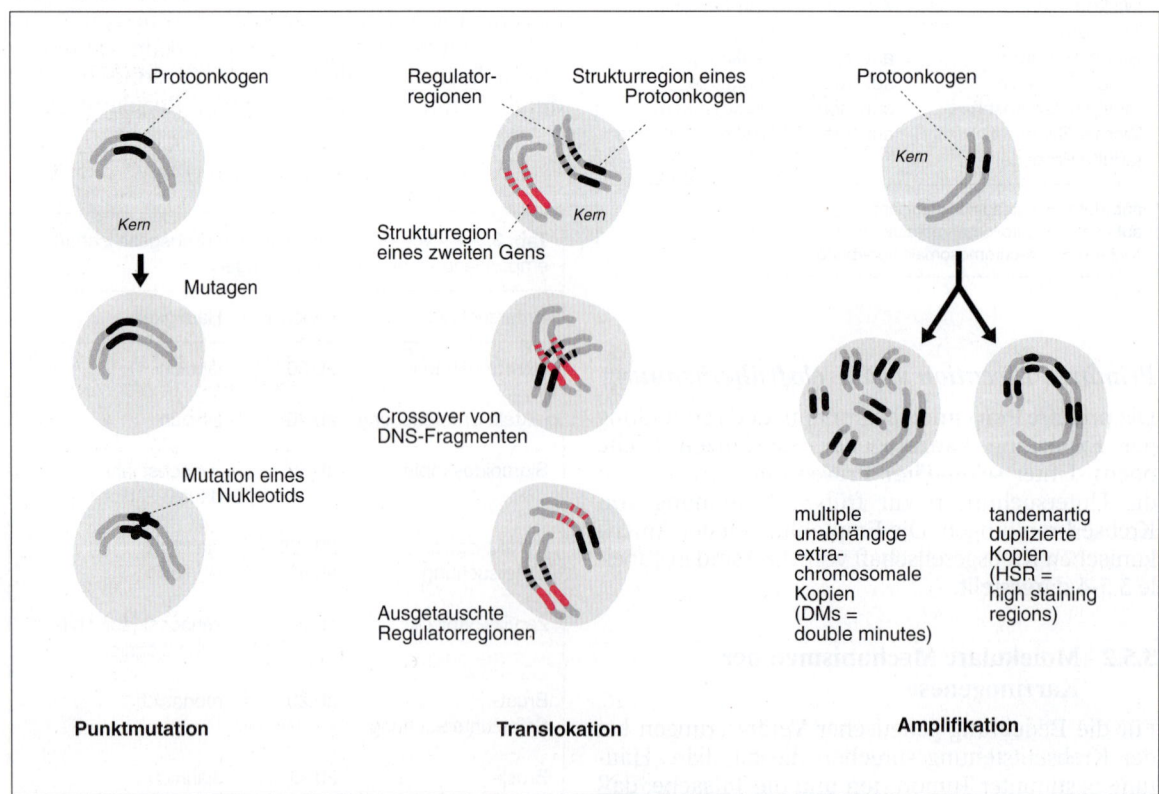

Abb. 3.5-3   Möglichkeiten der Aktivierung eines Protoonkogens. Außer durch Retroviren kann eine Aktivierung eines Protoonkogens durch Mutationen erfolgen, die die Struktur des vom Onkogen kodierten Proteins oder das zuständige Regulatorgen verändern. Bei der Punktmutation kommt es zu einem Austausch eines Nukleotids des Strukturgens. Dagegen werden Veränderungen im Regulatorgen vorwiegend durch Translokationen und Genamplifikationen verursacht.

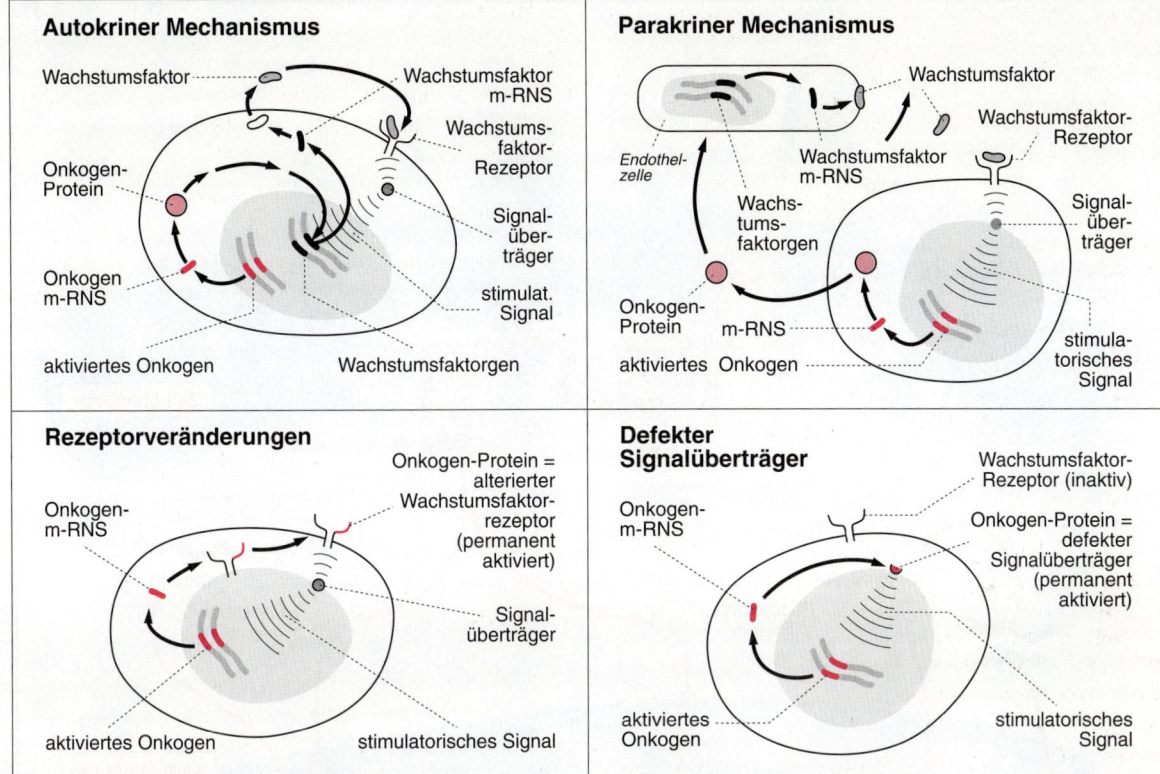

Abb. 3.5-4   Einfluß von aktivierten Onkogenen auf das Wachstum von Tumorzellen. Beim autokrinen Wachstumsmechanismus kommt es durch die Aktivierung eines Onkogens zur Produktion eines Wachstumsfaktors; dabei kann das Onkogenprodukt selbst ein Wachstumsfaktor sein (nicht dargestellt), oder das Onkogen-Produkt führt indirekt zur Produktion eines Wachstumsfaktors, indem es ein Wachstumsfaktor-Gen stimuliert. Wenn dieser Wachstumsfaktor an seinen Rezeptor auf der Zelloberfläche bindet und ihn aktiviert, erreichen wachstumsstimulierende Signale über einen Signalvermittler den Zellkern. Bei der parakrinen Wachstumsstimulation bewirkt das Produkt des aktivierten Onkogens die Produktion von Wachstumsfaktor in einer zweiten Zelle (hier: Endothelzelle), der dann über den Wachstumsfaktorrezeptor auf der Tumorzelle wirksam wird. Weitere Möglichkeiten der Wachstumsstimulation durch ein aktiviertes Onkogen sind gegeben, wenn das Onkogen für einen veränderten Wachstumsfaktorrezeptor oder einen veränderten Signalübermittler kodiert, die auch ohne spezifische Aktivierung permanent aktiv sind.

machen, sind die grundlegenden Mechanismen der normalen Wachstumsstimulation einer Zelle in Abbildung 3.5-5 noch einmal dargestellt.

Die **Einteilung** der Onkogene kann aufgrund der **Funktion ihrer Produkte** erfolgen (wobei allerdings die Funktion vieler Onkogenprodukte noch nicht aufgeklärt ist): 1. Wachstumsfaktoren; 2. Wachstumsfaktor-Rezeptoren; 3. Tyrosinkinasen; 4. G-Protein-ähnliche Proteine; 5. Transkriptionsfaktoren und 6. sonstige Onkogenprodukte.

Die von Onkogenen kodierten Proteine können auf verschiedenen Ebenen wirksam werden: 1. Auf der Zelloberfläche können sie als Wachstumsfaktor-Rezeptor fungieren oder als Wachstumsfaktor die eigene (autokrin) oder andere Zellen (parakrin) stimulieren. 2. Im Zytoplasma können sie an der Übermittlung von wachstumsstimulierenden Signalen beteiligt sein. 3. Im Zellkern können sie als nukleäre Transkriptionsfaktoren für andere Gene fungieren.

Onkogene, die einen **Wachstumsfaktor** kodieren, bewirken eine direkte Wachstumsstimulation. So kodiert z.B. das sis-Onkogen den Wachstumsfaktor von Thrombozyten (platelet-derived growth factor = PDGF). Dadurch kann ein **autokriner Wachstumsmechanismus** unterhalten werden, der das Zellwachstum unabhängig von exogenem Wachstumsfaktor macht (siehe Abb. 3.5-4). **Parakrine Wachstumsmechanismen** unterhalten Onkogene, deren Produkt die Produktion von Wachstumsfaktoren in anderen Zellen induziert, die dann ihrerseits das Wachstum der Tumorzelle stimulieren. Beispiel: Leukämiezellen können Tumor-Nekrose-Faktor (TNF) produzieren, TNF induziert in Endothelzellen die Bildung von Kolonie-stimulierendem Faktor (CSF), der dann über entsprechende Rezeptoren auf den Leukämiezellen deren Wachstum stimuliert.

Ein autonomer Wachstumsstatus kann außerdem etabliert werden, wenn das Onkogenprodukt einen

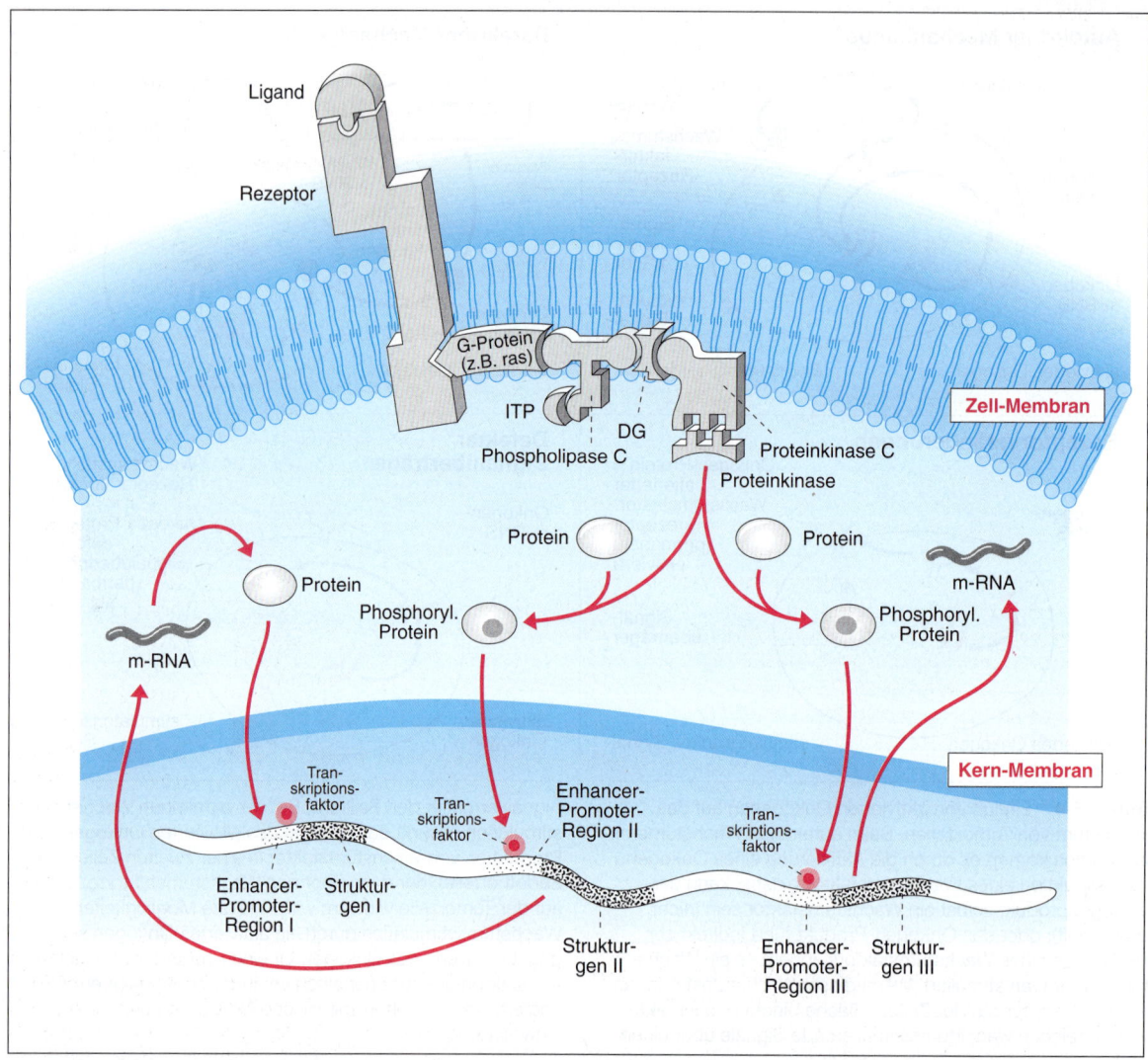

Ligand

Rezeptor

G-Protein (z.B. ras)

ITP

DG

Phospholipase C

Proteinkinase C

Proteinkinase

Zell-Membran

Protein

Protein

Protein

m-RNA

Phosphoryl. Protein

Phosphoryl. Protein

m-RNA

Kern-Membran

Tran-skriptions-faktor

Tran-skriptions-faktor

Enhancer-Promoter-Region II

Tran-skriptions-faktor

Enhancer-Promoter-Region I

Struktur-gen I

Struktur-gen II

Enhancer-Promoter-Region III

Struktur-gen III

Abb. 3.5-5 Stimulation einer Zelle. Am Beginn steht die Bindung eines Liganden (Wachstumsfaktor, Neurotransmitter) an seinen Rezeptor auf der Zelloberfläche, was zu einer Konformationsänderung des Rezeptors führt. Der Rezeptor kann dann an ein Guanin-Nukleotid-bindendes Protein (G-Protein) binden, wobei GDP durch GTP ersetzt wird. Das G-Protein interagiert dann mit einem intrazellulären Effektor, z.B. Phospholipase C. Dadurch kommt es zur Bildung von „second messengers" wie Diacylglyzerol (DG) und Inositol-Triphosphat (ITP). Die „second messenger" aktivieren ihrerseits Kinasen, z.B. Proteinkinase C, was zur Phosphorylierung und damit Aktivierung von zahlreichen zytoplasmatischen Proteinen führt, die das Signal amplifizieren und diversifizieren. Über die phosphorylierten Proteine gelangen die Signale in den Zellkern; sie können dort z.B. als Transkriptionsfaktoren an die Enhancer-Promoter-Regionen von Strukturgenen binden und dadurch die Transkription des Gens induzieren. Die daraus entstehende mRNS gelangt ins Zytoplasma, wo sie in Proteine translatiert wird. Das resultierende Protein kann selbst wieder ein Transkriptionsfaktor sein oder ein anderes Protein, das auf unterschiedliche Art die Regulation des Zellwachstums oder der Zelldifferenzierung beeinflußt.

veränderten Wachstumsfaktor-Rezeptor auf der Zelloberfläche darstellt. So kodiert das erb-B-Onkogen (z.B. beim Mammakarzinom) eine veränderte Form des Rezeptors für epidermalen Wachstumsfaktor (EGF), der auch in Abwesenheit des Liganden seine wachstumsstimulierenden Signale in die Zelle weitergibt. Ähnliches gilt für das fms-Onkogen, dessen Produkt als Rezeptor für M-CSF (Makrophagen-Kolonien-stimulierender Faktor) bei akuten myeloischen Leukämien fungiert.

Die meisten Onkogenprodukte greifen auf der 2. Ebene (im Zytoplasma) in die Wachstumsregulation ein; ihre Produkte sind an der **Regulation der Übermittlung der Signale** beteiligt, die normalerweise von den Wachstumsfaktor-Rezeptoren auf der Zelloberfläche an die entscheidenden Strukturen des Zellinnern übermittelt werden. Hierzu gehören die Tyrosinkinasen und die G-Protein-ähnlichen Proteine. Protoonkogenprodukte mit **Tyrosinkinase**-Aktivität sind z.B. src und abl, die Phosphatgruppen von ATP auf Tyrosinreste von Zielproteinen (z. B. Signalübermittler) übertragen und damit deren funktionellen Zustand ändern. Im Gegensatz zur regulierbaren physiologischen Form ist die Tyrosinkinase-Aktivität der onkogenen src- und abl-Proteine konstitutiv. Guanin-Nukleotid-bindende Proteine, kurz **G-Proteine** genannt, binden an Rezeptoren, nachdem sich deren Konformation nach Interaktion mit dem Liganden geändert hat. In ihrer inaktiven Form sind G-Proteine an GDP gebunden, in ihrer aktiven an GTP. In der GTP-gebundenen Form können sie weitere Enzyme, sog. intrazelluläre Effektoren, aktivieren und damit die Signalübermittlung beeinflussen. Durch Hydrolyse von GTP zu GDP gehen sie wieder in die inaktive Form über. Die von ras kodierten Proteine sind G-Protein-Analoga. Die mutierten ras-Proteine bleiben an GTP gebunden, das nicht hydrolysiert wird, und sind daher konstitutiv aktiviert. Schließlich kann ein aktiviertes Onkogen auch zur Produktion eines **abnormen Signalübermittlers** führen, der wachstumsstimulierende Signale ohne eine Induktion durch einen aktivierten Rezeptor an den Zellkern abgibt.

Auf der 3. Ebene, der Genregulation im Zellkern, kann Wachstumsstimulation durch Onkogenprodukte erfolgen, wenn sie als **Transkriptionsfaktoren** die Expression anderer Gene beeinflussen. Das c-myc-Protein bindet an spezifische DNS-Sequenzen, die als Kontrollelemente für eine Reihe von c-myc-abhängigen Genen fungieren. Während c-myc-Protoonkogene das c-myc-Protein erst nach Stimulation durch Wachstumsfaktoren bilden, bildet onkogenes c-myc das Protein konstitutiv und führt somit zu einer permanenten Wachstumsstimulation. Tabelle 3.5-5 gibt eine Übersicht über Onkogene, ihre Genprodukte und deren Wirkungsmechanismen bei menschlichen Tumoren.

Tumor-Suppressor- und Suszeptibilitätsgene

Da die Mutationen, die zur Aktivierung von Onkogenen führen, somatische Mutationen sind, d. h. nur

die Zielzelle betreffen, die sich dadurch zu einer Tumorstammzelle entwickelt, und keinen Einfluß auf die Keimbahn, die genetische Information in den Keimzellen haben, erklären sie nicht die erbliche Prädisposition für Krebserkrankungen. Die für eine solche Prädisposition verantwortlichen Gene („Suszeptibilitätsgene") können auf verschiedenen Ebenen wirksam werden (Kanzerogenaktivierung, -elimination, DNA-Reparatur, Immunsystem). Eine Gruppe dieser Suszeptibilitätsgene sind die Tumor-Suppressor-Gene. Im Gegensatz zu den Protoonkogenen, die Krebs induzieren können, wenn sie in ihre pathologische Form, die deregulierten Onkogene überführt werden, führen Tumor-Suppressor-Gene zu Krebs, wenn sie deletiert oder anderweitig inaktiviert werden. Träger des familiären Retinoblastoms haben ein aktives Allel des Retinoblastom-Gens auf einem Chromosom 13 neben einem inaktivierten auf dem zweiten Chromosom 13. Ihr Risiko, ein Retinoblastom zu entwickeln, ist ca. 10 000mal höher als das von Normalpersonen. Ein Retinoblastom entsteht, wenn es durch eine Mutation zu einer Inaktivierung auch des intakten Allels in Retinazellen kommt (siehe Abb. 3.5-6). Bei der nichtfamiliären Form des Retinoblastoms kommt es zur (erworbenen) Inaktivierung beider ursprünglich intakter Allele. Ähnliche Suszeptibilitätsgene sind für Wilms-Tumoren (WT-1-Gen) und die Neurofibromatose (NF-1-Gen) beschrieben. Ein Gen auf Chromosom 5 (APC = adenomatöse Polyposis coli) ist assoziiert mit der familiären Polyposis coli; Träger der erblichen Form der Polyposis coli haben ein lebenslanges Risiko eines Kolonkarzinoms von 100%. Deshalb ist eine rechtzeitige Kolektomie bei diesen Patienten angezeigt. Der Verlust der normalen Form eines weiteren Gens auf dem Chromosom 5 (DCC = deletiert bei Kolonkarzinom) wurde in Kolonkarzinomen von Patienten ohne erbliche Prädisposition für Kolonkarzinom nachgewiesen. Veränderungen des Tumor-Suppressor-Gens p53 finden sich in sehr vielen Tumoren. Eine Keimbahn Mutation von p53 wurde für das Li-Fraumeni-

Tab. 3.5-5	Onkogene bei menschlichen Tumoren		
Onkogen	assoziierte Tumoren	Aktivierungsmechanismus	Funktion Onkogenprodukt
bcl-2	follikuläre Lymphome	Translokation (14;18)	Apoptose-Inhibition
bcr-abl	chronische myeloische Leukämie	Translokation (9;22)	Tyrosinkinase
erb-B	Mamma-Ca, Glioblastom	Amplifikation	Wachstumsfaktor-Rezeptor
gsp	Hypophysentumoren	Punktmutation	GDP/GTP-Bindung
hst	Magenkarzinom	Umlagerung (Rearrangement)	Wachstumsfaktor
myc	Lymphome, Karzinome	Amplifikation, Translokation	nukleärer Transkriptions-Faktor
N-myc	Neuroblastom	Amplifikation	nukleärer Transkriptions-Faktor
L-myc	kleinzelliges Bronchial-Ca	Amplifikation	nukleärer Transkriptions-Faktor
neu/erb-B2	Mamma-, Ovarial-, Magen-Ca	Amplifikation	Wachstumsfaktor-Rezeptor
raf	Magenkarzinom	Umlagerung (Rearrangement)	Serin/Threonin-Kinase
Ha-ras	Blasenkarzinom	Punktmutation	G-Protein-Analogon
Ki-ras	Bronchial- u. Kolonkarzinom	Punktmutation	G-Protein-Analogon
N-ras	Leukämien	Punktmutation	G-Protein-Analogon

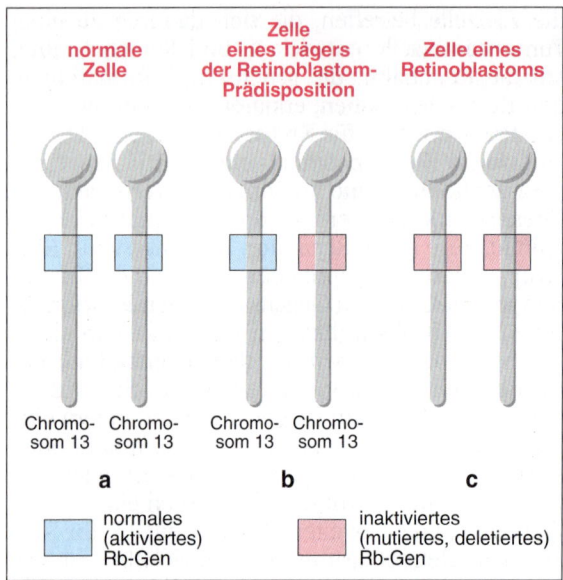

Abb. 3.5-6 Bedeutung von Tumor-Suppressor-Genen am
Beispiel des familiären Retinoblastoms. a) In der normalen
Zelle liegt ein normales Chromosomenpaar 13 mit jeweils
einem intakten Suppressor-Gen vor. b) In den Zellen eines
prädisponierten Trägers ist ein Suppressorgen inaktiviert
(z. B. durch Deletion). c) In der Retinoblastom-Tumorzelle ist
auch das zweite Rb-Gen (z. B. durch Mutation) inaktiviert.

Syndrom (familiäre multiple Karzinome) beschrieben.

Wirkungsmechanismus von Tumor-Suppressor-Genen

Tumor-Suppressor-Gene sind wahrscheinlich an
der Übermittlung von wachstumsinhibierenden
Signalen beteiligt; bei ihrem Ausfall kommt es zu
nicht gegenregulierter Wachstumsstimulation. Ähnlich wie die Onkogenprodukte können auch die
Suppressor-Genprodukte auf verschiedenen Ebenen wirksam werden (siehe Tab. 3.5-6). DCC kodiert einen Oberflächenrezeptor für einen putativen
wachstumsinhibierenden Liganden. Das NF-1-Pro-
tein interagiert im Zytoplasma mit dem ras-Protein.
Das Rb-Genprodukt bildet im Zellkern Komplexe
mit wachstumsstimulierenden Transkriptionsfaktoren, u. a. mit dem Produkt von c-myc. Die Produkte von p53 und WT-1 sind wahrscheinlich selbst
Transkriptionsfaktoren.

Chromosomenanomalien

Die genetischen Veränderungen, die zur Aktivierung von Onkogenen oder zur Inaktivierung von
Tumor-Suppressor-Genen führen, können mit und

Tab. 3.5-6 Tumor-Suppressor-Gene bei menschlichen Tumoren

Chromosomenlok.	Name	Veränderung bei Tumoren	Funktion Onkogenprodukt
1p	–	Melanom, multiple endokrine Neoplasie (MEN) Typ 2, Neuroblastom, Phäochromozytom	unbekannt
3p	–	Bronchialkarzinom, Zervixkarzinom, Nierenzellkarzinom, v.-Hippel-Lindau	unbekannt
5q	APC	familiäre adenomatöse Polyposis coli, Kolonkarzinom	unbekannt
5q	MCC[1]	Kolonkarzinom	Rezeptor
9q	–	Blasenkarzinom	unbekannt
10q	–	Astrozytom, MEN Typ 2	unbekannt
11p	WT-1	Wilms-Tumor, Rhabdomyosarkom, Mammakarzinom, Hepatoblastom, Blasenkarzinom, Bronchialkarzinom	DNS-bindendes Protein, Transkriptionsfaktor (?)
11q	–	MEN Typ 1	unbekannt
13q	Rb-1	Retinoblastom, Osteosarkom, Mamma-karzinom, Blasenkarzinom	DNS-bindendes Protein, Transkriptionsfaktor (?)
17q	p53	Bronchialkarzinom, Kolonkarzinom	DNS-bindendes Protein
17q	NF-1	Neurofibromatose Typ 1	Interaktion mit ras-Protein
18q	DCC[2]	Kolonkarzinom	Rezeptor auf der Zelloberfläche
22q	–	Neurofibromatose Typ 2, Akustikus-neurinom, Phäochromozytom, Mammakarzinom	unbekannt

[1] MCC = „mutated in colon carcinoma"
[2] DCC = „deleted in colon carcinoma"

ohne Chromosomenveränderungen einhergehen. Punktmutationen äußern sich meist nicht in Veränderungen von Chromosomenstrukturen, während Amplifikationen sich oft durch homogen färbende Banden (homogeneously staining regions oder HSR) oder als extrachromosomale Partikel (double minutes oder DM) manifestieren (siehe Abb. 3.5-3). Deletionen der Chromosomen 11 und 13 gaben erste Hinweise auf die Lokalisation der Tumor-Suppressor-Gene Rb und WT-1. Von den Mechanismen der zahlreichen bekannten Assoziationen zwischen bestimmten Karyotypen und bestimmten Tumorarten sind nur wenige aufgeklärt: So führt die 8;14-Translokation beim Burkitt-Lymphom beide zu einer verstärkten Expression von c-myc. Man nimmt an, daß auch andere chromosomale Veränderungen zur Aktivierung von Onkogenen bzw. Inaktivierung von Suppressorgenen führen.

Sonstige Faktoren

Voraussetzung für das Wachstum eines Tumors ist nicht nur die Aktivierung von Onkogenen und Inaktivierung von Suppressorgenen, sondern auch seine Fähigkeit, der natürlichen Resistenz des Organismus gegen Tumorwachstum („immune surveillance") durch die Aktivierung von bisher noch nicht definierten „immune-escape"-Genen zu entkommen (z.B. über eine verminderte Expression von MHC-Antigenen) und gegebenenfalls Metastasen zu bilden. Als erstes von den für die Metastasierungsfähigkeit eines Tumors verantwortlichen Genen („metastatic genes") wurde jetzt ein Gen identifiziert, das für eine Variante des CD44-Antigens kodiert.

Tumorentstehung: ein molekulargenetischer Mehrschritt-Mechanismus

In vielen Fällen tragen Tumorzellen mehrere unabhängig voneinander aktivierte Onkogene, die jeweils einen eigenen Beitrag zum gesamten **malignen Phänotyp** leisten (sog. kooperierende Onkogene). Am besten ist das molekulargenetische Mehrschrittmodell für die Entstehung des Kolonkarzinoms nachgewiesen, das aus normaler Schleimhaut über Dysplasien und adenomatöse Polypen unterschiedlicher Differenzierung entsteht (Abb. 3.5-7). Entscheidend für den Verlust der Proliferationskontrolle ist das Chromosom 5q, auf dem sich das APC- und das MCC-Gen befinden. Deletionen dieses Chromosoms werden in bis zu 50% der Fälle nachgewiesen. Im weiteren Verlauf kommt es zum Verlust von Methylgruppen der DNS (methylierte DNS kann nicht transkribiert werden) und zu Mutationen der ras-Gene. Diese führen neben starken Veränderungen der Zellform und der Fähigkeit, auch in der Abwesenheit von Wachstumsfaktoren zu wachsen, zur Sekretion einer Reihe von wachstumsstimulierenden Faktoren. Fortgeschrittene Kolonkarzinome tragen zusätzliche Veränderungen des Chromosoms 18 (Sitz des DCC-Gens) und des Chromosoms 17 (p53).

Klinische Bedeutung von Onkogenen, Tumor-Suppressor-Genen und Chromosomenveränderungen

Mit Hilfe monoklonaler Antikörper gegen Onkogenprodukte und DNA-Sonden ist es möglich, eine Reihe von aktivierten Onkogenen in Tumorbiopten nachzuweisen. Mit der Polymerase-Ketten-Reaktion (PCR) lassen sich ras-Mutationen im Stuhl nachweisen. Da Mutationen des ras-Onkogens bereits bei Kolon-Polypen, die als prämaligne Vorstufe des Karzinoms gelten, nachzuweisen sind, ergibt sich daraus eine ganz neue Perspektive für eine molekularbiologische Vorsorgeuntersuchung. Der Nachweis von amplifiziertem myc-Onkogen korreliert mit einem fortgeschrittenen Stadium und einer schlechten Prognose von Neuroblastomen; gleiches gilt auch für die Amplifikation von

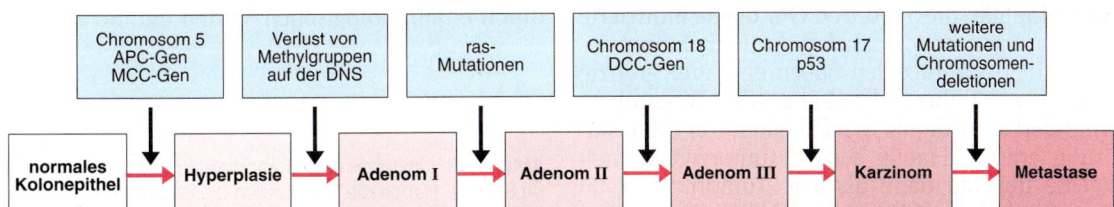

Abb. 3.5-7   Kumulative genetische Veränderungen bei der Entwicklung von normaler Darmschleimhaut in ein Kolonkarzinom. Entscheidend für den Verlust der Wachstumskontrolle sind Veränderungen am Chromosom 5q, dem Sitz der Gene APC (adenomatöse Polyposis coli) und MCC („mutated in colon carcinoma"). Durch Verlust von Methylgruppen der DNS gehen weitere inhibierende Mechanismen verloren: Es entsteht ein Adenom I. Die weitere Entdifferenzierung erfolgt durch Mutationen des ras-Onkogens (Adenom II). Durch den nachfolgenden Verlust des DCC („deleted in colon carcinoma") auf Chromosom 18 kommt es zu Veränderungen, die das Bild eines Adenoms III hervorrufen. Das Kolonkarzinom zeigt darüber hinaus einen Verlust (bzw. Inaktivierung durch Mutation) des p53-Tumor-Suppressor-Gens. Entdifferenzierte und metastasierte Kolonkarzinome zeichnen sich häufig durch zusätzliche molekulargenetische und chromosomale Veränderungen aus. Der mittlerweile möglich gewordene Nachweis von mutiertem ras-Protein im Stuhl durch Polymerase-Ketten-Reaktion (PCR) eröffnet die Perspektive einer molekularbiologischen Vorsorgeuntersuchung, da damit bereits benigne Formen erfaßt werden können

neu/erb-B2 beim Mammakarzinom. Der Nachweis der spezifischen Form des abl-Onkogens hat diagnostische und prognostische Bedeutung für die chronischen myeloischen und für die (prognostisch ungünstigen) Philadelphia-Chromosom-positiven akuten lymphatischen Leukämien.

Therapeutische Ansätze ergeben sich insbesondere für mutierte Onkogene, die sich strukturell von den normalen zellulären Protoonkogenen unterscheiden. Diese könnten Ziel für eine tumorspezifische Therapie (z.B. mit Anti-sense-Oligonukleotiden) werden (siehe unten).

3.5.3 Präkanzerosen

Präkanzerosen zeigen ausgeprägte dysplastische Veränderungen, jedoch keine Tendenz zur Mikroinvasion. Obwohl sich Präkanzerosen zu echten Neoplasien entwickeln können, bleiben viele über Jahre stabil. Beispiele sind Leukoplakien in der Mundschleimhaut, Papillome der Blasenschleimhaut und aktinische Keratosen der Haut.

3.5.4 Der maligne Phänotyp: Krebs

Der Übergang von einer normalen Zelle über die Präkanzerose zur Tumorzelle setzt zumindest zwei regulatorische genetische Ereignisse voraus. Er ist meistens monoklonal, d.h., er findet in einer einzigen Zelle statt, die dann Stammzelle aller den Tumor bildenden Zellen wird. Die meisten Tumoren sind nicht nur monoklonal; ihre Zellen befinden sich alle in einem bestimmten Differenzierungsstadium. Dies deutet darauf hin, daß der **Differenzierungsstop der Zelle** das wichtigste Phänomen ist, das zur malignen Entartung führt. Ist eine Differenzierung nicht mehr möglich, so bleibt der Zelle als Option nur noch die Proliferation.

Phänotypische Veränderungen

Die malignen Zellen zeigen neben einer erhöhten Rate der Stammzellerneuerung häufig auch eine erhöhte Motilität, die auf durch Onkogene induzierte Veränderungen im Zytoskelett zurückzuführen ist. Einige Tumorstammzellen haben eine unbegrenzte Fähigkeit zur Teilung, die Zell-zu-Zell-Bindung ist vermindert und damit die Fähigkeit zur Metastasierung erhöht. Häufig setzen Tumorzellen auch Eiweiße frei, die dann als sog. Tumormarker im Serum erscheinen (CEA, AFP, β-HCG).

Invasion

Die Invasion von Tumorzellen beginnt mit der Zerstörung der Basalmembran, die vorwiegend aus Kollagen vom Typ IV aufgebaut ist. Die Invasivität und Fähigkeit eines Tumors zu metastasieren hängen vorwiegend von seinem Gehalt an Kollagenase Typ IV ab. Die Invasion findet bevorzugt in einzellwandigen Kapillaren und Lymphgefäßen statt, die

keine Basalmembran haben. In der extrazellulären Matrix der Basalmembran und im Stroma finden sich zahlreiche hochmolekulare Stoffe, insbesondere Lamellin und Fibronektin. Auf den Tumorzellen werden Lamellin- und Fibronektin-Rezeptoren exprimiert, die offenbar Voraussetzung dafür sind, daß die invadierende Tumorzelle in ihrem neuen fremden Mikromilieu überleben kann (siehe Abb. 3.5-8).

Angiogenese

Die Tumorzelle kann nur über eine Distanz von 150 μm durch Diffusion überleben, weiteres Wachstum setzt die Neubildung von Gefäßen durch angiogene Faktoren (u.a. Fibrinogen, Angiogenin), Fibroblastenwachstumsfaktoren alpha und beta (TGFα und TGFβ) voraus. Außerdem sichert der Tumor sein weiteres Wachstum durch die Produktion seines eigenen Stromas und von autokrinen Motilitätsfaktoren (siehe Abb. 3.5-9).

Lymphknotenbeteiligung

Obwohl hämatogen ausgestreute Tumorzellen nicht unbedingt zu Metastasen führen, ist der Nachweis von Tumorabsiedlungen in den regionalen Lymphknoten ein prognostisch ungünstiges Zeichen. Manchmal zeigen nicht-involvierte regionäre Lymphknoten eine Hyperplasie als Hinweis, daß das Abwehrsystem sich mit dem Tumor auseinandergesetzt hat, was bei manchen Tumoren ein prognostisch günstiges Zeichen ist.

Metastasierung

Die Fähigkeit zur hämatogenen Aussaat hängt von der Tumorgröße, dem Grad der Entdifferenzierung und dem Ausmaß der Vaskularisierung des Primärtumors ab. Die hämatogene Aussaat gelingt nur einer selektionierten Tumorzellpopulation, die sich durch bestimmte Eigenschaften (Enzymproduktion, Oberflächenantigene etc.) auszeichnet und dadurch einen biologischen Vorteil hat. So sind z.B.

Abb. 3.5-8 Invasion einer Tumorzelle in das darunterliegen- ▶ de Stroma. Haben die Tumorzellen die Basalmembran noch nicht durchdrungen, spricht man von einem Carcinoma in situ. Durch Produktion von Kollagenase Typ IV gelingt es den Tumorzellen, die Basalmembran zu penetrieren und Kontakt zum darunterliegenden Stroma zu bekommen. Invasive Tumorzellen exprimieren auf ihrer Oberfläche Rezeptoren für Laminin und Fibronektin (große Glykoproteinmoleküle auf der Basalmembran und im Stroma) sowie weitere Adhäsionsmoleküle, wodurch ein Festsetzen der Tumorzellen möglich wird. Durch die Produktion zahlreicher Enzyme und aktiver Faktoren (z.B. autokrine Motilitätsfaktoren, Angiogenesefaktoren) zerstört der Tumor das Stroma und bahnt sich seinen Weg, bis er Anschluß an das Gefäßsystem erhält.

die Mutationsraten und insbesondere die Expression des Zytostatika-Resistenz-Gens (multidrug resistance gene) in metastasierenden Zellen höher als in sessilen Zellen.

Weniger als einer von 1000 Tumorzellen, die die Blutbahn erreichen, gelingt die Bildung einer Metastase. Voraussetzung ist die Adhäsion der Tumorzelle an das Endothel einer Kapillare, die zur

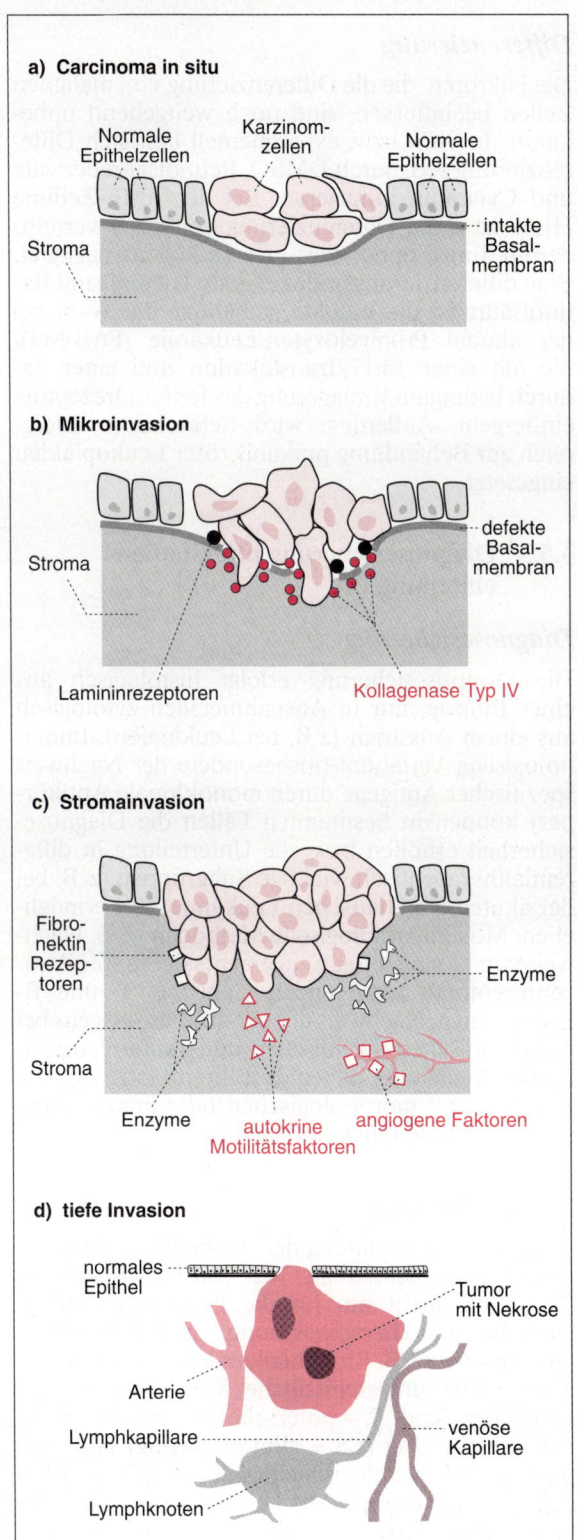

a) **Carcinoma in situ**

Normale Epithelzellen · Karzinomzellen · Normale Epithelzellen · intakte Basalmembran · Stroma

b) **Mikroinvasion**

Stroma · defekte Basalmembran · Lamininrezeptoren · Kollagenase Typ IV

c) **Stromainvasion**

Fibronektin Rezeptoren · Enzyme · Stroma · Enzyme · autokrine Motilitätsfaktoren · angiogene Faktoren

d) **tiefe Invasion**

normales Epithel · Tumor mit Nekrose · Arterie · Lymphkapillare · venöse Kapillare · Lymphknoten

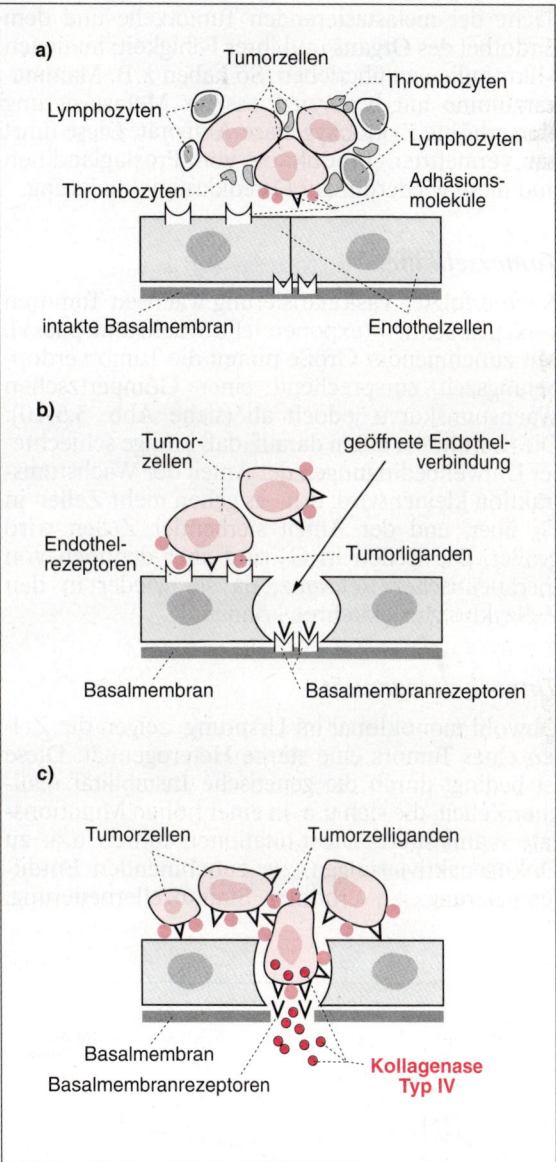

a)

Tumorzellen · Thrombozyten · Lymphozyten · Lymphozyten · Thrombozyten · Adhäsionsmoleküle · intakte Basalmembran · Endothelzellen

b)

Tumorzellen · geöffnete Endothelverbindung · Endothelrezeptoren · Tumorliganden · Basalmembran · Basalmembranrezeptoren

c)

Tumorzellen · Tumorzelliganden · Basalmembran · Basalmembranrezeptoren · Kollagenase Typ IV

Abb. 3.5-9 Absiedlung einer Metastase in einem Zielorgan. Metastasen können sich bilden, wenn zirkulierende Agglomerate von Tumorzellen, Thrombozyten und Lymphozyten in Kapillaren über Adhäsionsmoleküle Kontakt zum Endothel aufnehmen. Diese Kontaktaufnahme liefert das Signal zur Öffnung der endothelialen Zell-Junktionen. Dadurch können die Tumorzellen über weitere Adhäsionsmoleküle an Rezeptoren auf der Basalmembran binden. Durch Freisetzung von Kollagenase Typ IV gelingt es den Tumorzellen, die Basalmembran zu zerstören und Zugang zum Stroma zu gewinnen, wobei wiederum wie bei der primären Tumorinvasion Interaktionen zwischen Lamiin und Fibronektin und den entsprechenden Rezeptoren sowie die Produktion einer Reihe von Enzymen und Faktoren die Bildung eines metastastischen Tumors erleichtern.

Plättchenaggregation, Retraktion der Endothel-junktionen und Exposition der darunterliegenden Basalmembran führt (siehe Abb. 3.5-9). Die bevorzugte Absiedlung bestimmter Tumorarten in bestimmten Organen beruht wahrscheinlich auf Interaktion von Adhäsionsmolekülen auf der Oberfläche der metastasierenden Tumorzelle und dem Endothel des Organs und ihrer Fähigkeit, im neuen Mikromilieu zu überleben. So haben z.B. Mammakarzinome mit bevorzugt ossärer Metastasierung eine erhöhte Zyklooxygenase-Aktivität. Diese führt zur vermehrten Produktion von Prostaglandinen und diese wiederum zur Osteoklastenaktivierung.

Tumorzellkinetik

Nach erfolgter Vaskularisierung wachsen Tumoren zunächst schnell (exponentielle Wachstumsphase). Mit zunehmender Größe nimmt die Tumorverdoppelungszeit entsprechend einer Gompertzschen Wachstumskurve jedoch ab (siehe Abb. 3.5-10). Dies beruht vor allem darauf, daß infolge schlechterer Umweltbedingungen der Anteil der Wachstumsfraktion kleiner wird; d.h., es gehen mehr Zellen in G_0 über, und der Anteil sterbender Zellen wird größer. Die Zellen in G_0 sind aber dennoch von therapeutischer Relevanz, da sie wieder in den Zellzyklus zurückkehren können.

Tumorheterogenität

Obwohl monoklonal im Ursprung, zeigen die Zellen eines Tumors eine starke Heterogenität. Diese ist bedingt durch die genetische Instabilität maligner Zellen, die sich u.a. in einer hohen Mutationsrate manifestiert. Die Mutationen führen u.a. zu Onkogenaktivierungen, zur zunehmenden Entdifferenzierung, zu erhöhter Stammzellerneuerung, verbunden mit aggressiverem Wachstum, und zur Zytostatika-Resistenz („drug resistance") von Tumorzellsubpopulationen, die dadurch einen Wachstumsvorteil haben und die besser differenzierten Zellen verdrängen.

Differenzierung

Die Faktoren, die die Differenzierung von malignen Zellen beeinflussen, sind noch weitgehend unbekannt. In vitro bzw. experimentell läßt sich Differenzierung z.B. durch DMSO, Retinolsäurederivate und Cytarabin induzieren. Bei der AML-Zellinie HL60 ist diese Differenzierung von einer verminderten Transkription des myc-Onkogens begleitet. Eine differenzierungsinduzierende Therapie mit Retinolsäure ist die Induktionstherapie der Wahl bei der akuten Promyelozyten-Leukämie (FAB-M3), die mit einer 15;17-Translokation und einer dadurch bedingten Umlagerung des Retinoidrezeptors einhergeht. Außerdem wird Retinolsäure erfolgreich zur Behandlung präkanzeröser Leukoplakien eingesetzt.

3.5.5 Diagnosesicherung und Stadieneinteilung

Diagnosesicherung

Die Diagnosesicherung erfolgt histologisch aus einer Biopsie, nur in Ausnahmefällen zytologisch aus einem Ausstrich (z.B. bei Leukämien). Immunologische Verfahren (insbesondere der Nachweis spezifischer Antigene durch monoklonale Antikörper) können in bestimmten Fällen die Diagnosesicherheit erhöhen bzw. die Unterteilung in differentialtherapeutisch wichtige Subgruppen (z.B. bei der akuten lymphatischen Leukämie) erst ermöglichen. Molekularbiologische Methoden (z.B. Nachweis von klonalen Rearrangements der für die Antigenrezeptoren kodierenden Gene bei T- und B-Lymphomen; Nachweis des bcr-abl-Fusionsgens bei der chronischen myeloischen und akuten lymphatischen Leukämie) haben dort ihren Platz, wo eine Diagnose mit morphologischen oder immunologischen Methoden nicht möglich ist.

Stadieneinteilung

Die genaue Bestimmung der Ausbreitung eines Tumors („Stadieneinteilung") ist von entscheidender Bedeutung nicht nur für die Prognose, sondern auch für die Therapieplanung, da bei bestimmten Tumoren (z.B. Bronchialkarzinom) je nach Stadium völlig unterschiedliche Therapiewege einzuschlagen sind. Wir unterscheiden eine klinische Stadieneinteilung (**CS = clinical staging**) und eine pathologisch-histologische Stadieneinteilung (**PS = pathological staging**). Mit CS bezeichnet man die aufgrund der Ergebnisse aller klinischen Untersuchungen einschließlich der Laborwerte und bildge-

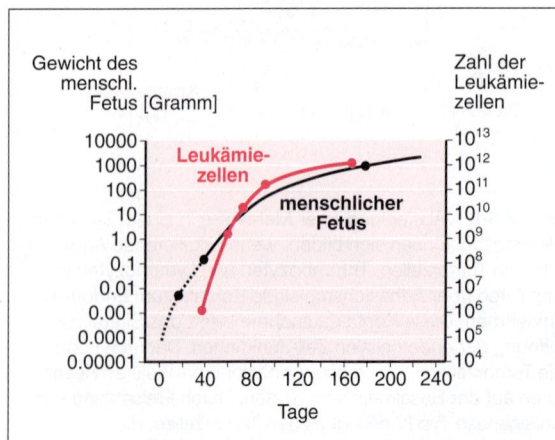

Abb. 3.5-10 Gompertzsche Wachstumskurve von Leukämiezellen im Vergleich zum Wachstum eines menschlichen Fetus. Zu Beginn ist bei beiden die Verdoppelungszeit kurz und die Wachstumsfraktion hoch. Mit zunehmender Größe bzw. Zellzahl flacht die Wachstumskurve ab.

benden Verfahren nachgewiesene Tumorausbreitung. Mit PS bezeichnet man die aufgrund histologischer Untersuchungen nachgewiesene Ausbreitung des Tumors nach zusätzlicher chirurgischer Exploration (z.B. diagnostische Laparotomie mit Splenektomie bei Hodgkin-Lymphomen).

Stagingsysteme

Je nach Tumorart kommen unterschiedliche Verfahren zur Stadieneinteilung („Stagingsysteme") zur Anwendung. Am weitesten verbreitet ist das **TNM-System** (siehe Abb. 4.1-1 und Tab. 4.1-1), das eine sehr exakte Stadieneinteilung erlaubt. Für viele Tumorarten ist es sinnvoll, Tumorausbreitungen mit ähnlicher Prognose in einer Stadiengruppe zusammenzufassen (siehe Tab. 4.1-1). Solche Stadiengruppierungen, die meist mit den römischen Ziffern I bis IV bezeichnet werden, wurden für viele Tumoren von Arbeitsgruppen des American Joint Committee (AJC) und der UICC definiert. Bei den Lymphomen erfolgt die Stadieneinteilung nach dem Ann-Arbor-System, während für bestimmte Tumorarten (Plasmozytom, Haarzellleukämie, chronische lymphatische Leukämie und viele kindliche Tumoren) spezielle Stadieneinteilungen üblich sind (siehe die entsprechenden Kapitel).

Beurteilung des Allgemeinzustands

Von entscheidender Bedeutung für die Prognose eines Patienten ist auch sein Allgemeinzustand bei Therapiebeginn. Die Beurteilung des Allgemeinzustands kann anhand von Bewertungstabellen erfolgen. Am gebräuchlichsten sind der Karnofsky-Index sowie die Beurteilungskriterien der WHO (siehe Tab. 3.5-7).

3.5.6   Grundlagen der Chemotherapie

Zellzyklus

Zellzykluszeit ist die Zeit, die eine Zelle zum Durchlaufen eines vollständigen Zellzyklus benötigt. Sie beträgt bei den meisten normalen menschlichen Zellen 24 bis 48 Stunden, bei vielen Tumorzellen 48 bis 72 Stunden. Der Zellzyklus wird in 4 bzw. 5 Phasen eingeteilt (siehe Abb. 3.5-11). In G_1 werden RNS und Proteine produziert zur Aufrechterhaltung der Zellfunktionen. In der S-Phase wird DNS synthetisiert und das gesamte Genom verdoppelt. Als G_2-Phase wird die Zeit vom Abschluß der DNS-Synthese bis zum Beginn der Mitose (M-Phase) bezeichnet. Unter G_0 versteht man eine verlängerte Ruhephase, während der die Zellen nicht auf Stimuli reagieren, die normalerweise zur DNS-Synthese führen.

Unter **Tumorverdoppelungszeit** versteht man die Zeit, die ein Tumor bis zur Verdoppelung seines Volumens benötigt. Sie hängt ab vom sog. Labeling-Index (Anteil der DNS-produzierenden Zellen in

Tab. 3.5-7   Skalen zur Beurteilung des Allgemeinzustandes (Karnofsky/WHO)

WHO-Grad	Karnofsky-Index (%)
0 uneingeschränkte normale Aktivität	100 normale Aktivität, keine Krankheitszeichen,
	90 keine Beschwerden normale Aktivität, geringe Beschwerden
1 ambulant mit Beschwerden, kann sich selbst versorgen	80 normale Aktivität nur mit Anstrengung, mäßige Krankheitssymptome
	70 versorgt sich selbst, normale Aktivität nicht möglich
2 versorgt sich selbst, arbeitsunfähig, tagsüber weniger als die Hälfte der Zeit im Bett	60 versorgt sich weitgehend selbst, braucht gelegentlich fremde Hilfe
	50 braucht häufig pflegerische und medizinische Hilfe
3 tagsüber mehr als die Hälfte der Zeit im Bett; pflegebedürftig	40 überwiegend bettlägerig, spezielle Hilfe erforderlich
	30 stark behindert, stationäre Behandlung indiziert, noch keine Lebensgefahr
4 völlig pflegebedürftig und bettlägerig	20 sehr krank, aktive unterstützende Therapie notwendig
	10 moribund

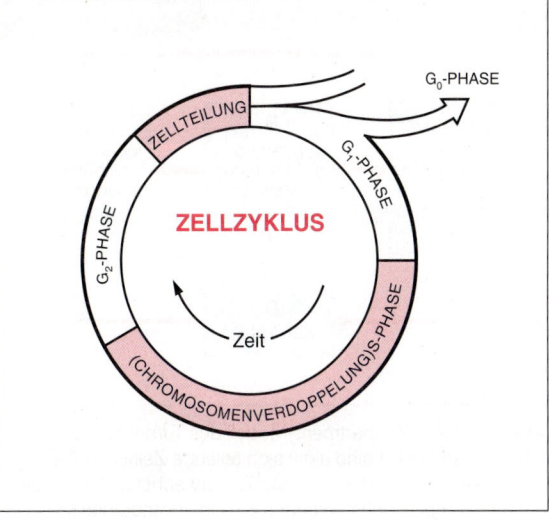

Abb. 3.5-11   Der Zellzyklus. Die G_1-Phase geht der S-Phase, der Phase der aktiven DNS-Synthese, voraus. Zellen können (reversibel) aus dem Zellzyklus in eine verlängerte Ruhephase übergehen (G_0-Phase). Zellen in G_0 reagieren nicht auf Stimuli, die normalerweise zur DNS-Synthese führen.

S-Phase), dem Mitose-Index (Anteil der Zellen in Mitose), der Wachstumsfraktion (Anteil der Zellen, die noch am Zellzyklus teilnehmen) und dem Anteil toter Zellen bzw. neuer Tochterzellen, die absterben.

Das Tumorwachstum ist nicht exponentiell, sondern entspricht wie das Wachstum eines menschlichen Fetus einer Gompertzschen Kurve (siehe Abb. 3.5-10). Dieses Wachstumsverhalten ist u.a. auf die mit der Größe eines Tumors abnehmende Wachstumsfraktion und den erhöhten Anteil an toten Zellen zurückzuführen.

Das Kompartmentmodell des Tumorwachstums

Moderne Chemotherapien basieren auf dem Wachstumsfraktionsmodell (siehe Abb. 3.5-12). Es unterscheidet vier funktionelle Zellkompartments eines Tumors: Das Kompartment A enthält Zellen im Zyklus, aus denen neue Zellen entstehen; im Kompartment B finden sich Zellen, die vorübergehend aus dem Zyklus ausgeschieden sind und sich in G_0-Phase befinden; diese Zellen können jedoch jederzeit wieder in den Zyklus eintreten. Das Kompartment C enthält vitale Zellen, die jedoch die Fähigkeit zur Zellteilung verloren haben, und im Kompartment D finden sich tote Zellen.

Die meisten Zytostatika interferieren mit der DNS-Synthese und treffen daher ausschließlich die Zellen im Kompartment A. Da viele klinisch nachweisbare Tumoren eine niedrige Wachstumsfraktion haben, ist eine DNS-interferierende Chemotherapie gegen solche Tumoren wenig wirksam. Ziel des therapeutischen Ansatzes muß es daher sein, mehr Zellen in das Kompartment A zu bringen, z.B. durch chirurgische Maßnahmen, durch Strahlentherapie oder durch wiederholte Chemotherapien.

Zelltodhypothese

Die von Skipper entwickelte Zelltodhypothese hat besagt, daß für die meisten Zytostatika eine feste Korrelation von Dosis und Zelltod besteht. D.h., daß eine bestimmte Dosis eines Zytostatikums immer einen bestimmten Prozentsatz von Tumorzellen abtötet, unabhängig von der Gesamtzellzahl (siehe Abb. 3.5-13); sie kann also z.B. eine Ausgangstumorzellmasse von 1000000 Zellen auf 1000 reduzieren oder aber 10000 auf 10 Zellen („first order kill").

Pharmakologische Faktoren

Die Wirksamkeit eines Zytostatikums ist abhängig von der Konzentration und der Verweildauer am Tumor. Diese wiederum hängen ab von der Applikationsform (lokal vs. systemisch; Bolusinjektion vs. Dauerinfusion), dem Blutvolumen und der Vertei-

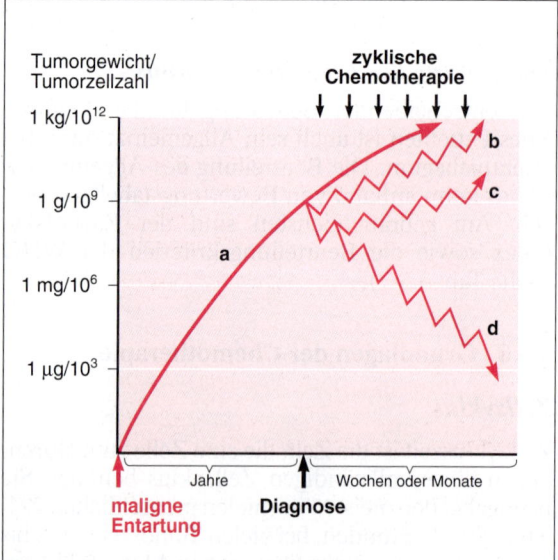

Abb. 3.5-13 Auswirkung einer zyklischen Chemotherapie auf das Tumorwachstum. a zeigt die Wachstumskurve des Tumors, wenn die Tumorzellen völlig resistent gegen die Chemotherapie sind (Progression). Im Fall von b spricht der Tumor teilweise auf die Therapie an (partielle Remission), übertrifft aber in den Therapiepausen wiederum seine Ausgangsgröße. Bei c kommt es nach dem ersten Zyklus zu einem Rückgang des Tumors unter die **klinische Nachweisgrenze** (komplette Remission). Im Lauf der Zeit nimmt die Zahl der Tumorzellen wieder zu (am ehesten durch die Selektion resistenter Klone), bis der Tumor auch klinisch wieder nachweisbar wird (Rezidiv). Lediglich im Fall von d sind die Intervalle der Chemotherapiezyklen klein genug, um trotz der teilweisen Erholung des Tumors in den Therapiepausen letztendlich eine Heilung zu erzielen.

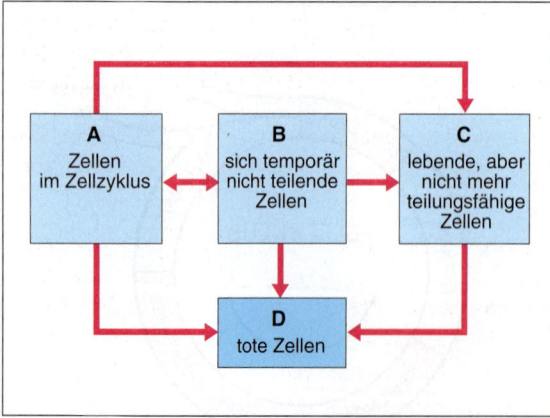

Abb. 3.5-12 Kompartment-Modell des Tumorwachstums. Im Kompartment A sind aktiv sich teilende Zellen im Zellzyklus, die entscheidend für das Tumorwachstum sind, aber auch am empfindlichsten gegen die Chemotherapie. Im Kompartment B sind Zellen, die sich vorübergehend nicht im Zellzyklus befinden, aber wieder in den Zyklus übergehen können. Zellen im Kompartment C haben die Fähigkeit zur Zellteilung verloren und sterben nach einiger Zeit ab, d.h. gehen in das Kompartment D über.

lung in bestimmten Kompartments, der Metabolisierung, der Exkretion und ggf. Resorption, von Rezeptoren für das Zytostatikum auf der Tumorzelle, dem intrazellulären Transport, der Aktivierung und Inaktivierung in der Zelle, der Aktivität von Metaboliten, der zeitlichen Sequenz der Verabreichung der einzelnen Zytostatika und Interaktionen mit anderen Zytostatika und sonstigen Medikamenten.

Zytostatikaresistenz

Man unterscheidet die temporäre, die primäre und die sekundäre Zytostatikaresistenz, wobei die beiden letzten permanent sind.

Temporär resistent sind die Zellen, die sich vorübergehend nicht im Zyklus befinden (G_0-Zellen). Der Anteil dieser Zellen ist vor allem bei soliden Tumoren mit großer Tumormasse recht hoch, was die geringe Empfindlichkeit solcher Tumoren gegen eine Chemotherapie erklärt.

Man kann davon ausgehen, daß eine von 10^6 bis 10^7 Zellen **primär resistent** gegen ein bestimmtes Zytostatikum ist. Daraus folgt, daß auch in klinisch kleinen Tumoren ($1\ cm^3 = 10^9$ Zellen) 100 bis 1000 Zytostatika-resistente Zellen sind.

Für die nach Exposition mit einem Zytostatikum entstehende **sekundäre Resistenz** können unterschiedliche Mechanismen verantwortlich sein (erhöhter Efflux aus der Zelle bei der pleotropen Zytostatikaresistenz, raschere Inaktivierung, Induktion von DNS-Reparaturmechanismen, Genamplifikation mit vermehrter Produktion von Bindungsproteinen). Häufig bedeutet eine Resistenz gegen ein Zytostatikum gleichzeitig eine Resistenzentwicklung gegen mehrere andere Zytostatika („multidrug resistance" oder pleotrope Zytostatikaresistenz).

Grundprinzipien der Polychemotherapie

Aus den beschriebenen Modellen ergeben sich folgende Forderungen für eine optimale Chemotherapie:
1. möglichst früher Beginn (bevor die Zahl primär resistenter Zellen zu groß ist);
2. möglichst hohe Dosierung (um einen möglichst hohen Anteil an Tumorzellen zu zerstören);
3. möglichst frühe Wiederholung des Chemotherapiezyklus, um die Zeit zur Entwicklung sekundärer Resistenz zu limitieren;
4. (aus 2. und 3.) möglichst hohe Gesamtdosis pro Therapiezeitraum (Hypothese der „Dosisintensität" nach Hryniuk);
5. Einsatz möglichst vieler Zytostatika mit unterschiedlichem Wirkungsmechanismus (um die Elimination von primär und sekundär resistenten Zellen zu erreichen; Goldie-Coldman-Hypothese);
6. Kombination von Zytostatika mit unterschiedlichen Nebenwirkungen, um die Dosierung jedes einzelnen Zytostatikums in der Kombination voll ausschöpfen zu können und nicht wegen einer additiven Nebenwirkung auf ein Organ kompromittieren zu müssen.
7. Kombination von Zytostatika, deren Wirkung durch unterschiedliche Resistenzmechanismen aufgehoben wird.

3.5.7 Einteilung der Zytostatika

Gewöhnlich werden Zytostatika aufgrund ihres Wirkmechanismus eingeteilt (siehe Abb. 3.5-14); allerdings lassen sich nicht alle Zytostatika auf diese Weise einordnen (Hexamethylmelamin, Dacarbazin, Procarbazin, L-Aspariginase). **Antimetaboliten** (Methotrexat, 5-Fluorouracil, 6-Mercaptopurin, Cytosinarabinosid, 6-Thioguanin) wirken, indem sie als falsche Substrate wichtige Stoffwechselwege der Tumorzellen hemmen. **Alkylierende Substanzen** (Cyclophosphamid, Melphalan, Chlorambucil, Nitrosoharnstoffe, Cisplatin) gehen kovalente Bindungen mit Nukleinsäuren ein. **Mitosehemmer** (Vincristin, Vinblastin, Vindesin) wirken über ihre Bindung an Tubulin, z.T. ist ihr Mechanismus ungeklärt (Etoposid, Teniposid). **Zytostatische Antibiotika** (Bleomycin, Doxorubicin, Daunorubicin, Mitomycin C, Actinomycin D, Mithramycin) haben unterschiedliche Wirkmechanismen. **Hormone und Anti-Hormone** wirken über Bindung bzw. Blockade spezifischer Rezeptoren. Auch einige der **Immunmodulatoren** (z.B. α-Interferon, Interleukin-2) wirken nicht nur über das Immunsystem, sondern haben daneben auch direkte zytostatische bzw. zytotoxische Potenz.

3.5.8 Entwicklung und Durchführung der Chemotherapie

Bei der Entwicklung eines Zytostatikums bzw. einer Zytostatikakombination werden verschiedene Phasen durchlaufen, bevor sich eine Therapie als Standard etablieren kann. In Phase-I-Studien wird die maximale tolerable Dosis (MTD) aufgrund des bei einer bestimmten Dosierung auftretenden Spektrums und Grades der Nebenwirkung definiert; in Phase-II-Studien wird die Wirksamkeit eines Zytostatikums bzw. eine Kombination bei bestimmten Tumorentitäten bestimmt; in Phase-III-Studien wird das neue Therapiekonzept mit einer Standard-Therapie verglichen.

Therapieziele

Eine **palliative Therapie** hat die Beseitigung von Symptomen zum Ziel. Sie ist indiziert, wenn ein inkurabler Tumor Beschwerden bereitet. In vielen Fällen reicht eine wenig intensive Therapie mit einem Zytostatikum (Monotherapie) zum Erreichen des Therapieziels aus.

Bei potentiell kurablen Tumoren ist grundsätzlich eine intensive Therapie mit **kurativer Intention** in-

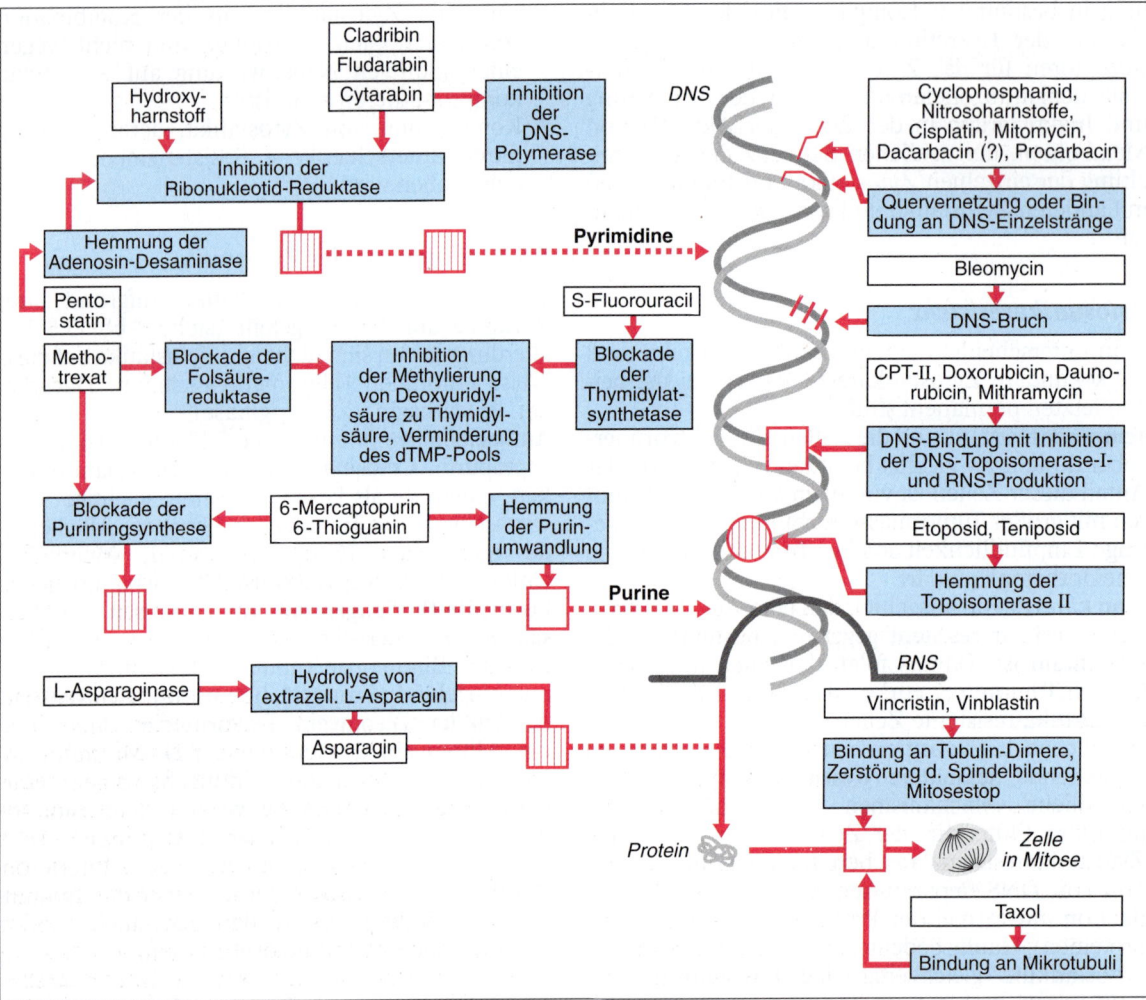

Abb. 3.5-14 Wirkungsmechanismen der Zytostatika.

diziert. Primäres Ziel in diesen Fällen ist das Erreichen einer kompletten Remission (Verschwinden aller Tumorzeichen), das Voraussetzung für eine Heilung ist. Entsprechend dem oben Gesagten sind die **kurativ intentionierten Chemotherapien** meist Kombinationen aus mehreren Zytostatika **(Polychemotherapien)**.

Abschnitte der Chemotherapie

Unter **Induktionstherapie** versteht man die meist intensive Therapie bis zum Erreichen einer kompletten Remission. Oft wird versucht, die komplette Remission durch eine kurzdauernde **Konsolidierungstherapie** (oft eine reduzierte Form der Induktionstherapie) oder eine sich über einen längeren Zeitraum erstreckende **Erhaltungstherapie** zu sichern.
Unter **Salvage-Therapie** versteht man den Einsatz von (häufig experimentellen) Therapieschemata bei Tumoren, die auf die Standardchemotherapie nicht (mehr) ansprechen.

Eine **adjuvante Chemotherapie** soll ein Rezidiv oder eine Metastasierung nach einer potentiell kurativen lokalen Tumortherapie (z. B. nach einer Mastektomie bei Mammakarzinom) verhindern. Definitionsgemäß ist die adjuvante Therapiesituation nur gegeben, wenn klinisch kein Tumor mehr nachweisbar ist. Eine **neoadjuvante Chemotherapie** wird durchgeführt, wenn vor einer potentiell kurativen lokalen Therapiemaßnahme (Operation, Strahlentherapie) eine Tumorreduktion erzielt oder eine frühzeitige Metastasierung des Primärtumors verhindert werden soll (z. B. beim Osteosarkom und bei einigen Tumoren des Kindesalters).

Wirkungen und Nebenwirkungen der Polychemotherapie

Sie sollen am Beispiel des „COPP-Schemas" aufgezeigt werden (siehe Abb. 3.5-15). Das COPP-Schema (Cyclophosphamid, Vincristin, Procarbazin und Prednison) gehört zusammen mit dem ABVD-Schema (Doxorubicin, Bleomycin, Vinblastin und

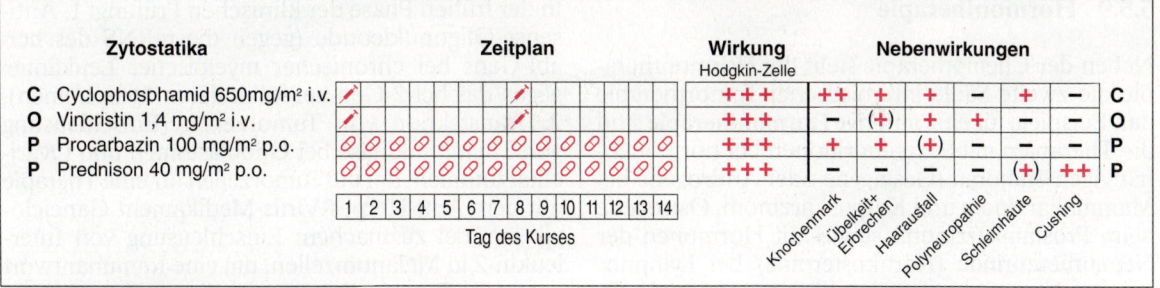

Zytostatika	Zeitplan	Wirkung Hodgkin-Zelle	Knochenmark	Übelkeit + Erbrechen	Haarausfall	Polyneuropathie	Schleimhäute	Cushing	
C Cyclophosphamid 650mg/m² i.v.		+++	++	+	+	−	+	−	C
O Vincristin 1,4 mg/m² i.v.		+++	−	(+)	+	+	−	−	O
P Procarbazin 100 mg/m² p.o.		+++	+	+	(+)	−	−	−	P
P Prednison 40 mg/m² p.o.		+++	−	−	−	−	(+)	++	P

Tag des Kurses: 1 2 3 4 5 6 7 8 9 10 11 12 13 14

.**Abb. 3.5-15** Wirkung und Nebenwirkungen einer Polychemotherapie. Das COPP-Schema wird seit 20 Jahren zur Chemotherapie der fortgeschrittenen Stadien der Hodgkin-Lymphome eingesetzt (in letzter Zeit meist alternierend mit dem sog. ABVD-Schema, einer Kombination aus Doxorubicin, Bleomycin, Vinblastin und Dacarbazin). Während sich die Wirkungen der einzelnen Substanzen der Kombination am Tumor (den Hodgkin- und Reed-Sternberg-Zellen) addieren, verteilen sich die Nebenwirkungen auf verschiedene Organe. Dadurch kann jedes Medikament relativ hoch dosiert werden.

Dacarbazin) zur Standardchemotherapie bei Hodgkin-Lymphomen. Es wird im allgemeinen ambulant gegeben. Die Therapiepause von Tag 15–29 dient zur Erholung des Organismus (insbesondere des Knochenmarks und ggf. auch der Schleimhäute) von den Nebenwirkungen der Chemotherapie. Das Grundprinzip der Polychemotherapie, nach der die Wirkungen der Zytostatika am Tumor zumindest additiv, wenn möglich sogar synergistisch sein sollten, die Nebenwirkungen der einzelnen Zytostatika jedoch unterschiedlicher Organe betreffen und somit keinen kumulativen Effekt ergeben, wird hier in beispielhafter Weise verwirklicht. Bei der Injektion der parenteral wirksamen Zytostatika ist auf eine sichere intravenöse Injektion zu achten, da sonst viele Zytostatika zu starken **Gefäßirritationen** (Irritanzien) oder sogar zu massiven **Gewebsnekrosen** (Vesikanzien) führen können. **Übelkeit und Erbrechen,** die mehrere Stunden nach Zytostatikaapplikation beginnen, werden durch Cyclophosphamid, geringer auch durch Procarbazin verursacht. Dem kann durch rechtzeitige Gabe von Antiemetika (siehe Kap. 3.5-14) begegnet werden, gleichzeitig wirkt aber auch Prednison antiemetisch. Toxisch für die Blasenschleimhaut sind – in Abhängigkeit von ihrer Konzentration – im Urin erscheinende Metaboliten von Cyclophosphamid; deshalb soll der Patient reichlich Flüssigkeit trinken und ausscheiden. Eine **Myelosuppression** (Knochenmarkschädigung) verursachen Cyclophosphamid und Procarbazin; mit dem Tiefpunkt (Nadir) der Leukozyten- und Thrombozytenwerte ist zwischen dem 18. und 25. Tag des Zyklus zu rechnen. Das Blutbild sollte sich bis zum Beginn des zweiten Therapiezyklus (Tag 29 = Tag 1) wieder erholt haben. Sinken die Granulozyten unter 1000/mm³, so ist mit einer erhöhten **Infektionsgefahr** zu rechnen, die sich insbesondere im Mund- und Nasen-Rachen-Raum sowie im Respirationstrakt manifestieren kann. Entzündungen in diesen Bereichen werden durch die zytostatikabedingte Schädigung der Schleimhäute begünstigt, weshalb auf eine gute Mundhygie-

ne zu achten ist. Vincristin und Prednison sind nicht myelosuppressiv. Im COPP-Schema sind vor allem Cyclophosphamid und Vincristin für die (nach Abschluß der Therapie stets reversible) **Alopezie** verantwortlich.
Die Hauptnebenwirkung von Prednison sind seine cushingoiden Effekte. Dagegen treffen die Nebenwirkungen des Mitosehemmers Vincristin vor allem das Nervensystem: Erstmanifestation der Vincristin-**Polyneuropathie** ist meist eine (oft langsam, zuweilen sogar nicht vollständig reversible) Par- oder Hypästhesie an Finger- und Zehenspitzen. In diesem Fall muß Vincristin wegen seiner kumulativen polyneuropathogenen Wirkung unbedingt in reduzierter Dosis gegeben oder durch ein anderes Zytostatikum ersetzt werden. Noch seltener reversibel sind Schäden an den Gonaden, die ebenfalls vorwiegend durch alkylierende Substanzen verursacht werden: Nach dem COPP-Schema erleiden fast alle männlichen Patienten eine **Azoospermie,** und nur wenige Patienten werden wieder zeugungsfähig. Wenn ein Kinderwunsch besteht (die Mißbildungsrate der Kinder von Eltern, die eine Chemotherapie durchgemacht haben, ist entgegen weitläufiger Meinung nicht erhöht!), so sollte vor Therapiebeginn eine Asservation von Sperma erfolgen. Bei Patientinnen kommt es zu einer **sekundären Amenorrhö,** die aber bei Frauen unter 30 Jahren meist reversibel ist. Patientinnen, bei denen sich die Regelblutung nicht mehr einstellt, müssen eine substitutive Hormontherapie erhalten, um den Symptomen und Folgen (insbesondere Osteoporose) des vorzeitigen Klimakteriums vorzubeugen.
Die schwerwiegendste Langzeitnebenwirkung einer Chemotherapie ist die Induktion von **Zweitneoplasien.** Hier sind es vor allem die alkylierenden Substanzen (Melphalan, Mustargen, Cyclophosphamid, Nitrosoharnstoffe), die nach einer Latenz von 3–7 Jahren eine prognostisch extrem ungünstige und oft therapieresistente akute nicht-lymphatische Leukämie induzieren können.

3.5.9 Hormontherapie

Neben der Chemotherapie stellt die Hormontherapie die zweite Säule internistischer Tumortherapie dar. Beispiele für eine **additive Hormontherapie** sind die Therapien mit Sexualhormonen bei hormonabhängigen Tumoren (Gestagene oder Androgene bei Mammakarzinom und Korpuskarzinom, Östrogene beim Prostatakarzinom) sowie mit Hormonen der Nebennierenrinde (Kortikosteroide) bei Lymphomen und lymphatischen Leukämien. Beispiele für eine **ablative Hormontherapie** sind Therapien mit Antiöstrogenen oder Steroidsynthesehemmern beim Mammakarzinom und die antiandrogene Therapie beim Prostatakarzinom.

3.5.10 Immuntherapie

Die Immuntherapie kann **spezifisch** (gegen definierte Antigene) oder **unspezifisch** erfolgen, und zwar über eine Stimulierung des Immunsystems (aktive Immuntherapie) oder die Gabe von Antikörpern oder Effektorzellen (passive Immuntherapie). Effektoren der spezifischen zellulären Tumorimmunität sind die zytotoxischen T-Lymphozyten und jene der spezifischen humoralen Immunität die von B-Lymphozyten gebildeten Antikörper, die nach Komplementaktivierung oder durch die Bindung von Monozyten über ihren Fc-Teil (antikörperabhängige zelluläre Zytotoxizität = ADCC) Tumorzellen lysieren können. Effektorzellen der unspezifischen Tumorimmunität sind Makrophagen, Neutrophile und die sog. natürlichen Killer-Lymphozyten (NK-Zellen).

Die spezifische Immuntherapie menschlicher Tumoren ist weiterhin experimentell. Klinisch geprüft werden sowohl native oder an Toxine gekoppelte monoklonale Antikörper als auch die Gabe von spezifischen zytotoxischen T-Lymphozyten, die aus dem Tumorbioptat gewonnen, in vitro mit Interleukin-2 aktiviert und expandiert werden (aktivierte tumorinfiltrierende Lymphozyten = TIL).

Die Entwicklung gentechnologischer Verfahren zur Herstellung von rekombinanten menschlichen Zytokinen, insbesondere den Interferonen und Interleukinen, war Voraussetzung für die Erfolge der unspezifischen Immuntherapie. Mit **Interferon-α** erreichen ca. 80% der Patienten mit Haarzellenleukämie eine Remission. Bei fortgeschrittenen Nierenzellkarzinomen und Melanomen erreicht eine Therapie mit **Interleukin-2** (mit oder ohne gleichzeitige Gabe von Lymphokin-aktivierten Killerzellen [LAK-Zellen]) in 20% eine partielle und in ca. 5% eine komplette Remission.

3.5.11 Gentherapie

Folgende gentherapeutische Ansätze zur Behandlung menschlicher Tumoren befinden sich zur Zeit in der frühen Phase der klinischen Prüfung: 1. Antisense-Oligonukleotide (gegen die mRNS des bcr-abl-Gens bei chronischer myeloischer Leukämie; gegen das bcl-2-Gen bei follikulären Lymphomen); 2. Transfektion von Tumorzellen (Einschleusung von Thymidinkinase bei Glioblastomen und Ovarialkarzinomen, um die Tumorzellen für eine Therapie mit dem Anti-Herpes-Virus-Medikament Ganciclovir sensibel zu machen; Einschleusung von Interleukin-2 in Melanomzellen, um eine Immunantwort gegen die Tumorzellen zu stimulieren; Transfektion von Lungenkarzinomen mit p53-Tumor-Suppressor-Gen; 3. Transfektion von Effektorzellen (Einschleusung von Tumor-Nekrose-Faktor in tumorinfiltrierende Lymphozyten [TIL], um ihre Zytotoxizität zu erhöhen).

3.5.12 Psychosomatik und Psychotherapie

Nachgewiesen sind Interaktionen zwischen Psyche und dem Zytokin-Netzwerk. Inwiefern diese jedoch Bedeutung für die Entstehung und den Verlauf einer Krebserkrankung haben, ist unklar. Dagegen sind psychotherapeutische und sozialtherapeutische Unterstützung des Krebspatienten von unbestrittenem Wert. Alle an der Krebsbehandlung Beteiligten tragen die Verantwortung für die psychosozialen Aspekte der Krebstherapie. Eine bewußte psychologische Betreuung des Patienten kann die mit der Diagnosestellung und Behandlung auftretenden Probleme verhindern oder vermindern und erhöht die Chancen für eine erfolgreiche Rehabilitation.

3.5.13 Alternative Tumortherapie

Die Anwendung von Therapieansätzen ohne gesicherte Wirksamkeit („alternative Tumortherapie") ist in Deutschland weit verbreitet, da der Gesetzgeber (im Gegensatz z.B. zu den USA) die Patienten vor solchen häufig finanziell motivierten Praktiken nicht ausreichend schützt, ja die Krankenversicherungsträger z.T. sogar die anfallenden Kosten übernehmen. Da Nebenwirkungen, insbesondere Interferenzen mit anderen Therapien ebenso schlecht untersucht sind wie die Wirkungen der alternativen Krebsmittel, ist ihr Einsatz zu keinem Zeitpunkt des Verlaufs einer Krebserkrankung zu rechtfertigen, auch nicht unter dem Aspekt der „psychologischen Palliation". Es ist zu fordern, daß die Wirkstoffe solcher „alternativen Krebsmittel" definiert und mit den gereinigten Stoffen kontrollierte klinische Studien durchgeführt werden. Möglicherweise werden auf diese Art neue zytotoxische oder immunmodulierende Substanzen definiert. Es sei daran erinnert, daß die wirksamsten neuen Zytostatika (Taxol und Taxotere) natürliche pflanzliche Produkte (aus der Rinde bzw. den Nadeln der Eibe) sind.

3.5.14 Supportive Therapie

Antiemese

Ausführliche Aufklärung des Patienten sowie die Gabe von Antiemetika mehrere Stunden vor Beginn der Chemotherapie können Übelkeit und Erbrechen verhindern oder mindern. Die akuten emetischen Symptome treten meist 3–4 Stunden nach Therapiebeginn innerhalb der ersten 24 Stunden auf. Insbesondere nach hochdosiertem Cisplatin wird jedoch auch eine **verzögerte Emesis** beobachtet (24 bis über 100 Stunden nach Therapiebeginn), deren Pathophysiologie noch weitgehend ungeklärt ist. Die wirksamsten Antiemetika sind die Serotonin-(5-Hydroxytryptamin-)Antagonisten, gefolgt von **Metoclopramid**. Die **5HT-Antagonisten** haben auch ein sehr günstiges Nebenwirkungsprofil (Kopfschmerzen, selten Durchfall), im Gegensatz zu Metoclopramid insbesondere keine extrapyramidalen Symptome. Wegen der hohen Kosten der 5HT-Antagonisten empfiehlt sich jedoch ein selektiver, der jeweiligen Chemotherapie angepaßter Einsatz der Antiemetika (siehe Tab. 3.5-8).

Tab. 3.5-8 Antiemetische Therapie

1. gering emetogene Therapie (orale Alkylanzien):
   ▶ Sedativum am Vorabend
   ▶ Metoclopramid 10–20 mg 2–4 h vor Therapie p.o.

2. mäßig emetogene Therapie (kein DTIC oder Actinomycin D, kein Cisplatin):
   ▶ wie Stufe 1, zusätzlich: Metoclopramid 20 mg alle 4 h p.o., nach Therapiebeginn×6
   (alternativ: Psyquil® 20 mg p.o. oder Torecan 6,5 mg p.o. oder Supp.)

3. stark emetogene Therapie (DTIC, Actinomycin D, niedrig dosiertes Cisplatin):
   ▶ Sedierung am Vorabend wie Stufe 1
   ▶ Ondansetron 8 mg alle 8 h

4. sehr stark emetogene Therapien (hochdosiertes Cisplatin):
   ▶ Sedierung am Vorabend wie Stufe 1
   ▶ Dexamethason 10 mg i.v. 1 h vor Therapie, dann 8 mg alle 8 h
   ▶ Ondansetron 8 mg alle 8 h

Ernährung

Die Gründe für das häufig zu beobachtende Untergewicht von Tumorpatienten sind mannigfaltig und zum großen Teil noch unklar. Eine strikte Korrelation zur Tumormasse besteht jedoch sicher nicht. Grundsätzlich wird möglichst lange eine orale Ernährung durchgeführt, da sie den Patienten unabhängiger und mobiler macht als eine parenterale Ernährung. Hochkalorige Flüssignahrung („Astronautenkost") sollte gezielt eingesetzt werden, da sie zu Durchfällen führen kann und wegen ihres Geschmacks häufig nach kurzer Zeit vom Patienten abgelehnt wird. Vor einer parenteralen Ernährung sind die Möglichkeiten einer Ernährung über eine Magensonde auszuschöpfen. Sie hat den Vorteil, daß wesentlich höhere Kalorienmengen verabreicht werden können und das Infektionsrisiko wesentlich geringer als bei einer parenteralen Ernährung ist.

Schmerztherapie

Die Grundlagen einer erfolgreichen Schmerzbehandlung bestehen in der Erkennung der auslösenden Ursachen und einem konsequenten Therapieplan.

Zunächst muß die **Schmerzursache** geklärt werden. Dabei ist zu beachten, daß ein Tumor Schmerzen auf unterschiedliche Weise auslösen kann. Die unmittelbar durch den Tumor bedingten Schmerzen (durch Osteolysen, Kompression, pathologische Frakturen, Tumorinfiltration) sind von mittelbar (durch Hyperämie, Entzündung, peritumorales Ödem, Ischämie, Nekrose) und sekundär ausgelösten Schmerzen (Schonhaltung, Immobilisation, Therapiefolgen) oder tumorunabhängigen Schmerzen (z.B. begleitende Polyarthrose) zu unterscheiden.

Bei allen tumorbedingten Schmerzen muß der Schmerz durch die Therapie der Grunderkrankung bekämpft werden. Wenn diese Therapie nicht ausreicht, muß durch entsprechende Untersuchungen ausgelotet werden, ob zusätzlich lokale Maßnahmen sinnvoll sind. Hierzu gehören sowohl eine lokale Strahlentherapie als auch chirurgische Maßnahmen (Ausräumung von Tumornekrosen, infizierten Exulzerationen, Aufbau von Hautplastiken oder Osteosynthesen). Auch an die Möglichkeit lokaler anästhetischer Maßnahmen (Infiltrationsanästhesie, intrathekale Blockaden, Periduralanästhesie, Chordotomie, Akupunktur oder Elektrostimulation des Schmerzzentrums über Elektroden) sollte immer gedacht werden.

Schmerz-Pharmaka fallen in drei Gruppen: **peripher wirkende Analgetika** (einschließlich der nichtsteroidalen Antirheumatika), **zentral wirkende Analgetika** (niederpotent: Codein und Tramadol; hochpotent: Buprenorphin und Morphin) und **adjuvante Analgetika**. Die Analgetika-Gruppe umfaßt Medikamente, die in peripheren Geweben angreifen, unabhängig von Morphinrezeptoren. Dagegen binden die zentralen Analgetika meist an Morphinrezeptoren des peripheren und zentralen Nervensystems. Die Gruppe der adjuvanten Analgetika ist heterogen, sie sind selbst nicht analgetisch, unterstützen jedoch die analgesierende Wirkung der Analgetika.

Die Wahl der adjuvanten Analgetika („Co-Analgetika") wird durch die jeweilige Schmerzart bestimmt: Durch entzündliche Veränderungen bedingte Schmerzen lassen sich mit nichtsteroidalen Antiphlogistika behandeln, bei durch Ödemen hedingten Stauungsschmerzen können vorsichtig dosierte Diuretika, bei Hohlraumschmerzen Spasmolytika hilfreich sein. Steroide werden z. B. bei Kopfschmerzen bei erhöhtem intrakraniellem Druck, Lymphödemen und metastasenbedingten Arthralgien eingesetzt. Antikonvulsiva (Clonazepam und Carbamazepin) haben sich bei neuropathischen Schmerzen besonders im Gesichtsbereich bewährt, bei Spasmen der quergestreiften Muskulatur bieten sich Benzodiazepine an. Antidepressiva (Amitriptylin, Imipramin) und Neuroleptika (Triflupromazin, Chlorpromazin) werden insbesondere bei neuropathischen und neuralgiformen Schmerzen eingesetzt. Schmerzen bei ossären Metastasen sprechen oft gut auf Biphosphonate an.

Folgende Grundregeln sind bei der Therapie von Tumorschmerzen zu beachten: 1. Bei der Behandlung des chronischen Schmerzes (also der großen Mehrheit der durch Tumorwachstum bedingten Schmerzen) ist die Prävention im Hinblick auf die notwendigen Dosen an Analgetika wesentlich effektiver als eine Behandlung nach Bedarf; 2. die Schmerztherapie muß daher einem genauen 24-Stunden-Plan folgen, der stufenweise intensiviert bzw. reduziert werden soll, bei kontrollierter individueller Dosisanpassung der Einzelsubstanzen; 3. Opioide können bei Tumorpatienten großzügig verordnet werden, da bei ihnen die Suchtgefahr äußerst gering ist; 4. dagegen entwickeln sich Toleranz und physische Abhängigkeit von Opiaten bei Tumorpatienten ebenso wie bei Gesunden innerhalb von 2–3 Wochen. Wenn daher die zentral angreifenden Analgetika nach einer längeren Therapiedauer nicht mehr gebraucht werden, müssen sie stufenweise reduziert werden, da sich sonst ein physischer Entzug entwickeln kann; 5. Nebenwirkungen der Schmerztherapie (Übelkeit, Obstipation) müssen rechtzeitig bzw. prophylaktisch behandelt werden.

Bei der Wahl der medikamentösen Schmerztherapie sind Überlegungen hinsichtlich der Stärke der Analgesie, der Wirkungsdauer und der Bedürfnisse des Patienten (Arbeit, Lebensstil) von Bedeutung. Die Schmerztherapie soll in Stufen aufgebaut (und ggf. abgebaut) werden. In der Praxis empfehlen wir folgendes Vorgehen:
1. Zunächst wird die Therapie mit einem peripheren Analgetikum (z. B. Paracetamol) alle 4 Stunden begonnen.
2. In der nächsten Stufe kann das periphere Analgetikum durch ein adjuvantes Schmerzmittel in Form eines Antidepressivums (Amitriptylin bis 3×25 mg/d) oder eines Tranquilizers (z. B. Bromazepam 3 mg abends) ergänzt werden.
3. Danach sollte nicht gezögert werden, die Therapie durch ein zentral angreifendes Analgetikum (z. B. Codein 50 mg vierstündlich) zu erweitern.
4. Reicht Codein nicht aus, so ist es in der nächsten Stufe durch Buprenorphin (0,2 mg 6stündlich) oder ein orales Morphin (20–40 mg 4stündlich) zu ersetzen.
5. In der letzten Stufe wird statt des oralen Morphinpräparats Morphin s.c. oder i.m. (20 bis 40 mg 4stündlich) gegeben. Als letzte Maßnahme kann Piritramid als Dauerinfusion, ggf. über eine Pumpe, verabreicht werden, wobei die Dosis der Schmerzsymptomatik angepaßt wird.

3.5.15 Beurteilung des Therapieerfolgs und der Nebenwirkungen

Die Beurteilung des Therapieerfolgs erfolgt nach Abschluß der Therapie und umfaßt die Kontrolle aller ursprünglichen Tumormanifestationen mit den adäquaten Untersuchungsmethoden. Unter einer **kompletten Remission (CR)** versteht man das Verschwinden aller Tumorparameter, kontrolliert durch zwei Kontrolluntersuchungen, die mindestens 4 Wochen auseinanderliegen. Eine **partielle Remission (PR)** liegt vor, wenn die Tumorausdehnung um mindestens 50% zurückgegangen ist. Nichtsignifikante Änderungen der Tumorausbreitung (Abnahme < 50%, Zunahme < 25%) werden als „**no change**" **(NC)** bezeichnet, und das Erscheinen neuer Tumormanifestationen bzw. die Zunahme bestehender Manifestationen als **Progression** (PD = progressive disease). Ein **Rezidiv** liegt vor, wenn nach Erreichen einer kompletten Remission erneut Tumormanifestationen auftreten.

Auch die **Dokumentation von Nebenwirkungen** ist von großer Bedeutung für die Beurteilung einer Tumortherapie. Bei gleicher Wirksamkeit wird man der Therapie den Vorzug geben, die weniger subjektive oder objektiv meßbare Nebenwirkungen verursacht. Im allgemeinen werden die Nebenwirkungen nach den Kriterien der WHO dokumentiert (siehe Tab. 3.5-9).

3.6 Transplantation

3.6.1 Knochenmarktransplantation

H.-J. KOLB

Das Prinzip der Knochenmarktransplantation (KMT) besteht in der Transfusion einer Suspension gesunder Knochenmarkzellen in Empfänger mit gestörter Blutbildung. Im Knochenmark sind hämatopoetische Stammzellen enthalten, die sich in den Knochenmarkräumen ansiedeln und nach Proliferation und Differenzierung die Blutbildung des Empfängers ersetzen. Auch andere hämatopoetische Zellen wie z. B. Stammzellen des peripheren Blutes, z. B. auch Zellen aus Nabelschnurblut, oder fetale Leberzellen können zur Transplantation hergenommen werden.

Alle Suspensionen hämatopoetischer Zellen enthalten in unterschiedlichem Maße Lymphozyten, die zu Immunreaktionen gegen Organe des immungenetisch fremden Empfängers befähigt sind. Diese Reak-

Tab. 3.5-9   WHO-Tabelle zur Beurteilung der Nebenwirkungen einer internistischen Tumortherapie

	Grad 0	Grad 1	Grad 2	Grad 3	Grad 4
Hämoglobin (g/100 ml)	≥ 11,0	9,5–10,9	8,0–9,4	6,5–7,9	< 6,5
Leukozyten (1000/mm³)	≥ 4,0	3,0– 3,9	2,0–2,9	1,0–1,9	< 1,0
Granulozyten (1000/mm³)	≥ 2,0	1,5– 1,9	1,0–1,4	0,5–0,9	< 0,5
Thrombozyten (1000/mm³)	≥ 100	75–99	50–74	25–49	< 25
Hämorrhagie	keine	Petechien	wenig Blutverlust	hoher Blutverlust	Blutverlust führt zu Körperschwäche
Bilirubin	≤ 1,25×N[1]	1,26–2,5×N	2,6–5×N	5,1–10×N	10×N
SGOT/SGPT	≤ 1,25×N	1,26–2,5×N	2,6–5×N	5,1–10×N	10×N
alkalische Phosphatase	≤ 1,25×N	1,26–2,5×N	2,6–5×N	5,1–10×N	10×N
Mundschleimhaut	normal	Wundsein/ Erytheme	Erytheme, Ulzerationen, feste Ernährung noch möglich	Ulzerationen, erfordert flüssige Ernährung	Nahrungsaufnahme ist nicht möglich
Übelkeit/Erbrechen	keine	Übelkeit	vorübergehendes Erbrechen	Erbrechen erfordert Therapie	nicht beherrschbares Erbrechen
Diarrhö	keine	vorübergehend, < 2 Tage	tolerabel, aber > 2 Tage	intolerabel, Therapie erforderlich	hämorrhagische Dehydratation
Blutharnstoff	1,25×N	1,26–2,5×N	2,6–5×N	5–10×N	> 10×N
Kreatinin	1,25×N	1,26–2,5×N	2,6–5×N	5–10×N	> 10×N
Proteinurie	keine	1+, < 0,3 g/ 100 ml	2–3+, 0,3–1,0 g/ 100 ml	4+, > 1,0 g/ 100 ml	nephrotisches Syndrom
Hämaturie	keine	mikroskopisch	makroskopisch	makroskopisch + Blutgerinnsel	obstruktive Uropathie
Lungenfunktion	normal	milde Symptome	Belastungs- dyspnoe	Ruhedyspnoe	vollständige Bettruhe erforderlich
Fieber	kein	Fieber < 38 °C	Fieber 38–40 °C	Fieber > 40 °C	Fieber mit Hypotension
Allergie	keine	Ödeme	Bronchospasmen, keine parenterale Therapie erforderlich	Bronchospasmen, parenterale- Therapie erforderlich	anaphylaktische Reaktion
Haut	normal	Erytheme	trockene Abschuppung, Bläschenbildung, Pruritus	feuchte Abschuppung, Ulzeration	exfoliative Dermatitis, Nekrosen, die chirurgischen Eingriff erfordern
Haarverlust	kein	minimal	mäßige, ungleich- mäßige Alopezie	komplette Alopezie, aber reversibel	komplette, irre- versible Alopezie
Infektion	keine	leichte Infektion	mäßige Infektion	schwere Infektion	schwere Infektion mit Blutdruckabfall
kardiale Arrhythmien	keine	Sinus-Tachykardie, > 110 in Ruhe	monotope VES, atriale Arrhythmien	polytope VES	ventrikuläre Tachykardie
Herzfunktion	normal	asymptomatisch, aber pathologi- scher Befund	vorübergehende symptomatische Dysfunktion, keine Therapie erforderlich	symptomatische Dysfunktion, spricht auf Therapie an	symptomatische Dysfunktion, spricht auf Thera- pie nicht an
Perikarditis	keine	asymptomatischer Perikarderguß	symptomatisch, Punktion nicht erforderlich	Tamponade, Punktion erforderlich	Tamponade, chirurgischer Eingriff erforderlich
Bewußtsein	wach	vorübergehende Lethargie	Somnolenz < 50 % der Wachzeit	Somnolenz > 50 % der Wachzeit	Koma
periphere Neurotoxizität	keine	Parästhesie und/ oder verringerte Sehnenreflexe	schwere Parästhesie und/oder Muskelschwäche	intolerable Parästhesie und/ oder motorische Paresen	Paralyse
Obstipation[2]	keine	wenig	mäßig	Blähbauch	Blähbauch und Erbrechen
Schmerzen[3]	keine	wenig	mäßig	stark	unerträglich

[1] N = obere Grenze des Normalwertes   [2] = ohne Obstipation durch Narkotika   [3] = nur behandlungsbedingter Schmerz nicht krankheitsbedingter Schmerz

tion wird Graft-versus-Host-Reaktion genannt, ihre Vermeidung und Behandlung ist ein **Hauptproblem** der Knochenmarktransplantation.

Ziele der Transplantation sind ein dauerhafter Chimärismus und eine gegenseitige Immuntoleranz von Empfänger und Transplantat. Unter Chimären versteht man im medizinischen Sprachgebrauch Individuen mit zwei Blutgruppen bzw. immungenetisch unterschiedlichen hämatopoetischen Systemen. Angeborener Chimärismus mit Immuntoleranz kann bei dizygoten Zwillingen durch intrauterinen Austausch hämatopoetischer Stammzellen über Verbindungen ihrer Plazentarkreisläufe entstehen. Durch Knochenmarktransplantation wird ein vollständiger Chimärismus angestrebt. Überleben hämatopoetische Stammzellen des Empfängers, entsteht ein gemischter Chimärismus. Bei Anwachsen nur einer Zellreihe, z. B. T-Lymphozyten, spricht man von gespaltenem Chimärismus („split chimerism").

Das Entstehen einer Immuntoleranz nach Knochenmarktransplantation ist mit der Übernahme der immunologischen Funktionen durch T-Lymphozyten des Transplantats verbunden, die den Empfänger als „selbst" erkennen und Infektionen, vor allem Virusinfektionen und Infektionen mit anderen intrazellulären Erregern, als fremd abwehren können. Da Chimärismus mit der Übertragung des Immunsystems des Spenders einhergeht, werden auch andere Organe des Knochenmarkspenders ohne weitere Immunsuppression toleriert. Von dieser Möglichkeit wird bislang noch wenig Gebrauch gemacht, da das Risiko der Graft-versus-Host-Reaktion noch zu groß ist.

Spenderauswahl

Unter **allogener** Transplantation versteht man die Transplantation von einem immungenetisch fremden Spender, unter **syngener** Transplantation die von einem immungenetisch identischen Zwillingsgeschwister und unter **autologer** Transplantation die Reinfusion eigenen, während einer Remission entnommenen Knochenmarks (siehe Tab. 3.6-1).

Mit Ausnahme von eineiigen Zwillingsgeschwistern sind HLA-identische Geschwister als Spender am besten geeignet. Die genetische Identität der HLA-Region, die auf dem kurzen Arm des Chromosoms Nr. 6 lokalisiert ist, ergibt sich aus der HLA-Typisierung der Familie. Die Identität der HLA-D-Region wird in einer gemischten Lymphozytenkultur (MLC) geprüft. Neuerdings sind Oligonukleotide für die HLA-D-Region verfügbar, die eine Typisierung des Chromosomenstücks erlauben.

Außer den HLA-Antigenen gibt es Histokompatibilitätsantigene, die nicht von der HLA-Region, sondern von anderen Genregionen kodiert werden. Diese **Minor-Histokompatibilitätsantigene** lassen sich nicht serologisch, sondern nur mit Hilfe T-Zellen immunisierter Personen bestimmen. Durch wiederholte Stimulation in Kultur können T-Zell-

Tab. 3.6-1 Spenderauswahl bei Knochenmarktransplantation

▶ syngene Transplantation: eineiiges Zwillingsgeschwister als Spender
▶ allogene Transplantation: immungenetisch fremder Spender
  – HLA-identische Geschwister
  – HLA-haploidentisches Familienmitglied: phänotypisch HLA-identisch, mit Unterschieden in einem HLA-Haplotyp in Richtung der Abstoßung oder der GvH-Reaktion in einem HLA-Antigen (A, B oder D), in zwei oder drei HLA-Antigen
  – unverwandter, HLA-identischer Spender
▶ autologe Transplantation: Entnahme eigenen Knochenmarks während der Remission und Reinfusion nach myelosuppressiver Vorbehandlung

Linien gezüchtet werden, die spezifische Minor-Histokompatibilitätsantigene erkennen. Voraussetzung für die Erkennung von Minor-Histokompatibilitätsantigenen ist die Identität von einem oder mehreren HLA-Antigenen der untersuchten Person mit denen der T-Zell-Linien (HLA-Restriktion). Daher ist die Testung von Minor-Antigenen aufwendig und bisher nicht routinemäßig möglich. Eineiige Zwillingsschwestern sind auch für Minor-Histokompatibilitätsantigene identisch. Unterschiede in Minor-Antigenen sind vermutlich für Graft-versus-Host-Reaktionen nach Transplantation von HLA-identischen Geschwistern verantwortlich.

Findet sich bei den Geschwistern kein HLA-identischer Spender, sollte eine Typisierung für HLA-DR durchgeführt werden, um im weiteren Kreis der Familie und in Spenderkarteien nach einem Spender suchen zu können. Die Wahrscheinlichkeit, im erweiterten Familienkreis oder unter nichtverwandten Personen einen passenden Spender zu finden, hängt von der Häufigkeit des HLA-Typs des Patienten ab. Viele Familienmitglieder haben durch Vererbung einen HLA-Haplotyp (= alle von einem Chromosom kodierten HLA-Antigene) mit dem Patienten gemeinsam, während sich die Identität des zweiten Haplotyps zufällig ergibt. Die zufällige Identität beschränkt sich auf die HLA-Antigene, soweit sie typisierbar sind (Phänotyp = Erscheinungsbild). Bei genotypischer Identität besteht Gleichheit der HLA-Antigene und anderer Merkmale derselben Region durch Vererbung gleicher Chromosomen. Bei nichtverwandten Spendern besteht für alle HLA-Merkmale lediglich eine phänotypische Identität.

Die Überlebenschancen von Leukämiepatienten sind nach Transplantation von anderen Spendern als HLA-identischen Geschwistern nicht unbedingt schlechter, solange Spender und Patient phänotypisch HLA-identisch sind oder sich nur in **einem** HLA-Antigen unterscheiden. Mit heftigeren GvH-Reaktionen und verzögertem Angehen des Transplantats muß jedoch gerechnet werden. Bei

Unterschieden in zwei und drei Antigenen sind die immunologischen Komplikationen der Transplantation oft nicht mehr beherrschbar. Bei Patienten mit aplastischer Anämie sind die Ergebnisse der HLA-inkompatiblen im Vergleich zur HLA-identischen Knochenmarktransplantation deutlich schlechter.

Indikation

Eine Indikation zur Knochenmarktransplantation besteht grundsätzlich bei Krankheiten, bei denen hämatopoetische Stammzellen befallen sind oder im Verlauf einer zytostatischen Chemotherapie oder Bestrahlung geschädigt werden. Das relativ hohe Risiko einer Transplantation muß gegen das Risiko der Krankheit abgewogen werden. Jüngere Patienten haben ein geringeres Transplantationsrisiko als ältere. Im allgemeinen scheinen die Risiken einer Transplantation von HLA-identischen Geschwistern bei Patienten im Alter bis zu 55 Jahren, von anderen Familienmitgliedern oder nichtverwandten Spendern bei Patienten im Alter bis zu 45 Jahren vertretbar. Autologe Transplantationen und Transplantationen von eineiigen Zwillingsgeschwistern werden allgemein bis zum Alter von 60 Jahren durchgeführt.

Zu den bewährten Indikationen allogener Transplantation zählen der schwere angeborene Immundefekt (SCID = severe combined immunodeficiency), die schwere aplastische Anämie, chronische myeloische Leukämie, rezidivierte Lymphome hohen Malignitätsgrads mit Knochenmarkbefall und akute Leukämien mit Ausnahme der akuten lymphatischen Leukämie des Kindesalters sowie Formen akuter lymphatischer Leukämie des Erwachsenen ohne besonderes Rezidivrisiko, deren Behandlungsergebnisse auch ohne Transplantation so sind, daß das Risiko einer Transplantation nicht vertretbar erscheint (siehe Tab. 3.6-2). Weitere angeborene Krankheiten mit gesicherter Indikation sind Wiskott-Aldrich Syndrom, Fanconi-Anämie, schwere Formen der Thalassämie und Osteopetrose, deutliche Besserungen wurden bei Speicherkrankheiten berichtet. Erfolgversprechend sind die Ergebnisse allogener Transplantation beim Plasmozytom, im Versuchsstadium befindet sich noch die Transplantation bei chronischer lymphatischer Leukämie.

Die autologe Transplantation ist bei Früh- oder Mehrfachrezidiv des M. Hodgkin, Lymphomen hoher Malignität ohne Knochenmarkbefall und akuter Leukämie in zweiter Remission indiziert. Sie befindet sich in Erprobung bei rezidivierten Lymphomen intermediären und niedrigen Malignitätsgrads, akuter myeloischer Leukämie in erster Remission, chronischer myeloischer Leukämie, Plasmozytom und bei soliden, nicht-hämatologischen Tumoren, sofern Zytostatika mit starker Toxizität gegen hämatopoetische Stammzellen eingesetzt werden.

Tab. 3.6-2 Indikationen zur Knochenmarktransplantation

▶ angeborene Krankheiten:
- schwerer, kombinierter Immundefekt (SCID)
- Wiskott-Aldrich Syndrom
- Thalassaemia major
- Fanconi-Anämie, Chediak-Higashi Syndrom, Diamond-Blackfan Syndrom
- Osteopetrose
- Speicherkrankheiten: M. Gaucher, Mukopolysaccharidosen, metachromatische Leukodystrophie, Lesch-Nyhan Syndrom u.a.

▶ erworbene Krankheiten:
- schwere aplastische Anämie (Neutrophile < 0,5 G/l, Thrombozyten < 20 G/l, Retikulozyten < 20 G/l, Knochenmark hypo- oder aplastisch)
- akute lymphatische oder undifferenzierte Leukämie: beim Erwachsenen in erster Remission nur bei besonderen Risikofaktoren für Rezidiv, sonst in zweiter oder späterer Remission oder im Rezidiv; bei Kindern nur in zweiter oder späterer Remission oder im Rezidiv
- akute myeloische Leukämie: in erster Remission und in späteren Stadien
- chronische, myeloische Leukämie: in chronischer Phase, in akzelerierter Phase, zweiter chronischer Phase und in transformierter Phase
- Lymphome hoher Malignität: in erster Remission nur bei besonderen Risikofaktoren wie verzögertem Ansprechen auf Chemotherapie oder „bulky disease" in partieller Remission; in zweiter oder späterer Remission
- Hodgkin-Lymphom: nur nach Frührezidiven oder bei partieller Remission
- solide, nichthämatologische Tumoren: Neuroblastom, Ewing-Sarkom, kleinzelliges Bronchialkarzinom, malignes Teratom, Melanom, Glioblastom, Mammakarzinom u.a.

Die Erfolge der Transplantation hängen auch vom richtigen Zeitpunkt und Stadium der Erkrankung ab. Bei schwerer aplastischer Anämie kann mit krankheitsfreiem Überleben von 50–80% der Patienten gerechnet werden, wenn die Transplantation früh durchgeführt wird. Zahlreiche Bluttransfusionen vor der Transplantation verschlechtern die Ergebnisse.

Bei Leukämie ist die rezidivfreie Überlebensrate zwischen 40 und 70% nach Transplantation in einem frühen Stadium (1. Remission oder chronische Phase), zwischen 20 und 40% in einem mittleren Stadium (2. Remission oder akzelerierte Phase) und 5–30% in fortgeschritteneren Stadien (siehe Abb. 3.6-1).

Bei Leukämien und Lymphomen, die auf Chemotherapie nicht mehr ansprechen, sind schwere Komplikationen häufig und Remissionen oft nicht dauerhaft. Myelodysplastische Syndrome können mit Transplantation gut behandelt werden, solange sie nicht in ein progredientes leukämisches Stadium übergegangen sind.

135

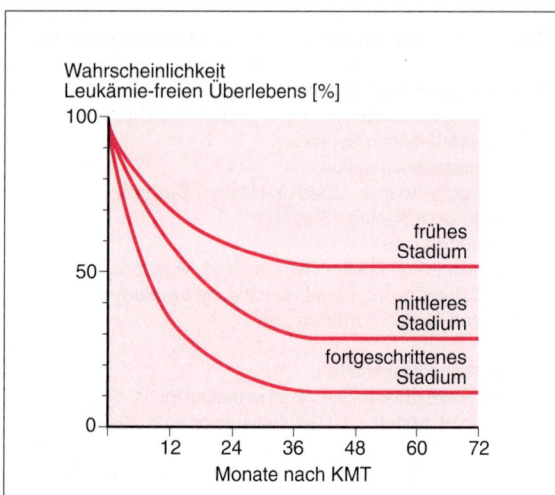

Abb. 3.6-1 Leukämiefreies Überleben nach HLA-identischer Knochenmarktransplantation für Leukämie in unterschiedlichen Krankheitsstadien.
Frühes Stadium: erste Vollremission einer akuten Leukämie oder chronische Phase einer chronischen myeloischen Leukämie.
Mittleres Stadium: zweite Vollremission einer akuten Leukämie oder akzelerierte Phase einer chronischen myeloischen Leukämie.
Fortgeschrittenes Stadium: dritte oder spätere Remission, Teilremission oder Rezidiv einer akuten Leukämie oder Blastenphase einer chronischen myeloischen Leukämie.
(Vereinfacht nach: Bortin, M. M., M. M. Horowitz, R. P. Gale: Current status of bone marrow transplantation in humans: Report from the International Bone Marror Transplant Registry. Nat. Immunol. Cell Growth Regul. 7 [1988], 334–350.)

Durchführung der Transplantation

Vorbehandlung des Patienten

Bei aplastischer Anämie genügt eine intensive Immunsuppression zur Vorbehandlung, da hämatopoetische Stammzellen fehlen, aber das Immunsystem noch intakt ist. Bei malignen Krankheiten dient die Vorbehandlung auch der Ausschaltung restlicher Leukämie- bzw. Tumorzellen. Kinder mit schweren angeborenen Immundefekten benötigen keine Vorbehandlung, falls ein HLA-identischer Spender zur Verfügung steht.

Zur immunsuppressiven Vorbehandlung eignet sich Cyclophosphamid, das mit einer Bestrahlung der Lymphknoten (total nodal irradiation) und/oder einer Behandlung mit Antithymozytenglobulin (ATG) bzw. monoklonalen Antikörpern gegen T-Lymphozyten kombiniert werden kann.

Bei malignen Krankheiten des hämatopoetischen Systems wird Cyclophosphamid mit einer Ganzkörperbestrahlung oder einer Behandlung mit Busulfan kombiniert. Bestrahlung und Busulfan sind Stammzell-toxisch und verhindern langfristig eine Erholung der Hämatopoese. Erfolge mit anderen Kombinationen wurden berichtet, eine Überlegen-

heit im direkten Vergleich bislang jedoch nicht erwiesen.

Transplantation

Nach Abschluß der Vorbehandlung erfolgt die eigentliche Transplantation. Etwa 1000 ml Knochenmark werden in Vollnarkose vom Beckenkamm aspiriert, gefiltert und dem Patienten intravenös transfundiert. Für den Spender ist das Risiko der Knochenmarkspende gering. Es besteht in der Vollnarkose und dem Blutverlust, der aber durch zuvor angelegte Eigenblutkonserven ausgeglichen werden kann. Bei Blutgruppenunverträglichkeit werden Erythrozyten und Plasma mit Hilfe eines Zellseparators oder Dichtegradientensedimentation abgetrennt. Beim Patienten muß auf eine gute Diurese und die Alkalisierung des Urins geachtet werden, um eine Schädigung der Niere durch freies Hämoglobin zu vermeiden.

Die Gefrierung von Knochenmark zur autologen Transplantation geschieht unter Zusatz von 10%igem DMSO (Dimethylsulfoxid) als Gefrierschutzmittel und einer kontrollierten Gefrierrate von 1 °C/min. Es kann ohne Vitalitätsverlust in Flüssigstickstoff bei –196 °C aufbewahrt werden. Zur Transplantation wird das Knochenmark im Wasserbad rasch aufgetaut und ohne weitere Separationsschritte infundiert.

Zum Blutbildverlauf nach allogener Knochenmarktransplantation siehe Abbildung 3.6-2.

Graft-versus-Host-Krankheit

Die GvH-Krankheit wird durch eine Immunreaktion des Transplantats gegen fremde Histokompatibilitätsantigene des Empfängers verursacht (GvH-Reaktion). Bei Transplantation von HLA-identischen Spendern ist die GvH-Reaktion gegen Minor-Histokompatibilitätsantigene gerichtet, bei anderen Spendern ist sie auch gegen HLA-Antigene gerichtet. Meist sind Haut, Leber und Darm betroffen (siehe Tab. 3.6-3). Zur Vorbeugung der GvH-Reaktion wird nach Transplantation immunsuppressiv mit Methotrexat und/oder Ciclosporin A behandelt. Dennoch tritt bei etwa 30–50% der HLA-identisch transplantierten Patienten eine behandlungsbedürftige GvH-Krankheit auf, die bei 10–20% lebensbedrohlich werden kann. Bei Patienten mit anderen Spendern als HLA-identischen Geschwistern tritt GvH-Krankheit häufiger und früher auf.

Eine Möglichkeit zur Verhütung der GvH-Reaktion besteht in der Entfernung von T-Lymphozyten aus dem Knochenmark **vor** der Transplantation. Zahlreiche Methoden zur Abtrennung oder Inaktivierung von T-Lymphozyten wurden entwickelt, die ihre besondere Dichte, ihre Agglutination durch Lektine oder monoklonale Antikörper gegen spezifische Antigene der T-Lymphozyten verwenden. Allerdings stieg mit der Entfernung der T-Zellen aus dem Transplantat die Häufigkeit von Transplantat-Abstoßungen und Leukämierezidiven. Offensichtlich sind T-Lymphozyten für die Ausschaltung rest-

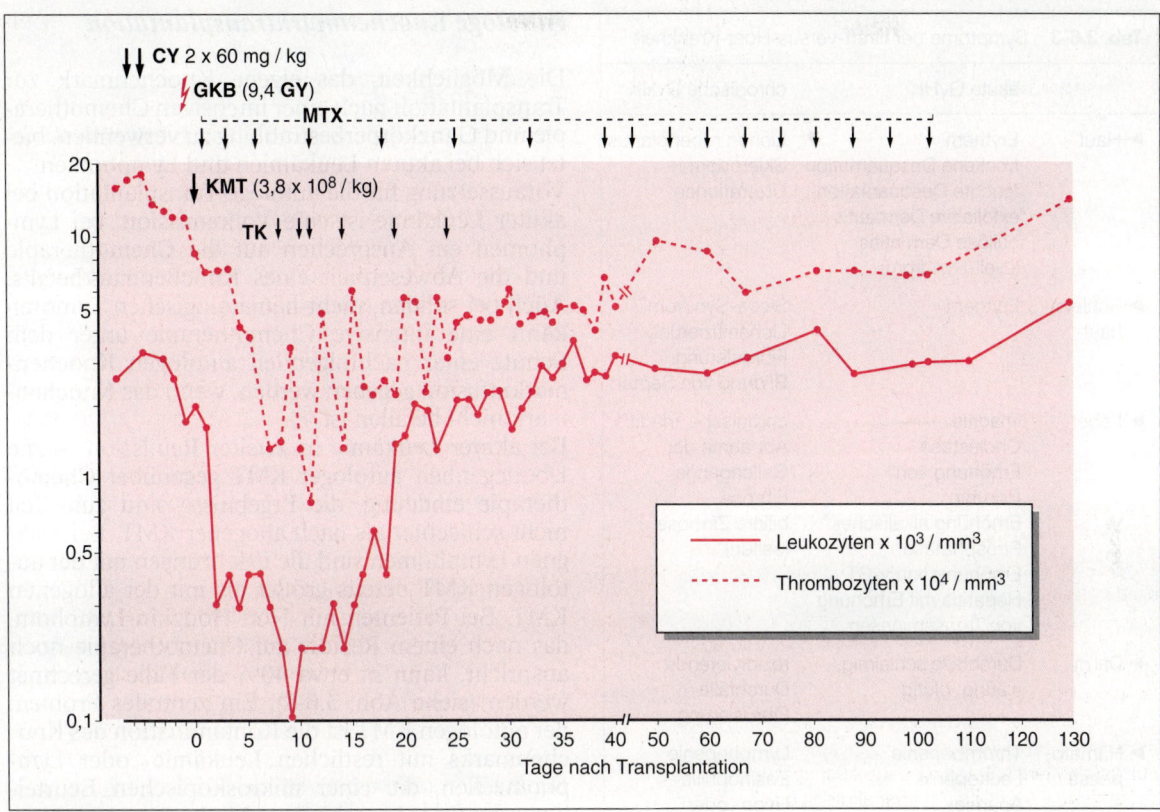

Abb. 3.6-2   Blutbildverlauf nach allogener Knochenmark-transplantation wegen akuter lymphoblastischer Leukämie in erster Remission. CY = Cyclophosphamid; GKB = Ganzkör-perbestrahlung; MTX = Methotrexat; KMT = Knochenmark-transplantation; TK = Thrombozytenkonzentrat.

licher Empfängerlymphozyten und Leukämiezellen von Bedeutung.

Eine andere Möglichkeit zur GvH-Prophylaxe besteht in der Verhinderung einer vermehrten Aktivierung von T-Lymphozyten des Transplantats durch den Empfänger. Tumor-Nekrose-Faktor α ist ein Zytokin aus aktivierten Makrophagen, das T-Zellen stark stimuliert. Patienten, die Tumor-Nekrose-Faktor α unter der Vorbehandlung in erhöhtem Maße freisetzen, entwickeln häufig GvH-Krankheit und andere Komplikationen. Die Aktivierung von Makrophagen kann z. B. durch Aufnahme von Endotoxin aus der Darmflora unter der Vorbehandlung erfolgen. Bei keimfreien Tieren tritt eine GvH-Krankheit seltener auf und verläuft milder. Beim Patienten kann zwar ein keimfreier Zustand kaum erreicht werden, die mikrobielle Dekontamination des Darms beeinflußt jedoch die GvH-Krankheit und das Überleben günstig.

Zur Behandlung der akuten GvH-Krankheit wird meist Prednisolon verwendet, bei Versagen kommen Antithymozytenglobulin oder monoklonale Antikörper gegen T-Zellen zum Einsatz.

Die chronische GvH-Krankheit, die häufig aus einer akuten hervorgeht, zeigt sich in Haut- und Schleimhautveränderungen wie Lichen ruber planus, der zu einer Sklerodermie fortschreitet, und einem Sicca-Syndrom, lupoider Hepatitis, rezidivierenden Durchfällen und chronischen Lungengerüsterkrankungen. Sie tritt bei etwa einem Drittel der Patienten auf und ist in der Regel gut mit Prednisolon und Ciclosporin A behandelbar. Sie kann völlig ausheilen oder in ihrer Aktivität wechseln. Patienten mit chronischer GvH-Krankheit haben einen persistierenden Immundefekt und ein hohes Risiko opportunistischer Infektionen. Besonders häufig entwickeln sie eine Zoster-Infektion und Infektionen mit grampositiven Bakterien. Pneumokokken-Pneumonien können schnell lebensbedrohlich werden.

Erholung des Immunsystems und Infektionen

In den ersten 2–3 Wochen nach Transplantation besteht eine schwere Neutropenie, während der der Patient durch Infektionen mit Bakterien und Pilzen gefährdet ist. Der Patient sollte durch Isolation im Einzelzimmer oder in einer speziellen Einheit vor der Übertragung von Infektionen von außen geschützt sein. Haut- und Schleimhautpflege, vor allem an Kathetereintrittsstellen, und eine sorgfältige antimikrobielle Dekontamination schützen ihn vor Infektionen mit Erregern, die er mit sich bringt. In den ersten 4–5 Monaten ist die immunologische Reaktionsfähigkeit transplantierter Patienten stark

Tab. 3.6-3   Symptome der Graft-versus-Host-Krankheit

	akute GvHK	chronische GvHK
▶ Haut	Erythem trockene Desquamation feuchte Desquamation exfoliative Dermatitis bullöse Dermatitis (Lyell-Syndrom)	Lichen ruber planus Sklerodermie Ulzerationen
▶ Schleim- haut	Erythem	Sicca-Syndrom Lichenifizierung Fibrosierung Bildung von Septen
▶ Leber	Triaditis Cholestase Erhöhung von Bilirubin Erhöhung alkalischer Phosphatase Erhöhung von γ-GT Hepatitis mit Erhöhung von Transaminasen	chronische Triaditis Abnahme der Gallengänge Fibrose biliäre Zirrhose (selten)
▶ Darm	Durchfälle schleimig, wäßrig, blutig	rezidivierende Durchfälle Fibrosierung
▶ Hämato- poese	Thrombopenie Leukopenie Anämie	Lymphopenie Eosinophilie Hypo- oder Hypergamma- globulinämie
▶ Allgemein- symptome	Fieber	Gewichtsverlust

Autologe Knochenmarktransplantation

Die Möglichkeit, das eigene Knochenmark zur Transplantation nach einer intensiven Chemotherapie und Ganzkörperbestrahlung zu verwenden, bietet sich bei akuten Leukämien und Lymphomen. Voraussetzung für die autologe Transplantation bei akuter Leukämie ist eine Vollremission, bei Lymphomen ein Ansprechen auf die Chemotherapie und die Abwesenheit eines Knochenmarkbefalls. Auch bei soliden, nicht-hämatologischen Tumoren kann eine intensive Chemotherapie unter dem Schutz einer nachfolgenden autologen Knochenmarkinfusion gegeben werden, wenn das Knochenmark nicht befallen ist.

Bei akuter Leukämie in zweiter Remission ist die Überlegenheit autologer KMT gegenüber Chemotherapie eindeutig, die Ergebnisse sind zum Teil nicht schlechter als nach allogener KMT. Bei malignen Lymphomen sind die Erfahrungen mit der autologen KMT bereits größer als mit der allogenen KMT. Bei Patienten mit Non-Hodgkin-Lymphom, das nach einem Rezidiv auf Chemotherapie noch anspricht, kann in etwa 40% der Fälle gerechnet werden (siehe Abb. 3.6-3). Ein zentrales Problem der autologen KMT ist die Kontamination des Knochenmarks mit restlichen Leukämie- oder Lymphomzellen, die einer mikroskopischen Beurteilung entgehen. Verschiedene Methoden zum Nachweis residueller Leukämiezellen werden derzeit erprobt. Viele Transplantationsgruppen versuchen daher, das Knochenmark nach der Entnahme zu be-

eingeschränkt, unabhängig davon, ob sie allogen, syngen oder autolog transplantiert wurden. Bei schwerer akuter GvH-Krankheit und intensiver immunsuppressiver Therapie besteht ein hohes Risiko für systemische Pilzinfektionen. Im Anschluß an die akute GvH-Krankheit entwickeln sich nicht selten interstitielle Pneumonien mit Zytomegalie-Viren oder Pneumocystis carinii. Pneumocystis-Pneumonien können durch die prophylaktische Gabe von Co-trimoxazol verhindert werden, Möglichkeiten zur Prophylaxe von Zytomegalie-Pneumonien bietet die Behandlung mit Ganciclovir bei Nachweis einer Virämie. Entscheidend ist die frühzeitige Diagnosestellung. Die Gefahr einer Übertragung von Zytomegalie-Viren durch Blut oder Blutprodukte kann durch Auswahl seronegativer Spender verringert werden.

Nach 1–2 Jahren kommt es zu einer vollständigen Erholung des Immunsystems, solange keine chronische GvH-Krankheit besteht.

Bei chronischer GvH-Krankheit bieten unter Umständen rezidivierende, sinu-bronchiale Infektionen Probleme. Es kann ein „Asplenie-Syndrom" mit Abwehrschwäche gegen grampositive Erreger, besonders Pneumokokken, bestehen.

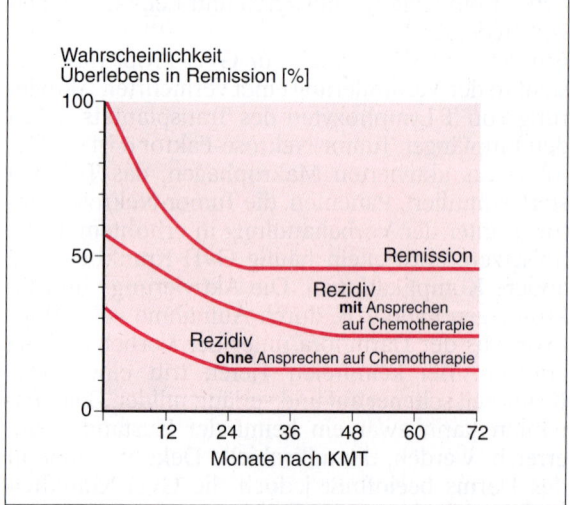

Abb. 3.6-3   Überleben in Remission nach autologer Knochenmarktransplantation für Lymphome hoher Malignität und Hodgkin-Lymphom nach Rezidiv. Abhängigkeit vom Krankheitsstadium: in zweiter oder späterer Remission, im Rezidiv mit oder ohne Ansprechen auf Chemotherapie. (Vereinfacht nach: Goldstone, A.: Review of the results of autologous marrow transplantation for lymphoma for the European Cooperativ Group for Bone Marrow Transplantation. Bone Marrow Transplant. Suppl. 1 [1989], 53.)

handeln, um restliche maligne Zellen zu entfernen. Die gebräuchlichsten Methoden sind die Behandlung mit den Cyclophosphamid-Derivaten Mafosfamid oder 4-Hydroxy-Cyclophosphamid und die Behandlung mit monoklonalen Antikörpern. Bislang konnte aber kein Nachweis für den Vorteil einer Knochenmarkbehandlung erbracht werden.

Periphere Blutstammzelltransplantation

Leukozyten des peripheren Blutes enthalten hämatopoetische Stammzellen in geringer Konzentration, die zur autologen Transplantation verwendet werden können. Überraschenderweise ist die hämatologische Erholung oft schneller als nach autologer KMT. Die Ursache ist nicht geklärt, eine Anreicherung reiferer Stammzellen im peripheren Blut wurde ebenso diskutiert wie die günstigere Mischung mit Zellen (T-Zellen, Monozyten), die Wachstumsfaktoren produzieren. Als ein Vorteil peripherer Blutstammzellen gegenüber Knochenmark wurde auch die geringere Kontamination mit malignen Zellen, Leukämiezellen, Plasmozytomzellen und Lymphomzellen genannt. Klinische Ergebnisse zur Unterstützung dieser These fehlen aber bislang. Der größte Vorteil der Verwendung peripherer Blutstammzellen besteht in der Möglichkeit zur wiederholten Gewinnung. Der Gehalt hämatopoetischer Stammzellen im peripheren Blut kann in der Erholungsphase nach Chemotherapie, vor allem nach Cyclophosphamid-Therapie, beträchtlich erhöht sein. Vermutlich werden in der Erholungsphase hämatopoetische Vorläuferzellen mobilisiert, d.h. ins Blut ausgeschwemmt. Die Mobilisierung kann durch die Behandlung mit hämatopoetischen Wachstumsfaktoren, GM-CSF, G-CSF, IL-3, noch verstärkt werden, so daß gute Ausbeuten peripherer Blutstammzellen gewonnen werden können. Der wiederholte Einsatz von Blutstammzellen und Wachstumsfaktoren ermöglicht eine erhebliche intensivierte Chemotherapie.

Graft-versus-Leukämie-Reaktion?

Die geringere Rezidivrate nach allogener Transplantation im Vergleich zu autologer Transplantation kann auf einen Graft-versus-Leukämie-Effekt zurückgeführt werden. Dabei muß es nicht immer zu einer GvH-Krankheit kommen. Die Wirkungsweise ist bisher nicht völlig geklärt. Auch nach autologer KMT wird versucht, durch Behandlung mit Zytokinen (Interleukin-2) eine Graft-versus-Leukämie-Reaktion in Gang zu setzen.

Ausblick

Die Entwicklung der KMT verläuft weiterhin stürmisch:
▶ Der Einsatz zytotoxischer T-Lymphozyten wird die Differenzierung der Graft-versus-Leukämie-Reaktion von der GvH-Reaktion ermöglichen.

▶ Die Gentechnologie eröffnet die Möglichkeit der Einführung gesunder Gene in kranke Stammzellen.
▶ Zytokine bieten differenzierte Eingriffsmöglichkeiten in die Regulation der gesunden und maligne entarteten Hämopoese.

3.6.2 Herztransplantation

B. RAUCH

Bei ausgesuchten Patienten mit therapieresistenter Myokardinsuffizienz unterschiedlicher Genese bietet die orthotope Herztransplantation eine realistische Überlebenschance. Obwohl bereits 1967 durch Barnard die erste Herztransplantation durchgeführt wurde, gelang der Durchbruch dieser Therapieform erst nach 1981 mit Einführung von Ciclosporin als neuem Immunsuppressivum. Seither stiegen die 1-Jahres-Überlebensrate auf ca. 80% und die 5-Jahres-Überlebensrate auf ca. 70%.

Indikation

Potentielle **Herzempfänger** sind Patienten unter 60 Jahre mit einer Herzerkrankung im Terminalstadium und einer Lebenserwartung von weniger als einem Jahr. Voraussetzungen sind, daß die Möglichkeiten einer medikamentösen Behandlung ausgeschöpft sind und die Alternative eines erhaltenden operativen Eingriffs nicht besteht. Bei Erwachsenen stellt sich somit die Indikation zur Herztransplantation überwiegend bei Vorliegen einer dilatativen Kardiomyopathie oder einer koronaren Herzerkrankung im Endstadium. Ebenfalls in Betracht kommen Patienten mit schwerer Myokardinsuffizienz aufgrund einer fortgeschrittenen Herzklappenerkrankung, sofern der pulmonale Widerstand nicht wesentlich erhöht ist. Ein weiteres Indikationsgebiet für die Herztransplantation sind komplexe angeborene Herzfehler, die entweder operativ nicht korrigierbar oder von einer therapieresistenten Myokardinsuffizienz begleitet sind. Erfolg und Risiko einer Herztransplantation hängen wesentlich von der Beachtung einer Reihe von Kontraindikationen ab, die in Tabelle 3.6-4 aufgeführt sind.

Immunsuppressive Therapie

Nach gelungener Transplantation muß zur Prophylaxe von **Transplantat-Abstoßungen** eine lebenslängliche immunsuppressive Therapie durchgeführt werden. Üblicherweise erfolgt diese in Form einer Dreierkombination aus Ciclosporin, Azathioprin und Prednison. In der frühen postoperativen Phase wird zusätzlich Antithymozyten-Globulin (ATG) verabreicht. Zur Immunsuppression siehe auch Kap. 3.6.5.
Die Behandlung akuter Abstoßungsreaktionen erfolgt abgestuft unter Berücksichtigung des histologischen Schweregrades durch vorübergehende

Tab. 3.6-4   Herztransplantation: Kontraindikationen

a) absolut:
- ▶ fixiert erhöhter pulmonalarterieller Widerstand
- ▶ fortgeschrittene chronische Lungenerkrankung
- ▶ aktive Infektion
- ▶ maligne Erkrankungen mit kurzer Lebenserwartung
- ▶ Drogen- und Alkoholabhängigkeit, psychosoziale Instabilität
- ▶ schwere, irreversible Dysfunktion von Leber und/oder Nieren

b) relativ:
- ▶ zytotoxische Antikörper gegen Spender-Lymphozyten
- ▶ insulinpflichtiger Diabetes mellitus mit Spätfolgen
- ▶ nicht abgeheiltes Ulcus ventriculi oder duodeni (wegen Kortikoid-Therapie nach Transplantation)
- ▶ ausgeprägte generalisierte Arteriosklerose

munsuppression werden antivirale Substanzen wie Ganciclovir mit Erfolg eingesetzt.

Zu den typischen **Spätfolgen** der Herztransplantation zählt die Myokardfibrose, die eine Folge der chronischen Therapie mit Ciclosporin sein könnte, aber auch durch schleichend verlaufende Abstoßungsreaktionen erklärt wird. Ein ungelöstes Problem ist weiterhin die vorzeitige Entwicklung einer diffusen Koronarsklerose, die möglicherweise auf dem Boden von Gefäßintimaschäden durch Abstoßungsreaktionen entsteht. Die chronische Gabe von Ciclosporin A und die Gesamtdosis an verabreichtem ATG gelten als Risikofaktoren für das spätere Auftreten von Lymphomen sowie von Haut- und Schleimhautmalignomen. Weitere potentielle Folgen der Therapie mit Ciclosporin sind die Einschränkung der Nierenfunktion und die Entwicklung einer arteriellen Hypertonie.

Erhöhung der Prednison-Dosis, durch intravenöse Verabreichung hoher Dosen von Methylprednisolon oder in schweren Fällen durch eine Kombination aus Methylprednisolon und ATG. Bei schweren steroidresistenten Abstoßungskrisen ist außerdem der Einsatz des monoklonalen Antikörpers OKT-3 erfolgversprechend. OKT-3 ist gegen den CD3-Molekülkomplex auf T-Lymphozyten gerichtet, welcher eng mit dem T-Zell-Rezeptor assoziiert ist. Wegen möglicher schwerer Allgemeinreaktionen wie Fieber, Schüttelfrost, Lungenödem und auch psychotischen Reaktionen sollte die Behandlung mit OKT-3 nur unter Intensivbedingungen erfolgen.

Für die Diagnose und Bewertung akuter Abstoßungskrisen ist die transvenöse Endomyokardbiopsie nach wie vor unverzichtbar. Mehrere nichtinvasive Methoden zur Diagnose von akuten Abstoßungen sind in Erprobung. Als Beispiel seien die Doppler-Echokardiographie und die Myokardszintigraphie mit Hilfe [111]Indium-markierter Fab-Fragmente monoklonaler Antimyosin-Antikörper genannt. Beim zytoimmunologischen Monitoring werden aktivierte Lymphozyten im peripheren Blut ermittelt, deren Anteil bei einer akuten Abstoßung, aber auch bei Infektionen erhöht ist.

Komplikationen

Als Folge der immunsuppressiven Therapie sind **Infektionen** mit ca. 40% noch vor der akuten und chronischen Abstoßung die Haupttodesursache bei Patienten nach Herztransplantation. Die häufigsten Infektionen sind bakterieller Art, wobei neben Streptokokken vor allem gramnegative Keime wie Enterokokken, E. coli, Klebsiellen und Pseudomonaden von Bedeutung sind. Bei den viralen Erkrankungen ist die Infektion mit Zytomegalie-Viren (CMV) besonders gefürchtet, da sie zu lebensbedrohlichen Pneumonien, Hepatitiden und Enzephalitiden führen kann. Neben der Gabe von CMV-Hyperimmunglobulin und einer Reduktion der Im-

Ausblick

In den letzten drei Jahren pendelte sich die Zahl der Herztransplantationen auf weltweit ca. 2800 pro Jahr ein. Ein wichtiger, die Transplantationsfrequenz limitierender Faktor ist die begrenzte Verfügbarkeit geeigneter Spenderherzen. Inwieweit hierbei die **Xenotransplantation** (Transplantation von Herzen anderer Spezies) eine Lösung sein kann, bleibt abzuwarten. Die Verwendung **prothetischer Kunstherzen** ist nach dem derzeitigen Entwicklungsstand allenfalls zur zeitlichen Überbrückung bis zur Verfügbarkeit eines geeigneten Spenderherzens sinnvoll. Ein weiteres Verfahren im experimentellen Stadium ist die Kardiomyoplastie. Hierbei werden Teile der Rückenmuskulatur (M. latissimus dorsi) zur mechanischen Unterstützung um das Herz gelegt und mit einem speziellen Schrittmacher zur regelmäßigen Kontraktion erregt.

Bei Patienten mit schwerer, irreversibler pulmonaler Hypertonie ist die **Herz-Lungen-Transplantation** in entsprechend spezialisierten Zentren ein inzwischen etabliertes Verfahren. Die 2-Jahres-Überlebensrate liegt bei 60%. Neben den Abstoßungsreaktionen und der sich in deren Folge entwickelnden irreversiblen obliterativen Bronchiolitis zählen rezidivierende Pneumonien zu den Hauptproblemen in der Nachbehandlungsphase. Die Entwicklung einer obliterativen Bronchiolitis läßt sich jedoch wahrscheinlich durch frühzeitige Erkennung und Therapie von akuten Abstoßungsreaktionen des Lungentransplantats deutlich hinauszögern.

Literatur

– Haverich, A., G. Watanabe: Heart transplantation, assist devices, and cardiomyoplasty. In: Sobel, B. E. (ed.): Current Opinion in Cardiology 7 (1992), 259.
– Kriett, J. M., M. P. Kaye: The registry of the International Society for Heart and Lung Transplantation: eighth official report – 1991. The Journal of Heart and Lung Transplantation (1991), 491.
– Wallwork, J. (ed.): Heart and heart-lung transplantation. Saunders, Philadelphia 1989.

3.6.3 Lebertransplantation

B. KOMMERELL

Indikation

Für eine Lebertransplantation werden Patienten ausgewählt, für deren Lebererkrankung keine andere chirurgische oder internistische Therapie mehr besteht (siehe Tab. 3.6-5). Bis zum 31. 12. 1990 wurden in Europa 6080 Lebertransplantationen durchgeführt. Je nach Erkrankung liegt die 3-Jahres-Überlebensrate zwischen 50 und 70%, im Mittel bei 56%. Durch Verbesserung der Gesamtmaßnahmen ist sie in den letzten drei Jahren auf 62% angestiegen. Im wesentlichen sind es fünf Gruppen:

▶ **Angeborene Stoffwechselerkrankungen:**
Mit der Lebertransplantation können einige Stoffwechselerkrankungen auf dem Boden von Enzym- oder Rezeptorendefekten grundlegend behandelt

werden. Die pathologischen Stoffwechselprozesse werden teilweise oder völlig normalisiert. Daher ist eine frühzeitige Lebertransplantation anzustreben, bevor durch die Stoffwechselerkrankung irreversible Schäden entstanden sind. Auch der Morbus Wilson kann durch die Lebertransplantation geheilt werden.

▶ **Angeborene Gallengangsatresien:**
Sie sind neben Stoffwechselerkrankungen bei Kindern die zweithäufigste Indikation für eine Lebertransplantation.

▶ **Leberzirrhosen**
– **Primär biliäre Zirrhose:**
Patienten mit Endstadium der primären biliären Zirrhose gelten als Kandidaten mit besonders guter Prognose nach der Lebertransplantation.

– **Primär sklerosierende Cholangitis:**
Patienten mit dieser Erkrankung sind ebenfalls gute Kandidaten, aber das Operationsrisiko steigt durch vorausgegangene chirurgische Eingriffe zur besseren Gallengangsdrainage an. Daher sollten bei diesen Patienten, wenn erforderlich, Drainagesonden auf endoskopischem Weg in den Gallengang gelegt werden. Hinzu kommt, daß sich bei 18% dieser Patienten in der Autopsie ein Cholangiokarzinom findet. So sind die Zahlenangaben über die 3- und 5-Jahres-Überlebensrate in der Literatur unterschiedlich und liegen zwischen 60 und 65%.

– **Alkoholische Leberzirrhose:**
Patienten mit alkoholischer Leberzirrhose stellen den weitaus größten Anteil von Kandidaten. Hier ergeben sich aus der Besonderheit der sozialen Struktur und den alkoholischen, extrahepatischen Begleiterscheinungen (Alter, Herz-Nerven-Hirn-Erkrankungen) erhebliche Probleme. Voraussetzung für eine Transplantation ist, daß die Patienten mindestens ein halbes Jahr abstinent sind. Eine günstigere Prognose haben jüngere Alkoholiker, die abstinent leben und deren Leberzirrhose in Gruppe Child A bzw. B eingeordnet wird.

– **Hepatitische Zirrhosen:**
Hier ergeben sich besondere Probleme durch eine Reinfektion der transplantierten Leber mit dem Hepatitis-B-Virus. Bei positivem HBeAG oder positivem HBV-DNS-Nachweis ist in fast 100% der Fälle nach der Transplantation mit einer Reinfektion zu rechnen, die kurze Zeit nach der Transplantation eintritt. Zur Prophylaxe gegen eine Reinfektion wird die Langzeitgabe eines Hepatitis-B-Hyperimmunglobulins empfohlen. Bei Hepatitis-D-Infektionen sind nach der Lebertransplantation in 20 bis 50% Reinfektionen beobachtet worden. Auch bei der Hepatitis C ist mit einer Reinfektion zu rechnen. Eine besondere Komplikation dieser letztgenannten Hepatitis ist eine postoperative aplastische Anämie (30%). Insgesamt sind die Überlebenschancen bei der Leberzirrhose entsprechend der unterschiedlichen Ätiologie sehr verschieden.

Tab. 3.6-5 Indikation zur Lebertransplantation

Diagnosen	Häufigkeit in % n. Europ. Transpl. Zentrum
▶ Stoffwechselerkrankungen	
– Hämochromatose	
– M. Wilson	
– α_1-Antitrypsin-Mangel	
– Tyrosinämie	
– Glykogenspeicherkrankheit	nur
– Galaktosämie	vereinzelte
– Defekte im Harnstoffzyklus	Patienten
– Crigler-Najjar Syndrom	
– erythropoetische Protoporphyrie	
– Oxalose	
– M. Byler, M. Wolman, Alagille Syndrom	
▶ Gallengangsatresie	10,5
▶ Zirrhosen	48
– primär biliäre Zirrhose	15,7
– primär sklerosierende Cholangitis	4,0
– chronische Autoimmunhepatitis	1,9
– chronische Virushepatitis	13,1
– chronische Alkoholschädigung	7,3
▶ akutes Leberversagen	11,0
▶ Lebertumoren	
– hepatozelluläres Karzinom	
– cholangiologisches Karzinom	
– endokrine Tumoren (Karzinoid, Insulinom)	
▶ Leberschäden durch Gefäßprozesse	
– Budd-Chiari Syndrom	2,0
– veno-occlusive disease	–
▶ sonstige Krankheitsbilder	
– polyzystische Lebererkrankung	–
– Echinokokken	–
– Reye Syndrom	–

Der **Zeitpunkt** für die Lebertransplantation bei Leberzirrhosen ergibt sich aus dem klinischen Bild:
Hepatische Enzephalopathie, nicht beherrschbarer Aszites, therapieresistente Ösophagusvarizenblutungen, hepatorenales Syndrom, bakterielle Peritonitis oder biliäre Sepsis sind Voraussetzungen, die eine sofortige Lebertransplantation notwendig machen. Weitere Indikationsmarker sind Abfall des Serum-Albumins unter 2,5 g/dl, Abfall des Quick-Wertes unter 25% und Anstieg des Bilirubins über 5 bis 7 mg/dl (85–120 µmol/l). Hohes Alter, hoher Alkoholkonsum und schlechter Ernährungszustand, besonders Muskelatrophie, verschlechtern die Prognose. Kontraindikationen sind in Tabelle 3.6-6 aufgeführt.

▶ **Fulminantes Leberversagen** (siehe Tab. 3.6-7):
Das fulminante Leberversagen hat im Stadium IV eine sehr schlechte Prognose, die Letalität liegt zwischen 80 und 90%. Daher ist eine Lebertransplantation bei diesen schweren Verlaufsformen immer in Betracht zu ziehen. Frühzeitige Überweisung in ein Lebertransplantationszentrum ist unbedingt erforderlich, da die Prognose durch Gerinnungsstörungen, Blutungen, Nierenversagen, Pankreatitis und Infektionen verschlechtert wird. Die Überlebensrate beim fulminanten Leberversagen liegt bei 50–60%.

▶ **Maligne primäre Lebertumoren:**
Die Indikation zur Lebertransplantation beim hepatozellulären oder cholangiolären Karzinom wird noch kontrovers diskutiert, da die 1-Jahres-Überlebensrate bei 30 bis 50% und die 5-Jahres-Überlebensrate bei 12% liegen. Cholangioläre Karzinome haben eine noch schlechtere Prognose. Multiple Karzinomknoten in beiden Leberlappen sowie große solitäre Karzinome über 5 cm sollten nicht mehr transplantiert werden, da ihre Überlebenschance unter 2 Jahren liegt. Extrahepatische Metastasen schließen eine Lebertransplantation aus. Zur Frage der Überlebensrate nach Lebertransplantation siehe auch Tabelle 3.6-8.

Präoperative Untersuchungen

Neben gründlicher Anamnese, Herz- und Lungenfunktionsprüfung sowie neurologischer Untersuchung sind alle internistischen Laboruntersuchungen notwendig (Tests auf Leber-, Nieren-, Gerinnungsfunktion, Blutbild etc.). Knochenschäden (z.b. Osteoporose) und Magen-Darm-Erkrankungen sind auszuschließen. Gallengangsinfekte, -steine oder -stenosen sind abzuklären. Hervorzuheben sind aber besonders der Ausschluß von okkulten Herden (Zähne, Nebenhöhlen, Harnwege) sowie Ausschluß von besonderen Infektionen wie Herpes-Virus, Epstein-Barr-Virus, HIV, Zytomegalie-Virus sowie Titeruntersuchungen auf Candida und Aspergillus, da solche latenten Infektionen unter der immunsuppressiven Therapie wieder aufflammen können. Wegen der häufigen Infektion mit Hepatitis B sind die Patienten vor der Lebertransplantation gegen Hepatitis B aktiv zu impfen.

Immunsuppressive Therapie

Bei Abstoßungsreaktionen werden an drei aufeinanderfolgenden Tagen Bolus-Gaben von 1000 mg Prednison verwandt, bei ungenügenden Erfolgen werden monoklonale OKT-3-Antikörper verabreicht. Zur Immunsuppression siehe auch Kap. 3.6.5.

Komplikationen

Die Abstoßungstherapie ist besonders wichtig, da bei der Lebertransplantation in bis zu 50 bis 60% Abstoßungsreaktionen beobachtet wurden und deshalb bei 20% eine zweite Lebertransplantation durchgeführt werden mußte. Die akute Abstoßungsreaktion wird am Anstieg des Bilirubins,

---

Tab. 3.6-6 Absolute Kontraindikationen für eine Lebertransplantation

▶ akute Sepsis außerhalb des hepatobiliären Systems
▶ Malignome außerhalb der Leber
▶ Metastasen
▶ Rechts-links-Shunt mit Hypoxie
▶ fortgeschrittene Erkrankung von Herz, Nieren oder Lungen
▶ ausgedehnte Pfortaderthrombose
▶ Alter > 70 Jahre
▶ AIDS-Erkrankung
▶ aktiver Alkoholismus
▶ Kachexie

Tab. 3.6-7 Indikation zur Lebertransplantation bei akuten (fulminanten) Lebererkrankungen

▶ Leberkoma Stadium III bis IV
▶ Bilirubinanstieg über 10 bis 20 mg/dl (180–360 µmol/l)
▶ Abfall der Gerinnungsparameter (Prothrombinzeit unter 10%)

Tab. 3.6-8 Überlebensrate nach Lebertransplantation

Krankheitsgruppe	1 Jahr %	3 Jahre %	5 Jahre %
Zirrhosen, alle Ätiologien	60–75	60–70	60–70
primär biliäre Zirrhose	78	75	70–74
primär sklerosierende Cholangitis	60–80	≈ 70	65
fulminantes Leberversagen	50–60	≈ 50	–
Budd-Chiari Syndrom	78	48	–
maligne Tumoren	50	20–35	12
Gallengangsatresie	70–80	68	64
metabolische Störungen	80	–	78

der Transaminasen, der Leukozytose sowie am Abfall der Synthesefunktion und Rückgang der Gallenproduktion erkannt. Häufig kommt es dabei auch zu akuten klinischen Erscheinungen wie Fieber, Durchfällen und Unwohlsein. Die chronische Abstoßungsreaktion verläuft blande, vor allem steigen Bilirubin und alkalische Phosphatase an, aber auch die Transaminasen zeigen ansteigende Tendenz. Die immunsuppressive Therapie ist bei der chronischen Abstoßungsreaktion im Gegensatz zu der akuten Abstoßungsreaktion nicht so erfolgreich, die Patienten müssen deshalb häufig retransplantiert werden.

Weitere Komplikationen werden durch immunsuppressive Therapie hervorgerufen. Außerdem kann es durch die Immunsuppression zu verschiedenartigen bakteriellen, viralen und Pilzinfekten kommen (siehe Tab. 3.6-9).

Schlußfolgerung: Mit der Lebertransplantation können heute 60–70% der ohne Transplantation tödlich verlaufenden Endstadien von Lebererkrankungen geheilt werden. Dies stellt einen außerordentlichen Fortschritt in der Therapie von Lebererkrankungen dar. Voraussetzung für einen Erfolg ist die frühzeitige Einweisung solcher Patienten in ein Transplantationszentrum. Allerdings ist nach der Transplantation eine lebenslange Therapie mit Immunsuppressiva wegen der Gefahr der Abstoßung des Organs notwendig.

3.6.4 Nierentransplantation

M. RAMBAUSEK, E. RITZ

In der Bundesrepublik Deutschland wurden 1991 2255 Nierentransplantationen durchgeführt. 7166 der 32000 dialysepflichtigen Patienten in der Bundesrepublik Deutschland befanden sich auf der Transplantationswarteliste. Daraus resultierte eine durchschnittliche Wartezeit bis zur Nierentransplantation von 2,5 bis 3 Jahren. Die 1-Jahres-Überlebensrate beträgt derzeit 93%, 5 Jahre nach Nierentransplantation waren noch 82% der Patienten am Leben. Die 1-Jahres- und 5-Jahres-Transplantatfunktionsraten betragen 77% bzw. 56%. Weltweit wurden bis 1991 über 200000 Nieren transplantiert.

Nach der ersten erfolgreichen menschlichen Nierentransplantation an eineiigen Zwillingen, durchgeführt im Jahre 1954, ist heute die Nierentransplantation mit der Hämo- und Peritonealdialyse zum allgemein anerkannten Verfahren der Nierenersatztherapie geworden. Neben der Kadavernierentransplantation stellt die Lebendnierentransplantation von Verwandten ersten Grades nach Ausschluß von immunologischen Unverträglichkeiten ein akzeptiertes Vorgehen dar. Die Mortalität nach Ende des ersten postoperativen Jahres (in diesem Zeitraum treten die häufigsten Todesfälle auf) beträgt derzeit weniger als 5% für die Lebendnierenempfänger und weniger als 10% für die Kadavernierenempfänger.

Die Verbesserung der Patienten- und Transplantatüberlebenszeiten während des letzten Jahrzehntes konnten erzielt werden durch: verbesserte Patientenauswahl, optimierte Nierenentnahmetechnik, erweiterte immunologische Kriterien der Spender-Empfänger-Zuordnung sowie vor allem wirksamere immunsuppressive Behandlungsmethoden.

Empfänger-Patienten-Auswahl

Absolute Kontraindikationen für eine Nierentransplantation stellen neben einer potentiell reversiblen Nierengrunderkrankung akute Infektionen (zunehmend bedeutsam auch positiver HIV-Antikörper-Nachweis) und maligne Grunderkrankungen ohne sicheren Anhalt für Ausheilung dar. **Relative** Kontraindikationen sind sehr hohes Alter, schwerwiegende psychiatrische Grunderkrankungen sowie einige wenige, meist angeborene Erkrankungen der ableitenden Harnwege, wo erst nach entsprechender Sanierung eine Transplantation durchgeführt wird. Alle Transplantationskandidaten werden erst nach Ausschluß von potentiellen Foci (HNO, Gynäkologie, Haut, Urologie, Gastrointestinaltrakt) in die Transplantationswarteliste aufgenommen. Eine bilaterale Nephrektomie ist im Gegensatz zu früher nicht mehr routinemäßig angezeigt

---

Tab. 3.6-9 Internistische Komplikationen nach Lebertransplantation

A. Abstoßung:
  akut
  chronisch

B. Folgen der Immunsuppression:
  1. Nebenwirkungen der Immunsuppression
    a) Ciclosporin
      Leber- und Nierenschäden, Störungen des ZNS und des Knochenmarks
    b) Steroide
      Haut, Diabetes, Knochen
    c) Azathioprin
      Leber, Knochenmark
  2. Infektionen
    a) Bakterien
      grampositiv, gramnegativ
    b) Pilze
      Candida, Aspergillus
    c) Viren
      Herpesvirusgruppe (HSV, CMV, EBV, VZV), Virushepatitis (HBV, HDV, Hepatitis C)
    d) Pneumonie
      häufige Ursachen: perioperativ bakteriell oder mykotisch. Später CMV, Pneumocystis carinii, Tuberkulose, Legionellen
    e) Spätinfektionen
      CMV (Chorioretinitis), Tuberkulose, Toxoplasmose, Listeriose-Meningitis, Kryptokokkose, Varicella-Zoster-Virus
  3. Malignome
    EBV-induziertes lymphoproliferatives Syndrom, malignes Lymphom

---

(Ausnahme: bakterielle renale Infekte). Die früher geübte Bluttransfusion vor Nierentransplantation führte nach neueren Untersuchungen nicht zu einer verbesserten Transplantatüberlebensrate.

Spenderauswahl

Folgende Kriterien bestimmen die Spenderauswahl:
▶ sicher nachgewiesener Hirntod (Bestätigung durch zwei vom Transplantationsteam unabhängige Ärzte);
▶ keine maligne Grunderkrankung (mit Ausnahme von Hirntumoren);
▶ keine Allgemein-Infektionen (Sepsis, Hepatitis, HIV etc.);
▶ keine irreversible Nierenerkrankung;
▶ Lebensalter möglichst unter 65 Jahren.

Entnahmetechnik und Spender-Empfänger-Zuordnung

Durch Entwicklung und Verbesserung der Nierenentnahmetechnik (fehlende „warme" Ischämiezeit, verbesserte Perfusions-/Konservierungslösungen wie Eurocollins- oder Belzer-Lösung) ist es möglich geworden, Kadavernieren auch international auszutauschen, wobei eine „kalte" Ischämiezeit von 24–32 Stunden nicht überschritten werden sollte. Erst dadurch wurde eine nach immunologischen Kriterien optimierte Spender-Empfänger-Zuordnung nach bestmöglicher HLA-Kompatibilität möglich, wobei die 5-Jahres-Überlebensrate des Transplantates mit Zunahme der HLA-Abweichungen (Mismatch) abnimmt. Insbesondere dem HLA-DR- und – bei Vorimmunisierten – auch dem HLA-B-Locus scheint hier eine vorrangige Bedeutung zuzukommen.

Immunsuppressive Therapie

Zur immunsuppressiven Therapie siehe Kap. 3.6.5.

Komplikationen (ATN, Abstoßung, Infektion, Spätkomplikationen)

Etwa 80% der transplantierten Nieren funktionieren primär. Das Versagen des Transplantates durch sogenannte hyperakute Rejektionen (oft bereits intraoperativ), die durch beim Organempfänger bereits vor Transplantation entstandene Antikörper ausgelöst werden, ist auch die verfeinerte immunologische Diagnostik vor einer Transplantation (Crossmatch) extrem selten geworden. Durch die heute übliche Erythropoetin-Therapie sind Bluttransfusionen während der Dialyse kaum noch nötig. Prinzipiell besteht bei jeder Bluttransfusion die Gefahr der Bildung von zytotoxischen Antikörpern beim Transfusionsempfänger. Häufigste Ursache für eine verzögerte Nierenfunktionsaufnahme ist ein akutes Nierenversagen des Transplantats, d.h. akute tubuläre Nekrose durch extrakorporale

Ischämie. Die meisten Abstoßungskrisen ereignen sich während der ersten drei Monate nach einer Transplantation; Therapie der Wahl stellen neben Kortikosteroiden – wobei heute nicht mehr die früher üblichen Grammstöße verabreicht werden – auch die genannten monospezifischen oder monoklonalen Antikörper, gerichtet gegen aktivierte T-Lymphozyten, dar.

Insbesondere im ersten Jahr nach einer Transplantation ist der Patient durch bakterielle und vor allem virale Infektionen gefährdet, so durch Zytomegalie mit bevorzugt pulmonalem, hepatischem sowie gastrointestinalem Befall, Herpes simplex und Herpes zoster. Hartnäckig, aber meist harmlos sind Papilloma-Virus-Infektionen (Warzen). Neben Wundinfektionen mit den üblichen Erregern ist der immunsupprimierte Patient durch opportunistische Erreger (Pneumocystis carinii, Legionella, Cryptococcus und Aspergillus) gefährdet.

Spätkomplikationen

Bösartige Neubildungen (bis zu 5–6% der Transplantierten) sind etwa 100mal häufiger als in der Allgemeinbevölkerung; es dominieren epitheliale Tumoren und Tumoren des lymphatischen Apparates. Über 50% der nierentransplantierten Patienten müssen antihypertensiv therapiert werden. Ursachen sind neben einer essentiellen Hypertonie die renale Grunderkrankung, Nierentransplantat-Arterienstenose (etwa 20% aller Nierentransplantierten weisen eine zumeist asymptomatische Nierentransplantat-Arterienstenose auf), Ciclosporin-induzierte Hypertonie (etwa 70% aller Ciclosporin-therapierten Patienten), chronische Abstoßung (histologisch gekennzeichnet als chronisch vaskuläre Abstoßung, interstitielle Fibrose und/oder Transplantatglomerulopathie) oder ein Rezidiv der Grundkrankheit im Nierentransplantat. Die Häufigkeit des Rezidivs der Grundkrankheit im Transplantat variiert zwischen 1% (Lupus-Nephritis) und 90% (membranoproliferative Glomerulonephritis Typ II). Zahlreiche Patienten zeigen auch nach Nierentransplantation eine Störung des Knochenmineralhaushaltes mit nur verzögerter Ausheilung der urämischen Osteopathie, manifestem Hyperparathyroidismus sowie Kortikosteroid-induzierter Osteoporose und Osteonekrose mit bevorzugtem Befall des Hüftkopfes. Weitere Langzeitkomplikationen sind steroidinduzierter Diabetes mellitus, die weitgehend ungeklärte Erythrozytose des Transplantierten sowie die Azathioprin-induzierte Knochenmarkaplasie. Haupttodesursache neben Sepsis und kardiovaskulären Zwischenfällen bei langzeittransplantierten Patienten ist heute das Leberversagen, welches, bedingt durch die hohe Immunsuppression und daraus resultierender Infektionsanfälligkeit, entweder im frühen postoperativen Verlauf oder durch die hepatotoxische Wirkung der Immunsuppressiva wie Azathioprin oder Ciclosporin auch im Spätverlauf nach jahrelang erfolgreicher

Nierentransplantation auftreten kann. Etwa 1% aller Transplantierten versterben an einer aktiven Hepatitis B oder C.

3.6.5 Immunsuppressive Therapie

H.-J. KOLB

Das Immunsystem hat eine Schutzfunktion gegen Erreger übertragbarer Krankheiten. Gegen körpereigene Zellen und Gewebe besteht eine Immuntoleranz. Bei Autoimmunkrankheiten reagiert das Immunsystem unkontrolliert gegen körpereigene Substanzen. Fremde Organe und Gewebe werden vom Immunsystem erkannt und abgestoßen. Im abwehrgeschwächten Patienten können übertragene immunkompetente Zellen anwachsen und Organe des Empfängers in einer Graft-versus-Host(GvH)-Reaktion angreifen und zerstören. In solchen Fällen muß eine immunsuppressive Therapie durchgeführt werden. Das **Ziel** einer immunsuppressiven Therapie ist die **Unterdrückung der pathogenen Immunreaktion,** letztlich aber die Induktion einer **Immuntoleranz.** Toleranz bedeutet die Annahme des Organs bzw. die Reaktionslosigkeit gegen das veränderte Gewebe nach Absetzen der immunsuppressiven Therapie ohne Beeinträchtigung der Immunreaktion gegen andere Antigene. Der Erfolg einer immunsuppressiven Therapie ist am größten, wenn mit der Therapie vor dem Antigenkontakt begonnen werden kann! Eine Primärantwort ist leichter unterdrückbar als eine Sekundärantwort. Reaktionen gegen Antigene des Haupthistokompatibilitätskomplexes sind schwerer zu unterdrücken als solche gegen Minor-Histokompatibilitätsantigene. Wie in grundlegenden Untersuchungen an der Maus gezeigt werden konnte, entsteht Toleranz ohne immunsuppressive Therapie, wenn sich ein unreifes Immunsystem mit persistierendem Antigen auseinandersetzt.

Immunsuppressive Methoden lassen sich je nach Wirkungsoptimum in solche einteilen, die **vor Antigenkontakt** (Gruppe I), unmittelbar **nach Antigenkontakt** (Gruppe II) und **vor und nach Antigenkontakt** (Gruppe III) wirksam sind. Von der immunsuppressiven Wirkung sollten antiphlogistische Wirkungen abgegrenzt werden, die klinisch eine große Rolle spielen und evtl. auch immunmodulatorisch wirksam sind.

Ionisierende Strahlen

Ionisierende Strahlen gehören zu den Methoden der Gruppe I. Sie wirken am besten, wenn das Antigen erst einige Stunden nach Ende der Bestrahlung gegeben wird.
Eine Ganzkörperbestrahlung kann wegen der Knochenmarktoxizität nur während weniger Tage und in Verbindung mit einer nachfolgenden Knochenmarktransplantation verabreicht werden. Eine Dosis von 6–9 Gy genügt zum Anwachsen von HLA-identischem Knochenmark, 12–18 Gy sind für das Anwachsen HLA-inkompatiblen Knochenmarks erforderlich. Die Bestrahlung in wenigen Fraktionen und mit höhrerer Dosisleistung begünstigt die Immunsuppression.

Totale nodale Bestrahlung (TNI) kann, ähnlich wie bei der Behandlung des Hodgkin-Lymphoms, über mehrere Wochen mit kleineren Fraktionen durchgeführt werden, wobei 20–40 Gy appliziert werden können. Bei Mensch und Tier konnte mit TNI Toleranz gegen Nieren inkompatibler Spender erzeugt werden. Vermutlich sind unspezifische Suppressorzellen, die unter dieser Bestrahlung entstehen, für die Toleranz verantwortlich. Die extrakorporale Bestrahlung des Blutes hat sich zur Immunsuppression nicht bewährt. Die Kopplung von Radioisotopen an spezifische Antikörper befindet sich noch im Versuchsstadium.

Zytostatische Chemotherapie

Die **Antimetaboliten** Azathioprin und Methotrexat gehören zu den klassischen Immunsuppressiva. Sie wirken auf die Zellteilung nach der Antigen-Stimulation (Gruppe II). Beide haben auch eine antiphlogistische Wirkung.

Azathioprin wird als Dauermedikation in einer Dosis von 1–3 mg/kg täglich zur Abstoßungsprophylaxe nach Nierentransplantation angewendet. Auch bei Autoimmunkrankheiten findet es Anwendung. Die Knochenmarktoxizität beschränkt seine Anwendung zur Prophylaxe der GvH-Reaktion nach Knochenmarktransplantation. Hepatotoxizität wird gelegentlich beobachtet.

Methotrexat wird zur Prophylaxe der GvH-Reaktion in einer Dosierung von 10–15 mg/m^2 pro Woche verwendet. Bei der Behandlung der Psoriasis wird es ebenfalls eingesetzt. Akute Nebenwirkungen sind Mukositis und Knochenmarkdepression, langfristig können Fibrosierungen in Lunge und Leber auftreten.

Cyclophosphamid, Melphalan, Chlorambucil und Procarbazin wirken immunsuppressiv durch Alkylierung der DNS. **Melphalan** gehört zur Gruppe I und wird vorwiegend zur Konditionierung vor Knochenmarktransplantation in einer Dosis von 140 mg/m^2 eingesetzt. Die anderen Alkylanzien sind vor und nach Antigen-Exposition wirksam. **Cyclophosphamid** ist stark immunsuppressiv wirksam. Es wirkt stärker auf die Antikörperproduktion als auf die T-Zell-Antwort. Als Dauertherapie von Autoimmunkrankheiten kann es in einer Dosierung von 1–3 mg/kg täglich per os gegeben werden. Als Akuttherapie, z.B. bei der Konditionierung vor Knochenmarktransplantation, werden 120–200 mg/kg in 2–4 Tagen i.v. eingesetzt. Akute Nebenwirkungen sind Leukozytendepression, Mukositis, Haarausfall und hämorrhagische Zystitis. Der Entwicklung einer hämorrhagischen Zystitis kann durch forcierte Diurese und die Verabreichung von Mesna zur Neutralisation alkylierender Metaboliten im Urin vorgebeugt werden. Langfristige Nebenwirkungen sind im Vergleich zu anderen Alkylanzien gering, sie bestehen in Sterilität und einem erhöhten Risiko von Harnblasenkarzinomen und Leukämie.

Chlorambucil führt weder zu Haarausfall noch zu Zystitis. Es wird daher von einigen Ärzten dem Cyclophosphamid vorgezogen. Allerdings ist die Leukämierate höher als nach Cyclophosphamid.

Procarbazin ist ebenfalls stark immunsuppressiv wirksam. Zentralnervöse Nebenwirkungen sind dosislimitierend. Es ist außerdem ein potentes Mutagen, weswegen sein Einsatz nur bei vitaler Indikation gerechtfertigt erscheint.

Kortikosteroide

Kortikosteroide sind als Immunsuppressiva und Antiphlogistika am weitesten verbreitet. Die sofortige Wirkung von Kortikosteroiden beruht auf dem antiphlogistischen Effekt, die immunsuppressive Wirkung ist erst nach längerer Therapie nachweisbar. Als Immunsuppressiva wirken sie am stärksten, wenn sie vor Antigenkontakt eingesetzt werden. Kortikosteroide hemmen die Produktion von Interleukin-1 und Tumor-Nekrose-Faktor α durch Antigen-präsentierende Zellen wie Monozyten, Makrophagen und dendritischen Zellen. Sie behindern die Rezirkulation von T-Lymphozyten und deren Interleukin-2-Produktion. Dabei werden Kortikosteroide über Rezeptoren aufgenommen, binden an den Zellkern und induzieren die Bildung einer spezifischen RNS. Die Wirkung auf zytotoxische Effektorzellen ist geringer als auf Helfer-T-Zellen.

Bei Abstoßungskrisen oder schwerer akuter GvH-Krankheit werden kurzfristig Dosierungen von mehreren 100 mg bis zu 1 g täglich, bei Autoimmunkrankheiten 1–2 mg/kg als Anfangsdosierung gegeben. Wegen der Gefahr schwerer Nebenwirkungen wie Ulcus ventriculi, Hochdruck, Diabetes, Psychose, Muskelatrophie, Blutungsneigung und Pilzinfektionen sollte die Dosis bald auf unter 0,5 mg/kg reduziert werden. Auf langfristige Nebenwirkungen wie Osteoporose, aseptische Knochennekrose und Katarakt muß geachtet werden. Wegen der Gefahr einer Nebennierenrinden-Insuffizienz nach längerer Therapie darf die Dosis nur schrittweise reduziert werden.

Ciclosporin

Ciclosporin unterscheidet sich von anderen immunsuppressiven Stoffen durch fehlende Knochenmarktoxizität und geringe Beeinflussung der Infektabwehr. Die Wirkungsweise von Ciclosporin unterscheidet sich von anderen Immunsuppressiva dadurch, daß es nicht die Antigenerkennung verhindert, sondern die Aktivierung von Effektorzellen. Es hemmt die IL-2-Produktion, vermutlich über Hemmung einer Peptidisomerase im Zellkern.

Es wirkt spezifisch auf T-Zellen, nicht aber auf T-Suppressorzellen, B-Zellen oder akzessorische Zellen.

Ciclosporin hat die Organtransplantation einen großen Schritt vorangebracht, wozu die geringere Infektanfälligkeit und geringere Knochenmarktoxizität beigetragen haben. In der Kochenmarktransplantation ist die GvH-Krankheit unter Ciclosporin-Prophylaxe zwar nicht seltener, aber besser steuerbar. Erfolge wurden auch bei Autoimmunkrankheiten wie Typ-I-Diabetes, Psoriasis und Glomerulonephritis berichtet.

Die breitere Anwendung ist jedoch durch zahlreiche Nebenwirkungen eingeschränkt: Am häufigsten ist die Nierentoxizität mit einer Störung der glomerulären Filtration infolge verminderter Prostazyklin- und erhöhter Thromboxan-Bildung. Auch außerhalb der Niere kann es zu Endothelschädigungen und Vaskulitis kommen. Bei einer GvH-Krankheit kann sich das Bild einer generalisierten Mikroangiopathie entwickeln. Andere Nebenwirkungen sind Tremor, Hochdruck, Hypertrichosis, gelegentlich Hyperbilirubinämie, Hyperprolactinämie, Parästhesien, Kopfschmerzen, Somnolenz, Krampfanfälle, Gingivahyperplasie, Übelkeit, Erbrechen und Osteoporose. Die Dosierung richtet sich nach Messungen der Serum- oder Blutspiegel und den Nebenwirkungen. Da Ciclosporin in der Leber durch Zytochromoxidase P450 abgebaut wird, können Medikamente, die das Enzym induzieren (wie Phenobarbital, Phenytoin, Rifamycin), den Abbau beschleunigen; hemmende Medikamente (wie Ketoconazol, Erythromycin u.a.) verzögern dagegen den Abbau.

Eine ähnliche Wirkungsweise, aber eine stärkere immunsuppressive Wirksamkeit haben FK 506 und Rapamycin, die ebenfalls aus Bodenpilzen gewonnen wurden. Sie sind noch nicht zugelassen.

Thalidomid, das früher als Schlafmittel zugelassen war und wegen teratogener Schäden aus dem Handel gezogen ist, hat im Tierversuch und bei Patienten mit chronischer GvH-Krankheit eine günstige immunsuppressive Wirkung gezeigt.

Antilymphozytenglobulin und monoklonale Antikörper

Antiseren von Kaninchen und Pferd gegen menschliche Thymozyten, Ductus-thoracicus-Lymphozyten oder Lymphoblasten-Linien werden seit vielen Jahren zur Behandlung von Abstoßungskrisen und GvH-Krankheit eingesetzt. Im Tierversuch konnte durch Antithymozytenglobulin dauerhafte Toleranz induziert werden. Bei der klinischen Transplantation waren die Erfolge nicht einheitlich. Der Grund dafür ist, daß zwischen einzelnen Präparaten biologische Unterschiede bestehen und bislang keine Laboruntersuchung die klinische Wirksamkeit sicher voraussagen konnte. Eine gesicherte Indikation außerhalb der Transplantation ist die Behandlung der schweren aplastischen Anämie.

Monoklonale Antikörper gegen das T-Zell-Rezeptor-assoziierte CD3-Antigen waren bei der Behandlung der Abstoßungskrise nach Nierentransplantation erfolgreich. Ein Antikörper (OKT-3) ist im Handel. Bei der Knochenmarktransplantation waren die Erfolge bisher nicht eindeutig, es kam nicht selten zu einer Stimulation der Produktion von Zytokinen. Andere Antikörper gegen CD3 und Antikörper gegen den IL-2-Rezeptor befinden sich in klinischer Erprobung bei Nieren- und Knochenmarktransplantation.

Komplikationen

Ein Risiko aller immunsuppressiven Therapieformen ist die erhöhte Inzidenz maligner Tumoren. So wurden nach Therapie mit Azathioprin vermehrt Haut- und Schleimhautneoplasien festgestellt, nach Behandlung mit Ciclosporin hochmaligne Lymphome und Kaposi-Sarkome. Nach Einsatz monoklonaler Antikörper bei Knochenmarktransplantation wurden ebenfalls vermehrt EBV-assoziierte Non-Hodgkin-Lymphome beobachtet.

Spezieller Teil

4 Onkologie

4.1 Mammakarzinom

A. GAUSE, M. PFREUNDSCHUH, V. DIEHL

Das Mammakarzinom ist das häufigste Malignom der Frau. Meist wird es in lokalisierten Stadien diagnostiziert und kann durch eine radikale Operation bzw. durch eine Kombination aus konservativer Operation und Strahlentherapie erfolgreich behandelt werden. Zwei Drittel aller Patientinnen erleiden jedoch ein Rezidiv bzw. Metastasen. In bestimmten Stadien kann eine adjuvante Chemotherapie in der Prämenopause bzw. eine Hormontherapie in der Postmenopause die Rezidivhäufigkeit verringern. Beim rezidivierenden oder metastasierenden Mammakarzinom kann eine Hormon- bzw. Chemotherapie in über der Hälfte der Fälle eine Remission erzielen und damit eine Lebensverlängerung erreichen; Heilungen sind in diesen Stadien jedoch nicht mehr möglich.

Definition

Mammakarzinome sind maligne Proliferationen des Drüsengewebes der Mamma. Obwohl pathohistologisch duktale von lobulären Karzinomen unterschieden werden, spricht vieles dafür, daß die meisten Karzinome ihren Ausgang von Zellen der terminalen Drüsengänge nehmen. Das Mammakarzinom metastasiert zunächst in die regionären Lymphknoten, dann hämatogen (Knochen, Haut, Lunge, Leber, Gehirn).

Kasuistik

Eine 45jährige Patientin stellt sich bei ihrem Hausarzt wegen eines Ikterus vor. Zur Vorgeschichte ist zu bemerken, daß die Patientin sich vor zwei Jahren einer Brustoperation mit Entfernung eines 3 cm großen bösartigen Tumors und anschließender Nachbestrahlung unterzog. Die axillären Lymphknoten seien nicht befallen gewesen, eine weitere Therapie sei nicht empfohlen worden. Den vorgesehenen regelmäßigen Nachsorgeuntersuchungen habe sich die Patientin entzogen, weil sie ihr psychisch zu belastend gewesen seien. Die **klinische Untersuchung** zeigt eine unauffällige Mastektomienarbe am Thorax ohne

Hinweis auf ein Lokalrezidiv, vergrößerte Lymphknoten sind nicht tastbar. Die Leber ist mit 14 cm kraniokaudal in der Medioklavikularlinie deutlich vergrößert und zeigt eine höckerige Oberfläche. Die **Laboruntersuchungen** zeigen ein erhöhtes direktes Bilirubin sowie eine erhöhte alkalische Phosphatase und γ-GT mit leicht erhöhten Transaminasen. Der CEA-Wert ist deutlich erhöht (70 ng/ml), ebenso der CA15-3-Wert. Die **Röntgen-Thorax-Aufnahme** zeigt multiple Rundherde vor allem in der rechten Lunge. Im **Ultraschall** stellt sich eine von multiplen Rundherden durchsetzte Leber dar. Eine ultraschallgezielte **Punktion der Leber** bestätigt den Verdacht der Metastasierung eines wenig differenzierten Mammakarzinoms.
Die Patientin erhält eine **Chemotherapie** mit dem CMF-Schema. Darunter kommt es zu einem deutlichen Rückgang aller Tumormanifestationen. Nach 9 Monaten nehmen die Lungenrundherde erneut an Größe zu. Eine **Hormontherapie** bleibt ohne Erfolg, ebenso eine zweite Chemotherapie mit dem AC-Schema. Die Patientin verstirbt 7 Monate später an einer respiratorischen Insuffizienz.

Epidemiologie

Das Mammakarzinom ist die häufigste bösartige Erkrankung der Frau: Die Inzidenz beträgt 100/100 000 pro Jahr; Altersgipfel: 7. Lebensdekade. Mehr als jede 10. Frau erkrankt während ihres Lebens an Brustkrebs, und über 3% aller Frauen sterben an dieser Erkrankung.

Ätiologie und Pathogenese

Die Ursache des Mammakarzinoms ist unbekannt. Epidemiologische Beobachtungen sprechen dafür, daß genetische, endokrine und Umweltfaktoren eine Rolle in der Pathogenese des Tumors spielen. Als Risikofaktor gilt eine familiäre Belastung. Frauen mit einer frühen Menarche haben ein höheres Risiko, Brustkrebs zu entwickeln, ebenfalls Frauen mit später oder fehlender Schwangerschaft. Für den Einfluß von Umweltfaktoren spricht die Tatsache, daß Frauen japanischer Abstammung in den USA häufiger ein Mammakarzinom entwickeln als Japanerinnen in Japan. Dabei könnte vor allem der Fettanteil in der Nahrung eine Rolle spielen. Eine fibrozystische Mastopathie stellt nur dann einen Risikofaktor dar, wenn atypische Hyperplasien oder eine Familienanamnese für Brustkrebs vorliegen.

🅢 Symptome

Ein Knoten in der Brust ist das häufigste Erstsymptom. Seltener sind Sekretausscheidungen aus bzw. Einziehungen der Mamille. Die sog. Orangenhaut oder vergrößerte axilläre oder supraklavikuläre Lymphknoten und Schwellungen des Armes sind Zeichen eines fortgeschrittenen Tumorwachstums.

🅓 Diagnostik

Über 90% der Mammakarzinome werden durch die klinische Untersuchung und eine Mammographie entdeckt. Die Diagnosesicherung muß histologisch erfolgen, wobei eine exzisionale Biopsie (Entfernung des gesamten Tumors) einer Probebiopsie vorzuziehen ist: Dies ermöglicht eine bessere Planung der definitiven lokalen Therapie ebenso wie eine histologische Aufarbeitung des Materials anstelle einer Schnellschnittuntersuchung. Es bedingt jedoch eine Trennung des diagnostischen Eingriffs von der therapeutischen Operation. Wenn der Nachweis der Östrogen- und Progesteronrezeptoren nicht immunhistologisch erfolgen kann, muß die Bestimmung der Rezeptoren biochemisch an frischem oder frisch eingefrorenem Tumormaterial erfolgen.

Die Stadieneinteilung erfolgt nach einer auf dem TNM-System basierenden Stadiengruppierung (siehe Abb. 4.1-1 und Tab. 4.1-1). Obligate Untersuchungen zur Stadieneinteilung, die grundsätzlich vor Beginn einer jeglichen Therapie durchgeführt werden müssen, beinhalten neben einer gründlichen Anamnese und klinischen Untersuchung einen Laborstatus (gesamtes Blutbild, Leberwerte einschließlich alkalischer Phosphatase, CEA als Tumormarker), eine Röntgenaufnahme des Thorax, eine Sonographie des Abdomens sowie ein Skelettszintigramm. Findet sich dabei kein auffallender Befund, so erfolgt das weitere Staging chirurgisch im Rahmen der Primärtherapie, wobei vor allem der Zahl der befallenen axillären Lymphknoten, z.T. auch der Größe des Primärtumors prognostische Bedeutung zukommt. Der Nachweis von Östrogen- oder Progesteronrezeptoren, der Grad der Differenzierung, die DNS-Ploidie oder die Amplifikation von Onkogenen (HER2/neu oder erb-B2) sowie der

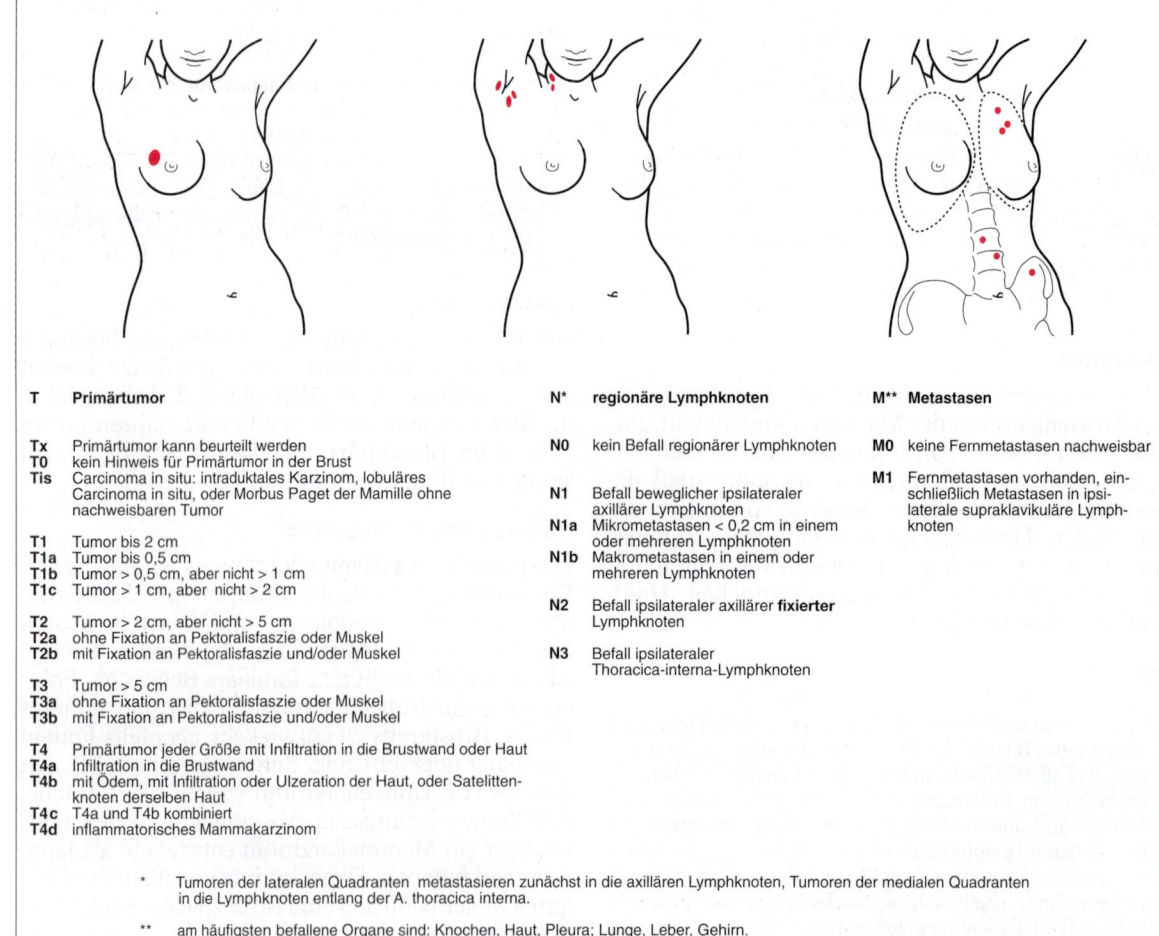

T	Primärtumor	N*	regionäre Lymphknoten	M**	Metastasen
Tx	Primärtumor kann beurteilt werden	N0	kein Befall regionärer Lymphknoten	M0	keine Fernmetastasen nachweisbar
T0	kein Hinweis für Primärtumor in der Brust				
Tis	Carcinoma in situ: intraduktales Karzinom, lobuläres Carcinoma in situ, oder Morbus Paget der Mamille ohne nachweisbaren Tumor	N1	Befall beweglicher ipsilateraler axillärer Lymphknoten	M1	Fernmetastasen vorhanden, einschließlich Metastasen in ipsilaterale supraklavikuläre Lymphknoten
		N1a	Mikrometastasen < 0,2 cm in einem oder mehreren Lymphknoten		
T1	Tumor bis 2 cm	N1b	Makrometastasen in einem oder mehreren Lymphknoten		
T1a	Tumor bis 0,5 cm				
T1b	Tumor > 0,5 cm, aber nicht > 1 cm				
T1c	Tumor > 1 cm, aber nicht > 2 cm	N2	Befall ipsilateraler axillärer **fixierter** Lymphknoten		
T2	Tumor > 2 cm, aber nicht > 5 cm				
T2a	ohne Fixation an Pektoralisfaszie oder Muskel	N3	Befall ipsilateraler Thoracica-interna-Lymphknoten		
T2b	mit Fixation an Pektoralisfaszie und/oder Muskel				
T3	Tumor > 5 cm				
T3a	ohne Fixation an Pektoralisfaszie oder Muskel				
T3b	mit Fixation an Pektoralisfaszie und/oder Muskel				
T4	Primärtumor jeder Größe mit Infiltration in die Brustwand oder Haut				
T4a	Infiltration in die Brustwand				
T4b	mit Ödem, mit Infiltration oder Ulzeration der Haut, oder Satellitenknoten derselben Haut				
T4c	T4a und T4b kombiniert				
T4d	inflammatorisches Mammakarzinom				

*   Tumoren der lateralen Quadranten metastasieren zunächst in die axillären Lymphknoten, Tumoren der medialen Quadranten in die Lymphknoten entlang der A. thoracica interna.

**   am häufigsten befallene Organe sind: Knochen, Haut, Pleura; Lunge, Leber, Gehirn.

Abb. 4.1-1   TNM-System des Mammakarzinoms.

Tab. 4.1-1 Stadiengruppierung des Mammakarzinoms

Stadium	TNM-Klassifikation		
0	Tis	N0	M0
I	T1	N0	M0
IIA	T0, 1	N1	M0
	T2	N0	M0
IIB	T2	N1	M0
	T3	N0	M0
IIIA	T0, 1, 2	N2	M0
	T3	N1, 2	M0
IIIB	T4	N0–3	M0
	T0–4	N3	M0
IV	T0–4	N0–3	M1

Nachweis von Kathepsin D und EGF-Rezeptoren haben dagegen geringere prognostische Aussagekraft, da es nicht sicher ist, ob diese Parameter von der Zahl der befallenen Lymphknoten und von der Primärtumorgröße unabhängige Variablen darstellen.

Komplikationen

Eine Komplikation stellt der aggressive Verlauf eines inflammatorischen, meist szirrhös wachsenden Mammakarzinoms dar. Hier kann eine unmittelbar nach histologischer Sicherung einsetzende Polychemotherapie mit begleitender lokaler Strahlentherapie eine Palliation oder gar Remission erzielen. Metastasierungen in die parenchymatösen Organe (Leber, Lunge, Gehirn) sind meist mit einem aggressiven Verlauf bei Östrogenrezeptor-negativen (ER$^-$-)Tumoren assoziiert, während Knochen und Hautmetastasen auf einen langsameren Verlauf hindeuten. Ein Hyperkalziämie-Syndrom kann bei ausgeprägter ossärer Metastasierung entstehen. Neben der Therapie der Grunderkrankung sind hier Hydratation, Kortikosteroide, Schleifen-Diuretika und Biphosphonate indiziert. Schließlich besteht ein hohes Risiko, ein zweites Karzinom in der kontralateralen Brust zu entwickeln. Studien, die hierfür den prophylaktischen Einsatz von Tamoxifen prüfen, sind angelaufen.

▼ Therapie

Lokale Therapie: Vor jeglichen lokalen Therapiemaßnahmen muß mit der Patientin die Möglichkeit der Brusterhaltung bzw. der Rekonstruktion besprochen werden. Letztere ist bei fast allen Patientinnen auch nach einer totalen Mastektomie möglich, sie kann aber problematisch werden, wenn die Mastektomie Hauttransplantate nötig macht oder wenn sich eine postoperative Strahlentherapie anschließt.
Die **Standardtherapie in den Stadien I und II** bei einem Primärtumor < 2 cm ist die brusterhaltende Tumorexzision im Gesunden mit Entfernung der axillären Lymphknoten und anschließender Strahlentherapie. Bei größeren Tumoren ist die totale

Mastektomie unter Erhaltung der Pektoralismuskulatur indiziert (siehe Tab. 4.1-2).
Eine adjuvante Strahlentherapie vermag Lokalrezidive bei großen Primärtumoren (> 5 cm), bei ausgeprägtem Lymphknotenbefall (> 4) oder bei Ausdehnung des Tumors in das Fettgewebe der Axilla oder die Thoraxwand zu verringern, ohne Einfluß auf die Überlebensrate zu haben. Bei weit fortgeschrittenem lokalem Mammakarzinom (Stadium IIIb bzw. T4 oder N3) wird eine präoperative Chemotherapie zur Verkleinerung des Tumors und Verbesserung der operativen Möglichkeiten der Operation und nachfolgenden Strahlentherapie vorangestellt.
Adjuvante Therapie: Eine adjuvante Chemotherapie ist bei allen **prämenopausalen Patientinnen** mit einem **Befall axillärer Lymphknoten** indiziert. Insbesondere bei einem Befall von **ein bis drei Lymphknoten** führt eine sechsmonatige Polychemotherapie mit dem CMF-Schema (Cyclophosphamid, Methotrexat, 5-Fluorouracil) zu einer Lebensverlängerung, während bei stärkerem Befall nur die Zeit bis zum Rezidiv verlängert wird. Bei ausgeprägtem Lymphknotenbefall **(> 3 Lymphknoten)** wird derzeit eine **Intensivierung** der adjuvanten Chemotherapie bis hin zum Einsatz der autologen Knochenmarktransplantation für junge Patientinnen geprüft.
Bei **fehlendem Lymphknotenbefall** wird eine adjuvante Chemotherapie nur bei Vorliegen ungünstiger Faktoren (Primärtumor > 2 cm, ER$^-$-Tumor, Gefäßinvasion, geringer Differenzierungsgrad, Aneuploidie) empfohlen. Da diese klinischen Konstellationen bei negativem Lymphknotenbefund jedoch selten sind und ihr Wert als unabhängiger prognostischer Marker umstritten ist (was insbesondere für neuere Parameter wie Nachweis von Hitzeschockproteinen, pS2, Ki-67-Antigen, Urokinase und Plasminogenaktivatoren gilt), sollte eine adjuvante Chemotherapie bei fehlendem Lymphknotenbefall **nur innerhalb von kotrollierten Studien** erfolgen, da der Preis (Verlust an Lebensqualität durch Nebenwirkungen der Chemotherapie) im Vergleich zu dem zu erwartenden Gewinn (Erhöhung der Rezidivfreiheit um 3–10%) hoch ist. Bei fehlendem

Tab. 4.1-2 Lokale Therapie des Mammakarzinoms

klinische Situation		therapeutisches Vorgehen
T0, 1	< 2 cm	Tumorexzision im Gesunden + Entfernung der axillären Lymphknoten + additive Strahlentherapie
T2	2–5 cm	totale Mastektomie + Entfernung der axillären Lymphknoten
T3	> 5 cm	wie T2, evtl. additive Strahlentherapie
T4		präoperative Chemotherapie, dann wie T2
N3		wie bei T4

Lymphknotenbefall in der Postmenopause wird eine adjuvante systemische Therapie mit dem Anti-östrogen Tamoxifen empfohlen; eine zusätzliche Chemotherapie ist hier nur beim Vorliegen ungünstiger Prognosekriterien (z. B. ER⁻-Tumoren) innerhalb von Studien zu vertreten.

Eine adjuvante Hormontherapie mit dem Anti-östrogen Tamoxifen über zwei bis fünf Jahre verlängert die Überlebenszeit von **postmenopausalen Patientinnen mit Lymphknotenbefall.** Ob eine solche Therapie auch bei fehlendem Lymphknotenbefall oder in der Prämenopause bei Östrogenrezeptor-positiven (ER⁺-)Tumoren die Prognose verbessert, ist unklar.

Therapie des fortgeschrittenen Mammakarzinoms: Sobald ein Rezidiv auftritt oder der Tumor sich über die axillären Lymphknoten hinaus ausgebreitet hat, ist eine Heilung nicht mehr möglich. Unter dem Aspekt der **Palliation** bekommt die Toxizität der Behandlung daher primäre Bedeutung bei der Therapieentscheidung. Bei Lokalrezidiven sollte eine lokale Therapie (Operation oder Strahlentherapie) so lange eingesetzt werden, wie sie möglich und wirksam ist. In den meisten Fällen wird aber bald eine systemische Therapie nötig.

Dann sollte grundsätzlich der **Hormontherapie** der Vorzug gegeben werden, besonders beim Vorliegen günstiger Prognosefaktoren (Alter > 60 Jahre, ER⁺-Tumor, > 2 Jahre seit der Primärtherapie, Metastasierung vorwiegend in Knochen, Haut, Lymphknoten, Brust oder Pleura). Unter Hormontherapie werden bis zu 60% (partielle) Remissionen erreicht, die durchschnittlich 16 Monate andauern. Anti-östrogene (Tamoxifen 30 mg/d) bleiben die Hormontherapie der Wahl, allerdings könnten die Aromatasehemmer der zweiten Generation aufgrund ihrer geringen Nebenwirkungen zunehmend in der Ersttherapie eingesetzt werden. Bei sekundärem Nicht-Ansprechen (d. h. Therapieversagen nach anfänglichem Ansprechen) auf eine Tamoxifentherapie kann eine zweite Hormontherapie mit dem Steroidsynthesehemmer Aminoglutethimid (bei gleichzeitiger Hydrokortisonsubstitution) oder dem Gestagenpräparat Medroxyprogesteronacetat versucht werden. Leuprolid, ein Analogon von GnRH zur Ausschaltung der Ovarialfunktion, ist die Hormontherapie der Wahl bei ER⁺-Tumoren in der Prämenopause, wenn eine Ovarektomie abgelehnt wird. Seine Wirkung erfolgt wahrscheinlich über eine reduzierte FSH-Stimulation der Ovarien und einen gleichzeitigen direkten inhibitorischen Effekt auf das Mammakarzinom.

Eine **Chemotherapie** ist indiziert bei einem primären Nicht-Ansprechen auf eine Hormontherapie oder wenn ein rasches Ansprechen des Tumors auf die Therapie nötig ist, z. B. bei rascher Progredienz von Leber- oder Lungenmetastasen. Obwohl ein Vorteil gegenüber einer Monotherapie in bezug auf die Überlebenszeit umstritten und allenfalls gering ist, ist die Standardchemotherapie immer noch (bei ausreichendem Allgemeinzustand der Patientin) eine Polychemotherapie mit der Kombination aus Cyclophosphamid, Methotrexat und Fluorouracil (CMF-Schema). Es wird bis zum maximalen Ansprechen bzw. sechs Monate lang gegeben. Bei 50–80% der Fälle kann eine partielle und bei bis zu 20% eine komplette Remission erreicht werden. Die Remissionsdauern betragen weniger als ein Jahr. Anthrazyklinhaltige Schemata (z. B. das CAF-Schema: Cyclophosphamid, Doxorubicin, 5-Fluorouracil) können bei sehr raschem Tumorwachstum oder bei sekundärem Nicht-Ansprechen auf eine CMF-Therapie erwogen werden (cave: kumulative Kardiotoxizität!). Nachfolge-Chemotherapien (bei primärem oder sekundärem Nicht-Ansprechen auf die erste Chemotherapie) haben keinen Effekt auf die Überlebenszeit. Deshalb ist in solchen Fällen eine palliative Monotherapie (z. B. mit wöchentlicher Gabe von niedrig-dosierten Anthrazyklinen) gerechtfertigt. Intensivierte Chemotherapien (mit peripherer Stammzell- oder autologer Knochenmarktransplantation) und neue vielversprechende Zytostatika (Taxol, Taxoter) werden zur Zeit in Studien geprüft.

Verlauf und Prognose

Sind die axillären Lymphknoten nicht befallen, so kommt es bei Tumoren < 2 cm nur in 10%, bei Tumoren > 2,5 cm in ca. 25% der Fälle zu einem Rezidiv. Bei Befall der axillären Lymphknoten erhöhen sich diese Zahlen auf 40 bzw. 70%. Rezidive können insbesondere bei ER⁺-Tumoren noch nach mehr als zehn Jahren auftreten. Die mittlere Überlebenszeit beim Auftreten von Fernmetastasen beträgt 18 Monate. Die 5-Jahres-Überlebensrate dieser Patientinnen beträgt 10%.

Differentialdiagnose

Schwierig kann die Abgrenzung gegenüber einer zystischen Mastopathie sein. Hilfreiche Hinweise können sich aus der Beschaffenheit des Knotens, seiner Verschieblichkeit oder aus Veränderungen der darüberliegenden Haut ergeben. Häufig ist eine Entscheidung aufgrund des mammographischen Befundes möglich, zumindest aus Verlaufsbeobachtungen. In Zweifelsfällen ist immer die histologische Untersuchung indiziert.

4.2 Weichteilsarkome

J. Schwamborn, M. Pfreundschuh

Weichteilsarkome im Erwachsenenalter sind sehr selten. Die häufiger im Kindesalter anzutreffenden, rasch hämatogen metastasierenden Rhabdomyosarkome sind chemotherapiesensibel und sollen innerhalb standardisierter Studienprotokolle behandelt werden, die meist einen kombinierten Ansatz, bestehend aus Chemotherapie und Operation bzw. lokaler Strahlentherapie, vorsehen. Für alle anderen Weichteilsarkome des Erwachsenen ist die Operation (radikale Resektion) die Therapie der Wahl sowohl für den Primärtumor in kurativer Absicht als auch für lokale Rezidive und zur Palliation in fortgeschrittenen Stadien. Bei extremitätenerhaltender Operation ist eine Nachbestrahlung zu empfehlen. Die Weichteilsarkome des Erwachsenen sind nur wenig strahlen- und chemotherapiesensibel, so daß diese Therapiemodalitäten nur in der palliativen Situation zum Einsatz kommen sollten, wenn chirurgische Maßnahmen nicht mehr möglich sind.

Definition

Weichteilsarkome sind maligne Neubildungen, die in mesenchymalen Organen und dem Stroma epithelialer Organe entstehen. Die Einteilung erfolgt entsprechend ihrem histogenetischen Ursprung, der in den meisten Fällen aufgrund der morphologischen Verwandtschaft der Tumorzelle mit der Ursprungszelle definiert werden kann. Entscheidend für die Prognose ist der Differenzierungsgrad. Neben eindeutig benignen und bösartigen Formen gibt es auch lokal aggressiv wachsende, invasive Formen (z. B. Desmoidtumoren oder das Dermatofibrosarcoma protuberans). Die Metastasierung erfolgt in die regionären Lymphknoten und dann hämatogen bevorzugt in die Lunge.

Kasuistik

Ein 67jähriger Patient stellt sich beim Hausarzt vor, weil eine „Geschwulst" am linken Oberarm, die der Patient schon seit Jahren hat, in den letzten Wochen deutlich an Größe zugenommen hat und Schmerzen bereitet. Die **klinische Untersuchung** zeigt einen 5×8 cm großen, derben Tumor, der auf der Unterlage verschieblich ist. Der übrige klinische Befund ist unauffällig, insbesondere sind keine Lymphknotenvergrößerungen nachweisbar. Der gesamte **Laborstatus** ist unauffällig, die **Röntgenaufnahme** des linken Oberarms und des Thorax in zwei Ebenen, **Ultraschall** und **Skelettszintigramm** zeigen unauffällige Befunde. Der Hausarzt überweist den Patienten zum Chirurgen, der den Tumor in Lokalanästhesie entfernt. Dabei zeigt sich ein gelblichweißer Tumor, der in toto entfernt werden kann. **Die Histologie** ergibt ein gut differenziertes Liposarkom. Es erfolgen eine Nachresektion im Gesunden unter Vollnarkose sowie eine Nachbestrahlung. Ein Rezidiv oder Metastasen treten nicht auf.

Epidemiologie

3 Fälle/100 000 Einwohner/Jahr; Altersgipfel in der 2. und 6. Lebensdekade.

Ätiologie und Pathogenese

Die **Ätiologie** ist bei den meisten Fällen unbekannt. Ein gehäuftes Auftreten wird ca. 10 Jahre nach einer Strahlentherapie von Hodgkin-Lymphomen im Strahlenfeld beobachtet.

S Symptome

Die Beschwerden sind uncharakteristisch. Patienten bemerken ein Tumorwachstum. Je nach Lokalisation können sich Beschwerden in Form von Schmerzen oder spezifischen Organsymptomen äußern.

Oberflächliche Sarkome lassen sich als derbe Raumforderung tasten, die häufig mit der Umgebung verbacken ist, gelegentlich finden sich vor allem bei schnell wachsenden Tumoren Entzündungszeichen des umgebenden Gewebes.

D Diagnostik

Die Diagnose wird histologisch gestellt. Die Subklassifizierung der Sarkome erfolgt histogenetisch. Klinisch relevant ist die Abgrenzung eines Rhabdomyosarkoms: Es entsteht bevorzugt in Muskeln der Extremitäten, verläuft rasch progredient, metastasiert früh hämatogen und spricht relativ gut auf eine Chemotherapie an.

Bis auf eine manchmal erhöhte Serum-LDH sind die Laboruntersuchungen unauffällig. Zur Stadieneinteilung werden ein Computer- bzw. Kernspintomogramm der Tumorregion durchgeführt, eine Röntgenuntersuchung des Thorax in zwei Ebenen, bei geplanter Operation evtl. noch eine Angiographie.

Die **Stadieneinteilung** der Weichteilsarkome erfolgt nach Stadiengruppen, basierend auf dem TNM-System und unter Berücksichtigung der Differenzierung des Tumors (Grading von G0–G4; siehe Tab. 4.2-1 und 4.2-2).

Tab. 4.2-1 Stadieneinteilung der Weichteilsarkome

G	Differenzierungsgrad des Tumors	
	G0	benigne
	G1	gut differenziert
	G2	mäßig differenziert
	G3	schlecht differenziert
	G4	undifferenziert
T	Primärtumor	
	Tx	Primärtumor nicht beurteilbar
	T0	kein Primärtumor nachweisbar
	T1	Tumor < 5 cm
	T2	Tumor > 5 cm
N	Regionäre Lymphknoten	
	N0	kein Befall regionärer Lymphknoten
	N1	Befall regionärer Lymphknoten
M	Metastasen	
	M0	keine Fernmetastasen
	M1	Nachweis von Fernmetastasen

Komplikationen

Komplikationen werden durch das Wachstum des Primärtumors bzw. der Metastasen verursacht.

Tab. 4.2-2 Stadiengruppierung der Weichteilsarkome (American Joint Committee = AJC und Union International Contre le Cancer = UICC, 1987)

IA	G1	T1	N0	M0	Tumor des Differenzierungs-grades 1, < 5 cm groß, keine Lymphknoten- oder Fernmetastasen
IB	G1	T2	N0	M0	Grad-1-Tumor, > 5 cm, ohne Lymphknoten- oder Fernmetastasen
IIA	G2	T1	N0	M0	Grad-2-Tumor, < 5 cm, ohne Lymphknoten- oder Fernmetastasen
IIB	G2	T2	N0	M0	Grad-2-Tumor, > 5 cm, ohne Lymphknoten- oder Fernmetastasen
IIIA	G3, 4	T1	N0	M0	Grad-3-Tumor, < 5 cm, ohne Lymphknoten- oder Fernmetastasen
IIIB	G3, 4	T2	N0	M0	Grad-3-Tumor, ≥ 5 cm, ohne Lymphknoten- oder Fernmetastasen
IVA	G1–4	T1–2	N0–1	M0	jeder Tumor mit regionären Lymphknotenmetastasen, ohne Fernmetastasen
IVB	G1–4	T1–2	N0–1	M1	jeder Tumor mit Fern-metastasen

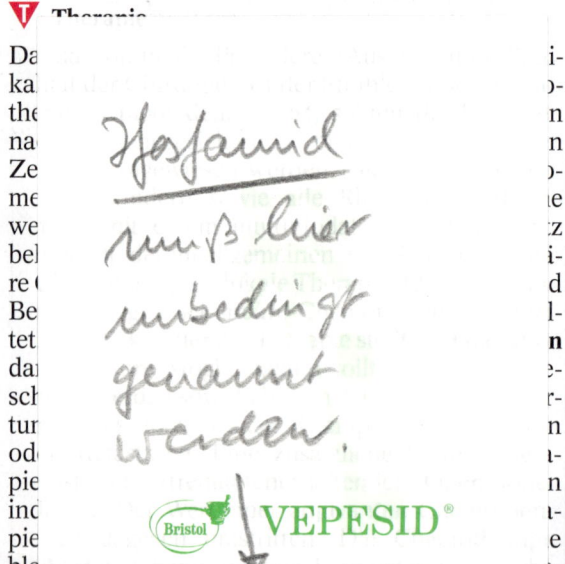

halten. Wirksame Zytostatika sind Doxorubicin, Cyclophosphamid, Etoposid und Dacarbazin. Mit Kombinationen dieser Zytostatika werden in 30% der Fälle ein Ansprechen, in 5–10% komplette Remissionen erzielt, von denen wiederum nur 10% langfristig rezidivfrei bleiben. Klinisch komplette Remissionen sollten durch eine „Second-look-Operation" histologisch gesichert werden, da

diese Patienten eine ebenso gute Prognose haben wie Patienten mit kompletter chirurgischer Resektion.

Verlauf und Prognose

Die Prognose hängt vom Grad der Differenzierung und vom Stadium ab. Die 5-Jahres-Überlebenszeit bei Tumor ohne Metastasen beträgt 40%, bei Tumor mit Metastasen weniger als 5%.

Differentialdiagnose

Diese umfaßt alle gutartigen Tumoren. Sobald Tumorwachstum beobachtet wird, ist auch bei schon länger bestehenden Tumoren (z.B. Lipomen) die histologische Untersuchung indiziert.

4.3 Paraneoplastische Syndrome

U. Kaboth, W. Hiddemann

Paraneoplastische Syndrome stellen eine heterogene Gruppe von Krankheitsbildern dar, die nicht unmittelbar mit einer bösartigen Erkrankung zusammenzuhängen scheinen, aber gehäuft mit einer solchen assoziiert sind. Typischerweise treten sie nicht lokal im Bereich des Primärtumors oder seiner Metastasen auf, sondern werden durch vom Tumor freigesetzte Signalstoffe (z.B. Hormone, Zytokine) oder Autoimmunmechanismen induziert. Sie können bereits den äußeren Aspekt des Patienten verändern, wie z.B. beim Cushing Syndrom durch ein Cortisol-produzierendes Nierenrindenzellkarzinom oder auch durch ein kleinzelliges Bronchialkarzinom mit „ektoper ACTH-Bildung". Der pathogenetische Zusammenhang ist jedoch nur bei einem Teil dieser sog. paraneoplastischen Syndrome (p.S.) so eindeutig wie in den genannten Fällen oder etwa beim Zollinger-Ellison Syndrom (Gastrin-produzierender Tumor → ständige Stimulation der Magensäureproduktion → rezidivierende Ulcera duodeni).

Paraneoplastische Syndrome sind relativ selten, ihre Inzidenz wird mit 7–15% angegeben. Dennoch ist die Kenntnis derartiger Krankheitszeichen von hoher klinischer Relevanz. So können paraneoplastische Syndrome Frühsymptome einer malignen Grundkrankheit sein bzw. deren Rezidiv oder Fortschreiten anzeigen. Die klinische Symptomatik paraneoplastischer Syndrome bessert sich meist oder verschwindet mit dem Erfolg der antineoplastischen Therapie und stellt somit in gewisser Weise einen „Tumormarker" dar.
Neben organbezogenen Tumor-assoziierten Erkrankungen gehören systemische Symptome wie Gewichtsverlust und Kachexie sowie Fieber zu den häufigsten Manifestationen paraneoplastischer Syndrome.

Definition

Paraneoplastische Syndrome umfassen eine heterogene Gruppe Tumor-assoziierter Krankheitszeichen, die meist fernab vom Primärtumor oder seinen Metastasen durch Freisetzen von Signalstoffen (z. B. Hormonen, Zytokinen), Induktion von Autoimmunmechanismen oder andere, zum Teil noch ungeklärte Mechanismen induziert werden und mit dem Verlauf einer Tumorkrankheit parallel gehen.

Kasuistik

Ein 27jähriger Patient beobachtet bei sich seit fünf Wochen eine allmählich zunehmende, derbe und etwas druckempfindliche Schwellung der linken, seit ein paar Tagen auch der rechten Mamille („Gynäkomastie") und sucht zunächst den Hausarzt auf, der ihn sofort in die Ambulanz des nächsten onkologischen Zentrums überweist. Dort war der Patient an sich in Nachsorge wegen eines vor 3½ Jahren operativ und anschließend durch Chemotherapie behandelten β-HCG- und α-Fetoprotein-produzierenden Hodenkarzinoms, hatte sich aber den letzten beiden Nachsorgeterminen entzogen. Er entsann sich jetzt, daß die Gynäkomastie damals erstes Symptom des noch nicht bemerkten Hodentumors war. Übriger **klinischer Befund**, außer den Operationsnarben, unauffällig einschließlich des Lymphknoten- und abdominellen Tastbefunds. **Labor:** erhöhte LDH mit 520 U/l, β-HCG 3200 U/l, AFP 900 U/l. Übrige Laborparameter einschließlich BKS normal. **Sonographie** und **CT**-Abdomen: vergrößerter Lymphknoten bis zu 4×7 cm in Höhe des linken Nierenhilus. **Röntgen-Thorax:** vier bis zu 3 cm große Lungenmetastasen.

Ätiologie und Pathogenese

▶ **Systemische Manifestationen:** Gewichtsverlust und Tumorkachexie gehören ebenso wie Fieber zu den häufigsten paraneoplastischen Syndromen. Sie werden wahrscheinlich durch die Produktion und Freisetzung von Zytokinen hervorgerufen, zu denen insbesondere Interleukin-1, Tumornekrosefaktor und Interleukin-6 gehören. Durch Vermittlung dieser Substanzen kann eine zentrale Regulationsstörung des Energiestoffwechsels sowie der Temperaturkontrolle induziert werden, die zu Fieber sowie hypometabolen, aber auch katabolen Veränderungen des Muskeleiweißstoffwechsels führen. Auf ihnen beruht auch die vermehrte Bildung sogenannter Akute-Phase-Proteine, die sich in Veränderungen der Serumeiweiße mit α_1- und α_2-Globulinvermehrung, Hyperfibrinogenämie und BKS-Beschleunigung manifestiert.

▶ **Paraneoplastische Endokrinopathien** entstehen nicht nur durch anhaltende Hormonproduktion maligne transformierter Drüsenzellen, sondern auch durch sog. **ektope** Produktion von Hormonen bzw. Hormonanaloga oder ähnlich wirkenden Substanzen in Tumoren nicht-hormonproduzierender Gewebe. So wird die „Tumorhyperkalzämie" meist durch ein Parathormon-related-Protein (PTHrP) induziert, das mit PTH Homologien aufweist, auch an den gleichen Rezeptor bindet, aber von einem anderen Chromosom (12 statt 11) kodiert wird. Die Hyperkalzämie beim Plasmozytom und bei malignen Lymphomen wird hingegen durch osteoklastenaktivierende Zytokine (IL-1β, Tumornekrosefaktor und IL-6) vermittelt. Ein weiterer Mechanismus besteht im Verlust von Repressor-Gen-Effekten in entdifferenzierten Tumorzellen, der zur Umwandlung ubiquitär gebildeter Zellprodukte in endokrin aktive Substrate führen kann. Ein Beispiel hierfür ist die besonders beim kleinzelligen Bronchialkarzinom vorkommende und durch Glukokortikoide nicht supprimierbare Produktion des biologisch inaktiven Propriomelanocortins (POMP), das in ein auch immunologisch wirksames ACTH überführt wird und das klinische Bild des Morbus Cushing hervorruft.

▶ **Paraneoplastische Störungen der Hämostase** können sich in Form einer verstärkten Neigung zu venösen Thrombosen, aber auch einer vermehrten Blutungsneigung manifestieren. Rezidivierende Phlebothrombosen beruhen überwiegend auf der Freisetzung von Tumorgewebsthromboplastin und werden u.U. durch Operation oder therapieinduzierten Tumorzerfall verstärkt; eine im Rahmen der Akute-Phase-Reaktion ausgelöste Hyperfibrinogenämie, Thrombozytose und auch eine Erhöhung des Plasminogenaktivator-Inhibitorspiegels können zusätzlich eine Rolle spielen. Andererseits kann auch eine vermehrte Blutungsneigung auftreten, ausgelöst durch Freisetzung von Plasminogenaktivatoren aus dem Tumor mit konsekutiver Fibrinolysesteigerung und Verbrauchskoagulopathie, wie z.B. typischerweise bei der Promyelozytenleukämie. Zu den paraneoplastischen Veränderungen des **hämatopoetischen Zellsystems** gehört insbesondere die **Tumoranämie** („anemia of chronic disease"). Ihr Mechanismus ist unklar, es besteht eine Eisenverwertungsstörung bei zugleich verkürzter Lebensdauer der Erythrozyten und inadäquatem reaktivem Erythropoetinanstieg. Bei Nierentumoren, gelegentlich aber auch durch ektope Erythropoetinproduktion in anderen Tumoren kann es zu einer paraneoplastischen **Polyglobulie** (Erythrozytose) kommen. **Autoimmunhämolytische Anämien** und **Immunthrombozytopenien** kommen als p.S. besonders bei lymphatischen B-Zell-Neoplasien vor und sollten daher immer Anlaß sein, nach einer solchen Grunderkrankung zu fahnden.

Dies gilt auch für andere Tumor-assoziierte Autoimmunerkrankungen, insbesondere Dermatomyositis und Polymyositis sowie Myasthenia gravis. Ähnliche Pathomechanismen werden für **paraneoplastische Polyneuropathien** und **Enzephalopathien** angenommen. Bei Manifestationen im Bereich der neuromuskulären Synapsen (Lambert-Eaton Syndrom, z.B. bei kleinzelligem Bronchialkarzinom, Myasthenia gravis, oft bei Thymomen) gilt eine humoral über Antikörper vermittelte Autoimmunerkrankung als gesichert. Bei monoklonalen Gammopathien („Paraproteinämien"), insbesondere vom Typ IgM, mit oder ohne manifeste B-Zell-Neoplasie, gibt es zum Teil schwere Polyneuropathien, die auf einer spezifischen Bindung des Paraproteins an bestimmte Strukturen des Neurons (z.B. Myelinassoziiertes Glykoprotein: → Anti-MAG-Polyneuropathie) zu beruhen scheinen; ferner kann bei einer Paraproteinämie sekundär eine Amyloidose auftreten. Für die echten **kutanen paraneoplastischen Syndrome,** die von den eigentlichen, durch Tumorzellinfiltrate bedingten Hautmanifestationen abzugrenzen sind, ist der Mechanismus weitgehend unbekannt.

Symptomatik, Diagnostik, Therapie und Prognose

Wegen der Vielzahl und Vielgestaltigkeit der paraneoplastischen Syndrome wird hier auf die entsprechenden Spezialkapitel, auf Tabelle 4.3-1 mit einer ausgewählten Übersicht häufiger oder wichtiger p.S. sowie die weiterführenden Literaturangaben (Abeloff, van de Loo) hingewiesen. Die **Prognose** wird weitgehend durch die Behandelbarkeit der Tumorerkrankung bestimmt, deren Rückbildung oder operative Entfernung in der Regel zum Verschwinden des p.S. führt; lediglich die neurologischen p.S. sind auch bei erfolgreicher Therapie des Tumorleidens nur zum Teil und dann auch oft nur langsam reversibel.

Tab. 4.3-1 Paraneoplastische Syndrome

Manifestationsbereich	paraneoplastisches Syndrom	(bevorzugtes) Vorkommen:
▶ Allgemein-erscheinungen	Gewichtsverlust → Kachexie Blässe („Tumoranämie")	
	Fieber, Nachtschweiß	maligne Lymphome („B-Symptome"), akute Leukämien
▶ endokrines System	Hyperkalzämie	kleinzelliges Bronchialkarzinom, Mammakarzinom, Hypernephrom, Plasmozytom, Nebenschilddrüsenadenom
	Cushing Syndrom Gynäkomastie Schwartz-Bartter Syndrom („SIADH" = **S**yndrom der **I**nadäquaten **ADH**-Produktion)	NNR-Karzinom, kleinz. Bronchialkarzinom, β-HCG-produzierender Hodentumor
	Flush-Syndrom Hypoglykämie Hyperglykämie Hypertonus	Karzinoid Insulinom Glukagonom Phäochromozytom, Conn Syndrom
	rezidivierende Ulcera duodeni (Zollinger-Ellison Syndrom) wäßrige Durchfälle (Werner-Morrison Syndrom)	Gastrinom Vipom
▶ Hämostase	rezidivierende Phlebothrombosen (Thrombophlebitis migrans)	Pankreaskarzinom, kleinzelliges Bronchialkarzinom
	disseminierte intravasale Gerinnung mit Verbrauchskoagulopathie	akute Promyelozytenleukämie
▶ hämato-poetisches System	Tumoranämie („anemia of chronic disease")	
	autoimmunhämolytische Anämie	Non-Hodgkin-Lymphome, besonders: CLL, Thymom
	mikroangiopathische hämolytische Anämie	
	Pure-red-cell-Anämie Erythrozytose (Polyglobulie)	Thymom Nierenzellkarzinom
	Granulozytose, Monozytose Eosinophilie Thrombozytose	
	Immunthrombozytopenie (in Kombination mit Coombs-positiver Hämolyse: = Evans Syndrom)	Non-Hodgkin-Lymphome

Tab. 4.3-1   Fortsetzung

Manifestations-bereich	paraneoplastisches Syndrom	(bevorzugtes) Vorkommen:
▶ neuromuskuläres System		
peripheres Nervensystem	akute Polyneuritis (Guillain-Barré-Syndrom) akute sensible Polyneuritis chronische Polyneuritis	
	paraproteinämische Polyneuropathie	Plasmozytom, Morbus Waldenström sowie „monoklonale Gammopathie unklarer Bedeutung"
Zentralnervensystem	subakute Kleinhirndegeneration Enzephalitis subakute Retinadegeneration	
neuromuskuläre Synapsen	Myasthenia gravis Lambert-Eaton Syndrom	(malignes) Thymom kleinzelliges Bronchialkarzinom
Muskelsystem	Dermatomyositis, Polymyositis, Immunvaskulitis	

evtl. auch kombiniertes Vorkommen der verschiedenen Manifestationen!

▶ Haut	Dermatomyositis	
	Pruritus	M. Hodgkin, Polycythaemia vera
	Acanthosis nigricans	Adenokarzinom des GI-Trakts
	hypertrophe Osteoarthropathie („Trommelschlegelfinger!")	Bronchialkarzinom
	Peutz-Jeghers Syndrom Gardner Syndrom	familiäre Polyposis des Darms Adenokarzinom des Darms

▶ andere oder seltene Manifestationen	Amyloidose	Plasmozytom
		akute Leukämie, maligne Lymphome
		Morbus Hodgkin
	Leberfunktions-	Hypernephrom
	des	

Liter

– Abe
1598.
– Oc
„Ectc
W. B
Saunc
– Var
nist 3

4.4 Weitere maligne Erkrankungen

Die folgenden Erkrankungen sind den entsprechenden Organkapiteln zugeordnet:

Blasenkarzinom (Kap. 23.15.3)
Chronische myeloproliferative Erkrankungen (Kap. 5.7)
Gallenblasenkarzinom (Kap. 11.6.1.4)
Gallengangskarzinom (Kap. 11.6.2.4)
Herztumoren (Kap. 21.12)
Hormoninaktive Nebennierentumoren (Kap. 13.5.1.7)

Hypophysenadenome (Kap. 13.2.1)
Knochendestruktion durch malignes Tumorwachstum (Kap. 15.5)
Lebertumoren (Kap. 11.5.8)
Leukämien (Kap. 5.3)
Magentumoren (Kap. 11.3.4)
Maligne Lymphome (Kap. 5.4)
Mediastinaltumoren (Kap. 22.7.1)
Multiple endokrine Neoplasien (Kap. 13.8)
Myelodysplasien (Kap. 5.5)
Neoplasien der Pleura (Kap. 22.6.3)
Osteosarkom (Kap. 15.4)
Pankreastumoren (Kap. 11.7.2)
Parenchymatöse Nierentumoren (Kap. 23.10)
Phäochromozytom (Kap. 13.5.2.1)
Prostatahyperplasie (Kap. 23.16.2)
Prostatakarzinom (Kap. 23.16.3)
Schilddrüsentumoren (Kap. 13.3.7)
Tumoren der Bronchien und der Lunge (Kap. 22.5)
Tumoren der Mundhöhle (Kap. 11.1.9)
Tumoren des Dünn- und Dickdarms (Kap. 11.4.9)
Tumoren des Ösophagus (Kap. 11.2.8)

Praxisfragen

Praxisfrage 1

Eine 36jährige, bisher immer gesunde und beschwerdefreie Patientin bemerkt bei der monatlichen Selbstkontrolle einen Knoten in der rechten Brust und sucht deshalb den Hausarzt auf. Die klinische Untersuchung ist bis auf einen 2×1 cm großen Knoten im oberen äußeren Quadranten der rechten Brust unauffällig.

a Wie lautet Ihre Verdachtsdiagnose?

b Welche Untersuchungen veranlassen Sie zunächst?

Praxisfrage 2

Eine 72jährige Patientin ist in Ihrer regelmäßigen Nachsorge nach Operation eines Mammakarzinoms vor 3 Jahren (T2N0M0). Nach der Mastektomie war sie nachbestrahlt worden, hat seither jedoch keine zusätzliche (adjuvante) Therapie erhalten. Die Patientin klagt über Rückenschmerzen. Bei der klinischen Untersuchung zeigt sich eine klopfschmerzhafte untere BWS, der übrige Status ist unauffällig.

a Was ist Ihre Verdachtsdiagnose?

b Welche Untersuchungen veranlassen Sie?

c Welche Therapie leiten Sie ein?

Praxisfrage 3

Bei einem 67jährigen Patienten, der seit 8 Jahren in ständiger Behandlung wegen einer Herzinsuffizienz ist, stellen Sie anhand Ihres Untersuchungsbogens fest, daß ein subkutaner Tumor, den Sie seit Jahren beobachtet und für ein Lipom gehalten haben, seit der letzten Untersuchung deutlich größer geworden ist.

Woran denken Sie und welche Maßnahmen leiten Sie ein?

5 Hämatologie

5.1 Pathophysiologie der Hämatopoese

H. TESCH

Die Zellen des peripheren Bluts werden im Knochenmark gebildet. Man vermutet, daß eine gemeinsame, multipotente Stammzelle existiert, aus der sich alle Zellen der myeloischen, lymphatischen, megakaryozytären und erythrozytären Reihe entwickeln (siehe Abb. 5.1-1). Im Knochenmark findet sich eine enge Beziehung zwischen den hämatopoetischen Zellen und sogenannten Stromazellen. Die Interaktionen der Stromazellen mit Zellen des hämatopoetischen Systems werden durch lösliche Faktoren, sogenannte Zytokine, mediiert. In den letzten Jahren gelang es, einige dieser Zytokine genetisch zu klonieren und zu charakterisieren. Diese Faktoren stimulieren die Bildung und Funktion von Erythrozyten, Granulozyten, Makrophagen, Megakaryozyten und Lymphozyten. In zahlreichen klinischen Studien ließ sich eine hohe Wirksamkeit von G-CSF und GM-CSF bei Patienten mit Leukopenie nachweisen.

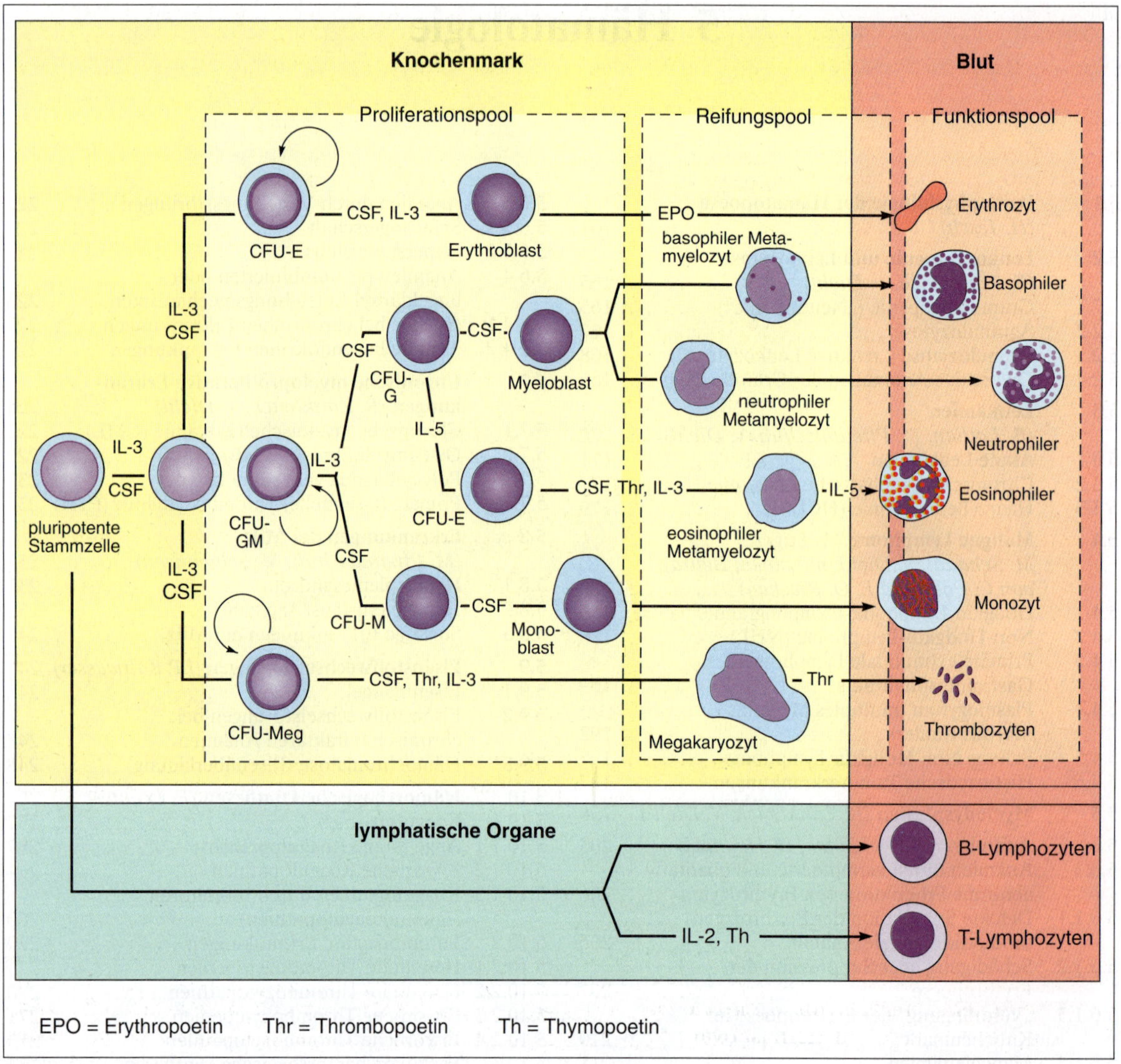

Abb. 5.1-1 Schematische Darstellung der Hämatopoese. Aus Gründen der Übersichtlichkeit sind nicht alle Differenzierungsstufen dargestellt (aus Deetjen/Speckmann: Physiologie. 2. Aufl., Urban & Schwarzenberg, 1994).

Die Zellen des Knochenmarks

Alle Zellen des Bluts werden im Knochenmark gebildet. Man vermutet, daß eine gemeinsame Stammzelle für Erythrozytgen, Blutplättchen und Leukozyten besteht. Diese Hypothese wird unterstützt durch klonale Erkrankungen der hämatopoetischen Stammzelle, wie die chronische myeloische Leukämie und die Polycythaemia vera. Neben der multipotenten Stammzelle existieren gemeinsame Stammzellen für die lymphatischen (T- und B-Zellen) und myeloischen Zellreihen (erythrozytäre, granulozytäre und megakaryozytäre Zellen). Die früheste multipotente Stammzelle hat eine sehr hohe proliferative und sich selbst erneuernde Kapazität, während diese Eigenschaft in den mehr differenzierten Zellen limitiert ist. Till und McColloch beschrieben in einem experimentellen System als erste das Vorhandensein einer Stammzelle, der sogenannten „colony-forming unit". Diese Zelle bildet nach Transplantation in die Milz letal bestrahlter Mäuse Kolonien von hämatopoetischen Zellen. In der Folgezeit konnten eine Reihe weiterer hämatopoetischer Vorläuferzellen der Granulozyten, Makrophagen, Lymphozyten und Thrombozyten identifiziert und charakterisiert werden.

Granulozytopoese

Aus den hämopoetischen Stammzellen entwickeln sich über unterschiedliche Vorstufen reife Granulozyten, Lymphozyten, Monozyten und Erythrozyten. Unter den Vorstufen der Granulozyten unterscheidet man **Myeloblasten** mit basophilem Zytoplasma, welche noch keine Granulen besitzen. Die nächste Stufe dieser Zellreihe ist der **Promyelozyt,** der ebenfalls basophiles Zytoplasma und Nukleoli besitzt und bereits eine unterschiedliche Zahl von roten Granulen hat. Der **Myelozyt** ist kleiner als der Myeloblast oder der Promyelozyt und hat normalerweise keine Nukleoli. In diesen Zellen läßt sich bereits eine Differenzierung in neutrophile, eosinophile oder basophile Granulen erkennen. Über die **Metamyelozyten** reifen die Zellen dann in **stabkernige Granulozyten** und schließlich in reife **segmentkernige Granulozyten** mit eosinophilen, basophilen oder neutrophilen Granulen aus.

Erythropoese

Die früheste Vorläuferzelle der Erythropoese ist der **Proerythroblast,** eine große runde Zelle mit dichtem großem Zellkern, prominenten Nukleoli und basophilem Zytoplasma. Aus der Zelle entwickelt sich der basophile **Erythroblast,** der kleiner als der Proerythroblast ist und ein intensiv basophiles Zytoplasma hat. Aus dieser Zelle entwickeln sich dann der polychromate und orthochromate Erythroblast, schließlich der **Retikulozyt** mit blauem oder grauem Zytoplasma, die durch die Kombination von zytoplasmatischer RNA und Hämoglobin bedingt ist. Die Retikulozyten sind die unmittelbaren Vorstufen der reifen **Erythrozyten.**

Mononukleäre Zellen: Monozyten, Makrophagen und Lymphozyten

Monozyten finden sich sowohl im Knochenmark als auch im peripheren Blut. Sie besitzen einen runden, nierenförmigen oder ovalen Kern, der häufig gefaltet erscheint. Das Zytoplasma der Zellen ist bläulich und enthält zahlreiche Granulen. **Makrophagen** und **Histiozyten** stammen von Monozyten ab, sind jedoch größer als diese. Ihr Kern ist oval mit ein bis zwei kleinen Nukleoli.

Lymphozyten im Knochenmark erscheinen meist als kleine Zellen mit kondensiertem Chromatin, allerdings treten auch manchmal unreife Formen auf. Der **Lymphoblast,** eine Vorstufe des Lymphozyten, ist morphologisch häufig nicht von dem Myeloblast abgrenzbar, obwohl er weniger Nukleoli besitzt. Der **Prolymphozyt** ist kleiner als der Lymphoblast mit einem runden Nukleus und schmalem Zytoplasma. Der Lymphozyt ist noch kleiner als der Prolymphozyt, oft nur geringfügig größer als der Erythrozyt. Unter den Lymphozyten lassen sich immunologisch die **B-Lymphozyten** und die **T-Lymphozyten** unterscheiden. Während die B-Lymphozyten im Knochenmark ausreifen, wandern die Vorläuferzellen der T-Lymphozyten in den Thymus ein. Im Thymus finden komplizierte Reifungsvorgänge der T-Lymphozyten statt, in deren Verlauf autoreaktive T-Zell-Klone eliminiert bzw. supprimiert werden. Dadurch wird verhindert, daß T-Lymphozyten gegen körpereigene, autologe Zellen reagieren. B-Lymphozyten, die im Knochenmark reifen und dann ins Blut bzw. in periphere lymphatische Organe auswandern, entwickeln sich nach Antigenkontakt in ihre Endstufen, die **Plasmazellen,** welche sich nicht mehr teilen können. Diese Zellen sind rund bis oval, besitzen einen kleinen, runden, exzentrisch gelegenen Zellkern, welcher sich tiefviolett anfärbt. Plasmazellen sezernieren große Mengen von Antikörpern.

Thrombozytopoese

Die Vorläufer der Thrombozyten sind die **Megakaryozyten.** Diese sind die größten Zellen im Knochenmark mit 30–150 µm Durchmesser und haben unregelmäßig gelappte Kerne. Das Zytoplasma ist grau, und die reifen Megakaryozyten enthalten viele rote Granulen.

Maligne Transformation

Alle hämatopoetischen Zellen können maligne entarten. Die Transformation, d.h. Umwandlung einer normalen Zelle in eine Tumorzelle, erfordert vermutlich mehrere Veränderungen im Genom einer Zelle (sog. Mehrschritthypothese der Tumorentstehung). Aus den Zellen der Granulozytopoese, Erythropoese und Megakaryozyten können sich akute myeloische Leukämien, aus Lymphozyten akute oder chronisch lymphatische Leukämien, aus Stammzellen chronisch myeloische Leukämien entwickeln. Die Pathogenese der Erkrankungen ist bisher jedoch nicht bekannt.

Stromazellen

Neben den Zellen des hämatopoetischen Systems finden sich im Knochenmark Endothelzellen, die die Gefäßsinus umkleiden, sowie retikuläre Adventitia-Zellen und Makrophagen. Diese Zellen bilden das Stroma des Knochenmarks und können mit sehr vielen Zellen des hämatopoetischen Systems interagieren. Die Zellen des Stromas haben großen Einfluß auf die Differenzierung der hämatopoetischen Zellen durch die Produktion von Wachstums- und Differenzierungsfaktoren, den sogenannten Zytokinen. Mittels Langzeit Knochenmarkkulturen konnten die Eigenschaften dieser Stromazellen und die Regulation der hämatopoetischen Differenzierung genauer analysiert werden. In den letzten Jahren gelangen die Identifizierung und molekulare Klonierung der Faktoren, die für die Proliferation und Differenzierung von bestimmten hämatopoetischen Zellen verantwortlich sind. Die hämatopoetischen Wachstumsfaktoren bilden eine komplexe Familie von Glykoproteinen. Man unterscheidet die Koloniestimulierenden Faktoren (CSF), die durch die Eigenschaft gekennzeichnet sind, in semi-soliden Kultursystemen hämatopoetische Kolonien zu bilden, von Interleukinen, die Zell-Zell-Interaktionen mediieren. Die Faktoren sind in sehr niedrigen Konzentrationen wirksam.

Hämatopoetische Wachstumsfaktoren
(siehe Tab. 5.1-1)

GM-CSF

GM-CSF ist ein 14–35 kD großes Glykoprotein und wird von einem Gen auf Chromosom 5 kodiert. Sowohl aktivierte T-Lymphozyten als auch aktivierte Makrophagen produzieren GM-CSF. Der Faktor bindet an spezifische hochaffine Rezeptoren, die in einer geringen Zahl auf den Zielzellen vorhanden sind. GM-CSF stimuliert die Produktion von neutrophilen Granulozyten-, Makrophagen- und Eosinophilen-Kolonien in vitro und aktiviert die Zielzellen; es inhibiert die Migration von neutrophilen Granulozyten, erhöht die Chemotaxis, den oxidativen Stoffwechsel in neutrophilen Granulozyten sowie die Antikörper-vermittelte Zytotoxizität gegenüber fremden Zellen. Rekombinantes menschliches GM-CSF wurde wegen dieser Eigenschaften in zahlreichen klinischen Studien an Patienten mit aplastischer Anämie, Myelodysplasie, verschiedenen Tumoren, AIDS und nach hochdosierter Chemotherapie untersucht. In vielen Studien konnte ein signifikanter Anstieg von Granulozyten, Monozyten und eosinophilen Leukozyten nach GM-CSF-Gabe beobachtet werden. Erythrozyten und Blutplättchen steigen dagegen nicht an. Die Nebenwirkungen von exogen gegebenem GM-CSF sind dosisabhängig und bestehen häufig in Müdigkeit, Muskel- und Knochenschmerzen sowie Fieber.

G-CSF

G-CSF ist ein 18–22 kD großes Glykoprotein und wird durch ein Gen auf Chromosom 17 kodiert. Monozyten, Fibroblasten und Endothelzellen produzieren G-CSF, das das In-vitro-Wachstum von neutrophilen Granulozytenkolonien stimuliert. G-CSF hat ähnliche Eigenschaften wie GM-CSF. G-CSF stimuliert neutrophile Granulozyten, aber nicht Makrophagen oder eosinophile Granulozyten. In Patienten konnte mit G-CSF eine deutliche Steigerung der Granulozytopoese bei verschiedenen Erkrankungen wie angeborener Neutropenie, Myelodysplasie, AIDS und nach Chemotherapie beobachtet werden. Die Nebenwirkungen von G-CSF sind im allgemeinen gering.

Makrophagen-Kolonie-stimulierender Faktor (M-CSF)

M-CSF besteht aus einem Homodimer mit einem Molekulargewicht zwischen 47 und 74 kD. Sein Rezeptor wird von dem Protoonkogen c-fms kodiert. Das Gen für M-CSF und für seinen Rezeptor findet sich auf dem langen Arm des Chromosoms 5. Bildungsstätten des M-CSF sind Endothelzellen, Fibroblasten und Monozyten. Es erhöht die Bildung von Makrophagenkolonien und stimuliert die Phagozytose, RNS- und Proteinsynthese in reifen Makrophagen, die Synthese von proteolytischen Enzymen und die Freisetzung von Prostaglandin E_2 und anderen Zytokinen.

Interleukin-3

Interleukin-3 (IL-3) hat ein Molekulargewicht von 15–25 kD und wird von aktivierten T-Lymphozyten gebildet. Es stimuliert die Bildung von myeloischen Vorläuferzellen. Das Interleukin-3-Gen findet sich ebenfalls auf dem langen Arm des Chromosoms 5 in enger Nachbarschaft zum Gen für GM-CSF. IL-3 stimuliert die Bildung von neutrophilen Granulozyten-, Makrophagen-, eosinophilen Granulozyten-, Mastzellen-, Erythrozyten- und Megarkaryozyten-Kolonien. IL-3 induziert eine Reihe von funktionellen Veränderungen in den Zielzellen und wirkt synergistisch mit anderen Zytokinen. Insbesondere stimuliert IL-3 die Proliferation von Mastzellen und basophilen Leukozyten sowie die Histaminfreisetzung.

Erythropoetin

Erythropoetin (Epo) ist ein 34–39 kD großes Glykoprotein und wird in peritubulären Zellen in der Niere sowie in der fetalen Leber gebildet. Erythropoetin stimuliert Wachstum und Differenzierung von frühen erythropoetischen Vorläuferzellen. Erythropoetin scheint auch zusammen mit anderen Faktoren die Proliferation von Megakaryozyten-Vorläuferzellen zu induzieren. Der Faktor ist sehr effektiv in der Behandlung der renalen Anämie. In klinischen Studien konnte auch ein positiver Effekt auf Anämien bei anderen Grunderkrankungen wie AIDS, Tumoren, schweren Entzündungen und nach Knochenmarktransplantationen erzielt werden.

Interleukin-1

Interleukin-1 (IL-1) wird von aktivierten Makrophagen und Monozyten, Fibroblasten und Endothelzellen und vielen anderen Zellen produziert. Es existiert in zwei verschiedenen Formen, IL-1α und IL-1β. IL-1 stimuliert Aktivierung und Differenzie-

Tab. 5.1-1 Hämatopoetische Wachstumsfaktoren

Faktor	chromosomale Lokalisation	Molekular-gewicht (kD)	Zielzellen
GM-CSF	5q21–q31	14–35	G, M, Eo
G-CSF	17q11–122	18–22	G
M-CSF	5q33	47–74	M
Interleukin-1	2q14	31; 17	S, T
Interleukin-3	5q23–q31	15–25	M, G, Eo, Meg, Ma
Interleukin-6	7q	26	B, G, Meg, S
Erythropoetin	7q11–q22	34–39	E, Meg (?)

G = Granulozyten; M = Monozyten; Eo = eosinophile Leukozyten;
S = Stammzellen; T = T-Lymphozyten; B = B-Lymphozyten;
Meg = Megakaryozyten; Ma = Mastzellen; E = Erythrozyten.

rung von Lymphozyten und wirkt synergistisch mit anderen hämatopoetischen Wachstumsfaktoren. IL-1 löst als sehr potentes endogenes Pyrogen Fieber aus und stimuliert die Synthese von Akute-Phase-Proteinen. Funktionell aktiviert IL-1 die Fibroblasten und Endothelzellen durch Freisetzung von Sekundärzytokinen wie M-CSF und G-CSF und erhöht die IL-3-Produktion in T-Zellen. Klinisch wichtig könnte die radioprotektive Eigenschaft sein, indem der Faktor die strahleninduzierte Knochenmarktoxizität reduzieren kann. In klinischen Studien hat IL-1 eine signifikante Toxizität mit Fieber und Blutdruckabfall.

Interleukin-6

Interleukin-6 (IL-6) hat ein Molekulargewicht von 26 kD und ein weites Spektrum von Aktivitäten. Es verkürzt die G0-Phase des Zellzyklus und erhöht den Übergang von Stammzellen von G0 in die G1-Phase. Eine unmittelbare Erhöhung von Koloniebildenden Zellen konnte nicht beobachtet werden. Interleukin-6 induziert die Differenzierung von B-Zellen in Immunglobulin-sezernierende Plasmazellen und erhöht die Thrombozytopoese in Mäusen. Erhöhte Konzentrationen von Interleukin-6 sowie die Bildung von Interleukin-6-Rezeptoren konnten in Plasmozytomen und Hodgkin-Lymphomen nachgewiesen werden. Man vermutet, daß der Faktor die Tumorzellen über einen autokrinen oder parakrinen Mechanismus stimulieren kann.

Ausblick

Hämatopoetische Wachstumsfaktoren haben eine große therapeutische Bedeutung in der Hämatologie und Onkologie erlangt. Sie werden bereits heute vielfältig eingesetzt, um die Erholungsphase der Hämatopoese nach Chemotherapie und Knochenmarktransplantation zu verkürzen. Somit können diese Faktoren einen wichtigen Beitrag leisten, um die Toxizität von Chemotherapien und Knochenmarktransplantationen zu vermindern und die Morbidität und Mortalität der Patienten zu reduzieren.

5.2 Leukozytopenie und Leukozytose

R. ZANKOVICH, V. DIEHL

Eine Erhöhung oder Verminderung der Zahl zirkulierender weißer Blutkörperchen ist in der Differentialdiagnostik innerer Krankheiten ein besonders wichtiger Laborparameter. Die Normalzahl der neutrophilen Granulozyten schwankt physiologisch zwischen 2200 und 6300/μl. Die Hälfte der Neutrophilen zirkuliert im Blut und ist meßbar („zirkulierender Pool"), die andere Hälfte befindet sich im Endothel der kleinen Gefäße und wird als „marginaler Pool" bezeichnet. Neutropenien entstehen durch Bildungsstörung (z. B. bei Vitamin-B$_{12}$-Mangel, medikamentös-toxisch) oder durch Abbausteigerung (Antikörper). Einen Sonderfall stellt die Agranulozytose dar (s.d.). Neutrophilien entstehen durch vermehrte Bildung (z. B. bei bakteriellen Infektionen, Endotoxinen) oder quantitative Verschiebung von marginalen in den zirkulierenden Pool (z. B. bei Streß).

Vorbemerkung zur Terminologie

Als **Leukozyten** bezeichnen wir alle weißen Blutzellen, d. h. die Granulozyten (neutrophile, eosinophile, basophile), die Lymphozyten und die Monozyten. **Polymorphkernige Leukozyten,** d. h. Neutrophile, Eosinophile und Basophile, werden den Lymphozyten und Monozyten gegenübergestellt, die gemeinsam als **mononukleäre Zellen** bezeichnet werden (vgl. Lehrbücher der Pathologie, Kap. Allgemeine Entzündungslehre). Polymorphkernige Leukozyten und Monozyten entstehen im Knochenmark, Lymphozyten im lymphatischen Gewebe (Lymphknoten, Peyer-Plaques, Tonsillen, Milz, Thymus). Unter Margination versteht man die Randstellung der Leukozyten im Gefäß, unter Emigration die Durchwanderung der Gefäßwand und unter Chemotaxis (Leukotaxis) die gezielte Wanderung, z. B. zu Toxinen.

Definition

Wir bezeichnen die reaktive Leukozytenvermehrung als **Leukozytose** und die autonome neoplastische Vermehrung als **Leukämie.** Die Zahl der Gesamt-Leukozyten im peripheren Blut und die prozentuale Verteilung sind relativ konstant (siehe Tab. 5.2-1). Bei bakteriellen Infektionen kommt es regelmäßig zu einer Erhöhung der Gesamt-Leukozyten („Kampfphase"), wobei hier die Neutrophilen anteilsmäßig erhöht sind. Wesentlich ist die Absolutzahl (Zellzahl/μl), nicht die Prozentzahl oder gar die Gesamt-Leukozytenzahl, um eine Leukozytose sachgerecht interpretieren zu können.
Beispiel: Ein Patient mit einer chronischen lymphatischen Leukämie hat 40000 Leukozyten/μl; im Differentialblutbild zählt man 99% Lymphozyten (= 39600) und 1% neutrophile Segmentkernige (= 400) – trotz erhöhter Gesamtleukozytenzahl besteht eine Neutropenie.
Im Folgenden sollen die wichtigsten reaktiven Veränderungen der Leukozyten erläutert werden. Dabei beschränken wir uns auf eine Verminderung der Neutrophilen („Granulozytopenie" oder „Neutropenie"), eine Vermehrung der Neutrophilen („Granulozytose" oder „Neutrophilie") und zuletzt auf qualitative Veränderungen der Leukozyten.

5.2.1 Granulozytopenie („Neutropenie")

Definition

Leukozytopenie: Verminderung der weißen Blutkörperchen unter 4000/μl.

Tab. 5.2-1 Normalwert der Leukozyten für Erwachsene (in den oberen Zellen sind jeweils die alten Werte pro Mikroliter Blut, darunter die neuen offiziellen Werte pro Liter Blut angegeben).

		%	absolut
Leukozyten		4000–9000/μl 4–9 G/l	
Granulozyten (Polymorph-kernige)	Neutrophile	55–70	2200–6300/μl 2,2–6,3 G/l
	Stabkernige	3–5	120–450/μl 0,12–0,45 G/l
	Segment-kernige	50–70	2000–6300/μl 2–6,3 G/l
	Eosinophile	2–4	80–360/μl 0,08–0,36 G/l
	Basophile	0–1	–90/μl –0,09 G/l
Mono-nukleäre	Monozyten	2–6	80–540/μl 0,08–0,54 G/l
	Lymphozyten	25–40	1000–3600/μl 1–3,6 G/l

Neutropenie: Verminderung der neutrophilen Granulozyten unter 1800/μl.

Die Begriffe Leukozytopenie, also Verminderung der Gesamtleukozytenzahl, und Neutropenie/Granulozytopenie werden oft synonym verwendet. Neutropenie bewirkt eine hohe Empfänglichkeit für Infektionen, gewöhnlich durch Erreger der Haut und Schleimhäute. Bei zusätzlicher Monozytopenie (z. B. bei der Haarzellenleukämie) ist das Risiko einer lebensbedrohlichen Infektion beträchtlich.

Epidemiologie

Genaue epidemiologische Daten liegen nicht vor.

Ätiologie und Pathogenese

Ätiologie:

1. **Bildungsstörung** (ineffektive Produktion):
   – Panmyelophthise (aplastische Anämie)
   – Perniziöse Anämie
   – Medikamentös-toxische Neutropenie (Zytostatika)
2. **Abbausteigerung** (vermehrter Verbrauch, erhöhte „Turnover-Rate"; Verschiebung der Zellen vom zirkulierenden zum marginalen Pool):
   a) Immun-Neutropenien (durch Antikörper)
   ▶ Isoantikörper (Transfusionen)
   ▶ Autoantikörper, z.B. bei systemischem Lupus erythematodes, rheumatoider Arthritis, zyklischer Neutropenie und Virusinfekt
   ▶ Pharmakonbedingte Immungranulozytopenie (sog. Agranulozytose)

   – Analgetika (z.B. Pyrazolon)
   – Psychopharmaka (z.B. Phenothiazine)
   – Thyreostatika (Thiouracile)
   b) Granulozytopenie bei Schock.

Pathogenese:

1. **Bildungsstörung**
   a) Familiäre Granulozytopenie
   ▶ Kostmann Syndrom (kongenitale Neutropenie): schwere infantile Agranulozytose; autosomal-rezessiv vererbtes Krankheitsbild, das gehäuft in Nordschweden vorkommt, Symptome: Otitis, Gingivitis, Peritonitis; Tod vor Erreichen des 6. Lebensmonats.
   ▶ Chediak-Higashi Syndrom: Neutropenie mit kongenitalen Anomalien; okulokutaner Albinismus; autosomal-rezessiv vererbt. Charakteristisch sind Riesengranula in Granulozyten, Monozyten, Lymphozyten. Symptome: rezidivierende Infektionen.
   ▶ Zyklische Neutropenie: seltene Erkrankung bei Kindern und Erwachsenen, charakterisiert durch regelmäßige Episoden schwerer Neutropenien. Alle 3 Wochen kommt es für 3–6 Tage zu erhöhter Infektionsbereitschaft (Fieber, Lymphknotenschwellungen, Ulzerationen), Diagnosestellung erfolgt durch regelmäßige Blutkontrollen und Differentialblutbilder über mindestens sechs Wochen. Pathogenese: G-CSF-Mangel.
   ▶ Granulozytenfunktionsstörungen (siehe Tab. 5.2-3).
   b) Neutropenie durch Vitamin-B_{12}-Mangel (siehe Kap. 5.6.1.3).
   c) Neutropenie bei Dysgranulozytopoese (Myelodysplasie): siehe Kapitel 5.5.
2. **Abbausteigerung**
   Neutropenie bei Autoimmunerkrankungen
   ▶ Systemischer Lupus erythematodes
   ▶ Reaktive Arthritis
   ▶ Sjögren Syndrom
   ▶ Felty Syndrom
   a) Mechanismen bei Immunneutropenie
   Neutropenien durch Veränderungen in der Zellverteilung im Blut bzw. erhöhte Turnoverrate sind zumeist bedingt durch immunologische Ursachen. Antineutrophile Antikörper können z.B. Transfusionsreaktionen verursachen. Beim Lupus erythematodes führen zirkulierende Antigen-Antikörper-Komplexe zur Neutropenie. Da zuverlässige Methoden zur Messung spezifischer Antikörper auf der Oberfläche von Neutrophilen aufwendig sind, wird die Ursache beim einzelnen Patienten mit Neutropenie oft unklar bleiben.
   b) Medikamentös-toxische Neutropenie (wichtigste Form!)
   Durch Arzneimittel verursachte Neutropenien (besser: Agranulozytosen) sind bedingt durch eine spezifische Überempfindlichkeit (= Idiosynkrasie). Grundsätzlich bestehen zwei Möglichkeiten: dosisabhängig (toxisch) oder dosis-

unabhängig (allergisch). Beispiel für die erste Form: Chloramphenicol. Die allergische Form wird – ähnlich einer Hautallergie auf Penicilline – durch die erstmalige Einnahme eines Medikaments initiiert. Bei Reexposition kommt es dann zur antikörpervermittelten Agranulozytose. Die plötzliche Zerstörung der Neutrophilen in Blut und Knochenmark geht mit einem akuten Krankheitbild einher (allergische Agranulozytose, Morbus Schultz).

5.2.2 Agranulozytose

Die Agranulozytose ist eine seltene, unter Umständen tödlich verlaufende Erkrankung. Es handelt sich um eine schwere selektive – meist durch Medikamente induzierte – Neutropenie im peripheren Blut (neutrophile Granulozyten < 500/µl), die nach Absetzen des auslösenden Medikamentes vollständig regeneriert. Klinisch bestehen eine fieberhafte Angina tonsillaris, Stomatitis aphthosa und Neutropenie. Die Diagnose erfolgt durch Knochenmarkaspiration („Promyelozytenmark" – siehe Abb. 5.3-1).
Die Behandlung besteht darin, alle nicht vital indizierten Medikamente abzusetzen und Reexpositionen zu vermeiden. Eine kausale Therapie ist nicht möglich.

Definition

Als Agranulozytose bezeichnet man das (fast) vollständige Fehlen von neutrophilen Granulozyten im peripheren Blut (Neutrophilenzahl ≤ 500/µl).
Die arzneimittelinduzierte Agranulozytose ist ein meist akut einsetzendes Krankheitsbild mit Fieber, Stomatitis und Neutropenie bei normalen Erythrozyten- und Thrombozytenzahlen im peripheren Blut.

Kasuistik

Eine 61jährige Patientin erhält von ihrem Hausarzt wegen zunehmender Knöchelödeme unter der klinischen Diagnose einer Herzinsuffizienz das Medikament Hydrochlorothiazid (z.B. Esidrix®). Innerhalb von 1 Woche bilden sich die Ödeme zurück. Anläßlich der vereinbarten Kontrolluntersuchung berichtet die Patientin über Müdigkeit, Abgeschlagenheit, Fieber bis 40 °C, Brennen im Bereich der Mundschleimhaut, Appetitlosigkeit. Die **Inspektion** des Mund- und Rachenraums zeigt bis 0,5 cm große flache Ulzera und zahlreiche Aphthen (Bläschen). **Labor:** BKS: 78/101, Hämoglobin: 12,0 g/dl (7,45 mmol/l). Hämatokrit: 38%. Leukozyten: < 100/µl (< 0,1 G/l). Thrombozyten: 456000/µl (456 G/l).
Knochenmarkaspirat: sogenanntes Promyelozytenmark. Zellreiche Knochenmarkausstriche mit normal ausreifender Erythro- und Megakaryopoese bei Überwiegen einer (neu einsetzenden) anteilsmäßig jedoch reduzierten Granulozytopoese (siehe Abb. 5.2-1).
Diagnose: Angina agranulocytotica bei absoluter Neutropenie durch das Diuretikum Hydrochlorothiazid. **Merke:** Keine Anämie! Keine Thrombozytopenie!

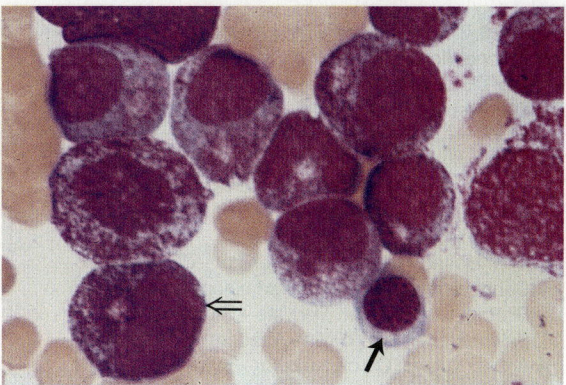

Abb. 5.2-1 Knochenmarkaspirat: sog. Promyelozytenmark, d.h. Überwiegen einer neu einsetzenden Granulozytopoese bei völligem Fehlen von ausreifenden Formen. Normale Erythro- und Megakaryopoese. Doppelpfeil = Promyelozyt, Pfeil = Normoblast. Pappenheim-Färbung, 1000fache Vergrößerung.

Therapie: Absetzen des verursachenden Medikaments. Parenterale Gabe von Antibiotika (Cephalosporin und Aminoglykosid) und des Zytokins Filgastrim (= r-met HuG-CSF = rekombinanter humaner Granulozyten-Kolonien-stimulierender Faktor aus E. coli; Neupogen® bis zum Erreichen einer Neutrophilenzahl im peripheren Blut von > 2000/µl (> 2,0 G/l).

Epidemiologie

Bei den meisten Arzneimitteln ist das relative Risiko für das Auftreten einer Agranulozytose unbekannt. Für Pyrazolone werden Angaben zwischen 0,005 bis 1,0% gemacht.

Ätiologie und Pathogenese

Zur Ätiologie siehe Tabelle 5.2-2.
In Analogie zur medikamenteninduzierten Thrombozytopenie dient ein Pyrazolonderivat bzw. eines seiner Abbauprodukte als Hapten und bewirkt nach Eiweißbindung – als Antigen – die Antikörperbildung bei sensibilisierten Patienten. Die Bildung der Immunkomplexe erfolgt an der Oberfläche von autologen oder allogenen Granulozyten. 1978 wurde folgende Einteilung vorgeschlagen:
Agranulozytose Typ I: Bedingt durch eine Immunreaktion gegen die zirkulierenden Granulozyten. Dabei sinken die Granulozyten innerhalb von Stunden nach erneuter Verabreichung eines Medikamentes ab.
Agranulozytose Typ II: Im Gegensatz zum Typ I kommt es zu einer medikamentös-toxischen Schädigung der granulopoetischen Vorläuferzellen im Knochenmark, z.B. bei Phenothiazinen. Der Wirkmechanismus ist dosisabhängig. Die Granulozytopenie tritt erst nach längerer Behandlungsdauer auf und ist in der Regel mäßiggradig ausgeprägt (1000–2000 Granulozyten/µl). Diese Einteilung kann jedoch nicht in jedem Fall aufrechterhalten werden, da auch bei Pyrazolon-induzierten Agranu-

Tab. 5.2-2 Medikamente mit gesichertem oder wahrscheinlichem Agranulozytose-Risiko.(Modifiziert nach Meyler's Side Effect of Drugs.Hemopoietic System, 10th edition.)

▶ Analgetika/Antiphlogistika:
Indometacin – Goldsalze – Paraaminophenol-Derivate – Pyrazol-Derivate – D-Penicillamin
▶ Antibiotika:
Cephalosporine – Chloramphenicol – Clindamycin – Gentamicin – Isoniazid – Paraaminosalizylsäure – Rifampicin – Penicillin-Derivate – Streptomycin – Sulfonamide – Tetracyclin – Vancomycin
▶ Antikonvulsiva: Carbamazepin – Phenytoin
▶ Antidepressiva:
Amitriptylin – Desipramin – Doxepin – Imipramin – Chlorpromazin – Phenothiazin-Derivate
▶ Antihistaminika (H₂-Blocker): Cimetidin – Ranitidin
▶ Antimalariamittel:
Chloroquin – Dapson – Pyrimethamin – Chinin
▶ Thyreostatika:
Carbimazol – Methimazol – Propylthiouracil
▶ Herzkreislaufmittel:
Captopril – Disopyramid – Hydralazin – α-Methyl-dopa – Procainamid – Propranolol – Tocainid
▶ Diuretika:
Acetazolamid – Chlortalidon – Hydrochlorothiazid – Etacrynsäure
▶ Allopurinol

lozytosen eine verminderte Inzidenz der granulopoetisch determinierten Stammzellen (CFU-GM) im Knochenmark der betroffenen Patienten gefunden wurde.

S Symptome

Hohes Fieber, Tonsillitis und Stomatitis aphthosa.

D Diagnostik

Blutbild: stark ausgeprägte Neutropenie, keine Anämie, keine Thrombozytopenie.
Knochenmarkaspiration: variabel je nach Zeitpunkt der Materialentnahme. Klassisch ist das sogenannte Promyelozytenmark als frühes und passageres synchronisiertes Stadium der granulozytopoetischen Regeneration!

T Therapie

Eine kausale Behandlung der Agranulozytose ist nicht möglich. Alle nicht vital induzierten Medikamente sind abzusetzen. Kortikoide sind nicht indiziert. Symptomatisch erhält der Patient Antibiotika.

Prognose

Die Letalität beträgt bis zu 30%.

Differentialdiagnose

Neutropenie bei Infektionskrankheiten: Bei akuten oder chronischen bakteriellen, viralen oder durch Parasiten bedingten Infektionskrankheiten kann es zu einer Neutropenie kommen. Für die Mononu-

kleose, Hepatitis-A- und HIV-Infektion konnte der Pathomechanismus dargestellt werden: Hierbei kommt es zu einer schweren oder protrahierten Neutropenie (oder Panzytopenie) durch Infektion der hämatopoetischen Vorläuferzellen.
Bei gramnegativer Sepsis ist die Neutropenie bedingt durch vermehrten Verbrauch von neutrophilen Granulozyten. Bei chronischen Infektionen, die zu einer Splenomegalie führen können (Tuberkulose, Typhus, Kala-Azar), kommt es durch Sequestration von Zellen in der vergrößerten Milz zur Zytopenie.

Vorgehen beim Patienten mit Neutropenie

Stellt sich der Patient mit dem klinischen und laborchemischen Bild einer Agranulozytose vor, d.h. mit Leukozyten < 100/μl, hohem Fieber, Schleimhautentzündung ohne Blutungssymptome, so liegt eine klinische Notfallsituation vor: Rasch müssen Blutkulturen angelegt und eine empirische Antibiotikatherapie (z.B. Penicilline und Aminoglykoside) bis zum Eintreffen des Ergebnisses der mikrobiologischen Untersuchung eingeleitet werden.
Diagnostik: Sorgfältige (Medikamenten-)Anamnese und Analyse des Pappenheim-gefärbten Blutausstrichs sowie eine diagnostische **Knochenmarkaspiration** ergänzen die Labordiagnostik (Hb, Hkt, Leukozyten, Thrombozyten, Bilirubin, LDH). Die Bestimmung antileukozytärer Antikörper ist sehr aufwendig und wird nur im Einzelfall notwendig sein (z.B. bei Unklarheit über das verursachende Medikament). Häufiger dagegen ist der laborchemische Zufallsbefund: Neutropenie bei einem Patienten mit rezidivierenden Infekten und Mukositis ohne Fieber bei ansonsten gutem Allgemeinbefinden.
Die weiterführende Labordiagnostik (absolute Granulozyten-, Lymphozyten- und Monozytenzahl, Hb, Hkt, Thrombozyten und Immunglobuline; Zellmorphologie in Blut und Knochenmarkaspirat; C-reaktives Protein; antinukleäre Antikörper; Rheumafaktor; LDH, GPT, GOT, γ-GT; Sonographie des Abdomens) differenziert zwischen den einzelnen vorbeschriebenen Formen. Zusätzlich wird ein Hypersplenie-Syndrom, z.B. bei portaler Hypertension/Leberzirrhose, ausgeschlossen. Auf Zellkulturen des Knochenmarks oder zellkinetische Messungen wird man zumeist verzichten können.

5.2.3 Granulozytose („reaktive Leukozytose")

Definition

Leukozytose: Vermehrung der weißen Blutkörperchen über 10 000/μl.
Neutrophilie: Vermehrung der neutrophilen Granulozyten über 7500/μl.
Die Begriffe Leukozytose und Neutrophilie werden häufig synonym gebraucht, da eine (reaktive) Neutrophilie die häufigste Ursache für eine Leukozytose ist. Als Sonderform der reaktiven Leukozytose wird

die sog. leukämoide Reaktion abgegrenzt. Hierbei handelt es sich um eine besonders ausgeprägte Erhöhung der Leukozyten bzw. Neutrophilen, so daß die Verdachtsdiagnose Leukämie naheliegt (Leukozytose: 30000–100000/µl z. B. bei Sepsis, Endocarditis lenta, metastasiertem Malignom).

Ätiologie und Pathogenese

Ätiologie:
▶ Akute Neutrophilie:
– Physikalische Noxen: Kälte, Wärme, Schmerz, Operation („Gravidität")
– Emotionen: Streß, Panik
– Infektionen: bakterielle, parasitäre, virale und durch Pilze
– Nicht-bakterielle Entzündung: Gicht, immunologische Reaktionen: Vaskulitis, zirkulierende Antigen-Antikörper-Komplexe
– Medikamente: Kortikosteroide, Adrenalin, Endotoxine, Wachstumsfaktoren, Zytokine

Die häufigste Ursache für eine akute Neutrophilie stellen Zustände dar, die zu einer erhöhten Ausschüttung von Cortison und Adrenalin führen. Bei vielen bakteriellen Infektionen kommt es ebenfalls zu einer akuten Neutrophilie, z. B. bei einer Pneumokokken-Pneumonie, bei Staphylokokken-Abszessen oder bei einer Streptokokken-Pharyngitis. Bei anderen bakteriellen Infektionen, die mit einer Splenomegalie einhergehen (Typhus abdominalis, Brucellose), ist eine Neutrophilie die Ausnahme. Leukämoide Reaktionen können außer bei den o.g. Krankheiten bei Miliartuberkulose vorkommen. Bei Krankheiten, die zu einem Gewebsuntergang führen (Myokardinfarkt, Gicht, Verbrennung, Schock), ist eine akute Neutrophilie kurzfristig nachweisbar.

▶ Pseudoneutrophilie (= Demargination): Darunter ist eine in wenigen Minuten erfolgende Verschiebung vom marginalen in den zirkulierenden Pool zu verstehen, wobei das Kapillarbett der Lunge in diesem Zusammenhang entscheidende Bedeutung hat. Vorkommen: physikalische Noxen, emotionaler Streß.
▶ Freisetzung der neutrophilen Knochenmarkreserve: Darunter ist eine in Stunden ablaufende Ausschüttung der im Knochenmark gespeicherten reifen Neutrophilen zu verstehen.
Vorkommen: Infektionen, Entzündung.
Bei chronisch-entzündlichen Prozessen und unter zytostatischer Chemotherapie kann die Knochenmarkreserve und somit die Fähigkeit, eine akute Neutrophilie zu entwickeln, vermindert sein.
▶ Chronische Neutrophilie:
– Persistierende Infektionen: Endocarditis lenta
– Chronische Entzündung: rheumatoide Arthritis, Gicht, Colitis ulcerosa, Thyroiditis, Vaskulitis, Pankreatitis
– Karzinome: Magen, Mamma, Bronchial, Hypernephrom, Pankreas
– Medikamente: Lithium, Kortikoide, Adrenalin

Bei metastasierenden Malignomen wird die chronische Neutrophilie durch Zellprodukte der Tumorzellen (CSF), die eine direkte Wirkung auf das Knochenmark ausüben, verursacht. Bei Rauchern ist eine sog. Raucherleukozytose nicht selten.

Pathogenese: Die Ausreifung von Neutrophilen kann in zwei Phasen mit einer Dauer von je drei bis vier Tagen eingeteilt werden: eine erste Phase mit mindestens zwei Zellteilungen und gleichzeitiger Ausreifung bis zum Myelozyten und eine darauffolgende Phase, in der die Zelle zum segmentkernigen neutrophilen Granulozyten ausreift. Von den neu gebildeten Neutrophilen wird ein beträchtlicher Teil im Knochenmark gespeichert (90%).
Die Zahl der zirkulierenden Neutrophilen im Blut ist geringer, wobei **marginaler Pool** (Kapillarbett von Milz, Leber, Lunge, Muskulatur) und **zirkulierender Pool** im ständigen Austausch stehen, der bei Bedarf in nur wenigen Minuten erfolgen kann.
Eine Leukozytose/Neutrophilie kann grundsätzlich durch eine erhöhte Zellproduktion, eine vermehrte Freisetzung aus dem Knochenmark ins Blut und eine Verschiebung in der Zirkulation (= vom marginalen in den zirkulierenden Pool) bedingt sein.

Vorgehen beim Patienten mit einer Neutrophilie

Bei einer Erhöhung der Neutrophilen über 7500/µl beantwortet die morphologische Analyse des Differentialblutbildes folgende Fragen: toxische Granulierung? Linksverschiebung (d. h. Vermehrung von jugendlichen Neutrophilen) im peripheren Blut? Erhöhter Index der alkalischen Neutrophilen-Phosphatase?
Der Laborbefund einer Neutrophilie stützt nicht selten die klinische Verdachtsdiagnose einer akuten Cholezystitis oder bakteriellen Pharyngitis. Ist Fieber oder ein anderes Entzündungszeichen nicht nachweisbar, sollte eine Tuberkulose oder Osteomyelitis ausgeschlossen werden. Raucheranamnese? Streß?
Ist die Neutrophilie gekennzeichnet durch eine Linksverschiebung bis zum Promyelozyten oder Myeloblasten bzw. besteht eine absolute Vermehrung der Basophilen, so ist an eine chronische myeloproliferative Erkrankung (siehe dort) zu denken. Auch hierbei ist die Bestimmung der alkalischen Neutrophilen-Phosphatase differentialdiagnostisch weiterführend.

5.2.4 Qualitative Anomalien der Granulozyten

Bei den sehr seltenen qualitativen Defektzuständen der Neutrophilen können Störungen der Chemotaxis, Opsonisation, Degranulation und Bakterizidie vorkommen. Da diese, zumeist angeborenen, Krankheitsbilder selten sind, erfolgt eine tabellarische Abhandlung der Pathogenese in Tabelle 5.2-3.

Tab. 5.2-3 Pathogenese angeborener Granulozyten-Funktionsstörungen

Chemotaxis:	a) humorale Defekte: Komplement-Defektzustände chemotaktische Inhibitoren b) zelluläre Defekte: Lazy-leukocyte-Syndrom Hiob-Syndrom (Job's syndrome) Hyper-IgE-Syndrom Defekte der Aktin-Polymerisierung (Pelger-Huet-Anomalie)
Opsonisierung:	humorale (Antikörper-)Mangelsyndrome Komplement-Defektzustände
intrazelluläre Aufnahme:	Defekte der Aktin-Polymerisierung Mangel eines granulozytären Membranproteins
Stoffwechsel- aktivierung:	Chronisch-granulomatöse Erkrankung
Degranulierung:	Steinbrinck-Chediak-Higashi-Syndrom Myeloperoxidasemangel

Literatur

– Begemann, H., M. Begemann: Praktische Hämatologie. Thieme, Stuttgart 1989.
– Heimpel, H., D. Hoelzer, H.-P. Lohrmann: Hämatologie in der Praxis. Edition Medizin, VCH Verlagsgesellschaft, Weinheim 1988.
– Williams, W. J., E. Beutler, A. J. Erslev, M. A. Lichtman: Hematology. McGraw-Hill, New York 1990.

5.3 Leukämien

B. Lathan, M. Pfreundschuh, V. Diehl

Unter dem Begriff **Leukämien** werden verschiedene Erkrankungen zusammengefaßt, die durch maligne Transformation hämatopoetischer oder lymphatischer Zellen entstehen. Gemeinsames Merkmal ist die Proliferation von Leukämiezellen in Knochenmark und Blut sowie häufig auch in lymphatischen Geweben. Die Symptome der Erkrankungen resultieren aus der Verdrängung und Unterdrückung der normalen Hämatopoese und der Beeinträchtigung des Immunsystems. Die Unterteilung der Leukämien erfolgt nach
▶ dem transformierten Zelltyp (myeloisch – lymphatisch),
▶ dem Differenzierungsgrad (reifzellig – unreifzellig) und
▶ dem natürlichen Verlauf (akut – chronisch).
Akute Leukämien sind in der Regel unreifzellig und führen unbehandelt innerhalb weniger Wochen zum Tode. Effektive Behandlungen verzögern deren Verlauf und können in einem Teil der Fälle zur Heilung führen.

Chronische Leukämien sind überwiegend reifzellig und weisen einen protrahierten Verlauf auf. Heilungen sind bis auf Sonderfälle nicht erzielbar.
In diesem Kapitel erfolgt die Abhandlung der akuten Leukämien (**akute myeloische Leukämie, akute lymphatische Leukämie**) sowie der **chronischen lymphatischen Leukämie (CLL)** und der **Haarzellenleukämie**. Die CLL und die Haarzellenleukämie werden zytomorphologisch den Non-Hodgkin-Lymphomen zugeordnet, nach dem klinischen Verlauf gehören sie zu den Leukämien und werden deshalb hier besprochen. Die chronische myeloische Leukämie ist im Kap. 5.6 im Rahmen der chronischen myeloproliferativen Erkrankungen dargestellt.

Definition

Die Bezeichnung **Leukämie (= weißes Blut)** wurde 1844 von Rudolf Virchow wegen erheblicher Vermehrung von weißen Zellen im Blut eines Patienten mit fortgeschrittener chronischer myeloischer Leukämie (CML) geprägt. Während Patienten mit chronischen Leukämien immer eine Leukozytose aufweisen, haben viele Patienten mit akuter Leukämie normale oder gar verminderte Leukozytenzahlen im Blut. Insofern ist der Terminus akuter Leukämie im wörtlichen Sinn häufig eine unkorrekte Bezeichnung, wird jedoch aus historischen Gründen zur Krankheitseinteilung beibehalten.

Heute definieren wir die Leukämien als **maligne Transformation hämatopoetischer** oder **lymphatischer Stammzellen** mit Proliferation und Akkumulation neoplastischer Zellen immer im Knochenmark, zumeist auch im Blut und in lymphatischen Geweben, seltener in anderen Organen.

Klassifikation

Die menschliche Hämatopoese ist hierarchisch aufgebaut (siehe Abb. 5.1-1). Aus einer **pluripotenten Stammzelle** mit unbegrenzter Selbsterneuerungsfähigkeit entwickeln sich über Zwischenstufen die reifen hämatopoetischen Zellen des Blutes und des lymphatischen Systems. In dem in Abbildung 5.1-1 veranschaulichten Schema nimmt der Differenzierungsgrad von links nach rechts zu, während die Fähigkeit zur Zellteilung, d.h. zur Proliferation, in gleicher Richtung abnimmt.
Die Zellen aller Zellreihen und Differenzierungsgrade können maligne entarten und unkontrolliert proliferieren. Es entstehen die verschiedenen Leukämieformen.
Eine **Klassifikation der Leukämien** kann nach folgenden Kriterien erfolgen:
▶ Differenzierungsmerkmale der malignen Zellen: **myeloisch** oder **lymphatisch**
▶ Reifegrad der malignen Zelle: **unreif** (blastär) oder **reif**

▶ natürlicher Verlauf der Erkrankung: **akut** oder **chronisch**
▶ leukämischer oder aleukämischer Verlauf, d.h. Vorliegen oder Fehlen von Leukämiezellen im Blut
▶ primäre oder sekundäre Leukämie.

„Unreifzellig" bezieht sich auf die Morphologie der leukämischen Zellen, während „akut" ein den Verlauf charakterisierender klinischer Begriff ist. In über 95% korrelieren diese Eigenschaften, und es kann vereinfacht gesagt werden, daß unreife (Blasten-)Leukämien klinisch akut verlaufen, während reifzellige Leukämien einen chronischen Verlauf nehmen.

Der Begriff „sekundäre Leukämie" ist unklar definiert. Im engeren Sinn bezeichnet man damit die Leukämien, die infolge einer anderen hämatopoetischen Stammzellerkrankung entstehen (z.B. Myelodysplasien; siehe Kap. 5.5), im weiteren Sinn aber auch alle Leukämieformen, die durch toxische Einflüsse (z.B. Chemotherapie) entstehen.

Tabelle 5.3-1 gibt eine Übersicht über die klinisch relevante Einteilung der wichtigsten Leukämieformen.

Tab. 5.3-1 Einteilung der wichtigsten Leukämieformen

akute Leukämien:
– akute myeloische Leukämie (AML)
– akute lymphatische Leukämie (ALL)
– akute undifferenzierte Leukämie (AUL)

chronische Leukämien:
– chronische myeloische Leukämie (CML)
– chronische lymphatische Leukämie (CLL)
– Haarzellenleukämie (HCL)

5.3.1 Akute Leukämien

Definition

Akute Leukämien sind Erkrankungen der hämatopoetischen Stammzellen mit Proliferation unreifer Blasten im Knochenmark und meistens auch im Blut. Unbehandelt führen sie in kurzer Zeit zum Tode. Klinisch wird vor allem unterschieden zwischen akuten lymphatischen Leukämien (ALL) und akuten myeloischen Leukämien (AML). Im angelsächsischen Sprachgebrauch wird statt des Terminus AML die Bezeichnung akute nicht-lymphatische Leukämie **(ANLL)** bevorzugt.

Kasuistik

Eine 22jährige Musikstudentin hat seit fünf Wochen ein bisher nicht gekanntes Leistungstief. Zuletzt traten heftige Menstruationsblutungen auf. Sie sucht ihren Gynäkolo-

gen auf, der einen unauffälligen Lokalbefund erhebt. Im Blutbild finden sich eine Anämie und eine Thrombozytopenie; die weitere Abklärung in einer hämatologischen Klinik ergibt folgende **Befunde:** mäßige Splenomegalie (10×15 cm im Sonogramm; normal: 7×11 cm), blasse Hautfarbe, Petechien an beiden Unterschenkeln; übriger körperlicher Status ohne Befund.
Labor: Hb 8,4 g/dl (5 mmol/l) Thrombozyten 13 000/µl (13 G/l), Leukozyten 7200/µl (7,2 G/l). **Differentialblut:** 24% Blasten, 2% Stabkernige, 12% Segmentkernige, 1% Eosinophile, 4% Monozyten, 57% Lymphozyten.
Sternalpunktat: Extrem zellreiches Knochenmark, das nahezu vollständig von einer monomorphen Blastenpopulation beherrscht wird. Zellen der regulären Hämatopoese sind nur vereinzelt auffindbar. **Immunzytologische** Diagnose: akute lymphatische Leukämie vom Common-Typ (CALL).
Verlauf: Einleitung einer Chemotherapie mit Vincristin, Daunorubicin, Prednisolon und L-Asparaginase, darunter Vollremission. Fortführung der Chemotherapie bei anhaltender Vollremission für zwei Jahre. Zweieinhalb Jahre nach Abschluß der Therapie lebt die Patientin beschwerdefrei und bereitet sich auf den Studienabschluß vor.

Epidemiologie

Die akuten Leukämien stellen mit annähernd 4 Neuerkrankungen pro 100 000 Einwohner im Jahr eine relativ häufige maligne Erkrankung dar. Die Inzidenz ist mit der von malignen Melanomen vergleichbar. Insgesamt kommen AML und ALL ungefähr gleich häufig vor, weisen aber eine unterschiedliche Altersverteilung auf. Im Kindesalter ist die akute Leukämie die häufigste maligne Erkrankung.
AML: Mit Ausnahme der Neonatalperiode ist die AML eine Krankheit des Erwachsenenalters. Wie für die meisten malignen Erkrankungen nimmt die Inzidenz mit höherem Alter zu. Der Anstieg ist vom mittleren Lebensalter an progressiv und erreicht in der achten bis neunten Lebensdekade eine Inzidenz von 15–20 pro 100 000 Einwohner.
ALL: Die ALL hat ein erstes Inzidenzmaximum von 3–4 pro 100 000 Einwohner bei Kindern zwischen 2 und 10 Jahren. Im mittleren Lebensalter ist die ALL seltener, nimmt dann aber wie auch die AML mit höherem Alter zu und erreicht in der achten Lebensdekade ungefähr wieder die Inzidenz des Kindesalters.

Bei Erwachsenen stellt die AML 80% der akuten Leukämien, im Kindesalter 20%.

Ätiologie

Die Ätiologie der akuten Leukämien ist unklar. Es sind jedoch Faktoren bekannt, die zu ihrer Entstehung prädisponieren.

▶ **Ionisierende Strahlen:** Ein Zusammenhang zwischen hoher Strahlenexposition und der Entstehung von **AML** und **ALL** ist bewiesen. Beispiele: Nuklearwaffenangriffe; berufliche Exposition (medizinischer Bereich, Atomindustrie); Radiotherapie.

Es besteht ein linearer Zusammenhang zwischen kumulativer Strahlendosis und Leukämieinzidenz ab 1 Gy Gesamtbelastung des Organismus. Dies bedeutet aber nicht, daß die Annahme, es gebe eine untere, ungefährliche Grenze der Strahlenbelastung (Strahlengrenzdosis), gerechtfertigt wäre.

▶ **Chemikalien: Benzol** und seine Homologe sind nach Nr. 1303 der Berufskrankheitenverordnung als leukämogene Substanzen anerkannt. Im Einzelfall kann es schwer sein, einen kausalen Zusammenhang nachzuweisen, insbesondere da der Anfall von Benzol durch die chemische Industrie reduziert wurde. Für andere industrielle Chemikalien bestehen nur Verdachtsmomente. **Zytostatika** zur systemischen Therapie maligner Erkrankungen besitzen ein zum Teil recht hohes leukämogenes Potential. An erster Stelle stehen alkylierende Substanzen wie z. B. Melphalan, die überwiegend akute **myeloische** Leukämien induzieren.

▶ **Viren:** Das Retrovirus **HTLV I** (human T-cell leukemia virus) hat in einigen Regionen Japans und der Karibik einen Großteil der Bevölkerung durchseucht und begünstigt die Entstehung von akuten lymphatischen Leukämien vom T-Zell-Typ **(T-ALL).** Für andere Viren konnte ein solcher Zusammenhang bisher nicht gezeigt werden.

▶ **Hereditäre Faktoren:** Bei einer Reihe hereditärer oder kongenitaler Erkrankungen ist die Leukämieinzidenz erhöht. Hierzu gehören: Down-Syndrom, Ataxia teleangiectatica, Klinefelter-Syndrom, Osteogenesis imperfecta. Die Gründe sind unklar.

▶ **Hämatologische Erkrankungen:** Etwa 10–15% aller akuten myeloischen Leukämien entstehen „sekundär" als Terminalstadium eines häufig langjährig bestehenden **myelodysplastischen Syndroms** (siehe Kap. 5.4), welches früher auch synonym als Präleukämie oder „smoldering leukemia" bezeichnet wurde.

Nicht selten entsteht eine **AML** als Zweiterkrankung nach erfolgreicher Behandlung von Patienten mit Neoplasien, insbesondere **malignen Lymphomen.** Ob dies hauptsächlich an den verabreichten Zytostatika liegt, ist unklar.

Ungefähr 2–3% der Patienten mit Hodgkin-Lymphomen in kompletter Remission sterben innerhalb von 10 Jahren an einer akuten Leukämie oder einer Myelodysplasie.

Pathogenese: Akute Leukämien sind das Ergebnis einer malignen Transformation primitiver hämatopoetischer Zellen, und zwar einer myeloisch determinierten Stammzelle bei der **AML** und einer lymphatisch determinierten Stammzelle bei der **ALL.** Als Ursprungszelle der seltenen akuten undifferenzierten Leukämie **(AUL)** wird die pluripotente Stammzelle postuliert (siehe Abb. 5.1-1). Da die AUL in der Regel wie die ALL behandelt wird, wird im Folgenden auf diesen Leukämietyp nicht gesondert eingegangen.

Neuere vor allem immunzytologische Untersuchungen zeigen, daß in seltenen Fällen von den Leukämieblasten sowohl myeloische als auch lymphatische Marker exprimiert werden. In diesem Fall wird von einer **biphänotypischen akuten Leukämie** gesprochen.

Für alle akuten Leukämien wird angenommen, daß eine einzelne Zelle entartet und klonal expandiert. Hauptcharakteristikum der Leukämiezellen ist ihre Unfähigkeit, über das Stadium der Myeloblasten oder Promyelozyten bei der AML bzw. der Lymphoblasten bei der ALL zu nichtteilungsfähigen Zellen auszureifen. Die **unbegrenzte Teilungsfähigkeit** der Leukämiezellen führt zwangsläufig zur Akkumulation großer Blastenmengen. Obwohl die Zellteilungsrate im Vergleich zu normalen hämatopoetischen Zellen niedriger ist, kommt es zur ungehemmten Proliferation der Blasten und damit zur Unterdrückung der normalen Hämatopoese. Häufig schwemmen die Blasten ins periphere Blut aus und führen zu einer Leukozytose bei **Granulozytopenie.** Seltener werden andere Organe infiltriert und in ihrer Funktion gestört.

> Definitionsgemäß liegt eine akute Leukämie vor, wenn im Knochenmark mehr als 30% Blasten vorhanden sind.
> Die Grenze zwischen den lymphoblastischen Non-Hodgkin-Lymphomen und den akuten lymphatischen Leukämien ist fließend. Nach heutigen Vorstellungen handelt es sich um ähnliche Krankheitsbilder mit unterschiedlicher Manifestation.

Überwiegt der Lymphknotenbefall, spricht man von einem malignen Lymphom, überwiegt der Knochenmarkbefall, von einer ALL. Die Therapie ist für beide gleich.

Nahezu alle akuten Leukämien weisen **Chromosomenaberrationen** auf, ohne daß sich einheitliche Karyotypmuster für alle verschiedenen Leukämieformen zeigen lassen. Einige chromosomale Abnormitäten gehen mit einer relativ guten Prognose für die Patienten einher, wie z. B. die Inversion des Chromosoms 16 bei der myelomonozytären Leukämie.

Ⓢ Symptome

Akute Leukämien verlaufen rasch progredient. Zwischen dem Auftreten erster unspezifischer Allgemeinsymptome und dem manifesten Krankheitsbild liegen selten mehr als 3 Monate. Ausnahmen bilden jene Leukämien, die sekundär aus myelodysplastischen Syndromen entstehen.

> Die Symptomatik der akuten Leukämien wird durch die Unterdrückung der normalen Hämatopoese mit erheblicher Verminderung reifer, funktionsfähiger Zellen im peripheren Blut bestimmt.

Die Verminderung der Zellen der drei hämatopoeti-schen Reihen im Blut ist oft unterschiedlich stark ausgeprägt und führt zu den in Tabelle 5.3-2 aufge-führten Beschwerden und Befunden.

Mögliche Organmanifestationen:

Oft ist eine **Splenomegalie** vorhanden, zumeist nur mittelgradig und häufiger bei der **ALL**.

Lymphknoten sind bei rund einem Drittel der Er-wachsenen mit ALL sowie bei Patienten mit mono-zytären Leukämien **vergrößert**.

Eine **neurologische Symptomatik mit Störung der Hirnnervenfunktion** ist zumeist Ausdruck einer ins-besondere bei der **ALL** vorkommenden Meningiosis leucaemica.

Wegweisend kann eine **Gingivainfiltration** sein, da diese nahezu ausschließlich bei akuten monozy-tären oder myelomonozytären Leukämien gesehen wird. **Hautinfiltrationen** durch Blasten kommen insbesondere bei monozytären und lymphatischen Leukämien vor (siehe Abb. 5.3-1).

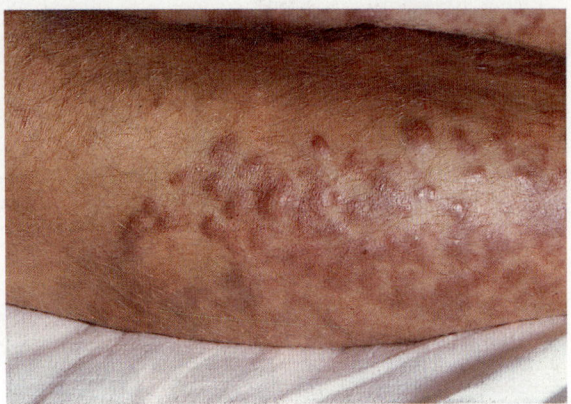

Abb. 5.3-1 Leukämisches Hautinfiltrat des Unterschenkels eines Patienten mit akuter Monoblastenleukämie (FAB M5).

D Diagnostik

Die Diagnose einer akuten Leukämie ist leicht zu stellen, die genauere Festlegung des Zelltyps ist oft schwierig und erfordert den Einsatz spezieller Me-thoden.

Das **Blutbild** gibt erste Hinweise: Immer liegt eine ausgeprägte **Thrombozytopenie** vor, häufig mit Wer-ten zwischen 10000 und 50000 pro Mikroliter. Be-dingt durch die relativ lange Lebensdauer der Erythrozyten ist die **Anämie** mit Hämoglobinwerten um 8–10 g/dl (4,8–6 mmol/l) zumeist nur mittel-gradig. Die absolute **Leukozytenzahl** ist im Hinblick auf die Diagnose wertlos, sie kann normal, ernied-rigt oder erhöht sein. Das Differentialblutbild gibt weitere Hinweise: Die **Granulozyten** sind stark ver-mindert, und zumeist, aber nicht immer finden sich unreife Zellen, die **Blasten.** Das Vorhandensein von unreifen Blasten neben ausgereiften Granulozyten, bei Fehlen der in der Entwicklung befindlichen Zwischenstufen, wird als **Hiatus leucaemicus** be-zeichnet.

> Die Leitsymptome Anämie, Thrombozytopenie und evtl. Granulozytopenie sind zwar nicht pa-thognomonisch für eine akute Leukämie, erfor-dern aber eine sofortige weitere Diagnostik (Dif-ferentialblutbild, Knochenmarkpunktion) zum Ausschluß oder zur Bestätigung einer akuten Leukämie.

Zur Diagnosesicherung muß eine **Knochenmark-punktion** zur Markaspiration erfolgen: Bevorzugte Punktionsstellen sind das Sternum in der Mittellinie im zweiten oder dritten Rippenzwischenraum (**Ster-nalpunktion**) oder die Crista iliaca (**Beckenkamm-punktion**). Eine Knochenmarkhistologie mittels Stanzbiopsie ist in der Regel nicht erforderlich.

Typischerweise finden sich zellreiche Knochen-markausstriche, die von unreifen, blastären Zellen beherrscht werden. Zellen der regulären Hämato-poese sind entweder stark vermindert oder fehlen vollständig.

Blasten sind relativ große, wenig differenzierte Zel-len mit großen atypischen Nukleolen und einem schmalen und zumeist basophilen Zytoplasmasaum (siehe Abb. 5.3-2a und b).

> Der Nachweis von mindestens 30% unreifer Zel-len (Blasten) im Knochenmark sichert die Dia-gnose einer akuten Leukämie.

Klassifikation

Die Klassifikation der akuten Leukämie erfolgt nach 3 Kriterien:
▶ Zellmorphologie
▶ Zytochemie
▶ Immunzytologie.

Tab. 5.3-2	Beschwerden und Befunde bei akuten Leukämien	
Anämie		– Blässe
		– Müdigkeit
		– Leistungsschwäche
		– Belastungsdyspnoe
		– Tachykardie
Granulozytopenie	häufig:	– Fieber
		– pyogene Hautinfektionen
		– Soor
	seltener:	– Pneumonie
		– Pyelonephritis
		– Meningitis
Thrombozytopenie	häufig:	– Hämatome nach
		– Bagatelltraumen
		– Petechien
		– Nasenbluten
		– Zahnfleischbluten
	seltener:	– Gastrointestinalblutungen
		– Hämoptysen
		– zerebrale Massenblutung

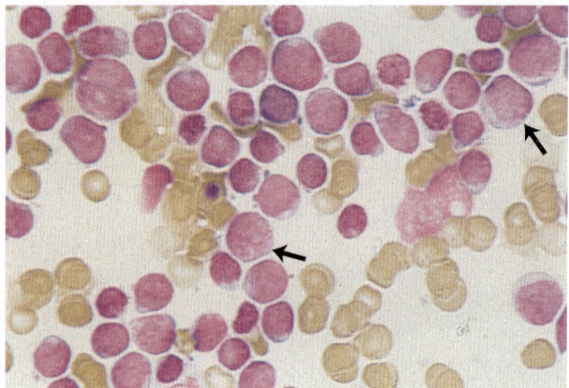

Abb. 5.3-2a Knochenmarkausstrich: AML, FAB M2. Nahezu vollständige Verdrängung der regulären Hämatopoese durch eine monomorphe Population myeloischer Blasten, die z.T. geringe Granulation zeigen (Pfeil).

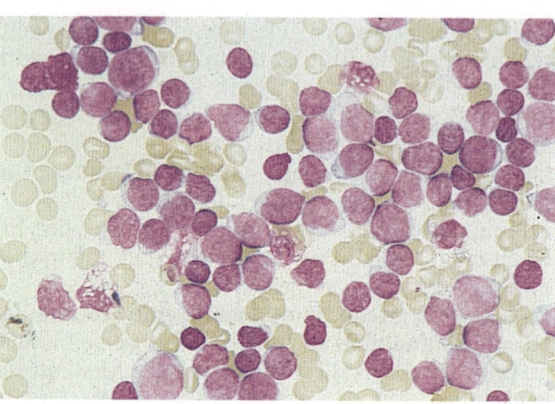

Abb. 5.3-2b Knochenmarkausstrich: monomorphe Blastenpopulation. Immunzytochemisch: c-ALL.

In den panoptisch, nach May-Grünwald-Giemsa gefärbten Knochenmark- und Blutausstrichen gibt die **Morphologie** der Blasten Hinweise auf ihre Herkunft (siehe Abb. 5.3-2a und b). Eine Besonderheit ist der Nachweis von **Auer-Stäbchen**, die bei etwa einem Viertel der Myeloblastenleukämien im Zytoplasma nachweisbar sind (siehe Abb. 5.3-3). Auer-Stäbchen sind Zellorganellen, die aus azurophilen Granula gebildet werden. Sie sind beweisend für den myeloischen Ursprung der Blasten.

Mit zytochemischen Färbungen kann das Vorliegen einer AML in der Regel bewiesen werden. Blasten myeloischer Herkunft sind Myeloperoxidase-positiv, und solche monozytären Ursprungs sind α-Naphthylazetatesterase-positiv. Sind Blasten positiv für Peroxidase und Esterase, so liegt eine myelomonozytäre Differenzierung vor.

Für die Diagnostik und Klassifizierung der ALL sind Morphologie und Zytochemie nicht ausreichend. Die ALL-Diagnostik ist eine Domäne der **Immunzytologie.** Der immunologische Phänotyp der lymphatischen Zellen wird mittels monoklonaler Antikörper bestimmt (T-Zell-Marker, B-Zell-Marker oder Common-ALL-Antigen [CALLA]).

Die Einteilung der akuten Leukämien ist im Wandel begriffen. Heute wird für die AML die FAB-Klassifikation (French-American-British Group) favorisiert, die auf morphologischen und zytochemischen Kriterien beruht (siehe Tab. 5.3-3).

Für die **ALL** gibt es eine analoge Unterteilung, wichtiger ist aber die Bestimmung des immunologischen Phänotyps (siehe Tab. 5.3-4), da dieser Therapie und Prognose wesentlich bestimmt.

Komplikationen

Aufgrund der ausgeprägten Störung der Hämatopoese kann es zu Beginn und insbesondere unter der Therapie zu Komplikationen kommen. Schwere **Infektionen,** in erster Linie verursacht durch **Bakterien** oder **Pilze,** und meist zerebrale Hämorrhagien sind die häufigsten Todesursachen.

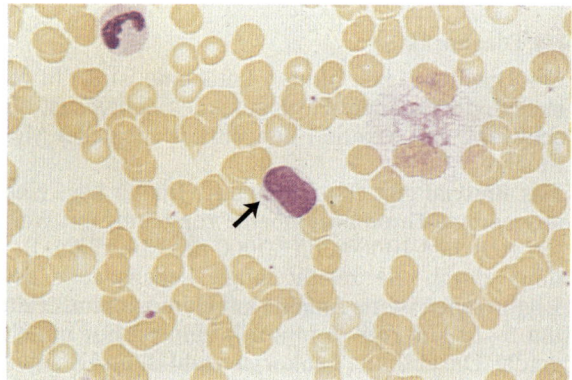

Abb. 5.3-3 Knochenmarkausstrich: AML, FAB M2 mit Auer-Stäbchen (Pfeil).

Tab. 5.3-3 Klassifikation der akuten myeloischen Leukämien (AML)

FAB	Morphologischer Subtyp	Häufigkeit
M1	Myeloblastäre Leukämie ohne Reifung	20%
M2	Myeloblastäre Leukämie mit Reifung	30%
M3	Promyelozytäre Leukämie	< 5%
M4	Myelomonozytäre Leukämie	30%
M5	Monozytäre Leukämie	10%
M5a	ohne Ausreifung (Monoblastenleukämie)	
M5b	mit Ausreifung zu Monozyten	
M6	Erythroleukämie	< 5%
M7	Megakaryozytäre Leukämie	< 5%

Tab. 5.3-4 Immuntypisierung der akuten lymphatischen Leukämien (ALL)

Phänotyp	Häufigkeit im Erwachsenenalter
CALL (common ALL)	60%
T-ALL	20%
Null-ALL	15%
B-ALL	5%

Durch starken Zellzerfall kann eine **Hyperurikämie** mit **akutem Nierenversagen** entstehen. Patienten mit akuten Promyelozytenleukämien entwickeln häufig Störungen der plasmatischen Gerinnung bis zur **Verbrauchskoagulopathie.**

▼ Therapie

Eine einzige **kurative** Therapie ist die zytotoxische **Chemotherapie.** Die Strahlentherapie wird nur additiv bei ZNS-Beteiligung oder zur ZNS-Prophylaxe eingesetzt. Die Mehrheit der Patienten erreicht durch Chemotherapie eine komplette Remission, aber nur ein kleiner Teil hiervon wird dauerhaft geheilt. Daneben gibt es eine Minderheit, meist ältere Patienten, die aufgrund der zu hohen Toxizität aggressiver Therapien nur **palliativ** behandelt werden. Zum Diagnosezeitpunkt befinden sich zwischen 10^{11} und 10^{18} Leukämiezellen im Körper des Patienten. Zytostatika führen zu einer **fraktionierten Zellvernichtung**, d.h., ein bestimmter Prozentsatz der Leukämiezellen, nicht eine absolute Anzahl von Zellen wird mit jedem Therapiekurs vernichtet. Durch die zur Verfügung stehenden Therapieschemata wird eine Blastenreduktion um 3–5 Zehnerpotenzen erreicht. Die verbliebenen 10^6 und 10^8 Zellen müssen vom Organismus kontrolliert werden, andernfalls kommt es zum Rezidiv. Welche Faktoren eine dauerhafte Kontrolle und Vernichtung der Restpopulation begünstigen, ist nicht geklärt.
Die klinischen Kriterien für eine **komplette Remission** sind:
▶ weniger als 5% Blasten im Knochenmark und Blastenfreiheit im peripheren Blut
▶ die Wiederherstellung des normalen Blutbildes, d.h.
  – Leukozyten > 3000/µl (3 G/l)
  – Thrombozyten > 100000/µl (100 G/l)
  – Hb über 10 g/dl (6 mmol/l)
▶ keine extramedulläre Manifestation.

Unterhalb einer Gesamtzahl von 10^8 Zellen können die Blasten im Knochenmark nicht nachgewiesen werden.

Das Prinzip einer kurativ ausgerichteten Chemotherapie ist die Vernichtung einer möglichst großen Anzahl von Leukämiezellen. Dem sind Grenzen gesetzt. Zytostatika wirken nicht selektiv auf Leukämiezellen, auch schnell wachsende Gewebe werden mitgeschädigt. Dies sind in erster Linie die Zellen der Hämatopoese, der Haare, der Haut, der Schleimhäute und die Keimzellen.
Heute ist das Hauptproblem bei der Behandlung von akuten Leukämien nicht das Erreichen der kompletten Remission, sondern deren Erhaltung. Es hat sich gezeigt, daß nach Erreichen der kompletten Remission eine weitere Therapie notwendig ist, deren Art und Dauer noch nicht endgültig geklärt ist.
Die meisten Therapieschemata lassen sich wie folgt zusammenfassen:
▶ **Remissionsinduktionstherapie.** Komplette Remission nach 4–8 Wochen möglich.
▶ **Konsolidierung oder Frühintensivierung.** Aggressive Therapie mit erneuter Knochenmarkaplasie.
▶ **Spätkonsolidierung** oder **Erhaltungstherapie.** Mildere Therapie ohne Knochenmarkaplasie.
Zur **Chemotherapie** der akuten Leukämie stehen heute eine Reihe hochwirksamer Substanzen zur Verfügung. Die aktivsten sind der **Antimetabolit Cytosin-Arabinosid** (Ara-C) sowie **Anthrazykline** wie **Daunorubicin.**
Die Therapie der AML und ALL stützt sich auf diese Substanzen. Bei der **ALL** sind auch das Spindelzellgift **Vincristin,** das Enzym L-**Asparaginase** sowie die **Kortikosteroide** wirksam.
Patienten mit ALL wird wegen der häufigen ZNS-Beteiligung eine prophylaktische Schädelbestrahlung und intrathekale Chemotherapie gegeben.
Die Therapie akuter Leukämien führt zu einer wochenlangen Knochenmarkaplasie. In dieser Zeit sind die Patienten in hohem Maße durch Blutungen und Infektionen gefährdet. Deshalb sollte die Behandlung nur in spezialisierten Zentren durchgeführt werden.
Voraussetzung für die aggressiven Therapien sind adäquate **supportive Möglichkeiten.** Hierunter werden Maßnahmen wie Blutzellersatz, Infektionsprophylaxe bzw. -behandlung zusammengefaßt, die der Verhütung und Behandlung krankheits- oder therapieinduzierter Komplikationen dienen.
Blutzellersatz
▶ Anämien können durch die Gabe von **Erythrozytenkonzentraten** leicht behandelt werden. Der Hb-Wert sollte über 8 g/dl (4,8 mmol/l), bei alten Patienten über 10 g/dl (6 mmol/l) liegen.
▶ Eine stark erhöhte Blutungsgefahr besteht bei Werten unter 30000 Thrombozyten/µl (30 G/l). Frische **Thrombozytenkonzentrate** werden gegeben.
▶ Der Ersatz von **Granulozyten** ist komplikationsreich und wird selten durchgeführt.
Infektionen:
Granulozytopenie. Durch die mehrwöchige, therapieinduzierte Granulozytopenie sind die Patienten in hohem Maße infektionsgefährdet. Zur Prophylaxe dienen Isolierbehandlung, sorgfältigste Hygiene im Umgang mit den Patienten sowie eine **selektive**

Darmdekontamination durch nicht resorbierbare Antibiotika.

Die meisten Patienten entwickeln im Verlauf der Behandlung Infektionen, wobei **Staphylokokken, gramnegative Bakterien, Candida-Pilze** sowie Viren der **Herpesgruppe** im Vordergrund stehen.

Knochenmarktransplantation:

Für jüngere Patienten (< 50 Jahre) gibt es die Möglichkeit der Knochenmarktransplantation. Es stehen zwei Verfahren zur Verfügung:

▶ Die **allogene** Transplantation von Knochenmark HLA-identischer Geschwister. Nur für circa ein Drittel aller Patienten stehen Spender zur Verfügung.

▶ Die **autologe** Transplantation von in Remission gewonnenem Eigenmark des Patienten.

Im Prinzip ist die Knochenmarktransplantation eine äußerst aggressive Maßnahme, um den erreichten Status zu festigen. Sie kann erst nach Erreichen einer kompletten Remission erfolgreich durchgeführt werden.

Nach irreversibel toxischer Bestrahlung des Knochenmarks und/oder Chemotherapie wird zuvor entnommenes Fremd- oder Eigenmark zur Restauration der Hämatopoese intravenös transfundiert. Beide Verfahren haben Vor- und Nachteile: Häufigste Todesursache allogen transplantierter Patienten sind schwere **Abstoßungsreaktionen** und Infektionen, die der autolog transplantierten Patienten sind **Leukämierezidive.** In den meisten Studien konnten mit allogener Transplantation bessere Langzeitergebnisse als mit autologer Transplantation erreicht werden. Einer der Gründe hierfür liegt in der an sich unerwünschten Fähigkeit immunkompetenter Zellen des allogenen Transplantats, gegen die Zellen des Empfängers (Patienten) zu reagieren („graft versus host") und hierbei aber auch residuale Leukämiezellen zu erfassen („graft versus leukemia").

Verlauf und Prognose

Noch vor 20 Jahren führte eine akute Leukämie rasch zum Tod, seitdem hat sich die Prognose deutlich gebessert.

Außer bei sehr alten Patienten ist jede akute Leukämie potentiell heilbar und sollte entsprechend behandelt werden. Allerdings ist auch heute nur eine Minderheit der Erwachsenen langfristig heilbar. Leider sind diese Patienten vor Beginn der Therapie nicht identifizierbar. Im Kindesalter sind die Ergebnisse deutlich besser.

AML: Die Prognose wird im wesentlichen vom Alter der Patienten bestimmt. Jüngere Patienten haben bessere Chancen, eine Vollremission zu erreichen. Außer dem Alter sind weitere prognostische Kriterien nicht sicher belegt.

Der Anteil kompletter Remissionen liegt für Erwachsene unter 60 Jahren heute bei 70%. Auch Patienten über 60 Jahre können erfolgreich therapiert werden; die Ergebnisse werden mitbestimmt von biologischem Alter und komplizierenden Begleiterkrankungen.

Die Mehrzahl der Patienten erleidet in den ersten fünf Jahren ein Rezidiv. Nur 15–20% der Erwachsenen unter 60 Jahren bleiben fünf Jahre rezidivfrei, sie können als geheilt betrachtet werden.

Durch Knochenmarktransplantation in erster Remission können zwischen 35 und 50% der Patienten geheilt werden. Diese Patienten stellen jedoch eine positive Selektion dar, da ältere Patienten und solche mit Frührezidiven für eine Transplantation nicht in Frage kommen.

ALL: Mit 80–90% ist der Anteil kompletter Remissionen bei der **ALL** höher als bei der AML. Doch sind auch hier Rezidive häufig, zumeist in den ersten 3 Jahren.

Die 5-Jahres-Rezidivfreiheit liegt zwischen 30 und 50%.

Rezidive:

Bei Patienten mit einem Rezidiv kann in der Hälfte der Fälle mit geeigneten Zytostatikakombinationen eine zweite Remission erzielt werden, die jedoch weder bei der AML noch bei der ALL lange anhält. Eine erfolgreiche allogene oder autologe Knochenmarktransplantation ist in der Regel die einzige Möglichkeit, mit der bei Patienten im ersten Rezidiv noch in einigen Fällen eine Heilung zu erzielen ist.

Differentialdiagnose

Jeder Patient mit Anämie und hochgradiger Thrombozytopenie gilt bis zum Beweis des Gegenteils als leukämieverdächtig. Eine **Knochenmarkaspiration** sollte noch **am gleichen Tag** durchgeführt werden.

▶ **Aplastisches Syndrom, synonym Panmyelophthise:** Wichtigstes Unterscheidungsmerkmal: zellarmes Knochenmark.

▶ **CML-Blastenkrise** (Finalstadium der CML): In der Regel ist die mehrjährige Vorgeschichte bekannt. Selten kann sich eine CML als Blastenkrise primär manifestieren und zu differentialdiagnostischen Schwierigkeiten führen.

▶ **Myelodysplastisches Syndrom (MDS):** Da ein Teil der MDS terminal in akute myelomonozytäre Leukämien übergeht, bestehen fließende Übergänge zu den sogenannten sekundären akuten Leukämien. Diagnostisch wegweisend für das MDS sind die Vorgeschichte sowie Reifungsstörungen der meist noch vorhandenen Hämatopoese.

▶ **Infektiöse Mononukleose:** Die im peripheren Blut auftretenden atypischen Lymphozyten können Ungeübten differentialdiagnostische Schwierigkeiten bereiten. Wichtigstes Unterscheidungsmerkmal: Knochenmark mit regelrechter Morphologie.

▶ **Non-Hodgkin-Lymphome (NHL):** Der Übergang von **lymphoblastischen** (!) NHL zur ALL ist fließend. Entscheidend ist der vorwiegende Befall des Knochenmarks oder der Lymphknoten.

5.3.2 Chronische lymphatische Leukämie

Definition

Die chronische lymphatische Leukämie (CLL) ist eine hämatologische Systemerkrankung, die durch eine Akkumulation reif wirkender Lymphozyten in Blut, Knochenmark, Milz und Lymphknoten gekennzeichnet ist. In über 95% der Fälle liegt eine **klonale Expansion neoplastischer B-Lymphozyten** vor, in nur 5% von T-Lymphozyten. Die CLL wird als Sonderform der niedrigmalignen lymphozytischen Non-Hodgkin-Lymphome eingeordnet (siehe Kap. 5.4.2).

Kasuistik

Ein 72jähriger Pensionär, der bis auf einen arteriellen Hypertonus gesund gewesen war, sucht den Hausarzt auf, da er beim Rasieren eine Schwellung des Halses festgestellt hatte. Im Blutbild werden eine Leukozytose und eine Anämie festgestellt.

Die weitere Abklärung ergibt folgende **Befunde:** Beiderseits zervikal und inguinal bis auf 4 cm vergrößerte Lymphknoten von derber Konsistenz, aber guter Verschieblichkeit. Splenomegalie (12×16 cm im Sonogramm), Blutdruck 180/105 mmHg, übriger körperlicher Status unauffällig. In der Röntgen-Thoraxuntersuchung linksbetontes Herz, sonst o.B.

Labor: Hb 10,5 g/dl (6,3 mmol/l), Thrombozyten 220000/μl (220 G/l), Leukozyten 46000/μl (46 G/l); **Differentialblutbild:** 9% Segmentkernige, 90% Lymphozyten, 1% Monozyten.

Knochenmarkbiopsie: 50%ige Infiltration durch reifzellige Lymphozyten, Hämatopoese ungestört.

Verlauf: Zunächst keine Therapie, die Lymphknoten nehmen nicht weiter an Größe zu und beeinträchtigen den Patienten nicht. Nach einem Jahr weitere Größenzunahme der Halslymphknoten. Leukozyten im Blut 82000/μl (82 G/l), Thrombozyten 85000/μl (85 G/l). Einleitung einer Chemotherapie mit Chlorambucil (Leukeran®) und Prednisolon. Darunter vollständige Rückbildung der Lymphome und Verkleinerung der Milz. Im Blutbild 15000 bis 25000 Leukozyten/μl (15–25 G/l). Über 3 Jahre intermittierende ambulante Chemotherapie mit therapiefreien Intervallen.

Der Patient verstirbt plötzlich an einem Herzinfarkt.

Epidemiologie

Die **CLL** ist die häufigste Form der chronischen Leukämien. Sie ist eine Erkrankung des Alters und tritt sehr selten vor dem 40. Lebensjahr auf. Zwei Drittel der erkrankten Patienten sind älter als 60 Jahre, Männer erkranken doppelt so häufig wie Frauen.

Insgesamt kommt es pro Jahr zu 2–3 Neuerkrankungen auf 100000 Einwohner, bei 55- bis 60jährigen liegt die Inzidenz bei 5 und bei den über 80jährigen bei ca. 30 pro 100000 Einwohner.

Ätiologie und Pathogenese

Die Ätiologie der chronischen lymphatischen Leukämie ist ungeklärt. Im Gegensatz zu den chronischen myeloischen Leukämien und den akuten Leukämien ist kein Zusammenhang mit ionisierender Strahlung, chemischen oder anderen Noxen zu erkennen.

Genetische Faktoren mögen eine Rolle spielen, denn familiäre Häufungen sind bekannt. Zytogenetische Veränderungen finden sich in der Hälfte der Fälle, vor allem eine **Trisomie 12.**

Die CLL ist in 95% der Fälle eine **klonale Proliferation von B-Zellen.** Diese besitzen an der Oberfläche monoklonale **Immunglobuline,** zumeist **IgM,** die **nicht** ins Blut sezerniert werden.

Die leukämischen Zellen differenzieren nicht über das Stadium der kleinen B-Lymphozyten hinaus. Das klinische Bild der CLL ist auf die erheblich **verlängerte Überlebenszeit** der Lymphozyten mit Akkumulation und Infiltration in Blut, Knochenmark, Lymphknoten, Milz und z.T. Leber zurückzuführen.

🅢 Symptome

In den frühen Stadien einer CLL sind die Patienten oft über Jahre asymptomatisch. In 25% der Fälle wird eine CLL zufällig entdeckt.

Beschwerden: allmählich fortschreitende Leistungsminderung und Müdigkeit, Lymphknotenschwellungen und häufige Infektionen.

Befunde: Haut- und Schleimhautblässe, Splenomegalie sowie zumeist Lymphknotenvergrößerungen.

🅓 Diagnostik

Im Blut liegt stets eine Leukozytose vor (15000 bis über 200000/μl bzw. 15 bis über 200 G/l). Das **Differentialblutbild** zeigt eine Vermehrung kleiner, reif wirkender Lymphozyten (siehe Abb. 5.3-4). Diese sind recht fragil und platzen häufig beim Ausstreichen. Diese Zellartefakte werden Gumprechtsche Kernschatten genannt, sie sind charakteristisch, aber nicht spezifisch für die CLL. Die Diagnose wird durch den Nachweis von reifen B-Zellen mit spezifischen Oberflächenantigenen und die Markinfiltration durch diese reifen B-Zellen gesichert. Bei nicht sicher zuzuordnenden Befunden an Blut und Knochenmark kann eine Lymphknotenhistologie sinnvoll sein.

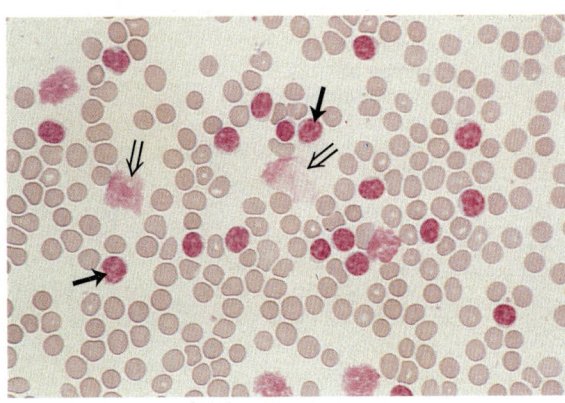

Abb. 5.3-4 Blutausstrich: CLL mit starker Lymphozytose (Pfeile) und Kernschatten (Doppelpfeile).

Die Proliferation immuninkompetenter Lymphozyten führt zum **Antikörpermangel.** Die CLL verläuft langsam progredient, erst spät kommt es zu Auswirkungen der Markinfiltration. Hierauf beruhen die klinischen Stadieneinteilungen nach Rai (siehe Tab. 5.3-5) und Binet (siehe Tab. 5.3-6).

Komplikationen

Durch die Einschränkung der humoralen Immunfunktion entwickelt sich ein schweres Antikörper-mangelsyndrom. Es kann in späteren Stadien zu tödlichen bakteriellen Komplikationen führen.

Unabhängig vom Stadium treten in 10% der Fälle immunhämolytische Anämien auf.

Ungefähr 10% der Patienten weisen eine **hämolytische Anämie** auf, evtl. mit Ikterus. Ursache sind inkomplette Autoantikörper, der Coombs-Test ist positiv.

Blutungen im Spätstadium sind Folge der Thrombozytopenie. Infiltration in nicht-lymphatische Gewebe wie Konjunktiven, Pleura, Lunge, Leber und Gonaden können zu organspezifischen Komplikationen führen.

▼ Therapie

Die therapeutischen Strategien bei der CLL unterscheiden sich grundlegend von denen bei akuten Leukämien. Mit den zur Verfügung stehenden Maßnahmen ist es bisher kaum möglich, komplette Remissionen zu erzielen.

> Die Therapie der CLL ist palliativ. Eine Heilung ist nicht möglich.

Ein frühzeitiger Therapiebeginn ist daher nicht sinnvoll.

> Die Lymphozytenzahl allein ist kein Therapieindikator. Auch ausgeprägte Lymphozytosen verlaufen asymptomatisch.

Therapieindikationen sind schwere Anämie, Thrombozytopenie, Hämolyse und symptomatische Lymphadenopathie oder Splenomegalie.

Die **Chemotherapie** ist die Therapieform der Wahl. Am häufigsten wird das alkylierende Zytostatikum Chlorambucil (Leukeran®) wegen seiner hohen antilymphozytischen Wirksamkeit bei gleichzeitig geringer Zytotoxizität für Granulozyten und Thrombozyten in Kombination mit Kortikosteroiden verwendet **(Knospe-Schema).** Die Therapie wird oral durchgeführt und beendet, wenn sich die Symptome oder Befunde zurückgebildet haben.

Unter diesen Maßnahmen lassen sich die meisten Patienten über Jahre gut ambulant behandeln. Bei sehr großen Lymphomen kann eine additive Bestrahlung notwendig werden. Patienten, deren Erkrankung auf die schonende orale Therapie nicht mehr anspricht, können analog den anderen niedrig-malignen Non-Hodgkin-Lymphomen behandelt werden (z.B. **COP-Schema**).

Fludarabin ist ein neueres Purin-Analogon, mit dem ein signifikanter Anteil von kompletten Remissionen zu erzielen ist. Ob hiermit allerdings auch die Prognose der überwiegend älteren Patienten zu verbessern ist, ist derzeit noch offen. Die Substanz könnte für die wenigen jüngeren Patienten eine sinnvolle Alternative werden.

Tab. 5.3-5 Stadieneinteilung der CLL nach Rai (1975)

Stadium	Definition	mittlere Überlebenszeit (Monate)
0	Lymphozytose > 15000/μl (15 G/l) Knochenmarkinfiltration > 40%	150
I	Lymphozytose mit Lymphknotenvergrößerung	100
II	Lymphozytose mit Splenomegalie und/oder Hepatomegalie (mit oder ohne Lymphknotenvergrößerung)	71
III	Lymphozytose mit Anämie (Hb < 11,0 g/dl bzw. 6,6 mmol/l) (mit oder ohne Hepatosplenomegalie oder Lymphknotenvergrößerung)	19
IV	Lymphozytose mit Thrombozytopenie < 100000/μl bzw. 100 G/l (mit oder ohne Hepatosplenomegalie oder Lymphknotenvergrößerung)	19

Tab. 5.3-6 Stadieneinteilung der CLL nach Binet (1981)

Stadium	Definition	mittlere Überlebenszeit (Monate)
A	– Lymphozytose – weniger als 3 Lymphknotenregionen – Hb > 10,0 g/dl (6 mmol/l) – Thrombozyten > 100000/μl (100 G/l)	> 120
B	– mehr als 3 Lymphknotenregionen – Hb > 10,0 g/dl (6 mmol/l) – Thrombozyten > 100000/μl (100 G/l)	60
C	– Hb < 10,0 g/dl und/oder – Thrombozyten < 100000/μl (100 G/l)	24

Patienten mit Hypersplenismus oder refraktärer hämolytischer Anämie sowie Thrombozytopenie können von einer Splenektomie profitieren. Infektionen müssen konsequent antibiotisch therapiert, bei schwerem Antikörpermangel können intravenöse Gammaglobulingaben notwendig werden.

Verlauf und Prognose

Die CLL hat den günstigsten Verlauf aller Leukämien. Die Prognose hängt vom Stadium der Erkrankung ab. In den Tabellen 5.3-5 und 5.3-6 ist die mittlere Überlebenszeit in Abhängigkeit vom Krankheitsstadium dargestellt.

> Eine Heilung ist nicht möglich, jedoch verstirbt ein Teil der zumeist älteren Patienten nicht an der CLL, sondern an davon unabhängigen Erkrankungen.
> Eine Seltenheit ist der Übergang in eine Verlaufsform von höherer Malignität (Richter-Syndrom).

Differentialdiagnose

▶ **Reaktive Lymphozyten** (z.B. bei Virusinfektionen). Wichtigste Unterscheidungsmerkmale: immunologisch überwiegend polyklonale T-Zell-Marker, Leukozytenzahl nicht über 20000/µl (20 G/l).
▶ Andere **Non-Hodgkin-Lymphome niedriger Malignität.** Wichtigstes Unterscheidungsmerkmal: Lymphknotenhistologie.
▶ **Chronische myeloische Leukämie (CML).** Wichtigstes Unterscheidungsmerkmal: „buntes" Differentialblutbild mit granulopoetischen Zellen aller Reifungsstufen.

5.3.3 Haarzellenleukämie (HCL)

Definition

Die Haarzellenleukämie ist eine maligne lymphoproliferative Erkrankung, die wie die CLL zu den niedrigmalignen lymphozytischen Non-Hodgkin-Lymphomen zählt. Charakteristisch sind die klonale Expansion transformierter lymphatischer Zellen mit haarigen Zytoplasmaausläufern sowie eine Vermehrung retikulärer Fasern im Knochenmark.

Epidemiologie

Mit 2–4% aller Leukämien ist die Haarzellenleukämie eine seltene Erkrankung. Das Alter bei Krankheitsmanifestation beträgt im Mittel 50 Jahre, Kinder erkranken kaum. Mit 80% dominiert der Anteil männlicher Patienten.

Ätiologie und Pathogenese

Die Ätiologie der Haarzellenleukämie ist unbekannt. **Pathogenetisch** liegt eine klonale Expansion neoplastischer **B-Lymphozyten mit haarigen Zytoplasmaausläufern** vor. Meist sind monoklonale Immunglobuline auf der Zelloberfläche nachweisbar.

Es kommt zur Akkumulation von Haarzellen in Knochenmark und Milz, im Knochenmark darüber hinaus zu einer **Proliferation retikulärer Fasern.** Lymphknoten sind selten infiltriert.

🅢 Symptome

Beschwerden: Abdominalschmerzen durch die Splenomegalie, rezidivierende Infektionen, Leistungsschwäche und Erythema nodosum. 25% der Erkrankungen werden bei fehlender Symptomatik zufällig entdeckt.
Befunde: In mehr als drei Viertel der Fälle liegt eine erhebliche Splenomegalie vor, selten Lymphknotenvergrößerungen.

🅓 Diagnostik

Zumeist liegt eine mäßige **Panzytopenie** vor, insbesondere **Granulozytopenie** und **Thrombozytopenie** nehmen im Verlauf der Erkrankung zu. Im Blutausstrich gelingt der Nachweis charakteristischer Haarzellen, die ungefähr Lymphozytengröße haben. Ihr Zytoplasma ist mit feinen Ausläufern unregelmäßig begrenzt, die in typischen Fällen haarfömig wirken (siehe Abb. 5.3-5).
Bedingt durch die meist erhebliche Faservermehrung läßt sich häufig kein Knochenmark aspirieren **(Punctio sicca).** Die dann notwendige **Knochenmarkbiopsie** zeigt eine Infiltration durch mononukleäre Zellen mit breitem Hof und eine starke Faservermehrung in der Silberfärbung.

> Die **Trias** Splenomegalie, Panzytopenie und Punctio sicca ist kennzeichnend für die Haarzellenleukämie.

Diagnostisch beweisend sind neben der typischen Haarzellenmorphologie die **Färbung** der Zellen mit **tartratresistenter saurer Phosphatase** sowie der immunologische Nachweis spezifischer Oberflächenantigene (z.B. CD11c).

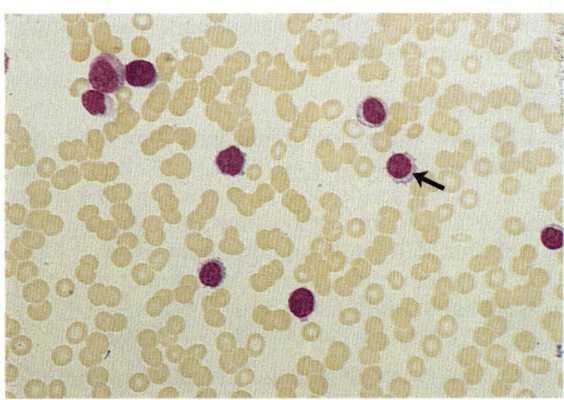

Abb. 5.3-5 Blutausstrich: Haarzellenleukämie mit typischen haarförmigen Zytoplasmaausläufern (Pfeil).

Komplikationen

Aufgrund der unterdrückten zellulären und humoralen Immunität treten während des relativ langen Verlaufs schwere Infektionen auf.

> Infektionen sind die Haupttodesursache bei Patienten mit Haarzellenleukämie. Im Spätstadium können thrombozytopenisch bedingte Blutungen auftreten.

▼ Therapie

> Die Haarzellenleukämie ist wie die CLL eine chronische Erkrankung, die Therapie war zumindest bisher palliativ ausgerichtet.

Hauptindikation ist die progrediente Panzytopenie mit Infektionen als Folge, **Hauptziel** die Verbesserung der zellulären und humoralen Immunität. Bis vor wenigen Jahren war die **Splenektomie** die einzige wirksame Therapie. Hiermit erreichen zwei Drittel der Patienten zumindest eine Teilremission. Heute stellt α-**Interferon** das therapeutische Mittel 1. Wahl dar. Mit subkutan appliziertem α-**Interferon** werden heute zu ca. 90% Remissionen erreicht, mehrheitlich partielle Remissionen. Die Behandlung erfolgt in der Regel für 1 Jahr. Patienten, die nach Splenektomie therapiert werden, profitieren meist noch von der Interferontherapie und umgekehrt.
Neuere Studien zeigen, daß **Desoxycoformycin** eine wirksame Alternative zur Behandlung der Erkrankung bei Resistenz gegen α-Interferon darstellt.

Verlauf und Prognose

Die Haarzellenleukämie ist eine chronische Erkrankung, der Verlauf wird vom Ausmaß der infektiösen Komplikationen bestimmt.
Die Prognose der Erkrankung ist heute schwer abzuschätzen. Verlaufsbeobachtungen zeigen, daß mindestens 50% der Patienten noch 8 Jahre nach Diagnosestellung leben. Es erscheint aber wahrscheinlich, daß die Prognose unter den neuen Therapieansätzen (α-Interferon und Desoxycoformycin) sowie den verbesserten supportiven Maßnahmen günstiger geworden ist.

Differentialdiagnose

▶ **CLL und andere niedrigmaligne Non-Hodgkin-Lymphome.** Wichtigste Unterscheidungsmerkmale: Lymphknotenbefall, Splenomegalie meist nur mäßig, keine Haarzellmorphologie.
▶ **Aplastische Anämie (Panmyelophthise).** Wichtigstes Unterscheidungsmerkmal: zellarmes Knochenmark in der Biopsie.

 Cave: Außer bei der Haarzellenleukämie kommt eine Punctio sicca häufig auch bei aplastischer Anämie und Osteomyelofibrose vor.

5.4 Maligne Lymphome

A. ENGERT, M. SCHAADT, V. DIEHL; mit einem Beitrag von C. POHL und E. O. RIECKEN

Die malignen Lymphome sind Neoplasien des lymphatischen Systems und werden nach histologischen Kriterien in zwei Gruppen unterteilt: **Hodgkin-Lymphome (HL)** und **Non-Hodgkin-Lymphome (NHL).** Bei den Non-Hodgkin-Lymphomen wird zwischen hoch- und niedrigmalignen Verlaufsformen unterschieden (siehe Abb. 5.4-1). Die lymphatischen Organe (Lymphknoten, Milz) sind in erster Linie betroffen. Extralymphatische Organe können durch unmittelbare Tumorinfiltration des benachbarten Gewebes von einem erkrankten Lymphknoten aus befallen werden (E-Befall) oder in fortgeschrittenen Stadien auf hämatogenem Wege. Primär generalisierte Erkrankungen mit Infiltration des Knochenmarks und leukämischer Ausschwemmung finden sich häufig bei den niedrigmalignen Non-Hodgkin-Lymphomen, zu denen auch die chronische lymphatische Leukämie (CLL) zählt.
Das **Plasmozytom,** obwohl auch eine lymphatische Neoplasie differenzierter B-Zellen, wird gesondert behandelt, da es in der Regel primär als diffuse Plasmazellvermehrung im Knochenmark beginnt und ein Befall von Lymphknoten und Milz klinisch ohne Relevanz ist.
Das Therapiekonzept (Strahlentherapie, Chemotherapie, kombinierte Therapie) orientiert sich an der histologischen Klassifikation, am Ausbreitungsgrad der Erkrankung (Stadium) und an speziellen prognostischen Faktoren.

5.4.1 Hodgkin-Lymphome (Lymphogranulomatose)

Definition

Das Hodgkin-Lymphom ist eine bösartige Erkrankung, die im lymphatischen System entsteht. Sie wurde 1832 von Thomas Hodgkin erstmals beschrieben. Kennzeichnend ist der histologische

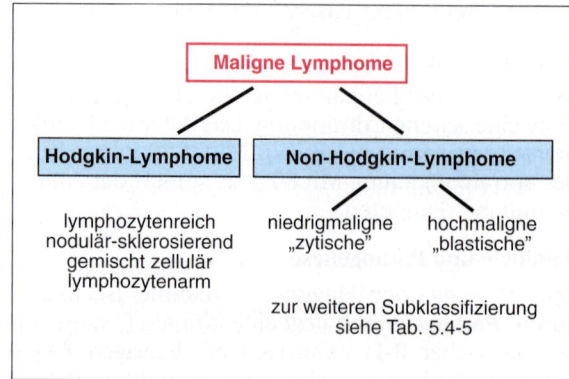

Abb. 5.4-1 Einteilung der malignen Lymphome.

Nachweis von wenigen (0,01–1%) ein- und mehrkernigen Riesenzellen (**Hodgkin-** und **Sternberg-Reed-Zellen),** die von einer Vielzahl reaktiver, vorwiegend lymphatischer Zellen umgeben sind. Die Erkrankung beginnt unifokal und breitet sich zunächst lymphogen aus. Ein hämatogener Befall extralymphatischer Organe erfolgt erst im Spätstadium. Die histologische Klassifikation unterscheidet vier Subtypen und geht in ihren Grundsätzen auf die Einteilung von Lukes und Butler zurück.

Kasuistik

Ein 24jähriger Student stellt sich in der Ambulanz vor, weil er seit 6 Wochen nachts stark schwitze (muß nachts dreimal den Pyjama wechseln) und seit ca. 4 Wochen Knoten am Hals bemerkt habe.
Befund: derbe Vergrößerung zervikaler und supraklavikulärer Lymphknoten links bis maximal 3 cm. Im **Röntgen-Thorax** polyzyklische Vergrößerung des linken Hilus. BKS 28/65. Sonographie und CT des Abdomens unauffällig. Lymphographie ebenfalls unauffällig (CS II B).
Die explorative **Laparotomie** mit Splenektomie ergab einen diffusen Milzbefall sowie den Befall von zwei Lymphknoten am Milzhilus (PS III B).
Nach einer zyklisch alternierenden **Chemotherapie** (COPP – ABVD) von 6 Monaten Feststellung einer kompletten Remission.
Ein **Spermiogramm** 3 Monate nach Therapieende zeigte eine fast komplette Azoospermie. Weiterhin komplette Remission des Hodgkin-Lymphoms.

Epidemiologie

Jährlich erkranken 2–4/100000 Personen. Die Krankheit zeigt je einen Häufigkeitsgipfel im dritten und siebten Lebensjahrzehnt. Männer sind häufiger betroffen als Frauen (10:6).

Ätiologie und Pathogenese

Die Ursache der Hodgkin-Erkrankung ist bisher nicht geklärt. Sporadische Berichte über Erkrankungscluster legten den Verdacht auf eine infektiöse Genese nahe, ein ätiologisches Agens konnte bisher jedoch noch nicht identifiziert werden.
Die Rolle des Epstein-Barr-Virus für die Entstehung des Hodgkin-Lymphoms ist ungeklärt.
Die **zelluläre Herkunft** der Hodgkin- und Sternberg-Reed-Zellen, die als die eigentlichen Tumorzellen dieser Lymphomerkrankung angesehen werden, ist ebenfalls noch nicht vollständig geklärt. DNS-Untersuchungen an Hodgkin-Zell-Kulturen haben Hinweise für einen lymphatischen Ursprung dieser Zellen ergeben. Damit in Übereinstimmung steht auch der immunhistologische Nachweis von T-Zell- bzw. B-Zell-assoziierten Antigenen auf Hodgkin- und Sternberg-Reed-Zellen in durch Biopsie gewonnenem Material. Sehr häufig findet man auf der Oberfläche der Tumorzellen lymphatische Aktivierungsmarker. Bei Patienten mit Hodgkin-Lymphom ist regelmäßig ein **Immundefekt** nachweisbar, der sich vorwiegend im Bereich der T-Zell-vermittelten Immunabwehr manifestiert. Klinische Korrelate

sind eine deutliche Verminderung der Hautreaktion auf sekundäre Antigene sowie eine verminderte Aktivierbarkeit von T-Zellen von Hodgkin-Patienten. Funktionseinschränkungen im Bereich der Makrophagen und B-Zellen sind ebenfalls vereinzelt berichtet worden. Sie sind klinisch jedoch ohne große Relevanz. Ob der Immundefekt unabhängig von der Lymphomerkrankung oder durch die Tumorerkrankung selbst ausgelöst wird, ist bisher unklar. Die erhöhte Hodgkin-Inzidenz bei AIDS-Patienten spricht eher für einen vorbestehenden Immundefekt als Voraussetzung für die Lymphomerkrankung. Andererseits haben Untersuchungen aus Serum von Hodgkin-Patienten und an Zellkulturen Hinweise für einen von Tumorzellen produzierten Faktor ergeben, der mit der Aktivierung von T-Zellen interferiert.

Ⓢ Symptome

Beschwerden: Ein allgemeines Krankheitsgefühl mit eingeschränkter Leistungsfähigkeit („Leistungsknick") wird oft angegeben. Etwa ein Drittel der Patienten klagt über Allgemeinsymptome wie Fieber, Nachtschweiß und Gewichtsverlust (sogenannte **B-Symptome).** Bei den meisten Neuerkrankungen sind vergrößerte Lymphknoten das erste Krankheitssymptom. Die häufigsten Lokalisationen sind der Halsbereich (60%), das Mediastinum (30%), die Axillae (20%), die Inguinalregion (15%) und das Abdomen (15%). Auch wenn in der Regel eine kontinuierliche Größenzunahme erfolgt, können sich Lymphknoten durchaus während des Krankheitsverlaufs zurückbilden, um später wieder weiter zu wachsen (sogenanntes „waxing and waning").
Befunde: Die geschwollenen Lymphknoten sind meist nicht schmerzhaft und von fester, „gummiartiger" Konsistenz. In fortgeschrittenen Stadien kommt es zu einem Befall von Milz, Leber, Knochenmark, Knochen oder Lunge. Seltene Organmanifestationen sind der Gastrointestinaltrakt und die Haut.

Ⓓ Diagnostik

Ziel der Diagnostik ist:
1. die Sicherung der Diagnose und histologische Subklassifikation
2. die Feststellung des Ausbreitungsgrades (Stadium)
3. die orientierende Untersuchung der Organfunktionen zur Bemessung des Therapierisikos.
Histologie: Die Diagnose basiert auf dem histologischen Nachweis der typischen Hodgkin- und Reed-Sternberg-Zellen. Hierfür liefern die Aspirationszytologie oder eine Lymphknotenpunktion kein ausreichend repräsentatives Material. Angestrebt werden muß daher immer die Entnahme eines vollständigen Lymphknotens. Gleichzeitig wird anhand des histologischen Schnittpräparats eine Subklassifikation vorgenommen. Lukes und Butler haben vier histologische Formen festgelegt, die sich am Ausmaß des **Gehaltes an Tumorzellen** in der Biopsie, an dem

Lymphozytenreichtum sowie an der **Ausprägung von Bindegewebe** orientieren:

1. lymphozytenreiche Form
2. noduläre Sklerose
3. Mischtyp
4. lymphozytenarme Form

Die noduläre Sklerose wird am häufigsten diagnostiziert (82%), gefolgt vom Mischtyp (14%; siehe Abb. 5.4-2), der lymphozytenreichen Form (3%) und der seltenen lymphozytenarmen Form (1%). Mischzelltyp und besonders der lymphozytenarme

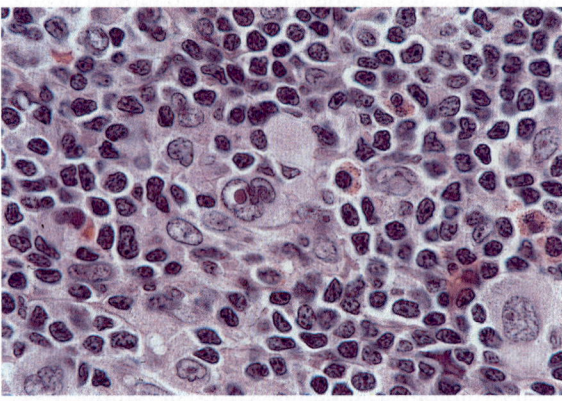

Abb. 5.4-2 Hodgkin-Lymphom, Mischtyp.

Typ haben eine schlechtere Prognose. Allerdings tritt die Bedeutung des histologischen Subtyps als prognostischer Faktor wahrscheinlich aufgrund der verbesserten Therapie zunehmend in den Hintergrund.

Stadieneinteilung: Das klinische Stadium ist ein Maß für den Ausbreitungsgrad der Erkrankung. Es werden vier Stadien unterschieden, die mit römischen Ziffern bezeichnet werden (siehe Tab. 5.4-1 und Abb. 5.4-3). Die **Stadien I** und **II** bezeichnen den Befall eines oder mehrerer Lymphknotenareale auf einer Seite des Zwerchfells, das **Stadium III** die Beteiligung lymphatischer Organe auf beiden Seiten des Zwerchfells. Die hämatogene Generalisierung der Erkrankung mit Befall von Knochenmark, Leber oder diffusem Befall anderer parenchymatöser Organe wird als **Stadium IV** bezeichnet.

Den römischen Ziffern zur Bezeichnung des Ausbreitungsgrades wird ein B hinzugefügt, falls eines oder mehrere der konstitutionellen Symptome (Fieber über 38 °C, Nachtschweiß oder Gewichtsverlust über 10% in den letzten 6 Monaten) vorhanden sind; ein A bedeutet Fehlen dieses Symptoms. Die lokale Ausbreitung der Erkrankung in das umgebende Gewebe, von einem Lymphknoten ausgehend, wird als extranodales Wachstum bezeichnet und mit dem Buchstaben E (extranodal) zu dem Stadium (z. B. II AE) notiert.

Tab. 5.4-1	Stadieneinteilung der Hodgkin-Lymphome nach Ann-Arbor
CS = nur klinische Stadieneinteilung	
PS = pathologische Stadieneinteilung nach invasiver Diagnostik	
Stadium I	Befall einer einzigen Lymphknotenregion (I/N) oder Vorliegen eines einzigen lokalisierten extranodalen Herdes (I/E)
Stadium II	Befall von 2 oder mehr Lymphknotenregionen auf einer Seite des Zwerchfells (II/N) oder Vorliegen lokalisierter extranodaler Herde und Befall einer oder mehrerer Lymphknotenregionen auf einer Seite des Zwerchfells (II/E)
Stadium III	Befall von 2 oder mehr Lymphknotenregionen auf beiden Seiten des Zwerchfells (III/N) oder Befall von lokalisierten extranodalen Herden und Lymphknotenbefall, so daß ein Befall auf beiden Seiten des Zwerchfells vorliegt (III/E)
Stadium III$_1$	subphrenische Lokalisation, beschränkt auf Milz, zöliakale und/oder portale Lymphknoten allein oder gemeinsam (Befall oberhalb des Truncus coeliacus)
Stadium III$_2$	subphrenische Lokalisation mit Beteiligung paraaortaler, mesenterialer, iliakaler und/oder inguinaler Lymphknoten allein oder gemeinsam (Befall unterhalb des Truncus coeliacus)
Stadium IV	disseminierter Befall einer oder mehrerer extralymphatischer Organe mit oder ohne Befall von Lymphknoten

Zum lymphatischen Gewebe gehören:
Lymphknoten, Milz, Thymus, Waldeyerscher Rachenring, Appendix.

Organsymbole
N = Lymphknoten   H = Leber
S = Milz   L = Lunge
M = Knochenmark   O = Knochen
D = Haut   P = Pleura

Die Stadien I bis IV erhalten den Zusatz B, wenn ein oder mehrere der folgenden Allgemeinsymptome vorliegen, und den Zusatz A, falls diese fehlen.
Allgemeinsymptome sind:
– nicht erklärbares Fieber über 38 °C
– nicht erklärbarer Nachtschweiß
– nicht erklärbarer Gewichtsverlust von mehr als 10% des Körpergewichtes innerhalb von 6 Monaten

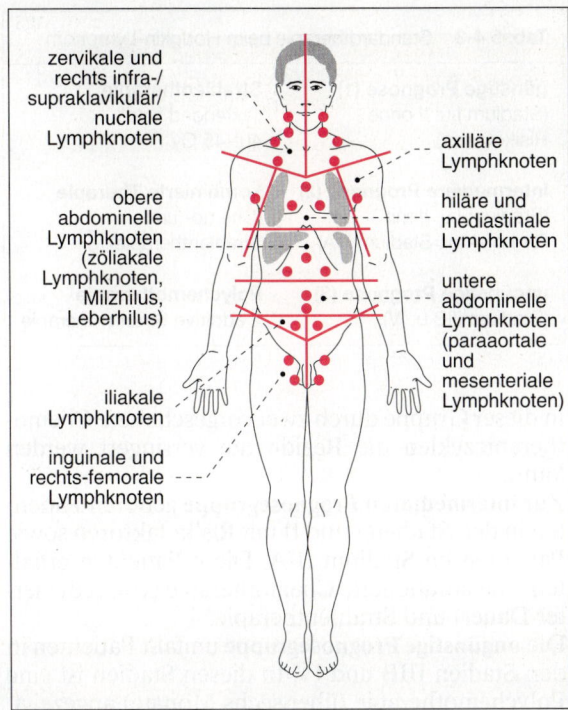

zervikale und
rechts infra-/
supraklavikulär/
nuchale
Lymphknoten

axilläre
Lymphknoten

hiläre und
mediastinale
Lymphknoten

obere
abdominelle
Lymphknoten
(zöliakale
Lymphknoten,
Milzhilus,
Leberhilus)

untere
abdominelle
Lymphknoten
(paraaortale
und
mesenteriale
Lymphknoten)

iliakale
Lymphknoten

inguinale und
rechts-femorale
Lymphknoten

Abb. 5.4-3 Lymphknotenstationen zur Stadieneinteilung nach Ann-Arbor.

Die lokale, extranodale Manifestation des Hodgkin-Lymphoms (meist des nodulär-sklerosierenden Subtyps) in einem Organ besitzt eine bessere Prognose als die diffuse, hämatogene Organbeteiligung (Stadium IV). Da sich in der Praxis manchmal Schwierigkeiten in der Abgrenzung zwischen einem E-Stadium und einem Stadium IV ergeben, gilt die Faustregel, daß eine lokale Organmanifestation als E-Stadium zu werten ist, falls sie durch eine lokale Maßnahme (Strahlentherapie) sinnvoll zu behandeln ist (z. B. segmentaler Befall der Lunge, ausgehend von hilären Lymphknoten).

Falls die Stadieneinteilung nur auf **klinischen Untersuchungsmethoden** basiert, wird der Stadienbezeichnung ein **CS** („clinical stage") vorangestellt, während sich die **pathologisch-anatomische Stadieneinteilung PS** („pathological stage") auf die pathologische Beurteilung von Biopsiematerial stützt, das durch diagnostische Laparotomie mit Splenektomie entnommen wurde.

Untersuchungen zur Stadieneinteilung (siehe Tab. 5.4-2): In der Anamnese sollte man insbesondere auf die B-Symptome eingehen sowie auf spezifische Beschwerden, die der Lokalisierung möglicher Krankheitsmanifestationen dienen könnten. Eine gründliche **körperliche Untersuchung** umfaßt Palpation aller peripheren Lymphknotenstationen mit quantitativer Angabe von Lymphknotenvergrößerungen sowie Bestimmungen von Leber- und Milzgröße. Der **Laborstatus** beinhaltet die Analyse der BKS, der hämatologischen Parameter, der Leberenzyme, der alkalischen Phosphatase und der

Retentionswerte. Zur **Diagnostik intrathorakaler Hodgkin-Manifestationen** werden eine Röntgenübersichtsaufnahme in zwei Ebenen sowie ein CT, auch als Voraussetzung für eine exakte Strahlentherapieplanung, durchgeführt. Die **Diagnostik des Abdomens** beinhaltet eine orientierende Sonographie sowie eine Computertomographie. Falls das CT unauffällig ist, wird eine Lymphangiographie angeschlossen. Obligat ist eine **Knochenmarkuntersuchung** durch Beckenkammbiopsie. Ergeben sich durch Anamnese und körperliche Untersuchung klinische Hinweise für einen Skelettbefall, wird eine **Skelettszintigraphie** durchgeführt. Verdächtige Herde müssen durch Röntgenaufnahmen weiter abgeklärt werden.

Explorative Laparotomie und Splenektomie: Sie ist nur dann sinnvoll, wenn die vorangegangenen nichtinvasiven Maßnahmen einen Gesamtbefund ergeben haben, der eine alleinige Strahlentherapie rechtfertigen würde (CS I und II). Ziel der invasiven Diagnostik ist es, eventuelle Hodgkin-Manifestationen, die der bildgebenden Diagnostik entgehen, durch Inspektion und Palpation zu entdecken und histologisch zu sichern (insbesondere nodulärer oder diffuser Befall von Leber und Milz). Obwohl die Letalität der invasiven Diagnostik in großen Zentren unter 1% liegt, ist die Morbidität mit ca. 10–40% beträchtlich, wobei neben akuten Komplikationen wie Blutungen, Thrombose und Pneumonie mittel- und langfristig das Risiko des Bridenileus und des OPSI-Syndroms („overwhelming postsplenectomy infection") zu nennen sind. Um dieser letztgenannten Komplikation vorzubeugen, sollte 14 Tage vor einer geplanten Splenektomie eine Pneumokokken-Impfung durchgeführt werden. Wegen dieser möglichen Komplikationen und der operationsbedingten Therapieverzögerung wird in den meisten aktuellen Therapiekonzepten geprüft, ob ohne Qualitätsverlust auf die invasive Diagnostik verzichtet werden kann.

Tab. 5.4-2 Staging-Untersuchungen bei Hodgkin-Lymphomen

▶ Anamnese
▶ körperliche Untersuchung
▶ Labor: BKS, komplettes Blutbild, Serum-Eiweiß-Elektrophorese, Leberenzyme, LDH, aP, Retentionswerte, Virologie (EBV, HIV), β_2-Mikroglobulin
▶ Röntgen-Thorax (2 Ebenen)
▶ CT-Thorax
▶ Sonographie-Abdomen
▶ CT-Abdomen
▶ bipedale Lymphangioadenographie bei negativem CT
▶ Skelettszintigramm
▶ Knochenmarkbiopsie
▶ Leberbiopsie bei allen Patienten ohne Laparotomie
▶ EKG
▶ Echokardiogramm (UKG)
▶ Hormonstatus (FSH bei männlichen Patienten)

▼ Therapie

Therapiekonzepte: Die „klassische" Therapiestrategie sieht für die Stadien der lokalisierten Erkrankung (Stadium I bis IIIA) eine **Strahlentherapie** als Standard vor, während die generalisierten Stadien (IIIB und IV) einer systemischen **Chemotherapie** unterzogen werden, die gegebenenfalls mit Bestrahlung kombiniert werden kann. In den letzten Jahren sind eine Reihe von Risikofaktoren beschrieben worden, die die Rezidivgefahr bei einer alleinigen Strahlenbehandlung in einem Ausmaß erhöhen, daß eine kombinierte Chemo- und Strahlentherapie auch bei Patienten mit regionaler Krankheitsausdehnung sinnvoll erscheint.

Unter diese **Risikofaktoren** fällt vor allem die **große Tumormasse,** als Vielzahl befallener Lymphknotenregionen oder lokal als „bulky disease" (> 5 cm). Hier ist besonders der große Mediastinaltumor (mehr als ein Drittel des größten Thoraxquerdurchmessers) zu nennen, bei dem unter alleiniger Strahlentherapie technisch und klinisch Probleme entstehen.

B-Symptomatik, ungünstige Histologie, hohe BKS, männliches Geschlecht, hohes Alter, extranodaler Befall (E-Stadium) sowie massiver Milzbefall (mehr als 5 Knoten oder diffuser Befall) wurden als weitere Risikofaktoren beschrieben, die die Prognose bei alleiniger Strahlentherapie verschlechtern. In der deutschen Hodgkin-Studiengruppe werden bei Patienten im Stadium I und II die folgenden Parameter in die Planung der Therapiestudien einbezogen:

▶ großer Mediastinaltumor,
▶ E-Stadium,
▶ hohe BKS (A-Stadium > 50 mm/h, B-Stadium > 30 mm/h),
▶ Befall von 3 und mehr Lymphknotenarealen.

Patienten in den **Stadien I** und **II,** die einen oder mehrere dieser Risikofaktoren aufweisen, werden daher nicht einer alleinigen Strahlentherapie, sondern einer kombinierten Chemo- und Strahlentherapie unterzogen.

Da Patienten im **Stadium IIIA** nicht alleiniger Strahlentherapie mit einer Wahrscheinlichkeit von ca. 50% ein Rezidiv erleiden, werden auch diese Patienten initial einer kombinierten Therapie zugeführt. Für Patienten mit generalisierter Erkrankung **(Stadien IIIB und IV)** gilt die Polychemotherapie als Standardbehandlung. Gegenwärtig wird in Studien geprüft, ob eine Ausweitung der Zahl der Zytostatika oder eine zusätzliche Strahlentherapie (z. B. bei „bulky disease" = primärer Befall > 5 cm) die Ergebnisse weiter verbessern kann.

Somit unterscheidet die aktuelle Therapiestrategie bei der Hodgkin-Erkrankung zwischen drei Prognosegruppen mit unterschiedlichen Therapieansätzen (siehe Tab. 5.4-3):

Die **günstige Prognosegruppe** umfaßt Patienten in den Stadien I und II ohne Risikofaktoren. Diese Patienten erhalten eine alleinige Strahlentherapie. In der aktuellen deutschen Studie wird untersucht, ob

Tab. 5.4-3	Standardtherapie beim Hodgkin-Lymphom
günstige Prognose (1) (Stadium I u. II ohne Risikofaktor)	**Strahlentherapie** „extended field" 40–45 Gy
intermediäre Prognose (2) (Stadium I u. II mit Risikofaktor, Stadium IIIA)	**kombinierte Therapie** (Chemo- und Strahlentherapie)
ungünstige Prognose (3) (Stadium IIIB u. IV)	**Polychemotherapie** ± additive Strahlentherapie

in dieser Gruppe durch zwei vorgeschaltete Chemotherapiezyklen die Rezidivrate verringert werden kann.

Zur **intermediären Prognosegruppe** gehören Patienten in den Stadien I und II mit Risikofaktoren sowie Patienten im Stadium IIIA. Diese Patienten erhalten eine kombinierte Chemotherapie (von reduzierter Dauer) und Strahlentherapie.

Die **ungünstige Prognosegruppe** umfaßt Patienten in den Stadien IIIB und IV. In diesen Stadien ist eine Polychemotherapie (über sechs Monate) angezeigt, eventuell kombiniert mit einer additiven Strahlentherapie.

Hodgkin-Patienten sollten immer im Rahmen einer kontrollierten klinischen Studie behandelt werden. Nur so können prospektiv wichtige Fragen geklärt werden, wie z.B. die notwendige Strahlendosis in der günstigen Prognosegruppe, optimale Kombination von Chemo- und Strahlentherapie in der intermediären Prognosegruppe sowie Einsatz zusätzlicher Medikamente und Stellenwert einer additiven Strahlentherapie in der ungünstigen Prognosegruppe.

Strahlentherapie: Eine adäquate Strahlentherapie des Hodgkin-Lymphoms erfordert die Applikation ausreichender Strahlendosen mit geeigneten Therapiegeräten in Großfeldtechnik.

Als tumorizide Strahlendosis sind 40 bis 45 Gy erforderlich. In Studien wird gegenwärtig überprüft, ob in der günstigen Prognosegruppe sowie bei Kombination von Strahlen- und Chemotherapie eine niedrigere Strahlendosis ausreichend ist.

Nur geeignete Therapiegeräte (Linearbeschleuniger oder Hochvolttechnik mit ^{60}Co) erlauben eine adäquate Bestrahlung mit akzeptabler Hautbelastung. Die Anwendung der Großfeldtechnik (Mantelfeld bzw. „umgekehrtes Y-Feld"; siehe Abb. 5.4-4) hat sich gegenüber der Einzelfeldtechnik als überlegen erwiesen, da dadurch die Gefahr der Unterdosierung bzw. Überdosierung in Feldgrenzen vermieden werden kann. Bei der Großfeldtechnik werden strahlensensible Organe (Lunge, Herz und Rückenmark) durch individuell angefertigte Bleiblöcke geschützt. Die eingestrahlte Einzeldosis beträgt 1,8–2,0 Gy, die wöchentliche Dosis bis zu 10 Gy.

Chemotherapie: Bei der Chemotherapie der Hodgkin-Lymphome galt das von DeVita entwickelte

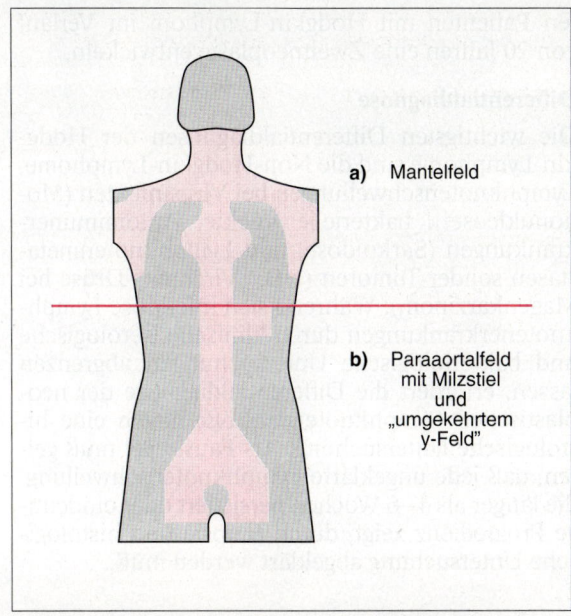

a)   Mantelfeld

b)   Paraaortalfeld
     mit Milzstiel
     und
     „umgekehrtem
     γ-Feld"

Abb. 5.4-4   Strahlentherapie beim Hodgkin-Lymphom:
Großfeldtechnik.

MOPP-Schema (Mustargen, Vincristin, Procarbazin, Prednison) über 20 Jahre als Goldstandard. Inzwischen wurde gezeigt, daß ein zyklischer Wechsel zwischen MOPP bzw. COPP (Cyclophosphamid statt Mustargen; siehe Tab. 5.4-4a) mit ABVD (Adriablastin, Bleomycin, Vinblastin, DTIC; siehe Tab. 5.4-4b) bessere Behandlungsergebnisse ergibt.

Patienten in der intermediären Prognosegruppe werden in der Regel mit insgesamt vier Zyklen MOPP, COPP oder ABVD **vor** der anschließenden Bestrahlung behandelt. Patienten der ungünstigen Prognosegruppe erhalten sechs bis acht alternierende Zyklen MOPP bzw. COPP und ABVD. Der Einsatz von Wachstumsfaktoren ermöglicht eine Dosisintensivierung der Zytostatika und könnte daher eine langfristige Verbesserung der Behandlungsergebnisse bewirken. In aktuellen klinischen Studien wird daher die durch Wachstumfaktoren unterstützte Hochdosischemotherapie gegenwärtig geprüft.

Rezidivtherapie: Auch bei einem auftretenden Rezidiv bestehen in bestimmten Fällen noch Heilungschancen. Insbesondere bei Rezidiven nach über zwölf Monate andauernder therapiefreier Remission, ohne B-Symptomatik und mit begrenztem nodalem Befall ist ein kurativer Therapieansatz mit Bestrahlung oder Anwendung eines nicht-kreuzresistenten Chemotherapieprotokolls sinnvoll. Die Mehrzahl der Rezidivpatienten weist jedoch ungünstige Charakteristika auf. Insbesondere bei Patienten, die nach Einsatz mutipler Zytostatika eventuell in Kombination mit Strahlenbehandlung ein Rezidiv erleiden, wird die Auswahl nicht-kreuzresistenter Medikamente immer schwieriger. Für diese Patientengruppen wird gegenwärtig geprüft, ob durch eine hochaggressive Chemotherapie, gefolgt von einer autologen Knochenmarktransplantation, ein erneuter kurativer Ansatz möglich ist.

In neuen immuntherapeutischen Ansätzen werden Zytokine wie IL-2 oder IL-4, bispezifische monoklonale Antikörper (vernetzen Tumorzellen

Tab. 5.4-4a Therapieprotokoll COPP (Morgenfeld 1972)															
Cyclophosphamid 650 mg/m² i.v.	▲							▲							Wiederholung Tag 29
Oncovin 1,4 mg/m² i.v.	▲							▲							
Procarbazin 100 mg/m² p.o.	●	●	●	●	●	●	●	●	●	●	●	●	●	●	
Prednison* 40 mg/m² p.o.	●	●	●	●	●	●	●	●	●	●	●	●	●	●	
Tag	1	2	3	4	5	6	7	8	9	10	11	12	13	14	
* Prednison nur in Kurs 1 + 4															

Tab. 5.4-4b Therapieprotokoll ABVD (Bonadona 1975)															
Adriamycin 25 mg/m² i.v.	▲													▲	Wiederholung Tag 29
Bleomycin 10 mg/m² i.v.	▲													▲	
Vinblastin 6 mg/m² i.v.	▲													▲	
DTIC 375 mg/m² i.v.	▲													▲	
Tag	1	2	3	4	5	6	7	8	9	10	11	12	13	14	

mit zytotoxischen T-Lymphozyten oder NK-Zellen) oder Immuntoxine (Koppelung von monoklonalen Antikörpern an biologische Toxine) in ersten klinischen Studien bei therapierefraktären Patienten erprobt.

Verlauf und Prognose

Das Hodgkin-Lymphom gehört zu den Tumorerkrankungen des Erwachsenen, die die höchste Heilungsquote haben (siehe Abb. 5.4-5). Unter adäquater Behandlung werden etwa zwei Drittel der Patienten geheilt. Naturgemäß wird die Prognose mit zunehmender Generalisierung der Erkrankung und mit dem Auftreten von Risikofaktoren ungünstiger. So können über 90% der Patienten der günstigen Prognosegruppe in eine **komplette Remission** gebracht und 70–80% langfristig geheilt werden. Patienten der intermediären Prognosegruppe erreichen durch eine Kombination von Chemotherapie und Bestrahlung Remissionsraten von über 90%, rezidivfreie 5-Jahres-Überlebensraten von ca. 70%. Die intensive Polychemotherapie bei den Patienten der ungünstigen Prognosegruppe erreicht ca. 75% Remissionen und in ca. 50% der Fälle langfristige Heilungen (siehe Abb. 5.4-5).

Durch die Intensivierung der Therapie sind die Heilungschancen der Patienten mit Hodgkin-Lymphomen in den letzten Jahrzehnten deutlich gestiegen. Leider ist aber auch deutlich geworden, daß neben der erhöhten Soforttoxizität dieser Therapiekonzepte mittel- und langfristig auch eine deutliche Häufigkeit von **Zweitneoplasien** (akute nichtlymphatische Leukämien, Non-Hodgkin-Lymphome, solide Tumoren) die Prognose dieser Patienten beeinträchtigt. Ein internationaler Datenvergleich hat ergeben, daß bis zu 20% der erfolgreich behandelten Patienten mit Hodgkin-Lymphom im Verlauf von 20 Jahren eine Zweitneoplasie entwickeln.

Differentialdiagnose

Die wichtigsten Differentialdiagnosen der Hodgkin-Lymphome sind die Non-Hodgkin-Lymphome, Lymphknotenschwellungen bei Virusinfekten (Mononukleose!), bakterielle Infekte, Autoimmunerkrankungen (Sarkoidose) und Lymphknotenmetastasen solider Tumoren (z. B. „Virchow"-Drüse bei Magenkarzinom). Während sich infektiöse Lymphknotenerkrankungen durch klinische, serologische und bakteriologische Untersuchungen abgrenzen lassen, erfordert die Differentialdiagnose der neoplastischen Lymphknotenvergrößerungen eine histologische Untersuchung. Als Faustregel muß gelten, daß jede ungeklärte Lymphknotenschwellung, die länger als 4–6 Wochen persistiert oder eindeutige Progredienz zeigt, durch Biopsie und histologische Untersuchung abgeklärt werden muß.

5.4.2 Non-Hodgkin-Lymphome (NHL)

Definition

Die malignen Lymphome, die sich vom Hodgkin-Lymphom abgrenzen lassen, werden unter dem Oberbegriff Non-Hodgkin-Lymphome zusammengefaßt (siehe Abb. 5.4-1). Es handelt sich um eine **heterogene Gruppe lymphatischer Neoplasien,** die nach histologischen Kriterien eingeteilt und unterschiedlichen Risikogruppen zugeordnet werden. Der klinische Verlauf der Lymphome niedriger Malignität ist eher protrahiert, generalisierte Krankheitsbilder sind die Regel, ein leukämischer Verlauf ist häufig. Im Gegensatz dazu zeigen die hochmalignen Non-Hodgkin-Lymphome einen aggressiven klinischen Verlauf und entsprechen bei leukämischer Präsentation den akuten lymphatischen Leukämien.

Kasuistik

Ein 67jähriger Patient stellt sich wegen einer Schwellung im Bereich des rechten lateralen Augenwinkels in der Augenklinik vor. Sonst keinerlei Beschwerden. Ein CT der Orbitae zeigt eine tumoröse Infiltration im Bereich der klinisch sichtbaren Schwellung. Nach chirurgischer Exstirpation des Tumors wird die Diagnose Non-Hodgkin-Lymphom CBCC (centroblastisch-centrocytisch) gestellt. Es erfolgt eine Überweisung zum Internisten. Bei der **körperlichen Untersuchung** fallen beidseits zervikale Lymphknoten bis maximal 1,5 cm auf sowie beidseits inguinale Lymphknoten bis 2,5 cm und ein femoraler Lymphknoten rechts (2,5 cm). Leber und Milz nicht tastbar vergrößert. **Röntgen-Thorax** unauffällig. **Sonographie** des Abdomens: multiple paraaortale und parakavale Lymphknoten. Im **Knochenmark** 40% Infiltration mit kleinen lymphozytären Elementen, **Blutbild** unauffällig, klinisches Stadium IVA.

Unter einer **Chemotherapie** (COP: Cyclophosphamid-Oncovin®-Prednison) und einer gleichzeitigen **Bestrahlung** der Orbita verschwinden die tastbaren Lymphome inner-

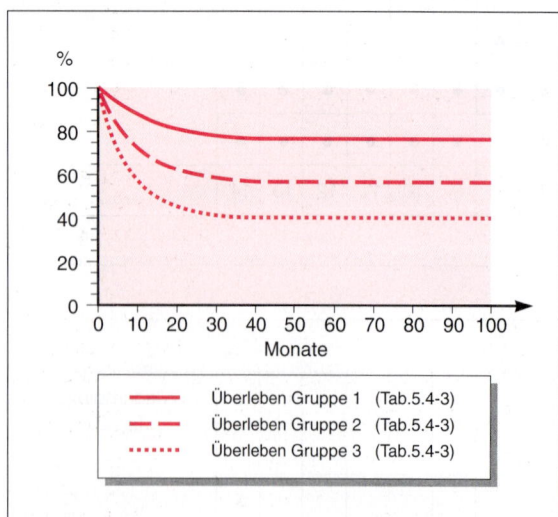

Abb. 5.4-5   Hodgkin-Lymphom: Die Überlebenskurven entsprechend den Stadien I–IV (Wahrscheinlichkeitsberechnung nach Kaplan Meyer). Ergebnisse der Deutschen Hodgkin-Studie (1989).

Legend for figure:
— Überleben Gruppe 1   (Tab. 5.4-3)
- - Überleben Gruppe 2   (Tab. 5.4-3)
··· Überleben Gruppe 3   (Tab. 5.4-3)

halb von 4 Monaten vollständig, eine Kontrolle nach 6 Monaten zeigt auch ein Verschwinden der Knochenmarkinfiltration. Die Therapie wird ausgesetzt und der Patient regelmäßig kontrolliert. 1½ Jahre nach der Erstdiagnose Auftreten rezidivierender Fieberschübe bis 39 °C und deutliche Rückenschmerzen. Bei der **Untersuchung** ergeben sich erneut Lymphknotenschwellungen im Bereich der rechten Leiste, sonographisch auch parailiakal und paraaortal. **Röntgenologisch** zeigt sich eine osteolytische Destruktion des 2. Lendenwirbelkörpers. Im **Knochenmark** erneut 60% Infiltration, Blutbild unauffällig. Durch eine **Bestrahlung** des betroffenen Lendenwirbelkörpers gehen die Schmerzen deutlich zurück, unter einer **Chemotherapie** bilden sich auch die tastbaren Lymphome zurück. Die Infiltration des Knochenmarks ist jedoch nach weiteren 6 Monaten Therapie noch mit 20% nachweisbar. Die normale Hämatopoese zeigt deutliche Zeichen der toxischen Schädigung: Hb 11,5 g/dl (6,9 mmol/l), Leukozyten 2100/µl (2,1 G/l), Thrombozyten 85 000/µl (85 G/l). 26 Monate nach der Erstdiagnose wird der Patient mit dem Bild einer fulminanten Pneumonie stationär aufgenommen und verstirbt trotz antibiotischer Therapie innerhalb von 12 Tagen unter den Zeichen einer Sepsis.

Epidemiologie

Bei den Non-Hodgkin-Lymphomen (NHL) besteht eine rasche Zunahme der Inzidenz in den letzten Jahren: Allein zwischen 1973 und 1988 wurde in den USA eine Zunahme um 50% festgestellt. Obwohl dies zu einem großen Teil durch HIV-assoziierte Lymphome bedingt ist, beschränkt sich die Zunahme nicht nur auf die Gruppen mit einem hohen HIV-Infektionsrisiko, sondern findet sich generell in allen Altersschichten. Jährlich erkranken insgesamt 13,9 von 100 000 Einwohnern an einem Non-Hodgkin-Lymphom (CLL eingeschlossen). Männer sind häufiger betroffen als Frauen (1,5 : 1). Die große Mehrzahl der NHL sind Erkrankungen des fortgeschrittenen Alters mit einem Häufigkeitsgipfel zwischen dem fünften und siebten Lebensjahrzehnt. Die lymphoblastischen NHL weisen wie die Hodgkin-Lymphome eine zweigipflige Alterskurve auf mit einer Häufung in den ersten beiden Lebensjahren und einem zweiten Gipfel nach dem 40. Lebensjahr.

Ätiologie und Pathogenese

Als ätiologische Faktoren kommen neben einer genetischen Prädisposition vor allem Insektizide, ionisierende Strahlen oder Immunsuppression in Frage, wobei die maligne Entartung wahrscheinlich in zwei Stufen abläuft: Chronische Virusinfektionen und eine permanent überforderte Immunabwehr sind die Voraussetzungen für den ersten „Hit", der zu einer polyklonalen lymphoproliferativen Erkrankung führt. Dieser Mechanismus wird beispielsweise für das Epstein-Barr-Virus (EBV) beim Burkitt-Lymphom, bei HIV-assoziierten NHL und dem HTLV-1-assoziierten T-Zell-Lymphom diskutiert. Nach einem zweiten „Hit" durch die Aktivierung eines Protoonkogens könnte die Transformation in

den malignen Klon erfolgen. Zytogenetische und molekulargenetische Untersuchungen zeigen chromosomale Veränderungen bei den meisten NHL. Translokationen wie t(8;14), t(14;18) und t(11;14) führen zu einer verstärkten Expression des translozierten Genprodukts. Die Expression von Onkogenen wie c-myc, bcl-1 oder bcl-2 scheint ein wichtiger Schlüsselpunkt in der Steuerung von Tumor-Suppressor-Genen zu sein, die an der Entstehung von malignen Lymphomen beteiligt sind.

Ⓢ Symptome

Beschwerden: Das Beschwerdebild ist ähnlich dem der Hodgkin-Erkrankung. B-Symptome sind in gleicher Weise wie beim Hodgkin-Lymphom definiert.

Befunde: Hauptbefund ist die **Schwellung peripherer Lymphknoten** auch in distaler Lokalisation (kubitale Lymphknoten, popliteale Lymphknoten). Eine Beteiligung mediastinaler Lymphknoten ist bei den NHL seltener. In 40–60% der Fälle ist das Knochenmark infiltriert. Von diesen Patienten weisen ca. 80% auch ein pathologisches Blutbild auf.
Hautinfiltrate sind wesentlich häufiger als beim Hodgkin-Lymphom und beherrschen bei einigen niedrigmalignen Formen (z.B. „Mycosis fungoides") das klinische Bild.

Ⓓ Diagnostik

Histologie: Die histologische Klassifikation der NHL ist von wesentlich höherer prognostischer Wertigkeit als die des Hodgkin-Lymphoms. International sind mehrere Klassifikationen im Gebrauch, was die Vergleichbarkeit von klinischen Studien stark einschränkt. Während in Nordamerika die Rappaport-Klassifikation bevorzugt wird, hat sich in Europa weitgehend die sogenannte **„Kiel-Klassifikation"** durchgesetzt. Die „Working-Formulation" ist ein Versuch, die Einteilungskriterien unterschiedlicher Klassifikationen zu vereinigen, hat sich aber bisher nicht durchsetzen können. Im Folgenden wird ausschließlich auf die in Europa gebräuchliche Kiel-Klassifikation eingegangen (siehe Tab. 5.4-5).
Von prognostischer Wichtigkeit ist die Unterteilung in Lymphome von niedrigem und von hohem **Malignitätsgrad.** In der niedrigmalignen Gruppe wird das histologische Bild von kleinen, reifen Lymphozyten beherrscht (-zytisch), während bei den hochmalignen Formen große, unreife Zellen vorherrschen (-blastisch). Von der B-Zell-Reihe ausgehende Neoplasien sind in beiden Gruppen deutlich häufiger. Die in früheren Nomenklaturen eigenständig benannten Erkrankungen wie Morbus Waldenström, Mycosis fungoides und Sézary-Syndrom sind nunmehr als niedrigmaligne NHL Bestandteile der Kiel-Klassifikation und werden im folgenden nur dann gesondert erwähnt, falls ihre Behandlung von den angegebenen Richtlinien abweicht.
Stadieneinteilung: Die Stadieneinteilung folgt im wesentlichen den Festlegungen der Konferenz von

Tab. 5.4-5 Kiel-Klassifikation der Non-Hodgkin-Lymphome

B	T
niedrige Malignität	**niedrige Malignität**
▶ lymphozytisch	▶ lymphozytisch
– CLL	– CLL
– Prolymphozyten-leukämie	– Prolymphozyten-leukämie
– Haarzellenleukämie	
▶ lymphoplasmozytisch/-zytoid (LP Immunozytom)	▶ Mycosis fungoides
	▶ Sézary-Syndrom
– Morbus Waldenström	▶ lymphoepitheloid (Lennerts Lymphom)
	▶ angioimmunoblastisch (AILD)
▶ plasmozytisch	▶ T-Zonen-Lymphom
▶ zentroblastisch-zentrozytisch	▶ pleomorph kleinzellig (HTLV-1+)
hohe Malignität	**hohe Malignität**
▶ zentroblastisch	▶ pleomorph großzellig (HTLV-I±)
▶ immunoblastisch	▶ immunoblastisch (HTLV-I±)
▶ großzellig anaplastisch (Ki-1+)	▶ großzellig anaplastisch (Ki-1+)
▶ Burkitt-Lymphom	▶ lymphoblastisch
▶ lymphoblastisch	

Ann-Arbor, die in Tabelle 5.4-1 beschrieben wurden. Für die „chronische lymphatische Leukämie" (CLL), die regelmäßig mit einer diffusen Knochenmarkinfiltration und einer leukämischen Ausschwemmung einhergeht, wird eine abweichende Stadieneinteilung (nach Rai oder Binet) verwendet. Diese Einteilungen gehen im wesentlichen auf hämatologische Komplikationen ein, die das klinische Bild dieser Erkrankungen prägen (siehe Kap. 5.3-2). Entsprechend dem Vorgehen beim Hodgkin-Lymphom werden die gleichen Untersuchungen zur Stadieneinteilung der Non-Hodgkin-Lymphome angewendet (Palpation, Labor, Röntgen, CT, Sonographie, Knochenmarkuntersuchung; evtl. Lymphangiographie, Skelettszintigramm). Grundsätzlich gilt auch die Indikation zur Splenektomie in gleicher Weise, ist aber wesentlich seltener zu stellen. Das beruht darauf, daß die niedrigmalignen Lymphome in ca. 80% der Fälle schon primär generalisierte Erkrankungen sind (Stadium IV), deren Ausbreitungsgrad auch ohne Laparotomie zu diagnostizieren ist. Bei den hochmalignen Formen kommen lokalisierte Stadien zwar häufiger vor, der aggressive klinische Verlauf dieser Erkrankung zwingt jedoch schon im Stadium II zu systemischen Therapiemaßnahmen, wodurch sich eine diagnostische Laparotomie erübrigt.

▼ Therapie

Therapiekonzept: Nur die seltenen lokalisierten Formen der niedrigmalignen NHL sind durch Strahlentherapie heilbar. Die übrigen generalisier-

ten Formen der **niedrigmalignen NHL** weisen einen protrahierten Verlauf auf. Die Chemotherapie hat einen palliativen Charakter, eine komplette Remission oder Heilung wird selten erzielt, die Lebenserwartung der Patienten wird nicht wesentlich verlängert. Anders ist die Therapiestrategie bei den **hochmalignen NHL.** Sie zielt auf eine komplette Remission als Voraussetzung für eine Heilung. Hier ist das Ziel der Therapie, möglichst rasch eine komplette Remission zu erreichen, um die **kurative Chance** zu wahren.

Strahlentherapie: Alle Non-Hodgkin-Lymphome sind strahlensensible Tumoren, die mit einer Herddosis von 40–45 Gy völlig vernichtet werden können. Da die NHL jedoch in den seltensten Fällen regional begrenzt sind und zu frühzeitiger generalisierter Ausbreitung neigen, darüber hinaus auch wesentlich häufiger primär extranodal auftreten als die Hodgkin-Erkrankung, ergibt sich hier seltener die Indikation für eine alleinige kurative Strahlentherapie. Wesentlich häufiger wird die Strahlentherapie im Rahmen eines kombinierten **radiologisch-zytostatischen Therapiekonzepts** eingesetzt. Darüber hinaus hat die Strahlentherapie große Bedeutung in der Palliativbehandlung lokaler Lymphomkomplikationen (z.B. destabilisierende Skelettinfiltration, Gefäßkompression).

Bei einer alleinigen Strahlentherapie mit kurativem Ziel entsprechen Technik und Strahlenqualität dem Vorgehen bei Hodgkin-Lymphomen.

Chemotherapie bei niedrigmalignen NHL: Bei den niedrigmalignen NHL ist in fortgeschrittenen Stadien selten eine Heilung mit den herkömmlichen Therapiestrategien möglich. Deshalb gilt für drei der vier wichtigsten Entitäten (CLL, LP-Immunozytom und cb-cc-Lymphom), daß eine Chemotherapie erst bei deutlicher Krankheitsprogression mit Verdoppelung der Lymphome in den letzten 6 Monaten oder einer hämatologischen Insuffizienz (Hb < 10 g/dl bzw. 6 mmol/l, Thrombozyten < 100000/μl bzw. 100 G/l) begonnen werden soll. Lediglich beim zentrozytischen NHL (cc), das eine wesentlich schlechtere Prognose hat, wird unmittelbar nach der Diagnosestellung mit einer Chemotherapie begonnen. Als Therapie der Wahl gilt für die meisten Entitäten (bis auf die CCL; siehe Kap. 5.3.2) das COP-Protokoll (Cyclophosphamid, Prednison und Vincristin; siehe Tab. 5.4-6a). Es werden 6 bis 8 Zyklen appliziert. Durch diese Therapie kann bei etwa zwei Dritteln der Patienten eine Remission erreicht werden, die durch eine anschließende Behandlung mit Interferon-α (IFN-α) verlängert werden kann. Neuere Medikamente mit erwiesener guter Wirksamkeit bei Rezidiven von niedrigmalignen NHL sind die Purinanaloga, zu denen Deoxycoformycin (Pentostatin), 2-Chlordeoxyadenosin (2-CDA) und Fludarabin gehören.

Chemotherapie der hochmalignen NHL: Bei diesen Patienten wird die Polychemotherapie mit kurativer Intention durchgeführt. Mit CHOP (Tab. 5.4-6b) oder ähnlichen Schemata werden komplette Remis-

Tab. 5.4-6a Therapieprotokoll COP (Bagley 1972)

Cyclophosphamid 400 mg/m² i.v. oder p.o.	▲	▲	▲	▲	▲	Wieder-holung Tag 22
Vincristin 2 mg i.v. abends	▲					
Prednison 100 mg p.o.	●	●	●	●	●	
Tag	1	2	3	4	5	

Tab. 5.4-6b Therapieprotokoll CHOP (McKelvey 1976)

Cyclophosphamid 750 mg/m² i.v.	▲					Wieder-holung Tag 22
Adriamycin 50 mg/m² i.v.	▲					
Vincristin 2 mg i.v. abends	▲					
Prednison 100 mg p.o.	●	●	●	●	●	
Tag	1	2	3	4	5	

sionsraten von 50–60% erreicht, der Anteil der Langzeitremissionen (Heilungen) liegt allerdings nur zwischen 30 und 35%. Zytostatikakombinationen, die in zeitlich enger Abfolge möglichst viele wirksame Substanzen enthalten, zeigten nach initial erfolgversprechenden Ergebnissen in einem großen randomisierten Vergleich bei zum Teil deutlich stärkeren Nebenwirkungen keinen Vorteil gegenüber CHOP, so daß dieses Protokoll weiter als Standard betrachtet werden muß.

Allerdings gelang es, durch gemeinsame Metaanalysen prognostisch relevante Risikofaktoren für Patienten mit hochmalignen NHL zu identifizieren: Alter über 60 Jahre, Stadium III und IV, mehr als ein extranodaler Befall, schlechter Allgemeinzustand (ECOG 3, 4) und ein erhöhter LDH-Wert. Auf der Basis dieser Daten und der bekannten Korrelation zwischen applizierter Dosis pro Zeiteinheit und Behandlungsergebnis wird in aktuellen Studien versucht, die Prognose in der Hochrisikogruppe durch Einsatz von aggressiven Hochdosistherapien mit nachfolgender autologer Knochenmarktransplantation oder peripherer Stammzellsubstitution und hämatopoetischen Wachstumsfaktoren zu verbessern. Wegen der biologischen Ähnlichkeit des lymphoblastischen NHL mit der akuten lymphatischen Leukämie (ALL) werden diese Erkrankungen in der Regel mit verschiedenen, besonders aggressiven Schemata behandelt, wie sie für die Therapie der ALL verwendet werden.

Therapie des Rezidivs: Dank der Fülle der zytostatischen Medikamente, die bei den Non-Hodgkin-Lymphomen wirksam sind, ergeben sich für die Therapie eines Rezidivs in der Regel noch gute therapeutische Alternativen. Es sollte darauf geachtet

werden, daß die Substanzen des verwendeten Induktionsschemas in der Rezidivtherapie vermieden werden.

Das Konzept einer **hochaggressiven Chemotherapie** mit nachfolgender autologer Knochenmarktransplantation bei therapierefraktären NHL-Patienten wird gegenwärtig geprüft. Erste Ergebnisse zeigen, daß etwa die Hälfte dieser Patienten eine komplette Remission erreicht und daß davon ca. ein Drittel längerfristig rezidivfrei bleiben kann. Neben der Reinfusion von autologen Knochenmarkstammzellen können auch durch Zytapherese angereicherte periphere Stammzellen eingesetzt werden. Diese Methode ist einfacher durchzuführen und ermöglicht eine noch schnellere Erholung der Knochenmarkfunktion. Es können so zwei- bis siebenfache Dosissteigerungen der wirksamen Zytostatika erreicht werden, bevor die hämatologische Toxizität dosislimitierend wird.

Verlauf und Prognose

Die Erfahrung hat gezeigt, daß die prognostische Wertigkeit der Kiel-Klassifikation sehr hoch ist. Die nach histologischen und immunologischen Kriterien als niedrigmaligne eingestuften Krankheitsformen haben einen natürlichen Verlauf (ohne Behandlung) von mehreren Jahren. Im Gegensatz dazu verlaufen die als hochmaligne eingeschätzten Erkrankungen stürmisch und führen innerhalb von wenigen Monaten zum Tode des Patienten, wenn sie nicht adäquat behandelt werden.

Differentialdiagnose

Die Differentialdiagnose der malignen Lymphome wurde bereits bei den Hodgkin-Lymphomen behandelt.

5.4.3 Primär extranodale Lymphome des Gastrointestinaltrakts

C. Pohl, E. O. Riecken

Definition

Unter den primär extranodalen Lymphomen stellen die primären Lymphome des Gastrointestinaltrakts mit einem Drittel aller Fälle die häufigste Form dar. Diese Lymphome nehmen ihren Ursprungsort in Schleimhaut-assoziiertem Lymphgewebe (mucosa associated lymphatic tissue, MALT-Lymphome) und weisen spezifische morphologische Merkmale auf, die sie von sekundären Lymphomen des Gastrointestinaltrakts unterscheiden. Eine vermutlich späte Generalisierungstendenz und damit bessere Prognose bedarf allerdings noch der Bestätigung durch klinische Studien. Die Diagnose „MALT-Lymphom" ist in der Regel **nur histologisch** an einem vollständig resezierten Tumor möglich, so daß in Ermangelung anderer Unterscheidungsmöglichkeiten die Abgrenzung gegenüber einem den Darm sekundär infiltrierenden Lymphom klinisch erfolgt. Fol-

gende Kriterien sind für die Diagnose eines primären Lymphoms des GI-Trakts erforderlich:
▶ Dominanz des Befalls des Gastrointestinaltrakts mit lediglich regionärer Lymphknotenbeteiligung
▶ kein Nachweis tastbarer peripherer Lymphome
▶ kein Nachweis mediastinaler Lymphome
▶ normale Leukozytenzahlen und Differentialverteilung
▶ kein Befall von Milz und Leber.

Die Gruppe der primären gastrointestinalen Lymphome wird weiter in eine in Europa und Nordamerika überwiegende Form (western type) und in eine überwiegend im Mittleren Osten und in südlichen Mittelmeerländern vorkommende Form (mediterranes Lymphom) unterteilt. Das mediterrane Lymphom ist in hohem Maße mit einer malignen monoklonalen lymphatischen Population assoziiert, welche, ähnlich wie bei der nicht-malignen α-Ketten-Erkrankung ein atypisches IgA mit defekter schwerer Kette sezerniert. Daher werden α-Ketten-Erkrankung und mediterranes Lymphom auch unter dem Begriff „immunoproliferative Erkrankung des Dünndarms" (immuno-proliferative small intestinal disease, IPSID) zusammengefaßt.

Kasuistik

Bei einem 33jährigen syrischen Patienten bestanden seit 1 Jahr abdominelle Schmerzen, Gewichtsverlust von mehr als 10 kg, BKS-Erhöhung (42 mm/h) und rezidivierende gastrointestinale Blutungen auf dem Boden einer ausgeprägten erosiven Duodenitis. Die histologische Untersuchung von Stufenbiopsien aus dem Duodenum und terminalen Ileum wies eine lymphoplasmazelluläre Infiltration des gesamten Dünndarms auf. Immunhistochemisch zeigte dieses Infiltrat eine monoklonale IgA-Expression mit Nachweis einer atypischen α-Kette im Serum und Duodenalsaft. Das als immunoproliferative Erkrankung des Dünndarms (IPSID) klassifizierte Krankheitsbild wurde über ein Jahr mit Tetracyclinen (2×500 mg/d) behandelt und zeigte bereits nach vier Monaten unter dieser Therapie einen Rückgang der klinischen Beschwerden und der histologischen Läsionen. Ein Jahr nach Diagnosestellung war der Patient völlig beschwerdefrei. Nach zwei weiteren symptomfreien Jahren entwickelte sich ein hochmalignes Non-Hodgkin-Lymphom im Duodenum, an dessen Progression der Patient – trotz initialer kompletter Remission unter einer Chemotherapie mit CHOP – verstarb.

Epidemiologie

Der Anteil der Lymphome an Malignomen des Gastrointestinaltrakts ist mit 1–3 % relativ niedrig, immerhin entfallen jedoch etwa 24 % der insgesamt seltenen Dünndarmtumoren auf Dünndarmlymphome. Abhängig von der klinischen und histologischen Definition schwanken die Angaben zum Verhältnis primärer zu sekundärer Lymphome zwischen 0,1:1 und 3:1. Anteilsmäßig ist überwiegend der Magen betroffen (50–80 %), gefolgt von Dünndarm mit Ileozäkalregion (15–20 %) und Dickdarm (2–16 %). Befallen werden hauptsächlich Männer (♂ : ♀ = 2,1:1) zwischen 50 und 60 Jahren. Die immunoproliferativen Erkrankungen finden sich vor allem im Dünndarm, vorwiegend bei Patienten zwischen 20 und 30 Jahren mit niedrigem sozio-ökonomischem Status (♂ : ♀ = 1:1) und müssen in Nordeuropa als Rarität angesehen werden.

Ätiologie und Pathogenese

Die Pathogenese der westlichen Form ist ungeklärt, eine erhöhte Lymphominzidenz vom T-Zell-Typ (Enteropathie-assoziiertes T-Zell-Lymphom) bei Patienten mit glutensensitiver einheimischer Sprue sowie mit Lymphomen des Kolons bei chronisch entzündlichen Darmerkrankungen weist möglicherweise auf einen Zusammenhang mit langdauernden, chronischen entzündlichen oder immunologischen Stimuli hin. Möglicherweise spielt hier eine Infektion des Magens mit Helicobacter pylori eine kausale Rolle. Die Assoziation der immunoproliferativen Erkrankungen des Dünndarms mit niedrigem sozio-ökologischem Status und gehäuften parasitären oder bakteriellen Darminfektionen weist auf eine vorausgegangene vermehrte Antigenstimulation des MALT-Systems hin.

Ⓢ Symptome

Frühstadien gastrointestinaler Lymphome sind häufig symptomlos, oder es finden sich wenig spezifische Symptome wie Adynamie, Inappetenz und Übelkeit. Gelegentlich findet sich nur ein palpabler Tumor im Abdomen. Die für Lymphome typischen B-Symptome (subfebrile bis febrile Temperaturen, Gewichtsverlust, Nachtschweiß) können wegweisend sein. Eine relativ häufige Komplikation (5 %) stellt eine akute Blutung aus ulzerierenden oder einschmelzenden Lymphomen vor allem des Magens dar. Stenosierende Prozesse, die gehäuft bei einem Befall des Kolons vorkommen, können zu rezidivierendem Erbrechen und ileusartigen Bildern mit geblähtem Abdomen und hochgestellten Darmgeräuschen führen. In fortgeschrittenen Stadien mit diffuser Wandinfiltration des Dünndarms kann es schließlich zu ausgeprägten Malabsorptionssymptomen und Eiweißverlusten mit Ödemen, Diarrhöen und Mangelerscheinungen (Anämie, Tetanie) kommen.

Ⓓ Diagnostik

Endoskopie und Röntgendiagnostik stehen im Vordergrund der Diagnostik gastrointestinaler Lymphome. Ösophagogastroduodenoskopie und hohe Koloskopie mit sorgfältiger stufenbioptischer Probenentnahme sind unverzichtbar zur histologischen Diagnosesicherung und Stadieneinteilung der Erkrankung. Endoskopisch imponieren Lymphome überwiegend als ulzeröse (siehe Abb. 11.3-16), aber auch als diffus-infiltrative, noduläre oder polypoide Prozesse. Magenlymphome sind bevorzugt im präpylorischen Antrum lokalisiert, ein Kolonbefall manifestiert sich bevorzugt im Zäkum und Rektum. Die immunproliferative Erkrankung des Dünndarms findet sich diffus infiltrierend im Duodenum, aber auch im terminalen Ileum.

Die Röntgenuntersuchung des Dünndarms (Enteroklysma nach Sellink) und des Kolons (Doppelkontrast) ergänzt die Diagnostik in den der Endoskopie nicht zugänglichen Regionen. Bei lokalisierten Prozessen imponieren segmentale Veränderungen, während diffuse infiltrative Veränderungen zu Wandstarre, Wandverdickungen und Lumeneinengung führen. Die Computertomographie des Abdomens ist darüber hinaus zum Nachweis des Befalls von Lymphknoten und angrenzenden Organen (Leber, Milz) unverzichtbar. Die abdominelle Sonographie hat ihren besonderen Wert in der Verlaufskontrolle von Veränderungen der parenchymatösen Organe und Lymphknoten. Der Stellenwert der Endosonographie zur Diagnose dieser Erkrankungen ist noch unklar. Laborchemisch ist bei etwa 60% der Patienten mit einer immunproliferativen Erkrankung des Dünndarms (IPSID) ein abnormales monoklonales IgA ohne leichte Ketten im Serum, Urin und Duodenalsaft nachweisbar. Darüber hinaus können sich die für Non-Hodgkin-Lymphome typischen Laborwerte und Blutbildveränderungen finden (siehe Kap. 5.4.2), eine Untersuchung des Knochenmarks ist obligat. Zur Stadieneinteilung findet allgemein eine Modifikation der Ann-Arbor-Klassifikation Anwendung (siehe Tab. 5.4-7), die den biologischen Besonderheiten der Darmwand und des intestinalen Lymphabflusses Rechnung trägt.

Die Diagnosesicherung erfolgt nach morphologischen und immunhistochemischen Kriterien an geeignetem Biopsiematerial oder an Resektaten. Gelingt eine bioptisch-endoskopische Diagnosesicherung nicht, muß diese durch eine explorative Laparotomie erfolgen.

Neben einer Vielzahl älterer histologischer Klassifikationssysteme (Rappaport, Kiel, Lukes und Collins working formulation) wird gegenwärtig das MALT-Konzept auf seine klinische Relevanz überprüft (siehe Tab. 5.4-8). Typischerweise finden sich in hochmalignen MALT-Lymphomen niedrig- und hochmaligne Anteile nebeneinander. Primär zentrozytische Lymphome imponieren häufig als lymphomatöse Polypen im Jejunum. T-Zell-Lymphome, zu denen auch die Sprue-assoziierten Lymphome zählen, sind selten und zeigen ein schlechteres Ansprechen auf die Therapie. Möglicherweise stellt auch das Burkitt-like-Lymphom des GIT ein primäres MALT-Syndrom dar.

▼ Therapie

Der Stellenwert von Chirurgie, Chemotherapie und Bestrahlung für die Therapie der primären gastrointestinalen Lymphome ist zur Zeit Gegenstand einer intensiven Diskussion. Die chirurgische Entfernung resektabler Befunde, gegebenenfalls ergänzt durch eine lokale Bestrahlung, ist gegenwärtig die Therapie der Wahl primär extranodaler niedrigmaligner NHL in den Stadien IE und IIE. Bei niedrigmalignen Magenlymphomen im Stadium IE (siehe Tab. 5.4-7) ist möglicherweise bereits eine alleinige Resektion oder eine alleinige organerhaltende Strah-

---

Tab. 5.4-7 Stadieneinteilung der malignen Lymphome des Gastrointestinaltrakts (Ann-Arbor-Modifikation nach Mußhoff)

Stadium IE1	uni- oder multilokulärer Magenbefall ohne Lymphknotenbeteiligung und ohne Organinfiltration per continuitatem; Lymphom beschränkt auf die Mukosa und Submukosa
Stadium IE2	uni- oder multilokulärer Magenbefall ohne Lymphknotenbeteiligung und ohne Organinfiltration per continuitatem; Lymphom überschreitet die Submukosa
Stadium IIE1	uni- oder multilokulärer Magenbefall einschließlich der regionalen Lymphknoten (1.–2. Kompartiment) oder Organinfiltration per continuitatem
Stadium IIE2	uni- oder multilokulärer Magenbefall über den regionalen Lymphknotenbefall hinausgehend und Organinfiltration per continuitatem oder lokalisierter Organbefall unterhalb des Zwerchfells
Stadium IIIE	uni- oder multilokulärer Magenbefall und Lymphknotenbefall ober- und unterhalb des Zwerchfells einschließlich eines lokalisierten Organbefalls unter- oder oberhalb des Zwerchfells
Stadium IVE	uni- oder multilokulärer Magenbefall mit oder ohne Befall benachbarter Lymphknoten sowie diffuser oder disseminierter Befall eines oder mehrerer extraintestinaler Organe

---

Tab. 5.4-8 Histologische Klassifikation primär gastrointestinaler Lymphome (nach Isaacson)

▶ primäre B-Zell-Lymphome des Gastrointestinaltrakts

– niedrigmaligne MALT-Lymphome

– hochmaligne MALT-Lymphome mit oder ohne niedrigmaligne Anteile

– mediterranes Lymphom (immunproliferative Erkrankung des Dünndarms (niedrigmaligne, Mischform, gemischt oder hochmaligne)

– zentrozytisches malignes Lymphom (lymphomatöse Polypose des Jejunums)

– Burkitt-like-Lymphom

– andere Formen (äquivalent zu nodalen Lymphomtypen)

▶ primäre T-Zell-Lymphome des Gastrointestinaltrakts

– Enteropathie-assoziierte T-Zell-Lymphome

– andere Formen (äquivalent zu nodalen Lymphomtypen)

lentherapie kurativ. In den Stadien II sollte eine kurativ intendierte Resektion des Magens durch eine Radiotherapie (abdominelles Bad mit Boost auf die Haupttumorlokalisation) ergänzt werden. In höheren Stadien stellt die Chemotherapie sowohl bei niedrig- als auch bei hochmalignen Lymphomen die Standardtherapie dar. In den Stadien III und IV niedrigmaligner Lymphome, in denen eine Kuration nicht mehr zu erzielen ist, sollte eine palliative Chemotherapie in Analogie zu den Therapiestrategien der nodalen Lymphome (z.B. COP; siehe Tab. 5.4-6a) Anwendung finden. Die Resektion des Magens dient hier lediglich zur Prävention einer Blutungskomplikation aus einschmelzenden Tumoranteilen oder zur Tumorverkleinerung (Debulking). Hochmaligne, primär extranodale Non-Hodgkin-Lymphome im Stadium I können durch kombinierte Chirurgie und Chemotherapie (z.B. CHOP; siehe Tab. 5.4-6b) kurativ behandelt werden. Da der Stellenwert der einzelnen Therapiemodalitäten noch unklar ist, sollte die Behandlung von primär extranodalen Lymphomen des Gastrointestinaltrakts klinischen Studien in spezialisierten Zentren vorbehalten bleiben. Im Hinblick auf eine möglicherweise infektiöse Ätiologie ist das gute Ansprechen der frühen Stadien der immunoproliferativen Dünndarmerkrankung (IPSID) auf Tetracycline gut dokumentiert, der Therapieeffekt nimmt jedoch mit zunehmender Transformation ab. IPSID-assoziierte intestinale Lymphome schließlich erfordern eine aggressive Chemotherapie; hierbei beträgt die 5-Jahres-Überlebensrate unter einer Therapie mit CHOP oder C-MOPP etwa 20–25%.

[handschriftliche Notiz: „+ ? Helicobacter - Eradikation"]

VEPESID®
Bristol

. In: Sleisinger, M. H., J. Fordtran (eds.): Gastrointestinal Disease. Vol. I. Saunders, Philadelphia 1993, pp. 56–64.
– Davis, G. R.: Gastric lymphoma. In: Sleisinger, M. H., J. Fordtran (eds.): Gastrointestinal Disease. Vol. II. Saunders, Philadelphia 1993, pp. 777–778.
– Jones, D. V., B. Levin, P. A. Salem: Primary small intestinal lymphoma. In: Sleisinger, M. H., J. Fordtran (eds.): Gastrointestinal Disease. Vol. II. Saunders, Philadelphia 1993, pp. 1378–1389.

5.4.4 Plasmozytom (multiples Myelom, Morbus Kahler)

A. ENGERT, M. SCHAADT, V. DIEHL

Definition

Neoplastische Proliferation eines Plasmazellklons, die in der Regel als systemische Erkrankung auftritt (multiples Myelom) und durch die Sekretion eines monoklonalen Immunglobulins (Paraprotein) gekennzeichnet ist. Solitäre sowie extramedulläre Plasmozytome sind selten, ebenso die ausschließliche Produktion von leichten Ketten (**Bence-Jones-Myelom**). Das klinische Bild ist gekennzeichnet durch Osteolysen, Einschränkung der Nieren- und Knochenmarkfunktion und hohe Infektanfälligkeit (sekundäres Antikörpermangelsyndrom). Entsprechend der errechneten Tumorzellmasse werden drei Stadien unterschieden, die gleichzeitig unterschiedlichen Prognosegruppen entsprechen.

Kasuistik

Ein 76jähriger Patient sucht seinen Hausarzt auf, weil er bei dem Versuch, einen Schrank zu verschieben, akute Rückenschmerzen bekommen hat. Mäßige Schmerzen im Bereich der Wirbelsäule, die schon über mehrere Monate andauern, hat er bisher nicht ernst genommen.

Befund: blasser Patient in reduziertem Allgemeinzustand, bewegungsabhängige Schmerzen im Bereich der mittleren BWS, dort erhebliche Klopfdolenz. Röntgenuntersuchung der Wirbelsäule: diffuse Osteoporose, keilförmige Sinterung des 4. BWK, multiple osteolytische Defekte in der Schädelkalotte.

Labor: BKS 115 mm/h, Blutbild: Anämie von 11,5 g/dl (6,9 mmol/l), sonst unauffällig: Kalzium 2,9 mmol/l, Kreatinin 2,5 mg/dl (220 µmol/l), Harnstoff 135 mg/dl (20,3 mmol/l), Gesamteiweiß 9,7 g/dl (97 g/l). In der Serumelektrophorese deutlicher M-Gradient im Bereich der γ-Globuline. Nachweis einer Bence-Jones-Proteinurie von 7,2 g/24 h.

Im Knochenmark deutliche Vermehrung atypischer Plasmazellen auf ca. 25%. Unter einer **Therapie** mit Melphalan und Prednison deutliche Rückbildung des M-Gradienten und der Bence-Jones-Proteinurie. Die Beschwerden im Bereich der Wirbelsäule besserten sich durch eine **lokale Strahlentherapie** und verschwanden im Verlauf der weiteren **Chemotherapie** vollständig. Nach 6 Monaten wurden die Therapiezyklen in größeren Abständen durchgeführt. Zwei Jahre nach Therapiebeginn zeigte sich eine Zunahme der Niereninsuffizienz, die auch unter einer Intensivierung der Therapie nicht zu beeinflussen war. 26 Monate nach Erstdiagnose stationäre Aufnahme unter dem Bild einer deutlichen Bewußtseinstrübung mit Kalziumwerten von 4,7 mmol/l und dem Bild einer terminalen Niereninsuffizienz. Trotz hochdosierter Cortisontherapie und Dialysebehandlung verschlechterte sich die Bewußtseinslage des Patienten rapide, und er verstarb innerhalb von 10 Tagen.

Epidemiologie

Die Inzidenz des Plasmozytoms beträgt ca. 3/100 000. Ältere Menschen sind häufiger betroffen, Männer etwas häufiger als Frauen. Zur Häufigkeitsverteilung der Plasmozytome siehe Tabelle 5.4-9.

Tab. 5.4-9 Häufigkeitsverteilung der Plasmozytome	
▶ IgG-Plasmozytome	ca. 50%
▶ IgA-Plasmozytome	ca. 25%
▶ IgD-Plasmozytome	ca. 1%
▶ Leichtkettenplasmozytome	ca. 20%

Ätiologie und Pathogenese

Eine Ursache für die Entstehung des Plasmozytoms ist nicht bekannt. Allerdings spricht eine Reihe von Beobachtungen dafür, daß eine **genetische Prädisposition** eine Rolle spielt. So sind familiäre Häufungen der Erkrankung beschrieben worden, und Blutsverwandte eines Plasmozytompatienten haben ein erhöhtes Myelomrisiko. In Mäusen lassen sich bei bestimmten Inzuchtstämmen plasmozytomähnliche Krankheitsbilder durch intraperitoneale Applikation von Kunststoffen, Ölen und Chemikalien induzieren, nicht aber in anderen, genetisch unterschiedlichen Stämmen.

Die erhöhte Inzidenz von Plasmozytomen bei Überlebenden der Atombombenangriffe auf Japan deutet auch auf eine auslösende Rolle **ionisierender Strahlen** hin.

Es gibt gute Anhaltspunkte dafür, daß die maligne Transformation nicht auf dem Differenzierungsstand der reifen Plasmazelle erfolgt, sondern bereits in einer Vorläuferzelle. Dafür spricht der Nachweis der idiotypischen Determinante des Paraproteins im Zytoplasma von B-Vorläuferzellen.

Plasmozytome entwickeln sich in aller Regel im Knochenmark (> 95%) und präsentieren sich ganz überwiegend schon bei Diagnosestellung als disseminierte Erkrankung. Die seltenen **extramedullären Formen** findet man am häufigsten im Bereich des Oropharynx.

Klinischer Ausdruck der neoplastischen Proliferation eines Plasmazellklons ist die zahlenmäßige Vermehrung atypischer Plasmazellen im Knochenmark und die damit einhergehende Vermehrung des von diesem Klon produzierten Immunglobulins **(monoklonales Paraprotein).** Dabei können alle Klassen der schweren und leichten Proteinketten monoklonal vermehrt werden, wobei das IgG-κ-Plasmozytom das häufigste ist. Auch λ-Leichtketten-Produktion kommt vor. Erst im Endstadium der Erkrankung kommt es zu einer exzessiven Tumorzellproliferation im Mark, die in seltenen Fällen zu einer Ausschwemmung der neoplastischen Tumorzellen in die Peripherie **(Plasmazellenleukämie)** führt.

Die massive Immunglobulinvermehrung im peripheren Blut durch das Paraprotein verändert die Viskosität des Plasmas und führt in schweren Fällen zu erheblichen Mikrozirkulationsstörungen **(Hyperviskositätssyndrom).**

Charakteristisch für das multiple Myelom ist eine vermehrte Knochenresorption durch Aktivierung des Osteoklasten, die zu einer erhöhten Kalziummobilisation führt. Klinisch manifestiert sich diese Erscheinung entweder in einer diffusen **generalisierten Osteoporose,** die am deutlichsten in der Wirbelsäule sichtbar ist, oder in lokalisierten **osteozytischen Defekten,** die im Röntgenbild scharf begrenzt sind und wie ausgestanzt aussehen (Schrotschußschädel; siehe Abb. 5.4-6a und b). Die vermehrte Kalziummobilisation aus dem Skelett ist häufig im Zusammenwirken mit einer Niereninsuffizienz die Ursache des **Hyperkalzämiesyndroms,** einer häufigen Komplikation des Plasmozytoms.

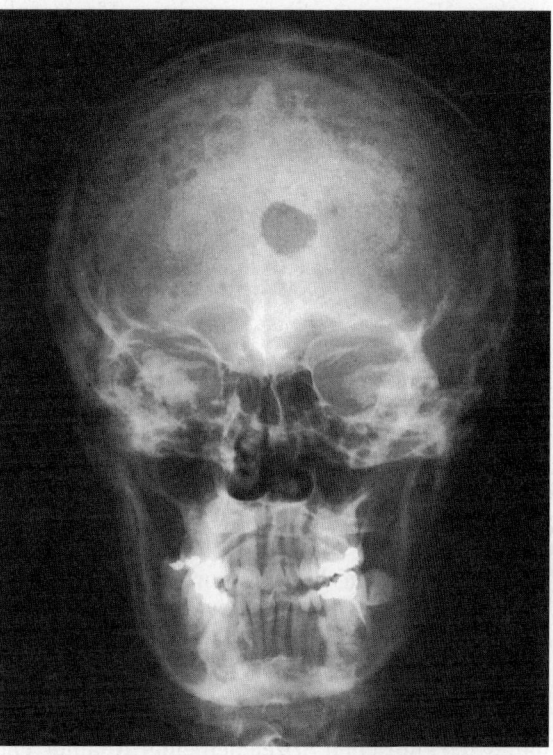

a

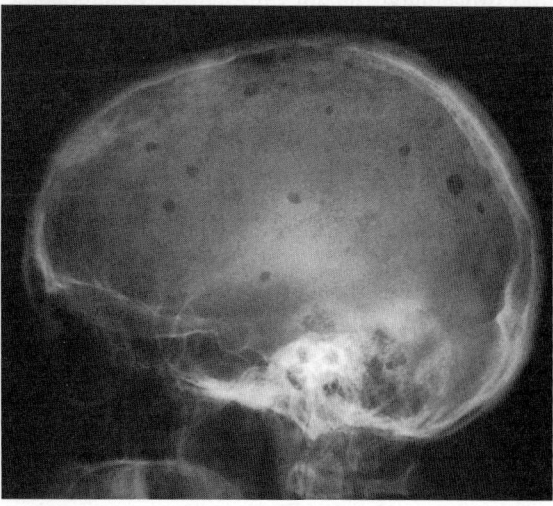

b

Abb. 5.4-6a und b   „Schrotschußschädel" bei Plasmozytom.

Die **Niereninsuffizienz,** die sich bei ca. 50% der Plasmozytompatienten entwickelt, basiert auf verschiedenen Pathomechanismen. Durch die Rückresorption und den Abbau der glomerulär filtrierten Leichtkettenproteine kommt es zu einem Tubuluszellschaden und einer nachfolgenden Tubulusnekrose.

Darüber hinaus werden Paraproteine in Form von Amyloid (bei der λ-Leichtketten-Erkrankung) im Nierengewebe eingelagert. Auch andere Organe können in ihrer Funktion durch diese **Amyloidose** eingeschränkt werden. Funktionelle Folge der exzessiven Expansion eines einzelnen Plasmazellklons ist die deutliche Verminderung der übrigen Antikörperproduktion. Es kommt zu einem **sekundären Antikörpermangelsyndrom** mit einer ausgeprägten Infektneigung.

🅢 Symptome

Beschwerden: Im Vordergrund der Beschwerdebildes stehen häufig **Skelettschmerzen,** insbesondere Rückenschmerzen, die eine deutliche Belastungs- und Bewegungsabhängigkeit zeigen. **Infektionen** sind häufig und verlaufen oft schwer. Allgemeine Abgeschlagenheit und Gewichtsabnahme sind uncharakteristische Beschwerden, die aber häufig geklagt werden. Das klinische Bild der Niereninsuffizienz mit Wasserretention, Retention harnpflichtiger Substanzen und Elektrolytstörungen entwickelt sich bei ca. der Hälfte der Patienten. Ein Hyperkalzämiesyndrom äußert sich klinisch in zunehmender Müdigkeit bis hin zur Bewußtlosigkeit, kann jedoch auch zu agitierten Krankheitsbildern führen, die klinisch an eine akute Psychose erinnern.

Befunde: Plasmozytompatienten sind in der Regel in einem reduzierten Allgemeinzustand und bieten häufig die klinischen Anzeichen einer Anämie. Die Wirbelsäule ist druck- und klopfdolent. Pulmonale und urogenitale Infekte sind häufig. Bewußtseinstrübungen finden sich bei fortgeschrittener renaler Insuffizienz, bei Hyperkalzämiesyndromen und bei Hyperviskositätssyndromen.

Im Knochenmarkausstrich ist eine **Vermehrung polymorpher, häufig auch mehrkerniger Plasmazellen** nachzuweisen. Die Laboruntersuchungen weisen ein **Paraprotein** in Form einer schmalen Zacke in der Eiweißelektrophorese (M-Gradient, siehe Abb. 5.4-7) nach, gegebenenfalls lassen sich Leichtketten im Urin der Patienten nachweisen. In über 90% der Fälle findet sich ein sekundäres Antikörpermangelsyndrom. Erhöhte Serum-Kalziumwerte sind Ausdruck eines Hyperkalzämiesyndroms, erhöhte Retentionswerte sowie eine Hyperkaliämie zeigen sich bei Niereninsuffizienz. An radiologischen Befunden werden entweder eine **diffuse Osteoporose der Wirbelsäule** beschrieben oder lokalisierte **Osteolysen** im Stammskelett, die typischerweise im Knochenszintigramm nicht nachgewiesen werden können.

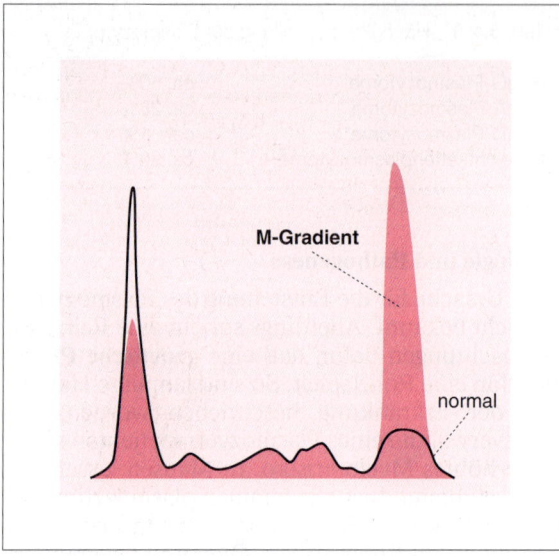

Abb. 5.4-7 Serumelektrophorese eines Patienten mit IgG-Plasmozytom: großer M-Gradient.

🅓 Diagnostik

Stadieneinteilung: Die heute gebräuchlichste Stadieneinteilung der Plasmozytome folgt einem Vorschlag von Durie und Salmon (siehe Tab. 5.4-10). Sie unterscheidet nach klinischen Kriterien 3 Stadien mit unterschiedlicher Prognose, die jeweils zur Myelomzellmasse korreliert werden. Die Berech-

Tab. 5.4-10 Stadieneinteilung des Plasmozytoms (nach Durie und Salmon)

Stadium I* Erfüllung **aller** Kriterien:	
▶ Hb > 10 g/dl (6 mmol/l)	
▶ Serum-Kalzium normal	
▶ normale Knochenstrukturen oder 1 solitäre Läsion	niedrige Myelomzellmasse
▶ Paraprotein im Serum niedrig:	(< 0,6×10^{12}/m²)
– IgG < 5 g/dl	
– IgA < 3 g/dl	
▶ Leichtketten im Urin < 4 g/24 h	
Stadium II* weder Stadium I noch Stadium III	mittlere Myelomzellmasse (0,6–1,2×10^{12}/m²)
Stadium III* Erfüllung von **mindestens einem** Kriterium:	
▶ Hb < 8,5 g/dl (5,1 mmol/l)	
▶ Kalzium > 12 mg/dl (6,2 mmol/l)	
▶ > 3 Osteolysen	hohe
▶ Paraprotein im Serum hoch:	Myelomzellmasse
– IgG < 7 g/dl	(> 1,2×10^{12}/m²)
– IgA < 5 g/dl	
▶ Leichtketten im Urin > 12 g/24 h	

* „A" bei normaler Nierenfunktion
(Kreatinin < 1,3 mg/dl bzw. 114,4 µmol/l)
„B" bei eingeschränkter Nierenfunktion
(Kreatinin > 1,3 mg/dl bzw. 114,4 µmol/l)

nung der Myelomzellmasse erfolgt nach Formeln, die für jede Immunglobulinklasse festgelegt sind und die auf der Kenntnis der Gesamtparaproteinmenge und der von einer einzelnen Plasmazelle pro Tag produzierten Immunglobulinmenge basieren. Es ist zu beachten, daß für eine Zuordnung eines Patienten zum **Stadium I** alle genannten klinischen Parameter erfüllt sein müssen. Dagegen wird ein **Stadium III** diagnostiziert, wenn einer der genannten Parameter erfüllt ist. Da die Nierenfunktion für die Beurteilung der individuellen Prognose wichtig ist, wird sie durch eine Zusatzbezeichnung bei der Stadieneinteilung berücksichtigt. Eine normale Nierenfunktion wird durch den Buchstaben **A** gekennzeichnet, eine eingeschränkte Nierenfunktion durch den Buchstaben **B**.

Diagnostische Maßnahmen (siehe Tab. 5.4-11): Ziel der Diagnostik ist die Sicherung der Diagnose, die Stadieneinteilung sowie eine orientierende Überprüfung der Organfunktionen.

Nach Ossermann gibt es **3 Hauptkriterien** für die Diagnose eines Plasmozytoms:

1. Mehr als 10% Plasmazellen im Knochenmarkausstrich und/oder histologisch nachgewiesene Plasmazellinfiltration.
2. Nachweis eines Paraproteins im Plasma und/oder im Urin.

3. Nachweis von Osteolysen oder Nachweis einer generalisierten Osteoporose bei mehr als 30% Plasmazellen im Knochenmark.

Wenn mindestens zwei dieser Kriterien erfüllt sind, ist die Diagnose eines Plasmozytoms gesichert.

Anamnese und körperliche Untersuchung berücksichtigen besonders Hinweise für eine Skelettbeteiligung durch Angaben zu spontanen oder bewegungs- bzw. belastungsabhängigen Schmerzen. Die **Labordiagnostik** zeigt häufig eine exzessiv erhöhte BKS (> 100 mm/h). Die Untersuchung des Blutbildes ist wichtig für die Stadieneinteilung (Hb!). Die Analyse der Nierenfunktion besitzt prognostische Relevanz und wird in der Stadieneinteilung berücksichtigt. Eine eingeschränkte Nierenfunktion hat große Bedeutung für die Therapie. Die quantitative und qualitative Proteinbestimmung im Serum und Urin dient der Diagnosesicherung und der Klassifikation des produzierten Paraproteins. Die Elektrolytbestimmung umfaßt neben den Routineuntersuchungen insbesondere Kalzium und Phosphat (Stadieneinteilung, Hyperkalzämiesyndrom).

Der Serumspiegel des β_2-Mikroglobulins – ein Membranprotein, das nicht spezifisch für die Plasmazellen ist – korreliert gut mit der Myelomzellmasse. Die **Röntgendiagnostik** ist beim Plasmozytom besonders umfangreich. Neben der Thoraxaufnahme in zwei Ebenen müssen die zentralen Skelettanteile radiologisch untersucht werden, da im Gegensatz zu allen anderen neoplastischen Erkrankungen die Skelettszintigraphie keine adäquate Untersuchungsmaßnahme zur Beurteilung der Tumorinfiltration des Skeletts ist. Plasmozytombedingte Osteolysen sind in der Skelettszintigraphie häufig negativ. Die Plasmaviskosität wird bestimmt, wenn klinisch der Verdacht auf ein Hyperviskositätssyndrom besteht. Falls neurologische Symptome den Verdacht auf eine Querschnittsläsion infolge einer Rückenmarkkompression nahelegen, muß eine Computertomographie oder eine Kernspintomographie des Spinalkanals durchgeführt werden, um eine adäquate Strahlentherapie zu planen. Knochenmarkzytologie und Histologie dienen der Diagnosesicherung.

▼ Therapie

Da keine Heilungsmöglichkeit besteht, hat die Chemotherapie des Plasmozytoms einen rein palliativen Charakter. Patienten im asymptomatischen Stadium I sind nicht therapiebedürftig. Erst bei einem Übergang in ein Stadium II oder III oder bei initialer Diagnose eines fortgeschrittenen Stadiums wird die Behandlungsindikation gestellt. Als Standardtherapie gilt die Kombination einer alkylierenden Substanz (Melphalan oder Cyclophosphamid) mit Prednison. Diese Therapieform ist wenig toxisch und führt bei ca. 50% der Patienten zu einer Reduktion der Tumormasse. Mit Doxorubicin, BCNU (Carmustin) und Vincristin stehen weitere wirksame Substanzen

---

Tab. 5.4-11   Plasmozytom: diagnostische Maßnahmen

1. **Anamnese** und **körperliche Untersuchung**

2. **Labor:** BKS, Blutbild mit Differenzierung, Retentionswerte, Kreatinin-Clearance, Urinstatus

   ▶ **Proteine** – Quantifizierung im Serum
   – Serumelektophorese
   – Immunelektrophorese
   – Quantifizierung der Immunglobuline (Serum)
   – Bence-Jones-Protein im Urin

   ▶ **Elektrolyte**
   – Kalzium
   – Phosphat

   ▶ **β_2-Mikroglobulin** (Serum u. Urin)

3. **Knochenmarkzytologie** und **Histologie**

4. **Röntgenuntersuchungen**
   Thorax in zwei Ebenen, Schädel, Wirbelsäule, Becken, Thoraxskelett, bd. Schultern, bd. Oberarme, bd. Oberschenkel

5. **Sonographie des Abdomens**

6. **fakultative Untersuchungen** (bei klinischem Verdacht)
   ▶ Plasmaviskosität (Verdacht auf Hyperviskositätssyndrom)
   ▶ CT oder Kernspintomographie des Spinalkanals (neurologische Symptomatik)

Cave: Kontrastmittelgabe! (Niereninsuffizienz!)

zur Verfügung. Bisher konnte nicht bewiesen werden, daß eine Kombination von mehreren Substanzen der Standardtherapie mit Melphalan und Prednison überlegen ist. Derartige Kombinationen sollten daher nur in kontrollierten Studien eingesetzt werden (siehe Tab. 5.4-12). In letzter Zeit wird auch α-Interferon mit Erfolg eingesetzt. Neben der Chemotherapie hat auch die Bestrahlung lokalisierter, häufig sehr schmerzhafter Osteolysen eine besondere Bedeutung. Sie wird meist additiv zur Chemotherapie eingesetzt zur rascheren Schmerzreduktion und Vermeidung von Komplikationen wie Frakturen, Kompressionen etc. – Infektionsprophylaxe oder antibiotische Therapie manifester, meist bakterieller Infekte, Analgesie sowie orthopädische und physikalische Therapie (Stützkorsett) sind flankierende Maßnahmen, die die Lebensqualität des Patienten zu verbessern suchen.

Bei starker Funktionseinschränkung des Knochenmarks ist der Ersatz von Blutkomponenten erforderlich: Erythrozyten- und Thrombozytentransfusionen, Immunglobulingaben bei ausgeprägtem sekundärem Antikörpermangel. Hyperviskosität und Hyperkalzämie stellen eine Indikation für die Plasmapheresebehandlung dar, neben konservativen Methoden wie forcierter Diurese und Kortikosteroidtherapie. Bei fortgeschrittener Niereninsuffizienz ist die Dialysebehandlung angezeigt.

Die Beurteilung des **Therapieerfolges** richtet sich nach subjektiven und objektiven Kriterien: Verschwinden der Knochenschmerzen, Verbesserung des Allgemeinzustandes; objektive Parameter sind: Normalisierung des Blutbilds, Verschwinden des M-Gradienten, Normalisierung der Blutsenkung und des Gesamteiweißes im peripheren Blut sowie Reduktion des Plasmazellanteils im Knochenmark. Radiologisch nachweisbare Osteolysen rekalzifizieren erst nach Monaten, obwohl die Schmerzsymptomatik schon nach Tagen bis Wochen verschwinden kann.

Rezidive, die nach Standardtherapie (z. B. Melphalan, Prednison) in einer längeren Therapiepause auftreten, reagieren häufig auf die erneute Anwendung der initialen Kombination. Bei fehlendem Ansprechen bleibt die Möglichkeit einer Monotherapie mit einer der anderen wirksamen Substanzen oder einer Kombinationstherapie. Schreitet die Erkrankung unter der Standardtherapie fort, führen auch die übrigen Medikamente nur in 10% der Fälle zu einer Besserung.

Verlauf und Prognose

Plasmozytome zeigen in der Regel einen **protrahierten Verlauf.** Die mittlere Überlebenszeit liegt bei 2–2½ Jahren. Dabei haben Patienten mit initialem **Stadium I** eine mittlere Prognose von knapp 4 Jahren, im **Stadium II** von 2½–3 Jahren, während die mittlere Überlebenszeit beim initialen **Stadium III** unter 2 Jahren liegt. Erst im Endstadium kommt es zu einer Änderung der Dynamik des Tumorgeschehens mit einer raschen Zunahme der Myelomzellmasse. In dieser „akuten Phase" ist die Prognose sehr schlecht mit einer mittleren Überlebenszeit von nur 3 Monaten. Entsprechend ist die Todesursache am häufigsten unmittelbar tumorbedingt mit einer Verdrängungsmyelopathie und in manchen Fällen mit einer leukämischen Ausschwemmung der Plasmazellen in das periphere Blut. In der **chronischen Phase** führen Nierenversagen und septisch verlaufende Infektionen häufig zum Tod.

Bemerkenswert hoch ist die Neigung von Plasmozytompatienten, im Verlauf ihrer Erkrankung eine akute Leukämie als **Zweitneoplasie** zu entwickeln. In Abhängigkeit von der Therapiedauer steigt dieses Risiko nach 4 Jahren auf ca. 20%.

Differentialdiagnose

Die wichtigste Differentialdiagnose des Plasmozytoms ist die **benigne monoklonale Gammopathie.** Diese Erkrankung zeigt ebenfalls eine massive Expansion eines Plasmazellklons mit entsprechender Produktion eines monoklonalen Paraproteins, ohne jedoch Zeichen einer Progredienz aufzuweisen. Es ist häufig schwierig, Plasmozytome im Stadium I von einer benignen monoklonalen Gammopathie abzugrenzen. Häufig gelingt das nur durch eine längere Verlaufskontrolle. Dies ist insofern ohne therapeutische Relevanz, als im Stadium I des Plasmozytoms keine Therapieindikation besteht. Falls die Paraproteinkonzentration im Serum oder im Urin im Verlauf von 2 Jahren konstant bleibt, weniger als 10% Plasmazellen im Knochenmark nachzuweisen sind, keine Osteolysen vorliegen sowie kein sekundäres Antikörpermangelsydrom auftritt, darf man die Diagnose einer benignen monoklonalen Gammopathie stellen. Ca. 10–15% dieser Erkrankungen gehen innerhalb von 5 Jahren in ein Plasmozytom über.

Non-Hodgkin-Lymphome von niedrigem Malignitätstyp, die Paraproteine produzieren, gehen in der Regel mit Lymphknotenschwellungen einher und lassen sich histologisch und zytologisch vom Plasmozytom unterscheiden. Die von Waldenström

---

Tab. 5.4-12 Chemotherapieschemata für das Plasmozytom

a) Alexanian-Schema:

Melphalan	0,25 mg/kg p.o.	Tag 1–4
Prednisolon	2,00 mg/kg p.o.	Tag 1–4

(Alle 6 Wochen wiederholen, bis objektivierbarer Therapieerfolg)

b) VCAP-Schema nach Alexanian:

Vincristin	1,0 i.v.	Tag 1
Cyclophosphamid	100 mg/m^2 p.o.	Tag 1–4
Adriamycin	25 mg/m^2 i.v.	Tag 2
Prednison	60 mg/m^2 p.o.	Tag 1–4

(Wiederholung alle 6 Wochen, bis objektivierbarer Therapieerfolg)

zum ersten Mal beschriebene lymphoplasmozytoide Proliferation mit Lymphknoten- und Knochenmarksbefall und Auftreten eines Makroglobulins (meist IgM) wird nach der „Kiel"-Klassifikation als Non-Hodgkin-Lymphom bezeichnet (siehe Kap. 5.4.2).

Reaktive Plasmazellvermehrungen können bei Tumorerkrankungen, Leberzirrhose und Infektionen mit Bakterien, Viren und Parasiten auftreten.

5.4.5 Seltene Non-Hodgkin-Lymphome

Mycosis fungoides (MF) und Sézary-Syndrom

Die **MF** ist gekennzeichnet durch eine Proliferation von T-Helferzellen (OKT-4+) und klinisch erhabene, rötlich livide Tumoren der Haut (Inzidenz ca. 0,1–1/100 000 pro Jahr). Diese Tumoren sind sowohl strahlen- als auch chemotherapiesensibel, können jucken, schmerzen und exulzerieren. Es besteht ein Übergang in eine weitere kutane Erkrankung, die zu den niedrigmalignen NHL gerechnet wird: das **Sézary-Syndrom.** Diese Erkrankung verläuft von einem sogenannten „erythematösen" über ein „Plaque-" bis hin zu einem „tumorösen" Stadium. Die Haut dieser Patienten ist zu Beginn meist „krebsrot", es bestehen ein starker Pruritus, Exulzerationen und sekundäre Infektionen. Betroffen sind ebenfalls Haare und Nägel mit Atrophie oder Verlust dieser kutanen Anhangsorgane. Zugrunde liegt dieser Erkrankung eine Proliferation von T-Helferzellen mit gyriformen Kernstrukturen („Sézary-Zellen") ähnlich wie bei der MF.

Die Therapie des Sézary-Syndroms besteht primär in der Behandlung wie bei Psoriasis (PUVA-Therapie), später in lokaler oder systemischer Gabe von Kortikosteroiden oder Zytostatika. Die Prognose ist schlecht.

Lymphoepitheloides Lymphom und T-Zonen-Lymphom

Das lymphoepitheloide Lymphom (im amerikanischen Sprachraum auch als Lennert-Lymphom bezeichnet) und das T-Zonen-Lymphom sind seltene Subentitäten der niedrigmalignen NHL. Das lymphoepitheloide Lymphom kann sehr foudroyant verlaufen, das T-Zonen-Lymphom hat eher einen protrahierten Verlauf.

Angioimmunoblastische Lymphadenopathie (AILD) oder Lymphogranulomatosis X

Diese Erkrankung zeichnet sich aus durch eine Hyperimmunreaktion mit gesteigerter B-Zell-Proliferation bei reduzierter T-Zell-Zahl und -Funktion, ca. 5–10% gehen in ein malignes Lymphom über, wobei die T-Zell-Lymphome überwiegen. Ätiopathogenetisch wird eine Hypersensitivitätsreaktion (bei genetischer Prädisposition?) auf verschiedene Antigene, häufig Medikamente wie Antibiotika, Analge-

tika und Psychopharmaka diskutiert. In vielen Aspekten erinnert die AILD an eine „Graft-versus-host"-Reaktion. Das klinische Bild ist initial geprägt durch einen akuten Beginn mit schweren Allgemeinerscheinungen wie Fieber, exzessiven Schweißausbrüchen, Gewichtsverlust, Pruritus, Hautausschlägen, Muskelschmerzen, generalisierter Lymphadenopathie und Hepatosplenomegalie. Das makulopapulöse Exanthem und der Juckreiz können Wochen bis Monate den übrigen Krankheitssymptomen vorausgehen.

Die Laboranalyse zeigt eine **Anämie** – in ca. 25% der Fälle als immunhämolytische Anämie –, Leukozytose, Eosinophilie, Vermehrung der Basophilen und eine polyklonale Hypergammaglobulinämie als Ausdruck der immunologischen Hyperreaktivität. Pathomorphologisch ist die Lymphknotenhistologie gekennzeichnet durch immunoblastische, lymphozytische und plasmazelluläre Proliferationen ohne erkennbare intakte Lymphknotenstrukturen. Typisch sind Gefäßsprossungen mit angioblastischen Proliferationen.

Der klinische Verlauf ist sehr variabel: Ein Teil der Patienten (ca. 10–30%) zeigt einen sehr blanden Krankheitsverlauf mit undulierenden Phasen von Krankheitsregression und -progression mit und ohne Kortikosteroid-Therapie, ca. 30–50% verlaufen foudroyant, gehen über in ein immunoblastisches T-Zell-Lymphom und zeigen sich außerordentlich therapierefraktär.

Interkurrierende Infekte entscheiden meist das Schicksal des Patienten.

5.4.6 Histiozytische Tumorerkrankungen

Im Gegensatz zu den im angloamerikanischen Sprachraum verwandten histologischen Klassifikationen (Rappaport, Lukes) der NHL versucht die Kiel-Klassifikation auf der Basis immunozytologisch-histologischer und molekulargenetischer Untersuchungen eine strikte Unterscheidung zwischen lymphozytischen/-blastischen und „histiozytischen" Tumoren zu geben. Diese außerordentlich mühevolle und systematische Arbeit der Arbeitsgruppe von Lennert/Kiel und Stein/Berlin hat ergeben, daß die meisten früher als „histiozytisch" oder Retikulumzellsarkom bezeichneten Entitäten lymphatischen Ursprungs sind. Einige klinische Entitäten, die zytologisch tatsächlich histiozytären Ursprungs sind, seien hier erwähnt, weil sie klinisch und im Therapieansprechen in mancher Beziehung den NHL ähneln. Sie sollten strenggenommen aber nicht zu den NHL gerechnet werden!

Histiozytosis X

Unter dem Begriff Histiozytosis X sind drei Krankheitsbilder zusammengefaßt, die pathogenetisch gekennzeichnet sind durch eine bisher ätiologisch unbekannte lokale oder generalisierte Wucherung von Histiozyten, die sich entweder diffus oder granulomatös manifestiert. Begleitend zeigen sich im histomorphologischen Bild Eosinophile und Riesenzellen.

Eosinophiles Granulom

Das eosinophile Granulom wird gekennzeichnet durch osteolytische Knochenherde uni- oder multilokulär.

Hand-Schüller-Christian-Krankheit und Abt-Letterer-Siwe-Krankheit

Im Gegensatz zu der lokalisierten Manifestation der Histiozytosis X sind die Hand-Schüller-Christian-Krankheit und die Abt-Letterer-Siwe-Erkrankung generalisierte, histiozytäre Proliferationen, deren klinische Symptomatik gekennzeichnet ist durch die Organinfiltrationen der abnorm wuchernden Histiozyten. Die Trias Diabetes insipidus, Exophthalmus und multiple osteolytische Knochenherde mit protrahiertem, gutartigem Verlauf charakterisiert das klinische Bild der Hand-Schüller-Christian-Erkrankung.

Die Abt-Letterer-Siwe-Krankheit ist eine rasch progrediente Erkrankung des Säuglingsalters, die durch generalisierte Organinfiltrate unter dem Bild des respiratorischen Versagens und der hämorrhagischen Diathese meist tödlich verläuft.

Therapeutisch ist das eosinophile Granulom durch Operation, lokale Bestrahlung oder Kortikosteroid-Therapie gut zu beeinflussen, während die generalisierten Formen der Histiozytosis X durch Kortikosteroide und/oder Zytostatika nur marginal zu beeinflussen sind.

Maligne Histiozytose

Die maligne Histiozytose ist eine sehr maligne generalisierte Erkrankung mit Proliferation abnormer Histiozyten in Knochenmark, Lymphknoten, Haut und Parenchymorganen.

Trotz aggressiver zytostatischer Therapie ist die Prognose außerordentlich ungünstig, die meisten Patienten sterben innerhalb der ersten Monate nach Diagnosestellung.

5.5 Myelodysplasien

R. Zankovich, V. Diehl

Der Begriff Myelodysplasie (MDS) umfaßt eine Gruppe von erworbenen und angeborenen Krankheitsbildern, bei der die drei blutbildenden Systeme des Knochenmarkes (Erythro-, Granulozyto- und Megakaryopoese) eine tiefgreifende **Störung der Proliferation und Differenzierung**

aufweisen. Diese führt im weiteren Verlauf zu einer **Anämie, Neutropenie, Monozytose** und **Thrombozytopenie**. Grundsätzlich besteht die Möglichkeit, daß die MDS mehr oder weniger rasch in eine akute Leukämie übergehen, weshalb früher die Bezeichnung „Präleukämie" angewandt wurde.

Seit 1982 werden 5 Formen der MDS unterschieden, zwischen denen fließende Übergänge bestehen: Klinisch zeigt sich entweder eine progrediente Anämie als

▶ refraktäre Anämie – RA,
▶ refraktäre Anämie mit Ringsideroblasten – RARS

oder eine Ausschwemmung unreifer und reifer weißer Blutzellen als

▶ refraktäre Anämie mit Blastenexzeß – RAEB,
▶ refraktäre Anämie mit Blastenexzeß in Transformation – RAEB-T,
▶ chronische myelomonozytäre Leukämie – CMMoL.

Die Abgrenzung der Formen der MDS kann im Anfangsstadium schwierig sein. Es erkranken überwiegend ältere Menschen. Die therapeutischen Möglichkeiten sind begrenzt, die mittlere Überlebenszeit liegt bei etwa 2 Jahren. Die Betroffenen versterben an Blutungen oder Infektionen.

Definition

MDS bezeichnete man früher als „Präleukämie". Diese umfaßten eine große Gruppe von Krankheitsbildern mit und ohne Ausschwemmung von unreifen weißen Blutzellen. Eine Untergruppe der Präleukämie, die bei Patienten mit angeborenen chromosomalen Anomalien (Fanconi-Anämie, Down-Syndrom, Bloom-Syndrom, Ataxia teleangiectatica) beobachtet wird, grenzt man von den – erworbenen – MDS ab. 1982 faßte eine Gruppe von Hämatologen, die FAB(French-American-British)-Gruppe, Krankheitsbilder zusammen, die hinsichtlich ihrer hämatologischen Befunde und dem klinischen Verlauf Gemeinsamkeiten aufweisen. Dabei steht am Anfang der Entwicklung lediglich eine Myelodysplasie des Knochenmarks. „Blasten" (= unreife myeloische Zellen) sind in diesem Stadium (RA, RARS – siehe Abb. 5.5-1) weder im Blut noch im Knochenmarkausstrich regelmäßig nachweisbar. Die FAB-Unterformen der Myelodysplasie sind:

▶ refraktäre Anämie (RA),
▶ refraktäre Anämie mit Ringsideroblasten (RARS),
▶ refraktäre Anämie mit Exzeß von Blasten (RAEB),
▶ refraktäre Anämie mit Exzeß von Blasten in Transformation (RAEB-T),
▶ chronische myelomonozytäre Leukämie (CMMoL).

Die Unterschiede dieser Formen sind in Tabelle 5.5-1 wiedergegeben.

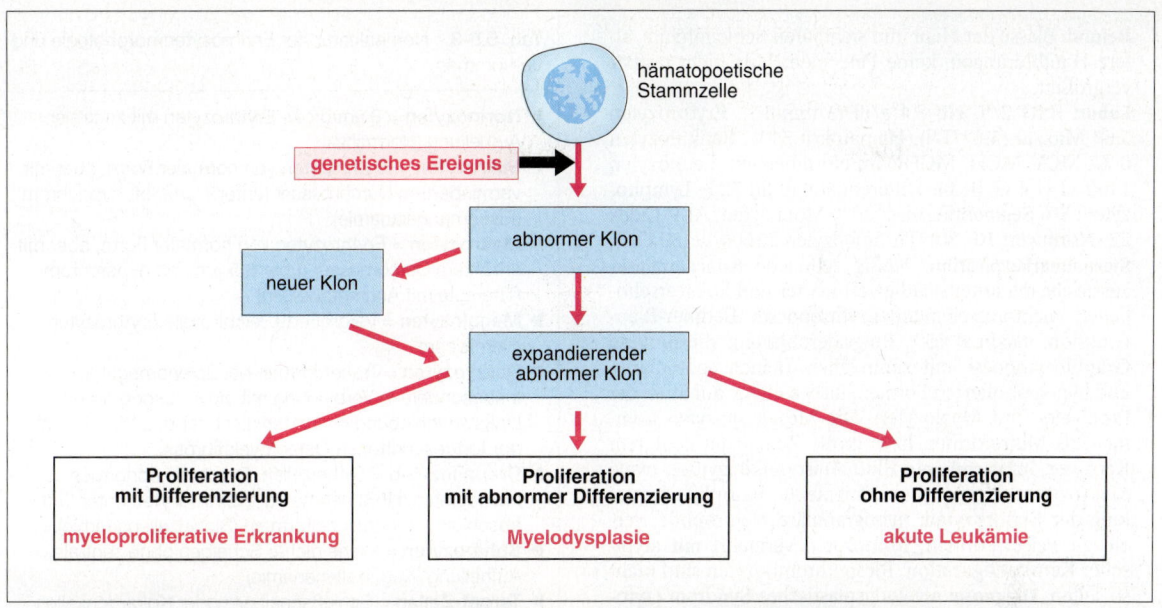

Abb. 5.5-1 Hypothetisches Modell zum Ursprung der klonalen Anomalien bei hämatologischen Neoplasien.

Tab. 5.5-1 Die FAB-Unterformen der Myelodysplasie

Typ	peripheres Blut	Knochenmark	Prognose (Monate)	Abbildung	Klinik
Normal	0% Blasten	unter 1% Blasten			
RA	unter 1% Blasten	Dyshämatopoese in 1, 2 oder 3 Zellinien; unter 5% Blasten	50		Anämie/Blutungen/Infektionen
RARS	unter 1% Blasten	Dyshämatopoese in 1, 2 oder 3 Zellinien; unter 5% Blasten; $\cong$ 15% Ringsideroblasten	62–90	5.5-2a	Anämie/Blutungen/Infektionen
RAEB	unter 5% Blasten	Dyshämatopoese in 1, 2 oder 3 Zellinien; 5–20% Blasten	9		Anämie/Blutungen/Infektionen/ Leukozytose/Splenomegalie
RAEB-T	über 5% Blasten oder Blasten mit Auer-Stäbchen	Dyshämatopoese in 1, 2 oder 3 Zellinien; 20–30% Blasten oder 20% Blasten mit Auer-Stäbchen	5		Anämie/Blutungen/Infektionen/ Leukozytose/Splenomegalie
CMMoL	zusätzlich Mono- zytose über 1000/µl	zusätzlich Monozytenvermehrung	13	5.5-3 und 5.5-4	Anämie/Blutungen/Infektionen/ Leukozytose/Splenomegalie

Therapie bei allen Unterformen; symptomatisch (supportive) Therapie mit Blutersatz, gegebenenfalls zytoreduktive Therapie

Allen Formen der Myelodysplasie ist eine – initial vorhandene oder im Krankheitsverlauf zunehmende – Anämie, Neutropenie, Monozytose und Thrombozytopenie gemeinsam. Das Knochenmark ist häufig zellreich, mit erhöhtem Blastenanteil. Wichtigstes gemeinsames Merkmal der MDS ist die Dyshämatopoese mit ihren charakteristischen morphologischen und funktionellen Atypien in Blut und Knochenmark, die alle 3 Zellreihen betrifft (siehe Tab. 5.5-2 und 5.5-3):

▶ Dyserythropoese
▶ Dysgranulopoese
▶ Dysmegakaryopoese

20–40% der Patienten entwickeln im weiteren Krankheitsverlauf eine akute Leukämie. Über 40% sterben an Infektionen (Granulozytopenie) oder Blutungen (Thrombozytopenie).

Kasuistik

Eine 73jährige Patientin klagt über seit 9 Monaten bestehende, zunehmende Müdigkeit, Abgeschlagenheit und „Schlappheit"; Gewichtsabnahme von 7 kg (61 kg bei 160 cm Körpergröße); kein Nachtschweiß, gelegentlich Nasenbluten.

Befund: Blässe der Haut und sichtbaren Schleimhäute, ältere Hautblutungen, keine Petechien; Milz nicht tastbar vergrößert.

Labor: BSG 2/5, Hb 8,4 g/dl (5 mmol/l), Erythrozyten 3,67 Mio./µl (3,67 T/l), Hämatokrit 31%, Retikulozyten 0 ‰; MCV, MCH, MCHC im Normbereich; Leukozyten 1400/µl (1,4 G/l). Im Differentialblutbild 72% Lymphozyten, 8% Segmentkernige, 20% Monozyten; ALP-Index 22 (Normwert 10–80), Thrombozyten 80000/µl (80 G/l).

Sternalmarkaspiration: Mäßig zellreiche **Knochenmarkausstriche** mit anteilsmäßig vermehrter und linksverschobener, nicht-ausreifender Erythropoese; Berliner-Blau-Reaktion: maximal 65% Ringsideroblasten; verminderte Granulozytopoese mit zahlreichen kleinen agranulären und hypogranulierten Formen, insbesondere auf Stufe der Promyelo- und Myelozyten. Die Megakaryozyten kommen als Mikroformen bzw. große Zellen mit solitärem Kern vor. Im **peripheren** Blut: Anisopoikilozytose, ovale Makrozytose, hypochrome Fragmente, basophile Tüpfelung der Erythrozyten; hypogranuläre Neutrophile, vereinzelt Pelger-Formen; Monozyten vermehrt mit atypischer Kernkonfiguration; Riesenthrombozyten sind nicht so selten. **Diagnose:** myelodysplastisches Syndrom (zytologisch: refraktäre Anämie mit Ringsideroblasten).

Verlauf: Nachdem eine zusätzliche Blutungsquelle ausgeschlossen wurde, erhielt die Patientin zur symptomatischen Besserung Bluttransfusionen. Versuchsweise wurde Vitamin B_6 (Pyridoxin) in einer Dosis von 400 mg/d p.o. verabreicht. Innerhalb von 6 Monaten durchgreifende Besserung der Allgemeinsymptome und hämatologischen Parameter (Hb 11,8 g/dl [7,1 mmol/l], Leukozyten 4300/µl [4,3 G/l], Thrombozyten 150000/µl [150 G/l]).

Epidemiologie

Über die Inzidenz und Prävalenz der MDS ist wenig bekannt. Bei etwa 30% der Patienten mit akuter myelomonozytärer Leukämie geht dem Ausbruch der akuten Leukämie eine präleukämische Phase voraus. In Großbritannien konnten eine Inzidenz von 3 Neuerkrankungen pro 100 000 Einwohner und eine Prävalenz von 1:1000 pro Jahr bei Patienten über 65 Jahren bestimmt werden.

Tab. 5.5-2 Morphologische Anomalien bei MDS = Dyshämatopoese

	Blut	Knochenmark
Erythropoese	Aniso- und Poikilozytose, Makrozytose, Ovalozytose; Hypochromasie; Normoblastämie	Megaloblastose, Ringsideroblasten
Granulopoese	Hypersegmentierung; Pseudo-Pelger-Formen; atypische Monozyten	Linksverschiebung; mangelhafte Ausreifung; Blasten; fehlende Granula
Megakaryopoese	Riesenthrombozyten	Riesen- oder Mikromegakaryozyten

Tab. 5.5-3 Nomenklatur der Erythrozytenmorphologie und Vorkommen

▶ **Normozyten** = 8 µm große Erythrozyten mit zentraler Aufhellung (Normalfall)

▶ **Mikrozyten** = Erythrozyten von normaler Form, aber mit vermindertem Durchmesser (unter 7 µm), oft hypochrom (Eisenmangelanämie)

▶ **Makrozyten** = Erythrozyten von normaler Form, aber mit erhöhtem Durchmesser (über 8,5 µm), oft hyperchrom (Therapie mit Antimetaboliten)

▶ **Megalozyten** = vergrößerte, leicht ovale Erythrozyten (Perniziosa)

▶ **Dakryozyten** = Tränenformen bei Splenomegalie. Insbesondere in Verbindung mit einer ausgeprägten Linksverschiebung charakteristisch für das Blutbild bei der fortgeschrittenen Osteomyelofibrose.

▶ **Drepanozyten** = Sichelzellen. Durch ein abnormes Hämoglobin (HbS) nehmen die Erythrozyten unter Luftabschluß (!) Mondsichelform an (Sichelzellenanämie).

▶ **Sphärozyten** = kleine dichte Scheiben ohne zentrale Aufhellung (Kugelzellenanämie)

▶ **Target-Zellen** = Schießscheiben- oder Kokardenzellen bei Thalassämie

▶ **Schistozyten** (Synonyma: helmet cells, Eierschalenformen, Fragmentozyten) = zerrissene Erythrozyten (mikroangiopathische hämolytische Anämien)

▶ **Anisozytose** = ungleiche Größe der Erythrozyten ohne Formveränderung (jede Anämie)

▶ **Poikilozytose** = ausgeprägte Formveränderungen der Erythrozyten (jede schwere Anämie)

▶ **Howell-Jolly-Körperchen** = Kernreste in Erythrozyten. Vorkommen bei fehlender Milzfunktion.

▶ **Heinz-Innenkörper** = denaturiertes, präzipitiertes Hämoglobin

Ätiologie

Bei den meisten Patienten mit MDS bleibt die Ätiologie ungeklärt. Wichtigste Ausnahme sind jene Patienten, die sich Jahre zuvor einer Strahlen- oder zytostatischen Therapie unterzogen haben („sekundäre MDS"). Bei dieser Gruppe zeigt auch das Knochenmark morphologische Unterschiede: Eine Fibrose ist häufiger, der Zellanteil geringer. Ringsideroblasten kommen regelmäßig vor. 90% haben einen abnormen Karyotyp, in der Regel Monosomien oder Deletionen der Chromosomen 5 oder 7. Die Transformation in eine akute Leukämie ist die Regel.

Pathogenese

Durch Untersuchungen mit Enzymmarkern, wie Isoenzymen der Glukose-6-phosphat-dehydrogenase, und zytogenetischen Markern konnte gezeigt werden, daß bei den MDS – ebenso wie bei den chronischen myeloproliferativen Erkrankungen (CMPE) – eine klonale Erkrankung wahrscheinlich ist. Es scheint keinen grundsätzlichen Unterschied zwischen einer präleukämischen MDS und einer fulminanten akuten Leukämie zu geben, jedoch rechtfertigen der klinische Verlauf und die Morphologie eine Unterscheidung zwischen diesen beiden Gruppen.

Die Entwicklung einer akuten myeloischen Leukämie (AML) aus einer MDS kann als Ergebnis einer klonalen Entwicklung angesehen werden – vergleichbar etwa der Entstehung eines Blastenschubes bei der CML.

MDS sind demzufolge keine unterschiedlichen Krankheitsbilder, sondern Stufen in einem **multiphasischen Prozeß,** an dessen Ende der Übergang in eine akute Leukämie steht (vgl. Abb. 5.5-1).

Der grundlegende Unterschied zwischen einer neu aufgetretenen akuten myeloischen Leukämie und einer MDS besteht wohl darin, daß bei der MDS **alle hämatopoetischen Stammzellen** defekt sind; bereits in einem frühen Stadium ist eine Dyshämatopoese erkennbar. Im Gegensatz dazu beeinträchtigt in frühen Stadien der AML deren klonale Proliferation nicht die normalen Knochenmarksstammzellen. Diese können daher eine normale Blutbildung aufrechterhalten, bis die Knochenmarkinfiltration durch die Blasten überwiegt.

Der Sitz der genetischen Veränderungen, die zum Auftreten eines solchen Klons führen, ist unbekannt, aber es ist wahrscheinlich, daß Gene beteiligt sind, die für die Regulation der Zellproliferation und -differenzierung verantwortlich sind. In diesem Zusammenhang ist es bedeutsam, daß die Gene, die den GM-CSF (Granulozyten-Makrophagen-Kolonie-stimulierender Faktor) kodieren, auf dem Teil des langen Arms vom Chromosom 5 lokalisiert sind, der häufig bei Patienten mit MDS eine Deletion aufweist. Daher gewinnt bei der Diagnostik der myelodysplastischen Syndrome die Chromosomenanalyse zunehmend an Bedeutung. Sie erlaubt die wichtige Abgrenzung der chronischen myelomonozytären Leukämie (= Myelodysplasie – mit strukturellen chromosomalen Anomalien, z.B. Deletion im langen Arm vom Chromosom 5 = „5q⁻-Syndrom"; kein Nachweis eines sogenannten Philadelphia-Chromosoms) von der chronischen myeloischen Leukämie (= chronische myeloproliferative Erkrankung; Nachweis des sogenannten Philadelphia-Chromosoms).

S Symptome

Beschwerden: Müdigkeit, Luftnot bei Belastung, Fieber, Hautblutungen, Druckgefühl im Oberbauch. Nicht selten sind es beschwerdefreie Patienten, bei denen die Diagnose durch einen Zufallsbefund gestellt wird.

Befunde: Geringe bis hochgradige Milzvergrößerung (insbesondere bei CMMoL). Anämie mit Makrozytose, niedriger Retikulozytenzahl, Leukozytopenie und Thrombozytopenie. Blutungen sind – trotz verminderter Thrombozytenzahl – initial selten.

D Diagnostik

Am Anfang der diagnostischen Maßnahmen steht bei einem älteren Patienten mit anämischen Zeichen ohne klinische Blutungssymptomatik und fehlender Besserung auf Eisen-, Vitamin-B$_{12}$- und Folsäuregaben die Untersuchung des Blutes und Blutausstriches (siehe Tab. 5.5-4). Typisch bei einem Patienten mit MDS, z.B. vom Typ einer refraktären Anämie, ist die Kombination einer hyperchromen makrozytären Anämie mit niedriger Retikulozytenzahl, Leukozytopenie und Thrombozytopenie. Im peripheren Blut erkennt man eine Aniso- und Poikilozytose der Erythrozyten, basophile Tüpfelung, hypogranuläre Neutrophile und Makrothrombozyten. Die meisten Patienten mit MDS haben zum Zeitpunkt der Diagnose eine ausgeprägte Anämie, etwa die Hälfte weist bereits eine Panzytopenie auf. In einem Viertel der Fälle besteht eine Bizytopenie (Anämie/Leukozytopenie oder Anämie/Thrombozytopenie). Entscheidend für die Diagnosestellung ist die **zytologische Untersuchung von Knochenmarkausstrichen** (siehe Abb. 5.5-2 bis 5.5-4 und Tab. 5.5-4). Die Erythropoese ist in der Regel hyper-

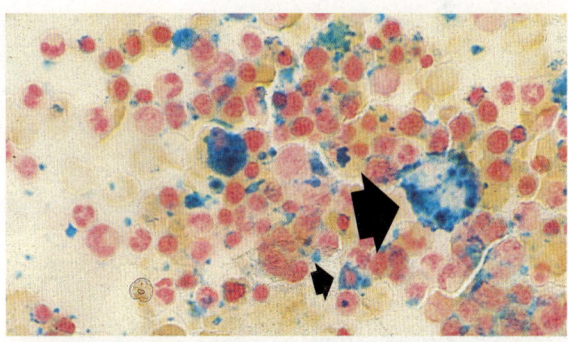

a

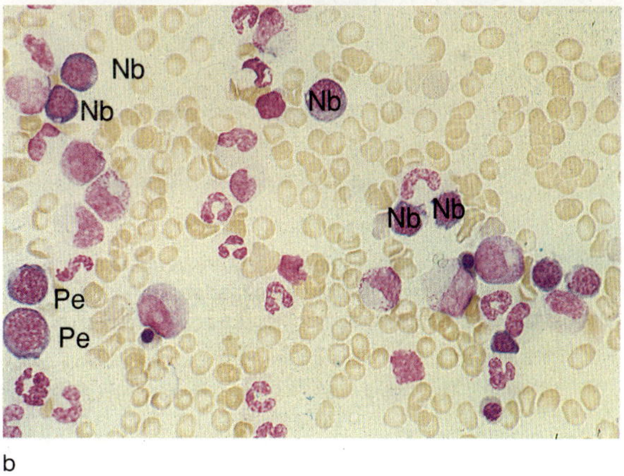

b

Abb. 5.5-2a Refraktäre Anämie mit Ringsideroblasten (RARS). Knochenmarkausstrich, Berliner-Blau-Reaktion: pathologische Eisenspeicherung in Erythroblasten mit Nachweis von Hämosiderin und aggregiertem Ferritin: Anordnung der Eisengranula um den Zellkern – „Ringsideroblasten" (dünner Pfeil). Aufgrund der zahlreichen Bluttransfusionen erhöhte Eisenspeicherung in Makrophagen (dicker Pfeil).

Abb. 5.5-2b Knochenmarkausstrich; mäßig zellreiche Ausstriche mit anteilsmäßig vermehrten Proerythroblasten (Pe) und basophilen Normoblasten (Nb) als Ausdruck einer ineffektiven Erythropoese 1:500.

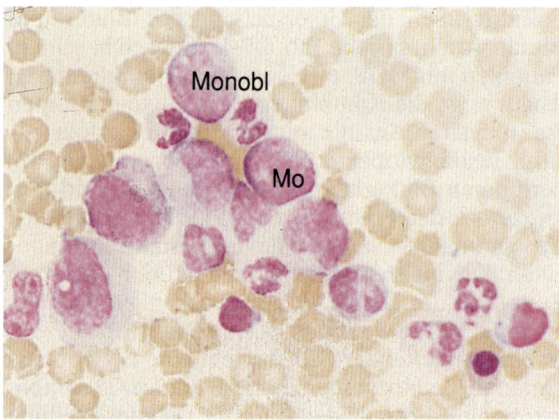

Abb. 5.5-3 Chronische myelomonozytäre Leukämie (CMMoL). Blutausstrich, Pappenheim-Färbung: Leukozytose mit Linksverschiebung und absoluter Vermehrung der Monozyten (Mo) und Ausschwemmung von Monoblasten (Monobl) 1:500.

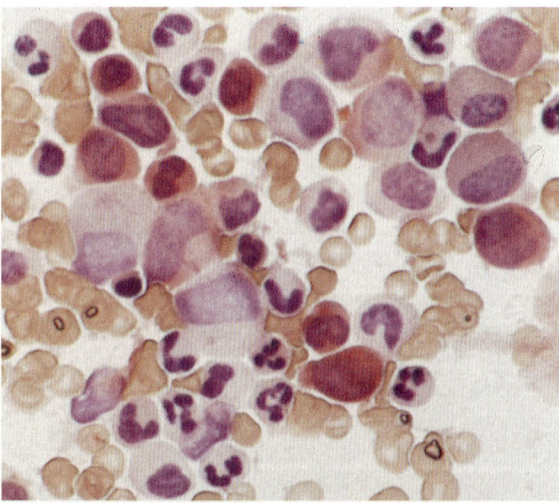

Abb. 5.5-4 Chronische myelomonozytäre Leukämie (CMMoL). Blutausstrich: Alle braun tingierten Zellen sind Monozyten oder deren Vorstufen. 1:500, α-Naphthyl-Azetat-Esterase-Reaktion.

Tab. 5.5-4 Diagnostische und differentialdiagnostische Untersuchungsmethoden

▶ Blutuntersuchung (Hämoglobin, Erythrozyten, MCV, MCHC, Retikulozyten, Leukozyten, Thrombozyten)
▶ Blutausstrich mit Pappenheim-Färbung, Zytochemie
▶ Ultraschall (zur Beurteilung der Milzgröße)
▶ Knochenmarkaspiration (Zytologie – diagnostisch entscheidend)
▶ Knochenmarkbiopsie (Histologie – als ergänzende diagnostische Maßnahme und bei „Punctio sicca")

---

plastisch, Ringsideroblasten können vorkommen. In der Granulopoese fällt die mangelhafte Granulation der Promyelozyten und Myelozyten auf. Die Megakaryozyten sind polypoid oder hyposegmentiert, d.h., sie weisen weniger Kernteilungsfiguren auf (sogenannte Hypolobulierung).

Der Begriff RA wurde aus historischen Gründen beibehalten, schließt jedoch auch Patienten ein, die eine isolierte Leukozyto- und Thrombozytopenie ohne Anämie haben. Die Knochenmarkhistologie liefert ergänzende Informationen, die sich nicht aus der Aspirationszytologie ergeben können. Während Dyserythropoese und Dysgranulopoese besser im Ausstrich zu beurteilen sind, erlaubt die Histologie eine zuverlässigere Analyse der Megakaryopoese. Die Zellularität des Knochenmarkes und Anomalien in der Marktopographie sind genauer erkennbar (siehe Tab. 5.4-2).

Chromosomenanomalien sind bei etwa 40% der Patienten mit MDS nachweisbar und sind neben partiellen Deletionen Hyper- und Hypoploidien: $5q^-$; Monosomie 7; Trisomie 8.

> Die FAB-Gruppen der myelodysplastischen Syndrome können nicht durch die Knochenmarkbiopsie allein abgeleitet werden. Die zytologische Untersuchung des Marks ist unbedingt erforderlich.

Komplikationen

Die Diagnose MDS ist schwerwiegend. Obwohl die individuellen Unterschiede beträchtlich sind, beträgt die mittlere Lebenserwartung nur 2 Jahre. 8% der Patienten leben länger als 5 Jahre – gerechnet vom Zeitpunkt der Diagnose. Die meisten Patienten mit MDS sind alt und sterben an den Folgen der Knochenmarkinsuffizienz (Blutung bei Thrombozytopenie und Infektionen bei Granulozytopenie), noch bevor sich eine akute Leukämie entwickelt. Daher ist es nicht erstaunlich, daß diese Parameter prognostische Bedeutung haben (siehe Abschnitt „Verlauf und Prognose").

▼ Therapie

Die **supportive Therapie** mit Blutersatz steht ganz im Vordergrund der Behandlung. Bluttransfusionen bei anämischen Patienten mit z.B. kardialer Dysfunktion oder Plättchentransfusionen vor einer geplanten Operation (z.B. Zahnextraktion) sind wirksam.

Bei der Bekämpfung von Infektionen muß die gestörte Granulozytenfunktion berücksichtigt werden. Es muß eine konsequente **antibiotische Therapie** erfolgen.

Die Ergebnisse der **Polychemotherapie** sind entmutigend. Obwohl die Gabe von niedrigdosiertem Zytosinarabinosid (10–21 Tage Dauer) zu einer Ansprechrate über 50% führt, ist die Dauer der Remissionen in der Regel kurz. Die Ergebnisse der Therapie mit Wachstumsfaktoren, z. B. GM-CSF (Granulozyten-Makrophagen-Kolonie-stimulierender Faktor) bleiben abzuwarten. Zur Zeit kann es keine definitiven Empfehlungen zur Behandlung von Patienten mit MDS geben. Einige allgemeine Richtlinien seien hier aufgestellt:

1. Erster therapeutischer Grundsatz: „nihil nocere". Patienten ohne klinische Symptomatik sollten außer supportiver Therapie keine weiteren Maßnahmen erfahren.
2. Patienten mit MDS (nicht RAEB oder RAEB-T), die zunehmend Komplikationen im Krankheitsverlauf bekommen, können GM-CSF erhalten.
3. Patienten mit progressivem Krankheitsbild unter 50 Jahren können mit Wachstumsfaktoren oder aggressiver Chemotherapie behandelt werden. Bei älteren Patienten kommt lediglich niedrigdosiertes Zytosinarabinosid in Betracht. Eine sorgfältige Risiko-Nutzen-Abwägung muß jedoch jeder Therapie vorangehen!
4. Wenn irgend möglich, sollte bei jüngeren Patienten mit MDS eine Knochenmarktransplantation angestrebt werden.
5. Die Therapie von MDS-Patienten mit Zytokinen, Interferon und TNF ist als experimentell anzusehen.

Verlauf und Prognose

MDS ist eine tödliche Erkrankung. Die Letalität durch Infektionen und Blutung liegt bei 30%, die durch Übergang in eine AML (meist M_2, M_4, M_6) bei 20%.

▶ Hämoglobin (unter 10 g/dl bzw. 6 mmol/l),
▶ Neutrophilenzahl (unter 2500/μl bzw. 2,5 G/l),
▶ Thrombozytenzahl (unter 100 000/μl bzw. 100 G/l),
▶ Blastenanteil im Knochenmark (über 5%).

In einem großen Patientenkollektiv lag die mittlere Überlebenszeit von Patienten mit nur einem dieser Parameter bei 62 Monaten. Diejenigen, die alle vier Punkte erfüllten, überlebten nur 8,5 Monate.

Patienten mit Ringsideroblasten (RARS) haben mit 7,5 Jahren die beste Prognose (siehe Tab. 5.5-1). Die Inzidenz von akuten Leukämien liegt bei ihnen unter 10%.

Differentialdiagnose

▶ RS/RARS:
– Therapie mit Antimetaboliten (6-Mercaptopurin),
– megaloblastäre/perniziöse Anämie,
– makrozytäre Anämie anderer Ursachen (Folsäuremangel etc.).

Wichtigste Unterscheidungsmerkmale: gutes Ansprechen auf die parenterale Gabe von Vitamin B_{12} – Retikulozytenkrise, rascher Anstieg des Hämoglobinwertes, Verschwinden der neurologischen und gastrointestinalen Symptome. Nachweis von Antikörpern gegen Belegzellen der Magenschleimhaut. Histologie der Magenschleimhautbiopsie.

▶ RAEB/RAEB-T:
– Akute myeloische Leukämie. Wichtigste Unterscheidungsmerkmale: Verlauf, morphologisch normale Resthämatopoese.
▶ CMMoL:
– Chronische myeloische Leukämie. Wichtigste Unterscheidungsmerkmale: Philadelphia-Chromosom, Fehlen einer Monozytose, normaler Hämoglobinwert, normaler Thrombozytenwert. Der überwiegende Teil der sogenannten Philadelphia-Chromosom-negativen CML ist zur CMMoL zu zählen.
– Leukämoide Reaktion (z. B. bei Endocarditis lenta). Wichtigstes Unterscheidungsmerkmal: hohe Thrombozytenzahl.

5.6 Anämien

N. FRICKHOFEN, H. HEIMPEL

Die Abklärung einer Anämie ist die häufigste hämatologische Fragestellung bei ambulanten und stationären Patienten. Dies beruht darauf, daß Anämien nicht nur bei hämatologischen Systemerkrankungen, sondern auch als Symptom vieler akuter und chronischer Erkrankungen anderer Organsysteme vorkommen. Häufig lenkt die Anämie erstmals die Aufmerksamkeit auf unerkannte Mangelzustände oder Grunderkrankungen. Es ist daher wichtig, den Signalcharakter dieses Befundes zu erkennen und vor Beginn der Therapie die Art und Ursache der Anämie festzustellen.

Definition

Anämie bedeutet **Verminderung der Hämoglobinkonzentration** unter den alters- und geschlechtsspezifischen Normalbereich (siehe Tab. 5.6-1).

Der Hämoglobinwert korreliert in der Regel mit dem **Hämatokrit,** weil die **mittlere Hämoglobinkonzentration** pro Volumeneinheit gepackter Erythrozyten (MCHC) nur in engen Grenzen schwankt. Da die Hämoglobinkonzentration den funktionell entscheidenden Parameter darstellt, sollte man diesen einfach zu bestimmenden Laborwert als diagnostisches Kriterium verwenden. Bei einer Leukozytose über 100 000/μl bzw. 100 G/l ist die korrekte photometrische Bestimmung der Hämoglobinkonzentration wegen der Interferenz der Zellkerne nicht möglich; hier wird der durch Kapillarzentrifugation ermittelte Hämatokrit verwendet. Die **Erythrozytenzahl** ist für die Feststellung einer Anämie nicht geeignet, da die Korrelation zur Hämoglobinkonzentration vom stärker variablen **Hämoglobingehalt des einzelnen Erythrozyten** (MCH) abhängig ist. Bei Verminderung des MCH, z.B. beim Eisenmangel, kann die Erythrozytenzahl völlig normal sein, obwohl gemessen an der Hämoglobinkonzentration eine Anämie besteht!

Tab. 5.6-1   Normwerte des roten Blutbilds bei Erwachsenen in Abhängigkeit vom Geschlecht (95% Vertrauensbereich)

	SI-Einheiten			konventionelle Benennung		
	♀	♂		♀	♂	
Hämoglobin	7,2–9,6	8,4–10,8	(mmol/l)	12–16	14–18	(g/dl)
Erythrozyten	4,0–5,2	4,6–5,9	(T/l)	4,0–5,2	4,6–5,9	(Mio./μl)
Hämatokrit	37–46	41–50	(%)	37–46	41–50	(%)
MCV	80–100		(fl)	80–100		(μm³)
MCH	1,65–2,1		(fmol)	27–34		(pg)
MCHC	19–22		(mmol/l)	30–36		(g/dl)
Retikulozyten	20–80		(G/l)	20 000–80 000/μl oder		
	4–15		(‰)	4–15		(‰)

In dem gut charakterisierten Regelkreis, der eine bedarfsgerechte Hämoglobinkonzentration garantiert, können an mehreren Stellen Störungen auftreten. Prinzipiell muß eine **verminderte Produktion** von Erythrozyten infolge mangelnder Stimulation durch Erythropoetin oder gestörter Knochenmarkfunktion von einem **gesteigerten Verlust** und **Verteilungsstörungen** bei normaler Knochenmarkfunktion unterschieden werden (siehe Abb. 5.6-1 und Tab. 5.6-2). Daß in der Praxis diese strikte Trennung nicht immer möglich ist, weil viele Anämien einen kombi-

Tab. 5.6-2   Klassifikation der Anämien nach dem Entstehungsmechanismus

1. **Anämien durch verminderte oder qualitativ abnorme Produktion von Erythrozyten**
1.1 defekte Stimulation der Erythrozytenproduktion
   ▶ Erythropoetinmangel bei Niereninsuffizienz
1.2 Schädigung oder Suppression der Erythropoese im Knochenmark
   ▶ aplastische Anämie, Fanconi-Anämie
   ▶ isolierte aplastische Anämie, Diamond-Blackfan-Anämie
   ▶ dosisabhängige Schädigung durch Chemikalien, Medikamente, Strahlen
1.3 Verdrängung der Erythropoese im Knochenmark
   ▶ akute Leukämien, myeloproliferative und myelodysplastische Syndrome, maligne Lymphome, metastasierende solide Tumoren
   ▶ infektiöse und entzündliche Erkrankungen mit Knochenmarkbefall
1.4 ineffektive Erythropoese bei Mangelzuständen
   ▶ Vitamin-B$_{12}$-, Folsäure-Mangel
   ▶ Eisenmangel
1.5 ineffektive Erythropoese als Folge genetischer Defekte
   ▶ kongenitale dyserythropoetische Anämien (CDA)
   ▶ Hämoglobinsynthesestörung bei Thalassämien
   ▶ sideroachrestische Anämien

2. **Anämien durch Verlust von Erythrozyten**
2.1 gesteigerter Abbau von Erythrozyten = Hämolyse
   ▶ Hämolyse durch intraerythrozytäre, korpuskuläre Defekte: Membranproteindefekte, Enzymdefekte, Hämoglobinvarianten
   ▶ Hämolyse durch extrakorpuskuläre Mechanismen: Immunhämolyse, mechanische, toxische Hämolyse
2.2 Verlust von Erythrozyten durch Blutung

3. **Anämien durch Verteilungsstörungen**
   ▶ Schwangerschaft
   ▶ Hypersplenismus

4. **Anämien mit kombinierten oder ungeklärten Entstehungsmechanismen**
   ▶ Anämie chronischer Erkrankungen
   ▶ Anämie bei endokrinen Erkrankungen

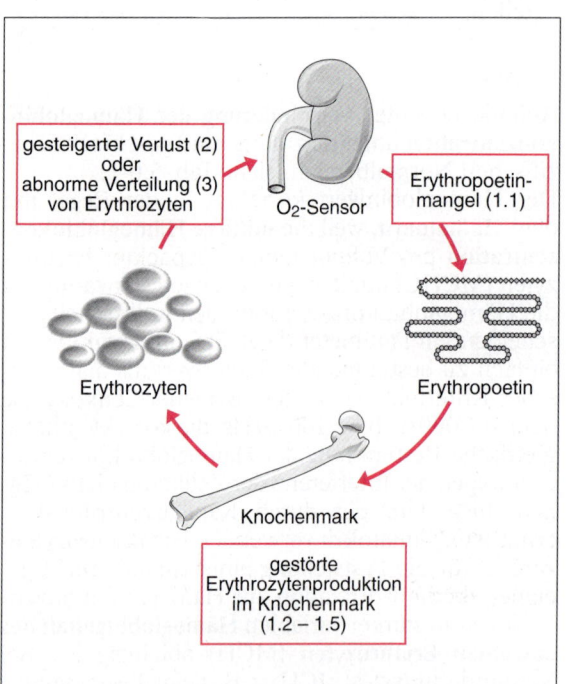

Abb. 5.6-1   Entstehungsmechanismen von Anämien. Die Zahlen in Klammern beziehen sich auf die Einteilung in Tabelle 5.6-2.

nierten Entstehungsmechanismus haben, wird bei Besprechung der einzelnen Anämieformen erläutert. Es ist jedoch nützlich, bei der Diagnostik von Anämien zunächst immer den im Vordergrund stehenden Mechanismus zu erarbeiten, da dies eine kausale Therapie erheblich erleichtert.

In der praktischen Diagnostik geht man von der Größe und dem Hämoglobingehalt der Erythrozyten aus, da die heute üblichen Zählgeräte die Parameter Hämoglobinkonzentration, Erythrozytenzahl und mittlere Erythrozytengröße (MCV) in einem Analysegang bestimmen und die daraus abgeleiteten Parameter Hämatokrit und MCH errechnen. Aufgrund dieser Werte werden

▶ mikrozytäre, hypochrome (MCV, MCH vermindert)

▶ normozytäre, normochrome (MCV, MCH normal)

▶ makrozytäre, hyperchrome (MCV, MCH erhöht)

Anämien unterschieden. Die Bestimmung der Retikulozytenzahl erlaubt dann die oben erwähnte Unterteilung in Produktionsstörung oder Verlust bzw. Verteilungsstörung. Es ist wichtig, die **absolute** Retikulozytenzahl (siehe Tab. 5.6-1) oder den in Deutschland weniger gebräuchlichen Retikulozytenindex (siehe amerikanische Lehrbücher) als Maßzahl für die Knochenmarkfunktion zu verwenden. Nimmt man noch das Serumferritin hinzu, so ist meist eine zuverlässige Zuordnung zu den wichtigsten Anämieformen möglich (siehe Abb. 5.6-2) und damit die Basis für eine rationale weiterführende Diagnostik gelegt. Die Konzentration von Erythropoetin im Serum sollte nur dann bestimmt werden, wenn dies differentialdiagnostisch hilfreich ist (z.B. sekundäre Erythrozytose oder Polycythaemia vera) oder wenn erwogen wird, den Patienten mit Erythropoetin zu behandeln.

Gemeinsam sind allen Anämien charakteristische, aber keineswegs spezifische Beschwerden und Befunde (siehe Tab. 5.6-3), die Folgen einer Minderversorgung der Gewebe mit Sauerstoff und Ausdruck der kompensatorischen Hyperventilation und Hyperzirkulation sind.

Die **klinische Symptomatik** weist eine nur lose Korrelation zum Grad der Anämie auf. Sie wird wesentlich von der individuellen Kompensationsfähigkeit, vorbestehenden anderen Erkrankungen und der Geschwindigkeit der Anämieentwicklung beeinflußt. So können z.B. junge, kardiopulmonal gesunde Menschen, deren Hämoglobinwert innerhalb eines Monats auf 5 g/dl (3 mmol/l) abgefallen ist, eine ähnliche Symptomatik aufweisen wie ältere Patienten mit einer akut eingetretenen Anämie von 10 g/dl (6 mmol/l). Komplikationen ergeben sich durch die **Organhypoxie:** Eine kompensierte arterielle Verschlußkrankheit, Herz- oder Lungenerkrankungen können erstmals als Folge der Anämie klinisch manifest werden. Nicht selten wird daher zunächst eine organbezogene Diagnostik, wie die Suche nach einer koronaren Herzerkrankung, durchgeführt und die Anämie als Nebenbefund aufgedeckt.

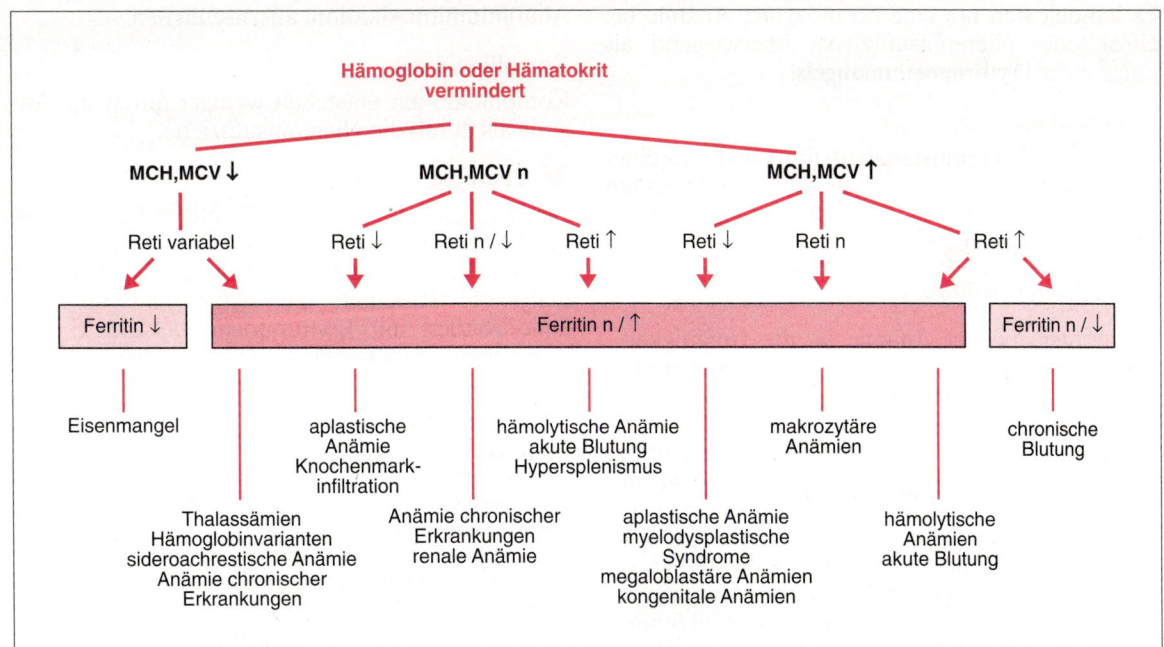

Abb. 5.6-2 Diagnostik der Anämien aufgrund der Bestimmung von mittlerem Erythrozytenvolumen (MCV), mittlerem Hämoglobingehalt (MCH), Serumferritinkonzentration (Ferritin) und absoluter Retikulozytenzahl (Reti).

n = normal, ↑ = erhöht, ↓ = erniedrigt (Modifiziert nach H. Heimpel, in: Gross, R., P. Schölmerich, W. Gerok [Hrsg.]: Lehrbuch der Inneren Medizin. Schattauer, Stuttgart–New York 1987).

Selbstverständlich gilt auch für die Anämien das Prinzip, die Ursache zu behandeln, soweit dies möglich ist. Ist dies nicht möglich oder muß die Zeit bis zum Wirksamwerden kausaler Behandlungsmaßnahmen überbrückt werden, so muß symptomatisch mit Erythrozytenkonzentraten behandelt werden.

Notwendigkeit und Häufigkeit der Transfusionen muß sich an den Symptomen (z. B. signifikante Leistungsminderung) und möglichen Komplikationen (z. B. instabile Angina pectoris) orientieren. Richtwerte der Hämoglobinkonzentration von 6–8 g/dl (3,6–4,8 mmol/l), die nicht unterschritten werden sollten, sind nur Anhaltspunkte, die im Einzelfall nach oben oder unten korrigiert werden müssen.

5.6.1 Anämien durch verminderte oder qualitativ abnorme Produktion von Erythrozyten

5.6.1.1 Defekte Stimulation der Erythrozytenproduktion: renale Anämie

Die renale Anämie ist eine fast regelmäßige Begleiterscheinung einer chronischen Niereninsuffizienz. Sie wird durch die Nierentransplantation oder die Behandlung mit rekombinantem Erythropoetin korrigiert.

Definition

Es handelt sich um eine normozytäre Anämie bei chronischer Niereninsuffizienz, überwiegend als Folge eines **Erythropoetinmangels.**

Epidemiologie

Chronische Niereninsuffizienz führt meist zu einer Anämie. Etwa 25 % der dialysepflichtigen Patienten benötigen gelegentlich oder regelmäßig Erythrozytentransfusionen.

Ätiologie und Pathogenese

Hauptursache der Anämie ist die Unfähigkeit der erkrankten Nieren, den Hämoglobinspiegel durch eine adäquate Erythropoetinproduktion im Normbereich zu halten: Die Serum-Erythropoetinspiegel liegen zwar bei Dialysepatienten meist im Normbereich, sind aber inadäquat im Vergleich zu nierengesunden, gleichermaßen anämischen Patienten, deren Werte um das 10–100fache höher liegen.
Bei terminaler Niereninsuffizienz kommt es nicht zu einer Aplasie der Erythropoese im Sinne einer isolierten aplastischen Anämie (siehe Kap. 5.6.1.2), da die Erythropoetinproduktion auch in terminal geschädigten Nieren nicht vollständig zum Erliegen kommt. Wichtiger ist wahrscheinlich, daß auch außerhalb der Nieren, z. B. in Makrophagen, geringe Mengen Erythropoetin gebildet werden. Zusätzlich zur Erythrozytenbildungsstörung besteht bei Niereninsuffizienz eine negative Erythrozytenbilanz durch Blutverlust während der Dialyse und durch gehäufte gastrointestinale Blutungen infolge urämischer Thrombozytopathie sowie durch eine mäßige Verkürzung der Erythrozytenüberlebenszeit.

S Symptome

Beschwerden: Anämiesymptome (siehe Tab. 5.6-3). Ein Teil der Allgemeinsymptome, die bisher der Stoffwechsellage bei Niereninsuffizienz zugeschrieben wurden, sind Folge der Anämie und können durch Erythropoetinbehandlung behoben werden.
Befunde: Anämiezeichen (siehe Tab. 5.6-3), Zeichen der Niereninsuffizienz.

D Diagnostik

Die **chronische** Niereninsuffizienz muß dokumentiert sein (siehe Kap. 23.6). Die Blutuntersuchung ergibt eine normozytäre, normochrome Anämie mit verminderter absoluter Retikulozytenzahl. Die Erythrozytenmorphologie ist auch bei schwerer Anämie unauffällig. Leuko- und Thrombozytenzahl sind normal. Der Erythropoetinspiegel ist im Gegensatz zu allen anderen Anämieformen normal oder nur geringfügig erhöht. Die Knochenmarkuntersuchung zeigt eine Verminderung der Erythroblastenzahl, ist aber bei typischer Befundkonstellation entbehrlich. Es ist wichtig, Kofaktoren einer Anämie, wie Eisen- und Folsäuremangel oder eine Aluminiumintoxikation, auszuschließen.

Komplikationen

Komplikationen entstehen weniger durch die Anämie als durch die Niereninsuffizienz.

T Therapie

Bei allen geeigneten dialysepflichtigen Patienten ist die **Nierentransplantation** anzustreben, die gleichzeitig auch die Anämie korrigiert. Ausreichend dialysierte Patienten mit symptomatischer Anämie werden mit Erythropoetin behandelt, z. B. 3×wöchentlich 30–50 E/kg Körpergewicht i.v. oder

---

Tab. 5.6-3   Anämiesymptome

Beschwerden:
▶ reduzierte körperliche und geistige Leistungsfähigkeit, Schwindel, Kopfschmerzen
▶ Belastungsdyspnoe, Ruhedyspnoe
▶ Herzklopfen, Ohrensausen

Befunde:
▶ Blässe der Haut (unzuverlässig!) und der Schleimhäute
▶ Tachykardie, weite Blutdruckamplitude, funktionelle Herzgeräusche

s.c. nach der Dialyse. Auch nicht-dialysepflichtige Patienten werden heute bei signifikanter Anämie mit Erythropoetin behandelt. Ziel ist die Anhebung des Hämatokrits auf Werte um 30–35%. Wichtigste Komplikation der Erythropoetinbehandlung ist die Hypertonie, deren Pathogenese nicht eindeutig geklärt ist. Fehlendes Ansprechen auf Erythropoetin weist auf einen Eisenmangel, eine Eisenmobilisationsstörung als Folge chronisch entzündlicher Begleiterkrankungen (siehe Kap. 5.6.4.1) oder andere unter „Diagnostik" erwähnte Kofaktoren einer Anämie hin. Erythrozytentransfusionen spielen heute nur noch in der Akuttherapie eine Rolle.

Verlauf und Prognose

Verlauf und Prognose sind durch die Niereninsuffizienz bestimmt. Bei fast allen Patienten kann durch Erythropoetin das Hämoglobin in den nichtsymptomatischen Bereich angehoben werden. Die früher befürchtete Verschlechterung der Nierenfunktion unter Erythropoetintherapie hat sich nicht bestätigt.

Differentialdiagnose

Eine normochrome Anämie bei schwerer chronischer, insbesondere bei dialysepflichtiger Niereninsuffizienz ist immer als renale Anämie zu betrachten. Zu prüfen ist stets, ob zusätzlich Blutverlust oder ein Eisen- oder Folsäuremangel als Kofaktoren die durch Erythropoetinmangel bedingte Anämie verstärken. Bei leichteren Formen der Niereninsuffizienz sind andere normochrome Anämien, vor allem sekundäre Anämien bei chronischen entzündlichen oder neoplastischen Erkrankungen, abzugrenzen.

Tritt beim **akuten Nierenversagen** eine rasch progrediente Anämie auf, so ist an eine mikroangiopathische hämolytische Anämie bei thrombotisch-thrombozytopenischer Purpura, beim hämolytisch-urämischen Syndrom oder im Rahmen einer Verbrauchskoagulopathie zu denken (siehe Kap. 5.10.1.2). Im Gegensatz zur renalen Anämie ist die Retikulozytenzahl in diesen Fällen erhöht.

5.6.1.2 Schädigung oder Suppression der Erythropoese

Eine Anämie kann Ausdruck einer Schädigung oder Suppression erythropoetischer Vorstufen im Knochenmark sein. Erythropoetisch determinierte Stammzellen können isoliert betroffen sein, wenn das pathogenetisch verantwortliche Agens selektiv erythropoetische Zellen schädigt. Häufig ist die Anämie aber Teil einer Panzytopenie als Hinweis auf Störungen auf dem Niveau der myeloischen Stammzellen. Die typische Befundkonstellation ist eine Verminderung der Zahl der Erythroblasten im Knochenmark und die entsprechende Verminderung der Retikulozytenzahl im peripheren Blut. Die verminderte Erythroblastenzahl im Knochenmark bei insge-

samt verminderter Zelldichte ist das differentialdiagnostisch entscheidende Kriterium zur Abgrenzung dieser Erkrankungsgruppe von den unter Kapitel 5.6.1.3 bis 5.6.1.5 abgehandelten Anämieformen.

Kasuistik

23jähriger Mann, bisher immer gesund. Nach dem Handballspiel fallen großflächige Hämatome an exponierten Stellen auf. Erst nach Auftreten schwer stillbaren Nasenblutens und allgemeiner „Schlappheit" erfolgt eine Woche später das Aufsuchen des Hausarztes. **Klinisch** finden sich außer einer leichten Blässe und einigen Hämatomen keine Besonderheiten. Die **Blutuntersuchung** ergibt jedoch eine Anämie von 9,7 g/dl (5,8 mmol/l), Thrombozytopenie von 28000/µl (28 G/l) und Leukopenie von 3100/µl (3,1 G/l) bei 23% Granulozyten, 4% Monozyten und 73% Lymphozyten. Es erfolgt die Überweisung an den Internisten, Diagnose einer reduzierten Zelldichte im Beckenkammaspirat, sonst außer einer leicht beschleunigten BKS keine pathologischen Laborbefunde. Die weitere Diagnostik bestätigt die Verdachtsdiagnose einer aplastischen Anämie durch eine **Beckenkammbiopsie.** Keine pathologischen Befunde bei der erweiterten Laboruntersuchung und apparativen Diagnostik. Abgesehen von einem uncharakteristischen Infekt etwa einen Monat vor den ersten Symptomen ergeben sich keine Hinweise auf die Ätiologie, insbesondere sind keine Medikamente oder Umweltchemikalien anschuldbar.

Progression der Zytopenie während des Verlaufs der Diagnostik. Daraufhin HLA-Typisierung, Feststellung der Eignung der 15jährigen Schwester als Knochenmarkspenderin. Überweisung in ein hämatologisches Zentrum und dort nach Komplettierung der Diagnostik Durchführung einer **Knochenmarktransplantation.** Schwere Staphylokokkensepsis in der Phase der Knochenmarkaplasie, jedoch völlige Ausheilung nach Regeneration der Hämopoese; leichte passagere Graft-versus-host-Erkrankung der Haut (siehe Kap. 8.12). Entlassung am Tag 28 nach Transplantation; bei ambulanter Kontrolle drei Wochen später Normalwerte im peripheren Blut. Bei letzter Kontrolle drei Jahre nach Transplantation weiter gesund, bisher keine Spätfolgen der Transplantation erkennbar.

Aplastische Anämie, Fanconi-Anämie

Unter **aplastischer Anämie** (AA, im Deutschen auch Panmyelopathie) versteht man sprachlich etwas unscharf eine Panzytopenie oder zumindest Bizytopenie als Folge einer erworbenen Knochenmarkaplasie, ohne daß ursächlich äußere Faktoren zu erkennen wären, die regelmäßig zu einer Knochenmarkinsuffizienz führen (siehe Tab. 5.6-4). Die **Fanconi-Anämie** ist eine sehr seltene angeborene, autosomal-rezessiv vererbte Form der AA, bei der sich zusätzlich Fehlbildungen des Skeletts und der Urogenitalorgane finden.

Mit einer Inzidenz von etwa 0,3/100 000 ist die AA in Europa so selten, daß viele Ärzte während ihrer Berufsausübung nie einen Patienten mit dieser Erkrankung sehen werden. Die wegweisende Panzytopenie (Anämie + Leukopenie + Thrombozytopenie) ist jedoch in der Praxis ein relativ häufiger Be-

Tab. 5.6-4   Beispiele für Medikamente und Chemikalien, für die ein kausaler Zusammenhang mit einer Anämie gesichert ist

Substanz	Pathomechanismus	Klinisches Bild
dosisabhängig, regelmäßig zu beobachten		
▶ Zytostatika	Störung der DNS-Replikation oder Expression	Anämie als Teil einer Panzytopenie
▶ Zidovudin	DNS-Polymerase-Hemmung?	Anämie, Neutropenie
▶ Antikonvulsiva	Interferenz mit Folsäure	megaloblastäre Anämie
▶ Isoniazid, Blei	Interferenz mit Pyridoxin, Häm-Synthesestörung	sideroblastische Anämie
▶ Benzol, Alkohol	unbekannt	makrozytäre Anämie, Panzytopenie
dosisunabhängig, „idiosynkratisch"		
▶ Penicillin, Chinidin, Methyldopa	Hapten → Antikörper Immunkomplexe Autoantikörper	immunhämolytische Anämie
▶ Antiphlogistika Chloramphenicol Gold, Benzol	?	aplastische Anämie

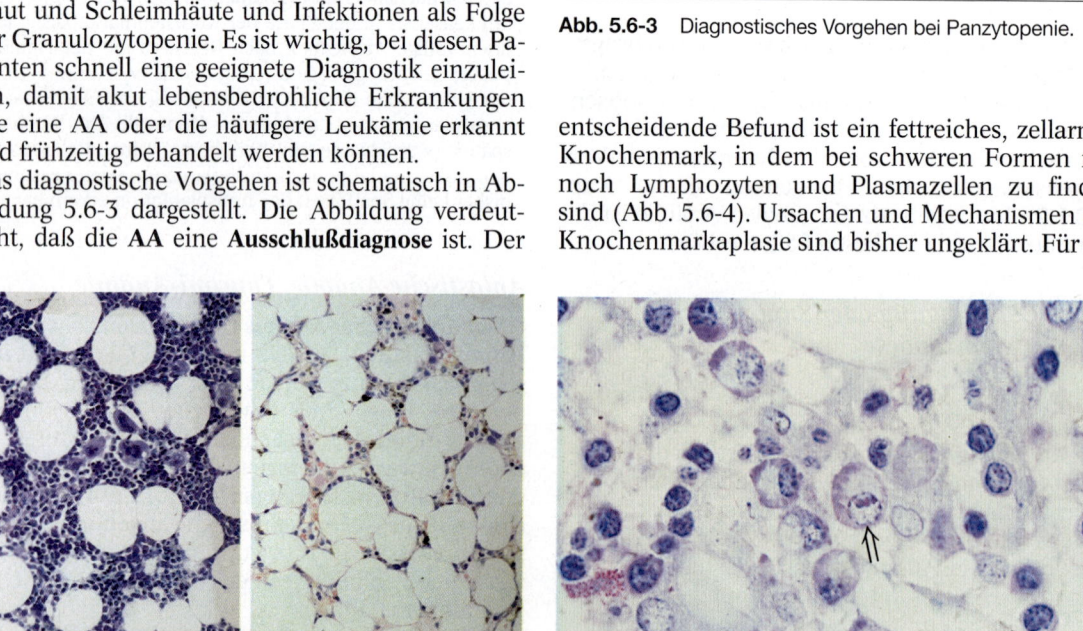

Abb. 5.6-3   Diagnostisches Vorgehen bei Panzytopenie.

fund. Bei vielen Patienten mit Panzytopenie findet man bei der körperlichen Untersuchung nur Zeichen und Folgen der Panzytopenie wie Blässe und Kurzatmigkeit durch die Anämie, Blutungen in Haut und Schleimhäute und Infektionen als Folge der Granulozytopenie. Es ist wichtig, bei diesen Patienten schnell eine geeignete Diagnostik einzuleiten, damit akut lebensbedrohliche Erkrankungen wie eine AA oder die häufigere Leukämie erkannt und frühzeitig behandelt werden können.

Das diagnostische Vorgehen ist schematisch in Abbildung 5.6-3 dargestellt. Die Abbildung verdeutlicht, daß die **AA** eine **Ausschlußdiagnose** ist. Der

entscheidende Befund ist ein fettreiches, zellarmes Knochenmark, in dem bei schweren Formen nur noch Lymphozyten und Plasmazellen zu finden sind (Abb. 5.6-4). Ursachen und Mechanismen der Knochenmarkaplasie sind bisher ungeklärt. Für die

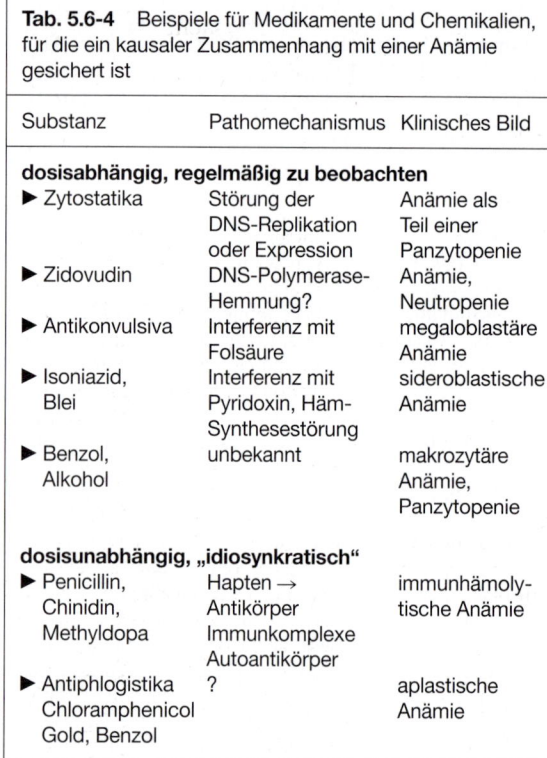

Abb. 5.6-4a   Links: normale Knochenmarkhistologie. Rechts: aplastische Anämie. Man erkennt eine starke Verminderung der Zelldichte. Knochenmarkbiopsie, Paraffinschnitte, Giemsa-Färbung.

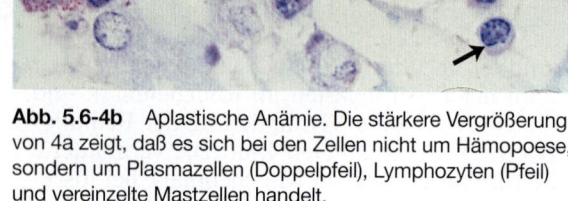

Abb. 5.6-4b   Aplastische Anämie. Die stärkere Vergrößerung von 4a zeigt, daß es sich bei den Zellen nicht um Hämopoese, sondern um Plasmazellen (Doppelpfeil), Lymphozyten (Pfeil) und vereinzelte Mastzellen handelt.

erworbene AA ist gesichert, daß Medikamente und Chemikalien (z. B. nichtsteroidale Antiphlogistika und Benzol) und Viren (z. B. bisher nicht identifizierte Hepatitisviren) die Erkrankung auslösen können. Da die meisten Menschen bei Exposition mit den genannten Faktoren keine Knochenmarkaplasie entwickeln, muß eine besondere, genetisch begründete Disposition der betroffenen Patienten gefordert werden; zusätzlich spielen sehr wahrscheinlich abnorme Immunreaktionen eine wichtige Rolle bei der Expression der Erkrankung. Die **Fanconi-Anämie** entsteht als Folge angeborener, z.T. bereits molekular charakterisierter Defekte von DNA-Reparatursystemen: Sehr wahrscheinlich können bei diesen Patienten verschiedene äußere Faktoren das Genom an Stellen schädigen, die v.a. für die Hämopoese kritisch sind. Die Unfähigkeit, diese Schäden zu korrigieren, führt zur Knochenmarkaplasie und/oder zur Entwicklung von Leukämien.

Nach Diagnose einer AA oder Fanconi-Anämie sollte der Patient sofort in ein hämatologisch erfahrenes Zentrum überwiesen werden. Falls er vital gefährdet ist, d.h. insbesondere bei Granulozytenzahlen unter 200/µl (0,2 G/l) und bei thrombozytopenischen Blutungen, muß sofort eine Therapie eingeleitet werden. Bei jungen Patienten mit AA und Fanconi-Anämie wird heute frühzeitig eine **Knochenmarktransplantation** durchgeführt, die bisher die einzige Möglichkeit einer Heilung bietet. Ältere Patienten mit AA werden wegen des im Alter erhöhten Transplantationsrisikos aggressiv mit **Immunsuppressiva** behandelt, womit bei 50–80% der Patienten eine deutliche Besserung der Blutwerte, jedoch nur selten eine Heilung erreicht wird.

Isolierte aplastische Anämie

Wenn eine Anämie Folge einer Verminderung erythropoetischer Vorstufen im Knochenmark ist, Granulopoese und Thrombozytopoese aber im Gegensatz zur vorher beschriebenen aplastischen Anämie normal sind, spricht man von einer „isolierten aplastischen Anämie". Diese seltene Erkrankung kann angeboren sein; die betroffenen Kinder können zusätzlich körperliche Anomalien wie Skelettdeformierungen aufweisen (Diamond-Blackfan-Syndrom). Meist handelt es sich jedoch um eine erworbene Erkrankung, die einen akuten oder chronischen Verlauf nehmen kann.

Akute Verlaufsformen treten vor allem im Kindesalter auf („transiente Erythroblastopenie des Kindesalters"), wobei typischerweise der Anämie ein viraler Infekt der oberen Luftwege oder des Gastrointestinaltrakts vorausgeht. Von diesen Infektionen ist die akute isolierte aplastische Anämie bei Patienten mit chronischer Hämolyse („aplastische Krise") zu unterscheiden: Bei diesen Patienten kann regelmäßig das **Parvovirus B19** (Erreger der Ringelröteln; siehe Kap. 6) als Ursache der Anämie identifiziert

werden. Das Virus infiziert selektiv erythropoetische Vorläuferzellen und verursacht bei allen infizierten Personen eine abrupten Stop der Produktion von Erythrozyten. Bei hämatologisch gesunden Personen macht sich dies nicht bemerkbar, da die Infektion spätestens nach 14 Tagen durch spezifische Antikörper beendet wird und in dieser kurzen Zeit wegen der langen Erythrozytenlebenszeit keine wesentliche Anämie auftritt. Bei Patienten mit Hämolyse entwickelt sich jedoch innerhalb weniger Stunden bis Tage eine Anämie, da bei ihnen die Erythrozytenlebenszeit verkürzt ist. Die Diagnose kann meist bereits durch Nachweis typischer Rieserythroblasten im Knochenmarkaspirat gestellt werden (siehe Abb. 5.6-5), sollte aber serologisch oder durch Virus-DNS-Nachweis abgesichert werden. Bei allen akuten Verlaufsformen kann die Spontanregeneration abgewartet werden; bei Patienten mit Hämolyse sind jedoch häufig überbrückende Transfusionen erforderlich.

Die **chronische Verlaufsform** der isolierten aplastischen Anämie tritt vorwiegend bei Erwachsenen auf. Meist bleibt die Ätiologie unklar. Bei je 10–15% der Patienten ist die Erkrankung mit einem Thymom assoziiert oder durch eine chronische Parvovirus-Infektion bedingt. Der Viruspersistenz liegt ein erworbener (HIV-Infektion, Chemotherapie) oder angeborener Immundefekt zugrunde. Verschiedene Medikamente und chronisch-entzündliche Erkrankungen wurden ebenfalls mit der Erkrankung in Zusammenhang gebracht. Thymomresektion, das Absetzen von Medikamenten oder die erfolgreiche Therapie einer Grunderkrankung kann zu einer Remission der Anämie führen. Chronische Parvovirus-Infektionen sprechen auf Immunglobulinpräparate an; eine Dauerheilung ist aber nur nach Produktion von Antikörpern durch den Patienten, z.B. nach Abschluß einer Chemotherapie, zu erwarten. Die „idiopathischen" Formen werden immunsuppressiv behandelt, wobei vor allem Ciclosporin A und Cyclophosphamid eingesetzt

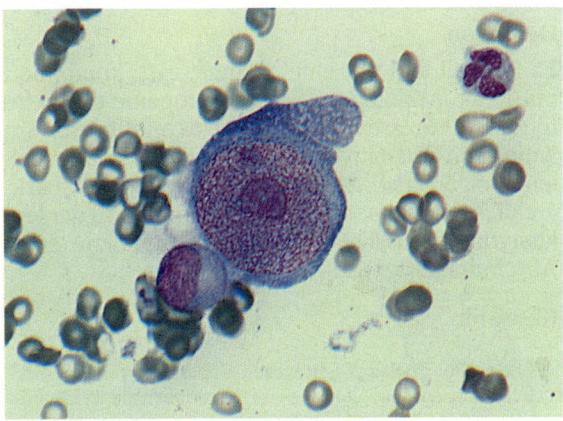

Abb. 5.6-5 Parvovirus-B19-Infektion. Riesenerythroblast im Knochenmarkaspirat.

werden. Falls keine Remission induziert werden kann, bleiben die Patienten chronisch transfusionsbedürftig. Die regelmäßig eintretende Transfusionshämosiderose muß rechtzeitig mit Chelatbildnern behandelt werden (siehe Kap. 5.9.2).

Anämien durch obligate Hämatotoxine

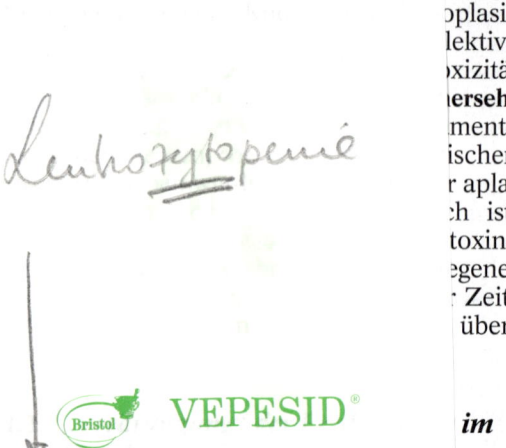

Anämien bei Infiltration des Knochenmarks durch Tumorzellen oder Ersatz des hämopoetischen Gewebes durch eine ausgeprägte Markfibrose sind durch eine verminderte Zahl von Vorläuferzellen im Knochenmark bedingt. Obwohl die Pathomechanismen nicht einheitlich sind, werden die in Tabelle 5.6-2 aufgeschlüsselten Subgruppen gemeinsam behandelt, da die hämatologischen Befunde bei Zerstörung der Knochenmarkarchitektur ähnlich sind. Die Untersuchung des Knochenmarks ist zur Erkennung maligner, infektiöser oder entzündlicher Ursachen notwendig. Die Prognose wird durch die Grunderkrankung bestimmt.

Definition

Es handelt sich um eine Anämie, evtl. kombiniert mit Leukopenie oder Thrombozytopenie durch infiltrative Prozesse mit oder ohne Myelofibrose. Anämien mit Ausschwemmung unreifer Vorläuferzellen infolge Zerstörung der normalen Knochenmarkarchitektur faßt man auch unter dem Begriff der **leukoerythroblastischen Anämien** zusammen (siehe Abschnitt „Diagnostik").

Kasuistik

Eine 62jährige Frau sucht wegen Rückenschmerzen und Belastungsdyspnoe den Arzt auf. Anamnestisch ist ein im Alter von 55 Jahren in kurativer Absicht operiertes Mammakarzinom bekannt (zwei positive axilläre Lymph-

knoten, Östrogenrezeptor positiv). Die **Blutbilduntersuchung** ergibt einen Hb-Wert von 7,9 g/dl (4,7 mmol/l). **Radiologisch** wird eine diffuse Skelettmetastasierung aufgedeckt. Die **Knochenmarkbiopsie** bestätigt eine Durchsetzung des Knochenmarks mit Tumorzellverbänden. Unter **Behandlung** mit einem Antiöstrogen wird die Patientin beschwerdefrei; die Anämie bildet sich auf Werte von 10,7 g/dl (6,4 mmol/l) zurück.

Epidemiologie

Infiltrative und fibrotische Knochenmarkerkrankungen verursachen nur einen kleinen Teil aller Anämien. Die Häufigkeit entspricht etwa der von Leukämien und generalisierten Lymphomen.

Ätiologie und Pathogenese

Die Verdrängung der Hämopoese wird am häufigsten durch knochenmarkinfiltrierende maligne Erkrankungen verursacht, wobei Leukämien, Lymphome und das multiple Myelom (siehe Kap. 5.4) deutlich häufiger sind als metastasierende Karzinome (v.a. Mamma-, Prostata-, Lungen- und Magenkarzinom). Diese Malignome können ebenso wie granulomatöse Erkrankungen (z.B. Tuberkulose, Morbus Boeck) primär oder als Folge ausgedehnter Nekrosen eine Knochenmarkfibrose induzieren. Eine ausgedehnte diffuse Myelofibrose, teilweise mit Myelosklerose, ist Charakteristikum der primären Osteomyelofibrose, eines Subtyps der chronischen myeloproliferativen Erkrankung (siehe Kap. 5.7.2).

Pathogenetisch wird meist auf die physikalische Verdrängung der Hämopoese verwiesen. Gelegentlich findet sich jedoch eine ausgeprägte Aplasie der Hämopoese bei nur mäßig ausgeprägtem Befall des Knochenmarks durch Tumorzellen oder Granulationsgewebe, d.h. ohne „Raumnot" der Hämopoese. Diese Konstellation läßt sich durch In-vitro-Untersuchungen erklären, die eine Suppression der Hämopoese durch Tumorzellen oder stimulierte akzessorische Knochenmarkzellen (T-Zellen, Makrophagen) zeigen konnten.

Symptome

Beschwerden: In der Regel stehen die Symptome der Grunderkrankung im Vordergrund; vor allem sei auf Beschwerden durch die nicht seltene Hyperkalzämie (multiples Myelom, Mammakarzinom!) hingewiesen.

Befunde: Auch die Befunde sind meist Ausdruck der Grunderkrankung, z.B. Fieber, Splenomegalie, Lymphome, Organschäden. Bei niedrigmalignen Lymphomen, aber auch z.B. bei Magenkarzinom kann die Anämie das erste Symptom sein.

Diagnostik

Die Anämie ist normozytär, seltener makrozytär, die Retikulozyten sind meist vermindert. Oft besteht gleichzeitig eine Granulozytopenie und/oder Thrombozytopenie. Bei der Mehrzahl der Leukämien und einem Teil der malignen Lymphome ist die Gesamtleukozytenzahl jedoch erhöht.

Charakteristisch für infiltrative oder entzündliche Prozesse, die die Mikroarchitektur des Knochenmarks zerstören, ist ein „leukoerythroblastisches" Blutbild, d. h. die Ausschwemmung unreifer Vorstufen (unreife Granulozyten, Erythroblasten) infolge einer gestörten Knochenmark-Blut-Schranke und/oder extramedullärer Hämopoese. Diese ist auch Ursache einer gelegentlich zu beobachtenden mäßigen Retikulozytose, die hier ausnahmsweise nicht Ausdruck einer gesteigerten Produktion von Erythrozyten ist. **Schistozyten** (mechanisch geschädigte Erythrozyten) weisen auf eine hämolytische Komponente hin (siehe Abb. 5.6-10).

Entscheidend für die Diagnose ist die Untersuchung des Knochenmarks. Bei den Leukämien, beim multiplen Myelom und bei den malignen Non-Hodgkin-Lymphomen kann die Diagnose meist durch die Aspirationszytologie gestellt werden. Bei Karzinommetastasen, Hodgkin-Lymphom und granulomatösen Erkrankungen ergibt die Knochenmarkaspiration oft kein repräsentatives zytologisches Material; es kann aber für die Infektionsdiagnostik (z. B. Mykobakterien) genutzt werden.

Die Knochenmarkinfiltration kann ebenso wie eine Myelofibrose nur durch eine Knochenmarkbiopsie zuverlässig festgestellt werden. Da eine Fibrose des Knochenmarks ein unspezifischer Befund ist (primäre Osteomyelofibrosen sind selten!), müssen weitere, vor allem radiologische Untersuchungen die Ätiologie und Differentialdiagnose klären.

Komplikationen

Die Grunderkrankung verursacht in der Regel mehr Probleme als die Zytopenie. Eine mikroangiopathische hämolytische Anämie kann allerdings schnell zu einer substitutionsbedürftigen Anämie führen. Bei schwerer Panzytopenie kommt es zu den gleichen Komplikationen wie bei aplastischer Anämie. Spezifische Komplikationen der primären Osteomyelofibrose werden an anderer Stelle behandelt (siehe Kap. 5.7). Wichtig ist die rechtzeitige Erkennung einer begleitenden Hyperkalzämie.

Therapie, Verlauf und Prognose

Die Grunderkrankung bestimmt den Verlauf der hämatologischen Symptomatik. Bei erfolgreicher Therapie kann sich auch eine ausgedehnte Fibrose vollständig zurückbilden. Bei symptomatischer Anämie müssen Erythrozytenkonzentrate transfundiert werden.

Differentialdiagnose

Auszuschließen sind vor allem die im Kapitel 5.6.1.2 beschriebenen Zytopenien bei hypoplastischem Knochenmark.

5.6.1.4 Mangelanämien

Während die bisher abgehandelten Anämieformen durch eine **quantitativ** verminderte Erythropoese im Knochenmark gekennzeichnet sind, handelt es sich bei den Mangelanämien und den im Kapitel 5.6.1.5 beschriebenen Anämien um **qualitative** Störungen („ineffektive" Erythropoese). Bei beiden Krankheitsgruppen ist die Produktion funktionsfähiger Erythrozyten vermindert, ablesbar an der erniedrigten absoluten Retikulozytenzahl. Im Gegensatz zu den in Kapitel 5.6.1.2 und 5.6.1.3 beschriebenen Anämien ist bei ineffektiver Hämatopoese die Zahl der Erythroblasten im Knochenmark erhöht. Ein großer Teil der defekten Erythroblasten geht jedoch vor der Ausreifung zu Erythrozyten zugrunde. Mangelzustände der für die Blutbildung notwendigen Faktoren können durch eine verminderte Zufuhr, verminderte Resorption, erhöhten Bedarf oder Zufuhr von spezifischen Antagonisten bedingt sein. Im folgenden werden der Vitamin-B$_{12}$- und der Folsäuremangel besprochen; auf den Eisenmangel wird in Kapitel 5.9.1 eingegangen.

Kasuistik

Eine 62jährige Frau sucht den Hausarzt auf Drängen der Angehörigen wegen Gewichtsverlusts, Erschöpfung und zunehmender „Depression" nach dem Tod ihres Mannes auf. Die Untersuchung spricht für ein organisches Psychosyndrom. Die **Blutbilduntersuchung** bestätigt den klinischen Verdacht auf eine Anämie mit einem Hb-Wert von 5,6 g/dl (3,4 mmol/l). Es handelt sich um eine makrozytär-hyperchrome Anämie (MCV 112 fl, MCH 40 pg) als Teil einer Trizytopenie (Leukozyten 3800/µl bzw. 38 G/l), Thrombozyten 90 000/µl bzw. 90 G/l). Hypersegmentierte Granulozyten lenken den Verdacht auf eine megaloblastäre Anämie, die durch den charakteristischen Knochenmarkbefund bestätigt wird. Anamnestisch ist ein Folsäuremangel durch Mangelernährung bei der alleinlebenden Frau nicht auszuschließen. Der Serum-Folsäurespiegel ist jedoch normal, während der Vitamin-B$_{12}$-Spiegel im Serum stark erniedrigt ist. Der **Schilling-Test** zeigt eine stark verminderte enterale Resorption von Vitamin B$_{12}$. Zusammen mit einer endoskopisch nachgewiesenen atrophischen Korpusgastritis ergibt sich die **Diagnose** einer perniziösen Anämie. Bereits wenige Tage nach der ersten intravenösen Vitamin-B$_{12}$-Gabe bildet sich das organische Psychosyndrom vollständig zurück. Nach typischer „Retikulozytenkrise" steigt der Hämoglobinwert innerhalb von vier Wochen auf Normwerte an, die unter vierteljährlicher intramuskulärer Vitamin-B$_{12}$-Substitution konstant bleiben.

Vitamin-B$_{12}$-Mangel-Anämie

Der Vitamin-B$_{12}$-Mangel ist meist Folge einer Resorptionsstörung und verursacht neben einer megaloblastären Anämie Schädigungen des Nervengewebes. Die Anämie kann durch Substitutionstherapie vollständig und dauerhaft behoben werden.

Definition

Megaloblastäre Anämie als Folge eines Vitamin-B_{12}-Mangels.

> Eine „megaloblastäre Anämie" ist nur eine von mehreren Ursachen einer makrozytär-hyperchromen Anämie (siehe Tab. 5.6-5). Sie ist nur aufgrund der Knochenmarkuntersuchung zu erkennen: Der Begriff beschreibt die typische Zellmorphologie bei Störung der DNS-Synthese infolge Vitamin-B_{12}- oder Folsäuremangels, Störungen des Folatstoffwechsels oder primärer zellulärer Defekte.

Die perniziöse Anämie ist nur eine, wenn auch die wichtigste Form einer Vitamin-B_{12}-Mangel-Anämie.

Epidemiologie

Die perniziöse Anämie ist die häufigste Form einer Vitamin-B_{12}-Mangel-Anämie. Sie kommt vorwiegend bei Frauen nordeuropäischer Abstammung vor. Die Inzidenz liegt bei dieser Bevölkerungsgruppe bei 10/100 000, die Prävalenz bei 0,13 %.

Ätiologie und Pathogenese

Vitamin B_{12} (Cobalamin) ist ein kobalthaltiges Koenzym des Folsäurestoffwechsels, das für die Thymidin- und damit DNS-Synthese notwendig ist. Beim Menschen wird es ausschließlich durch Bakterien im Kolon synthetisiert. Da es aber nur im terminalen Ileum resorbiert werden kann, ist der Mensch von der Zufuhr Vitamin-B_{12}-haltiger Nahrung (Leber, Fleisch, Fisch, Milchprodukte, Eier) abhängig. Eine Resorption im Ileum kann – außer bei unphysiologisch hohen Dosen – nur stattfinden, wenn oral aufgenommenes Vitamin B_{12} im neutralen Milieu des Duodenums an den in den Parietalzellen des Magens gebildeten **Intrinsic-Faktor** gebunden wird. Nach Resorption im Ileum wird Vitamin B_{12} an spezifische Serum-Transportproteine **(Transcobalamine)** gebunden und zur Leber als Hauptspeicherorgan transportiert. Die Nahrung und die Leber als Speicherorgan enthalten ein Vielfaches des Bedarfs von 1–2 µg/d. Alimentäre Mangelzustände treten deswegen nur nach jahrelanger, strikt vegetarischer Ernährung auf. Damit sind auch die wesentlichen Ursachen des Vitamin-B_{12}-Mangels vorgegeben: verminderte Resorption durch Intrinsic-Faktor-Mangel als Folge einer autoimmunologisch bedingten atrophischen Korpusgastritis **(perniziöse Anämie)** oder nach totaler Gastrektomie, durch Erkrankungen des terminalen Ileums wie Morbus Crohn oder durch erhöhten intestinalen Abbau infolge Fehlbesiedlung des Darms, z. B. bei postoperativem Blindsack-Syndrom.

Der Vitamin-B_{12}-Mangel manifestiert sich vor allem in einer mangelnden Neubildung von Zellen in schnell proliferierenden Geweben wie der Hämatopoese und den Schleimhäuten. Die typische „megaloblastäre" Morphologie ist am besten in den Erythrozytenvorläufern zu erkennen: Die Störung der DNS-Synthese zeigt sich in großen unreifen Kernen mit atypisch feiner Chromatinstruktur, während das Zytoplasma ausreift (siehe Abb. 5.6-6). In den reifen Megaloblasten sind das Zytoplasmavolumen und der Proteingehalt erhöht. Es kommt zu einer insgesamt gesteigerten, aber defekten Produktion von hämopoetischen Zellen, die teilweise vorzeitig untergehen **(intramedulläre Hämolyse)**. Folge des gesteigerten Hämoglobinumsatzes ist wie bei den hämolytischen Anämien eine indirekte Hyperbilirubinämie und LDH-Erhöhung. Schleimhäute atrophieren. Im Nervensystem kommt es zu Demyelinisierungen, klassischerweise in den Hinter- und Seitensträngen des Rückenmarks (funikuläre Spinalerkrankung). Der Entstehungsmechanismus der Neuropathie ist nicht bekannt.

Ⓢ Symptome

Beschwerden: Über die typischen Allgemeinsymptome durch die Anämie hinaus klagen die Patienten häufig über Antriebsmangel und Gedächtnisstörungen als Ausdruck einer zentralen Neuropathie. Zun-

---

Tab. 5.6-5 Differentialdiagnose der makrozytären Anämie

▶ megaloblastäre Anämien (MCV meist > 110 fl)
  – Vitamin-B_{12}-, Folsäuremangel
  – Folsäureantagonisten und Antimetaboliten
  – myelodysplastische Syndrome
  – dyserythropoetische Snydrome und hereditäre Störungen der DNS-Synthese

▶ nicht-megaloblastäre Anämien (MCV meist < 110 fl)
  – Alkoholismus
  – Lebererkrankung
  – starke Retikulozytose
  – Zustand nach Behandlung mit Zytostatika
  – seltene Ursachen wie Hypothyreose, aplastische Anämie

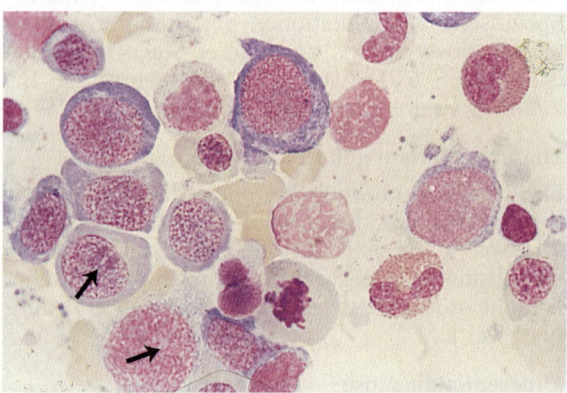

Abb. 5.6-6 Megaloblastäre Anämie (Perniziosa). Typische aufgelockerte Chromatinstruktur (Pfeile) der Megaloblasten. Knochenmarkaspirat.

genbrennen, Appetitlosigkeit und Gewichtsverlust sind Ausdruck der Schleimhautatrophie.

Befunde: ausgeprägte Blässe von Haut und Schleimhäuten und Subikterus als Zeichen der intramedullären Hämolyse. Glatte, gerötete Zunge als Zeichen der **atrophischen Glossitis.** Die neurologischen Störungen reichen von einer isolierten peripheren Neuropathie bis zum Vollbild der **funikulären Spinalerkrankung** (siehe Kap. 16); sie können vor Entwicklung einer ausgeprägten Anämie auftreten! Vor allem bei älteren Patienten mit schwerem Vitamin-B_{12}-Mangel kommt es zu zerebralen Ausfällen im Rahmen des organischen Psychosyndroms.

D Diagnostik

Blutbild und **Knochenmarkaspiration** ergeben zusammen die Diagnose einer hyporegeneratorischen (absolute Retikulozytenzahl vermindert), megaloblastären Anämie. Bei schwerem Vitaminmangel ist die Anämie Teil einer Trizytopenie. Charakteristisch und häufig frühzeitig erkennbar sind übersegmentierte Granulozyten. Im Blutausstrich sieht man außerdem eine ausgeprägte Anisozytose mit sehr großen, hämoglobinreichen „Megalozyten" und einigen kernhaltigen Megaloblasten. Falls gleichzeitig ein Eisenmangel besteht (z. B. bei Magenkarzinom), kann die Makrozytose kaschiert sein. Die Diagnose wird durch einen erniedrigten Vitamin-B_{12}-Serumspiegel bewiesen. Der **Schilling-Test** klärt, ob ein Intrinsic-Faktor-Mangel (perniziöse Anämie) oder eine primäre Resorptionsstörung vorliegt. Bei 60–90% der Patienten mit perniziöser Anämie lassen sich Antikörper gegen Intrinsic-Faktor nachweisen. Die **Gastroskopie** ist obligatorisch zum Ausschluß eines Magenkarzinoms, zur Dokumentation einer atrophischen Gastritis und als Ausgangsbefund der erforderlichen Verlaufskontrollen. Vermutete Resorptionsstörungen oder Fehlbesiedlungen erfordern eine entsprechende gastroenterologische Diagnostik (siehe Kap. 11.4.2).

Komplikationen

Das Erkennen der Neuropathie ist am wichtigsten, da sie bei verzögerter oder falscher Behandlung **irreversibel** ist.

▼ Therapie

Bei Störungen der Resorption oder erhöhtem Abbau von Vitamin B_{12} wird versucht, die zugrundeliegende Störung zu korrigieren (z. B. Therapie einer Ileitis, Behandlung von Darmparasiten). Zusätzlich wird, wie immer bei perniziöser Anämie oder nach Gastrektomie, Vitamin B_{12} parenteral substituiert. Dazu gibt man Zyano- oder Hydroxycobalamin i.m. in Dosen von 500 μg täglich. Nach Verschwinden der Symptome verlängert man die Intervalle und geht schließlich zu der etwa vierteljährlichen parenteralen Erhaltungstherapie über, die bei nicht korrigierbarer Grunderkrankung lebenslang beibehalten werden muß. Die Gabe von Folsäure allein ist **kon-** **traindiziert,** da sie zwar die megaloblastäre Anämie beheben kann, an dem Fortschreiten einer Neuropathie aber nichts ändert!

Verlauf und Prognose

Die Substitutionstherapie führt innerhalb von 12 Stunden zur Besserung des morphologischen Knochenmarkbefundes, innerhalb weniger Tage zur Retikulozytose, gefolgt von einer kompletten Rückbildung der Anämie. Ein zusätzlich nachgewiesener Eisen- oder Folsäuremangel muß ausgeglichen werden. Psychische Symptome sind 1–2 Tage nach Therapiebeginn reversibel. Lange Zeit manifeste strukturelle neurologische Schäden sind jedoch irreversibel, was die Notwendigkeit der frühzeitigen Diagnose unterstreicht. Da bei etwa 5% der Patienten mit perniziöser Anämie mit der Entwicklung eines Magenkarzinoms zu rechnen ist, sind endoskopische Verlaufskontrollen erforderlich.

Differentialdiagnose

Andere makrozytäre Anämien müssen ausgeschlossen werden (siehe Tab. 5.6-5).

Folsäuremangel-Anämie

Der Folsäuremangel bietet das gleiche hämatologische Bild wie der Vitamin-B_{12}-Mangel, führt jedoch nicht zur Neuropathie. Er ist Folge einer unausgewogenen Ernährung und/oder eines erhöhten Bedarfs an Folsäure. Die orale Substitution beseitigt alle klinischen Symptome.

Definition

Makrozytäre, megaloblastäre Anämie als Folge eines Folsäuremangels.

Epidemiologie

Die Inzidenz des Folsäuremangels schwankt erheblich in Abhängigkeit von Eßgewohnheiten und Lebensbedingungen. Alkoholiker weisen häufig einen Folsäuremangel als Folge einer Fehlernährung und eines reduzierten Folsäurespeichers bei Leberzirrhose auf (Ausnahme: Bier enthält viel Folsäure!).

Ätiologie und Pathogenese

Mit Folsäure bezeichnet man eine Gruppe von Pteridinderivaten, die durch Pflanzen und Mikroorganismen synthetisiert werden und in der Natur an Polyglutamatketten gekoppelt sind. Wesentliche Quellen für den Menschen sind Gemüse und Leber. Folsäure wird durch längeres Kochen zerstört. Der tägliche Bedarf liegt bei etwa 100 μg. Da die Folsäurespeicher nur etwa 5 mg enthalten, kann es anders als bei Vitamin B_{12} schon bei normalem Umsatz und Folsäureentzug nach 3–4 Monaten zu Mangelerscheinungen kommen, bei erhöhtem Bedarf oder reduzierten Speichern (z. B. Lebererkrankungen) noch schneller. Typisch ist eine Diät, die vorwiegend gekochte Speisen und keine Salate enthält. In Ländern mit hohem Lebensstandard ist dies vorwiegend bei schweren, unterernährten **Alkoholikern** der Fall. Auch eine langdauernde parenterale Ernährung entleert schnell die Folsäurereserven. Die Resorption erfolgt nach Dekonjugation im gesamten Dünndarm. Daraus folgt, daß Resorptionsstörungen nur bei diffusen Darmerkrankungen oder ausgedehnten Resektionen vorkommen. Ein erhöhter Bedarf besteht vor allem in der Schwangerschaft, bei chronischer Hämolyse und myeloproliferativen Erkrankungen. Folsäureantagonisten wie Methotrexat, selten auch Pyrimethamin oder Trimethoprim, verursachen durch ihre spezifische Interferenz mit der Folsäureaktivierung Mangelerscheinungen trotz normaler Folsäurekonzentration im Serum. Die Pathogenese des Folsäuremangels durch Antikonvulsiva und andere Medikamente ist bisher nicht geklärt.

Folsäure ist ebenso essentiell für die DNS-Synthese wie Vitamin B_{12} und führt zu dem gleichen Bild einer megaloblastären Anämie. Dies ist leicht verständlich, da Vitamin B_{12} für die Umwandlung von Formyltetrahydrofolsäure (= Leukovorin) in die biologisch aktive Tetrahydrofolsäure erforderlich ist. Wesentlicher Unterschied ist, daß Folsäuremangel **keine Neuropathie** verursacht.

⑤ Symptome

Beschwerden: Gastrointestinale Beschwerden infolge der Schleimhautatrophie (Dysphagie, Meteorismus, Diarrhö) können wie bei Vitamin-B_{12}-Mangel stärkere Beschwerden verursachen als die Anämie.
Befunde: Zeichen der Anämie und Subikterus wie bei anderen Anämien mit ineffektiver Erythropoese. Wenn der Folsäuremangel alimentär bedingt ist, sind meist weitere Mangelerscheinungen wie Mundwinkelrhagaden, Stomatitis, Blutungsneigung oder Zeichen einer Polyneuropathie bei den häufig untergewichtigen Patienten vorhanden. Wie beim Vitamin-B_{12}-Mangel sieht man oft eine atrophische Glossitis. Folgen des Alkoholismus oder anderer Grunderkrankungen können das Bild modifizieren.

Ⓓ Diagnostik

Blutbild- und Knochenmarkbefund unterscheiden sich nicht vom Vitamin-B_{12}-Mangel (siehe Abb. 5.6-6). Bei Lebererkrankung kann die Thrombozytopenie stärker ausgeprägt sein (siehe Kap. 5.10). Beweisend ist die Verminderung der Folsäurekonzentration im Serum oder (zuverlässiger) in den Erythrozyten bei normaler Vitamin-B_{12}-Konzentration im Serum.

▼ Therapie

Ursachen des Folsäuremangels sind zu beseitigen. Bei alkoholabhängigen Patienten mit Mangelernährung ist dies selten konsequent möglich. Die Substitution mit 5 mg Folsäure täglich oral (parenterale Präparate sind ebenfalls verfügbar) beseitigt

schnell sowohl hämatologische als auch gastrointestinale Symptome. Bei erhöhtem Bedarf wie im letzten Trimester der Schwangerschaft oder bei chronischer Hämolyse und schlechten Ernährungsbedingungen ist eine Prophylaxe in gleicher Dosierung zu empfehlen.

Verlauf und Prognose

Falls die Ursache beseitigt werden kann, ist lediglich auf eine weitere ausgewogene Ernährung zu achten. Durch Antikonvulsiva bedingte Folsäurestoffwechselstörungen bilden sich nach Absetzen oder Folsäuregabe zurück.

Differentialdiagnose

Andere makrozytäre Anämien müssen ausgeschlossen werden (siehe Tab. 5.6-5).

5.6.1.5 Ineffektive Erythropoese als Folge genetischer Defekte

Die im folgenden beschriebenen Erkrankungen gehören wie die Mangelanämien (Kap. 5.6.1.4) zur Gruppe der Anämien durch **ineffektive Erythropoese.** Die Ineffektivität der Blutbildung ist jedoch nicht durch einen Mangel an Schlüsselsubstanzen des Stoffwechsels, sondern durch Defekte des zellulären Differenzierungsprogramms bedingt, deren molekulare Genese bei den Thalassämien aufgeklärt werden konnte. Es besteht ein Mißverhältnis zwischen gesteigerter Erythroblastenzahl im Knochenmark und verminderter oder nur inadäquat erhöhter absoluter Retikulozytenzahl im peripheren Blut, da ein großer Teil der pathologischen Zellen im Knochenmark zugrunde geht. Die in Tabelle 5.6-2 aufgeführten kongenitalen dyserythropoetischen Anämien (CDA) sind extrem selten, weshalb auf Lehrbücher der Hämatologie verwiesen wird. Sideroachrestische Anämien sind an anderer Stelle beschrieben (siehe Kap. 5.9).

Thalassämien

Thalassämien beruhen auf einem genetischen Defekt, der zu einer verminderten Synthese einzelner oder mehrerer **Globinketten** und damit zu einer Störung der Hämoglobinsynthese führt. Abhängig von der genetischen Konstellation resultiert daraus ein Spektrum sehr verschieden ausgeprägter hypochromer Anämien: Die Anämie kann völlig asymptomatisch sein oder eine lebenslange Substitution von Erythrozyten erfordern. Die transfusionsbedingte Hämosiderose ist das entscheidende klinische Problem. Falls eine lebenslange Chelattherapie nicht durchführbar ist, kann nur eine Knochenmarktransplantation den Tod an Komplikationen der Hämosiderose verhindern.

Definition

Hypochrome, mikrozytäre Anämie aufgrund einer **verminderten Synthese** einer oder mehrerer **strukturell normaler** Globinketten. Streng davon abzugrenzen sind die ebenfalls genetisch bedingten qualitativen Globindefekte, bei denen nicht die Menge an Globinproteinen vermindert ist, sondern **abnorme** Globine, z. B. das Sichelzellglobin, synthetisiert werden (siehe Kap. 5.6.2.1). Die Bezeichnung der Thalassämieform richtet sich nach der fehlenden Globinkette (z. B. β-Thalassämie bei Fehlen des β-Globins) und danach, ob eines oder beide Allele betroffen sind (heterozygote oder homozygote Form). Bei der β-Thalassämie ist auch die klinische Einteilung in Thalassaemia minor und major üblich, die weitgehend mit der Klassifikation als heterozygote oder homozygote β-Thalassämie übereinstimmt. Als β-Thalassaemia intermedia bezeichnet man eine genetisch heterogene Zwischenform, bei der die Patienten nur bei Infektionen oder anderen Streßsituationen transfundiert werden müssen.

Kasuistik

Ein 16jähriger Junge italienischer Abstammung stellt sich nach Übersiedlung der Familie nach Deutschland erstmals mit bekannter Thalassämie beim Internisten vor. Die Diagnose wurde im Alter von 6 Monaten bei positiver Familienanamnese durch Hämoglobinelektrophorese gestellt (homozygote β-Thalassämie). Seit dem 14. Lebensmonat waren regelmäßige Erythrozytentransfusionen erforderlich, bisher etwa 340 Einheiten. Splenektomie im Alter von neun Jahren. Im Alter von 8 und 12 Jahren Frakturen der rechten Tibia bzw. des rechten Oberschenkels bei Bagatelltraumen.

Die jetzige **Untersuchung** zeigt einen blassen, leicht ikterischen, nur 157 cm großen Jungen mit ausgeprägter Hautpigmentierung und reduzierter Sexualbehaarung. Die **Laboruntersuchungen** bestätigen mit einem stark erhöhten Ferritinwert den klinischen Verdacht auf eine Hämosiderose und als Komplikationen einen insulinpflichtigen Diabetes mellitus, einen hypogonadotropen Hypogonadismus und eine mäßige Hypothyreose. **Echokardiographisch** finden sich Zeichen einer fortgeschrittenen Kardiomyopathie. In Italien waren mehrfache Versuche einer Desferrioxamintherapie wegen mangelnder Mitarbeit gescheitert. Nach ausgiebiger Aufklärung über den zu befürchtenden Verlauf erfolgt eine viermonatige teils stationäre, teils ambulante **intravenöse Therapie** mit Desferrioxamin, die die Zeichen der Kardiomyopathie deutlich bessert, den Diabetes aber nicht beeinflußt. Da der Patient trotz des eindrucksvollen Erfolgs eine lebenslange Chelattherapie nicht praktikabel erscheint, wird eine **Knochenmarktransplantation** erwogen, da ein Bruder HLA-kompatibel und nicht an Thalassämie erkrankt ist.

Epidemiologie

In Deutschland trifft man am häufigsten auf die heterozygote β-Thalassämie in Form der Thalassaemia minor. Die Inzidenz der β-Thalassämien ist am höchsten bei Personen aus Mittelmeerländern, dem Mittleren Osten, Teilen des indischen Subkontinents und Südostasien. Bestimmte Formen der α-Thalassämien finden sich auch in vielen Teilen Afrikas und bei Schwarzen in den USA, bei denen die Prävalenz des klinisch inapparenten Genotyps mit 16% in einer ähnlichen Größenordnung liegt wie in Sardinien. Die geographische Häufung wird wie im Fall der Sichelzellanämie auf ein vermindertes Erkrankungsrisiko an Malaria bei subklinischer Thalassämie zurückgeführt.

Ätiologie und Pathogenese

Aufgrund genetischer Defekte kommt es zu einer verminderten Synthese einer oder mehrerer Polypeptidketten des Globinmoleküls. Bei α-Thalassämien handelt es sich in der Regel um Deletionen eines oder beider Genloci auf Chromosom 16, bei β-Thalassämien meist um strukturelle Gendefekte, wie Punktmutationen, die zu einer gestörten Expression der genetischen Information auf Chromosom 11 führen. Die verminderte Synthese einer Globinkette bedingt eine verminderte Hämoglobinisierung der Erythroblasten und verursacht eine Anhäufung normal gebildeter Globinketten, die im Zytoplasma präzipitieren können. Beides verursacht eine ineffektive Erythropoese und als Folge davon Apoptose der pathologischen Vorstufen im Knochenmark und Hämolyse der Erythrozyten im peripheren Blut (intra- und extramedulläre **Hämo**lyse). Als Folge der Anämie resultiert eine klinische Symptomatik. In schweren Fällen kann die Konsequenz eine vermehrte intestinale Eisenresorption sein mit entsprechenden Komplikationen, z. B. *z. B. 'Bürstenschädel'*

Symptome

Leitsymptome sind: Anämiesymptome (s. Tab. 5.6-3). Entsprechend bei Thalassaemia minor meist leicht, bei Thalassaemia intermedia und major durch die Knochenmarkhyperplasie Knochenschmerzen, Ulcera cruris, Hepatosplenomegalie und weitere Symptome [...].

VEPESID® Bristol

Hepatosplenomegalie durch Hämolyse, Knochendeformationen, Frakturen, trophische Hautschäden wie Ulcera cruris, Hautpigmentierung.

D Diagnostik

Die Familienanamnese lenkt meist den Verdacht auf eine hereditäre Erkrankung. Das Blutbild zeigt bei Thalassaemia minor mikrozytäre, hypochrome Erythrozyten, Poikilozytose und **Targetzellen.** Bei Thalassaemia intermedia und major sind Hypochromasie und Poikilozytose ausgeprägter, und es finden sich rote Vorstufen und vermehrt Retikulozyten als Zeichen der extramedullären Blutbildung und Hämolyse (siehe Abb. 5.6-7). Der Schweregrad der Hämolyse bestimmt den Grad der LDH- und Bilirubinerhöhung und Haptoglobinerniedrigung. Leukozyten- und Thrombozytenzahlen liegen – außer bei Splenomegalie oder nach Splenektomie – im Normbereich. Im Knochenmarkaspirat erkennt

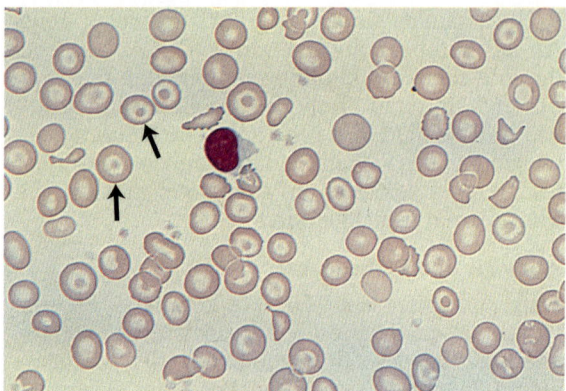

Abb. 5.6-7   Thalassaemia intermedia/heterozygote
β-Thalassämie, Anisozytose (= Größenvarianz), Poikilozytose
(= Formenvielfalt), Hypochromasie (= schwache Färbbarkeit),
Targetzellen (= Schießscheibenform; Pfeile). Peripheres Blut.

man die gesteigerte, ineffektive Erythropoese mit
gestörter Hämoglobinisierung und basophilen zytoplasmatischen Einschlüssen (präzipitierte α-Ketten
bei β-Thalassämie). Das Speichereisen und die Sideroblastenzahl sind erhöht; bei schweren Formen
können auch Ringsideroblasten auftreten (siehe
Abb. 5.9-4). Die Funktion der wichtigsten endokrinen Organe sollte bei chronisch transfundierten
Patienten regelmäßig kontrolliert werden (siehe
Kap. 5.9).
Die Hämoglobinelektrophorese ermöglicht die
Klassifikation der β-Thalassämien: Bei heterozygoter β-Thalassaemia minor sind das aus α- und δ-Ket-
ten bestehende HbA_2 (3,5–8%) und das aus α- und
γ-Ketten bestehende HbF vermehrt (1–5%). Bei
β-Thalassaemia major findet sich dagegen 20–90%
HbF. Nur die schwere Form der α-Thalassämie
(HbH-Erkrankung) ist mit der Hämoglobinelektrophorese zu diagnostizieren. Die Messung der Glo-
binkettensynthese in vitro hilft hier weiter. Von
größerer Bedeutung wird in Zukunft die direkte Ge-
nomanalyse sein, die durch Polymerasekettenreak-
tion (PCR) und molekulare Proben mit vertretba-
rem Aufwand möglich ist (siehe Kap. 2.3.2). Bei entsprechender familiärer Konstellation können diese
Methoden auch für die pränatale Diagnostik eingesetzt werden.

Komplikationen

Die Thalassaemia minor und z.T. auch die Thalassaemia intermedia verlaufen, abgesehen vom gehäuften Auftreten von Gallensteinen, unkompliziert. Bei Thalassaemia major kommt es infolge der
Anämie zu Wachstumsstörungen und multiplen Endokrinopathien. Die Expansion der Erythropoese
führt zu Knochendeformationen (Frakturen bei
Bagatelltraumen) und Hepatosplenomegalie; gelegentlich treten z.B. paraspinal „Tumoren" extramedullärer Erythropoese auf. Die gesteigerte Erythropoese führt zu einer gesteigerten Eisenresorption.
Zusammen mit den Erythrozytentransfusionen re-

sultiert daraus unweigerlich eine Hämosiderose als
entscheidende lebensverkürzende Komplikation.
Schwere Infektionen sind eine weitere wichtige Todesursache. Eine Parvovirus-Infektion verursacht
eine aplastische Krise, die notfallmäßige Transfusionen erforderlich machen kann (siehe Kap. 5.6.1.3).

▼ Therapie und Prognose

Bei der Thalassaemia major ist die einzige kausale
Therapie die allogene Knochenmarktransplantation. Die Splenektomie wird bei Symptomen durch
die Organvergrößerung und zur Reduktion eines
hohen Transfusionsbedarfs durchgeführt. Folsäure
sollte wegen des gesteigerten Bedarfs substituiert
werden. Indikation und Häufigkeit der Erythrozytentransfusionen müssen so balanciert werden,
daß Entwicklungsstörungen durch die Anämie vermieden werden (Hb > 10 g/dl bzw. 6 mmol/l in der
Wachstumsphase), die Entwicklung der Transfusionshämosiderose aber so weit wie möglich hinausgezögert wird. Da die Hämosiderose, v.a. die Kardiomyopathie, heute im wesentlichen die Prognose
bestimmt, sollte die Behandlung mit Eisenchelato-
ren so früh wie möglich einsetzen (siehe Kap. 5.9.3).

Differentialdiagnose

Wesentliche Differentialdiagnose bei Thalassaemia
minor ist der Eisenmangel (siehe Kap. 5.9.1), bewiesen durch Verminderung von Serumferritin. Ein
Eisenmangel reduziert das HbA_2; die pathognomonische HbA_2-Vermehrung ist deswegen u.U. erst
nach zeitlich begrenzter Eisensubstitution erkennbar.

Eine Eisentherapie ist nach Sicherung der Tha-
lassämiediagnose, abgesehen von eindeutig be-
wiesenem manifestem Eisenmangel, kontraindiziert!

5.6.2   Anämien durch gesteigerten Abbau oder Verlust von Erythrozyten

5.6.2.1   *Hämolytische Anämien*

Bei einer Hämolyse ist die Erythrozytenlebenszeit von normalerweise 120 Tagen auf wenige
Wochen, in schwersten Fällen auf wenige Tage
verkürzt. Das Knochenmark kann nach einer
Adaptationsphase von wenigen Tagen eine mäßig verkürzte Lebenszeit durch Steigerung der
Produktion von Erythrozyten bis auf etwa das
Zehnfache der Norm ausgleichen („kompensierte Hämolyse"). Übersteigt die Hämolyse die
Kompensationsfähigkeit des Knochenmarks,
entwickelt sich eine Anämie. Ausdruck der regulativ gesteigerten Erythropoese sind die **Vermehrung normal ausreifender Erythroblasten** im
Knochenmark und eine **erhöhte Retikulozyten-**

zahl im peripheren Blut. Im Unterschied zur Blutung als alternativer Ursache eines erhöhten Umsatzes von Erythrozyten (siehe Kap. 5.6.2.2) verursacht die Hämolyse klinisch und biochemisch nachweisbare Zeichen des vermehrten Abbaus der Erythrozytenbestandteile. Pathogenetisch sind intraerythrozytäre, korpuskuläre Defekte von extrakorpuskulären Faktoren abzugrenzen (siehe Tab. 5.6-6).

Kasuistik

Eine 52jährige Frau stellt sich neun Monate nach Beginn einer Behandlung mit Procainamid wegen eines leichten Sklerenikterus beim Hausarzt vor. Es findet sich eine Anämie von 10,2 g/dl (6,1 mmol/l); die Zahl der Leukozyten und Thrombozyten liegt im Normbereich; bei der Durchsicht des Blutausstrichs erkennt man viele polychromatische Erythrozyten. Das Serumbilirubin ist leicht erhöht. Die erweiterte **Labordiagnostik** bestätigt die Diagnose einer dekompensierten Hämolyse: Die Retikulozytenzahl ist auf 95‰ erhöht, Haptoglobin auf nicht meßbare Werte erniedrigt, LDH und indirektes Bilirubin sind mäßig erhöht. Der **direkte Coombs-Test** ist positiv. Die **körperliche Untersuchung** ergibt keine pathologischen Befunde. Unter dem Verdacht auf eine medikamentös induzierte Autoimmunhämolyse wird Procainamid abgesetzt und zunächst beobachtet. Nachdem der Ikterus zwei Wochen später noch nicht verschwunden ist, wird eine **Knochenmarkaspiration** durchgeführt, die lediglich eine gesteigerte Erythropoese ergibt; keine Hinweise auf ein Lymphom. Zwei Wochen später hat sich der Ikterus völlig zurückgebildet und das Hämoglobin normalisiert. Bei Vermeiden von Procainamid kommt es im weiteren Verlauf nicht zu Rezidiven.

Korpuskuläre hämolytische Anämien

Korpuskuläre hämolytische Anämien basieren meist auf einem kongenitalen, selten auf einem erworbenen Erythrozytendefekt. Da die zugrundeliegende Störung nicht behoben werden kann, versucht man – durch Entfernung der Milz als Hauptabbauorgan oder Vermeiden evtl. Aktivatoren – Einfluß auf den Grad der Hämolyse zu nehmen. Beispiele sind die hereditäre Sphärozytose, die durch Splenektomie klinisch geheilt werden kann, oder Enzymmangelzustände, die bei Vermeiden oxidativen „Stresses" (z. B. durch bestimmte Medikamente) asymptomatisch sind.

Definition

Vorzeitiger Abbau von Erythrozyten als Folge von Defekten der Erythrozytenmembran, der Erythrozytenenzyme oder des Hämoglobins (siehe Tab. 5.6-6).

Epidemiologie

Häufigste Ursache einer korpuskulär hämolytischen Anämie ist bei der mittel- und nordeuropäischen Bevölkerung die hereditäre Sphärozytose

---

Tab. 5.6-6   Einteilung der hämolytischen Anämien

1. korpuskuläre hämolytische Anämien
   ▶ angeboren:

– Membranproteindefekte	hereditäre Sphärozytose, Elliptozytose u. a.
– Stoffwechseldefekte	defekte Enzyme der Glykolyse, der Glutathionreduktion und des Pentosephosphatshunts
– Globulinsynthesedefekte	Hämoglobinvarianten und Thalassämien

   ▶ erworben:

– Membranproteindefekte	paroxysmale nächtliche Hämoglobinurie

2. extrakorpuskuläre hämolytische Anämien
   ▶ Immunhämolyse durch

– Alloantikörper	Morbus haemolyticus neonatorum, hämolytische Transfusionsreaktion
– medikamentenspezifische Antikörper	medikamenteninduzierte Immunhämolysen vom Penicillin- und Chinidin-Typ
– Autoantikörper	Medikamente vom Methyldopa-Typ, Lymphome u. a. Erkrankungen, häufig idiopathisch
▶ Lipidstoffwechselstörung	Akanthozytose bei A-β-Lipoproteinämie, Lebererkrankungen
▶ mechanische Hämolyse	Herzklappenfehler und -prothesen, Mikroangiopathie, disseminierte intravasale Koagulopathie
▶ toxische Hämolyse	Infektionen, Verbrennungen, Schwermetalle

---

(1/5000 Neugeborene). Bei Menschen mediterraner, afrikanischer und asiatischer Abstammung ist dagegen der Glukose-6-phosphat-dehydrogenase-(G6PDH)-Mangel der häufigste Stoffwechseldefekt der Erythrozyten; weltweit sind über 100 Millionen Menschen betroffen. Die geographische Verteilung ist ähnlich wie die der Thalassämien und der häufigsten Hämoglobinopathie, der Sichelzellanomalie. Besser fundiert als bei den Thalassämien ist die Hypothese, daß der heterozygote Sichelzelldefekt einen relativen Schutz vor Malaria bedingt, was die Häufung in Malariaendemiegebieten erklärt. Die Prävalenz beträgt dort etwa 14%.

Ätiologie und Pathogenese

Die paroxysmale nächtliche Hämoglobinurie (PNH) ist die einzige erworbene Form der korpuskulären Hämolyse; alle anderen Defekte der Erythrozyten sind angeboren.

Der Erbgang ist bei den Membrandefekten meist dominant, beim G6PDH-Mangel X-chromosomalrezessiv, bei den übrigen Enzymdefekten und bei den meisten Hämoglobinopathien autosomal-rezessiv. Die Expression kann stark variieren. Neumutationen werden in unserer Bevölkerung vor allem bei der **hereditären Sphärozytose** beobachtet. **Membrandefekte** der Erythrozyten können sich als Formanomalien äußern (z. B. Sphärozyten, Elliptozyten, Stomatozyten) und sind auf einen Mangel an Strukturproteinen oder auf funktionsdefekte Strukturproteinvarianten zurückzuführen. Das Monozyten-Makrophagen-System erkennt die pathologisch geformten Erythrozyten und baut sie ab. Schaltet man durch Splenektomie den wichtigsten Ort dieses Abbaus aus, so ist die weiterbestehende Formanomalie asymptomatisch. Bei PNH besteht demgegenüber ein Mangel an mehreren nichtstrukturellen Membranproteinen. Ursache sind erworbene Mutationen in Genen (z. B. „PIG-A"), die für die Verankerung dieser Proteine an Membranlipiden verantwortlich sind. Der Membranproteindefekt betrifft viele Zellen und äußert sich nicht nur in einer gesteigerten Hämolyse durch Komplement, sondern auch in Thrombosen und Infektionen als Folge funktionsgestörter Thrombo- und Granulozyten. Der zelluläre Defekt ist auf einen genetischen Defekt in einer einzelnen unreifen Vorläuferzelle zurückzuführen, weshalb man von einer „klonalen" Erkrankung spricht.

Enzymdefekte betreffen vor allem die Glykolyse (Pyruvatkinase u. a.) und den Pentosephosphatshunt (G6PDH u. a.) als einzige Energiequellen der Erythrozyten. Dem Funktionsdefekt der Enzyme liegt häufig der Austausch einzelner Aminosäuren an funktionell kritischen Stellen des Moleküls zugrunde. Aus dem Enzymdefekt resultiert ein Mangel an energiereichen Phosphaten oder Glutathion, der die Lebensfähigkeit der Zellen beeinträchtigt. Der Defekt kann sich als chronische Hämolyse äußern, kann bei G6PDH-Mangel aber auch in Form schwerer Hämolyseschübe manifest werden, wenn äußere Faktoren wie oxidierende Medikamente oder Infektionen den sonst latenten Defekt demaskieren.

Hämoglobinvarianten sind ebenfalls durch Austausch einzelner Aminosäuren charakterisiert. Wenn dieser Austausch klinisch manifest ist, spricht man von einer **Hämoglobinopathie.** Hämolyse ist eine typische, aber nicht regelmäßige Folge des Hämoglobindefekts. Im Gegensatz zur quantitativen Störung der Hämoglobinsynthese (siehe Kap. 5.6.1.5) steht die extramedulläre Hämolyse im Vordergrund. Die Pathomechanismen und klinischen Manifestationen sind sehr variabel: Bei **Sichelzellanämie** (Homozygotie für HbS) polymerisiert das Hämoglobin im reduzierten Zustand zu langen Filamenten, was die Erythrozyten zu Sicheln deformiert und die Verformbarkeit in den Kapillaren stark reduziert. Dadurch kommt es zu Flußstörungen in der Endstrombahn und trophischen Störungen bis hin zu Infarkten („Sichelzellkrise"). Andere Hämoglobinvarianten sind instabil und präzipitieren als sogenannte Heinz-Körper; die Milz erkennt Erythrozyten mit Präzipitaten und baut sie ab.

S Symptome

Beschwerden: Die Anämiesymptome unterscheiden sich nicht von denen anderer Anämieformen. Klinisch dramatisch verlaufen können die Sichelzellkrise und abdominelle Krisen bei PNH.
Befunde: Blässe, Ikterus, häufig Splenomegalie.

D Diagnostik

Bei Verdacht auf eine hämolytische Erkrankung sollte zunächst nach einem einheitlichen Schema die Tatsache der Hämolyse gesichert werden (siehe Tab. 5.6-7). Die Diagnostik zielt auf den Nachweis des erhöhten Erythrozytenabbaus und der regulativ gesteigerten Neubildung von Erythrozyten. Ein besonders sensitives und weitgehend spezifisches Zeichen einer Hämolyse ist die Verminderung des Haptoglobins, dessen Konzentration allerdings auch nach Erythrozytentransfusionen abfällt.

Nach Feststellung einer hämolytischen Anämie ist eine abgestufte weiterführende Diagnostik notwendig, um die Störung in eine der in Tabelle 5.6-6 aufgeführten Krankheitsgruppen einzuordnen.
Erste Maßnahme ist die Beurteilung des Blutausstrichs. Kugelzellen sind stark vermehrt bei **hereditärer Sphärozytose.** Der Nachweis einer verminderten osmotischen Erythrozytenresistenz sichert die morphologische Diagnose ab. Kugelzellen findet man allerdings auch bei einigen erworbenen hämolytischen Anämien (siehe Abb. 5.6-9). Die Diagnose einer **Elliptozytose** kann allein morphologisch gestellt werden. Sichelzellen finden sich im normalen Blutausstrich nur bei homozygoten Merkmalsträgern (siehe Abb. 5.6-8); bei Heterozygotie muß die Formanomalie durch spezielle Verfahren induziert werden.
Beim Fehlen charakteristischer morphologischer Erythrozytenveränderungen und nach Ausschluß

Tab. 5.6-7 Labordiagnostik zur Feststellung einer Hämolyse

▶ Zeichen des gesteigerten Erythrozytenabbaus
  – indirektes Bilirubin ↑, hämolytischer Ikterus
  – im Urin vermehrt Urobilin, dunkler Urin
  – Haptoglobin ↓
  – LDH ↑ (Isoenzyme 1 und 2 = HBDH)
  – bei intravasaler Hämolyse freies Hämoglobin im Plasma
  – bei schwerer intravasaler Hämolyse Hämoglobinurie
  – bei chronischer Hämoglobinurie Hämosiderin im Urin

▶ Zeichen der reaktiven Steigerung der Erythropoese
  – im peripheren Blut verstärkte Polychromasie, Retikulozyten ↑
  – bei schwerer Hämolyse kernhaltige rote Vorstufen im Blut
  – im Knochenmark Hyperplasie der Erythropoese

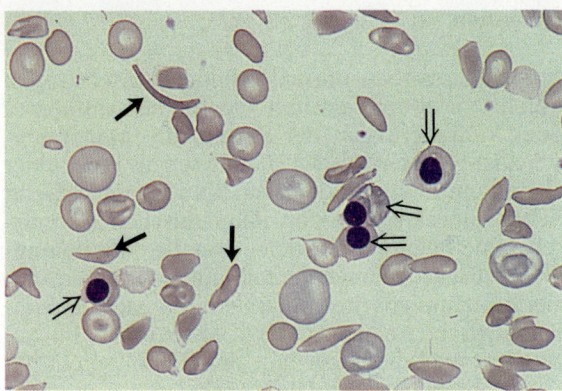

Abb. 5.6-8 Homozygote Sichelzellanämie. Starke Poikilozytose, typische Sichelzellen (Pfeile), 4 rote Vorstufen
(= Normoblasten; Doppelpfeile). Peripheres Blut.

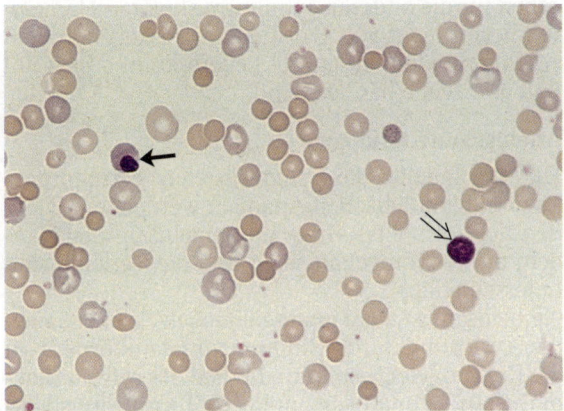

Abb. 5.6-9 Autoimmunhämolytische Anämie, Anisozytose,
Sphärozyten, Polychromasie, eine rote Vorstufe (= Normoblast; Pfeil), ein Lymphozyt (Doppelpfeil). Peripheres Blut.

einer erworbenen hämolytischen Anämie (s. u.)
wird die Diagnostik durch Bestimmung der Erythrozytenenzyme und durch Hämoglobinanalyse in
auf diese Untersuchungsmethoden spezialisierten
Laboratorien weitergeführt.

Molekularbiologische Techniken erlauben heute die
Identifikation heterozygoter Merkmalsträger genetisch bedingter Hämolysen und die pränatale Erkennung homozygoter Feten.

Weist die Anamnese auf eine erworbene hämolytische Anämie hin, so liegt die Diagnose einer paroxysmalen nächtlichen Hämoglobulinurie nahe.
Der Nachweis von Hämoglobin im Morgenurin
und der positive Ausfall von Zuckerwasser- und
Säureserumtest (Nachweis einer komplementver-
mittelten Hämolyse in Saccharoselösung bzw. in
angesäuertem komplementhaltigem Serum) sichern
die Diagnose. Der Coombs-Test ist bei korpuskulären Hämolyseformen negativ. Die Knochenmarkuntersuchung bringt allenfalls bei PNH Zusatzinformationen, da hier gleichzeitig eine Panzytopenie mit Markhypoplasie vorliegen kann. Die
Quantifizierung des Abbaus von Erythrozyten in

der Milz nach Markierung mit radioaktivem Na-
triumchromat (^{51}Cr) ist bei Sphärozytose und Elliptozytose überflüssig.

Komplikationen

Jede chronische Hämolyse mit Erhöhung der Ausscheidung von Gallenfarbstoffen prädisponiert zu
Gallensteinen, die schon bei jungen Patienten symptomatisch werden können. Auf Durchblutungsstörungen bei Sichelzellanämie wurde hingewiesen.
Bei diesen Patienten kommt es außerdem gehäuft
zu schweren Infektionen (häufigste Todesursache
im Kindesalter!), da ihre Milzfunktion infolge rezidivierender Milzinfarkte gestört ist.

Hypoxische Organschäden kommen auch bei PNH
vor, wobei tiefe Venenthrombosen und Verschlüsse
abdomineller Gefäße („abdominelle Krisen") pathogenetisch im Vordergrund stehen; Notfall-Ope-
rationen wegen Mesenterialinfarkt sind bei PNH
keine Seltenheit! Ein schwerer Schub einer intravasalen Hämolyse, z.B. bei Enzymdefekten oder
PNH, kann zu einer massiven Hämoglobinurie mit
Schädigung der Nierentubuli und akutem Nierenversagen führen. Diese Patienten müssen daher intensivmedizinisch betreut werden. Es ist wichtig zu
wissen, daß Erythrozytentransfusionen bei korpuskulären Hämolysen (inkl. PNH!) entgegen Warnun-
gen in der älteren Literatur **nicht** zu einer Aktivierung der Hämolyse führen. Intravasale Hämolysen
mit renalem Verlust von Hämoglobin können zum
Eisenmangel, solche mit extravasalem Abbau der
Erythrozyten in den Makrophagen zur Eisenüberladung führen. Parvovirus-induzierte aplastische Krisen wurden bei der isolierten aplastischen Anämie
(Kap. 5.6.1.2) beschrieben.

▼ Therapie

Der angeborene oder erworbene korpuskuläre Defekt kann nicht kausal behandelt werden. Wenn
äußere Faktoren einen Hämoluseschub ausgelöst
haben, müssen diese erkannt und beseitigt werden.
Dies betrifft v.a. Enzymmangelzustände, die durch
Medikamente oder Infektionen manifest werden
können. Die **Splenektomie** ist immer indiziert bei
Sphärozytose mit starker Hämolyse oder symptomatischer Splenomegalie. Im Gegensatz zur garan-
tierten Wirksamkeit bei Sphärozytose und häufigen
Besserung einer Elliptozytose ist der Erfolg der
Splenektomie bei anderen korpuskulären Anämien
variabel. Vor Splenektomie sollten alle Patienten
gegen Pneumokokken geimpft werden (siehe Kap.
6.5). Kinder mit Sichelzellanämie sollten sowohl gegen Pneumokokken als auch gegen Haemophilus
influenzae geimpft werden. Bei Sichelzellanämie
versucht man, durch Erythropoetin und verschiedene Medikamente die HbF-Synthese zu stimulieren,
da Sichelzellkrisen bei einem HbF-Anteil über 20%
signifikant zurückgehen (Hemmung der HbS-Poly-
merisation bei Einschluß von γ-Ketten). Neben
Zytostatika, die wegen ihrer Mutagenität problematisch sind, werden heute auch nicht-mutagene Sub-

stanzen wie Butyrsäure-Derivate eingesetzt. Die **allogene Knochenmarktransplantation** ist bei schweren Verlaufsformen der PNH indiziert (Übergänge zu aplastischer Anämie sind möglich). Sie war in Einzelfällen auch bei schweren Formen der anderen korpuskulären Hämolysen erfolgreich.

Verlauf und Prognose

Der Verlauf der angeborenen Formen wird durch die oben aufgeführten Komplikationen bestimmt. Bei Wiederauftreten einer Hämolyse nach Splenektomie sollte an akzessorisches Milzgewebe gedacht werden. Die PNH kann jahrelang asymptomatisch verlaufen, kann aber auch als Folge der beschriebenen Komplikationen innerhalb weniger Monate zum Tod führen.

Differentialdiagnose

Siehe Tabellen 5.6-2 und 5.6-6. Auszuschließen ist immer eine vorübergehende Retikulozytose nach Blutung oder Knochenmarksuppression. Häufige Differentialdiagnose der indirekten Hyperbilirubinämie ohne Anämie ist die Glukuronierungsstörung bei Icterus juvenilis intermittens. Bei Anämie mit Subikterus, aber fehlender oder inadäquater Retikulozytose ist an eine der Anämien mit ineffektiver Erythropoese (siehe Kap. 5.6.1.4 und 5.6.1.5) zu denken. Vorwiegend glukuroniertes Bilirubin lenkt die Diagnostik auf primäre Lebererkrankungen.

Extrakorpuskuläre hämolytische Anämien

Eine Hämolyse ist häufig Folge einer Schädigung normaler Erythrozyten durch äußere Faktoren. Können diese Schädigungsfaktoren ausgeschaltet werden (z.B. Suppression antierythrozytärer Antikörper, Behandlung einer Gerinnungsstörung oder einer Infektion), ist die Hämolyse vollständig reversibel.

Definition

Vorzeitiger Abbau normal gebildeter Erythrozyten durch Umgebungsfaktoren wie Toxine, Antikörper oder Veränderungen der Strombahn. Man unterscheidet **symptomatische** Hämolysen als Folge einer Grunderkrankung oder der Einwirkung äußerer Schädigungsfaktoren von **idiopathischen** Hämolysen ohne bekannte Ursache. Der Begriff „**immunhämolytische Anämie**" umfaßt alle antikörperinduzierten hämolytischen Anämien; mit „**autoimmunhämolytische Anämie**" (AIHA; siehe Abb. 5.6-9) bezeichnet man die Subgruppe der Hämolysen durch antierythrozytäre Autoantikörper.

Epidemiologie

Die Inzidenz der immunhämolytischen Anämie liegt bei 1–3/100 000. Inzidenz- oder Prävalenzangaben für die anderen extrakorpuskulären Hämolysen liegen nicht vor. Es ist davon auszugehen, daß z. B. milde Hämolysen bei Lebererkrankungen mit Splenomegalie häufiger sind.

Ätiologie und Pathogenese

Die in Tabelle 5.6-6 aufgelisteten extrakorpuskulären hämolytischen Anämien werden im folgenden aus formellen Gründen gemeinsam abgehandelt; die Pathomechanismen und die Verläufe sind unterschiedlich.

Gemeinsam ist allen **immunhämolytischen Anämien** die Auslösung durch Bindung von Antikörpern an die Erythrozytenmembran. Im Fall des Morbus haemolyticus neonatorum und bei Transfusionsreaktionen handelt es sich um natürliche oder durch Schwangerschaften oder Transfusionen erworbene Antikörper gegen Blutgruppenantigene eines anderen Individuums („**Alloantikörper**", früher „Isoantikörper" genannt). Wenn sich Antikörper gegen die eigenen, vom Immunsystem sonst tolerierten Membranantigene entwickeln, spricht man von „**Autoantikörpern**". Tabelle 5.6-8 gibt einen Überblick

Tab. 5.6-8 Antierythrozytäre Autoantikörper (mit und ohne Hämolyse). Kombination von Antikörpern nicht berücksichtigt

Antikörper	Häufigkeit	Isotyp	Komplement-Bindung	Vorkommen (Häufigkeit innerhalb der Gruppe)	
▶ Wärmeantikörper					
– „inkomplette" Wärmeantikörper	69%	IgG (IgA) (IgM)	– (–) (+)	keine Grunderkrankung bei Autoimmunerkrankungen bei Lymphomen, Leukämien bei soliden Tumoren	(45%) (27%) (24%) (2%)
– Wärmehämolysine	11%	IgM	+	bei anderen Erkrankungen	(2%)
▶ Kälteantikörper					
– Kälteagglutinine und -hämolysine	14%	IgM	+	bei Paraproteinämie transient bei Infekten	(80%) (20%)
– biphasische Kälteantikörper	2%	IgG	+	als Syndrom der paroxysmalen Kältehämoglobinurie	

über die Häufigkeit der nicht medikamenteninduzierten Autoantikörper und der mit ihnen assoziierten Erkrankungen.

Medikamenteninduzierte Antikörper findet man bei etwa 10% der Immunhämolysen. Die Mehrzahl der medikamenteninduzierten Antikörper unterscheiden sich nicht von Autoantikörpern anderer Genese („Methyldopa-Typ"); in anderen Fällen richten sie sich primär gegen die Medikamente selbst und schädigen lediglich sekundär die Erythrozytenmembran (**medikamentenspezifische Antikörper** vom „Penicillin"- oder „Chinidin-Typ").

Nach Antikörperbindung hängt das weitere Schicksal der Erythrozyten vom Verhalten der gebundenen Antikörper ab: IgM-Antikörper binden vorwiegend bei niedriger Temperatur und führen in vitro und in vivo zur Bildung von Erythrozytenagglutinaten. Nach Erwärmung im Körperkern kann diese Agglutination vollständig reversibel sein; bei „breiter Temperaturamplitude" bleibt jedoch so viel IgM gebunden, daß eine Komplementaktivierung mit Hämolyse erfolgen kann. IgG bindet in der Regel bei Körpertemperatur und bewirkt eine Zerstörung der Erythrozyten im Monozyten-Makrophagen-System, v.a. der Milz. Eine Ausnahme ist das IgG bei der seltenen paroxysmalen Kältehämoglobinurie, das in der Kälte bindet und in der Wärme zu einer komplementinduzierten Hämolyse führt.

Lipidstoffwechselstörungen führen zu einer Änderung der Lipidzusammensetzung der Erythrozytenmembran, da die Membranlipide im Austausch mit dem Plasma stehen. Lebererkrankungen induzieren über diesen Mechanismus eine Makrozytose; verstärkt durch die häufig vorhandene Splenomegalie bedingt dies eine mäßig ausgeprägte Hämolyse.

Bei **mechanischer Hämolyse** werden Erythrozyten intravasal zu „Schistozyten" fragmentiert (siehe Abb. 5.6-10). Diese sogenannte mikroangiopathische hämolytische Anämie (MHA) kommt bei einer Reihe von Erkrankungen vor, die mit einer patholo-

gischen Veränderung der arteriellen Endstrombahn einhergehen: thrombotisch-thrombozytopenische Purpura (TTP) und hämolytisch-urämisches Syndrom (HUS), Vaskulitis, metastasierende Karzinome. Eine disseminierte intravasale Gerinnung (Verbrauchskoagulopathie, DIC) geht in etwa einem Drittel der Fälle mit einer Hämolyse einher (siehe Kap. 5.10.1.2). Abnorme Strömungsverhältnisse an Herzklappen- und Gefäßprothesen können zur mechanischen Hämolyse führen, ebenso wie äußere Faktoren, z.B. lange Märsche oder Jogging ohne entsprechende Schuhe („Marschhämoglobinurie").

Toxische Hämolyse ist ein Sammelbegriff für die Hämolyse durch Einwirkung äußerer Faktoren, die direkt Erythrozyten zerstören. Bei Malaria werden Erythrozyten direkt befallen; Clostridium welchii produziert eine hochtoxische Phospholipase.

🅢 Symptome

Beschwerden: Anämiesyndrome und evtl. Symptome einer Grunderkrankung. Wegweisendes Symptom der **Kälteagglutininkrankheit** ist eine schmerzhafte Akrozyanose in der Kälte bei völliger Beschwerdefreiheit in warmer Umgebungstemperatur. **Befund:** Blässe, Ikterus, häufig Splenomegalie („Arbeitshypertrophie" oder als Hinweis auf andere Erkrankungen), ätiologisch unklares Fieber bei einem Drittel der Fälle von Immunhämolyse, evtl. Zeichen der Grunderkrankung.

🅓 Diagnostik

Die Basisdiagnostik und differentialdiagnostische Überlegungen unterscheiden sich nicht von denen bei korpuskulären hämolytischen Anämien (siehe Tab. 5.6-7).

Extrakorpuskuläre hämolytische Anämien sind häufig Folge einer Grunderkrankung oder äußerer Schädigungsfaktoren, deren Erkennung ebenso wichtig ist wie die Diagnose der hämolytischen Anämie. Die sorgfältige Anamnese (Medikamente? Infektionen?) und die Erfassung krankheitstypischer Befundkonstellationen bei der körperlichen Untersuchung weisen häufig den diagnostischen Weg. Dies trifft vor allem für maligne Lymphome und Erkrankungen des rheumatischen Formenkreises zu. Zur ergänzenden Lymphomdiagnostik sind mindestens ein Oberbauchsonogramm und eine Thoraxaufnahme erforderlich.

Ebenso wie beim Verdacht auf eine korpuskuläre hämolytische Erkrankung ist der nächste Schritt die Beurteilung des Blutausstrichs. Sphärozyten finden sich bei fast jeder schweren Hämolyse (siehe Abb. 5.6-9), jedoch selten in so großer Zahl wie bei hereditärer Sphärozytose. Schistozyten sprechen für eine mechanische Schädigung der Erythrozyten. Targetzellen bei Hämolyse sind in Kombination mit einer Makrozytose Hinweis auf eine Lebererkrankung. Die Knochenmarkaspiration und -biopsie sollten bei unklarer Diagnose immer durchgeführt werden, da sie Lymphome und knochenmarkmetastasierende Tumoren aufdecken können.

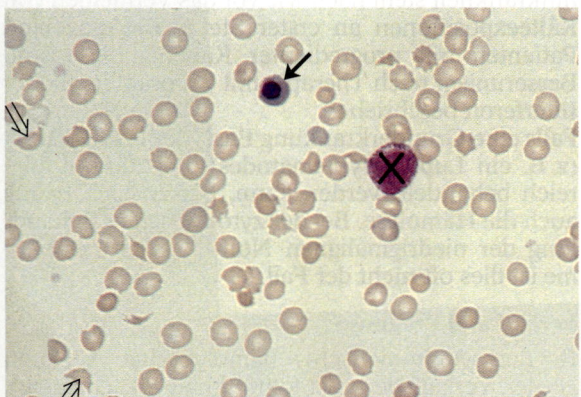

Abb. 5.6-10   Mikroangiopathische hämolytische Anämie mit typischen Schistozyten (Doppelpfeil) bei einem Patienten mit metastasierendem Prostatakarzinom. Zusätzlich leukoerythroblastisches Blutbild mit einer roten (Pfeil) und weißen Vorstufe (×).

Der wichtigste Labortest in der Diagnostik der erworbenen hämolytischen Anämien ist der **Coombs-Test (= Antiglobulintest, AGT)**. Der direkte AGT erfaßt semiquantitativ eine Beladung der Erythrozyten mit Antikörpern oder Komplement, der indirekte AGT freie antierythrozytäre Antikörper im Plasma. Die klinische Relevanz eines positiven Testausfalls ist allerdings nur im Zusammenhang mit den klinischen und den übrigen hämatologischen Befunden zu beurteilen. Der Nachweis von Antikörpern oder Komplementfaktoren auf Erythrozyten ist ein relativ häufiger Befund. Nur bei einem Teil der Patienten besteht auch eine Hämolyse! Einige Medikamente, z. B. Cephalosporine, können zu einer unspezifischen Adsorption von Serumproteinen führen, ohne eine Hämolyse zu verursachen. Der Nachweis medikamentenspezifischer Antikörper ist spezialisierten Laboratorien vorbehalten.

Die Diagnose einer Kälteagglutininkrankheit beruht auf dem Nachweis eines erhöhten Kälteagglutinintiters, möglichst ergänzt durch die Bestimmung der pathophysiologisch wichtigen Temperaturamplitude. Kälteagglutinine gegen das auf Erythrozyten des Erwachsenen exprimierte Antigen I, sind in niedrigem Titer auch bei Gesunden nachweisbar. Bei akuter Hämolyse mit erhöhtem Kälteagglutinintiter ist an eine Mykoplasma-Infektion zu denken. Der Nachweis anderer Autoantikörper (z. B. antinukleäre Faktoren, Anti-DNS) lenkt die Diagnostik in Richtung anderer Autoimmunerkrankungen, z. B. eines Lupus erythematodes. Die Bestimmung des Hauptabbauortes der Erythrozyten durch ^{51}Cr-Markierung und Körperoberflächenmes.... hilft wenig bei der Entscheidung für oder g.... Splenektomie.

Komplikationen

Trophische Störungen durch Kälteagglut.... den bereits beschrieben. Parvovirus.... aplastische Krisen und Gallensteinbild.... men wie bei den korpuskulären Häm.... Schwere, akute Hämolysen können eine.... binurie mit Schock und Nierenversag.... chen.

▼ Therapie

Die Behandlung richtet sich nach der F.... und der zugrundeliegenden Grundkra.... äußeren Ursache. Bei akut aufgetretene.... schen Anämien sind alle entbehrlich.... mente sofort abzusetzen. Die Feststellu.... cher Medikamente ist wichtig, da sic.... setzen der verantwortlichen Substanz die Hämolyse prompt (Penicillin- und Chinidin-Typ) oder nach mehreren Wochen (Methyldopa-Typ, siehe Kasuistik) zurückbildet.

Bei mechanischer Hämolyse ist die einzig wirksame Therapie die Behandlung der Grundkrankheit, z. B. die Korrektur einer defekten Herzklappenprothese. Bei den akuten mikroangiopathischen hämolytischen Anämien ist oft eine intensive supportive Be-

handlung mit Erythrozytensubstitution, bei Verbrauchsthrombozytopenie und -koagulopathie mit Korrektur der Hämostasestörung notwendig.

Akute autoimmunhämolytische Anämien durch Wärmeantikörper sind potentiell lebensbedrohliche Notfallsituationen, die den Einsatz des diagnostischen und therapeutischen Repertoires der Hämatologie und Immunhämatologie erfordern. An erster Stelle steht auch heute noch die hochdosierte **Kortikoidtherapie** (2 mg Prednison/kg), die in der Mehrzahl der Fälle nach wenigen Tagen die Abbaurate der antikörperbesetzten Erythrozyten so weit vermindert, daß die Erythrozytenproduktion ausreicht, um die Hämoglobinkonzentration auf einem nicht mehr lebensbedrohlichen Niveau zu stabilisieren. Die initial oft notwendige Transfusion von Erythrozytenkonzentraten (auch bei durch freie Autoantikörper bedingter positiver Kreuzprobe) muß unter gleichzeitiger Kortikoidtherapie erfolgen, da zirkulierende Autoantikörper aufgrund der Spezifität gegenüber weitverbreiteten Antigenen zur Destruktion auch der transfundierten Erythrozyten führen. Probleme kann die Blutgruppenbestimmung bereiten; im Zweifelsfall sind Erythrozyten der Gruppe 0/rh-negativ zu verwenden. Bei schweren, therapierefraktären Hämolysen kann die Entfernung freier Antikörper durch Plasmapherese lebensrettend sein.

Während die hochdosierte Kortikoidtherapie primär nur die Erythrozytendestruktion unterbricht (der direkte Coombs-Test bleibt zunächst trotz klinischer Remission positiv), soll mit der prolongierten Kortikoidtherapie und dem Einsatz immunsuppre.... ....rin oder Cyclo.... ....Autoantikörper-

....erträglichen Korti.... ....ter zytostatischer.... ....alten werden kön.... ....gen werden.

....chen Kälteaggluti.... ....las Vermeiden von.... ....lle. Bei einzelnen.... ....ältehämolyse sind.... ....Chlorambucil oder

....is der Hämolyse ist.... ....) und diese erfolg.... ....bessert sich häufig.... ....statischen Behand.... ....-Hodgkin-Lympho-

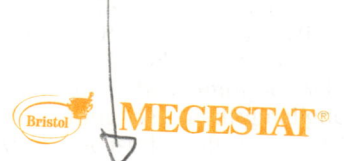

Verlauf und Prognose

Bei den symptomatischen hämolytischen Anämien ist der Verlauf der Grundkrankheit entscheidend. Leichte Fälle extrakorpuskulärer Hämolyse verlaufen wegen der guten Kompensation durch das Knochenmark asymptomatisch und bedürfen nur der Überwachung. Idiopathische Autoimmunhämolysen lassen sich bei der Mehrzahl der Patienten mit

Immunsuppressiva und/oder Splenektomie kontrollieren. Die Erkrankung kann nach dem ersten Schub oder nach mehreren Rezidiven spontan vollständig ausheilen. In etwa 30% ist die Autoimmunhämolyse erstes Zeichen eines malignen Lymphoms, das dann den weiteren Verlauf bestimmt.

5.6.2.2 Verlust von Erythrozyten durch Blutung

Eine Blutung ist die einzig mögliche Diagnose, wenn ein erhöhter Erythrozytenumsatz gesichert ist (Anämie mit Retikulozytose als Ausdruck einer gesteigerten Erythrozytenproduktion) und eine Hämolyse ausgeschlossen werden kann. Klinik und Laborbefunde hängen vom Blutverlust pro Zeiteinheit ab.

Eine akute Blutung, z.B. eine Ösophagusvarizenblutung mit akutem Blutverlust von 900 ml, verursacht in den ersten Stunden keine Veränderung des Hämoglobins bzw. Hämatokrits, da Erythrozyten und Plasma zu gleichen Teilen verlorengehen. Das klinische Bild wird durch den akuten Volumenmangel mit Schwitzen, Tachykardie, Blutdruckabfall und periphere Vasokonstriktion bestimmt. Nach wenigen Stunden ist eine neutrophile Leukozytose und Thrombozytose festzustellen, während sich die Anämie erst nach etwa 24 Stunden aufgrund der Volumenverschiebungen vom extra- zum intravaskulären Raum entwickelt.

Eine durch gesteigerte Hämopoese nicht kompensierte **chronische Blutung** manifestiert sich dagegen klinisch zuerst durch die Anämiesymptomatik. Hat sich die Blutung sehr langsam entwickelt, kann das Knochenmark den Verlust in der Regel so lange ausgleichen, bis die Eisenspeicher erschöpft sind und eine Eisenmangelanämie entsteht (siehe Kap. 5.9.1).

5.6.3 Anämien durch Verteilungsstörungen

5.6.3.1 Schwangerschaft

Während einer normal verlaufenden Schwangerschaft kommt es ab etwa der achten Schwangerschaftswoche zur Entwicklung einer normozytären, normochromen Anämie, die im letzten Trimenon am stärksten ist, aber selten Werte von 10 g/dl (6 mmol/l) unterschreitet. Die Anämie ist nicht durch eine Verminderung der Erythrozytenmasse bedingt. Diese ist im Gegenteil um etwa 20% gesteigert; da aber das Plasmavolumen um etwa 30% zunimmt, resultiert daraus eine „**Verdünnungsanämie**". Bei Hämoglobinwerten unter 10 g/dl (6 mmol/l) und bei Mikro- oder Makrozytose muß immer nach zusätzlichen Ursachen, vor allem nach einem Eisen- oder Folsäuremangel, gesucht werden.

5.6.3.2 Hypersplenismus

Unter dem Begriff Hypersplenismus werden Zytopenien gruppiert, die direkte Folge einer Splenomegalie sind. Die Zytopenie ist zum Teil Folge eines erhöhten peripheren Zellumsatzes durch Steigerung der physiologischen Korrekturfunktion der Milz, d.h., der Fähigkeit der Milz, krankheitsbedingt veränderte oder alternde Zellen aus der Zirkulation zu eliminieren. Man geht davon aus, daß bei Splenomegalie durch die längere Verweildauer der Zellen in der Milz auch die Kontaktzeit mit Makrophagen verlängert ist, so daß diese auch grenzwertig normale Zellen eliminieren können. Zusätzlich hängt die Effektivität der Elimination von Zellen auch vom Aktivierungszustand der Makrophagen ab, was möglicherweise die nur lose Korrelation des Hypersplenismus mit der Milzgröße erklärt. Weitere Ursache der Zytopenie durch Hypersplenismus ist die Konzentration der Erythrozyten in der Milz bei gleichzeitiger Expansion des relativen Plasmavolumens in der Peripherie. Daraus resultiert eine relative Zytopenie ähnlich der Zytopenie in der Schwangerschaft.

Die Splenektomie ist erforderlich, wenn die Zytopenie klinisch relevant ist (hohe Transfusionsfrequenz, thrombozytopenische Blutungen), und nur dann sinnvoll, wenn eine ausreichende Knochenmarkfunktion eine signifikante Rückbildung der Zytopenie erwarten läßt. Dies ist nicht der Fall, wenn die Milz durch extramedulläre Hämopoese wesentlich zur Blutzellproduktion beiträgt, wie bei einem Teil der Patienten mit fortgeschrittener Osteomyelofibrose.

5.6.4 Anämien mit kombinierten oder ungeklärten Entstehungsmechanismen

5.6.4.1 Anämie bei chronischen Erkrankungen

Die „Anämie chronischer Erkrankungen", auch als sekundäre Anämie oder Entzündungsanämie bezeichnet, ist nach der Eisenmangelanämie die häufigste Anämieform. Es handelt sich um eine mäßig ausgeprägte normochrome oder – bei etwa einem Viertel der Patienten – leicht hypochrome Anämie als Begleitphänomen von chronischen entzündlichen Prozessen, wie sie bei Infektionen, Tumorerkrankungen oder Immunerkrankungen wie der rheumatoiden Arthritis auftreten. Der Serumeisenspiegel ist erniedrigt; **im Gegensatz zum Eisenmangel sind jedoch die Eisenspeicher voll**, erkennbar am erhöhten Ferritin und niedrigen Transferrin (siehe Kap. 5.9.1). Man nimmt an, daß Zytokine des Entzündungsgeschehens (siehe Kap. 8) eine Fehlverwertung des Eisens in den Erythroblasten verursachen und damit eine Pseudo-Eisenmangelanämie bei vollen Eisenspeichern entsteht. Für die Praxis ist es äußerst wichtig zu verstehen, daß diese Anämie Symptom einer Grunderkrankung ist und daß der niedrige Eisenspiegel nichts mit echtem Eisenmangel zu tun hat, daß also eine Eisentherapie sinnlos ist. Vielmehr muß die Grunderkrankung erkannt und behandelt werden, was dann auch die Anämie korrigiert.

Die Eisenverwertungsstörung ist meist nur eine Komponente der Anämie chronischer Erkrankungen. Abhängig von der Art der Erkrankung sind häufig spezifische zusätzliche Faktoren zu berücksichtigen. Dies ist am Beispiel der Anämie bei HIV-Infektion zu veranschaulichen (siehe Kap. 7.1), die durch Mangelernährung, Blutungen (Kaposi-Sarkom des Darms), Infektion von Knochenmarkzellen durch HIV oder Parvovirus B19 oder auch medikamentös (Zidovudin) bedingt sein kann.

Wenn spezifische Ursachen einer sekundären Anämie nicht zu korrigieren sind und die Anämie die Lebensqualität signifikant beeinträchtigt, kann heute ein Therapieversuch mit Erythropoetin unternommen werden. Derzeit wird geprüft, bei welchen Patienten Erythropoetin ausreichend wirksam (nur bei Serumerythropoetin < 500 mU/ml?) und damit auch volkswirtschaftlich vertretbar ist.

5.6.4.2 *Anämie bei endokrinen Erkrankungen*

Anämien endokriner Erkrankungen sind seit der Verfügbarkeit einfacher diagnostischer Verfahren und konsequenter Substitutionsbehandlung eine Seltenheit geworden. Am wichtigsten sind Unterfunktionen der Hypophyse, Schilddrüse, Nebennierenrinde und Gonaden. Unterfunktionen dieser Organe verursachen eine verminderte Proliferation erythropoetischer Vorläuferzellen im Knochenmark. Die Anämie wird durch Substitution des fehlenden Hormons behoben.

Literatur

– Begemann, H., J. Rastetter: Klinische Hämatologie. 4. Aufl., Thieme, Stuttgart 1992.
– Heimpel, H., D. Huhn, H. P. Lohrmann: ... der Prax...
– Hoffmann...
Hematol...
stone, Ch... 1991.
– Huber... Pastner... gie. Spri...

5.7 C...
E...

R. ZANI...

Der B...
kranku...
Krankh...
System...
► Eryt...

► Granulozytopoese und
► Megakaryopoese,

einzeln oder gemeinsam erkranken. Ursache dafür ist in allen Fällen eine **krankhafte Veränderung der pluripotenten Knochenmarkstammzelle** (siehe Abb. 5.1-1). Folge dieser Transformation ist eine klonale Proliferation aller Zellreihen, die von dieser Zelle abstammen: Es kommt zu einer **autonomen Überproduktion und Ausschwemmung reifer und unreifer Blutzellen.**

Diese Überproduktion im Knochenmark kann zur Ausschwemmung

► reifer und unreifer weißer Blutzellen (chronische myeloische Leukämie – CML),
► reifer und unreifer weißer und roter Blutzellen (Osteomyelofibrose – OMF),
► reifer Blutplättchen (primäre Thrombozythämie – PTH) und
► reifer Zellen aller 3 Knochenmarkssysteme (Polycythaemia vera rubra – PVR)

führen. Die Abgrenzung der Formen der CMPE voneinander ist im Anfangsstadium der Krankheit schwierig; allen Erkrankungsformen ist **eine Vermehrung der basophilen** (d.h. mit basischen Farbstoffen anfärbbaren) **Blutzellen gemeinsam.** Entscheidend für die Diagnostik sind aber stets der **Verlauf,** die **klinische Symptomatik** und die **Histopathologie des Knochenmarks.**

Definition

Unter den myeloproliferativen Erkrankungen werden Krankheitsbilder zusammengefaßt, die hinsichtlich ihrer Symptome und der hämatologischen Befunde Gemeinsamkeiten aufweisen:

► chronische myeloische Leukämie (CML)
► primäre (essentielle) Thrombozythämie (PTH)
► Polycythaemia vera rubra (PVR)
► Osteomyelofibrose (OMF).

Durch Untersuchungen mit Enzymmarkern, wie Isoenzymen der Glukose-6-phosphat-Dehydrogenase, konnte bewiesen werden, daß die Ursache dieser Erkrankungen auf neoplastische Veränderungen einer zur Zeit nicht näher definierbaren Knochenmarkstammzelle zurückzuführen ist.

Folgende Untersuchungsmethoden erlauben eine Unterscheidung der einzelnen Unterformen der CMPE (siehe Tab. 5.7-1).

Tab. 5.7-1 Diagnostische Methoden bei chronischen myeloproliferativen Erkrankungen (CMPE)

► Blutuntersuchung
► Blutausstrich mit Pappenheim-Färbung. Zytochemie
► Ultraschall
► Knochenmarkaspiration (Zytologie)
► Knochenmarkbiopsie (Histologie)
► Blutvolumenbestimmung
► Zytogenetik

5.7.1 Chronische myeloische Leukämie (CML)

Bei der CML liegt eine Überproduktion von Zellen des granulozytopoetischen Systems vor mit einer verstärkten Ausschwemmung von Leukozyten aller Reifungsstufen (siehe Abb. 5.7-1) in das Blut. Dabei kommt es zu einer charakteristischen pathologischen Linksverschiebung im Differentialblutbild. Das heißt, es sind im Blutausstrich Leukozytenvorstufen – Myeloblasten, Promyelozyten, Myelozyten, Metamyelozyten – nachweisbar, die sich normalerweise nur im Knochenmark befinden (siehe Abb. 5.7-1).

Charakteristisch sind der Nachweis der erniedrigten alkalischen Leukozytenphosphatase (ALP) in den reifen neutrophilen Segmentkernigen im Blutausstrich sowie der zytogenetische Befund des Philadelphia-Chromosoms Ph^{1+}.

Das Krankheitsbild weist einen phasenhaften Verlauf auf und ist gekennzeichnet durch:

▶ **chronische (stabile) Phase** (Monate bis Jahre),

▶ **Übergangsphase** (Akzelerationsphase) mit zunehmender Leukozytose oder Thrombozytose und

▶ einen **Blastenschub** mit hoher Ausschwemmung von Blasten (Terminalphase)

Die Therapie ist – mit Ausnahme der Knochenmarktransplantation – palliativ. Die mittlere Überlebensrate liegt bei 48 Monaten.

Definition

Die CML ist eine Erkrankung der hämatopoetischen Stammzelle, bei der es zu einer autonomen Proliferation von Zellen der Granulozytopoese und einer hochgradig erhöhten Leukozytenzahl im peripheren Blut mit Ausschwemmung aller Reifungsstufen kommt.

Kasuistik

Eine 25jährige Arzthelferin, Größe 176 cm, Gewicht 57 kg, fühlte sich in den letzten Monaten häufiger müde und abgeschlagen; 5 kg Gewichtsabnahme, sehr oft Nachtschweiß, gelegentlich Knochenschmerzen; kein Juckreiz, kein Fieber. Eine Blutbildkontrolle ergab 102000 Leukozyten/µl (102 G/l). **Labor:** BSG 21/62, Hämoglobin 11,6 g/dl (7 mmol/l), Erythrozyten 3,44 Mio./µl (3,44 T/l), Hämatokrit 25,2%; MCV, MCH, MCHC im Normbereich. Differentialblutbild: 1% Myeloblasten, 3% Promyelozyten, 6% Myelozyten, 17% Metamyelozyten, 9% Stabkernige, 50% neutrophile Segmentkernige, 4% Basophile, 2% Eosinophile, 5% Monozyten, 3% Lymphozyten. ALP-Index = 0 (normal 10–80), Thrombozyten 344000/µl (344 G/l).

Sonographisch mäßig ausgeprägte Milzvergrößerung (14 cm Durchmesser), körperlicher Befund unauffällig.

Beckenkammbiopsie (Histologie): verschmälerte Spongiosa, deutlich verminderte Zahl an Fettzellen; ausgeprägte Vermehrung und Linksverschiebung der Granulozytopoese mit lückenloser Ausreifung; verminderte Erythropoese; Mikromegakaryozyten; keine Fibrose. Auffällig sind Makrophagen im PAS-positiven Material.

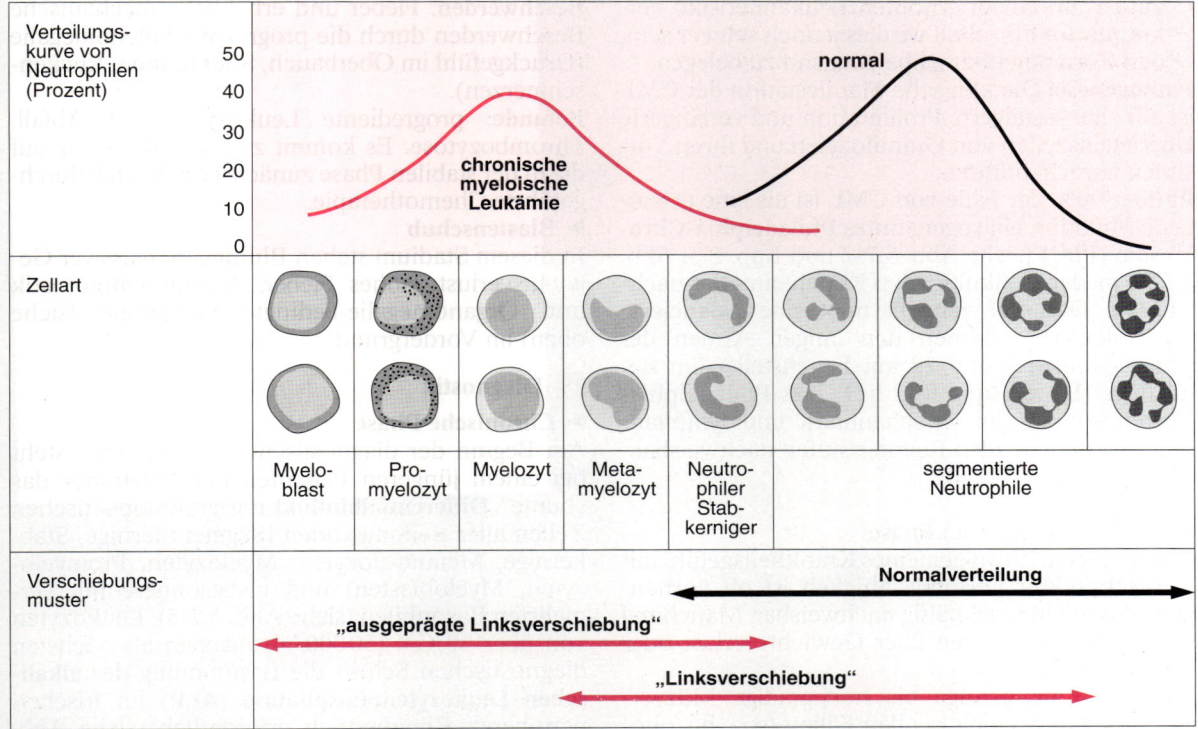

Abb. 5.7-1 Charakteristische pathologische Linksverschiebung im Differentialblutbild bei chronischer myeloischer Leukämie.

Chromosomenanalyse (Giemsa-Banding-Technik) aus KM-Aspirat: Philadelphia-Chromosom (siehe Abb. 5.7-2).
Molekulargenetische Analyse (PCR): bcr-c-abl-Rearrangement in der CML-typischen M-bcr-Region.
Verlauf: Einleitung einer Chemotherapie mit Hydroxycarbamid (Litalir®); darunter vollständige Normalisierung des Blutbilds, beschwerdefreie Patientin. Es erfolgt eine HLA-Typisierung im engeren Familienkreis, die Mutter kommt als Knochenmarkspender in Betracht (hat jedoch ein Antigen-„mismatch" im HLA-DR-Bereich).
Umstellung von Litalir® auf α-Interferon (Roferon®, Intron A®) mit dem Ziel, eine Verminderung der Philadelphia-Chromosom-positiven Metaphasen zu erreichen (zur Verlängerung der chronischen Phase für Zeitgewinn bis zur definitiven KM-Transplantation).

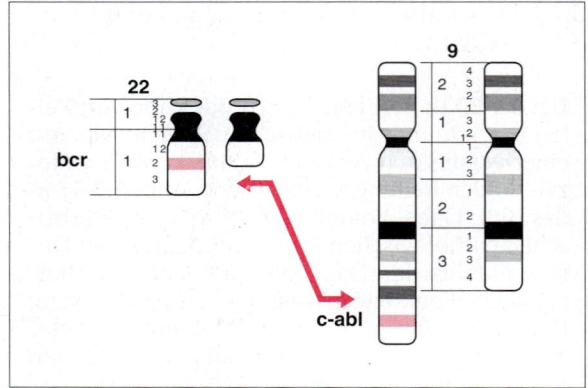

Abb. 5.7-2 Schematische Darstellung der balancierten Translokation t(9;22), des sogenannten Philadelphia-Chromosoms.
Aus der Abbildung geht hervor, daß die Verkürzung des Chromosoms 22 nicht auf eine Deletion zurückzuführen ist, sondern durch eine Translokation zustande kommt: Der „fehlende" Teil des Chromosoms 22 wird auf einen langen Arm des Chromosoms 9 transloziert.
Der verkürzte Teil des Chromosoms 22 (22q⁻) wird nach dem Ort der Erstbeschreibung als Philadelphia-Chromosom bezeichnet.

Epidemiologie

Pro Jahr kommt es annähernd zu einer Neuerkrankung pro 100 000 Einwohner. Die chronische myeloische Leukämie macht etwa ein Fünftel aller Leukämien und über 30% aller CMPE aus. Es sind überwiegend Patienten im mittleren Lebensalter betroffen (25–45 Jahre).

Ätiologie und Pathogenese

Die **Ätiologie** der chronischen myeloischen Leukämie ist unklar. Faktoren sind bekannt, die zu ihrer Entstehung prädisponieren:

▶ **Ionisierende Strahlen:** Es ist gegenwärtig nicht überzeugend nachgewiesen, ob es eine Strahlengrenzdosis gibt, bei deren Überschreitung ein Anstieg des Leukämierisikos zu erwarten ist.

▶ **Chemikalien:** Berufliche Exposition, insbesondere von Benzoldämpfen, Alkylanzien, Zytostatika, ist mit einem erhöhten Leukämierisiko verknüpft. Im Einzelfall wird es jedoch schwer sein, den Zusammenhang überzeugend zu belegen.

Pathogenese: Die klinische Manifestation der CML ist auf eine gesteigerte Proliferation und verlängerte Überlebenszeiten von Granulozyten und ihren Vorstufen zurückzuführen.

In über 90% der Fälle von CML ist als eine erworbene Mutation ein sogenanntes **Philadelphia-Chromosom (Ph¹⁺)** (siehe Abb. 5.7-2 und Kap. 2.3, Abb. 2.3-2) in der Zellkultur des Knochenmarks nachweisbar. Darunter versteht man eine balancierte Translokation zwischen den langen Armen der Chromosomen 9 und 22 mit Bruchstellen im Bereich der Bänder q34 und q11. Das Philadelphia-Chromosom ist im Knochenmark und lymphatischen System in allen Reifungsstufen nachweisbar.

Ⓢ Symptome

▶ **Chronische (stabile) Phase**
Beschwerden: Ein allgemeines Krankheitsgefühl mit eingeschränkter Leistungsfähigkeit ist oft vorhanden, aber nicht regelmäßig nachweisbar. Manchmal klagen die Betroffenen über Gewichtsverlust oder Nachtschweiß.
Befunde: Eine geringe bis hochgradige Milzvergrößerung findet sich in allen Fällen (sog. histohomologes Verhalten, d.h. Infiltration in den Sinuso-

iden von Milz und Leber). Anämiesymptome sind selten initial nachweisbar. Typisch ist der Druckschmerz bei Kompression des Brustbeins.
▶ Die **Akzelerationsphase** ist aufzufassen als Übergang

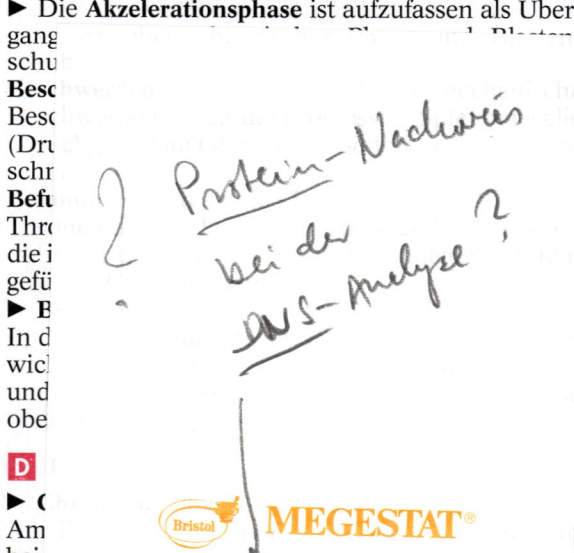

„bunte" **Differentialblutbild** mit granulopoetischen Zellen aller Reifungsstufen (Segmentkernige, Stabkernige, Metamyelozyten, Myelozyten, Promyelozyten, Myeloblasten) und insbesondere mit vermehrten Basophilen (siehe Abb. 5.7-3). Leukozyten von über 50 G/l (50000/µl) machen als nächsten diagnostischen Schritt die Bestimmung der **alkalischen Leukozytenphosphatase (ALP)** im frischen peripheren Blutausstrich erforderlich (siehe Abb. 5.7-4).

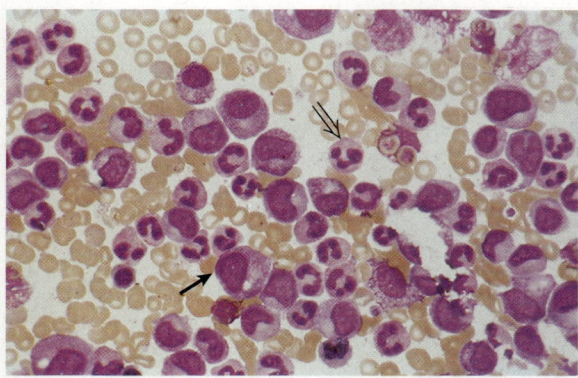

Abb. 5.7-3   Peripherer Blutausstrich bei CML, chronische Phase: bunte Zellzusammensetzung, Hyperleukozytose (463000/µl) mit kontinuierlicher Linksverschiebung. Vom Promyelozyten mit deutlicher zytoplasmatischer Granulation (Pfeil) bis zum Segmentkernigen (Doppelpfeil) kommen alle Reifungsstufen vor (vgl. Abb. 5.7-1).

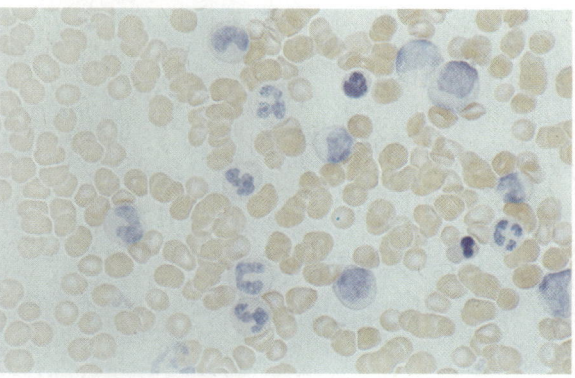

Abb. 5.7-4   Peripherer Blutausstrich bei CML: negative Reaktion der alkalischen Leukozytenphosphatase in reifen neutrophilen Granulozyten. Vergleiche positiven Befund bei P. vera (Abb. 5.7-12).

ALP-Index: Die quantitative Auswertung der Aktivität der alkalischen Leukozyten-Phosphatase (ALP) erfolgt durch Auszählung von 100 Granulozyten im Lichtmikroskop nach Anfärbung. Als Maß für die Stärke der Aktivität wird die Intensität des Farbstoffniederschlags verwertet. (0 = keine Reaktion; 1 = granuläre braune Reaktion; 2 = homogene Reaktion; 3 = Niederschlag, z.T. schwarz verdichtet; 4 = diffuse schwarzbraune Färbung der Zelle). ALP-Index = Gesamtsumme der erhaltenen Werte; normal 10–80. ALP-Index hoch bei Polycythaemia rubra vera, Osteomyelofibrose, Sepsis. Eine Verminderung des Aktivitätsindex der alkalischen Leukozyten-Phosphatase (ALP) ist ein charakteristischer Befund bei der chronischen myeloischen Leukämie und differentialdiagnostisch hilfreich. Die verminderte Enzymaktivität ist nicht an irgendwelche spezifischen Granula geknüpft. Bei der CML gibt es keinen Hinweis darauf, daß die alkalische Phosphatase der Neutrophilen defekt ist.

Weniger aussagekräftig ist die infolge des gesteigerten Zellumsatzes zu beobachtende Erhöhung der Laktat-dehydrogenase (LDH) und der Harnsäure. Die Frage, ob es sich um eine CML oder um eine chronische myelomonozytäre Leukämie (CMMoL) handelt, kann durch die zytogenetische Untersuchung mit dem Ziel, das Philadelphia-Chromosom nachzuweisen, geklärt werden. Bei allen Ph-positiven CML-Patienten ist molekulargenetisch in der DNS-Analyse („Southern-Blot") ein abnormes Protein mit veränderter Tyrosinkinaseaktivität nachweisbar (vgl. Kap. 2.3).

Das durch eine Beckenkammbiopsie gewonnene Knochenmark zeigt histologisch ein Überwiegen der neutrophilen Granulopoese (siehe Abb. 5.7-5). Fakultativ ist eine **Thrombozytose** von über 1000 G/l (1 Mio./µl) mit megakaryozytärer Hyperplasie im Knochenmark. Die Megakaryozyten sind dabei meist klein und reifungsgestört.

In der Zellkultur des Knochenmarks wird in über 90% ein Ph^{1+}-Chromosom nachgewiesen (siehe Abb. 5.7-2).

▶ **Blastenschub**

Der Anteil von **Blasten** und **Promyelozyten** im peripheren Blut beträgt beim terminalen Blastenschub über 30%, im Mark über 50% (siehe Abb. 5.7-6).

Hb unter 6,21 mmol/l (10 g/dl), Thrombozyten unter 100 G/l (100000/µl). Da die CML eine Stammzellerkrankung ist, mit möglicher Expression der Blastenkrise, auch in der Megakaryopoese, Erythropoese und im lymphatischen System, kann das morphologische Bild dieser Transformation unterschiedlich sein: myeloischer, erythrämischer, lymphatischer, megakaryozytärer differenzierter Blastenschub. Lymphatische Blastenkrisen machen etwa 30 bis 40% aus. Etwa 60% der Blastenschübe zeigen eine myeloische Differenzierung.

Nicht selten ist eine terminale Myelofibrose, d.h. eine Faservermehrung im Knochenmark wie bei der Osteomyelofibrose.

Eine typische Blastenkrise mit schubweisem Übergang der chronischen Phase in die akute Phase ist nur bei etwa einem Viertel der Patienten zu beobachten. Bei den übrigen Fällen kommt es zu einer zunehmenden Verschlechterung des Allgemeinzustands, Gewichtsverlust, Fieber, Abnahme des Hb-Wertes, zunehmender Milzgröße und langsam progredienter Leukozytose mit zunehmendem Blastenanteil, Thrombozytopenie. Häufig steigt die Basophilenzahl im peripheren Blut deutlich an. Sekundäre (terminale) Markfibrosen – insbesondere bei den megakaryozytenreichen Formen der CML mit vorausgegangener Thrombozytose – sind nicht selten. Diese Phase zwischen der (symptomarmen) chronischen Phase und dem manifesten Blastenschub bezeichnet man unscharf als „Akzelerationsphase" oder „subakute Transformation" (siehe Abb. 5.7-7).

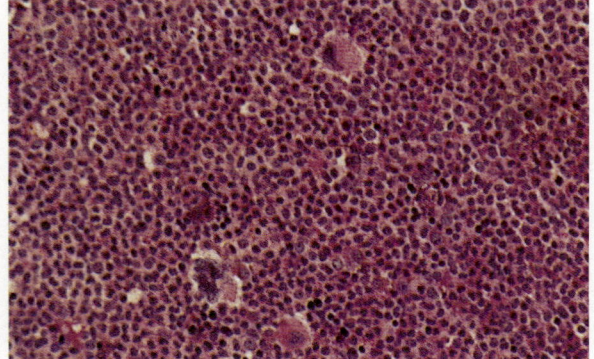

Abb. 5.7-5 Histologie des Knochenmarks bei CML (Beckenkammbiopsie): Überwiegen einer kontinuierlich von den Bälkchen her ausreifenden neutrophilen Granulopoese.

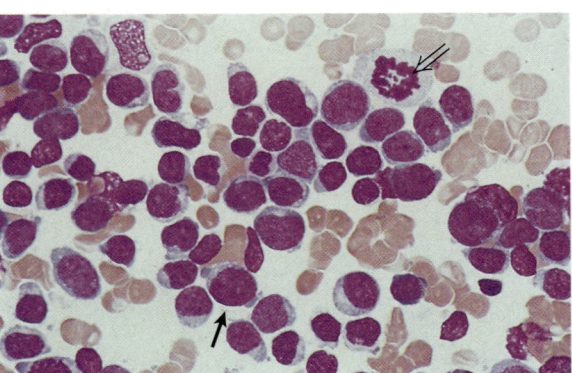

Abb. 5.7-6 Peripherer Blutausstrich bei CML, Blastenschub: Hyperleukozytose 328 G/l (328000/µl). Es überwiegen nukleolenhaltige Blasten (Pfeil) mit großem Zellkern und geringem Zytoplasmamaterial. Mitosen (Doppelpfeil).

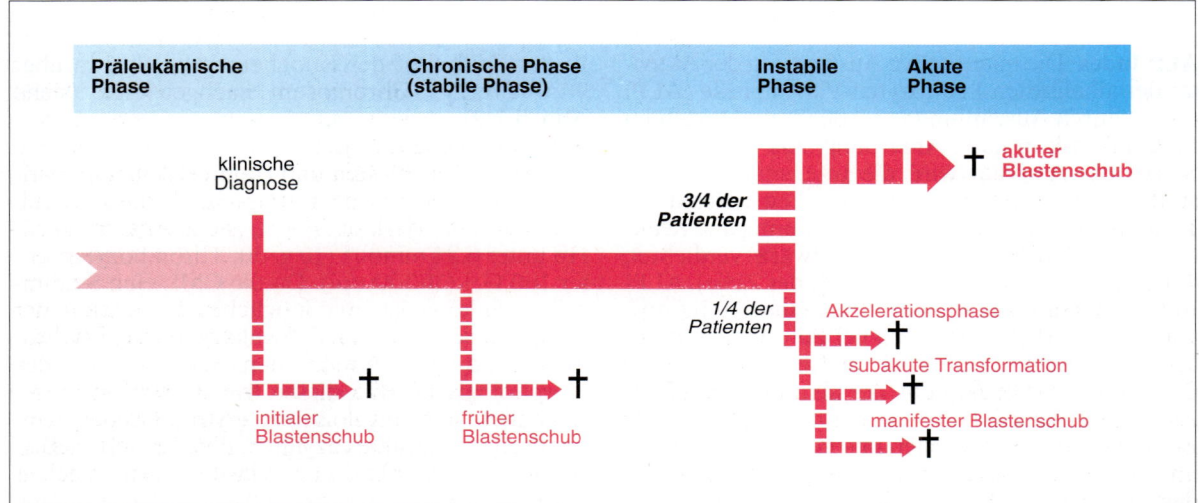

Abb. 5.7-7 Schematische Darstellung des phasenhaften Verlaufs der Ph¹⁺-CML unter besonderer Berücksichtigung der Endphasen: terminaler Blastenschub und Akzelerations-phase. Die Länge der einzelnen Phasen ist durch erhebliche individuelle Unterschiede geprägt (in Anlehnung an Zankovich et al. 1986).

▼ Therapie

> Klinisch behandlungsbedürftig ist eine CML, sobald mindestens eines der folgenden Kriterien zutrifft:
> ► Leukozytose über 50 G/l (50000/µl),
> ► allgemeines Krankheitsgefühl,
> ► Gewichtsverlust von mehr als 10% innerhalb von sechs Monaten,
> ► Organomegalie-bedingte Beschwerden.

Die Therapie besteht in einer Normalisierung des Blutbildes und Besserung des Allgemeinbefindens durch **Chemotherapeutika** wie das Alkylans Busulfan (Myleran®) oder den Enzymhemmer Hydroxycarbamid (Litalir®). 1983 wurde erstmals über die erfolgreiche Behandlung mit gereinigtem α-Interferon berichtet. Seit der Einführung rekombinanten humanen α₂-Interferons wurden Hunderte von Patienten mit dieser Substanz behandelt. Interessanterweise gelang es in chromosomalen Sequenzuntersuchungen des Knochenmarks, ein passageres Verschwinden des zuvor nachgewiesenen Philadelphia-Chromosoms zu beobachten. Im klinischen Verlauf änderte sich jedoch leider für die Betroffenen nichts: Nach einer Zeit von 48 Monaten lebte der überwiegende Teil der Patienten nicht mehr. Die wichtigsten Nebenwirkungen des α₂-Interferons sind: grippeähnliche Symptome, Müdigkeit, Vergeßlichkeit, Depressionen, Gewichtsverlust, Allergien. Nicht selten führen sie zum Therapieabbruch. Als Routinemethode kann die Behandlung mit Interferon noch nicht empfohlen werden.

Sinnvoll ist in jedem Fall die Gabe von Allopurinol zur Verhinderung einer erhöhten Harnsäureproduktion mit möglicher Gichtsymptomatik und Nierenschädigung.

Bei Patienten mit Leukozytenzahlen über 500 G/l (500000/μl) und dadurch bedingter Viskositätserhöhung kann eine Leukapherese mittels Zellseparator notwendig werden. Dabei handelt es sich um eine Depletionsbehandlung, bei der die Leukozytenthromben, die aufgrund der veränderten Fließeigenschaften des Blutes bei der extremen Leukozytose entstehen und die zu Erblindung, Angina pectoris oder zu Bein- und Beckenvenenthrombosen führen können, dem Organismus entzogen werden, während die restliche Blutfraktion dem Patienten erhalten bleibt. Durch diese Leukapherese können Akutsituationen (neurologische Ausfälle wie akute Sehverschlechterungen) rasch überbrückt werden, bis die Chemotherapie zytoreduktiv wirkt. Es stehen verschiedene Leukapheresemethoden zur Verfügung.

Die sogenannte Blastenkrise zeigt in etwa einem Drittel der Fälle einen lymphatischen Phänotyp und kann mit Vincristin und Prednison behandelt werden. Myeloische Blastenschübe sprechen gelegentlich auf die Induktionstherapie mit Mithramycin und Hydroxycarbamid an. Hierbei handelt es sich jedoch um Einzelmitteilungen aus der Literatur. Grundsätzlich gilt, daß die Mehrzahl der Patienten, die in die Blastenkrise kommen, nur noch wenige Wochen zu leben hat.

Eine kausale Behandlung der CML müßte eine vollständige Vernichtung der malignen Zellpopulation erreichen. Dies ist jedoch mit keinem der in den vorangegangenen Abschnitten beschriebenen Therapieverfahren möglich. Allenfalls kann eine Reduktion des malignen Zellklons erreicht werden. Dadurch läßt sich der schicksalhafte Verlauf in Richtung Blastenkrise jedoch nicht verhindern.

Die frühe allogene **Knochenmarktransplantation** stellt deshalb zur Zeit die einzige Möglichkeit für eine **dauerhafte** Heilung der CML dar. Es steht jedoch nicht immer ein geeigneter, histokompatibler Spender (HLA-kompatibel, MLC-negativ) zur Verfügung. Wegen der erfahrungsgemäß jenseits des 45. Lebensjahres gehäuft auftretenden Abstoßungskrisen ist die allogene Knochenmarktransplantation auf jüngere Patienten beschränkt.

Verlauf und Prognose

Der Verlauf der CML ist durch wenige prognostische Faktoren gekennzeichnet: Allgemein als **ungünstig** angesehen werden eine initiale Blasten- und Promyelozytenzahl über 5% im peripheren Blut, eine ausgeprägte Splenomegalie sowie das Auftreten einer (schon initialen) Faservermehrung in der Knochenmarkhistologie (sekundäre Myelofibrose). Als prognostisch **günstig** konnte in letzter Zeit der Nachweis von sogenannten Pseudo-Gaucher-Zellen herausgestellt werden.

Pseudo-Gaucher-Zellen sind große Speicherzellen, die denen der Gaucher-Krankheit (Zerebrosid-Speicherkrankheit) gefundenen ähnlich sehen und ein ausgedehntes, mit geknittertem Pergament vergleichbares Zytoplasma haben. Im Unterschied zu echten Gaucher-Zellen findet sich eine ausgeprägte optische Anisotropie (Polarisationsmikroskop!) des Zytoplasmas mit streifiger Struktur.

Patienten mit diesen in der Histologie des Knochenmarks nachweisbaren Zellen haben eine deutlich längere Dauer der chronischen Phase.

Die mittlere Lebenserwartung therapierter Patienten liegt bei 48 Monaten für die chronische Phase. Bei einem kleinen Teil der Patienten tritt der sogenannte Blastenschub (Blastenkrise) klinisch initial ein, bei der überwiegenden Zahl der Patienten zu jedem beliebigen späteren Zeitpunkt nach Diagnosestellung. Der Blastenschub bestimmt den weiteren Krankheitsverlauf (siehe Abb. 5.7-7). Nach Eintritt des Blastenschubs beträgt die Lebenserwartung zwischen zwei und sechs Monaten.

Differentialdiagnose der CML

▶ **Chronische myelomonozytäre Leukämie** (siehe Kap. 5.3); diese Entität wurde früher als Philadelphia-Chromosom-negative CML bezeichnet und hat mit 13 Monaten mittlere Überlebenszeit eine noch schlechtere Prognose als die CML. Wichtigste Unterscheidungsmerkmale: kein Philadelphia-Chromosom, absolute Monozytose.
▶ **Leukämoide Reaktion** (z.B. bei Endocarditis lenta, Karzinom, Sepsis). Wichtigste Unterscheidungsmerkmale: ALP-Index hoch, Leukozytenzahl nicht über 50 G/l.
▶ **Osteomyelofibrose** im sogenannten faserarmen (hyperplastischen) Frühstadium. Wichtigste Unterscheidungsmerkmale: normaler bis hoher ALP-Index, mäßige Leukozytose (Verlaufskontrolle) (siehe auch Tab. 5.7-2).

5.7.2 Osteomyelofibrose (OMF)

Unter Osteomyelofibrose wird eine im Endstadium hochgradige Faservermehrung im Knochenmark (siehe Abb. 5.7-8) mit extramedullärer Blutbildung (in Leber, Milz, Nieren etc.) und „leukämischer" Ausschwemmung aller drei Blutzellsysteme verstanden; wegen der regelmäßig im Endstadium nachweisbaren Osteosklerose des Knochenmarks bezeichnet man das Krankheitsbild als **Osteomyelofibrose/-sklerose.** Die Therapie ist symptomatisch. Die mittlere Überlebenszeit liegt bei über 60 Monaten.

Definition

Die sogenannte primäre Osteomyelofibrose ist histologisch durch eine zunehmende fibrosklerotische Veränderung der Knochenmarkräume mit Reduktion der Hämatopoese und zunehmender Osteofibrosklerose gekennzeichnet. Klinisch-hä-

Tab. 5.7-2 Differentialdiagnose der chronischen myeloproliferativen Erkrankungen: schematische Zusammenstellung wegweisender klinischer und histomorphologischer Befunde am Knochenmark

Parameter	chronische myeloische Leukämie	Osteomyelo-fibrose	Polycythaemia vera	primäre Thrombo-zythämie
Laborbefunde				
Leukozyten	↑↑	n	∅−↑?	∅−↑?
Blasten (+ Promyelozyten) im peripheren Blut	↑−↑↑	∅−↑↑	∅	∅
ALP-Index	n−↓↓	n−↑	↑↑	n
Erythrozytenzahl (+Hb)	n−↓	n−↓	↑↑	n−↓ [(1)]
Philadelphia-Chromosom	+	∅	∅	∅
Klinische Befunde				
Hepatomegalie	↑	↑	↑?	↑?
Splenomegalie	↑−↑↑		↑?	n
Übergang in Blastenkrise	↑↑	↑	∅−↑	∅
KM-Befunde				
Granulopoese	↑↑	↑−↑↑	↑	∅
Erythropoese	○−↓	↑−↓	↑↑	↑? [(1)]
Megakaryopoese	↑−↑↑	↑−↑↑	↑−↑↑	↑↑
Übergang in Fibrosklerose	↑	↑−↑↑	∅	∅
Eisen im Markretikulum	↓	↓	∅	n−↓? [(1)]

[(1)] nur bei Fällen mit vorangegangener schwerer Hämorrhagie

∅	= nicht vorhanden	↓	= mäßig bis mittelgradig erniedrigt
n	= Normalbefund	↓↓	= stark erniedrigt
↑	= mäßig bis mittelgradig erhöht	?	= grenzwertig oder nicht eindeutig gesichert
↑↑	= stark ausgeprägt		

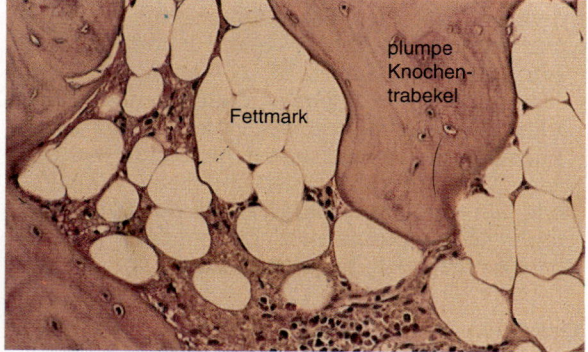

Abb. 5.7-8 Histologie des Knochenmarks bei OMF (Beckenkammbiopsie): spätes fibro-osteosklerotisches Stadium mit weitgehender Verödung der Hämatopoese.

matologisch charakteristisch ist eine Splenomegalie mit leukoerythroblastischem Blutbild, Tränentropfen-Poikilozytose, zunehmender Anämie, mäßiger Leukozytose und Erhöhung des ALP-Index.

Kasuistik

Eine 52jährige Sachbearbeiterin, Größe 165 cm, Gewicht 74 kg, klagt über Müdigkeit, Abgeschlagenheit, „Ameisenlaufen" in Fingerspitzen und Fußsohlen, Druckgefühl im linken Oberbauch. **Ultraschall** im Rahmen der Vorbereitung zu einer Meniskusoperation: Leber und Milz vergrößert. Quick-Wert 50%. Unter dem Verdacht einer Leberzirrhose erfolgt die weitere Abklärung.
Befund: blasse Haut und Schleimhäute, Leber und Milz derb tastbar vergrößert.
Labor: BSG 5/12, Hämoglobin 9,6 g/dl (5,6 mmol/l), Erythrozyten 3,93 Mio/µl (3,93 T/l), Hämatokrit 31,4%, Retikulozyten 28‰, MCV 79,7 (Normwert 80−100),

MCH 24,4 (NW 27–34), MCHC 30,6 (NW 30–36). Leukozyten 4800/µl (4,8 G/l).
Differentialblutbild: Linksverschiebung bis zum Myelozyten, Normoblastenausschwemmung: Aniso-, Poikilo- und Dakryozytose der Erythrozyten. ALP-Index 189 (NW 10–80); Thrombozyten 427000/µl (427G/l); Quick 55%, GPT 15 U/l, LDH 366 U/l.
Leber„blind"biopsie: Mikroskopisch keine portale Entzündung; keine Zirrhose. Exogen-toxische Belastung der Leber; Verfettung mit Cholestase und Hepatitis.
Beckenkammbiopsie: Sie umfaßt neben Kortikalis reichlich Spongiosabälkchen, die eine deutliche knospenförmige endophytische Apposition von neugebildetem Knochen im Sinne einer Osteosklerose aufweisen. Weiterhin finden sich eine deutliche Vermehrung der Zelldichte und eine abnorme – in Zellnestern vorhandene – Proliferation von Megakaryozyten. Die Granulozytopoese ist linksverschoben, die Erythropoese spärlich. Auffallend ist die Vermehrung dichter kollagener Faserbündel neben einem retikulären Fasernetz in enger Beziehung zu megakaryozytären Zellelementen.
Diagnose: Osteomyelofibrose mit ausgeprägter trilinearer Proliferation. **Verlauf:** Aufnahme einer myelosuppressiven Therapie mit 2 mg Myleran (Busulfan®) über 14 Tage. Darunter deutliche Verkleinerungen der Milz, Abklingen der Beschwerden. Im weiteren Verlauf engmaschige Kontrolle und bei erneuter Milzvergrößerung Wiederaufnahme der Therapie.

Epidemiologie

Im Krankengut der Medizinischen Universitätsklinik Köln von über 400 Patienten mit chronischen myeloproliferativen Erkrankungen ist die OMF mit über 30% eine der wesentlichen Untergruppen dieses Syndroms. Sie hat ihren Altersgipfel in der sechsten bis siebten Lebensdekade.

Ätiologie und Pathogenese

Die OMF ist eine monoklonale monozelluläre Erkrankung und geht – wie die anderen CMPE – von einer (zur Zeit nicht näher definierten) Stammzelle aus.
Myelofibrosen können primär und sekundär (d.h. als Folge einer vorausgegangenen CML, P. vera oder PTH) auftreten, wobei nur eine enge Kooperation zwischen Kliniker und Pathologen sowie eine sorgfältige Verlaufskontrolle diese Differenzierung erlauben. Sie ist keinesfalls aus dem Querschnittsbild möglich.
Der vor allem im amerikanischen Schrifttum nicht selten unscharf verwendete Begriff einer sogenannten agnogenischen myeloischen Metaplasie bezeichnet die fibrosklerotischen Endstadien einer Reihe von CMPE, wie z.B. CML, Polycythaemia vera oder primäre Thrombozythämie, ohne daß eine weitergehende klinische Differenzierung der zugrundeliegenden Vorerkrankung erfolgt.
Die Entwicklung einer retikulären und kollagenen Faservermehrung und die schließlich daraus resultierende Geflechtknotenbildung ist als sekundäres Phänomen anzusehen. Die Fibroblasten sind nicht direkt Teil des neoplastischen hämatologischen

Prozesses, wie die Ergebnisse von Zytogenetik und Isoenzymstudien gezeigt haben. Histologisch und vor allem elektronenmikroskopisch war eine enge topographische Beziehung zwischen den vermehrten atypischen Megakaryozyten und der Faserbildung aufgefallen. Experimentelle Arbeiten konnten beweisen, daß eine ineffektive Megakaryopoese bei der OMF exzessive Konzentrationen eines die Fibroblasten und Kollagenfasern stimulierenden Faktors (platelet derived growth factor und Interleukin-6) freisetzt. Dieser führt dann zusammen mit dem das Enzym Kollagenase hemmenden Faktor IV zu einer überschießenden Faservermehrung. Die OMF zeichnet sich unter den verschiedenen Subtypen der CMPE durch den fast regelhaft erfolgenden Übergang in eine fibrosklerosierende Markreaktion besonders aus.

Ⓢ Symptome

Klinische Frühform
Beschwerden: Gewichtsabnahme, Leistungsschwäche, Fieber.
Befunde: Thrombosen, Hämorrhagien, mäßige Milzvergrößerung. Häufig aber auch keine charakteristischen Symptome.
Klinische Spätform
Beschwerden: ausgeprägte Gewichtsabnahme und Leistungsschwäche, gelegentliche Beeinträchtigung des Wohlbefindens des Patienten durch die Verdrängungserscheinungen im linken Oberbauch infolge der Splenomegalie von monströsem Ausmaß (Ergebnis der extramedullären Blutbildung in der Milz), u.U. Milzinfarkt. Seltener Juckreiz.
Befunde: Anämie (innerhalb von fünf Jahren transfusionsbedürftig bei fast allen Patienten mit OMF). Ursachen sind die ineffektive Erythropoese, die verminderte Überlebenszeit der Erythrozyten sowie eine mäßige Hämolyse in der Milz. Gerinnungsstörungen mit Blutungen und Thrombose können vorkommen.

Ⓓ Diagnostik

Findet man bei einem alten Patienten mit Splenomegalie eine mäßige Erhöhung der Leukozytenzahl (um 20 G/l), ist der nächste diagnostische Schritt die Anfertigung eines peripheren Blutausstrichs: Eine Aniso- und Poikilozytose mit Nachweis zahlreicher Dakryozyten (Tränentropfenzellen) (siehe Abb. 5.7-9), eine mäßige Leukozytose mit Linksverschiebung und Normoblastämie bei erhöhtem Index der alkalischen Leukozytenphosphatase stellen die charakteristische Befundkonstellation dar. Die Frage, ob es sich um eine OMF handelt, kann schließlich durch eine repräsentative Entnahme von Knochenmark am hinteren Beckenkamm und dessen histologische Untersuchung (siehe Abb. 5.7-10) geklärt werden.

Bei der OMF ermöglicht erst die Beckenkammbiopsie die Diagnose!

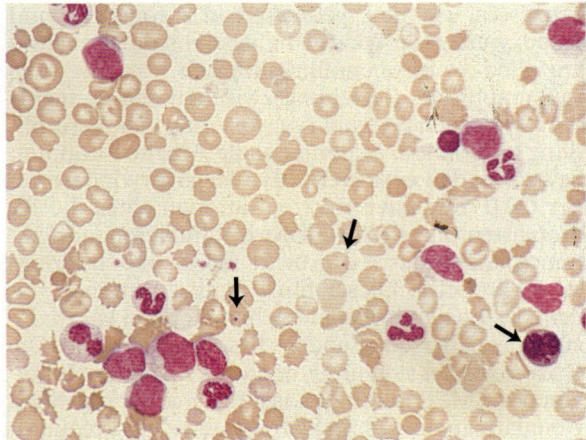

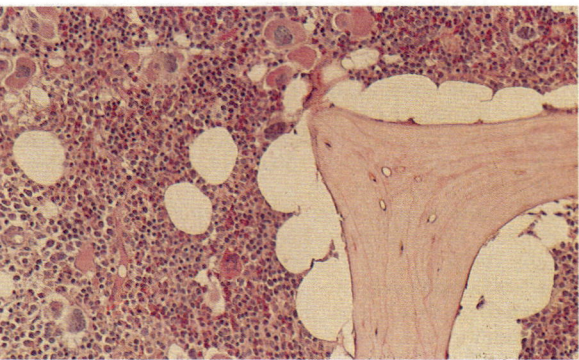

Abb. 5.7-11 Histologie des Knochenmarks bei sog. primärer Osteomyelofibrose (OMF) (Beckenkammbiopsie): frühes faserarmes hyperzelluläres Stadium.

Abb. 5.7-9 Peripherer Blutausstrich bei Osteomyelofibrose, Pappenheim-Färbung: Dakroyzytose („Tränenformen" der Erythrozyten), Aniso- und Poikilozytose, Howell-Jolly-Körperchen (Pfeil), Leukozytose mit Linksverschiebung bis zum Myeloblasten, Normoblastämie (Pfeil rechts unten).

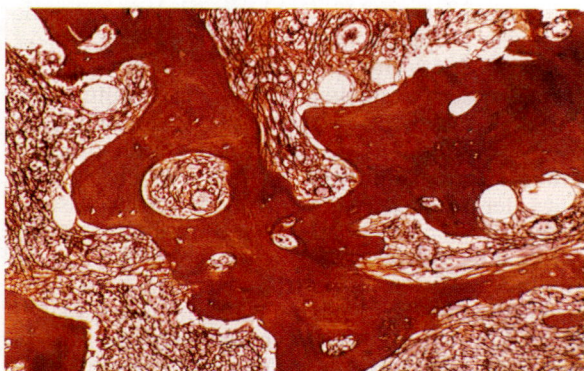

Abb. 5.7-10 Histologie des Knochenmarks bei OMF (Beckenkammbiopsie): spätes fibro-osteosklerotisches Stadium; Faser-Darstellung, Versilberung.

Die zytologische Markuntersuchung hat keine Bedeutung, zumal in späteren Stadien wegen der Faservermehrung eine Punctio sicca (trockene Markpunktion ohne Aspiration von Knochenmarkzellen) die Regel ist. Die zytogenetische Untersuchung ermöglicht bei der Frühform mit Leuko- und Thrombozytose die differentialdiagnostische Abgrenzung von einer CML.

Klinische Frühform

▶ Thrombozytose
▶ Histologie des Knochenmarks: Vermehrung aller drei Zellsysteme, insbesondere der oft atypischen haufenförmig angeordneten Megakaryozyten, kaum oder nur mäßig ausgeprägte Faservermehrung (Fibrose) (siehe Abb. 5.7-11).
▶ normaler Hämoglobinwert
▶ erhöhter ALP-Index bei mäßiger Leukozytose.

Klinische Spätform

▶ Leukoerythroblastisches Blutbild.
▶ Anämie, Leukopenie, Thrombozytopenie (Panzytopenie). Blutvolumenbestimmungen ergeben häufig eine normale Gesamt-Erythrozytenmenge. Die Schwere der „Dilutions"-Anämie ist in etwa mit der Größe des Milztumors korreliert (Erythrozytensequestration in der großen Milz!).
▶ Sogenannte Tränentropfenformen der Erythrozyten („teardrop"-Poikilozytose).
▶ Histologie des Knochenmarks: Ausbildung einer charakteristischen Kollagenfaservermehrung und häufige Osteoklerose (Osteomyelofibrose/-sklerose); Reduzierung der Markräume; Verödung der Blutbildung (siehe Abb. 5.7-10).
▶ Erhöhter ALP-Index bei mäßiger oder fehlender Leukozytose. Bei den meisten der Patienten liegt ein möglicherweise jahrelanges Zeitintervall zwischen sog. frühen und späten Formen dieser Erkrankung. Der allmählich eintretende, klinisch nur schwer faßbare Übergang von einer frühen Form in eine fortgeschrittene Phase der OMF wird von einer Zunahme der Anämie, Auftreten eines leukoerythroblastischen Blutbildes und durch eine progressive Hepatosplenomegalie begleitet.

Komplikationen

Die schrittweise Entwicklung von einem faserartigen (hyperplastischen) Frühstadium in eine Fibrosierung des Knochenmarks folgt keinem zeitlich festgeschriebenen Prinzip. Blastenkrisen können in jedem Stadium auftreten. Sie sind aber im Vergleich zu einer Ph[1+]-CML und Polycythaemia vera weitaus seltener (10 bis 15% der Fälle). Eine im Initialstadium regelmäßig vorhandene Thrombozytenvermehrung kann in Verbindung mit Gerinnungsstörungen zu Blutungen oder Thrombosen führen. Im weiteren Krankheitsverlauf tritt in zunehmendem Maße eine Verminderung der Blutplättchen auf, so daß es zu u.U. tödlich Hämorrhagien kommen kann. Daneben stellen bakterielle oder virale Infektionen eine häufige Todesursache dar.

▼ Therapie

Eine erfolgreiche Therapie der OMF gibt es bisher weder bei den Früh- noch bei den Spätformen. Bei Anämie symptomatische Bluttransfusionen sowie Folsäure, Vitamin B_{12} und Alkylanzien wie Busulfan zur Reduktion der Milzgröße. Allopurinol soll zur Prophylaxe einer Gicht gegeben werden. Milzbestrahlung bei akutem Milzinfarkt. Eine Splenektomie kommt nur in Frage bei hämolytischer Anämie mit hohem Transfusionsbedarf oder bei extremer Thrombozytopenie mit Blutungsneigung.

> Mit zunehmender Milzgröße steigt das Operationsrisiko!

Dies ist vor allem darauf zurückzuführen, daß die Milzvergrößerung Ausdruck einer kompensatorischen extramedullären Blutbildung ist, deren Ausfall durch Reaktivierung anderer Blutbildungszentren (Leber, Perikard, Niere) ausgeglichen werden muß und zu lebensbedrohlichen Komplikationen führen kann.
Deshalb keine Splenektomie bei fortgeschrittenem Stadium und begleitenden kardiovaskulären sowie Leber- und Nierenerkrankungen. **Komplikation** nach Splenektomie: postoperative Thrombozytose mit Thrombosen.

Verlauf und Prognose

Die OMF kann jahrelang beschwerdefrei verlaufen. Bei den Spätformen stehen die (transfusionsbedürftige) Anämie, die exzessive Splenomegalie und die zunehmende Kachexie im Vordergrund. Nur wenige Patienten (unter 20%) versterben an einem Blastenschub.
Trotz der bei etwa der Hälfte der Fälle auftretenden Komplikationen leben die Patienten nach der Diagnosestellung im Mittel noch 40 bis 60 Monate. Prognostische Unterschiede zwischen Früh- und Spätformen gibt es in einem größeren Kollektiv von Patienten nicht. Dies ist möglicherweise darauf zurückzuführen, daß die Faktoren hohes Alter und Anämie bei der OMF in Verbindung mit gefäßbedingten degenerativen kardiovaskulären Veränderungen einen wesentlichen, prognostisch ungünstigen Einfluß ausüben.

Differentialdiagnose der OMF

Frühform (Leitsymptom Thrombozytose)
▶ **Primäre Thrombozythämie** – Wichtigstes Unterscheidungsmerkmal: in der Histologie des Knochenmarks unilineare Vermehrung der morphologisch normalen Megakaryozyten.
▶ **Polycythaemia vera** – Wichtigste Unterscheidungsmerkmale: in der Histologie des Knochenmarks trilineare Proliferation in allen drei blutbildenden Systemen; erhöhtes Blutvolumen; extrem erhöhter ALP-Index (siehe Tab. 5.7-2).

Spätform (Leitsymptom Panzytopenie; Punctio sicca)
▶ **Knochenmarkkarzinose** (Bronchial-, Mamma-, Prostatakarzinom) – Wichtigstes Unterscheidungsmerkmal: Proliferation von Tumorzellverbänden im Knochenmark.
▶ **Haarzellenleukämie** – Wichtigste Unterscheidungsmerkmale: Histologie des Knochenmarks zeigt Infiltration von lymphatischen Zellen in einem dichten Gitterfasernetzwerk; Tartratresistente saure Phosphatase in den meisten dieser Zellen; immunologisch: Leu-M5-positiv (CD11c).
▶ **Akute Leukämie** mit Faservermehrung im Knochenmark – Wichtigste Unterscheidungsmerkmale: Histologie des Knochenmarks zeigt Infiltration von Blasten mit Verdrängung der Resthämatopoese; normale Milzgröße; bei akuter lymphatischer Leukämie: Mediastinaltumor oder Lymphknotenschwellung.

5.7.3 Polycythaemia vera rubra (P. vera)

Die Polycythaemia vera ist – wie die CML – eine monozelluläre monoklonale Erkrankung einer pluripotenten Stammzelle, die sich trilinear ausprägt. Die P. vera ist mit Aderlässen oder Zytostatika gut behandelbar und hat eine mittlere Überlebenszeit von 15 Jahren.

Definition

Der ganz allgemein gefaßte Begriff der **Polyzythämie** bezeichnet einen Hämoglobinanstieg (bei Männern über 10,55 mmol/l Hb [Fe] [17 g/dl], bei Frauen über 9,31 mmol/l Hb [Fe] [15 g/dl]), einen Anstieg der Erythrozyten (bei Männern über 6 T/l [6 Mio./μl], bei Frauen über 5,5 T/l [5,5 Mio./μl]) und insbesondere eine Erhöhung des Hämatokrits (über 55% bei Männern, über 47% bei Frauen).
Während die **Polycythaemia vera,** bei der alle drei Zellsysteme betroffen sind, zu den chronischen myeloproliferativen Erkrankungen gehört, handelt es sich bei der **Polyglobulie** um eine symptomatische Vermehrung des roten Zellvolumens. Eine Pseudopolyglobulie ist im wesentlichen Folge einer Eindickung des Blutes nach Wasserverlusten.
Polyglobulie und Polyzythämie sind oft sehr schwer **klinisch** unterscheidbar. **Hämatologisch** fehlt bei der (symptomatischen) Polyglobulie die bei der P. vera regelmäßig nachweisbare Leuko- und Thrombozytose.

Kasuistik

Ein 67jähriger Rentner, früher in der chemischen Industrie tätig („Wir sind da mit allem in Berührung gekommen, und ich bin noch nie beim Arzt gewesen; mir fehlt nichts ..."), leidet seit 1 Jahr unter Kopfdruck, roten Augen, hohem Blutdruck. Auf besonderes Befragen wird Nachtschweiß zugegeben.

Befund: 190 cm großer, 92 kg schwerer Patient; konjunktivale Injektion; Zyanose der Lippen, Fingerspitzen, Schleimhäute; Milz derb tastbar.

Labor: BSG 1/2, Hämoglobin 22,7 g/dl (13,6 mmol/l), Erythrozyten 7 Mio/µl (7 T/l), Hämatokrit 72,2%, Retikulozyten 24‰; MCV 103 (Normwert 80–100), MCH 30,7 (NW 27–34), MCH 33,8 (NW 30–36); Leukozyten 12900/µl (12,9 G/l).

Differentialblutbild: 28% Lymphozyten, 14% Monozyten, 54% Granulozyten, 1% Stabkernige, 1% Metamyelozyten, 1% Eosinophile, 1% Basophile. ALP-Index 291 (NW 10–80).

Thrombozyten 299000/µl (299 T/l).

Blutgasanalyse: arterielle O_2-Sättigung > 95%.

Blutvolumenbestimmung mit markierten Eigenerythrozyten: Gesamtblutvolumen 108 ml/kg (NW 62–68), Erythrozytenvolumen 61 ml/kg (NW 28–30), Plasmavolumen 48 ml/kg (NW 34–38).

Abdomensonographie: Splenomegalie (16 cm).

Diagnose: Polycythaemia vera rubra. Im weiteren Verlauf Aderlaßtherapie, zunächst mehrfach wöchentlich, bis zum Erreichen eines Hämatokritwerts unter 45%.

Epidemiologie

Die Erkrankung ist selten, genauere epidemiologische Daten liegen nicht vor.

Ätiologie und Pathogenese

Ätiologisch werden folgende Polyzythämie-Formen unterschieden:

I. Primäre Polyzythämie (P. vera)

II. Sekundäre Polyzythämie (Polyglobulie):
▶ durch kompensatorische Erythropoetinerhöhung
 – kardiovaskuläre Erkrankungen,
 – chronisch obstruktive Lungenerkrankungen,
 – starkes Rauchen,
 – längerer Aufenthalt im Hochgebirge.
▶ durch autonome Erythropoetinsteigerung
 – Nierentumor,
 – Hämangioblastom des Kleinhirns,
 – Leberzellkarzinom,
 – Ovarialkarzinom.

III. Relative Polyzythämie (Streß-P. oder Polycythaemia spuria, Gaisböck-Syndrom, **Pseudopolyglobulie**).
▶ Wassermangel (z. B. durch Erbrechen, Durchfälle)
▶ Plasmaverluste (z. B. bei Verbrennungen).

Zur Klärung, ob eine absolute oder relative Blutvolumenvermehrung vorliegt, sind Untersuchungen mit ^{51}Cr-markierten Eigenerythrozyten zur Bestimmung des Gesamtvolumens und mit ^{125}J zur Bestimmung des Plasmavolumens erforderlich.

Gesamtblutvolumen: 62–68 ml/kg
Erythrozytenvolumen: 28–30 ml/kg
Plasmavolumen: 34–38 ml/kg

Pathogenese: Alle drei Knochenmarksysteme sind neoplastisch vermehrt. Das Blutvolumen ist durch die Erythrozytenvermehrung auf das Doppelte und mehr erhöht. Dadurch kommt es zu einer Hyperto-

nie, Viskositätssteigerung und Herzbelastung. Aus den Kernen der proliferierenden Zellen wird beim Zerfall Harnsäure frei; es kann zu Gichtanfällen kommen.

S Symptome

Beschwerden: Kopfschmerzen, Schwindel, Schleiersehen, Kribbelparästhesien in den Akren, **Juckreiz** nach einem warmen Bad, **Nachtschweiß, Blutungen** oder **Thrombosen.**

Befunde: meist ältere, auf den ersten Blick „blühend" aussehende Patienten (sechstes bis siebtes Lebensjahrzehnt), oft mit rötlicher **Zyanose, Stauung** der Konjunktivalgefäße. **Bluthochdruck** bei über der Hälfte der unbehandelten Patienten, Gichtanfälle kommen selten vor. Bei einem Teil der Patienten arterielle Thrombosen durch Erhöhung der Viskosität. Eine hämorrhagische Diathese kann zu massiven Blutungen im Gastrointestinaltrakt führen.

D Diagnostik

Cave: Während über einen großen Hämatokritbereich eine Erhöhung der Erythrozytenmenge gewöhnlich mit einer Abnahme des Plasmavolumens einhergeht und somit ein fast normales Blutvolumen gewährleistet ist, ist dies bei der P. vera und den Polyglobulien nicht der Fall.

Bei Nachweis eines vermehrten Hämatokrits bzw. erhöhter Hämoglobin- und Erythrozytenwerte steht zu Beginn der diagnostischen Maßnahmen die Blutvolumenbestimmung. Ist das Blutvolumen normal, handelt es sich um eine Streßpolyglobulie (Gaisböck-Syndrom); ist es erhöht, wird die arterielle Sauerstoffsättigung mittels Blutgasanalyse überprüft. Ist die Sauerstoffsättigung normal (92%) und der Patient Raucher, handelt es sich um eine sogenannte Raucherpolyglobulie (in diesem Fall ist der Gehalt an CO-Hb zu ermitteln, der bei chronischen Rauchern auf > 5% erhöht ist). Wird ein normales CO-Hb (< 2%) gemessen, schließt man eine Ultraschalluntersuchung des Bauches an (Splenomegalie? Nierentumor?). Ergeben sich auch aus dieser Untersuchung keine neuen Gesichtspunkte, sollte eine Hämoglobinopathie ausgeschlossen werden. In der Regel führt aber die gemeinsame Erhöhung von Hb, Hämatokrit, Thrombozyten und Leukozyten – in Verbindung mit einem stark erhöhten ALP-Index (siehe Abb. 5.7-12) – zur Diagnose P. vera (siehe Tab. 5.7-3). Der Beweis wird durch die histologische Untersuchung des Beckenkammtrepanats geliefert: Man findet eine trilineare Proliferation mit vollständiger Eisendepletion im Markretikulum (siehe Abb. 5.7-13). Die Morphologie ist jedoch stark variabel. Das zu Beginn der Erkrankung faserarme Knochenmark entwickelt nach Jahren eine sekundäre Fibrose: sogenannte postpolyzythämische myeloische Metaplasie.

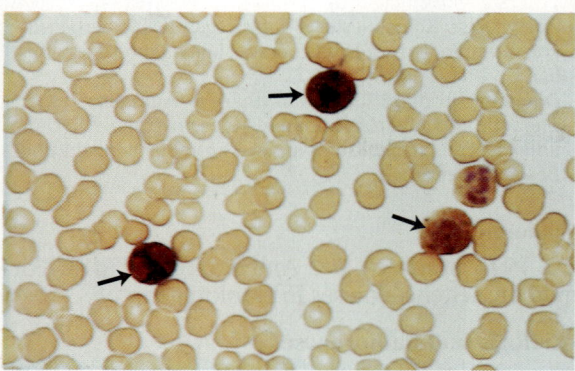

Abb. 5.7-12 Peripherer Blutausstrich bei P. vera: maximal positive Reaktion der alkalischen Leukozytophosphatase in den reifen neutrophilen Granulozyten (Pfeile).

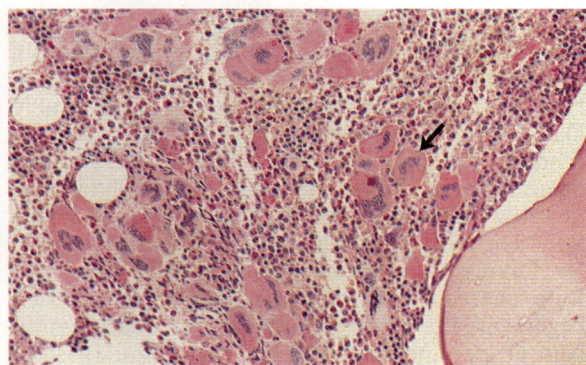

Abb. 5.7-13 Histologie des Knochenmarks bei P. vera (Beckenkammbiopsie): trilineare Myeloproliferation; vor allem prominente Erythro- und Megakaryopoese (Pfeil) bei vollständiger Reduktion des Fettmarks.

Tab. 5.7-3 Diagnosekriterien der „Polycythaemia-vera-Study-Group" (VSG)

Die Kombination der Kriterien A1 + A2 + A3 oder A1 + A2 und zwei der Kriterien aus der Kategorie B sind erforderlich für die Diagnose der P. vera:

A1: vermehrte rote Zellmasse:
– Männer über 36 ml/kg
– Frauen über 32 ml/kg
A2: normale arterielle Sauerstoffsättigung (über 92%)
A3: Splenomegalie

B1: Thrombozytose über 400 G/l (400 000/μl)
B2: Leukozytose über 12 G/l (12 000/μl) ohne Fieber/
Infektion
B3: alkalische Leukozytenphosphatase über 100

Komplikationen

Häufigste Komplikationen sind Blutung („Auto-Phlebotomie" – durch Blutung bedingter Aderlaß) oder Thrombose. Eine sogenannte postpolyzythämische myeloische Metaplasie stellt sozusagen ein „ausgebranntes" Stadium der Erkrankung dar, mit einer sekundären Verfaserung des Knochenmarks. Es kommt zu einer ausgeprägten extramedullären Blutbildung mit zentripetaler Ausbreitung der Blutbildung. Die diagnostischen Kriterien entsprechen der Spätform der OMF. Diese Komplikation kommt nach ca. zehn Jahren Krankheitsverlauf vor. Blastenschübe sind selten (unter 10%), wenn kein Phosphor 32 oder Alkylanzien gegeben wurden.

▼ Therapie

Ziel der Behandlung ist eine Normalisierung der Blutviskosität. Der Hämatokritwert ist der wichtigste Laborparameter. Er sollte unter 45% liegen. Dies kann erreicht werden durch Aderlässe (je 500 ml), initial mehrfach pro Woche.

Cave: Bei Patienten über 70 Jahre kann es unter forcierten Aderlaßbehandlungen zu Herzinfarkten oder Thrombosen kommen!

Die Verminderung des Blutvolumens als Ziel der Behandlung wird nämlich nicht unmittelbar nach Durchführung des Aderlasses erreicht, sondern es kommt erst langsam zu einer Verminderung des Hämatokrits infolge des Einströmens von Gewebsflüssigkeit in die Blutbahn. In dieser ersten Phase besteht daher die größte Gefährdung des alten Patienten mit Ausbildung kardiovaskulärer Komplikationen bei akuter Hämokonzentration. Durch eine angemessene Substitutionstherapie kann dieses Risiko weitgehend vermieden werden. Eine **Aderlaßtherapie** stellt daher insbesondere für jüngere Patienten die Therapie der Wahl dar.

Eine andere effektive und sichere Therapie steht mit **Hydroxycarbamid** zur Verfügung. Es hemmt die Ribonukleotid-Reduktase, was zur Hemmung der Umwandlung von RNA zu DNA führt. Mit dieser medikamentösen Dauerbehandlung läßt sich in den meisten Fällen das therapeutische Ziel erreichen.

Die früher übliche Therapie mit Phosphor 32 (^{32}P, Radiophosphor) ist heute nur wenigen Indikationen (alte Patienten beziehungsweise kardiovaskuläres Risiko) vorbehalten. Wegen des deutlich höheren Risikos für den Patienten, an einer akuten Leukämie zu erkranken, wird ^{32}P bei jüngeren Kranken nicht mehr angewandt. Eine exzessive Milzvergrößerung mit lokalen Symptomen, Knochenschmerzen, Juckreiz oder schlechte Venenverhältnisse sind Indikationen für eine Therapie mit **Alkylanzien** (Busulfan).

Eine zusätzliche Therapie kann in der Gabe von H_1- und H_2-Antihistaminika (gegen Juckreiz), Allopurinol (gegen Hyperurikämie), Thrombozytenaggregationshemmern – Dipyridamol, Acetylsalicylsäure, Ticlopidin – (bei Thrombosen in der Anamnese) bestehen.

Verlauf und Prognose

Die Lebenserwartung ist abhängig von den im Krankheitsverlauf auftretenden Komplikationen. Hier sind besonders die Thrombosen zu erwähnen: Das Budd-Chiari Syndrom (Verschluß der abführenden Lebervenen) kommt besonders häufig bei unbehandelter P. vera vor. Blutungen sind seltener, können aber je nach Lokalisation folgenreich sein (Hirnblutung). Der Volumenhochdruck kann zu Herzinsuffizienz führen.

Eine Therapie mit Phosphor 32 oder Alkylanzien begünstigt das spätere Auftreten von Blastenschüben. Ohne eine solche Behandlung sind Blastenschübe selten (unter 10%).

Die Krankheitsdauer wird durch die bei etwa 50% der Patienten auftretenden Komplikationen bestimmt. Die mittlere Überlebensdauer beträgt etwa 15 Jahre.

Differentialdiagnose

Von der Polycythaemia vera müssen die in Tabelle 5.7-2 aufgeführten Erkrankungen differentialdiagnostisch abgegrenzt werden.

5.7.4 Primäre (essentielle) Thrombozythämie (PTH)

> Bei der PTH liegt eine monoklonale Neoplasie vor, von der alle drei Blutzellsysteme betroffen sind. Die Therapie besteht in der Gabe von Hydroxcarbamid bzw. Plättchenaggregationshemmern. Die Überlebenszeit liegt wie bei der P. vera bei ca. 15 Jahren.

Definition

Bei der PTH besteht eine jahrelang zu beobachtende und nur durch Chemotherapie oder Thrombozytendepletion reduzierbare Thrombozytose ohne wesentliche Veränderung der übrigen Blutparameter im Gegensatz zu den übrigen fakultativ thrombozythämischen Formen der CMPE.

Kasuistik

> Eine 35jährige Patientin klagt über Kopfdruck, hartnäckigen Schwindel, „Kribbeln" und „Ameisenlaufen" in den Fingerspitzen, Sehstörungen. Kein Juckreiz, keine Blutungen oder Thrombosen in der Vorgeschichte; keine Medikamente.
> **Befund:** 168 cm große, 53 kg schwere Patientin; keine Hämatome, keine Petechien, kein pathologischer Befund an Herz, Lungen, Leber, Milz.
> **Labor:** BSG 1/3, Hämoglobin 14 g/dl (8,4 mmol/l), Erythrozyten 5,05 Mio./µl (5,05 T/l), Hämatokrit 42%, Retikulozyten 8‰, MCV 82, MCH 27, MCHC 31,1; Leukozyten 9200/µl (9,2 G/l), unauffälliges Differentialblutbild; ALP-Index 67 (NW 10–80); Thrombozyten 1689000/µl (1689 G/l).
> **Beckenkammbiopsie:** regelrechte Zelldichte; deutliche Vermehrung der Megakaryopoese mit sehr unterschiedlich großen Zellformen, wobei große und riesengroße Megakaryozyten mit hirschgeweihartig gelappten Kernen

> überwiegen. Keine Nesterbildung, regelrechtes Verhältnis von Granulozyto- zu Erythropoese; keine Fibrose erkennbar.
> **Diagnose:** primäre Thrombozythämie. Aufnahme einer Therapie mit Hydroxycarbamid-Kapseln (Litalir®). Darunter rasche Normalisierung der Thrombozytenzahl und Beschwerdefreiheit.

Epidemiologie

Die PTH ist mit ca. 8% Anteil an den CMPE-Formen die seltenste dieser Erkrankungen.

Ätiologie und Pathogenese

Von der monoklonalen Neoplasie sind zwar alle drei Knochenmarksysteme betroffen, sie prägt sich jedoch nur in der Megakaryopoese aus.

Charakteristisch ist eine konstante Thrombozytose, keine signifikante Leukozytose, ein normaler ALP-Index, ein fehlendes Philadelphia-Chromosom. Komplikationen sind selten und bestehen vor allem in hämorrhagischen Episoden und einer neurologischen Symptomatik. Blastenkrisen oder Markfibrosen mit Panzytopenie sind nur ganz vereinzelt beschrieben worden.

Die Thromboseneigung ist durch die erhöhte Spontanaggregation der Plättchen erklärbar. Die Blutungsneigung bei erhöhter Plättchenzahl ist ätiologisch ungeklärt. Zahlreiche Plättchenfunktionstests bei Patienten mit PTH waren entweder normal oder erbrachten widersprüchliche Ergebnisse. Am wahrscheinlichsten ist eine gestörte Reaktion der Plättchen auf Adrenalin und Kollagen. Am häufigsten ist die Blutungszeit verlängert, jedoch ergeben sich oft Differenzen zwischen In-vivo- und In-vitro-Funktion.

S Symptome

> **Cave:** Die klinische Symptomatik kovariiert nicht unbedingt mit der Höhe der Thrombozytenzahl!

Beschwerden: Als Erstsymptomatik neben **Hämorrhagien** (Nasenbluten, Meläna) und **Leistungsschwäche** durch blutungsbedingte Anämie, **neurologische Beschwerden** wie Schwindel und akrale Kribbelparästhesien. Hartnäckiger Juckreiz kommt vor. Thromboembolische Komplikationen sind selten.

Befunde: Die Milz ist meist geringgradig vergrößert. Etliche Patienten haben keine relevanten Symptome.

D Diagnostik

Zunächst muß eine reaktive Ursache der Thrombozytenerhöhung ausgeschlossen werden, z.B. Magenulkus (häufig!), Darmerkrankungen, Tumoren. Bei über Monate fortbestehender Thrombozytose ist eine Beckenkammbiopsie indiziert. **Histologie** des Knochenmarkpunktats: megakaryozytäre Myeloproliferation ohne Atypien (sogenannte reifzellige

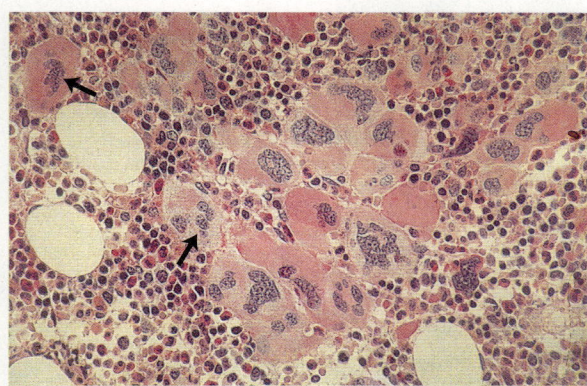

Abb. 5.7-14 Histologie des Knochenmarks bei PTH (Beckenkammbiopsie): herdförmige Myeloproliferation der Megakaryozyten (Pfeile) bei weitgehend erhaltenem Fettmark und keiner wesentlichen Veränderung der Granulo- und Erythropoese.

chronische megakaryozytäre Myelose) (siehe Abb. 5.7-14).
Bei der histologischen Untersuchung stellt sich aber in den seltensten Fällen eine PTH heraus: Meist handelt es sich um eine OMF im Frühstadium oder um eine P. vera, in deren Verlauf es möglicherweise zu einer okkulten Blutung gekommen war und die daher keinen erhöhten Hämatokritwert aufweist.

Komplikationen

Durchblutungsstörungen, neurologische Symptomatik (Kopfschmerzen, Schwindel, Kribbelparästhesien), Blutungen, Thrombosen. Blastenkrisen kommen bei dieser Erkrankung nicht vor.

▼ Therapie

Eine Therapie der PTH bei symptomfreien Patienten ist grundsätzlich nicht indiziert.

Selbst bei Thrombozytenzahlen über 1000 G/l (1 000 000/µl) ist therapeutische Zurückhaltung zu empfehlen. Treten Blutungen, Thrombosen oder neurologische Komplikationen auf, wird eine Therapie notwendig: Im wesentlichen stehen zur Verfügung: Radiophosphor, Alkylanzien (Busulfan) und Hydroxycarbamid. Wegen des leukämogenen Potentials der Alkylanzien und des Radiophosphors sollte Hydroxycarbamid der Vorzug gegeben werden. In über 90% sind mit geringen Erhaltungsdosen Vollremissionen, d.h. Rückgang der Thrombozytenzahl unter 450 G/l (450 000/µl), zu erreichen. Bei einzelnen Patienten kann es bei Thrombozytenzahlen über 1000 G/l (1 000 000/µl) wegen der gestörten Plättchenfunktion neben Thrombosen auch zu Hämorrhagien kommen. Ist eine rasche Senkung der Thrombozytenzahl notwendig, so steht als Akutmaßnahme die Thrombozytapherese zur Verfügung. Bei nachgewiesener verlängerter Blutungszeit oder bei Durchblutungsstörungen der Akren

(klinisch: „Ameisenlaufen") sollten zusätzlich Plättchenaggregationshemmer wie Acetylsalicylsäure, Ticlopidin oder Dipyridamol in niedriger Konzentration eingesetzt werden.

Verlauf und Prognose

Die Häufigkeit von thrombotischen und hämorrhagischen Komplikationen liegt bei 20% im gesamten Krankheitsverlauf. Die Thromboseneigung ist durch die meßbar erhöhte Spontanaggregation der Blutplättchen erklärbar. Die genaue Ätiologie ist jedoch umstritten, denn zahlreiche Plättchenfunktionstests erbringen widersprüchliche Ergebnisse. Überlebenszeiten von ca. 15 Jahren wie bei der P. vera werden erreicht.

Differentialdiagnose

▶ **Frühform der OMF** mit Thrombozytose – Wichtigste Unterscheidungsmerkmale: in der Histologie des Knochenmarks bizarre Megakaryozyten, Vermehrung der Granulopoese.
▶ **CML** mit Thrombozytose – Wichtigste Unterscheidungsmerkmale: in der Histologie des Knochenmarks Mikromegakaryozyten; niedriger ALP-Index, Ph[1+].
▶ **P. vera** mit Thrombozytose – Wichtigstes Unterscheidungsmerkmal: erhöhtes Blutvolumen.
▶ **Reaktive Thrombozytosen**
  – nach Splenektomie – Wichtigste Unterscheidungsmerkmale: Anamnese; Sonographie
  – bei entzündlichen Darmerkrankungen – Wichtigste Unterscheidungsmerkmale: Anamnese; Besserung nach erfolgreicher Therapie
  – bei Karzinomen – Wichtigste Unterscheidungsmerkmale: Anamnese; Verlauf
  – bei rheumatoider Arthritis (chronische Polyarthritis) – Wichtigste Unterscheidungsmerkmale: Anamnese; Röntgen der Hände; Rheumafaktor
  – bei Eisenmangel

Die Autoren bedanken sich bei Prof. Thiele und Prof. Fischer (Patholog. Institut der Universität zu Köln) für die freundliche Überlassung der histologischen Abbildungen.

Literatur

– Begemann, H., J. Rastetter: Klinische Hämatologie. Thieme, Stuttgart–New York 1986.
– Queißer, W.: Das Knochenmark. Thieme, Stuttgart–New York 1978.

5.8 Erkrankungen der Milz

M. Pfreundschuh, M. Schwonzen

5.8.1 Hyperspleniesyndrom

Das Hyperspleniesyndrom tritt sowohl primär (idiopathisch) als auch sekundär infolge anderer Erkrankungen auf. Beim primären Hyperspleniesyndrom stellt sich die Indikation zur Splenektomie, wenn klinisch bedeutende Symptome vorliegen (Blutungsneigung, transfusionsbedürftige Anämie, Neutrophile < 1000 µl [1 G/l]). Beim sekundären Hypersplenismus steht die Therapie der Grundkrankheit im Vordergrund.

Definition

Als Hypersplenismus oder Hyperspleniesyndrom bezeichnet man den Symptomenkomplex bestehend aus: peripherer Zytopenie bei gleichzeitig zellreichem (oder gar hyperregeneratorischem) Knochenmark, Splenomegalie und Besserung der Zytopenie nach Splenektomie.

Kasuistik

Bei einer 52jährigen beschwerdefreien Patientin werden anläßlich einer Routinekontrolle eine vergrößerte Milz und ein pathologisches Blutbild festgestellt: Hb 10,5 g/dl (6,3 mmol/l), Thrombozyten 40000/µl (40 G/l), Leukozyten 2100/µl (2,1 G/l) (Stabkernige 1%, Segmentkernige 42%, Eosinophile 1%, Lymphozyten 51%, Monozyten 5%). Die übrigen Laborwerte und Untersuchungsbefunde sind normal, insbesondere ergeben sich keine Hinweise auf eine Erkrankung der Leber oder des Herz-Kreislauf-Systems. Antikörper gegen Thrombozyten oder Erythrozyten sind nicht nachweisbar. Die **Untersuchung des Knochenmarks** zeigt ein zellreiches Knochenmark mit leichter Linksverschiebung aller drei Zellreihen, aber keine Reifungsstörungen. Das **Abdominalsonogramm** zeigt eine homogene, vergrößerte Milz (18 cm) bei unauffälliger Größe und Struktur der übrigen Oberbauchorgane und normal großen retroperitonealen Lymphknoten. Die **nuklearmedizinische Diagnostik** ergibt eine deutlich verkürzte Überlebenszeit der Erythrozyten und Thrombozyten mit Abau in der Milz. Unter einem Behandlungsversuch mit Steroiden kommt es zu einem weiteren Abfall der Thrombozyten unter 20000/µl (20 G/l) und dem Auftreten von Petechien an den Beinen und der Wangenschleimhaut. Unter der Ausschlußdiagnose eines primären Hypersplenismus erhält die Patientin dann nach präoperativer Transfusion von Thrombozyten eine **Splenektomie**. Unmittelbar postoperativ kommt es zu einer Normalisierung der Thrombozyten und des weißen Blutbildes, nach einigen Wochen steigt auch der Hb-Wert auf 12,5 g/dl (7,5 mmol/l) an.

Epidemiologie

Der primäre Hypersplenismus ist extrem selten. Epidemiologische Daten über die genaue Häufigkeit des Auftretens liegen nicht vor. In der Praxis wird der Hypersplenismus am häufigsten bei Leberzirrhose und bei hämatologischen Erkrankungen (myeloproliferative Erkrankungen und Lymphome) beobachtet.

Ätiologie und Pathogenese

Beim **primären** oder **idiopathischen Hypersplenismus** ist mit klinischen Methoden eine Grunderkrankung nicht nachweisbar. Der **sekundäre Hypersplenismus** kann entsprechend den zugrundeliegenden Ursachen in mehrere Subgruppen unterteilt werden (siehe Tab. 5.8-1).

Tab. 5.8-1 Ursachen des sekundären Hypersplenismus

▶ Infektionen:
- akut: Typhus, Mononukleose, Sepsis
- chronisch: Tuberkulose, Endocarditis lenta, Brucellose, Leishmaniose, Syphilis, Malaria, disseminierte Histoplasmose

▶ Systemerkrankungen:
- Morbus Boeck
- Lupus erythematodes
- Felty-Syndrom
- Vaskulitiden

▶ Störungen der Milzdurchblutung:
- Milzvenenthrombose
- portale Hypertension (bei Leberzirrhose, Vena-portae-Verschluß, Thrombose der Vena hepatica = Budd-Chiari-Syndrom, Banti-Syndrom)
- Milzarterienaneurysma
- Rechtsherzinsuffizienz

▶ bösartige Erkrankungen:
- Osteomyelofibrose
- Polycythaemia vera
- Haarzellenleukämie, CLL, maligne Lymphome

▶ Speicherkrankheiten
- Morbus Gaucher
- Morbus Niemann-Pick
- Amyloidose

▶ reaktiver Hypersplenismus:
- chronische Hämolyse
- Sichelzellen-, Hämoglobin-C-Erkrankung
- hereditäre Sphärozytose
- autoimmunhämolytische Anämien

Verursacht werden die klinischen Symptome des Hypersplenismus durch eine vermehrte Sequestration von Zellen und z.T. auch vermehrte Zytoklasie in der vergrößerten Milz. Eine massiv vergrößerte Milz kann bis zu einem Drittel des gesamten Erythrozytenvolumens und bis zu 90% der gesamten Thrombozytenmasse in dem vergrößerten Organ sequestrieren. Anatomisches Substrat der vergrößerten Filtrationsräume ist eine Hyperplasie der roten Pulpa. Die Passage der Blutzellen durch die nicht endothelialisierten, aber makrophagenreichen Pulpastränge wird stark beeinträchtigt und ihr Wiedereintritt in die geschlossene Zirkulation durch die Sinuswände hindurch erschwert. Außerdem kommt es aufgrund einer begleitenden Vermehrung von Makrophagen und anderen phagozytoseaktiven Leukozyten zu einem stark vermehrten Abbau von Blutzellen.

🅢 Symptome

Die Symptome sind bedingt durch den vermehrten Zellabbau in der Milz und können sich äußern in Blässe (Anämie) und Blutungsneigung (Thrombozytopenie), seltener durch gehäufte Infekte (Granulozytopenie). In fast allen Fällen eines klinisch symptomatischen Hyperspleniesyndroms läßt sich eine vergrößerte Milz tasten.

D Diagnostik

Gering vergrößerte Milzen (< 300 g) sind häufig nicht palpabel und können durch Computertomographie und Sonographie, ebenso durch Milzszintigraphie verifiziert werden. Der vermehrte Zellabbau in der Milz kann durch die Bestimmung der Erythrozytenüberlebenszeit mit ^{51}Cr-markierten Erythrozyten („Ery-Vita") oder der Thrombozytenüberlebenszeit mit ^{51}Cr-markierten autologen oder allogenen Thrombozyten nachgewiesen werden (Fehlerrate ca. 20%). Definitionsgemäß muß zur Diagnose des Hyperspleniesyndroms noch ein hyperregeneratorisches oder zumindest zellreiches Knochenmark nachgewiesen werden. Die Diagnose „primärer Hypersplenismus" darf erst gestellt werden, wenn die in Tabelle 5.8-1 aufgeführten Ursachen eines sekundären Hyperspleniesyndroms ausgeschlossen worden sind.

Komplikationen

Pathologische Milzrupturen sind selten und werden nur bei akuten Infektionen beobachtet. Eine vorsichtige Palpation der Milz bei diesen Erkrankungen ist daher indiziert.

▼ Therapie

Beim primären Hyperspleniesyndrom ist die Splenektomie nur dann indiziert, wenn klinisch relevante Symptome bestehen (transfusionsbedürftige Anämie; bedrohliche Thrombozytopenie, insbesondere wenn Schleimhautblutungen auftreten; Neutrophile < 1000/µl [1 G/l]). Beim sekundären Hypersplenismus steht an erster Stelle die Behandlung der Grunderkrankung; hier ist die Indikation zur Splenektomie nur selten gegeben (siehe Tab. 5.8-2). Eine Milzbestrahlung als Alternative bei Patienten mit Kontraindikation gegen eine Splenektomie ist weniger effektiv als eine Splenektomie.

Verlauf und Prognose

Beim sekundären Hyperspleniesyndrom wird die Prognose durch die Grunderkrankung bestimmt. Kommt es nach einer Splenektomie beim primären Hypersplenismus nicht zu einer Remission, so besteht der Verdacht auf Nebenmilzen, insbesondere wenn im peripheren Blutbild keine Erythrozyten mit Howell-Jolly-Körperchen (siehe Abb. 5.7-9) auftreten (siehe auch 5.8.2 „Hyposplenismus/Asplenie"). Der Nachweis von Nebenmilzen, die der Abdominalsonographie entgehen, gelingt praktisch immer mit einer Milzszintigraphie.

Differentialdiagnose

Zur Abgrenzung eines Hypersplenismus gegenüber einer Panzytopenie anderer Ursache ist eine Knochenmarkzytologie und -histologie indiziert. Die Diagnose eines primären Hypersplenismus setzt den Ausschluß der in Tabelle 5.8-1 genannten Ursachen der sekundären Formen voraus.

5.8.2 Hypoplenismus/Asplenie

Patienten mit angeborener oder erworbener Asplenie sind besonders für bakterielle Infektionen gefährdet. Insbesondere das Syndrom der fulminanten Postsplenektomie-Sepsis hat klinische Bedeutung. Eine Immunisierung mit Pneumokokkenvakzine wird für diese Patienten empfohlen.

Definition

Ein Hypoplenismus oder Aspleniesyndrom liegt vor, wenn die Milzfunktion beeinträchtigt ist oder ganz fehlt. Eine funktionelle Asplenie kann bei Patienten mit Sichelzellenanämie (postinfarziell), nach Milzbestrahlung und in besonderen Fällen auch bei Patienten mit systemischem Lupus erythematodes vorkommen.

Kasuistik

Ein 18jähriger Schüler klagt während einer Klassenfahrt über Kopfschmerzen und Übelkeit. Nach der Einnahme einer Kopfschmerztablette kommt es vorübergehend zu einer Besserung, doch auf der Heimfahrt im Bus ist der Schüler plötzlich nicht mehr ansprechbar und wird notfallmäßig ins Krankenhaus eingeliefert. Dort findet sich ein komatöser Patient, der nur noch schwach auf Schmerzreize reagiert. Der Blutdruck beträgt 70/40 mmHg, der Puls 144/min. Bei der **körperlichen Untersuchung** zeigen sich eine 12 cm lange Narbe am linken Oberbauch sowie petechiale Blutungen an den Beinen, am Rücken und in den Wangenschleimhäuten. Ein Anruf bei den Eltern ergibt, daß zwei Jahre vorher nach einem Fahrradunfall die Milz rupturierte und entfernt worden war. Das **Blutbild** zeigt eine Thrombozytopenie von 10 000 µl (10 G/l) sowie eine Leukopenie von 1200 µl (1,2 G/l) bei einem Hb von 12 g/dl (7,2 mmol/l). Die **Liquorpunktion** ergibt 600/3 Zellen sowie den Nachweis gramnegativer Diplokokken. Es wird die Diagnose einer fulminanten Meningokokkensepsis (Waterhouse-Friderichsen Syndrom) nach Splenektomie gestellt. Der Patient wird beatmungspflichtig. Unter **antibiotischer Behandlung** mit Penicillin kommt es innerhalb von 10 Tagen zur Restitutio ad integrum.

Epidemiologie

Die häufigste Ursache ist die Splenektomie. Die Indikationen zur Splenektomie sind in Tabelle 5.8-2 dargestellt. Die Sichelzellenanämie bei Patienten über 5 Jahren (funktionelle Asplenie infolge rezidivierender Milzinfarkte) spielt bei uns eine geringe Rolle. Die angeborene Asplenie ist extrem selten.

Ätiologie und Pathogenese

Die Milzfunktion ist von entscheidender Bedeutung für die frühe Kontrolle von Bakteriämien vor der Bildung opsonierender spezifischer Antikörper. Die IgM-Spiegel nach Splenektomie sind signifikant erniedrigt, liegen aber meist noch im unteren Normbereich. Die Komponenten des alternativen Weges der Komplementaktivierung sind vermindert, das Phagozytose-stimulierende Tuftsin ist

Tab. 5.8-2 Indikationen zur Splenektomie

1. primärer Hypersplenismus

2. hämatologische und autoimmunologische Erkrankungen:
   ► hereditäre Sphärozytose
   ► Elliptozytose (falls symptomatisch)
   ► Pyruvatkinase-Mangel (relative Indikation)
   ► Glukose-P-Isomerase-Mangel
   ► Thalassämien mit sekundärem Hypersplenismus
   ► Hämoglobinopathien mit sekundärem Hypersplenismus
   ► autoimmunhämolytische Anämien (bei Nichtansprechen auf Kortikosteroide und Erythrozytenabbau in der Milz)
   ► idiopathische thrombozytopenische Purpura (bei Kortikosteroidbedürftigkeit > 3–6 Monate)

3. inflammatorische Splenomegalie:
   ► Felty Syndrom

4. Speichererkrankungen
   ► Morbus Gaucher mit Hyperspleniesyndrom

5. neoplastische Splenomegalie:
   ► Haarzellenleukämie (bei Nichtansprechen auf α-Interferon und Pentostatin)
   ► Osteomyelofibrose (bei durch die Splenomegalie bedingten mechanischen Problemen)
   ► CLL (bei mechanischen Problemen, bei begleitender therapierefraktärer autoimmunhämolytischer Anämie oder Autoimmun-Thrombozytopenie)

6. Trauma

7. diagnostische Splenektomie
   ► Hodgkin-Lymphome (wenn sich aus einem histologisch nachweisbaren Milzbefall schwerwiegende differentialtherapeutische Konsequenzen ergeben)

deutlich erniedrigt. Die Clearance von Malariaerregern und ähnlichen Protozoen sowie von Partikeln ist stark beeinträchtigt.

⑤ Symptome

Neben einer häufig beobachteten Anfälligkeit für virale Infekte treten gehäuft schwere Verläufe von Malaria, Babesiose und Infektionen mit kapselbildenden Bakterien (z.B. Meningokokken) auf. Das septische Postsplenektomiesyndrom der Pädiater oder „overwhelming postsplenectomy infection (OPSI)"-Syndrom beginnt plötzlich mit unspezifischen Symptomen; Fieber kann innerhalb von wenigen Stunden zu Koma, diffuser intravasaler Gerinnung und septischem Schock führen. Häufigste Erreger sind Pneumokokken (> 50%), gefolgt von Haemophilus influenzae und Meningokokken.

Ⓓ Diagnostik

Charakteristische Zeichen einer insuffizienten Milzfunktion sind das Auftreten von kernhaltigen Erythrozyten im peripheren Blut sowie von Howell-Jolly-Körperchen (siehe Abb. 5.7-9), Heinz-Innenkörpern und im Extremfall sogar von sog. Target-(bzw.

Schießscheiben-)Zellen. Der Nachweis einer fehlenden Milz erfolgt durch Abdominalsonographie, Computertomographie oder Milzszintigraphie.

Komplikationen

Als Komplikationen tritt vor allem das OPSI auf. **Akute** Komplikationen einer Splenektomie sind: Pneumonien, Wundinfektionen, postoperative Blutungen und Lungenembolien. Die häufigste Todesursache beim Hyposplenismus ist eine Sepsis.

▼ Therapie

Bei Infektionssymptomen sollte bei bekanntem Hyposplenismus die Indikation zur Antibiotikatherapie großzügig gestellt werden. Zur Vermeidung des OPSI wird eine Immunisierung mit neueren, Kapselpolysaccharid-Antigene von 23 Serotypen enthaltenden Pneumokokkenimpfstoffen empfohlen, die über 90% der Pneumokokkeninfektionen vorbeugen; bei Kindern empfiehlt sich zusätzlich eine Impfung gegen Haemophilus influenzae. Eine Penicillinprophylaxe während der ersten beiden Jahre nach Splenektomie wird von einigen Autoren empfohlen.

Verlauf und Prognose

Bei Erwachsenen hängt das Risiko, an OPSI zu erkranken, vor allem von der Grunderkrankung und deren Therapie (Chemo- oder Strahlentherapie) ab und ist bei Splenektomie infolge eines Traumas nur gering erhöht. Kommt es bei splenektomierten Erwachsenen jedoch zur Sepsis, so ist die Letalität ca. hundertmal höher als bei Gesunden und liegt bei 50–80%.

Differentialdiagnose

Die Abgrenzung des erworbenen Hyposplenismus von durch die Grunderkrankung bedingten Symptomen sollte im allgemeinen keine Probleme bieten. Eine verminderte Milzfunktion sollte immer dann erwogen werden, wenn ihre typischen Zeichen im peripheren Blutbild nachweisbar sind.

5.8.3 Sonstige Erkrankungen der Milz

Milzinfarkt

Milzinfarkte können in allen massiv vergrößerten Milzen entstehen, werden aber am häufigsten bei myeloproliferativen Erkrankungen und bei Hämoglobinopathien beobachtet (besonders bei Sichelzellenanämien). Die Symptomatik reicht vom „stummen Infarkt" bis zu ausgeprägten linksseitigen Oberbauchschmerzen mit Ausstrahlung in die linke Schulter. Manchmal ist ein perisplenitisches Reibegeräusch zu auskultieren. Im Sonogramm finden sich typischerweise sektorenartige Bezirke verminderter Dichte (siehe Abb. 5.8-1). Die Therapie besteht in analgetischen Maßnahmen und Bettruhe. Als Komplikation kann eine Abszedierung auftreten (siehe unten).

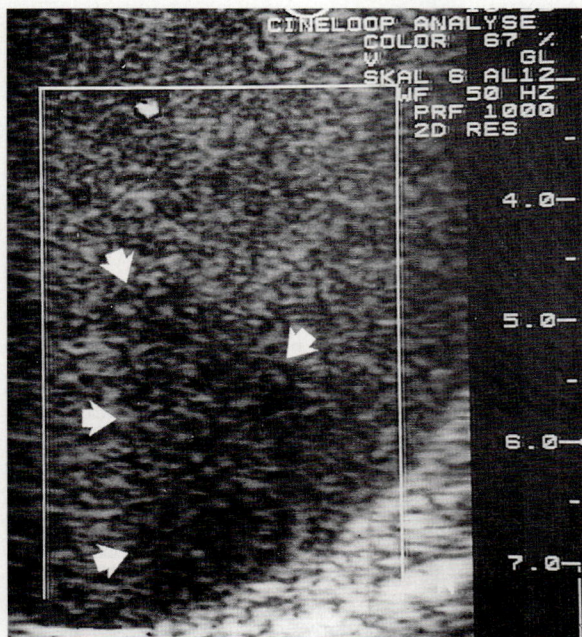

Abb. 5.8-1 Sonographischer Nachweis eines Milzinfarkts. Deutlich sieht man am unteren Milzrand eine hypodense, sektorförmige Zone (Pfeile), die dem Milzinfarkt entspricht (Foto freundlicherweise überlassen von Prof. Kuballe, Radiolog. Univ.-Klinik, Homburg).

Milzabszeß

Milzabszesse sind selten und treten meist im Rahmen von Bakteriämien, insbesondere bei Endokarditis auf; auch sekundär nach Milzinfarkten werden sie beobachtet. Häufigste Erreger sind Staphylococcus aureus, Streptokokken, Salmonellen und Enterokokken, bei immunsupprimierten Patienten auch Pilze. Typische Symptome sind Fieber, Schüttelfrost und peritonitische Zeichen; ist der obere Milzpol betroffen, so können auch pleuritische bzw. pneumonische Zeichen im Vordergrund stehen. Die Diagnose gelingt am besten durch Splenektomie unter sofort einsetzender Antibiose; in Einzelfällen wurden aber auch Erfolge mit einer alleinigen Antibiose oder einer Drainage beobachtet.

Milzruptur

Sie entsteht gewöhnlich infolge eines Traumas, selten nach Palpation einer akut vergrößerten Milz (Mononukleose, Typhus, Sepsis; selten Leukämie). Bei einer subkapsulären Blutung kann ein freies Intervall entstehen, bevor die typischen Symptome (linke Oberbauchschmerzen, Abwehrspannung, Blutungsschock) auftreten (sogenannte Zweizeitigkeit). Die Therapie besteht in der unmittelbaren Operation (meistens totale Splenektomie, wenn möglich: Milzteilresektion).

Milzarterienaneurysma

Ein Milzarterienaneurysma wird am häufigsten bei älteren Frauen beobachtet. Hinweise können eine unklare Splenomegalie sein mit linksseitigen krampfartigen Oberbauchschmerzen. Manchmal findet sich bei der Untersuchung ein Strömungsgeräusch. Als Komplikation kann eine Ruptur des Aneurysmas auftreten mit plötzlichem Oberbauchschmerz und hämorrhagischem Schock. Die Therapie besteht in der operativen Entfernung des Aneurysmas und der Milz.

Milzzysten

Häufigste Ursache sind Echinokokkuszysten. Nichtparasitäre Zysten (embryonale Zysten und sekundäre Zysten nach vorausgegangenem Trauma) sind selten. Die Diagnose kann durch ein Abdominalsonogramm oder CT erfolgen; häufig ist jedoch eine Angiographie nötig zur Abgrenzung gegenüber Tumoren.

Milztumoren

Nur Lymphome siedeln sich häufig in der Milz ab. Metastasen anderer Tumoren (außer von malignen Melanomen) sind selten und spielen klinisch kaum eine Rolle. Ebenfalls seltene, primär in der Milz entstehende Tumoren sind die gutartigen Lymphangiome und Hämangiome sowie die malignen Lymphangiosarkome und Hämangiosarkome.

5.9 Eisenstoffwechselstörungen

J. P. KALTWASSER

Der menschliche Eisenstoffwechsel ist auf Konstanterhaltung des Körpereisenbestandes ausgerichtet. Eine aktive Eisenausscheidung findet nicht statt. Ersatz verlorengegangenen Eisens ist nur eingeschränkt möglich. **Eisenmangel** ist deshalb eine weit verbreitete Störung des menschlichen Eisenstoffwechsels. Die Unfähigkeit zur aktiven Ausscheidung von überflüssigem Eisen bedingt jedoch, daß auch unphysiologisch große Mengen Eisen im Organismus akkumulieren können, was ebenfalls zu schweren, lebensbedrohlichen Gesundheitsstörungen führen kann.

Eisenstoffwechsel

Ein erwachsener Mensch verfügt über 3–5 g Eisen. Davon befinden sich ca. 75% (35–40 mg/kg) in funktionell aktiven Verbindungen, wie den Eisen-Porphyrin-Komplexen des Hämoglobins und Myoglobins. Die verbleibenden 25% (10–15 mg/kg) sind als stoffwechselinaktive Reserve in proteingebundener Form als Ferritin und Hämosiderin intra-

Tab. 5.9-1 Eisenkompartimente bei einem erwachsenen Mann (75 kg)

Kompartiment		mg	mg/kg
Funktionseisen	Hämoglobin	2300	31
	Myoglobin	320	4
	Häm-Enzyme	80	1
	andere eisen-abhängige Enzyme	100	1
		2800	**37**
Speichereisen	Ferritin	700	9
	Hämosiderin	300	4
		1000	**13**
	Total	**3800**	**50**

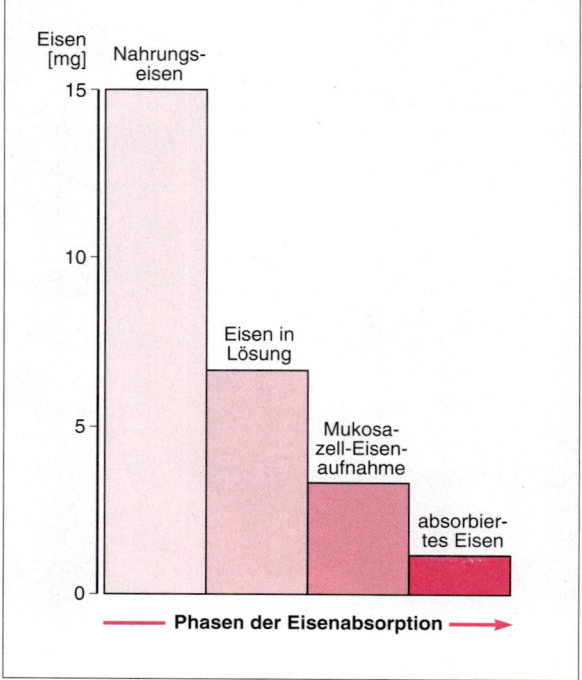

Abb. 5.9-1 Relative Eisenmengen in den verschiedenen Phasen der Nahrungseisenabsorption.

zellulär gespeichert. Tabelle 5.9-1 gibt am Beispiel eines erwachsenen Mannes die quantitative Verteilung des Eisens auf die verschiedenen Körper-Eisenkompartimente wieder.

Der **Tagesbedarf** an Eisen (ca. 30 mg) wird nahezu ausschließlich durch Reutilisation katabolisierten Hämoglobineisens gedeckt. **Eisenverluste** können nur über Gewebeverluste (Erythrozyten, Darmepithel, Haut, Haare, Nägel etc.) erfolgen. Dieser Verlust beträgt bei Männern < 1 mg/d, bei Frauen im generationsfähigen Alter infolge Menstruation 1–2 mg/d. Der Netto-Tagesbedarf beträgt dementsprechend 1–2 mg. Darüber hinausgehender Bedarf entsteht durch Wachstum und Schwangerschaft und beträgt nochmals 0,5–2,0 mg/d. Der physiologische Tagesbedarf kann daher zeitweilig bis zu 4 mg/d betragen.

Die **Absorption** des Nahrungseisens erfolgt überwiegend im oberen Dünndarm. Der Eisengehalt einer mitteleuropäischen Mischkost beträgt ca. 6 mg/1000 kcal. Die **Bioverfügbarkeit** des Nahrungseisens ist sehr variabel. Häm-Eisen (Fleisch) wird besser absorbiert als Eisen aus pflanzlichen Nahrungsmitteln. Es wird immer nur ein Bruchteil des Nahrungseisens absorbiert. Bei ausgeglichener Eisenbilanz beträgt dieser Bruchteil < 10%, bei erhöhtem Bedarf maximal 20–25% (siehe Abb. 5.9-1).

Die **Regulation** des Eisenstoffwechsels erfolgt über die intestinale Absorption, da eine aktive Eisenausscheidung nicht stattfindet. Bei vermindertem Körpereisenbestand und/oder bei gesteigerter erythropoetischer Aktivität nimmt die intestinale Eisenabsorption signifikant zu. Bei Eisenüberladung (Ausnahme: hereditäre Hämochromatose) ist dagegen die Absorption geringer als bei Gesunden. Wie diese Adaptation an den aktuellen Bedarf auf der Ebene der Mukosazelle erfolgt, d.h., welches Signal die Mukosazelle für ihr Absorptionsverhalten empfängt, ist bislang nicht geklärt.

Das absorbierte Eisen wird durch das spezifische Eisentransportprotein **Transferrin** an den Ort des Bedarfs vermittelt. Die Eisenabgabe an die Zelle erfolgt über spezifische Transferrin-Rezeptoren. Die größte Rezeptordichte findet sich auf den Zellen der Erythropoese, die den größten Anteil am Körpereisenumsatz haben. Ein Transferrinmolekül kann 2 Atome Eisen binden. Transferrin wird als typisches Transportprotein nach Eisenabgabe an die Zelle erneut als Eisentransporteur verwendet. Überschüssiges Eisen wird vorzugsweise in Hepatozyten und Zellen des retikulohistiozytären Systems in Form von **Ferritin** und **Hämosiderin** gespeichert. Ferritin ist ein Makromolekül, das 4000–4500 Fe-Atome aufzunehmen vermag. Das histochemisch von Ferritin verschiedene Hämosiderin ist ein Degradationsprodukt des Ferritins, das entsteht, wenn bei Eisenüberschuß hohe Ferritinkonzentrationen in einer Zelle akkumulieren.

5.9.1 Eisenmangel

Definition

Eisenmangel ist definiert als eine Verminderung des Gesamteisenbestandes im Organismus. Es werden 3 Stadien (siehe Abb. 5.9-2) unterschieden:
1. **Speichereisenmangel** (Frühstadium),
2. **Stadium der eisendefizitären Erythropoese** (Übergangsstadium) und
3. **Eisenmangelanämie** (Endstadium).

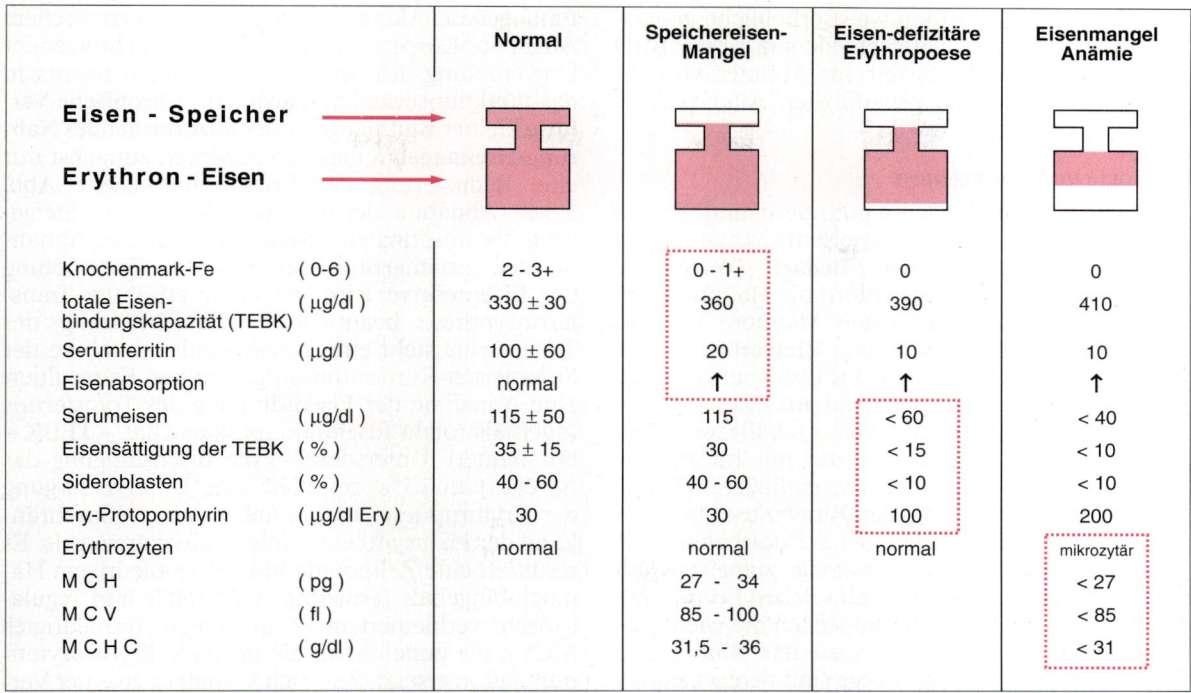

		Normal	Speichereisen-Mangel	Eisen-defizitäre Erythropoese	Eisenmangel Anämie
Eisen - Speicher					
Erythron - Eisen					
Knochenmark-Fe	(0-6)	2 - 3+	0 - 1+	0	0
totale Eisen-bindungskapazität (TEBK)	(µg/dl)	330 ± 30	360	390	410
Serumferritin	(µg/l)	100 ± 60	20	10	10
Eisenabsorption		normal	↑	↑	↑
Serumeisen	(µg/dl)	115 ± 50	115	< 60	< 40
Eisensättigung der TEBK	(%)	35 ± 15	30	< 15	< 10
Sideroblasten	(%)	40 - 60	40 - 60	< 10	< 10
Ery-Protoporphyrin	(µg/dl Ery)	30	30	100	200
Erythrozyten		normal	normal	normal	mikrozytär
M C H	(pg)		27 - 34		< 27
M C V	(fl)		85 - 100		< 85
M C H C	(g/dl)		31,5 - 36		< 31

Abb. 5.9-2 Zuordnung von Eisenmangelstadien und Laborparametern (nach T.H. Bothwell et al., 1979).

Kasuistik

Bei einer 54jährigen Frau wurde vor 21 Jahren ein Vorhofseptumdefekt operativ verschlossen. Wegen eines AV-Blocks III. Grades trägt sie seit 6 Jahren einen Schrittmacher. Sie ist mit Marcumar® auf stabile Quick-Werte (20%) eingestellt. Menopause seit dem 48. Lebensjahr. Bei einer kardiologischen Kontrolluntersuchung klagt sie über starke Belastungsdyspnoe, Schlafstörungen, Konzentrationsmangel und Haarausfall. Körperlicher Befund: ausgeprägte Blässe der Haut und Schleimhäute, sonst unauffällig.
Labor: Hb 6,2 g/dl (3,85 mmol/l), Leukozyten 3200/ml (3,2 G/l), Thrombozyten 410000/ml (410 G/l), normales Differentialblutbild. Ausgeprägte Aniso-, Poikilo- und Mikrozytose der Erythrozyten; MCH 20 pg, MCHC 27 g/dl, MCV 62 fl. Serumeisen 19 µg/dl (3,4 mmol/l), TEBK 460 mg/dl (82,4 mmol/l), Sättigung der TEBK 4%; Serumferritin 2 µg/l; erythrozytäres Protoporphyrin 320 mg/dl Erys.
Knochenmarkzytologie: leicht reduzierte Erythropoese mit zytoplasmaarmen polychromatischen Erythroblasten. Die Berliner-Blau-Reaktion zeigt ein völliges Fehlen färbbaren intrazellulären Eisens; Sideroblastenzahl 0%. Haemoccult-Test mehrfach negativ.
Gastroduodenoskopie, fraktionierte Dünndarmpassage und Koloskopie: kein Hinweis auf gastrointestinale Blutungsquelle. Die Patientin erhält zunächst 4 Erythrozytenkonzentrate, das Hb steigt auf 13,4 g/dl (8,3 mmol/l) an, jedoch innerhalb von 4 Wochen Abfall auf 9,8 g/dl (6 mmol/l). Durch orale Eisentherapie in 6 Wochen Hb-Anstieg auf 11,4 g/dl (7,1 mmol/l), nach Absetzen erneut Hb-Abfall auf 7,8 g/dl (4,84 mmol/l); Serumferritin 8 µg/l; erneute Bluttransfusionen. Bei wiederholten Haemoccult-Tests jetzt einmal ein deutlich positiver Befund;

Absetzen der Marcumar®-Therapie; trotz Normalisierung des Quick-Werts wieder Hb-Abfall. Einleitung einer intravenösen Eisentherapie, vorübergehender Hb-Anstieg, danach erneut schwere Eisenmangelanämie. In einer erneuten Koloskopie keine Blutungsquelle nachweisbar. Eine Blutverlustmessung im Ganzkörperzähler nach ^{59}Fe-Markierung ergibt kontinuierliche Blutverluste von 120–380 ml/Woche. Im Szintigramm mit ^{99}Technetium-markierten Erythrozyten zeigt sich ein Hot-spot im Zäkalbereich. Eine explorative Laparotomie zeigt erst bei intraoperativer Endoskopie 2 verdächtige Schleimhautbezirke, die biopsiert werden und histologisch eine ausgedehnte Angiodysplasie ergeben. Es erfolgt eine Ileozäkalresektion mit Anus praeter, der nach 12 Wochen rückverlegt wird. Die fortlaufenden Blutverlustmessungen im Ganzkörperzähler zeigen einen deutlichen Rückgang auf 10–15 ml pro Woche bei stabilen Hb- und Ferritin-Werten. 6 Monate nach Rückverlegung des Anus praeter erneuter Hb-Abfall auf 10,6 g/dl (6,5 mmol/l); unter oraler Eisentherapie aber innerhalb von 6 Wochen Hb-Normalisierung.
Abschlußdiagnose: Chronische Blutungsanämie bei ausgedehnter Angiodysplasie im Dünndarm.

Epidemiologie

Eisenmangel ist die häufigste Mangelkrankheit des Menschen. Nach Schätzungen der WHO leiden gegenwärtig ca. 500 Millionen Menschen an einer Eisenmangelanämie. In der Population sind bevorzugt **Säuglinge, Kleinkinder, Jugendliche** im Wachstumsalter, **Frauen im gebärfähigen Alter** und **Schwangere** von Eisenmangel betroffen.

Die Häufigkeitsverteilung weist erhebliche geographische und soziale Unterschiede auf. In der BRD kann von einer Häufigkeit für Männer von ca. 1–2%, für Frauen im gebärfähigen Alter von ca. 5–10% ausgegangen werden.

Ätiologie und Pathogenese

Ätiologisch kommt bei Kleinkindern und Frauen eine inadäquate Nahrungseisenversorgung bei **erhöhtem physiologischen Bedarf** (Wachstum, Schwangerschaft, Menstruation) als Hauptursache in Betracht. Bei erwachsenen Männern und bei Frauen in der Menopause sind **Blutverluste** (siehe Tab. 5.9-2) die Hauptursache für Eisenmangel. **Menstruationsblutverluste** über 80 ml pro Zyklus (Eisenverlust 1,2 mg/d) können bereits eine Eisenmangelanämie bedingen. Kontrazeption mit Intrauterinpessaren kann (durch die Pessar-induzierte Uterusschleimhaut-Schädigung) den Blutverlust um 20 bis > 120 ml pro Zyklus gegenüber der normalen Menstruation steigern. Gastrointestinale, zumeist **okkulte Blutverluste** kommen bei zahlreichen Erkrankungen vor (siehe Tab. 5.9-2) und stellen die wichtigste Form pathologischer Blutverluste dar. Blutverluste über die ableitenden Harnwege sind demgegenüber sehr selten. **Iatrogen induzierte Blutverluste** (Blutspenden, Hämodialyse, medikamentös induzierte Blutungen) müssen ebenfalls in Betracht gezogen werden. **Malabsorption** als Eisenmangelursache ist in westlichen Ländern selten.

Pathogenese: Akute Blutverluste führen zu raschem Abfall des Körpereisenbestandes mit nachfolgender Umverteilung des Speichereisenkompartiments in das Funktionseisenkompartiment. **Chronische Verluste** kleiner Blutmengen oder **unzureichendes Nahrungseisenangebot** dagegen bewirken zunächst nur eine Reduzierung der Eisenreserve (siehe Abb. 5.9-2). Abnahme der Reserve induziert eine Steigerung der intestinalen Eisenabsorption und Abnahme der Serumferritin-Konzentration. Erschöpfung der Eisenreserve wird mit einer erhöhten Transferrinsynthese beantwortet. Der Erhöhung des Transferrins steht eine zunehmende Abnahme der Serumeisen-Konzentration gegenüber. Es resultiert eine Abnahme der Eisensättigung des Transferrins (auch als totale Eisenbindungskapazität – TEBK – bezeichnet). Unterschreitet die Eisensättigung das Niveau von 15%, resultiert eine Unterversorgung der Erythropoese. Es kommt zu einer Einschränkung der Hämsynthese infolge Substratmangels. Es resultiert eine Zellpopulation mit zu niedrigem Hämoglobingehalt (erniedrigtes MCHC) und regulatorisch verkleinertem Zellvolumen (erniedrigtes MCV), die zunehmend die normale Erythrozytenpopulation ersetzt. Zugleich kommt es zu einer Verarmung aller Gewebe an eisenhaltigen oder eisenabhängigen Enzymen, die für die **nicht-erythropoetischen Effekte** des Eisenmangels (Schleimhautatrophie, neurogene Dystonie, Muskelschwäche u.a.) verantwortlich sind.

Tab. 5.9-2 Eisenmangelursachen

physiologischer Mehrbedarf	gastrointestinal	Blutverluste urogenital	iatrogen	Malabsorption
– Wachstum (Kleinkinder, Adoleszenten) – Menstruation – Schwangerschaft	– Ösophagus-/Magenvarizen – hämorrhagische Gastritis – Magen-Darm-Ulzera – Morbus Ménétrier – Hiatushernie – Magen-/Dünndarm-/Kolonkarzinome – Leiomyome – Polyposis – Morbus Osler (hereditäre Teleangiektasien) – Angiodysplasien – Meckel-Divertikel – aberrierendes Pankreas – Wurminfektionen (z.B. Hakenwürmer, Bilharzien) – Enteritis regionalis – Colitis ulcerosa – Kolondivertikulose – Hämorrhoiden – Koagulopathien	– Hypermenorrhö (z.B. Myom, Intrauterinpessar, Karzinom) – Hämoglobinurie (z.B. PNH) – Schwangerschaft – Nieren-/Blasensteine und Tumoren	– Hämodialyse – exzessive Labordiagnostik – Salizylate – nichtsteroidale Antirheumatika – Kortikosteroide – Blutspenden – selbstinduzierte Blutverluste	– idiopathische Sprue – Magenresektion (Teilresektion) – chronische atrophische Gastritis – Pica-Syndrom* – Tetracyclin-Langzeittherapie (Akne)

* regelmäßiges Essen nahrungsfremder Substanzen (z.B. Papier, Stärke, Lehm, Kohle, Eis u.a.)

⑤ Symptome

Das Stadium des Reserveeisenmangels weist keine spezifische klinische Symptomatik auf. Anämie und Gewebeeisenverarmung verursachen in Abhängigkeit vom Schweregrad
► eine fahle Blässe,
► Haut- und Schleimhautatrophie,
► Mundwinkelrhagaden,
► Brüchigkeit von Haaren und Nägeln,
► Minderung der Leistungs- und Lernfähigkeit,
► Verhaltensstörungen,
► Kälteüberempfindlichkeit und
► eine herabgesetzte Infektresistenz.

Ⓓ Diagnostik

Zur Sicherung der Diagnose Eisenmangel sind stets **Laboruntersuchungen** erforderlich. Es ist wichtig, zugleich nach der Ursache des Eisenmangels zu fahnden. Eisenmangel ist häufig ein Indikator schwerer, lebensbedrohlicher Grundkrankheiten (siehe Tab. 5.9-2).

Speichereisen-Mangel: Dieses Initialstadium wird am ein[...]

Konze[...] histoch[...] der Ber[...] testina[...] ordnete[...]

Eisend[...] unzure[...] nach v[...] kennba[...]

TEBK [...] porphy[...] blasten[...] 5.9-2). [...] ämie ([...]

Eisenm[...] gelanä[...]

Konze[...] tration [...] Im Blu[...]

abnorm kleine, ringförmige Erythrozyten (Anulozyten) an die Stelle der normalen Erythrozyten (siehe Abb. 5.9-3). Die Erythrozyten-Indizes MCH, MCV und MCHC zeigen den Grad der Hypochromie und Mikrozytose an, der charakteristisch für das Stadium der Eisenmangelanämie ist (siehe Abb. 5.9-2) und ein Maß für die Schwere und Dauer des bestehenden Eisenmangels darstellt.

⑦ Therapie

Die Therapie des Eisenmangels hat zum Ziel:
► Beseitigung der Ursache
► Ausgleich des Hb- und Gewebeeisendefizits
► Bildung einer Eisenreserve

Die **orale** Eisengabe ist die Applikationsform der Wahl. Die **parenterale** Applikation sollte nur bei schwerer Unverträglichkeit oralen Eisens, Malabsorptionssyndromen und bei Blutverlusten von

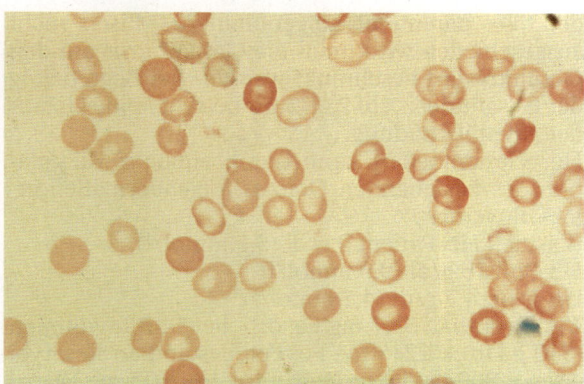

Abb. 5.9-3 Peripherer Blutausstrich. Hypochrome, mikrozytäre Erythrozyten (Anulozyten) bei schwerem chronischem Eisenmangel (Pappenheim-Färbung).

> 100 ml/d erwogen werden. **Bluttransfusionen** sind nur bei lebensbedrohlicher Anämie indiziert.

Orale Therapie: Es kommen vorzugsweise anorganische **Salze zweiwertigen Eisens** (z. B. Ferrosulfat) zur Anwendung. Dreiwertige Eisenverbindungen weisen eine schlechtere Bioverfügbarkeit auf. Einnahme mit der Nahrung hemmt signifikant die intestinale Absorption. Strenge Nüchterneinnahme ist jedoch nicht praktikabel.

Die **Tagesdosis** sollte in Abhängigkeit vom Schweregrad des Eisenmangels **100–300 mg** elementares Eisen betragen. Bei Dosen über 100 mg treten in zunehmendem Maße **gastrointestinale Nebenwirkungen** (Oberbauchschmerz, Sodbrennen, Obstipation, Durchfall) auf.

Kombinationspräparate mit Vitaminen, Laxanzien und anderen Mineralstoffen haben keine Indikation bei der Therapie des Eisenmangels. Absorptionspromotoren (z. B. Ascorbinsäure) sind dagegen sinnvoll. Der **therapeutische Effekt** wird am besten am durchschnittlichen täglichen Hämoglobinanstieg beurteilt. Ein Anstieg von **1–2 g/l pro Tag** in den ersten 4 Wochen nach Therapiebeginn kann als ausreichender bis guter Therapieeffekt angesehen werden. Die Bildung einer Eisenreserve kann über die Messung des Serumferritins im Verlauf der Therapie kontrolliert werden.

Als **Ursachen für einen inadäquaten Therapieeffekt** (Hb-Anstieg < 1,0 g/l bzw. 0,6 mmol/l pro Tag) kommen in Betracht:
► anhaltende Blutverluste > 25 ml/d (chronisch-hämorrhagische Anämie)
► mangelhafte Bioverfügbarkeit des Eisens
► Kombination mit Vitamin-B_{12}-/Folsäuremangel
► mangelhafte Patienten-Compliance
► Einnahme mit Absorptionsinhibitoren (z. B. Tetracycline, Antazida, Colestyramin, Penicillamin, schwarzer Tee).

Parenterale Therapie: Parenteral kann Eisen i.m. oder i.v. in Form von kolloidalen Eisenverbindungen oder als Eisen-Dextran-Komplex appliziert werden. Da parenteral aufgenommenes Eisen nicht ausgeschieden wird, muß die Gesamtdosis auf den Gesamtbedarf beschränkt werden. Bei Begrenzung der Gesamtdosis auf 2,0–3,0 g besteht keine Gefahr der Eisenüberladung.

Der Gesamtbedarf kann durch einfache Kalkulation des bestehenden Defizits folgendermaßen ermittelt werden:

Beispiel: Hb-Patient 9 g/dl (5,6 mmol/l)

Hb-Soll 16 g/dl (9,9 mmol/l)

Hb-Defizit 7 g/dl (4,3 mmol/l)

1 g Hb enthält 3,47 mg Fe, d. h. bei 5 l Blutvolumen (350 g Hb) = 1215 mg Fe; Fehlbestand an Reserveeisen = 800 mg Fe ⇒ Defizit total = 2015 mg Fe.

Parenteral verabreichtes Eisen führt nicht zu einem besseren Therapieeffekt, sondern ist der oralen Applikation gleichwertig (Ausnahme: rH-Erythropoetintherapie der renalen Anämie).

Verlauf und Prognose

Bei korrekter Diagnose und ausreichender Dosierung kann immer mit einem ausgezeichneten therapeutischen Effekt gerechnet werden. Die nicht-erythropoetischen Symptome (Leistungsfähigkeit, Konzentration etc.) bessern sich bereits innerhalb der ersten Wochen. Bei Schwangeren wird die Rate der Geburtskomplikationen reduziert. Die Prognose des Eisenmangels ist gut. Die Bedeutung des Eisenmangels liegt vor allem in seiner Indikatorfunktion für andere Erkrankungen und seiner Häufigkeit als leistungsmindernder Faktor in der Population.

Differentialdiagnose

Die unkomplizierte Eisenmangelanämie muß von anderen hypochromen, mikrozytären Anämien abgegrenzt werden (siehe Kap. 5.6).

Nur die Eisenmangelanämie weist stets völlig entleerte Eisenspeicher auf. Alle anderen hypochromen Anämie haben normale oder vermehrte Eisenspeicher.

5.9.2 Eisenstoffwechselstörungen bei chronisch refraktären Anämien

Definition

Mit dem Sammelbegriff „refraktäre Anämie" wird eine nach Ätiologie und Pathogenese heterologe Gruppe teils hereditärer, teils erworbener Anämien zusammengefaßt (siehe Tab. 5.9-3). Gemeinsam ist diesen Anämien eine **Tendenz zur Eisenüberladung**. Eine ausführliche Darstellung dieser Anämieformen erfolgt in den Kapiteln 5.6 bzw. 5.5 – „Anämien" und „Myelodysplasien" –, hier sollen nur die Eisenstoffwechsel-Aspekte dieser Krankheitsgruppe erörtert werden.

Tab. 5.9-3 Chronisch refraktäre Anämien (nach Bennet 1982)

► aplastische Anämien
► Erythroblastophthise („pure red cell anaemia") – chronische Form
► renale Anämie
► kongenital dyserythropoetische Anämien (CDA)
► sideroblastische Anämien

hereditär:	(A) X-Chromosom-gebunden
	(B) autosomal
erworben:	primäre sideroblastische Anämie (RA; RAS)
	sekundäre durch: Medikamente (z. B. Tuberkulostatika, Chloramphenicol) Alkohol Blei Pyridoxinmangel
	sekundäre bei: Myelodysplasie mit Blastenvermehrung (RAEB; RAEBT) andere Neoplasien chronische Entzündungen

► Thalassämien: Thalassaemia major
Thalassaemia intermedia
► kongenitale Atransferrinämie

RA:	refraktäre Anämie
RAS:	refraktäre Anämie mit Ringsideroblasten
RAEB:	refraktäre Anämie mit Blastenexzeß
RAEBT:	refraktäre Anämie mit Transformation

Kasuistik

Eine 72jährige Frau, bei der erstmals im Alter von 54 Jahren eine milde Anämie (Hb 11,4 g/dl bzw. 7 mmol/l) beobachtet wurde. 4 Jahre später klagte die Patientin über Abgeschlagenheit, Müdigkeit und Schwäche. Eine probatorische Behandlung zunächst mit Eisen, dann mit Vitamin B$_{12}$ durch den Hausarzt ergab keine Befundbesserung. **Labor:** BKS 13/36 mm n.W., Hb 10,3 g/dl (6,4 mmol/l); MCH 33,8 pg; MCV: 103 fl. Retikulozyten 31 000/µl. Leukozyten 5300/µl (5,3 G/l). Serumeisen 145 µg/dl; TEBK 238 µg/dl; Sättigung der TEBK: 61%. **Knochenmark-Zytologie:** massive Siderose der RHS, Hyperplasie der Erythropoese. Massenhaft pathologische Ringsideroblasten (siehe Abb. 5.9-4). Ferrokinetik: Plasmaeisen-Clearance: 83 Min.; Plasmaeisenumsatz 1,4 mg/dl×24 h (Norm: 0,6–0,9); Utilisation: 48% (Norm > 80%); Erythrozyteneisenumsatz: 0,66 mg/dl×24 h (Norm: 0,56).

Es wird die Diagnose sideroblastische Anämie gestellt und zu regelmäßiger Blutbildkontrolle geraten. 4 Jahre später zunehmender Hb-Abfall. Serumferritin 800 µg/l. Transfusionsbedürftigkeit. Seit 1982 hat die Patientin insgesamt 296 Erythrozytenkonzentrate erhalten. 2 Jahre nach Beginn der Transfusionsbehandlung wird mit einer Deferoxamintherapie begonnen – zunächst 2,0 g zweimal wöchentlich i.v. Dann 1,0 g/d s.c. täglich über portable Pumpe. 7/86 Steigerung auf 2,0 g/d s.c. Eisenstatus: Serumeisen 181 µg/dl; TEBK 256 µg/dl; Sättigung TEBK 71%. Serumferritin 2120 µg/l. NMR-Bild der Leber: massive Schwärzung; Leberbiopsie: massive Siderose; Eisengehalt 609 µmol/g. Transfusionsfrequenz: 4 E. Erythrozytenkonzentrat pro Monat.

Epidemiologie

Die Thalassämien bilden die zahlenmäßig häufigste und damit wichtigste Gruppe der in Tabelle 5.9-3 aufgeführten refraktären Anämien. Die Häufigkeit der homozygoten Form (Thalassaemia major) wird in Südostasien auf mehr als 400 000 pro Jahr geschätzt. Die übrigen refraktären Anämien mit Ausnahme der renalen Anämie sind demgegenüber selten (siehe Kap. 5.6).

Ätiologie und Pathogenese

Die Eisenüberladung bei refraktären Anämien entsteht im wesentlichen über zwei voneinander abzugrenzende Mechanismen. Bei der **aplastischen Anämie,** der **Erythroblastophthise** und der **renalen Anämie** ist die Erythropoese bzw. die gesamte Hämatopoese **hypoplastisch.** Eisenüberladung entsteht bei diesen Anämien als Folge der zur Lebenserhaltung erforderlichen regelmäßigen Bluttransfusionen. Ein Erythrozytenkonzentrat bedingt einen Eisenzuwachs von 200 bis 250 mg. Bei einer durchschnittlichen Transfusionsfrequenz von 3 Einheiten pro 6 Wochen ergibt sich eine Eisenakkumulation von 4,8–6,0 g pro Jahr. Die intestinale Nahrungseisenabsorption ist normal oder reduziert und trägt nur unwesentlich zur positiven Eisenbilanz bei.

Die **Thalassämien** und die angeborenen und erworbenen **sideroblastischen Anämien** (siehe Tab. 5.9-3) dagegen sind durch eine **Hyperplasie** und hochgradige **Ineffektivität** der Erythropoese charakterisiert. Die gesteigerte Aktivität der Erythropoese führt zu einer permanenten Steigerung der **intestinalen Eisenabsorption,** die für sich allein bereits eine Eisenüberladung bedingt. Zusätzlich in der Mehrzahl der Fälle notwendige Bluttransfusionen aggravieren die Tendenz zur Eisenüberladung.

Die **kongenital dyserythropoetischen Anämien** sind extrem seltene isolierte Störungen der Erythropoese mit ausgeprägter Ineffektivität.

Die **kongenitale Atransferrinämie** ist noch seltener und führt infolge Fehlens des Eisentransportproteins (Transferrin, TEBK, s. o.) zu einer schweren, dem manifesten Eisenmangel entsprechenden hypochromen Anämie, während gleichzeitig aufgrund gesteigerter Nahrungseisenabsorption eine massive Eisenüberladung der Körpergewebe entsteht, da das absorbierte Eisen nicht über den spezifischen Transportmechanismus via Transferrin an die Transferrinrezeptoren der Erythroblasten vermittelt werden kann.

S Symptome

Die parenterale Eisenzufuhr mittels Bluttransfusion hat zunächst eine überwiegend **retikuloendotheliale Eisenüberladung** zur Folge, die zu keinen nennenswerten Organstörungen Anlaß gibt. Eine Umverteilung in **parenchymatöse** Gewebe bzw. die primäre parenchymatöse Eisenspeicherung bei Hyperabsorption führt dagegen zu einem Bild, das beim Erwachsenen von dem der hereditären Hämochroma-

tose (siehe Kap. 5.9.3 und 14.1.1) klinisch nicht zu unterscheiden ist. Schwere Formen von Eisenüberladung (20–40 g) werden bei Thalassaemia major schon im Kindesalter erreicht, während dies bei der hereditären Hämochromatose erst im Alter von 40–50 Jahren der Fall ist. Im Gegensatz zur hereditären Hämochromatose ist das klinische Bild von der **hämochromatotischen Myokardiopathie** und einem **sekundären Hypogonadismus** geprägt.

D Diagnostik

Die **hypoplastischen Formen** der refraktären Anämien (aplastische, renale Anämie, Erythroblastophthise) weisen auf:
▶ eine verminderte Retikulozytenzahl (< 60 000/µl),
▶ eine erhöhte Serumeisen- und Ferritin-Konzentration,
▶ eine verlängerte ^{59}Fe-Clearance (> 80 min),
▶ eine eingeschränkte ^{59}Fe-Utilisation der Erythrozyten (< 80 %),
▶ stets reduzierten Plasmaeisenumsatz (< 0,72 mg/dl×d).

Bei refraktären Anämien mit **ineffektiver Erythropoese** (Thalassämien, sideroblastische Anämien) findet sich:
▶ Relativ im Verhältnis zur Erythropoese-Steigerung niedrige Retikulozytenzahl.
▶ ^{59}Fe-Plasma-Clearance ist verkürzt (< 80 min), die Eisenutilisation ist gegenüber den hypoplastischen Formen vermindert (< 80 %).
▶ Der Plasmaeisenumsatz ist dagegen deutlich erhöht (> 0,72 mg/dl×d).
▶ Effektivität der Erythropoese beträgt nur 10–20 % der Norm.
▶ Die intestinale Eisenabsorption ist gesteigert.

Bei **sideroblastischen Anämien (RAS, RAEB, RAEBT,** siehe Tab. 5.9-3) werden im Knochenmark typische Veränderungen der Erythroblasten beobachtet. Die normalerweise feinkörnigen Eisengranula der Erythroblasten in der Berliner-Blau-Reaktion sind vergröbert, vermehrt und ringförmig um den Zellkern angeordnet. Diese für die sideroblastischen Anämien charakteristischen Zellen werden als **pathologische Ringsideroblasten** bezeichnet (siehe Abb. 5.9-4). Die sichtbaren Eisengranula entsprechen massiv mit Eisen beladenen Mitochondrien und sind nicht zu verwechseln mit groben Eisengranula beispielsweise in Erythroblasten bei Thalassämie, die eigenständigen Ferritin-speichernden Organellen (Siderosomen) entsprechen. In Abhängigkeit vom Grad der Eisenüberladung kann die **Ferritinkonzentration** besonders bei Thalassaemia major Werte von > 10 000 µg/l erreichen.

▼ Therapie

Die Therapie der Wahl ist die parenterale Gabe von **Chelatbildnern.** Zur Anwendung kommt vornehmlich **Deferoxamin (DFO).** In geringerem Umfang ist auch **Ca-diethylentriamin-pentaessigsäure (Ca-DTPA)** verwandt worden. Die intravenöse oder sub-

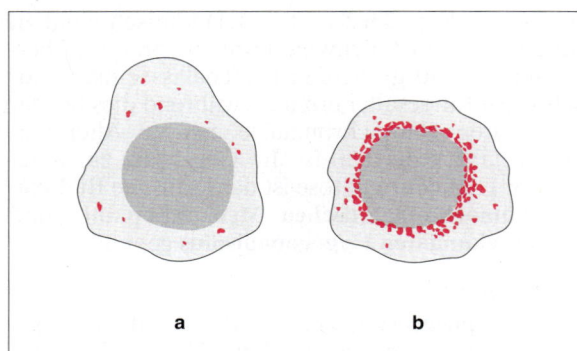

Abb. 5.9-4 Sideroblasten:
a) zytoplasmatische Ferritin-Aggregate bei Hämoglobin-Synthese-Defekt (z. B. Thalassämie)
b) perinukleär angeordnete, massiv eisenüberladene Mitochondrien bei Hämsynthese-Störung (Ringsideroblasten).

kutane **Dauerinfusion** ist der i.v. oder s.c. Bolusgabe an Effektivität überlegen. Zur Dauerinfusion stehen heute **portable elektronische und mechanische Pumpen** zur Verfügung. Bewährt hat sich die Infusion über 12 Stunden (nachts).
Bei Thalassaemia major sollte die DFO-Behandlung etwa ab dem dritten Lebensjahr bzw. nach 10–15 E. Erythrozytenkonzentrat begonnen werden; bei Erwachsenen mit Polytransfusion spätestens nach 50 E. Die Dosis bei Kleinkindern beträgt 20 mg/kg×d. Ältere Kinder und Erwachsene erhalten 30–50 mg/kg×d. Die gleichzeitige Gabe von Vitamin C erhöht den DFO-Effekt, aggraviert aber auch die aktuelle Eisentoxizität und kann zu letalen kardialen Komplikationen führen. Es sollte deshalb nicht angewendet werden.

Verlauf und Prognose

Die Prognose wird durch die Grundkrankheit und vom Grad der Eisenüberladung bestimmt. Patienten mit Thalassaemia major und sideroblastischen Anämien versterben zumeist an den Folgen der eisenbedingten Organschäden – vorzugsweise der **Myokardiopathie.** Die Chelattherapie hat die Lebenserwartung deutlich verbessert und kann die Ausprägung der lebensbedrohlichen Organschäden verhindern. Die Komplexität und Dauer der Therapie bedingt jedoch eine schlechte Patienten-Compliance. Bis zu 50% der Patienten spezialisierter Zentren weisen eine schlechte Compliance auf und kommen nicht in den vollen Genuß der protektiven Wirkung der Chelattherapie.

5.9.3 Hämochromatose (Eisenüberladung)

Definition

Als **Eisenüberladung** wird jede Zunahme des Gesamtkörpereisens über das normale Maß von 3–5 g bezeichnet. Der Begriff **Hämochromatose** dagegen wurde zunächst nur für massive Eisenüberladungen mit Organschäden reserviert, während geringere Eisenüberladungsgrade ohne Organschäden als **Siderose** oder **Hämosiderose** bezeichnet wurden. Diese eher verwirrende Nomenklatur wird heute zunehmend durch die in Tabelle 5.9-4 wiedergegebene Unterteilung in **primäre (hereditäre)** und **sekundäre (erworbene) Hämochromatosen** ersetzt. Zur hereditären Hämochromatose siehe auch Kapitel 14.1.1.

Kasuistik

Ein 58jähriger Mann, 1978 Feststellung einer Lebervergrößerung und auffällig dunkles Hautkolorit. Der Patient hatte keine subjektiven Beschwerden. Das Serumeisen war auf 231 µg/dl erhöht; TEBK 301 µg/dl; Sättigung der TEBK 77%.
Es werden eine Laparoskopie und Leberbiopsie durchgeführt. Diese ergibt eine feinknotige Leberzirrhose mit deutlicher Siderose der Hepatozyten.
Klinischer Befund: Um 4 cm vergrößerte, derbe Leber, grau-braune Verfärbung der besonnten Hautareale sowie eine derb-knotige Schwellung im Bereich von DIP II (distales Interphalangealgelenk) und IV der linken Hand. Der Patient hat keine Geschwister und keine Kinder. Der Vater ist mit 79 Jahren an Herzversagen gestorben. Die Mutter ist 76 Jahre und gesund.
Labor: Normales Blutbild, Serumeisen 192 µg/dl; TEBK 203 µg/dl, Sättigung der TEBK 95%, Serumferritin 960 µg/l; GOT 14 U/l; GPT 26 U/l; Blutzucker 113 mg/dl (6,78 mmol/l). Pathologischer Ausfall der oralen Glukosebelastung. ^{59}Fe-Testdosisabsorption im Ganzkörperzähler mit 64% deutlich erhöht. HLA-Typisierung: A2, 3; B7, 8. Eine Rechtsherz-Katheteruntersuchung ergibt ein normales Herzzeitvolumen in Ruhe und unter Belastung. Bei LH-RH-Test und TRH-Test fehlende Stimulation. Es ist damit die Diagnose hereditäre Hämochromatose gesichert. Ab November 1978 wird eine Aderlaßtherapie mit wöchentlichen Aderlässen zu 500 ml begonnen. Nach 36 Aderlässen (siehe Abb. 5.9-5) ist das Serumeisen auf 54 µg/dl abgefallen; Serumferritin 22 µg/l; Sättigung der TEBK 18%. Eine erneute Leberbiopsie zeigt jetzt einen normalen Lebereisengehalt. Die orale Glukosebelastung ist weiterhin pathologisch. Seit 1980 werden jährlich 4 bis 6 Aderlässe durchgeführt. Die Ferritinwerte schwanken zwischen 30 und 120 µg/l. Zum Ausschluß eines Hepatoms wird einmal pro Jahr AFP gemessen und ein Sonogramm des Abdomens angefertigt. Die diabetische Stoffwechsellage ist unverändert und durch Diät beherrschbar. Der Patient ist beschwerdefrei.

Tab. 5.9-4 Einteilung der Hämochromatose

▶ primäre (hereditäre, idiopathische) Hämochromatose
– latent bzw. präzirrhotisch
– manifest, zirrhotisch

▶ sekundäre (erworbene) Hämochromatose
– assoziiert mit Störungen der Hämatopoese, die mit ineffektiver oder hypoplastischer Erythropoese einhergehen (z. B. Thalassaemia major, sideroachrestische refraktäre Anämien)
– alimentäre Eisenüberladung (z. B. Bantu-Siderose)

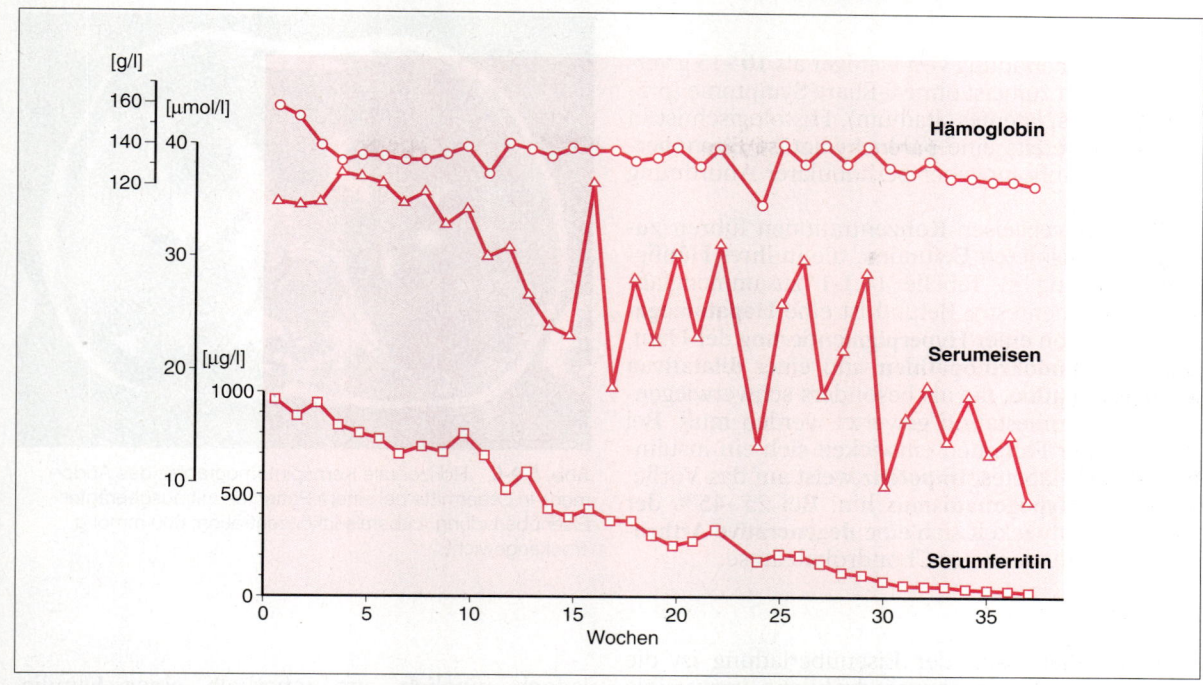

Abb. 5.9-5   Verlauf von Hb, Serumeisen und Serumferritin bei Patients mit hereditärer Hämochromatose unter Behand- lung durch wöchentliche Aderlässe (500 ml). Mobilisierte Gesamteisenmenge: 7,3 g.

Epidemiologie

Die Epidemiologie der erythropoetischen Formen der sekundären Hämochromatosen ist in den Kapiteln 5.9.2 und 5.6 beschrieben. Alimentäre sekundäre Hämochromatosen sind anekdotische Einzelfälle oder als Bantu-Siderose auf Süd-Afrika beschränkt. Weit verbreitet in der kaukasischen Population dagegen ist die **hereditäre, HLA-assoziierte Hämochromatose.** Der oder die zugrundeliegenden Gendefekte weisen eine kalkulierte Genfrequenz von 0,12 (Nordeuropa) und eine Prävalenz für Homozygotie von 0,004 auf. Aufgrund der geschlechtsspezifischen Unterschiede in der normalen Eisenbilanz (siehe Kap. 5.9.1) ist die voll ausgeprägte, klinisch manifeste Hämochromatose etwa 10mal häufiger bei Männern als bei Frauen.

Ätiologie und Pathogenese

Eine Erhöhung des Körpereisenbestandes kann prinzipiell entweder durch eine gesteigerte **intestinale Eisenabsorption** oder durch **parenterale Eisenzufuhr** verursacht werden. Die Regulation der Eisenaufnahme auf der Ebene der Dünndarmmukosa verhindert normalerweise bei variablem Eisenangebot eine exzessive Eisenaufnahme. Demgegenüber kann auch bei normalem Angebot an Nahrungseisen eine Eisenüberladung entstehen, wenn die intestinale Eisenabsorption trotz ausreichend vorhandener Eisenreserven gesteigert ist. Dies ist bei **refraktären Anämien** mit ineffektiver Erythropoese

(siehe Kap. 5.9.2) und bei der **hereditären Hämochromatose** der Fall. Parenteral induzierte Eisenüberladung kommt praktisch nur bei **Polytransfusion** refraktärer Anämien (siehe Tab. 5.9-3) vor. Bedeutsam für die klinische Ausprägung der Eisenüberladung ist die Eisenverteilung im Organismus. **Parenteral** verabreichtes Eisen verteilt sich zunächst in den Zellen der RHS und hat dort keine Organschäden zur Folge. **Enteral** in den Organismus gelangendes Eisen verteilt sich dagegen bereits primär in parenchymatösen Organen wie der Leber und führt dort zu zytotoxischen Reaktionen.
Der Prototyp der **parenchymatösen Eisenüberladung** ist die hereditäre Hämochromatose. Diese weist eine signifikante Assoziation zu den auf dem Chromosom Nr. 6 kodierten HLA-Merkmalen A3, B7 und B14 auf. Das eigentliche Krankheitsgen konnte bislang noch nicht identifiziert werden, so daß der durch den oder die Gendefekte bedingte Stoffwechseldefekt phänotypisch noch nicht definiert ist. Die genetische Analyse mit Hilfe der HLA-Typisierung in betroffenen Sippen spricht für einen **autosomal-rezessiven Erbgang** mit partiell inkonstanter Expression.
Der **Mechanismus** der zytotoxischen Wirkung des Eisens ist noch unklar. Eine besondere Rolle wird dem nicht an Transferrin gebundenen Eisen in der Zirkulation und der Bildung von **freien Sauerstoffradikalen** zugeschrieben, die durch Lipidperoxidation Lysosomen und andere Zellorganellen schädigen können.

S Symptome

Eine Eisenüberladung von weniger als 10–15 g verläuft klinisch zumeist ohne faßbare Symptome (präzirrhotisches, latentes Stadium). Histologisch ist in der Leber bereits eine **parenchymatöse Eisenüberladung** mit inhomogener perilobulärer Anordnung typisch.

Höhere Gewebeeisen-Konzentrationen führen zunächst zu diskreten Befunden, die in ihrer Häufigkeitsverteilung in Tabelle 14.1-1 zusammengefaßt sind. Prominentester Befund ist eine **Hepatomegalie,** gefolgt von einer **Hyperpigmentierung** der Haut, multiplen **Endokrinopathien** und einer **dilatativen Myokardiopathie,** die als besonders schwerwiegende Organmanifestation gewertet werden muß. Bei 30–60% der Patienten entwickelt sich ein insulinpflichtiger Diabetes. **Impotenz** weist auf das Vorliegen eines **Hypogonadismus** hin. Bei 25–45% der Patienten entwickelt sich eine **degenerative Arthropathie** mit Tendenz zur Chondrokalzinose.

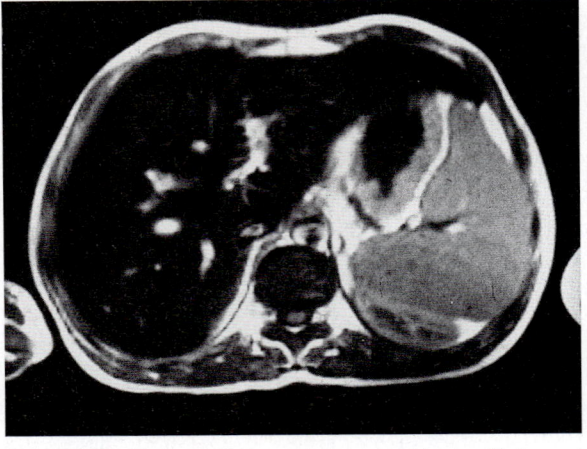

Abb. 5.9-6 Horizontale Kernspintomographie des Abdomens in Lebermitte bei einem Patienten mit ausgeprägter Eisenüberladung. Lebereisenkonzentration: 600 mmol/g Trockengewicht.

D Diagnostik

Ziel der Diagnostik der Eisenüberladung ist die **Früherkennung,** um lebensbedrohliche, irreversible Organschäden zu verhindern. Frühe (latente) Stadien primärer und sekundärer Hämochromatosen sind klinisch zumeist asymptomatisch. Die Diagnose wird in diesem Stadium mittels Serumeisen, Serumferritin und Sättigung der TEBK gestellt. **Serumeisen-Konzentrationen > 170 µg/dl (> 30 µmol/l)** in Verbindung mit einer **Sättigung der TEBK > 60%** und einer pathologisch erhöhten **Serumferritin-Konzentration** begründen den Verdacht auf eine Eisenüberladung. Eine Sicherung der Verdachtsdiagnose kann bislang nur über den histologischen/histochemischen Nachweis in Form einer **Leberbiopsie** erfolgen. Gegenwärtig befinden sich **biomagnetische Meßtechniken** in Entwicklung, die geeignet sind, die invasive Leberbiopsie in der Diagnostik der Eisenüberladung zu ersetzen. Eisen führt z. B. in der Leber zu einer Signalabschwächung der Kernspinresonanz (siehe Abb. 5.9-6), die proportional der Gewebe-Eisenkonzentration ist und daher zur Eisenquantifizierung verwendet werden kann. Die Messung der **intestinalen Eisenabsorption** ergibt bei der hereditären Hämochromatose disproportional zum Gewebeeisengehalt zu hohe Absorptionswerte, während bei sekundären Hämochromatosen infolge hypoplastischer Erythropoese (siehe Tab. 5.9-3) die Absorption vermindert wird. **Erhöhte Serumferritin-Konzentrationen** sind wertvolle Hinweise auf das Vorliegen einer Eisenüberladung, keineswegs jedoch beweisend, da auch bei Leberparenchymschäden (Hepatitis), Tumoren und Entzündungen stark erhöhte Serumferritinwerte beobachtet werden.

HLA-Typisierung ist nicht als Screening-Test geeignet, da ein von dem HLA-Typ A3/B7; A3/B14 abweichender Haplotyp eine hereditäre Hämochromatose nicht ausschließt. Die HLA-Typisierung ist jedoch nützlich, um innerhalb einer Familie, insbesondere bei Geschwistern eines Propositus, vorauszusagen, wer unter den Angehörigen ebenfalls einen Gendefekt aufweist. Eine **Familienuntersuchung** ist heute bei der Diagnose hereditäre Hämochromatose im Interesse einer **Früherkennung** und **Frühbehandlung** obligatorisch.

Nach Sicherung der Diagnose Eisenüberladung muß eine Abklärung des Grades der Organschädigung erfolgen. Hierzu sind neben einer **Leberbiopsie** eine **Herzvolumenbestimmung, EKG, UKG** und **Messung der Auswurffraktion,** eine **orale Glukosebelastung** und ein **TRH- und LH-RH-Test,** bei Gelenkbeschwerden eine **Röntgenuntersuchung der befallenen Gelenke** angezeigt. Nach erfolgter Eisenmobilisationstherapie ist eine regelmäßige Kontrolle des Leberbefundes durch Sonographie oder Kernspintomographie in Verbindung mit einer Bestimmung des α-Fetoproteins erforderlich, um eine Früherkennung eines **Leberzellkarzinoms** (siehe unten) zu ermöglichen.

Komplikationen

Die häufigste Komplikation der hereditären Hämochromatose ist die **Leberzirrhose.** Patienten mit hereditärer Hämochromatose weisen zugleich ein 220fach erhöhtes Risiko für die Entwicklung eines **primären Leberzellkarzinoms** auf, und zwar auch dann, wenn eine ausreichende Aderlaßtherapie vorausgegangen ist. Im präzirrhotischen Stadium der Erkrankung wurde dagegen bisher kein Leberzellkarzinom beobachtet. Der Diabetes bei Eisenüberladung ist nur schlecht mit Insulin einstellbar. Die **Arthropathie** kann neben der Chondrokalzinose auch zu schweren sekundären entzündlichen Arthritiden mit irreversiblen Gelenkdeformierungen führen.

▼ Therapie

Die Therapie sekundärer Hämochromatosen ist in Kapitel 5.9.2 behandelt. Die Therapie bei der hereditären Hämochromatose ist in Kapitel 14.1.1 beschrieben.

Verlauf und Prognose (siehe Kap. 14.1.1)

Differentialdiagnose

Die Abgrenzung der hereditären Hämochromatose von sekundären Formen (siehe Tab. 5.9-4) ist in der Regel durch Anamnese, klinischen Befund und Familienuntersuchung möglich. Erhöhte Serumeisen- und Ferritinwerte werden auch ohne Eisenüberladung bei **Infekten, Neoplasien** und **Hämolyse** beobachtet und erfordern die Absicherung durch den Nachweis einer Erhöhung des Gesamtkörpereisenbestandes.

Weitere Informationen zur primären Hämochromatose siehe Kapitel 14.1.1.

Literatur

– Cook, J. D. (ed.): Iron, Methods in Hematology, Vol. 1. Churchill Livingstone, New York–Edinburgh–London–Melbourne 1980.
– Hershko, C. (ed.): Iron Chelating Therapy: Baillière's Clinical Haematology Vol. 2, No. 2. Baillière Tindall, London–Philadelphia–Sydney–Tokyo 1989.
– Weintraub, L. R., C. Q. Edwards, M. Krikker (eds.): Haemochromatosis. Proceedings of the First International Conference. Annals of the New York Academy of Sciences, Vol. 526, New York 1988.

5.10 Hämorrhagische Diathesen

E. LECHLER

Das hämostatische System schützt den Körper vor Blutungen und Blutverlusten. Unter physiologischen Bedingungen verhindert das intakte Gefäßendothel eine Aggregation der Thrombozyten und eine Aktivierung der Blutgerinnung, wodurch der flüssige Zustand des Blutes aufrechterhalten wird. Bei Verletzung bewirkt der Kontakt mit den subendothelialen Gefäßschichten und dem Gewebe eine Aktivierung. Die Blutstillung erfolgt im Zusammenwirken von Gefäßen, Thrombozyten und plasmatischer Gerinnung. Inhibitoren und das fibrinolytische System begrenzen den Hämostasevorgang auf den Bereich der Gefäßverletzung. Hämorrhagische Diathesen entstehen aus Störungen des hämostatischen Vorgangs. Entsprechend der an der Hämostase beteiligten Komponenten werden
1. plasmatische,
2. thrombozytäre und
3. vaskuläre hämorrhagische Diathesen
unterschieden. Die plasmatischen Störungen werden auch Koagulopathien genannt. Hämorrhagische Diathesen können angeboren oder erworben auftreten. Die angeborenen hämorrhagischen Diathesen sind im Regelfall „punktuelle" Defekte (z. B. Mangel eines Gerinnungsfaktors), erworbene sind meist komplexer.

Komponenten der Hämostase

Blutgerinnung

Das plasmatische Gerinnungssystem besteht aus gerinnungsfördernden Faktoren und Inhibitoren. Die Benennung der Faktoren erfolgte bei ihrer Beschreibung unter unterschiedlichen funktionellen Gesichtspunkten oder mit dem Eigennamen des Patienten, bei dem erstmals ein Mangel des Faktors beobachtet wurde. Die Nomenklatur wurde in internationaler Übereinkunft vereinfacht durch Verwendung römischer Zahlen, die unabhängig vom Gerinnungsablauf sind (siehe Tab. 5.10-1). Bei den Faktoren II, VII, IX, X, XI, XII und Präkallikrein handelt es sich um Serinproteasen, die Faktoren V, VIII und hochmolekulares Kininogen (HMK) haben die Funktion von nicht-enzymatischen Kofaktoren. Die aktivierten Faktoren und Kofaktoren erhalten das Suffix a. Die Bildung von Fibrin führt zur Gerinnung des Bluts, und Faktor XIII bewirkt als XIIIa eine kovalente Quervernetzung des Fibrins (Fibrinstabilisierung). Der Gerinnungsablauf ist weitgehend an Oberflächen wie Kollagen, Thrombozyten und geschädigtes Gewebe gebunden. Ca^{2+} ist essentiell für die Gerinnung in mehreren Reaktionen.

Gerinnungsreaktionen

Die Gerinnung verläuft in einer Anzahl Hauptreaktionen, die im Kaskadenschema, der Darstellung des endogenen Systems bzw. dessen In-vitro-Ablauf, zusammengefaßt werden. Daneben besteht das exogene System, das in vitro unter Zugabe von Gewebethromboplastin und in vivo bei Gewebsverletzung aktiviert wird. Die Enzym-Substrat-Reaktionen des Gerinnungsablaufs erfolgen auf Oberflächen (Plättchen, Phospholipid-„Membran"), auf denen unter Vermittlung der Kofaktoren optimale Reaktionsbedingungen entstehen. Die Bindung der Reaktionen an Oberflächen lokalisiert den Prozeß an den Ort des Geschehens, das verletzte Gefäß. Erweitert werden diese Systeme durch positive und negative Rückkopplungsreaktionen, alternative Aktivierungswege und in der Initialphase des endogenen Systems durch Beziehungen zum Fibinolyse-, Renin-, Komplement- und Kininsystem.

Endogenes System (siehe Abb. 5.10-1): Die Aktivierung des endogenen Systems wird durch die Kontaktaktivierung eingeleitet. An negativ geladenen Oberflächen im Verletzungsbereich, z. B. Kollagen, Basalmembran oder aktivierten Thrombozyten (in vitro: Glas, Kaolin etc.), wird F. XII aktiviert. F. XIIa aktiviert seinerseits das über Vermittlung von HMK

Tab. 5.10-1   Nomenklatur der Gerinnungsfaktoren, Halbwertszeit, angeborene und erworbene Mangelzustände

Faktor	Bezeichnung(en)	Halbwertszeit (Stunden)	hereditärer Mangel	erworbener Mangel
I	Fibrinogen	96–120	Afibrinogenämie Dysfibrinogenämie	Verbrauchskoagulopathie Hyperfibrino(geno)lyse, schwerster Leberschaden
II	Prothrombin	48–60	Hypoprothrombinämie	Neugeborene, Leberschaden, Kumarinwirkung, Vitamin-K-Mangel, Verbrauchskoagulopathie
III	Gewebethromboplastin	–	nicht bekannt	nicht bekannt
IV	ionisiertes Kalzium	nicht bekannt	nicht bekannt	nicht bekannt bzgl. Gerinnung
V	Proakzelerin	12–15	Faktor-V-Mangel Parahämophilie	Verbrauchskoagulopathie, schwerer Leberschaden, Hyperfibrinolyse
VI	entfällt	–	–	–
VII	Prokonvertin	3–6	Faktor-VII-Mangel Hypoprokonvertinämie	wie Faktor II
VIII	antihämophiles Globulin	8–14	Hämophilie A klassische Hämophilie	Verbrauchskoagulopathie, Hyperfibrinolyse
IX	Plasma-Thromboplastin-Komponente (PTC) Christmas-Faktor	18–30	Hämophilie B	wie Faktor II
X	Stuart-Prower-Faktor	36–48	Faktor-X-Mangel Stuart-P.-Faktor-Mangel	wie Faktor II
XI	Plasma-Thromboplastin-Antezedent (PTA)	40–72	Faktor-XI-Mangel PTA-Mangel	schwerer Leberschaden, Verbrauchskoagulopathie
XII	Hageman-Faktor	48–60	Faktor-XII-Mangel Hageman-Faktor-Mangel	schwerer Leberschaden, Verbrauchskoagulopathie
XIII	fibrinstabilisierender Faktor (FSF)	96–240	Faktor-XIII-Mangel FSF-Mangel	schwerer Leberschaden, Verbrauchskoagulopathie
–	Fletcher-Faktor Präkallikrein	35	Fletcher-Faktor-Mangel	schwerer Leberschaden, septisch bedingte Verbrauchskoagulopathie
–	Fitzgerald-Faktor hochmolekulares Kininogen	156	Fitzgerald-Faktor-Mangel	schwerer Leberschaden, septisch bedingte Verbrauchskoagulopathie

an die Oberfläche gebundene Präkallikrein zu Kallikrein, das wiederum in reziproker Aktivierung F. XII aktiviert.

Die **Aktivierung von F. XI** durch F. XIIa erfolgt gleichfalls an der Oberfläche nach Bindungsvermittlung durch HMK. Diese Reaktionen der Kontaktaktivierungsphase erfordern kein Ca^{2+}. Ein Mangel an Präkallikrein, HMK oder F. XII, der in vitro zu verlängerten Gerinnungszeiten führt, bedingt keine hämorrhagische Diathese. Als alternative Aktivierungswege in vivo bei der Hämostase kommen eine F.-XIIa-unabhängige Aktivierung von F. XI an der Oberfläche aktivierter Thrombozyten wie auch eine Aktivierung von F. IX durch F.-VIIa-Gewebethromboplastin-Ca^{2+} (siehe unten) in Frage.

Die nachfolgende Reaktion, Aktivierung des F. IX durch F. XIa, ist Ca^{2+}-abhängig. Ein alternativer Aktivierungsweg ist oben angegeben. F. IX wird wie die anderen Vitamin-K-abhängigen Faktoren (Faktoren II, VII, IX) über Karboxylgruppen und Ca^{2+} an

Phospholipidoberflächen gebunden. Sie bleiben mit Ausnahme des Thrombins (F. IIa) nach Aktivierung an der Oberfläche gebunden.

Der Faktor-X-Aktivator ist ein Komplex aus Phospholipid, Ca^{2+}, F. IXa und F. VIIIa, in dem F. IXa das Enzym, F. VIIIa der Kofaktor und Phospholipid die Oberfläche ist. F. VIII wird über Thrombin und F. Xa in einer positiven Rückkoppelungsreaktion proteolytisch aktiviert. Der **Prothrombinaktivator** (Prothrombinase) hat einen gleichartigen Aufbau wie der Faktor-X-Aktivator: Phospholipid, Ca^{2+}, F. Xa und F. Va. Die Aktivierung des F. V erfolgt wie beim F. VIII. Thrombin spaltet aus Fibrinogen je zwei Fibrinopeptide A und B ab: Bildung der Fibrinmonomere, die zu Fibrin polymerisieren. Fibrinogen ist ein Dimer eines dreikettigen Proteins: α-, β- und γ-Kette. Durch F. XIIIa, eine durch Thrombin und Ca^{2+} aktivierte Transaminase, erfolgt am Fibrin eine kovalente Quervernetzung der γ-Ketten. Dadurch erhält Fibrin eine erhöhte

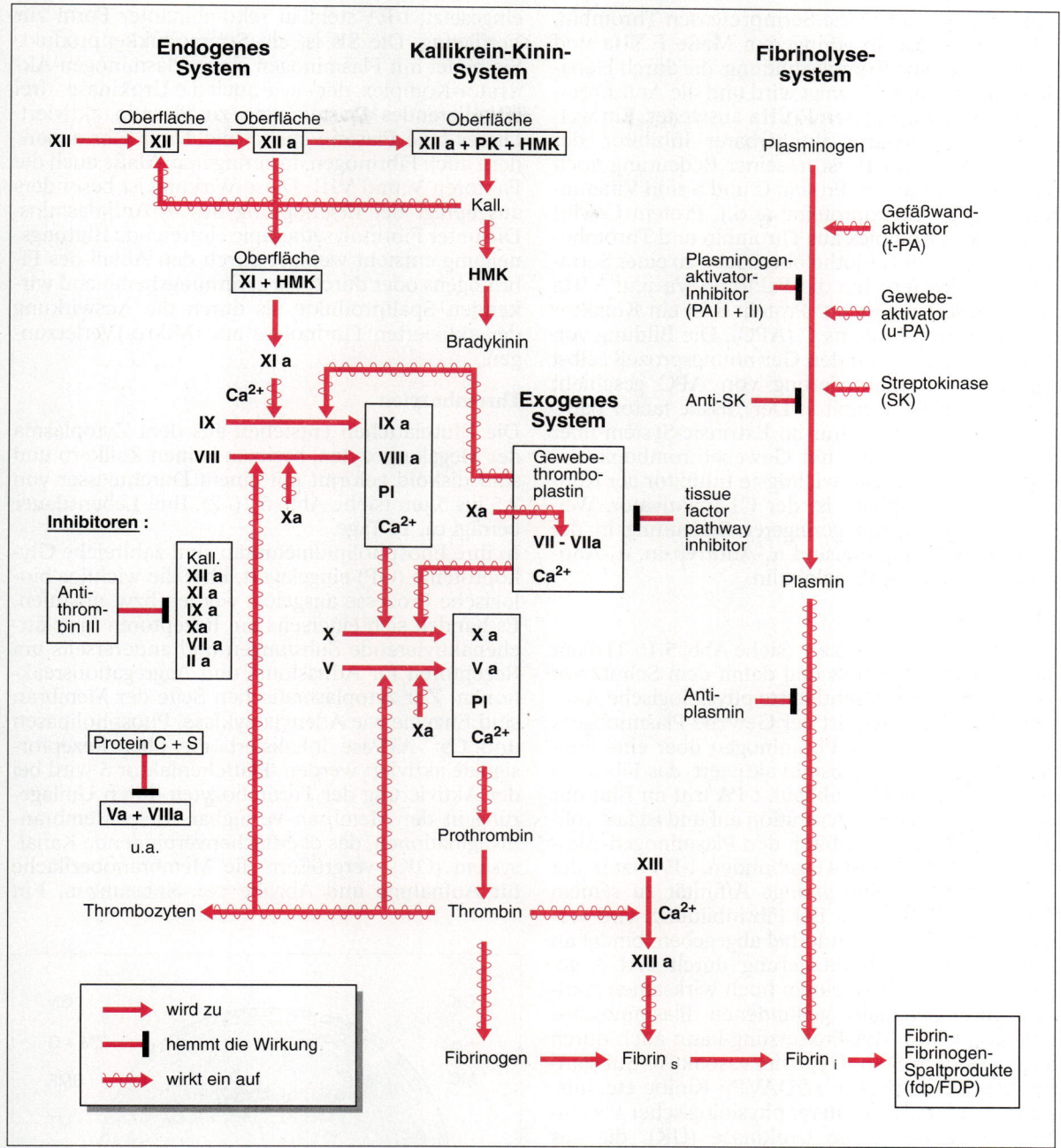

Abb. 5.10-1   Gerinnungs-, Kallikrein-Kinin- und Fibrinolysesystem. Rückkoppelungsreaktionen, alternative Aktivierungen und Inhibitoren nicht vollständig eingetragen. Fibrin$_s$ = in

Harnstoff löslich, nicht quervernetzt; Fibrin$_i$ = in Harnstoff unlöslich, quervernetzt.

mechanische Festigkeit und ist weniger leicht lysierbar.

Exogenes System: Im Bereich von Gewebeverletzungen wird Gewebethromboplastin frei. Der Komplex Gewebethromboplastin – Ca^{2+} – F. VIIa aktiviert F. X. Der weitere Aktivierungsablauf ist identisch mit dem endogenen System. F. VII scheint in der Bindung an Gewebethromboplastin endogene

Aktivität zu besitzen, wird aber durch F. XIIa, IXa und Xa zu F. VIIa proteolytisch aktiviert.

Inhibitoren: Die im Ablauf der Gerinnung aktivierten Faktoren werden durch Inhibitoren inaktiviert. Die größte Bedeutung haben Antithrombin III, Protein C und Protein S. Eine angeborene Verminderung dieser Inhibitoren begünstigt die Entstehung von Thrombosen (Thrombophilie). Antithrombin III inaktiviert vor allem die Serinproteasen Thrombin, F. IXa und F. Xa, in geringerem Maße F. XIIa und F. XIa durch eine Komplexbildung, die durch Heparin sehr stark beschleunigt wird und die Antithrombin-III-Wirkung auf den F. VIIa ausweitet. Ein weiterer durch Heparin aktivierbarer Inhibitor, der Heparin-Kofaktor II, ist in seiner Bedeutung noch schwer einzuordnen. Protein C und S sind Vitamin-K-abhängige Glykoproteine (s. o.). Protein C wird durch einen Komplex aus Thrombin und Thrombomodulin auf der Endotheloberfläche zu einer Serinprotease aktiviert, die die Faktoren Va und VIIIa proteolytisch inaktiviert. Protein S ist ein Kofaktor des aktivierten Proteins C (APC). Die Bildung von APC wird also durch den Gerinnungsprozeß selbst reguliert. Die Inaktivierung von APC geschieht durch einen PC-Inhibitor. Der „tissue factor pathway inhibitor" wirkt nur im Extrinsic-System über eine Komplexbildung mit Gewebethromboplastin, F. Xa und F. VIIa. Der wichtigste Inhibitor der Kontaktaktivierungsphase ist der C1-Inaktivator. Weitere Inhibitoren mit geringerer Bedeutung in der Gerinnungshemmung sind α_1-Antitrypsin, α_2-Antiplasmin und α_2-Makroglobulin.

Fibrinolyse

Das fibrinolytische System (siehe Abb. 5.10-1) dient dem Abbau von Fibrin und damit dem Schutz vor Thrombose. Der wesentlichste physiologische Aktivator der Fibrinolyse ist der Gewebe-Plasminogen-Aktivator (t-PA), der Plasminogen über eine limitierte Proteolyse zu Plasmin aktiviert, das Fibrin zu Fibrinspaltprodukten abbaut. t-PA tritt im Blut nur in einer geringen Konzentration auf und ist fast vollständig an seinen Inhibitor, den Plasminogen-Aktivator-Inhibitor 1 (PAI 1), gebunden. t-PA hat in der Zirkulation nur eine geringe Affinität zu seinem Substrat Plasminogen. Bei Fibrinbildung wird verstärkt t-PA aus dem Endothel abgegeben, bindet an Fibrin (dort vor Inaktivierung durch PAI 1 geschützt) und wird zu einem hoch wirksamen Aktivator des gleichfalls gebundenen Plasminogens. Eine vermehrte t-PA-Freisetzung kann auch durch Stase, venösen Stau, Hypoxie, vasoaktive Substanzen wie Desmopressin (DDAVP), Kinine etc. ausgelöst werden. Ein weiterer physiologischer Plasminogenaktivator ist die Urokinase (UK), die aus Prourokinase durch Kallikrein- bzw. Plasminaktivierung gebildet wird. Sie ist wahrscheinlich überwiegend im Gewebe bei extrazellulären proteolytischen Prozessen bei Entzündung, Zellmigration und Tumorwachstum von Bedeutung. Die Urokinase wird auch von den Nierentubuluszellen in den Harn abgegeben. In Anlehnung an die Gerinnung kann die t-PA-Aktivierung der Fibrinolyse als exogen und die Aktivierung durch Urokinase als exogen (über Plasmin aus exogener Aktivierung) wie endogen (über Kallikrein der Kontaktphase) bezeichnet werden.

Zur therapeutischen Aktivierung der Fibrinolyse werden Streptokinase (SK), Urokinase und t-PA eingesetzt; t-PA steht in rekombinanter Form zur Verfügung. Die SK ist ein Streptokokkenprodukt. Sie bildet mit Plasminogen einen Plasminogen-Aktivator-Komplex, der – wie auch die Urokinase – frei zirkulierendes Plasminogen zu Plasmin aktiviert. Dieses freie Plasmin spaltet nicht nur Fibrin, sondern auch Fibrinogen, in geringerem Maße auch die Faktoren V und VIII. Diese Wirkung ist besonders ausgeprägt bei Erschöpfung des α_2-Antiplasmins. Die unter Fibrinolysetherapie eintretende Blutungsneigung entsteht weniger durch den Abfall des Fibrinogens oder durch die gerinnungshemmend wirkenden Spaltprodukte als durch die Auswirkung der aktivierten Fibrinolyse auf (Mikro-)Verletzungen.

Thrombozyten

Die Blutplättchen entstehen aus dem Zytoplasma der Megakaryozyten, besitzen keinen Zellkern und sind diskoid geformt mit einem Durchmesser von 2,5 bis 5 µm (siehe Abb. 5.10-2). Ihre Lebensdauer beträgt ca. 10 Tage.

In ihre Phospholipidmembran sind zahlreiche Glykoproteine (GP) eingelagert, über die wichtige biologische Prozesse ausgelöst werden bzw. ablaufen. Es handelt sich einerseits um Rezeptoren für plättchenaktivierende Substanzen und andererseits um Rezeptoren für Adhäsions- und Aggregationsreaktionen. Zur zytoplasmatischen Seite der Membran sind Enzyme wie Adenylatzyklase, Phospholipasen und Ca^{2+}-ATPase lokalisiert, die über Rezeptorsignale aktiviert werden. Plättchenfaktor 3 wird bei der Aktivierung der Thrombozyten durch Umlagerung in der Membran verfügbar. Tiefe Membraninvaginationen, das oberflächenverbindende Kanalsystem (OK), vergrößern die Membranoberfläche für Aufnahme und Abgabe von Substanzen. Ein

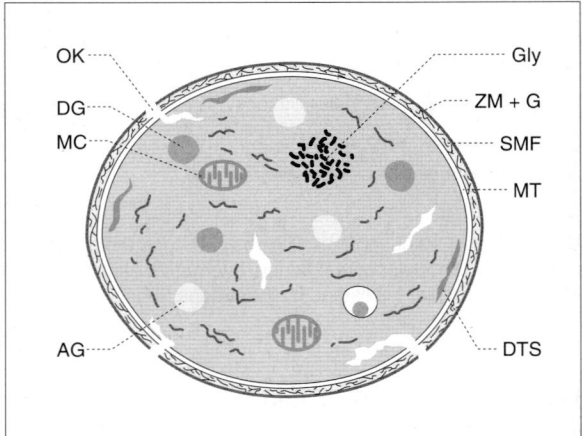

Abb. 5.10-2 Schematische Darstellung der Ultrastruktur des Thrombozyten im Horizontalschnitt (AG: α-Granula, DG: dichte Granula (δ-G.), DTS: dichtes tubuläres System, Gly: Glykogen, M: Mitochondrien, MT: Mikrotubuli, OK: oberflächenverbindendes Kanalsystem, SMF: submembranöse Filamente, ZM + G: Zellmembran mit Glykokalix).

weiteres (zytoplasmatisches) Kanalsystem, das dichte tubuläre System (DTS), reichert mit Hilfe einer Ca^{2+}/Mg^{2+}-ATPase Ca^{2+} an. Diese „Pumpe" wird durch cAMP (Bildung aus ATP über die Adenylatzyklase) aktiviert. Die Plättchen werden durch Reduzierung des zytoplasmatischen Ca^{2+} in einem inaktiven Zustand gehalten. Hier bestehen Ähnlichkeiten zur Muskelzelle. Im DTS erfolgt auch die Bildung von Thromboxan A_2 aus Arachidonsäure mit Hilfe der Phospholipase A_2, der Zyklooxygenase und der Thromboxansynthetase. Das Zytoskelett (submembranöse Filamente, zirkuläre Mikrotubuli, Aktin-Myosin-Mikrofilamente) gewährleistet die Scheibchenform bzw. sorgt nach Aktivierung der Thrombozyten für Formveränderungen und Sekretion.

Im Zytoplasma (Hyalomer) werden neben Glykogeneinschlüssen mehrere Organellen unterschieden. Neben Mitochondrien und Lysosomen zählen dazu die plättchenspezifischen α-Granula und die dichten δ-Granula. Die α-Granula speichern spezifische Plättchenproteine und Plasmaproteine wie Plättchenfaktor 4, β-Thromboglobulin, Plättchenwachstumsfaktor (PDGF), Thrombospondin, Fibrinogen, Faktor V, v.-Willebrand-Faktor, Fibronektin u.a., die dichten δ-Granula (dense bodies) ATP, ADP, Serotonin und Ca^{2+}.

Die besonderen Eigenschaften der Plättchen sind die Fähigkeit zur Adhäsion, Aggregation, Kontraktion und Sekretion. Die Plättchen adhärieren bei Endothelabschilferung am Subendothelium und bei Gefäßverletzung am Kollagen. Die Adhäsion wird durch den v. Willebrand-Faktor vermittelt, der auf Seite der Plättchen am GP Ib-IX verankert ist. Die Plättchen machen einen Formwandel durch, bilden Pseudopodien und breiten sich aus. Über die Sekretion kommt es durch Anlagerung weiterer Plättchen zur Aggregatbildung und damit zum Verschluß des verletzten Gefäßes durch den sogenannten primären hämostatischen Pfropf. In der Aggregation werden die Plättchen durch Fibrinogenbrücken miteinander verbunden, wobei das Fibrinogen an den GP-Komplex IIb-IIIa bindet. An der Adhäsion wie der Aggregation sind weitere adhäsive Proteine wie Fibronektin und Thrombospondin, aber mit geringerer Bedeutung beteiligt. Die wesentlichste Substanz für die Auslösung der Aggregation ist ADP, das bei der Adhäsion aus den Plättchen sezerniert wird. Über einen Rezeptor aktiviert ADP den GP-IIb-IIIa-Komplex, der dann Fibrinogen bindet. Die Aktivierung der Thrombozyten kann durch mehrere verschiedene Agonisten erfolgen; dazu gehören ADP, Kollagen, Thrombin, Thromboxan A_2 und PAF, in schwacher Form Serotonin und Adrenalin. Sie stimulieren spezifische Rezeptoren mit der Folge, daß Ca^{2+} als wesentlichster sekundärer Transmitter transmembranös einströmt bzw. intrazellulär aus Speichern freigesetzt wird. Durch einen starken Stimulus (z. B. Kollagen) wird die ganze Reaktionsbreite der Plättchen aktiviert: Adhäsion, Formwandel mit Pseudopodienbildung, Stimulation der

Thromboxan-A_2-Synthese, intrazelluläre Kontraktion und Sekretion der Agonisten und der gespeicherten Proteine (Optimierung des perizellulären Milieus) über das OK und Aggregation. Plättchenfaktor 3 (gerinnungsaktives Phospholipid) wird verfügbar. Eine Hemmung der Thrombozytenaktivierung erfolgt über Prostazyklin (PGI_2) durch Aktivierung des Adenylatzyklasesystems, über Adenosin in Konkurrenz zum ADP und über NO. Alle drei Substanzen wirken auch vasodilatorisch, wogegen Thromboxan A_2 vasokonstriktiv wirkt.

Gefäßendothel

Intaktes Gefäßendothel hat eine athrombogene Wirkung. Die Endothelzellen sind wie die Thrombozyten negativ geladen, eine aktive Schutzfunktion durch bestimmte metabolische und sekretorische Leistungen wie durch Oberflächenfunktionen wird aber heute in Vordergrund gestellt: PGI_2-Bildung und -Sekretion, Abbau von ADP, Inaktivierung von Thrombin durch Antithrombin III, das über Heparansulfat an die Endotheloberfläche gebunden ist, Hemmung von Thrombin im Komplex mit Thrombomodulin und Aktivierung von Protein C, Bildung und Sekretion des Kofaktors Protein S und von Gewebe-Plasminogen-Aktivator.

Die Endothelzelle hat aber auch Funktionen zur Förderung der Hämostase über die Bildung verschiedener Substanzen: v.-Willebrand-Faktor, Plättchen-aktivierender-Faktor (PAF), Fibronektin, Thrombospondin, Faktor V und Plasminogen-Aktivator-Inhibitoren (PAI). Durch Einwirkung von Interleukin-1, Tumor-Nekrose-Faktor und Endotoxin wird die Bildung von Gewebethromboplastin mit Aktivierung des exogenen Systems angeregt.

Ablauf der Hämostase

Die Gefäße sind mit zwei verschiedenen Eigenschaften an der Blutstillung beteiligt. 1. Sie reagieren auf Verletzungsreize und humorale Einflüsse im arteriellen Bereich mit Vasokonstriktion und -dilatation, durchtrennte elastische Gefäße retrahieren ins Gewebe, kleine Venen und Kapillaren verkleben unter der Verletzung, Gewebsblutungen erhöhen den Gewebsdruck und komprimieren Niederdruckgefäße. Schließlich führt ein hoher Blutverlust zum Abfall des systemischen Drucks mit Nachlassen der Blutung. 2. Sie enthalten in der Gefäßwand und im perivaskulären Bereich Strukturen, die essentiell sind für die Blutstillung: Subendothelium und kollagene Fasern (insbesondere Typ I und III). Zuerst erfolgt eine einschichtige Adhäsion der Thrombozyten über Vermittlung des v.-Willebrand-Faktors, der am GP Ib-IX als Rezeptor anhaftet. Die Aktivierung der Plättchen führt zur Sekretion der Inhaltsstoffe und der Bildung eines Plättchenaggregats (siehe oben). Das Plättchenaggregat bildet den primären hämostatischen Pfropf. Die Gerinnungsvorgänge setzen zuerst im Randbereich des Aggregats ein und werden hier wahrscheinlich über das exogene System ausgelöst. Schließlich wird das Aggregat von

Fibrin durchsetzt und überzogen und gewinnt dadurch die erforderliche mechanische Widerstandsfähigkeit. Über das fibrinolytische System, Leukozyten und Granulationsgewebe im Rahmen der geweblichen Reparation wird der hämostatische Pfropf abgebaut. Bei schweren plasmatischen hämorrhagischen Diathesen bleibt die Fibrinbildung im Aggregat aus.

Anamnese, klinische Untersuchung

Die Anamnese gibt Auskunft über Beginn der Blutungsneigung, den Blutungstyp (Petechien, Purpura, Ekchymosen, Sugillationen, Hämatom, Hämarthros), die Umstände der Manifestation, die Intensität der Blutungsneigung sowie einen eventuellen Zusammenhang mit anderen Erkrankungen. Über die Familienanamnese können sich Hinweise auf eine angeborene (hereditäre) hämorrhagische Diathese ergeben. Schließlich muß nach Medikamenten gefragt werden.

Eine Blutungsneigung, die sich bereits im Säuglingsalter oder in früher Kindheit manifestiert, spricht für eine schwere angeborene Störung. Ausgedehntes Kephalhämatom, Hämatom nach Injektion, vermehrte Hautblutungen, Blutungen aus dem Frenulum oder nach Zungenbiß und schließlich Gelenkblutungen in den ersten zwei Lebensjahren sind typisch bei einem Jungen, wenn auch nicht beweisend für eine schwere Hämophilie A oder B. Die Familienanamnese kann den geschlechtsgebundenen X-chromosomalen Erbgang aufdecken. Eine leere Familienanamnese schließt diese Diagnose allerdings nicht aus, da in 20–30% der Fälle eine Neumutation oder eine Vererbung durch Überträgerinnen über mehrere Generationen ohne Manifestation bei Männern vorliegt. Leichte Formen der Erkrankung können bis in das Erwachsenenalter asymptomatisch verlaufen und sich z. B. erstmals bei einem operativen Eingriff manifestieren. Eine von-Willebrand-Krankheit würde sich durch den autosomal-dominanten Erbgang unterscheiden (Ausnahme: Typ III). Bei einem schweren (homozygoten) Mangel der Faktoren I, II, V, VII, X und XI oder bei den thrombozytären Störungen der Thrombasthenie und des Bernard-Soulier-Syndroms ist wegen der autosomal-rezessiven Vererbung die Familienanamnese unergiebig, da die heterozygoten Eltern asymptomatisch sind; bei sorgfältiger Austestung ist ein partieller Mangel zu erfassen, Blutsverwandtschaft ist gehäuft.

Die Blutungserscheinungen der verschiedenen plasmatischen hämorrhagischen Diathesen unterscheiden sich nicht wesentlich, Gelenkblutungen treten aber ganz überwiegend bei der Hämophilie auf, z. T. spontan (Mikrotrauma); ansonsten sind Hautblutungen (besonders bei Kindern), Muskelblutungen, Blutungen bei Verletzungen und Operationen typisch. Bei der von-Willebrand-Krankheit stehen Schleimhautblutungen im Vordergrund, Petechien kennzeichnen Thrombozytopenien, Throm-

bozytopathien und vaskuläre hämorrhagische Diathesen, wobei auch flächenhafte Blutungen möglich sind. Für die Betreuung von Patienten mit einer hämorrhagischen Diathese gilt, daß beim Auftreten von Beschwerden immer an die Möglichkeit einer Blutung gedacht werden muß. Andererseits muß auch bedacht werden, daß bei Patienten mit hämorrhagischer Diathese bei Blutungen lokale blutungsauslösende Ursachen vorliegen können (z.B. Nierentumor oder Nierensteine bei Hämaturie).

Diagnostik der hämorrhagischen Diathesen

Schwere hämorrhagische Diathesen sind relativ leicht, leichte hämorrhagische Diathesen sind eher schwer zu diagnostizieren. Die überwiegende Mehrzahl schwerer hämorrhagischer Diathesen kann durch einfache Basistests erfaßt und mit speziellen Methoden präzise definiert werden, wogegen leichte hämorrhagische Diathesen wegen einer eingeschränkten Empfindlichkeit der Basistests der Entdeckung entgehen können. Lassen aber die Angaben des Patienten oder die klinische Beobachtung eine Blutungsneigung vermuten, dann muß eine systematische Untersuchung erfolgen. Sehr problematisch wird es, wenn ein Patient mit bisher nicht manifester leichter hämorrhagischer Diathese eine schwere Verletzung erleidet oder in Unkenntnis dieses Umstands operiert wird. Notfallmäßig durchgeführte Blut- und Plasmainfusionen erschweren die Diagnostik, so daß unter Umständen erst bei einer späteren Nachuntersuchung die korrekte Diagnose gestellt werden kann.

Die nachfolgende Darstellung der diagnostischen Prinzipien bezieht sich auf mittelschwere bis schwere Störungen, wobei von einem Minimalprogramm, das überall zur Verfügung steht, ausgegangen wird (siehe Abb. 5.10-3 und Tab. 5.10-2):

Quick-Test (Thromboplastinzeit): Erfaßt das exogene System mit den Faktoren I, II, V, VII und X. Eine

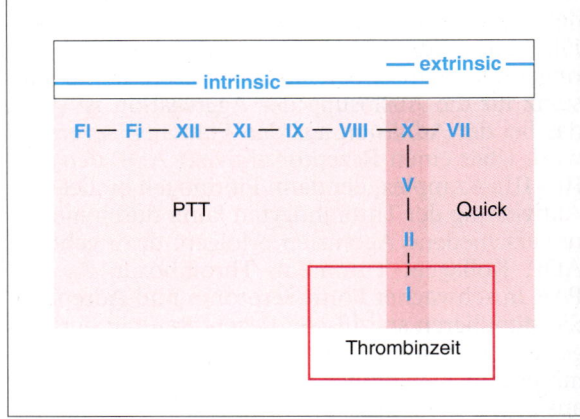

Abb. 5.10-3 Zuordnung der plasmatischen Gerinnungsfaktoren zum Intrinsic- und Extrinsic-System und der gemeinsamen Endstrecke sowie zu einfachen Gerinnungstests.

Tab. 5.10-2 Interpretation einfacher Basisuntersuchungen, wobei mittelschwere bis schwere Störungen vorausgesetzt werden

Quick-Wert	PTT	Thrombozyten-zahl	Blutungszeit	Verdachtsdiagnosen
N	N	N	N	vaskuläre hämorrhagische Diathese (A, E) F.-XIII-Mangel (A)
↓	N	N	N	F.-VII-Mangel (A)
N	↑	N	N	F.-VIII-, -IX-, -XI-, -XII-, Fletcher- u. Fitzgerald-F.-Mangel (A) immunologische Inhibitoren, Heparin (E)
N	N	↓	↑	Thrombozytopenie (A, E)
N	N	N, ↓	↑	Thrombozytopathie (A, E)
↓	N	N	N	F.-I-, -II-, -V- u. -X-Mangel (A), Kumarin-Therapie, Vitamin-K-Mangel, immunologische Inhibitoren
N	↑	N	↑	von-Willebrand-Krankheit (A, E)
↓	↑	↓	↑	Leberschaden, Sepsis, Verbrauchskoagulopathie, Verlustkoagulopathie

N : normale Werte
↑ : verlängert
↓ : vermindert

A: angeboren
E: erworben

Verminderung der Faktoren II, V, VII und X auf ca. 50% (Heterozygotie) führt meistens, eine Fibrinogenverminderung erst bei Werten deutlich unter 100 mg/dl (3 µmol/l) zu einer signifikanten Verlängerung der Testzeit. Der Quick-Test ist wenig empfindlich für Heparin.

Aktivierte partielle Thromboplastinzeit (aPTT): Test für das endogene System, umfaßt alle Faktoren außer VII und XIII.

Je nach verwendetem Reagenz liegt die Empfindlichkeitsgrenze bei 15–30% einer isolierten Faktorenverminderung. Beste Methode zur Kontrolle einer Heparintherapie.

Thrombozytenzählung: Wesentlichste Methode bezüglich der Thrombozyten.

Blutungszeit: Verlängert bei Thrombozytopenie, Thrombozytopathie, von-Willebrand-Krankheit und gelegentlich leicht verlängert bei Einnahme von Azetylsalizylsäure. Bei Thrombozytopenie kann erst bei einer Verminderung unter 30000/µl mit einer sicheren Verlängerung gerechnet werden. Bei routinemäßiger Überprüfung der Hämostase (z.B. vor Operationen) wird meist auf die Blutungszeit verzichtet.

Weitere einfache und wichtige Methoden

Thrombinzeit (TZ): Empfindlich auf starke Erniedrigung des Fibrinogens, Dysfibrinogenämie, Erhöhung der Fibrin-Fibrinogen-Spaltprodukte und auf Heparin in therapeutischer Dosis.

Fibrinogenbestimmung: Zum Nachweis einer angeborenen A- bzw. Hypofibrinogenämie oder einer Verminderung bei schwerer Lebererkrankung, bei Verbrauchskoagulopathie wie bei Fibrinolyse- und Asparaginasetherapie. Fibrinogen ist meist erhöht bei entzündlichen und tumorösen Erkrankungen.

Fibrinmonomertest: Nachweis von gelöstem Fibrin im Äthanolgelations-, FM®- und anderen Tests bei Verbrauchskoagulopathie.

Fibrin-Fibrinogen-Spaltprodukte: Erhöhung bei reaktiver, pathologischer oder therapeutischer Fibrinolyse. Der Nachweis des Spaltproduktes „D-Dimer" ist spezifisch für lysiertes Fibrin.

Die weitere Abklärung umfaßt Faktorenanalyse mit funktionellen und immunologischen Methoden und Thrombozytenuntersuchung.

5.10.1 Koagulopathien

5.10.1.1 Angeborene Koagulopathien

Von allen Gerinnungsfaktoren sind angeborene Mangel- bzw. Defektzustände bekannt (Tab. 5.10-1). Ursächlich liegen unterschiedliche genetische Störungen wie Punktmutationen oder Deletionen zugrunde. Dies führt zu strukturell und funktionell gestörten Varianten oder zum völligen Fehlen eines Genprodukts. Präzise definierte Molekülvarianten werden mit dem Namen des Orts, wo sie gefunden wurden, belegt (z.B. Faktor IX Chapel Hill). Der molekulare Defekt und damit der Schweregrad einer angeborenen Koagulopathie bleiben während des Lebens konstant.

Endogenes System (aPTT verlängert)

Ein Mangel oder eine verminderte Aktivität der Gerinnungsfaktoren VIII, IX, XI, XII, Präkallikrein (Fletcher-Faktor) und von hochmolekularem Kininogen (Fitzgerald-Faktor) führt zur Verlängerung der aPTT bei normaler Thromboplastinzeit (TPZ). Häufigkeit und klinische Bedeutung nehmen in dieser Reihenfolge ab.

Faktorenmangel der Kontaktaktivierungsphase

Von den vier Faktoren XI, XII, Fletcher und Fitzgerald führt nur der Faktor-XI-Mangel zu einer Blutungsneigung; die Vererbung ist autosomal-rezessiv. Fletcher- und Fitzgerald-Faktor-Mangel sind extrem selten. Die Faktoren der Kontaktphase sind auch von Bedeutung in der Fibrinolyse.

Faktor-XII-Mangel

Ganz vereinzelt leichte Blutungsneigung, häufiger Thrombosen, wahrscheinlich wegen ausbleibender Kontaktaktivierung der Fibinolyse. Inzidenz: mehrere Fälle auf 1 Mio.

Faktor-XI-Mangel

Meist leicht verlaufende Blutungsneigung, u.a. perioperative Blutungen, kaum Gelenk- und Muskelblutungen. Tritt gehäuft bei Juden (Aschkenasim) auf (0,1–0,3%), vereinzelt in anderen Rassen. Behandlung von Blutungen mit Plasma.

Hämophilie A (F.-VIII-Mangel)

Mangel bzw. Verminderung der Aktivität des F. VIII (antihämophiles Globulin). Häufigste Form der angeborenen Koagulopathien, X-chromosomal-rezessive Vererbung, Inzidenz ca. $1:10^4$ der männlichen Bevölkerung. Die großen Gelenke und die Muskulatur sind die häufigsten Blutungslokalisationen, Blutungen sind aber in jeder Körperregion möglich. Wiederholte Gelenkblutungen führen zur hämophilen Arthropathie. Die Therapie erfolgt durch Substitution von F. VIII. Bis 1985 waren virale Infektionen durch die Substitutionsbehandlung ein schwerwiegendes Problem, dessen Folgen (chronische Hepatitis, HIV-Infektion) noch heute eine große Bedeutung haben. 15–20% der Patienten entwickeln eine Hemmkörperhämophilie.

Definition

X-chromosomal-rezessiv vererbter isolierter Mangel der F.-VIII-Gerinnungsaktivität bei normalem von-Willebrand-Faktor (v.-Willebrand-Faktor bzw. F.-VIII-Komplex siehe v.-Willebrand-Krankheit). Entsprechend der Vererbung tritt die Erkrankung fast nur bei Männern auf, Frauen sind Überträgerinnen.

Faktor VIII (F. VIII oder F:VIII:C): Ein Glykoprotein mit einem Molekulargewicht von 330 kD, das im Blut einen nicht-kovalent gebundenen Komplex mit dem v.-Willebrand-Faktor (vWF) bildet. Ohne diese Trägerfunktion des vWF kann F. VIII nicht in der Zirkulation bestehen. Der Syntheseort des Faktors VIII ist nicht bekannt. Eine Lebertransplantation bei Hämophilie-A-Patienten führt zu normalen F.-VIII-Werten, bei chronischer Lebererkrankung und beim akuten Leberversagen ist der F. VIII erhöht. Aus diesen und aus weiteren Befunden ist anzunehmen, daß die F.-VIII-Synthese in einem Zelltyp erfolgt, der zumindest in mehreren Organen vorhanden ist.

Kasuistik

Ein 4140 g schweres männliches Neugeborenes entwickelte nach Vakuumextraktion ein linksseitiges subgaleatisches Hämatom, Hb: 16,8 g/dl, Verlegung in eine Kinderklinik. Bis zur 27. Stunde fiel das Hb auf 9,2 g/dl (5,5 mmol/l) ab bei erheblicher Zunahme des subgaleatischen Hämatoms.
Labor: Quick-Test 91,0%, aPTT 96,2 Sek., TZ 41,5 Sek., Fibrinogen 159 mg/dl (4,8 μmol/l), Thrombozyten 104000/μl (104 G/l). In einem Mischansatz in der aPTT mit Normalplasma bzw. Mangelplasmen (1+1) erfolgte mit Normalplasma und F.-IX-Mangelplasma eine weitgehende Normalisierung, nicht mit F.-VIII-Mangelplasma. In der nachfolgenden Bestimmung F. VIII < 1%.
Verlauf: Im Verlauf der nächsten Tage mehrfache Substitution mit F.-VIII-Konzentrat mit kompletter Rückbildung des subgaleatischen Hämatoms.
Beurteilung: Durch rechtzeitige Diagnosestellung und Behandlung konnte weitere Gefahr abgewandt werden. Eine von-Willebrand-Krankheit war sehr unwahrscheinlich und konnte durch weitere Untersuchungen ausgeschlossen werden. Eine Hämophilie war bisher in der Familie der Mutter nicht beobachtet worden.

Epidemiologie

Inzidenz, bezogen auf die männliche Bevölkerung, beträgt ca. $1:10^4$, die Erkrankung tritt in allen Rassen auf. Häufigere Form der Hämophilie, klassische „Bluterkrankheit".

Genetik

Das Strukturgen des F. VIII sitzt auf dem X-Chromosom. Die X-chromosomal-rezessive Vererbung bedingt, daß die Erkrankung praktisch nur bei Männern (X*Y) auftritt und Frauen (X*X) Überträgerinnen (Konduktorinnen) sind; die Hämophilen sind hemizygot, die Überträgerinnen heterozygot für das mutierte Gen. Gesunde Frauen haben trotz des doppelten X-Chromosomen-Bestandes die gleiche F.-VIII-Konzentration wie gesunde Männer, da – entsprechend der Lyon-Hypothese – in jeder Zelle der Frau eines der beiden X-Chromosomen zufallsverteilt inaktiv ist. Überträgerinnen haben deshalb im Durchschnitt – mit einer sehr weiten Streuung – 50% F. VIII.
Vereinzelt können Überträgerinnen, wenn die F.-VIII-Aktivität deutlich unter 50% liegt, eine

leichte Blutungsneigung aufweisen. Deshalb sollte auch bei obligaten Überträgerinnen eine F.-VIII-Bestimmung durchgeführt werden. Alle Söhne eines Hämophilen sind gesund, alle Töchter sind obligate Überträgerinnen. Die Kinder einer Überträgerin haben eine Wahrscheinlichkeit von 50%, das mutierte Gen zu bekommen; somit sind die Hälfte der Söhne hämophil und die Hälfte der Töchter Überträgerinnen. Die Töchter einer Überträgerin sind potentielle Überträgerinnen, da nicht a priori zu erkennen ist, ob eine Überträgerineigenschaft vorliegt oder nicht. Ganz selten gibt es auch echte Bluterinnen als Töchter eines Bluters und einer Konduktorin.

In ca. 30% der Fälle ist die Hämophilie in der Familie nicht bekannt. Diese sporadischen Fälle sind Folge von neuen Mutationen. Das mutierte Gen könnte aber auch über mehrere Generationen ohne Manifestation in männlichen Nachkommen weitergereicht worden sein. Moderne genetische Methoden bieten hier Ansätze zur Klärung.

Ätiologie und Pathologie

Fehlende oder verminderte Synthese von F. VIII oder Synthese eines strukturell und funktionell abnormalen F.VIII. Antigennachweis mit Anti-F.-VIII-Antikörpern eher bei leichteren als bei schweren Fällen der Hämophilie (CRM$^+$ = cross reacting material bzw. A$^+$) möglich. Durch die verzögerte oder ausbleibende Thrombin- bzw. Fibrinbildung fehlt die Stabilisierung des Thrombozytenaggregats im Bereich der Hämostase. Eine Blutung kann nach Trauma wegen der ungestörten Thrombozytenfunktion (primärer hämostatischer Pfropf) verzögert eintreten.

Ⓢ Symptome

Häufigkeit und Schweregrad der Blutungen hängen vom Schweregrad der Hämophilie ab. Schwere Hämophilie: 0–1%, mittelschwere Hämophilie: 1–5%, leichte Hämophilie: 5–15%, Subhämophilie; 15–35% F.-VIII-Restaktivität. Der Schweregrad bleibt während des Lebens und in der Familie konstant. Nur bis zu einer Restaktivität von ca. 3% ist mit häufigen und auch spontanen Blutungen, d.h. Blutungen ohne erkennbares Trauma (Mikrotrauma), zu rechnen. Eine leichte Form und eine Subhämophilie manifestieren sich meist erst bei schwereren Traumen oder operativen Eingriffen. Selbst bei schwerer Hämophilie treten Blutungen in der Perinatalperiode selten auf. Mit Beginn des Krabbelns und des Gehens treten Haut- und Gelenkblutungen auf. Veränderungen im Verhalten des Kinds sollten immer an eine Blutung denken lassen. Die häufigsten Blutungslokalisationen sind die großen Gelenke, wobei die Knie-, Ellenbogen- und Sprunggelenke besonders betroffen sind. Muskelblutungen sind wie die Gelenkblutungen außerordentlich schmerzhaft, Iliopsoasblutungen müssen von einer Appendizitis oder eine Hüftgelenkblutung abgegrenzt werden; Mundhöhlenbodenblutungen führen zu Schluckstörungen und gefährden die Atmung. Sel-

tener sind Nasenbluten, Hämaturie, intestinale Blutung und intrakranielle Blutung. Hautblutungen sind häufig, aber meist unproblematisch. Das Leben der Hämophilen ist geprägt durch die schmerzhaften rezidivierenden Gelenkblutungen, in deren Folge durch entzündliche Organisation von Fibrin eine villöse Verdickung der Synovialis, die mit Hämosiderin beladen ist, eintritt. Die gefäßreichen Zotten sind Ausgangspunkt neuer Blutungen. Hämosiderineinlagerung in die Chrondrozyten schädigen den Knorpel, der völlig verschwinden kann (siehe Abb. 5.10-4). Die fortschreitende Vernarbung führt langfristig zur bindegewebigen Ankylosierung und Fehlstellung. Die schmerzbedingte Beugehaltung und Ruhigstellung bei akuten Gelenkblutungen wie auch eine reflektorische Muskeldenervierung haben Muskelschwund und Kontrakturen zur Folge und tragen zur Ausbildung einer Osteoporose bei.

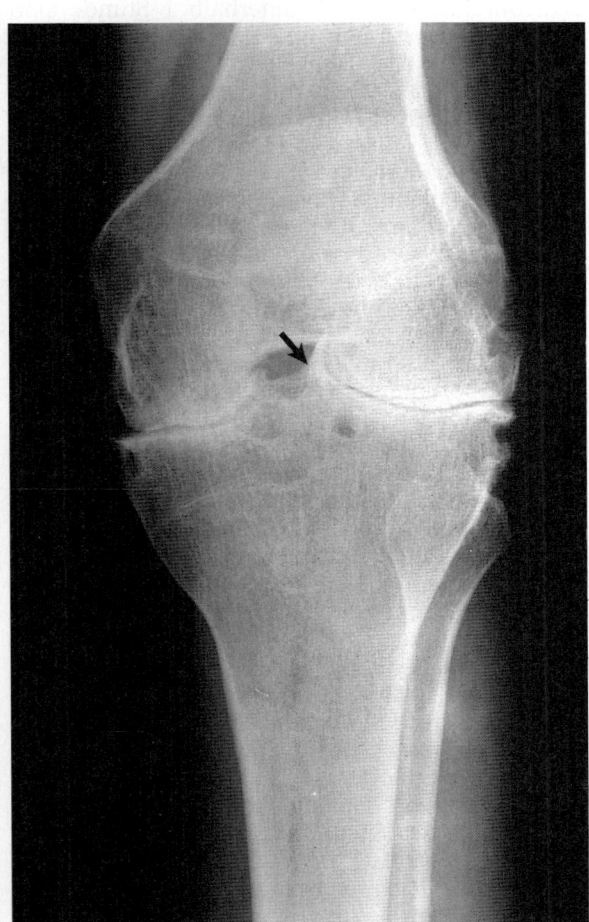

Abb. 5.10-4   Kniegelenk eines 45jährigen Patienten mit schwerer Hämophilie A. Ausgeprägte hämophile Arthropathie mit hochgradiger Verschmälerung des Gelenkspalts, Abflachung und Deformierung der Femurkondylen, Ausziehung der Interkondylenhöcker, Sklerosierung der Gelenkflächen, einzelnen Geröllzysten und strähniger Auflockerung der gelenknahen Knochenstruktur.

Subchrondrale Knochenzysten sind wohl Folge von Knocheneinblutungen.

D Diagnostik

Bei einem männlichen Kind sollte, wenn die familiären bzw. genetischen Voraussetzungen gegeben sind (Mutter Überträgerin oder potentielle Überträgerin), möglichst bereits aus dem Nabelvenenblut die Labordiagnostik zum Nachweis oder Ausschluß der Hämophilie erfolgen. In der Basisdiagnostik ist die aPTT verlängert; der Quick-Test, die Blutungszeit und die Thrombozytenzahl sind normal. In der Faktorenanalyse wird dann der F.-VIII-Mangel festgestellt.

Der Schweregrad der Hämophilie A ergibt sich aus dem F.-VIII-Wert; wiederholte Untersuchungen ergeben eine präzisere Festlegung. Das Fehlen jeglicher Restaktivität an F. VIII wird am besten über den Prothrombinverbrauchstest erfaßt: In frisch entnommenem Blut tritt bei Inkubation in einem Glasröhrchen bei 37°C innerhalb 1 Stunde kein Prothrombinverbrauch ein. Bei sporadischen Fällen werden die ersten Anzeichen einer Blutungsneigung Anlaß zur Untersuchung sein.

Diagnostik der Konduktorinnen: Sichere Überträgerinnen sind: 1. Töchter von Hämophilen, 2. Frauen mit zwei hämophilen Söhnen und 3. Frauen mit einem hämophilen Sohn und bekannter Hämophilie in der Familie. Potentielle Überträgerinnen sind Töchter, Enkeltöchter etc. von Überträgerinnen wie auch Frauen mit einem hämophilen Sohn bei sporadischer Hämophilie. Diese Frauen haben eine unterschiedliche genetische Wahrscheinlichkeit, Überträgerinnen zu sein. Diese Wahrscheinlichkeit wird durch Laboruntersuchungen erhöht oder vermindert, aber nur bei ca. 60% der potentiellen Überträgerinnen kann durch F.-VIII-Bestimmung entschieden werden, ob sie Überträgerinnen sind oder nicht, jedoch – wegen der großen Streubreite der F.-VIII-Werte – nur mit hoher Wahrscheinlichkeit, nicht mit Sicherheit. Durch Bestimmung eines Quotienten aus F. VIII und v.-Willebrand-Faktor (normal im Mittel 1, bei Überträgerinnen im Mittel 0,5) gelingt bei 90% der potentiellen Überträgerinnen eine richtige Zuordnung. Diese verbesserte Aussage beruht wohl darauf, daß Konzentrationsänderungen des F. VIII und des v.-Willebrand-Faktors korrelieren. Gegenüber diesen phänotypischen Analysen ermöglichen die modernen genotypischen Analysen im Rahmen von Familienuntersuchungen durch Bestimmung des Restriktionsfragmentlängen-Polymorphismus (RFLP) eine sichere Identifizierung des defekten Gens, sofern in einer Familie ein Polymorphismus vorliegt und damit das mutierte Gen erkannt werden kann. In einigen Fällen konnte auch der spezifische Gendefekt identifiziert werden.

Pränatale Diagnostik: Die optimale Methode ist die Bestimmung des RFLP in Chorionzottenbiopsien, die ca. von der 10. Schwangerschaftswoche (SW) an entnommen werden können. Diese Methode setzt voraus, daß das defekte Gen durch Familienuntersuchung identifiziert ist. Blutzellen des Feten (Amniozentese, Nabelvenenpunktion, ca. 20. SW) sind gleichfalls zur Untersuchung geeignet; in der Blutprobe kann auch F. VIII bestimmt werden. Ein Schwangerschaftsabbruch ist höchstens bei einer schweren Hämophilie gerechtfertigt. Vor Eintritt einer Schwangerschaft bei einer (potentiellen) Überträgerin sollte eine genetische Beratung stattfinden.

▼ Therapie

Man unterscheidet Behandlung bei Bedarf (Blutung) und Dauerbehandlung (Vermeidung von Blutungen). Sie bestehen in der Substitution der fehlenden oder verminderten F.-VIII-Aktivität. Hierfür stehen hoch gereinigte F.-VIII-Konzentrate und seit kurzem auch gentechnologisch hergestellter F. VIII zur Verfügung, die in Einheiten deklariert sind, wobei 1 Einheit der Aktivität von 1 ml Normalplasma (= 100%) entspricht. Frisch oder frischgefrorenes Plasma sollte nicht mehr verwendet werden, da unter Plasmasubstitution eine Volumenüberladung eintreten kann und die Gefahr der Übertragung einer Virusinfektion höher ist als bei den modernen Virus-inaktivierten Konzentraten aus Plasma. Die Berechnung der F.-VIII-Dosis zur Behandlung erfolgt mit dem Plasmavolumen (40 ml Plasma/kg KG) und dem angestrebten Anstieg des F. VIII im Plasma des Patienten. Wird ein Anstieg um 0,3 E./ml (30%) bei einem Patienten mit 70 kg angestrebt, dann sind $40 \times 70 \times 0,3 = 840$ E. F. VIII erforderlich. Dies setzt eine Recovery von 100% voraus, was häufig nicht der Fall ist und aus der Erfahrung mit einem bestimmten Konzentrat leicht durch entsprechende Erhöhung der Dosis korrigiert werden kann.

Behandlung bei Bedarf: Blutungen bedürfen je nach Lokalisation und Intensität einer unterschiedlich hoch dosierten F.-VIII-Substitution. Bei früh behandelten Gelenkblutungen genügt in ca. 80% der Fälle ein Anstieg des F. VIII auf 30%. Die gleiche Dosis wird nochmals verabreicht, wenn die Beschwerden nicht innerhalb 6 Stunden nachlassen. Schwere Gelenkblutungen erfordern einen Anstieg des F. VIII auf 50% und eine ein- bis mehrmalige Nachbehandlung mit halber Dosis im Abstand von 12 Stunden. Bei deutlich nachlassenden Beschwerden kann wieder mit vorsichtigen Bewegungen begonnen werden. Muskelblutungen werden initial wie schwere Gelenkblutungen behandelt und mit halber Dosis im Abstand von 12–24 Stunden für 5–10 Tage nachbehandelt. Die Rückbildung der Beschwerden setzt langsam ein. Eine Hämaturie wird nur dann mit F.-VIII-Substitution behandelt, wenn sie stark ist, und dann wie Gelenkblutungen; reichlich trinken wegen der Gefahr der Gerinnselbildung mit Koliken. Intrakranielle Blutungen erfordern einen F.-VIII-Anstieg auf 70–100%; im Verlauf der 1. Behandlungswoche sollten 40–50%, in der 2. 20–30% nicht unterschritten werden.

Operationen: Vor Operationen wird ein Substitutionsplan erstellt, der berücksichtigt, welche F.-VIII-Werte erreicht bzw. aufrechterhalten werden sollen. Da die Abklingrate (biologische Halbwertszeit) eine Exponentialfunktion ist, kann mit Hilfe eines Semilog-Papiers, auf dessen Ordinate (logarithmisch) entweder die F.-VIII-Dosis oder der errechnete Anstieg und auf dessen Abszisse die Zeit eingetragen wird, ein Dosis-Zeitplan erstellt werden. Entsprechend der biologischen Halbwertszeit von ca. 12 Stunden wird der jeweilige F.-VIII-Wert nach dieser Zeit auf die Hälfte abfallen; auf der Verbindungslinie kann aber für jeden Zwischenzeitpunkt ein Wert, wie auch der Anstieg bei erneuter Substitution, abgelesen werden. Gelegentliche F.-VIII-Bestimmungen lassen erkennen, ob eine Korrektur der F.-VIII-Dosis erforderlich ist. Aus dem exponentiellen Abfall ergibt sich, daß mit kürzeren Substitutionsabständen F. VIII eingespart werden kann. Bei großen operativen Eingriffen ist die Intensität und Dauer der Substitution wie bei intrakraniellen Blutungen. Vor jeder Operation muß man sich überzeugen, daß kein F.-VIII-Hemmkörper vorliegt. Bei Zahnextraktionen wird durch lokale Fibrinklebung und Verabreichung eines Antifibrinolytikums (Tranexamsäure) wie auch durch Mundspülungen (4–6×tgl.) mit Tranexamsäure (5%ige Lösung) eine erhebliche Einsparung an F. VIII möglich. Bei leichter Hämophilie A kann mit DDAVP (Desmopressin, ein Vasopressinderivat) ein deutlicher Anstieg der F.-VIII-Restaktivität erreicht werden, der kleine Eingriffe zuläßt.

Selbstbehandlung und Dauerbehandlung: Patienten mit schwerer Hämophilie erlernen die Substitution und können deshalb ohne Zeitverlust insbesondere bei Gelenkblutungen die Behandlung selbst durchführen, was zu einer deutlichen Reduktion der hämophilen Gelenkschäden führt. Bei gehäuften Blutungen kann eine Dauerbehandlung (alle 24 bis 72 Stunden) eingeleitet werden. Bei Kindern mit schwerer Hämophilie A ist mit Eintritt der ersten Blutungen grundsätzlich eine Dauerbehandlung über Jahre zur Vermeidung von Gelenkschäden zu empfehlen.

Nebenwirkungen und Komplikationen: Die Verträglichkeit der F.-VIII-Konzentrate ist ausgezeichnet, allergische und pyrogene Reaktionen treten kaum noch auf. Durch virusinaktivierende Maßnahmen ist die Gefahr der Infizierung mit Hepatitisviren sehr stark vermindert und eine HIV-Infektion ausgeschlossen. Eine Hepatitis-B-Impfung ist trotzdem angezeigt.

15–20% der Patienten mit schwerer Hämophilie A entwickeln Antikörper (Inhibitoren) gegen F. VIII (Hemmkörperhämophilie). Die Antikörper sind Immunglobuline der IgG-Klasse. Sie treten innerhalb der ersten hundert Substitutionsbehandlungen vorwiegend bei schwerer Hämophilie A auf und sind durch Vorsorgemaßnahmen (z. B. Kortikosteroide) nicht zu vermeiden. Die Substitutionsbehandlung ist wegen Neutralisierung der Gerinnungsaktivität ineffektiv. In vitro wird ein Inhibitor erkannt, wenn sich die aPTT im Plasmamischansatz (Patientenplasma/Normalplasma, 1+1) nicht weitgehend normalisiert. Eine quantitative Inhibitorbestimmung erfolgt in Bethesda-Einheiten (BU); eine Inhibitor-Einheit reduziert in 1 ml Normalplasma die F.-VIII-Aktivität auf 50% bzw. 0,5 E. F. VIII. Die Therapie bei Blutungen ist Hämophiliezentren vorbehalten und kann mit Inhibitorneutralisation durch F.-VIII-Substitution (evtl. vorherige Inhibitorreduktion durch Plasmapherese), aktivierten PPSB-Präparaten oder porcinem F. VIII erfolgen. Bei einigen Patienten wurde durch langdauernde hochdosierte F.-VIII-Substitution eine Toleranz erzeugt.

Verlauf und Prognose

Das frühere Schicksal einer Verkrüppelung durch hämophile Arthropathie kann durch konsequente und frühe Substitutionsbehandlung der Gelenkblutungen und eine eventuelle Dauerbehandlung weitgehend vermieden werden. Regelmäßig behandelte Hämophile waren bis zur Einführung der virusinaktivierten Konzentrate (obligat seit 1985) einem hohen Hepatitisrisiko ausgesetzt. Fast alle wurden mit dem Hepatitis-B- und dem Hepatitis-C-Virus infiziert. Deshalb war in einem dokumentierten Zeitraum von 1978–1986 eine dekompensierte Leberzirrhose die zweithäufigste Todesursache nach Blutungen, die zu 60% intrakraniell auftraten. Seit 1986 ist AIDS die führende Todesursache.

Differentialdiagnose

Bei vermehrter Blutungsneigung weist eine isolierte Verlängerung der aPTT auf die Faktoren des endogenen Systems, die in adäquater Reihenfolge analysiert werden, wodurch Hämophilie A bzw. B differenziert werden können. Bei der Subhämophilie kann eine Verlängerung der aPTT fehlen. Eine Verminderung der F.-VIII-Aktivität weisen auch die von-Willebrand-Krankheit und der seltene angeborene Kombinationsdefekt von F. VIII und F. V auf, die im Verdachtsfall durch weitere Tests ausgeschlossen werden.

Hämophilie B (F.-IX-Mangel)

Hämorrhagische Diathese durch Mangel oder Verminderung von F. IX (Christmas-Faktor). Die Symptomatik, die X-chromosomale Vererbung, die Diagnostik wie auch die Prinzipien der Überträgerinnen- und pränatalen Diagnostik entsprechen der Hämophilie A; die Inzidenz ist ca. 1/5 der der Hämophilie A.

Ätiologie und Pathogenese

Mangel oder Verminderung der Aktivität des F. IX. Durch verzögerte oder ausbleibende Thrombin- bzw. Fibrinbildung bleibt – wie bei den anderen plasmatischen Störungen – die Stabilisierung des Thrombozytenaggregats im Bereich der Hämostase aus. Bei fehlendem, vermindertem oder normalem Nachweis eines F.-IX-Proteins als Antigen gelten die Bezeichnungen B⁻, BR und B⁺.

▼ Therapie

Die Faktorenkonzentrate zur Behandlung der Hämophilie B sind weniger gut gereinigt als die Faktor-VIII-Konzentrate und enthalten alle Vitamin-K-abhängigen Faktoren, da diese sehr ähnliche physikochemische Eigenschaften aufweisen. Gebräuchliche Bezeichnungen für diese Präparate sind Prothrombinkomplex-, PPSB- oder F.-IX-Konzentrate. Die Initialdosis an F. IX wird in der Behandlung von Blutungen wie bei Hämophilie A gewählt. Wegen der längeren Halbwertszeit von ca. 24 Stunden kann die Dosis im weiteren Verlauf niedriger gewählt werden. Hohe Einzeldosen wie auch eine völlige Normalisierung der F.-IX-Werte im Plasma des Patienten sind zu vermeiden wegen einer gewissen thrombogenen Wirkung der Präparate. Seit neuem stehen hochgereinigte F.-IX-Konzentrate zur Verfügung, die die anderen Vitamin-K-abhängigen Faktoren nicht mehr enthalten und deshalb wahrscheinlich auch nicht mehr thrombogen sind. Die weiteren Nebenwirkungen entsprechen im wesentlichen denen der F.-VIII-Konzentrate, die Entwicklung einer Hemmkörperhämophilie ist sehr selten. Die derzeit zur Verfügung stehenden F.-IX-Konzentrate sind alle mit virusinaktivierenden Maßnahmen behandelt. Eine effektive Dauerbehandlung ist bereits mit 10–15 E. F.IX/kg KG und Woche möglich. Wenn erforderlich, ist bei Dauerbehandlung eine Verkürzung der Injektionsabstände günstiger als eine Dosiserhöhung.

Verlauf und Prognose

Die moderne Substitutionsbehandlung leitete eine Tendenz zu einer weitgehend normalen Lebenserwartung ein, die – wie bei der Hämophilie A – durch die Folgen der viralen Infektionen derzeit stark eingeschränkt wird.

Exogenes System (Verlängerung des Quick-Tests) und gemeinsame Endstrecke des exogenen und endogenen Systems (Quick-Test und aPTT verlängert)

Eine starke Erniedrigung des Quick-Werts in den Bereich von wenigen Prozent bei normaler aPTT ist bei einer angeborenen hämorrhagischen Diathese beweisend für einen F.-VII-Mangel. Ungerinnbarkeit im Quick-Test und in der aPTT weist auf eine Afibrinogenämie hin. Der Mangel oder die starke Verminderung der Faktoren II, V und X führt zur Erniedrigung des Quick-Werts und zur Verlängerung der aPTT (siehe Tab. 5.10-2). Voraussetzung dafür ist jeweils ein homozygoter Mangel. Heterozygote Mangelzustände sind häufig und fallen meist durch einen Quick-Wert von 40–70% auf. Doppelt heterozygote Personen (heterozygot für 2 Faktoren) wurden beobachtet. Wie bei F.-VIII- und F.-IX-

Mangel liegt bei diesen Mangelzuständen ein erheblicher molekularer bzw. genetischer Polymorphismus zugrunde. Die Inzidenz für den homozygoten F.-VII-Mangel liegt bei ca. 1:500000 und noch niedriger für die anderen Faktoren. Die Symptomatik mit Ekchymosen, Epistaxis, Menorrhagien, Blutung bei Operationen und schweren Verletzungen bietet keinen Anhalt zur Differenzierung der jeweiligen Störung, Gelenkblutungen treten wesentlich seltener auf als bei der Hämophilie.

F.-II-Mangel: Häufig gebrauchtes Synonym ist Hypoprothrombinämie wegen häufig nachweisbarer Restaktivität. Behandlung mit PPSB; wegen relativ langer Halbwertszeit von ca. 60 Stunden größere Substitutionsintervalle.

F.-V-Mangel: Erniedrigter Quick-Wert, normaler Thrombotestwert (modifizierter Quick-Test, Reagenz enthält F. V) und verlängerte aPTT sind die typische diagnostische Konstellation. In einigen Fällen ist die Blutungszeit verlängert. Die Behandlung erfolgt mit Frischplasma oder frisch gefrorenem Plasma, da keine Konzentrate zur Verfügung stehen.

F.-VII-Mangel: Häufig noch Restaktivität von einigen Prozent und Blutungsneigung im allgemeinen weniger schwer als bei den anderen Koagulopathien, aber vermehrt intrakranielle Blutungen. Substitution mit PPSB- oder F.-VII-Konzentraten.

F.-X-Mangel: Quick-Wert (und Thrombotestwert) erniedrigt, aPTT verlängert, somit gleiche Konstellation wie bei Hypoprothrombinämie, Differenzierung durch Faktorenanalyse. Behandlung mit PPSB; wegen relativ langer Halbwertszeit von 36–48 Stunden größere Substitutionsintervalle.

Afibrinogenämie: Das Blut dieser Patienten ist ungerinnbar, Fibrinogen ist auch mit immunologischen Methoden nicht nachweisbar. Gelenkblutungen hinterlassen nicht die schwerwiegenden Folgen wie bei der Hämophilie. Intrazerebrale Blutungen sind relativ häufig. Das Bestehen einer eigenständigen **Hypofibrinogenämie** ist fraglich, es handelt es sich eher um einen heterozygoten Zustand der Afibrinogenämie. Die Therapie der Afibrinogenämie erfolgt mit Plasma, Kryopräzipitat oder Fibrinogenkonzentrat.

Dyskoagulopathien

Strukturelle molekulare Veränderungen mit funktioneller Störung werden unter diesem Begriff zusammengefaßt. Von fast allen Gerinnungsfaktoren sind solche Veränderungen beschrieben. Dys-Formen können auch erworben auftreten, z.B. Dysfibrinogenämie bei schweren Lebererkrankungen einschließlich Hepatom und bei Vitamin-K-Mangel.

Dysfibrinogenämie

Autosomal vererbte Gerinnungsstörung durch abnormal strukturiertes Fibrinogen; meist heterozygoter Zustand. Unterschiedliche molekulare Defekte wurden gefunden, am häufigsten Austausch einer Aminosäure. Nur ca. die Hälfte der Patienten mit einer Dysfibrinogenämie haben eine Blutungssymptomatik, vereinzelt ist eine Neigung zu Thrombosen beobachtet worden. Die verzögerte Fibrinbildung fällt am ehesten in der Thrombinzeit auf. Typischerweise führen immunologische Bestimmungen des Fibrinogens zu höheren Werten als funktionelle (wegen der verzögerten Fibrinbildung bei funktioneller Testung).

F.-XIII-Mangel

Definition

Fehlende Stabilisierung des Fibringerinnsels durch ausbleibende kovalente Quervernetzung der γ-Ketten. Der Gerinnungsablauf ist nicht gestört. Nicht quervernetztes Fibrin wird leichter fibrinolytisch aufgelöst. F. XIII fehlt auch in den Thrombozyten. Die Vererbung ist autosomal-rezessiv.

Klinik, Diagnostik, Therapie

Die Blutungsneigung bei homozygotem Mangel mit weniger als 1% Aktivität kann sich bereits durch Blutungen aus dem Nabelstumpf in den ersten Tagen nach der Geburt manifestieren, intrakranielle Blutungen sind gehäuft, und Blutungen nach Verletzungen beginnen z. T. erst nach einem zeitlichen Intervall bis zu 36 Stunden (instabiles Fibrin). Bei Schwangerschaft kommt es regelmäßig zum Abort (gestörte Nidation bei nicht quervernetztem Fibrin), und bei einigen Patienten ist die Wundheilung gestört. Ein F.-XIII-Mangel ist dann diagnostisch zu erwägen, wenn die Gerinnungsuntersuchungen bei hämorrhagischer Diathese keine Störung aufdecken. Die Therapie erfolgt mit F.-XIII-Konzentraten oder Plasma. Ein bis wenige Prozent F. XIII unterdrücken bereits die Blutungsneigung und verhindern Aborte.

Alpha-2-Antiplasmin-Mangel

Homozygoter Mangel dieses wichtigsten Inhibitors der Fibrinolyse mit autosomal-rezessiver Vererbung ist mit einer hämophilieartigen Blutungsneigung verbunden. Diagnostisch entscheidend ist die Bestimmung des Antiplasmins. Therapeutisch kommen Antifibrinolytika (Tranexamsäure, Aprotinin) in Frage, evtl. auch Plasma zur Substitution.

von-Willebrand-Krankheit (von-Willebrand-Jürgens-Syndrom)

Durch quantitative und/oder qualitative Änderung des v.-Willebrand-Faktors (vWF) und sekundäre Verminderung des F. VIII ausgelöste hämorrhagische Diathese mit verlängerter Blutungszeit bei normaler Thrombozytenzahl. Bei unterschiedlichen Schweregraden und unterschiedlicher Vererbung werden drei Typen unterschieden. Schleimhautblutungen sind häufiger als bei der Hämophilie, Ge-

lenkblutungen treten nur bei der schwersten Form auf. Funktionelle und immunologische Bestimmung des vWF und Bestimmung des F. VIII stehen im Mittelpunkt der Diagnostik, die Behandlung erfolgt u. a. mit vWF-haltigen Konzentraten.

Definition

Die von-Willebrand-Krankheit ist ein autosomal vererbter Gefäßendotheldefekt mit quantitativer und/oder qualitativer Bildungsstörung des vWF und dadurch ausgelöster Thrombozytenfunktionsstörung und sekundärer Verminderung des F. VIII. Die Megakaryozyten bilden gleichfalls vWF. Der vWF und der F. VIII bilden einen nicht kovalent gebundenen Komplex, wobei der vWF in der Zirkulation eine Carrierfunktion für F. VIII hat. Der Gebrauch der Nomenklatur ist nicht ganz einheitlich (in Klammern ältere Ausdrücke):

F. VIII/vWF: Komplex aus Faktor VIII und von-Willebrand-Faktor (Faktor-VIII-Komplex)
F. VIII: Faktor VIII als Protein, allgemein wird darunter auch die Gerinnungsaktivität verstanden
F. VIII:C: Faktor VIII als Gerinnungsaktivität
F. VIII:CAg: Faktor VIII als Antigen
vWF: von-Willebrand-Faktor als Protein
vWF:Ag: von-Willebrand-Faktor als Antigen (F. VIII: RAg)
vWF:RCo: Aktivität des von-Willebrand-Faktors als Kofaktor der Ristocetin-induzierten Thrombozytenaggregation (F. VIII:Ricof). Der vWF besteht aus einer Serie von Multimeren mit Molekulargewichten von $0,44 \times 10^6$ bis über 15×10^6 Dalton. Die Multimere lassen sich im Westernblot auftrennen. Für die Adhäsion der Thrombozyten bei der Hämostase sind besonders die höhermolekularen Multimere von Bedeutung.

Epidemiologie

Mittelschwere und schwere Formen der von-Willebrand-Krankheit sind insgesamt seltener als die Hämophilie A und häufiger als die Hämophilie B. Die leichteste Form (Heterozygote des Typs III?) hat eine Inzidenz von mehr als 1:500. Die schwerste Form (Typ III) hat eine Inzidenz von $1-2:10^6$.

Ätiologie und Pathogenese

Die von-Willebrand-Krankheit ist kein einheitliches Krankheitsbild. Es werden drei Haupttypen unterschieden, wobei Typ I und Typ II autosomal-dominant, Typ III autosomal-rezessiv vererbt wird (siehe Tab. 5.10-3). Allen Typen gemeinsam ist eine meist verlängerte Blutungszeit.

Typ I: Weitgehend gleichmäßige Verminderung von vWF:Ag, vWF:RCo und F. VIII:C; die vWF-Multimer-Verteilung ist normal.
Typ II: IIA: vWF:Ag normal oder vermindert, vWF:RCo stark vermindert, F. VIII:C normal oder vermindert; es fehlen vor allem die höhermolekularen Multimere. **IIB:** vWF:Ag normal oder vermindert, vWF:RCo meist vermindert, F: VIII normal oder vermindert; die hochmolekularen Multimere

Tab. 5.10-3 Wesentliche von-Willebrand-Typen

Test	Typ I	Typ IIA	Typ IIB	Typ III
vWF:Ag	↓–↓↓	N–↓	N–↓	fehlt
vWF:RCo	↓–↓↓	↓↓	N–↓	fehlt
F.-VIII:C	↓	N–↓	N–↓	↓↓↓
Behandlung	DDAVP vWF	vWF	vWF	vWF
Vererbung	autosomal-dominant	autosomal-dominant	autosomal-dominant	autosomal-rezessiv
vWF-Multimere				fehlt

fehlen. Diese Multimere scheinen sich vermehrt an die Thrombozyten anzulagern, so daß die Patienten-eigenen Thrombozyten verstärkt mit Ristocetin aggregieren. Mit Verfeinerung der Untersuchungsmethoden wird der Typ II immer variantenreicher. **Typ III:** vWF fehlt, F. VIII:C auf wenige Prozent reduziert. Die Heterozygoten weisen eine Reduzierung aller Komponenten auf ca. 50% auf.
Die Infusion des vWF führt zu einem bis zu 24 Stunden anhaltenden stetigen Anstieg des F. VIII. Wahrscheinlich wird endogen gebildeter F. VIII durch Komplexbildung mit dem zugeführten vWF in der Zirkulation gehalten.

S Symptome

Die Blutungssymptomatik ist abhängig vom Schweregrad der Erkrankung. Aber selbst Patienten mit einer Erkrankung vom Typ III bluten seltener als Patienten mit einer schweren Hämophilie A. Trotzdem ist dies der einzige Typ, bei dem auch Gelenkblutungen mit den gleichen Folgen wie bei der Hämophilie auftreten können. Der Schweregrad der Typen I und II kann sehr unterschiedlich sein, in der Mehrzahl der Fälle ist die Blutungssymptomatik mäßig schwer. Schleimhautblutungen in Form von Nasenbluten, Zahnfleischbluten und intestinalen Blutungen stehen im Vordergrund. Von erheblicher Bedeutung sind Menorrhagien und – allerdings seltener – postpartale Blutungen. Beim Typ I kann in der Schwangerschaft bei einem Teil der Patientinnen eine partielle oder vollständige Normalisierung der Laborwerte eintreten.

D Diagnostik

Die wesentlichsten Untersuchungsmethoden sind die Blutungszeit, Aggregation der Thrombozyten im plättchenreichen Plasma mit Ristocetin (semiquantitative Methode), quantitative Aktivitätsbestimmung als Ristocetin-Kofaktor (vWF:RCo) mit präparierten Spenderthrombozyten, quantitative vWF:Ag-Bestimmung mit heterologen Antikörpern und F.-VIII:C-Bestimmung. Die Typenbestimmung erfolgt durch eine Multimeranalyse im Westernblot.

▼ Therapie

Zur Substitution sind solche F.-VIII-Konzentrate geeignet, die auch den vWF enthalten. Eine anhaltende Normalisierung der Blutungszeit ist weder möglich noch erforderlich. Die Orientierung an F.-VIII:C-Werten hat sich bewährt. Bei leichter von-Willebrand-Krankheit des Typs I und des Typs IIA kann die Verabreichung von DDAVP (Desmopressin) ausreichend sein für kleine chirurgische Eingriffe. Bei wiederholter Anwendung (alle 24 Stunden 0,3–0,4 μg/kg KG in ca. 30 Minuten) erschöpft sich dieser Effekt. Bei Zahnextraktion und Tonsillektomie zusätzlich Tranexamsäure als Antifibrinolytikum. Als lokale Maßnahme auch Fibrinklebung. Bei schweren Menorrhagien Tranexamsäure p.o. während der Menstruation.

Verlauf und Prognose

Eine wesentliche Gefährdung besteht nur für Patienten mit dem Typ III.

Differentialdiagnose

Über den Vererbungsmodus, die Testung der F.-VIII/vWF-Komponenten und die Blutungszeit ist die Abtrennung von der Hämophilie A nicht schwierig. Probleme bereitet der Typ Normandy, bei dem die Anlagerung des F. VIII an den vWF gestört ist und damit der F. VIII relativ zum vWF deutlich niedriger liegt.

5.10.1.2 Erworbene Koagulopathien

Erworbene Koagulopathien sind sekundäre Störungen der Blutgerinnung infolge anderer krankhafter Prozesse oder therapeutischer Eingriffe, wobei auch die Thrombozyten, das fibrinolytische System und die Gefäßwand mit einbezogen werden können. Die involvierten Mechanismen können Störungen der Synthese (primärer und sekundärer Vitamin-K-Mangel, Lebererkrankung), Verbrauch durch Gerinnungsaktivierung (Verbrauchskoagulopathie) oder Hemmung der Gerinnung (Immunkoagulopathien, Heparin) sein.

Vitamin-K-Mangel

Vitamin K ist erforderlich für eine γ-Karboxylierung von Glutaminsäureresten im N-terminalen Ende der Faktoren II, VII, IX, X und der Proteine C und S. Diese Karboxylierung ist essentiell für die Aktivität der Proteine.

Wegen des geringen täglichen Bedarfs (0,03–1 μg/ kg KG) ist ein Mangel durch Fehlernährung kaum möglich. Alle intestinalen Resorptionsstörungen fettlöslicher Vitamine können aber zum Mangel führen (Gallengangsverschluß, Sprue, jegliche Malassimilation). Schwerer Mangel führt neben Erniedrigung des Quick-Werts auch zur Verlängerung der aPTT. Die isolierte Verminderung der Vitamin-K-abhängigen Faktoren oder der sofortige Therapieversuch mit Vitamin K deckt den Sachverhalt auf. Zur Behandlung bzw. Prophylaxe des Morbus haemorrhagicus neonatorum wird gleichfalls Vitamin K verabreicht (Dosis beachten).

Vitamin-K-Hemmung

Hemmung der Vitamin-K-Wirkung durch Vitamin-K-Antagonisten vom Typ der Kumarine, z. B. Phenprocoumon, Marcumar®, führt zur Verminderung aller Vitamin-K-abhängigen Faktoren. Als therapeutischer Bereich wird üblicherweise ein Quick-Wert von 15–25% angegeben. Es muß aber beachtet werden, daß je nach verwandtem Thromboplastin-Reagenz und Testsystem andere therapeutische Bereiche gelten. Die Angabe in international normalisierter Ratio (INR) setzt sich zunehmend durch. Der therapeutische Bereich liegt hier zwischen 2,0 und 4,5. Die „Ratio" (Quotient) wird aus der Testzeit des Patientenplasmas und dem Normal-Standardplasma gebildet. Wenn das verwandte Thromboplastin in seinen Eigenschaften vom internationalen Standard-Thromboplastin (WHO) abweicht, muß über eine Serie von Vergleichsuntersuchungen ein (internationaler) Sensitivitäts-Index (ISI) ausgetestet werden, mit dem die Radio in die INR überführt wird. Diese Aufgabe obliegt den Herstellern der Reagenzien für die Quick-Wert-Bestimmung. Im therapeutischen Bereich besteht eine leicht vermehrte Blutungsneigung, die in Kauf genommen wird zugunsten einer Thromboembolieprophylaxe.

Absenkung des Quick-Werts oder anderer Testwerte unterhalb des therapeutischen Bereichs durch ungenügende Kontrolle, zu hohe Dosierung, Zusatzmedikation mit Änderung des Kumarinstoffwechsels, diätetische Fehler, Antibiotikatherapie mit Störung der bakteriellen Vitamin-K-Bildung, kardiale Dekompensation mit Leberstauung und andere Formen der Leberfunktionsstörung führen zu einer Zunahme der Blutungsneigung.

Unter diesen Umständen wird die Kumarinbehandlung bis zum Wiederanstieg des Quick-Werts in den therapeutischen Bereich ausgesetzt. Bei sehr tiefen Quick-Werten (unter „10%") kann durch 5 mg Vitamin K der Anstieg beschleunigt werden. Kommt es zu wesentlichen Blutungen, dann ist eine Substitution mit PPSB-Präparaten erforderlich. Bei Verdacht auf intrakranielle bzw. vital bedrohliche Blutung muß sofort substituiert werden mit dem Ziel einer partiellen Normalisierung des Quick-Werts. Bestätigt sich die Verdachtsdiagnose, dann wird durch zusätzliche Substitution ein Quick-Wert von ca. 80% angestrebt (beachte thrombogene Wirkung) und zusätzlich die Kumarinwirkung mit Vitamin K aufgehoben. Falls auf eine Antikoagulation nicht völlig verzichtet werden kann, z. B. bei einer Mitralklappenprothese, wird man mit niedrigen Dosen an Heparin beginnen, ca. 10 000 E pro 24 Stunden, und im Laufe der nächsten Tage langsam steigern. Bei **Heparinüberdosierung** bzw. Heparin-bedingten Blutungen kann Heparin mit Protaminchlorid neutralisiert werden.

Erkrankungen der Leber

Die Leber ist Syntheseort für die meisten Faktoren und Inhibitoren der Blutgerinnung und der Fibrinolyse. Fortgeschrittene Erkrankungen der Leber führen zu einer Störung der Proteinsynthese. Gerinnungsuntersuchungen tragen deshalb zur Prüfung der Leberfunktion bei. Weitere pathogenetische Mechanismen der komplexen Hämostasestörung bei Lebererkrankung sind strukturell veränderte Faktoren, Verbrauchskoagulopathie, gesteigerte Fibrinolyse, Thrombozytopenie, Thrombozytopathie und Störung der Klärfunktion der Leber.

Ätiologie und Pathogenese

Das Ausmaß der hepatozellulären Schädigung spiegelt sich in den Gerinnungswerten wider. Die Vitamin-K-abhängigen Faktoren sind am häufigsten reduziert, wobei F. VII am stärksten und F. IX am wenigsten betroffen ist. Im Gegensatz zum Verschlußikterus mit Vitamin-K-Resorptionsstörung führt bei akuter oder chronischer hepatozellulärer Schädigung die Vitamin-K-Gabe nicht oder nur geringfügig zum Anstieg der Vitamin-K-abhängigen Faktoren. Fibrinogen, dessen Synthese als Akute-Phase-Protein erheblich gesteigert werden kann, ist erst bei schwerster Leberschädigung erniedrigt. Die Thrombozytopenie bei chronischer Lebererkrankung ist überwiegend Folge einer splenogenen Sequestrierung.

Ⓢ Symptome

Eine akute Hepatitis führt praktisch nur im akuten Leberversagen zu einer Blutungsneigung. Die wesentlichsten Blutungsorte bei Leberzirrhose sind Ösophagus- und Magenfundusvarizen und gastroduodenale Ulzera. Diese Blutungen sind ursächlich nicht durch die Hämostasestörung, sondern durch lokale Ursachen bestimmt; die Hämostasestörung hat eine verstärkende Wirkung. Im fortgeschrittenen Stadium einer Leberzirrhose treten Hautblutungen auf.

Ⓓ Diagnostik

Bei schweren Leberschäden bis zum Leberversagen ist nicht nur der Quick-Wert stark erniedrigt, sondern auch die aPTT verlängert und das Fibrinogen erniedrigt. Einzelfaktorenanalysen erbringen keine wesentliche zusätzliche Information. Eine Verbrauchskoagulopathie ist durch Nachweis von gelöstem Fibrin und eine Erhöhung der Fibrinogen-Fibrin-Spaltprodukte zu erkennen. Eine fortgeschrittene Leberzirrhose ist meist mit einer Thrombozytopenie wechselnden Ausmaßes verbunden. Bei lang anhaltendem Verschlußikterus sind die Vitamin-K-abhängigen Faktoren isoliert vermindert.

Ⓣ Therapie

Frischplasma oder frisch gefrorenes Plasma sind die besten Substitutionsmittel. Selbst eine partielle Korrektur ist dabei aber wegen der Volumenbelastung schwierig. Sofern der Patient nicht blutet, ist ein Quick-Wert um 15–25% ausreichend. Thrombozytensubstitution kann gleichfalls erforderlich werden. Auf die Substitution von PPSB-Konzentraten sollte verzichtet werden, da eine eventuelle Verbrauchskoagulopathie verstärkt oder erst ausgelöst wird. Der Wert der hochdosierten Verabreichung von Antithrombin-III-Konzentrat ist strittig; die Verabreichung hat aber keine nachteiligen Auswirkungen. Die zusätzliche Verabreichung niedriger Dosen an Heparin bei Nachweis einer Verbrauchskoagulopathie muß unter sorgfältiger Kontrolle geschehen.

Verlauf und Prognose

Spontane Quick-Werte unter 25% bei akutem Leberversagen weisen auf eine ungünstige Prognose. Zusätzliche Analyse der Faktoren verbessert nicht die prognostische Beurteilung. Der Verlauf hängt von der Grundkrankheit ab.

Verbrauchskoagulopathie (disseminierte intravaskuläre Gerinnung, DIG; disseminated intravascular coagulation, DIC)

Definition

Störung der Gerinnung und Hämostase durch akut oder chronisch verlaufende intravasale generalisierte Aktivierung der Gerinnung mit Bildung von

Tab. 5.10-4 Erkrankungen, bei denen regelmäßig, häufig oder gelegentlich eine Verbrauchskoagulopathie auftritt

geburtshilflich
Fruchtwasserembolie
vorzeitige Plazentalösung
verhaltener Abort
septischer Abort
NaCl-induzierter Abort
Chorionamnionitis
EPH-Gestose

infektiös – postinfektiös
Meningokokkensepsis (einschl. Waterhouse-Friderichsen-Syndrom)
Pneumokokkensepsis
andere gramnegative und grampositive Sepsen
virale Infektionen
Malaria
Purpura fulminans

Malignome
Leukämien (besonders Promyelozyten- und Monozytenleukämie)
Karzinome (Prostatakarzinom, verschleimendes Magenkarzinom u. a.)

immunologisch
AB0-Inkompatibilität

vaskulär
Kasabach-Merritt Syndrom
Klippel-Trenaunay Syndrom
thrombotisch-thrombozytopenische Purpura
hämolytisch-urämisches Syndrom
(Aorten-)Aneurysma

Organ-/Gewebeschädigung
Hitzeschlag
Hypothermie
Leberzirrhose
Leberdystrophie
Essigsäureintoxikation
Organtransplantation

enzymatisch
Schlangenbiß

Thrombin. Thrombin führt zur Bildung von Fibrin und Fibrinpräzipitaten und aktiviert die Thrombozyten. Reaktiv und mit reparativer Bedeutung (Offenhalten der Mikrozirkulation oder Wiedereröffnung nach Mikrothrombosierung) kommt es zu einer Aktivierung der Fibrinolyse. Die Verbrauchskoagulopathie kann kompensiert oder dekompensiert verlaufen. Sie ist ein sekundärer Krankheitsprozeß bei sehr verschiedenartigen Erkrankungen (siehe Tab. 5.10-4).

Kasuistik

Eine 43jährige Patientin erkrankte zwei Tage vor der Aufnahme mit Halsschmerzen; am Tag darauf stündliches Erbrechen und Durchfall. Am Mittag des Aufnahmetags Temperaturanstieg bis 39 °C, an der Bauchhaut sind kleine blaue Flecken zu sehen. Bei der Aufnahme ist die Patientin bewußtseinsklar bei reduziertem Allgemeinzustand. Petechiale, später sugillative Blutungen, Konjunktivalblutungen. Puls 140/Min., RR 70/30 mmHg.
Labor: Elektrolytstörung (durch Erbrechen und Durchfall), Hb 14,5 g/dl (8,7 mmol/l), Leukozyten 12800/µl (12,8 G/l), Prothrombinzeit 33%, aPTT 77 Sek., Fibrinogen 120 mg/dl (3,6 µmol/l), Thrombozyten 100000/µl (100 G/l), Ethanolgelationstest +, pCO$_2$ 12 mmHg, BE –15,9, pH 7,34, kurz darauf pH 7,07.
Diagnose: V. a. Meningokokkensepsis, septischen Schock, metabolische Azidose, Verbrauchskoagulopathie.
Verlauf: Hochdosierte Penicillin- und Steroidtherapie, zusätzlich Aminoglykoside, Bikarbonat, Elektrolyte, Dopamin, Heparin 15000 E/24 Std., wegen zunehmender respiratorischer Insuffizienz Beatmung. Die Patientin ver-

stirbt nach 6 Stunden. Obduktion: frische Subarachnoidalblutung, Hirnödem, Lungenödem, Nebennierenmarkblutung, Dilatation des rechten Ventrikels.

Beurteilung: Trotz rascher Einleitung einer adäquaten Therapie war das septische Schockgeschehen nicht zu beherrschen. Die Subarachnoidalblutung war nicht ausgeprägt genug, um als Todesursache in Frage zu kommen. Die Verdachtsdiagnose wurde durch die Blutkultur bestätigt. In der septischen Phase einer Meningokokkenerkrankung ist ein derartig fulminanter Verlauf nicht ungewöhnlich.

Ätiologie und Pathogenese

Eine Aktivierung des Gerinnungssystems mit Ausbildung einer generalisierten intravaskulären Gerinnung erfolgt v.a. durch Freisetzung oder Einschwemmung thromboplastischer oder enzymatischer Aktivitäten. Auch eine Schädigung des Gefäßendothels und die Freilegung der daruntergelegenen Strukturen spielen eine wesentliche Rolle. Je nach auslösender Aktivität erfolgt die Gerinnungsaktivierung auf einer unterschiedlichen Stufe der Gerinnungskaskade. Die Verbrauchskoagulopathie hält so lange an, wie die auslösende Ursache besteht, der Prozeß verselbständigt sich nicht. Bei nachweisbarer DIC (siehe unten), aber ohne wesentliche Veränderung der Gerinnung und der Thrombozytenzahl (sogar mit verkürzter aPTT) spricht man von einer kompensierten, bei Eintritt einer wesentlichen Störung von einer dekompensierten Verbrauchskoagulopathie. Die DIC kann akut wie bei der Sepsis oder chronisch wie bei Tumoren oder Angiomen verlaufen. Eine Gefährdung entsteht bei der Verbrauchskoagulopathie durch die hämorrhagische Diathese und durch eine Thrombosierung der Mikrozirkulation durch Thrombozytenaggregate und Fibrinpräzipitate. In der Mikrothrombosierung ist die Ursache für eine eventuelle mikroangiopathische Hämolyse zu sehen.

Gewebethromboplastin aktiviert das exogene Gerinnungssystem. Es kann aus Tumorzellen, aus ausgedehnten Gewebsverletzungen einschließlich Hirnverletzungen, aus Leukämiezellen (besonders Promyelozytenleukämie und Monozytenleukämie), bei Fruchtwasserembolie, retroplazentarem Hämatom, verhaltenem oder NaCl-induziertem Abort ins Blut gelangen. Bei Sepsis erfolgt über Endotoxin die Bildung und Freisetzung thromboplastischer Aktivität aus Leukozyten, vorzugsweise aus Monozyten. Zytokine (Tumor-Nekrose-Faktor, Interleukin-1) haben eine wesentliche, vermittelnde Bedeutung. Das Muzin einiger verschleimender Karzinome, besonders des verschleimenden Magenkarzinoms, besitzt eine aktivierende Eigenschaft für F. X. Eine begünstigende, wenn auch wohl nicht auslösende Bedeutung für die Entstehung einer Verbrauchskoagulopathie haben Schock, Hypoxie, Stase, Azidose und eine Schädigung des RES, da die Klärfunktion für aktivierende Substanzen und aktivierte Gerinnungsprodukte gestört ist. Die (reaktive) Aktivierung der Fibrinolyse bei Verbrauchskoagulopathie verhindert eine Verlegung der Mikrozirkulation und damit das regelmäßige Auftreten von Organschäden. Schwere Organschäden mit Nekrosen (Nebennierenrinde, Nierenrinde, Haut, Extremitäten) sind daher eher selten und treten vor allem bei Meningokokkensepsis, Pneumokokkensepsis und Purpura fulminans auf. Die reaktive Fibrinolyse und die dadurch entstehenden Fibrin- und Fibrinogenabbauprodukte verstärken die Blutungsneigung.

S Symptome

Die Symptomatik ist einerseits bestimmt durch die hämorrhagische Diathese infolge des Verbrauchs der Gerinnungsfaktoren und der Thrombozyten wie auch der reaktiven Fibrinolyse, andererseits durch die Folgen der Ischämie durch Mikrothrombosierung. Neben petechialen und flächenhaften Hautblutungen können Schleimhautblutungen, Hämaturie, intestinale Blutungen und innere Blutungen (intrakraniell, Nebenniere) auftreten, die z.T. wiederum Folge ischämischer Gewebsschäden durch Mikrothrombosierung sind.

D Diagnostik

Die Gerinnungsstörung der Verbrauchskoagulopathie wird über die Routinebestimmungen Quick-Wert, aPTT, Thrombinzeit, Fibrinogenwert und Thrombozytenzahl erfaßt (siehe Tab. 5.10-2).

Sind diese Tests im Zusammenhang mit einer Erkrankung, bei der eine Verbrauchskoagulopathie auftreten kann, pathologisch verändert, dann sind bestätigende Untersuchungen angezeigt. Dafür sind Untersuchungsmethoden, mit denen Reaktionsprodukte der disseminierten intravasalen Gerinnung und der aktivierten Fibrinolyse nachgewiesen werden, aussagekräftiger als die quantitative Analyse der Gerinnungsfaktoren und Inhibitoren, da diese auch durch andere Vorgänge wie Synthesestörung, Blutverlust oder capillary leak (Abstrom ins Gewebe) vermindert sein können. Im Vordergrund stehen der rasch durchführbare Nachweis von gelöstem Fibrin und von D-Dimeren (spezifisches fibrinolytisches Abbauprodukt von präzipitiertem Fibrin) im Plasma. Eine Vielzahl weiterer Reaktionsprodukte kann ergänzend, wenn auch zeitlich aufwendiger, nachgewiesen werden: Fibrinopeptid A, Thrombin-Antithrombin-Komplex (TAT), Prothrombinaktivierungsfragment F1+2 und Plasmin-α_2-Antiplasmin-Komplex (PAP).

Der Schweregrad einer Verbrauchskoagulopathie ist am besten am Fibrinogenwert und an der Thrombozytenzahl abzulesen, wobei bedacht werden muß, daß eine Fibrinogenverminderung verdeckt sein kann bei Erkrankungen, die mit einem erhöhten Fibrinogen (Akute-Phase-Protein) verlaufen.

T Therapie

Die Therapie der Verbrauchskoagulopathie leidet darunter, daß verbindliche Beweise für die Effektivität einer Heparinbehandlung und einer Substitution mit Antithrombin III (logisch erscheinende Therapeutika) bezüglich der Letalität fehlen. Eine niedrig dosierte Heparinbehandlung (15 000 E/24 h) unterbricht häufig die Verbrauchskoagulopathie nicht, und eine Steigerung der Dosis verstärkt die Gerinnungsstörung bzw. die Blutungsneigung. Antithrombin III reagiert physiologischerweise zu träge, um eine Verbrauchskoagulopathie zu unterbrechen. Ein Nachteil kann aber durch eine Antithrombin-III-Substitution nicht entstehen. Der Versuch einer Unterbrechung der Verbrauchskoagulopathie mit Heparin (evtl. in Kombination mit Antithrombin III) ist dann zu erwägen, wenn eine vitale Bedrohung durch die Verbrauchskoagulopathie erkennbar ist. Eine Substitution mit Frischplasma und Thrombozyten birgt die Gefahr in sich, eine Verbrauchskoagulopathie zu verstärken. Ein Versuch kann aber unter Laborkontrolle unternommen werden. Die rasche und effektive Behandlung der Grundkrankheit (z. B. Sepsis, Leukämie) bietet die beste Gewähr für eine Beendigung der Verbrauchskoagulopathie.

Verlauf und Prognose

Organschäden und Blutungen beeinflussen Verlauf und Prognose. In der Mehrzahl der Fälle wird die Prognose von der Grundkrankheit bestimmt.

Differentialdiagnose

Schwere (akute) Leberschäden und schwere (posttraumatische oder postoperative) Blutungen (Verlustkoagulopathie) ergeben oft bei Routinetestung ein Spektrum an Laborwerten wie bei Verbrauchskoagulopathie. Eine evtl. zusätzlich bestehende Verbrauchskoagulopathie ist möglich.

Spezielle Beispiele der Verbrauchskoagulopathie

Die schwersten septischen Verbrauchskoagulopathien treten bei der Meningokokkensepsis (Waterhouse-Friderichsen Syndrom) auf (siehe Abb. 5.10-5). Nach einem Prodromalstadium kann mit Ausbruch der akuten Erkrankung der Tod innerhalb 24 Stunden eintreten. Petechien, Ekchymosen und Hautinfarzierungen mit livide-gräulicher Färbung, rötlichem Randsaum und unregelmäßiger Form (siehe Abb. 5.10-6) kennzeichnen das äußere Bild. Bei perakutem Verlauf, Untertemperatur und Schock verändert sich die Haut leichenfleckenartig (siehe Abb. 5.10-7). Typisch ist eine Thrombosierung der Nebenniere mit Blutungen. Der klinische Verdacht erfordert neben Allgemeinmaßnahmen eine sofortige Penicillintherapie. Ähnlich akut kann eine Pneumokokkensepsis verlaufen.
Bei einigen Gefäßerkrankungen wird unterschiedlich häufig eine Verbrauchskoagulopathie beobachtet. Beim Kasabach-Merritt Syndrom mit kavernösen (Riesen-)Angiomen (meist in der Haut) findet im Angiom ein permanenter Gerinnungsprozeß statt. Spontane Blutungen sind eher selten. Wenn eine spontane Rückbildung der Angiome ausbleibt, kann operativ nach vorbereitender Behandlung mit

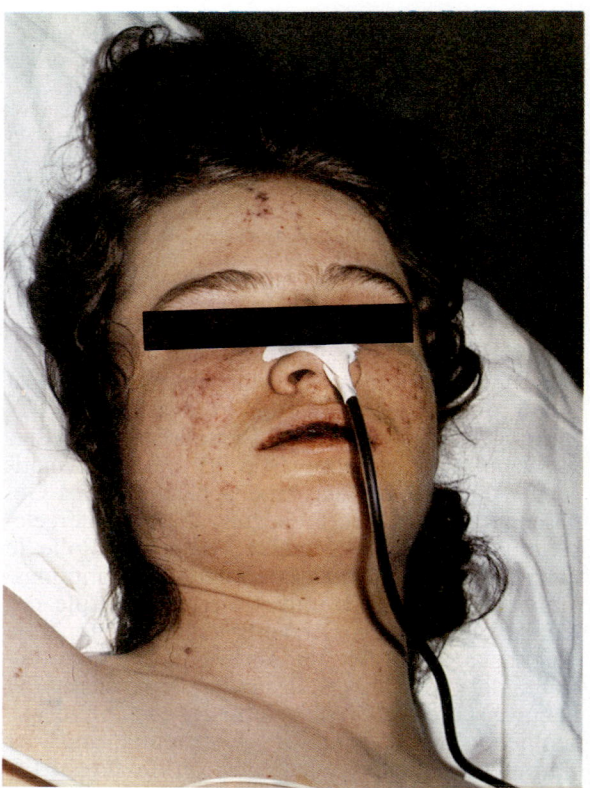

Abb. 5.10-5   16jähriger Patient mit fulminanter Meningokokkensepsis. Purpura durch Petechien, vaskulitische Zeichen und hämorrhagische Hautinfarzierung. Die schwere Blutungsneigung zeigt sich auch an den blutigen Lippen und dem hämatinisierten Blut im Magenschlauch.

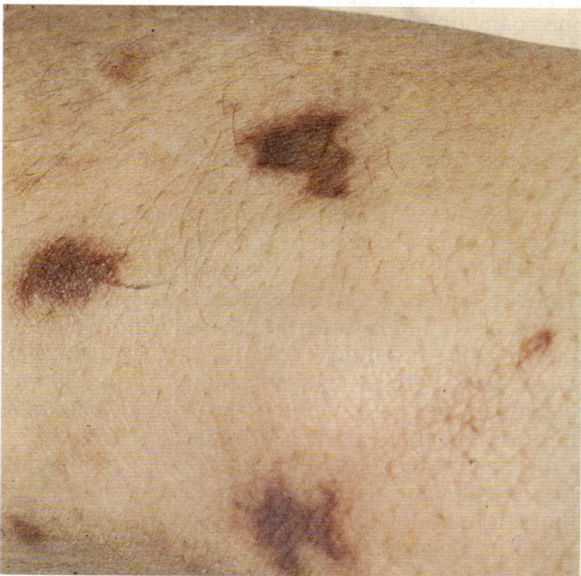

Abb. 5.10-6   Nahaufnahme von Hautinfarkten mit entzündlich-hyperämischem Randsaum bei Meningokokkensepsis.

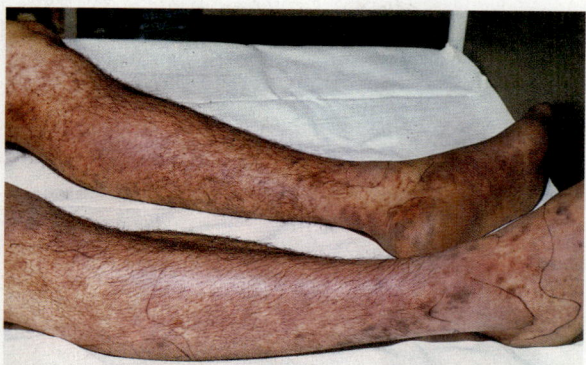

Abb. 5.10-7 Meningokokkensepsis mit livider, leichenfleckenartiger Sequestrierung des Bluts in der Mikrozirkulation, einzelnen Petechien und Infarzierungen, z. T. mit beginnender Nekrose.

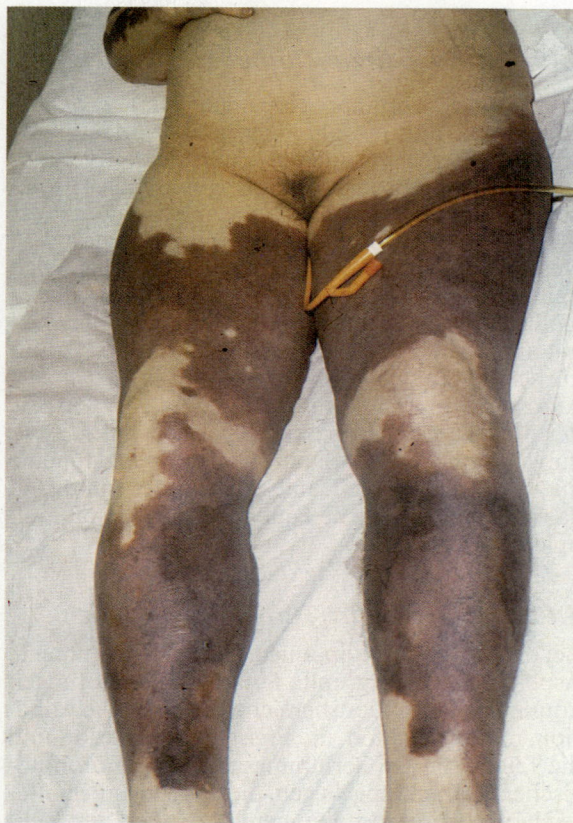

Abb. 5.10-8 78jährige Patientin mit Purpura fulminans: livide Verfärbung symmetrischer Hautareale durch Thrombosierung der Mikrozirkulation mit Blutungen und beginnenden Nekrosen. Labor: ausgeprägte Verbrauchskoagulopathie.

Heparin oder durch Bestrahlung interveniert werden. Ein neues Behandlungskonzept besteht in der Verabreichung von Antifibrinolytika und Fibrinogen mit der Absicht, die Angiome zu thrombosieren. Auch beim Klippel-Trenaunay-Syndrom, einem

partiellen Riesenwuchs mit varikösen Venen, kann eine Verbrauchskoagulopathie auftreten. Bei Aneurysmen (A. verum) zeigt sich gelegentlich der Befund einer Verbrauchskoagulopathie durch chronische Gerinnungsvorgänge im Aneurysma; Behandlung mit Heparin ist erfolgreich. Völlig anderer Art ist die Gefäßerkrankung bei der Purpura fulminans (siehe Abb. 5.10-8). Nach Infekten kommt es in umschriebenen, häufig symmetrischen Hautarealen zu Mikrothrombosierung, perivaskulärer entzündlicher Reaktion und Gewebeeinblutung. Diese livide, dann schwärzlich verfärbten Areale mit rötlichem Saum werden nekrotisch. Die damit verbundene Verbrauchskoagulopathie kann mit Heparin erfolgreich behandelt werden; trotzdem ist die Letalität hoch.

Hyperfibrinolyse

Eine Steigerung der fibrinolytischen Aktivität ist im Regelfall ein Sekundärphänomen der Verbrauchskoagulopathie. In seltenen Einzelfällen finden sich lediglich Zeichen der fibrinolytischen Aktivierung (Fibrinogenabfall, -abbauprodukte) ohne Hinweise auf eine Verbrauchskoagulopathie (normale Thrombozytenzahl, negativer Fibrinmonomernachweis etc.). Therapeutisch kann ein Versuch mit Antifibrinolytika (Tranexamsäure, Aprotinin) unternommen werden, die Möglichkeit einer ursächlichen generalisierten intravaskulären Gerinnung muß aber weiter bedacht werden.

5.10.1.3 Koagulopathien durch Inhibitoren (Immunkoagulopathien)

Definition

Hemmung der Gerinnung durch spontan auftretende Antikörper, die einen Gerinnungsfaktor inaktivieren (neutralisierende Inhibitoren) oder in Gerinnungsreaktionen interferieren (interferierende Inhibitoren).
Neutralisierende Inhibitoren: Spontan auftretende spezifische Inhibitoren sind gegen jeden der Gerinnungsfaktoren und den von-Willebrand-Faktor beobachtet worden, am häufigsten jedoch gegen Faktor VIII (spontane Hemmkörperhämophilie). Die hämorrhagische Diathese gleicht in der Symptomatik der des angeborenen Mangels. Prädisponierende Umstände bzw. Erkrankungen sind Zustand nach Entbindung, Autoimmunerkrankungen wie Lupus erythematodes, allergische Diathese, Medikamentenexposition (z. B. Penicillin), Paraproteinämien und maligne Lymphome. Personen ohne Vorerkrankung können auch betroffen sein. Die Austestung dieser Inhibitoren erfolgt wie bei der Hemmkörperhämophilie durch Bestimmung der neutralisierenden Wirkung auf den jeweiligen Gerinnungsfaktor in Normalplasma. Bei der erworbenen von-Willebrand-Krankheit gelingt dies meist nicht; sie wird oft erst durch den raschen Abfall des

v.-Willebrand-Faktors nach Substitution erkannt. Diese Inhibitoren verschwinden z.T. spontan, sprechen z.T. auf Immunsuppression an (Steroide, Cyclophosphamid) oder persistieren.

Interferierende Inhibitoren (Lupusinhibitoren): Diese Inhibitoren, Immunglobuline, inaktivieren nicht einen spezifischen Gerinnungsfaktor, sondern interferieren mit der Gerinnungsreaktion durch eine besondere Affinität zu den Phospholipiden in Aktivatorkomplexen. Meist ist die aPTT, z.T. auch die Thromboplastinzeit verlängert. Die Bezeichnung „Lupusinhibitor"/„Lupusantikoagulans" geht zurück auf die Erstbeschreibung bei einem Patienten mit einem Lupus erythematodes. Dieser Inhibitor tritt aber auch bei anderen Erkrankungen und bei Personen ohne Vorerkrankung auf. Häufig wird zusätzlich ein Anticardiolipin-Antikörper gefunden. Eine Blutungsneigung liegt meist nicht vor, diese Patienten haben sogar eine erhöhte Thromboseneigung (venös und arteriell). Bei Schwangeren kommt es gehäuft zum Abort durch Plazentathrombosen. In der Pathogenese der Thromboseneigung wird eine Aktivierung der Thrombozyten, eine Endothelschädigung bzw. eine Hemmung der Protein-C-Aktivierung diskutiert. Die Häufigkeit wird unterschätzt, da die Diagnostik niedrigtitriger Inhibitoren eine subtile Untersuchungstechnik erfordert.

5.10.2 Thrombozytäre Erkrankungen

Thrombozytär bedingte hämorrhagische Diathesen entstehen aus Änderung der Zahl und/oder Funktion der Thrombozyten und können angeboren oder erworben auftreten. Thrombozytopenien (Verminderung der Zahl) entstehen aus einer verminderten Bildung (aplastische Thrombozytopenien), einem vermehrten Abbau (thrombozytoklastische Thrombozytopenien), einer Kombination dieser beiden Formen oder einer vermehrten Speicherung in der Milz (Hypersplenismus). Thrombozytopathien (gestörte Funktion) können mit normaler oder veränderter Zellzahl auftreten, Thrombozythämien (gehören zum Formenkreis der myeloproliferativen Erkrankungen) und Thrombozytosen (reaktiv) sind Folgen vermehrter Bildung. Thrombozytopenien, isoliert oder in Kombination mit plasmatischen Störungen, sind die häufigste Ursache einer hämorrhagischen Diathese. Typisch, fast pathognomonisch sind petechiale (punktförmige) Blutungen von Stecknadelkopf- bis Linsengröße (siehe Abb. 5.10-9), die nur von der Blutungsform seltener Vasopathien differenziert werden müssen. Petechien treten an der Haut, den Schleimhäuten, an inneren Oberflächen, aber auch in Organen (z.B. Purpura cerebri) auf. Bei schwerster Thrombozytopenie, bei traumatischer Einwirkung, in Kombination mit Koagulopathien oder lokalen Vorschädigungen treten auch flächenhafte und profuse Blutungen auf.

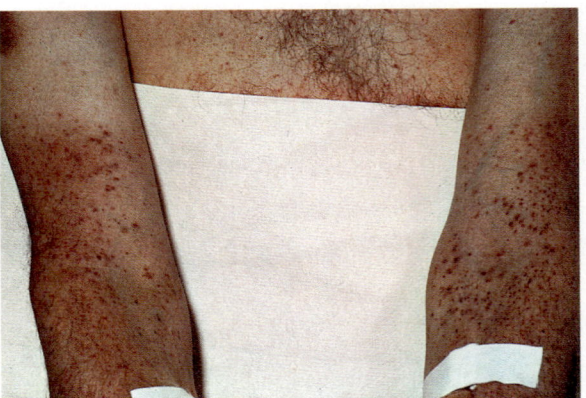

Abb. 5.10-9 Unterschiedlich große Petechien bei akuter Leukämie mit Thrombozytopenie. Manifestation durch Sonneneinstrahlung (aktinische Noxe); an den durch ein kurzärmeliges Hemd bedeckten Stellen kaum Petechien.

5.10.2.1 Hereditäre Thrombozytopenien

Angeborene Thrombozytopenien sind z.T. mit qualitativen und morphologischen Veränderungen oder Störungen in anderen Zellsystemen verbunden. Bei der autosomal-dominant vererbten Thrombozytopenie ist die Thrombozytenbildung ineffektiv. Beim Epstein Syndrom liegen zusätzlich Nephritis und Taubheit vor, und bei der polyphylen Reifungsstörung May-Heggling finden sich neben mäßiger Thrombozytopenie und großen Plättchen mit nur leichter Blutungsneigung Döhle-Einschlußkörperchen in den Leukozyten.

Autosomal-rezessiv vererbte und durch Hypoplasie der Megakaryozyten bedingte Formen mit Mißbildungen sind das TAR-Syndrom (Thrombozytopenie mit Radiusaplasie, z.T. mit Speicherdefekten) und das panmyelopathische Fanconi Syndrom mit multiplen Mißbildungen.

5.10.2.2 Hereditäre Thrombozytopathien

Bei den Thrombozytopathien steht der funktionelle Aspekt im Vordergrund. Funktionelle Störungen können vier Funktionsbereiche betreffen: die Adhäsion, die Aggregation, die Freisetzungsreaktion und die Teilnahme am Gerinnungsablauf. In morphologischer Betrachtung liegen die Störungen im Bereich der Thrombozytenmembran oder des Zellinhalts.

Membranstörungen

Die Membran vermittelt die Adhäsion, die Aggregation und die Beteiligung am Gerinnungsablauf.

Bernard-Soulier-Syndrom

Autosomal-rezessiv vererbte Erkrankung mit Riesenthrombozyten bei mäßiger Thrombozytopenie, gestörter Adhäsion und Gerinnung (verminderter Prothrombinverbrauch) und verlängerter Blutungszeit. Wesentlichster Teil des Membrandefektes ist eine Reduzierung des Glykoproteinkomplexes Ib-IX, des Rezeptors des Adhäsionsproteins von-Willebrand-Faktor.

Thrombasthenie (Glanzmann-Naegeli)

Autosomal-rezessiv vererbte Thrombozytopathie mit verlängerter Blutungszeit bei normaler Thrombozytenzahl. Die Aggregation der Thrombozyten ist gestört, da der Glykoproteinkomplex IIb–IIIa fehlt und damit der Rezeptor für das aggregationsvermittelnde Fibrinogen. Eine Retraktion kommt dadurch gleichfalls nicht zustande. Der Plättchenfaktor 3 ist vermindert verfügbar.

Störungen der Plättchensekretion

Die Plättchensekretion kann beeinträchtigt sein durch einen Speicherdefekt oder eine fehlende Freisetzungsreaktion. Die Blutungsneigung ist gering ausgeprägt und die Blutungszeit nur mäßig stark verlängert.

Speicherdefekte

Speicherdefekte sind die Folge eines Mangels an Speicherorganellen (storage pool deficiency, SPD).
1. Das autosomal-rezessiv vererbte **Hermansky-Pudlak-Syndrom** mit Tyrosinase-positivem okulokutanem Albinismus und einem ceroidartigen Pigment im RES,
2. das X-chromosomal-rezessiv vererbte **Wiskott-Aldrich-Syndrom** mit mikrozytärer Thrombozytopenie, Ekzem- und Infektneigung bei Immundefizienz,
3. das autosomal-rezessiv vererbte **Chediak-Higashi-Syndrom** mit okulokutanem Albinismus, lysosomaler Störung, Infektneigung und Thrombozytopenie und
4. das **Gray-platelet-Syndrom** mit fehlender Speicherung plättchenspezifischer Proteine.

Störung der Freisetzungsreaktion

Der **Zyklooxygenase-** und der **Thromboxan-Synthetase-Mangel** erzeugen einen Aspirin®-artigen Defekt mit Störung der ADP-Freisetzung.

Diagnostik und Therapie

Eine erste Orientierung ergeben die Familienanamnese sowie die Bestimmung der Blutungszeit und der Thrombozytenzahl. Die weitere Diagnostik ist Speziallabors vorbehalten mit morphologischen, funktionellen und biochemischen Methoden. Therapeutisch steht die Thrombozytensubstitution im Vordergrund.

5.10.2.3   Erworbene Thrombozytopenien

Sie sind die häufigste Form der hämorrhagischen Diathesen. Die wesentlichen pathogenetischen Mechanismen sind eine verminderte Bildung (aplastische Thrombozytopenien), ein vermehrter Abbau (thrombozytoklastische Thrombozytopenien), eine verstärkte Sequestrierung (splenogene Speicherung) und Kombinationen dieser Möglichkeiten. Mit einer wesentlich erhöhten Blutungsneigung ist unter 20 000 Thrombozyten/µl (20 G/l) zu rechnen.

Erworbene aplastische Thrombozytopenien

Alle Prozesse und Einwirkungen, die die Zahl der Megakaryozyten im Knochenmark verringern, führen zur Thrombozytopenie. Im Regelfall sind auch die Erythro- und die Leukopoese betroffen. Das Knochenmark kann durch Karzinome, Sarkome, Leukosen, Lymphome und Fibrosierung verdrängt oder medikamentös-, chemisch- bzw. infektiöstoxisch und durch Strahleneinwirkung wie auch aus unbekannter Ursache (idiopathische Panmyelopathie) geschädigt sein.

Erworbene ineffektive Thrombozytopoese

Vitamin-B_{12}- und Folsäuremangel führen bei erhöhter Megakaryozytenmasse durch verminderte Bildung und Ausschwemmung zur Thrombozytopenie. Eine nicht geschlechtsgebundene zyklische Thrombozytopenie ist in der Genese unklar.

Erworbene thrombozytoklastische Thrombozytopenien

Eine verkürzte Überlebenszeit der Thrombozyten bei normaler oder gesteigerter Bildung kann durch immunologische, parainfektiöse und mikroangiopathische Prozesse wie auch durch intravaskuläre Gerinnung (siehe dort) erfolgen.

Immunologisch bedingte Thrombozytopenien

Immunologisch bedingte Thrombozytopenien können durch Auto- und Isoantikörper wie durch Immunkomplexe entstehen.

Idiopathische Thrombozytopenie, ITP (Morbus Werlhof)

Definition

Die ITP ist ein Syndrom mit isolierter Verminderung der Thrombozyten durch eine verkürzte Überlebenszeit bei normaler oder vermehrter Zahl an Megakaryozyten. Eine akute postinfektiöse und eine chronische Form werden unterschieden. Der Begriff „idiopathisch" hat traditionelle Bedeutung.

Epidemiologie

Die Inzidenz ist ca. 2–3 : 100 000 pro Jahr. Die akute Form betrifft überwiegend Kinder mit Betonung der Altersgruppe von zwei bis sechs Jahren; beide Geschlechter sind gleich häufig betroffen. Bei der chronischen Form überwiegen die Frauen im Verhältnis 2 : 1 in der Altersgruppe zwischen 20 und 50 Jahren.

Ätiologie und Pathogenese

Die **akute ITP** tritt in ca. 80% der Fälle 1–3 Wochen nach einem viralen Infekt auf durch Adsorption von postinfektiösen Immunkomplexen. Eine Entstehung durch Autoimmunantikörper wird in jüngster Zeit eher für wahrscheinlich gehalten.

Die **chronische ITP** ist eine Autoimmunerkrankung mit Antikörpern gegen Membranglykoproteine der Thrombozyten. Auslösende Umstände sind nicht zu definieren.

Die immungeschädigten Thrombozyten werden von Makrophagen über den Fc-Rezeptor in der Milz, seltener auch in der Leber vorzeitig aus der Zirkulation entfernt.

Ⓢ Symptome

Ein akuter Beginn von Blutungssymptomen in Form von Petechien, Ekchymosen, Schleimhautblutungen, Hämaturie etc. tritt in schweren Fällen einer akuten ITP auf, kaum einmal in der chronischen Form, die eher durch Neigung zu blauen Flecken, Nasenbluten oder verstärke Periodenblutung auffällt. Nicht selten bestehen keinerlei Zeichen einer Blutungsneigung, und die Thrombozytopenie wird zufällig entdeckt. Die zirkulierenden Thrombozyten sind durch die beschleunigte Zellmauserung jung, etwas größer und besonders funktionstüchtig, wodurch u.U. selbst bei starker Erniedrigung der Thrombozytenzahl die Blutungszeit normal sein kann und die Blutungssymptomatik gering ist.

Ⓓ Diagnostik

Im Vordergrund steht der Ausschluß anderer Ursachen für eine Thrombozytopenie. Außer evtl. Zeichen einer Blutungsneigung ist kein körperlicher Befund zu erheben. Die Zahl der Megakaryozyten im Knochenmark ist normal oder vermehrt, und die Überlebenszeit markierter Thrombozyten ist auf Stunden oder wenige Tage verkürzt, was zur Diagnosestellung nicht unbedingt dokumentiert werden muß. Serologische Tests zum Nachweis von Antikörpern sind in den letzten Jahren stark verbessert worden. Am Anfang der Erkrankung kann zwischen akuter und chronischer Form nicht unterschieden werden.

Ⓣ Therapie

Die ganz überwiegend bei Kindern auftretende akute ITP hat eine hohe Spontanheilungstendenz innerhalb weniger Wochen. Bei diskreter Symptomatik und Thrombozytenzahlen über 10000/µl (10 G/l) ist keine Therapie erforderlich. Für schwe-re Verläufe (Thrombozyten < 10000/µl [10 G/l], Blutungen) entsprechen die therapeutischen Möglichkeiten denen der chronischen ITP mit gewissen Unterschieden in der Effektivität: Kortikosteroide, Immunglobuline, Splenektomie, Thrombozytensubstitution, Plasmaaustausch und Immunsuppression (nicht bei akuter ITP). Nur bei ca. 20% der chronischen Fälle tritt unter Therapie eine dauerhafte Remission ein. Prednison, 1–2 mg/kg KG (oder äquivalente Dosen anderer Steroide) führen bei der chronischen Form, seltener bei der akuten, fast regelmäßig innerhalb 3–14 Tagen zum Anstieg der Thrombozyten. Wenn dauerhaft nicht auf höhere Dosen der Steroide verzichtet werden kann, ist eine Splenektomie zu empfehlen. Bei Ineffektivität der Steroide können Immunglobuline, 0,4 g/kg KG, eingesetzt werden. Die Splenektomie führt in ca. 80% der Fälle zur Normalisierung der Thrombozytenzahl, bei den anderen Fällen kann die medikamentöse Therapie erleichtert sein. Thrombozytensubstitution ist nur in akut lebensbedrohlicher Blutung sinnvoll wegen der raschen Eliminierung, hier ist auch eine Notsplenektomie u.U. gerechtfertigt.

Verlauf und Prognose

Nur ca. 10% der anfänglich als akut imponierenden Fälle werden chronisch. Die Letalität, im wesentlichen durch intrakranielle Blutungen bedingt, beträgt 1–2%. Bei chronischer ITP kann die Thrombozytenzahl starken Schwankungen unterliegen. Eine chronische ITP besteht in der Schwangerschaft weiter, die Antikörper werden diaplazentar auf das Kind übertragen, das bei niedriger Thrombozytenzahl der Mutter häufig thrombozytopenisch zur Welt kommt oder kurz nach der Entbindung eine Thrombozytopenie entwickelt. Normalisierung der Thrombozytenzahl bei der Mutter nach Splenektomie reduziert nicht das Risiko für das Kind. Eine Reduzierung des kindlichen Risikos durch Vorbehandlung der Mutter mit Steroiden ist nicht ausreichend gesichert; mit Immunglobulinen fehlt eine ausreichende Erfahrung. Bestimmung einer wesentlich verminderten Thrombozytenzahl aus einer Kopfschwartenpunktion kann die Entscheidung zur Sectio erleichtern.

Differentialdiagnose

Autoantikörper-induzierte Thrombozytopenien beim **systemischen Lupus erythematodes,** der **autoimmunhämolytischen Anämie mit Thrombozytopenie** (Evans Syndrom) und (selten) bei **lymphoproliferativen Erkrankungen,** Immunkomplex(?)-bedingte Thrombozytopenien bei **HIV-Infektion,** medikamentös-immunologisch oder toxisch bedingte Formen wie alle Formen verminderter Bildung oder erhöhten Verlusts.

Posttransfusionspurpura

Patienten, die das Plättchenantigen PI^{A1} nicht besitzen (ca. 3% der Bevölkerung), können ca. eine

Woche nach Transfusion PI^{A1}-positiven Bluts und früherer Sensibilisierung (Alloantikörper) eine Thrombozytopenie entwickeln, die nach mehreren Wochen abklingt. Ursächlich scheint ein Immunkomplex mit dem PI^{A1}-Antigen die Empfängerthrombozyten zu schädigen. Zusätzliche Voraussetzungen sind anzunehmen, da sonst die Posttransfusionspurpura häufiger beobachtet werden müßte. Eine neonatale Thrombozytopenie kann bei PI^{A1}-positiven Feten und Sensibilisierung der PI^{A1}-negativen Mutter auftreten. Die Genese ist analog der Rh-induzierten Hämolyse.

Medikamentös-allergische Thrombozytopenien

Zahlreiche Medikamente, insbesondere Chinin, Chinidin, Goldsalze, Sulfonamide, Chlorothiazide und Chloroquin bzw. bestimmte Stoffwechselprodukte dieser Substanzen können Hapteneigenschaft aufweisen. Der Immunkomplex aus Hapten und Antikörper wird auf der Thrombozytenoberfläche gebunden und führt zur intravasalen Zerstörung oder vorzeitigen Entfernung durch das RES. Eine **Heparin**-induzierte Thrombozytopenie kann kurzfristig in mäßigem Ausmaß eintreten (Typ I) oder einige Tage nach Therapiebeginn ein erhebliches Ausmaß annehmen und von arteriell-thrombotischen Komplikationen wie auch von einer DIC begleitet sein (Typ II). Die letztere Form hat eine immunologische Genese.

Mikroangiopathische Thrombozytopenie

Thrombotisch-thrombozytopenische Purpura (TTP) (Moschcowitz-Syndrom): Die führenden klinischen Zeichen sind eine thrombozytopenische Purpura, Ikterus durch eine mikroangiopathische hämolytische Anämie und eine wechselnde neurologische Symptomatik; Fieber, Nierenschädigung und Allgemeinsymptome können hinzukommen. Im Blutausstrich finden sich Fragmentozyten (siehe Abb. 5.10-10) als Folge von Zellzerreißung. Histologisch

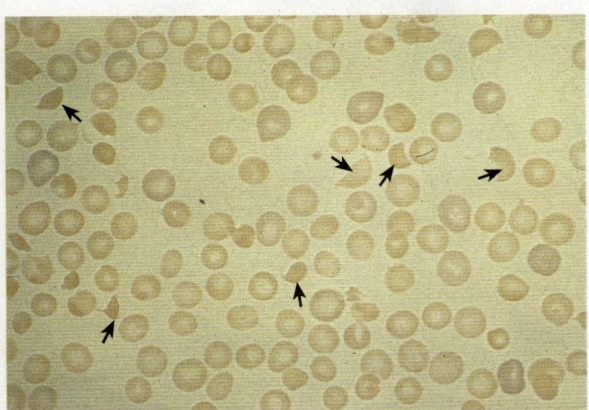

Abb. 5.10-10 Multiple Fragmentozyten (Pfeile) bei thrombotisch-thrombozytopenischer Purpura.

liegen überwiegend im präkapillaren Arteriolenbereich lokalisierte hyaline thrombozytäre Mikrothromben vor. Die Ätiologie ist unbekannt (postinfektiös? Medikamente?) Die Letalität betrug früher über 90%. Plasmainfusionen, Plasmaaustausch und weniger sicher Kortikosteroide und Thrombozytenaggregationshemmer haben die Prognose verbessert.

Hämolytisch-urämisches Syndrom (HUS, Morbus Gasser): Gleicht der TTP in bezug auf die thrombozytopenische Purpura und die mikroangiopathische hämolytische Anämie, der mikroangiopathische Prozeß ist jedoch auf die Niere beschränkt. Die Erkrankung tritt fast nur bei Kindern im Anschluß an einen Infekt auf (meist hämorrhagische Kolitis, E.-coli- und Shigellen-Toxine).

Weitere thrombozytoklastische Thrombozytopenien

Parainfektiöse Thrombozytopenien: Systemische Infektionen durch Bakterien, Viren, Pilze, Rickettsien und Protozoen können eine Thrombozytopenie unterschiedlicher Genese aufweisen: direkte Einwirkung des infektiösen Agens, Toxine, immunologische Prozesse, Endothelschaden und generalisierte intravasale Gerinnung.

Splenogene Speicherung: Milzvergrößerung unterschiedlicher Genese kann über eine verlängerte Passagezeit zu meist nur mäßiger Thrombozytopenie führen. Eine zusätzliche Bildungsstörung ist möglich (splenogene Markhemmung).

Verlustthrombozytopenie: Durch starken Blutverlust und inadäquaten Ersatz; entsprechend ist auch eine Verlustkoagulopathie möglich.

Pseudothrombozytopenie

Bei 0,1–1% der Thrombozytenzählungen mit EDTA als Antikoagulans werden deutlich falsch niedrige Werte gezählt; Agglutinatbildung durch Antikörper wird angenommen.

5.10.2.4 Erworbene Thrombozytopathien

Die bei der Urämie auftretende hämorrhagische Diathese entsteht durch retinierte Stoffwechselprodukte, wobei nicht klar ist, welcher Substanz die größte Bedeutung zukommt. Die gestörte Plättchenfunktion wird am besten über die Blutungszeit erfaßt, unterschiedliche Funktionen wie Adhäsion, Thromboxan-A_2-Bildung und Aggregation durch verschiedene Stimulatoren sind reduziert. Dialyse führt zu einer Besserung der Blutungsneigung ebenso wie die Verabreichung von Kryopräzipitaten und DDAVP (Desmopressin). Ein thrombohämorrhagisches Syndrom besteht bei den **chronischen myeloproliferativen Erkrankungen** mit unterschiedlichen thrombozytären Funktionsstörungen, die sowohl eine vermehrte Blutungsneigung als auch eine erhöhte thrombotische Neigung bedingen. Die reaktive Vermehrung der Thrombozyten, Thrombozytose, z.B. bei entzündlichen Erkrankungen, manchen Tumoren, Eisenmangel, postoperativ, nach Blutungen und besonders nach Splenektomie, ist nicht mit funktionellen Störungen oder erhöhter Thromboseneigung verbunden. Bei Dysproteinämien entstehen funktionelle Störungen durch eine Beschichtung der Thrombozyten. **Medikamentös** bedingte Thrombozytenfunktionsstörungen können durch die Hemmung der Zyklooxygenase (Acetylsalicylsäure, nichtsteroidale Antiphlogistika), Erhöhung des zyklischen AMP (z.B. Dipyridamol), Beschichtungseffekte (z.B. Penicilline), Membranstabilisierung (z.B. Phenothiazine) und mit zusätzlicher Einwirkung auf Gerinnung und Fibrinolyse (Dextrane) entstehen. Die Wirkung der Acetylsalicylsäure macht man sich in der Sekundärprophylaxe des Herzinfarkts zunutze.

5.10.3 Vaskuläre hämorrhagische Diathesen

Angeborene, umschriebene oder generalisierte Störungen und sekundäre gewebliche Veränderungen der Gefäßwand und des umgebenden Gewebes führen zur vaskulären Purpura. Die Blutungen manifestieren sich vorwiegend an Haut und Schleimhäuten. Die Blutungszeit kann verlängert und der Rumpel-Leede-Stautest positiv sein, spezifische Laboruntersuchungen stehen nicht zur Verfügung, so daß die Diagnose aus dem Erscheinungsbild und dem Ausschluß anderer Diagnosen gestellt wird; u.U. ist eine histologische Untersuchung erforderlich.

5.10.3.1 *Angeborene vaskuläre hämorrhagische Diathesen*

Purpura simplex

Eine vorwiegend bei jungen Frauen auftretende Neigung zu blauen Flecken und flächenhaften Blutungen nach minimalen Traumen ohne Nachweis einer plasmatischen oder thrombozytären Störung. Diese Störung stellt bestenfalls eine gewisse Verstärkung der bei vielen Frauen bestehenden Neigung zu blauen Flecken dar; eine familiäre Belastung ist häufig zu erkennen. Betroffen sind vorwiegend Beine und Rumpf, die kosmetische Störung steht im Vordergrund. Eine Behandlung ist nicht möglich. Gleichfalls harmlos ist die **paroxysmale Fingerapoplexie,** bei der spontan oder nach Belastung Schmerzen in der Streckseite der Finger auftreten, die im Verlauf durch Blaufärbung als subkutane Blutungen zu erkennen sind.

Teleangiectasia haemorrhagica hereditaria (Morbus Osler-Weber-Rendu)

Definition

Häufigste Form der angeborenen vaskulären hämorrhagischen Diathesen mit autosomal-dominan-

ter Vererbung. Leicht verletzliche Gefäßerweiterungen im Bereich der Kapillaren sowie der prä- und postkapillaren Abschnitte an Haut und Schleimhäuten führen zu Blutungen. In den inneren Organen können neben Ektasien auch arteriovenöse Fisteln auftreten.

Pathogenese

Erweiterung von Kapillaren und von prä- und postkapillaren Abschnitten unter Verlust der spannungstragenden und kontraktilen Strukturen der Gefäßwand; die betroffenen Gefäßbereiche bestehen praktisch aus einem Endothelschlauch mit teilweise gewundenem Verlauf. Haut und Schleimhaut über den Ektasien sind verdünnt, was die Verletzlichkeit der Ektasien verstärkt.

⑤ Symptome

Die 1–4 mm großen, rötlich oder livide erscheinenden, unregelmäßig geformten, flachen Teleangiektasien treten an den Lippen, der Mundschleimhaut einschließlich der Zunge (siehe Abb. 5.10-11), der Nasenschleimhaut, im Gesicht, am Oberkörper, an der Hohlhand und der Fußsohle auf. Unter Druck mit einem Glasspatel blassen sie ab. Ihre Zahl steigt bis ungefähr zum fünften Lebensjahrzehnt an. Weitere Lokalisationen sind der Gastrointestinaltrakt, die Atem- und ableitenden Harnwege. Arteriovenöse Fisteln treten besonders in der Lunge auf und führen über Hypoxie zu Polyglobulie, Zyanose und Trommelschlegelfingern. Hämangiome treten in der Leber auf, mit einer Häufung an Zirrhose und Hepatomen. Die häufigste Blutungsmanifestation ist Nasenbluten. Andere Manifestationen sind Hä-

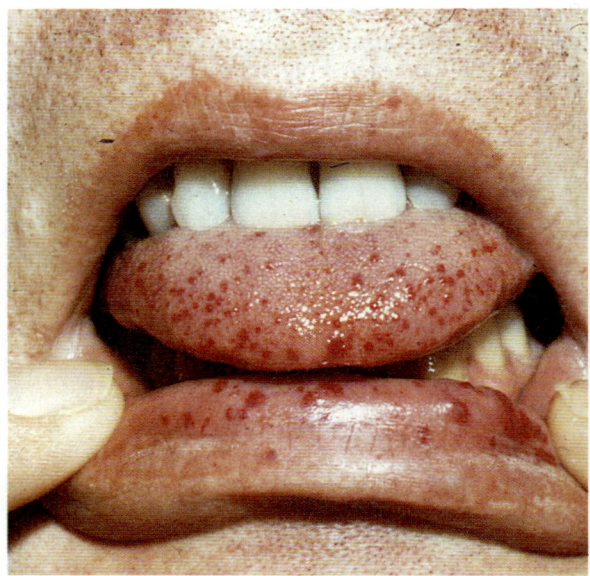

Abb. 5.10-11 Teleangiektasien der Lippen und der Zunge bei Teleangiectasia haemorrhagica hereditaria (M. Osler).

moptoe, Hämaturie, gastrointestinale Blutungen, Anämie und Eisenmangel.

D Diagnostik

Die Erkrankung wird aus der Inspektion und der Familienanamnese erkannt. Die Erkennung ist erschwert, wenn an der Haut und leicht einsehbaren Schleimhäuten keine Teleangiektasien sind. Eine Verbrauchskoagulopathie wird in einigen Fällen zusätzlich entdeckt.

T Therapie

Schutz der Nasenschleimhaut durch weiche Nasensalbe, evtl. bei starker Blutung Tamponade. Kauterisation von kurzfristigem Erfolg und langfristig evtl. nachteilig. Verabreichung von Eisenpräparaten bei Anämie und Eisenmangel.
Prognose insgesamt gut, Blutungen vereinzelt bedrohlich, bei lokalisierter pulmonaler Fistelproblematik Resektion.

Erkrankungen des Bindegewebes

Das **Ehlers-Danlos Syndrom** ist eine Bindegewebs-(Kollagen-)störung, die in mehreren verschiedenen Formen auftritt und durch eine vermehrte Dehnbarkeit der Haut mit Bildung von Einrissen und Blutungen sowie Überstreckbarkeit der Gelenke gekennzeichnet ist. Die Blutungsneigung kann erheblich sein. Beim **Pseudoxanthoma elasticum** (autosomal-rezessiv vererbt) liegt der Defekt in den elastischen Fasern. Die Haut ist schlaff und weist flache gelbliche Papeln auf. Neben Blutungen können auch arterielle Thrombosen auftreten. Beim **Marfan Syndrom** (Arachnodaktylie, Linsenschlottern etc.) ist die Blutungsneigung geringer, schon in jungen Jahren können dissezierende Aortenaneurysmen entstehen. Die geringste Blutungsneigung ist bei der **Osteogenesis imperfecta** zu finden. Vereinzelt sind diese Bindegewebsstörungen mit plasmatischen oder thrombozytären Störungen vergesellschaftet.

5.10.3.2 Erworbene vaskuläre hämorrhagische Diathesen

Immunologische, entzündliche und degenerative Prozesse der Gefäßwand und des umgebenden Gewebes wie auch Dys- und Paraproteinämien und Stoffwechselstörungen bedingen eine erhöhte Gefäßfragilität. Panarteriitis nodosa, Wegener-Granulomatose, Lupus erythematodes, Glomerulonephritis wie das Goodpasture-Syndrom werden trotz pathogenetischer Ähnlichkeiten üblicherweise nicht zu den vaskulären hämorrhagischen Diathesen gerechnet. Die Purpura fulminans ist bei der Verbrauchskoagulopathie aufgeführt.

Purpura anaphylactoides (Schoenlein-Henoch)

Definition

Die anaphylaktoide Purpura ist eine vorwiegend bei Kindern auftretende entzündliche Gefäßerkrankung allergischer Genese mit urtikariell bis hämorrhagisch-nekrotischen Hautefflorenzen unter Beteiligung der Gelenke, der Nieren und des Darms.

Ätiologie und Pathogenese

Die Ätiologie ist nicht klar und anscheinend auch nicht einheitlich. In der Mehrzahl der Fälle wird eine Infektallergie angenommen, aber auch Medikamente, Nahrungsstoffe u.a. werden als Allergene vermutet. Histologisch zeigen sich eine aseptische Vaskulitis mit perivasalen Infiltraten aus Leukozyten, Lymphozyten und Makrophagen und eine Exsudation. Immunologisch lassen sich IgA, Komplementkomponenten und Fibrin nachweisen.

S Symptome

Der Beginn der Erkrankung ist mehr oder weniger akut mit unterschiedlich zahlreichen urtikariell-erythematösen, makulopapulösen Effloreszenzen, die hämorrhagisch und nekrotisch werden können und überwiegend an den Streckseiten der Extremitäten lokalisiert sind. Allgemeinerscheinungen sind Fieber und Abgeschlagenheit. Der Verlauf geht über Wochen, Rezidive sind nicht selten. Weitere häufige, aber nicht obligate Manifestationen sind im Intestinaltrakt mit Schleimhautvorwölbung durch Exsudation und Blutung, die zu Koliken, Invagination und massiven Blutungen führen können, Periarthritis mit Polyarthralgie und eine selten chronisch werdende Glomerulonephritis mit Hämaturie. Hämostaseologische Veränderungen werden nicht gefunden, als Entzündungszeichen sind Leukozyten, Fibrinogen, die Blutsenkung und evtl. IgA erhöht. Therapeutisch haben Glukokortikoide nur eine symptomatische Bedeutung und beeinflussen nicht den Verlauf der Erkrankung.

5.10.3.3 Andere Vaskulitiden und nicht-thrombozytopenische Purpuraformen

Der Mechanismus einer **medikamentös** ausgelösten vaskulären **Purpura** ist allergischer Natur, aber in seinem genauen Ablauf nicht bekannt. Sie wurde früher besonders häufig bei bromhaltigen Harnstoffderivaten gesehen, zahlreiche andere Medikamente kommen in Frage. Die Blutungsneigung ist gering und auf die Haut beschränkt. Zugrunde liegt eine Kapillaritis mit lymphoidzelliger Infiltration. Eine besondere Form der Purpura, die Kumarinnekrose, tritt in seltenen Fällen bei der Einleitung einer Kumarintherapie auf. Sie gleicht im Aspekt der Purpura fulminans, ist aber meist nur auf ein Hautareal beschränkt. Bei Patienten mit einer Kumarinnekrose wurde eine vorbestehende Störung, ein heterozygoter Protein-C-Mangel, gefunden, der sich bei Einleitung der Kumarintherapie rasch verstärkt mit der Folge einer Mikrothrombosierung. Therapeutisch ist eine Fibrinolysetherapie in den ersten Stunden vor Ausbildung der Nekrosen erfolgreich. Die Kumarinnekrose kann vermieden werden, wenn bei der Einleitung der Kumarintherapie keine hohen Dosierungen angewendet werden. Bei den seltenen Fällen eines homozygoten Protein-C-Mangels treten interessanterweise bereits in der Neugeborenenperiode Hautveränderungen wie bei der Kumarinnekrose auf.

Die unter dem Begriff **Purpura pigmentosa progressiva** zusammengefaßten entzündlich-purpuriformen Hauterkrankungen (Purpura Majocchii, M. Schamberg etc.) mit vor allem im Bereich der Beine auftretenden fleck- und ringförmig angeordneten diskreten Teleangiektasien und Blutungen können medikamentös-allergischer wie auch unbekannter Genese sein und mit Hämosiderin-bedingter Pigmentierung und Atrophie abheilen. Schmerzhafte Ekchymosen entstehen beim **Gardner-Diamond-Syndrom** und bei der DNS-Hypersensitivität (ge-

webliche Überempfindlichkeit auf Erythrozytenstroma bzw. DNS der Leukozyten).

Die Purpura bei Dys- und Paraproteinämien hat keine einheitliche Genese. Stehen Gefäßwandschäden durch Präzipitation, Einlagerung in die Gefäßwand oder Ischämie (Hyperviskosität) im Vordergrund, entsteht eher eine schubweise auftretende kleinfleckig-konfluierende Aussaat rötlich-entzündlich imponierender Blutungspunkte an den unteren Extremitäten, die durch Hämosiderineinlagerung mit bräunlicher Verfärbung abheilen. Die Präzipitation von Kryoglobulinen kann an den Akren zu Nekrosen führen. Eher flächenhafte, livide Blutungen entstehen, wenn more die Proteinstörungen zu einer Koagulopathie führen.

Beim **Vitamin-C-Mangel** (Skorbut beim Erwachsenen, Möller-Barlowsche Krankheit bei Kindern) – nur noch selten bei Fehlernährung zu beobachten – treten Zahnfleischbluten, subperiostale Blutungen und perifollikuläre Blutungen in der Haut auf infolge der fehlenden Aktivierung der Prolinhydroxylase und dadurch bedingter qualitativer und quantitativer Minderung des Bindegewebes. Wesentlich häufiger, aber weniger bedeutsam ist die **Purpura senilis**. Bedingt durch Verlust des Unterhautfettgewebes und Atrophie der Haut, die papierdünn, trocken und leicht zerreißlich ist, treten bei älteren Menschen vorwiegend auf der Streckseite der Unterarme und der Hände rötlich-livide und lange persistierende Blutungen auf (siehe Abb. 5.10-12). Eine allgemeine Blutungsneigung ist nicht damit verbunden. Bei kachektischen Patienten, bei chronischen fortgeschrittenen Lebererkrankungen, durch die katabole Wirkung einer lange durchgeführten Kortikosteroidtherapie wie auch beim M. Cushing treten ähnliche Blutungen auf.

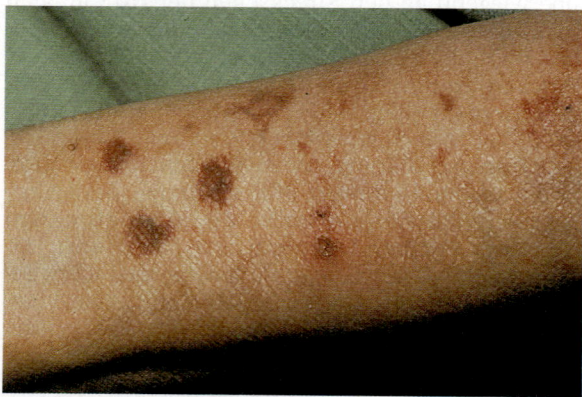

Abb. 5.10-12 Purpura senilis. Trockene, dünne und fältelige Haut mit subepidermalen rötlich-lividen Blutungen. Eine Blutungsprovokation mit einem Holzspatel führte zu einem Einriß.

Literatur

– Bloom, A. L., D. P. Thomas: Haemostasis and Thrombosis. Churchill Livingstone, Edingburgh 1987.
– Colman, R. W., J. Hirsh, V. J. Marder, E. W. Salzmann: Hemostasis and Thrombosis. 3rd edition. Lippincott, Philadelphia–Toronto 1994.
– Lechler, E., R. Gross: Hämostase, hämorrhagische Diathesen und Thrombose. In: Bock, H.-E., W. Kaufmann, G.-W. Löhr (Hrsg.): Pathophysiologie, ein kurzgefaßtes Lehrbuch. Thieme, Stuttgart 1991.

Praxisfragen

Praxisfrage 1

Bei einer 51jährigen Frau wurde vor 4 Monaten eine chronische Polyarthritis festgestellt. Die Therapie mit verschiedenen nichtsteroidalen Antirheumatika hat nicht nur bisher wenig Linderung der Beschwerden gebracht, sondern es entwickelt sich auch eine zunehmende normozytäre Anämie, und der Serumeisenspiegel ist stark erniedrigt.

a Welche Ursachen der Anämie kommen in Frage?

b Welche Diagnostik veranlassen Sie, und welche Therapie leiten Sie ein?

Praxisfrage 2

Ein 8jähriger Junge kommt mit einer innerhalb weniger Tage aufgetretenen Leistungsminderung zu Ihnen. Er war früher immer gesund. Bei Nachfragen berichtet die Mutter allerdings, ihr sei gelegentlich eine Gelbfärbung der Skleren aufgefallen. In der Schule wurden mehrere Fälle von Ringelröteln festgestellt; bei dem Jungen ist jedoch bisher kein Exanthem aufgetreten. Sie finden eine normozytäre Anämie von 9 g/dl (5,4 mmol/l), einen leichten Ikterus und eine leichte Splenomegalie.

a Was ist Ihre Verdachtsdiagnose?

b Wie sichern Sie diese Diagnose ab und was tun Sie?

Praxisfrage 3

Eine 67jährige Frau mit seit langem bekannter Belastungsangina stellt sich wegen Zunahme der Beschwerden beim Hausarzt vor. Die körperliche Untersuchung ergibt eine leichte Zunahme der Knöchelödeme, einzelne tastbare, nicht schmerzhafte Lymphknoten rechts zervikal und supraklavikulär und einen diskreten Sklerenikterus. Labor: Hb 10,2 g/dl (6,12 mmol/l), MCV 96 fl, Leukozyten und Thrombozyten im Normbereich, indirektes Bilirubin und LDH leicht erhöht.

a Wie lautet Ihre Verdachtsdiagnose, und welcher Zusammenhang besteht mit den geklagten Beschwerden?

b Welche weiterführenden Laboruntersuchungen sind am wichtigsten?

c Welche weiteren Untersuchungen sind möglich, und welche Reihenfolge halten Sie für sinnvoll?

Praxisfrage 4

Durch welchen Symptomenkomplex ist das Hyperspleniesyndrom definiert?

Praxisfrage 5

Vor einer transurethralen Prostataresektion wird bei einem 67jährigen Patienten ein Quick-Wert von 34,7% und eine APTT von 53,9 sec bestimmt. Eine Blutungsneigung ist nicht bekannt. Vor 2 Jahren komplikationslose Nephrektomie links, die Blutgerinnung sei damals auch nicht in Ordnung gewesen. Die Analyse der Gerinnungsfaktoren ergibt F. VIII:C 50%, F. IX 40% (I, V, X, XIII normal). Die Substitution mit Plasma und PPSB führt zu einer leichten Verschlechterung der Werte, die Operation wird nicht durchgeführt und der Patient zur hämostaseologischen Abklärung vorgestellt. Hier Quick-Wert 54%, APTT 81,5 sec.

a Erklärt die vorliegende (unvollständige) Faktorenanalyse die Quick- und APTT-Werte?

b Welche einfache Untersuchung ist angezeigt, was ist Ihre Verdachtsdiagnose?

c Würde bei Ihrer Verdachtsdiagnose eine besondere Vorbereitung vor dem Eingriff erforderlich?

d Würden Sie eine Thromboseprophylaxe durchführen?

Praxisfrage 6

Eine 65jährige Frau wird Ihnen in der Notaufnahme in reduziertem Allgemeinzustand mit hohem Fieber und Luftnot vorgestellt. Bei der körperlichen Untersuchung hören Sie über der Lunge beiderseits in den Mittel- und Unterfeldern feinblasige, knisternde Rasselgeräusche. Die Milz ist 4 cm unterhalb des Rippenbogens tastbar. Sie bemerken multiple, bis 3 cm große Lymphome beiderseits nuchal, submandibulär, axillär und inguinal. Temperatur rektal: 40,3 °C. Labor: Hb 10,5 g/dl (6,3 mmol/l), Hämatokrit 34%, Leukozyten 235 000/µl (235 G/l), Thrombozyten 70 000/µl (70 G/l). Im Differentialblutbild 99% Lymphozyten.

a Welches ist die wahrscheinliche Fieberursache?

b Welche Untersuchung veranlassen Sie hierzu zunächst?

c Wie lautet Ihre Verdachtsdiagnose bezüglich der Grunderkrankung?

d Mit welchen Untersuchungen beweisen Sie Ihren Verdacht?

e Wie steht die akute fieberhafte Komplikation in Zusammenhang mit der wahrscheinlichen Grunderkrankung?

f Wie therapieren Sie: 1. die fieberhaften Komplikationen, 2. die Grunderkrankung?

Praxisfrage 7

Bei einer hoch fiebernden Patientin, die vor wenigen Stunden mit der Diagnose „akutes Abdomen" auf der chirurgischen Wachstation aufgenommen wurde, findet sich eine Panzytopenie mit Hb 11,8 g/dl (7,1 mmol/l), Leukozyten 3400/µl (3,4 G/l) und Thrombozyten 80000/µl (80 G/l).

a   Was ist die wahrscheinlichste Ursache der Panzytopenie, und welches sind mögliche Differentialdiagnosen?

b   Welches sind die wichtigsten weiteren Untersuchungen?

Praxisfrage 8

Bei der Patientin kommt es 6 Monate nach Diagnosestellung zu einer akut einsetzenden Bewußtseinstrübung und Lähmung einer Extremität.

a   Welche Diagnose kommt in Betracht?

b   Was ist weiter zu tun?

Praxisfrage 9

Ein 35jähriger, depressiver Patient wird vom Neurologen mit der Bitte um Abklärung schmerzhafter Mundschleimhautveränderungen vorgestellt. Bei der Inspektion der Mundschleimhaut diagnostizieren Sie eine schwere Mukositis mit Ulzerationen im Bereich der Gingiva. Der Patient gibt an, er habe seit Tagen nur flüssige Kost zu sich genommen. Bei der Erhebung der Medikamentenanamnese werden folgende Präparate genannt: Tofranil® (Imipramin) und Aponal® (Doxepin). Labor: Hb 14,5 g/dl (8,7 mmol/l), Leukozyten 800/µl (0,8 G/l), Thrombozyten 245000/µl (245 G/l).

a   Welche Verdachtsdiagnose stellen Sie?

b   Welches ist die wichtigste diagnostische und zugleich therapeutische Maßnahme?

Praxisfrage 10

Bei einer 45jährigen Frau werden bei einer Routineuntersuchung im Betrieb eine makrozytäre Anämie von 10,8 g/dl (6,48 mmol/l), Thrombozytopenie von 120000/µl (120 G/l), Leukopenie von 4200/µl (4,2 G/l) sowie eine Erhöhung der γ-GT auf 110 U/l festgestellt.

a   Wie lautet Ihre Verdachtsdiagnose?

b   Welche weiterführende Diagnostik ist angezeigt?

Praxisfrage 11

Eine 26jährige Frau stellt sich wegen Müdigkeit und Belastungsdyspnoe, die sich während der vorausgegangenen 2 Wochen entwickelt hatten, beim Hausarzt vor. Die körperliche Untersuchung ergibt eine Blässe der Haut und eine fraglich tastbare Milz. Labor: Hb 9,8 g/dl (5,88 mmol/l), Leukozyten 3800/µl (3,8 G/l), Thrombozyten 45000/µl (45 G/l).

a   Welche Diagnosen kommen am ehesten in Frage?

b   Welche weitere Diagnostik ist vordringlich indiziert?

Praxisfrage 12

Ein 38jähriger Mann, von Beruf Bauzeichner, verheiratet, Vater von zwei Söhnen, sucht wegen akut aufgetretenen Kopfschmerzen in Verbindung mit einer Sehverschlechterung des linken Auges den Augenarzt auf. Dieser diagnostiziert eine Thrombose der Zentralvene der Retina. Labor: Hb 8,75 mmol/l Hb(Fe) (14,1 g/dl), Hämatokrit 53 %, Leukozyten 198 G/l (198000/µl), Thrombozyten 423 G/l (423000/µl), Quick-Wert 70%. Die Elektrolyte, Retentions- und Leberwerte sind normal.

a   Wie lautet Ihre Verdachtsdiagnose?

b   Welche Untersuchungen veranlassen Sie zunächst?

c   Welche Therapie, evtl. Kombination, ist indiziert?

d   Wie ist die Prognose des Patienten?

Praxisfrage 13

Was ist die gefährlichste Spätkomplikation einer Splenektomie?

Praxisfrage 14

Was ist die Ursache, und welche Schutzmaßnahmen werden empfohlen?

Praxisfrage 15

Eine 72jährige Rentnerin, vor 3 Jahren rezidivierende Ulcera ventriculi, unter Therapie mit Antazida weitgehend beschwerdefrei, klagt über zunehmendes Völlegefühl, rechtsseitigen Oberbauchschmerz, Übelkeit, Juckreiz, Kopfdruck und akute Schmerzen im rechten Großzehengrundgelenk. Bei der körperlichen Untersuchung sehen Sie eine „blühend aussehende" Patientin mit Konjunktivitis, Blutdruck von 180/90 mmHg, derb vergrößerter indolenter Milz, schmerzhaft vergrößerter derber Leber. Das rechte Metatarsophalangealgelenk ist flammend gerötet, geschwollen, schmerzhaft, die Patientin trägt an diesem Fuß einen Pantoffel anstatt eines Schuhs. Labor: Hb 12.97 mmol/l Hb(Fe) (20,9 g/dl), Erythrozyten 7,1 T/l (7,1 Mio./µl); Hämatokrit 66%, Leukozyten 14,3 G/l (14300/µl), Thrombozyten 702 G/l (702000/µl), Harnsäure 672 µmol/l (11,3 mg/dl).

a   Wie lautet Ihre Erklärung für die komplexe Symptomatik?

b   Welche Diagnose ist zu stellen?

c   Welche Komplikation hat sich ereignet und auf welche Weise?

d Welche weiterführenden diagnostischen Maßnahmen führen Sie durch?

e Welche Therapie ist angezeigt?

Praxisfrage 16

Bei einer 21jährigen Medizinstudentin liegt anscheinend eine Blutungsneigung vor: starke Blutung nach Zahnextraktion; starke Blutungen nach Tonsillektomie, die Blutübertragungen erforderlich machen. Bei Stoß träten sehr leicht blaue Flecken auf, die Periodenblutung sei so stark, daß eine hormonale Regulation erforderlich sei. Bei der Mutter sei eine ähnlich ausgeprägte Blutungsneigung bekannt, sie hätte aber mehrere Entbindungen ohne Blutungskomplikationen gehabt.

a Welche Verdachtsdiagnose stellen Sie?

b Welcher Vererbungsmodus liegt vor?

c Welche Untersuchungen führen zur Diagnose?

d Welche Behandlungsmöglichkeiten stehen zur Verfügung?

Praxisfrage 17

Ein 51jähriger Patient leidet an einer therapierefraktären aplastischen Anämie. Er hat bislang 186 E. Erythrozytenkonzentrat erhalten. Laborbefund: Hb 11,3 g/dl bzw. 6,78 mmol/l (nach Transfusion); Leukozyten 2100/µl (2,1 G/l); Sättigung der TEBK 94%. GOT 54 U/l; GPT 38 U/l; alkalische Phosphatase 234 U/l; Bilirubin 1,7 mg/dl (30,6 µmol/l). Der Patient benötigt je 2 E. Erythrozyten in 14tägigem Abstand.

a Wie lautet Ihre Diagnose?

b Welche weiteren diagnostischen Maßnahmen erwägen Sie?

c Welche Behandlung leiten Sie ein?

d Wie beurteilen Sie die Prognose?

Praxisfrage 18

Ein 37jähriger Mann mit bekanntem, rezidivierendem Ulcus ventriculi wird mit plötzlichem Schwindel und Übelkeit direkt von der Arbeitsstelle in die Klinik gebracht. Der Patient ist unruhig, blaß und schwitzt leicht. Blutdruck 120/60 mmHg, Puls 108/min. Keine weiteren pathologischen Befunde bei der körperlichen Untersuchung. Auch die Laboruntersuchungen sind unauffällig, insbesondere liegen Hämoglobin und Hämatokrit trotz der offensichtlichen Blässe im Normbereich.

a Wie lautet Ihre Verdachtsdiagnose?

b Wie erklären Sie das normale Blutbild?

c Welche Maßnahmen stehen im Vordergrund?

Praxisfrage 19

Ein 54jähriger Mann, von Beruf Installateur, ist bei Montagearbeiten in einem überheizten Keller kollabiert. Es wird eine schwere, hypochrome Anämie diagnostiziert (Hb 5,1 g/dl [3,1 mmol/l]; MCH 19 pg; MCV 54 fl; Serumeisen 10 µg/dl; TEBK 420 µg/dl; Sättigung der TEBK 2%; Serumferritin 2 µg/l). Im peripheren Blutausstrich reichlich Anulozyten, ausgeprägte Aniso- und Poikilozytose Der Mann gibt an, wiederholt wegen einer Anämie mit Eisen behandelt worden zu sein. Der körperliche Befund zeigt eine fahle, ausgeprägte Blässe der Haut und Schleimhäute. Im Gesicht, auf der Unterlippe und am Zungengrund finden sich diskrete Gefäßerweiterungen. Auf gezieltes Fragen wird angegeben, daß seit Jahren immer wieder spontan Nasenbluten auftritt. In den letzten beiden Jahren haben Blutungsfrequenz und Heftigkeit der Blutung zugenommen.

a Wie lautet die Verdachtsdiagnose?

b Welche weiteren Untersuchungen veranlassen Sie?

c Welche Behandlung ist angezeigt?

d Wie kann die Erkrankung geheilt werden?

Praxisfrage 20

Wann ist beim Hyperspleniesyndrom eine Splenektomie indiziert?

a Beim primären Hypersplenismus?

b Beim sekundären Hypersplenismus?

Praxisfrage 21

Eine 24jährige Zweitgebärende und Blutspenderin sucht in der 20. Schwangerschaftswoche die Schwangerenberatung auf. Es wird ein Hb-Wert von 7,9 g/dl (4,74 mmol/l) festgestellt. Weitere Laborbefunde: Serumeisen 22 µg/dl, TEBK 462 µg/d, Serumferritin 3 µg/l (nmol/l). Die Vitalitätszeichen des Kindes sind normal.

a Wie lautet Ihre Diagnose?

b Welche zusätzlichen Untersuchungen veranlassen Sie?

c Ist eine Bluttransfusion erforderlich?

Praxisfrage 22

Bei einem 48jährigen Mann wird im Rahmen einer internistischen Durchuntersuchung eine Serumeisenkonzentration von 198 µg/dl (35,6 µmol/l) gemessen. Sonst keine pathologischen Laborbefunde. Der Patient gibt ein starkes Nachlassen der Libido an, sonst Wohlbefinden. Der klinische Befund zeigt ein graubraunes Hautkolorit, die Leber ist 6 cm vergrößert und derb.

a Welche Untersuchungen veranlassen Sie?

b Was ist Ihre Verdachtsdiagnose?

c Welche Therapie kommt in Betracht?

Praxisfrage 23

Ein 59jähriger Patient wird mit Schmerzen im rechten Oberbauch eingewiesen. In den Laboruntersuchungen zeigt sich eine leichte Erhöhung des Bilirubins und der Transaminasen, sonographisch können Gallensteine nachgewiesen werden. Nach vorübergehender konservativer Behandlung wird im Rahmen der Operationsvorbereitung eine isolierte Thrombozytopenie von 10000/µl (10 G/l) nachgewiesen. Eine Blutungsneigung und die Einnahme von Medikamenten werden verneint.

a Kann die vorgesehene Cholezystektomie ohne weiteres vorgenommen werden?

b Kann der Patient nach Verabreichung einiger Thrombozytenkonzentrate operiert werden?

c Welche Verdachtsdiagnose ist am wahrscheinlichsten?

d Welche Untersuchungen führen zur Klärung der Diagnose?

e Therapeutische Möglichkeiten?

Praxisfrage 24

Ein 39jähriger Patient stellt sich nachts in der Krankenhausambulanz vor wegen Fieber bis 39,3 °C und allgemeiner Schwäche. Bei der körperlichen Untersuchung ist die Milz handbreit unter dem Rippenbogen weich tastbar. Labor: Hb 12,1 g/dl (7,26 mmol/l), Leukozyten 49400/µl (49,4 G/l), Thrombozyten 222000/µl (220 G/l).

Wie unterscheiden Sie eine reaktive Leukozytose, z.B. bei einer Sepsis, von einer neoplastischen, z.B. bei einer chronischen myeloischen Leukämie?

Praxisfrage 25

Ein 64jähriger Mann sucht wegen eines leichten Ikterus seinen Hausarzt auf. Seit 2 Monaten hat er eine schmerzlose Schwellung in der rechten Leiste beobachtet, fühlt sich im übrigen aber wohl. Die klinische Untersuchung ergibt bei der Palpation des Abdomens einen unauffälligen Befund, rechts inguinal finden sich mehrere bis 3 cm große, derbe, indolente Lymphknoten, unterhalb des Leistenbandes sind auch mehrere femorale Lymphknoten bis zu 2 cm Größe tastbar. Die Sonographie des Abdomens zeigt vergrößerte Lymphknoten im Leberhilus, paraaortal und rechts iliakal. Im CT des Abdomens wird dieser Befund bestätigt, Leber und Milz unauffällig. Die Röntgenaufnahme der Thoraxorgane ergibt keinen pathologischen Befund.
Labor: BKS 75 mm in der 1. Stunde, Hb 10,8 g/dl (6,48 mmol/l), Leukozyten und Thrombozyten normal, SGOT 145 U/l, SGPT 155 U/l, γ-GT 235 U/l, alkalische Phosphatase 640 U/l, Bilirubin 5,2 mg/dl (93,6 µmol/l).

a Wie lautet Ihre Verdachtsdiagnose?

b Durch welche Untersuchung versuchen Sie Ihre Verdachtsdiagnose zu sichern?

c Welche obligate Untersuchung zur Stadieneinteilung und zur Therapieentscheidung steht noch aus?

Praxisfrage 26

Eine 60jährige Patientin stellt sich bei Ihnen mit Schmerzen im linken Oberbauch vor. Es besteht kein Fieber. Die Patientin klagt jedoch über starkes Schwitzen, besonders nachts. Die Milz ist derb tastbar vergrößert (im Ultraschall: 18×12×12 cm). Labor: Hb 12,3 g/dl (7,38 mmol/l), Leukozyten 83900/µl (83,9 G/l). Im Differentialblutbild: 33% Segmentkernige, 21% Lymphozyten, 40% Monozyten, 5% Stabkernige, 2% Myelozyten, Thrombozyten 101000/µl (101 G/l).

a Wie lautet Ihre Diagnose?

b Welche wichtigen diagnostischen Maßnahmen sind zur Klärung des Sachverhalts erforderlich?

6 Infektionskrankheiten

6.1 Allgemeine klinische Infektiologie

M. Schrappe

Die Infektionskrankheiten bilden neben den Tumoren und den Erkrankungen des rheumatischen Formenkreises die relevanteste Gruppe internistischer Differentialdiagnosen, vor allem wenn man die enorme Bedeutung bedenkt, die diesen Erkrankungen in den wenig entwickelten Teilen der Welt zukommt. Die vollständige Diagnose einer Infektionskrankheit umfaßt die Erreger sowie das befallene Organ(system) und bildet die Grundlage einer gezielten Therapie. Es gibt allerdings Situationen, in denen eine **empirische** Therapie notwendig wird, entweder weil der klinische Zustand des Patienten für weitere diagnostische Maßnahmen keine Zeit läßt, oder weil eine vollständige Diagnose nicht mehr zu erreichen ist (Vorbehandlung, Zeitablauf).

In Tabelle 6.1-1 wird das diagnostische Vorgehen zusammenfassend dargestellt; auf die Prüfung der Vitalfunktionen folgen die erste orientierende Anamnese, die klinische Untersuchung und die ersten apparativen Maßnahmen (Labor, Röntgen-Thorax, Sonographie des Abdomens).
Die Vitalfunktionen umfassen Bewußtseinslage, Kreislaufsituation, respiratorische Situation und Säure-Basen-Haushalt; gerade bei hochfieberhaften und offensichtlich schwerkranken Patienten, bei denen eine Infektionskrankheit in Betracht gezo-

Tab. 6.1-1 Grundsätzliche Vorgehensweise bei Patienten, bei denen eine Infektionskrankheit differentialdiagnostisch in Frage kommt

1. Prüfung der Vitalfunktionen
2. erste orientierende Anamnese
3. klinische Untersuchung
4. einfache Labor- und apparative Diagnostik
5. Frage: Liegt eine Infektionskrankheit vor?
6. infektiologische Anamnese I: zeitliche Determinanten
7. infektiologische Anamnese II: Exposition des Patienten
8. infektiologische Anamnese III: Prädisposition des Patienten
9. Sondersituation: nosokomiale Infektion
10. weitergehende Labor- und apparative Untersuchungen
11. Frage: definitive Diagnose, empirische Therapie oder weitere Diagnostik?

gen wird, muß mit besonderer Aufmerksamkeit und vor weiteren Maßnahmen (z. B. zeitraubende apparative Untersuchungen) das Vorliegen eines septischen Schocks, einer Meningitis (z. B. Meningokokken) und einer Endokarditis in Betracht gezogen werden. Hier ist ebenso wie bei Patienten mit bekannten Immundefekten (z. B. Neutropenie unter 1000/µl bzw. 1 G/l) das **sofortige** Einleiten einer (empirischen) Therapie lebensrettend, wobei in jedem Einzelfall genau abgeschätzt werden muß, welche diagnostischen Maßnahmen (z. B. Liquorpunktion – wenn kein erhöhter Hirndruck und keine komplizierende Thrombopenie vorliegt) kurzfristig noch durchgeführt werden können. In jedem Fall sollten jedoch mehrfache Blutkulturen abgenommen werden und zwar vor der ersten Antibiotika-Gabe, an zwei verschiedenen Punktionsstellen (nicht aus liegenden intravasalen Zugängen!) und getrennt für aerobe und anaerobe Erreger sowie ggf. Mykobakterien (siehe Abb. 6.1-1). Die wichtigsten Differentialdiagnosen nicht-infektiologischer Art sind die Intoxikation, das ketoazidotische Koma,

die maligne Hyperthermie (z. B. nach Neuroleptika-Einnahme) und akute kardiovaskuläre, pulmonale und abdominelle Erkrankungen.

In der weiteren Annäherung an die klinische Problematik ist im Rahmen der körperlichen Untersuchung, der ersten Laboruntersuchungen und der apparativen Maßnahmen die Frage zu beantworten, ob eine Infektionskrankheit in Betracht kommt. In Tabelle 6.1-2 sind Kriterien aufgestellt, die bei der Beantwortung dieser Frage hilfreich sein können. Beispielsweise würde ein solcher Verdacht bei Fieber mit Schüttelfrost, Exanthem und Hepatosplenomegalie vorliegen, ebenso bei einem Patienten mit Fieber und Leukozytose; generell kann auch bei Fieber als einzigem Symptom eine Infektionserkrankung nie vollständig ausgeschlossen werden, bevor die definitive Diagnose einer anderen Erkrankung gestellt ist.

Bestätigt sich der Verdacht auf das Vorliegen einer Infektionserkrankung, muß eine besonders gründliche infektiologische Anamnese erhoben werden: Zum einen wird durch anamnestische Angaben der **zeitliche Ablauf** (z. B. Geschwindigkeit des Fortschreitens, Inkubationszeit) eruiert, zum anderen kann durch Angaben zur **Exposition** (z. B. Kontakt zu anderen infizierten Personen, Reise- oder Nah-

Tab. 6.1-2 Für eine akute Infektionskrankheit typische Symptome

▶ Fieber
▶ Schüttelfrost
▶ Exanthem
▶ rascher Beginn
▶ neu aufgetretene Lymphadenopathie
▶ Myalgien, Arthralgien
▶ Hepatosplenomegalie
▶ Kopfschmerz
▶ Leukozytose oder -penie

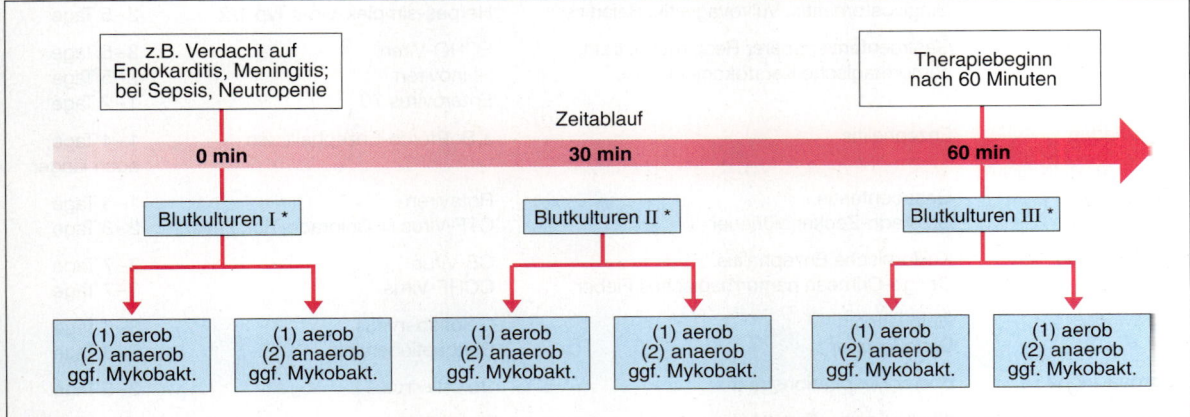

Abb. 6.1-1 Vermutete lebensbedrohliche Infektionen: Optimales Regime zur Abnahme von Blutkulturen (6 Paare an 3 Zeitpunkten). Bereits nach 60 Minuten kann mit der empirischen antibiotischen Therapie begonnen werden.
* Blutkulturen an zwei Punktionsstellen entnehmen.

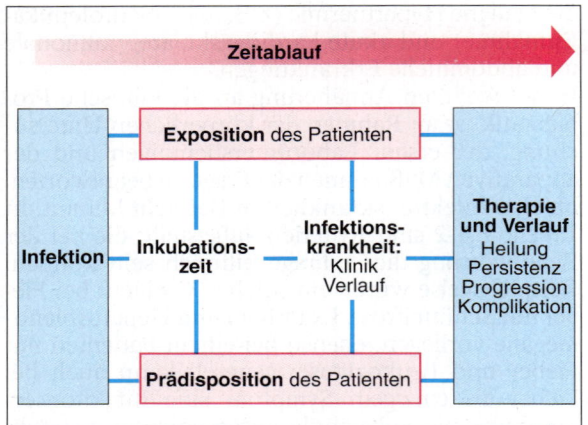

Abb. 6.1-2 Schematische Darstellung der zeitlichen Abfolge und der Determination einer Infektionskrankheit, die bei der Anamnese und der klinischen Untersuchung zu berücksichtigen sind.

hen muß, wenn es sich nicht um obligat pathogene Keime handelt. Diese Unterscheidung ist besonders wichtig für die klinisch sehr bedeutsamen latenten Infektionen, die klinisch durchaus inapparent verlaufen können (z.B. Herpes simplex), unter bestimmten Bedingungen aber eine Rekrudeszenz erfahren und als Erkrankung zu Tage treten (in diesem Beispiel eventuell als Herpes labialis).

6.1.1 Anamnese I: zeitliche Determinanten

Infektionskrankheiten haben meist ein charakteristisches zeitliches Muster, das in erster Linie durch die Inkubationszeit, in zweiter Linie durch die Art des Krankheitsverlaufs (z.B. plötzlicher oder schleichender Beginn, mono- oder mehrphasischer Verlauf, Erregerpersistenz, zweite Krankheitsphase) gegeben ist. Gelegentlich kann sogar der absolute Zeitpunkt, wie z.B. die Jahreszeit, einen wichtigen differentialdiagnostischen Hinweis geben.

6.1.1.1 Inkubationszeit

Die Inkubationszeit spielt bei der Differentialdiagnose vor allem hinsichtlich des Ausschlusses bestimmter Erreger eine Rolle.

▶ **Sehr kurze Inkubationszeit** von wenigen Stunden: In erster Linie Nahrungsmittel- bzw. Toxin-bedingte Gastroenteritiden durch Staphylokokken, Bacillus cereus, Clostridium perfringens.

▶ **Kurze Inkubationszeit** von 1–7 Tagen: Charakteristisch für die meisten bakteriellen Erkrankungen (Ausnahmen siehe Tab. 6.1-4). Dagegen weisen virale Erkrankungen im allgemeinen längere Inkubationszeiten auf, Ausnahmen mit kürzerer Inkubationszeit sind Tabelle 6.1-3 zu entneh-

rungsmittelanamnese) und zur **Prädisposition** (sog. Wirtseigenschaften: Vorerkrankungen, Immundefekte etc.) der Kreis der Differentialdiagnosen weiter eingeschränkt werden (siehe Abb. 6.1-2). Sehr wichtig für das Verständnis der Krankengeschichte des einzelnen Patienten, aber auch für das Verständnis der Infektionskrankheiten generell, ist die Unterscheidung von „Infektion", d.h. dem ersten zur Erregervermehrung führenden Kontakt zwischen Erreger und Wirt, von der „Infektionskrankheit", die die Gesamtheit der durch die Infektion hervorgerufenen klinischen Symptome beschreibt und nicht zwangsläufig aus der Infektion hervorge-

Tab. 6.1-3	Virale Infektionskrankheiten mit kurzer Inkubationszeit		
Familie	Erkrankung	Virus-Genus	Zeitangaben
Herpesviridae	Gingivostomatitis, Vulvovaginitis, Balanitis	Herpes-simplex-Virus Typ 1/2	2–5 Tage
Picornaviridae	Gastroenteritis, oberer Respirationstrakt, hämorrhagische Keratokonjunktivitis	ECHO-Viren Rhinoviren Enterovirus 70	3–5 Tage 2–5 Tage 1–2 Tage
Togaviridae	Enzephalitis	z.B. Pferde-Enzephalitiden	1–4 Tage, auch länger
Reoviridae	Gastroenteritis, Colorado-Zeckenbißfieber	Rotaviren CTF-Virus (= Colorado Tick Fever)	1–4 Tage 2–3 Tage
Bunyaviridae	Kalifornische Enzephalitis, Congo-Crimean hämorrhagisches Fieber	CE-Virus CCHF-Virus	3–7 Tage 3–7 Tage
Flaviviridae	Gelbfieber, Denguefieber	Gelbfiebervirus Denguefiebervirus	3–6 Tage 5–8 Tage
Coronaviridae	oberer Respirationstrakt	Coronavirus	2–5 Tage
Paramyxoviridae	oberer Respirationstrakt	Parainfluenza Respiratory Syncytial Virus	2–6 Tage 2–6 Tage
Orthomyxoviridae	oberer Respirationstrakt	Influenza A, B, C	1–5 Tage

men. Bei den Pilzerkrankungen ist die akute Histoplasmose (Inhalation massiver Erregermengen), bei den protozoalen Erkrankungen der Trypanosomen-Schanker (T. brucei gambiense/rhodensiense) und bei den Wurmerkrankungen als Ausnahme die Zerkarien-Dermatitis bei der Bilharziose und die Darmtrichinellose bei massivem Befall mit Trichinella spiralis zu nennen.

▶ **Mittellange Inkubationszeit** 1–4 Wochen: Eher typisch für virale Infektionen, für bakterielle Krankheiten relativ uncharakteristisch. Unter den protozoalen Erkrankungen ist vor allem die Malaria zu nennen, bei der eine vermutete Inkubationszeit von unter sieben Tagen die Diagnose praktisch ausschließt, dann die Chagas-Erkrankung (Trypanosoma cruzi) und die Schlafkrankheit (Trypanosoma brucei gambiense und T. b. rhodensiense [nicht mit dem Primärkomplex, dem Trypanosomen-Schanker zu verwechseln]), die Lambliasis, die Amöbiasis, weiterhin einige Wurmerkrankungen (Schistosomiasis und Strongyloidiasis).

▶ **Lange Inkubationszeit** von 1–6 Monaten (und länger): Untypisch für bakterielle (siehe Tab. 6.1-4) und die meisten viralen Erkrankungen, bei letzteren v.a. bei den Hepatitiden und bei der Tollwut (Rhabdovirus; die Inkubationszeit kann mehr als ein Jahr betragen) zu beobachten. Unter den Pilzerkrankungen ist die Blastomykose zu nennen, unter den protozoalen Erkrankungen die kutane, Schleimhaut- und auch viszerale Leishmaniose (Leishmania tropica, brasiliensis u.a., donovani), die Schlafkrankheit, die Chagas-Erkrankung (Trypanosoma cruzi) und nicht zuletzt die Malaria, die in jeder Form noch nach 12 Monaten auftreten kann (nicht zu verwechseln mit der Rekrudeszenz der M. tertiana). Für viele Wurmerkrankungen ist eine lange Inkubationszeit typisch und ist sowohl bei den Bandwurmerkrankungen (relevant vor allem bei den durch die Larve bedingten Zystizerkosen [T. solium, Echinococcus]) als auch bei den Trematoden (z.B. Bilharziose, Fasciola hepatica) sowie bei

Tab. 6.1-4   Bakterielle Infektionserkrankungen mit einer Inkubationszeit von mehr als einer Woche

Familie/Genus	Erkrankung	Spezies	Bemerkungen
Enterobacteriaceae	Typhus	Salm. typhi Salm. paratyphi	1–3 Wochen
Pseudomonaceae	Meloidose	P. pseudomallei	3–21 Tage
Brucellose	Brucellose	Brucella spp.	1–8+ Wochen
Bordetella	Keuchhusten	B. pertussis	1–3 Wochen
Treponema	Lues Frambösie Pinta	T. pallidum T. pertenue T. carateum	1–5+ Wochen 2–6 Wochen 1–3 Wochen
Leptospira	Leptospirose	L. interrogans	7–12+ Tage
Borrelia	Rückfallfieber, epidemisch endemisch Erythema chronicum migrans	B. recurrentis B. duttonii u.a. B. burgdorferi	4–18 Tage 4–18 Tage 3–32 Tage
Spirillum	Rattenbißfieber	Spirillum minus	1–4 Wochen
Rickettsia	Fleckfieber, epidemisch endemisch Zeckenbißfieber Alte Welt Neue Welt Rickettsienpocken Tsutsugamushi-Fieber	R. prowazekii R. typhi R. conorii u.a. R. rickettsii R. akari R. tsutsugamushi	1 Woche 1–2 Wochen 2–14 Tage 2–14 Tage 9–14 Tage 6–18 Tage
Coxiella	Q-Fieber	Cox. burneti	2–4+ Wochen
Rochalimanea	Katzenkrankheit	R. henselae	2 Wochen
Bartonella	Oroya-Fieber	B. bacilliformis	1–3+ Wochen
Chlamydia	Psittakose Lymphogranuloma venereum	Chl. psittaci Chl. trachomatis	1–2 Wochen 3 Tg.–3 Wo.
Mycoplasma	atypische Pneumonie	M. pneumoniae	2–3 Wochen
Calymmatobacteria	Granuloma inguinale	C. granulomatis	8–80 Tage
Mycobacteriaceae	Lepra	M. leprae	> 1 Jahr

den Nematoden (z. B. Trichuris trichiura, Ascaris lumbricoides; Filariosen) zu beobachten.

6.1.1.2 Plötzlicher Krankheitsbeginn

Während sich die meisten Infektionskrankheiten durch ein Prodromalstadium, das unter Umständen mehrere Tage in Anspruch nimmt, ankündigen, beginnen andere Erkrankungen schlagartig ohne die geringste vorangehende Symptomatik. Die wichtigsten plötzlich beginnenden Krankheitsbilder sind die gramnegative Sepsis und die (grampositive) Sepsis z. B. durch Streptococcus pneumoniae; beide können vor allem bei immundefizienten Patienten (z. B. Neutropenie, Splenektomie) innerhalb von Stunden zum Tode führen. Einen raschen Krankheitsbeginn zeigen gleichermaßen die Klebsiellen (Friedländer)-Pneumonie, die Tularämie (Francisella tularensis) und Pest (Yersinia pestis), die Cholera (Vibrio cholerae), die Leptospirose (v. a. Leptospira interrogans icterohaemorrhagiae), die Psittakose (Chlamydia psittaci) und die Enterotoxin-bedingten Gastroenteritiden durch Staphylokokken und Bacillus cereus. Unter den viralen Erkrankungen ist ein plötzlicher Krankheitsbeginn typisch für die Herpangina (Coxsackie A), die Bornholmsche Krankheit (Coxsackie B), die hämorrhagische Konjunktivitis (Enterovirus 70, Coxsackie A24) und das Gelb- sowie das Dengue-Fieber (beide aus der Gruppe der Flaviviridae). Pilz-, Protozoen- oder Wurmerkrankungen weisen einen solchen plötzlichen Krankheitsbeginn im allgemeinen nicht auf.

6.1.1.3 Bi- und mehrphasischer Verlauf

Für eine Reihe von Infektionserkrankungen ist ein bi- oder mehrphasischer Verlauf charakteristisch, dessen Auftreten differentialdiagnostisch hilfreich sein kann und pathophysiologisch den Symptomen im Rahmen der primären Erregerinvasion entspricht, gefolgt von einer oder mehreren Krankheitsphasen bei Erregerdisseminierung. Ein solcher Verlauf muß allerdings von der Erregerrekrudeszenz und den sekundären Toxin-bedingten Krankheitsmanifestationen abgegrenzt werden.

Ein mehrphasischer Verlauf ist typisch für die Spirochaetaceae wie die Lues (Treponema pallidum), das epidemische (Borrelia recurrentis) und das endemische (Borrelia duttonii u. a.) Rückfallfieber, die Burgdorferi-Borreliose (Borrelia burgdorferi), die Leptospirose (Leptospira interrogans spp.) und das Rattenbißfieber durch Spirillum minor. Auf eine initiale Phase mit Primärkomplex (Lues) bzw. Primärmanifestation (z. B. Erythema migrans bei der Burgdorferi-Borreliose) folgt eine zweite Phase mit systemischer Ausbreitung des Erregers (Lues: z. B. Exanthem; septikämische Phase bei der Leptospirose) und evtl. eine dritte Phase mit Organ-spezifischem Befallsmuster (tertiäre Lues: Gummen; Leptospirose: z. B. akutes Nierenversagen; Borrelia burgdorferi: z. B. Polyradikulitis BANNWARTH). Einen ähnlichen Verlauf nimmt die durch den Floh übertragene Pest (Yersinia pestis) mit einer auf den regionären Lymphknoten-Befall folgenden Disseminierung und Bildung von metastatischen Foci in den parenchymatösen Organen. Ebenso wird bei der Tuberkulose die zweite Krankheitsphase durch die Disseminierung mit ihren Komplikationen gebildet (die späte dritte Phase entspricht der Reaktivierung der latenten Infektion).

Bei den DNA-Viruserkrankungen sind, wenn man die Reaktivierung latenter Infektionen (z. B. Herpesviren) außer Betracht läßt, biphasische Verläufe kaum zu beobachten, während sie in bestimmten Gruppen der RNA-Viren häufig sind. Bei der Poliomyelitis (Poliovirus, Picornaviridae) kommt es 2–5 Tage nach einer fieberhaften Vorphase („minor illness") zu den neurologischen Erscheinungen wie Meningitis und Paralysen. Bei der Frühsommer-Meningoenzephalitis (Flaviviridae) bilden neurologische Symptome ebenso wie bei der Poliomyelitis die zweite Krankheitsphase, beim Gelbfieber kommt es nach der Remissionsphase (ab 3. Tag) bei schweren Verläufen zu der „Intoxikationsphase" mit akutem Nierenversagen, Hämorrhagien und Leberversagen, und beim Dengue-Fieber kommt es nach Entfieberung zum Auftreten eines zweiten (hämorrhagischen) Exanthems mit Wiederanstieg des Fiebers. Die Masern (Paramyxoviridae) können gelegentlich ein derart ausgeprägtes Prodromalstadium aufweisen, daß der Eindruck eines biphasischen Krankheitsverlaufs entsteht. Die Hantavirus-Infektion (Bunyaviridiae) zeigt 3–4 Tage nach der ersten Krankheitsphase ein hämorrhagisches Exanthem mit lumbalen und abdominellen Schmerzen und danach ein akutes Nierenversagen. Die Familie der Arenaviridae (Lassa-Fieber, Argentinisches und Bolivianisches hämorrhagisches Fieber sowie lymphozytäre Choriomeningitis [LCM]) ist durch eine erste Phase mit unspezifischen Krankheitszeichen (z. B. Pharyngitis) gekennzeichnet, gefolgt von einer zweiten Phase mit vital bedrohlichen Hämorrhagien und meningoenzephalitischen Komplikationen. Ähnlich verläuft die Infektion mit den Filoviridae (Marburg- und Ebola-Fieber); zweigipflige (Fieber-)Verläufe charakterisieren das Colorado-Zeckenbiß-Fieber (Reoviridae) und das Chikungunya-Fieber (Togaviridae).

Unter den protozoalen Erkrankungen ist natürlich in erster Linie die Malaria (v. a. tertiana und quartana) mit ihrem zyklischen Fieber- und Krankheitsverlauf zu nennen. Bei der afrikanischen Trypanosomiasis (Schlafkrankheit; Trypanosoma brucei gambiense [rhodensiense]) wird die erste febrile glanduläre oder hämo-lymphatische Phase von der meningoenzephalitischen Phase mit Paresen, Ataxie und später vermehrter Müdigkeit und Kräfteverfall abgelöst.

Bei den Würmern sind einige Vertreter der Trematoden und Nematoden durch einen biphasischen Verlauf charakterisiert, die Bandwürmer (Zestoden) weisen einen solchen nicht auf. Bei den Trematoden gilt dies vor allem für die Bilharziose (Schistosomiasis), die als lokale Reaktion nach Eindringen der Zerkarien in die Haut die Zerkariendermatitis zeigt, gefolgt von der akuten Phase der Erkrankung, die mit Husten und Abgeschlagenheit einhergeht und unter dem Begriff des Katayama-Fiebers zusammengefaßt wird. Die pathogenetisch bedeutsamste chronische Phase ist bedingt durch die Granulombildung im Gefäßbett und in den Organen, in die die Eier über den Blutstrom gelangen. Bei den Nematoden kann eine gesonderte Krankheitsphase durch die Lungenpassage bedingt sein (Ascaris lumbricoides, Ancylostoma duodenale, Necator americanus, Strongyloides stercoralis). Unter den Filariosen zeigt Wucheria bancrofti bei Eindringen durch die Haut lokale und systemische Symptome, bei Mehrfachinfektion gefolgt durch systemische Mikrofilarämie bzw. Lymphadenitis, Orchitis und andere Komplikationen. Die Trichinellose kann bei massivem Befall eine Diarrhö aufweisen, später die typische Myositis.

6.1.1.4 Toxin-bedingte zweite Krankheitsphase

Eine Sonderstellung nehmen Infektionskrankheiten ein, bei denen Toxine die klinisch oft entscheidende zweite Krankheitsphase verursachen (Übersicht siehe Tab. 6.1-5). Die Toxine werden von den Erregern produziert; zum Teil ist eine Aufnahme des Erregers in den menschlichen Körper, eine Gewebeinvasion und dortige Erregervermehrung gar nicht notwendig (Clostridium botulinum, Staphylococcus aureus). Das Toxin wird in diesen Fällen bereits außerhalb des Körpers z. B. in konservierten Nahrungsmitteln gebildet und als solches aufgenommen.

6.1.1.5 Persistierende Infektionserkrankungen

Nicht alle Infektionskrankheiten enden mit der Elimination des Erregers, recht häufig persistiert der Erreger im Organismus, ohne jedoch weiterhin zu

---

Tab. 6.1-5 Infektionskrankheiten, bei denen die Toxinwirkung klinisch (mit)entscheidend ist.

	Replikation d. Erregers im Körper notwendig	Zielorgan des Toxins	Krankheitsbilder
Staphylococcus aureus			
Diverse Toxine	ja	ubiquitär	Typische Manifestation
Exfoliatine	ja	Haut	SSSS
TSS-Toxin 1	ja	ubiquitär	TSS
Enterotoxin	nein	MD-Trakt	„Lebensmittel-Intox."
Streptococcus pyogenes	ja	Haut	Scharlach
Bacillus cereus	beides	MD-Trakt	„Lebensmittel-Intox."
Clostridium botulinum	nein	ZNS	Botulismus
Clostridium tetani	ja	Nervensystem	Tetanus
Clostridium perfringens	ja	ubiquitär	Gasbrand
Diverse Toxine	nein	MD-Trakt	„Lebensmittel-Intox."
Enterotoxin	ja	MD-Trakt	Enteritis necroticans
Clostridium difficile	ja	MD-Trakt	Pseudomembr. Colitis
Corynebacterium diphtheriae	ja	Herz, NS	Diphtherie
Bordetella pertussis	ja	ZNS	Keuchhusten
E. coli			
Hitze-stabil	ja	MD-Trakt	Diarrhö
Hitze-labil	ja	MD-Trakt	Reise-Diarrhö
Verotoxin	ja	MD-Trakt	Blutige Diarrhö, HUS
Vibrio cholerae	ja	MD-Trakt	Cholera
Shigella	ja	MD-Trakt	Shigellen-Ruhr

SSSS = staphylococcal scalded skin syndrome (nicht medikamentös bedingtes LYELL-Syndrom), TSS = toxic shock syndrome, NS = Nervensystem, MD = Magen-Darm-Trakt, HUS = hämolytisch-urämisches Syndrom.

Erkrankungen zu führen. Allerdings kann die Erregerreaktivierung zu einem Wiederauftreten des Krankheitsbilds u. U. mit veränderter Klinik (z. B. Herpes zoster durch Reaktivierung des Varicella-Zoster-Virus) führen. Die verschiedenen Formen der Erregerpersistenz sind in Tabelle 6.1-6 aufgeführt.

Eine andere klinisch sehr bedeutsame Situation ist bei asymptomatischen Keimträgern gegeben, die einen Keim beherbergen (z. B. auf der Haut oder im Nasenrachenraum) oder ausscheiden (z. B. über den Stuhl), ohne daß diese Person durch eine charakteristische klinische Symptomatik als infiziert erkennbar ist. Bei diesen saprophytären Keimen handelt es sich meist um fakultativ pathogene Erreger (z. B. Staphylococcus epidermidis), deren mikrobiologischer Nachweis sehr sorgfältig auf seine klinische Relevanz überprüft werden muß: der lediglich einmalige Nachweis in der Blutkultur ist meist klinisch irrelevant, in besonderen Situationen (z. B. Abwehrschwäche, Wiederholung des Nachweises) liegt jedoch trotzdem eine Therapieindikation vor. Persistierende bzw. saprophytäre Erreger sind charakterisiert durch den Ort, an dem sie persistieren, und durch die klinischen Situationen, bei denen sie reaktiviert werden können bzw. klinische (therapeutische!) Relevanz gewinnen (siehe Tab. 6.1-7).

Die therapeutische Relevanz fakultativ pathogener Keime wird dabei einerseits vom klinischen Bild bestimmt, andererseits von der Art der Materialgewinnung. Eine wichtige Rolle kommt dabei primär sterilen Materialien (z. B. Blutkulturen, Liquor, Gewebebiopsien) zu, bei denen die Erregerisolierung per se eine größere Relevanz hat als aus primär oder sekundär kontaminierten Materialien (z. B. Stuhl, Sputum, aber auch broncho-alveoläre Lavage, bei

der Keime während der Untersuchung in das Bronchialsystem verschleppt werden können). Allerdings ist selbst bei der Gewinnung primär steriler Materialien nicht jede Kontamination völlig auszuschließen (z. B. durch Haut-Saprophyten bei der Blutkultur-Abnahme), so daß bei bestimmten Keimen (z. B. Staphylococcus epidermidis) der Nachweis in mehreren Blutkulturen zu fordern ist (siehe Abb. 6.1-1 und Definition der nosokomialen Bakteriämie bzw. Sepsis).

6.1.1.6   Jahreszeitliche Häufung

Bei manchen Erkrankungen gibt es eine deutliche Bevorzugung bestimmter Jahreszeiten, wobei dieses Kriterium bei den meisten dieser Erkrankungen nur eine relative differentialdiagnostische Bedeutung hat. In den **Wintermonaten** treten im Vergleich zu den Sommermonaten die Pneumokokken-Pneumonie, die Meningokokken-Meningitis, Infektionen mit Haemophilus influenzae (obere Atemwege), Diphtherie, Keuchhusten, Yersiniosen sowie die Katzenkratzkrankheit (Rochalimaea henselae) häufiger auf. Unter den Virus-Erkrankungen haben im Winter Erkältungskrankheiten durch Coronaviridae, Parainfluenza-Viren (Typ 1, 2, 4), Mumps, Respiratory-Syncytial-Viren (alles Paramyxoviren), die Röteln (Togaviridae; die Röteln unterscheiden sich u. a. hierdurch von dem Röteln-ähnlichen Bild der ECHO-Virus-9-Erkrankung [Sommer]) und weiterhin die Rotavirus-Gastroenteritiden ihren Häufigkeitsgipfel. In den Übergangszeiten (Frühjahr und Herbst) sind die Rhinovirus-bedingten Erkältungen am häufigsten.

In den **Sommermonaten** sind bakterielle Erkrankungen besonders im Hinblick auf Magen-Darm-Infektionen von Wichtigkeit (Salmonella spp., Shi-

---

Tab. 6.1-6   Verschiedene Formen der Erregerpersistenz mit ausgewählten klinischen Beispielen

	Beschreibung	Erreger in Beispielen
Rekrudeszenz	erneute Erregerausscheidung mit klin. Symptomatik	Malaria tertiana: nach mehreren Monaten (Jahren) Wiederauftreten von Fieberschüben durch Bildung von Merozoiten aus Hypnozoiten in der Leber
Rekurrenz	erneute Erregerausscheidung ohne klin. Symptomatik	Zytomegalie-Virus: Ausscheidung von CMV im Urin bei passagerer Immunsuppression, Schwangerschaft oder Zweiterkrankungen
Erregerpersistenz, anhaltende Replikation	latente Infektion mit produktiver Erregervermehrung	Tuberkulose: fortdauernde Erregerproliferation in Tuberkulomen, geschlossenen Kavernen oder Organherden nach unvollständiger Therapie
Erregerpersistenz ohne Replikation	Latenz: Erreger nachweisbar ohne Vermehrung	Toxoplasmose: Zysten, z. B. intrazerebral bei Infizierten; Erregervermehrung setzt erst bei Immunsuppression (z. B. HIV-Infektion) ein
Integration in Wirts-DNA ohne Replikation	Latenz: nur Erreger-DNA nachweisbar	Human Immunodeficiency Virus: Latenzphase, nichtstimulierte Lymphozyten

Tab. 6.1-7 Erregerpersistenz und potentiell pathogene Keime: Lokalisaton des Erregers, gesteigerte Invasivität, Reaktivierung und klinische Relevanz an einigen Beispielen

Erreger (Beispiele)	Lokalisation persistierender oder fakultativ pathog. Keime	Klinische Situation: gesteigerte Invasivität und Reaktivierung persistierender Erreger	Mikrobiolog. Nachweis: therapeutische Relevanz fakultativ pathogener Keime (Beispiele)
Bakterien			
Staphylococcus aureus	NP, Haut, GIT	Neutropenie, Diabetes, intravasale Zugänge, i.v. Drogen, Aspiration	mehrfacher Nachweis BK, aus Abszessen, sterilen Materialien, (BAL)
Koagulase-neg. Staphylokokken	UGT, Haut	Neutropenie, i.v. Drogenabusus, Frühgeburt, Fremdkörperimplantation	mehrfacher Nachweis BK, bei V.a. Endokarditis, sterile Materialien
Streptococcus pyogenes	Pharynx	spontan, Wirtswechsel	Pharyngitis, bei V.a. oder Z.n. Endokarditis, Z.n. rheumat. Fieber
Enterokokken	OP, GIT	Neutropenie, i.v. Drogen, Intensivstation, Darm-OP	V.a. Endokarditis, mehrfacher Nachweis (BK)
Streptococcus viridans	Pharynx	spontan, Neutropenie	V.a. Endokarditis (!)
Streptokokken Gr. C, G	Haut, GIT, OP, Vagina	spontan, i.v. Drogen, Tumoren, Diabetes	mehrfacher Nachweis aus BK
Streptococcus pneumoniae	ORT	Immundefekte, spontan, Splenektomie	BK, BAL, Liquor, Meningitis nach Otitis media
Neisseria meningitidis	NP	spontan	Blutkultur, Liquor
Neisseria gonorrhoeae	UGT	spontan	bei Nachweis pathogen
Clostridium difficile	GIT	vorherige Antibiotika-Therapie	Toxin-Nachweis, pseudomembranöse Colitis
Salmonella spp.	GIT, Gallenwege	spontan, HIV-Infektion	Dauerausscheider sind Therapieindikation
Enterobakterien (z.B. E. coli, Klebsiellen)	GIT	spontan, Neutropenie, Antibiotika-Therapie	BK, Urin b. hohen Keimzahlen, sterile Materialien, Toxin-Nachweis
Vibrio cholerae	GIT	selten	immer Therapie-würdig
Haemophilus influenzae	NP	spontan, Typ B: Splenektomie	BK, sterile Materialien, v.a. Neugeborene
Pseudomonas aeruginosa	Haut, NP, GIT	Immundefekte (diverse)	BK, BAL, sterile Materialien
Mycobacterium tuberculosis	RT, Urin, GIT	Defekt zelluläre Abwehr, konsumierende Erkrank.	obligate Therapieindikation
ubiquitäre Mykobakterien	RT, GIT	schwere zell. Abwehrschwäche, HIV-Infektion	sterile Materialien, bei vorhandener Klinik
Viren			
Herpesviridae			
Herpes-simplex-Virus	ZNS	Immunsuppression, HIV	Therapieindikation bei Immundefekt und Symptomatik:
Zytomegalie-Virus	Niere, Endothel?	Immunsuppression, HIV	
Varicella-Zoster-Virus	ZNS	Immunsuppression, HIV besonders auch Tumoren	Aciclovir, Ganciclovir, Foscarnet Therapie nicht bekannt
Epstein-Barr-Virus	B-Lymphozyten, NP, OP	Immunsuppression	
Humanes Herpes-Virus-6	B-Lymphozyten	Immunsuppression	Therapie nicht bekannt
Retroviridae			
Human Immunodef. Virus	CD4+-Lymphozyten Makrophagen	unklar (Antigenstimulation, Koinfektionen u.a.)	antiretrovirale Therapie bei Symptomatik
Pilze			
Candida spp.	OP, GIT, UGT, Haut	Immunsuppression Neutropenie, HIV, Tumoren	sterile Materialien, bei Immundefekt

OP = Oropharynx, NP = Nasopharynx, ORT = oberer Respirationstrakt, RT = Respirationstrakt, UGT = Urogenitaltrakt, GIT = Gastrointestinaltrakt, ZNS = zentrales Nervensystem, LK = Lymphknoten, BK = Blutkulturen, BAL = bronchoalveoläre Lavage.

gella spp., Campylobacter jejuni). Hinzu kommen Erkrankungen, die im Sommer aktive Arthropoden als Träger benötigen; hierzulande sind die durch Zecken übertragenen endemischen Erkrankungen durch Borrelia burgdorferi und durch FSME-Virus (Frühsommer-Meningoenzephalitis) wichtig. Hinzu kommen Erkrankungen, die mit dem sommerlichen Freizeitverhalten zusammenhängen; Beispiele: Zunahme der lymphozytären Choriomeningitis während der Sommermonate durch Kontakt mit Nagern (Bisse, Aerosol), Zunahme der Histoplasmose (H. capsulatum) durch Übernachtung in verlassenen Gebäuden oder Höhlen in Endemiegebieten. Letztlich sind hier ebenso alle Erkrankungen, die unter dem Begriff der „Sommergrippe" zusammengefaßt werden können, aufzuführen (Mycoplasma pneumoniae, Echovirus 9 und Herpangina [Coxsackie A]).

6.1.2   Anamnese II: Exposition

Neben dem zeitlichen Ablauf spielt in der Differentialdiagnose und der Anamnese die Exposition des Patienten gegenüber Krankheitserregern eine Rolle, wobei die Krankheitserreger nicht nur von anderen Personen erworben werden können, sondern auch durch den Kontakt mit Tieren, durch Nahrungsmittel und durch den Kontakt mit unbelebten Gegenständen. Maßgeblich beeinflußt wird die differentialdiagnostische Überlegung durch die geographische Zuordnung, d.h. die Reiseanamnese und die Herkunft des Patienten.

6.1.2.1   *Übertragung Mensch-zu-Mensch*

Bei der „Ansteckung" durch andere Menschen (Kontaktpersonen) sind verschiedene Infektionswege zu unterscheiden (siehe Tab. 6.1-8). Beim

fäko-oralen Infektionsweg sind die Gastroenteritis-Erreger (neben der Hepatitis A und der Poliomyelitis) und bei der Infektion durch Inhalation von **Tröpfchen** und Infektionen des (oberen) Respirationstrakts am wichtigsten. Hochinfektiös sind die Infektionen, die über den Weg **Mund-Hand-Mund** und über **Gegenstände,** die von Infizierten berührt worden sind („Türklinken"), übertragen werden. Die Übertragung über **unverletzte Haut** ist sehr selten, während die **Schleimhäute** (z.B. sexuelle Übertragung) eine weitaus geringere Barriere für die Übertragung von Keimen darstellen, wie es im Zusammenhang mit der HIV-Infektion in tragischer Weise unter Beweis gestellt wird. Ein Sonderfall ist die **vertikale Übertragung** in der Schwangerschaft, bei der das Infektions- und Erkrankungsrisiko für den Embryo bzw. das Neugeborene vor allem vom Expositionszeitpunkt abhängt. In Tabelle 6.1-8 sind hier nur die Infektionen aufgeführt, die zu Erkrankungen beim Kind führen können.

6.1.2.2   *Übertragung durch Tierkontakt (außer Insekten)*

In der Anamnese bei vermuteter Infektionskrankheit kommt der Frage nach dem Kontakt zu Tieren im Haushalt, im Urlaub oder in der Arbeitswelt eine große Bedeutung zu, da einige Erreger charakteristischen Übertragungswegen Tier-Mensch unterliegen (Übersicht siehe Tab. 6.1-9). Dabei kann es zu einer perkutanen Übertragung kommen (Voraussetzung sind meist Verletzungen der Haut, durch Biß, Stich oder vorbestehend) oder zur Inhalation von Erreger-haltigen Aerosolen. Tierpfleger, Tierärzte, Landwirte und Metzger sind die Berufsgruppen, die dem höchsten Risiko ausgesetzt sind, sich an infektiösen oder erkrankten Tieren zu infizieren. Doch sind Infektionen auch in der Freizeit oder bei sporadi-

Tab. 6.1-8   Übertragungswege ansteckender Infektionskrankheiten (Beispiele). (Unter „vertikale Übertragung" nur solche mit nachfolgender intrauteriner Schädigung)

Übertragung	Erreger (Beispiele)	Wichtigste Manifestation
fäko-oral	Salmonella spp.	Enterokolitis, Typhus
	Shigella spp.	Shigellen-Ruhr
	Vibrio cholerae	Cholera (seltener Übertragungsweg)
	Picornaviren	Gastroenteritis, Myositiden, Polio
	Hepatitis-A-Viren	Hepatitis
	Rotaviren	Gastroenteritis
	Giardia lamblia	Enteritis
	Entamoeba histolytica	Amöbenkolitis
	Ascaris lumbricoides	Lungeninfiltrat, Obstruktion Darm
Mund-Hand-Mund	Herpes-simplex-Virus	Gingivolstomatitis, Vulvovaginitis
	Adenovirus	epidemische Keratokonjunktivitis
	Enterovirus 70	hämorrhagische Konjunktivitis
	Rhinoviren	Infekt oberer Respirationstrakt
	Parainfluenzavirus	Infekt oberer Respirationstrakt
	RS-Virus	Infekt oberer Respirationstrakt

Tab. 6.1-8   Fortsetzung

Übertragung	Erreger (Beispiele)	Wichtigste Manifestation
Tröpfchen	Streptococcus pyogenes	Angina, Scharlach
	Str. pneumoniae	Pneumonie, Meningitis
	Neisseria meningitides	Meningitis, Sepsis
	Corynebact. diphtheriae	Diphtherie
	Haemophilus influenzae	Infekt oberer Respirationstrakt
	Bordetella pertussis	Keuchhusten
	Mycobact. tuberculosis	Tuberkulose
	Mycoplasma pneumoniae	Mykoplasmen-Pneumonie
	Herpesviridae	z. B. Gingivostomatitis, Windpocken
	Picornaviridae	Gastroenteritis, Myositiden, Polio
	Rötelnvirus	Röteln
	Masernvirus	Masern
	Influenzaviren	Infekt oberer Respirationstrakt
„Türklinken"	Shigella spp.	Ruhr (Toiletten)
	Enterovirus 70	hämorrhagische Konjunktivitis
	Adenoviren	epidemische Keratokonjunktivitis
	RS-Virus	Infekt oberer Respirationstrakt
Hautkontakt (bei Hautverletzung)	Staphylococcus aureus	nosokomiale Infektionen (auch MRSA)
	Staphylococcus epiderm.	nosokomiale Infektionen, Intensivstation
	Shigella spp.	Shigellen-Ruhr
	Mycobact. tuberculosis	Hauttuberkulose (Hautverletzung)
	Papilloma-Virus	Warzen
	VZV, HSV	Windpocken, z. B. Gingivostomatitis
sexueller und Schleimhautkontakt	Neisseria gonorrhoeae	Gonorrhö
	Treponema pallidum	Lues
	Haemophilus ducreyi	Chankroid
	Shigella spp.	Colitis
	Mykoplasmen	Urethritis, Adnexitis
	Chlamydia trachomatis	Lymphogranuloma venereum
	HSV, CMV	Vulvovaginitis, Balanitis
	Hepatitiden	Hepatitis
	Human Immunodef. Virus	HIV-Infektion
	Trichomonas vaginalis	Trichomoniasis
	Entamoeba histolytica	Kolitis
vertikale Übertragung	Listeria monocytogenes	zweithäufigste nicht-virale Infektion
	Campylobacter fetus	Aborte, Frühgeburten
	Salmonella spp.	Aborte, Frühgeburten bekannt
	Treponema pallidum	konnatale Lues
	Borrelia burgdorferi	selten: Totgeburt, Dystrophie, Fehlbildungen
	Mycobacterium tuberculosis	pränatale Infektion extrem selten
	Rötelnvirus	Röteln-Embryopathie
	Parvovirus B19	Abort, Totgeburt
	HIV	Infektionen des Neugeborenen
	Zytomegalievirus	Zytomegalie-Syndrom
	LCM-Virus	Aborte, Embryopathien
	Mumpsvirus (Paramyxo)	in Einzelfällen kongenitale Infektionen
	Toxoplasma gondii	Aborte, Meningoenzephalitis, Chorioretinitis; Risiko steigt zum Ende der Schwangerschaft
	Malaria spp.	Hämolyse, Ikterus, Dystrophie

* MSRA = multiresistenter Staphylococcus aureus

schem Kontakt möglich; solche Situationen müssen in die Anamneseerhebung mit einbezogen werden. Tabelle 6.1-9 gibt eine ausführliche Darstellung. Gesondert hingewiesen werden soll auf die Tierverarbeitung im Schlachthof und im Metzgerbetrieb, wo es durch direkten Kontakt mit Tierfleisch zum Ausbruch von Schweinerotlauf (Erysipelothrix rhusiopathiae), zur Campylobacter-Infektion (Gastro-

Tab. 6.1-9 Einige durch Kontakt mit Tieren auftretende Infektionskrankheiten

Tierart		Erreger (Auswahl)	Kontaktform; Erkrankung
nahezu alle Tiere		Erysipelothrix rhusiopathiae	Kontakt, Hautverletzung; meist lokale Infiltration
		Campylobacter spp.	Urin, Kot; Gastroenteritis
		Bacillus anthracis	Verletzung auch an toten Tieren, Verarbeitung Wolle, Felle etc.; Milzbrand
		Rabies-Virus	Biß, Kratzwunde; Tollwut
Schafe		Brucella ovis	Inhalation: Bruzellose
		Rhodococcus equi	Inhalation: (abszedierende) Pneumonie
		Coxiella burneti	Inhalation Staub; Q-Fieber
		Orf-Virus	direkter Kontakt und Verletzung; sog. Melkerknoten
		Louping-III (Flaviviridae)	Louping-III-Krankheit, Großbritannien
		Nairobi-Schaf-Virus (Bunyaviridae)	leichte Erkrankung bei Schäfern
		Phleboviren (Bunyaviridae)	Riff-Valley-Fieber
		[Fasciola hepatica]	[Schafe in der Umgebung, da Hauptwirt]
Katzen		Francisella tularensis	Biß, Urin; Tularämie
		Yers. pseudotuberculosis	Kontakt Flüssigkeiten; Yersiniose
		Pasteurella multocida	Biß; Pasteurellose (schmerzhaft, kurze Inkubationszeit)
		Coxiella burneti	Inhalation, trächtige Katzen; Q-Fieber
		Rochalimaea henselae	Biß/Kratzverletzung; Katzenkrankheit, schmerzlos, Inkubationszeit lang
		Toxoplasma gondii	Ingestion Zysten; Toxoplasmose
Fuchs		Echinococcus alveolaris	Ingestion der Eier mit Kot; Echinokokkose
		Rabies-Virus	Biß, Kratzwunde; Tollwut
Nager		Yers. pseudotuberculosis	Kontakt Flüssigkeiten; Yersiniose
		Leptospira spp.	Urin, Aerosol; Leptospirose
insbes.	Ratten	Streptobacillus moniliformis	Rattenbißfieber I, kurze Inkubationszeit (wenige Tage)
		Spirillum minus	Rattenbißfieber II, längere Inkubationszeit (4–21 Tage)
	Mäuse	LCM-Virus (lymphozytäre Choriomeningitis)	Biß, Aerosol, Laborarbeiter: LCM
		Hanta-Virus	Urin- und Kot (Aerosol); Nephropathia epidemica und Hantaan-Erkrankung
	Hasen und Kaninchen	Brucella suis, ovis	Inhalation von Staub; Bruzellose
		Pasteurella multocida	Verletzung; Pasteurellose
		Francisella tularensis	Kontakt mit Urin, Blut; Tularämie
	Hamster	LCM-Virus	Biß, Aerosol, Laborarbeiter; LCM
	Biber (?)	Blastomyces dermatitidis	Inhalation von Urin/Kot; Pneumonie
Vögel		Chlamydia psittaci	Inhalation von Kot; Ornithose
		Cryptococcus neoformans	Inhalation von Kot; Kryptokokkose
		Histoplasma capsulatum	Inhalation von Kot; Histoplasmose

enteritiden), zur Bruzellose und Leptospirose (Leptospira spp.) und selten zu einem Q-Fieber und einer Tularämie (Häuten von Tierwolle) kommen kann. Selten, wegen seiner Gefährlichkeit aber wichtig, ist neben der Tollwut der Milzbrand (Bacillus anthracis), der auch bei der Verarbeitung von Wolle (Ziegen) und anderen Stoffen tierischer Herkunft (z.B. auch Knochen) übertragen werden kann. Übertragungen im landwirtschaftlichen Bereich über Stäube, die mit Ausscheidungen infizierter Tiere verunreinigt sind, kommen mit Coxiella burneti (Q-Fieber), Bruzellen und der lymphozytären Choriomeningitis (LCM-Virus) vor. Eine weitere typische Risikosituation ist das Kalben von infizierten Rindern, wobei neben dem Q-Fieber auch Listeria monocytogenes (Listeriose), Brucella abortus (Rinder-Bruzellose) und das Orf-Virus (sog. Melkerknoten) übertragen wird. Zu einer indirekten Übertragung durch Parasiten der infizierten Tiere kommt es bei der Pest (Hundefloh), gelegentlich beim Zeckenbißfieber der Alten Welt (z.B. Rickettsia conori; das wichtigste Reservoir stellt die Zecke selbst dar [vertikale Transmission, diese kann sich jedoch auch beim Tier infizieren]), der Ehrlichiose und der Tularämie (Zecken; wahrscheinlich heute wichtigster Übertragungsweg).

6.1.2.3 Übertragung durch Insekten und Zecken

Insekten und Zecken spielen als Krankheitsüberträger (Vektoren) eine große Rolle (siehe Tab. 6.1-10) und müssen daher bei der Anamnese besonders berücksichtigt werden (Fragen nach Mückenstichen, Schutzmaßnahmen und Prophylaxe [Malaria], Fragen nach Zeckenbefall usw.). Gerade hier

Tab. 6.1-10 Durch Insekten und Zecken übertragene Infektionserkrankungen – eine Auswahl

Insektenart (Auswahl)	Übertragener Erreger (Auswahl)	Erkrankung, Bemerkungen
Kleiderlaus	Borrelia recurrentis	epidemisches Rückfallfieber
	Rickettsia prowazekii	epidemisches Fleckfieber
	Rochalimaea quintana	Fünftagefieber
Flöhe	Rickettsia mooseri/typhi	endemisches (murines) Fleckfieber
	Yersinia pestis	Pest
Katzenfloh	Rochalimanea henselae	Katzenkratzkrankheit (?)
Zecken	Borrelia burgdorferi	Lyme-Borreliose, E. chronicum migrans
	Borrelia duttonii u. a.	endemisches Rückfallfieber
	Francisella tularensis	zunehmende Bedeutung
	Rickettsia rickettsii	Rocky Mountain spotted Fever (= Zecken-bißfieber der Neuen Welt)
	Rickettsia conorii u. a.	Zeckenbißfieber der Alten Welt
	Coxiella burneti	fraglich; Zecken sind infiziert
	FSME-Virus	Frühsommer-Meningoenzephalitis
Mücken		
Anopheles	Malaria spp.	Malaria
	Wuchereria bancrofti	lymphatische Filariose (Elephantiasis)
Moskitos	Togaviren	Sindbis, Pferdeenzephalitis, Chikungunya, O'nyong nyong
	Gelbfiebervirus	Gelbfieber
	Dengue-Virus	Dengue-Fieber
	andere Falviviren	z. B. japanische Enzephalitis B, St.-Louis-Enzephalitis, West Nile
Tsetse-Fliege	Trypanosoma brucei spp.	Schlafkrankheit
Kriebelmücke	Onchocerca volvulus	River-blindness-Erkrankung

ist es natürlich notwendig, geographische Faktoren mit einzubeziehen.

6.1.2.4 Nahrungsmittel

In Anschluß an die Anamnese zum Kontakt mit Tieren muß die Nahrungsmittelanamnese erhoben werden, ebenfalls unter Berücksichtigung geographischer Gegebenheiten. Einige Erkrankungen sind Toxin-vermittelte Infektionen (siehe Kap. 6.1.1.4). Die Lagerung von Speisen im Kühlschrank verhindert Infektionserkrankungen, die durch Nahrungsmittel übertragen werden, nicht in jedem Fall (dies gilt vor allem für Listeria monocytogenes, Vibrio cholerae und Yersinien).

In der Schilderung wird in Anlehnung an die amerikanische Literatur über die *food-borne diseases* zunächst auf die Dauer zwischen Ingestion und Auftreten der ersten gastrointestinalen und/oder neurologischen Symptome Bezug genommen.

▶ Liegt dieser Zeitraum **unter 6 Stunden,** handelt es sich meist um die typische „Lebensmittelvergiftung" durch Staphylococcus aureus; dieser Begriff hat insofern seine Berechtigung, als daß es sich um die Aufnahme von außerhalb des Körpers gebildeten Toxinen handelt und es allenfalls bei Säuglingen zu einer relevanten Vermehrung

des Erregers nach Ingestion kommt. Die Übertragung der Staphylokokken geschieht durch Milch, Eier und Fleisch sowie alle Speisen, in denen diese Bestandteile enthalten sind, ohne daß eine genügende Erhitzung vorgenommen wurde. Als weiterer Erreger ist Bacillus cereus (Übertragung durch Fleisch, Gemüse) zu nennen, der zwei Formen einer Gastroenteritis verursacht, von denen hier diejenige mit oraler Aufnahme der Toxine, sehr kurzer Inkubationszeit und Erbrechen eine Rolle spielt.

▶ Abdominelle Schmerzen und Durchfall **nach 6–16 Stunden.** Inkubationszeit sind ebenfalls typisch für Bacillus cereus, jedoch in der Form mit längerer Inkubationszeit (Toxinbildung intestinal), außerdem Clostridium perfringens, einem ubiquitär im Boden vorhandenen Gasbranderreger („Darmbrand"), der eine schwere, Toxin-vermittelte nekrotisierende Enterocolitis verursacht. Auch Infektionen mit Vibrio parahaemolyticus können schon wenige Stunden nach Fischgenuß z. T. hämorrhagische Kolitiden verursachen.

▶ Abdominelle Schmerzen und wäßriger Durchfall nach **mehr als 16 Stunden** treten vor allem bei Enterotoxin-bildenden (ETEC, sog. Reisediarrhö) und enteropathogenen (EPEC, Säuglingsdiarrhö) Escherichia coli sowie Vibrio cholerae bzw. parahaemolyticus und leichten Enteritiden durch Campylobacter jejuni, Salmonella enteritis und Shigella spp. auf. Unter den viralen Infektionserregern sind die Rota-Viren (Reoviridae), die Astro-, Calici-, Adeno- und Coronaviren zu nennen. Alle diese Erreger werden durch kontaminiertes Wasser, Gemüse und Salate übertragen. **Fieber als zusätzliches Symptom** tritt bei den enteroinvasiven E. coli (EIEC, Diarrhöen blutig) auf, bei der schwereren Enteritis durch die o.g. Keime (Vibrio parahaemolyticus, Campylobacter jejuni, Salmonella enteritidis und Shigella spp.) einschließlich der Pseudomonas-assoziierten Diarrhö bei Säuglingen und neutropenischen Patienten. Abdominelle Schmerzen und Fieber **ohne Durchfall** können bei Y. enterocolitica auftreten, ebenfalls durch sehr viele Nahrungsmittel übertragbar; Durchfall kommt zur Symptomatik hinzu, wenn die mesenteriale Lymphadenitis in eine Ileitis und Kolitis übergeht.

▶ **Blutiger Durchfall** begleitet von Fieber kann bei enteroinvasiven (EIEC) und enterohämorrhagischen E. coli (EHEC; hierzu gehören auch die Verotoxin-produzierenden E. coli [VTEC]; siehe auch hämolytisch-urämisches Syndrom) auftreten. Weiterhin kommen blutige Durchfälle vor bei Campylobacter jejuni, Salmonella typhimurium (gelegentlich, der typische Verlauf zeigt keine Blutbeimengungen), Shigella spp., Clostridium difficile (v.a. nach Antibiotika-Vorbehandlung), Clostridium perfringens, bei schweren Formen der intestinalen Tuberkulose mit intestinaler Ulzeration (meist in der Ileozökalregion), bei Zytomegalievirus-Kolitiden HIV-infizierter Patienten, bei intestinalem Befall durch Histoplasmose sowie bei Infektion durch Schistosoma japonicum und mansoni, 3–8 Wochen nach dem primären Hautkontakt im Rahmen der intestinalen Absiedlung der erwachsenen Trematoden.

▶ **Neurologische Symptome** nach Nahrungsmittelaufnahme, oftmals begleitet von Übelkeit und Erbrechen, stellen einen schwerwiegenden Befund dar, da v.a. bei Vorliegen von Hirnnerven-Paresen der Botulismus in Betracht zu ziehen ist (Clostridium botulinum): Ungefähr 12–36 Stunden nach Nahrungsaufnahme, nur in einem Drittel der Fälle mit Übelkeit und Erbrechen einhergehend, treten Paresen in erster Linie der Hirnnerven auf (Augenmuskeln), weitergehende Paresen können die Darmmotilität (Ileus) und Atemmuskulatur betreffen, die Diagnose kann durch Nachweis des Toxins im Stuhl sowie in der Blutkultur und aus Resten der konsumierten Nahrung gestellt werden.

Bei den Nahrungsmittel-assoziierten Infektionserkrankungen wurden meist die Nahrungsmittel nicht entsprechend zubereitet (unvollständig gekochtes Fleisch, bei schlechten hygienischen Bedingungen nicht abgekochtes Wasser etc.) oder nicht gut in ihrer Qualität überprüft (z.B. Milch). Bestimmte Erreger können von den meisten oder allen Nahrungsmitteln übertragen werden: Streptococcus pyogenes (seltener Übertragungsweg), Staphylococcus aureus (akute Gastroenteritis), Salmonella spp., Campylobacter spp.

6.1.2.5 Berufliche Exposition (außer durch Tierkontakt)

Generell kommt der beruflichen Exposition in der Anamnese bei Verdacht auf das Vorliegen einer Infektionskrankheit eine große Bedeutung zu, wenn auch in Mitteleuropa Berufs-bedingte Infektionserkrankungen nur in wenigen Berufszweigen eine Rolle spielen. In Tabelle 6.1-11 wird eine Aufstellung gegeben; Erkrankungen, die durch den Kontakt mit Tieren übertragen werden, sind in Kapitel 6.1.2.2 dargestellt. Vor allem hinsichtlich des Krankheitsspektrums nehmen die durch Personal im Krankenhaus erworbenen Erkrankungen eine Sonderstellung ein.

6.1.2.6 Geographische Exposition

In der infektiologischen Anamnese sind alle Angaben, z.B. Insektenstiche, Nahrungsmittel-Anamnese und Berufsanamnese, unter Berücksichtigung der geographischen Verteilung der in Frage kommenden Infektionserreger zu werten. Für einige wenige Erreger sind geographische Unterschiede bereits in Deutschland bzw. Mitteleuropa vorhanden (z.B. Borrelia burgdorferi, Frühsommer-Meningoenzephalitis). Zu berücksichtigen ist nicht nur die Reisetätigkeit, sondern auch die Herkunft der betreffenden Patienten. Zusätzlich muß man bedenken, wo genau in einem Land, das als Endemie-Gebiet bezeichnet wird, sich der Patient aufgehalten hat; in einem Hotelneubau ist es unwahrscheinlich, daß er sich – selbst in Thailand – mit Schistosoma japonicum infiziert hat. Auch sind der zeitliche Rahmen (wann haben die Beschwerden angefangen: am zweiten Tag der Reise kann eine Malaria nicht anfangen!), die medikamentöse Prophylaxe und der eventuelle Antibiotika-Gebrauch (oft sehr freizügig) vor Ort zu erfragen. Tabelle 6.1-12 gibt eine Übersicht über die europäische Situation; die aktuelle Situation in der „Dritten Welt" ist bei tropenmedizinischen Beratungsstellen und Instituten zu erfragen. Ubiquitäre und zum Teil ganz typische Reiseerkrankungen sind die Salmonellosen (Typhus und enteritische Formen), Shigella spp., Tetanus, Enterovirus-(Poliomyelitis) und andere virale Enteritiden, die Amöben-Kolitis, Wurmerkrankungen wie Bandwürmer, Hakenwürmer, Trichuris trichiura und Strongyloides stercoralis. Diese Erkrankungen kann man sich bei schlechten hygienischen Grundvoraussetzungen und Mißachten der Vorsichtsmaßnahmen (z.B. Abkochen von Wasser) überall zuziehen. Eine Sonderrolle spielt die Poliomyelitis wegen der Schwere der Erkrankung bei dem immer häufiger nicht mit einem Impfschutz ausgestatteten Reisepublikum.

Tab. 6.1-11   Durch berufliche Exposition übertragene Infektionserkrankungen (Tierkontakt ausgenommen, siehe Tab. 6.1-9)

Berufssparte	Übertragener Erreger	Erkrankung, Bemerkungen
Landwirtschaft	Paracoccidioides brasiliensis	südamerikanische Blastomykose, chronische Pneumonie
	Sporothrix Schenckii	subkutane Knoten, Osteomyelitis
insbesondere: Heu	Actinomyces israelii	Farmerlunge (exogen allergische Alveolitis)
	Bacillus subtilis	Pneumonie u. a. systemische Infektionen
	Cryptococcus neoformans	Pneumonie, Meningitis
Feuchtgebiet	Leptospira spp.	Leptospirose
Bauarbeiter	Leptospira spp.	Leptospirose
	Aspergillus fumigatus	Aspergillose (meist Pneumonie)
	Histoplasma capsulatum	meist Pneumonie; Abriß von Häusern, die mit Vogelkot verunreinigt sind
	Coccidioides immitis	Coccidioidomykose (Pneumonie)
	Paracoccidioides brasiliensis	südamerikanische Blastomykose, chronische Pneumonie
	Sporothrix Schenckii	subkutane Knoten, Osteomyelitis
Bergbau, Kanalisation	Leptospira spp.	Leptospirose
	Hepatitis-A-Virus	Hepatitis
	Ancylostoma duodenale	Enteritis, chronischer Blutverlust
	Necator americanus	Enteritis, chronischer Blutverlust
	Strongyloides stercoralis	Enteritis, bei HIV-Infizierten Autoinfektion; feuchte Wärme (Bergbau)
Wald-/Holzarbeit	Bacillus anthracis	Milzbrand; Inhalation von Staub
	Sporothrix Schenckii	subkutane Knoten, Osteomyelitis
Krankenhaus	Lues	Kontakt Primärläsion-verletzte Haut
	Mycobacterium tuberculosis	Inhalation von Aerosolen
	Hepatitis-B-Virus	Stichverletzungen, Schleimhaut (Auge)
	Hepatitis-C-Virus	Stichverletzungen, Schleimhaut (Auge)
	HIV	Stichverletzungen, Schleimhaut (Auge)
	Varicella-Zoster-Virus	Tröpfchen-Infektion
	Herpes-simplex-Virus 1/2	v. a. zahnärztliches Personal

Neben Infektionserregern, die eine charakteristische geographische Verteilung aufweisen, gibt es ubiquitäre Erreger, bei denen nicht das Vorkommen der Erkrankung, sondern die Verlaufsform durch die geographische Verteilung bestimmt wird. So ist z. B. das rheumatische Fieber nach Streptococcus-pyogenes-Pharyngitis in den USA und in Mitteleuropa um den Faktor 10 seltener als in den Ländern der „Dritten Welt". Weiterhin ist es gerade bei (meist bakteriellen) ubiquitären Erregern von Wichtigkeit, die geographische Verteilung von Resistenzmustern gegen die entsprechenden Antibiotika zu berücksichtigen; Pneumokokken sind in Deutschland nur selten Penicillin-resistent, was allerdings nicht für eine in Südeuropa erworbene Pneumokokken-Infektion gilt (cave: Penicillin-Behandlung der Lobär-Pneumonie bei Urlaubs-Rückkehrern!). Gleiches gilt zum Beispiel für die während einer Reise erworbene Gonorrhö, für Infektionen durch Staphylokokken, die Tuberkulose und natürlich die Malaria (z. B. Chloroquin-Resistenz).

6.1.3   Anamnese III: Prädisposition

Für das Zustandekommen einer Infektionskrankheit stehen die unter dem Begriff der Prädisposition zu beschreibenden Eigenschaften des Wirts gleichberechtigt neben der Exposition gegenüber dem mikrobiologisch definierten Krankheitserreger (siehe Abb. 6.1-2). Diese Eigenschaften des Wirts bzw. des Patienten, die es in der Anamnese und Differentialdiagnose zu berücksichtigen gilt, gliedern sich vor allem in Vorerkrankungen, die eine bestimmte Infektionskrankheit begünstigen (z. B. Diabetes mellitus) und in Veränderungen der immunologischen Abwehr des Patienten, die von spezifischen Immundefekten (z. B. Agammaglobulinämie) bis hin zu den immunologischen Auswirkungen allgemeiner klinischer Situationen reichen (z. B. Mangelernährung, Schwangerschaft, hohes Alter).

Tab. 6.1-12   Infektionserkrankungen mit streng bzw. schwerpunktmäßig begrenzter geographischer Exposition in Europa

Region	Erregerbezeichnung	Detailliertere Angaben
Deutschland Mitteleuropa	FSME-Virus (Flaviviridae)	nur Bayern, Baden-Württemberg, Tschechien, Slowakei, Österreich, Ungarn
	Hanta-Virus (Bunyaviridae) (Puumala-Virus)	schwäbische Alb, Spessart, Südrand Vogelberg, Kraichgau zwischen Heidelberg und Heilbronn, Umgebung Rheine, Eifel
	Echinococcus granulosus [cysticus]	nördliche Bundesrepublik, Brandenburg, Mecklenburg-Vorpommern
	Echinococcus multilocularis [alveolaris]	Oberbayern, Südwürttemberg, Baden, Schweiz, Kärnten, Steiermark, Tirol
Nordeuropa	FSME-Virus (Flaviviridae)	weit verbreitet
	Louping-III-V. (Flaviviridae)	Großbritannien
	Rabies-Virus	außer: Irland, Großbritannien, Island, Norwegen und Schweden
	Hanta-Virus (Bunyaviridae)	Skandinavien, westliches Rußland
	Diphylobothrium latum	Ostsee-Anrainer (Fischbandwurm)
Südeuropa	Brucella spp.	Mittelmeerraum
	Treponema pallidum endemicum	östliches Mittelmeer, Balkan (nichtvenerische Syphilis)
	Rickettsia conorii	Mittelmeerraum (Zeckenbißfieber Alte Welt), Portugal
	Rickettsia sibirica	südliche GUS-Staaten
	West-Nile-Virus (Flaviviridae)	östlicher Mittelmeerraum (Israel, Zypern, auch Frankreich)
	Phlebotomus-Fieber (Flaviviridae)	sog. Pappataci-Fieber, Sizilien, Neapel
	Hanta-Virus (Bunyaviridae)	Südosteuropa
	Krim-Kongo-V. (Bunyaviridae)	Balkan
	Rabies	außer: Monaco, Malta, Gibraltar, Portugal
	Malaria (P. vivax)	südliche Türkei, Aserbaidschan, Armenien
	Leishmania tropica	südl. GUS-Staaten, Mittelmeerraum
	Leishmania donovani	Mittelmeerraum
	Echinococcus granulosus [cysticus]	Jugoslawien, Türkei
	Echinococcus multilocularis [alveolaris]	Italien, Ukraine, Aserbaidschan

6.1.3.1   Infektionen als Vorerkrankungen

Grundsätzlich ist jede Infektionserkrankung als Risikofaktor für das nachfolgende Auftreten anderer Infektionen vor allem im gleichen Organ anzusehen, z.T. mit komplikationsreichem Verlauf. Es gibt jedoch einige typische und häufige Beispiele, die sich einteilen lassen nach dem Mechanismus, durch den die Prädisposition für die sich aufpfropfende Erkrankung zustande kommt.

Bei der auf den Keuchhusten (Bordetella pertussis) oft folgenden Pneumonie, meist durch Haemophilus influenzae bedingt, spielt die toxische Schädigung der lokalen Abwehr des Bronchialsystemes (Zilienapparat) die entscheidende Rolle, während die Pneumokokken- oder Klebsiellen-Pneumonie nach Influenzavirus-Infektionen durch die Schädigung des Surfactant-Systems begünstigt wird. Für die auf Masern folgende „Masern-Pneumonie" (ebenfalls Haemophilus influenzae, auch Streptococcus pneumoniae, Staphylococcus aureus) und die nach Masern zu beobachtende Tuberkulose-Reaktivierung ist dagegen der passagere Masern-bedingte Immundefekt verantwortlich zu machen. Andere Beispiele sind die Pneumokokken-Meningitis nach Sinusiden oder Otitis media, die Aspergillose mit Besiedlung tuberkulöser Kavernen und auch die Begrenzung der durch Epstein-Barr-Virus bedingten Burkitt-Lymphome auf das Malaria-Endemiegebiet in Afrika.

6.1.3.2   Andere Vor- bzw. Grunderkrankungen

Auch Vorerkrankungen, die nicht zu den Infektionserkrankungen gehören, sind oft mit typischen Infektionen verbunden, ein ganz entscheidender Zusammenhang bei den nosokomialen Infektionen (siehe Kap. 6.1.4). Nicht-nosokomiale Kombinationen von Grunderkrankung und nachfolgender Infektionserkrankung sind in Tabelle 6.1-13 zusammengefaßt; auch hier unterscheiden sich die infektiösen Komplikationen im Mechanismus ihres Zustandekommens. Neben lokalen (z.B. Stenosebildung bei der Karzinom-bedingten poststenotischen Pneumonie oder Anaerobier-Sepsis durch Perforation der Mukosabarriere beim Kolonkarzinom) sind systemische Bedingungen (z.B. Diabetes mellitus) zu nennen.

6.1.3.3   Intravenöser Drogengebrauch

Auch wenn heutzutage die infektiösen Komplikationen bei intravenös Drogenabhängigen vor allem durch HIV bedingt sind, darf nicht übersehen wer-

Tab. 6.1-13   Eine Auswahl nicht-nosokomialer Infektionserkrankungen als Folge definierter Vorerkrankungen

Vorerkrankung	Erreger (Auswahl)	Manifestation, Bemerkungen
Diabetes mellitus	Staphylococcus spp.	Hautinfektionen, Pneumonie etc. häufig Träger Nasenraum
	Streptokokken Gr. B, C, G	Pneumonie, Sepsis, Endokarditis
	Pseudomonas aeruginosa	Sepsis, Pneumonie, Otitis externa maligna
	E. coli u. a. Enterobacteriaceae	schwere akute oder chronische Pyelonephritis
	Klebsiella pneumoniae	Lobärpneumonie
	Candida spp.	Haut-, Schleimhautmykosen
Herz		
– dekomp. Herzinsuffizienz	Str. pneumoniae	(Lobär)Pneumonie, Meningitis
	andere Pneumonie-Erreger	sog. Stauungspneumonie
– Z. n. Sternotomie	Pseudomonas aeruginosa	Sternum-Osteomyelitis
pulmonale Erkrankungen		
– allgemein	Streptococcus pneumoniae	Pneumonie
	Klebsiella pneumoniae	Pneumonie
– Bronchiektasen	gramnegative Erreger	Bronchopneumonien
	Aspergillus fumigatus	pulmonale Aspergillose
– Emphysem, Kavernen	Aspergillus fumigatus	pulmonale Aspergillose
– Sarkoidose der Lunge	Mycobacterium tuberculosis	verminderte Abwehr durch Fibrosierung der Lunge
– Bronchialkarzinom	gram-neg. Erreger	poststenotische Pneumonien, z. B. Mittellappen-Syndrom
zystische Fibrose	Pseudomonas aeruginosa	antibiotische Dauertherapie
Kollagenosen, Autoimmun-erkrankungen	Staphylococcus spp.	Hautinfektionen, Abszesse
	Streptococcus pneumoniae	Pneumonie, Meningitis, Sepsis
	Neisseria meningitidis	Meningitis, Sepsis
	Pseudomonas aeruginosa	Sepsis, Pneumonie
	Mycobacterium tuberculosis	Tuberkulose
Tumorerkrankungen		
– allgemein	Varicella-Zoster-Virus	Herpes zoster (rezidivierend)
– maligne Lymphome	Streptococcus pneumoniae	Pneumonie, Sepsis
	Listeriose	Sepsis, Meningitis, Pneumonie
	Salmonella spp.	Enteritiden, Sepsis (rezidivierend)
	Nocardia asteroides	z. B. pulmonaler Befall
	Mycobacterium tuberculosis	Tuberkulose
	Herpes-simplex-Virus	orale Läsionen, Ösophagitis
	Zytomegalievirus	Pneumonie
	Cryptococcus neoformans	Meningitis
	Pneumocystis carinii	interstitielle Pneumonie
	Strongyloides stercoralis	Enteritis
Kolonkarzinom	Streptococcus bovis	Sepsis, Endokarditis
	Clostridium septicum	Darmgasbrand
	Candida spp.	Sepsis, Endokarditis
	Entamoeba histolytica	Kolitis
Bronchialkarzinom	s. pulmonale Erkr.	
Neutropenie-bedingt	s. Immundefekte	
sek. Hypogammaglobulinämie	s. Immundefekte	
hämolytische Anämien	erhöhtes Risiko:	
	Str. pneumoniae	Pneumokokken-Sepsis
	Haemophilus influenzae Typ B	Sepsis, Meningitis („Autosplenektomie")
HbS, Thalassämien, G6PDH-Mangel	Parvo B19	aplastische Krisen
	erniedrigtes (!) Risiko für Malaria	

den, daß die intravenöse Drogenabhängigkeit sui generis ebenfalls ein Risikofaktor für Infektionserkrankungen darstellt. Unter den klinischen Bildern sind in erster Linie die Endokarditis und Osteomyelitis zu nennen, unter den Erregern Staphylococcus aureus (siehe Tab. 6.1-14).

6.1.3.4 Mangelernährung

Eine Mangelernährung ist einerseits durch immunologische Veränderungen charakterisiert (Lymphopenie, Hypogammaglobulinämie und erniedrigte IgA-Sezernierung, verminderte T-Lymphozyten-Funktion, Phagozytose und Immunantwort vom verzögerten Typ), andererseits kommt es zu Veränderungen des Magen-Darm-Trakts mit partieller Zottenatrophie, Enzymverminderung im Bürstensaum, Hypazidität des Magensafts und Störung der Mukosabarriere. Der zellulär betonte Immundefekt führt zu infektiologischen Komplikationen wie Tuberkulose, Pneumocystis-carinii-Pneumonie und vermehrter Anfälligkeit für Masern. Zusammen mit den gastrointestinalen Veränderungen resultieren darüber hinaus entzündliche Darmerkrankungen durch Giardia lamblia, Salmonellen, Shigellen, Yersinien, Campylobacter, virale Gastroenteritis-Erreger (z. B. Rotaviren) und Cryptosporidium parvum.

6.1.3.5 Alter als Prädisposition für Infektionskrankheiten

Eine Reihe von Infektionskrankheiten, bekannt als sogenannte Kinderkrankheiten, treten vorwiegend im Kindesalter auf, meist im Rahmen der normalen Durchseuchung der Bevölkerung (Röteln, Masern, Scharlach u. a.). Einige wenige Infektionskrankheiten hängen direkt mit dem Geburtsvorgang zusammen, heutzutage ist die neonatale Sepsis durch Streptococcus agalactiae (Gruppe B) am wichtigsten. Bei der perinatalen Infektion mit Listeria mo-

Tab. 6.1-14   Nicht HIV-bedingte Infektionen bei intravenös Drogenabhängigen (Auswahl) (HIV-assoziierte und sexuell übertragbare Infektionen s. dort)

	Erreger	Krankheitsbild, Bemerkungen
Haut, Abszesse, Weichteile	Staphylococcus aureus Streptococcus pyogenes Candida spp.	Spritzenabszesse Erysipel, Zellulitis Heroin-Verunreinigung
Gefäße	Staphylococcus aureus Pseudomonas aeruginosa	Thrombophlebitis, infizierte Thromboembolien, Pseudoaneurysmen
Endokarditis	Staphylococcus aureus Streptococcus Gr. A, B, C, G und Enterokokken Pseudomonas spp. Candida spp.	typisch für Rechtsherz-E., Lungenembolien! typisch für Linksherz-E., Risiko bei Klappenfehlern, Embolien (Hirn) kein Ansprechen auf Antibiotika
Hirnabszeß	Staph. aureus u. a.	alle Erreger der Endokarditis
Auge	Candida spp.	Endophthalmitis
Arthritis	Staphylococcus aureus Candida spp.	hämatogener Infektionsweg große Gelenke, Kostosternalgelenke
Osteomyelitis	Staphylococcus aureus Pseudomonas aeruginosa Tuberkulose Candida spp.	hämatogene Streuung Heroin-Verunreinigung, häm. Streuung
Leber	Hepatitisviren A–E	mangelnde Hygiene, parenteral, sexuell
Lunge	Streptoc. pneumoniae u. a.	Pneumonien insgesamt häufig
Urogenitalsystem	Neisseria gonorrhoeae Treponema pallidum Chlamydia trachomatis Candida spp.	Beschaffungsprostitution Beschaffungsprostitution Beschaffungsprostitution Pyelonephritis, Nierenabszesse
(Verschiedene) Tuberkulose	M. tuberculosis	auch ohne HIV-Infektion vermehrt

nocytogenes tritt eine Meningoenzephalitis auf, die jedoch eine gute Prognose hat. Die frühe Infektion mit Bordetella pertussis gefährdet den Säugling durch einen möglichen Atemstillstand. Die Infektion durch Campylobacter spp. verläuft schwer und kann zur Sepsis führen. Die perinatale Chlamydia-trachomatis-Infektion zeigt eine Pneumonie, Konjunktivitis und Gastroenteritis; dieser disseminierte Verlauf ist außerdem typisch für die perinatale Infektion durch Herpes-simplex-Virus, Varicella-Zoster-Virus, Zytomegalievirus und Masern (vor allem Gefährdung bei Risikokindern). Bei viralen Hepatitiden wird, soweit möglich, eine passive und aktive Immunisierung durchgeführt. Die vertikal übertragene HIV-Infektion wird in vielen Fällen ebenso erst unter der Geburt übertragen; durch eine elektive Sektio kann das Infektionsrisiko vermindert werden.

Im Kindesalter hat die Meningokokken-Sepsis einen Häufigkeitsgipfel, ebenso wie die Meningitis durch Haemophilus influenzae und Meningoenzephalitiden durch Picornaviren (Enteroviren, Poliomyelitis). Entsprechendes gilt für die Nematoden des Darms (z.B. Ascaris lumbricoides, Enterobius vermicularis). Im Jugendalter beginnt die Durchseuchung mit durch Hautkontakt und sexuell übertragenen Herpesvirus-Infektionen, vor allem durch Epstein-Barr-Virus (Pfeiffersches Drüsenfieber, infektiöse Mononukleose) und Zytomegalievirus (Mononukleose-ähnliches Bild) sowie Herpes-simplex-Virus 1 und 2. Pädagogischen Bemühungen, eine Übertragung von HIV und anderen Geschlechtskrankheiten i.e.S. zu verhindern, kommt in Gegenwart und Zukunft große Bedeutung zu.

Eine andere Situation ist im hohen Alter gegeben. Es muß als ungeklärt gelten, inwiefern eine Minderung der spezifischen Abwehrleistungen (z.B. Hypogammaglobulinämie, Veränderungen der zellulären Abwehr mit Störung der kutanen Reaktion vom verzögerten Typ) eine entscheidendere Rolle spielen als die unspezifischen Mechanismen wie Vorerkrankungen, medikamentöse Behandlung, Ernährungsdefizite, Störungen der unspezifischen Abwehr (Atrophie des Integuments und der Schleimhäute, intestinale Störungen, Anazidität etc.) und Umweltfaktoren. Bei wichtigen Krankheitsgruppen geht jedoch eine Verschiebung des Erregerspektrums im Vergleich zu jüngeren Patienten vor sich. Bei den Harnwegsinfekten wird die überragende Bedeutung von Escherichia coli übertroffen durch Proteus mirabilis, Klebsiella pneumoniae und Pseudomonas aeruginosa, vor allem wenn die Patienten Blasenkatheter-Träger sind. Die gleichen Keime, ergänzt durch Streptococcus pneumoniae, sind die wichtigsten Pneumonie-Erreger. Aus Hautulzera sind Staphylococcus aureus, Streptokokken der Gruppe D, Peptostreptokokken und Peptokokken, Pseudomonas aeruginosa, Proteus mirabilis und Bacteroides fragilis zu isolieren, bei infiltrativer Entzündung der Weichteile Streptokokken der Gruppe A und Staphylococcus aureus. Das durchschnittli-

che Alter von Patienten mit Endokarditiden nimmt zu, bei älteren Patienten steigt das Risiko neurologischer Komplikationen. Ein typischer Keim ist Streptococcus bovis (Gruppe D). Gastrointestinale Infektionen sind in Alters- bzw. Pflegeheimen von großer Bedeutung, wo Cluster von Salmonellen- und auch invasiven Escherichia-coli-Infektionen (auch Verotoxin-produzierend) auftreten können. Meningitiden werden im Alter durch für jüngere Patienten untypische Keime wie Listeria monocytogenes verursacht, auch die Pneumokokken-Meningitis tritt bei über 40jährigen häufiger auf.

6.1.3.6 Prädisposition in der Schwangerschaft

Frauen sind in der Schwangerschaft aus zwei Gründen durch Infektionskrankheiten gefährdet. Zum einen können persistierende Infektionen reaktiviert werden, zum anderen können aktuell auftretende Infektionen schwerer verlaufen. Zur ersten Gruppe gehört die Tuberkulose, die in 5–10% reaktiviert wird, wenn sie als latente Infektion (z.B. inapparente Infektion in den 12 Monaten vor Schwangerschaft, ungenügende Behandlung einer vorbestehenden Tuberkulose) vorliegt. Reaktivierungen, z.T. als stille Rekurrenz mit Erregerausscheidung, treten weiterhin bei Herpesvirus-Infektionen auf (Herpes simplex 1 und 2, Zytomegalievirus), ohne daß hier eine Therapieindikation gegeben wäre. Problematisch ist die Situation in jeder Hinsicht bei HIV-infizierten Frauen; soweit gegenwärtig die Daten eine Aussage zulassen, ist durch die Schwangerschaft eine Progression des Krankheitsverlaufs anzunehmen, in jedem Fall ist eine genaue Beobachtung hinsichtlich opportunistischer Erkrankungen in der Schwangerschaft obligat.

Bei manchen akuten Erkrankungen ist der Krankheitsverlauf schwerer und durch Komplikationen charakterisiert. Dies gilt für die Listeriose, die Salmonellose (in beiden Fällen septischer Verlauf), die Varizellen und Masern (disseminierter Verlauf) und bei der Influenza je nach Eigenschaft des aktuellen Stammes. Bei der Malaria kann ein fulminanter Verlauf mit Organversagen (neurologische Komplikationen) auftreten.

6.1.3.7 Definierte Immundefekte

Die Wirtseigenschaften in der infektiologischen Differentialdiagnose werden in entscheidender Form durch dessen immunologische Kompetenz determiniert. Definierte, d.h. durch klinisches Bild und meßbare immunologische Parameter charakterisierte Immundefekte weisen je nach Art des Defekts typische infektiöse Komplikationen (sog. opportunistische Infektionen) auf, so daß im klinischen Alltag die Kenntnis der Art der immunologischen Störung einen ganz bedeutenden Hinweis auf die in Frage kommende Infektionserkrankung geben kann (siehe Tab. 6.1-15). Immundefekte werden eingeteilt in

Tab. 6.1-15 Immundefekte und typische opportunistische Infektionen (immunsuppressive Medikamente, siehe 6.0.4.8)

Immundefekt, klinische Beschreibung	Häufige Erreger (Auswahl)
B-Lymphozyten-Defekt ▶ chronische sinupulmonale Infektionen, Otitis media, hypogammaglobulinämische Sprue ▶ Erreger: Bakterien (bekapselt), seltener andere Bakterien, Viren, Pilze ▶ angeboren: Brutonsche Agammaglobulinämie common variable Immunodeficiency chronisch lymphatische Leukämie Plasmozytom Thymom mit Agammaglobulinämie IgA-Mangel	Streptococcus pneumoniae Haemophilus influenzae (Typ B) Neisseria meningitidis Staphylococcus aureus
T-Lymphozyten-Defekt ▶ disseminierte Infektionen durch v.a. intrazelluläre Erreger ▶ Erreger: Intrazelluläre Bakterien, Viren, Protozoen, Mykosen ▶ angeboren: chronische mukokutane Candidiasis ▶ erworben: HIV-Infektion	Listeria monocytogenes Salmonella spp. Legionella spp. Mycobacterium spp. Herpesviridae Candida spp. Pneumocystis carinii Toxoplasma gondii
Neutropenie ▶ Sepsis (gramneg.), disseminierte Infektionen mit hämatogenem Organbefall ▶ Erreger: Bakterien, Mykosen ▶ angeboren: Kostmann-Syndrom ▶ erworben: Zytostatika-bedingt aplastisches Syndrom Kollagenosen: Lupus erythematodes	Escherichia coli Pseudomonas aeruginosa Staphylococcus aureus Staphylococcus epidermidis Klebsiella spp. Proteus spp. Candida albicans andere Candida-Spezies Aspergillus fumigatus
Phagozytose-Defekt ▶ aphthöse Ulzera, Gingivitis und Periodontitis, Haut, Otitis media, sinupulmonale Infektionen ▶ Erreger: Bakterien, Mykosen ▶ angeboren: Komplement-Defekte, CR3-Defekt, chronic granulomatous disease, JOB-Syndrom u. a. ▶ erworben: Diabetes mellitus, Kollagenosen (LED)	Staphylococcus aureus Streptococcus pyogenes Streptococcus pneumoniae Neisseria meningitidis Neisseria gonorrhoeae Haemophilus influenzae
Varia (Auswahl) ▶ Splenektomie Defekt bei Opsination, Ak-Produktion, Phagozytose ▶ Erreger: bekapselt ▶ idem: Sichelzellanämie, Thalassämie	Streptococcus pneumoniae Haemophilus influenzae Typ B Neisseria meningitidis CDC Gruppe DF-2 Malaria spp. Babesia microti
▶ Organtransplantation Neutropenie, Graft-vs.Host-Reaktion, Immunsuppression ▶ Erreger: Bakterien, Viren, Pilze	bakterielle Erreger s. Neutropenie Viren: CMV, HSV, VZV, Adenoviren, Enteroviren Candida spp., Aspergillus spp. Pneumocystis carinii, Toxoplasma gondii

B- und T-Lymphozyten-Defekte sowie Defekte der Neutrophilen, des Komplement- und Makrophagen-Systems; außerdem unterscheidet man angeborene (primäre) und erworbene (sekundäre) Formen, erstere meist im Kindesalter (erstes Lebensjahr), letztere meist später klinisch manifest werdend.

Die Zusammenstellung in Tabelle 6.1-15 muß bei der Vielzahl der Immundefekte und der möglichen Erreger auf die typischen Situationen beschränkt bleiben. Es seien an dieser Stelle daher nur einige Punkte herausgegriffen:

▶ Bei den erworbenen Hypogammaglobulinämien, z. B. im Rahmen der CLL oder des Plasmozytoms, ist eine prophylaktische (vor Auftreten von Infektionen) Immunglobulin-Gabe in Substitutionsdosis (z. B. 0,1 g/kg KG alle 14 Tage) indiziert. Eine Sonderstellung nimmt die Haarzell-Leukämie ein, bei der neben einer Hypogammaglobulinämie eine ausgeprägte Neutropenie und Funktionsstörung des T-Zell- sowie Monozyten-Makrophagen-Systems vorliegt (Gefahr gramnegativer Septikämien, Tuberkulose, viraler Infektionen).

▶ Ein ausgeprägter T-Zell-Defekt (z. B. im Rahmen der HIV-Infektion) erfordert nicht nur die Beachtung eines besonderen Keimspektrums (siehe Tab.. 6.1-15), sondern auch ein spezifisches differentialdiagnostisches Vorgehen (pulmonale und gastrointestinale opportunistische Infektionen stehen im Vordergrund). Endoskopie und Organpunktion (Knochenmark und Leber) bilden die *vordere* diagnostische Linie in der Fieberabklärung und der empirischen Therapie (z. B. immer einzuleiten bei Verdacht auf Pneumocystis-carinii-Pneumonie).

▶ Der neutropenische Patient ist vital vor allem durch die fulminante gramnegative Sepsis gefährdet, so daß bei Auftreten von Fieber unmittelbar die Einleitung einer empirischen antibiotischen Therapie erfolgen muß. Der Zeitpunkt der zusätzlichen Aufnahme einer empirischen antimykotischen Therapie ist gegenwärtig Gegenstand von Studien, sollte jedoch vor allem bei Auftreten pulmonaler Infiltrate spätestens am 6. Tag der Fieberperiode vorgenommen werden. Der neutropenische Patient bietet einige Krankheitsbilder und Besonderheiten, die in Tabelle 6.1-16

Tab. 6.1-16 Klinische Syndrome bei neutropenischen Patienten

▶ Haut und Schleimhäute
Ecthyma gangraenosum (Pseudomonas)
periodontale Abszesse (z. B. Anaerobier)
Katheterinfektionen (z. B. Staphylokokken)

▶ Lunge
hämatogene oder deszendierende Pneumonie,
oft Röntgen-negativ
Lungenödem auf dem Boden einer Pneumonie

▶ Gastrointestinaltrakt
  Ösophagitis
nekrotisierende Enterokolitis
pseudomembranöse Kolitis
toxisches Megakolon
perianaler Abszeß

▶ Leber
hepatolienale Candidiasis, oft negativ im Ultraschall

▶ Nervensystem
Hirnabszeß (Aspergillus bei KMT)

▶ Sepsis
Streptococcus-viridans-Bakteriämie mit Pneumonie und
ARDS
gramnegative Sepsis mit sehr geringer Symptomatik
grampositive und Pilz-Sepsis (Staphylokokken,
Candida)

aufgeführt sind. Bei Luftnot darf das negative Röntgenbild der Lunge nicht zum Ausschluß einer Pneumonie Anlaß geben, da wegen der Granulozytopenie ein sichtbares Infiltrat oft erst bei klinischer Besserung (!) bei Wiederanstieg der Zellen auftritt (sensitiver ist das CT). Durch Streptococcus viridans wird eine fulminante Sepsis verursacht, die sehr rasch zum respiratorischen Versagen unter dem Bild eines ARDS führt. Beachtung müssen eventuelle intravasale Zugänge, orale und perianale Läsionen sowie Hautveränderungen erfahren (z. B. Ecthyma gangraenosum durch Pseudomonas, Abszesse durch Staphylokokken und Candida albicans). Enterobakterien und Anaerobier sind vor allem bei Kolonkarzinomen und ausgedehnter Mukositis (Durchbrechung der Mukosabarriere) zu erwarten. Einen Sonderfall stellen die Zytostatika-induzierten Pneumopathien (z. B. nach Bleomycin, Methotrexat) dar, in deren Folge an eine Pneumocystis-carinii-Pneumonie gedacht werden muß.

▶ Bei immundefizienten, über längere Zeiträume hospitalisierten Patienten sind besonders die örtlichen nosokomialen Keime (relevant sind z. B. Methicillin-resistente Staphylokokken, β-Lactamase-Bildner, Chinolon-Resistenz im grampositiven Bereich, non-albicans-Candida-Spezies, Aspergillose) zu berücksichtigen.

▶ Das Erregerspektrum bei Organtransplantation hängt von der Art des transplantierten Organs, von einer eventuellen Übertragung durch das Transplantat, von der Konditionierung, dem Auftreten einer Graft-versus-Host-Reaktion und von der nachfolgenden Immunsuppression ab. Besondere Bedeutung haben virale Infektionen, v.a. durch Zytomegalievirus (interstitielle Pneumonie, Nephritis, Hepatitis, oft in Zusammenhang mit Abstoßungsreaktionen), Pilzinfektionen (v.a. Candida und Aspergillus [Hirnabszeß]) und die Pneumocystis-carinii-Pneumonie (Prophylaxe erforderlich). Das Spektrum der bakteriellen Infektionen ist nicht deutlich unterschieden von dem bei Neutropenie, wie bei den anderen Erregergruppen ist jedoch ein Wandel des Spektrums von der Konditionierungsphase über die frühe bis zur späten Post-Transplantationsphase zu beobachten.

6.1.3.8 Medikamenten-Anamnese

Das Auftreten und der Verlauf von Infektionskrankheiten werden sehr oft durch medikamentöse Therapien beeinflußt, vor allem durch eine antimikrobielle Vorbehandlung und durch immunsuppressive Medikamente.
Bei der antimikrobiellen Vorbehandlung geht es in erster Linie um die prophylaktischen Indikationen. Eine unterlassene oder falsch durchgeführte Endokarditis-Prophylaxe bei zahnärztlichen oder anderen invasiven Eingriffen (Endoskopie) hat ein

erhöhtes Risiko eines Endokarditis-Rezidivs zur Folge. Prophylaktische Regime haben eine große Bedeutung bei immunsupprimierten Patienten; zu nennen ist die selektive orale Dekontamination (z. B. Co-trimoxazol) bei langfristig intensivpflichtigen oder onkologischen Patienten zur Verhinderung einer endogen bedingten Erregerinvasion aus dem Magen-Darm-Trakt, die Pneumocystis-carinii-Prophylaxe bei onkologischen Patienten, vor allem wenn sie mit Methotrexat- und Bleomycin-haltigen Schemata behandelt werden, und bei HIV-infizierten Patienten mit mittelschwerem Immundefekt (< 200 CD4+-T-Lymphozyten/µl). Bei HIV-Infizierten spielt außerdem die Sekundärprophylaxe nach zerebraler Toxoplasmose oder Zytomegalievirus-Retinitis eine große Rolle.

Die antibiotische Therapie beeinflußt darüber hinaus im Sinne ihrer unerwünschten Wirkungen infektiologische Krankheitsbilder; als Beispiel sei die Clostridium-difficile-Kolitis unter Clindamycin oder das ausgeprägte Exanthem des Patienten mit einer infektiösen Mononukleose genannt, dessen Tonsillitis mit Ampicillin-Derivaten „therapiert" wurde. Außerdem muß natürlich bei jeder antibiotischen Therapie die Resistenzsituation berücksichtigt werden; zum einen kann durch eine falsche Indikationsstellung (z. B. Chinolon-Therapie bei Lobärpneumonie – Streptococcus pneumoniae ist sehr oft Chinolon-resistent) eine Verschlechterung des Krankheitsbilds begünstigt werden, zum anderen beeinflußt die antibiotische Therapie das Resistenzspektrum der endogenen (und nosokomialen!) Flora. Dies gilt vor allem für den stationären Bereich (siehe Kap. 6.1.4); die sog. „Breitbandantibiose" kann – wenn z. B. nicht lege artis indiziert und zu lange durchgeführt – durch Resistenzbildung zu einer gramnegativen oder Pilz-Sepsis führen.

Unter den immunsuppressiven Medikamenten sei das Cortison hier stellvertretend genannt, das – wenn auch bei einer Reihe von Krankheitsbildern zusätzlich zu einer antibiotischen Therapie durchaus indiziert (z. B. Meningitis tuberculosa) – zu einer Phagozytosestörung der Granulozyten und Monozyten (unspezifische zelluläre Abwehr) sowie zu einer Hemmung der Antikörper-Bildung führt. Unter langdauernder Cortison-Therapie kann es einerseits zur Reaktivierung latenter Infektionen (z. B. Mycobacterium tuberculosis, Zytomegalievirus, auch Pilzerkrankungen [Candida spp., Cryptococcus neoformans, Histoplasma capsulatum]) kommen, andererseits auch zum schweren Verlauf einiger viraler Erkrankungen (z. B. Varicella-Zoster-Virus, Herpes simplex). Ähnliches gilt für andere immunsuppressive Medikamente, gerade für das Ciclosporin A, das auf die spezifische T-Zell-Abwehr supprimierend wirkt.

6.1.4 Nosokomiale Infektionen

Nosokomiale Infektionen betreffen Patienten in stationärer Behandlung, die dort einerseits einem besonderen Erregerspektrum bzw. Erregern mit speziellen Resistenzeigenschaften ausgesetzt sind, zum anderen besondere Wirtseigenschaften aufweisen (Beispiele: medikamentös bedingter Immundefekt, intravasale Zugänge). Im Hinblick auf diese Grundbedingungen sind die nosokomialen Infektionen zwanglos in das Schema Exposition/Prädisposition einzuordnen; wegen ihrer Häufigkeit und ihrer praktisch-klinischen Bedeutung sollen sie jedoch gesondert und zusammenhängend dargestellt werden.

Nach übereinstimmenden Daten aus dem europäischen Raum liegt die Prävalenz nosokomialer Infektionen für stationäre Patienten zwischen 5 und 10%, ist mit der Länge des stationären Aufenthalts verknüpft und beeinflußt in hohem Maße die Letalität der jeweiligen Grunderkrankung. Mit weitem Abstand führt das Urogenitalsystem die Häufigkeitsstatistik an ($1/3$ aller nosokomialen Infektionen), gefolgt von Wundinfektionen und Pneumonien (jeweils ca. 20%) sowie gastrointestinalen Infektionen, Katheter-assoziierten Infektionen, *fever of unknown origin* (sog. FUO), reine Bakteriämien und andere (alle deutlich unter 10%). Die häufigsten Keime sind (in dieser Reihenfolge) E. coli, Staphylococcus aureus und Pseudomonas aeruginosa, allerdings zeigen sich deutliche Unterschiede zwischen den betroffenen Organsystemen und verschiedenen Patientenkollektiven mit jeweils spezifischer Prädisposition. Andere Enterobacteriaceae (z. B. Proteus spp., Klebsiella spp., Serratia spp.) und unter den grampositiven Keimen Streptococcus pyogenes und pneumoniae (!) sowie Enterokokken sind ebenfalls recht häufig. Seltener sind gramnegative Kokken (Neisseria meningitidis), Listeria monocytogenes, Salmonella spp. (Nahrungsmittel-assoziiert), Bacillus cereus, Legionella pneumophila und Acinetobacter über Geräte auf Intensivstation, Duschen und Vernebelungsgeräte. Viruserkrankungen und Pilze werden gegenüber den bakteriellen Erregern nosokomialer Infektionen oft vernachlässigt. Unter den Pilzen sind Candida spp. und Aspergillus fumigatus zu erwähnen, die vor allem bei neutropenischen und Knochenmarktransplantierten Patienten eine Rolle spielen. Bei den Viren wird weiter unten besonders auf die Hepatitis-Viren, das Zytomegalie-Virus, HIV-1 und -2 sowie das Parvo-Virus B19 eingegangen; weitere virale Erreger, bei denen eine nosokomiale Übertragung in Frage kommt, sind Herpes-simplex-Virus, Varizella-Zoster-Virus (es ist unklar, ob nur die Varizellen oder auch der Herpes zoster als Indexfall anzusehen ist), ferner aus der Familie der Picornaviren das Enterovirus 70 (hämorrhagische Konjunktivitis), aus der Familie der Adenoviren die Erreger der epidemischen Konjunktivitis, die Influenza- (Orthomyxoviridae) und Parainfluenza-Viren sowie das respiratory syncytial virus und die Masern (Paramyxoviridae), das Rotavirus (Reoviridae) und das Lassa-Fieber (Arenaviridae), das hierzulande als ein Erreger des hämorrhagischen Fiebers extrem selten ist, allerdings in Afrika als nosokomialer Erreger in Erscheinung tritt.

6.1.4.1 Harnwegsinfektionen

Bei den nosokomialen Harnwegsinfektionen sind symptomatische Formen (Fieber, Pollakisurie und Dysurie, suprapubische Schmerzen) von der asymptomatischen Bakteriurie abzugrenzen. Der führende Laborbefund bei beiden ist der Nachweis von mehr als 10^5 Keimen pro ml Urin; ersatzweise können eine massive Leukozyturie, der Direktnachweis von Bakterien in der Gramfärbung oder der mehrmalige Nachweis des gleichen Erregers (unter 10^5 Keime/ml) herangezogen werden.

In der Ätiologie führen gramnegative Bakterien bei weitem; die häufigsten Erreger sind E. coli, Klebsiella pneumoniae, Proteus mirabilis, Pseudomonas aeruginosa, weiterhin Enterobacter und Serratia spp., Indol-negative Proteus spp. und Koagulase-negative Staphylokokken. Seltene Keime, die Harnwegsinfekte verursachen können, sind Enterokokken, Acinetobacter, Corynebacterium Gruppe D2 und Candida spp.

Risikofaktoren für das Auftreten von nosokomialen Harnwegsinfektionen sind Blasen-Dauerkatheter, vor allem wenn die Liegedauer 72 Stunden übersteigt, bei mangelhafter Pflege und bei Grunderkrankungen wie Diabetes mellitus. Proteus mirabilis, Klebsiella spp. und Pseudomonas aeruginosa nehmen gegenüber nicht-katheterisierten Patienten relativ zu Escherichia coli an Häufigkeit zu. Es kommt zu Fieber, Zystitis und aszendierenden Harnwegsinfektionen bis hin zur (Uro-)Sepsis. Eine frühzeitige antibiotische Therapie nach Resistenzaustestung und die Entfernung bzw. der Wechsel auf suprapubische Katheter reduzieren das Risiko für den Patienten, aber auch für eine nosokomiale Übertragung evtl. resistenter Keime auf andere Patienten.

6.1.4.2 Postoperative Wundinfektionen

Risikofaktoren für nosokomiale postoperative Wundinfektionen sind primär traumatisiertes und devitalisiertes Gewebe, intraoperative Eröffnung nicht-steriler Regionen (z.B. Darm), Bildung von Hämatomen, Fremdkörper (Implantate, Nahtmaterial), mangelnde Sterilität und unterlassene perioperative Prophylaxe, Keimträger aus dem medizinischen Personal (z.B. Staphylokokken, Streptokokken), Kontamination der Klimaanlage und auf seiten des Patienten vorbestehende Infektionen an anderer Stelle (z.B. Pneumonie mit hämatogener Streuung), Diabetes mellitus und andere Grunderkrankungen, immunsupprimierende Therapie, hohes Alter und mangelnder Ernährungszustand.

Das Erregerspektrum umfaßt Staphylococcus aureus, Streptococcus pyogenes und andere Streptokokken (auch Enterokokken), Enterobacteriaceae, Pseudomonas aeruginosa und Bacteroides spp.,

dann selten und unter schlechten Bedingungen Bacillus cereus, Clostridien (Cl. perfringens, septicum), Actinomyces israelii (abdominelle Aktinomykose) und Candida spp. Bei Bauchoperationen überwiegen gramnegative Erreger, bei der Eröffnung des Darms kommen die Anaerobier zur Geltung und bei primär oder sekundär ausgedehnter Miteinbeziehung der Haut das grampositive Spektrum.

Speziell hinweisen muß man an dieser Stelle auf die besondere Gefährung von Patienten mit vorbekannter Endokarditis, die v.a. bei abdominellen Operationen einem hohen Rezidivrisiko unterliegen. Möglich sind auch Infektionen, die in größerem zeitlichen Abstand auftreten und auf hämatogene Streuung von Erregern während der OP zurückgehen (z.B. Lungenabszeß nach Cholezystektomie, Leberabszeß, Osteomyelitis).

6.1.4.3 Nosokomiale Pneumonien

Nach ihrer Häufigkeit stehen die nosokomialen Pneumonien zusammen mit den nosokomialen postoperativen Infektionen an zweiter Stelle und repräsentieren unter allen nosokomialen Infektionen die führende Todesursache. Die Prävalenz liegt zwischen 1% im nicht-selektierten Patientengut in Krankenhäusern der Grundversorgung und mehr als 10% in Kollektiven mit hohem Risiko (z.B. intensivpflichtige Patienten, onkologische Patienten). Risikofaktoren für eine nosokomiale Pneumonie sind hohes Alter, schwere Grunderkrankung, Mangelernährung, Alkoholismus, vorbestehende pulmonale Erkrankungen, Beatmung und Aspiration, chirurgische Eingriffe (v.a. Thorakotomie), antibiotische Vorbehandlung, Immunsuppression und Erhöhung des Magen-pH (z.B. zur Ulkusprophylaxe; nicht durch Sucralfat). Die wichtigsten pathophysiologischen Mechanismen für das Zustandekommen nosokomialer Pneumonien sind die hämatogene Streuung und die Aspiration (siehe unten).

Das Erregerspektrum für die Gesamtheit der nosokomialen Pneumonien umfaßt in erster Linie Pseudomonas aeruginosa, Staphylococcus aureus und Enterobacteriaceae. Neben diesen häufigen Erregern gibt es seltene Keime, die in oft ganz charakteristischen Situationen nosokomiale Pneumonien hervorrufen (siehe Tab. 6.1-17).

Eine Sonderstellung nimmt die **Aspirations-Pneumonie** ein, wie sie bei intubierten und bewußtseinsgeminderten Patienten, bei Patienten mit neuromuskulären Erkrankungen (gestörter Husten- und Schluckreflex) und bei Patienten mit Erkrankungen des Ösophagus, mit ösophago-trachealen Fisteln sowie nasogastralen Sonden gehäuft vorkommt. Sie verläuft meist als Unterlappen-Pneumonie oder als Pneumonie des posterioren Oberlappensegments (liegender Patient!) und neigt zur Chronifizierung mit Abszedierung. Als Erreger kommen sowohl Keime aus der oropharyngealen Flora (Anaerobier), aus der gastrointestinalen Flora (Klebsiella spp.,

Tab. 6.1-17   Seltene Erreger nosokomialer Pneumonien: Prädisposition und klinische Situation

Erreger	Prädisposition
Bakterien	
Anaerobier z. B. Bacteroides spp.	V.a. bei Aspiration, nach Darm-OPs und endoskopischen Eingriffen
Proteus spp.	nach abdominellen Eingriffen
Haemophilus influenzae	vorbestehende Lungenerkrankung
Streptococcus pneumoniae	gesunder Träger in der Umgebung
Legionella pneumophila	Wasser, Klimaanlage, Vernebler
Acinetobacter spp.	Intubation, medizinische Geräte
Branhamella catarrhalis	Aspiration, pulmonale Vorerkrankung
Mycobacterium tuberculosis	Neutropenie, HIV-Infektion (meist Reaktivierung, De-novo-Infektion selten)
Viren	
Influenza-A-Virus	Ansteckung duch Personal, besonders auch Pädiatrie
Parainfluenza-1-4-Virus	Personal
RS-Virus	Neutropenie, Transplantation, Transfusion
Zytomegalievirus	
Pilze	
Candida spp.	neutropenische Patienten, Intensivstation
Aspergillus fumigatus	neutropenische und transplantierte Patienten, Umbaumaßnahmen (Baustaub!)
Protozoen	
Pneumocystis carinii	HIV-Infektion, Pneumopathie-induzierende Zytostatika (MTX, Bleomycin u. a.)

Enterobacter spp., E. coli, Pseudomonas aeruginosa) als auch Keime aus der Hospitalflora (Staphylococcus aureus, Streptococcus viridans) in Frage. Die große Bedeutung der aspirierten Keime ist ein Argument für die selektive orale Dekontamination bei beatmeten Patienten vor allem bei Alkalisierung des Magensafts (Schutzbarriere). Eine solche Prophylaxe ist allerdings nicht endgültig gesichert, es sind zudem Resistenzen beobachtet worden (z.B. gegen Aminoglykoside, wenn diese Bestandteil der Prophylaxe waren).

6.1.4.4   Gastrointestinale Infektionen

Bei den nosokomialen gastrointestinalen Infektionen ist in erster Linie die pseudomembranöse Kolitis nach Antibiotika-Gabe zu nennen (siehe Kap. 6.1.3.8). Neben der Endoskopie sind die Isolierung von Clostridium difficile aus dem Stuhl und der Toxin-Nachweis wegweisend. Die Pseudomonas-bedingte nekrotisierende Enterokolitis tritt vor allem bei neutropenischen Patienten auf und kann dort auch als Typhlitis in Erscheinung treten. Weitere nosokomiale Gastroenteritiden sind vor allem viraler Natur und betreffen in entscheidendem Maße die Pädiatrie (Rota-, Astraviren). Bei neutropenischen Patienten sind perianale Abszesse (Enterobacteriaceae, Pseudomonas aeruginosa) besonders zu nennen, die den Ausgangspunkt für eine gramnegative Sepsis darstellen können. Über die Krankenhauskost kann es zum Auftreten von Salmonellosen und Listeriosen kommen. Vereinzelt ist über die nosokomiale Übertragung von Kryptosporidien bei HIV-infizierten Patienten berichtet worden.

6.1.4.5   Nosokomiale Bakteriämie und Sepsis

Die Diagnose einer (nosokomialen) Bakteriämie erfordert den Nachweis eines **pathogenen** Keims in der Blutkultur ohne Zusammenhang mit einer anderweitigen Infektion. Beispiel Pneumonie: Der Nachweis des Keimes (Streptococcus pneumoniae) in der Blutkultur etabliert die Diagnose „Pneumonie" und nicht der „Bakteriämie". Handelt es sich um **apathogene oder potentiell pathogene** Keime (z.B. Staphylococcus epidermidis), muß dieser Keim mindestens in zwei getrennten Blutkulturen nachzuweisen sein (siehe Abb. 6.1-1); die klinische Relevanz wird gesteigert, wenn bei apathogenen Keimen zusätzlich eines der Symptome Fieber/Schüttelfrost/Hypotension vorliegt.

Von der Bakteriämie abzugrenzen ist die Sepsis, bei der unabhängig vom nachgewiesenen oder vermuteten Erreger mindestens zwei der Symptome Fieber, Tachykardie, respiratorische Insuffizienz und Leukozytose/Leukopenie vorliegen müssen. Die typische nosokomiale Sepsis ist die sog. gramnegative Sepsis, die auf Escherichia coli, Klebsiella spp., Pseudomonas aeruginosa (führende Todesursache), Serratia spp., Enterobacter spp. und Proteus spp. zurückgeht.

Die Prävalenz nosokomialer Bakteriämien und der nosokomialen Sepsis ist schwer anzugeben, da wenig prospektive Daten vorliegen. Nach Angaben aus den USA ist die Prävalenz von 6,7% pro entlassenem Patienten im Jahr 1980 auf 12,3% im Jahr 1991 angestiegen. Im gleichen Zeitraum ist es zu einer besonders starken Zunahme grampositiver Bakterien und von Pilzen gekommen; vor allem Staphylococcus epidermidis (klinische Relevanz siehe oben) und Staphylococcus aureus spielen eine wichtige Rolle. Weitere Erreger der sog. grampositiven nosokomialen Sepsis sind Streptococcus pyogenes (selten nosokomial), Streptococcus agalactiae (v. a. Neugeborene), Streptococcus pneumoniae, Viridans-Streptokokken und Enterokokken (beide Keime schwer in der jeweiligen Relevanz einzuschätzen).

Risikofaktoren stationärer Patienten für die Entwicklung einer Sepsis sind hohes Alter, schwere Grunderkrankungen (z. B. Tumoren, Diabetes), penetrierende Wunden, Verbrennungen und intestinale Ulzera, Vorbehandlung mit Breitspektrum-Antibiotika, invasive Untersuchungen und Operationen sowie immunsuppressive Therapie (z. B. Zytostatika-induzierte Neutropenie).

6.1.4.6 Fremdmaterial-assoziierte Infektionen

Eine Sonderstellung nehmen die durch Fremdmaterial bedingten, vor allem die Katheter-assoziierten Infektionen durch intravasale Zugänge ein. Zu diesen Zugängen zählen intraarterielle und intravenöse Zugänge peripherer und zentraler Art; insgesamt kommen alle intravasalen Katheter als Infektionsquelle in Betracht. Die Infektionsrate wird in den USA mit 4–14% angegeben, so daß hier einer der bedeutendsten Gründe für das Zustandekommen von Bakteriämien und Sepsis vorliegt. Von der Katheter-assoziierten Bakteriämie/Sepsis abzugrenzen ist die lokale Katheterinfektion (lokale Rötung, Eiterung, Schwellung), die jedoch sehr häufig mit einem systemischen Erregernachweis verbunden ist. Infektionen über intravasale Katheter kommen zustande durch aszendierende Kontamination der Katheteraußenwand über die Einstichstelle, aszendierend über das Katheterlumen, über kontaminierte Infusionslösungen und hämatogen von anderen Infektionsherden aus.

Die Diagnose einer intravasalen, Katheter-assoziierten Bakteriämie/Sepsis ist schwierig; es kommen mehrere klinische Situationen in Frage, in denen die Diagnose gestellt werden kann:

▶ lokale Entzündungszeichen an der **Einstichstelle** und Nachweis des gleichen Erregers an der Einstichstelle und im peripheren Blut;

▶ Nachweis von Keimen (pathogene und potentiell pathogene) aus der **Kultur der Katheterspitze** (hohe Keimzahl: > 15 Kolonien) sowie aus einer peripheren Blutkultur, ohne daß diese Keime mit einem anderweitigen Infektionsherd (z. B. Pneumonie oder Urosepsis) in Verbindung gebracht werden können;

▶ Nachweis von Keimen (pathogene und potentiell pathogene) aus einer **Blutabnahme aus dem Katheter** (hohe Keimzahl) sowie aus einer peripheren Blutkultur, ohne daß diese Keime mit einem anderweitigen Infektionsherd (z. B. Pneumonie oder Urosepsis) in Verbindung gebracht werden können;

▶ keine Besserung des klinischen Bildes der **Sepsis** trotz adäquater antibiotischer Therapie mit anschließender **Besserung nach Entfernung des Katheters.**

Da bei hoch fiebernden, schwerkranken Patienten und bei Patienten mit drohender Sepsis die Kulturergebnisse nicht abgewartet werden können, muß eine Katheter-assoziierte Sepsis in dieser Situation immer in Erwägung gezogen und eine Entfernung bzw. der Wechsel der intravasalen Zugänge vorgenommen werden. Als Entscheidungshilfe können folgende Kriterien gelten:

▶ lokale Entzündung (Rötung) an der Einstichstelle

▶ Liegedauer über 72 h

▶ Katheter unter nicht-elektiven Bedingungen gelegt (z. B. bei Reanimation)

▶ Blutabnahmen und/oder parenterale Ernährung über den Katheter

▶ bereits vorliegender Blutkulturbefund (peripheres Blut) mit entsprechenden Keimen (siehe unten)

▶ Patient hat zusätzliche Risikofaktoren (z. B. Kunstklappe, Z. n. Endokarditis) bzw. prädisponierende Immundefekte (hier relevant: Neutropenie, Agammaglobulinämie, Tumoren, dekompensierter Diabetes mellitus).

Der häufigste Erreger der Katheter-assoziierten Infektionen ist Staphylococcus epidermidis, bei dem gleichzeitig auch die größte Schwierigkeit bei der Diagnosestellung besteht (potentiell pathogener Hautkeim), gefolgt von Staphylococcus aureus, Candida albicans (auch andere Candida-Spezies, z. B. C. parapsilosis) und selteneren Keimen wie Enterococcus faecium, Corynebacterium JK, Bacillus cereus, Acinetobacter spp. und Enterobacteriaceae (Klebsiella spp., Enterobacter spp., Serratia spp., E. coli, Pseudomonas aeruginosa und cepacia, Xanthomonas maltophilia, Citrobacter spp.).

Die Behandlung der Katheter-assoziierten Infektion gründet sich in erster Linie auf die Entfernung des Katheters; nur in Ausnahmefällen ist der Katheter mittels antibiotischer Therapie (Glykopeptide, z. B. Vancomycin, Teicoplanin) zu halten. Eine solche Situation ist z. B. gegeben, wenn als Keim Staphylococcus epidermidis isoliert wurde, keine anderen Zugänge möglich sind (Venenverhältnisse, schwere Gerinnungsstörung) und kein schwerer Immundefekt (schwere Neutropenie) vorliegt. Nach Entfernung des Katheters ist die Notwendigkeit und Dauer der der antibiotischen (Nach-)Behandlung umstritten. Sie richtet sich vor allem gegen hämatogene Absiedlungen sowie lokale septische Thrombosen und ist z. B. bei Staphylococcus aureus für mindestens zwei Wochen durchzuführen.

Andere Fremdkörper-assoziierte Infektionen sind solche von Kunstklappen, Gefäß- und Gelenkprothesen, Peritonealdialyse-Kathetern und Liquor-Shunts. Es kommt hier das gleiche Erreger-Spektrum wie bei den intravasalen Zugängen in Frage.

6.1.4.7 *Nosokomiale Infektionen durch Blut-bestandteile und Organtransplantation*

Die nosokomiale (iatrogene) Übertragung von Krankheitskeimen durch Applikation von Blut(bestandteilen) muß besonders beim Screening der Blutspender, bei der Indikationsstellung und bei der Aufklärung der Patienten berücksichtigt werden. In Tabelle 6.1-18 ist ein Überblick über Krankheitserreger gegeben, für die prinzipiell eine Übertragung möglich und beschrieben ist. In der Vergangenheit bestanden die größten Probleme in der Übertragung der Hepatitis B, D und C sowie in der Übertragung von HIV; seit Einführung von Screening-Methoden, die die Identifizierung von infizierten Blutspendern erlaubt, ist eine deutliche Entspannung der Situation eingetreten, wenn auch heute wegen des „Rest-Risikos" vor allem bei Elektiv-Eingriffen die Eigenbluttransfusion empfohlen wird.

Bei den Screening-Untersuchungen gegen HIV 1 und 2 gibt es zwei diagnostische Lücken, nämlich die frühe Phase **vor** Bildung von Antikörpern in den ersten Wochen nach der Infektion und die späte Erkrankung, in der die Antikörperbildung zurückgeht bei gleichzeitiger Zunahme der Virusreplikation und insofern auch Zunahme des Übertragungsrisikos. Das Risiko, eine HIV-Infektion bei der Bluttransfusion zu übertragen, hängt außerdem stark von den Spenderkollektiven ab; in den USA kommt eine HIV-Infektion auf 100 000–250 000 Transfusionen, in der Bundesrepublik Deutschland eine auf 1 000 000. Eine Übertragung durch Thrombozyten-

Transfusionen und Spenderorgane ist ebenfalls möglich, während andere Blutbestandteile wie z.B. Gerinnungspräparate derzeit kein Risiko mehr darstellen.

Das Risiko für die Übertragung einer Hepatitis liegt bei 1:10 000. Hier ist die diagnostische Lücke ebenfalls durch in der Frühphase noch nicht meßbare Antikörper-Titer und durch Virusreplikation trotz Antikörper-Bildung (chronische Hepatitiden) gegeben. Bei Organ-transplantierten Patienten spielt das durch Bluttransfusionen übertragene Zytomegalievirus eine wichtige Rolle, in erster Linie beim Zustandekommen von Komplikationen (interstitielle Pneumonie) und Abstoßungsreaktionen (Nierentransplantation).

6.2 Infektionskrankheiten durch Bakterien

G. Peters, G. Pulverer

6.2.1 Erkrankungen durch Staphylokokken

Staphylococcus aureus kann lokale oberflächliche Infektionsprozesse, invasive Infektionsprozesse mit septischem Bild und toxinvermittelte Erkrankungen verursachen. Die Diagnosesicherung erfolgt durch den kulturellen Erregernachweis. Beim „Toxic-Shock-Syndrom" sind der Nachweis der Toxinbildungsfähigkeit des isolierten Stammes und der Nachweis von Antikörpern gegen das Toxin von Bedeutung. Bei abszedierenden Prozessen ist häufig eine kombinierte chirurgische und chemotherapeutische Intervention erforderlich. Zur kalkulierten Chemotherapie von S.-aureus-Infektionen ist der hohe Anteil von Penicillinase-bildenden Stämmen zu beachten. Bei den Koagulase-negativen Staphylokokken ist die Novobiocin-resistente Spezies S. saprophyticus ein möglicher Erreger urogenitaler Infektionen, vor allen Dingen bei geschlechtsaktiven jüngeren Menschen. Die Novobiocin-empfindlichen Koagulase-negativen Staphylokokkenspezies, insbesondere S. epidermidis, sind bedeutende opportunistische Infektionserreger: Rechtsherz-Endokarditis bei parenteral Drogenabhängigen, Septikämie bei unreifen Frühgeborenen und onkohämatologischen Patienten in der Aplasie, bei polymerassoziierten Infektionen.

Definition

Die Gattung Staphylococcus umfaßt grampositive, Katalase-positive, aerob wachsende Kokken und gehört zur Familie der Micrococcaceae. Weitere humanmedizinisch bedeutsame Gattungen dieser Familie sind Stomatococcus und Micrococcus. Die Koagulase-positive Spezies S. aureus ist Erreger unspezifischer pyogener septischer Infektionen. Ei-

Tab. 6.1-18 Durch Bluttransfusionen und Organtransplantationen übertragbare Erreger

Erreger	Bemerkungen
Hepatitis-B-Virus	BSsAK, BHcAK als Screening vermindert Risiko
Hepatitis-D-Virus	HDV-AK-Screening (ELISA 2. Generation)
Treponema pallidum	selten
Rickettsien	kurz nach der Infektion (sehr selten)
CMV	Organtransplantation
HSV 1, 2	Nierentransplantation
HIV 1, 2	ELISA als Screening vermindert Risiko
Parvo B19	Erythema infectiosum, aplastische Anämie
Toxoplasma	sehr selten bei akuter Infektion, Herztransplantation
Malaria spp.	große Rolle in Endemiegebieten
Trypanosoma spp.	Endemiegebiete
Babesia microti	selten, DD der Malaria

nige Krankheitsbilder lassen sich jedoch ätiopathogenetisch auf ein bestimmtes Staphylokokkentoxin
beziehen (z. B. Toxic-Shock-Syndrom). Koagulase-
negative Staphylokokken der Novobiocin-empfindlichen Spezies, vor allem S. epidermidis, S. haemolyticus und S. hominis, gewinnen zunehmend an
Bedeutung als „opportunistische" Krankheitserreger bei disponierten Patienten (Abwehrschwäche,
Plastikfremdkörper). Die Novobiocin-resistenten
Spezies, vor allem S. saprophyticus, können urogenitale Infektionen verursachen.

6.2.1.1 Staphylococcus aureus

Epidemiologie

S. aureus ist als Kommensale der physiologischen
Körperflora von Mensch und Tier anzusehen. Dabei gibt es deutliche Standortvarietäten. S. aureus
kann beim Menschen auf der Schleimhaut der vorderen Nasenhöhle, des Rachens, der Ausführungsgänge der Brustdrüse und auch im Darm angetroffen werden. Auf der Hautoberfläche kommt S. aureus vor allen Dingen im Bereich der Perinealregion
und der Achselhöhlen vor. Die Keimträgerrate von
S. aureus ist insbesondere bei Langzeitpatienten
und bei medizinischem Personal in Krankenhäusern zum Teil sehr hoch. Bestimmte S.-aureus-
Stämme haben eine besonders ausgeprägte Epi-
demietendenz. Infektionen mit S. aureus können
sowohl endogen aus der eigenen Flora als auch exogen durch Schmutz-Schmierinfektionen erfolgen.
Innerhalb eines Krankenhauses können Ausbrüche
durch einen Stamm mit besonderen Eigenschaften
auftreten. Bei solchen nosokomialen Ausbrüchen
ist zunächst immer die Infektionsquelle bei menschlichen Trägern (Patienten, Personal) zu suchen.

Pathogenese und Klinik

Bei invasiven S.-aureus-Prozessen kommt es nach
der Infektion und der In-situ-Vermehrung zur fortschreitenden Schädigung durch den Infektions-
stamm, bedingt durch die Gesamtaktivität seiner Virulenzfaktoren (Zellhüllbestandteile, extrazelluläre
Produkte). Die Schwere der letztlich resultierenden
Erkrankung wird durch den Infektionsort, die Virulenz des Infektionsstammes und die Abwehrlage
des Patienten festgelegt. Ausgehend von lokalinva-
siven Infektionsprozessen kann es zur septischen
Streuung und damit zur Sepsis kommen. Bei den
Toxin-vermittelten Erkrankungen kommt dagegen
einem bestimmten Toxin die entscheidende pathogenetische Bedeutung zu, während der eigentliche
Infektionsherd, wo die Toxinproduktion stattfindet,
klinisch sogar inapparent bleiben kann. Im Falle der
Enterotoxin-bedingten Gastroenteritis findet die
Toxinproduktion sogar meistens außerhalb des Patienten statt, das Toxin wird dann über Lebensmittel
aufgenommen.
Bei den invasiven S.-aureus-Erkrankungen unterscheidet man lokal-oberflächliche von tiefen syste-

mischen Prozessen. Ein typischer lokal-oberfläch-
licher S.-aureus-Prozeß ist der **Furunkel,** ein von
Talgdrüsen oder Haarbälgen der Haut ausgehender
Miniabszeß. Einen Zusammenfluß von mehreren
Furunkeln bezeichnet man als **Karbunkel.** Die **generalisierte Pyodermie** (Impetigo contagiosa), die meistens im Säuglings- oder Kleinkindalter bei unzureichenden hygienischen Verhältnissen auftritt, ist
überwiegend eine Folgeinfektion nach einer primären Streptococcus-pyogenes-Infektion. S. aureus ist
zudem einer der häufigsten Erreger von Wundinfektionen.
Die **eitrige Parotitis,** häufig beidseitig, ist fast pathognomisch mit S. aureus als Erreger verbunden. Die
Mastitis puerperalis sowie die primäre hämatogene
Osteomyelitis, vor allem im Kindesalter, sind überwiegend durch S. aureus hervorgerufene, zum Teil
schwer verlaufende Allgemeinerkrankungen (siehe
Abb. 6.2-1a und b). Aber auch bei der sekundären –

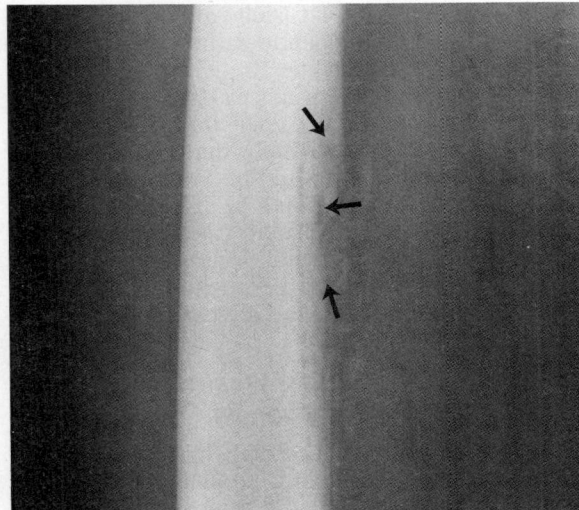

a

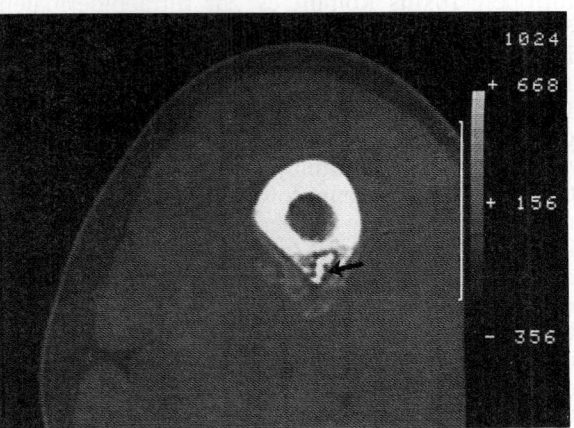

b

Abb. 6.2-1   Osteomyelitis.
a) Röntgenbild, Periost: Die Pfeile zeigen die Zerstörung von
Kortikalis und Periost.
b) Computertomogramm: Der Pfeil zeigt den Sequester.

postoperativen, posttraumatischen – Osteomyelitis dominiert S. aureus als Erreger.

Eine gefürchtete invasive S.-aureus-Erkrankung ist die **Pneumonie,** die meistens sekundär nach Viruspneumonien (Influenza!) auftritt. Auch bei der Aspirationspneumonie ist S. aureus ein bedeutender Erreger. S.-aureus-Pneumonien neigen zur Abszedierung und haben auch heute noch eine relativ hohe Letalität. Abszesse durch S. aureus können in Weichteilen, aber auch in Organen auftreten sowie als Empyeme in Körperhöhlen und Gelenken.

Sämtliche oberflächliche bzw. tiefe Prozesse können zu einer Einschwemmung in die Blutbahn und damit zur Endokarditis oder zum Vollbild der Sepsis führen. Die akute, überwiegend ulzeröse S.-aureus-Endokarditis verläuft zum Teil sehr foudroyant mit der Gefahr der rasch progredienten Klappenzerstörung. Sekundäre Organmetastasierungen z. B. in Milz, Lunge, Niere und ZNS (Herdenzephalitis!) sind möglich. Jede S.-aureus-Sepsis kann in einen irreversiblen Schock einmünden. Dabei spielen Zellwandbestandteile (Peptidoglykan), α-Toxin und Enterotoxine bzw. TSST-1 (siehe unten) als „Superantigene" eine entscheidende pathogenetische Rolle. So bindet Peptidoglykan ähnlich wie Endotoxin (gramnegative Bakterien) am CD14-Rezeptor, und die Enterotoxine führen über ihre Wirkung als Superantigene (direkte T-Zell-Stimulation) zur exzessiven Lymphokinproduktion, vor allem von Tumor-Nekrose-Faktor (TNF-α). Eine „moderne" Infektion durch S. aureus sind Infektionen assoziiert mit implantierten Fremdkörpern. Besonders typische S.-aureus-Fremdkörperinfektionen betreffen Gefäßprothesen und Hämodialyse-Shunts.

6.2.1.2 Toxin-vermittelte Staphylococcus-aureus-Erkrankungen

Verantwortlich für das **Staphylococcal-Scalded-Skin-Syndrome (SSSS)** sind Exfoliativtoxin A bzw. Exfoliativtoxin B. Durch die Wirkung des dermatotropen Toxins kommt es zur intraepidermalen Spaltbildung. Die generalisierte Form dieses Krankheitsbildes tritt vorwiegend bei Säuglingen (Morbus Ritter von Rittershain) und Kleinkindern auf. Die Krankheit ist durch den abrupten Beginn mit einem generalisierten Erythem und Fieber charakterisiert (erythematöses Stadium). Schon nach wenigen Stunden kommt es zur großflächigen Epidermolyse mit Blasenbildung (epidermolytisches Stadium), hierbei ist das Nikolski-Zeichen in allen Hautbereichen positiv. Nach vollständiger Ablösung der oberen Epidermisschichten verkrusten die befallenen Hautareale zusehends, es erscheinen die neugebildeten oberen Epidermisanteile (regeneratives Stadium). Die Erkrankung verläuft überwiegend gutartig; wenn Komplikationen auftreten, sind sie bedingt durch Flüssigkeits- und Elektrolytverlust mit folgendem Volumenmangel. Das bei abwehrgeschwächten Patienten auftretende generalisierte SSSS hat eine Letalität von etwa 50%. Bei nur lokal begrenzter Toxinproduktion und/oder Verhinderung der Toxingeneralisation durch schon vorhandene spezifische Antikörper kommt es zur lokalisierten Verlaufsform der SSSS: bullöse Impetigo, Pemphigus neonatorum.

Das **Toxic-Shock-Syndrome (TSS)** ist eine erstmals 1978 als eigenständige Krankheitsentität beschriebene S.-aureus-Erkrankung. Das im Zusammenhang mit der Menstruation auftretende menstruelle TSS (jüngere Frauen ohne protektiven Antikörpertiter gegen TSST-1; menstruelle Vagina bietet optimales Milieu für die Produktion von TSST-1!) ist mit ca. 90% wesentlich häufiger als das nicht-menstruelle TSS. Verantwortlich ist das von etwa 25–30% aller aus klinischem Material stammenden S.-aureus-Stämme produzierte Toxic-Shock-Syndrome-Toxin-1 (TSST-1). Die Toxinwirkung führt letztlich zu einem protrahierten Schockzustand mit Gewebehypoxie. Das Vollbild des TSS ist charakterisiert durch die obligaten **Leitsymptome** Fieber, Hypotonie und Exanthem in der Akut- sowie Desquamation in der Rekonvaleszenzphase. Das feinfleckige skarlatiniforme Exanthem kann sich bis hin zur Erythrodermie ausweiten und tritt bevorzugt an Stamm, Schultergürtel und den Extremitäten auf. In der **Rekonvaleszenzphase** ist eine groblamelläre Schuppung, vor allem an den Palmar- bzw. Plantarflächen von Händen und Füßen, ausgeprägt. Weiterhin obligat ist die Beeinträchtigung mindestens zweier weiterer Organsysteme. Dadurch entsteht ein symptomenreiches klinisches Bild bis hin zum Multiorganversagen. Die Letalität des menstruellen Toxic-Shock-Syndrome liegt bei 5–8%, die des nicht-menstruellen TSS bei bis zu 15%. Häufige **Spätfolgen** sind die chronische Niereninsuffizienz, die Extremitätengangrän, das Karpaltunnelsyndrom und Verhaltensstörungen.

Die klinische **Diagnose** des Vollbildes ist relativ einfach, die von milden Verlaufsformen (Prä-TSS) nur sehr schwer möglich. Die klinisch-chemischen Parameter sind sehr unspezifisch. Hinweisend sein kann eine Hypokalzämie (ionisiertes Kalzium) bei gleichzeitiger Hyperkalzitoninämie. Spezifische Antikörper spielen offenbar eine bedeutende Rolle in der Protektion gegen das TSS. Die Anzahl von Individuen mit ausreichend hohem TSST-1-Antikörpertiter steigt mit zunehmendem Alter in der Normalbevölkerung exponentiell an. Das menstruelle TSS betrifft nahezu ausschließlich Patientinnen ohne Antikörper oder ohne ausreichend hohen Antikörpertiter.

Der sogenannte „Staphylokokken-Scharlach" wird heute nicht mehr als eigenständige Krankheitsentität angesehen, sondern als milde Verlaufsform des SSSS (ohne Schleimhautbeteiligung) oder des TSS (mit Schleimhautbeteiligung).

6.2.1.3 Staphylococcus-aureus-Enterotoxikose

Bei diesem S.-aureus-bedingten Krankheitsbild handelt es sich meistens um eine hochakute Enterotoxikose (siehe auch Tab. 6.2-1), da überwiegend präformiertes Enterotoxin in verdorbenen Lebensmitteln (Milch-, Eiprodukte, Fleisch) aufgenommen wird. Lediglich bei Säuglingen wird auch die Möglichkeit einer In-situ-Produktion angenommen. Wenige Stunden nach der Toxinaufnahme kommt es in Abhängigkeit von der aufgenommenen Dosis zu massivem Erbrechen, Fieber, starkem allgemeinen Krankheitsgefühl und in Einzelfällen zur Diarrhö. Bei Säuglingen und Kleinkindern sowie bei älteren Patienten kann es, bedingt durch den Elektrolyt- und Wasserverlust, zur Kreislaufdysregulation kommen. Normalerweise klingt die Symptomatik nach 24–48 Stunden ohne Spätfolgen ab.

D   Diagnostik und Differentialdiagnose

Die klinische Diagnose der oberflächlichen invasiven S.-aureus-Erkrankungen läßt sich schon durch die eingehende körperliche Inspektion bzw. Untersuchung stellen. Tiefe invasive S.-aureus-Prozesse zeigen entsprechende organtypische klinische Befunde, die durch moderne bildgebende Verfahren und allgemeine klinisch-chemische Laborparameter (BKS-Erhöhung, Leukozytose mit Linksverschiebung etc.) erhärtet werden. Entscheidend ist die mikrobiologische Absicherung der **Diagnose** durch den **Erregernachweis** aus Blutkulturen, Abszeß- bzw. Empyempunktaten, intraoperativ gewonnenem Material oder Wundabstrichen. **Differentialdiagnostisch** kommen alle Erreger in Betracht, die unspezifische pyogene bzw. nosokomiale Infektionen verursachen können (z. B. S. pyogenes, Enterobacteriaceae).

Zur Diagnoseabsicherung von toxinvermittelten S.-aureus-Erkrankungen ist nicht nur der Erregernachweis selbst, sondern auch der Nachweis der **Toxinbildungsfähigkeit** entscheidend. Zusätzlich kommen hier Antikörperuntersuchungen zur Anwendung. Speziell bei der S.-aureus-Enterotoxikose kann der Nachweis von Enterotoxinen im „angeschuldigten" Lebensmittel versucht werden. Die wichtigste Differentialdiagnose zum **SSSS** ist das **Lyell-Syndrom**, die schwerste Form des Arzneimittelexanthems. Hier kommt es jedoch zur subepidermalen Spaltbildung (Hautbiopsie!). Bei abwehrgeschwächten Patienten muß ein generalisierter Zoster ausgeschlossen werden. Beim **TSS** müssen alle hochakuten klinischen Syndrome mit Fieber, hypotoner Kreislaufdysregulation, Exanthem und Multiorganbeteiligung in die Differentialdiagnose einbezogen werden: Meningokokkensepsis, Scharlach und Puerperalsepsis (S. pyogenes), Leptospirose, Rickettsiosen, fulminante virale Erkrankungen und das Kawasaki-Syndrom.

▼   Therapie und Prophylaxe

Bei vielen invasiven, vor allem abszedierenden S.-aureus-Infektionen sind **chirurgische Interventionen** indiziert, wie die Eröffnung, Drainage und Ausräumung von Empyemen und Abszessen, die Entfernung von Sequestern und Fremdkörpern. In der **Chemotherapie** sind Benzylpenicilline Mittel der Wahl gegen nicht Penicillinase-bildende S.-aureus-Stämme und Isoxazolylpenicilline gegen Penicillinasebildner, bei schweren Infektionen jeweils kombiniert mit einem Aminoglykosid. Wegen des hohen Anteils von Penicillinase-bildenden Stämmen im klinischen Material (70–80%) muß in der kalkulierten Chemotherapie (vor Erregernachweis) primär ein Isoxazolylpenicillin eingesetzt werden. Dagegen sind Isoxazolylpenicillin-resistente Stämme selten, bei einer zeitlichen und örtlichen Häufung handelt es sich meistens um einen Ausbruch mit einem resistenten Klon. Vancomycin ist dann Mittel der Wahl. Vancomycin ist ebenfalls das Alternativantibiotikum bei Penicillinallergie, während Clindamycin ein Mittel der ersten Wahl bei der Osteomyelitis und der Pneumonie ist. Erythromycin, Fusidinsäure, Fosfomycin und Rifampicin sind

Tab. 6.2-1	Nach § 3 Bundesseuchengesetz meldepflichtige, bakteriell verursachte Erkrankungen			
Erkrankung	Krankheits-verdacht	Erkran-kung	Tod	Ausscheidung
Botulismus	×	×	×	
Cholera	×	×	×	×
Enteritis infectiosa				
a) Salmonellose	×	×	×	×
b) übrige inkl. Lebensmittel-vergiftung	×	×	×	×
Fleckfieber	×	×	×	
Lepra	×	×	×	
Milzbrand	×	×	×	
Ornithose	×	×	×	
Paratyphus A, B, C	×	×	×	×
Pest	×	×	×	
Rückfallfieber	×	×	×	
Shigellenruhr	×	×	×	×
Tularämie	×	×	×	
Typhus abdominalis	×	×	×	×
Listeriose		×	×	
Lues		×	×	
Brucellose		×	×	
Diphtherie		×	×	
Leptospirose		×	×	
Meningitis				
a) Meningokokken		×	×	
b) übrige Bakterien		×	×	
Q-Fieber		×	×	
Rotz		×	×	
Trachom		×	×	
Tuberkulose (aktiv)				
a) Atmungsorgane		×	×	
b) übrige Organe		×	×	
Gasbrand/Gasödem		×	×	
Tetanus		×	×	
Keuchhusten			×	
Puerperalsepsis			×	
Scharlach			×	

weitere Reserveantibiotika. Cephalosporine der ersten und zweiten Generation sind ebenfalls gut Staphylokokken-wirksam, werden aber in der gezielten Therapie von Staphylokokkeninfektionen nicht in erster Linie eingesetzt.

In der Therapie von toxinvermittelten S.-aureus-Erkrankungen stehen die **symptomatische** und die **intensivmedizinische** Behandlung im Vordergrund. Eine spezifische antitoxische Therapie gibt es bisher nicht. Die Antibiotikatherapie hat die Elimination des Herdes, vor allem aber den schnellen Stopp der Toxinproduktion zum Ziel. Mittel der Wahl ist **Clindamycin,** da diese Substanz schon in subinhibitorischen Dosen die Toxinbildung hemmt und in den meisten Fällen (mehr als 95 % aller S.-aureus-Stämme sind empfindlich!) zur Elimination des Herdes führt. Der Wert einer frühzeitigen, einmaligen und hochdosierten Gabe von Kortikosteroiden beim TSS ist in ihrer Wirksamkeit bisher nicht gesichert. Bei der Enterotoxikose ist – mit Ausnahme bei Säuglingen (eventuelle In-situ-Produktion) – eine Antibiotikatherapie sinnlos. Therapie der Wahl sind Volumen- und Elektrolytersatz. Eine **Impfprophylaxe** gegen S. aureus, auch der toxinvermittelten Erkrankung, gibt es bisher nicht. Zur **Prävention** von invasiven S.-aureus-Infektionen, vor allem nosokomialen Infektionen, sind hospitalhygienische Maßnahmen entscheidend.

6.2.1.4 *Koagulase-negative Staphylokokken*

Koagulase-negative Staphylokokken gehören zur normalen Haut- und Schleimhautflora des Menschen. Für den Bereich der Humanmedizin unterscheidet man heute die Novobiocin-resistente S.-saprophyticus-Gruppe von der Novobiocin-empfindlichen S.-epidermidis-Gruppe. S. saprophyticus kann bei jungen, geschlechtsaktiven Frauen, aber auch Männern unspezifische Urethritiden, Zystitiden, aber auch eine Pyelonephritis bis zur Urosepsis verursachen. Die Staphylokokken aus der S.-epidermidis-Gruppe – wichtig sind hier vor allem die Spezies S. epidermidis und S. haemolyticus – sind normalerweise für den Menschen nicht pathogen. Es gibt jedoch eine zunehmend große Patientengruppe, die für solche Infektionen besonderes empfänglich ist: abwehrgeschwächte Patienten, vor allem unreife Frühgeborene und onkohämatologische Patienten in der Aplasie. Bei diesen Patienten können die genannten Staphylokokken eine Septikämie verursachen, die überwiegend chronisch-larviert verläuft. Eine besondere Bedeutung haben die Staphylokokken der S.-epidermidis-Gruppe auch als Erreger der Rechtsherzendokarditis bei parenteral Drogenabhängigen.

Koagulase-negative Staphylokokken der S.-epidermidis-Gruppe dominieren auch als Erreger von Infektionen, assoziiert mit implantierten Fremdkörpern und intravasalen oder anderen Kathetern aus Plastikmaterial (z.B. Liquorableitungssysteme, Herzklappen, Schrittmacherelektroden, CAPD-Katheter, Venenkatheter, Gelenkprothesen etc.). Der zugrundeliegende **Pathomechanismus** ist die Fähigkeit dieser Staphylokokken, irreversibel an Plastikoberflächen zu adhärieren, sich dort zu vermehren und eine extrazelluläre Schleimsubstanz zu bilden, durch die sie gegen Wirtsabwehrmechanismen und Chemotherapeutika geschützt werden.

Die **Diagnosesicherung** erfordert den kulturellen Erregernachweis vor allem aus Blutkulturen und von explantierten Polymer-Fremdkörpern. Bei der Interpretation der kulturellen Befunde ist die hohe Kontaminationsgefahr (Haut, Schleimhäute!) zu beachten. Die **Therapie** von Infektionen durch Koagulasenegative Staphylokokken folgt im Grundsatz der Chemotherapie für Staphylococcus aureus. Wegen der höheren Neigung zur Multiresistenz ist jedoch häufiger der Einsatz von Vancomycin erforderlich. Bei Polymer-assoziierten Infektionen ist in den meisten Fällen die Entfernung des infizierten Fremdkörpers erforderlich, da eine alleinige Chemotherapie größtenteils nicht zum Erfolg führt.

6.2.1.5 *Mikrokokken und Stomatokokken*

Grampositive Kokken der Gattung Micrococcus gehören ebenfalls zur normalen Haut- und Schleimhautflora des Menschen, die der Gattung Stomatococcus zur normalen Mund- und Rachenflora. Bei den Mikrokokken sind mehrere Spezies beschrieben, bei den Stomatokokken nur eine Spezies: Stomatococcus mucilaginosus. Diese Bakterien treten sehr selten als Krankheitserreger auf. Mikrokokken wurden aus Blutkulturen von abwehrgeschwächten Patienten mit Fieber isoliert, aber auch als Erreger von **Prothesenendokarditiden** beschrieben. Auch Stomatokokken wurden als **Endokarditiserreger** beschrieben, in diesen Fällen handelte es sich überwiegend um eine Rechtsherzendokarditis bei parenteral Drogenabhängigen. Zur **Chemotherapie** wird überwiegend Ampicillin oder Vancomycin, jeweils evtl. in Kombination mit Rifampicin empfohlen.

6.2.2 Erkrankungen durch Streptokokken

Streptococcus pyogenes ist ein wichtiger Erreger pyogener Infektionen. Typische Erkrankungen sind die akut-eitrige Pharyngitis, der Scharlach, das Erysipel und die Fasciitis necroticans. Weitere Erkrankungen sind Pyodermien, bei Kindern in Form der Impetigo contagiosa. Die gefährlichste Komplikation ist die Sepsis, die überwiegend fulminant verläuft. Folgeerkrankungen einer S.-pyogenes-Infektion sind das akute rheumatische Fieber und die akute Glomerulonephritis. Streptococcus agalactiae ist der wichtigste Erreger der Neugeborenensepsis in den ersten zwei Tagen post partum. Vergrünende Streptokokken oder nicht-hämolysierende Streptokokken sind die bedeutendsten Erreger der nativen Klappenendokarditis. Enterokokken gehören zur normalen Dickdarmflora und können Harnwegsinfektionen und seltener auch Endokarditiden verursachen. Pneumokokken als klassische Erreger der

Lobärpneumonie verursachen heute vor allem ambulant erworbene Bronchopneumonien sowie Otitis media und Meningitis. Die wichtigste Untersuchung zur Diagnosesicherung ist der kulturelle Erregernachweis. In der Diagnostik von Streptokokken-Folgeerkrankungen sind serologische Untersuchungen (ASL/ADB, siehe unten) z.T. von Bedeutung. Bei allen Streptokokkeninfektionen ist Penicillin Mittel der Wahl. Ausnahmen sind Enterokokken, bei denen Aminopenicilline bzw. Acylureidopenicilline Mittel der Wahl sind.

Definition

Bakterien der Gattung Streptococcus sind grampositive, aerob wachsende Kokken, die mikroskopisch überwiegend als Kettenkokken imponieren. Die weitere Einteilung erfolgt aufgrund ihres Hämolyseverhaltens und ihres Gruppenantigens. Daher unterscheidet man die hämolysierenden Streptokokken der serologischen Gruppen A (S. pyogenes), B (S. agalactiae), C und G von den vergrünenden oder nicht-hämolysierenden „oralen" Streptokokken. Eine besondere Spezies ist S. pneumoniae, die früher als eigene Gattung „Pneumokokken" geführt wurde. Sie imponieren mikroskopisch als ovale lanzettförmige Diplokokken. Die Enterokokken werden heute taxonomisch als eigene Gattung betrachtet mit den wichtigsten Spezies Enterococcus faecalis und Enterococcus faecium.

6.2.2.1 *Streptococcus pyogenes*

Epidemiologie

Das wichtigste Reservoir für S. pyogenes ist der Oropharynx. Von Bedeutung sind dabei nicht nur erkrankte – die Streptokokken-Angina ist eine der häufigsten Infektionskrankheiten vor allem im Schulkindesalter –, sondern auch gesunde Keimträger. Die Übertragung erfolgt meist durch **Tröpfcheninfektion.** Die Streptokokkeninfektionen des Rachens treten vor allem im Winter und Frühjahr auf und betreffen vornehmlich Kinder im frühen Schulalter. Sie kommen gehäuft in gemäßigten und kalten Zonen vor. Streptokokken-Hautinfektionen sind dagegen in subtropischen und tropischen Klimata häufiger und treten vor allem im Spätsommer und Frühherbst auf. Betroffen sind besonders Kinder im Vorschulalter. Es bestehen wohl eindeutige stammspezifische Unterschiede bezüglich der Potenz, Folgekrankheiten hervorrufen zu können.

Pathogenese und Klinik

Die **Pathogenese** von S.-pyogenes-Infektionen muß als komplexes Geschehen aufgefaßt werden. Eine Vielzahl von zellulären, aber auch extrazellulären Faktoren wirkt hier zusammen. Der wohl wichtigste Virulenzfaktor ist das M-Protein, das eine stark Phagozytose-hemmende Wirkung besitzt. Zellwandbestandteile spielen ebenfalls eine wichtige Rolle. Weiterhin sind Exoenzyme von Bedeutung, wie vor allem die Streptolysine O und S, die Streptokinase und die Desoxyribonuklease (Streptodornase). Die erythrogenen Toxine A, B und C sind verantwortlich für das typische Scharlach-Exanthem. Die Pathogenese der Streptokokken-Folgeerkrankungen (rheumatisches Fieber, akute Glomerulonephritis) wird heute durch Immunphänomene erklärt.

Die wichtigste S.-pyogenes-Infektion ist die **akute Pharyngitis,** meist in Form einer hochfieberhaften exsudativen Tonsillitis (Angina lacunaris), aus der sich auch ein Peritonsillarabszeß entwickeln kann. Weitere klinische Manifestationen im Respirationstrakt sind die akute Sinusitis, die akute Otitis media und selten die Pneumonie. Betroffen sind vor allem Schulkinder und jüngere Erwachsene. Der **Scharlach** ist eine Sonderform der Streptokokken-Pharyngitis, bei der die verursachenden A-Streptokokken zumindest eines der erythrogenen Toxine produzieren und der betroffene Patient keine Immunität dagegen besitzt. Neben hohem Fieber und Angina treten ein typisches kleinfleckiges Exanthem sowie ein Enanthem auf (siehe auch Kap. 11.1.7). In seltenen Fällen kann der Scharlach als toxische Multiorganerkrankung verlaufen, wahrscheinlich bedingt durch besondere pyogene Toxine, die in ihrem Bild dem Toxic-Shock-Syndrom durch S. aureus ähnlich sein kann.

Zweitwichtigste Manifestation von A-Streptokokken-Erkrankungen sind **Infektionen der Haut.** Die **Pyodermie** betrifft nur die Epidermis. Sie kann in Form der Impetigo contagiosa vor allem bei Kleinkindern epidemisch auftreten. Häufig sind hier auch sekundäre Mischinfektionen mit S. aureus. Das **Erysipel** ist ein pathognomonisches A-Streptokokken-Krankheitsbild, bei dem auch tiefere Hautschichten betroffen sind. Die Erkrankung beginnt mit einem lokalisierten Erythem mit Schwellung, das sich rasch ausbreitet und sich klar vom normalen umgebenden Gewebe abgrenzen läßt. Begleitend treten hohes Fieber, Schüttelfrost und ein allgemeines toxisches Krankheitsgefühl auf. Das Erysipel im Gesichtsbereich ist überwiegend selbstlimitierend, während Erysipele anderer Lokalisation nur durch eine gezielte Therapie geheilt werden können. Auch Wundinfektionen können durch A-Streptokokken verursacht werden. Ausgehend von Mikrotraumen kann eine **Phlegmone** entstehen, bei der sich die Infektion subkutan oder subfaszial rasch ausbreitet. Entscheidend hierbei ist die massive Enzymaktivität der involvierten Streptokokken (Streptodornase, Hyaluronidase). Eine besondere Form ist die **Fasciitis necroticans,** bei der es bei fulminantem Verlauf zur raschen Zerstörung von Faszien und Muskelgewebe kommt.

Aus allen genannten pyogenen Streptokokkeninfektionen kann sich, vor allen Dingen bei nicht rechtzeitiger zielgerichteter Therapie, eine **Streptokokkensepsis** entwickeln. Die A-Streptokokken-Sepsis ist durch eine besondere Fulminanz im Verlauf charakterisiert, der sehr rasch aufgrund einer Verbrauchskoagulopathie (Purpura fulminans) zum Tode führen kann. Eine Sonderform ist die **Puerperalsepsis,** die bei Frauen perinatal bzw. postnatal auftritt. Die Inzidenz der A-Streptokokken-Sepsis ist in der Ära der Penicillintherapie drastisch zurückgegangen. Aus bisher ungeklärten Gründen ist in letzter Zeit wieder eine Häufigkeitszunahme zu beobachten.

Von den genannten A-Streptokokken-Erkrankungen müssen zwei Syndrome abgegrenzt werden, die als **Streptokokken-Folgeerkrankungen** bezeichnet werden: Mit einer durchschnittlichen Latenzzeit von etwa 18–20 Tagen kann nach einer durchgemachten Streptokokken-Pharyngitis das **akute rheumatische Fieber** auftreten. Neben Fieber kommt es hierbei zu schmerzhaften Schwellungen vor allem der großen und mittleren Gelenke sowie einer Pankarditis, die vor allem als Endokarditis (Endocarditis verrucosa) imponiert.

Nach noch wesentlich längerer Latenzzeit kann es zu einem Syndrom im ZNS-Bereich, der **Chorea minor,** kommen. Andere mögliche Spätfolgen sind das Erythema nodosum und das Erythema anulare rheumaticum. Dieser Gesamtkomplex des rheumatischen Fiebers wird heute auf eine **Immunpathogenese** zurückgeführt. Anscheinend können nur bestimmte M-Typen von A-Streptokokken diese Folgeerkrankung verursachen. Diese Stämme kommen offensichtlich in unseren Breiten nicht mehr häufig vor, die Inzidenz des autochthonen rheumatischen Fiebers ist daher sehr gering. Häufiger betroffen sind jedoch Patienten aus dem mediterranen Bereich, bei uns überwiegend türkische Patienten.

Die zweite typische nicht-eitrige Streptokokken-Folgeerkrankung ist die **akute Glomerulonephritis,** die im Gegensatz zum rheumatischen Fieber auch nach Hautinfektionen auftreten kann. Diese Erkrankung hat, anders als das rheumatische Fieber, vor allem bei Kindern eine gute Prognose.

D Diagnostik und Differentialdiagnose

Einige der vorgenannten A-Streptokokken-Erkrankungen sind schon von ihrer Klinik her pathognomonisch, wie z. B. das Erysipel und der Scharlach. Die wichtigste mikrobiologisch-diagnostische Maßnahme ist der **Erregernachweis** aus Abstrich- und Punktionsmaterialien sowie der Blutkultur. Im Verlauf läßt sich bei den meisten A-Streptokokken-Infektionen serologisch eine Titerbewegung in den Antikörpern gegen Streptolysin O (ASO-, ASL-Titer) und/oder in den Antikörpern gegen DNAse B (ADB-, Streptodornase-Titer) feststellen. Als Faustregel gilt hier, daß der ASL-Titer überwiegend bei Infektionen im Respirationstrakt und der ADB-Titer vornehmlich bei Hauterkrankungen ansteigt. Während der ASL in der Diagnostik des rheumati-

schen Fiebers nur eine eingeschränkte Rolle spielt, kommt dem ADB in der Diagnostik der akuten Glomerulonephritis eine größere Bedeutung zu.

Die ADB-Werte können hier extrem hoch ansteigen. Zu beachten ist differentialdiagnostisch, daß extrem hohe ASL- bzw. ADB-Werte auch bei Plasmozytomen mit entsprechender Antikörperspezifität auftreten können.

Differentialdiagnostisch kommen bei den pyogenen A-Streptokokken-Infektionen vor allem Infektionen durch S. aureus in Frage. Dies gilt vor allen Dingen auch für die toxische Verlaufsform des Scharlachs, das differentialdiagnostisch vom Toxic-Shock-Syndrom abgegrenzt werden muß. Bei den Streptokokken-Folgeerkrankungen müssen auch Autoimmunerkrankungen in die Differentialdiagnose einbezogen werden, die mit Fieber und Gelenkschwellungen einhergehen.

▼ Therapie und Prophylaxe

Das Mittel der Wahl in der Therapie von A-Streptokokken-Infektionen ist **Penicillin G.** Die Penicillintherapie unterscheidet sich in Dosierung und Dauer abhängig von der Manifestation und der klinischen Fulminanz. So ist bei der Streptokokken-Pharyngitis eine orale Therapie über zehn Tage mit Dosen zwischen 6 und 12 Mega ausreichend, während bei der fulminanten Sepsis Tagesdosen bis zu 40 Mega erforderlich sind. Penicillin-resistente Stämme gibt es bisher offensichtlich nicht, auch tolerante Stämme kommen nicht vor. Bei Vorliegen einer Penicillinallergie sind Makrolidantibiotika bzw. Vancomycin Alternativpräparate. Bei einigen Krankheitsbildern, wie z. B. der Phlegmone, können auch adjuvante chirurgische Maßnahmen erforderlich sein. In der Therapie der Streptokokken-Folgeerkrankungen spielt neben der Penicillintherapie die antiphlogistische Therapie eine wichtige Rolle, evtl. auch die Gabe von Kortikosteroiden. Weiterhin wird heute davon ausgegangen, daß eine Rezidivprophylaxe mit Penicillin oder Erythromycin für mindestens ein bis zwei Jahre indiziert ist. Bei den übrigen A-Streptokokken-Erkrankungen sind spezifische prophylaktische Maßnahmen nicht erforderlich. Dies gilt auch für die Bewertung einer Expositionsprophylaxe mit Antibiotika bei Scharlachausbrüchen.

6.2.2.2 Hämolysierende Streptokokken der serologischen Gruppen C und G

Auch hämolysierende Streptokokken der serologischen Gruppen C (S. equisimilis) und G können eine Pharyngitis oder Wundinfektion verursachen. Systemisch-septische Infektionen durch diese Streptokokken kommen fast ausschließlich bei abwehrgeschwächten Patienten vor. Das Auftreten eines akuten rheumatischen Fiebers nach solchen Infektionen wird nicht beobachtet. Unsicher ist bisher, ob diese Streptokokklen Scharlach und eine akute Glomerulonephritis verursachen können. Bezüglich Diagnostik und Therapie gelten die für A-Streptokokken gemachten Aussagen.

6.2.2.3 „Orale" Streptokokken

Vergrünende bzw. anhämolysierende Streptokokken haben ihren natürlichen Standort im Oropharynx des Menschen, S. bovis im Darm von Mensch und Tier. Daher werden diese Streptokokken auch als orale Streptokokken zusammengefaßt. Dazu gehören die Spezies S. bovis, S. sanguis, S. salivarius, S. mutans, S. mitior und S. milleri. Vor allem S. milleri kann dentogene Abszesse verursachen. Des weiteren werden diese Streptokokken in der Karies- und Paradontosegenese diskutiert. Ihre eigentliche medizinische Bedeutung liegt jedoch darin, daß sie eine **bakterielle Endokarditis** verursachen können (siehe Kap. 21.9). Sie sind für mehr als die Hälfte der Fälle von natürlicher Herzklappenendokarditis verantwortlich, sind aber auch wichtige Erreger von Spät-Prothesenendokarditiden.

Da man davon ausgehen muß, daß laufend Bakteriämien mit diesen Streptokokken aus dem Oropharynx ablaufen können, muß bei entsprechenden Patienten und definierten Eingriffen eine prophylaktische Antibiotikagabe als Endokarditisprophylaxe durchgeführt werden (siehe Kap. 21.9).

6.2.2.4 Enterokokken

Die Enterokokken wurden früher zur Gattung Streptococcus gerechnet. Aufgrund neuerer taxonomischer Daten wird jedoch vorgeschlagen, sie als eigenständige Gattung Enterococcus mit den wichtigsten Spezies Enterococcus faecalis und Enterococcus faecium abzutrennen. Der natürliche Standort der Enterokokken ist der Darm von Mensch und Tier. Am häufigsten wird aus menschlichem Untersuchungsmaterial die Spezies E. faecalis, weit seltener die Spezies E. faecium angezüchtet.

E. faecalis hat eine Rolle als Erreger akuter Harnwegsinfektionen sowie Adnexitiden (innerhalb einer Mischinfektion) der Frau. Von größerer medizinischer Bedeutung ist jedoch die **Enterokokken-Endokarditis** (ca. 10% der Fälle). Im klinischen Verlauf muß die Enterokokken-Endokarditis zwischen der akut-fulminanten S.-aureus-Endokarditis und der Endokarditis vom Lenta-Typ durch vergrünende bzw. nicht-hämolysierende Streptokokken eingeordnet werden. Ansonsten wird Enterokokken auch eine Rolle als Wundinfektionserreger zugesprochen.

Die **Diagnostik** von Enterokokkeninfektionen erfolgt durch den Erregernachweis in entsprechenden Materialien, vor allem in der Blutkultur (Endokarditis). Die **Therapie** von Enterokokkeninfektionen, speziell der Enterokokken-Endokarditis, ist wesentlich problematischer als die der Streptokokkeninfektionen. Enterokokken sind Penicillin-G- und Isoxazolylpenicillin-resistent, aber überwiegend Aminopenicillin-empfindlich. Bei Enterokokken-Harnwegsinfektionen sind daher Aminopenicilline Mittel der Wahl. Bei der Behandlung der Enterokokken-Endokarditis wird dem Acylureidopenicil-

lin Mezlocillin der Vorzug gegeben, da die klinische Effektivität höher erscheint als die von Ampicillin. Grundsätzlich wird immer in den ersten zwei Wochen mit Gentamicin kombiniert behandelt. Die Therapiedauer wird auf vier bis sechs Wochen veranschlagt. Bei Penicillinallergie oder bei Vorliegen von Stämmen mit einer „hig-level"-Resistenz (> 2000 mg/l MHK) gegen Gentamicin sind Glykopeptide, vor allem Teicoplanin Mittel der Wahl. Ein großes therapeutisches Problem stellen Glykopeptid-resistente Enterokokken (in Deutschland noch selten) dar.

6.2.2.5 Pneumokokken (Streptococcus pneumoniae)

Die Pneumokokken wurden früher als eigene Gattung geführt, gelten heute aber als eine besondere Spezies innerhalb der Gattung Streptococcus. Im mikroskopischen Bild stellen sich Pneumokokken als lanzettförmige Diplokokken dar. Häufig läßt sich schon im Gram-Präparat ohne Zusatz von spezifischem Antiserum (Kapsel-Quellungsreaktion) eine Kapsel darstellen. Die Polysaccharidkapsel ist für die Pathogenität der Pneumokokken entscheidend. Nur bekapselte Stämme sind für Mensch und Tier virulent. Immunologisch gibt es viele verschiedene Polysaccharidkapseltypen und damit unterschiedliche Serotypen der Pneumokokkenstämme; dies ist auch im Sinne der Protektion von Bedeutung.

Die **Lobärpneumonie** war früher die typischste und wichtigste Pneumokokkenerkrankung. Sie wird heute deutlich seltener gesehen. Dagegen ist die **Bronchopneumonie** durch Pneumokokken heute wesentlich häufiger. Pneumokokken sind die mit Abstand wichtigsten Erreger von ambulant erworbenen Bronchopneumonien. Die akute Sinusitis und die akute Otitis media sind weitere typische Pneumokokkeninfektionen.

Ein schweres Krankheitsbild ist die **Pneumokokken-Meningitis**, die in jedem Lebensalter auftreten kann. Bei Patienten über vierzig Jahre ist sie die häufigste bakterielle Meningitis. Ähnlich wie bei S. aureus gibt es eine Reihe von prädisponierenden Faktoren, die das Angehen einer Pneumokokkeninfektion begünstigen. Dazu gehören vor allen Dingen die Phagozytosekapazität beeinträchtigenden Prozesse: maligne Grunderkrankungen, wie Leukämien, und Granulozytopenien verschiedenster Ursachen. Besonders anfällig sind auch Patienten mit nephrotischem Syndrom, massivem Alkoholabusus und Sichelzellanämie. Eine besondere Gefährdung besteht für splenektomierte Patienten.

Die **Diagnostik** von Pneumokokkeninfektionen erfolgt über den Erregernachweis in den entsprechenden Materialien. Zu beachten ist dabei, daß Pneumokokken wegen ihres starken Autolysesystems auf dem Transport rasch absterben können. Wichtig sind, vor allem auch bei Pneumonien, Blutkulturen. In der Meningitis-Diagnostik spielen der mikroskopische **Erregernachweis** und der spezifische **Antigennachweis** (Kapselpolysaccharid) eine zunehmende Rolle in der spezifischen Schnelldiagnostik. Dagegen ist der Antigennachweis aus Sputum oder Trachealsekret wegen möglicher Unspezifitäten sehr kritisch zu beurteilen.

Penicillin G ist in unseren Breiten weiterhin **Therapie** der Wahl bei Pneumokokkeninfektionen, andernorts schon sehr häufig (Spanien!) isolierte Penicillin-G-resistente Pneumokokken wurden bei uns bisher nur selten gefunden. Dagegen können Stämme mit nur mäßiger Empfindlichkeit gegen Penicilline und Cephalosporine auch bei uns schon häufiger gefunden werden. Eine Resistenztestung sollte daher in allen Fällen durchgeführt werden. In der Therapie der Meningitis kann aus Sicherheitsgründen die zusätzliche Gabe von Chloramphenicol erfolgen. Aber auch hier ist zu beachten, daß Resistenzen vorkommen können.

Es besteht die Möglichkeit zur **aktiven Immunisierung** gegen Pneumokokken. Diese Vakzine beinhaltet die wichtigsten, vor allem bei septischen Verlaufsformen vorkommenden Kapseltypen. Sie sollte bei allen Risikopatienten erwogen werden, insbesondere bei Patienten, bei denen eine Splenektomie durchgeführt werden soll (Immunisierung **vor** der Splenektomie). Durch die Immunisierung wird zwar keine Pneumokokkeninfektion verhindert, jedoch der Verlauf deutlich gemildert. Zu beachten ist aber, daß nicht sämtliche Kapseltypen in der Vakzine enthalten sind.

6.2.3 Erkrankungen durch gramnegative Kokken

Definition

Die klassischen gramnegativen Kokken sind Neisseria meningitidis (Meningokokken) und Neisseria gonorrhoeae (Gonokokken), die zur Gattung Neisseria gehören. Sie sind für relativ einheitliche Krankheitsentitäten (Meningitis/Sepsis und Gonorrhö) ursächlich verantwortlich.

Branhamella catarrhalis (früher Neisseria catarrhalis) gehört zur physiologischen Rachenflora, kann aber unter bestimmten Umständen Infektionen des oberen und unteren Respirationstrakts verursachen. Moraxella- und Kingella-Arten können gelegentlich als opportunistische Infektionserreger isoliert werden. Veillonellen (anaerob) werden in seltenen Fällen aus pyogenen Mischinfektionen isoliert.

6.2.3.1 Meningokokken-Meningitis (Neisseria meningitidis)

Definition

Die Meningokokken-Meningitis ist ein weltweit vorkommendes Krankheitsbild, wobei jedoch epidemieartige Ausbrüche durch die Serotypen A und C bei uns sehr selten sind. Vorherrschend bei uns ist

der Serotyp B, der für sporadische Fälle verantwortlich ist. Etwa die Hälfte der Erkrankungen entfällt bei uns auf die Altersgruppe bis zu fünf Jahren. Das einzige **Erregerreservoir** ist der Mensch, die Übertragung von Meningokokken erfolgt durch Tröpfcheninfektion. Der Manifestationsindex ist allerdings gering, symptomloses Keimträgertum daher nicht selten.

Pathogenese und Klinik

Die **Klinik** der Meningokokken-Meningitis ist durch einen plötzlichen Beginn und einen foudroyanten Verlauf charakterisiert. Nach kurzer Inkubationszeit von wenigen Tagen wird die akut-eitrige Meningitis manifest mit den klassischen Symptomen starke Kopfschmerzen, Erbrechen, hohes Fieber und Nackensteifigkeit. Dazu kommen je nach Ausdehnung der Meningitis weitere neurologische Symptome (Bewußtseinstrübung, Fazialisparese etc.). Die Erkrankung kann jedoch auch als foudroyante Allgemeininfektion verlaufen, bei der die Patienten an einer Sepsis mit Schock versterben, bevor sich überhaupt eine Meningitis ausbilden kann. Eine besondere Form der foudroyant verlaufenden Meningokokkensepsis ist das **Waterhouse-Friderichsen-Syndrom,** bei dem es zusätzlich zum Nebennierenversagen kommt. Bei der Sepsis stehen massive Blutungen im Vordergrund, die pathogenetisch mit einer endotoxinbedingten Verbrauchskoagulopathie sowie mit einer direkten Gefäßschädigung in Verbindung gebracht werden. Diese Blutungen können die Haut, aber auch innere Organe, vor allem die Nebennieren betreffen. Voraussetzungen für das Entstehen einer systemischen Meningokokkeninfektion sind die Besiedelung des Rachenraumes mit virulenten Meningokokken (Pharyngitis) und die Möglichkeit zum Eindringen in die Blutbahn durch das Fehlen von Antikörpern gegen das Kapselpolysaccharid als entscheidendem Virulenzfaktor.

Besonders bei den foudroyanten Verläufen muß die **Verdachtsdiagnose** mit entsprechender therapeutischer Konsequenz schon klinisch gestellt werden. Eine sichere **Diagnose** ist jedoch nur über den kulturellen Erregernachweis aus Liquor oder Blutkultur möglich. Zwingende Methoden der Frühdiagnostik sind auch die mikroskopische Untersuchung des eitrigen Liquors im Gram-Präparat (siehe Abb. 6.2-2) und der Versuch des Antigennachweises im Liquor. Die übrigen laborchemischen Befunde von Liquor und Blut spiegeln die Befunde wider, die generell bei einer eitrigen Meningitis bzw. Sepsis erhoben werden.

▼ Therapie und Prophylaxe

Entscheidend für **Verlauf** und **Prognose** ist der möglichst frühzeitige Beginn einer Penicillin-G-Therapie in hoher Dosierung (20–40 Mega Tagesdosis). Alternativpräparate, vor allem bei Penicillinallergie, sind das Chloramphenicol oder Cephalosporine der dritten Generation. Für die Therapiedauer müssen mindestens 10–14 Tage veranschlagt werden, von

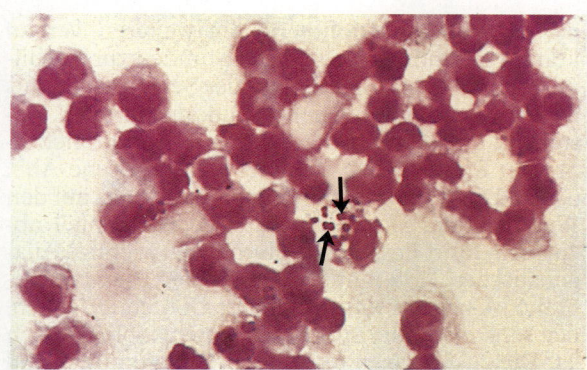

Abb. 6.2-2   Meningokokken (Pfeile) im Liquor, umgeben von Granulozyten (aus Thomas, C.: Infektionskolleg in Wort und Bild. Schattauer, Stuttgart 1986).

Anfang an durchgeführte Liquorkontrollen müssen sicher keimfrei werden.

Eine **Prävention** durch Schutzimpfung ist für die Serotypen A und C zur Eindämmung von Großepidemien möglich (Ausnahme: Säuglinge). Eine **Impfung** gegen Neisseria meningitidis Typ B, die für die sporadische Meningitis im europäischen Bereich verantwortlich ist, gibt es bisher nicht. Eine Expositionsprophylaxe mit Rifampicin wird nur für den Personenkreis empfohlen, der zu einem Erkrankungsfall intensive Kontakte hatte (Familie, Kindertagesstätten). Die Erkrankung ist **meldepflichtig** (siehe Tab. 6.2-1).

6.2.3.2 Gonorrhö

Die Gonorrhö, verursacht durch Neisseria gonorrhoeae (Gonokokken), ist die häufigste bakterielle Geschlechtskrankheit. Die Morbidität wird für die Bundesrepublik Deutschland auf etwa 1:1000 Einwohner geschätzt. Die **Infektion** mit Gonokokken erfolgt nahezu ausschließlich durch den Geschlechtsverkehr. Außerhalb der Genitalschleimhaut sterben die Bakterien relativ schnell ab. Nach Infektion und Adhäsion an die Schleimhaut werden sie von Epithelzellen phagozytiert und so zur Basalmembran verbracht. Im subepithelialen Gewebe verursachen sie dann eine eitrige Entzündung mit Infiltration polymorphkerniger Granulozyten. Durch einen genetisch gesteuerten häufigen und schnellen Wechsel der Antigenstruktur (Pili, äußere Membran) können die Gonokokken Wirtsabwehrmechanismen entgehen. Dadurch sind höchstwahrscheinlich auch die häufig möglichen Reinfektionen erklärbar.

Die **Inkubationszeit** ist kurz. Bei der genitalen Infektion des Mannes entwickelt sich nach 2–5 Tagen eine Urethritis mit Rötung, Schwellung und Brennen beim Wasserlassen sowie eitrigem Ausfluß. Von da aus kann es zur Aszension und Manifestation einer Prostatitis kommen bis hin zur Gonokokkensepsis. Die genitale Infektion der Frau betrifft vor

allem die Zervix, weniger die Urethra. Insgesamt ist die **Klinik** der akuten Gonorrhö bei der Frau wesentlich blander als beim Mann. Daher ist hier der Übergang in das chronische Stadium wesentlich häufiger. Die **chronische Gonorrhö** manifestiert sich beim Manne als Prostatitis, Epididymitis und evtl. als Harnröhrenstriktur, bei der Frau als Adnexitis und im Extremfall als Douglas-Abszeß mit Peritonitis.

Therapie der Wahl bei Erwachsenen ist die Gabe von Penicillin oder Chinolonen (evtl. nur eine Dosis!), bei Kindern Cephalosporine der dritten Generation. Eine **Impfprophylaxe** gibt es bisher nicht. Wichtigste Maßnahme zur Eindämmung der Gonorrhö ist die Aufdeckung und Sanierung von Infizierten in bestimmten Risikogruppen (Prostituierte, HIV-Infizierte etc.). Anonyme Meldepflicht nach dem Gesetz zur Bekämpfung der Geschlechtskrankheiten.

6.2.4 Erkrankungen durch sporenlose grampositive Anaerobier

6.2.4.1 Peptococcaceae

Die Taxonomie der anaeroben Kokken dieser Familie befindet sich in ständigem Fluß. Zur Zeit werden die beiden Gattungen Peptostreptococcus und Peptococcus unterschieden. Sie kommen physiologischerweise in der normalen Flora des Oropharynx, des oberen Respirationstraktes und vor allen Dingen des Dickdarmes und der Vagina vor. Ihre mögliche pathogene Bedeutung als Erreger von pyogenen Infektionen ist unumstritten. Sie werden überwiegend in abszedierenden Eiterprozessen gefunden: odontogene Abszesse, pleuropulmonale Abszesse, intraabdominale Abszesse, (abszedierende) Adnexitiden. Peptococcaceae sind Penicillin-G-empfindlich, die Gabe von Penicillin G ist daher bei der Monoinfektion Therapie der Wahl.

6.2.4.2 Propionibakterien

Die grampositiven, anaeroben Stäbchenbakterien der Gattung Propionibacterium – P. acnes, P. granulosum und P. avidum – gehören zur anaeroben Mikroflora der menschlichen Haut und des Dickdarms. Die ätiopatogenetische Bedeutung von P. acnes bei der Entstehung der Acne vulgaris wird zum Teil kontrovers diskutiert. Infektionen durch Propionibakterien sind überwiegend beschrieben in der Assoziation mit implantierten Polymermaterialien, wie z.B. Hüftgelenkprothesen und Herzklappen. **Therapeutisch** ist das Mittel der Wahl Penicillin G, als Alternativpräparat steht Clindamycin zur Verfügung.

6.2.4.3 Eubacterium

Die obligat anaeroben grampositiven Stäbchen der Gattung Eubacterium gehören zur normalen Dickdarmflora, möglicherweise auch zur normalen Mundflora. Eine Beteiligung dieser Bakterien bei pyogenen anaeroben Mischinfektionen, vor allen Dingen im gynäkologischen und abdominalchirurgischen Bereich, wird diskutiert. Es sind wenige Fälle von Eubacterium-Endokarditis beschrieben. Die **Chemotherapie** besteht entweder in der Gabe von Penicillin G bzw. anderen Penicillinen oder von Clindamycin.

6.2.5 Erkrankungen durch grampositive Stäbchen

6.2.5.1 Diphtherie

Definition

Erreger der Diphtherie ist Corynebacterium diphtheriae, und zwar ausschließlich solche Stämme, die zur Bildung des Diphtherietoxins fähig sind. Das **Krankheitsbild** der Diphtherie wird geprägt von der lokalen Infektion mit charakteristischen Pseudomembranen, überwiegend im Bereich des Rachens, und der daraus über eine Toxinämie resultierenden sekundären toxischen Schädigung an anderen Organen, überwiegend als Myokarditis. Andere Korynebakterien, vor allem Corynebacterium JK, können nicht-toxische opportunistische Infektionen verursachen.

Epidemiologie

Generell unterliegt das Auftreten der Diphtherie säkularen Wellenbewegungen von rund 30 Jahren und auch saisonalen Schwankungen und Bevorzugung der Winter- und Frühjahrsmonate. 1975 traten in Deutschland das bisher letzte Mal Gruppenerkrankungen bzw. Kleinepidemien auf. Einzelfälle kommen jedoch auch in unseren Bereichen immer wieder vor. Da bei unserer Bevölkerung der durch die aktive Impfung erreichte Impfschutz bei älteren Jugendlichen und Erwachsenen (nicht durchgeführte Wiederimpfungen) stark abnimmt, ist ein epidemieartiges Auftreten der Diphtherie auch bei uns jederzeit möglich.

Die Übertragung erfolgt überwiegend durch direkten Kontakt oder Tröpfcheninfektion von erkrankten oder gesunden Keimträgern. Manifest erkranken etwa nur 20% der Infizierten.

Pathogenese und Klinik

Das beherrschende pathogenetische Prinzip bei der Entstehung der Diphtherie ist das **Diphtherietoxin,** das aus den beiden Untereinheiten A und B besteht. Es wird nur gebildet, wenn ein bestimmter Prophage anwesend ist, daher gibt es nicht-lysogene, toxinfreie Diphtheriebakterien. Das A-Fragment bewirkt eine Blockierung der Protein-Biosynthese an den Ribosomen und hat so den Tod der betroffenen Zelle zur Folge. Das B-Fragment hat wahrscheinlich die Funktion der spezifischen Bindung an die Zytoplasmamembran und ermöglicht damit die Einschleusung des A-Fragmentes in das Zytoplasma. Das Diphtherietoxin wird am Ort der Infektion produziert und kann dann per continuitatem oder hämatogen zu anderen Gewebsbereichen bzw. Organen gelangen und diese toxisch schädigen.

Hauptsächliche **Manifestation** ist die Rachendiphtherie. Nach einer Inkubationszeit von bis zu fünf Tagen kommt es zur Rötung und Schwellung der Rachenschleimhaut bzw. der Tonsillen, begleitet von einem schweren allgemeinen Krankheitsgefühl. Hohes Fieber ist selten, dann oft Zeichen einer

primär-toxischen Diphtherie. Im weiteren **Verlauf** kommt es schon nach wenigen Stunden zur Ausbildung von weißen Belägen auf der Schleimhaut, aus der dann die bräunlichen Pseudomembranen, bestehend aus Fibrin, Entzündungszellen und nekrotischen Epithelzellen, gebildet werden (siehe Abb. 6.2-3). Diese Pseudomembranen haften fest auf den Wundflächen. Der Versuch, sie instrumentell abzulösen, führt deshalb zu Blutungen (wichtiges diagnostisches Kriterium!). Von diesen Pseudomembranen kann ein fötid-süßlicher Geruch ausgehen, der sehr charakteristisch, aber nicht obligatorisch ist. Die zugehörigen regionären Lymphknoten sind deutlich geschwollen. Nach vier bis fünf Tagen erreicht die lokale Diphtherie ihren klinischen Höhepunkt. Dieses Krankheitsbild kann in einen **sekundär-toxischen Verlauf** mit Spätkomplikation übergehen, aber auch unter Entfieberung in die Heilungsphase. Eine hämatogene Metastasierung der Erreger kommt nur selten vor. Andere Manifestationen einer lokalisierten Diphtherie sind die **Nasendiphtherie** mit eitrig-blutiger Sekretion, die **Augendiphtherie** (Konjunktivitis) und die **Nabeldiphtherie.** Diese Formen betreffen vorrangig Säuglinge. Eine weitere Manifestation ist die primäre **Kehlkopfdiphtherie,** die mit Heiserkeit und bellendem Krupphusten beginnt und sehr schnell durch ein Ödem der Larynxschleimhaut zur Stenosierung der Atemwege führen kann. Wenn Wunden die Eintrittspforte darstellen, kann es zur **Wunddiphtherie** kommen, die besonders dadurch charakterisiert ist, daß es nach anfänglicher Heilung immer wieder zu erneutem Aufbrechen des Prozesses kommt. Als besondere Verlaufsform kann sich aus der primär-lokalisierten Diphtherie eine rasch progrediente Diphtherie der tieferen Atemwege entwickeln. Dieser deszendierende Krupp führt sehr schnell zur Stenosierung durch ein Schleimhautödem im Trachea- und Bronchialbereich.

Bei einem primär-toxischen foudroyanten Verlauf der Diphtherie (maligne Diphtherie) dominieren

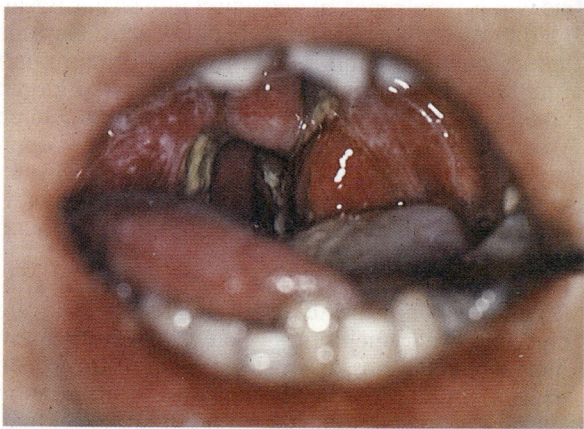

Abb. 6.2-3 Pharynx bei Rachendiphtherie.

von Anfang an die durch die Toxinämie verursachten Allgemeinsymptome, die vor einem lokalen Infektionsprozeß auftreten. Die charakteristischen Schleimhautzeichen (Pseudomembranen) können hier anfangs völlig fehlen. Klinisch im Vordergrund stehen dann Myokarditis und toxisches Herz-Kreislauf-Versagen, Haut- und Schleimhautblutungen, Niereninsuffizienz und unstillbares Erbrechen. Bedingt durch ein massives Ödem im Bereich der Halsweichteile kommt es zum sogenannten „Zäsarenhals".

Toxisch bedingte Sekundärschädigungen anderer Organe können bei allen Formen der Diphtherie nach Abklingen der akuten Infektion auftreten. Hier ist die diphtherische Myokarditis klinisch am bedeutsamsten.

> Cave: Regelmäßige EKG-Kontrollen. Es kommt überwiegend zu Überleitungsstörungen bis hin zum totalen AV-Block.

Die diphtherische Myokarditis ist die häufigste Ursache von plötzlichen Todesfällen in der Rekonvaleszenzphase. Weitere Spätschäden sind die toxische Nephropathie und die Polyneuritis diphtherica, die sich überwiegend als Gaumensegellähmung bzw. Lähmung der Schlundmuskulatur manifestiert, aber in Form von Paresen auch andere Muskelbereiche betreffen kann. Die maligne Diphtherie hat eine hohe Letalität, alle anderen Diphtherieformen haben bei entsprechender Therapie eine gute Prognose.

D Diagnostik und Differentialdiagnose

Die Diagnose bzw. Verdachtsdiagnose Diphtherie muß in jedem Fall klinisch, d. h. aufgrund der **Anamnese** (Umgebungsanamnese) und des **klinischen Bildes,** gestellt werden. Wichtige Kriterien sind der lokale Befund mit Pseudomembranen, der süßliche Foetor ex ore und die toxischen allgemeinen Krankheitserscheinungen. **Differentialdiagnostisch** müssen die infektiöse Mononukleose (monozytäres Blutbild), die schwere Streptokokken-Angina (keine Pseudomembranen), die Angina Plaut Vincentii (nekrotisch, meist einseitig) und Mumps (keine Beläge im Rachen) abgegrenzt werden. Die **mikrobiologische Diagnosesicherung** erfolgt durch den Erregernachweis **und** den Nachweis der Toxinbildungsfähigkeit. Der mikroskopische verdachtsmäßige Erregernachweis spielt keine Rolle, da das Vorkommen von nicht-toxigenen Korynebakterien in der Nasen- und Rachenschleimhaut möglich ist.

▼ Therapie und Prophylaxe

Die ursächliche Therapie der Diphtherie stützt sich auf zwei Säulen: Wichtigste Maßnahme ist die sofortige Gabe von **Antitoxin** (Toxin-Neutralisation!), was auch heute noch nur in Form eines Pferdeimmunserums zur Verfügung steht. Dies hat für entsprechende allergische Reaktionen eine Bedeutung. In Zukunft soll ein humanes Hyperimmunglobulin zur Verfügung stehen. Zweite wichtige konservative Maßnahme ist die **Chemotherapie** mit Penicillin G oder, bei Vorliegen einer Penicillinallergie, mit Erythromycin. **Ziel** der Chemotherapie ist die möglichst schnelle Proliferationshemmung und folgende Eliminierung der Keime. Sie hat naturgemäß keinen Einfluß auf die pathogenetische Wirkung von bereits vorgebildetem Toxin. Entsprechend der jeweiligen Organschädigung sind weitere, zum Teil intensivmedizinische Therapiemaßnahmen erforderlich. Eine oft notwendige Maßnahme ist z.B. die rechtzeitige **Intubation,** evtl. über ein Tracheostoma. In einzelnen Fällen kann auch die bronchoskopische Entfernung von Pseudomembranen aus der Trachea bzw. den größeren Bronchien notwendig werden.

Nach einer durchgemachten Diphtherie besteht eine langdauernde, aber nicht unbedingt lebenslange **Immunität.** Eine passive Immunisierung von disponierten Personen mit Pferdeserum führt nur zu einer etwa zweiwöchigen Immunität und ist nicht wiederholbar. Dies wäre durch ein humanes Diphtherie-Immunglobulin möglich. Daher ist die wichtigste **prophylaktische Maßnahme** die aktive Schutzimpfung mit einem Toxoid-Impfstoff. Die dadurch erworbene antitoxische Immunität verhindert zwar nicht die Diphtherieinfektion, mildert aber auf jeden Fall den Krankheitsverlauf. Wichtig ist auch, die Diphtherieimpfung in entsprechenden Abständen bis ins Erwachsenenalter hinein zu wiederholen. Erkrankung und Tod an Diphtherie sind **meldepflichtig** (siehe Tab. 6.2-1). Die betroffenen Patienten müssen isoliert werden, Umgebungsuntersuchungen sind zwingend.

6.2.5.2 Erkrankungen durch andere Korynebakterien

Eine Reihe anderer Spezies der Gattung Corynebacterium kann gelegentlich humanmedizinische Bedeutung haben. C. ulcerans und C. pseudotuberculosis produzieren ein Diphtherietoxin-ähnliches Toxin, das – zwar in geringerer Schwere – ebenfalls diphtherieähnliche Schleimhautveränderungen verursachen kann. Bedeutungsvoller sind aber Korynebakterien wie C. equi und C. bovis sowie Korynebakterien der Gruppe JK, die in der normalen Haut- und Schleimhautflora vorkommen und gerade bei abwehrgeschwächten Patienten, bei Patienten mit großen Schleimhautläsionen und mit implantierten Fremdkörpern systemische Infektionen wie Endokarditis, Pneumonie und Septikämie verursachen können. Sie haben daher eine Bedeutung als nosokomiale opportunistische Erreger. Die **Diagnosestellung** erfolgt über den Erregernachweis. Voraussetzung für die **Chemotherapie** ist das Antibiogramm, da insbesondere Keime der JK-Gruppe multiresistent sein können. Vancomycin ist in solchen Fällen Therapie der Wahl. Das frühere Corynebacterium haemolyticum wird heute als Arcanobacterium haemolyticum und das frühere Corynebacterium pyogenes wird heute als Actinomyces pyogenes nicht mehr dem Genus Corynebacterium zugeordnet. Diese Bakterien können als Zoonosen ulzerierende Wundinfektionen verursachen, werden aber auch aus Abszeßeiter, z.B. bei Hirnabszeß, isoliert.

6.2.5.3 Schweinerotlauf

E. rhusiopathiae ist ein grampositives sporenloses Stäbchen, das die einzige Spezies der Gattung Erysipelothrix bildet. Der Erreger des Schweinerotlaufs kann auch entsprechende Infektionen bei anderen Haustieren und freilebenden Tieren verursachen.

Das durch E. rhusiopathiae beim Menschen verursachte Erysipeloid (es besteht Ähnlichkeit mit dem Erysipel durch A-Streptokokken) ist in erster Linie eine Berufskrankheit, vor allem von Tierärzten und Schlachtern. Die **Infektion** des Menschen erfolgt über Kontakt mit infizierten Tieren oder Materialien von infizierten Tieren, über kleine Verletzungen und Hautläsionen, vornehmlich an den Händen. Nach einer **Inkubationszeit** von bis zu vier Tagen kommt es am Infektionsort zu einer blaurötlichen Schwellung, verbunden mit Juckreiz und lokalen Schmerzen. Auch unbehandelt heilt diese kutane Verlaufsform nach etwa zwei Wochen unter Schuppung ab. Nach oraler Aufnahme des Erregers kann die sehr seltene septische Verlaufsform des Erysipeloids entstehen, in deren Folge sich auch eine Endokarditis manifestieren kann. Die **Verdachtsdiagnose** wird klinisch aufgrund der beruflichen Exposition in der Anamnese, der Lokalisation und Morphe der Hautveränderung sowie der Schmerzen im benachbarten Gelenkbereich gestellt. Die **Erregerdiagnose** ist aus dem Biopsiematerial vom Rand eines betroffenen Hautareals kulturell möglich. **Antibiotikum** der Wahl ist Penicillin G, das bei Rotlauf-Sepsis oder Endokarditis in hoher Dosierung langfristig gegeben werden muß.

6.2.5.4 Listeriose

Definition

Listerien sind grampositive kokkoide Stäbchen. Menschenpathogen sind die Arten L. monocytogenes und L. ivanovii. Die durch Listeria monocytogenes verursachte Listeriose verläuft beim Tier und beim Menschen unter verschiedenen klinischen Erscheinungsbildern. Pathohistologisch unterscheidet man die akut-eitrige von der granulomatösen Verlaufsform.

Epidemiologie

Listerien sind ubiquitär in der Natur verbreitet. Sie kommen normalerweise und als Krankheitserreger bei einer ganzen Reihe von Tieren vor. Der Mensch kann sich durch direkten Kontakt mit Tieren, aber auch über Tierprodukte, z.B. Milch und Milchprodukte (bes. Camembert) infizieren. Eine Besonderheit der Listerien ist auch ihre **Vermehrung bei niedrigen Temperaturen** bis zu +4 °C (Wachstum im Kühlschrank). Bei Schwangeren kann es zu einer diaplazentaren und damit intrauterinen Infektion des Föten kommen. Für die Neugeborenen-Listeriose ist aber auch neben dem intrauterinen der perinatale Infektionsweg aus dem besiedelten Geburtskanal beschrieben.

Pathogenese und Klinik

Die den verschiedenen Verlaufsformen der Listeriose zugrundeliegenden Pathomechanismen sind bis heute noch relativ ungeklärt. Pathohistologisch lassen sich zwei verschiedene Verlaufsformen unterscheiden: die **akut-eitrige Entzündung**, z.B. an Bindehaut und Meningen mit Eiterbildung, wobei neben Granulozyten auch mononukleäre Zellen vorkommen. Bei der **granulomatösen Verlaufsform** bilden sich granulomatöse Entzündungsherde mit Zentralnekrose und Abszeßherden aus, die sogenannten Listeriome.

Wichtigste **klinische Manifestationen** der Listeriose beim Menschen sind die Sepsis, Meningitis, Enzephalitis, selten auch Endokarditis, Konjunktivitis, Endometritis und die sogenannte Monozyten-Angina. Im Erwachsenenalter sind insbesondere ältere Patienten mit konsumierenden Grunderkrankungen oder abwehrgeschwächte Patienten betroffen. Bei der Sepsis läßt sich meist ein Infektionsfokus feststellen. Eine besondere Form der Listeriose ist die **Schwangeren-Listeriose,** die zu jeder Zeit der Schwangerschaft, vorwiegend aber im letzten Trimenon, auftritt. Der Krankheitsverlauf kann grippal-mild bis septisch sein mit Fieber und Schüttelfrost. Bei schweren Verlaufsformen kann es zum Abort bzw. zur Frühgeburt kommen. In diesem Zusammenhang ist auch die **Neugeborenen-Listeriose** zu sehen, verursacht durch eine intrauterine transplazentare bzw. eine perinatale Infektion. Die schwerste Manifestation einer Neugeborenen-Listeriose ist die **septische Neugeborenen-Granulomatose,** die sich pathognomonisch mit einer Infektion mit L. monocytogenes verknüpfen läßt.

▣ Diagnostik und Differentialdiagnose

Bei den meisten Infektionen im Erwachsenenalter ist die Klinik uncharakteristisch. Die Diagnose „Listeriose" wird hier nur nach **Erregernachweis** in der Blutkultur, aus Liquor oder evtl. Biopsien gestellt. Entsprechend breit ist das Spektrum der möglichen **Differentialdiagnosen.** Bei fieberhaften Erkrankungen während der Schwangerschaft muß immer eine Listeriose, auch im Hinblick auf den Föten, ausgeschlossen werden. Bei septischen Krankheitsbildern in Kombination mit Meningoenzephalitis bei älteren Patienten mit entsprechenden Prädispositionen muß frühzeitig an eine Listeriose gedacht werden. Die serologische Diagnostik spielt eine untergeordnete Rolle, nur deutlich steigende Antikörpertiter gegen H-Antigene können verwertet werden (breite Durchseuchung der Bevölkerung).

▼ Therapie und Prophylaxe

Therapie der Wahl ist die Gabe von Aminopenicillinen, evtl. in Kombination mit Aminoglykosiden. Bei Vorliegen einer Penicillinallergie ist Chloramphenicol eine mögliche Alternative. Cephalosporine sind unwirksam. Bei der Listerien-Meningitis wird die kombinierte Gabe von Aminopenicillinen und Chloramphenicol bevorzugt.

Die bisher einzig zuverlässige **Prophylaxe** gegen Listerieninfektionen ist die fachgerechte Behandlung von Tierprodukten, z.B. ausreichende Pasteurisierung der Milch. Schwangere sollten auch zur Prophylaxe gegen Listerien Tierkontakte meiden.

Eine prophylaktische Antibiotikagabe kann bei symptomloser Besiedlung des Geburtskanals mit Listerien bei Schwangeren erwogen werden. Die Schwangeren- und Neugeborenen-Listeriose sind **meldepflichtig,** ebenfalls die Listerien-Meningitis bzw. -Enzephalitis (siehe Tab. 6.2-1).

6.2.6 Erkrankungen durch Aktinomyzeten

Die menschliche Aktinomykose ist eine obligate, endogene Mischinfektion. Leitkeime sind Aktinomyzeten, überwiegend der Spezies Actinomyces israelii. Zur obligaten Begleitflora gehören verschiedene Arten aerob wachsender Bakterien sowie Anaerobier, die alle in der normalen Oropharynxflora vorkommen können. Hauptmanifestation ist die zervikofaziale Aktinomykose, thorakale und abdominale Aktinomykosen sowie Aktinomykosen der Haut sind selten. Unter Nokardiosen werden Erkrankungen zusammengefaßt, die durch aerobe Aktinomyzeten der Gattung Nocardia verursacht werden. Wichtige Manifestationen sind die Bronchopneumonie mit oder ohne Abszeß, der Hirnabszeß und gelegentlich Haut- und Schleimhautinfektionen.

Definition

Aktinomyzeten sind grampositive Fadenbakterien, die in verzweigten Geflechten wachsen können (daher der Name Strahlenpilze). Man unterscheidet die anaeroben Aktinomyzeten der Gattung Actinomyces und Arachnia von der aerob wachsenden Gattung Nocardia. Nokardien kommen hauptsächlich im Erdboden vor, die anaeroben Aktinomyzeten sind normale Bewohner der menschlichen Oropharyngealschleimhaut.

6.2.6.1 *Aktinomykose*

Die menschliche Aktinomykose in ihren verschiedenen Manifestationsformen ist eine **obligate, endogene Mischinfektion.** Leitkeime sind meistens Actinomyces israelii oder A. gerencseriae. Hinzu kommt eine evtl. umfangreiche Begleitflora, überwiegend typische Vertreter der normalen Mundflora. Die **Pathogenese** ist gekennzeichnet durch die Invasion der Aktinomyzeten aus dem Schleimhautbereich in das Gewebe (z. B. Wange). Dort entsteht bei Vorliegen anaerober bzw. mikroaerophiler Bedingungen zunächst ein entzündliches Granulationsgewebe, das eitrig einschmilzt. Dadurch kommt es zur multiplen Abszeßbildung und parallel zur Bindegewebsproliferation. Häufig kommt es zur Fistelung nach außen. Im Eitermaterial kann man die pathognomonischen Strahlenpilzdrusen finden, etwa stecknadelkopfgroße, derbe gelbliche bis rötliche Körnchen, die aus einem Konglomerat myzelialer Aktinomyzetenkolonien, Begleitbakterien und Leukozyten bestehen. Gemäß dem endogenen **Infektionsweg** vom Oropharynx aus manifestiert sich

die Aktinomykose bevorzugt in schleimhautnahen Geweben, es entsteht die zervikofaziale Aktinomykose. Dieser Prozeß kann sich per continuitatem ausbreiten und dann den ganzen Halsbereich umfassen, aber auch hämatogen andere Organe erreichen. Zugrunde liegen überwiegend Verletzungen oder Manipulationen im Gesichtsschädelbereich wie Zahnextraktionen, Kieferbrüche, Fremdkörperverletzung etc. Nach einem akuten Initialstadium geht die Erkrankung meist in einen subakuten bis chronischen Verlauf über. Möglich ist auch eine primär chronische Form. Die typische lokale **Symptomatik** besteht im Nebeneinander von Eiter- und Vernarbungsprozessen. Es entstehen fortlaufend harte Infiltrate mit neuen Einschmelzungen und Fistelbildungen, aus denen sich drusenhaltiger Eiter entleert. Thorakale Aktinomykosen, meist entstanden durch Aspiration von erregerhaltigem Material aus dem Oropharynx, sind wesentlich seltener und können in der **Differentialdiagnose** zur Lungentuberkulose oder zum Bronchialkarzinom Schwierigkeiten bereiten. Ebenfalls sehr selten sind abdominale Aktinomykosen und Aktinomykosen der Haut.

Bei entsprechendem Verdacht aufgrund Anamnese und lokaler Symptomatik wird die **Diagnose** durch den **Erregernachweis** gesichert. Hierbei ist es wichtig, die Aktinomyzeten selbst, aber auch ihre aerob/anaerobe Begleitflora nachzuweisen. Bei Vorliegen typischer Drusen im Eiter kann eine mikroskopische Verdachtsdiagnose sehr schnell gestellt werden. Die endgültige kulturelle Diagnose kann bis zu zwei Wochen erfordern. Die **Behandlung** der Aktinomykose ist heute an sich eine Domäne der konservativen **Chemotherapie,** bei fortgeschrittenen Prozessen mit multiplen Eiterherden und Fistelungen kann eine zusätzliche chirurgische Therapie notwendig werden. Bei der Chemotherapie ist zu beachten, daß es sich immer um eine aerob/anaerobe Mischinfektion handelt; d. h., die Therapie in Richtung der Aktinomyzeten allein, die gut penicillinempfindlich sind, reicht oft nicht aus. Mögliche Antibiotika sind Aminopenicillin/β-Laktamase-Inhibitor-Kombinationen oder die Kombinationstherapie von Breitspektrumpenicillinen mit Clindamycin oder Metronidazol.

6.2.6.2 *Nokardiose*

Aerobe Aktinomyzeten der Gattung Nocardia mit den wichtigsten Spezies N. asteroides, N. farcinica und N. brasiliensis sind oppurtunistische exogene Krankheitserreger. So treten Nokardiosen überwiegend bei Patienten mit prädisponierenden Grunderkrankungen, überwiegend bei Abwehrschwäche, auf. Im Gegensatz zu den Aktinomykosen ist die Nokardiose eine Monoinfektion. Weiterhin gelangen die Nokardien aus der Umwelt exogen in den menschlichen Organismus. Klinisch unterscheidet man eine **pulmonale Nokardiose,** überwiegend charakterisiert durch Bronchopneumonie mit oder ohne Abszedierungstendenz, von **systemischen No-kardiosen,** gekennzeichnet durch Abszeßbildungen in verschiedenen Organen (Hirnabszeß!) bis hin zur Sepsis, und von Haut- und Schleimhaut-Nokardiosen.

Die Erkrankung ist ausgesprochen bösartig, auch bei frühzeitiger Diagnose und entsprechender Therapie liegt die Letalität immer noch bei etwa 50%. Entscheidend ist die klinische **Verdachtsdiagnose** bei auftretenden Hirnabszessen bzw. abszedierenden Pneumonien bei Patienten, die eine entsprechende Prädisposition bieten. Eine primäre Verdachtsdiagnose kann der mikroskopische Nachweis von relativ säurefesten Stäbchen zulassen, hier ist aber die Differentialdiagnose zu Mykobakterien wichtig. Der **Erregernachweis** muß unter allen Umständen angestrebt werden, obwohl Anzüchtung und weitere Differenzierung der Nokardien schwierig sind. Die **Therapie** der Wahl besteht in der Chemotherapie mit Imipenem in Kombination mit Amikacin oder einer Kombination aus Amoxicillin und Clavulansäure zusammen mit Amikacin. Wichtig ist auch eine ausreichend lange Therapiedauer, um Frührezidive zu vermeiden. Haut- und Schleimhaut-Nokardiosen kommen überwiegend in tropischen und subtropischen Regionen vor, Haupterreger ist N. brasiliensis.

6.2.6.3 Aktinomyzetome

Eine ganze Reihe verschiedener Nocardia-Arten ist in der Lage, chronisch-granulomatöse, eitrige Infektionen der Haut und des subkutanen Bindegewebes zu verursachen. Sie entstehen durch kleine Hautverletzungen, der Prozeß breitet sich dann ähnlich wie bei der Aktinomykose per continuitatem aus mit multipler Abszeß- und Fistelbildung. Diese „Aktinomyzetome" genannten Prozesse haben eine starke Tendenz, Periost und Knochen zu befallen. Im Eiter dieser Prozesse finden sich wieder typische drusenartige Gebilde wie bei der Aktinomykose. Eine konservative **Chemotherapie** führt nur im Frühstadium zur Ausheilung. Mittel der Wahl ist Co-trimoxazol. Bei schon weitergehenden Prozessen ist die radikale **chirurgische Sanierung** notwendig. Klinisch ähnliche Prozesse können auch von Streptomyzeten verursacht werden. Von den Aktinomyzetomen abzutrennen ist eine exsudativ-pustulöse Hauterkrankung, die Streptotrichose, die durch Dermatophilus congolensis hervorgerufen wird. Diese Erkrankung verläuft beim Menschen sehr gutartig und heilt meistens innerhalb weniger Wochen spontan ab. Sie tritt nur nach sehr engem Kontakt mit Tieren auf.

6.2.6.4 Allergische Alveolitis

Eine ganze Reihe verschiedener Aktinomyzeten kann allergische Lungenerkrankungen auslösen. Nach Inhalation von Aktinomyzetenkonidien kommt es zur Sensibilisierung und zur Manifestation der Allergie bei Wiederkontakt. Die Aktinomyzetenkonidien befinden sich überwiegend in landwirtschaftlichen Produkten, die bekannteste Krankheitsentität der allergischen Alveolitis ist daher die sogenannte „Farmerlunge", anerkannt als Berufskrankheit. Die **Therapie** besteht in der Gabe von Antiallergika, evtl. auch von Kortikosteroiden, und in der Vermeidung der weiteren Exposition.

6.2.7 Erkrankungen durch Mykobakterien

Definition

Zur Gattung Mycobacterium gehören die Erreger der klassischen Tuberkulose, M. tuberculosis und M. bovis, die sogenannten atypischen Mykobakterien sowie Mycobacterium leprae als Erreger der Lepra.

Die Mykobakterien zählen zu den grampositiven Bakterien, zeichnen sich aber durch eine besondere Eigenschaft, die **Säurefestigkeit,** aus. Sie lassen sich daher mikroskopisch mit einem besonderen Färbeverfahren (Ziehl-Neelsen-Färbung) darstellen.

6.2.7.1 Tuberkulose

M. tuberculosis ist der Erreger der klassischen Tuberkulose, mit der Lungentuberkulose als häufiger Manifestation. M. bovis ist der Erreger der klassischen Darmtuberkulose. Eine weitere Spezies, M. africanum, ist eine taxonomisch zwischen M. tuberculosis und M. bovis stehende Spezies, die ausschließlich in Afrika vorkommt und auch eine typische Tuberkulose verursachen kann. Die durch die klassischen Mykobakterien hervorgerufenen Krankheitsbilder sind an anderer Stelle des Buches eingehend dargestellt (siehe Kap. 22.3.3). Hingewiesen sei an dieser Stelle nur auf die **mikrobiologischen Besonderheiten** dieser Bakterien. Neben ihrer speziellen Anfärbbarkeit (siehe Abb. 6.2-4) zeichnen sie sich durch eine lange Generationszeit aus. Dies bedeutet, daß der kulturelle **Erregernachweis** vier bis sechs Wochen erfordern kann. Der Tierversuch in Meerschweinchen erfordert normalerweise sechs bis acht Wochen. Weitergehende Differenzierungsmaßnahmen sowie Antituberkulotika-Empfindlichkeitsprüfungen können dann noch zusätzlich Zeit beanspruchen. Bezüglich des mikroskopischen Nachweises von säurefesten Stäbchen ist zu beachten, daß hierbei die untere Nachweisbarkeitsgrenze bei 10^4 bis 10^5 Bakterien/ml Untersuchungsmaterial liegt. Serologische Nachweisverfahren sind bisher unbefriedigend, das gleiche gilt für Antigennach-

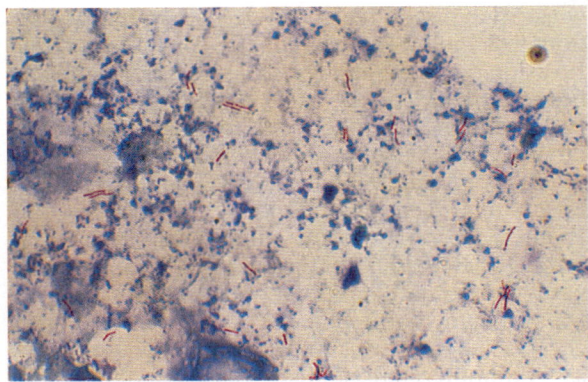

Abb. 6.2-4   Tuberkulose: Mycobacterium tuberculosis (Sputum; Ziehl-Neelsen-Färbung).

weisverfahren, z. B. mit Gensonden. Auch die **Chemotherapie** der Tuberkulose unterscheidet sich von der „normalen" antibakteriellen Chemotherapie. Sie erfordert ein langdauerndes kombiniertes Regime von mehreren Tuberkulostatika, um Resistenzentwicklungen (Selektion) vorzubeugen. Dennoch sind bereits multiresistente M.-tuberculosis-Klone beschrieben worden (vor allem in den USA), die nicht mehr therapierbar sind.

6.2.7.2 Atypische Mykobakteriosen

Bezüglich ihrer klinischen Bedeutung werden die opportunistisch-pathogenen Mykobakterien von den klassischen Tuberkuloseerregern abgegrenzt. Diese Gruppe von Mykobakterien zeichnet sich durch eine Vielzahl von Spezies aus, die zum Teil in der Normalflora, z.B. des Urogenitaltraktes, vorkommen können. Die mikrobiologische **Diagnose** der atypischen Mykobakterien ist über den kulturellen Erregernachweis möglich. Die Differenzierung stellt hohe Anforderungen an das diagnostische Labor. Bei nicht-abwehrgeschwächten Patienten können einige der atypischen Mykobakterien langwierige Weichteilinfektionen nach Minimalverletzungen verursachen. Sonst liegt ihre humanmedizinische Bedeutung darin, daß abwehrgeschwächte Patienten, und hier insbesondere HIV-Patienten, betroffen sind. Gerade bei diesem Patientenkreis spielt die Spezies M. avium-intracellulare eine wichtige Rolle. Klinik, Diagnostik und Therapie sind in Kap. 7 dargestellt.

6.2.7.3 Lepra

Mycobacterium leprae ist der Erreger der Lepra (Aussatz). Die Lepra zählt zu den am längsten bekannten Infektionskrankheiten. Sie kommt autochthon bei uns nicht mehr vor. M. leprae ist ein obligat intrazellulärer Parasit, mit besonderer Affinität zu Makrophagen und zu den Schwann-Zellen der Nerven. Bezüglich der **Klinik** wird eine tuberkuloide Form von der lepromatösen Form abgetrennt. Zusätzlich gibt es klinische Verläufe vom Borderline-Typ. Klinik, Diagnostik und Therapie der Lepra sind eine primäre Domäne der Dermatologie. Es muß daher auf entsprechende Werke dieses Fachgebietes verwiesen werden. Bezüglich der mikrobiologischen **Diagnostik** sei darauf hingewiesen, daß ein Erregernachweis mittels Kultur z.Z. noch nicht möglich ist. Auch der Tierversuch (Gürteltier) ist sehr limitiert. (Zur Meldepflicht siehe Tab. 6.2-1).

6.2.8 Erkrankungen durch Sporenbildner

Hautmilzbrand, Gasbrand und Tetanus sind klassische chirurgische Infektionen. Aus Sicht der Inneren Medizin klassische Krankheitsbilder – Lungen- und Darmmilzbrand sowie Botulis-

mus – kommen nur noch sehr selten vor. Dagegen spielen einige Bazillusarten, vor allem Bacillus cereus, zunehmend eine Rolle als opportunistische Erreger von pyogenen Infektionen wie Meningitis, Sepsis und Endokarditis, vor allem bei Intensivpflege- und abwehrgeschwächten Patienten.

6.2.8.1 Aerobe Sporenbildner

Milzbrand

Der Milzbrand ist eine Zoonose und wird durch Bacillus anthracis hervorgerufen. Der Milzbrand ist in Ländern der Dritten Welt noch ein sehr großes Problem, in der Bundesrepublik Deutschland dagegen selten und betrifft fast ausschließlich Menschen, die einen sehr engen Kontakt mit potentiell kranken Tieren haben.

Die häufigste Form ist der **Hautmilzbrand.** Hierbei gelangen Milzbrandsporen in kleinere oberflächliche Hautverletzungen. Nach einer kurzen Inkubationszeit entsteht eine rote Papel mit schwarzem Zentrum, die sich zu einer Pustel mit serös-blutiger Flüssigkeit weiterentwickelt (Pustula maligna). Bei weiterer Ausdehnung treten neue Bläschen auf, die miteinander verschmelzen können (Milzbrandkarbunkel). Bei Einatmen der Sporen entsteht der **Lungenmilzbrand,** der in Form einer atypischen hämorrhagischen Bronchopneumonie verläuft. Der reichliche blutige Auswurf ist hochinfektiös. Unbehandelt führt die Erkrankung in wenigen Tagen zum Tod. Bei Aufnahme der Milzbrandsporen mit der Nahrung kann ein **Darmmilzbrand** entstehen mit blutigem Erbrechen und blutigen Stühlen. Aus allen drei Organmanifestationen kann eine **Milzbrandsepsis** entstehen, die mit Fieber, Schüttelfrost, Hautblutungen, Splenomegalie und Schock sehr foudroyant verläuft und rasch zum Tode führt.

Die **Verdachtsdiagnose** wird durch Anamnese und klinischen Befund gestellt und mikrobiologisch durch die mikroskopische und kulturelle Untersuchung von entsprechenden Körpersekreten bzw. Abstrichen abgesichert. **Therapie** der Wahl ist die möglichst frühzeitige und hochdosierte Penicillin-G-Gabe. Chirurgische Eingriffe (Hautmilzbrand) sind immer kontraindiziert, da sie sehr schnell zur Milzbrandsepsis führen können. (Zur Meldepflicht siehe Tab. 6.2-1).

Opportunistische Bazillus-Infektionen

Bei Intensivpflege-Patienten, Patienten mit großflächigen Wunden oder Verbrennungen, Patienten mit schweren konsumierenden Grunderkrankungen sowie bei abwehrgeschwächten Patienten können andere Bacillus-Spezies als opportunistische Infektionserreger auftreten. Sie können dabei schwere Infektionen wie Endokarditis, Meningitis und Sepsis verursachen. Anders als beim Milzbrand gibt es hier keine erregertypische Klinik. Die **Erregerdiagnose** ist daher entscheidend, sie ist auch Voraussetzung für die Therapie, da sich die einzelnen Spezies in ihrer Antibiotikaempfindlichkeit zum Teil sehr unterscheiden. So ist die Spezies B. cereus fast immer Penicillin-resistent, während für die anderen Bacillus-Spezies Penicilline Mittel der Wahl sind. Häufig muß daher bei B.-cereus-Infektionen auf Reserveantibiotika wie z. B. Vancomycin zurückgegriffen werden.

Einige Stämme von B. cereus können aufgrund ihrer hohen proteolytischen Aktivität lebensmittelbedingte Enterotoxikosen verursachen.

6.2.8.2 Anaerobe Sporenbildner

Gasbrand/Gasödem

Der Gasbrand oder das Gasödem ist eine wichtige chirurgische Infektionskrankheit, die durch anaerobe Sporenbildner der Gattung Clostridium hervorgerufen wird.

Schon Stunden nach der Infektion kommt es zu Ödembildung. Verfärbung der Haut, Gasbildung im Gewebe und massiver Schmerzhaftigkeit. Sobald die von den Klostridien im Wundbereich gebildeten Toxine in die Blutbahn gelangen, kommt es zu **systemischen Zeichen** wie hohem Fieber, Unruhe und Kreislaufstörungen bis zum Schock. Nach dickdarmchirurgischen Eingriffen, Abdominalverletzungen mit Dickdarmöffnung oder auch bei nicht kunstgerechtem Abort kann der **Darmgasbrand** entstehen. Dieser verläuft meist sehr foudroyant und hat auch bei adäquater Therapie eine sehr hohe Letalität.

Häufigster **Erreger** des Gasbrandes ist Clostridium perfringens. Andere Gasödemerreger sind C. novyi, C. septicum und C. histolyticum.

Bei internistischen Patienten kann ein Gasödem auf dem Boden einer arteriellen Verschlußkrankheit mit Ulkus vor allen Dingen im Bereich der unteren Extremitäten auftreten. Die Infektion erfolgt hierbei überwiegend aus der normalen Hautflora der Zwischenzehenräume.

Klostridien – meistens **C. septicum** – können auch ein **allgemein-septikämisches** Krankheitsbild verursachen, ohne die sonst typische Gasbrandsymptomatik. Dies geschieht nicht selten bei Patienten mit anderen Grunderkrankungen im Bereich des Dickdarmes wie Divertikulitis und Dickdarmkarzinom. Die Klostridien können dabei in der Blutkultur nachgewiesen werden. Die Therapie besteht in der Gabe von Penicillin G (20–30 Mega), evtl. kombiniert mit Metronidazol.

Tetanus

Der Tetanus ist eine klassische chirurgische Infektionskrankheit, die nach jeder Art von Verletzung bei solchen Patienten auftreten kann, die keinen ausreichenden Antikörperschutz besitzen. Erreger ist Clostridium tetani.

Pathogenetisch verantwortlich für das Krankheitsbild ist das Tetanustoxin – Tetanusspasmin –, das am Ort der Infektion (Wunde) gebildet wird. Von da wandert es entlang den Nervenbahnen zu den Vorderhörnern des Rückenmarks, die normalerweise erregermodulierend auf motorische Neurone wirken. Dort blockiert es die Freisetzung der Transmittersubstanzen Glycin und γ-Aminobuttersäure. Daher kommt es zu unkontrollierten Fortsetzungen der Erregerimpulse aus dem zentralen Nervensystem (Spastik). Daraus erklärt sich die vielfältige Symptomatik des Tetanus mit klonisch-tonischen Krämpfen und vegetativen Erscheinungen. Nach einer Inkubationszeit von 4–14 Tagen kommt es zunächst zu einer Tonuserhöhung der Muskulatur, vor allem im Bereich der Kaumuskulatur (Trismus). Durch Befall der mimischen Muskulatur kommt es zu einem grinsend weinerlichen Gesichtsausdruck (Risus sardonicus), durch Befall der Nacken- und Rückenmuskulatur zum charakteristischen Opisthotonus. Schon durch geringste Außenreize kommt es zur Auslösung der tonisch-klonischen Krämpfe, dabei ist das Bewußtsein des Patienten nicht getrübt. Unbehandelt kommt es durch Lähmung der Schlundmuskulatur, des Zwerchfells und der Glottis letztlich zum Erstickungstod. Die wichtigste **Therapie** besteht in der sorgfältigen Wundtoilette, einer Penicillin-G-Gabe zur Verhinderung der weiteren Vermehrung und der dadurch bedingten Toxinbildung, vor allem aber in der Gabe von Antitoxin. Diese muß möglichst frühzeitig erfolgen, da das Antitoxin gegen schon im zentralen Nervensystem gebundenes Tetanustoxin nicht mehr wirksam ist. Zusätzlich ist im Vollbild der Erkrankung eine zum Teil lang dauernde intensivtherapeutische Behandlung notwendig, mit Sedierung, Muskelrelaxierung und dadurch bedingter Dauerbeatmung. Eine ganz entscheidende Bedeutung kommt daher der **Tetanusprophylaxe** bei Verletzungen zu, hierzu gehören die ausreichende Grundimmunisierung mit einem Tetanustoxoidimpfstoff, Auffrischungsimpfungen in gewissen Zeitabständen und eine zusätzliche Gabe von Tetanushyperimmunglobulin immer dann, wenn kein ausreichender Impfstoff besteht bzw. nicht sicher nachgewiesen werden kann. Die Letalität ist im Vollbild der Erkrankung hoch.

Clostridium-difficile-Infektion

Eine weitere Klostridienart, **Clostridium difficile,** ist ätiopathogenetisch verantwortlich für die **Antibiotika-assoziierte Diarrhö** bzw. für die **Antibiotika-assoziierte pseudomembranöse Kolitis.** Diese Krankheitsbilder treten überwiegend infolge einer längeren Antibiotikatherapie (Ausnahmen bisher nur Vancomycin, Teicoplanin und Metronidazol) auf, seltene Fälle wurden auch als nosokomiale Infektion beschrieben. Pathogenetisch kann es durch die Antibiotikatherapie zu einer Umstellung in der Dickdarmflora kommen, die durch selektive Keimabtötung zu einem Überwuchern oder sekundären Einwandern von Clostridium difficile führt. Dieser Sporenbildner produziert zwei verschiedene Toxine, die einen zytotoxischen Effekt auf die Mukosa des Darms bzw. eine enterotoxische Wirkung haben. Klinisch imponieren gehäufte, teils blutige Durchfälle und kolikartige Mittel- und Unterbauchschmerzen, die zum Teil so stark sein können, daß der Eindruck eines akuten Abdomens entsteht. Gleichzeitig besteht Fieber mit oder ohne Schüttelfrost. Klinisch-chemisch finden sich eine Leukozytose, BSG-Erhöhung, Thrombopenie und Hypalbuminämie. Schwerwiegende Komplikationsmöglichkeiten sind das toxische Megakolon, die spontane Dickdarmperfusion und die dadurch entstehende Peritonitis mit Sepsis. Methoden der Wahl zur Sicherung der **Diagnose** sind Koloskopie und Toxinnachweis im Stuhl (ELISA), eventuell zusätzlicher kultureller Erregernachweis. Die Morphologie der Mukosa in diesem Zustand reicht von einem Ödem über Auflagerung von weißlichen Plaques bis hin zur Bildung von Pseudomembranen, die aus Fibrin, neutrophilen und eosinophilen Granulozyten und Nekrosen bestehen. Erste und wichtigste **therapeutische Maßnahme** ist das sofortige Absetzen der Antibiotikatherapie. Die Therapie der Wahl besteht in der oralen Gabe von Vancomycin (oral nicht resorbierbar) oder Metronidazol (leichte Fälle). Die pseudomembranöse Kolitis ist eine insgesamt seltene Erkrankung, lavierte Verläufe oder die Antibiotika-assoziierte Diarrhö sind wesentlich häufiger und entgehen oft der Diagnose.

Botulismus

Der Botulismus ist keine eigentliche Infektionskrankheit, sondern eine **Intoxikation** mit dem von C. botulinum produzierten Toxin, das in sieben verschiedene Typen unterteilt werden kann. Es ist nach heutigem Kenntnisstand das stärkste bakterielle Toxin (siehe auch Tab. 6.2-1). Das Toxin ist hitzelabil und wird durch längeres Kochen zerstört. Es wird unter geeigneten anaeroben Bedingungen von C. botulinum vor allem in verdorbenen Lebensmitteln (Gemüse, Fisch, Fleisch) produziert. Das Botulinum-Toxin wirkt neurotoxisch. Angriffspunkte sind die Nervenendplatten des peripheren Nervensystems, wo die Freisetzung von Azetylcholin verhindert wird. Dadurch kommt es zur Lähmung der betroffenen Muskulatur, der Tod erfolgt durch Paralyse der Atemmuskulatur. **Mikrobiologisch-diagnostisch** kann man versuchen, das Toxin aus dem Lebensmittel, Erbrochenen oder Serum durch Tierversuch nachzuweisen. Die **Therapie** der Wahl besteht in der frühzeitigen Gabe von Antitoxin. Eine Antibiotikagabe ist sinnlos (siehe auch Kap. 18.6).

6.2.9   Erkrankungen durch Salmonellen

Bei den durch Salmonellen verursachten Erkrankungen werden klinisch die zyklischen Allgemeininfektionen Typhus (S. typhi) und Paratyphus (S. paratyphi A, B, C) von den lokalen Enteritis-Salmonellosen (z.B. S. typhimurium, S. enteritidis) abgetrennt. Als dritte Form können gelegentlich septische Krankheitsbilder, vor allen Dingen bedingt durch Enteritis-Salmonellen, vorkommen, die sich dann jedoch nicht von der gramnegativen Sepsis mit anderen Erregern unterscheiden. Die Übertragung erfolgt überwiegend durch den oralen Infektionsweg. Das Vollbild eines Typhus oder Paratyphus zeigt ein charakteristisches klinisches Bild. Das Hauptsymptom bei der Enteritis-Salmonellose sind zum Teil heftige Durchfälle. Die Sicherung der Diagnose Typhus und Paratyphus erfolgt über die positive Blutkultur, später auch serologisch. Die Diagnose einer Enteritis-Salmonellose wird durch den Erregernachweis im Stuhl gestellt. Bei typhösen Verläufen einer Salmonellose ist Chloramphenicol Mittel der Wahl. Alternativsubstanzen sind Co-trimoxazol und die Chinolone, bei Kindern unter Umständen auch Ampicillin.

Definition

Die Gattung Salmonella zeichnet sich durch einen sehr großen Arten- bzw. Serovarreichtum aus. Nach der heutigen exakten Taxonomie besteht die Gattung nur aus einer Spezies, S. enterica. Humanmedizinisch bedeutsam ist nur die Subspezies (S. enterica, Subspezies enterica) mit einer großen Vielfalt von Serovaren. Unter klinischen Gesichtspunkten hat sich folgende Einteilung bewährt: S. typhi ist der klassische Erreger des Typhus, S. paratyphi Erreger des Paratyphus, unterteilt in die Gruppen A, B und C. Die wichtigsten Erreger von Enteritis-Salmonellosen sind S. typhimurium und S. enteritidis. Die übrigen Enteritis-Salmonellen werden aufgrund ihrer Oberflächenantigene (O-Gruppen) und ihrer Geißelantigene (H-Gruppen) typisiert. Sie können dann aufgrund der Antigenformel benannt werden oder mit einem speziellen Namen, der meist nach dem ersten Nachweisort erfolgt (z.B. S. coeln).

6.2.9.1   *Typhus abdominalis*

Der Typhus abdominalis ist eine zyklische Allgemeininfektion durch Salmonella typhi. Nach einer Inkubationszeit von 1–3 Wochen beginnt die Krankheit mit katarrhalischen Beschwerden, gefolgt von einem typischen stufenförmigen Fieberanstieg bis zu einer Plateauphase von etwa 40 °C. Ab der zweiten Krankheitswoche bildet sich die typische Kontinua mit Temperaturen zwischen 39 und 41 °C aus. Weitere Symptome sind abdominelle Schmerzen, Kopfschmerzen und eine relative Bradykardie. Ab der dritten Krankheitswoche treten meistens delirante Zustände auf. Es kommt zu erbsbreiartigen Durchfällen. Therapie der Wahl bei Erwachsenen ist Chloramphenicol, moderne Chinolone sind mögliche Alternativsubstanzen.

Definition

Der Typhus abdominalis ist eine zyklische Allgemeininfektion, verursacht durch S. typhi.

Epidemiologie

Der Typhus kommt weltweit vor, obwohl autochthone Typhusfälle bei uns selten sind. Meist handelt es sich hier um eingeschleppte Fälle (Touristikmedizin). Der Mensch ist das einzige Erregerreservoir für S. typhi, die Bakterien werden überwiegend nur mit dem Stuhl ausgeschieden. Die wichtigste **Infektionsquelle** sind nicht Patienten mit akuter Erkrankung, sondern sogenannte „Dauerausscheider"; die nach durchgemachter manifester Infektion oder nach inapparent verlaufender Infektion weiter S. typhi ausscheiden. Die **Übertragung** erfolgt überwiegend indirekt durch Trinkwasser oder kontaminierte Lebensmittel über den oralen Infektionsweg. Eine direkte Schmutz-Schmierinfektion ist wesentlich seltener.

Pathogenese und Klinik

Nach oraler Aufnahme gelangen die Typhusbakterien in den Darm. Da nur ein Teil im sauren Milieu des Magens überlebt, sind zur Infektion hohe Keimzahlen erforderlich. Vom Darm aus gelangen sie über die Lymphgefäße und den Ductus thoracicus in die Blutbahn. Infolge der bakteriämischen Phase kann es dann zur Manifestation in vielen Organen und Gewebsbereichen kommen. Die genauen Pathomechanismen sind bis heute noch nicht völlig geklärt. Besonders angeschuldigt werden das Salmonellen-Endotoxin und das Vi-Oberflächenantigen.

Nach einer Inkubationszeit von normalerweise 1–3 Wochen, bei geringerer Infektionsdosis auch wesentlich länger, beginnt die Erkrankung zunächst mit uncharakteristischen katarrhalischen Beschwerden. Danach kommt es in der **ersten Krankheitswoche** zum typischen stufenförmigen Fieberanstieg, bis eine Plateauphase von etwa 40 °C erreicht wird (siehe Abb. 6.2-5). Weiterhin klagen die Patienten in der ersten Krankheitswoche über abdominelle Schmerzen, Kopfschmerzen und Obstipation. Meist findet sich eine relative Bradykardie. Ab der **zweiten Krankheitswoche** bildet sich die typische Kontinua mit Temperaturen zwischen 39 und 41 °C aus. Es tritt eine Splenomegalie auf. Die Patienten fühlen sich schwerkrank. Zusätzlich tritt bei etwa einem Drittel der Patienten ein typischer Hautausschlag (Roseolen) auf (siehe Abb. 6.2-6). Ab der **dritten Krankheitswoche** treten delirante Zustände

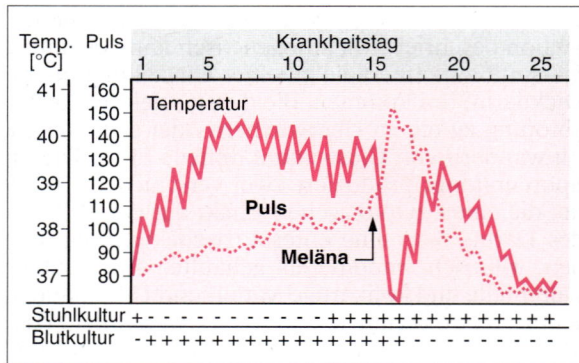

Abb. 6.2-5 Typischer klinischer Verlauf während einer 26tägigen Erkrankung an Typhus/Paratyphus bei fehlender spezifischer antibiotischer Behandlung. Unten sind die Tage angegeben, an denen Erregernachweise im Stuhl und Blut geführt werden können.

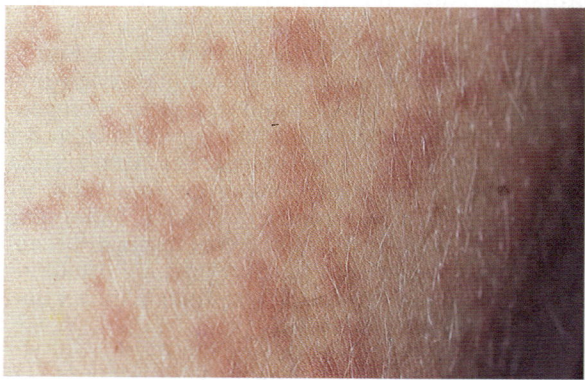

a

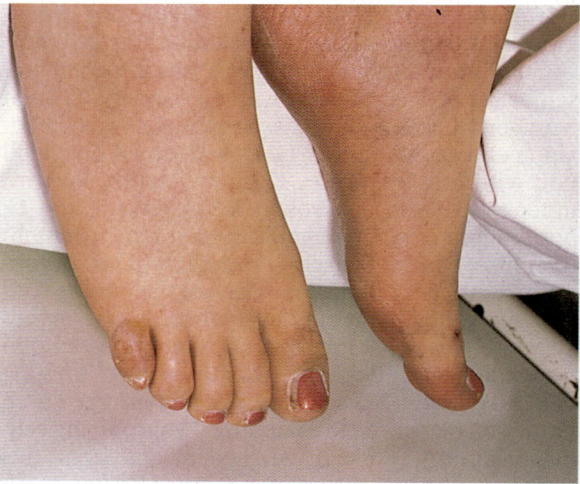

b

Abb. 6.2-6 Typhus abdominalis.
a) Makulopapulöses Exanthem,
b) Roseolen.

auf. Zusätzlich kommt es zu erbsbreiartigen Durchfällen. Durch den Befall des lymphozytären Gewebes der Lymphfollikel bzw. der Peyer-Plaques können zusätzliche intestinale Blutungen auftreten, in Einzelfällen eine Perforation des Darmes mit folgender Peritonitis. In der **vierten Krankheitswoche** kommt es dann zur Entfieberung.

Zu betonen ist jedoch, daß dieser typische Fieberverlauf heute normalerweise nicht mehr gesehen wird, da auch ohne die Diagnose „Typhus" meist eine kalkulierte, breitgerichtete antibakterielle Chemotherapie begonnen wird, die auch S. typhi einschließt! **Komplikationen** sind eine wahrscheinlich toxisch bedingte Kreislaufdepression, vor allem in der ersten Krankheitswoche, aber auch Herzversagen als Folge einer typhösen Myokarditis. Bedingt durch die Bakteriämiephase kann es zur Absiedlung von Typhusbakterien in anderen Organen und Gewebsbereichen mit entsprechender Infektionssymptomatik kommen: Meningitis, Pneumonie, Arthritis, Spondylitis, Osteomyelitis, Cholezystitis. Ohne Behandlung oder bei nichtsuffizienter chemotherapeutischer Behandlung kann es nach fieberfreien Intervallen oft mehrmals zu Rezidiven kommen.

D Diagnostik und Differentialdiagnose

Bei entsprechender Anamnese (Reiseanamnese) und typischem Verlauf läßt sich häufig schon klinisch die Verdachtsdiagnose „Typhus abdominalis" stellen. Richtungweisend sind das Auftreten von **Roseolen,** das Fehlen jeglicher eosinophiler Leukozyten in mehreren Blutausstrichen, eine Leukopenie trotz septisch-toxischen Krankheitsbilds und eine relative Bradykardie. Die **Erregerdiagnose** gelingt im sehr frühen Krankheitsstadium evtl. noch im Stuhl, in der ersten und zweiten Krankheitswoche ausschließlich in der Blutkultur. Am Ende der zweiten Krankheitswoche gelingt dann meistens wieder die Isolierung aus dem Stuhl. Wegen der schwierigen Isolierungsbedingungen – Selektivnährböden notwendig – kann dies mehrere Tage erfordern. Ab Ende der ersten bzw. Beginn der zweiten Krankheitswoche kommt es zur meßbaren Antikörperbildung, hohe Titer werden ab der dritten Krankheitswoche erreicht. Daher kann die Diagnose „Typhus" so serologisch (Widal-Reaktion) zusätzlich abgesichert werden. Zu berücksichtigen ist jedoch, daß bei sehr frühzeitig begonnener antibiotischer Therapie der Antikörpernachweis negativ bleiben kann. Zur Differentialdiagnose siehe auch Tabelle 6.2-2.

▼ Therapie und Prophylaxe

Therapie der Wahl beim Typhus ist, zumindest beim Erwachsenen, Chloramphenicol. Heute sind auch die modernen Chinolone gute Alternativsubstanzen, dies gilt vor allen Dingen für Spätmanifestationen, insbesondere am Knochen. Andere Alternativsubstanzen, speziell bei Kindern, sind Co-trimoxazol bzw. Ampicillin. Ein durchgemachter Typhus ver-

Tab. 6.2-2 Spektrum wichtiger invasiver und nicht-invasiver bakterieller Enteritiserreger

	nicht-invasiv	invasiv
Lokalisation:	proximaler Dünndarm	distaler Dünndarm + Kolon
Klinik:	(wäßrige) Diarrhö	Dysenterie
Leukozyten im Stuhl:	–	+
	V. cholerae	S. typhi/paratyphi*
	E. coli (ETEC, EPEC)	S. enteritidis
	S. aureus	Shigella spp.
	B. cereus	V. parahaemolyticus
	C. perfringens	E. coli (EIEC)
	Salmonella spp. (?)	C. difficile (?)
		Campylobacter (?)
		Y. enterocolitica*

? nicht eindeutig; Mischformen möglich
* auch Penetration möglich (systemische Infektion, z. B. Typhus abdominalis)

leiht normalerweise eine längerdauernde Immunität. Eine **aktive Schutzimpfung** mit einem oralen Impfstoff steht zur Verfügung (Reiseimpfung).

Der Typhus gehört zu den nach dem Bundesseuchengesetz meldepflichtigen Infektionskrankheiten. Entscheidende Maßnahmen zur Verhütung und Bekämpfung von Typhus sind in unseren Breiten die Einhaltung von entsprechenden hohen Standards in der Lebensmittel- und Wasserhygiene. Durch suffiziente Meldesysteme müssen Ausbrüche frühzeitig erkannt werden. Dauerausscheider unterliegen der regelmäßigen Überwachung durch die Gesundheitsbehörden (siehe Tab. 6.2-1). Erkrankte sollen im Krankenhaus isoliert werden, die entsprechenden Vorschriften zur laufenden Desinfektion müssen beachtet werden.

6.2.9.2 Paratyphus

Der Paratyphus A, hervorgerufen durch S. paratyphi A, und der Paratyphus C, verursacht durch S. hirschfeldii (früher S. paratyphi C) kommen ausschließlich in tropischen und subtropischen Ländern und vereinzelt in Regionen des Mittelmeerraumes vor. Der Paratyphus B, verursacht durch S. schottmuelleri (früher S. paratyphi B), kommt dagegen auch bei uns vor.

Das **klinische Bild** des Paratyphus B ist dem des Typhus abdominalis sehr ähnlich, obwohl generell die Verläufe weniger schwer sind. Auch für Diagnostik und Therapie gilt das für Typhus abdominalis Gesagte.

6.2.9.3 Enteritis-Salmonellose

Obwohl S. typhimurium und S. enteritidis zu den häufigsten und klinisch bedeutsamsten Erregern von Enteritis-Salmonellosen gehören, können etwa weitere 120 sogenannte „Enteritis-Salmonellen" eine lokale Infektion des Dünndarms und des oberen Dickdarms verursachen. Die **Klinik** ist vor allem geprägt durch abdominelle Schmerzen, Diarrhöen und in einigen Fällen Erbrechen. Fieber muß nicht auftreten. Die Enteritis-Salmonellen werden bei uns als die wichtigsten Erreger von bakteriell bedingten Gastroenteritiden angesehen. Die **Diagnosesicherung** erfolgt über den **Erregernachweis** im Stuhl. Wegen der erschwerten Isolierungsbedingungen kann dies mehrere Tage erfordern. Bis auf wenige Ausnahmefälle ist die **Therapie** rein symptomatisch: antidiarrhöisch und Volumen- und Elektrolytersatz. Nur bei Säuglingen und Kleinkindern kann die Gabe von Antibiotika, meistens Co-trimoxazol oder Ampicillin, indiziert sein. In Ausnahmefällen können Enteritis-Salmonellen auch septikämische bzw. septische Krankheitsbilder verursachen, die sich dann nicht von der gramnegativen Sepsis, bedingt durch andere gramnegative Erreger, unterscheidet. Eine Ausnahme bilden HIV-Patienten, bei denen die Salmonellen-Septikämien, wie die Sepsis generell, deutlich blander verlaufen. Entsprechend gelten die dafür notwendigen Maßnahmen in Diagnostik und Therapie.

Bezüglich Epidemiologie und Prävention der Enteritis-Salmonellosen gilt das für Typhus abdominalis Gesagte.

6.2.10 Erkrankungen durch Shigellen

Shigellen sind Erreger der bakteriellen Ruhr. Die schwerste Ruhrform durch S. dysenteriae Typ I tritt in Europa nicht auf. Bei uns werden leichtere Ruhrformen durch S. flexneri und S. sonnei verursacht. Die bakterielle Ruhr ist klinisch charakterisiert durch sehr häufige und schmerzhafte Stuhlentleerungen mit Beimengungen von Schleim, Eiter und Blut. Volumen- und Elektrolytverlust, aber auch die direkte Wirkung des Shiga-Toxins können zu einem toxischen Krankheitsbild mit Herz-Kreislauf-Depression führen. Darmblutungen und -perforationen sind schwere Komplikationen. Eine chronische Verlaufsform ist möglich.

Kasuistik

Ein 21jähriger deutscher Student wird mit kolikartigen Mittel- und Unterbauchschmerzen in die Klinik eingewiesen. Bei der **Anamnese** gibt er an, vor zwei Tagen von einer vierwöchigen Rundreise durch die Türkei zurückgekehrt zu sein. Hier habe er dann gleich Durchfälle bekommen, die schnell an Stärke und Frequenz zugenommen hätten. Dabei sei jede Stuhlentleerung mit stärksten Bauchschmerzen verbunden. In der **Klinik** ist die produzierte Stuhlmenge sehr gering und zeigt Auflagerungen von Schleim und Blut. Der gesamte Mittel- und Unterbauch ist stark druckschmerzhaft, keine Resistenzen tastbar. Im **Ultraschall** lassen sich außer einer vermehrten Luftfüllung des Darmes keine Auffälligkeiten nachweisen. Bei der **Ko-**

loskopie, die wegen der sehr starken Schmerzen nach kurzer Zeit abgebrochen werden muß, zeigt sich eine stark entzündlich veränderte Dickdarmschleimhaut im einsehbaren sigmoidalen Bereich mit Rötung, Ödem und beginnenden vereinzelten ulzerösen Aufwerfungen. Mit der **Verdachtsdiagnose** Ruhr wird körperwarmer Stuhl zur Untersuchung auf Amöben entnommen sowie ein Rektalabstrich zur Untersuchung auf Shigellen. Nach zwei Tagen wird Shigella boydii im Rektalabstrich nachgewiesen und wegen der schweren Klinik eine **Therapie** mit modernen Gyrasehemmern eingeleitet.

Definition

Shigellen sind unbewegliche gramnegative Stäbchen, die zur Familie der Enterobacteriaceae gehören. Erreger der klassischen bakteriellen Ruhr ist S. dysenteriae Typ I. Weitere Spezies sind S. flexneri, S. sonnei und S. boydii.

Epidemiologie

S. dysenteriae kommt nahezu ausschließlich in tropischen und subtropischen Gebieten von Mittel- und Südamerika vor, sicher nicht in Europa. S. boydii hat als hauptsächliches Verbreitungsgebiet Vorderasien und Nordafrika. S. flexneri und S. sonnei kommen weltweit und damit auch bei uns vor. Der Mensch ist das einzige **Erregerreservoir** der Shigellen. Sie werden mit dem Stuhl ausgeschieden. Die **Infektion** erfolgt überwiegend oral durch Wasser oder kontaminierte Lebensmittel. Vor allem in Ländern mit niedrigem Hygienestandard spielen Fliegen eine wichtige Rolle bei der Kontamination von Wasser und Lebensmitteln. Neben klinisch manifest Erkrankten sind Dauerausscheider ein wichtiges Erregerreservoir. Die bakterielle Ruhr ist eine Erkrankung der warmen Jahreszeiten. Dementsprechend sind Länder in warmen Klimaten besonders betroffen. Autochthone Ruhrfälle treten bei uns selten, dann meistens ausbruchsartig auf Säuglingsstationen, in Kinderheimen und in Altenheimen auf.

Pathogenese und Klinik

Nach oraler Aufnahme gelangen die Shigellen in den Darm, bei schweren Ruhrverläufen manifestiert sich die Erkrankung vorwiegend am Dickdarm. **Pathogenetisch** entscheidend sind neben den Endotoxinen verschiedene, von den Shigellen-Spezies unterschiedlich gebildete Exotoxine. Das von S. dysenteriae Typ I gebildete Shiga-Toxin ist eines der potentesten bakteriellen Toxine mit neurotoxischer und zytotoxischer Wirkung. Bei schweren Verlaufsformen kommt es in der Mukosa des Dickdarms zu Nekrosen und Geschwürsbildung.

Nach einer **Inkubationszeit** von zwei bis sieben Tagen beginnt die Erkrankung mit einer zunehmenden Stuhlentleerungsfrequenz. Daraus entwickelt sich ein wäßriger Durchfall, der bei schweren Verläufen durch Beimengungen von Schleim, Eiter und Blut gekennzeichnet ist. Charakteristisch sind dann sehr häufige (bis zu 40 pro Tag) **Stuhlentleerungen,** die mit schmerzhaften Tenesmen verbunden sind.

Das Auftreten von Fieber ist fakultativ. Die weitere **Symptomatologie** ist bedingt durch den Flüssig- keits- und Elektrolytverlust. Bei der Infektion mit stark Toxin-bildenden Stämmen kommen allge- mein-toxische Erscheinungen hinzu. Betroffen sind Herz-Kreislauf-System und Zentralnervensystem. Darmblutungen und -perforationen mit folgender Peritonitis sind ernste, oft tödlich verlaufende Kom- plikationen bei schweren Ruhrverläufen. In man- chen Fällen kann sich an das akute Krankheitsbild eine chronisch-subakute Verlaufsform anschließen mit wechselnden Durchfällen. Im Gefolge von Shigellosen wurde das Auftreten eines Reiter-Syn- droms bzw. eines hämolytisch-urämischen Syn- droms beschrieben. Die durch S. flexneri und S. son- nei in unseren Breiten verursachte Ruhr verläuft überwiegend milde; hier stehen gastroenteritische Beschwerden mit Durchfall im Vordergrund, wäh- rend eine kolitische Komponente fehlen kann. Bei Patienten mit gastroenteritischen Beschwerden mit oder ohne Fieber nach Auslandsaufenthalt müssen Shigellen in die Differentialdiagnose mit einbezo- gen werden.

D Diagnostik und Differentialdiagnose

Schwere Verlaufsformen der bakteriellen Ruhr sind häufig schon klinisch durch die vielen schmerz- haften Stuhlentleerungen mit Schleim- und Blut- beimengungen diagnostizierbar. Die **endoskopische Diagnose** einer ulzerierenden Kolitis kann weiter richtungsweisend sein. Die Sicherung der Diagnose erfolgt durch den **Erregernachweis** im Stuhl oder besser im Rektalabstrich. Die Stuhlprobe bzw. der Rektalabstrich muß möglichst ohne große Trans- portzeit in das diagnostische Institut verbracht wer- den, da die Erreger relativ umweltempfindlich sind. Bei schweren Verlaufsformen müssen differential- diagnostisch eine Antibiotika-assoziierte pseudo- membranöse Kolitis und schwere Colitis-ulcerosa- Verlaufsformen ausgeschlossen werden, bei Fällen nach bestimmten Auslandsaufenthalten auch eine Amöbenruhr. Bei leichteren, überwiegend enteriti- schen Verlaufsformen müssen Enteritiden, bedingt durch andere bakterielle Erreger (Campylobacter, Yersinien, Salmonellen) sowie eine Antibiotika-as- soziierte Diarrhö in die Differentialdiagnose einbe- zogen werden (siehe auch Tab. 6.2-2).

▼ Therapie und Prophylaxe

Bei leichten enteritischen Verlaufsformen ist über- wiegend nur eine symptomatische Therapie erfor- derlich. Bei schweren Verlaufsformen einer bakte- riellen Ruhr ist Chloramphenicol Mittel der Wahl bzw. moderne Chinolone. Eine **Impfprophylaxe** ist nicht möglich. Die wichtigste Präventivmaßnahme besteht wie bei der Bekämpfung der Salmonellosen in der Verbesserung der persönlichen allgemeinen Hygiene, aber auch in der Einhaltung der entspre- chenden Lebensmittel- und Wasserhygiene. In En- demiegebieten spielt auch die Fliegenbekämpfung eine wichtige Rolle. Bei Auslandsreisen, vor allem

in subtropische und tropische Gebiete, müssen entsprechende Vorsichtsmaßregeln eingehalten werden. Verdacht, Erkrankung und Todesfall an bakterieller Ruhr, aber auch Ausscheidertum sind **meldepflichtig** (siehe Tab. 6.2-1). Dauerausscheider unterliegen der entsprechenden Überwachung durch die Gesundheitsbehörde.

6.2.11 Yersiniosen

Definition

Die Gattung Yersinia gehört zur Familie der Entero- bacteriaceae. Die historisch bedeutsamstes Spezies ist Y. pestis, Erreger der Pest. Die beiden Spezies Y. enterocolitica und Y. pseudotuberculosis kom- men weltweit vor. Sie verursachen altersabhängig unspezifische Infektionssyndrome, vor allen Din- gen Enterokolitiden, mesenteriale Lymphadenitis und Pseudo-Appendizitis. Von beiden Yersinien-Spezies gibt es unterschiedli- che Serotypen. Die wichtigsten sind die Serovare O3 und O9 für Y. enterocolitica und die Serovare OI und OIV für Y. pseudotuberculosis.

6.2.11.1 *Yersinia enterocolitica*

Y. enterocolitica kommt ubiquitär vor. Als für den Menschen wichtigste Infektionsquellen werden keimtragende Haustiere bzw. Nahrungsmittel tie- rischer Herkunft angesehen. Die **Infektion** erfolgt überwiegend peroral (siehe Tab. 6.2-2). Die **Patho- genese** ist noch relativ unklar, von Bedeutung sind die Fähigkeiten der Yersinien, an Mukosa-Epithel zu adhärieren, aber auch lymphoretikuläres Gewe- be zu invadieren. Gesichert ist die Bedeutung eines Plasmid-kodierten äußeren Membranproteins (YOP) für die Humanpathogenität. Mehrere klinische **Ver- laufsformen** sind bekannt. Am häufigsten ist die akute Enteritis bzw. Enterokolitis, die überwiegend Säuglinge und Kleinkinder bis zu sechs Jahren und dann wieder Erwachsene über 30 Jahre betrifft. **Symptomatologisch** imponieren Fieber, Erbrechen, allgemeines Krankheitsgefühl und breiige bis wäß- rige Stühle – selten mit Schleim- oder Blutbei- mengungen –, die mit kolikartigen abdominellen Schmerzen einhergehen. Der Beginn der Erkran- kung ist meistens akut. Von der Schwere her gibt es deutlich unterschiedliche Verläufe. Spätestens nach zwei Wochen kommt es zum Sistieren der Sym- ptome. Bei Patienten zwischen dem 10. und dem 30. Le- bensjahr imponiert die Yersiniose überwiegend als akute bis subakute Appendizitis, als akute termina- le Ileitis oder als mesenteriale Lymphadenitis. Hier kann das klinische Erscheinungsbild von einer leichteren abdominellen Schmerzsymptomatik mit leichten Durchfällen bis hin zum Bild des akuten Abdomens reichen. Ein septikämischer Verlauf ist sehr selten, dann nahezu ausschließlich bei Patien- ten mit konsumierenden Grundleiden wie Leberzirrhose, Diabetes, chronischem Alkoholabusus, malignen Tumoren etc.

Bei allen Verlaufsformen können reaktiv-immunpathologisch Postinfektionssyndrome auftreten. Die wichtigsten sind Arthritis, Arthralgien, Erythema nodosum und Erythema exsudativum multiforme. Das Auftreten der Postinfektionssyndrome ist signifikant mit dem Histokompatibilitätsantigen HLA-B27 assoziiert, das Erythema nodosum betrifft vorwiegend Frauen im jungen bis mittleren Erwachsenenalter. Sehr seltene Komplikationen sind Myokarditis, Uveitis und Reiter-Syndrom. Wegen der nicht-erregertypischen Klinik ist die **Diagnosesicherung** durch den **Erregernachweis** entscheidend. Dieser läßt sich aus Stuhl, Operationsmaterial und evtl. aus der Blutkultur einfach führen. Antikörpernachweisverfahren (Makro-, Mikroagglutination) spielen in der Diagnostik von akuten Enterokolitiden keine Rolle. Bei subakut oder chronisch verlaufenden Pseudoappendizitisformen und in der Diagnostik von Postinfektionssyndromen spielen sie dagegen eine bedeutende Rolle (Titerverlauf!).

Normalerweise ist sowohl beim enteritischen als auch beim pseudoappendizitischen Krankheitsverlauf eine antibakterielle **Chemotherapie** nicht erforderlich. Ist ist dagegen zwingend bei rezidivierenden abdominellen Verläufen, bei septikämischen Verläufen und vor allen Dingen bei den reaktiven Folgesyndromen. Y. enterocolitica ist resistent gegen Penicilline und ältere Cephalosporine. Therapie der Wahl sind Tetracycline, moderne Cephalosporine der dritten Generation, Chloramphenicol und Co-trimoxazol.

6.2.11.2   *Yersinia pseudotuberculosis*

Erkrankungen durch Y. pseudotuberculosis sind ebenfalls Zooanthroponosen, die Infektkette ist aber bis heute ungeklärt. Auch hier wird ein oraler Infektionsweg angenommen, die weitergehende **Pathogenese** ist noch sehr unklar. Eine Besonderheit scheint die Affinität von Y. pseudotuberculosis zum lymphatischen Gewebe im abdominellen Bereich zu sein.

Im Gegensatz zur Yersiniose durch Y. enterocolitica ist die wichtigste klinische Manifestation die **Pseudoappendizitis** – mesenteriale Lymphadenitis, akute terminale Ileitis, Appendizitis –, die ihren Häufigkeitsgipfel in den Altersgruppen von 6–18 Jahren hat. Wesentlich seltener ist der Verlauf als Enteritis bzw. Enterokolitis, betroffen sind dann nahezu ausschließlich Erwachsene über 18 Jahre. Ebenfalls extrem selten ist ein septikämischer Verlauf, betroffen sind dann wiederum stark abwehrgeschwächte Patienten. Begleitende Krankheitserscheinungen sind die reaktive Arthritis und das Erythema nodosum. Die **Erregerdiagnose** aus Schleimhaut-Biopsien, Operationsmaterial, seltener aus Stuhl, ist möglich. Bei Y.-pseudotuberculosis-Infektionen spielt jedoch die **serologische Diagnose** (Titerverlauf im Mikroagglutinationstest) eine wichtigere Rolle.

Bei den meisten pseudoappendizitischen und auch enteritischen Verlaufsformen ist keine antibakterielle Chemotherapie erforderlich. Nur bei schwerem Verlauf, Septikämie und Folgeerkrankungen ist eine **Antibiotikatherapie** mit Tetracyclinen, Ampicillin oder Co-trimoxazol indiziert.

Bei beiden Yersiniosen sind enteritische Verlaufsformen nach dem Bundesseuchengesetz **meldepflichtig** (siehe Tab. 6.2-1).

6.2.11.3   *Pest*

Die Pest, hervorgerufen durch Y. pestis, ist eine der ältesten und auch gefährlichsten Zooanthroponosen. Nagetiere, vor allen Dingen Ratten, bilden das wichtigste Erregerreservoir, Flöhe die wichtigsten Vektoren. Die Pest kommt bei uns autochthon nicht mehr vor. Wegen der relativ kurzen Inkubationszeit sind auch touristisch eingeschleppte Fälle extrem selten (siehe auch Tab. 6.2-1).

6.2.12   Erkrankungen durch fakultativ pathogene Enterobacteriaceae

Die Familie der Enterobacteriaceae zeichnet sich durch einen sehr großen Artenreichtum aus. Viele Gattungen besitzen auch eine humanmedizinische Bedeutung. Während den Salmonellen, Shigellen und Yersinien überwiegend spezielle Krankheitsentitäten zugeordnet werden können (siehe Kap. 6.2.9, 6.2.10 und 6.2.11), ist dies bis auf wenige Ausnahmen für die meisten anderen Gattungen nicht möglich. Daher trennt man diese Enterobacteriaceae-Arten als fakultativ-pathogene Erreger ab. Die wichtigsten Gattungen mit ihren häufigen Arten sind in Tabelle 6.2-3 aufgeführt.

Tab. 6.2-3   Fakultativ pathogene gramnegative Stäbchen der Familie Enterobacteriaceae

Gattung	häufige Arten
Escherichia	E. coli
Klebsiella	K. pneumoniae
	K. oxytoca
Citrobacter	C. freundii
	C. diversus
Enterobacter	E. cloacae
	E. aerogenes
Serratia	S. marcescens
	S. liquefaciens
Proteus	P. mirabilis
	P. vulgaris
Providencia	P. stuartii
Morganella	M. morganii
Hafnia	H. alvei
Erwinia	E. herbicola

Die große Bedeutung dieser gramnegativen Stäbchen liegt heute darin, daß sie zusammen mit S. aureus die wichtigsten Erreger **nosokomialer Infektionen** sind. Dies betrifft vor allen Dingen Harnwegsinfektionen, Pneumonien, Wundinfektionen und Peritonitiden. In ihren schwersten Verlaufsformen kann aus den vorgenannten Erkrankungen jeweils die gefürchtete gramnegative Sepsis evtl. mit Endotoxin-Schock entstehen.

Diese Bakterien tragen daher entscheidend mit zur Morbidität und Mortalität von hospitalisierten Patienten bei. An dieser Stelle kann nicht im Detail auf die speziellen Krankheitsentitäten eingegangen werden, hier ist auf die einzelnen Organkapitel zu verweisen. Neben ihrer Bedeutung als Erreger nosokomialer Infektionen können die Bakterien einiger Gattungen auch für ambulant erworbene Erkrankungen verantwortlich sein, z. B. E. coli als der wichtigste Erreger von Harnwegsinfektionen und Klebsiella pneumoniae als Erreger von ambulant erworbenen Pneumonien (Friedländer-Pneumonie, heute selten).

Die natürlichen Standorte der einzelnen Gattungen sind zum Teil sehr unterschiedlich, dadurch bedingt unterscheiden sich die möglichen Infektionswege und ihre Epidemiologien. So ist z. B. der natürliche Standort von E. coli der Darm von Mensch und Tier, dies gilt z. T. auch für die Gattungen Klebsiella, Enterobacter und Proteus. Dagegen kommt die Gattung Serratia ubiquitär im Boden, an Pflanzen und in Feuchträumen vor, die Infektion im Krankenhaus erfolgt daher überwiegend aus Naßbereichen. Die anderen Enterobacteriaceae-Gattungen werden überwiegend über Nahrungsmittel im weitesten Sinne oral aufgenommen, können so transient den Oropharynx besiedeln und von daher unter bestimmten Bedingungen Infektionskrankheiten – vor allem Pneumonien – auslösen. Andere Eintrittspforten (Schmutz-Schmier-Infektion) sind z. B. Wunden, Drainagen, intravasale Katheter und Harnableitungssysteme.

Die **Diagnostik** von Infektionskrankheiten, hervorgerufen durch fakultativ-pathogene Enterobacteriaceae, muß im Einzelfall über die kulturelle **Erregerdiagnose** aus den verschiedensten Körpermaterialien erfolgen. Aus der Klinik allein läßt sich keine richtungweisende Verdachtsdiagnose stellen, dies gilt natürlich vor allem für die erregertypische Diagnose. Aufgrund der klinischen Empirie müssen aber bei Auftreten der o.g. Infektionskrankheiten im Krankenhaus Enterobacteriaceae wegen ihrer Häufigkeit als potentielle Erreger angesehen werden. Grundlage für eine zielgerichtete **Chemotherapie** ist die Antibiotikaempfindlichkeitsprüfung, da sich die einzelnen Gattungen und Arten, aber auch die einzelnen Stämme innerhalb der Arten in ihrer Antibiotikaempfindlichkeit sehr unterscheiden können. In der kalkulierten Chemotherapie von nosokomialen Infektionen müssen Enterobacteriaceae immer mit eingeschlossen sein. Dies bedeutet in Abhängigkeit von der Schwere des klinischen Bildes meistens eine Kombinationstherapie aus einem β-Laktam-Antibiotikum und einem Aminoglykosid (siehe auch Kap. 3.3.1). Andere, spezifische Therapiemaßnahmen, vor allem die Gabe von Antikörpern, speziell bei der gramnegativen Sepsis bzw. dem gramnegativen septischen Schock, befinden sich zur Zeit noch im Stadium zwischen experimenteller Untersuchung und erster klinischer Erprobung. Dies gilt auch für die Verwendung von monoklonalen Antikörpern. Speziell beim **gramnegativen septischen Schock** ist eine ganze Reihe von intensivmedizinischen therapeutischen Maßnahmen erforderlich. Die Gabe von Kortikosteroiden beim gramnegativen septischen Schock wird zur Zeit noch sehr kontrovers diskutiert. Weitere Therapieansätze, die möglicherweise an anderen Punkten der Pathophysiologie des gramnegativen Schocks (z. B. von TNF) ansetzen, befinden sich zur Zeit noch in der experimentellen Phase.

Spezifische **Präventivmaßnahmen** gibt es bisher nicht. Die Verhinderung von nosokomialen Infektionen durch fakultativ-pathogene Enterobacteriaceae beruht daher heute immer noch wesentlich auf präventiven hospitalhygienischen Maßnahmen.

Darmerkrankungen durch Escherichia coli

Es ist seit langem bekannt, daß bestimmte E.-coli-Stämme Enteritiden bzw. Kolitiden verursachen können (siehe Tab. 6.2-2). Dabei gibt es sowohl vom klinischen Bild als auch von der Pathogenese her zum Teil wesentliche Unterschiede. Heute unterscheidet man vier Gruppen von E.-coli-Stämmen, die aufgrund unterschiedlicher Pathomechanismen auch unterschiedliche Krankheitsentitäten verursachen können. Diese unterschiedlichen E.-coli-Stämme lassen sich mit Hilfe der Serotypisierung in verschiedene O-Gruppen (Oberflächenantigen) unterteilen.

Es ist seit langem bekannt, daß **enteropathogene** E.-coli-Stämme (EPEC) bei Säuglingen und Kleinkindern eine Diarrhö verursachen können. Es handelt sich hier um Stämme z. B. der O-Gruppen 111, 125 oder 128. Diese Stämme wurden früher als „Dyspepsiecoli" bezeichnet. Sie spielen in unterentwickelten Ländern eine große Rolle als Ursache frühkindlicher Diarrhöen. Sie können aber auch bei uns ausbruchsartig auf Säuglingsstationen vorkommen. Die **Diagnose** erfolgt über den Erregernachweis im Stuhl, gefolgt von entsprechender Serotypisierung. Unter Umständen kann neben einer Flüssigkeits- und Elektrolytersatztherapie in Einzelfällen eine antibiotische Therapie (Antibiogramm) erforderlich werden.

Enterotoxinogene E.-coli-Stämme (ETEC) sind eine Hauptursache der sogenannten „Reisediarrhö". Hier handelt es sich um E.-coli-Stämme bestimmter Serogruppen, die bei uns normalerweise nicht vorkommen und vor allem in mediterranen, subtropischen und tropischen Bereichen bei Reisenden einen heftigen Brechdurchfall hervorrufen können.

Dem liegt **pathogenetisch** eine Toxinbildung zugrunde. Die einheimische Bevölkerung besitzt offensichtlich eine lokale mukosale Immunität, die bei den Reisenden fehlt. Eine gezielte Erregerdiagnostik erübrigt sich zum großen Teil, da die Patienten mit der Erkrankung überwiegend im Reiseland konfrontiert werden. Neben unspezifischen Maßnahmen zur Eindämmung der Diarrhö und Volumenersatz kann eine frühzeitig begonnene orale Antibiotikatherapie mit Co-trimoxazol oder den modernen Chinolonen den Verlauf deutlich mildern.

Enteroinvasive E.-coli-Stämme (EIEC) können die Mukosa invadieren, bedingt durch entsprechende Adhäsions- und Invasionsmechanismen, und dann klinisch ein ruhrähnliches Bild (Kolitis) verursachen. Entscheidend ist hier die **Erregerdiagnose** aus Stuhl und Schleimhautabstrichen. Bei schweren Verläufen ist eine antibakterielle Chemotherapie nach Antibiogramm erforderlich.

Erst in letzter Zeit wurde eine weitere Gruppe von E.-coli-Stämmen beschrieben, die sogenannten **enterohämorrhagischen** E. coli (EHEC). Diese Stämme produzieren Shiga-Toxin-ähnliche Toxine („Verotoxin"), die hochpotent sind. Sie können zu einer hämorrhagischen Kolitis führen. Entsprechend imponieren Durchfälle mit Schleim- und Blutauflagerungen. Es besteht heute kein Zweifel mehr daran, daß Infektionen mit enterohämorrhagischen E.-coli-Stämmen – klinisch manifest oder inapparent – in pathogenetischen Zusammenhang mit dem Auftreten eines hämolytisch-urämischen Syndroms oder einer thrombotisch-thrombozytopenischen Purpura (Moszkowicz-Syndrom) stehen. Hier sind vor allen Dingen E.-coli-Stämme der Serogruppe O 157 verantwortlich zu machen. Entscheidend sind die **Erregerdiagnose** aus dem Stuhl mit Festlegung der Serogruppe sowie der Nachweis der spezifischen Toxinbildungsfähigkeit. Diese wird heute noch überwiegend mit der Zellkultur nachgewiesen. Obwohl noch nicht viele Erfahrungen vorliegen, ist anscheinend in solchen Fällen eine Therapie mit modernen Chinolonen indiziert. Die Gabe von Co-trimoxazol ist dagegen kontraindiziert, da offensichtlich dadurch die Toxinbildung verstärkt werden kann.

6.2.13 Erkrankungen durch Vibrionaceae

Definition

V. cholerae O:1 ist Erreger der echten Cholera. Man unterscheidet die Biovare cholerae und eltor. Diese lassen sich zusätzlich in weitere Serovare aufteilen. Die derzeitige Pandemie wird durch die Biovarietät eltor verursacht. Die Vibrionen der Spezies V. cholerae, die nicht mit dem Antiserum gegen das O:1-Gruppenantigen agglutinieren, werden heute als V. cholerae non-O:1 bezeichnet (früher NAG-Vibrionen = non-agglutinable germs). Weitere medizinisch bedeutsame Spezies sind V. parahaemolyticus, V.

mimicus und V. fluvialis, die Diarrhöen verursachen und dementsprechend aus Stuhl isoliert werden können (siehe Tab. 6.2-2). Differentialdiagnostisch von den Vibrionen abzutrennen sind Bakterien der Gattung Aeromonas und Plesiomonas, die auch Durchfallerkrankungen, je nach Eintrittspforte aber auch andere Infektionen verursachen können.

6.2.13.1 *Cholera*

Kasuistik

Ein 38jähriger Marokkaner, der seit 20 Jahren in der Bundesrepublik lebt, wird in schwer reduziertem Allgemein- und Ernährungszustand mit drohendem Kreislaufversagen in die Notfallambulanz einer Medizinischen Klinik eingeliefert. Aus der **Anamnese** ergibt sich, daß er vor fünf Tagen von einem Verwandtenbesuch aus Marokko zurückgekehrt ist. Er hat schon dort ca. vier Tage vor dem Rückflug über Übelkeit und leichten Durchfall geklagt. Nach Rückkehr in die Bundesrepublik hat sich dieser Durchfall massiv verstärkt. Hinzu kam ein stark rezidivierendes Erbrechen. Zunächst wurde der Patient innerhalb der Familie gepflegt, im Verlauf von wenigen Tagen kam er jedoch zu einem massiven Gewichtsverlust von ca. 15 kg. Der dann hinzugezogene hausärztliche Notdienst veranlaßte die sofortige Einweisung in die Klinik. Bei der **Aufnahmeuntersuchung** findet sich ein schwerkranker Patient in stark reduziertem und exsikkiertem Zustand. Der systolische Blutdruck liegt bei 90 mmHg bei Tachykardie. Wegen der ungewöhnlichen Anamnese mit der unverständlich langen Verweildauer im häuslichen Milieu wird zunächst der Verdacht auf eine Erkrankung im Rahmen einer HIV-Infektion gestellt, wegen der Reiseanamnese und dem massiven Flüssigkeitsverlust durch Erbrechen und Durchfall aber auch eine mögliche Cholera-Erkrankung in die Differentialdiagnose einbezogen. Der wäßrige, helle, schlierige Stuhl wird entsprechend sofort untersucht und nach acht Stunden der Verdacht auf Cholera-Vibrionen geäußert. Nach **massiver parenteraler Flüssigkeits- und Elektrolytzufuhr** und intensivmedizinischer Überwachung bessert sich das Krankheitsbild innerhalb weniger Tage ohne antibiotische Therapie.

Epidemiologie

Autochthone Cholerafälle, bedingt durch V. cholerae O:1, Biovarietät eltor, kommen in den westeuropäischen Ländern nicht mehr vor. Dennoch muß im Rahmen des modernen Massentourismus und bedingt durch Rückkehr von Gastarbeitern aus längerdauerndem Heimaturlaub stets mit der Möglichkeit der Einschleppung von Fällen gerechnet werden, vor allem in der Hauptrückreisezeit (Spätsommer und Herbst). In Indien ist ein neuer V.-cholera-Typ aufgetreten, der **nicht** zur Serogruppe O:1 gehört, aber die gleiche Pathogenität besitzt.

Pathogenese und Klinik

Die **Pathogenese** der Cholera ist verknüpft mit der spezifischen Wirkung des Cholera-Enterotoxins an der Dünndarmschleimhaut. Nach der primären Aktivierung des Enzyms Adenylatcyclase kommt es zum Anstieg der cAMP-Konzentration in der Darmschleimhaut und daraus resultierend zur massiven Hypersekretion von Anionen und zum passiven Ausstrom von Wasser in das Darmlumen. Als Folge resultiert der massive Wasser- und Elektrolytverlust durch unstillbares Erbrechen und exzessive Durchfälle. Neben dem Enterotoxin sind wohl noch weitere Virulenzfaktoren der toxigenen Vibrionenstämme erforderlich, wie Adhärenzmechanismen und Neuraminidase-Bildung, um einen entsprechend engen Kontakt zur Schleimhaut zu gewährleisten. Die **Klinik** der Cholera ist durch einen zum Teil foudroyanten Verlauf geprägt. Nach einer relativ kurzen Inkubationszeit von wenigen Stunden bis zu wenigen Tagen kommt es ohne Prodromalerscheinungen zum Einsetzen des wäßrigen Durchfalls mit kleinen Schleimflocken (Reiswasserstuhl). Kurz danach setzt auch das unstillbare Erbrechen ein. Dadurch kann es im Vollbild zu Volumenverlusten von 20 Litern oder mehr pro Tag kommen. Die Folge ist ein ausgeprägtes Dehydratationssyndrom, das schnell kreislaufwirksam wird mit Blutdruckabfall und Tachykardie bis hin zum Schock. Dadurch bedingt tritt auch sehr schnell ein prärenales Nierenversagen mit Oligurie bis Anurie auf. Weitere charakteristische Symptome sind der stark reduzierte Hautturgor und Untertemperatur. In vielen Fällen, vor allem aber bei foudroyantem Verlauf, führt die Erkrankung innerhalb weniger Stunden oder Tage durch Kreislaufversagen zum Tode. Andererseits ist bei spontaner Überwindung der Schockphase oder bei adäquater Behandlung eine schnelle Restitutio ad integrum die Regel. Bei einer überstandenen Cholera besteht eine vollständige und langandauernde, durch sekretorische IgA-Antikörper bedingte Immunität.

D **Diagnostik und Differentialdiagnose**

Die Sicherung der Diagnose, vor allen Dingen in der Abgrenzung zu Cholera-ähnlichen Durchfallerkrankungen, kann ausschließlich durch die kulturelle **Erregerdiagnose** überwiegend aus Stuhl, aber auch aus Erbrochenem erfolgen. Vibrionen sind gegenüber Austrocknung oder pH-Verschiebungen sehr anfällig, daher muß im Verdachtsfall das native Material innerhalb von drei Stunden in das diagnostische Institut gelangen. Sonst ist die Verwendung eines speziellen Transportmediums (z.B. alkalisches Peptonwasser) zwingend erforderlich. Eine mikrobiologische Schnelldiagnose kann über den spezifischen Immobilisationstest mit O:1-Antiserum in der Dunkelfeldmikroskopie versucht werden. Dies ist nach einer etwa sechsstündigen Vorkultur möglich. Der kulturelle Erregernachweis mit der vorläufigen Diagnosestellung (serologisch) benötigt im Normalfall 24 Stunden, die biochemische Absicherung weitere 24 Stunden. Antikörpernachweise spielen naturgemäß keine Rolle.

▼ **Therapie und Prophylaxe**

Die entscheidende Therapiemaßnahme besteht in der parenteralen bzw. oralen **Elektrolyt- und Volumensubstitution.** Zusätzliche Therapieansätze bestehen in der Möglichkeit, z.B. durch die Gabe von Chlorpromazin oder Aspirin® die cAMP-abhängige Hypersekretion zu blockieren. Eine antibakterielle Chemotherapie hat nur eine adjuvante Funktion. Tetracycline als Mittel der Wahl können die Intensität der Erregerausscheidung mindern und die Dauer der Erregerausscheidung verkürzen, was von epidemiologischer Bedeutung ist. Sie können möglicherweise auch über eine Hemmung der Toxinproduktion (Proteinbiosynthese-Hemmung) eine gewisse ursächliche Wirkung haben. Die Indikation zu weiteren, vor allem intensivtherapeutischen Maßnahmen ergibt sich aus den jeweiligen dehydratationsbedingten Einschränkungen von Organfunktionen, z.B. Dialyse.

Entscheidende Maßnahmen zur Eindämmung der Cholera sind Verbesserungen der **Lebensmittel- und Trinkwasserhygiene** sowie der Abwasserbeseitigung in Ländern der Dritten Welt. Da autochthone Fälle in den westeuropäischen Ländern nicht vorkommen, ist hier die sehr rasche Erkennung von eingeschleppten Fällen aus seuchenhygienischen Gründen essentiell. Die Cholera gehört zu den **WHO-meldepflichtigen Seuchen,** schon im Verdachtsfall (siehe Tab. 6.2-1). Im einzelnen Erkrankungsfall muß bei uns durch die Gesundheitsbehörden entschieden werden, welche Maßnahmen außer Isolierung des Erkrankten noch notwendig sind, um eine Weiterverbreitung zu verhindern. Bei Reisen in endemische Choleraländer (Asien, aber auch zunehmend Afrika und einige Mittelmeeranrainer) ist eine vorherige **aktive Immunisierung** mit einem V.-cholerae-Totimpfstoff zu empfehlen.

6.2.13.2 *Cholera-ähnliche Erkrankungen*

Vibrionen der Spezies V. cholerae non-O:1 können auch in unseren Breiten, z.B. aus Abwässern, aber auch aus stark verschmutzten Flüssen, isoliert werden. Sie können nach oraler Aufnahme Durchfälle mit Erbrechen hervorrufen, die in Einzelfällen Cholera-ähnlich verlaufen können. Die **Erregerdiagnose** erfolgt aus dem Stuhl. Die **Therapie** besteht, falls überhaupt erforderlich, in der Substitution von Elektrolyten und Volumen. Diese Erkrankungen unterliegen nicht der strengen Cholerameldepflicht. Auch andere Vibrionenspezies, z.B. die halophile Spezies V. parahaemolyticus, können Diarrhöen bzw. Gastroenteritiden hervorrufen. Meist handelt es sich dann um Lebensmittelinfektionen (Fisch, Meeresfrüchte). In seltenen Fällen können diese Vibrionen auch pyogene Infektionen hervorrufen.

6.2.13.3 *Aeromonas/Plesiomonas*

Die Bakterien der Gattung Aeromonas oder Plesiomonas können in der mikrobiologischen Routinediagnostik erhebliche Schwierigkeiten in ihrer Abgrenzung zu Vibrionen bereiten. Sie kommen normalerweise ubiquitär in Oberflächengewässern vor. A. hydrolytica, A. sobria und A. caviae können nach oraler Aufnahme eine Enterokolitis hervorrufen. In seltenen Fällen können sie aber auch Wundinfektionen (mit Erysipel-ähnlichem Bild), Tonsillitis und Hornhautulzera verursachen, vereinzelt Aspirationspneumonien. Die Infektion erfolgt hier immer über das erregerhaltige Wasser (z. B. Aspiration). Die Spezies Plesiomonas shigelloides kann bei Gastroenteritis bzw. Kolitis (ruhrähnlich) aus dem Stuhl isoliert werden. Die Enteritiden durch die genannten Bakterien verlaufen meist selbstlimitierend, ansonsten sind moderne Chinolone wirksam.

6.2.14 Campylobakteriosen

Definition

Bakterien der Gattung Campylobacter sind gramnegative, schlanke, S-förmig gebogene Stäbchen. C. fetus, subspecies fetus, verursacht eine primär systemische Infektion. C. jejuni, C. coli, C. laridis und andere Spezies verursachen eine Enteritis bzw. Enterokolitis.

6.2.14.1 Campylobacter-Enteritis

Ätiologie und Pathogenese

Campylobacter-Spezies sind in unseren Breiten als Enteritiserreger nahezu gleichbedeutend wie Salmonellen. Ihr natürliches Reservoir sind wahrscheinlich ebenfalls Tiere. Die **Infektion** erfolgt überwiegend oral durch erregerhaltige Nahrungsmittel tierischen Ursprungs. Ihre Ausscheidung erfolgt auch beim Menschen mit den Fäzes. Im Gegensatz zu den Salmonellosen ist die krankheitsauslösende Infektionsdosis deutlich geringer. Die **Pathogenese** der Campylobacter-Enteritis bzw. -Enterokolitis ist noch überwiegend ungeklärt. Die Adhäsionsfähigkeit an Epithelzellen, die Invasion in die Lamina propria der Mukosa sowie in die regionären Lymphknoten und die Bildung von mindestens zwei choleraähnlichen Toxinen sind für ihre Virulenz verantwortlich.

Klinik

Klinisch kommt es nach einer **Inkubationszeit** von zwei bis zehn Tagen zunächst zu einem etwa halb- bis eintägigen Vorstadium mit allgemeinem Krankheitsgefühl, Kopfschmerzen und hohem Fieber bis 40 °C. Bei etwa einem Viertel der Patienten kommt es zu heftigem Erbrechen. In der zweiten Phase treten zunächst periumbilikal, dann im gesamten Abdomenbereich kolikartige Schmerzen auf. Diese können wegen ihrer Heftigkeit ein akutes Abdomen vortäuschen. Die Durchfälle sind überwiegend wäßrig, später mit Schleim und Blut vermengt. Die Stuhlfrequenz kann bis zu 20 Entleerungen pro Tag erreichen. Die mittlere Krankheitsdauer liegt bei etwa einer Woche, kann in schweren Fällen und unbehandelt jedoch bis zu acht Wochen betragen. Während der ersten Krankheitstage kann in den Phasen hohen Fiebers eine transitorische Septikämie mit möglicher Fernmetastasierung (Meningitis) auftreten, vor allem bei abwehrgeschwächten Patienten. Ein bis zwei Wochen nach Beginn einer Campylobacter-Enteritis kann es zum Auftreten einer wahrscheinlich reaktiven Arthritis eines oder mehrerer Gelenke kommen. Auch ein Erythema nodosum kann auftreten. Arthritis und Erythema nodosum können mehrere Wochen manifest bleiben.

D Diagnostik und Differentialdiagnose

Klinisch-diagnostisch hinweisend für das Vorliegen einer Campylobacter-Enteritis sind ein plötzlicher Beginn der Durchfälle und die Beimengung von Blut und Schleim zum Stuhl in der späteren Krankheitsphase. Die Sicherung der Diagnose erfolgt über den **Erregernachweis** im Stuhl. Die Campylobacter-Stuhldiagnostik ist wesentlich anspruchsvoller und aufwendiger als der Salmonellennachweis, entsprechend unterschiedlich sind die berichteten Inzidenzraten für Campylobacter. Bei einem septischen Krankheitsbild in der Anfangsphase kann der Nachweis von Campylobacter auch aus der Blutkultur gelingen. Der Antikörpernachweis spielt zur Zeit routinemäßig noch keine Rolle, wird aber demnächst an Bedeutung gewinnen, vor allem zur Diagnostik von Postinfektionssyndromen.

▼ Therapie und Prophylaxe

Die Campylobacter-Enteritis bzw. -Enterokolitis verläuft selbstlimitierend. Bei leichten und mittelschweren Verläufen ist daher eine symptomatische **Therapie** ausreichend. Nur bei schweren Verläufen ist eine frühzeitig zu beginnende Antibiotikatherapie mit Makroliden, z. B. Erythromycin, alternativ Chinolonen erforderlich. Wichtig ist, daß häufig bei Salmonellosen angewandte Mittel wie Co-trimoxazol, Cephalosporine, aber auch Ampicillin nicht wirksam sind. Die wichtigsten Maßnahmen zur **Prophylaxe** betreffen Lebensmittelherstellung bzw. Lebensmittelkontrolle.

6.2.14.2 Campylobacter fetus

Infektionen durch C. fetus, subspecies fetus, sind durch ihren **systemischen Verlauf** gekennzeichnet. Durch die Septikämie und Absiedelung von Bakterien in verschiedenen Körperorganen kommt es zu verschiedenartigen klinischen Krankheitsbildern: Endokarditis, Meningitis, Arthritis, Phlebitis, Abszesse, septischer Abort. Alle Erkrankungen gehen mit zum Teil hohem Fieber einher. Fast alle Patienten haben eine konsumierende, überwiegend maligne Grunderkrankung, die mit Abwehrschwäche einhergeht. Insgesamt ist diese Erkrankung selten. Der Nachweis wird überwiegend akzidentell in der Blutkultur geführt. Als **Therapie** der Wahl wird empirisch eine Kombination aus Erythromycin und Gentamicin empfohlen. Die Epidemiologie dieser Campylobacter-Infektion ist noch weitgehend ungeklärt.

6.2.15 Erkrankungen durch nicht-fermentierende gramnegative Stäbchen

Pseudomonas aeruginosa, seltener auch andere Pseudomonas-Spezies, sind wichtige opportunistische Erreger pyogener Infektionen. Überwiegend sind Patienten im Krankenhaus mit schweren Grunderkrankungen betroffen (nosokomiale Infektionen). Die Erregerdiagnose muß in jedem Fall angestrebt werden, da die individuelle Antibiotikaempfindlichkeit der Pseudomonaden sehr unterschiedlich ist. Weitere wichtige opportunistische Krankheitserreger sind nicht-fermentierende gramnegative Stäbchen der Gattung Acinetobacter, seltener solche der Gattung Flavobacterium. Auch hier ist die Erregerdiagnose für die Festlegung der spezifischen Antibiotikatherapie entscheidend.

Definition

Bakterien der Gattungen Pseudomonas, Acinetobacter und Flavobacterium sind nährstoffanspruchslose, nicht-fermentierende gramnegative Stäbchen, die ubiquitär im Boden und in Oberflächengewässern, aber auch in häuslichen Feuchträumen vorkommen. Vor allem die Spezies P. aeruginosa ist ein Erreger von nosokomialen Infektionen.

6.2.15.1 *Pseudomonaden*

Die medizinisch bedeutsamste Pseudomonas-Spezies ist P. aeruginosa, die anderen Pseudomonas-Spezies werden in menschlichem Untersuchungsmaterial seltener gefunden. Lediglich P. cepacia hat eine besondere Bedeutung bei Mukoviszidose-Patienten. Der natürliche Lebensraum der Pseudomonaden sind Boden und Oberflächenwasser, aber auch häusliche Feuchträume wie Waschbecken, Toiletten und Duschen. Die Virulenz der einzelnen Pseudomonas-Stämme sowie ihre Antibiotikaempfindlichkeit sind sehr unterschiedlich.
Die Pseudomonaden können im Prinzip pyogene Infektionen in Form exsudativer oder ulzerös-nekrotisierender Entzündungen, zum Teil mit septischer Streuung, in allen Organen und Geweben verursachen. Überwiegend sind Patienten im Krankenhaus betroffen, vor allen Dingen solche mit schweren Grunderkrankungen. Besonders betroffen sind Patienten mit großflächigen Hautwunden, z.B. nach Verbrennungen oder Ulcus cruris. Eine weitere Risikogruppe stellen langzeitbeatmete Patienten bezüglich einer möglichen Pneumonie dar. Eine besondere Disposition für das Angehen einer Pseudomonas-Infektion stellt die **Mukoviszidose** dar. Hier finden sich vorwiegend mukoide Stämme, die eine aus Alginat bestehende Schleimkapsel besitzen. Besonders empfänglich für Pseudomonas-Infektionen sind auch abwehrgeschwächte Kleinkinder und Frühgeborene, die nach aerogener Infektion eine nekrotisierende Bronchitis bzw. Pneumonie entwickeln können oder nach oraler Aufnahme eine schwere Enterokolitis. Von besonderer Bedeutung ist auch die **Pseudomonas-Endokarditis** bzw. **-Sepsis** bei parenteral Drogenabhängigen. Eine weitere gefürchtete nosokomiale Pseudomonas-Infektion ist die **Osteomyelitis**, vor allem die Sternumosteomyelitis nach kardiochirurgischen Eingriffen. Außerhalb des Krankenhauses erworbene Pseudomonas-Infektionen sind seltener und betreffen dann vorwiegend Patienten mit vorbestehenden Grunderkrankungen. Beispiele sind hier die akute, aber vor allem die chronische Otitis media, die chronisch-rezidivierende Pyelonephritis und die akut-eitrige Exazerbation einer chronischen Bronchitis auf dem Boden eines Emphysems oder von Bronchiektasen.
Die **Verdachtsdiagnose** einer Pseudomonas-bedingten Infektion läßt sich meist aufgrund der Klinik allein nicht stellen, obwohl das Vorliegen einer der obengenannten besonderen Dispositionen mit richtungweisend sein kann. Der kulturellen **Erregerdiagnose** kommt daher sehr große Bedeutung zu. Sie kann aus sämtlichen betroffenen Patientenmaterialien erfolgen. Zu beachten ist, daß Pseudomonaden als obligate Aerobier in Transportmedien mit einem strikten aeroben Milieu absterben können. Die Erstellung eines umfangreichen **Antibiogramms** ist zwingend notwendig, da die individuelle Antibiotikaempfindlichkeit sehr unterschiedlich und die Resistenzquote lokal sehr hoch sein kann. Dennoch bleibt auch die gezielte **Chemotherapie** von Pseudomonas-Infektionen schwierig. Es ist immer eine ausreichend hoch dosierte und langdauernde Kombinationstherapie aus einem Pseudomonaswirksamen β-Laktam-Antibiotikum und einem Pseudomonas-wirksamen Aminoglykosid erforderlich. Bei bestimmten Krankheitsentitäten, wie z.B. der Pseudomonas-Sepsis bei Verbrennungen oder der -Endokarditis, kann die zusätzliche kurzfristige Gabe von Pseudomonas-Hyperimmunglobulin sinnvoll sein, obwohl bisher keine eindeutigen Effektivitätsbeweise vorliegen.

> Von entscheidender Bedeutung sind krankenhaushygienische Maßnahmen zur **Prävention** von Pseudomonas-Infektionen, vor allen Dingen bei entsprechend disponierten Patienten.

6.2.16 Erkrankungen durch sporenlose gramnegative Anaerobier

Gramnegative obligate Anaerobier der Gattung Bacteroides kommen in der Normalflora sowohl des Oropharynx als auch des Dickdarms und der Vagina vor. Über einen endogenen Infektionsmechanismus können sie an pyogenen Mono- bzw. Mischinfektionen vieler Gewebe und Organe beteiligt sein. Der kulturelle Erregernachweis erfordert entsprechende Vorkehrungen beim Transport sowie bei der Anzüchtung. Ein großer Teil der Bacteroides-Stämme ist β-Laktamase-Bildner, allen Stämmen gemeinsam ist die Aminoglykosidresistenz. Fusobacterium nucleatum ist zusammen mit Borrelia vincentii Erreger der ulzerösen einseitigen Plaut-Vincent-Angina. Ansonsten können Fusobakterienspezies an pyogenen Infektionen beteiligt sein. Fusobakterien sind keine β-Laktamase-Bildner und bieten daher keine Therapieprobleme.

Definition

Zur Familie Bacteroidaceae gehören die medizinisch bedeutsamen Gattungen Bacteroides, Fusobacterium und Leptotrichia. Es handelt sich um obligat anaerobe, sporenlose, gramnegative Bakterien. Sie gehören zur Normalflora des Menschen, der Infektionsweg ist wohl ausschließlich endogen.

6.2.16.1 Bacteroides

Innerhalb der Gattung Bacteroides unterscheidet man zwei unterschiedliche Gruppen von medizinisch bedeutsamen Spezies: die B.-fragilis-Gruppe mit den saccharolytischen Spezies B. fragilis, B. thetaiotaomicron, B. vulgatus, B. distasonis und B. ovatus, die zur normalen Darm-, besonders Dickdarmflora gehören; daneben die oralen, pigmentbildenden Spezies, vor allem B. melaninogenicus, B. intermedius, B. asaccharolyticus und B. gingivalis; ihr natürlicher Standort ist die Oropharynxflora. Die Virulenz der einzelnen Bacteroides-Stämme ist sehr unterschiedlich und wird durch verschiedene Faktoren bestimmt. In ihrer jeweiligen Standortflora sind sie nicht pathogen. Nach Eindringen in andere Gewebebereiche können sie **pyogene Infektionen** verursachen. Entsprechend der Lokalisation der Eiterbildung werden vorwiegend die Bacteroides-Spezies gefunden, die in der jeweils nächsten Körperstandortflora vorherrschen. Eine besondere Bedeutung kommt anscheinend B. fragilis zu. Es ist die aus abdominellen, aber auch genitalen Infektionsprozessen am häufigsten isolierte B.-Spezies. Hierbei handelt es sich überwiegend um abszedierende Infektionsprozesse; aber auch für die generalisierte Peritonitis nach traumatischen oder operativen Kolonöffnungen wird eine B.-fragilis-Beteiligung angenommen. Bei **Genitalinfektionen** der Frau, speziell bei der Adnexitis, besitzen Anaerobier der B.-fragilis-Gruppe eine erhebliche Bedeutung. Ausgehend vom Oropharynxbereich kann es zu anderen typischen Infektionsprozessen mit Bacteroides-Beteiligung kommen: Gingivitis, Sinusitis, Otitis media, Mastoiditis und Hirnabszeß. Anteilsmäßig überwiegen deutlich die anaeroben bzw. aerob/anaeroben polymikrobiellen Mischinfektionen, es ist aber auch eine Monoinfektion mit Bacteroides-Arten möglich, zumindest kann in etwa einem Viertel der Fälle aus dem jeweiligen klinischen Untersuchungsmaterial nur Bacteroides in Reinkultur angezüchtet werden. Alle genannten Prozesse können bei Nichtbehandlung in eine septische Verlaufsform übergehen.

Diagnostisch ist bei allen pyogenen abszedierenden Infektionen auch eine mögliche Beteiligung von Anaerobiern einzukalkulieren. Ein Hinweis kann der typische putride Eiter sein, der bei Beteiligung von pigmentbildenden Bacteroides-Arten zudem einen sehr unangenehmen fötiden Geruch hat. Die Sicherung der Diagnose erfolgt durch den kulturellen **Erregernachweis**. Das zu untersuchende Patientenmaterial sollte sofort in spezielle Anaerobiertransportmedien verbracht werden, um eine möglichst lang anhaltende Anaerobiose zu gewährleisten. Die Kultur ist entsprechend schwierig und kann bis zu mehreren Tagen benötigen. Bei allgemein septischen Prozessen erfolgt der Nachweis in der anaeroben Blutkultur. Generell sollte bei Verdacht auf ein septisches Krankheitsbild immer eine anaerobe Blutkultur zusammen mit einer aeroben Blutkultur entnommen werden.

Zwar sind nicht alle Bacteroides-Spezies – wie z.B. die der B.-melaninogenicus-Gruppe – β-Laktamase-Bildner und deshalb gut empfindlich auf β-Laktam-Antibiotika, dennoch ist die **Chemotherapie** der Wahl bei Anaerobierinfektionen mit Bacteroides-Beteiligung Metronidazol oder Clindamycin. Reservemittel sind Chloramphenicol und Imipenem. Zu beachten ist aber, daß, bedingt durch die häufig polymikrobielle Natur der pyogenen Infektionsprozesse, eine Kombinationstherapie erforderlich sein kann.

6.2.16.2 Fusobacterium

Auch Fusobakterien sind normalerweise apathogene Bakterien der normalen physiologischen Flora von Mensch und Tier, insbesondere der Darmflora und der oropharyngealen Flora. Die wichtigsten Spezies sind F. nucleatum und F. necrophorum. Wie die vorgenannten Bacteroides-Arten kommen Fusobakterien überwiegend als Erreger pyogener Infektionsprozesse in Frage, vornehmlich bei Mischinfektionen.

Ein spezielles Krankheitsbild ist die **Plaut-Vincent-Angina** (siehe Abb. 6.2-7), eine einseitige, ulzerös-

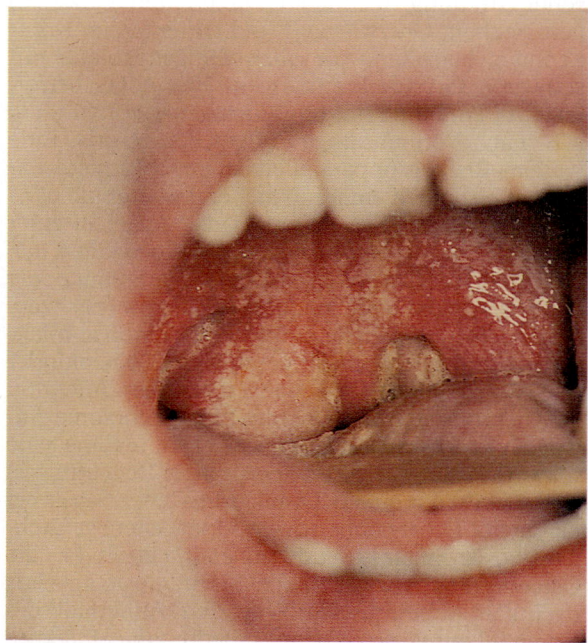

Abb. 6.2-7 Plaut-Vincent-Angina.

nekrotisierende Tonsillitis mit fauligem Mundgeruch bei völligem Wohlbefinden des Patienten, der ätiopathogenetisch eine Mischinfektion von F. nucleatum mit Borrelia vincentii zugrunde liegt. Die **Diagnose** wird mikroskopisch in einer speziellen Färbung gestellt. **Therapie** der Wahl sind Penicilline, dies gilt auch für die übrigen Fusobakteriosen. Zu beachten ist hierbei aber wiederum das evtl. Vorliegen einer Mischinfektion.

Bakterien der Spezies Leptotrichia buccalis aus der Gattung Leptotrichia werden auch als Erreger pyogener Prozesse vornehmlich im oro-zerviko-fazialen Bereich angesehen. Weiterhin wird ihnen eine Genese bei der Parodontitis und der Karies zugesprochen.

6.2.17 Erkrankungen durch hämophile gramnegative Bakterien

Bekapselte Haemphilus-influenzae-Stämme vom Typ b sind wichtige Erreger der bakteriellen Meningitis, akuten Epiglottitis, Pneumonie, Zellulitis und der septischen Arthritis bzw. Osteomyelitis im Kleinkindesalter. Nicht bekapselte H.-influenzae-Stämme können bei Kindern, aber auch zunehmend bei Erwachsenen Erkrankungen wie Otitis media, Sinusitis, Konjunktivitis und akut-eitrige Exazerbation einer chronischen Bronchitis sowie Bronchopneumonie (ambulant erworbene Pneumonie) verursachen. Die Sicherung der Diagnose erfolgt über den Erregernachweis. Therapie der Wahl sind Aminopenicilline, bei β-Laktamase-Bildnern Aminopenicillin/β-Laktamase-Inhibitor-Kombinationen oder Cephalosporine der dritten Generation. Andere Haemophilus-Spezies können in seltenen Fällen ähnliche Krankheitsbilder verursachen. Eine besondere Rolle spielen sie als Erreger der sogenannten „kulturnegativen Endokarditis". Haemophilus ducreyi ist Erreger der Geschlechtskrankheit Ulcus molle.

Definition

Die gramnegativen Stäbchen der Gattung Haemophilus benötigen bestimmte Wachstumsfaktoren, die im Blut vorkommen, daher die Bezeichnung „hämophile Bakterien". Die medizinisch bedeutsamste Spezies ist H. influenzae, von besonderer Bedeutung sind bekapselte Stämme. H. aegypticus (epidemische Konjunktivitis) stellt keine eigene Spezies dar, sondern gehört als Subtyp zu H. influenzae. H. ducreyi ist der Erreger des Ulcus molle. Gardnerella vaginalis ist wachstumsfaktorunabhängig und bildet eine eigene Gattung.

6.2.17.1 Haemophilus influenzae

H.-influenzae-Stämme vom Kapseltyp b sind wichtige Erreger septischer Allgemeininfektionen im Kleinkindesalter, während ältere Kinder, Jugendliche und Erwachsene seltener betroffen sind, wahrscheinlich, weil mit zunehmendem Alter die Anzahl der Personen mit protektivem Antikörpertiter gegen das Kapselpolysaccharid (**P**oly**r**ibitol**p**hosphat = PRP) zunimmt. Die wichtigsten **Erkrankungen** im Kindesalter durch H. influenzae Typ b sind die eitrige Meningitis, die perakute Epiglottitis, Pneumonie, Zellulitis (vor allen Dingen periorbital) und die septische Arthritis bzw. Osteomyelitis. Eine besondere Form bei ein- bis dreijährigen Kleinkindern ist auch die kryptogene Sepsis ohne lokalisierbaren Herd. Meningitis und Pneumonie durch H. influenzae Typ b werden jetzt zunehmend auch bei Erwachsenen berichtet, vor allem bei Patienten über 55 Jahre mit konsumierenden Grunderkrankungen.

Die sonst bei Erwachsenen aus Infektionsprozessen isolierten Hämophilus-Stämme sind überwiegend unbekapselt. Ihre ätiopathogenetische Einordnung ist manchmal schwierig, da sie auch in der Normalflora des Oropharynx vorkommen können. Sie werden aber auch als **häufige Erreger** der eitrigen Otitis media und von eitrigen Infektionen des Respirationstraktes gefunden. So sind sie eine der am häufigsten isolierten Bakterienarten bei Patienten mit akut-eitriger Exazerbation einer chronischen Bronchitis, vor allem bei zugrundeliegenden pulmonalen Erkrankungen wie Bronchiektasen, Emphysem usw. Sie spielen ebenfalls eine Rolle als Erreger der ambulant erworbenen Pneumonie.

Die **Diagnostik** stützt sich auf den kulturellen **Erregernachweis,** der sich jedoch schwierig gestalten kann. Zum einen ist H. influenzae sehr umweltempfindlich und stellt hohe Nährstoffansprüche, zum anderen wird er häufig von der oropharyngealen Begleitflora unterdrückt. Bei Isolaten aus Blutkultur oder Liquor sollte immer eine Typenspezifizierung erfolgen. Bei der Meningitisdiagnostik ist die mikroskopische Verdachtsdiagnose aus dem Gram-Präparat möglich, auch der Kapselantigennachweis hat sich hier als Frühdiagnostik bewährt. Der Erregernachweis muß heute auch deshalb gefordert werden, um eine Antibiotikaempfindlichkeitsbestimmung durchführen zu können, da lokal mit unterschiedlicher Häufigkeit β-Laktamase-bildende Stämme vorkommen. Die **Chemotherapeutika** der Wahl bei H.-influenzae-Infektionen sind Aminopenicilline, bei Vorliegen von β-Laktamase-bildenden Stämmen Aminopenicillin/β-Laktamase-Inhibitor-Kombinationen oder Cephalosporine der dritten Generation (Meningitis!). Bei der kalkulierten Chemotherapie müssen die jeweiligen örtlichen Raten von β-Laktamase-bildenden Stämmen berücksichtigt werden. Bei der Therapie der Meningitis sollte in der kalkulierten Chemotherapie die Kombination von Chloramphenicol und Ampicillin gewählt werden, alternativ ein Cephalosporin der dritten Generation.

6.2.17.2   Haemophilus-parainfluenzae-Gruppe

Mehrere andere Haemophilus-Spezies konnten aus Infektionsprozessen, vor allem bei Erwachsenen, isoliert werden: H. parainfluenzae, H. aphrophilus, H. paraphrophilus, H. haemolyticus, H. parahaemolyticus. Diese Haemophilus-Spezies können selten bei Sinusitis und Infektionen des oberen Respirationstraktes isoliert werden. Ihre hauptsächliche Bedeutung liegt aber darin, daß sie offensichtlich für einen nicht geringen Anteil der sogenannten „kulturnegativen Endokarditis" verantwortlich sind. Die Anzüchtung dieser Bakterien ist anspruchsvoll und mißlingt häufig in der Routinediagnostik. Die **Therapie** einer durch diese Erreger verursachten Endokarditis kann sich ebenfalls schwierig gestalten, da ein nicht geringer Anteil von Stämmen der H.-parainfluenzae-Gruppe β-Laktamase-Bildner sind.

6.2.18   Erkrankungen durch Bordetella

Der **Keuchhusten,** verursacht durch Bordetella pertussis, ist vorwiegend eine Erkrankung des Kindesalters, Erwachsene sind deutlich seltener betroffen. Die **Klinik** ist – nach einer 1–2wöchigen Inkubationszeit durch einen zweiphasigen Verlauf gekennzeichnet, wobei die charakteristischen Hustenanfälle im zweiten Stadium auftreten. Die Sicherung der **Diagnose** kann durch den immunfluoreszenzmikroskopischen, sicherer durch den kulturellen Erregernachweis erfolgen. Die **Chemotherapie** mit Erythromycin bzw. Aminopenicillinen hat nur einen geringen Einfluß auf den Krankheitsverlauf, verkürzt aber entscheidend die Erregerausscheidungsdauer. Nach durchgemachter Erkrankung besteht eine langdauernde, aber nicht unbedingt lebenslange **Immunität.** B. parapertussis und B. bronchiseptica können keuchhustenähnliche Erkrankungen, aber auch „normale" Infektionen des unteren Respirationstrakts verursachen.

Es besteht die Möglichkeit der **Impfung** (aktive Immunisierung, die zwei bis drei Jahre schützt), jedoch sollte sie bei Kindern, die wegen bestimmter Grunderkrankungen besonders gefährdet sind, nicht empfohlen werden (höheres Enzephalitis-Risiko). Infektionen mit B. parapertussis sind bei Erwachsenen sehr selten, sie imponieren als Infektionen des oberen Respirationstraktes mit Husten und Auswurf.

6.2.19   Brucellose

Definition

Die Brucellose ist eine weltweit bei Haustieren – Rindern, Ziegen, Schafen, Schweinen, Hunden – vorkommende Infektion, mit einer besonderen Affinität zu den Geschlechtsorganen. Als Anthropozoonose verläuft sie beim Menschen als zyklische Allgemeininfektion. Je nach Erreger unterscheidet man die Bang-Erkrankung (B. abortus Bang), das Maltafieber (B. melitensis), die Schweinebrucellose (B. suis) und die Hundebrucellose (B. canis).

Epidemiologie

Man geht von weltweit ca. 500 000 Brucellose-Fällen pro Jahr aus. Die häufigste Brucellose-Art ist dabei das **Maltafieber,** hervorgerufen durch Brucella melitensis. Auch in Mitteleuropa, die Bundesrepublik Deutschland eingeschlossen, sind insbesondere die Schafbestände nicht generell brucellenfrei, wie dies für die Rinderbestände überwiegend gilt. Die Brucellose ist vorrangig eine Berufsinfektion in der Landwirtschaft, Veterinärmedizin und der fleischverarbeitenden Industrie. Eine weitere Verbreitung (ausbruchsartig) ist aber durch Rohmilch und Milchprodukte sowie rohe Fleischprodukte möglich. Dennoch ist die autochthone Brucellose bei uns sehr selten und überwiegend eine importierte Infektionskrankheit (Tourismus, Mittelmeerraum).

Ätiologie und Pathogenese

Die Erreger der Brucellose sind gramnegative, kurze, unbewegliche und sporenlose Stäbchenbakterien. Für den Menschen sicher pathogen sind B. abortus (primärer Standort: Rind), B. melitensis (Ziege und Schaf), B. suis (überwiegend Schwein) und B. canis (Hund). Brucellen sind fakultativ intrazelluläre Erreger, die über Haut- und Schleimhautverletzungen, Konjunktiven und den Magen-Darm-Kanal in den Menschen gelangen. Nach der Bakteriämie kommt es vorzugsweise zur Besiedelung von makrophagenreichen Geweben wie Leber, Milz und Knochenmark. Nach intrazellulärer Vermehrung vorrangig in Makrophagen entstehen in den befallenen Organen epitheloidzellige Granulome. In den Epitheloidzellen sind die Erreger lange überlebensfähig.

Klinik

Die Brucellose ist eine zyklische Allgemeininfektion. Nach einer **Inkubationszeit** von 1–3 Wochen kommt es zu einem uncharakteristischen Krankheitsbild mit Kopf-, Gelenk- und Gliederschmerzen, Schweißausbrüchen und Fieber, teilweise mit Schüttelfrost. Das mäßig hohe Fieber klingt meistens nach 2–3 Tagen wieder ab und kann sich dann in unbehandelten Fällen wiederholen, teilweise auch noch nach Monaten und Jahren. Dieser charakteristische undulierende Fiebertyp tritt besonders häufig beim Maltafieber auf. Beim Maltafieber kann ein typhöses Krankheitsbild mit langanhaltendem Fieber und Verwirrtheitszuständen vorherrschen. Im Stadium der **Organmanifestation** kommt es vorrangig zum Befall von Milz und Leber, angezeigt durch eine mittelgradige Hepatosplenomegalie. Es können aber auch andere Organsysteme betroffen sein, wie Knochen, Gelenke, das Zentralnervensystem und das Endokard. Hier zeigen sich dann jeweils organspezifische Symptome. Die möglichen **Komplikationen** resultieren aus dem Befall von Organen. Besonders gefürchtet sind Endokarditis, Osteomyelitis und Meningoenzephalitis mit der Folge einer Vielzahl von Symptomenkomplexen wie Herdsymptomatik und Psychosen. Weitere Komplikationen bestehen in Chorioretinitis, Akustikus- und Olfaktoriusstörungen. Eine sehr seltene Komplikation ist die späte Leberzirrhose.

Bei rechtzeitiger Diagnosestellung und Beginn der Behandlung noch im akuten Stadium gelingt die Ausheilung bei einem hohen Anteil der Fälle. Bei späterem Therapiebeginn sinkt die Erfolgsquote deutlich, und es kommt zum Chronisch-Werden der Erkrankung. Chronische Verläufe bis hin zu 20 Jahren sind beschrieben.

D Diagnostik und Differentialdiagnose

Wichtig ist die gezielte **Anamneseerhebung:** berufliche Disposition, Ernährungsweise, Auslandsaufenthalte. Das **Blutbild** ist relativ uncharakteristisch, im akuten Stadium zeigt sich eine mäßige Leukozytose mit relativer Lymphozytose und Neutropenie, in den späteren Stadien liegt eine Leukopenie vor. Die Blutsenkung ist anfangs nur gering beschleunigt. Entsprechend der jeweiligen Organmanifestation können **Laborwerte** wie z.B. Bilirubin und Transaminasen ansteigen. Im akuten Stadium spielt der **kulturelle Erregernachweis** eine entscheidende Rolle. Hierzu kommen wiederholte Blutkulturen während des Fieberanfalls in Frage, aber auch Knochenmark- und Gelenkpunktate, unter Umständen auch Organpunktate (z.B. Leber).

Die **mikrobiologische** Diagnostik von Brucellen erfordert ein spezielles Vorgehen, daher ist die vorherige Rücksprache mit dem diagnostischen Institut dringend zu empfehlen. Das Ergebnis der kulturellen Diagnostik liegt im positiven Fall frühestens nach einer Woche, ein negatives Ergebnis oft erst nach zwei bis drei Wochen vor. Häufig einfacher und schneller ist der **Nachweis von spezifischen Antikörpern** im Serum der Patienten, von Bedeutung sind hier die Agglutinationsreaktion (Widal-Reaktion) und eine Komplementbindungsreaktion. Zu beachten ist jedoch, daß mit den Agglutinationsreaktionen wegen kreuzreagierender Antigene eine differentialdiagnostische Abgrenzung zu einer Infektion mit Yersinia enterocolitica, Serovar O9, nicht möglich ist.

Das klinische Bild der menschlichen Brucellose kann sehr vielgestaltig sein. Daher sind **differentialdiagnostisch** alle unklaren Fieberzustände mit uncharakteristischen Entzündungszeichen, vor allem aber zyklisch-typhöse Infektionskrankheitsbilder (z.B. Typhus, Yersiniose) sowie Miliartuberkulose, Malaria und Mononukleose auszuschließen.

▼ Therapie und Prophylaxe

Als Standardtherapie gilt heute die kombinierte Gabe von Tetracyclinen (z.B. Doxycyclin) mit einem Aminoglykosid. Alternativ zur Aminoglykosidgabe kann auch Rifampicin gegeben werden (einzelne B.-abortus-Stämme sind aber Rifampicinresistent!). Wenn eine Tetracyclintherapie nicht möglich ist, stehen als Alternativpräparate Co-

trimoxazol oder Chinolone zur Verfügung. Eine schon im Akutstadium begonnene Therapie muß über mindestens drei Wochen durchgeführt werden, im Organstadium mindestens vier bis acht Wochen. Im akuten Stadium mit hyperergischen Reaktionen kann die Indikation für die gleichzeitige Gabe von Kortikosteroiden gegeben sein.

Anders als bei Tieren ist eine **Impfprophylaxe** beim Menschen noch nicht möglich. Daher kommt der Ausrottung der Erregerreservoire in erkrankten Tieren sowie der Ausschaltung der Übertragungsmöglichkeiten durch tierische Produkte entscheidende Bedeutung zu (siehe auch Tab. 6.2-1).

6.2.20 Legionellose

Definition

Die Legionellose ist eine sowohl epidemisch als auch sporadisch auftretende Infektionskrankheit. Legionellen sind gramnegative, stäbchenförmige Bakterien. Mittlerweile sind innerhalb der einzigen Gattung Legionella über 20 verschiedene Spezies beschrieben. Von der wichtigsten Spezies Legionella pneumophila existieren mehrere Serovare, die wichtigste ist Serovar I.

Die Legionellosen lassen sich klinisch und auch epidemiologisch in zwei Gruppen einteilen: die Legionärskrankheit, bei der hauptsächlich eine Pneumonie vorliegt, und das Pontiac-Fieber, das ohne Pneumonie grippeähnlich verläuft. Die Legionellose kann auch als nosokomiale Pneumonie verlaufen.

L. pneumophila, aber auch andere Spezies wie L. micdadei und L. bozemanii können alle genannten Verlaufsformen verursachen.

Kasuistik

Ein 52jähriger Mann mit bekanntem Diabetes mellitus und bekannter Alkoholleber wird unter der Diagnose atypische Pneumonie in die Klinik eingewiesen. Aus der **Anamnese** ergibt sich, daß der Patient vor sieben Tagen plötzlich aus Wohlbefinden heraus erkrankte mit Auftreten von zunehmendem Fieber, Schüttelfrost, Kopfschmerzen, Bauchschmerzen mit Übelkeit und Erbrechen. Gleichzeitig trat ein trockener Reizhusten mit Brustschmerzen und Tachypnoe auf. Der vom Hausarzt durchgeführte **Röntgenthorax** zeigte pulmonale Infiltrate im Bereich der gesamten rechten Lunge. Demgegenüber erbrachte die Auskultation und Perkussion keinen eindeutigen Befund. Unter der **Verdachtsdiagnose** atypische Pneumonie wird der Patient zunächst vom Hausarzt mit Tetracyclinen behandelt. Bei der **Aufnahmeuntersuchung** in der Klinik zeigte das Röntgenbild einen deutlich progredierenden Befund und mit multifokal konfluierenden Infiltraten im Bereich der gesamten rechten Lunge und beginnenden Infiltraten im Unterlappenbereich der linken Lunge bei weiterhin nicht deutlichem Auskultationsbefund. Der Patient ist zusätzlich deutlich verwirrt, desorientiert und klagt über schwere Kopfschmerzen. Die **klinisch-chemischen Laborbefunde** zeigen eine leichte Leukozytose mit Linksverschiebung bei Lymphopenie, eine mäßige Erhöhung der Transaminasen und des Bilirubins sowie ein leicht erhöhtes Kreatinin. Die sofort eingeleitete breite **antibiotische Therapie** mit einem Cephalosporin der dritten Generation und einem Aminoglykosid führt zu keiner Besserung des Krankheitsbildes. Drei Tage nach Klinikaufnahme wird in der akut durchgeführten fiberbronchoskopischen bronchoalveolären Lavage Legionella pneumophila Typ I nachgewiesen. Die daraufhin sofort eingeleitete Kombinationstherapie mit Erythromycin und Rifampicin, die über vier Wochen durchgeführt wird, führt zu einer langsamen, aber stetigen Besserung des klinischen Bildes.

Epidemiologie

Legionellen sind Umweltkeime. Ihr bisher bekanntes wichtigstes natürliches Reservoir sind Wasserleitungen, vor allen Dingen Warmwasserleitungen, aber auch Klimaanlagen und Kühltürme. Die Infektion des Menschen erfolgt über Legionellen-haltige Aerosole. Epidemische Ausbrüche entstehen durch die Freisetzung von großen Aerosolschwaden, z. B. aus Kühltürmen, oder über Wasserhähne und Duschköpfe aus Warmwasseranlagen.

Pathogenese und Klinik

Voraussetzungen für das Entstehen einer Legionellose sind neben der Virulenz der Erreger, die je nach Spezies und Stamm unterschiedlich sein kann, die Bildung von lungengängigen Aerosolen, die Höhe der aufgenommenen Infektionsdosis und eine lokale oder systemische Abwehrschwäche. Von besonderer Bedeutung für die Pathogenese ist offensichtlich die Fähigkeit von Legionellen, intrazellulär zu wachsen, vor allem in Makrophagen.

Der klinische Verlauf der Legionärskrankheit ist in seiner Symptomatologie sehr variabel. Nach einer Inkubationszeit von zwei bis zehn Tagen kommt es relativ rasch aus Wohlbefinden heraus zu hohem Fieber, Schüttelfrost, einem trockenen Reizhusten und Kopfschmerzen. Der Husten ist anfangs wenig produktiv, nach drei bis fünf Tagen kommt es zur Produktion von Sputum, das aber in der Regel nicht eitrig ist. Der Husten ist häufig begleitet von starken Brustschmerzen und Tachypnoe. Häufig klagen die Patienten über gastrointestinale Beschwerden, Übelkeit und Erbrechen. Symptome wie Verwirrtheit und Desorientierung zeigen die Beteiligung des ZNS an. Die Hauptorganmanifestation der Legionärskrankheit ist aber die „atypische" Pneumonie. Bei schwerem Verlauf der Legionärskrankheit kann sich ein septischer Zustand entwickeln mit allen Folgen wie Nierenversagen, Vebrauchskoagulopathie etc. Insgesamt ist das klassische Bild der Legionärskrankheit geprägt durch den sehr raschen Beginn und den hochakuten Verlauf. Die Letalität der ambulant erworbenen Legionellen-Pneumonie liegt zwischen 15 und 25%. Patienten mit einer nosokomialen Legionellose zeigen eine weitaus höhere Letalität (60–70%). Der Grund hierfür liegt vor allem darin, daß überwiegend abwehrgeschwächte Patienten betroffen sind.

Die zweite Verlaufsform einer Legionellose, das **Pontiac-Fieber,** läßt sich von der Legionärskrankheit relativ sicher abgrenzen. Hier sind sporadisch auftretende Fälle wesentlich seltener, Kleinepidemien sind vorherrschend. Hauptsymptome sind hier Fieber und Schüttelfrost kombiniert mit Muskelschmerzen, allgemeinem Krankheitsgefühl und Kopfschmerzen. Dieses Krankheitsbild entwickelt sich sehr rasch über zwölf Stunden. Trockener Reizhusten, entzündete Schleimhäute im Mundbereich und eine Konjunktivitis können bei etwa der Hälfte der Patienten gefunden werden. Viele Patienten klagen auch über Lichtscheu, Verwirrtheitszustände und Meningismus. Diese akute Krankheit dauert nur wenige Tage (zwei bis sieben Tage) und heilt dann komplikationslos ab.

D Diagnostik und Differentialdiagnose

Schwere Verläufe der Legionärskrankheit, ausgehend von einer Pneumonie mit gastrointestinalen und neurologischen Symptomen, können zur klinischen Verdachtsdiagnose führen. Dafür sprechen auch der rasche Beginn aus relativer Gesundheit heraus und die Progredienz des Krankheitsverlaufes bis hin zu septischen Zuständen. Im **Röntgenthorax** (siehe Abb. 6.2-8) zeigt sich ein eher atypisches Pneumoniebild mit pulmonalen Infiltraten, die multifokal konfluieren und ganze Lungenlappen erfassen können. Die **klinisch-chemischen Laborbefunde** sind eher unspezifisch, zeigen aber die Multiorganbetroffenheit an durch Erhöhung der Transaminasen, Bilirubin, alkalischer Phosphatase und Retentionswerten. Das **Blutbild** zeigt eine Leukozytose mit Linksverschiebung und Lymphopenie. Bei Vorliegen einer Rhabdomyolyse können auch die CPK-Werte extrem hoch ansteigen. Entscheidend für die klinische Verdachtsdiagnose sind auch eine sorgfältige **Anamnese** und die Eruierung von besonderen Prädispositionen. Betroffen sind vor allem Männer zwischen 50 und 70 Jahren mit Vorerkrankungen

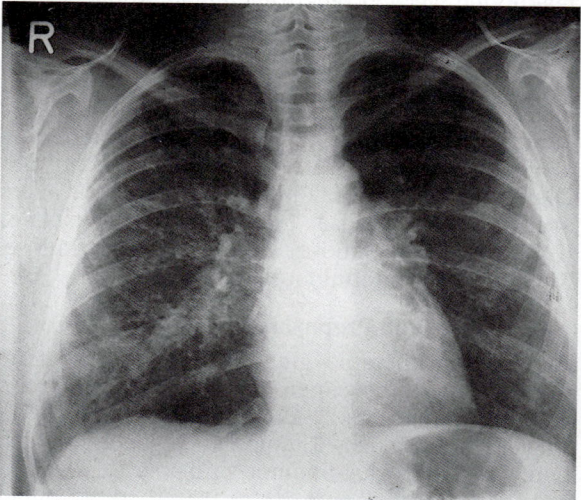

Abb. 6.2-8   Röntgenthorax bei Legionellose.

wie Leberzirrhose, Alkoholabusus, Diabetes mellitus, Nikotinabusus und degenerativen Lungen- und Herzerkrankungen. **Differentialdiagnostisch** müssen alle foudroyant verlaufenden bakteriellen Pneumonien ausgeschlossen werden. Das klinische Bild des Pontiac-Fiebers ist weit unspezifischer, differentialdiagnostisch kommen vor allen Dingen virale Infektionen des Respirationstraktes und Mykoplasmeninfektionen in Betracht.

Die **Diagnosesicherung** gelingt durch den kulturellen Erregernachweis aus Sputum, Trachealsekret oder Bronchiallavagen. Er stellt jedoch Anforderungen an das diagnostische Labor und kann bis zu einer Woche dauern. Die direkte Immunfluoreszenz in Nativmaterial wird durch die Vielzahl der möglichen Serovare erschwert und kann zudem Spezifitätsprobleme bieten. Der Nachweis von Antikörpern (indirekte Immunfluoreszenz, ELISA) gelingt in etwa 70–80% der Fälle. Auch der serologische Nachweis wird durch die Vielzahl der Spezies und Serotypen erschwert.

▼ Therapie und Prophylaxe

Legionellen sind gegenüber der Mehrzahl der sonst gebräuchlichen Antibiotika **resistent.** Dies gilt vor allen Dingen für Cephalosporine und Penicilline, die in erster Linie in der kalkulierten Chemotherapie von Pneumonien verwandt werden. Mittel der Wahl ist Erythromycin, bei schweren Verläufen kombiniert mit Rifampicin. Als Alternativsubstanzen stehen heute die modernen Chinolone zur Verfügung. Entscheidend in der Therapie der Legionellose ist eine ausreichend lange **Therapiedauer** von mindestens drei bis vier Wochen. Speziell bei schweren Verläufen mit Leberbeteiligung kann die Therapie die hepatobiliäre Situation verschärfen, da alle drei indizierten Antibiotika eine potentielle hepatotoxische Aktivität besitzen. Des weiteren sind natürlich entsprechende intensivmedizinische Maßnahmen erforderlich, von der künstlichen Beatmung bis zur Dialyse.

Eine spezifische **Prophylaxe,** z. B. mittels einer Impfung gegen Legionellose, gibt es nicht. Das Problem der Bekämpfung von Legionellen in der Wasserversorgung ist bisher nicht gelöst.

6.2.21 Erkrankungen durch Spirochäten

Definition

Spirochäten sind gramnegative Schraubenbakterien, die, ohne Geißeln zu besitzen, durch das Zytoplasma umschlingende Fibrillen flexibel und beweglich sind. Sie haben dadurch im Bakterienreich eine Sonderstellung. In der Familie Spirochaetaceae sind drei für die Humanmedizin wichtige Gattungen:
► Treponema (Lues, Frambösie, Pinta),
► Borrelia (Rückfallfieber, Lyme-Borreliose) und
► Leptospira (Leptospirose).
Diese Bakterien sind entweder gar nicht oder nur schwer auf künstlichen Nährböden züchtbar.

6.2.21.1   Syphilis (Lues)

Das durch Treponema pallidum verursachte Krankheitsbild Syphilis (Lues) ist eine wichtige Geschlechtskrankheit, die in ihren drei Stadien umfassenden Verlauf ein vielgestaltiges klinisches Bild bieten kann. Sie muß daher bei vielen Infektionskrankheiten differentialdiagnostisch bedacht werden. Die Diagnose wird allein serologisch gestellt, ebenfalls die Indikation zur Behandlung, die in der möglichst frühzeitigen Gabe von Penicillinen besteht.

Epidemiologie

Die Syphilis wird überwiegend durch Geschlechtsverkehr übertragen oder durch Blutkontakt (Bluttransfusionen). Je nach Sexualpraktiken sind auch extragenitale Primärläsionen möglich. Die größte Ansteckungsgefahr besteht im Stadium I, die tertiäre Lues ist nur noch selten infektiös. Da nach durchgemachter Infektion keine Immunität besteht, sind Reinfektionen möglich. Nach dem Gesetz zur Bekämpfung der Geschlechtskrankheiten ist die Syphilis **anonym meldepflichtig.** Genaue Zahlen über ihre Inzidenz liegen dennoch nicht vor, eine hohe Dunkelziffer besteht. Besonders betroffen sind junge Erwachsene, Risikogruppen sind vor allem Prostituierte und ihr Umfeld, Homosexuelle und parenteral Drogenabhängige. Eine besondere Form ist die pränatale Lues, bedingt durch eine intrauterine Infektion bei Lues in der Schwangerschaft. Die Untersuchung auf Lues gehört daher zu den obligatorischen Schwangeren-Vorbeugeuntersuchungen.

Pathogenese und Klinik (siehe Tab. 6.2-4)

Eintrittspforten für die Erreger sind normalerweise Minimalverletzungen von Haut oder Schleimhaut, vor allem im Genitalbereich. Bis zu fünf Wochen nach der Infektion kommt es an der Eintrittsstelle zur Ausbildung eines Primärinfektes, eines fast kreisrunden schmerzlosen Geschwürs mit harten Rändern (Ulcus durum). Begleitend findet sich eine nicht-schmerzhafte Schwellung und Induration der regionären Lymphknoten (**syphilitischer Primärkomplex,** siehe Abb. 6.2-9a). Nach etwa zwei bis sechs Wochen kommt es zur Abheilung des Primäreffektes auch ohne Behandlung. Schon während des Primärstadiums beginnt die Generalisierung der Erreger auf dem Lymph- bzw. Blutweg, nahezu alle Organe und Gewebe können betroffen werden.

Etwa acht Wochen nach Auftreten des Primäraffektes setzt das **zweite Stadium** ein. Das Eruptionsstadium kann sich mit freien Intervallen über Jahre hinziehen. Wichtigstes Symptom sind multimorphe Exantheme (siehe Abb. 6.2-9b). Zunächst imponiert ein den ganzen Körper befallendes roseolenartiges Exanthem. Die Schleimhäute sind mitbetroffen (Angina specifica), weiterhin ist eine generalisierte Lymphknotenschwellung charakteristisch. Die folgenden Rezidivexantheme treten bevorzugt am

Tab. 6.2-4	Symptomatologie der Lues in ihren Stadien
Stadien	**Symptomatologie**
▶ **Primärstadium:** (Lues I)	– Ulcus durum (Eintrittsstelle) – nicht-schmerzhafte, harte Schwellung der regionären Lymphknoten
▶ **Sekundärstadium:** (Lues II)	– roseolenartiges Exanthem (generalisiert) – makulopapulöses Exanthem (Stamm) – Condylomata lata (intertriginöse Bereiche) – Angina specifica – Lymphadenitis (generalisiert) – Alopecia luetica (diffus, kleinfleckig) – spezifische Meningitis, Pneumonie, Hepatitis
▶ **Tertiärstadium:** (Lues III)	– tertiäres Syphilid (derbe, braunrote Hautknoten) – Gummen (subkutane spezifische Granulome) Spätfolge: z. B. Sattelnase durch Knochenzerstörung – Mesaortitis syphilitica Spätfolge: z. B. Koronarsklerose, A.-ascendens-Aneurysma
▶ **Quartärstadium:** (Lues IV, besondere Spätfolgen am ZNS)	– progressive Paralyse (chronische Enzephalitis) Demenz – Tabes dorsalis (Hyporeflexie, Ataxie, Analgesie)

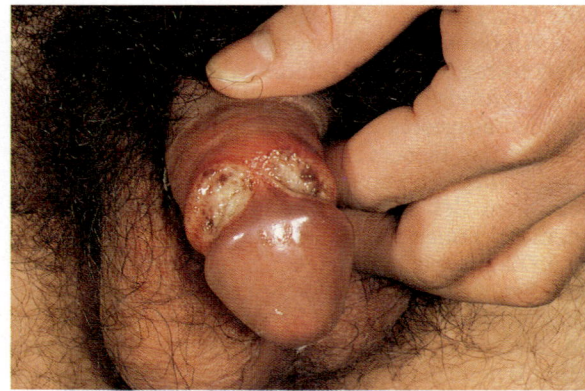

a

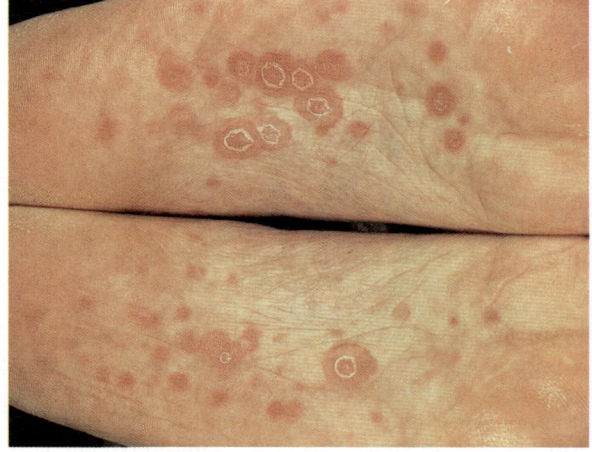

b

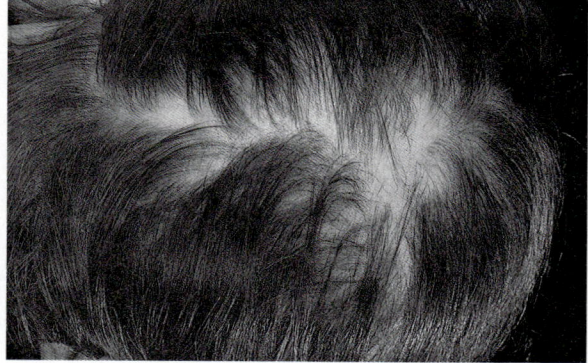

c

Abb. 6.2-9 Syphilis.
a) Primäraffekt an der Glans penis.
b) Luesexanthem im Stadium II an den Fußsohlen.
c) Alopecia areata.

Stamm grob makulopapulös auf. Besonders in den intertriginösen Bereichen kommt es zum Auftreten von nässenden Papeln (Condylomata lata), die hochinfektiös sind. In diesem Stadium können bereits Organe wie Leber, Lunge, Meningen und vor allem das Knochensystem betroffen sein. Häufig tritt im zweiten Stadium ein diffuser kleinfleckiger Haarausfall auf (Alopecia areata, siehe Abb. 6.2-9c). Nach einer Latenzzeit von einigen Monaten kann die Lues in das **dritte Stadium** (Spätstadium) eintreten. Manifestation an der Haut ist das sogenannte „tertiäre Syphilid", das aus Gruppen von derben braunroten Knoten besteht, die ulzerieren und dann narbig abheilen können. Subkutan auftretende Granulome werden als „Gummen" bezeichnet. Diese können jahrelang fortbestehen und einen gewebsverstümmelnden Charakter haben, besonders im Knochenbereich (Sattelnase). Bedingt durch einen spezifischen Befall der Gefäße kann es zur kardiovaskulären Syphilis kommen (Mesaortitis syphilitica). Besondere klinische Manifestationen dieser gefährlichen Lues-Späterkrankung sind Koronarinsuffizienz durch Ostiumstenose, Aneurysma der Aorta ascendens und Aortenklappeninsuffizienz.

Besondere **Spätformen der Lues** (quartäre Syphilis) betreffen das ZNS: Die progressive Paralyse ist eine chronische Enzephalitis, vor allen Dingen des Stirnhirnbereiches mit entsprechenden psychisch-intellektuellen Folgen bis hin zur Demenz. Durch eine

Degeneration der Hinterstränge des Rückenmarks, aber auch anderer Nervenbereiche (Nervus opticus) kommt es zur Tabes dorsalis, die durch Hyporeflexie, Ataxie und plötzlich auftretende Schmerzen gekennzeichnet ist.

Differentialdiagnostisch muß an eine funikuläre Spinalerkrankung bei der megaloblastären Anämie (Vitamin-B_{12}-Mangel) gedacht werden.

Ein besonderes Krankheitsbild stellt die **angeborene Lues** dar. Die spezielle Betrachtung dieses Krankheitsbildes bleibt perinatologischen bzw. pädiatrischen Lehrbüchern vorbehalten.

> Gehäuftes Auftreten der Lues mit atypischem Verlauf bei HIV-Patienten!

D   Diagnostik und Differentialdiagnose

Wegen des Verlaufs in mehreren Stadien und der möglichen Betroffenheit von nahezu allen Geweben und Organen kann das klinische Bild von einer sehr typischen, aber auch untypischen Symptomatologie geprägt sein. Normalerweise wird die Lues in unseren Breiten spätestens im zweiten Stadium diagnostiziert. Dies fällt überwiegend in das Fachgebiet des Dermatologen. Dennoch kommen auch heute noch immer wieder Fälle vor, die spätere Stadien der Lues repräsentieren. Bei entsprechenden neurologischen und internistischen, vor allen Dingen kardiovaskulären Erkrankungen muß daher die Lues in die Differentialdiagnose miteinbezogen werden.

Treponema pallidum läßt sich auf künstlichen Nährböden nicht anzüchten, auch der direkte Erregernachweis aus treponemeninfizierten Gewebsbereichen in der Dunkelfeldmikroskopie spielt keine Rolle. Die **Diagnose** der Lues wird heute ausschließlich serologisch abgesichert. In der Bundesrepublik wird der Treponema-pallidum-Hämagglutinationstest (**TPHA,** qualitativ) als Suchtest durchgeführt und der Fluoreszenz-Treponema-Antikörper-Absorptionstest (indirekte Immunfluoreszenz, **FTA-Abs.-Test**) als Bestätigungsreaktion. Da diese Tests nach einer durchgemachten Lues je nach Therapiebeginn bis zu lebenslang positiv bleiben können (vor allem der TPHA), müssen weitere Tests durchgeführt werden, die die Aktivität des Krankheitsprozesses und damit die Behandlungsindikation festlegen. Normalerweise reicht hierfür die Cardiolipin-Komplementbindungsreaktion oder der häufiger durchgeführte **VDRL-Test** (Mikroflockungsreaktion) aus. In speziellen Fällen kann der Nachweis spezifischer IgM-Antikörper nach vorheriger Serumfraktionierung in der indirekten Immunfluoreszenz erforderlich werden. Dies ist z. B. für die sichere Diagnose der Lues connata notwendig, aber auch dann, wenn aufgrund der fehlenden Klinik die Spezifität der Cardiolipin-KBR bzw. des VDRL-Tests angezweifelt wird (unspezifischer Ausfall z. B. bei Lebererkrankungen etc.).

▼ Therapie und Prophylaxe

Von entscheidender Bedeutung für die Ausheilung der Lues sind die **frühzeitige** Diagnosestellung und der **frühzeitige** Therapiebeginn, möglichst noch im ersten, spätestens im zweiten Stadium. Therapie der Wahl ist Penicillin, ersatzweise bei Vorliegen einer Penicillinallergie Erythromycin oder Cephalosporine. Die Therapie der Lues im Spätstadium erfordert, vor allen Dingen bei neurologischer Manifestation (Blut-Liquor-Schranke), wesentlich höhere Penicillindosierungen und eine längere Therapiedauer. Dennoch ist hier eine sichere Beeinflussung des Krankheitsverlaufes nicht in allen Fällen zu erwarten. Der Verlauf der Erkrankung und vor allem der Effekt der Therapie müssen durch regelmäßige serologische Aktivitätskontrollen (VDRL-Test, Cardiolipin-KBR) kontrolliert werden.

Eine **Impfprophylaxe** gegen Lues gibt es nicht. Prophylaktische Maßnahmen beschränken sich daher auf die Eindämmung der Übertragungswege. Voraussetzung dafür ist eine möglichst lückenlose Überwachung der Risikogruppen. Wichtig ist auch die Vermeidung beruflicher Infektionen bei Ärzten, Zahnärzten, Pflegepersonal und Hebammen.

6.2.21.2   Frambösie

Die Frambösie ist eine ausschließlich in tropischen Ländern endemisch vorkommende nicht-venerische Hautkrankheit, die durch Treponema pertenue hervorgerufen wird.

6.2.21.3   Pinta

Die Pinta ist eine überwiegend in tropischen Gebieten Zentral- und Südamerikas vorkommende endemische Hautkrankheit, die durch T. carateum verursacht wird.

6.2.21.4   Rückfallfieber

Das Rückfallfieber ist eine durch Borrelien ausgelöste und durch Arthropoden übertragene Infektionskrankheit, die klinisch durch rezidivierende Fieberattacken gekennzeichnet ist. Man unterscheidet zwei Formen des Rückfallfiebers: das durch Läuse übertragene epidemische Rückfallfieber und das durch Zecken der Gattung Ornithodorus übertragene endemische Rückfallfieber. Nach Eindringen durch die Haut gelangen die Erreger auf dem Blut- und Lymphweg in verschiedene parenchymatöse Organe, wo sie mehrere, von Fieberattacken begleitete Vermehrungszyklen durchlaufen. Die genauen Patho- und Immunmechanismen sind noch ungeklärt. Das klinische Bild beider Rückfallfieberarten ist gleich. Nach einer **Inkubationszeit** von 4–12 Tagen beginnt die Erkrankung aus voller Gesundheit mit hohem Fieber und Schüttelfrost. Nach etwa sieben Tagen, beim endemischen Rückfallfieber kürzer, kommt es zum kritischen Temperaturabfall. Danach treten immer wieder Fieberrezidive auf, deren Dauer und Intensität jeweils abnehmen. Während der Fieberattacken besteht ein allgemeines Krankheitsgefühl mit Kopf-, Muskel- und Gliederschmerzen sowie teilweise abdominellen Beschwerden. Hepatosplenomegalie, Subikterus und petechiale Hautblutungen als Zeichen einer hämorrhagischen Diathese sind weitere Symptome. Im weiteren Verlauf kann es zu Anämie und Komplikationen wie Bronchopneumonie, Nephritis und Arthritis sowie Erkrankungen des zentralen

und peripheren Nervensystems kommen. Bei Nichtbehandlung kann die Letalität bis zu 5% betragen.
Die einzige relativ sichere Methode zur **Diagnosesicherung** bei klinischem Verdacht besteht im Nachweis der Borrelien im Blut zu Beginn der Fieberattacken in der Dunkelfeldmikroskopie. Die **Antibiotikatherapie** der Wahl besteht in der Gabe von Tetracyclinen, ersatzweise Erythromycin.
Das epidemische Rückfallfieber ist eine typische Erkrankung der Notzeiten in Ländern mit kühlem oder gemäßigtem Klima. Beide Rückfallfieberformen sind bei Verdacht, Erkrankung und Tod **meldepflichtig** (siehe Tab. 6.1-1).

6.2.22 Lyme-Borreliose

Die Lyme-Borreliose ist eine in den letzten Jahren neu beschriebene, auch in Deutschland sehr wichtige Infektionskrankheit, die ähnlich wie die Lues in Stadien verläuft. Sie wird durch Borrelia burgdorferi verursacht und durch Zecken übertragen. Abhängig vom Stadium wird das klinische Bild durch besondere Manifestationen geprägt. Anders als bei den Treponemen ist die kulturelle Erregerdiagnose prinzipiell möglich, obwohl die Diagnosesicherung überwiegend serologisch erfolgt. Im Frühstadium sind Penicilline, Tetracycline und Makrolide, z.B. Erythromycin Mittel der Wahl, in Spätstadien bietet anscheinend die Therapie mit einem Cephalosporin der dritten Generation, Ceftriaxon, Vorteile.

Kasuistik

Eine 42jährige Patientin bemerkt während eines Spaziergangs mit ihrem Hund im Wald, daß sich auf ihrer Schulter eine Zecke festgebissen hat. Durch den Hausarzt erfolgt kurze Zeit später die komplikationslose Extraktion in toto nach vorheriger Applikation von Öl. Nach drei Tagen Auftreten eines handtellergroßen wandernden Exanthems, welches sich vergrößert. Da diese Veränderung nach zwei Tagen abblaßt, schenkt die Patientin ihr keine weitere Beachtung. Ca. 6 Wochen später treten Beschwerden der großen Gelenke auf, die asymmetrisch sind und „springen". Gleichzeitig bestehen Fieber, Kopfschmerz und Muskelschmerzen.

Körperlicher Untersuchungsbefund: Lymphknotenschwellung zervikal, nuchal und axillär, sonst im wesentlichen unauffällig.
Labor: BKS 50 mm in der 1. Stunde, Leukozyten 7600/µl (7,6 G/l), geringe normochrome, normozytäre Anämie, sonst ohne Beschwerden, negative Rheumaserologie. Grenzwertig positiver Titer für Borrelia burgdorferi im IgM-Bereich.
Verlauf: Anbehandlung mit Penicillin i.v. über 14 Tage. Hierunter Besserung der Beschwerden. Ein Kontrolltiter ergibt am dritten Tag einen hochpositiven Wert der Antikörper gegen Borrelia burgdorferi (IgM 1:512, IgG 1:256). Kontrolle des Wertes am 14. Tag zeigt einen Abfall des IgM-Titers (1:128) und einen Anstieg des IgG-Titers (1:1024), die übrigen Werte normal.

Epidemiologie

Diese Erkrankung wurde erstmalig 1976 in Lyme-County, USA beschrieben. Der Hauptvektor für **B. burgdorferi** ist in Europa die **Zecke Ixodes ricinus.** Das Verbreitungsgebiet innerhalb der deutschsprachigen Länder ist unterschiedlich. Bedingt durch den Übertragungsmodus gibt es saisonale Häufungen im Auftreten der Lyme-Borreliose. In Mitteleuropa beginnt die Zeckensaison etwa im Frühjahr und endet meistens Anfang November, nach trockenen Sommern früher. Die Erkrankung tritt gehäuft im Bereich von Feuchtgebieten auf, dies können aber auch Naherholungsgebiete großer Städte sein. Beruflich besonders stark zeckenexponiert sind Forstarbeiter.

Pathogenese und Klinik

Die Pathogenese der Lyme-Borreliose ist noch weitgehend unbekannt. Die Streuung vom Infektionsherd nach Zeckenbiß erfolgt wohl überwiegend hämatogen, es wird aber auch ein neuraler Ausbreitungsweg diskutiert.
Nach einer **Inkubationszeit** von Tagen bis wenigen Wochen nach dem Zeckenbiß beginnt die Frühmanifestation in Form des **Erythema chronicum migrans** (siehe auch Tab. 6.2-5). Im Bereich der Einstichstelle entsteht eine makulopapulöse Efflores-

Tab. 6.2-5   Stadienverlauf der Borreliose

Stadium	Inkubationszeit	Klinische Manifestation[1]	Serodiagnostik[2]
I	Tage bis Wochen	**Erythema migrans** Arthralgie, Myalgie, Fieber, Kopfschmerzen	20–50% (überwiegend IgM)
II	Wochen bis Monate	**Meningoradikulitis** Lymphozytom, Karditis, Iritis, Arthralgie	50–90% (IgM und IgG)
III	Monate bis Jahre	**Arthritis,** **Acrodermatitis chronica atrophicans** Enzephalomyelitis, Polyneuropathie, Arthropathie	90–100% (überwiegend IgG)

[1] Leitsymptom bzw. häufigste Manifestation halbfett
[2] Seropositiv in %, abhängig von vorausgegangener antibiotischer Therapie, Schwere und Dauer des Krankheitsverlaufs

zenz, die später zentral abblaßt (siehe Abb. 6.2-10). Dadurch entsteht ein peripher wanderndes Ringerythem. Dieses Symptom ist pathognomonisch für das Frühstadium der Borreliose. Gleichzeitig können im Rahmen der wahrscheinlichen Spirochätämie Allgemeinsymptome wie Fieber, Muskel- und Kopfschmerzen, in seltenen Fällen auch ein Meningismus auftreten. Wohl auch hämatogen erklärbar ist das Auftreten multipler Erytheme.

Wochen bis Monate nach dem Zeckenbiß kann es zum **zweiten Stadium** kommen. Die wichtigste klinische Manifestation in Europa ist die sogenannte „lymphozytäre Meningoradikulitis Bannwarth".

Leitsymptom hierbei sind quälende, starke radikuläre Schmerzen, die vor allem nachts auftreten. Dabei läßt sich überwiegend eine topographische Beziehung zum vorausgegangenen Zeckenbiß herstellen. Hirnnervenparesen, vor allen Dingen Fazialisparesen, sind weitere häufige Leitsymptome. Bei Kindern kommen gehäuft meningitische Verläufe vor, gelegentlich auch enzephalitische Verläufe. Eine seltene, aber dann typische Hautmanifestation ist das **Lymphozytom,** charakterisiert durch lymphoretikuläre Infiltrate. An typischer Lokalisation wie Mamille, Skrotum und Ohrläppchen erscheint ein rötlich-livider Tumor. Eine weitere wichtige und sehr schwerwiegende Manifestation der

Borreliose im Stadium II ist die Lyme-Karditis mit gelegentlichem Übergang in eine Kardiomyopathie. Die **Spätmanifestationen** des Stadium III treten nach einer variablen, zumeist langen Inkubationszeit auf. In vielen Fällen ist die Anamnese mit Zeckenbiß und Erythema chronicum migrans unsicher. Wichtigste Manifestationen sind die **Akrodermatitis chronica atrophicans** und die **Lyme-Arthritis.** Die Akrodermatitis tritt vorwiegend an den Extremitäten auf mit einer Fältelung der dünnen Haut, livider Verfärbung und Hervortreten der Gefäße. Begleitsymptome sind gelenknahe Knoten sowie Arthropathie und Polyneuropathie. Die Lyme-Arthritis ist vorwiegend eine Monoarthritis oder Oligoarthritis, am häufigsten betroffen sind die Kniegelenke. Eine bei uns sehr seltene Manifestation des dritten Stadiums ist die chronische Borrelien-Enzephalomyelitis mit zum Teil ausgeprägten Para- und Tetraparesen. Eine seltene Manifestation ist die Augenborreliose. Extrem selten sind wohl auch konnatale Fälle.

D   Diagnostik und Differentialdiagnose

Dermatologische Manifestationsformen der Lyme-Borreliose in den jeweiligen Stadien gehen mit einer sehr charakteristischen Morphologie einher. Hier läßt sich die Diagnose schon rein klinisch stellen. Bei der **Neuroborreliose** des zweiten Stadiums zeigt der Liquor einen charakteristischen Befund, gekennzeichnet durch eine lymphozytäre Pleozytose und Eiweißerhöhung. Die Diagnose der progressiven Neuroborreliose des dritten Stadiums ist dagegen häufig schwierig. Ähnliches gilt für die Karditis und die Arthritis, für die differentialdiagnostisch natürlich eine ganze Reihe anderer Erreger in Frage kommen.

Anders als bei den Treponemen ist der **kulturelle Nachweis** der Borrelien prinzipiell möglich. Dies gilt vor allem für das Frühstadium der Borreliose, wo in Hautbiopsien aus dem Bereich des Erythema chronicum migrans, aus Liquor, Punktaten und selten auch Blut in Spezialuntersuchungen der Erreger nachgewiesen werden kann. Das Verfahren des kulturellen Erregernachweises ist sehr komplex und kann bis zu fünf Wochen beanspruchen. Von erheblich größerer klinisch-praktischer Bedeutung ist daher der **serologische Nachweis,** obwohl eine nicht zu unterschätzende Anzahl von klinisch-symptomatischen Fällen in allen Stadien serumnegativ bleiben kann. Andererseits können signifikante Titererhöhungen den klinischen Verlauf einer Borreliose anzeigen. Die serologischen Nachweisverfahren sind bisher noch nicht allgemein ausreichend standardisiert, bei besonderen Fragestellungen müssen daher Speziallaboratorien eingeschaltet werden. Wichtig ist vor allen Dingen für die serologische Diagnostik im Frühstadium, daß die durchgeführten Tests IgM-Antikörper mit einschließen, da in dieser Phase IgG-Antikörper völlig fehlen können. Besondere Schwierigkeiten bereitet die serologische Diagnostik der Neuroborreliose. Hier kom-

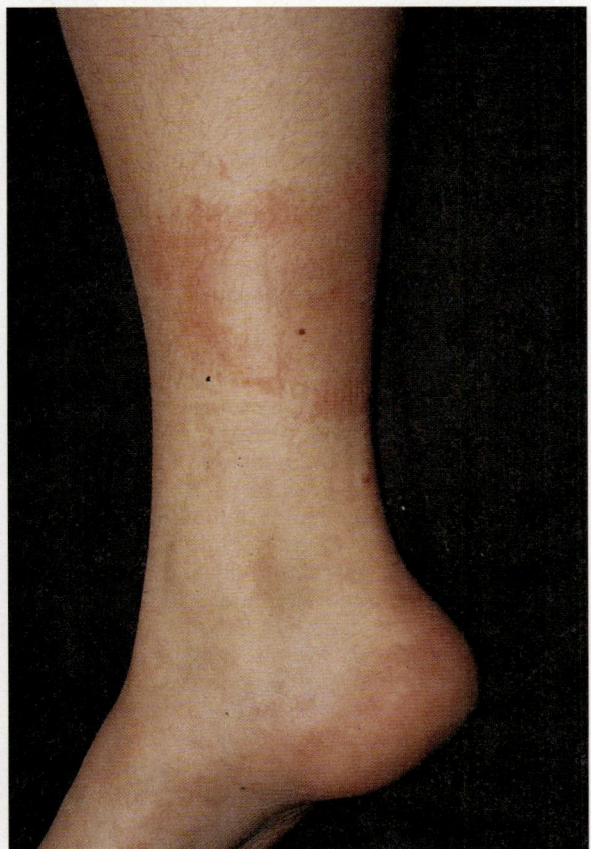

Abb. 6.2-10   Erythema chronicum migrans.

men dem Nachweis der ortsspezifischen IgM-Pro-
duktion sowie der Differentialuntersuchung im
Serum und Liquor besondere Bedeutung zu. Die
wichtigsten zur Zeit angewandten Testsysteme sind
die indirekte Immunfluoreszenz, der Western-Blot
und ELISA-Tests. Entscheidend bei der Borreliose
sind auch serologische Verlaufsuntersuchungen in
Abständen von etwa zwei bis sechs Wochen. Ein
weiteres Problem besteht darin, daß signifikant erhöhte IgG-Titer noch Monate bis Jahre nach Abklingen der Klinik vorhanden sein können.

▼ **Therapie und Prophylaxe**

Therapie der Wahl in den Frühstadien der Lyme-
Borreliose sind Penicillin G, Tetracycline und Erythromycin. Nach neueren Erkenntnissen bietet
offensichtlich eine Behandlung mit Ceftriaxon, vor
allen Dingen im Spätstadium, Vorteile. Entscheidend sind wie bei der Lues ein möglichst **frühzeitiger Beginn** der Behandlung sowie eine ausreichende Behandlungsdauer. Hier müssen individuelle
Therapieregime festgelegt werden. Die Gabe von
Kortikosteroiden bei bestimmten Manifestationen
(Karditis, Arthritis, Neuroborreliose) kann aufgrund einer diskutierten Autoimmunkomponente
erwogen werden.
Eine spezifische **Immunisierungsprophylaxe** gibt es
bisher nicht. Die wichtigste Prophylaxemaßnahme
ist daher der Schutz vor Zeckenexposition, z.B.
durch schützende Kleidung. Eine prophylaktische
Antibiotikagabe nach Zeckenstich wird nicht empfohlen, da der Anteil an manifesten Erkrankungen
nach Zeckenstich sehr gering ist.

6.2.23 Leptospirose

Definition

Leptospirosen sind weltweit verbreitete Zooanthroponosen, die durch die Spezies L. interrogans der
Gattung Leptospira verursacht werden. Leptospira
wird heute in die apathogene saprophytäre Spezies
L. biflexa und in die pathogene Spezies L. interrogans unterteilt. Innerhalb der Spezies L. interrogans
gibt es viele verschiedene Serovare. Die wichtigsten
sind L. icterohaemorrhagiae, L. canicola und L.
grippotyphosa. Anders als früher angenommen,
läßt sich den einzelnen Serovaren keine typisch klinische Verlaufsform zuordnen.
Die Erkrankung verläuft beim Menschen überwiegend zweiphasig als zyklische Allgemeininfektion.
Vorherrschend sind zwei Verlaufsformen, eine anikterische mit relativ blandem grippalen Verlauf und
eine ikterische, die schwer verlaufen kann (Ikterus,
Nierenversagen, Blutungen).

Kasuistik

Während eines Campingurlaubes an einem Nebenarm des
Mains, in dem er mehrfach badete, erkrankte ein 36jähri-
ger Patient mit Hals- und Gliederschmerzen, Fieberan-

stieg auf 40 °C ohne Schüttelfrost, aber mit schwerem
Krankheitsgefühl. Drei Tage später werden Dunkelfärbung des Urins und heller Stuhl bemerkt. Wenig später tritt Ikterus auf. Bei Klinikaufnahme schwerkranker
Patient mit allen Zeichen des akuten oligurischen Nierenversagens (Kreatinin 8,0 mg/dl (704 µmol/l), Harnstoff 110 mg/dl (38,5 mmol/l), Bilirubin 22,6 mg/dl
(40,68 µmol/l). GOT, GPT und alkalische Phosphatase
normal. Temperatur 39 °C. Sofortige **Verlegung auf die Intensivstation,** dort dreimalige Dialyse, dann Übergang in
Polyurie mit Normalisierung der Nierenfunktion. Im **EKG**
Überleitungsstörungen mit Sinusarrest, so daß bei Verdacht auf Myokarditis eine passagere Schrittmacherbe-
handlung notwendig wird. Die **Diagnose** wird durch eine
Agglutination auf Leptospirose mit einem Titeranstieg von
1:8 auf 1:32 gesichert. 12 Tage nach Beginn der Erkrankung langsame Besserung der Nierenfunktion und Abfall
des Serum-Bilirubins, der Patient kann 18 Tage nach Beginn der Erkrankung in sein Heimatkrankenhaus verlegt
werden. Ansteckungsquelle: entweder kontaminiertes
Wasser (Baden im Fluß) oder der familieneigene Hund,
der wenige Tage vor Beginn der Erkrankung an „Herz-
schwäche" plötzlich verstorben war.

Epidemiologie

Das Erregerreservoir für alle pathogene Leptospiren
sind warmblütige Tiere, die die Erreger mit ihrem
Urin ausscheiden. Dabei läßt sich keine typenspezifische Wirtsbeziehung herstellen. Wichtige Träger
bei uns sind Mäuse und Ratten. Die Übertragung erfolgt durch direkten, intensiven Kontakt von Menschen mit infizierten Tieren, häufiger aber auch
durch indirekten Kontakt mit durch tierischen Urin
verseuchtem Wasser (stehende Gewässer!). Hier
sind die Leptospiren im warmen Feuchtmilieu längere Zeit überlebensfähig. Dies gilt auch für Leptospiren, die durch Düngung mit Tierkot oder Tierurin
in den Boden gelangt sind. Personen mit entsprechend engem Tierkontakt bzw. mit sonstiger beruflicher Exposition (Landwirte, Kanalreinigung,
Tierpfleger) können im Sinne einer Berufskrankheit
betroffen sein.

Pathogenese und Klinik

Die Infektion mit Leptospiren erfolgt durch kleine
Haut- bzw. Schleimhautdefekte. Die Klinik ist
durch den typischen **zweiphasigen Verlauf** geprägt.
Nach einer **Inkubationszeit** von 5–14 Tagen beginnt
die Erkrankung aus vollem Wohlbefinden mit hoch-
febrilen Temperaturen und Schüttelfrost. Weitere
allgemeine Krankheitssymptome sind zum Teil heftige Muskelschmerzen, vor allen in den Waden,
Kopfschmerzen, in manchen Fällen auch Konjunktivitis und Episkleritis. Weitere mögliche, aber nicht
obligate Symptome sind Hypotonie und relative
Bradykardie sowie ein gegen Ende der ersten Woche auftretendes flüchtiges makulöses Exanthem.
Diesem ersten Krankheitsstadium, das drei bis acht
Tage andauern kann, liegen pathogenetisch die
transitorischen Bakteriämien zugrunde.
Nach einem kurzen afebrilen Intervall tritt erneut
Fieber auf, sehr häufig verbunden mit einem begin-

nenden Meningismus, wodurch der Beginn der zweiten Krankheitsphase angekündigt wird. In diesem **Stadium der Organmanifestation** treten je nach Organschädigung entsprechende Spätsymptome auf. Mitentscheidend ist zwar auch der verursachende Leptospira-Serotyp, grundsätzlich können aber sämtliche Leptospiren alle Verläufe bewirken. Die wichtigsten betroffenen Organe sind die Leber, die Niere sowie das Gefäßendothel und die Meningen. Symptomatisch resultieren daraus ein hepatogener Ikterus, eine Nephritis mit graduell unterschiedlicher Einschränkung der Nierenfunktion, zum Teil umfangreiche Blutungen und eine seröse Meningitis.

Schwere ikterische Verlaufsformen der Leptospirose haben eine Letalität bis zu 25%, sind aber bei uns selten. Sie wurden früher als Morbus Weil subsumiert. Wesentlich häufigere, aber in ihrer Klinik auch uncharakteristische Verläufe sind leichtere ikterische Erkrankungen bzw. die anikterischen Leptospirosen. Hier fehlen sowohl der abrupte Beginn als auch die Multiorganbeteiligung. Im Vordergrund stehen mehr die uncharakteristischen Krankheitszeichen der ersten Phase, die sich von vielen anderen „grippeähnlichen" Infektionskrankheiten differentialdiagnostisch schwer abgrenzen lassen. Diese Krankheitsverläufe haben eine sehr gute Prognose, die Letalität liegt immer unter 1%. Eine spezielle Spätkomplikation der Leptospirose, unabhängig von der Schwere des Verlaufes, ist die nach einem mehrmonatigen Intervall auftretende chronisch-rezidivierende Iridozyklitis. Nach durchgemachter Leptospirose besteht eine langjährige, allerdings nur typenspezifische Immunität.

D Diagnostik und Differentialdiagnose

Eine klinische Diagnosestellung ist nur bei schweren ikterischen biphasischen Verläufen möglich. In den meisten Fällen ist daher die Klinik auch für die Verdachtsdiagnose nicht hinreichend spezifisch. Deshalb muß auch in unseren Breiten mit einer hohen Dunkelziffer nicht-diagnostizierter leichterer Leptospiren gerechnet werden. Die kulturelle **Erregerdiagnose** gelingt nur aus Blut oder Liquor in der ersten Krankheitswoche (Leptospirämie), sie ist methodisch sehr schwierig und auch sehr langwierig. Der kulturelle Erregernachweis spielt daher klinisch-praktisch keine Rolle. **Serologisch** läßt sich im Titerverlauf durch die Agglutinationsreaktion und die Komplementbindungsreaktion die Diagnose auch typenspezifisch absichern. Dies ist aber erst zwei bis drei Wochen nach Krankheitsbeginn möglich. Ein neuer Enzym-Immunoassay steht seit kurzem zur Verfügung, ist aber noch nicht abschließend beurteilbar.

V Therapie und Prophylaxe

Das Problem in der Leptospirosebehandlung besteht darin, daß eine antibiotische Therapie nur dann mildernd auf den Krankheitsverlauf einwirken kann, wenn sie bis spätestens drei Tage nach Beginn der Erkrankung begonnen wird. Dies ist bei leichten bis mittelschweren Verläufen selten der Fall, bei schweren Verläufen nur dann möglich, wenn eine kalkuliert begonnene Chemotherapie mit Penicillinen durchgeführt wurde. Mittel der Wahl ist das Penicillin G. Die **wichtigsten therapeutischen Maßnahmen** sind daher heute immer noch symptomatischer Natur bis hin zu intensivmedizinischen Maßnahmen. Der Beginn einer Antibiotikatherapie ab Ende der ersten Krankheitswoche ist unsinnig.

Eine aktive **Immunisierung** mit Totimpfstoffen ist prinzipiell möglich, wird aber nur in Ausnahmefällen bei besonders exponierten Personen vorgenommen. Zu den wichtigsten **prophylaktischen Maßnahmen** gehört derzeit die Reduzierung des tierischen Reservoirs, vor allem in der Bekämpfung von Nagerbeständen. Wichtig ist ferner eine persönliche Expositionsprophylaxe von Berufstätigen mit einem hohen Expositionsrisiko (Landwirte, Kanalreinigung etc.), das Tragen von Gummistiefeln, Handschuhen und anderer Schutzkleidung sollte daher obligatorisch sein. Problematisch kann auch das Baden oder Schwimmen in stehenden Oberflächengewässern sein, besonders in Naturgebieten mit einem wahrscheinlich hohen Vorkommen von Nagetieren. Erkrankung und Tod an Leptospirose sind **meldepflichtig** (siehe Tab. 6.2-1).

6.2.24 Erkrankungen durch Mykoplasmen

Definition

Mykoplasmen sind Prokaryonten, die sich von den „normalen" Bakterien vor allem durch das Fehlen der Zellwand und das kleinere Genom unterscheiden. Sie sind in ihrem natürlichen Vorkommen auf einen Wirtsorganismus angewiesen, auf dessen Schleimhäuten sie als extrazelluläre Parasiten leben. Medizinisch bedeutsam sind M. pneumoniae, M. hominis und M. genitalium aus der Gattung Mykoplasma und die Spezies U. urealyticum aus der Gattung Ureaplasma.

Mycoplasma pneumoniae ist der Erreger der primär atypischen Pneumonie und von Infekten des oberen Respirationstrakts. M. hominis, M. genitalium und Ureaplasma urealyticum verursachen Urogenitalinfektionen.

6.2.24.1 *Erkrankungen des Respirationstrakts*

Epidemiologie

M. pneumoniae ist weltweit verbreitet, das ausschließliche Reservoir ist der Mensch. Die **Übertragung** erfolgt durch Tröpfcheninfektion. Bedingt durch die Empfindlichkeit des Erregers und die geringe Infektiösität ist meist ein intensiver Kontakt notwendig, die Infektion breitet sich daher am häufigsten in der Familie, in Kindergärten usw. als Kleinepidemie aus. Der Erkrankungsgipfel liegt etwa zwischen 5 und 15 Jahren. Der Anteil von M.-pneumoniae-Pneumonien wird auf etwa 15 % geschätzt.

Pathogenese und Klinik

Die klassische, durch M. pneumoniae verursachte Infektionskrankheit ist die **primär atypische Pneumonie.** Diese beginnt nach einer Inkubationszeit von 12–20 Tagen mit Fieber, allgemeiner Abgeschlagenheit, Kopfschmerzen und einem hartnäckigen trockenen Husten, meist ohne starke Sekretproduktion. Viele Patienten klagen außerdem über starke Ohrenschmerzen als Zeichen einer Myringitis. Neben einer ausgeprägten Pneumonie können jedoch auch nur Bereiche des oberen Respirationstraktes betroffen sein: Sinusitis, Pharyngitis, Bronchitis. Im Vordergrund steht dann eine mehr katarrhalische Symptomatik. In seltenen Fällen kann es zu einer Pleuritis sowie einer Otitis media kommen.

Pathogenetisch liegt eine besondere Affinität von M. pneumoniae zum Epithel des Respirationstraktes zugrunde. Die auf der Epithelzelloberfläche haftenden Mykoplasmen zerstören zunächst den Ziliarapparat und im weiteren Verlauf die Epithelzellen. Es kommt zur Ausbildung eines peribronchialen entzündlichen Infiltrats, überwiegend zusammengesetzt aus Lymphozyten und Plasmazellen.

Komplikationen

Pulmonale Komplikationen nach einer M.-pneumoniae-Infektion sind am häufigsten. Bei ausgedehntem Befall, vor allem wenn beide Lungen betroffen sind, kann es zu einer **respiratorischen Insuffizienz** kommen. Vorübergehende Atelektasen und Pleuraergüsse können als Komplikation auch bei milderen Verläufen auftreten. Mittelohrkomplikationen treten nahezu ausschließlich bei jüngeren Patienten auf. Eine ganze Reihe **extrapulmonaler Komplikationen** wurde im Zusammenhang mit einer M.-pneumoiniae-Infektion beschrieben (ohne ortsspezifischen Erregernachweis!): ein flüchtiges makulopapulöses, manchmal vesikuläres Exanthem, Erythema nodosum und Erythema exsudativum multiforme (Stevens-Johnson-Syndrom) als dermatologische Manifestationen; hämolytische Anämien und thrombozytopenische Purpura, Kälteagglutinationskrankheit, Enzephalitis, Meningitis, Polyneuritis, Guillain-Barré-Syndrom und Psychosen; Perikarditis, Myokarditis, Arthralgien, Arthritis und Polymyositis. Da bei den genannten extrapulmonalen Komplikationen, die während oder nach dem respiratorischen Infekt auftreten können, nie ein ortsspezifischer Erregernachweis geführt werden konnte, dagegen aber der Nachweis von mit dem Wirtsgewebe reagierenden Antikörpern häufig gelingt, sind diese sehr unterschiedlichen Komplikationen und Folgeerkrankungen

höchstwahrscheinlich bedingt durch pathologische Immunreaktionen des Wirtes.

D Diagnostik und Differentialdiagnose

Bei der primär atypischen Pneumonie durch M. pneumoniae ist schon die Diskrepanz der relativ milden Klinik und dem häufig fehlenden Auskultationsbefund zum **Röntgenthoraxbefund** (siehe Abb. 6.2-11) richtungweisend. Das Röntgenbild zeigt eine meist einseitige, segmental begrenzte diffuse Bronchopneumonie mit interstitieller Komponente („milchglasartige" oder „schleierförmige" Trübung). In etwa einem Viertel der Fälle können kleinere Pleuraergüsse nachgewiesen werden. Laborchemisch kann nur eine diskrete Leukozytose (Granulozytose) vorliegen, Leukozytenzahlen bis zu 15 000/µl bzw. 15 G/l sind eher selten. Die Linksverschiebung ist auch selten ausgeprägt. Die Blutsenkungsbeschleunigung kann dagegen hohe Werte erreichen. Häufig sind Kälteagglutinine nachweisbar, ferner Autoantikörper gegen Gewebe verschiedener Organe.

Die Anzüchtung von M. pneumoniae auf künstlichen Nährmedien ist grundsätzlich möglich. Daher kann der **kulturelle Erregernachweis** aus Rachenabstrich, Sputum oder Bronchialsekret versucht werden. Die kulturelle Anzüchtung mit folgender Identifizierung ist jedoch langwierig und kann bis zu zwei Wochen erfordern. Daher stehen für die Routinediagnostik **serologische Nachweisverfahren** im Vordergrund. Zur Verfügung stehen hierfür die passive Hämagglutination und speziell die Komplement-Bindungsreaktion, die schon ab Beginn der zweiten Krankheitswoche positiv werden.

Differentialdiagnostisch kommen vor allem Viruspneumonien, Ornithose und Q-Fieber in Frage.

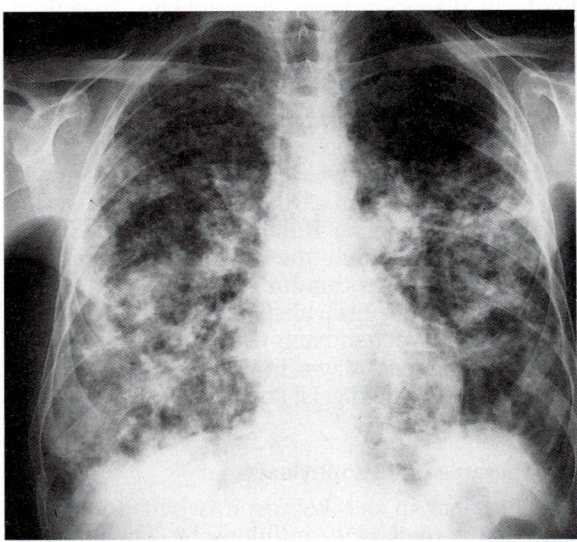

Abb. 6.2-11 Mykoplasmenpneumonie, Röntgenthorax. Typisch sind die fleckförmigen, alveolären Infiltrate.

Schwierig ist die ätiologische Einordnung von extrapulmonalen Syndromen, vor allem dann, wenn keine atypische Pneumonie vorliegt oder vorausgegangen ist.

▼ Therapie und Prophylaxe

Die Chemotherapie der Wahl bei M.-pneumoniae-Infektionen sind **Tetracycline** (Doxycyclin) oder – besonders bei Kindern – **Makrolide** (z.B. Erythromycin). Eine weitere Alternativtherapie steht mit den modernen **Chinolonen** für Erwachsene zur Verfügung. Nach einer durchgemachten M.-pneumoniae-Infektion besteht etwa ab dem fünften Lebensjahr eine begrenzte Immunität. Dennoch sind mehrfache Reinfektionen möglich, eine Impfprophylaxe gibt es bisher nicht.

6.2.24.2 Erkrankungen des Urogenitaltrakts

M. hominis, M. genitalium und U. urealyticum sind fakultativ pathogene Mykoplasmen, die häufig den Urogenitaltrakt besiedeln. Sie können dort unspezifische Erkrankungen hervorrufen, deren Pathogenese noch unbekannt ist. Sie werden im Genitaltrakt des Mannes als Erreger der nichtgonorrhöischen Urethritis bzw. Prostatitis, im weiblichen Genitaltrakt als Erreger des Adnexitis-Komplexes (Bartholinitis, Salpingitis, Tuboovarialabszeß etc.) gefunden. Peri- oder postpartal werden auch milde Verläufe von Puerperalsepsis beschrieben. Dagegen sind Mykoplasmen als ursächliche Erreger bei Aborten und bei Fertilitätsstörungen umstritten. **Differentialdiagnostisch** kommen alle anderen Erreger von unspezifischen Urogenitalinfektionen, vor allem aber Chlamydien und Herpesviren, in Frage.

M. hominis und U. urealyticum lassen sich gut auf künstlichen Nährböden anzüchten, die **Erregerdiagnose** ist meistens innerhalb von vier Tagen möglich. Entscheidend ist aber nicht der qualitative Nachweis, sondern die Keimzahl. Das zu untersuchende Material muß daher mit einer kalibrierten Öse (10 μl) entnommen werden. Ab Keimzahlen von > 10^4/ml Sekret ist die ätiologische Bedeutung bei entsprechender Klinik wahrscheinlich. Serologische Nachweisverfahren spielen keine Rolle.

Chemotherapie der Wahl bei Urogenitalinfektionen durch Mykoplasmen sind Tetracycline; von Vorteil ist dabei, daß sie auch gegen Chlamydien wirken. Bei einer nachgewiesenen U.-urealyticum-Infektion kann auch Erythromycin eingesetzt werden, nicht aber bei M.-hominis-Infektionen. Auch hier sind anscheinend die modernen Chinolone im Erwachsenenalter gute Alternativsubstanzen. Von entscheidender Bedeutung ist, daß auch eine **Partnerbehandlung** durchgeführt wird, da die Infektion nahezu ausschließlich durch sexuellen Kontakt übertragen wird und daher über diesen Mechanismus Reinfektionen möglich sind.

6.2.25 Erkrankungen durch Chlamydien

Chlamydia psittaci ist Erreger der Ornithose, einer durch Vögel übertragenen Zoonose. Die wichtigste Manifestation dieser systemischen Infektion ist eine primär atypische Pneumonie. Die verschiedenen Serovare der anderen Chlamydienart Chlamydia trachomatis können so unterschiedliche Krankheitsbilder wie urogenitale Infekte, Trachom und das Lymphogranuloma inguinale verursachen. Die Diagnose kann über den Erregernachweis und serologisch erfolgen. Therapie der Wahl sind Tetracycline.

Definition

Chlamydien sind obligat intrazellulär wachsende Bakterien, deren Zellwand gramnegativ reagiert. Der Grund für den obligaten Zellparasitismus ist der unvollständige Apparat für den Energiestoffwechsel. Sie werden ohne Zwischenwirt von Mensch zu Mensch oder von Tier zu Mensch übertragen. Die infektiöse Form ist das Elementarkörperchen. Nach Aufnahme durch Phagozytose in die Wirtszelle durchlaufen die Chlamydien einen Zyklus, der mit der Exozytose oder Ruptur der Wirtszelle endet, wobei wieder neue Elementarkörperchen in den Extrazellulärraum gelangen. Man unterscheidet heute die beiden Spezies C. psittaci und C. trachomatis, die letztere Spezies kann in zahlreiche Serovare unterteilt werden.

6.2.25.1 Ornithose

Bei der Ornithose handelt es sich um eine weltweit verbreitete, durch C. psittaci verursachte Zoonose. Papageien, papageienähnliche Vögel, letztlich alle freifliegenden Vogelarten stellen die Infektionsquelle für den Menschen dar. Die Erreger werden im Kot, aber auch in anderen Sekreten der infizierten Vögel zum Teil jahrelang ausgeschieden und vom Menschen mit dem Staub eingeatmet. Personen mit entsprechender Exposition (Geflügelfarmer) sind besonders gefährdet. Dagegen wird eine neubeschriebene Spezies, C. pneumoniae (früher sog. TWAR-Stämme) direkt von Mensch zu Mensch übertragen. Trotz der Meldepflicht (siehe Tab. 6.2-1) schon bei Verdacht liegt der Anteil der nicht erkannten Fälle wahrscheinlich sehr hoch.

Die menschliche Ornithose ist eine **systemische Erkrankung,** die zweiphasig verläuft: Nach der Inhalation erfolgt die Invasion über den Respirationstrakt, von dort aus gelangen die Chlamydien hämatogen in die retikuloendothelialen Zellen von Leber und Milz, wo die Vermehrung stattfindet. Danach erfolgt die Organmanifestation mit bevorzugtem Befall der Lunge.

Das klinische Bild der Ornithose kann in der Intensität sehr variieren. Der **Krankheitsbeginn** erfolgt nach einer ein- bis dreiwöchigen Inkubationszeit mit plötzlich auftretendem Schüttelfrost, hohem

Fieber und allgemeinem Krankheitsgefühl. Ein weiteres Leitsymptom ist der starke, diffuse Kopfschmerz. Häufig treten auch Muskel- und Gelenkschmerzen auf. Im Verlauf entwickelt sich meist ein nicht-produktiver hartnäckiger Husten. Gelegentlich finden sich Blutbeimengungen in einem stark mukösen Sputum. Die Symptomatik kann gelegentlich auch die Betroffenheit anderer Organsysteme wie Leber, Milz und ZNS anzeigen.

Wichtig für die klinische **Verdachtsdiagnose** ist die Kombination aus Pneumonie und Hepatosplenomegalie. Ähnlich wie bei der Mykoplasmenpneumonie imponiert die Diskrepanz zwischen Auskultationsbefund und Röntgenthoraxbild (siehe Abb. 6.2-12). Hier zeigen sich fleckförmig über mehrere Lungenabschnitte alveoläre und interstitielle Infiltrate, die zum Teil konfluieren können. Die laborchemischen **Befunde** sind mit Ausnahme einer diskreten Leukopenie bzw. Leukozytose unauffällig. In der Akutphase tritt bei den meisten Patienten eine Proteinurie auf, im Serum kann eine leichte Erhöhung der Leberenzyme festgestellt werden. Der Erregernachweis ist zwar prinzipiell durch Anzüchtung im Hühnerei oder in der Gewebekultur möglich, ist aber unter anderem auch wegen der hohen Laborinfektionsgefahr Speziallaboratorien vorbehalten. Die routinemäßige Absicherung erfolgt serologisch. Ein Anstieg in der Komplementbindungsreaktion, aber auch ein einzelner Titer von 1:32 oder größer in einer Probe und der entsprechenden Klinik ist beweisend.

Andere **Organmanifestationen** der Ornithose sind sehr selten, einzelne Fälle von einer Chlamydienendokarditis bei Patienten mit rheumatischen oder kongenitalen Herzvorerkrankungen wurden berichtet. Die neubeschriebene Spezies C. pneumoniae verursacht anscheinend nur leichtere Pneumonien oder nur eine Bronchitis bzw. Pharyngitis.

Die Ornithose kann mit **Tetracyclinen** (Doxycyclin) erfolgreich behandelt werden. Entscheidend ist eine ausreichende Therapiedauer von mindestens zwei Wochen, um die Gefahr eines Rückfalls zu minimieren. Eine Alternativmöglichkeit bilden die **Chinolone** beim Erwachsenen und **Erythromycin** bei Kindern. Bei richtiger Antibiotikatherapie ist die **Prognose** sehr gut, verglichen mit einer Letalitätsquote von 20–40% in der Vor-Antibiotikaära. Eine **Prophylaxe** durch Impfung ist nicht möglich. Die Erkrankung selbst hinterläßt nur eine teilweise und zeitlich begrenzte Immunität. Daher kommt **hygienischen Maßnahmen,** z.B. der veterinärpolizeilichen Begrenzung von Erregungsreservoiren, vor allen Dingen im urbanen Bereich (Tauben!), eine große Bedeutung zu, obwohl eine völlige Sanierung nicht möglich ist (Vögel!).

6.2.25.2   Okulogenitale Infekte

Die Serovare D bis K von C. trachomatis haben ihr natürliches Reservoir im Genitaltrakt, in der Zervix der Frau und der Urethra des Mannes. Die Infektionen erfolgen daher stets von dort aus, entweder perinatal oder durch den Geschlechtsverkehr. Die durch sie verursachten Krankheitsbilder sind ebenfalls vorwiegend Infektionen des Genitaltraktes: beim Mann die nicht-gonorrhöische und post-gonorrhöische Urethritis. Die **Symptome** dieser milden Urethritis sind Dysurie, Urethralschmerzen und Urethralausfluß. Komplizierend kann eine Prostatitis bzw. Epididymitis hinzukommen. Bei der Frau verlaufen C.-trachomatis-Infektionen häufig symptomlos bzw. als Urethralsyndrom oder Dysuriesyndrom, mehr durch Unpäßlichkeit denn als richtige Krankheit gekennzeichnet. Daraus kann aber eine Adnexitis entstehen bis hin zum Tuboovarialabszeß. Ausgehend von einer Adnexitis kann sich eine Perihepatitis (Fitz-Hugh-Curtis-Syndrom) entwickeln mit einer entsprechenden Oberbauchsymptomatik. Als Folge einer Adnexitis kann es durch Verwachsungen zum Tubenverschluß mit Sterilität bzw. zur Extrauteringravidität kommen.

Nach einer perinatalen Infektion beim Passieren des Chlamydien-besiedelten Geburtskanals kann es zur typischen Chlamydienerkrankung des **Neugeborenen** kommen, der sogenannten Einschlußkonjunktivitis. Sie beginnt fünf Tage bis zwei Wochen nach der Geburt als eitrige Konjunktivitis, die sehr hartnäckig und meist erst nach Monaten vollkommen abgeklungen ist. Die entsprechende Erkrankung des Erwachsenen (Schwimmbadkonjunktivitis) ist heute wesentlich seltener (Chlordesinfektion der Schwimmbäder). Bei schweren Verläufen kann die Differentialdiagnose zum Trachom (siehe Kap. 6.2.25.3) schwierig sein. Eine Chlamydieninfektion kann sich beim Neugeborenen auch in einer afebrilen Pneumonie manifestieren. Auffällig ist hierbei die relativ geringe klinische Symptomatik bei meist

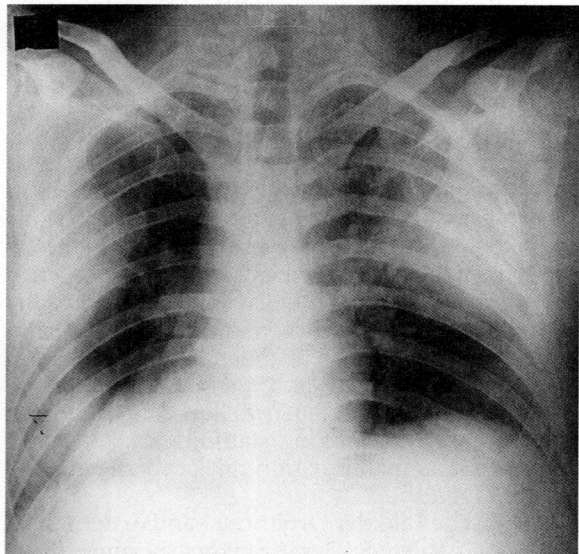

Abb. 6.2-12   Ornithose, Röntgenthorax. Typisch sind die milchglasartigen Verschattungen an beiden Lungenflügeln.

ausgedehnter Verschattung im Röntgenthoraxbild. Die **Prognose** dieser Erkrankung ist überwiegend sehr gut, auch unbehandelt heilt sie meist folgenlos aus. Die Möglichkeit einer C.-trachomatis-Pneumonie wird auch bei schwer immunsupprimierten Patienten angenommen. Als postinfektiöse **Komplikation** gilt eine reaktive Arthritis bei bevorzugter Betroffenheit von HLA-B27-Trägern.

Für die Sicherung der **Diagnose** ist vor allem der Erregernachweis geeignet über die Darstellung der Elementarkörperchen mit der direkten Immunfluoreszenz oder durch die Anzüchtung der Erreger in der Zellkultur. Hierzu sind zellreiche Abstriche bzw. Abschabungen geeignet, die, in speziellen Transportpuffern verbracht, etwa 24 Stunden untersuchungsfähig bleiben. Serologische Nachweise spielen in der Diagnostik okulogenitaler C.-trachomatis-Infektionen eine geringere Rolle (Kreuzreaktionen, z.B. mit C. pneumoniae, hohe Durchseuchung). Von zunehmender Bedeutung sind moderne Antigentests, In-situ-Hybridisierung mit spezifischen Gensonden, in Einzelfällen auch die PCR. **Differentialdiagnostisch** kommen sämtliche unspezifischen und spezifischen Genitalinfektionen, vor allem aber solche durch Mykoplasmen und Herpesviren, in Frage. Zu beachten ist auch die Möglichkeit der Mischinfektion mit Gonokokken. Die Chemotherapie der Wahl besteht aus **Tetracyclinen,** bei Kindern aus **Erythromycin.** Bei Erwachsenen kommen auch die Chinolone in Frage. Entscheidend ist wegen des Infektionsweges (Sexualverkehr) die **Partnerbehandlung.** Die Einschlußkonjunktivitis wird lediglich oral durch Tetracycline behandelt.

6.2.25.3 Trachom

Das Trachom ist eine Keratokonjunktivitis, die akut oder chronisch verlaufen kann. Sie beginnt nach einer Inkubationszeit von etwa fünf bis sieben Tagen mit milden Symptomen, wie Jucken, Brennen oder Tränen im Konjunktivalbereich. Nach der WHO-Einteilung gibt es vier Stadien:

▶ Stadium I   beginnendes Trachom (unreife Follikel, leichte Papillenhypertrophie, beginnende Keratitis);

▶ Stadium II   manifestes Trachom (Hypertrophie der Follikel und Papillen, Läsionen des Bindehautepithels, Pannusbildung);

▶ Stadium III narbiges Trachom (Erosionen der Kornea, Entropium, Trichiasis);

▶ Stadium IV   abgeheiltes Trachom (Narbenbildung).

Ursächliche Erreger sind die C.-trachomatis-Serovare A bis C, die das Epithel der Bindehaut infizieren und dann zur entzündlichen Reaktion führen. Entscheidend ist der **Verlauf** über narbige Degenerationen, Vaskularisierung der Kornea und Bildung des Pannus. Das Trachom ist weltweit verbreitet, aber besonders häufig in warmen Gebieten anzutreffen. Entscheidend sind die sozialen und hygienischen Verhältnisse. Die **Übertragung** findet besonders innerhalb der engeren Familie über Tröpfcheninfektion statt, vor allem gehäuft im Kindesalter. Eine Schmutz-Schmierinfektion ist ebenfalls möglich. Laut WHO ist das Trachom die häufigste Einzelursache der Blindheit weltweit. Die **Diagnostik** gelingt schon rein

mikroskopisch in Abstrichen, besser Abradaten, durch Auffinden der typischen Einschlußkörperchen. Weiterhin sind Antigennachweis, Anzüchtung und Antikörpernachweis möglich. Eine langdauernde **Therapie** mit Tetracyclinen oder Sulfonamiden, lokal möglichst frühzeitig im Stadium I gegeben, kann den Verlauf stoppen. Entscheidend ist jedoch die **Prophylaxe** durch Hygienemaßnahmen (siehe auch Tab. 6.2-1).

6.2.25.4 *Lymphogranuloma inguinale*

Das Lymphogranuloma inguinale ist eine Geschlechtskrankheit, die durch die besonders invasiven und verschiedene Zellarten befallenden C.-trachomatis-Serovare L1 bis L3 verursacht wird. Das **Erregerreservoir** ist der Genitaltrakt des Menschen, die Übertragung erfolgt ausschließlich durch sexuellen Kontakt. Die Erkrankung ist vorherrschend in Gebieten mit sehr schlechten hygienischen Verhältnissen und gleichzeitig hoher Promiskuität.

Am Ort der Infektion, nahezu ausschließlich im Genitalbereich, entsteht nach einer Inkubationszeit von 3–20 Tagen zunächst eine Papel, die sich dann zum Bläschen und weiter zum oberflächlichen Geschwür entwickelt. Von da aus gelangen die Erreger über die Lymphbahn in die regionären Lymphknoten, die Wochen danach schmerzhaft anschwellen und zum Teil eitrig einschmelzen. Die meist schmerzlose Primärläsion kann zu diesem Zeitpunkt schon ausgeheilt sein. Weitere Stadien sind die granulomatöse Entzündung und die bindegewebige Vernarbung. Die Züchtung des Erregers ist in der Zellkultur möglich, jedoch wird die **Diagnose** überwiegend serologisch (Komplement-Bindungsreaktion) gestellt. Eine Kreuzreaktion mit C. psittaci ist möglich. **Differentialdiagnostisch** müssen andere Geschlechtskrankheiten ausgeschlossen werden. **Therapie** der Wahl sind Tetracycline oder Erythromycin.

6.2.26 Erkrankungen durch Rickettsien

Die wichtigste Rickettsiose ist das Q-Fieber, hervorgerufen durch Coxiella burneti, das sich überwiegend als atypische Pneumonie manifestiert. Die Diagnose wird serologisch durch eine Komplement-Bindungsreaktion gesichert. Tetracycline sind hochwirksam und Therapie der Wahl. Die übrigen Rickettsiosen, wie z.B. das Fleckfieber, verlaufen als zyklische Allgemeininfektionen mit einem mehr oder weniger periodischen Fieber und/oder einem Exanthem. Sie werden nahezu ausschließlich durch Ektoparasiten von Mensch zu Mensch bzw. von Tier zu Mensch übertragen und sind daher heute fast ausschließlich Erkrankungen der „Dritten Welt".

Definition

Rickettsien sind kokkoide Zellen oder kurze Stäbchen, die sich wie gramnegative Bakterien verhalten. Bis auf eine Ausnahme sind sie obligat intrazelluläre Parasiten. Sie werden mit Ausnahme von Coxiella burneti, dem Erreger des Q-Fiebers, durch Arthropoden übertragen. Man unterscheidet heute drei medizinisch bedeutsame Gattungen:

▶ Rickettsia (z.B. Fleckfieber),

▶ Rochalimaea (Fünftage-Fieber) und

▶ Coxiella (Q-Fieber).

6.2.26.1 Q-Fieber

Erreger des Q-Fiebers ist C. burneti. **Erregerreservoir** sind symptomlos erkrankte Haustiere, vor allem Rinder, Schafe und Ziegen, die den Erreger in großer Zahl mit Kot, Urin, Milch und anderen Exkreten, aber auch durch Aborte ausscheiden. In diesen Materialien bleibt C. burneti auch in getrocknetem Zustand über Monate infektiös. Zur Infektion kommt es durch Einatmen des erregerhaltigen Staubes, daher ist ein direkter Kontakt zu Tieren nicht unbedingt notwendig. Das Q-Fieber tritt weltweit auf; es verläuft als systemische Infektion.

Nach einer **Inkubationszeit** von durchschnittlich 20 Tagen kommt es zu einem relativ plötzlichen Beginn der Erkrankung mit schweren Kopfschmerzen, häufig retrobulbär, sehr hohem Fieber, Schüttelfrost und Muskelschmerzen. Die wichtigste **Organmanifestation** ist eine atypische Pneumonie. Eine weitere wichtige Organmanifestation ist die Endokarditis, die Monate bis Jahre nach der primären Infektion mit C. burneti manifest werden kann. Diese Patienten imponieren mit Fieber, Abgeschlagenheit, Luftnot, Herzgeräuschen und rezidivierenden Thromboembolien. Eine gleichzeitig bestehende Hepatomegalie und das Vorkommen einer thrombozytopenischen Purpura können die Q-Fieber-Endokarditis gegenüber den anderen bakteriellen Endokarditiden abgrenzen. Bei Betroffenheit der Leber kann eine Hepatitis imponieren.

Die **Diagnosesicherung** erfolgt unter Routinebedingungen rein serologisch. Beweisend ist der Titeranstieg in der Komplement-Bindungsreaktion. **Differentialdiagnostisch** kommen bei einem akuten systemischen Verlauf mit Multiorganbeteiligung andere systemische Erkrankungen wie Influenza, Brucellose, Leptospirose und Typhus in Frage. In der Differentialdiagnose der atypischen Pneumonie spielen die Mykoplasmenpneumonie, Ornithose und Legionellose die wichtigste Rolle, bei der Endokarditis andere Formen der sogenannten Kulturnegativen Endokarditis.

Tetracycline sind bei allen Rickettsiosen hochwirksam und daher **Therapie** der Wahl. Als Alternativen kommen Chloramphenicol und die Chinolone in Frage. In der Behandlung der Q-Fieber-Endokarditis kann eine langdauernde Therapie mit Tetracyclinen, evtl. in Kombination mit Rifampicin, erforderlich sein, in einigen Fällen auch der operative Klappenersatz. Die **Prognose** der Erkrankung ist mit Ausnahme der Endokarditis in nahezu allen Fällen gut.

Die Erkrankung hinterläßt eine längerdauernde **Immunität.** Die mögliche Impfung wird nur noch selten, und dann bei exponierten Berufsgruppen, empfohlen. Da eine Übertragung von Mensch zu Mensch sehr selten ist, ist keine Isolierung erforderlich. Die Erkrankung an Q-Fieber ist **meldepflichtig** (siehe Tab. 6.2-1).

6.2.26.2 Fleckfieber

Der Erreger des Fleckfiebers ist Rickettsia prowazekii, die durch die Kleiderlaus von Mensch zu Mensch übertragen wird. Das Auftreten von Fleckfieber ist daher an das Vorhandensein der Kleiderlaus gebunden, d. h., eine Verbreitung findet nur bei sehr engem Zusammenleben unter ungünstigen Bedingungen (z. B. Krieg) statt. Daher kommt die Erkrankung bei uns nahezu nicht mehr autochthon vor.

Das Fleckfieber ist eine systemische Infektionskrankheit, die nach einer **Inkubationszeit** von 10 bis 14 Tagen plötzlich mit Fieber, Schüttelfrost, Kopf-, Muskel-, Gelenk- und Gliederschmerzen, beginnt. Das Fieber bleibt daher für viele Tage kontinuierlich hoch, z. T. bei 40 °C. Nach 4–7 Tagen tritt das charakteristische **makulopapulöse Exanthem** auf, das sich vom Stamm her schnell auf die Extremitäten ausbreitet, Kopf sowie Hände und Füße bleiben ausgespart. Zusätzlich treten **zerebrale Symptome** (Somnolenz, Stupor) auf. Bei unbehandeltem Fleckfieber sind Kreislauf- und Nierenversagen die häufigsten Todesursachen (Letalität ca. 50%). Eine besondere Verlaufsform des Fleckfiebers ist die **Brill-Zinsser-Krankheit,** die bei solchen Menschen auftreten kann, die schon einmal an Fleckfieber erkrankt waren und deren Immunität nachgelassen hat. Im Körper persistierende Rickettsien können dann erneut zu einer generalisierten Infektion führen. Der klinische Verlauf dieser Zweiterkrankung ist überwiegend sehr mild.

Die **Diagnose** wird serologisch mit der Rickettsien-Komplement-Bindungsreaktion bzw. der Weil-Felix-Agglutination gestellt. Bei der Weil-Felix-Reaktion wird die Antigengemeinschaft dieser Rickettsien mit einem Proteus-Stamm ausgenutzt. Die **Therapie** besteht in der Gabe von Tetracyclinen, vor allem Doxycyclin. Entscheidend ist aber die **Prävention** des Fleckfiebers durch Beseitigung der Kleiderläuse und eine generelle Verbesserung der hygienischen Verhältnisse. Verdacht, Erkrankung und Todesfall sind **meldepflichtig** (siehe Tab. 6.2-1). Eine klinisch dem epidemischen Fleckfieber ähnlich verlaufende Erkrankung ist das sogenannte „murine endemische Fleckfieber", das durch R. typhi verursacht wird, dessen natürliches Reservoir die Ratte ist und das von dort durch Rattenflöhe auf den Menschen übertragen wird. Infektionen mit beiden Rickettsien hinterlassen eine lange andauernde Kreuzimmunität.

6.2.26.3 Andere Rickettsien

Eine Gruppe von Rickettsien, als bedeutendste R. rickettsii, die durch Zecken übertragen werden, verursachen das **Zeckenbißfieber.** Das wichtigste Zeckenbißfieber ist das „Rocky Mountain spotted fever", das in allen Teilen des amerikanischen Kontinents auftritt. Der Krankheitsverlauf ähnelt dem des epidemischen Fleckfiebers, auch hier ist unbehandelt die Letalität sehr hoch.

R. tsutsugamushi ist Erreger des gleichnamigen Fiebers, auch **Milbenfleckfieber** oder **Buschfieber** genannt. Überträger sind hier Milben, das Erregungsreservoir ist die Feldmaus. Bei dieser Erkrankung ist wie beim Zeckenbißfieber und beim Fleckfieber die Weil-Felix-Reaktion positiv.

Eine weitere, meist gutartig verlaufende Rickettsiose sind die **Rickettsien-Pocken,** hervorgerufen durch R. akari. Sie werden ebenfalls durch Milben von der Hausmaus auf den Menschen übertragen. Klinisch imponiert ein makulopapulöses Exanthem (windpockenähnlich). Hier ist die Weil-Felix-Reaktion negativ.

Eine ebenfalls gutartige Erkrankung ist das Wolhynische oder **„Fünftage"-Fieber,** hervorgerufen durch Rochalimea quintana. Überträger ist hier die Kleiderlaus. Klinisch ist die Erkrankung durch periodische Fieberschübe charakterisiert. Die Weil-Felix-Reaktion ist negativ.

6.3 Infektionskrankheiten durch Pilze

H. SCHÜTT-GEROWITT, G. PETERS

Bei den für den Internisten bedeutungsvollen Erkrankungen durch Pilze (Mykosen) handelt es sich – von einigen Ausnahmen abgesehen – um opportunistische Infektionen. Voraussetzung für die Entwicklung einer Mykose ist also meist eine Vorschädigung des Organismus, z. B. Zerstörung der normalen Flora durch eine längerdauernde antibiotische Therapie, Herabsetzung der lokalen oder allgemeinen Abwehr durch therapeutische Maßnahmen (Kortikosteroide, Immunsuppressiva, Zytostatika) oder maligne bzw. konsumierende Grunderkrankungen (Malignome, Leukämien, AIDS, Diabetes mellitus).

Von den ca. 80000 bekannten Pilzarten (sie gehören – im Gegensatz zu den Bakterien – zu den Eukaryonten und werden aufgrund der Art ihrer Fortpflanzung in ein biologisches System eingeordnet) haben nur wenige als Krankheitserreger Bedeutung. Für diese wurde eine Einteilung in das „DHS"-System vorgenommen, die sich unter klinischen Aspekten sehr bewährt hat. Dabei bedeutet D = Dermatophyten (die von ihnen hervorgerufenen Erkrankungen gehören in das Fachgebiet der Dermatologie und werden hier nicht behandelt), H = Hefen (Sproßpilze) und S = Schimmelpilze. Hinzuzufügen sind noch die dimorphen Pilze, die obligat pathogen sind, jedoch nur in bestimmten außereuropäischen Endemiegebieten vorkommen.

Der natürliche Lebensraum der meisten Pilze ist die freie Natur. Sie können aber auch in geringer Zahl auf den Körperoberflächen des Menschen vorhanden sein, ohne Krankheitserscheinungen hervorzurufen. Aus dieser Tatsache ergibt sich die bei dem Nachweis von Pilzen aus einem Patientenmaterial häufig auftretende Frage nach ihrer Relevanz als Erreger. Da zudem die antimykotische Chemotherapie anders als die meisten antibakteriellen Chemotherapie-Regime mit

einem größeren potentiellen Toxizitätsrisiko verbunden ist, kommt der individuellen klinischen Gesamtbeurteilung entscheidende Bedeutung zu.

6.3.1 Erkrankungen durch Sproßpilze

Aus der Gruppe der Sproßpilze sind im wesentlichen die Gattungen Candida und Cryptococcus wichtig. Insbesondere die Bedeutung von Sproßpilzarten der Gattung Candida hat in den letzten Jahren stark zugenommen. Sie erzeugen bei Schleimhautbefall den Soor (weißliche Beläge), verursachen aber auch systemische Infektionen (Organbefall, Sepsis). Die einzige bedeutungsvolle Art der Gattung Cryptococcus (C. neoformans) ruft bei abwehrgeschwächten Patienten nach meist symptomlosem Lungenbefall eine Meningoenzephalitits hervor. Für die Therapie systemischer Candida-Infektionen sowie der Kryptokokkose kommt an erster Stelle die Kombination von Amphotericin B plus Flucytosin in Frage. Da sie wegen der Toxizität des Amphotericin B problematisch ist, wird jetzt zunehmend auch das Imidazolderivat Fluconazol eingesetzt, dessen Wirksamkeit bei systemischen Sproßpilzinfektionen jedoch noch nicht einheitlich beurteilt wird.

6.3.1.1 *Erkrankungen durch Candida-Spezies*

Kasuistik

Bei einem 56jährigen Mann wird 1988 die Erstdiagnose einer akuten myelo-monozytären Leukämie gestellt. Unter einer Polychemotherapie mit dem LAM-6-Protokoll (Daunoblastin®, Vincristin und Alexan®) kann eine Vollremission erreicht werden. Im April 1990 Diagnose eines Knochenmark-Rezidivs, anschließende Chemotherapie nach dem sequentiellen HAM-Schema (Ara-C und Mitoxantron). Drei Tage nach Beginn der Aplasie Entwicklung von Fieber bis 39,5 °C und Schüttelfrost ohne Organbefund. Die entnommenen Blutkulturen bleiben steril. Entwicklung eines **massiven Soorbefalls** der Mundhöhle. Es wird mit einer **systemischen antibiotischen Therapie** mit 3×2 g Cefotaxim und 3×80 mg Tobramycin begonnen, außerdem wird eine **lokale antimykotische Therapie** mit Amphotericin-B-Mundspülungen aufgenommen. Da nach drei Tagen keine Entfieberung auftritt, Umstellung der antibiotischen Therapie auf 3×2 g Aztreonam sowie 2×1 g Vancomycin. Da nach weiteren drei Tagen keine Entfieberung eintritt, Beginn einer zusätzlichen antimykotischen Therapie mit Amphotericin B in ansteigender Dosierung plus 4×2,5 g Flucytosin.

Nach Beginn dieser Therapie entfiebert der Patient innerhalb von zwei Tagen, drei Tage später ist auch die Phase der Aplasie beendet.

Epidemiologie

In der Gattung Candida gibt es eine große Zahl von Arten: C. albicans, C. tropicalis, C. guilliermondii, C. krusei, C. glabrata, C. parapsilosis und andere; am häufigsten wird C. albicans aus Infektionsprozessen nachgewiesen. Diese kommt – im Gegensatz zu den übrigen Arten – nur bei Menschen und anderen Warmblütern, nicht jedoch in der Umwelt vor. Da viele Menschen diese Pilze in geringer Zahl in ihrer normalen Flora haben, handelt es sich meist um endogene Infektionen. Es sind aber auch Erkrankungsfälle mit exogenem Infektionsmodus (auch im Sinne von nosokomialen Infektionen) möglich.

Pathogenese und Klinik

Die Entstehung einer Candida-Infektion verläuft in der Regel über die Besiedlung von Schleimhäuten, Haut oder Darm. Hier kommt es durch Überwucherung zunächst zu einer lokalen Infektion, die sich auf den Schleimhäuten als Soor (weißliche Beläge, siehe Abb. 6.3-1) bzw. auf der Haut als Rötung manifestiert, im Darm zu uncharakteristischen Erscheinungen wie Völlegefühl und Blähungen führen kann. Bei Verschlechterung der lokalen oder allgemeinen Abwehrlage können die Pilze invasiv werden: Es kann sich z. B. eine Soor-Ösophagitis als eine der „Indikator"krankheiten für AIDS entwickeln (siehe Abb. 11.2-18) oder es kann eine Candida-Pneumonie entstehen, deren klinisches Bild einer Tuberkulose ähneln kann (siehe Abb. 6.3-2); bei Nierenbefall kommt es zu einer protrahiert verlaufenden Pyelonephritis. Von diesen Organen ausgehend oder direkt von der primär überwucherten Körperregion aus kann es zur septischen Ausbreitung kommen. Eine Sepsis durch Candida verläuft in der Regel nicht so foudroyant wie eine bakterielle Sepsis.

> Im Verlauf der septischen Streuung siedeln sich die Pilze häufig in der Netzhaut ab, so daß bei Verdacht auf generalisierte Candida-Infektion die Spiegelung des Augenhintergrundes zwingend notwendig ist (siehe Abb. 6.3-3).

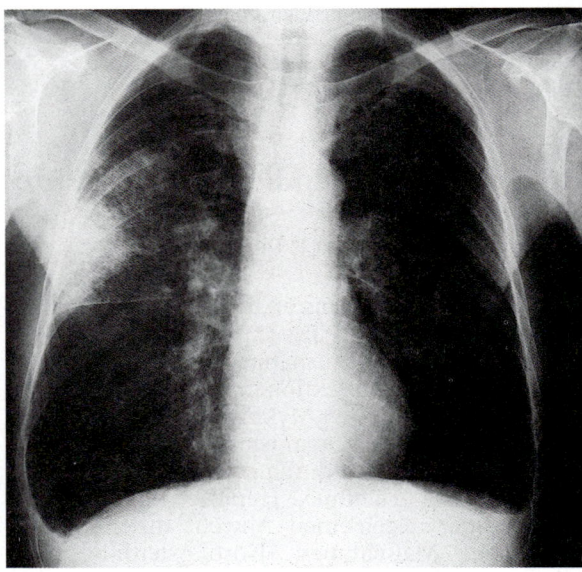

Abb. 6.3-2 Candida-Pneumonie (Röntgenthorax).

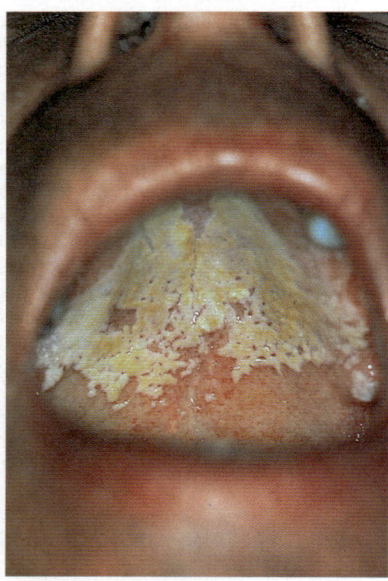

Abb. 6.3-1 Candida-Soor im Gaumenbereich.

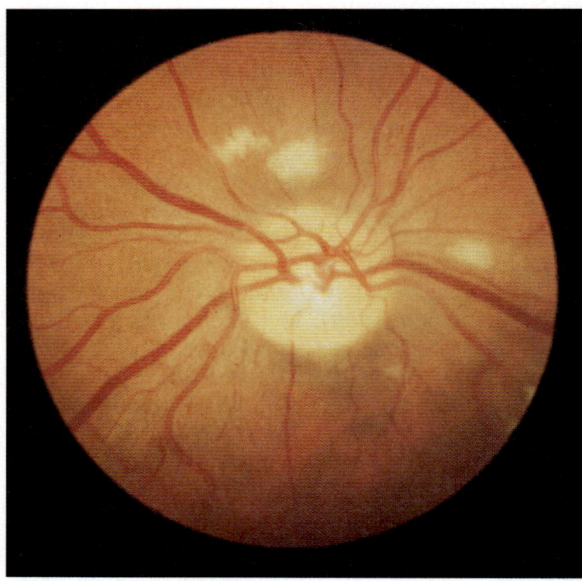

Abb. 6.3-3 Veränderungen des Augenhintergrundes bei Candida-Sepsis. Zentral um die Papille gelegen erkennt man 4 gelblich-weißlich schimmernde Herde, die Candida-Infiltrationen entsprechen. Zwei benachbarte Herde liegen nasal der Papille. Ein weiterer großer Herd liegt kranial. Die Macula densa ist auf der rechten Bildhälfte abgeschnitten.

Weiterhin erfolgt über die septische Ausbreitung auch häufig der Befall der Nieren, seltener entsteht eine Endokarditis (besonders bei künstlichen Herzklappen).

D   Diagnostik

Bei Verdacht auf einen Candida-Befall der Haut oder der Schleimhäute wird ein **Oberflächenabstrich** abgenommen. Invasives Wachstum ist nur histologisch zu erkennen, erfordert also eine **Biopsie** des entsprechenden Organs oder Gewebes. Bei Verdacht auf septische Ausbreitung müssen **Blutkulturen** untersucht werden; dabei sind meist mehrere Blutkulturen an aufeinanderfolgenden Tagen erforderlich. Die Blutabnahme erfolgt wie üblich venös, da sich herausgestellt hat, daß arterielle Blutkulturen keinen zusätzlichen Gewinn bringen. Bei Verdacht auf Nierenbeteiligung ist zusätzlich Urin zu untersuchen; der Nachweis von Candida im Urin kann u.U. sogar der erste Hinweis auf eine systemische Candida-Infektion sein.

Cave: Kontamination bei Schleimhautmykose!

Bei Stuhlproben und Rachenspülwasser wird von einigen Autoren eine exakte zahlenmäßige Quantifizierung gefordert, deren Aussagewert jedoch umstritten ist; auch semiquantitative Angaben bringen zum Ausdruck, ob eine Überwucherung vorliegt. Besondere Vorkehrungen für den Transport des Materials sind bei Abstrichen nicht erforderlich. Flüssige Materialien und Stuhlproben sollten aber möglichst gekühlt werden, um eine sekundäre Vermehrung der Pilze zu verhindern. Neben dem mikroskopischen Nachweis muß die kulturelle Anzüchtung mit Bestimmung der Spezies unter zwei Aspekten gefordert werden: wegen des unterschiedlichen Resistenzverhaltens der einzelnen Candida-Arten (C. tropicalis ist meist resistent gegen Flucytosin, C. krusei gegen Fluconazol) sowie zur Erkennung des Ausgangspunkts einer generalisierten Candidainfektion durch den Nachweis ein und derselben Pilzart z.B. von einem Venenkatheter und in der Blutkultur des Patienten.

Eine weitere Möglichkeit, die jedoch nicht die erhoffte diagnostische Hilfe gebracht hat, ist der quantitative Nachweis von Candida-Antigen. Es handelt sich um einen Latextest, der Zellinhaltsantigene von C. albicans, C. stellatoidea, C. tropicalis und C. parapsilosis, jedoch nicht von anderen Candida-Arten, im Serum des Patienten erfassen soll. Ein hoher Titer spricht zwar für eine systemische Candida-Infektion, ist aber nicht beweisend; ein niedriger bzw. nicht meßbarer Titer schließt eine systemische Infektion nicht aus. Weiterhin wird auch die Antikörperantwort des Patienten herangezogen, wobei im Candida-Hämagglutinationstest überwiegend IgM-Antikörper, im Candida-Immunfluoreszenztest überwiegend IgG-Antikörper nachgewiesen werden. Für eine Aussage (Überwachung von Risikopatienten) lassen sich nur Titerbewegungen nutzen. Dabei ist in Betracht zu ziehen, daß bei den immunsupprimierten Patienten, die durch Pilzinfektionen besonders gefährdet sind, der Aussagewert serologischer Reaktionen gerade wegen der Immunsuppression zusätzlich vermindert ist.

Da die klinischen Befunde bei Candida-Infektionen überwiegend uncharakteristisch sind, kommt differentialdiagnostisch eine Vielzahl bakterieller Infektionen einschließlich Tuberkulose in Frage. Wichtig ist die Gesamtbeurteilung klinischer, radiologischer und mikrobiologischer Befunde unter besonderer Berücksichtigung prädisponierender Faktoren.

▼   Therapie und Prophylaxe

Für die **lokale Therapie** stehen Nystatin, Amphotericin B und Natamycin sowie die lokal anwendbaren Imidazolderivate (Clotrimazol, Miconazol) in entsprechenden Zubereitungen zur Verfügung. Eine Sanierung gefährdeter Patienten mittels dieser Substanzen kommt schon dann in Fage, wenn ein starker Befall ohne klinische Symptomatik vorliegt. Da Nystatin und Amphotericin B bei oraler Gabe nicht resorbiert werden, ist auch eine Dekontamination des Darms, der das Hauptreservoir der Pilze darstellt, mit diesen Substanzen möglich.

Standardtherapie der generalisierten Candida-Mykose ist Amphotericin B in Kombination mit Flucytosin (5-Fluorcytosin). Sie ist insofern problematisch, als Amphotericin B nephrotoxisch, hepatotoxisch und myelodepressiv wirkt und „drug fever", Thrombophlebitis und allergische Reaktionen hervorrufen kann. Man beginnt die Therapie in der Regel mit der Gabe von 0,1 mg/kg Körpergewicht Amphotericin B pro Tag und steigert die Dosis auf maximal 1 mg/kg Körpergewicht pro Tag. Das seit einiger Zeit im Handel befindliche liposomale Amphotericin B hat eine geringere Toxizität und kann daher in höherer Dosierung gegeben werden. Ob seine Wirksamkeit tatsächlich der des „konventionellen" Amphotericin B entspricht, kann z.Zt. noch nicht hinreichend beurteilt werden, da diese Präparation (auch wegen des hohen Preises) bisher nur in ganz speziellen Fällen angewandt wird. Flucytosin wird in einer Tagesdosis von 150 mg/kg Körpergewicht in vier Einzeldosen gegeben; es kann myelotoxisch wirken. Gegenüber dieser Standardtherapie stellt das Imidazolderivat Fluconazol eine Alternative mit deutlich geringerer Toxizität dar. In neueren Studien wurde zwar seine Wirksamkeit auch bei systemischen Candida-Infektionen gezeigt, eine eindeutige Beurteilung ist jedoch derzeit noch nicht möglich. Die In-vitro-Testung der Empfindlichkeit ist für Amphotericin B nicht erforderlich, da Resistenzen nicht vorkommen; Flucytosin muß aber getestet werden (Agardiffusionstest). Bei nachgewiesener In-vitro-Empfindlichkeit für Flucytosin kann Amphotericin B in geringerer Dosierung gegeben werden; bei Resistenz der Pilze gegen Flucytosin wird es trotzdem gegeben, dann jedoch Amphotericin B in voller Dosierung. Eine aussagefähige Testung der Imidazole (z. B. Fluconazol) ist z. Zt. unter Routinebedingungen noch nicht möglich.

Die **Prophylaxe** von Candida-Infektionen besteht vor allem in einer rechtzeitigen Sanierung befallener Schleimhäute und einer Dekontamination des Darms. Risikopatienten müssen deshalb laufend auf das Vorhandensein von Candida-Pilzen kontrolliert werden (z. B. Abstriche von Mund- und Vaginalschleimhaut, Stuhlproben). In bestimmten Fällen (z. B. Aplasie) muß zusätzlich eine orale systemische Prophylaxe mit Ketoconazol oder Fluconazol durchgeführt werden.

6.3.1.2   Erkrankungen durch Cryptococcus neoformans

Cryptococcus neoformans ist in der Umwelt weit verbreitet; er kommt vor allem im Vogelmist vor. Die Aufnahme des Pilzes erfolgt aerogen. Danach kommt es bei abwehrgeschwächten Patienten (überwiegend bei AIDS-Patienten) zunächst zu einer diskreten Symptomatik von seiten der Lunge, die klinisch aber meist nicht erkannt wird. Auf welchem Wege von diesem primären Infektionsherd ausgehend die Meningen und das ZNS befallen werden, ist bisher nicht bekannt. Es entwickelt sich eine schleichend verlaufende Meningoenzephalitis. Besteht dieser Verdacht, so ist die **Diagnose** leicht zu sichern, denn bei genügend hoher Keimzahl im Liquor sieht man im Tuschepräparat typische runde Gebilde, die von einer Schleimkapsel umgeben sind. Auch die kulturelle Anzüchtung ist unproblematisch, da der Pilz auf allen Nährböden innerhalb von 2–5 Tagen wächst. Ferner gibt es für die Diagnostik der Kryptokokkose aussagefähige Antigennachweismethoden aus Liquor und Serum. Wenn Cryptococcus allerdings aus Sputum oder Stuhl nachgewiesen werden soll, müssen selektive Nährböden eingesetzt werden. Für die **Therapie**, die mindestens 4–6 Wochen durchgeführt werden muß, kommt wiederum in erster Linie Amphotericin B plus Flucytosin in Frage. Die Bedeutung von Fluconazol als möglicher Alternativsubstanz für die *Therapie* ist noch nicht gesichert. Bewährt und indiziert ist die Gabe von Fluconazol in der Dauerfolgetherapie (lebenslang) bei AIDS-Patienten.

Eine spezielle **Prophylaxe** gibt es nicht. Abwehrgeschwächte Patienten müssen es unbedingt vermeiden, mit Vogelkot in Kontakt zu kommen.

6.3.2   Erkrankungen durch Schimmelpilze

Schimmelpilze sind in großer Zahl ubiquitär verbreitet. Neben ihrer Bedeutung als Ursache für allergische Reaktionen (z. B. in der Pathogenese des Asthma bronchiale) und als Toxinbildner in Nahrungsmitteln spielen einige auch als Erreger bei abwehrgeschwächten Patienten eine Rolle. Dabei handelt es sich überwiegend um Aspergil-lus-Arten sowie um Pilze aus der Ordnung der Mucorales und nur sehr selten um Angehörige anderer Pilzgattungen, z. B. die zu den Schimmelpilzen mit pigmentierten Zellwänden gehörenden Gattungen Cladosporium und Phialophora.

6.3.2.1   Erkrankungen durch Aspergillus-Arten (Aspergillose)

Schimmelpilze der Gattung Aspergillus kommen überall in der Umwelt vor, z. B. auch in Blumenerde (auch deshalb keine Topfblumen in Krankenzimmern abwehrgeschwächter Patienten!). Die aus Infektionsprozessen nachgewiesenen Arten sind vor allem A. fumigatus und A. niger. Sie können Otomykosen hervorrufen und bei Patienten mit ausgeprägter Immunsuppression (insbesondere Leukämie-Patienten in der Aplasie, Knochenmarktransplatations-Patienten) nach aerogener Aufnahme die Nebenhöhlen sowie die Lunge befallen: entweder diffus (Aspergillus-Pneumonie) oder als röntgenologisch erkennbarer Pilzball (Aspergillom; siehe Abb. 6.3-4). Auch ein Befall vorgeschädigter Herzklappen (selten!) oder des Auges (Endophthalmitis) ist bei diesen Patienten möglich. Die **Diagnose** erfolgt durch den kulturellen (evtl. auch mikroskopischen) Nachweis der Pilze, und es wird auch der Nachweis spezifischer Antikörper im Serum herangezogen, der jedoch nur geringen Aussagewert (immunsupprimierte Patienten!) besitzt. Als **Therapieversuch** kommt **nur** Amphotericin B in maximaler Dosierung (> 1 mg/kg Körpergewicht pro Tag), evtl. in Kombination mit Flucytosin in Frage. Zur Prophylaxe sollen abwehrgeschwächte Patienten von Umweltbereichen mit möglicher Aspergillus-Besiedlung ferngehalten werden. Im Zusammenhang mit Baumaßnahmen in Kliniken aufgetretene Aspergillus-Infektionen prädisponierter Patienten machen besondere Aufmerksamkeit und Vorsicht in solchen Situationen erforderlich.

6.3.2.2   Erkrankungen durch Mucorales (Mukormykose)

Auch die Schimmelpilze der Ordnung Mucorales sind ubiquitär verbreitet. Als Erreger vorkommende Arten gibt es in den Gattungen Mucor, Rhizopus und Absidia. Sie können Ohrmykosen hervorrufen, die Nebenhöhlen befallen, Verbrennungswunden infizieren und sich bei Patienten mit hochgradiger Immunsuppression in Arterien und Venen ausbreiten und dort (besonders im Gehirn) sogar zu thrombotischen Verschlüssen führen. Auch der Befall des Endokards und des Herzmuskels ist dokumentiert. Die **Diagnose** erfolgt durch den Nachweis der Pilze (mikroskopisch und kulturell); serologische Methoden gibt es nicht. Für die **Therapie** kommt **nur** Amphotericin B in Frage.

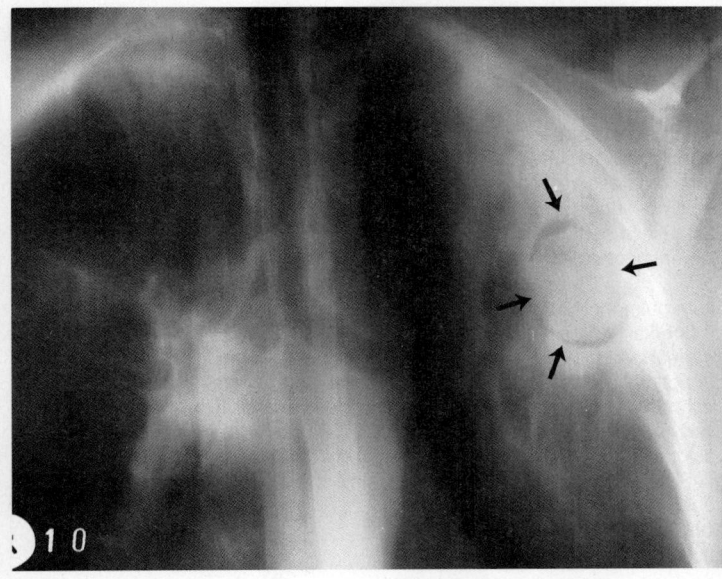

Abb. 6.3-4 Aspergillom („Pilzball"; meist in bereits bestehender Höhle wie z. B. tuberkulöser Kaverne) mit den typischen Lufteinschlüssen.

6.3.3 Erkrankungen durch dimorphe Pilze

Während es sich bei den bisher besprochenen Pilzen um opportunistische Erreger handelte, sind die dimorphen (diphasischen) Pilze obligat pathogen. Sie kommen nur in bestimmten Endemiegebieten (siehe Tab. 6.3-1) vor. Die Infektion erfolgt meist durch Einatmung von sporenhaltigem Staub, eine Übertragung von Mensch zu Mensch gibt es nicht. Deshalb kann die Infektion nur in Endemiegebieten erworben werden (Reiseanamnese!).

Tab. 6.3-1 Krankheiten, die durch dimorphe Pilze verursacht werden

Erkrankung	Erreger	Vorkommen	Klinische Erscheinungen	Diagnose	Therapie
Kokzidioido-mykose	Cocci-dioides immitis	Südstaaten der USA (bes. Kalifornien, Arizona); Mittel- und Südamerika	in ca. 60% der Fälle asymptomatischer oder grippeähnlicher Verlauf; in ca. 40%: 1–3 Wochen nach Erregeraufnahme: Husten mit Auswurf, Fieber, Pneumonie mit Pleuritis, Arthralgien, Erythema nodosum; in 0,5% Disseminierung (Befall aller Organe möglich)	mikroskopischer Nachweis der typischen Sphärulen; kulturelle Anzüchtung (Vorsicht: häufig Laborinfektion!); serologische Reaktionen; Hauttest	Amphotericin B (Miconazol, Ketoconazol), jedoch überwiegend Spontanheilung
Histo-plasmose	Histo-plasma capsu-latum	Südstaaten und mittlerer Westen der USA (bes. Mississippi-becken); vor allem in Geflügel-, Star- und Fledermauskot	primäre Form: relativ harmlos (Tb-ähnliche Erscheinungen, Heilung unter Fibrosierung und Verkalkung, evtl. Kavernenbildung); disseminierte Form: tritt bei immunsupprimierten Patienten auf (AIDS): Befall von Leber, Milz, Knochenmark, Lymphknoten; Ulzera im Mund; chronische Form: Verlauf über Jahre, Gewichtsverlust, Schwäche, Müdigkeit, Ulzera im Mund	mikroskopischer Nachweis (nativ oder nach Giemsa-Färbung) von Hefe-zellen in Makro-phagen; kulturelle Anzüch-tung (5–14 Tage); histologisch (Grocott-Gomori-Färbung); serologische Reaktionen, Hauttest („Histoplasmin")	primäre Form: in der Regel keine; sonst: Amphotericin B

Tab. 6.3-1 Fortsetzung

Erkrankung	Erreger	Vorkommen	Klinische Erscheinungen	Diagnose	Therapie
„Afrikanische" Histo-plasmose	Histo-plasma capsu-latum var. duboisii	Zentralafrika	ikein Lungenbefall (Aufnahme wahrscheinlich oral): granulomatöse Veränderungen im Mund; subkutane Herde; Läsionen in Schädel- und Röhrenknochen	wie oben	Amphotericin B
Nord-amerikanische Blastomykose (Gilchristsche Erkrankung)	Blasto-myces derma-titidis	Nordamerika (südöstliche, süd-liche u. zentrale Staaten, bes. Mississippi- und Ohio-Gebiet); vereinzelte Fälle in Südamerika und Afrika	akute pulmonale Infektion oft unerkannt (unspezifische grippeähnliche Symptomatik); danach häufig Metastasierung besonders in die Haut (warzenähnliche papillomatöse Läsionen oder Mikroabszesse mit Fistelbildung), aber auch in Leber, Milz, Lymphknoten, Knochen; Hauterscheinungen auch durch direkte Inokulation	mikroskopischer Nachweis; kulturelle Anzüchtung (10–14 Tage); keine spezifische sero-logische Reaktion; kein verläßlicher Hauttest	Amphotericin B (Ketoconazol)
Süd-amerikanische Blastomykose (Parakok-zidioido-mykose)	Paraccoc-cidioides brasilien-sis	Südamerika	Geschwüre in der Mundhöhle, Stomatitis, Zahnausfall; sekundär Befall von Haut, Lymphwegen, Milz, Leber, Knochenmark; Symptome oft erst nach langer Zeit (10 Jahre); primärer Lungenbefall meist unerkannt, sekundärer, hämatogen disseminierter Lungenbefall unbehandelt infaust.	mikroskopischer Nachweis; kulturelle Anzüchtung; keine spezifische serologische Reaktion; kein verläßlicher Hauttest	Amphotericin B

6.4 Durch Protozoen und Helminthen verursachte Krankheiten, Tropen-krankheiten

H. M. SEITZ

6.4.1 Erkrankungen durch Protozoen

6.4.1.1 Flagellaten

Lambliasis

Der im Dünndarm lebende Flagellat Giardia lam-blia (= Lamblia intestinalis) kommt als Dünndarm-parasit beim Menschen und bei einigen Säugetieren vor. Die Infektion kommt durch die orale Aufnah-me von Zysten (siehe unten) mit kontaminiertem Wasser oder auch Nahrungsmitteln zustande. Die Parasiten sind nicht invasiv. Nicht selten werden sie im Stuhl entdeckt, ohne daß der Infizierte Be-schwerden hat. Vermehren sie sich jedoch stärker, können sie, mit Hilfe einer Saugscheibe an das Epithel angeheftet, größere Darmflächen regelrecht auskleiden und zu wäßrigen, aggressiv säuerlich rie-chenden Durchfällen mit deutlichem Malabsorp-tionscharakter führen (siehe Abb. 6.4-1). Im Stuhl

findet man dann zahlreiche bewegliche Tropho-zoiten, meist zusammen mit dem Zystenstadium (Maße: $8-12 \times 7-9$ µm) des Parasiten. Die **parasito-logische Diagnose** wird durch den mikroskopischen Nachweis der Lamblien im Stuhl gestellt. Ist dieser trotz dringenden Verdachts nicht möglich, so kann die Untersuchung von abgesaugtem Dünndarmin-halt (Endoskopie) oder von bioptisch gewonnenem Material erforderlich sein.

Wie bei der Amöbeninfektion wird mit einem 5-Ni-troimidazol behandelt. Bei hoher Dosierung der Mit-tel genügt meist eine Verabreichung über zwei Tage. Der Behandlungserfolg muß nach drei bis vier Wo-chen durch Stuhluntersuchungen kontrolliert wer-den. Mehrfache Kuren können erforderlich sein.

Leishmaniose

Ätiologie und Pathogenese

Aus Italien, Griechenland, Spanien und anderen Urlaubsländern, vor allem des Mittelmeergebietes, werden immer wieder Einzelfälle von viszeraler Leishmaniose, auch **Kala-Azar** genannt, mitge-bracht. Die zu den Hämoflagellaten gehörenden Er-reger (Leishmania donovani und verwandte Arten) werden durch den Stich von kleinen Mücken der

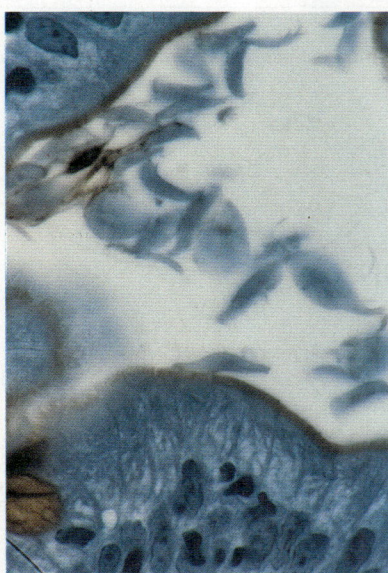

Abb. 6.4-1   Giardia lamblia, Dünndarmbiopsie, Hämatoxylin-Färbung. Festgesaugt auf dem Bürstensaum bzw. in unmittelbarer Nähe zahlreiche strich- bis sichelförmige Gebilde, zum Teil ist auch die typische Lamblienform angedeutet.

Gattung Phlebotomus auf den Menschen übertragen. Die Parasiten vermehren sich intrazellulär in den Zellen des retikuloendothelialen Systems. Besonders betroffen sind Leber, Milz und Knochenmark. Mit fortschreitender Erkrankung entwickelt sich eine Hepatosplenomegalie durch die Vergrößerung des histiozytären Anteils in diesen Organen. Im Knochenmark drängen die proliferierenden Retikulumzellen die übrigen Komponenten stark zurück, so daß eine Anämie, eine Granulozytopenie und eine Thrombopenie entstehen. Eine manifeste viszerale Leishmaniose tritt nur bei Infizierten auf, die einen im einzelnen noch nicht genau bekannten Defekt im Bereich der zellvermittelten Immunität haben.

Nach einer **Inkubationszeit,** die mehrere Wochen, sogar Monate betragen kann, entwickelt sich in der Regel schleichend eine fieberhafte Erkrankung. Die genannten Veränderungen im Blutbild, zusammen mit Hepato- und Splenomegalie, führen häufig zum Verdacht einer hämatologischen Erkrankung. Manchmal steht auch eine durch die zunehmende Abwehrschwäche bedingte Zweiterkrankung im Vordergrund des klinischen Bilds, z. B. eine Tuberkulose. Aus diesen Gründen haben Leishmaniosepatienten nicht selten eine lange Vorgeschichte mit Fehldiagnosen bzw. ohne befriedigende Diagnose. Die **genaue Erhebung der Anamnese,** vor allem was Auslandsaufenthalte in den letzten Monaten angeht, ist außerordentlich wichtig.

D Diagnostik

Die Diagnose wird gestellt durch den **Nachweis** von Leishmanien im Knochenmark- oder Milzpunktat

(siehe Abb. 6.4-2). Zu Beginn der Erkrankung sind nur wenige Parasiten vorhanden, so daß eine sorgfältige und zeitaufwendige Durchmusterung der Präparate erforderlich ist. In Spezialmedien kann auch eine Kultur der Erreger versucht werden. Als sehr wertvoll hat sich die **serologische Diagnostik** erwiesen. Der Nachweis von Antikörpern im indirekten Immunfluoreszenztest ist nach dem direkten Parasitennachweis die zuverlässigste Methode.

▼ Therapie

Die Behandlung der viszeralen Leishmaniose wird mit 5wertigen Antimonverbindungen (z. B. Pentostam) durchgeführt. Ein zweiwöchiger Kurs, wenn notwendig nach einer 14tägigen Pause wiederholt, reicht bei mediterranen Leishmaniosen meist aus. Erkrankungen afrikanischer oder südamerikanischer Herkunft sind schwieriger zu behandeln.

Prognose

Eine klinisch manifeste Kala-Azar führt stets zum Tode, wenn nicht rechtzeitig und ausreichend behandelt wird. In diesem Fall ist die Prognose allerdings in der Regel ausgezeichnet.

Trypanosomeninfektionen

Von der Systematik her sind mit den Leishmanien die Trypanosomen verwandt. Als Krankheitserreger beim Menschen sind wichtig Trypanosoma brucei

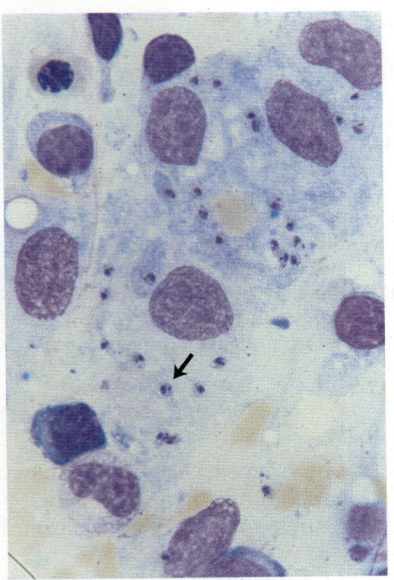

Abb. 6.4-2   Viszerale Leishmaniose (Kala-Azar), Knochenmarkausstrich (Giemsa-Färbung): Neben den Zellen des Knochenmarks eine Anzahl von Leishmanien. Diese eigentlich intrazellulär gelegenen Parasiten können durch Zerreißen der Zelle beim Ausstreichen freigesetzt werden und deshalb im Präparat extrazellulär liegen. Entscheidend für die Diagnose von Leishmanien ist, daß neben dem Zellkern der Kinetoplast als separates Organell sicher erkannt wird (Pfeil).

gambiense und T.b. rhodesiense (Schlafkrankheit/
Afrika), weiterhin T. cruzi (Chagas-Krankheit/Mit-
tel- und Südamerika).

Die **Schlafkrankheit** wird durch Tsetsefliegen übertragen. Die Trypanosomen vermehren sich zunächst
an der Einstichstelle (Trypanosomenschanker), dann
generalisiert im Blut und in der Lymphe. Schließlich
dringen sie in das zentrale Nervensystem ein und
führen über ein meist monatelanges Siechtum zu
einer zunehmenden Erschöpfung, zu Bewußtseinstrübung und Auszehrung des Kranken.

Die **Chagas-Krankheit** ist eine Zoonose. Die Erreger
werden durch blutsaugende Raubwanzen auf den
Menschen übertragen. Zwar sind auch hier Trypanosomen im Blut zu finden, sie vermehren sich jedoch ausschließlich als amastigote (geißellose) Formen intrazellulär unter langsamer Zerstörung der
befallenen Wirtszellen. Besonders betroffen ist das
Herz. Schleichend über Monate, meist sogar Jahre,
entwickelt sich eine Herzinsuffizienz, an der möglicherweise nicht nur die direkte Zerstörung der
Muskelzellen durch Parasiten, sondern auch Auto-
immunvorgänge beteiligt sind.

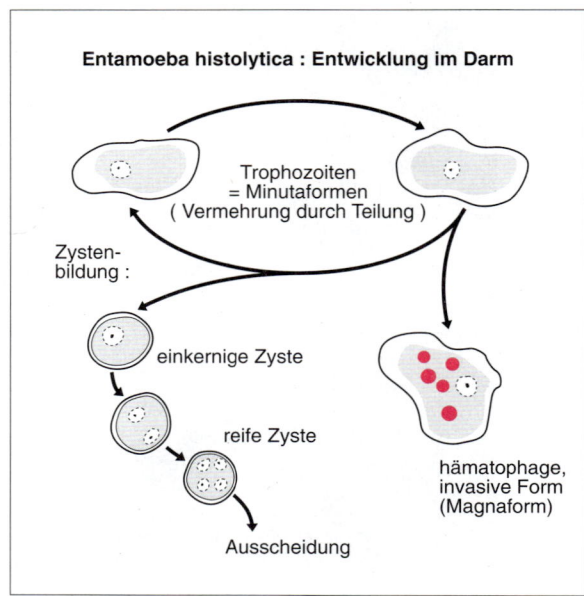

Abb. 6.4-3   Entamoeba histolytica: Entwicklung im Darm.

6.4.1.2 Rhizopoden

Amöbiasis

Definition

Infektion mit der sog. Ruhramöbe, Entamoeba histolytica, auch Amöbenruhr genannt.

Kasuistik

Ein Student klagt über zum Teil heftige Leibschmerzen
und gelegentliche Durchfälle, meist bestehe jedoch eher
eine Obstipation. Manchmal habe er die Auflagerung von
Blut und Schleim auf dem Stuhl beobachten können. Die
Beschwerden seien erstmals aufgetreten gegen Ende eines
längeren Aufenthaltes in Peru, der jetzt etwa drei Monate
zurückliegt.

Die **mikroskopische Nativuntersuchung** einer blutig-
schleimigen Auflagerung von einem frisch abgesetzten
Stuhl läßt zahlreiche hämatophage Trophozoiten (Magnaformen) von E. histolytica erkennen. Die Behandlung mit
einem Metronidazolpräparat führt zu einer schnellen Heilung.

Epidemiologie

Die Ruhramöbe ist weit verbreitet, invasive Infektionen sind jedoch, von Ausnahmen abgesehen, auf
tropische und subtropische Länder beschränkt.

Ätiologie und Pathogenese

Entamoeba histolytica lebt normalerweise als nicht-
invasiver Schmarotzer im Dickdarm des Menschen,
wo sich die vegetativen Formen, die Trophozoiten,
durch Teilung vermehren (siehe Abb. 6.4-3). Aus
den Trophozoiten entstehen auch die Zysten, Dauerformen der Amöbe, die, wenn sie mit dem Stuhl ausgeschieden werden, gegen Austrocknung und ande-

re Umwelteinflüsse recht resistent sind. Diese Zysten dienen der Verbreitung der Amöbe. Werden sie
mit fäkal verunreinigtem Trinkwasser oder kontaminierter Nahrung aufgenommen, so vermag die
Zyste der Verdauung im Magen zu widerstehen, die
im Darm dann freigesetzten Amöben führen zur Infektion. Der kommensale Typ der Amöben (Darm-
lumenform = Minutaform) kann sich umwandeln in
eine aggressive Form, die in die Darmschleimhaut
eindringt, sich dort vermehrt und zur Auflösung des
Gewebes führt (Gewebsinfektion = Magnaform).
Nicht genau bekannt ist, welche Faktoren die Umwandlung der Darmlumeninfektion in eine invasive
Infektion bedingen. Wahrscheinlich gibt es sehr viele Amöbenstämme, deren pathogene Potenz ganz
unterschiedlich ist; d.h., neben Stämmen, die überhaupt nicht zur Gewebsinvasion fähig sind, gibt es
solche, die in hohem Prozentsatz zur Erkrankung
des Infizierten führen. In den Tropen scheinen aggressive Stämme zu überwiegen. Die entstehenden
Geschwüre können alle Schichten der Darmwand
durchsetzen, auch eine hämatogene Verschleppung
vor allem in die Leber ist möglich. Auch hier führen
die Amöben zur Gewebsauflösung, d.h. zur Bildung von Nekrosen, die klinisch als Leberabszesse
in Erscheinung treten.

🅢 Symptome

Die Krankheitsbezeichnung „Amöbenruhr" kann
irreführend sein, denn wirklich ruhrartige Durchfälle sind eher selten bei der Amöbiasis. Abhängig von
der Lokalisation und der Ausdehnung der Darmulzera sind halbflüssige Stühle mit festen Bestandteilen oder breiige Stühle häufiger als wäßrige. Die
Schmerzen im Bereich der befallenen Kolonpartien
sind meist mittelgradig. Längere Episoden ohne Be-

schwerden sind charakteristisch und führen dazu, daß der Patient den Arzt nicht selten erst nach längerer Zeit aufsucht.

Das Abdomen ist bei Palpation druckschmerzhaft, vor allem über dem Kolon. Die Körpertemperatur ist nicht oder wenig erhöht. Charakteristisch ist das Aussehen der Stühle mit ihren Blut-Schleim-Beimengungen.

D Diagnostik

Das diagnostische Vorgehen hängt ganz von der klinischen Fragestellung ab. Beim Erkrankten führt die einfache **mikroskopische Untersuchung** des Stuhls meist unmittelbar zur Diagnose. Wichtig ist, daß die mikroskopische Probe gezielt aus den blutig-schleimigen Anteilen des abgesetzten Stuhls entnommen wird. Dies muß durch den Arzt oder das Laborpersonal geschehen, nicht durch den Patienten. Die typischen hämatophagen Amöbenformen sind leicht zu erkennen (siehe Abb. 6.4-4). Da sie jedoch hinfällig sind, muß die Stuhlprobe innerhalb einer Stunde nach dem Absetzen untersucht werden. Sie sollte nicht eigens warm gehalten werden.
Bei der **Rektoskopie** findet man Ulzera mit zackiger Begrenzung und gerötetem Rand, von makroskopisch normal wirkender Mukosa umgeben. Wenn der mikroskopische Amöbennachweis im Stuhl oder im rektoskopisch gewonnenen Schleim nicht gelingt, können aus dem Geschwürsrand gewonnene Gewebeproben histologisch auf Parasiten untersucht werden.
Soll die Frage beantwortet werden, ob ein klinisch Gesunder Träger einer Darmlumeninfektion ist (nichtinvasive Amöbeninfektion), so genügt der Nachweis von Zysten. Da dies resistente Dauerformen sind, ist es nicht nötig, eine frische Stuhlprobe zu untersuchen, sondern der Stuhl kann an ein diagnostisches Laboratorium eingeschickt werden.
Bei der **invasiven Amöbiasis,** vor allem bei extraintestinalem Befall (s. Komplikationen), nicht jedoch bei der Darmlumeninfektion beruht die Diagnose

auf dem **Nachweis von Antikörpern** im Serum und auf der Untersuchung mit bildgebenden Verfahren (Ultraschall, Röntgenaufnahme, Computertomogramm).

Komplikationen

Die wichtigste Komplikation der intestinalen Amöbiasis ist der **Leberabszeß** (siehe Abb. 11.5-19). Schmerzen im Bereich der Leber und hohes Fieber sind charakteristisch. Bei der Untersuchung ist ein deutlicher Klopfschmerz über der Leber auszulösen, seine Intensität hängt von der Lage des Abszesses ab. Im Blutbild sind die Leukozyten stark erhöht, nicht selten mit toxischen Granulationen. Das Röntgenbild zeigt meist einen Hochstand der Zwerchfellkuppe und eine Einschränkung der Atemexkursion, die auch perkutorisch faßbar sein kann.
Weitere Komplikationen sind selten, z. B. das Durchbrechen eines Leberabszesses in die Lunge oder die hämatogene Entstehung eines Gehirnabszesses. Nicht so selten ist eine Peritonitis durch penetrierende Ulzera. Ein Befall des Rektums kann auf die Perianalhaut übergreifen und zu einer Hautamöbiasis führen.

▼ Therapie

Mittel der Wahl sind die 5-Nitroimidazole, von denen eine Reihe von Verbindungen zur Verfügung steht. Sie sind untereinander weitgehend gleichwertig. Wichtig ist eine ausreichend hohe Dosierung. Diese Medikamente werden ausgezeichnet resorbiert und wirken vor allem auf die Gewebsform.
Zusätzlich zur Chemotherapie können größere und günstig gelegene Leberabszesse unter Ultraschallkontrolle punktiert und nach außen drainiert werden.

Verlauf und Prognose

Eine Darmamöbiasis kann sich über mehrere Monate hinziehen. Charakteristisch ist der Wechsel zwischen stärkeren Beschwerden und weitgehender Beschwerdefreiheit. Bis zu 30% der Patienten mit manifester Darmamöbiasis entwickeln einen oder mehrere Leberabszesse, doch kommen auch Abszesse vor, ohne daß ein intestinaler Befall klinisch manifest geworden ist. Dann sind die Amöben über ein kleines, klinisch unbemerkt gebliebenes Ulkus ins Gewebe vorgedrungen und über die Pfortader in die Leber eingeschwemmt worden. Ein Leberabszeß ist eine ernste Komplikation, ebenso eine Amöbenperitonitis. Letalitäten bis 30% werden in der Literatur berichtet.
Nach der klinischen Heilung einer Amöbenerkrankung sollte der Stuhl nochmals auf Amöben untersucht werden, da zurückgebliebene Darmformen zu einem Rezidiv führen können.

Differentialdiagnose

Eine Reihe von entzündlichen Darmerkrankungen muß von einer Amöbiasis abgegrenzt werden. We-

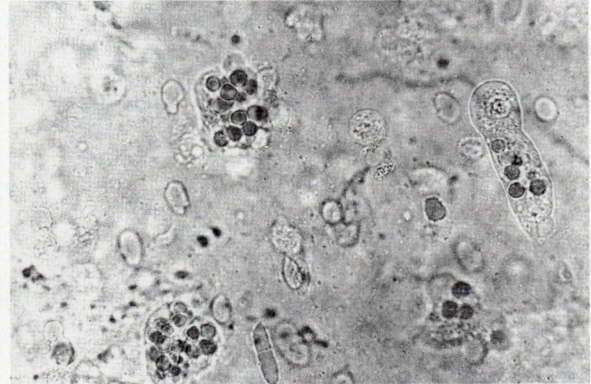

Abb. 6.4-4 Entamoeba histolytica (Stuhlpräparat, nativ): Drei Magnaformen mit phagozytierten roten Blutkörperchen sind zu erkennen, außerdem enthält der Stuhl freie rote Blutkörperchen (stark deformiert) und wenige Leukozyten.

gen der Blutbeimengung zum Stuhl trifft dies vor allem auf die Colitis ulcerosa und den Morbus Crohn zu. Der Nachweis von hämatophagen Amöbenformen im Stuhl bei gezielt entnommener Probe und vor allem auch die Rektoskopie bringen meist Klarheit.

6.4.1.3 Sporozoen

Toxoplasmose

Der Erreger der Toxoplasmose, das mit den Malariaparasiten verwandte Protozoon Toxoplasma gondii, ist weltweit verbreitet. Da sich Parasit und Wirt im Laufe der Evolution gut aneinander angepaßt haben, sind Infektionen mit Krankheitswert relativ selten. Eine besondere Bedeutung haben Toxoplasmose-Infektionen in der Schwangerschaft und heute zunehmend bei verschiedenen Formen der Immunsuppression.

Definition

Eine Toxoplasmose ist eine Infektion mit Toxoplasma gondii, wenn diese mit einer klinisch manifesten Erkrankung einhergeht.

Epidemiologie

Die ungeschlechtlichen Stadien (Trophozoiten, Zysten) von T. gondii haben ein ungewöhnlich weites Wirtsspektrum. Die Parasiten befallen vor allem Zellen des retikuloendothelialen Systems, jedoch auch andere Körperzellen. Sie vermehren sich in diesen Zellen und zerstören sie (siehe Abb. 6.4-5). Als Dauerformen bilden sich Zysten, die von einer recht stabilen Zystenwand umgeben sind. Diese Zysten treten in verschiedenen Organen des Wirts, auch des Menschen, auf, bevorzugt in Gehirn und Muskulatur (siehe Abb. 6.4-6). Sie bleiben jahrelang lebensfähig. Die Zysten im Fleisch von Schlachttieren sind eine wichtige **Infektionsquelle** für den Menschen, wenn dieser rohes oder ungenügend gegartes Fleisch zu sich nimmt. Endwirte für T. gondii sind Katzen; nur sie scheiden infektiöse Parasitenstadien aus, und zwar die sog. Oozysten mit dem Kot. Nach einer Reifungszeit von wenigen Tagen z. B. im Erdboden sind die Oozysten für den Menschen infektiös, wenn sie oral aufgenommen werden (Salate, Rohkost).

Die Prävalenz der Infektion mit T. gondii nimmt mit steigendem Lebensalter zu; in der Gruppe der Dreißig- bis Vierzigjährigen ist hierzulande etwa die Hälfte der Bevölkerung infiziert, wie sich durch serologische Untersuchungen nachweisen läßt.

Ätiologie und Pathogenese

Gelangt T. gondii in den Menschen, so vermehrt sich das Protozoon mehrere Wochen lang in verschiedenen Körperzellen, vor allen Dingen in Zellen des retikulohistiozytären Systems. Meist halten sich der von den Parasiten verursachte Zellunter-

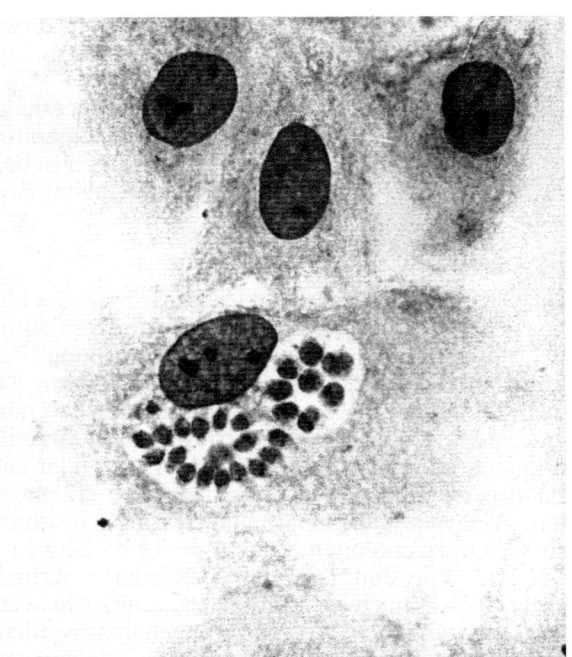

Abb. 6.4-5 Toxoplasma gondii, Zellkultur (Giemsa-Färbung): In einer Zelle zwei sog. parasitophore Vakuolen mit zahlreichen Trophozoiten von T. gondii.

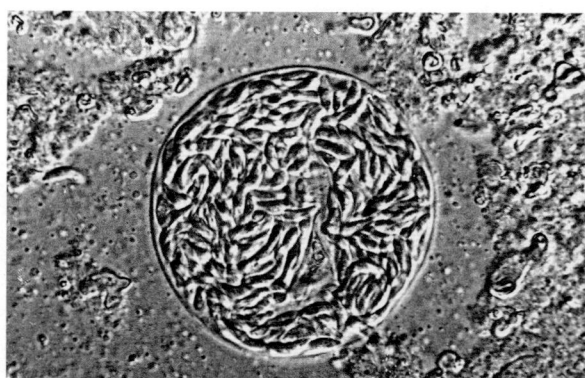

Abb. 6.4-6 Toxoplasma gondii, Gehirn (Nativ-Quetschpräparat): Eine große Zyste mit zahlreichen Einzelparasiten. Die Zyste ist durch Druck auf das Deckglas bereits gesprengt. Ein freigesetzter Einzelparasit rechts neben der Zyste.

gang und die sich daraus ergebende Entzündung in Grenzen. Bereits etwa eine Woche nach der Infektion beginnt das Immunsystem auf die Infektion zu reagieren, Antikörper und immunreaktive Zellen werden produziert. Zelluläre und humorale Immunreaktionen begrenzen die Parasitenvermehrung innerhalb weniger Wochen. Die Parasiten kommen dann im wesentlichen nur noch in Zysten vor, in denen sie vor dem Angriff von Immunfaktoren geschützt sind. Liegt eine Schwäche der Immunabwehr vor, wie z. B. beim Feten, oder entwickelt sich diese z. B. bei immunsuppressiver Behandlung oder bei HIV-Infektionen, proliferieren die Parasiten ungehemmt und führen zu ausgedehnten Zerstörungen in den befallenen Organen, vor allem im Gehirn, seltener im Myokard, in der Retina und der Leber.

Man muß annehmen, daß es aus im Gewebe ruhenden Zysten zu einer Reaktivierung der Infektion kommt, wenn die früher gebildete Immunität zusammenbricht, wie z. B. bei der HIV-Infektion. Wahrscheinlich sind jedoch nicht alle schweren Toxoplasmosen, die sich im Zusammenhang mit AIDS entwickeln, reaktivierte Infektionen. Ein Teil von ihnen sind wohl auch Infektionen, die erst im Stadium der zunehmenden Immunsuppression erworben wurden.

S Symptome

Beschwerden: In der Regel verläuft die Anfangsphase einer Toxoplasma-Infektion ohne krankhafte Erscheinungen. Gelegentlich tritt ein unbestimmtes Krankheitsgefühl auf, mit geringfügig erhöhter Körpertemperatur, nicht selten sind vergrößerte Lymphknoten, vor allem am Hals – das einzige Symptom, das der Frischinfizierte bemerkt.

Befunde: In seltenen Fällen kommt es zu regelrechten fieberhaften Erkrankungen mit generalisierten Lymphknotenschwellungen. Diese können mehrere Wochen anhalten. Die vergrößerten Lymphknoten sind nicht schmerzhaft.

Außer der Vergrößerung der Lymphknoten und einer erhöhten Körpertemperatur sind keine typischen Befunde zu objektivieren. Manchmal läßt sich eine Vergrößerung der Milz und der Leber finden, zusammen mit einer erhöhten Blutkörperchensenkungsgeschwindigkeit und einer geringgradigen Leukozytose.

D Diagnostik

Die Diagnose einer Toxoplasma-Infektion wird durch den Nachweis von **Antikörpern** gegen Toxoplasmen gestellt, und zwar sind in der Regel wenigstens zwei Antikörpernachweise durchzuführen, einen, der IgG-, und einen, der IgM-Antikörper nachweist (siehe Abb. 6.4-7). Sind beide negativ, so liegt keine Toxoplasma-Infektion vor. Bei mittleren Titern des IgG-Antikörpers und negativen IgM-Antikörpern ist eine länger zurückliegende, nicht mehr aktive Infektion wahrscheinlich. Hohe IgG-Titer bei gleichzeitig vorhandenen IgM-Titern deuten auf eine Frischinfektion, die in Zusammenhang mit augenblicklichen Beschwerden des Patienten gebracht werden kann. Die Interpretation der Antikörpertiter setzt Erfahrung voraus und kann im Einzelfall schwierig sein.

Gelegentlich werden Lymphknoten exzidiert, deren histologische Untersuchung durch den Pathologen dann häufig zu der Verdachtsdiagnose einer Toxoplasma-Infektion führt, da das **histologische Bild** sehr charakteristisch ist (Piringer-Kuchinkasche Lymphadenitis).

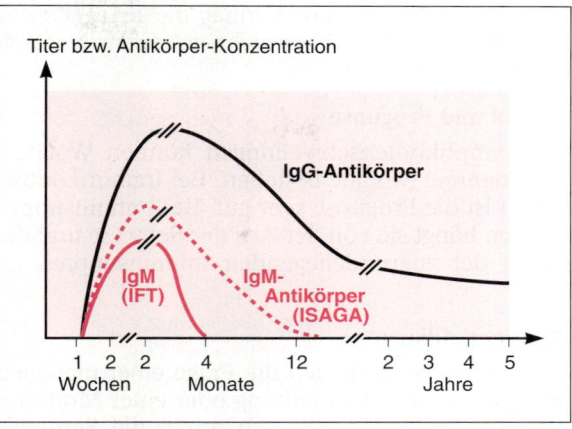

Abb. 6.4-7 Titerverlauf bei Toxoplasma-Infektion. IgG-Antikörper bleiben jahrelang, wahrscheinlich lebenslang nachweisbar (Tests: Sabin-Feldman-Test, indirekte Immunfluoreszenz, verschiedene Enzym-Immunassays). Positive IgM-Antikörper sind je nach verwendeter Nachweismethodik (IFT oder ISAGA) drei bis zwölf Monate faßbar. Erhebliche indidivuelle Abweichungen von diesem allgemeinen Schema kommen vor.

Komplikationen

Bei immunkompetenten Infizierten kommt es sehr selten zu Komplikationen. Treten sie auf, sollten sie immer den Verdacht auf eine Immunschwäche wecken. Wie erwähnt, kann es bei ausgeprägter Immunsuppression zu einer Aktivierung der Toxoplasma-Infektion kommen. Klinisch manifestiert sich diese meist als Enzephalitis (siehe HIV-Infektion). Sehr selten wird generalisierte Toxoplasmose beobachtet.

Ein eigenes Krankheitsbild ist die **kongenitale Toxoplasmose,** die in utero erworben wird, wenn die Mutter während der Schwangerschaft eine Erstinfektion mit Toxoplasma gondii durchmacht. (Infektionen vor der Schwangerschaft, nachgewiesen durch positive Antikörpertiter, haben keinen negativen Einfluß auf eine Schwangerschaft. Die bestehende Immunität schützt vielmehr die nachfolgende Schwangerschaft.)

Die **Augentoxoplasmose** (Chorioretinitis toxoplasmotica) tritt wahrscheinlich nur bei einer kongenitalen Toxoplasmose auf.

T Therapie

Frische Toxoplasma-Infektionen ohne oder mit nur geringen klinischen Symptomen sollten beim Immunkompetenten nicht behandelt werden. Eine Ausnahme bildet die nachgewiesene oder wahrscheinliche Erstinfektion während einer Schwangerschaft. Als **Chemotherapie** wird eine Kombination von Pyrimethamin und einem Sulfonamid, meist Sulfadiazin, für drei bis vier Wochen verabreicht (in der Schwangerschaft ab der 16. Woche, vor der 16. Woche Spiramycin). Die in den Zysten eingeschlossenen Parasiten sind chemotherapeutisch kaum zu beeinflussen, d. h., eine auch lange fortgeführte Behandlung vermag die Erreger nicht zu eliminieren und führt nicht zu einem Negativwerden der Serologie.

Verlauf und Prognose

Die Lymphknotenschwellungen können Wochen, u.U. mehrere Monate bestehen. Bei Immunkompetenten ist die Prognose sehr gut. Bei Immunsupprimierten hängt sie von der Art, der Schwere und der Dauer der zugrundeliegenden Immunsuppression ab.

Differentialdiagnose

Am häufigsten stellt sich die Frage einer malignen hämatologischen Erkrankung oder einer Mononukleose. Fast immer läßt sich durch die Serologie eine Klärung erreichen, in Zweifelsfällen sollte ein Lymphknoten exzidiert und histopathologisch untersucht werden.

Malaria

Für die Länder der Dritten Welt ist die Malaria unter vielen Tropenkrankheiten von überragender Bedeutung. Durch Touristen, Geschäftsreisende und Besucher wird sie in die Länder der gemäßigten Zone mitgebracht. Nicht selten stellt sie dann ein großes Problem für den Arzt dar; besonders bei der häufigsten Form, der gefährlichen Malaria tropica, sind schnelle Diagnostik und gezielte Behandlung lebensrettend.

Definition

Der Begriff Malaria (Wechsel- oder Sumpffieber) umfaßt mehrere durch parasitische Protozoen der Gattung Plasmodium verursachte fieberhafte Erkrankungen: Malaria tropica (Plasmodium falciparum), Malaria tertiana (P. vivax, P. ovale) und Malaria quartana (P. malariae).

Kasuistik

Ein 28jähriger, offensichtlich schwerkranker, etwas benommen wirkender Patient wird eingewiesen. Vor einer Woche sind zunächst Kopf- und Rückenschmerzen aufgetreten, dann Fieber. Er habe eine Grippe als Ursache angenommen; von seinem Hausarzt sei diese Selbstdiagnose bestätigt worden.
Bei der **Aufnahmeuntersuchung** beträgt die Körpertemperatur rektal 39,6 °C, der Blutdruck 100/80 mmHg. Eher nebenbei erzählt der Patient, er sei Reiseleiter bei einem größeren Touristikunternehmen und vor drei Wochen aus Kenia zurückgekehrt, wo er eine Gruppe von 26 Urlaubern betreut habe. Auf Nachfrage gibt er an, keine Vorkehrungen gegen Malaria getroffen zu haben, das habe er noch nie gemacht bei seinen Reisen in Afrika.
Ein sofort angefertigter und gefärbter **Blutausstrich** zeigt sog. Tropica-Ringe in etwa 8% der roten Blutkörperchen. Die Behandlung wird sofort mit einer Kombination von Sulfadoxin und Pyrimethamin durchgeführt (3 Tabletten Fansidar®). Zwei Tage später hat sich die Körpertempe-

tur fast normalisiert, der Patient fühlt sich aber noch sehr angegriffen.
Die Leitung des Reisebüros wird unterrichtet und nimmt, nachdem der Ernst der Lage mit Nachdruck dargestellt werden mußte, etwas widerwillig Kontakt mit den Mitgliedern der Reisegruppe auf. Es ergibt sich, daß sechs Personen erkrankt sind. Nur bei zweien ist bisher die Diagnose „Malaria" gestellt worden.

Epidemiologie

Die Malaria ist in fast allen tropischen und in vielen subtropischen Ländern verbreitet, ausgenommen sind, je nach Breitengrad, Höhenlagen über 2200 m NN, am Äquator über 3000 m NN. In Europa gibt es keine autochthone Malaria mehr, ebenso in Nordamerika und Australien. Die europanächsten Vorkommen der Malaria sind die der nordafrikanischen Küste und der asiatischen Türkei. Im wesentlichen kommt dort P. vivax vor. Auch an der Südgrenze der UdSSR gibt es noch Malariaherde. Afrika südlich der Sahara und Südostasien sind die Schwerpunkte der Malariaverbreitung. Genaue Mortalitäts- und Morbiditätsziffern liegen nicht vor. Eine Schätzung nennt 250 Mio. Parasitenträger in Afrika. Die Bedeutung der Malaria ist daraus abzulesen, daß die Malaria in Endemiegebieten zwischen 10 und 30% der Kindersterblichkeit (Ein- bis Vierjährige) verursachen kann.

Ätiologie und Pathogenese

Die für den Menschen infektiösen Stadien der Malariaparasiten entwickeln sich ausschließlich in Stechmückenweibchen der Gattung Anopheles. Die Sichelkeime (Sporozoiten) werden beim Blutsaugen mit dem Speichel übertragen, den der Moskito in die Stichwunde injiziert. Die Sporozoiten dringen in Leberzellen ein und vermehren sich in diesen. Nach einer Entwicklungszeit von sechs oder mehr Tagen verlassen sie die zerstörte Leberzelle, treten ins Blut über und befallen rote Blutkörperchen. In diesen kommt es wiederum zu Wachstum und Vermehrung durch Teilung (siehe Abb. 6.4-8). Dabei wird das rote Blutkörperchen aufgebraucht, schließlich aufgelöst. Die frei werdenden Einzelparasiten penetrieren in weitere rote Blutkörperchen. Nur diese **Vermehrung im Blut** (Blutschizogonie) führt zu den klinischen Erscheinungen einer Malaria. Bei der Lyse der roten Blutkörperchen freigesetzte Stoffwechselprodukte der Parasiten wirken, wenn ihre Menge ausreichend hoch ist, als pyrogene Faktoren.
Malaria tertiana und quartana unterscheiden sich in einigen Punkten von der Malaria tropica. Bei P.-vivax-, P.-ovale- und P.-malariae-Infektionen kommt es ungefähr eine Woche nach Krankheitsausbruch zu einer Synchronisation der Parasitenvermehrung im Blut, d.h., alle Parasiten wachsen synchron heran und zerstören gleichzeitig ihre Wirtserythrozyten (bei P. vivax und P. ovale jeden zweiten, bei P. malariae jeden dritten Tag). Diese Synchronisation

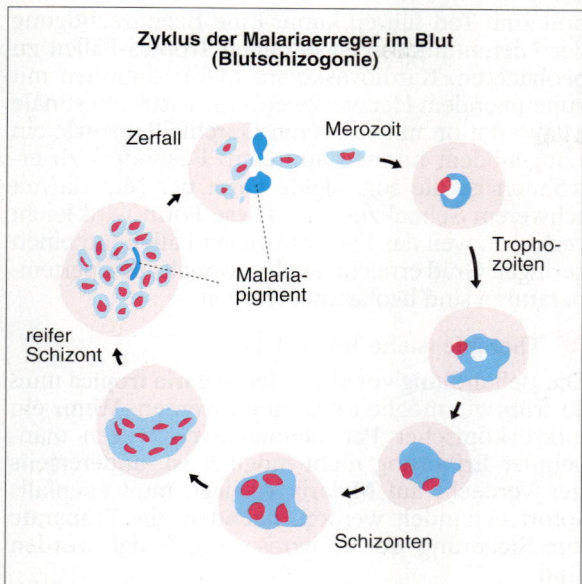

Abb. 6.4-8 Zyklus der Malariaerreger im Blut (Blutschizogonie).

bedingt die **regelmäßigen** und **charakteristischen Fieberanfälle.** Der Erreger der Malaria tropica, P. falciparum, neigt in der Regel nicht zur Synchronisation, d.h., rhythmische Fieberanfälle treten nicht auf. Eine weitere wichtige Besonderheit der Malaria tropica ist die **Veränderung der Erythrozytenoberfläche** durch die heranwachsenden Formen von P. falciparum. Die befallenen roten Blutkörperchen gewinnen damit eine besondere Affinität zum Gefäßendothel. Vor allem in den Kapillaren bleiben sie am Endothel „kleben" (Sequestration) und führen zur Verstopfung mit der Folge einer Hypoxie und eines Metabolitenstaus im abhängigen Gewebsbezirk (siehe Abb. 6.4-9). Diese einzigartige Eigenschaft der Tropica-Parasiten bedingt die Ge-

fährlichkeit der Malaria tropica, die infolge der zunehmenden Ischämie in wichtigen Organen (Gehirn, Lunge, Niere, Herz) innerhalb weniger Tage zum Tod führen kann.

S Symptome

Beschwerden: Häufig setzt eine Malaria nach einer Inkubationszeit von einer oder von mehreren Wochen schlagartig mit Kopf- und Rückenschmerzen und vor allem mit deutlichem Fieber ein. Frösteln und Hitzegefühl wechseln einander ab. Der Beginn einer Malariaerkrankung ist völlig uncharakteristisch, unterscheidet sich z.B. nicht von einer Grippe und kann im Fall einer Tropica-Infektion zu gefährlichen Fehldiagnosen führen (siehe Kasuistik), vor allem wenn ein rhythmisches Fieber fehlt.

Befunde: Auch die physikalischen Untersuchungsbefunde bei Malariakranken im Initialstadium lassen keine spezifische Diagnose zu. Entscheidend ist, daß der Arzt auf einen Aufenthalt in tropischen Gebieten hingewiesen wird oder daß der Arzt diesen bei Erhebung der Anamnese erfragt und daß dann sofort eine Blutuntersuchung (Ausstrich, Dicker Tropfen) durchgeführt wird.

D Diagnostik

Der **mikroskopische Nachweis** der Malariaparasiten im Blutpräparat ist der einzige zuverlässige Weg für die Diagnostik einer Malaria. Im Blutausstrich, wie er für ein Differentialblutbild angefertigt wird, lassen sich die Malariaparasiten erkennen, allerdings nur bei relativ hoher Parasitendichte, d.h. bei fortgeschrittener Krankheit (siehe Abb. 6.4-10).

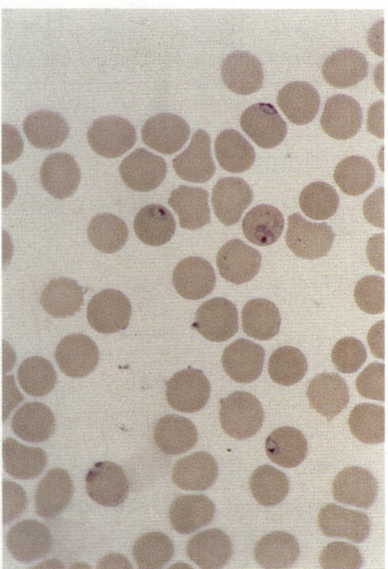

Abb. 6.4-10 Malaria tropica (Blutausstrich, Giemsa-Färbung): mehrere rote Blutkörperchen mit Trophozoiten von Plasmodium falciparum (sog. Tropica-Ringe). Im Ausstrich sind bei korrekter Färbung die Zellkerne (Chromatinkörperchen) rot, das etwa sichelförmige Zytoplasma blau.

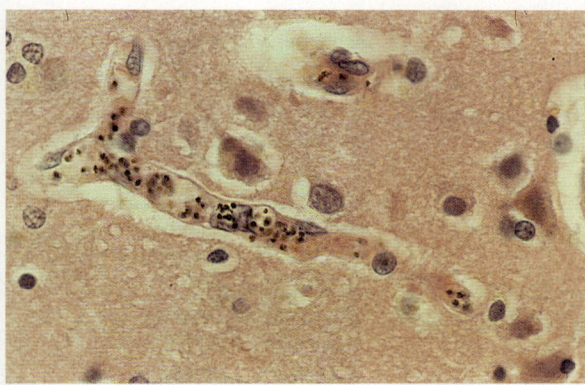

Abb. 6.4-9 Malaria tropica, Gehirn (Histologie, HE-Färbung): Kapillare mit zahlreichen parasitierten roten Blutkörperchen, die vor allem an den dunklen Pigmentkörpern (Malariapigment) zu erkennen sind.

Eine bessere diagnostische Sensitivität ist mit dem **Dicken Tropfen** zu erreichen: Ein kleines Tröpfchen Kapillarblut aus Fingerbeere oder Ohrläppchen wird auf einem Objektträger verrührt, so daß ein im Durchmesser etwa 10–12 mm messender Blutfleck entsteht. Dieses Präparat muß wenigstens 20 Minuten trocknen, dann kann es unfixiert mit Giemsa-Gebrauchslösung überschichtet und für 15–20 Minuten gefärbt werden. Kann der Arzt ein solches Präparat nicht beurteilen, so müssen ungefärbte Präparate an ein kompetentes Institut geschickt werden. Es empfiehlt sich, stets mehrere Präparate anzufertigen.

Findet ein erfahrener Untersucher im sachgemäß angefertigten Präparat keine Plasmodien, so kann mit hoher Wahrscheinlichkeit davon ausgegangen werden, daß der Patient keine Malaria hat, sondern eine andere fieberhafte Erkrankung. Der serologische Nachweis von Plasmodienantikörpern hat in der Diagnostik einer akuten Malaria keinen Platz. Antikörper entwickeln sich nur langsam. Selbst bei bedrohlichem Krankheitszustand des Patienten können noch niedrige, diagnostisch nicht verwertbare Antikörpertiter bestehen.

Komplikationen

Die gewöhnliche Folge der Tertiana- und der Quartana-Malaria ist die **Anämie,** die zum Teil durch die direkte Zerstörung der roten Blutkörperchen bedingt ist. Wird eine Malaria tropica nicht rechtzeitig erkannt und behandelt, entwickeln sich stets ernste Komplikationen. Gefürchtet ist die sog. **zerebrale Malaria** mit zunehmender Benommenheit, die in ein Koma übergeht, das schließlich irreversibel wird

und zum Tod führen kann. Eine Beeinträchtigung der Nierenfunktion ist bei allen Tropica-Fällen zu beobachten. Kardiovaskuläre Manifestationen mit zunehmendem Herzversagen, eine gastrointestinale Manifestation mit schweren Durchfällen sowie ein Lungenödem können auftreten. Besonders zu erwähnen ist die sog. **algide Form** der Malaria mit schwerem Schockzustand. Diese Form wird leicht verkannt, weil das Fieber in vielen Fällen nur einen geringen Grad erreicht; auch „normale" Körpertemperaturen sind beobachtet worden.

▼ Therapie (siehe Tab. 6.4-1)

Die Behandlung vor allem der **Malaria tropica** muß so früh wie möglich begonnen werden. Wenn ein mikroskopischer Parasitennachweis wegen mangelnder Erfahrung nicht möglich ist, andererseits der Verdacht auf Malaria vorliegt, muß ebenfalls sofort behandelt werden, nachdem die Präparate zur Sicherung der Diagnose angefertigt worden sind.

Malaria tertiana und **quartana** können mit Chloroquin (Resochin®) ausreichend behandelt werden. Dies trifft auch auf eine Malaria tropica zu, wenn sie nicht durch Chloroquin-resistente Malariaparasiten verursacht ist und wenn noch keine Komplikationen aufgetreten sind. Die orale Gabe des Medikaments ist die Regel, solange der Patient noch keine Bewußtseinstrübung erkennen läßt. Ist dies jedoch der Fall, so muß das Chloroquin als Infusion gegeben werden. Ist aufgrund der Reiseanamnese oder der vorherigen Medikamenteneinnahme anzunehmen, daß eine Infektion mit Chloroquin-resistenten Malariaerregern vorliegt, muß mit Mefloquin (La-

Tab. 6.4-1 Medikamente zur Malariatherapie und Malariaprophylaxe

	Therapie	Dosis Prophylaxe	Bemerkungen
Chloroquin (versch. Salze)	1. Tag 600 + 300 mg Base 2.–4. Tag je 300 mg	300 mg Base/Woche	Grundlage der Therapie und Prophylaxe. Nur bei P. falciparum kommen Resistenzen unterschiedlichen Grads vor
Amodiaquin			vereinzelt schwere Nebenwirkungen
Chinin	max. 2,0 g/24 h (ca. 30 mg/kg/24 h) Dauer: 7–10 Tage	keine Anwendung	P. falciparum: Resistenzen selten 3–4 Einzeldosen als Infusion
Mefloquin	750 + 500 (+250) mg	250 mg/Woche max. 4 Wochen	kaum Resistenzen bisher; problematisch als Prophylaxe, Verträglichkeit umstritten.
Sulfadoxin-Pyrimethamin	1,5–75 mg	0,5 + 25 mg/Woche (nicht mehr empfohlen!)	Unverträglichkeit; vereinzelt Lyell-Syndrom. Wirkt bei 4-Aminochinolin-Resistenz
Proguanil	zu langsame Wirkung	200 mg/d	Kombination mit Chloroquin
Primaquin		15 mg/d, 14 Tage	bei P.-vivax- und P.-ovale-Infektion nach Therapie oder als Prophylaxe gegen Spätrückfälle

riam®, nur oral möglich)[1], mit Halofantrin (Halfan®) oder mit Chinin (oral oder als Infusion) behandelt werden.

Bei einer **Malaria tertiana** kann durch die Gabe von Primaquin (Wirkung auf zurückgebliebene Leberformen des Parasiten) nach der Behandlung der klinischen Erkrankung dem Auftreten von Rückfällen vorgebeugt werden.

Bei einem Aufenthalt in Malariagebieten kann durch die regelmäßige Einnahme von Chloroquin oder anderen Malariamitteln der Ausbruch einer Malaria verhindert werden **(Chemoprophylaxe)**, allerdings nicht mit absoluter Zuverlässigkeit. Da sich durch die Resistenzentwicklung der Erreger die Gegebenheiten rasch ändern, soll hier nicht auf Einzelheiten eingegangen werden. Im Einzelfall muß der Rat von kompetenter Stelle eingeholt werden.

> Nachdrücklich ist jedoch darauf hinzuweisen, daß die alten Mittel der Moskitoabwehr (Tragen von langen Hosen bzw. langen Ärmeln nach Einbruch der Dunkelheit, Repellents, Moskitonetz, Verdrahtung von Türen und Fenstern) wieder große Bedeutung bekommen haben.

Verlauf und Prognose

Unbehandelt oder zu spät behandelt hat die Malaria tropica eine Letalität von etwa 30%. Die rechtzeitige und ausreichende Behandlung dagegen beseitigt die Infektion vollständig.

Todesfälle aufgrund einer Malaria tertiana oder quartana sind äußerst selten. Beide Malariaformen heilen bei adäquater Behandlung aus; auch ohne Behandlung kommt es in praktisch allen Fällen nach zwei bis drei Jahren zum spontanen Erlöschen der Erkrankung.

Differentialdiagnose

Alle fieberhaften Erkrankungen kommen differentialdiagnostisch in Betracht. Besonders wichtig ist die Abgrenzung gegen eine Typhuserkrankung. Die Untersuchung des Dicken Tropfens oder des Blutpräparats sichert die Diagnose einer Malaria.

6.4.2 Erkrankungen durch Helminthen

6.4.2.1 *Trematoden (Saugwürmer)*

Bilharziose (Schistosomiasis)

> Zu den wichtigsten tropischen Wurmerkrankungen gehört die Bilharziose. Diese Parasitose hat sich in den letzten Jahrzehnten infolge von Dammbauten und von Bewässerungsprojekten zunehmend ausgebreitet.

Definition

Die Bilharziose (syn. Schistosomiasis) wird durch Saugwürmer der Gattung Schistosoma hervorgerufen. Es gibt zwei große Erkrankungsgruppen: die Blasenbilharziose, hervorgerufen durch Schistosoma haematobium, und die Darmbilharziose, hervorgerufen durch S. mansoni und S. japonicum. Weitere Schistosomenarten sind von geringerer Bedeutung.

Kasuistik

Der Vertreter einer namhaften deutschen Autofirma hat Geschäftsfreunde in Westafrika besucht. Knapp fünf Wochen nach seiner Rückkehr beginnt er sich krank zu fühlen. Es treten leichtere Gelenkbeschwerden und Fieber auf. Die Körpertemperatur steigt täglich an. Außerdem besteht eine geringfügige Neigung zu Durchfällen (drei bis vier Entleerungen pro Tag). Da eine regelrechte Chemoprophylaxe gegen Malaria mit Chloroquin durchgeführt wurde, ergibt sich zunächst der Verdacht auf eine Chloroquin-resistente Malaria. Im sorgfältig durchgemusterten Dicken Tropfen sind jedoch keine Malariaparasiten zu erkennen, doch fällt eine hohe Zahl von Eosinophilen auf. Außerdem entwickelt der Patient ein diskretes Exanthem am Körperstamm. Die **parasitologische Untersuchung** von Stuhl und Urin ist zunächst negativ. Eine genauere Befragung über die näheren Umstände seines Afrikaaufenthaltes ergibt, daß der Patient vor genau 40 Tagen bei einem Ausflug ins Landesinnere in einem klaren, sauber erscheinenden Fluß gebadet hat. Die Stuhluntersuchung wird drei Tage später wiederholt, dann werden einige Eier von S. mansoni gefunden. Eine dritte Stuhluntersuchung nach einer Woche zeigt die gleichen Eier, nun in großer Anzahl. Die **Diagnose** einer frischen Bilharziose steht damit fest. Der Patient wird mit Praziquantel behandelt. Er ist nach kurzer Zeit beschwerdefrei. Eine Kontrolluntersuchung des Stuhls nach drei Wochen ist negativ und bestätigt den Behandlungserfolg.

Epidemiologie

Nach Schätzungen der Weltgesundheitsorganisation gibt es 200 Mio. Bilharzioseinfizierte auf der Welt, 600 Mio. leben unter dem Risiko, sich eine solche Infektion zuzuziehen. Mit landwirtschaftlichen Bewässerungsprojekten und Dammbauten in den Tropen wird für den Parasiten neuer Lebensraum geschaffen, weshalb die Verbreitung der Schistosomiasis in vielen tropischen Ländern zunimmt.

Ätiologie und Pathogenese

Die Infektion des Menschen kommt zustande, wenn er Kontakt mit Wasser hat, in dem sich die Larven der Schistosomen, die Zerkarien, befinden. Diese werden von den Zwischenwirten, in denen sie sich entwickelt haben, nämlich Wasserschnecken, ins Wasser abgegeben. Die Zerkarien können die unverletzte Haut des Menschen durchdringen. Sie wandern dann in die Blutgefäße ein und gelangen auf Umwegen schließlich in die Venen, die die Harnblase umgeben (S. haematobium: Blasenbilharziose), oder in die Venen des Mesenterialgebietes (Darmbilharziose: Vena mesenterica inferior/

---

[1] Bei dem in der Kasuistik dargestellten Fall wäre heute die Gabe von Mefloquin der von Fansidar® vorzuziehen.

S. mansoni, Vena mesenterica superior/S. japonicum). Das eigentliche pathogene Agens bei der Bilharziose sind die von den Wurmweibchen in reicher Zahl produzierten Eier. Sie gelangen entweder ins umliegende Gewebe und führen dort zu einer Entzündung der Blasenwand bzw. der Darmwand, oder sie werden vom venösen Blutstrom erfaßt und nach zentral mitgenommen. Die Eier von S. haematobium werden dann im wesentlichen in der Lunge, die von S. mansoni und S. japonicum in der Leber abgefangen. In diesen Organen entwickelt sich um die Eier eine granulomatöse Entzündung, die sich, wenn das einzelne Ei nach etwa drei Wochen abstirbt, wieder langsam zurückbildet, aber eine winzige Narbe hinterläßt. Damit obliteriert das kleine Blutgefäß, in dem das Ei enthalten war. Da der Eizustrom in die Lunge bzw. in die Leber anhält, werden immer mehr Anteile der Organstrombahn verschlossen. Die zunehmende Widerstandserhöhung in der Leber bzw. in der Lunge führt zum portalen Hochdruck bzw. zum Hochdruck im kleinen Kreislauf mit den entsprechenden Folgen wie Aszites, Ösophagusvarizen, Caput medusae, Cor pulmonale. Das Ausmaß dieser Veränderungen hängt natürlich von der Zahl der vorhandenen Würmer und ihrer Produktivität ab.

S Symptome

Bei schweren Infektionen, d.h. mit hohen Wurmzahlen, kann, noch bevor die Würmer die Geschlechtsreife erreichen (Präpatenzzeit bei S. mansoni 38–40 Tage, bei S. haematobium 70 Tage), ein fieberhaftes Krankheitsbild mit Exanthem und Erhöhung der Eosinophilen im peripheren Blut auftreten, das sog. **Katayama-Syndrom. Fieber** und **Eosinophilie** gehören auch zum weiteren Verlauf der Bilharziose. Das charakteristische Symptom der S.-haematobium-Infektion ist die **Hämaturie.** Je nach Schwere der Infektion kann sie geringgradig bis massiv sein. Dysurische Beschwerden treten selten auf. Die allgemeinen Krankheitserscheinungen sind bei der Darmbilharziose stärker ausgeprägt als bei der Blasenbilharziose: Fieber, Durchfälle, nicht selten mit Blut durchmischt, gelegentlich auch Leibschmerzen. Die S.-japonicum-Infektion verursacht die am schwersten verlaufende Erkrankung mit hoher Komplikationsrate.

D Diagnostik

Die Eier der Würmer lassen sich nach Ablauf der Präpatenz **mikroskopisch** im Urinsediment (siehe Abb. 6-4-11) bzw. im Stuhl nachweisen. Auch in **Biopsien** der Blasenschleimhaut bzw. der Rektumschleimhaut finden sich Eier, manchmal selbst dann, wenn sie im Urin bzw. im Stuhl fehlen. Zur **serologischen Diagnostik** stehen mehrere Verfahren zur Verfügung, die allerdings nicht zwischen den verschiedenen Schistosomenarten differenzieren können. Bei der Zytoskopie bietet sich im übrigen ein charakteristisches Bild mit sandkornartigen Einlagerungen (Eigranulome) in die Blasenschleimhaut,

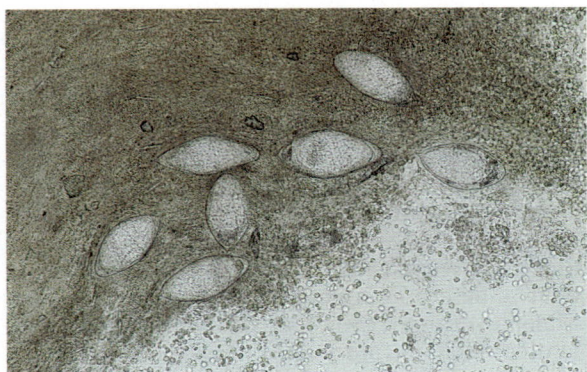

Abb. 6.4-11 Blasenbilharziose, Urinsediment. Nativ: Zusammen mit Schleim, Leukozyten und roten Blutkörperchen finden sich mehrere Eier von Schistosoma haematobium (Maße: 110–170 × 50–70 μm). Charakteristisch für die Eier ist der Besitz eines sog. Endstachels, d.h. einer spitzen Ausziehung der Eihülle an einem Ende.

bei starkem Befall auch Bildung von Ulzera und Polypen. Eine Polypenbildung der Schleimhaut ist ebenso bei der Darmbilharziose zu beobachten.

Komplikationen

Die Schistosomenstämme unterscheiden sich deutlich in ihrer Pathogenität. Außerdem hängt die Entwicklung von Komplikationen von der Anzahl der vorhandenen Würmer ab.

Das **Cor pulmonale** ist eine charakteristische, aber nicht sehr häufige Komplikation der Blasenbilharziose. Ob diese auch mit einem vermehrten Auftreten von Blasenkarzinomen einhergeht, ist strittig.

Bei der S.-mansoni-, noch mehr bei der S.-japonicum-Infektion ist der **portale Hochdruck** die gefürchtetste Spätkomplikation. Hat sich dieser Zustand einmal entwickelt, dann ist die u.U. tödliche Blutung aus Ösophagusvarizen eine häufige Todesursache.

T Therapie

Eine Reihe von **Chemotherapeutika** steht zur Verfügung. Wegen seiner guten Verträglichkeit und ausgezeichneten Wirksamkeit hat sich als letzte Entwicklung das Praziquantel durchsetzen können. Es wirkt auf alle menschenpathogenen Schistosomen. Bei der S.-japonicum-Infektion ist eine höhere Dosierung notwendig.

Verlauf und Prognose

Beim Europäer, der sich eine Schistosomeninfektion meistens bei einer einmaligen Exposition erwirbt und der in der Regel frühzeitig behandelt wird, ist nicht mit Komplikationen oder mit bleibenden Schäden zu rechnen. Bei den Bewohnern von Endemiegebieten bestimmen verschiedene Faktoren die Prognose, z.B. die Pathogenität der lokal vorkommenden Schistosomenstämme und vor allem die Häufigkeit der Exposition.

Differentialdiagnose

Bei Krankheitsbeginn mit Fieber ist zunächst an das Vorliegen einer Malaria zu denken, bei Durchfällen an Typhus und eine Amöbiasis, vor allem wenn Blut im Stuhl beobachtet wird.

6.4.2.2   Zestoden (Bandwürmer)

Bandwurminfektionen

Der Mensch kann einer Reihe von Bandwürmern als Endwirt oder als Zwischenwirt dienen. Im ersten Fall sind die Bandwürmer als geschlechtsreife Tiere Darmparasiten, im zweiten Fall als Larven Gewebsparasiten.

Die erwachsenen Tiere des Rinderbandwurms (Taenia saginata), des Schweinebandwurms (T. solium) und des Fischbandwurms (Diphyllobothrium latum) leben im Dünndarm. Sie bestehen aus dem Kopf (Skolex) und einer langen Kette von Gliedern (Proglottiden), die im kopfnahen Bereich undifferenziert sind, am anderen Ende des Wurms dagegen als sog. gravide Proglottiden große Eizahlen enthalten. Lösen sich die Proglottiden im Darm auf, werden die Eier mit dem Stuhl ausgeschieden. Bei T. saginata erscheinen aber häufig ganze Proglottiden im Stuhl, die noch längere Zeit, u.U. Tage, eine Eigenbeweglichkeit zeigen können (siehe Abb. 6.4-12). Die Zwischenwirte der genannten Bandwürmer sind entsprechend ihrer Benennung Rinder, Schweine bzw. Fische.

Meist führt ein Befall mit Bandwürmern im Darm nicht zu Krankheitserscheinungen. Auch die beim Fischbandwurm berichtete Vitamin-B$_{12}$-Mangelanämie kommt nur ausnahmsweise vor. In der Regel werden Bandwurminfektionen zufällig entdeckt beim Abgang von Proglottiden oder bei mikroskopischen Stuhluntersuchungen. Eine orale Behandlung ist mit Niclosamid oder Praziquantel möglich. Gravierende Erkrankungen kann ein Befall des

Menschen durch die Larven von Bandwürmern, die Finnen, auslösen. Wenn Eier von T. solium aufgenommen werden, schlüpfen die in ihnen enthaltenen Larven im Darm des Menschen, bohren sich in die Darmwand und werden hämatogen bevorzugt in die Muskulatur, aber auch in andere Gewebe, z.B. das Zentralnervensystem, verschleppt. Da die Larven von T. solium Zystizerken genannt werden, spricht man von **Zystizerkose.** Ein Muskelbefall durch diese Parasiten macht in der Regel keine Beschwerden. Die Parasiten verkalken nach einigen Monaten und werden nicht selten zufällig bei einer Röntgenaufnahme entdeckt. Ein gefährliches Krankheitsbild allerdings ist die **Neurozystizerkose.** Eine oder mehrere der blasenförmigen Bandwurmfinnen (Durchmesser bis etwa 20 mm) entwickeln sich im Zentralnervensystem und führen je nach Lokalisation zu Verdrängungserscheinungen oder fokalen Zeichen wie Krampfanfällen oder Erblindung. Vor allem in südamerikanischen Ländern ist diese Erkrankung ein schwerwiegendes Problem.

Der Verdacht auf eine derartige Erkrankung ergibt sich bei neurologischer Symptomatik häufig aus einer Röntgenuntersuchung oder einem Computertomogramm des Schädels. Der **Nachweis spezifischer Antikörper,** nach Möglichkeit auch im Liquor, sichert dann die Diagnose.

Das Praziquantel hat sich auch bei dieser Erkrankung als wirksam erwiesen. Bei Beginn der Behandlung entstehen nicht selten Komplikationen durch ein Gehirnödem bzw. vermehrte Entzündungserscheinungen, die wahrscheinlich von Antigenen verursacht werden, die der angeschlagene Parasit freisetzt.

Echinokokkose

Die Echinokokkose ist ebenfalls der Befall des Menschen durch Larven von Bandwürmern, und zwar von Echinococcus granulosus (Darmparasit beim Hund, 6 mm) und E. multilocularis (Darmparasit beim Fuchs, 4 mm). Der Mensch wird durch Eier infiziert, die aus Hunde- oder Fuchskot stammen.

Die häufigste Lokalisation für beide Bandwurmfinnen ist die Leber. An zweiter Stelle steht die Lunge. Prinzipiell können jedoch viele Organe befallen werden. Die E.-granulosus-Larve, vom Kliniker oft als „Echinococcus cysticus" bezeichnet, bildet in der Regel eine mit Flüssigkeit gefüllte Zyste (siehe Abb. 6.4-13), die langsam verdrängend wächst und einen Durchmesser von 20 und mehr Zentimetern erreichen kann. Große Zysten in der Leber können ein Verdrängungsgefühl oder Schmerzen hervorrufen, zu Gallenstau führen oder auch zufällig entdeckt werden (siehe Abb. 11.5-20).

Klinik

Symptome: abhängig von Zahl, Sitz, Größe und Wachstum. Häufig sind Oberbauchschmerzen, Aszites, tastbarer Tumor im Bereich der Leber, Gallenstau. Bei **Lungenbefall:** Hämoptyse, Atelektase,

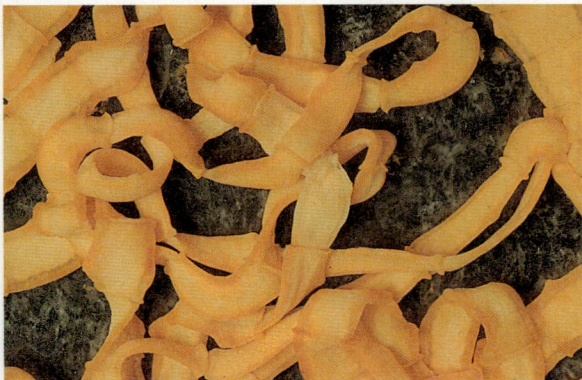

Abb. 6.4-12   Taenia saginata: Teile einer Proglottidenkette des Rinderbandwurms, die nach Behandlung im Stuhl abgegangen sind. Kleinere derartige Verbände gehen auch spontan ab und sind dann Hinweis für eine Bandwurminfektion. (Maßstab etwa 1:1).

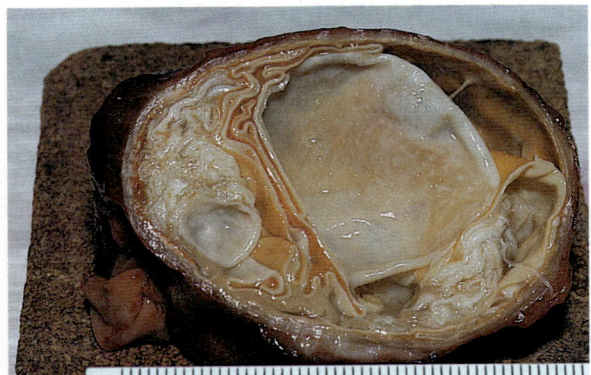

Abb. 6.4-13 Echinococcus granulosus: aus der Leber entfernte Zyste mit mehrfacher Kammerung und zahlreichen laminierten Membranen. In diesem Fall eine sog. sterile Zyste, d.h., es waren keine Kopfanlagen der Bandwurmlarve ausgebildet. Durchmesser des Präparats 5 cm.

Bronchiektase. Nicht selten sind allergische Reaktionen an Haut und Schleimhäuten, gelegentlich Asthma bronchiale.

Die Larve des E. multilocularis, vom Kliniker meist als „Echinococcus alveolaris" bezeichnet, wächst infiltrativ, ähnlich einem Karzinom. Dabei werden auch kleine Hohlräume gebildet, sie haben jedoch nur wenige Millimeter Durchmesser („Alveolen"). Die chirurgische Entfernung einer E.-multilocularis-Larve ist wegen des invasiven Wachstums nur in Ausnahmefällen möglich, vor allem auch, weil die Erkrankung meist in einem sehr späten Stadium erkannt wird.

In der **Diagnostik** der Echinokokkose sind die bildgebenden Verfahren, vor allen Dingen das Computertomogramm und die Sonographie, von großer Bedeutung. Werden zystische Veränderungen in der Leber oder Lunge festgestellt, muß durch Anwendung serologischer Verfahren versucht werden, eine Diagnose zu stellen. Werden zwei verschiedene Antikörperbestimmungen nebeneinander verwandt, so läßt sich in den meisten Fällen eine Klärung erreichen. Bei ausschließlichem Lungenbefall ist die Trefferquote allerdings niedriger als bei Leberbefall. Die **Therapie** ist für beide Echinokokkenformen, wenn immer möglich, die Operation. Ist sie nicht möglich oder kann – vor allem bei E.-multilocularis – nicht das gesamte Parasitengewebe entfernt werden, so kann der Versuch einer Chemotherapie mit Benzimidazolen (Mebendazol, Albendazol) unternommen werden. Ein Weiterwachsen der Echinokokkenlarven läßt sich damit verhindern, in einigen Fällen ist auch eine Zerstörung der Parasiten zu erreichen.

6.4.2.3 Nematoden (Rundwürmer)

Darmnematoden

Infektionen mit Darmwürmern aus der Gruppe der Nematoden sind in Mitteleuropa selten gewor-

den, allerdings nicht ganz verschwunden. Am häufigsten, vor allem in der pädiatrischen Praxis, ist der Befall mit Madenwürmern (Enterobius vermicularis, syn. Oxyuris). Die Würmer fallen meist als 5–10 mm lange, weißliche Gebilde auf frisch abgesetztem Stuhl auf. Manchmal sind große Zahlen vorhanden. Der Spulwurm (Ascaris lumbricoides) ist im erwachsenen Zustand 20–30 cm lang und etwa bleistiftdick. Da oft nur eines oder wenige Exemplare vorhanden sind, wird die Infektion nicht selten erst dann bemerkt, wenn der tote Wurm am Ende seines etwa einjährigen Lebens abgeht – für viele Infizierte ein psychisch belastendes Erlebnis. Selten sind Peitschenwurminfektionen (Trichuris trichiura) geworden. Von Bewohnern tropischer Länder oder von Urlaubern werden gelegentlich Hakenwurminfektionen (Ancylostoma duodenale, Necator americanus) mitgebracht (siehe Tab. 6.4-2 und Abb. 6.4-14).

Die **Beschwerden** bei den Wurminfektionen hängen in der Regel von der Zahl der vorhandenen Parasi-

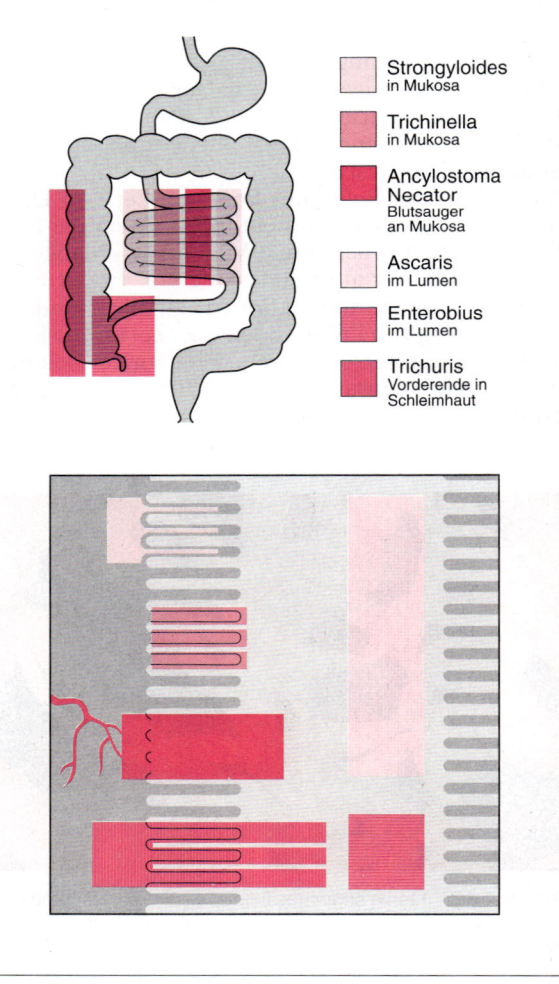

Abb. 6.4-14 Darmnematoden des Menschen.

Tab. 6.4-2   Wichtige Nematodeninfektionen des Menschen

Wurmart	Lokalisation der erwachs. Parasiten	Größe[1] (Länge)	Morphologische Charakteristika	Symptome	Therapie
Enterobius vermicularis (Oxyuris) Madenwurm Pfriemenschwanz	Zäkum, Appendix, Colon ascendens	bis 10 mm	weiße Würmer mit spitz ausgezogenem Schwanzende, meist dem Stuhl aufgelagert	Juckreiz am After	Mebendazol Albendazol
Ascaris lumbricoides Spulwurm	Dünndarm	bis 300 mm	großer runder elfenbeinfarbiger Wurm, geht meist tot ab	fehlen meist (Proteinentzug? Intoxikation?). Chirurg. Komplikationen: z. B. Ileus bei Massenbefall (Kinder)	Mebendazol Albendazol
Trichuris trichiura Peitschenwurm	Kolon	bis 50 mm	haarfeines Vorderteil in die Schleimhaut eingebettet, dickeres Hinterende (40% der Gesamtlänge) im Darmlumen	meist keine Symptome, bei Massenbefall Anämie, Rektumprolaps möglich	Mebendazol Albendazol
Ancylostoma duodenale, Necator americanus Hakenwürmer	Dünndarm	bis 13 mm	Mundhöhle mit zahnartigem Halteapparat	Blutungsanämie, Schmerzen im Oberbauch	Mebendazol Albendazol
Strongyloides stercoralis Zwergfadenwurm	Dünndarm (auch Dickdarm und Magen bei Massenbefall)	bis 27 mm		hämorrhagische Gastroenteritis bei Massenbefall, Hautmaulwurf	Tiabendazol[2] (Mebendazol) (Albendazol)

[1] Die männlichen Würmer sind meist wesentlich kleiner.
[2] In der Bundesrepublik nicht mehr im Handel. Besorgung aus dem Ausland (z. Z. Portugal) notwendig. Mebendazol ist weniger wirksam bei dieser Infektion.

ten ab. Madenwürmer können, vor allem bei Kindern, zu Juckreiz in der Analgegend führen. Da die Askariden (siehe Abb. 6.4-15) etwa zehn Tage nach der Infektion hämatogen oder lymphogen durch die Lunge wandern, kann es, verbunden mit mäßig erhöhter Körpertemperatur, zu einem flüchtigen pneumonischen Infiltrat kommen, dem einige Tage später eine Erhöhung der eosinophilen Leukozyten im peripheren Blut folgt (sog. flüchtiges eosinophiles Lungeninfiltrat nach Löffler).

Hakenwurminfektionen mit hoher Wurmzahl führen zu einer langsam zunehmenden Blutungsanämie, vor allem bei knapper Eisenzufuhr in der Nahrung.

Bei großer Wurmzahl werden gastrointestinale Beschwerden beobachtet, die mit Koliken und Ileus verbunden sein können. Askariden (siehe Abb. 6.4-15) können durch die Papilla Vateri in die Gallenwege eindringen und so zu Stauungsikterus oder Abszeßbildungen im Bereich der Leber führen. Allen Wurminfektionen ist gemeinsam, daß sie häufig mit einer **Erhöhung der Eosinophilenzahl** im peripheren Blut einhergehen. Diese kann besonders

hohe Werte erreichen, wenn die Parasiten intensiven Kontakt zum Gewebe haben, wie z. B. bei der Lungenwanderung der Askariden.

Die **Diagnose** der Wurminfektionen im Darm wird durch den mikroskopischen Nachweis der Eier im Stuhl gestellt (siehe Abb. 6.4-16a und b). Da die Wurmeier nicht kontinuierlich ausgeschieden werden, sollten drei Stuhluntersuchungen durchgeführt werden, wobei es zweckmäßig ist, zwischen den einzelnen Probeentnahmen ein Intervall von ein bis zwei Tagen einzuhalten. Wichtig ist außerdem, die sog. Präpatenzzeiten zu beachten. Alle Würmer brauchen eine gewisse Zeit, um sich im Menschen zum geschlechtsreifen, d. h. Eier produzierenden, Parasiten zu entwickeln. Vor Ablauf dieser Zeitspanne sind dementsprechend keine Eier nachzuweisen. Die Präpatenzzeit für die obengenannten Wurminfektionen beträgt etwa fünf Wochen, eine Ausnahme ist Ascaris, bei dem mit wenigstens zwei Monaten zu rechnen ist.

Für die **Behandlung** der genannten Nematoden stehen Präparate aus der Gruppe der Benzimidazole (Mebendazol) zur Verfügung.

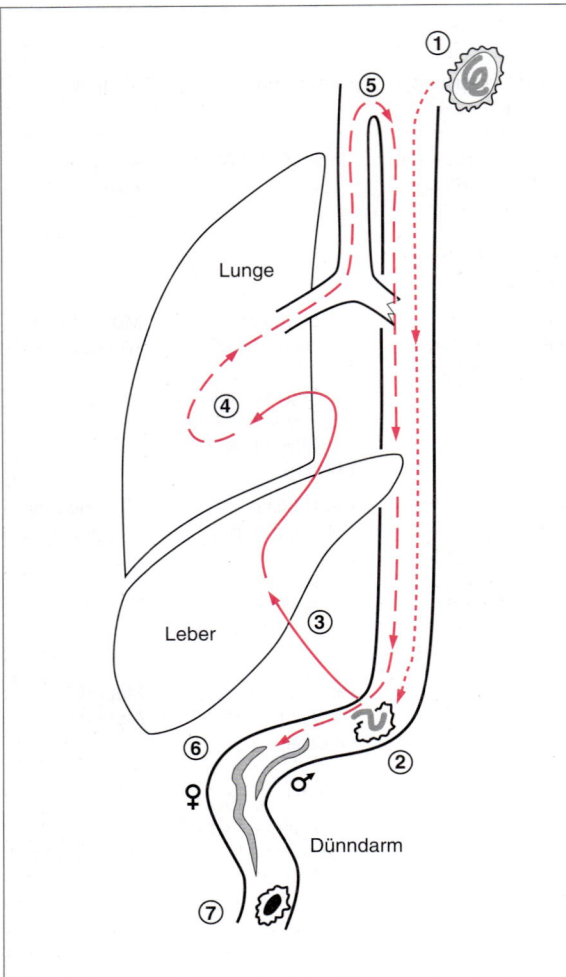

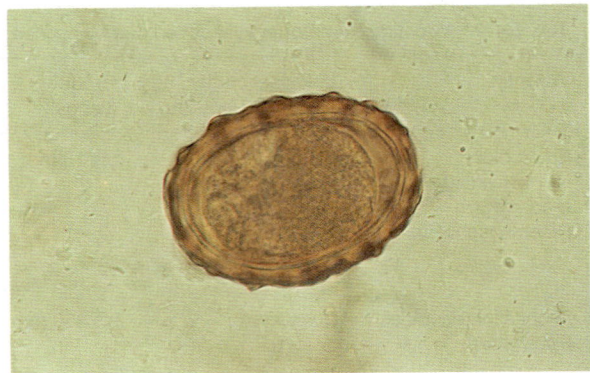

a

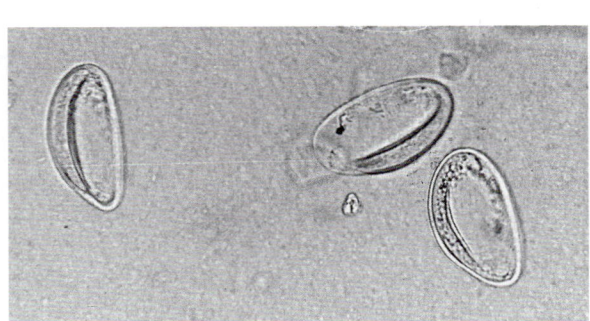

b

Abb. 6.4-16   a) Spulwurm, Ascaris lumbricoides, Ei (Maße: 50–75 × 40–60 μm): Charakteristisch ist die unregelmäßige, recht dicke Außenhülle.
b) Madenwurm, Enterobius vermicularis, Eier (Maße: 50–60 × 20–30 μm) von einem Tesafilm-Abklatschpräparat: Die Eier sind asymmetrisch und enthalten in der Regel je eine gut erkennbare Larve.

Abb. 6.4-15   Entwicklungsgang vom Spulwurm (Ascaris lumbricoides). 1. Orale Aufnahme embryonierter Eier, ····> 2. Schlüpfen der Larven (ca. 260 μm lang) im Dünndarm, Penetration in die Schleimhaut, 3. → hämatogene Einschwemmung in die Leber → via Herz zur Lunge (etwa 7. bis 14. Tag nach Infektion), 4. Verlassen der Alveolarkapillaren (Länge: 1,5 mm), ---> Wanderung im Bronchial- und Trachealumen Richtung Epiglottis, 5. Überwechseln in den Ösophagus, erneute Magenpassage. Ankunft im Dünndarm und 6. Heranwachsen innerhalb von 60 Tagen. 7. Erste Eiausscheidung 60–65 Tage nach Infektion.

6.4.2.4   Trichinellose

Die Infektion mit Trichinella spiralis, dem Erreger der Trichinose oder besser Trichinellose, ist dank der weitgehend lückenlosen Untersuchung der Schweine selten geworden. Trotzdem kommen gelegentlich Infektionen, meist in Form kleiner Epidemien, zustande durch den Verzehr von rohem oder nicht ausreichend erhitztem Schweinefleisch (Mett), in dem sich die Larven des Parasiten als sog. Muskeltrichinen befinden. In Nordamerika und Osteuropa ist auch Bärenfleisch eine Infektionsquelle. Im Darmtrakt des Menschen entwickeln sich aus

den aufgenommenen Larven innerhalb von zwei bis drei Tagen geschlechtsreife Würmer. Die weiblichen Trichinen bohren sich in die Dünndarmschleimhaut ein und geben für vier bis sechs Wochen Larven ab. Diese zirkulieren wenige Tage im Blut, dringen in quergestreifte Muskelfasern ein und wachsen dort schnell heran. Dabei veranlassen sie die Muskelfaser, eine Kapsel zu bilden. Als spiralig aufgerollte Larve liegen sie dann in die Muskulatur des Menschen eingebettet. Das Wachstum der Larven, das mit einer lebhaften Stoffwechseltätigkeit und offensichtlich starker Antigenproduktion einhergeht, ist mit lokalen und generalisierten Entzündungserscheinungen verbunden.
Bei schweren Infektionen, d. h. der Aufnahme stark infizierten Fleisches, kann es bereits zur Zeit des Heranwachsens der Darmtrichinen, d. h. am 3. oder 4. Tag, zu schweren gastroenteritischen Erscheinungen kommen. Bei Infektionen mit geringen Larvenzahlen fehlt diese Phase. Die **Hauptsymptome** einer Trichinellose sind die Muskelschmerzen (ab dem 10. Tag nach der Infektion), verursacht durch die Einwanderung der Larven und die damit verbun-

dene Entzündung, weiterhin Fieber und Ödeme im Gesicht, vor allem periorbital. Dazu kommt eine Vermehrung der Eosinophilen im peripheren Blut. Infektionen mit hohen Parasitenzahlen können in drei bis vier Wochen zum Tod führen (Myokarditis, Enzephalitis, Meningitis).

Die **Diagnose** ist bei sporadisch auftretenden Einzelfällen sehr schwierig, bei Epidemien, wenn sie erkannt sind, dagegen relativ einfach. Die Erreger lassen sich in der gastrointestinalen Phase nicht, nachdem der Muskelbefall aufgetreten ist, in Biopsien nachweisen (siehe Abb. 6.4-17). Antikörper gegen Trichinellen werden serologisch frühestens in der dritten, meist erst in der vierten Woche nach der Infektion gefunden. Dies erschwert eine Diagnose der frühen Phase zusätzlich.

Eine befriedigende **Behandlung** gibt es nicht. Benzimidazolpräparate (z. B. Mebendazol) wirken zwar auf die Darmtrichinen, doch wird die Diagnose in der Regel so spät gestellt, daß diese Medikamente keine größere Rolle mehr spielen. Die Trichinellenlarven in den Muskelzellen können beim Menschen durch Chemotherapeutika offensichtlich nur schwer beeinflußt werden.

6.4.2.5 Filariosen

In vielen tropischen Ländern sind Infektionen durch gewebebewohnende Rundwürmer, durch Filarien, verbreitet. Der Mensch ist Endwirt, d.h., bei ihm finden sich die geschlechtsreifen Würmer. Infiziert wird der Mensch durch den Stich von verschiedenen Überträgerinsekten. In diesen Insekten hat sich das dritte Larvenstadium des Parasiten, die sog. metazyklische Larve, entwickelt.

Die Erkrankungen der Gruppe der sog. lymphatischen Filariosen werden hauptsächlich hervorgerufen durch die Arten Wuchereria bancrofti und Brugia malayi. Die 5–11 cm langen Adultwürmer sitzen im Bereich der Lymphgefäße. Sie führen dort zu

Entzündungen, denen Lymphstau, Lymphödem und später eine manchmal monströse Vermehrung des subkutanen Bindegewebes folgen können. So entsteht das Bild der sog. **Elephantiasis**, von der die Extremitäten, das Skrotum und die Mammae betroffen sein können. Es muß jedoch betont werden, daß viele dieser Filarieninfektionen ohne solche Folgen ablaufen.

In Zentralafrika und den östlichen Teilen Westafrikas ist die Infektion durch **Loa loa** weit verbreitet. Die erwachsenen Würmer wandern im subkutanen Bindegewebe umher. Wahrscheinlich durch die von ihnen abgegebenen Stoffwechselprodukte kommt es zu flüchtigen Schwellungen des Unterhautgewebes (Calabar-Schwellungen). Die wandernden Würmer sind manchmal unter der Haut sichtbar, vor allem im Bereich der Stirn und der Nasenwurzel. Gelegentlich wandert ein Wurm auch durch die Bindehaut (siehe Abb. 6.4-18), ohne ins Augeninnere zu penetrieren. Die Erkrankung ist verhältnismäßig harmlos, es sei denn, wandernde Würmer verursachen im Bereich der Epiglottis Schwellungen mit der Gefahr einer Erstickung.

Außerordentlich wichtig ist die von Onchocerca volvulus hervorgerufene Filariose, die **Onchozerkose** oder **Flußblindheit.** Sie kommt in West- und Zentralafrika und in einigen Gebieten Mittel- und Südamerikas vor. Die erwachsenen Onchozerka-Weibchen, die bis 50 cm lang werden können, liegen meistens aufgeknäuelt in bindegewebigen Knoten der Subkutis. Sie setzen Mikrofilarien (Länge: 250–330 µm) frei, die in die oberen Hautschichten einwandern und dort zu Dermatitis und Verhornungsstörungen und quälendem Juckreiz führen. Mikrofilarien dringen auch in das Auge ein, vor allem wenn die Adultwürmer am Kopf oder kopfnah lokalisiert sind. Sie verursachen eine Keratitis und Iridozyklitis, die bei schleichender, jahrelanger Entwicklung schließlich zur **Erblindung** führen.

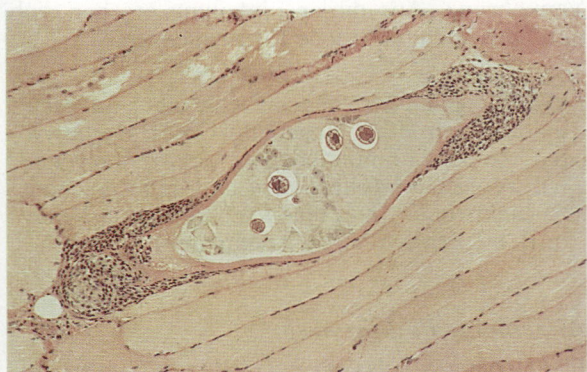

Abb. 6.4-17 Trichinella spiralis, Muskelbiopsie (HE-Färbung): 70 Tage nach Infektion. In einer umgewandelten, als Kapsel ausgebildeten Muskelfaser vier Anschnitte einer Wurmlarve. An den Polen der Kapsel Reste des entzündlichen Infiltrats.

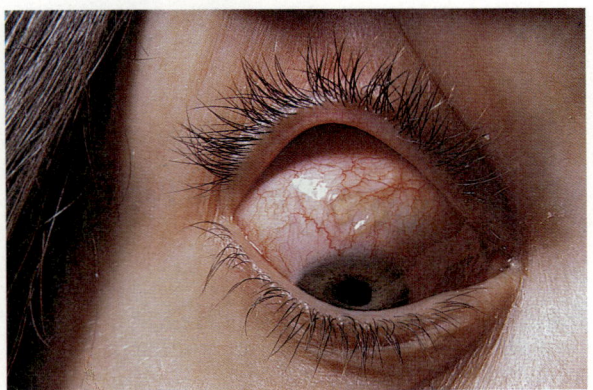

Abb. 6.4-18 Loa loa. Erwachsenes Weibchen bei der Wanderung durch die Konjunktiva des Auges.

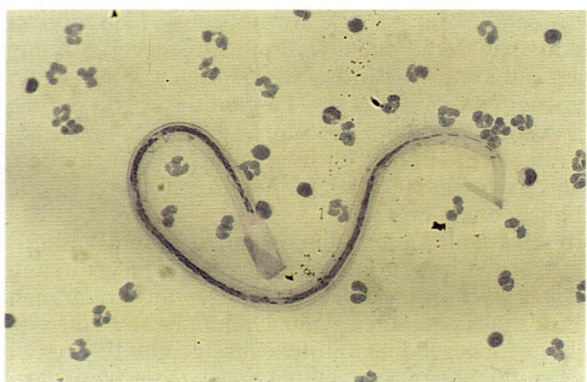

Abb. 6.4-19 Mikrofilarie von Loa loa. Dicker Tropfen, Hämatoxylin-Färbung nach Hämolyse. Die Färbung läßt neben den Zellkernen der Mikrofilarie (Länge: etwa 270 μm) die sog. Scheide, d. h. die Eihaut der Mikrofilarie, erkennen. Diese ist nach Giemsa-Färbung bei Loa-loa-Mikrofilarien meist nicht zu sehen. In der Umgebung Kerne von Leukozyten.

Die **Diagnose** einer Filarieninfektion wird im allgemeinen durch den Nachweis der Mikrofilarien gestellt. Diese finden sich im Blut, und zwar bei Wuchereria und Brugia fast ausschließlich nachts, bei Loa loa (siehe Abb. 6.4-19) dagegen tagsüber um die Mittagszeit. Mit Hilfe von speziellen Konzentrations- und Filtrationsmethoden kann die Empfindlichkeit des Mikrofilariennachweises im Blut recht weit getrieben werden. Für den Nachweis von Onchocerca müssen kleine Hautbiopsien entnommen werden, die auf Mikrofilarien untersucht werden. **Antikörperbestimmungen** können zwar in der Regel das Vorhandensein einer Filarieninfektion wahrscheinlich machen, eine Speziesdifferenzierung ist jedoch nicht möglich. Fast immer sind die Filarieninfektionen von ausgeprägten Erhöhungen der Eosinophilenzahl im peripheren Blut begleitet.

In der **Chemotherapie** spielt das Diäthylcarbamazin eine besondere Rolle. Es wirkt allerdings nur auf die Mikrofilarien, d. h., die Adultwürmer werden nicht beseitigt. Ausreichend wirksame Mittel gegen Adultwürmer stehen bisher leider nicht zur Verfügung.

6.5   Infektionskrankheiten durch Viren

6.5.1   Grundbegriffe, allgemeine Pathogenese und Epidemiologie

TH. MERTENS

Infektionserreger und insbesondere Viren verursachen die meisten der ätiologisch klärbaren Erkrankungen des Menschen.

Einige Viren verursachen, selbst wenn sie nicht nur Zellen des betreffenden Organs infizieren, typische Krankheitsmanifestationen einzelner Organe („**klinischer Organtropismus**"), viele andere Viren rufen sehr verschiedene, wenig charakteristische Krankheitsbilder hervor. Andererseits können gleich-

artige klinische Manifestationen von ganz unterschiedlichen Viren hervorgerufen werden. Dies macht eine konsequente Abhandlung der Viren nach Organen oder Krankheitsbildern ohne ständige Wiederholungen unmöglich. Daher werden die Virusinfektionen und Erkrankungen nach diesem allgemeinen Teil in einem zweiten (6.5.2) erregerorientierten Teil abgehandelt. Eine organbezogene „virologische Differentialdiagnose" befindet sich in tabellarischer Form im Teil 6.5.3.

Für das ärztliche Handeln (**Diagnostik, Chemoprophylaxe/Therapie, Hygiene**) einschließlich einer zutreffenden Patientenberatung (**Expositionsprophylaxe, Immunprophylaxe**) sind Kenntnisse der Epidemiologie und der Biologie der Viren sowie der Pathogenese von Viruserkrankungen unbedingt erforderlich.

Biologie der Viren

Viren unterscheiden sich durch ihren Aufbau und ihre Biologie von allen Eukaryonten und Prokaryonten. Aus den Eigenschaften der Viren folgt zwangsläufig deren **obligat intrazellulärer Parasitismus.** Um diese besonders enge Beziehung zwischen Virus und Zelle zu betonen, spricht man üblicherweise von Virus und **Wirtszelle** bzw. **Wirtsorganismus.** Besondere Merkmale der Viren sind:

▶ Sie enthalten nur einen Typ von Nukleinsäure (RNS oder DNS).
▶ Sie besitzen keine Organellen, keine Enzyme zur Energiegewinnung und keine Proteinsynthese-Maschinerie.
▶ Sie vermehren sich nicht durch Wachstum und Teilung. Die infizierte Zelle produziert die einzelnen Virusbestandteile in verschiedenen Zellkompartimenten, die sich anschließend zu Viruspartikeln (Virionen) zusammenlagern.

Die Einteilung der Viren erfolgt nach physikalischen, biochemischen und biologischen Gesichtspunkten. Im einzelnen sind dies: die Struktur der Virionen (umhüllt/nackt) und der Nukleokapside (kubisch/helikal), die Genomorganisation, die Anzahl und Funktion viraler Proteine und die Art der Vermehrung. Aus dieser Einteilung ergeben sich durchaus auch praktische Konsequenzen.

Viren, deren Nukleokapsid von einer äußeren lipidhaltigen Hülle umgeben ist (z. B. Herpesviren, Humane Immundefizienz-Viren), sind generell weniger umweltresistent und damit leichter zu inaktivieren (Desinfektion) als nackte Viren (z. B. Hepatitis-A-Virus, Adenoviren).

Allgemeine Pathogenese

Für das Verständnis der verschiedenen Viruserkrankungen dürfte die Unterscheidung zwischen den **akuten, nicht-persistierenden** und den **persistierenden** Virusinfektionen am bedeutsamsten sein. Die nicht-persistierenden Infektionen stellen hinsichtlich Diagnostik und Prävention das geringere Pro-

Virusinfektionen	Beispiele
nicht-persistierende (akute) Virusinfektionen	
◄ mit zytozidalem Vermehrungszyklus	Polioviren
◄ ohne zytozidalen Vermehrungszyklus	Rötelnvirus
persistierende Virusinfektionen	
◄ mit ständiger Produktion infektiöser Viren	Hepatitis-B-Virus (bestimmte chron. Infektionen)
◄ mit Etablierung einer latenten Infektion	Herpes-simplex-Virus (HSV)
◄ mit Integration des viralen Genoms in das Wirtszellorgan – und zytozidaler Vermehrung – und Transformation (Onkogenese)	Humane Immundefizienz-Viren (HIV) Humane T-Zell-Leukoseviren (HTLV)
◄ Slow-Virus-Infektionen – durch konventionelle Viren – durch unkonventionelle Agenzien	Masernvirus (subakute sklerosierende Panezephalitis [SSPE]) Creutzfeldt-Jakob-Agens, Kuru-Agens

Tab. 6.5-1 Unterschiedliche Beziehungen zwischen Virus und Wirtszelle/Wirtsorganismus

blem dar. In den letzten Jahren sind in der Medizin die komplexen Wirts-Virus-Beziehungen persistierender Viren in den Vordergrund getreten (siehe Tab. 6.5-1). Die einzelnen Schritte der Virusvermehrung sind im Kapitel „Antivirale Chemotherapie" aufgeführt (siehe Tab. 3.3-2). Eine Zelle, die aufgrund spezifischer Rezeptoren die Infektion durch ein bestimmtes Virus ermöglicht (**Zelltropismus**) und einen vollständigen Vermehrungszyklus zuläßt, bezeichnet man als **permissiv** für dieses Virus. Zellen, die zwar infizierbar sind, aber keinen vollständigen Vermehrungszyklus zulassen, bezeichnet man als **abortiv** oder **semipermissiv.**

Bei einer **zytozidalen Virusinfektion** kommt es am Ende des Virusvermehrungszyklus zum Tod der Wirtszelle. Bei persistierenden, aber auch bei nicht-persistierenden Viren gibt es solche, bei denen aus der weiterhin vitalen Wirtszelle Nachkommen-Viruspartikel ausgeschleust werden. Während die Folgen einer zytozidalen Infektion für den Organismus, entsprechend dem „Alles-oder-nichts-Prinzip", wesentlich von Art und Anzahl der direkt zerstörten Zellen abhängen werden, kommt es bei den **nicht zytozidalen Virusinfektionen** eher zu Störungen der **Wirtszell**-Regulation (z. B. Embryopathie oder Onkogenese) oder sekundär zu einer Immunpathogenese.

Verschiedene Viren erreichen den Zustand einer persistierenden Infektion ganz unter-

> Kennzeichen aller persistierenden Infektionen ist, daß es dem Organismus nicht gelingt, das Virus nach einer exogenen Primärinfektion mit Hilfe des Immunsystems oder unspezifischer Abwehrmechanismen zu eliminieren.

schiedlicher Strategien. Beim Herpes-simplex-Virus (humanes α-Herpesvirus) kommt es z. B. nach der **Primärinfektion** an Haut oder Schleimhäuten mit lokaler Virusvermehrung (**produktive Infektion**) zur zunächst ebenfalls produktiven Infektion zugehöriger sensibler Ganglienzellen. Im Ganglion kommt es dann zur „Umschaltung" der produktiven Infektion in eine **latente Infektion,** die durch fehlende Virusproduktion und sogar jegliches Fehlen von Viruspartikeln gekennzeichnet ist. Das virale DNS-Genom verbleibt episomal in den Ganglien. Durch bestimmte Triggermechanismen (Sonnenbestrahlung, chirurgische Manipulationen etc.) kann es im Ganglion zur **endogenen Reaktivierung** mit erneuter Virusreplikation im Ganglion, axonalem Transport in die Peripherie, Vermehrung und Virusausscheidung kommen. Zur Abgrenzung von einer asymptomatischen Virusausscheidung (**Rekurrenz**) spricht man bei symptomatischer Rekurrenz auch von **Rekrudeszenz.** Ganz anders erreichen die Retroviren (HIV, HTLV) die persistierende Infektion, nämlich über **reverse Transkription** ihres RNS-Genoms in DNS und **Integration** in die zelluläre DNS als **provirales Genom.**

Diese Unterscheidungen haben ganz erhebliche Bedeutung für die Diagnostik (siehe Kap. 2.5.3), für Impfmöglichkeiten oder Expositionsprophylaxe – die es gegen Rekrudeszenz nicht geben kann – und auch für Therapieversuche. Während eine nicht-persistierende Virusinfektion häufig eine solide (teils lebenslange) Immunität hinterläßt, die zwar nicht unbedingt vor **Zweitinfektion,** aber doch vor **Zweiterkrankung** schützt (z. B. Rötelnvirus), ist die Immunität bei den persistierenden Infektionen a priori nur relativ. Eine jahrzehntelang klinisch und virologisch inapparente, latente Infektion kann z. B.

bei Immunsuppression über eine endogene Reakti-vierung zu Rekurrenz oder Rekrudeszenz führen.

Zur Beschreibung eines individuellen Infektions-verlaufs bedarf es noch einiger Definitionen (siehe Abb. 6.5-1), die häufig im klinischen Alltag ungenau verwendet werden. **Inkubationszeit** ist für klinisch manifeste Infektionen definiert als der Zeitraum zwischen Infektionsereignis und dem Auftreten er-ster Symptome. Bei persistierenden Virusinfektio-nen können natürlich lebenslang oder intermittie-rend Symptome bestehen.

Zentrale pathogenetische Fragen sind bis heute un-geklärt: Warum erkrankt nur etwa jeder 1000. Polio-virus-Infizierte an einer paralytischen Poliomyelitis und jeder 20. Hepatitis-B-Virus-Infizierte an einer chronischen Hepatitis B, und warum sind es gerade die jeweiligen Individuen? Was bestimmt die varia-ble Inkubationszeit bei der HIV-Infektion (siehe Kap. 7)? Welche Virusfaktoren und welche Wirts-faktoren sind bedeutsam? Wengleich die Ant-worten derzeit noch sehr unvollständig sind, kennt man doch einige mögliche Gründe:

▶ Es gibt innerhalb eines serologischen Typs Virus-varianten unterschiedlicher Pathogenität (Bei-spiel: die Poliovirus-Impfstämme für die Lebend-impfung). Solche **intraserotypischen Varianten** sind durch routinemäßige Antikörperbestimmun-gen nicht zu erfassen.

▶ Es gibt **genetische Wirtsfaktoren,** die den Infek-tionsverlauf beeinflussen (Beispiel: schwere Ma-sernverläufe bei bestimmten afrikanischen Volks-stämmen).

▶ Es mehren sich die Hinweise auf mögliche **infek-tiöse Kofaktoren,** d. h. der Verlauf einer Infektion wird durch zeitgleiche Infektion mit einem zwei-ten Erreger moduliert (Beispiel: Influenzavirus-bakterielle Infektionen, HIV-, Herpesviren).

Allgemeine Epidemiologie

Die Epidemiologie bedient sich einiger feststehen-der Begriffe:

▶ **Inzidenz:** Neuerkrankungen in einer definierten Population in einer Zeiteinheit, z. B. Neuerkran-kungen pro 100 000 Ulmer Bürger pro Jahr.

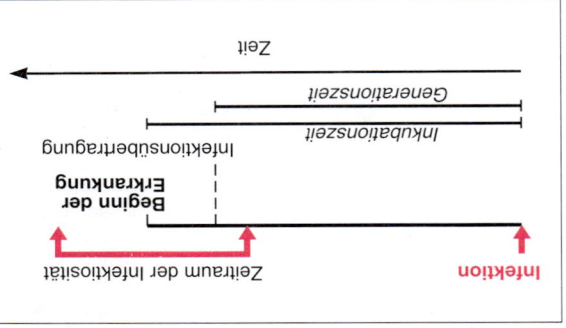

Abb. 6.5-1 Schema eines Infektionsverlaufs.

▶ **Prävalenz:** Zahl der Kranken in einer definier-ten Population an einem bestimmten Zeitpunkt (Punktprävalenz) oder in einem bestimmten Zeit-raum (Periodenprävalenz). Der in Deutschland zur Erfassung von Erkrankungsfällen noch häu-fig verwendete Begriff „Morbidität" entspricht der Prävalenz.

▶ **Mortalität:** Zahl der an einer Krankheit in einer definierten Population in einem Zeitraum Ver-storbenen.

▶ **Letalität:** Anteil Verstorbener bezogen auf 100 Er-krankte (in Prozent).

Durch Prophylaxe (Impfungen, Expositionsprophy-laxe, etc.) beeinflußt man Inzidenz, Prävalenz und über diese letztlich die Mortalität, wohingegen die Letalität unbeeinflußt bleibt. Verbesserung der The-rapie kann über eine Senkung der Letalität auch die Mortalität senken, nicht jedoch Inzidenz und Prä-valenz.

Der Unterschied zwischen Inzidenz und Prävalenz wird am deutlichsten bei **persistierenden Infektio-nen** (z. B. der chronischen Hepatitis B): Inzidenz erfaßt nur die im gewählten Zeitraum neu Erkrank-ten, während Prävalenz alle chronisch Hepatitis-B-Kranken in einer Population erfaßt.

Die vier Begriffe könnte man in der Virologie prin-zipiell gleichermaßen auf Erkrankungsfälle und auf die Infektionsereignisse anwenden, was natürlich zu ganz anderen Zahlen führen würde, da bei den meisten Virusinfektionen nur ein Teil der Infizierten auch erkrankt. Ein einheitlicher Terminus zur An-gabe, wie viele der durch ein Virus Infizierten er-kranken, existiert nicht. Im folgenden wird hierfür der Begriff **Manifestationsrate** eingesetzt.

Der Begriff **Antikörper- oder Seroprävalenz** wird häufig verwendet, um anzugeben, wie viele Men-schen einer definierten Population zu einem Unter-suchungszeitpunkt bestimmte erregerspezifische Antikörper im Blut aufweisen. Er beschreibt bei manchen Viren – unabhängig davon, ob eine Er-krankung stattgefunden hat – den Anteil Immuner in einer Bevölkerung. Bei den Viren hingegen, die nach der Erstinfektion eine persistierende Infek-tion etablieren können, umfaßt Seroprävalenz den Anteil persistierend Infizierter und damit unter Umständen infektiöser Menschen (z. B. HIV, Her-pesviren etc.). Anhand der in Tabelle 6.5-2 ange-gebenen Zahlen und Abbildung 6.5-2 kann man sich die Zusammenhänge zwischen den einzelnen Parametern und das Zustandekommen der erreger-spezifischen Profile klarmachen (Beispiel: Die Toll-wutvirus-Erkrankung führt zwar immer zum Tod, aber die Infektion eines Menschen kommt in Deutschland zur Zeit nur sehr selten vor und wenn doch, wird sofort postexpositionell aktiv und pas-siv geimpft).

Bei Anwendung der bislang eingeführten Grundbe-griffe lassen sich die epidemiologisch relevanten Subpopulationen für Infektionen schematisch dar-stellen (siehe Abb. 6.5-2). Natürlich ist die Größe der einzelnen Gruppen je nach Erreger, prophylak-

Tab. 6.5-2 Virusinfektionen mit unterschiedlichen Manifestationsraten, Letalitäten und Seroprävalenzen

Virusinfektion	Manifestationsrate %	Letalität %	Mortalität Fälle	Seroprävalenz %
Polio (Serotypen 1–3)	0,1–1	5	0	70*
Herpes simplex: postnatale orale Primärinfektion	5	>> 1	1–10	40 bis > 95**
Röteln	50	>> 1	< 1	70–80*
Masern	> 95	< 1	1–10	> 95*
Tollwut	?	100	> 1	>> 1*

Die Seroprävalenz bezieht sich auf junge Erwachsene in Deutschland.
Die Mortalität bezieht sich auf den Durchschnitt der letzten Jahre in Deutschland.
* teilweise gehen hier die nach Impfung gebliebenen Antikörper ein
** stark abhängig von soziökonomischen Faktoren

tischen Maßnahmen (z.B. Impfungen) und Therapiemöglichkeiten sehr verschieden. In einigen Fällen können Patienten, die persistierend mit Hepatitis-B-Virus infiziert sind, noch nach Jahren die Infektion beenden (**serokonvertieren**) und damit aus der Gruppe der persistierend Infizierten in die Gruppe der Immunen wechseln (vgl. Kap. 11.5.2).

Epidemiologisch bedeutsam sind vor allem die Faktoren, welche die **Übertragbarkeit** eines Virus determinieren. Diese ist, abgesehen von Wirtsfaktoren (Resistenz), abhängig vom **Übertragungsmodus,** von der Art und Dauer der **Virusausscheidung,** der erforderlichen **Infektionsdosis,** der **Umweltresistenz** (Inaktivierbarkeit) eines Virus sowie weiteren noch unbekannten Faktoren. In Tabelle 6.5-3 sind einige Beispiele zusammengestellt.

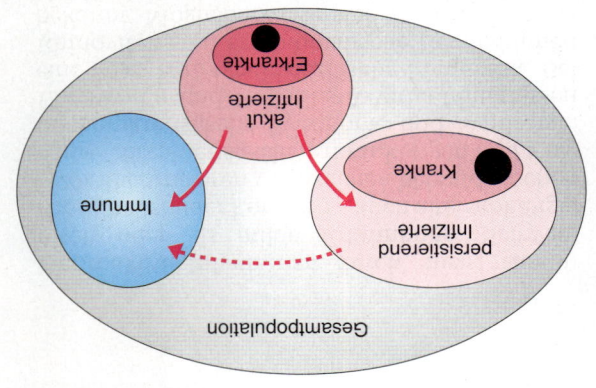

Abb. 6.5-2 Infektionsepidemiologisch relevante Gruppen in der Gesamtpopulation. Die schwarzen Punkte stellen die an Infektionen Verstorbenen dar.

Tab. 6.5-3 Beispiele für die Übertragbarkeit verschiedener Virusinfektionen

Viren	Übertragungsmodus	Virusausscheidung	Umweltresistenz
Varizellen	aerogen sehr leicht*, diaplazentar	Rachen (wenige Tage, auch prodromal), Bläscheninhalt (Zoster)	sehr gering
Zytomegalie	Tröpfchen, Transfusion***, diaplazentar	intermittierend (lebenslang)	sehr gering
Rhino	Tröpfcheninfektion/Hände	Nase (14 Tage), Rachen (kurz)	mittel
Polio	fäkal-oral, Tröpfcheninfektion**	Stuhl (einige Wochen), Rachen (wenige Tage)	hoch
Hepatitis A	fäkal-oral/Nahrungsmittel	Stuhl, 4 Wochen (vorw. prodromal)	hoch
Hepatitis B	parenteral***, sexuell, perinatal	Blut, Genitalsekret (je nach Verlauf: Wochen–lebenslang)	mittel–hoch
HIV	parenteral***, sexuell, diaplazentar	Blut, Genitalsekret (intermittierend, lebenslang)	gering
Tollwut	parenteral*** (Tierbiß), aerogen**	Speichel (ca. 10 Tage: 3 Tage vor Erkrankung bis zum Tod)	mittel
Gelbfieber	Vektoren (Stechmücken)	Mensch: Blut (3–4 Tage) Übertragung innerhalb der Mückenpopulation	gering
„Kuru"	Anthropophagie	nicht beobachtet (?)	extrem hoch

* Bläscheninhalt spielt eine untergeordnete Rolle bei der Übertragung
** sehr selten
*** schließt Transplantate ein
**** diaplazentare Übertragung erfolgt in Phasen der Virämie

Der Begriff **vertikale Infektion** bezeichnet beim Menschen eine intrauterine Infektion. Er wird jedoch in der Virologie nicht ganz einheitlich verwendet, sondern gelegentlich auch bei Übertragung eines in die Keimbahn integrierten proviralen Genoms gebraucht.

Speziell in der Tropenmedizin, aber auch bei der europäischen zeckenübertragenen Frühsommer-Meningoenzephalitis, spielen Arthropoden als **Vektoren** eine erhebliche Rolle.

Die Art der Infektionsausbreitung von Erregern in einer Population wird durch erregerspezifische und wirtsspezifische Faktoren, aber auch durch Umweltbedingungen bestimmt. Beschrieben wird sie durch die Begriffe

▶ **endemisch:** zeitlich nicht begrenztes Auftreten eines Erregers in einer bestimmten Population (räumlich begrenzt);

▶ **epidemisch:** räumlich und zeitlich begrenztes Auftreten eines bestimmten Erregers;

▶ **pandemisch:** räumlich unbegrenztes Auftreten eines bestimmten Erregers mit oder ohne zeitliche Begrenzung.

6.5.2 Epidemiologie, Pathogenese und Diagnostik der humanpathogenen Viren

Th. Mertens, H. R. Gelderblom, M. Schrappe

Viren, die Erkrankungen des Menschen hervorrufen können, finden sich in 20 von 61 taxonomisch definierten Virusfamilien. Darüber hinaus gibt es einige bislang nicht klassifizierte humanpathogene Erreger.

6.5.1 *Picornaviridae* (siehe Abb. 6.5-3)

Ubiquitäre, kleine (28–30 nm), nackte, sehr resistente RNS-Viren mit ikosahedralem Nukleokapsid (Desinfektion problematisch, nosokomiale Infektionen!). Jeder Mensch macht viele

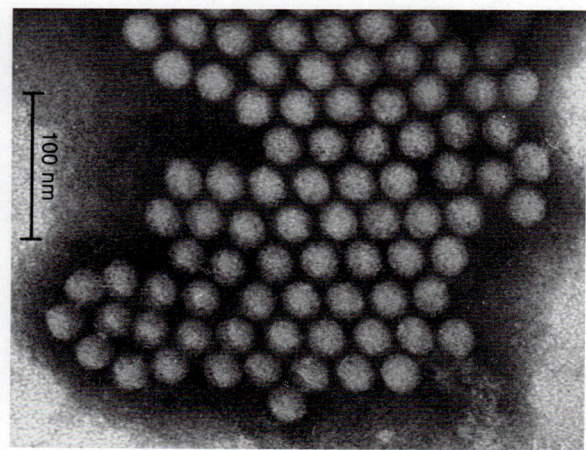

Abb. 6.5-3 Picornaviren (Vergrößerung × 200 000).

100 nm

Picornavirus-Infektionen durch, meist subklinisch oder als milde Erkrankung. Schwere Krankheitsbilder kommen – auch altersabhängig – vor. Picornaviren verursachen beim Menschen einige charakteristische Erkrankungen und viele uncharakteristische Symptome und Syndrome. Enteroviren und Hepatitis-A-Virus hinterlassen eine belastbare typenspezifische Immunität. Bei Rhinoviren sind symptomatische Reinfektionen bekannt. Möglicherweise sind Picornaviren bei Kardiomyopathien und dem juvenilen Diabetes mellitus ätiologisch beteiligt. Viele Picornaviren sind leicht isolierbar. Die Serologie ist wenig aussagekräftig. Einige der vielen tierpathogenen Picornaviren können den Menschen infizieren. Eine kausale Therapie ist derzeit nicht möglich.

Epidemiologie

Humanpathogene Picornaviren (siehe Tab. 6.5-4) sind weltweit verbreitet, der Mensch bildet das einzige Reservoir. Die Infektion erfolgt bei den säurelabilen **Rhinoviren** über die Schleimhäute des Re-

Tab. 6.5-4 Picornaviridae		
Genus	**Viren/Serotypen**	**Spezifische Krankheitsbilder**
Enterovirus	Polio 3	Poliomyelitis anterior acuta
	Coxsackie A 23	Herpangina, Hand-Mund-Fuß-Krankheit (A16)
	Coxsackie B 6	Bornholmsche Erkrankung, Myokarditis, aseptische Meningitis
	ECHO 28	Exantheme (rötelnähnlich: ECHO 9, ähnlich Exanthema subitum: ECHO 16), aseptische Meningitis
	Enteroviren 4	haemorrhagische Konjunktivitis (Typ 70), Poliomyelitis-ähnliche Meningomyelitis (Typ 71)
Rhinovirus	Rhino 113	„Schnupfen"
Hepatitis-A-Virus	Hepatitis A 1	epidemische Hepatitis

spirationstrakts und zwar durchaus nicht nur als Tröpfcheninfektion, sondern in vielen Fällen auf dem Weg Nase-Hand-Hand-Nase. Rhinoviren findet man etwa zwei Wochen lang im Nasensekret mit einem Maximum der Ausscheidung an den Krankheitstagen.

Enterovirus-Infektionen kommen bei uns ganz überwiegend im Sommer und Herbst vor („Sommergrippe"). Bei den **Polioviren,** den anderen Enteroviren und dem **Hepatitis-A-Virus** handelt es sich um eine enterale „Schmutz-Schmier-Infektion". Die Ausscheidung der Enteroviren beginnt 2–3 Tage nach der Infektion. Sie kann einige Tage lang oral erfolgen und für mehrere Wochen fäkal. Die Vermehrung eines Enterovirus im Darm interferiert mit der Vermehrung eines zweiten Serotyps; dies ist von großer Bedeutung für die Polio-Lebendimpfung (daher mehrmalige Impfungen im Winter, siehe Kap. 6.6). Sehr selten werden bei schweren Immundefekten Dauerausscheider beobachtet (z.B. bei Agammaglobulinämie). Das Hepatitis-A-Virus wird ausschließlich fäkal ausgeschieden, vor allem in der späten Inkubationsphase.

Die paralytische Poliomyelitis konnte während der letzten 30 Jahre in den westlichen Industrieländern durch Impfung drastisch vermindert werden (Europa 1951–55: ca. 50 000 Fälle jährlich, Europa 1985: 264 Fälle), ist in den Entwicklungsländern jedoch noch sehr häufig (275 000 Fälle jährlich, darunter 25 000 Todesfälle). Die Seroprävalenz der Hepatitis-A-Antikörper hat in der BRD seit dem Zweiten Weltkrieg ebenfalls abgenommen (Kriegsgeneration bis zu 80% seropositiv, Studenten heute < 5%), die Bedeutung als Reiseerkrankung (Entwicklungsländer) nimmt demzufolge zu.

Pathogenese

„Lehrbuchmäßig" führen Picornaviridae zu „klassischen" nicht-persistierenden Infektionen mit wechselnd ausgeprägter zytozidaler Virusvermehrung, wobei diese zunächst in Epithelzellen des Nasen-Rachen-Raums bzw. Magen-Darm-Trakts und in den regionalen Lymphknoten stattfindet und erst danach in einigen Fällen in typischen Zielorganen, z.B. ZNS, Skelettmuskulatur, Herz oder Leber.

> Relevante Erkrankungen des Magen-Darm-Trakts durch Enteroviren sind trotz des primären Organtropismus selten.

In letzter Zeit mehren sich Hinweise, daß Enteroviren unter Umständen doch persistieren können (Myokard), ohne daß dieser Infektionszustand bislang charakterisiert wäre. Die klinische Bedeutung persistierender Picornavirus-Infektionen ist noch nicht geklärt. Die Immunität ist typenspezifisch und Antikörper-vermittelt. Immunologische Vorgänge spielen bei der Pathogenese der Hepatitis A eine wichtige Rolle.

Es wird derzeit versucht zu klären, ob Coxsackie- und andere Enteroviren einen juvenilen (Typ-I-)Diabetes auslösen können. In einem Fall ist es gelungen, Coxsackie B4 aus dem Pankreas eines in diabetischer Ketoazidose verstorbenen Kinds zu isolieren. Darüber hinaus kann man im Tiermodell durch bestimmte Picornaviren ein dem juvenilen Diabetes analoges Krankheitsbild auslösen. Einige Daten weisen auf ein durch Coxsackie-B-Virus verursachtes, chronisches postinfektiöses Müdigkeitssyndrom mit Myalgie hin.

Krankheitsbilder bei Picornavirus-Infektionen

Die Inkubationszeit beträgt bei den **Enteroviren** 7–14 Tage (im Extremfall 2–35 Tage), bei **Rhinoviren** 1–4 Tage. Die meisten Picornavirus-Infektionen verlaufen subklinisch oder aber sie verursachen die folgenden Erkrankungen:

Bei symptomatischen **Poliovirus-Infektionen** (je nach endemischer oder epidemischer Situation (1–5%) kann man drei Verlaufsformen unterscheiden: Bei der abortiven Poliomyelitis kommt es nach der Inkubationszeit nur zu einer 2–5 Tage anhaltenden „Grippesymptomatik" **(minor illness),** wie sie viele Enterovirustypen hervorrufen können. Nach einer 2–3tägigen Besserung kann es dann zu plötzlicher Verschlechterung kommen (Hauptkrankheit). Die **meningitische Poliomyelitis** verläuft unter dem Bild der prognostisch günstigen aseptischen Meningitis, die ebenfalls durch viele andere Enteroviren verursacht werden kann (sehr selten ist die perakute, letal verlaufende Enzephalitis). Am 1. bis 4. Tag der Hauptkrankheit tritt bei ca. 1‰ aller Infizierten (je älter der Infizierte, um so häufiger) die **paralytische Poliomyelitis** akut auf, bei Befall motorischer Vorderhornzellen (ca. 80%) mit spinalen schlaffen Lähmungen (Frühmorgenlähmung). Typisch sind Fieber, Muskelschmerzen und asymmetrische Paresen ohne sensorische Störungen, die über einen Zeitraum von wenigen Tagen, mit Betonung der unteren Extremitäten entstehen. Eine Sonderform ist die bulbäre Poliomyelitis mit Beteiligung des IX. und X. Hirnnerven (selten VII. und VIII). Die wichtigste Differentialdiagnose ist das Guillain-Barré-Syndrom (kein Fieber, Symmetrie der Paresen, zusätzlich sensorische Läsionen, häufig Fazialis-Beteiligung). Das Enterovirus 71 verursacht ebenfalls eine „epidemische paralytische Meningomyelitis", die der Poliomyelitis ähnlich ist.

Die Lähmung kann auch, ohne vorangehende minor illness, erstes Symptom der Erkrankung sein. Die bleibenden Schäden bei Überlebenden (Letalität: 5–30%) sind geprägt durch Muster und Umfang des ZNS-Befalls. Das Ausmaß der bleibenden Kernlähmung wird erst nach Rückgang der entzündlichen Veränderungen (Wochen bis Monate später) offenbar.

Akute aseptische Meningitis: Coxsackie- und ECHO-viren sind für ca. 80% der aseptischen Meningitiden verantwortlich (andere Differentialdiagnosen: Mumps, lymphozytäre Choriomeningitis, Tuberkulose, Leptospirose, Herpesviren, Neisserien, Borreliose, FSME). Sie tritt vor allem bei Kindern und jungen Erwachsenen auf, meist geht eine fieberhafte Pharyngitis voraus. Enzephalitis und Paresen sind selten.

Coxsackie-B-Viren, selten Coxsackie-A- und ECHO-viren, können langanhaltende (Rückfälle!) **Pleurodynien (Bornholmsche Erkrankung, Myalgia acuta epidemica)** verursachen. Die schweren zosterartigen, atmungeinschränkenden (wegen zusätzlicher Zwerchfellbeteiligung) Thoraxschmerzen treten häufig abrupt nach fieberhaften Prodromi auf. Es handelt sich um den Sonderfall einer Myalgie mit Befall der Interkostalmuskulatur. Die Prognose ist wie bei den meisten Enterovirusinfektionen gut.

Viele Enteroviren können **rötelnähnliche Exantheme** verursachen (Differentialdiagnose!), und einige Coxsackie-A-Viren rufen neben Allgemeinsymptomen eine charakteristische Pharyngitis mit vesikulären Enanthem (Herpangina) hervor. Differentialdiagnostisch kommen die Herpes-simplex-bedingte Stomatitis und die Windpocken in Frage (letztere mit Stamm-betonter Verteilung und seltenerem oralen Befall). Wenn, vor allem bei Coxsackievirus A16 und Enterovirus 71, ein vesikuläres Exanthem der Hände und Füße hinzukommt, spricht man von der **Hand-Fuß-Mund-Krankheit.**

Mehrere Enteroviren können **Konjunktividen** verursachen, besonders schwer verläuft eine hämorrhagische Konjunktivitis (durch Enterovirus 70 und Coxsackie A24 hervorgerufen). Im Gegensatz zur epidemischen Konjunktivitis (Adenoviren) ist die Inkubationszeit extrem kurz (ein Tag).

Paradoxerweise sind Enteroviren auch in erheblichem Umfang für **respiratorische Infektionen** verantwortlich, von milden Affektionen des oberen Respirationstrakts, über influenzaartige Krankheitsbilder bei Kindern (Enterovirus 71), bis hin zu kindlichen Bronchiolitiden und Pneumonien (Enterovirus 68). Klinisch ist bei den letztgenannten Manifestationen eine differentialdiagnostische Abgrenzung zu anderen respiratorischen Viren (Rhinoviren, Parainfluenzaviren, RS-Viren und Adenoviren) nicht möglich, abgesehen von einer enterovirustypischen jahreszeitlichen Häufung im Sommer.

Schwerste, gelegentlich tödlich verlaufende, **septische Krankheitsbilder** mit Meningitis, Myokarditis, Enteritis, Pankreatitis und Hepatitis können bei Neugeborenen durch Enteroviren verursacht sein (Nosokomialinfektionen!).

Ein klinisch wie virologisch schwieriges Problem stellt die Sicherung der Diagnose **Coxsackievirus-Myokarditis** dar. Hierbei folgen auf einen grippalen Infekt plötzlich Luftnot, retrosternale Schmerzen, Zeichen der Herzinsuffizienz (Verbreiterung des Herzschattens), Perikarditis und Herzrhythmusstörungen (z.B. AV-Block, Schenkelblock). Viele experimentelle und klinische Daten belegen die ätiologische Bedeutung dieser Viren für Myokarditiden und Perikarditiden, vor allem bei jungen Menschen. Neue Ergebnisse lassen es denkbar erscheinen, daß Coxsackieviren eine Rolle bei der Entstehung mancher Kardiomyopathien spielen.

Rhinoviren verursachen den Schnupfen, hinzu kommen jedoch häufig weitere Symptome wie:
► Husten (86%)
► Halsschmerzen (71%)
► Kopfschmerzen (62%)
► Schüttelfrost (45%)
► Augenbeteiligungen (31%)
► Myalgien (25%)

> Gelegentlich folgt auf dem Boden einer Rhinovirus-Infektion eine schwerere bakterielle Infektion der tieferen Atemwege.

Zweiterkrankungen durch Rhinoviren sind möglich, verlaufen aber milder. Wenngleich Rhinovirus-Infektionen bekanntermaßen gutartig verlaufen, besitzen sie in Anbetracht der Erkrankungshäufigkeit erhebliche ökonomische Bedeutung (113 bekannte Serotypen und Möglichkeit der Reinfektion!).

D Diagnostik

► **Virusnachweis:** Die meisten humanpathogenen Picornaviren kann man in Zellkulturen von Mensch oder Affe innerhalb weniger Tage leicht isolieren. Einige Coxsackie-A-Viren lassen sich primär nur in neugeborenen Mäusen vermehren. Hepatitis-A-Virus ist in Zellkulturen nur sehr schwer züchtbar und kaum zytozidal. In Anbetracht der recht langen fäkalen Virusausscheidung sollten bei Verdacht auf eine Enterovirusinfektion möglichst mehrere Stuhlproben von verschiedenen Tagen zur Virusisolierung eingesandt werden.

> Bei der ätiologischen Zuordnung eines positiven Virusisolierungsbefundes darf man nicht vergessen, daß Enteroviren häufig auch von klinisch gesunden Personen ausgeschieden werden.

In der Frühphase der Erkrankung kommen je nach klinischer Manifestation auch Rachenabstriche, frische Vesikelflüssigkeit oder Liquores für eine Isolierung in Frage; Isolierungsversuche gelingen bei Meningitiden erfahrungsgemäß nur in den ersten 2–3 Krankheitstagen, bei Poliovirus selbst dann nicht. Der Materialversand in einer Transportflüssigkeit, die der Austrocknung der Probe und Bakterienwachstum vorbeugt, ist unkritisch. Die Virustypisierung ist im Labor nicht immer möglich, da relativ häufig intraserotypische Varianten auftreten, deren pathogenetische Bedeutung z.Zt. nicht klar ist. Ein rasch durchführbarer Antigennachweis ist nur für Hepatitis-A-Virus verfügbar. Seine Bedeutung beschränkt sich in der Praxis auf epidemiologische Untersuchungen.

► **Nachweis viraler Genome:** Es ist möglich, durch In-situ-Hybridisierung mit markierten komplementären c-DNS-Proben die enterovirale RNS direkt in infizierten Zellen nachzuweisen (z.B.

Herzmuskelbiopsien bei Myokarditiden oder Kardiomyopathien). Die PCR ist noch wesentlich sensitiver, ihr diagnostischer Stellenwert jedoch noch umstritten.

▶ **Antikörpernachweise:** Die vielfach durchgeführte Komplementbindungsreaktion ist wenig aussagekräftig, da sie insensitiv und nicht ausreichend typenspezifisch ist. Moderne ELISA-Verfahren stehen, außer bei Hepatitis A, z.Zt. ebenfalls nicht routinemäßig zur Verfügung. Der relativ typenspezifische Neutralisationstest ist sehr aufwendig und meist nur für die drei Polio- und sechs Coxsackie-B-Viren etabliert. Leider ist selbst die Bestimmung neutralisierender IgM-Antikörper durch störende Kreuzreaktionen belastet. Serologische Untersuchungen führen bei Enteroviren selten zu einer Diagnose, zumal die ersten Serumproben oft zu spät nach Krankheitsbeginn eingehen. Antikörperbestimmungen sind bei Rhinoviren routinemäßig nicht durchführbar.

▼ **Therapie und Prophylaxe**

Eine kausale Therapie existiert nicht, die supportive Therapie steht im Vordergrund bis hin zur künstlichen Beatmung bei Poliomyelitis. Für die Hepatitis A besteht die Möglichkeit passiver und aktiver Impfung, die bei Auslandsreisen in Länder mit hoher Inzidenz bzw. anderer Exposition Verwendung findet. Die aktive Polio-Impfung (Schluckimpfung und/oder Totimpfstoff) gehört zu den Routineimpfungen, die bereits im Kindesalter oder aber auch bei Exposition auf Reisen erfolgt.

Rhinovirus-Therapie ist in vielen Studien mit antiviralen Chemotherapeutika und lokaler Interferongabe versucht worden, bislang ohne überzeugende Erfolge.

6.5.2.2 Caliciviridae (siehe Abb. 6.5-4)

Nackte RNS-Viren (23–40 nm) mit kubischem Nukleokapsid. Einige humanpathogene Vertreter sind bekannt, und möglicherweise gehören die Norwalk-Viren und das Hepatitis-E-Virus in diese Familie. Die Caliciviren verursachen epidemisch (nosokomial) nach kurzer Inkubationszeit (24–72 Stunden) nicht-persistierende, hochakute Gastroenteritiden, meist bei Kindern. Die Norwalk-Viren verursachen ebenfalls Erkrankungsausbrüche (Lebensmittel, roher Fisch) mit akuten Infektionen der Dünndarmschleimhaut, vorwiegend bei Erwachsenen und Schulkindern, begleitet von Durchfall und charakteristischen histologischen Veränderungen der Dünndarmschleimhaut (vergröberte und verbreiterte Zotten). Die Antikörper-Seroprävalenz nimmt altersabhängig zu. Vergleichbare Erkrankungen verursachen die unklassifizierten Astroviren. Eine Diagnostik ist z.Zt. nicht routinemäßig möglich (Elektronenmikroskopie). Es existiert keine spezifische Therapie.

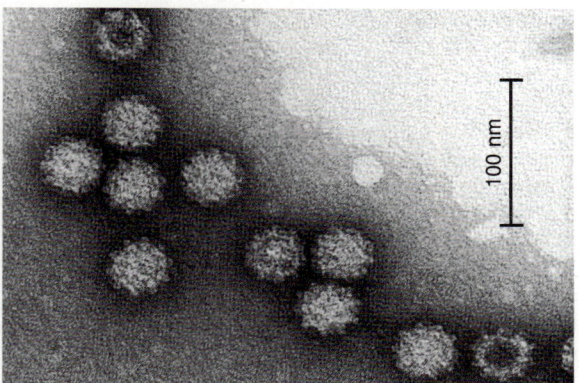

Abb. 6.5-4   Caliciviren (Vergrößerung × 200 000).

6.5.2.3 Togaviridae (siehe Abb. 6.5-5)

Die Genera Alphavirus und Rubivirus enthalten humanpathogene Togaviren (einzelsträngige, umhüllte RNS-Viren mit kubischem Nukleokapsid). Alphaviren vermehren sich, sowohl in Vertebraten als auch in den Arthropoden, die ihnen als Vektoren dienen. Manche Alphaviren können harmlose fieberhafte Erkrankungen auslösen, einige verursachen teils schwere Arthritiden, andere auch folgenschwere Enzephalitiden. Nur wenige der bekannten Alphaviren kommen in Westeuropa vor. Das Rötelnvirus verursacht eine exanthematische, milde Kinderkrankheit, ist aber ausgeprägt teratogen. Die Virionen (60 bis 70 nm) vieler Togaviren besitzen hämagglutinierende Eigenschaften, die diagnostisch genutzt werden können. Bei Rötelnexposition einer Schwangeren ist rasch eine optimale Diagnostik erforderlich, um gegebenenfalls eine postexpositionelle passive Immunisierung durchführen zu können. Eine spezifische Therapie ist nicht möglich.

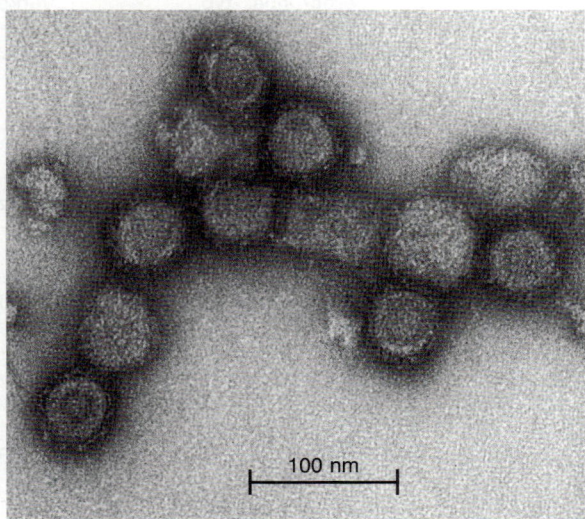

Abb. 6.5-5   Sindbisviren (Vergrößerung × 200 000).

Epidemiologie

Alphaviren (siehe Tab. 6.5-5) führen in unterschiedlichen Regionen der Welt zu teilweise großen Epidemien. Im Gegensatz zu den Röteln ist für die Übertragung der Alphaviren ein Vektor (Moskitos) notwendig, in welchem sich die Viren auch vermehren (!). Haupt- und Nebenwirte verschiedener Alphaviren sind Vögel, Pferde, Esel, Nagetiere und der Mensch. Nach den vertebraten Wirten der verschiedenen Alphaviren, bei denen es zu hohen Virustitern im Blut kommt, sowie nach Art der übertragenden Insekten unterscheidet man verschiedene Infektionskreisläufe. Wirte mit starker Virämie sind verantwortlich für den endemischen und epidemischen Erhalt der Infektion, da nur von diesen die Übertragung durch die Insekten möglich ist. Diese Einteilung bildet die Grundlage für die Bekämpfungsstrategien. Vor Enzephalitisviren, bei denen die Pferde die Infektion unterhalten, kann man den Menschen durch Impfung der Tiere schützen. Die Virämie beim Menschen ist von kurzer Dauer und gering. Das **Rötelnvirus** kommt weltweit vor. Ein natürliches extrahumanes Reservoir ist nicht bekannt. Rötelnvirus zeichnet sich durch mittelgradige Übertragbarkeit mit Häufung in den Wintermonaten aus, was häufig zu mehreren Infektionswellen und längerem Verweilen in einer Population führt (endemischer Infektionstyp).

Pathogenese

Die Virusvermehrung dieser generell nicht-persistierenden Infektionen geschieht im Zytoplasma der Wirtszelle. Die Ausschleusung neugebildeter Viruspartikel erfolgt an der äußeren Wirtszellmembran, ohne daß die Zelle zugrunde gehen muß

(nicht zytozidal). Nach einer Phase der Virämie kommt es besonders bei den Pferdeenzephalitiden zur Invasion des ZNS mit herdförmigem Gewebeuntergang.

Bei den Röteln beträgt die Inkubationszeit 16 bis 21 Tage, die Virämie dauert vom 8. Tag nach Infektion bis zum 2. Tag des Exanthems. Eine geringgradige Virusausscheidung kann noch 2–3 Wochen anhalten. Die Infektion erfolgt über die Rachenschleimhaut oder diaplazentar.

Krankheitsbilder bei Togavirus-Infektionen

Nach Infektion durch EEE, WEE, oder seltener VEE kommt es beim Menschen nach unterschiedlich langer Inkubationszeit (2–11 Tage) zu einer Enzephalitis mit schlechter Prognose, bei den anderen Alphavirus-Infektionen zu hochschmerzhaften Arthralgien und Arthritiden vorwiegend der großen Gelenke, die begleitet von Fieber, Kopfschmerzen, Konjunktividen und Exanthem bis zur völligen Unbeweglichkeit führen können. Bei der Sindbisvirus-Infektion können jahrelang anhaltende postinfektiöse rheumatische Beschwerden beobachtet werden.

Die postnatalen **Röteln** verlaufen mild und bei Kindern nur zu 50% symptomatisch. Das fazial betonte, makulöse und selten konfluierende Exanthem (siehe Abb. 6.5-6) geht mit Enanthem, mittelgradigem Fieber, nuchalen Lymphomen, Pruritus und einer Konjunktivitis einher. Die fehlenden Koplikschen Flecken sowie der leichtere Verlauf von Fieber und Konjunktivitis unterscheiden die Röteln von den Masern. Weiterhin kann es zu Arthralgien und Arthritiden, zu einer thrombozytopenischen Purpura, selten zu einer postinfektiösen Enzephalitis und zu anderen neurologischen Manifestationen kommen.

Tab. 6.5-5 Humanpathogene Togaviren

Genus	Serogruppe, -typ	Vorkommen	Erkrankung
Alphavirus	Chikungunya	Afrika, Südostasien, Indien	Fieber, makulopapulöses Exanthem, Arthralgie, Kopfschmerz, Retrobulbärschmerz, Konjunktivitis, Lymphadenitis, Petechien, vesikuläres Exanthem,
	O'nyong-nyong	Afrika	
	Mayaro	Südamerika	
	Ross River	Australien, Ozeanien	
	Sindbis	Afrika, Asien, Skandinavien	
	östliche Pferdeenzephalitis EEE	USA, Atlantikküste, Karibik, Südkanada, Golf	Enzephalitis (Letalität 50–70%)
	westliche Pferdeenzephalitis WEE	westliche USA, Kanada, Südamerika	Enzephalitis (Letalität 3–5%, Kinder)
	venezuelanische Pferdeenzephalitis VEE	Süd- und Zentralamerika, Florida	„Grippe" (Letalität 1%) 4% Enzephalitis (Letalität 10–20%, Kinder)
Rubivirus	Rötelnvirus	ubiquitär	Exanthem, Arthralgien, teratogene Schäden

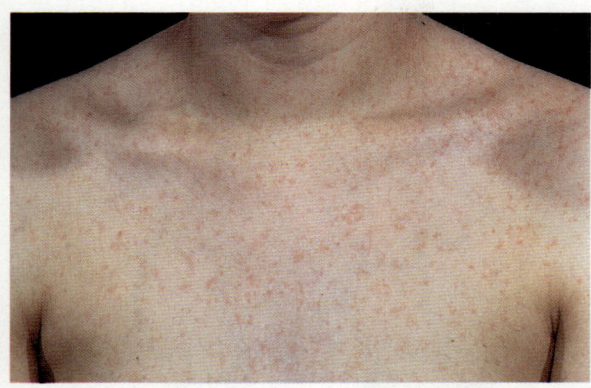

Abb. 6.5-6   Typisches Rötelnvirusexanthem am Stamm mit blassen, nicht erhabenen Effloreszenzen. (Die Abbildung wurde freundlicherweise zur Verfügung gestellt von H. Rasokat, Klinik und Poliklinik für Dermatologie und Venerologie, Universität zu Köln).

Das **Rötelnvirus ist teratogen.** Die Schädigungsrate sinkt von ca. 60% im ersten Schwangerschaftsmonat auf ca. 10% im vierten Schwangerschaftsmonat, Spätschäden (rubella expanded syndrome) sind dabei nicht berücksichtigt. Bei jedem Symptom, das in der Schwangerschaft auf Röteln hinweist, ist bis zum Beweis des Gegenteils eine Röteln-Infektion anzunehmen; die wichtigste Differentialdiagnose als exanthematische Viruserkrankung mit teratogener Potenz ist die Parvovirus-B19-Infektion (Exanthema infectiosum). Die Palette möglicher schwerer Schäden beim Kind umfaßt neben der klassischen Gregg-Trias (Katarakt, Innenohrschwerhörigkeit, Herzfehler) viele vorübergehende Symptome und postnatal persistierende Schäden sowie postnatal auftretende Schäden (siehe Lehrbücher der Geburtshilfe und Pädiatrie).

D   **Diagnostik**

▶ **Virusnachweis:** Bei einigen der **Alphaviren** ist die Isolierung, abhängig von der Viruskonzentration, leicht möglich (z. B. bei der Venezuelanischen Pferdeenzephalitis aus dem Blut, Speichel und Liquor), bei anderen schwer und meist nur aus Sektionsmaterial im Versuchstier.

Beim **Rötelnvirus** ist die Virusisolierung in Zellkulturen aus Rachenabstrichen, Konjunktivalabstrichen, Urin, Synovia, Blutlymphozyten, kindlichem und mütterlichem Abortmaterial, Liquor und Sektionsmaterial möglich, hat in der Praxis aber keine große Bedeutung. In einzelnen Fällen sind Virusnachweise aus Synovia und Blutlymphozyten noch Wochen und Monate nach Infektion möglich gewesen. Bei einem Kind, das konnatal Zeichen einer intrauterinen Infektion aufweist, sollte eine Isolierung aus dem Urin angestrebt werden, da intrauterin infizierte Kinder auch Wochen nach der Geburt das Rötelnvirus noch ausscheiden können und eine Klärung auf serologischem Wege nicht immer möglich ist (siehe unten).

▶ **Nachweis viraler Genome:** Im Rahmen der Diagnostik kann bei einer Schwangeren mit Verdacht auf eine frische Rötelninfektion in unklaren Fällen der Nachweis von Rötelnvirus-RNS aus kindlichem Blut und/oder Fruchtwasser versucht werden.

▶ **Antikörpernachweis:** Die Verdachtsdiagnose einer **Alphavirus-Infektion,** vielfach aufgrund epidemiologischer Angaben gestellt, läßt sich serologisch durch Komplementbindungsreaktion, Hämagglutinationshemmtest, Immunfluoreszenztest und IgM-ELISA erhärten.

Die **Immunität** gegen **Rötelnvirus** wird durch Bestimmung Röteln-spezifischer Antikörper im Hämagglutinationshemmtest (HHT: Titer 1 :>16) oder in einem ebenso zuverlässigen anderen Test (ELISA) ermittelt. Die Diagnose einer **frischen Infektion** wird durch Nachweis einer Serokonversion bei Untersuchung zweier Serumproben gestellt. Ist dies wegen zu später Abnahme des Erstserums nicht mehr möglich, bestimmt man Röteln-spezifische IgM-Antikörper, die bei guter Standardisierung des Testsystems mindestens 10 Wochen nachweisbar bleiben.

Unbedingt beachtet werden muß, daß ein Fehlen Röteln-spezifischer IgM-Antikörper eine Infektion innerhalb der letzten 10 Wochen vor der Blutentnahme ausschließt, daß aber der zufällige Nachweis Röteln-spezifischer IgM-Antikörper ohne weitere klinische und anamnestische Angaben die Diagnose „frische Infektion" nicht zuläßt, da IgM-Antikörper im Einzelfall lange (mehr als ein Jahr) nachweisbar bleiben können.

Postnatal sollte bei Verdacht auf intrauterine Infektion daher neben der Virusisolierung aus dem Urin (siehe oben) sofort der Nachweis von IgM-Antikörpern beim Kind versucht werden, um den bestehenden Verdacht zu beweisen. Allerdings können auch tatsächlich intrauterin infizierte Kinder (Virusisolierung) schon sehr bald nach der Geburt Röteln-IgM-negativ sein und später gelegentlich sogar vollständig (Röteln-IgG) seronegativ werden.

Der Versuch eines Nachweises Röteln-spezifischer IgM-Antikörper in intrauterin entnommenem kindlichem Blut (20.–22. Schwangerschaftswoche) kann als Ultima ratio angesehen werden, um bei bestehendem Kinderwunsch und nachgewiesener mütterlicher Infektion in der Frühschwangerschaft (zur exakten Indikationsstellung einer Interruptio) eine Infektion des Kinds zu beweisen oder unwahrscheinlich zu machen.

▼   **Therapie und Prophylaxe**

Es existiert keine kausale Therapie bei den Alphaviren, nichtsteroidale Antiphlogistika sind zur symptomatischen Therapie indiziert. Impfstoffe sind in der Erprobung.

Bei den Röteln spielt die präexpositionelle aktive Lebendimpfung außerhalb der Schwangerschaft die entscheidende Rolle (bislang waren ca. 80% der 12–14jährigen Schülerinnen seropositiv). Eine akzidentelle Impfung in der Frühschwangerschaft ist zu vermeiden, stellt aber bei einem Risiko von < 1% keine Indikation zur Interruptio dar.

> Die postexpositionelle passive Immunisierung einer Röteln-exponierten, seronegativen Schwangeren ist absolut indiziert.

Spätestens bis zum 5. postexpositionellen Tag sollte die Gabe des i.m. applizierbaren Hyperimmunglobulins erfolgen, bei später Gabe eventuell kombiniert mit einem i.v. Immunglobulinpräparat, um die Resorptionszeit des intramuskulären Präparats zu überbrücken.

6.5.2.4 *Flaviviridae* (siehe Abb. 6.5-7)

Ca. 70 Viren gehören zum einzigen Genus Flavivirus der Familie der Flaviviridae (einzelsträngige, umhüllte RNS-Viren mit kubischem Nukleokapsid), die meistens durch Arthropoden übertragen werden. Neben den eigentlichen humanpathogenen Flaviviren können ca. die Hälfte aller bekannten Flaviviren zumindest gelegentlich Erkrankungen des Menschen hervorrufen. Bei Gelbfieber und FSME sind epidemiologisch die extrahumanen Reservoire entscheidend. Viele der Flaviviren sind untereinander recht nahe verwandt (Serologie). Klinisch lassen sich die humanpathogenen Flaviviren nach den Kardinalsymptomen bzw. -syndromen in 4 Gruppen einteilen: 1. Enzephalitis (z.B. *FSME*); 2. Fieber, Arthralgie und Exanthem (z.B. *Dengue-Fieber*); 3. hämorrhagisches Fieber (z.B. *Gelbfieber*); 4. Hepatitis. Mit vielen hochpathogenen Flaviviren darf aus Sicherheitsgründen nur in Laboratorien der höchsten biologischen Sicherheitsstufe (L4) gearbeitet werden.

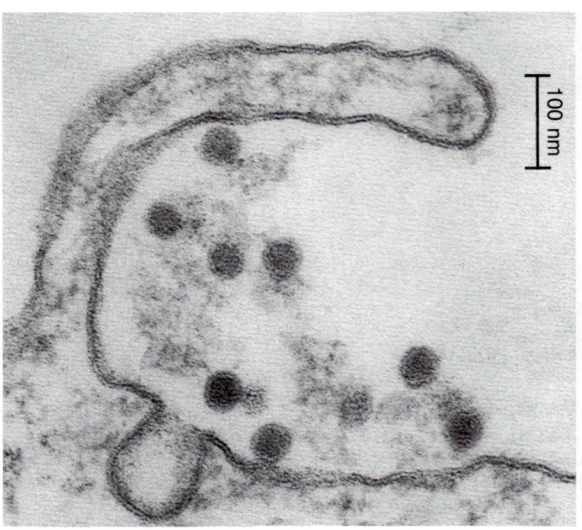

100 nm

Abb. 6.5-7 Flaviviren (Vergrößerung × 130 000).

Epidemiologie

Flavivirus-Infektionen (siehe Tab. 6.5-6) treten endemisch und epidemisch mit gewaltigen Infektions- und Erkrankungszahlen auf. Die meisten Flaviviren werden durch Vektoren (Zecken, Moskitos) auf ihre natürlichen Wirte (je nach Virus: Nager, Vögel, Schweine, Pferde und andere Vertebraten) und gelegentlich den Menschen übertragen, einige daneben auch vektorfrei durch Milch infizierter Tiere oder sogar durch direkten Kontakt mit infektiösem Material (Omsker hämorrhagisches Fieber). Die **FSME** (Frühsommer-Meningoenzephalitis) ist in Deutschland nur in einigen Gebieten Bayerns und Baden-Württembergs endemisch. In Österreich, Tschechien, Rußland, der Slowakei und Jugoslawien, aber auch in der Schweiz, Frankreich, Schweden und Finnland kommt FSME häufiger vor. Die Übertragung geschieht durch eine Zecke (Ixodes ricinus), woraus sich eine saisonale Begrenzung der Übertragung zwischen Frühjahr und Spätherbst ergibt. Die Zecken infizieren sich ihrerseits bei Mäu-

Tab. 6.5-6 Humanpathogene Flaviviren

Genus	Viren	Vorkommen	Erkrankung
Flavivirus	FSME	Ost- und Zentraleuropa, Skandinavien	unspezifische Symptome, Enzephalitis
	Japanische B-Enzephalitis	Südostasien	unspezifische Symptome, Enzephalitis
	Dengue	trop. Amerika, Australien, Afrika, tropisches Asien	Dengue-Fieber, zwei Formen (Exanthem und Arthralgie/hämorrhagisches Fieber)
	Gelbfieber	Afrika, Südamerika	hämorrhagisches Fieber, Hepatitis
	Hepatitis C	ubiquitär	parenteral übertragene Hepatitis

sen (natürliches Reservoir). Im Vergleich zu Borrelia burgdorferi sind weniger Zecken infiziert.

Die vier **Dengue-Virus-Serotypen** sind in Asien, Westafrika, Südamerika, in der Karibik und im Pazifik endemisch und werden durch Moskitos übertragen. Ein extrahumanes Reservoir ist nicht bekannt. 1986 wurden allein in Amerika 88 000 Dengue-Fälle gemeldet (!). Die tatsächlich angenommene Zahl betrug 1986 zwei Mio. Fälle; eine der letzten Epidemien in Peru umfaßte 150 000 Infizierte.

Gelbfiebervirus-Endemiegebiete liegen in Afrika und Südamerika im sog. Gelbfiebergürtel (Afrika: zwischen 15. nördlichem und 10.–15. südlichem Breitengrad; Südamerika von Panama bis etwa zum 15. südlichen Breitengrad). Die Übertragung geschieht durch Moskitos (vor allem Aedes aegypti), wobei ein urbaner Zyklus (Übertragung Mensch – Mensch) von einem sylvatischen Zyklus (Übertragung innerhalb von Affenpopulationen, aus denen der Mensch infiziert wird) unterschieden wird. Der Mensch ist in den ersten 5 Tagen der Erkrankung virämisch. Urbanes Gelbfieber kommt derzeit weltweit praktisch nicht vor.

> Der Moskito bleibt lebenslang infiziert und kann die Infektion vertikal in der Mückenpopulation weitergeben; explosionsartige Epidemien sind daher weiterhin zu erwarten (zuletzt Nigeria 1986 mit 10 000 Fällen und einer Letalität von 50%).

Krankheitsbilder bei Flavivirus-Infektionen

Bei 70% der **FSME-Virus-Infizierten** ist der Verlauf asymptomatisch; bei symptomatischer Infektion kommt es nach einer Inkubationszeit von 5–14 Tagen zum typischen, biphasischen Krankheitsgeschehen mit unspezifischen grippalen Symptomen. Die zweite Krankheitsphase (3–10% der Infizierten) kann einen benignen meningitischen Verlauf nehmen, allerdings auch als meningomyelo-enzephalitische Form auftreten. Die Letalität beträgt in Westeuropa ca. 1–2%, Defektheilungen kommen vor (10–20%). Demgegenüber ist die Letalität der russisch/asiatischen Form deutlich höher (bis 20%) und ebenso die Rate der Defektheilungen (30–60%). Die Differentialdiagnose der **durch Zeckenbisse ausgelösten Enzephalitis** (tick-borne encephalitis) umfaßt außer der FSME in erster Linie die Borrelia-burgdorferi-Infektion, das Zeckenbißfieber der Neuen Welt (R. rickettsii) und seltenere Flavivirus-Infektionen.

Die **Dengue-Virus-Infektion** führt nach einer Inkubationszeit von 5–8 Tagen zu Fieber, schwersten Arthralgien und Myalgien (lumbal betont), Kopfschmerzen und ab dem 3. Tag zu einem Exanthem (u. U. vesikulär). Die Prognose ist insgesamt gut, tritt allerdings bei der hämorrhagischen Verlaufsform in einer zweiten Krankheitsphase ein Schock mit Organversagen auf, so versterben Patienten häufig.

Die schwere Gelbfiebererkrankung ist gekennzeichnet durch einen abrupten Krankheitsbeginn (Inkubationszeit 3–6 Tage) mit Fieber, Myalgien, schwersten Kopfschmerzen, Lumbosakralschmerzen, Übelkeit, Erbrechen und Schleimhautblutungen. Die Pulsfrequenz ist trotz des hohen Fiebers inadäquat niedrig (**Fagetsches Zeichen,** z.B. auch bei Typhus, der Bruzellose, der Leptospirose [DD!], der Ornithose und der Mykoplasmen-Pneumonie sowie beim Lassa-Fieber zu beobachten). Später treten Nierenversagen, Ikterus und ZNS-Symptome auf, und die Laboruntersuchungen zeigen Thrombopenie und Leukopenie. 20–50% der Erkrankten versterben zwischen dem 7. und 10. Tag. Die Differentialdiagnose des **hämorrhagischen Fiebers** umfaßt die hämorrhagische Verlaufsform des Dengue-Fiebers, weiterhin das Lassa-Fieber, Filovirus-Infektionen, die Hantavirus-Infektion, die Malaria, die Meningokokken-Sepsis, Verotoxin-produzierende Escherichia-coli-Stämme und die Leptospirose.

Die Krankheitsverläufe können sehr unterschiedlich sein, von der asymptomatischen Infektion über den „banalen Infekt" bis hin zur tödlichen Erkrankung. Das klinische Bild vieler Flavivirus-Enzephalitiden hängt auch vom Alter des Erkrankten ab. Kleinkinder leiden häufig nur unter hohem Fieber mit Krampfanfällen. In der Folge können beim Erwachsenen Krämpfe und zerebrales Koma auftreten (prognostisch ungünstig). Die Erkrankungen verlaufen nicht selten zweigipflig. Bei leichteren Verläufen ist die klinische Abgrenzung von einer Enterovirus-Meningitis nicht möglich. Die Letalität ist je nach Virus, Alter der Betroffenen und Epidemie unterschiedlich (2–70%).

Das neuentdeckte **Hepatitis-C-Virus (HCV)** ist ein Flavivirus, das als Posttransfusionshepatitis häufig zu einer chronischen Infektion führt (siehe Kap. 11.5.2).

D **Diagnostik**

▶ **Virusisolierung:** Je nach Flavivirus ist eine Isolierung, z.B. aus dem Blut in Zellkulturen (von Vertebraten oder Insekten) oder in Versuchstieren, mehr oder weniger leicht möglich (Sicherheitsprobleme).

▶ **Nachweis viraler Genome:** Die PCR ist zum Nachweis der HCV-RNS die Methode der Wahl und beweist die aktive Infektion.

▶ **Antikörperbestimmungen:** Die serologische Antikörperbestimmung kann mittels der KBR, des HHT oder auch mit Hilfe eines ELISA durchgeführt werden. Der Nachweis spezifischer IgM-Antikörper kann auch hier bei der Bestimmung des Infektionszeitpunkts hilfreich sein, um so mehr als eine Serokonversion häufig frühzeitig auftritt und somit schwer zu erfassen ist. Ein diagnostisches Problem liegt in der eingangs erwähnten serologischen Kreuzreaktion vieler Flaviviren.

Das Hepatitis-C-Virus ist mit Hilfe gentechnischer Methoden identifiziert worden, und auf gleichem

Weg sind mehrere Testantigene hergestellt worden. Die Interpretation der mit diesem Test ermittelten Antikörperbefunde bereitet noch Schwierigkeiten (sehr spätes Auftreten der Antikörper, dauerhaft positiv nur bei chronisch Infizierten?).

▼ Therapie

Eine kausale Therapie ist nicht bekannt, eine aktive FSME-Impfung ist für Risikogruppen (z. B. Waldarbeiter) in Endemiegebieten anzuraten. Nach Exposition ist eine passive Immunisierung bei FSME möglich. Eine Therapie auch der chronischen Hepatitis C mit Interferon wird im Rahmen klinischer Studien untersucht. Ansonsten ist die symptomatische Therapie (Analgetika bei Arthralgien) durchaus möglich. Impfungen sind nur gegen Gelbfieber, FSME und die Japanische Enzephalitis verfügbar. Ein Impfstoff gegen Dengue müßte unbedingt alle vier Serotypen erfassen, da Teilimmunität gegen nur einen Typ negative Auswirkungen bei Wildvirusinfektion mit einem weiteren Serotyp haben kann.

6.5.2.5   *Coronaviridae* (siehe Abb. 6.5-8)

Viele Jahre lang konnten Coronaviren (einzelsträngige, umhüllte RNS-Viren mit helikalem Nukleokapsid) nur aufgrund ihrer charakteristischen elektronenmikroskopischen Struktur erkannt werden. Mittlerweile hat man die bekannten Vertreter auch antigenisch und auf der Ebene des Genoms untersucht und charakterisiert. Zwei humanpathogene Prototypviren befinden sich in den Gruppen I (HCV-229E) und II (HCV-OC43, HCEV) der vier bekannten Antigengruppen (I–IV). Coronaviren sind beteiligt bei respiratorischen und möglicherweise gastrointestinalen Infektionen des Menschen. Erste seroepidemiologische Studien lassen es möglich erscheinen, daß 15–20% der akuten Infektionen des oberen Respirationstrakts beim Menschen Coronavirus-verursacht sind. Die Übertragung erfolgt durch Aerosole. Die Inkubationszeit beträgt ca. 2–5 Tage. Die Immunität ist nicht langanhaltend, was Reinfektionen ermöglicht.

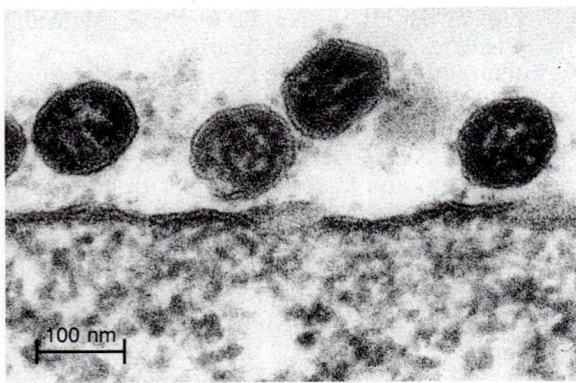

Abb. 6.5-8   Coronaviren (Vergrößerung × 120000).

Pathogenese

Obgleich tierpathogene Coronaviren beliebte Modellinfektionen für die Untersuchung chronisch demyelinisierender Erkrankungen des ZNS darstellen, verursachen die humanen Coronaviren, soweit bislang bekannt, nur akute respiratorische und HECV evtl. gastrointestinale Infektionen. Über eine Bedeutung von Coronaviren für chronische ZNS-Erkrankungen des Menschen kann trotz vereinzelter Isolierungen aus menschlichem Hirnmaterial nichts abschließendes gesagt werden. Möglicherweise können manche Coronaviren beim Menschen auch Pneumonien oder Myokarditiden verursachen.

D   Diagnostik

▶ **Virusnachweis:** Viele Coronaviren lassen sich nur sehr schwer in Zellkulturen isolieren. Dabei kann die Infektion in vitro je nach Virustyp und Zellart als zytozidale oder persistierende Infektion ablaufen. Die klassische Diagnose erfolgt mit dem Elektronenmikroskop.

▶ **Antikörpernachweis:** Antigenmaterial für serologische Untersuchungen (KBR, HHT, ELISA) kann zwar gewonnen werden, steht aber routinemäßig nicht zur Verfügung.

6.5.2.6   *Rhabdoviridae* (siehe Abb. 6.5-9)

Die umhüllten Virionen enthalten ein helikales Nukleokapsid, welches eigentümlich geschoßförmig aufgewunden ist. Die humanpathogenen Vertreter finden sich in den Genera Vesiculovirus und Lyssavirus (siehe Tab. 6.5-7). Die Tollwut wird in der Regel durch Biß infizierter Tiere auf den Menschen übertragen. Sie ist als Wildtollwut in Deutschland endemisch, ihr Reservoir stellt der Fuchs dar. Infektionen des Menschen sind bei uns in den letzten Jahren nur vereinzelt vorgekommen, spielen aber in Afrika und Asien eine erhebliche Rolle. Die Inkubationszeit ist extrem variabel und kann Jahre betragen. Jede Tollwutexposition bedeutet Lebensgefahr und erfordert beim Ungeimpften eine sofortige postexpositionelle, kombinierte aktive und passive Immunisierung.

Epidemiologie

Hauptüberträger der bei uns vorherrschenden Wildtollwut ist der Fuchs, der auch für die Infektion von Haustieren (Rinder, Katzen, Hunde) verantwortlich ist. Während in Deutschland nur durchschnittlich 1–3 Fälle (Europa 30 Fälle) pro Jahr auftreten, ist die Tollwut in Asien (China 5000, Indien 15000 Fälle) und Afrika ein Gesundheitsproblem, aber auch ein ökonomisches Problem wegen der Verluste unter den Rindern. Weltweit nimmt der Hund als Überträger an Bedeutung zu; weitere Überträger (Stinktier, Fledermaus) sind regional unterschiedlich bedeutsam. Einige Länder der Erde gelten als tollwut-

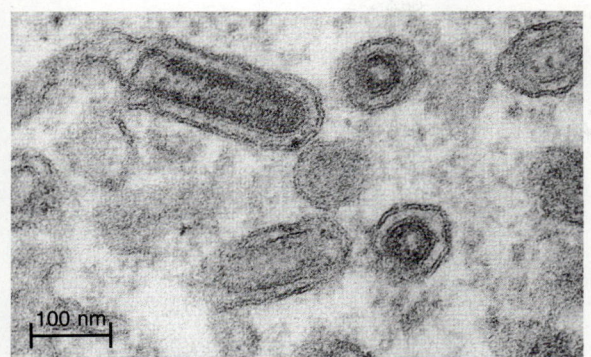

Abb. 6.5-9   Rhabdoviren (Vergrößerung × 120 000).

frei (z. B. Portugal, Spanien, Malta, Großbritannien, Norwegen, Schweden, Finnland, Island, Australien, Neuseeland, Japan und die Bermudas).

Der Speichel ist ab einer Woche vor Erkrankung des Tiers infektiös. Das Virus ist umhüllt und daher empfindlich gegenüber Licht, Hitze und Austrocknung, kann aber unter bestimmten Umständen (feucht, kalt, dunkel) über mehrere Tage infektiös bleiben.

Pathogenese

Das Tollwutvirus bleibt nach der Infektion zunächst für 2–3 Tage in der Peripherie; es kann sich in den Zellen der quergestreiften Muskulatur vermehren. Nach dem Eindringen in die peripheren Nervenendigungen gelangt es mit dem Axoplasmastrom zu den Ganglienzellen, erreicht schließlich das Gehirn, verursacht eine Enzephalitis und kehrt dann in die Peripherie zurück (z. B. Speicheldrüsen). Es kommt durch die intrazelluläre Entwicklung innerhalb des Nervensystems erst sehr spät zu einem effektiven Kontakt zum Immunsystem, so daß neutralisierende und diagnostisch verwertbare Antikörper in Serum und Liquor anfangs fehlen können. Die Inkubationszeit ist um so kürzer (Spanne zwischen 10 Tagen und mehreren Jahren) und die Wahrscheinlichkeit einer Erkrankung um so höher (10% bis nahe 100%), je näher die Verletzung am ZNS liegt und je schwerer sie ist.

Krankheitsbild der Tollwut

Initial treten an der Inokulationsstelle Schmerzen und Parästhesien auf, gefolgt von Allgemeinsymptomen sowie Photophobie, verstärkter Speichelsekretion und Reizbarkeit. Die „stille Wut" ist durch einen paralytischen Verlauf charakterisiert, die „wilde Wut" durch eine starke Unruhe und die charakteristische Hydrophobie (Muskelspasmen im Mund-, Rachen- und Larynxbereich), anfangs beim Versuch zu trinken, später sogar schon bei der visuellen Wahrnehmung von Wasser.

Ohne postexpositionelle Impfmaßnahmen kommt es bei Erkrankung zur schweren Enzephalomyelitis, die trotz intensivmedizinischer Maßnahmen unweigerlich zum Tode führt.

D **Diagnostik**

▶ **Virusnachweis:** Die schnellste Methode ist der Immunfluoreszenznachweis des Virusantigens in einem Abdruckpräparat der Kornea. Postmortal wird die Diagnose histopathologisch am Gehirn (Negri-Körperchen) oder durch die Immunhistologie gestellt. Die Virusisolierung in Mäusen aus Speichel ist möglich, aber langwierig.
▶ **Nachweis des viralen Genoms:** Ein Nachweis ist mit Hilfe der PCR möglich, die diagnostische Bedeutung aber noch nicht evaluiert.
▶ **Antikörpernachweis:** Die serologische Diagnose der Tollwut ist unzuverlässig.

T **Therapie**

Es ist keine spezifische Therapie möglich. Intensivmedizinische Maßnahmen sind unumgänglich, wenngleich die ausgebrochene Erkrankung immer letal verläuft. Entscheidend ist die postexpositionelle Prophylaxe, siehe dazu Kapitel 6.6.

6.5.2.7 Filoviridae (siehe Abb. 6.5-10)

Die Familie Filoviridae (einzelsträngige, umhüllte RNS-Viren mit helikalem Nukleokapsid; ein Genus) enthält zwei Viren (Marburg-Virus, Ebola-Virus), die hochpathogen für Menschen sind (Hochsicherheitslabor). 1967 kam es in Mar-

Tab. 6.5-7   Humanpathogene Rhabdoviren

Genus	Viren/Serotypen	Vorkommen	Erkrankung
Vesiculovirus	vesikuläre Stomatitis	Zoonose der westl. Hemisphäre	subklinisch, grippaler Infekt, Myalgien, herpetiforme Bläschen der Mundschleimhaut
Lyssavirus	Rabies/1	alle Kontinente außer Australien und einigen Ländern	Tollwut
	rabies like/5	Afrika, südlich der Sahara	klinische Bedeutung unklar

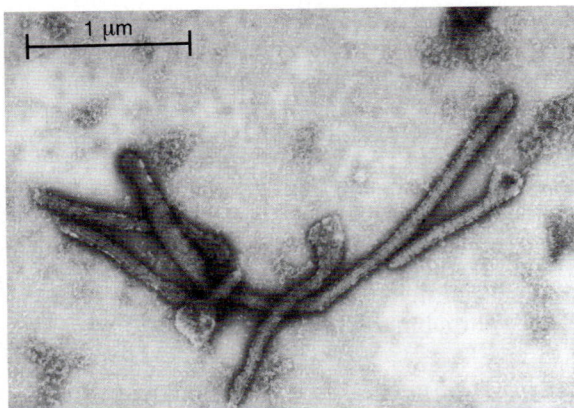

Abb. 6.5-10   Ebola-Virus (Vergrößerung × 22 000).

burg, Frankfurt und Belgrad zu 31 Erkrankungen. 25 Betroffene hatten sich direkt an grünen Meerkatzen (aus Uganda) oder Materialien von diesen Tieren infiziert (Letalität 23 %). Sechs Infektionen von Mensch zu Mensch wurden beobachtet, eine durch sexuellen Kontakt mit einem bereits Genesenen. Alle Sekrete von Infizierten sind infektiös. Es gibt keine Hinweise auf eine Übertragung durch Aerosole oder Insekten. Zentralafrikanische Affen sind Antikörperträger. 1976–1980 wurden in Kenia und Zaire > 600 Ebola-Virus-Infektionen beobachtet (Letalität über 50 %). Leider werden Infektionen häufig nosokomial übertragen. Bislang galten Filoviridae als ausschließlich afrikanische Affenviren. Mittlerweile gibt es Berichte über ebolaartige Viren in asiatischen Affen.

Pathogenese

Die Erkrankung (hämorrhagisches Fieber) beginnt nach einer mittleren Inkubationszeit von 5 Tagen (3–16) und kann nahezu alle Organe betreffen. Bei den schweren, meist tödlichen Verläufen stehen am Ende Blutungen, intravasale Gerinnungsstörungen und ZNS-Symptome.

D Diagnostik

Meist wird die Verdachtsdiagnose klinisch und aufgrund der epidemiologischen Situation gestellt. Die virologische Diagnostik ist weltweit nur in einigen Laboratorien möglich.
- ▶ **Virusnachweis:** Das Virus läßt sich mit Beginn der Erkrankung elektronenoptisch und durch Immunfluoreszenz (Gewebe) in Blut, Sekreten, Exkreten und Geweben nachweisen. Eine Virusisolierung ist in Meerschweinchen möglich (Hochsicherheitslabor L4).
- ▶ **Antikörpernachweis:** IgM- und IgG-Antikörper lassen sich mittels der Immunfluoreszenztechnik nachweisen und die Ergebnisse durch Western-Blot und Immunpräzipitation bestätigen.

▼ Therapie

Sie erfolgt nur symptomatisch.

6.5.2.8   *Paramyxoviridae* (siehe Abb. 6.5-11)

Humanpathogene Paramyxoviridae (einzelsträngige, umhüllte RNS-Viren mit helikalem Nukleokapsid) finden sich in drei Genera. Parainfluenzaviren und Respiratory Syncytial Virus (RSV) verursachen akute respiratorische Infektionen bei Kindern. RSV gelegentlich auch bei alten Menschen. Parainfluenzavirus-Infektionen (besonders Typ 1) beginnen bei Kleinkindern häufig mit Krupp-Symptomatik. Parainfluenzavirus-3-Infektionen, sind – ähnlich wie RSV – häufige Ursache von (asthmoiden) Bronchitiden und Pneumonien (Letalität bei Kindern mit schweren Grunderkrankungen > 30 %). Das Masernvirus ist hochkontagiös und verursacht bei praktisch allen Infizierten eine generalisierte Virusinfektion mit typischem Exanthem. Verschiedene Organ-Komplikationen bis hin zur SSPE (Slowvirus-Infektion) können auftreten. Mumpsvirus verursacht ebenfalls eine generalisierte Infektion mit bevorzugtem Befall der Speicheldrüsen (Bild der klassischen Parotitis epidemica) und anderer Drüsen (spezifische Komplikationen: Innenohrschaden, Orchitis).

Parainfluenzaviren und RSV

Epidemiologie

Parainfluenzaviren Typ 1–4 sind weltweit verbreitet. Parainfluenzavirus Typ 3 kommt endemisch und epidemisch zu allen Jahreszeiten vor, während die übrigen Parainfluenzaviren und RSV meist zwischen Herbst und Frühjahr auftreten. Typ 4 wird

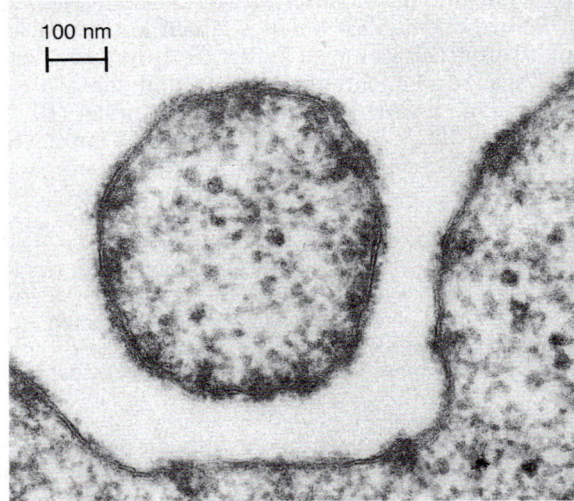

Abb. 6.5-11   Masernvirus (Vergrößerung × 80 000).

seltener diagnostiziert, da das Virus schwer anzüchtbar ist. Die Übertragung geschieht durch Tröpfcheninfektion oder durch direkten Kontakt von Mensch zu Mensch. Die Infektionsübertragung kann bei RSV nachweislich auch über die Hände und sogar Kleidungsstücke erfolgen. Nach Einschleppung der Viren durch Kindergartenkinder in die Familien kommt es bei über 60% der Familienangehörigen zu serologisch nachweisbaren Infektionen. Im Alter von zwei Jahren sind etwa 60% der Kinder erstmals infiziert. Die Virusausscheidung beträgt durchschnittlich 8 Tage, ist aber deutlich länger bei Immundefekten oder Patienten mit chronischen pulmonalen Grunderkrankungen. Das epidemiologische Verhalten der Parainfluenzaviren (vor allem Typ 3) zeigte in den letzten Jahren einen unregelmäßigen Wechsel in der jahreszeitlichen Häufung sowie zwischen epidemischem und endemischem Auftreten.

Die detaillierten epidemiologischen Kenntnisse machen verständlich, daß Parainfluenzaviren und vor allem RSV eine erhebliche Rolle als Nosokomialerreger in Kinderkliniken spielen. Ältere Menschen können erneut schwer durch RSV erkranken.

Pathogenese

Bei den Parainfluenza- und den RS-Viren besteht in den ersten Monaten eine passiv übertragene Teilimmunität, wodurch das typische Erkrankungsalter zwischen 6 Monaten und 6 Jahren – zu diesem Zeitpunkt ist eine weitgehende Durchseuchung erreicht – seine Erklärung findet. Asymptomatische Infektionen sind selten. Trotz vorhandener neutralisierender Antikörper kann es vor allem bei den Parainfluenzaviren zu einer Reinfektion kommen, die in der Regel leichter verläuft. Wahrscheinlich ist die lokale Virusvermehrung verantwortlich für das Zustandekommen des Krankheitsbilds. Die Bedeutung der Virämie mit Disseminierung ist bei diesen Viruserkrankungen wahrscheinlich gering. Die Rolle der humoralen Immunität (IgG, IgA, sekretorisches IgA) sowie der zellvermittelten Immunität für die Beendigung der Infektion und für den Schutz vor schwerer Zweiterkrankung ist noch nicht völlig aufgeklärt. Ebenso ist eine Immunpathogenese weder bewiesen noch widerlegt.

Krankheitsbilder

Die Inkubationszeit ist kurz (2–6 Tage), es kommt zu den Symptomen eines fieberhaften grippalen Infekts mit Pharyngitis, Husten und Bronchitis (siehe Rhinoviren). Bei den Parainfluenzaviren verläuft die Erkrankung leichter (außer Typ 3), die typische Komplikation ist der **Pseudokrupp-Anfall** (wichtigste Differentialdiagnosen: Masern-Krupp, Influenza A, Epiglottitis durch Haemophilus influenzae), gelegentlich kann ein Pertussis-ähnlicher Verlauf beobachtet werden. Für RS-Virus und auch Parainfluenzavirus Typ 3 sind eine **Bronchiolitis** (DD Rhinoviren; selten als Bronchiolitis obliterans mit letalem Verlauf) sowie eine **atypische Pneumonie**

charakteristisch. (Andere virale Erreger der atypischen Pneumonie sind Masernvirus [sehr häufig bakterielle Superinfektion], Influenzaviren A/B, Adenoviren, Varizellenvirus, Zytomegalievirus). Schwere und letale Erkrankungen sind bei immundefizienten Patienten zu beobachten (z.B. Organtransplantation).

D Diagnostik

Die Verdachtsdiagnose ergibt sich aus der Klinik und der epidemiologischen Situation.
▶ **Virusnachweis:** Die Virusisolierung aus Rachen- und Nasenabstrichen (feuchtes Spezialabstrichbesteck) oder Rachenspülflüssigkeit ist prinzipiell möglich. Die Methoden zum immunologischen Antigennachweis sind etabliert (Immunfluoreszenz, ELISA), werden aber praktisch nicht eingesetzt, obwohl eine gleichzeitige Untersuchung auf Adeno-, Influenza-, Parainfluenza- und RS-Viren in wenigen Stunden durchführbar ist. Histologisch kann ein zytopathischer Effekt mit Einschlußkörperchen gesehen werden.
▶ **Nachweis viraler Genome:** Die PCR-Methodik befindet sich für diese Viren im Aufbau, ist jedoch noch nicht allgemein verfügbar und bedarf der diagnostischen Evaluierung.
▶ **Antikörpernachweis:** Bei Untersuchung von Serumpaaren (Titeranstieg) ist die serologische Diagnostik aussagekräftig.

T Therapie

Die Therapie ist symptomatisch; vor allem bei Vorliegen von Immundefekten und schwersten, ätiologisch gesicherten RSV-Pneumonien bei Kindern kann Ribavirin als Aerosol Verwendung finden. Die Therapie ist in den USA zugelassen, an einen hohen apparativen Aufwand geknüpft und teuer, bei mäßiger Effektivität.

Masernvirus

Epidemiologie

Das Masernvirus wird aerogen über die Schleimhäute des Nasopharynx übertragen, ist hochkontagiös, hat eine Manifestationsrate von praktisch 100% und hinterläßt eine lebenslange Immunität, die vor Zweiterkrankung schützt (SSPE, siehe unten). Die Infektiosität ist während der Prodromalphase am höchsten, beginnt jedoch einige Tage vorher und nimmt nach Auftreten des Exanthems ab. Es existiert kein natürliches, extrahumanes Reservoir. Deswegen benötigt das Masernvirus eine Mindestgröße und Dichte einer Population, um sich in ihr endemisch halten zu können. Waren diese Voraussetzungen gegeben, machte in der Vorimpfära praktisch jeder als Kind die Masern durch und war dann lebenslang immun. Seit Einführung der Impfung (1963 in den USA) hat sich der Erkrankungsgipfel in das junge Erwachsenenalter verschoben. Während sich die Erkrankung in der westlichen

Welt zu einer leichteren Verlaufsform hin gewandelt zu haben scheint, stellen die Masern in Entwicklungsländern, vor allem bei mangelernährten und sehr jungen Patienten (unter 2 Jahre) eine schwere und komplikationsreiche Erkrankung dar, die in ländlichen Regionen ein epidemisches, in den Städten ein hyperendemisches Muster zeigt. Bei einigen afrikanischen Völkern verlaufen die Masern – offenbar genetisch determiniert – generell deutlich schwerer als bei uns.

Pathogenese

Zunächst kommt es zur Virusvermehrung in den Schleimhäuten, danach über den Befall regionärer Lymphknoten und über zwei virämische Phasen zur Beteiligung der Haut und des oberen Respirationstrakts. Mit dem Exanthem treten Antikörper auf (IgM, IgG), und es kommt zum Verschwinden des Virus aus dem Blut und den Körpersekreten sowie zur Beendigung der Riesenzellbildung. Für die normale Beendigung der Maserninfektion ist die zellvermittelte Immunantwort entscheidend. Die Maserninfektion verursacht selbst eine Störung der zellulären Immunität mit T-Zell-Verminderung (z. B. Tuberkulintest wird vorübergehend negativ).

Schwere Masernverläufe wurden bei Kindern und Jugendlichen beobachtet, die zuvor mit einem ersten Masern-Totimpfstoff immunisiert worden waren. Wie sich später zeigte, induzierte dieser Impfstoff, der natürlich nicht mehr angewendet wird, zwar deutlich meßbare Antikörpertiter, diese Antikörper waren aber gegen „falsche" Epitope gerichtet und nicht in der Lage, vor einer Infektion zu schützen bzw. die synzytiale Ausbreitung des Virus zu verhindern. Im Zusammenhang mit einer Masernvirus-Infektion können drei Enzephalitisformen beobachtet werden: Die akute progressive virusbedingte Masernenzephalitis tritt bei Immundefekten (Malignompatienten) früh auf und verläuft mit ungebremster Virusvermehrung im Gehirn. Die akute postinfektiöse Enzephalitis (1:1000 Masernkranke, die älter als 1 Jahr sind) beginnt meist abrupt in der ersten Woche nach Exanthembeginn als Verschlechterung der Erkrankung mit mehr oder weniger ausgeprägten Zeichen einer Meningoenzephalitis. Ursache ist hier nicht eine Virusvermehrung im Gehirn, sondern ein immunpathologischer Prozeß (perivaskuläre Entzündung und Demyelinisierung). Als dritte Form einer Enzephalitis tritt sehr selten die subakute sklerosierende Panenzephalitis (SSPE) auf, eine Slow-virus-Erkrankung mit konventionellem Erreger. Die Pathogenese erklärt sich aus der Unfähigkeit eines an sich immunkompetenten Organismus, ein mutiertes Masernvirus zu eliminieren. Bei dieser Erkrankung sind extrem hohe Antikörpertiter gegen die meisten Strukturproteine des Masernvirus in Serum und Liquor nachweisbar (pathognomonisch), nicht jedoch gegen das M-Protein, welches nicht gebildet wird. Histopathologisch handelt es sich um eine demyelinisierende Erkrankung.

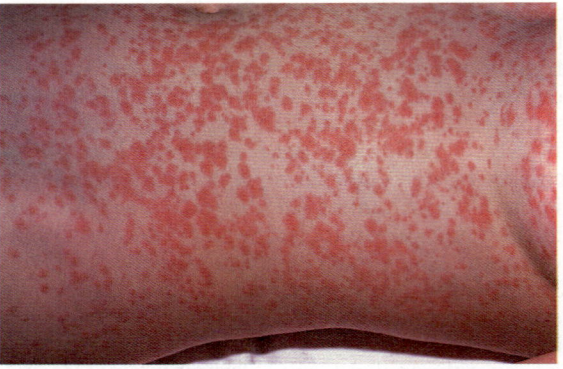

Abb. 6.5-12 Masernvirusexanthem am Stamm mit leicht erhabenen, teilweise konfluierenden Effloreszenzen. (Die Abbildung wurde freundlicherweise zur Verfügung gestellt von H. Rasokat, Klinik und Poliklinik für Dermatologie und Venerologie, Universität zu Köln).

Das Krankheitsbild der Masern

10 Tage nach der Infektion treten als Prodromalsymptome Husten, Schnupfen, Konjunktivitis und Fieber auf, am 12. Tag kommt es zu dem typischen „Kalkspritzer"-ähnlichen Enanthem (sog. **Koplik-sche Flecken**) und kurz darauf (14. Tag) zum makulopapulösen, konfluierenden Exanthem (siehe Abb. 6.5-12), das vom Kopf nach kaudal fortschreitet und nach ca. 5 Tagen in der gleichen Richtung abblaßt. Ein **Enanthem** bzw. ein Schleimhautbefall ist außer beim Steven-Johnson- und Lyell-Syndrom differentialdiagnostisch bei den Röteln (nicht Kalkspritzer-ähnlich), der Echovirus-9-Infektion, der Hand-Fuß-Mund-Krankheit und der Herpangina, bei den Windpocken sowie bei Scharlach und Lues zu beobachten. Das konfluierende **Exanthem** ist charakteristisch; die kraniokaudale Ausbreitungsrichtung ist auch bei den Röteln und ECHO-Virus 9 vorhanden. Die sog. **Masernpneumonie** (1–7%) kann als direkte Folge der Maserninfektion sowie als Folge einer bakteriellen Superinfektion des geschädigten Flimmerepithels auftreten (z. B. Staphylokokkenpneumonie). Bei Immundefekten kann sie unter dem Bild der **Riesenzellpneumonie** (sehr schlechte Prognose) verlaufen. Weitere Komplikationen sind der **Masernkrupp** (Laryngitis) und die Otitis (5–9%).

Die Inkubationszeiten und der Ablauf der Infektion gehorchen bei den Masern genauen zeitlichen Gesetzen, so daß im Hinblick auf den hohen Manifestationsindex gezielt nach Kontaktpersonen gefahndet werden kann bzw. ein Kontakt differentialdiagnostisch eine hohe Wertigkeit besitzt.

Die **Masernenzephalitiden** sind als Komplikation sehr gefürchtet, mit hoher Letalität (10–20%) und vielen Defektheilungen. Nach 7–10 Jahren tritt in

1:100 000 Fällen die subakute sklerosierende Panenzephalitis (SSPE) auf. Der Verlauf unter den Zeichen eines fortschreitenden Kortexverlusts mit entsprechenden psychischen und neurologischen Veränderungen kann unterschiedlich lang, bis zu drei
Jahren, andauern.

D Diagnostik

Die Diagnose der typischen Masern ist klinisch relativ sicher möglich.

▶ **Virusnachweis:** Das Virus kann in frühen Krankheitsphasen in Zellkulturen isoliert werden. In
der Histologie zeigen sich Riesenzellen, bei Immundefekten auch Einschlußkörperchen.

▶ **Antikörpernachweis:** Serologisch werden frische
Masern an den spezifischen IgM-Antikörpern im
Serum erkennbar. Immunität ist bei Nachweis
spezifischer Antikörper im HHT oder IgG-ELI-
SA gegeben. Bei der SSPE werden extrem hohe
Antikörpertiter in Serum und Liquor gefunden.

V Therapie und Prophylaxe

Die Therapie mit Ribavirin ist in Einzelfällen beschrieben worden und kann bei Immundefekten
sinnvoll sein. Aktive Impfung mit Lebendimpfstoff
und passive Impfung mit Standardserumimmunglobulin sind je nach Situation und Indikation prä-
und beide auch postexpositionell möglich. Angesichts der Pathogenese ist es verständlich, daß die
moderne Masernlebendimpfung auch vor der SSPE
schützt.

Mumpsvirus

Epidemiologie

Zwei epidemiologisch relevante Unterschiede zum
Masernvirus sind die geringere Kontagiosität
(Tröpfcheninfektion) und eine offenbar schwächere
Immunität nach Infektion. Auch bei Mumps ist der
Mensch der einzige bekannte natürliche Wirt. Die
Erkrankung ist im Frühjahr am häufigsten. Wenn-
gleich das Mumpsvirus auch aus anderen Körper-
flüssigkeiten isolierbar ist, geschieht die Übertra-
gung durch Speichel, der eine Woche vor bis zwei
Wochen nach Beginn der Parotisschwellung infek-
tiös ist, mit einem Gipfel der Infektiosität am An-
fang der Erkrankung.

Pathogenese und Krankheitsbilder

Nach einer relativ langen Inkubationszeit von 2 bis
3 Wochen tritt bei etwa 75% der Infizierten die typische **Parotitis epidemica** auf (meist schmerzhaft,
Mündung des Speichendrüsengangs gerötet und geschwollen, Mundtrockenheit, abstehende Ohrläppchen, Allgemeinsymptomatik meist vorhanden). In
zwei Dritteln der Fälle kommt innerhalb von
4–5 Tagen ein Befall der kontralateralen Seite hinzu
(siehe Abb. 6.5-13). Weitere Ursachen einer **Parotitis** sind Infektionen durch Influenza- und Parainfluenzaviren, Coxsackie-, Zytomegalie- und Epstein-

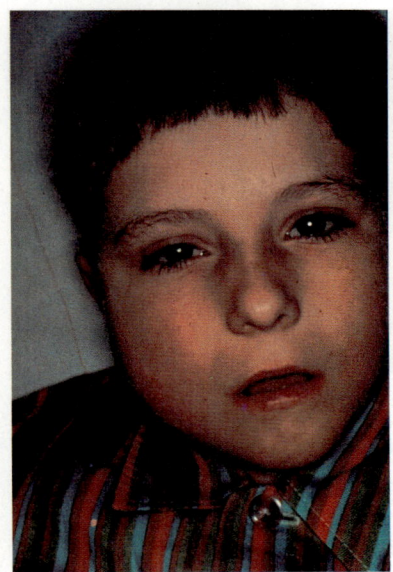

Abb. 6.5-13 Doppelseitige Parotisschwellung, rechts stärker
als links, bei einem Jungen mit Mumps, ausgetrocknete
Lippen. (Mit freundlicher Genehmigung von H. J. Cremer,
Städtische Krankenanstalten Heilbronn).

Barr-Virus, Staphylokokken und Streptokokken
sowie M. tuberculosis; Beteiligungen im Rahmen
eines Sjögren-Syndroms oder M. Boeck (sog. Heer-
fordt-Syndrom) sind zu berücksichtigen. Manchmal
sind auch nur die submaxillären und sublingualen
Drüsen sichtbar befallen. Die Disseminierung während der Inkubation führt bei 50% der Patienten zu
einer klinisch und labormäßig faßbaren, aber prognostisch günstigen aseptischen Meningitis (DD
siehe Poliomyelitis), gelegentlich auch zu einer ze-
rebellaren Ataxie. Eine Enzephalitis ist selten und
geht mit psychiatrischen und neurologischen Spätschäden einher (Verhaltensstörungen, Krampfleiden, Taubheit, Retrobulbärneuritis, Hydrozephalus).
Beim Mann tritt in 20–35% der Fälle eine Woche
nach der Parotitis (aber auch ohne vorangegangene
Parotitis!) eine schmerzhafte Orchitis auf (siehe
Abb. 6.5-14), die meist einseitig (3–17% beidseitig)
ist, von Allgemeinsymptomen begleitet wird und in
50% zur Sterilität führt. Prinzipiell können in seltenen Fällen auch Herz (Myokarditis), Gelenke (Polyarthritis der großen Gelenke), Leber und Nieren
beteiligt sein, die Pankreatitis des Kindesalters ist
nicht ungewöhnlich (Zusammenhang zum Diabetes Typ I?).

D Diagnostik

Bei typischem Verlauf ist die dringende Verdachtsdiagnose klinisch möglich.

▶ **Virusnachweis:** Die Virusisolierung ist aus Speichel und Urin Erkrankter auf Zellkulturen möglich.

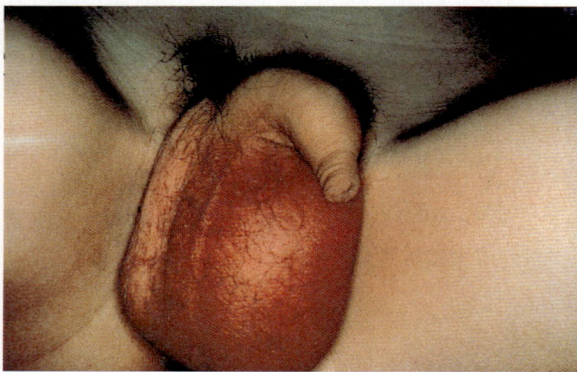

Abb. 6.5-14 Mumpsorchitis bei einem 12jährigen Knaben. (Mit freundlicher Genehmigung von H. J. Cremer, Städtische Krankenanstalten Heilbronn).

▶ **Antikörpernachweis:** Serologisch läßt sich der Antikörperanstieg mit Hilfe der KBR nachweisen. Die „KBR-Antikörper" fallen allerdings 6–12 Monate nach der Erkrankung unter die Nachweisgrenze. Die KBR ist daher zur Immunitätsbestimmung ungeeignet. Die Frage der Immunität kann durch Nachweis von Antikörpern im Neutralitsationstest oder im Mumps-IgG-ELISA beantwortet werden. Bei der Diagnose einer frischen Infektion ist heute die Untersuchung auf Mumps-IgM-Antikörper im ELISA die Methode der Wahl.

Therapie und Prophylaxe

Eine spezifische Therapie ist nicht möglich. Symptomatische Maßnahmen sind erforderlich und hilfreich. Die Therapie bei der Orchitis ist vielfach konservativ (auch mit Kortikosteroiden) und chirurgisch versucht worden, ohne klare Erfolge. Es steht ein aktiver Lebendimpfstoff zur Verfügung. Eine passive Immunisierung ist – anders als bei den Masern – nicht verläßlich möglich.

6.5.2.9 *Orthomyxoviridae* (siehe Abb. 6.5-15)

Orthomyxoviridae (einzelsträngige, umhüllte RNS-Viren mit helikalem Nukleokapsid) beinhalten die Influenzaviren A, B und C. Das Genom besteht bei den Influenza-A- und -B-Viren aus 8 Segmenten, von denen zwei für je ein Oberflächenglykoprotein (Hämagglutinin [HA] und Neuraminidase [NA] kodieren. Beide haben biologische Funktionen und sind für den Antigenwandel (Antigenshift durch Reassortanten) und die Entstehung neuer pandemischer Stämme der Influenza A entscheidend. Bei den Influenza-A-Viren existiert eine Vielzahl von serologisch unterscheidbaren (HA, NA) Subtypen, von denen manche den Menschen und gleichzeitig viele Tierspezies infizieren können. Die ebenfalls pathogenen Influenza-B-Viren infizieren, soweit

bekannt, ausschließlich den Menschen. Influenza-C-Viren sind beim Menschen und bei Schweinen isoliert worden. Das Influenza-C-Virus spielt als Pathogen des Menschen praktisch keine Rolle. Als Frühtherapeutikum bei Influenza A ist das Amantadin wirksam.

Epidemiologie

Die Influenzaviren werden durch Aerosole übertragen. Die Virusausscheidung von der Schleimhaut beginnt sehr rasch nach der Infektion und kann eine Woche lang anhalten (kurze Generationszeit). Influenza-A-Viren haben die Fähigkeit, über verschiedene Mechanismen ihre Oberflächenglykoproteine und damit ihre Antigenität zu verändern: Unter **Antigendrift** versteht man die langsame, durch Punktmutationen bedingte Veränderung von HA und NA unter dem Druck der Antikörperausstattung der Bevölkerung. Der **Antigenshift** verläuft dagegen sprunghaft, indem es bei der Doppelinfektion eines Wirts durch zwei Influenza-A-Viren zum genetischen Reassortment kommt mit Austausch der entsprechenden Gensegmente und völlig neuen antigenen Strukturen. Erfahrungsgemäß kommen neue Subtypen aus Asien, und man hat häufig darüber spekuliert, ob das enge Zusammenleben vieler Menschen und Tiere in diesem Raum eine Rolle spielt. Fraglos dürfen Tiere bei Reassortment-Ereignissen, aber auch für den Virustransport über weite Strecken (Wasservögel) eine Rolle spielen. Im ungünstigsten Fall besteht in der Bevölkerung überhaupt keine Immunität gegen eine solche neue, natürliche Reassortante, was zu gewaltigen Pandemien mit Millionen von Toten geführt hat. Influenza-B-Viren vollziehen auch einen Antigendrift, aber keinen Antigenshift, so daß zwar Antigenveränderungen, aber keine neuen pandemischen Stämme auftreten.

In der Zusammenschau von historischen Berichten und serologischen Untersuchungen bei Menschen

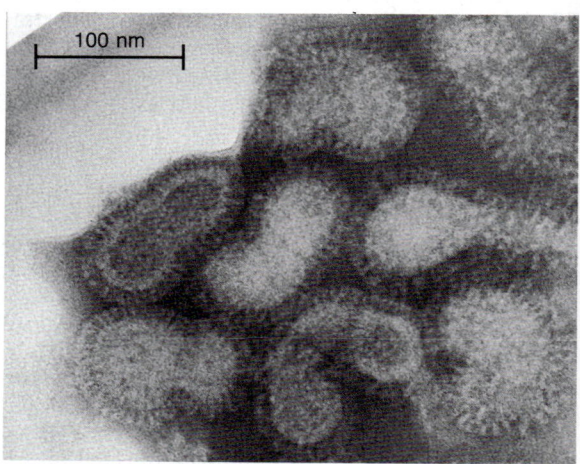

Abb. 6.5-15 Influenzaviren (Vergrößerung × 200 000).

verschiedener Altersgruppen hat man „archäologische Epidemiologie" betreiben können (siehe Tabelle 6.5-8), die lange Zeit zurückreicht, bevor das erste Influenzavirus 1933 isoliert wurde.

Weltweit werden Influenza-Referenzlaboratorien unterhalten, die Virusisolate typisieren, um Antigendrifts und neue pandemische Reassortanten zu erfassen. Jedes Prototyp-Isolat wird durch eine Formel beschrieben, die Antigensubtyp, Isolierungsort und Isolierungszeitpunkt angibt (z.B. A/H2N2/Singapore/1/57). Die WHO erläßt vor jeder Influenza-Saison (bei uns in Deutschland häufig erst Februar/März) eine Empfehlung für die jeweilige Zusammensetzung des Impfstoffs. Bei der Untersuchung weltweit von Menschen und Tieren isolierter Influenza-A-Stämme hat man mittlerweile 13 verschiedene HA-Subtypen (H1–H13) und 9 verschiedene NA-Subtypen (N1–N9) entdeckt.

Im Zusammenhang mit der Influenza-Epidemiologie bedient man sich des sehr nützlichen Begriffs „Übersterblichkeit". Legt man die jahreszeitlichen Kurven nachgewiesener Influenza-Infektionen (unabhängig vom klinischen Verlauf) und die Kurve der Sterbefälle der gleichen Bevölkerung zeitgleich übereinander, so findet man regelmäßig bei Influenza-Gipfeln einen deckungsgleichen Sterblichkeitsgipfel, der Aussagen über die Influenza-Mortalität zuläßt, ohne genaue Einzelkenntnis der Todesursachen.

Pathogenese

Das RNS-Genom besteht bei den Influenza-A- und B-Viren aus 8 Segmenten. Zwei dieser Gensegmente kodieren für je ein Oberflächenglykoprotein (Hämagglutinin [HA] und Neuraminidase [NA]), Influenza-C-Viren besitzen nur ein Oberflächenglykoprotein. Diese Glykoproteine dienen einerseits als Antigene, gegen das die (subtypenspezifische) humorale Immunantwort gerichtet ist, andererseits vermittelt das Hämagglutinin die Adsorption des Virus an die Zielzelle mit anschließender Endozytose. Abhängig ist dieser Prozeß von einer Spaltung des Hämagglutinins in seine zwei Untereinheiten HA1 und HA2 sowie von einer Konfigurationsänderung, die im sauren Milieu des Lysosoms statt-

findet. Die Bedeutung der Neuraminidase beim Infektionsprozeß ist noch nicht ganz klar, liegt aber möglicherweise in einer enzymatischen Vorbereitung der Zelloberfläche für die HA-Anlagerung.

Das Vorhandensein von Antikörpern gegen HA ist entscheidend für eine Immunität. Antikörper gegen NA sind in zweiter Linie auch am Schutz vor Infektion und Erkrankung beteiligt. Die Immunität ist damit subtypenspezifisch.

Berichte über das vermehrte Auftreten von hämatopoetischen Erkrankungen bei Kindern, deren Mütter in der Schwangerschaft eine Influenza durchgemacht haben, sind bislang weder bestätigt noch widerlegt worden.

Das Krankheitsbild der „echten" Grippe

Die Pathogenität der Influenza-A-Viren ist am höchsten. Charakteristisch ist der plötzliche Erkrankungsbeginn bei kurzer Inkubationszeit (1–5 Tage). Ohne Prodromi treten Fieber, Schüttelfrost, Kopf- und Muskelschmerzen auf. Symptome des Respirationstrakts können im Hintergrund stehen, bei Kleinkindern stellen Durchfall und Fieber gelegentlich die einzigen Symptome dar (siehe Tab. 6.5-9). Ebenso wie bei der RSV-Infektion und bei den Masern kommen als Komplikationen die Otitis media, Sinusitiden und Pseudokrupp-Anfälle vor; bei Kindern, gelegentlich auch bei Erwachsenen, treten in bis zu 10% der Fälle **interstitielle Pneumonien** auf (DD siehe RSV), auf die sich sekundäre bakterielle Pneumonien aufpfropfen können (Streptococcus pneumoniae, Staphylococcus aureus, Haemophilus influenzae; siehe Abb. 6.5-16). Weitere Komplikationen sind Perimyokarditiden, Myositiden evtl. mit Myoglobinurie, Enzephalitiden und das Guillain-Barré-Syndrom. Das **Reye-Syndrom,** einhergehend mit Enzephalopathie und Hepatopathie ohne Ikterus, kann mit einer Inzidenz von 0,33–0,88/100 000 Erkrankungen bei Kindern und Jugendlichen mit einer Influenza (aber auch bei Infektionen durch verschiedene Picorna- und Paramyxoviren [Masern], Rötelnvirus und Viren der Herpesgruppe) und gleichzeitiger Einnahme von Salicylaten beobachtet werden. Die Letalität ist hoch (22–42%).

Tab. 6.5-8 Epidemiologie der Influenza-A-Subtypen beim Menschen

Zeitraum	Subtyp	
1890–1899	H2N8	
1900–1917	H3N8	
1918–1956	H1N1	Spanische Grippe, 20–40 Millionen Tote
1957–1968	H2N2	Asiatische Grippe
seit 1968	H3N2	Hong-Kong-Grippe
und seit 1977	parallel H1N1	Russische Grippe

Tab. 6.5-9 Symptomatik bei der unkomplizierten Influenza (modifiziert nach Van Voris et al.)

Symptom	Influenza A [%]	Influenza B [%]
Kopfschmerzen	90	75
Schüttelfrost	70–90	55–80
Myalgien/Arthralgien	60–80	60–80
Husten	75	80–90
Halsschmerzen	45	40–70
Schnupfen	25	80
Gastroenteritis	10–25	10–45

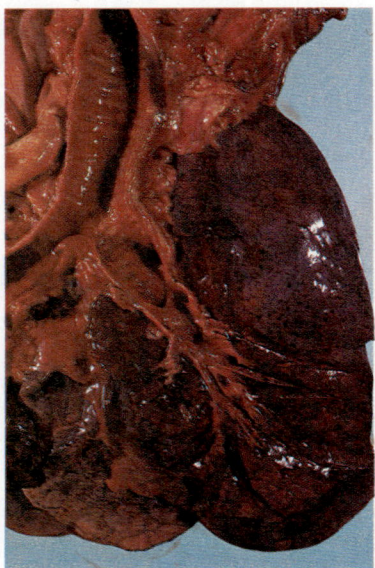

Abb. 6.5-16 Hämorrhagische und z.T. nekrotisierende Tracheitis und hämorrhagische Pneumonie bei Influenza. Beachte die flammende Röte der Trachealschleimhaut und die düsterrote Farbe des Lungenparenchyms. (Die Abbildung wurde freundlicherweise zur Verfügung gestellt von R. Fischer, Institut für Pathologie, Universität zu Köln).

D   Diagnostik

▶ **Virusnachweis:** Die Isolierung von Influenzaviren ist bei Anwendung geeigneter Techniken in Zellkulturen mit gleicher Empfindlichkeit möglich wie im Hühnerei. Als Material kommen vorwiegend Rachenabstriche oder Rachenspülflüssigkeit in Frage. Im Rahmen einer Epidemie sollte man versuchen, wenigstens einige Viren zur genaueren Antigencharakterisierung zu isolieren (siehe oben). Moderne Antigennachweisverfahren sind prinzipiell verfügbar, werden aber leider kaum genutzt.

▶ **Antikörpernachweis:** Mit Hilfe der KBR ist eine typenspezifische Antikörperbestimmung (Antikörperanstieg) möglich. Zur subtypenspezifischen Serodiagnostik eignet sich der HHT.

▼   Therapie

Als spezifisches Therapeutikum gegen Influenza-A-Virus steht Amantadin zur Verfügung. Die Substanz kann prophylaktisch bei Epidemien, aber auch frühtherapeutisch eingesetzt werden. Zur Influenza-Schutzimpfung, siehe Kapitel 6.6.

6.5.2.10   Bunyaviridae

Das segmentierte Genom dieser einzelsträngigen, umhüllten RNS-Viren mit helikalem Nukleokapsid ermöglicht genetische Reassortanten. In mehreren Genera findet sich eine Reihe humanpathogener Viren, die bei uns in Europa wenig bekannt, aber sehr bedeutsam für die Tropenmedizin (Reisemedizin) sind. Die Viren dieser Familie verursachen beim Menschen fieberhafte, z.T. hämorrhagische Erkrankungen, Enzephalitiden und renale Syndrome. Viele der Erreger werden durch Insekten (Vektoren) übertragen, wobei z.T. auch vertikale Übertragung in den Insektenpopulationen möglich ist. Das auch in Europa endemische Hantaanvirus (hämorrhagisches Fieber mit renalem Syndrom) ist in den letzten Jahren vermehrt ins Blickfeld gerückt. Die Infektion ist bei Nagern (Hantaanvirus) persistierend, beim Menschen gibt es keinen Hinweis auf persistierende Infektionen. In den USA sind jüngst erstmals Hantaanvirus-Infektionen mit pulmonaler Erkrankung und hoher Letalität aufgetreten.

Epidemiologie

Die Bunyaviren stellen eine sehr große und heterogene Virusfamilie dar (siehe Tab. 6.5-10), die taxonomisch sehr kompliziert ist, aber weltweit große medizinische Bedeutung besitzt. Epidemiologisch relevant ist, daß viele dieser Viren von Insekten übertragen werden, die persistierend infiziert sind. Das Wirtsspektrum bei den Insekten ist meist eng, demgegenüber kann eine ganze Reihe von Vertebraten (veterenärmedizinische Bedeutung) infiziert werden, unter anderem auch der Mensch.

In Südeuropa, aber auch in Asien und Nordafrika, kommt das Sandmückenfieber-Virus in fünf serologisch differenten Stämmen (u.a. Neapel und Sizilien) vor. Das Virus wird von Phlebotomus pappataci übertragen, daher Pappataci-Fieber (Toskana-Virus). Die Erkrankungen kommen vorwiegend im Frühsommer und Herbst vor, der Verlauf ist gutartig.

Von zunehmender Bedeutung sind die Hantaanviren, die auch in Mitteleuropa endemisch sind und zur benignen Nephropathia epidemica, aber auch zu einem akuten Nierenversagen mit hämorrhagischer Diathese führen können. Diese Viren sind weit verbreitet. Sie werden ohne Vektoren durch Aspiration getrockneten, virushaltigen Staubs übertragen (Kot und Urin von Mäusen). Man kennt vier Virusprototypen: Hantaanvirus (klassisches Koreanisches hämorrhagisches Fieber), Seoul-Virus (mildere Verlaufsform), Puumalavirus (Skandinavien: Nephropathia epidemica) und Prospect-Hill-Virus (USA, keine Krankheitsfälle). In Europa liegt die Seroprävalenz je nach Region und Risiko (Land- und Waldarbeiter) zwischen 1 und 30% mit deutlicher Betonung des männlichen Geschlechts. In Deutschland ist die milde nordeuropäische Form (Puumala) mit Nephropathia epidemica in einer Seroprävalenz zwischen 1 und 4% vertreten. Im Balkan sind sowohl die Puumula-Form als auch die asiatische Form (Typ Hantaan und Seoul) zu beobachten; in den USA sind in der letzten Zeit Fälle aufgetreten, die sich sowohl klinisch als auch

Tab. 6.5-10   Humanpathogene Bunyaviren

Genus	Serogruppe/Virus	Vorkommen	Erkrankung/Letalität
Bunyavirus	Bunyamwera LaCrosse California-Enzephalitis	Zentralafrika nördl. USA USA	fieberhafte Allgemeinerkrankungen mit Meningitis/Enzephalitis; Letalität ca. 1%, aber 6–10% Defektheilungen (Epilepsie)
	Tahynja	Europa	Fieber, Meningitis
Phlebovirus	Sandmücken-Fieber Phlebotomus Toskana	Europa Neapel, Sizilien Toskana	fieberhafte Allgemeinerkrankungen, selten Meningitis
	rift valley fever	Ostafrika, Ägypten	Fieber, Enzephalitis, hämorrhagische Retinitis
Nairovirus	Crimean-Congo HF	Asien, Europa	Hepatitis, hämorrhagisches Fieber; Letalität 10–50%
Hantavirus	Hantaan Puumala Seoul	Asien Skandinavien Korea	hämorrhagisches Fieber mit renalem Syndrom, Nierenversagen; Letalität je nach Virus < 1–10%
	NN USA 1993	USA	schwere pulmonale Infektion; Letalität 50%

vom Virustyp von den bislang bekannten unterscheiden.

Pathogenese

Bei den Hantaanvirus-Infektionen kommt es zu einer interstitiellen Nephritis und zu einer Thrombopenie infolge Verbrauchskoagulopathie. Ein Nukleokapsidprotein ist als das Antigen identifiziert worden, das die höchste Antigenität aufweist und gegen das die Immunantwort gerichtet ist.

Krankheitsbilder

Nach einer längeren Inkubationszeit (9–35 Tage) kommt es bei der durch den Puumala-Typ ausgelösten Nephropathia epidemica, die im allgemeinen leicht verläuft (Letalität < 1%) und nicht zum anhaltenden Nierenversagen führt, zu folgenden Stadien:

▶ Stadium I (Tag 1–4): Fieber, Pharyngitis, Kopfschmerzen, Myalgien, Erythem
▶ Stadium II (Tag 4–7): lumbale und abdominelle Schmerzen, Übelkeit, Oligurie, Thrombopenie.
▶ Stadium III (ab Tag 4): Niereninsuffizienz mit Proteinurie.

Beim schwerer verlaufenden Koreanischen hämorrhagischen Fieber (Hantaan oder Seoul) treten akutes Nierenversagen und Verbrauchskoagulopathie mit Thrombopenie hinzu. Es kommt zu ausgedehnten Blutungen, weiterhin zur Myokarditis und im Zusammenhang mit der interstitiellen Nephritis zur Hypertonie. Die wichtigste Differentialdiagnose (auch hinsichtlich Übertragung und Risikogruppen) ist die Leptospirose. Ein kürzlich in den USA beschriebenes Krankheitsbild, das durch ein nicht näher bekanntes Virus aus dieser Gruppe hervorgerufen wurde, bietet erstmals eine rein pulmonale Symptomatik (ein ARDS) ohne begleitendes Nierenversagen und weist eine sehr schlechte Prognose auf (Letalität bis 66%).

D   Diagnostik

Eine serologische Diagnose (spezifische IgM-Antikörper) ist mit Hilfe der Immunfluoreszenz oder eines ELISA möglich.

▼ Therapie

Eine spezifische Therapie existiert nicht.

6.5.2.11   *Arenaviridae* (siehe Abb. 6.5-17)

Die Familie der Arenaviridae (einzelsträngige, umhüllte RNS-Viren mit segmentiertem Genom und helikalem Nukleokapsid) besitzt nur ein Genus (Arenavirus) mit mehreren Viren, die den Menschen infizieren können und von denen einige hochpathogen sind (Virus der lymphozytären Choriomeningitis [LCM], Lassa-Virus, Machupo-Virus, Junin-Virus; siehe Tab. 6.5-11). Die Viren verursachen in ihren natürlichen Wirtstieren (Nagetieren) häufig persistierende Infektionen und werden durch Kontakt mit diesen auf den Menschen übertragen (z.B. bei der Ernte). Die Klinik der hochpathogenen Arenaviren wird durch eine schwere Thrombopenie bestimmt und bildet den Prototyp der sog. hämorrhagischen Fieber. Die Arbeiten mit hochpathogenen Arenaviren müssen in Laboratorien der höchsten biologischen Sicherheitsstufe erfolgen (L4).

Epidemiologie

1970 wurde in der Bundesrepublik über einige LCM-Fälle durch Übertragung von Hamstern berichtet. Die Inzidenz von Lassa-Fieber in Westafrika wird mit 1–100/1000, je nach lokaler Situation angegeben. Die Epidemiologie ist abhängig vom Vorhandensein der persistent infizierten Nager in der

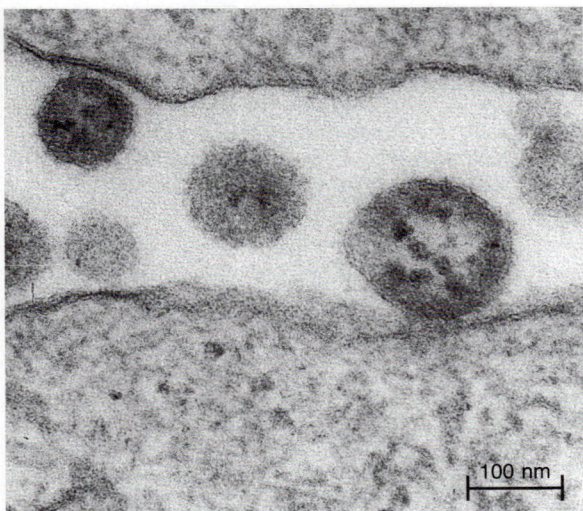

Abb. 6.5-17 Arenaviren (Vergrößerung × 130 000).

Bei **Lassa** handelt es sich um eine systemische Infektion mit Befall aller Organsysteme. Nach einer Inkubationszeit von 7–18 Tagen beginnt die Erkrankung langsam und unspezifisch mit steigendem Fieber, lumbal betonten Myalgien und Gelenkbeschwerden. Am 3.–4. Tag setzt bei 75% ein trockener Husten mit heftigen Halsschmerzen und schwerer, gelblich belegter Pharyngitis ein, gefolgt von heftigen frontalen Kopfschmerzen, Thoraxschmerzen und abdominellen Krämpfen. Das Auftreten einer hämorrhagischen Konjunktivitis und eines Gesichts- und Nackenödems ist prognostisch ungünstig. Es kann zum Schock kommen, ein Nierenversagen ist häufig. Bei 20% der Krankheitsfälle ist mit einer Perikarditis zu rechnen. Weitere Komplikationen sind schwere Blutungen (15–25%) und Enzephalopathie mit Schädigung des 8. Hirnnervs (Taubheit). Der Tod oder die Wende in der Erkrankung ist zwischen der zweiten und dritten Krankheitswoche zu erwarten. Als prognostische Laborparameter können das in der Praxis schwer zu bestimmende Ausmaß der Virämie und der Anstieg der GOT herangezogen werden. Bei Kindern beträgt die Letalität 12–14%, bei Schwangeren ist die Prognose besonders ungünstig.

D Diagnostik

▶ **Virusnachweis:** Die Virusisolierung (Sicherheitslabor) ist in Zellkulturen und saugenden Mäusen sowie in Meerschweinchen aus dem Blut Erkrankter vom 1.–20. Krankheitstag am sichersten möglich.

▶ **Antikörpernachweis:** Ab dem dritten Krankheitstag kann der Nachweis spezifischer IgM- und IgG-Antikörper gelingen.

▼ Therapie

Jeder Lassa-Verdacht ist eine absolute Indikation für eine möglichst intravenöse Therapie mit Ribavirin. Bei Therapiebeginn innerhalb der ersten 6 Krankheitstage kann man bei oraler Gabe

direkten Umgebung des Menschen (Rattenurin-Hautverletzungen). Übertragungen von Mensch zu Mensch (auch nosokomial) sind möglich, jedoch sind diese Infektketten meist kurz. Man rechnet mit etwa 100 000 Lassa-Fällen in Westafrika pro Jahr. Die Fallzahlen beim argentinischen hämorrhagischen Fieber schwanken zwischen 100 und 4000 pro Jahr.

Krankheitsbilder bei Arenavirus-Infektionen

Die **LCM** verläuft recht häufig asymptomatisch (35%); die Erkrankung beginnt nach einer längeren Inkubationszeit (1 bis mehrere Wochen) Grippeähnlich und kann in einer zweiten Krankheitsphase zu einer prognostisch recht günstigen aseptischen Meningitis mit mäßiggradiger lymphozytärer Pleozytose führen. Nur selten entsteht eine schwere Meningoenzephalitis. Leukopenie, Thrombopenie, Hepatitis und andere Organmanifestationen können ebenfalls auftreten.

Tab. 6.5-11 Humanpathogene Vertreter des Genus Arenavirus (modifiziert nach McCormick)

Virus	Vorkommen	Übertragung	Erkrankung/Symptomatologie	Manifestationsrate[%]	Letalität[%]
LCM	westl. Hemisphäre Europa	Nager–Mensch	Fieber, Meningitis Myalgie, Leukopenie	65	< 1
Lassa	Westafrika	Nager–Mensch Mensch–Nager	Fieber, Hämorrhagie Enzephalopathie, Pharyngitis, Nephropathie, Schock, Pleuritis	10–25	4–16
Junin	Argentinien	Nager–Mensch (Erntemaschine)	Fieber, Hämorrhagie, Erythem, Ataxie, Knochenmarksdepression, Schock	66	10–16
Machupo	Bolivien	Nager–Mensch	ähnlich wie Junin	100?	15

die Letalität um den Faktor 3 und bei i.v. Gabe um den Faktor 10 senken. Eine deutliche Besserung des Verlaufs ist bei Lassa-Fieber wie auch bei den südamerikanischen hämorrhagischen Fiebern durch hochdosierte intravenöse Gabe von Rekonvaleszentenserum möglich.

6.5.2.12   *Reoviridae* (siehe Abb. 6.5-18)

Die Reoviridae sind umweltresistente, doppelsträngige RNS-Viren mit helikalem Nukleokapsid. Man unterscheidet die Genera Reovirus, Rotavirus und Orbivirus. Die Viren des Genus Rotavirus besitzen 11 Genomsegmente, die der Genera Reovirus und Orbivirus 10 Segmente. Über die Rolle der drei Serotypen aus dem Genus der Reoviren als Humanpathogene herrscht noch keine Klarheit. Die Orbiviren spielen eine Rolle als Erreger Zecken-übertragener Enzephalitiden. Die Rotaviren sind für einen großen Anteil der Säuglings- und Kleinkind-Gastroenteritiden und damit auch für die hohe Kindersterblichkeit in den Entwicklungsländern verantwortlich. Die Rotaviren sind auch in Europa von erheblicher Bedeutung als Erreger nosokomialer Infektionen.

Epidemiologie und Pathogenese

Reoviren sind ubiquitär. Sie lassen sich auch aus Wasser relativ häufig isolieren (umweltresistent). Über die tatsächliche Rolle der drei humanen Reovirus-Serotypen bei Erkrankungen des Menschen herrscht noch keine Klarheit. Vor allem respiratorische Infektionen, aber auch Gastroenteritiden und Exantheme sind mit ihnen in Verbindung gebracht worden. Weiterhin besteht der Verdacht, daß sie für einige konnatale Erkrankungen (Gallengangsatresie, Hepatitis) verantwortlich sein könnten.

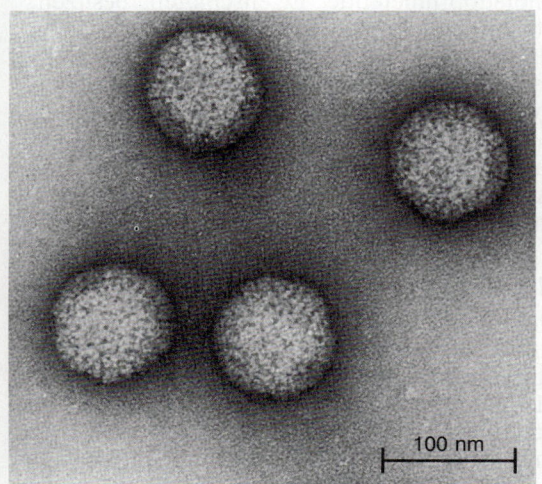

Abb. 6.5-18   Reoviren (Vergrößerung × 180 000).

Wo immer man weltweit nach Rotaviren gesucht hat, wurden diese auch gefunden.

Wenngleich die Letalität bei Kindern mit Rotavirus-Infektionen in den hochindustrialisierten Ländern sicher sehr gering ist, so schätzt man doch, daß in den USA jährlich 80 000 Kinder wegen einer Rotavirus-Infektion stationär aufgenommen werden.

Rotavirus-Infektionen kommen als Anschlußerkrankung Erwachsener bei Kindergartenausbrüchen vor und führen zu Reisedurchfallerkrankungen.

🆂 Symptome

Asymptomatische Verläufe sind bei Neugeborenen mit Rotavirus-Infektionen beschrieben worden. Normalerweise treten aber nach einer kurzen Inkubationszeit von 2–4 Tagen Fieber und Erbrechen auf, gefolgt von wäßrigen Diarrhöen ohne Blut- oder Schleimauflagerungen. Die Differentialdiagnose der viralen Gastroenteritiden umfaßt Infektionen mit Adenoviren, Caliciviren, Astroviren und Coronaviren. Als Komplikation ist v.a. die nekrotisierende Enterokolitis zu nennen.

🅳 Diagnostik

▶ **Virusnachweis:** Die Elektronenmikroskopie ist die klassische Standardmethode, mittlerweile ist jedoch der Antigennachweis mit monoklonalen Antikörpern (ELISA), der auch eine Subtyp-Bestimmung erlaubt, als praktikableres Verfahren etabliert worden. Die PCR zum Genomnachweis ist ebenfalls möglich.

6.5.2.13   *Retroviridae* (siehe Abb. 6.5-19)

Die Entdeckung der umhüllten Retroviren mit ihrem kubischen Nukleokapsid fällt in die frühesten Anfänge der Virologie (1908–1914). Die Eigenschaft dieser Viren, in manchen Versuchstieren Tumoren hervorzurufen, war sogar die erste biologisch testbare Aktivität dieser Agenzien. Die Vielzahl der bekannten Retroviren ist in drei Subfamilien unterteilt. Diese Einteilung wurde aufgrund elektronenoptischer Kriterien getroffen. Retroviren (80–130 nm) besitzen im Viruspartikel eine reverse Transkriptase (RT). Mit Hilfe dieser RT können sie ihr einzelsträngiges RNS-Genom nach Infektion einer Wirtszelle in doppelsträngе DNS umschreiben, welche dann als provirales Genom in das Wirtszellgenom integriert wird. Z.Zt. sind vier humanpathogene Retroviren bekannt: HTLV 1 und 2 sind bei der Entstehung von Leukosen des Menschen beteiligt, HIV 1 und 2 sind ätiologische Agenzien des AIDS (siehe Kap. 7 „AIDS").

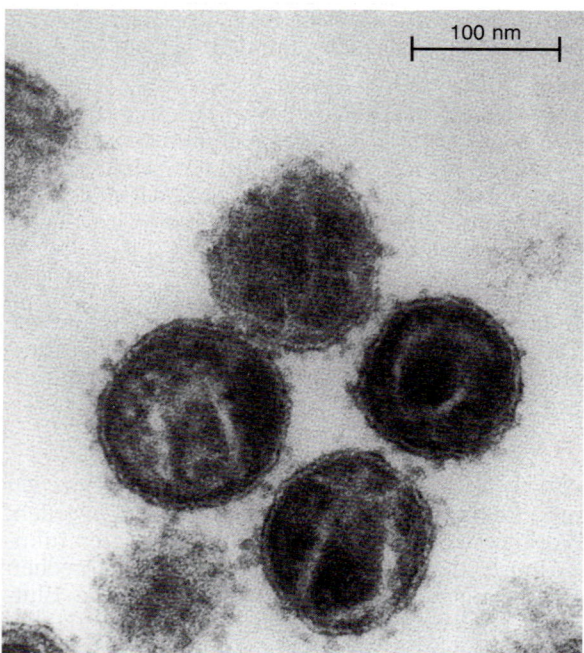

100 nm

Abb. 6.5-19 HIV (Vergrößerung × 200 000).

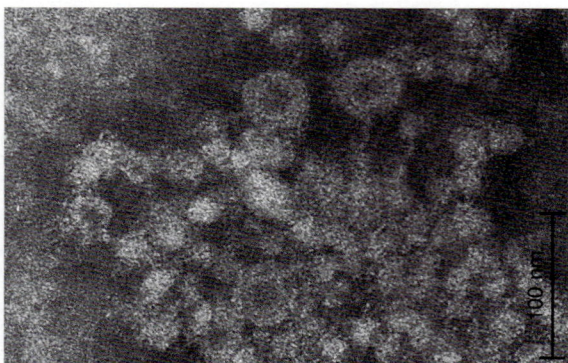

Abb. 6.5-20 Hepatitis-B-Viren (Vergrößerung × 200 000).

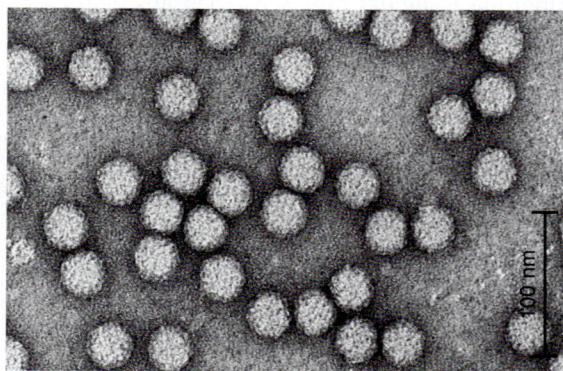

Abb. 6.5-21 Dependoviren (Vergrößerung × 200 000).

6.5.2.14 *Hepadnaviridae* (siehe Abb. 6.5-20)

Die Familie der Hepadnaviridae (umhüllte, partiell doppelsträngige DNA-Viren mit kubischem Nukleokapsid) umfaßt in einem Genus Hepadnavirus ein menschliches und mehrere tierische Hepatitisviren. Das Hepatitis-B-Virus der Pekingente (DHBV) hat ganz besondere Bedeutung für die Erforschung dieser Hepatitiserreger, da sich mit dem Hepatitis-B-Virus des Menschen in biologischen Systemen nur sehr beschränkt arbeiten läßt: Es ist in Zellkulturen nicht züchtbar und ist neben dem Menschen, der das einzige natürliche Reservoir darstellt, nur für nichthumane Primaten infektiös. HBV führt in einem wechselnden Prozentsatz zu chronischer Infektion mit der möglichen Folge lebenslanger Infektiosität, einer Leberzirrhose oder eines Hepatoms. In vielen Gegenden Asiens und Afrikas ist die Prävalenz sehr hoch. Es gibt HBV-Subtypen, die klinisch relevant sind, da sie bei chronisch HBV-Infizierten zu Zweitinfektionen führen können.

Epidemiologie, Pathogenese, Diagnostik und Therapie
Siehe Kapitel 11.5.2. „Hepatitis".

6.5.2.15 *Parvoviridae* (siehe Abb. 6.5-21)

Die Familie Parvoviridae enthält in einem Genus Parvovirus zwei humanpathogene autonome Viren (Parvovirus B19, Parvovirus RA1) und in einem zweiten Genus Dependovirus replikationsdefekte, helfervirusabhängige Viren (Adenoassoziierte Viren [AAV]), die beim Menschen weit verbreitet sind (latente Infektionen), aber keine bekannte Pathogenität besitzen. Hochinteressant sind letztere, weil sie im Tierversuch tumorsupprimierende Eigenschaften besitzen. Parvovirus B19 verursacht eine exanthematische Erkrankung (Ringelröteln oder Erythema infectiosum), folgenschwere intrauterine Infektionen (Hydrops fetalis) und kann vor allem bei Patienten mit kongenitalen hämolytischen Anämien schwere aplastische Krisen hervorrufen. Das RA1-Virus wird mit rheumatischen Erkrankungen in Zusammenhang gebracht.

Epidemiologie
Parvovirus B19 wurde 1975 in England bei einem gesunden Blutspender entdeckt. Die Seroprävalenz zeigt einen altersabhängigen Anstieg von 2–15% bei 1–5jährigen auf ca. 50% bei Jugendlichen und Erwachsenen. Die Übertragung erfolgt durch Tröpfcheninfektion sowie durch Blut bzw. Blutprodukte. Die Kontagiosität ist mittelgradig (ca. 50% bei Haushaltskontakten). Die Virusausscheidung dau-

ert ebenso wie die Virämie vom 5. bis zum 10. Tag nach Infektion bei Erythema infectiosum; bei aplastischen Krisen hält sie länger an.

Pathogenese und Krankheitsbilder

Die Inkubationszeit bei **Erythema infectiosum** beträgt 7–18 Tage bis zum Auftreten des Exanthems. Nach kurzen Prodromi tritt dieses im Gesicht und kurz danach oder gleichzeitig an den Armen und Beinen auf, der Stamm ist normalerweise ausgespart, und der Ausschlag zeigt eine zentrale Aufhellung (siehe Abb. 6.5-22). Es besteht nur leichtes Fieber, der Allgemeinzustand ist kaum reduziert, Komplikationen sind bis auf Arthralgien an Handgelenken und Knien selten.

Die **aplastische Anämie** sowie die aplastischen Krisen bei hämolytischen Anämien sind Folge einer Infektion der erythropoetischen Vorläuferzellen. Die Manifestationsrate beträgt ca. 80% (Erythema infectiosum, Arthralgie, aplastische Krise, Anämie).

Arthralgien und chronische Anämien bei Immundefizienten sollen durch Parvovirus B19 verursacht werden. Darüber hinaus kann eine Infektion in der Schwangerschaft in einem noch nicht genau bekannten Prozentsatz zum Frühabort oder intrauterinen Kindstod führen. Hinweise auf ein teratogenes Potential des Virus gibt es z. Zt. noch nicht. Eine Infektion des ungeborenen Kindes erfolgt diaplazentar mit einem noch nicht genau bekannten kindlichen Erkrankungsrisiko von 5–20% (Abort mit und ohne Hydrops fetalis, Maximum in der 10. bis 20. Schwangerschaftswoche?).

D Diagnostik

Das B19-Virus ist bislang nur in primären Knochenmarkzellen züchtbar. IgM-Antikörper treten drei Tage nach Symptombeginn in 90% der Fälle auf, IgG ist 1 Woche nach Symptombeginn nachweisbar. Der Nachweis von Virus-DNS ist in Serum, Leukozyten, respiratorischen Sekreten, Urin und Geweben gelungen. Die PCR ist gut etabliert.

T Therapie

Eine kausale Therapie existiert nicht. Bei Hydrops fetalis infolge intrauteriner Infektion wird eine intrauterine Austauschtransfusion durchgeführt.

6.5.2.16 *Papovaviridae* (siehe Abb. 6.5-23)

> Die Familie der Papovaviridae beinhaltet in zwei Subfamilien die Genera Papillomavirus (humane Papillomviren [HPV]), und Polyomavirus (JC-Virus, BK-Virus). Einige tierische Papillomviren vermögen Tumoren zu induzieren, vor allem, wenn sie in Spezies inokuliert werden, die nicht die natürlichen Wirte sind. Papovaviren verursachen persistierende Infektionen, teils mit, teils ohne Integration des viralen Genoms. Die Papillomaviren sind beim Menschen für die Entstehung benigner Tumoren (z.B. Warzen) verantwortlich, sind aber auch an der Entstehung maligner Tumoren beteiligt (z.B. Zervixkarzinom). Die Polyomaviren sind in Form einer latenten Infektion bei den meisten Menschen vorhanden, verursachen jedoch nur bei Prädisposition (Immundefekte) Erkrankungen (z.B. progrediente multifokale Leukenzephalopathie).

Epidemiologie

Die Erforschung der Papillomviren war dadurch behindert, daß eine Vermehrung in Zellkulturen nicht möglich ist und auch eine typenspezifische Serologie nicht möglich war. Lange war hingegen bekannt, daß sie Warzen des Menschen verursachen (siehe Abb. 6.5-24). Erst die Gentechnik (Genklonierung, Restriktionsendonukleasen, Hybridisierungstechniken) haben pathogenetische Untersuchungen und molekulare Epidemiologie möglich gemacht. Die Papillomvirustypen sind somit von vornherein

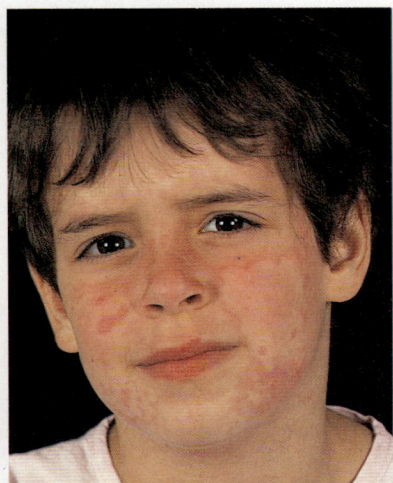

Abb. 6.5-22 Typisches Exanthem bei Parvovirus-B19-Infektion (Ringelröteln).

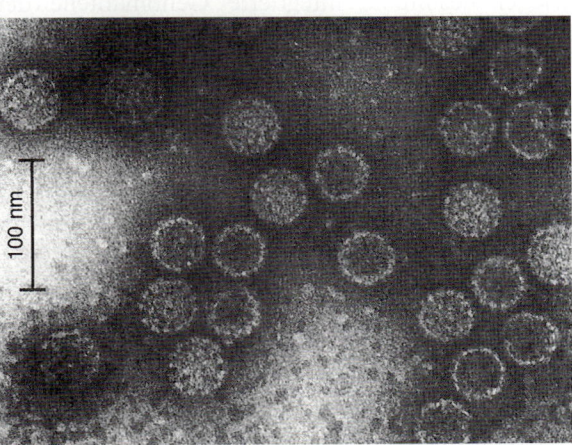

Abb. 6.5-23 Papovaviridae (Vergrößerung × 180 000).

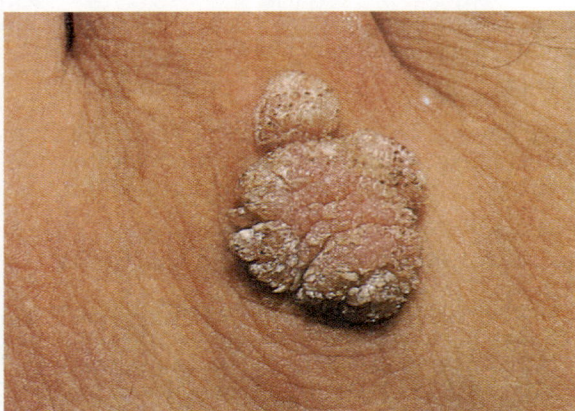

Abb. 6.5-24   Über dem Grundgelenk des rechten Mittel-
fingers ein ca. 1 × 1,5 cm großer, derber, keratotischer Tumor
mit verruköser Oberfläche und punktförmigen Hämorrhagien,
verursacht durch Papillomviren. (Aus: Rassner, G.: Dermatologie 3. Aufl. 1990).

als Genotypen definiert (< 50% Sequenzhomologie
= neuer Typ).
Bisher wurden ca. 70 HPV-Typen identifiziert.
Die Assoziation mit einem Krankheitsbild bedeutet
natürlich nicht den Beweis der ätiologischen Verknüpfung. Weltweit ist man bemüht, die Assoziation
bestimmter HPV-Typen mit bestimmten Tumorformen epidemiologisch zu untersuchen. Mittlerweile
mehren sich die Hinweise auf ätiologische Zusammenhänge (HPV 6, 11, 42 u. a. bei Kondylomen,
HPV 16, 18, 31, 33, 35, 39 u. U. weitere bei Zervix-
karzinomen [Dysplasie], HPV 6, 11 bei Larynxpapillomen).

Pathogenese und Krankheitsbilder

Nicht nur epidemiologische, sondern auch experimentelle Daten stützen den Zusammenhang zwischen der HPV-Infektion und gutartigen sowie
bösartigen Tumoren. Zum einen ist es gelungen, mit
Papillomvirus-DNS in vitro menschliche Zellen zu
transformieren, zum anderen findet man immer
wieder bestimmte integrierte Genomanteile der
inkriminierten Papillomviren in entsprechenden
menschlichen Tumoren. Manches weist auf eine
Kokarzinogenese mit anderen, bislang unerkannten
Faktoren hin, nicht zuletzt die Tatsache, daß der
Nachweis potentiell onkogener HPV-Typen auch in
normalen Zellen gelingt.
Warzen entstehen nach relativ langer Inkubationszeit durch produktive Virusinfektion in den Epithelzellen, wobei die Virusvermehrung an Differenzierung und Keratinisierung der Zellen gebunden ist.
Die normalen Hautwarzen sind eine selbstlimitierende Erkrankung. Als spezielles, seltenes Krankheitsbild ist die Epidermodysplasia verruciformis zu
erwähnen. Die Erkrankung tritt familiär auf, die Patienten tragen lebenslang beetartig verschiedene
Warzenformen mit hohem Risiko einer malignen
Entartung.

Die **progrediente multifokale Leukenzephalopathie**
(Polyomaviren) tritt bei schwer immunsupprimierten Patienten (maligne Lymphome, insbesondere
M. Hodgkin, HIV-Infektion) auf und spielt eine
Rolle in der Differentialdiagnose der zerebralen
Non-Hodgkin-Lymphome sowie der anderen de-
myelinisierenden Erkrankungen (multiple Sklerose,
Lupus erythematodes mit ZNS-Befall). Es kommt
an mehreren Orten zu Herden, die meist keine Verdrängungserscheinungen verursachen, die aber zu
großen Entmarkungsherden zusammenfließen können. Die Patienten zeigen zunehmende Wesensveränderungen und kognitive Störungen, die Erkrankung führt unaufhaltsam zum Tode.

D   Diagnostik

Der genomtypische virologische Papillomvirus-
Nachweis gelingt nur nach DNS-Nachweis (Blot-
Hybridisierungsverfahren, In-situ-Hybridisierung).
Typenspezifische serologische Untersuchungsverfahren sind in der Entwicklung. Bestimmte zytologische Bilder sind recht charakteristisch für Papillomvirus-Infektionen der Zervix (siehe Abb. 6.5-25).
Die Diagnose der PML läßt sich nur bioptisch stellen.

T   Therapie

Die Therapie der noch nicht maligne transformierten Papovavirus-Manifestationen ist auf lokale Maßnahmen beschränkt. Zu berücksichtigen ist, daß
z. B. Warzen zur spontanen Rückbildung neigen.
Neben der Kürettage und der Laser- bzw. Kryotherapie sind die lokale Anwendung von 5-Fluoro-
uracil und von Interferon zu diskutieren. In besonderen klinischen Situationen hat man bei juvenilen
Larynxpapillomen und Genitalkondylomen Therapieversuche mit Interferon durchgeführt. Die Ergebnisse sind zum Teil ermutigend, bedürfen aber
der Bestätigung.

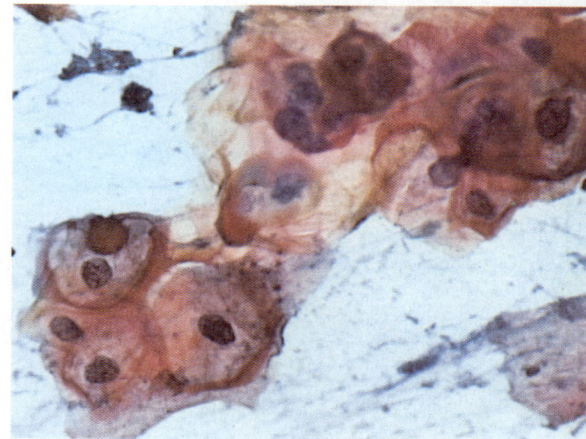

Abb. 6.5-25   Koilozyten (große ballonierte Zellen) im Zervix-
abstrich als Zeichen einer HPV-Infektion. (Dankenswerterwei-
se zur Verfügung gestellt durch Herrn Dr. Herting, Wuppertal).

Bei der Polyomavirus-bedingten PML wurden Therapieversuche mit niedrig dosiertem Cytosin-Arabinosid gemacht, die jedoch höchstens bei gutem Immunstatus zu einer Besserung führen und insgesamt nicht empfohlen werden können.

6.5.2.17 *Adenoviridae* (siehe Abb. 6.5-26)

Die 42 bekannten humanpathogenen Adenoviren (nackte, sehr umweltresistente doppelsträngige DNS-Viren mit kubischem Nukleokapsid) gehören mit 6 Subgenera A–F in das Genus Mastadenovirus. Beim Menschen können Adenoviren latente Infektionen hervorrufen (Primärisolierung aus Adenoiden). Die humanen Adenoviren rufen, sofern die Infektion nicht inapparent bleibt, Atemwegsinfektionen, Gastroenteritiden, Konjunktivitiden sowie Harnwegsinfektionen hervor. Im Tierversuch sind einige Adenoviren onkogen, beim Menschen ist ein Zusammenhang mit Tumoren nicht nachgewiesen. Die Übertragung kann fäkal-oral, aerogen und durch Kontakt geschehen, die Diagnose stützt sich auf die Virusisolierung und die Serologie. Eine besondere Bedeutung kommt den Adenovirus-Infektionen bei Immundefekten zu, wo sie einen sehr schweren disseminierten Verlauf zeigen. Eine Therapie steht nicht zur Verfügung.

Epidemiologie

Humane Adenoviren kommen weltweit vor, sowohl endemisch (sporadisch) als auch epidemisch. Sie können latente wie auch inapparente Infektionen hervorrufen, letztere vor allem bei gastrointestinal vorkommenden Serotypen. Der Durchseuchungsgrad hängt von den Serotypen und vom Alter ab. Die fäkal-orale Übertragung hat die größte Bedeutung, vor allem da die Adenoviren im Gastrointestinaltrakt sehr lange persistieren. Die aerogene Übertragung, die Kontaktinfektion („Türklinken") und die nosokomiale Übertragung sind ebenso möglich und für die epidemische Keratokonjunkti-

vitis geradezu typisch. Man rechnet damit, daß ca. 3% aller Infektionen durch Adenoviren verursacht werden (5–10% bei Kindern).

Pathogenese und Krankheitsbilder

Die **akuten respiratorischen Infektionen** von Kindern unter 5 Jahren sind in etwa 5% durch Adenoviren verursacht (DD siehe Rhinoviren). Eine (u.U. einseitige) Konjunktivitis kann begleitend auftreten, ebenso wie eine Pneumonie, die bei Epidemien zu letalen Verläufen geführt hat. Vergleichbare Pneumonien sind auch bei Rekruten unter erheblicher körperlicher Anstrengung in den USA beobachtet worden. Ein Pertussis-Syndrom ist bei Kindern mit Nachweis von Adenoviren beschrieben worden, möglicherweise handelte es sich aber auch um Koinfektionen mit Bordetella pertussis.

Die **epidemische Keratokonjunktivitis** ist eine hartnäckige und hochinfektiöse (nosokomiale Infektion!), gelegentlich mit Allgemeinsymptomen und präaurikulärer Lymphknotenschwellung einhergehende Erkrankung, die durch ihre längere Inkubationszeit von der hämorrhagischen Konjunktivitis durch Enteroviren (s. dort) abgegrenzt werden kann. Selten kommt es zu einer Hornhauttrübung mit Visuseinschränkung (siehe Abb. 6.4-27).

Die **akute hämorrhagische Zystitis** wird – meist bei männlichen Kindern – in 20–70% der Fälle durch Adenoviren verursacht. Unklar ist die ätiologische Bedeutung der Adenoviren bei Nachweis aus dem Stuhl im Rahmen der Abklärung von **Gastroenteritiden,** da sie häufig zusammen mit anderen entero-

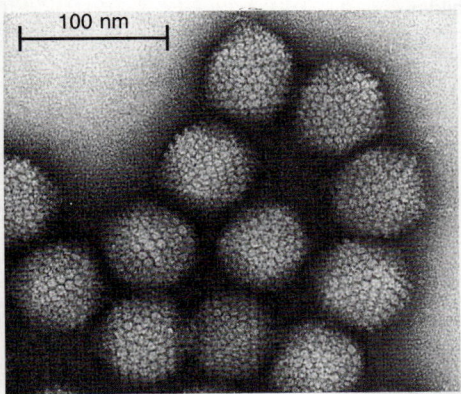

Abb. 6.5-26   Adenoviren (Vergrößerung × 200 000).

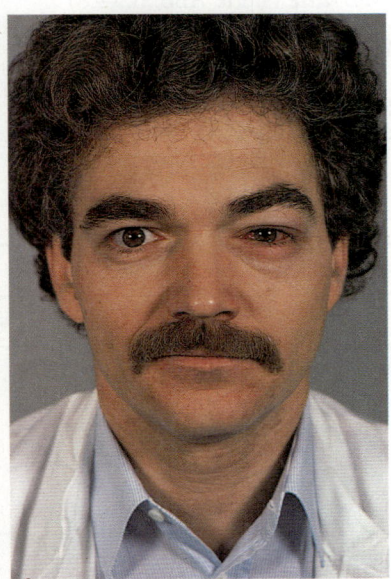

Abb. 6.5-27   Keratoconjunctivitis epidemica: Vollbild am zuerst befallenen Auge (links) mit Pseudoptose, Hyperämie v.a. medial (Plicaschwellung) und Chemose der Bindehaut. Beginnende Veränderungen am rechten Auge. (Die Abbildung wurde freundlicherweise zur Verfügung gestellt von B. Kühn, Remscheid).

pathogenen Erregern (Rotaviren, Enteroviren, Bakterien) gefunden werden und sogar bei gesunden
Kindern häufig vorkommen.

Wichtig sind Adenoviren bei Patienten mit angeborenen oder erworbenen **Immundefekten** (Organtransplantation, HIV-Infektion). Hier kommt es zu
schweren disseminierten Infektionen, die vor allem
die Lunge, den Gastrointestinaltrakt und die Leber
mit einbeziehen, gelegentlich aber auch „septisch"
alle Organe betreffen.

D Diagnostik

▶ **Virusnachweis:** Die meisten Adenoviren sind in
Zellkulturen leicht zu isolieren. Die schwer an-
züchtbaren Typen 41 und 42 können elektronenoptisch in Stuhlproben sichtbar gemacht werden.
Es stehen zuverlässige Antigennachweistests zur
Verfügung, mit deren Hilfe Adenoviren gruppen-
spezifisch direkt in Patientenmaterialien (Stuhlproben) rasch nachgewiesen werden können.

▶ **Nachweis viraler Genome:** Die In-situ-Hybridisierungen ermöglicht es, adenovirale DNS in Zellen nachzuweisen, die Methode hat aber keine
diagnostische Bedeutung. Die PCR ermöglicht
den Nachweis der Virus-DNS direkt aus klinischen Materialien und sogar eine genotyp-spezi-
fische Diagnose.

▶ **Antikörpernachweis:** Die Serologie (KBR) gestattet die Diagnose einer frischen Infektion bei
Nachweis eines Antikörperanstiegs, allerdings
kommt es bei gastrointestinalen Infektionen nicht
immer zu einem solchen Antikörperanstieg.

6.5.2.18   *Herpesviridae* (siehe Abb. 6.5-28)

Sechs humane Herpesviren sind gut charakterisiert (siehe Tab. 6.5-12). Darüber hinaus ist eins
der vielen tierischen Herpesviren (Cercopithe-
ken-Herpesvirus Typ 1/B-Virus) hochpathogen
für den Menschen. Alle Herpesviren verursa-

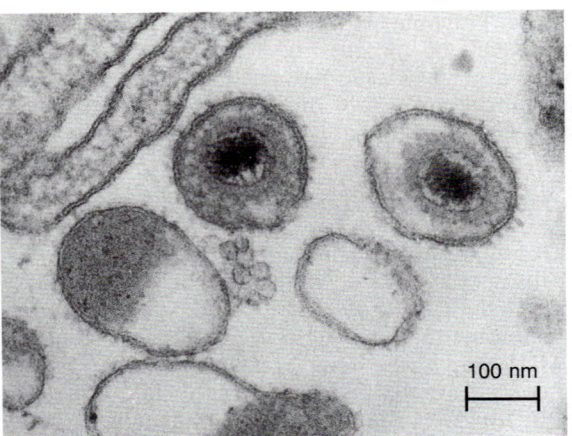

Abb. 6.5-28   Herpesviridae (Vergrößerung × 100 000).

chen persistierende Infektionen (siehe Tab. 6.5-1)
und werden nach Kriterien wie Zelltropismus,
Latenzort, Replikationsdauer und Pathogenese
in drei Subfamilien (α, β, γ) eingeteilt. Viele Infektionen mit humanpathogenen Herpesviren
verlaufen beim immungesunden Menschen subklinisch, darüber hinaus aber können sowohl
Primärinfektionen als auch Rekrudeszenzen
vielfältige Erkrankungen hervorrufen. Patienten
mit Immundefekten sind durch diese Viren besonders bedroht. Die Herpesvirus-Infektionen
sind die derzeit am besten behandelbaren Virusinfektionen; sie sind, mit Ausnahme von Epstein-Barr-Virus (EBV) und HHV-6, der Therapie durch einige derzeit verfügbare antivirale
Substanzen gut zugänglich.

Epidemiologie

Die Prävalenz (Seropositivität, Zustand nach Primärinfektion) ist bei den sechs gut untersuchten

---

Tab. 6.5-12   Humanpathogene Herpesviren

Subfamilie/Genus	Virus	Krankheitsbilder
Alphavirinae/Simplexvirus	Herpes simplex (HSV) Typ 1 und 2	Gingivostomatitis, Vulvovaginitis, Balanitis, Herpes generalisatus neonatorun, Enzephalitis, Herpes corneae, Herpes labialis/genitalis (Rekrudeszenzen)
	B-Virus (Affenvirus)	Enzephalitis nach Affenbiß
Varicellavirus	Varizellen-Zoster (VZV)	Varizellen, Pneumonie, Zoster, Enzephalitis
Betavirinae/Zytomegalievirus	Zytomegalie (CMV)	EBV-negative Mononukleose, konnatale CMV, Hepatitis, Pneumonie, Nephritis, Gastroenteritis, Retinitis, Enzephalitis
NN	HHV-6	Exanthema subitum, EBV-negative Mononukleose, lymphoproliferative Erkrankungen (?)
Gammavirinae/Lymphocryptovirus	Epstein-Barr (EBV)	Mononukleose, Hepatitis, Tumoren

humanen Herpesviren, auch bei Berücksichtigung regionaler und sozioökonomischer Unterschiede, weltweit hoch. Die Inzidenz der Primärinfektionen ist abhängig von der unterschiedlichen Kontagiosität der einzelnen Vertreter dieser Virusfamilie und der Häufigkeit von Virusausscheidern. Beim Varizellen-Zoster-Virus (VZV) erfolgt die Übertragung sehr leicht, vorwiegend aerogen über die Schleimhäute des Rachens von Windpockenerkrankten, etwa drei Tage vor bis drei Tage nach dem Exanthemausbruch. Bei den übrigen humanen Herpesviren (bei HHV-6 ist wenig bekannt) findet die Übertragung durch Tröpfcheninfektion bzw. Schleimhautkontakt (oral, genital) statt. Vor allem beim Zytomegalievirus (CMV) spielen Blutzellen (Transfusionen) und Transplantate eine Rolle als Infektionsquelle.

Asymptomatische Reaktivierungen mit Virusausscheidung und möglicher Übertragung sind bei CMV und EBV viel häufiger als bei VZV. Die Raten klinisch manifester Infektionen sind, abhängig vom Alter und Immunstatus des Betroffenen, sehr unterschiedlich. Tabelle 6.5-13 informiert über einige epidemiologisch und pathogenetisch bedeutsame Fakten.

Pathogenese und Krankheitsbilder bei Infektionen durch humane Herpesviren

Die humanen Herpesviren werden ausschließlich von Mensch zu Mensch übertragen und verursachen lebenslang **persistierende Infektionen.** Die Orte der Persistenz sind nur teilweise definiert. Über die Pathomechanismen, die zur **Reaktivierung** führen, ist wenig bekannt. Sicher spielen hier Wirtsfaktoren und exogene Faktoren eine Rolle (Immunstatus, Zeitpunkt der Primärinfektion, Ort der Primärinfektion, Ausmaß der Virusvermehrung bei der Primärinfektion, Sonnenbestrahlung). Ob Virusfaktoren (Virusvarianten) eine Rolle spielen, ist unklar. Neben den exogenen Primärinfektionen und den endogenen Reaktivierungen sind bei den meisten humanen Herpesviren auch exogene Zweitinfektionen möglich, denen (z.B. bei CMV in der Transplantationsmedizin) ganz erhebliche pathogenetische Bedeutung zukommt.

Die durch Herpesviren verursachten pathologischen Veränderungen können sein:
▶ direkte zytozidale Effekte (z.B. Enzephalitis)
▶ indirekte, immunologisch vermittelte Effekte (z.B. Erythema multiforme)
▶ Transformation (z.B. Burkitt-Lymphom).

Erstaunlicherweise sind die Krankheitsbilder bei Primärinfektion und Reaktivierung nicht nur abhängig vom Ausmaß, sondern auch von der Art der Immunsuppression. Als Beispiel sei die Zytomegalievirus-Infektion genannt, die beim Immunkompetenten meist asymptomatisch verläuft oder selten bei Primärinfektion eine EBV-negative Mononukleose (Exanthem, Pharyngitis, Hepatitis und Lymphadenopathie) verursacht. Bei HIV-infizierten Patienten tritt CMV dagegen in erster Linie als Retinitis und Gastroenteritis, beim knochenmarktransplantierten Patienten als interstitielle Pneumonie und schließlich beim Nierentransplantierten als Nephritis mit Gefahr der Abstoßungsreaktion in Erscheinung.

Tab. 6.5-13 Epidemiologische und pathogenetische Daten der humanen Herpesviren

	HSV 1	HSV 2	VZV	EBV	CMV	HHV 6
Wirtsspektrum	breit	breit	Mensch	Mensch	Mensch	?
Manifestationsrate Primärinfektion	< 10%	?	100%	0–65%	10%	?
Seroprävalenz	40–95%[1]		95%	60–100%[1]	50–100%[1]	80%?
asymptomatische Virusausscheidung	2–20%[2]	ja	nein	alle?	1–30%	?
symptomatische Rekurrenzen	20–40%	ja	20–40%[5]	selten[6]	selten[6]	?
exogene Reinfektionen	ja[3]	ja[3]	nein?	ja?	ja	?
diaplazentare Übertragung	nein	nein[4]	ja	nein?	ja	?
Teratogenität	nein[4]	nein[4]	1%	nein	ja	?
perinatale Infektion	selten	ja	ja	ja?	ja	?

[1] abhängig von sozioökonomischen Faktoren
[2] abhängig vom Alter; 7 Monate alt – 15jährig
[3] selten Reinfektionen mit gleichem Typ
[4] einzelne unbestätigte Berichte
[5] Zoster, meist einmalig
[6] ausgenommen bei Immunsupprimierten
[7] je nach Alter 0–14jährige

Herpes-simplex-Virus Typ 1/2 (HSV 1/2)

Pathogenese

Es handelt sich eigentlich um Varianten eines Serotyps, da serologisch erhebliche Kreuzreaktionen bestehen. Dies erschwert auch die differenzierte Epidemiologie von HSV 1 und HSV 2, weil zwar Virusisolate relativ leicht typisierbar sind, routinemäßig aber nicht zwischen HSV-1- und HSV-2-Antikörpern unterschieden werden kann.

Die Primärinfektion mit HSV 1 findet meist asymptomatisch in der frühen Kindheit oral statt. Die Primärinfektion (erster Kontakt eines Organismus mit HSV) kann auch, dann meist mit HSV 2, durch Sexualkontakt erfolgen. Je nach Durchseuchung mit HSV 1 ist die erste Infektion im Genitale keine echte Primärinfektion, sondern eine exogene Zweitinfektion mit HSV 2 bei bereits bestehender HSV-1-Latenz in kranialen Ganglien.

Die Virusvermehrung auf der Schleimhaut (Virusausscheidung, Infektiosität) beginnt vor dem Auftreten der Symptome. Im Gegensatz zur HSV-1-Primärinfektion kommt es bei HSV 2 offenbar gelegentlich zur Virämie, was eine leichte und gutartige Meningoenzephalitis zur Folge haben kann (nicht zu verwechseln mit der sporadischen Herpesenzephalitis; siehe unten).

Während der Virusvermehrung auf der Schleimhaut kommt es bereits frühzeitig zur Infektion von Nervenendigungen und über axonalen Transport in sensiblen und autonomen Nerven zur Infektion der zugehörigen Ganglienzelle mit anschließender Virusvermehrung im Ganglion und sogar Infektion benachbarter Nervenzellen. Während es dem Immunsystem gelingt, das Virus von der Schleimhaut zu eliminieren, gelingt dies im Ganglion trotz Zerstörung etlicher Nervenzellen nicht, vielmehr wird eine latente Infektion (ohne nachweisbare Viruspartikel) etabliert. Aus dieser Latenz heraus kann es durch physikalische oder chemische Reize (Streß) zur endogenen Reaktivierung mit erneuter Virusvermehrung im Ganglion und zum axonalen Auswandern des Virus in die Peripherie und Rekurrenz oder Rekrudeszenz kommen (siehe Kap. 6.5.1).

Die Prädilektionsstellen von HSV 1 (oral) und HSV 2 (genital) ergeben sich aus einer besseren Adaptation der beiden Viren an die entsprechenden Ganglienzellen. So rezidiviert eine HSV-1-Infektion im Genitale ca. 10mal seltener als eine HSV-2-Infektion. Eine Primärinfektion ist auch an anderer Stelle (Augen, Nase, Hände, Glutäalregion) bei entsprechender Inokulation mit nachfolgender Latenz und Rekrudeszenz möglich, weiterhin auch eine exogene Zweitinfektion mit gleichem (selten) oder anderem HSV-Typ. Von Autoinokulation spricht man, wenn ein Kind mit Gingivostomatitis das Virus mit den Fingern in den Genitalbereich überträgt. Die konnatale HSV- (meist Typ 2) Infektion erfolgt im Geburtskanal. Eine diaplazentare Infektion ist nicht gesichert, wohl aber die aszendierende Infek-tion bei eröffneter Fruchtblase. Das Infektionsrisiko des Kinds beträgt bei Primärinfektion der Mutter ca. 50%, bei Rekrudeszenz ist es deutlich geringer.

Ein pathogenetischer Zusammenhang zwischen HSV und Tumoren (Zervixkarzinome) konnte nie belegt werden. Zur Zeit wird diskutiert, ob HSV als Kokarzinogen bei HPV-Infektionen eine Rolle spielt.

Krankheitsbilder bei HSV 1 und HSV 2

Die **Primärinfektion** findet in der Kindheit (HSV 1) bzw. nach der Pubertät (HSV 2) statt und kann nach einer Inkubationszeit von 3–6 (2–12) Tagen zu einem fieberhaften Krankheitsbild mit Schmerzen und der Bildung gruppierter Bläschen an der Eintrittspforte (siehe Tab. 6.5-12) führen.

Oral kommt es bei wenigen der primär Infizierten zum Bild einer schweren, fieberhaften Gingivostomatitis mit generalisiertem, vesikulärem Enanthem, massiver Zahnfleischschwellung („Mundfäule" – siehe Abb. 6.5-29) und lokaler Lymphadenopathie. Betroffene Kinder verweigern die Nahrungsaufnahme. Pharynx und Larynx sind in aller Regel nicht beteiligt. Bei der vesikulären Stomatitis ist differentialdiagnostisch an die habituelle Stomatitis aphthosa, die Windpocken, die Herpangina, die Hand-Fuß-Mund-Krankheit sowie an das Lyell- und Steven-Johnson-Syndrom zu denken (siehe dort). Die echten genitalen Primärinfektionen verlaufen bei Frauen nur seltener subklinisch und führen zu einer fieberhaften, sehr schmerzhaften Vulvovaginitis, ggf. mit Beteiligung der Portio vaginalis uteri, inguinaler Lymphadenopathie und Miktionsstörungen (stationäre Behandlung).

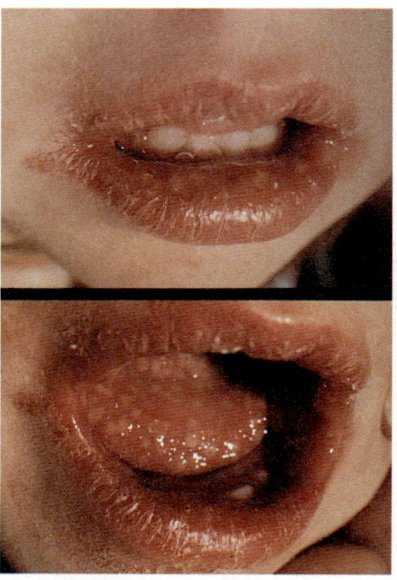

Abb. 6.5-29 Stomatitis herpetica („Mundfäule") als Manifestation einer HSV-Typ-1-Primärinfektion beim Kind (meist asymptomatisch). (Mit freundlicher Genehmigung der Firma Wellcome).

Die **Reaktivierung** führt zu den typischen Bildern des **Herpes labialis,** des **Herpes genitalis** (siehe Abb. 6.5-30) oder seltener zu gruppierten Bläschen am Integument. Bei HSV-Manifestationen an atypischer Stelle (z. B. Glutäalregion) kann die Abgrenzung von einem Zoster (VZV!) schwierig sein. Der rezidivierende **korneale Herpes** ist eine wichtige Ursache bleibender Hornhautschäden mit Visusverlust. Es gibt eine Reihe distinkter ophthalmologischer Zustandsbilder, je nach Mitbeteiligung der tieferen Hornhautschichten. Einzelberichten zufolge kann HSV sehr selten auch die hinteren Augenabschnitte betreffen.

Allgemeinsymptome, Fieber, Schmerzen und Dauer der Erregerausscheidung sind beim rezidivierenden Herpes geringer ausgeprägt als bei der Primärinfektion.

Die **Herpesenzephalitis** ist die häufigste Ursache einer sporadischen, akuten Enzephalitis (Inzidenz: 2–3/1 Mio/Jahr). Über 90% werden durch HSV 1 verursacht. Die Herpesenzephalitis kann Folge einer Primärinfektion sein, in den meisten Fällen entsteht sie jedoch nach endogener Reaktivierung. Typischerweise handelt es sich um eine fokale, nekrotisierende, hämorrhagische Temporallappenenzephalitis (siehe Abb. 6.5-31).

Die Erkrankung beginnt plötzlich mit Kopfschmerzen, Fieber, Sprachstörungen und evtl. Krampfanfällen. Sie stellt immer eine lebensbedrohliche Erkrankung dar. Daher muß bereits im Falle eines Verdachts hochdosiert mit Aciclovir behandelt werden. Unbehandelt kommt es bald zu Krämpfen und Koma (Letalität ca. 80%). Die Differentialdiagnose umfaßt nicht nur die lymphozytären Meningoenzephalitiden (u. a. LCM, FSME, Picornaviren, Tuberkulose, Pilze), sondern auch alle Formen der zerebralen Raumforderung (Hirntumoren, Abszesse); in der Diagnostik ist die PCR besonders hilfreich (siehe unten). Eine andere neurologische Komplikation der HSV-Infektion ist die **Mononeuritis simplex** (z. B. Fazialisparese).

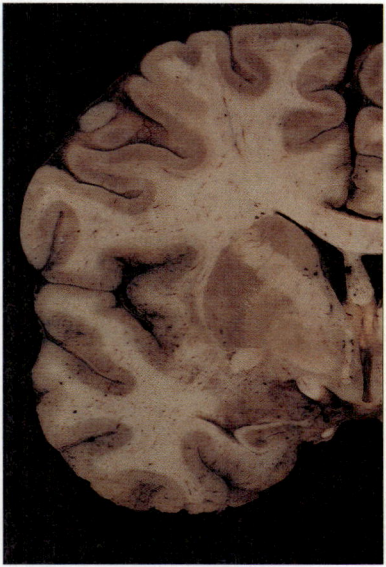

Abb. 6.5-31   Herpesenzephalitis mit hämorrhagischen Nekrosen der Rinde von temporo-medial bis zur Inselgegend reichend (40jähriger Mann). (Die Abbildung wurde freundlicherweise zur Verfügung gestellt von R. Schröder, Institut für Pathologie, Universität zu Köln).

Die **neonatale HSV-Infektion** (meist HSV 2) wird im Geburtskanal übertragen und kann beim Kind zum Bild des Herpes generalisatus neonatorum führen, einer septischen Erkrankung mit Befall aller Organe (Letalität unbehandelt 50%). Das Infektionsrisiko des Kinds beträgt bei Primärinfektion der Mutter am Geburtstermin ca. 50%, bei genitaler Rekrudeszenz sind Infektions- und Manifestationsrisiko, wahrscheinlich wegen der geringeren Virusproduktion bei der Mutter und diaplazentar übertragener Antikörper, deutlich geringer. Die genitale Virusausscheidung dauert bei der Primärinfektion der Mutter ab Tag 2 nach Infektion 10–14 Tage, bei der Rekrudeszenz 2–5 Tage. Die Primärinfektion der Mutter am Geburtstermin stellt eine Indikation zur primären Sectio dar; die Rolle einer Aciclovir-Therapie bei genitalen Rekrudeszenzen in den letzten 10–14 Tagen vor der Entbindung zur Vermeidung einer Sectio ist noch nicht endgültig geklärt, wird aber zunehmend befürwortet.

Die HSV-Rekrudeszenz bei **immunkompromittierten Patienten** (Tumoren, Knochenmarktransplantation, HIV-Infektion) ist wie beim neonatalen Herpes durch eine Tendenz zur lebensbedrohlichen Disseminierung gekennzeichnet, unter Einbeziehung der Haut, der Schleimhäute und der viszeralen Organe (Lunge, Leber, Gastrointestinaltrakt – siehe Abb. 6.5-32).

Die Erkrankung bedarf schnellstmöglich einer Maximaltherapie. Der chronische, lokal destruierende mukokutane Herpes simplex ist eine AIDS-Manifestation; es entstehen z. B. größere perianale Ulzera, die in der Differentialdiagnose der klassischen ve-

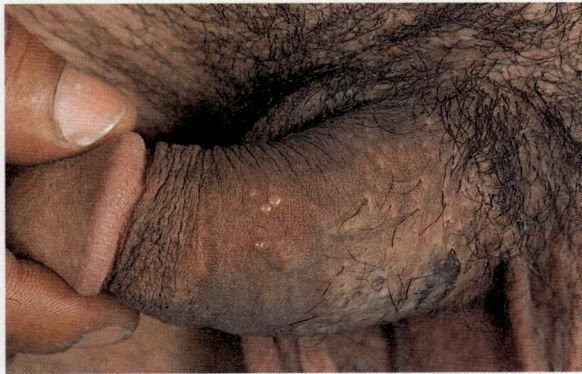

Abb. 6.5-30   Herpes progenitalis beim Mann (Rekrudeszenz). (Die Abbildung wurde freundlicherweise zur Verfügung gestellt von H. Rasokat, Klinik und Poliklinik für Dermatologie und Venerologie, Universität Köln).

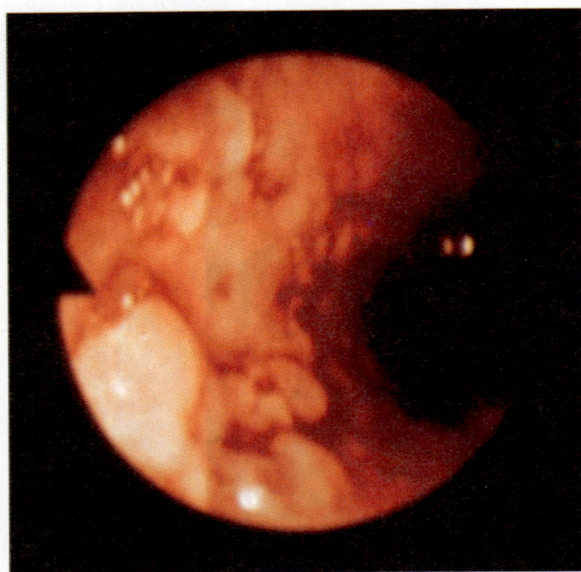

Abb. 6.5-32 Herpes-simplex-Ösophagitis bei HIV-Infektion.

nerischen Infektionen durch ihre Schmerzhaftigkeit von der Lues abzugrenzen sind und einen belegten, weichen Ulkusgrund aufweisen.

D Diagnostik

▶ **Virusnachweis:** Die Methode der Wahl ist die Virusisolierung und bei gutem, zellhaltigem Abstrichmaterial (auf Objektträgern) der Direktnachweis mit monoklonalen Antikörpern, welche zugleich die Differenzierung zwischen HSV 1 und HSV 2 erlauben.

▶ **Nachweis viraler Genome:** Der Nachweis von HSV-DNS im Liquor erscheint derzeit als Methode der Wahl bei der Diagnose einer HSV-Enzephalitis.

▶ **Antikörpernachweis:** Serologische Untersuchungen sind meist nur bei Primärinfektionen aussagekräftig: IgM-Nachweis und Serokonversion. Versuche einer verfeinerten Serodiagnostik (differenzierte HSV-Antigene und Bestimmung der Ig-Subklassen) zum Einsatz bei Rekurrenzen sind bislang noch nicht praxisrelevant. Eine routinemäßige Unterscheidung zwischen HSV-1- und -2-Antikörpern ist z. Zt. nicht möglich.

▽ Therapie

Eine lokale Therapie mit verschiedenen Nukleosidanaloga ist möglich, am Auge in Kombination mit Interferon. Eine systemische Therapie mit Aciclovir ist bei allen schwereren HSV-Manifestationen angezeigt, bei bedrohlichen Erkrankungen ist i.v. Therapie indiziert. Absolute Indikationen bestehen bereits bei klinischem Verdacht auf eine Enzephalitis, der Keratitis sowie bei disseminierten Verläufen bei Neugeborenen und Immunsupprimierten. Die Therapie muß möglichst frühzeitig beginnen. Bei

sekundärer Resistenz gegen Aciclovir ist die parenterale Therapie mit Foscarnet angezeigt; auch Ganciclovir zeigt gute Wirksamkeit gegen HSV. Bei immunsupprimierten Patienten ist gelegentlich eine primäre oder sekundäre Prophylaxe sinnvoll. Eine passive Immunisierung ist nicht wirksam, ein wirksamer aktiver Impfstoff steht nicht zur Verfügung.

Varicella-Zoster-Virus (VZV)

Die **Primärinfektion mit VZV** wird im Gegensatz zu HSV praktisch immer klinisch manifest als Windpocken (Varizellen) durchgemacht. Der Inhalt frischer Bläschen ist klar und infektiös, die Infektiosität der Vesikelflüssigkeit spielt aber epidemiologisch (siehe Tab. 6.5-3), im Vergleich zur Tröpfcheninfektion, keine Rolle. Sehr selten kann es zu ernster ZNS-Beteiligung kommen. Nach der Primärinfektion kommt es zur ganglionären Latenz, aus der heraus es meist einmalig, i. allg. bei älteren Menschen zum segmentalen Zoster kommen kann. Derzeit werden vor allem in England vermehrt Zosterfälle bei Kindern registriert. Nur sehr selten treten „schleichende" Enzephalitiden auf.

Bei Immunsupprimierten können sowohl die Varizellen (Letalität unbehandelt bei Leukämiekindern 10–30%) als auch der Zoster sehr viel schwerer verlaufen. Auch der Zoster kann dann kutan disseminiert oder auch „septisch" auftreten.

Im Gegensatz zu HSV geht VZV regelmäßig bei Primärinfektion der Mutter diaplazentar auf das Kind über. Mit einem Schädigungsrisiko von ca. 1% ist bei Infektion der Mutter in der Frühschwangerschaft zu rechnen. Bei Primärinfektion (Varizellen) der Mutter 4 Tage vor bis 4 Tage nach Entbindung treten bei ca. 30% der Kinder konnatale Varizellen auf.

Krankheitsbilder bei VZV-Infektionen

Die **Windpocken** beginnen als vesikuläres Exanthem nach einer Inkubationszeit von ca. 14 Tagen ohne deutliche Prodromalsymptome am Stamm und breiten sich, begleitet von niedrigem Fieber, zentrifugal aus. Die Bläschen sind genabelt, verschiedene Reifungsstufen sind nebeneinander zu beobachten („Sternenhimmel") (siehe Abb. 6.5-33) und die Schleimhäute können mitbefallen sein. Differentialdiagnostisch kommen in erster Linie die generalisierte Herpes-simplex-Infektion, weiterhin die Hand-Fuß-Mund-Krankheit (Coxsackie A16), die Tierpocken, die sog. Rickettsienpocken (R. akari) und das Lyell- sowie das Steven-Johnson-Syndrom in Frage.

Die **Komplikationen** der Windpocken sind in erster Linie die bakterielle Superinfektion der vesikulären Effloreszenzen, weiterhin die (meist interstitielle) Pneumonie (siehe Abb. 6.5-34) und zentralnervöse Komplikationen (zerebelläre Ataxie, Enzephalitis, bei Gabe von Acetylsalicylsäure: Reye-Syndrom). Insgesamt verläuft die Infektion bei Erwachsenen schwerer als bei ansonsten gesunden Kindern.

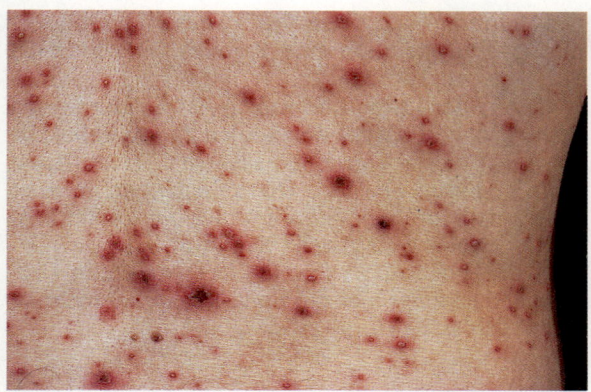

Abb. 6.5-33 Varizellenexanthem am Stamm mit Bläschen in ganz verschiedenen Entwicklungsstadien („Sternenhimmel"). (Die Abbildung wurde freundlicherweise zur Verfügung gestellt von H. Rasokat, Klinik und Poliklinik für Dermatologie und Venerologie, Universität zu Köln).

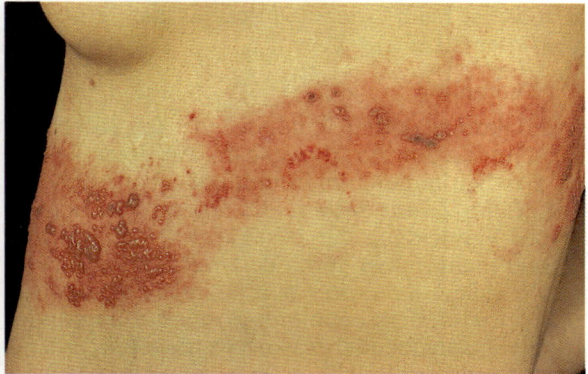

Abb. 6.5-35 Thorakaler Zoster. (Die Abbildung wurde freundlicherweise zur Verfügung gestellt von H. Rasokat, Klinik und Poliklinik für Dermatologie und Venerologie, Universität zu Köln).

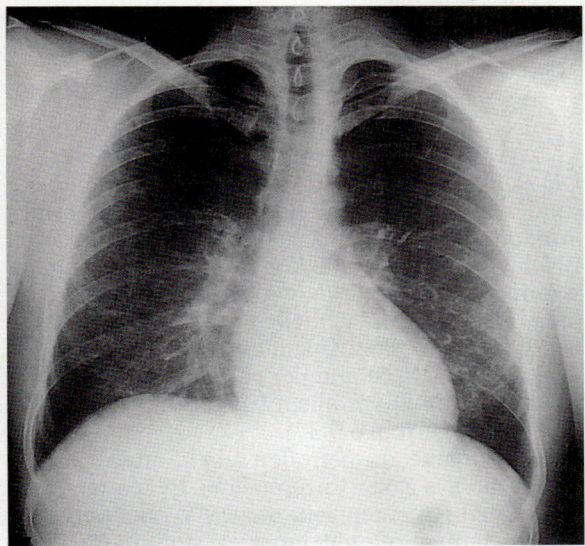

Abb. 6.5-34 Varizellen-Pneumonie bei einem 26jährigen Patienten.

Der Zoster, der nach einer durch Schmerzen charakterisierten Prodromalphase (48–72 Stunden) im Rahmen der **Rekrudeszenz** des VZV auftritt, ist entsprechend dem befallenen Hinterstrangganglion (Latenzort) durch einen segmentalen Befall charakterisiert (siehe Abb. 6.5-35).
Ein Befall des R. ophthalmicus des N. trigeminus führt zum Zoster ophthalmicus mit Lidschwellung, Hornhautbeteiligung und nachfolgender Hornhauttrübung, ein Befall des N. facialis zum Zoster oticus mit Ohrenschmerzen und Effloreszenzen auf der Ohrmuschel oder im Gehörgang (Fazialisparese!).
Bei Patienten mit Tumorleiden ist ein Herpes zoster als ein Hinweis auf ein eventuelles Rezidiv anzusehen. Die Infektiosität des Zoster für die Umgebung

(Windpocken nach Zoster-Kontakt) kann als gering angesehen werden. Die Verhinderung der Post-Zoster-Neuralgien, die vorwiegend bei älteren Patienten in bis zu 20% auftreten können, ist ein Grund für die frühzeitige Therapie des Herpes zoster mit Aciclovir.
Bei Windpocken sind nur Erkrankungen im ersten Trimenon gefährlich im Hinblick auf eine Embryopathie (Mikrozephalie, Gliedmaßenhypoplasie, Hautdefekte, Chorioretinitis; Schädigungsrisiko ca. 1%). Eine rasche (bis 72 Stunden) postexpositionelle Hyperimmunglobulingabe bei seronegativen Schwangeren ist anzuraten. Die konnatalen Windpocken durch Varizellen-Infektion der Mutter in den Tagen um die Entbindung (Letalität unbehandelt ca. 30%) machen neben der postexpositionellen Hyperimmunglobulingabe die Aciclovir-Therapie beim Neugeborenen notwendig.
Bei **immunsupprimierten Patienten** weisen Windpocken und Zoster einen disseminierten und schweren Verlauf auf. Bei den Windpocken ist der viszerale Befall (Lunge) das größte Problem (v. a. akute Leukämien, knochenmarktransplantierte Patienten), beim Zoster der disseminierte kutane Befall (z. B. HIV-Infektion).

D Diagnostik

▶ **Virusnachweis:** Das Varizellenvirus ist nicht leicht zu isolieren, und die Isolierung dauert länger als bei HSV.
▶ **Nachweis viraler Genome:** Die PCR ist wertvoll in der Diagnose der zentralnervösen Komplikationen.
▶ **Antikörpernachweis:** Die Primärinfektion ist serologisch leicht anhand der Serokonversion und spezifischer IgM-Antikörper zu bestätigen. Der Zoster führt manchmal zur erneuten Bildung von IgM-Antikörpern (IgA?) und regelmäßig zum deutlichen Anstieg der zuvor nicht mehr nachweisbaren „KBR-Antikörper". Varizellenimmu-

nität ist beim Nachweis spezifischer IgG-Antikörper (ELISA) gegeben.

▼ Therapie

Die unkomplizierten Windpocken beim Kind sind keine Indikation zur Therapie mit Aciclovir, jedoch ist dies bei immunkompromitierten Patienten der Fall. Beim Zoster besteht eine Therapieindikation in der Vermeidung der Post-Zoster-Neuralgie, die jedoch nicht immer verhindert werden kann, weiterhin sollen der Zoster ophthalmicus, der Zoster oticus und der disseminierte Zoster bei Immundefekten entsprechend therapiert werden. Prä- und rasche postexpositionelle passive Immunisierung ist möglich und indiziert beim Windpockenkontakt einer seronegativen (IgG-ELISA) Frau im ersten Schwangerschaftstrimenon, bei der perinatalen Infektion und bei immunsupprimierten Patienten (v. a. bei Aplasie und KMT-Patienten). Ein aktiver Lebendimpfstoff steht zur Verfügung.

Zytomegalievirus (CMV)

Je nach epidemiologischer Situation werden zwischen 0,3% und 2,5% aller Kinder bereits intrauterin mit **Zytomegalievirus (CMV)** infiziert. Schwer geschädigte Kinder sind meist Folge einer CMV-Primärinfektion der Mutter während der Schwangerschaft, wohingegen die Infektion des Kinds als Folge einer endogenen CMV-Reaktivierung bei der Mutter einen günstigen Verlauf zeigt. Infektionen können auch unter der Geburt (Vaginalsekret) oder postnatal durch engen Kontakt mit der Mutter (Speichel, Muttermilch) erfolgen. Intermittierende Virusausscheidung kann man lebenslang altersabhängig bei 1–30% der latent infizierten Menschen (Kinder > Schwangere > übrige Erwachsene) und materialabhängig (Muttermilch > Zervikalsekret > Urin > Speichel) nachweisen. Später kann die Virusübertragung nicht nur oral, sondern auch sexuell erfolgen. Die Durchseuchung beginnt also frühzeitig und steigt je nach Land und Bevölkerungsschicht mit der Zeit unterschiedlich steil an.
Die relevanten Orte der CMV-Latenz sind noch nicht bekannt, ebensowenig die Mechanismen, die zur Reaktivierung führen. Besondere klinische Bedeutung hat CMV für alle Immuninkompetenten (untergewichtige Frühgeborene, Transplantatempfänger, Tumorpatienten, AIDS-Patienten; siehe dort).

Krankheitsbilder bei CMV

Die **Primärinfektion** durch Zytomegalievirus verläuft nur selten symptomatisch und ist in diesen Fällen klinisch von einer infektiösen Mononukleose nicht zu unterscheiden (ca. 8% aller klinisch diagnostizierten Mononukleosen sind CMV-bedingt). Der Verlauf ist gutartig; neben Fieber, Lymphadenopathie, Pharyngitis bzw. Tonsillitis, Hepatitis, Splenomegalie und Exanthem treten selten Blutbildveränderungen (Leukopenie, relative Lymphozytose

mit lymphomonozytären Reizformen, Thrombopenie) und gelegentlich eine Parotitis (DD Mumps) auf.
Etwa 5% der intrauterin infizierten Kinder zeigen das typische Bild einer **konnatalen Zytomegalie.** Die Prognose dieser Kinder ist schlecht. Spätschäden (neurologische Defizite, Hörverlust) sind in aller Regel zu erwarten. Weitere 5% der intrauterin Infizierten haben geringfügige Symptome bei der Geburt, die Prognose ist sehr viel besser, aber in 10% der Fälle ist auch hier mit Spätschäden zu rechnen (siehe Tab. 6.5-14).

Tab. 6.5-14   Symptome der konnatalen Zytomegalie

Symptome	Häufigkeit [%]
petechiale Blutungen	80
Hepatosplenomegalie	75
Ikterus	65
Mikrozephalie	50
Chorioretinitis	12

Die Reaktivierung der CMV-Infektion hat eine besonders große klinische Bedeutung bei **immunsupprimierten Patienten,** da es hier zu einem schweren Befall viszeraler Organe kommt. Die Organmanifestationen hängen stark von der Art der Immunsuppression ab: Die interstitielle Pneumonie tritt häufig bei Knochenmarktransplantation auf, die Retinitis (siehe Abb. 6.5-36) und der gastrointestinale Befall (Ulkus, Blutung) vor allem bei HIV-infizierten Patienten (siehe Abb. 6.5-37).
Weitere Organe, die betroffen sein können, sind die Leber und das ZNS (Enzephalitis). Bei nierentransplantierten Patienten geht die CMV-Infektion bzw. -Reaktivierung oft mit einer Abstoßungsreaktion einher.

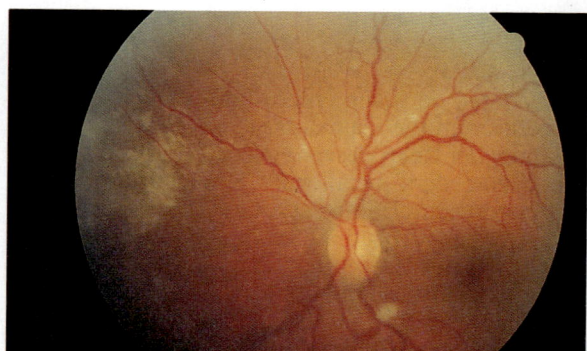

Abb. 6.5-36   Augenhintergrund bei CMV-Retinitis mit typischen „cotton wool"-Herden und peripheren Exsudaten. (Die Abbildung wurde freundlicherweise zur Verfügung gestellt von Chr. Hartmann, Klinik und Poliklinik für Augenheilkunde, Universität zu Köln).

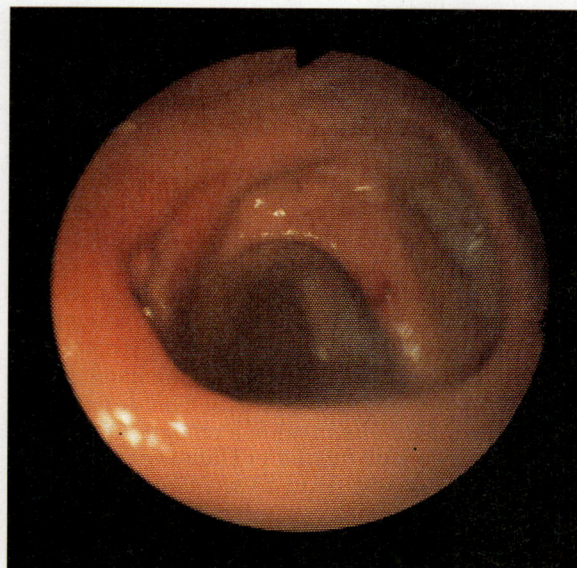

Abb. 6.5-37   CMV-Ulkus im Bereich der Ileozäkalklappe bei einem HIV-infizierten Patienten.

D   Diagnostik

▶ **Virusnachweis:** Virusisolierung ist möglich in humanen Fibroblasten, dauert aber lange. Moderne Methoden zum rascheren Antigennachweis (early antigen) sind mittlerweile erfolgreich etabliert worden. Das Untersuchungsverfahren mit der besten Korrelation zu einer systemischen CMV-Reaktivierung ist derzeit der Nachweis von CMV-Antigenen in peripheren Leukozyten. Eine typische histopathologische Veränderung sind die Eulenaugenzellen, deren Nachweis zwar recht spezifisch aber weniger sensitiv ist (siehe Abb. 6.5-38).

▶ **Nachweis viraler Genome:** Der Nachweis von CMV-DNS mit Hilfe der PCR ist möglich und bei wenigen Fragestellungen auch indiziert (Liquor

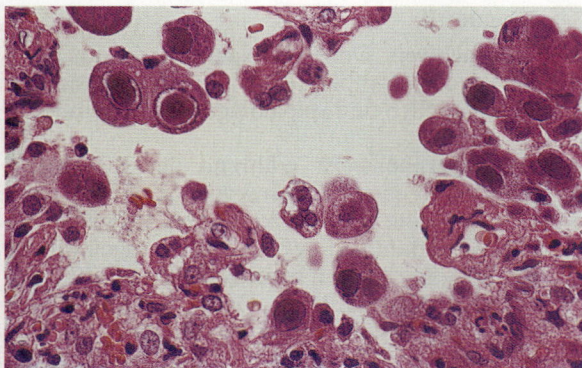

Abb. 6.5-38   Zytomegalievirus-Infektion der Lunge bei AIDS. Multiple zytomegale Zellen mit homogenen Keimeinschlüssen, HE (Vergrößerung 40). (Die Abbildung wurde freundlicherweise zur Verfügung gestellt von R. Fischer, Institut für Pathologie, Universität zu Köln).

bei Enzephalitisverdacht, Nachweis einer Primärinfektion bei SCID-Kindern).

▶ **Antikörpernachweis:** Die serologische Diagnose der Primärinfektion kann durch Nachweis der Serokonversion (mit CMV-IgM) gestellt werden. Die serologische Erfassung der Rekurrenz kann über den Antikörperanstieg in der KBR gelingen. Häufig wird auch bei CMV-Reaktivierungen CMV-IgM erneut nachweisbar (vorausgesetzt die Fähigkeit zur Antikörperbildung ist gegeben).

> Hauptproblem ist die ätiologische Verknüpfung einer nachgewiesenen Infektion mit einer Krankheitsmanifestation, da CMV auch von Gesunden häufig ausgeschieden wird.

T   Therapie

Bei bedrohlichen CMV-Erkrankungen können als Therapeutika derzeit Ganciclovir oder Foscarnet eingesetzt werden. Beide Medikamente haben erhebliche Nebenwirkungen. Aciclovir ist zwar therapeutisch nicht wirksam, kann aber bei Transplantationspatienten unter Umständen prophylaktisch eingesetzt werden. Die Frage, ob und in welchen klinischen Situationen eine passive Hyperimmunglobulingabe hilfreich sein könnte, ist noch nicht entschieden, am ehesten als präexpositionelle Prophylaxe (seronegativer Empfänger – seropositives Transplantat) und in Kombination mit antiviralen Substanzen.

Epstein-Barr-Virus (EBV)

Epstein-Barr-Virus wurde bei der Suche nach dem Erreger des **Burkitt-Lymphoms** gefunden. EBV kann Zellen infizieren, die einen bestimmten Glykoproteinrezeptor (CD21) tragen. Die höchste Dichte an CD21 besitzen ruhende B-Zellen. Bereits die Virusbindung bewirkt eine Aktivierung der B-Zellen, die frühzeitig nach Auftreten der ersten viralen Antigene in den Zellen (EBNA-2) und anschließendem Beginn der viralen und zellulären DNS-Systeme immortalisiert werden. Dabei kommt es zur Sekretion von B-Zell-Wachstumsfaktoren. Der typische Infektionszustand sowohl in vitro transformierter Zellen als auch infizierter Lymphomzellinien ist die Latenz, mit episomalem Vorliegen viraler DNS. Durch verschiedene Induktionsmechanismen, aber auch spontan, kann es in derartigen Zellen zur produktiven Infektion mit Bildung infektiöser Viruspartikel kommen. Bei EBV gibt es viele Virusvarianten, die sich auch im Hinblick auf Transformation bzw. lytische Vermehrung unterscheiden, deren pathogenetische Bedeutung aber noch unklar ist.

Die Primärinfektion des Menschen erfolgt in der Regel bei engem Kontakt durch Speichel („kissing disease"). Es kommt zur (chronischen?) Infektion epithelialer Zellen des Pharynx und der Zunge. Möglicherweise wird hier lebenslang ständig Virus produziert, wenn auch zeitweise in minimalem Ausmaß. Es folgt die B-Zell-Infektion mit gewaltiger B-Zell-Aktivierung. In der akuten Phase der Mononukleose können zwischen 5 und 20% der zirkulierenden B-Zellen EBV-infiziert sein (polyklonale Transformation). Es treten teils heterophile Autoantikörper auf, was diagnostisch genutzt wird (Paul-Bunnell-Test). Im Regelfall werden die EBV-infizierten B-Zellen durch das intakte Immunsystem eliminiert, allerdings gelingt dies nicht vollständig, sondern es verbleiben einige latent infizierte B-Zellen, mit der Möglichkeit der Reaktivierung im späteren Leben (siehe unten).

Eine Assoziation des Burkitt-Lymphoms mit EBV ist aufgrund molekularbiologischer und seroepidemiologischer Daten gesichert. Ebenso eindeutig ist der Zusammenhang zwischen EBV und dem **Nasopharynxkarzinom (NPC),** das endemisch in einigen Gegenden Afrikas und vor allem in Südchina vorkommt. Bei erworbener Immundefizienz kommt es vermehrt zu EBV-assoziierten B-Zell-Lymphomen. Dies betrifft Transplantatempfänger mit erheblicher Immunsuppression, aber auch AIDS-Patienten.

Krankheitsbilder bei EBV

Die akute Infektion geht in den frühen Lebensjahren oft asymptomatisch vorüber. Mit zunehmendem Alter wird das Bild der **infektiösen Mononukleose (IM)** häufiger beobachtet, einhergehend mit Fieber, Pharyngitis und gräulich belegter Tonsillitis, generalisierter oder zerviko-okzipital betonter Lymphadenopathie, Exanthem (selten Enanthem), Hepatitis und Splenomegalie. Differentialdiagnostisch kommt dieses Syndrom auch bei der primären Zytomegalievirus-Infektion, bei der Toxoplasmose und als sog. akutes retrovirales Syndrom bei der HIV-Infektion vor. Die DD der Tonsillitis umfaßt die Streptokokken-Angina, die Diphtherie, die Angina Plaut-Vincenti und seltenere Formen, wie die luetische Angina oder die Listeriose. Die deutliche Lymphozytose mit lymphomonozytären Reizformen im Blutausstrich (siehe Abb. 6.5-39) tritt differentialdiagnostisch auch bei CMV und anderen Viruserkrankungen auf und muß von der akuten myeloischen Leukämie abgegrenzt werden (Tonsillitis bei sekundärer Agranulozytose im Rahmen der AML!).

Das Fieber dauert etwa 7–10 Tage an und fällt wieder ab. Es besteht eine kutane Anergie wie auch beim M. Boeck, der fortgeschrittenen HIV-Infektion und anderen schweren Krankheitsbildern (disseminierte Tuberkulose). Als Komplikationen treten Thrombopenie und Hämolyse, Milzruptur, Pneumonie, Nephritis, Perimyokarditis und Meningoenzephalitis auf. Bei Gabe von Ampicillin kommt es in fast 100% der Patienten zu einem ausgeprägten makulopapulösen Exanthem. Die Symptomatik (subfebrile Temperaturen, Müdigkeit) kann monatelang anhalten. Chronisch aktive EBV-Infektionen mit langanhaltenden, rezidivierenden Organsymptomen wurden mit familiärer Häufung beobachtet. Es ist bislang unklar, ob in diesen Fällen ein genetischer Defekt oder eine besondere Virusvariante verantwortlich ist.

Sehr selten kommt es, vorwiegend beim X-chromosomal gebundenen lymphoproliferativen Syndrom, zum tödlichen Ausgang der IM, unter dem Bild einer ungehemmten B-Zell-Proliferation (Organkomplikationen, s. o.) oder einer Panzytopenie und Agammaglobulinämie.

Die **latente EBV-Infektion** wird durch infizierte B-Lymphozyten aufrecht erhalten, die durch den Nachweis von EBNA-2 charakterisiert sind (EBV-nukleäres Antigen). Proteine, die von latent infizierten Zellen gebildet werden können, sind für die Rolle des EBV in der Entstehung von Tumoren verantwortlich. In erster Linie sind hier das Burkitt-Lymphom und das Nasopharynx-Karzinom zu nennen. Auch die latente Infektion bei **Immundefekten** ist durch das Auftreten von Tumoren charakterisiert. EBV ist in B-Zell-Lymphomen bei HIV-Infektion, nach Organtransplantation sowie beim M. Hodgkin nachzuweisen. Man geht davon aus, daß EBV auch bei der oralen Haarleukoplakie des HIV-Infizierten die entscheidende ätiologische Rolle spielt.

D   Diagnostik

▶ **Virusnachweis:** Der EBV-Nachweis ist aus Speichel und B-Lymphozyten auch bei Gesunden häufig möglich und spielt diagnostisch keine Rolle.

▶ **Antikörpernachweis:** Während der EBV-Infektion kommt es zur Bildung von Antikörpern gegen eine Reihe von viruskodierten Antigenen: virales Kapsidantigen (VCA), early antigen diffuse (EA-D), early antigen restricted (EA-R), EBV-nukleäres Antigen (EBNA). Das Antikörpermuster läßt gewisse Rückschlüsse auf die Art der Infektion zu (siehe Tab. 6.5-15).

T   Therapie

Gut wirksame Therapeutika stehen nicht zur Verfügung, für Aciclovir ist eine marginale Wirksamkeit beschrieben.

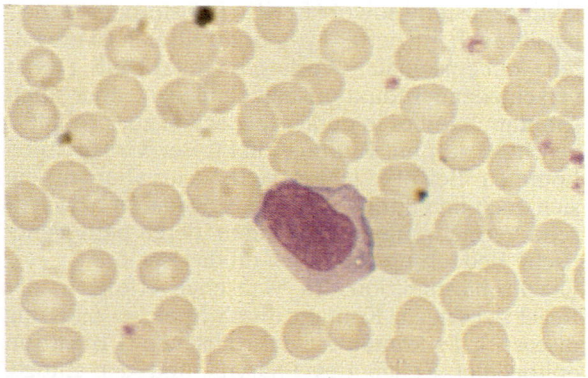

Abb. 6.5-39   Typische Pfeiffer-Zelle mit Vakuolen im peripheren Blutausstrich.

Tab. 6.5-15   Serologie bei EBV (vereinfachte Darstellung)

	VCA-IgM	VCA-IgA	VCA-IgG	EA-D-IgG	EA-R-IgG	EBNA	het. AK
			Nachweisbare Antikörper				
infektiöse Mononukleose	+	(+)	+	+	–	–	+[1]
Z.n. EBV-Primärinfektion	–	–	+	–	(–)	+[2]	–
Burkitt-Lymphom	–	(–)	+	–	+[3]	+	–
NPC	–	+	+	+	–	+	–

[1] heterophile Antikörper in ca. 10% der Fälle nicht nachweisbar.
[2] Antikörper gegen EBNA erscheinen häufig erst Monate nach der Infektion und werden bei chronisch aktiver EBV-Infektion (EBNA-1) gelegentlich nicht gebildet.
[3] Das Auftreten von Antikörpern gegen EA-R weist auf eine Reaktivierung bei Immunsuppression hin.

Humanes Herpesvirus Typ 6 (HHV-6)

Im Jahre 1986 wurde erstmalig bei AIDS-Patienten in USA und Afrika, sowie Leukämiepatienten ein neues **Herpesvirus (HHV-6)** isoliert. Anfangs wurde dem Virus große Aufmerksamkeit zuteil, da eine pathogenetische Bedeutung als Koagens bei AIDS oder AIDS-Manifestationen möglich schien. Retrospektiv scheint die Erstisolierung bei den genannten Patienten relativ leicht durch zwei Tatsachen erklärlich:

▶ Dieses Herpesvirus tritt wie die anderen auch bei Immunsupprimierten vermehrt in Erscheinung.
▶ Das Isolierungsvorgehen ist analog dem Vorgehen beim Versuch der Retrovirusisolierung.

Mittlerweile kann man als gesichert ansehen, daß HHV-6 in allen untersuchten Populationen sehr weit verbreitet ist, auch von Gesunden isoliert werden kann und die Durchseuchung in früher Kindheit beginnt. Ätiologisch ist das Agens bei Kindern verantwortlich für das **Exanthema subitum (Dreitagefieber).** Darüber hinaus gibt es nur einige kasuistische Beschreibungen von assoziierten Krankheitsfällen, die z.Zt. sicher keine Verallgemeinerungen zulassen. Denkbar ist, daß, wie bei den anderen Herpesviren, bestimmte immunologische Voraussetzungen zu besonderer Pathogenität führen.

Krankheitsbilder durch HHV-6

Bei **immunkompetenten Kindern** verursacht es das Dreitagefieber oder Exanthema subitum, eine der klassischen „Kinderkrankheiten": Nach einer Fieberphase von 3 Tagen Dauer kommt es gleichzeitig mit der Entfieberung zu einem stammbetonten kleinfleckigen Exanthem. Im Labor ist eine Leukopenie mit relativer Lymphozytose zu erkennen, eine Thrombopenie kann ebenfalls vorliegen. Die Übertragung geschieht wahrscheinlich aerogen.
Über das Krankheitsbild bei **Reaktivierung,** eine vermutete ätiologische Rolle beim sog. chronic fatigue syndrom und über **konnatale Schädigungen** ist sehr wenig sicheres bekannt. Die pathogenetische Bedeutung von HHV-6 bei **immuninkompetenten Patienten** kann trotz mancher Hinweise auf einen Zusammenhang, z.B. bei Lymphoproliferationen und Pneumonien, noch nicht abgeschätzt werden.

D   Diagnostik

▶ **Virusisolierung:** Virusisolierungen sind aus Blutlymphozyten und Speichel auch von Gesunden möglich.
▶ **Nachweis viraler Genome:** Der Nachweis viraler DNS mit Hilfe der PCR ist möglich, die Ergebnisse aber schwer interpretierbar.
▶ **Antikörpernachweis:** Die Serodiagnostik ist in ihrer Aussage durch die hohe Durchseuchung von ca. 80% im 2. Lebensjahr eingeschränkt. Für die frische Infektion kommen daher die IgG-Serokonversion und der IgM-Nachweis in Frage – wobei allerdings ungeklärt ist, ob ein IgM-Nachweis auch bei einer Reaktivierung auftritt.

6.5.2.19   Poxviridae (siehe Abb. 6.5-40)

Die Subfamilie der Chordopoxvirinae beinhalten acht Genera, von denen drei relevante humanpathogene Viren enthalten: Orthopoxvirus (Variolavirus, Vacciniavirus, Affenpockenvirus, Kuhpockenvirus), Parapoxvirus (Orf-Virus, Melkerknotenvirus). Moluscipoxvirus (Molluscum contagiosum Virus). Die Poxviridae sind die größten bekannten humanpathogenen Viren. Die DNS-Viren (300–450 nm × 170–260 nm) liegen an der Auflösungsgrenze der Lichtmikroskopie. Es handelt sich um besonders komplexe Viren. Pockenviren enthalten unter anderem auch eine eigene RNS-Polymerase und somit ein komplettes Transkriptionssystem. Sie sind hervorragend geeignet, um rekombinante Hybridviren herzustellen (siehe unten), die z.B. Impfstoffkandidaten bei HIV sein könnten. Die Pocken waren eine der gefürchtetsten Menschheitsseuchen. Sie sind die erste und bislang einzige Infektionskrankheit, die durch Impfung weltweit ausgerottet wurde.

Epidemiologie

Ursprünglich aus Asien eingeschleppt, waren die Pocken etwa seit dem 15. Jahrhundert auch in ganz Europa endemisch. Die Infektion wurde aerogen über den Oropharynx übertragen, das Virus war

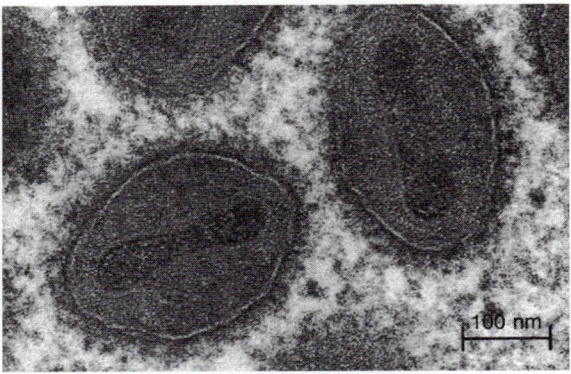

Abb. 6.5-40   Pockenviren, Variola major
(Vergrößerung × 125 000).

hochkontagiös, die Manifestationsrate war hoch, und die Letalität der Variola major betrug zwischen 20 und 30%. Die Pocken haben bereits vor Hunderten vor Jahren den Menschen grundsätzliche Einsichten in das Wesen der Infektionskrankheiten ermöglicht (Übertragbarkeit, Immunität, Kreuzimmunität zwischen Kuhpocken und Variola major). Darüber hinaus hat es ebenfalls seit Jahrhunderten Versuche gegeben, durch Impfung vor der Erkrankung zu schützen. Zunächst durch Variolisation (Inokulation von Pustelschorf Pockenkranker: Letalität ca. 1%), später durch Vakzination (Edward Jenner, 1798) mit dem weitgehend apathogenen Vacciniavirus. In einer bislang einmaligen Initiative der Menschheit ist es der WHO gelungen, durch konsequente Impfung zwischen 1958 und 1977 die Pocken weltweit auszurotten (letzter Pockenfall am 26. Oktober 1977, feierliche Erklärung der WHO am 8. Mai 1980).

Die Herkunft des Vacciniavirus ist bis heute unklar. Molekularbiologisch deutlich vom Kuhpockenvirus unterschieden, handelt es sich entweder um eine relativ junge Rekombinante oder um ein menschheitsgeschichtlich altes, übriggebliebenes Virus.

Das Affenpockenvirus kommt in West- und Zentralafrika in Affenpopulationen vor. Der Mensch ist prinzipiell infizierbar, allerdings ist die Übertragbarkeit dieses Virus von Affe zu Mensch gering (404 Fälle zwischen 1970 und 1986).

Melkerknotenvirus (Kuh) und Orf-Virus (Schaf) sind primär tierische Poxviren, mit denen sich andere Tierspezies und – meist bei beruflicher Exposition – auch der Mensch infizieren können.

Das Molluscum-contagiosum-Virus ist ubiquitär und wird durch direkten Kontakt (ggf. Sexualkontakt) von Mensch zu Mensch übertragen. Besonders häufig erkranken Kinder und Immunsupprimierte (AIDS).

Pathogenese und Klinik

Alle humanpathogenen **Chordopoxvirinae** verursachen Hautmanifestationen, die bei **Variola major** generalisiert auftraten und von schwerer systemi-

scher Infektion begleitet waren. Die **Affenpocken** verlaufen klinisch beim Menschen ähnlich, meist mit einer wesentlich ausgeprägteren Lymphadenopathie. Die **Kuhpocken** und **Melkerknoten** (beide Viren sind nicht antigenverwandt) werden von Tieren durch direkten Kontakt auf den Menschen übertragen. Betroffen sind meist die Hände, wobei Kuhpocken vesikuläre Veränderungen verursachen, Melkerknoten hingegen derbe Knoten. Allgemeinsymptome und Lymphangitis sind bei den Kuhpocken häufiger. Das **Molluscum contagiosum** (Dellwarze) wurde bislang zurecht als harmlose, selbstlimitierende (2–12 Monate) Erkrankung aufgefaßt. Die eingedellten (4–10 mm) Knötchen haben zentral eine Pore, aus der sämiges, weißliches Material ausgepreßt werden kann. Dies enthält die elektronenoptisch nachweisbaren Viren. Die Übertragung, auch Autoinokulation, erfolgt durch direkten Kontakt. Bei Kindern findet man die Veränderungen meist im Gesicht und an den Extremitäten (siehe Abb. 6.5-41), bei Erwachsenen, angesichts der sexuellen Übertragung am Genitale und in der Umgebung des Genitale. Dellwarzen werden mittlerweile häufig bei AIDS-Patienten beobachtet.

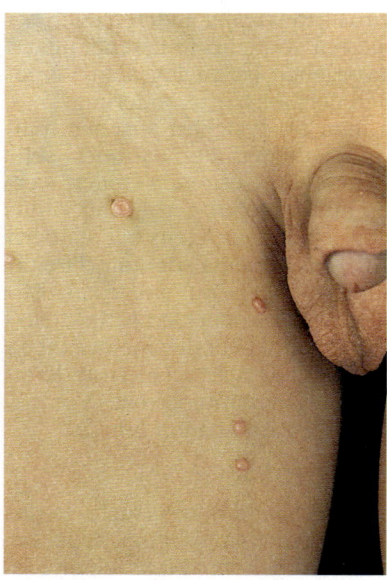

Abb. 6.5-41   Derbe Papeln mit zentraler Eindellung als Hautmanifestationen des Molluscum-contagiosum-Virus (Dellwarzen). (Die Abbildung wurde freundlicherweise zur Verfügung gestellt von H. Rasokat, Klinik und Poliklinik für Dermatologie und Venerologie, Universität zu Köln).

6.5.2.20   Nicht klassifizierte human-pathogene Viren

Hepatitiserreger

Zu den bislang nicht klassifizierten Hepatitiserregern gehört das Hepatitis-Delta-Virus (HDV), welches strukturell und molekularbiologisch als replikationsdefektes RNS-Virus definiert ist, das auf die Helferfunktion des Hepatitis-B-Virus angewiesen ist (siehe Kap. 11.5.2).

Erreger spongiformer Enzephalopathien beim Menschen

Parallel zu vergleichbaren Manifestationen bei Tieren gibt es beim Menschen zwei „Slow-virus-Infektionen" durch unkonventionelle Agenzien, bei denen die Übertragbarkeit gesichert, die Agenzien selbst aber weder strukturell noch biochemisch definiert sind. Man könnte allenfalls von einer negativen Definition sprechen:

Man findet keine Viruspartikel, keine Nukleinsäure, keine Antigene, keine Immunreaktion des „Infizierten", aber eine ungewöhnliche Umweltresistenz dieser Agenzien.

Die beiden Erkrankungen sind **Kuru** und die **Creutzfeldt-Jakob-Erkrankung** (Gerstmann-Sträussler-Syndrom ist möglicherweise eine Variante). Kuru wurde auf Neu-Guinea (Fore-Stamm) durch Anthropophagie übertragen. Creutzfeldt-Jakob-Erkrankung (CJD) kommt sehr selten sporadisch weltweit vor, gelegentlich mit familiärer Häufung. Die Übertragung auf Affen ist für beide Erkrankungen gelungen, mittlerweile auch die Vermehrung des Kuru-Agens in Hirngewebekulturen des Affen und Übertragung des CJD-Agens auf Mäuse, Katzen, Hamster und Meerschweinchen.

Bedauerlicherweise hat es auch iatrogene CJD-Übertragungen von Mensch zu Mensch gegeben (Hornhauttransplantat, stereotaktische Instrumente, aus Leichenmaterial gewonnenes menschliches Wachstumshormon). Kuru und CJD sind degenerative Erkrankungen des ZNS, wobei CJD einen wesentlichen rascheren Verlauf nimmt. Die Patienten verfallen hierbei meist innerhalb eines Jahres bis zum Tod einer fortschreitenden Demenz mit entsprechenden psychischen und neurologischen Störungen.

6.5.3 Tabellen zur Differentialdiagnose der Viruserkrankungen

TH. MERTENS

Tab. 6.5-16   Neurologische Manifestationen bei europäischen Virusinfektionen

Erkrankung Syndrom Symptom	Virus-familie	Viren Genera	Vorkommen Bedeutung	antivirale Therapie	Prophylaxe
ZNS					
Meningitis M/	Picorna	Entero (verschiedene) M (En)	u, h	nein	A Polio, P
Enzephalitis En/	Paramyxo/Myxo	Mumps/Masern M (En)/Influenza (En)	u, h	nein	A/A, P
Enzephalopathie EP/	Toga	Röteln (En, EP)	u, s	nein	A, P
(psych. Störungen)	Flavi	FSME M (En)	E, h	nein	A, P
	Rhabdo	Tollwut En	E, s	nein	A, P
	Bunya	Tahynia	E, ?	nein	nein
	Arena	LCM	E, ?	nein	nein
	Retro	HIV EP	E, sh	(ja)	nein
	Adeno	Adeno	u, s	nein	(nein)
	Herpes	HSV 1 En/HSV 2 M (En),	u, h	ja	nein
		VZV/Zytomegalie/EBV	u, s	ja/(ja)/nein	A, P/P
progr. Panenzephalitis/	Paramyxo	Masern (SSPE)	u, s	nein	A, P
Degeneration/Demenz	Toga	Röteln	u, s	nein	A, P
	Papova	Polyoma	u, sh	nein	nein
	unklass.	Jakob-Creutzfeldt	u, s	nein	nein
Myelitis/					
periphere Lähmungen/	Picorna	Enteroviren	u, s	nein	A Polio, P
Hirnnerven	Herpes	HSV 1,	u, h	(ja)	nein
		VZV	u, h	(ja)	A, P

u = ubiquitär,   E = nicht ubiquitär, aber in Europa,   SE = Südeuropa,   h = häufig,   s = selten,   sh = häufig in bestimmten Gruppen,
A = aktiver Impfstoff,   P = passiver Impfstoff,   () = eingeschränkt

Tab. 6.5-17   Respiratorische Manifestationen bei europäischen Virusinfektionen

Erkrankung Syndrom Symptom	Virus- familie	Viren Genera	Vorkommen Bedeutung	antivirale Therapie	Prophylaxe
Rhinitis	Picorna	Rhino, Entero	u, h	nein	nein
	Corona	Corona	u, h	nein	nein
	Paramyxo	Parainfluenza/RSV	u, h	(ja)	nein
Pharyngitis/	Adeno	Adeno Typen 1, 2, 3, 5, 6, 7, 14	u, h	nein	(nein)
Tonsillitis	Herpes	EBV	u, h	(nein)	nein
Laryngitis (Krupp)/	Paramyxo	Parainfluenza/RSV	u, h	(ja)	nein
Tracheitis	Orthomyxo	Influenza	u, h	ja	A
	Herpes	HSV 1	u, s	ja	nein
Bronchitis/Bronchiolitis	Picorna	Rhino/Entero	u, s	nein	nein
	Paramyxo	Parainfluenza/RSV	u, h	(ja)	nein
Pneumonie	Paramyxo	Parainfluenza 3/RSV/Masern	u, h	(ja)/nein	nein/A, P
	Orthomyxo	Influenza	u, h	ja	A
	Adeno	Adeno Typen 1, 2, 3, 4, 5, 7	u, s	nein	(nein)
	Herpes	HSV/VZV	u, s	ja	nein/A, P

u = ubiquitär,   E = nicht ubiquitär, aber in Europa,   SE = Südeuropa,   h = häufig,   s = selten,   sh = häufig in bestimmten Gruppen,
A = aktiver Impfstoff,   P = passiver Impfstoff,   () = eingeschränkt

Tab. 6.5-18   Gastrointestinale Manifestationen bei europäischen Virusinfektionen

Erkrankung Syndrom Symptom	Virus- familie	Viren Genera	Vorkommen Bedeutung	antivirale Therapie	Prophylaxe
Ösophagitis	Herpes	Zytomegalie, HSV, EBV	u, sh	(ja)/ja/nein	nein
Enteritis/Diarrhö	Picorna	Entero	u, h	nein	nein
	Calici	Norwalk	u, h	nein	nein
	Reo	Rota	u, h	nein	(A, P)
	Adeno	Adeno Typen 41, 42	u, ?	nein	nein
Kolitis	Herpes	Zytomegalie, HSV	u, sh	(ja)/ja	nein
Invaginationsileus	Adeno	Adeno	u, s	nein	nein

u = ubiquitär,   E = nicht ubiquitär, aber in Europa,   SE = Südeuropa,   h = häufig,   s = selten,   sh = häufig in bestimmten Gruppen,
A = aktiver Impfstoff,   P = passiver Impfstoff,   () = eingeschränkt

Tab. 6.5-19   Haut- und Schleimhautmanifestationen bei europäischen Virusinfektionen

Erkrankung Syndrom Symptom	Virus- familie	Viren Genera	Vorkommen Bedeutung	antivirale Therapie	Prophylaxe
Haut					
– Exantheme					
vesikulär	Picorna	Coxsackie A	u, s	nein	nein
	Herpes	HSV/VZV	u, h	ja	nein/A, P
	Pox	Kuhpocken	u, s	(nein)	(A)
makulös/papulös	Picorna	Entero (versch. Typen)	u, h	nein	nein
	Toga	Röteln	u, h	nein	A, P
	Paramyxo	Masern	(u, h)	nein	A, P
	Parvo	Parvovirus B19	u, h	nein	(P)
	Herpes	EBV, HHV-6	u, h	(nein)	nein
knotig	Pox	Molluscum contagiosum	u, h	nein	nein
– Warzen/Kondylome	Papova	Papillom	u, h	(nein)	nein
– Blutungen	viele Familien und Genera				

u = ubiquitär,   E = nicht ubiquitär, aber in Europa,   SE = Südeuropa,   h = häufig,   s = selten,   sh = häufig in bestimmten Gruppen,
A = aktiver Impfstoff,   P = passiver Impfstoff,   () = eingeschränkt

Tab. 6.5-19   Fortsetzung

Erkrankung Syndrom Symptom	Virus-familie	Viren Genera	Vorkommen Bedeutung	antivirale Therapie	Prophylaxe
Schleimhaut					
– Enantheme	Picorna	Coxsackie A	u, s	nein	nein
	Paramyxo	Masern	(u, h)	nein	A, P
– Gingivostomatitis	Herpes	HSV 1	u, h	ja	nein
– Blutungen	viele Familien und Genera				

u = ubiquitär,   E = nicht ubiquitär, aber in Europa,   SE = Südeuropa,   h = häufig,   s = selten,   sh = häufig in bestimmten Gruppen,
A = aktiver Impfstoff,   P = passiver Impfstoff,   () = eingeschränkt

Tab. 6.5-20   Viren mit besonderer Bedeutung in der Schwangerschaft (Europa)

Folgen der Infektion	Virus-familie	Viren Genera	Vorkommen Bedeutung	antivirale Therapie (Schwangerschaft!)	Prophylaxe
Gefährdung der Mutter					
	Hepadna	Hepatitis B	u, sh	(nein)	A, P
	Herpes	VZV (Pneumonie)	u, s	(h)	P
Gefährdung des Kindes intrauterine Infektion					
teratogen	Toga	Röteln	(u, h)	nein	A, P
	Herpes	VZV	u, s	(nein)	A, P
		Zytomegalie	u, h	nein	nein
nicht teratogen	Parvo	Parvovirus B19	u, ?	nein	(nein)
(schädigend)	Retro	HIV 1, 2	u, sh	nein	nein
perinatale Infektion	Herpes	HSV/VZV	u, h	ja	nein/P
	Retro	HIV 1/2	u, sh	nein	nein
	Hepadna	Hepatitis B	u, h	nein	A, P
	Papova	Papillom	n, ?	nein	nein

u = ubiquitär,   E = nicht ubiquitär, aber in Europa,   SE = Südeuropa,   h = häufig,   s = selten,   sh = häufig in bestimmten Gruppen,
A = aktiver Impfstoff,   P = passiver Impfstoff,   () = eingeschränkt

Tab. 6.5-21   Sonstige Organmanifestationen/Krankheitsbilder bei europäischen Virusinfektionen

Organsystem Erkrankung Syndrom/Symptom	Virus-familie	Viren Genera	Vorkommen Bedeutung	antivirale Therapie	Prophylaxe
Auge/Ohr					
Konjunktivitis	Picorna	Entero	u, h	nein	nein
	Adeno	Adeno Typen 3, 7, 8, 11, 14, 19, 37	u, h	nein	(nein)
	Paramyxo/Myxo	Masern/Mumps/Influenza	(u, h)	nein	A, P/A/A
hämorrh. Konjunktivitis	Picorna	Entero	u, h	nein	nein
Hornhautschäden	Adeno	Adeno	u, h	nein	(nein)
	Herpes	HSV/VZV	u, h	ja	nein/A
Netzhautschäden/	Herpes	Zytomegalie	u, sh	(ja)	nein
Erblindung		HSV	u, s	ja	nein
		Zytomegalie (Embryopathie)	u, h	nein	nein
	Toga	Röteln (Embryopathie)	u, s	nein	A, P
Otitis externa	Orthomyxo	Influenza	u, h	(ja)	A
	Herpes	VZV	u, s	(ja)	A, P
Taubheit	Paramyxo	Mumps	u, h	nein	A
	Toga	Röteln (Embryopathie)	u, s	nein	A, P
	Herpes	Zytomegalie (Embryopathie)	u, h	nein	nein

u = ubiquitär,   E = nicht ubiquitär, aber in Europa,   SE = Südeuropa,   h = häufig,   s = selten,   sh = häufig in bestimmten Gruppen,
A = aktiver Impfstoff,   P = passiver Impfstoff,   () = eingeschränkt

413

Tab. 6.5-21   (Fortsetzung) Sonstige Organmanifestationen/Krankheitsbilder bei europäischen Virusinfektionen

Organsystem Erkrankung Syndrom/Symptom	Virus-familie	Viren Genera	Vorkommen Bedeutung	antivirale Therapie	Prophylaxe
Herz, Gefäße					
Perikarditis/	Picorna	Entero	u, h	nein	nein
Myokarditis	Orthomyxo	Influenza	u, h	(ja)	A
	Herpes	EBV	u, s	(nein)	nein
Kardiomyopathie?	Picorna	Entero	u, ?	nein	nein
Vaskulitis	Herpes	Zyotmegalie	u, ?	(ja)	nein
Blut/Lymphknoten/Immunsuppression					
Panzytopenie	Herpes	EBV	u, s	(nein)	nein
Thrombozytopenie	Herpes	Zytomegalie	u, h	nein	nein
	Toga	Röteln (Embryopathie)	u, s	nein	nein
Anämie	Parvo	Parvo B19	u,?	nein	(nein)
Hämolyse	Parvo	Parvo B19	u, ?	nein	(nein)
	Bunya	Hantaan	E, ?	nein	nein
B-Zell Proliferation/ Burkitt-Lymphom	Herpes	EBV	E, s	nein	nein
Blutungen					
hämorrh. Fieber	Bunya	Hantaan	E, ?	nein	nein
		KKHF	E, ?	nein	nein
Lymphadenopathie	Retro	HIV 1/2	E, sh	(ja)	nein
	Toga	Röteln	(u, h)	nein	A, P
	Herpes	HSV/EBV/CMV	u, h	ja/nein/(ja)	nein
Immunsuppression	Retro	HIV 1/2	E, sh	(ja)	nein
	Paramyxo	Masern	(u/h)	nein	A, P
	Herpes	EBV	u, h	(nein)	nein
Leukämie	Retro	HTLV 1/2	SE, ?	nein	nein
Oropharynx (siehe auch Respirationstrakt)					
Haarleukoplakie	Herpes	EBV	E, sh	(ja)	nein
Nasopharynxkarzinom		EBV	E, s	nein	nein
Niere, ableitende Harnwege					
Nephritis	Adeno	Adeno Typen 11, 21	u, s	nein	nein
	Herpes	EBV	u, s	(nein)	nein
Nierenversagen	Bunya	Hantaan	E, ?	nein	nein
hämorrhagische Zystitis	Adeno	Adeno Typen 11, 21	E, s	nein	nein
Urethritis	Herpes	HSV 2	u, h	ja,	nein
Geschlechtsorgane					
Adnexitis	Paramyxo	Mumps	u, sh	nein	A
Zervizitis	Herpes	HSV 2 (1)	u, h	ja	nein
Dysplasie (Tumor)	Papova	Papillom	u, h	(nein)	nein
Vaginitis	Herpes	HSV 2 (1)	u, h	ja	nein
Herpes progenitalis	Herpes	HSV 2 (1)	u, h	ja	nein
Orchitis/Hodenatrophie	Paramyxo	Mumps	u, sh	nein	A
Exokrine/Endokrine Organe					
Speicheldrüsen Parotitis	Paramyxo	Mumps	u, sh	nein	A
	Herpes	EBV/Zytomegalie	u, (h)	(nein)/(ja)	nein

u = ubiquitär,   E = nicht ubiquitär, aber in Europa,   SE = Südeuropa,   h = häufig,   s = selten,   sh = häufig in bestimmten Gruppen,
A = aktiver Impfstoff,   P = passiver Impfstoff,   () = eingeschränkt

Tab. 6.5-21   (Fortsetzung) Sonstige Organmanifestationen/Krankheitsbilder bei europäischen Virusinfektionen

Organsystem Erkrankung Syndrom/Symptom	Virus-familie	Viren Genera	Vorkommen Bedeutung	antivirale Therapie	Prophylaxe
Leber					
Hepatitis	Hepadna	Hepatitis B	u, h	(nein)	A, P
	Picorna	Hepatitis A	u, h	nein	A, P
	Calici	Hepatitis E	E, s	nein	nein
	Flavi	Hepatitis C	u, h	(nein)	nein
	?	Hepatitis D	E, s	(nein)	nein
	Herpes	EBV/Zytomegalie/VZV	u, h	(nein)/(ja)/ja	nein/nein/A, P
Hepatom	Hepadna	Hepatitis B	u, h	(nein)	A, P
Pankreas					
Pankreatitis/Diabetes/ Pankreaspseudozysten	Paramyxo	Mumps	u, sh	nein	A
Bewegungsapparat					
Myalgien/Pleurodynie/ Myositis	Entero	Coxsackie B	u, h	nein	nein
	Myxo	Influenza	u, h	(ja)	A
Arthralgien/ Arthritis	Toga	Röteln	u, h	nein	A, P
	Paramyxo	Mumps	u, sh	nein	A
(häufiges Begleitsymptom vieler Infektionen!)	Hepadna	Hepatitis B	u, h	nein	nein/nein/A, P
	Herpes	EBV/Zytomegalie/VZV	u, h	(nein)	nein/nein/A, P
	Parvo	B19	u, s	nein	(nein)

u = ubiquitär,   E = nicht ubiquitär, aber in Europa,   SE = Südeuropa,   h = häufig,   s = selten,   sh = häufig in bestimmten Gruppen,
A = aktiver Impfstoff,   P = passiver Impfstoff,   () = eingeschränkt

6.6 Impfungen

TH. MERTENS

Die Impffreudigkeit der Bevölkerung hängt entscheidend von der Einstellung der Ärzte ab. Diese darf kritisch, aber keinesfalls indifferent sein. Die erforderlichen Kenntnisse betreffen die Impfstoffe, die Impfstrategien, die öffentliche Impfpolitik, die Indikationen, Kontraindikationen sowie mögliche Nebenwirkungen. Unbeschadet mancher technischer und immunologischer Probleme bietet das Konzept der Immunisierung die Möglichkeit einer nahezu idealen Krankheitsvorbeugung. In der Praxis sind entscheidende Erfolge bei der Bekämpfung von Infektionskrankheiten auch tatsächlich durch Impfungen erreicht worden (z. B. Pocken, Poliomyelitis, Gelbfieber, Hepatitis B, Tetanus, Diphtherie).

6.6.1 Impfstoffe

Die Tabelle 6.6.-1 gibt einen Überblick über die vielen, sehr unterschiedlichen Präparationen, die unter dem Begriff Impfstoffe zusammengefaßt werden. Unter **Aktivimpfstoffen** versteht man alle, die in einem Geimpften zu einer erregerspezifischen humoralen und/oder zellvermittelten Immunantwort führen. Die humorale Immunantwort läßt sich leicht durch Bestimmung spezifischer Antikörper

testen, und sie mag bei vielen Impfungen den wesentlichen Schutz vor Erkrankung verleihen. Die zellvermittelte Immunantwort ist routinemäßig schwer zu testen, und ihre Bedeutung für den Schutz des Geimpften ist nur in wenigen Fällen ganz klar (z. B. Tuberkulose).

Die praktisch wichtigste Unterscheidung bei den verfügbaren aktiven Impfstoffen ist die zwischen **Totimpfstoff und Lebendimpfstoff.** Lebendimpfstoffe enthalten vermehrungsfähige, fast immer attenuierte (abgeschwächte, nicht krankmachende) Erreger. In einigen Versuchsimpfstoffen sind tierpathogene Erreger enthalten, die beim Menschen keine Erkrankungen hervorrufen, aber Kreuzimmunität bewirken. Totimpfstoffe enthalten demgegenüber entweder „abgetötete", aber komplette Viruspartikel oder Mikroorganismen (**Vollkeimimpfstoff**) oder in mehr oder minder reiner Form die immunologisch relevanten Antigene des Erregers (**Spaltimpfstoff, Extraimpfstoff, Toxoidimpfstoff, Subunitvakzine**). Die Antigene für Subunitvakzinen können entweder präparativ aus den Erregern gereinigt oder gentechnisch hergestellt werden. Um bessere Immunogenität zu erreichen, werden viele Totimpfstoffe an einen Immunverstärker (Aluminiumhydroxid) adsorbiert (**Adsorbatimpfstoffe**). Auch wenn die Gentechnologie bei der Herstellung von sicheren Subunitvakzinen, bei gleichzeitiger Entwicklung wirksamerer Immunverstärker, an Bedeutung gewinnen wird, ist es unsinnig, davon auszugehen, daß alle Enwicklungen mittelfristig diesen Weg

Tab. 6.6-1   Impfstoffe

Impfstoffe zur aktiven Immunisierung	enthalten Antigene, die im Geimpften eine schützende Immunantwort erzeugen
▶ Lebendimpfstoffe • nicht attenuierte • attenuierte/Viren oder Bakterien	vermehrungsfähige Viren oder Bakterien • für den Menschen apathogene, tierpathogene Erreger mit Kreuzimmunität zu humanpathogenen Erregern (Affen-Rotavirus, Kuhpockenvirus) • durch besondere Verfahren attenuierte Erreger
▶ rekombinante Lebendimpfstoffe	gentechnisch modifizierter Lebendimpfstoff-Erreger, der Antigene eines weiteren Erregers exprimiert
▶ Totimpfstoffe • Vollkeimimpfstoffe • Subunitvakzine – Spaltimpfstoffe – Extraktimpfstoffe – Toxoidimpfstoffe – gentechnische Impfstoffe	enthalten keine vermehrungsfähigen Viren oder Bakterien • vollständige, inaktivierte Viren oder Bakterien • nur immunologisch relevante Antigene von Erregern – durch Spaltung viraler Hüllen gewonnen – durch Extraktion aus Bakterien gewonnen – erregerfreie, inaktivierte bakterielle Toxine (Toxoide) – gentechnisch produzierte Antigene (erregerfrei)
Impfstoffe zur passiven Immunisierung	enthalten präformierte Antikörper und vermitteln einen kurzfristigen Schutz vor einem Erreger oder Toxin
▶ heterologe Immunglobuline • Fermoserum	Antikörper von immunisierten Tieren (Heilseren) • durch spezielle Präparation verträglichere tierische Antiseren
▶ homologe Immunglobuline • Standardimmunglobuline i.v./i.m. • Hyperimmunglobuline i.v./i.m.	Antikörperpräparationen aus menschlichen Seren • mit Durchschnittsgehalt an spezifischen Antikörpern • durch Spenderauswahl besonders reich an Antikörpern gegen bestimmte Erreger
▶ monoklonale Antikörper	in vitro gewonnene tierische oder menschliche Antikörper (identische Moleküle)

gehen werden. Jeder Erreger stellt andere Anforderungen an einen Impfstoff.

Eine **passive Immunisierung** beruht stets auf der Gabe von Immunglobulinen. Hier ist die bedeutsamste Unterscheidung die zwischen **heterologen** (vom Tier) und **homologen** (vom Menschen) **Immunglobulinpräparationen.** Heterologe Antiseren sind nur bei wenigen Erregern noch in Gebrauch (Diphtherie). Die heterologen Immunglobulinpräparationen beinhalten das Risiko der Anaphylaxie bzw. Serumkrankheit (siehe Kap. 10). Herstellungsbedingt ist bei den homologen Immunglobulinen zu unterscheiden zwischen intravenös und intramuskulär applizierbaren Präparationen. Je nach Auswahl des Spenderkollektivs erhält man **Standardserumimmunglobulin** (i.v. oder i.m.) mit einem Durchschnittsgehalt an spezifischen Antikörpern bei standardisiertem Ig- und Proteingehalt oder **Hyperimmunglobulin** mit definiertem, garantiertem Mindestantikörpergehalt gegen einen bestimmten Erreger. Die Hersteller müssen durch geeignete Spenderkontrolle, Herstellungsverfahren und **Inaktivierungsschritte** dafür sorgen, daß Immunglobuline für den Empfänger infektionssicher sind. Diesbezügliche Probleme hat es bislang sehr selten nur bei der Hepatitis C gegeben (siehe Kap. 11.5.2). Mittlerweile lassen sich sogar humane monoklonale Antikörper in vitro herstellen. Diese haben zwar bisher nur beschränkten Eingang in Prophylaxe und Therapie gefunden, aber ihre Bedeutung wird wohl zunehmen, zumal hier kein Infektionsrisiko mehr besteht.

6.6.2   Impfstrategien

Die Indikationen für eine Impfung und die Empfehlungen für ein allgemeines Impfvorgehen hängen von dem in einer gegebenen epidemiologischen Situation erreichbaren Ziel ab. Ziele können sein: **Ausrottung eines Erregers** (z.B. Pocken), **Herdimmunität** oder **Individualschutz.** Unter Herdimmunität versteht man die Tatsache, daß manche Erreger in einer Bevölkerung nicht epidemisch auftreten, wenn ein bestimmter Mindestanteil der Bevölkerung ausreichend immunisiert ist.

6.6.3   Impfpolitik

Die Impfpolitik eines Landes hängt von den epidemiologischen Verhältnissen, der Verfügbarkeit von

Impfstoffen und der Impfstrategie ab. Sie führt in Deutschland zu den öffentlich empfohlenen Impfungen und damit zur Definition von **Regelimpfungen.** Dies besagt, daß nach Möglichkeit jeder diese Impfungen nach einem jeweils aktualisierten Impfplan bereits in der Kindheit (meist ab dem 3. Lebensmonat; siehe Tab. 6.6-2) erhalten sollte (siehe Lehrbücher der Pädiatrie). Eingeschlossen sind Impfungen gegen Tetanus, Diphtherie, Poliomyelitis, Masern, Mumps und Röteln. Implikationen dieser Regelung sind die Kostenübernahme durch die öffentliche Hand sowie eine Entschädigung im Falle eines anerkannten **Impfschadens.** Die Empfehlungen für die Neugeborenen-Tuberkulose

(BCG)-Schutzimpfung gilt nur bei besonderer Exposition. Die Impfung steht damit auf der Grenze zu den **Indikationsimpfungen.** Tetanus-, Diphtherie- und Poliomyelitisschutz können und sollten auch im Erwachsenenalter etwa alle 10 Jahre aufgefrischt werden. Jedenfalls gehören sie durchaus zu den **Reiseimpfungen,** was sehr häufig vergessen wird.

6.6.4 Allgemeine Indikationen und Kontraindikationen

Bei den Regelimpfungen ist die Indikation generell gestellt. Indikationsimpfungen erfolgen zum Indivi-

---

Tab. 6.6-2 Impfkalender für Kinder und Jugendliche nach den Impfempfehlungen der Ständigen Impfkommission des Bundesgesundheitsamts (STIKO) – Stand: September 1993.

Lebensalter	Impfungen gegen	Personenkreis
ab 3. Lebensmonat	**Diphtherie – Pertussis – Tetanus (DPT)** 3 × im Abstand von 4 Wochen	alle Säuglinge und Kleinkinder (bei bestehenden hirnorganischen Störungen sollte die Pertussisimpfung entfallen)
	Haemophilus influenzae Typ B (Hib) 2 Impfungen im Abstand von mindestens 6 Wochen oder simultan mit der 1. und 3. DPT-Impfung (kontralaterale Injektion) oder 3 Impfungen mit kombiniertem DPT-Hib-Impfstoff im Abstand von 4 Wochen	alle Säuglinge und Kleinkinder
	Poliomyelitis 2 × trivalente Schluckimpfung im Abstand von mindestens 6 Wochen, mit der DPT-Impfung oder Teilnahme an Impfaktion der Gesundheitsämter im folgenden Winter (November/Januar)	alle Säuglinge und Kleinkinder (bei Immundefizienz des Impflings oder enger Kontaktpersonen ist inaktivierter Polioimpfstoff indiziert)
2. Lebensjahr	**Diphtherie-Pertussis-Tetanus,** 4. Impfung (Abschluß der Grundimmunisierung)	alle Kleinkinder
	Haemophilus influenzae Typ B 3. Impfung, ggf. simultan mit der 4. DPT-Impfung oder 4. Impfung mit kombiniertem DPT-Hib-Impfstoff	
	Poliomyelitis 3. trivalente Schluckimpfung (Abschluß der Grundimmunisierung)	
(nicht vor dem 15. Lebensmonat)	**Masern, Mumps und Röteln** (Kombinationsimpfstoff) 1. Impfung	
ab 6. Lebensjahr	**Masern, Mumps und Röteln** (Kombinationsimpfstoff) 2. Impfung	alle Kinder
	Tetanus-Diphtherie (Auffrischimpfung), zweckmäßigerweise mit Td-Impfstoff	
ab 10. Lebensjahr	**Poliomyelitis** (Wiederimpfung mit trivalentem Schluckimpfstoff)	alle Kinder
11.–15. Lebensjahr	**Röteln**	alle Mädchen, auch wenn im Kindesalter bereits gegen Röteln geimpft
	Tetanus-Diphtherie (Auffrischimpfung), zweckmäßigerweise mit Td-Impfstoff	alle Kinder und Jugendlichen

dualschutz **präexpositionell** oder **postexpositionell,** also vor oder kurz nach einer möglichen Infektion. Als Domäne der postexpositionellen Impfung wird üblicherweise die **passive Immunisierung** Empfänglicher (nicht Immuner) angesehen, z. B. Standardimmunglobulingabe nach Masern- oder Hepatitis-A-Virus-Exposition oder Hyperimmunglobulingabe nach Rötelnvirus- (Schwangere), Varizellenvirus- (Immunsupprimierte) oder Hepatitis-B-Virus-Exposition. Postexpositionelle aktive Impfungen **(Inkubationsimpfungen)** bei Immungesunden sind durchaus denkbar und werden allein (z. B. Masern, Influenza) oder als kombinierte Aktiv-/Passiv-Immunisierungen erfolgreich praktiziert (z. B. Tollwut, Hepatitis B, Tetanus). Die verbreitete Furcht vor Inkubationsimpfungen hat ihre Wurzeln weniger in der Immunologie als vielmehr in der Sorge um Schadensersatzansprüche bei trotz Impfung schwer verlaufenden Erkrankungen.

Zeitliche Abstände zwischen Impfungen mit Totimpfstoffen sind nicht erforderlich, hingegen soll zwischen einzelnen Lebendimpfungen ein Zeitraum von 3–4 Wochen liegen (Ausnahme: Typhoral, Polio-oral und Gelbfieber, s. u.). Als generelle **Kontraindikationen** gelten: akute Infektionskrankheiten, akute hämatologische Erkrankungen, angeborene und erworbene Immundefekte (bedingt) sowie Allergie gegen Impfstoffbestandteile. Die Indikation für Totimpfstoffe kann großzügig gestellt werden. Indikation und Kontraindikation sollen in jedem Einzelfall abgewogen werden. So hat sich z. B. gezeigt, daß Masern bei AIDS-kranken Kindern häufig deletär verlaufen, was durch eine rechtzeitige Lebendimpfung unter Umständen verhindert werden kann.

Alle Lebendimpfungen mit Ausnahme der Polio-Lebendimpfung sind in der **Schwangerschaft** primär kontraindiziert. Dies gilt auch für Totimpfstoffe, die häufiger zu heftigeren Impfreaktionen führen (z. B. Choleraimpfung). Auch hinsichtlich der Schwangerschaft gilt, daß Nutzen und möglicher Schaden im Einzelfall abgewogen werden müssen.

Die **Applikation** erfolgt in der Regel bei Adsorbatimpfstoffen intramuskulär, Lebendimpfungen erfolgen subkutan, intrakutan oder oral, alle übrigen subkutan.

Was die Empfehlungen zu **zeitlichen Abständen** zwischen Auffrischimpfungen angeht, so sollte man diese als sinnvolle Richtschnur, aber in Anbetracht der individuellen immunologischen Reaktion eines jeden Organismus nicht „sklavisch" betrachten.

Zur leichteren Einordnung des bislang Gesagten sind die üblichen Impfungen in Tabelle 6.6-3 mit Angaben zu den Impfstoffen, Indikationen und Schutzwirkungen zusammengefaßt.

Im folgenden wird nur auf die Impfungen eingegangen, die als **Reiseimpfungen** oder sonstige **Indikationsimpfungen** besondere Relevanz besitzen; ggf. wird auf die entsprechenden Spezialkapitel verwiesen.

Besondere Indikationen

Die schnellstmögliche und adäquate antitoxische Behandlung des **Botulismus** und der **Diphtherie** muß bereits bei klinischem Verdacht sichergestellt bleiben. Da heterologe Immunglobuline zum Einsatz kommen, sind konjunktive Vortestung durch Einträufeln in den Bindehautsack und Bereitschaft zur Schocktherapie unerläßlich.

Eine gesicherte Möglichkeit der passiven Immunisierung gegen **Zytomegalievirus** (siehe Kap. 6.5) besteht zur Zeit nur bei präexpositioneller Prophylaxe (seronegative Immunsupprimierte, Frühgeborene) vor Infektion (z. B. auch durch ein Transplantat oder Blut).

Die **Hepatitis-A-Impfung (passiv)** und **Hepatitis-B-Impfung (aktiv/passiv)** können als Indikationsimpfung – auch postexpositionell – bei entsprechender beruflicher oder sonstiger Exposition indiziert sein. Die aktiven Impfungen gegen Hepatitis A und B sind in Kapitel 11.5.2 abgehandelt.

Eine **aktive Mumpsimpfung** kann als Indikationsimpfung bei einem seronegativen Mann (nach der Pubertät) vor einer familiären oder beruflichen Exposition durchaus angezeigt sein, da im Erkrankungsfall relativ häufig mit einer Mumpsorchitis zu rechnen ist. Eine postexpositionelle Prophylaxe mit Immunglobulinen ist nicht sicher möglich.

Eine Indikation zur **BCG-Impfung** (siehe Kap. 6.2.7.1) kann sich bei erheblicher beruflicher oder sonstiger Exposition (Tuberkulosestation, Entwicklungshilfe) bei **sicher Tuberkulin-negativen** Personen ergeben. Allerdings kann der Tuberkulintest nach Impfung diagnostisch nicht mehr eingesetzt werden.

Jede Frau sollte vor der Konzeption natürliche oder durch **aktive Rötelnimpfung** erworbene Antikörper besitzen (Rötelnembryopathie!).

6.6.5   Einzelne Impfungen (siehe Tab. 6.6-3)

6.6.5.1   *Influenzaschutzimpfung*
(siehe auch Kap. 6.5.2.9)

In der Bundesrepublik sind Spaltimpfstoffe zugelassen (siehe Tab. 6.6-3). Die immunologisch bedeutsamen Oberflächenantigene der epidemiologisch relevanten Influenza-A- und -B-Stämme müssen im Impfstoff vertreten sein (jährliche Empfehlungen der WHO). Das Impfvirus wird in Hühnereiern vermehrt, daher kann der Impfstoff neben Konservierungsstoffen auch geringe Mengen Hühnereiweiß enthalten (allergische Reaktionen möglich).

Indikationen

▶ Die Influenzaimpfung sollte für jeden erhältlich sein, der es wünscht.
Vordringlich geimpft sein sollten:
▶ Erwachsene und Kinder mit chronischen, funktionell bedeutsamen Organerkrankungen (besonders: Herz, Lunge, Diabetes).

Tab. 6.6-3   Schutzimpfungen gegen Infektionserreger und Toxine

Erreger	Indikation	Dosis/Applikation	Schutzdauer/Anmerkung
passive Impfungen gegen bakterielle Erreger/Toxine mit heterologen Antiseren			
Cl. botulinum	Botulismus-Erkrankung	500–750 ml i.v.	
Cl. perfringens	Gasbrand	20–ca. 150 ml i.v.	
Coryn. diphtheriae	Diphtherieverdacht	3000 IE i.m.	
	Diphtherie	500–2000 IE/kg KG i.m. + i.v.	
passive Impfungen gegen bakterielle Erreger/Toxine mit homologen Antikörperpräparationen			
Cl. tetani	nach Exposition	250–500 IE i.m.	
	Tetanuserkrankung	5000–20000 IE i.m.	
passive Impfungen gegen Viren mit homologen Antikörperpräparationen			
FSME-Virus	nach Exposition 1–3 Tag	0,05 ml/kg KG i.m.	Hyperimmunglobulin
Hepatitis-A-Virus	vor/nach Exposition	0,1–0,5 ml/kg KG i.m.	ca. 3 Monate Standardimmunglobulin
Hepatitis-B-Virus	nach Exposition (anti-HBs negativ)	0,1 ml/kg KG i.m. 0,2 ml/kg KG i.v.	i.m. Präparat! Simultanimpfung i.v. Präparat!
Masernvirus	nach Exposition	0,2–0,5 ml/kg KG i.m.	Standardimmunglobulin
Rötelnvirus	nach Exposition (Schwangere)	0,3 ml/kg KG i.m. ggf. + 3 ml/kg KG i.v.	Hyperimmunglobulin, ggf. + Standardimmunglobulin i.v.
Tollwutvirus	nach Exposition	20 IE/kg KG i.m.	immer aktiv/passive Simultanimpfung!
Varizellenvirus	nach Exposition Schwangere, Immundefiziente	0,2 ml/kg KG i.m. 1 ml/kg KG i.v.	Hyperimmunglobulin i.m. Hyperimmunglobulin i.v.
Zytomegalievirus	Immunsupprimierte, Frühgeborene	0,2 ml/kg KG i.m. 1 ml/kg KG i.v.	Hyperimmunglobulin i.m. Hyperimmunglobulin i.v.
Lebendimpfstoffe (aktiv) gegen bakterielle Erkrankungen			
M. tuberculosis	vor Exposition, Tuberkulinnegative	0,1 ml i.c.	relativer Schutz 3–5 Jahre
S. typhi	1–2 Jahre, Indikationsimpfung (Reise)	3 Kapseln oral, Tag 1, 3, 5	Indikationsimpfung 1–2 Jahre
Lebendimpfstoffe (aktiv) gegen Viruserkrankungen			
Gelbfiebervirus	vor Exposition, Indikationsimpfung (Reise)	0,5 ml s.c.	10 Jahre, Impfstoffversand in Tiefkühlkette
Masernvirus	vor (ggf. nach) Exposition, Regelimpfung	0,5 ml s.c./i.m.	lebenslang (?)
Mumpsvirus	vor Exposition, Regelimpfung	0,5 ml s.c./i.m.	lebenslang (??)
Polioviren 1–3	vor und nach Exposition, Regelimpfung	1 Dosis Trivalent, oral	10 Jahre, Impfung in Epidemien indiziert
Rötelnvirus	vor Exposition, Regelimpfung	0,5 ml s.c./i.m.	6 Jahre – lebenslang (?),
Varizellenvirus	vor Exposition, Indikationsimpfung (Immunsuppression)	0,5 ml s.c.	lebenslang (?)
Totimpfstoffe (aktiv) gegen bakterielle Erkrankungen			
V. cholerae	vor Exposition, Indikationsimpfung (Reise)	0,5/1,0 ml s.c. (Tag 1, 7 (14)	relativer Schutz 3–6 Monate Vollkeimimpfstoff
Cl. tetani	vor und nach Exposition, Regelimpfung	0,5 ml i.m. (Grundimmunisierung: 3×)	10 Jahre, Toxoidimpfstoff
Coryn. diphtheriae	vor und nach Exposition, Regelimpfung	0,5 ml i.m. (Grundimmunisierung: 3×)	10 Jahre, Toxoidimpfstoff
Haemophilus influenzae	Kinder > 2 Monate < 5 Jahre, Regelimpfung	0,5 ml i.m. (Grundimmunisierung: 3×)	Schutzdauer?, Extraktimpfstoff
N. meningitidis	vor Exposition, Indikationsimpfung (Reise)	0,5 ml s.c./i.m.	Schutzdauer?, Extraktimpfstoff
Pneumokokken	vor Exposition, besondere Indikationsgruppen	0,5 ml s.c./i.m.	3–5 Jahre, Extraktimpfstoff

Tab. 6.6-3 **(Fortsetzung)** Schutzimpfungen gegen Infektionserreger und Toxine

Erreger	Indikation	Dosis/Applikation	Schutzdauer/Anmerkung
Totimpfstoffe (aktiv) gegen Viruserkrankungen			
FSME-Virus	vor Exposition, Indikationsimpfung	0,5 ml i.m. (Grundimmunisierung: 3×)	3–5 Jahre, Vollkeimimpfstoff
Hepatitis-A-Virus	vor Exposition, Indikationsimpfung	0,5 ml i.m. (Grundimmunisierung: 3×)	Schutzdauer ?, Vollkeimimpfstoff
Hepatitis-B-Virus	vor und nach Exposition, Indikationsimpfung	1 ml (Grundimmunisierung: 3×)	1– > 10 Jahre, abh. vom Antikörpertiter, Simultanimpfung
Influenzaviren A/B	vor und nach Exposition, Indikationsimpfung	0,5 ml i.m. (Grundimmunisierung: 3×)	1 Jahr
Polioviren 1–3	vor und nach Exposition, Erwachsene, Immunsuppression, Regelimpfung	0,5 ml i.m. (Grundimmunisierung: 3×)	10 Jahre
Tollwutvirus	vor und nach Exposition, Indikationsimpfung	1 ml (Grundimmunisierung: 3×)	3–5 Jahre, nach Exposition: Simultanimpfung

▶ Patienten mit angeborener oder erworbener Immunschwäche, solange mit der regulären Bildung humoraler Antikörper zu rechnen ist.
▶ Menschen jenseits des 60. Lebensjahres.
▶ Beruflich Exponierte (z. B. medizinisches Personal, aber auch Angehörige von Behörden mit Publikumsverkehr).
▶ Berufsgruppen mit besonderer Bedeutung für die öffentliche Sicherheit und Versorgung (Polizei, Feuerwehr etc.).
Eine Impfung ist in der Schwangerschaft möglich.

Durchführung der Impfung (siehe Tab. 6.6-3)

Bei Kindern sind zwei Impfungen im Abstand von vier Wochen sinnvoll (u.U. halbe Dosis). Die Dauer des Impfschutzes ist nur relativ kurz, so daß die Impfung jährlich wiederholt werden muß, möglichst kurz vor der Influenzasaison, die bei uns in Deutschland häufig erst im Januar/Februar beginnt. Die Influenzaimpfung ist fraglos wirksam, natürlich nicht gegen alle sog. „grippalen Infekte" (siehe Kap. 3.3.2).

Nebenwirkungen

Gelegentlich treten Schmerzen und Rötung an der Injektionsstelle auf. Allgemeinsymptome sind selten und von kurzer Dauer. Ein zeitweilig vermuteter Zusammenhang zwischen der Influenzaimpfung und dem Auftreten eines Guillain-Barré-Syndroms besteht nach neueren Erhebungen **nicht.**

6.6.5.2 Varizellenschutzimpfung

Es handelt sich um eine attenuierte Lebendvakzine (siehe Tab. 6.6-3).

Indikationen

▶ Antikörpernegative Menschen (vorwiegend Kinder) vor einer geplanten Immunsuppression, aber auch bei bestehender Immunsuppression, wenn die Lymphozyten nicht unter 1200 liegen.

▶ Nicht immune Frauen im gebärfähigen Alter vor einer geplanten Schwangerschaft.
▶ Eventuell beruflich exponierte seronegative Personen.
Bei exzessiver Immunsuppression sollte die Impfung nicht erfolgen und in ein chemotherapiefreies Intervall gelegt werden. Zwischen einer passiven Hyperimmunglobulingabe und einer aktiven Varizellenschutzimpfung sollten mindestens drei Monate liegen.

Durchführung der Impfung (siehe Tab. 6.6-3)

Die Impfung Exponierter verhindert bei postvakzinaler Serokonversion in etwa 80% der Fälle eine Erkrankung. Doch sind auch nach erfolgreicher Impfung leichter verlaufende Varizellen und nachfolgende Fälle von Zoster beschrieben worden. Es handelt sich bei dieser Impfung bislang um eine Indikationsimpfung, auch in Anbetracht einer unklaren Schutzdauer. In den USA gibt es Überlegungen, die Varizellenschutzimpfung zu einer Routineimpfung zu machen.

Nebenwirkungen

Neben seltenen lokalen Reaktionen kommt es in etwa 1% der Fälle zu leichteren generalisierten Nebenwirkungen mit kurzfristigem Exanthem. Erstaunlicherweise ist die Komplikationsrate auch bei immunsupprimierten Kindern entgegen anfänglichen Befürchtungen nicht wesentlich höher.

Passive Immunisierung

Die postexpositionelle passive Immunisierung (bis max. 72 Stunden) bei seronegativen Immunsupprimierten, bei seronegativen Frauen in der Frühschwangerschaft und perinatal ist mit einem homologen Hyperimmunglobulin möglich und spielt derzeit in der Praxis eher eine größere Rolle als die aktive Immunisierung.

6.6.5.3 Pneumokokkenschutzimpfung
(siehe auch Kap. 6.2.2.5)

Impfstoffe (aktiv)

Sinnvoll können nur polyvalente Extraktimpfstoffe sein, welche gereinigte Kapselpolysaccharide von möglichst vielen relevanten Kapseltypen enthalten (siehe Tab. 6.6-3).

Indikationen

Auch bei diesem Impfstoff wird über mögliche Indikationen noch diskutiert, wobei generell an Kinder und Erwachsene mit erhöhter Morbidität und Mortalität durch Pneumokokken zu denken ist, wie:

▶ Patienten mit Asplenie oder nach Splenektomie,
▶ chronische Hämodialysepatienten,
▶ Zustand nach Organtransplantation,
▶ Patienten mit Sichelzellenanämie,
▶ Patienten mit multiplem Myelom.

Darüber hinaus kann die Impfung bei allen Patienten mit chronischen Organerkrankungen mit Resistenzminderung, bei Immunmangelzuständen, Heimbewohnern, Alkoholikern und geschwächten, älteren Menschen erwogen werden.

Kinder unter 6 Monaten sollten nicht geimpft werden, ebensowenig Menschen nach schweren Pneumokokkeninfektionen und vorangegangener Pneumokokkenimpfung innerhalb der letzten 5 Jahre sowie Schwangere.

Durchführung der Impfung

Kinder über 2 Jahre und Erwachsene erhalten einmalig 0,5 ml (eine Dosis) s.c. oder i.m., Kinder zwischen dem 6. Lebensmonat und dem 2. Lebensjahr erhalten 2×0,25 ml im Abstand von 6 Monaten. Die im Impfstoff repräsentierten Pneumokokkentypen sind je nach Altersgruppe für 80–90% aller schweren Pneumokokkeninfektionen verantwortlich. Die Schutzrate der Impfung dürfte bei ca. 90% liegen. Sie schützt wirksamer vor schweren systemischen Infektionen als vor lokalen Infektionen wie Otitis media oder Sinusitis.

Nebenwirkungen

Die Verträglichkeit der Impfung ist insgesamt gut, bei Kindern eher besser als bei Erwachsenen. Lokalreaktionen kommen bei ca. 5% der Geimpften vor.

> Die aktive Tetanus-, Diphtherie- und Polioimpfung sind sowohl Regelimpfungen, Indikationsimpfungen (Verletzungen/Exposition) als auch Reiseimpfungen.

6.6.5.4 Diphtherieschutzimpfung

Der Erreger Corynebacterium diphtheriae kommt weltweit vor (siehe auch Kap. 6.2.5.1).

Indikationen (Regelimpfung)

▶ Eine möglichst vollständige Immunisierung der Bevölkerung ist anzustreben (Auffrischimpfungen!), um ein Wiederauftreten der Diphtherie zu vermeiden (bis zum 12. Lebensjahr öffentlich empfohlene Impfung).
▶ Bei Reisen in Endemiegebiete.
▶ Beim Auftreten von Diphtheriefällen (+ Antibiotika).

Eine durchgemachte Diphtherie stellt keine Kontraindikation für eine „Auffrischung" nach 10 Jahren dar, vielmehr ist diese sinnvoll. Als spezielle Kontraindikationen (s.o.) gelten: nicht kompensierte Anfallsleiden, progrediente neurologische Erkrankungen (Risikoabwägung!).

Durchführung der Impfung (siehe Tab. 6.6-3)

Eine in der Kindheit versäumte Grundimmunisierung kann in jedem Alter mit Erwachsenenimpfstoff auch in Kombination mit Tetanusimpfstoff nachgeholt werden: 2 Injektionen (i.m.) im Abstand von 4–8 Wochen, die dritte Injektion 6–12 Monate später. Auffrischimpfung etwa alle 10 Jahre mit Erwachsenenimpfstoff.

Die erfolgreiche Impfung führt zu einem deutlichen Erkrankungsschutz und verhindert letale Ausgänge. Eine Infektion mit Diphtheriebakterien ist weiterhin möglich, ebenso die inapparente Bakterienausscheidung durch einen Geimpften. Die Bestimmung des individuellen Antitoxinspiegels ist möglich:

< 0,01 I.E.	Antitoxin/ml Serum = kein Schutz
0,01–0,09 I.E.	Antitoxin/ml Serum = Basisimmunität mit relativer Schutzwirkung
> 0,1 I.E.	Antitoxin/ml Serum = sicher schützender Antikörpertiter

Nebenwirkungen

Ähnlich wie bei Tetanusimpfungen kann es zu lokalen Reaktionen (Rötung, Infiltration) kommen, vor allem bei zu flacher (subkutaner) Injektion. Eine regionale, kurzfristige Lymphknotenschwellung ist möglich. Allgemeinsymptome mit Fieber sind selten. Ganz vereinzelt ist über zentrale oder periphere neurologische Symptome (Hirnnervenparesen) berichtet worden (ca. 1:1 Mio. Impfungen) sowie über vorübergehende Nephrosen, thrombozytopenische Purpura und Hämaturie. Solche Komplikationen sind fast ausschließlich bei älteren (> 12 Jahre) Impflingen beobachtet worden, wenn mit zu hoher Toxoiddosis geimpft wurde. Die neuen Erwachsenenimpfstoffe mit stark reduziertem Toxoidgehalt (5 I.E.) sind außerordentlich gut verträglich.

Passive Immunisierung

Bei jedem klinischen Diphtherieverdacht muß nach Materialentnahme für die bakteriologische Untersuchung (Nasen- und Rachenabstriche) sofort mit der Serumbehandlung begonnen werden. Der frühzeitige Behandlungsbeginn entscheidet über das Schicksal des Patienten, da bereits an toxinempfindliche Zellen gebundenes Toxin nicht mehr neutralisierbar ist.

6.6.5.5 Tetanusschutzimpfung
(siehe auch Kap. 6.2.8.1)

Die Erregerübertragung erfolgt parenteral. Besonders gefährdet sind tiefe, verschmutzte Wunden oder solche mit Fremdkörpereintritt (anaerobe Bedingung), Verbrennungen und in den Entwicklungsländern Nabelinfektionen. Der Erreger ist ubiquitär und kommt besonders regelmäßig in tropischen Gebieten vor.

Indikationen (Regelimpfung)

► Nach Möglichkeit sollten alle Menschen bereits in der frühen Kindheit eine Tetanus-Grundimmunisierung erhalten.
► Bei Versäumen des frühkindlichen Impfzeitpunktes ist eine Grundimmunisierung in jedem Alter möglich.
► Auffrischimpfungen im Verletzungsfall und gegebenenfalls bei Auslandsreisen.

Die Grundimmunisierung erfolgt üblicherweise durch zweimalige Impfung im Abstand von 4 bis 8 Wochen und eine dritte Impfung im Abstand von 6 Monaten bis zu einem Jahr. Die dritte Impfung kann jedoch auch bei größerem Abstand noch nachgeholt werden.

Beim Verletzungsfall empfiehlt sich das Vorgehen nach Tabelle 6.6-4.

Die Grundimmunisierung führt bei über 90% der Geimpften zu einem ein bis zwei Jahrzehnte anhaltenden protektiven Antitoxintiter (> 0,1 Antitoxineinheit/ml Serum). Auch bei niedrigen Antitoxinspiegeln führen einmalige Auffrischimpfungen zu einem erneuten Antikörperanstieg.

Nebenwirkungen

Lokale Rötung, Schwellung, Induration und Schmerzhaftigkeit sowie Anschwellen regionaler Lymphknoten kommen vor. Diese Lokalreaktionen dürfen nicht mit einem Spritzenabszeß verwechselt werden (keine Fluktuation). Nach Möglichkeit sollte eine Ruhigstellung mit Alkoholumschlägen und in schweren Fällen die Gabe antiphlogistischer Medikamente erfolgen. Derartige Nebenreaktionen kommen auch bei zu häufig durchgeführter Tetanusimpfung vor (Hyperimmunisierung). Sehr selten sind Mono- oder Polyneuritiden. Schwere Allgemeinreaktionen mit Exanthem bis hin zum anaphylaktischen Schock sind nur ganz vereinzelt beschrieben worden.

Passive Immunisierung

Die passive Immunisierung mit homologem Hyperimmunglobulin spielt eine Rolle im Verletzungsfall (siehe Tab. 6.6-4). Noch heute ist unklar, inwieweit Immunglobulingabe den Verlauf einer einmal ausgebrochenen Tetanuserkrankung entscheidend beeinflussen kann (Letalität behandelt ca. 50%).

Tab. 6.6-4   Tetanusprophylaxe nach Verletzungen (mod. nach Spiess)

Impfanamnese	Art der Verletzung	
	saubere, oberflächliche Bagatellverletzungen	tiefe verschmutzte, ausgedehnte Wunden
1. vollständige Grundimmunisierung oder Auffrischung < 5 Jahre	–	–
2. vollständige Grundimmunisierung oder Auffrischung > 5, < 10 Jahre	–	A
3. unvollständige (2 Impfungen) Grundimmunisierung < 10 Jahre	A(P)	A/P
4. alle übrigen: 1 × geimpft, ungeimpft, unbekannte Impfanamnese	G/P	G/P

A = aktive Auffrischimpfung, ggf. mit Diphtherieanteil
G = aktive Grundimmunisierung, ggf. mit Diphtherieanteil
P = zusätzliche passive Immunisierung (1×) = Simultanimpfung
(P) = je nach Ausmaß der Verletzung und Abstand der Impfungen

6.6.5.6 Poliomyelitisschutzimpfung
(siehe auch Kap. 6.5.2.1)

Impfstoffe (siehe Tab. 6.6-3)

Lagerung und Transport sind beim Lebendimpfstoff kritisch (Kühlkette 4 °C), bei der inaktivierten Salk-Vakzine wesentlich unproblematischer. Die drei Lebendimpfstoffviren können sich im Darm des Geimpften mehrere Wochen lang vermehren und werden mit dem Stuhl ausgeschieden (die 3 Serotypen gelegentlich zeitlich nacheinander).

Indikationen (Regelimpfung)

► Eine möglichst vollständige Impfung der Bevölkerung ist anzustreben, um das Wiederauftreten von Wildvirusinfektionen zu verhindern (Herdimmunität). Die Einschleppung aus Afrika, Asien oder Südamerika ist immer möglich.
► Vor Reisen in Wildvirusendemiegebiete.
► Wenn ein anderes Mitglied der Wohngemeinschaft geimpft wird.
► In Poliowildvirusepidemien soll massiv eingeimpft werden (Verdrängungsimpfung, Abriegelungsimpfung).

Prinzipiell sind Grundimmunisierung und Auffrischimpfungen auch mit Salk-Vakzine möglich. Eine spezielle Indikation für den Totimpfstoff ergibt sich bei allen Immunsupprimierten (asymptomatische und symptomatische HIV-Infizierte) und Menschen, die in einer Wohngemeinschaft mit einem Immunsupprimierten leben. Bei Grundimmunisierung ungeimpfter Erwachsener ist der Totimpfstoff ebenfalls vorzuziehen.

Eine spezielle **Kontraindikation** des Lebendimpfstoffes ist die Impfung in zeitlicher Nähe zu einer Tonsillektomie.

Durchführung der Impfung

Die Grundimmunisierung mit Polio-Lebendimpfstoff erfolgt (oral!) durch dreimaliges Impfen im Abstand von mindestens 6 Wochen (Ausscheidungsdauer!). Eine Nachimpfung sollte etwa alle 10 Jahre erfolgen. Häufigere Impfungen sind medizinisch unbedenklich. **Die Grundimmunisierung mit Polio-Totimpfstoff** erfolgt durch 2 Injektionen (i.m.) im Abstand von 4–8 Wochen und eine 3. Injektion nach 6 bis 12 Monaten. Die Fortsetzung einer durch Totimpfstoff begonenen Immunisierung mit Lebendimpfstoff ist möglich, ebenso unbedenklich ist auch der umgekehrte Wechsel des Impfstoffes. Auffrischimpfungen mit der derzeit verfügbaren Salk-Vakzine alle 5 Jahre.

Bei Verdacht auf eine der extrem seltenen (ca. 1:3 Mio. Lebendimpfungen) Impfpoliomyeliten (Meningitis, Paresen, hohes Fieber, anhaltende Durchfälle) ist eine stationäre Einweisung mit intensiver virologischer Diagnostik (Virusisolierung, Serologie) und Meldung des Falles unbedingt angezeigt (Versorgungsleistungen, s.o.).

Passive Immunisierung

Eine passive Immunisierung ist allenfalls indiziert bei Kontaktfällen einer paralytischen Poliomyelitis mit gleichzeitiger Schluckimpfung.

6.6.5.7 Tollwutschutzimpfung
(siehe auch Kap. 6.5.2.6)

Die Übertragung geschieht ganz vorwiegend durch den Biß infizierter Tiere. Der Speichel ist ca. ab einer Woche vor Erkrankung des Tieres infektiös. Das Virus ist umhüllt und daher empfindlich gegenüber Licht, Hitze und Austrocknung, kann aber unter bestimmten Umständen über mehrere Tage infektiös bleiben.

Impfstoff (aktiv)

Wie erwartet, zeigt der aus menschlichen Fibroblasten gewonnene Impfstoff eine besonders gute Verträglichkeit, jedoch zeichnet sich der Hühnerfibroblasten-Impfstoff möglicherweise bei ebenfalls sehr guter Verträglichkeit durch eine bessere Interferoninduktion beim Geimpften aus, was einen Vorteil bei der postexpositionellen Prophylaxe böte (siehe Tab. 6.6-3). Es bleibt zu bedenken, daß in vielen Entwicklungsländern mit älteren, schlecht verträglichen Vakzinen geimpft wird und dort auch keine homologen Immunglobuline zur Verfügung stehen.

Indikationen

Eine präexpositionelle Prophylaxe ist indiziert bei Menschen mit erhöhtem Expositionsrisiko (Jäger, Abdecker, Tierärzte, Laborpersonal und ggf. Reisende in manche Entwicklungsländer).

Durchführung der Impfung

Die prophylaktische Impfung wird z.B. durch Injektion an den Tagen 0, 28 und 56 durchgeführt. Bei der Indikation zur postexpositionellen Prophylaxe ergeben sich häufig Probleme, weil das in Frage stehende Tier nicht bekannt ist und somit nicht nachbeobachtet werden kann. Die postexpositionelle Prophylaxe erfolgt durch aktive Impfung an den Tagen 0, 3, 7, 14, 28 und 90 oder neuerdings durch je 2 kontralaterale Injektionen (Deltoidei) an den Tagen 0, 7 und 21. Bei gleichzeitiger passiver Immunisierung werden 20 I.E./kg Körpergewicht eines homologen Hyperimmunglobulins i.m. an anderer Stelle zum Zeitpunkt der ersten aktiven Impfung verabreicht. Ein Schema zur Entscheidungshilfe bei Expositionsfällen ist in Tabelle 6.6-5 wiedergegeben.

Der Impfschutz ist ausgezeichnet. Die Serokonversionsrate liegt praktisch bei 100%. Lokale Nebenwirkungen kommen vor, ebenso gelegentlich geringfügige systemische Nebenwirkungen wie Fieber, Kopfschmerzen. In wenigen Fällen ist über vorübergehende periphere Neuropathien berichtet worden.

6.6.5.8 Frühsommer-Meningoenzephalitis-(FSME-)Schutzimpfung
(siehe auch Kap. 6.5.2.4)

Die FSME ist in der Bundesrepublik nur in einigen Gebieten Bayerns und Baden-Württembergs endemisch.

Indikationen

Indiziert ist die Impfung (siehe Tab. 6.6-3) bei Aufenthalt in Endemiegebieten mit Zeckenexposition (z.B. auch Waldarbeiter).

Durchführung der Impfung

Die Grundimmunisierung erfolgt durch dreimalige i.m. Injektion einer Impfstoffdosis im Abstand von 1–3 und 9–12 Monaten. Auffrischimpfungen werden bei fortbestehender oder erneuter Exposition nach 3 Jahren empfohlen. Der Impfschutz ist gut. Eine Serokonversion ist in vielen Fällen (über 80%) bereits nach der zweiten Injektion nachweisbar. Nach der dritten Impfung läßt sich eine Serokonversion bei praktisch allen Geimpften nachweisen. Zur passiven Immunisierung siehe Tabelle 6.6-3.

Nebenwirkungen

Die lokalen Nebenwirkungen entsprechen etwa denen anderer Adsorbatimpfstoffe (z.B. Tetanus und Diphtherie). Systemische Nebenwirkungen wie Fieber, Kopf- und Gliederschmerzen sind in seltenen Fällen möglich.

Tab. 6.6-5   Postexpositionelle Tollwutprophylaxe (modifiziert nach: Wissenschaftlicher Beirat der Bundesärztekammer)

Expositon	Zustand des Tieres		Maßnahme
	bei Exposition	nach 10 Tagen	
▶ Speichelkontakt der Haut oder geringfügig verletzter Haut; ▶ leichte Bißverletzungen an bekleideten Stellen am Körper oder an den Beinen.	gesund	gesund	keine
	gesund[1]	nicht verfügbar	sofort Impfserie
	gesund	tollwütig	Simultanbehandlung[2, 3]
	tollwutverdächtig[4]		sofort Impfserie beginnen und ggf. abbrechen, wenn das Tier 14 Tage gesund bleibt
	tollwütig		sofort Simultanbehandlung[3]
▶ Speichelkontakte von Schleimhäuten, mehrere Bisse, erhebliche Verletzungen; ▶ Bisse am Kopf, Schultergürtel, Armen oder Händen.	tollwutverdächtig[1]/tollwütig		sofort Simultanbehandlung[3] und ggf. abbrechen, wenn das Tier 14 Tage gesund bleibt

[1] In einem tollwutgefährdeten Bezirk
[2] Die Behandlung beginnt bei den ersten Krankheitszeichen des Tieres
[3] Simultanbehandlung = aktive Impfserie mit passiver Immunisierung (s. Text)
[4] Tollwutverdächtig ist jedes Tier, das sich in einem tollwutgefährdeten Bezirk auffällig verhält (oder Kadaver).

6.6.5.9   Meningokokkenschutzimpfung
(siehe auch Kap. 6.2.3.1)

Von den drei in der Bundesrepublik relevanten Serogruppen A, B und C können nur A und C bei uns durch einen Impfstoff erfaßt werden. Eine Impfung gegen die Serogruppe B ist z. Zt. nicht möglich.

Indikationen

Eine Impfung ist denkbar als:
▶ Ergänzung zur Chemoprophylaxe in epidemischen Situationen.
▶ Bei Reisen in Endemiegebiete (Entwicklungshelfer, medizinisches Personal).
Die Bedeutung der Impfung liegt in der Anwendung bei Epidemien in Endemiegebieten. Die Schutzwirkung ist aufgrund des „unvollständigen" Impfstoffes unbefriedigend; Kinder unter 2 Jahren entwickeln auch gegen die C-Komponente des Impfstoffes keine ausreichenden Antikörper (selbst bei zweimaliger Impfung). Die Impfung wird insgesamt gut vertragen, gelegentlich treten Lokalreaktionen und selten Fieber auf.

6.6.5.10   Gelbfieberschutzimpfung (Flavivirus) (siehe auch Kap. 6.5.2.4)

Impfstoff

Der Impfstoff (siehe Tab. 6.6-3) wird weltweit nach Richtlinien der WHO durch autorisierte Laboratorien hergestellt. (Für die Bundesrepublik: Robert-Koch-Institut, Berlin; Kühlkettenversand!). Der Impfstoff wird in embryonierten Hühnereiern hergestellt und enthält demzufolge Hühnereiweiß (Hühnereiweißallergie!)

Indikationen

Reisen in Endemiegebiete. Die Impfung wird von einigen afrikanischen Ländern zwingend vorgeschrieben.
Die Impfung von Kindern unter sechs Monaten gilt als kontraindiziert. Vom 6. bis 12. Monat besteht eine relative Kontraindikation. Der Impfschutz ist hervorragend (100%) und langanhaltend. Im Reiseverkehr ist eine Wiederimpfung nach 10 Jahren vorgeschrieben. Neben der Bekämpfung der Vektoren (Insekten) ist die Impfung der einzige Schutz vor Gelbfieberepidemien und urbanem Gelbfieber. Weiterhin wird mit ihr eine Wiedereinschleppung des Gelbfiebers aus Endemiegebieten in gelbfiebergefährdete Gebiete vermieden. Reisen in Gelbfieberendemiegebiete ohne Impfschutz ist persönlich und epidemiologisch verantwortungslos.

Nebenwirkungen

Die Verträglichkeit ist sehr gut. Lokale Rötungen kommen gelegentlich vor, und einzelne Impflinge berichten über kurzfristige grippeähnliche Symptome am 4. bis 6. Tag nach der Impfung.

6.6.5.11   Typhusschutzimpfung
(siehe auch Kap. 6.2.9.1)

Die lange Zeit zur oralen oder parenteralen Applikation eingesetzten Totimpfstoffe (Vollkeimimpfstoffe) waren sowohl hinsichtlich ihrer Wirksamkeit als auch hinsichtlich ihrer Nebenwirkungen unbefriedigend. Mittlerweile verwendet man einen oralen Lebendimpfstoff.

Indikationen

▶ Reisen in Endemiegebiete.
▶ Beruflicher Umgang mit Infizierten oder dem Erreger.

Kontraindikationen sind gegeben bei Darminfektionen zum Zeitpunkt der Impfung und Antibiotikaeinnahmen vor dem dritten Tag nach Beendigung der Impfung sowie bei Kindern im ersten Lebenshalbjahr (Kapsel). Die Schutzrate der Impfung liegt bei über 90%, betrifft aber nicht die Paratyphusinfektionen. Die Schutzdauer beträgt ein bis drei Jahre. Geimpfte scheiden für einige Tage den Impfstamm aus. Der Abstand zwischen der Typhusimpfung und einer oralen Polioimpfung sollte mindestens drei Tage betragen, im umgekehrten Fall sollte der Abstand größer, mindestens zwei Wochen, sein.

Nebenwirkungen

Abgesehen von gelegentlichen leichten gastrointestinalen Beschwerden nach den Einnahmen ist die Impfung ausgezeichnet verträglich.

6.6.5.12 *Choleraschutzimpfung*
(siehe auch Kap. 6.2.13.1)

Indikationen

▶ Reisen (Entwicklungshelfer) in afrikanische und asiatische Endemiegebiete.
▶ Bei Choleraepidemien.

Die Impfung erfolgt subkutan mit einer altersabhängigen Dosis. Es werden zwei Impfungen im Abstand von 1–2 Wochen gegeben. Erwachsene erhalten 0,5 ml (bei der zweiten Impfung kann auch 1,0 ml gegeben werden).

Alternativ ist in allen Altersgruppen, vor allem bei Revakzinationen und Patienten, die heftig auf den Impfstoff reagiert haben, eine zweimalige intrakutane Impfung mit 0,1 ml möglich. Bei fortbestehender Exposition erfolgen Auffrischimpfungen im Abstand von drei bis sechs Monaten.

Die Wirksamkeit der zugelassenen Choleraimpfung ist hinsichtlich der Dauer und Schutzwirkung begrenzt. Die Schutzwirkung beträgt zwischen 40 und 80% bei einer Dauer von ca. 3 Monaten. Damit ist die Choleraimpfung keine sehr gute Impfung und von der WHO aus den internationalen Gesundheitsvorschriften im Reiseverkehr herausgenommen worden. Die Indikation sollte von Fall zu Fall, je nach Art der Reise, gestellt werden.

Heftigere lokale Beschwerden (Rötung, Schwellung, Schmerzhaftigkeit) kommen häufiger vor. Systemische Reaktionen mit Fieber, Kopfschmerzen, gastrointestinalen Beschwerden sind selten.

6.6.6 Impfpläne für Auslandsreisende

Die Indikationen für einzelne Impfungen ergeben sich aus dem Reiseziel und den hygienischen Verhältnissen unterwegs. Für die Zeitplanung ist entscheidend, ob Lebendimpfungen und Grundimmunisierungen nötig sind:

Beispiel für einen Impfplan mit Lebendimpfungen und Grundimmunisierungen, wenn mäßig viel Zeit zur Verfügung steht, zeigt Tabelle 6.6-6.

Natürlich kann und soll man, falls viele Grundimmunisierungen anstehen und genug Zeit gegeben ist, die Termine für die Injektionen der Totimpfstoffe entflechten. Die dritte Injektion der Grundimmuni-

Tab. 6.6-6   Impfplan mit Lebendimpfungen und Grundimmunisierungen

	Lebendimpfstoffe		Totimpfstoffe/passive Impfung
1. Termin:	Gelbfieber		1. Inj. Diphtherie/Tetanus (Erwachsenenimpfstoff)
		und/oder	1. Inj. Hepatitis-B-Impfstoff
		und/oder	1. Inj. Polio-Salk-Impfstoff
		und/oder	1. Inj. FSME-Impfstoff
		und/oder	1. Inj. Hepatitis-A-Impfstoff*
2. Termin: 2 Wochen später	Typhoral L®		1. Choleraimpfung (Malariaprophylaxe besprechen)
3. Termin: 2 Wochen später (ca. 4 Tage vor Abreise)			2. Choleraimpfung 2. Inj. Diphtherie/Tetanus (Erwachsenenimpfstoff)
		und/oder	2. Inj. Hepatitis-B-Impfstoff
		und/oder	2. Inj. Polio-Salk-Impfstoff
Grundimmunisierungen später vervollständigen (s. Text)		und/oder	2. Inj. FSME-Impfstoff
		und/oder	2. Inj. Hepatitis-A-Impfstoff

* Falls keine aktive HAV-Impfung gewünscht: passive Immunisierung am letzten Termin.

Tab. 6.6-7   Impfplan bei vorhandenen Grundimmunisierungen

	Lebendimpfstoffe	Totimpfstoffe/passive Impfung
1. Termin:	Gelbfieber	1. Choleraimpfung ggf. Hepatitis-B-Auffrischimpfung
2. Termin: 2 Wochen später	Typhoral L®	2. Choleraimpfung ggf. Diphtherie- und/oder Tetanus-Auffrischimpfung (Malariaprophylaxe besprechen)
3. Termin: 2 Wochen später	ggf. Polio-oral-Auffrischimpfung	Hepatitis-A-Prophylaxe*

* Falls keine aktive HAV-Impfung gewünscht: passive Immunisierung am letzten Termin.

sierung kann nach Rückkehr oder im Reiseland erfolgen.

Einen üblichen Impfplan bei vorhandenen Grundimmunisierungen und ohne Hepatitis-B- und FSME-Impfung zeigt Tabelle 6.6-7.

Literatur

- Brandis, H., G. Pulverer: Lehrbuch der Medizinischen Mikrobiologie. Fischer, Stuttgart–New York 1994.
- Evans, A. S.: Viral Infections of Humans. Plenum, New York–London 1990.
- Fields, B. N.: Virology. Raven, New York 1990.
- Gsell, O., U. Krech, W. Mohr: Klinische Virologie. Urban & Schwarzenberg, München–Wien–Baltimore 1986.
- Krück, F., W. Kaufmann, H. Bünte, E. Gladtke, R. Tölle: Therapiehandbuch. Urban & Schwarzenberg, München–Wien–Baltimore 1989.
- Spiess, H.: Impfkompendium. Thieme, Stuttgart–New York 1987.

Praxisfragen

Praxisfrage 1

Ein junger Mann wird in die Krankenhausaufnahme gebracht. Er klagt darüber, daß er seit mehreren Tagen krank sei und vor allem daß er zunehmend unerträgliche Kopfschmerzen und immer wieder, mehrmals am Tag, unter Schüttelfrost leide. Der die Vorgeschichte aufnehmende Arzt bemerkt, daß der Patient eine ungewöhnliche Hautbräune aufweist und daß er ein auffallendes, exotisch anmutendes Armband trägt.

a Welche beiden Fragen sind dem Patienten zu stellen?

b Welche beiden Untersuchungen werden dann als erstes veranlaßt?

c Wo und wie wird der Patient behandelt?

Praxisfrage 2

Vier Monate nach der oben geschilderten Erkrankung wird der Patient wiederum mit Fieber im Krankenhaus aufgenommen. Er berichtet von seiner damaligen Erkrankung und der erfolgreichen Behandlung. Jetzt sei er seit vier Tagen krank. Die Körpertemperatur sei jeden Tag etwas höher gewesen, kurz vor Krankenhausaufnahme habe er rektal 39,2 °C gemessen.

a Welche Untersuchung wird sofort veranlaßt?

b Welche Behandlung wird vorgenommen?

Praxisfrage 3

Ein junger Mann berichtet, daß er seit vier Wochen unter Leibschmerzen und Durchfällen, gelegentlich auch unter Obstipation leide. Die Beschwerden seien das erste Mal aufgetreten, als er noch in Brasilien war, wo er für seine ethnologische Doktorarbeit bei Urwaldindianern Material gesammelt habe. Auf Befragen gibt er an, daß er unter recht primitiven Umständen gelebt habe.

a Welche Frage ist zunächst zu stellen?

b Welche Untersuchungen werden durchgeführt?

c Wie wird der Patient behandelt?

d Was wird dem Patienten gesagt?

Praxisfrage 4

Bei einem Südeuropäer ohne irgendwelche Beschwerden wird für eine Einstellungsuntersuchung eine Röntgenaufnahme der Lunge angefertigt. Dabei ist im Bereich des rechten Unterlappens ein zystisches Gebilde von etwa 10 cm Durchmesser zu erkennen.

a Welche Verdachtsdiagnose ergibt sich?

b Welche Untersuchungen werden durchgeführt?

c Welche weiteren Untersuchungen sind nach Klärung der Diagnose durchzuführen?

d Welcher Therapieplan ist zu empfehlen?

7 Erworbenes Immundefektsyndrom

M. FRANKE, TH. MERTENS, V. DIEHL

7.1 AIDS und Vorstadien

Das **erworbene Immundefektsyndrom** (acquired immunodeficiency syndrome, AIDS) ist die Bezeichnung für eine Reihe von Krankheitsmanifestationen, die im letzten Stadium der durch humane Immundefizienz-Viren (HIV) verursachten Infektion auftreten. Es ist gekennzeichnet durch eine tiefgreifende **Funktionsstörung des Immunsystems** mit der Folge opportunistischer Infektionen und bestimmter Tumorerkrankungen.

Definition

Nach der international akzeptierten Definition ist das Syndrom AIDS gekennzeichnet durch
▶ die HIV-Infektion
mit dadurch bedingtem
▶ Immundefekt.
Daß ein Defekt des zellulären Immunsystems vorliegt, ist am Auftreten einer oder mehrerer **Indikatorkrankheiten** zu erkennen (siehe Tab. 7.1-1): Es handelt sich hierbei vor allem um sogenannte **opportunistische Infektionen,** verursacht durch Erreger, die ubiquitär vorkommen, jedoch bei Personen mit intakter Immunabwehr normalerweise keine Krankheitserscheinungen auslösen, sowie um bestimmte **Tumoren** und **neurologische Krankheitsbilder.**

Kasuistik

31jähriger, sehr schlanker Patient aus den USA, der als Ballettänzer arbeitet. Ambulante Untersuchung wegen starker brennender Schmerzen retrosternal und Schluckbeschwerden. Temperaturen bis 38,5 °C seit drei Wochen. Bei der körperlichen Untersuchung fielen ein sehr kleiner dunkelrot-bläulicher Tumor am Gaumen, abstreifbare weißliche Beläge an der Rachenhinterwand mit umgebender Rötung, 4 cm große Lymphome beidseits zervikal und eine etwas vergrößerte Milz auf.

Die weiteren Untersuchungen ergaben folgende pathologische **Befunde:** Splenomegalie und paraaortale Lymphome bis zu 5 cm Durchmesser in der **Sonographie.** Leichte Anämie (Hb 11,9 g/dl bzw. 7,14 mmol/l) und deutliche Beschleunigung der BKS. In der **Ösophagoskopie** massive Entzündung der Speiseröhre, ausgelöst durch Candida albicans. Die daraufhin veranlaßte Laboruntersuchung ergab den Nachweis von HIV-Antikörpern im Serum. Die CD4-Helferzell-Zahl war auf 52/µl (normal 1000 bis 1500/µl) abgesunken. Bei Verdacht auf ein malignes Lymphom erfolgte eine **Lymphknotenbiopsie** am Hals, die ein hochmalignes Non-Hodgkin-Lymphom (NHL) vom B-Zell-Typ ergab. **Diagnosen:** HIV-Infektion, malignes Non-Hodgkin-Lymphom (lymphoblastisch vom B-Zell-Typ), Soorösophagitis, Kaposi-Sarkom des Gaumens. **Verlauf:** Abheilung der Ösophagitis unter Ketoconazol. Eine Chemotherapie des NHL wurde vom Patienten abgelehnt. Rückkehr in die USA.

Epidemiologie

Die ersten AIDS-Fälle wurden 1981 in den USA registriert, HIV wurde bereits 1983 als Erreger beschrieben. In Anbetracht der häufig langen Zeitspanne zwischen der HIV-Infektion und dem Auftreten von AIDS sowie möglicher Kofaktoren müssen die Epidemiologie des AIDS und die des HIV getrennt betrachtet werden:
HIV wird überwiegend durch sexuelle Kontakte übertragen, wobei der häufige Partnerwechsel für die (rasche) Verbreitung in einer Population entscheidend ist. Besonders gefährdet sind homosexuelle Männer wegen der großen Verletzungsgefahr bei manchen von ihnen ausgeübten Sexualpraktiken. Daneben erfolgt eine Übertragung durch Blut und Blutprodukte. Auch die prä- und perinatale Ansteckung des Kindes durch die HIV-infizierte Mutter ist möglich. Dies erklärt, warum in den USA und Europa vor allem
▶ promiskuitiv lebende homosexuelle Männer,
▶ intravenös Drogenabhängige ("needle sharing"),
▶ Hämophile (Substitution von Gerinnungsfaktoren) und

Tab. 7.1-1 Indikatorkrankheiten, die bei bekannter HIV-Infektion zur Diagnose AIDS führen (CDC 1993)

▶ Infektionen durch Protozoen und Parasiten
– Pneumocystis-carinii-Pneumonie
– Toxoplasmose des Gehirns
– Kryptosporidiose, intestinal (> 1 Monat)
– Isosporidiasis

▶ Infektionen durch Pilze
– Candidiasis in Ösophagus, Trachea, Bronchien, Lunge
– Kryptokokkose, extrapulmonal
– Histoplasmose, extrapulmonal oder disseminiert
– Kokzidioidomykose, extrapulmonal oder disseminiert

▶ Infektionen durch Viren
– Zytomegalie-Infektion (anderer Organe als Leber, Milz oder LK)
– Herpes-simplex-Infektion (chronische Ulzera > 1 Monat, Befall von Bronchitis, Pneumonie, Ösophagitis)
– progressive multifokale Leukenzephalopathie

▶ Infektionen durch Bakterien
– Salmonellensepsis, wiederholt auftretend
– Lungentuberkulose und andere Infektionen durch Mycobacterium tuberculosis
– Infektionen durch atypische Mykobakterien, extrapulmonal oder disseminiert
– Pneumonien, wiederholt auftretend (> 1 × pro Jahr)

▶ Tumorerkrankungen
– Kaposi-Sarkom
– Non-Hodgkin-Lymphome
– invasives Zervixkarzinom

▶ sonstige Erkrankungen
– HIV-Enzephalopathie
– HIV-bedingte Kachexie (sog. „wasting syndrome")

Die aufgeführten Krankheiten bilden die für Europa gültige AIDS-Falldefinition für Erwachsene. Die ursprüngliche Falldefinition der Centers for Disease Control and Prevention (CDC) weicht hiervon etwas ab.

▶ Kinder HIV-infizierter Mütter betroffen sind. Die vielfach verwendete Bezeichnung **„Risikogruppen"** kann darüber hinwegtäuschen, daß in den meisten Fällen ein **Risikoverhalten** zur Infektion führt, das prinzipiell nicht auf bestimmte Gruppen beschränkt ist (heterosexuelle Promiskuität). Nach den Daten des AIDS-Zentrums am Bundesgesundheitsamt verteilen sich die im Zeitraum von Januar bis Dezember 1993 neu gemeldeten AIDS-Fälle (insgesamt 1072) wie folgt auf die einzelnen Infektionsrisiken:

▶ Homo- und Bisexuelle 67,2%
▶ i.v. Drogenabhängige 13,4%
▶ Heterosexuelle 5,9%
▶ Bluterkranke 2,2%
▶ Transfusionsempfänger 2,5%
▶ Kinder HIV-infizierter Mütter 0,5%
▶ keine Angaben/sonstige 7,0%

Besonders hervorzuheben ist dabei der Anstieg der durch heterosexuelle Intimkontakte übertragenen

HIV-Infektionen im Vergleich zu früheren Jahren. Dies ist ein deutliches Zeichen dafür, daß das Virus die klassischen Risikogruppen verlassen hat. Damit ist auch die Prävention nicht Sache allein von bestimmten Betroffenengruppen!

Nur sehr grob ist mangels zuverlässiger Daten der Anteil der HIV-Infizierten an der Gesamtbevölkerung zu schätzen. Für die USA lassen Untersuchungen in Blutbanken die Annahme zu, daß dort mindestens eine Million Menschen HIV-infiziert sind.

Die Zahl der in den USA gemeldeten AIDS-Fälle betrug demgegenüber 289 320 (März 1993). In der Bundesrepublik werden AIDS-Fälle anonym an das Bundesgesundheitsamt gemeldet. Darüber hinaus müssen Laboratorien, die Bestätigungstests durchführen, positive HIV-Antikörper-Tests anonymisiert melden. Ende Dezember 1993 waren 10 858 AIDS-Fälle und 61 074 HIV-Positive gemeldet, wobei versucht wurde, Doppelmeldungen auszuschließen (siehe auch Abb. 7.1-1).

Die Lage in Afrika ist bedrohlich und unklar zugleich. Im Gegensatz zu den USA und Europa liegen hier verläßliche Zahlen über AIDS-Kranke nicht vor. Seroepidemiologische Untersuchungen bei verschiedenen Bevölkerungsgruppen in West-, Zentral- und Ostafrika haben HIV-Durchseuchungs-Raten von 2 bis über 20% ergeben (bei Prostituierten bis über 80%). Männer und Frauen sind hier etwa gleich häufig betroffen, wobei es recht deutliche Hinweise dafür gibt, daß die Infektion erst seit kurzer Zeit (dieses Jahrhundert?) in der menschlichen Population verbreitet ist. Nicht weniger dramatisch stellt sich die Lage in einigen asiatischen Ländern dar.

HIV2 konnte als zweites menschenpathogenes, ebenfalls AIDS verursachendes Lentivirus 1986 isoliert werden. Es ist vor allem in Westafrika verbreitet und relativ eng verwandt mit einem von Affen isolierten Retrovirus (SIV). Diese Ergebnisse haben erhebliche Bedeutung für die Klärung der Frage nach der Herkunft der humanen Immundefizienzviren. In Deutschland sind bisher 238 HIV-2-Infektionen diagnostiziert worden.

Man nimmt an, daß ein einmaliger „normaler" sexueller Kontakt mit einem infizierten Partner ein Infektionsrisiko von ca. 1% beinhaltet. Das Risiko einer einmaligen perkutanen Verletzung mit einer HIV-Blut-kontaminierten Kanüle dürfte bei ca. 0,5% liegen. Ausschlaggebend für den medizinischen Bereich sind die Vermeidung von Infektionsübertragung durch Blut, Blutprodukte und Transplantate sowie die Vermeidung jeglicher Blutkontamination bei Pflegepersonal, Laborpersonal und Ärzten.

Virologie, Ätiologie und Pathogenese

Die Erreger, die AIDS hervorrufen, sind einzelsträngige RNS-Viren, die humanen Immundefizienz-Viren (HIV; siehe Abb. 7.1-2). Die HIV gehören zur Familie der Retroviren und zur Subfamilie der Len-

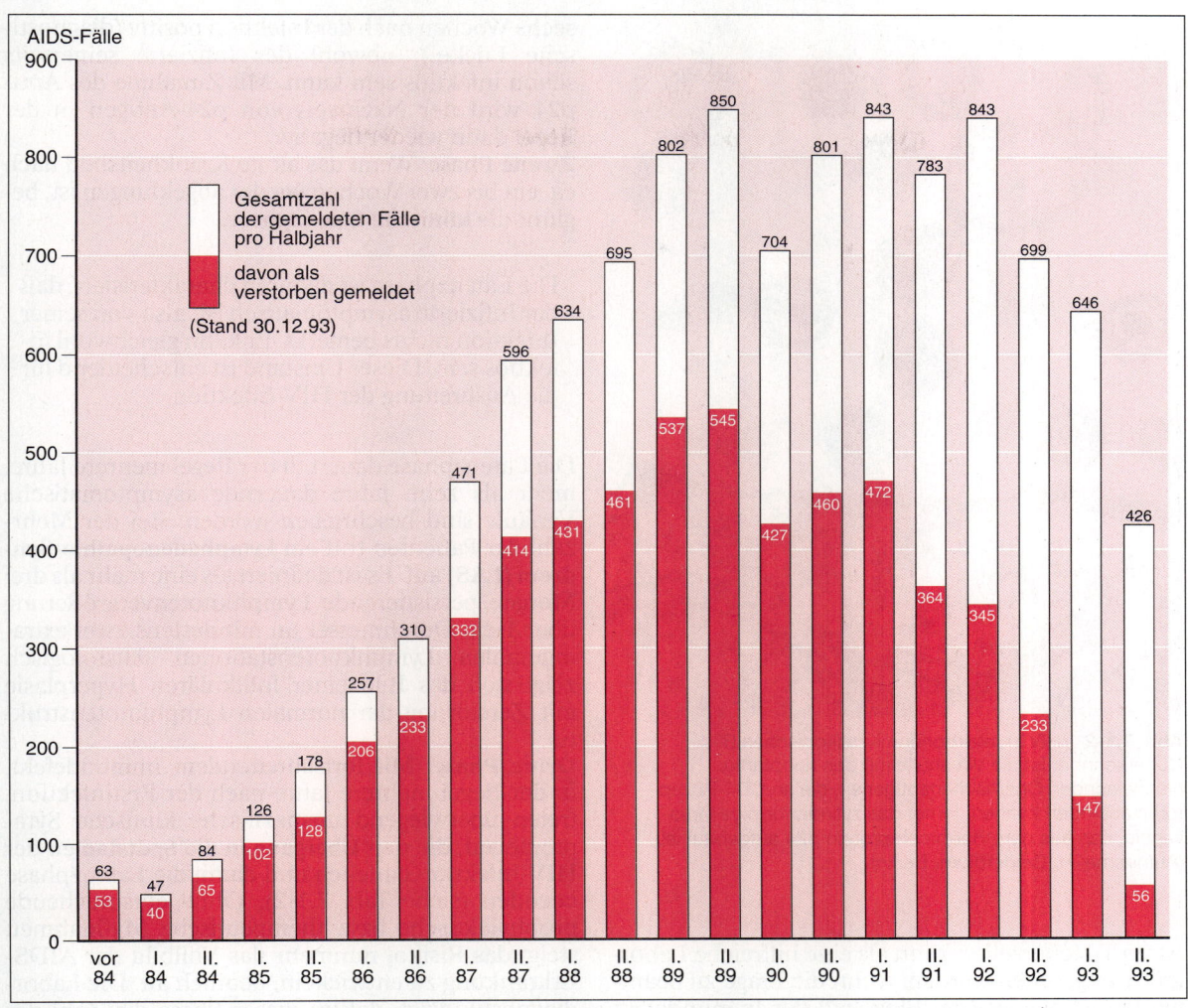

AIDS-Fälle

Gesamtzahl der gemeldeten Fälle pro Halbjahr

davon als verstorben gemeldet

(Stand 30.12.93)

	vor 84	I. 84	II. 84	I. 85	II. 85	I. 86	II. 86	I. 87	II. 87	I. 88	II. 88	I. 89	II. 89	I. 90	II. 90	I. 91	II. 91	I. 92	II. 92	I. 93	II. 93
Gesamt	63	47	84	126	178	257	310	471	596	634	695	802	850	704	801	843	783	843	699	646	426
verstorben	53	40	65	102	128	206	233	332	414	431	461	537	545	427	460	472	364	345	233	147	56

Abb. 7.1-1 Inzidenz der AIDS-Erkrankung in der Bundesrepublik Deutschland (nach Angaben des Bundesgesundheitsamtes, Stand 31. 12. 93).

tiviren (siehe Kap. 6.5.2.13). Die HIV verfügen dabei über regulatorische Gene und Genprodukte, die ihre Vermehrung fördern oder hemmen (siehe Abb. 7.1-3). Man vermutet, daß für den Übergang einer asymptomatischen HIV-Infektion zum AIDS bislang nicht näher charakterisierte (infektiöse?) Kofaktoren erforderlich sind. Zielzellen des HIV sind in erster Linie (aber nicht ausschließlich) Zellen, die an ihrer Oberfläche einen spezifischen Rezeptor tragen, an den sich das Virus mit seiner Außenhülle anlagern kann. Es handelt sich um das CD4-Molekül, welches mittels spezifischer monoklonaler Antikörper nachweisbar ist. Dieser **CD4-Rezeptor** findet sich vor allem auf einer Untergruppe der Lymphozyten, den sog. **T-Helferzellen.** Aber auch Makrophagen, Langerhans-Zellen der Haut und des Darmes und Gliazellen des ZNS tragen den CD4-Rezeptor und können durch das HIV infiziert werden.

Wenngleich viele Unklarheiten hinsichtlich der Faktoren bestehen, die den zeitlichen Verlauf der Infektion und die Pathogenese determinieren, nimmt man an, daß für das Auftreten des Immundefekts die Infektion der T-Helferzellen durch das HIV mit der daraus resultierenden Funktionsstörung und Eliminierung mitentscheidend ist.

Da die T-Helferzellen eine zentrale Stellung in der Regulation der verschiedenen Funktionen des zellvermittelten und humoralen Immunsystems besitzen, führt ihr Ausfall zu umfangreichen, komplexen **Störungen der Infektabwehr** beim Infizierten. Nach einer Phase mit zunächst unspezifischen Symptomen treten später, wenn ein Großteil der T-Helferzellen zerstört ist, opportunistische Infektionen und Tumoren auf. Die Zahl der im peripheren Blut meß-

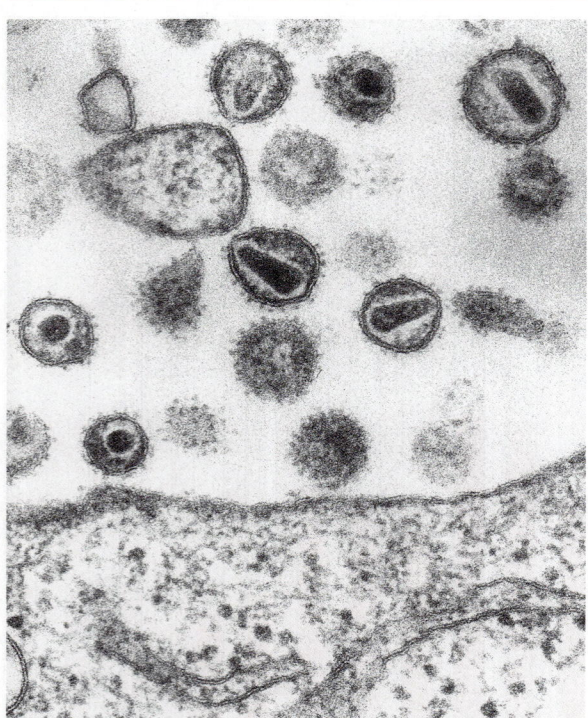

Abb. 7.1-2   HIV im elektronenmikroskopischen Bild. Gut erkennbar ist die Virushülle mit den knopfartig erscheinenden Oberflächenantigenen, die an CD4-Rezeptoren anbinden können, ferner das zylinderförmige Viruskapsid, das aus dem Hauptcoreprotein p24 aufgebaut ist. (Aufnahme: H. Gelderblom, Berlin).

baren T-Helferzellen kann als eine hilfreiche Laborgröße angesehen werden, wenn die Frage zu beantworten ist, wieweit im Einzelfall der Immundefekt fortgeschritten ist. Ihre Verminderung stellt ein prognostisch ungünstiges Kriterium dar.

⑤ Symptome und Verlauf

Das HIV-Infektions-Syndrom verläuft protrahiert über mehrere Jahre. Nach dem klinischen Erscheinungsbild werden vier Verlaufsphasen abgegrenzt (siehe Abb. 7.1-4):

Erste Phase: Zwei bis sechs Wochen nach der Erstinfektion – nach Ablauf der Inkubationszeit – kommt es bei einigen Patienten zu einem mononukleoseähnlichen Krankheitsbild, der **akuten HIV-Infektion** mit den Symptomen

▶ Fieber
▶ „Grippegefühl"
▶ Hautexanthem
▶ Lymphknotenschwellungen.

Gleichzeitig kann HIV-p24-Antigen im Serum nachgewiesen werden. Kurze Zeit später werden meist Antikörper gegen verschiedene HIV-Antigene im Serum meßbar. Auf dem Nachweis dieser Antikörper beruhen die üblichen „AIDS-Tests", die korrekterweise als **HIV-Antikörper-Tests** bezeichnet werden müßten. Diese Tests werden also erst ca.

sechs Wochen nach der Infektion positiv (diagnostische Lücke!), obwohl der Infizierte seinerseits schon infektiös sein kann. Mit Zunahme des Anti-p24 wird der Nachweis von p24-Antigen in der Regel dann wieder negativ.

Zweite Phase: Wenn das akute Krankheitsbild nach ca. ein bis zwei Wochen wieder abgeklungen ist, beginnt die **klinische Latenzphase.**

> Die Latenzphase ist dadurch charakterisiert, daß der Infizierte asymptomatisch ist, also von seiner Infektion nichts bemerkt. Er kann gleichwohl infektiös sein. Dieser Umstand ist entscheidend für die Ausbreitung der HIV-Infektion.

Die Latenzphase dauert in der Regel mehrere Jahre, mehr als zehn Jahre dauernde asymptomatische Verläufe sind beschrieben worden. Bei der Mehrzahl der Patienten tritt ein **Lymphadenopathie-Syndrom (LAS)** auf. Es ist definiert als eine mehr als drei Monate persistierende Lymphknotenvergrößerung über 1 cm Durchmesser an mindestens zwei extrainguinalen Lymphknotenstationen. Histologisch zeigt sich das Bild einer follikulären Hyperplasie mit Zerstörung der normalen Lymphknotenstruktur.

Dritte Phase: Mit fortschreitendem Immundefekt, in der Regel mehrere Jahre nach der Erstinfektion, treten überwiegend unspezifische klinische Symptome auf, die den **Übergang in die Spätstadien** der HIV-Infektion einleiten und damit die Latenzphase beenden (siehe Tab. 7.1-2). Ohne entsprechende prophylaktische bzw. therapeutische Maßnahmen steigt das Risiko, nunmehr das Vollbild der AIDS-Erkrankung zu entwickeln, deutlich an. Die Labordiagnostik zeigt, daß in dieser Phase die Zahl der T-Helferzellen weit abgefallen ist, wobei nach klinischer Erfahrung der Wert von 200 Zellen/µl als eine Art Schwellenwert angesehen werden kann (normal 1000–1500 T-Helferzellen/µl). Diese Zeichen rechtzeitig zu erkennen und entsprechende diagno-

Abb. 7.1-3   Generationszyklus des HIV. ▶
Das Virus lagert sich mit seinem Hüllprotein gp120 an den CD4-Rezeptor der Zelle an und „dringt in die Zelle ein" (Penetration). Die virale RNS wird freigesetzt (uncoating) und mittels der reversen Transkriptase in eine provirale DNS überschrieben, welche in die Wirts-DNS integriert wird. Zunächst werden dann – während der asymptomatischen Latenzphase – nur geringe Mengen an Virusproteinen über virale messenger-RNS in der Wirtszelle produziert (Transkription, Translation), zu komplettem Virus zusammengesetzt und unter Mitnahme von modifizierten Teilen der Wirtsmembran aus der Zelle ausgeschleust. Nach Ablauf einiger Jahre steigert sich die Virusproduktion erheblich (die hierfür ursächlichen Mechanismen sind noch nicht im Detail bekannt), und es kommt zur weitgehenden Zerstörung der CD4-Helferzellen mit der Folge eines klinisch manifesten Immundefekts (nach Bundschuh, Schneeweiss, Bräuer: Lexikon der Immunologie, Medical Service, München 1988).

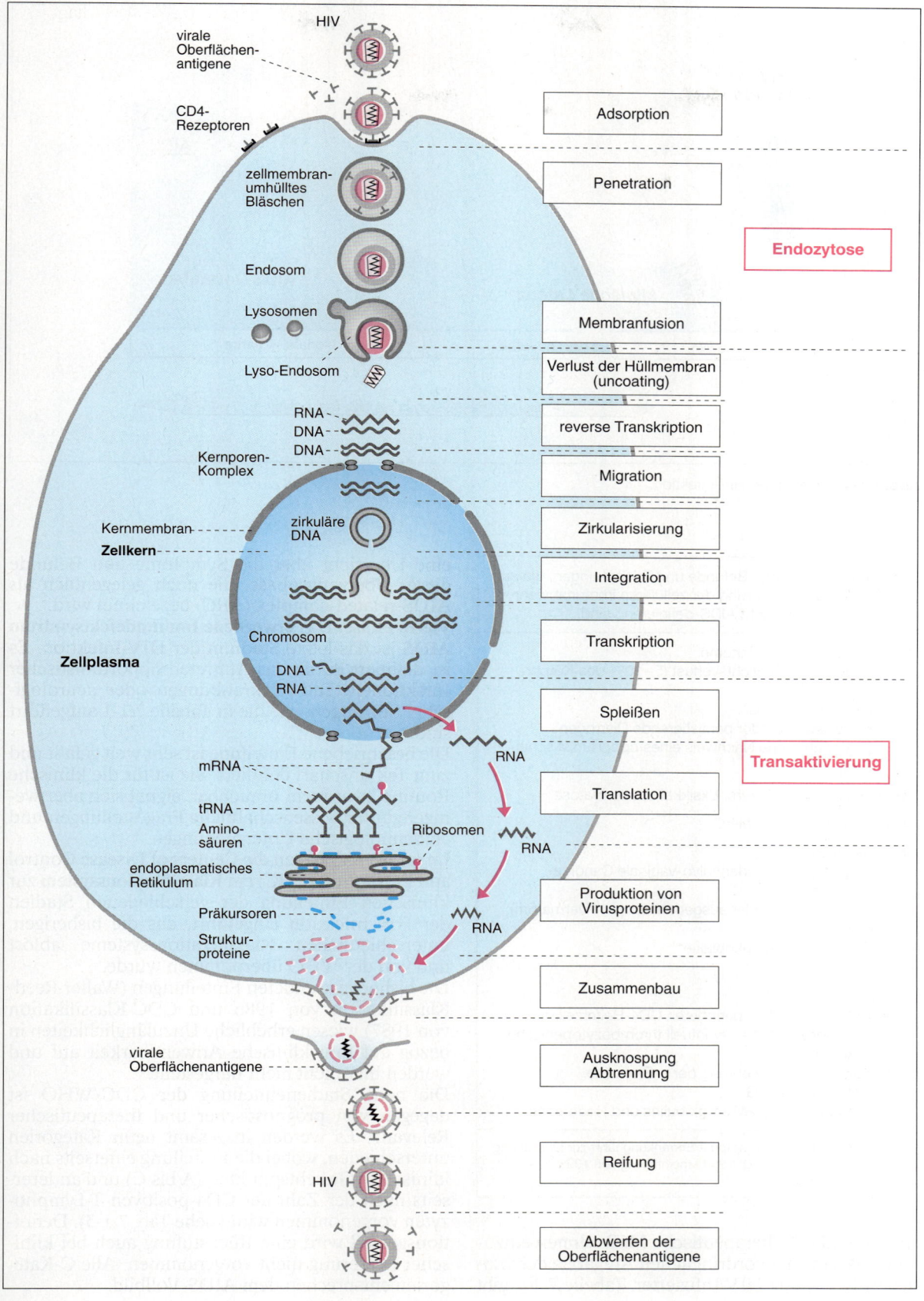

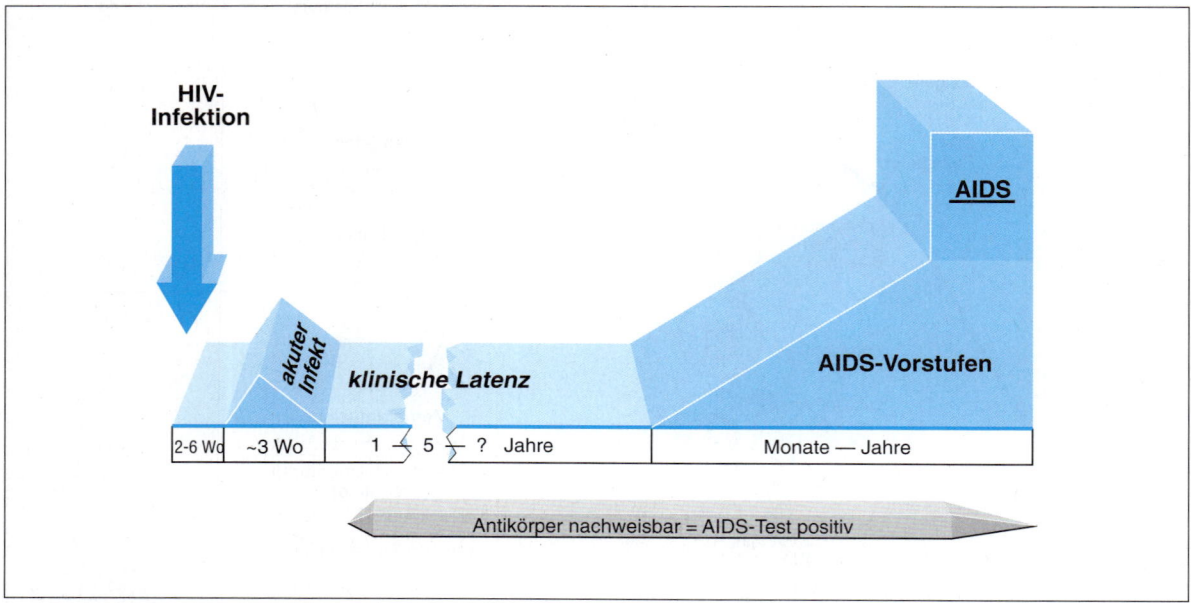

Abb. 7.1-4 Verlauf der HIV-Infektion.

Tab. 7.1-2 Klinische Befunde und Erkrankungen, die auf eine HIV-bedingte Störung der zellulären Immunabwehr hinweisen, jedoch nicht AIDS-definierend sind.

▶ konstitutionelle Symptome
  – ungewollter Gewichtsverlust (5–10% des Körpergewichts)*
  – Fieber über 38 °C*
  – rezidivierende oder persistierende Diarrhöen (> Monat)* ohne Nachweis eines opportunistischen Erregers*

▶ seborrhoisches Ekzem, Exsikkationsdermatose

▶ periphere Neuropathien*

▶ Infektionen
  – oropharyngeale oder vulvo-vaginale Candida-Infektion*
  – rezidivierender oder ausgedehnter (> 1 Dermatom) Herpes zoster*
  – orale Haarzell-Leukoplakie*
  – Listeriose*

▶ Laborbefunde
  – Abfall der Zahl an peripheren CD4-Helferzellen
  – Thrombozytopenie (eventuell thrombozytopenische Purpura)*
  – polyklonale Vermehrung der γ-Globuline, insbesondere IgG
  – Erhöhung des β_2-Mikroglobulins und Neopterins

* Das Auftreten dieser Symptome/Erkrankung führt zur Einordnung in das Stadium B der CDC-Stadieneinteilung von 1993 (siehe Tab. 7.1-3).

stische und ggf. therapeutische Maßnahmen einzuleiten, ist eine der vordringlichen Aufgaben der ärztlichen Betreuung HIV-Infizierter. Tabelle 7.1-2 gibt eine Übersicht über die Symptome und Befunde dieser Übergangsphase, die noch gelegentlich als AIDS-related-complex (ARC) bezeichnet wird.

Vierte Phase: Das **erworbene Immundefektsyndrom AIDS** ist das letzte Stadium der HIV-Infektion. Es ist definiert durch das Auftreten opportunistischer Infektionen, Tumorerkrankungen oder neurologischer Störungen, wie die in Tabelle 7.1-1 aufgeführt sind.

Die beschriebene Einteilung ist sehr weit gefaßt und zum Teil unscharf definiert. Sie ist für die klinische Routine zwar recht brauchbar, eignet sich aber weniger gut für wissenschaftliche Fragestellungen und epidemiologische Untersuchungen.

Im Jahre 1993 haben die Centers of Disease Control and Prevention (CDC) ein **Klassifikationssystem** zur klinischen Einteilung der verschiedenen Stadien der HIV-Infektion eingeführt, das die bisherigen, unterschiedlichen Klassifikationssysteme ablöst und von der WHO übernommen wurde.

Die bisher verwendeten Einteilungen (Walter-Reed-Klassifikation von 1986 und CDC-Klassifikation von 1987) wiesen erhebliche Unzulänglichkeiten in bezug auf ihre klinische Anwendbarkeit auf und werden hier nicht mehr dargestellt.

Die neue Stadieneinteilung der CDC/WHO ist dagegen von prognostischer und therapeutischer Relevanz. Es werden insgesamt neun Kategorien unterschieden, wobei die Einteilung einerseits nach klinischen Gesichtspunkten (A bis C) und andererseits nach der Zahl der CD4-positiven T-Lymphozyten vorgenommen wird (siehe Tab. 7.1-3). Definitionsgemäß wird eine Rückstufung auch bei klinischer Besserung nicht vorgenommen. Alle C-Kategorien entsprechen dem AIDS-Vollbild.

Tab. 7.1-3   Die CDC-Klassifikation (1993) der HIV-Infektion

Zahl der CD4-positiven T-Lymphozyten \ klinische Kategorien	(A) – akute HIV-Krankheit – asymptomatisch – persistierende, general. Lymphadenopathie	(B)* – symptomatisch (weder A noch C)	(C)** – AIDS-definierende Erkrankung
(1) ≥ 500/µl oder ≥ 29%	A1	B1	C1
(2) 200–499/µl oder 14–28%	A2	B2	C2
(3) < 200/µl oder 14%	A3	B3	C3

* vergleiche Tab. 7.1-2;   ** vergleiche Tab. 7.1-1

D Diagnostik

Besteht anamnestisch oder aufgrund klinischer Befunde der Verdacht auf das Vorliegen einer HIV-Infektion, so ist zunächst der **Nachweis von HIV-Antikörpern** zu führen. Hierzu stehen hochspezifische und hochsensitive Tests zur Verfügung.

Der Umgang mit dem Ergebnis eines HIV-Antikörper-Tests muß mit äußerster Sorgfalt erfolgen. Ein „positives" Testergebnis ist für den Betroffenen **immer** eine äußerst schwere psychische Belastung. Diese Tatsache und die damit verbundenen, zum Teil auch irrationalen Ängste müssen vor dem Test bedacht werden. Eine fachgerechte Beratung durch den Arzt, der den Test veranlaßt, muß gewährleistet sein.

> Eine HIV-Testung darf nur mit Einverständnis des Betroffenen erfolgen!

Ein positiver **Suchtest** – hierbei handelt es sich um einen HIV1/2-**ELISA** – ist wegen der Gefahr einer Verwechslung unbedingt an einer zweiten Blutprobe zu kontrollieren. Darüber hinaus muß ein **Bestätigungstest** durchgeführt werden, der auf einer anderen Methode beruht **(Western-Blot)**. Erst wenn auch der Bestätigungstest eindeutig positiv ausfällt, darf und muß der Patient informiert werden.

> Die Mitteilung eines nicht überprüften positiven Befundes aus dem Suchtest kann als Kunstfehler angesehen werden.

Die Anwendung weiterer Testverfahren (Immunfluoreszenztest, Immunpräzipitation) kann dem Virologen, vor allem in den seltenen Zweifelsfällen, wichtige Zusatzinformationen liefern.

Die Isolierung des HIV ist durch Kokultivierung mit Lymphozyten uninfizierter Menschen in virologischen Laboratorien möglich. Für Problemfälle bedarf es einer Erweiterung der diagnostischen Möglichkeiten z. B. durch Nachweis des proviralen Genoms nach In-vitro-Amplifikation durch die „polymerase chain reaction" (PCR) (siehe Kap. 2.3) oder durch Nachweis einer Antikörperproduktion in vitro. Problemfälle der virologischen Diagnostik sind Erwachsene kurz nach einer angenommenen Infektion (Exposition) und Neugeborene von HIV-infizierten Müttern.

Wenn eine HIV-Infektion erwiesen ist, sollte ein diagnostisches Minimalprogramm auch bei asymptomatischen Patienten durchgeführt werden, um den Grad des Immundefektes abschätzen und das weitere Vorgehen mit dem Patienten besprechen zu können: Intervalle von Kontrolluntersuchungen, prophylaktische bzw. therapeutische Maßnahmen (siehe Tab. 7.1-4).

V Therapie

Seit erkannt wurde, daß HIV für die AIDS-Erkrankung verantwortlich ist, werden zahlreiche Substanzen auf ihre antiretrovirale und immunrestaurative Wirksamkeit untersucht. Diese Untersuchungen führten nach kurzer klinischer Erprobung bereits 1987 zur Zulassung des **Azidothymidins** (AZT, Zidovudin), eines Nukleosidanalogons des Thymidins, dessen Virusselektivität (siehe Kap. 3.3.2) auf einer **selektiven Hemmung der reversen Transkriptase beruht**.

Klinische Studien belegen die Wirksamkeit des AZT. Für Patienten, die bereits das AIDS-Vollbild entwickelt hatten, verbesserte sich die Lebenserwartung unter AZT-Therapie um ein bis zwei Jahre.

Tab. 7.1-4   Diagnostisches Minimalprogramm bei nachgewiesener HIV-Infektion

▶ gründliche körperliche Untersuchung
▶ Blutbild mit Differenzierung
▶ Bestimmung der T-Helferzell-Zahl
▶ Testung der verzögerten zellulären Immunreaktion mittels Multitest Mérieux
▶ Thorax-Röntgen-Aufnahme
▶ Oberbauchsonographie

Beim Einsatz des AZT in früheren Stadien der HIV-Infektion ist der therapeutische Nutzen noch nicht geklärt. Es ist auch über das Auftreten AZT-resistenter HIV-Mutanten berichtet worden. Eine Heilung ist durch AZT jedenfalls nicht zu erreichen.

Nebenwirkungen des AZT sind besonders in den fortgeschrittenen Stadien der HIV-Infektion häufig und betreffen in erster Linie das Knochenmark. Einige der AIDS-Patienten entwickeln unter AZT eine transfusionsbedürftige Anämie. Leukopenien kommen ebenfalls vor. Aus diesem Grund und wegen der noch unbekannten Konsequenzen einer mehrjährigen Dauertherapie (Resistenzentwicklung!) sollte die Indikation der AZT-Behandlung nicht unüberlegt gestellt werden. Derzeit gilt die Empfehlung, Patienten zu behandeln, die bereits eine opportunistische Infektion überstanden haben, oder solche mit hohem Risiko, eine opportunistische Infektion zu entwickeln. Das sind Patienten, die T-Helferzell-Zahlen unter 250/µl aufweisen und/oder bereits Symptome eines fortgeschrittenen Immundefekts zeigen, wie z.B. einen Mundsoor (vgl. Tab. 7.1-2). Die Standarddosierung beträgt 500–600 mg AZT pro Tag. Manche Arbeitsgruppen empfehlen einen früheren Beginn der antiviralen Therapie: Liegen die CD4-Zellzahlen unter 500/µl und ist ein weiterer rascher Abfall festzustellen, so wird dem Patienten eine Behandlung mit AZT empfohlen. Wie immer man vorgehen will, stets bleibt der Therapiebeginn eine Einzelfallentscheidung, die mit dem Patienten nach dessen Aufklärung individuell getroffen werden muß.

Als Alternative zum AZT wurde ein zweites Nukleosidanalogon, das Didanosin (DDI) zugelassen. Seine antivirale Wirksamkeit ist mit der des AZT vergleichbar, es ist jedoch kaum myelosuppressiv, so daß es bei Unverträglichkeit des AZT Anwendung finden kann. Auch bei abnehmender oder fehlender Wirksamkeit des AZT kann DDI eingesetzt werden. Hauptnebenwirkungen sind die akute Pankreatitis und periphere Neuropathien. Kombinationen beider Substanzen finden sich noch in der klinischen Erprobung.

Neben der antiretroviralen Therapie sind **prophylaktische Maßnahmen** zur Verhinderung opportunistischer Infektionen bei besonders gefährdeten Patienten bedeutsam. Dies gilt insbesondere für die 2–4wöchentliche Inhalation von Pentamidine zur Prophylaxe der Pneumocystis-carinii-Pneumonie und die medikamentöse Prophylaxe der Toxoplasmose (z.B. durch Pyrimethamin/Sulfadiazin).

Große Anstrengungen werden zur Entwicklung eines **Impfstoffs** gegen HIV unternommen. Leider sind vor allem wegen der hohen Antigenvariabilität des HIV und der geringen neutralisierenden Eigenschaften von Antikörpern gegen HIV-Antigene diese Bemühungen bisher wenig erfolgversprechend gewesen. Die Anforderungen an einen solchen Impfstoff sind extrem hoch: Ein Impfstoff gegen HIV müßte zuverlässig vor Infektion schützen, was bei anderen Impfstoffen nicht verlangt wird, bei

denen asymptomatische Reinfektionen durchaus möglich und erwünscht sind.

Der medizinischen, psychologischen und nicht zuletzt sozialen **Betreuung** der HIV-Patienten kommt große Bedeutung zu. Fachkundige Hilfe durch Psychologen, Sozialarbeiter und Beratungsstellen, wie sie die örtlichen AIDS-Hilfen, Gesundheitsämter und Wohlfahrtsverbände eingerichtet haben, sollten in Anspruch genommen werden.

Prognose

Da die Beobachtungszeit noch zu kurz ist, kann die Frage, wie viele der HIV-Infizierten letztendlich AIDS entwickeln werden, noch nicht abschließend beantwortet werden. Bisher ist der Anteil derjenigen, die das Vollbild AIDS entwickelten, mit zunehmender Beobachtungsdauer stets weiter gestiegen, so daß als sicher gelten kann, daß die große Mehrzahl der Infizierten früher oder später an AIDS erkranken wird.

In der bisher größten Verlaufsuntersuchung, der San-Francisco-Kohorten-Studie, hatten innerhalb von 166 Monaten nach der Serokonversion 69% der Untersuchten das Vollbild AIDS entwickelt. 8% der Probanden waren auch 15 Jahre nach der dokumentierten Serokonversion noch asymptomatisch. Wenn sich erst das Vollbild entwickelt hat, beträgt die mittlere Überlebenszeit bei unbehandelten Personen etwa ein Jahr. Die Therapie mit AZT vermag die Prognose von AIDS-Kranken zu verbessern. Eine wesentlich günstigere Prognose haben diejenigen Patienten, bei denen die Diagnose AIDS allein aufgrund von Kaposi-Sarkomen (siehe Kap. 7.2.2) gestellt wurde.

Prophylaxe

Der **Infektionsprophylaxe** kommt wegen der sehr begrenzten Therapiemöglichkeiten, insbesondere der fehlenden Möglichkeit zur Heilung, entscheidende Bedeutung zu.

In Kenntnis der Übertragungswege lassen sich die notwendigen prophylaktischen Maßnahmen leicht ableiten (siehe Tab. 7.1-5).

Tab. 7.1-5 Prophylaxe der HIV-Infektion

▶ „safer sex", d.h. vor allem Vermeidung ansteckungsrelevanter Sexualpraktiken und konsequente Verwendung von Kondomen

▶ HIV-Testung aller Blutkonserven, virussichere Herstellung von Blutprodukten

▶ zurückhaltender Einsatz von Blutprodukten

▶ Eigenblutspende vor planbaren Operationen

▶ kein gemeinsamer Gebrauch der Spritzbestecke bei Drogenabhängigen (Methadonprogramme?)

▶ Einhaltung der entsprechenden Hygienevorschriften bei medizinischem Personal, Tätowierern, Fußpflegern, Akupunkteuren etc.

Bei den üblichen sozialen Kontakten findet eine Virusübertragung nicht statt, ebensowenig durch Insektenstiche.

Für medizinisches Personal gelten besondere Vorschriften (cave: Nadelstichverletzungen!; siehe Tab. 7.1-6).

> Jeder Patient ist als potentiell infektiös anzusehen. Maßnahmen, die vor der Übertragung einer Hepatitis-B-Infektion schützen, schützen auch vor der Infektion mit HIV.

7.2 Spezielle Krankheitsbilder des erworbenen Immundefektsyndroms

7.2.1 Opportunistische Infektionen

7.2.1.1 *Pneumocystis-carinii-Pneumonie*

> Die Pneumocystis-carinii-Pneumonie ist die häufigste opportunistische Infektion. Unerkannt und unbehandelt verläuft sie tödlich. Die Therapiemöglichkeiten sind jedoch ausgezeichnet, so daß eine frühzeitige Diagnosestellung entscheidend ist.

Tab. 7.1-6 Verhaltensmaßnahmen für medizinisches Personal im Umgang mit HIV-Patienten

▶ Bei Kontaminationsgefahr mit infektiösem Patientenmaterial (Blut, Urin, Sputum etc.) Tragen von Handschuhen und ggf. gesondertem Schutzkittel. Bei Gefahr von Verspritzen zusätzlich Mundschutz und Schutzbrille.

▶ Material von infektiösen Patienten kennzeichnen und nach Bearbeitung als infektiösen Abfall entsorgen.

▶ Medizinische Gerätschaften patientenbezogen benutzen, möglichst Einmalartikel verwenden, wiederzuverwendende Instrumente vorschriftsmäßig desinfizieren bzw. sterilisieren.

▶ Kontaminierte scharfe Gegenstände und Kanülen in geeigneten Behältern entsorgen. Das Zurückstecken von Kanülen in die Schutzhülle ist verboten!

▶ Desinfektion von Flächen und Instrumenten mit Mitteln (bevorzugt auf alkoholischer Basis oder Natriumhypochlorit) gemäß der DGHM-Liste* unter Beachtung von Konzentration und Einwirkungszeit.

▶ Bei stattgefundener Verletzung sofortige Desinfektion, „Ausblutung" der Verletzung und erneute Wundreinigung. Meldung beim Betriebsarzt sowie Einleitung eines D-Arzt-Verfahrens zur Dokumentation, zur serologischen Überwachung des Verletzten und eventuell zur Durchführung einer prophylaktischen Azidothymidintherapie**.

* DGHM: Deutsche Gesellschaft für Hygiene und Mikrobiologie.
** Der Nutzen einer AZT-Prophylaxe ist nicht gesichert.

Definition

Die Pneumocystis-carinii-Pneumonie ist eine interstitielle Pneumonie, die durch Pneumocystis carinii hervorgerufen wird, einen ubiquitär vorkommenden Erreger, dessen eindeutige taxonomische Zuordnung noch nicht erfolgt ist (Protozoon oder Pilz).

Kasuistik

27jähriger Patient mit bekannter HIV-Infektion. Seit dem „positiven Testergebnis" vor drei Jahren sei er nicht mehr beim Arzt gewesen. Bis vor zwei Monaten habe er sich recht gut gefühlt, seitdem leide er jedoch unter einem zunehmenden trockenen Husten und seit drei Wochen unter Luftnot schon bei geringer körperlicher Belastung sowie Fieber bis 38,2 °C. Die **Auskultation** ergibt einen unauffälligen Befund. **Labor:** Leukopenie (2500 Leukozyten/µl bzw. 2,5 G/l), LDH mit 630 U/l deutlich erhöht, CD4-Helferzellen 74/µl (Normwert 1000–1500/µl). **Röntgen-Thorax:** deutlich bihilär betonte interstitielle Zeichnungsvermehrung. **Arterielle Blutgasanalyse:** pO_2 in Ruhe 62 mmHg (8,06 kPa). Die daraufhin durchgeführte **Bronchoskopie** erbringt den Nachweis von Pneumocystis carinii in der Biopsie und der Lavage. **Diagnose:** Pneumocystis-carinii-Pneumonie, AIDS (Stadium C3 nach CDC 1993). **Verlauf:** erfolgreiche Therapie mit Co-trimoxazol in hoher Dosierung. Außer leichten Magenbeschwerden und einer Leukopenie bis 1200 Zellen/µl (1,2 G/l) keine schwerwiegenden Nebenwirkungen. Nach nunmehr 14 Monaten unter AZT und Pentamidine-Inhalationsprophylaxe Gewichtsabnahme um 10 kg, ansonsten beschwerdefrei.

Epidemiologie

Die Pneumocystis-carinii-Pneumonie trat bisher bei ca. 80% der Patienten auf. Mit Einführung der Pentamidin-Prophylaxe konnte die Häufigkeit drastisch gesenkt werden, jedoch werden jetzt vermehrt untypische, vor allem extrapulmonale Manifestationen beobachtet. Die Durchseuchung beträgt bereits im Kindesalter fast 100%, es handelt sich also um einen echten opportunistischen Erreger, der im Falle eines Immundefektes endogen aktiviert wird.

Ätiologie und Pathogenese

Pneumocystis carinii hat eine hohe Affinität zu Alveolarzellen Typ I (Deckzellen). Sie führt bei immuninkompetenten Personen zunächst zu einer interstitiellen Entzündungsreaktion, in deren Verlauf später auch alveoläre Exsudate auftreten können. Hierdurch wird vor allem die Diffusionskapazität der Lunge drastisch herabgesetzt.

Ⓢ Symptome

Die Pneumocystis-carinii-Pneumonie verläuft sehr protrahiert, vom Auftreten der ersten Symptome bis zur Diagnosestellung vergehen häufig mehrere Wochen. Die Symptome sind unspezifisch: **allgemeine Leistungsschwäche, trockener Husten, Fieber und zunehmende Dyspnoe,** zunächst bei Belastung, später auch in Ruhe.

Beim Auftreten der Trias
► Fieber,
► Husten und
► Dyspnoe
ist beim HIV-infizierten Patienten unbedingt an eine Pneumocystis-carinii-Pneumonie zu denken.

D Diagnostik

Die **Auskultation** ergibt zumeist einen unauffälligen Befund (interstitielle Pneumonie). Auch die **Röntgenaufnahme** der Lunge zeigt gelegentlich einen Normalbefund. Meist findet sich jedoch eine beidseitig hilär betonte, streifig-netzige Zeichnungsvermehrung. Im weiteren Verlauf – mit beginnender Exsudation – können dann flächige Infiltrate auftreten. Typisch ist die oft erstaunliche Diskrepanz zwischen den ausgeprägten klinischen Symptomen und den nur diskreten radiologischen Veränderungen (siehe Abb. 7.2-1). Im Verdachtsfall sollte eine **arterielle Blutgasanalyse** in Ruhe und nach Belastung durchgeführt werden. Ein bereits in Ruhe bestehender oder unter Belastung auftretender Abfall des Sauerstoffpartialdrucks unter 70 mmHg (9,1 kPa) ist charakteristisch für die Pneumocystis-carinii-Pneumonie.
Die Diagnose wird mittels mikroskopischen Erregernachweises aus der **bronchoalveolären Lavage** gesichert. Diese Untersuchung hat eine Sensitivität von über 90%.
Versucht werden kann auch der nichtinvasive Erregernachweis im „induzierten Sputum", das nach Inhalation von vernebelter 3%iger NaCl-Lösung gewonnen wird. Hierbei ist jedoch die Zahl falsch negativer Befunde relativ hoch, so daß nur der positive Erregernachweis zu verwerten ist.

▼ Therapie

Therapie der Wahl ist Co-trimoxazol i.v. in sehr hoher Dosierung (Trimethoprim 20 mg/kg/Tag + Sulfamethoxazol 100 mg/kg/Tag über zwei bis drei Wochen). Probleme ergeben sich aus der hohen Allergierate und den toxischen Nebenwirkungen auf das Knochenmark (Folsäureantagonist!). Bei Co-trimoxazol-Unverträglichkeit bietet sich vor allem das ähnlich wirksame, jedoch bei der zumeist erforderlichen intravenösen Gabe sehr toxische Pentamidin an. Bei fulminantem Verlauf sollte die Diffusionskapazität der Lunge durch kurzzeitige Gabe von Prednisolon verbessert werden.
Leichte Verlaufsformen können ambulant durch orale Co-trimoxazol-Gaben in der oben genannten Dosierung behandelt werden. Dies setzt eine sehr engmaschige Therapiekontrolle voraus. Bei fehlendem Ansprechen (keine Entfieberung nach 4 bis 7 Tagen) muß auf intravenöse Gaben umgestellt werden.
Bei denjenigen Patienten, die ein hohes Risiko aufweisen, eine Pneumocystis-carinii-Infektion zu entwickeln, also jenen, die bereits eine opportunistische Infektion durchgemacht haben oder deren T-Helferzell-Zahl unter 200–250/µl liegt, darf auf eine **prophylaktische Behandlung** nicht verzichtet werden. Insbesondere die inhalative Applikation von Pentamidin ein- bis zweimal pro Monat ist effektiv und wird von den Patienten gut toleriert.

Verlauf und Prognose

Die **unbehandelte** Pneumocystis-carinii-Pneumonie verläuft tödlich. Andererseits sind die Heilungsraten mit ca. 80% gut, sofern die Therapie rechtzeitig eingeleitet wird. Daher kommt es entscheidend auf die **frühzeitige Diagnosestellung** an.

Differentialdiagnose

Zytomegalie-Virus-Pneumonie, bakterielle Pneumonien (Tuberkulose!) und Pilzpneumonien.

7.2.1.2 ZNS-Toxoplasmose

Definition

Die ZNS-Toxoplasmose ist eine der häufigsten Komplikationen des AIDS. Es handelt sich um eine **fokale, nekrotisierende Entzündung,** ausgelöst durch das Protozoon Toxoplasma gondii.

Kasuistik

21jähriger, ehemals drogenabhängiger Patient, der seit zwei Jahren wegen einer HIV-Infektion in ärztlicher Betreuung ist. Außer einem LAS und gelegentlichen Durchfällen bisher keine Symptome. Die CD4-Helferzell-Zahl lag zuletzt bei 120/µl, Stadium CDC A3. Eine AZT-Therapie wurde abgelehnt.

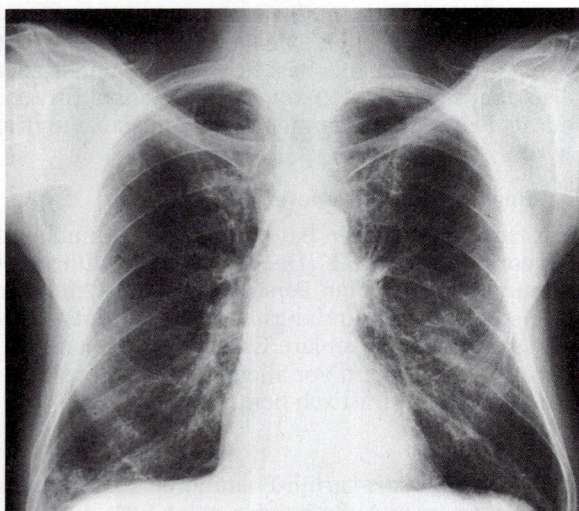

Abb. 7.2-1 Thorax-Röntgenaufnahme eines Patienten mit mittelschwerer Pneumocystis-carinii-Pneumonie. Charakteristisch ist die bihilär betonte, streifig-netzige Zeichnungsvermehrung, die für eine interstitielle Pneumonie spricht. (Aufnahme: Prof. Friedmann, Köln).

Jetzt bestehen seit einer Woche leichte uncharakteristische Kopfschmerzen, denen zunächst keine Bedeutung beigemessen wurde. Am Tag vor der stationären Aufnahme fiel nach dem Aufwachen eine verwaschene Sprache auf.

Das nach gründlicher internistischer und neurologischer Untersuchung veranlaßte **Computertomogramm** zeigte einen 3 cm großen ringförmigen Herd im Bereich der linken Großhirnhemisphäre temporal. **Diagnose:** Hochgradiger Verdacht auf ZNS-Toxoplasmose (neues Stadium CDC C3).

Therapie: 4 g Sulfadiazin und 100 mg Pyrimethamin täglich über drei Wochen. Darunter allmähliche Befundbesserung bis zur völligen Beschwerdefreiheit. Im Kontroll-CT kein Fokus mehr nachweisbar. Seit Abschluß der Therapie Rezidivprophylaxe mit 1 g Sulfadiazin und 50 mg Pyrimethamin einmal wöchentlich.

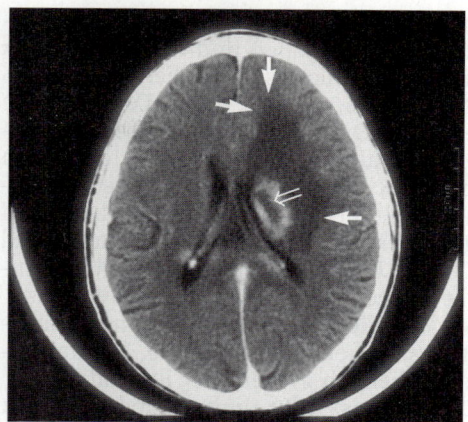

Abb. 7.2-2   Computertomogramm des Schädels eines Patienten mit zerebraler Toxoplasmose nach Kontrastmittelgabe (doppelte Menge an KM, späte Aufnahme). Rechtsseitig zentral findet sich eine ovale Kontrastmittelanreicherung (ring-enhancement; Doppelpfeil) mit umgebendem Ödem (Pfeile) und zentraler Nekrose (Aufnahme: Prof. Lackner, Köln).

Epidemiologie

Die ZNS-Toxoplasmose tritt als opportunistische Infektion bei mehr als 30% der AIDS-Patienten im Laufe der Erkrankung auf. Die Antikörperprävalenz in der Bevölkerung ist hoch. Toxoplasma gondii wird primär durch den Genuß rohen Fleisches und gelegentlich durch Katzenkot übertragen.

Ätiologie und Pathogenese

Die nach der Erstinfektion mit Toxoplasma gondii in verschiedenen Organen in Zysten zurückbleibenden Erreger können reaktiviert werden, wenn ein Immundefekt auftritt. Beim AIDS-Patienten findet diese Reaktivierung vorwiegend im Gehirn statt. Dies hat eine **fokale nekrotisierende Enzephalitis** zur Folge (siehe Kap. 6.4.1.3).

Ⓢ Symptome

Die Symptome der ZNS-Toxoplasmose richten sich vor allem nach der Lokalisation der Entzündung. Häufig sind fokale Krampfanfälle, Seh-, Sprach- und Gangstörungen sowie Kopfschmerzen und Fieber, aber auch rasch progrediente Wesensveränderungen. In rund einem Drittel der Fälle treten Bewußtseinsstörungen auf.

> Bei jeder neurologischen Symptomatik beim HIV-Infizierten ist an eine Toxoplasmose zu denken!

Ⓓ Diagnostik

Der serologische Nachweis von Antikörpern gegen Toxoplasma gondii ist wegen der hohen Durchseuchungsrate und der gestörten Antikörperbildung beim AIDS-Patienten weitgehend wertlos. Bei entsprechender neurologischer Symptomatik ist die Methode der Wahl das zerebrale Computertomogramm, das in der Regel die Nekroseherde als ringförmige Strukturen mit perifokalem Ödem zu zeigen vermag (siehe Abb. 7.2-2).

Ⓥ Therapie

Die ZNS-Toxoplasmose stellt eine absolute Behandlungsindikation dar. Bei hinreichendem Verdacht muß auch ohne definitiven Nachweis eine probatorische Therapie erfolgen. Mit der Kombination aus Pyrimethamin (100 mg/Tag) und Sulfadiazin (4–6 g/Tag) läßt sich eine klinische Ausheilung in ca. 75% erreichen. Die Nebenwirkungen dieser Kombination sind erheblich (Allergien, Leberschäden, Blutbildveränderungen, Nierenfunktionsstörungen). Um die myelotoxischen Nebenwirkungen abzumildern, kann ergänzend Folinsäure verabreicht werden. Ein begleitendes Hirnödem wäre mit Dexamethason zu behandeln. Die Therapiedauer beträgt mindestens drei Wochen. Bei fehlendem Ansprechen muß die Diagnose in Zweifel gezogen werden und differentialdiagnostisch in erster Linie an ein Non-Hodgkin-Lymphom gedacht werden (siehe Kap. 5.4.2).

Die Rezidivrate der ZNS-Toxoplasmose liegt bei fast 100%, sofern keine Erhaltungstherapie nach Abschluß der Initialbehandlung erfolgt. Daher muß nach Therapieende eine Rezidivprophylaxe durchgeführt werden.

Differentialdiagnose

Non-Hodgkin-Lymphom des Gehirns (bei AIDS-Patienten nicht ungewöhnlich!), Karzinommetastase, Tuberkulose oder atypische Mykobakteriose, Kryptokokken-Meningitis, Lues, Embolie, Thrombose oder Abszeß.

7.2.1.3 Zytomegalie-Virusinfektion

Das Zytomegalie-Virus (CMV) gehört zu den humanen Herpesviren (siehe Kap. 6.5.2.18). Die Durchseuchungsrate bei Erwachsenen beträgt durchschnittlich ca. 50%, bei Homosexuellen liegt sie bei nahezu 100%. Das Virus persistiert nach der Erstinfektion. Beim Auftreten einer Immunsuppression kann das Virus reaktiviert werden. Man unterscheidet je nach betroffenem Organsystem verschiedene

Manifestationsmuster: den **zerebralen**, den **hepatischen**, den **gastrointestinalen** und den **pulmonalen** Typ. Beim AIDS-Kranken spielen die CMV-Retinitis, die CMV-Pneumonie und die CMV-Kolitis die wichtigste Rolle. Die Häufigkeit klinisch bedeutsamer CMV-Infektionen hat in den letzten Jahren zugenommen, nachdem andere opportunistische Infektionen durch entsprechende Prophylaxe- und Therapiemöglichkeiten zurückgedrängt wurden und durch AZT eine Lebensverlängerung möglich wurde. Dies gilt im besonderen Maße für die Retinitis.

▶ Die **CMV-Retinitis** verläuft subakut mit zunehmender Gesichtsfeldeinschränkung, Zentralskotom und schließlich irreversibler Erblindung.

▶ Die **CMV-Kolitis** geht mit heftigen, meist schmerzhaften blutigen Diarrhöen und abdominalen Krämpfen einher. Sie ist differentialdiagnostisch abzugrenzen von zahlreichen anderen Erregern, die beim HIV-Infizierten ebenfalls zu Diarrhöen führen. CMV-induzierte Ulzerationen findet man im gesamten Magen-Darm-Trakt.

▶ Die **CMV-Pneumonie** verläuft als interstitielle Entzündung. Sie ist differentialdiagnostisch gegen Pneumonien durch andere Erreger vor allem Pneumocystis carinii abzugrenzen, mit denen sie häufig gemeinsam auftritt. Die klinische Bedeutung eines CMV-Befalls der Lunge ist bisher nicht geklärt.

Die Diagnose der Retinitis wird nach dem klinischen Bild gestellt (Augenhintergrund spiegeln). Es zeigen sich „cotton-wool"-artige Herde und peripher in der Netzhaut gelegene weißliche Exsudationen (vgl. Abb. 6.5-36). Zum CMV-Nachweis sind die Biopsie mit Virusisolierung, der Antigennachweis und die Histopathologie die aussagekräftigsten Methoden. Histologisch finden sich virale Einschlußkörperchen, die das typische Bild der „Eulenaugenzellen" ergeben. Bei Verdacht einer CMV-Enzephalitis kann die CMV-PCR die Diagnose klären. Der Antikörpernachweis ist wegen der zugrundeliegenden immunologischen Störung beim HIV-Infizierten wenig hilfreich.

Mit Ganciclovir und Foscarnet stehen Substanzen zur Verfügung, die gegen das CMV wirksam sind und deren Einsatz insbesondere die CMV-Retinitis aufzuhalten vermag. Ein bereits eingetretener Gesichtsfeldverlust oder gar eine Erblindung kann jedoch nicht rückgängig gemacht werden. Die Anwendung muß intravenös erfolgen. Die Nebenwirkungsrate ist bei beiden Medikamenten hoch. Ganciclovir ist in erster Linie myelotoxisch und kann zu schweren Neutropenien führen. Foscarnet ist nephrotoxisch. Wegen der hohen Rezidivrate ist im Anschluß an die Primärtherapie eine Dauertherapie mit reduzierter Dosis erforderlich.

7.2.1.4 Andere Herpesviruserkrankungen

Neben dem CMV führen auch andere Viren der Herpes-Gruppe durch endogene Reaktivierung bei HIV-Infizierten zu Komplikationen.

▶ Das **Herpes-simplex-Virus** bewirkt ausgedehnte genitale, perianale oder anale Ulzerationen, die außerordentlich schmerzhaft sein können. In der Regel genügt der klinische Aspekt zur Verdachtsdiagnose, das Virus kann dann auch leicht isoliert werden.

▶ Durch das **Varicella-Zoster-Virus** werden beim Immunsupprimierten schwerste Zoster-Affektionen mit Befall eines oder mehrerer Dermatome hervorgerufen. Das Krankheitsbild beginnt mit Schmerzen, dann bilden sich Bläschen und schließlich Exulzerationen. Es besteht die Gefahr der Superinfektion und der Generalisation.

Therapeutisch ist in beiden Fällen der möglichst frühzeitige Einsatz von Aciclovir in hoher Dosierung ($250-500$ mg/m^2 Körperoberfläche alle 8 Stunden intravenös) indiziert.

▶ Das **Epstein-Barr-Virus** ist an einem Krankheitsbild beteiligt, das man als „orale Haarleukoplakie" bezeichnet hat. Es handelt sich um nichtschmerzhafte, weißliche, am lateralen Zungenrand auftretende Papeln. Das Auftreten ist ein prognostisch ungünstiges Zeichen. Eine spezifische Therapie ist nicht erforderlich.

7.2.1.5 Mykobakteriosen

Infektionen mit **Mycobacterium tuberculosis** treten bei HIV-Infizierten gehäuft auf, in der Regel in Form einer Reaktivierung einer früheren Infektion. Eine extrapulmonale Manifestation findet sich in etwa 50%. Der klinische Verlauf ist abhängig vom Immunstatus. Bei T-Helferzell-Zahlen, die noch deutlich über ca. 200/µl liegen, ähnelt der Verlauf demjenigen bei Immunkompetenten wenngleich die Häufigkeit der Tuberkulose bei HIV-Infizierten höher zu liegen scheint – ganz besonders bei i.v. Drogenabhängigen in ihrem typischen Umfeld. Bei fortgeschrittenem Immundefekt (unter ca. 150 Helferzellen/µl) findet man häufig foudroyante Verläufe mit hämatogener Streuung. In diesen Fällen ist bei hinreichendem Verdacht auch ohne definitiven Erregernachweis eine sofortige probatorische Therapie angezeigt.

Bei mindestens 20% der HIV-Infizierten entwickeln sich bei fortgeschrittenem Immundefekt Infektionen mit atypischen Mykobakterien, vor allem mit dem ubiquitär vorkommenden **M. avium intracellulare.** Eintrittspforte ist zumeist der Gastrointestinaltrakt, es zeigt sich sodann ein disseminierter Befall von Dünndarm, Leber, Milz, Knochenmark, Lymphknoten und ZNS, seltener der Lunge. Neben allgemeinen Infektionszeichen bestehen spezielle Symptome je nach Organbefall: Diarrhöen, Lymphknotenschwellungen, Ikterus, Husten und Auswurf, ferner Blutbildveränderungen. Der kulturelle Erregernachweis erfolgt aus Körpersekreten wie z.B. Sputum und Biopsiematerial, bei atypischen Mykobakteriosen auch aus dem Blut unter Verwendung eines speziellen Blutkultursystems (Isolatorsystem). Mikroskopisch können mittels der

Ziehl-Neelsen-Färbung säurefeste Stäbchen nachgewiesen werden.

Die „klassische" Tuberkulose wird in üblicher Weise mit einer Kombination aus drei oder vier Tuberkulostatika behandelt, die Therapieergebnisse sind gut. Die atypische Mykobakteriose ist dagegen außerordentlich therapieresistent, auch eine Behandlung über ein Jahr mit umfangreichen Tuberkulostatika-Kombinationen führt allenfalls zu einer Suppression der Infektion, nicht aber zur Heilung. Neuere Therapieempfehlungen beinhalten 3- oder 4fach-Kombinationen aus Ansamycin, Ethambutol, Clofazimin, Amikacin, Clarithromycin und Ciprofloxacin.

7.2.1.6 Candidiasis

Der Hefepilz **Candida albicans** führt bei Personen mit fortgeschrittenem Immundefekt in den meisten Fällen zum Auftreten eines Soors der Mundhöhle und des Ösophagus. Die weißlichen, abstreifbaren Beläge mit begleitender Schleimhautentzündung sind charakteristisch und sollten den Verdacht auf eine zugrundeliegende HIV-Infektion lenken.

Die Stomatitis bereitet dem Patienten in der Regel keine Beschwerden, die Ösophagitis dagegen führt zu Schluckbeschwerden und retrosternalem Brennen. Ein Candida-Befall des Darmes kann Durchfälle hervorrufen. Auch Bronchien und Lunge können betroffen sein, wobei die äußerst seltene Candida-Pneumonie ein sehr schweres und gefürchtetes Krankheitsbild darstellt.

Der Candida-Befall von einsehbaren Schleimhautbereichen kann meist schon klinisch festgestellt werden. Eine Speziesdiagnose kann nur über den kulturellen Erregernachweis gestellt werden. Bei Verdacht auf eine systemische Candida-Mykose sollte der Erregernachweis aus Blut oder Biopsiematerial angestrebt werden. Der zusätzliche Nachweis von Candida-Antigen kann hilfreich sein.

Bei alleinigem Schleimhautbefall kann die topische Therapie mit Nystatin oder Amphotericin B (z.B. als Suspension oder Lutschtablette) ausreichen. Bei weit fortgeschrittenem Immundefekt wäre Fluconazol p.o. die Therapie der Wahl. Wegen der Gefahr der Entwicklung einer systemischen Candidiasis sollte eine Rezidivprophylaxe durch ein topisch angewandtes Antimykotikum, ggf. auch durch Fluconazol p.o. erfolgen.

Bei der systemischen Mykose wird Fluconazol oder eine Kombinationstherapie mit Amphotericin B plus Flucytosin über mindestens sechs bis acht Wochen eingesetzt.

7.2.1.7 Kryptokokkose

Cryptococcus neoformans ist ebenfalls ein ubiquitär vorkommender Hefepilz. Er kann beim Immunsupprimierten zu einer Meningoenzephalitis führen. Auch Kryptokokkosen der Lunge und anderer Organe kommen vor. Die Kryptokokken-Meningitis geht mit Fieber, Kopfschmerzen und neurologischen Ausfällen einher. Ein Meningismus besteht aber nur in etwa einem Drittel der Fälle.

Die Erregerdiagnose kann aus dem Liquor in vielen Fällen bereits mikroskopisch (Kapseldarstellung) oder über einen spezifischen Antigennachweis gestellt werden, die Absicherung erfolgt dann über den kulturellen Erregernachweis.

Therapeutisch wird Fluconazol oder Amphotericin B in Kombination mit Flucytosin über mindestens sechs Wochen eingesetzt. Die initialen Therapieerfolge sind gut, doch treten Rezidive fast regelmäßig auf.

Wegen der hohen Rezidivrate wird heute eine sich der Therapie anschließende Dauerprophylaxe mit Fluconazol oral empfohlen.

7.2.1.8 Kryptosporidiose

Bei den **Kryptosporidien** handelt es sich um Protozoen, die bei Immunsuppression pathogen sind. Die Oozysten befinden sich in den Mikrovilli der Enterozyten in Dünn- und Dickdarm. Sie können mittels Spezialfärbungen an der Schleimhautbiopsie nachgewiesen werden. In erfahrenen Laboratorien gelingt auch der Nachweis im Stuhl.

Kryptosporidien können bei Immunsupprimierten schwerste Durchfälle mit bis zu 20 Entleerungen pro Tag hervorrufen. Dadurch kommt es zu schwerster Dehydratation und Elektrolytentgleisungen. Nicht selten ist bei chronischer Infektion der Befall des Epithels von Gallengängen und Gallenblase mit der möglichen Folge einer akuten nekrotisierenden Cholezystitis. Die Therapie ist symptomatisch (Flüssigkeits- und Elektrolytersatz, Loperamid, Tinctura opii usw.). Eine kausale Therapie, die den Erreger wirksam eliminiert, steht bisher nicht zur Verfügung. In der klinischen Prüfung befinden sich vor allem Makrolidantibiotika.

7.2.2 HIV-assoziierte Tumorerkrankungen

7.2.2.1 Kaposi-Sarkom

> Das Kaposi-Sarkom ist ein Tumor der Haut und der inneren Organe, der unter HIV-infizierten Homosexuellen gehäuft auftritt. Seine Ätiologie ist unbekannt.

Definition

Das Kaposi-Sarkom wurde bereits 1872 von Moritz Kaposi als ein Hautsarkom beschrieben, das vorwiegend bei älteren Männern jüdischer und mediterraner Herkunft vorkommt. Dem gegenüber steht das Kaposi-Sarkom (KS), das mit dem Auftreten des AIDS erstmals beschrieben wurde. Es handelt sich um einen angioproliferativen, z.T. sarkomatös oder auch „entzündlich" erscheinenden Tumor, der multilokulär auftreten kann und sich sowohl in der Haut als auch an inneren Organen manifestiert.

Histologisch handelt es sich um einen polyklonalen Tumor, der vom Gefäßendothel ausgeht, verdrängend wächst und nicht metastasiert.

Epidemiologie

Das HIV-assoziierte KS tritt bei ca. 20 bis 30% der AIDS-Patienten auf, wobei praktisch nur homosexuelle Männer betroffen sind. Hierbei ist unklar, warum das Kaposi-Sarkom extrem selten bei anderen HIV-Infizierten auftritt. In letzter Zeit nimmt die Inzidenz ab. Auch diese Beobachtung ist nicht geklärt.

S Symptome

Das klinische Erscheinungsbild des KS ist vielfältig. Während bei einigen Patienten nur einzelne, lange Zeit unverändert persistierende KS in der Haut auftreten, finden sich bei anderen ein disseminierter ausgedehnter Hautbefall und oft auch ein Befall innerer Organe (Magen-Darm-Trakt, Lunge, Lymphknoten). Die Symptomatik richtet sich nach der Lokalisation des KS. Hautmanifestationen sind meist schmerzlos, sie können aber gelegentlich exulzerieren und dann schmerzhaft sein. Die KS der Haut erscheinen als rötliche bis bräunlich-bläuliche, teils erhabene, teils im Hautniveau liegende Tumoren, die charakteristischerweise entlang den Spaltlinien angeordnet sind (siehe Abb. 7.2-3). In extremen Fällen können große Hautareale von dichten Tumormassen befallen sein. Dies sieht man bevorzugt an den Unterschenkeln und Füßen, wodurch die Gehfähigkeit der Betroffenen hochgradig eingeschränkt sein kann. Ein gastrointestinaler Befall kann zu Schluckbeschwerden, Bauchschmerzen und Diarrhöen führen.

D Diagnostik

Histologie.

Verlauf

Das KS kann bereits frühzeitig im Verlauf der HIV-Infektion auftreten, also schon zu einem Zeitpunkt, an dem mit opportunistischen Infektionen noch nicht zu rechnen ist (mehr als 300 CD4-positive Zellen/µl. Primär singuläre Sarkome kommen ebenso vor wie primär multilokuläre. In einzelnen Fällen kommt die Ausbreitung ohne ersichtlichen Grund monatelang zum Stillstand, in der Regel ist jedoch eine allmähliche Ausbreitung in Schüben oder kontinuierlich mit fortschreitender Grunderkrankung zu beobachten.

Nur in seltenen Ausnahmefällen stellen KS die Todesursache eines AIDS-Kranken dar, etwa indem sie eine intestinale Blutung verursachen.

▼ Therapie

Einzelne schmerzfreie Herde sind nicht therapiebedürftig, es sei denn, daß sie kosmetisch stören (Stigmatisierung!). In diesen Fällen kommen neben der kosmetischen Abdeckung die Laserkoagulation, die Kryotherapie und die lokale Injektion von Vincristin in Frage. Bei ca. 80% ist die lokale Radiatio mit Röntgenstrahlen oder schnellen Elektronen erfolgreich. Wegen der hohen Rezidivhäufigkeit ist die Exzision – außer zu diagnostischen Zwecken – wenig sinnvoll.

Bei disseminiertem Befall kann ein Versuch mit α-Interferon in hoher Dosierung gemacht werden, sofern noch eine ausreichende Funktion des Immunsystems gegeben ist, also in bei T-Helferzellzahlen über ca. 200/µl und Fehlen von Allgemeinsymptomen. Auch eine zytostatische Therapie kann versucht werden. Die Therapieergebnisse sind abhängig vom Grad des Immundefekts. Wegen der erheblichen Nebenwirkungen sollte die Indikation zur Chemotherapie streng gestellt werden.

Differentialdiagnose

Histiozytom, Pigmentnävi, Melanom, Hämangiom, Lues II (Histologie!).

7.2.2.2 Non-Hodgkin-Lymphome

Maligne Lymphome bei HIV-Infizierten sind fast immer von hohem Malignitätsgrad und entstammen der B-Zell-Reihe. Das Erkrankungsrisiko nimmt mit fortschreitendem Immundefekt zu und ist heute mit über 5% im Laufe der HIV-Infektion einzuschätzen. Ca. 50% der Erstmanifestationen betreffen nicht die Lymphknoten, sondern das ZNS, das Knochenmark, den Magen-Darm-Trakt, die Lunge und die Haut. Die Prognose der HIV-assoziierten Non-Hodgkin-Lymphome (NHL) ist abhängig vom Ausbreitungsstadium des NHL und vom Ausmaß des zugrundeliegenden Immundefekts. Die Therapie der HIV-assoziierten NHL ist Gegenstand der Forschung, so daß detaillierte Empfehlungen noch nicht gegeben werden können. Grundsätzlich können Patienten mit ausreichendem Immunstatus (T-Helferzellen über 200/µl, keine vorausgegangenen opportunistischen Infektionen, guter Allgemeinzustand) mit einer Polychemotherapie und/oder Strahlentherapie behandelt werden.

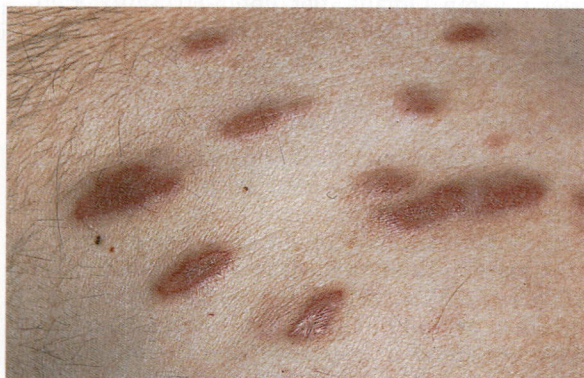

Abb. 7.2-3   Multiple Kaposi-Sarkome der Haut.

Bei Patienten mit fortgeschrittenem Immundefekt ist dagegen nur eine palliative Behandlung möglich. Eine aggressive Therapie führt bei diesen Patienten oft zum Auftreten opportunistischer Infektionen, so daß Zurückhaltung geboten ist.

7.2.3 Sonstige Krankheitsbilder

7.2.3.1 HIV-Enzephalopathie

Der Befall des Nervensystems durch die HIV-Infektion ist häufig. Im Vordergrund steht ein Krankheitsbild mit großer Erscheinungsvielfalt, das als **HIV-Enzephalopathie** oder **AIDS-dementia-complex** bezeichnet wird.

Definition

Die HIV-Enzephalopathie ist sehr wahrscheinlich eine durch HIV ausgelöste Erkrankung des zentralen Nervensystems (ZNS). Morphologisch sieht man eine progressive diffuse Hirnatrophie.

Epidemiologie

Die HIV-Enzephalopathie kommt weitaus häufiger vor, als zunächst angenommen wurde. Man muß bei über 50% der AIDS-Kranken mit klinisch manifesten Enzephalopathien rechnen. Vielfach treten die neurologischen Störungen als erstes Symptom einer HIV-Infektion auf.

Pathogenese

Es gibt Hinweise darauf, daß das HIV über infizierte Makrophagen in das ZNS eingeschleust wird. Inwieweit auch Störungen der Blut-Hirn-Schranke das direkte Eindringen des Virus ermöglichen, ist bisher ungeklärt. Sicher ist, daß das Virus Gliazellen im ZNS befällt, auch wenn diese nur zum Teil CD4-Rezeptoren tragen, so daß das ZNS ein Virusreservoir der HIV-Infektion darstellt. Der Befall der Gliazellen hat eine Schädigung der Myelinscheiden in Gehirn und Rückenmark zur Folge. Histopathologisch findet man perivaskuläre Lymphozyteninfiltrate, multinukleäre Riesenzellen und diffuse Entmarkungsherde. Das Ausmaß der klinischen Symptomatik korreliert jedoch nicht unbedingt mit den morphologischen Veränderungen.

S Symptome

Die HIV-Enzephalopathie beginnt schleichend und uncharakteristisch – und dadurch oft unbemerkt – mit Konzentrationsstörungen, Störungen des Kurzzeitgedächtnisses, Depressionen, gelegentlich auch Kopfschmerzen. Oft sind diese Störungen nicht von psychoreaktiven Veränderungen zu unterscheiden. Im weiteren Verlauf können sich diese Symptome verstärken, es tritt unter Umständen eine progrediente Verminderung der intellektuellen Leistungsfähigkeit – bis hin zur Demenz – auf. Hinzu kommen neurologische Ausfälle, vor allem feinmotorische und extrapyramidale Störungen. Zerebrale Krampfanfälle sind beschrieben worden. Insgesamt ist das klinische Bild außerordentlich vielfältig und im Einzelfall oft schwer einzuordnen.

D Diagnostik

Diagnostische Grundlage ist die gründliche neurologische Untersuchung. Im EEG findet sich eine Verlangsamung des Grundrhythmus ohne Herdzeichen. Weitere diagnostische Hinweise liefert die Untersuchung des Liquor cerebrospinalis auf autochthon (d.h. im ZNS selbst) gebildete HIV-Antikörper und auf Virusantigen. Im Computertomogramm und in der Kernspintomographie findet sich bei leichteren Fällen kein pathologischer Befund, in schweren Fällen zeigt sich eine allgemeine Hirnatrophie mit Ventrikelerweiterung.

Verlauf und Prognose

Der Verlauf ist sehr uneinheitlich. Rasch progrediente Erscheinungsbilder kommen ebenso vor wie langsam fortschreitende Verläufe. Auch spontane Symptombesserungen können beobachtet werden.

T Therapie

Eine gesicherte Therapie gibt es bisher nicht. Azidothymidin ist liquorgängig und kann in einigen Fällen zu Symptombesserungen führen.

Differentialdiagnose

Zu erwägen sind vor allem die zerebrale Toxoplasmose, Non-Hodgkin-Lymphome des ZNS, die Herpes-Enzephalitis, die Kryptokokken-Meningitis, die progressive multifokale Leukoenzephalopathie (PML; verursacht durch Papoviren) und die Neurolues. Die Abgrenzung erfolgt mittels mikrobiologischer, virologischer und computertomographischer Untersuchungen.

7.2.3.2 HIV-bedingte Kachexie ("wasting syndrome")

Die HIV-bedingte Kachexie ist sehr häufig in Afrika zu beobachten; sie wird dort auch als "slim disease" bezeichnet. In Europa und den USA kommt sie seltener vor, als Spätkomplikation bei zunehmend effektiver Behandlung opportunistischer Infektionen wird sie jedoch häufiger als früher beobachtet. Definiert ist sie als ungewollte Gewichtsabnahme von mehr als 10% des Körpergewichts, verbunden mit Fieber über 38 °C und/oder länger anhaltenden Diarrhöen (> ein Monat) ohne Erregernachweis.

Das **wasting syndrome** gehört zu den AIDS-definierenden Krankheiten. Die Pathogenese ist weitgehend ungeklärt, diskutiert werden unter anderem eine Malabsorption oder metabolische Störungen.

Da Mangelernährung den Immundefekt ungünstig beeinflußt, ist eine therapeutische Intervention – nach Ausschluß einer opportunistischen Infektion oder eines Tumorleidens – angezeigt. Das Spektrum der Möglichkeiten ist weit, in erster Linie sind die Ernährungsberatung und die abgestufte orale Ernährung mit hochkalorischer Nahrung zu nennen.

Da eine Heilung der HIV-Infektion in absehbarer Zeit nicht in Aussicht steht, kommt der **Prävention** der Erkrankung allergrößte Bedeutung zu. Im Umgang mit den bereits Betroffenen wird von jedem von uns große Sorgfalt und Sensibilität verlangt.

Literatur
– Fields, B. N., D. M. Knipe: Virology. Raven, New York 1990.
– Jäger, H. (Hrsg.): AIDS und HIV-Infektionen: Diagnostik, Klinik, Behandlung. Ecomed Verlagsgesellschaft, Landsberg 1989.
– Sande, M. A., P. A. Volberding: The Medical Management of AIDS. Saunders, Philadelphia–London–Toronto–Montreal–Sydney–Tokyo 1990.
– Steigleder, G. K., H. Rasokat: Haut- und Schleimhautveränderungen bei HIV-Infektion und AIDS. Thieme, Stuttgart–New York 1990.

Praxisfragen

Praxisfrage 1

Ein 32jähriger Patient kommt in Ihre Sprechstunde und gibt an, seit ca. 3 Wochen unter Fieber bis 38,5 °C und unter einem trockenen Husten zu leiden. Seine körperliche Leistungsfähigkeit habe abgenommen, vor allem beim Treppensteigen komme er leicht „aus der Puste". Er wisse seit 1½ Jahren, daß er HIV-positiv sei, habe sich aber bislang nicht weiter untersuchen lassen.

a Wie lautet Ihre Verdachtsdiagnose?

b Welche Untersuchungen veranlassen Sie?

c Welche Therapie ist angezeigt?

d Welche weiteren Maßnahmen empfehlen Sie dem Patienten nach erfolgreichem Abschluß der Therapie?

Praxisfrage 2

Ein 25jähriger Mann kommt zu Ihnen in die Sprechstunde und klagt über seit etwa 1 Woche bestehende brennende Schmerzen hinter dem Sternum, besonders beim Schlucken. Heute habe er deswegen kaum noch etwas zu sich nehmen können. Bei der körperlichen Untersuchung fällt Ihnen auf, daß der Rachen des Patienten weiße Beläge aufweist, die teilweise abstreifbar sind. Am Hals finden sich beidseits mehrere, bis zu 2 cm im Durchmesser große indolente Lymphknoten, von denen der Patient angibt, daß diese schon seit 1 Jahr unverändert bestünden.

a Wie lautet Ihre Verdachtsdiagnose, und welche gezielten Fragen stellen Sie dem Patienten?

b Welche diagnostischen Maßnahmen veranlassen Sie, und was ist hierbei besonders zu beachten?

c Ihr Verdacht bestätigt sich. Was empfehlen Sie dem Patienten?

8 Immunologie

A. GAUSE, M. PFREUNDSCHUH

8.1 Entwicklung, Organe und Zellen des Immunsystems

Der menschliche Organismus hat zwei Abwehrsysteme gegen Fremdorganismen: das angeborene oder unspezifische Abwehrsystem und das erworbene oder spezifische Immunsystem. Die Kriterien „angeboren" und „erworben" werden aus historischen Gründen genannt, sie sind nach dem heutigen Stand des Wissens nicht mehr zeitgemäß. Zum **unspezifischen Abwehrsystem** gehören die Barrieren der gesunden Haut und Schleimhaut, das Bakterien-zerstörende Enzym Lysozym, das in vielen Körpersekreten vorhanden ist, der alternative Weg des Komplementsystems und die Akute-Phase-Proteine (z. B. CRP). Granulozyten und Makrophagen können sowohl als Effektoren des unspezifischen wie auch als akzessorische Zellen (s. u.) des spezifischen Abwehrsystems fungieren. Das **spezifische Immunsystem** zeichnet sich durch die Spezifität seiner Reaktionen gegen fremde Organismen und sein „Gedächtnis" für diese Organismen aus.

Das spezifische Immunsystem setzt sich zusammen aus den primären und sekundären lymphatischen Organen und aus Ansammlungen lymphatischen Gewebes in nichtlymphatischen Organen sowie den lymphatischen Zellen in den verschiedenen epithelialen und mesenchymalen Geweben. Die spezifischen immunologisch aktiven Zellen sind die Lymphozyten; außerdem sind für das Funktionieren des Immunsystems akzessorische Zellen nötig, zu denen Mono-zyten, Makrophagen, Neutrophile, Eosinophile, Basophile und Mastzellen und auch Thrombozyten gehören. Lymphozyten stammen von den hämatopoetischen Stammzellen ab. Die Differenzierung der Stammzellen in Lymphozyten erfolgt in den primären lymphatischen Organen.

Primäre lymphatische Organe

Zu den primären lymphatischen Organen gehören der Thymus und das Knochenmark.

Im **Thymus** erfolgt die Entwicklung der T-Lymphozyten. Wenn Stammzellen in den Thymus gelangen, beginnen sie zu proliferieren und entwickeln sich zu unreifen T-Zellen, den Thymozyten. Diese durchlaufen mehrere Reifungsstadien, die sich durch die Expression unterschiedlicher Oberflächenantigene unterscheiden lassen (siehe Abb. 8.1-1).

Im Verlauf der Reifung werden die T-Lymphozyten immunkompetent, d. h., sie erlangen die Fähigkeit, auf Antigene zu reagieren (siehe Abb. 8.1-2). Nach zwei bis drei Tagen ist die Reifung im Thymus abgeschlossen, und die reifen T-Lymphozyten gelangen über die Blutbahn in die sog. thymusabhängigen Regionen der sekundären lymphatischen Organe; zu diesen Regionen gehören der innere Kortex der Lymphknoten, die periarteriellen Scheiden der Milz, die intrafollikulären Zonen in den Peyer-Plaques, den Tonsillen und der Appendix. Bei Vögeln bildet die in der Nähe der Kloake befindliche **Bursa Fabricii** das zweite primäre lymphatische Organ, in dem die Reifung der B-Lymphozyten erfolgt. Bei

Reifungsstadien

I	II	III

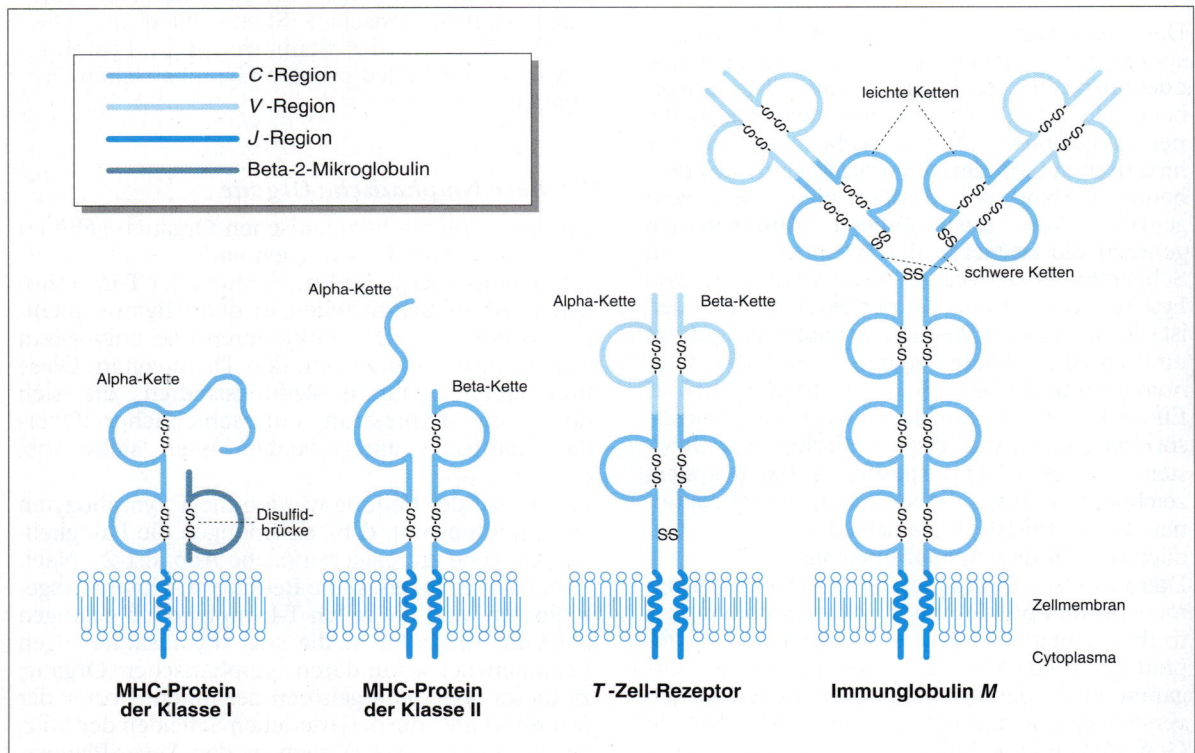

◄ Abb. 8.1-1   Die Stadien der T-Zellreifung: Die T-Zellreifung ist gekennzeichnet durch Expression bestimmter Gene des T-Zell-Rezeptors (TZR) und bestimmter Oberflächenmarker. Während unreife T-Lymphozyten nur CD2 und die γ-Kette des TZR exprimieren, werden mit fortschreitender Reifung zusätzlich die β-Kette sowie CD5, CD4 und CD8 exprimiert. Reife T-Lymphozyten exprimieren CD2 und CD3 sowie zu ca. 85% die α- und die β-Kette des TZR und nur zu ca. 15% die γ- und die δ-Kette des TZR. T-Helfer-Zellen tragen das CD4-Antigen, Suppressor-/zytotoxische Zellen das CD8-Antigen.

Sekundäre lymphatische Organe

Zu den sekundären lymphatischen Organen gehören die Lymphknoten, Tonsillen, die Milz sowie das darmassoziierte lymphatische Gewebe (GALT = gut-associated lymphoid tissue, z.B. Peyer-Plaques), das Bronchialsystem-assoziierte lymphatische Gewebe (BALT) und das mukosaassoziierte lymphatische Gewebe (MALT), das sich im Respirations-, Gastrointestinal- und Urogenitaltrakt findet.
Die Mehrzahl der B-Lymphozyten finden sich in den Keimzentren des peripheren Kortex der Lymphknoten. In den Keimzentren finden sich auch **dendritische Follikelzellen,** die ihre Ausläufer zwischen die B-Zellen ausstrecken. Sie sind reich an

Säugetieren findet die B-Zell-Reifung im Knochenmark statt, das deshalb als funktionelles Bursa-Äquivalent gilt.

Abb. 8.1-2   Die Immunglobulingen-Superfamilie: Die Antigen-Erkennungsstrukturen des Immunsystems zeigen alle einen ähnlichen Aufbau. In dieser Abbildung sind die MHC-Klasse-I-Moleküle und -Klasse-II-Moleküle, der T-Zell-Rezeptor sowie das Immunglobulinmolekül gezeigt, weitere Adhäsionsmoleküle (siehe Tab. 8.6-1) haben eine ähnliche Struktur mit je 2 Ketten, die sich in Untereinheiten, die sog. Domänen gliedern.

Rezeptoren für C3-Komplement und den Fc-Teil von IgG und halten Antigen in Form von Antigen-Antikörper-C3-Komplexen für mehrere Monate an ihrer Oberfläche. Die **interdigitierenden Zellen** finden sich in den parakortikalen Gebieten des Lymphknotens. Sie exprimieren MHC-Klasse-II-Antigene und können somit T-Zellen-Antigen präsentieren. Die zonenartige Aufteilung eines Lymphknotens in die Keimzentren mit den sessilen B-Lymphozyten, den parakortikalen Arealen mit den stark migrierenden T-Zellen, den an Makrophagen reichen Sinus und dem retikulären Netzwerk von dendritischen Zellen erlaubt die mannigfachen Interaktionen zwischen den verschiedenen Zellen, die für eine funktionierende Immunantwort von Bedeutung sind.

Außer der Migration der T-Zellen vom Thymus und der B-Zellen vom Knochenmark in die sekundären lymphatischen Organe findet eine ständige Rezirkulation von Lymphozyten aus den sekundären lymphatischen Organen ins Blut und zurück statt. Effektor-T- und Effektor-B-Zellen migrieren schließlich in Entzündungsgebiete, um z. B. eingedrungene Fremdorganismen zu eliminieren oder ein transplantiertes Organ abzustoßen.

Die immunkompetenten Zellen der Immunantwort

Hierzu gehören die T- und B-Lymphozyten. Sie sind morphologisch nicht voneinander und von einer (heterogenen) dritten Gruppe, den sog. Null-Zellen, zu unterscheiden, wohl aber aufgrund ihrer Funktionen und der Expression von Oberflächenmarkern (siehe Abb. 8.1-1). Die T-Zellen regulieren die Immunantwort, vermitteln zelluläre Immunantworten und induzieren die Antikörperproduktion von B-Zellen. B-Zellen differenzieren in die Antikörperproduzierenden Plasmazellen.

T-Zellen

Ursprünglich wurden menschliche T-Zellen durch ihre Fähigkeit entdeckt, mit Schafserythrozyten Rosetten zu bilden. Der Rezeptor für Schafserythrozyten ist identisch mit dem durch monoklonale Antikörper nachweisbaren CD2-Antigen (siehe Abb. 8.1-1). Alle T-Lymphozyten exprimieren darüber hinaus den CD3-Komplex, der eng mit dem T-Zell-Antigen-Rezeptor assoziiert ist. Reife T-Lymphozyten exprimieren entweder CD4 (Helferzellen; 50–65% der Lymphozyten des peripheren Blutes) oder CD8 (Suppressor-/zytotoxische T-Zellen; 25–35%).

B-Lymphozyten

Reife B-Lymphozyten tragen Immunglobulin (Ig) auf ihrer Oberfläche und lassen sich daher durch dessen Nachweis mit Antiseren gegen Immunglobulin nachweisen. Diese Ig-tragenden Lymphozyten machen 5–15% der Lymphozyten des peripheren Blutes aus. Die meisten B-Zellen tragen sowohl IgM als auch IgD; IgG und IgA werden nur von wenigen peripheren B-Lymphozyten exprimiert. Darüber hinaus exprimieren B-Zellen auch noch den Komplement-Rezeptor C2, Rezeptoren für Epstein-Barr-Virus und den Fc-Teil von IgG. Nachweisen kann man B-Zellen auch noch mit monoklonalen Antikörpern gegen eine Reihe von B-Zell-spezifischen Oberflächenantigenen (CD19, CD20, CD22, CD23).

Unter dem Einfluß von Antigen, T-Zellen und akzessorischen Zellen differenzieren B-Zellen über unreife Plasmoblasten zu Plasmazellen. Plasmazellen tragen kein Immunglobulin auf der Oberfläche, sezernieren es jedoch ins Plasma.

Null-Zellen

Der überwiegende Teil der sog. Null-Zellen sind NK-Zellen („natural killer cells"). Daneben findet sich unter den Null-Zellen auch noch ein geringer Teil myeloischer und lymphatischer Vorläuferzellen. NK-Zellen lassen sich durch ihre Funktion nachweisen (Abtötung bestimmter Tumorzellinien in vitro) oder immunologisch mit monoklonalen Antikörpern (NK-typisches Oberflächenmarkerspektrum: C16 + CD2 + CD56).

Morphologisch zeichnen sich NK-Zellen als Lymphozyten mit großen Granula aus (large granular lymphocytes).

Akzessorische Zellen

Neben den bereits erwähnten follikulären dendritischen und interdigitierenden Retikulumzellen, die im Lymphknoten Antigen den B- bzw. T-Zellen präsentieren, zählen auch noch Monozyten, Makrophagen, Neutrophile, Eosinophile, Basophile und Mastzellen sowie Thrombozyten zu den akzessorischen Zellen des Immunsystems.

Monozyten und Makrophagen können als Effektoren Mikroorganismen, maligne Zellen und Fremdkörper eliminieren. Sie exprimieren Rezeptoren für den Fc-Teil von IgG1 und IgG3, Komplement-Rezeptoren 1 und 3 sowie (nach Aktivierung) MHC-Klasse-II-Antigene. Außerdem besitzen sie Rezeptoren für bestimmte Zytokine und produzieren selbst ein breites Spektrum von Zytokinen, u. a. Interleukin-1 und Tumor-Nekrose-Faktor (siehe Tab. 8.7-1).

Die Hauptaufgabe der **Neutrophilen** besteht in der Phagozytose von Mikroorganismen. Daneben spielen sie aber auch über ihre IgG- und Komplement-Rezeptoren eine wichtige Rolle bei bestimmten, v.a. immunkomplexvermittelten Reaktionen (s. u.).

Eosinophile können eine antikörpervermittelte zelluläre Zytotoxizität unterhalten. Man nimmt an, daß dies der Mechanismus ist, mit dem sie zur Abwehr gegen Parasiten beitragen. Außerdem exprimieren einige Eosinophile Rezeptoren für Fc und C3b. Das ermöglicht ihnen, an Antigen-Antikörper-Komplexe zu binden oder an Organismen, die den alternativen Weg der Komplementaktivierung aktiviert haben und deshalb mit C3b beladen sind. Daneben werden Eosinophile durch den sog. Eosinophilen-Chemotaxis-Faktor aktiviert, der von IgE-beladenen Mastzellen freigesetzt wird.

Basophile und Mastzellen: Obwohl sie von unterschiedlichen Vorläuferzellen abstammen, haben beide Zellarten ähnliche Funktionen. Sie tragen Fc-Rezeptoren für IgE und IgG, Mastzellen darüber hinaus für C3b. Die Kombination von Antigen und IgE löst die Degranulierungsreaktion von Mastzellen aus. Dadurch kommt es zur Freisetzung von Mediatoren, die an der Überempfindlichkeitsreaktion vom Soforttyp beteiligt sind. Daneben spielen Basophile auch noch eine Rolle bei der zellvermittelten Immunreaktion vom verzögerten Typ, z. B. beim Kontaktekzem, bei der Hauttransplantat- und Tumorabstoßung und der Überempfindlichkeitsreaktion gegen bestimmte Mikroorganismen.

Thrombozyten. Neben ihrer Hauptaufgabe bei der Blutgerinnung sind Thrombozyten auch an sekundären Immunphänomenen beteiligt. Sie besitzen Fc-Rezeptoren für IgG und IgE und Rezeptoren für MHC-Klasse-I-Antigene. Nach Thrombozytenadhäsion kommt es zur Freisetzung verschiedener komplementaktivierender Faktoren.

8.2 Antigene

Als **Antigen (Immunogen)** bezeichnet man jede Substanz, die eine Immunantwort hervorrufen kann, d.h. die zunächst mit T- und B-Zellen reagiert, um in diesen die Bildung spezifisch sensibilisierter Lymphozyten oder Antikörper zu induzieren (siehe Abb. 8.10-1).

Haptene sind kleine Moleküle, die alleine nicht immunogen sind, aber nach Koppelung an eine immunogene Substanz, einen sog. Carrier (meist ein Protein oder synthetisches Polypeptid), eine Immunantwort induzieren können. Medikamente werden häufig erst durch Bindung an Plasmaeiweiße immunogen. Unter einem **Adjuvans** versteht man Substanzen, die die Immunogenität von Antigenen erhöhen (z. B. Bacillus Calmette-Guerin; bestimmte Aluminiumsalze), indem sie durch die Bildung von Aggregaten mit Antigenen für einen langdauernden depotartigen immunogenen Stimulus sorgen. Ein häufig verwendetes Adjuvans ist das sog. komplette und inkomplette Freund-Adjuvans, das aus einer Wasser-Öl-Emulsion mit bzw. ohne hitzeinaktivierten Mykobakterien besteht.

8.3 Antikörper

Die Effektormoleküle der humoralen Immunantwort heißen Antikörper. Sie gehören zu der heterogenen Gruppe von Immunglobulinen, die größtenteils in der γ-Globulin-Fraktion einer Serum-Eiweiß-Elektrophorese migrieren. Die fünf

Hauptklassen der Antikörper (IgG, IgM, IgA, IgD und IgE) lassen sich aufgrund ihrer unterschiedlichen elektrophoretischen und immunologischen Eigenschaften unterscheiden. Ein Antikörpermolekül besteht aus zwei identischen schweren und zwei identischen leichten Ketten (siehe Abb. 8.3-1a), die über Disulfidbrücken verbunden sind. Jede Proteinkette ist aus Strukturuntereinheiten, den sog. Domänen, aufgebaut, die im Bereich der konstanten (C-)Region am carboxyterminalen Ende sehr ähnliche Aminosäuresequenzen haben, in den aminoterminalen Regionen jedoch stark variieren (V-Region). Die V-Regionen einer leichten und einer schweren Kette bilden zusammen die Bindungsstelle für ein Antigen. Durch Unterschiede in den C-Regionen lassen sich zwei Typen von leichten Ketten ($\varkappa$ und λ) sowie fünf Klassen von schweren Ketten unterscheiden. Die Zugehörigkeit zu einer bestimmten Immunglobulinklasse wird durch die schweren Ketten bestimmt.

Ein Immunglobulinmolekül kann durch proteolytische Enzyme in Fragmente gespalten werden. Bei Verdauung mit Papain entstehen zwei Fab-Teile und ein Fc-Teil (siehe Abb. 8.3-2). Bei Behandlung mit Pepsin entstehen ein F(ab')$_2$-Fragment und multiple Fc-Bruchstücke. Der Fc-Teil eines Antikörpermoleküls bestimmt seine biologischen Eigenschaften (Komplementbindung, Bindung an zelluläre Fc-Rezeptoren, Plazentagängigkeit).

IgG macht den Hauptteil der Immunglobuline im Serum aus (ca. 75%). Es wird vom Fetus nicht gebildet, ist aber plazentagängig. IgG erscheint vor allem nach wiederholter Antigenstimulation. Opsonisierende Antikörper (d.h. Antikörper, die Mikroorganismen leichter phagozytierbar machen) gehören der IgG-Klasse an, ebenso neutralisierende Antikörper (z. B. gegen das Diphtherietoxin oder bestimmte Viren). Beim IgG kann man vier verschiedene Subklassen (IgG1–4) mit unterschiedlicher Struktur, Verteilung und Funktion unterscheiden. IgG1 macht ca. 70%, IgG2 20%, IgG3 6% und IgG4 4% des Gesamt-IgG aus. IgG3 aktiviert Komplement am besten. Die Antikörperantwort auf Proteinantigene und Viren besteht beim Menschen überwiegend aus IgG1- und IgG3-Antikörpern, auf Polysaccharidantigene überwiegend aus IgG2-Antikörpern. IgG4 scheint eine besondere Rolle bei protrahierten Immunantworten zu spielen.

IgA macht 15% des Serumimmunglobulins aus, ist aber die vorherrschende Immunglobulin-Subklasse in Körpersekreten. Das Serum-IgA besteht aus den Subklassen IgA1 und IgA2 und kommt als Monomer und Dimer vor. Dimeres IgA wird über einen Mukosa-Transport-Rezeptor durch Drüsenepithelzellen aus dem Blut und der Lymphe aufgenommen und in das Sekret (z. B. Speichel, Tränenflüssigkeit) abgegeben. Während des Transports durch die Zelle

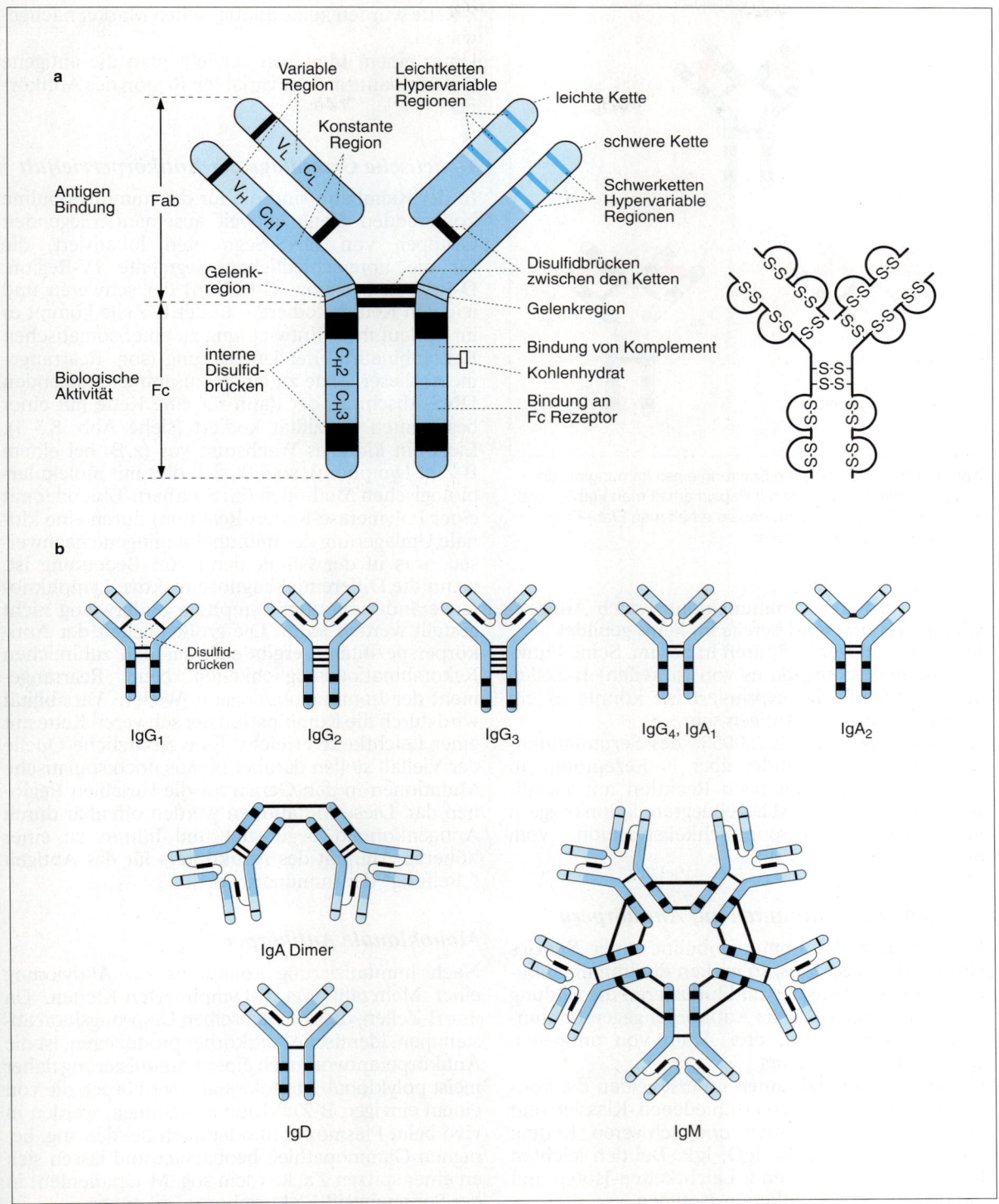

Abb. 8.3-1 Der Aufbau der einzelnen Immunglobuline.

wird der Mukosa-Transport-Rezeptor gespalten. Das durch Disulfidbrücken an die konstante Region gebundene verbleibende Stück wird als „sekretorisches Stück" bezeichnet. Es kennzeichnet das sekretorische IgA und macht das IgA-Molekül resistent gegen proteolytische Enzyme. IgA bindet zwar nicht Komplement, kann aber den alternativen Weg der Komplementkaskade aktivieren.

IgM macht 10% des Serumimmunglobulins aus und liegt dort als Pentamer vor (siehe Abb. 8.3-1b). IgM

449

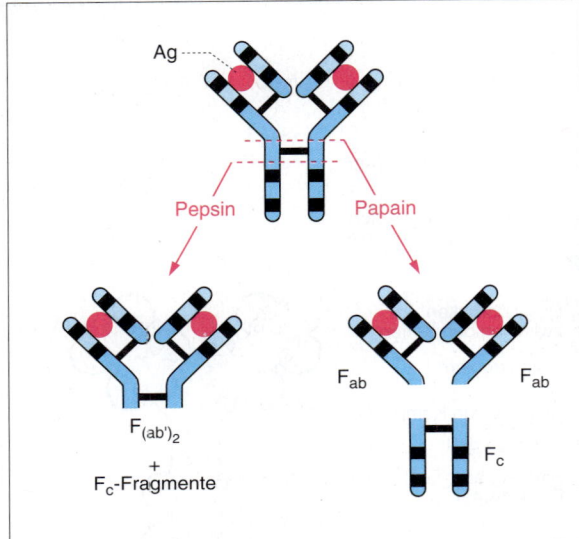

Abb. 8.3-2   Enzymatische Spaltung eines Immunglobulin-moleküls. Bei Behandlung mit Pepsin erhält man F(ab')₂- und Fc-Teil; bei Behandlung mit Papain erhält man F(ab)-Fragmente sowie Fc-Bruchstücke.

erscheint als erstes Immunglobulin nach Antigenstimulation und wird bereits im Fetus gebildet.

IgD erscheint nur in Spuren in Serum. Seine Funktion ist unbekannt; da es von (unreifen) B-Zellen auf der Oberfläche exprimiert ist, könnte es ein früher Rezeptor für Antigen sein.

IgE macht weniger als 0,005 % des Serumimmunglobulins aus. Es bindet über Fc-Rezeptoren an Mastzellen und kann nach Reaktion mit spezifischen Antigenen die Mastzelldegranulation triggern und eine Überempfindlichkeitsreaktion vom Soforttyp auslösen (s. u.).

Antigene Determinanten auf Antikörpern

Injiziert man die Immunglobuline einer Spezies einer anderen Spezies, so wirken die Immunglobuline selbst als Antigene und induzieren die Bildung von Antikörpern. Solche Antikörper gegen Immunglobuline sind gegen drei Arten von antigenen Determinanten gerichtet.

Isotypische Determinanten unterscheiden die konstanten Regionen der verschiedenen Klassen und Subklassen von leichten und schweren Ketten: IgG1–4, IgA1–2, IgM, IgD, IgE. Bei den leichten Ketten gibt es nur einen x-Leichtketten-Isotyp und mindestens 3 λ-Leichtketten-Isotypen.

Allotypische Determinanten repräsentieren unterschiedliche Allele der Immunglobulingene, die ähnlich wie die Blutgruppenantigene nach den Mendel-Gesetzen vererbt werden. Die schweren Ketten des IgG haben mehr als 20 verschiedene allotypische Marker, die als Gm bezeichnet werden. Bei den x-Leichtketten unterscheidet man Inv1, Inv2, Inv3. Auf den übrigen schweren Ketten und auf der λ-Kette wurden keine allotypischen Marker nachgewiesen.

Unter einem **Idiotypen** versteht man die antigene Determinante auf der variablen Region des Antikörpers.

Genetische Grundlage der Antikörpervielfalt

In der Keimbahn sind die für die Immunglobuline kodierenden Gene in weit auseinanderliegenden Gruppen von DNS-Segmenten lokalisiert, die für die unterschiedlichen Segmente (V-Region, D-Region, J-Region, C-Region) der schweren und leichten Ketten kodieren. In der B-Zelle kommt es im Verlauf ihrer Entwicklung zu einer somatischen Rekombination, der Umlagerung (sog. Rearrangement) dieser Gene zu einem zusammenhängenden DNS-Abschnitt, der dann für eine Kette mit einer bestimmten Spezifität kodiert (siehe Abb. 8.3-3). Liegt ein klonales Wachstum vor (z. B. bei einem B-Zell-Lymphom), so läßt sich dies mit molekularbiologischen Methoden (im Southern-Blot oder mit einer Polymerase-Ketten-Reaktion) durch eine klonale Umlagerung der Immunglobulingene nachweisen, was in der Klinik dann von Bedeutung ist, wenn die Differentialdiagnose reaktive Lymphknotenveränderung oder Lymphom anderweitig nicht gestellt werden kann. Die große Vielfalt der Antikörperspezifitäten ergibt sich aus den zahlreichen Rekombinationsmöglichkeiten beim Rearrangement der Immunglobulingene. Weitere Variabilität wird durch die Kombination der schweren Kette mit einer Leichtkette erreicht. Eine zusätzliche Quelle der Vielfalt stellen darüber hinaus noch somatische Mutationen in den Genen für die variablen Regionen dar. Diese Mutationen werden offenbar durch Antigenkontakt begünstigt und führen zu einer höheren Affinität des Antikörpers für das Antigen („Reifung" der Immunantwort).

Monoklonale Antikörper

Nach Immunisierung kommt es zur Aktivierung einer Mehrzahl von B-Lymphozyten-Klonen. Da nur B-Zellen, die von demselben Ursprungsklon abstammen, identische Antikörper produzieren, ist die Antikörperantwort nach einer Immunisierung daher meist polyklonal. Monoklonale Antikörper, die von einem einzigen B-Zell-Klon abstammen, werden in vivo beim Plasmozytom oder auch bei den sog. benignen Gammopathien beobachtet und lassen sich an einer spitzen Zacke (dem sog. M-Gradienten) in der Serumeiweiß-Elektrophorese erkennen.

In vitro werden monoklonale Antikörper hergestellt, indem man die Milzzellen einer gegen ein bestimmtes Antigen immunisierten Maus mit den Zellen einer mutierten Maus-Plasmozytomzellinie verschmilzt. Beim Fusionsprodukt stammt aus den B-Zellen der Milz die genetische Information zur Produktion eines definierten Antikörpermoleküls, die Plasmazellinie liefert die Fähigkeit zum unbe-

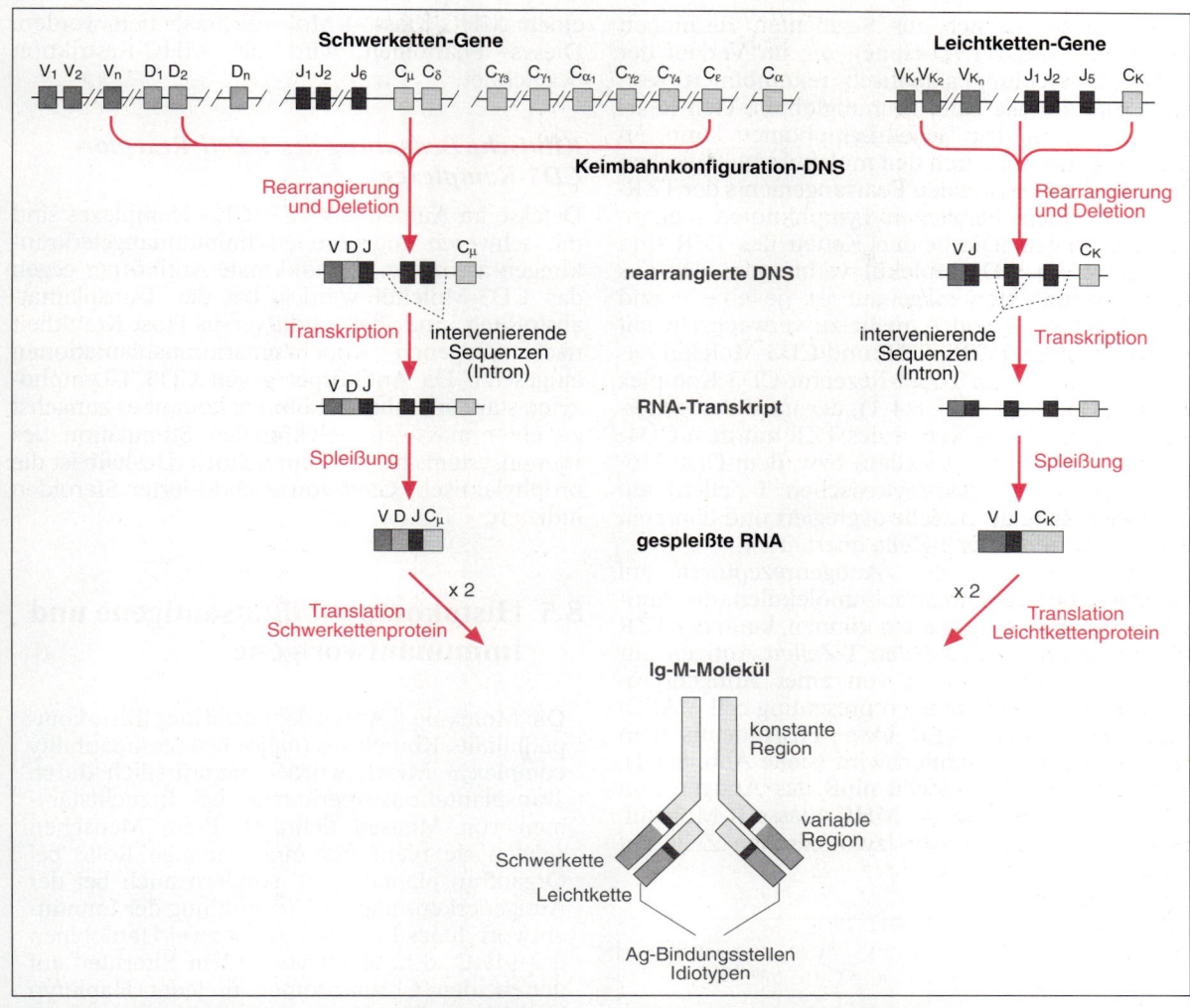

Schwerketten-Gene

V₁ V₂   Vₙ   D₁ D₂   Dₙ   J₁ J₂   J₆   C_μ C_δ   C_γ₃   C_γ₁   C_α₁   C_γ₂   C_γ₄   C_ε   C_α

Leichtketten-Gene

V_K₁ V_K₂   V_Kₙ   J₁ J₂   J₅   C_K

Keimbahnkonfiguration-DNS

Rearrangierung
und Deletion

Rearrangierung
und Deletion

V D J   C_μ

rearrangierte DNS

V J   C_K

Transkription

intervenierende
Sequenzen
(Intron)

intervenierende
Sequenzen
(Intron)

Transkription

V D J

RNA-Transkript

V J   C_K

Spleißung

gespleißte RNA

Spleißung

V D J C_μ

V J C_K

x 2

Translation
Schwerkettenprotein

x 2

Translation
Leichtkettenprotein

Ig-M-Molekül

konstante
Region

variable
Region

Schwerkette

Leichtkette

Ag-Bindungsstellen
Idiotypen

Abb. 8.3-3   In der Keimbahn, d.h. der genetischen Ausstattung der Keimzellen, werden die Immunglobuline durch mehrere Gensegmente kodiert. Jedes Gensegment ist mehrfach vorhanden: es gibt mindestens 200 V_H-Gensegmente, d.h. Gene für die variable Region der Schwerkette (= heavy chain), mindestens 20 D-Segmente (= diversity segment), das sind kleine Segmente der variablen Region der Schwerkette, von denen eines mit einem V_H-Segment kombiniert wird, und 6 J_H-Segmente (= joining segment), von denen eines mit einem V_HD-Segment kombiniert wird. Die Umlagerung (= Rearrangement) dieser Gensegmente auf dem Chromosom 14 erfolgt während der B-Zell-Entwicklung. Ein entsprechender Prozeß findet für die hier gezeigte Kappa(ϰ)-Leichtkette auf dem Chromosom 2 statt. Eine ϰ-Leichtkette wird von einem von ca. 70 V_L-Genen in Kombination mit einem von 5 Jϰ-Segmenten kodiert. In dem Prozeß der Transkription wird das V-Segment mit dem Gensegment für die konstante Region (= C-Segment) in RNS umgeschrieben. Auf RNS-Ebene wird das V-Segment durch Spleißen mit dem C-Segment zusammengebracht. Diese gespleißte RNS wird in eine Kette von Aminosäuren übersetzt. Durch Assoziation von 2 μ-Schwerketten und 2 ϰ-Leichtketten entsteht ein monomeres IgM-Molekül. Die Antikörperbindungsstellen werden durch die V-Regionen determiniert. Bestimmte Idiotypen (= antigene Determinanten auf den Antigenbindungsstellen) charakterisieren bestimmte Keimbahngene.

grenzten Wachstum in vitro. Durch geeignete Testverfahren kann man aus der Vielzahl der fusionierten Zellen den Klon selektionieren, der einen Antikörper der gewünschten Spezifität produziert.

8.4 T-Zell-Rezeptor

Der T-Zell-Rezeptor (TZR) bindet das Antigen über zwei unterschiedliche Polypeptidketten (siehe Abb. 8.1-2), die ähnlich dem Immunglobulinmolekül aus konstanten und variablen Regionen aufgebaut sind. Der TZR der meisten T-Zellen besteht aus einer α- und β-Kette. Anstelle der α- und β-Kette haben manche T-Zellen eine γ- und δ-Kette (sog. γδ-T-Zellen, denen wahrscheinlich eine besondere Bedeutung bei Autoimmunerkrankungen zukommt). Der Aufbau der Gene, die für den T-Zell-Rezeptor kodieren, entspricht dem der Immunglobuline. Die Gene für T-Zell-Rezeptor-α- und -β- bzw. -γ- und

-δ-Ketten setzen sich aus Segmenten zusammen (V-, J-, C- und z.T. D-Gene), die im Verlauf der T-Zell-Entwicklung somatisch rekombiniert werden. Ähnlich wie beim Immunglobulin-Gen-Rearrangement bei den B-Zell-Lymphomen kann ein T-Zell-Lymphom durch den molekularbiologischen Nachweis eines klonalen Rearrangements der TZR-Gene in einem befallenen Lymphknoten diagnostiziert werden. Die beiden Ketten des TZR sind eng mit dem CD3-Molekül verbunden, das aus 6 Polypeptidketten aufgebaut ist (je eine γ und δ und je zwei ε und ζ, nicht zu verwechseln mit den Ketten des TZR!). TZR und CD3-Molekül bilden zusammen den T-Zell-Rezeptor-CD3-Komplex (TZR/CD3; siehe Abb. 8.4-1), der nach Antigenerkennung durch die Ketten des TZR mit dem CD4-Molekül (bei Helfer-T-Zellen) bzw. dem CD8-Molekül (bei Suppressor-/zytotoxischen T-Zellen) auf der Oberfläche der T-Zelle aggregiert und dann ein Signal ins Innere der T-Zelle übermittelt.

Im Gegensatz zu den Antigenrezeptoren auf B-Zellen, den Immunglobulinmolekülen, die Antigen in freier Form erkennen können, kann der TZR als Antigenrezeptor auf den T-Zellen Antigen nur erkennen, wenn es ihm von einer Antigen-präsentierenden Zelle (antigen presenting cell = APC) auf einem (autologen bzw. HLA-identischen) MHC-Molekül präsentiert wird (siehe Abb. 8.4-1). Einer CD4⁺-T-Helfer-Zelle muß das Antigen von einer APC auf einem MHC-Klasse-II-Molekül, einer CD8⁺-T-Suppressor-/zytotoxischen Zelle auf einem MHC-Klasse-I-Molekül präsentiert werden. Dieses Phänomen wird als MHC-Restriktion bezeichnet.

Klinische Bedeutung des T-Zell-Rezeptor-CD3-Komplexes

Defekte im Aufbau des TZR/CD3-Komplexes sind mit schweren angeborenen Immunmangelerkrankungen assoziiert. Monoklonale Antikörper gegen das CD3-Molekül werden bei der Transplantatabstoßung und bei Graft-versus-Host-Krankheit nach allogenen Knochenmarktransplantationen eingesetzt. Da Antikörper gegen CD3 T-Lymphozyten stark stimulieren können, kommt es zunächst zu einer massiven polyklonalen Stimulation des Immunsystems bis hin zum Schock. Deshalb ist die prophylaktische Gabe von hochdosierten Steroiden indiziert.

8.5 Histokompatibilitätsantigene und Immunantwortgene

Die Moleküle („Antigene") des Haupthistokompatibilitäts-Komplexes (major histocompatibility complex = MHC) wurden ursprünglich durch Transplantationsexperimente bei Inzuchtstämmen von Mäusen definiert. Beim Menschen spielen sie nicht nur eine wichtige Rolle bei Organtransplantationen, sondern auch bei der Antigenerkennung und Vermittlung der Immunantwort. Jedes Individuum hat zwei Haplotypen des MHC, d.h. einen von jedem Elternteil auf den beiden Chromosomen 6. Jeder Haplotyp besteht aus einem besonderen Satz von Antigenen, die durch die Genloci von HLA-A, HLA-B, HLA-C, HLA-D und anderen Loci definiert werden.

Klasse-I-Antigene: MHC-Antigene der Klasse I bestehen aus zwei Ketten (siehe Abb. 8.1-2), der schweren Kette und einer leichten Kette, dem β₂-Mikroglobulin. Beim Menschen werden die schweren Ketten der Antigene der Klasse I durch Gene der drei Loci HLA-A, HLA-B und HLA-C kodiert. Für jeden Genlocus gibt es zahlreiche Allele, was einen beträchtlichen Polymorphismus bedingt. Die meisten Allele des HLA-Systems können serologisch oder durch die Analyse des Restriktionsfragment-Längen-Polymorphismus (RFLP) identifiziert werden, eine Methode, die die Elektrophorese von DNS-Fragmenten nach enzymatischer Verdauung beinhaltet. MHC-Klasse-I-Antigene werden von allen Zellen außer Erythrozyten und Trophoblasten exprimiert.

Klasse-II-Antigene: Klasse-II-Antigene enthalten zwei glykosylierte Polypeptidketten, die beide einen transmembranösen Anteil haben (siehe Abb. 8.1-2).

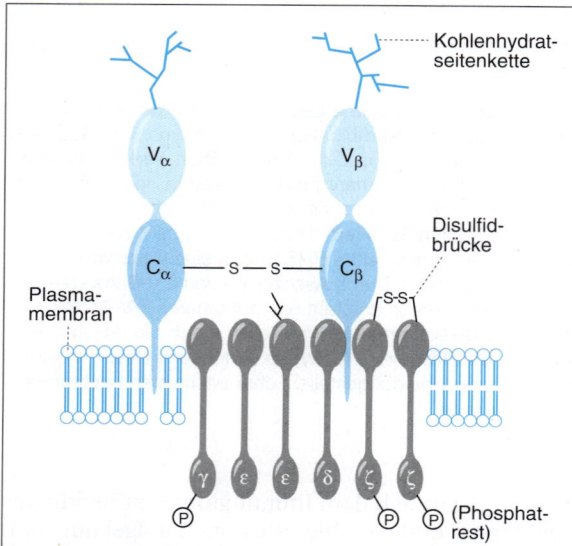

Abb. 8.4-1   Der T-Zell-Rezeptor/CD3-Komplex setzt sich aus sechs unterschiedlichen Polypeptidketten zusammen. Der TZR besteht aus zwei über Disulfidbrücken verbundenen Ketten (α und β). Der CD3-Komplex ist aus je einer γ- und einer δ- und je zwei ε- und ζ-Ketten aufgebaut, die jeweils einen transmembranösen Anteil besitzen und der Signalübermittlung ins Zellinnere dienen. Bestimmte T-Zellen haben statt des α-β-TZR einen γ-δ-TZR.

Sie werden kodiert durch die HLA-D-Region, die zumindest drei Subregionen enthält (HLA-DP, HLA-DQ, HLA-DR). Klasse-II-Antigene werden besonders von B-Zellen, Monozyten, dendritischen Zellen und aktivierten T-Zellen exprimiert. Allerdings können andere Zellen unter bestimmten Umständen (z.B. bei Entzündung) ebenfalls Klasse-II-Antigene exprimieren (siehe Kap. 8.12).

Über die Fähigkeit, Immunantwort gegen eine Vielzahl von Antigenen zu bilden, wurden primär bei Mäusen sogenannte **Immunantwort-** und **Immunsuppressionsgene** definiert, die autosomal-dominant vererbt werden. Vieles spricht dafür, daß beim Menschen Immunantwortgene mit dem MHC-Lokus assoziiert sind und daß zum Teil MHC-Klasse-II-Antigene die Genprodukte sowohl für Immunantwort- als auch für Immunsuppressionsgene sind.

Klinische Bedeutung der HLA-Antigene

Die Gene des MHC kodieren nicht nur die MHC-Moleküle der Klasse I und II, sondern auch mehrere Komplementfaktoren. Darüber hinaus spielen sie wahrscheinlich eine wichtige Rolle bei der Organogenese. Bestimmte Krankheiten sind mit bestimmten HLA-Antigenen **assoziiert**, d.h., sie treten bei Individuen mit einem bestimmten Haplotyp gehäuft auf (siehe Tab. 8.5-1). **Fest gekoppelt** mit spezifischen Haplotypen sind dagegen solche Erkrankungen, deren entsprechender Gendefekt im HLA-Lokus kodiert wird. Beispiele hierfür sind selten, z.B. die kongenitale adrenale Hyperplasie (Bw47-BFF-DR7) und die idiopathische Hämochromatose (A3-B14). Wahrscheinlich gelingt es Tumorzellen, sich durch eine verminderte Expression der HLA-Gene der Kontrolle des Tumorwachstums durch das Immunsystem zu entziehen („immune escape"). Bei Autoimmunerkrankungen ist eine Blockade der autoreaktiven Lymphozyten mit modifizierten Antigenen (synthetischen Peptiden) möglich, wenn das pathogene Antigen bekannt ist. Die Bestimmung der HLA-Antigene ist entscheidend für Organtransplantationen und hat forensische Bedeutung für Vaterschaftsgutachten.

Tab. 8.5-1   Häufige Assoziationen von Erkrankungen mit HLA-Determinanten

Erkrankungen	HLA-Antigen	relatives Krankheitsrisiko
Dermatologie		
Psoriasis vulgaris	Cw 6	13,3
Pemphigus	DR 4	14,4
Endokrinologie		
juveniler Diabetes mellitus	DR 3	5,8
	DR 4	4,1
	DR 3,4	20,2
kongenitale NNR-Hyperplasie	B 5	3,6
	Bw 47	15,4
subakute Thyroiditis	B 35	13,7
Gastroenterologie		
Zöliakie (Glutenenteropathie)	B 8	11
	DR 3	10,8
	DR 7	11,9
	DR 3,7	52,1
chronisch-aktive Hepatitis	B 8	9
(unabhängig vom HBs-Antigen-Status)	DR 3	12
Nephrologie		
Goodpasture Syndrom	DR 2	15,9
Rheumatologie		
akute Uveitis anterior	B 27	10,4
ankylosierende Spondylitis	B 27	87,4
rheumatoide Arthritis	DR 4	5,4
	Cw3, DR 4	10,2
	B 40, DR 4	10,2

$$\text{relatives Risiko} = \frac{\text{HLA-pos. Pat.} \times \text{HLA-neg. Kontrollen}}{\text{HLA-neg. Pat.} \times \text{HLA-pos. Kontrollen}}$$

Relative Risikowerte über 1 sprechen für erhöhte und unter 1 für verminderte Risiken, eine bestimmte Krankheit zu bekommen. Untersuchte und Kontrollen müssen derselben ethnischen Gruppe angehören. Die angegebenen Werte gelten für Kaukasier.
Aus: Leibold, W.: Transplantationsantigene und Krankheitsrisiken. In: Thomas, L.: Labor und Diagnose. Medizinische Verlagsgesellschaft, Marburg 1988.

8.6 Adhäsionsmoleküle

Voraussetzung für jede Immunreaktion ist eine Zell-interaktion zwischen T-Lymphozyten und Antigen-präsentierenden Zellen (APC). Außer dem T-Zell-Rezeptor und den MHC-Molekülen bedarf es dabei aber noch weiterer Zell-zu-Zell-Interaktion zwischen der APC und dem T-Lymphozyten. Diese Interaktionen werden durch Moleküle vermittelt, die einen engen Zell-zu-Zell-Kontakt ermöglichen. Sie werden deshalb mit dem T-Zell-Rezeptor und MHC-Molekülen in der Gruppe der sog. Adhäsionsmoleküle zusammengefaßt (siehe Abb. 8.6-1 und Tab. 8.6-1). Die Adhäsionsmoleküle stellen nicht nur Zellkontakte her, sondern dienen auch der Signalübermittlung in die Zelle. Außer bei der Immunantwort haben sie eine große Bedeutung bei der Zellmigration im Verlauf einer Entzün-dungsreaktion und der Metastasierung. Jedes Adhäsionsmolekül geht dabei als Rezeptor auf der Oberfläche der einen Zelle eine Bindung mit einem definierten Liganden auf der Oberfläche der anderen Zelle, der extrazellulären Matrix oder dem Stroma ein. Aufgrund von Sequenzhomologien und Strukturähnlichkeiten werden die Adhäsionsmoleküle in Familien eingeteilt: Immunglobulinfamilie, Integrine, Selektine und Cadherine. Die Moleküle der Immunglobulinfamilie sind an Immunreaktionen beteiligt, die Integrine ermöglichen zusätzlich Kontakte mit der extrazellulären Matrix (z. B. bei der Leukozytenadhäsion und Entzündungsreaktion). Die Selektine vermitteln Wechselwirkungen zwischen Leukozyten und Gefäßwand (z. B. bei der Extravasation). Die Cadherine sind erforderlich bei der Morphogenese und der Kontrolle der Zellinvasivität (z. B. beim Tumorwachstum).

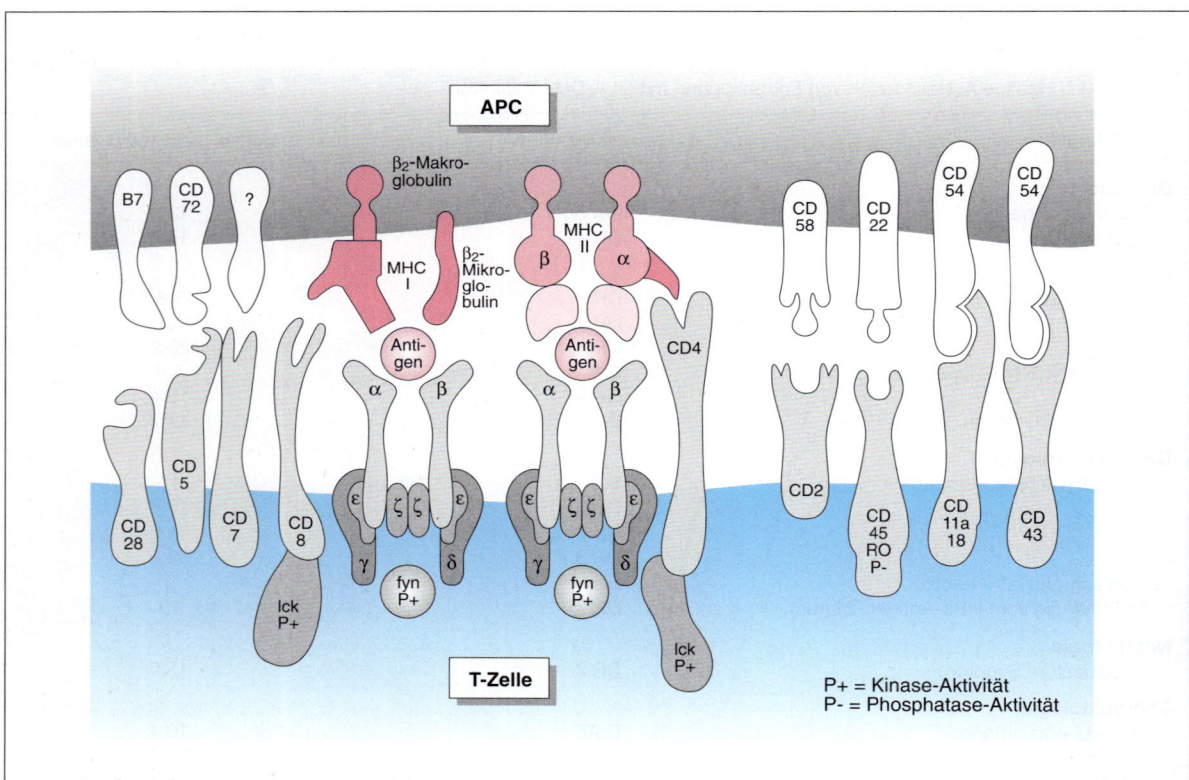

Abb. 8.6-1   Die Aktivierung einer T-Zelle durch eine Antigen-präsentierende Zelle (APC). Am Beginn der Aktivierung steht ein zunächst noch loser Kontakt zwischen APC und T-Zelle, der durch weit aus der Membran herausragende Adhäsions-moleküle (CD11a/CD18 mit CD54 = ICAM-1; CD43 mit CD54; CD45RO mit CD22) hergestellt wird und dann über weitere Adhäsionsmolekül-Paare (CD2 mit CD58, CD5 mit CD72, CD28 mit B7) zu einem engen Kontakt führt. Dadurch kann die T-Zelle über ihren TZR mit dem Antigen auf dem MHC-Molekül der APC in Verbindung treten. Gleichzeitig kommt es zur lokalen Aggregation des TZR/CD3-Komplexes mit dem CD4-Molekül auf der Oberfläche der Helfer-T-Zelle bzw. mit dem CD8-Molekül auf der Oberfläche der Suppressor-/zytoto-xischen T-Zelle. CD4 bildet ein Adhäsionsmolekülpaar mit MHC-II-Molekülen, CD8 mit MHC-I-Molekülen. Sind diese Bedingungen erfüllt, so führt die Bindung des Antigens auf dem TZR über den TZR/CD3-Komplex zur Signalübermittlung in den Kern der T-Zelle, die dadurch aktiviert wird. An der Signalübermittlung sind u. a. Protoonkogen-Produkte wie z. B. lck, fyn beteiligt, die Kinase(P+)- oder Phosphatase(P-)-Aktivität haben. Die Aktivierung der T-Zelle äußert sich als Prolife-ration, Lymphokin-Produktion und Zytotoxizität.

Tab. 8.6-1   Adhäsionsmoleküle (Auswahl)

Molekülgruppe	CD-Nomenklatur	Ligand
1. Immunglobulinfamilie		
T-Zell-Rezeptor	TCR/CD3	MHC + Peptid
T4	CD4	MHC II
T8	CD8	MHC I
E-Rezeptor	CD2	CD58
LFA-3	CD58	CD2
ICAM-1	CD54	CD11a/18
ICAM-2	CD102	CD11a/18
VCAM-1	CD106	CD49d/CD29
HLA A, B, C	MHC I	CD8, TCR/CD3
HLA DP, DQ, DR	MHC II	CD4, TCR/CD
2. Integrinfamilie		
LFA-1	CD11a/18	CD54, ICAM-2
MAC-1	CD11b/18	CD54
VLA-1	CD49a/29	Laminin, Kollagen
VLA-2	CD49b/29	Laminin, Kollagen
VLA-3	CD49c/29	Fibronektin, Laminin, Kollagen
VLA-4	CD49d/29	Fibron., VCAM
gpIIb/IIIa	CD41/61	Fibrinogen, v.-Willebrand-Faktor
VNR	CD51/61	Vitronektin. v-Willebrand-Faktor, Thrombospondin
3. Selektinfamilie		
L(leukozyten)-Selektin (Mel14, LAM-1, Leu8)	CD62L	aktivierte Endothelzellen
E(ndotheliales)-Selektin (ELAM-1)	CD62E	Neutrophile, Monozyten
P(lättchen)-Selektin (PAGDEM, GMP-140)	CD62P	Neutrophile, Monozyten
4. Cadherinfamilie		
E(pitheliales)-Cadherin		E-Cadherin
P(lazentares)-Cadherin		P-Cadherin
N(eurales)-Cadherin		N-Cadherin
L(eber)-Cadherin		L-Cadherin

Klinische Bedeutung der Adhäsionsmoleküle

Genetische Defekte von Adhäsionsmolekülen verursachen unterschiedlich ausgeprägte Defekte der zellvermittelten Immunität mit opportunistischen und viralen Infektionen. Verschiedene Defekte im CD18-Gen führen nur zu leichteren Immundefekten. Dagegen können Defekte der γ-Kette des CD3-Komplexes zum schweren kombinierten Immundefektsyndrom führen. Gleiches gilt für die defekte Expression von HLA-Molekülen. Der Immundefekt beim Wiskott-Aldrich-Syndrom beruht auf einem Defekt des CD43-Moleküls, dem Liganden des ICAM-1 (intercellular adhesion molecule 1 = CD54).
Manche Adhäsionsmoleküle dienen als Oberflächenrezeptor für bestimmte Erreger (CD4 für das AIDS-Virus, CD54 [ICAM-1] für Rhino- und Polioviren). Monoklonale Antikörper gegen die CD2- und CD4-Moleküle werden erfolgreich bei der rheumatoiden Arthritis eingesetzt. Die hämorrhagische Vaskulitis beim Sanarelli-Shwartzman-Phänomen, die von Neutrophilen vermittelt wird, die sich über ihr CD11a/CD18-Molekül an CD54 auf der Endothelzelle binden, läßt sich durch Antikörper gegen CD18 und/oder CD54 verhindern. Auch die zellulär vermittelten Gewebsschäden nach Myokardinfarkt können durch Antikörper oder Antagonisten gegen Adhäsionsmoleküle verringert werden. Die Serumspiegel von löslichem CD8 haben prognostische Bedeutung bei der Haarzellleukämie und bei den Hodgkin-Lymphomen; der Mechanismus ist allerdings noch nicht geklärt.

8.7 Immunmodulatoren und Zytokine

Immunmodulatoren (siehe Tab. 8.7-1) sind lösliche Substanzen, die eine Reihe von Immunreaktionen durch Einwirkung auf Migration, Proliferation und Differenzierung der an der Immunantwort beteiligten Zellen beeinflussen können. Werden sie von Zellen gebildet, so spricht man von Zytokinen (Lymphozyten: Lymphokine, Monozyten: Monokine). Daneben gibt es aber auch Immunmodulatoren aus bakteriellen Lipopolysacchariden (C.-parvum-

Tab. 8.7-1   Zytokine und andere Immunmodulatoren (ohne hämatopoetische Wachstumsfaktoren)

Immunmodulator	Synonym	Ursprung	Zielzelle	Wirkung
Interleukin-1	BCDF	Monozyten	T-Zellen	Aktivierung
Interleukin-2	TCGF	T-Zellen	T-Zellen	Aktivierung, Wachstum
Interleukin-3	Multi-CSF	T-Zellen Monozyten NK-Zellen Endothelien	hämatopoetische Zellen Keratinozyten	Wachstum Wachstum
Interleukin-4	BCGF-1 BCSF-1	T-Zellen Mastzellen	B-Zellen T-Zellen Makrophagen	Switching, Aktivierung TNF-Inhibition Zytokin-Inhibition Zytotoxizitätserhöhung
Interleukin-5	BCGF-2	T-Zellen	T-Zellen Eosinophile	IL-2-Rezeptor-Expression Wachstum, Differenzierung
Interleukin-6	BSF-2 Hybridoma-GF	T-, B-Zellen Monozyten Fibroblasten Endothelien	B-Zellen Makrophagen T-Zellen Hepatozyten	Differenzierung, Aktivierung Stimulation Aktivierung, Differenzierung Akute-Phase-Protein-Stimulierung
Interleukin-7	Lymphopoetin	Stromazellen Thymus	Prä-B-Zellen Prä-T-Zellen	Wachstumsstimulation Wachstumsstimulation
Interleukin-8	Chemotaxis-F	T-Zellen Knochenmark Keratinozyten	Neutrophile T-Zellen Epidermis	Chemotaxis, Aktivierung Chemotaxis Mitogen (Psoriasis)
Interleukin-9	TCGF-3 Mastzell-GF	T-Zellen Knochenmark	T-Zellen Mastzellen	Wachstumsfaktor Wachstumsfaktor
Interleukin-10	CSIF	B-Zellen, T-Zellen	T-Zellen B-Zellen Mastzellen	Zytokin-Inhibition, Wachstum Zytokin-Inhibition Proliferation
Interleukin-11		Stromazellen	B-Zellen Plasmazellen Megakaryozyten	B-Zell-Differenzierung Wachstumsfaktor Wachstumsfaktor
Interleukin-12	CLMF, NKSF		CTL, NK-Zellen	Differenzierung, Aktivierung
Interferon-α		T-Zellen	multiple	antiviral, antiproliferativ MHC-I-Induktion
Interferon-β		Fibroblasten	multiple	ähnlich Interferon-α
Interferon-γ		T-Zellen B-Zellen NK-Zellen	B-Zellen T-Zellen Makrophagen NK-Zellen Granulozyten	Proliferation Zytokin-Induktion Aktivierung, Zytokin-Induktion Aktivierung Phagozytose-Aktivierung
TNF-α	Kachektin	Makrophagen T-Zellen NK-Zellen	hämatopoet. Zellen Endothel Tumorzellen Neutrophile Makrophagen	Suppression Adhäsion Zytotoxizität Adhäsion, Migration Phagozytose
TNF-β	Lymphotoxin	T-Zellen Fibroblasten	ähnlich TNF-α	ähnlich TNF-α

mikrobielle Produkte
Bacillus Calmette-Guérin
Corynebacterium parvum

synthetische Produkte
Levamisol
OKM-432

Vakzine) und synthetische Immunmodulatoren (z. B. Levamisol). Während Adhäsionsmoleküle die interzelluläre Kommunikation über direkte Zell-zu-Zell-Kontakte unterhalten, sind die Zytokine als körpereigene, hormonähnliche, regulatorische Proteine für die interzelluläre „Telekommunikation" verantwortlich. Dabei spielen sie eine wichtige Rolle nicht nur bei der Immunantwort, sondern auch bei der Entstehung und Aufrechterhaltung von Entzündungsreaktionen, Fieber, Chemotaxis, der Bildung von Akute-Phase-Proteinen, der Regulation der Hämatopoese sowie bei der Tumorprogression und Tumorregression; z. B. führt die T-Zell-Aktivierung im Verlauf einer Immunantwort zur Aktivierung einer Reihe von Genen mit wichtigen Funktionen für die Immunantwort, unter anderem der Expression von Rezeptoren für Interleukin-1 (IL-1), Interleukin-2 (IL-2) und Interleukin-6 (IL-6). Eine zentrale Bedeutung bei der Immunantwort kommt dem Interleukin-2 zu, da es über die IL-2-Rezeptoren der aktivierten T-Lymphozyten, also über einen autokrinen und parakrinen Mechanismus, deren Proliferation und weitere Differenzierung zu funktionellen T-Lymphozyten ermöglicht, die als Helfer-, Suppressor- oder zytotoxische T-Zellen auf Antigen-tragende Zellen wirken. Die B-Zell-Aktivierung wird durch lösliche Faktoren der Helfer-T-Zellen vermittelt, zu denen IL-4, IL-5 und IL-6 gehören.

8.8 Zytokinantagonisten

Zytokinantagonisten sind Hemmstoffe der Zytokinwirkung, die entweder an die Zytokinrezeptoren oder an die Zytokine selbst binden. Zytokinrezeptor-Antagonisten lagern sich kompetitiv und spezifisch an den Zytokinrezeptor an, aktivieren ihn aber nicht. Ein natürlicher Zytokinrezeptor-Antagonist ist der IL-1-Rezeptor-Antagonist (IL-1ra). Die zweite Gruppe der Antagonisten bindet sich direkt an freies Zytokin. Dazu gehören die löslichen Formen der Zytokinrezeptoren, die für IL-2, IL-4, IL-6, IL-7, Interferon-γ und Tumor-Nekrose-Faktor-α nachgewiesen sind.

Klinische Bedeutung der Zytokine und Zytokinantagonisten

Tumornekrosefaktor und IL-1 sind wichtige Mediatoren bei septischem Schock, Arthritis, Kolitis und verschiedenen Leukämieformen, Diabetes und Atherosklerose. Erhöhte lokale oder systemische Konzentrationen von Zytokinen oder löslichen Zytokinrezeptoren (z. B. für IL-2, IL-6, Interferon-γ, TNF) werden bei vielen entzündlichen Erkrankungen beschrieben. Genetisch IL-10-defiziente Mäuse (sog. „knock-outs") entwickeln ein der Colitis ulcerosa ähnliches Bild. Erhöhte Spiegel von löslichen IL-2-Rezeptoren sind bei einer Reihe von malignen und autoimmunen Krankheiten beschrie-

ben. Die Aktivität der rheumatoiden Arthritis ist mit der Konzentration des löslichen IL-2-Rezeptors im Serum korreliert. Die malignen Zellen beim Plasmozytom bilden IL-6 und exprimieren IL-6-Rezeptoren auf ihrer Oberfläche und unterhalten darüber wahrscheinlich einen autokrinen Wachstumsmechanismus. Therapeutisch werden Immunmodulatoren, insbesondere rekombinante (d.h. gentechnologisch hergestellte) humane Zytokine in der Tumortherapie (Interferon-α bei der Haarzellenleukämie; Interleukin-2 beim Nierenzellkarzinom und malignen Melanom), bei viralen Erkrankungen (z. B. Interferon-α bei der chronisch-aggressiven Hepatitis B) und bei Autoimmunerkrankungen (Interferon-γ bei der rheumatoiden Arthritis) eingesetzt. Die Gabe von rekombinantem humanem IL-1ra kann die Letalität des septischen Schocks senken. Wegen der Bedeutung von IL-4 für die Produktion von IgE wird der Einsatz von IL-4-Rezeptoren bei allergischen Erkrankungen geprüft.

8.9 Komplementsystem

Das Komplementsystem setzt sich aus 18 Plasmaproteinen zusammen. Es ist der wirksamste Effektormechanismus der immunologischen Entzündungsreaktion und spielt eine entscheidende Rolle in der natürlichen und immunologisch vermittelten Abwehr gegen Infektionen und Gewebsschädigung. Aktivierte Komplementkomponenten bewirken die Freisetzung von Mediatoren aus Mastzellen, erhöhen die Gefäßpermeabilität, bewirken die Kontraktion von glatter Muskulatur und induzieren die Chemotaxis von Neutrophilen, mononukleären Zellen und Eosinophilen sowie die Phagozytose. Außerdem sind Komplementfaktoren an der Solubilisation von Immunkomplexen, der Lyse von Zellmembranen, der Neutralisierung von Viren und der Abtötung bestimmter Bakterien beteiligt. Die Gesamtmenge an Komplement im Serum wird durch seine hämolytische Aktivität gemessen.

Aktivierung des Komplementsystems

Die Aktivierung des Komplementsystems kann über zwei Wege erfolgen, den klassischen und den alternativen Weg. Obwohl die Aktivierung über beide Wege letztlich zur Aktivierung von C3 führt, das durch nachfolgende Anlagerung weiterer Komponenten und Bildung eines membrangebundenen Komplexes die Zellyse induziert, haben beide Wege ihre besondere Rolle beim Schutz gegen Autoimmunerkrankungen und Infektionen. Personen mit genetischen Defekten im klassischen Weg erkranken vor allem an Immunkomplexerkrankungen, während Defekte im alternativen Weg zu bakteriellen Infekten prädisponieren.

Die Komponenten des klassischen Weges werden mit C1 bis C9 bezeichnet, die Komponenten des alternativen (Properdin-)Weges mit den Buchstaben P (Properdin), B und D. Aktivierte Komponenten werden durch einen Querstrich bezeichnet (z. B. C1̄), Spaltprodukte erhalten ein Suffix, bestehend aus einem Kleinbuchstaben, z. B. C3a und C3b.

Die verschiedenen Komponenten des klassischen und alternativen Weges bilden eine Kaskade begrenzter proteolytischer Reaktionen. Die Spaltung einer Komponente führt zur Bildung von Fragmenten, von denen meist das größere zur erhöhten proteolytischen Aktivität des Komplexes oder zur Änderung seiner Spezifität führt. Sowohl der klassische als auch der alternative Weg führen zur Spaltung von C3. Dieser entscheidende Schritt führt zur gemeinsamen terminalen Sequenz, die für die meisten biologischen Funktionen des Komplementsystems verantwortlich ist. Darüber hinaus spielen

Komponenten des alternativen Weges eine wichtige Rolle bei der Verstärkung der Komplementaktivität (siehe Abb. 8.9-1). Neben der Kurzlebigkeit der entscheidenden Enzyme, die C3 und C5 aktivieren (C3- und C5-Konvertase), wird das Komplementsystem durch eine Reihe von Proteinen kontrolliert. Der C1-Esterase-Inhibitor (C1INH) ist ein Serumprotein, das durch Bindung des aktivierten C1r bzw. C1s kontrolliert, während das C4-bindende Protein (C4-bp) die C3-Konvertase (= C4b2a) durch Bindung von C4b inaktiviert. Die Faktoren I(C3bINA) und H(β1H) inaktivieren aktiviertes C3 und kontrollieren dadurch den terminalen Aktivierungsweg des klassischen und des alternativen Wegs. Das S-Protein oder Vitronectin bindet an C5b6-Komplexe und verhindert damit ihre Anlagerung an die Membran. Außerdem seien einige membranständige Proteine mit Regulatorfunktion für das Komplementsystem genannt, wie das MCP (membrane cofactor protein), der

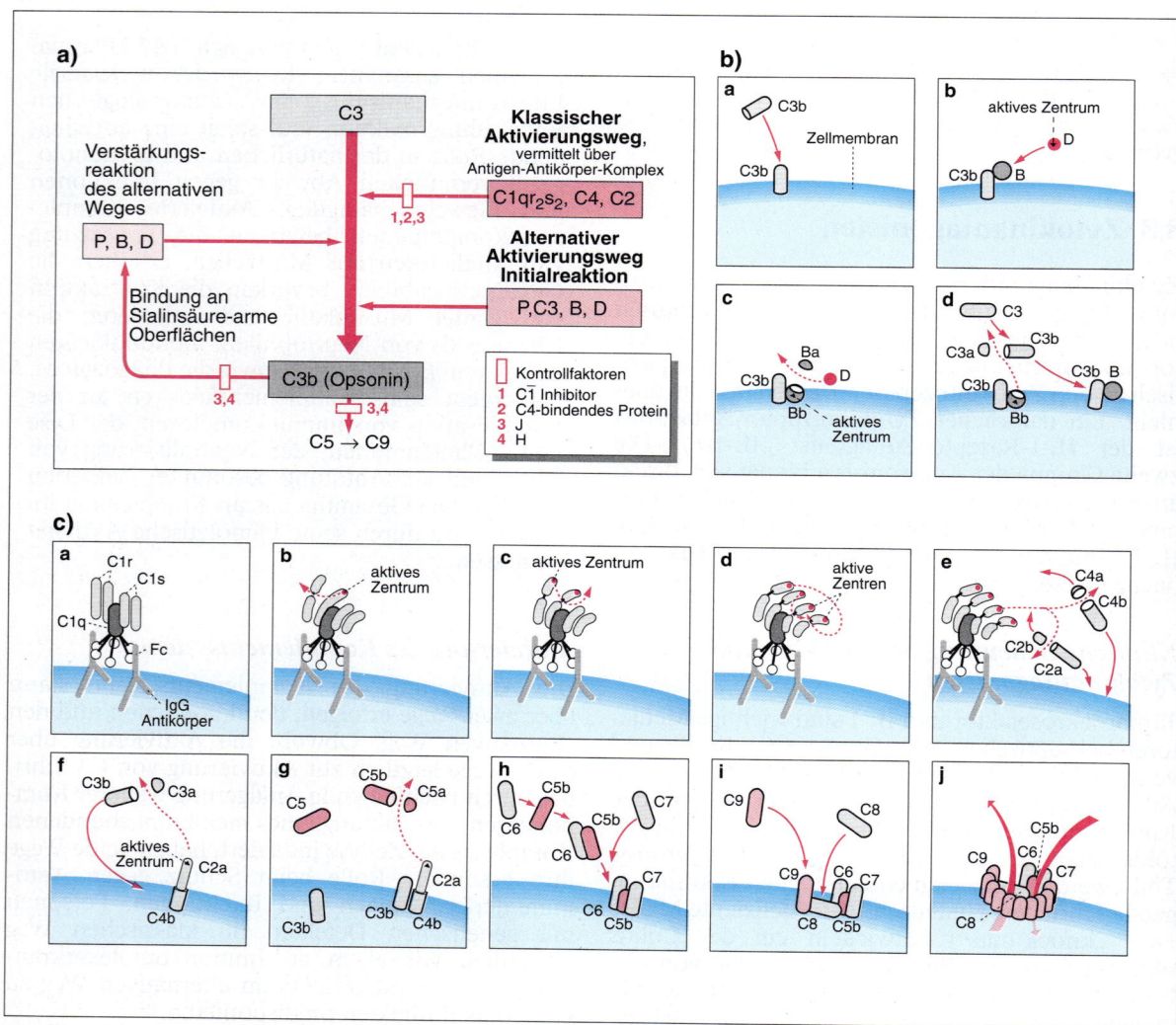

C3-Rezeptor (CR1) sowie der sog. „decay accelerating factor" DAF.

Der klassische Weg kann durch an Antigen gebundenes IgM oder IgG1,2,3 aktiviert werden (siehe Abb. 8.9-1). Da zur Bindung von C1 zwei Fc-Teile Voraussetzung sind, ist das Pentamer IgM ein wesentlich effizienterer Komplementaktivator als IgG. Aktivierung von C3 über den alternativen Weg kann durch Inkubation frischen Serums mit einer Reihe von Bakterien, Hefen, Parasiten, infizierten Zellen oder unlöslichen Immunkomplexen erfolgen. Da dieser Weg antikörperunabhängig ist, wird ihm eine wichtige Rolle bei der unspezifischen Abwehr von Infekten zugeschrieben.

Biologische Funktion des Komplementsystems

Spaltprodukte des Komplementsystems spielen eine wichtige Rolle bei der Entzündungsreaktion, in der sie als Mediatoren fungieren. Am wichtigsten ist

◀ **Abb. 8.9-1**   a) Komplementaktivierung über den klassischen und den alternativen Weg mündet in der Spaltung von C3. Der klassische Weg benötigt die Faktoren C1qr₂s₂, C4 und C2 und wird inaktiviert durch den C1̄-Inhibitor, C4-bp und J. Der alternative Weg wird aktiviert, wenn C3b, das durch die Initialreaktion entsteht, an eine Sialsäure-arme Zelloberfläche bindet. C3b, das solchermaßen gebunden ist, ist resistent gegen den regulierenden Einfluß von H und J und bewirkt eine Verstärkungsreaktion. C3b wirkt gleichzeitig auf C3-Konvertasen und bewirkt dadurch Spaltung von C5 und die weitere Aktivierung der terminalen Wege bis C9.

b) Der alternative oder Properdin-Weg wird durch C3b (a) eingeleitet. Faktor B bindet an C3b und wird durch eine Serinesterase D aktiviert, um die Konvertase C3b, Bb (b, c) zu bilden. Jetzt freigesetzte Enzymaktivität auf Bb spaltet mehr C3, wodurch mehr C3b an die Membran bindet (d). Weiterer Komplementfaktor B bindet an C3b und leitet damit eine Kettenreaktion zur Verstärkung ein. Aktivierung der terminalen Komplementkomponenten führt zur Membranschädigung wie beim klassischen Weg.

Anscheinend reagieren ständig C3b und Faktor B miteinander, die Inhibitoren H und J verhindern jedoch das Fortschreiten bis zur Verstärkungsreaktion. H verhindert durch Bindung an C3b die Bildung der Konvertase C3b, Bb, J inaktiviert C3b. Nur wenn C3b, Bb auf bestimmten Zelloberflächen stabilisiert wird, wird es gegen diese Kontrollproteine resistent, und die Verstärkungsreaktion kommt in Gang.

c) Der klassische Weg der Komplementaktivierung. Das aus den Untereinheiten C1q, C1r₂ und C1s₂ bestehende C1 bindet an zwei nebeneinanderliegende IgG-Moleküle auf einer Zellmembran. Durch Änderung der Konfirmation wird eine proteolytische Spaltung von C1r und die Bildung zweier enzymatischer Stellen möglich, die wiederum zur Freilegung zweier enzymatischer Stellen auf C1s führen. C1s spaltet C4 und C2. Nach Bindung von C4b an die Membran kommt es zur Anlagerung von C2a zum C4b2a-Komplex, der C3-Konvertase, die C3 spaltet. C3b ändert die Spezifität der C3-Konvertase in C5-Konvertase, die dann C5 spalten kann. C5b bindet C6 und C7, und C8 und C9 binden an C5b67. Die Insertion dieses Komplexes in die Zellmembran führt zur Zelllyse.

das C5a, das durch Bindung an spezifische Oberflächenrezeptoren Neutrophile, Monozyten und andere Leukozyten zur Migration in das Entzündungsgebiet veranlaßt und die Expression weiterer Rezeptoren auf diesen Leukozyten verursacht. C5a und C3a stimulieren Gewebsmastzellen zur Ausschüttung von Histamin und anderen Entzündungsmediatoren, die die Migration von Neutrophilen durch die Gefäßendothelien stimulieren. C3e, ein Spaltprodukt des C3b, verursacht die Mobilisierung von Neutrophilen aus dem Knochenmark und den Gefäßwänden (Marginalpools) in das zirkulierende Blut. Bindung von C3b an die CR1-Rezeptoren auf B-Zellen induziert ihre Differenzierung und die von C3d an C2-Rezeptoren beeinflußt ihre Proliferation.

Klinische Bedeutung des Komplementsystems

Angeborene Komplementdefekte können zu häufigen bakteriellen Infekten führen; bei Mangel an C1q-Inaktivator kommt es zum angioneurotischen Ödem. Eine Verminderung von Komplement durch vermehrten Verbrauch wird bei zahlreichen Infekten und Autoimmunerkrankungen beobachtet. Man nimmt an, daß eine örtliche Überproduktion von C5a bei der Pathogenese des Respiratory Distress Syndroms des Erwachsenen beteiligt ist. Die verminderte Expression des „decay accelerating factor" auf den Erythrozyten bei der paroxysmalen nächtlichen Hämoglobinurie (PNH) ist verantwortlich für die verkürzte Erythrozytenüberlebenszeit bei dieser Erkrankung.

8.10 Mechanismen der Immunantwort

Die prinzipielle Aufgabe des spezifischen Immunsystems ist die Unterscheidung zwischen „selbst" und „fremd" und die Eliminierung von nicht-körpereigenen, „fremden" Zellen oder Organismen als potentielle Pathogene. Die folgende Beschreibung von Einzelmechanismen ist deshalb künstlich, da im Körper alle Mechanismen zusammenwirken, um das Pathogen zu eliminieren. Auf die Spezialität des Immunsystems, die Unterscheidung zwischen „selbst" und „fremd" im Sinne der immunologischen Toleranz und auf die Autoimmunität als gestörte Immunreaktion wird in einem gesonderten Kapitel eingegangen (8.12).

Erkennung von Antigenen und Superantigenen

Während B-Zellen ein Antigen direkt in nativer Form über die Antigenbindungsstellen ihrer Oberflächen-Immunglobuline erkennen können, bedürfen T-Zellen zur Antigenerkennung der gleichzeitigen Präsentation von „prozessiertem" Antigen und autologem MHC-Antigen durch eine antigenpräsentierende Zelle (siehe Abb. 8.10-1). Ist die antigenpräsentierende Zelle eine B-Zelle, so bindet das Antigen zuerst an das Immunglobulin auf der B-Zelle und wird dann zusammen mit diesem endozytiert. Ist die antigenpräsentierende Zelle ein Makrophage, so kommt es zur direkten Endozytose des Antigens. Nach der Endozytose erfolgen die Antigen-„Aufbereitung", die Zerlegung der Peptide und die Präsentation von Antigenbruchstücken auf der Oberfläche zusammen mit den MHC-Molekülen. Neben dieser konventionellen Antigenerkennung gibt es eine zweite Form der Antigenerkennung, die bei den **Superantigenen** wirksam wird und sich durch folgende Eigenschaften auszeichnet: Superantigene brauchen nicht „aufbereitet", d.h. als Peptidfragmente präsentiert zu werden, sondern binden direkt von außen als native Moleküle an die MHC-Moleküle der Klasse II. Sie werden nicht durch die spezifische Antigenbindungsstelle auf beiden Ketten des T-Zell-Rezeptors gebunden, sondern nur an den variablen Teil der β-Kette des T-Zell-Rezeptors bestimmter Zellen.

T-Zell-Aktivierung

Am Beginn der Aktivierung einer T-Zelle durch eine APC steht ein zunächst noch loser Kontakt zwischen beiden Zellen, der durch weit aus der Membran herausragende Adhäsionsmoleküle hergestellt wird und dann über weitere Adhäsionsmoleküle zu einem engen Kontakt führt. Dadurch kann die T-Zelle über ihren T-Zell-Rezeptor mit dem Antigen auf dem MHC-Molekül der APC in Verbindung treten. Die Bindung des Antigens auf dem T-Zell-Rezeptor führt zur Signalübermittlung in den Kern der T-Zelle, die dadurch aktiviert wird. Die Aktivierung der T-Zelle äußert sich als Proliferation, Lymphokinproduktion und Zytotoxizität.

Klinische Bedeutung der Superantigene

Zu den Superantigenen gehören u.a. die Enterotoxine von Staphylococcus aureus und die Scharlach-Toxine A und C. Da Superantigene wesentlich unspezifischer, d.h. mit ganzen Familien bestimmter variabler β-Ketten des T-Zell-Rezeptors reagieren, sind sie in der Lage, auch in geringsten Mengen eine Vielzahl von T-Zellen effektiv zu stimulieren und über eine Zytokinausschüttung (insbesondere Interleukin-1 und Tumor-Nekrose-Faktor) zum letalen Schock zu führen. Das klassische klinische Beispiel eines Superantigens ist das TSST-1 (**toxic shock syndrome** toxin 1). Patienten erkranken plötzlich mit hohem Fieber, Erbrechen und Durchfall, Bewußtseinstrübung und Schock. Ein ähnliches Syndrom mit hoher Letalität kommt auch nach Infektionen mit Streptococcus pyogenes vor, wobei wahrscheinlich das Scharlach-Toxin A als Superantigen fungiert. Auch für die Pathogenese des rheumatischen Fiebers und anderer Streptokokken-assoziierter Krankheiten scheint ein Superantigen-Mechanismus, hervorgerufen durch Toxine von Gruppe-A-Streptokokken, wichtig zu sein. Nach anfänglicher Vermehrung geht ein großer Teil der durch Superantigene stimulierten T-Lymphozyten zugrunde, der Rest ist anergisch. Wahrscheinlich beruht auf diesem Phänomen auch der Verlust der T-Helferzellen bei AIDS, wobei umstritten ist, ob dabei das AIDS-Virus selbst oder opportunistische Erreger als Superantigen fungieren.

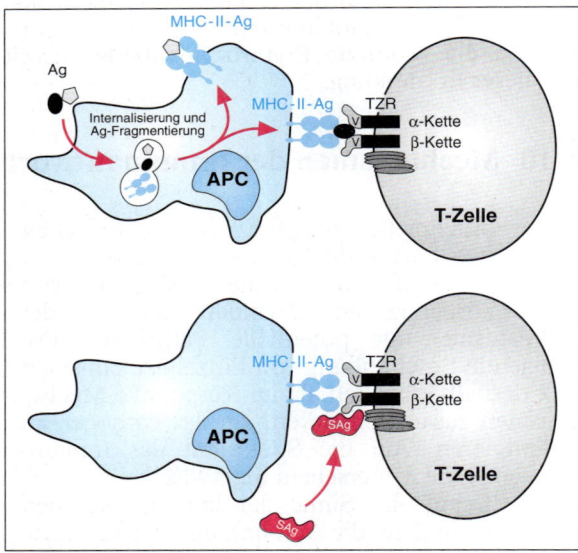

Abb. 8.10-1 Die Antigen-präsentierende Zelle (APC) nimmt Fremdantigene auf und bereitet sie durch Aufspaltung in Peptide für die Erkennung von T-Lymphozyten vor (= Antigen-Prozessierung). Mit den spezifischen Ketten ihres MHC-Rezeptors präsentiert sie das prozessierte Antigen der T-Zelle, die das Antigen nur gleichzeitig mit dem MHC-Rezeptor erkennen kann (= MHC-Restriktion). Die Erkennung des Antigens erfolgt mit den spezifischen V-Regionen der α- und β-Ketten des T-Zell-Rezeptors (TZR). Das Superantigen (S-Ag) bindet dagegen direkt bestimmte Ketten des TZR und MHC-Rezeptoren ohne Abhängigkeit von deren Spezifitäten. Es kann dadurch eine Vielzahl von T-Zellen sofort aktivieren.

Antikörperproduktion

Nur multivalente Antigene, d.h. solche mit repetitiven antigenen Determinanten auf einem einzigen Molekül, können nach Interaktion mit einer B-Zelle eine Antikörperproduktion direkt induzieren. In den meisten Fällen ist jedoch die Interaktion mit einer CD4-T-Zelle (Helferzelle) notwendig. Die Präsentation des Antigens auf der Oberfläche der B-Zelle zusammen mit MHC-Antigenen führt zur Aktivierung der T-Helferzelle, die die Differenzierung der B-Zelle zur Plasmazelle und Antikörperproduktion durch die Freisetzung mehrerer Zytokine (u.a. IL-4 und IL-6) induziert.

Zellvermittelte Immunität

Es gibt mehrere Mechanismen der zellvermittelten Immunabwehr: die durch (spezifische) zytotoxische

T-Zellen vermittelte Immunabwehr, die durch (spezifische) Antikörper vermittelte zelluläre Zytotoxizität (ADCC = antibody dependent cellular cytotoxicity) sowie unspezifische zelluläre Abwehrmechanismen, die von Makrophagen und NK-Zellen vermittelt werden.

Die **spezifischen Immunreaktionen** setzen eine Interaktion zwischen spezifischen T-Zellen und Antigen auf einer präsentierenden Zelle voraus. Diese Interaktion führt zur Aktivierung von zytotoxischen T-Zellen, zur Produktion von Lymphokinen durch T-Zellen und zur Produktion von Antikörpern, die eine antikörperabhängige zelluläre Zytotoxizität vermitteln können. Die Bildung von **zytotoxischen T-Zellen** setzt zwei Arten von T-Zellen voraus: Die Helfer-Inducer- und Supressor-Inducer-T-Zellen, die das Antigen auf der präsentierenden Zelle zusammen mit einem MHC-Klasse-II-Antigen erkennen und mit Proliferation antworten, sind CD4$^+$-Zellen. Die zytotoxischen Zellen sind CD8$^+$.

Antikörperabhängige, zellvermittelte Zytotoxizität (ADCC) wird hauptsächlich durch „Killer-Zellen" (K-Zellen) vermittelt, aber auch Makrophagen und Granulozyten können nach Stimulierung durch hämatopoetische Wachstumsfaktoren wie z.B. M-CSF (Makrophagen-Kolonie-stimulierender Faktor), Interferone (IF-α, -β, -γ) und Interleukin-4 (IL-4) in einer ADCC wirksam werden. K-Zellen sind den NK-Zellen ähnliche Lymphozyten, deren genaue Linienzugehörigkeit noch unklar ist. Der Antikörper auf der Zielzelle, meist IgG, bindet über seinen Fc-Teil an den Fc-Rezeptor auf der K-Zelle (= Effektorzelle). Die ADCC ist sehr empfindlich und kann bereits bei Antikörperkonzentrationen erfolgen, die weit unterhalb des für eine Komplementlyse erforderlichen Konzentrationsbereichs liegt. Sie spielt eine wesentliche Rolle bei den Überempfindlichkeitsreaktionen und der MHC-unabhängigen Zerstörung von Virus-infizierten und Tumorzellen.

Aktivierte Makrophagen sind die zytotoxischen Effektorzellen gegen verschiedene Mikroorganismen, wie Mycobacterium tuberculosis, Listeria monocytogenes und Toxoplasma gondii. Bei dieser Art der zellvermittelten Immunantwort aktivieren Makrophagen nach Antigen-MHC-II-Präsentation CD4$^+$-T-Lymphozyten, die über die Freisetzung chemotaktischer Faktoren und makrophagenaktivierender Faktoren wie Interferon-γ, Interleukin-3 und BSF-1 weitere Makrophagen anziehen und aktivieren.

NK-Zellen benötigen keine Sensibilisierung, um zytotoxisch zu werden. Ihre Zytotoxizität ist nicht MHC-abhängig, zeigt also keine MHC-Restriktion. NK-Zellen können Interleukin-1 freisetzen und, nach Stimulation mit Interleukin-2, eine noch stärkere Zytotoxizität gegen ein breiteres Spektrum von Zellen entfalten (sog. Lymphokin-aktivierte Killerzellen = LAK-Zellen).

8.11 Überempfindlichkeitsreaktionen

Nach Coombs unterscheidet man vier Typen von Überempfindlichkeitsreaktionen: die IgE-vermittelte Reaktion vom Soforttyp (Typ I), die Überempfindlichkeitsreaktion durch zytotoxische Antikörper (Typ II), die Immunkomplexreaktion (Typ III) und die zellvermittelte Immunreaktion vom verzögerten Typ (Typ IV). Es sollte dabei nicht vergessen werden, daß die Unterscheidung von vier Typen der Überempfindlichkeitsreaktionen historisch ist. In der Praxis laufen diese Reaktionen nicht in reiner Form ab, sondern können sich überschneiden. Außerdem sind sie eingebettet in das redundante Netzwerk der Regulation der Immunantwort, die zu Gegenregulation, Beendigung der Immunreaktion und Wiederherstellung des immunologischen Gleichgewichts führt.

8.11.1 Überempfindlichkeitsreaktion vom Soforttyp (Typ I)

Die Überempfindlichkeitsreaktionen vom Soforttyp werden durch IgE-Antikörper vermittelt, die an die hochaffinen Fc-IgE-Rezeptoren (FC$_E$R I) auf Mastzellen binden. (Die FC$_E$R II auf B-Zellen, die identisch mit dem B-Zell-assoziierten CD23-Antigen sind, haben eine niedrige Affinität für IgE und sind an der Regulation und Aktivierung von B-Zellen beteiligt.)

Eine Überempfindlichkeitsreaktion vom Soforttyp kann passiv durch die Injektion von spezifischem IgE und nachfolgender Exposition mit dem Antigen übertragen werden (allerdings ist diese nach Prausnitz und Küster benannte Reaktion zum Nachweis einer Allergie heute obsolet wegen Infektionsgefahr durch Hepatitis und HIV). Die Überempfindlichkeitsreaktion vom Soforttyp wird auch als atopische Reaktion bezeichnet, die Veranlagung zu dieser Reaktion als Atopie.

Man nimmt an, daß zur Atopie einerseits eine angeborene verstärkte Reaktion auf Allergene gehört, die durch Gene im oder in der Nähe des HLA-Genlokus vererbt wird (sog. Immunantwortgene), andererseits besteht eine vom HLA-Lokus unabhängige Veranlagung zu hohen IgE-Spiegeln. Atopiker haben außerdem eine Vermehrung bestimmter T-Helferzellen, den T$_{H2}$-Zellen, die sich von den T$_{H1}$-Zellen dadurch unterscheiden, daß sie große Mengen Interleukin-4 (IL-4) produzieren, aber kaum γ-Interferon, wodurch insbesondere IgE-Reaktionen stimuliert werden.

Unter **Allergenen** versteht man Antigene, die bevorzugt die Produktion von IgE induzieren.

Zur Mastzelldegranulation mit nachfolgender Freisetzung von primären und sekundären Mediatoren kommt es, wenn IgE auf den Mastzellen kreuzvernetzt wird. Diese Kreuzvernetzung kann durch ein Antigen erfolgen, experimentell auch durch einen Anti-IgE-Antikörper. Die Aktivierung beinhaltet eine Reihe biochemischer Reaktionen, Freisetzung von Histamin und anderen Mediatoren aus den Granula. Die Stärke der Reaktion hängt von der Menge von IgE auf der Zelloberfläche ab und wird durch mehrere Faktoren reguliert: Ein hoher cAMP-Spiegel führt zu einer verminderten, ein hoher cGMP-Spiegel zu einer vermehrten Mediatorenfreisetzung; Histamin stimuliert die Adenylatzyklase und bewirkt so einen negativen Feedback-Mechanismus; Eosinophile werden durch chemotaktische Faktoren angezogen und haben ebenfalls eine Kontrollfunktion (z. B. durch Histaminase und Phospholipase D, die u. a. auf den Plättchen-aktivierenden Faktor einwirkt).

8.11.2 Allergische Erkrankungen

Allergische Rhinitis und Konjunktivitis

Die allergische Konjunktivitis und Rhinitis sind IgE-vermittelte entzündliche Erkrankungen der Nasenschleimhaut. Während die allergische Rhinitis alleinige Manifestation sein kann, tritt die allergische Konjunktivitis fast immer zusammen mit einer allergischen Rhinitis auf. Die häufig saisonal auftretenden Symptome können von leichtem Juckreiz in Augen und Nase bis zum massiven Tränenfluß und vollständigen Verschluß der Nase durch massiven Schleimfluß reichen. Als Komplikation kann es zur (bakteriell superinfizierten) Sinusitis kommen. Die **Diagnose** gründet sich auf eine gründliche Anamnese (einschließlich Familienanamnese) sowie den Nachweis von gegen ein spezifisches Allergen gerichtetem IgE (in vivo durch einen Hauttest oder in vitro durch einen RAST, radio-labeled allergosorbent test). Die Eosinophilen im Blut sind häufig erhöht und machen im Nasenschleimhautabstrich über 20 % der weißen Zellen aus. Die **Therapie** beinhaltet die Allergenkarenz bzw. -verminderung, die medikamentöse Therapie (H_1-Rezeptoren-blockierende Antihistaminika, evtl. zusammen mit Sympathomimetika sowie die lokale Anwendung von Cromoglicinsäure und Steroiden), außerdem die Hyposensibilisierung. Die **Hyposensibilisierung** erfolgt durch wöchentliche subkutane Applikation des Allergens in steigender Dosierung. Ein Ansprechen ist meist erst nach 1/2 bis 1 Jahr zu beobachten und das maximale Ansprechen nach 2–3jähriger Behandlung. Der genaue Mechanismus der Hyposensibilisierung ist nicht geklärt. Die Entwicklung allergenspezifischer IgG-Antikörper korreliert am besten mit dem klinischen Erfolg.

Allergisches Asthma

Unter allergischem Asthma versteht man die durch Allergene verursachte reversible Obstruktion der Atemwege mit Bronchospasmus. Dem allergischen Asthma liegen ähnliche Pathomechanismen zugrunde wie der allergischen Konjunktivitis/Rhinitis (Typ-I-Reaktion). Diagnostik und Therapie des allergischen Asthmas siehe Kap. 22.1.2.

Anaphylaktischer Schock

Der anaphylaktische Schock ist die gefährlichste IgE-vermittelte Reaktion. Er wird ausgelöst durch die Kreuzvernetzung von IgE-Molekülen auf den hochaffinen IgE-Rezeptoren von Mastzellen durch das Allergen und die darauffolgende Entleerung der Mastzell-Granula mit Freisetzung von Histamin, Leukotrienen, chemotaktischen Faktoren, Plättchen-aktivierenden Faktoren und Proteasen. Die freigesetzten Mediatoren erweitern lokal die Blutgefäße, erhöhen die Gefäßpermeabilität, lösen Spasmen der glatten Muskulatur aus und erhöhen die Schleimsekretion. Schon verschwindend kleine Allergenmengen sind ausreichend für diese Reaktion. Innerhalb von Sekunden bis zu einer Stunde nach Exposition mit dem Allergen kann es zum allergischen Schock kommen, der meist mehrere Organsysteme gleichzeitig betrifft. Der primär vaskuläre Kollaps durch Gefäßdilatation ereignet sich in ca. 25 % aller fatalen Fälle von Anaphylaxie und geht häufig mit Myokardischämie und Herzrhythmusstörungen einher. Bei 70 % der Patienten sind die Atemorgane betroffen, durch Bronchialobstruktion und Schleimsekretion kommt es zu den Symptomen Atemnot, Engegefühl im Thorax, Heiserkeit, Stridor und Giemen. Durch die freigesetzten Mediatoren ausgelöste Gefäßerweiterungen und Schleimhautschwellungen (Angioödem) im Bereich der Epiglottis und des Larynx können zum akuten Erstickungstod führen. Zeichen der Hautbeteiligung können Juckreiz und Hitzegefühl sein, die Hauturtikaria ist das häufigste Symptom der Anaphylaxie. Übelkeit, Brechreiz, abdominelle Krämpfe und Durchfall entstehen durch die Wirkung der Mediatoren am Gastrointestinaltrakt. Die Therapie der Wahl ist die **sofortige Gabe von Adrenalin** (1 mg i.v., 1:10000 verdünnt). Zusätzlich können Antihistaminika (Diphenhydramin 50 mg i.v.), Theophyllin (4 mg/kg i.v. bis 500 mg total) sowie Steroide (Methylprednison 250 mg i.v.), die Spätreaktionen vermeiden helfen sollen, gegeben werden. Der anaphylaktische Schock ist ein internistischer Notfall, der auf der Intensivstation behandelt werden muß.

Medikamentenallergie

Die häufigste Ursache ist Penicillin, das für 90 % aller Medikamentenallergien verantwortlich ist. Die Symptome beginnen meist 6–12 Tage nach erstmaliger Einnahme des Medikaments und können von Juckreiz über Urtikaria bis zum anaphylaktischen Schock reichen. Die Diagnose kann durch Hauttests gestellt werden. Die Therapie besteht in der Expositionsprophylaxe. Je nach Schwere der Symptomatik können Antihistaminika sowie Kortikosteroide indiziert sein.

Urtikaria und Angioödem

Urtikaria (erhabene Hautläsion mit starkem Juckreiz) und Angioödem (meist asymmetrisch auftretende Hautschwellungen) sind kutane IgE-vermittelte Reaktionen. Diagnose und Therapie werden in Lehrbüchern der Dermatologie besprochen.

Nahrungsmittelallergie

Nahrungsmittelallergien sind IgE-vermittelte Reaktionen gegen Nahrungsbestandteile. Die Degranulierung IgE-besetzter Mastzellen des Gastrointestinaltraktes können zu Juckreiz und Schwellung der Lippen, zu Übelkeit, Erbrechen, Bauchkrämpfen und Diarrhöen bis hin zum anaphylaktischen Schock führen. Allerdings kann sich eine Nahrungsmittelallergie auch als Urtikaria, Angioödem, atopisches Ekzem oder allergische Konjunktivitis äußern. Die Diagnose kann schwierig sein, da die Auslösung einer allergischen Reaktion von vielen Faktoren abhängt (Zustand des Nahrungsmittels roh/gekocht; Schnelligkeit der Passage etc.). Die Diagnose kann durch Hauttests (cave: falsch positive Tests) oder RAST gesichert werden. Orale Provokationstests sollten nur sehr vorsichtig eingesetzt werden; vorzuziehen sind sog. Minusdiäten, die frei sind von den verdächtigen Nahrungsbestandteilen. Die Therapie besteht in Vermeidung der entsprechenden Nahrungsbestandteile. Da viele Nahrungsmittelallergien im Säuglingsalter entstehen, ist Stillen die beste Prophylaxe, da ein reiferer Gastrointestinaltrakt seltener Nahrungsmittelallergien entwickelt.

8.11.3 Überempfindlichkeitsreaktion durch zytotoxische Antikörper (Typ II)

Antikörper der Klasse IgG1, IgG2, IgG3, weniger häufig der Klasse IgM, die gegen Zellmembranbestandteile gerichtet sind, binden an die Zellmembran und aktivieren über Bindung an C1 die Komplementkaskade. Ein Molekül IgM ist ausreichend, um C1 zu aktivieren, während zwei nebeneinanderliegende IgG-Moleküle erforderlich sind, um die Komplementaktivierung zu starten. Die einmal in Gang gesetzte Komplementkaskade führt zur lytischen Destruktion der Zellen, mit denen die zytotoxischen Antikörper reagieren. Solche Antikörper sind im wesentlichen gegen Erythrozyten, Thrombozyten und Leukozyten gerichtet und sind die Ursache für arzneimittelinduzierte Zytopenien, immunhämolytische Anämien, die Rh- und AB0-Inkompatibilität des Neugeborenen und Transfusionszwischenfälle. Andere zytotoxische Antikörper wirken über Aktivierung von NK-Zellen im Sinne einer ADCC (s.o.) zytotoxisch. Dies ist der Fall bei bestimmten organspezifischen Autoimmunreaktionen wie der Thyroiditis und der chronisch aggressiven Hepatitis.

8.11.4 Immunkomplexvermittelte Überempfindlichkeitsreaktionen (Typ III)

Immunkomplexerkrankungen entstehen durch immunkomplexvermittelte Schädigung von Organen. Zu den klassischen Immunkomplexerkrankungen zählen die Arthus-Reaktion und die Serumkrankheit.

Bildung von Immunkomplexen

Größe und Löslichkeit eines Immunkomplexes werden durch die jeweilige Konzentration, das Verhältnis sowie die individuellen Eigenschaften von Antigen und Antikörper bestimmt. Große, präzipitierbare Komplexe entstehen bei einem optimalen Verhältnis von Antigen und Antikörper. Bei einem deutlichen Überschuß von Antigen oder Antikörper entstehen kleinere Komplexe, die in Lösung bleiben (siehe Abb. 8.11-1). Die Einleitung des klassischen Weges der Komplementaktivierung führt zur Bindung von C3b an die Immunkomplexe, was die Phagozytierbarkeit der Immunkomplexe erhöht (Opsonisierung). Immunkomplexe werden vornehmlich von Erythrozyten transportiert, die die Immunkomplexe über ihren Komplementrezeptor CR1 binden. Im RES erfolgt die Phagozytose der Immunkomplexe durch phagozytierende Zellen. Durch Störungen in der Elimination von Immunkomplexen kann es zur Ablagerung von Immun-

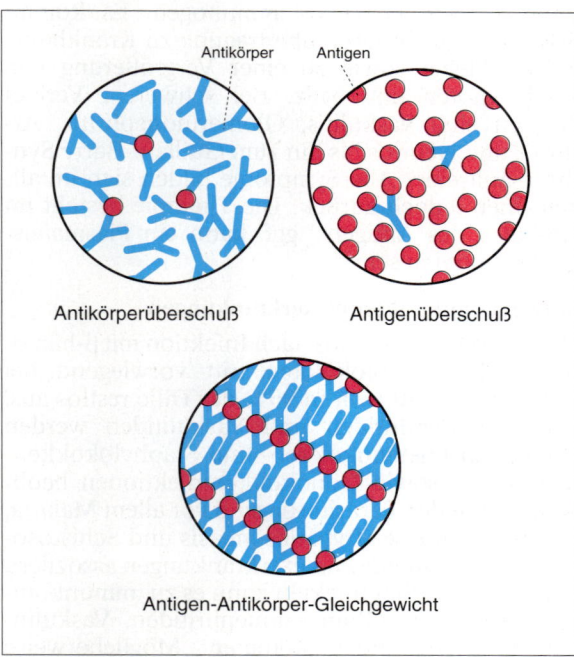

Abb. 8.11-1 Bildung von Immunkomplexen. Bei einem optimalen Verhältnis von Antigen und Antikörper bilden sich große unlösliche Präzipitate. Starker Überschuß von Antikörper oder Antigen führt zur Bildung kleinerer, löslicher Komplexe.

komplexen in Blutgefäßen und Geweben mit anschließender Entzündungsreaktion kommen. Nachweisen lassen sich Immunkomplexe durch ihre Fähigkeit, radioaktiv markiertes C1q zu binden oder über Fc- und Komplementrezeptoren an die Oberfläche von bestimmten Zellinien (z. B. die von einem Burkitt-Lymphom abstammende Raji-Zelllinie) zu binden.

Arthus-Reaktion

Die Arthus-Reaktion (1903 erstmals von Arthus beschrieben) ist eine lokale Immunkomplexerkrankung. Sie kann experimentell durch Injektion von Antigen in die Haut hervorgerufen werden. Die Ablagerung präzipitierter Immunkomplexe führt zur Komplementaktivierung. Durch die Bildung von C3a und C5a kommt es zur Mastzellgranulation.

Durch Immunkomplexe initiierte lokale Reaktionen vom Arthus-Typ sind pathogenetisch beteiligt bei der Entstehung des Goodpasture Syndroms, der chronischen membranösen Nephritis und der Synovitis im Rahmen der rheumatoiden Arthritis; ferner bei der Hashimoto-Thyroiditis sowie bei der Entstehung der Farmerlunge (die durch Aktinomyzeten verursacht wird).

Serumkrankheit

Die Serumkrankheit stellt die systemische Form der Immunkomplexerkrankung dar. Sie kann auftreten nach Gabe von Fremdserum, aber auch wenn Antikörper gegen Medikamente gebildet werden (z. B. Penicillin, Gold, Penicillamin). Dabei wirken die Medikamente als Haptene und werden durch Bindung an Serumeiweiße immunogen. Es kommt 8–12 Tage nach Serumübertragung zu Krankheitsgefühl, Fieber sowie zu einer Vergrößerung von Lymphknoten und Milz. Bei schwerem Verlauf können eine Vaskulitis, Glomerulonephritis, Arthritis und Neuritis bis hin zum Guillain-Barré Syndrom auftreten. Alle Symptome bilden sich im allgemeinen jedoch zurück. Die Therapie besteht im Absetzen des Antigens, ggf. kann ein Plasmaaustausch hilfreich sein.

Sonstige Immunkomplexerkrankungen

Die Glomerulonephritis nach Infektion mit β-hämolysierenden Streptokokken tritt vorwiegend bei Kindern auf und heilt in 95% der Fälle restlos aus. Glomerulonephritiden und Vaskulitiden werden auch nach Pneumokokken- und Staphylokokkeninfektionen sowie Gonokokkeninfektionen beobachtet. Von den Parasitosen sind vor allem Malaria, die Leishmaniose, Trypanosomiasis und Schistosomiasis mit Immunkomplexerkrankungen assoziiert. Auch nach viralen Infekten kann es zu immunkomplexvermittelten Glomerulonephritiden, Vaskulitiden und Arthritiden kommen. Möglicherweise führen Verwandtschaften zwischen viralen und Wirtsantigenen zur Produktion kreuzreagierender Autoantikörper und zur Immunkomplexbildung. Diese Pathogenese wird u. a. bei der rheumatoiden Arthritis und dem systemischen Lupus erythematodes diskutiert. Auch bei malignen Erkrankungen (Lymphome, Karzinome) und gastrointestinalen Erkrankungen (Morbus Crohn, Colitis ulcerosa, Sprue) werden Immunkomplexerkrankungen häufig beobachtet.

8.11.5 Überempfindlichkeitsreaktion vom verzögerten Typ (Typ IV)

Ein typisches Beispiel einer zellvermittelten Immunantwort ist die Überempfindlichkeitsreaktion vom verzögerten Typ, die sich im entsprechend sensibilisierten Wirt innerhalb von 12 bis 48 Stunden nach intradermaler Antigenexposition manifestiert (z. B. beim Tuberkulintest). Die Reaktion wird initiiert durch die Reaktion einer spezifischen CD4$^+$-T-Zelle mit einem Antigen, das auf dem MHC-Klasse-II-Molekül eines Makrophagen präsentiert wird. Diese aktivierte Helfer-T-Zelle sezerniert chemotaktische Faktoren und verschiedene Makrophagenaktivierende Faktoren wie Interferon-γ, GM-CSF, IL-3 und IL-4, wodurch weitere Makrophagen rekrutiert und zur Zerstörung des auslösenden Mikroorganismus aktiviert werden. Deshalb sind die Mehrzahl der Zellen in dem Infiltrat Makrophagen, außerdem finden sich Lymphozyten und Neutrophile, die aber im Gegensatz zur Sofortreaktion vom Arthus-Typ nur in der Minderheit sind. Klinische Manifestationen, denen eine zellulär vermittelte Reaktion von Spättyp zugrunde liegt, sind die Kontaktdermatitis sowie die Transplantatabstoßung.

8.12 Toleranz und Autoimmunität

Unter immunologischer Toleranz versteht man das Phänomen, daß der Organismus gegen Antigene körpereigener Strukturen keine Immunantwort hervorbringt. Die im wesentlichen tierexperimentell belegten Toleranzmodelle sind von grundsätzlicher Bedeutung für die Autoimmunität beim Menschen. Von entscheidender Bedeutung für das Verständnis der Toleranz ist die Tatsache, daß Toleranz ein permanenter aktiver Prozeß ist, der aufrechterhalten wird durch die redundanten Netzwerke der Kontrolle der Immunantwort, die vielfältig ineinander verwoben sind: zelluläre und lösliche Suppressorfaktoren, stimulierende und inhibierende Adhäsionsmoleküle, Zytokine und Zytokinantagonisten, sowie Idiotyp-anti-Idiotyp-Netzwerke.

Immunologische Toleranz

Aufgrund von Tierexperimenten weiß man, daß im Fetus mit einem unreifen Immunsystem Antigenexposition zur Toleranz führt. Im erwachsenen Organismus ist Toleranz durch 2 verschiedene Mechanismen zu erreichen: die Elimination autoreaktiver

Klone (clonal abortion, Burnet) und der Inaktivierung autoreaktiver Zellen (clonal anergy, Nossal-Theorie; siehe Abb. 8.12-1 a und b). Die **Elimination autoreaktiver Zellen** spielt eine besondere Rolle bei den T-Lymphozyten, von denen der überwiegende Teil, der aus dem Knochenmark in den Thymus einwandert, dort stirbt und nur ein kleiner Teil zu funktionellen T-Lymphozyten differenziert.

Die **Inaktivierung von Zellen des Immunsystems** spielt eine größere Rolle bei der humoralen Immunantwort. Unreife B-Lymphozyten gehen in ihrer Entwicklung durch eine Phase, in der sie schon durch kleine Dosen Antigen inaktiviert werden. Die reifen B-Lymphozyten und Plasmazellen sind in ihrer Reaktivität nicht mehr zu beeinflussen. Bei der Inaktivierung unreifer B-Lymphozyten spielt die Bindung von Liganden (Antigen) an den Antigenrezeptor (das Oberflächenimmunglobulin) in einer Form, die zur Inaktivierung anstatt zur Stimulation führt, die entscheidende Rolle (siehe Abb. 8.12-1b). Weitere Mechanismen, mit denen Toleranz gegenüber Selbstantigen erreicht wird, sind die **aktive Suppression durch T-Suppressorzellen** und die **Bildung von Immunkomplexen bei Antikörperüberschuß** (siehe Abb. 8.12-1c). T-Suppressorzellen können durch antiidiotypische Interaktionen auf die B-Zellen mit den entsprechenden Idiotypen einwirken oder aber T-Helferzellen inaktivieren (siehe Abb. 8.12-1d). Immunkomplexe können durch direkte Antigenmaskierung Immunreaktionen blockieren oder aber über Fc-Rezeptoren T-Suppressorzellen oder B-Lymphozyten aktivieren, die wiederum lösliche Suppressorfaktoren sezernieren. Der Mechanismus der Toleranz ist noch nicht endgültig geklärt. Fest steht jedoch, daß es sich um einen andauernden aktiven Prozeß handelt, der sich den Erfordernissen des Organismus anpassen, jedoch auch gestört werden kann. Die zuletzt beschriebenen Vorgänge, die im Gegensatz zu den sog. **zentralen Toleranzmechanismen der klonalen Deletion und klonalen Anergie** als **periphere Toleranzmechanismen** bezeichnet werden, spielen auch eine Rolle bei der Beendigung einer Immunantwort.

Ätiologie und Pathogenese von Autoimmunkrankheiten

Unter Autoimmunerkrankungen versteht man Krankheiten, die durch Reaktionen des Immunsystems mit körpereigenen Strukturen entstehen. Drei prinzipielle Mechanismen sind für die Pathogenese von Autoimmunerkrankungen wichtig: die **autoantikörpervermittelte Zellyse** und **Entzündungsreaktion,** die **Immunkomplexerkrankung** und die **zellvermittelte Immunität.**

Beim erstgenannten Mechanismus führt die **Bindung von Autoantikörpern an körpereigene Strukturen** zur Freisetzung von Entzündungsmediatoren, Komplementaktivierung und Aktivierung zytotoxischer Zellen.

Bei der **immunkomplexvermittelten Reaktion** bilden sich im Blut und in verschiedenen Körperflüssigkeiten Antigen-Antikörper-Komplexe, die sich abhängig von ihrer Größe und Ladung in verschiedenen Organen ablagern, zum Beispiel in Hautgefäßen, Glomerula und Gelenkssynovia.

Bei **der zellvermittelten Reaktion** greifen sensibilisierte T-Zellen direkt an oder sezernieren Lymphokine, die die Entzündungsreaktion verstärken, z. B. durch die Einwanderung anderer Entzündungszellen. Dieser Mechanismus ist bei den Autoimmunerkrankungen noch am wenigsten geklärt.

Viele Autoimmunerkrankungen werden primär durch die Reaktion von Autoantikörpern mit Oberflächenantigen initiiert (siehe Tab. 8.12-1). Ein Ergebnis dieser Reaktion ist die Zerstörung der entsprechenden Zellen, zum Beispiel beim Morbus Addison mit gegen die Nebenniere gerichteten Antikörpern, bei der Hashimoto-Thyroiditis und bei Autoimmunhämolysen, -thrombozytopenien und -leukopenien. Autoantikörper, die gegen Rezeptoren auf Zelloberflächen gerichtet sind, können mit den Funktionen der betroffenen Zellen interferieren, indem sie den Rezeptor entweder blockieren oder aktivieren (zum Beispiel Antikörper gegen den Acetylcholinrezeptor bei der Myasthenia gravis und Antikörper gegen den Thyreotropin-Rezeptor bei der Autoimmun-Hyperthyreose oder beim Morbus Basedow).

Bei manchen Autoimmunerkrankungen werden die Entzündungsreaktionen der Organe direkt durch Autoantikörper und gleichzeitig durch Immunkomplexe vermittelt. Beim systemischen **Lupus erythematodes (SLE),** dem Prototyp der Autoimmunerkrankung, führen gegen Autoantigene gerichtete Antikörper zur Hämolyse, Thrombopenie und Leukopenie. Zirkulierende Immunkomplexe aus nativer DNS und Anti-DNS-Antikörpern verursachen unter anderem Glomerulonephritis, Arthritis und Pleuritis. Es gibt zahlreiche Kernantigene, gegen die Autoantikörper gebildet werden. Hiervon sind die Antikörper gegen Doppelstrang-DNS und das lösliche Kernantigen Sm (von Smith) spezifisch für den SLE. Antikörper gegen Einzelstrang-DNS, Ribonukleoprotein, RNS, Histone, Nukleoli und andere Zellkernbestandteile kommen beim SLE ebenfalls vor, jedoch auch bei anderen Erkrankungen des rheumatischen Formenkreises. Die antinukleären Antikörper sind sehr hilfreich für die Diagnose dieser Erkrankungen, ihre Rolle bei der Pathogenese ist jedoch noch ungeklärt.

Der sogenannte **Rheumafaktor** ist der charakteristische Antikörper bei der **rheumatoiden Arthritis.** Rheumafaktoren sind meist IgM, aber auch IgG und IgA und sind gegen die Fc-Region des IgG gerichtet. Komplexe aus Rheumafaktor und IgG spielen bei der Pathogenese der Synovitis und Vaskulitis bei der rheumatoiden Arthritis eine Rolle; Rheumafaktoren sind jedoch nicht spezifisch für die rheumatoide Arthritis. Sie kommen auch bei anderen

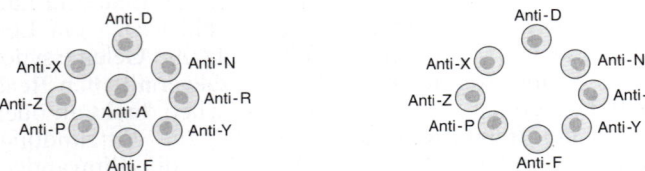

a) Klonale Deletion

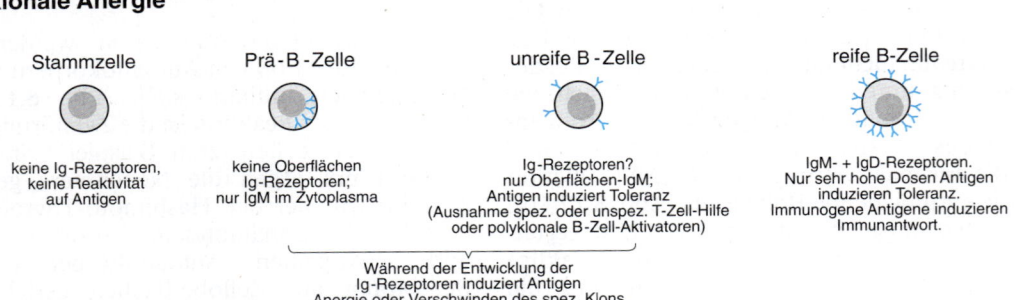

b) Klonale Anergie

c) Antigen-Blockierungsmechanismen der B-Lymphozytentoleranz

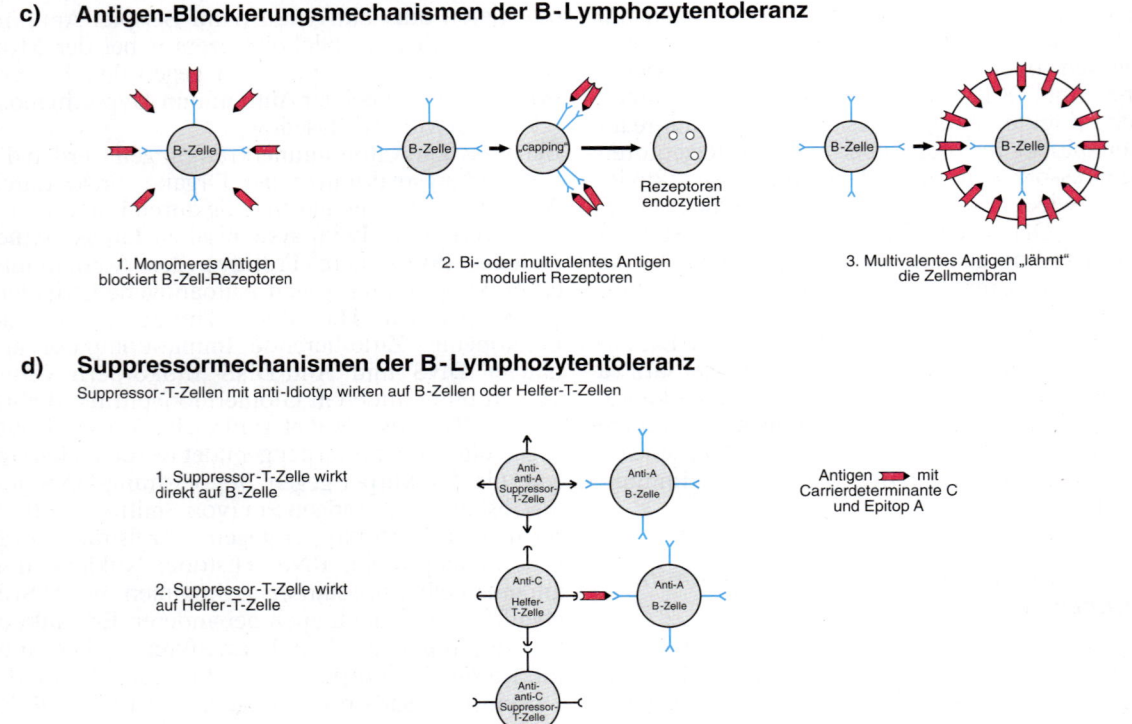

d) Suppressormechanismen der B-Lymphozytentoleranz

Abb. 8.12-1 Im Modell der klonalen Deletion (a) kommt es zum Verlust eines antigenspezifischen Klons. Bei der klonalen Anergie (b) induziert Antigenkontakt eine Unfähigkeit des Klons, auf das Antigen zu reagieren. Eine weitere Möglichkeit der Toleranzentwicklung besteht in einer Antigenblockade (c), die zur Inaktivierung von B-Lymphozyten führen kann. Schließlich können Suppressor-T-Zellen mit antiidiotypischen Determinanten direkt auf B-Zellen und T-Helfer-Zellen einwirken (d) und so eine Toleranz induzieren.

Tab. 8.12-1   Autoantikörper bei Autoimmunerkrankungen

Krankheit	Spezifität des Antikörpers
1. Systemische Erkrankungen	
rheumatoide Arthritis	IgG, EBV-Antigene, Typ-I- und -II-Kollagen
Sjögren Syndrom	IgG, Ribonukleoproteine (SS-A = Ro, SS-B = LA)
syst. Lupus erythematodes	Zellkern, DNS (ss = Einzel- und ds = Doppelstrang), RNS, Histone, Ribonukleoproteine (im Kern: Sm-Antigen, U1-RNP, U2-RNP, La; im Zytoplasma: Ro, tRNA), IgG, Phospholipide; Lympho-, Erythro-, Thrombozyten, Neurone
Sklerodermie	Zellkern, Zentromer, Nukleolus (z. B. RNS-Polymerase I), Topoisomerase I (= Scl-70), Ribonukleoproteine (U1-RNP)
Polymyositis	Zellkerne, Histodyl-tRNA-Synthetase (Jo-1), Threonyl-tRNS-Synthetase (PL-7), Pm-SCL, PM-1, Mi-2
M. Wegener	Neutrophilen-Proteinase 3 (cANCA = zytoplasm. Anti-Neutrophilen-Antigen)
Churg-Strauß Syndrom	Myeloperoxidase, Elastase (pANCA = perinukleäres Anti-Neutrophilen-Antigen)
Goodpasture Syndrom	Basalmembranen
rheumatisches Fieber	Myokard, Endokard, Plexus chorioideus
2. Organspezifische Erkrankungen	
Dermatologie	
Pemphigus	Interzellularsubstanz der Haut und Schleimhaut
bullöses Pemphigoid	Basalmembran der Haut und Schleimhaut
Vitiligo	Melanozyten
Endokrinologie	
Morbus Basedow	TSH-Rezeptor
Thyroiditis	Schilddrüse
insulinresistenter Diabetes mellitus mit Acanthosis nigricans	Insulinrezeptor
insulinresistenter Diabetes mellitus mit Ataxia teleangiectatica	Insulinrezeptor
juveniler insulinpflichtiger Diab. mell.	Inselzellen, Insulin
Morbus Addison	Nebennierenrinde
idiopathischer Hyperparathyroidismus	Nebenschilddrüse
spontane Infertilität	Spermien
vorzeitige Menopause	interstitielle Zellen des Ovars, Corpus-luteum-Zellen
Gastroenterologie	
chronisch-aktive Hepatitis	Kerne der Hepatozyten
primäre biliäre Zirrhose	Mitochondrien
Colitis ulcerosa	Cathepsin G (x-ANCA = Mischform d. Anti-Neutrophilen-Cytoplasma-Antigens)
Hämatologie	
perniziöse Anämie	Belegzellen des Magens, Intrinsic-Faktor
autoimmunhämolytische Anämie	Erythrozyten
idiop. thrombozytopenische Purpura	Thrombozyten
idiopathische Neutropenie	Neutrophile
Osteosklerose	Typ-II-Kollagen
Kardiologie	
dilatative Kardiomyopathie	Kalzium-Kanal
Pulmonologie	
Asthma, allergische Rhinitis	β_2-Adrenorezeptor
Nephrologie	
Glomerulonephritis (membranös-proliferativ)	C3-Konvertase des alternat. Komplementwegs (C3-Nephritic-Factor-Antigen)
Neurologie	
Myasthenia gravis	Acetylcholinrezeptor
amyotrophische Lateralsklerose	Kalzium-Kanal

Erkrankungen vor und werden ebenso wie anti-nukleäre Antikörper in niedrigem Titer auch bei Gesunden (in mit dem Alter zunehmender Häufigkeit) gefunden.

Exposition unzugänglicher Antigene

Das Immunsystem wird nur tolerant gegen Antigene, mit denen es in seiner Entwicklung Kontakt hat; deshalb können Antigene, die während der Entwicklung des Immunsystems geschützt sind, immunogen werden, wenn sie zum Beispiel durch ein Trauma mit dem Immunsystem Kontakt bekommen. So können nach einem Herzinfarkt Antikörper gegen Herzmuskel und nach einer Augenverletzung Antikörper gegen die Augenlinse gebildet werden. Bei solch kurzfristigen Antigen-expositionen kommt es jedoch nie zu einer Autoimmunerkrankung.

Polyklonale B-Zell-Aktivierung

Bestimmte Mitogene werden als polyklonale B-Zell-Aktivatoren bezeichnet, da sie B-Zellen unspezifisch zur Produktion von Antikörpern anregen. Hierher gehören zum Beispiel bakterielle Lipopolysaccharide und Proteine, von T-Zellen und Makrophagen gebildete Mediatoren und proteolytische Enzyme. Protozoen, wie Trypanosomen, und das Epstein-Barr-Virus führen ebenfalls zu polyklonaler Aktivierung. Es werden jedoch nur niedrige Autoantikörper-Spiegel mit niedriger Affinität gebildet, bei denen es sich meist um IgM-Antikörper handelt. Die gewebeschädigenden Autoantikörper bei Autoimmunerkrankungen sind jedoch meist IgG mit hoher Affinität, so daß es unwahrscheinlich erscheint, daß die polyklonale B-Zell-Aktivierung eine entscheidende Rolle spielt. Bei der wahrscheinlich multifaktoriellen Genese der Autoimmunerkrankungen kann eine Beteiligung dieses Mechanismus jedoch nicht ausgeschlossen werden.

Defekte T-Zell-Regulation

Da T-Zellen die Produktion der meisten Antikörper regulieren (s. o.), können sie auf verschiedene Weise an der Entstehung von Autoimmunerkrankungen beteiligt sein. T-Helferzellen, die tolerant für ein Autoantigen sind, könnten aktiviert werden und die Bildung von Autoantikörpern stimulieren. Gegen Autoantigene gerichtete zytotoxische T-Zellen könnten direkt Zellen angreifen, und defekte T-Suppressorzellen könnten Autoantikörper-bildung und zytotoxische Reaktion unzureichend kontrollieren.

Veränderte Antigene und „molekulares Mimikri"

Veränderungen eines Antigens, gegen das der Organismus tolerant ist, zum Beispiel durch Medikamente oder Virusinfektionen, können eine Immunantwort gegen das ursprüngliche Antigen hervorrufen. Beispiele hierfür sind die Bildung antinukleärer Antikörper nach Einnahme von Procainamid oder Hydralazin und die Entwicklung von Kälteagglutininen gegen das Blutgruppenmerkmal I nach Mykoplasmen-Pneumonie.

Ein verwandtes Phänomen ist das sogenannte „molekulare Mimikri", bei der Fremdantigene Selbstantigenen so ähneln, daß es zu einer Immunantwort gegen die Selbstantigene kommt. Der Prototyp dieser Reaktion ist das **rheumatische Fieber,** bei dem nach Kontakt mit Streptokokkenantigenen Autoantikörper gegen Herzmuskel, Endokard und Nervengewebe gebildet werden.

Hitzeschockproteine

Hitzeschockproteine (HSP) sind phylogenetisch hochkonservierte kreuzimmunogene Proteine, die bevorzugt mit $\gamma\delta$-T-Zellen reagieren. Sie werden sowohl von Bakterien als auch von Säugetierzellen exprimiert. Wahrscheinlich führen sowohl bei der rheumatoiden Arthritis als auch bei reaktiven Arthritiden Kreuzreaktionen zwischen exogenen, z. B. von infektiösen Erregern gebildeten HSP und einem endogenen HSP, das von den durch Zytokin aktivierten Makrophagen exprimiert werden kann, zur Durchbrechung der immunologischen Toleranz.

Abnorme Expression von MHC-Antigenen

Aktivierte Helfer-T-Zellen sind für die Produktion von Antikörpern gegen die meisten Antigene einschließlich der Autoantigene erforderlich. Sie werden jedoch nur aktiviert, wenn ihnen das Antigen zusammen mit MHC-Klasse-II-Molekülen präsentiert wird. Obwohl die meisten autoreaktiven T-Lymphozyten während ihrer Reifung im Thymus eliminiert werden (siehe Abschnitt „Toleranz"), können gewisse Autoantigene, wie solche von Nervenzellen und endokrinen Zellen, dort nicht vorhanden sein, so daß potentiell autoreaktive T-Helferzellen im Organismus vorhanden sein können. Zu einer Aktivierung dieser T-Lymphozyten und Durchbrechung der Toleranz kommt es jedoch in der Regel nur dann, wenn auf den entsprechenden Zellen z. B. durch einen Virusinfekt über die Induktion von Interferon die Expression von Klasse-II-Molekülen induziert wird.

Das idiotypische Netzwerk

Wie bereits beschrieben, besitzt jedes Antikörpermolekül auf seiner Antigenbindungsstelle eigene antigene Determinanten, auch Epitop oder Idiotop genannt. Die Summe der Idiotope ergibt den Idiotyp als Charakteristikum eines individuellen Antikörpers einer Spezifität. Die Idiotypen (Ak-1), die bei der Immunantwort gegen ein Antigen gebildet werden, stimulieren die Bildung einer zweiten Gruppe von Antikörpern, die sog. Antiidiotypen (Ak-2). Diese wiederum können eine neue Generation von Antikörpern stimulieren, sog. Anti-Anti-idiotypen (siehe Abb. 8.12-2). Theoretisch können diese Reaktionen unbegrenzt fortschreiten, tatsächlich sind sie jedoch begrenzt. Außer der direkten Interaktion von Antiidiotypen mit Antikörpern im

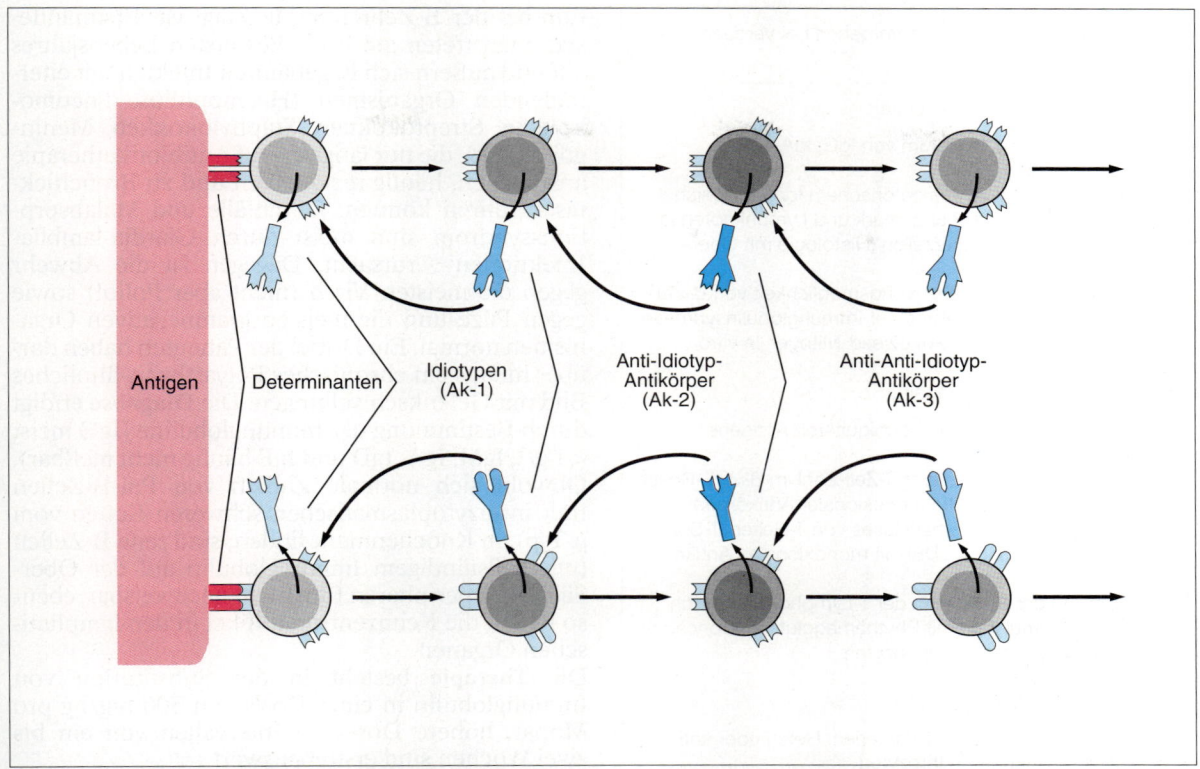

Abb. 8.12-2 Das idiotypische Netzwerk stellt einen Regelkreis der Immunantwort dar. Ein Antigen führt zur Bildung von
Antikörpern (Ak-1), die Determinanten auf dem Antigen erkennen. Alle diese Antikörper haben auf ihrem variablen Teil individuell unterschiedliche Regionen, die als Idiotypen bezeichnet
werden und in denen die Antigenbindungsstelle lokalisiert ist.
Ak-1 seinerseits führt zur Bildung einer zweiten Generation
von Antikörpern, den Antiidiotyp-Antikörpern (Ak-2). Diese besitzen wiederum Idiotypen, die die Bildung von Anti-Antiidioty-
pen (Ak-3) induzieren können.

Serum und Oberflächenimmunglobulin auf B-Zellen beeinflussen diese Antikörper die Immunantwort durch Aktivierung oder Suppression bestimmter T-Zell-Populationen.

Ein Netzwerk von Idiotypen und Antiidiotypen
spielt eine Rolle bei der Entwicklung und Aufrechterhaltung eines normalen Immunsystems. Störungen können zum Auftreten von Autoimmunität
führen. Da Antiidiotypen strenggenommen selbst
Autoantikörper und MHC-Antigene Autoantigene
sind, geht man heute davon aus, daß es eine Autoreaktivität gibt, die für das Funktionieren der normalen Abwehrreaktionen und für die Kontrolle
pathologischer Autoimmunreaktionen erforderlich
ist.

Genetische und andere Faktoren

Für die Beteiligung genetischer Faktoren bei der
Entstehung von Autoimmunerkrankungen spricht
die Tatsache, daß die Wahrscheinlichkeit, an einem
Lupus erythematodes zu erkranken, unter eineiigen
Zwillingen wesentlich höher ist als unter zweieiigen. Autoimmunerkrankungen sind vor allem mit
MHC-Klasse-II-Antigenen assoziiert. Als Erklärung
für diese Assoziation werden die enge Verbindung
von Klasse-II-Antigenen und den Immunantwort-

genen sowie die Möglichkeit angeführt, daß nur
Individuen mit einem bestimmten MHC-Klasse-II-
Muster in der Lage sind, gegen bestimmte exogene
Antigene oder Viren zytotoxische T-Zellen zu entwickeln, die dann mit Autoantigenen kreuzreagie-
ren. Da aber nur ein kleiner Teil der Patienten mit
einem bestimmten MHC-Klasse-II-Muster tatsächlich an SLE erkrankt, müssen neben dem MHC-
Klasse-II-Typ auch noch andere Faktoren für die
Entstehung der Autoimmunerkrankung verantwortlich sein; beim SLE werden z.B. hormonelle
Einflüsse, insbesondere Östrogene, als Kofaktoren
diskutiert.

8.13 Immundefekte

Bei Verdacht auf einen Immundefekt sollten die in
Tabelle 8.13-1 aufgeführten diagnostischen Maß-
nahmen durchgeführt werden. Bei Verdacht auf
einen Defekt des T-Zell-Systems sollte zunächst die
Bestimmung der T-Lymphozyten (CD 3), der Helfer-
(CD4) und Suppressor-T-Zellen (CD8), aktivierter
T-Lymphozyten (die HLA-Klasse-II-Antigene oder
Interleukin-2-Rezeptoren exprimieren) und von
NK-Zellen (CD16) mit den entsprechenden mono-

Tab. 8.13-1 Diagnostisches Vorgehen bei Verdacht auf Immundefekt

► Tests zur humoralen Immunität:

  a) Quantifizierung im Serum von IgG, IgA, IgM (IgG mit Subtypen)

  b) Quantifizierung von sekretorischem IgA im Speichel

  c) Beurteilung von Knochenmark und Lymphknoten in bezug auf B-Vorläuferzellen (Histologie mit Oberflächenmarkern)

  d) Messung der Differenzierungsmöglichkeit von B-Zellen durch Quantifizierung der Immunglobulinsynthese nach Exposition mit Pokeweed-Mitogen in vitro

► Tests zur zellulären Immunität:

  a) In-vivo-Intrakutantest mit ubiquitären Antigenen (Multitest Merieux®)

  b) Bestimmung der Gesamt-T-Zell-Zahl im Blut (E-Rosetten-Test oder mit Hilfe monoklonaler Antikörper)

  c) Bestimmung des Verhältnisses von T-Helfer-/T-Suppressorzellen (CD4/CD8) mit monoklonalen Antikörpern

  d) Messung der Reaktivität der T-Lymphozyten durch In-vitro-Stimulation mit Phythämagglutinin, Concanavalin A oder Fremdlymphozyten

► Tests zur Monozytenfunktion:

  a) Phagozytose-Tests mit Bakterien, Hefen oder antikörperbeladenen Erythrozyten

  b) Pinozytose-Tests mit Hilfe von Nitroblautetrazolium-Chlorid (NBT) und enzymatischer Umsetzung

  c) Chemotaxis-Versuche

  d) Bestimmung der Anzahl der Monozyten-Makrophagen mit monoklonalen Antikörpern

► Tests für das Komplementsystem:

  a) Bestimmung der Gesamtkomplement-Aktivität (hämolytische Kapazität)

  b) Bestimmung der Einzelkomplement-Komponenten

  c) Bestimmung des C3-Turnovers

---

klonalen Antikörpern erfolgen. Der Nachweis zellulärer Immundefekte in vivo erfolgt durch Hauttests (Candida, Trichophyton, PPD). In vitro lassen sich folgende Funktionen von T-Lymphozyten prüfen: Stimulierbarkeit (H^3-Thymidin-Einbau) durch Mitogene (PHA, ConA) oder spezifische Antigene (Diphtherie, Tetanus). Interleukin-2 und Interferon-γ-Produktion, gemischte Lymphozytenreaktion (MLC). Die NK-Aktivität wird gegen die NK-sensible Zellinie K562 geprüft.

8.13.1 Antikörpermangelsyndrome

X-chromosomale Agammaglobulinämie

Da die Immunglobulingene auf autosomalen Chromosomen lokalisiert sind, ist die Erkrankung auf einen Defekt eines Gens zurückzuführen, das auf dem langen Arm des X-Chromosoms lokalisiert ist und ein Protein kodiert, das an der Signaltransduktion bei der B-Zellreifung beteiligt ist. Erstmanifestationen treten am Ende des ersten Lebensjahres auf und äußern sich in gehäuften Infekten mit eiterbildenden Organismen (Haemophilus, Pneumokokken, Streptokokken, Staphylokokken, Meningokokken), die nur langsam auf Antibiotikatherapie ansprechen, häufig rezidivieren und zu Bronchiektasen führen können. Durchfälle und Malabsorptionssyndrom sind meist durch Giardia-lamblia-Infektionen verursacht. Dagegen ist die Abwehr gegen die meisten Viren (nicht aber Polio!) sowie gegen Pilze und die meisten gramnegativen Organismen normal. Ein Drittel der Patienten haben darüber hinaus ein chronisches Polyarthritis-ähnliches Bild mit Gelenkschwellungen. Die **Diagnose** erfolgt durch Bestimmung der Immunglobuline (IgG meist < 1 g/l, IgM, IgA, IgD und IgE häufig nicht meßbar). Obwohl sich normale Zahlen von Prä-B-Zellen (mit intrazytoplasmatischen schweren Ketten vom μ-Typ) im Knochenmark finden, sind reife B-Zellen (mit vollständigem Immunglobulin auf der Oberfläche) im peripheren Blut nicht nachweisbar; ebenso fehlen die Keimzentrumfollikel in den lymphatischen Organen.

Die **Therapie** besteht in der Substitution von Immunglobulin in einer Dosis von 300 mg/kg pro Monat, höhere Dosen in Intervallen von ein bis zwei Wochen sind erstrebenswert.

Common variable immunodeficiency

Dieser Immundefekt zeichnet sich ebenfalls durch eine Hypogammaglobulinämie aus, die jedoch nicht vererbt wird und Männer und Frauen gleichermaßen häufig betrifft. Die Ig-Spiegel betragen meist 2,5 g/l. B-Zellen sind vorhanden, ihre Funktion ist jedoch gestört, wofür unterschiedliche Pathomechanismen verantwortlich sind (Autoantikörper gegen B-Zellen, Fehlen von T-Helferzellen, durch T-Helferzellen nicht stimulierbare B-Zellen, Unfähigkeit, Immunglobuline zu sezernieren). Symptome und Therapie entsprechen denen der X-chromosomal vererbten Hypogammaglobulinämie, allerdings tritt die Erkrankung meist erst während der Pubertät auf.

Selektiver IgA-Mangel

Der selektive IgA-Mangel ist der häufigste Immundefekt. Er tritt bei ca. 1,5‰ der Bevölkerung auf. Das IgA im Serum ist < 0,05 g/l, die übrigen Immunglobuline sind im Normbereich. Manche Patienten haben sekretorisches IgA, andere monomeres IgM in ihren Sekreten. Da B-Zellen mit IgA auf der Oberfläche nachweisbar sind, liegt wahrscheinlich eine Störung der IgA-Sekretion vor. Einige Patienten haben zusätzlich einen IgG2- und IgG4-Mangel; die zellvermittelte Immunität ist außer bei Patienten mit Ataxia teleangiectatica normal. Häufigste Krankheitszeichen sind gehäufte bakterielle und virale Erkrankungen der oberen Luftwege. Häufig werden auch Autoimmunerkrankungen und maligne Erkrankungen beobachtet. Bei manchen Patienten liegen Antikörper gegen IgA vor; diese Patienten können mit anaphylaktischen Reaktionen auf Immunglobulingabe und Bluttransfusionen reagieren. Eine Therapie mit Immunglobulinen sollte bei diesen Patienten deshalb vermieden werden; sind Bluttransfusionen unumgänglich, so sollten die Spender ebenfalls einen IgA-Mangel haben.

Selektive IgG-Subklassen-Defekte

Die vier IgG-Subklassen sind quantitativ unterschiedlich verteilt (IgG1 60–70%, IgG2 23–28%, IgG3 4–7% und IgG4 3–4% des Gesamt-IgG), so daß Fehlen der Subklassen 2 bis 4 ohne wesentliche Verminderung des Gesamt-IgG-Spiegels vorkommen kann. Deletionen von Genen der konstanten Regionen oder Defekte im IgG-Klassenwechsel können zu Defekten einer oder mehrerer Subklassen führen. Klinisch imponieren bakterielle Infekte der oberen Luftwege, der Nebenhöhlen und der Ohren vor allem durch H. influenzae, Str. pneumoniae, Pneumokokken, St. aureus und Meningokokken, seltener gleichzeitig Autoimmunphänomene. Die Therapie besteht in einer Immunglobulinsubstitution.

Humoraler Immundefekt mit Hyper-IgM

Dieser Immundefekt ist gekennzeichnet durch Fehlen von IgG und IgA bei gleichzeitiger polyklonaler Vermehrung von IgM auf 1,5 bis 10 g/l und geht häufig mit Hämolyse, Neutro- und Thrombozytopenien einher. Er beruht auf einer gestörten Differenzierung der IgM-produzierenden B-Lymphozyten (Klassenwechsel-Defekt), wobei die B-Lymphozyten selbst jedoch intakt sind. Der Defekt liegt im Liganden des CD40-Antigens (CD40L), der auch als gp39 oder TRAP (TNF-related activation protein) bezeichnet wird und von aktivierten T-Lymphozyten exprimiert wird. Verschiedene Mutationen im Genlokus des CD40L auf dem X-Chromosom (Xq26) wurden nachgewiesen, die zu Veränderungen des CD40L-Proteins führen und dadurch die Bindung an das CD40-Antigen auf B-Lymphozyten verhindern. Die Mutationen können vererbt sein oder als Spontanmutationen auftreten.

8.13.2 Defekte des zellulären Immunsystems

Kongenitale Thymushypoplasie

Das DiGeorge-Syndrom ist nicht erblich und entsteht durch eine intrauterine Fehlentwicklung der 3. und 4. Kiementasche. Durch die Thymushypoplasie kommt es zu einem T-Zell-Defekt. Das DiGeorge-Syndrom ist oft mit einer Fallot-Tetralogie assoziiert. Eine Neugeborenen-Tetanie ist häufig das erste klinische Zeichen. Der Immundefekt ist unterschiedlich stark ausgeprägt: Die T-Zellen sind vermindert, lassen sich durch Mitogene nicht stimulieren und produzieren keine Zytokine. Die klinische Symptomatik äußert sich vor allem durch das Auftreten opportunistischer Infekte als Ausdruck einer gestörten Immunantwort vom verzögerten Typ und bessert sich mit zunehmendem Alter. Bei Patienten mit ausgeprägter Symptomatik ist die Transplantation von fetalem Thymus die Therapie der Wahl.

8.13.3 Kombinierte Immundefekte

Der schwere kombinierte Immundefekt (severe combined immunodeficiency syndrome = SCID)

Dieser Immundefekt betrifft sowohl B- als auch T-Zellen und verläuft unbehandelt tödlich. Es lassen sich mehrere Formen unterscheiden, sowohl autosomal als auch X-chromosomal vererbte Defekte. Pathogenetisch liegt bei einem Teil der Patienten ein Mangel des Enzyms Adenosin-Desaminase, bei anderen Patienten der Purin-Nukleosid-Phosphorylase vor. Beim früher als Nezelof Syndrom bezeichneten Krankheitsbild sind B-Zellen nachweisbar (SCID mit B-Zellen). Die Therapie der Wahl besteht in der Knochenmarktransplantation.

Wiskott-Aldrich Syndrom

Dieses seltene, X-chromosomal rezessiv vererbte Syndrom ist charakterisiert durch Ekzeme, Thrombozytopenie, erhöhte Infektanfälligkeit und blutige Diarrhöen. Zugrunde liegt unter anderem ein funktioneller Defekt des CD43-Antigens, dem Liganden des CD54 (intercellular adhesion molecule-1 oder ICAM-1). IgG-Werte sind normal, IgA und IgE erhöht und IgM erniedrigt. Thrombozyten und Lymphozyten sind auffällig klein. Einige Patienten wurden erfolgreich knochenmarktransplantiert. Ansonsten ist die Prognose schlecht, die Patienten sterben an Sepsis, Blutungen und Malignomen. Wegen der variablen Ausprägung des Krankheitsbilds gibt es jedoch Patienten, die das Erwachsenenalter erreichen.

Ataxia teleangiectatica

Diese autosomal-rezessiv vererbte progressive neurologische Erkrankung äußert sich bereits im Kindesalter durch eine zerebellare Ataxie mit zunehmendem Tremor und Demenz. Der Immundefekt äußert sich in vermehrten Infekten der oberen Luftwege. Über zwei Drittel der Patienten haben einen IgA-Mangel, und viele Patienten entwickeln maligne Lymphome. Wahrscheinlich liegen mehrere bisher noch nicht geklärte Pathomechanismen zugrunde.

8.13.4 Störungen des Komplementsystems

Hereditäres Angioödem

Dieser autosomal-dominant vererbten Störung des Komplementsystems liegt ein Mangel am C1-Inhibitor zugrunde, dessen Spiegel bei betroffenen Individuen 5–30% der Norm beträgt. Während eines Anfalls, der durch Gewebsschädigung, häufig aber ohne erkennbare Ursache ausgelöst werden kann, kommt es zu einem weiteren Abfall von C1-Inhibitor, dem Nachweis von C1s im Serum sowie einer Erniedrigung von C4 und C2, den Substraten von C1s. Durch die Freisetzung eines vasoaktiven Peptids (entweder ein Abbauprodukt von C2 oder Bradykinin, das durch Ausfall des C1-Inhibitor-Effekts auf das Kallikrein-Kininogen-System entsteht) kommt es zur Permeabilitätserhöhung. Die rezidivierenden, 48 bis 72 Stunden dauernden Anfälle des Angioödems können sich als Schwellungen im Gesicht manifestieren, als Darmkrämpfe und Diarrhöen bei gastrointestinalem Auftreten oder auch als Larynxödem bei Befall des Respirationstrakts. Ein bereits aufgetretenes Angioödem ist therapeutisch schlecht zu beeinflussen. Eine Anfallsprophylaxe kann durch Proteaseninhibitoren (ε-Aminocapronsäure oder Tranexamsäure) erfolgen (Wirkungsmechanismus nicht geklärt) oder durch Anabolika (Danazol und Stanozolol), die die Synthese von C1-Inhibitor stimulieren.

Empfänglichkeit für bakterielle Infektionen

Patienten mit homozygotem C3-Mangel oder I-Mangel (C3b-Inhibitor) leiden an häufigen eitrigen Infektionen durch grampositive und gramnegative Organismen, da ihnen funktionelles C3b für die Opsonisierung von Bakterien fehlt und der Ablauf der C5b-9-Komplement-Kaskade nicht zustande kommt. Ein homozygoter Mangel an Properdin, C5, C6, C7 oder C8 macht die Betroffenen besonders empfindlich gegen Gonokokken und Meningokokken, wodurch die besondere Bedeutung des alternativen Wegs für die Elimination von Neisserien deutlich wird. Immunisierung von Properdin-defekten Personen mit Meningokokken-Polysaccharid führt zur Bildung von spezifischen Antikörpern und kann dadurch den Defekt ausgleichen, vermutlich über Aktivierung des klassischen Komplementwegs.

Assoziation mit rheumatischen Erkrankungen

Defekte der Komponenten C1, C2 und C4 des klassischen Wegs der Komplementaktivierung führen in der Regel nicht zu einer verminderten Abwehr gegen bakterielle Infekte, da offenbar die Aktivierung über den alternativen Weg ausreichen kann. Individuen mit Defekten dieser Komplementkomponenten haben jedoch eine erhöhte Inzidenz rheumatischer Erkrankungen. Hierbei ist noch unklar, ob die Ursache lediglich in einer verminderten Elimination von Immunkomplexen durch den klassischen Komplementweg liegt. Es ist auch möglich, daß das Fehlen bestimmter Komplementfaktoren sekundär durch defekte Komplementgene zustande kommt, die mit Immunantwortgenen für rheumatische Erkrankungen gekoppelt sind und im MHC-Lokus liegen.

8.14 Transplantationsimmunologie

Die Organtransplantation hat in den letzten Jahren zunehmende Bedeutung in der Therapie der Erkrankungen von Niere, Herz, Leber, Knochenmarkt und bestimmter maligner Erkrankungen erlangt (siehe auch Kap. 3.6). Von avaskularisierten Organen wie der Kornea abgesehen, ist für das Überleben des Transplantats eine weitgehende Übereinstimmung der durch den MHC kodierten Antigene entscheidend. MHC-Klasse-I-Antigene können serologisch bestimmt werden (Reaktion peripherer Blutlymphozyten mit den Seren multiparer Frauen oder mit spezifischen monoklonalen Antikörpern). Klasse-II-Antigene des HLA-DR- und HLA-DQ-Lokus werden an dem B-Lymphozyten der Testperson ebenfalls serologisch bestimmt. Die HLA-D-Antigene werden durch eine gemischte Lymphozytenreaktion (mixed lymphocyte reaction = MLC) bestimmt, wobei die Fähigkeit der Lymphozyten einer Testperson gemessen wird, in Kultur auf Fremdlymphozyten zu reagieren, die für einen bekannten Haplotyp homozygot sind. Die HLA-DP-Antigene werden mit einem „primed lymphocyte typing" bestimmt, wobei geprüft wird, ob die Lymphozyten der Testperson in der Lage sind, passende HLA-A-, -B-, -C-, -D-, -DR- und -DQ-sensibilisierte Lymphozyten zu stimulieren (Messung der DNS-Synthese durch H^3-Thymidin-Einbau). Aufgrund der Ergebnisse der serologischen Untersuchungen und der Lymphozytenstimulationstests kann man den HLA-Phänotyp der Testperson angeben, der alle Antigene des MHC beinhaltet. Zur Bestimmung des Genotyps des Individuums, d. h., welche Antigene durch welchen Haplotyp bestimmt werden, sind Familienuntersuchungen nötig. Auch bei vollständigem Übereinstimmen des HLA-Typs kann es zu Abstoßungsreaktionen kommen, bedingt durch Unterschiede in Antigenen, die durch die besprochenen Untersuchungen nicht nachgewiesen werden können. Die Transplantatabstoßungsreaktion entspricht der zellvermittelten Überempfindlichkeitsreaktion vom verzögerten Typ und wird vorwiegend durch T-Zellen unterhalten. Deshalb ist nach allen nicht-syngenen Organtransplantationen (zwischen eineiigen Zwillingen) für eine bestimmte Zeit mehr oder weniger starke Immunsuppression indiziert (s. u.).

8.15 Tumorimmunologie

Die Theorie der „immune surveillance", erstmals von Paul Ehrlich geäußert und später von Burnet formuliert, besagt, daß es eine der Hauptaufgaben des Immunsystems sei, maligne Tumoren, die immer wieder im Wirt entstehen, zu eliminieren. Obwohl diese Theorie beim Menschen durch klinische Beobachtungen in vielen Teilen nie bestätigt werden konnte, war sie für die Krebsforschung der letzten Jahrzehnte doch sehr stimulierend.

Tumorantigene

Voraussetzung für eine immunologische Überwachung der Tumorentstehung ist, daß Tumorzellen sich immunologisch von gesunden Zellen unterscheiden. Von **tumorspezifischen Antigenen** spricht man, wenn diese ausschließlich auf malignen Zellen nachweisbar sind, von **tumorassoziierten,** wenn sie auf malignen Zellen verstärkt, jedoch nicht ausschließlich exprimiert werden.

Tumorspezifische Antigene sind beim Menschen nur vereinzelt nachgewiesen worden (bei einzelnen Patienten mit Melanomen, Nierenkarzinomen und Astrozytomen). Ein Sonderfall sind die antigenbindenden Stellen der Immunglobuline auf der Oberfläche von B-Zell-Lymphomen, die sog. Idiotypen. Zu den tumorassoziierten Antigenen gehören einige Differenzierungsantigene, wie z.B. T- und Tn-Blutgruppenantigene, die auf normalen Zellen maskiert und nicht nachweisbar sind, aber auf vielen Karzinomen exprimiert werden. Hierzu gehören auch die sogenannten onkofetalen Antigene, die außer auf Tumorzellen auch auf embryonalen Geweben vorkommen und besondere Kohlenhydratstrukturen der Zellen darstellen; das wichtigste Beispiel ist das CEA (= carcinoembryonales Antigen). Das α-Fetoprotein ist ebenfalls dazuzurechnen, es gehört gleichzeitig zu den sezernierten Tumorantigenen wie auch das β-HCG bei Hodentumoren. Auch bestimmte von Onkogenen kodierte Proteine könnten als tumorassoziierte Antigene für die Diagnose und Therapie von malignen Tumoren Bedeutung erlangen (siehe Kap. 3.5 „allgemeine internistische Onkologie").

Immunantworten gegen maligne Zellen

Man unterscheidet spezifische und unspezifische Antitumor-Immunreaktionen. Die spezifischen Immunreaktionen setzen tumorspezifische Antigene voraus. Sie können vermittelt werden durch spezifisch sensibilisierte zytotoxische T-Lymphozyten (CTL) oder durch spezifische, antikörpervermittelte zelluläre Zytotoxizität (ADCC), als deren Effektoren Monozyten und Granulozyten über ihre Fc-Rezeptoren fungieren.

Neben diesen spezifischen Mechanismen gibt es auch unspezifische Mechanismen der immunologischen Tumorabwehr. Sie erfolgt über die NK-Zellen, über sogenannte Lymphokin-aktivierte Killerzellen (LAK-Zellen, die zum großen Teil aktivierte NK-Zellen darstellen) und über aktivierte Makrophagen.

Immune-escape-Mechanismen

Einer spezifischen Immunantwort kann sich eine Tumorzelle durch nur schwache Expression von tumorspezifischen oder der für die CTL-Reaktion wichtigen MHC-Antigene oder Adhäsionsmoleküle entziehen. Manche Tumoren setzen lösliche Tumorantigene frei, die die Rezeptoren der Effektorzellen und spezifische Antikörper blockieren und dadurch die Immunantwort supprimieren. Auch die Bildung von Suppressorfaktoren wie TGF-β (= transforming growth factor β), der die CTL und NK-Zellen hemmt, ist beschrieben.

Immundiagnostik von Tumoren

Da inzwischen gegen viele tumorassoziierte Antigene monoklonale Antikörper zur Verfügung stehen, kann der Einsatz dieser Antikörper bei der Diagnose von Tumoren hilfreich sein, wenn die Zuordnung zu einer bestimmten Tumorart aufgrund der morphologischen Kriterien alleine nicht gelingt. Darüber hinaus ist die Immuntypisierung und -subklassifizierung von bestimmten Entitäten (z.B. bei der akuten lymphatischen Leukämie) von prognostischer Bedeutung. Bei einigen Tumorarten (z.B. kolorektalen Tumoren) werden tumorassoziierte Antigene (CEA) nach Radiomarkierung zur immunszintigraphischen Lokalisation von Tumoren und Metastasen eingesetzt.

Immuntherapie

Auch bei der Immuntherapie von malignen Erkrankungen kann man spezifische und unspezifische Verfahren unterscheiden. Spezifische Verfahren der Immunisierung, z.B. mit nativem oder modifiziertem Tumor, sind ebenso wie der Einsatz von monoklonalen Antikörpern (ggf. nach Koppelung an Zytostatika oder Toxine) derzeit noch rein experimentell.

Dagegen hat die unspezifische Immuntherapie in den letzten Jahren zunehmend an Bedeutung gewonnen, insbesondere durch die Fortschritte der Gentechnologie, die es ermöglichen, viele immunologisch wirksame Substanzen (sog. Immunmodulatoren oder „biological response modifiers") in ausreichender Menge für die klinische Anwendung zur Verfügung zu stellen. Zu nennen sind hier vor allem die Interferone (Interferon-α ist die Therapie der Wahl bei Haarzellenleukämie; es ist aber auch wirksam bei anderen Non-Hodgkin-Lymphomen, bei Melanomen und Hypernephromen) sowie das Interleukin-2. Mit Interleukin-2 können sowohl in vitro als auch in vivo LAK-Zellen induziert werden. Bei der sogenannten Immuntherapie mit adaptivem Transfer von LAK-Zellen erhalten Patienten Interleukin-2 intravenös zusammen mit autologen, in vitro mit Interleukin-2 stimulierten LAK-Zellen. Mit dieser aufwendigen und sehr nebenwirkungsreichen Therapie konnte bei einem Teil der Patienten mit fortgeschrittenen Melanomen und Hypernephromen Remissionen erzielt werden. Weniger aufwendige und besser verträgliche Modifikationen dieses Therapieansatzes (z.T. ohne die Gabe von LAK-Zellen) werden zur Zeit klinisch geprüft. Gentechnologisch hergestelltes Interleukin-2 wird in klinischen Studien bei Hypernephromen und Melanomen geprüft; Levamisol, zusammen mit 5-Fluorouracil, vermindert als postoperative Adjuvans-Behandlung die Rezidive von Kolonkarzinomen im Stadium Dukes C.

Literatur

– Arnaiz-Villena, A. et al.: Human T-cell activation deficiencies. Immunology Today 13 (1992), 259–265.
– Gause A. et al.: Neue Perspektiven in der Immuntherapie: Adhäsionsmoleküle, Superantigene, Hitze-Schock-Proteine und Zytokinantagonisten. Dtsch. med. Wschr. 46 (1992), 1764–1773.
– Hood, L. E., I. L. Weissman, W. B. Wood, J. H. Wilson: Immunology. Benjamin/Cummings, Menlo Park 1984.
– Rubenstein, E., D. D. Federman: Scientific American Medicine. Scientific American, New York 1989.
– Stites, D. P., A. I. Terr (eds.): Basic and Clinical Immunology. Appleton & Lange, Norwalk 1991.

9 Erkrankungen des rheumatischen Formenkreises

W. L. GROSS, G. MAERKER-ALZER

Der Begriff „Rheumatismus" umfaßt Krankheitsbilder, die sich am Bewegungsapparat, aber auch extraartikulär manifestieren können. Es wird zwischen dem sich überwiegend artikulär manifestierenden Gelenkrheumatismus und den sich überwiegend extraartikulären Bindegewebskrankheiten sowie zwischen dem entzündlichen und dem degenerativen Rheumatismus unterschieden. Die klinischen Entitäten des entzündlichen Rheumatismus sind sehr vielfältig, und die Abgrenzung voneinander kann besonders im Anfangsstadium jeder Erkrankung schwierig sein. Darüber hinaus gibt es Überlappungs-Syndrome. Entscheidend für die nosologische Einteilung und die konsekutiven Therapiemaßnahmen sind die klinische Symptomatik, der Verlauf, der morphologische Befund und die Immundiagnostik.

Definition

Die WHO hat 1978 die rheumatischen Erkrankungen als „Erkrankungen des Bindegewebes und schmerzhafte Störungen des Bewegungsapparates, die sämtlich potentiell zur Ausbildung chronischer Symptome führen können" definiert.

Epidemiologie

Untersuchungen haben gezeigt, daß Krankheiten des Skeletts, der Muskeln und des Bindegewebes in ihrer Häufigkeit mit 192 Fällen auf 100 000 Einwohner an dritter Stelle hinter den Krankheiten des Kreislaufsystems (332) und der Atmungsorgane (317) und vor denen der Verdauungsorgane (134) stehen.

9.1 Chronische Polyarthritis (CP)

Bei der CP liegt eine chronische Synovialitis vor. Damit sind nicht nur die Gelenke, sondern auch andere mit Synovialis ausgekleidete Strukturen (z. B. Sehnenscheiden) in den Krankheitsprozeß mit einbezogen. Die CP beginnt meistens jenseits des 40. Lebensjahres symmetrisch an mehreren kleinen Finger- und Zehen- sowie an den Hand- und Fingergrundgelenken. Im schubweisen progredienten Verlauf kommt es unter zentripetaler Ausbreitungstendenz zu schmerzhafter Gelenkschwellung und Funktionseinbuße auch größerer Gelenke. Extraartikuläre Symptome sind überwiegend vaskulitischer Genese: „maligne CP". Die fortgeschrittenen Stadien gehen bis zur völligen Zerstörung der Gelenkstrukturen, so daß die CP ein großes sozialmedizinisches Problem (häufig Invalidität!) darstellt. Die Labordiagnostik spielt sowohl bei der Diagnosesicherung (Rheumafaktor) als auch in der weiteren Verlaufsbeobachtung (allgemeine Entzündungsparameter) eine wesentliche Rolle. Die stets langfristige Behandlungsstrategie umfaßt nicht nur die durch schwere Nebenwirkungen belastete systemische Pharmako-, sondern auch die physikalische Therapie.

Definition

Bei der CP handelt es sich um eine chronische Erkrankung mit bevorzugtem Befall der Synovialmembran in den Gelenken, Sehnenscheiden und Bursae. Darüber hinaus verursacht sie allgemeine Krankheitszeichen und zeigt auch extraartikuläre Manifestationen: subkutane Rheumaknötchen, Vaskulitis (kleine, selten mittelgroße Arterien) und sehr selten Lungen- und Herzbefall. Synonyme: rheumatoide Arthritis, primär chronische oder progredient chronische Polyarthritis.

Kasuistik

Bei einer 30jährigen Lehrerin kommt es nach einer etwa 2–3 Monate anhaltenden uncharakteristischen Vorphase mit allgemeiner Abgeschlagenheit, subfebrilen Temperaturen und vermehrter Schweißneigung zu ausgeprägter Morgensteifigkeit der Finger, die an manchen Tagen über zwei bis drei Stunden zu einer fast kompletten Bewegungsunfähigkeit der Hände führt. **Inspektorisch** fällt die symmetrische Schwellung der Hand- und Fingergrundgelenke (Metakarpophalangealgelenke, MCP), aber auch einzelner proximaler Interphalangealgelenke (PIP) auf. **Palpatorisch** ist der Gaenslensche Handgriff beiderseits positiv, synovialitische Schwellungen sind darüber hinaus im Bereich der Handgelenke, der ECU(Extensor carpi ulnaris)-Sehne und im Bereich beider Kniegelenke tastbar. Ferner besteht ein deutlicher Druckschmerz über den Metatarsophalangealgelenken (MTP). **Szintigraphisch** findet sich neben den schon genannten klinisch auffälligen Gelenken eine Mehrbelegung im Bereich der Schultergelenke und auch der Sprunggelenke. **Röntgenologisch** imponieren insbesondere die arthritischen Weichteilzeichen, z. B. in der Schwellung von MCP II und III bds., durch den Gelenkerguß sowie durch das kapsuläre und periartikuläre Ödem. Ferner sind die sogenannten arthritischen Kollateralphänomene nahezu über allen MCP-Gelenken erkennbar: Diese zeigen sich als gelenknahe Entkalkung („Osteoporose"). Darüber hinaus finden sich aber auch schon arthritische Direktzeichen, durch die chondroosteolytische Wirkung des Gelenkergusses und/oder der zerstörerische Potenz der proliferierenden Synovialmembran in Form der konzentrischen Gelenkspaltverschmälerung in MCP II links sowie in Form der sichtbaren Entkalkung der subchondralen Grenzlamelle. Im Bereich der MTP-Gelenke finden sich zu den genannten Veränderungen auch schon an mehreren Gelenken gut erkennbare Erosionen an den Insertionen der Gelenkkapseln. **Labortechnisch** zeigen sich sowohl im Latex-Fixationstest wie auch im Waaler-Rose-Test hochtitrige Rheumafaktoren neben einer mittelgradig erhöhten Blutsenkungsreaktion (BKS 29/47 mm n.W.) und niedertitrigen antinukleären Antikörpern (1:40), die eine weitere Typdifferenzierung nicht zulassen.

Angesichts des rasch progredienten Verlaufs (Gelenkspaltverschmälerung = Knorpeldestruktion) und der zumindest vormittags völlig immobilisierenden Krankheitsaktivität wird unter stationären Bedingungen sofort mit einer Kortikosteroid-Medikation („Pulstherapie": ca. 40 mg Prednisolon-Äquivalent morgens vor 8 Uhr für 3 Tage) begonnen, die bis zum Eintritt der Wirksamkeit von Methotrexat (nach ca. 3–4 Wochen) in einer Dosis von 8–12 mg (nach klinischem Effekt!) beibehalten wird. Durch dieses therapeutische Procedere können sofort die physiotherapeutischen Maßnahmen in Angriff genommen werden: Die Krankengymnastik sorgt für eine Durchbewegung der erkrankten Gelenke und für den Wiederaufbau der schon atrophierten Muskulatur. Gleichsinnig wird die Ergotherapie tätig und erläutert den Gelenkschutz. Ferner wird mit physikalischen Maßnahmen wie z. B. Kaltgas (flüssiger Stickstoff) oder kaltem Moor eine Lokalbehandlung der am schlimmsten betroffenen Gelenke durchgeführt. In einem ärztlich geleiteten Seminar wird die Patientin zusammen mit anderen über die Natur der Erkrankung und die Wirkung und Nebenwirkung der verordneten Medikamente geschult. Sie wird auf Selbsthilfegruppen („Rheumaliga") hingewiesen. Anläßlich der Entlassung nach 21 Tagen wird eine Röntgenkontrolle für einen Termin in ca. 12 Monaten verabredet. Der Hausarztwird über einen Handzettel bezüglich der Methotrexat-Nebenwirkungen und der Therapieüberwachung informiert.

Epidemiologie

Die CP kommt bei ca. 3% der Bevölkerung vor. Frauen erkranken 4mal häufiger als Männer. Der Erkrankungsgipfel liegt im 4. Lebensjahrzehnt. Eine familiäre Häufung ist zu beobachten. Das HLA-Antigen DR4 findet sich bei ca. 60% der CP-Patienten (Gesunde 20%).

Ätiologie und Pathogenese

Die **Ätiologie** der CP ist unklar. Die immer wieder postulierte infektiöse Genese (Mykoplasmen, Epstein-Barr-Virus etc.) bleibt nach wie vor unbewiesen. Verschiedene natürliche (z. B. Mykoplasma- und Erysipelothrix-Arthritis bei Schweinen) und experimentelle Tiermodelle zeigen, daß vitale Infektionserreger (z. B. Mykoplasmen), aber auch deren devitale Zellbestandteile Arthritiden auslösen können. Bei der **Adjuvansarthritis** ist offenbar das Peptidoglykan, eine bakterielle Zellwandgerüstsubstanz, die auslösende Biostruktur.

Die **genetische Prädisposition** ist mit der Assoziation zu HLA-DR4 gegeben. Das relative Risiko eines DR4-Merkmalträgers, an einer CP zu erkranken, ist ca. 5mal so hoch wie das Erkrankungsrisiko eines DR4-Negativen.

Im Gelenk und auch systemisch (Blut) lassen sich eine Reihe von **immunpathologischen Befunden** nachweisen (siehe Tab. 9.1-1). Letztendlich kommt es durch die chronische Synovialitis im Gelenk zur Knorpel- und z. T. auch Knochendestruktion. Die vaskulitisch verursachten Gewebsläsionen entstehen auf dem Boden einer IgG-Rheumafaktor-Immunkomplex-Genese.

Der charakteristische morphologische Befund ist die ausgeprägte **Synovialitis.** Mikroskopisch zeigt sich eine Hyperplasie der normalerweise nur ein- bis zweizelligen Deckschicht (makrophagenartige A- und fibroblastenartige B-Synoviozyten) der Synovialis. Während sich in der normalen Synovialmembran keine lymphozytären Zellelemente fin-

---

Tab. 9.1-1 Immunologische Befunde bei der CP (%)

▶ humoral: – Rheumafaktoren (70)
– antinukleäre Antikörper (30)
– Antikörper gegen Kollagen
– Proteoglykane u. a.
– zirkulierende Immunkomplexe (50)
– Komplementverbrauch in Gelenkflüssigkeit

▶ zellulär: – gesteigerte B- und NK-Zell-Aktivität
– erhöhte Expression von HLA-Klasse-II-Antigenen und Interleukin-2-Rezeptoren
– verminderte T-Suppressor-Aktivität

den, kommt es bei der CP zu einer starken diffusen, zum Teil auch Lymphfollikel-ähnlichen Infiltration. Die diffusen Infiltrate bestehen praktisch nur aus T(meist: CD4+)-Zellen, die perivaskulären Infiltrate überwiegend aus T-Zellen und Monozyten und die Keimzentren aus B-Zellen im Zentrum mit dazwischenliegenden CD4+-Zellen. Die Zellen zeigen Aktivierungsmarker und produzieren die verschiedensten Zytokine (z. B. IL-1, IL-2, IL-6, TNFα etc.) und auch Immunglobuline (z. B. Rheumafaktor!). Die in den fibroblastenreichen Zonen liegenden Zellen zeigen ebenfalls Aktivierungsantigene. Darüber hinaus besteht eine intensive Vaskularisation. Diese so verdickte Synovialmembran (Pannus) überwächst und zerstört den Knorpel (Röntgen: Erosion!), unterminiert diesen und führt dabei auch zum Knochensubstanzverlust (Röntgen: Usur!) mittels der verschiedensten Zytokine, konsekutiven Entzündungsmediatoren (Arachidonsäuremetabolite) und Enzyme. Die hier entstehenden Immunkomplexe aktivieren die Komplementkaskade und induzieren die Freisetzung verschiedenster Mediatorsubstanzen: Chemotaxine führen zur Einwanderung von Granulozyten, die in der Synovialflüssigkeit die dominante Zellpopulation darstellen und u. a. rheumafaktorhaltige Immunkomplexe phagozytieren (Rhagozyten). Aber auch die Synovialisdeckzellen (Typ A) beteiligen sich an der Phagozytose. Mit diesem Vorgang ist dann die Freisetzung von z. B. knorpelaggressiven Enzymen (z. B. Endopeptidasen: Kollagenase, Elastase; Kathepsin G, Plasmin etc.) verbunden.

🅢 Symptome

Beschwerden im Prodromalstadium: Adynamie, Ermüdbarkeit, Gewichtsabnahme, subfebrile Temperaturen, Schweißneigung, Spannungsgefühl und morgendliche Steifigkeit der Finger, zunehmende Unbeholfenheit.

Befunde: intermittierende Hydrarthrose, Tendovaginitis, Bursitis, Pigmentverschiebungen im Bereich der Haut an den Händen, glanzlose Nägel, die rissig und brüchig werden, Durchblutungsstörungen mit fleckförmigen Rötungen und Zyanosen.

Beschwerden im Frühstadium: Bei ca. zwei Drittel der Patienten schleichender Beginn mit zunehmender schmerzhafter Steife der Finger am Morgen oder Schmerzen im Vorfußbereich nach längerem Gehen. Im weiteren: schmerzhafte Gelenkschwellung. Bei ca. 20% akuter Krankheitsbeginn. Ein Beginn mit isoliertem Befall von Sehnenscheiden als Erstmanifestation ist auch möglich!

Befunde: teigige Schwellung über den Fingergrundgelenken (siehe Abb. 9.1-1). Funktionseinbuße: fehlender Faustschluß, herabgesetzte Griffstärke, Streckdefizit in Ellenbogen oder Kniegelenk, Tendosynovitis der langen Fingerstrecker, Karpitis mit konsekutivem Karpaltunnelsyndrom.

Beschwerden in fortgeschrittenen Stadien: zunehmende Funktionseinbußen durch Gelenkzerstörung, damit verbundene und oftmals die klini-

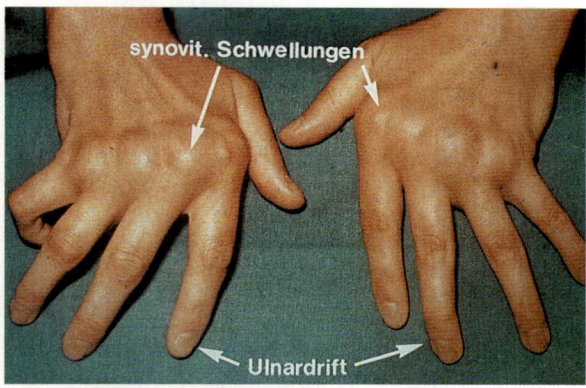

Abb. 9.1-1   Ulnardeviation und synovitische Schwellung in den Fingergrundgelenken bei CP.

sche Situation bestimmende (reaktive) Verstimmungszustände.

Befunde: Im Bereich der Hand kann es zu Ulnardeviation (siehe Abb. 9.1-1), Schwanenhalsfinger und Knopflochdeformität kommen. Die Atrophie des Daumenballens weist zusammen mit den Sensibilitätsstörungen der mittleren Finger auf die Medianuskompression durch ein Karpaltunnelsyndrom. Im Bereich des Ellenbogengelenkes kann es zu Kompressionssyndromen des N. ulnaris, selten auch des N. radialis kommen. Im Bereich des Fußes kommt es typischerweise zur Abweichung der Zehen nach lateral und kranial (Hammerzehen), im Kniegelenksbereich entstehen die Baker-Zysten (Hernie der Kniegelenkkapsel), an der Wirbelsäule ist die atlantoaxiale Dislokation (Halsmarkkompression!) gefürchtet.

Extraartikuläre Manifestationen sind bestimmt durch die nicht nekrotisierende Arteriitis der kleinen Endarterien mit den paraungualen Mikronekrosen (Nagelfalzläsion), aber auch durch die nekrotisierende Arteriitis bei der malignen CP; Herz- und Lungenbeteiligung sind eher selten; auch Augenmanifestationen sind viel seltener als bei anderen rheumatischen Erkrankungen (siehe Tab. 9.1-2).

Sonderformen der CP

▶ **Sjögren Syndrom (SS):** Im Rahmen der CP, aber auch anderer entzündlich-rheumatischer Er-

Tab. 9.1-2   Organbeteiligung bei der CP

▶ Gefäße:	digitale Vaskulitis und Vaskulitis der Vasa nervorum
▶ Herz:	Peri-Myokarditis, Koronariitis
▶ Lunge:	fibrosierende Alveolitis, Pleuritis
▶ Augen:	Keratoconjunctivitis sicca, Korneaaffektionen, Skleritis
▶ Muskulatur:	noduläre Myositis (Steroidmyopathie)

krankungen kann es zu sterilen Entzündungen exkretorischer Drüsen kommen (sekundäres SS): Trockenheit aller Schleimhäute (Mundtrockenheit, Achylie), Tränenlosigkeit mit konsekutiver Keratokonjunktivitis und Erlöschen der Schweißsekretion (Xerodermie) treten als Folge der Drüsenatrophie in den Vordergrund des klinischen Bildes.

▶ **Caplan Syndrom:** Auftreten einer CP im Rahmen einer Pneumokoniose, z. B. Silikose.

▶ **Still Syndrom:** Bei Jugendlichen auftretende Form mit auffälligen extraartikulären Manifestationen wie z. B. Splenomegalie, Lymphknotenschwellungen, Uveitis, Karditis, Fieber und Leukozytose.

▶ **Felty Syndrom: Trias:** CP, Splenomegalie und Neutropenie. Oft generalisierte Lymphadenopathie. Extraartikuläre Manifestationen (z. B. Vaskulitis mit trophischen Störungen, Fieber, Episkleritis, Pleuro- und Perikarditis etc.) sind häufig. Hervorzuheben ist auch die Infektanfälligkeit. Laborchemisch finden sich oft große Mengen zirkulierender Immunkomplexe und Kryoglobuline. Granulozytenspezifische ANA sind bei 85% nachweisbar.

▶ **Maligne CP:** Vaskulitisch induzierte extraartikuläre Symptome (z. B. Polyneuritis, Hautulzera, Digitalgangrän, Episkleritis etc.) rapid progressive destruierende Gelenksveränderungen und massiv veränderte humorale Entzündungsparameter (BSG, Rheumafaktor-Titer, C-reaktives Protein, Hypergammaglobulinämie, Leukozytose) sind Charakteristika der malignen CP.

▶ **Alters-CP:** Die Alters-CP beginnt definitionsgemäß nach dem 60. Lebensjahr. Männer und Frauen sind gleich häufig betroffen, mono-/oligoartikuläre und asymmetrische Gelenksbefallsmuster machen zusammen mit den seltener auftretenden Rheumafaktoren differentialdiagnostische, die schweren Allgemeinsymptome therapeutische Probleme.

D Diagnostik

Die Diagnostik kann sich an den neuen ARA-Kriterien zur Klassifikation der CP (siehe Tab. 9.1-3) orientieren. Über den Gelenkstatus hinaus ist stets nach extraartikulären Manifestationen (Rheumaknoten; paraunguale Vaskulitis?) zu suchen. Ferner müssen auch stets die vielfältigen Nebenwirkungen der medikamentösen Therapie in die Beobachtung einbezogen werden.

Labordiagnostisch ist der Nachweis des **Rheumafaktors** (Antikörper gegen das Fc-Stück des humanen IgG) eine Stütze bei der Diagnose der CP. Zu bedenken ist jedoch, daß der Rheumafaktor keine hohe CP-Spezifität besitzt, sondern auch bei anderen Krankheitsbildern vorkommt. Humorale Entzündungsparameter, die als Aktivitätsparameter dienen können, zeigt Tabelle 9.1-4.

Röntgendiagnostisch findet sich in den Frühstadien meist nur die periartikuläre Weichteilschwel-

Tab. 9.1-3 ARA-Kriterien* (American Rheumatism Association) zur Klassifikation der CP (1987)

Kriterium	Definition
▶ Morgensteifigkeit**	wenigstens 1 Stunde
▶ Arthritis in 3 (oder mehr) Gelenken**	fluktuierende Kapselschwellung 14 mögliche Gelenkregionen: PIP***, MCP****, Hand-, Ellenbogen-, Knie-, Sprung-, Metatarsophalangealgelenke
▶ Arthritis an Hand- oder Fingergelenken**	Schwellung von Handwurzel-, PIP***, MCP****
▶ symmetrische Arthritis**	
▶ Rheumaknoten	subkutane Knoten über Knochenvorsprüngen der gelenknahen Streckseiten
▶ Rheumafaktor	Rheumafaktornachweis im Serum (IgM-Anti-IgG)
▶ typische Röntgenveränderungen an Händen	dorsovolare Handaufnahme: gelenknahe Osteoporose und/oder Erosionen

* 4 der 7 Kriterien müssen zur Klassifikation erfüllt sein.
** Kriterien müssen mind. 6 Wochen bestehen.
*** PIP: proximale Interphalangealgelenke
**** MCP: Metakarpophalangealgelenke

lung neben der gelenknahen Osteoporose. Später kommt es zur Gelenkspaltverschmälerung und zu den krankheitscharakteristischen Erosionen am Knorpel und den Usuren im knöchernen Bereich. In den Spätstadien sieht man die Folgen der Gelenkszerstörung: Gelenkdislokationen, sowie Ankylosen (siehe Abb. 9.1-2a und b). Die Skelettszintigraphie kann in sogenannten „röntgenlatenten Frühstadien" hilfreich sein, als weiteres bildgebendes Verfahren gewinnt die Arthrosonographie zunehmend mehr Bedeutung.

Komplikationen

Im Verlauf kann es zur **malignen CP** kommen (s. o.). Bei ca. 5% kommt es zur **sekundären Amyloidose** (nephrotisches Syndrom, Niereninsuffizienz!). Die Ursache für die leicht erhöhte Mortalitätsrate der

Tab. 9.1-4 Humorale Parameter der Entzündung

▶ Blutsenkungsreaktion (BKS)

▶ Akute-Phase-Proteine (z. B. C-reaktives Protein)

▶ Serumeisenerniedrigung

▶ Serumkupfererhöhung

▶ Blutbildveränderungen (Anämie, Leukozytose, Thrombozytose)

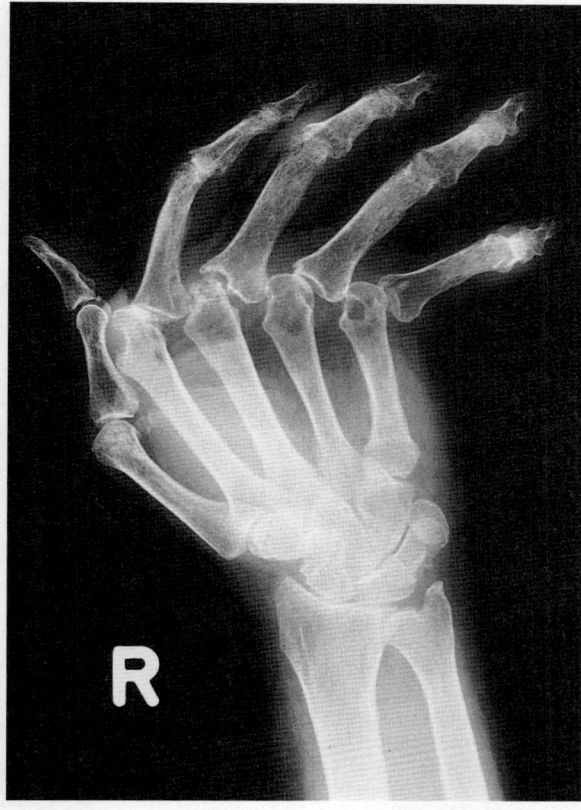

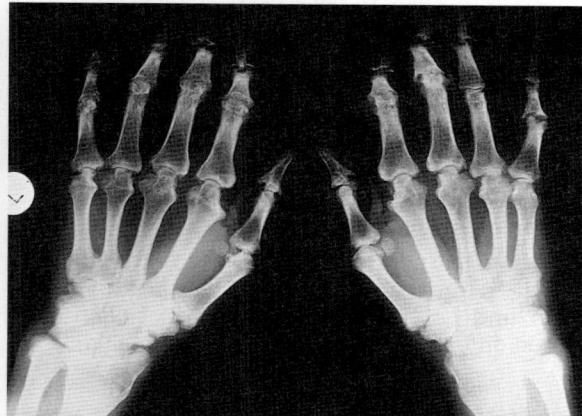

Abb. 9.1-2 b) Psoriasisarthritis mit Beteiligung der Metakarpophalangeal-, der proximalen und auch distalen Interphalangealgelenke.

◀ **Abb. 9.1.2** a) Rheumatoide Arthritis im Handskelettbereich mit Ulnardeviation und Subluxationsstellung.

CP-Patienten ist multifaktoriell: CP-Patienten sind infektanfälliger, stärker durch Herz-Kreislauf-Erkrankungen belastet, aber auch durch Komplikationen der CP (z. B. atlantoaxiale Dislokation, Amyloidose) und Nebenwirkungen von Medikamenten stärker gefährdet.

▼ **Therapie**

Für die CP gibt es keine kausale Therapie. Die medikamentöse Behandlung mit **nichtsteroidalen Antirheumatika** (NSAR) ist symptomatisch; die sogenannte **Basistherapie** mit langwirkenden Antirheumatika kann wahrscheinlich den destruierenden Prozeß verlangsamen (siehe Tab. 9.1-5).

Als weitere Möglichkeiten sind **lokale Maßnahmen,** wie z. B. die intraartikuläre Injektion eines Kortikosteroids (cave: septische Komplikationen!), unter bestimmten Umständen auch eines Radionuklids **(Radiosynoviorthese),** sowie die rheumachirurgischen Möglichkeiten (z. B. **Synovektomie** oder alloplastischer **Gelenkersatz)** zu nennen.

Physikalische Maßnahmen: Die therapeutischen Ziele liegen in der Unterdrückung der entzündlichen Reaktion (Kryotherapie), der Erhaltung der Gelenkfunktion durch Verhinderung von Bewegungseinschränkungen, Fehlstellungen und Muskelatrophien (Bewegungstherapie) sowie in der psychischen Stabilisierung. Aber auch die **Ergotherapie** mit dem Gelenkschutz und dem Selbsthilfetraining stellt eine Säule der Behandlung dar. Durch die Ver-

mittlung von Hilfen für das tägliche Leben (Zusammenarbeit mit der **Rheumaliga)** kann dem chronisch Kranken wirkungsvoll geholfen werden.

Verlauf und Prognose

Bei ca. 20% der CP kommt es in wenigen Jahren zu Invalidität und Hilflosigkeit. Andererseits sind Spontanremissionen bekannt, und bei ca. 20%

Tab. 9.1-5 Pharmakotherapie der CP

▶ nichtsteroidale Antirheumatika (NSAR): Hemmstoffe der Eikosanoid-Bildung: p-Aminophenol; Pyrazolon-Derivate, Acetylsalicylsäure, Säure-Antiphlogistika, Enolat-Anionen u. a.

▶ „Basistherapeutika" krankheitsverlaufmodifizierende, langwirkende Antirheumatika Chloroquin, Hydroxychloroquin, Goldsalze, D-Penicillamin, Salazosulfapyridin u. a.

▶ Kortikosteroide Prednisolon, Fluocortolon etc.

▶ Immunsuppressiva Methotrexat, Cyclophosphamid, Azathioprin u. a.

▶ Alternativa z. B. Immunmodulatoren (Interferon etc.)

kann die Therapie eine Vollremission, die Monate bis Jahre anhält, induzieren. Welchen Verlauf die Erkrankung nehmen wird, ist primär nicht zu sagen; die „hochaktiven" Entzündungsparameter deuten auf einen bösartigeren Verlauf. Nach einem 15jährigen Verlauf sind wahrscheinlich nur noch 50% der Patienten arbeitsfähig.

Differentialdiagnose

Die CP zeigt mit dem Vollbild der Erkrankung ein kaum zu verwechselndes klinisches Bild. Frühformen und besondere Verlaufsformen stellen nicht selten differentialdiagnostische Probleme dar.

9.2 Seronegative Spondylarthritis (SPA)

Unter dem Sammelbegriff SPA (Synonym: Spondarthritis) wird die zweite Hauptgruppe entzündlich-rheumatischer Erkrankungen zusammengefaßt. Die klinischen Leitsymptome werden durch den entzündlichen Befall des Achsenskeletts (bevorzugt: Sakroileitis) und der peripheren Gelenke (meist: asymmetrische Mono-/Oligoarthritis der unteren Extremität), aber auch durch die Enthesopathien und andere extraartikuläre Manifestationen (Auge, Haut, Schleimhäute und seltener Gefäße) bestimmt. Es besteht eine genetische Prädisposition (familiäre Häufung, Assoziation zu HLA-B27). Zumindest für die akut auftretenden Verlaufsformen sind bakterielle Vorerkrankungen (z. B. Enteritis, Urethritis) als Auslöser bekannt. Laborchemische Untersuchungen sind eher unergiebig. Rheumafaktoren fehlen stets: deshalb „seronegative" SPA (siehe Tab. 9.2-1).

9.2.1 Ankylosierende Spondylitis (ASP)

Definition

Die ankylosierende Spondylitis ist eine chronisch-entzündliche rheumatische Erkrankung vor allem

der Ileosakralgelenke und der Wirbelsäule, sie kann aber auch mit einer Oligo- und (seltener) Polyarthritis der Extremitätengelenke einhergehen und extraartikuläre Manifestationen am Auge, selten am Herzen und an der Lunge zeigen.
Synonyme: Spondylitis ankylopoetica, Pierre-Marie-Strümpell-Bechterew-Krankheit, Morbus Bechterew.

Kasuistik

25jähriger Student mit vielerlei sportlichen Aktivitäten wacht zunehmend häufiger in den frühen Morgenstunden wegen tiefsitzender Rückenschmerzen auf und hat dann im weiteren Verlauf auch Schmerzen, die ischialgiform z.T. symmetrisch bis zu den Knien ausstrahlen. Nach dem Aufstehen bessern sich die Beschwerden. Ferner besteht seit geraumer Zeit rechtsseitig ein Fersenschmerz, der an manchen Tagen ein regelrechtes Auftreten unmöglich macht. Nachdem diese Beschwerden über mehrere Jahre symptomatisch als „Ischialgien" behandelt wurden, hat nun der Augenarzt wegen der immer wieder auftretenden Regenbogenhautentzündung (Uveitis anterior; siehe auch Abb. 9.2-1) den Verdacht auf eine entzündliche rheumatische Erkrankung ausgesprochen. Bei der **körperlichen Untersuchung** zeigt sich rechtsseitig eine abklingende Iritis, eine Einschränkung der Ventralflexion der Lendenwirbelsäule (Schober-Maß: 10/12) und ein erhöhter Finger-Boden-Abstand (FBA) bei maximal gebeugter Wirbelsäule und gestreckten Beinen im Stehen von 30 cm. Die Atembreite beträgt über 6 cm und ist damit noch normal. Der Verschiebeschmerz im Bereich der Sakroiliakal-Gelenke (Mennellsches Zeichen) kann ausgelöst werden. Darüber hinaus besteht eine Druckschmerzhaftigkeit im Kalkaneus- und Achillessehnenbereich. Laborchemisch bestehen eine BKS von 30/50 mm n. W. und ein C-reaktives Protein von 20 mg/dl. Das HLA-B27-Antigen ist nachweisbar, Rheumafaktoren oder antinukleäre Antikörper sind nicht dokumentierbar. Die Antikörper gegen „arthritogene Erreger" (z. B. gegen Yersinia enterocolitica etc.) sind sämtlich negativ. **Knochenszintigraphisch** zeigen sich Mehrbelegungen der Sakaroiliakal-Gelenke und im Bereich des klinisch auffälligen Kalkaneus, diskret auch über der gesamten Wirbelsäule. **Röntgenologisch** zeigen die „Sakaroiliakal-Fugen" das sogenannte „bunte Bild" (Erosionen, intraartikuläre Knochenknospen und transartikuläre Knochenbrücken sowie die subchondrale Spongiosasklerose). Ferner findet sich im Bereich des Fersenbeins ein entzündlicher Knochensporn. Am thorakolumbalen Übergangsbereich der Wirbelsäule besteht der Verdacht auf sog. glänzende Ecken (Spondylitis anterior). Die **Gelenksonographie** zeigt ferner bds. eine Bursitis subachillea.
Der Patient wird in ausführlichem ärztlichem Gespräch auf die Pathodynamik der Erkrankung (Tendenz zur zunehmenden Versteifung!) aufmerksam gemacht und einer gezielten Krankengymnastik (Gymnastik in sogenannten „Bechterew-Gruppen" der Rheumaliga) zugeführt. Darüber hinaus wird die schon länger durchgeführte medikamentöse Schmerzbehandlung mit nichtsteroidalen Antirheumatika durch eine ergänzende **Therapie** mit einem Basisantirheumatikum (Salazosulfapyridin; Azulfidine®) wegen der systemischen und persistierenden Aktivität eingeleitet. Die Beschwerden durch den Fersensporn werden zunächst durch Spezialeinlagen, später durch Lokalbehandlungen zunächst mit einer Kortikosteroidinfiltration und dann mit einer Röntgenbestrahlung behandelt.

Tab. 9.2-1 Seronegative, HLA-B27-assoziierte Spondylarthritis

▶ ankylosierende Spondylarthritis (M. Bechterew)

▶ Reiter-Syndrom (okulo-urethro-synoviales Syndrom)

▶ reaktive Arthritis („abortives" Reiter Syndrom)

▶ ferner Untergruppen von:
  – Psoriasis-Arthropathie
  – juvenile chronische Polyarthritis
  – Entzündungsrheumatismus bei chronisch entzündlichen Darmerkrankungen

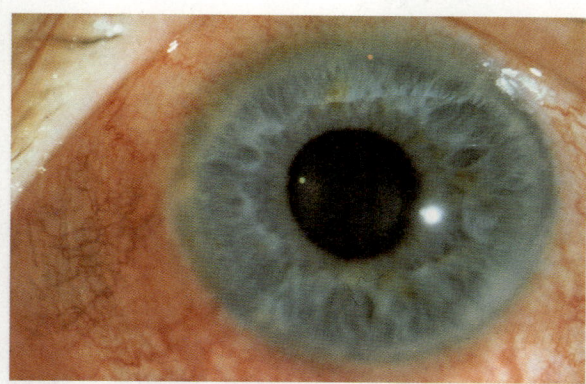

Abb. 9.2-1   „Rotes Auge" bei ASP.

Epidemiologie

Die Prävalenz der ASP wird mit 1 % angegeben. Sie findet sich häufiger bei Männern (4:1); bei bestimmten ethnischen Gruppen (z. B. Indianer in Nordamerika) ist die Erkrankung häufiger, vermutlich wegen des gehäuften Auftretens von HLA-B27.

Ätiologie und Pathogenese

Sowohl Ätiologie als auch Pathogenese der ASP sind bis heute weitgehend unbekannt. Es besteht eine **genetische Prädisposition:** Das Genprodukt der Klasse-I-Histokompatibilitätsantigene, das HLA-B27, findet sich bei über 90 % der Patienten, aber nur bei weniger als 10 % der Kontrollen (siehe Tab. 9.2-2). Dementsprechend ist ein familiäre Häufung evident. Bei eineiigen Zwillingen kommt es jedoch nicht in jedem Fall bei beiden zu ASP: Es werden enterale oder urogenitale Infektionen (Mykoplasmen-, Chlamydien- und Klebsiellen-Infekte) als auslösende Faktoren verdächtigt. Speziell Klebsiella pneumoniae kommt aufgrund der gesicherten Partialantigengemeinschaft mit Epitopen von HLA-B27 („molekulare Mimikry") wissenschaftliches Interesse zu. Die morphologischen und immunhistologischen Analysen an den befallenen Gelenken

haben jedoch weder einen direkten Erregernachweis noch Hinweise auf eine besondere Immunreaktion (z. B. indirekter Nachweis einer Erregerpersistenz durch Immunkomplexe) erbringen können. Spekuliert wird immer wieder über chronische Infektionen im kleinen Becken oder Dickdarm und in den Lymphwegen, die eine Verbindung zwischen Infektionsort und Iliosakralgelenk herstellen. Pathologisch-anatomisch fällt die Tendenz des entzündlich veränderten Gewebes zur Ossifizierung auf, ohne daß hierfür eine plausible Erklärung verfügbar ist.

Ⓢ Symptome

Beschwerden: Das Frühstadium der ASP manifestiert sich vorwiegend zwischen dem 20. und 40. Lebensjahr zumeist durch die in der **Nacht auftretenden** und den Schlaf störenden **Kreuzschmerzen** (Sakroiliitis). Diese Schmerzen strahlen häufig bis in beide Kniekehlen („Pseudoischias") aus.

Befunde: Die Sakroileitis ist durch den lokal auslösbaren Klopfschmerz oder den mechanisch bedingten Verschiebeschmerz (Stuhlsteigeversuch, Mennellscher Handgriff) zu dokumentieren. Die durch **Enthesiopathien** verursachten Beschwerden sind Folge von Entzündungsreaktionen im Bereich der Sehnen- und Ligamentansätze am Periost (Insertionstendinitiden, ossifizierende Periostitiden). Subjektiv empfinden die Patienten Schmerzen im Bereich des Fersenbeins (Kalkaneodynie, siehe Abb. 9.2-2), am Sitzbein oder auch parasternal (Thorakodynie). Bei etwa einem Drittel kommt es zudem zu einer Oligo- und seltener Polyarthritis im Bereich der unteren Extremitäten. Darüber hinaus

Tab. 9.2-2   HLA-B27 bei der seronegativen Spondylarthritis und Kontrollen

▶ Allgemeinbevölkerung	≈8 %
▶ ankylosierende Spondylitis	> 90 %
▶ reaktive Arthritiden nach:	
– Yersinia enterocolitica	66–91 %
– Yersinia pseudotuberculosis	> 60 %
– Campylobacter fetus	66–71 %
– Neisseria gonorrhoeae	bis 90 %
– Salmonella typhimurium	> 60 %
▶ rheumatisches Fieber	≈8 %
▶ chronische Polyarthritis	≈8 %

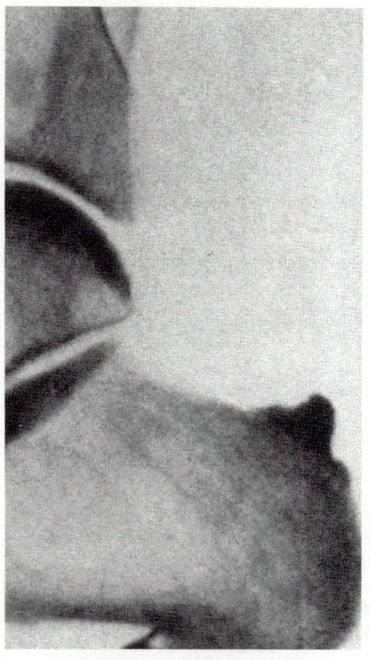

Abb. 9.2-2   Fersensporn bei ASP

führen die extraartikulären und extravertebralen Organmanifestationen zur **vorderen Uveitis** (gute Prognose), **Urethritis** (steril) und seltener zur **Kardiopathie.** (Reizleitungsstörungen: meist AV-Block I. Grades; Aortitis mit konsekutiver Aortenklappeninsuffizienz) und noch seltener zur Lungenmanifestation (Lungenoberlappenfibrose z.T. mit Hohlraumbildungen). Neurologische Komplikationen sind vertebragen und gehen im wesentlichen vom Rückenmark aus (pseudobasiläre Impression, lumbale Diskushernien, Schädigung der Cauda equina). Während initial die Funktionseinbußen der Wirbelsäule (zunächst: thorakolumbaler Übergang) kaum nachweisbar sind, tritt die zunehmende Bewegungseinschränkung der Wirbelsäule als Folge der Arthritis (Wirbelbogengelenke), der entzündlichen Einbeziehung der paraartikulären Strukturen (Wandverkalkungen bzw. Verknöcherung) und der reflektorischen Muskelreaktionen gegenüber dem Kreuzschmerz immer mehr in den Vordergrund (siehe Tab. 9.2-3).

Im **Spätstadium** kommt es infolge der zunehmenden Fibrosierungs- und Ossifikationstendenzen zu einer zunehmenden Deformierung mit fixierter Fehlhaltung der Wirbelsäule. Über den Grad der Lenden- und Brustwirbelsäulen-Inklinationseinschränkung gibt das **Schober-** bzw. das **Ott-Maß** Auskunft: Beim stehenden Patienten wird eine Distanz von 10 cm nach kranial (von S1) bzw. von 30 cm nach kaudal (von C7) eingezeichnet, die dann nach maximalem Beugen nach vorn lumbal mindestens um 4 und thorakal mindestens um 2 cm verlängert sein sollte (siehe Abb. 9.2-3). Das Versteifungs- und Fehlhaltungsausmaß wird weiterhin durch den Kinn-Sternum-Abstand und den Flèche (Abstand Hinterkopf – Wand, an der der Proband steht) bestimmt.

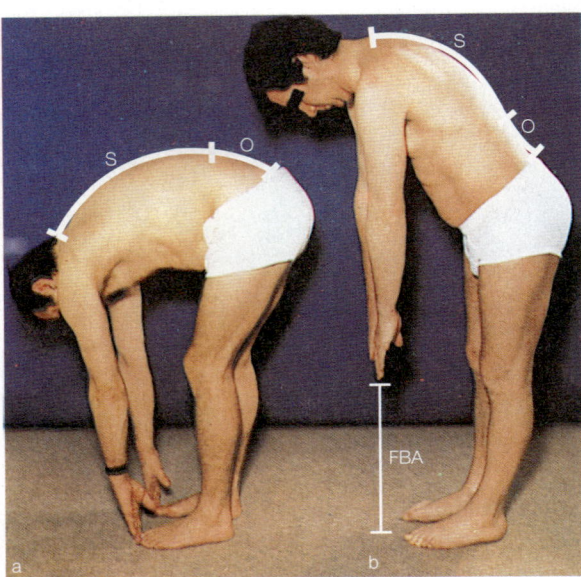

Abb. 9.2-3 Schober-Zeichen (S) und Ott-Zeichen (O) beim Gesunden und bei ankylosierender Spondylitis. FBA = Finger-Boden-Abstand.

Röntgenologisch imponiert die Verkalkung des Wirbelkörperbandapparates bei Erhaltung der Bandscheibenhöhe. Dazu kommt die knöcherne Ankylosierung der chronisch entzündeten Intervertebralgelenke. Im Laufe der Jahre versteift die gesamte Wirbelsäule, und zwar der Brustteil in kyphotischer und der Halsteil in lordotischer Stellung, während die Wirbelsäule die typische Bambusrohrform annimmt. Durch die starke Rumpfbeugung nach vorn wird das Blickfeld des Kranken trotz seiner in den Nacken geschlagenen Kopfhaltung stark behindert. In den Endstadien können auch Hüft- und Schultergelenke in chronisch deformierender Entzündung ankylosieren und völlige Bettlägerigkeit verursachen. Die exspiratorische Brustkorbstarre behindert die Atmung stark. Die späte Einbeziehung der oberen Halswirbelsäule sowie des atlantookzipitalen Gelenkes kann zu ähnlichen neurologischen Problemen wie denen bei der CP genannten führen. Bei ca. 1% der Patienten erschwert die Nierenamyloidose den weiteren Verlauf.

Sonderformen

Die ASP der Frau verläuft milder. Zu verstärkten Beschwerden kommt es während der Gravidität und post partum.

D Diagnostik

Bei Frühfällen kann oft nur die **Szintigraphie** oder die **Computertomographie** der Iliosakralgelenke diagnostisch weiterführen, da das Röntgen inklusive konventioneller Tomographie nicht selten unergiebig bleibt. Der Nachweis von HLA-B27 stützt lediglich die klinische Diagnose (vgl. Tab. 9.2-2).

Tab. 9.2-3 Klassifikationskriterien des M. Bechterew

▶ Schmerzhaftigkeit und Steifheit der Lendenregion > 3 Monate, im Ruhestadium nicht verschwindend (morgendlicher Ruheschmerz im Bett)

▶ Schmerzhaftigkeit und Steifigkeit im Bereich der Brustwirbelsäule

▶ verminderte Beweglichkeit im Bereich der Lendenwirbelsäule

▶ verminderte respiratorische Beweglichkeit des Brustkorbs

▶ Augenbeteiligung im Sinne akuter, rezidivierender Iritis (anamnestisch oder aktuell)

▶ röntgenologischer Nachweis bilateral-symmetrischer Veränderungen der Sakroiliakalgelenke im Sinne einer Sakroiliitis (Schichtaufnahmen!)

Die Diagnose gilt als gesichert, wenn entweder 4 der klinischen Zeichen 1–5 oder das Röntgenzeichen 6 sowie 1 klinisches Zeichen nachweisbar sind.

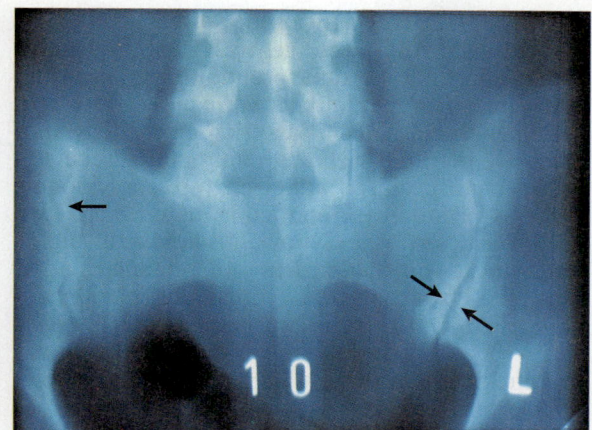

Abb. 9.2-4   Sakroiliitis bei ASP. Man erkennt deutlich die subchondrale Sklerose und Destruktion (Pfeile).

Die Röntgenzeichen der für die ASP typischen Sakroiliitis (siehe Abb. 9.2-4) vom Typ „buntes Bild" basiert auf der Trias Destruktion, subchondrale Sklerose und knöcherne Ankylose. Neben dem Iliosakralbefund finden sich an der Wirbelsäule die Syndesmophytenbildung, die Kastenwirbel (siehe Abb. 9.2-5), die Spondylosdiszitis und Spondylarthritis sowie im Bereich der Symphyse die Symphysitis.

▼ Therapie

Bei der ASP muß dem Schmerz- und Entzündungsprozeß sowie der Ossifikations- und Deformationstendenz entgegengetreten werden. Da bislang für kein Antirheumatikum eine den Krankheitsverlauf beeinträchtigende Wirkung erkennbar ist, stellt die **medikamentöse Behandlung** (NSAR, selten Kortikosteroide; bei Mitbeteiligung peripherer Gelenke: Salozosulfapyridin), ähnlich wie die physikalische Schmerzbehandlung, eine rein symptomatische Maßnahme dar. Damit steht im Vordergrund des therapeutischen Bemühens die gezielte Krankengymnastik und Bewegungstherapie (**„Bechterew-Gymnastik"**) mit dem Ziel, die zunehmende Versteifung aufzuhalten. Regelmäßige sportliche Betätigung (z. B. Schwimmen) muß gefördert werden.

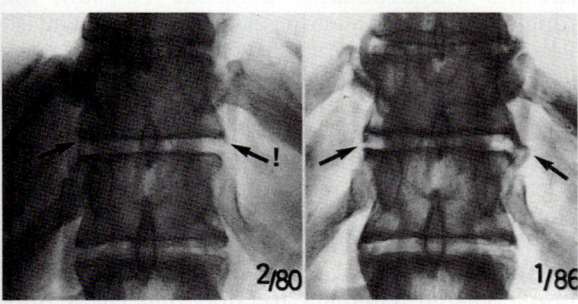

Abb. 9.2-5   Syndesmophyten bei ASP.

Verlauf und Prognose

Bei kaum eingeschränkter Lebenserwartung stellen sich nach ca. 10 Jahren schwere Motilitätseinbußen der Wirbelsäule ein. Allerdings ist der Verlauf sehr variabel: Bei Frauen ist er in aller Regel wesentlich milder, bei frühzeitigem Befall peripherer Gelenke ungünstiger.

Differentialdiagnose

Neben den primär nicht-entzündlichen Wirbelsäulenveränderungen (Spondylosis deformans) sind infektiös (bakteriell) oder neoplastisch bedingte Wirbelsäulenbeschwerden abzugrenzen. Ferner kommt anderen HLA-B27-assoziierten Spondylarthritiden differentialdiagnostische Bedeutung zu.

9.2.2   Reaktive Arthritis (REA)

Die REA ist eine Zweiterkrankung nach (bakteriell induzierten) gastrointestinalen oder auch urogenitalen Infektionen (siehe Tab. 9.2-4). Sie tritt in zeitlichem Abstand zur Primärinfektion und in örtlicher Distanz zum Primärort der Infektion auf. Bei einem Drittel kommt es mit der extraartikulären Manifestation an Haut und Schleimhäuten sowie am Auge zum klassischen Reiter-Syndrom. Der Gelenkbefall ist durch eine akute/subakute Mono- bis Oligoarthritis charakterisiert (meist: untere Extremität, asymmetrisch), die mit einer meist flüchtigen Iliosakralfugenbeteiligung sowie Insertionstendinitiden einhergeht. Labortechnisch fehlen Rheumafaktoren; demgegenüber findet sich häufig HLA-B27. Serologische Untersuchungen werden zur Identifikation des zweitkrankheitsauslösenden Bakteriums herangezogen. In mehr als zwei Drittel der Fälle heilt die REA innerhalb eines halben Jahres spontan aus. Daneben finden sich chronische Reiter-Erkrankungen und – oft nach vielen Jahren – die ankylosierende Spondylitis. Die Therapie erfolgt symptomatisch.

Definition

Unter dem Begriff „reaktive Arthritis" werden entzündliche Gelenkerkrankungen zusammengefaßt,

Tab. 9.2-4   Bakterielle Krankheitsauslöser bei REA (und M. Reiter)

Primärort der Infektion	Infektionserreger
▶ Urethritis	– Chlamydien – Gonokokken – Ureaplasmen
▶ Enteritis	– Campylobacter – Salmonellen – Shigellen – Yersinien

die im Anschluß an bakteriell induzierte gastro-intestinale und urogenitale Infektionen auftreten. Es handelt sich bei den REA im Gegensatz zur bakteriellen um eine **sterile Synovialitis** im Sinne einer bakteriellen Nacherkrankung. Es besteht eine Assoziation zu HLA-B27. Rheumafaktoren fehlen.

Kasuistik

Ein 21jähriger Student, 185 cm groß und 70 kg schwer, kommt von einem Ferienaufenthalt aus Tunesien mit schweren Gelenkbeschwerden im Bereich der unteren Extremität zurück. In Tunesien hat er eine mehrtägige Durchfallerkrankung erlebt. Diese sei mittlerweile ausgeheilt. Ca. 10 Tage nach dem Durchfall sei es zunächst zu schmerzhaften Augenbeschwerden („Konjunktivitis"), dann zu Schmerzen im Bereich des rechten Knie- und linken oberen Sprunggelenks gekommen. Seit einigen Tagen bestünden auch Schmerzen und eine Schwellung im Bereich des rechten Großzehengrundgelenks. Bei der **Inspektion** fallen Schwellung und z.T. auch Rötung im Bereich aller genannten Gelenke auf. Ferner finden sich 3–4 ca. 5-DM-Stück-große rote, heiße und schmerzhafte Hauterhabenheiten über den Schienbeinkanten (Hautarzt: Erythema nodosum). Die **körperliche Untersuchung** zeigt palpatorisch im Kniegelenk einen deutlichen Erguß. Das Mennellsche Zeichen ist fraglich positiv. Im Bereich der oberen Extremität besteht ein völlig unauffälliger Gelenkbefund. **Laborchemisch** imponieren eine Erhöhung der Akute-Phase-Proteine mit einer BKS von 25/63 mm n. W. und einem CRP von 30 mg/dl. HLA-B27 negativ, Rheumafaktoren und andere humorale Autoimmunphänomene sind nicht nachweisbar. Die **mikrobielle Serodiagnostik** zeigt Antikörper gegen Yersinien im IgG- und IgA-Isotyp. Das Gelenkpunktat erbringt 3000 Zellen/μl (vorwiegend Neutrophile) und ist steril. Die **mikrobiologische Untersuchung** kann keinen direkten Erregernachweis mehr im Stuhl erbringen. **Radiologisch** zeigen die mitgebrachten knochenszintigraphischen Aufnahmen nicht nur eine Nuklidmehrbelegung im Bereich der klinisch auffälligen Gelenke, sondern auch im Bereich der Sakroiliakal-Gelenke. Die daraufhin durchgeführten Nativ-Röntgenaufnahmen zeigen, abgesehen von den Weichteilzeichen, keine weiteren Veränderungen. Dem Patienten wird dargestellt, daß in der überwiegenden Zahl der Fälle diese Erkrankung einen selbstlimitierten Verlauf nimmt. Er wird mit nichtsteroidalen Antirheumatika versorgt und stellt sich nach Ablauf eines Vierteljahres beschwerdefrei vor.

Epidemiologie

Zur REA kommt es bei ca. 3% von Patienten mit bestimmten bakteriellen Infektionen im Darm- oder Urogenitalbereich (siehe Tab. 9.2-4).

Ätiologie und Pathogenese

Die **Ätiologie** der REA ist eng verbunden mit den krankheitsauslösenden Bakterien, die zum überwiegenden Teil gramnegative Zellwände oder zumindest Bestandteile der gramnegativen Zellwände tragen. Die **genetische Prädisposition** ist eng gekoppelt an HLA-B27. Die **immunpathologische Reaktion** ist noch weitgehend unklar. Viele der krankheitsauslösenden Bakterien verfügen über Zellwandbestandteile, die eine Partialantigengemein-schaft zu HLA-B27 aufweisen: So reagieren selbst monoklonale Antikörper gegen HLA-B27-positive Zellen auch mit Yersinia pseudotuberculosis und vice versa. Darüber hinaus verfügen diese nach-krankheitsauslösenden Bakterien über Zellwand-komponenten, die vielfältige immunologische Reaktionen unspezifisch anheizen (z.B. polyklonale B-Zell-Aktivatoren). Dennoch ist damit nicht klar, warum es deshalb zur Synovialitis kommen soll. **Bruchstücke von Chlamydien und Yersinien** sind in einzelnen Phagozyten der Synovialflüssigkeit nachweisbar. Allerdings ist bislang kein direkter Erregernachweis gelungen. Es wird vermutet, daß die Bakterienfragmente über zirkulierende Immunkomplexe, z.B. mit Yersiniazellfragment als Antigen, in das Synovium gelangt sind. In tierexperimentellen Modellen können freie Zellwandpartikel verschiedener Bakterien Synovialitiden auslösen (vgl. Adjuvans-Arthritis). Bei der **Pathogenese** ist zu berücksichtigen, daß in der Mehrzahl nur ein zeitlich beschränkter synovialitischer Prozeß induziert wird. Bei diesen, aber auch bei den wesentlich selteneren chronischen Verlaufsformen ist mit den herkömmlichen histologischen Techniken die Synovialitis nicht eindeutig von der CP zu unterscheiden. Bei den chronischen Verlaufsformen ähnelt die Morphologie stark der der ankylosierenden Spondylitis.

🅢 Symptome

Beschwerden: Nach dem meist schon überstandenen Infekt (gastrointestinal oder urogenital) kommt es zu Schmerzen und Bewegungseinschränkung der großen Gelenke im Bereich der unteren Extremität (**Mono-/Oligoarthritis**) und oftmals zu gleichzeitig auftretenden extraartikulären Symptomen. So bestehen im Bereich des Auges z.B. brennende Schmerzen (**Konjunktivitis** oder **Iridozyklitis**), prätibiale **Hautefflloreszenzen** in Form von roten Knoten (**Erythema nodosum,** siehe Abb. 9.2-6) oder auch psoriasiformen Effloreszenzen und im Bereich der Schleimhäute schmerzhafte Symptome durch aphthöse Mundschleimhautveränderungen. Nicht selten findet sich auch eine **Balanitis circinata.** Darüber hinaus bestehen Schmerzen an Sehnen- und Ligamentansatzpunkten (**Enthesiopathie):** Schmerzen beim Auftreten im Bereich der Ferse (Kalkaneodynie) oder der Achillessehne u.ä.
An **Befunden** findet sich oftmals eine exsudative Arthritis (Ergußbildung: tanzende Patella!), die röntgenologisch in aller Regel nicht destruierend ist. Ist die REA postenteritisch (z.B. „Yersinia-Arthritis"), kommt es oftmals zusätzlich zu einer sterilen (!) Urethritis, die sich durch brennende Beschwerden beim Wasserlassen bemerkbar macht und bei der im Gegensatz zu z.B. den Chlamydien- oder Gonokokken-induzierten REA kein Erregernachweis geführt werden muß.
Finden sich die Trias bzw. Tetrade Urethritis, Konjunktivitis (Iritis), Arthritis und „Reiter-Derma-tose" (Balanitis circinata; Keratodermie [siehe Abb. 9.2-7], Onychopathie, psoriasiforme Hautverände-

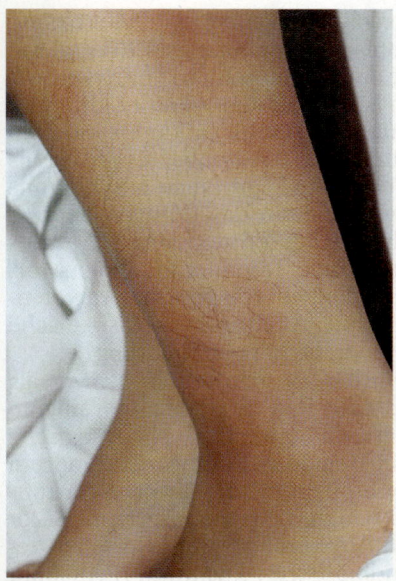

Abb. 9.2-6   Erythema nodosum bei REA.

rungen], und die Begleitsymptome der entzündlichen Enthesiopathie, Fieber und seltener Kreuzschmerz, dann spricht man auch von dem **Reiter
Syndrom,** der klinischen Vollausprägung einer REA
(siehe Tab. 9.2-5).

D   Diagnostik

Über den Gelenkstatus hinaus ist in klinischer Hinsicht besonders auf die extraartikulären Symptome

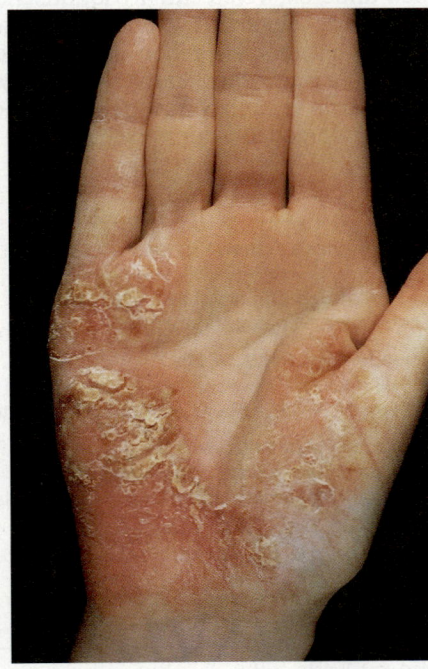

Abb. 9.2-7   Keratodermie bei REA.

Tab. 9.2-5   Klassifikationskriterien: Reiter Syndrom

▶ Hauptsymptome:
  – Urethritis (Urogenitalentzündung)
  – Konjunktivitis (Iritis)
  – Arthritis (Oligoarthritis)
  – Reiter-Dermatose (Balanitis, Keratodermie etc.)

▶ Begleitsymptome:
  – Fieber
  – systemische Entzündungszeichen
  – Iliosakralarthritis
  – innere Organbeteiligung (Karditis, Pleuritis etc.)

Laborchemisch fehlen: Rheumafaktor, ANA, Antistreptolysintiter.
Bakteriologisch-serologisch findet sich: Hinweis auf abgelaufene
Infektion, z. B. des Darmes oder des Urogenitalsystems. Immun-
genetisch häufig Assoziation mit HLA-B27.

(Enthesopathie, Haut-, Schleimhaut- und Augenbeteiligung) zu achten.
Labordiagnostisch (vgl. Tab. 9.2-6) muß nach dem
HLA-B27-Antigen und nach den krankheitsauslösenden Bakterien gefahndet werden. Die konventionellen diagnostischen Verfahren (Widal-Reaktion) sind häufig nicht sensitiv genug. Bei der Vielzahl der verschiedenen Serotypen allein bei der
Gattung Yersinia ist eine serologische Diagnostik
mittels Agglutinationsreaktion oder ELISA unter
Verwendung der jeweiligen O-Antigene ein müh-
sames Verfahren. Bei den enteropathogenen Yersinien gibt es vermutlich ein gemeinsames Patho-
genitätsprinzip: Ein Plasmid, das bei allen humanpathogenen Yersinien vorkommt, vermittelt offenbar wichtige Pathogenitätsfaktoren wie Serumre-
sistenz, Zelladhärenz, Phagozytoseresistenz und
Zytotoxizität. Diese Pathogenitätseigenschaften
werden im wesentlichen von einem 200 kD großen
Membranprotein (YOP 1) und durch plasmidkodierte sezernierte Proteine (20–67 kD) vermittelt.
Mit Hilfe des **Immunoblots** können Antikörper der

Tab. 9.2-6   Labordiagnostik bei REA

▶ Entzündungsparameter	BKS und CRP (+ bis ++)
▶ Genetik	HLA-B27 (bei ca. 80%: +)
▶ Mikrobiologie:	
– direkter Erreger-nachweis	Stuhl: meist negativ Urethralabstrich: meist negativ Gelenk: immer negativ
– Serologie	Blut: agglut. Antikörper; Antikörper gegen virulenz-assoziierte Antigene[1] Gelenk: avitale Zellfragmente von Yersinien, Chlamydien[2]

[1] z. B. Antikörper gegen plasmidkodierte sezernierte Proteine von
humanpathogenen Yersinien
[2] keine Routineuntersuchung!

Klasse IgG/IgA gegen die plasmidkodierten sezernierten Proteine den indirekten Nachweis einer abgelaufenen Yersinia-Infektion besser führen als die o.g. Seroverfahren. Bei urogenitalen Infekten kommt der mikroskopischen Beurteilung des Urethral-(Zervikal-)Abstrichs große Bedeutung zu. Dabei ist zu bedenken, daß oftmals klinisch inapparente Darminfektionen (z. B. mit Yersinia) die REA induziert haben und die urethrale Schleimhautreaktion steril ist.

▼ Therapie

Die Therapie erfolgt symptomatisch mit NSAR und mit einer konsequenten physikalischen Therapie (auch: Kryotherapie). Zur Erhaltung der Gelenkbeweglichkeit und Verhinderung von Muskelatrophien wird eine krankengymnastische Behandlung durchgeführt; **keine** strikte Ruhigstellung eines Gelenks! Wegen der extraartikulären Komplikationen (Iridozyklitis) und bei erheblichen exsudativen Verlaufsformen der Arthritis kann für kurze Zeit eine systemische Kortikosteroidmedikation, bei Monoarthritiden auch einmal eine lokale Kortikoidinstillation (cave: Superinfektion) durchgeführt werden. Ob eine antibiotische Therapie die Nachkrankheit beeinflußt, ist umstritten.

Bei den selteneren chronischen Verlaufsformen (z. B. chronisches Reiter Syndrom) ist eine Medikation, z. B. mit Salazosulfapyridin, erforderlich. Die Übergangsformen zur ankylosierenden Spondylitis werden wie diese selbst behandelt.

Verlauf und Prognose

Zwei Drittel der Patienten sind nach 6 Monaten beschwerdefrei. Vor allem bei Patienten mit Polyarthritis und den oftmals im klinischen Vordergrund stehenden extraartikulären Problemen persistiert die Erkrankung über ein Jahr: Damit hat auch das Reiter-Syndrom (als Vollausprägung des Krankheitsbildes) langfristig die schlechtere Prognose als die oligosymptomatische REA. Chronische Verlaufsformen treten deutlich häufiger auf. In ca. 10% der Fälle kann es sogar zu einem aggressiv-destruktiven Gelenkprozeß (Metatarsophalangealgelenke) kommen.

Differentialdiagnose

REA zeigen ein ähnliches Bild wie andere zum Formenkreis der Spondylarthritis gehörende Krankheitsbilder. Darüber hinaus sind sie vom **akuten rheumatischen Fieber** und von der **bakteriellen Arthritis** abzugrenzen. Die bakterielle Arthritis entsteht meist hämatogen; chronische Krankheiten (speziell: chronische Polyarthritis), Drogenabusus, Alkoholismus und Abwehrstörungen sind maßgebliche Risikofaktoren. Wichtigster diagnostischer Parameter für die bakterielle Arthritis ist neben dem Gram-Präparat und der mikrobiologischen Kultur die Leukozytenzahl in der Synovia: > 50000/μl Granulozyten! Häufigste Erreger sind Staphylococcus aureus, Haemophilus influenzae, gramnegative Stäbchen und Koagulase-negative Staphylokokken. Im Rahmen **chronisch granulomatöser Erkrankungen,** wie z. B. der akuten Sarkoidose (Löfgren-Syndrom), aber auch bei der akuten Wegener-Granulomatose und **primären Vaskulitiden** kann es sowohl zu einem sehr ähnlichen Gelenkbefallsmuster als auch zu einem Teil der extraartikulären Symptome kommen. Hier weisen dann das Röntgen-Thorax-Bild (bizykliche Hilusverbreiterung: Morbus Boeck? Einschmelzende Rundherdbildung: Morbus Wegener?) und die Labordiagnostik (Angiotensin Converting Enzyme: ACE; antizytoplasmatische Antikörper: ACPA) in die richtige Richtung.

Bei der **Lyme-Arthritis** (Borreliose) ist in mehr als zwei Drittel der Fälle ein Erythema chronicum migrans anamnestisch eruierbar. Neurologische Symptome (Garin-Bujadoux-Bannwarth Syndrom u. a.) und kardiale Probleme (z. B. Perikarditis) können den Gelenksymptomen vorausgehen. Serologisch wird nach Antikörpern gegen Borrelien gefahndet. Die antibiotische Therapie (Penicillin, Tetracycline) über einen Zeitraum von ca. vier Wochen führt in den meisten Fällen zu einem Schwinden der Beschwerden.

Die Gelenkmanifestationen bei ca. 5% der Patienten mit Schuppenflechte **(Arthritis psoriatica)** sind vielgestaltig (siehe Tab. 9.2-7). Neben dem überwiegend milden, wenig destruierenden Verlauf kommt es bei ca. 10% zu einer deformierenden Polyarthritis. Charakteristisch ist das klinische Bild der **Daktylitis:** Befall der verschiedenen Gelenke in einem Strahl („Wurstfinger").

Bei der klinischen Untersuchung eines jeden unklaren arthritischen Beschwerdebildes muß nach der **Nagelpsoriasis** (Tüpfelnägel, Onycholyse), aber auch nach anderen, versteckten psoriatischen Läsionen (behaarte Kopfhaut, Nabelregion) gefahndet werden. Gelegentlich gehen die Gelenkmanifestationen aber auch den Hautveränderungen der Psoriasis vulgaris zeitlich voraus. Röntgenologisch findet sich entsprechend der verschiedenen Typen

---

Tab. 9.2-7 Psoriasis-Arthritis-Formen*

▶ distale Polyarthritis (Strahltyp) ca. 15%
  DIP, Strahlbefall, Nagelveränderungen

▶ mutilierende Polyarthritis ca. 5%
  Finger/Handwurzel
  Assoziation: HLA-DR3/DR4 jugendliche Manifestation

▶ symmetrische Polyarthritis ca. 15%
  (Variante zur chron. Polyarthritis?)
  milder Verlauf; **Rheumafaktoren** und Rheumaknoten

▶ asymmetrische Oligo-(Mono-)arthritis ca. 50%
  DIP, PIP, MCP, MTP (Strahl)

▶ Polyarthritis mit ankylosierender Spondylitis ca. 15%
  HLA-B27 positiv!

* modifiziert nach Wright

eine Vielfalt an Phänomenen. Charakteristisch sind jedoch die **produktiven und arosiven Kapselansatzläsionen,** die zu den typischen Protuberanzen, aber auch zu den osteolytischen Veränderungen führen können. Labordiagnostisch wird neben den klassischen Entzündungsparametern eine Ausschlußdiagnostik durchgeführt; die der Psoriasis assoziierten HLA-Antigene (B13, B17 und Cw6) spielen diagnostisch keine Rolle; bei der Psoriasis-Spondylitis (Differentialdiagnose zur ASP!) findet sich fast stets das HLA-B27. Therapeutisch steht die antipsoriatische Therapie im Vordergrund, da sich die Gelenkmanifestationen häufig unter einer effektiven Behandlung bessern.

9.3 Rheumatisches Fieber (RF)

Das RF ist eine nichteitrige **Nach**-Erkrankung einer Hals- bzw. Racheninfektion mit β-hämolysierenden Streptokokken. Etwa 14 Tage nach dem sensibilisierenden Infekt kommt es zu Fieber und sehr schmerzhaften Entzündungen der mittleren und großen Extremitätengelenke. Bereits im Anfangsstadium des akuten Rheumatismus kann die Karditis und/oder die Stammganglienenzephalitis (Chorea minor: „Veitstanz") das klinische Bild prägen. Extraartikulär zeigen sich an der Haut das Erythema anulare und an den Sehnenansätzen und dem Periost rheumatische Granulome. Das klinische Bild, die Immunphänomene (herzreaktive Autoantikörper) und die Genetik (**kein** HLA-B27) verbieten eine Zuordnung des RF zur Spondylarthritis! Die Bekämpfung der A-Streptokokken-Infektion und der davon ausgehenden Rezidivgefahr (Langzeittherapie mit Penicillin!) stellt hier die Basisbehandlung dar. Daneben müssen während der akuten Erkrankung symptomatische Maßnahmen durchgeführt werden.

Definition

Das RF ist eine nichteitrige, d.h. immunologisch vermittelte Zweitkrankheit, die nicht nur zu einem akuten Gelenkrheumatismus, sondern auch zu verschiedenen schweren Organschäden (Herz, ZNS) führen kann. Synonyme: akuter Gelenkrheumatismus, Rheumatismus acutus verus und Febris rheumatica.

Kasuistik

Ein 22 Jahre alter persischer Student, 175 cm groß, 60 kg schwer, vor ca. 10 Jahren mit den Eltern aus dem Iran eingewandert, kommt mit einer Polyarthritis, die große und auch kleine Gelenke im Bereich der unteren und oberen Extremität betrifft, unter heftigen Schmerzen zur stationären Aufnahme. Die Polyarthritis geht mit febrilen Temperaturen um 38,5 °C einher. **Anamnestisch** ist zu eruieren, daß er im Kindesalter 2–3 ähnliche Episoden im Iran erlebt hat und daß es nach der letzten Episode unter

einer Penicillin-Sekundärprophylaxe (Tardocillin) über viele Jahre hinaus zur Beschwerdefreiheit gekommen war. Bei der **Inspektion** findet sich im Bereich der Brusthaut eine girlandenförmige Effloreszenz, die vom Dermatologen als Erythema anulare bezeichnet wird. Bei der **Palpation** finden sich im Bereich der Streckseite der Unterarme subkutan linsen- bis erbsgroße Knotenbildungen. Die Gelenke sind heiß, geschwollen und schmerzen schon bei Erschütterung. Es fällt auf, daß im weiteren Verlauf wechselnde Gelenke betroffen sind, d.h. daß die Arthritis von Gelenk zu Gelenk springt. **Auskultatorisch** hört man über der Herzspitze ein bandförmiges, in die Axilla ausstrahlendes Geräusch, dem **echokardiographisch** eine Mitralklappeninsuffizienz entspricht. Daneben besteht im **EKG** ein AV-Block ersten Grades bei einer Sinustachykardie um 100. **Labortechnisch** findet sich eine maximale Entzündungsreaktion im Blut: BKS 90/130 mm n.W., CRP 110 mg/l. Die Synovialanalyse zeigt 20000 Zellen/µl (überwiegend Granulozyten) und ist steril. Mehrere an konsekutiven Tagen abgenommene Blutkulturen sind steril. Der Rheumafaktor und andere humorale Autoimmunphänomene (incl. ANA) sind auch bei wiederholter Untersuchung negativ. Demgegenüber findet sich ein Antistreptolysin-Titer zunächst von 1:800, nach 8 Tagen 1:3200. Die daraufhin ergänzend durchgeführten Antikörper-Titer gegen weitere extrazelluläre Streptokokkenprodukte (z.B. Anti-DNAse B) sind ebenfalls erhöht. Die Intrakutantestung mit mehreren ubiquitären Antigenen (Multi-Merieux-Teststempel®) zeigt eine isoliert verstärkte Reaktion vom verzögerten Typ gegenüber Streptokinase-Streptodornase. Der beim nüchternen Patienten (morgens nach dem Aufwachen und vor dem Zähneputzen) entnommene Rachenabstrich erbrachte β-hämolysierende Streptokokken der Gruppe A vom Serotyp 12. Die erweiterte Autoantikörpersuche erbringt herzreaktive Autoantikörper.

Einleitung einer Penicillin-**Behandlung,** die 1 Jahr mit einer monatlichen Depotgabe (z.B. Tardocillin) fortgesetzt wird. Gleichzeitig hochdosierte Gabe von Salizylaten (2–3 g/Tag) und wegen der wahrscheinlichen rheumatischen Karditis Kortikosteroide (im Cushing-Schwellendosisbereich).

Epidemiologie

Das RF war bis in die 60er Jahre neben der CP der wichtigste Entzündungsrheumatismus; in den Entwicklungsländern ist das RF heute noch die Haupttodesursache im Kindesalter. In den Industrienationen ist diese Erkrankung heute selten, wenngleich es wieder Berichte über eine Virulenzzunahme der A-Streptokokken und auch ein Wiederauftreten des RF gibt.

Ätiologie und Pathogenese

Nur Streptokokken der serologischen Gruppe A können über eine Halsinfektion ein RF induzieren. Die schon länger bekannte genetische Prädisposition ist heute über ein B-Zell-Alloantigen markierbar. Der Partialantigengemeinschaft von Zellmembranbestandteilen der A-Streptokokken mit humanen Gewebedeterminanten (z.B. Sarkolemm oder neuronale Strukturen des Gehirns) kommt für die Immunpathogenese wohl die entscheidende Bedeutung zu: Im Serum finden sich Antikörper (und im Blut T-Zellen), die sowohl an sarkolemmale und neuronale als auch an Biostrukturen von Streptokokken („kreuzreagierende Antikörper") binden. Damit stellt das RF den Prototyp einer infektinduzierten (sekundären) Autoimmunkrankheit dar. Nach Elimination des Auslösers kommt der Autoimmunprozeß zum Stehen.

S Symptome

Beschwerden: Charakteristischerweise kommt es ca. 10 Tage nach einer Racheninfektion zu Gelenkbeschwerden: Die **Arthritis** springt innerhalb von Tagen von einem zum anderen Gelenk. Oftmals leiden die meist jugendlichen Kranken unter heftigsten Schmerzen, speziell bei Berührung. In einem Drittel der Fälle kommt es zur **Karditis.** Typisch sind weiterhin das am Stamm auftretende **Erythema anulare** und die etwa erbsengroßen subkutanen **Rheumaknoten,** z. B. über den Strecksehnen oder den Wirbeldornfortsätzen. Die **Chorea minor** als neurologische Komplikation ist beim Erwachsenen eher selten. Die Jones-Kriterien für die Diagnosestellung zeigt Tabelle 9.3-1.

D Diagnostik

Die klinische Diagnostik umfaßt den Gelenkstatus und die Suche nach den extraartikulären Manifestationen: tägliche Auskultation (rheumatische Karditis). Labortechnisch fallen maximal erhöhte humorale Entzündungsreaktionen auf; **Rheumafaktoren** und das HLA-B27-Antigen **sind nicht nachweisbar.** Demgegenüber findet sich ein Titeranstieg der gegen die Extrazellulärprodukte von Streptokokken gerichteten Antikörper (z. B. Antistreptolysin-O-Titer). Der Rachenabstrich ist bei einem Drittel der Fälle für A-Streptokokken positiv. Der Nachweis von herzreaktiven Autoantikörpern im Serum ist richtungweisend, aber nicht beweisend für eine Karditis.

Komplikationen

Der Ausspruch von Lasègue, „das rheumatische Fieber beleckt die Gelenke und das Gehirn, aber es beißt das Herz", umreißt treffend die gesamte klinische Pathologie des RF. Oft werden die kardialen Komplikationen erst nach Jahrzehnten manifest: in Form der Herzklappenerkrankungen, besonders im Bereich der Mitralklappe.

T Therapie

Die Bekämpfung der A-Streptokokken-Infektion und der davon ausgehenden Rezidivgefahr muß durch eine **Langzeittherapie** mit Penicillin („Sekundärprophylaxe") Vorrang haben. In der akuten Phase des RF bewirkt die Penicillingabe natürlich nichts mehr. Salizylate (Beginn mit 5 g täglich!) stellen das Standardmedikament dar; Kortikosteroide werden zur Hemmung der mesenchymalen Entzündung und der überschießenden Antikörperbildung bei der akuten Karditis additiv verabreicht.

9.4 Kollagenosen

Unter dem klinischen Sammelbegriff „Kollagenosen" wird eine Gruppe von Erkrankungen zusammengefaßt, die als Systemerkrankungen klinisch Überlappungsphänomene zeigen, immunologisch überwiegend nicht-organspezifische Autoantikörper bieten („generalisierte Autoimmunerkrankungen") und morphologisch im Gewebe neben einer Vaskulopathie fibrinoide Nekrosen zeigen. Im klinischen Sprachgebrauch wird der Begriff „Kollagenose" häufig bei Frühformen verwendet, bei denen eine klare nosologische Einordnung vom weiteren Verlauf abhängig gemacht werden muß.

9.4.1 Systemischer Lupus erythematodes (SLE)

Der SLE ist eine schubweise verlaufende, chronisch-entzündliche Erkrankung des Gefäß-Bindegewebsapparats. Er entsteht auf dem Boden einer genetischen Prädisposition über verschiedene Immunmechanismen (Autoimmunreaktionen, Immunkomplexreaktionen) und kann bei unklarer Ätiologie durch verschiedene exogene Faktoren (z. B. UV-Licht, hormonelle Umstellungsphasen) ausgelöst werden. Es erkranken besonders häufig junge Frauen. Neben den Manifestationen im Bereich des Bewegungsapparates (Arthritis, Myositis) stellen besonders die viszeralen Manifestationen (Nieren, Herz und Zentralnervensystem) in diagnostischer und auch therapeutischer Hinsicht für den Arzt eine besondere Herausforderung dar. Die Labordiagnostik wird im wesentlichen durch die Immundiagnostik und die Behandlung im wesentlichen durch die immunsuppressive Therapie bestimmt.

Tab. 9.3-1 Rheumatisches Fieber (Kriterien nach Jones)

Hauptkriterien	Nebenkriterien
Karditis	Fieber
Polyarthritis	Arthralgien
Chorea minor	
RF oder Karditis	
Erythema anulare	BKS-Erhöhung
subkutane Knötchen	Leukozytose
	CRP positiv
	EKG: PR-Verlängerung

Außerdem: Hinweise auf vorausgegangene A-Streptokokken-Infektion (Rachenabstrich, Anstieg von Antikörpern gegen Streptokokkenantigene)

2 Haupt- oder 1 Haupt- und 2 Nebenkriterien: hohe Wahrscheinlichkeit für rheumatisches Fieber, wenn eine vorausgehende Streptokokkeninfektion nachweisbar ist.

Kasuistik

Eine 28 Jahre alte Patientin kommt wegen einer neuaufgetretenen Polyarthritis zur Vorstellung. **Anamnestisch** ist zu erfahren, daß vor dem jetzigen Beschwerdebild ganz offenbar schon eine längere Erkrankungsphase liegt: Seit mehreren Jahren kommt es zu periodischer Abgeschlagenheit, Krankheitsgefühl, subfebrilen Temperaturen, z.T. aber auch regelrechten Fieberschüben bis 40 °C. Ferner habe sie kurzzeitig auch dermatologisch behandelt werden müssen, weil es im Bereich des Kopfes zu einer diffusen Alopezie gekommen war, die sich spontan zurückgebildet hat. Ferner habe sie unabhängig von den jetzt genannten Beschwerden auch wiederholt unter depressiven Verstimmungen zu leiden gehabt. **Inspektorisch:** klassisches Schmetterlingserythem (nach dem Sonnenbad aufgetreten!). Bei der **körperlichen Untersuchung** findet sich eine Polyarthritis, die sowohl kleine als auch große Gelenke asymmetrisch betrifft. Ferner fallen periphere Ödeme auf: In die Tibiakante sind mit dem Daumenballen gut sichtbare Dellen zu drücken. **Labortechnisch** finden sich eine mittelgradige BKS (25/40 mm n.W.), ein leicht erhöhtes CRP und im Blutbild eine Trizytopenie (Anämie, Leukopenie, Thrombozytopenie). In der Serumelektrophorese fällt eine breitbasige Hypergammaglobulinämie von 25% auf. **Klinisch-immunologisch** sind antinukleäre Antikörper in einem Titer von 1:3200 nachweisbar; das Fluoreszenzmuster ist ringförmig. Ergänzend werden Anti-Doppelstrang-DNA-Antikörper nachweisbar. Die gesamthämolytische Aktivität CH 50 ist deutlich vermindert; die Komplementeinzelkomponenten C3 und C4 sind ebenso deutlich erniedrigt. Es finden sich Autoantikörper gegen Granulozyten, Thrombozyten und auch Erythrozyten (Coombs-Test direkt und indirekt positiv). Weitere Laboruntersuchungen zeigen einen leicht erhöhten Kreatininwert (1,8 mg/dl); das Urinsediment weist eine Erythrozyturie aus. Es findet sich eine Eiweißausscheidung von etwa 1,5 g/Tag. **Sonographisch** sind die Nieren vergrößert und zeigen einen leicht verbreiterten Parenchymsaum, wie z.B. bei Glomerulonephritis. In der daraufhin durchgeführten **Nierenbiopsie** findet sich das Bild einer mesangioproliferativen Glomerulonephritis mit deutlichen Aktivitätszeichen. Unter einer kurzfristig höheren und dann im Cushing-Schwellen-Dosisbereich liegenden Kortikosteroidmedikation kommt es rasch zu einem Rückgang der arthritischen Symptomatik, aber nicht zur Normalisierung der Nierenfunktionsparameter und des Harnbefunds. Deshalb Entschluß zur additiven Cyclophosphamid-Stoßtherapie (800 mg Cyclophosphamid als Infusion 1mal pro Monat), unter der es dann innerhalb von 3 Monaten zur Normalisierung der Nierenfunktion und des Harnsediments kommt. Diese letztere Therapie wird dann nach einem halben Jahr abgeschlossen, und die Patientin bleibt die nächsten Monate unter der weiter reduzierten Kortikosteroidmedikation (4 mg Prednisolon) beschwerdefrei.

Es wird eine Behandlung mit Chloroquin begonnen und nach dem erwarteten Einsetzen der Effektivität (ca. 3–5 Monate!) die Kortikosteroidmedikation abgesetzt. Die Patientin wird auf die Notwendigkeit regelmäßiger Kontrollen (Rezidivgefahr!) hingewiesen und vor Sonnenlichtexposition gewarnt.

Epidemiologie

Man rechnet mit ca. 50 Fällen bei 100 000 Einwohnern.

Ätiologie und Pathogenese

Die Ätiologie des SLE ist unbekannt. Die Pathogenese wird ganz wesentlich durch die Vielzahl der Autoantikörper bestimmt. Diese entstehen im Rahmen einer profunden Störung der Immunregulation und sind Ausdruck einer polyklonalen B-Zell-Aktivierung: Somit findet sich nicht nur eine Fülle von Autoantikörperspezifitäten, sondern auch eine ganze Reihe von Antikörpern in höheren Titern gegen zahlreiche ubiquitäre Antigene. Die Autoantikörper führen im wesentlichen über die histiozytotoxische bzw. Immunkomplexreaktion nach Gell und Coombs mit den nachfolgenden unspezifischen entzündlichen Sequenzprozessen zu der bunten klinischen Symptomatik: Antikörper gegen zirkulierende Blutzellen können zu Zytopenie, solche gegen Plasmaproteine oder Gewebsantigene zur Immunkomplexbildung führen. Letztere können sich in der Zirkulation oder in situ bilden und führen z.B. über die subendotheliale Deposition (Komplementaktivierung) zur Entzündungsinduktion durch Anlockung und Aktivierung von Zellen der myelomonozytären Reihe. Die im Rahmen der Phagozytose frei werdenden Entzündungsmediatoren bestimmen dann den weiteren Lokalbefund (siehe Tab. 9.4-1).

🅢 Symptome

Beschwerden: Das klinische Bild (siehe Tab. 9.4-2) und der Verlauf zeigen eine ausgesprochen große Variabilität. Besonders bei den Frühformen kann die Beteiligung unterschiedlicher Organsysteme die diagnostischen Überlegungen in ganz andere Richtungen lenken. Deshalb ist speziell in dieser Situation die Labordiagnostik (siehe Tab. 9.4-1) eine nicht wegzudenkende Stütze. Beim **akuten SLE** wird über letztlich ätiologisch unklare, plötzlich auftretende Fieberzustände ohne Erkältungssymptome geklagt. Oftmals gesellen sich Gelenkschmerzen (Arthralgien), vielfach auch eine Polyarthritis dazu. Es kann aber auch primär zu atemabhängigen, thorakalen Schmerzen (Pleuritis) oder präkordialen Sensationen (Perikarditis) kommen.

Tab. 9.4-1   Autoantikörper bei SLE

▶ gegen Zelloberflächenantigene: Lymphozyten, Erythrozyten, Thrombozyten, Granulozyten

▶ gegen Zellkernsubstanzen (antinukleäre Antikörper): DNS, RNS, Histon, extrahierbare nukleäre Antigene (Sm-Protein, Ribonukleoproteine etc.)

▶ gegen Zytoplasmakomponenten: Mitochondrien, Ribosomen, Lysosomen, zytoplasmatisches Glykoprotein (SS-A), zytoplasmatisches RNS-Protein (SS-B)

▶ gegen Serumeiweißkörper: Immunglobuline ("Rheumafaktoren"), Gerinnungsfaktoren (pro- und antikoagulatorisch wirksam)

Tab. 9.4-2   Revidierte Kriterien für die Klassifikation des SLE

Kriterium	Definition
Schmetterlingserythem	Erythem, flach oder erhaben über Wangen und Nasenrücken mit Aussparung der Nasolabialfalten
diskoide Hautveränderungen	erhabene gerötete, hyperkeratotische Effloreszenzen mit anhaftenden Schuppen; evtl. atrophische Narben nach Abheilung
Photosensibilität	Hauteffloreszenzen als gesteigerte Reaktion auf Sonnenlichtexposition
Schleimhautulzera	orale oder nasopharyngeale Ulzerationen
Arthritis	nichterosive Arthritis von zwei oder mehr peripheren Gelenken
Serositis	a) Pleuritis – anamnestisch Schmerzen *oder* Pleurareiben *oder* Erguß *oder* b) Perikarditis – dokumentiert im EKG *oder* echokardiographisch *oder* Perikardreiben
Nierenbeteiligung	a) persistierende Proteinurie > 0,5 g/24 h *oder* b) Zylindrurie (Erythrozyten-, Hämoglobin-, granuläre oder gemischte Zylinder)
ZNS-Beteiligung	a) Krampfanfälle *oder* – ohne auslösende Medikamente oder metabolische Störungen b) Psychosen
hämatologische Beteiligung	a) hämolytische Anämie mit Retikulozytose *oder* b) Leukopenie < 4000/mm³ *oder* c) Lymphopenie < 1500/mm³ *oder* d) Thrombopenie < 100 000/mm³ ohne auslösende Medikamente
immunologische Befunde	a) positives LE-Zell-Phänomen *oder* b) Antikörper gegen doppelsträngige DNA *oder* c) Nachweis von Antikörpern gegen Sm-Nukleoprotein *oder* d) falsch positive Lues-Serologie
antinukleäre Antikörper	erhöhter Titer in der indirekten Immunfluoreszenz ohne auslösende Medikamente

Wegweisend sind oftmals die auffallenden Hautläsionen, z.B. das **schmetterlingsförmige Erythem** (Sonneneinwirkung!) (siehe Abb. 9.4-1) im Gesicht. Manchmal weisen auch **Ödeme** (nephrotisches Syndrom) und ein **hoher Blutdruck** auf die Lupusnephritis. Diese kann bei perakuten Verlaufsformen unter dem Bild eines pulmorenalen Syndroms imponieren. Die parenchymatöse Lungenbeteiligung ist dann Folge einer akuten Pneumonitis (vgl. Tab. 9.4-3).

Bei der häufig auftretenden **chronisch-rezidivierenden Verlaufsform** können praktisch alle genannten Beschwerden in meist milderer Form bestehen. Anamnestisch läßt sich bei diesen Formen oftmals leichter das auslösende Moment erkennen: Sonnenexpositionen oder auch hormonelle Veränderungen (Beendigung der Schwangerschaft, Beginn einer Ovulationshemmer-Einnahme, mentale Streßsituationen). In jedem Fall muß eine Medikamentenanamnese erfolgen, da eine ganze Reihe von Pharmaka zu dem **medikamentös induzierten SLE** führen kann, der ein milderes klinisches Bild erkennen läßt und sich nach Absetzen des Medikaments in aller Regel völlig zurückbildet (siehe Tab. 9.4-4). Klinisch besteht ein Auf und Ab: Krankheitsschübe

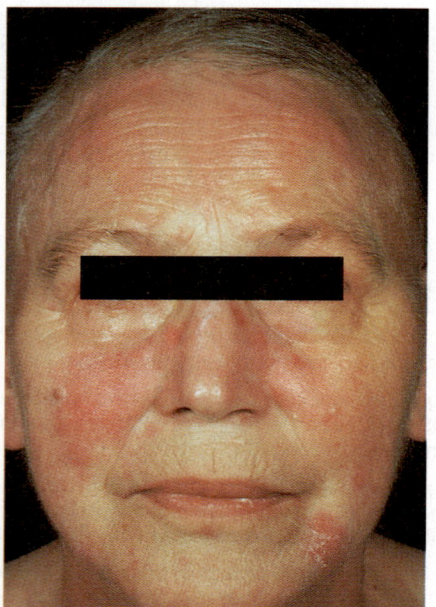

Abb. 9.4-1   Schmetterlingserythem und Alopezie bei SLE.

Tab. 9.4-3   Organbeteiligung bei SLE

Gelenke	> 80%	Herz	> 60%
Pleura	> 70%	Nervensystem	> 50%
Haut	> 70%	Lunge	> 40%
Nieren	> 70%	Leber	> 40%

Tab. 9.4-4 Medikamentös induzierter SLE

▶ Antiarrhythmika	– Procainamid – Chinidin
▶ Antihypertensiva	– Hydralazin – α-Methyldopa – Reserpin
▶ Antiepileptika	– Carbamazepin – Phenytoin – Primidon
▶ Tuberkulostatika	– Isoniazid
▶ Thyreostatika	– Propylthiouracil – Methylthiouracil
Sonstige	D-Penicillamin, Kontrazeptiva etc.

wechseln mit mehr oder weniger langdauernden Remissionen. Nicht selten bestehen nur leichte Beschwerden wie rezidivierend auftretendes Fieber, Arthralgien, Myalgien und/oder verschiedene Hautmanifestationen. Darüber hinaus kann es zu (Poly-)Arthritiden, Muskelschmerzen und Kraftlosigkeit durch eine begleitende Myositis und das Raynaud-Syndrom kommen. Plötzliche, aber auch allmählich auftretende Gefühlsstörungen (Parästhesien) im distalen Extremitätenbereich und/oder z. B. die Fußheberschwäche (Peroneusparese) können als polyneuropathische Komplikationen der begleitenden Vaskulitis (Vasa nervorum) das klinische Bild prägen. Darüber hinaus können extrapyramidale Bewegungsstörungen (z. B. Chorea), aber auch verschiedene neurologische Defizite durch zerebrale Zirkulationsstörungen (Hemiparese!) oder auch psychiatrische Störungen (Depressionen und Psychosen!) auftreten. Auf die hämatologischen Manifestationsmöglichkeiten wurde schon in der Kasuistik hingewiesen.

D Diagnostik

Von den Laborbefunden sind über die jeweilige Organdiagnostik die **immunologischen Befunde** von überragender Bedeutung (siehe Tab. 9.4-1). Der wichtigste Befund sowohl für die Primärdiagnostik als auch für die spätere Aktivitätsdiagnostik ist der Nachweis der **antinukleären Antikörper (ANA).** Hierbei handelt es sich um ein ganzes Bündel von Antikörpern gegen verschiedene Zellkernbestandteile. Während die ANA keine hohe Spezifität für den SLE erkennen lassen (Vorkommen auch bei anderen Autoimmunerkrankungen, z. B. chronisch aktiver Hepatitis etc.), besitzen z. B. **Antikörper gegen Doppelstrang-DNS** (anti-ds-DNS) oder gegen ein nukleäres Glykoprotein **(Sm-Antigen)** eine hohe Spezifität für den SLE. Allerdings schränkt die Sensitivität (anti-ds-DNS: ca. 50%; anti-Sm: ≈ 25%) die diagnostische Bedeutung ein. In der Praxis wird im allgemeinen so vorgegangen, daß bei der kli-

nischen Arbeitsdiagnose „Kollagenose" zunächst mittels der indirekten Immunfluoreszenztechnik nach ANA gesucht wird. Sind diese positiv, kann schon das Kernfluoreszenzmuster richtungweisend das weitere diagnostische Prozedere bestimmen: Bei ringförmiger Fluoreszenz werden Anti-ds-DNS-Antikörper bestimmt, bei gesprenkeltem Muster nach extrahierbaren Kernantigenen (ENA) gesucht, bei nukleolärer Fluoreszenz die Nukleolus-RNS-Antikörper analysiert.

Die Assoziation bestimmter Autoantikörper mit besonderen SLE-Verlaufsformen zeigt Tabelle 9.4-5. Bei der Aktivitätsbeurteilung kommt dem klinischen Befund, dem Titer der Anti-ds-DNS-Antikörper und der **Komplementkonzentration** (C3, C4 und C3d, gesamthämolytische Aktivität: CH50) Bedeutung zu. Bei Blutbildveränderungen (Anämie, Leukopenie, Thrombozytopenie) können entsprechende Antikörper (siehe Tab. 9.4-1) nachgewiesen werden. Defekte der Komplementkomponenten C1R, C1S, C2 und C4 können mit einem SLE assoziiert sein: Komplementanalysen!

Komplikationen

Über die krankheitsprozeßbezogene Multiorgansymptomatik hinaus fordert besonders die oftmals über viele Jahre notwendige immunsuppressive Therapie ihren Tribut: So ist Neoplasieentwicklung zu befürchten.

▼ Therapie

Eine kausale Therapie gibt es nicht. Die **symptomatische** Therapie hat sich der Aktivität des Krankheitsbildes anzupassen. Diese wird anhand klinischer und immunologischer Daten ermittelt. Eine Überbehandlung kann den Patienten durch z. B. opportunistische Infektionen stärker gefährden als die Grunderkrankung! Neben den NSAR stellen Chloroquinderivate (Nebenwirkungen im Auge!)

Tab. 9.4-5 Assoziation von ANA-Subspezifitäten zum klinischen Bild bei SLE

Antikörper gegen	klinische Symptomatik
native (ds) DNA	bei hoher Avidität und IgG: Nierenbeteiligung!
Sm (ENA, Nicht-Histon-Protein)	meist **keine** Nierenbeteiligung, Raynaud Syndrom
nRNP (Ribonukleoprotein)	meist **keine** Nieren-/ZNS-Beteiligung, Sharp Syndrom? Raynaud Syndrom; Sklerodaktylie
SS-A (Ro, zytoplasmatisches Ag)	Sjögren S.? Nierenbeteiligung!
MA 1 (saures Kernantigen)	akute, schwere Verlaufsform
Histon	medikamentös induzierter SLE?

eine Basis für eine Dauertherapie dar. Leichtere Schübe werden mit vorübergehender Kortikostero-idmedikation versehen: 50 mg/d Prednison-Äquivalent, nach wenigen Wochen (Cushing-Schwellendosis z. B. 10 mg/d Prednison-Äquivalent frühmorgens täglich bzw. 12 mg/d im täglichen Wechsel). Ist die Erkrankung längerfristig so nicht einzustellen, dann kann z. B. zur Kortikosteroideinsparung Azathioprin verordnet werden. Bei der Lupusnephritis und bei Erkrankungen mit im Vordergrund stehender Vaskulitis ist die Behandlung mit Cyclophosphamid indiziert: z. B. monatliche Applikation von Cyclophosphamid (ca. 10 mg/kg Körpergewicht). Ob bei fulminanten Verlaufsformen die Plasmapherese zusammen mit der Immunsuppression eine weitere Optimierung der Behandlung bringt, ist noch unklar.

Verlauf und Prognose

Aufgrund von amerikanischen Studien ist davon auszugehen, daß 10 Jahre nach Beginn der ersten Symptome noch ca. 70% der Patienten leben. Patienten mit Nieren- und ZNS-Beteiligung haben eine schlechtere Prognose.

Differentialdiagnose

Frühformen mit monosymptomatischem Verlauf bieten eine breite differentialdiagnostische Abklärungsmöglichkeit. Im weiteren Verlauf kann es oft zu Überlappungssymptomen mit anderen (generalisierten) Autoimmunerkrankungen und auch systemischen Vaskulitiden kommen, die eine eindeutige Diagnose erschweren. Darüber hinaus komplizieren Verlaufsformen die Diagnostik, bei denen es zusätzlich noch zu anderen Autoimmunerkrankungen (**Overlap-Syndrome,** z. B. Sharp Syndrom; vgl. Tab. 9.4-6) kommt. So sind Assoziationen mit der Myasthenia gravis oder auch der autoimmunen Thyroiditis bekannt.

9.4.2 Sjögren Syndrom (SS)

Beim **primären Sjögren Syndrom** finden sich die Leitsymptome Xerophthalmie und Xerostomie als Folge der chronischen Tränen- und Speicheldrüsenentzündung. Ferner kann es zu einer lymphozytären Infiltration von anderen exokrinen Drüsen und anderen Organsystemen (Niere, Lunge, Muskulatur) kommen. Treten die Symptome zusammen mit anderen Kollagenosen (CP, SLE) auf, dann spricht man vom **sekundären SS.** Die klinische Diagnose wird durch den Autoantikörperbefund (Anti-SS-A und -SS-B; Antikörper gegen Epithelien von Speicheldrüsenausführungsgängen) gestützt und z. B. durch eine Biopsie einer Mundspeicheldrüse gesichert. Der Verlauf kann durch eine hinzutretende Vaskulitis oder das Auftreten von malignen Lymphomen kompliziert werden.

Tab. 9.4-6 Leitsymptome bei SLE, Pseudo-LE und Sharp Syndrom

SLE	Pseudo-LE	Sharp Syndrom
Arthritis	Fieber	Raynaud Syndrom
Fieber	Arthralgie	Hand-Finger-Ödem
Hautefloreszenzen	Lungeninfiltration	Myalgien
Blutbildveränderung	Perimyokarditis	Arthralgien
Serositis	Pleuritis	
„ringförmige" ANA, Anti-DNS	antimitochondriale Antikörper	„gesprenkelter" ANA, Anti-RNP

Definition

Das SS (Synonyme: Autoimmunexopathie, Dakryosialoadenopathie atrophicans) ist eine Autoimmunerkrankung (siehe Tab. 9.4-7) exokriner Drüsen, die für sich allein stehen kann (primäres SS) oder im Sinne eines Overlap-Syndroms mit anderen Kollagenosen auftritt (sekundäres SS).

Kasuistik

Bei einer 60 Jahre alten Patientin, die seit mehreren Jahren über eine zunehmende Trockenheit der Augen, des Munds, aber auch der Scheide klagt, kommt es plötzlich zu einer Polyarthritis, die mit einem allgemeinen Krankheitsgefühl und Temperatur-Erhöhung bis 38,5 °C einhergeht. **Anamnestisch** ist zu eruieren, daß vor einigen Jahren regelrechte „Hamsterbacken" (Parotisschwellungen) bestanden hätten und daß sie seit längerem ein Fremdkörpergefühl im Auge (durch die Keratoconjunctivitis sicca) habe. Im Rahmen der Mundtrockenheit (Xerostomie) sei nicht nur das Schlucken der Nahrungsbestandteile erschwert, sondern es sei auch zu einer extrem starken Neigung zur Karies gekommen. **Inspektorisch** und **palpatorisch** zeigt sich eine derbe indolente Parotisschwellung bds. Bei der **körperlichen Untersuchung** ist der Schirmer-Test pathologisch, die Konsiliaruntersuchung durch den

Tab. 9.4-7 Sjögren Syndrom: Diagnostische Kriterien (modifiziert nach Talal, 1987)

Primäres SS

▶ Keratoconjunctivitis sicca
  Schirmer-Test:< 5 mm/5 min
  Spaltlampenbefund

▶ fokale Sialoadenitis
  (bioptischer Befund)

Sekundäres SS

▶ Kriterium 1 und/oder 2 vom primären SS

▶ chron. Polyarthritis oder andere Kollagenose

Ophthalmologen läßt die Keratitis (Hornhautdefekte werden durch Fluoreszein sichtbar gemacht) erkennen. Von seiten der HNO-Klinik wird mittels der Sialographie das rarefizierte Gangsystem der Speicheldrüsen dargestellt und über die Biopsie einer Lippenspeicheldrüse die Diagnose „Sjögren Syndrom (SS)" auch histologisch gesichert. Der Gelenkstatus zeigt eine Polyarthritis, die symmetrisch zu synovialitischen Schwellungen, z.T. auch zu Ergußbildungen geführt hat. Lymphome bzw. Pseudolymphome finden sich nicht. **Radiologisch** finden sich im Bereich der erkrankten Gelenke keine Erosionen oder Usuren („nicht-destruierende Arthritis"). **Labortechnisch** fallen eine deutlich erhöhte Blutsenkung (70/105 mm n.W.), eine breitbasige Hypergammaglobulinämie (29%) und ein positiver Rheumafaktor auf. **Klinisch-immunologisch** zeigt sich ein antinukleärer Antikörper (ANA) mit einem Titer von 1:160 (gesprenkeltes Fluoreszenzmuster), die Feinspezifitätenanalyse erbringt Anti-SS-B (La-Antikörper), Anti-SS-A (Ro) sind nicht nachweisbar (Befund wie bei primärem SS). Darüber hinaus lassen sich Antikörper gegen Epithelzellen der interlobulären Duktuli von Speicheldrüsen nachweisen. Die **Therapie** orientiert sich zunächst an der Behandlung der Symptome: Künstliche Tränenflüssigkeit und Speichel werden der Patientin angeboten, und sie wird auf eine besondere Mundhygiene hingewiesen. Die Polyarthritis spricht gut auf nichtsteroidale Antiphlogistika an. Wegen des Fehlens weiterer extraglandulärer Organsymptome bzw. einer komplizierenden Vaskulitis wird auf eine Kortikosteroidmedikation verzichtet. Die Patientin wird auf Komplikationsmöglichkeiten leichterer (Mundpflege: Karies) und schwerer Art (Vaskulitisentstehung, Lymphomentwicklung) hingewiesen und darauf aufmerksam gemacht, daß eine stetige ärztliche Überwachung, z.B. in vierteljährlichen Abständen sinnvoll ist.

Epidemiologie

Exakte Zahlen liegen nicht vor; nach der CP soll es sich beim SS um die zweithäufigste Autoimmunerkrankung handeln. Frauen sind wesentlich häufiger betroffen als Männer (9:1), zumeist in der postklimakterischen Periode.

Ätiologie und Pathogenese

Die Ätiologie ist unbekannt, die Pathogenese sehr lückenhaft. Die lymphozytäre Infiltration der Drüsen kommt wohl primär durch B-Lymphozyten zustande. Erst später kommt es zu einer zunehmenden T-Zell-Infiltration. Im fortgeschrittenen Stadium erscheint das histologische Bild einer Speicheldrüse wie ein Befund aus einem lymphatischen Gewebe (Lymphfollikel z.T. mit Keimzentren). Es besteht die Gefahr der malignen Entartung mit einem lokal entstehenden malignen Lymphom. Inwieweit die verschiedenen Autoantikörper nur als Epiphänomene zu verstehen oder auch von immunpathogenetischer Relevanz für die zunehmende Drüsenfunktionsstörung sind, ist unklar. Sicherlich trägt die Hypergammaglobulinämie über die Bildung von zirkulierenden Immunkomplexen zu den systemischen Reaktionen, wie z.B. der oftmals begleitenden Vaskulitis, bei.

Die extraglanduläre, lymphozytäre Infiltration von Nieren, Lunge und Muskulatur wird seltener klinisch manifest. Morphologisch findet sich im Bereich der Niere eine interstitielle Nephritis, seltener Glomerulonephritis. Zu dyspnoischen Beschwerden kann es über eine diffuse interstitielle Pneumonitis und – später – Lungenfibrose kommen. Die klinischen Manifestationen zeigt Tabelle 9.4-8.

S Symptome

Befunde: Das klassische Bild ist durch das „**Sicca-Syndrom**" charakterisiert: Das trockene Auge (Xerophthalmie), der trockene Mund (Xerostomie), aber auch die Trockenheit anderer Schleimhäute beeinträchtigen den Patienten. Daneben bestehen oftmals Arthritiden, die im Gegensatz zur CP ohne Gelenkdestruktion verlaufen. Nicht selten kommt es auch zur Erkrankung anderer exokriner Drüsen, z.B. im Bereich der Schleimhäute. Dies führt dann auch zur Trockenheit in Nase, Pharynx, Larynx, Tracheal- und Bronchialsystem sowie im Bereich des Genitalapparates. Heiserkeit, Hustenreiz und Sexualfunktionsstörungen sind die Konsequenzen. Lymphome können entstehen. Lokal kann nach Jahren ein lymphoplasmozytoides Immunozytom auftreten. Über ein Lymphadenopathiestadium mit Splenomegalie und einem neu auftretenden monoklonalen IgM kann das Vollbild eines Non-Hodgkin-Lymphoms erreicht werden.

D Diagnostik

Der Sicca-Komplex ist zu dokumentieren, ggf. die chronische Entzündung der exokrinen Drüsen (Biopsie: Labialdrüsen) zu beweisen, das gleichzeitige Bestehen einer zweiten Kollagenose aufzuzeigen und das Vorliegen einer lymphoproliferativen Erkrankung auszuschließen. Die Folgen der Xerophthalmie sind durch die Spaltlampenbetrach-

Tab. 9.4-8 Klinische Symptome beim SS neben dem Sicca-Komplex

▶ Respirationstrakt;
  oberer: Schleimhauttrockenheit mit z.T. Borkenbildung
  unterer: chron. Bronchitis, interstitielle Pneumonitis

▶ Gastrointestinaltrakt:
  Dysphagie, seltener: Pankreatitis
  Assoziation mit: primärer biliärer Zirrhose

▶ renal:
  interstitielle Nephritis: Diabetes insipidus renalis,
  Nephrokalzinose etc.; Glomerulonephritis

▶ dermal:
  Vitiligo

▶ muskulär:
  (Poly-)Myositis

▶ neurologisch:
  Polyneuropathie, zerebrale Zirkulationsstörungen
  (vaskulitisch!)

tung (Keratitis punctata?, filamentäre Keratitis?, Oberflächenerosionen im Bereich der Konjunktiven?) zu sichern. Zur groben Orientierung über die Tränensekretion wird der Schirmer-Test (Durchfeuchtungsausmaß eines in den Konjunktivalsack gelegten Papierstreifens) und über die Speichelsekretion die szintigraphische Untersuchung mit ^{99m}Tc-Pertechnetat (semiquantitative Beurteilung der Speicheldrüsenfunktion) durchgeführt. Kommt es bei der Verlaufsbeobachtung zu einer plötzlichen Größenzunahme einer der Speicheldrüsen, so ist eine bioptische Kontrolle (lokal entstandenes Lymphom?) durchzuführen.

Labortechnisch finden sich eine deutlich erhöhte Blutsenkungsgeschwindigkeit, eine breitbasige Hypergammaglobulinämie sowie ein Rheumafaktor. Autoantikörper gegen Epithelzellen der interlobulären Ausführungsgänge von Speicheldrüsen weisen wie die Autoantikörper gegen extrahierbare nukleäre Antigene (SS-A und SS-B) auf das Vorliegen eines SS (siehe Tab. 9.4-9) hin. Antikörper gegen das SS-B-Antigen ohne gleichzeitige Präsenz von Antikörpern gegen das SS-A-Antigen finden sich ebenso wie HLA-B8 und HLA-DRw3 häufiger beim primären SS.

Geht die Hypergammaglobulinämie zurück, dann ist unbedingt nach monoklonalen Immunglobulinen (Paraprotein) zu fahnden (lymphoproliferative Erkrankung?).

Komplikationen

Infolge des Sicca-Komplexes kommt es lokal und vielerorts zu sekundären Entzündungen. Purulente Entzündungen zwingen gelegentlich zur Exstirpation von Speicheldrüsen. Am bedrohlichsten ist sicherlich die Entwicklung eines malignen Lymphoms.

▼ Therapie

Die Therapie des SS beschränkt sich auf symptomatische Maßnahmen (künstliche Tränen- und Speichelflüssigkeit), solange extraglanduläre Organsymptome und vaskulitische Beschwerden fehlen. Erst dann ist – auch in Hinsicht auf die dem SS asso-

ziierte Lymphomgenese – eine Immunsuppression indiziert!

Prognose

Die Prognose wird wesentlich durch die extraglandulären Probleme (begleitende Kollagenose, malignes Lymphom) bestimmt.

9.4.3 Progressive Sklerodermie (PS)

Bei der PS kommt es über typische Veränderungen des Bindegewebes zu den das Krankheitsbild phänotypisch charakterisierenden Verdickungen der Haut und des Unterhautgewebes und durch die Angiopathie zu schmerzhaften Mikronekrosen im Bereich des Integumentes, aber auch zu Veränderungen in verschiedenen inneren Organen: Neben der Haut sind besonders der Magen-Darm-Kanal, die Lunge, die Niere und das Herz sowie der Bewegungsapparat betroffen. Die morphologischen Veränderungen sind sowohl auf die Überproduktion von Kollagen als auch auf die obliterierende Erkrankung der kleinen Gefäße zurückzuführen. Bei einer Vielzahl von Autoantikörpern finden sich auch solche mit hoher Spezifität für die PS. Neben der Plethora der humoralen Immunphänomene weisen verschiedene Überlappungssyndrome auf die Zugehörigkeit der PS zu den generalisierten Autoimmunerkrankungen. Die Prognose der PS ist abhängig vom Ausmaß der Organbeteiligung; insgesamt ist jedoch der Verlauf in der Mehrzahl der Fälle gutartig und protrahiert. Es gibt lediglich eine symptomatische Therapie.

Definition

Bei der PS kommt es zu einer diffusen Fibrose der Haut, der Synovia und verschiedener innerer Organe (Gastrointestinaltrakt, Lunge, Herz und Niere) infolge eines Kollagenüberschusses und einer obliterierenden Angiopathie. Synonyme: progressive, generalisierte Sklerose; systemische Sklerose; systemische Sklerodermie; Sklerodermie; progressive systemische Sklerose.

Kasustik

Eine 35jährige Patientin klagt seit mehreren Jahren über eine durch Kälteeinwirkung provozierbare schmerzhafte Abblassung der Finger (Raynaud-Phänomen). Vor etwa einem Jahr kam es dann zusätzlich zu einer ödematösen Schwellung der Finger und auch der Hände, der im Laufe der Zeit eine nicht mehr eindrückbare Induration folgte. Die Hautfalten ließen sich nicht mehr abheben, und es entstand das Gefühl des zu eng gewordenen Integuments. Nachdem sich nun auch im Bereich der Fingerspitzen schmerzhafte „Dornen" bildeten, die nach Extraktion bluten, stellt sich die Patientin vor. **Inspektorisch** zeigt sich eine Sklerodaktylie. Im Bereich der Fingerspitzen finden sich Nekrosen („rattenbißähnliche Läsionen"). Das Gesicht ist gezeichnet durch Teleangiektasien, eine periorale

Tab. 9.4-9 Erweiterte Autoantikörperdiagnostik

AK gegen	Klinische Bedeutung
native DNS	SLE
Histon	medikamentös induzierter SLE
Nukleolus-RNS	systemische Sklerose
Zentromer	CREST-Syndrom
extrahierbare Kernantigene (ENA)	
– nRNP	Sharp Syndrom
– Sm	SLE
– Ro (SS-A)	sekundäres Sjögren Syndrom
– La (SS-B)	primäres Sjögren Syndrom

Fältung („Tabaksbeutelmund"), eine Mikrostomie, ein maskenhafter Gesichtsausdruck mit reduzierter Mimik. Das Zungenbändchen erscheint zu kurz. **Palpatorisch** sind die distalen Extremitäten von derber Konsistenz; Hautfalten lassen sich von dem Handrücken nicht mehr abheben. **Auskultatorisch** hört man über beiden Lungenunterfeldern ein Knistern. **Röntgenologisch** findet sich in der p.a. Thoraxaufnahme eine verstärkte interstitielle Zeichnung in den beschriebenen Arealen. Das Herz imponiert vergrößert und ist zeltförmig konfiguriert. **Echokardiographisch** finden sich ein etwa 1 cm großer Perikarderguß und die Zeichen einer Rechts- und Linksherzhypertrophie. **Lungenfunktionsanalytisch** zeigen sich eine restriktive Ventilationsstörung und eine reduzierte CO_2-Diffusionskapazität. **Labortechnisch** finden sich mittelgradig erhöhte humorale Entzündungsparameter (BSG 40/65 mm n.W.), in der indirekten Immunfluoreszenztechnik antinukleäre Antikörper mit einem grobscholligen Kernmuster. Als Feinspezifität können Antikörper gegen Scl-70 nachgewiesen werden.

Therapeutisch kann das Raynaud-Phänomen mit Nifedipin günstig beeinflußt werden. Über allgemeine Maßnahmen (Vermeidung von Kälteeinwirkung, vorsichtige krankengymnastische Übungen) kann es weiterhin zur Reduktion des Beschwerdebilds kommen. Prostaglandin-E1-Infusionen führen zur Abheilung der Nekrosen im Fingerkuppenbereich. Wegen der Herz- und Lungenmanifestation wird eine Kortikoid-Stoßtherapie (3 Tage 250 mg Prednisolon-Äquivalent) durchgeführt und dann für weitere 8 Tage 40 mg Prednisolon/d und Methotrexat (15 mg/Woche!) appliziert. Hierunter Verschwinden des Perikardergusses und Rückgang der Diffusionsstörung innerhalb von wenigen Wochen. Nach der 3. Woche wird die Methotrexat-Therapie unverändert und die Kortikosteroidmedikation im „Cushing-Schwellenbereich" weitergeführt. Bei kontinuierlicher Besserung der pulmonalen und kardialen Situation (Normalisierung der Herzgröße) Reduktion des Kortikoids um 2 mg in 14tägigen Abständen. Die **physikalische Therapie** stellte während der stationären Behandlungsphase hauthyperämisierende Maßnahmen (Bindegewebsmassage, CO_2-Bäder, niederfrequente Stromformen) in den Vordergrund. Krankengymnastisch muß auch nach der stationären Entlassung die Mobilisation und Kontrakturbehandlung beachtet werden.

Epidemiologie

Frauen sind häufiger als Männer betroffen (20 : 1). Die Krankheit manifestiert sich im Erwachsenenalter (zwischen 3. und 5. Lebensjahrzehnt). Es wird von 10 neuen Fällen auf 1 Mio. Einwohner pro Jahr ausgegangen.

Ätiologie und Pathogenese

Die Ätiologie ist unbekannt. HLA-Bw35 findet sich häufiger bei der PS als bei Gesunden. Der pathogenetische Weg bis hin zu Kollagenanhäufung ist wenig übersichtlich. Aller Wahrscheinlichkeit nach kommt es zu einer gesteigerten Kollagensynthese über die durch Zytokine angeregte Fibroblastentätigkeit. Die im erkrankten Gewebe nachweisbaren Rundzellen sind überwiegend aktivierte T-Zellen (meist: CD4-Zellen), aber auch aktivierte Monozyten/Makrophagen. Damit kommt es über

die Produktion von verschiedenen Zytokinen (z.B. Interleukin 1 und 2 zur Fibroblastenproliferation mit gesteigerter Kollagensynthese und zu einer Schädigung der Endothelzellen und damit zur Intima-Proliferation („Zwiebelschalenangiopathie") als Initialzündung für die obliterierende Vaskulopathie. Während das „Zuviel" an Kollagen zur diffusen Sklerosierung des Bindegewebes führt, stellt die okkludierende Gefäßerkrankung das pathologisch-anatomische Substrat für die konsekutiven Infarkte, etwa im Bereich der Niere (Interlobulärarterien und Arteriae arcuatae) oder auch der Haut („Rattenbißnekrosen" der Fingerkuppen).

🅢 Symptome

Beschwerden (siehe Tab. 9.4-10): Oft kommt es zunächst zu der **Raynaud-Symptomatik:** Die anfallsweise auftretenden Gefäßspasmen der Fingerarterien (kälteprovoziert!) zeigen sich zunächst durch die plötzliche Blässe, die später einer Zyanose weicht. Die Farbveränderung geht mit einem Taubheitsgefühl und später mit brennenden Schmerzsensationen einher. Später bemerkt der Patient eine leichte ödematöse Verdickung der Haut der Hände infolge eines **schmerzlosen Ödems.** Mit zunehmender Hautverdickung kommt es zu einer derben Induration und später zu einer Hautschrumpfung, z.B. der Finger: **Sklerodaktylie.** Dies führt auch häufig zu einer Bewegungseinschränkung (z.B. umschlossene Gelenke). Im Bereich der Finger- und Fußspitzen finden sich „rattenbißartige", schmerzhafte gangränöse Veränderungen (siehe Abb. 9.4-2). Es fallen Erweiterungen und Schlängelungen der Kapillaren, der Venolen und Arteriolen **(Teleangiektasien),** z.B. im Gesicht, auf. Mit weiterem Fortschreiten der Erkrankung und Einbeziehung der Gesichtshaut kommt es zur Mikrostomie und peri-

Tab. 9.4-10	Progressive Sklerodermie (PS): klinisches Bild
▶ Hände:	Raynaud-Symptomatik Sklerodaktylie Mikronekrosen: Fingerkuppen
▶ Gesicht:	Mikrostomie Teleangiektasien
▶ Magen-Darm:	Sklerose des Zungenbändchens Ösophagushypomotilität
▶ Lunge:	Lungenfibrose pulmonale Hypertonie Pleuritis
▶ Niere:	Vaskulopathie → mikro. Infarkte → 1. Hypertonie 2. Niereninsuffizienz
▶ Herz:	1. Sekundärbelastung durch: **a.** Lunge und **b.** Niere 2. Perikarditis, Myokardfibrose
▶ Gelenke:	nicht-erosive Polyarthritis

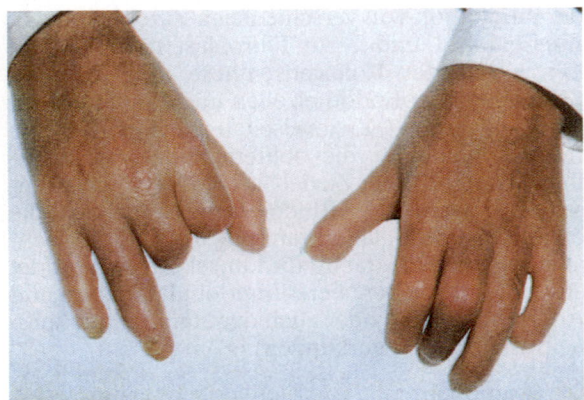

Abb. 9.4-2 Finger bei Sklerodermie.

oralen Fältelung (siehe Abb. 9.4-3). Durch den Befall des Zungenbändchens läßt sich die Zunge nicht mehr regelrecht heben (siehe Abb. 9.4-4). **Schluckstörungen** deuten auf die herabgesetzte Motilität des Ösophagus. Die seltenere Einbeziehung des gesamten Intestinaltraktes kann zur Malabsorption oder zum Ileus (Wandstarre) führen. Die zunehmende **Luftnot** ist Folge der interstitiellen Lungenerkrankung mit konsekutiv auftretender restriktiver Atemstörung (Lungenfibrose). Der arterielle **Hypertonus** ist in aller Regel renaler Genese und deutet auf die oft den weiteren Krankheitsverlauf bestimmende Nierenbeteiligung hin. Es kann zur Perikarditis kommen. Oftmals werden jedoch die pathologisch-anatomischen Veränderungen am Herzen durch die Auswirkungen der Grunderkrankung an anderen Organen bestimmt: Das Cor pulmonale ist Folge der zunehmenden Lungen-, die Linksherzhypertrophie Konsequenz der Nierenproblematik (renale Hypertonie).

D Diagnostik

Im Vordergrund der Diagnostik steht die subtile klinische Untersuchung, einschließlich dermatologischer Untersuchung. Daneben stehen an technischen Befunden die Thorax-Röntgenaufnahme sowie die Lungenfunktionsprüfung zum Nachweis bzw. Ausschluß einer Lungenbeteiligung.

Bei der PS findet sich mittels der Intravitalmikroskopie ein charakteristischer **kapillarmikroskopischer Befund,** der jedoch auch bei „Overlap-Syndromen" beobachtet werden kann. Über 90% der Patienten zeigen einen pathologischen Befund mit Makrokapillaren und avaskulären Felderungen; durch zusätzliche Farbstoff-Applikation kann die Permeabilitätsstörung der geschädigten Gefäße aufgedeckt werden. Die Treffsicherheit des kapillarmikroskopischen Befundes übertrifft in der Frühphase immunserologische und bioptische Methoden. Aufgrund unterschiedlicher Befunde („slow pattern": dilatierte Kapillaren bei rarefiziertem Kapillarbesatz; „active pattern": Rarefizierung des Kapillarbesatzes, ausgedehnte avaskuläre Felder, dysmorphe Kapillaren) erscheinen auch prognostische Beurteilungen möglich: Ein „slow pattern" findet sich vor allem bei dem (prognostisch günstigeren) CREST-Syndrom. Ferner ist damit zwischen einem primären und einem sekundären Raynaud-Syndrom, z.B. im Rahmen einer Sklerodermie, zu unterscheiden.

Mittels des **Ösophagusbreischlucks** kann röntgenologisch die Motilitätsstörung eruiert werden (auch: gastroskopisch bzw. über die Ösophagusmanometrie). Elektrokardiographisch ist auf die sekundären Auswirkungen auf das Herz (Cor pulmonale, Linksherzhypertrophie, Perikarditis?) zu achten.

In Routinelaboruntersuchungen ist vor allem nach erhöhten humoralen Entzündungsparametern und harnpflichtigen Substanzen zu suchen.

Im Rahmen der **Autoantikörperdiagnostik** wird zunächst das Fluoreszenzmuster der antinukleären Antikörper beobachtet. Das feingranuläre Muster ist häufig mit dem CREST-Syndrom assoziiert.

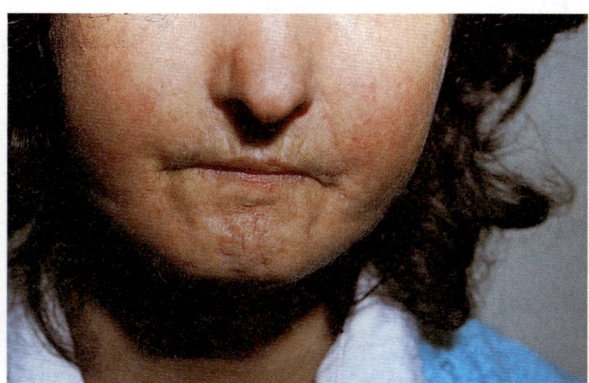

Abb. 9.4-3 Fazies bei Sklerodermie.

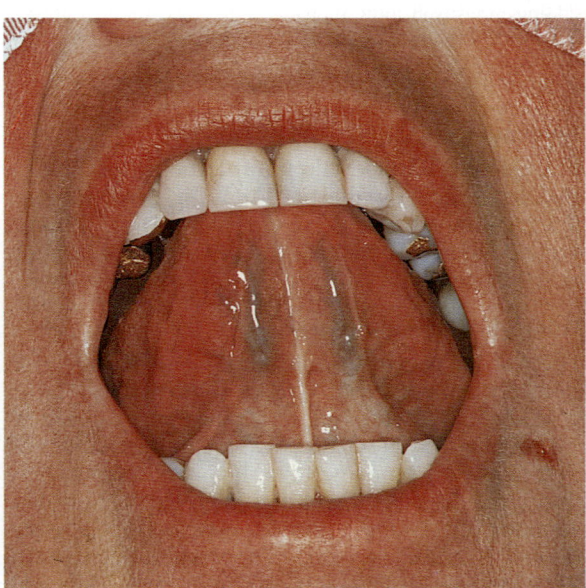

Abb. 9.4-4 Verkürztes Zungen-Frenulum bei Sklerodermie.

Autoantikörper gegen Zentromere weisen auf das Vorliegen dieser Variante. Daneben finden sich das gröber gesprenkelte, grobschollige Kernmuster und die mehr oder weniger isoliert auftretende nukleoläre Fluoreszenz (Uracil-spezifische Anti-RNS) bei der PS. Der Nachweis der **antizentromeren Antikörper** und der Antikörper gegen das chromosomale Antigen Scl-70 hat eine hohe Spezifität bei relativ niedriger Sensitivität für die PS.

▼ Therapie

Bislang ist für kein Medikament eine sichere Wirkung auf den Grundprozeß erwiesen. Häufig werden D-Penicillamin, Kolchizin, aber auch Griseofulvin und verschiedene Immunsuppressiva wie Azathioprin appliziert.

Da die Prognose primär schwer zu beurteilen ist und die PS sehr variabel verläuft, werden diese Medikamente nur bei prognostisch ungünstige Verlaufsformen (z.B. frühes Auftreten einer renalen Mitreaktion) eingesetzt. Allgemeine Maßnahmen, wie die Schulung des Patienten (Schutz vor Kälteeinwirkung), Krankengymnastik sowie die Behandlung des Raynaud-Syndroms (durch Kalziumantagonisten und/oder Thromboxansynthetaseinhibitoren) und der renalen Hypertonie, sind selbstverständlich.

Verlauf und Prognose

Verlauf und Prognose sind außerordentlich variabel. Neuerdings werden nach der initialen Lokalisation der Sklerose drei Formen mit **zunehmend ungünstiger Prognose** unterschieden:
- ▶ Akrale PS, Grad I: Nur Hände und Unterarme betroffen.
- ▶ Akrale PS, Grad II: Beginn an den Händen, später Ausdehnung auf Arme und Stamm.
- ▶ Zentrofaziale PS: Beginn am Thorax, starke Gesichtsbeteiligung.

Bei den Tpyen I und II finden sich gehäuft faziale Teleangiektasien, Kalzinose- und Raynaud-Symptomatik; Typ I weist Antizentromerantikörper auf.

Aus internistischer Sicht sind vor allem die Verlaufsformen als prognostisch ungünstig zu bezeichnen, die eine Hypertonie und Zeichen einer Herzmanifestation erkennen lassen. Insgesamt wird die mittlere Lebenserwartung nach Diagnosestellung mit 7 Jahren (Streubreite: 1–3 Jahrzehnte) angegeben.

Differentialdiagnose

Sklerodermieartige Krankheitsbilder können durch chemische Substanzen wie z.B. Vinylchlorid, Kunstharze, Lösungsmittel, aromatische und aliphatische Kohlenwasserstoffe (N-Hexan etc.) sowie durch Arzneimittel (wie Bleomycin, Pentazocin), aber auch verschiedene andere, oftmals noch nicht näher definierte Substanzen (z.B. verunreinigtes Speiseöl: „Toxic oil Syndrome") verursacht werden. Daneben finden sich ähnliche klinische Bilder nach der Knochenmarktransplantation bei der chronischen Graft-versus-Host-Krankheit (vgl. Tab. 9.4-11). Von diesen sklerodermieartigen Krankheitsbildern läßt sich die lokalisierte Sklerodermie (Morphaea) als umschriebene Sklerosierung der Haut ohne interne Beteiligung abtrennen. Das **CREST-Syndrom** wurde von der klassischen PS primär wegen der möglicherweise besseren Prognose abgetrennt. Das **Sharp-Syndrom** zeigt ein breites Spektrum von Teilsymptomen anderer Kollagenosen (vgl. auch Tab. 9.4-6) und eine Assoziation zu einem Autoantikörper gegen Ribonukleoprotein Anti-RNP. Es handelt sich um ein eher gutartig verlaufendes Krankheitsbild (Überlebensrate nach 6 Jahren über 96%), vermutlich deshalb, weil Nieren- und ZNS-Beteiligungen sehr selten sind. Wie beim SLE finden sich zirkulierende Immunkomplexe; die Komplementserumkonzentrationen sind jedoch praktisch nie erniedrigt. Dementsprechend kommen immunkomplexinduzierte Gewebsläsionen nur sehr selten vor. Im Rahmen der polyklonalen Hypergammaglobulinämie finden sich auch in ca. 50% der Fälle Rheumafaktoren. Das Ansprechen auf niedrigste Glukokortikoiddosen stellt ein weiteres Charakteristikum dar.

Bei der **eosinophilen Fasziitis (Shulman Syndrom)** handelt es sich um eine sklerodermieähnliche Hautinduration ohne interne Beteiligung. Gleichzeitig kommt es häufig zu Gelenkkontrakturen. Hervorstechende differentialdiagnostische Merkmale sind die Bluteosinophilie und das entzündliche Infiltrat der Muskelfaszien: Die tiefe Hautbiop-

Tab. 9.4-11 Progressive Sklerodermie (PS) – Klassifikation von Varianten

lokalisierte Sklerodermie	Morphaea: umschriebene Sklerosierung der Haut ohne interne Beteiligung!
Sonderform	Shulman Syndrom: eosinophile Fasziitis **keine** interne Beteiligung, Gelenkveränderungen
systemisches PS	„klassische": symmetrischer Hautbefall frühviszerale Beteiligung
	„CREST"-Variante: Kalzinose (C), Raynaud-Phänomen (R), Ösophagusdysfunktion (E), Sklerodaktylie (S), Teleangiektasien (T)
	Sharp Syndrom: „mixed connective tissue disease" klinisch überlappende PS mit: SLE, Polymyositis (Dermato-)
sekundäre PS	medikamentöse: Bleomycin, Pentazocin chemische Substanzen: Vinylchlorid, Lösungsmittel etc.

sie zeigen neben Lymphozyten eine Vielzahl von Eosinophilen in der Muskelfaszie. Unter einer Glukokortikoidmedikation kommt es zu einer raschen Besserung bei insgesamt guter Prognose. Ein ähnliches Krankheitsbild kann durch L-Tryptophan induziert werden (**„Eosinophilie-Myalgie-Syndrom"**). Zuletzt sollte auch noch eine postinfektiöse Ursache bei den **zirkumskripten Sklerodermien** gedacht werden, bei denen sich häufig Autoantikörper gegen Borrelia burgdorferi finden und eine Penicillintherapie häufig Besserung bringt.

9.4.4 Polymyositis (PM) und Dermatomyositis (DM)

Bei der PM kommt es innerhalb von Wochen bis wenigen Monaten zu einer rasch progredienten symmetrischen Muskelschwäche im Bereich der Becken- und/oder Schultergürtelmuskulatur. Finden sich neben der Muskelschwäche und den muskelkaterartigen Myalgien ein Erythem und eine ödematöse Schwellung (z.B. Augenlider), dann ist von einer DM auszugehen. Elektromyographisch finden sich myopathische Veränderungen, histologisch ein myositisches Syndrom mit interstitiellen und perivaskulären Rundzellinfiltrationen, später auch konsekutiv Degenerationen und Regenerationen. Labortechnisch zeigen sich im Serum eine Erhöhung der muskulären Enzyme und eine Reihe von Autoantikörpern, von denen PM1 und Jo1 über eine hohe Krankheitsspezifität verfügen. Ätiopathogenetisch wird von einer immunopathogenetisch relevanten Immunstörung ausgegangen. Die Therapie wird mit Glukokortikoiden, aber auch anderen Immunsuppressiva (z.B. Azathioprin) durchgeführt.

Definition

Relativ seltene Erkrankung mit Schwäche, Schmerz und später Schwund der Muskulatur im Becken- und Schultergürtelbereich, zusammen mit typischen Hautveränderungen. Bei der PM fehlen die Hautveränderungen.

Kasuistik

Bei einer 18 Jahre alten Patientin kommt es akut innerhalb weniger Tage zu einem schweren Krankheitsbild mit febrilen Temperaturen (38–39 °C), erheblichem allgemeinen Krankheitsgefühl und einer schweren Muskelschwäche im Bereich der proximalen Extremitätenmuskulatur. Das Aufstehen aus dem Sitzen ist kaum noch möglich, Treppensteigen fällt extrem schwer. Das Heben der Arme in Kopfhöhe ist nur unter größter Anstrengung möglich. Es besteht kein Muskelschmerz. **Inspektorisch** finden sich ödematöse Schwellungen mit livider Verfärbung im Bereich der Periorbitalregion („Lilakrankheit"). Das Gesicht erscheint insgesamt verquollen. Ferner sind Teleangiektasien im Gesicht und lokale Erytheme um das Nagelbett zu beobachten. **Palpatorisch** besteht keine

Druckdolenz über der erkrankten Muskulatur, aber es finden sich Ergüsse im Bereich der Kniekehle. **Auskultatorisch** ist bei tachykarder Herzaktion ein bandförmiges Systolikum mit Punctum maximum über der Herzspitze zu hören. **Röntgenologisch** findet sich im Röntgen-Thorax-Bild ein global vergrößertes Herz und in den Gelenkaufnahmen eine paraartikuläre Verkalkung. **Labortechnisch** finden sich im Serum praktisch alle „Muskelenzyme" erhöht (CK 7512 U/l, Aldolase, aber auch LDH, GOT/GPT). Die CK-MB ist auf 12% der Gesamt-CK erhöht. Im Urin zeigt sich eine leichte Kreatin- und Myoglobinurie. Ferner sind die humoralen Entzündungsparameter (BKS und CRP) maximal erhöht („Sturzsenkung"; BKS 90/135 mm n.W.). Die Gammaglobulinfraktion ist in der Serumelektrophorese breitbasig auf 25% erhöht. **Klinisch-immunologisch** finden sich neben positiven Rheumafaktoren der antinukleäre Antikörper Jo1. **Elektromyographisch** wird ein myopathisches Muster gefunden. Im **EKG** außer einer Sinustachykardie kein pathologischer Befund.

Die nach elektromyographischer Lokalisationsdiagnostik entnommene **Muskelbiopsie** bestätigt die klinische Diagnose einer Dermatomyositis.

Unter der daraufhin eingeleiteten **Therapie** mit Glukokortikoiden (80 mg Prednison/Tag) kommt es innerhalb von Tagen zu einer langsamen, aber progredienten klinischen Besserung, einem drastischen Rückgang der Muskelenzyme und einer Normalisierung der Herzgröße (Herzbeteiligung). Die Polyarthritis muß ebenso als Symptom der Dermatomyositis gewertet werden. Die Kortikosteroidmedikation wird innerhalb eines Monats (nach klinischem Effekt und unter Beachtung der CK-Werte!) in den Cushing-Schwellenbereich gebracht. Eine weitere ambulante Überwachung ist geboten. Ggf. soll zur Kortisoneinsparung Azathioprin eingesetzt werden.

Da anti-Jo 1 mit einem erhöhten Risiko einer Lungenfibrose einhergeht, muß die Patientin regelmäßig auf Hinweise für eine interstitielle Lungenerkrankung oder eine Rechtsherzbelastung untersucht werden.

Epidemiologie

Es handelt sich um ein sehr seltenes Krankheitsbild: Etwa 5 auf 1 Mio. Einwohner erkranken pro Jahr. Dabei ist die Polymyositis etwas häufiger als die Dermatomyositis (siehe Tab. 9.4-12). Frauen sind etwa doppelt so oft betroffen wie Männer.

Tab. 9.4-12 Dermatomyositis (DM) und Polymyositis (PM) und Subtypen: Klassifikation*

Typ	Klinik	Frequenz (%)
I	PM	34
II	DM	29
III	PM/DM bei malignen Neoplasien	9
IV	PM/DM im Kindesalter	7
V	Mischkollagenosen	21
VI	medikamentös induzierte PM/DM	?
VII	sekundäre Myositiden (infektiöse: Toxoplasmose, Trichinose, Zystizerkose etc.; bei: Sarkoidose)	?

* modifiziert nach Bohan

Ätiologie und Pathogenese

Die Ätiologie ist unbekannt. Wegen der Beobachtung von Einschlußkörperchen-Myositiden wird über eine Virusätiologie nachgedacht. Eine Prädisposition ist durch HLA-B8 und -DR3 markierbar. Es wird von einer **Immunpathogenese** ausgegangen: Zellulären Immunmechanismen kommt offenbar die entscheidende Rolle zu. Dies ist auch elektronenmikroskopisch sichtbar zu machen: Rundzellen (immunhistologisch: T-Zellen) dringen mit spikeähnlichen Fortsätzen tief in die Muskelfaser ein. Darüber hinaus haben In-vitro-Untersuchungen gezeigt, daß von Blutlymphozyten zytotoxische Reaktionen gegen kultivierte Muskelzellen ausgehen. Demgegenüber finden sich kaum oder keine Immunglobulin- und Komplementablagerungen im Bereich der Läsion. Deshalb werden die Autoantikörper als Epiphänomene aufgefaßt.

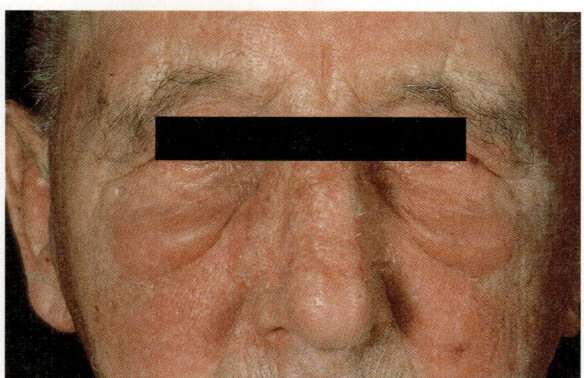

Abb. 9.4-5 Lila-rötliches Erythem und ödematöse Schwellung bei Dermatomyositis.

Ⓢ Symptome

Beschwerden (siehe Tab. 9.4-13): Charakteristisch ist die zunehmende **Muskelschwäche,** die symmetrisch auftritt und vorwiegend die proximal lokalisierte Extremitätenmuskulatur im Bereich des Becken- oder Schultergürtels betrifft. Das Aufstehen aus sitzender Haltung wird schwerer, das Treppensteigen bald unmöglich und einfache Überkopfarbeiten (z.B. Kämmen) zunehmend schwieriger. Bei ca. zwei Drittel der Erkrankten kommt es zu muskelkaterartigen Schmerzen. Nicht selten besteht auch ein **Raynaud Syndrom.** Arthralgische und arthritische Beschwerden können hinzutreten, ferner kann es zu schweren Allgemeinreaktionen mit Gewichtsverlust, Abgeschlagenheit und Fieber kommen.

Befunde: Neben den typischen Hautveränderungen (lilarötliches Erythem: ödematöse Schwellung z.B. im Gesicht, der Augenlider; siehe Abb. 9.4-5) finden sich auch andere Veränderungen: multifokale Hyperpigmentierungen, Vitiligo, Ulzerationen (durch transepidermale Elimination von Verkalkungen im Bereich der Subkutis und Muskulatur) und pseudoekzematöse Alterationen. Im Bereich des Nagelfalzes finden sich Teleangiektasien und auch Blutungen. Bei einem Teil der Patienten kommt es zu Schluckstörungen. Seltener ist die interstitielle Myokarditis und/oder Pneumonitis.

Ⓓ Diagnostik

Nach dem Status praesens muß labortechnisch die Erhöhung der **muskulären Serumenzyme** nachgewiesen und im EMG nach myopathischen Veränderungen gesucht werden. In dem erkrankten Gewebe muß **histologisch** das myositische Syndrom dokumentiert werden. Labortechnisch wegweisend sind die erhöhte Blutsenkung, die Serumelektrophoreseveränderungen (α_2-Erhöhung, γ-Globulin-Vermehrung) und der Nachweis antinukleärer Antikörper. Die Autoantikörper **anti-Jo1 und anti-PM1** haben eine hohe diagnostische Spezifität.

Ⓥ Therapie

Bei leichten und mittelschweren Fällen wird ein Behandlungsversuch allein mit Prednison gemacht. Sind unter dieser Therapie keine klinische Besserung und kein Rückgang der Serumenzyme zu verzeichnen, kann zusätzlich Azathioprin verabreicht werden. Bei schwerstem Krankheitsverlauf werden auch gute Ergebnisse mit Ciclosporin A erzielt.

Verlauf und Prognose

Die Erkrankung verläuft in Schüben, kommt aber meistens nach 5–10 Jahren zum Stillstand. Nach 5 Jahren sind etwa 20% der Patienten verstorben (Ursache: Herzinfarkte, Komplikationen durch pharyngeale und respiratorische Lähmungen, Malignome). Bei ca. 70% der Erkrankten ist nach 2jähriger Behandlung eine 100%ige Arbeitsfähigkeit wiedererlangt.

Differentialdiagnose

Differentialdiagnostisch müssen **genetisch** determinierte **Muskeldystrophien** und die **spinale Muskel-**

Tab. 9.4-13	Dermato(DM)- und Polymyositis (PM)
► Muskelschwäche:	proximal-symmetrisch evtl. Schluckstörungen Atemmuskulatur?
► Muskelenzym:	CK, GOT/GPT, LDH, Aldolase
► Elektromyogramm:	Kombination von myopathischen mit Denervierungszeichen
► Muskelbiopsie:	interstitielle und perivaskuläre Rundzellinfiltration; degenerative Muskelfaserveränderungen
► Hautbefund:	periorbitales Ödem mit rötlich-livider Verfärbung
► Autoantikörper:	anti-Jo1; anti-PM1

atrophie neurologisch ausgeschlossen werden. **Endokrinopathien,** wie Schilddrüsenfunktionsstörungen, Cushing-Syndrom, sind ebenso wie die **Alkoholmyopathie** und die **medikamentös induzierten Muskelerkrankungen** (D-Penicillamin, Clofibrat) differentialdiagnostisch zu berücksichtigen. An infektiöse Ursachen, speziell die Parasitosen, ist zu denken: Sowohl die **Trichinose** (Eosinophilie!) als auch die **Zystizerkose** (Pseudohypertrophie der Muskulatur!) müssen bedacht werden.

9.5 Systemische Vaskulitiden (SV)

Unter dem Oberbegriff „SV" werden Krankheitsbilder zusammengefaßt, die durch Entzündungsprozesse in den Gefäßwänden charakterisiert sind und mit einem mehr oder weniger charakteristischen klinischen Syndrom einhergehen. Dies ist geprägt durch die Systemerkrankung mit Fieberzuständen und Gewichtsverlust wie bei einem neoplastischen Prozeß. Ungewöhnliche Ischämien mit den hierdurch bedingten Funktionsstörungen (z. B. Niere, Nerven etc.) und rheumatische Beschwerden (Gelenk- und Muskelschmerz) sind klinisch wegweisend. Manchmal findet sich eine „Grunderkrankung" (sekundäre SV), häufiger sind auslösende Momente nicht zu eruieren (primäre SV, vgl. hierzu Tab. 9.5-1). Mangels einer ätiopathogenetisch orientierten Einteilung klassifiziert man heute die primären SV oft nach dem Gefäßtyp und dem histologischen Nachweis von Granulozyten (siehe Tab. 9.5-2).
Wenngleich die klinische Symptomatologie bei allen SV ähnlich ist, so sind doch die einzelnen Krankheitsbilder durch eine typische Symptomenkonstellation charakterisiert. Bei unbekannter Ätiologie und Pathogenese sind auch die Laborparameter von eingeschränkter Bedeutung. Autoantikörper gegen Granulozyten- oder Monozytenantigene sind diagnostisch hilfreich. Den bei den „Kollagenosen" häufig anzutreffenden Autoantikörpern (ANA, ENA etc.) kommt hier praktisch keine Bedeutung zu. Die Angiographie und Biopsie sind für die nosologische Abgrenzung anzustreben. Da der Spontanverlauf vieler SV in oftmals kurzer Zeit zum Tode oder zu schweren Organfunktionsstörungen (z. B. Niereninsuffizienz) führt, sind engmaschige Überwachung und oftmals aggressive Therapie mit Kortikoiden und Cyclophosphamid durchzuführen. Die Klassifikation erfolgt unter Beachtung des Gefäßtyps und der Granulombildung (siehe Tab. 9.5-2). Differentialdiagnostisch ist stets an einen infektiösen Prozeß (z. B. Septikämie, bakterielle Endokarditis, mykotische Aneurysmen mit Embolisation etc.), aber auch an nicht-infektiöse entzündliche Systemerkrankungen oder das Vorhofmyxom zu denken.

9.5.1 Panarteriitis nodosa (PAN)

Bei der klassischen PAN sind vorwiegend die mittelgroßen Arterien segmental und an den Bifurkationen betroffen. Durch die Gefäßläsion kann es zum Verschluß (konsekutiv: Infarkt) oder zur Aneurysmabildung (konsekutiv: Ruptur mit oftmals tödlicher Blutung) kommen. Abdominelle Krisen infolge von Mesenterialinfarkten und Neuritiden infolge von Entzündungen der Vasa nervorum sind Leitsymptome. Im Serum findet sich das Hepatitis-B-Oberflächenantigen bei 10–30% der Fälle; es wird eine Immunkomplexpathogenese diskutiert. An Laborbefunden imponieren die humoralen Entzündungsparameter, die fast obligate Leukozytose (Neutrophilie, seltener Eosinophilie), aber auch die Thrombozytose. Die Diagnose basiert auf dem klinischen Bild und dem Befund. Seit der Therapie mit Glukokortikoiden und Cyclophosphamid hat sich die Prognose entscheidend gebessert.

Tab. 9.5-1 Sekundäre Vaskulitiden: Gefäßentzündung im Rahmen einer anderen Erkrankung

▶ Autoimmunerkrankungen:
chron. Polyarthritis, Sklerodermie, SLE, Polymyositis, autoimmune Hepatitis, Sjögren Syndrom

▶ chronisch-granulomatöse Entzündungen:
M. Crohn, M. Whipple, Sarkoidose

▶ Infektionskrankheiten:
A-Streptokokken-Nacherkrankungen, Viruskrankheiten (z. B. Herpes-Gruppe, Hepatitis-B-Virus), Mykobakteriosen (z. B. Tbc, Lepra), Spirochätosen (Borreliose, Syphilis)

▶ Neoplasien:
Gammopathien, Kryoglobulinämien (meist: Non-Hodgkin-Lymphome)

▶ Sonstige:
medikamenteninduziert (z. B. antirheumatische Basistherapeutika)

Tab. 9.5-2 Klassifikation primär systemischer Vaskulitiden*

Gefäßtyp	Granulombildung nachweisbar	Granulombildung nicht nachweisbar
groß	Riesenzellarteriitis	Takayasu-Erkrankung
mittelgroß	Churg-Strauss Syndrom	klass. Panarteriitis nodosa
klein	Wegener Granulomatose	mikroskopische Panarteriitis Hypersensitivitätsvaskulitis

* nach: Savage

Definition

Systemisch nekrotisierende Vaskulitis, vor allem der Nieren-, Mesenterial-, von Muskelgefäßen sowie der Vasa nervorum. Synonyme: Periarteriitis bzw. Polyarteriitis nodosa; Kussmaul-Maier-Erkrankung.

Kasuistik

Bei einem 75jährigen Juristen war es innerhalb von einem Jahr zu zunehmenden Beschwerden durch Parästhesien, brennende Sensationen und ziehende Mißempfindungen im Bereich der distalen Abschnitte der unteren Extremitäten gekommen. Diese Mißempfindungen waren so quälend, daß er wegen der Hoffnungslosigkeit – er hatte erfolglos verschiedene Ärzte konsultiert – suizidale Gedanken gehabt hatte. Im weiteren kamen dann motorische Ausfälle im Sinne einer Peroneuslähmung sowie Nasenbluten und heftige Kopfschmerzen als Folge eines exzessiven Bluthochdrucks (RR 200/120 mmHg) hinzu. Das Bild wurde durch heftige Muskel- und Gelenkschmerzen kompliziert. **Inspektorisch** imponiert ein kachektisch wirkender alter Mensch (Gewichtsverlust von fast 10 kg in 6 Monaten), der durch die Peroneusparese bedingt im Steppergang auf den Arzt zutritt. Die Haut wirkt marmoriert (Livedo reticularis; siehe auch Abb. 9.5-1). Bei der **körperlichen Untersuchung** sind neben den neurologischen Störungen (distale Polyneuropathie) und dem Bluthochdruck (RR 210/120 mmHg) hirsekerngroße subkutane Knötchen an verschiedenen Stellen tastbar. **Histologisch** findet sich in den aus diesen Arealen entnommenen Biopsien das Bild einer Panarteriitis nodosa im subkutanen Fett und benachbarten Muskelgewebe. Von den **labortechnischen Befunden** imponieren die deutliche BKS-Erhöhung (40/63 mm n.W.) und das C-reaktive Protein (30 mg/dl), ferner zeigen sich eine Leuko- und Thrombozytose (15 000 bzw. 650 000/µl ≙ 15 G/l bzw. 650 G/l). **Klinisch-immunologisch** finden sich ein niedertitriger Rheumafaktor und antinukleärer Antikörper, aber ein hochtitriger Antikörper gegen Neutrophilenzytoplasma (ANCA). Bei der Feinspezifitätenbestimmung handelt es sich um einen MPO-ANCA, der bei der indirekten Immunfluoreszenz als pANCA imponiert. Die Komplementkomponenten (C3, C4) sind normal bzw. erhöht; der CH50-Wert (gesamthämolytische Aktivität) zeigt ebenfalls keinen Hinweis auf einen Komplementverbrauch. Die „Hepatitis-Serologie" ist negativ. **Nierenangiographisch** zeigen sich im Bereich der Interlobar- und zum Teil auch der Interlobulararterien eine Reihe von Mikroaneurysmen. Bei der **Sonographie** sind höckrige Nierenkonturen, vereinbar mit wiederholt abgelaufenen Niereninfarkten, erkennbar. Unter der **Therapie** mit Glukokortikoiden (bis zum Wirkungseintritt von Cyclophosphamid: 40 mg Prednisolon-Äquivalent) und einer Cyclophosphamid-Dauertherapie (2 mg/kg Körpergewicht/Tag = ca. 150 mg/Tag) kommt es zu einer raschen Besserung der rheumatischen Beschwerden und sukzessive auch der quälenden Polyneuropathie. Nach einem Jahr Cyclophosphamid-Dauertherapie (täglich Cyclophosphamid) Übergang zur Gesamtdosis-sparenden intravenösen Stoßtherapie (15 mg/kg Körpergewicht alle 21 Tage: Dosiserhöhung nach Leukozytenzahl. Leukozytenminimum ca. 8–12 Tage nach „Stoß").

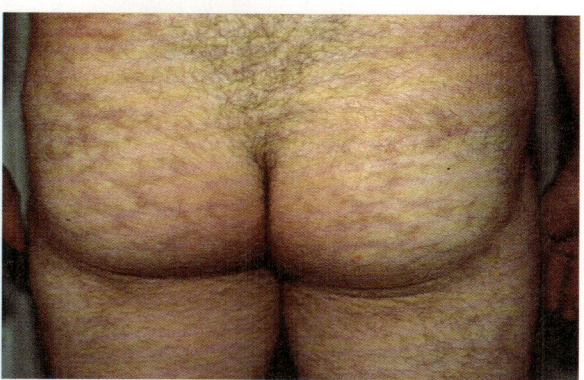

Abb. 9.5-1   Livedo reticularis bei PAN.

Epidemiologie

Wegen der Seltenheit der PAN liegen keine exakten Angaben vor. Männer werden häufiger betroffen als Frauen (3:1).

Ätiologie und Pathogenese

Bei etwa 10–30% der PAN findet sich das HBsAg im Serum. Ansonsten ist die Ätiologie unbekannt. Pathogenetisch kommen möglicherweise verschiedene Immunreaktionen zum Tragen: Einerseits finden sich bei bestimmten Fällen (z.B. Hepatitis-B-Antigenämie) Immunkomplexe als entzündungsauslösendes Element, wogegen in anderen Fällen mehr zellulären Immunreaktionen die entscheidende Rolle zugesprochen wird. Von besonderem immunpathogenetischem Interesse sind die erst neuerdings bei einem Teil der PAN beobachteten Autoantikörper gegen intrazytoplasmatische Antigene von Granulozyten und Monozyten (pANCA). Im Gegensatz zur Wegenerschen Granulomatose ist bei der PAN jedoch noch unklar, welches Zielantigen der Granulozyten (Myeloperoxidase? Elastase?) betroffen ist und welche Spezifität und Sensitivität diesen Antikörpern zukommt. Ob diese Antikörper eine pathogenetische Rolle spielen, ist ebenfalls noch unklar.

Ⓢ Symptome

Beschwerden: Kopfschmerzen durch den renalen Hypertonus, kolikartige Abdominalschmerzen als Folge von Mesenterialarterienverschlüssen oder Parästhesien und motorische Ausfälle als Folge der Polyneuropathie stehen im Vordergrund der klinischen Symptomatik. Daneben sind es Allgemeinsymptome wie Fieber, Gewichtsverlust und Nachtschweiß (sogenannte B-Symptomatik), aber auch Schmerzen im Bewegungsapparat (Myalgien, Arthralgien), die den Patienten alarmieren.
Befunde: Bei der körperlichen Untersuchung sind die subkutan gelegenen, durch Aneurysmen bedingte Knötchen (P. „nodosa") nur selten zu tasten. Auch vom Internisten muß nach neurologischen Manifestationen (Sensibilitätsprüfung, Mus-

keleigenreflexe) gefahndet werden! Die Symptomenkombination Allgemeinsymptome plus gefäßbezogene Symptomatik hat zusammen mit den uncharakteristischen Laborbefunden zu der Arbeitsdiagnose SV zu führen.

D Diagnostik

Labortechnisch zeigt sich neben den unspezifischen humoralen Entzündungsparametern eine recht charakteristische Blutbildveränderung mit Leukozytose (Neutrophilie) und Thrombozytose. Ferner ist noch nach dem Hepatitis-B-Oberflächenantigen und nach anti-neutrophilen (pANCA) Antikörpern zu suchen. Die weitere angiographische Abklärung orientiert sich am Organbefall: Bei rezidivierenden Abdominalbeschwerden wird eine Zöliakographie, beim renalen Hypertonus eine Nierenangiographie (Mikroaneurysmen?) durchgeführt. **Biopsien** sollten nur aus klinisch betroffenen Bereichen entnommen werden. Damit gelingt die histologische Sicherung der klinischen Diagnose.

▼ Therapie

Glukokortikosteroide (wie bei „Kollagenosen") und Cyclophosphamid (2–4 mg/kg Körpergewicht/d) können das Krankheitsbild in die Remission bringen. Bei leichteren Fällen kann der Versuch mit einer alleinigen Glukokortikoidmedikation gewagt werden, wenn eine engmaschige Kontrolle gewährleistet ist.

Verlauf und Prognose

Der Verlauf der PAN ist unberechenbar und kann sowohl mit perakut einsetzenden als auch chronisch schleichenden Verläufen beginnen. Neben den allgemein bekannten dramatischen Verlaufsformen gibt es aber auch mildere. Spontanremissionen werden selten beobachtet; häufiger muß von einem bösartigen Spontanverlauf ausgegangen werden.

Differentialdiagnose

Die Differentialdiagnose betrifft im weiteren die primären und sekundären Vaskulitiden und im engeren die Wegenersche Granulomatose und das Churg-Strauss-Syndrom. Hervorzuheben ist, daß die letztgenannten Erkrankungen gleichzeitig bestehen können (**„Polyangiitis-Overlap-Syndrom"**) (siehe Tab. 9.5-3). Auch bei neu auftretenden „Schüben" ist stets eine infektiöse Ursache, speziell eine subakute Endokarditis (Endocarditis lenta), auszuschließen!

9.5.2 Wegener Granulomatose (WG)

Bei der WG handelt es sich um eine nekrotisierend-granulomatöse Entzündung im Bereich des Respirationstraktes (auch: Nase, Nebenhöhlen, Mittelohr etc.), die mit einer Vaskulitis vornehmlich der kleineren Arterien und Venen einhergeht. Die Glomerula sind in über 80% mitbe-

Tab. 9.5-3 „Polyangiitis-Overlap-Syndrom"-Kombinationen

▶ klassische PAN mit:
Churg-Strauss Syndrom
Riesenzellarteriitis (A. temporalis, Takayasu Syndrom)
Hypersensitivitätsangiitis:
z. B. Schoenlein-Henoch Syndrom;
Wegener Granulomatose

▶ Riesenzellarteriitis mit:
Churg-Strauss Syndrom oder Wegener Granulomatose

▶ systemische, nekrot. Vaskulitis verschiedener Gefäßtypen (nicht näher klassifizierbar)

* nach: Leavitt & Fauci

troffen (Glomerulonephritis). Oft beginnt die WG oligosymptomatisch mit Beschwerden im Bereich des oberen Respirationstraktes. Nach einer variablen Zeitspanne kommt es zum Generalisationsstadium (Systemerkrankung). In dieser Phase besteht für nichtbehandelte Fälle eine schlechte Prognose. Durch die Behandlung mit Glukokortikoiden und Cyclophosphamid kann die Erkrankung in Langzeitremissionen gebracht werden. Die Ätiologie ist unbekannt, bei der Pathogenese kommt höchstwahrscheinlich Antikörpern gegen die Proteinase 3 (von Leukozyten und Monozyten), die auch von hohem immundiagnostischen Wert (ACPA bzw. cANCA) sind, besondere Bedeutung zu.

Definition

Das Krankheitsbild wird durch die granulomatöse Entzündung im Bereich des oberen Respirationstraktes, die Glomerulonephritis und die systemisch nekrotisierende Vaskulitis bestimmt. Die Begriffe „rhinogene" Granulomatose oder „pneumogene" Granulomatose sind heute allgemein zugunsten des Begriffes „WG" aufgegeben worden.

Kasuistik

Ein 45jähriger Lehrer bemerkte im Februar erstmals eine verstopfte Nase. Als diese Symptome nicht innerhalb von vier Wochen rückläufig waren, sondern sogar eine zunehmende Tendenz zeigten, stellte er sich bei einem HNO-Arzt vor. Unter der Vorstellung einer „allergischen Rhinitis" wurde eine breite Testung bei einem Allergologen durchgeführt, die jedoch komplett negativ verlief. In dieser Zeit entwickelte sich das Krankheitsbild weiter, die Nasenatmung wurde praktisch unmöglich, und bei einer erneuten Kontrolle fanden sich nun auch verschattete Kieferhöhlen. Nach etwa 8 Wochen kam es zu einer Hörminderung rechts. Da im April auch noch Allgemeinbeschwerden mit Abgeschlagenheit, febrilen Temperaturen und Muskelschmerzen hinzutraten, suchte der Patient eine internistische Praxis auf. **Inspektorisch** fielen jetzt ein „rotes Auge" links und eine angedeutete Sattelnasenbildung auf. Ferner bestanden im Bereich der unteren Extremität flohstichartige Blutungen („palpable Purpura"), die z.T. von einem roten entzündlichen Hof umgeben waren. **Konsiliarisch** ging der Dermatologe von einer Vasculitis allergica (histologisch: leukozytoklastische Vaskulitis) und der Ophthalmologe von einer Episkleritis aus. Der HNO-Kollege sah im Bereich der Nasenhaupthöhle eine ulzerierende Veränderung; das Biopsat erbrachte den **histologischen Befund** einer granulomatösen Entzündung, die mit einer Vaskulitis einhergeht und mit einer Wegener Granulomatose vereinbar ist. Daraufhin wird der Patient stationär eingewiesen. Bei der jetzt durchgeführten **Röntgenuntersuchung** des Thorax findet sich keine WG-spezifische Veränderung, wie z.B. der zur Einschmelzung neigende Rundherd. Auch **labortechnisch** findet sich eine eher leichtgradige BKS-Beschleunigung (35/63 mm n.W.) bei unauffälligem Blutbild (keine Thrombozytopenie, s.o.!) und unauffälliger „Rheumaserologie". Insbesondere sind auch die sogenannten Nierenwerte und die Harnanalyse völlig unauffällig, so daß den die WG-Trias (oberer Respirationstrakt, Lunge und Niere) fordernden Kliniker Unsicherheit befällt. **Klinisch-immunologisch** zeigt sich dann aber ein Anti-Proteinase-3-Antikörpertiter (= ACPA oder cANCA) von 1:64. Sie sind im ELISA nachweisbar. Damit sprechen der klinische Befund, die Histologie und auch die Serologie für eine WG. Insbesondere die vaskulitischen Läsionen (Episkleritis, leukozytoklastische Vaskulitis) sprechen für ein aktives Generalisationsstadium und stellen die Indikation für das klassische „FAUCI-Schema" (Kortikosteroide plus Cyclophosphamid-Dauertherapie). Unter dieser **Therapie** kommt es innerhalb von 2–3 Wochen zu einer deutlichen Besserung. Eine komplette Remission wird nach einem 3/4 Jahr erreicht: Es sind weder klinisch noch radiologisch Hinweise für eine fortbestehende Krankheitsaktivität erkennbar. Die Autoantikörper (cANCA) sind nicht mehr nachweisbar („Seronegativität"). Der Patient wird nun noch für ein halbes Jahr mit einer Cyclophosphamid-Stoßtherapie versorgt und ist dann über mehrere Jahre in einer kompletten Remission.

Epidemiologie

Mit den neuen diagnostischen Möglichkeiten (z.B. ACPA) werden Patienten mit einer WG häufiger diagnostiziert. Heute ist von einer weitaus häufigeren Inzidenz und Prävalenz auszugehen, als bisher angenommen.

Ätiologie und Pathogenese

Die Ätiologie ist unbekannt, die Pathogenese lückenhaft. Aufgrund der morphologischen Befunde im Bereich des erkrankten Gewebes (keine oder nur spärliche Immunglobulin- und Komplementablagerungen z.B. im Bereich der Lunge oder der Glomerula; demgegenüber Infiltration mit Lymphozyten, Monozyten, aber auch Granulozyten) wurde bislang davon ausgegangen, daß die WG Konsequenz eines immunpathologischen Reaktionstyps IV nach Gell und Coombs sei. Die Untersuchungsergebnisse der vergangenen Jahre haben nun gezeigt, daß den antizytoplasmatischen Antikörpern (ACPA, Synonym: cANCA oder Anti-Proteinase-3-Antikörper) wahrscheinlich auch immunpathogenetische Relevanz zukommt. Als Zielantigen konnte die Proteinase 3 von Granulozyten

identifiziert werden. Elektronenmikroskopische Untersuchungen haben gezeigt, daß dieses Antigen nicht nur intrazellulär, sondern auch auf der Zelloberfläche zu finden ist. Funktionelle Untersuchungen an Granulozyten mit $F(ab)_2$-Fragmenten von Anti-Proteinase-3-Antikörpern haben dokumentiert, daß diese Granulozyten aktivieren können. Die Aktivierung wird durch Zytokine wie dem Tumornekrosefaktor (TNF) offenbar potenziert. Über die Freisetzung von Sauerstoffradikalen und lysosomalen Enzymen kann es zur Entzündung kommen. Die Leukozytenelastase (Proteinase 3 hat auch Elastaseeigenschaften) kann zu schweren Endothelzellveränderungen führen. Die für diese Reaktionen notwendige Nachbarschaft von Granulozyten und Endothelzellen kommt über die bei der systemischen WG auftretende Hyperzytokinämie und der damit verbundenen Expression von Adhäsionsmolekülen auf Endothelien für Granulozyten zustande. Da Anti-Proteinase-3-Antikörper die enzymatische Aktivität des Moleküls nicht blockieren, wird hypothetisch von einer Antikörper-vermittelten protrahierten Enzymwirkung ausgegangen.

S **Symptome**

Beschwerden (siehe Tab. 9.5-4): Meist sind es Symptome im Bereich des Kopfes („Kopfklinik"), die zunächst das klinische Bild bestimmen: Die verstopfte Nase führt nicht selten zur Epistaxis, die Nebenhöhlenerkrankungen mit Verbindung zum Mittelohr nicht selten zu Schwerhörigkeit und Kopfschmerzen, der Übergang der Erkrankung durch den Tränennasengang über Verstopfung des Ductus lacrimalis zum Tränenträufeln und die Entzündung der kleinen Gefäße zum „roten Auge"

Tab. 9.5-4	Organmanifestation bei der WG
► Auge	– „rotes Auge"; Konjunktivitis, Episkleritis, Optikusneuritis – Protrusio bulbi, Tränengangstenose
► Ohr	Otitis, Mastoiditis → antibiotikaresistent, Schwerhörigkeit
► Nase	borkige Entzündung → verstopfte Nase; Epistaxis; Sattelnase; Nebenhöhlenmitbefall
► tracheo-bronchial	subglottische Stenose → Stridor Bronchialstenose → Atelektasen
► Lunge	Rundherde, Pseudokavernen diffuse Infiltrationen
► Herz	Koronaritis, Valvulitis, Perikarditis, Pankarditis
► Niere	fokale Glomerulonephritis → rapid progressive GN
► Haut	palpable Purpura
► Rheuma	Arthralgien, Myalgien und Arthritiden und Myositiden
► Nerven	Polyneuropathie; zerebrale Durchblutungsstörungen

(Konjunktivitis, Episkleritis und Uveitis). Seltener können retroorbitale Granulommassen zu einer Protrusio bulbi führen. Bei weiterer Ausdehnung der Erkrankung kann es zu Ulzerationen im Bereich des Mundes, zur subglottischen Stenose, aber auch zu Bronchusstenosen mit konsekutiven Atelektasen kommen. Daneben finden sich im Bereich der Lunge solitäre oder multiple Rundherde, die gelegentlich einschmelzen (Pseudokavernenbildung) sowie lokalisierte, lobäre oder diffuse Infiltrate (siehe Abb. 9.5-2). Im Bereich des Mediastinums kommt es zu Hilus- bzw. Paratrachealtumoren, an der Pleura zu Ergüssen – oder Verdickungen. Zunächst gehen die Beschwerden mit nur diskreten Zeichen der Vaskulitis einher. Dementsprechend sind auch die Laborparameter nur leicht verändert. In der Generalisationsphase treten die systemischen Manifestationen zunehmend in den Vordergrund: Abgeschlagenheit, Gewichtsverlust, Fieber, Nachtschweiß gehen oftmals einher mit den verschiedensten Beschwerden im Bereich des Bewegungsapparats, wie z. B. Arthralgien, Myalgien, Arthritiden und Myositiden. Die Entzündungsparameter sind nun deutlich oder sogar maximal erhöht. Die Patienten werden durch die verschiedenen Organmanifestationen (rapid progressive Glomerulonephritis; pulmorenales Syndrom mit Hämoptoe) stark beeinträchtigt.

D Diagnostik

Im Vordergrund der Diagnostik steht die **bioptische Diagnosesicherung,** später die Verlaufskontrolle. Bei klinischem Verdacht wird zunächst nach dem antizytoplasmatischen Antikörper (ACPA) gefahndet. Während dieser bei aktiven generalisierten Fällen stets nachweisbar ist, findet er sich in der aktiven Initialphase nur bei zwei Drittel der Patienten. Die Diagnose basiert auf der Kombination von klinischem Bild, ACPA und bioptischem Befund. Die

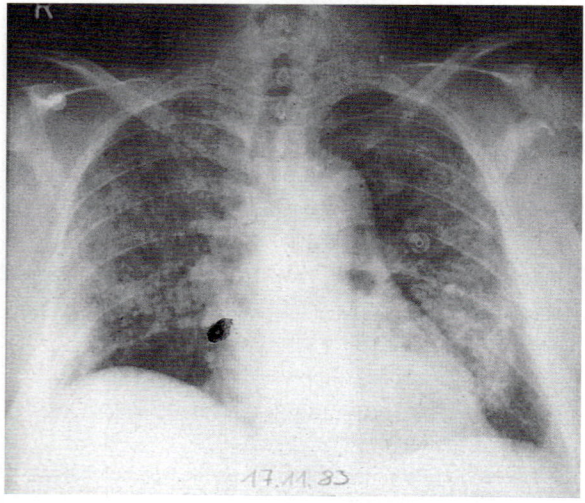

Abb. 9.5-2 Einschmelzender Rundherd bei der WG.

Biopsie läßt sich meist aus dem oberen Respirationstrakt gewinnen: Bei negativem Ergebnis muß die Biopsie nochmals, ggf. über eine offene Lungenbiopsie, durchgeführt werden. Da in den Frühfällen das klinische Bild nicht komplett ausgeprägt ist, die Biopsie (aus der Nase) erfahrungsgemäß nicht alle morphologischen Kriterien erfüllt und der ACPA in seltenen Fällen auch bei eng verwandten Krankheitsbildern vorkommen kann, muß die Kombination der Befunde die Diagnose sichern. Selbstverständlich hat eine Organdiagnostik zu erfolgen. Hier muß stets die strenge Kontrolle der Nierenfunktion besonderes Interesse finden.

Komplikation

Gefürchtet ist der Übergang aus der Initial- in die Generalisationsphase, bei dem es mit der fulminanten WG innerhalb kürzester Zeit zu einem pulmorenalen Syndrom kommen kann.

T Therapie

Heute orientiert sich die Therapie am Stadium der Erkrankung und am klinischen Bild. Bei Frühfällen kann ein Therapieversuch mit Co-trimoxazol unternommen werden, wenn eine engmaschige Kontrolle gewährleistet ist. In der Generalisationsphase (speziell bei Glomerulonephritis) muß eine immunsuppressive Therapie eingeleitet werden.

Verlauf und Prognose

Unbehandelt ist die Prognose für WG-Patienten außerordentlich schlecht: Nach zwei Jahren leben nur noch 10% der Patienten. Andererseits hat die Behandlung mit Cyclophosphamid zu einer starken Verbesserung der Prognose beigetragen: In ca. 90% der Fälle kann eine Remission erzielt werden. Die Langzeitprognose wird allerdings dann auch von den Komplikationen durch diese zytotoxische Substanz mitbestimmt (Neoplasien!).

Differentialdiagnose

Von der WG ist die klassische PAN, aber auch die **mikroskopische Panarteriitis** (mPAN) abzugrenzen: Bei dieser stellt eine Entzündung der kleinsten Arterien das pathologisch-anatomische Substrat. Bevorzugt beteiligte Organe sind Haut (palpable Purpura) und Niere (Glomerulonephritis). Uncharakteristische Beschwerden der systemischen Vaskulitis und entsprechende Laborveränderungen machen in aller Regel eine bioptische Abklärung erforderlich. Ob die bei diesem Krankheitsbild auftretenden antizytoplasmatischen Antikörper gegen das gleiche Zielantigen (Proteinase 3) wie bei der WG gerichtet sind, ist noch unklar. Es wird vermutet, daß die mPAN eine abortive Form der WG ist.
Bei der **allergischen Granulomatose Churg-Strauss** findet sich (wie bei der WG) eine Vaskulitis neben extravaskulären Granulomen. Das klinische Bild ist geprägt durch ein allergisches Asthma, und die labortechnischen Befunde zeigen eine ausgeprägte IgE-Erhöhung sowie eine meist exzessive Eosino-

philie. Der Krankheitsverlauf ist in aller Regel weniger dramatisch als bei der WG und läßt sich mit Kortikosteroiden allein günstig beeinflussen.

Unter dem **Polyangiitis-Overlap-Syndrom** („Mischvaskulitis", siehe Tab. 9.5-3) versteht man eine Kombination von Symptomen, die sowohl bei der klassischen Panarteriitis nodosa, der Wegenerschen Granulomatose, den Hypersensitivitätsvaskulitiden oder auch der Riesenzellarteriitis vorkommen können.

Die **lymphomatoide Granulomatose** kann zu einem sehr ähnlichen klinischen Bild in der Lunge, aber auch zu Manifestationen im Bereich der Niere, der Haut und des Zentralnervensystems führen. Hier ist der bioptische Befund für die Diagnose unabdingbar. Ob hier eine echte Vaskulitis oder lediglich eine Gefäßwandinfiltration durch schon neoplastische (lymphomatoide) Zellen vorliegt, ist noch nicht näher abgeklärt. Die Behandlung entspricht der bei der WG.

Aus der Gruppe der **Hypersensitivitätsvaskulitiden** (Vasculitis allergica) müssen besonders die sekundären Formen erkannt werden (siehe Tab. 9.5-5). Die Vasculitis allergica ist durch eine Entzündung der Arteriolen, Kapillaren und besonders der postkapillären Venolen verursacht. Obwohl die Hautbeteiligung das klinische Bild dominiert, kann die Vasculitis allergica jedes Organ befallen. Von wenigen Ausnahmen abgesehen, sind die unter diesem Oberbegriff gesammelten Vaskulitiden nicht lebensgefährlich. Die meist im Kindesalter auftretende **Purpura Schoenlein-Henoch** ist ein prominenter Repräsentant dieser Gruppe. Die nicht thrombozytopenisch verursachte Purpura der Haut, die Gelenkbeschwerden, die Nierensymptome, aber speziell die Abdominalbeschwerden bestimmen das klinische Bild. Oft kommt es schon nach einer Woche zu einer spontanen Besserung; es muß aber

einige Wochen mit Rezidiven gerechnet werden, bevor von einer kompletten Remission ausgegangen werden kann.

9.5.3 Polymyalgia arteriitica (PMA)

Die Krankheitsbilder der Polymyalgia rheumatica (PMR) und der Arteriitis cranialis (sive temporalis) werden aufgrund ihrer schon lange bekannten engen Beziehung und Überlappung heute als Entität unter dem Begriff PMA zusammengefaßt. Die Erkrankung tritt vorwiegend bei älteren Frauen auf und äußert sich in meist symmetrischen heftigen Schmerzen in Schulter und/oder Beckengürtel und/oder Kopfschmerzen im Bereich der Schläfenregion. Die Myalgien sind frühmorgens am ausgeprägtesten und gehen nicht selten auch mit Arthralgien in verschiedenen Gelenken einher. Oftmals kann die Temporalarterie entzündlich geschwollen sichtbar werden und mit Kiefergelenkschmerzen beim Kauen oder Sprechen verbunden sein. Nicht selten kommt es zur Amaurosis fugax oder sogar zur Erblindung durch den Verschluß der A. retinalis.

Definition

Bei der PMA handelt es sich um eine Kombination der Arteriitis temporalis, die vorwiegend die mittleren und großen Arterien in Form einer Riesenzellarteriitis verändert, und der Polymyalgia rheumatica, für die es bislang kein eindeutig pathologisch-anatomisches Substrat gibt. Synonyme: „PMR-RZA-Syndrom", Polymyalgia rheumatica, Riesenzellarteriitis, Pseudopolyarthrite rhizomélique.

Kasuistik

Bei einer 70jährigen Patientin kommt es „von heute auf morgen" zu heftigsten Schmerzen im Bereich des Schulter- und Beckengürtels. Nur mit Mühe und mit fremder Hilfe ist sie in der Lage, aus dem Bett zu steigen. **Anamnestisch** ist zu eruieren, daß sie vor ca. einem halben Jahr plötzlich einen Visusverlust im Bereich des linken Auges erlebt hatte, der ätiologisch unklar blieb. Allerdings habe sich in den letzten 2–3 Wochen eine Abgeschlagenheit und einen ihr unbegreiflichen Gewichtsverlust von 4 kg erlebt. Sie habe nun Angst vor einem diesen Symptomen zugrundeliegenden Tumorleiden. **Inspektorisch** fällt bei der Patientin eine Schwellung im Bereich beider Schläfen auf, die **palpatorisch** eine sehr druckschmerzhafte Temporalarterie erkennen läßt. Ferner ist die gesamte Muskulatur (speziell im Oberarmbereich) druckdolent. Ein Gelenkstatus läßt sich praktisch nicht erheben, da die Patientin infolge der Schmerzen keine Untersuchung zuläßt. **Labortechnisch** finden sich eine Sturzsenkung (BKS 90/140 mm n.W.) und ein entsprechend maximal erhöhtes CRP (110 mg/dl). Das Blutbild zeigt mit der Thrombozytose von 565000/μl/(565 G/l) den akut entzündlichen Prozeß. Weitere Laborparameter inklusive der sogenannten Muskelenzyme und auch der Tumormarker (konsumierender Prozeß?) bleiben negativ. **Klinisch-im-**

Tab. 9.5-5   Assoziierte Erkrankung und Diagnostik bei Vasculitis allergica

Erkrankung	Diagnostik
Streptokokkeninfektion	Rachenabstrich, ASL, ASD
SLE	ANA, anti-DNS
hämolytische Anämie	Blutbild (Retikulozyten)
Kryoglobulinämie	Kryoglobuline
Plasmozytom	Serumelektrophorese
M. Hodgkin	Thoraxröntgenaufnahme
chron. Polyarthritis	Rheumafaktor
Komplementdefekte	C2, C3, BSG
Hepatitis B	Hepatitis-B-Serologie
Serumkrankheit	Anamnese
Arzneimittelallergie	Epikutantest
(Acetylsalicylsäure,	(einschl. 6-Std.-Ablesung);
Phenacetin, Sulfonamide,	Prick-Test, Intrakutantest
Penicillin, Phenothiazine etc.)	

munologisch finden sich keine Autoantikörper (ANA, ANCA etc.), der Rheumafaktor ist nicht nachweisbar. Die Komplementkomponenten sind eher erhöht (= Akute-Phase-Proteine). **Bioptisch** läßt sich aus einer Temporalarterie das Bild einer Riesenzellarteriitis histologisch sichern. Damit sprechen Klinik, Laborchemie und Histologie für eine Polymyalgia arteriitica. Da die Patientin Blut im Stuhl (Hämoccult positiv) hat, wird – auch zum sicheren Ausschluß eines paraneoplastischen Prozesses – eine endoskopische Diagnostik (Gastroskopie, Koloskopie, Abdominalsonographie) durchgeführt: Es zeigt sich kein Hinweis für einen okkulten Tumor. Unter der **Therapie** mit zunächst höher dosierten Kortikosteroiden (50 mg Prednisolon-Äquivalent für 8 Tage) kommt es zu einer „schlagartigen" Besserung des Beschwerdebilds, so daß innerhalb der nächsten 4 Wochen eine Reduktion dieser Medikation bis in den Bereich der Cushing-Schwellendosis (8 mg Prednisolon-Äquivalent) durchgeführt werden kann, ohne daß es zu einer klinischen Verschlechterung bzw. zu einem Wiederanstieg der humoralen Entzündungsparameter kommt.

Epidemiologie

Bei älteren Menschen (> 65 Jahre) wird von einer Prävalenz von 1 % ausgegangen.

Ätiologie und Pathogenese

Die Ätiologie ist unbekannt. In den betroffenen Gefäßen finden sich Rundzellinfiltrate (Monozyten, Lymphozyten). Diese Zellen zeigen Aktivierungsmarker. Im Blut findet sich ein Abfall von T-Suppressorzellen (CD8+-Zellen); in den Arterienwänden überwiegt der T-Helfer-Inducer-Typ (CD4+-Zellen).

S Symptome

Beschwerden (siehe Tab. 9.5-6): Symmetrische Schulter- und/oder Beckengürtelschmerzen mit Morgensteifigkeit und Schwäche der stammnahen Muskulatur. Ferner finden sich Kopfschmerzen, Zeichen einer konsumierenden Allgemeinerkrankung und die Symptome durch die Riesenzellarteriitis: Visusstörungen, zerebrovaskuläre Durchblutungsstörungen mit flüchtigen, aber auch bleibenden Hirninfarkten (z.B. Hemiparese!) und Augenmuskelparesen (Arteriitis cranialis). Seltener

---

Tab. 9.5-6 Polymyalgia rheumatica: Diagnose-Kriterien

- ▶ beidseitiger Schulterschmerz (±Steifheit)
- ▶ beidseitige Druckempfindlichkeit (Oberarme)
- ▶ Gewichtsverlust; Depression
- ▶ Krankheitsentwicklung 2–4 Wochen
- ▶ Alter > 65 Jahre
- ▶ Morgensteifigkeit > 1 h
- ▶ BSG > 50 mm n.W./1 h
- ▶ promptes Ansprechen auf Kortikosteroide

---

kommt es zur Erkrankung der Aorta und ihrer großkalibrigen Äste: Aortenbogensyndrom. Flüchtige Synovialitiden finden sich meist im Bereich großer Gelenke.

Befunde: Manchmal fällt schon die Schwellung der A. temporalis („Temporalarteriitis"; siehe Abb. 9.5-3) inspektorisch auf; häufig ist diese druckschmerzhaft. Pulsdruckverminderungen (z.T. Pulsverlust) und Blutdruckdifferenzen an den oberen Extremitäten können ebenso wie auskultatorisch eruierbare Stenosegeräusche (Supraklavikulargruben) auf ein Aortenbogensyndrom weisen. Die Muskulatur ist druckdolent und bei der elektromyographischen Untersuchung ohne pathologischen Befund. Das Gelenkbefallsmuster ist oligoartikulär; Tenosynovitiden können zum Karpaltunnelsyndrom führen.

D Diagnostik

Labordiagnostisch zeigt sich eine erhöhte Blutsenkungsreaktion neben deutlich erhöhten Akute-Phase-Proteinen (CRP) bei einer zumeist geringgradigen hypochromen Anämie und einer leichten Leukozytose, manchmal auch Thrombozytose; die Muskelenzyme sind nicht erhöht! Autoantikörper lassen sich nicht finden. Die histologische Diagnose sollte durch die **Biopsie der Arteria temporalis** realisiert werden. Wegen des segmentalen Befalls werden stets größere Gefäßabschnitte entnommen und untersucht. Muskelbiopsien erbringen in aller Regel keinen pathologischen Befund!

Über den Stellenwert der Temporalarterienbiopsie bei Patienten mit ausschließlicher Polymyalgia rheumatica ohne jeden klinischen Verdacht auf eine

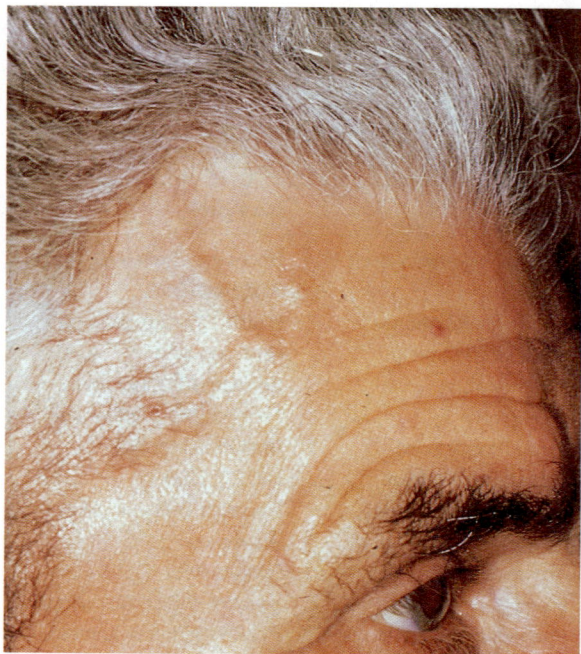

Abb. 9.5-3 Temporalarterienschwellung bei PMA.

Riesenzellarteriitis sind die Meinungen geteilt. Als Argument für die Biopsie wird angeführt, daß sich im Falle eines positiven Ergebnisses die weitere Suche nach einer malignen Grunderkrankung erübrigt.

▼ Therapie

Das gute Ansprechen der PMA auf Kortikosteroide ist so charakteristisch, daß es in dem Kriterienkatalog für die Polymyalgia rheumatica mit aufgenommen wurde. Therapieziele sind Prophylaxe arteriitischer Gefäßkomplikationen und Beschwerdefreiheit. Zunächst wird mit 40–60 mg Prednison/d begonnen; im weiteren Verlauf orientiert sich die Dosierung am klinischen Bild und an den Entzündungsparametern wie z. B. der BSG oder dem CRP. Die Erhaltungsdosis liegt zwischen 5–10 mg Prednison/d bzw. 10 mg jeden zweiten Tag. Nach 1–2 Jahren komplikationslosen Verlaufs wird man versuchen, die Steroidmedikation abzusetzen. Anschließend müssen die Patienten mindestens für die Dauer eines Jahres wegen der Rückfallgefahr überwacht werden.

Verlauf und Prognose

Der Spontanverlauf ist gekennzeichnet durch den Wechsel von Remissionen und Rezidiven. Dementsprechend ist bei einer Symptomfreiheit nach Glukokortikoidtherapie eher von einer Remission als von einer Heilung auszugehen. Die mittlere Erkrankungsdauer liegt zwischen drei und vier Jahren; es gibt aber viele Fälle, die über 10 Jahre hinaus Rezidive erleiden. Das klinische Bild kann mit jedem Rezidiv komplett unterschiedlich sein: Einmal stehen mehr die Beschwerden durch die Polymyalgia rheumatica, ein andermal mehr die durch die Riesenzellarteriitis verursachten Symptome im Vordergrund. Bei adäquater Behandlung und Überwachung hat dieses Krankheitsbild keine erhöhte Mortalitätsrate.

Differentialdiagnose

Die Differentialdiagnose hat bei der Polymyalgia rheumatica im wesentlichen andere Myositiden, speziell die Polymyositis, zu beachten. Bei den Beschwerden durch die Temporalarteriitis ist zu bedenken, daß es seltener auch zu einem sehr ähnlichen Bild bei anderen primären Vaskulitiden kommen kann.

9.6 Degenerative Gelenkerkrankungen (Arthrosis deformans)

Degenerative Gelenkerkrankungen sind primäre Knorpelerkrankungen, die zur Destruktion des Knorpels mit reaktiver Umgebungsveränderung führen. Die überwiegend älteren Patienten klagen über Startschmerz und Belastungsschmerz bis zur Versteifung des Gelenks. In der Diagnostik spielt die Röntgenaufnahme eine zentrale Rolle. Therapeutisch stehen konservative Maßnahmen im Vordergrund (physikalische Anwendungen, Gymnastik, nichtsteroidale Antiphlogistika). Im Spätstadium kommen operative Maßnahmen mit Arthrodese und künstlichem Gelenkersatz in Betracht.

Definition

Degenerative Gelenkerkrankungen sind primäre Erkrankungen des Knorpels, deren Ursache in mangelhafter Ernährung und damit verbundenen Strukturänderungen des Knorpels vermutet wird. Dadurch kommt es einmal zum Schwund von Knorpel, zum anderen zu reaktiven proliferativen Veränderungen am umgebenden Knochen (siehe Abb. 9.6-1). **Arthrosis deformans** und **Osteoarthrosis** sind Synonyme.

Epidemiologie

Fast alle Menschen über 65 Jahre weisen röntgenologisch Zeichen der Arthrosis auf, ohne daß klinische Symptome bestehen müssen. Ein Beginn in jungen Jahren ist möglich; dabei beobachtet man eine familiäre Häufung.

Ätiologie und Pathogenese

Absolute oder relative Überbelastung eines Gelenkes führt zum Knorpelschaden. Der bradytrophe Knorpel, dessen Chondrozyten zu keiner Regeneration ihrer selbst oder der Knorpelsubstanz fähig sind, ernährt sich durch druckinduziertes Aufnehmen und Abgeben von Flüssigkeiten. Dabei spielen die Glukosaminoglykane durch hohes Wasserbin-

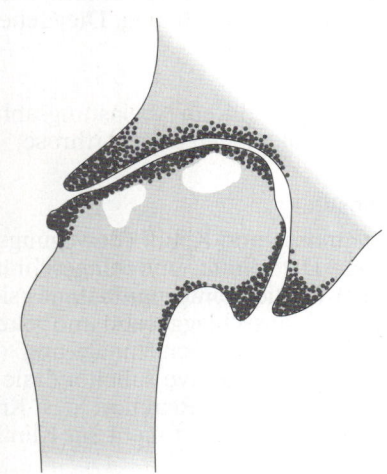

Abb. 9.6-1 Schematische Darstellung der Röntgenbefunde bei Arthrose: Hüftgelenk mit Verengung des Gelenkspalts, reaktiver Osteosklerose druckbelasteter Gelenkstrukturen, exophytischen Randreaktionen, subchondralen Signalzysten und Abflachung des Femurkopfs.

dungsvermögen eine zentrale Rolle. Eine Störung der Textur dieser Substanzen leitet den degenerativen Knorpelprozeß ein. Detritus wird durch Phagozyten und lysosomale Enzyme abgebaut, so daß dadurch der Zustand der „aktivierten Arthrose" mit Entzündungszeichen entsteht. Auch neurogene Ursachen (Morbus Sudeck, Tabes dorsalis, Syringomyelie, diabetische Neuropathie) führen zur Destruktion von Knorpel.

S Symptome

Schmerz- und Bewegungseinschränkungen sind Hauptsymptome der Arthrosis deformans, fakultativ begleitet von Krepitation und Deformität. Initial bestehen Startschmerz und zunehmender Schmerz unter Belastung. Ruheschmerz ist ein Spätsymptom. Die Arthrose erzeugt lokale Beschwerden. Von den peripheren Gelenken sind entsprechend ihrer statischen Belastung vorwiegend die Hüftgelenke mit Koxarthrose, die Kniegelenke mit Gonarthrose und das Großzehengrundgelenk befallen. Aber auch alle anderen Gelenke können betroffen sein, vor allem bei Fehlstellungen oder Instabilität durch Trauma. Die kleinen Wirbelgelenke erkranken vorwiegend an den bewegungsexponierten Stellen im lumbosakralen Übergang und in der unteren Halswirbelsäule.

Als **Sonderform** ist die **Polyarthrose** der Hände zu erwähnen. Sie betrifft vorwiegend Frauen (erbliche Häufung) um das 50. Lebensjahr und zeigt sich

▶ als **Heberden-Arthrose** mit Befall der distalen Interphalangealgelenke (siehe Abb. 9.6-2),
▶ als **Bouchard-Arthrose** mit Befall der proximalen Interphalangealgelenke,
▶ als **Rhizarthrose** mit Befall des Daumensattelgelenkes.

Das produktive Knochenwachstum führt zu den druckdolenten Bouchard- und Heberden-Knötchen. Aktivierte, hochschmerzhafte Formen der Polyarthrose sind relativ häufig. Die Genese ist unbekannt.

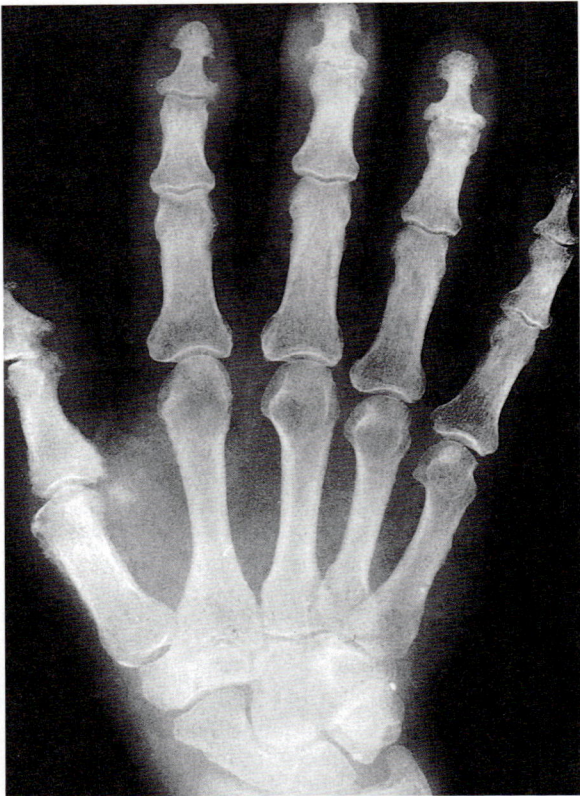

Abb. 9.6-2   Röntgenbefund bei destruierender Heberden Arthrose. Man erkennt Gelenkspaltverschmälerungen, reaktive subchondrale Sklerose und Weichteilschwellungen im Bereich der Fingerendgelenke.

> Startschmerz und ein belastungsabhängiger Schmerz charakterisieren die Arthrose.

D Diagnostik

Neben Anamnese und Klinik (Bewegungsschmerz, Krepitation, Deformität und eingeschränkte Beweglichkeit) ist die **Röntgenaufnahme** (siehe Abb. 9.6-1 und 9.6-2) ausschlaggebend und gekennzeichnet durch Gelenkspaltverschmälerung (Knorpelschwund), Zysten, reaktive subchondrale Sklerose und Konsolenbildung (Reaktion des Knochens). Das Röntgenbild korreliert nicht zur Klinik.

▼ Therapie

Wegen des chronischen Verlaufs ist eine konservative Therapie angezeigt. Physikalische Maßnahmen jeder Art kommen zur Anwendung: Wärmepackungen, Elektrotherapie (Kurzwellen, Dezime-terwellen, Magnetwellen, Interferenzströme, Galvanisation), gymnastische Maßnahmen (Bewegungsbad, Trockengymnastik) spielen eine fundamentale Rolle. **Medikamentöse Analgesie** oder, bei Aktivierungszuständen, Gabe von **nichtsteroidalen Antiphlogistika** sind wesentlicher Bestandteil der Langzeittherapie. Die neueren **Knorpelschutzpräparate,** die vor allem den Stoffwechsel der Glukosaminoglykane regulieren sollen, sind noch in der Erprobung. Erst nach Ausschöpfung aller konservativen Maßnahmen kommen **invasive Eingriffe** in Frage:

▶ lokale Instillation von Steroiden oder Antoxidanzien,
▶ Arthrodesen
▶ Umstellungsosteotomien
▶ Arthroplastik.

Differentialdiagnose

In Frage kommen lediglich sekundäre Arthrosen bei primären Arthritiden.

9.7 Weichteilrheumatische Syndrome

Unter weichteilrheumatischen Syndromen werden nebst den entzündlichen Erkrankungen der Muskeln, Bänder, Sehnen, Sehnenscheiden und Bursae, die in den entsprechenden Kapiteln behandelt werden, die Myosen und Tendinosen sowie das generalisierte **fibromyalgische Syndrom** verstanden. Die Ursachen dieser degenerativen schmerzhaften Erkrankungen sind bisher nicht geklärt. Das Leitsymptom ist zumeist der lokalisierte Schmerz mit Bewegungseinschränkung. Die Therapie umfaßt physikalische und analgetische sowie reaktivierende Maßnahmen. Der Verlauf ist zumeist chronisch-rezidivierend.

Definition

Unter Weichteilrheuma versteht man Erkrankungen der Muskeln, des Stütz- und Bindegewebes sowie der Sehnen und Sehnenscheiden, der Bänder und Schleimbeutel, die durch entzündliche und nicht-entzündliche Vorgänge verursacht werden. Sie begleiten häufig entzündliche oder degenerative Gelenkerkrankungen.

Epidemiologie

Weichteilrheumatische Syndrome sind häufig und kommen in allen Lebensaltern vor, wenngleich das mittlere und höhere Alter überwiegen. Entzündliche Syndrome treten auch schon in der Kindheit und Jugend auf.

Ätiologie und Pathogenese

Die **Muskelerkrankungen** werden eingeteilt in:
- **Myositiden:**
  - bei Kollagenosen
  - bei Sarkoidose
  - bei Vaskulitiden
  - bei Infektionskrankheiten (Trichinose usw.).
Die Myositis ist gekennzeichnet durch entzündliche Infiltrate der Muskulatur.
- **Myopathien:**
  - bei Polymyalgia rheumatica
  - bei endokrinen Erkrankungen (Schilddrüse, Parathyroidea, Hypophyse)
  - bei anderen Stoffwechselerkrankungen (Enzymmangel als Ursache der Störung des Muskelstoffwechsels auf mitochondrialer Ebene)
- **Myasthenie** und myasthenisches Syndrom (Blockierung und Transmittersubstanzen).
- **Myalgien** (Myosen): Muskelschmerzen ohne oder mit minimalem pathologisch-anatomischem Substrat: z.B. histochemischer Nachweis von Muskelfaser-Typ-I- oder -II-Anomalien mit subsarkolemmaler Anhäufung von Mitochondrien.
Die **Sehnen, Sehnenscheiden, Faszien und Bursae** erkranken gleichfalls entzündlich oder degenerativ:
Entzündliche Erkrankungen sind:
- **Tendosynovitis:** chronisch vorwiegend bei PCP; akut unter anderem bei Überlastungssyndromen.

Es besteht eine proliferierende stenosierende Entzündung.
- **Tendinitis:** bei entzündlich rheumatischen Erkrankungen, u.a. beim Morbus Bechterew.
- **Fasziitis:** z.B. bei eosinophiler Fasziitis Shulman.
- **Bursitis:** z.B. bei Gicht, bei PCP oder als Bursitis calcarea.

Degenerative Erkrankungen sind:
- **Tendinosen:** Schmerzhaftigkeiten mit fehlender oder minimaler entzündlicher Veränderung (Infiltrat der Sehne mit Fibroblasten und deren Umwandlung in Chondrozyten mit nachfolgender Verkalkung).
- **Pannikulose** (Erkrankungen der Subkutis).

Ⓢ Symptome und Diagnostik

Besondere Krankheitsentitäten der degenerativen weichteilrheumatischen Syndrome:
- **Die schmerzhafte Schulter** oder Periarthropathia (Periarthritis) humeroscapularis; erkrankt sind die Rotatorenmanschette und die Bursa subdeltoidea. Mit eingeschlossen sind häufig die lange Bizepssehne und die Sehne des Musculus supraspinatus.
Der Patient klagt über Schmerzen bei der Abduktion (80–120°) = **schmerzhafter Bogen** und beim Griff mit dem Daumen zwischen die Schulterblätter. Im Spätstadium wird das Heben des Armes ganz unmöglich. **Rotatorenmanschetten-Rupturen** können auftreten.
Typische Röntgenzeichen der rezidivierenden oder chronischen Erkrankungen sind Kalkablagerungen in der Bursa subdeltoidea oder der Sehne des Musculus supraspinatus sowie Unregelmäßigkeiten am Tuberculum majus.
- Die **Epikondylitiden des Ellenbogens,** Tendinosen am medialen oder lateralen Epicondylus humeri (Epicondylitis medialis bzw. lateralis) mit typischer lokaler Schmerzhaftigkeit.
- Die **Periarthropathie der Hüftgelenke;** erkrankt sind die Sehne der Hüftgelenkabduktoren und die am Trochanter major diesen unterliegenden Bursae. Der Patient klagt über Spontan-, Druck- und Abduktionsschmerz am Trochanter major.
- **Die schmerzhafte Wirbelsäule;** besonders betroffen von Tendinosen sind HWS und LWS, charakterisiert durch Nacken- und Lumbalschmerz. Sie sind assoziiert mit Myalgien und Myogelosen und fast immer begleitet von andersartigen Wirbelsäulenveränderungen wie Spondylose, Osteochondrose, Spondylarthrose oder Wirbelsäuleninstabilität.
- Die **primäre generalisierte Fibromyalgie** (= generalisiertes Fibrositis-Syndrom); generalisierte schmerzhafte Krankheit unklarer Ursache, bei der eine psychosomatische Komponente mitverursachend zu sein scheint. Da auch Kinder und Jugendliche erkranken, ist die rein psychosomatische Genese anzuzweifeln. Ohne klinischen oder pathologisch-anatomischen Befund größe-

ren Ausmaßes (Muskeln mit mitochondrialen Veränderungen, die als sekundär angesehen werden) wird über gleichartige Symptome geklagt: Müdigkeit, Körperschwäche und Steifigkeit, Schmerzen am ganzen Körper, Insertionstendopathien und Muskelschmerzen, Schlafstörungen, chronischer Kopfschmerz, Benommenheit und Zeichen des irritablen Kolons. Zehn Druckschmerzpunkte (trigger points = tender points) an Rumpf und Extremitäten, die unabhängig von Spontanschmerzen sind, vervollständigen das Bild.

▼ Therapie

Alle weichteilrheumatischen Syndrome mit Ausnahme der akuten Schultersteife (Kryotherapie und Ruhigstellung) sind der Wärmeanwendung in jeder Form und einer Bewegungstherapie zugänglich. Analgetika (lokal injiziert oder parenteral verabreicht), nichtsteroidale Antiphlogistika oder lokal injizierte Steroide sind wesentliche Behandlungsmaßnahmen. Chirurgische Eingriffe (z.B. bei Epikondylitis oder Rotatorenmanschetten-Ruptur) sind relativ selten indiziert. Grundsätzlich müssen begleitende oder zugrundeliegende Erkrankungen der Gelenke adäquat behandelt werden.

Prognose

Die Prognose der weichteilrheumatischen degenerativen Erkrankungen ist gut, wenngleich sie große Tendenz zu Chronizität und Residuen aufweisen. Wirtschaftlich stellen sie eine erhebliche Belastung durch Arbeitsausfall und rehabilitierende Maßnahmen dar.

Praxisfragen

Praxisfrage 1

Bei einer 35jährigen Frau kommt es zu einem beidseitigen Karpaltunnelsyndrom. Im Rahmen des Laborscreenings fallen eine leichtgradige BKS-Beschleunigung und ein Rheumafaktor auf.

a Wie lautet die Verdachtsdiagnose?

b Welche weiteren diagnostischen Maßnahmen sind erforderlich?

Praxisfrage 2

Bei einer 45jährigen Patientin mit einer seit 3 Jahren bestehenden chronischen Polyarthritis kommt es zu einer zunehmenden Trockenheit der Schleimhäute, insbesondere der Augen mit Tränenlosigkeit und konsekutiver Keratokonjunktivitis.

a Wie heißt das Krankheitsbild?

b Wie ist es zu sichern?

Praxisfrage 3

Ein 23jähriger Mann klagt über nächtlich auftretende Rückenschmerzen, die vom Orthopäden durchgeführten bildgebenden Verfahren zum Ausschluß einer Bandscheibenproblematik sind durchweg negativ.

a Verdachtsdiagnose?

b Sicherung der Diagnose?

Praxisfrage 4

25jährige Patientin mit Schmetterlingserythem, Raynaud-Phänomen, Polyarthritis, Glomerulonephritis und einer Panzytopenie kommt zum Ausschluß eines systemischen Lupus erythematodes (SLE), Anti-Doppelstrang-DNA-Antikörper sind nicht nachweisbar.

a Kann die Diagnose „SLE" auch ohne Anti-Doppelstrang-DNA-Antikörper gestellt werden?

b Welche Therapie ist indiziert?

Praxisfrage 5

Bei einer 70 Jahre alten Patientin mit heftigsten Muskelschmerzen, nahezu kompletter Bewegungsunfähigkeit und maximal erhöhter BKS findet sich im Serum keine Erhöhung von „Muskelenzymen" (CK, Aldolase etc.).

a Ist damit eine Polymyalgia rheumatica bzw. arteriitica ausgeschlossen?

b Müssen die Autoantikörper gegen PM 1 und Jo 1 gesucht werden?

10 Allergologie – Hypersensitive Immunopathien

H. W. Baenkler

Allergien nehmen den größten Raum in der klinischen Immunologie ein. Sie sind Ausdruck einer krankmachenden Immunreaktion und können als **Immunantwort gegen harmlose Antigene (Allergene)** mit klinischen Folgen aufgefaßt werden. Ihrem Wesen nach überschießend und unnötig, stehen hypersensitive Immunopathien in krassem Gegensatz zu den gesundheitserhaltenden Fähigkeiten des Immunsystems, die den Organismus gegenüber Schadensfaktoren unangreifbar machen.

Entsprechend den verschiedenen Typen der Immunantwort (siehe Abb. 10-1) kommt es zu unterschiedlichen Formen der Organschädigung. Dabei sind die Symptome lediglich Endstrecke eines komplexen Vorgangs,dessen vorangehende Schritte verborgen bleiben. Wenn diese Reaktionskette **ohne Immunreaktion** aufgrund anderer Mechanismen ausgelöst wird, so folgen daraus dieselben Symptome; da sich hier der Eindruck bietet, es handele sich ebenfalls um Allergien, werden solche Situationen sinngemäß als **Pseudoallergie** bezeichnet. Schließlich gibt es Individuen und Funktionszustände, bei denen gewisse Substanzen – im Gegensatz zum Normalfall – nicht vertragen werden; hierbei handelt es sich um eine **Intoleranz.**

Im alltäglichen Sprachgebrauch werden die verschiedenen Begriffe miteinander vermengt, nicht selten auch falsch angewandt: Einerseits wird gern jede abnorme Reaktion als „Allergie" bezeichnet, andererseits werden pathogene Immunreaktionen gegenüber harmlosen Antigenen nicht als solche erkannt. Da mit der Aufklärung der Mechanismen von Immunkrankheiten das Ziel der Medizin, eine funktionelle Betrachtungsweise anzustreben, möglich geworden ist, werden im weiteren Text die Begriffe „Allergie" und „Überempfindlichkeit" weitgehend ersetzt durch den Begriff „Hypersensitivität". Die sich daraus ergebenden Krankheitsbezeichnungen sind im einzelnen noch ungewohnt, jedoch der Sache nach treffender als die früheren, häufig in Unkenntnis der Zusammenhänge geprägten Begriffe.

Definition

Hypersensitivitätsreaktionen sind die einzigen unmittelbar pathogenen Immunreaktionen, weil hier Elemente des Immunsystems – Lymphozyten oder Antikörper – durch das Attackieren apathogener Antigene fühlbare Rückwirkungen auf den Organismus bedingen, wohingegen Immunmangelzustände permissiver Natur sind. Selbst die maligne Immunproliferation als letzte Variante von Immunkrankheiten zerstört nicht den Organismus selbst, sondern schafft nur Bedingungen, die mit dem Leben nicht mehr vereinbar sind.

Kasuistik

Eine Hausfrau im mittleren Lebensalter beklagt Atemnot ohne Husten oder Auswurf, neuerdings mit flüchtigem Fieber und Gliederschmerz. Früher lediglich banale Infekte; Asthma und eine Allergie der Atemwege werden verneint. Die Lebensführung ist gesundheitsbewußt mit viel Aufenthalt im Freien, zahlreichen Grünpflanzen in der Wohnung und absoluter Nikotinkarenz. **Körperliche Untersuchung:** außer geringfügigem Rasseln über der Lunge unauffällig; im Blutbild leichte Leukozytose; Laborchemie unauffällig; Sputum ohne pathogene Keime. **Röntgen-Thorax:** beidseits diffuse, feinfleckige Zeichnung.

Eine Antibiotika-Therapie ist ohne erkennbaren Erfolg, die Erscheinungen nehmen sogar zu. Nach Einweisung in ein Krankenhaus rasche Rückbildung der Beschwerden, die Patientin drängt nach Hause. Zu Hause stellen sich die Beschwerden sogleich wieder ein.

Verdachtsdiagnose: Alveolitis; Sicherung der Diagnose: positiver Kutantest, spezifische Antikörper der IgG-Klasse – hier gegen Schimmelpilze; Lungenfunktion mit restriktiver Ventilationsstörung. Provokation, Bronchoskopie und broncho-alveoläre Lavage erübrigen sich häufig. **Maßnahmen:** im Akutstadium Kortison. Generell Antigenkarenz hier durch Entfernung schimmliger Gegenstände, wahrscheinlich der Pflanzen.

Epidemiologie

Hypersensitivitätsreaktionen scheinen insgesamt zuzunehmen. Genaue Zahlen liegen erst aus jüngster Vergangenheit vor. Der Anteil der „Allergiker" in Mitteleuropa wird immerhin auf 10–20% geschätzt, wobei eine Dunkelziffer an solchen Individuen besteht, die – ohne es zu wissen – sensibilisiert sind. Unkar ist, ob die beobachtete Vermehrung an Patienten durch eine bessere Krankheitserkennung vorgetäuscht wird, oder ob es sich tatsächlich um eine Zunahme handelt. Immerhin gibt es Hinweise auf ein vermehrtes Ansprechen des Immunsystems infolge des ausufernden Antigenangebots in unserer Umwelt, aus der sich mit der Nahrung, der Atmung und durch Kontakt über die Haut immer mehr Berührungspunkte mit dem Immunsystem ergeben.

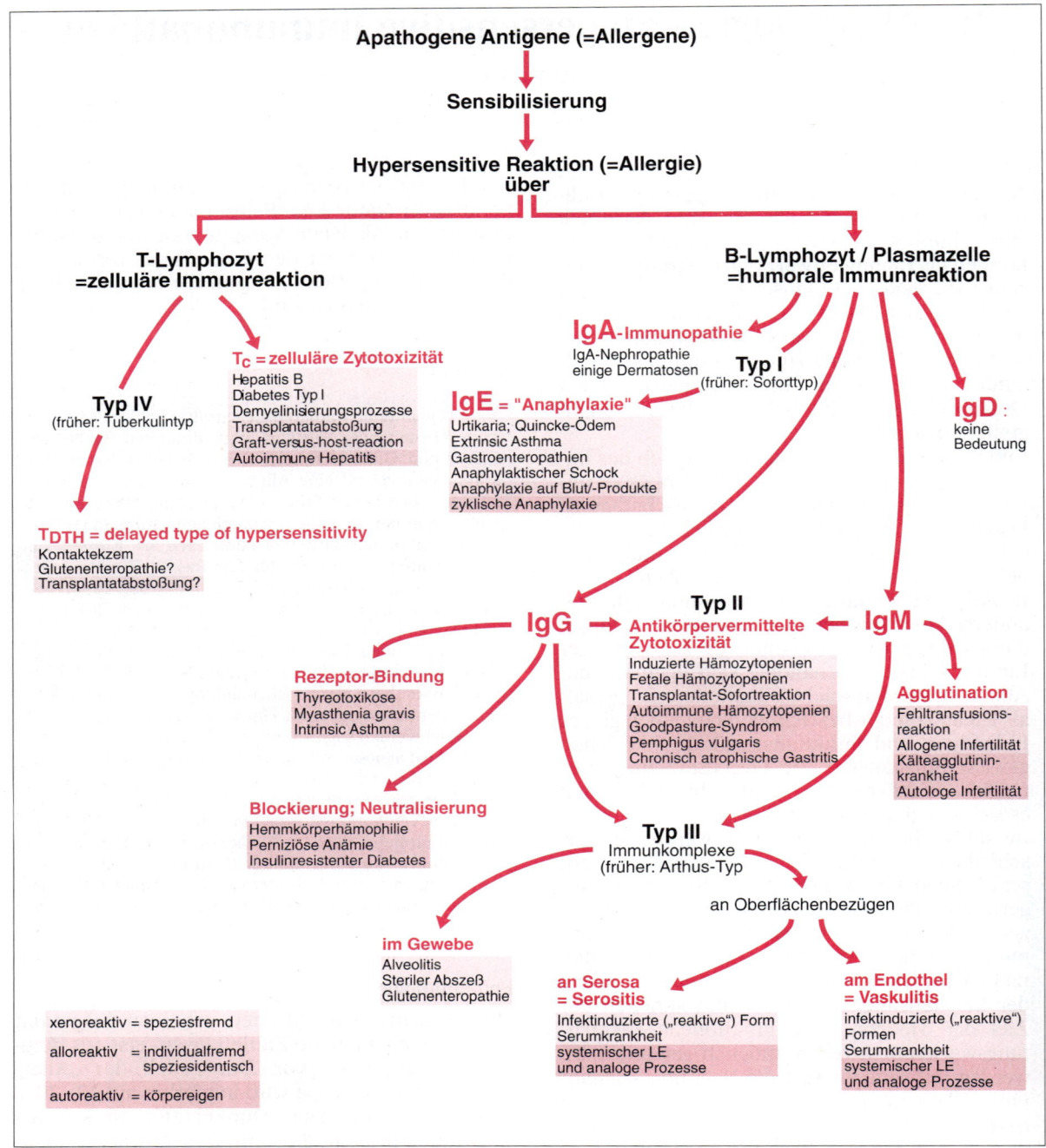

Abb. 10-1   Pathomechanismen hypersensitiver Reaktionen.

Ätiologie und Pathogenese

1. Mechanismen der hypersensitiven Immunkrankheit

▶ Grundsätzlich kommen als Ursache für die pathogenen Effekte sämtliche bekannten Immunreaktionen in Betracht. Es können also „Allergien" sowohl von **T-Lymphozyten** als auch von **Antikörpern** ausgelöst werden. Dabei sind die Symptome jeweils vom zugrundeliegenden Mecha-

nismus abhängig. Dies gilt insbesondere für die Dynamik des Ablaufs, woraus sich die Bezeichnungen „Soforttyp" (immediate type) und „Frühtyp" bzw. „Spätreaktion" oder „verzögerter Typ" (delayed type of hypersensitivity) ableiten. Gell und Coombs unterschieden nach mechanistischen Kriterien den Typ I–IV (siehe Abb. 10-1).

▶ „Allergien" können sich an **jedem beliebigen Organ** manifestieren, darüber hinaus an isolierten Zellen und schließlich an löslichen Proteinen.

▶ Als Antigene kommen die verschiedensten Strukturen in Betracht. Sie finden sich – teils löslich, teils partikulär – an den Oberflächen von Zellen wie auch in Gewebsverbänden. Sie können auf den verschiedensten Wegen in den Organismus eindringen: oral, inhalativ, genital, über Hautkontakt und gelegentlich auch penetrierend als Stich oder parenterale Arzneimittelapplikation.

▶ Weil die verschiedenen Reaktionsformen an unterschiedlichen Organen wie auch gegen beliebige Antigene nacheinander und auch gleichzeitig ablaufen können, ist die Zahl der „Allergien" unbegrenzt. Sie lassen sich jedoch entsprechend den genannten Kriterien einordnen. Von den vielen denkbaren Möglichkeiten sind die klassischen Allergien wie Heuschnupfen, Nesselsucht oder Kontaktekzem häufig vertreten, andere wie Hämozytopenien nach Sensibilisierung gegen Medikamente vergleichsweise selten. Gelegentlich läßt sich der Mechanismus einer solchen Erkrankung nicht eindeutig zuordnen; dies ist verständlich, da im allgemeinen die Immunreaktion gegen ein Antigen auf verschiedenen Pfaden ablaufen kann (vgl. Abb. 10-1) und jeweils die **dominierende Variante** die Symptomatik bestimmt.

▶ Von größter Bedeutung ist die Feststellung, daß hypersensitive Immunreaktionen sich in keiner Weise von den protektiven unterscheiden – abgesehen von ihrem Ausmaß. Von der Antigenerkennung bis hin zu den Effektormechanismen der Elimination und der Beteiligung kooperativer Systeme wie der Granulozyten, Mastzellen und Monozyten gibt es keinen Unterschied. Daher sind in den wesentlichen Punkten auch die diagnostischen und prophylaktischen sowie therapeutischen Ansätze in der gesamten Immunologie identisch.

2. Grundregeln der hypersensitiven Reaktion

Eine überschießende Reaktion des Immunsystems führt keineswegs zwangsläufig zu Symptomen. Dazu bedarf es jeweils der Begegnung des Immunsystems und seiner Elemente mit dem Antigen. Selbst dann müssen noch besondere Vorbedingungen erfüllt sein, um die Reaktion deutlich werden zu lassen und damit eine Krankheit auszulösen. Hierfür gibt es einige Regeln (siehe Tab. 10-1): Im wesentli-

chen können „Allergien" nur auftreten, wo und solange der Kontakt mit dem Antigen gegeben ist. Hinzu kommt noch die Einbeziehung von Grenzflächen und Membranen sowie eine gewisse Monotonie infolge der Involvierung unspezifischer, nicht antigenorientierter Mechanismen. Diese Grundregeln werden in manchen Situationen scheinbar durchbrochen, doch lassen sich diese Widersprüche klären, wie einige Beispiele belegen sollen:

▶ So wurde die **Kontaktregel** formuliert, wonach bei einem Allergiker das erkrankte Organ stets an der ersten Berührungsstelle des Organismus mit dem Allergen gelegen ist. Bei derart vereinfachter Denkweise ist es scheinbar unverständlich, weshalb bei einem Patienten ein Heuschnupfen, bei einem anderen ein Heuasthma vorliegt. Noch mehr widerspricht es erstem Anschein, wenn bei Nahrungsmittelallergien häufiger die Symptome an der Haut oder in der Lunge auftreten als im Magen-Darm-Kanal. Hier zeigt sich die Bedeutung der **Reagibilität einzelner Organe,** wobei jedes Individuum sein eigenes Muster aufweist.

▶ Auch kann ein „Allergen" erst **im Organismus** selbst entstehen, wenn eine Substanz in natürlicher Form keine Immunreaktion auslöst, aber nach Verstoffwechselung. Besonders deutlich wird dies bei molekularen Antigenen, etwa im Falle der „Jodallergie", wo die Immunreaktion keineswegs gegen das Jod gerichtet ist – denn dann müßte auch jede jodenthaltende Aminosäure im Organismus zur Immunreaktion führen, was mit dem Leben nicht vereinbar wäre. Jod wird also nur zum Ziel einer Immunreaktion, wenn es – gebunden an Komplexe, Proteine oder an andere Substanzen – zum Antigen geworden ist.

▶ Auch die Tatsache, daß Symptome nur da auftreten, wo die Antigene vorhanden sind, scheint vielfach widerlegt. Es fällt schwer, sich vorzustellen, daß etwa nennenswerte Mengen an Nahrungsmitteln ins Gehirn oder Impfstoffe ins Gelenk gelangen, um zwei seltenere Varianten zu nennen. Tatsächlich wird in diesen Fällen das Antigen an den Ort der Erkrankung verfrachtet, und zwar häufig in Form von **Immunkomplexen,** in denen Antigene und Antikörper aneinandergebunden sind und so über die Zirkulation im gesamten Organismus verteilt werden.

▶ Hier kommt nun eine andere Regel zum Tragen, wonach das Antigen **mit einer Zellmembran** in Verbindung treten muß, um eine pathogene Immunreaktion auszulösen. Im freien Raum der Zirkulation oder von Hohlorganen wie Pleura oder Gelenkhöhle erfolgt keine Reaktion, solange das Antigen nicht an einer Zellwand haftet – allein für sich oder im Immunkomplex an Antikörper gebunden: Ob IgE-vermittelte Reaktion und Mastzelle, zytotoxische Reaktion und Zellmembran, stets bedarf es der Berührung oder Penetration von Zellwänden und Geweben, um Organstörungen auszulösen.

Tab. 10-1 Grundregeln der hypersensitiven Immunkrankheit

▶ Symptome nur, solange Antigen im Organismus
▶ Symptome nur, wo Antigen im Organismus
▶ Start der Immunreaktion nur an Grenzflächen
▶ Symptom vom Typ der Immunreaktion, nicht vom Antigen abhängig
▶ Symptome, wenn anflutende Sekundärprodukte (Mediatoren, Enzyme) nicht adäquat verarbeitet werden können

▶ Wenn auf den ersten Blick eine weitere Regel, nämlich die der **zeitlichen Begrenzung** durchbrochen wird, so trügt auch hier der Schein: Die baldige Rückbildung eines Asthmaanfalls nach Beseitigung der auslösenden Antigene steht im scheinbaren Widerspruch zu der Tatsache, daß etwa infektinduzierte Hypersensitivitätssyndrome auch nach Gesundung über Tage, Wochen oder sogar Monate fortbestehen können. Dies liegt daran, daß die verantwortliche Immunreaktion in solchen Fällen häufig gegen nicht mehr krankmachende und vermehrungsfähige Bruchstücke von Infektionserregern gerichtet ist. So zeigt das akute rheumatische Fieber eine hypersensitive Reaktion gegen Streptokokkenantigene, auch wenn die ursprünglich auslösenden Keime nicht mehr nachweibar sind. Infolge der langsamen Verstoffwechselung und gelegentlicher Freigaben neuer antigener Strukturen aus Gewebsablagerungen oder zerfallenden Freßzellen kann es sehr lange dauern, bis sich die Symptome endgültig zurückbilden.

Überempfindlichkeitsreaktionen zeigen den in der Immunologie üblichen **zweiphasigen Ablauf,** in dem der zunächst **spezifische, antigenorientierte Schritt** der Immunreaktion als Folge der Begegnung zwischen Antigen und Elementen des Immunsystems vom **unspezifischen** und **antigenunabhängigen Schritt** der kooperativen Systeme wie Granulozyten, Monozyten oder Mastzellen gefolgt ist. Da die im Verlauf dieser Reaktion freigesetzten Boten-, Mittler- und Signalstoffe wie Interleukine, Interferone oder Arachidonsäureabkömmlinge unabhängig vom Antigen identisch sind, folgt daraus eine gewisse Monotonie der Krankheitserscheinungen. Daher bietet das Asthma bronchiale stets identische Symptome, ob es durch eine überschießende Reaktion gegen Pollen oder Tierhaare ausgelöst wird; ebenso gleichen sich auch alle Arzneimittelexantheme, unabhängig von der Struktur des Präparats. Es dominieren jeweils diejenigen Symptome, die der überwiegenden Form der Immunreaktion gegen ein bestimmes Antigen zuzuschreiben sind.

3. Pathomechanismen (siehe Abb. 10-1)

Jeder Immunreaktion liegt die Aktivität von Immunzellen zugrunde. Neben den „natural killer cells" (NK-Zellen), die in ihrer Natur wie auch in ihrer Reaktionsweise schwer definierbar sind, werden **T-Lymphozyten** und die aus den **B-Lymphozyten hervorgehenden Plasmazellen** mit ihren Produkten, den Immunproteinen oder Antikörpern, zum Funktionsträger einer hypersensitiven Immunopathie. Bei den T-Lymphozyten, die unmittelbar auf das Antigen einwirken und daher auch als Träger der **zellvermittelten Immunreaktion** gelten, sind gegenwärtig zwei Mechanismen gut voneinander abgrenzbar. Bei den Antikörpern, die der mittelbaren Begegnung vom Immunzellen und Antigenen dienen, lassen sich fünf Immunglobulinklassen unterscheiden, die als Träger der **humoralen Immunant-**

wort eine noch größere Zahl an Reaktionstypen unterhalten können.

Bei den T-Zellen ist die **zellvermittelte Zytotoxizität** am besten bekannt. Hier attackieren aktivierte Effektorzellen die an der Membran veränderten körpereigenen Elemente, zumeist virusbefallene Zellen. T-Lymphozyten, die für die verzögerte Form der Überempfindlichkeit verantwortlich sind, eliminieren das Antigen im Gewebe unter regelmäßiger Einbindung von Hilfstruppen aus Granulozyten und Monozyten, was zu Granulombildung führt und vergleichweise lange Zeit, bis zu 72 Stunden, in Anspruch nimmt.

Antikörpervermittelte Reaktionen lassen sich am besten anhand der beteiligten Immunglobulinklasse (Ig-Klasse) erläutern:

▶ **IgD** ist ein sehr frühes Differenzierungsmolekül und hat für die Immunpathogenese von Überempfindlichkeitsreaktionen keine Bedeutung.

▶ Auch **IgA** spielt bei Hypersensitivitäts-Krankheiten eine untergeordnete Rolle, da seine Aufgabe der Schutz von Oberflächen etwa im Respirations- und Gastrointestinaltrakt ist, wozu es als sekretorisches IgA infolge der Resistenz gegenüber eiweißspaltenden Enzymen bestens geeignet ist. Nur bestimmte Hauterkrankungen und die IgA-Nephritis gehen zu Lasten des IgA.

▶ **IgE** ist ein Antikörpermolekül, das höchste Affinität zur Membran von Mastzellen und Basophilen aufweist. Hier veranlaßt es nach Bindung und Überbrückung mehrerer Moleküle durch ein Antigen die besetzte Körperzelle, die darin gespeicherten Mediatorsubstanzen der Klasse I sofort freizugeben und Mediatoren der Klasse II rasch zu synthetisieren und ebenfalls zu sezernieren. Die Tatsache der membranständigen Antikörperfixierung und der präformierten intrazellulären Mediatoren bedingt eine sofortige dramatische Reaktion unmittelbar nach Antigenkontakt. Schwerstwiegende Manifestation ist der **anaphylaktische Schock,** sinngemäß hinzu gehören noch der anaphylaxieäquivalente hypersensitive Schnupfen, Asthma bronchiale, Urtikaria, Quincke-Ödem und anaphylaktische Gastroenteropathie.

▶ **IgM** und **IgG** können gewissermaßen gemeinsam abgehandelt werden, da sie ähnliche biologische Reaktionsformen unterhalten und nur in wenigen Dingen voneinander abweichen. Eine Sonderstellung nimmt IgM bei der **Agglutination** ein, weil es als Makromolekül in der Lage ist, partikuläre Elemente aneinander zu binden. Ansonsten zeichnet sich IgM nur durch eine gewisse Trägheit in der Diffusion aus, die durch seine Größe bedingt ist und zur Folge hat, daß dieses Molekül mehr intravasal als im Gewebe anzutreffen ist. Beide Antikörperklassen können blockieren und neutralisieren, so daß lebenswichtige Vitamine oder andere Stoffe funktionell nicht mehr zur Verfügung stehen und sich Mangelkrankheiten, wie etwa die perniziöse Anämie, einstellen. Wenn die Antikörper Rezeptoren binden, so kann dies zur Irritation führen mit einerseits stimulierenden, andererseits inhibierenden Effekten. Aktivierender Natur sind Antikörper gegen Rezeptoren des Schilddrüsen-stimulierenden Hormons mit der Folge einer immunologisch bedingten Hyperthyreose. Hemmend sind solche Antikörper, wenn sie den Acetylcholinrezeptor besetzen und die Signale des Nervs nicht mehr auf den Muskel überspringen, wie das bei der Myasthenia gravis der Fall ist. IgM und IgG vermögen zufolge ihrer Komplementaktivierungsfähigkeit nach Bindung an Zellmembranen eine Lyse auszulösen. Diese antikörpervermittelte Zytotoxizität findet sich bei Fehltransfusion wie auch Arzneimittel-induzierten Hämozytopenien, wenn die Präparate sich an die Membranen von Erythrozyten oder anderen partikulären Elementen binden und im Rahmen der Sensibilisierung die gesamte antigentragende Zelle zerstört wird.

▶ Die bunteste Palette an Rückwirkungen auf den Organismus lösen **Immunkomplexe** aus, da sie sich im Gewebe ebenso bilden können wie im freien Raum der Zirkulation und in Hohlräumen. Formieren sich Immunkomplexe in Geweben, so kommt es zu einer Entzündung vom Typ der **Arthus-Reaktion.** Folgt die Ablagerung und Penetration von Immunkomplexen in Hohlräumen, so entwickelt sich daraus eine **Serositis** oder auch **Polyserositis** mit Pleuritis, Perikarditis oder Synovitis. Geschieht dies an Endothelien von Gefäßen, so ist eine **Vaskulitis** die Folge. Überwiegend sind dabei die Endstrecken der Arterien gefährdet wegen des geringen Durchmessers und der hohen Durchflutung. Da diese präkapillaren und kapillaren Bereiche zumeist in den Versorgungsgebieten von Organen gelegen sind, entsteht der Eindruck der Entzündung dieses Organs: Vaskulitis in der Niere führt zu Glomerulitis oder auch zu interstitieller Nephritis, Vaskulitis in der Haut für zur Dermatitis, Vaskulitis der Uvea zur Iridozyklitis und anderes mehr.

Zu den Besonderheiten der Immunantwort gehört, daß die verschiedenen Reaktionstypen teilweise von der **Natur des Antigens** abhängen: Zellvermittelte zytotoxische Reaktionen werden durch Virusbefall von Zellen initiiert, Pilze und pilzartige Bakterien sowie Hautkontaktsubstanzen aktivieren meist die T-Zellen vom DTH-Typ. Mit Bezug auf die Antikörperbildung fördern Antigene von Makroorganismen wie Pflanzen, Tieren oder Parasiten in extremer Weise die IgE-Synthese. Eine Dauerproduktion von IgM-Antikörpern stellt sich zumeist nach Kontakt mit bakteriellen Antigenen wie auch gegenüber den fremden Hauptblutgruppen ein.

4. Erbgut und Umwelt – Konstitution und Exposition

Hypersensitive Immunkrankheiten stellen sich nicht obligat ein. Zur Manifestation bedarf es der vorausgegangenen Sensibilisierung, die aber ihrerseits keineswegs zwangsläufig nach Antigenkontakt eintritt. Es handelt sich somit um ein fakultatives Geschehen. Dies belegt auch der Alltag, wo sich trotz der zahllosen Begegnungen mit verschiedensten Stoffen nur sehr selten eine überschießende Immunreaktion mit den Folgen einer hypersensitiven Immunopathie manifestiert. Die Erfahrung lehrt, daß das Auftreten solcher Erkrankungen zum einen durch äußere Bedingungen, zum anderen von individuellen Eigenschaften bestimmt wird. Zumindest bei IgE-vermittelten Reaktionen gibt es eine deutliche familiäre Häufung. Dies beweist, daß die Entwicklung und Manifestation einer „Allergie" von der Exposition und der Konstitution gleichermaßen abhängig sind.

Daraus leitet sich die Regel ab, daß letztendlich jeder sensibilisiert und damit zum Allergiker werden kann, wobei es einer um so häufigeren und länger anhaltenden Begegnung mit Antigenen bedarf, je geringer die individuelle Neigung dazu ist.

5. Äußere Umstände

Trifft das Antigen innerhalb des sensibilisierenden Mengenbereiches auf das Immunsystem, so besteht grundsätzlich die Möglichkeit einer Immunantwort. Daher ist die **Häufigkeit des Antigenkontaktes** der entscheidende Faktor. Hinsichtlich des Kontaktes mit Medikamenten gilt darüber hinaus als erwiesen, daß die lokale Verabreichung eines Antibiotikums an der Haut eine viel größere Sensibilisierungsrate nach sich zieht als etwa die orale oder parenterale Applikation.

6. Körpereigene Faktoren

▶ **Immungenetik:** Die Rolle des Erbguts zeigt sich in der familiären Häufung von Überempfindlichkeitsreaktionen unabhängig vom Milieu. Diese genetische Last wird bei IgE-vermittelten Reaktionen deutlich. Während das Risiko des Durchschnittsbürgers, an einer „Allergie" zu erkranken, bei etwa 20% liegt, erhöht es sich bei einem Kind mit einem erkrankten Elternteil auf 40% und bei jenen mit zwei erkrankten Elternteilen auf 70%. Individuen, die bereits als Kleinkinder in auffallender Häufigkeit und Heftigkeit IgE-vermittelte Erkrankungen aufweisen, werden als **Atopiker** bezeichnet. Meßbarer Hinweis hierauf ist die Erhöhung des IgE-Spiegels bereits im Nebelschnurblut. Neuerdings wird ein Gen auf dem langen Arm des 11. Chromosoms für diese Eigenschaft verantwortlich gemacht. Bei infektinduzierten reaktiven Immunkrankheiten scheint sich insbesondere nach Infektionen des gastrointestinalen und urogenitalen Systems das Merkmal HLA-B27 hervorzutun, indem es das Risiko für den Träger auf das bis zu 100fache anhebt.

▶ **Weitere endogene Faktoren:** Auf die Wahrscheinlichkeit einer Sensibilisierung nehmen die hormonelle Situation, die Beschaffenheit der Schleimhaut und eine Reihe weiterer, schwer faßbarer Kriterien wie „Streß" Einfluß. So zeigt sich ein Wandel der Sensibilisierungsneigung im Rahmen hormoneller Umstellungen wie in der Pubertät oder im Klimakterium. Auch während der Schwangerschaft ändert sich die Reaktionsbereitschaft. Schließlich ist auch das höhere Lebensalter aufgrund einer gewissen „Ermüdung" des Immunsystems weniger geeignet, hypersensitive Zustände auszubilden.

Manches ist noch unklar. So steigt der IgE-Serumspiegel bei Nikotinabusus. Hierfür werden vermehrte Irritation der Schleimhaut mit Läsion und Eindringen von Bakterien verantwortlich gemacht. Sozusagen interner Natur ist die Beobachtung, wonach bei einem Defekt von sekretorischem IgA höhere Sensibilisierungsraten auf dem IgE-Sektor eintreten; offenbar vermag das schützende Oberflächen-Immunglobulin den Organismus auch vor andersgearteten Sensibilisierungsfolgen zu bewahren. Nicht zuletzt scheint noch wichtig, wieweit interne Regelmechanismen und Gegenspieler sowie Clearance-Mechanismen die Schwelle zur Manifestation beeinflussen können.

Alles in allem muß die Tatsache einer **kombinierten Manifestationswahrscheinlichkeit** anerkannt werden. Nur bei Zusammentreffen von äußeren und inneren Vorbedingungen wird eine hypersensitive Immunkrankheit manifest. Liegt eine hohe Kontaktfrequenz vor, so ist bei dazu nicht disponierten Individuen das Risiko gering, ebenso wie bei dafür prädisponierten Personen, wenn sie nur sehr selten Kontakt mit einem bestimmten Antigen haben.

Systematik

Bevor die Immunreaktion in ihren einzelnen Schritten aufgeklärt war, bestand nur die Möglichkeit, „Allergien" entsprechend ihrer Manifestation und dem auslösenden Antigen zu klassifizieren. Dieses aus moderner Sicht vergleichsweise primitive Vorgehen führt zu Diagnosen wie „Arzneimittelexanthem" oder „parainfektiöse Allergie" und anderem mehr. Mit der Aufklärung der Mechanismen ist es jedoch vorteilhaft, die Erkrankung exakt zu benennen, wobei hierzu der zugrundeliegende immunologische Reaktionsschritt wie die Verteilung der beteiligten Organe und die Natur des Antigens dienen. Daher ist einer Diagnose wie etwa „Nahrungsmittelallergie" die Formulierung „IgE-vermittelte Reaktion des Dünndarms gegenüber bestimmten Nahrungsmitteln" in jedem Falle vorzuziehen.

Die moderne funktionelle Betrachtungsweise von Hypersensitivitätssyndromen hat dazu geführt, den Begriff der „Allergie" nicht allein auf Hypersensitivitäts-Krankheiten gegenüber speziesfremden Antigenen zu beschränken. Dies wären allenfalls die klassischen Allergien wie Heuschnupfen, Pferdeasthma oder Kontaktekzem, die man auch als **xeno-**

gene Immunreaktionen bezeichnet. Gleichzusetzen sind Hypersensitivitäts-Krankheiten nach einer Immunreaktion gegenüber artgleichen, aber individualfremden Antigenen. Hierbei handelt es sich um Blut und Blutprodukte wie auch um Organe und um Sperma. So wie nach einer Fehltransfusion Zeichen einer Überempfindlichkeitsreaktion in Form von Asthma, Urtikaria und Schock auftreten können, muß auch eine Abstoßungsreaktion von Organtransplantaten einer Allergie gleichgestellt werden. Als „exportierte" pathogene hypersensitive Reaktion sind Fetopathien vom Typ der Rhesuskrankheit zu erwähnen. Diese Gruppe wird als **allogene Immunreaktion** bezeichnet. Schließlich gibt es noch Immunreaktionen gegen beliebige Substanzen aus dem eigenen Organismus. Es sind Autoaggressionskrankheiten, die sinngemäß auch als **Autoallergie** gelten. Hier handelt es sich um eine autologe Immunreaktion und ihre Folgen. Diese unterschiedlichen Antigenqualitäten aus histogenetischer Sicht sind in Abb. 10-1 mit unterschiedlichen Farben gekennzeichnet.

Differentialdiagnostische Überlegungen

Jedes beliebige Symptom kann Ausdruck einer hypersensitiven Immunopathie sein. Daher muß bei jedem anderweitig nicht erklärbaren Symptom an eine solche Erkrankung gedacht werden. Freilich gibt es Erscheinungen, die so gut wie immer auf eine Allergie hinweisen, wie dies etwa bei dem Ekzem der Fall ist; umgekehrt gibt es auch Manifestationen, wie etwa Müdigkeit, bei denen eine Allergie völlig im Hintergrund steht, beispielsweise im Rahmen einer Immunhämolyse bei Allergie gegen ein eingenommenes Medikament. Allergologie, der Umgang mit Hypersensitivitäts-Syndromen, erfordert also ein umfassendes Wissen und Kenntnisse im Bereich der gesamten Medizin; systemische Immunopathien wie die Serumkrankheit mit Erscheinungen auch an den Augen, dem Nervensystem und der Haut belegen dies eindrucksvoll. Hinzu kommt, daß durch die funktionelle Betrachtungsweise der modernen Immunologie jenseits der klassischen Allergien infektinduzierte reaktive Prozesse und Autoimmunkrankheiten ebenso Folge einer Hypersensitivität sind wie die verschiedenen Varianten der Infertilität und jedwede Reaktion gegen infundierte, transfundierte oder transplantierte humane Produkte.

D Diagnostik

Bei der Diagnostik geht es um den Nachweis einer **erfolgten Sensibilisierung.** Darüber hinaus ist es wertvoll, eine erhöhte Reaktionsbereitschaft zu erkennen und damit eine drohende Entwicklung vorauszusehen. Hierzu dienen verschiedene Tests und Laboruntersuchungen. Der sinnvolle Einsatz muß Treffsicherheit, Aussagekraft, Aufwand und Risiken für den Patienten berücksichtigen.

Allgemeines Vorgehen: Trotz zahlreicher hochwertiger Untersuchungsmöglichkeiten bedarf wegen der schier unbegrenzten Antigenvielfalt jede Diagnostik einer gründlichen Erhebung der Vorgeschichte. Sie muß zum einen verdächtige Antigene ausfindig machen und zum anderen den Reaktionstyp festlegen. Beides ist Voraussetzung für eine erfolgversprechende Testung oder Labordiagnostik, die ansonsten ausuferte.

In der Allergologie gibt es die beiden Wege der Testung am Patienten und der Laboruntersuchung. Beide haben bestimmte Vorzüge und Nachteile (siehe Tab. 10-2). Der **In-vivo-Test** stellt eine kontrollierte Imitation der Erkrankung dar. Dies gewährleistet eine optimale Aussage. Allerdings muß bei Vorliegen mehrerer Antigene die Testung nach und nach erfolgen. Jede Testung bedeutet für den Patienten ein gewisses Risiko, da die Erkrankung künstlich induziert wird und sich die Sensibilisierungslage ändern kann. Daher gestattet die In-vivo-Testung lediglich die Aussage, wie der Zustand vorher gewesen ist: Gerade durch diesen diagnostischen Schritt könnte nämlich eine Sensibilisierung eingetreten sein! Demgegenüber sind **Laboruntersuchungen** für den Patienten ohne jedes Risiko: Es wird weder die Sensibilisierungslage verändert, noch kann es zu gesundheitlichen Störungen kommen. Sofern es sich um eine antikörpervermittelte Immunreaktion handelt, lassen sich die Serumproben asservieren und versenden. Dies alles begründet in der Allergologie den Weg weg von der In-vivo-Testung und hin zu In-vitro-Untersuchungen.

In-vivo-Untersuchungen

Testungen am Patienten sind stets antigenbezogen. Kontrollen zur Beurteilung der generellen Reaktionslage werden mitgeführt. Als Testorgan bietet sich die Haut an, weil hier mehrere Ansätze gleichzeitig vorgenommen werden können. Darüber hinaus läßt sich hier der Test modifizieren und aus der Reaktionsform – Quaddel, Knötchen nach 6 oder 48 Stunden – auf die Natur der Hypersensitivität schließen. Bei zellvermittelter Überempfindlichkeitsreaktion (Ekzem) wird das Antigen epikutan aufgetragen und die Reaktion nach 2 bis 3 Tagen abgelesen. Antikörpervermittelte Reaktionen zeigen bei Beteiligung von IgE Quaddelbildung bereits nach 20 Minuten und bei IgG-vermittelten Reaktionen eine Knötchenbildung nach 6–12 Stunden. Aussagekraft und Treffsicherheit des Hauttests sind hoch, wenn es sich um die Aufklärung von Erkrankungen der Haut handelt. Wenn der Kutantest, was häufig zur ersten Orientierung geschieht, bei einer Hypersensitivität anderer Organe wie Lunge oder Darm herangezogen wird, dann schneidet er deutlich schlechter ab. Hier kommt es in bis zu 10% der Testungen zu falsch positiven Resultaten, und die Quote an falsch negativen liegt noch deutlich darüber. Dies alles hängt auch von der Natur der Antigene ab; Pollenallergien lassen sich erfahrungsgemäß sehr viel besser mit dem Hauttest diagnostizieren als etwa Nahrungsmittelallergien.

Höherwertig, weil die Erkrankung unmittelbar imitierend, sind organbezogene Expositionstests, die sogenannte Provokation. Hierbei werden auf natürlichem Wege die Antigene angeboten, also bei der Hypersensitivität in der Nase nasal, bei Hypersensitivitätssyndromen der Lunge inhalativ. Im positiven Falle kommt es zu den typischen Beschwerden. Diese müssen objektiviert werden etwa durch

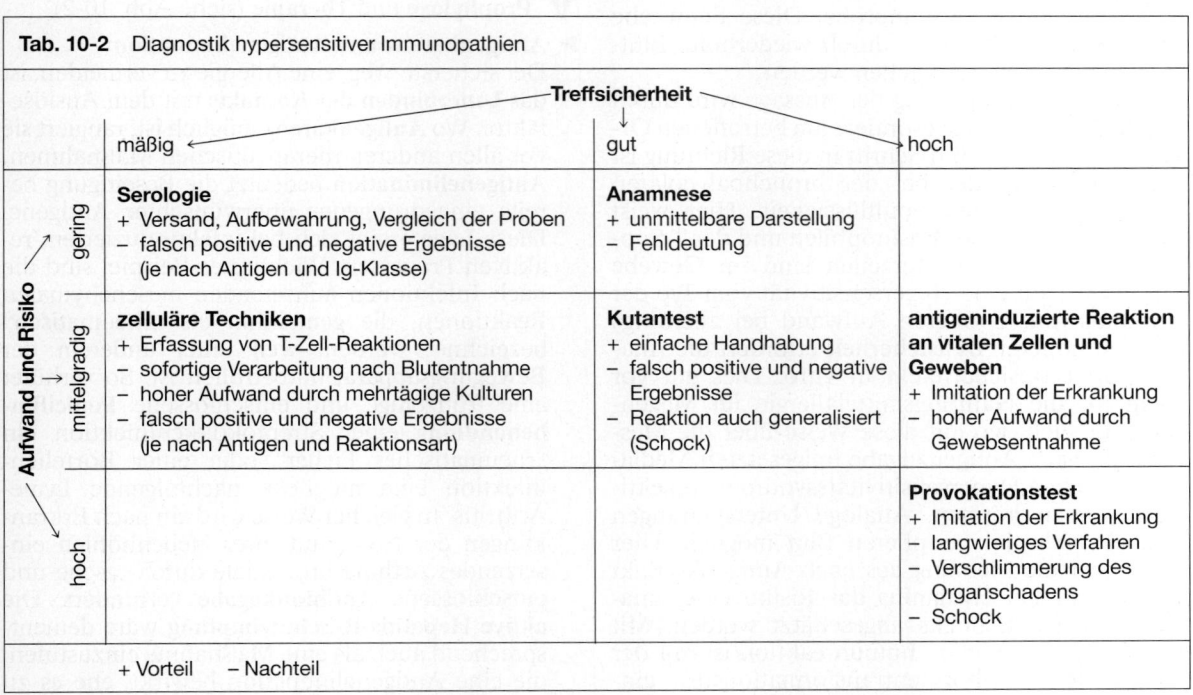

Tab. 10-2   Diagnostik hypersensitiver Immunopathien

Aufwand und Risiko		Treffsicherheit		
		mäßig	gut	hoch
	gering	**Serologie** + Versand, Aufbewahrung, Vergleich der Proben – falsch positive und negative Ergebnisse (je nach Antigen und Ig-Klasse)	**Anamnese** + unmittelbare Darstellung – Fehldeutung	
	mittelgradig	**zelluläre Techniken** + Erfassung von T-Zell-Reaktionen – sofortige Verarbeitung nach Blutentnahme – hoher Aufwand durch mehrtägige Kulturen – falsch positive und negative Ergebnisse (je nach Antigen und Reaktionsart)	**Kutantest** + einfache Handhabung – falsch positive und negative Ergebnisse – Reaktion auch generalisiert (Schock)	**antigeninduzierte Reaktion an vitalen Zellen und Geweben** + Imitation der Erkrankung – hoher Aufwand durch Gewebsentnahme
	hoch			**Provokationstest** + Imitation der Erkrankung – langwieriges Verfahren – Verschlimmerung des Organschadens – Schock

+ Vorteil   – Nachteil

Rhinomanometrie oder Lungenfunktion. Die Reaktionen können dem Patienten erheblich zusetzen und medikamentöse Maßnahmen im Sinne der Therapie erforderlich machen. Da stets nur ein Antigen getestet werden kann, erstreckt sich eine komplette Austestung gegebenenfalls über Tage bis Wochen. Bei Nahrungsmittelallergien kann der Patient, sofern sich nicht lebensbedrohliche Symptome zeigen, die Testung selber vornehmen, indem er im Sinne einer Aufbaukost zunehmend die Palette der Nahrungsmittel erweitert und das Auftreten von Beschwerden notiert.

In-vitro-Untersuchungen

Die Diagnostik läßt sich in spezifische (antigenbezogene) und unspezifische (globale) Untersuchungen gliedern, darüber hinaus in Tests zum Nachweis zellvermittelter und antikörpervermittelter (Serologie) Immunreaktionen.

Globale Tests haben eine geringe Aussagekraft. Am besten schneidet hier die Bestimmung des IgE-Serumspiegels ab, weil eine exzessive Erhöhung nur bei Atopikern und Wurmbefall vorkommt.

Alle übrigen Tests sind antigenspezifisch. Die Serologie bedient sich unterschiedlicher Methoden: Für den Nachweis von IgE-Antikörpern sind wegen der erforderlichen Empfindlichkeit Markertechniken (Radio- oder Enzymimmunoassay) entwickelt worden. Da üblicherweise peripheres Blut für die Untersuchungen verwendet wird, kann das Ergebnis nur bedingt das Geschehen am erkrankten Organ widerspiegeln. Daher gibt es nicht selten „falsche" Resultate, denn zum einen ist nicht jedes antikörpertragende Individuum zwangsläufig krank, zum anderen finden sich trotz eindeutiger Symptome und Hinweise nicht in allen Fällen die vermuteten Antikörper in der Serumprobe. Diese Schwäche kann in manchen Fällen durch wiederholte Blutuntersuchungen ausgeglichen werden.

Eine deutliche Steigerung der Aussage wird durch funktionelle Tests insbesondere am betroffenen Organ selbst erreicht. Ein Schritt in diese Richtung ist das Aufarbeiten der bei der bronchoalveolären Lavage gewonnenen Spülflüssigkeit. Hier weist eine Vermehrung der Eosinophilen und der T-Suppressorzellen (die Helferzellen sind im Gewebe verblieben) auf eine Hypersensitivität vom Typ der Alveolitis hin. Größeren Aufwand bei allerdings deutlich höherer Treffsicherheit erfordert die Analyse von Biopsiepartikeln in vitro. Dies gilt vor allem für die Nahrungsmittelallergie im Magen-Darm-Bereich, wo auf diese Weise über die Messung der nach Antigenzugabe freigesetzten Mediatorsubstanzen Hypersensitivitätssyndrome objektiviert werden können. Analoge Untersuchungen sind ebenfalls im peripheren Blut möglich. Hier kann über die Messung des nach Antigenkontakt ausgeschütteten Histamins das Risiko eines anaphylaktischen Schocks abgeschätzt werden. Mit Bezug auf die zelluläre Immunreaktion ist nur der spezifische Lymphozytentransformationstest ein-

geführt: Die aus dem Blut isolierten Zellen werden unter sterilen Kulturbedingungen dem verdächtigen Antigen ausgesetzt und die daraufhin erfolgende Aktivierung als Ausdruck der Sensibilisierung gewertet. Dieser Vorgang kann im Mikroskop nachgewiesen werden, wo die Transformation zu Blasten erkennbar wird; eleganter ist der Weg, die Aktivitätssteigerung über einen vermehrten Einbau von Radionuklid-markiertem Thymidin in den Zellkern zu objektivieren.

Histologische Untersuchungen

Feingewebliche Untersuchungen werden in der Allergologie nur selten angewendet. Sie kommen in Betracht, wenn die üblichen Methoden versagen. Dies ist insbesondere bei vaskulitischen Erkrankungen mit Beteiligung mittelgroßer und großer Gefäße der Fall. Histologische Untersuchungen gestatten zumindest die Einordnung als Immunopathie, wenngleich die Erkennung des hierfür verantwortlichen Antigens nicht gelingt.

Prognostische Tests

Sichere Untersuchungen zur Ermittlung des individuellen Risikos zur Entwicklung von Hypersensitivitätssyndromen gibt es nicht. Obgleich immungenetische Faktoren wesentlich mitbeteiligt sind, hat sich jenseits der Suche nach dem HLA-B27 als Stigma für infektinduzierte reaktive Immunopathien nichts für den Alltag Greifbares ergeben. Aussagen über das Risiko von anaphylaktischen Reaktionen lassen sich anhand der elterlichen Konstellation machen. Hier kann auch über die Messung des IgE-Spiegels im Nabelschnurblut das individuelle Risiko abgeschätzt werden.

▼ **Prophylaxe und Therapie** (siehe Abb. 10-2)

▶ **Antigenkarenz und Antigenelimination:**
Der sicherste Weg, eine Allergie zu vermeiden, ist das **Unterbinden des Kontakts** mit dem Auslösefaktor. Wo **Antigenkarenz** möglich ist, rangiert sie vor allen anderen therapeutischen Maßnahmen. **Antigenelimination** bedeutet die Beseitigung bereits eingedrungener unerwünschter Antigene. Diese Lage ergibt sich bei infektinduzierten, reaktiven Prozessen. Wichtigstes Beispiel sind die nach Infektionen auftretenden mesenchymalen Reaktionen, die gemeinhin als „rheumatisch" bezeichnet werden, weil unter anderem der Bewegungsapparat mitbetroffen ist. So verhütet eine frühzeitige und entschlossene **Penicillinbehandlung** einer Streptokokkeninfektion ein „rheumatisches Fieber" oder einer Borrelieninfektion eine mögliche nachfolgende Lyme-Arthritis. In gleicher Weise wird ein nach Erkrankungen der Nase und ihrer Nebenhöhlen einsetzendes Asthma bronchiale durch rasche und entschlossene **Antibiotikagabe** verhindert. Die **aktive Hepatitis-B-Schutzimpfung** wäre dementsprechend auch als eine Maßnahme einzustufen, die eine Antigenelimination bewirkt, ehe es zu

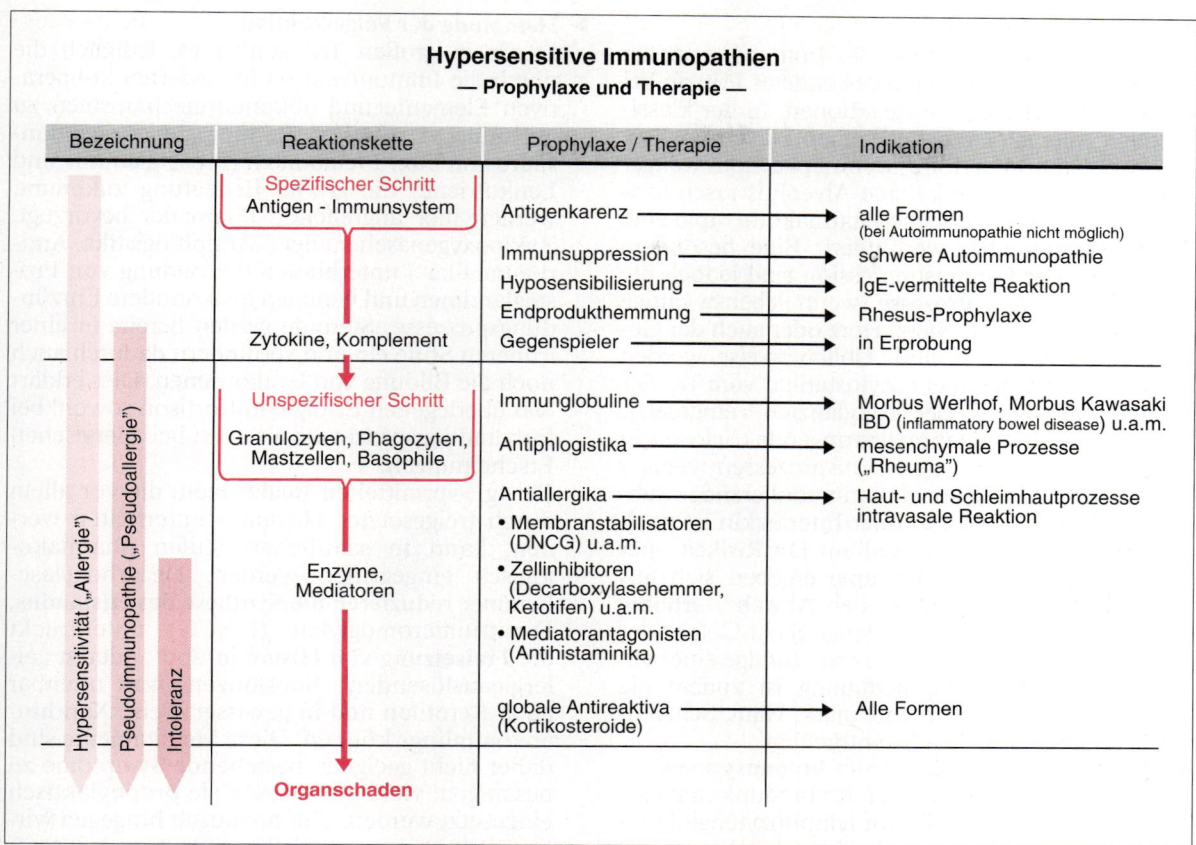

Hypersensitive Immunopathien
— Prophylaxe und Therapie —

Bezeichnung	Reaktionskette	Prophylaxe / Therapie	Indikation
	Spezifischer Schritt Antigen - Immunsystem	Antigenkarenz ⟶	alle Formen (bei Autoimmunopathie nicht möglich)
		Immunsuppression ⟶	schwere Autoimmunopathie
		Hyposensibilisierung ⟶	IgE-vermittelte Reaktion
		Endprodukthemmung ⟶	Rhesus-Prophylaxe
	Zytokine, Komplement	Gegenspieler ⟶	in Erprobung
	Unspezifischer Schritt Granulozyten, Phagozyten, Mastzellen, Basophile	Immunglobuline ⟶	Morbus Werlhof, Morbus Kawasaki IBD (inflammatory bowel disease) u.a.m.
		Antiphlogistika ⟶	mesenchymale Prozesse („Rheuma")

		Antiallergika ⟶
		• Membranstabilisatoren
		  (DNCG) u.a.m.
		• Zellinhibitoren
		  (Decarboxylasehemmer,
		  Ketotifen) u.a.m.
		• Mediatorantagonisten
		  (Antihistaminika)
			Haut- und Schleimhautprozesse
			intravasale Reaktion

	Enzyme, Mediatoren	globale Antireaktiva ⟶ (Kortikosteroide)	Alle Formen
	Organschaden		

(linke Spalte Bezeichnung: Hypersensitivität („Allergie"), Pseudoimmunopathie („Pseudoallergie"), Intoleranz)

Abb. 10-2 Hypersensitive Immunopathien – Prophylaxe und Therapie.

nennenswerten „infektallergischen" Symptomen kommt.

▶ **Hemmung der Immunreaktion:**
Das Immunsystem kann spezifisch und auch unspezifisch, also auf ein bestimmtes Antigen bezogen oder global, gehemmt werden. Hemmung ist zufolge des überschießenden Charakters von Allergien der adäquate Weg. Die **antigenspezifische Hemmung** ist die eleganteste Lösung, weil die anderen Immunreaktionen, insbesondere die protektiven, erhalten bleiben. Der klassische und erfolgreiche Fall einer Reduzierung oder gar gänzlichen Abschaltung einer einzelnen spezifischen Immunreaktion ist die **De- oder Hyposensibilisierung.** Sie gelingt aber nur bei IgE-vermittelten Prozessen; warum, ist noch nicht geklärt. Im Prinzip wird dabei das verantwortliche Antigen in zunehmenden Mengen appliziert, und zwar zumeist subkutan, bei Kindern und Jugendlichen auch oral im Falle einer Nahrungsmittelallergie. Es kommt zu einer Besserung der Symptome. Als Mechanismen werden die Induktion von **blockierenden Antikörpern** der IgG-Klasse und von **spezifischen Suppressorzellen** vermutet. Der Wert der Hyposensibilisierungstherapie wird unterschiedlich beurteilt: Die Erfolgsaussichten sind groß, wenn die Sensibilisierung nur kurz besteht, der Sensibilisierungsgrad nicht sehr hoch ist, die Palette der Antigene noch begrenzt und die Exposition temporär ist. Daher bringt diese Behandlungsform bei Pollenallergie sehr häufig, bei atopischer Dermatitis jedoch kaum Erfolg. Sehr günstig sind auch die Behandlungsergebnisse bei Insektengiftallergie, wo etwa 95% der Fälle erheblich gebessert werden. Derzeit bestehen keine klaren Vorgaben, ob und wann die Hyposensibilisierung im Falle eines Erfolges oder auch Mißerfolges abgebrochen werden soll. Risiken birgt diese Therapie in Form anaphylaktischer Phänomene bei versehentlicher intravasaler Applikation oder bei zu rascher Steigerung der Einzeldosen.

Eine spezifische Unterdrückung der Immunreaktion gibt es noch bei der sog. **Rhesus-Prophylaxe:** Applikation von entsprechenden Antikörpern unterdrückt die Sensibilisierung. Dieses ideale, weil nebenwirkungsfreie Prinzip, ist jedoch nur hier erfolgreich anwendbar, weil das Antigen passager und in kleinen Mengen vorhanden ist. Daher ist die Rhesusprophylaxe nach der Entbindung und im Falle einer rasch erkannten und abgebrochenen Transfusion inkompatiblen Blutes indiziert.

▶ **Immunsuppression:**
Unspezifische Hemmung des Immunsystems ist ein in schweren Fällen angewendetes Prinzip bei nicht IgE-vermittelten Reaktionen. In der klassischen Allergologie hat es keinen Platz; es gehört jedoch zum Repertoire, wenn etwa trotz weitgehender Antigenkarenz eine Alveolitis rasch fortschreitet und die übliche Pharmakotherapie eine Fibrosierung nicht verhindert. Eine besondere Domäne der Immunsuppression sind jedoch die **autoallergischen Prozesse,** wenn lebenswichtige Organe wie Leber, Niere, Herz oder auch der Gefäßbaum betroffen sind. Üblicherweise werden Proliferationshemmer („Zytostatika" vom Typ der Antimetaboliten oder Alkylanzien) eingesetzt. Das bei Transplantation überragende Ciclosporin A ist bei den Autoaggressionsprozessen weniger effizient. Der Einsatz immunmodulierender Substanzen wie Interferon oder Interleukin ist noch im klinischen Versuchsstadium. Die **Risiken** einer immunsuppressiven Therapie ergeben sich aus der globalen Hemmung der Abwehr: **erhöhte Infektanfälligkeit** und auf lange Sicht Gefahr der Entwicklung maligner Prozesse. Infolge einer allgemeinen Zellteilungshemmung ist zudem die Regeneration von Knochenmark, Haut, Schleimhäuten und Gonaden beeinträchtigt.

▶ **Deprivation und Ablation des Immunsystems:**
Die Entfernung zirkulierender Immunkomplexe, Milzexstirpation und Antilymphozytenglobulin kommen bei Hypersensitivitätsprozessen so gut wie nie in Betracht. Selbst bei autoallergischen Erkrankungen sind sie auf akut exazerbierende (Plasmapherese bei Immunkomplexkrankheit) oder ansonsten therapierefraktäre hämozytopenische Krisen (Milzexstirpation) beschränkt.
Durch intravenöse Verabreichung von hohen Ig-Mengen können bei Immunthrombopenie rasch normale Werte erreicht werden. Von einem ähnlich günstigen Einfluß wird auch bei Morbus Crohn und Colitis ulcerosa, Kawasaki-Krankheit und einigen anderen hypersensitiven Immunkrankheiten berichtet. Der Wirkmechanismus ist nicht bekannt, es wird eine nicht näher definierbare **Immunmodulation** vermutet.

▶ **Hemmung der Folgereaktion:**
In einem großen Teil genügt es, lediglich die durch die Immunreaktion involvierten kooperativen Elemente und Sekundärmechanismen zu beeinflussen. Da der Bildung der **Arachidonsäure** und ihrer Metaboliten (Prostaglandine und Leukotriene) die größte Bedeutung zukommt, werden hier angreifende Pharmaka bevorzugt. Zyklooxygenasehemmer („Antiphlogistika, Antirheumatika") unterbinden die Bildung von Prostaglandinen und hemmen insbesondere Entzündungsprozesse. Steroide greifen bereits in einer früheren Stufe ein und verhindern dadurch auch noch die Bildung von Leukotrienen. Dies erklärt den überlegenen Erfolg von Kortison sowohl bei Entzündungsprozessen als auch bei allergischen Erscheinungen.
Bei IgE-vermittelten Reaktionen, die vor allem durch freigesetztes Histamin unterhalten werden, kann in sämtlichen Stufen pharmakologisch eingegriffen werden. Decarboxylasehemmer **reduzieren die Synthese des Histamins,** Dinatriumcromoglykat (DNCG) unterdrückt **die Freisetzung von Histamin** und anderen „allergieauslösenden" Substanzen, was offenbar auch Ketotifen und in gewisser Weise Xanthinabkömmlinge können. Diese Medikamente sind daher nicht geeignet, bestehende Symptome zu beseitigen, vielmehr müssen sie prophylaktisch eingesetzt werden. Therapeutisch hingegen wirken Rezeptorantagonisten vom Typ der Antihistaminika („Antiallergika"). Neuere Verbindungen haben geringere sedierende Wirkung. Der Einsatz dieser Mittel kann jedoch nur die Histaminwirkung unterdrücken, weshalb sie bei Asthma bronchiale ohne greifbaren Erfolg sind, hingegen zur Prophylaxe des anaphylaktischen Schocks beitragen können.

▶ Der schwerste Fall, der anaphylaktische Schock, bedarf darüber hinaus der Applikation von Adrenalin. In Sonderfällen scheint die massive Zufuhr von Flüssigkeit intravenös als Gegensteuerung zur Flüssigkeitsverlagerung in die Peripherie gut geeignet (siehe auch Kap. 8.11.2).

Praxisfrage

Praxisfrage 1

Ein ansonsten beschwerdefreier junger Mann bekommt neuerdings nach Genuß von Krabben Bauchschmerzen mit Durchfall, Urtikaria und Herzklopfen. Die Symptome bilden sich spontan zurück.

a   Wie lautet die Verdachtsdiagnose?

b   Welche Diagnostik steht an?

c   Welche Maßnahmen sin zu empfehlen?

11 Erkrankungen des Gastrointestinalsystems

11.1 Krankheiten des Mundes, des Rachens und der Speicheldrüsen

M. CLASSEN, J. FEHÈR

> Die genaue Betrachtung des Mundes, des Rachens und der Speicheldrüsen gehört zu den wichtigen Bestandteilen der körperlichen Untersuchung, da die Mundhöhle als Pforte der Verdauungsorgane, als Sinnes- und Kommunikationsorgan, als vorgeschobene Region der immunologischen Auseinandersetzung mit Krankheitserregern eine oft unterschätzte Bedeutung besitzt. – Wir konzentrieren uns in dieser Darstellung auf die für den Internisten besonders wichtigen Leitsymptome und Krankheiten.

11.1.1 Halitosis, Foetor ex ore

Als Foetor ex ore bezeichnet man einen üblen Geruch aus der Mundhöhle oder deren unmittelbarer Umgebung. Halitosis ist der schlechte Geruch aus dem Mund durch die Atemluft.

Die Ursachen sind vielfältig: ätherische Öle, z.B. von Knoblauch und Zwiebeln, ferner Alkohol, Nikotinabusus, chronische Entzündungen im Bereich der Mundhöhle, des Larynx, der Bronchien mit Bronchiektasien, Lungenabszesse und zerfallende Tumoren im Bereich der Bronchien und des oberen Verdauungstraktes. Meist stehen lokale Ursachen, wie mangelhafte Mundhygiene und Zahnpflege, aber auch chronische Tonsillitis oder Retentionszysten im Vordergrund.

11.1.2 Cheilitis

Primäre **infektiöse Entzündungen** der Lippen durch Viren (z.B. Herpes simplex), Bakterien und Pilze (z.B. Candida albicans) sind von den **nichtinfektiösen Formen** zu unterscheiden. Letztere entstehen durch UV-Bestrahlung, insbesondere der Unterlippe, Kontaktekzeme (Kosmetika), autoimmunologische Erkrankungen, wie z.B. bei Lupus erythematodes, Hauterkrankungen und Stoffwechselstörungen (Mangel an Eisen, Riboflavin und sonstigen B-Vitaminen; siehe Abb. 11.1-1). Cheilitis und Stomatitis sind die häufigsten Primärmanifestationen der Infektion mit dem **Herpes-Simplex-Virus** (HSV I). Innerhalb von wenigen Stunden schießen Bläschen auf, die rasch aufplatzen und Schmerzen, besonders beim Essen, hervorrufen. Das Allgemeinbefinden ist wenig beeinträchtigt. Die Bläschen trocknen nach 10–14 Tagen ohne Narbenbildung ein. Differentialdiagnostisch ist an

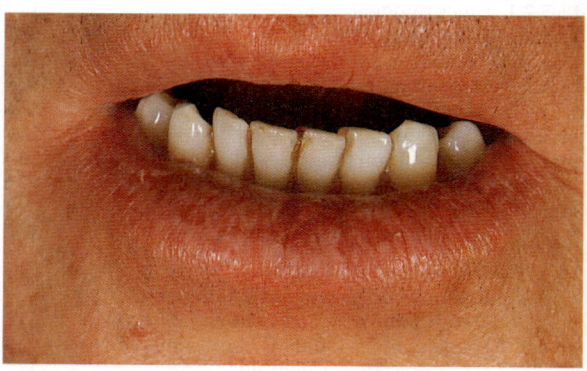

Abb. 11.1-1   Cheilitis actinica.

die Infektion mit **Coxsackie-A-Viren** zu denken. Die Therapie besteht in der Gabe von Aciclovir als Salbe oder systemisch.

Cheilitis durch Candida albicans, Candida-Infektionen der Lippen und Mundhöhle kommen vor bei HIV-Infektion, Diabetes mellitus, Leukämie, Kachexie, unter Therapie mit Röntgenstrahlen, Zytostatika und Immunsuppressiva. Das makroskopische Bild der Mundschleimhaut ist hinweisend, die Diagnose wird durch den Pilznachweis sowie hämagglutinierende Antikörper vom Typ IgM bewiesen. Lokale Antimykotika sind wirksam. Bei Immunschwäche sollte nach Möglichkeit gleichzeitig der zugrundeliegende Defekt korrigiert werden.

Die **Sonnenbrandlippe** ist eine akute phototoxische Verbrennung, die bei häufiger Wiederholung zu Epithelatrophie führt und zur **präkanzerösen** Cheilopathie werden kann. Deshalb ist bei häufiger Exposition auf Prophylaxe mit Lippenschutz (Creme mit hohem Sonnenschutzfaktor) zu achten.

Ein Quincke-Ödem (angioneurotisches Ödem) ist die häufigste Ursache der Makrocheilie (Rüssellippe, siehe Abb. 11.1-2). Bei Zungen- und Glottisbeteiligung besteht Lebensgefahr. Allergische Ursachen (Ernährung, Arzneimittel, Insektenstiche) und Intoleranzreaktionen sind verantwortlich. Das hereditäre Quincke-Ödem durch Fehlen des C1-Esteraseinhibitors geht mit anderen gastrointestinalen Symptomen (Erbrechen, Subileus, Diarrhö) einher. Die Therapie besteht in der Gabe des Inhibitors.

11.1.3 Mundwinkelrhagaden

Entzündung des Mundwinkels („Faulecken", französisch perlèche) entstehen auf dem Boden **bakterieller Entzündungen** (Staphylo-, Streptokokken, Treponema pallidum u.a.) und durch Infektion mit Candida albicans (siehe Abb. 11.1-3). Im Rahmen einer **hypochromen Anämie** (siehe Kap. 5.6) ist an einen Eisenmangel zu denken. Der Mangel an Vitamin B$_2$ (Riboflavin) kann zur Rhagadenbildung führen. Differentialdiagnostisch ist an verschiedene Hauterkrankungen, fehlerhafte Zahnprothesen und

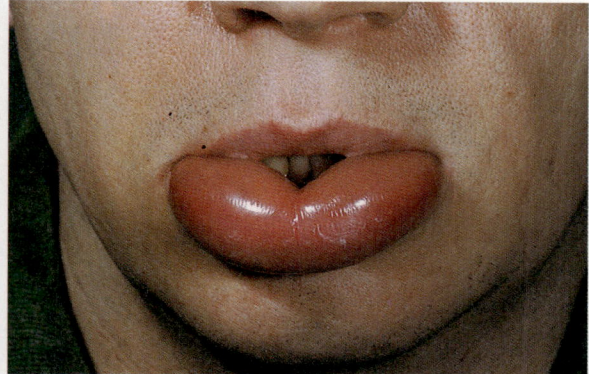

Abb. 11.1-2   Quincke-Ödem (angioneurotisches Ödem der Unterlippe (Rüssellippe).

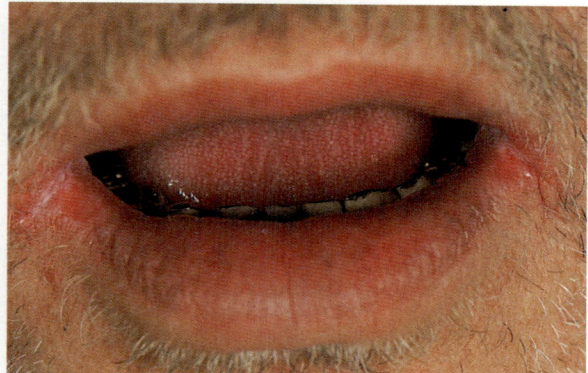

Abb. 11.1-3   Mundwinkelrhagaden (Perlèche).

an paraneoplastische Dystrophie zu denken. Die Grunderkrankung soll behandelt werden.

11.1.4 Veränderungen der Zunge

► Ein Grauschimmer der Zungenoberfläche ist physiologisch. **Zungenbelag** entsteht durch stärkeres Wachstum der Sekundärpapillen und kann verstärkt werden durch Zelldetritus, Speisepartikel, Schleim, bakterielle Mikroorganismen und Pilze. Die Art des Zungenbelags läßt in aller Regel keinen Rückschluß auf Veränderungen des Gastrointestinaltrakts zu. Feste Kost und ausreichendes Kauen reiben die Sekundärbakterien ab, während flüssige Kost und Inappetenz den Belag steigern. Mundhygiene, Nikotinabstinenz und Kauen von trockenem Brot verstärken den physiologischen Abrieb der Sekundärpapillen.

► Eine **rote glatte Zunge** kann auf Mangel an Eisen oder Vitamin B$_{12}$ hinweisen. Die Oberfläche der Zunge ist glatt und glänzend. Die durch Eisenmangel hervorgerufene Möller-Hunter-Glossitis ist heute selten. Wesentlich häufiger ist die rote Zungenglätte durch Mangel an Vitamin B$_{12}$ oder Folsäure infolge von Chemotherapie oder antibiotischer Behandlung. Bei der Leberzirrhose findet sich neben den Lacklippen eine rote, glatte, oft etwas trockene „Leberzunge", die möglicherweise ebenfalls auf einer Hypovitaminose beruht.

► Die **Lingua geographica** oder Exfoliatio area entsteht durch eine flächige Verdickung des Epithels, die durch tief eingekerbte rote Furchen voneinander getrennt sind. Diese Veränderung ist harmlos und bedarf keiner Therapie. Differentialdiagnostisch ist an das seltene Melkersson-Rosenthal Syndrom zu denken, das mit Cheilitis, Gesichtsödem, Faltenzunge und Fazialisparese einhergeht.

► Die **schwarze Haarzunge** (siehe Abb. 11.1-4) beruht auf einem exzessiven Wachstum der verhornten Sekundärpapillen. Sie hat keine pathologische Bedeutung. Davon abzutrennen sind schwarze Verfärbungen der Zunge unter anti-

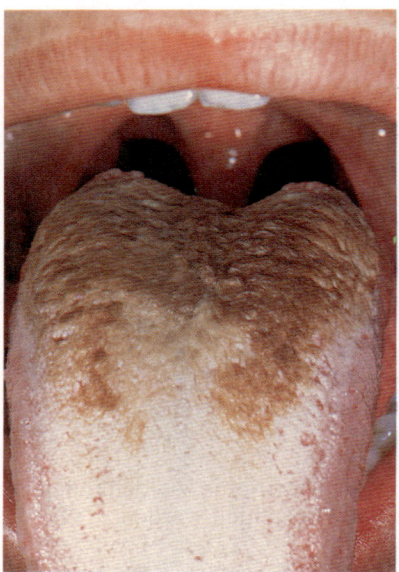

Abb. 11.1-4 Schwarze Haarzunge.

biotischer Behandlung und durch Infektion mit Soorpilz.
▶ Die **Leukoplakie** ist nach Definition der WHO „ein weißer, keiner definierten Krankheit zuzuordnender Schleimhautbezirk", welcher häufig auf dem Boden chronischer Irritation bei schweren Rauchern entsteht.
Eine bioptisch-histologische Klärung ist unabdingbar, um eine Präkanzerose oder ein beginnendes Karzinom nicht zu übersehen.
▶ Die **Haarleukoplakie** (EBV- oder HSV-induziert?) gilt als Zeichen der **HIV-Infektion,** sie deutet eine schnelle Entwicklung in das Vollbild des Syndroms an (siehe Abb. 11.1-5). Man sieht eine weiße, nicht abwischbare Veränderung am seitlichen Zungenrand mit einer geriffelten, wellblechartigen Struktur, gelegentlich superinfiziert mit Candida albicans. Die Haarleukoplakie ist asymptomatisch, sie bedarf in der Regel keiner Therapie, Aciclovir bewirkt rasche Remission.

11.1.5 Aphthen

Aphthen sind umschriebene, scharf begrenzte, linsengroße, von einer Fibrinmembran bedeckte und von einem schmalen Entzündungshof umgebene Schleimhautdefekte. Sie sind schmerzhaft, treten solitär oder multipel an der Mundschleimhaut auf (gelegentlich assoziiert mit Aphthen in der Genitalgegend) und rezidivieren (siehe Abb. 11.1-6). Etwa jeder zehnte Erwachsene leidet immer wieder einmal an sogenannten habituellen Aphthen des Mundes. Virale Entzündungen der Mundschleimhaut gehen mit Bläschen- und Aphthenbildung einher. **Anamnese** und **klinischer Verlauf** sind von diagnostischer Bedeutung. Differentialdiagnostisch ist an **Morbus Behçet, Immunkomplexvaskulitis** und **Morbus Crohn** zu denken.

11.1.6 Störungen des Speichelflusses

▶ Ursachen eines verminderten Speichelflusses sind eine eingeschränkte Sekretion der großen Speicheldrüsen (sialogene Xerostomie) oder eine allgemeine Exsikkation.
▶ Das Sjögren Syndrom, auch Sicca-Syndrom genannt, ist eine Autoimmunkrankheit des rheumatischen Formenkreises, bei der eine chronische Sialadenitis zur Atrophie der Drüsen führt. Häufige Ursachen der chronischen Mundtrockenheit sind die Langzeitmedikation mit Psychopharmaka (z.B. Antidepressiva) und einigen Antihypertensiva. Zu den allgemeinen Ursachen chronischer Mundtrockenheit gehören Flüssigkeitsverluste, Fieber, chronische Niereninsuffizienz, Diabetes mellitus und chronischer Mangel an Vitamin B und D.
▶ **Gesteigerter Speichelfuß** (Sialorrhö) ist ein Symptom von lokalen Entzündungen (Stomatitis), von Vergiftungen (Quecksilber, Arsen, Blei), von Ösophaguserkrankungen und von neurologischen Störungen.
▶ **Störungen des Speichelflusses** entstehen bei Entzündungen der Speicheldrüsenausführungsgänge durch mangelhafte Kautätigkeit, durch Spei-

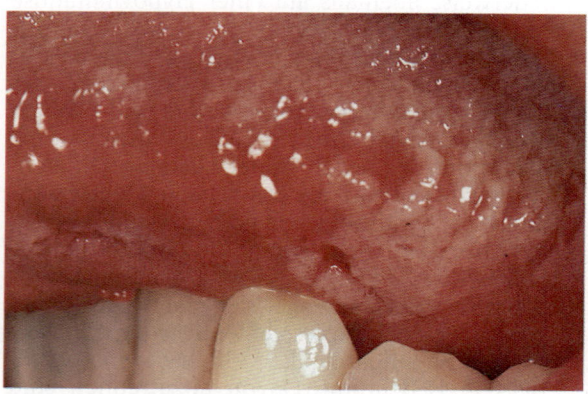

Abb. 11.1-5 Haarzell-Leukoplakie der Zunge (AIDS).

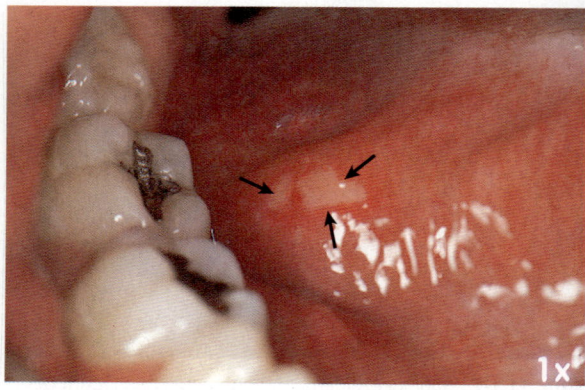

Abb. 11.1-6 Aphthen der Mundschleimhaut.

chelsteine und im Rahmen von Infektionskrankheiten.

▶ **Schwellungen der Speicheldrüsen** entstehen durch Speichelabflußstörungen, Mumps, Zytomegalie, Abszesse sowie Infiltrationen im Rahmen von lymphatischer Leukämie, Lymphogranulomatose, Tuberkulose oder durch Hypertrophie der Drüsenazini (Sialadenose).
Als Ursache der Sialadenose werden Alkoholabusus und Diabetes mellitus diskutiert. Gelegentlich ist die symmetrische Sialadenose der Parotis (Hamstergesicht) mit einer Schwellung der Tränendrüsen vergesellschaftet (Mikulicz-Symptomenkomplex).

▶ **Speichelsteine** aus Kalziumsalzen verlegen die Ausführungsgänge und führen zu schmerzhafter Schwellung (bevorzugt in der Gl. submandibularis) beim Essen.

▶ Sogenannte **Mischtumoren** der Parotis können maligne entarten.
Merke: Parotistumor + Fazialisparese = Karzinom.
Da die verschiedenen Tumoren der Parotis nur histologisch sicher unterschieden werden können, sollte jeder Tumor wegen des Verdachts auf ein Karzinom entfernt werden.

11.1.7 Pharyngitis

Virale oder bakterielle Allgemeininfektionen, besonders in „Grippezeiten" in epidemieartigen Schüben auftretend, beginnen oft mit einer Rhinitis und breiten sich über die Schleimhaut des Respirationstraktes aus. Klinisch imponieren **Rötung, Schwellung der Seitenstränge** und gelegentlich sogenannte „Eiterstraßen" an der Rachenhinterwand. Die Patienten klagen über Kratzen im Hals,

Schluckschmerzen und Trockenheitsgefühl im Rachen.
Ursächlich kommen neben den Infekten durch Viren und Bakterien lokale Reizungen durch Gase und Dämpfe, Hitze und verschluckte Ätzmittel in Frage. Anamnese, klinisches Bild, gegebenenfalls ergänzt durch den Abstrich und HNO-Konsilium, klären die Diagnose. Die einfache Pharyngitis wird symptomatisch mit Lutschtabletten, Halswickel und mild desinfizierenden oder adstringierenden Gurgellösungen behandelt. Ansonsten wird die Grundkrankheit behandelt.

11.1.8 Tonsillitis

Es handelt sich um Infektionen meist mit β-hämolysierenden Streptokokken, die akut mit oft hohem Fieber beginnen und sich durch Schluckbeschwerden, Speichelfuß, Kopfschmerzen, hohes Fieber, Abgeschlagenheit und ins Ohr ausstrahlende Schmerzen auszeichnen. Anfangs sind die Tonsillen gerötet und geschwollen. Später finden sich Beläge auf den Tonsillen.
Die Therapie besteht aus Bettruhe, Gabe von Penizillin und Analgetika. Lokale Maßnahmen wie Halswickel und Mundspülen können die Beschwerden lindern. Die Erkrankung ist normalerweise nach 3–6 Tagen abgeklungen.
Die wichtigsten differentialdiagnostischen Überlegungen sind der Tabelle 11.1-1 zu entnehmen.

Komplikationen

Rheumatisches Fieber, Endo-, Myo- und Perikarditis, akute Glomerulonephritis als Folgekrankheiten nach Streptokokkeninfekten. Eine lokale Komplikation ist die Abszeßbildung. Von einer chronischen Tonsillitis spricht man bei häufigen und an-

Tab. 11.1-1 Differentialdiagnose der Tonsillitis

	Merkmale	Nachweis
Scharlachangina	dunkelrote Tonsillen	siehe Scharlach
Diphtherie	bei Berührung blutende Beläge, süßlicher Mundgeruch	siehe Diphtherie
Herpangina	aphthenähnliche Erosionen auf den Tonsillen, sehr hohes Fieber	durch den typischen makroskopischen Befund (Bläschen)
infektiöse Mononukleose (Pfeiffersches Drüsenfieber)	allgemeine Erkrankung, Tonsillen fibrinbelegt, massiv vergrößert, gerötet	Nachweis von Antikörpern EBV-1611-Antikörper
Angina Plaut-Vincent	einseitig ulzerierende Tonsillitis	symptomatisch, makroskopischer Befund (Ulzera, Nekrosen)
spezifische Angina (bei Lues II)	schmieriger Tonsillenbelag, auf weichen Gaumen übergreifend	serologisch
Soor	schmierige Auflagerungen ohne starke Beschwerden	mykologisch
Tonsillenkarzinom	Ulkus, das sich nicht an anatomische Grenzen hält, oft geringe Beschwerden, schleichender Verlauf	histologisch

haltenden Beschwerden, subfebrilen Temperaturen und Lymphadenitis colli. Einheitliche symptomatische, histologische oder objektive Befunde für die chronische Tonsillitis gibt es nicht. Als Regel kann gelten, daß man bei mehr als dreimaliger eitriger Tonsillitis davon ausgehen kann, daß sich eine chronische Tonsillitis entwickelt hat. Diese kann medikamentös nicht beeinflußt werden. Die Zusammenhänge zwischen chronischer Tonsillitis, rheumatischem Fieber, Vaskulitiden und Glomerulonephritis, chronischer Urikaria und Neuritiden sind dem Kliniker bekannt.

11.1.9 Tumoren der Mundhöhle

Umschriebene Verdickungen, Farbveränderungen mit grauweißlicher Tönung und samtartiger Aufrauhung in der Mund- und Rachenschleimhaut bedürfen der histologischen Untersuchung, weil eine chronische Entzündung, eine Leukoplakie und ein Karzinom nicht immer makroskopisch voneinander zu unterscheiden sind. Beim Vorhandensein eines Malignoms ist eine systematische Endoskopie von Bronchialsystem und Ösophagus unabdingbar, da in etwa 15–20% synchrone bzw. metachrone Mehrfachkarzinome vorkommen. Karzinome der Mundhöhle, des Rachens und des Kehlkopfes machen etwa 16% aller Karzinome des Menschen aus.

► **Maligne Lymphome** betreffen die Rachen- und Gaumentonsillen, letztere werden vorzugsweise durch das Non-Hodgkin-Lymphom klobig aufgetrieben, derb und ulzeriert.

► **Das Kaposi-Sarkom** (KS), beim Vollbild von AIDS auftretend (siehe Abb. 11.1-7), findet sich bei etwa 50–70% der an disseminiertem KS leidenden Patienten im Bereich des Mundes: Initial flache, blau-rote Flecken entwickeln sich zu bläulichroten, leicht ulzerierenden und blutenden Tumoren, vorzugsweise im Bereich des Gaumens. Die Therapie der oralen Kaposi-Sarkome hängt von deren Ausdehnung ab. Große Tumormassen mit Beeinträchtigung der Nahrungsaufnahme, Atmung und der Sprache werden bestrahlt oder lokal exzidiert.

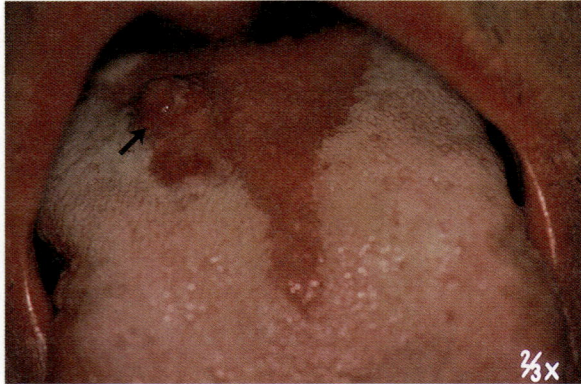

Abb. 11.1-7 Kaposi-Sarkom der Zunge (AIDS).

Literatur

– Arnold, W., H. Ganzer: Checkliste HNO-Heilkunde. Thieme, Stuttgart–New York 1990.
– Hornstein, O. P.: Krankheiten der Lippen, der Mundhöhlen und der Gingiva aus der Sicht des Dermatologen. In: Demling, L. (Hrsg.): Klinische Gastroenterologie. Thieme, Stuttgart–New York 1984.
– Reichart, P.: Orale Manifestationen von AIDS. In: Jäger, H. (Hrsg.): AIDS und HIV-Infektionen. Ecomed, Landsberg 1989.
Für die liebenswürdige Überlassung von Abbildungen danken wir Herrn Prof. Dr. Dr. Siegfried Borelli, Direktor der Dermatologischen Klinik und Poliklinik der Technischen Universität München.

11.2 Erkrankungen der Speiseröhre

Die einzige Aufgabe der Speiseröhre ist der Speisentransport. Störungen des Transports (Dysphagie) sind daher das Leitsymptom der meisten Ösophaguserkrankungen. Ösophageale Beschwerden sind immer ernst zu nehmende Symptome und bedürfen der gründlichen diagnostischen Abklärung.
Die häufigste Erkrankung der Speiseröhre ist die **Refluxkrankheit,** ihre Bedeutung ist erst in jüngerer Zeit deutlich geworden. Als Ursache unklarer thorakaler und epigastrischer Beschwerden wird sie häufig nicht erkannt. Die gefährlichste Erkrankung ist das **Karzinom,** das 98% alles Ösophagustumoren stellt. Seine Prognose ist unverändert schlecht, da die Diagnose meistens erst im fortgeschrittenen Stadium gestellt wird. Von den primären Motilitätsstörungen hat die Achalasie die größte Bedeutung. Motilitätsstörungen können die Ursache ungeklärter „Präkordialschmerzen" sein.

11.2.1 Funktionelle Störungen der Speiseröhre

U. R. FÖLSCH, M. SCHÄFFER

Der normale Schluckakt läuft nach willkürlicher Initiierung unter autonomer Kontrolle in peristaltischen Wellen ab. Die koordinierte Erschlaffung des oberen und unteren Ösophagussphinkters erfolgt unwillkürlich. Patienten, die über Schluckstörungen bei fester und flüssiger Nahrung klagen und bei denen andere obstruierende Erkrankungen ausgeschlossen werden konnten, leiden wahrscheinlich unter einer funktionellen Störung des Nahrungstransports durch die Speiseröhre. Diese Motilitätsstörungen des Ösophagus beruhen auf verschiedenen neuromuskulären Erkrankungen, deren wichtigster Vertreter die Achalasie ist.

Definition

Bei der **Achalasie** fehlt die propulsive Peristaltik im tubulären Ösophagus und gleichzeitig die regelrechte schluckreflektorische Erschlaffung des unteren

Ösophagussphinkters. Der früher synonym gebrauchte, historische Begriff des „Kardiospasmus" suggeriert einen unzutreffenden Pathomechanismus und sollte deshalb vermieden werden.

Beim **diffusen Ösophagusspasmus** ist die Sphinkterfunktion dagegen ungestört. Neben regelrechten peristaltischen Wellen treten jedoch repetitive, simultane, nichtperistaltische Kontraktionen mit hoher Druckamplitude auf, die den Nahrungstransport behindern.

Beim **hyperkontraktilen Ösophagus** kontrahiert sich die Ösophagusmuskulatur bei erhaltener Peristaltik mit sehr hoher und verlängerter Amplitude, wobei Drucke von mehr als 180 mmHg auftreten. Die Patienten leiden dabei unter thorakalen Schmerzen. Bei dieser hyperkontraktilen Form spricht man sehr anschaulich auch vom „Nußknacker-Ösophagus".

Einige **systemische Erkrankungen** können sekundär über eine verminderte Ösophagusmotorik ebenfalls zu funktionellen Schluckbeschwerden führen. Hier zählen die Sklerodermie und der Diabetes mellitus zu den bekanntesten Beispielen.

11.2.1.1 Achalasie

Kasuistik*

> Eine 52jährige Patientin kommt in die Klinik, nachdem sie zuvor wegen „nervöser Schluckstörungen" von drei Hausärzten, zwei Psychotherapeuten und einem Psychiater behandelt worden war und auch eine Therapie wegen „leicht vergrößerter Schilddrüse" hinter sich gebracht hatte. Sie war außerdem lungenfachärztlich wegen wiederholter Atemwegsinfektion und „Schatten auf der Lunge" untersucht und therapiert worden. Jetzt war **röntgenologisch** eine Verbreiterung des Mediastinums bei weiterhin bestehenden Schluckbeschwerden und „Erbrechen unverdauter Nahrung" aufgefallen. Die Patientin hatte zwölf Kilogramm an Gewicht abgenommen. Die Einweisung erfolgte unter Tumorverdacht.
>
> **Endoskopisch** fiel ein armdicker, bewegungsarmer Ösophagus mit Retention von 1100 ml Speise- und Sekretresten auf. Der Übergang zum Magen war konstant enggestellt, ließ sich aber mit dem Endoskop überwinden. Da endoskopisch der Tumorverdacht nicht bestätigt wurde, erfolgte die weitere Untersuchung der Ösphagusfunktion mittels Manometrie, die charakteristische Bewegungsstörungen zeigte.
>
> Nach einmaliger **pneumatischer Dilatationsbehandlung** wurde die Patientin von ihrer Regurgitation vollständig befreit, geringe Schluckstörungen traten nur noch weniger als einmal pro Woche auf. Die Patientin glich ihren Gewichtsverlust binnen zwei Monaten vollständig aus.

Epidemiologie

Das Manifestationsalter dieser Erkrankung liegt überwiegend zwischen dem dritten und sechsten Lebensjahrzehnt und betrifft Frauen und Männer

---

* Kasuistik freundlicherweise überlassen durch Prof. Dr. M. Wienbeck, Klinikum Augsburg.

gleich häufig. Mit einer Prävalenz von ca. 10 Fällen/100 000 Einwohner und einer Inzidenz von nur 0,5–1 Fall/100 000 ist sie eine chronische Krankheit. Ob genetische Faktoren eine wesentliche Rolle spielen, ist noch nicht eindeutig geklärt; die Achalasie tritt jedoch überwiegend bei Menschen weißer Hautfarbe auf, während sie in Afrika kaum beobachtet wird.

Ätiologie und Pathogenese

Die physiologischen Abläufe der neuronalen Kontrolle der Ösophagusperistaltik sind noch nicht genau aufgeklärt. Deshalb können klare Aussagen zur Pathophysiologie der Achalasie zur Zeit noch nicht gemacht werden. Es gibt derzeit kein gutes experimentelles Modell für diese Krankheit, doch bietet die „Chagas-Krankheit" ätiologische Hinweise. Bei dieser, durch **Trypanosoma cruzii** hervorgerufenen Infektionskrankheit treten unter anderem die klassischen Symptome und patho-morphologischen Veränderungen der Achalasie auf. So spielen offensichtlich eine Verminderung oder ein völliger Verlust von Ganglienzellen im Auerbach Plexus, teilweise kombiniert mit chronisch entzündlichen Veränderungen, eine wesentliche Rolle. Bei beiden Krankheitsbildern kann die Ösophagusmuskulatur durch cholinerge Substanzen besonders gut stimuliert werden. Da Gewebe, die nicht mehr von autonomen Nerven versorgt werden, besonders sensitiv auf den fehlenden Neurotransmitter reagieren, spricht dies dafür, daß degenerative, zur intramuralen Denervation führende Faktoren an der Krankheitsentstehung beteiligt sind. Darüber hinaus werden auch degenerative Schädigungen des N. vagus und seiner Kerngebiete im Stammhirn als neuro-anatomische Veränderungen beschrieben. Die Ätiologie der Krankheit bleibt letztlich unklar.

Insgesamt führen diese Veränderungen zu Koordinationsstörungen der Ösophagusmotilität: Die Kontraktionen des distalen Ösophagus sind abgeschwächt oder aufgehoben und erfolgen simultan ohne die, für den Nahrungstransport wichtigen, peristaltischen Wellen. Darüber hinaus erschlafft der untere Ösophagussphinkter nur unvollständig und kürzer als normal. Er stellt damit eine Engstelle für den Übertritt von Nahrung aus der Speiseröhre in den Magen dar und trägt zur dilatativen Aufweitung des tubulären Ösophagus bei.

Ⓢ Symptome

Die Beschwerden entwickeln sich langsam über Wochen bis Jahre. Leitsymptome sind Dysphagie und Regurgitation von unverdauter Nahrung. Typischerweise bestehen die dysphagischen Beschwerden sowohl bei fester wie flüssiger Nahrung und nehmen zu, wenn der Patient hastig ißt. Häufig wird angegeben, die Beschwerden verschlimmerten sich durch kalte Getränke, Äpfel, Fleischstücke, frisches Brot oder unter psychischem Streß.

Retrosternale Schmerzen bestehen oft zu Beginn und nehmen im Laufe der Erkrankung ab.

Gewichtsabnahme und Mangelerscheinungen bis zum Marasmus sind Spätsymptome bei fehlender Therapie.

D   Diagnostik

Neben einer charakteristischen Anamnese kann die Diagnose der Achalasie mit verschiedenen Methoden gesichert werden.

Schon im nativen Röntgenbild kann eine zum „Megaösophagus" aufgeweitete Speiseröhre als Mediastinalverbreiterung imponieren. Die **Röntgenkontrastmittel-Darstellung** zeigt dann das Bild eines zum Teil monströs dilatierten, S-förmig gekrümmten Ösophagus, der sich nach distal konisch filiform verengt („Weinglasform") (siehe Abb. 11.2-1). Die radiologische Diagnostik bietet darüber hinaus gleichzeitig den Vorteil einer funktionellen Aussage zur Ösophagusmotorik. Durch Hochfrequenz- oder Videokinematographie, einer sehr schnellen Abfolge von Röntgenaufnahmen, lassen sich die einzelnen Phasen des Schluckakts analysieren und Normabweichungen dokumentieren.

Die **Manometrie** hat in der Diagnose und Differentialdiagnose der funktionellen Motilitätsstörungen die größte Aussagekraft, da eine radiologische Diagnose nicht immer gelingt. Aufgrund aufwendiger

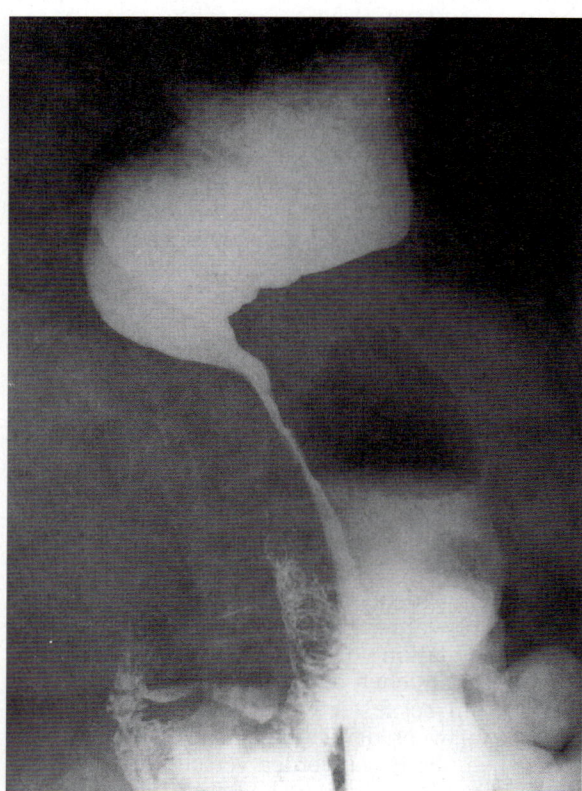

Abb. 11.2-1   Ausgeprägte Achalasie mit extremer Dilatation und Elongation des Ösophagus. Nebenbefundlich Kyphose der Wirbelsäule.

Methodik ist sie nur in spezialisierten Zentren verfügbar. Bei dieser Untersuchung werden die Druckverhältnisse zwischen oberem und unterem Ösophagussphinkter gleichzeitig an verschiedenen Punkten kontinuierlich registriert. So können die Effektivität und Koordination der Peristaltik analysiert und abnorme Kontraktionen nachgewiesen werden. Bei der Achalasie fehlt die Relaxation des unteren Ösophagussphinkters bei gleichzeitiger Aperistaltik.

Auf die **Endoskopie** sollte bei dysphagischen Beschwerden nie verzichtet werden. Bei der Achalasie ist diese Methode zwar der Manometrie und der Röntgenuntersuchung zur Diagnosesicherung unterlegen, sollte aber insbesondere zum Karzinomausschluß immer erfolgen. Um eine genaue Beurteilung der Schleimhautverhältnisse zu ermöglichen, ist zuvor eine gründliche Entfernung der Speisereste notwendig. Der hypertonisierte untere Ösophagussphinkter läßt sich gewöhnlich mit dem Endoskop unter moderatem Druck passieren. Eine Dilatationsbehandlung kann direkt angeschlossen werden. Von eher untergeordneter Bedeutung bei der Abklärung von Motilitätsstörungen sind **nuklearmedizinische** Verfahren, bei denen die Passage von radioaktiv markierten Flüssigkeiten oder festen Nahrungsmitteln durch den Ösophagus aufgezeichnet wird. Neben der Messung von Passagezeiten können Passagestörungen, Pendelbewegungen des Speiseröhreninhalts und gastroösophagealer Reflux festgestellt werden. Die relativ unspezifischen Muster lassen eine Differenzierung der Krankheitsbilder nicht zu und eignen sich deshalb nur zur Quantifizierung und als Verlaufskontrolle.

Komplikationen

Husten und bronchopulmonale Infektionen durch nächtliche Aspiration von im Liegen auslaufenden Speiseresten sind typische Komplikationen. Gelegentlich führen erst rezidivierende Pneumonien zur Diagnose.

Als Folge therapeutischer Maßnahmen (z.B. pneumatische Dilatation) kann es zur Perforation (1%) oder zu massiven Blutungen kommen. Kleine Perforationen schließen sich in der Regel unter konservativer Therapie spontan nach wenigen Tagen, bei großen freien Perforationen ist eine sofortige operative Intervention erforderlich. Nach erfolgreicher Therapie kann eine Kardiainsuffizienz mit den Symptomen der Refluxkrankheit auftreten.

T   Therapie

Eine grundlegende Therapie der Achalasie würde in der Wiederherstellung einer regelrechten Peristaltik und normalen Drucken des unteren Ösophagussphinkters bestehen. Eine solche optimale Therapie existiert leider nicht. Dennoch bieten sich einige Prinzipien zur **pharmakologischen Therapie** an. Neben den nicht sehr effektiven Nitratpräparaten können bei leichten Formen der Achalasie Kalziumantagonisten erfolgversprechend eingesetzt werden. Medikamente wie Verapamil oder Nifedipin blockieren die Ca^{2+}-Aufnahme in die glatte Muskulatur und vermindern so den Tonus des unteren Ösophagussphinkters. Wegen möglicher Nebenwirkungen sollte bei einer medikamentösen Dauertherapie bedacht werden, ob nicht komplikationsarme, langerprobte, alternative Behandlungsverfahren eingesetzt werden sollten.

Mit der pneumatischen **Dilatation** lassen sich in 70–90% gute bis sehr gute Therapieerfolge erzielen, darum gilt sie als die Methode der Wahl. Dabei wird ein Ballon unter Röntgenkontrolle in den Bereich des unteren Ösophagussphinkters vorgeschoben und kurzzeitig aufgeblasen. Mit Drucken von 300–400 mmHg können die Muskelfasern überdehnt werden, so daß der Tonus im Sphinkterbereich sinkt und eine Nahrungspassage wieder möglich wird. Die Patienten berichten während der Behandlung über einen kurzen, retrosternalen Schmerz. Bei ungenügendem Erfolg kann diese Therapie 2–3mal wiederholt werden. Zum Ausschluß von Perforationen sollte anschließend stets eine Röntgenkontrolle mit wasserlöslichem Kontrastmittel erfolgen.

Eine Indikation zur **operativen Therapie** besteht bei Kindern, wenn die Dehnungsbehandlung mehrmals nicht erfolgreich war, die Sonde aufgrund extremer Ösophagusdilatation nicht plaziert oder eine Neoplasie nicht sicher ausgeschlossen werden konnte. Bei der Ösophagokardiomyotomie nach Heller werden alle Muskelschichten der Ösophagusvorderwand und der Kardia bis auf die Mukosa durchtrennt. Dieses Vorgehen führt in etwa 80–90% zum Erfolg. Allerdings wird in etwa 10–20% der Fälle postoperativ eine Refluxösophagitis beobachtet.

Verlauf und Prognose

Die Achalasie kann von einer hypermotilen Form zu Beginn der Erkrankung typischerweise über hypomotile zu amotilen Formen übergehen. Das therapeutische Vorgehen ist jedoch in jedem Stadium prinzipiell gleich und mehr vom subjektiven Beschwerdebild abhängig. Eine wirksame Behandlung zielt auf die Vermeidung von Komplikationen und eine regelmäßige Überwachung der Patienten. Unter optimaler Therapie ist die Lebenserwartung nahezu normal.

In Zusammenhang mit dieser Erkrankung wird eine bis zu 10fach höhere Inzidenz von Ösophagusneoplasien beschrieben. Ob die Achalasie an sich tatsächlich eine Präkanzerose darstellt oder ob durch Karzinom-induzierte, Achalasie-ähnliche Syndrome diese Häufung vorgetäuscht wird, ist nicht endgültig geklärt.

Differentialdiagnose

Wie bei allen Schluckstörungen müssen maligne Neoplasien an erster Stelle der differentialdiagnostischen Überlegungen stehen. Rasche Verschlechterung der Symptomatik spricht eher für ein Karzinom. Auch benigne Strikturen können ein Achalasie-ähnliches Krankheitsbild hervorrufen. Bei der endoskopischen Untersuchung läßt sich eine Striktur jedoch nicht mühelos passieren. Da die klassische Achalasie nur zu Beginn mit retrosternalen Schmerzen einhergeht, liegt beim Persistieren der Schmerzen wahrscheinlich eine atypische Form der primären Motilitätsstörungen, wie zum Beispiel der hyperkontraktile Ösophagus, vor. Ringe und Webs (siehe Kapitel 11.2.4) sowie sekundäre ösophageale Motilitätsstörungen (siehe unten) runden die differentialdiagnostischen Erwägungen ab.

Dysphagische Beschwerden verschlimmern sich oft in Zusammenhang mit psychischen Belastungen. Durch diese Feststellung darf man sich nie von einer sorgfältigen und umfassenden Diagnostik abhalten. Somit bleiben psychogene Schluckstörungen wie der „Globus hystericus" immer Ausschlußdiagnosen.

11.2.1.2 Diffuser Ösophagusspasmus und Nußknacker-Ösophagus

Thoraxschmerzen sind neben Schluckstörungen das Leitsymptom dieser seltenen Erkrankungen. Ihre Ursache ist unbekannt; im Gegensatz zur Achalasie konnten bislang keine spezifischen Veränderungen der myenterischen Neurone entdeckt werden.

Die pektanginösen Beschwerden treten intermittierend auf und werden in Einzelfällen durch heiße oder kalte Getränke ausgelöst. Die Schmerzen können in ihrer Lokalisation und Charakteristik denen einer kardialen Ischämie gleichen. Da manche Patienten zudem nach Gabe von Nitraten oder Kalziumantagonisten Besserung verspüren, fällt die Differentialdiagnose zur koronaren Herzkrankheit oft nicht leicht. Neben der radiologischen Diagnostik hilft hier vor allem die Ösophagusmanometrie weiter. Beim **diffusen Ösophagusspasmus** zeigen sich neben regelrechten peristaltischen Wellen schluckinduzierte oder spontane aperistaltische Kontraktionen. Diese Motilitätsstörung tritt im distalen Ösophagus mit hoher Druckamplitude und verlängerter Dauer auf. Beim **Nußknacker-Ösophagus** ist die Peristaltik dagegen erhalten, die Druckamplitude und -dauer sind drastisch erhöht.

Als Therapie stehen, wie bei der Achalasie, zunächst medikamentöse Ansätze zur Diskussion. Die Besserung nach Gabe von Nitraten und Kalziumantagonisten weist hier in Einzelfällen auf eine therapeutische Möglichkeit hin. Daneben kann mit Bougierung und pneumatischer Dehnungsbehandlung häufig Linderung erzielt werden, so daß operative Verfahren (Myotomie) nur in schweren Fällen empfohlen werden sollten.

Varianten und Kombinationen dieser primären Ösophagus-Motilitätsstörungen lassen sich nicht weiter klassifizieren und erfordern nach exakter Dokumentation eine individuelle Therapie.

11.2.1.3 Sekundäre Ösophagus-Motilitäts-störungen

Generalisierte Erkrankungen können sekundär den Ösophagus mitbetreffen, wobei sich motorische Dysfunktionen in dysphagischen Beschwerdebildern manifestieren können.

Die progressive systemische Sklerose (**Sklerodermie;** siehe Kap. 9.4.3) weist in 80–90% eine Ösophagusbeteiligung auf. Neben der Dysphagie gilt Sodbrennen als Leitsymptom. Die Atrophie der glatten Muskulatur des Magen-Darm-Trakts führt zur Hypoperistaltik des distalen Ösophagus und zu hypotonen Funktionsstörungen des unteren Ösophagussphinkters. Daraus resultiert ein gastroösophagealer Reflux, verbunden mit der allmählichen Ausbildung narbiger, distaler Ösophagusstrikturen. Dadurch wird die Abgrenzung gegenüber der Achalasie schwierig (siehe Abb. 11.2-2). Therapeutische Möglichkeiten beschränken sich auf eine konsequente prophylaktische Antirefluxbehandlung. Neben der Sklerodermie können auch andere generalisierte Bindegewebserkrankungen wie **Sharp Syndrom, CREST Syndrom, Polymyositis** oder **systemischer Lupus erythematodes** (siehe Kap. 9.4) hypoperistaltische Schluckbeschwerden zur Folge haben.

Die beim **Diabetes mellitus** auftretende Polyneuropathie kann auch den Ösophagus betreffen. Die Schluckstörungen werden durch eine verringerte oder fehlende Peristaltik, einen herabgesetzten Tonus des unteren Ösophagussphinkters und die sich daraus ergebende Refluxsymptomatik mit ihren Komplikationen hervorgerufen.

Primäre Muskelerkrankungen (Myopathien, Muskeldystrophien) oder **Erkrankungen des ZNS** können sekundär Schluckstörungen verursachen. Die neuromuskulären Erkrankungen betreffen dabei hauptsächlich den oberen Ösophagus.

11.2.2 Hiatushernien

U. R. Fölsch, M. Schäffer

Die Kardia liegt als anatomische Verbindung von Ösophagus und Magen normalerweise am oder wenige Zentimeter unterhalb des Hiatus oesophageus. Aufgrund unterschiedlicher Bedingungen können sich Magenanteile durch diese Zwerchfellöffnung in den Thoraxraum verlagern. Man unterscheidet die überwiegend symptomlosen **axialen Gleithernien** (ca. 90%) von den komplikationsträchtigen **paraösophagealen Hernien** (ca. 10%). Selten treten Mischformen auf (siehe Abb. 11.2-3).

11.2.2.1 Axiale Gleithernien

Definition

Eine Verlagerung von Kardia und Magenanteilen von mehr als zwei Zentimetern in den Thoraxraum hinein wird als Hiatushernie bezeichnet. Der Begriff der **axialen Gleithernie** macht deutlich, daß diese, entlang der Ösophagus-Korpusachse erfolgende Verlagerung von Magenanteilen nach kranial ohne echten Bruchsack gleitend erfolgt und nicht dauernd bestehen muß. Diese anatomische Konstellation hat an sich noch keinen Krankheitswert.

Epidemiologie

Die überwiegend erworbenen Hiatushernien sind in der westlichen Welt sehr häufige Erscheinungen. Die Inzidenz nimmt mit steigendem Lebensalter zu. Bei den über 70jährigen erreichen sie eine Prävalenz von über 60%. Unterschiedliche Untersuchungsmethoden und diagnostische Kriterien er-

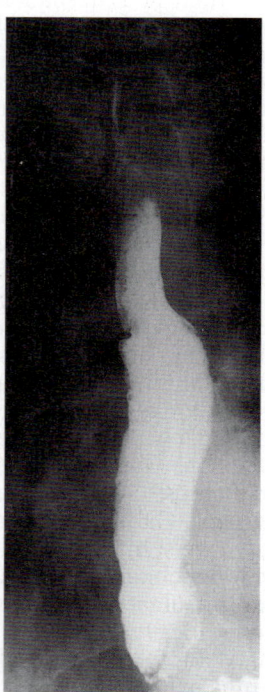

Abb. 11.2-2 Lange bestehende Sklerodermie bei einer 58jährigen Patientin. Im Bereich des unteren Ösophagussphinkters narbige Stenosierung durch gastroösophagealen Reflux und zunehmende Dilatation des tubulären Ösophagus.

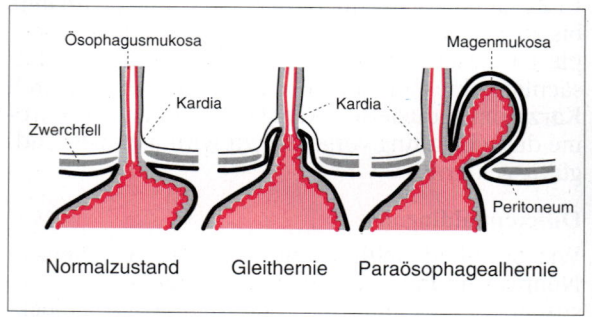

Abb. 11.2-3 Hiatushernientypen.

schweren eine einheitliche Beurteilung der Häufigkeit, dennoch scheint die Inzidenz für Hiatushernien in Afrika und Asien deutlich geringer (1–5%). Neben habituellen Unterschieden mögen Ernährungs- und Lebensgewohnheiten dafür verantwortlich sein. Eine eindeutige Geschlechterprävalenz besteht nicht.

Ätiologie und Pathogenese

Unter normalen Bedingungen befindet sich die Magen-Ösophagus-Grenze in Höhe des Zwerchfells. Relativ dazu kann sie sich in Abhängigkeit von Körperlage, intraabdominellem Druck und Atemphase um zwei bis drei Zentimeter verschieben. Die Kardia wird von einer ösophago-diaphragmalen Membran fixiert, die einerseits die notwendige Beweglichkeit ermöglicht und gleichzeitig ein nach kranial gerichtetes Gleiten durch den diaphragmalen Hiatus verhindert. Der Hiatusdurchmesser selbst begrenzt die Beweglichkeit weiter. Mehrere pathogenetische Faktoren sind nun denkbar:

► ein erhöhter intraabdomineller Druck durch Adipositas, Obstipation oder Gravidität
► Lockerung der bindegewebigen Fixierung der Kardia und Atrophie der Zwerchfellmuskulatur im Alter
► der beim Schluckakt durch Kontraktion der Ösophagusmuskulatur nach kranial gerichtete Zug
► sekundäre Ösophagusschrumpfungen oder
► eine beliebige Kombination dieser Faktoren.

Bei jahrelang bestehenden, großen Gleithernien sind spontane Repositionen nur noch selten möglich.

S Symptome

Die allermeisten axialen Gleithernien machen selbst keine Symptome. Ihre Relevanz erhalten sie als wesentlicher Dispositionsfaktor beim gastroösophagealen Reflux (siehe Kap. 11.2.5). Verbunden mit Refluxkrankheit sind Sodbrennen – besonders im Liegen und postprandial –, retrosternales Druckgefühl und, bei großen Hernien, dysphagische Beschwerden die Leitsymptome.

D Diagnostik

Zum Nachweis einer Gleithernie haben Endoskopie und Röntgenologie bei sorgfältiger Durchführung eine gleich gute Treffsicherheit. Röntgenologisch kann der Befund oft erst in Kopftieflage oder bei Kompression in Bauchlage gestellt werden (siehe Abb. 11.2-4). Endoskopisch läßt sich der Übergang von Platten- zu Zylinderepithel (Z-Linie, Ora serrata) visualisieren. Befindet sich diese Region mehr als zwei Zentimeter oberhalb der durch den Hiatus diaphragmaticus hervorgerufenen Impression, kann die Diagnose bestätigt werden (siehe Abb. 11.2-5). Zum Nachweis einer gleichzeitig bestehenden Refluxösophagitis ist die Endoskopie der radiologischen Untersuchung klar überlegen.

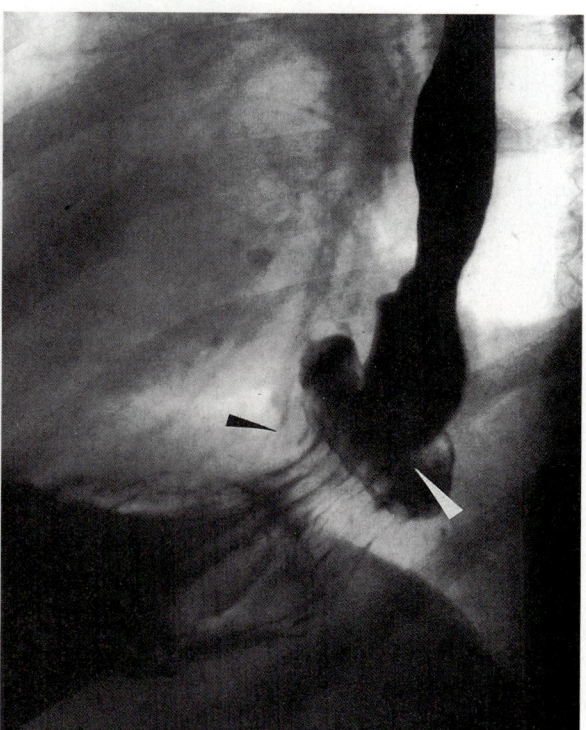

Abb. 11.2-4   Axiale Gleithernie. (Weißer Pfeil: Kardia; schwarzer Pfeil: herniierter Magenabschnitt). (Foto freundlicherweise überlassen durch Prof. Dr. R. Arendt, Univ.-Klinik Rostock).

T Komplikationen und Therapie

Als symptomlose Nebenbefunde bedürfen axiale Gleithernien keiner Therapie. Bei gleichzeitig bestehender Kardiainsuffizienz mit Refluxsymptomatik muß aufgrund der Beschwerden und zur Vermeidung von organischen Veränderungen (Stenose, Ulkusblutung) behandelt werden, wobei konservative Maßnahmen meist genügen (Gewichtsabnahme, kleine Mahlzeiten, mit erhöhtem Oberkörper schlafen, Meiden von Fett, Nikotin und Alkohol, Antazidatherapie; siehe auch Therapie der Refluxösophagitis). In Ausnahmefällen stehen als operative Verfahren nach Versagen der konservativen Therapie die Gastropexie und die Fundoplicatio nach Nissen zur Verfügung. Die Prognose ist gut.

Differentialdiagnose

Im Rahmen der Oberbauchdiagnostik ist die axiale Hiatushernie ein häufiger Zufallsbefund und darf nicht überbewertet werden. Differentialdiagnostisch sollten bei der oft unspezifischen Symptomatik insbesondere kardiale, pulmonale und andere gastrointestinale Erkrankungen ausgeschlossen werden.

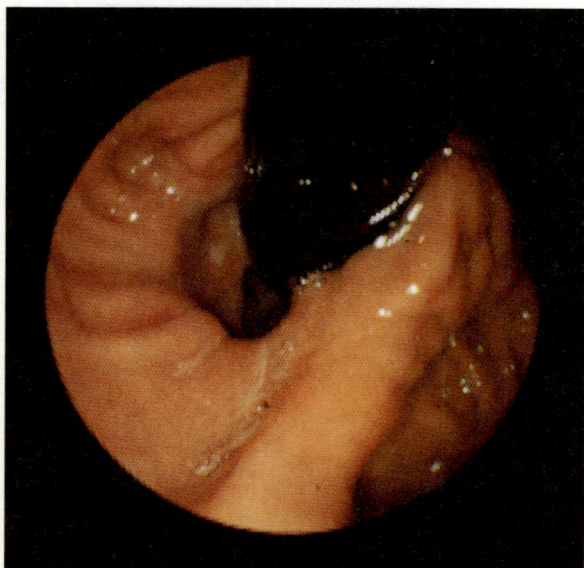

Abb. 11.2-5a   Kleine Hiatusgleithernie: Magenschleimhaut-
falten ziehen durch die Schlitzöffnung des Hiatus in den Ösophagus zur Schleimhautgrenze. (Foto freundlicherweise überlassen durch Prof. Dr. R. Arendt, Univ.-Klinik Rostock).

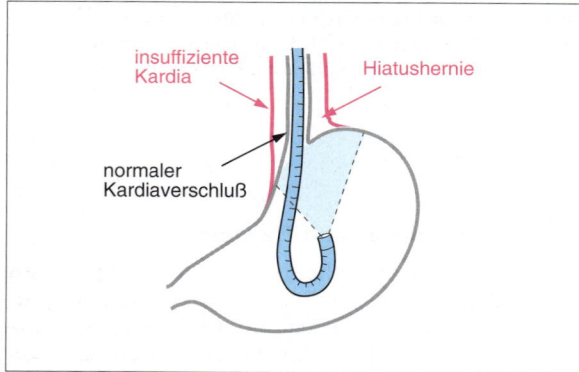

Abb. 11.2-5b   Position des Endoskops im Magen beim Blick
auf die insuffiziente Kardia. Die normale Kardia würde das
Endoskop fest umschließen (Pfeil).

11.2.2.2 Paraösophageale Hernien

Kasuistik*

Ein 48jähriger Mann hat seit mehreren Jahren nach dem
Essen Völlegefühl, Beklemmung in der Herzgegend, seit
zwei Monaten dysphagische Beschwerden und sich rasch
einstellende Übelkeit nach dem Essen. Bei der **Thoraxübersichtsaufnahme** projiziert sich ein großer Flüssigkeitsspiegel in den Herzschatten (siehe Abb. 11.2-6). Die **Röntgenkontrastmittel-Untersuchung** bestätigt den Verdacht
einer Paraösophagealhernie. Nach operativer Reposition
und Einengung des Hiatus ist der Patient beschwerdefrei.

---

*   Kasuistik freundlicherweise überlassen durch Prof. Dr.
R. Arendt, Univ.-Klinik Rostock)

Die paraösophageale Hernie ist eine echte Hernie
mit Bruchsack. Zusammen mit den Mischhernien
machen sie nur ca. 10% aller behandlungsbedürftigen Zwerchfellhernien aus. Bei subdiaphragmaler
Lage der Kardia haben sich Magenanteile **neben**
dem Ösophagus durch den erweiterten Hiatus in
den Thoraxraum hineinverlagert. Im Extremfall
kann sich der gesamte Magen oberhalb des Diaphragmas befinden; dann spricht man vom „Up-
side-down stomach". Bei den Mischformen gleitet
bei einer paraösophagealen Hernie die Kardia sekundär zusätzlich in den Thoraxraum.
Im Gegensatz zur axialen Gleithernie ist dies eine
komplikationsträchtige Erkrankung, die nach Diagnose immer einer Therapie bedarf. Nicht selten treten nach uncharakteristischen, vornehmlich nach
dem Essen auftretenden Symptomen wie Völlegefühl oder Übelkeit plötzlich lebensbedrohliche
Komplikationen wie Strangulation, Inkarzeration
und Blutung des herniierten Magens auf, weshalb
auch zufällig entdeckte Hernien immer operiert
werden sollten.

D Diagnostik und Therapie

Die Diagnose kann bei ausgeprägten Befunden bereits in nativen Thoraxaufnahmen durch auf den
Herzschatten projizierte Magenanteile gestellt werden (siehe Abb. 11.2-6). In Zweifelsfällen bringt
eine   Röntgenkontrastmittel-Untersuchung   Klarheit. Im Komplikationsstadium erforderliche Not-

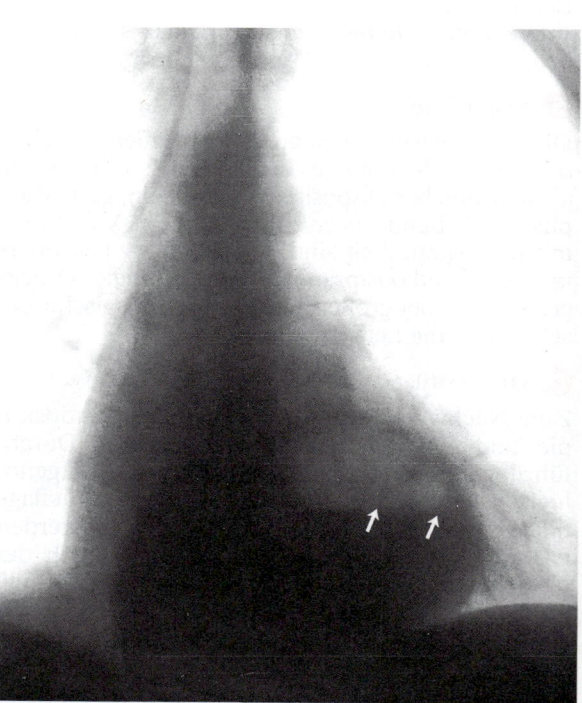

Abb. 11.2-6   Thoraxübersichtsaufnahme. Flüssigkeitsspiegel
(= Pfeile) im Herzschatten: große Paraösophagealhernie.
(Foto freundlicherweise überlassen durch Prof. Dr. R. Arendt,
Univ.-Klinik Rostock).

operationen haben bei den oft älteren Patienten ein hohes Risiko.

11.2.3 Divertikel

U. R. FÖLSCH, M. SCHÄFFER

Ösophagusdivertikel sind Aussackungen einer oder mehrerer Schichten der Ösophaguswand. Nach ihrer Lage unterscheidet man Hypopharynx- (ca. 60%), Epibronchial- (ca. 20%) und epiphrenale (ca. 20%) Divertikel. Ihre unterschiedlichen Entstehungsmechanismen lassen eine weitere pathogenetisch orientierte Differenzierung sinnvoll erscheinen: Das Hypopharynx- oder „Zenker Divertikel" gehört ebenso wie das epiphrenale Divertikel zu den **Pulsionsdivertikeln.** Sie entwickeln sich durch hohen Druck im Ösophagusinneren. Die in der Ösophagusmitte auftretenden **Traktionsdivertikel** dagegen entstehen durch Zug von außen. Darüber hinaus werden intramural gelegene **Pseudodivertikel** beschrieben.

11.2.3.1 Hypopharynxdivertikel (Zenker Divertikel)

Definition

Pharyngo-ösophageale Divertikel wurden bereits 1769 erstmals beschrieben. Die systematische Erfassung durch Zenker 1877 verband diese Krankheit mit seinem Namen. Das „Zenker Divertikel" ist eine Aussackung von Mukosa und Submukosa an der Hypopharynxhinterwand oberhalb des oberen Ösophagussphinkters.

Kasuistik

Ein 71jähriger Mann klagt seit mehreren Monaten über Schwierigkeiten beim Schlucken, die während der Mahlzeit an Intensität zunehmen. In der letzten Zeit kommen beim Liegen „die Speisen wieder hoch". Ein seit Jahren bestehendes Fremdkörper- und Rauheitsgefühl im Rachen konnte früher nicht geklärt werden. Der Patient habe allmählich an Gewicht verloren und ist untergewichtig. Bei der **Röntgenkontrastmittel-Untersuchung** stellt sich nicht die Speiseröhre, sondern zunächst ein rundlicher Hohlraum am Ösophaguseingang dar, der die Speiseröhre komprimiert. Die operative Abtragung des Hypopharynxdivertikels führt zur Beschwerdefreiheit.

Epidemiologie

Obgleich ösophageale Divertikel bereits bei Kindern beschrieben werden, sind sie gewöhnlich eine Erkrankung des höheren Lebensalters. Dies läßt sich dadurch erklären, daß das Zenker Divertikel erst mit zunehmender Größe Beschwerden macht und die pathophysiologischen Vorstellungen seiner Entstehung mit zunehmendem Alter an Bedeutung gewinnen. Die Häufigkeit der Erkrankung beträgt 0,1%. Sie tritt bei Männern dreimal häufiger als bei Frauen auf.

Ätiologie und Pathogenese

Im Pharynxbereich gelegene Divertikel sind echte Pulsionsdivertikel, die sich durch Ausstülpung von Mukosa und Submukosa durch eine Muskellücke bilden können. Beim Schluckakt öffnet sich der obere Ösophagussphinkter nicht koordiniert, so daß im Hypopharynx unphysiologisch hohe Drucke entstehen. Durch Störungen der neuromuskulären Koordination der unwillkürlichen Ösophagusmuskulatur und den dadurch entstehenden hohen intraluminalen Drucken während des Schluckakts gibt der schwächste Punkt der Ösophaguswand nach. Dieser dreieckige Bereich an der Hypopharynxhinterwand wird von den schräg verlaufenden Anteilen des Musculus cricopharyngeus und dem Musculus constrictor pharyngis gebildet und wird auch als „Killiansches Dreieck" bezeichnet.

In Abbildung 11.2-7 wird die Entwicklung der Schluckstörung schematisch dargestellt. Mit zunehmender Größe imprimiert und verdrängt das Divertikel die Speiseröhre, bis schließlich eine physiologische Passage nahezu unmöglich ist. Die Speise gelangt vornehmlich in das Divertikel, das in gefülltem Zustand dann das Ösophagusrestlumen noch weiter verengen und vollständig verlegen kann.

S Symptome und Komplikationen

Gemäß den pathophysiologischen Vorstellungen zur Entstehung der Pulsionsdivertikel entwickelt sich das Beschwerdebild über Wochen bis Jahre. Zunehmende Dysphagie und dadurch bedingter Gewichtsverlust gelten als Leitsymptome. Wenn der Divertikelsack größer wird, kommen Druckschmerz und Schwellung im Halsbereich hinzu. Typischerweise werden ein gurgelndes Geräusch beim Schlucken von Flüssigkeiten, Regurgitation nicht-saurer, unverdauter Speisen und fauliger Mundgeruch angegeben. Nächtlicher Hustenreiz weist auf Aspiration des im Liegen auslaufenden Divertikelinhalts hin. Sekundäre pulmonale Mitbeteiligung – zum Beispiel rezidivierende Pneumonien – sind, wie bei der unbehandelten Achalasie, ernsthafte Komplikationen. Ulzerationen im Diver-

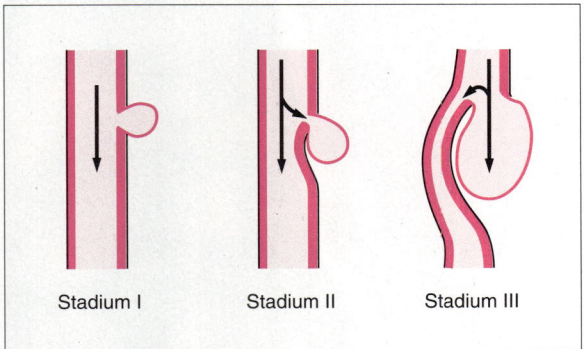

Abb. 11.2-7 Entwicklungsstadien des Zenker Divertikels.

tikelsack durch faulige Nahrungsreste können zu Blutungen oder Perforationen mit lebensbedrohlichen Folgen führen.

D   Diagnostik

Zenker Divertikel werden durch Röntgenkontrastmittel-Untersuchungen dargestellt. Aufgrund der Aspirationsgefahr sollten nur wasserlösliche Kontrastmittel zur Anwendung kommen. In seitlicher oder schräger Projektion kommen die Befunde im Retropharyngealraum am besten zur Darstellung (siehe Abb. 11.2-8), kleine Divertikel entgehen oft der Routinediagnostik und werden erst nach gezielter Suche entdeckt. Große Vorsicht ist bei Endoskopien wegen des hohen Perforationsrisikos geboten, eine sichere Passage sollte unter Führungsdrahtschienung und Röntgenkontrolle erfolgen. Diese Untersuchung ist nur zum Ausschluß begleitender Erkrankungen, vor allem bei uncharakteristischen Beschwerden im Anfangsstadium, indiziert.

▼   Therapie

Therapie der Wahl ist die Operation. Dabei wird der Divertikelsack abgetragen und die Passagekontinuität wiederhergestellt. Dieses Verfahren kann mit einer Myotomie des oberen Ösophagussphinkters kombiniert werden. Neue endoskopische Techniken eröffnen weniger invasive Behandlungsmöglichkeiten. Eine vom Lumen aus durchgeführte krikopharyngeale Myotomie durch Diathermie oder Laser scheint bei weniger ausgeprägten Befunden erfolgversprechend zu sein, Langzeitergebnisse stehen jedoch noch aus. Eine rechtzeitige suffiziente Behandlung ist in jedem Falle zur Verhinderung bedrohlicher Komplikationen anzustreben.

Verlauf und Prognose

Bei rechtzeitiger Diagnosesicherung kann diese Erkrankung gut behandelt und Komplikationen weitgehend vermieden werden. Eine ursächliche Therapie der neuromuskulären Koordinationsstörung ist bislang nicht möglich. Ein erhöhtes Karzinomrisiko besteht möglicherweise bei sehr lange bestehenden Divertikeln.

11.2.3.2   Traktionsdivertikel (epibronchiale Divertikel)

Diese, fast ausnahmslos symptomlosen, weitlumigen Ösophagusdivertikel in Höhe der Trachealbifurkation werden auch als epibronchiale Divertikel bezeichnet und bedürfen als röntgenologische Zufallsbefunde keiner Therapie (siehe Abb. 11.2-9). Sie entstehen überwiegend durch Narbenzug von außen. Mediastinale Entzündungsherde und mit dem Ösophagus verbackene benachbarte Lymphknoten führen zu zipfelförmigen Ausziehungen aller Wandschichten der Speiseröhre. Bei gleichzeitiger entzündlicher Infiltration des Bronchialsystems kann die Grunderkrankung in seltenen Fällen zu

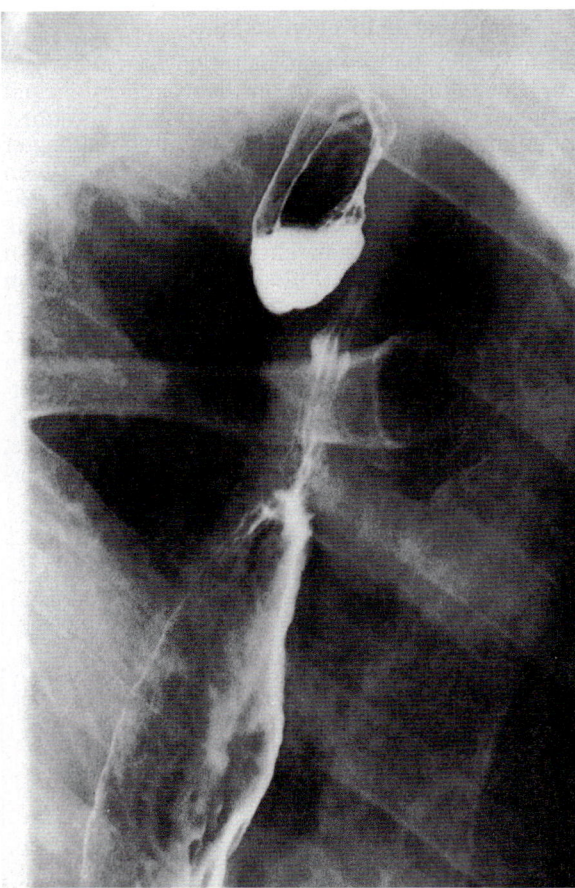

Abb. 11.2-8   Gefülltes Zenker Divertikel.

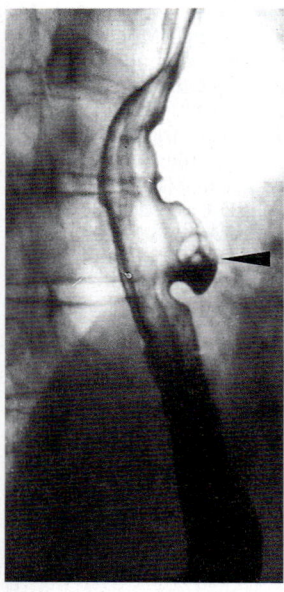

Abb. 11.2-9   Epibronchiales Divertikel (Pfeil), Zufallsbefund. (Foto freundlicherweise überlassen durch Prof. Dr. R. Arendt, Univ.-Klinik Rostock).

ösophagobronchialen Fisteln führen. Diese sehr ernsthafte Komplikation bedarf dann allerdings einer unmittelbaren therapeutischen Intervention. Der notwendige Fistelverschluß kann chirurgisch-operativ oder auf endoskopischem Wege durch Verklebung mit Fibrin erreicht werden.

11.2.3.3 Epiphrenale Divertikel

Ähnlich wie bei den pharyngo-ösophagealen Divertikeln liegt diesen, in Zwerchfellnähe gelegenen Pulsionsdivertikeln eine gestörte Ösophagusmotilität zugrunde. Die fehlende Koordination von Sphinkterrelaxation und Ösophagusperistaltik führt zur pathogenetisch bedeutsamen intraluminalen Druckerhöhung mit nachfolgender Taschenbildung. Dies tritt häufig kombiniert mit Hiatushernien und Achalasie auf.
Die wenig charakteristischen Beschwerden mit Dysphagie, epigastrischen Schmerzen und nächtlichen Regurgitationen erfordern nur in seltenen Fällen eine, über konservative Maßnahmen hinausgehende, interventionelle Therapie. Die Diagnose wird durch Röntgenuntersuchungen mit Kontrastmittel gesichert (siehe Abb. 11.2-10). Wie bei allen Erkrankungen, die mit Dysphagien einhergehen, sollte zum Ausschluß begleitender Erkrankungen (wie peptischen Stenosen oder Karzinomen) auf eine endoskopische Sicherung nicht verzichtet werden. Unter Beachtung möglicher Komplikationen ist dies eine risikoarme Untersuchung mit hohem Aussagewert.

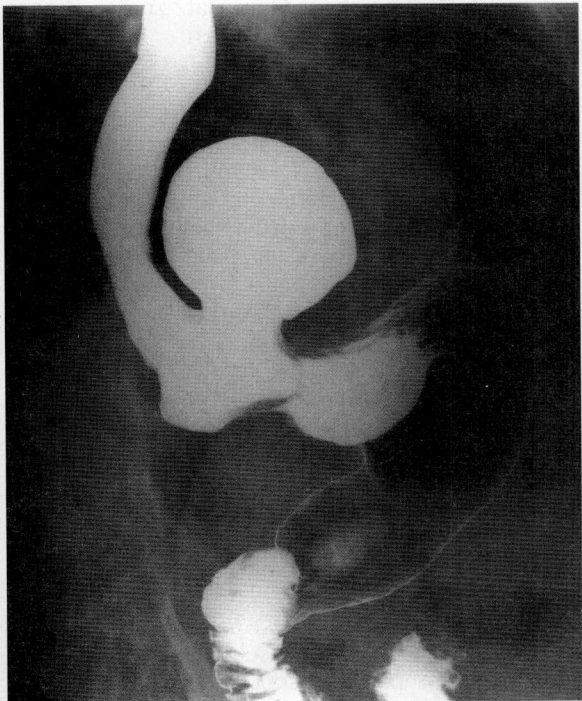

Abb. 11.2-10 Kontrastmitteldarstellung eines großen epiphrenalen Divertikels.

11.2.3.4 Pseudodivertikel

Intramurale, ösophageale Pseudodivertikel sind eine seltene Sonderform der Divertikelkrankheit. Röntgenologisch stellen sich zahlreiche kleine Aussackungen in der Ösophaguswand dar; häufig bestehen gleichzeitig Ösophagusstrikturen. Die Pseudodivertikel bilden sich in den aufgeweiteten Ausführungsgängen submukös gelegener Drüsen.
Da die meisten Patienten unter chronischen Schluckstörungen leiden und ösophago-manometrische Auffälligkeiten aufweisen, scheint auch dieser Erkrankung eine Störung der Koordination des Schluckakts zugrunde zu liegen, obgleich grundlegende Kenntnisse zur Pathogenese noch fehlen. Auffallend ist ihre häufige Assoziation mit einer Soor-Ösophagitis.

11.2.4 Ringe und Webs

U. R. Fölsch, M. Schäffer

Schluckstörungen können in seltenen Fällen durch membranartige Strukturen im Ösophagus hervorgerufen werden. Bei den im angelsächsischen Sprachgebrauch als „web" (Gespinst, Netz) bezeichneten dünnen, exzentrischen Membranen sowie den mukosalen und muskulären Ringen kann es in Abhängigkeit vom Ausmaß der Ösophagusenge zu Dysphagie und Bolusobstruktion kommen.

Definitionen

Webs sind dünne, asymmetrische, diaphragmatische Membranen aus Plattenepithel. Sie können einzeln oder gehäuft im gesamten Verlauf des Ösophagus auftreten, finden sich jedoch überwiegend in den oberen Anteilen und sind vornehmlich an der Vorderwand des zervikalen Ösophagus gelegen. Als **Ringe** dagegen werden konzentrische Ösophaguseinengungen bezeichnet. **Mukosale Ringe** der Schleimhautübergangszone sind bis zu 3 mm dick und bestehen aus Mukosa und Submukosa. Sie werden auf ihrer proximalen Seite von Plattenepithel, auf der zum Magen hin gelegenen Unterseite von Zylinderepithel bedeckt. Die breiteren, 4–5 mm dicken **muskulären Ringe** finden sich im Bereich des unteren Ösophagussphinkters und bestehen aus einem ringförmigen Wulst hypertrophierter und hypertonisierter Muskulatur und werden, entsprechend ihrer Lage im distalen Ösophagus, von Plattenepithel bedeckt. Eine einheitliche Definition und Abgrenzung der Begriffe besteht leider nicht.

Epidemiologie und Pathogenese

Webs sind überwiegend angeboren. Ihre Häufigkeit wird mit bis zu 7% angegeben. Darüber hinaus besteht eine Assoziation von postkrikoidalen Webs mit einer Eisenmangelanämie; dies wird mit weiteren Symptomen der Eisenmangelanämie wie Hohlnägeln und Hautveränderungen zum **Plummer-Vinson Syndrom** zusammengefaßt.

Die Entstehung von Ringen und Webs ist ätiologisch nicht geklärt. Ihre Häufigkeit nimmt mit dem Alter zu, der typische Patient ist älter als 40 Jahre. Echte Ringe sind keine Entzündungsfolge und müssen von ringartigen Stikturen als Folge von Säurereflux aus dem Magen abgegrenzt werden. Die mukosalen Ringe, und insbesondere der nach dem Erstbeschreiber benannte **Schatzki Ring** an der Schleimhautgrenze des distalen Ösophagus, sind mit einer axialen Hiatushernie vergesellschaftet (siehe Abb. 11.2-11).

S   Symptome und Komplikationen

Die meisten Ringe und Webs werden zufällig als Nebenbefunde bei Röntgenkontrastmittel-Untersuchungen oder Endoskopien festgestellt. Bei einem freien Lumen von mehr als 20 mm bestehen gewöhnlich keinerlei Beschwerden, zwischen 13 und 20 mm beginnen, abhängig von den Ernährungsgewohnheiten, intermittierende Dysphagien und bei Einengungen des Lumens auf weniger als 13 mm bestehen durchgehende Beschwerden bei der Nahrungsaufnahme und ein zunehmendes Risiko für akute Obstruktionen durch Nahrungsboli (siehe Abb. 11.2-12) und Aspirationsgefahr.

D   Diagnose und Differentialdiagnose

Die Diagnose wird gewöhnlich durch Röntgenkontrastmittel-Untersuchung gesichert, die feinen Webs kommen dabei am deutlichsten in seitlicher Projektion zur Darstellung. Manchmal lassen sich diese feinen Strukturen erst durch die Röntgenkinematographie, einer sehr schnellen Abfolge von Röntgenbildern während des Schluckakts, nachweisen.

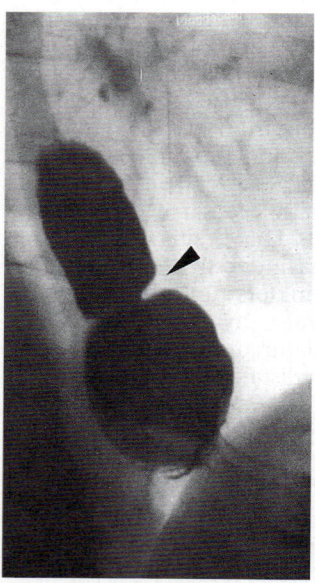

Abb. 11.2-11   Ring an der Schleimhautgrenze zwischen kleiner Hiatusgleithernie und Vestibulum oesophagei („Schatzki Ring"). (Foto freundlicherweise überlassen durch Prof. Dr. R. Arendt, Univ.-Klinik Rostock).

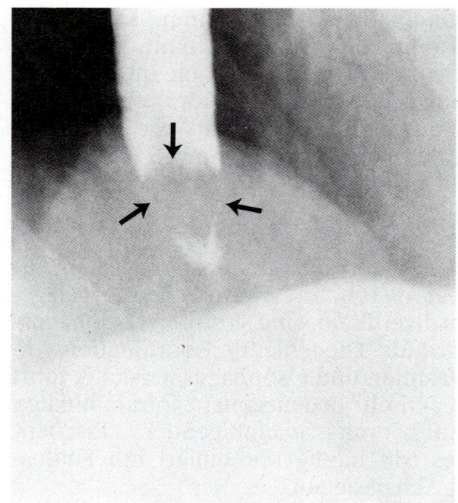

Abb. 11.2-12   Darstellung eines Fleischbolus vor dem Mageneingang (Pfeile) mit Kontrastmittel. (Foto freundlicherweise überlassen durch Prof. Dr. R. Arendt, Univ.-Klinik Rostock).

Beim Versuch der ösophagoskopischen Darstellung können die Webs unbemerkt reißen; Ringe werden bei geringer Ausprägung gelegentlich übersehen.
Bei dysphagischen Beschwerdebildern muß in jedem Fall eine endoskopische Abklärung erfolgen. Zum einen kann bei akuten Obstruktionen das Ausmaß der Enge abgeschätzt und ein vorliegender Bolus entfernt werden, zum anderen können andere Ursachen ausgeschlossen werden. Hierzu gehören insbesondere maligne Tumoren. Peptische Strikturen lassen sich im Gegensatz zu den Ringen mit dem Endoskop nicht passieren.

T   Therapie und Prognose

Symptomatische Ringe oder Webs werden mit pneumatischen Ballondilatatoren, ähnlich wie bei der Achalasie, gedehnt. Dies führt in den meisten Fällen zur sofortigen Beschwerdefreiheit und kann bei Bedarf problemlos wiederholt werden. Transendoskopische, elektrochirurgische Inzisionen oder gar chirurgische Resektion sind nur in den seltensten Fällen indiziert und notwendig.
Die Prognose dieser Erkrankung ist im allgemeinen gut. Es sollte jedoch bedacht werden, daß bei Patienten mit Plummer-Vinson Syndrom ein erhöhtes Risiko für zervikale und pharyngeale Ösophaguskarzinome diskutiert wird.

11.2.5 Refluxkrankheit, Ösophagitis

R. Arendt

Die Refluxkrankheit der Speiseröhre ist eine häufige Ursache von Beschwerden. Sie wird durch einen pathologischen Reflux von Verdauungssäften aus dem angrenzenden Magen oder Darm verursacht. Entscheidender pathogenetischer Faktor ist eine Insuffizienz des unteren Ösophagussphinkters. Bei der häufigeren primären Refluxkrankheit ist die Ursache der Sphinkterinsuffizienz unbekannt. Leitsymptome sind Sodbrennen, Regurgitation und epigastrische Schmerzen. Stärkere Schleimhautschädigung ruft eine erosive Ösophagitis hervor, die durch Blutung, narbige Stenosierung, Zylinderepithelmetaplasie und Ulkus kompliziert sein kann. Die Therapie ist vorwiegend konservativ.

Definition

Gelegentlicher und flüchtiger Reflux von Mageninhalt in die Speiseröhre ist eine physiologische Erscheinung. Reflux ist pathologisch, wenn er bei Belastungen des täglichen Lebens auftritt und länger andauert. Verursacht der pathologische Reflux von Verdauungssäften klinisch relevante Beschwerden und/oder eine Ösophagitis, so liegt eine Refluxkrankheit vor.

Kasuistik

Ein 52jähriger Mann hatte morgens erbrechen müssen und mäßige Mengen bräunlich-roten Bluts hervorgewürgt. Bei Befragung gab er an, seit mehreren Monaten zunehmend unter Sod- und Magenbrennen zu leiden, die durch die Einnahme von Antazida in der letzten Zeit nicht mehr ausreichend gelindert werden konnten. Bei der **Endoskopie** sah man im distalen Ösophagus oberhalb einer großen Hiatushernie mit klaffender Kardia eine flammend rote, mit konfluierenden gelblichen Belägen und frischem Blut bedeckte Schleimhaut, die bei Berührung sofort verstärkt blutete. Der Magensaft war durch hämatinisiertes Blut verfärbt, Magen und Bulbus waren aber unauffällig. Unter einer Behandlung mit Omeprazol klangen die Beschwerden rasch ab, und es kam nicht mehr zum Erbrechen. Nach 4 Wochen waren die Schleimhautläsionen im Ösophagus deutlich kleiner geworden, nach 8 Wochen war nur noch eine streifenförmige Rötung nachweisbar. Seitdem die Ösophagitis vollständig abgeheilt ist, nimmt der Patient abends einen H_2-Rezeptorantagonisten zur Rezidivprophylaxe ein. Er ißt jetzt abends nur noch eine kleine Mahlzeit vor 19.00 Uhr, trinkt weniger und hat das Rauchen eingestellt.

Epidemiologie

Refluxsymptome gehören zu den häufigsten gastrointestinalen Beschwerden: 10% aller Patienten, die eine ärztliche Praxis wegen gastrointestinaler Symptome aufsuchen, klagen über typisches Sodbrennen. 36% aller befragten Personen geben gelegentliches, 7% tägliches Sodbrennen an. Die Häufigkeit der Refluxkrankheit nimmt mit dem Alter zu, die Inzidenz der schweren Refluxösophagitis steigt zwischen dem 5. und 7. Lebensjahrzehnt von 7,5 auf 17,5 an. Frauen haben häufiger Refluxbeschwerden, Männer häufiger eine Refluxösophagitis.

Ätiologie und Pathogenese

Die entscheidenden pathogenetischen Voraussetzungen für die Entstehung einer Refluxkrankheit sind

▶ eine Insuffizienz des unteren Ösophagussphinkters, die pathologischen Reflux ermöglicht;

▶ das Vorhandensein schleimhautschädigender Substanzen im Refluxmaterial;

▶ eine Störung der motorischen Reinigungsfunktion (Clearance) des Ösophagus.

Sphinkterinsuffizienz: Es wird zwischen sekundärer und primärer Sphinkterinsuffizienz unterschieden. Bei der **sekundären Insuffizienz** ist eine anatomisch oder funktionell definierte Störung des Sphinkters nachweisbar, die den Reflux hinlänglich erklärt (siehe Tab. 11.2-1). Bei der **primären Insuffizienz,** deren Ursache unbekannt ist, ist der Ruhedruck des Sphinkters meßbar erniedrigt und seine Fähigkeit gestört, intraabdominelle Druckanstiege durch reflektorische Druckerhöhung zu kompensieren. Von pathogenetischer Bedeutung sind ferner spontane, nicht durch Schlucken induzierte Relaxationsperioden. Die meisten Patienten mit einer schweren primären Refluxkrankheit haben zwar eine Hiatusgleithernie, sie ist aber nicht als Ursache anzusehen, denn nur 15% aller Gleithernien gehen mit einem gesteigerten Reflux einher. Der Reflux kann zusätzlich durch äußere Einflüsse gefördert werden (siehe Tab. 11.2-2).

Tab. 11.2-1   Ursachen einer sekundären Sphinkterinsuffizienz mit nachfolgender Refluxkrankheit

▶ **Operationen:**
  – Kardiaresektion
  – Kardiomyotomie
  – Fundektomie
  – Gastrektomie

▶ **Neurologische und Bindegewebserkrankungen:**
  – Sklerodermie
  – diabetische, alkoholtoxische Neuropathie

▶ **Gastroenterologische Erkrankungen:**
  – Magenausgangsstenose
  – Magen-/Darmverweilsonden bei Horizontallage und Immobilisation

▶ **Hormonelle Einflüsse**
  – Schwangerschaft

Tab. 11.2-2   Refluxbegünstigende Faktoren

▶ **Intraabdominelle Druckerhöhung:**
  – Adipositas
  – Aszites

▶ **Medikamente:**
  – Anticholinergika
  – β-Adrenergika
  – α-Blocker
  – Theophyllin

▶ **Nahrungs- und Genußmittel:**
  – Fette
  – Alkohol
  – Nikotin

Refluxmaterial: Das entscheidende schleimhautschädigende Agens des Magensaftes ist die Salzsäure, bei Magenresezierten und Gastrektomierten sind es die Gallensäuren und Pankreasfermente des alkalischen Darmsaftes. Alkalischer Reflux verursacht besonders schwere Schleimhautschäden bei geringen subjektiven Symptomen. Die Schwere der Schleimhautschädigung hängt von der Kontaktdauer und von der Wirksamkeit defensiver Schleimhautfaktoren ab.

Reinigungsfunktion des Ösophagus: Gewöhnlich reinigt sich der Ösophagus bei Reflux rasch durch sekundäre Peristaltik. Motilitätsstörungen des Ösophagus, die sich bei Refluxkrankheit häufig entwickeln, verzögern die Clearance und verlängern die Kontaktzeit.

Die Refluxösophagitis ist das Ergebnis einer Summation und Wechselwirkung der wesentlichen pathogenetischen Faktoren (siehe Abb. 11.2-13).

Schleimhautläsionen: Die Irritation der Ösophagusschleimhaut durch den Reflux verursacht bei den meisten Patienten Beschwerden, jedoch keine makroskopischen Schleimhautveränderungen. Stärkere Einwirkungen rufen eine Ösophagitis unterschiedlicher Schweregrade hervor: ein Erythem der Faltenkämme mit fleckigen erosiven Defekten, die schließlich die ganze Zirkumferenz des distalen Ösophagus umfassen können.

S **Symptome**

Sodbrennen, eine retrosternal aufsteigende, schmerzhafte Sensation, ist das häufigste Symptom eines pathologischen Refluxes. Das Auftreten wird durch voluminöse Mahlzeiten, Bücken, säurehaltige Flüssigkeiten und horizontale Körperlage begünstigt. Intensiver krampfartiger Thoraxschmerz kann sich aus Sodbrennen entwickeln oder spontan auftreten und wird dann oft als Angina pectoris mißdeutet. **Regurgitation** (das Zurückfließen von Mageninhalt in den Mund ohne Erbrechen) ist pathognomonisch für Reflux: Charakteristisch ist der „feuchte" oder „gelbe" Fleck im Kopfkissen beim Aufwachen. Regurgitation kann nächtliche Atemnot- und Asthmaanfälle provozieren. **Epigastrische Schmerzen** sind ein häufiges, aber wenig charakteristisches Symptom. Die Intensität der Refluxbeschwerden korreliert nicht mit dem Grad der Schleimhautschädigung: Starke Beschwerden können mit unauffälliger Schleimhaut einhergehen.

Bei der **erosiven Ösophagitis** sind okkulte Blutverluste häufiger als manifeste Blutungen. Entzündliche Stenosen machen sich durch langsam zunehmende Dysphagie bemerkbar. Infolge eines metaplastischen Ersatzes von zerstörtem Plattenepithel durch Zylinderepithel kommt es zum Endobrachyösophagus. Er unterhält keine Symptome, solange er nicht Sitz eines Ulkus oder eines Karzinoms ist.

D **Diagnostik**

Die Diagnostik bei Verdacht auf Refluxkrankheit muß folgende drei Fragen beantworten:
1. Liegt ein pathologischer Reflux vor?
2. Liegt eine Refluxösophagitis ohne/mit Komplikationen vor?
3. Bestehen refluxbegünstigende Erkrankungen?

Refluxdiagnostik: Die **Festspeicher-Langzeit-pH-Metrie** ist die zuverlässigste Methode zum Nachweis sauren Refluxes. Dabei werden die pH-Werte – und damit alle sauren Refluxperioden – im distalen Ösophagus mit einer pH-Sonde kontinuierlich 24 Stunden lang gemessen und von einem kleinen, tragbaren Speicher- und Auswertungsgerät registriert und ausgedruckt (siehe Abb. 11.2-14). Ein pathologischer Reflux liegt vor, wenn die Gesamtrefluxdauer über 7% in 24 Stunden beträgt. Die gastroösophageale **Szintigraphie** nach oraler Gabe einer radioaktiv markierten wäßrigen Lösung erlaubt den Refluxnachweis unabhängig vom pH-Wert des Refluxmaterials (also auch bei alkalischem Reflux) und informiert über die Reinigungsfunktion

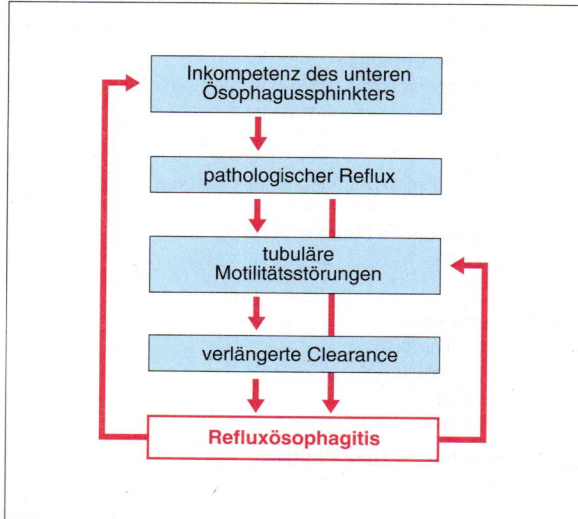

Abb. 11.2-13 Pathogenese der Refluxösophagitis.

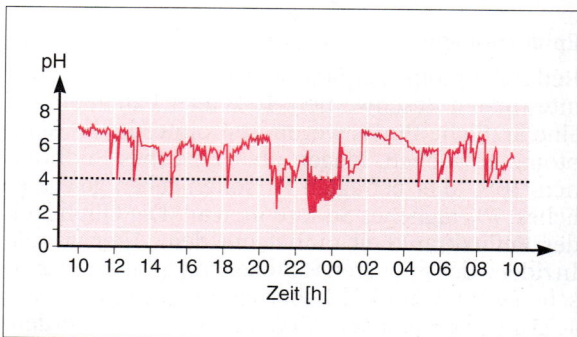

Abb. 11.2-14 24-Stunden-pH-Metrie bei einem Patienten mit nächtlichem Sodbrennen und Retrosternalschmerz: Gesamtrefluxdauer 15%. Zwischen 23 und 1 Uhr ist die Ösophagusschleimhaut 75 min lang permanent der Magensäure ausgesetzt.

des Ösophagus. Das Verfahren ist gerätetechnisch aufwendig und kostspielig.

Der röntgenologische Nachweis des Refluxes ist relativ unempfindlich.

Diagnostik der Ösophagitis: Die **Ösophagoskopie** ermöglicht den Ausschluß oder Nachweis der charakteristischen erosiven Schleimhautveränderungen im distalen Ösophagus (siehe Abb. 11.2-15) und damit eine Schweregradeinschätzung der Refluxkrankheit (siehe Tab. 11.2-3). Von den Komplikationen der Refluxösophagitis ist der Endobrachyösophagus nur endoskopisch an der unterschiedlichen Schleimhautfärbung erkennbar.

Die **Röntgenkontrastuntersuchung** des Ösophagus ist wenig geeignet zum Nachweis der unkomplizierten Ösphagitis, wohl aber für ösophagitische Stenosen, Ulzera und refluxbegünstigende Störungen (Magenausgangsstenosen, Hiatusgleithernien – siehe Abb. 11.2-16). Der röntgenologische Nachweis einer Stenose oder eines Ulkus erfordert differentialdiagnostisch die anschließende Endoskopie und Biopsie.

Mit dem **Säureperfusionstest** (Bernstein-Test) wird geprüft, ob eine Sondenberieselung der Ösophagusschleimhaut mit n/10 HCl-Lösung ösophageale Beschwerden auslöst. Der Test zeigt die Irritabilität der Ösophagusschleimhaut an, trägt aber zur Diagnose einer Refluxkrankheit nicht mehr bei als eine sorgfältige Anamnese.

Komplikationen

Die schwersten Komplikationen der Refluxösophagitis sind die kurz- bis mittelstreckige Stenose infolge entzündlich-narbiger Schrumpfung und der Endobrachyösophagus: die Auskleidung des distalen Ösophagus mit Zylinderepithel durch metaplastischen Ersatz des zerstörten Plattenepithels (siehe Abb. 11.2-17). In der Schleimhaut des Endobrachyösophagus können sich Ulzera, Dysplasien und Adenokarzinome entwickeln.

Therapie der unkomplizierten Refluxkrankheit

Allgemeinmaßnahmen zur Minderung des pathologischen Refluxes sind: Gewichtsreduktion bei Adipösen, keine voluminösen, statt dessen mehrere

Tab. 11.2-3	Stadieneinteilung der Refluxkrankheit
► Stadium 0:	normale Schleimhaut bei pathologischem Reflux
► Stadium I:	einzelne, nicht konfluierende Schleimhauterosionen in erythematöser Schleimhaut
► Stadium II:	konfluierende, jedoch nicht den gesamten Umfang des Ösophagus einnehmende Schleimhautläsion
► Stadium III:	zirkulär angeordnete Schleimhautläsionen
► Stadium IV:	Komplikationen der Refluxösophagitis: Ulzera, Strikturen und Endobrachyösophagus

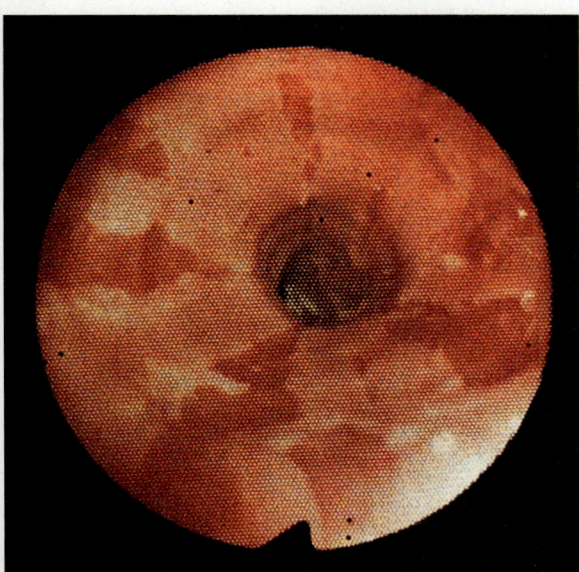

Abb. 11.2-15 Mittelschwere Refluxösophagitis (Stadium II). Typisch sind die erosiven, geröteten „Entzündungsstraßen"; sie entsprechen den Faltenkämmen im kollabierten Ösophagus, die der korrosiven Wirkung des Refluxmaterials besonders intensiv ausgesetzt sind.

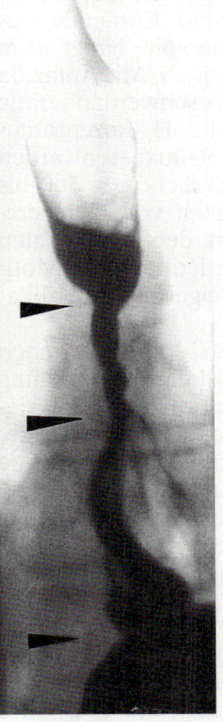

Abb. 11.2-16 Mittelstreckige peptische Stenose und Hiatusgleithernie. (Zwischen oberem und mittlerem Pfeil: Stenose; zwischen mittlerem und unterem Pfeil: Hiatusgleithernie.)

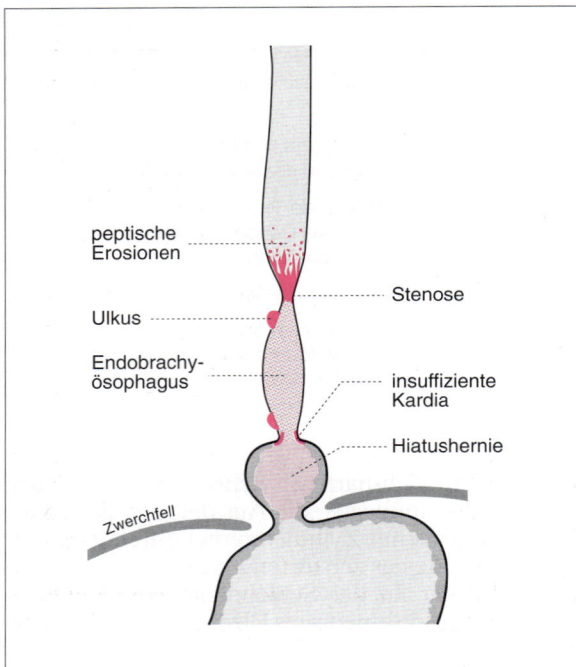

peptische
Erosionen

Ulkus

Endobrachy-
ösophagus

Stenose

insuffiziente
Kardia

Hiatushernie

Zwerchfell

Abb. 11.2-17   Komplikationen der Refluxösophagitis.

kleine Mahlzeiten täglich, kein Essen nach 19.00 Uhr, Meiden von Schokolade, Alkohol, Nikotin, fetten Speisen und refluxfördernden Medikamenten. Schlafen mit hochgestelltem Kopfende des Betts. Die medikamentöse Therapie hängt vom Schweregrad der Refluxkrankheit ab: Mit Antazida können gelegentliche Refluxbeschwerden ohne Ösophagitis behandelt werden. H$_2$-Rezeptorenblocker sind bei intensiveren Refluxbeschwerden und erosiver Ösophagitis erforderlich: z. B. 300 bis 600 mg Ranitidin in Abhängigkeit vom Schweregrad der Ösophagitis und von den bevorzugten Refluxzeiten. Die Wirkung wird durch ein Motilitäts- und Sphinkterdruck-steigerndes Medikament (z. B. Cisaprid) verstärkt.

Ist eine Besserung der Refluxösophagitis nach 6 Wochen nicht erkennbar, so ist eine Behandlung mit dem Protonenpumpenhemmer Omeprazol (siehe Kap. 11.3.2) indiziert, der bei der schweren Refluxösophagitis von überlegener Wirkung ist. Eine **operative Therapie** (Fundoplikation) ist in Erwägung zu ziehen, wenn eine intensive dreimonatige Therapie keine entscheidende Besserung der schweren Refluxösophagitis brachte.

Therapie der Komplikationen

Peptische Stenosen lassen sich mit Ballonsonden oder durch Bougierung erfolgreich dehnen.
Der Endobrachyösophagus bedarf alle 1–2 Jahre einer endoskopisch-histologischen Kontrolle, um rechtzeitig schwere Dysplasien als Vorläufer eines Adenokarzinoms zu erfassen. Das Ulkus im Endo-

brachyösophagus wird mit hohen Dosen von H$_2$-Blockern (600 mg/d Ranitidin oder Omeprazol) behandelt und nach zwei Monaten erfolgloser Behandlung operiert.

Verlauf und Prognose

Die Refluxkrankheit nimmt bei den meisten Patienten einen gutartigen Verlauf. Beschwerden treten in Schüben auf und wechseln mit jahrelangen Remissionen ab, ohne daß eine Ösophagitis entsteht. Die Refluxösophagitis ist deutlich hartnäckiger und weniger gut medikamentös beeinflußbar als das peptische Ulkus. Die Komplikationen der Refluxösophagitis haben eine deutlich schlechtere Prognose.

11.2.6 Mykotische Ösophagitis

R. ARENDT

Eine Ösophagitis kann sich bei verschiedenen bakteriellen, viralen und Pilzerkrankungen einstellen. Die größe Bedeutung hat die durch Candida albicans verursachte **Soorösophagitis:** Wenn die Abwehr des Organismus geschwächt ist, wird der bei vielen Gesunden saprophytisch auf der Schleimhaut lebende Pilz pathogen und dringt in die Schleimhaut ein. Die Soorösophagitis ist daher eine geläufige Begleiterkrankung von hämatologischen Systemerkrankungen, konsumierenden Tumorleiden, immunsuppressiver Therapie, Immundefekten wie z. B. AIDS und schwerem Alkoholismus.
Leitsymptom ist der zunehmende Schluckschmerz, der so stark sein kann, daß jede Nahrungsaufnahme verweigert wird. Nekrotisierende Schleimhautentzündungen führen zu Blutungen, Stenosierungen und Kandidasepsis.

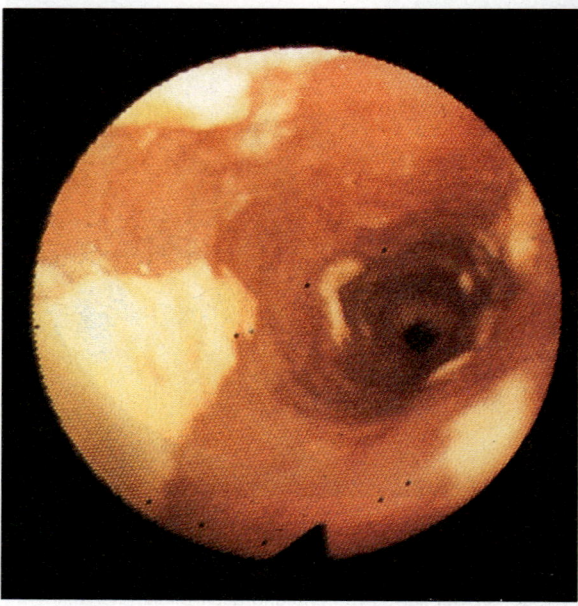

Abb. 11.2-18   Soorbeläge im Ösophagus.

Die **Diagnose** liegt nahe, wenn die typischen weißlichen Soorbeläge auf der hochroten, vulnerablen Schleimhaut der Mundhöhle zu sehen sind (in 50%). Sie wird durch die Endoskopie (siehe Abb. 11.2-18) und den mikroskopisch/kulturellen Nachweis des Pilzes gesichert (siehe Abb. 11.2-19).

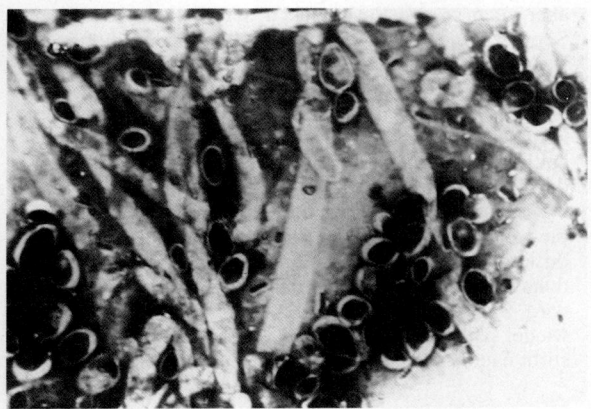

Abb. 11.2-19   Sprossende Zellen und Pseudomyzel von Candida albicans (Quetschpräparat).

Therapie: Die meisten Soorösophagitiden werden durch eine Lokalbehandlung mit Amphotericin-B-Lutschtabletten (4×2/d) oder Fluconazol (100 bis 200 mg/d) zur Abheilung gebracht. Schwere und generalisierte Verlaufsformen erfordern Amphotericin-B (mit Flucytosin) oder Fluconazol i.v.

Prognose: Unter adäquater Behandlung heilt die Soorösophagitis in den meisten Fällen ab. Sie bewirkt bei Schwerkranken immer eine zusätzliche Verschlechterung des Allgemeinzustands und kann bei hämatogener Aussaat und Sepsis zur unmittelbaren Todesursache werden.

11.2.7 Chemische Ösophagusschäden

R. ARENDT

11.2.7.1 Ösophagusverätzungen

Ösophagusverätzungen kommen durch absichtliches oder versehentliches Trinken von Laugen, Säuren oder anderen Korrosiva zustande. Schwere und Ausdehnung der Verätzung hängt von Art, Konzentration und Menge der aufgenommenen Substanz sowie von der Kontaktzeit ab. Drei Schweregrade werden unterschieden:

1. Mukosa und Submukosa sind zerstört: Ausheilung ohne wesentliche Narbenbildung.
2. Tunica muscularis ist mitbetroffen: Ausheilung mit Narben und Strikturen.
3. Nekrosen durchsetzen alle Wandschichten: Gefahr mediastinaler Komplikationen, komplette Stenosierung.

Die **Symptome** sind heftige, anhaltende Dauerschmerzen im Rachen und hinter dem Brustbein, Odynophagie bis zu Schluckunfähigkeit und Würgen.

Die **Diagnose** ergibt sich aus der Anamnese, der Besichtigung der Mundhöhle und dem endoskopischen Befund, der für die Schweregradeinschätzung wichtig ist. Die Thorax- und Abdomenübersichtsaufnahme ist zur Erfassung einer Frühperforation erforderlich.

Als **Komplikationen** entwickeln sich bei Verätzungen 2. und 3. Grades Schock und Nierenversagen, es droht eine Frühperforation.

Therapie: Patienten niemals zum Erbrechen bringen. Neutralisation der Ätzflüssigkeit (bei Laugen: Speiseessig, Zitronensaft; bei Säuren: Milch, Eiweiß, Antazida). Schmerz- und Schockbehandlung, Breitbandantibiotikum, parenterale Ernährung. Zur Verhütung schwerer Strikturen sind sofortige Behandlung mit Prednisolon und frühzeitige Dilatation erforderlich.

Die **Prognose** im Frühstadium hängt vom Schweregrad der Verätzung ab und ist bei hochgradigen Verätzungen unsicher. Der weitere Verlauf kann durch die Entstehung von Strikturen (siehe Abb. 11.2-20) beeinträchtigt sein. Sie erfordern wiederholte Bougierungen.

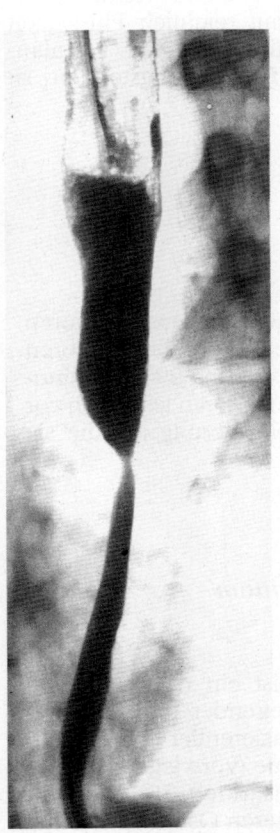

Abb. 11.2-20   Langstreckige Striktur nach Laugenverätzung, prästenotische Dilatation des Ösophagus.

11.2.7.2 Arzneimittelulkus

Medikamente können im Ösophagus bei längerem Schleimhautkontakt Geschwüre hervorrufen. Die Voraussetzungen dafür sind gegeben, wenn Medikamente vor dem Schlafengehen ohne oder mit zuwenig Flüssigkeit eingenommen werden: Im Liegen ist die Clearance der Speiseröhre herabgesetzt, so daß Tabletten, Dragees oder Kapseln an den physiologischen Ösophagusengen bis zu 20 Minuten liegenbleiben, ihre Pharmaka freisetzen und umschriebene Nekrosen hervorrufen können. Besonders gefährdet sind ältere, bettlägerige Patienten und solche mit Motilitätsstörungen oder Ösophagusengen. Prinzipiell sind viele Medikamente dazu in der Lage: Doxycyclin, Emeproniumbromid und Kaliumchlorid wurden als Ursache eines Ulkus gehäuft beobachtet.

Symptome: Es ist charakteristisch, daß der Patient in den späten Nacht- oder in den frühen Morgenstunden mit heftigen brennenden Schmerzen hinter dem Brustbein erwacht und Schlucken in den folgenden Tagen äußerst schmerzhaft ist. Das Arzneimittelulkus läßt sich am zuverlässigsten durch die **Endoskopie** nachweisen, die Röntgenuntersuchung versagt häufig. Die meisten Ulzera sind in Ösophagusmitte, in Höhe der Aortenimpression, gelegen.

Therapie. Der Patient muß vor allem instruiert werden, seine Medikamente mit reichlich Flüssigkeit einzunehmen. Symptomatisch können Lokalanästhetika gegeben werden. Die Heilungstendenz ist gut.

11.2.8 Tumoren

R. ARENDT, H.-J. STELT

> Benigne epitheliale und mesenchymale Tumoren der Speiseröhre sind selten. 99% aller Tumoren sind maligne, und von diesen sind 99% Karzinome. Die Symptomatik der Tumoren leitet sich vor allem von der Passagebehinderung ab, die sie verursachen.

11.2.8.1 Ösophaguskarzinom

Definition

Das Ösophaguskarzinom ist ein das Lumen der Speiseröhre rasch verschließender und früh lokal infiltrierender und metastasierender Tumor. 95% sind Plattenepithelkarzinome (vorwiegend im mittleren und oberen Ösophagusdrittel), 5% Adenokarzinome (vorwiegend im unteren Ösophagusdrittel). Ösophaguskarzinome wachsen exophytisch, szirrhös oder ulzerierend.

Kasuistik

Ein 67jähriger Mann bemerkte vor 4 Monaten, daß trockene und größere Bissen manchmal „hinter dem Brustbein steckenbleiben und erst beim Nachtrinken weiterrutschen". Er kaute daher sorgfältiger und bevorzugte pürierte Speisen und blieb dabei mehrere Wochen beschwerde- und erscheinungsfrei. Zum Arzt ging er nicht, weil es ihm wieder gut ging. In der letzten Zeit bleibt aber auch breiige Kost stecken, und er kann nur noch Suppen zu sich nehmen. Er hat an Gewicht abgenommen. Bei der Ösophagoskopie sieht man eine hochgradige Lumeneinengung durch einen exophytisch wachsenden Tumor, die mit dem Endoskop nicht überwunden werden kann (siehe Abb. 11.2-21). Die Biopsie ergibt ein Plattenepithelkarzinom. Die Computertomographie zeigt, daß der Tumor bereits in die Umgebung eingebrochen und Metastasen gesetzt hat. Da nur noch eine palliative Therapie möglich ist, wird das Lumen der Speiseröhre durch endoskopische Laserkoagulation erweitert, so daß eine endokavitäre Strahlenbehandlung mit Iridium-192 möglich wird. Subjektiv geht es dem Patienten besser, seitdem er wieder schlucken und sich enteral ernähren kann. Er verstirbt nach 8 Monaten an den Folgen der Metastasierung.

Epidemiologie

Das Erkrankungsrisiko weist regional auffallend große Unterschiede auf. Regionen mit sehr hoher Prävalenz finden sich in Südafrika, Kasachstan, Iran und Nordchina, hier entsteht das Karzinom häufig vor dem 40. Lebensjahr. Gegenden geringer und um das Hundertfache höherer Inzidenz können eng beieinander liegen: ein Hinweis auf die Bedeutung von Umwelt- und Ernährungsfaktoren. Länder geringer Inzidenz sind z.B. Ägypten, Schweden, die USA und Deutschland. Hier sind etwa 7% aller bösartigen Geschwülste der Verdau-

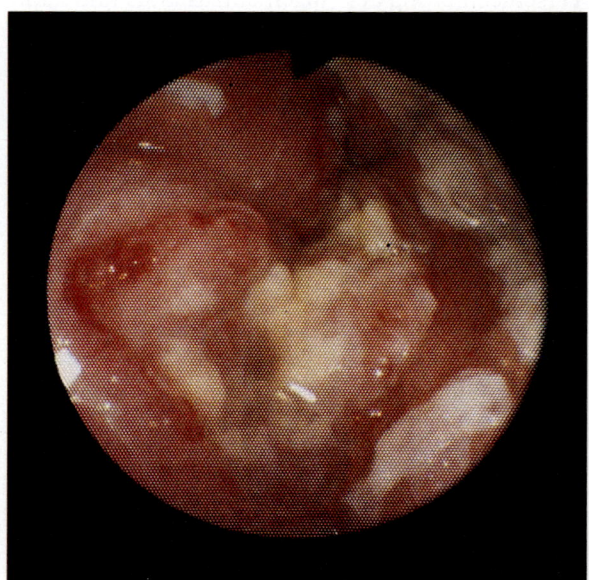

Abb. 11.2-21 Endoskopischer Aspekt eines exophytisch wachsenden Ösophaguskarzinoms, das das Lumen verlegt.

ungsorgane Ösophaguskarzinome, die Mortalität liegt bei 4/100000. Am häufigsten erkranken Männer zwischen dem 5. und 7. Lebensjahrzehnt.

Ätiologie und Pathogenese

An der Entstehung des Ösophaguskarzinoms sind Umweltfaktoren ätiologisch entscheidend beteiligt. Es bestehen Beziehungen zwischen der Häufigkeit des Ösophaguskarzinoms in Hoch-Risikoregionen und dem Karzinogengehalt von Nahrungsmitteln und Zubereitungen (bestimmte eingelegte Gemüse in China, „Buschtees" und selbstgebraute Biere in Afrika, Schimmelpilzgehalt schlecht gelagerter Nahrung u.a.). Die Karzinomentstehung wird in unseren Breiten vor allem durch Alkohol- und Nikotinabusus gefördert. Mangel an Vitaminen, Eisen und Zink scheint die Empfindlichkeit der Schleimhaut gegenüber schädigenden äußeren Einflüssen zu steigern. Zur Karzinomentstehung disponieren die Schleimhautveränderungen des Endobrachyösophagus, der Achalasie und nach Laugenverätzungen.

S Symptome

Beschwerden: Die frühen Stadien des Ösophaguskarzinoms verursachen selten Beschwerden (geringe abnorme Sensationen bei Speisenpassage oder Dysphagie, geringe Odynophagie oder Schmerz im Epigastrium). Die meisten Ösophaguskarzinome werden erst symptomatisch, wenn sie alle Wandschichten durchsetzt haben. Leitsymptom des fortgeschrittenen Karzinoms ist die Dysphagie. Zuerst ist das Schlucken fester Nahrungsbissen gestört, dann auch das weicher Speisen, schließlich kann nur noch getrunken werden, bis die Passage vollständig blockiert ist.
Die zunehmende Obstruktion geht mit Regurgitation der Nahrung, fauligem Aufstoßen und Gewichtsverlust einher. Auf mediastinale Ausbreitung weisen Heiserkeit, Aphonie, retrosternale und interskapuläre Schmerzen hin. Einbruch in das Tracheobronchialsystem führt zu Husten und Atemnot.
Befunde: Die meisten Patienten haben an Gewicht verloren und eine mäßige Anämie. Palpable Lymphknoten am Hals weisen auf eine Metastasierung hin.

D Diagnostik

Mit der **Endoskopie** und Biopsie kann die Diagnose fast immer zuverlässig gestellt werden (siehe Abb. 11.2-21). In Zweifelsfällen helfen die Bürstenzytologie und kurzfristige Kontrolluntersuchungen. Die endoskopischen Verfahren sind vor allem beim Nachweis kleiner Karzinome überlegen.
Die **Röntgenkontrastuntersuchung** liefert eine zuverlässige Artdiagnose in 90% (siehe Abb. 11.2-22). Bei Tumoren, die das Lumen hochgradig einengen, erlaubt sie – darin der Endoskopie überlegen – eine Abschätzung der Längenausdehnung der tumorösen Stenose. Die primäre röntgenologische Untersuchung erfordert immer eine anschließende Endo-

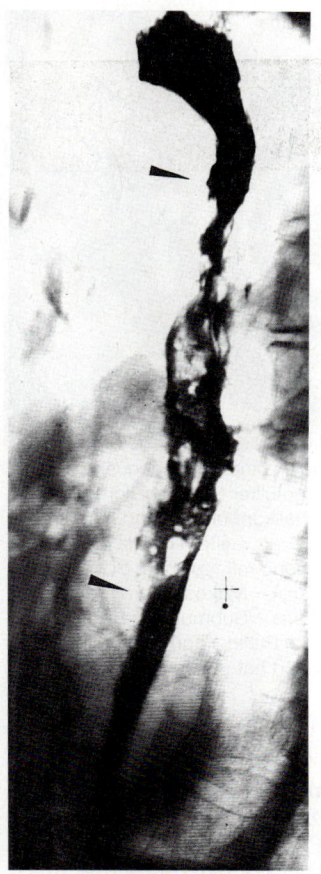

Abb. 11.2-22   Ausgedehntes Karzinom des oberen und mittleren Ösophagus. (Zwischen oberem und unterem Pfeil: unregelmäßige Kontrastaussparungen; Konturunregelmäßigkeiten und Lumeneinengungen.)

skopie mit Biopsie zur Sicherung der Diagnose und histologischen Bestimmung des Epitheltyps. **Endoskopische Endosonographie** (siehe Abb. 11.2-23) und/oder **Computertomographie** finden zur Bestimmung der Tiefenausdehnung, Einbeziehung von Nachbarstrukturen und zum Nachweis von Metastasen (Staging) Anwendung: Informationen, von denen das therapeutische Vorgehen entscheidend abhängt.

▼ Therapie

Eine **kurative Therapie** durch Resektion des tumortragenden Ösophagus ist anzustreben, oft aber nicht möglich. Die **palliative Therapie** sucht die Nahrungspassage durch Resektion, Bypass, Bestrahlung, Bougieren, Laserkoagulation und Tubuseinlage wiederherzustellen. Die Effektivität einer Chemotherapie wird zur Zeit noch in klinischen Studien überprüft.
Eine **Resektion** kommt bei Tumorlokalisation im unteren und mittleren Ösophagusdrittel in Betracht. Zum Ersatz werden Magen-, Dünndarmoder Kolonabschnitte interponiert.

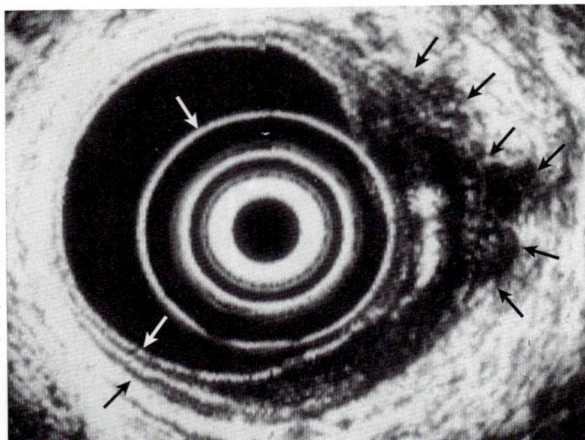

Abb. 11.2-23 Endosonographie eines Ösophaguskarzinoms. Gekerbter Pfeil: wassergefüllter Gummiballon im Ösophaguslumen, der den Schallkopf umgibt und rechts der Ösophaguswand anliegt. Zwischen weißem und schwarzem Keilpfeil: normale Ösophaguswand mit typischer Schichtung (von innen nach außen: helle Linie = Mukosaeintrittsreflex, dunkle Linie = Mukosa, helle Linie = Submukosa, dunkle Linie = Muscularis propria). Rote Pfeile = Tumor, der die normale Wandschichtung zerstört hat und in die Umgebung eingebrochen ist.

Eine **Bestrahlungsbehandlung** ist nur bei Plattenepithelkarzinomen indiziert, Adenokarzinome sind nicht strahlensensibel. Eine primäre Strahlentherapie mit Kobalt 60 findet bei hochsitzendem Plattenepithelkarzinom Anwendung. Das endokavitäre Einbringen der Strahlenquelle (Iridium-192-Afterloading) ist nach Aufbougierung der Tumorstenosen möglich, ihr Vorzug liegt in einer hohen lokalen Wirkung bei minimaler Allgemeinbelastung. Durch endoskopische **Laserkoagulation** können Tumorstenosen für den verbleibenden Lebensrest rekanalisiert und offen gehalten werden. Die endoskopische Überbrückung von geweiteten stenotischen Engen durch **Kunststoff- oder Metallprothesen** ist ein effektives, aber nicht komplikationsloses Verfahren.

Verlauf und Prognose

Die meisten Ösophaguskarzinome sind zum Zeitpunkt der Diagnose nicht mehr kurativ behandelbar. Bei den als operabel angesehenen Patienten (etwa 40%) beträgt die 5-Jahres-Überlebensrate etwa 10%, nach kurativer Strahlentherapie des oberen Plattenepithelkarzinoms 15%. Die Prognose hängt ab von der Ausdehnung und Infiltration des Tumors, seiner Lokalisation (im unteren Drittel günstiger als im oberen Drittel), dem histologischen Typ (Plattenepithel – günstiger als Adenokarzinom) sowie vom Alter und Ernährungszustand des Patienten.
Die palliativen Maßnahmen zur Erhaltung der Passage stellen für die Patienten eine wesentliche Verbesserung der Lebensqualität dar. Der nicht kurativ

behandelte Patient überlebt durchschnittlich 8 Monate.
Eine bessere Prognose haben die auf die Mukosa und Submukosa beschränkten Frühkarzinome (5-Jahres-Überlebenszeit nach Resektion bis zu 86%). Frühkarzinome werden entdeckt, wenn schon geringe Symptome ernstgenommen werden und zur Endoskopie Veranlassung geben, sowie bei der regelmäßigen endoskopischen Überwachung von Risikopatienten (Endobrachyösophagus, Achalasie, Verätzungen).

Differentialdiagnose

Ösophageale Beschwerden sind vor allem bei Patienten mittleren und höheren Lebensalters so lange als karzinomverdächtig anzusehen, solange ihre Diagnose nicht eindeutig geklärt und ein Karzinom ausgeschlossen ist. Differentialdiagnostische Schwierigkeiten können sich bei narbigen Stenosen und beim Kardiakarzinom ergeben.

Literatur

– Blum, A. L., J. R. Siewert (Hrsg.): Refluxtherapie. Springer, Berlin–Heidelberg–New York 1981.
– Schnall, S. F.: Carcinoma of the esophagus. Curr. Opin. Gastroenterol. 5 (1989), 542–548.
– Skinner, D. B.: Pathophysiology of gastroesophageal reflux. Ann. Surg. 202 (1985), 546–556.

11.3 Erkrankungen des Magens

11.3.1 Erkrankungen der Magenschleimhaut (Gastritis, Erosionen, Riesenfalten)

M. CLASSEN

Die **akute Gastritis** (Synonyme: akute hämorrhagische Gastritis, Streßläsion, Streßulkus, akute gastrische Schleimhautläsion) ist Symptom einer schweren Erkrankung (z. B. schwere Verletzungen, Schock, Urämie und Sepsis); man findet sie nach schweren Verbrennungen (Curling-Ulkus), nach intrakraniellen Traumen und Operationen (Cushing-Ulkus) und nach Einnahme bestimmter Medikamente (nichtsteroidale antiinflammatorische Drogen – NSAID) oder Alkohol. Sie kann durch eine Magenblutung in Erscheinung treten.
Der **chronischen Gastritis** ist kein typisches Beschwerdebild zuzuordnen. Sie kann morphologisch, und zwar durch Endoskopie, Biopsie und Histologie, diagnostiziert werden. Die moderne Klassifikation unterscheidet zwischen Typ-A-Gastritis (autoimmune Form), Typ-B-Gastritis (bakteriell induziert) und Typ-C-Gastritis (chemisch induziert) sowie Sonderformen.
Erosionen des Magens sind Oberflächendefekte, die nicht tiefer als in die Mukosa reichen. – Magenfalten mit einer Breite über 10 mm bezeichnet

man als **Riesenfalten.** Umschriebene oder diffuse Riesenfalten des Magens entstehen durch Entzündungen (z. B. Helicobacter pylori, Zytomegalievirus, selten Morbus Crohn), durch Hyperplasien (M. Menétriér, Zollinger-Ellison-Syndrom) und durch Neoplasien (MALT-Lymphom, diffus wachsendes Karzinom).

11.3.1.1 Akute Gastritis

Definition

Es handelt sich um eine akute Magenschleimhautschädigung als Folge schwerer Traumen, Verbrennungen und Erkrankungen, wie z. B. Sepsis, Blutung, Schock, Azidose, Ikterus, nach Operationen und nach Einnahme schleimhautschädigender Medikamente, wie z. B. NSAID oder Alkohol. Eine Sonderform ist die Ätzgastritis nach Einnahme von Säuren und Laugen.

Kasuistik

Eine 64jährige Patientin wird wegen des Verdachts auf renale Osteopathie im Rahmen einer chronischen Niereninsuffizienz stationär aufgenommen. Seit der Kindheit sind rezidivierende Pyelonephritiden beidseits bekannt. Mit 58 Jahren wurde eine terminale Niereninsuffizienz bei pyelonephritischen Schrumpfnieren manifest. Seither erfolgt eine Hämodialyse dreimal die Woche. Medikamente: β-Blocker, Phosphatbinder. **Körperliche Untersuchung:** reduzierter Allgemeinzustand. RR 180/100. Fußpulse nicht tastbar. **Laborbefunde:** Kreatinin vor Dialyse 11 mg/dl (968 µmol/l), Harnstoff 84 mg/dl, (12 mmol/l), Kalium 5,8 mmol/l, Kalzium 7 mg/dl, Phosphat 6 mg/dl (1,9 mmol/l), AP 250 U/l. Metabolische Azidose mit pH 7,3, BE – 8 mmol/l, HCO_5 15 mmol/l. **Blutbild:** normochrome Anämie mit Hb 9,0 g/l (5,4 mmol/l) und 3,1 Mio. Erythrozyten/µl. Verlauf: 2 Tage nach der Aufnahme mäßige epigastrische Schmerzen. Etwa 6 Stunden später Hämatemesis mit Blutungsschock (RR systolisch unter 60 mmHg, Frequenz 140/min). Nach Gabe von 4 Erythrozytenkonzentraten und unter medikamentöser Kreislaufstützung (20% Humanalbumin, Dopamin) Durchführung einer Ösophago-Gastro-Duodenoskopie. **Befund:** Etwa 1 cm im Durchmesser großes, spritzend blutendes Ulkus im Magenfundus, das mit Suprarenin unterspritzt wird, bis die Blutung zum Stillstand kommt. **Diagnose:** Streßulkus, Abheilung ohne Rezidivblutung.

Epidemiologie

Genaue Zahlen liegen nicht vor. Kurz nach Aufnahme auf die Intensivstation werden bei 60–100% der Patienten akute Streßläsionen (Gastritis, Erosionen, Ulkus) endoskopisch im Magen gefunden. Bei Patienten von Intensivstationen ohne Ulkusprävention manifestiert sich in 10–20% eine Blutung; die Mehrzahl davon ist leicht, bei 2% jedoch massiv; wenn eine chirurgische Behandlung notwendig wird, steigt die Mortalität auf 80% an. Bei 20–30% der Patienten mit schweren Verbrennungen ist mit einer starken Magenblutung zu rechnen.

Ätiologie und Pathogenese

Für die Entstehung der meisten akuten Schleimhautläsionen ist die **Anwesenheit von Säure** im Magenlumen von Bedeutung. Die Rolle des Pepsins ist weniger klar. Zum Schutz der Schleimhaut vor der Autodigestion produziert der Magen eine **alkalische Schutzschicht** (Schleimhautbarriere; siehe Abb. 11.3-1), bestehend aus Schleim und Bikarbonat, die nur eine begrenzte Rückdiffusion von luminalen H^+-Ionen in die Mukosa zuläßt. Als Schutzfaktoren sind ferner die intakte Durchblutung der Schleimhaut, der intakte Energiestoffwechsel und die Produktion von Prostaglandinen von Bedeutung. Verschiedenartige Substanzen, wie z. B. Gallensäuren, Harnstoff und Medikamente (NSAID) oder Äthanol, können diese Schutzbarriere zerstören und die Rückdiffusion größerer Mengen von H-Ionen in die Mukosa zulassen.

Die Pathophysiologie der schweren akuten Gastritis mit Streßläsionen beruht auf dem **Zusammenbruch der Schleimhautbarriere** des Magens und der Störung der Mikrozirkulation der Schleimhaut mit Ischämie. Die Läsionen entstehen im Bereich der säureproduzierenden Schleimhaut.

NSAID, wie z. B. Salizylate, schädigen die Magenschleimhaut über Mechanismen, die in Tabelle 11.3-1 aufgeführt sind. Das Risiko einer gastroduodenalen Blutung ist auch bei der Flow-dose-Dosierung (75–500 mg tgl.) signifikant erhöht. Die Wirkung von Alkohol auf die Magenschleimhaut hängt von dessen Konzentration ab, die Wirkung ist nicht pH-abhängig, die Anwesenheit von Magensäure ist nicht erforderlich. Kortison erhöht bei Patienten mit rheumatischen Erkrankungen (Kombination mit NSAID) als auch bei Patienten mit Ulkusanamnese das Risiko hinsichtlich der Entstehung eines medikamentös induzierten Ulkus.

Symptome, Diagnose und Therapie

Unklare epigastrische Beschwerden, die länger als 2 bis 3 Wochen andauern, müssen durch eine Ösophago-Gastro-Duodenoskopie geklärt werden.

Das wichtigste **Symptom** der akuten Gastritis ist die Blutung aus Erosionen oder Ulkus, die mit oder ohne epigastrische Beschwerden auftritt. Die Blutung kann lebensbedrohlich sein. Die **Diagnose** wird mit Hilfe der notfallmäßigen Gastroskopie gestellt. Die **Behandlung** besteht bei einer spritzenden arteriellen Blutung in lokalen Maßnahmen durch

Tab. 11.3-1 Mechanismen der akuten Magenschleimhautschädigung durch Salizylat

↑	Rückdiffusion von H^+-Ionen (pH-abhängig)
↓	Prostaglandinsynthese
↓	Schleim- und Bikarbonatproduktion
↓	ATP der Mukosa
↓	Zellerneuerung
↓	Durchblutung

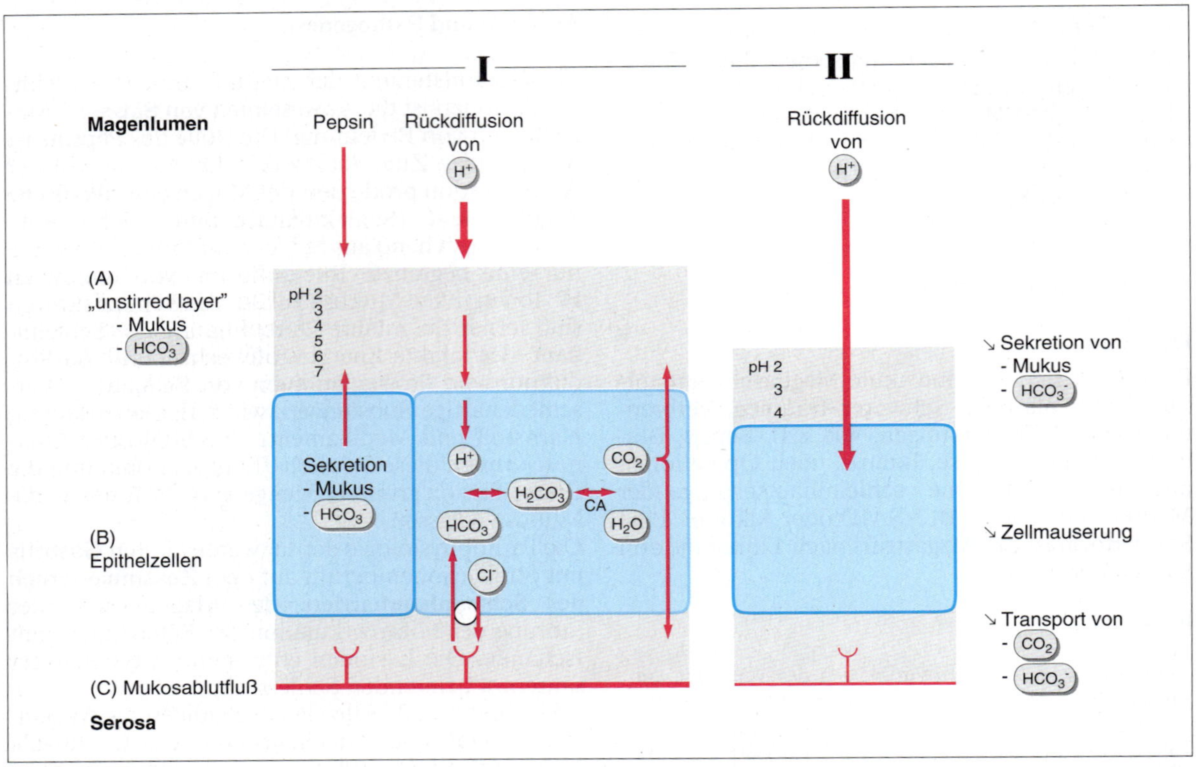

Abb. 11.3-1

I. Die intakte Mukosabarriere des Magens. Ein Teil der in das Lumen sezernierten Protonen diffundiert in die unbewegte Schleimschicht (unstirred layer, A) zurück. Diese Protonen werden dort teilweise durch HCO_3^- neutralisiert, welches zusammen mit dem Schleim aus den Epithelzellen (B) abgegeben wird. Hierdurch werden die sauren pH-Werte des Magenlumens an der Zelloberfläche bis zum Neutralwert angehoben. Protonen, die bis in die Epithelzellen gelangen, verbinden sich mit intrazellulärem HCO_3^- zu H_2CO_3. Dieses wird unter dem Einfluß der Karboanhydrase (CA) zu CO_2 und H_2O gespalten. HCO_3^- wird den Epithelzellen im Austausch gegen Cl^- aus dem Kapillarbett der Mukosa (C) zur Verfügung gestellt. Zusätzlich wird durch den Mukosablutfluß CO_2 abtransportiert.

II. Ein Zusammenbruch der Mukosabarriere ist die Folge einer verminderten Sekretion von Schleim und HCO_3^- aus den Epithelzellen. Infolgedessen ist die Pufferwirkung der Schleimschicht reduziert. Dies führt zu einer vermehrten Rückdiffusion von Protonen, wodurch der pH an der luminalen Zelloberfläche in den sauren Bereich absinkt. Weitere Faktoren, die zu einer Schwächung der Mukosabarriere beitragen, sind die Verminderung der Zellmauserung und der Schleimhautdurchblutung. Letztere führen zu einer Reduktion der intrazellulären Pufferkapazität, da weniger HCO_3^- aus dem Blut bereitgestellt bzw. weniger CO_2 abtransportiert wird.

das Endoskop (Unterspritzung mit Noradrenalinlösung, Laserapplikation o.ä.). Ferner werden H_2-Blocker – zunächst als Infusion, später als Tabletten – gegeben. Protonenpumpenhemmer hemmen die Magensäureproduktion besonders wirksam. Versagt die konservative Behandlung, d.h. ist mit den genannten Maßnahmen ein Stillstand der Blutung nicht zu erreichen, dann muß die chirurgische Behandlung (Teilresektion, totale Gastrektomie) in Betracht gezogen werden.

Prognose und Prävention

Als Risiko für eine NSAID-Gastropathie gelten Ulkusanamnese, Alter > 65 Jahre, höhere NSAID-Dosen und Rauchen. Diese Patienten sollten zur Prävention einen H_2-Blocker oder Misoprostol erhalten.

Akute Streßläsionen sind eine schwere Bedrohung für den bereits schwerkranken Patienten, da die Magenblutung nicht selten das weitere Schicksal bestimmt. Über die **Prognose** des Patienten entscheidet die rechtzeitige Prävention. Aggressive Faktoren müssen durch Hemmung der Wasserstoffionenproduktion mit H_2-Blockern und Bindung bereits produzierter Säure mit Antazida ausgeschaltet werden. Die Ausschaltung der zur Streßläsion führenden Störung, wie z.B. die Beseitigung eines Volumenmangelschocks, ist unabdingbar. Unter dieser Prävention gingen Streßläsionen auf Intensivstationen um 80–90% zurück. Die Anregung protektiver Mechanismen (Stimulation der gastralen Produktion von Bikarbonat und Prostaglandinen) spielt noch keine Rolle in der Praxis.

Differentialdiagnose

Schwierig ist die Differentialdiagnose, wenn neben akuten Läsionen ein peptisches Ulkus im Antrum oder im Bulbus duodeni vorliegt.

11.3.1.2 Chronische Gastritis

An der chronischen Gastritis und ihrer Einschätzung als unbedeutenden Nebenbefund oder als Krankheit sui generis entzünden sich seit Jahrzehnten heftige Diskussionen. Moderne Forschungsergebnisse machen klar, daß die chronische Gastritis eine histologische Diagnose ist, der distinkte Oberbauchbeschwerden nicht zuzuordnen sind.

Ätiologie und Pathogenese

Mehrere Formen werden unterschieden:

▶ **Autoimmungastritis (Typ A):** Die A-Gastritis ist im Fundus und Korpus lokalisiert, sie führt zur Atrophie des Drüsenkörpers. Es handelt sich um eine **Autoimmunerkrankung** mit Bildung von Antikörpern gegen Parietalzellen und gegen den Intrinsic-Faktor. Die Atrophie des säurebildenden Drüsenkörpers führt zu Achlorhydrie und Hypergastrinämie und bei einigen Patienten zu perniziöser Anämie. Bei der ausgebrannten A-Gastritis finden sich gehäuft intestinale Metaplasien, die eine morphologische und funktionelle Ähnlichkeit mit dem Dünndarmgewebe aufweisen. Ferner sieht man neuroendokrine Zellkomplexe, aus denen sich mikronoduläre neuroendokrine Hyperplasien, Dysplasien und Neoplasien (Mikrokarzinoide, Karzinoide) entwickeln können. Die Antrumschleimhaut kann normal sein, weist jedoch zumeist entzündliche Veränderungen wie nach einer Helicobacterpylori-Infektion auf, so daß eine Mischform von A- und B-Gastritis vorliegt.

▶ Die **Gastritis Typ B** wird zu 90% durch Helicobacter pylori, seltener durch andere Bakterien, Viren oder Parasiten hervorgerufen. Helicobacter pylori wurde erst 1983 als Erreger einer charakteristischen, chronisch-aktiven Gastritis in Antrum und Korpus entdeckt. Die höchste Aktivität der B-Gastritis findet sich jedoch zumeist im Antrum. Helicobacter pylori dringt tief in die Magengrübchen, nicht jedoch in die Zellen vor. Es überlebt auch im hyperaziden Magen, da es durch sein Enzym Urease aus der Nahrung Ammoniak produzieren kann und in seiner unmittelbaren Nachbarschaft ein alkalisches Milieu schafft. Helicobacter pylori induziert also eine Gastritis. Eine durch Helicobacter, Zytomegalie-Virus (CMV) u.a. hervorgerufene Gastritis ist häufig in den fortgeschrittenen Stadien der HIV-Infektion (ARC, Vollbild AIDS). CMV ruft sowohl eine Gastritis als auch Erosionen und scharf ausgestanzt erscheinende Ulzera ohne Randwall hervor.

▶ **Gastritis Typ C:** Die chronische toxisch induzierte Gastritis wird durch die Einnahme von NSAID und den Reflux von Galle induziert. Sie ist nach Stolte charakterisiert durch ein leichtes apikales Ödem mit diskreter Fibrose, geringgradiger foveolärer Hyperplasie, Kapillarektasie, diskreten Infiltraten von Lymphozyten und Vermehrung der glatten Muskulatur. Möglicherweise handelt es sich beim Gallereflux um einen Prozeß, der besonders in der Nähe des Pylorus oder einer chirurgisch hergestellten gastrointestinalen Anastomose zu einer Gastritis führt.

Sonderformen sind die lymphozytäre Gastritis, die granulomatöse Gastritis (idiopathische Formen, M. Crohn, M. Boeck, Tuberkulose, Syphilis u.a. seltene Erkrankungen mit Granulombildung) und die seltene eosinophile Gastritis, die insbesondere die tieferen Wandschichten des Magens betrifft.

Ⓢ Symptome

Die Klinik der A-Gastritis ist ohne eigenständige Symptome. Durch die Achlorhydrie des Magens werden Keime in der Nahrung nicht mehr beseitigt, die verminderte „Desinfektion" des oberen Verdauungstrakts kann zu bakterieller Besiedlung, Blähungen und Durchfällen führen. Bislang ist es nicht gelungen, der Typ-B-Gastritis „typische" Symptome zuzuordnen, obwohl bei akuter Infektion mit Helicobacter pylori über Dyspepsie und Meteorismus berichtet wurde. Der Typ-C-Gastritis fehlt ebenfalls das klinische Bild.

Ⓣ Therapie

Eine Behandlung der Typ-A-Gastritis existiert nicht, behandelt werden die Symptome. Mangel an Vitamin B_{12} kann zu hämatologischen (perniziöse Anämie) und neuropsychiatrischen Störungen (Schwäche, funikuläre Myelose, periphere Polyneuropathie, Depression) führen. Karzinoide der Magenwand treten in 3–6% der Fälle auf. Die Beziehungen zwischen dem Befall des Magens mit Helicobacter pylori, chronisch-aktiver Gastritis und peptischen Ulzera läßt die Frage nach der Kausalität und der Notwendigkeit der Behandlung entstehen. Da die meisten Patienten mit einer chronischen Gastritis beschwerdefrei sind und kein Ulkus entwickeln werden, wird die Notwendigkeit der Therapie einer chronisch-aktiven Gastritis gegenwärtig verneint. Es könnte sich als sinnvoll erweisen, bei Kindern und Jugendlichen aus Magenkarzinom-Familien Helicobacter pylori präventiv mit einer Kombination von Omeprazol und Amoxicillin zu eradizieren. Die gleiche Therapie scheint auch bei den durch Helicobacter pylori induzierten Riesenfalten des Magens wirksam zu sein.

Verlauf

Die akute, durch Helicobacter pylori induzierte Gastritis kann ausheilen oder in die chronisch-aktive Gastritis übergehen. Die chronische Gastritis ist in der Bevölkerung weit verbreitet. Sie nimmt mit dem Alter zu. Etwa 50% der 50jährigen weisen histologisch eine Gastritis (zumeist Typ B) auf. Es besteht eine Tendenz zur Progression. Genetische Faktoren sind für die Prädisposition, Umgebungsfaktoren für das Auftreten und den Verlauf verantwortlich. Bei Personen mit langjähriger Gastritis vom Typ A tritt häufiger Magenkrebs auf. Mehrere retrospektive Studien lassen auch die durch Helicobacter pylori induzierte B-Gastritis als präkanzeröse Kondition erscheinen.

Differentialdiagnose

Entscheidend für die Diagnose und die Differentialdiagnose sind endoskopische und bioptische Untersuchungen. Die Biopsate können histologisch und mikrobiologisch unter anderem auf die Anwesenheit von Helicobacter pylori untersucht werden. Weitere serologische und immunologische Untersuchungen des Blutes sind erforderlich, um übergeordnete Krankheitsbilder (perniziöse Anämie, Morbus Crohn u. a.) zu differenzieren.

Erosionen

Erosionen der Magenschleimhaut sind oberflächliche, lediglich auf die Schleimhaut begrenzte Defekte. Man unterscheidet akute und chronische Erosionen. Letztere besitzen einen Randwall (foveoläre Hyperplasie), der ihnen das Aussehen eines Napfkuchens gibt. Erosionen sind Symptome unterschiedlicher Schädigungen oder Krankheiten. Hauptursachen der Erosionen im Antrum sind die Einnahme von NSAID und die Infektion mit Helicobacter pylori. Die im Rahmen einer akuten Schleimhautschädigung auftretenden Erosionen heilen nach Beseitigung der Ursache innerhalb von 24–48 Stunden ab. Oft bleibt die Ursache ihres Entstehens unklar. Der Begriff „erosive Gastritis" sollte zugunsten der Beschreibung akute oder chronische Erosionen sowie der Ortsangabe (z.B. Erosionen im Antrum) entfallen.

Das **Mallory-Weiss Syndrom** wird durch Längseinrisse am ösophagokardialen Übergang repräsentiert. Alkoholkonsum gilt als disponierender Faktor. Erbrechen führt zum Schleimhauteinriß, der heftig bluten kann (ca. 10% der Magenblutungen). Die Diagnose wird endoskopisch gestellt.

Riesenfalten

Magenfalten haben normalerweise eine Breite von bis zu 5 mm. Riesenfalten dagegen sind hirnwindungsartige Falten mit einer Breite von über 10 mm. Man unterscheidet entzündliche, hyperplastische und neoplastische Riesenfalten (s. o.). Die hyperplastischen Formen werden in **foveoläre** und **glanduläre** Formen unterteilt; erstere sind durch eine Vermehrung und Schlängelung der Grübchen, letztere durch eine Vermehrung der Drüsen gekennzeichnet.

Das **klinische Bild** reicht von völliger Symptomlosigkeit über uncharakteristische Oberbauchbeschwerden bis hin zu schweren Durchfällen mit Eiweißverlust (exsudative Gastroenteropathie). Die Diagnose wird durch Endoskopie, Biopsie und ggf. durch Nachweis des Eiweißverlustes (Gordon-Test) gestellt. Erste Versuche, entzündliche Riesenfalten durch eine Eradikation von Helicobacter pylori zu behandeln, verliefen erfolgreich. Die Resektion umschriebener Riesenfalten mit schwerem Eiweißverlust muß in Betracht gezogen werden. Ein Zusammenhang von M. Menétrièr und Karzinom ist nicht belegt.

Bei der **glandulären Hyperplasie** handelt es sich um eine Zunahme der Drüsenzellen des Magens mit Ausdehnung der Korpusschleimhaut in Richtung auf den Pylorus. Als Ursache kommt die massive Gastrinüberproduktion durch einen Tumor (Gastrinom, Zollinger-Ellison Syndrom) in Betracht. Das klinische Bild wird von der Hypersekretion der Salzsäure, Nüchternschmerzen, multiplen Ulzera, Diarrhö bestimmt. Diagnose siehe Kapitel 11.3.2. Die Therapie besteht in der Unterdrückung der Hyperchlorhydrie mit hohen Dosen von H_2-Blockern oder Omeprazol, ggf. in der Beseitigung des Tumors oder der Gastrektomie. – Die G-Zell-Hyperplasie (oder Überfunktion) des Antrums ist ein sehr seltenes Syndrom mit erhöhtem Gastrinspiegel des Serums und Ulcus duodeni und geht nicht mit Riesenfaltenbildung einher.

Riesenfalten durch Neoplasien: Hierbei handelt es sich um MALT-Lymphome und diffus wachsende Karzinome. Die Differentialdiagnose wird histologisch am Biopsat gestellt, unter Umständen am Makropartikel, der durch eine Schlingenbiopsie entnommen wird, oder am Resektat.

Literatur

– Hotz, J.: Gastritis. In: Goebell, H. (Hrsg.): Gastroenterologie. Urban & Schwarzenberg, München–Wien–Baltimore 1992.
– Stolte, M.: Neue Klassifikation und Graduierung der Gastritis. Leber Magen Darm 5 (1989), 220.
– Stolte, M., Ch. Bütz, S. Eidt: Giant fold gastritis. Z. Gastroenterol. 31 (1993), 289–293.

Herrn Professor Dr. M. Stolte, Bayreuth, danke ich für Durchsicht des Manuskripts und konstruktive Vorschläge.

11.3.2 Peptisches Ulkus

W. SCHEPP

Die Ulkuskrankheit manifestiert sich in Form histologisch gutartiger Geschwüre der Schleimhaut des Magens (Ulcus ventriculi) und des Zwölffingerdarms (Ulcus duodeni). Sie ist eine der häufigsten gastroenterologischen Erkrankungen, die jeden zehnten Erwachsenen im Verlauf seines Lebens befällt. In der Ätiologie des Ulcus duodeni, aber auch in der des Nichtsteroidale-Antiphlogistika-(NSAID-)negativen Ulcus ventriculi ist die durch Helicobacter pylori verursachte Gastritis von wesentlicher Bedeutung. Dies gilt auch für den aggressiven Faktor Magensäure, der beim Duodenalgeschwür eine größere Rolle als beim Ulcus ventriculi spielt. Dennoch ist die Hemmung der Säuresekretion auch beim Magengeschwür der erfolgreichste therapeutische Ansatzpunkt. Sie führt in wenigen Tagen zur Beschwerdefreiheit und in 90% binnen acht Wochen zur Heilung. Die Ulkuskrankheit ist jedoch durch einen chronisch-rezidivierenden Verlauf gekennzeichnet, der eine Rezidivprophylaxe erfordert. Hierbei erhält die Langzeittherapie mit Säureblockern zunehmend Konkurrenz durch die Eradikation von Helicobacter pylori. Dagegen nimmt die Bedeutung der selektiven proximalen Vagotomie (Durchtrennung der die Fundusschleimhaut innervierenden Vagusfasern) für die Prophylaxe des Zwölffingerdarmgeschwürs stetig ab. Die Chirurgie ist auf die Beherrschung von Komplikationen der Ulkuskrankheit (Blutung, Perforation) beschränkt.

11.3.2.1 Ulcus duodeni

Definition

Das Zwölffingerdarmgeschwür ist eine gutartige entzündliche Erkrankung, die nicht maligne entartet. Im Gegensatz zur Erosion, die auf die Mukosa beschränkt ist, kommt es beim Ulkus zu einem Defekt, der über die Muscularis mucosae hinaus in tiefe Schichten der Magenwand reicht und in benachbarte Organe penetrieren oder auch in den Intraperitonealraum perforieren kann. Das Ulcus duodeni wird von sehr verschiedenen exo- und endogenen Faktoren begünstigt. Unter diesen fallen der Infektion mit Helicobacter pylori und der Hypersekretion von Magensäure die wichtigsten Rollen zu.

Kasuistik

Ein 43jähriger Patient hat vor vier Jahren vier Episoden mit epigastrischen Schmerzen erlebt. Beim ersten Mal wurde endoskopisch ein Zwölffingerdarmgeschwür diagnostiziert. Unter einem H_2-Rezeptorantagonisten wurde der Patient rasch beschwerdefrei. Im folgenden Jahr wurde ein Rezidivgeschwür erfolgreich mit einem H_2-Rezeptorantagonisten behandelt. Anschließend führte der Patient mit der halben Dosis des Medikaments eine Rezidivprophylaxe durch. Nach einem beschwerdefreien halben Jahr nahm er die Medikation jedoch nur noch unregelmäßig, um sie schließlich ganz zu vergessen. Wenige Monate später erlitt er ein weiteres Rezidiv. Unter einer Dreifachkombination aus Wismut, Tetracyclin und Metronidazol heilte zwar das Geschwür, der Patient wurde jedoch nur langsam schmerzfrei und setzte die Behandlung wegen Übelkeit und Hautausschlag heimlich vorzeitig ab. Jetzt stellt er sich erneut mit Oberbauchschmerzen vor.

Endoskopisch zeigt sich ein frisches Ulkus in einem narbig verzogenen Bulbus duodeni, histologisch eine floride Gastritis des Antrums mit intensiver Kolonisation durch Helicobacter pylori. Es wird eine Therapie mit einem H^+/K^+-ATPase-Inhibitor in Kombination mit Amoxillin begonnen. Vier Wochen nach Therapieende ist bei einer Kontrollendoskopie das Geschwür abgeheilt, histologisch ist die Gastritis deutlich gebessert, Helicobacter pylori ist nicht mehr nachweisbar. Bis zu einer Routinekontrolle ein Jahr später sind keine epigastrischen Schmerzen mehr aufgetreten, so daß von einer bis dahin erfolgreichen Rezidivprophylaxe ausgegangen wird.

Epidemiologie

Die Prävalenzdes Ulcus duodeni ist mit 1,4% fünffach höher als die des Magengeschwürs. Die jährliche Inzidenz liegt bei 130 bis 150 Erkrankungen pro 100000 Einwohnern. Männer sind 3,5mal häufiger betroffen als Frauen. Die altersspezifische Erkrankungshäufigkeit erreicht ihr Maximum in der Gruppe der 75- bis 79jährigen. Das Erkrankungsrisiko für das Ulcus duodeni ist um etwa 50% erhöht bei Verwandten ersten Grades von Ulkuspatienten, Trägern der Blutgruppe 0 sowie Patienten, die die Blutgruppen-Antigene A und B nicht in den Speichel sezernieren.

Ätiologie und Pathogenese

In der Ätiologie des Ulcus duodeni ist Helicobacter pylori der wichtigste exogene Faktor, Hypersekretion von Magensäure der entscheidende endogene. Für sich alleine kann derzeit keiner von beiden Faktoren der Ätiologie des Zwölffingerdarmgeschwürs schlüssig erklären. Vielmehr muß ein integriertes Konzept entwickelt werden, das sowohl Helicobacter pylori als auch die Säure einbezieht. Die folgenden Hypothesen zur Rolle von Helicobacter pylori in der Ulkuspathogenese reflektieren gegenwärtige Positionen einer rasch fortschreitenden wissenschaftlichen Entwicklung.

Unter den exogenen Faktoren ist Helicobacter pylori wahrscheinlich der wichtigste. Der Keim wird in ca. 90% aller Patienten mit Ulcus duodeni in der Antrumschleimhaut nachgewiesen. Es handelt sich um ein begeißeltes Bakterium, dessen Übertragungsweg auf den Menschen noch unklar ist. Der säurelabile Keim siedelt unmittelbar unter der schützenden Mukusschicht auf dem Magenschleimhaut-Epithel, ohne jedoch in dieses einzudringen. Dennoch kann er eine Gastritis induzieren, indem er zytotoxische Produkte freisetzt. Hierzu zählen Proteasen, die die schützende Schleimschicht zerstören, ferner bakterielle Toxine, Zytokine und Lipopolysaccharide, schließlich Ammoniak als Produkt der außerordentlich aktiven Urease, durch die Helicobacter pylori Harnstoff metabolisiert und dadurch in seiner unmittelbaren Umgebung Säure puffert. Diese Entzündungsmediatoren aktivieren in der Schleimhaut CD4-Lymphozyten, die ihrerseits die Infiltration durch Neutrophile, Monozyten und Makrophagen initiieren. Deren Produkte (Zytokine, Sauerstoffradikale) bewirken die entzündliche Schädigung der Schleimhaut, die durch die Kontrolle der CD4- durch CD8-Lymphozyten begrenzt wird. Zusätzlich wird die Entzündung durch aktivierte Plasmazellen begrenzt, die spezifisches IgA sezernieren, das als Träger der lokalen Immunität die Epithelinvasion des Keims verhindert. Es resultiert ein Gleichgewicht, das über Jahre als milde Oberflächengastritis stabil bleibt, jedoch durch ein Nachlassen der Kontrollmechanismen an Aktivität zunehmen kann.

Die so entstandene floride Gastritis im Antrum führt zum Untergang der Somatostatin-produzierenden D-Zellen; dadurch kommt es zu Hypergastrinämie und Hypersekretion von Säure. Der hierdurch belastete Bulbus duodeni reagiert mit der Ausbildung gastraler Metaplasien, Inseln schleimproduzierender Magenepithelien, die das Duodenum vor dem Überangebot an Säure schützen. Mit dieser im Grunde sinnvollen Reaktion wird jedoch die Besiedlung des Bulbus mit Helicobacter pylori erst ermöglicht, der die genuine Duodenalschleimhaut nicht kolonisieren kann. Es ist wahrscheinlich, daß die intensive entzündliche Reaktion der gastralen Metaplasien auf Helicobacter pylori zu einer lokalen Nekrose, dem Ulcus duodeni, führt.

Andererseits kann sich die Gastritis vom Antrum zur Kardia hin ausbreiten und zur Atrophie der Korpusschleimhaut führen. Diese entzieht Helicobacter pylori die Grundlage für sein Wachstum, das spezifische Magenschleimhautepithel. Außerdem führt die Atrophie über den Untergang der Parietalzellen zur Senkung der Säuresekretion. Hierdurch könnte das spontane Sistieren der chronisch rezidivierenden Ulkuskrankheit nach einem Verlauf von vielen Jahren erklärt werden, ein Phänomen, das aus epidemiologischen Studien bekannt ist.

Helicobacter pylori ist eine notwendige, aber keine hinreichende Voraussetzung für die Entstehung eines peptischen Ulkus. Diese Einschätzung gründet sich darauf, daß nahezu alle Ulkuspatienten Helicobacter-pylori-positiv sind; andererseits ist der Keim bei 60% der 60jährigen nachweisbar, eine Zahl, die die Lebenszeitprävalenz der Ulkuskrankheit bei weitem übersteigt. Neben der potentiell unterschiedlichen Virulenz verschiedener Helicobacter-pylori-Stämme ist diese Diskrepanz am ehesten darauf zurückzuführen, daß zusätzliche Faktoren wirksam werden müssen, um ein Ulkus entstehen zu lassen. Eine autosomal dominant erbliche Disposition kommt hier ebenso in Betracht wie ein Nachlassen der lokalen Immunkontrolle des Wachstums von Helicobacter pylori oder eine überschießende entzündliche Reaktion der Schleimhaut, ferner die Exposition der durch den Keim vorgeschädigten Mukosa zu einer gesteigerten Magensäuresekretion, Gallensäurenreflux oder anderen luminalen Noxen. Schließlich beweisen Ulzera im Rahmen eines Gastrinoms (siehe Kap. 11.7.2), bei dem Helicobacter pylori nicht nachgewiesen wird, daß exzessive Säureproduktion als unabhängiger Faktor peptische Geschwüre induzieren kann.

Rauchen wirkt vor allem durch Steigerung der nächtlichen Säuresekretion ulzerogen. Bei mit **NSAID** oder **Kortikosteroiden** behandelten Patienten liegt die Prävalenz des Ulcus duodeni nur gering über der der Gesamtbevölkerung, so daß ein ätiologischer Zusammenhang der antiphlogistischen Therapie mit dem Zwölffingerdarmgeschwür nicht belegt ist.

Hypersekretion von Magensäure ist der wichtigste **endogene Faktor** in der Ätiologie des Ulcus duodeni. Über 50% der Patienten weisen eine höhere Stimulation der Säuresekretion auf als Gesunde. Zusätzlich findet sich bei den Patienten mit Ulcus duodeni eine erhöhte **Parietalzellmasse.** Dementsprechend ist die totale Sekretionsrate pro 24 Stunden doppelt so hoch wie bei Gesunden. Die Ulkuspatienten weisen vor allem eine gesteigerte **nächtliche Säuresekretion** auf. Sie wird als besonders ulzerogen angesehen, weil sie während der nächtlichen Nüchternperiode nicht durch Nahrung gepuffert wird. Verschiedene Ursachen können die erhöhte Säuresekretion bedingen. Neben der Hypergastrinämie bei Helicobacter-pylori-induzierter Gastritis und dem Rauchen spielt der erhöhte **Vagotonus** die wichtigste Rolle. Er stimuliert die Säuresekretion sowohl direkt über cholinerge Rezeptoren auf den Parietalzellen als auch indirekt über solche auf G- und **Histamin**-produzierenden Zellen der Magenschleimhaut. Trotz der gesteigerten Säuresekretion sind bei Patienten mit Duodenalulkus die **Gastrin**-Spiegel im Serum nicht erniedrigt. Die postprandialen Spiegel sind sogar höher als bei Gesunden. Dies wird auf eine gestörte Feedback-Hemmung der Gastrinsekretion durch Säure zurückgeführt. Auch die Empfindlichkeit der Parietalzellen gegenüber Gastrin ist bei Ulcus-duodeni-Patienten gesteigert. Entsprechend der engen Korrelation zwischen Säure- und Pepsinssekretion weisen 30–50% der Patienten mit Zwölffingerdarmgeschwür eine gesteigerte **Pepsinsekretion** auf, die durch einen erhöhten Spiegel von Pepsinogen I im Serum nachgewiesen werden kann.

In der Magen- und Zwölffingerdarmschleimhaut von Patienten mit Ulcus duodeni ist die Produktion mukosaprotektiver **Prostaglandine** vermindert, vor allem postprandial. Dies bedingt eine mangelhafte lokale Säureneutralisation, da Prostaglandine die duodenale Bikarbonatsekretion stimulieren. Schließlich weisen die Patienten in ihrer gastroduodenalen Schleimhaut eine gesteigerte Produktion von Entzündungsmediatoren **(platelet activating factor, Leukotriene)** auf.

Beschleunigte **Magenentleerung** ist ein ulzerogener Faktor, da durch sie der Bulbus duodeni mit Magensäure überladen wird. Dieser Motilitätsstörung liegt eine Störung des Rückkopplungsmechanismus zugrunde, durch den nach duodenaler Ansäuerung die Magenentleerung verzögert wird. Weitere Ursachen einer Übersäuerung des Bulbus sind retrograde Peristaltik, Spasmen und eine mangelhafte Koordination der propulsiven antroduodenalen Motilität.

Auch **psychische Faktoren** (depressive Grundhaltung, Ich-Schwäche, Unfähigkeit zur adäquaten Äußerung von Ärger und Aversion) und chronischer, nicht aber akuter **Streß** (Schichtarbeit; Frustration von Zielen, Bedürfnissen und Ambitionen) werden in einen ätiologischen Zusammenhang mit dem Duodenalulkus gebracht.

Die **Pathogenese** des Ulcus duodeni ist seit der Einführung bildgebender diagnostischer Verfahren (Röntgen, Endoskopie) gut bekannt. Der Durchmesser reicht von wenigen Millimetern bis zu über 3 Zentimetern. Die **Vorzugslokalisation** der Zwölffingerdarmgeschwüre ist der Bulbus duodeni, zu über 90% an der Vorderwand (siehe Abb. 11.3-2), selten an der Hinterwand. Ulzera im Pyloruskanal heilen schlechter, sind öfter Ursache von Komplikationen und rezidivieren häufiger als im Bulbus gelegene. Weiter distal lokalisierte Ulzera sind selten und auf das Vorliegen eines Gastrinoms verdächtig. Chronische, schlecht heilende Geschwüre sind oft von einem entzündlichen Randwall umgeben. Nahezu alle Patienten mit Ulcus duodeni weisen endoskopisch entzündliche Veränderungen im Sinne einer **Gastritis** der Antrumschleimhaut auf. Ulcera duodeni können einzeln oder auch multipel und in Kombination mit präpylorischen Magengeschwüren auftreten. **Histologisch** bildet zunächst eine fibrinoide Nekroseschicht den Geschwürsgrund, der die Muscularis mucosae durchbricht. Das Ulkus kann bis zur Serosa reichen, diese sogar penetrieren und benachbarte Organe erreichen. In der Umgebung des Ulkus lassen sich entzünd-

liche lymphozytäre Infiltrate nachweisen. Im Verlauf der Heilung entwickelt sich Granulationsgewebe. Schließlich wird der Defekt von den Rändern her vollständig reepithelialisiert. Es bleibt eine bindegewebige Narbe zurück.

Ⓢ Symptome

Es gibt keine Symptome, die für ein Ulcus duodeni spezifisch wären: Die Patienten klagen über Symptome, die auch bei anderen Krankheiten (siehe Tab. 11.3-2) beobachtet werden. Vor allem ist eine sichere Differenzierung zwischen Ulcera duodeni und ventriculi anhand der Symptomatik nicht möglich.

Epigastrische Schmerzen sind die am häufigsten geklagten **Beschwerden.** Sie können durch die Einwirkung von Säure auf den Schleimhautdefekt bedingt sein, aber auch durch Motilitätsstörungen des Magens oder durch eine Irritation der Serosa durch das penetrierende Geschwür. Der Schmerz wird meist im mittleren Epigastrium empfunden, kann jedoch auch in das rechte Epigastrium, den Unterbauch oder in die Sternalregion projiziert werden. Ausstrahlung in den Rücken kann auf eine Penetration des Ulkus hinweisen. Nahrungsaufnahme löst bei einigen Patienten den Ulkusschmerz aus, bei anderen lindert sie ihn, und zwar sowohl bei Ulcera duodeni als auch ventriculi. Nüchternschmerzen, typischerweise nachts, werden sowohl von Patienten mit Zwölffingerdarm- als auch von solchen mit Magengeschwür beklagt. Die Nahrungsabhängigkeit des Schmerzes erlaubt also keine Rückschlüsse auf die Lokalisation des Geschwürs.

Das Fehlen abdomineller Schmerzen schließt ein Zwölffingerdarmgeschwür keineswegs aus: Asymptomatische Ulcera duodeni werden oft nur zufällig diagnostiziert. Es ist noch offen, ob solche Geschwüre mit einem erhöhten Komplikationsrisiko verbunden sind.

Erbrechen kann Hinweis auf eine Magenausgangsstenose durch das akute Geschwür oder durch Ulkusnarben sein. Es kann jedoch auch ohne solche Behinderungen der Magenentleerung auftreten, wobei der ursächliche Zusammenhang zum Geschwür unklar ist. **Gewichtsverlust** wird häufig beobachtet. Er wird durch Erbrechen, Appetitlosigkeit oder,

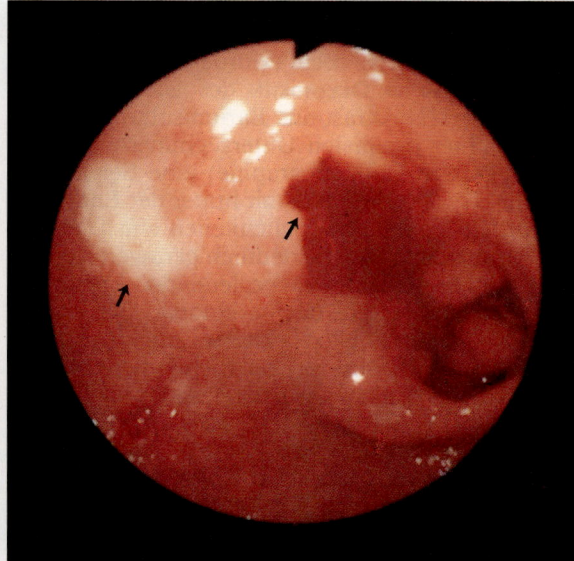

Abb. 11.3-2 Endoskopischer Aspekt eines blutenden Ulkus an der Vorderwand des Bulbus duodeni. Im Hintergrund peristaltische Welle am Übergang in das absteigende Duodenum.

Tab. 11.3-2 Differentialdiagnose der Schmerzursachen bei Ulcera ventriculi und duodeni

▶ Refluxösophagitis
▶ Magen-Karzinom, Magen-Lymphom
▶ entzündliche und maligne Erkrankungen des Pankreas
▶ entzündliche und maligne Erkrankungen der Gallenblase
▶ Kolik bei Passage von Gallensteinen
▶ irritables Kolon
▶ Angina pectoris
▶ Angina abdominalis
▶ Myogelosen und radikuläre vertebragene Schmerzen
▶ Non-ulcer Dyspepsie

wenn Nahrungsaufnahme den Ulkusschmerz verstärkt, durch Nahrungskarenz verursacht. **Unverträglichkeit** für bestimmte, jedoch von Patient zu Patient unterschiedliche Nahrungsmittel wird häufig angegeben. **Blutungen** können als Bluterbrechen, Teerstuhl oder als okkulter Blutverlust mit dem Stuhl Symptome eines Magengeschwürs sein.

D Diagnostik

Anamnese und **körperliche Untersuchung** erbringen lediglich Verdachtsmomente für das Vorliegen eines Ulcus duodeni. Die möglichst genaue Erfassung des Nikotinkonsums sowie Fragen nach vorangegangenen Ulkusepisoden, auch bei nahen Verwandten, können Anhaltspunkte geben.

Die **körperliche Untersuchung** ist beim unkomplizierten Ulkus unergiebig. Abwehrspannung, „brettharter" Bauch und fehlende Darmgeräusche können Hinweise auf eine Ulkusperforation, aber auch auf andere Ursachen des akuten Abdomens geben, die differentialdiagnostisch bedacht werden müssen. Schließlich muß auf Zeichen der Anämie und auf Schocksymptomatik geachtet werden, wie sie bei bedrohlichen gastrointestinalen Blutungen bzw. bei Ulkusperforation zu erwarten sind.

Der wichtigste Parameter der **Labordiagnostik** ist das Blutbild zum Ausschluß einer Anämie infolge akuter oder chronischer Ulkusblutung. Bei Patienten mit akuten Oberbauchschmerzen ist aus differentialdiagnostischen Gründen die Bestimmung des Kreatinkinase-Isoenzyms CK-MB (Myokardinfarkt?), der Pankreasenzyme (Pankreatitis?), sowie von Bilirubin und γ-Glutamyl-Transferase (Gallenkolik?) erforderlich. Der Serumgastrinspiegel ist für die Differentialdiagnostik ungeeignet, da es viele Ulkuspatienten mit normalem und viele Gesunde mit erhöhtem Gastrin gibt. Diese Bestimmung hat ihre Berechtigung nur in der Diagnostik von therapierefraktären oder häufig rezidivierenden Ulzera, von Komplikationen sowie von Rezidiven nach Magenteilresektion. Bei diesen Patienten können erhöhte Gastrinspiegel Hinweise geben auf ein Gastrinom (Zollinger-Ellison Syndrom), eine G-Zell-Überfunktion oder auf einen bei einer Billroth-II-Resektion im Duodenalstumpf belassenen Antrumrest („excluded antrum"). Hohe Gastrinspiegel sind jedoch nicht immer ein Hinweis auf überschießende Säuresekretion: Sie werden auch nach Vagotomie gefunden, da der inhibitorische Effekt vagaler Neurone auf die Gastrin-produzierenden G-Zellen entfällt, ferner bei Patienten mit Achlorhydrie. Bei diesem Krankheitsbild kann trotz kompensatorisch gesteigerter Gastrinsekretion die atrophierte Fundusschleimhaut nicht mehr adäquat mit vermehrter Säuresekretion reagieren. Die Interpretation erhöhter Gastrinspiegel ist also ohne Kenntnis der Säuresekretion nicht möglich, sie erfordert eine Magensekretionsanalyse. Hierbei wird das Magensekret durch eine Sonde aspiriert und die Säuresekretion unter basalen Bedingungen und nach Injektion von Pentagastrin (6 µg/kg s.c.) ermittelt.

Die **Sonographie** des Abdomens trägt lediglich zur Differentialdiagnose epigastrischer Schmerzen bei (Erkrankungen der Gallenwege und des Pankreas). Die entscheidende Untersuchung ist die **Endoskopie** des oberen Gastrointestinaltrakts. Im Gegensatz zu radiologischen Verfahren (z.B. Barium-Breischluck) ermöglicht sie nicht nur die rasche Lokalisation eines oder mehrerer Geschwüre im Magen oder in den proximalen zwei Dritteln des Duodenums, sondern auch die Entnahme von Biopsiepartikeln zur histologischen Verifikation der Benignität des Ulkus. Darüber hinaus können eventuelle Ulkusblutungen durch endoskopische Techniken unmittelbar behandelt werden. Die Sensitivität und Spezifität der Endoskopie wird mit 95% angegeben. In geübten Händen ist die Untersuchung risikoarm, ihre Komplikationsrate (Perforation, Blutung, Herzrhythmusstörungen durch Vagusreflex) wird mit 1:10000 angegeben. Die Patienten müssen nüchtern sein. Eine Lokalanästhesie der Rachenschleimhaut mit Xylocain empfiehlt sich, Sedation mit intravenös verabreichten Benzodiazepinen (z.B. 5–10 mg Valium i.v.) ist bei ängstlichen Patienten hilfreich. Sie birgt jedoch bei alten Patienten das Risiko einer Atemdepression, die bei vorbestehender Koronarinsuffizienz das Risiko für Myokardischämien und Herzrhythmusstörungen erhöht. Für diese Patienten sollte die Indikation zur Gastroskopie also besonders sorgfältig abgewogen werden.

Im Gegensatz zum Magengeschwür stellt sich im Duodenum die Differentialdiagnose eines malignen Ulkus nur selten. Auf Biopsien kann daher verzichtet werden, es sei denn, daß ein untypischer endoskopischer Aspekt den Verdacht auf ein Malignom lenkt oder daß Läsionen der Duodenalschleimhaut im Rahmen eines Morbus Crohn ausgeschlossen werden sollen. Dementsprechend ist die endoskopische Kontrolle eines nach Therapie beschwerdefreien Ulcus duodeni nicht erforderlich.

Die **radiologische Diagnostik** des Ulcus duodeni durch Doppelkonstrast aus Bariumsulfat und Luft erreicht unter optimalen Untersuchungsbedingungen (hypotone Duodenographie) eine Sensitivität von nur 85% und bleibt damit hinter der Endoskopie zurück. Fehlende Möglichkeiten zur Therapie von Blutungen sowie die deutlich geringere Aussagekraft in der Diagnostik begleitender Erosionen sind weitere Nachteile der Radiologie. Diese ist in der Diagnostik des Ulcus duodeni nur noch indiziert, wenn eine Endoskopie nicht toleriert wird oder die Patienten ein kardiales Risiko aufweisen.

Komplikationen

Perforationen und Blutungen sind die bedrohlichsten Komplikationen. Bei Patienten mit chronisch-rezidivierenden Ulcera duodeni liegt die lebenslange kumulative Komplikationsrate mit 40% über der von Magengeschwüren. Im Gegensatz zu diesen ist beim Ulcus duodeni die Perforation häufiger als die Blutung.

▶ Die **Ulkusperforation** schafft eine Verbindung vom Bulbus duodeni in benachbarte Organe (Pankreas, Colon transversum) oder in den Intraperitonealraum. Fast immer klagen die Patienten über einen heftigen, in den Rücken ausstrahlenden unerträglichen Schmerz. Der diagnostische Schritt der ersten Wahl ist eine Röntgenaufnahme des Thorax im Stehen. Falls hierbei – wie bei gedeckten Perforationen häufig – keine freie Luft unter den Zwerchfellkuppeln nachweisbar ist, sollte eine endoskopische Klärung der Symptome folgen. Gedeckte Perforationen sind jedoch auch endoskopisch manchmal schwer nachweisbar. In diesen Fällen kann die erneute Röntgenaufnahme freie Luft zeigen, die durch die bis dahin gedeckte Perforation ausgetreten ist. Ist jedoch bereits initial freie Luft im Intraperitonealraum nachweisbar, kann ohne vorherige Gastroskopie chirurgisch interveniert werden. Unter hochdosierter intravenöser Antibiotikagabe und allgemeiner Schocktherapie wird das perforierte Geschwür übernäht oder exzidiert. Auch eine Magenresektion kann in Betracht kommen.

▶ Die chronische okkulte **Ulkusblutung** führt zur Anämie und erhöht dadurch das Risiko für Myokardischämien. Die akute Ulkusblutung mit Bluterbrechen oder Blutstuhl kann unbehandelt zum Tod im Volumenmangelschock führen. Bei Verdacht auf eine Ulkusblutung wird der Patient notfallmäßig in eine Klinik eingewiesen. Nach intensivmedizinischer Schockbehandlung durch Transfusion von Erythrozytenkonzentraten und Volumensubstitution wird die Blutungsquelle endoskopisch lokalisiert und die Intensität der Blutung entsprechend der Forrest-Klassifikation eingestuft: Geschwüre können – manchmal aus einem im Ulkusgrund sichtbaren Gefäßstumpf – arteriell spritzend (Forrest I a) oder diffus sickernd bluten (Forrest I b). Sofortige endoskopische Blutstillung und nachfolgende pharmakologische Säuresekretionshemmung sind indiziert. Für die Blutstillung stehen die Unterspritzung des Geschwürs mit Suprarenin oder Fibrinkleber zur Verfügung. Bei Erfolglosigkeit ist die sofortige Operation (Umstechung, Ulkusexzision oder Magenteilresektion) erforderlich, evtl. verbunden mit einer selektiven proximalen Vagotomie. Ulzera, die Koagel als Zeichen der abgelaufenen Blutung aufweisen (Forrest II) oder die – bei positiver Blutungsanamnese – keinerlei Blutungszeichen mehr aufweisen (Forrest III), werden dagegen konservativ mit säurehemmenden Pharmaka behandelt.

▶ **Magenausgangsstenosen** werden durch intrapylorische Ulzera, rezidivierende Geschwüre im Bulbus duodeni oder durch ihre Narben weit häufiger verursacht als durch Magengeschwüre. Die Patienten können nur kleine Nahrungsportionen zu sich nehmen. Erbrechen und Gewichtsverlust, im Extremfall Hypokaliämie und Alkalose sind die wichtigsten Symptome. Das Ausmaß der Passagebehinderung und der prästenotischen Magendilatation wird radiologisch durch eine Monokontrastuntersuchung mit Gastrografin® dokumentiert. Die Therapie der Wahl ist die chirurgische Wiederherstellung der Passage durch eine Pyloroplastik, die prophylaktisch mit einer selektiven proximalen Vagotomie verbunden wird.

Nach der Akuttherapie der Komplikationen wird prophylaktisch eine Dauertherapie mit Säureblockern oder die Eradikation von Helicobacter pylori angeschlossen.

▼ Therapie

Die Therapie des unkomplizierten peptischen Ulkus ist **ambulant,** Hospitalisation beschleunigt die Heilung nicht, sondern erhöht nur die Behandlungskosten. Auch Bettruhe ist nicht erforderlich. Nach Abklingen der Beschwerden ist eine Krankschreibung nicht mehr indiziert. Es gibt keine **diätetischen Maßnahmen,** die die Ulkusheilung fördern. Es wird geraten, alle Speisen zu meiden, die nicht vertragen werden. Nach traditioneller Ansicht ist Milch in der Beseitigung des Ulkusschmerzes sehr effektiv. Wegen ihres hohen Kalzium- und Proteingehalts stimuliert sie jedoch die Säuresekretion, ein Nachteil, der auch durch die Pufferkapazität der Milch nicht ausgeglichen wird. Kaffee, auch entkoffeinierter, ist durch seinen Gehalt an Röststoffen ein potenter Stimulus der Säuresekretion. Alkohol stimuliert zwar nicht die Säure, zerstört jedoch die protektive Mukosabarriere. Dennoch verzögern in moderaten Mengen weder Milch noch Kaffee, Gewürze oder Alkohol die Ulkusheilung, wohl dagegen **Nikotin,** so daß dringend geraten werden muß, das Rauchen ganz aufzugeben. **NSAID** und **Kortikosteroide** in größeren Mengen verzögern ebenfalls die Ulkusheilung. Zum Abbau von **Streß** kann psychosomatische Behandlung erforderlich werden.

Ziele der medikamentösen Ulkustherapie sind rasche Schmerzbefreiung, Ulkusheilung und Rezidivprophylaxe. Für die Heilung spielen **Inhibitoren der Säuresekretion** heute eine dominierende Rolle. Neutralisatoren bereits sezernierter Säure sowie filmbildende und mukosaprotektive Substanzen verlieren stetig an Bedeutung. In der Rezidivprophylaxe konkurriert die längerfristige Säureblockade mit der Eradikation von Helicobacter pylori durch Antibiotika.

Inhibitoren der Säuresekretion greifen an verschiedenen Regulationsmechanismen der Parietalzellen an (siehe Abb. 11.3-3). **H_2-Rezeptorantagonisten** blockieren kompetitiv den Histaminrezeptor. Sie konkurrieren hier mit in der Korpusschleimhaut gebildetem Histamin. Die in Deutschland verfügbaren Pharmaka dieser Klasse sind Imidazol- (Cimetidin), Furan- (Ranitidin), Thiazol- (Famotidin, Nizatidin) oder Piperidin-Derivate (Roxatidin). Die hepatische Metabolisierung ist bei Famotidin und Nizatidin am geringsten, so daß diesen bei Patienten mit eingeschränkter Leberfunktion der Vorzug zu geben ist.

Da alle H_2-Rezeptorantagonisten renal eliminiert werden, ist bei einer Einschränkung der Kreatinin-clearance auf unter 40 ml/min (20 ml/min) eine Reduktion auf 50% (25%) der regulären Dosis erforderlich. Die neueren H_2-Rezeptorantagonisten sind mehrfach potenter als der „Pionier" dieser Wirkstoffklasse, Cimetidin: Äquipotente Dosen sind 400 mg Cimetidin, 150 mg Ranitidin, 150 mg Nizatidin, 75 mg Roxatidin und 20 mg Famotidin, das mit 14 Stunden die längste Halbwertszeit aufweist. In diesen Dosen, die als Einzeldosen verwendet werden, hemmen die Antagonisten die Säuresekretion um 70%. Dies ist mit einem achtstündigen Anstieg des intragastralen pH von 1 auf über 4 verbunden, was für die Ulkusheilung von entscheidender Bedeutung ist. Die Verabreichung der gesamten Tagesdosis am Abend (z. B. 1×300 mg Ranitidin) ist genauso effektiv wie zwei Einzeldosen. H_2-Rezeptorantagonisten sind außerordentlich sichere Medikamente. Cimetidin hat bei 0,2% der Patienten antiandrogene Nebenwirkungen. Psychotische Verwirrtheitszustände bei älteren Patienten sind bei den Cimetidin-Nachfolgern selten.

Antimuskarinika: Pirenzepin und Telenzepin wirken bevorzugt auf muskarinische M_1-Rezeptoren, die auf parasympathischen Ganglien der Submukosa des Magens lokalisiert sind und die Stimulation durch den Nervus vagus auf die Parietal- und G-Zellen übertragen. Die nachgeordneten, unmittelbar auf den Parietal- und G-Zellen lokalisierten cholinergen Rezeptoren (siehe Abb. 11.3-3) sind dagegen vom M_3-Typ und werden durch klinisch gebräuchliche Pirenzepin- und Telenzepin-Dosen unzureichend blockiert. Therapeutische Einzeldosen (50 mg Pirenzepin, 3 mg Telenzepin) hemmen die Säuresekretion lediglich um 40 bis 50%. In der Ulkustherapie werden zwei bis drei Einzeldosen pro Tag verabreicht. Antimuskarinika spielen heute eine untergeordnete Rolle.

Gastrinrezeptorantagonisten: Ausreichend spezifische Substanzen stehen bislang zu therapeutischen Zwecken nicht zur Verfügung.

Prostaglandine (PG): Parietalzellen weisen einen PGE_2-Rezeptor auf, über den die Säuresekretion gehemmt wird (siehe Abb. 11.3-3). Native PG werden sehr rasch inaktiviert, so daß für die Ulkustherapie stabilere Analoga entwickelt wurden. In Deutschland stehen das PGE_1-Derivat Misoprostol sowie das PGE_2-Derivat Enprostil zur Verfügung, das eine längere Halbwertszeit und höhere Potenz aufweist. Der säurehemmende Effekt dieser Pharmaka tritt bei Tagesdosen von 70 µg Enprostil bzw. 800 µg Misoprostol ein. In diesem Dosisbereich muß bei etwa 10% der Patienten mit Nebenwirkungen (mil-

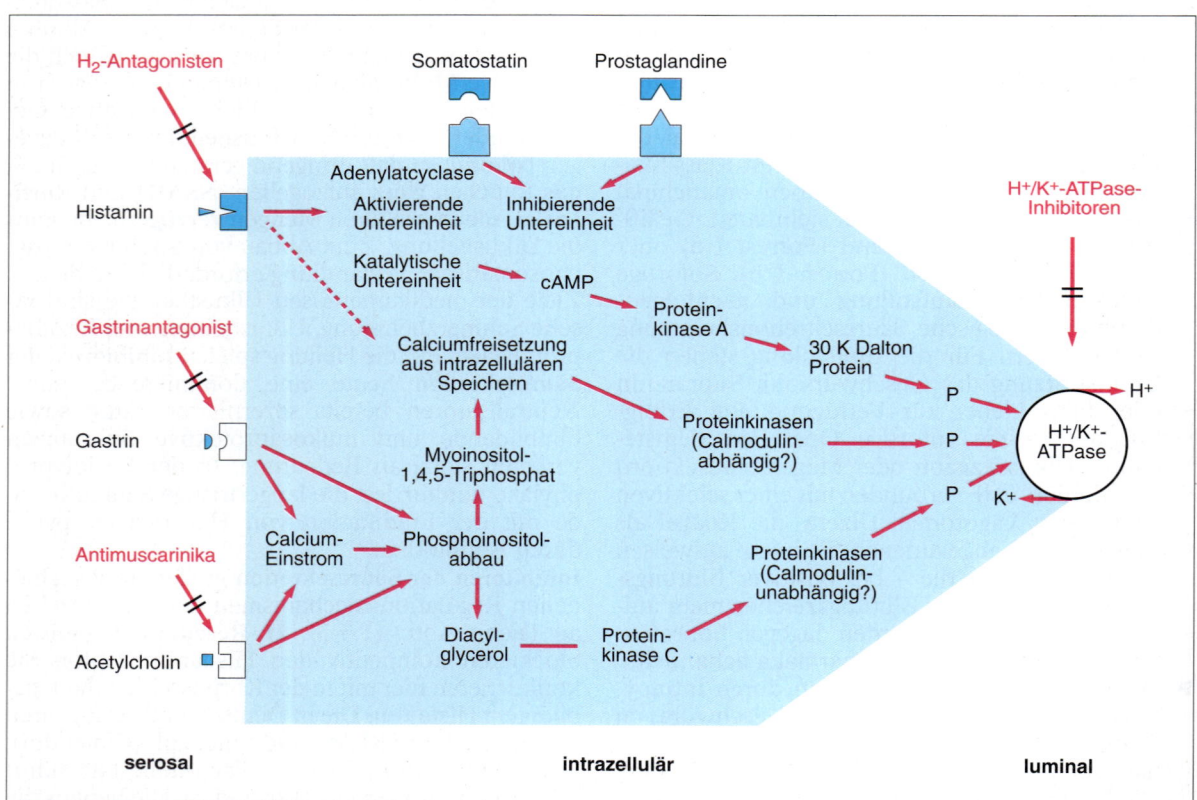

Abb. 11.3-3   Schematische Darstellung der Rezeptoren und der ihnen nachgeordneten intrazellulären Mechanismen, die die Säureproduktion in den Parietalzellen kontrollieren. Die Angriffspunkte der säurehemmenden Pharmaka sind gekennzeichnet. P = unbekannte Proteinphosphorylierung.

de, meist passagere Diarrhö) gerechnet werden. Wegen ihres stimulierenden Effekts auf die Uterusmuskulatur sind PG bei Schwangeren kontraindiziert.
Inhibitoren der H$^+$/K$^+$-ATPase sind die jüngsten säurehemmenden Pharmaka. Sie blockieren das Enzym, das unter Verbrauch von ATP und im Austausch gegen K$^+$-Ionen Protonen aus den Parietalzellen hinaustransportiert (siehe Abb. 11.3-3). Die ersten klinisch gebräuchlichen Vertreter dieser Substanzklasse sind substituierte Benzimidazole (Omeprazol, Lansoprazol, Pantoprazol). Diese werden selektiv in den Parietalzellen in aktive Metaboliten umgewandelt, die sich irreversibel an die H$^+$/K$^+$-ATPase binden und das Enzym blockieren. Dies bedingt, daß die Säuresekretion erst 24 bis 72 Stunden nach einer Einzeldosis zu Normalwerten zurückkehrt, ein Intervall, das für die Synthese neuer H$^+$/K$^+$-ATPase Moleküle benötigt wird. Die lange Wirkdauer bedingt, daß eine Einzeldosis am Morgen eine ausreichende Säurehemmung auch in der folgenden Nacht gewährleistet, während dies mit den kürzer wirksamen H$_2$-Rezeptorantagonisten nur bei abendlicher Dosierung möglich ist. Eine therapeutische Einzeldosis von 20 mg Omeprazol, 15 mg Lansoprazol oder 30 mg Pantoprazol hemmt die Säuresekretion um 90 bis 95%. Substituierte Benzimidazole besitzen also die höchste antisekretorische Potenz aller Ulkustherapeutika, weshalb sie sich inzwischen zur Referenzsubstanz entwickelt haben. Substanzspezifische Nebenwirkungen sind bislang nicht beobachtet worden.
Gefahren durch die nahezu vollständige Unterdrückung der Säuresekretion sind bislang nicht bekannt. Beim Erwachsenen ist Magensäure zur adäquaten Nahrungsverdauung nicht erforderlich, so daß durch Säurehemmung kein Malassimilationssyndrom hervorgerufen wird. Entsprechend der Potenz einer säurehemmenden Therapie steigt der Serumgastrinspiegel gegenregulatorisch an, also unter H$^+$/K$^+$-ATPase-Inhibitoren stärker als unter H$_2$-Rezeptorantagonisten. Durch seinen trophischen Effekt kann Gastrin tierexperimentell Karzinoid-Tumoren des Magens induzieren. Während einer Therapie mit H$^+$/K$^+$-ATPase-Inhibitoren sind jedoch beim Menschen keine Karzinoide oder andere Neoplasien beobachtet worden, wahrscheinlich wegen des nur mäßigen Anstiegs der Gastrinspiegel. Daher ist die Zulassung dieser Substanzklasse auch für die Langzeittherapie des Ulkus abzusehen.
Wird der intragastrale pH durch säurehemmende Pharmaka von eins auf Werte über vier gehoben, geht die bakterizide Wirkung des Magensekrets verloren. Dementsprechend werden im Magensaft dieser Patienten häufiger enteropathogene Keime nachgewiesen als bei Normaziden. Dies mag im Einzelfall die Ursache von Diarrhöen sein. Der bakterielle Abbau von Nahrungs-Nitraten zu Nitriten könnte die Entstehung potentiell kanzerogener Nitrosoverbindungen begünstigen. Bislang gibt es jedoch keinen Hinweis auf ein erhöhtes Malignitätsrisiko unter antisekretorischer Therapie.

Neutralisatoren: Antazida sind meist aus Aluminium- und Magnesiumhydroxid zusammengesetzt. Durch ihre hohe Pufferkapazität neutralisieren sie die bereits sezernierte Magensäure. Das Dosierungsschema ist umständlich und der Therapietreue des Patienten abträglich. Der Effekt einer Dosis (Pufferkapazität 50 bis 75 mval) eine Stunde nach jeder Hauptmahlzeit sowie beim Zubettgehen ist oft unbefriedigend. Daher wird die zusätzliche Verabreichung von je einer weiteren Dosis drei Stunden nach den Hauptmahlzeiten empfohlen. Als Nebenwirkungen werden Diarrhöen und, vor allem bei eingeschränkter Nierenfunktion, Hypermagnesiämie und Hypophosphatämie beobachtet. Antazida verringern die Resorptionsrate zahlreicher Medikamente.
Filmbildende Substanzen wie **Wismut-Salze** und **Sucralfat**, ein basisches Aluminiumsalz von Saccharosesulfat, bilden einen festen Komplex mit Proteinen des Ulkusgrunds. Da diese Reaktion nur bei sauren pH-Werten abläuft, wird Sucralfat eine Stunde vor den Mahlzeiten verabreicht und nicht mit H$_2$-Rezeptorantagonisten kombiniert. Neben dem schützenden Präzipitatfilm trägt auch die Stimulation der Prostaglandinsynthese durch Wismut und Sucralfat zum therapeutischen Effekt bei. Die Aluminiumresorption aus Sucralfat ist geringer als die aus Antazida, systemische Nebenwirkungen werden nicht beobachtet. Über Obstipation wird jedoch häufig geklagt. Auch Wismut wird in geringem Maße resorbiert und bei eingeschränkter Nierenfunktion akkumuliert. Über die toxikologischen Aspekte einer langfristigen Einnahme der in der Ulkustherapie gebräuchlichen Dosen ist noch nicht genug bekannt.
Antibakterielle Substanzen: Wismut hat eine bakterizide Wirkung auf Helicobacter pylori. Diese reicht bei einer Monotherapie jedoch nicht zur Keimeradikation aus, worunter das histologisch oder kulturell gesicherte vollständige Verschwinden von Helicobacter pylori aus der Magenschleimhaut vier Wochen nach Therapieende verstanden wird. Wismut kann daher nur in Kombination mit mehreren **Antibiotika** eingesetzt werden. Die meisten Dreifachkombinationen („Triple-Therapie") bestehen aus luminal aktiven (Wismut, Tetracyclin und/oder Ampicillin) und aus einer systemischen Komponente, meist Metronidazol. Im häufigen Fall der Metronidazol-Resistenz wird dieses Antibiotikum durch Erythromycin ersetzt. Unter den verschiedenen Wismutpräparationen hat sich das Subsalizylat als die geeignetste erwiesen. Wismut wird über 28 Tage verabreicht, während die Antibiotikagabe auf 14 Tage beschränkt ist. Mit einer Kombination aus kolloidalem Wismut-Subzitrat, Tetracyclin und Metronidazol wurden Eradikationsraten von 65–90% erreicht, während antibiotische Monotherapie lediglich bei bis zu 20% zur Keimeradikation führt. Der Grund für die enttäuschenden Erfolge der Monotherapie könnte darin liegen, daß Antibiotika die ökologische Nische des Keims zwi-

schen Epithel und Schleimschicht nur schwer erreichen. Die Triple-Therapie weist eine hohe Rate von Nebenwirkungen auf, die von Durchfällen und anderen gastrointestinalen Symptomen über allergische Reaktionen und lokale Kandidosen bis hin zu seltenen Fällen von pseudomembranöser Kolitis reichen. Die Compliance der Patienten ist demzufolge niedrig, ein Hauptmanko dieser Therapieform.

H_2-Rezeptorantagonisten und H^+/K^+-ATPase-Inhibitoren können Helicobacter pylori nur vorübergehend supprimieren, aber nicht eradizieren. Eine 60–80%ige Eradikation kann dagegen erzielt werden, wenn hohe Dosen von H^+/K^+-ATPase-Antagonisten (z.B. 80 mg Omeprazol) in Kombination mit einem Antibiotikum (z.B. 2×1 g/d Amoxicillin) über 14 Tage gegeben werden. Als mögliche Erklärung für diese potenzierende Interaktion zwischen Säureblockern und Antibiotika wird diskutiert, daß die pharmakologische Anhebung des intragastralen pH die Stabilität einiger Antibiotika erhöht oder ein deren Wirkoptimum entsprechendes Milieu schafft.

Mukosaprotektive Pharmaka: Im Tierexperiment werden akute Läsionen der gastroduodenalen Schleimhaut durch **Prostaglandine** in Dosen verhindert, die hundertfach unter denen liegen, die die Säuresekretion hemmen. Hierfür wurde der Begriff „Mukosaprotektion" geprägt. Deren Grundlage ist die Steigerung der Bikarbonat- und Schleimsekretion und der Schleimhautdurchblutung sowie die Aufrechterhaltung einer hydrophoben Epitheloberfläche. Diese Prostaglandineffekte können für die Therapie offenbar nicht genutzt werden, da die bisher zur Verfügung stehenden Derivate erst in säurehemmenden Dosen die Ulkusheilung fördern.

Das **therapeutische Vorgehen** beim unkomplizierten Ulcus duodeni ist einfacher als die Vielzahl der zur Verfügung stehenden Pharmaka vermuten läßt. Die Eradikation von Helicobacter pylori bei der Erstmanifestation eines Ulkus ist noch umstritten, jedoch ein geeignetes Konzept für die Rezidivprophylaxe. Entsprechend der beim Ulcus duodeni häufigen Hypersekretion von Magensäure wird die schnellste Ulkusheilung durch Säureblocker erzielt. Die heutige Standardtherapie besteht aus der Verabreichung eines H^+/K^+-ATPase-Inhibitors (z.B. 20 mg/d Omeprazol in einer Einzeldosis am Morgen) über vier Wochen, da diese Substanzklasse wegen ihrer stärkeren säurehemmenden Wirkung den H_2-Rezeptorantagonisten überlegen ist. Alternativ können H_2-Rezeptorantagonisten über vier Wochen verabreicht werden, wegen ihrer kürzeren Halbwertszeit vorzugsweise in einer Einzeldosis zum Abendessen. Schmerzfreiheit wird meist innerhalb der ersten 7 bis 10 Behandlungstage erreicht, auch hier sind H^+/K^+-ATPase-Inhibitoren überlegen. Die Ulkusheilung tritt jedoch bei beiden Therapieformen später ein als die Schmerzfreiheit, so daß diese nicht das vorzeitige Therapieende indizieren darf.

Medikamente zweiter Wahl sind Sucralfat, Antazida in hohen Dosen und Wismut sowie antisekretorische Prostaglandin-Dosen. Hiermit werden Heilungsraten erzielt, die bestenfalls die der H_2-Rezeptorantagonisten erreichen. Der Nachteil dieser Therapiemodalitäten liegt in ihrer langsameren Schmerzbefreiung und in ihrem umständlichen Einnahmemodus sowie in den Nebenwirkungen. Antimuskarinika verlieren aufgrund ihrer geringeren antisekretorischen Wirksamkeit in der Ulkustherapie stetig an Bedeutung.

Bestehen auch nach 8wöchiger Therapie weiterhin epigastrische Beschwerden, ist eine erneute Endoskopie indiziert. Ist das Geschwür geheilt, muß nach anderen Schmerzursachen gesucht werden (siehe Tab. 11.3-2). Findet sich dagegen weiterhin ein nicht geheiltes Geschwür, liegt – nach bioptischem Ausschluß einer malignen Veränderung – ein **therapierefraktäres Ulcus duodeni** vor. In diese Gruppe fallen 5% aller Zwölffingerdarmgeschwüre. Zahlreiche Faktoren können die Ulkusheilung verzögern (siehe Tab. 11.3-3), fortgesetzter Nikotinkonsum und mangelnde Therapietreue sind die wichtigsten. Treffen diese glaubhaft nicht zu, muß an ein Gastrinom gedacht werden. Kann auch dieses ausgeschlossen werden, könnte eine verminderte Empfindlichkeit gegenüber H_2-Rezeptorantagonisten vorliegen, aber auch eine starke Histamin-unabhängige Stimulation der Säuresekretion oder eine säureunabhängige Ulzerogenese, z.B. eine besonders intensive Besiedlung mit Helicobacter pylori.

Im Gegensatz zum Magengeschwür kann beim Ulcus duodeni die Heilung therapierefraktärer Ulzera immer unter konservativer Therapie abgewartet werden, da das Risiko eines nicht erkannten Karzinoms im Duodenum gering ist. Verschiedene Optionen stehen zur Verfügung: Verdoppelung der Dosis des H^+/K^+-ATPase-Inhibitors oder des H_2-Rezeptorantagonisten, evtl. in Kombination mit Antibiotika bei Nachweis von Helicobacter pylori, oder Operation. In der Therapie der unkomplizierten Erstmanifestation eines Ulcus duodeni sind **chirurgische Verfahren** dagegen bedeutungslos.

Tab. 11.3-3 Faktoren, die die Heilung von Ulcera duodeni verzögern oder Rezidive begünstigen

- ▶ Rauchen
- ▶ mangelnde Therapietreue
- ▶ gesteigerte Säuresekretion (basal, maximal, nächtlich), erhöhte Pepsinogen-I-Serumspiegel
- ▶ männliches Geschlecht
- ▶ höheres Lebensalter
- ▶ Beginn der Ulkuskrankheit in jungen Jahren
- ▶ positive Familienanamnese
- ▶ verzögerte Heilung des primären Geschwürs
- ▶ Streß
- ▶ Helicobacter pylori (?)

Verlauf und Prognose

Die Plazeboheilungsrate des Ulcus duodeni beträgt 35% in 4 Wochen und 50% in 8 Wochen. Unter adäquater Therapie wird diese Heilungsrate auf über 90% gesteigert. Innerhalb der ersten zwölf Monate nach Heilung erleiden jedoch 70% der Patienten ein oder mehrere Rezidive. Ulkusfördernde Erkrankungen (siehe Tab. 11.3-4), verzögerte Heilung sowie Faktoren, die eine Therapierefraktärität bedingen (siehe Tab. 11.3-3), vor allem aber Helicobacter pylori fördern Rezidive. Diese sind öfter symptomlos als die Erstmanifestation des Ulkus. Wird nach der Ulkusheilung die Therapie ersatzlos beendet, liegt die durch Rezidive bedingte jährliche Komplikationsrate (Blutungen, Perforationen) bei 2%. Bei Patienten, die die genannten Risikofaktoren aufweisen, ist eine Rezidivprophylaxe indiziert, wenn zwei oder mehr unkomplizierte Rezidive pro Jahr auftreten oder ab der ersten Komplikation. Derzeit konkurriert der konventionelle Ansatz der säurehemmenden Langzeittherapie mit der Eradikation von Helicobacter pylori.

Bei der säurehemmenden Langzeittherapie wird ein H_2-Rezeptorantagonist zur Nacht in der halben Dosis verabreicht, die zur initialen Heilung empfohlen wird. Mit der Zulassung von H^+/K^+-ATPase-Inhibitoren für diese Indikation ist auch in Deutschland bald zu rechnen. Konsequente Prophylaxe auch im beschwerdefreien Intervall senkt die jährliche Rate symptomatischer Rezidive auf 10–15%, bei Rauchern dagegen nur auf 30%. Zusätzlich muß mit genauso vielen asymptomatischen Rezidiven gerechnet werden. Deren Komplikationsrate ist jedoch niedriger als die von Erstmanifestationen des Ulkus. Patienten, die trotz Langzeittherapie ein Rezidiv erleiden, bleiben oft unter Prophylaxe mit der vollen therapeutischen Dosis des H_2-Rezeptorantagonisten oder nach Umsetzen auf einen H^+/K^+-ATPase-Inhibitor rezidivfrei. Bei vielen Patienten muß die Langzeittherapie über mehr als zwei Jahre ausgedehnt werden, da nach dieser Zeit ein Auslaßversuch von einer ähnlich hohen Rezidivrate gefolgt ist wie nach der initialen Heilung. Oft tritt nach 10- bis 15jährigem rezidivierendem Verlauf ein „Ausbrennen" der Ulkuskrankheit ein, d. h. weitere Rezidive bleiben aus.

Säureblocker, Antazida und auch filmbildende Substanzen vermögen Helicobacter pylori nicht zu eradizieren. Wird also ein Ulkus ausschließlich durch diese Substanzen geheilt, bleibt die durch den Keim verursachte Gastritis unvermindert bestehen und ist potentieller Ausgangspunkt eines Rezidivgeschwürs. Die Eradikation von Helicobacter pylori heilt dagegen die Gastritis und senkt die jährliche Rate der Ulkusrezidive drastisch auf 5%. Rezidive nach einem Eradikationsversuch sind in der Regel mit der Reinfektion durch Helicobacter pylori verbunden oder mit der Rekrudeszenz des Keims, der nur vorübergehend supprimiert, nicht aber wirklich eradiziert wurde. Während diese Zusammenhänge inzwischen nicht mehr umstritten sind, fehlt eine allgemein akzeptierte Kombination von Medikamenten zur Eradikation von Helicobacter pylori. Dreifachkombinationen von Wismut-Subsalizylat, Tetracyclin und/oder Ampicillin mit Metronidazol eradizieren den Keim bei 65–90% der Patienten und senken bei gelungener Keimeradikation die jährliche Rezidivrate auf 5%. Die hohe Nebenwirkungsrate von über 30% und der komplizierte Einnahmemodus beeinträchtigen jedoch die Compliance der Patienten, so daß dieses Schema für die Praxis ungeeignet ist. In jüngsten Studien hat die über 14 Tage verabreichte Kombination von hochdosierten H^+/K^+-ATPase-Inhibitoren (z. B. 1×80–120 mg/d Omeprazol) mit Amoxicillin (2×1 g/d) ähnlich hohe Eradikations- und niedrige Rezidivraten ergeben wie antibiotische Dreifachkombinationen. Durch bessere Verträglichkeit und patientenfreundlicheren Einnahmemodus ist die Compliance bei der Kombination H^+/K^+-ATPase-Inhibitor/Antibiotikum besser. Gleichzeitig wird eine schnellere Ulkusheilung und Schmerzbefreiung erzielt. Vor einem Eradikationsversuch ist der histologische Nachweis von Helicobacter pylori nicht erforderlich, da er beim Ulcus duodeni nahezu immer positiv sein wird. Der Eradikationserfolg sollte hingegen mindestens vier Wochen nach Therapieende histologisch kontrolliert werden. Hierzu sind je zwei Biopsien aus Antrum- und Korpusschleimhaut erforderlich, da eine lokale Persistenz des Keims im Korpus trotz erfolgreicher Eradikation im Antrum nicht selten ist.

Eine einhellige Lehrmeinung über die ideale Rezidivprophylaxe existiert derzeit nicht, die Diskussion neigt sich jedoch zunehmend der Eradikation von Helicobacter pylori zu. Diese macht die langfristige ununterbrochene Einnahme von Säureblockern überflüssig, deren Nachteile in der mit der Zeit nachlassenden Compliance der Patienten und in den Kosten liegen. Zudem beseitigt die Eradikation die Helicobacter-pylori-induzierte Gastritis, die zunehmend als ein der Säure gleichwertiger ätiologi-

---

Tab. 11.3-4 Erkrankungen, die die Entstehung von Ulcera ventriculi und duodeni begünstigen können

▶ Gastrinom (Zollinger-Ellison Syndrom)
▶ multiple endokrine Adenomatose Typ I
▶ G-Zell-Überfunktion
▶ systemische Mastozytose
▶ chronisch-obstruktive Lungenerkrankungen
▶ Leberzirrhose
▶ Niereninsuffizienz
▶ Zustand nach Nierentransplantation
▶ Nierensteine
▶ Hyperparathyroidismus
▶ Polytrauma
▶ schwere Verbrennung
▶ schwere Erkrankungen, die eine intensivmedizinische Behandlung erforderlich machen

scher Faktor der Ulkuskrankheit anerkannt und durch Säureblocker allein nicht gebessert wird. Die Eradikation bietet dadurch einen kausalen Ansatzpunkt für die Rezidivprophylaxe. Auch die in hochzivilisierten Industrieländern geringe Reinfektionsrate von ca. 1–5% pro Jahr läßt die Eradikation von Helicobacter pylori sinnvoll erscheinen. Ein ideales Verfahren zur Eradikation ist jedoch noch nicht gefunden. Die vielversprechenden ersten Ergebnisse mit H^+/K^+-ATPase-Inhibitoren plus Antibiotikum müssen an größeren Fallzahlen und unter Praxisbedingungen bestätigt werden, ehe diese Kombination generell empfohlen werden kann. Gleichzeitig muß geklärt werden, ob andere Antibiotika (z. B. Clarithromycin) bessere Eradikationsraten erbringen als Amoxicillin. Bis dahin bleibt die säurehemmende Langzeittherapie eine sichere Alternative.

Chirurgische Rezidivprophylaxe ist nur noch sehr selten indiziert, und zwar dann, wenn säurehemmende Langzeittherapie und auch Eradikation von Helicobacter pylori ineffektiv bleiben, zu Nebenwirkungen führen oder vom Patienten abgelehnt werden, ferner, wenn eine Magenausgangsstenose besteht. Das Verfahren der Wahl ist die selektive proximale Vagotomie ohne Pyloroplastik, die als Drainageoperation nur bei präpylorischem Ulkus angeschlossen wird. Nur in geübten Händen hat die Vagotomie eine Rezidivrate von 15% in fünf Jahren, die unter der bei antisekretorischer Langzeittherapie liegt. Bei Patienten mit therapierefraktärem Ulkus sind die Rezidivraten nach Vagotomie deutlich höher als nach zeitgerechter Heilung. Rezidivulzera nach Vagotomie können medikamentös oder durch eine Antrektomie behandelt werden.

Die **Prognose** des Ulcus duodeni ist gut. Die jährliche Mortalität liegt in der Bundesrepublik Deutschland mit 4 pro 100000 Einwohner unter der des Ulcus ventriculi. Die Mortalität männlicher Patienten ist höher als die der weiblichen.

Differentialdiagnose

Ein Beschwerdebild wie das des Ulcus duodeni findet sich beim Magengeschwür sowie bei zahlreichen weiteren Erkrankungen (siehe Tab. 11.3-2). Verzögerte Ulkusheilung, das Vorliegen multipler oder sehr großer (> 2 cm) Ulzera sowie ungewöhnliche Ulkuslokalisationen (Ösophagus, distales Duodenum, Jejunum) lenken den Verdacht auf einen Gastrin-produzierenden Tumor des Pankreas **(Zollinger-Ellison-Syndrom)**. Die Diagnostik stützt sich auf eine durch Sekretin extrem stimulierbare Gastrin-Sekretion (siehe Kapitel 11.8.2 „Tumoren des Pankreas"). Peptische Ulzera bei nicht lokalisierbaren, nicht resezierbaren oder bei metastasierenden Gastrinomen werden mit H^+/K^+-ATPase-Inhibitoren behandelt.

Schließlich muß bei rezidivierenden Ulzera duodeni differentialdiagnostisch an eine **G-Zell-Überfunktion** gedacht werden. Hierbei sind die G-Zellen durch Nahrungsaufnahme extrem stimulierbar. Hypergastrinämie und Hypersekretion von Magensäure sind die Folgen. Ursache ist eine gestörte Feedback-Hemmung der Gastrinsekretion durch die Säure. Die Differentialdiagnose zum Zollinger-Ellison Syndrom wird durch Injektion von Sekretin gestellt, das bei der G-Zell-Überfunktion den Serumgastrinspiegel nur um weniger als 50% steigert. Eine Testmahlzeit führt dagegen bei der G-Zell-Überfunktion zu einer extremen Stimulation der Gastrinsekretion, nicht jedoch beim Gastrinom.

11.3.2.2 *Ulcus ventriculi*

Definition

Auch das Ulcus ventriculi ist eine gutartige entzündliche Erkrankung, die nicht maligne entartet. Der Defekt durchbricht die Muscularis mucosae und kann perforieren oder in benachbarte Organe penetrieren. Wahrscheinlich ist das Ulcus ventriculi die gemeinsame Endstrecke sehr verschiedener pathophysiologischer Veränderungen. Hierunter sind vor allem Schleimhautschäden durch Helicobacter pylori und durch nichtsteroidale Antiphlogistika (NSAID) zu nennen, während, im Gegensatz zum Ulcus ventriculi, Hyperazidität keine Rolle spielt.

Kasuistik

Eine 47jährige Patientin wird seit 5 Jahren wegen einer primär-chronischen Polyarthritis (PCP) mit Indometacin (100 mg/d) behandelt. Vor drei Wochen wurde die Dosis wegen eines akuten PCP-Schubs auf 150 mg/d erhöht, gleichzeitig wurde zur Ulkusprophylaxe ein Prostaglandinderivat verschrieben. Die Patientin wird als Notfall in einer Klinik aufgenommen, da sie kurzzeitig ohnmächtig geworden ist. Hämoglobin 6,7 g/dl (4 mmol/l). Die Patientin setzt schwarzen Stuhl ab. Die Frage nach Oberbauchschmerzen wird verneint. Endoskopisch wird eine Sickerblutung aus einem Ulcus ventriculi diagnostiziert, zusätzliche multiple Erosionen der Magenschleimhaut. Die Ulkusblutung wird durch Unterspritzung mit Suprarenin gestillt, gleichzeitig werden Volumensubstitution und eine Transfusion von Erythrozyten-Konzentraten durchgeführt. Anschließend wird eine Therapie mit einem H^+/K^+-ATPase-Inhibitor begonnen. Die endoskopische Kontrolle zeigt nach vier Wochen noch keine Heilung, wohl aber nach acht Wochen. Wegen der vorangegangenen lebensbedrohlichen Blutungskomplikation wird eine Langzeittherapie mit dem H^+/K^+-ATPase-Inhibitor eingeleitet. Die antiphlogistische Therapie wird wegen der schwer verlaufenden PCP nicht unterbrochen.

Epidemiologie

Da Magengeschwüre **häufig asymptomatisch** sind, ist die Angabe exakter epidemiologischer Daten schwierig. In den westeuropäischen Ländern muß mit einer Prävalenz von 0,2–0,3% gerechnet werden. Die jährliche Inzidenz liegt bei 40–50 Erkrankungen pro 100000 Einwohner. Anders als beim Ulcus duodeni sind Frauen und Männer gleich häufig betroffen, außerdem wird das Maximum der altersspezifischen Erkrankungshäufigkeit bereits in der Gruppe der 60- bis 65jährigen erreicht. Aus unbekannter Ursache weisen Verwandte ersten Grades von Ulkuspatienten, Träger der Blutgruppe 0 sowie Patienten, die die Blutgruppen-Antigene A und B nicht in den Speichel sezernieren, ein um ca. 50% erhöhtes Erkrankungsrisiko auf.

Ätiologie und Pathogenese

Bei der **Ätiologie** des Ulcus ventriculi sind die Helicobacter-pylori-induzierte Gastritis und die Einnahme von NSAID unabhängig voneinander die wichtigsten **exogenen Faktoren.**

Die folgenden Ausführungen sind eine Fortsetzung der Hypothesen zur Rolle von Helicobacter pylori in der Ätiopathogenese des Ulcus duodeni. Es wird angenommen, daß bei einem Teil der Patienten mit **Helicobacter-pylori-positiver** Gastritis die Intensität der Entzündung im Antrum zunimmt und schließlich einen atrophischen Verlauf nimmt. Hierdurch kommt es zum Untergang der G-Zellen mit konsekutiver Hypogastrinämie und Normalisierung oder gar Senkung der zuvor erhöhten Säuresekretion unter die Norm. Die intensive Gastritis führt zu lokalen Nekrosen, die sich als Ulzera zunächst im Antrum manifestieren, später, nach dem Fortschreiten der Entzündung in Richtung Kardia, auch im Korpus. Bei 70% der Patienten mit Ulcus ventriculi kann Helicobacter pylori in der Magenschleimhaut nachgewiesen werden.

Bei den Helicobacter-pylori-negativen Ulcera ventriculi, etwa 30% aller Fälle, sind offenbar **NSAID,** z.B. Acetylsalicylsäure, Indometacin von zentraler ätiologischer Bedeutung: Bei Patienten, die mit NSAID behandelt werden, liegt die Prävalenz des Ulcus ventriculi mit 13% ganz erheblich über der der Gesamtbevölkerung (0,3%). NSAID begünstigen die Ulkusgenese wahrscheinlich durch einen lokal toxischen Effekt. Zusätzlich hemmen sie die Cyclooxygenase und damit die Umwandlung essentieller Fettsäuren in protektive Prostaglandine. Ferner fördern NSAID die Bildung ulzerogener Entzündungsmediatoren (Leukotriene, platelet activating factor). Hierdurch kommt es zur gesteigerten Adhärenz von Leukozyten an die Kapillarwände der Magenschleimhautgefäße. Dadurch bilden sich „weiße Thromben", die zur lokalen Minderperfusion der Schleimhaut führen und sie gegenüber Säure und anderen luminalen Noxen empfindlich machen. Ein Zusammenhang des Magengeschwürs mit gleichzeitiger **Kortikosteroid**-Therapie ist dagegen unwahrscheinlich, solange diese Medikamente nicht länger als 30 Tage oder in einer Gesamtdosis von mehr als 1 g eingenommen werden.

Der Zusammenhang des **Rauchens** mit dem Magengeschwür ist unklar. Rauchen steigert die nächtliche Säuresekretion und korreliert dadurch eher mit dem Ulcus duodeni. **Alkohol** führt zu erosiven und hämorrhagischen Gastritiden, die Förderung der Entstehung von Ulcera ventriculi ist jedoch umstritten.

Unter den **endogenen** Faktoren spielt die Hypersekretion von **Magensäure** lediglich bei Patienten mit pylorusnahem Ulcus ventriculi oder mit gleichzeitigem Magen- und Zwölffingerdarmgeschwür eine Rolle. Dagegen ist bei Lokalisation des Ulkus im Korpus die Säuresekretion sogar vermindert, da durch begleitende entzündliche Veränderungen die Zahl der Parietalzellen abnimmt. Der **Gastrinspiegel** im Serum von Ulkuspatienten unterscheidet sich nicht von dem gesunder Kontrollpersonen. Da Säure- und **Pepsinsekretion** miteinander korrelieren, weisen Patienten mit Ulcus ventriculi meist eine normale Pepsinsekretion auf, deren indirekter Parameter der radioimmunologisch erfaßbare Pepsinogen-I-Spiegel im Serum ist. Auch die Synthese protektiv wirkender **Prostaglandine** in der Magenschleimhaut ist nicht vermindert, wohl dagegen die Sekretion von **epidermalem Wachstumsfaktor (EGF)** aus der Glandula parotis. Dieses Peptid fördert, wie sein in der Magenschleimhaut gebildetes Analogon **Transforming Growth Factor** α, die Reepithelialisierung von Schleimhautdefekten und hemmt die Säureproduktion der Parietalzellen. Auch **Motilitätsstörungen** werden als Ursache des Ulcus ventriculi diskutiert: Die Patienten weisen eine verzögerte Entleerung von festen Speisen aus dem Magen auf. Gleichzeitig liegt ein gesteigerter duodenogastraler Reflux vor, der die Magenschleimhaut vermehrt ulzerogenen Gallensäuren aussetzt. Ursache sind Störungen der Koordination der Motilität von Antrum und Duodenum. Schließlich werden auch **psychische Faktoren** und **Streß** als ulzerogen angesehen. Das Persönlichkeitsbild der Patienten weist ähnliche Besonderheiten auf wie das von Patienten mit Magengeschwür.

Die **Pathogenese** ist gekennzeichnet durch eine **Vorzugslokalisation** des Ulcus ventriculi an der kleinen Kurvatur im Antrum unmittelbar aboral vom Übergang in die Korpusschleimhaut. Eine klassische Lokalisation ist die auf der Angulus-Falte (siehe Abb. 11.3-4). In der säuresezernierenden Korpusschleimhaut sind Ulzera dagegen selten. Nahezu alle Patienten mit Ulcus ventriculi weisen endoskopisch entzündliche Veränderungen im Sinne einer **atrophischen Gastritis** der Antrumschleimhaut auf. Ulcera ventriculi können einzeln oder auch multipel und in Kombination mit Zwölffingerdarmgeschwüren auftreten. Der Durchmesser reicht von wenigen Millimetern bis zu über drei Zentimetern. Das **histologische** Bild entspricht dem einer fibrinoiden Nekrose, die die Muscularis mucosae durchbricht.

🅢 Symptome

Die **Beschwerden** von Patienten mit Ulcus ventriculi entsprechen denen von Patienten mit Zwölffingerdarmgeschwür. Bei Patienten, die mit NSAID behandelt werden, verlaufen bis zu 60% der Ulcera ventriculi asymptomatisch. Bei diesen Patienten ist ein erhöhtes Komplikationsrisiko erwiesen.

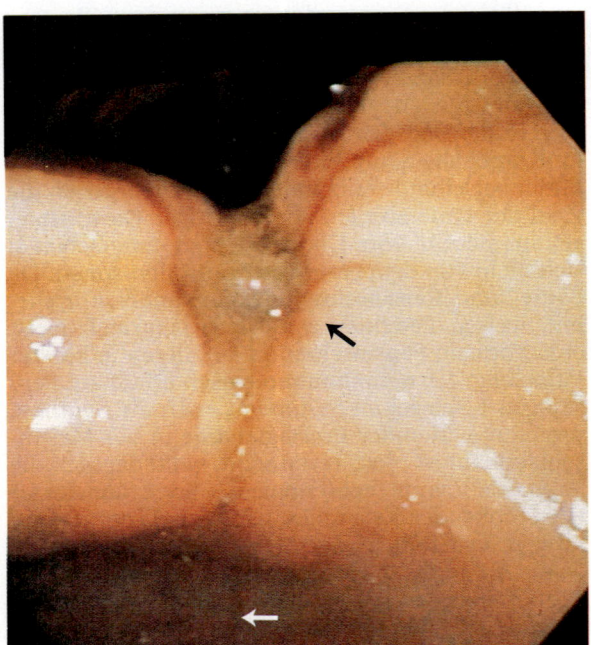

Abb. 11.3-4 Endoskopischer Aspekt eines Ulcus ventriculi auf der Angulusfalte (schwarzer Pfeil). Oberer Bildrand: Magenkorpus. Am unteren Bildrand (Blick ins Antrum) erkennt man den Pylorus (weißer Pfeil).

D Diagnostik

Anamnese: Die Erhebung einer genauen Medikamentenanamnese (NSAID?) ist wichtig. Fragen nach vorangegangenen Ulkusepisoden und nach Magengeschwüren bei nahen Verwandten können Anhaltspunkte geben. Die **körperliche Untersuchung** ist beim unkomplizierten Ulcus ventriculi ebenso unergiebig wie beim Zwölffingerdarmgeschwür.

Die **Labordiagnostik** kann eine Anämie als Zeichen der akuten oder chronischen Blutung zeigen. Die radioimmunologisch bestimmten Serumspiegel von Gastrin und Pepsinogen I sind meist normal. Sie sind daher ebenso entbehrlich wie die Magensekretionsanalyse, die nur selten eine gesteigerte Säuresekretion (präpylorische Ulcera ventriculi) zeigt.

Die **Sonographie** des Abdomens trägt zur Diagnose des Ulcus ventriculi lediglich den differentialdiagnostischen Ausschluß anderer abdomineller Ursachen des epigastrischen Schmerzes bei. Die **Gastroskopie** ist mit einer Sensitivität und Spezifität von 95% das Verfahren der Wahl. Der endoskopische Aspekt allein ermöglicht nicht die Differenzierung zwischen benignem Ulkus und Magenkarzinom oder -lymphom. Daher müssen aus einem Ulcus ventriculi zehn Biopsiepartikel unter endoskopischer Sicht entnommen werden, sieben vom Ulkusrand und drei aus dem Ulkusgrund. Entzündliche Veränderungen in der Umgebung eines Karzinoms können jedoch, wenn sie von der Biopsie erfaßt

werden, die Diagnose verschleiern und ein peptisches Ulkus vortäuschen. Aus diesem Grunde muß jeder Patient nach vier-, spätestens achtwöchiger Therapie eines Ulcus ventriculi erneut gastroskopiert werden. Falls das Geschwür nicht vollständig abgeheilt ist, müssen mindestens sechs weitere Biopsieartikel entnommen werden. Da auch ulzerierende Magenkarzinome unter einer Ulkustherapie eine gewisse Tendenz zur Epithelialisierung zeigen können, kann der Endoskopiker über die Dignität des Ulkus getäuscht werden. Es ist daher möglich, daß erst die histologische Beurteilung von Biopsiepartikeln nach acht- oder gar zwölfwöchiger Ulkustherapie die Diagnose eines Karzinoms ermöglicht.

Radiologische Verfahren: Die im Vergleich zur Endoskopie weniger sensitive Doppelkontrast-Darstellung des Magens hat ihre Berechtigung nur noch bei Patienten, die die Gastroskopie nicht tolerieren, oder ein erhöhtes Risiko für diese Untersuchung aufweisen.

Komplikationen

Blutungen und **Perforationen** sind bedrohliche Komplikationen des Magengeschwürs. Bei der Erstmanifestation des Ulcus ventriculi treten sie lediglich bei etwa 6% aller Patienten auf. Im Verlaufe chronisch rezidivierender Magengeschwüre wird jedoch lebenslang eine kumulative Komplikationsrate von etwa 20% beobachtet. Anders als beim Ulcus duodeni sind Blutungen häufiger als Perforationen; Männer sind häufiger betroffen als Frauen. Therapie mit NSAID ist der wichtigste Risikofaktor. Weitere Risikofaktoren sind Lebensalter über 60 Jahre, vorausgegangene Komplikationen der Ulkuskrankheit und Durchmesser des Geschwürs über 2 cm. Unterspritzung eines blutenden Ulcus ventriculi mit Suprarenin oder Fibrinkleber ist das endoskopische Mittel der Wahl, Perforationen werden durch Exzision, Übernähung oder Resektion versorgt, entsprechend dem Vorgehen bei Komplikationen des Ulcus duodeni (siehe dort). Prophylaktisch wird eine Dauertherapie mit Säureblockern oder die Eradikation von Helicobacter pylori ausgeschlossen.

▼ Therapie

Für die Therapie des Ulcus ventriculi gilt: ambulante Therapie, keine Bettruhe, keine spezifische Diät, Nikotinabstinenz, nach Möglichkeit Beendigung einer antiphlogistischen Therapie, Abbau von Streß.

Die **medikamentöse Behandlung** steht ganz im Vordergrund. Hierfür können dieselben Substanzen eingesetzt werden, deren Pharmakologie bereits beim Ulcus duodeni besprochen wurde. Obwohl in der Ätiologie des Ulcus ventriculi die Hypersekretion von Säure weit weniger bedeutend ist als beim Ulcus duodeni, sind säurehemmende Pharmaka den übrigen Substanzklassen (Antazida, filmbildende und mukosaprotektive Substanzen) überlegen.

Unter den säurehemmenden Pharmaka nehmen H^+/K^+-ATPase-Inhibitoren den ersten Platz ein, weil mit ihnen, vor allem nach Verdoppelung der für die Therapie des Ulcus duodeni gebräuchlichen Dosis auf z. B. 40 mg/d Omeprazol, eine schnellere Heilung und Schmerzbefreiung zu erzielen ist als mit H_2-Rezeptorantagonisten. Die Standardtherapiedauer beträgt 8 Wochen. Danach ist eine endoskopische Kontrolle mit Biopsie obligat. Bei 80–90% der Patienten ist das Geschwür nach dieser Zeit geheilt, und die Therapie wird beendet. Zusätzliche Verabreichung von Antazida beschleunigt die Heilung nicht. Die Heilung von Ulcera ventriculi durch H^+/K^+-ATPase-Inhibitoren wird durch eine fortgesetzte NSAID-Therapie nicht verzögert, wohl dagegen die Heilung durch H_2-Rezeptorantagonisten.

Sucralfat ist als Medikament zweiter Wahl in dieser Indikation zu nennen (8-Wochen-Heilungsraten 70–80%). Dagegen können Antazida und Antimuskarinika zur Therapie des Ulcus ventriculi nicht mehr empfohlen werden. Antazida sind allenfalls in Tagesdosen mit einer Pufferkapazität von 400–600 mval wirksam. Die schwach antisekretorischen Antimuskarinika werden von H^+/K^+-ATPase-Inhibitoren und H_2-Rezeptorantagonisten deutlich übertroffen. Fortbestehende Schmerzen trotz Ulkusheilung haben andere Ursachen (siehe Tab. 11.3-2) und werden durch Säureblocker nicht gebessert.

Nach acht- bis zwölfwöchiger, zuverlässig befolgter Therapie sind 10% bis 15% aller Magengeschwüre noch nicht geheilt. Die Behandlung dieser **therapierefraktären Ulzera** wird zunächst durch eine Verdoppelung der Dosis des H^+/K^+-ATPase-Inhibitors bzw. des H_2-Rezeptorantagonisten angestrebt. Die Kombination von Antimuskarinika, Antazida oder Filmbildnern mit H_2-Rezeptorantagonisten ist nicht wirksamer als die letzteren allein. Kann mit der doppelten Dosis eines H_2-Rezeptorantagonisten keine Heilung erzielt werden, sollte in jedem Fall auf einen H^+/K^+-ATPase-Inhibitor umgestellt werden. Versagt auch dieser, ist wegen der Gefahr eines als peptisches Ulkus fehlgedeuteten Karzinoms die Indikation zur Resektion gegeben. Abgesehen von diesem Verlauf sind **chirurgische Verfahren** in der Therapie der unkomplizierten Erstmanifestation des Ulcus ventriculi bedeutungslos.

Verlauf und Prognose

Ulcera ventriculi haben eine hohe Spontanheilungsrate unter Verabreichung von Plazebo (45% in acht Wochen), die durch adäquate Therapie im gleichen Zeitraum auf 85–90% gesteigert wird. Therapie mit Säureblockern, Antazida, Filmbildnern oder Protektiva hat jedoch keinen Einfluß auf den natürlichen **Verlauf** der Ulkuskrankheit, der chronisch-rezidivierend ist: Innerhalb des ersten Jahres nach Heilung und Beendigung der Therapie erleiden 60–70% der Patienten ein oder mehrere Rezidive. Diese sind häufiger asymptomatisch als die Erst-manifestation. Sie werden durch folgende Risikofaktoren begünstigt: männliches Geschlecht, höheres Lebensalter, Therapie mit NSAID, zusätzliche Erkrankungen (siehe Tab. 11.3-3), vor allem jedoch Helicobacter pylori. Bei Patienten mit den genannten Risikofaktoren kann die Rezidivrate durch medikamentöse Prophylaxe deutlich reduziert werden. Als Indikation gelten, wie beim Ulcus duodeni, zwei oder mehr unkomplizierte Rezidive pro Jahr oder eine Ulkuskomplikation. Wie bei der Rezidivprophylaxe des Ulcus duodeni konkurrieren Säureblocker mit der Eradikation von Helicobacter pylori.

Zur Prophylaxe rezidivierender Ulcera ventriculi können H_2-Rezeptorantagonisten zur Nacht mit 50% der Dosis verabreicht werden, die zur initialen Heilung erforderlich ist. Mit der Zulassung von H^+/K^+-ATPase-Inhibitoren für diese Indikation ist in absehbarer Zeit zu rechnen. Es ist wichtig, dem nach der Ulkusheilung beschwerdefreien Patienten die Bedeutung der konsequenten Fortsetzung der säurehemmenden Medikation klarzumachen. Darunter wird die jährliche Rezidivrate auf etwa 15–20% reduziert. Eine solche Prophylaxe sollte zunächst über ein bis zwei Jahre kontinuierlich erfolgen. Die Rezidivrate scheint jedoch nach Absetzen dieser Medikation ähnlich hoch zu sein wie nach Beendigung der initialen Ulkusheilung, wahrscheinlich deshalb, weil säurehemmende Pharmaka die Helicobacter-pylori-induzierte Gastritis nicht heilen.

Als Alternative bietet sich daher zunehmend die Eradikation von Helicobacter pylori an. Da im Gegensatz zum Zwölffingerdarmgeschwür 30% der Ulcera ventriculi Helicobacter-pylori-negativ sind, sollte vor einem Eradikationsversuch immer ein bioptisch-histologischer Keimnachweis vorliegen. Dieser ist auch zur Kontrolle des Eradikationserfolgs mindestens vier Wochen nach Therapieende zu fordern. Analog zur Rezidivprophylaxe des Ulcus duodeni kommen antibiotische Dreifachkombinationen (Wismut-Subsalizylat, Tetracyclin und/oder Ampicillin mit Metronidazol) in Betracht oder die Kombination von hochdosierten H^+/K^+-ATPase-Inhibitoren (z. B. $1 \times 80–120$ mg/d Omeprazol für 14 Tage) mit Amoxicillin (2×1 g/d). Jüngste Studien berichten unter diesen Therapieschemata über Eradikationsraten bis zu 90% und über jährliche Rezidivraten von 5% nach gelungener Keimeradikation. Bis zur Bestätigung dieser ersten Studienergebnisse unter Praxisbedingungen und bis zur Etablierung allgemein akzeptierter Therapieschemata für die Eradikation ist die säurehemmende Langzeittherapie ein sicheres und sinnvolles Konzept für die Rezidivprophylaxe.

Bei NSAID-induzierten Ulcera ventriculi spielt Helicobacter pylori keine wesentliche Rolle, so daß eine Eradikation zur Rezidivprophylaxe nicht sinnvoll ist. In dieser Indikation sind säurehemmende Dosen von Prostaglandinderivaten (z. B. 4×200 μg/d Misoprostol) effektiver als H_2-Rezeptorantagonisten. Signifikante Senkung von Komplikationen und Mortalität der NSAID-Ulzera ist jedoch bislang durch kein prophylaktisches Regime bewiesen worden, so daß eine generelle Ulkusprophylaxe bei diesen Patienten nicht indiziert erscheint.

Patienten, bei denen während oder nach einer adäquaten Prophylaxe immer wieder Rezidive auftreten, die eine medikamentöse Langzeittherapie oder eine Eradikation von Helicobacter pylori ablehnen oder Nebenwirkungen dieser Therapieformen erleiden oder bei denen es zu Ulkuskomplikationen gekommen ist, sollten einer **chirurgischen Prophylaxe** zugeführt werden. Diese besteht aus einer distalen Magenresektion, üblicherweise mit einer Billroth-I-Anastomose. Eine zusätzliche Vagotomie ist nicht sinnvoll, da ihre Ergebnisse beim Magengeschwür deutlich schlechter als beim Ulcus duodeni sind. Auch nach chirurgischer Prophylaxe können Rezidive auftreten, mit etwa 5% innerhalb von 5 Jahren ist die Rate jedoch geringer als unter konservativer Therapie. Falls ein Rezidivulkus unter medikamentöser Therapie nicht heilt, kann eine Nachresektion erforderlich werden.

Die **Prognose** des Magengeschwürs ist günstig. In der Bundesrepublik Deutschland liegt die jährliche Mortalität bei 6 pro 100 000 Einwohnern. Tödliche Komplikationen werden überwiegend bei Patienten beobachtet, die über 70 Jahre alt sind. Bei Männern ist die Mortalität der Ulkuskrankheit doppelt so hoch wie bei Frauen.

Differentialdiagnose

Da das häufigste Symptom des Magengeschwürs der epigastrische Schmerz ist, müssen neben dem Ulcus duodeni zahlreiche Differentialdiagnosen bedacht werden (siehe Tab. 11.3-2). Nach Ausschluß organischer Schmerzursachen muß an das Vorliegen einer „Non-ulcer Dyspepsia" (Reizmagen; siehe Kap. 11.3.3) gedacht werden.

Literatur

– Bayerdörffer E. et al.: High dose omeprazole treatment combined with amoxicillin eradicates Helicobacter pylori. Europ. J. Gastroenterol. Hepatol. 4 (1992), 697–702.
– Blaser, M. J.: Hypotheses on the pathogenesis and natural history of Helicobacter pylori-induced inflammation. Gastroenterology 102 (1992), 720–727.
– Graham, D. Y. et al.: Effect of treatment of Helicobacter pylori infection on the long-term recurrence of gastric or duodenal ulcer. Ann. intern. Med. 116 (1992), 705–708.
– Laine, L.: Eradication of Helicobacter pylori reduces gastric and duodenal ulcer recurrence. Gastroenterology 103 (1992), 1695–1696.
– Schwizer, W., D. Vouillamoz, et al.: Peptische Läsionen. Fortschrittsbericht des Jahres 1991. Therapiewoche Schweiz 8 (1992), 199–219.

11.3.3 Reizmagen

M. CLASSEN

Als Reizmagen (non-ulcer dyspepsia) bezeichnet man Beschwerden im mittleren Oberbauch, denen ein objektiver organischer Befund nicht zugeordnet werden kann. Der Patient klagt über Völlegefühl, Druck oder Krampf im Epigastrium, gelegentlich vergesellschaftet mit Inappetenz, Übelkeit, Aufstoßen und sogar Erbrechen. Neuerdings werden eine Infektion der Magenmukosa mit Helicobacter pylori und ein Zusammenhang mit der chronisch-aktiven Gastritis (siehe Kap. 11.3.1) diskutiert. Unabhängig davon sind bei manchen Patienten psychogene Ursachen wahrscheinlich. In einigen Fällen sind Intoleranzen oder Allergien gegen Nahrungsmittel zu vermuten oder sicher zu eruieren. Organische Befunde (Morphologie, Funktion) fehlen in aller Regel oder sind nicht erkennbar.

Epidemiologie

Bei 30–50% der Patienten, die den Internisten wegen „Magenbeschwerden" aufsuchen, werden keine organischen Befunde erhoben.

Ätiologie und Pathogenese

Bei einigen Patienten mit Reizmagen wurden eine Besiedlung der Antrummukosa des Magens mit Helicobacter pylori und eine chronisch-aktive Gastritis nachgewiesen.

Als weitere Ursachen werden **Nahrungsmittelintoleranzen** angegeben, häufig gegen Kaffee, scharfe Gewürze und Fette. Hinzu kommt die Möglichkeit einer **Nahrungsmittelallergie,** häufig gegen Milch und Milchprodukte, Früchte, Ei, Meerestiere und Gemüse.

Bei manchen Patienten bestehen Zusammenhänge mit endogener oder reaktiver Depression sowie Konfliktsituationen.

🅢 Symptome

Typisch sind: Schmerzen im Epigastrium, die als Völlegefühl, Druck, Brennen, Krampf, Inappetenz, Übelkeit, „Stein im Magen" und Erbrechen geschildert werden. Kombinationen dieser Symptome sind beliebig und häufig; anhand der Leitsymptome kann man sie oft einem Ulkustyp, einem Motilitätsstörungstyp oder einem Refluxtyp zuordnen (siehe Abb. 11.3-5).

Zeichen des gestörten Vegetativums können sein: Ermüdbarkeit, Konzentrationsschwäche, Migräne, Schwindel, Schlafstörungen, Dermographismus, Flush, Schweißneigung, feuchte Hände, respiratorische Arrhythmie, Blutdrucklabilität und Kollapsbereitschaft. Die enge Verflechtung von psychischen und vegetativen Symptomen hat zu der Bezeichnung **psychovegetatives Syndrom** geführt.

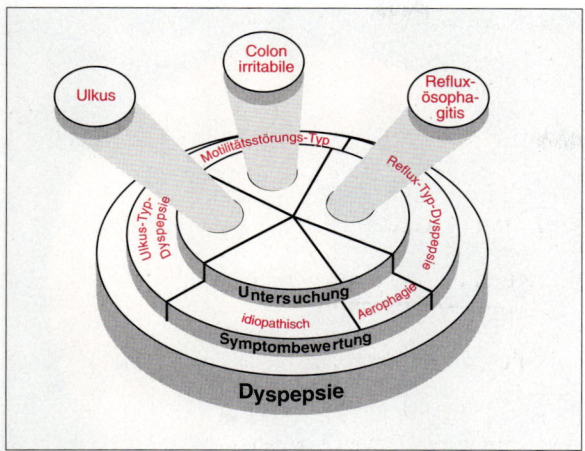

Abb. 11.3-5 Aufgliederung des Dyspepsie-Syndroms (nach Rösch).

D Diagnostik

Von entscheidender Bedeutung ist die exakte Anamnese über Art und Auftreten der Symptome, diätetische Gewohnheiten, Lebensumstände, Konfliktsituationen und Psyche.

Bei über 3–4 Wochen persistierenden Beschwerden muß die Diagnostik zum Ausschluß organischer und funktioneller Störungen geführt werden. Ultrasonographie des Abdomens und Ösophago-Gastro-Duodenoskopie (ÖGD), ergänzt durch die Biopsie mit histologischer und/oder bakteriologischer Suche nach Helicobacter pylori reichen meist aus. Selten werden Sekretionsanalyse des Magens, gegebenenfalls ergänzt durch Röntgenuntersuchung, 24-Stunden-pH-Metrie im terminalen Ösophagus und Entleerungsszintigramm mit Technetium-markiertem Nahrungsbrei zum Ausschluß einer organischen Störung nötig sein.

Der Nachweis einer **gastrointestinalen Nahrungsmittelallergie** ist schwierig und nicht unumstritten. In der Regel darf eine Überempfindlichkeit gegen bestimmte Nahrungsmittel als sicher bezeichnet werden, wenn gleichzeitig extraintestinale Manifestationen, wie Urtikaria, Quincke-Ödem, Konjunktivitis, Schnupfen, Asthma, Migräne oder Gelenkschmerzen, auftreten. Der Nachweis erfolgt durch Karenz- und Reexpositionsversuche mit dem vermuteten Allergen. Ein positiver Hauttest (Prick-Technik) weist aber lediglich die Gegenwart von Antikörpern und nicht unbedingt die einer klinisch relevanten Nahrungsmittelüberempfindlichkeit nach. In-vitro-Nachweise von allergenspezifischem IgE im Serum werden empfohlen (RAST, ELISA).

▼ Therapie

Viele Patienten werden durch das ausführliche ärztliche Gespräch mit der Orientierung über die Harmlosigkeit der Beschwerden beruhigt und fühlen sich besser. Beschwerden im Rahmen einer Helicobac-

ter-assoziierten Gastritis können durch eine geeignete Therapie beseitigt werden.

Die diätetische Beratung berücksichtigt offensichtliche Intoleranzen und Allergien. Kaffee, scharfe Gewürze, blähende Speisen sollten zeitweilig, Allergene vollständig eliminiert werden.

Weitere medikamentöse Maßnahmen sind empirisch, sollten jedoch an den Leitsymptomen orientiert werden: Spasmolytika (Buscopan®, Duspatal®), Medikamente zur Beschleunigung der Magenentleerung (Metoclopramid®, Motilium®, Propulsin®) oder Säurehemmer und Antazida. Vegetative Störungen werden mit Belergal®, gegebenenfalls (intermittierend) mit Psychopharmaka behandelt. Von entscheidender Bedeutung ist das ärztliche Gespräch, in dem der Patient Rat und Hilfe erfährt. Bei Psychosen muß der Psychiater zugezogen werden.

Differentialdiagnose

Ausgeschlossen werden alle Erkrankungen des Magens, der terminalen Speiseröhre, des Zwölffingerdarms und deren Nachbarorganen. Systemische Erkrankungen wie Kollagenosen, Stoffwechselerkrankungen (Gastropathie bei Diabetes mellitus), endokrine Erkrankungen, wie z.B. exzessive Hyperchlorhydrie durch Hypergastrinämie bei Gastrinom, Karzinoid, Hypo-/Hyperthyreose und Hyperparathyroidismus sind zu nennen.

Die derzeitige Definition des Reizmagens umfaßt offensichtlich eine Sammlung unterschiedlicher organischer, vegetativer und psychischer Störungen, die künftig durch verbesserte Diagnostik eindeutiger definiert, diagnostiziert und behandelt werden können.

11.3.4 Magentumoren

M. CLASSEN

In Sektionsstatistiken werden gutartige Magentumoren in 0,3–1% gefunden. Wesentlich mehr als die Hälfte der benignen Magentumoren nehmen vom Epithel, der Rest vom Mesenchym ihren Ausgang. Als Polyp bezeichnet man jede umschriebene Vorwölbung des Magens ohne Rücksicht auf Abstammung, Dignität und Größe. Die Bedeutung der benignen Magentumoren besteht im wesentlichen in den gelegentlich vorkommenden Beschwerden und Komplikationen sowie in der möglichen Entartung.

Das Karzinoid steht zwischen den benignen und malignen Tumoren, es kann endokrin aktiv sein. Beim Magenkarzinom unterscheidet man histologisch den intestinalen vom diffusen Typ. Gewichtsabnahme und Leibschmerzen sind die häufigsten Beschwerden. Die Diagnose wird morphologisch (Endoskopie – Biopsie – Histologie) gestellt, die Therapie ist chirurgisch; die Chemo- und Strahlentherapie spielen für die Palliation eine Rolle.

Das „Frühkarzinom" ist auf Mukosa und Submukosa beschränkt. Nur bei 5–30% der Patienten wird ein Frühkarzinom diagnostiziert und operativ behandelt. Die 5-Jahres-Überlebensrate beträgt 90%. Beim fortgeschrittenen Krebs beträgt sie 20%, höchstens 30%. Etwa 3% der malignen Magentumoren sind Lymphome, zumeist sekundäre Non-Hogdkin-Lymphome.

11.3.4.1 Benigne Tumoren

Zur Unterscheidung der benignen Tumoren siehe Tabelle 11.3-5.

Tab. 11.3-5 Klassifikation der epithelialen und der mesenchymalen Tumoren

benigne epitheliale Magentumoren
▶ Hyperplasie
▶ hyperplasiogener Polyp
▶ Adenom
▶ flaches Adenom (früher: borderline lesion)

mesenchymale Tumoren und Heterotopien
▶ Leiomyom
▶ Neurinom
▶ Neurolemmom
▶ Neurofibrom
▶ Lipom
▶ Glomustumor
▶ heterotopes Pankreas

Definition

Bei den epithelialen Tumoren handelt es sich um
▶ fokale Hyperplasien der Schleimhaut,
▶ den magentypischen hyperplasiogenen Polyp (siehe Abb. 11.3-6), der neben hyperplastischen auch adenomähnliche Strukturen aufweist,
▶ das Adenom des Magens – eine echte Neoplasie –, das selten ist,
▶ das flache Adenom mit schwerer Dysplasie, das eine präkanzeröse Läsion ist und den Übergang zum Frühkarzinom darstellt,
▶ Polypen im Rahmen des Peutz-Jeghers-Syndroms,
▶ das Karzinoid, das seine Nachbarschaft nicht durch Infiltration destruiert, jedoch in die regionalen Lymphknoten und die Leber metastasiert,
▶ sogenannte Hamartome, eine Fehlkomposition der Schleimhaut mit typischer baumartiger Verästelung der Muscularis mucosae; man findet sie im gesamten Verdauungstrakt. Typisch ist die periorale Überpigmentierung bei diesen Patienten,
▶ die häufig in Vielzahl auftretenden Drüsenkörperzysten (siehe Abb. 11.3-7), zystische Erweiterungen der Korpusdrüsen, die nach Stimulation der Magensekretion anschwellen.
Alle genannten epithelialen Polypen können in der Mehrzahl auftreten. Ganz allgemein spricht man

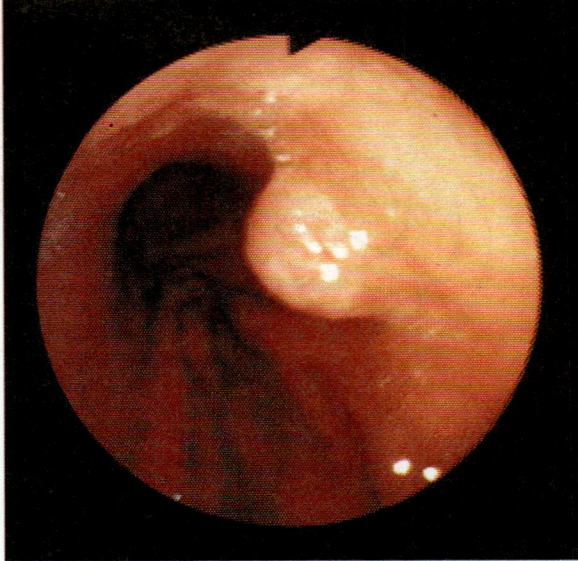

Abb. 11.3-6 Kleiner hyperplastischer Magenpolyp im Magenkorpus.

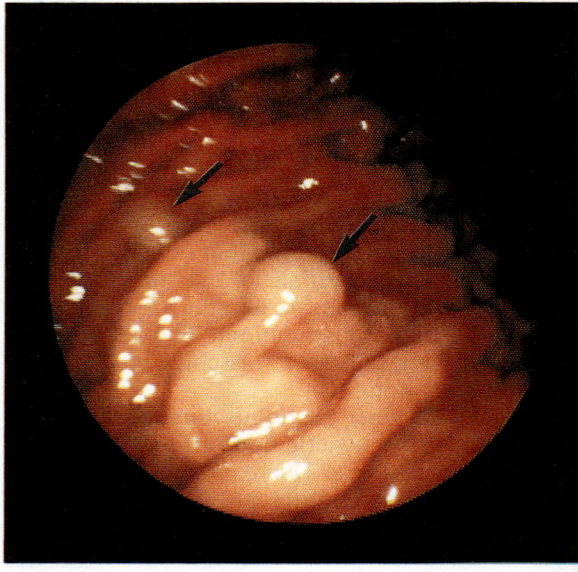

Abb. 11.3-7 Multiple kleine Polypen an der großen Kurvatur des Magenkorpus, die Drüsenkörperzysten (Pfeile) entsprechen.

erst dann von einer **Polypose,** wenn mehr als 50 Polypen im Magen zu finden sind, sonst von multiplen Polypen.
Drüsenkörperzysten kommen oft, hyperplasiogene Polypen gelegentlich als Polyposis vor: Das Peutz-Jeghers-Syndrom, das Cronkhite-Canada-Syndrom (zystische Drüsenerweiterwrung, entzündliche Infiltration, gastrointestinaler Verlust von Eiweiß) und das Gardner-Syndrom (gastrointestinale Adenomatose und Osteome) sind extrem seltene Polyposisformen des Gastrointestinaltrakts.

Mesenchymale Tumoren nehmen ihren Ausgang von den submukös gelegenen Wandschichten des Magens, sind meist flach, selten halbkugelförmig oder gestielt und von normaler Schleimhaut überzogen. Es handelt sich um **Leiomyome, Neurinome**, besonders häufig um Mischtumoren, wie **Myofibrome** oder **Neurofibrome**. Als typisch gilt eine zentrale Nekrose des Tumors durch schlechte Blutversorgung.

Ein seltener benigner Magentumor ist das **Pseudolymphom** (lymphoretikuläre Hyperplasie), das 0,2% aller Magentumoren ausmacht. Alle Wandschichten können befallen sein. Die Abgrenzung gegenüber den echten Lymphomen ist schwierig, endoskopisch sieht man neben einer umschriebenen Verdickung der Magenwand Erosionen und Ulzerationen.

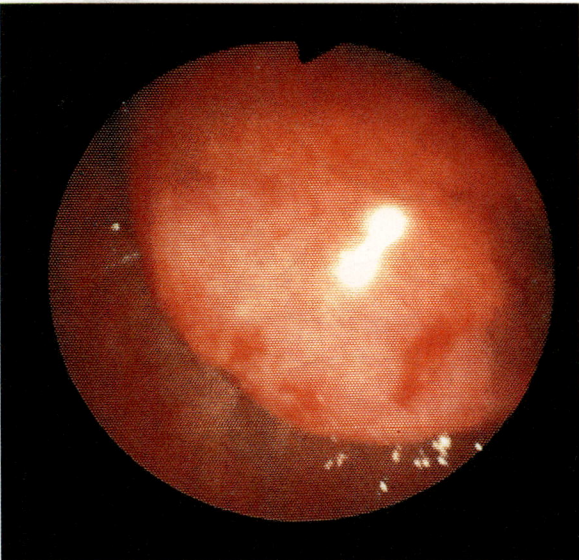

Abb. 11.3-8 Endoskopisches Bild eines submukösen Magentumors: der Tumor stellt sich als eine von glatter Schleimhaut überzogene, kugelige Raumforderung dar.

S Symptome

Gutartige Magentumoren rufen keine Beschwerden hervor, wenn sie nicht die physiologischen Engen verschließen oder durch ihre Größe oder Komplikationen (Ulzeration, Blutung) symptomatisch werden. Chronische Sickerblutungen rufen eine **Eisenmangelanämie** hervor.

D Diagnostik

Morphologische Untersuchungen (Endoskopie [siehe Abb. 11.3-8], Biopsie, Histologie) sind für die Diagnostik entscheidend. Multiple Zangenbiopsien reichen für die suffiziente histologische Diagnose aus, nur in Zweifelsfällen ist eine Großpartikelbiopsie mit der elektrischen Schlinge erforderlich. Bei submukösen Tumoren muß das darüberliegende kleine Schleimhautareal mit der Schlinge abgetragen werden, damit das relevante Gewebe in der Tiefe mit der Zange erreicht werden kann (sogenannte „Knopflochbiopsie"). Mit Hilfe der **Endosonographie** kann die Ursprungsschicht des Tumors (Submukosa, Subserosa) identifizert werden (siehe Abb. 11.3-9). **Röntgenologisch** werden Magenpolypen am besten mit Doppelkontrast (Barium – Luft) und dosierter Kompression dargestellt. Ein zentraler Nabel spricht für das Vorliegen eines mesenchymalen Polypen. Meistens werden Magenpolypen zufällig entdeckt.

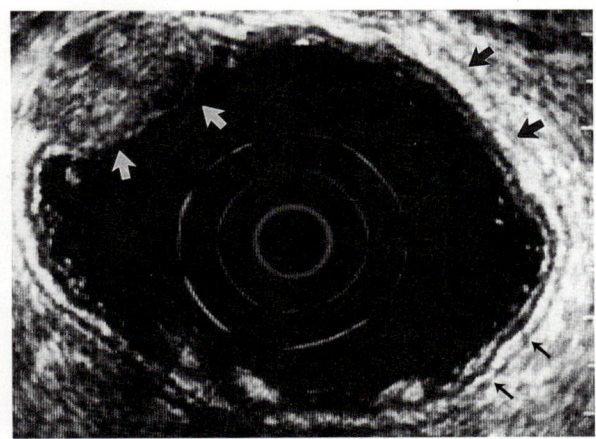

Abb. 11.3-9 Endosonographisches Bild eines Leiomyoms des Magens (schwarze Pfeile); die normale Magenwand (schwarze Pfeile) ist in ihrer Schichtung endosonographisch darzustellen; sie verdickt sich an der Stelle des Tumors zu einer kugeligen Raumforderung mit homogener Echostruktur.

T Therapie

Die Therapie gutartiger Magentumoren ist von der pathologisch-anatomischen Diagnose, der Größe des Tumors und der Gefahr von Komplikationen abhängig:

▶ Präkanzeröse Läsionen, wie das flache Adenom mit schwerer Dysplasie, müssen vollständig endoskopisch oder chirurgisch entfernt werden (siehe Abb. 11.3-10). Auch das Adenom sollte vollständig abgetragen werden. Regelmäßige endoskopische Nachbeobachtungen sind in beiden Fällen erforderlich.

▶ Große mesenchymale Tumoren (über 2–3 cm Durchmesser), vor allem mit zentraler Ulzeration, sollten wegen der Blutungs- und Perforationsgefahr bei der endoskopischen Polypektomie chirurgisch entfernt werden.

▶ Drüsenkörperzysten und fokale Hyperplasien bedürfen keiner Therapie.

▶ Schwere Blutungen, vor allem aus großen mesenchymalen Polypen, sind selten, der Versuch einer endoskopischen Blutstillung (Unterspritzung mit vasokonstringierender Noradrenalin-Lösung, Laser) wird im Rahmen der Notfallendoskopie unternommen.

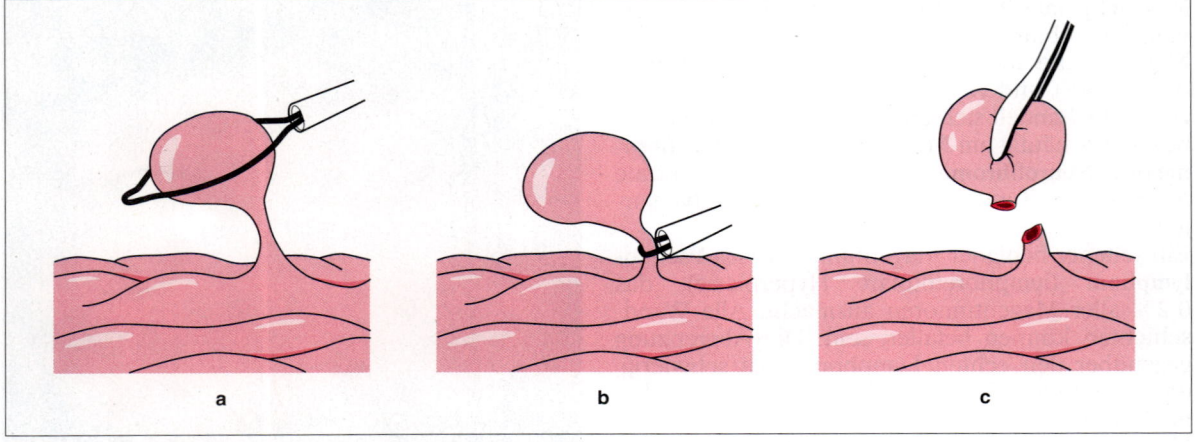
▲

Abb. 11.3-10   Schematische Darstellung der endoskopischen Polypektomie mit der Hochfrequenz-Diathermieschlinge und anschließender Bergung mit einer Faßzange.

Komplikationen

Gestielte Polypen in der Nähe von Kardia und Pylorus können zu akuter Obstruktion Anlaß geben. Von einer **malignen Entartung** sind in erster Linie die Adenome – insbesondere bei Vorliegen von schweren Dysplasien – bedroht, die maligne Potenz der hyperplasiogenen Polypen ist umstritten.

Verlauf und Prognose

Innerhalb von 5 Jahren rezidivieren 5% der Magenpolypen am Ort der Abtragung. Ob der hyperplasiogene Polyp einen Indikator für die Entwicklung eines Magenkarzinoms darstellt, wird kontrovers beurteilt.

11.3.4.2   Magenkarzinom

Definition

Beim Magenkarzinom handelt es sich um ein epitheliales Malignom, das nach der histologischen Klassifikation der WHO in Adenokarzinom, adenomuzinöses Karzinom, Plattenepithelkarzinom, undifferenziertes und nicht klassifizierbares Karzinom eingeteilt wird. Von **prognostischer Bedeutung** ist die histologische Einteilung in einen Intestinalzelltyp und einen diffusen Typ (nach Laurèn). Aus Gründen der Vergleichbarkeit ist die Anwendung der TNM-Klassifikation empfehlenswert (siehe Tab. 11.3-6). Das Frühkarzinom ist auf Mukosa und Submukosa begrenzt, es infiltriert die Muscularis propria nicht. Die japanische Klassifizierung des Frühkarzinoms hat zu einer Verbesserung der endoskopischen Diagnostik geführt (siehe Abb. 11.3-11).

Tab. 11.3-6   TNM-Klassifikationen des Magenkarzinoms

Primärtumor (T)
T_1 Tumor auf Mukosa/Submukosa beschränkt
T_2 Tumor bis Serosa reichend
T_3 Tumor durchbricht Serosa; Nachbarorgane frei
T_4 Tumorbefall auch der Nachbarorgane

Lymphknotenbeteiligung (N)
N_0 regionale Lymphknoten frei
N_1 regionaler Lymphknotenbefall; < 3 cm vom Tumor entfernt
N_2 regionaler Lymphknotenbefall; > 3 cm vom Tumor entfernt
N_3 disseminierter intraabdominaler Lymphknotenbefall

Fernmetastasen (M)
M_0 keine Fernmetastasen
M_1 Fernmetastasen gesichert

Kasuistik

Eine 36jährige Krankenschwester kommt zur Klärung von seit 12 Monaten bestehenden Magenbeschwerden. Gewichtsabnahme von 2 kg und rezidivierenden Teerstühlen. Die **körperliche Untersuchung** ist unauffällig. Das Vorliegen eines blutenden peptischen Ulkus wird vermutet. Eine endoskopische oder röntgenologische Untersuchung erfolgt nicht. Die Beschwerden bessern sich trotz Gabe von Antazida und H_2-Blockern nicht.
Pathologische **Laborbefunde** sind: Hämoglobin 10,2 g/dl (6,12 mmol/l), Eisen 50 µg/dl (9 µmol/l), Haptoglobin 403 mg/dl, LDH 232 U/l. Bei einer **Gastroskopie** wird ein kleines tiefes Ulkus in einem starren Pyloruskanal entdeckt. Die **histologische Untersuchung** von Probebiopsien aus dem Ulkusrand ergibt ein Siegelringzellkarzinom vom diffusen Typ. Im **Oberbauchsonogramm** fallen im Bereich des Pankreaskopfes und um die vergrößerte Magenkarde mehrere 2–4 cm große, echoarme Areale auf, die vergrößerten Lymphknoten entsprechen. Durch die **Endosonographie** werden im distalen Magenantrum semizirkuläre, zum Pylorus hin zirkuläre Wandverdickungen auf 1,5 cm und zahlreiche vergrößerte Lymphknoten paragastrisch und paraaortal gesehen. Eine **radiologische Un-**

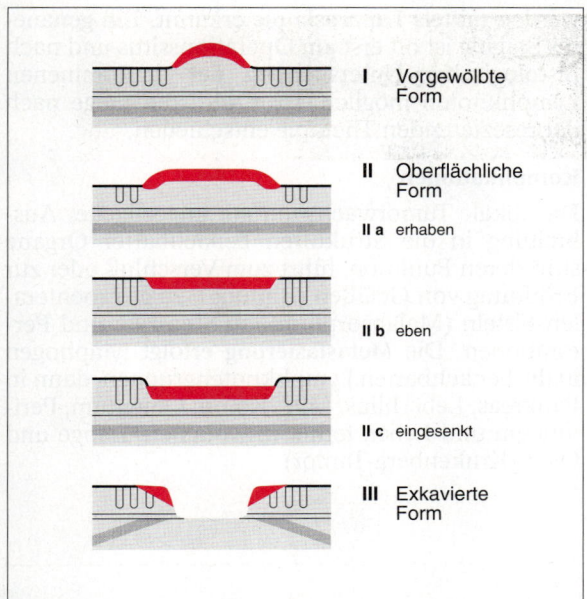

I   Vorgewölbte Form

II   Oberflächliche Form

II a   erhaben

II b   eben

II c   eingesenkt

III   Exkavierte Form

Abb. 11.3-11   Klassifikation des Magenfrühkarzinoms (Empfehlung der Japanischen Gesellschaft für Gastrointestinale Endoskopie). Karzinomatöses Gewebe ist rot gezeichnet.

tersuchung der Lungen ergibt beidseits vergrößerte Hili, Streifenvermehrung im rechten Unter- und linken Oberlappen der Lunge.

Nachdem die **Diagnose** eines Siegelringzellkarzinoms des Pylorus mit Lymphknotenmetastasen und einer Lymphangiosis carcinomatosa ($T_4N_2M_1$) der Lunge gestellt ist, wird eine **systemische Chemotherapie** mit Leucovorin®, Etoposid und Fluorouracil begonnen. Im vorliegenden Fall hätte eine endoskopische Untersuchung vor 12 Monaten nicht nur eine frühzeitige Diagnose, sondern auch eine bessere Prognose zur Folge gehabt. Die „fatale Pause" zwischen Beschwerdebeginn und definitiver Diagnose ist ein wichtiger Parameter für die Prognose.

Epidemiologie

Es bestehen große globale und regionale Unterschiede. Besonders häufiges Auftreten registriert man in China und Japan. In Japan 46,7 Todesfälle pro 100000 Einwohner pro Jahr, in der Bundesrepublik 20,8. In den westlichen Ländern nimmt der Magenkrebs kontinuierlich ab, so daß 1975 das Kolonkarzinom den Magenkrebs als häufigsten malignen Tumor des Verdauungstrakts abgelöst hat.

Ätiologie und Pathogenese

Sowohl ethnische Unterschiede spielen eine Rolle als auch Eßgewohnheiten, Trinkwasserqualität, Rauchen und Alkoholkonsum. Bei japanischen Emigranten in den USA sinkt die Inzidenz des Magenkarzinoms, bei deren Kindern unterscheidet sie sich nicht mehr von der Gesamtbevölkerung. Der Nitrosamingehalt der Nahrung und die Produktion

von Nitrosaminen durch Bakterien im Magen, insbesondere durch Helicobacter pylori, werden als Ursache oder als Kofaktor diskutiert. Als Präkanzerose gilt das Adenom, insbesondere das flache Adenom mit schwerer Dysplasie. Als Risikokonditionen sind im Gespräch: die chronisch-atrophische Gastritis Typ A, der Morbus Ménétrier, der hyperplasiogene Polyp (?) und der resezierte Magen (Z. n. Billroth-II-Operation). Das benigne Magenulkus gilt nicht als Risikofaktor.

S Symptome

Die Symptome des Magenkarzinoms sind uncharakteristisch. Gewichtsabnahme (85%), Leibschmerzen (70%), Erbrechen (40%) und allgemeine Symptome, wie Übelkeit, Völlegefühl, Fieber, das Bewußtsein, „einen Magen zu haben", Abneigung gegen Speisen bis hin zu Hämatemesis (6%) und raschem Sättigungsgefühl (5%) werden geklagt. Die Obstruktion der physiologischen Engen des Magens bewirkt eine Dysphagie im Falle des Kardiakarzinoms bzw. eine Entleerungsstörung mit Erbrechen bei maligner Pylorusstenose. Die Eisenmangelanämie ist verantwortlich für Müdigkeit und Schwäche. Auch das sogenannte „Frühkarzinom" geht bei der Mehrzahl der Patienten mit Beschwerden wie Gewichtsabnahme, Nüchternschmerz, Völlegefühl, Anorexie und Erbrechen sowie Magenblutung (25%) einher.

D Diagnostik

Eine frühzeitige Klärung mit Hilfe der **Endoskopie** ist immer anzustreben, wenn sich epigastrische Beschwerden über 2–3 Wochen hinziehen. Bei der klinischen Untersuchung werden Hinweise auf Anämie, palpablen Tumor, Druckschmerz im Epigastrium, Lebervergrößerung, palpable Lymphknoten sowie Aszites gefunden. Die Diagnose wird nur durch **Endoskopie** (siehe Abb. 11.3-12 und 11.3-13), **Biopsie und histologische Untersuchung** gesichert. Mindestens 6 Partikel sind mit der Biopsiezange von einer verdächtigen Läsion zu entnehmen. Endoskopische Kriterien des malignen Ulkus sind schematisch in Abbildung 11.3-14 dargestellt. Pathologisch veränderte Laborwerte stellen Hinweise, jedoch keine Beweise dar. Als **Laborzeichen** können vorkommen: Dysproteinämie, Anämie, BKS-Erhöhung und eine Erhöhung der alkalischen Phosphatase als Hinweis auf Metastasierung in die Leber. Die Sensitivität des Tumormarkers CEA beträgt beim Magenkarzinom zwar 80%, die Spezifität ist jedoch gering. Die Magensekretionsanalyse spielt für die Erkennung des Magenkarzinoms keine Rolle.

Röntgendiagnostik: Eine Feindiagnostik mit Doppelkontrasttechnik und dosierter Kompression ist notwendig. Kriterien eines „malignen" Ulkus sind den endoskopischen Zeichen in Abbildung 11.3-14 ähnlich. Röntgenologische Verdachtsbefunde, d. h. sämtliche Ulcera ventriculi, müssen endoskopisch kontrolliert werden.

Staging: Neben der klinischen Untersuchung, der Gastroskopie und den Laborbefunden werden die **abdominelle Ultrasonographie** und die **Computertomographie** zur Abschätzung der regionalen und Fernmetastasierung benötigt. Die **endoskopische Sonographie** informiert besser als die genannten Methoden über die lokale Tumorausbreitung (siehe Abb. 11.3-15). Leber- und Peritonealmetastasierung werden mittels **Laparoskopie** erkannt. Ein genaueres Staging ist oft erst am Operationssitus und nach histologischer Untersuchung der entnommenen Lymphknoten möglich. Hier wird die Frage nach der resezierenden Therapie entschieden.

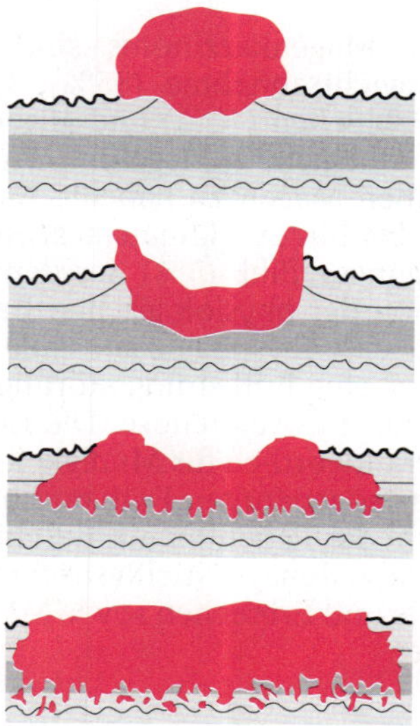

Komplikationen

Das lokale Tumorwachstum mit ungezügelter Ausbreitung in die Strukturen benachbarter Organe stört deren Funktion, führt zum Verschluß oder zur Eröffnung von Gefäßen (Blutung), zu gastroenteralen Fisteln (Malabsorption), zu Stenosen und Perforationen. Die **Metastasierung** erfolgt lymphogen in die benachbarten Lymphknotengruppen, dann in Pankreas, Leberhilus, Milz, Kolon, Omentum, Peritoneum und Leber, ferner in Knochen, Lunge und Ovar (Krukenberg-Tumor).

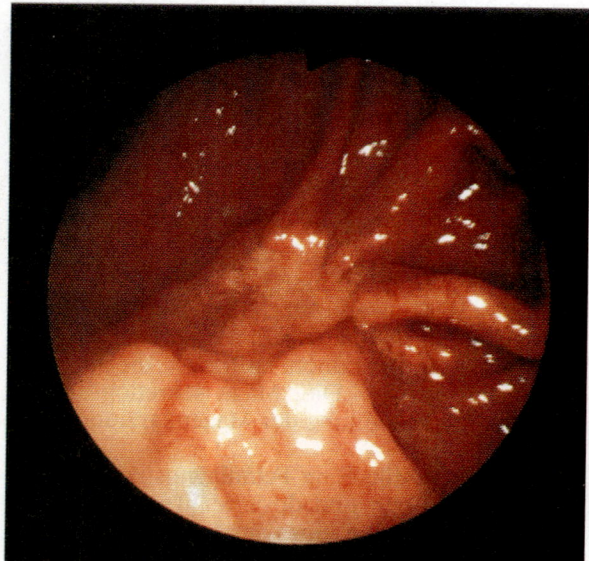

Typ I polypös

Typ II ulzerierend

Typ III ulzerös - infiltrierend

Typ IV infiltrierend

Abb. 11.3-12 Klassifikation des fortgeschrittenen Magenkarzinoms nach Borrmann.

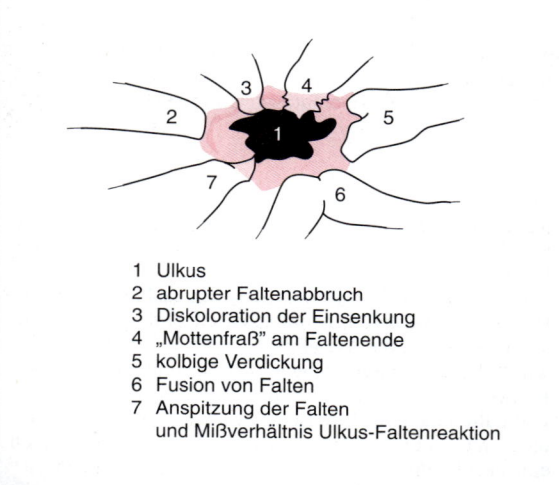

1 Ulkus
2 abrupter Faltenabbruch
3 Diskoloration der Einsenkung
4 „Mottenfraß" am Faltenende
5 kolbige Verdickung
6 Fusion von Falten
7 Anspitzung der Falten
    und Mißverhältnis Ulkus-Faltenreaktion

Abb. 11.3-14 Endoskopische Kriterien eines ulzerösen Magenkarzinoms.

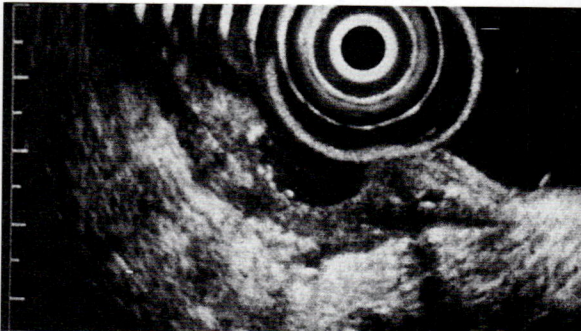

Abb. 11.3-13 Endoskopisches Bild eines Magenkarzinoms; zentral im Bild zeigt sich eine Eindellung mit aufgeworfenen Rändern, auf die die Magenfalten zulaufen und abbrechen.

Abb. 11.3-15 Endosonographisches Korrelat eines Magenkarzinoms (derselbe Patient wie in Abb. 11.3-13); um den kraterförmigen Defekt zeigt sich eine echoinhomogene Gewebsvermehrung mit irregulärer äußerer Begrenzung, einem T_3-Karzinom entsprechend.

▽ Therapie

Das Behandlungsprinzip besteht in der Tumorbeseitigung durch **partielle Resektion** oder **Gastrektomie** sowie in der Entfernung von Lymphknotenmetastasen. Das kleine Magenfrühkarzinom kann bei hohem Operationsrisiko mit der elektrischen Schlinge auf endoskopischem Wege reseziert oder mit **Laserlicht** beseitigt werden. Die endoskopische Sonographie gilt als verläßlichste Methode zur Kontrolle des Therapieerfolgs. Palliative chirurgische Maßnahmen kommen zur Anwendung, wenn der Patient in gutem Zustand, der Tumor aber nicht resektabel ist. Spezielle Indikationen sind die Beseitigung von Stenosen, Blutung, Perforation und Tumorzerfall.

Über die Indikation zur partiellen Resektion (Billroth I, Billroth II) entscheiden die Lokalisation, Ausdehnung und der histologische Befund des Tumors. Das kleine Karzinom im Antrum (histologisch: intestinaler Typ) kann durch partielle Resektion, das Fornix- und Kardiakarzinom muß durch Gastrektomie behandelt werden. Ebenso wird beim diffusen Typ eine Gastrektomie durchgeführt. Ob die Gastrektomie bei allen Magenkarzinomen angewendet werden sollte, ist Gegenstand der Diskussion. Durch eine neoadjuvante Chemotherapie werden R0-Resektionen (= ohne Tumorreste) in bis zu 85% möglich. Allerdings treten nach Tumorresektion in 50–80% lokale Rezidive auf.

Als **palliative Maßnahmen** sind die Beseitigung von Tumorstenosen durch Laserbestrahlung oder Einlage eines überbrückenden Tubus auf endoskopischem Wege oder die Gastrojejunostomie zu nennen. Eine perkutane endoskopische Gastrostomie läßt die Ernährung auf dem quasi physiologischen Weg zu, wenn orale Magenanteile obstruiert sind. Roborierende Diät und großzügige Analgesie unter Einschluß von Opiaten sind stets notwendig: Angesichts der infausten Prognose ist die Abhängigkeit von Narkotika ohne Bedeutung. Strahlen- und Chemotherapie können die Lebensqualität verbessern.

Differentialdiagnose

Das Ulcus ventriculi gilt so lange als karzinomverdächtig, bis das Gegenteil durch die histologische Untersuchung bewiesen ist. Das benigne Magengeschwür ist aber keine Präkanzerose, eine maligne Entartung findet nicht statt. Die makroskopische Unterscheidung des fortgeschrittenen Karzinoms vom Lymphom ist schwierig: Das Nebeneinander von multiplen Ulzera und polypoiden Massen spricht eher für das Lymphom. Die histologische Untersuchung eines großen Partikels (Schlingenbiopsie) klärt die Diagnose. Gleiches gilt für das seltene Magensarkom. Zu beachten sind ferner das Melanom, das Kaposi-Sarkom aus der Nachbarschaft des Magens, „einbrechende" Karzinome und gastrale Fernmetastasen.

Verlauf und Prognose

Die Prognose ist vom Tumorstadium, d.h. vom Ausbreitungsgrad, abhängig. 90% der Patienten mit Frühkarzinom, dagegen nur 20–30% der operierten Patienten mit fortgeschrittenem Karzinom erleben die 5-Jahres-Grenze. Die Prognose des diffusen Tumortyps ist schlechter als die des intestinalen Typs. Bedeutsam ist die frühzeitige endoskopische Klärung uncharakteristischer Oberbauchschmerzen, die über 2–3 Wochen andauern. Reihenuntersuchungen sind wegen der Prävalenz der Erkrankung und der hohen Kosten nicht möglich. „Vorsorgeuntersuchungen" werden beschränkt auf Patienten, die bereits wegen eines Magenkarzinoms operiert wurden (alle 6–12 Monate), und solche mit Risikokonditionen (alle 24 Monate). Beim Morbus Ménétrier mit einem potentiell hohen Entartungsrisiko sollte die endoskopisch-bioptische Kontrolle ebenfalls in 6–12monatigem Abstand erfolgen.

11.3.4.3 Maligne Lymphome des Magens

Deskriptiv und prognostisch unterscheidet man exophytische (35%), infiltrative (62%) und kombinierte (3%) Formen der primären (MALT-)Lymphome des Magens (siehe Abb. 11.3-16). Die infiltrativen können weiter in erhabene, flache und exkavierte unterteilt werden. Die exophytisch wachsenden sind in 63% hochmaligne und penetrieren in 70% in die Lamina muscularis propria, die infiltrativen sind in 77% niedrigmaligne und in 79% auf Mukosa und Submukosa beschränkt. Die bevorzugten Lokalisationen im Magen sind präpylorisches Antrum und Korpus, die Häufigkeit dieser primären Lymphome, bezogen auf alle Malignome des Magens, beträgt

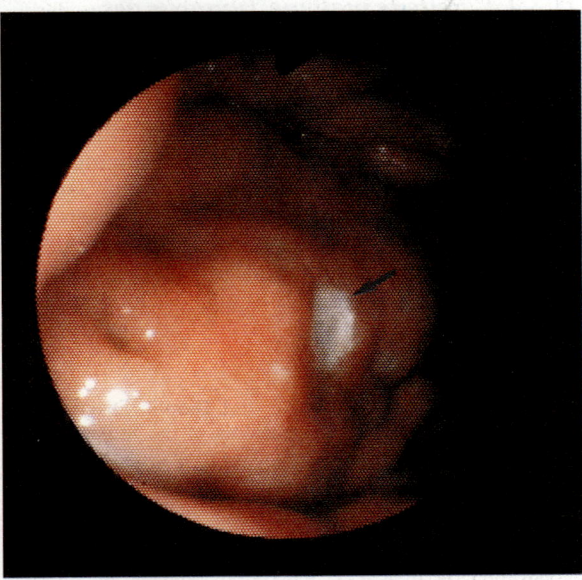

Abb. 11.3-16 Magenlymphom. Es zeigen sich verdickte und plumpe Falten, z.T. mit zentraler Exulzeration (Pfeil).

1–5%. Symptome der Magenlymphome können Inappetenz, Übelkeit (40%), Gewichtsverlust (39%), Oberbauchschmerzen (88%), aber auch akute Blutungen und Anämie (12%) sein. Diagnostiziert werden die Magenlymphome initial durch eine Ösophago-Gastro-Duodenoskopie, verifiziert durch eine histologische Untersuchung von dabei entnommenem Biopsiematerial. Nach Helicobacter pylori sollte histologisch und mikrobiologisch gesucht werden. Für das Staging sind neben der körperlichen Untersuchung mit Palpation aller zugänglichen Lymphknotenstationen, der Leber und Milz, der genauen Inspektion des Mund- und Rachenraums, Labor-, Knochenmarks- und Liquoruntersuchungen, vor allem auch die bildgebende Diagnostik – Röntgen-Thorax, Oberbauchsonogramm, zervikales Sonogramm, Röntgen der Nasennebenhöhlen, Enteroklyse, Endosonographie des oberen Gastrointestinaltrakts, Ileokoloskopie – wichtig. Für die Behandlung von niedrigmalignen Magenlymphomen im Stadium IE1-2 (Stadieneinteilung: siehe Kap. 5.4.3) reicht eine kurative Resektion im allgemeinen aus. In den Stadien IIE sollte nach primär kurativer Resektion eine adjuvante Strahlentherapie (abdominelles Bad mit Boost auf die Haupttumorlokalisation) und bei hochmalignen schon ab dem Stadium IE eine Chemotherapie (z. B. CHOP) durchgeführt werden. Dadurch läßt sich eine Steigerung der 5-Jahres-Überlebensrate auf 70–90% erzielen. Frühe Stadien der MALT-Lymphome des Magens können vermutlich mit einer Eradikation des Helicobacter pylori erfolgreich behandelt werden. Alle aufgeführten Therapieformen sind zur Zeit noch Gegenstand laufender Studien. Näheres zu den primär extranodalen Lymphomen des Gastrointestinaltrakts siehe Kapitel 5.4.3.

11.3.4.4 Seltene maligne Tumoren des Magens

Dazu gehören Sarkome (weniger als 1% aller bösartigen Tumoren des Magens), Melanome und Metastasen anderer Organtumoren in den Magen. Im Rahmen des erworbenen Immunmangelsyndroms AIDS kann der Magen vom Kaposi-Sarkom befallen werden. Als Lokalisation kommen alle Schichten des Magens in Betracht. Bei Schleimhautbefall können Blutungen auftreten. Befall des Magens und der Haut sind in aller Regel vergesellschaftet.

Literatur

– Seifert, E. et al.: Endoscopic und Bioptic Diagnosis of Malignant Non-Hodgkin's Lymphoma of the Stomach. Endoscopy 25 (1993), 497–501.
– Waterspoon, A. C. et al.: Regression of primary low-grade B-cell gastric lymphoma of mucosa-associated lymphoid tissue type after eradication of Helicobacter pylori. Lancet 342 (1993), 575–577.
– Alexander, H. R. et al.: Cancer of the stomach. In: De Vita, V. et al. (Hrsg.): Cancer Principles & Practice of Oncology. Lippincott, Philadelphia 1993.

11.3.5 Folgezustände nach Magenoperationen

M. CLASSEN

Operationen am Magen werden zur Behandlung von Tumoren oder von peptischen Ulzera durchgeführt. Die chirurgische Ulkustherapie dient der Verminderung der Säure- und Pepsinsekretion; die gängigen Methoden dazu sind die Vagotomie und die Resektion nach Billroth I oder Billroth II. Heute wird in Europa ganz überwiegend die proximal-gastrische Vagotomie (PGV) angewendet.
Postoperative Syndrome nach PGV sind Funktionsstörungen der Speiseröhre, des Magens und des Darms. Nach der distalen Resektion mit Billroth-Anastomose werden sturzartige Magenentleerungen (Dumping-Syndrom), mechanische Probleme (Stenose, Syndrom der zuführenden Schlinge), metabolische Störungen (Anämie, Osteoporose) und das Stumpfkarzinom beobachtet. Die Frequenz von Magenoperationen wegen peptischer Ulzera ist durch Verbesserung der modernen Pharmakotherapie stark rückläufig.

Folgezustände nach proximal-gastrischer Vagotomie verschwinden häufig einige Monate nach der Operation. Die Angaben über die Häufigkeit persistierender Beschwerden schwanken in der Literatur z. T. beträchtlich: Diarrhöen 1–2%, Dumping-Syndrom 2–7%, gelegentliches Erbrechen 0–10%, Magenentleerungsstörungen 3%, vorübergehende Dysphagien 5–19%.

Funktionsstörungen an Ösophagus, Magen und Dünndarm

Eine Dysphagie durch traumatisches Ödem bzw. Hämatom im Bereich des distalen Ösophagus klingt etwa zwei Monate nach der Operation vollständig ab. Persistierende Funktionsstörungen des terminalen Ösophagus durch die Denervation sind selten. Selten kommt es zu beschleunigter Entleerung von Flüssigkeiten (Mageninkontinenz) oder verzögerter Magenentleerung mit **Erbrechen** und **Völlegefühl.**
Durchfall tritt nach PGV in 1–4% der Fälle auf. Der Durchfall kann kontinuierlich (mehr als 3 ungeformte oder wäßrige Entleerungen pro Tag) oder episodisch (heftiger Stuhldrang, explosionsartige Entleerung) auftreten. Die Ursache der Postvagotomie-Diarrhö ist unklar. Neben der Mageninkontinenz und einem Dumping-Syndrom werden Störungen der intestinalen Motorik, der enterohepatischen Gallensäurezirkulation und der Dünndarmflora diskutiert.
Rezidivulzera werden nach PGV wegen Ulcus duodeni in 15–30% der Fälle beobachtet. Mit zunehmendem zeitlichen Abstand von der Operation nimmt die Rezidivquote zu. Diese Rezidivulzera sprechen in der Mehrzahl gut auf die konservative

Therapie mit dem K$^+$/H$^+$-ATPase-Hemmstoff Omeprazol an.

Die Frage ist offen, ob die Vagotomie die Entstehung von Magenkarzinomen begünstigt.

Syndrome nach distaler Magenresektion

Nach operativer Entfernung des unteren Magenanteils kann es zu allgemeinen Störungen (Gewichtsabnahme, Durchfall, Osteoporose und Anämie) kommen. Spezielle Störungen sind das Ulcus pepticum jejuni, das Dumpingsyndrom, die Syndrome der zuführenden Schlinge, der blinden Schlinge, des zu kleinen Magens und das Magenstumpfkarzinom.

Allgemeine Störungen

Bei 80% der Patienten tritt nach einer Billroth-II-Resektion eine Gewichtsabnahme auf. Als ursächlich werden eine Beschleunigung von Passage und Absorption der Nahrung im Dünndarm sowie eine pankreozibale Asynchronie, d. h. eine zeitliche Entkoppelung von Nahrungsaufnahme und Pankreassekretion, angeschuldigt. Die häufig auftretende Anämie ist zumeist eine Folge von Eisenmangel (60% der Patienten), von Vitamin-B$_{12}$-Mangel (Magenschleimhautatrophie), selten von Folsäuremangel. Zusammenhänge zwischen Magenresektion und Osteomalazie sowie Osteoporose sind unsicher.

Rezidivulkus, Ulcus pepticum jejuni

Definition

Das Rezidivulkus ist im allgemeinen in der anastomosennahen Dünndarmschleimhaut lokalisiert. Ursachen sind: ungenügendes Ausmaß der Resektion, Antrumrest am verschlossenen Duodenalstumpf und das Gastrinom. Häufigkeit: ca. 5% der wegen Ulcus duodeni magenresezierten Patienten. Zur Pathogenese siehe Abbildung 11.3-17.

S Symptome

Zumeist Dauerschmerz im Epigastrium, der durch Nahrungsaufnahme oder Antazida nicht gelindert wird; Stenosezeichen und Blutung können auftreten.

D Diagnostik

Entscheidend ist der endoskopische Nachweis.

Komplikationen

Ulkusblutungen werden bei 20–40% der Patienten beobachtet, selten (ca. 5%) treten gastroenterologische Fisteln auf mit fäkulentem Mundgeruch und massiven Diarrhöen (unverdaute Nahrungsmittel!).

T Therapie und Verlauf

Ein Versuch mit H$_2$-Blockern oder Omeprazol ist immer angezeigt, wenn nicht Komplikationen wie Stenose, Blutung oder Penetration vorliegen. Eine Blutung kann auf endoskopischem Weg durch Unterspritzung oder Laser zum Stillstand gebracht wer-

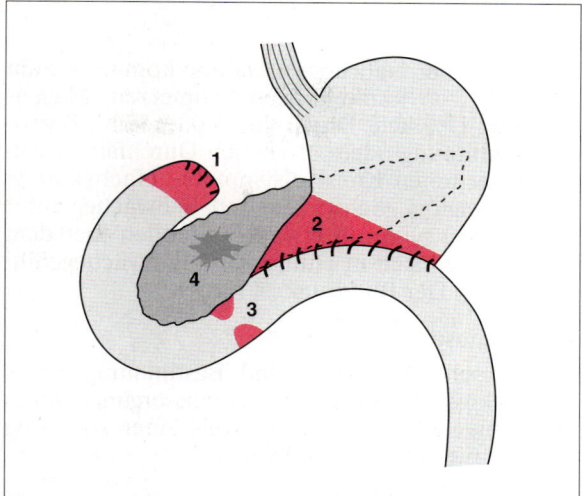

Abb. 11.3-17   Ursachen des Anastomosenulkus (1 = Antrumrest am verschlossenen Duodenalstumpf; 2 = ungenügende Resektion, 3 = Duodenalstenose mit Retention, 4 = Gastrinom).

den. Falls diese Maßnahmen nicht zur Verfügung stehen oder erfolglos bleiben, ist die operative Therapie angezeigt. Stets sollte eine Revision des Duodenalstumpfs erfolgen und nach einem Gastrinom gefahndet werden. Ohne Dauermedikation mit H$_2$-Blockern beträgt die Rate für Rezidivulzera 50%.

Dumping-Syndrom

Definition

Nach dem Essen tritt ein Symptomenkomplex aus abdominellen Beschwerden (Leibschmerz, Durchfall) mit vasomotorischen Störungen (Tachykardie, Kollapsneigung) auf. Ursachen sind die rasche Entleerung des Magens (Inkontinenz) durch Verlust der Pylorusfunktion sowie hyperosmolares Speiseangebot. Besonders häufiges Auftreten nach Billroth-II-Resektion und Gastrektomie. Das Frühdumping-Syndrom tritt kurz nach der Nahrungsaufnahme auf, während eine reaktive Hypoglykämie 2–3 Stunden nach der Mahlzeit zum Spätdumping-Syndrom führt.

Epidemiologie

Nach Billroth-II-Resektion in ca. 15%, nach Billroth-I-Resektion in ca. 5%.

Pathogenese

Die rasche Dehnung der abführenden Schlinge durch hyperosmolare Nahrung bewirkt einen Flüssigkeitseinstrom in die Darmlichtung und eine Auslösung vasomotorischer Störungen mit Kollapszeichen. Die reaktive Hypoglykämie beim Spätdumping stellt die Gegenregulation nach unphysiologisch rascher Hyperglykämie mit vermehrter Insulinfreisetzung dar.

S Symptome

Kurz nach der Nahrungsaufnahme kommt es zum Auftreten von krampfartigen Schmerzen, Magengluckern, Übelkeit, Druck und Völlegefühl, Brechreiz, Stuhldrang oder plötzlichen Durchfällen. Wenig später treten Kreislaufsymptome (Tachykardie, Kollapsneigung, Schwitzen und Schwächegefühl) auf. Das Spätsyndrom, etwa 2–3 Stunden nach dem Essen, macht sich in Hunger und Schwächegefühl bemerkbar. Der Blutdruck ist niedrig.

D Diagnostik

Die typische Anamnese und Bestimmungen des Blutzuckers werden gegebenenfalls ergänzt durch den röntgenologischen Nachweis einer sturzartig beschleunigten Magenentleerung.

T Therapie und Verlauf

Allgemeine Maßnahmen: langsames Essen, nichts oder nur wenig trinken beim Essen, Vermeidung leicht aufschließbarer Kohlenhydrate, häufige kleine Mahlzeiten und Ruhen nach dem Essen. Medikamentös können Anticholinergika und Sedativa versucht werden. Auch beim Spätdumping helfen häufig kleine Mahlzeiten, die hypoglykämischen Phasen zu vermeiden. Guarpräparate hemmen die Glukoseabsorption. Bei schweren Symptomen und Versagen konservativer Maßnahmen ist eine Umwandlungsoperation (Billroth-II-in Billroth-I-Anastomose oder Interposition einer anisoperistaltischen Dünndarmschlinge) indiziert. Eine partielle oder vollständige Remission 6–12 Monate nach der Operation ist möglich.

Mechanische Probleme

Eine verzögerte Magenentleerung kann durch eine Stenose der Anastomose bedingt sein. Meist liegt ein Rezidivulkus mit Schrumpfung der Anastomose vor. Symptom ist das Erbrechen alter Nahrungsreste. Der Nachweis der Stenose, des Ulkus und eines unter Umständen vorliegenden Bezoars wird endoskopisch geführt. Die konservativ nicht behebbare Stenose wird chirurgisch behandelt. Beim Syndrom der **blinden Schlinge** liegt eine pathologische Ansammlung von Sekreten des oberen Verdauungstraks in der afferenten Schlinge vor. Galliges Erbrechen entleert die Schlinge und verschafft dem Patienten Erleichterung. Beim Syndrom der **zuführenden Schlinge** erfolgt das Erbrechen typischerweise postprandial und explosionsartig (siehe Abb. 11.3-18).

Magenstumpfkarzinom

Der distal resezierte Magen gilt als Risikokondition für die Entstehung eines Karzinoms. Bei Patienten, die vor mehr als 20 Jahren einer Magenresektion unterzogen wurden, findet sich endoskopisch eine auffallend hohe Karzinomhäufigkeit. Besonders groß ist die Gefahr eines Magenstumpfkarzinoms

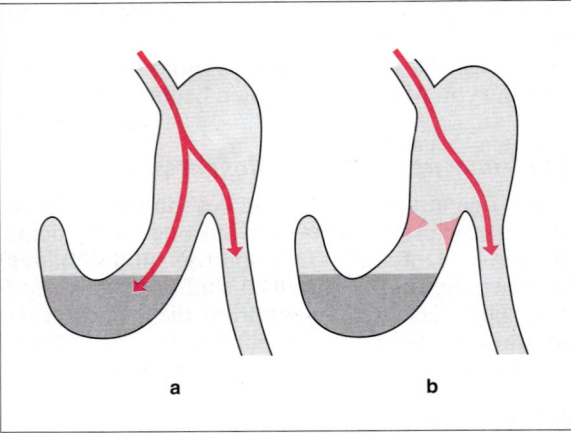

Abb. 11.3-18 Syndrom der zuführenden Schlinge:
a) ohne Stenose mit Retention von Sekret und Speise;
b) mit Stenose und Retention von Sekret.

bei Patienten, die wegen eines Ulcus ventriculi reseziert wurden. Der Zusammenhang zwischen Magenresektion und Magenkarzinom ist jedoch nicht unumstritten.

Zustände nach totaler Gastrektomie

Das Gewicht der Patienten sinkt um 15–20% unter das Normalgewicht ab. Ungenügende Kalorienzufuhr und Absorptionsstörungen werden diskutiert. Dumping-Frühbeschwerden treten bei bis zu 30% der Patienten auf. Die alkalische Refluxösophagitis ist bei moderner Verfahrenswahl selten geworden. Anämie und sonstige Störungen entsprechen denen nach partiellen Magenresektionen.

Literatur

– Bauernfeind, P., J. R. Siewert, A. L. Blum: Ulkusalmanach 2. Springer, Berlin–Heidelberg–New York 1987.
– Blum, A. L., J. R. Siewert, R. Arnold, M. Classen, G. E. Feurle: Ulkusalmanach 1. Springer, Berlin–Heidelberg–New York 1987.
– Siewert, J. R., R. A. Hinder, A. L. Blum: Der operierte Magen und seine Folgezustände. In: Demling, L.: Klinische Gastroenterologie. Springer, Berlin–Heidelberg–New York 1984.

11.4 Erkrankungen des Dünn- und Dickdarms

11.4.1 Pathophysiologie von Krankheiten des Dünn- und Dickdarms

W. F. CASPARY

Störungen der Resorption und Sekretion

Die wichtigste Aufgabe des Dünndarms ist die **Resorption der Nahrung.** Nach pankreatischer Vorverdauung erlaubt die große Resorptionsfläche des

Dünndarms eine effektive Resorption der Nahrung über verschiedene spezifische Transportprozesse, die im Dünndarm teils unterschiedliche Lokalisationen haben. Die Wasser- und Elektrolytresorption ist überwiegend an die Resorption der Nahrungsbestandteile gekoppelt.

Damit der Dünndarm postprandial nicht mit Nahrung überschwemmt wird, spielt die Motorik (Motilität) des Gastrointestinaltrakts eine wichtige Rolle. Zum einen bremst die Magenentleerung den Weitertransport in den Dünndarm, zum anderen fördert die Eigenmotorik des Dünndarms den Transport des Nahrungsbreis durch den Dünndarm. Störungen der Motilität (z.B. diabetische Gastroparese), Fehlen von Magenanteilen nach Operation (Magenresektion nach Billroth II) können somit zu Störungen der Resorption führen (Postgastrektomie-Malabsorption mit Steatorrhö, Anämie, Osteomalazie, Osteoporose).

Eine **unvollständige Resorption** von Nahrungsbestandteilen aus dem Dünndarm kann vorkommen bei
- ▶ Störungen der exokrinen Pankreasfunktion (z.B. chronische Pankreatitis)
- ▶ Reduktion der Gallesekretion in das Darmlumen (Cholestase)
- ▶ zu kurzem Darm (Darmresektion, Kurzdarm-Syndrom)
- ▶ morphologischen Veränderungen des Dünndarms (z.B. Zottenverlust und damit Oberflächenverlust)
- ▶ genetisch bedingtem Fehlen spezifischer Transportprozesse oder Enzyme der Endverdauung in der Mukosazelle (z.B. Laktase-Mangel)
- ▶ Abflußbehinderung im Lymphsystem (Fettmalabsorption)
- ▶ zu schneller Passage durch den Dünndarm („intestinal hurry").

Von großer Bedeutung ist auch, daß die mit der Nahrung aufgenommene **Flüssigkeit** sowie die **Sekrete** des Magensafts, der Galle und des Pankreas im Dünndarm wieder rückresorbiert werden. Ca. **8–10 l Wasser** (aus exogener Nahrungszufuhr und endogener Sekretion) gelangen täglich in das Duodenum. Nur 1,5 l davon erreichen den Dickdarm und nur ca. 100 ml (d.h. 1% der exogenen und endogenen Zufuhr) werden mit dem Stuhl ausgeschieden. Dieser Konzentrationseffekt entspricht fast exakt dem der Niere.

Nach **Dünndarmresektionen** hat der untere Dünndarm (Ileum) eine erheblich höhere Adaptionspotenz und kann alle Funktionen des oberen Dünndarms bald übernehmen. Der obere Dünndarm (Jejunum) vermag jedoch nicht die spezifischen Mechanismen der **Gallensäurenrückresorption** und der **Vitamin-B$_{12}$-Resorption** des terminalen Ileums zu erwerben. Deshalb tritt nach Resektionen von mehr als 40–50 cm terminalen Ileums ein enteraler Gallensäureverlust auf, der im Kolon durch seine membranschädigende Wirkung **wäßrige Durchfälle** bewirkt (chologene Diarrhö). Die durch Gallen-

säuren bedingte Permeabilitätssteigerung im Kolon bewirkt eine Hyperresorption von Oxalsäure, die zur enteralen Hyperoxalurie und Bildung von Nierensteinen (Oxalatsteine) führen kann.

Ebenso kann es nach ausgedehnter Ileumsekretion durch defekte Resorption des IF-Vitamin-B$_{12}$-Komplexes zu einem Vitamin-B$_{12}$-Mangel kommen mit den Folgen einer megaloblastären Anämie sowie den entsprechenden neurologischen Veränderungen (funikuläre Myelose).

Osmotische und sekretorische Diarrhö

Erkrankungen des Dünn- und Dickdarms gehen häufig mit Durchfällen (Diarrhö) einher. Eine Diarrhö kann durch folgende pathophysiologische Mechanismen entstehen:
- ▶ abnorme Resorption   → osmotische Diarrhö
- ▶ abnorme Sekretion   → sekretorische Diarrhö
- ▶ abnorme Motilität   → motorisch bedingte Diarrhö.

Eine Unterscheidung zwischen osmotisch und sekretorisch bedingter Diarrhö ist häufig möglich durch klinische Beobachtung und durch Stuhlanalyse.

Bei der **osmotischen Diarrhö** (z.B. durch fehlerhafte Resorption aus dem Dünndarm = Malabsorption) sistieren die Durchfälle, wenn der Patient keine Nahrung mehr zu sich nimmt, eine **sekretorische Diarrhö** hält aber unvermindert auch nach Nahrungskarenz an.

Normalerweise beträgt die **Osmolalität** des frischen Stuhls 290 mosm/kg H$_2$O und entspricht damit der Osmolalität des Plasmas, d.h. der Stuhl ist **isoton**. Die Osmolalität braucht deshalb nicht bestimmt zu werden. Um die obligaten (meist organischen) Anionen im Stuhl zu bestimmen, braucht man nur die Konzentrationen von Natrium und Kalium zu bestimmen und mit zwei zu multiplizieren: $2 \times [Na^+ + K^+]$. Die Konzentrationen von $Na^+ + K^+$ determinieren wesentlich die Stuhlosmolalität.

Die Differenz zwischen Stuhlosmolalität (290 mosm/Liter) und $2 \times [Na^+ + K^+]$-Konzentration sollte < 100 mosm/kg H$_2$O sein. Der Wert 100 berücksichtigt nicht resorbierte Kationen (Ca^{2+}, Mg^{2+}), Ammonium und die obligaten Anionen. Als **osmotische Lücke** („osmotic gap") bezeichnet man die Differenz der Stuhlosmolalität (290 mosm/kg H$_2$O) $- 2 \times [Na^+ + K^+]$ mmol/Liter. Ist das Stuhl-Na^+ > 90 mmol/Liter und die osmotische Lücke < 50 mosm/kg H$_2$O, handelt es sich um eine sekretorische Diarrhö. Beträgt das Stuhl-Na^+ < 60 mmol/Liter und die osmotische Lücke > 100 mosm/kg H$_2$O, liegt eine osmotische Diarrhö vor, d.h. unter diesen Bedingungen wird das Natrium unter Wahrung der Isotonie durch fehlresorbierte Nahrung (z.B. Kohlenhydrate) oder deren Fermentationsprodukte (kurzkettige Fettsäuren) ersetzt bzw. verdrängt. Auch eine Vortäuschung eines Durchfalls durch Wasserzusatz ist durch Bestimmung der

Stuhlosmolalität erkennbar (Osmolalität < 200 bis 250 mosm/kg H_2O).

Erst nach 1965 wurde entdeckt, daß der Dünndarm nicht nur Wasser und Elektrolyte resorbiert, sondern auch Wasser und Elektrolyte zu sezernieren vermag. Michael Field entdeckte 1968 die Bedeutung der intrazellulären zyklischen Nukleotide für die Sekretion von Chlorid und Wasser. Später kam hinzu, daß sowohl Neurotransmitter, wie Hormone, Bakterientoxine und auch verschiedene Laxanzien, die Sekretion von Chlorid und Wasser durch Veränderungen des intrazellulären cAMP, cGMP, oder ionisiertem Ca^{2+} induzieren.

Bei zahlreichen bakteriellen oder viralen Infektionen wie auch bei Vorliegen von hormonproduzierenden Tumoren (Karzinoid, VIPom) treten sekretorische Durchfälle auf. Während die Sekretionsmechanismen im Dünndarm in der Kryptenregion lokalisiert sind, findet die Resorption an der Oberfläche der Mikrozotten statt. Sekretorische Diarrhöen werden durch spezifische Veränderungen der Mechanismen des Wasser- und Elektrolyt-Transports, meist durch Stimulation der Chlorid- und Bikarbonat-Sekretion und der Hemmung der Natrium- und Chloridresorption, induziert. Die Sekretion wird am häufigsten durch intrazelluläre Messenger (cAMP, intrazelluläre Ca^{2+}) vermittelt.

Die Tatsache der unterschiedlichen Lokalisation von Resorptions- und Sekretionsmechanismen im Dünndarm läßt es auch zu, den bei sekretorischen Durchfällen übermäßigen **Flüssigkeitsverlust** durch optimale Resorption wieder auszugleichen. Bei sekretorischen Durchfällen ist die Resorption z. B. für Kohlenhydrate, Wasser und Elektrolyte nicht gestört, es besteht lediglich eine massiv gesteigerte Sekretion. Optimal für die Resorption – und damit Therapie der Wahl zum Flüssigkeitsersatz bei sekretorischen Durchfällen – eignet sich eine Lösung, die Na^+ und Glukose im stöchiometrischen Verhältnis von 2:1 enthält (WHO-Lösung). Eine Nahrungskarenz ist deshalb bei bakteriell bedingten sekretorischen Durchfällen nicht sinnvoll. Die Rehydratation kann deshalb – wenn der Patient nicht erbricht – durchaus oral mit der WHO-Lösung erfolgen.

Die Vorgänge der Resorption, Sekretion und Motilität des Dünndarms stehen eng mit dem **enteralen Nervensystem** („Darmgehirn") in Verbindung und werden dadurch reguliert. Neurotransmitter des „Darmgehirns" im Plexus myentericus beeinflussen die Motilität, Neurotransmitter im Plexus submucosus die Sekretion und auch die Resorption von Wasser und Elektrolyten. Bei der **diabetischen Enteropathie** (Durchfälle nach lange bestehendem Diabetes mellitus) ist die α-adrenerge Innervation im Dünndarm gestört. Da die α-adrenerge Wirkung zur Steigerung der Resorption von Wasser und Elektrolyten aus dem Dünndarm beiträgt, überwiegt bei der diabetischen Diarrhö die Sekretion von Wasser und Elektrolyten in das Darmlumen. Durch medikamentöse Gabe von α-Adrenergica (Clonidin) kann somit eine Resorptionssteigerung der Sekretion entgegengewirkt werden; somit können sekretorische Durchfälle bei der diabetischen Diarrhö effektiv mit Clonidin behandelt werden.

Bakterielle Einflüsse im Dünn- und Dickdarm

Durchfälle können auftreten, wenn die Resorption gehemmt ist oder die Sekretion gesteigert ist, oder auch dann, wenn zu wenig Zeit für die Resorption zur Verfügung steht.

Im Dünndarm nichtresorbierte **Kohlenhydrate** (z. B. Laktose bei Laktasemangel) gelangen in den Dickdarm, in dem sie bakteriell durch anaerobe Fermentation abgebaut werden.

Die durch Fermentation entstehenden **kurzkettigen Fettsäuren** (Laktat, Azetat, Butyrat, Propionat) bewirken eine Steigerung der Osmolalität im Dickdarm und führen zu osmotisch bedingten Durchfällen, die mit einem **sauren Stuhl-pH** einhergehen. Die im Dickdarm entstehenden kurzkettigen Fettsäuren können dort wieder rückresorbiert werden, so daß trotz Malabsorption im Dünndarm ein Teil der zugeführten Kalorien noch im Dickdarm energetisch verwertet werden kann. Außerdem entstehen bei der bakteriellen Fermentation **Gase** (H_2, CH_4, CO_2), die zu den klinischen Symptomen **Meteorismus** und **Flatulenz** führen.

Triglyceride, die aus dem Dünndarm bei fehlender Resorbierbarkeit in den Dickdarm gelangen, werden dort bakteriell zu freien Fettsäuren und Hydroxyfettsäuren abgebaut, wobei letztere insbesondere laxativ wirken.

Vitamin B_{12} wird von Bakterien zu unwirksamen Metaboliten (u. a. Cobamiden) verstoffwechselt. Eine pathologische Vitamin-B_{12}-Resorption ist deshalb die Regel bei einer bakteriellen Überbesiedlung des Dünndarms und kann diagnostisch genutzt werden (Schilling-Test ohne und mit Antibiotika).

Normalerweise findet sich nur eine geringe Anzahl von Bakterien im Dünndarm. Bei verminderter Dekontaminationsfähigkeit, Motilitätsstörungen oder auch anatomischen Veränderungen kann es zu einer Aszension von Bakterien aus dem Dickdarm in die oberen Dünndarmabschnitte kommen.

Die bakterielle Überbesiedlung der oberen Dünndarmabschnitte kann zu Durchfällen und zahlreichen klinischen Folgen führen (siehe Tab. 11.4-1).

Motilitätsstörungen

Im Dünndarm existiert eine Eigenmotilität in der Nüchternperiode: migrierender myoelektrischer (= motor) Komplex. Es handelt sich dabei um ein zyklisches motorisches Muster, das mit Regelmäßigkeit im Nüchternzustand abläuft, durch Nahrungszufuhr aber unterbrochen wird. Man unterscheidet dabei vier **Phasen:**

Phase I   = Ruhephase (40–60% der Zykluslänge)
Phase II = zunehmende, aber unregelmäßige Kontraktionen (20–30% der Zykluslänge)

Tab. 11.4-1 Folgen eines gesteigerten bakteriellen Metabolismus im Dünndarm

Substrat	Produkt	Bedeutung für den Patienten
Kohlenhydrate	organische Säuren	Resorption im Kolon, energetische Verwertung osmotische Diarrhö
	Wasserstoff (H$_2$)	H$_2$-Atemtest für Malabsorption
	Methan	Ursache der Implosion bei Koloskopie
	D-Laktat	Störung der zerebralen Funktion
Triglyceride	Fettsäuren	Diarrhö
	Hydroxyfettsäuren	Diarrhö
Proteine	Ammoniak, Amine	metabolische Enzephalopathie
	Indole, Skatole	fraglich
Vitamin B$_{12}$	Cobamide	Vitamin-B$_{12}$-Mangel
Gallensäuren (GS)	dekonjugierte GS	Durchfälle, gestörte Mizellenbildung
	dehydroxylierte GS	Durchfälle, gestörte Mizellenbildung Steigerung der Mukosapermeabilität, Hyperresorption von Oxalsäure, Hyperoxalurie, Nierensteine

Phase III = maximale Kontraktionsfrequenz (11–12/Minute im Duodenum, 7–8/Minute im Ileum)

Phase IV = Übergangsphase zur Ruhephase.

Der **Phase III** kommt dabei die wichtige propagatorische Funktion zu. Nach Nahrungszufuhr ändert sich das motorische Verhalten abrupt: Es treten kräftige Kontraktionen (1–3/Sekunde) auf, die durch Ruhephasen von 5–40 Sekunden unterbrochen werden. Die Eigenmotilität im Nüchternzustand hat offenbar eine wichtige Funktion für die **Dekontamination des Dünndarms** von Bakterien des Dickdarms und wird deshalb auch als **intestinaler „housekeeper"** bezeichnet. Bei Störungen der Nüchternmotilität (z. B. bei diabetischer Neurogastroenteropathie) kommt es zu einer bakteriellen Aszension von Keimen aus dem Dickdarm in den Dünndarm (bakterielle Überbesiedlung). Störungen der Dünndarmmotilität können Durchfälle oder auch eine Obstipation bewirken. In der Regel führen die Motilitätsstörungen jedoch zu einer bakteriellen Überwucherung mit den o. g. klinischen Konsequenzen. Motilitätsstörungen des Dünn-

darms können primär (selten) oder sekundär als Spätfolgen anderer Erkrankungen vorkommen.

Epitheliale Barrieren und ihre Beeinflussung

Von Bedeutung für den **Abwehrmechanismus** und die Entstehung von Krankheiten durch Bakterien, Viren, Protozoen, Toxinen oder aber auch Antigenen ist eine **intakte Barrierenfunktion** des Dünndarmepithels. Die epitheliale Dünndarmbarriere ist komplex und dynamisch, sie verhindert eine passive Permeation von Substanzen, die sich nach Eindringen in die Mukosa schädlich auswirken könnten. Die Aufrechterhaltung einer „gesunden" Barriere hängt von der Integrität der Plasmazellmembranen, den „tight junctions" (epitheliale Schlußleisten) sowie der epithelialen sekretorischen Produkte (z. B. Bikarbonat, IgA) ab (siehe Tab. 11.4-2).

Die **Zerstörung der Barriere** führt zu einem gesteigerten Eindringen von schädlichen luminalen Bestandteilen wie Antigenen (z. B. α-Gliadin bei Sprue/Zöliakie), Proteasen, H$^+$ aber Faktoren, die chemotaktisch auf Entzündungszellen wirken. Eine

Tab. 11.4-2 Epitheliale Barrieren – Schutzmechanismen gegen Permeationen aus dem Dünndarm

► **extrinsische Barrieren** (dem Epithel vorgelagert)

– Mukus	Barriere gegen Bakterien
– „unstirred layer"	Barriere unbekannter physiologischer Bedeutung
– sekretorisches IgA	Barriere gegen Antigene
– Bikarbonat	Pufferbarriere gegen H$^+$-Ionen
– hydrophobe Schicht	Barriere gegen Ionen in wäßrigen Lösungen

► **intrinsische Barrieren:** Epithel
- transzellulärer Weg
- parazellulärer Weg („tight junction")

so hervorgerufene Entzündung kann durch Beeinflussung subepithelialer Gewebe sekundär den epithelialen Transport und die Barrierefunktion beeinflussen. Die **Reparaturmechanismen** der Mukosa sind komplex, Erneuerung und gesteigerte epitheliale Zellproliferation spielen dabei eine wichtige Rolle.

Die Beeinflussung der Barrierenfunktion läßt sich besonders gut bei der Entstehung akuter Durchfälle darstellen. Dabei kann durch ein infektiöses Agens die Epithelzelle direkt geschädigt werden (E. histolytica, Rotavirus, Shigella), oder nur durch Toxine subzelluläre Mechanismen (Sekretion) beeinflußt werden (E. coli, Lamblien, Cryptosporidien, Helminthen).

Eine Schädigung der Epithelzellen kann jedoch auch durch eine Aktivierung des Immunsystems, durch eine Hypersensitivitätsreaktion (z. B. Sprue/Zöliakie) oder idiopathisch/autoimmun bei der Colitis ulcerosa und M. Crohn entstehen. Störungen der Barrierefunktion unterschiedlicher Genese lassen sich diagnostisch durch eine erhöhte Permeabilität der Dünndarmmukosa nachweisen. Hierzu appliziert man oral kleinmolekulare Substanzen (Laktulose, Rhamnose, Mannit, ^{51}G-EDTA), die normalerweise kaum die Darmmukosa durchdringen können und wertet deren erhöhtes Erscheinen im Urin als Hinweis für eine gesteigerte Permeabilität. Es handelt sich hierbei jedoch nur um einen unspezifischen Parameter, der zwar Information über die Permeabilitätsstörung gibt, jedoch nicht über deren Genese. Nichtsteroidale Antirheumatiken bewirken insbesondere im Dickdarm eine Permeabilitätssteigerung, die zum Ausbruch einer Colitis ulcerosa führen kann.

Obstipation

Unter Obstipation verstehen wir eine Störung der Stuhlpassage durch das Kolon und/oder Ano-Rektum, wobei in der Regel eine normale Passage durch den Dünndarm erfolgt.

Bei einer neu aufgetretenen Obstipation ist in erster Linie an ein mechanisches Hindernis zu denken. Es kann eines der ersten Zeichen für das Vorliegen eines Kolon- oder Rektumkarzinoms sein.

Pathophysiologisch unterscheiden wir zwischen einer **primären** motorischen Störung und **sekundären** motorischen Ursachen in Verbindung mit anderen Grunderkrankungen oder Medikamenteneinnahme (siehe Tab. 11.4-3).

Eine Obstipation findet sich bei endokrinen und metabolischen Krankheiten sowie bei neurologischen Krankheiten, die auch den Gastrointestinaltrakt befallen können.

Chronische Krankheiten mit physischer und geistiger Inaktivität können zu hartnäckiger Obstipation führen. Dabei kann die Stuhlretention zu einem Megarektum führen, zu verminderter rektaler Sensitivität und schließlich zur Stuhlausmauerung des Rektums, die nur durch manuelle Ausräumung beseitigt werden kann.

Die pathophysiologische Ursache der idiopathischen (habituellen) Obstipation ist nicht klar. Bei Obstipierten finden sich keine nennenswerten Veränderungen der Nüchtern-Kolon-Motilität im Vergleich zu nicht-obstipierten Personen. Nach Nahrungsaufnahme findet sich bei Obstipierten jedoch häufig eine gesteigerte motorische Aktivität des Kolons. Bei ca. 30% der Patienten mit chronischer habitueller Obstipation findet sich ein normaler Kolon-Transit, bei ca. 70% der Patienten mit schwerer chronischer Obstipation findet sich ein verlangsamter Kolon-Transit.

Patienten mit chronischer Obstipation haben auch häufiger Symptome und Beschwerden in anderen Organregionen: Ösophagusdysmotilität, verlangsamter Dünndarm-Transit, Blasenbeschwerden. Diese Störungen lassen eine neurogene Ursache vermuten, der pathophysiologische Mechanismus,

---

Tab. 11.4-3   Sekundäre Ursachen der Obstipation

▶ **metabolische und endokrine Störungen**
Diabetes mellitus, Hypothyreose, Hyperkalzämie, Hypokaliämie, Porphyrie, Panhypopituitarismus, Phäochromozytom, Glukagonom (Schwangerschaft)

▶ **neurogene Störungen**

– peripher	M. Hirschprung, Chagas Krankheit, Neurofibromatose, Ganglioneuromatose, autonome Neuropathie, Hypoganglionose, intestinale Pseudoobstruktion (Myopathie- oder Neuropathie-Typ)
– zentral	multiple Sklerose, Erkrankungen des spinalen Rückenmarks, M. Parkinson, zerebrovaskuläre Insulte

▶ **Kollagenosen, vaskuläre und muskuläre Krankheiten**
systemische Sklerose, Amyloidose, Dermatomyositis, myotone Dystrophie

▶ **Medikamente**

– Analgetika	
– Anticholinergika	Spasmolytika, Antidepressiva, Antipsychotika, Anti-Parkinson-Mittel
– Kationen	Eisenpräparate, aluminiumhaltige Antazida, Kalzium, Bariumsulfat, Metalle (Arsen, Blei, Quecksilber)
– verschiedene	Opiate, Antihypertensiva, Ganglienblocker, Vinca-Alkaloide, Antikonvulsiva, Kalziumantagonisten

der zur chronischen Obstipation führt, ist noch nicht exakt definiert.

11.4.2 Primäre und sekundäre Malassimiliationssyndrome

W. F. CASPARY

Unter Malassimilationssyndromen versteht man zahlreiche Krankheitsbilder, bei denen eine **Störung der Digestion oder Resorption** der Nahrungsendprodukte vorliegt. Die wichtigsten klinischen Syndrome des Malassimilationssyndroms sind **Durchfälle** und **Gewichtsverlust.** Ein **primäres** Malassimilationssyndrom entsteht durch einen meist angeborenen Defekt funktioneller Elemente der Digestion oder Resorption (z. B. Laktasemangel), während ein **sekundäres** Malassimilationssyndrom im Rahmen zahlreicher Erkrankungen des Pankreas, der Gallenwege, des Dünndarms, bei Immunmangelsyndromen und bei Systemerkrankungen auftritt, aber auch nach operativen Eingriffen und durch Medikamente.

Definition

Unter einem **Maldigestionssyndrom** versteht man eine Störung der Verdauungsfunktion als Folge einer Krankheit oder Anomalie, bei der durch eine angeborene (primäre Maldigestion) oder erworbene Erkrankung die Aktivität pankreatischer Verdauungsenzyme, die Gallensäurekonzentration oder die Aktivitäten digestiver Dünndarmmukosa-Enzyme erniedrigt sind oder fehlen.
Malabsorption ist eine Störung der Resorption (angelsächsisch: absorption) digestiver Nahrungsprodukte, die durch eine Störung der Membrantransportvorgänge in der Dünndarmschleimhaut ohne morphologische Veränderungen **(primäre Malabsorption),** durch eine Verminderung des Resorptionsepithels bei oft gleichzeitig nachweisbaren morphologischen Veränderungen der Mukosa **(sekundäre Malabsorption)** oder durch eine Abflußbehinderung aus dem Darmtrakt bedingt ist.
Beide Syndrome, Maldigestion und Malabsorption, sind oft eng miteinander verknüpft, da eine Maldigestion meist auch eine Malabsorption nach sich zieht, und werden unter dem Oberbegriff **Malassimilationssyndrom** zusammengefaßt.

Kasuistik

Eine 30jährige Patientin hat sehr mehreren Jahren eine unklare Eisenmangelanämie, die in den letzten Monaten zugenommen hat.
Zudem haben sich in den letzten Wochen breiige Stühle und ein Gewichtsverlust von 5 kg eingestellt. Die **Laboruntersuchungen** beim Hausarzt ergaben ein Hämoglobin von 9,5 g/dl, bei einer Erythrozytenzahl von 4 Mio./mm³. Eine Eisensubstitution brachte keine Besserung der Anämie. Wegen Zunahme der Durchfälle und des Ge-

wichtsverlustes erfolgt die Einweisung in die Klinik. Aufgrund des Gewichtsverlustes und der Eisenmangelanämie wird eine Tumorsuche durchgeführt. **Rektoskopie** und **Koloskopie** zeigen einen Normalbefund, die **Gastroskopie** ebenfalls. Serumeiweiß, β-Karotin, Serumkalzium, Prothrombinzeit (Quick-Wert) und Cholesterin im Serum sind erniedrigt, neben der Eisenmangelanämie besteht eine Thrombozytose von 550 000 Thrombozyten/μl. Die Stuhlgewichte betragen im Mittel 440 g/Tag, die Stuhlfettausscheidung ist mit 42 g/Tag deutlich erhöht, der Pankreolauryltest jedoch normal. Jetzt erst wird an die Notwendigkeit der endoskopischen Entnahme einer **Biopsie** aus dem tiefen Duodenum gedacht. Es findet sich bereits bei der Lupenbetrachtung des Bioptats ein völliger Zottenverlust, der Pathologe bestätigt einen totalen Zottenverlust und eine vermehrte Kryptenbildung. Damit war die **Diagnose** einer Sprue gesichert. Die Patientin nimmt innerhalb von 4 Wochen nach Beginn einer glutenfreien Diät wieder 5 kg zu und hat keine Durchfälle mehr.

Ätiologie und Pathogenese

Fast alle Nahrungsprodukte werden nach entsprechender Digestion durch intraluminale Enzyme des Pankreas (Amylase, Lipase, Proteinasen) im oberen Dünndarm resorbiert. Die Ausnahme bilden Vitamin B_{12} und Gallensäuren, die durch spezifische Transportsysteme des unteren Dünndarms (Ileum) aufgenommen werden (siehe Abb. 11.4-1).
▶ Der komplizierteste Mechanismus der Digestion und Resorption besteht für die **Nahrungsfette,** die zusätzlich Gallensäuren zur Emulgierung und – nach dem Schritt der hydrolytischen Spaltung

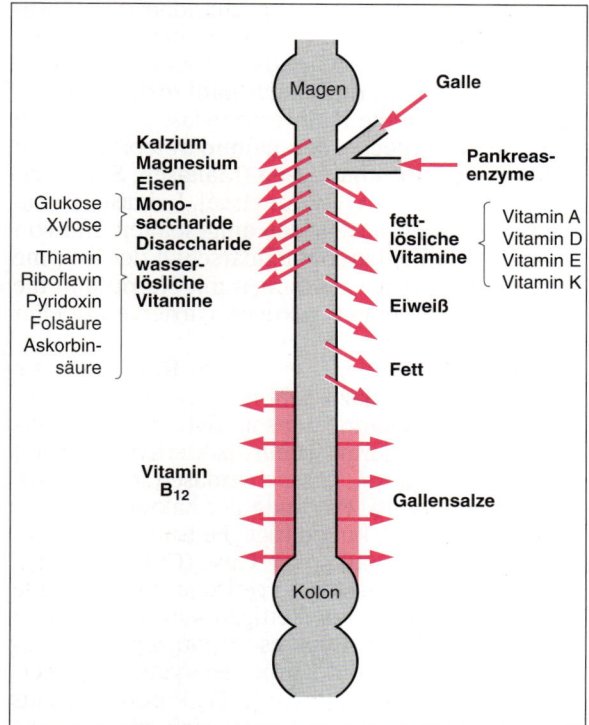

Abb. 11.4-1   Topographie der Resorption im Dünndarm.

durch die Lipase – für die Mizellenbildung benötigen. Zudem müssen die Spaltprodukte pankreatischer Lipaseeinwirkung (2-Monoglyzeride und freie Fettsäuren) in den Epithelzellen wieder resynthetisiert werden, um dann als Chylomikronen mit einer Proteinhülle „verpackt" die Zelle auf dem „trägen" Lymphwege zu verlassen.

Auch die **fettlöslichen Vitamine** (Vitamin A, D, E, K) und das **Cholesterin** der Nahrung benötigen zur optimalen Resorption Gallensäuren zur Mizellenbildung.

Störungen der **Fettdigestion** und **-resorption** können in allen der geschilderten physiologischen Schritte auftreten: Ein Mangel an Lipase und Bikarbonat bei Pankreasinsuffizienz bedingt eine Störung der intraluminalen lipolytischen Spaltung. Da hydrolytische Lipasespaltung eine Vorbedingung für die Fettsäurenresorption ist, entsteht eine erhöhte Stuhlfettausscheidung **(Steatorrhö)**, ein Mangel an Gallensäuren führt zu einer Störung der Emulgierung und der Mizellenbildung, eine verminderte Resorptionsfläche kann eine Malabsorption von Fetten bewirken, wie z. B. intrazelluläre Störungen der Reveresterung der Fettsäuren und eine Verlegung der Lymphabflußwege.

Mittelkettige Triglyzeride (MCT) unterliegen diesen Restriktionen bedeutend weniger und können deshalb bei den unterschiedlichsten Störungen der Fettresorption therapeutisch eingesetzt werden.

▶ **Kohlenhydrate** der menschlichen Nahrung, die überwiegend aus Polysacchariden (Stärke), zum geringeren Anteil aus Disacchariden (Saccharose, Laktose) und nur relativ selten aus freien Monosacchariden (Glukose, Fructose, Galaktose) bestehen, werden nach pankreatischer Verdauung durch die Pankreasamylase (α-Amylase) an der Oberfläche der Dünndarmepithelzellen durch die Disaccharidasen (Maltasen, Saccharase, Glukoamylase [= γ-Amylase], Laktase, Trehalase) zu Monosacchariden aufgespalten und von den in unmittelbarer Nachbarschaft der Enzyme liegenden Carrier zusammen mit Natrium in die Zelle aufgenommen (aktiver, carriervermittelter Transport).

Im Dünndarm nicht resorbierte Kohlenhydrate der Nahrung – dazu gehören auch die pflanzlichen Polysaccharide der sog. Ballaststoffe – werden im Dickdarm weiter bakteriell abgebaut durch Hydrolasen, Disaccharidasen und anaerobe Fermentation. Produkte der bakteriellen Fermentation sind kurzkettige Fettsäuren (Azetat, Propionat, Butyrat) sowie Gase (CO_2, H_2, CH_4). Während die Gase energetische Endprodukte sind, können die kurzkettigen Fettsäuren durch einen effektiven Rückresorptionsmechanismus im Kolon noch vom Körper energetisch verwertet werden. Die bakterielle H_2-Produktion aus Kohlenhydraten macht man sich diagnostisch zunutze in Form der sog. H_2-Atemtests, mit denen man auf sehr sensitive und nichtinvasive Weise eine Kohlenhydratmalabsorption erfassen kann (siehe Abb. 11.4-2).

▶ **Proteine** der Nahrung werden – nach intraluminaler pankreatischer Digestion im oberen Dünndarm durch Proteasen – an der Oberfläche der Epithelzellen durch Peptidhydrolasen – in freie Aminosäuren gespalten und gelangen dann über spezifische Transportsysteme in die Mukosazellen. Alternativ besteht aber auch die Möglichkeit, daß kleine Peptide (aus maximal 3 Aminosäuren) direkt in die Zelle über eine Peptidtransportsystem gelangen, um dann intrazellulär in freie Aminosäuren aufgespalten zu werden. Die Existenz dieses Peptidtransportsystems ist die Erklärung dafür, daß bei Erkrankungen mit einem genetisch determinierten Defekt des neutralen Aminosäurentransportsystems (Hartnup-Syndrom) überhaupt neutrale Aminosäuren resorbiert werden können.

Eine Reihe von Faktoren sind von Bedeutung für Geschwindigkeit und Ausmaß der Resorption. Sie zeigen zugleich an, wo die Ursachen für Störungen der Resorption liegen können (siehe Tab. 11.4-4).

Von großer Bedeutung für die Gewährleistung einer ungestörten Resorption von Nahrungsprodukten ist die **Adaptationsfähigkeit** des Dünndarms. Der **untere Dünndarm** kann nach Ausfall des oberen Dünndarmes (z. B. durch chirurgische Resektion) dessen Funktionen adaptiv voll erwerben, umgekehrt ist der **obere Dünndarm** nicht in der Lage, die spezifischen Funktionen des unteren Dünndarmes zu übernehmen. Deshalb wirkt sich eine Resektion des unteren Dünndarmes für den Patienten gravierender aus als eine Resektion des oberen Dünndarmes.

Ⓢ Symptome

Durchfälle und **Gewichtsverlust** sind die klinischen Leitsymptome eines Malassimilationssyndroms.

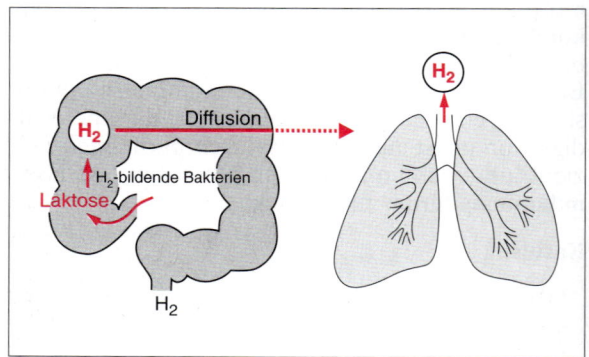

Abb. 11.4-2   Prinzip des H_2-Atemtests: Kohlenhydrate werden im Dickdarm zu kurzkettigen Fettsäuren, Kohlendioxid (CO_2) und Wasserstoff (H_2) fermentiert, der in der Ausatmungsluft nach Diffusion durch die Darmwand erfaßbar wird. Eine erhöhte H_2-Exhalation zeigt somit eine gesteigerte bakterielle Fermentation von Kohlenhydraten an.

Der Gewichtsverlust ist meist nicht allein durch einen fäkalen Kalorienverlust bedingt, sondern vielmehr auch durch eine Reduktion der Nahrungszufuhr. Der Patient hat selbst erfahren, daß die durch die Malassimilation hervorgerufenen osmotischen Durchfälle drastisch zurückgehen, wenn er weniger ißt. Das Vollbild eines Malassimilationssyndroms kommt heute weniger häufig vor, da die Erkrankungen oft schon früh erkannt werden. Betrachtet man das Krankheitsbild der Sprue, das häufig mit einem **globalen Malabsorptionssyndrom** ein-

hergeht, finden wir heute eher **oligosymptomatische Formen** der Malabsorption: Im Vordergrund steht oft nur ein unklarer Eisenmangel oder eine Eisenmangelanämie oder auch eine Erniedrigung des Serumkalziums und eine Osteomalazie mit Knochenschmerzen, die den Patienten zum Orthopäden geführt haben.
Bei einer seit längerem bestehenden Malassimilation können Mangelsymptome auftreten, die teils klinisch, teils nur labormäßig erfaßt werden können (siehe Tab. 11.4-5):

► Hyperkeratose als Folge eines Mangels an Vitamin A,
► Ekchymosen, Hämatome und Hämaturie als Folgen eines Mangels an Vitamin K,
► Parästhesien, Tetanie und Knochenschmerzen durch verminderte Resorption von Vitamin D und Kalzium,
► Glossitis, Cheilosis, Dermatitis und periphere Neuropathie durch Malabsorption von wasserlöslichen B-Vitaminen,
► Anämie mit Blässe, Müdigkeit und Dyspnoe durch Malabsorption von Eisen, Vitamin B_{12} oder Folsäure,
► Ödeme und Aszites sind Folge einer Malabsorption von Protein oder auch Folge eines gesteigerten enteralen Eiweißverlustes (exsudative Enteropathie).

Tab. 11.4-4   Geschwindigkeit und Ausmaß der Resorption in Abhängigkeit von

► Ingestionsmodus
► Verdaulichkeit
► Magenentleerung
► Digestionskapazität des Pankreas und der Galle
► Kontaktzeit für Digestion (Passagezeit)
► Kontaktfläche:
  – Darmlänge
  – Zottenoberfläche
  – Bürstensaumenzymgehalt
  – Carrierfunktion
► Kontaktzeit für Resorption (Passagezeit)
► Dicke der Diffusionsbarriere des Resorptionsepithels („unstirred layer")

Tab. 11.4-5   Korrelation klinischer Befunde und Laborbefunde beim Malassimilationssyndrom

Symptome und klinische Befunde	Pathophysiologische Befunde	Laborbefunde
Gewichtsverlust, Steatorrhö	↓ Aufnahme, ↓ Assimilation von Fett, Kohlenhydraten, Protein	↑ Stuhlfett, ↓ β-Karotin
Ödeme, Aszites	↑ Albuminverlust, ↓ Proteinassimilation	↓ Albumin ↓ Gesamteiweiß
Osteomalazie, Tetanie, Parästhesien	↓ Resorption von Vitamin D, Kalzium, Magnesium	↓ Kalzium, ↑ alk. Phosphatase
Ekchymosen, Petechien, Hämaturie, Hämatome	↓ Resorption von Vitamin K	↓ Prothrombinzeit
Anämie	↓ Resorption von Folsäure und Vitamin B_{12}	Makrozytose; ↓ Folsäure und Vitamin B_{12}
	↓ Resorption von Eisen	Mikrozytose, ↓ Eisen und Ferritin
Geblähtes Abdomen, Borborygmen, Flatulenz, Durchfälle	↓ Spaltung von Disacchariden und ↓ Resorption von Monosaccharid ↓ Resorption von Aminosäuren ↑ Fermentation im Kolon ↑ Gasproduktion (H_2)	↓ Laktosetoleranz, ↓ D-Xylose-Resorption, ↑ H_2 in der Atemluft ↓ des Stuhl-pH
Polyneuritis, Depression	Vitamin-B_1-Mangel (Thiamin)	
Konjunktivitis, Cheilosis, Glossitis, schuppendes Exanthem	Vitamin-B_2-Mangel (Riboflavin)	
Pellagraähnliche Hautveränderungen	Nikotinsäuremangel	
Nierensteine bei Morbus Crohn oder Ileumresektion	↑ Resorption von Oxalsäure	↑ Oxalsäureausscheidung im Urin

(↓ = erniedrigt; ↑ = erhöht)

Nicht selten findet man bei Patienten mit einem Malabsorptionssyndrom Trommelschlegelfinger. Außer den klinischen Leitsymptomen Durchfall und Gewichtsverlust ist das Malabsorptionssyndrom häufig durch das zusätzliche Bestehen folgender Symptome gekennzeichnet: Anorexie, Flatulenz, Meteorismus, Blähbauch, Muskelschwund, Borborygmen (laute Darmgeräusche).

Fettstühle fallen meist schon als glänzende, helle, schmierige, auf Wasser schwimmende Stühle auf. Oft setzen sich große Öltropfen von der Hauptmasse des Stuhles ab, die nach Erkalten talgartig erhärten. Letzteres kann als pathognomonisch für eine pankreatogene Steatorrhö (gestörte lipolytische Fettspaltung) angesehen werden.

D Diagnostik

Im Vorfeld der Diagnostik sollte man sich bei der Vermutung des Vorliegens eines Malabsorptionssyndromes drei wichtige Fragen stellen.

1. Liegt ein Malassimilationssyndrom vor?

Hinweise für das Vorliegen eines Malassimilationssyndroms können verschiedene Parameter aus der Routinelabordiagnostik liefern (siehe Tab. 11.4-6). Es handelt sich dabei um **statische Laborparameter,** die bereits die Auswirkungen eines länger bestehenden Malabsorptionssyndroms anzeigen können: Anämie (meist hypochrom und mikrozytär), Erniedrigungen von Kalzium, Gesamteiweiß, Albumin, β-Karotin, Prothrombinzeit, Vitamin B_{12} und Folsäure, Ferritin und Eisen im Serum. Bei Veränderung eines oder mehrerer Serumparameter kann ein Malabsorptionssyndrom vermutet werden.

Allein von der **Inspektion** des **Stuhls** kann eine wesentliche Information gewonnen werden (Farbe, Konsistenz, Geruch, Ölauflagerungen). Der typische Stuhl beim Malabsorptionssyndrom erscheint hell, schmierig, übelriechend, seltener wäßrig.

Gewöhnlich enthält der Stuhl kein Blut, es sei denn, daß es schon durch einen Vitamin-K-Mangel zu einer ausgeprägten Hypoprothrombinämie gekommen ist. Die Untersuchung des Stuhles auf Lamblien (native Stuhlprobe) und auf pathogene Keime ist immer notwendig bei einer länger bestehenden Durchfallsymptomatik.

Eine erhöhte **Stuhlfettausscheidung** (quantitativ im 72-Stunden-Stuhl bestimmt) zeigt mit größter Verläßlichkeit eine Malabsorption an.

2. Wo ist die Ursache der Malabsorption zu suchen?

Zunächst ist, entsprechend der Häufigkeit, an eine Erkrankung des Pankreas zu denken. Die **Pankreasfunktionsdiagnostik** (siehe Tab. 11.4-7) steht deshalb im Vordergrund der diagnostischen Abklärung. Pankreolauryltest und die Bestimmung von Chymotrypsin im Stuhl sind ausreichende Tests. Die Durchführung des sensitiven, aber technisch aufwendigen Sekretin-Pankreozymin-Testes ist nicht erforderlich, da erst bei einer ca. 90%igen Funktionseinschränkung des Pankreas eine Steatorrhö auftritt.

Im zweiten Schritt wird man entsprechend der topographischen Vermutung **Funktionstests des Dünndarmes** einsetzen (siehe Tab. 11.4-8). Der **D-Xylose-Test** mit simultaner Bestimmung der D-Xylose-Konzentration im Serum (0, 15, 30, 60, 120 Minuten) und im Urin nach oraler Gabe von 25 g D-Xylose ist der wichtigste Test zur Messung der Funktionsfähigkeit des oberen Dünndarmes.

Tab. 11.4-7   Diagnostische Tests zur Pankreasfunktion

- ▶ Sekretin-Pankreozymin-(Ceruletid)-Test
- ▶ Pankreolauryltest
- ▶ PABA-Test
- ▶ Chymotrypsinbestimmung im Stuhl
- ▶ H_2-Atemtest nach Gabe von Reis
- ▶ quantitative Stuhlfettbestimmung

Tab. 11.4-6   Malassimilation

Hinweise aus der Routinediagnostik
Anämie: $\downarrow$ Hb, $\downarrow$ Ery, $\downarrow$ oder $\uparrow$ Hb_E, $\downarrow$ oder $\uparrow$ MCH
Serumeisen $\downarrow$
Serumferritin $\downarrow$
Serumfolat $\downarrow$
Serum-Vitamin B_{12} $\downarrow$
Serumkalzium $\downarrow$
Serummagnesium $\downarrow$
Alkalische Phosphatase $\uparrow$
Serumcholesterin $\downarrow$
β-Karotin im Serum $\downarrow$
Serumeiweiß $\downarrow$
Serumalbumin $\downarrow$
Prothrombin $\downarrow$
Oxalsäure im Urin $\uparrow$

($\downarrow$ = erniedrigt; $\uparrow$ = erhöht)

Tab. 11.4-8   Topographische Diagnostik bei Verdacht auf Dünndarmerkrankungen

- ▶ Oberer Dünndarm:
  - D-Xylose-Test (Serum und Urin)
  - Laktosetoleranztest
  - H_2-Atemtest nach Laktosegabe
- ▶ Unterer Dünndarm:
  - Schilling-Test
  - SeHCAT-Test
- ▶ Spezialfragen:
  - α_1-Antitrypsin-Clearance
  - Chromalbumintest
  - Gammakamerauntersuchung nach Gabe Tc-markierten Albumins
- ▶ Globaltest:
  - quantitative Stuhlfettbestimmung

Mit dem **Laktosetoleranztest** (Blutglukosebestimmung zum Zeitpunkt 0, 60, 120 Minuten) nach Gabe von 50 g Laktose und (fakultativ) simultaner H_2-**Bestimmung** in der **Atemluft** kann auf einfache Weise die häufigste Form der Malabsorption, eine Laktoseintoleranz, erfaßt werden. Steigt die Blutglukose um < 20 mg/dl an und ergibt sich ein H_2-Anstieg von > 20 ppm, liegt mit Sicherheit eine Laktoseintoleranz vor.

Atemtests mit Erfassung von H_2 oder $^{14}CO_2$ bzw. $^{13}CO_2$ in der Atemluft haben einen wichtigen diagnostischen Stellenwert wegen ihres nichtinvasiven Testcharakters. H_2-Atemtests erfassen die Folgesymptomatik einer Malabsorption: bakterielle Fermentation im Dickdarm oder im bakteriell überwucherten Dünndarm, während bei den $^{14}CO_2$-Atemtests die Resorption eines enteral zugeführten ^{14}C-markierten Substrates gemessen wird. Wegen der Strahlenbelastung der vorgenannten Verfahren gehört die Zukunft jedoch Tests, die nichtradioaktive, stabile Isotope (z. B. ^{13}C) verwenden.

Die wichtigsten Tests zur Erfassung der Funktionstüchtigkeit des unteren Dünndarmes sind der **Schilling-Test** und der **SeHCAT-Test:**

▶ Mit dem **Schilling-Test** wird die Resorption von Vitamin B_{12} gemessen. Ein pathologischer Schilling-Test ist jedoch nicht beweisend für das Vorliegen einer Resorptionsstörung des unteren Dünndarmes, da die Vitamin-B_{12}-Resorption auch erheblich bei einem Mangel an Intrinsic-Faktor (chronische atropische Gastritis), bei bakterieller Überwucherung des Dünndarmes und bei Pankreasinsuffizienz gestört sein kann. Bleibt ein Schilling-Test auch nach Gabe von Intrinsic-Faktor abnorm, ist eine Funktionsstörung des Dünndarmes wahrscheinlich, wenn eine bakterielle Überbesiedlung des Dünndarmes ausgeschlossen werden konnte. Normalisiert sich ein pathologischer Schilling-Test nach Behandlung mit Antibiotika, dann liegt mit an Sicherheit grenzender Wahrscheinlichkeit eine **bakterielle Überbesiedlung** vor.

▶ Mit dem **SeHCAT-Test** steht eine nuklearmedizinische Möglichkeit zur Verfügung, einen gesteigerten enteralen Verlust von Gallensäuren als mögliche Ursache einer chologenen Diarrhö festzustellen. Bei diesem Test wird eine synthetische, markierte Gallensäure (Selen-Homotaurocholsäure) oral verabreicht und das Verbleiben der Gallensäure mittels Ganzkörperzähler oder Gammakamera gemessen. Dieser Test hat andere aufwendige diagnostische Verfahren verdrängt.

Für Spezialfragen stehen noch weitere Testmöglichkeiten zur Verfügung. Ein gesteigerter **enteraler Verlust von Eiweiß** ist mit dem nuklearmedizinischen Verfahren des ^{51}**Chromalbumintests** möglich. Dabei wird nach i.v. Applikation von ^{51}Cr-Albumin die fäkale Ausscheidung von ^{51}Cr im 72-Stunden-Stuhl bestimmt (normal < 1% Ausscheidung der applizierten Dosis). Als nicht radioaktives Verfahren hat sich die α_1-Antitrypsin-Clearance bewährt. Bei massiven enteralen Eiweißverlusten ist es auch möglich, nuklearmedizinisch mittels der Gammakamera nach Gabe Tc-markierten Albumins den Proteinverlust aus dem Darm zu „orten".

3. Welche Erkrankung liegt dem Malassimilationssyndrom zugrunde?

Insbesondere zur Erfassung der Art der Dünndarmerkrankung, die ein Malabsorptionssyndrom bewirkt, ist die **Dünndarmbiopsie** als wichtigste diagnostische Methode anzusehen. Eine unter endoskopischer Sicht entnommene Biopsie aus dem Duodenum ist meist ausreichend, um eine Sprue oder einen Morbus Whipple zu diagnostizieren.

Bei bestimmten, mehr disseminiert auftretenden Erkrankungen des Dünndarmes (z.B. intestinale Lymphangiektasie, Morbus Crohn, intestinale Lymphome) kann es erforderlich sein, eine bzw. mehrere Saugbiopsien entlang dem gesamten Dünndarm aus verschiedenen „Etagen" zu gewinnen. Im einzelnen sind die durch Dünndarmbiopsie erfaßbaren Erkrankungen in Tabelle 11.4-9 aufgeführt.

Bei Betrachtung der Wertigkeit der Dünndarmbiopsie unterscheidet man zwischen Erkrankungen mit diagnostisch spezifischen (pathognomonischen) Biopsiebefunden und Erkrankungen mit charakteristischen, nicht aber pathognomonischen Biopsiebefunden.

Röntgenuntersuchungen des Dünndarms (Enteroklysma) können sowohl einen Hinweis auf das Bestehen eines Malabsorptionssyndroms geben wie auch gelegentlich eine definitive Information über die Art der Erkrankung.

Tab. 11.4-9 Diagnostische Wertigkeit der Dünndarmbiopsie

Diagnostisch spezifisch (pathognomonisch):
▶ Morbus Whipple
▶ Abetalipoproteinämie
▶ kollagene Sprue
▶ primäre intestinale Lymphome
▶ Immunmangelsyndrome
▶ eosinophile Enteritis
▶ parasitäre Erkrankungen:
  – Lambliasis
  – Kokzidiose
  – Strongyloidiasis
  – Schistosomiasis
  – Histoplasmose
▶ primäre intestinale Lymphangiektasie

Charakteristische, aber nicht pathognomonische Biopsiebefunde:
▶ Sprue
▶ Dermatitis herpetiformis Duhring
▶ unklassifizierbare Sprue
▶ Mauriac Syndrom (infantiler Diabetes mellitus, Glykogenose)
▶ Kwashiorkor
▶ Milcheiweißintoleranz
▶ Sojaproteinintoleranz

Unspezifische röntgenologische Hinweise sind sog. enteritische Zeichen: Hypotonie der Darmschlingen, „Moulage"-Phänomen, Kontrastmittelausflockungen, Syndrom der „geschichteten Teller". Diese Veränderungen sind das röntgenologische Korrelat der Hypotonie, Hypomotilität und Dilatation vermehrt flüssigkeitsgefüllter Dünndarmschlingen.

Durch Feststellung granulomatös-polypöser Veränderungen, Tumoren, Fisteln, Strikturen, Divertikel und Kalzifizierungen kann der Röntgenologe – einschließlich der Durchführung einer Angiographie – wesentlich zur Abklärung der Ursache eines Malabsorptionssyndroms beitragen. Das Enteroklysma hat dabei heute weitgehend die früher übliche Dünndarmpassage ersetzt.

Auch die **Sonographie** hat einen wichtigen Platz in der Diagnostik erobert, denn zahlreiche, früher oft nur röntgenologisch erfaßbare Veränderungen des Dünndarmes sind auch sonographisch erfaßbar: vermehrt flüssigkeitsgefüllte Darmschlingen, Wandverdickungen, Ileussymptomatik, Strikturen, Fistelbildungen und Konglomerattumoren.

11.4.2.1 Sekundäre Malassimilationssyndrome (siehe Tab. 11.4-10)

Störungen der pankreatischen Verdauung

Das Vorkommen verschiedener Krankheiten mit einem Malassimilationssyndrom soll im Folgenden

Tab. 11.4-10 Durchfälle (mehr als 200 g Stuhl pro Tag, mehr als drei Entleerungen pro Tag) und Gewichtsverlust sind Leitsymptome von Dünndarmerkrankungen. Bedingt sind diese Symptome häufig durch eine Malabsorptioln von Fett, Protein, Kohlenhydraten, aber auch von Vitaminen und Mineralien

Erkrankungen mit Malabsorption sind mannigfaltig:

▶ **Mangel oder Inaktivierung intraluminaler pankreatischer Enzyme (= pankreatische Phase)**
– chronische Pankreatitis
– Pankreasresektion
– Pankreaskarzinom
– zystische Fibrose
– Zollinger-Ellison-Syndrom (Säureinaktivierung der Lipase)

▶ **Mangel intraluminaler Gallensäuren (= biliäre Phase) – Maldigestion**
– Verschlußikterus
– intrahepatische Cholestase
– primäre biliäre Zirrhose
– bakterielle Überwucherung des proximalen Dünndarms (Blind-loop-Syndrom, Fistelbildungen, Strikturen, Divertikel, Afferent-loop-Syndrom, Motilitätsstörungen bei Sklerodermie und diabetischer Neurogastroenteropathie)
– Ileumresektion
– M. Crohn des Ileums (= Ileitis regionalis)

▶ **Dünndarmerkrankungen (= intestinale Phase) – Maldigestion/Malabsorption**
– 1. Primäre Malabsorption: angeborene Erkrankungen mit selektivem Ausfall einzelner funktioneller Elemente der Mukosazellen (Bürstensaumerkrankungen):
– Saccharose-Isomaltose-Intoleranz
– Laktoseintoleranz
– Trehaloseintoleranz
– Enterokinasemangel
– Glukose-Galaktose-Intoleranz
– Hartnupsche Erkrankung
– Zystinurie
– Tryptophanmalabsorption („Blue-diaper"-Syndrom)
– Methioninmalabsorption (Oasthouse-Syndrom)
– Lowe-Syndrom (okulo-zerebro-renales Syndrom)
– Vitamin-B$_{12}$-Malabsorption (angeborenes Fehlen von Intrinsic-Faktor oder Vitamin-B$_{12}$-IF-Rezeptor-Mangel)
– Abetalipoproteinämie (Bassen-Kornzweig Syndrom)

– 2. Sekundäre Malabsorption: Erworbene Dünndarmerkrankungen:
– Sprue (Zöliakie)
– tropische Sprue
– Morbus Whipple
– primäres intestinales Lymphom
– intestinale Lymphangiektasie
– Hypogammaglobulinämie
– Dermatitis herpetiformis Duhring
– eosinophile Gastroenteritis
– Mastozytose
– Amyloidose
– Parasiten (Lamblien, Strongyloiden, Askariden, Ancylostoma duodenale)
– Tuberkulose
– Lymphogranulomatose (M. Hodgkin)
– Kwashiorkor
– Darmresektion
– intestinale Ischämie
– Strahlenenteritis

▶ **Erkrankungen mit verschiedenen Störungen der Digestions- oder Resorptionsphasen**
– Postgastrektomiesyndrom
– Diabetes mellitus (diabetische Neurogastroenteropathie)
– Endokrinopathien, Hyper-, Hypothyreose, Hypoparathyreoidismus
– Glukagonom, Zollinger-Ellison-Syndrom, M. Addison, Karzinoid
– Verner-Morrison-Syndrom (=VI Pom)
– Sklerodermie
– Lupus erythematodes visceralis
– Perniziosa

▶ **Pharmaka**
– Colestyramin
– Abführmittel (diphenolische Laxanzien)
– Colchicin
– Zytostatika (Methotrexat und andere)
– Neomycin
– p-Aminosalicylsäure (PAS)
– Biguanide (Vitamin-B$_{12}$-Resorptionsstörung)
– Acarbose

entsprechend seiner pathophysiologischen Möglichkeiten besprochen werden. Bei der Digestionsstörung ist in erster Linie an eine **exokrine Pankreasinsuffizienz** zu denken. Ursachen dafür können sein: eine chronische Pankreatitis, Zustand nach Pankreasresektion, Mukoviszidose, ein Pankreaskarzinom, ein Zollinger-Ellison-Syndrom, der seltene kongenitale Lipasemangel sowie postoperative Zustände mit postzibaler pankreatiko-biliärer Asynchronie. Die Vorgeschichte gibt oft den Hinweis (rezidivierende Pankreatitisschübe, Alkoholismus) auf eine chronische Pankreatitis. Sonographische und endoskopische Veränderungen des Pankreasgangsystems (ERP), Verkalkungen des Pankreas auf der Röntgenleeraufnahme oder der Sonographie sollten dann zu einer Pankreasfunktionsdiagnostik (Pankreolauryltest, Chymotrypsinbestimmung im Stuhl) wie auch einer quantitativen Stuhlfettbestimmung führen.

Die **Mukoviszidose** dürfte dem erwachsenen Patienten schon lange bekannt sein. Chronische Durchfälle und eine Steatorrhö können auch beim **Gastrinom** (Zollinger-Ellison-Syndrom) auftreten. Die hohen Sekretvolumina der Magensäure bedingen ein Unterschreiten der für die Fettdigestion notwendigen kritischen mizellaren Gallensäurekonzentration wie auch eine Inaktivierung der Lipase durch die Magensäure. Die Diagnose wird durch die Gastrinbestimmung im Serum, den zusätzlichen Sekretintest (Sekretin bewirkt vermehrte Freisetzung von Gastrin aus dem Gastrinom) und eine Magensekretionsanalyse gestellt.

Postoperative Zustände (Magenresektion nach Billroth II, Vagotomie, Whipple-Operation) können trotz normaler Funktionsleistung des exokrinen Pankreas auf eine maximale Stimulation funktionell mit einer Störung der Digestionsphase einhergehen.

Durch das Operationsverfahren bedingt, gelangt die Nahrung rasch in den Dünndarm und bewirkt eine zu schwache und verspätete endogene Hormonausschüttung, die eigentlich das Pankreas stimulieren sollte. Dadurch läuft zuwenig Pankreassekret der Nahrung zu spät hinterher (postzibale pankreatikobiliäre Asynchronie). Erfaßbar ist diese pankreatogene Funktionsstörung ebenfalls mit dem Pankreolauryltest, der Chymotrypsinbestimmung im Stuhl und dem Lundh-Test (erfaßt die endogene Stimulation des Pankreas durch Testmahlgabe), nicht jedoch mit dem Sekretin-Pankreozymin-Test. Substitution mit pankreatinhaltigen Präparaten ist die adäquate Therapie beim Vorliegen einer Pankreasinsuffizienz. Spricht die Substitutionstherapie nicht an, kann der Versuch mit zusätzlicher Gabe eines H_2-Rezeptorenblockers oder mit Omeprazol gemacht werden. Beim Gastrinom ist diese Zusatztherapie unumgänglich.

Störungen der biliären Verdauungsphase

Ein Maldigestionssyndrom kann auch bei einem Unterschreiten der kritischen mizellaren Konzentration von Gallensäuren auftreten:

► wenn zu wenig Gallensäuren in das Duodenum sezerniert werden wie beim Vorliegen eines Verschlußikterus, einer intrahepatischen Cholestase oder einer primären biliären Zirrhose,

► durch einen gesteigerten enteralen Verlust von Gallensäuren, der die Funktionsreserve der Leber übertrifft,

► durch eine vorzeitige intraluminale Metabolisierung konjugierter Gallensäuren bei einer bakteriellen Überwucherung des Dünndarmes. Verschlußikterus, intrahepatische Cholestase, primär sklerosierende Cholangitis und primäre biliäre Zirrhose werden an anderer Stelle besprochen.

Enteraler Gallensäurenverlust – chologene Diarrhö (siehe Abb. 11.4-3a und b)

Ein gesteigerter enteraler Gallensäurenverlust kommt am häufigsten bei Morbus Crohn mit Befall des Ileums sowie nach Ileumresektion vor. Wurde weniger als 1 m Dünndarm entfernt oder funktionsuntüchtig, entsteht eine **kompensierte chologene Diarrhö,** die durch Gabe von Ionenaustauschern (Colestyramin, Colestipol) effektiv zu behandeln ist. Die Durchfälle sind meist wäßrig und werden durch die laxierende Wirkung der Gallensäuren im Dickdarm hervorgerufen. Die Diagnostik erfolgt mittels des SeHCAT-Testes.

Übersteigt – meist bei Resektion von mehr als 1 m Länge des Ileums – der enterale Gallensäurenverlust die maximale Steigerung der Resynthesekapazität der Leber (Faktor 6–8), dann tritt auch noch durch Unterschreiten der kritischen mizellaren

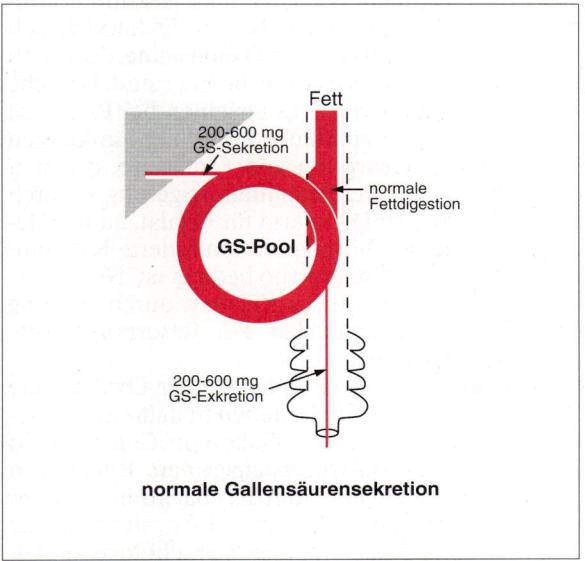

Abb. 11.4-3a   Enterohepatischer Kreislauf der Gallensäuren unter Normalbedingungen.

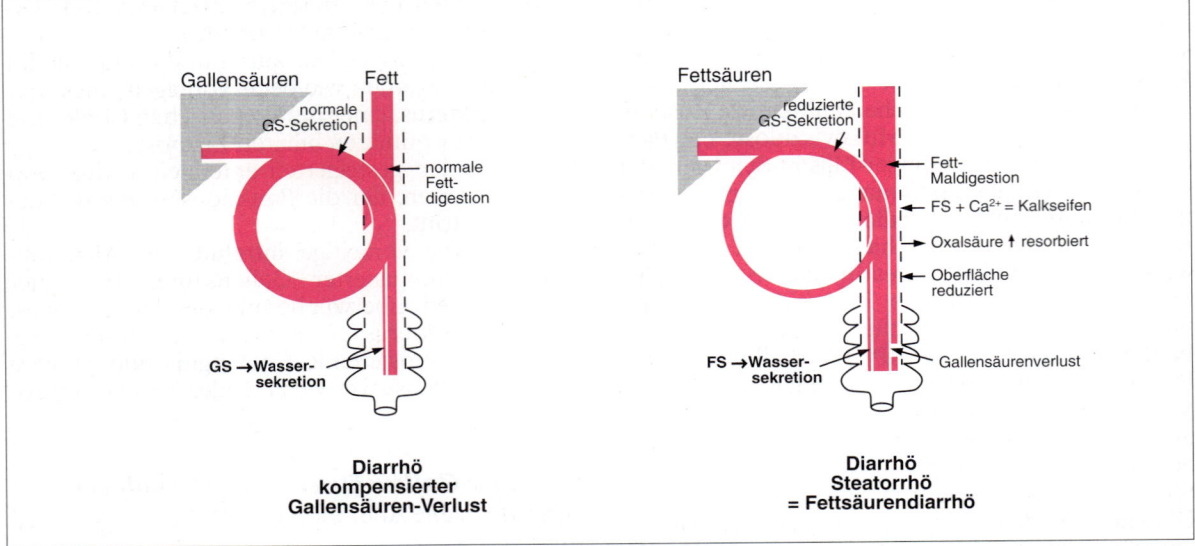

Abb. 11.4-3b   Enterohepatischer Kreislauf der Gallensäuren bei kompensiertem, enteralem Gallensäurenverlust (linke Abb.) und dekompensiertem, enteralem Gallensäureverlust. Gallensäuren führen im Kolon zu einer Sekretion von Wasser und Elektrolyten. Solange der enterale Verlust von Gallensäuren durch eine Steigerung der hepatischen Gallensäure-synthese ausgeglichen wird, ist die Fettverdauung noch ungestört.
Übersteigt der enterale Verlust die maximale Synthesefähigkeit der Leber für Gallensäuren, dann kommt es zum dekompensierten Gallensäurenverlustsyndrom mit Diarrhö und Steatorrhö; FS = Fettsäuren, GS = Gallensäuren.

Konzentration von Gallensäuren im Duodenum eine Fettdigestionsstörung hinzu (Fettsäurediarrhö). Es handelt sich dann um eine **dekompensierte chologene Diarrhö,** die durch Behandlung mit Ionenaustauschharzen nur noch verschlimmert würde. Das Therapieprinzip der Wahl ist der Ersatz des Nahrungsfettes durch mittelkettige Triglyzeride (MCT), die auch ohne Gallensäuren noch resorbiert werden können.

Als Folge der chologenen Diarrhö – z.B. bei Morbus Crohn des Ileums oder Ileumresektion – können gehäuft **Nierensteine** auftreten. Es handelt sich dabei fast ausschließlich um **Oxalatsteine,** die durch eine „enterale" **Hyperoxalurie** bedingt sind. Ursache für das Entstehen von Oxalatsteinen bei Patienten mit chronisch-entzündlichen Darmerkrankungen ist eine Hyperabsorption von Oxalsäure, die zum einen durch eine Permeabilitätssteigerung – durch Gallensäuren – im Dickdarm für Oxalat, zum anderen durch die im Dünndarm verminderte Kalziumkonzentration bei Steatorrhö bedingt ist. Normalerweise trägt intraluminales Kalzium durch Bildung unlöslichen Kalziumoxalats zur Resorptionshemmung von Oxalat bei.

Die **Therapie** und die **Prophylaxe** der Oxalatsteine bei chologener Diarrhö bestehen in diätetischer Beratung (oxalatarme Diät), Gabe von Colestyramin (verhindert permeabilitätssteigernden Effekt von Gallensäuren im Kolon, indiziert bei kompensierter chologener Diarrhö), fettarmer Kost, mittelkettige Triglyzeride (bei dekompensierter chologener Diarrhö) und oraler Gabe von Kalzium (bindet Oxalat im Darm).

An das Vorliegen eines **gesteigerten Gallensäurenverlustes** ist auch bei Durchfällen nach Vagotomie oder Cholezystektomie zu denken, selten möglicherweise auch beim Colon irritabile. Das Ansprechen auf Colestyramin kann dabei sowohl diagnostisch wie auch therapeutisch genutzt werden.

Bakterielle Überwucherung des Dünndarmes

Schwieriger gestaltet sich die Diagnostik einer bakteriellen Überwucherung des Dünndarmes, die häufig mit Durchfällen und einem Malabsorptionssyndrom einhergeht. Eine bakterielle Überwucherung des Dünndarmes mit konsekutiv gesteigerter Dekonjugation von Gallensäuren kommt nicht nur bei Divertikelbildungen des Dünndarmes, Strikturen, Fistelbildungen und blinden Schlingen vor, sondern auch bei Motilitätsstörungen des Dünndarmes im Rahmen von Systemerkrankungen: Diabetes mellitus, Sklerodermie, Amyloidose.

Zur Diagnostik gibt es die direkte Keimzahlbestimmung sowie indirekte Tests. Die direkte Bestimmung der Keimzahl aus dem Dünndarm ist wegen Kontamination durch den Nasen-Rachen-Raum problematisch. Indirekte Tests (Glukose-H_2-Atemtest, Nüchtern-H_2-Bestimmung in der Atemluft) sind zu bevorzugen. Bei einer bakteriellen Überwucherung des Dünndarmes bestehen meist eine erhöhte Stuhlfettausscheidung, ein pathologischer D-Xylose-Test und ein pathologischer Schilling-Test.

Eine Normalisierung letzterer Tests in Zusammenhang mit einer klinischen Besserung nach einer Behandlung mit Antibiotika (Doxycyclin, Metronidazol) kann sowohl therapeutisch wie auch diagnostisch genutzt werden, wenn keiner der o.g. Tests zur Verfügung steht oder der Patient sich einer Diagnostik entzieht. Intermittierende Behandlung mit Antibiotika oder chirurgische Korrektur anatomischer Anomalien (blinde Schlingen, Fistelbildungen, einzelner großer Divertikel, Striktur) sind die Therapie der Wahl.

11.4.2.2 Störungen der Digestion und Resorption bei Dünndarmerkrankungen

Angeborene Erkrankungen mit selektivem Ausfall einzelner funktioneller Elemente der Mukosazellen („Bürstensaummembran-Erkrankung") bedingen eine primäre Malassimilation.

Primäre Malassimilation

Die häufigste Form der primären Malassimilation ist der **Laktasemangel.** Die Mehrheit der gesamten Weltbevölkerung – insbesondere Bewohner Südost-Asiens – hat einen Laktasemangel und erleidet nach Genuß von Milch oder Milchprodukten Durchfälle, Blähungen und Meteorismus.
Bei der häufigsten Form ist das Enzym in der Kinderzeit noch vorhanden, die Aktivität geht aber im Adoleszentenalter zurück und ist auch durch häufigen Genuß von Milch nicht induzierbar. Bei zahlreichen infektiösen Durchfallerkrankungen kann das Enzym Laktase, das auch beim Laktosetoleranten das schwächste Glied in der Kohlenhydratverdauung darstellt, vermindert sein.
Abhängig ist die klinische **Symptomatik** der **Laktoseintoleranz** von mehreren Faktoren:
1. Menge der applizierten Laktose,
2. Geschwindigkeit der Magenentleerung,
3. Geschwindigkeit der Dünndarmpassage,
4. Laktasegehalt der Dünndarmepithelzellen,
5. Fermentationskapazität des Dickdarms.
Die Diagnose der Laktoseintoleranz wird mittels des Laktosetoleranztests oder des H_2-Atemtests nach Gabe von 50 g Laktose gestellt. Morphologische Veränderungen der Dünndarmmukosa bestehen beim isolierten Laktasemangel wie auch bei allen anderen sog. Bürstensaummembran-Erkrankungen nicht. Elimination von Milch und Milchprodukten ist die Therapie der Wahl. Joghurt wird von Laktoseintoleranten meist vertragen, da im Joghurt das Enzym Laktase vorhanden ist. In einigen Ländern mit hoher Inzidenz eines Laktasemangels stehen auch orale Laktasepräparate zur Substitutionsbehandlung zur Verfügung (Lact-AID in den USA).
In Analogie zum Laktasemangel kann auch das Enzym **Saccharase** fehlen, so daß die Ingestion des Rohrzuckers (Saccharose) gleiche Symptome wie Laktose beim Laktoseintoleranten hervorruft.
Ein **Trehalasemangel** ist von geringerer Bedeutung, da dieses Disaccharid in bedeutender Konzentra-

tion nur in Pilzen vorkommt. Fehlen des Zuckercarriers bedingt die **Glukose-Galaktose-Intoleranz,** die sich allerdings schon gleich nach der Geburt bemerkbar macht. Hinsichtlich seltener isolierter Aminosäurenresorptionsstörungen sei auf die Spezialliteratur verwiesen.
Von klinischer Bedeutung ist noch die ebenfalls sehr selten vorkommende **Abetalipoproteinämie** (Bassen-Kornzweig Syndrom), die mit der Dünndarmbiopsie eindeutig diagnostiziert werden kann. Klinisch imponiert die Erkrankung mit einer atypischen Retinitis pigmentosa, Ataxie und einer Akanthozytose der Erythrozyten. Laborchemisch fallen eine Hypocholesterinämie und völliges Fehlen des Low-density-Lipoproteins (LDL) sowie der Very-low-density-Lipoproteine (VLDL) auf. In der Dünndarmbiopsie findet man nach Fasten in den Epithelzellen massenhaft Fetttröpfchen.
Als eine genetisch bedingte seltene Dünndarmerkrankung mit einem ausgeprägten Malabsorptionssyndrom muß auch die 1988 erstmals beschriebene **„Microvillus inclusion disease"** angesehen werden. Es handelt sich hierbei um eine schon im Säuglingsalter auftretende, genetisch bedingte Defektbildung von Mikrozotten der Dünndarmepithelzellen, die zu erheblicher Funktionseinschränkung der Dünndarmmukosa führt.

Erworbene Dünndarmerkrankungen: sekundäre Malassimilation

Von klinisch größerer Bedeutung als primäre Malabsorptionssyndrome sind die sekundären Malabsorptionssyndrome, die auch häufig mit morphologisch erfaßbaren Veränderungen der Dünndarmanatomie einhergehen.

Einheimische Sprue

Das Krankheitsbild der **Sprue** (Zöliakie bei Manifestation im Kindesalter) wurde erstmals klinisch detailliert von dem Engländer Samuel Gee 1888 beschrieben. Die Erkrankung ist durch eine hyperregeneratorische Schleimhautumformung des Dünndarmes mit Zottenreduktion und vermehrter Kryptentiefe bedingt. Man spricht auch histologisch von einer Kolonisation der Dünndarmmukosa, d.h. die Dünndarmmukosa erscheint so flach wie die Dickdarmschleimhaut.
Als Ursache konnte eine Überempfindlichkeit gegenüber dem Weizenkleberprotein, Gluten, gefunden werden. Die Elimination von glutenhaltigen Mehlprodukten führt in der Regel zur anatomischen Normalisierung der Dünndarmmukosa und Wiederherstellung der Resorptionsfunktion.
Die wichtigsten klinischen **Symptome,** die auf das Vorliegen einer einheimischen Sprue hindeuten, sind: Durchfälle, Gewichtsverlust, Schwäche, Zungenbrennen, Meteorismus, Flatulenz, Abdominalschmerz, Parästhesien, Tetanie, Knochenschmerzen, Blutungsneigung.

Bei der **körperlichen Untersuchung** imponieren beim Vollbild der Sprue folgende Befunde: Auszehrung, Mazies mit faltiger Haut infolge Schwundes des subkutanen Fettgewebes und der Muskulatur, aufgetriebenes tympanisches Abdomen, generalisierte Pigmentierung, trockene Haut mit Schuppung (selten mit pellagraähnlichen Veränderungen), Uhrglasnägel, Koilonychie (Hohlnägel), Rhagaden (Cheilose) der Mundwinkel, Stomatitis aphthosa, Hämatombildungen, rachitische Deformierungen und Frakturneigung, Reduktion der Körpergröße infolge Zusammensinterung der Wirbelkörper, pathologische Frakturen, Karpopedalspasmen, positives Trousseau- und Chvostek-Zeichen, Ödeme, Neuropathien.

Weit häufiger als das eben geschilderte Vollbild der Sprue kommen in der Praxis jedoch **oligosymptomatische Formen** vor. Aus diesem Grunde ist die Diagnostik auch schwieriger geworden. Bei den oligosymptomatischen Verlaufsformen steht am häufigsten eine unklare Eisenmangelanämie im Vordergrund, häufig bei fehlender Durchfallsymptomatik; des weiteren sind Symptome von seiten des Kalziumstoffwechsels im Vordergrund stehend: Knochenschmerzen, Osteomalazie, pathologische Frakturen.

Komplikationen der Erkrankung sind das gehäufte Auftreten von malignen Tumoren, insbesondere malignen Lymphomen, nach längerer Dauer der Erkrankung sowie das seltene Auftreten von Dünndarmulzera. In seltenen Fällen können Patienten mit einer gesicherten glutensensitiven Sprue im Laufe ihrer Erkrankung gegen das diätetische Regime refraktär werden. Es ist unsicher, ob das durch fehlende Ansprechbarkeit auf glutenfreie Nahrung und eine flache Dünndarmschleimhaut mit subepithelialer Kollageneinlagerung gekennzeichnete Sprue-Syndrom als Komplikation der glutensensitiven Sprue aufgefaßt werden kann.

Diagnostische Befunde: Beim Vollbild der Sprue werden fast alle für ein Malabsorptionssyndrom typischen statischen Laborparamter infolge der globalen Malabsorption pathologisch sein. Im Blutbild imponieren meist eine Eisenmangelanämie und eine Thrombozytose. Serumeisen und Ferritin sind erniedrigt, wie auch Serumfolat und Vitamin B$_{12}$. Das Gesamteiweiß ist infolge Hypalbuminämie erniedrigt, bei ca. 90% der symptomatischen Patienten besteht ein enteraler Eiweißverlust. Das proteingebundene und isonisierte Kalzium ist erniedrigt und geht mit der Hylpalbuminämie parallel. Auch Magnesium im Serum ist erniedrigt. Die alkalische Phosphatase ist bei Bestehen einer Osteomalazie erhöht. Eine Hypoprothrombinämie infolge Vitamin-K-Mangels führt im Zusammenhang mit einer Steatorrhö zu erniedrigten Prothrombinwerten und kann die Ursache von Blutungskomplikationen sein. Vitamin-A-Spiegel, β-Karotin und Serumcholesterin sind bei einer Steatorrhö ebenfalls erniedrigt. Der Stuhl imponiert pastös, fettigglänzend, die Bestimmung der Stuhlfettausschei-

dung im 72-Stunden-Stuhl ergibt eine Steatorrhö (= Stuhlfettausscheidung von > 7 g/Tag).

Der wichtigste Funktionstest nach der Stuhlfettausscheidung ist der **D-Xylose-Test.** Da beim Vollbild der Sprue auch fast immer ein Laktasemangel besteht, ist der Laktosetoleranztest wie auch der H$_2$-Atemtest nach Gabe von Laktose pathologisch. Die Permeabilität der Dünndarmmukosa ist verändert: Kleine Moleküle wie Mannit und L-Rhamnose durchdringen die Mukosa schlechter, während für größere Moleküle (z. B. Laktulose) eine gesteigerte Permeabilität besteht. Die Bestimmung des Laktulose/Rhamnose-Quotienten wird sich als möglicherweise bester diagnostischer Test in der Zukunft durchsetzen.

Von entscheidender diagnostischer Bedeutung ist der Nachweis einer zottenlosen oder auch zottenreduzierter Dünndarmschleimhaut mit verlängerten Krypten, abgeflachten Oberflächenepithel und vermehrter Rundzellenbildung. Die lupenmikroskopische Betrachtung der Biopsie erlaubt unmittelbar nach der Probengewinnung eine Reliefbeurteilung (siehe Abb. 11.4-4a und b). Die total flache Schleimhaut spricht in unseren Breiten statistisch gesehen bis zum Beweis des Gegenteils für eine ein-

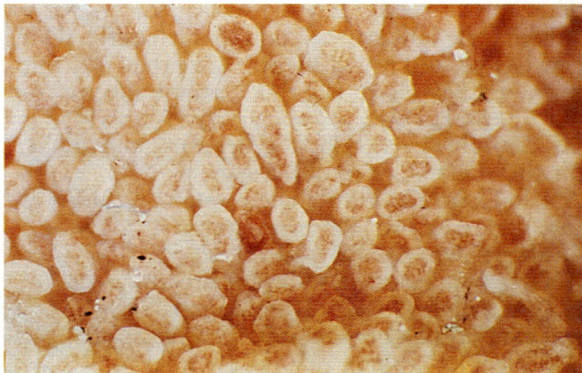

a

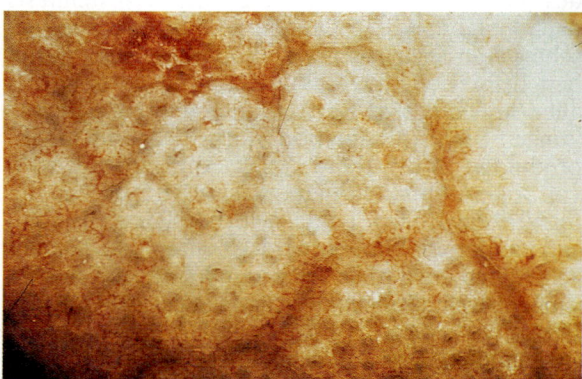

b

Abb. 11.4-4 Normale Dünndarmschleimhaut mit gut erkennbaren Zotten (a) und Dünndarmschleimhaut bei Sprue mit Fehlen von Zotten und erkennbaren tiefen Krypten (b).

heimische Sprue, während partielle Zottenverkürzungen mit gyriformen Zottenformationen auch häufiger anderen Störungen zugrunde liegen können.

Differentialdiagnostisch kommen bei Befund einer zottenlosen Schleimhaut folgende Erkrankungen in Frage, die von der einheimischen Sprue histologisch nicht zu unterscheiden sind: Dermatitis herpetiformis Duhring, tropische Sprue, „nicht klassifizierbare" Sprue, Milcheiweißtoleranz der Säuglinge, Sojaproteinintoleranz.

Die **Therapie** besteht in der strikten Einhaltung einer **glutenfreien Diät:** Elimination von Produkten aus Weizen, Hafer, Roggen und Gerste. Erlaubt sind Mehlprodukte aus Hirse, Reis und Mais. Auch Weizenstärke ist erlaubt, wenn der Reinheitsgrad des Produktes gewährleistet ist. Milchzucker sollte in der Initialphase der Behandlung ebenfalls vermieden werden, da meist eine Laktoseintoleranz besteht. Wichtige Hilfen bei der Einhaltung und Durchführung der glutenfreien Diät liefert die Deutsche Zöliakie-Gesellschaft (DZG), Filderhauptstr. 61, 70599 Stuttgart.

Nach Restitution der Schleimhaut unter einer glutenfreien Kost können Milch und Milchprodukte wieder erlaubt werden. Die glutenfreie Diät muß lebenslang eingehalten werden, da im Gegensatz zum Kindesalter beim Erwachsenen keine sog. transiente Form der Sprue existiert. Zudem konnte kürzlich nachgewiesen werden, daß das Malignomrisiko bei Patienten, die strikt eine glutenfreie Kost einhalten, niedriger ist als bei Patienten, die nur gelegentlich oder auch keine Diät einhalten. Das fehlende Ansprechen auf eine glutenfreie Diät ist meist durch bewußte oder unbewußte Diätfehler zu erklären.

In der Initialphase der Erkrankung kann es notwendig sein, Vitamine (Vitamin A, D, E, K und B-Vitamine), Mineralien (Kalzium) und Albumin parenteral zu substituieren. Auch ist bei ausgeprägter Fettresorptionsstörung der Einsatz mittelkettiger Triglyzeride (MCT) zu erwägen. Bei dem seltenen Nichtansprechen auf eine glutenfreie Diät (therapierefraktäre Sprue) ist ein Therapieversuch mit Prednison gerechtfertigt.

Tropische Sprue

Bei der tropischen Sprue handelt es sich um ein Malabsorptionssyndrom, das bei Bewohnern bestimmter tropischer Regionen sowie bei Personen, die diese Gegenden besuchen oder besucht haben, klinisch manifest wird und in seinem klinischen Bild einerseits von der Dauer der Störung, andererseits von den körperlichen Reserven des Betroffenen wesentlich bestimmt wird. Dabei wird heute angenommen, daß der Dünndarm dieser Patienten mit enteropathogenen Keimen chronisch kontaminiert ist, die Erkrankung unbehandelt progredient verläuft und auf Folsäure- und/oder Tetracyclinbehandlung anspricht.

In der **Dünndarmbiopsie** findet man meist nur diskrete Veränderungen des Zottenreliefs. Befunde können variieren zwischen total flacher Schleimhaut, verdickten und plumpen Zotten, breiten Blattformen mit gyriformem Relief.

Im Vordergrund der klinischen **Symptomatik** stehen: Durchfälle (94%), Blähungen (88%), Anorexie (84%), abdominelle Distension (75%), Übelkeit (46%), Erbrechen (30%), Fieber (30%).

Die **Therapie** besteht in der Gabe von Folsäure (5–15 mg/Tag), worunter sich sowohl die megaloblastäre Anämie wie auch die gastrointestinalen Störungen prompt bessern. Die Wirksamkeit von Antibiotika wurde von Engländern bereits während des Zweiten Weltkrieges in Indien belegt. Die Dosierung beträgt 4×250 mg eines Tetracyclins. Andere Antibiotika sind sicher ebenfalls wirksam, es steht hierfür jedoch der Beweis aus.

Morbus Whipple (siehe Abb. 11.4-5)

Die Whipple-Erkrankung wurde 1907 erstmals von dem Pathologen G. H. Whipple in den USA beschrieben und von ihm intestinale Lipodystrophie genannt. Die Erkrankung ist relativ selten und kann ab 3 Monaten bis zum 80. Lebensjahr vorkommen. Der Morbus Whipple ist gekennzeichnet durch eine Gewebsinfiltration mit großen polygonalen Makrophagen, die körnige oder sichelförmige Plasmaeinschlüsse enthalten, den sog. **SPC-Zellen** (sickle form particles containing cells). Sie sind pathognomonisch für den Morbus Whipple. Die Einschlüsse färben sich mit PAS leuchtend rot. Elektronenoptisch lassen sich stäbchenförmige Bakterien von

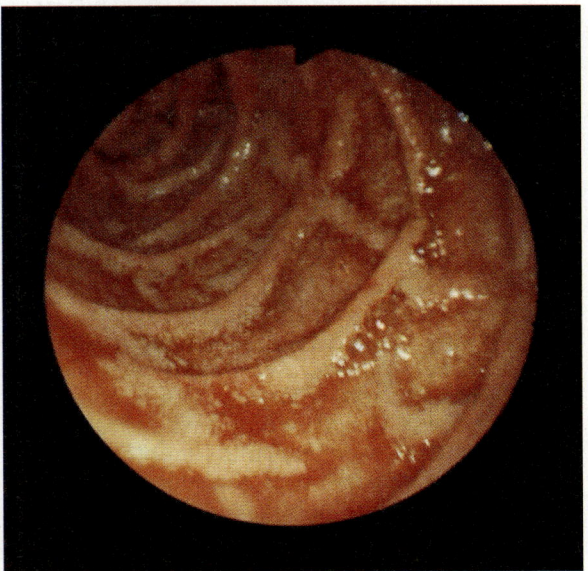

Abb. 11.4-5 Morbus Whipple des Duodenums mit körnigen Schleimhautveränderungen, die zu größeren Flächen konfluieren. Die aufgequollenen Zotten sind dick mit PAS-positivem Material angefüllt.

1,5–2,5 µm Länge und 0,2–0,3 µm Breite in den Makrophagen nachweisen, die kürzlich, mittels molekularbiologischer Technik, als Tropheryma whippelii identifiziert werden konnten. Die stäbchenförmigen Bakterien finden sich nicht nur in den Makrophagen, sondern auch in einer Reihe von anderen Zellen: Enterozyten, Plasmazellen, Leukozyten, Kupffer-Sternzellen, Glia-, Ependym- und Ganglienzellen, glatten Muskulatur.

Folgende **Organe** können befallen sein: Dünndarm, Lymphknoten, Peritoneum, Pleura, Perikard, Herz, Blutgefäße, Gelenke, Zentralnervensystem, Lunge, Leber, Milz, Gallenblase, Pankreas, Niere, Nebenniere, Ösophagus, Magen, Kolon, Rektum und Knochenmark.

Die einzelnen **Symptome** der Erkrankung sind unspezifisch mit Ausnahme mancher neurologischer Erscheinungen. An Allgemeinsymptomen stehen im Vordergrund: Fieber, uncharakteristische Bauchschmerzen (64%), Appetitlosigkeit, Übelkeit, Gewichtsabnahme (96%). Häufig kommen vor: Lymphknotenschwellungen, Hautpigmentierungen, Ödeme und Splenomegalie. Eine Rötung und schmerzhafte Bewegungseinschränkung ist oft das früheste Symptom der mit einer Polyarthralgie, Oligo- oder Polyarthritis einhergehenden Erkrankung. Die Gelenksymptomatik geht der intestinalen Symptomatik oft bis zu zwei Jahren voraus.

Chronische Durchfälle, meist mit Steatorrhö, werden bei 80% der Patienten beobachtet und stellen meist ein Spätsymptom dar. Gelegentlich finden sich ein Aszites, Pleura- und/oder Perikarderguß, die entweder im Rahmen der Polyserositis, einer Hypalbuminämie oder einer Lymphbahnblockade entstehen. Reizhusten, Bronchitis und Pleuritis können ebenfalls auftreten. Herzbeteiligungen mit Nachweis einer Herzinsuffizienz, Perikarditis, Kardiomegalie, Galopprhythmus und Aorteninsuffizienz sind beschrieben worden. Dem Befall des Zentralnervensystems wird zunehmend Aufmerksamkeit geschenkt. Folgende neurologische Symptome lassen bei entsprechender klinischer Symptomatik an einen Morbus Whipple denken: amnestisches Syndrom, Blicklähmung nach oben, Myoklonus, tonisch-klonische Anfälle, Pyramidenbahnzeichen, gestörter Schlaf-Wach-Rhythmus, meningitische Zeichen, Amaurose.

Es gibt keinen **Laborwert,** der für die Diagnose beweisend wäre. BKS-Beschleunigung, hypochrome Anämie, Leukozytose, erniedrigtes Serumeisen, Hypalbuminämie und Steatorrhö kommen praktisch immer vor. Der M. Whipple ist endoskopisch im Duodenum erkennbar und imponiert häufig durch zahlreiche weißliche, punktförmige Lymphzysten (siehe Abb. 11.4-5).

Immer, wenn ein Morbus Whipple vermutet wird, ist eine **Biopsie** aus dem oberen Dünndarm indiziert. Die Jejunalbiopsie ist aussagekräftiger als die Duodenalbiopsie. Bei Verdacht auf zerebralen Befall ist die Liquorgewinnung mit entsprechender zytologischer Untersuchung angezeigt.

Die Therapie der Wahl besteht in der Gabe von Antibiotika: Tetracycline (Doxycyclin). Bei zerebralem Befall sind liquorgängige Antibiotika vorzuziehen: Chloramphenicol, Minocyclin und Co-trimoxazol als Dauertherapie. Die antibiotische Behandlung sollte über mindestens drei Monate erfolgen.

Lymphome des Dünndarms

Zu unterscheiden ist das primäre vom sekundären Lymphom des Gastrointestinaltrakts. Siehe dazu die Kapitel 5.4.3 und 11.4.9.1.

Intestinale Lymphangiektasie – intestinaler Proteinverlust (siehe Abb. 11.4-6)

Unter diesem Krankheitsbild versteht man eine Störung des lymphatischen Systems, deren auffälligstes pathologisch-anatomisches Substrat eine abnorme Erweiterung der Lymphgefäße der Submukosa sowie der Serosa und des Mesenteriums des Dünndarms ist. Sie geht mit einem Eiweißverlust einher, der zu einer Hypoproteinämie führt, aus der Ödeme resultieren; diese imponieren oft als klinisches Leitsymptom. Die **Diagnose** sollte unbedingt histologisch durch eine Biopsie aus dem Dünndarm abgesichert werden, da ein enteraler Eiweißverlust nicht nur bei der intestinalen Lymphangiektasie, sondern auch bei mehr als 40 verschiedenen gastrointestinalen Erkrankungen dokumentiert wurde.

Man unterscheidet zwischen einer **angeborenen Fehlbildung** der Lymphgefäße, wobei Patienten schon seit der Geburt symptomatisch sind, und einer erworbenen Form. Die Fehlbildung des lymphatischen Systems ist bei der angeborenen Form nicht nur auf den Gastrointestinaltrakt beschränkt; es finden sich auch Hypoplasien der Lymphgefä-

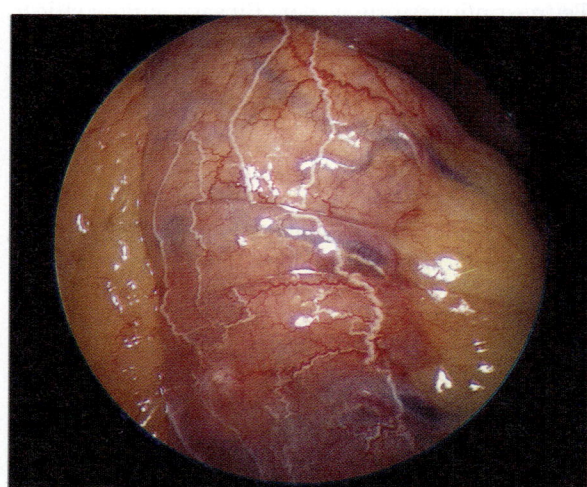

Abb. 11.4-6 Intestinale Lymphangiektasie. (Aus: Ottenjann, R., M. Classen (Hrsg.): Gastroenterologische Endoskopie und Biopsie. 2. Aufl., Enke, Stuttgart 1991.)

ße der unteren Extremitäten – ähnlich wie beim Lymphödem – sowie eine partielle Obstruktion oder völliges Fehlen des Ductus thoracicus.

Bei der **erworbenen Form** liegt wahrscheinlich eine Störung im intestinalen Lymphabfluß vor. Die erworbene Form der intestinalen Lymphangiektasie findet man bei chronischer kardialer Stauung, Pericarditis constrictiva, Budd-Chiari Syndrom, Sarkoidose, Morbus Whipple, retroperitonealer Fibrose, Tumoren im Retroperitoneum und der Sklerodermie. Der intestinale Eiweißverlust kann durch Ruptur eines oder mehrerer ektatischer Lymphgefäße bedingt sein, durch die sich die eiweißreiche Lymphe in das Darmlumen entleert.

Klinisch treten fast immer generalisierte Ödeme auf. Fast jeder zweite Patient weist einen chylösen Aszites oder Pleuraerguß auf. Sehstörungen sind durch ein Makulaödem bedingt. Gastrointestinale Symptome sind wechselhaft: Durchfälle, Steatorrhö, Erbrechen und Bauchschmerzen.

Labormäßig sind die Verminderung des Gesamteiweißes und des Albumins im Serum sowie eine fast immer bestehende Lymphozytopenie (Lymphozyten werden über den Darm verloren) hervorzuheben. Die Sicherung der **Diagnose** erfolgt durch die Dünndarmbiopsie, wobei in den meisten Fällen Biopsien aus verschiedenen „Etagen" des Dünndarms entnommen werden sollten, da häufig nur bestimmte Teile des Dünndarms betroffen sind; zudem ergibt sich bei ausgeprägter klinischer Symptomatik und umschriebenem Befall die kurative Möglichkeit der Operation. Die Quantifizierung des intestinalen Eiweißverlustes (siehe Tab. 11.4-11) erfolgt entweder nuklearmedizinisch mit dem ^{51}Chromalbumintest oder mit der α_1-Antitrypsin-Clearance. Auch nuklearmedizinisch ist eine Lokalisation unter Gabe von Tc-markiertem Albumin und Erfassung des Austritts des markierten Albumins in den Darm mit der Gammakamera möglich. Die **Therapie** besteht in der Behandlung der Grunderkrankung beim Vorliegen einer sekundären Lym-

phangiektasie, bei ausgeprägter klinischer Symptomatik und umschriebenem Befall in der chirurgischen Resektion des befallenen Segmentes. Bei diffusem Befall ist der diätetische Einsatz mittelkettiger Triglyzeride (MCT-Produkte) sinnvoll, da durch diese diätetische Maßnahme das Lymphsystem entlastet wird und weniger Eiweiß in den Darm verloren wird. Intravenöse Gabe von Humanalbumin wird initial erforderlich sein; eine proteinreiche Kost sollte verordnet werden.

Immunmangelsyndrome – IgA-Mangel und Hypogammaglobulinämie

Die primären Immunmangelsyndrome umfassen eine Vielzahl von Erkrankungen, die auf Störungen des B- und/oder T-Zell-Systems zurückzuführen sind.

Im Rahmen von primären oder sekundären Immunopathien kann es zu vielfältigen Störungen der Dünndarmfunktion kommen. Zu unterscheiden sind Immunopathien, die mit einem Antikörpermangel (B-Lymphozyten-Defekte) einhergehen, von solchen, die auf eine gestörte zelluläre Immunität zurückzuführen sind.

Der zu den Antikörpermangelsyndromen zählende **selektive IgA-Mangel** zeichnet sich durch Serum-IgA-Spiegel von weniger als 0,05 g/l aus. Die zelluläre Immunität ist ungestört. Etwa 15% der betroffenen Patienten leiden an rezidivierenden oder chronischen Durchfällen. Es findet sich eine gehäufte Assoziation zwischen IgA-Mangel und Sprue bzw. Zöliakie, der sog. nodulären lymphatischen Hyperplasie (NLH), chronisch entzündlichen Darmerkrankungen (Colitis ulcerosa, Morbus Crohn) sowie Disaccharidasendefekten.

Der IgA-Mangel prädisponiert zu einer bakteriellen Überbesiedlung des Dünndarms sowie zu einer Lambliasis, die wohl am ehesten für die bei IgA-Mangel beobachtete Steatorrhö verantwortlich sind.

Die X-chromosomal assoziierte **Agammaglobulinämie,** die durch ein Fehlen von B-Lymphozyten und Plasmazellen im peripheren Blut und Knochenmark gekennzeichnet ist, tritt klinisch schon während des Säuglingsalters in Erscheinung: gehäufte Infekte, Symptome der Malassimilation mit Laktoseintoleranz und Disaccharidasemangel sowie Infektionen mit Lamblien.

Von der X-chromosomal assoziierten Agammaglobulinämie ist die erworbene („common variable late onset") **Hypogammaglobulinämie** zu unterscheiden, die in jedem Alter auftreten kann. Die Anzahl der B-Lymphozyten ist normal, sie sind jedoch nicht in der Lage, in vitro Antikörper zu produzieren. Dies führt zu einer Erniedrigung der Serum-IgG-Spiegel unter 0,5 g/l bei gleichzeitiger Reduktion der IgA-Spiegel.

Klinisch bestehen – ausgeprägter als beim selektiven IgA-Mangel – Zeichen der Malassimilation mit Steatorrhö und Lamblieninfektionen.

Tab. 11.4-11   Intestinaler Eiweißverlust

▶ **Hinweise**
- Ödeme
- Hypoproteinämie
- Hypalbuminämie
- Hypokalzämie
- fehlende Proteinurie
- Lymphozytopenie

▶ **Sicherung der Diagnose**
- ^{51}Cr-Albumintest
- α_1-Antitrypsin-Clearance

▶ **Lokalisations- und Artdiagnostik**
- Biopsien aus verschiedenen „Etagen" des Dünndarmes mit hydraulischer Quinton-Kapsel
- nuklearmedizinisch mit Tc-markiertem Albumin und Erfassung des Erscheinens im Darm mit der Gammakamera

Isolierte Defekte der T-Lymphozyten wie beim **„acquired immune deficiency syndrome"** (AIDS), das durch das „human immunodeficiency virus" (HIV) verursacht wird, sowie kombinierte B- und T-Lymphozyten-Defekte können zu schweren Veränderungen des Darmes mit bakterieller und parasitärer Fehlbesiedlung führen. Ob das sog. **„wasting syndrome"** im Rahmen der AIDS-Erkrankung durch eine vom HIV selbst hervorgerufene Enteropathie bedingt ist oder vielmehr durch die dadurch begünstigte bakterielle und parasitäre Fehlbesiedlung des Darmes, ist momentan noch unklar.

Dünndarmbefall bei Systemerkrankungen

Eine Vielzahl systemischer Erkrankungen manifestiert sich am Gastrointestinaltrakt. Auch nichtsystemische extraintestinale Erkrankungen können funktionelle und morphologische Veränderungen des Dünndarmes zur Folge haben. Derartige intestinale „Begleiterscheinungen" beherrschen gelegentlich das Beschwerdebild, sind aber auch oft nur von untergeordneter klinischer Bedeutung.

Bei den endokrinen und metabolischen Erkrankungen steht der **Diabetes mellitus** im Vordergrund. Die diabetische Gastroenteropathie ist Ausdruck der Neuropathie des vegetativ-autonomen peripheren Systems, die unter dem Begriff der viszeralen Neuropathie von der diabetischen Neuropathie des motorischen und sensiblen Systems abgegrenzt wird. Im Vordergrund stehen klinisch eine Entleerungsstörung des Magens (Gastroparesis diabeticorum) sowie eine Motilitätsstörung des Dünndarms, die zu Diarrhöen führt. Häufig kommt es dabei auch zu unfreiwilligem nächtlichen Stuhlabgang, da auch eine rektale Sensibilitätsstörung besteht. Das Fehlen einer geordneten Dünndarmmotilität auch in der Nüchternphase kann zur bakteriellen Aszension in den Dünndarm und damit zu einer bakteriellen Überbesiedlung führen. Andererseits weist das gute therapeutische Ansprechen wäßriger Durchfälle auf einen α_2-Agonisten (Clonidin) darauf hin, daß eine Verminderung α-adrenerger Innervation der Dünndarmmukosa besteht. Besteht eine Steatorrhö, ist die Antibiotikabehandlung (Doxyzyklin) indiziert, sind die Durchfälle wäßrig, sollte ein Therapieversuch mit Clonidin erfolgen oder die lediglich symptomatische Therapie mit Loperamid.

Bei der **Hyperthyreose** sind gastrointestinale Symptome häufig, aber nicht obligat. Die Diarrhö ist typisch, sie ist oft mit einer Steatorrhö assoziiert. Die Durchfälle müssen als motilitätsbedingt angesehen werden. Morphologisch zeigt die Dünndarmmukosa keine Veränderungen. Die Behandlung der Hyperthyreose beseitigt die Symptome.

Bei der **Hypothyreose** steht als Leitsymptom eine ebenfalls motilitätsbedingte Obstipation im Vordergrund. Malabsorption kann bei der Hypothyreose ebenfalls auftreten. Die Behandlung besteht ebenfalls wie bei der Hyperthyreose in der Korrektur der Grunderkrankung.

Beim medullären Schilddrüsenkarzinom werden in den C-Zellen Calcitonin und Prostaglandine gebildet, die zu profusen wäßrigen Durchfällen führen können.

Der Hyperparathyroidismus manifestiert sich am Verdauungssystem in vielfältiger Weise: Anorexie, Übelkeit, Erbrechen, Oberbauchschmerzen, Durchfall und Obstipation. Übelkeit und Erbrechen können allein durch Hyperkalzämie bedingt sein. Bei einer kleinen Anzahl von Patienten besteht ein Malabsorptionssyndrom, dessen Pathogenese nicht geklärt ist.

Auch beim primären Hypoparathyroidismus können eine Steatorrhö und eine Malabsorption vorkommen bei morphologisch unauffälliger Dünndarmmukosa.

Amyloidose und Sklerodermie können ebenfalls mit einem Malabsorptionssyndrom einhergehen. Die Ursache ist zumindest teilweise in einer motilitätsbedingten bakteriellen Überbesiedlung des Dünndarmes zu sehen.

Dünndarmfunktionsstörungen durch Pharmaka und Strahlentherapie

Zu den Pharmaka, die ein Malassimilationssyndrom induzieren können, gehören so unterschiedliche Substanzen wie Colestyramin, Neomycin, Paromomycin, Kanamycin, Chlortetracyclin, Colchicin, Biguanide, Paraaminosalicylsäure (PAS) sowie der α-Glukosidase-Hemmer Acarbose.

Obwohl Colestyramin das Mittel der Wahl bei der Behandlung der kompensierten chologenen Diarrhö ist, kann es aufgrund seiner ausgeprägten Gallensäurenbindungskapazität diese so stark im Dünndarm reduzieren, daß eine Störung der mizellaren Phase der Fettdigestion auftritt.

Neomycin und Kanamycin bewirken dagegen in unterschiedlicher Ausprägung eine Reduktion der Resorption von Fetten, Eiweiß, Karotin, Vitamin B_{12} und Glukose. Typisch ist ein durch Neomycin induzierter Laktasemangel.

Colchicin beeinträchtigt bzw. reduziert die Aktivität membranständiger Digestionsenzyme (Disaccharidasen) und führt u. a. zur Vitamin-B_{12}-Malabsorption und zur Steatorrhö.

Neben den oralen Antidiabetika vom Typ der Biguanide, die zu einer verminderten Resorption von Kohlenhydraten, Aminosäuren, Gallensäuren und Vitamin B_{12} führen, hat auch das Pseudotetrasaccharid Acarbose, das die α-Glukosidasen in der Dünndarmmukosa kompetitiv hemmt, eine Malassimilation von Kohlenhydraten zur Folge (Meteorismus, Flatulenz, evtl. Diarrhö).

Im Rahmen einer tuberkulostatischen Behandlung mit Paraaminosalicylsäure (PAS) konnten eine Steatorrhö sowie eine Resorptionsstörung für Vitamin B_{12}, Folsäure und Eisen beobachtet werden.

Strahlenschäden betreffen den Dünndarm seltener als den Dickdarm. Adhäsionen im Ileozökalbereich können auch bei gynäkologischer Strahlentherapie zu einer Funktionseinschränkung des Ileums mit wäßrigen Durchfällen führen.

11.4.3 Nahrungsmittelunverträglichkeiten

W. F. CASPARY

Definition

Das Vorliegen einer gastrointestinalen Nahrungsmittelunverträglichkeit kann angenommen werden, wenn regelmäßig ein zeitlicher Zusammenhang zwischen der **Aufnahme bestimmter Nahrungsmittel** und **Beschwerden** von seiten des **Verdauungstraktes** festgestellt werden kann. Ein kausaler Zusammenhang besteht aber nur dann, wenn die zeitliche Latenz der Symptome 24 Stunden nicht überschreitet. Keinesfalls ist die Nahrungsmittelunverträglichkeit mit der Nahrungsmittelallergie zu verwechseln.

Epidemiologie

Zahlreiche Gesunde empfinden gegenüber verschiedenen Nahrungsmitteln eine Unverträglichkeit. Aus der Häufigkeit der Unverträglichkeiten hat sich im Krankenhaus die leichte Vollkost (Schonkost oder gastroenterologische Basisdiät) entwickelt, in der die Nahrungsmittel eliminiert sind, die bei einer Umfrage relativ häufig (> 10% der Befragten) Beschwerden verursachen (siehe Tab. 11.4-12).

Ⓢ Symptome

Aus der Art der Beschwerden läßt sich häufig auf den betroffenen Abschnitt des Magen-Darm-Traktes zurückschließen:
► Reaktionen im Bereich des Mundes und der Lippen sind direkt erkennbar,

► Schluckstörungen und Sodbrennen weisen auf die Speiseröhre hin,
► Übelkeit, Aufstoßen, Völle- und Druckgefühl oder epigastrische Schmerzen auf den Magen oder das Duodenum,
► Flatulenz, Durchfälle und krampfartige abdominelle Schmerzen sind Anzeichen für eine Beteiligung des Dünn- oder Dickdarmes.

11.4.3.1 *Nahrungsmittelunverträglichkeit bei funktionellen Magen-Darm-Erkrankungen*

Definition

Bei dieser Art der Nahrungsmittelunverträglichkeit handelt es sich um eine Unverträglichkeitsreaktion, die auf dem Boden primär **funktioneller Störungen,** z.B. eines Reizmagens oder eines Colon irritabile, entstehen. Es muß angenommen werden, daß die Unverträglichkeitsreaktionen am ehesten durch eine Beeinflussung der Motilität des Gastrointestinaltraktes hervorgerufen werden. Die Einstufung anhaltender, in ihrer Intensität wechselnder Beschwerden als funktionell ist nur dann erlaubt, wenn mit allen derzeit zur Verfügung stehenden diagnostischen Methoden eine organische Erkrankung ausgeschlossen werden konnte.

Fette

Viele Patienten bringen ihre Beschwerden mit der Aufnahme bestimmter Nahrungsmittel in Verbindung. So können **Fette** zum sog. **Fettunverträglichkeitssyndrom** führen, das durch folgende Beschwerden gekennzeichnet ist:

Tab. 11.4-12 Häufigkeit von Lebensmittelintoleranzen bei nicht selektierten Krankenhauspatienten (n = 1918) in verschiedenen Regionen der Bundesrepublik (nach einer Erhebung der Deutschen Arbeitsgemeinschaft für Ernährung und Diätetik, 1978)

Intoleranzen	%	Intoleranzen	%	Intoleranzen	%
Hülsenfrüchte	30,1	Mayonnaise	11,8	Buttermilch	4,5
Gurkensalat	28,6	Kartoffelsalat	11,4	Orangensaft	4,5
frittierte Speisen	22,4	Geräuchertes	10,7	Vollmilch	4,4
Weißkohl	20,2	Eisbein	9,0	Kartoffelklöße	4,4
CO_2-haltige Getränke	20,1	sehr stark Gewürztes	7,7	Bier	4,4
Grünkohl	18,1	zu heiße oder zu kalte Speisen	7,6	schwarzer Tee	3,5
fette Speisen	17,2	Süßigkeiten	7,6	Apfelsinen	3,4
Paprikagemüse	16,8	Weißwein	7,6	Honig	3,1
Sauerkraut	15,8	rohes Stein- und Kernobst	7,3	Speiseeis	2,4
Rotkraut	15,8	Nüsse	7,1	Schimmelkäse	2,2
süße + fette Backwaren	15,8	Sahne	6,8	Trockenfrüchte	2,2
Zwiebeln	15,8	paniert Gebratenes	6,8	Marmelade	2,2
Wirsing	15,6	Pilze	6,1	Tomaten	1,9
Pommes frites	15,3	Rotwein	6,1	Schnittkäse	1,6
hartgekochte Eier	14,7	Lauch	5,9	Camembert	1,3
frisches Brot	13,6	Spirituosen	5,8	Butter	1,2
Bohnenkaffee	12,5	Birnen	5,6		
Kohlsalat	12,1	Vollkornbrot	4,8		

▶ Sodbrennen (bedingt durch fettinduzierte Erschlaffung des unteren Ösophagussphinkters)
▶ Völlegefühl, Aufstoßen (bedingt durch fettinduzierte Entleerungsverzögerung des Magens)
▶ Schmerzen im rechten Oberbauch (durch Gallenkolik bei Gallensteinleiden)
▶ Durchfälle (bei exokriner Pankreasinsuffizienz, Malassimilationssyndrom)

Kohlenhydrate

Zahlreiche **Kohlenhydrate** vermögen auch beim Gesunden Beschwerden in Form von Meteorismus, Flatulenz und Durchfällen hervorzurufen. Es kann sich dabei zum einen um kleinmolekulare, schwer oder nicht verdauliche Kohlenhydrate handeln, zum anderen aber auch um großmolekulare pflanzliche Polysaccharide, die im Dünndarm nicht resorbiert werden können und in den Dickdarm gelangen, wo sie zu kurzkettigen Fettsäuren sowie Gasen (Kohlendioxid, Methan, Wasserstoff) bakteriell fermentiert werden. Zahlreiche Stärkeprodukte enthalten unterschiedliche Anteile nicht resorbierbarer Stärke (sog. „unavailable starch"), die ebenfalls in das Kolon gelangen und dort der bakteriellen Fermentation mit Entwicklung von Gasen (H_2, CO_2, CH_4) unterliegen. Das Wirkungsprinzip des α-Glukosidase-Hemmers Acarbose, der in der Diabetestherapie verwendet wird, besteht in einer Resorptionsverzögerung von Kohlenhydraten. Unter Acarbose-Therapie treten deshalb gehäuft Meteorismus (Blähbauch) und Flatulenz auf.

Sorbit und Fructose

Insbesondere bei sog. **kalorienverminderten Lebensmitteln** (zahlreiche Produkte für Diabetiker) ist daran zu denken, daß Saccharose durch die sog. Zuckeraustauschstoffe **Sorbit** oder **Fructose** ersetzt sind. Fructose wird im Dünndarm nur sehr langsam resorbiert, Sorbit praktisch überhaupt nicht. Sorbit ist nicht nur in saccharosefreien Süßigkeiten, sondern auch in Obstsäften in relativ hohem Prozentsatz vorhanden (siehe Tab. 11.4-13). Messungen der Wasserstoffkonzentration in der Atemluft und klinische Angaben von Patienten ergaben, daß 5 von 7 Patienten bereits nach Ingestion von 10 g des Zuckeralkohols Sorbit milde intestinale Symptome mit Flatulenz bekamen. Die Dosis von 20 g löst bei 4 von 7 gesunden Versuchspersonen bereits heftige abdominelle Krämpfe und Durchfälle aus. Aus diesem Grunde können saccharosefreie oder saccharosearme Lebensmittel mit sog. Zuckeraustauschstoffen Blähbeschwerden hervorrufen.

Hülsenfrüchte

Die sprichwörtliche Blähbauch- und Flatulenzwirkung zahlreicher Hülsenfrüchte (Linsen, Bohnen) hat ihre Ursache im Gehalt an **Raffinose** und **Stachyose,** die in der Schale der Hülsenfrüchte vor-

Tab. 11.4-13 Sorbitgehalt von saccharosefreien Süßigkeiten und Obstsäften

„zuckerfreie Süßigkeiten":	
▶ Kaugummi	1,3–2,2 g/Stück
▶ Bonbons	1,7–2,0 g/Stück
Säfte aus:	
▶ Äpfeln	2,6–9,2 g/l
▶ Birnen	11,0–26,4 g/l
▶ Kirschen	14,7–21,3 g/l
▶ Pflaumen	1,8–13,5 g/l
Marmeladen:	
▶ Orangenmarmelade	58 g/100 g
▶ Schokoladenbrotaufstrich	33 g/100 g
▶ Erdbeermarmelade	60 g/100 g

kommen. Es handelt sich dabei um Tri- oder Tetrasaccharide, die die Dünndarmenzyme ähnlich wie Laktulose nicht zu spalten vermögen.

Verschiedene Arten von Kohlenhydraten, die Unverträglichkeiten in Form von Blähungen, Flatulenz und sogar Durchfällen hervorrufen, sind in Tabelle 11.4-14 zusammengefaßt. Dazu gehört auch das synthetische Disaccharid **Laktulose,** das zur Stuhlregulation oder zur Behandlung der portalen Enzephalopathie der Leberzirrhose eingesetzt wird. Auch zahlreiche, insbesondere die zur Stuhlregulation benutzten pflanzlichen Polysaccharide (sog. Ballaststoffe), wie z.B. Weizenkleie, können häufig zu Meteorismus und Flatulenz führen.

11.4.3.2 Nahrungsmittelintoleranz bei organischen Erkrankungen des Magen-Darm-Trakts

Man unterscheidet zwischen einer **spezifischen** und einer **unspezifischen Nahrungsmittelintoleranz:**
▶ Bei der spezifischen Form der Nahrungsmittelintoleranz wird eine Erkrankung nur durch einen einzigen Nahrungsbestandteil ausgelöst. Hierzu gehören spezifische Formen der Kohlenhydratintoleranz wie z.B. die **Laktoseintoleranz** (Auslöser: Laktose) oder auch die **Zöliakie/Sprue** (Auslöser: Gluten).

Am häufigsten ist hierbei sicher die Laktoseintoleranz zu nennen, die in Deutschland bei ca. 10% der Bevölkerung vorkommt. Ein sekundärer und passagerer Laktasemangel kann aber auch nach einer infektiös bedingten Durchfallerkrankung im Kindes- und Erwachsenenalter vorkommen.

Auch bei zahlreichen selteneren Kohlenhydratintoleranzen (Saccharase-Isomaltase-Mangel, Trehalasemangel, Glukose-Galaktose-Intoleranz) können spezifische Unverträglichkeiten nach Zufuhr eines bestimmten Kohlenhydrats auftreten.
▶ Zur Gruppe der unspezifischen Form der Nahrungsmittelintoleranz gehören die verschiedenen Formen von Maldigestions- und Malabsorp-

Tab. 11.4-14   Nahrungsmittelunverträglichkeit von Kohlenhydraten der menschlichen Ernährung oder synthetischen, kohlenhydratähnlichen Substanzen

Art der Nahrung	Zusammensetzung	Wirkprinzip
Früchte, Fruchtsäfte	Fructose, Sorbit,	langsame oder fehlende Resorption im Dünndarm
Mehle	nicht verfügbare Stärke	Fermentation im Kolon
Milch	Laktose	bei „Laktaseschwäche"-Fermentation im Kolon
kalorienverminderte Lebensmittel (Diabetikermarmeladen etc.)	Sorbit, Fructose	Fermentation im Kolon
Hülsenfrüchte	Raffinose Stacchyose	im Dünndarm nicht verdaulich Fermentation im Kolon
Lactulose	Galaktose, Fructose	im Dünndarm nicht verdaulich, Fermentation im Kolon
Süßstoff Laktitol = synthet. Disaccharid	Galaktose, Sorbit	im Dünndarm nicht verdaulich, Fermentation im Kolon
pflanzliche Polysaccharide: Guar, Pektin, Lignin, Kleie	β-glykosidische Bindungen, Pentosen, Zuckeralkohole	im Dünndarm nicht verdaulich, Fermentation in unterschiedlichem Ausmaß im Kolon

tionssyndromen (siehe Kap. 11.4-2). Vorwiegend ist die Unverträglichkeit von Fett und Kohlenhydraten zu nennen, die bei Malabsorption Meteorismus, Flatulenz und osmotisch bedingte Durchfälle induzieren.

11.4.4 Infektiöse Enteritis und Kolitis

W. E. HANSEN

Darmentzündungen können durch Bakterien, Viren, Pilze oder Parasiten verursacht werden. Das Leitsymptom ist die Diarrhö. Am häufigsten sind bakterielle Infektionen: Je nach Erreger können hier Durchfälle unter dem Bild des Cholerasyndroms mit wäßrigen Entleerungen und Dehydratation oder unter dem Bild der Ruhr (= Dysenterie) mit blutig-eitrigen Stühlen und Allgemeinreaktionen erscheinen. In der Regel verlaufen die Infektionen selbstlimitiert, d. h. sie heilen spontan. Akute Infektionen dauern meist wenige Tage und werden selten für den Arzt relevant. Verlaufen Erkrankungen länger als 2 Wochen, so spricht man von chronischen Infektionen.
Die größte praktische Bedeutung haben Massenerkrankungen durch kontaminierte Nahrungsmittel (u.a. Salmonellen, Shigellen), Reisediarrhöen bei Aufenthalten in warmen Ländern sowie – neuerdings – Durchfallserkrankungen bei AIDS. Die Diagnostik erfolgt anhand von Stuhl- und Blutproben oder von Schleimhautbiopsien. Die Therapie ist in den meisten Fällen symptomatisch; eine spezifische Chemotherapie erfolgt u.a. bei Typhus und Paratyphus, Amöbiasis sowie Wurminfektionen.

Definition

Infektiöse Darmentzündungen entstehen als Folge einer Besiedelung mit Bakterien, Viren, Pilzen oder Parasiten. Sie können, müssen jedoch nicht mit Schleimhautveränderungen einhergehen. Ebenso ist das klinische Bild variabel: Gleiche Infektionserreger können zu schwersten Erscheinungen (Durchfälle, Allgemeinsymptome einschließlich Fieber, Ernährungsstörungen) oder zu asymptomatischen Verläufen führen.

Kasuistik

1–3 Tage nach einem Herrenessen in einem Nobelrestaurant erkrankt die Mehrzahl der Teilnehmer mit Leibschmerzen und Durchfällen. Der Verlauf ist bei den einzelnen Personen unterschiedlich: Einige klagen allein über kurzzeitige Mißempfindungen und einige dünne Stuhlentleerungen; andere sind für eine Woche schwer erkrankt mit Fieber bis 40 °C, Koliken, Somnolenz, choleraähnlichen Durchfällen und Exsikkose. Als Erreger findet sich in den Stuhlkulturen bei allen Fällen Salmonella enteritidis Gärtner. Das Gesundheitsamt wird eingeschaltet. Es entdeckt als Infektionsquelle kontaminiertes Eipulver, das für die Ummantelung des Lachsgerichts verwendet worden war.

Epidemiologie

Die Häufigkeit der Darminfektionen ist schwer zu erfassen, da die Mehrzahl der Erkrankungen unentdeckt bleibt. Wohl jeder Mensch dürfte im Laufe seines Lebens bakterielle oder virale Infekte erleiden; beispielsweise erkrankt in manchen warmen Ländern (Indien, Mexiko) jeder zweite Reisende an akuter infektiöser Diarrhö. Parasitäre Erkrankungen sind dagegen in Mitteleuropa vergleichsweise selten; auch hier dürfte wegen der zumeist geringen Beschwerden die Dunkelziffer hoch sein. Pilzenteritiden sind selten und erscheinen als Sekundärinfektion.

Ätiologie und Pathogenese

Darminfektionen verlaufen entsprechend der Vielgestalt ihrer Erreger sehr unterschiedlich. Hinzu kommen individuelle Faktoren, so daß bei manchen Fällen schwerste Krankheitserscheinungen zu beobachten sind, während andere Patienten nur über geringe Beschwerden klagen und bei manchen Betroffenen Symptome gänzlich fehlen. Ein weiterer Gesichtspunkt ist die Lokalisation der Infektion: Während bei Erkrankungen des oberen Intestinaltraktes Ernährungsstörungen, Meteorismus oder massige Stuhlentleerungen zu erwarten sind, gibt es bei Befall des unteren Traktes zahlreiche dünnflüssige Entleerungen. Hinzu kommen gegebenenfalls unspezifische Zeichen wie viszerale Schmerzen, Übelkeit, Brechreiz, Erbrechen, Fieber. Blutbeimengungen im Stuhl geben ein Maß für Schleimhautschäden; Leukozyten sind bei eitrigen Entzündungen nachweisbar.

Bakterielle Infektionen

Bakterien sind die häufigsten Erreger von Darminfektionen. Voraussetzung für ihre Pathogenität ist die Fähigkeit, sich an der Darmoberfläche befestigen zu können **(Adhärenz)**. Beispielsweise sind nur diejenigen Kolibakterien gefährlich, die – bei im übrigen vergleichbarer Toxinausstattung – zur Adhärenz befähigt sind. **Enterotoxizität** beschreibt die Fähigkeit von Bakterientoxinen, Rezeptoren der Enterozyten so zu stimulieren, daß eine sekretorische Diarrhö resultiert. Beispiele sind Choleravibrionen, enterotoxigene Kolibakterien (ETEC), Staphylokokken, Shigellen und Klebsiellen: Ihre Gifte führen zu einer Aktivierung der intrazellulären Adenylzyklase und damit zu einer vermehrten Sekretion von Flüssigkeit und Elektrolyten. (Ähnliche Wirkungen können auch langkettige Fettsäuren, Gallensäuren, Prostaglandine sowie vasoaktives intestinales Polypeptid entfalten.) Kennzeichnend sind wäßrige Durchfälle (bis zu 20 l täglich) ohne Blut- und Schleimbeimengungen, wobei die Osmolalität des Stuhlwassers etwa zur Hälfte durch Na^+- und K^+-Ionen eingestellt wird, sowie das Fehlen von Schäden an den betroffenen Zellen. Bedrohliche Folgen können Austrocknung, Schock und Azidose sein. **Zytotoxizität** beschreibt die Fähigkeit von Bakterientoxinen zur direkten Zerstörung von Enterozyten. **Invasivität** kennzeichnet Bakterien, welche die intestinale Epitheloberfläche durchdringen können. Beide bewirken eine Zerstörung der Schleimhaut, die an Blut- und evtl. Eiterbeimengungen zum Stuhl (bakterielle Ruhr, Dysenterie) erkennbar wird. Weitere Reaktionen sind andere Organsymptome, sofern die Erreger oder deren Toxine in den Körper gelangen. Beispiele sind Shigellen, invasive Kolibakterien, Salmonellen, Campylobacter jejuni, Yersinia enterocolitica.

▶ Häufig werden bakterielle Infektionen durch **Salmonellen** hervorgerufen. Beeindruckend ist deren Vielfalt: Aufgrund von antigenen Eigenschaften konnten ca. 1400 Untertypen charakterisiert werden, von denen etwa 120 für den Menschen pathogen sind. Quellen sind Urin und Fäzes von erkrankten Personen oder asymptomatischen Dauerausscheidern, wobei die Ansteckung über die Aufnahme von kontaminierten Speisen oder Trinkwasser erfolgt. Nichttyphöse Salmonellosen werden bevorzugt durch Geflügel und Eier übertragen. Die Inkubationszeit beträgt ca. 12–24 Stunden.

Für eine Erkrankung müssen ca. 10^6–10^9 Keime aufgenommen werden, wobei vom sauren Milieu des Magens bakterizide Eigenschaften ausgehen. Personen mit Achlorhydrie, ältere Personen oder Kinder sind in diesem Zusammenhang besonders gefährdet.

Beim Menschen gibt es fünf verschiedene – im Einzelfall sehr variable – Verlaufsformen der Salmonelleninfektion:

1. akute Gastroenteritis (75% der Fälle);
2. Bakteriämie mit und ohne intestinale Begleiterscheinungen (10%);
3. Typhus bzw. typhoides Fieber (bei ca. 8% der Salmonellen-Infizierten), vgl. Abb. 6.2-5;
4. lokale Infektionen, beispielsweise der Knochen, Gelenke und Meningen (5%);
5. asymptomatischer Trägerzustand, wobei die Erreger länger als 1 Jahr – zumeist in der Gallenblase – gefunden werden (< 1%).

Die Inkubationszeit reicht von 8–48 Stunden bei akuter Gastroenteritis bis zu 3–60 Tagen (Durchschnitt: 7–8 Tage) beim Typhus.

Bei der **Gastroenteritis** stehen Übelkeit, Erbrechen, später krampfartige Leibschmerzen und Durchfall im Vordergrund. Hierbei werden alle möglichen Arten von Diarrhö – von einigen dünnen Stühlen bis zu massiven, choleraähnlichen wäßrigen Entleerungen oder blutigen und eitrigen Stühlen – beobachtet. Die Dauer beträgt in der Regel 3 Tage, Fieber wird bei der Hälfte der Patienten beobachtet; eine Persistenz spricht hier für eine **Bakteriämie** oder für eine **lokale Infektion:** Diese Sepsis kann grundsätzlich wie bei anderen gramnegativen Erregern alle Organe betreffen, z.B. Meningen, Herzklappen, Lungen, Knochenmark, Gelenke.

Typhus und **Paratyphus** bezeichnen die gefährlichen Infektionen mit Salmonella typhi bzw. Salmonella paratyphi (drei Stämme); unbehandelt nehmen diese einen charakteristischen vierwöchigen Verlauf (siehe Abb. 6.2-5): In der ersten Woche findet man als Folge der raschen Penetration des Erregers durch die Dünndarmschleimhaut eine Bakteriämie mit Fieber, Leibschmerzen, Kopfschmerzen sowie eine relative Bradykardie; die meisten Patienten klagen über Verstopfung. Am Übergang zur zweiten Woche entwickeln sich infolge eines Befalls der Makrophagen und Monozyten des retikuloendothelialen Systems ein weicher Milztumor sowie ein Hautausschlag („Roseolen"). Das Fieber ist nun kontinuierlich hoch, die Patienten sind schwer krank. In der dritten Woche sind die Patienten somnolent; durch den Befall der intestinalen Lymphfollikel bzw. der Peyer-Plaques entwickeln sich erbsenbreiartige Durchfälle, in manchen Fällen auch intestinale Blutungen oder Perforationen. In der vierten Woche kommt es schließlich zur Besserung. Komplizierte Verläufe entstehen bei Bakteriämie durch Organinfektionen: Pneumonie, Meningoenzephalitis, Cholezystitis, Arthritis, Hepatitis usw. Erregernachweise gelingen am Anfang vorzugsweise im Blut, ab der 2. Woche im Stuhl (siehe Abb. 6.2-5). Ab der 3. Woche ist auch ein serologischer Nachweis (Widal-Test) möglich.

▶ Infektionen mit **Choleravibrionen** und **enterotoxigenen Kolibakterien (ETEC)** sind insofern ähnlich, als bei beiden das Krankheitsbild durch die Enterotoxizität der Erreger mit der Folge der sekretorischen Diarrhö und der bedrohlichen Wasser- und Elektrolytverluste bei fehlenden, morphologisch faßbaren Schleimhautveränderungen bestimmt wird (sog. **Cholerasyndrom).** Choleravibrionen existieren allein im menschlichen Gastrointestinaltrakt; die Übertragung erfolgt durch kontaminierte Speisen und durch Wasser, wo die Erreger lange persistieren, oder durch den direkten Kontakt zu erkrankten Personen. In Endemiegebieten, z.B. Bangladesch oder der Sahelzone, rechnet man bei 1% der Bevölkerung mit asymptomatischer Ausscheidung. Die Inkubationszeit hängt von der Anzahl der aufgenommenen Erreger ab und reicht von wenigen Stunden bis zu sechs Tagen. Bei der häufigeren leichten Verlaufsform besteht ein wenige Tage anhaltender Brechdurchfall mit Flüssigkeitsverlusten von etwa einem Liter täglich. Enterotoxigene Kolibakterien sind vor allem die Erreger der Reisediarrhö (s. unten).

▶ Erreger der sog. **bakteriellen Ruhr** mit blutigen und schleimigen Entleerungen sind Shigella, Campylobacter jejuni, Yersinia sowie – neuerdings nachgewiesen – enteroinvasive Escherichia coli (EIEC), Verozytotoxin-produzierende E. coli (VTEC), Aeromonas, Plesiomonas. (Ein gleichartiges Krankheitsbild wird auch durch Amöben hervorgerufen, vgl. Amöbenruhr.)

Die Übertragung der **Shigellose** erfolgt mit kontaminiertem Trinkwasser und Speisen; darüber hinaus ist auch eine direkte Ansteckung von erkrankten Personen möglich, wobei nur 10–100 Erreger erforderlich sind. Nach einer Inkubationszeit von 1–5 Tagen erkrankt vorwiegend der obere Gastrointestinaltrakt, wobei voluminöse, wäßrige Durchfälle auftreten. Nach 24–48 Stunden beginnen mit dem Übergreifen der Erkrankung auf den Dickdarm bedrohliche Erscheinungen mit Ruhr, Fieber, Tenesmen, Leibschmerzen, evtl. auch Allgemeinerscheinungen mit Schnupfen, Husten, Brustschmerzen oder Sepsis. Gefürchtete Komplikationen der sehr variabel verlaufenden Erkrankung sind bei Infektionen mit Shigella dysenteriae oder Shigella flexneri die nekrotisierende Kolitis, das toxische Megakolon sowie das hämolytisch-urämische Syndrom (HUS). Selten wird nach Shigella-Infektionen ein Reiter-Syndrom mit Arthritis und Urethritis beobachtet.

Die **Campylobacter-Enteritis** ist erst in den letzten Jahren bekannt geworden und gilt weltweit als häufigste bakterielle Darminfektionserkrankung. Von den verschiedenen Spezies sind vor allem Campylobacter jejuni und Campylobacter coli für den Menschen pathogen. Der Infektionsweg verläuft wahrscheinlich über Kontakte mit infizierten Personen oder Tieren sowie über das Trinkwasser. Manifestationsorte sind der untere Dünndarm oder das Rektum, wobei eine Abflachung der Zotten im Ileum sowie Ulzerationen gefunden werden. Da die Erkrankung nach einer Inkubationszeit von 2–5 (–10) Tagen über Wochen und Monate verlaufen kann, sind Verwechslungen mit den chronisch-entzündlichen Darmerkrankungen möglich. Charakteristisch ist in vielen Fällen ein kurzes Prodromalstadium mit Fieber bis 40 °C, Kopf-, Kreuz- und Gliederschmerzen, Benommenheit und Schüttelfrost. In der Folge entwickeln sich Durchfälle mit in der Regel heftigen Leibschmerzen; diese können zum rechten Unterbauch wandern und als Zeichen einer Appendizitis fehlgedeutet werden. Gelegentliche Komplikationen sind Gallenblasenentzündungen oder Pankreatitiden. Hinzu kommen in seltenen Fällen extraintestinale Verlaufsformen mit Sepsis, Meningitis, Pneumonie oder Endokarditis. Nach dem Abklingen kann es zu einer Arthritis oder einem Guillain-Barré Syndrom kommen. Bei Schwangeren sind – auch ohne Enteritis – infolge Nekrose und Infarzierung der Plazenta Aborte beobachtet worden.

Erreger der **Yersiniosen** des Gastrointestinaltrakts sind Yersinia enterocolitica und Y. pseudotuberculosis. Erstere wird über den fäkal-oralen Infektionsweg übertragen, die Inkubationszeit beträgt 4–10 Tage. Es kommt zu einer Invasion der Ileum- und Kolonschleimhaut mit der Ausbildung von kleinen Ulzera. Als Zeichen der Allgemeinreaktion finden sich Fieber, Leukozytose und Senkungsbeschleunigung, in manchen Fällen auch ein Erythema nodosum. Selten ist die Ausbreitung der Infektion auf die Gelenke, die Leber und das Gehirn mit der Bildung von Mikroabszessen. Erkrankungen durch Y. pseudotuberculosis – nach einer Inkubationszeit von 7–21 Tagen – verlaufen ähnlich: Ein Kennzeichen sind eitrige Entzündungen der Mesenteriallymphknoten mit epitheloidzelligen Granulomen im histologischen Bild. Während bei Kleinkindern Durchfälle – eventuell mit Blut – beobachtet werden, finden sich bei Kindern und Erwachsenen vor allem Schmerzen im rechten Unterbauch. Besondere Verlaufsformen sind fokale Infektionen mit intraabdominellen Abszessen, Pseudoappendizitis, eitriger Arthritis, Hepatitis, Urethritis, Cholangitis, Osteomyelitis, Endokarditis, Meningitis. Es wurde bereits erwähnt, daß schwerverlaufende hämorrhagische Kolitiden durch **E. coli O 157:H7** aufgrund einer besonderen Toxinausstattung ausgelöst werden. Sie werden als enteroinvasive E. coli (EIEC) und Verotoxin-produzierende E. coli (VTEC) klassifiziert. Gleiches gilt für Aeromonas und Plesiomonas. Die Nachweise erfordern spezielle Verfahren, die in den Fällen erwogen werden sollten, in denen übliche bakteriologische Nachweise versagen.

▶ Von **bakteriell-toxischen Erkrankungen** spricht man, wenn ein von Mikroben gebildetes Toxin pathogen ist. Wichtigste Beispiele sind bestimmte Stämme von Staphylococcus aureus, die so eine **Staphylokokkenenteritis** auslösen. Quellen sind u. a. Salate, die von Keimen bei längerem Stehen in der Wärme überwuchert werden, wobei diese ihr Toxin im Übermaß bilden. Nach dem Genuß entstehen explosionsartige Durchfälle. Da hierbei zugleich das Toxin eliminiert wird, sind die Betroffenen nach diesem Ereignis symptomfrei. Nahrungsmittelvergiftungen können auch durch Toxine von Bacillus cereus, Clostridium perfringens und Proteus sp. sowie Clostridium botulinum ausgelöst werden. Im letzteren Fall spricht man auch von Botulismus. Die Toxine, die sich z. B. in Gemüsekonserven bilden können, führen infolge einer Nervenschädigung u. a. zu Lähmungen der Hirnnerven, woraus Sehstörungen mit Doppelbildern sowie Schluckbeschwerden resultieren. Die Therapie dieser bedrohlichen Infektionskrankheit ist durch die Gabe von Antitoxin möglich.

Eine wichtige iatrogene Erkrankung ist die **antibiotikaassoziierte (pseudomembranöse) Kolitis.** Im Zusammenhang mit einer antibiotischen Therapie sind häufiger dünne Stühle zu beobachten, ohne daß besondere Konsequenzen gezogen werden. Nicht selten entwickelt sich jedoch ein bedrohliches Krankheitsbild mit Fieber, Leibschmerzen und – evtl. blutigen – Durchfällen, Schock, Nierenversagen und toxischem Megakolon. Die Ursache sind zwei Toxine von Clostridium difficile. Nach neueren Erkenntnissen spielen orale Infektionen mit Sporen von besonders virulenten Stämmen die entscheidende Rolle; die bei etwa 3% der Erwachsenen in der Kolonflora vorkommenden C. difficile sind dagegen wenig pathogen. Eine Übertragung kann auch durch infiziertes Gerät (Bettschüsseln, Koloskope etc.) erfolgen. Die Kolonisation wird durch die Elimination der anderen Keime in der Darmflora infolge der Antibiotikatherapie gefördert. Am häufigsten wurden Erkrankungen nach oraler Gabe von Lincomycin, Ampicillin und Cephalosporinen beobachtet; grundsätzlich kommen jedoch alle Präparate in Betracht, sofern sie nicht allein gegen Pilze, Parasiten oder Mykobakterien wirksam sind. Die Latenzzeit bis zum Auftreten von Erscheinungen beträgt in der Regel 4–10 Tage ab Beginn der antibiotischen Behandlung; es wurden allerdings Fälle mitgeteilt, die erst 4–6 Wochen nach Absetzen des Medikaments auftraten. Charakteristisch ist der Be-fund von der entzündeten Schleimhaut aufliegenden hellen Pseudomembranen (siehe Abb. 11.4-7).

▶ **Darmtuberkulosen** werden in den westlich-zivilisierten Ländern nur noch selten beobachtet. Bevorzugter Erkrankungsort ist der Ileozökalbereich – etwa drei Viertel der Fälle –, wo eine Verdickung der Darmwand, Ulzerationen oder Stenosen gefunden werden. Die Beschwerden werden von der Lokalisation oder vom Lokalbefund bestimmt: Leibschmerzen im rechten Unterbauch, Subileus, chologene Diarrhö infolge Gallensäurenmalabsorption im terminalen Ileum. Ein Erregernachweis im Stuhl ist nur ausnahmsweise zu führen. Neuerdings werden gehäuft atypische Tuberkulosen bei AIDS-Patienten diagnostiziert; beispielsweise findet man bei fortgeschrittener Krankheit und therapieresistenter Diarrhö eine Infektion des gesamten Trakts mit Mycobacterium avium intracellulare. Der Nachweis kann durch PAS-Färbung von Schleimhautbiopsien geführt werden.

Virusinfektionen

Gastrointestinale Symptome werden im Verlauf vieler allgemeiner Virusinfektionen beobachtet. Als Beispiele seien genannt: Poliomyelitis, Virushepatitis, Influenza, Zytomegalie. In den letzten Jahren gelang es, Viren zu identifizieren, die allein eine Gastroenteritis hervorrufen. Sie sind vor allem bei Kindern pathogen. Beim Erwachsenen werden Durchfallerkrankungen durch Norwalk-Viren ausgelöst. Es handelt sich um kleine, runde Erreger; der Durchmesser beträgt 22–25 μm. Nach einer Inkubationszeit von 4–6 Stunden kommt es zu Fieber, Übelkeit, Erbrechen, Durchfall, Leibschmerzen,

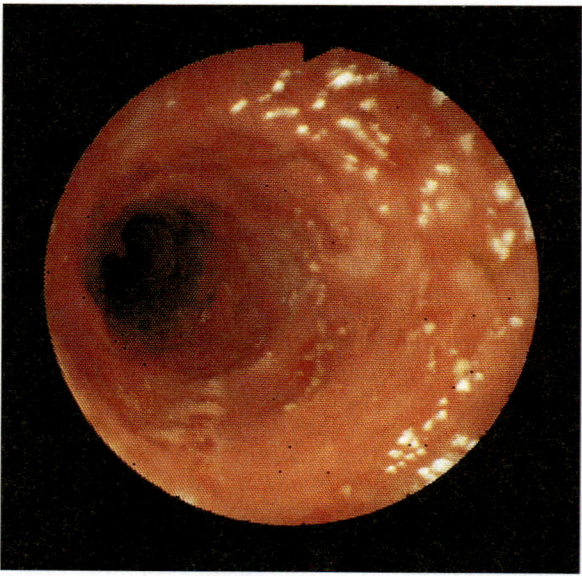

Abb. 11.4-7 Endoskopisches Bild bei antibiotikaassoziierter Kolitis mit weißen fibrinösen Schleimhautbelägen („Pseudomembranen") und Blutungen.

Myalgien oder Schwindel. Die Dauer dieser selbstlimitierten Infektion beträgt wenige Tage. Die Ansteckung erfolgt durch kontaminierte Speisen (Fisch), Trinkwasser oder durch direkten Kontakt mit den erkrankten Personen. Der Erregernachweis ist durch Radioimmunassay oder Immunelektronenmikroskopie möglich.

Pilzinfektionen

Pilze, vor allem auch Candida albicans, gehören zu den normalen Bewohnern des Gastrointestinaltrakts. Primäre Erkrankungen zählen zu den Seltenheiten. Häufiger sind sekundäre Mykosen bei Resistenzminderung infolge AIDS, sonstiger konsumierender Erkrankungen, Diabetes mellitus oder massiver antibiotischer Therapie. Die Konzentration von Candida albicans beträgt normalerweise bis zu 10^3/g Stuhl. Bei einer generalisierten Infektion kann der Nachweis auch mit serologischer Methodik geführt werden.

Parasitosen

Es gibt eine Vielzahl von Parasiten, die sich im menschlichen Gastrointestinaltrakt ansiedeln und zu Krankheitserscheinungen führen. Betroffen werden vor allem Bewohner der warmen Länder sowie Patienten mit AIDS. Durch die steigende Zahl von Reisen in Länder mit hoher Erkrankungshäufigkeit nimmt auch in den mitteleuropäischen Ländern die Zahl der Parasitosen zu. Als Erreger finden sich vor allem Protozoen (Lamblien, Amöben, Kryptosporidien, Isospora belli und Blastocystis hominis) sowie verschiedene Würmer.

▶ **Lamblieninfektionen** werden weltweit beobachtet, wobei Kinder häufiger betroffen sind. Die Übertragung dürfte zur Hauptsache über das Trinkwasser erfolgen, in das der Erreger aus dem Stuhl – beispielsweise von niederen Säugetieren – gelangt. Epidemisches Auftreten wird aus Krankenhäusern, Kindergärten oder Schulen berichtet. Der Erreger ist Giardia lamblia, ein 10–20 μm großer Parasit, der im vegetativen Stadium einer abgeflachten Birne gleicht und sich mit einer Art

Saugnapf an die Oberfläche des Dünndarms und der Gallenwege anheftet (siehe Abb. 11.4-8). Es entstehen auf diese Weise dichte Parasitenbeläge, die die Nährstoffaufnahme blockieren. Die Fortbewegung erfolgt durch vier Paar Geißeln; zwei Zellkerne geben dem Parasiten ein charakteristisches gesichtsähnliches Aussehen mit „Augen". Als Dauerform gibt es vierkernige, längsovale, 8–14 μm große Zysten, die auch im Stuhl erscheinen. Die Inkubationszeit beträgt im Durchschnitt 8 Tage (3–42 Tage). Die Beschwerden reichen von geringen Allgemeinerscheinungen mit Übelkeit, Appetitlosigkeit, Meteorismus bis zu schwereren Krankheitserscheinungen mit Leibschmerzen, Fieber und Durchfällen. Besteht die – selbstlimitierte – Infektion über Monate oder Jahre, so sind Malabsorptionsfolgen möglich. Nach durchgemachter Lambliasis scheint eine begrenzte Immunität zu bestehen.

▶ **Amöbeninfektionen** werden weltweit beobachtet. Am häufigsten ist das latente Trägerstadium; symptomatische Erkrankungen erscheinen als Amöbenruhr oder – extraintestinal – als Abszeßbildung in Leber, Lunge oder Gehirn. Die Übertragung erfolgt durch infizierten Stuhl bzw. kontaminiertes Trinkwasser, über Fliegen oder durch direkten Kontakt. Die Durchseuchung der Bevölkerung in den warmen Ländern liegt in der Größenordnung von 5–30%.

Die akute Amöbenruhr wird allein durch die Magnaform (Größe 20–50 μm) ausgelöst (siehe Abb. 11.4-9). Bereits 24–90 Stunden nach Aufnah-

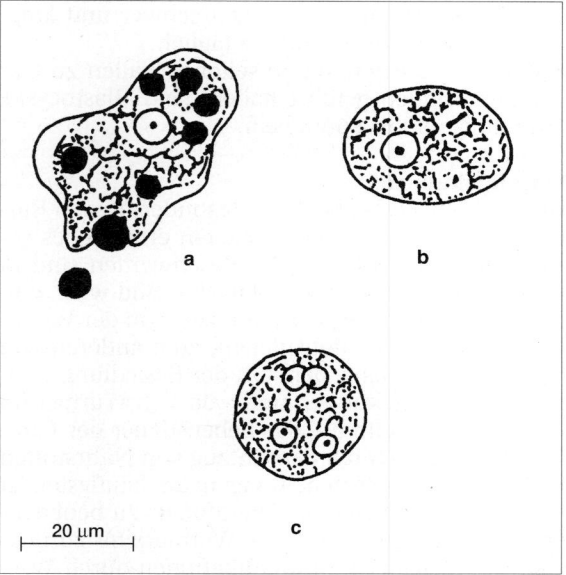

Abb. 11.4-9 Entamoeba histolytica. Magnaform, pathogen, enthält Erythrozyten (a); Minutaform, apathogen, existiert im Darmlumen (b); Zyste, Übertragungsform, wird mit dem Stuhl ausgeschieden (c).

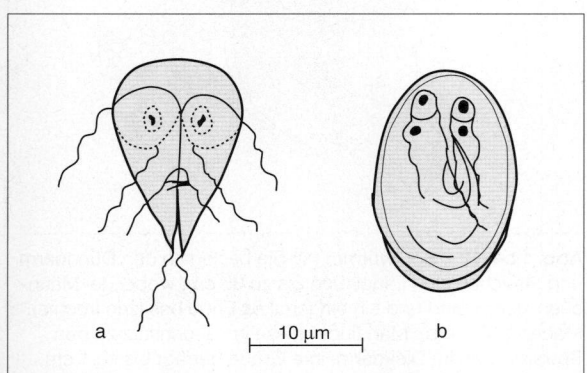

Abb. 11.4-8 Giardia lamblia. Trophozoit (a); Zystenform (b).

me von Zysten (Größe 10–15 µm) sind Kolitiden beobachtet worden; die Inkubationszeit beträgt jedoch in der Regel 1–4 Wochen. Am Anfang stehen Leibschmerzen, Durchfälle und Tenesmen. Blutige Durchfälle treten erst später und nur bei einem Teil der Infizierten auf. Als charakteristisch gilt die Beimengung von Blut und blutig tingiertem Schleim. Chronische Verläufe sind gekennzeichnet durch Episoden mit relativer Symptomfreiheit, Gewichtsabnahme, Obstipation oder diskreten Leibschmerzen.

In den meisten Fällen bilden sich nach Aufnahme des Erregers apathogene Minutaformen (Größe 10–20 µm). Die Bedingungen für die Umwandlung zu Magnaformen sind nicht bekannt; möglich ist eine Mitwirkung von Bakterien. Leberabszesse entstehen bei der Ausbreitung des Erregers über die Pfortader in 1–3% der Fälle. Komplikationen der intestinalen Amöbiasis sind auch das Amöbom – ein solider Tumor im Intestinaltrakt –, die Perforation sowie die Ausbildung einer Striktur.

▶ **Kryptosporidien** sind als Erreger von Durchfallserkrankungen erst seit wenigen Jahren bekannt. Sie finden sich weltweit im Gastrointestinaltrakt von Reptilien, Vögeln und Säugetieren. Pathogen sind die Trophozoiten, die im Epithel des Gastrointestinaltakts siedeln und sich dort zu Geschlechtszellen weiterentwickeln. Die entstehenden Zygoten werden mit dem Stuhl und damit zur Weiterverbreitung abgegeben. Befallen werden vor allem Kinder, Touristen und immungeschwächte Personen (AIDS-Patienten). Bei den meisten Fällen sind die Symptome nach einer Inkubationszeit von 5–14 Tagen gering und dauern nicht länger als 5 Tage: dünne Stühle, Übelkeit, Leibschmerzen, subfebrile Temperaturen. AIDS-Patienten erkranken dagegen schwer und langfristig mit bis zu 25 Stühlen täglich.

▶ **Weitere Parasiten,** die in seltenen Fällen zu Gastroenteritiden geführt haben, sind Blastocystis hominis und Isospora belli.

Wurminfektionen

werden weltweit beobachtet. Besonders in den Entwicklungsländern bedeuten sie ein erhebliches gesundheitliches Problem. Die Beschwerden sind in der Regel nur gering. Das klinische Bild wird zum einen vom Ernährungszustand bzw. von der Widerstandsfähigkeit des Betroffenen, zum anderen von der Anzahl, Virulenz, dem Ort der Besiedlung, sonstigen Begleitinfektionen und – da sich Würmer im Wirt nicht vermehren – der Lebensdauer der Parasiten bestimmt. Durch den Entzug von Nährstoffen resultieren Mangelerscheinungen; am häufigsten ist eine Eisenmangelanämie. Die oftmals zu beobachtende Eosinophilie wird auf Wurmtoxine zurückgeführt. Mechanische Komplikationen durch Wegsamkeitsstörungen des Darmtrakts, der Gallenwege oder des Pankreasgangs (Askariden), die einen chirurgischen Eingriff erfordern, sind dagegen selten. Eine Immunität nach durchgemachter Infektion ist

allenfalls im beschränkten Maß möglich. In Mitteleuropa spielen folgende Parasiten die bedeutsamste Rolle:

▶ **Spulwürmer** (Ascaris lumbricoides) besitzen eine regenwurmähnliche Gestalt und werden bis zu 35 cm lang (siehe Abb. 11.4-10a). Man schätzt, daß etwa ein Viertel der Weltbevölkerung infiziert ist. Die Parasiten besiedeln den oberen Gastrointestinaltrakt, wo sie oftmals zufällig im Röntgenkontrastbild entdeckt werden. Ein erwachsenes Weibchen produziert bis zu 200 000 Eier täglich, die im Boden lagernd bis zu 9 Jahre vital bleiben. Unter geeigneten Umweltbdingungen entwickeln sich aus den Eiern innerhalb von 9–12 Tagen Larven: Dies geschieht beispielsweise nach der Ingestion im menschlichen Gastrointestinaltrakt, wo unter der Einwirkung von Magensaft und Bauchspeichel die Kapsel aufgelöst wird. Die Larven wandern durch die Schleimhaut und gelangen über die Pfortader und Leber bzw. den Ductus thoracicus mit dem Blut in die Lungen. Dort verbleiben sie und entwickeln sich weiter (Infiltrat im Röntgenbild, wobei das Blut eine Eosinophilie aufweist, „eosinophiles Infiltrat").

Schließlich werden die Larven ausgehustet und heruntergeschluckt. Krankheitserscheinungen fehlen, allenfalls klagen die Patienten über bronchitische Zeichen für ca. 7–10 Tage. Des weiteren sind mechanische Komplikationen möglich.

▶ **Madenwürmer,** Oxyuren (Enterobius vermicularis) werden bis zu 1 cm lang und siedeln im Dickdarm (siehe Abb. 11.4-10b). Beschwerden entstehen durch perianalen Juckreiz, wenn bevorzugt in der Nacht die Weibchen ihre Eier dort ablegen. Die weitere Übertragung erfolgt über verunreinigte Hände (Kratzen!) und den Mund, insbesondere bei Kindern. Komplikationen sind

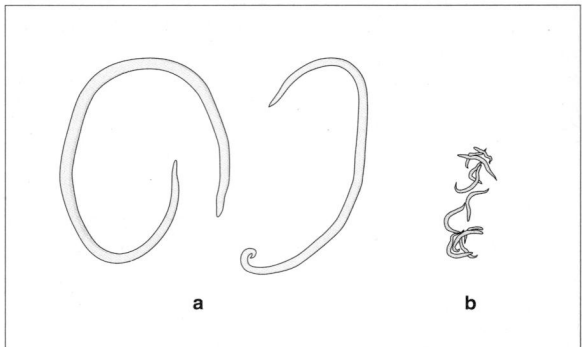

Abb. 11.4-10   Spulwürmer (a): Sie besiedeln den Dünndarm und erreichen eine Länge von bis zu 35 cm; wobei dei Männchen kleiner sind und ein eingerolltes Ende besitzen (rechts). Madenwürmer (b): Man findet diese im Gegensatz zu den Spulwürmern im Dickdarm; ihre Größe beträgt bis zu 1 cm. Perianaler Juckreiz wird durch Reizerscheinungen von dort abgelegten Eiern erklärt.

selten (Ileus, Appendizitis, Vaginitis, Endometritis). Evtl. findet man an den Stellen, wo die Würmer sich am Dickdarm anheften, kleine Ulzerationen.

▶ **Bandwürmer** (Rinderbandwurm, Fischbandwurm, Zwergbandwurm) haben einen charakteristischen Bau mit Kopfteil (Skolex) einschließlich Saugnäpfen und Haken, Halsteil sowie den schwanzähnlichen aufgereihten Proglottiden. Der Skolex heftet sich der Dünndarmschleimhaut an und hat eine Lebensdauer von bis zu 25 Jahren. Proglottiden gehen als bewegliche, bandnudelähnliche, weiße Gebilde mit dem Stuhl ab. Aus ihnen entwickeln sich Larven, die sich beim betreffenden Zwischenwirt – Schwein, Rind oder Fisch – nach Durchdringen der Darmschleimhaut vorzugsweise in der Muskulatur einnisten. Dort werden sie dann mit der Nahrung wieder aufgenommen. Die Beschwerden bei Bandwurminfektionen sind gering. Fischbandwurmbefall soll mit einem Vitamin-B$_{12}$-Mangel einhergehen, weil der Parasit das Vitamin aus seiner Bindung an Intrinsic-Factor herauslösen kann.

S Symptome

Beschwerden. Aus praktischen Gründen unterscheidet man eine akute Erkrankung, die innerhalb weniger Tage abklingt, und eine chronische Erkrankung, die länger als 2 Wochen anhält. Das Beschwerdebild ist in allen Fällen sehr variabel und reicht von der kaum belästigenden Darmstörung bis zu fulminant verlaufenden, lebensbedrohlichen Klagen. Spezifische Symptome, die mit Sicherheit eine bestimmte Infektion charakterisieren, gibt es nicht. Das Leitsymptom ist der **Durchfall.** Man wird in jedem Fall diesem Zeichen besondere Aufmerksamkeit schenken: Häufigkeit der Entleerungen; Aussehen/Beimengungen von Blut, Schleim, Eiter, Parasiten; zeitliche Bedingungen/Initialphase/Schlaf durch Stuhldrang gestört?/gastrokolischer Reflex. Beim „Cholerasyndrom" finden sich gehäufte wäßrige Stühle ohne Schleim, bei der „Ruhr" dagegen blutig-eitrige Entleerungen. Weitere Fragen betreffen Leibschmerzen, Übelkeit, Brechreiz, Erbrechen, Fieber, Durst, orthostatische Erscheinungen. Spezielle Organsymptome sind Husten, Auswurf, Kopfschmerzen, Somnolenz, Herzrhythmusstörungen. Im Hinblick auf die Ursache ist eine sorgfältige Nahrungs- und Medikamentenanamnese nötig. Läßt sich eine Ansteckungsquelle vermuten, so ist sie auch im Hinblick auf die Inkubationszeit zu untersuchen. Schließlich sind Umgebungserkrankungen, Reisen in Endemiegebiete und frühere ähnliche Erkrankungen von Interesse.

Befunde. In jedem Fall ist eine gründliche internistische Untersuchung aller Organsysteme einschließlich Nervensystem, Lungen, Augenhintergrund etc. notwendig. Besondere Aufmerksamkeit wird man dem Hydratationszustand schenken: Bei einer ra-

schen Gewichtsabnahme von weniger als 3% ist das alleinige Zeichen der Durst; Verluste von 3–10% zeigen sich an trockenen Schleimhäuten, geringer Tachykardie und Oligurie; bei stärkeren Verlusten beobachtet man weitere Austrocknungserscheinungen mit Fehlen der Hautelastizität und des Turgors, eingesunkenen Augäpfeln, Zentralisation des Kreislaufs, Apathie oder Somnolenz; ein Kreislaufzusammenbruch ist ab einer Gewichtsabnahme von 15% zu erwarten.

Bedeutungsvoll kann der Bauchbefund sein, beispielsweise das Darmgeräuschbild, Meteorismus, Leber- und Milzgrößen. Aufmerksam wird man schließlich nach Hautveränderungen suchen, u.a. einem Erythema nodosum oder Typhusroseolen.

D Diagnostik

Diagnostische Maßnahmen haben zwei Ziele: Sie sollen die Infektionsursache finden und die Schwere der Erkrankung abschätzen.

Für den **Erregernachweis** gibt es mikrobiologische Untersuchungen im Stuhl, im Blut sowie in Darmschleimhautproben, die endoskopisch entnommen werden; eine weitere Möglichkeit sind serologische Tests im Blut, die allerdings erst nach einigen Tagen bis Wochen Ergebnisse erwarten lassen.

Bakterien werden am besten in Stuhl- oder Schleimhautkulturen entdeckt; für ein Resultat werden in der Regel 2 Tage benötigt, was bei bedrohlichen Zuständen als Nachteil anzusehen ist. Zum Nachweis von enteropathogenen Kolibakterien, Plesiomonas und Aeromonas sind Spezialverfahren nötig. Einen raschen Hinweis erhält man aus dem Vorhandensein von Leukozyten in einer Stuhl- oder besser Schleimprobe. Ein einfaches Verfahren ist hierfür die Anfärbung mit 2 Tropfen Loeffler-Methylenblau-Lösung und die Betrachtung im Mikroskop. Leukozyten finden sich regelmäßig bei Infektionen mit Shigellen, Campylobacter und invasiven Kolibakterien sowie auch bei florider Colitis ulcerosa oder allergischer Kolitis, in wechselnder Häufigkeit bei Salmonellen, Yersinien, V. parahaemolyticus sowie Clostridium difficile (antibiotikaassoziierte Kolitis) und niemals bei Befall mit V. cholerae, enteropathogenen Kolibakterien, Norwalk-Virus, Lamblien, Amöben sowie Toxinen aus Nahrungsmittelvergiftungen. Parasiten, d.h. Zysten, Wurmeier, Wurmlarven, werden im Stuhl am besten nach Anreicherung, z.B. mit Merthiolat/Jod/Formaldehyd („MIF-Anreicherung"), entdeckt. Durch oftmalige Untersuchung läßt sich die Nachweisempfindlichkeit steigern, beispielsweise gelten für Entamoeba histolytica sechs Proben als üblich. Lamblien lassen sich in Duodenalschleimhautproben oder in Duodenalsaft finden.

Viren können durch Elektronenmikroskopie oder radioimmunologische Techniken entdeckt werden. Für die Routine sind die Verfahren zu aufwendig. Durch Endoskopie lassen sich keine eindeutigen Aussagen über die Ursache einer Durchfallserkrankung machen: Selbst der Befund von Pseudomembranen ist nicht beweisend für eine antibiotikaassoziierte Kolitis. Wertvoll sind endoskopisch entnommene Schleimhautproben zur histologischen und bakteriologischen Untersuchung bei unklaren Fällen mit chronischer Kolitis.

Blutuntersuchungen dienen zuerst zur **Abschätzung** der Schwere von Wasserverlusten (Hämatokrit) und Elektrolytverlusten (Na^+, K^+, Cl^-, Bikarbonat, Blutgase). Eine Eosinophilie ist oft das einzige Zeichen einer Wurmerkrankung. Typhus und Amöbenruhr lassen sich in manchen Fällen ab dem vierten Erkrankungstag an Serumantikörpern entdecken. In unklaren Fällen sollte auch nach einer HIV-Infektion gefahndet werden.

Komplikationen

Am bedrohlichsten sind massive Flüssigkeitsverluste im Rahmen eines Cholerasyndroms, weil sie zur Dehydratation, zum prärenalen Nierenversagen und zur Elektrolytentgleisung führen können. Eine bedrohliche Komplikation bei schwerer Kolitis ist das toxische Megakolon. Schließlich können generalisierte Infektionen mit Sepsis, u.a. durch Typhus oder Amöbiasis, schwerste Krankheitszustände hervorrufen.

▼ Therapie

Die Behandlung muß sich gegen die Folgen der Infektion – Dehydratation, Elektrolytentgleisung – sowie in manchen Fällen gegen den Erreger richten. Für die orale Substitutionsbehandlung gibt es speziell abgestimmte Elektrolyt-Zucker-Lösungen, z.B. Elotrans®, die bei Cholerasyndrom trotz der Diarrhö absorbiert werden. Alternativen sind schwarzer Tee oder Tomatensaft (Reisedurchfall!). Antidiarrhoika werden weniger empfohlen, da sie die Elimination der Erreger mit dem Stuhl behindern. Aktivkohle bindet keine Toxine und ist wahrscheinlich von geringem Wert.

Bei **bakteriellen Infektionen** werden Antibiotika (Ampicillin, Co-trimoxazol, Gyrasehemmer) nur in lebensbedrohlichen Fällen mit Fieber etc. empfohlen, da eine ungünstige Resistenzentwicklung daraus resultieren kann. Ausnahmen sind vor allem Typhus und Paratyphus (Chloramphenicol, evtl. Ampicillin), schwer verlaufende Shigellosen (Ampicillin), Cholera, Clostridium difficile (Metronidazol, Vancomycin p.o. und i.v.). Der Wert einer „Umstimmung der Darmflora" durch Bakterienpräparate ist umstritten; Laktulose führt zu einem sauren Milieu im Dickdarm, in welchem das Wachstum von Laktobazillen begünstigt wird. Möglicherweise wird so die Elimination von Salmonellen beschleunigt.

Virusinfektionen sind nicht spezifisch therapierbar. **Parasitosen** müssen nach Möglichkeit behandelt werden: Lamblieninfektionen und Amöbiasis werden vor allem mit Metronidazol therapiert. Bei Wurminfektionen ist als „Breitspektrum-Antihelminthikum" Mebendazol gebräuchlich, das bei geringen Nebenwirkungen gegen Madenwürmer, Spulwürmer, Peitschenwürmer, Hakenwürmer und Zwergfadenwürmer eingesetzt werden kann.

Zur Prophylaxe von Reisedurchfällen werden neben hygienischem Verhalten vor allem Diätmaßnahmen wie das Meiden von möglicherweise durch Fäzes kontaminierten Nahrungsmitteln wie eisgekühlten Getränken, ungekochtem Wasser, Salaten, ungeschältem Obst, rohem Fleisch und Muscheln sowie von ungewohnten alkoholischen Getränken empfohlen. In verschiedenen Studien konnten Antibiotika (Wismutsubsalizylat, Doxycyclin, Neomycin, Co-trimoxazol) die Häufigkeit von Durchfallserkrankungen um bis zu 90% vermindern. Wegen der möglichen Nebenerscheinungen sowie der Entwicklung von Resistenzen werden sie jedoch nur in Ausnahmefällen, d.h. besonderen Risikopatienten, empfohlen.

Meldepflichtig sind in der Bundesrepublik Deutschland nach dem Bundesseuchengesetz bei den Gesundheitsämtern:

▶ Krankheitsverdacht, Erkrankung und Tod: Cholera, Enteritis infectiosa (Salmonellosen, übrige Formen einschließlich bakteriell bedingter Lebensmittelvergiftungen), Shigellenruhr
▶ Erkrankung und Tod: aktive Tuberkulose
▶ Dauerausscheidung: Salmonellen

Verlauf und Prognose

Die meisten Darminfekte heilen ohne spezifische Therapie innerhalb weniger Tage spontan. Bedrohliche massive Flüssigkeitsverluste, u.a. bei der Cholera, oder generalisierte Erkrankungen, u.a. bei Typhus, Paratyphus, Yersiniose oder Amöbiasis, sind mit den erwähnten medizinischen Mitteln beherrschbar, sofern jene Diagnosen rechtzeitig gestellt und Maßnahmen unverzüglich getroffen werden. Erwähnenswert ist in diesem Zusammenhang die hohe Säuglings- und Kindersterblichkeit in Entwicklungsländern, die zu einem wesentlichen Teil Folge von unzureichend behandelten diarrhoischen Infektionskrankheiten ist.

Differentialdiagnose

In unklaren Fällen sind entsprechend der Vielfalt der Symptome viele Erkrankungen in Erwägung zu ziehen. Betrachtet man allein das Leitsymptom „Durchfall", so stellen sich zu infektiösen Enteritiden die in Tabelle 11.4-15 aufgeführten Differentialdiagnosen. Ein eigenes Problemfeld wird durch sexuell übertragbare Krankheiten (Analverkehr, Fellatio) abgesteckt. Im Bereich des Oropharynx und des Rektums sind dies vor allem Gonorrhö, Syphilis, Chlamydien-Infektionen, Herpes und Kondylome. Hinzu kommen die intestinalen Infektionskrankheiten (Amöbiasis, Lambliasis, Salmonellose, Shigellose, Campylobacter-Enteritis). Im Rahmen der Immunschwächekrankheit AIDS werden unter anderem atypische Infektionen mit Kryptosporidien, Isospora belli oder auch Mykobakterien beobachtet.

Tab. 11.4-15   Differentialdiagnosen der infektiösen Enteritis und Kolitis

▶ **Akute Diarrhö** (Dauer bis 2 Wochen)

- Intoxikationen, Medikamente (Laxanzien, Diuretika, Digitalis)
- Nahrungsmittelallergien (Milch, Ei, Fisch, Obst, Nüsse)
- Strahlen (Röntgen- und Radiumbestrahlung etc.)
- Schub einer unspezifischen Entzündung
- Nahrungsmittelunverträglichkeiten

▶ **Chronische Diarrhö, chronisch-rezidivierende Diarrhö** (Dauer länger als 2 Wochen)

- unspezifische Entzündungen (chronisch-entzündliche Darmerkrankungen, innere Fisteln, kollagene Kolitis, M. Whipple, Divertikulitis)
- Neoplasmen (Kolonkarzinom, malignes Lymphom)
- Malassimilation (Dünndarm-, Pankreas-, Leber-, Gallenwegserkrankungen)
- endokrine und Stoffwechselerkrankungen (Urämie, Diabets mellitus, Karzinom, Vipom, Gastrinom, Hyperthyreose)
- Systemerkrankungen (Sklerodermie)
- Polyneuropathie (Alkoholismus, Diabetes mellitus)
- Stuhlinkontinenz
- funktionelle Störungen (Reizdarm)
- Operationsfolgen (Vagotomie, Gastrektomie, Pankreasresektion, Darmresektion)

11.4.5   Chronisch-entzündliche Darmerkrankungen

W. E. HANSEN, M. CLASSEN

Chronisch-rezidivierende, unspezifische Entzündungen des Darms werden entweder als Colitis ulcerosa oder als Morbus Crohn klassifiziert. Während die Colitis ulcerosa ausnahmslos den terminalen Dickdarm befällt und nur selten auf den Dünndarm übergreift, betrifft der Morbus Crohn in unterschiedlichem Ausmaß sämtliche Abschnitte des Gastrointestinaltrakts einschließlich der Mundhöhle; am häufigsten werden das Ileum und das Kolon befallen. Eine weitere Unterscheidung ergibt sich aus dem histologischen Bild der Darmentzündung: Bei der Colitis ulcerosa ist lediglich die Schleimhaut betroffen, ein Kennzeichen sind Kryptenabszesse. Der Morbus Crohn weist dagegen Granulome auf, evtl. mit Riesenzellen, wobei sämtliche Wandschichten erkranken und sich oftmals Fisteln ausbilden. Beide Krankheiten zeigen bezüglich des klinischen Bildes, der Diagnostik und der Therapie Ähnlichkeiten, weshalb sie traditionell gemeinsam besprochen werden. Gleichartig sind auch die oftmals anzutreffenden extraintestinalen Begleiterkrankungen.

11.4.5.1   *Colitis ulcerosa*

Definition

Es handelt sich um eine chronische Darmerkrankung mit unbekannter Ätiologie, die stets im Rektum beginnt und sich bei etwa der Hälfte der Betroffenen nach proximal ausbreitet. Die Entzündung befällt Mukosa und Submukosa.

Kasuistik

Eine 25jährige Patientin sucht ihren Hausarzt wegen plötzlich aufgetretener blutiger Durchfälle und Schmerzen im Unterbauch auf. Nach anfänglichen Blutungen hätten sich die Beschwerden allmählich im Laufe von etwa zwei Wochen entwickelt. Inzwischen müsse die Patientin bis zu 10mal täglich auf die Toilette gehen, wobei geringe Mengen dünnen blutigen Stuhles abgesetzt werden. Bei genauer Befragung wird deutlich, daß ähnliche Beschwerden bereits vor einem Jahr aufgetreten waren. Damals hatte es sich um blutige Auflagerungen auf dem Stuhl gehandelt, der Stuhl selber war nicht verändert gewesen. Mit Sitzbädern und „Hämorrhoiden-Zäpfchen" waren die Beschwerden relativ rasch abgeklungen.
Bei der jetzigen **körperlichen Untersuchung** fielen neben einer blassen Haut und einer Tachykardie von 105/min eine diffuse Druckschmerzhaftigkeit des linken Unterbauches auf. Im Blut fand sich eine Leukozytose von 11 G/l (11000/mm³), die Hämoglobinkonzentration war auf 5,9 mmol/l Hb (Fe) (9,5 g/dl) erniedrigt; die Blutsenkungsgeschwindigkeit betrug 55/90. In der **Rektoskopie** sah man eine entzündete Schleimhaut mit kleinfleckigen Blutungen. Im **histologischen Bild** einer Schleimhautbiopsie sah man u.a. Kryptenabszesse.
Die Patientin erhielt eine entzündungshemmende Therapie mit Prednisolon (60 mg). Innerhalb von zehn Tagen klangen ihre Beschwerden ab. Zur Rezidivprophylaxe erhielt sie schließlich weiter täglich 2 g Mesalazin.

Epidemiologie

Man schätzt die jährliche **Inzidenz** auf drei bis neun Fälle/100000 Einwohner, wobei die jeweilige Erkrankungshäufigkeit scheinbar gleich bleibt. Bei Frauen und bei Nichtrauchern wird die Colitis ulcerosa etwas häufiger beobachtet. Ebenso wie beim Morbus Crohn gibt es bei der Colitis ulcerosa sowohl eine familiäre als auch eine ethnische Häufung (europäische und nordamerikanische Juden). Eine Zuordnung zu bekannten genetischen Markern ist aber nicht möglich.

Ätiologie und Pathogenese

Trotz unzähliger Bemühungen und vieler bemerkenswerter Einzelbefunde konnte die **Ursache** der Colitis ulcerosa bisher nicht entdeckt werden. Im Gespräch sind derzeit Überlegungen, nach denen Umwelteinflüsse (Viren, Bakterien, Nahrungsfaktoren oder Gifte) und eine gestörte individuelle Reaktion aufgrund genetischer oder immunologischer Fehler zusammenwirken. Möglicherweise liegt der zentrale Defekt bei der – schützenden – oberflächlichen Schleimhaut. Der Einfluß psychischer Faktoren auf die Entstehung der Erkrankung, über den früher viel diskutiert wurde, wird von den Gastroenterologen bestritten; weitgehende Einigkeit herrscht darüber, daß die Erkrankung durch Psychotherapie in vielen Fällen besser ertragen wird.

Im Gegensatz zur Ätiologie gibt es über die **Pathogenese** der Colitis ulcerosa genaue Vorstellungen. Die stets im Rektum beginnende, kontinuierliche Entzündung der Dickdarmschleimhaut breitet sich etwa bei jedem zweiten Patienten nach proximal aus (siehe Abb. 11.4-11). In seltenen Fällen erkrankt auch das terminale Ileum (backwash ileitis). Bei der **histologischen Untersuchung** von Material, das im floriden Stadium gewonnen wurde, zeigt sich eine granulozytäre Entzündung mit Reduktion der Becherzellen. Häufig sind „Kryptenabszesse", die allerdings auch beim Morbus Crohn und anderen Entzündungen gefunden werden. Remissionen gehen bisweilen mit einer Normalisierung des Schleimhautbildes einher; andere Möglichkeiten sind die Schleimhautatrophie mit Rarefizierung der Kryptenarchitektur und Verdünnung der Schleimhaut oder isoliert wachsende entzündliche „Pseudopolypen". Bei lang dauernder totaler Kolitis be-

obachtet man Epitheldysplasien in unregelmäßig begrenzten, beetartig erhabenen oder flachen, evtl. perlmuttartig diskolorierten oder samtähnlichen Bezirken. Sie sind eng mit dem Auftreten von Karzinomen verknüpft.

🅢 Symptome

Beschwerden: blutige Stühle, Durchfälle, evtl. mit **Schleimabgang** und **Leibschmerzen.** Die Schmerzen sind vom viszeralen Typ und werden im Kolon, in der Mitte des Unterbauches oder in der Kreuzbeingegend empfunden. Außerdem: **Gewichtsverlust** (infolge verminderter Nahrungszufuhr und intestinalem Proteinverlust), **Übelkeit, Appetitlosigkeit** und **Fieber.** Schwere Entzündungen größerer Dickdarmabschnitte zeigen sich durch zahlreiche blutigeitrig-schleimig-wäßrige Entleerungen, die den Betroffenen sehr beunruhigen können. Patienten mit **hämorrhagischer Proktitis** nehmen in mancher Hinsicht eine Sonderstellung ein: Darmblutungen werden oftmals von normalen Stühlen begleitet; bisweilen klagen diese Patienten auch über eine **rektale Obstipation (Dyschezie).**

Befunde: blasses Aussehen infolge Anämie, druckempfindliches Abdomen; lebhafte Darmgeräusche; Tachykardie; bei der rektalen Untersuchung rotes Blut am Fingerling; eventuell Haut- und Schleimhautveränderungen (Erythema nodosum, Pyoderma gangraenosum, aphthöse Ulzera in der Mundschleimhaut).

🅓 Diagnostik

> Für die Diagnose haben – neben dem typischen Beschwerdebild – die körperliche Untersuchung und die Endoskopie einschließlich der Biopsie das entscheidende Gewicht. Röntgen und Labor dienen als Ersatzmethoden bzw. der Bestätigung oder der Verlaufskontrolle.

Körperliche Untersuchung: Die Patienten machen je nach dem Ausmaß der Entzündung einen mehr oder minder kranken Eindruck. Als Folge des Blutverlusts erscheinen sie blaß; das Abdomen ist weich und evtl. druckschmerzhaft im Bereich des erkrankten Darms. Eine meteoristische Vorwölbung legt den Verdacht eines toxischen Megakolons nahe. Oftmals besteht eine Tachykardie. Bei der rektalen Untersuchung findet man am Fingerling frisches, hellrotes Blut. Haut- und Mundschleimhautveränderungen können ggf. die Diagnose erhärten: Beobachtet werden Erythema nodosum, Pyoderma gangraenosum oder aphthöse Ulzera im Mund.

Endoskopie: Ausnahmslos beginnt die Colitis ulcerosa im Enddarm. Sie ist damit der direkten **endoskopischen Betrachtung** in jedem Fall zugänglich, wobei mit der gezielt entnommenen Biopsie zusätzlich wertvolle Informationen gewonnen werden können (siehe Abb. 11.4-12a, b).

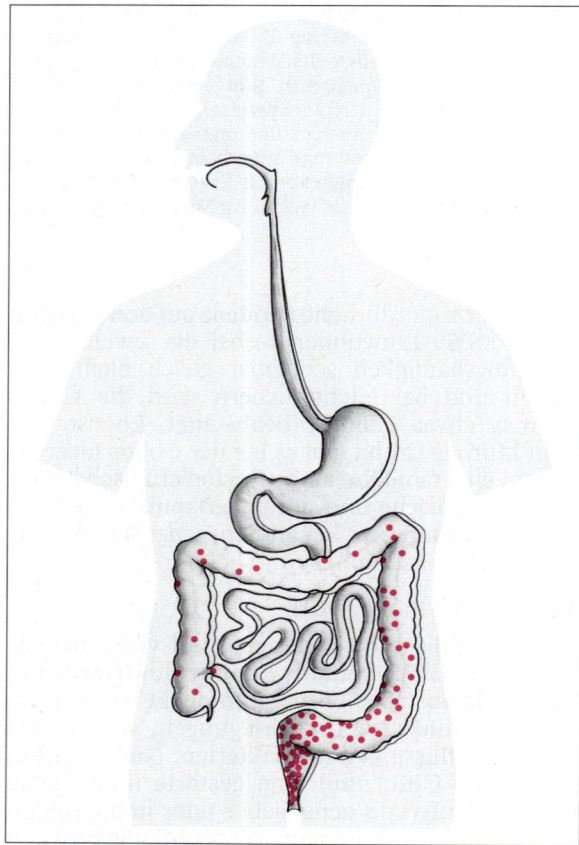

Abb. 11.4-11 Typischer Befall des Dickdarms bei Colitis ulcerosa: Die Erkrankung beginnt im Enddarm und kann sich nach proximal ausbreiten.

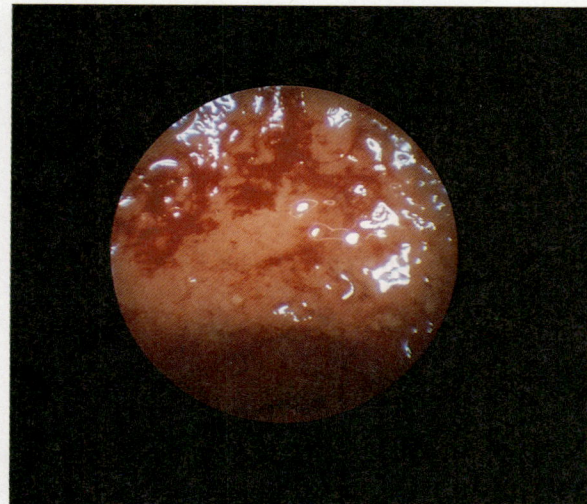

a

b

Abb. 11.4-12 Endoskopische Bilder bei Colitis ulcerosa.
a) Akute Entzündung mit Blutung, einzelnen Fibrinbelägen und aufgehobener Gefäßzeichnung. Die Unregelmäßigkeit der Schleimhautoberfläche ist an der Aufsplitterung des Lichtreflexes erkennbar.
b) Chronische Colitis ulcerosa mit Pseudopolypen.

Geschwulstbildung gelten: Hier sind jährliche totale Koloskopien mit Biopsien aus allen Regionen erforderlich (siehe oben).

Weitere bildgebende Verfahren: Die Röntgenuntersuchung des Kolons durch **Kontrasteinlauf** liefert bei optimaler Technik (Doppelkontrastdarstellung) mit der Endoskopie in mancher Hinsicht vergleichbare Resultate (siehe Abb. 11.4-13). Kennzeichen sind im Frühstadium Schleimhautgranulationen, später Ulzerationen und Pseudopolypen. Der Wert liegt vor allem bei unklarer Diagnose, beispielsweise differentialdiagnostisch zum Morbus Crohn, sowie bei Fällen, in denen aufgrund von Verwachsungen oder Stenosierung eine Koloskopie nicht durchführbar ist.

Labor: Blutuntersuchungen können zusätzliche Informationen zum Schweregrad der Erkrankung geben. Die Blutsenkung steigt mit der Aktivität der Entzündung und geht – verzögert – bei einer Besserung zurück; sie eignet sich deshalb für die Verlaufskontrolle. Die entzündliche Reaktion läßt sich daneben am Anstieg des C-reaktiven Proteins sowie am Grad der Leukozytose verfolgen. Intestinale Blutverluste zeigen sich an einer Anämie, an der Hypalbuminämie sowie an erniedrigten Serumeisenspiegeln. Weitere Aktivitätszeichen sind: Eosinophilie, Thrombozytose und ein Anstieg der α_2-Globuline. Schwere Entzündungen gehen in der Regel mit pathologischen Leberfunktionstests, insbesondere mit erhöhten Cholestaseparametern (alkalische Phosphatase, γ-Glutamyltranspeptidase) und – weniger häufig – mit Erhöhung der Transaminasen (SGOT, SGPT) einher.
Leichte Entzündungen im Enddarm verlaufen in der Regel ohne biochemisch faßbare Veränderungen im Blut.

Stuhluntersuchungen haben ihren Wert für den Ausschluß von Darminfektionen (vgl. Differentialdiagnose). Oftmals finden sich eosinophile Granulozyten im Stuhl.

Cave: Bei schwerer Erkrankung wird man am besten mit einem flexiblen Instrument ohne besondere Darmreinigung lediglich das Rektum untersuchen und wegen der Perforationsgefahr die totale Koloskopie eher im symptomarmen Intervall vornehmen.

Die Bedeutung der Endoskopie liegt nicht nur in der Diagnostik, sondern auch in der **Verlaufskontrolle.** Diese ist bei der Mehrzahl der Fälle mit alleinigem Befall des Enddarms ohne große Belästigung mittels Rektosigmoidoskopie möglich, wobei die flexiblen Geräte vorzuziehen sind. Besondere Aufmerksamkeit muß den Patienten mit totaler Kolitis nach 10jähriger Erkrankung wegen der Gefahr der

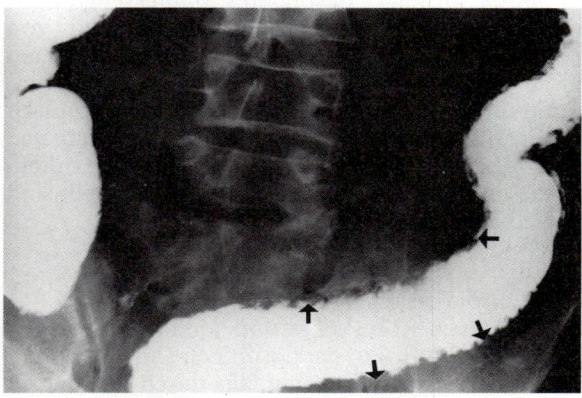

Abb. 11.4-13 Röntgenkontrast bei fortgeschrittener Colitis ulcerosa. Die Wandkonturunregelmäßigkeiten entstehen durch Pseudopolypen bzw. Geschwüre (z.B. →).

603

Komplikationen

Die Häufigkeit der wichtigsten, in Tabelle 11.4-16 angegebenen Komplikationen wird sehr unterschiedlich dargestellt, weil meist bei solchen Angaben von schwerkranken Patienten in spezialisierten Krankenhäusern ausgegangen wird; insgesamt dürfte die Auftretenshäufigkeit von Komplikationen aber unter 5 bis 7% liegen.

Tab. 11.4-16   Die wichtigsten Komplikationen der Colitis ulcerosa

▶ Perforation
▶ toxische Dilatation
▶ lebensbedrohliche Blutung
▶ Darmstrikturen
▶ bösartige Geschwulstbildung

▶ **Die Perforation** bedroht vor allem Patienten mit schwerer Entzündung im Rahmen der ersten Attacke, weil die relative Schutzwirkung durch Narbengewebe, Verwachsungen etc. fehlt.
▶ Die **toxische** Dilatation des Kolons entsteht durch eine Lähmung der Muskulatur bzw. des Nervenplexus infolge Übergreifens der Entzündung von der Schleimhaut auf die Muskelschichten.
▶ Die **Blutverluste** sind in der Regel durch Transfusionen etc. beherrschbar; als Ultima ratio kommt in verzweifelten Fällen die Resektion des betroffenen Darmsegments in Betracht.
▶ **Strikturen** zwingen ebenfalls nur selten zu einer chirurgischen Intervention.
▶ **Bösartige Dickdarmgeschwülste** entstehen bei Patienten mit Colitis ulcerosa häufiger als beim Durchschnitt der Bevölkerung; das gleiche soll für die Gallenwege gelten. Die Voraussetzung ist eine langjährige Erkrankung des gesamten Kolons, wobei das Risiko offenbar nach zehn Jahren ansteigt. Besonderes Interesse gewinnt in diesem Zusammenhang der Befund von Schleimhautdysplasien, die mit dem Auftreten des Kolonkarzinoms assoziiert sind. Die Veränderungen finden sich sowohl in makroskopisch unauffälligen als auch in beetartig erhabenen bzw. perlmuttähnlich diskolorierten Bezirken, die in Flecken über die Schleimhaut verteilt sind oder das Kolon diffus bedecken.

Durch die regelmäßige Untersuchung des Kolons mittels Koloskopie und multipler Biopsie läßt sich das Risiko der bösartigen Umwandlung abschätzen und gegebenenfalls durch die rechtzeitige Proktokolektomie das Auftreten eines Karzinoms verhindern.

▼ Therapie

Die Behandlung der Colitis ulcerosa erfolgt am besten durch Diät und durch entzündungshemmende Medikamente. Hierbei werden im akuten Schub Glukokortikoide und im symptomarmen Intervall Salizylate empfohlen.

Diätempfehlungen betreffen die Einhaltung einer proteinreichen, ballaststoffarmen Kost. Manche Patienten sollen auch auf eine milchfreie Ernährung gut ansprechen. Bei rektaler Obstipation kommt eine ballaststoffreiche Kost, evtl. mit Zulage von isolierten Ballaststoffen, in Betracht. In schweren Fällen ist gegebenenfalls eine totale parenterale Ernährung oder eine Umstellung auf eine vollresorbierbare Elementarkost angezeigt.

Glukokortikoide, vorzugsweise in der Form von Prednisolon, sind die wirksamsten Medikamente. Sie werden parenteral, oral oder rektal in der Form von Klysmen (Phoscortil-Klys®, Betnesol® Rektal-Instillation) mit Erfolg eingesetzt. In Erprobung sind derzeit Kortikoide mit hoher hepatischer Abbaurate (u.a. Budenosid), die nur geringe systemische Nebenwirkungen erwarten lassen.

Salizylate wirken ebenfalls zuverlässig, im Vergleich mit den Glukokortikoiden wird der Effekt geringer gewertet. Traditionell wird seit über 40 Jahren das Salazosulfapyridin (Azulfidine®, Colo-Pleon®), eine Verbindung aus Sulfonamid und Salizylat, eingesetzt. Die Wirksubstanz 5-Amino-Salicylsäure (Mesalazin) wird neuerdings auch isoliert verwendet (Pentasa®, Salofalk®); bei oraler Gabe ist zusätzlich mit einem Effekt im Dünndarm, vor allem im terminalen Ileum zu rechnen. Olsalazin (Dipentum®) wird – ähnlich wie Salazosulfapyridin – durch die Kolonflora aktiviert. Es wirkt deshalb allein im Dickdarm. **Azathioprin** kann zur Einsparung von Glukokortikoiden bei langfristiger Therapie verwendet werden.

Der Gebrauch von Antidiarrhoika (z.B. Loperamid) wird weniger empfohlen, einerseits weil sie angeblich nicht wirken, andererseits weil sie die Entstehung eines toxischen Megakolons begünstigen sollen. Als Schmerzmittel können die üblichen Analgetika dienen.

Vorsicht ist allenfalls bei der Verabreichung von Analgetika bei schweren Erkrankungen geboten, wenn auf diese Weise das Krankheitsbild verschleiert wird.

Die **Behandlung im symptomarmen Intervall** erfolgt für mehrere Jahre mit Salazosulfapyridin in einer Dosierung von 2 g/täglich bzw. mit einem äquivalenten Salizylat. Rezidive lassen sich hierdurch nach verschiedenen Studien teilweise verhindern. Kontrollen sollten regelmäßig in vierteljährlichen Abständen erfolgen.

Die **Psychotherapie** ist in allen Stadien der Colitis ulcerosa hilfreich, wobei das vertrauensvolle ärztliche Gespräch, Entspannungsübungen oder tiefenpsychologisch orientierte Therapieverfahren in Betracht kommen. Eine Verbesserung der Prognose ist hierdurch jedoch nicht zu erwarten.
Operative Therapie: Die Notwendigkeit einer Operation ergibt sich beim toxischen Megakolon, bei Perforation, bei hochgradiger Stenosierung oder – selten – bei schwerem, den Patienten erheblich beeinträchtigendem Krankheitsverlauf. Eine weitere Indikation ist das Auftreten von schweren Epitheldysplasien im Hinblick auf das Karzinomrisiko.

Das Verfahren der Wahl ist die totale, Kontinenz-erhaltende Proktokolektomie: Wird ein Teil des Kolons belassen, so ist mit einem Aufleben der Kolitis in diesem Bereich zu rechnen!

Verlauf und Prognose

Es lassen sich verschiedene Verlaufsformen der Colitis ulcerosa unterscheiden:
► Bei der seltenen, **akut-fulminanten Form** (ca. 5%) handelt es sich um die bedrohlichste Erkrankung. Kennzeichen sind massive Blutungen, hohes Fieber, Leukozytose oder Zeichen der drohenden Perforation bei ausgedehntem Kolonbefall.
► Die **chronisch-kontinuierliche Verlaufsform** ist durch eine symptomatische Erkrankungsdauer von über sechs Monaten gekennzeichnet; sie ist ebenfalls relativ selten (ca. 5%), findet sich meist bei Befall des distalen Kolons und ist durch Komplikationen bedroht.
► Am häufigsten (ca. 90%) beobachtet man die **chronisch-rezidivierende Form** mit zumeist alleiniger Proktitis ohne Fieber, wobei die Episoden in der Regel vier bis acht Wochen dauern; schwere Fälle sind durch ausgedehnteren Befall bis zum Sigma und Colon descendens, Fieber und Toxämie gekennzeichnet.

Die **Prognose** der Colitis ulcerosa ist beim einzelnen Fall schwer vorhersagbar. In der Mehrzahl der Fälle findet innerhalb eines Jahres nach Abklingen der akuten Attacke ein weiterer Schub statt. Operationen aus verschiedenen Gründen sind bei alleinigem Rektumbefall seltener als bei ausgedehnter Kolitis. Die mittlere Lebenserwartung wird im Vergleich mit der Durchschnittsbevölkerung nicht meßbar eingeschränkt.

Differentialdiagnose

Es gibt Krankheiten, die in ähnlicher Weise wie die Colitis ulcerosa mit blutigen Stühlen, Leibschmerzen etc. verlaufen. In jedem Fall müssen deshalb bei der Diagnose einer Colitis ulcerosa die möglichen Differentialdiagnosen genau betrachtet werden. Eine Zusammenstellung in Frage kommender Krankheiten findet sich in Tabelle 11.4-17. Unter-

Tab. 11.4-17   Differentialdiagnosen der Colitis ulcerosa

Differentialdiagnose	Ausschluß durch
Morbus Crohn	Endoskopie und Histologie Röntgen
Darminfektionen mit Salmonellen, Campylobacter, Shigellen, Entamoeba histolytica, Neisseria gonorrhoea, Schistosoma, Herpresvirus, Chlamydien	Kultur vom Stuhl und Darmmukosaproben, Serologie
ischämische Kolitis	Endoskopie und Röntgen
Polyposen (rektosigmoidales Karzinom, Divertikulose, Divertikulitis)	Endoskopie und Histologie
iatrogene Kolitiden (Antibiotika, Strahlenkolitis, Salizylat-Suppositorien, Schwermetalle in Arsen-, Quecksilber-, Silber- und Goldpräparaten)	Anamnese
Pneumatosis cystoides intestini	Röntgen

scheidungsmerkmale zwischen Colitis ulcerosa und Morbus Crohn werden auch in Tabelle 11.4-21 behandelt.

11.4.5.2 Morbus Crohn

Definition

Synonyma: Enteritis regionalis, Ile(ocol)itis regionalis.
Es handelt sich um eine vor allem im jüngeren Erwachsenenalter beginnende, meist schubweise chronisch verlaufende Entzündung aller Darmwandschichten, die meist die unteren Ileumsegmente befällt, aber auch diskontinuierlich auf den gesamten Gastrointestinaltrakt übergreifen kann (siehe Abb. 11.4-14).

Kasuistik

Ein 18jähriger Schüler wird in ein Krankenhaus wegen Schmerzen im rechten Unterbauch eingewiesen. Unter der Diagnose einer chronischen Appendizitis wird er laparotomiert. Hierbei zeigen sich eine entzündliche Veränderung des terminalen Ileums sowie eine Vergrößerung der regionalen Lymphknoten. Die **histologischer Untersuchung** von entnommener Schleimhaut und der mikrobiologische Ausschluß einer Infektion führen zur **Diagnose** Morbus Crohn. Da der Patient nur geringe Beschwerden angibt, erfolgt keine Therapie. Nach sechs Monaten erneute Erkrankung mit Unterbauchschmerzen und dünnflüssigen Durchfällen (bis zu zehn täglich) sowie eine Gewichtsabnahme von 7 kg. Bei der Untersuchung des Bauches tastet man eine walzenförmige Resistenz im rechten Unterbauch. Die **Laboruntersuchungen** erbringen eine Anämie (Hb 6,7 mmol/l Hb [Fe] [10,8 g/dl]), eine

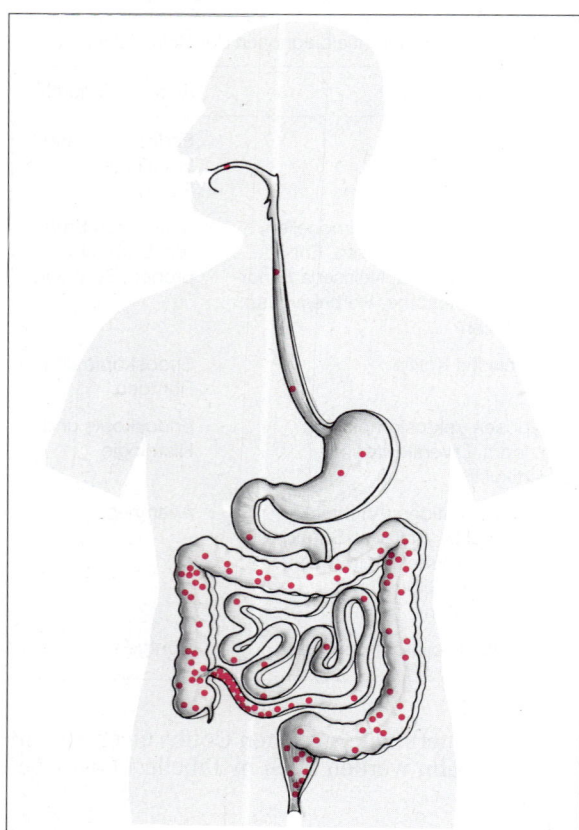

Abb. 11.4-14   Typischer Befall des Darms bei Morbus Crohn: Sämtliche Regionen des Gastrointestinaltrakts einschließlich Mundhöhle und Speiseröhre können erkranken. Am häufigsten werden das terminale Ileum und das Kolon befallen.

Verminderung des Albumins auf 551 µmol/l (3,8 g/dl) sowie eine beschleunigte Blutsenkungsreaktion (65/105). In der **Koloileoskopie** zeigt sich ein Befall des terminalen Ileums. Das **Dünndarmröntgenbild** zeigt, daß dieser Befall bis etwa 1 m nach proximal reicht. Unter der **Therapie** mit Steroiden und vollresorbierbarer Kost Besserung im Verlauf von sechs Wochen. Am Ende erhält er noch 10 mg Prednisolon tgl.; mit dieser Therapie kann er entlassen werden.

Epidemiologie

Die jährliche Inzidenz des Morbus Crohn wird auf zwei bis vier Fälle pro 100 000 Einwohner und die Prävalenz auf 20 bis 40 Fälle pro 100 000 Einwohner geschätzt. Frauen erkranken etwas häufiger. Betroffen sind Personen in jedem Lebensalter, der Erkrankungsgipfel liegt zwischen dem 20. und 30. Lebensjahr. Ebenso wie bei der Colitis ulcerosa gibt es eine familiäre und ethnische Erkrankungshäufung (Weiße erkranken mehr als doppelt so häufig wie Farbige). In verschiedenen Studien waren unter Morbus-Crohn-Patienten vermehrt Nicht-

raucher, der Gebrauch von raffinierten Kohlenhydraten wurde erhöht gefunden.

Ätiologie und Pathogenese

Die Ätiologie des Morbus Crohn ist ebenso ungeklärt wie die der Colitis ulcerosa. In der Diskussion sind unter anderem infektiöse Agenzien und immunologische Störungen. Die psychosomatische Entstehung ist umstritten; von den Gastroenterologen wird eine solche abgelehnt. Im Gegensatz zur Colitis ulcerosa befällt die Entzündung beim Morbus Crohn sämtliche Schichten der Darmwand; Erkrankungen sind im gesamten Gastrointestinaltrakt, in der Speiseröhre sowie im Mund-/Rachenbereich beobachtet worden, wobei am häufigsten das terminale Ileum und das Kolon betroffen sind. Am Anfang stehen wahrscheinlich unspezifische entzündliche Reaktionen. Im weiteren Krankheitsverlauf bilden sich flache Schleimhautgeschwüre („aphthoide Ulzera"); bei der histologischen Untersuchung von Schleimhautproben findet man Granulome, evtl. mit Langhans-Riesenzellen. Im folgenden Stadium entwickeln sich durch Ausbreitung der Geschwüre tiefe, langgestreckte Fissuren. Die dazwischenliegende Schleimhaut schwillt durch ein entzündliches Ödem polsterartig an, so daß ein „Pflastersteinrelief" entsteht. Am Ende stehen Verengungen des Lumens von unterschiedlicher Länge. Die Darmwand ist stark verdickt und von Narben durchzogen. Hierbei erscheinen die Muskulatur und die Serosa hypertrophiert, das mesenteriale und parakolische Fettgewebe infiltriert. Aus den tiefen Ulzerationen bzw. Fissuren können sich transmurale Abszesse, Konglomerattumoren und Fisteln zu benachbarten Darmschlingen, Organen oder zur Hautoberfläche entwickeln; aus den Schleimhautpolstern entstehen Pseudopolypen, welche evtl. eine beträchtliche Größe erreichen. Die regionalen Lymphknoten vergrößern sich in der Folge der Entzündung.

Klinische Bedeutung kann bei einem Dünndarmbefall die Malabsorption von Kalorienträgern, Vitaminen (B$_{12}$, D, Folsäure), Eisen, Zink und Magnesium gewinnen; ein Proteinmangel kann auch die Folge einer exsudativen Enteropathie sein. Eine oftmals anzutreffende Hyperoxalurie mit Nierensteinbildung wird durch eine verbesserte Absorption von Oxalsäure im Kolon infolge des vermehrten Anfalls von Gallensäuren erklärt. (Es entsteht so weniger unlösliches, unabsorbierbares Kalziumoxalat). Dekompensierter Gallensäurenverlust bei Erkrankung des terminalen Ileums ist auch der Grund für die häufige Bildung von Cholesteringallensteinen.

🅢 Symptome

Beschwerden: Am häufigsten sind **Leibschmerzen, Durchfall mit evtl. Blutbeimengungen, Fieber.** Manchmal führen die Symptome perianaler Fistelbildung (Kotschmieren, verschmutzte Unterwäsche, Mißempfindungen im Analbereich) die Patienten zum Arzt.

Weitere Klagen: **Übelkeit, Erbrechen, Appetitlosigkeit, Gewichtsverlust** allgemeine **Schwäche.** Während das Erscheinungsbild in fortgeschrittenen Krankheitsfällen unverkennbar ist, wird die Diagnose am Krankheitsbeginn, wenn die Symptome diskret sind und in der Intensität wechseln, leichter übersehen.

Bei jedem Patienten mit unklaren chronischen Bauchbeschwerden – vor allem Schmerzen und Durchfall – sollte differentialdiagnostisch an einen Morbus Crohn gedacht werden!

Das Beschwerdebild wird entscheidend vom Sitz der Entzündung bestimmt (siehe Tab. 11.4-18). Am häufigsten werden das terminale Ileum und das rechte Kolon betroffen, im übrigen der gesamte Gastrointestinaltrakt, die Speiseröhre sowie – sehr selten – der Mund-/Rachenraum. Die Schmerzen sind vom viszeralen Typ, die Lokalisation entspricht dem Erkrankungsort, d.h. meistens dem rechten Unterbauch, der Unterbauchmitte bzw. dem Verlauf des Kolons.
Befunde: schmerzhafte Resistenzen im Abdomen, perianale Fisteln, Untergewicht, Haut- und Schleimhautveränderungen (Erythema nodosum, Trommelschlegelfinger, Weißnägel), blasses Aussehen infolge Anämie.

D Diagnostik

Das Ziel der diagnostischen Bemühungen ist zum einen die Sicherung der Diagnose, zum anderen die Feststellung der Lokalisation der Entzündung, die Abschätzung der entzündlichen Aktivität und schließlich die Überwachung von infektiösen Komplikationen (Abszesse, Perforationen).
Bei der **körperlichen Untersuchung** ist besonders auf tastbare, schmerzhafte Resistenzen im Abdomen, Fisteln und perianale Veränderungen zu achten. Wichtige Informationen können Hauterscheinungen (Erythema nodosum, Trommelschlegelfinger, Weißnägel) geben.
Neben Anamnese und Befund gibt es verschiedene empfindliche Untersuchungsverfahren:

▶ **Endoskopie:** An erster Stelle steht die Endoskopie, die die Inspektion des Dickdarms, des terminalen Ileums und des oberen Gastrointestinaltrakts bis zum unteren Duodenalknie und die gleichzeitige Entnahme von Material für die histologische Untersuchung erlaubt (siehe Abb. 11.4-15a, b und c).
▶ **Weitere bildgebende Verfahren: Die Röntgenkontrastdarstellung** hat als weitere bildgebende Untersuchungsmethode oftmals entscheidendes Gewicht: Sie ermöglicht regelmäßig die Beurteilung der Speiseröhre und des gesamten Gastrointestinaltrakts einschließlich des Dünndarms. Das besonders interessierende terminale Ileum kann dabei sowohl auf oralem Weg mittels Enteroklysma oder retrograd durch Kontrasteinlauf abgebildet werden (siehe Abb. 11.4-16a, b). Die Computertomographie dient dem Nachweis von Abszessen und entzündlichen Infiltrationen.
Die **Sonographie** liefert für die Diagnostik des Morbus Crohn nur einen geringen Beitrag: Entzündliche Wandverdickungen stellen sich evtl. als „Kokarde" dar. Zum Beweis sind jedoch zusätzlich Endoskopie bzw. Röntgenuntersuchung nötig.
▶ **Labor:** Laboruntersuchungen sind unspezifisch. Ihr Wert liegt in der Abschätzung der entzündlichen Aktivität und der Organbeteiligungen; darüber hinaus werden sie zur Verlaufskontrolle verwendet. Ähnlich wie bei der Colitis ulcerosa wird bei akuter Entzündung die **Blutsenkungsreaktion** beschleunigt. Empfindliche Zeichen sind auch die **Leukozytose** und die Erniedrigung des Serumalbumins. Weitere Kriterien sind erhöhte γ- und α_2-Globuline, erhöhtes Orosomukoid und erhöhtes C-reaktives Protein. Durch chronischen Blutverlust kommt es zur Eisenmangelanämie mit erniedrigtem Hämoglobin, Serumeisenspiegel und Mikrozytose. Zeichen der Malabsorption von Vitaminen (B_{12}, D, Folsäure, Zink und Magnesium) sind bei ausgiebiger Dünndarmbeteiligung zu erwarten und können anhand der Serumspiegel ermessen werden.
▶ **Stuhluntersuchungen** sind zum Nachweis eines Blut- und Eiweißverlustes geeignet. Bakteriologi-

---

Tab. 11.4-18 Vorkommen des Morbus Crohn in einzelnen Abschnitten des Gastrointestinaltrakts (Angaben bezogen auf die Gesamtzahl der Erkrankungen)

Organ	Häufigkeit (%)
Mund, Rachen, Speiseröhre	0,5
Magen	6
Duodenum	4,5
Jejunum	3
Ileum	87
Kolon	68,5
Rektum	21

Tab. 11.4-19 Komplikationen des Morbus Crohn

▶ Obstruktionserscheinungen
▶ Blutungen
▶ Abszeßbildung
▶ Fisteln (einschließlich der Manifestationen im perianalen Bereich)
▶ Perforationen
▶ akute Kolon- oder Sigmadilatationen
▶ Ureterstenosen
▶ Sterilität bei Ileokolitis
▶ intestinales Karzinom

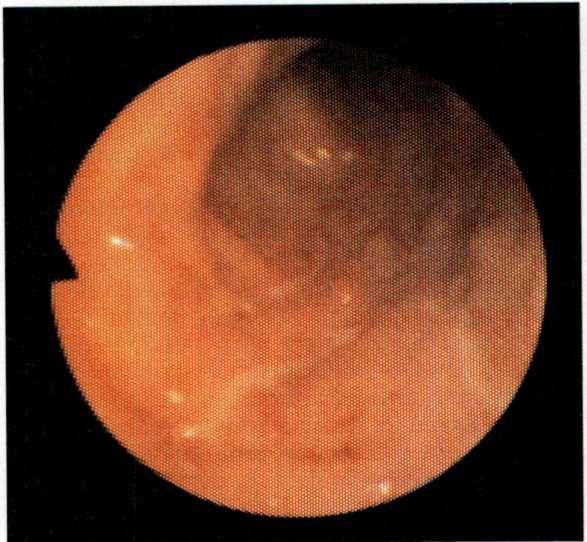
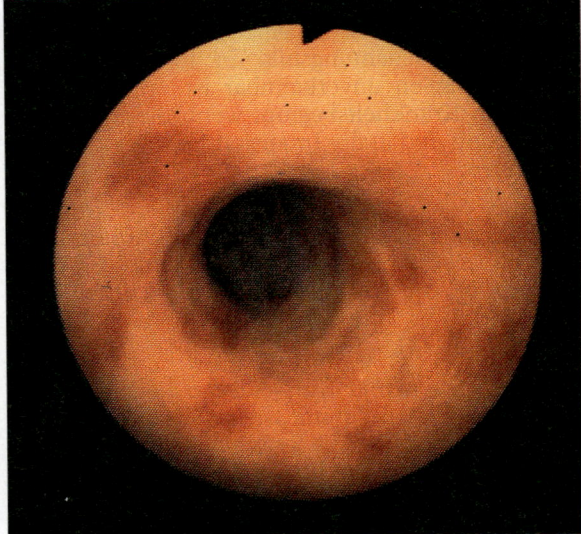

a

b

Abb. 11.4-15   Endoskopische Bilder bei Morbus Crohn.
a) Subakute Dickdarmentzündung mit fibrinbelegten Fissuren
   und kleineren Ulzerationen.
b) Subakute Dickdarmentzündung mit Schleimhautrötungen
   und breiten Fibrinbelägen.
c) Chronische Entzündung im terminalen Ileum. Atrophische
   Schleimhaut mit inselartig verteilten pseudopolypösen
   Schleimhautregeneraten. Im Röntgenbild würde dieser
   Befund aufgrund der Verteilung des Kontrastmittels
   als – charakteristisches – „Pflastersteinrelief" erscheinen.

Tab. 11.4-20   Differentialdiagnose des Morbus Crohn

	Ausschluß durch
Infektionen: Yersiniose, Salmonellose, Shigellose, Campylobacter-Enteritis, Tuberkulose, Edwardsiella tarda, Aeromonas, Plesiomonas, Shigelloides, Klebsiella, E. coli O 157:H7, antibiotikaassoziierte Kolitis (Clostridium difficile), Lymphogranuloma venereum, Candidiasis, Histoplasmose, Aktinomykose, Amöbenruhr, Schistosomiasis, Zytomegalie-Kolitis	Stuhlkulturen, Serologie, mikrobiologische Untersuchung endoskopisch gewonnener Darmschleimhautproben
Unspezifische Entzündungen: Colitis ulcerosa, ischämische Kolitis Strahlenenteritis, Appendizitis, Sprue, Divertikulitis, Kollagen-Kolitis, Ulcus recti simplex	Endoskopie und Biopsie
Geschwulstkrankheiten: Karzinome, Karzinoid, Polyposis, malignes Lymphom	Endoskopie und Biopsie, evtl. Röntgen
Sonstige: Reizdarm, Sarkoidose, Kolitis, Morbus Behçet, Medikamentenreaktion	Anamnese, Laborbefunde, Endoskopie und Biopsie

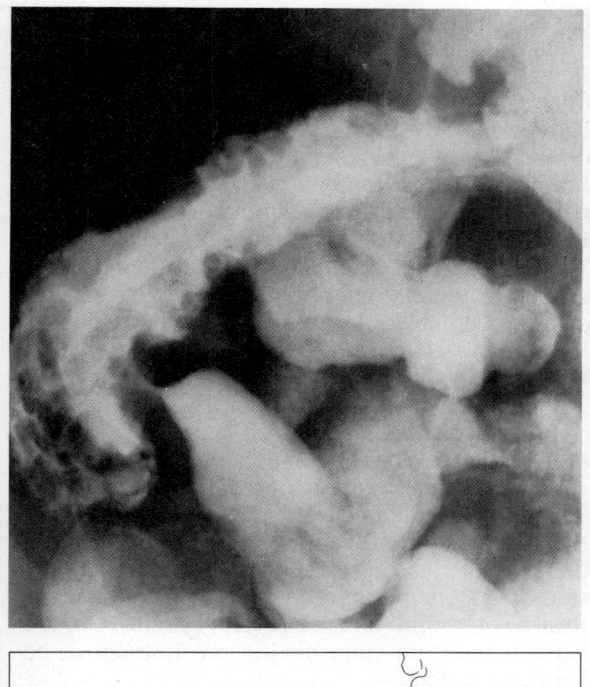
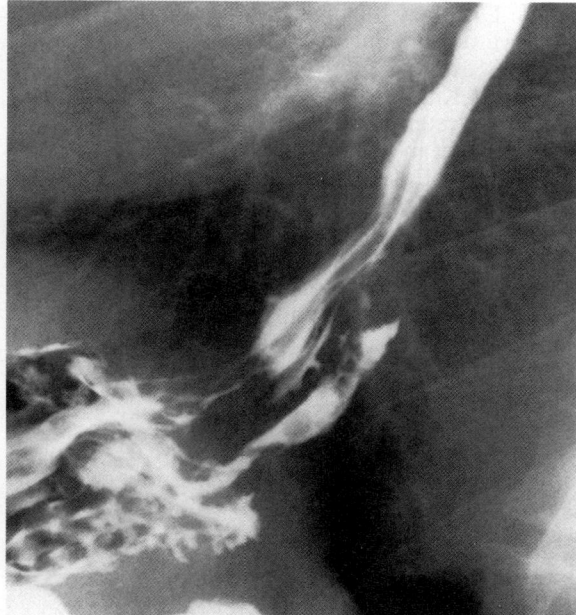
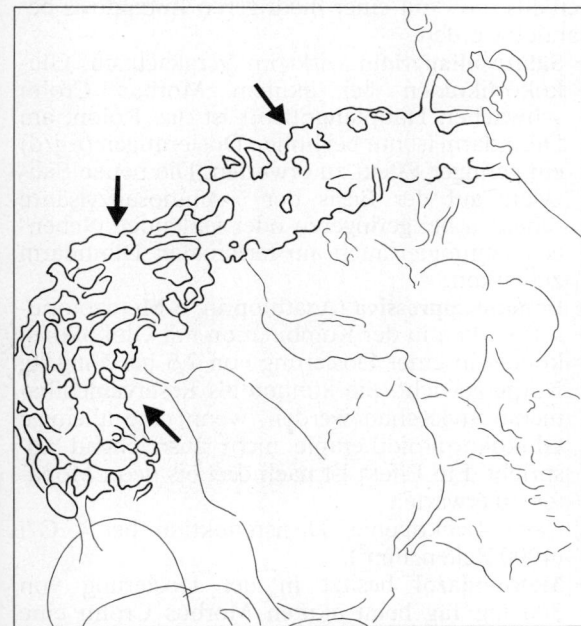
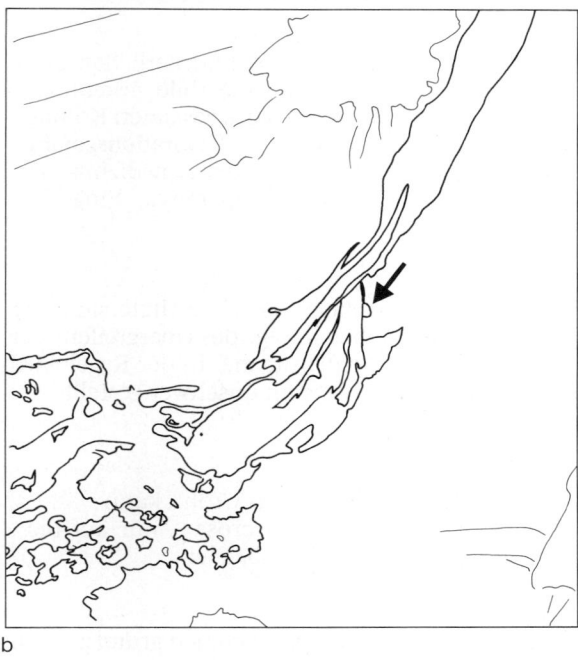

a

b

Abb. 11.4-16   Röntgenkontrastdarstellung eines fortgeschrittenen Morbus Crohn.
a) Befall des Colon ascendens und des Zökums (→), wobei
im Vordergrund eine Verkürzung sowie ein polypoider
Schleimhautumbau stehen. Das terminale Ileum ist nicht
befallen.
b) Befall der Speiseröhre und des Magens; man erkennt als
Folge im Röntgenbild eine innere Fistel (→) zwischen
beiden Organen.

sche Tests dienen gegebenenfalls dem Ausschluß
von Darminfektionen (siehe Tab. 11.4-20).

Komplikationen

Der Krankheitsverlauf wird einerseits von der Länge des befallenen Darms bzw. den Lokalisationen
und der Aktivität der Entzündung, andererseits vom
Auftreten von Komplikationen (siehe Tab. 11.4-19)
bestimmt.
Für die Entstehung der **Obstruktion** sind vor allem
narbige Strikturen verantwortlich. Hinzu kommt
in offenbar wechselndem Maß ein entzündliches

Ödem. Dies bedeutet für den Betroffenen, daß die Beschwerden – Subileuserscheinungen mit Schmerzen, meteoristischer Auftreibung des Bauches, allgemeines Krankheitsgefühl – oftmals intermittierend auftreten. Eine chirurgische Intervention ist deshalb nicht in jedem Fall erforderlich, weil nach Rückbildung des Ödems die Durchgängigkeit des Darmtraktes wiederhergestellt ist.

Massive **Blutungen** sind nur selten zu beobachten. **Abszesse** bilden sich aus lokalen **Perforationen** proximal von Stenosen, Geschwüren oder im Zusammenhang mit entzündeten Lymphknoten. Meistens sind sie als druckschmerzhafter Tumor im rechten Unterbauch tastbar. Klinische Zeichen sind – neben Schmerzen und allgemeinem Krankheitsgefühl – Fieber, Gewichtsabnahme und Anorexie.

Fisteln können sich zwischen benachbarten Darmschlingen, zur Hautoberfläche bzw. zum perianalen Bereich, zur Harnblase oder bei Frauen zur Scheide ausbilden.

Intestinale **Karzinome** wurden nur sehr selten beobachtet. Im Gegensatz zur Colitis ulcerosa sind deshalb keine Vorsorgemaßnahmen erforderlich.

Bedrohlich können die bei der körperlichen Untersuchung und im Röntgenleerbild erkennbaren, toxischen **Dilatationen** des gesamten Kolons oder des Sigmas wegen der **Perforationsgefahr** sein. In diesen Fällen sind intensivmedizinische Maßnahmen, evtl. auch operative Eingriffe nötig.

Seltenere Begleiterscheinungen wie Ureterstenosen und Sterilität entstehen infolge des Übergreifens der Entzündung auf Nachbarorgane. In der Regel wird die Diagnose Morbus Crohn unschwer gestellt.

▼ Therapie

Die Behandlung des Morbus Crohn kann – ähnlich wie bei der Colitis ulcerosa – nur auf die Linderung der Symptome abzielen.

Zur **konservativen Therapie** kommen grundsätzlich die gleichen Überlegungen und Maßnahmen in Betracht, wie sie für die Colitis ulcerosa dargelegt wurden: **Diät, Glukokortikoide, Salizylate, Analgetika, Antidiarrhoika, Immunsuppressiva** (Azathioprin, 6-Mercaptopurin) und **Psychotherapie.** Außerdem wird neuerdings das gegen die anaeroben Dickdarmbakterien gerichtete Antibiotikum Metronidazol (Clont®, Arilin®, Flagyl®) eingesetzt. Wegen möglicher ungünstiger Nebenerscheinungen (bösartige Geschwülste, Allergien, Leukopenie, Polyneuropathie) ist die Anwendung vom Bundesgesundheitsamt auf zehn Tage begrenzt worden. Ausnahmen seien „nur in Einzelfällen bei besonders strenger Indikationsstellung" möglich.

Colestyramin kann bei chologener Diarrhö infolge Malabsorption der Gallensäuren im terminalen Ileum eingesetzt werden. Mangelerscheinungen infolge Malabsorption bei Dünndarmbefall bzw. Kurzdarmsyndrom können durch orale Substitution (Fe^{2+}, Mg^{2+}, Zink, mittelkettige Triglyzeride, Folsäure) oder auf parenteralem Weg (Vitamin B_{12}, fettlösliche Vitamine etc.) behoben werden.

Behandlungsrichtlinien lassen sich aus mehreren Therapiestudien, die in Europa und den USA bei großen, gutdefinierten Patientenkollektiven durchgeführt werden, ableiten. Ihre Resultate sind im Folgenden zusammengefaßt:

▶ Als **Diät** wird eine ausgeglichene Normalkost empfohlen; bei Stenosen sollten unverdauliche Ballaststoffe vermieden werden.

▶ **Glukokortikoide** sind, unabhängig von der Lokalisation, beim akuten Morbus Crohn die wirksamsten Medikamente.

Absolute Kontraindikationen der Glukokortikoidtherapie sind Abszesse, relative Kontraindikationen sind Konglomerattumoren bzw. intraabdominelle Resistenzen und enteroenterale Fisteln. Gegebenenfalls muß mit einer niedrigeren Initialdosis behandelt werden.

▶ **Salazosulfapyridin** wirkt im Vergleich mit Glukokortikoiden bei akutem Morbus Crohn schwächer. Hauptangriffsort ist das Kolon, am Dünndarm ist nur bei hohen Dosierungen (6 g/d) ein geringer Effekt zu erwarten. Die neuen Salizylate auf der Basis der 5-Aminosalizylsäure scheinen bei geringeren oder fehlenden Nebenerscheinungen auch am terminalen Dünndarm zu wirken.

▶ **Immunsuppressiva** (Azathioprin, 6-Mercaptopurin) wirken in der Kombination mit Glukokortikoiden in einer Dosierung von 2,5 bis 3 mg/kg Körpergewicht. Sie können als Reservemedikamente angesehen werden, wenn eine alleinige Glukokortikoidtherapie nicht ausreichend anspricht. Ein Effekt ist nach drei bis neun Monaten zu erwarten.

Cave: Leukopenie. Dosisreduktion bei 4 G/l (4000 Zellen/mm^3).

▶ **Metronidazol** besitzt in der Dosierung von 800 mg/Tag beim akuten Morbus Crohn eine dem Salazosulfapyridin vergleichbare Wirkung. Besonders günstig schein der Effekt bei perianalen Fisteln und Abszessen zu sein. Einschränkungen ergeben sich wegen der Nebeneffekte (siehe oben).

Eine **Rezidivprophylaxe** mit entzündungshemmenden Substanzen im symptomarmen Intervall ist wahrscheinlich **wenig sinnvoll.**

Operationsindikationen beim Morbus Crohn: Eine chirurgische Intervention wird bei ca. 80% der Patienten im Laufe ihrer Erkrankung erforderlich. Die Indikationen sind jedoch nur selten dringlich, so daß meist genügend Zeit verbleibt, um den Patienten durch Ernährungsmaßnahmen etc. in einen für die Operation günstigen Zustand zu bringen.

Absolute, sofortige Indikation: toxisches Megakolon, Perforation und Peritonitis, Ileus, schwere Blutung. **Absolute Indikation mit aufgeschobener Dringlichkeit:** Abszesse, gedeckte Perforation, Fistel zur Harnblase, Ureterkompression mit Aufstauung. **Relative Indikation** nach Versagen der konservativen Behandlung: chronischer Subileus, enterokutane, enterovaginale, enteroenteritische Fisteln, Konglomerattumoren, Analfisteln, evtl. mit drohender Sphinkterinsuffizienz.

Verlauf und Prognose

Für praktische Belange, besonders hinsichtlich der Verlaufskontrolle und Therapie, wurden in den letzten Jahren „Aktivtätsindizes" angegeben, welche anamnestische Daten, die vom Patienten selbst erhoben werden, körperliche Befunde und Laborparameter als Zahlen zugrunde legen. Eine Gewichtung der verschiedenen Merkmale erhält man, indem man diese Zahlen mit fest zugeordneten Faktoren multipliziert, z.B. nach Best oder nach van Hees. Die Summe ergibt schließlich den „Aktivitätsindex".

Prognose: Nach verschiedenen Statistiken ist die Lebenserwartung bei Morbus Crohn kaum meßbar eingeschränkt.

Differentialdiagnose

Ein Morbus Crohn kann sich in vielfältiger Weise zeigen und kann einer Reihe von Krankheiten ähneln. Aus diesem Grund sind zahlreiche Differentialdiagnosen möglich (siehe Tab. 11.4-20). Eine häufige Überlegung ist die Abgrenzung der Colitis ulcerosa. Eine Zusammenstellung von Unterscheidungsmerkmalen findet sich in Tabelle 11.4-21.

Tab. 11.4-22 Extraintestinale Manifestationen der chronisch-entzündlichen Darmerkrankungen

Organ	Symptome
Leber	Verfettung, chronische Hepatitis, Zirrhose, Granulomatose, Amyloidose, Leberabszeß
Gallenblase, Gallenwege	Pericholangitis, primär sklerosierende Cholangitis, Gallensteine, Karzinom
Haut	Erythema nodosum, Pyoderma gangraenosum
Mundschleimhaut	Stomatitis aphthosa
Gelenke	Sakroileitis, Arthritis
Finger	Trommelschlegelfinger, Weißfärbung
Augen	Uveitis/Iriitis, Episkleritis, Retrobulbärneuritis
Blut	autoimmune hämolytische Anämie, Thrombosen
Gefäße	Vaskulitis
Lungen	fibrosierende Alveolitis
Herz	Perikarditis
Nieren	Urolithiasis, Amyloidose
Endokrines System	Hyperthyreose

11.4.5.3 Extraintestinale Begleiterkrankungen

Colitis ulcerosa und Morbus Crohn gehen in ähnlicher Weise mit einer Vielzahl extraintestinaler Begleiterkrankungen einher.

Tabelle 11.4-22 gibt eine Übersicht der wichtigsten extraintestinalen Manifestationen.

Am häufigsten (ca. 90%) sind **Reaktionen an der Leber und den Gallenwegen,** die von gering pathologischen Funktionstests ohne organisch faßbares Korrelat bis zur Zirrhose und dem Karzinom der Gallenwege reichen. Die **sklerosierende Cholangitis** wird bevorzugt bei Colitis ulcerosa beobachtet. Die Veränderungen an Leber und Gallenwegen können den Darmmanifestationen vorausgehen.

Hauterscheinungen sowie Veränderungen der Mundschleimhaut und der Finger sind – sofern man sorgfältig sucht – bei ca. einem Drittel aller Patienten zu finden. Als leicht erkennbare Zeichen besitzen sie einen besonderen diagnostischen Wert. Das **Pyoderma gangraenosum** ist ein großflächiges, schmerzhaftes Hautgeschwür, welches bevorzugt bei Colitis ulcerosa auftritt. Beim **Erythema nodosum** handelt es sich um Hautrötungen und Knotenbildungen. Beide – Pyoderma gangraenosum und Erythema nodosum – können auch bei einer Vielzahl anderer innerer Erkrankungen beobachtet werden.

Tab. 11.4-21 Unterscheidungsmerkmale zwischen Colitis ulcerosa und Morbus Crohn

Befunde	Colitis ulcerosa	M. Crohn
Hämatochezie	regelmäßig vorhanden	selten
Leibschmerzen	selten	häufig
Ausbreitung	Kolon, Rektum stets befallen	diskontinuierlich, bes. Ileum/Zäkum evtl. Rektum
perianale Läsionen	selten	häufig
Fisteln	selten	häufig
Stenosen	selten	häufig
Abszesse	selten	häufig
Histologie	Kryptenabszesse	Granulome

Gelenkbeschwerden sind nach verschiedenen Statistiken bei 5 bis 45% der Patienten mit chronisch-entzündlichen Darmerkrankungen zu finden. Es gibt Fälle, bei denen diese das führende Symptom darstellen. Eine Sonderform ist die **kolitische Arthritis,** die vor allem bei Erkrankung des Dickdarms beobachtet wird, wechselnd und asymmetrisch die großen Gelenke befällt und zumeist nach 6–12 Wochen spontan abklingt. Bei allen Manifestationsformen sind die Übergänge zu den rheumatischen Gelenkerkrankungen fließend.

Die **fibrosierende Alveolitis** der Lungen wird u. a. durch einen ungünstigen Nebeneffekt des Salazosulfapyridin erklärt.

Nierensteine werden bei ca. 15% aller Patienten beobachtet. Bei der Entstehung wirken offenbar verschiedene Mechanismen, wie gehäufte Harnwegsinfekte, verminderte Flüssigkeitsaufnahme oder erhöhte Oxalatabsorption infolge Steatorrhö und Gallensäurenmalabsorption (siehe oben) mit.

Literatur

– Best, W. R., J. M. Becktel, J. W. Singleton, F. Kern jr.: Development of a Crohn's disease activity index. National Cooperative Crohn's Disease Study. Gastroenterology 70 (1976), 439.
– Fazio, V. W.: Toxic megacolon in ulcerative colitis and Crohn's colitis. Clin. Gastroent. 9 (1980), 389–407.
– Malchow, H.: Die Behandlung chronisch-entzündlicher Darmerkrankungen mit 5-Aminosalicylsäure. Internist 28 (1987), 14–20.
– Ottenjann, R., M. Classen: Gastroenterologische Endoskopie und Biopsie. Lehrbuch und Atlas, 2. Aufl. Enke, Stuttgart 1991.
– Persson, P., A. Ahlborn, G. Hellers: Crohn's disease and ulcerative colitis. A review of dietary studies with emphasis on methodologic aspects. Scand. J. Gastroent. 22 (1987), 385–389.

11.4.6 Akute Appendizitis

W. E. HANSEN

> Die akute Entzündung des Wurmfortsatzes ist die häufigste bedrohliche Baucherkrankung. Im Vordergrund stehen Leibschmerzen, Appetitlosigkeit, Übelkeit, Erbrechen oder Durchfall. Symptomatisch ist leichtes Fieber, das selten über 38 °C steigt, wobei die Differenz zwischen rektaler und axillärer Temperatur meist über 1 °C beträgt. Bei der Untersuchung findet man einen Druckschmerz über dem Wurmfortsatz am sog. „McBurney-Punkt", bei Übergreifen der Entzündung auf das Peritonaeum parietale auch eine erhöhte Bauchdeckenspannung. Die Diagnose wird vor allem aus dem **klinischen Bild** sowie aus der **erhöhten Leukozytenzahl** (Leukozytose) im Blut gestellt. Schwierigkeiten können bei atypischen Erkrankungen erwachsen. Die Therapie erfolgt durch die möglichst frühzeitige **Appendektomie.**

Definition

Die akute Appendizitis ist eine bakterielle Entzündung, die in der Schleimhaut des Wurmfortsatzes beginnt und sich ungezügelt bis zur Serosa fortsetzt. Sie kann in die Bauchhöhle perforieren oder – selten – in die Pfortaderäste wandern. Bei der sich dabei einstellenden Entzündung der Pfortadergefäße spricht man von einer Pylephlebitis.

Kasuistik

> Eine 22jährige Studentin bemerkt in Zusammenhang mit der Menstruation Leibschmerzen, Übelkeit, Erbrechen und Durchfall. Unter dem Verdacht einer Adnexitis wird sie in eine Frauenklinik eingewiesen. Hier findet man eine umschriebene Druckschmerzhaftigkeit des rechten Unterbauchs (McBurney-Punkt) mit Abwehrspannung, leichtes Fieber (38,0 °C, rektal gemessen) sowie eine mäßige Leukozytose von 12 100/μl (12,1 G/l) Blut (Normalwerte: 4000–10 000 μl; 4–10 G/l). Bei der unverzüglich vorgenommenen Laparotomie bestätigt sich die Diagnose einer akuten Appendizitis.

Epidemiologie

In den westlich-zivilisierten Ländern erkranken zwischen 7 und 12% der Bevölkerung an akuter Appendizitis, wobei die 2. und 3. Lebensdekade bevorzugt werden.

Ätiologie und Pathogenese

Die Ursache der akuten Appendizitis ist letztlich unklar: Neben lokalen Faktoren (Durchblutungsstörungen, Kotsteine, Strangulation, Schleimhautschwellung mit Retention des Darminhalts) werden auch allergische und nervöse Einflüsse diskutiert. Pathologisch-anatomisch steht am Anfang eine Leukozyteninfiltration bei den Krypten, die sich zunächst unter die Schleimhaut fortsetzt und innerhalb von 48 Stunden die Serosa erreicht. Die weitere Ausbreitung ist als eitrige Peritonitis und als Pylephlebitis der Pfortadergefäße möglich.

Ⓢ Symptome

In der **Initialphase** klagen die Betroffenen im Regelfall über eine vegetative Symptomatik mit ungenau lokalisierbaren, dumpfen Schmerzempfindungen im Mittel- oder im Oberbauch, Appetitlosigkeit, Übelkeit, Brechreiz, Erbrechen, Verstopfung oder Durchfall. Innerhalb weniger Stunden entwickeln sich dann im Zusammenhang mit einer Durchwanderungsperitonitis und der Irritation des Peritoneum parietale helle, im rechten Unterbauch genau lokalisierbare Schmerzen. Kennzeichnend ist weiterhin Fieber, das selten 38 °C überschreitet; zwischen der rektalen und axillären Temperatur liegt meist eine Differenz von über 1 °C. Bei der nicht selten atypischen Symptomatik kann die zeitgerechte Erkennung der Appendizitis zu den schwierigsten Aufgaben des Arztes gehören.

Bei der körperlichen Untersuchung findet man als Regel einen Druck- und Klopfschmerz am **McBurney-Punkt,** der als Grenze zwischen mittlerem und

äußerem Drittel auf der Verbindungslinie zwischen Nabel und rechter Spina iliaca anterior superior festgelegt ist bzw. am **Lanz-Punkt,** dem rechten Drittelpunkt einer beide Spinae iliacae anterior superior verbindenden Linie (siehe Abb. 11.4-17). Zum Nachweis einer erhöhten Bauchdeckenspannung beginnt man am besten in der weiteren Umgebung des Schmerzpunktes. Wird der linke Unterbauch tief eingedrückt und der Koloninhalt durch Verschieben der Hand in das rechte Kolon bewegt, so läßt sich oftmals ein Fernschmerz im Wurmfortsatz provozieren (**Rovsing-Zeichen,** siehe Abb. 11.4-17). Entsteht ein Loslaßschmerz nach dem Eindrücken des linken Unterbauchs, so liegt ein **„Blumberg-Zeichen"** (siehe Abb. 11.4-17) vor. Zur vollständigen Diagnostik gehört die rektale, evtl. vaginale Untersuchung auf Druckschmerzhaftigkeit: Liegt der Wurmfortsatz im kleinen Becken, so ist die Region rechts neben dem Enddarm schmerzhaft. Bei retrozökaler Lage findet man einen „Psoas-Schmerz", wenn – im Liegen – das gestreckte Bein gegen einen Widerstand angehoben wird; der Schmerz tritt dabei im rechten Unterbauch auf.
Atypische Beschwerden und Befunde zeigen sich bei kleinen Kindern, die bekanntlich aus den verschiedensten Gründen über Bauchschmerzen klagen, bei älteren Personen, wo die Symptome oft gering sind oder fehlen, sowie bei retrozökaler (20%) oder medialer (10%) Lage des Wurmfortsatzes.

D Diagnostik

Wegen der geringen Zeit bei einer akuten Appendizitis wird lediglich bei etwa 4 von 5 operierten Patienten die Diagnose richtig gestellt. Führend sind die **Beschwerden** und der **Befund** bei der körperlichen Untersuchung. Zur Ergänzung werden **Körpertemperaturen** (rektal, axillär, Differenz größer als 1 °C) sowie die **Leukozyten** (ca. 10 000 bis 15 000/µl; 10–15 G/l) ermittelt. Bestehen noch Unklarheiten, wird zunächst eine **Sonographie** durchgeführt. Dabei zeigt sich die akute Appendizitis als **„Target-Zeichen",** wie auf Abbildung 11.4-18 zu erkennen ist (ein gesunder Appendix ist sonographisch nicht darstellbar); gleichzeitig lassen sich andere Ursachen (Entzündung von Gallenblase oder Bauchspeicheldrüse)

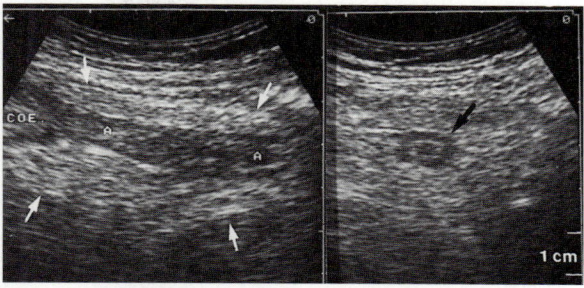

Abb. 11.4-18 Sonographischer Längsschnitt (links) und Querschnitt der Appendix bei Appendizitis. Durch die unterschiedliche Echogenität der entzündlich transformierten Wandschichten der Appendix entsteht im Querschnittbild das charakteristische „Target-Zeichen". Die weißen Pfeile markieren die echodichte Netzkappe (= transmurale Entzündungsreaktion) um die Appendix (A); COE = Coecum. (Die Aufnahmen wurden freundlicherweise von Prof. Dr. W. Schwerk zur Verfügung gestellt.)

ausschließen. Ein **Urinstatus** dient dem Ausschluß eines Harnwegsinfekts, durch eine **Abdomenübersicht** im Stehen kann man freie Luft im Bauchraum darstellen, was eine Darmperforation anzeigt.

Komplikationen

Perforationen mit Peritonitis- oder Abszeßbildung (ca. 20%, das Risiko steigt 24 Stunden nach Beginn der Schmerzen steil an); Pylephlebitis mit hohem Fieber, Schüttelfrost und Gelbsucht.

▼ Therapie

Die Therapie der Wahl ist unbestritten die Appendektomie zu einem möglichst frühen Zeitpunkt.

Verlauf und Prognose

Verlauf und Prognose sind bei unkomplizierter akuter Appendizitis und bei rechtzeitiger operativer Therapie günstig (Mortalität 0–0,3%). Nach eingetretener Perforation steigt das Risiko mit einer Mortalität von 1–15% (alte Menschen!).

Differentialdiagnose

Siehe Tab. 11.4-23.

11.4.7 Irritables Kolon

W. KRUIS

> Das Reizdarmsyndrom umfaßt eine Kombination von chronischen intestinalen Beschwerden wie Schmerzen, Stuhlunregelmäßigkeiten und Blähungen ohne erkennbare organische Ursache. Die Ätiologie ist unbekannt. Die Diagnose wird durch eine gezielte Anamnese und durch den Ausschluß organischer Erkrankungen gestellt. Die Therapie basiert auf der intensiven ärztlichen Zuwendung und der symptomatischen Behandlung.

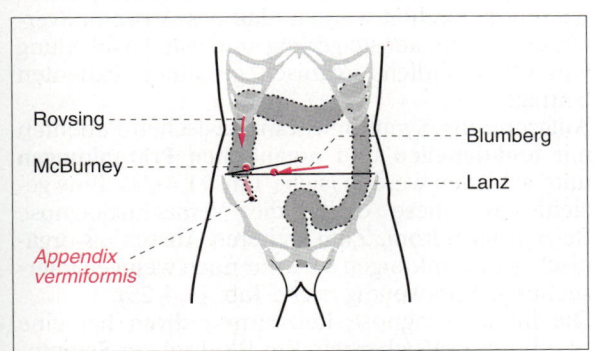

Abb. 11.4-17 Lage der Schmerzpunkte bei der akuten Appendizitis.

Tab. 11.4-23   Differentialdiagnose einer akuten Appendizitis
Häufig:
▶ Enteritis
▶ Adnexitis
▶ Morbus Crohn (Ileitis terminalis)
▶ Entzündung eines Meckel-Divertikels
▶ Yersiniose
Selten:
▶ Herzhinterwandinfarkt
▶ Ureterstein
▶ Pankreatitis
▶ Tubarabort
▶ stielgedrehte Ovarialzyste
▶ Invagination
▶ Reizkolon
▶ Tabes dorsalis
▶ Morbus Addison

Definition

Das Reizdarmsyndrom zeichnet sich aus durch chronische intestinale Beschwerden in wechselnder Kombination und ohne erkennbare organische Ursachen. Die Beschwerden bestehen aus abdominellen Schmerzen, Stuhlunregelmäßigkeiten und dem Gefühl des Aufgeblähtseins.

Cave: Per definitionem können akut auftretende Symptome, monosymptomatische Beschwerden und pathologische Organbefunde nicht mit der Diagnose Reizdarmsyndrom erklärt werden.

Kasuistik

Erster Arztbesuch einer Patientin wegen Unterleibsschmerzen im Alter von 27 Jahren; in den nächsten 12 Jahren zunehmende Schmerzen im ganzen Abdomen mit kolikartigem Charakter. Schwere Schmerzattacken führen zu notfallmäßigen Krankenhausaufnahmen. Daneben bestehen Stuhlunregelmäßigkeiten mit Durchfall und Obstipation sowie Blähungen. Extraintestinale Symptome existieren in Form von Kopfschmerzen und Miktionsunregelmäßigkeiten. Mehrere **Durchuntersuchungen** in verschiedenen Universitätskliniken einschließlich wiederholter Laparoskopien, Motilitäts- und Allergieuntersuchungen sowie aller biochemischer und bildgebender Verfahren haben keinerlei Krankheitsbefund ergeben. Die Patientin sieht blendend aus und hat zwischenzeitlich 2 gesunde Kinder geboren. Sie arbeitet erfolgreich als selbständige Unternehmerin. Allerdings leidet sie weiterhin stark unter ihren Beschwerden.

Epidemiologie

Das Reizdarmsyndrom ist eines der häufigsten Krankheitsbilder. Es kommt weltweit vor. In westlichen Industrieländern berichten etwa 30% der erwachsenen Bevölkerung über funktionelle gastrointestinale Symptome. Zwischen 8 und 19% der gesamten Einwohnerzahl haben Beschwerden, die mit der Diagnose Reizdarmsyndrom vereinbar sind. Etwa 20 bis 50% aller gastroenterologischen Patienten haben einen irritablen Darm. Bei Frauen ist die Diagnose etwa doppelt so häufig.

Ätiologie und Pathogenese

Die Ursache des Reizdarmsyndroms ist nicht bekannt. Verschiedene Faktoren wie Ernährungsgewohnheiten, psychische Einflüsse und Störungen der Perzeption und/oder der intestinalen Motilität werden diskutiert. Trotz vieler neuer Erkenntnisse hat keine dieser Überlegungen zu einer Erklärung des Krankheitsbildes geführt.

S Symptome

Die Klinik scheint besonders uncharakteristisch. Aber gerade das bunte, **ständig wechselnde Bild** und die häufig beredt und dramatisch vorgetragenen Klagen sind typisch. Die **Trias Bauchschmerzen, Stuhlunregelmäßigkeiten** und **Blähungen** ist fast immer vorhanden. Schmerzen unterschiedlicher Art werden an verschiedenen, meist mehreren Stellen lokalisiert. Es werden Obstipation und Diarrhö im Wechsel genannt. Bei der Defäkation besteht das Gefühl der unvollständigen Entleerung, und die Konsistenz des Stuhls wechselt (Schafskot, Schleimbeimengungen). Blähungen sind einerseits mit krampfartigen Schmerzen verbunden, andererseits führen sie zu dem Gefühl eines aufgetriebenen Leibs.

Häufig bestehen extraintestinale Beschwerden wie Kopf- und Herzschmerzen, Pulsunregelmäßigkeiten, rheumatische und Menstruationsbeschwerden sowie Miktions- und Schlafstörungen. Fast immer ist der Patient nachts beschwerdefrei.

D Diagnostik

Die Diagnose wird durch eine gezielte **Anamnese** und wenige Basisuntersuchungen gestellt. Dieses Vorgehen sollte nur beim Auftreten neuer Symptome im Krankheitsverlauf geändert werden.

Da keine krankheitsspezifischen Organveränderungen vorliegen, wird oft die Ausschlußdiagnose empfohlen. Dazu werden verschiedene Untersuchungen für notwendig erachtet. Die wissenschaftliche Begründung für diese Angaben fehlt jedoch. Es muß befürchtet werden, daß das Ausschlußverfahren zur Kostensteigerung und zur Gefährdung von offensichtlich organisch gesunden Patienten beiträgt.

Aufgrund der Symptome kann zwischen Patienten mit **funktionellen** und **organischen Erkrankungen** unterschieden werden (siehe Tab. 11.4-24). Eine gezielte Anamnese ergibt die Verdachtsdiagnose Reizdarmsyndrom. Zum weiteren Ausschluß organischer Erkrankungen sind nur noch wenige Untersuchungen notwendig (siehe Tab. 11.4-25).

Die initale Diagnose Reizdarmsyndrom hat eine sehr hohe Treffsicherheit. Ein Wechsel der Symptome im weiteren Verlauf sollte als Alarmzeichen einer sich zusätzlich entwickelnden organischen

Tab. 11.4-24   Symptome, die bei irritabilem Darm häufiger sind als bei organischen Erkrankungen (nach Manning et al., 1978)

▶ weicher Stuhl bei Schmerzbeginn
▶ höhere Stuhlfrequenz bei Schmerzbeginn
▶ Schmerzerleichterung nach dem Stuhlgang
▶ sichtbare Auftreibung des Leibes
▶ Gefühl des Aufgetriebenseins
▶ Schleim im Stuhl
▶ Gefühl der unvollständigen Entleerung

Tab. 11.4-25   Untersuchungen, die bei abdominellen Beschwerden im Sinne eines Reizdarmsyndroms zum Ausschluß organischer Erkrankungen empfehlenswert sind

▶ Anamnese
▶ körperlicher Befund (einschließlich rektaler und gynäkologischer Untersuchung)
▶ Blutsenkungsgeschwindigkeit (alternativ: C-reaktives Protein)
▶ rotes und weißes Blutbild
▶ Suche nach okkultem Blut im Stuhl
▶ Koloskopie (bei persistierenden Beschwerden)

Erkrankung betrachtet werden und zu erneuten diagnostischen Überlegungen führen.

Komplikationen

Komplikationen des Reizdarmsyndroms sind nicht bekannt.

▼ **Therapie**

Eine kausale Therapie ist nicht möglich. In Tabelle 11.4-26 sind verschiedene symptomatische Behandlungsmaßnahmen aufgelistet. Wahrscheinlich ist die intensive Zuwendung durch den Arzt (sog. „kleine Psychotherapie") die wirksamste Therapie. Der Patient muß das Gefühl haben, daß seine Beschwerden vom Arzt nicht nur geglaubt, sondern auch erklärt werden können. Es muß ihm klargemacht werden, daß auch bei fehlenden organischen Erkrankungen Schmerzen bestehen können.

Tab. 11.4-26   Behandlungsmöglichkeiten des Reizdarmsyndroms

Diät:	Vermeidung von Unverträglichkeiten, kleine, aber häufige Portionen einer ausgeglichenen Mischkost, Vermeidung von großen Mengen an Kohlenhydraten, Zusatz von Quellstoffen (Weizenkleie, Leinsamen, Plantago)
Medikamente:	Anticholinergika, Spasmolytika, Opiatagonisten, Psychopharmaka
Psychotherapie:	ärztliches Gespräch, differenzierte Psychotherapie, Verhaltenstraining

Die häufig verordneten Spasmolytika, Psychopharmaka oder Laxativa sind wissenschaftlich umstritten. Sie führen zu unerwünschten Wirkungen oder Abhängigkeiten.
Wichtig ist die **diätetische Beratung.** Allgemeinmaßnahmen wie kleine und häufige Mahlzeiten, reichliche Trinkmengen, verminderte Kohlenhydrate und eine kalorienreduzierte „gesunde" Mischkost sowie das Weglassen unverträglicher Speisen scheinen sinnvoll und können nicht schaden. Ballaststoffe wie Weizenkleie, Leinsamen oder Plantago haben in den meisten Studien nicht überzeugen können. In der Praxis wird man jedoch einem Teil der Patienten damit helfen können.

Verlauf und Prognose

Die Prognose quoad vitam sowie das Risiko für organische Erkrankungen sind nicht verändert. Schlecht ist hingegen die Aussicht für den Patienten, beschwerdefrei zu werden. Meist bestehen die Symptome chronisch oder intermittierend über Jahre und Jahrzehnte.

Differentialdiagnose

Differentialdiagnostisch kommen viele organische Erkrankungen in Betracht. Die gezielte Anamnese schließt die meisten aus. Abgegrenzt werden muß gegen
▶ Laktoseintoleranz,
▶ die Unverträglichkeit anderer, insbesondere komplexer Kohlenhydrate,
▶ das Krankheitsbild der bakteriellen Überwucherung des Dünndarms und
▶ inapparent verlaufende Infektionen wie z.B. die Lambliasis.
Das Syndrom des Reizmagens kann durch den Zusammenhang der Beschwerden mit der Nahrungsaufnahme unterschieden werden.

Literatur

– Kruis, W., Ch. Thieme, M. Weinzierl, P. Schüssler, J. Holl, W. Paulus: A diagnostic score for the irritable bowel syndrome. Gastroenterology 87 (1984), 1–7.
– Manning, A. P., W. G. Thompson, K. W. Heaton, A. F. Morris: Towards positive diagnosis of the irritable bowel. Brit. med. J. 2 (1978), 653–654.
– Thompson, W. G., G. Dotevall, D. Drossmann, K. W. Heaton, W. Kruis: Irritable bowel syndrome. Guidelines for the diagnosis. Gastroent. Internat. 2 (1989), 92–95.

11.4.8 Divertikel des Dünn- und Dickdarms

M. CLASSEN

Divertikel sind Ausstülpungen der Darmwand. Man unterscheidet dabei zwischen falschen und echten Divertikeln:
Falsche Divertikel sind erworben, es handelt sich meistens um Schleimhauthernien entlang von Lücken in der Wandschicht, etwa an Gefäßdurchtrittsstellen.

Echte Divertikel sind angeboren; hier sind sämtliche Wandschichten beteiligt. Dazu gehört das Meckel-Divertikel, ein darmnahes Rudiment des Ductus omphaloentericus; es findet sich in einem Abstand von ca. 90 cm von der Bauhin-Klappe im Ileum.

Divertikel sind meistens bedeutungslos, können jedoch durch Komplikationen, wie Entzündung, Blutung und Ileus, auf sich aufmerksam machen. Die Stase des Darminhalts in großen oder multiplen Dünndarmdivertikeln führt zu bakterieller Überwucherung des Dünndarms (sogenannte Kolonisation) mit Malabsorption und Mangel an Vitamin B_{12}. Das Meckel-Divertikel enthält oft Fremdgewebe, wie z.B. Magenmukosa oder Pankreasgewebe; peptische Ulzera, Perforation und Peritonitis sind zu beobachten.

Definition

Echte Divertikel stellen Ausstülpungen der gesamten Darmwand dar, **falsche** oder **Pseudodivertikel** dringen als Schleimhauthernien entlang von Gefäßlücken durch die Darmwand (siehe Abb. 11.4-19). **Inkomplette Divertikel** dringen in die Darmwand vor, überschreiten sie jedoch nicht. **Traktionsdivertikel** kommen durch Adhäsionen mit Nachbarorganen zustande.

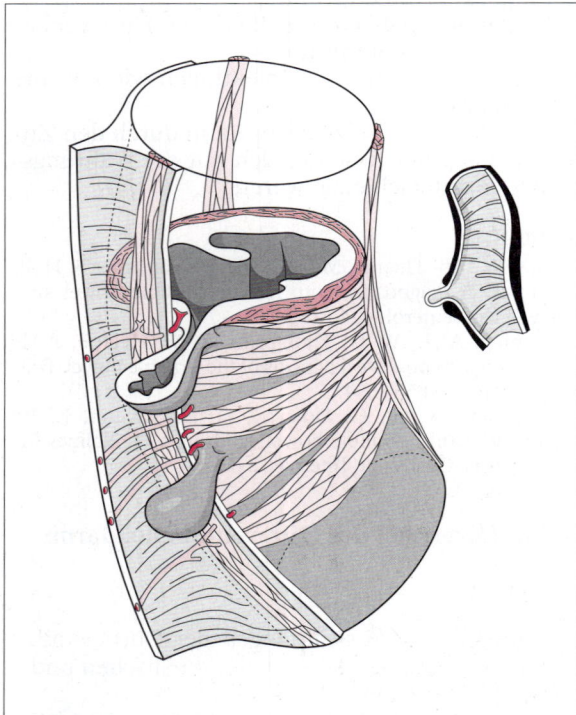

Abb. 11.4-19 Schematische Darstellung von Kolondivertikeln: die asymmetrische Kontraktur der Darmwand führt zum Klaffen der Ringmuskulatur dort, wo Blutgefäße vom Mesenterium aus die Schleimhaut erreichen.

11.4.8.1 Dünndarmdivertikel

Kasuistik

Eine 53jährige Patientin leidet seit mehreren Monaten an starkem Meteorismus und voluminösen Durchfällen und hat 5 kg an Gewicht abgenommen. Sie wird zur Klärung einer gleichzeitig bestehenden Anämie (Hb 10,1 g/dl, Erythrozyten 3,5 Mio., MCV 107) vom Hausarzt eingewiesen.

Weitere **Laborbefunde** bei Aufnahme: Prothrombinzeit 45%, Gesamtprotein 5,2 g/dl, Kalzium 7,8 mg/dl, Gastro- und Koloskopie ergeben keine Befunde. Der H_2-Exhalationstest mit Laktulose zeigt einen deutlich verfrühten Anstieg (siehe Abb. 11.4-20), was auf eine bakterielle Fermentation und Fehlbesiedlung schließen läßt. Das daraufhin durchgeführte **Dünndarm-Doppelkontrast-Röntgen** (sog. Enteroklysma) zeigt mehrere Divertikel im mittleren Jejunum (siehe Abb. 11.4-21). Nach Antibiotikagabe bessern sich Beschwerden und Befunde.

Epidemiologie

In größeren klinischen und pathologischen Statistiken findet man in bis zu 20% Duodenaldivertikel, in 0,5–2% Jejunum- oder Ileumdivertikel. Im Kindesalter geht etwa die Hälfte der Blutungen aus dem unteren Verdauungstrakt auf ein Meckel-Divertikel zurück.

Ätiologie und Pathogenese

Dünndarmdivertikel sind in aller Regel Pseudodivertikel, welche entlang den muskulären Gefäßlücken durch die Darmwand schlüpfen. Als Ursachen werden intraluminale Druckerhöhung und muskuläre Insuffizienz angenommen.

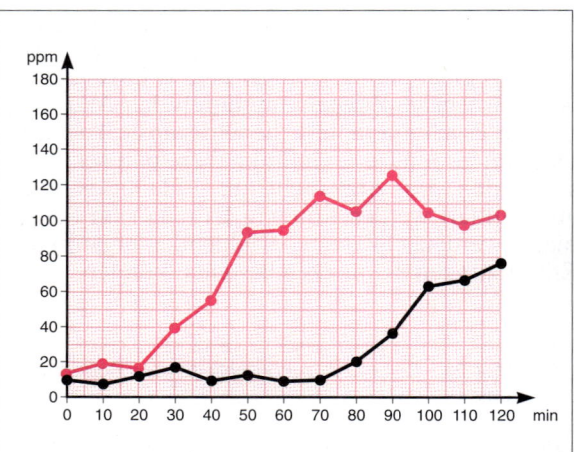

Abb. 11.4-20 H_2-Atemtest bei pathologischer Dünndarmbesiedlung: die Laktulose erreicht bei Gesunden (schwarze Kurve) nach einem Mittel von etwa 90 min den Dickdarm und wird dort bakteriell gespalten. Das freiwerdende H_2 wird in den Kreislauf aufgenommen und über die Lunge ausgeschieden und ist dort meßbar. Bei pathologischer Besiedlung des Dünndarms mit Bakterien vom Typ der Kolonflora (sogenannte bakterielle Überwucherung, rote Kurve) wird die Laktulose wesentlich früher, nämlich bereits im Dünndarm gespalten, und es kommt zu einem früheren Anstieg der H_2-Exhalation.

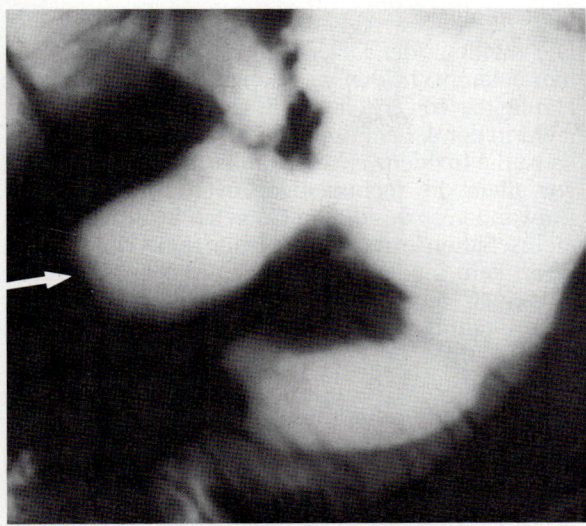

Abb. 11.4-21   Radiologische Darstellung eines größeren Divertikels (Pfeil) im Jejunum.

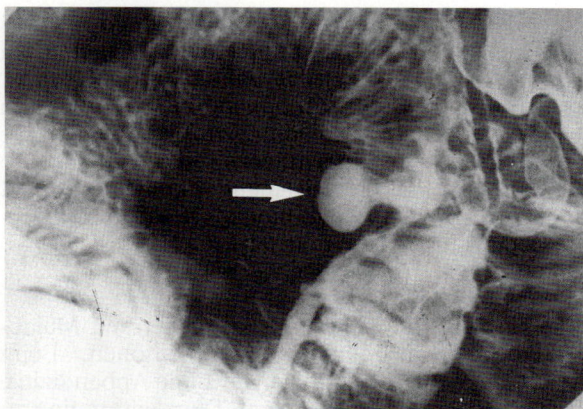

Abb. 11.4-22   Meckel-Divertikel (Pfeil) im Dünndarm.

Das juxtapapilläre Duodenaldivertikel ist häufig mit Steinen in den Gallenwegen assoziiert.

S **Symptome**

Die überwiegende Mehrzahl der Divertikelträger bleibt symptomlos. Uncharakteristische Leibschmerzen, Druck und Völlegefühl und gelegentliche Durchfälle werden oft zufällig nachgewiesenen Divertikeln zugeordnet.

Die Divertikulose des Dünndarms mit Stase des Chymus in den Divertikeln und bakterieller Besiedelung kann zu **Malabsorption, Steatorrhö** und **megaloblastärer Anämie** führen. Die Bakterien dekonjugieren Gallensäuren, beeinträchtigen dadurch die Absorption von Fett sowie fettlöslichen Vitaminen und irritieren den Dickdarm, Steatorrhö ist die Folge. Die Bakterien verbrauchen Vitamin B_{12} und Folsäure mit der Folge der megaloblastären Anämie.

Dünndarmdivertikel können Sitz von **ektopem Gewebe** aus Magen oder Pankreas sowie von Tumoren, wie Karzinoid, Karzinom oder Sarkom, sein.

Das juxtapapilläre Duodenaldivertikel macht oft erst durch Beschwerden seitens assoziierter Gallensteine oder einer Pankreatitis auf sich aufmerksam. Die Kausalkette ist unklar.

Eine Sonderform ist das sogenannte intraluminale Divertikel des Zwölffingerdarms, das – von der Nachbarschaft der Papilla Vateri ausgehend – in der Lichtung des Zwölffingerdarms hängt. Es handelt sich um eine Schleimhaut-Duplikatur, welche sich durch Obstruktion, Blutung oder Pankreatitis manifestieren kann.

Das Meckel-Divertikel (siehe Abb. 11.4-22) kann sich durch Blutung, Ileus oder Invagination bemerkbar machen. Als Blutungsquelle findet man gelegentlich peptische Geschwüre in ektoper Magenschleimhaut.

D **Diagnostik**

Die Diagnose von Dünndarmdivertikeln wird durch die **Röntgenuntersuchung mit Kontrastmittel** (Doppelkontrastverfahren) gestellt. Ausnahmen sind die Duodenaldivertikel, welche **endoskopisch-radiologisch** (ERCP), insbesondere in ihrer anatomischen Beziehung zu den hier mündenden Gallen- und Pankreaswegen, dargestellt werden (siehe Abb. 11.4-23). Das Meckel-Divertikel wird oft erst bei der Operation diagnostiziert. Die Blutungsquelle in einem Divertikel wird durch die **Angiographie** (Erfolg nur bei Blutverlust von mindestens 1 ml/min) oder durch die **Szintigraphie** (minimale Blutungsmenge: 3 ml/min) lokalisiert.

Komplikationen

Komplikationen sind der Darmverschluß, die Entzündung des Divertikels (Divertikulitis) und dessen Nachbarschaft mit Bildung von Fisteln, Perforation, Abszedierung und Peritonitis, ferner Blutungen.

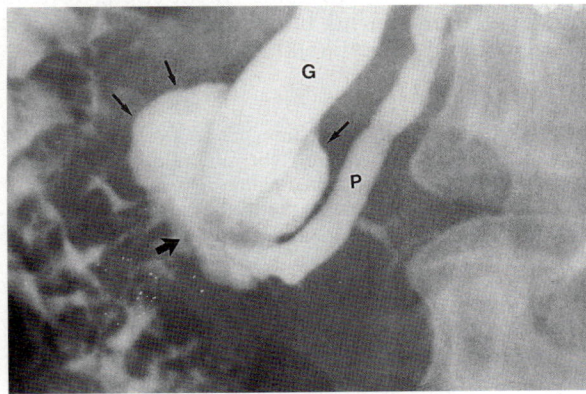

Abb. 11.4-23   Kontrastmittelfüllung im Rahmen der ERCP von Gallengang (G) und Pankreasgang (P), die beide in Höhe der Papille (dicker Pfeil) münden. Weiterhin zeigt sich (kleine Pfeile) ein juxtapapilläres, mit Kontrastmittel gefülltes Duodenaldivertikel.

▼ Therapie

Die meisten Divertikel des Dünndarms bedürfen keiner Behandlung. Die bakterielle Besiedlung mit Malabsorption, Steatorrhö und Anämie wird durch antibiotische Behandlung beseitigt. Schwere akute Komplikationen werden chirurgisch behandelt.

Die Prognose ist im allgemeinen gut. Der Verlauf richtet sich nach der Beherrschbarkeit der auftretenden Komplikationen.

Differentialdiagnose

In Betracht kommen alle Krankheiten mit Malabsorption sowie akuten Komplikationen. Beim Meckel-Divertikel sind in erster Linie Appendizitis, Ileus, inkarzerierte Hernie und Darmperforation zu bedenken.

11.4.8.2 Dickdarmdivertikel

Kolondivertikel sind Pseudodivertikel, d.h. Hernien von Schleimhaut und Submukosa durch die Muskelschicht des Kolons. In den westlichen Ländern sind besonders ältere Menschen betroffen, die linke Kolonhälfte ist besonders häufig (45%) Ausgangspunkt von Divertikeln. Die meisten Personen mit Divertikeln sind beschwerdefrei. Etwa 20% werden krank, wenige erleiden Komplikationen, und einer von 10000 stirbt an der Divertikelkrankheit.

Definition

Meist handelt es sich um Pseudodivertikel, die durch die Serosa an den Durchtrittsstellen der Gefäße in das Mesenterium austreten. Als **Divertikulose** bezeichnet man die Anwesenheit multipler Divertikel. Die **Divertikulitis** ist eine nekrotisierende Entzündung eines oder mehrerer Divertikel, die mit einer lokalen Entzündung oder schweren Komplikationen, wie Abszeß, Fistel, Peritonitis, Ileus oder Blutung, einhergehen kann. Da die Begriffe „Divertikulose" und „Divertikulitis" nicht streng voneinander zu trennen sind, bürgert sich zunehmend die Bezeichnung „Divertikelkrankheit" ein.

Kasuistik

Ein 67jähriger Patient kommt mit linksseitigen Unterbauchschmerzen, leichtem Fieber und Obstipation in die Klinik. Bei der **körperlichen Untersuchung** palpiert man eine stark druckschmerzhafte Walze im linken Unterbauch. Unter den **Laborbefunden** fällt eine Leukozytose von 14500 auf, die Blutsenkung ist mit 30/59 ebenfalls erhöht. Erst auf ausdrückliches Befragen berichtet der Patient, vor Jahren seien bei einem Dickdarm-Röntgen (Kontrasteinlauf mit Bariumbrei) Divertikel festgestellt worden. Sie hätten aber nie Beschwerden verursacht. Die am Tag nach der Aufnahme durchgeführte flexible **Sigmoidoskopie** zeigt eine Divertikulitis mit entzündlicher Faltenschwellung. Da in der Computertomographie kein Abszeß nachgewiesen wird, wird der Patient konservativ mit Dünndarm-resorbierbarer Nahrung und Antibiotika behandelt, worauf die Beschwerden abklingen.

Epidemiologie

Die Inzidenz der Divertikelkrankheit ist nicht genau bekannt. In den westlichen Ländern steigt die Häufigkeit von 5% in der 5. Dekade auf 50% oder mehr in der 9. Lebensdekade an. In Asien und Afrika ist die Inzidenz erheblich niedriger, hier herrscht vor allem die rechtsseitige Divertikulitis vor. Bei Einwanderern aus diesen Gebieten in westliche Gemeinschaften erreicht die Häufigkeit von Kolondivertikeln innerhalb von 10 Jahren das westliche „Niveau". Man schätzt, daß ungefähr 4 bis 5% der Divertikelträger eine Komplikation erleiden werden.

Ätiologie und Pathogenese

Die Ätiologie der Divertikulose ist unbekannt, zwei pathogenetische Faktoren sind bedeutsam:
► eine verminderte Festigkeit der Kolonwand und
► ein transmuraler Druckgradient zwischen der Lichtung des Dickdarms und der Peritonealhöhle.

Man vermutet heute, daß die Divertikelbildung durch **verminderte Dehnungsfähigkeit** des Kolons, altersbedingte **Veränderungen des Kollagens** und **Schwächung der Längsmuskulatur** (vermehrte Elastin-Einlagerungen) ausgelöst wird. Hierfür spricht die Neigung zur Divertikelbildung bei jungen Patienten mit Bindegewebserkrankungen (z.B. Marfan-Syndrom oder Sklerodermie).

Der Druckgradient zwischen dem Dickdarmlumen und der Peritonealhöhle ist abhängig von der Motorik des Darms und der Dehnung durch Darminhalt und Gas. Bei zahlreichen Patienten mit Dickdarmdivertikeln findet man eine gesteigerte Darmmotorik und einen erhöhten intraluminalen Druck. Bei diesen Personen sieht man im Röntgenbild Kontraktionen der Ringmuskulatur, welche die Kontinuität des Darmlumens unterbrechen und kleine Abschnürungen mit hohem Innendruck (röntgenologisch sogenannter Feigenkranz) bilden.

Faserarme Kost scheint die Divertikelentstehung zu begünstigen: Unverdauliche Fasern in der Nahrung vergrößern dagegen das Feuchtgewicht und die Stuhlmasse, sie vermindern die Spontanmotorik und den intraluminalen Druck im Colon sigmoideum. Die „Faserhypothese" wird durch Tierexperimente unterstützt, aber auch durch Beobachtungen an Vegetariern.

Klinische und manometrische Untersuchungen legen die Vermutung nahe, daß zwischen dem **irritablen Darm-Syndrom** und der Divertikulose ein ursächlicher Zusammenhang besteht. Dennoch ist die Divertikulose keine Spätfolge des irritablen oder spastischen Kolons, da zahlreiche Personen mit Kolondivertikeln ein normales Motilitätsmuster, eine normale Transitzeit der Fäzes und ein normales Stuhlgewicht aufweisen. Auch ergaben längerfristige Untersuchungen von Patienten mit irritablem Kolon keine eindeutige Assoziation mit der Divertikulose.

S Symptome

Etwa 20% der Personen mit Kolondivertikeln entwickeln Symptome; das häufigste ist der **Schmerz im linken Unterbauch,** der kolikartigen Charakter aufweist (Colon [griechisch]: Grimmdarm) und über Stunden und Tage anhalten kann. Der Schmerz wird durch Essen gelegentlich verstärkt und teilweise oder vollständig beseitigt nach Entleerung von Gas oder Stuhl aus dem Darm. Meteorismus, Flatulenz, Verstopfung und/oder Durchfall können vorhanden sein.

D Diagnostik

Die geschilderten Beschwerden und Zeichen müssen vor allem bei älteren Menschen an eine **Divertikulose** denken lassen. Kolondivertikel treten nicht selten gemeinsam mit Angiodysplasien auf. **Endoskopie** (cave: Perforation!) und – mit etwas höherer Treffsicherheit – das **Dickdarm-Doppelkontrast-Röntgen** (siehe Abb. 11.4-24) klären die Diagnose und werden auch zum Ausschluß anderer Ursachen der Beschwerden eingesetzt.

Die Diagnose der **Divertikulitis** wird aus dem klinischen Bild einschließlich der abdominellen Untersuchung sowie aus typischen Laborbefunden gestellt: Im Blutbild findet man eine Leukozytose und Linksverschiebung. Der Urinstatus weist bei Einbeziehung der Blase in die Entzündung rote oder weiße Blutkörperchen auf. Zur Sicherung der Diagnose dient vor allem die **Endoskopie;** sie muß wegen der erhöhten Perforationsgefahr (ebenso wie das Darm-Röntgen) mit Vorsicht durchgeführt werden. Die Indikation zum Kolon-Kontrasteinlauf (mit wasserlöslichem Kontrastmittel, z.B. Gastrografin®) ergibt sich, wenn eine endoskopisch nicht passierbare Stenose oder der Verdacht auf eine Fistelbildung vorliegt (siehe Abb. 11.4-25). In der Darstellung extraluminaler Veränderungen (z.B. Abszedierung; siehe Abb. 11.4-26) hat die **Computertomographie** eine deutlich höhere Treffsicherheit als die Ultraschalluntersuchung; sie trägt neben der klinischen Untersuchung zur Therapieentscheidung bei. Schwerere Komplikationen, wie Peritonitis und Sepsis, werden klinisch erkannt.

Bei einer rektalen Blutung klärt die **Endoskopie** (Rektoskopie, Koloskopie) zumeist die Blutungsquelle. Wird die Blutungsquelle nicht eindeutig lokalisiert, sollte eine **Arteriographie** durchgeführt werden. Die Ansammlung von Kontrastmittel im Dickdarmlumen und der Austritt von Kontrastmittel aus einem Gefäß sind eindeutige Zeichen der Blutung. Schonender ist zweifellos die **Radionukliddarstellung** der Blutungsquelle mit 99Technetium-markiertem Schwefelkolloid oder markierten Erythrozyten.

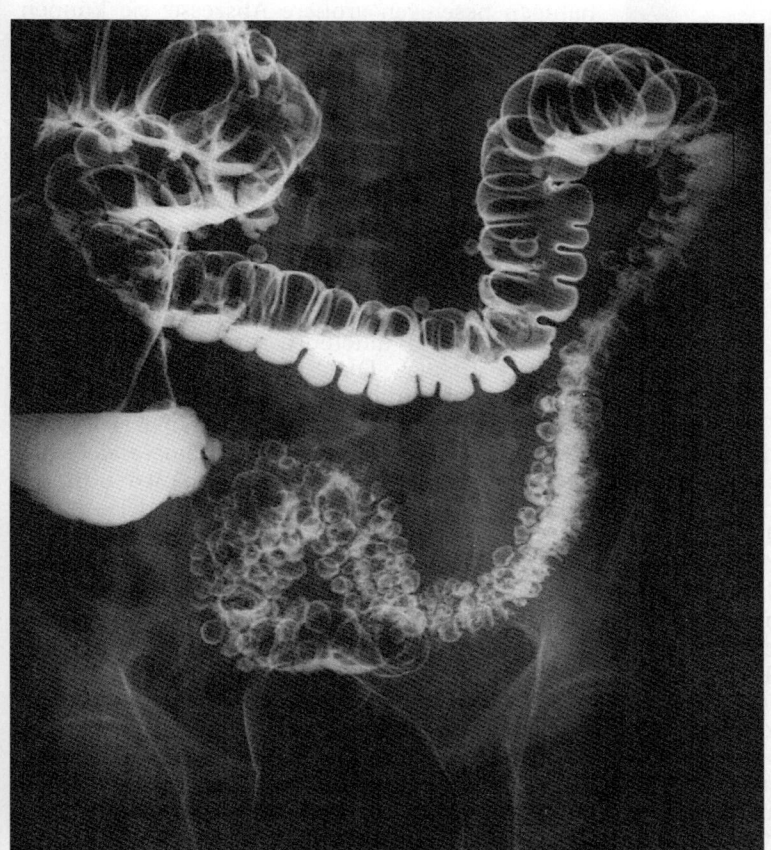

Abb. 11.4-24 Ausgeprägte Divertikulose von Sigma und Colon descendens im Kolon-Doppelkontrasteinlauf.

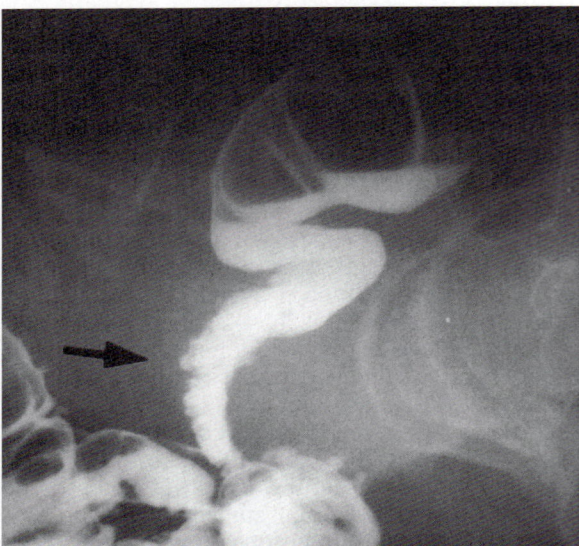

Abb. 11.4-25 Divertikulitische Sigmastenose (Pfeil) im Kolon-Doppelkontrasteinlauf.

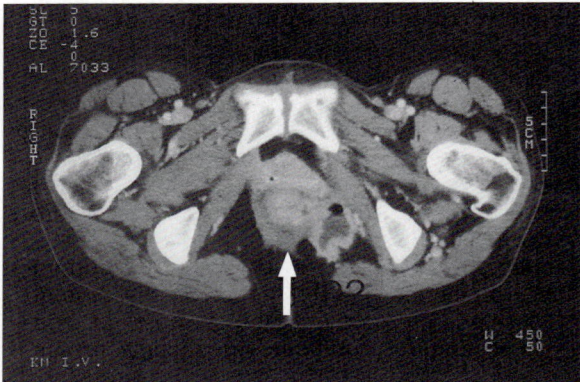

Abb. 11.4-26 Computertomographie des Beckens; im Bereich des Rektums zeigt sich eine echoinhomogene para-rektale Raumforderung (Pfeil), die einem Abszeß bei Divertikulitis entspricht.

▼ Therapie

Zur Behandlung der Divertikulose wird in erster Linie die Aufnahme **faserreicher Kost** empfohlen: Zellulose vermehrt die Stuhlmasse, vermindert den Druck im Lumen des Sigma und den Leibschmerz sowie andere Symptome der Divertikulose. Etwa 10–25 g grobe Weizenkleie in reichlich Flüssigkeit erfüllt diese Anforderung. Aber auch Kartoffeln, Gemüse, Salat, Äpfel, Orangen und andere Quellen von Zellulose ergänzen eine „gesunde Küche".

Empfehlenswert sind auch hydrophile kolloidale Laxanzien aus Psyllium, Agar, Methylzellulose, die von vielen Personen besser toleriert werden als Weizenkleie. Eine symptomatische Besserung der Beschwerden wird durch Spasmolytika erzielt. Starke Schmerzen bedürfen der Gabe von Analgetika: Par-

acetamol, Pentazocin und Meperidin (Dolantin®) sind zu empfehlen; Morphin erscheint wegen der Steigerung des intraluminalen Drucks im Sigma mit Dehnung der Divertikel weniger geeignet.

Die Initialbehandlung der Divertikulitis ist konservativ. Etwa 70–80% der Patienten benötigen keine chirurgische Behandlung. Patienten mit Schmerzen, Fieber und Analgetikabedarf gehören ins Krankenhaus. Symptome des Ileus erfordern die Absaugung des Mageninhalts und den intravenösen Ersatz von Flüssigkeit und Kalorien; in weniger schweren Fällen ist auch eine dünndarmresorbierbare Sondenkost erfolgreich. Eine antibiotische Behandlung (das bakterielle Spektrum umfaßt vor allem gramnegative E. coli und anaerobe Bacteroides fragilis) wird über etwa 7–10 Tage fortgeführt. Die sorgfältige klinische Überwachung einschließlich Ultraschall- und Röntgendiagnostik läßt Komplikationen rechtzeitig erkennen.

Chirurgische Behandlung: Das chirurgische Konsilium sollte nicht erst dann erfolgen, wenn bereits eine freie Perforation in die Bauchhöhle mit Peritonitis vorliegt. Indikationen für die chirurgische Intervention (bei ca. 15–20% der Patienten mit Divertikulitis) sind der **persistierende Darmverschluß,** die **Darmblasenfistel,** die **Perforation** und die nicht beherrschbare **Blutung.** Das Spektrum chirurgischer Maßnahmen reicht von der Resektion bis zur Anlage eines doppelläufigen Anus praeter und späterer Resektion mit Reanastomosierung. Drainagemaßnahmen beseitigen größere Abszesse; sie können zunächst präoperativ auch perkutan Ultraschall- oder CT-gesteuert abgeleitet werden. Die Blutung aus Kolondivertikeln ist die zweithäufigste Ursache einer rektalen Blutung.

Komplikationen

Die wichtigste Komplikation der Divertikulose ist die **rektale Blutung.** Sie ist bei 10–30% der Patienten mit Divertikulose zu erwarten; schwere Formen des Blutverlustes ereignen sich in 3–5%. Die Divertikelblutung gilt als häufigste Ursache der schweren Blutung aus dem unteren Gastrointestinaltrakt bei älteren Patienten. Die Blutungsquelle geht meist von einem solitären, nicht entzündeten Divertikel aus (Ruptur einer benachbarten intramuralen Arterie in das Divertikel). Die Blutung kann andauernd oder intermittierend erfolgen; sie kommt in 80% der Fälle spontan zum Stillstand, rezidiviert jedoch in 20–25%.

Die **Divertikulitis** ist die häufigste Komplikation der Divertikulose. Etwa 10–20% der Patienten mit Divertikeln müssen mit einer Divertikulitis rechnen. Die Entzündung beginnt meist an der Divertikelspitze, hervorgerufen durch festsitzendes fäkales Material, und breitet sich um das Divertikel herum auf die anliegende Kolonwand oder ins umgebende Gewebe (Peridivertikulitis) aus. Die Folge können Mikro- oder (seltener) Makroabszesse mit eventueller Fistelbildung sein. Wiederholte Schübe können zu narbiger Stenosierung der Kolonwand führen.

Bei der **akuten Divertikulitis** sind Schmerzen und Fieber die wichtigsten Symptome. Der zumeist linksseitige Unterbauchschmerz strahlt in den Rücken aus. Es wird über Appetitlosigkeit, Übelkeit und Erbrechen geklagt. Dysurie und Schmerzen in der suprapubischen Region weisen auf eine Einbeziehung der Blase hin. Im linken Unterbauch tastet man eine walzen- oder strangartige Resistenz, im Bereich einer Divertikulitis gelegentlich eine weiche, unscharf begrenzte Resistenz. Die Darmgeräusche sind vermindert, bei mechanischem Ileus gesteigert. Bei der digitalen rektalen Untersuchung kann eine Schmerzhaftigkeit des Douglas-Raums ausgelöst werden.

Verlauf und Prognose

Bei 80% der Patienten mit Divertikulose treten keinerlei Symptome auf. Der natürliche Verlauf der symptomatischen Divertikelkrankheit ist gekennzeichnet durch Rezidive und Remissionen über viele Jahre. Beim unbehandelten Patienten nimmt die Intensität der Symptome mit der Zeit zu.

Eine **Prävention** von Symptomen und möglicherweise auch von Komplikationen durch eine faserreiche Kost erscheint möglich. Beobachtungen an Vegetariern weisen in diese Richtung. Vor Übertreibungen und ausschließlichem Konsum einer sogenannten Vollwertkost ist indessen zu warnen: Faserreiche Kost steigert die fäkale Ausscheidung von Kalzium, Magnesium und Zink; schwerere Störungen, wie sekundärer Hyperparathyreoidismus und Malnutrition, wurden bereits beobachtet.

Differentialdiagnose

Die Differentialdiagnose der Divertikulose ist in erster Linie das **irritable Kolon,** darüber hinaus jedoch ein weites Spektrum intestinaler, gynäkologischer und urologischer Erkrankungen. Die Blutung aus Kolondivertikeln ist abzugrenzen von den häufig assoziierten **Angiodysplasien** und den anderen Blutungsquellen des unteren Verdauungstrakts. Besonders wichtig ist die differentialdiagnostische Abgrenzung der Divertikulitis vom Kolonkarzinom (zumal beide Krankheiten auch gemeinsam auftreten können), aber auch von Morbus Crohn, Colitis ulcerosa, Appendizitis und der ischämischen Kolitis.

11.4.9 Tumoren des Dünn- und Dickdarms

E. O. Riecken

11.4.9.1 Lymphome des Dünn- und Dickdarms

Beim Lymphom des Dünndarms unterscheidet man zwischen primärem und sekundärem Lymphom: Das **primäre Lymphom** geht vom lymphatischen Gewebe des Darmes selbst aus, ist aber kein einheitlicher Tumor.

Das **sekundäre Lymphom** geht nicht vom lymphatischen Gewebe des Darms selbst aus, sondern befällt den Darm im Rahmen einer systemischen Non-Hodgkin- oder Hodgkin-Lymphom-Erkrankung.

Auch der Dickdarm kann beim primären intestinalen Lymphom und beim sekundären Lymphom befallen sein.

Näheres zu den Lymphomen siehe Kapitel 5.4.1 bis 5.4.3.

11.4.9.2 Nicht-endokrine Tumoren des Dünndarms

Neubildungen des Dünndarms sind selten. Sie machen 2 bis 5% aller Geschwülste des Gastrointestinaltrakts aus.

Die häufigsten **benignen Tumoren** des Dünndarms sind Adenome, Leiomyome und Lipome. Weiterhin kommen vor Hamartome, Fibrome, Angiome und neurogene Tumoren. Multiple Tumoren finden sich vor allem bei der juvenilen Polyposis und beim Peutz-Jeghers-Syndrom (siehe Tab. 11.4-27), einem Hamartom, das autosomal vererbt wird und mit Pigmentflecken perioral, im Bereich der Lippen und der Mundschleimhaut, einhergeht. **Klinisch** sind die benignen Tumoren oft stumm. Kommt es zu Störungen, so sind es Blutungen und – in Abhängigkeit von der Größe – intermittierende kolikartige Schmerzen und andere Obstruktionszeichen.

Maligne primäre Neubildungen des Dünndarms sind das Adenokarzinom und das Leiomyosarkom. Karzinome und maligne Lymphome treten gehäuft bei einheimischer Sprue und bei Morbus Crohn auf. Sekundäre Tumoren, insbesondere beim malignen Melanom, sind häufiger als primäre. Zu Blutungen und Obstruktionszeichen treten Inappetenz, Gewichtsverlust und Störungen des Allgemeinbefindens. Die **Diagnostik** ist radiologisch (Kontrastmitteldarstellung des Dünndarms, Angiographie der Mesenterialgefäße und Computertomographie). Die **Therapie** besteht in der Tumorresektion, beim malignen Lymphom auch in der Bestrahlungsbehandlung und in einer Chemotherapie. Für das maligne Melanom gibt es derzeit keine Therapie.

11.4.9.3 Karzinoid

Karzinoidtumoren stammen von den argentaffinen Zellen; 90% der Tumoren gehen von der Appendix, ca. 8% vom Dünndarm aus. Andere Lokalisationen sind Magen, Kolon, Pankreas, Bronchialsystem und Ovar. Das Karzinoid wächst nicht infiltrativ, sondern durch Verdrängung. Das **Karzinoid-Syndrom** entsteht nur bei Anwesenheit von Metastasen, wenn das Tumorgewebe vasoaktive Substanzen wie Serotonin, Bradykinin und Histamin produziert. Die **Symptome** des Karzinoid-Syndroms sind paroxysmaler Flush (94%), Diarrhö (78%), Leibschmerzen (50%), Dyspnoe (18%), gastrointestinale Blutung.

Tab. 11.4-27 Seltene erbliche Tumorsyndrome des Kolons

erbliche Syndrome	histologischer Befund	Manifestations- ort	extraabdominale Befunde	Malignitätsrisiko	Erbgang
juvenile Polyposis	Hamartom	Kolon, Dünndarm, Magen		vermehrt – offenbar infolge gehäufter Assoziation mit karzinomatös entar- tenden adenoma- tösen Polypen	
Peutz-Jeghers Syndrom	Hamartom	Magen, Dünndarm, Kolon	Pigmentierungen der Mundschleimhaut und perioral	Malignität wird beob- achtet – vermutlich ausgehend von asso- ziierten Adenomen	autosomal dominant mit variabler inkompletter Penetranz
familiäre Polyposis coli	Adenom	Kolon		zwangsläufig	autosomal dominant
Gardner Syndrom	Adenom	Kolon	subkutane Fibroime, Lipome, Osteome, Desmoidtumoren, Epidermoidzysten, Fibrosarkome, Karzinome (Duodenum, Harnblase, Nebennieren, Schilddrüse)	zwangsläufig	autosomal dominant
Turcot Syndrom	Adenom	Kolon	Medulloblastom, Glioblastoma multiforme	wahrscheinlich hoch	autosomal dominant möglicherweise Teil der familiären Polyposis coli oder des Gardner Syndroms

Zeichen von Rechtsherzinsuffizienz und eine pell-agraähnliche Dermatose. Die **Diagnose** wird durch den Nachweis erhöhter Urinausscheidung des Sero-toninmetaboliten 5-Hydroxyindolessigsäure gestellt. Nach der Lokalisation des Tumors und der Metasta-sen wird mit den entsprechenden bildgebenden Ver-fahren gesucht. Der nuklearmedizinische Nachweis von Tumorgewebe mit Hilfe von radioaktiv markier-tem Metajodobenzoeguanidin gelingt in manchen Fällen. Wenn immer möglich, sollten Primärtumor und Metastasen chirurgisch entfernt werden. Mit Hilfe eines Somatostatinanalogons (Octreotid) kön-nen die Symptome bei mehr als 75% der Patienten zum Teil über Jahre zurückgedrängt werden.

11.4.9.4 Gutartige Tumoren des Kolons

Definition

Mehr als 90% aller gutartigen Kolontumoren sind **Polypen** (siehe Abb. 11.4-27b). Dabei handelt es sich um breitbasige oder gestielte Schleimhauterha-benheiten (Hyperplasie, Neoplasie, Entzündung, Harmartome). Finden sich mehr als 50–100 Poly-pen, spricht man von einer **Polyposis coli.** Hyper-plastische Polypen sind Schleimhautverdickungen. Die neoplastischen Polypen haben die größte klini-sche Bedeutung. Sie werden nach ihrem histologi-schen Aufbau in tubuläre, villöse und tubulovillöse

Adenome gegliedert. Das tubuläre Adenom tritt in mehr als 50% multipel auf. Villöse Polypen sind hingegen in der Regel Solitärgeschwülste. Familiäre Polyposiserkrankungen (Adenomatosen) sind sel-ten und werden dominant autosomal vererbt. Die Ätiopathogenese der nicht-erblichen Polypen ist komplex und trotz zahlreicher bekannter relevanter Einzelfaktoren unbekannt.

Entzündliche Polypen sind keine echten Neubil-dungen, weswegen sie auch als **„Pseudopolypen"** bezeichnet werden. Sie sind aus entzündlichem Granulationsgewebe aufgebaut und werden typi-scherweise bei chronisch-entzündlichen Darmer-krankungen angetroffen. **Hamartome** sind Störun-gen der Gewebstextur, bei der die verschiedenen Gewebskomponenten fehlerhaft zusammengesetzt sind. Die große klinische Bedeutung der benignen neoplastischen Polypen ergibt sich aus der Tatsa-che, daß es sich um Präkanzerosen handelt. Dabei ist die Entwicklung vom Adenom zum Karzinom der erblichen Formen zwangsläufig, die der nicht-erblichen Formen weitgehend durch ihre Größe bestimmt. Neben der Polypengröße stehen histolo-gischer Typ und Dysplasiegrad in Beziehung zur Karzinomhäufigkeit (siehe Tab. 11.4-28).

Epidemiologie

Das Vorkommen der Polypen variiert in den ver-schiedenen Ländern: In Mittel- und Westeuropa,

Tab. 11.4-28 Karzinomhäufigkeit von benignen neoplastischen Polypen

Kriterium	Karzinomhäufigkeit
▶ Größe	
< 1 cm	1,3%
1–2 cm	9,5%
> 2 cm	46,0%
▶ histologischer Typ	
– tubulär	4,8%
– tubulovillös	22,5%
– villös	40,7%
▶ Dysplasiegrad	
– mild	5,7%
– mäßiggradig	18,0%
– schwer	34,5%

den USA, Kanada und Australien ist es hoch, in Asien und Afrika niedrig. Es steigt mit zunehmendem Alter, um mit 70 und mehr Jahren mit etwa 70% einen Gipfel zu erreichen. Dabei sind Männer geringgradig häufiger als Frauen betroffen. Generell hat ein Adenomträger ein mehrfach erhöhtes Risiko, weitere Adenome zu entwickeln. Dieses Risiko nimmt mit dem Alter zu.

Ätiologie und Pathogenese

Für die nicht-erblichen Polypen ebenso wie für das Kolonkarzinom sind Umweltfaktoren von überwiegender Bedeutung. Hoher Konsum von tierischem Fett und Fleisch bei niedrigem Anteil von Pflanzenfasern sind disponierende Faktoren. Darüber hinaus scheinen die bakteriellen Metaboliten der Gallensäuren in der Kolonkarzinogenese eine wichtige Rolle zu spielen. So konnten Desoxycholsäure und Lithocholsäure tumorfördernde Eigenschaften zugewiesen werden. Weitere karzinogene bakterielle Metaboliten sind flüchtige Phenole und das Methylazoxymethanol. Bezüglich der erblichen Polyposis siehe Tabelle 11.4-27.

Ⓢ Symptome

Kolonpolypen sind in der Regel klinisch stumm. Blutauflagerung im Stuhl und krampfartige Schmerzen können bei großen Polypen vorkommen. Schleimabgang und Kaliumverluste werden bei villösen Adenomen beobachtet.

Ⓓ Diagnostik

Der Nachweis von Polypen erfolgt am besten **endoskopisch,** wobei das gesamte Kolon exploriert werden muß, ggf. auch radiologisch mittels Doppelkontrasteinlauf. Im Hinblick auf das Entartungsrisiko stummer Polypen kommt dem okkulten Blutnachweis mittels des **Hämokkulttests** bei über 40jährigen Personen Bedeutung zu.

Ⓣ Therapie

Die Behandlung der Polypen besteht in der Abtragung mittels elektrischer Schlinge während der diagnostischen Koloskopie. Das Gewebe wird histologisch in Serienschnitten untersucht, um Atypien und karzinomatöse Entartungen sicher zu erfassen, ggf. wird der Patient einer Nachresektion unterzogen. Große Polypen mit einem Durchmesser von mehr als 3 bis 5 cm, insbesondere auch das villöse Adenom, werden primär der Operation zugeführt. Familiäre Adenomatosen sind nur bei rechtzeitiger Kolektomie zu sanieren und müssen deshalb frühzeitig operiert werden.

Prognose

Die Prognose der nicht-erblichen Polypen ist bei rechtzeitiger Entfernung gut; die Neigung zur Neubildung von Polypen zwingt indes zu regelmäßiger endoskopischer Überwachung in dreijährigen Abständen. Die rechtzeitige totale Kolektomie bei erblichen Polyposisformen kann das Überleben der Patienten sichern.

11.4.9.5 *Kolonkarzinom und andere maligne Geschwülste des Kolons*

Definition

Bei den malignen Kolontumoren handelt es sich in 95% um **Adenokarzinome,** die sich aus gutartigen Adenomen entwickeln und in etwa 60 bis 70% im Rektosigmoid lokalisiert sind. Dem Adenokarzinom kommt eine besondere Bedeutung zu, da es sich um den häufigsten Tumor des Gastrointestinaltrakts hierzulande handelt, der bei rechtzeitiger Entdeckung eine günstige Prognose hat. Das Plattenepithelkarzinom, das vom Analkanal ausgeht, das Leiomyosarkom, maligne Karzinoide und maligne Melanome stellen prognostisch ungünstigere Tumoren dar und müssen vom Adenokarzinom abgegrenzt werden. Das Kaposi-Sarkom des Gastrointestinaltrakts wird in über 50% bei AIDS beobachtet und befällt auch das Kolon.

Epidemiologie

Epidemiologische Daten weisen Umweltfaktoren für die Entstehung des Kolonkarzinoms eine überragende Rolle zu (siehe auch Kap. 11.4.9.4). Sein Vorkommen variiert geographisch stark und nimmt in Populationen rasch zu, die in Regionen mit hoher Kolonkarzinominzidenz einwandern. Es ist mit einer Inzidenz von etwa 25 pro 100 000 Einwohnern und Jahr in Deutschland der häufigste maligne Tumor des Gastrointestinaltrakts. In den USA ist es das zweithäufigste Karzinom überhaupt, wenn man von den Hautkarzinomen absieht. Auch in Australien und Neuseeland ist es häufig, während es selten in Afrika und in Südamerika vorkommt. Adenome und Colitis ulcerosa sind disponierende Erkrankungen. Männer sind geringgradig häufiger als Frauen betroffen. Der Manifestationsgipfel des Kolonkarzinoms liegt im 6. und 7. Lebensjahrzehnt. Der Tumor kann jedoch bereits vor dem 30. Lebensjahr auftreten. Für das Karzinom der familiären Polyposis und das Gardner Syndrom sind genetische Faktoren bestimmend.

Ätiologie und Pathogenese

Pathologie: Das Kolonkarzinom entsteht in der Mukosa, in der Regel aus dem Epithel eines Adenoms oder einer Schleimhautkrypte. In etwa 80% handelt es sich um differenzierte Adenokarzinome, in 10% um schleimbildende Karzinome und in weiteren 10% um undifferenzierte und seröse Karzinome.

Zur Tumorentstehung geht man davon aus, daß luminale Faktoren wie Gallensäuren, hohe metabolische Aktivität der Darmflora und tumorfördernde Metaboliten mit in den Darm gelangten Karzinogenen zusammenwirken und das Epithel schädigen. Voraussetzung für die Tumorbildung ist dabei, daß das Epithel genotoxisch oder hereditär zur Tumorbildung „disponiert" wird. Durch Induktion der Zellproliferation kommt es dann über im einzelnen nicht klar definierte Schritte zum unregulierten Wachstum. Alterationen von Genen werden in den verschiedenen Tumorstadien beobachtet. So finden sich Mutationen der ras-Gene bei zahlreichen großen Adenomen und Karzinomen. Umschriebene Chromosomenverluste nehmen mit dem Tumorstadium zu. Man vermutet, daß bei der Tumorentwicklung durch Mutation Onkogene wie ras und myc sowie Tumorsuppressorgene aktiviert werden. Eine vermehrte Expression von ras-Gen-Produkt ist mit der Tiefe der Tumorinvasion korreliert worden. Gleichzeitig gehen Gene wie DDC verloren, die normalerweise die Tumorgenese unterdrücken.

Ferner haben Familienuntersuchungen ergeben, daß familiäre Aggregationen von Kolonkarzinomen auch außerhalb der familiären Polyposis-Syndrome (siehe Tab. 11.4-27) vorkommen. Dieses „hereditary non-polyposis colorectal carcinoma" (HNPCC) manifestiert sich in relativ frühem Lebensalter (Mitte vierzig), ist bevorzugt im rechten Kolonschenkel lokalisiert und hat einen autosomal-dominanten Erbgang. Es ist gehäuft mit einem Zweit-Karzinom assoziiert, das sich entweder synchron oder später entwickelt. Dieses Karzinom wird auch als Lynch Syndrom I bezeichnet im Gegensatz zum Lynch Syndrom II oder Cancer Family Syndrom (CFS), bei dem zusätzlich extraintestinale Karzinome, vor allem des Ovars und Endometriums, auftreten.

Die **Tumorausbreitung** erfolgt in der Regel per continuitatem, wobei die Darmwand lokal durchbrochen wird. Eine hämatogene bzw. lymphogene Ausbreitung vor Durchbruch der Muskularis ist selten, erscheint aber regelhaft beim undifferenzierten muzinösen Karzinom. Der frühe Einbruch in das perikolische Gewebe ist selten, scheint aber beim undifferenzierten muzinösen Karzinom regelhaft vorzukommen und ist auch beim **Rektumkarzinom**

zu beobachten, was sich bei letzterem aus seiner relativ festen Einbettung ins Becken und durch das Fehlen einer Serosa erklärt. Aus dem unteren Rektum erfolgt die **hämatogene Ausbreitung** dann regelhaft über die Vena haemorrhoidalis superior und das Pfortadersystem in die Leber und über die mittleren Hämorrhoidalvenen sowie die Vena cava inferior in die Lunge. Das obere Rektumdrittel wird wieder in das Pfortadersystem drainiert, so daß es zur hämatogenen Streuung in die Leber kommt.

Das **Kolonkarzinom** breitet sich nach Durchschreiten der Darmwand **lymphogen** in die regionalen und dann entfernten Lymphknotenstationen aus, wobei die Lymphbahnen dem Gefäßsystem folgen. Die **hämatogene Ausbreitung** erfolgt beim Kolonkarzinom vor allem in die Leber; von dort kommt es sekundär zur Lungenbeteiligung.

Zur Abschätzung der Prognose und Vergleichbarkeit der diagnostischen und therapeutischen Befunde sind verschiedene **Klassifikationssysteme** erarbeitet worden, so bereits 1929 von Dukes, dessen Einteilung vorwiegend in der Modifikation von Astler und Coller (1954) immer noch verwandt wird. Das Stadium Dukes A beinhaltet eine Begrenzung des Tumors auf die Mukosa, Dukes B1 die Penetration der Muskularis propria, Dukes B2 die Tumorpenetration der Darmwand **ohne** regionalen Lymphknotenbefall und Dukes C den Wandbefall mit regionalem Lymphknotenbefall. Die heute allgemein verbindliche und umfassendste Klassifikation ist das 1987 von der UICC (International Union against Cancer) erarbeitete TNM-System (siehe Tab. 11.4-29). Diese Einteilung stützt sich sowohl auf klinisch-diagnostische als auch histopathologische Kriterien, wobei, wenn letztere hinzukommen, die TNM-Formel durch ein „p" (pathohistologisch) ergänzt wird (pTNM).

Weitere Prognosekriterien für einen günstigen Verlauf sind peranaler Blutabgang als initiale Symptomatik, eine gut differenzierte Tumorhistologie sowie histologisch eine entzündliche Gewebsreaktion in der Tumorumgebung. Ungünstige Indika-

---

Tab. 11.4-29   TNM-Klassifikation der Kolonkarzinome

T	**Primärtumor**
T_1	Tumor beschränkt auf Submukosa
T_2	Tumor reicht bis zur Muskularis propria
T_3	Tumor erreicht Subserosa, aber nicht perikolisches/perirektales Gewebe
T_4	Tumor erreicht viszerales Peritoneum bzw. andere Organe
N	**Lymphknotenmetastasen**
pN_1	$\leq$ 3 Lymphknotenmetastasen perikolisch/perirektal
pN_2	> 3 Lymphknotenmetastasen perikolisch/perirektal
pN_3	Lymphknoten an benanntem Gefäßstamm
M	**Fernmetastasen**
M_0	keine Fernmetastasen
M_1	Fernmetastasen vorhanden

toren sind hingegen entdifferenzierte Tumorhistologie, muzinöses oder Siegelringzellkarzinom, Tumorinvasion venöser und lymphatischer Gefäße, Tumorexulzeration, Perforation und Verlegung des Darmlumens, hoher CEA-Spiegel präoperativ und Lebensalter unter 30 Jahren.

S Symptome

Beschwerden: Befindensstörungen treten meist spät in Erscheinung, da der Tumor langsam wächst und für Jahre klinisch stumm bleiben kann. Sie treten in der Regel als Folge einer Anämie auf und bestehen in Müdigkeit, Schwäche und Atemnot. Schmerzen von oft kolikartigem Charakter sind bei distalem Sitz und stenosierendem Wachstum typisch. Bei proximalem Sitz sind Mißempfindungen eher charakteristisch als kolikartige Schmerzen, da es erst spät zu obstruierendem Wachstum kommt. Änderungen der Stuhlbeschaffenheit, Wechsel von Obstipation und Durchfall sind vor allem bei distalem Sitz zu beobachten.

Befunde: Im asymptomatischen Stadium kann als früher Befund der **okkulte Blutnachweis** positiv sein. Dieser Befund wird um so häufiger erhoben, je größer und ulzerierter der Tumor ist. Bei fortgeschrittenen distalen Kolonkarzinomen treten auch makroskopisch sichtbare Blutauflagerungen und -abgänge auf. Die Palpation der Bauchdecken kann gelegentlich, vorzugsweise bei hohem Sitz und fortgeschrittenem Stadium, den Tumor als palpable Masse tasten lassen. Bei rektaler Lokalisation läßt sich der Prozeß bei nicht zu hohem Sitz digital tasten. Auskultatorisch finden sich bei stenosierendem Wachstum hochgestellte Darmgeräusche.

D Diagnostik

Bei klinisch begründetem Verdacht ist die **totale Koloskopie** das diagnostische Mittel der Wahl. Sie erlaubt den direkten Nachweis des Tumors (siehe Abb. 11.4-27a), ermöglicht die bioptische Abklärung der nachgewiesenen Läsion und bei Vorliegen eines Polypen dessen Abtragung mit der elektrischen Schlinge (siehe Abb. 11.4-27b). Die **Röntgenuntersuchung** des Kolons im Doppelkontrast von Luft und Barium ist in der Auffindung vor allem kleiner Läsionen weniger sensitiv als die Koloskopie. Jene wird dann durchgeführt, wenn der Patient letztere verweigert oder aus technischen oder anderen Gründen nicht toleriert (siehe Abb. 11.4-28).

Von besonderer Bedeutung ist das Screening der Bevölkerung mittels geeigneter Methoden zur Früherkennung prämaligner und maligner Veränderungen. In diesem Zusammenhang ist der Wert der Testung des Stuhls auf okkultes Blut mit der modifizierten Guajakmethode (z. B. Hämokkulttest) und der Rektosigmoidoskopie belegt. Serologische Tumormarker wie das CEA (carcino-embryonic antigen) haben dagegen kaum eine prädiktive Bedeutung gezeigt, so daß ihr Wert bislang in der Verlaufsbeurteilung nach Tumorentfernung besteht.

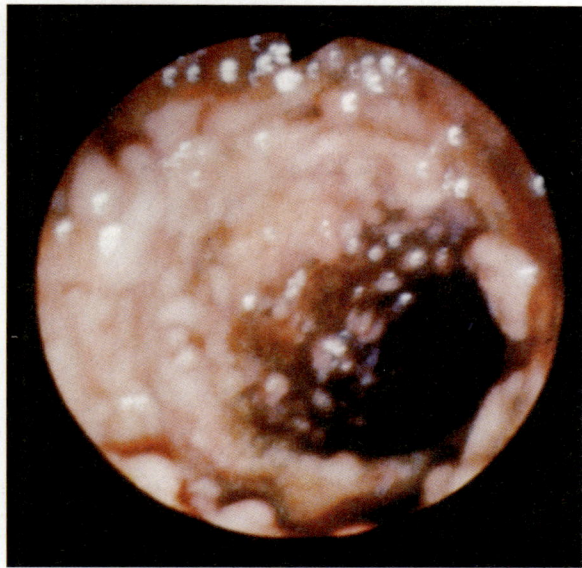

Abb. 11.4-27   a) Exulzeriertes Kolonkarzinom im endoskopischen Bild.

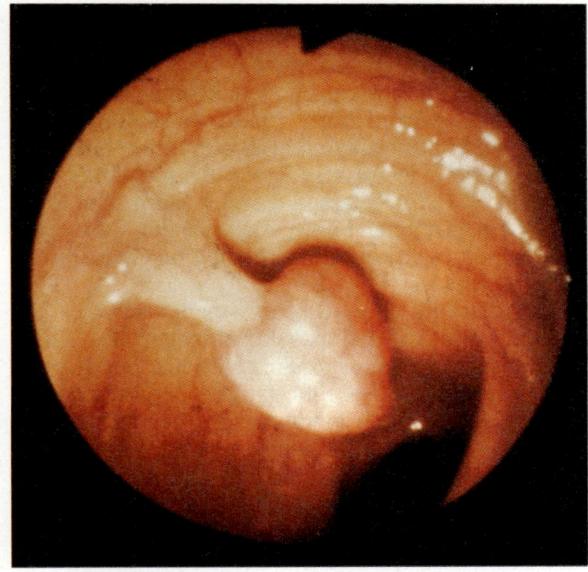

Abb. 11.4-27   b) Gestielter Kolonpolyp im endoskopischen Bild. Er kann mit der elektrischen Schlinge abgetragen werden.

Komplikationen

Direkte Komplikationen des Kolonkarzinoms sind vor allem der mechanische Ileus infolge Verlegung des Lumens oder Stenosierung durch den Tumor und die untere gastrointestinale Blutung (selten).

T Therapie

Die **radikale Tumorresektion** ist das Ziel jeder Behandlung, wobei die lokalen Lymphknoten mit ausgeräumt werden und ein Sicherheitsabstand zum

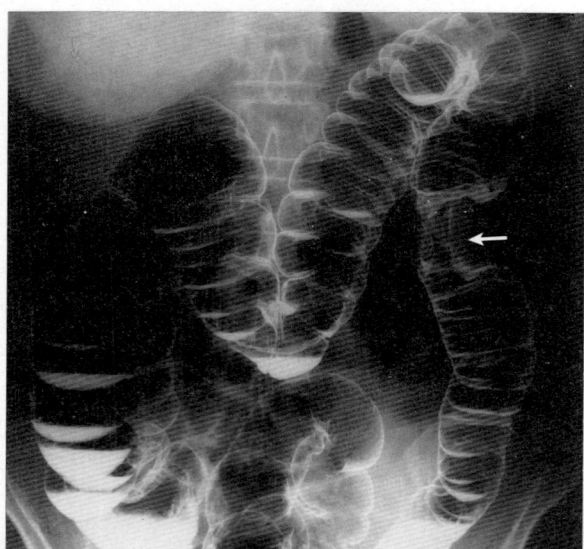

Abb. 11.4-28 Ausgedehntes, stenosierendes Karzinom im Colon descendens (→), Röntgen-Doppelkontrastdarstellung. (Diese Abbildung verdanke ich Herrn Professor Dr. K.-J. Wolf, Leiter der Röntgenabteilung am Klinikum Steglitz, FU Berlin.)

Tumor von mindestens 5 cm proximal und distal eingehalten wird. Beim Rektumkarzinom kann dann eine kontinenzerhaltende Resektion durchgeführt werden, wenn ein Abstand zum Anus von mindestens 2 cm belassen werden kann. Auch bei schon eingetretener Fernmetastasierung ist die lokale Tumorresektion indiziert, um eine Obstruktion zu vermeiden.

Die Erkennung eines Rezidivs nach radikaler Tumorresektion kann durch kurzfristige **CEA-Überprüfungen** und **Endoskopien** während der folgenden zwei Jahre (in dreimonatigen Abständen) die Indikation zur Zweitoperation erbringen und sollte in jedem Fall strikt durchgeführt werden. Mit Hilfe des endoskopischen Ultraschalls können Lokalrezidive frühzeitig erkannt werden.

Liegen Lebermetastasen vor und besteht Resektabilität, so wird im Hinblick auf die schlechte Prognose unbehandelter Lebermetastasen reseziert, wenn der Primärtumor radikal entfernt werden konnte und weitere extrahepatische Absiedlungen nicht nachweisbar sind.

Die Ergebnisse der **adjuvanten Chemotherapie** waren bislang nicht überzeugend, ließen aber kürzlich eine Lebensverlängerung nachweisen. Die Ansprechraten des **fortgeschrittenen** Kolonkarzinoms unter 5-Fluorouracil liegen bei 20%. Derzeit laufen verschiedene Untersuchungen zur Optimierung der absolut unbefriedigenden Therapieergebnisse mit Modifikationen dieser Basis-Chemotherapie. Die präoperative Strahlentherapie zur Verhütung des lokalen Rezidivs hat keine überzeugende Verbesserung der Operationsergebnisse gebracht. Die post-

operative Strahlenbehandlung führt beim Rektumkarzinom zu einer Verlängerung der Rezidivfreiheit und der Überlebenszeit.

Verlauf und Prognose

Die Prognose des kolorektalen Karzinoms hängt vom Tumorstadium ab. Bei einer mittleren 5-Jahres-Überlebenszeit des Kolonkarzinoms von 50% und des Rektumkarzinoms gering darunter gehört es jedoch generell zu den günstigen Tumoren. Eine Optimierung der Behandlungsergebnisse wird sich vor allem durch bessere Ausschöpfung der Früherkennung erreichen lassen. Personen mit einem **Durchschnittsrisiko** sollten ab dem 40. Lebensjahr in die systematische Vorsorgediagnostik einbezogen werden. Das relative persönliche Risiko wird durch eine genaue Befragung unter besonderer Berücksichtigung der Familienanamnese abgeschätzt. Das „Screening" umfaßt die Untersuchung des Stuhls auf okkultes Blut, die digitale peranale Austastung des Rektums und die flexible Rektosigmoidoskopie, mit der bereits 60–70% aller Kolonkarzinome erfaßt werden. Ergibt sich ein positiver okkulter Blutnachweis im Stuhl, so ist die totale Koloskopie erforderlich. Die Stuhluntersuchungen auf okkultes Blut und die rektale digitale Exploration werden jährlich wiederholt, die Rektosigmoidoskopie im Abstand von 3 bis 5 Jahren.

Risikopersonen wie Adenomträger und Patienten mit familiärer Häufung kolorektaler Karzinome werden durch die gleichen Maßnahmen überwacht, wobei eine Koloskopie mit Exploration des gesamten Kolons in 3jährigen Abständen vorgenommen wird.

Hochrisikogruppen, wie die familiäre Polyposis, bedürfen bereits vor dem 20. Lebensjahr, das „hereditary non-polyposis colorectal carcinoma" Syndrom ab etwa dem 35. Lebensjahr der jährlichen Koloskopie und der rechtzeitigen operativen Therapie. Dabei wird die totale Entfernung des Kolons – wenn möglich – mit ileoanaler Anastomose angestrebt, weil sie die einzige Möglichkeit einer definitiven Sanierung darstellt. Abweichungen von diesem Vorgehen basieren auf individuellen Entscheidungen, wenn Patienten sich zu dieser angeratenen Maßnahme nicht entscheiden können. Bei subtotaler Kolektomie mit ileorektaler Anastomose ist die 5-Jahres-Überlebensrate nach Entwicklung eines Rektumkarzinoms nicht höher als 25%.

Differentialdiagnose

Die differentialdiagnostische Abklärung abdomineller Beschwerden, veränderter Stuhlgewohnheiten und der Beimengung von Blut im Stuhl dient in erster Linie dem Ausschluß des kolorektalen Karzinoms. Hämorrhoidalleiden, chronisch entzündliche Darmerkrankungen, Divertikulose und Divertikulitis sowie vor allem das irritable Kolon müssen abgegrenzt werden.

Literatur

– Beahrs, O. H.: Colorectal cancer staging as a prognostic feature. Cancer 50 (1982), 2615.
– Bresalier, R. S., Y. S. Kim: Malignant neoplasms of the large and small intestine. In: Sleisenger, M. H., J. S. Fordtran (eds.): Gastrointestinal Disease. Saunders, Philadelphia 1989, 1519–1560.
– Sanforth, F., E. O. Riecken: Dickdarmpolypen. Dickdarmkarzinom. In: Goebell, H. (Hrsg.): Innere Medizin der Gegenwart. Gastroenterologie. Urban & Schwarzenberg, München–Wien–Baltimore 1992.

11.4.10 Anorektale Erkrankungen

K. EWE

Die Lehre von den anorektalen Erkrankungen wird unter dem Begriff der **Proktologie** zusammengefaßt. Sie umfaßt Erkrankungen der Perianalregion, des Analkanals und des Rektums (siehe Abb. 11.4-29).
▶ Zu den **Erkrankungen der Perianalregion** gehören verschiedene **Hautkrankheiten,** besonders das Ekzem, äußere **Knoten** wie Marisken, Thrombosen, Kondylome und selten Karzinome. Diese müssen von den von innen **prolabierenden Knoten** (Hämorrhoiden, Analfibrome) unterschieden werden. In diese Region münden auch die **Analfisteln.**

▶ Auf den **Analkanal** wirken sich Funktionen des inneren und äußeren Analsphinkters aus, deren Störungen zur Inkontinenz und zur Obstipation durch funktionelle Obstruktion führen können. Zu den morphologischen Veränderungen gehören die schmerzhafte **Analfissur,** entzündliche Veränderungen der Analkrypten (Kryptitis) und Analpapillen (Papillitis, hypertrophe Analpapille). Die Trennlinie zwischen Analkanal und Rektum ist die Linea dentata. In die Übergangszone im Rektum fällt die **Hämorrhoidalregion.**
▶ Im **Rektum** sind diverse **entzündliche** (infektiöse, aktinische, ideopathische – Morbus Crohn, Colitis ulcerosa) und **neoplastische** (benigne, maligne) **Veränderungen** lokalisiert. Durch Inspektion, digitale Untersuchung und Proktoskopie sind die proktologischen Erkrankungen gut zugänglich und diagnostizierbar.

11.4.10.1 Erkrankungen der Perianalregion

Definition

Bei den in der Epidermis sich abspielenden Erkrankungen handelt es sich um Hautkrankheiten, entzündliche wie neoplastische. Die häufigsten sind die **akuten** und **chronischen Ekzeme.** Die akute Der-

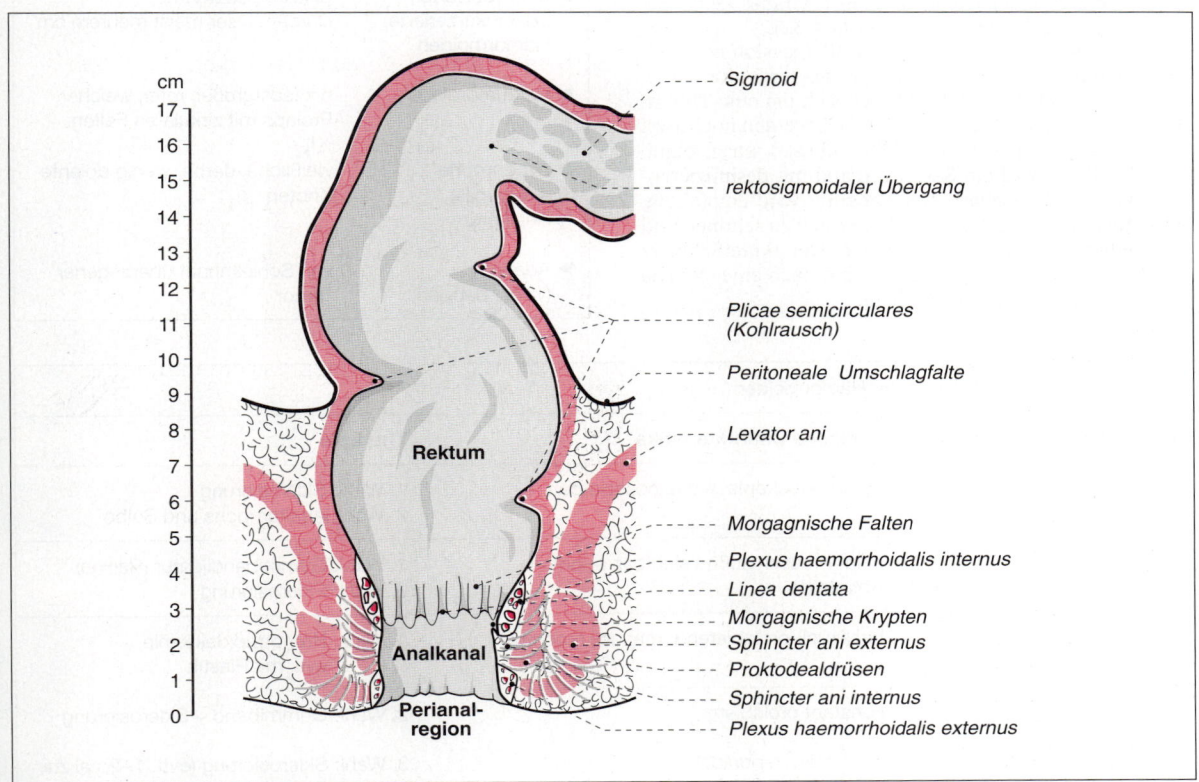

Abb. 11.4-29   Topographie des Ano-Rektums.

matitis (Synonym: Intertrigo, „Wolf") besteht aus einer scharf begrenzten, flammend geröteten, nässenden, schmerzhaften Hautveränderung. Weitere akute oder subakute Formen sind das **Kontaktekzem** und das **sekundäre Ekzem**. Beim chronischen Ekzem ist die Analhaut weißlich verdickt, radial gefaltet, durchzogen von Erosionen und Rissen und oft mit Kratzspuren umgeben.

Die **Knoten** im Analbereich entstehen entweder primär in der Perianalregion (siehe Tab. 11.4-30) oder sie prolabieren von innen nach außen (siehe Tab. 11.4-31).

Fisteln gehen in der Regel von Entzündungen in der Kryptenregion aus und münden im Perianalbereich (komplette, äußere Fisteln). Die meisten verlaufen submukös oder intersphinktär (ca. 70%), selten transsphinktär (ca. 25%) oder supra- oder extrasphinktär.

Kasuistik

Eine 29jährige Frau kommt wegen einer schmerzhaften „Hämorrhoide" in die Sprechstunde: Nach starkem Pressen wegen harten Stuhls habe sie Schmerzen in der Analregion gespürt, die schnell zugenommen hätten. Sie habe einen Knoten getastet und noch einen Tag abgewartet. Sie könne aber jetzt nicht mehr richtig sitzen, es brenne und schmerze.

Bei der **Inspektion** wird ein prall-elastischer, von Epidermis überzogener, bläulicher Knoten von 2 cm Durchmesser rechts perianal sichtbar. Er ist druckschmerzhaft. Die **digitale Untersuchung** ist für die Patientin zwar unangenehm, aber ohne Schwierigkeiten möglich. Proktoskopisch werden außer Hämorrhoiden I. Grades keine Besonderheiten gefunden (siehe Tab. 11.4-32).

Nach Lokalanästhesie wird eine ovale Exzision der Haut vorgenommen, worunter sich ein großes, birnenförmig geformtes Koagel entleert. Es handelt sich um eine Thrombose der perianalen Venen. In der Tiefe werden noch zwei weitere kleine, gekammerte Thrombosen ausgeräumt. Anschließend wird ein Salbenverband mit desinfizierender Wundsalbe angelegt. Der Patientin wird empfohlen, Sitzbäder durchzuführen, sich körperlich zu schonen und bei Bedarf Analgetika einzunehmen. Der akute Schmerz wird durch den Eingriff beseitigt, und nach einer Woche ist die Wunde weitgehend verheilt.

Tab. 11.4-30 Knoten im Analbereich (nach Otto und Ewe)

▶ Mariske	Hautlappen, von Epidermis überzogen
▶ perianale Thrombose	plötzlich entstandener, meist livider, prall-elastischer Knoten, Durchmesser mm bis mehrere cm
▶ Vorpostenfalte bei Analfissur	infiltrierter, ödematöser, schmerzhafter Zapfen, in den das Ulkus ausläuft
▶ Condylomata acuminata (Feigwarze) und lata (Lues)	einzelstehende oder rasenförmig angeordnete Papeln
▶ Analkarzinom (selten)	derber, eventuell exulzerierter Knoten
▶ sonstige (Talgzysten, M. Bowen, Hauttumoren, dermatologische Erkrankungen)	

Tab. 11.4-31 Nach außen prolabierende Knoten (nach Otto und Ewe)

▶ Hämorrhoiden II. bis IV. Grades	von Schleimhaut überzogen, weich
▶ thrombosierte oder inkarzerierte Hämorrhoiden	bläulich, ödematös, Durchmesser meist mehrere cm
▶ Rektumprolaps	bis faustgroßer, roter, weicher Prolaps mit zirkulären Falten
▶ hypertrophe Analpapille, Analfibrom	weißliche, derbe, wenig dolente Knoten
▶ Adenom (villös, papillär)	von Schleimhaut überzogener Tumor

Tab. 11.4-32 Gradeinteilung der Hämorrhoiden

Gradeinteilung	Klinische Charakteristika	Therapie
Grad I	nur proktoskopisch diagnostizierbar	1. Wahl: Sklerosierung 2. Wahl: Analtampons und Salbe
Grad II	beim Pressen außen sichtbar, spontane Retraktion	1. Wahl: Gummibandligatur (Barron) 2. Wahl: Sklerosierung
Grad III (reponibler Analprolaps)	bei Druck prolabierend, manuell reponibel	1. Wahl: Hämorrhoidektomie, evtl. mit Plastik
Grad IV (fixierter Analprolaps)	konstant prolabiert, nicht mehr reponibel	2. Wahl: Gummiband + Sklerosierung 3. Wahl: Sklerosierung (evtl. 1–2mal zur Erleichterung)

Epidemiologie

Anale Ekzeme, Thrombosen, Mariskem und Analfissuren sind außerordentlich häufige Befunde, die praktisch jeden Menschen in irgendeiner Form einmal treffen; auch Condylomata acuminata sind häufig (genaue epidemiologische Zahlen liegen nicht vor). Dagegen sind bösartige Tumoren, wie Analkarzinom, sehr selten. Sie machen nur 1–3% der kolorektalen Karzinome aus. Bei den **Analfisteln** ist der Zusammenhang mit dem **Morbus Crohn** bemerkenswert. Bis zu 50% der Patienten mit Morbus Crohn sollen im Laufe ihrer Erkrankung eine Analfistel ausbilden.

Ätiologie und Pathogenese

▶ Das **Analekzem** kann toxisch-degenerativ durch verschiedene Noxen entstehen: nässende, eiternde Läsionen im Analbereich, Kratzen bei Pruritus ani, Durchfallserkrankung u.a.
▶ Das **allergische Kontaktekzem** entsteht durch direkte Antigenkontakte an der Haut. Es dauert dann Tage bis Wochen, bis es zur allergischen Reaktion vom Spättyp kommt. Als Allergene kommen in Frage: Seife, Waschmittel, Zusatzstoffe zum Toilettenpapier, Intimspray, Medikamente. Auf dem Boden dieser Ekzeme kann es zur mykotischen oder bakteriellen Superinfektion kommen.
▶ Die Ursachen der **Analthrombose** und der **Analfissur** sind weitgehend unbekannt. Sie können nach starkem Pressen, nach Durchfällen, aber auch ohne faßbare Ursache auftreten.
▶ Die **Condylomata acuminata** werden durch das menschliche Papillomvirus hervorgerufen. Sie sind übertragbar und können deshalb zu den sexuell übertragbaren Erkrankungen gerechnet werden. Sie sind besonders häufig bei Homosexuellen. Den Condylomata lata, die sich äußerlich nur wenig von diesen unterscheiden, liegt eine Lues zugrunde.
▶ **Prolabierende Knoten** – hypertrophe Analpapillen oder Hämorrhoiden – sind proximal der Linea dentata lokalisiert und können beim Pressen nach außen vorfallen. Meist sind sie reponibel, sie können aber auch bei längerer Verlaufsdauer und entzündlichen Reaktionen fixiert bleiben.

Ⓢ Symptome

▶ Leitsymptom des **Analekzems** ist das Jucken, der **Pruritus ani.** Er kann sehr quälend sein und tritt bei Wärme besonders in Erscheinung. **Condylomata acuminata** sind ebenfalls von Juckreiz begleitet. Es gibt aber auch Patienten, die über Pruritus ani klagen, ohne daß ein morphologisches Substrat sichtbar ist. Ihre Behandlung ist sehr problematisch.
▶ Zu den schmerzhaftesten Läsionen überhaupt gehört die frische **Analfissur.** Sie entspringt zwar im Analkanal, läuft aber in Form eines Zapfens am Analrand aus. Entsprechend der Empfindlichkeit des Anoderms führt das Ulkus im Analkanal zu **extrem starken Schmerzen.** Sie steigern sich bei der Defäkation noch weiter, um danach erst langsam innerhalb einer halben Stunde wieder abzuklingen. Typisch ist auch eine **strichförmige Blutspur** auf dem Stuhl. Der Analsphinkter ist reflektorisch krampfhaft kontrahiert.
▶ Auch die **perianale Thrombose** ist, solange sie noch prall gefüllt ist, sehr schmerzhaft. Die Schmerzen lassen nach einigen Tagen nach, wenn der Thrombus organisiert und resorbiert wird.
▶ Im Gegensatz zur frischen Analthrombose bereitet das **Analkarzinom** im allgemeinen keine Schmerzen, ebensowenig die **prolabierenden Knoten.** Sie entspringen einer nicht oder wenig sensiblen Zone und stören im wesentlichen durch ihr **Fremdkörpergefühl.** Die häufigen perianalen Hautfalten, die **Mariskem,** sind Nebenbefunde und werden von den meisten Menschen nicht störend wahrgenommen.

Ⓓ Diagnostik

▶ Beim **Analekzem** liegt die wesentliche Aufgabe der Diagnostik in der Erkennung der Ursache. Hierbei kommt der **Anamnese** ein wesentlicher Anteil zu. Eine vorangegangene mechanische Reizung durch einen langen Marsch oder eine Radtour läßt die Veränderung leicht als einen „Wolf", eine akute Dermatitis, klassifizieren.
▶ Erheblich schwieriger kann es sein, die Ursache für ein **Kontaktekzem** zu erfassen. Die meisten **Allergene** stammen aus dem Bereich der Kosmetik und Hygiene.
Bestandteile von Medikamenten wie Zäpfchen, aber auch von „Hämorrhoidensalben" selbst sowie Antibiotika kommen als Allergene in Frage. Für die Erkennung eines Allergens sind Allergietests erforderlich.
▶ Beim **infizierten Ekzem** ist eine differenzierte **mykologische** und **bakteriologische Diagnostik** erforderlich.
▶ Bei den **toxisch-degenerativen Ekzemen** kommt es darauf an, die **Noxe** zu diagnostizieren. Es gilt, die Ursache für das Nässen und das Trauma zu finden – Fisteln, Hämorrhoiden, Trichteranus, ein Pruritus ani mit seinen Kratzspuren, Oxyuren, mangelnde Analhygiene, Diabetes mellitus oder Reizung durch Diarrhö.
▶ Die Diagnostik der **perianalen Knoten** verursacht in der Regel keine Schwierigkeiten. Die perianalen Thrombosen, die von den subkutanen Venen des Analrandes ausgehen, exulzerieren manchmal spontan und können dann bluten. Ihre Abgrenzung zu den prolabierenden Knoten gelingt allein schon durch die Feststellung, daß sie von Epidermis bedeckt sind.
▶ Die **Condylomata acuminata** können von den **Condylomata lata** durch **Lues-Tests** unterschieden werden.

▶ Bei einem **indurierten Knoten** klärt die Biopsie, ob es sich um ein Karzinom handelt oder nicht.

▶ **Fistelöffnungen** sind meist kleine, indurierte Einsenkungen, aus denen sich auf Druck blutiges Sekret entleert. Die innere Mündung ist oft besser digital zu tasten als mit dem Proktoskop zu sehen, wo sie sich als knötchenförmige Verdickung darstellt. Bei submukösen und intersphinktären Fisteln ist häufig ein indurierter Strang zu palpieren. Ist die Fistelöffnung nicht zu erkennen, kann die Fistel mit einer flexiblen Sonde sondiert werden. Die Darstellung kann ferner durch Injektion eines Röntgen-Kontrastmittels erfolgen oder durch Injektion eines Farbstoffes, z. B. wäßrige, 0,5%ige Gentianaviolett-Lösung, und durch Inspektion des Farbstoffaustritts durch ein Proktoskop oder Spekulum sowie auch durch Endosonographie.

▼ **Therapie**

Die Therapie des **Analekzems,** besonders des chronisch lichenifizierten (Verdickung der Haut, Vergröberung der Felderung), und des Pruritus ani kann schwierig und langwierig sein. Als erstes gilt es, die oben erwähnten Ursachen und Noxen auszuschalten und das Nässen und Jucken sowie das damit verbundene Kratzen zu beseitigen.

Als **allgemeine Maßnahmen** sind dabei zu beachten:
1. Die **gründliche Säuberung** der Analregion nach der Defäkation, am besten mit einem weichen Schwamm oder Lappen und Wasser. Toilettenpapier und Seife darf nicht verwendet werden.
2. Die **Abtupfung der Analregion** mit einer adstringierenden Lösung, z. B. 1%iger Borsäure-Lösung.
3. Sekretion des Ekzems und aus dem Anus, Schweißbildung und Reizung der aufeinanderliegenden Ekzemflächen unterhalten den Prozeß. Dies kann unterbrochen werden durch **Einlegen eines Salbenlappens** in die Rima ani mit einer abdeckenden Salbe bzw. Zinkpaste.

Nach Beseitigung der o.g. Ursachen können spezifische Maßnahmen eingeleitet werden. Besonders erwähnt seien die **Behandlung von Hämorrhoiden** und die **antimikrobielle Behandlung** mit einer entsprechenden Salbe. Bei akut nässendem Perianalekzem bewähren sich Farbstofflösungen (z. B. Gentianaviolett 0,2–0,5%), bei bakteriell oder mykotisch superinfizierten Perianalekzemen die Castellani-Lösung (Deutsches Rezepturformularium DRF).

Für die **symptomatische Behandlung** eignen sich kortikoidhaltige „Hämorrhoidalsalben", die aber nur kurzfristig und nicht länger als zwei Wochen gegeben werden sollten, da sie zwar die Beschwerden lindern, aber den zugrundeliegenden Prozeß nicht heilen. Ferner werden Sitzbäder mit Kamillosan® oder stark verdünnter Kaliumpermanganat-Lösung (2 Tropfen 7%ige Lösung auf 1 l Wasser) als angenehm empfunden.

Die **Entleerung einer perianalen Thrombose** durch Stichinzision gehört für den Patienten und den Arzt zu einem der eindrucksvollsten proktologischen Eingriffe: Nach oberflächlicher Anästhesie des Knotens springt bei der Inzision der unter Druck stehende Thrombus heraus, der Patient ist beschwerdefrei. Die Inzision wird oval ausgeschnitten und offengelassen, ein Salbenverband angelegt, der vom Patienten über die nächsten 2–3 Tage erneuert wird.

Das wesentliche Prinzip der Behandlung einer **akuten Analfissur** besteht in der **Überwindung des Sphinkterkrampfes.** Dadurch normalisiert sich offenbar die gestörte Lymph- und Blutzirkulation und gestattet eine schnelle Ausheilung der Fissur. Dieses Prinzip kann durch eine **lokale Anästhesie** oder die Unterspritzung mit einem **Sklerosierungsmittel** in den Grund des Ulkus verwirklicht werden. Eine andere Behandlungsmethode ist die **Sphinkterdilatation** durch einen **Analdilatator,** der vorher mit Anaesthesin®-Salbe eingeschmiert und vom Patienten selbst eingeführt wird. Geht die akute Fissur in die chronische Form über, kommt eine Exzision in Frage.

Größere **Condylomata acuminata** werden mit dem **Diathermiemesser** abgetragen. Kleinere Kondylome oder Kondylomrasen werden mit 20%iger alkoholischer Podophyllin-Lösung betupft. Hierbei muß die umgebende Haut durch eine schützende Salbe oder Zinkpaste, abgedeckt werden.

Beim **Analkarzinom** hat die kombinierte Behandlung mit **Zytostatika** und **Bestrahlung** eine relativ gute Prognose und ist der chirurgischen Therapie überlegen.

Bei den **außen prolabierenden Knoten** sind die hypertrophen Analpapillen und das Analfibrom keine Neoplasien und haben keine maligne Potenz. Sie lassen sich, falls sie Beschwerden machen, problemlos nach lokaler Anästhesie mit der **Diathermieschlinge** abtragen.

Beim **reponiblen Analprolaps** ist die **Sklerosierungs-** oder **Ligaturbehandlung** meist erfolgreich, der fixierte Prolaps muß durch eine **Operation** beseitigt werden (siehe unten).

Verlauf und Prognose

Das akute bakterielle oder mykotische Analekzem heilt unter entsprechender Therapie schnell und vollständig ab. Beim chronisch-allergischen Ekzem kann die einmal eingetretene epidermale Sensibilisierung bis zum Lebensende andauern und bei entsprechenden Kontakten mit einem Allergen immer wieder aufflackern.

Die perianale Thrombose resorbiert sich spontan im Verlauf einiger Wochen. Bei prädestinierten Personen besteht eine Neigung zu Rezidiven. Letzteres trifft auch für die Condylomata acuminata und die Analfissur zu. Die Prognose der Analkarzinome ist durch die kombinierte Behandlung mit Strahlen und Zytostatika erheblich verbessert worden, sowohl was die Erhaltung der Sphinkterfunktion als auch die definitive Heilung betrifft.

11.4.10.2 Erkrankungen des Analkanals und der Hämorrhoidalregion

Definition

Der Analkanal ist die 3–5 cm lange Übergangszone, die den Darm von der Außenwelt trennt und dessen Strukturen (Analsphinkter, Gefäßpolster) ihm die Funktion des Kontinenzorgans ermöglichen. Das Anoderm kann entzündlich erkranken (**Anitis**) oder – selten – Tumoren ausbilden (**Analkarzinom**). In der proximalen Begrenzung, der Linea dentata anocutanea, kann es zu Entzündungen der Krypten (**Kryptitis**) und/oder der Morgagni-Papillen (**Papillitis**) kommen, welche oft in eine Fibrose – hypertrophe Analpapille, Analfibrom – münden. Es schließt sich weiter proximal die Hämorrhoidalregion mit dem unter dem Anoderm gelegenen inneren Hämorrhoidalplexus an. Eine Hypertrophie bzw. Hyperplasie dieses Plexus wird als **Hämorrhoiden** bezeichnet. Sie werden in **vier Grade** eingeteilt (siehe Tab. 11.4-32).

Epidemiologie

Hämorrhoiden sind häufig. Bei 80% aller Menschen über 30 Jahren sind Hämorrhoiden nachweisbar und auch ihre Hauptsymptome: Blutauflagerungen auf dem Stuhl, Nässen und Jucken, die die bloße Anwesenheit von Hämorrhoiden zum Hämorrhoidalleiden werden lassen, sind nicht selten. Da viele Patienten mit diesen Beschwerden nicht zum Arzt gehen, ist die Dunkelziffer sehr hoch. Erschwert wird die Situation dadurch, daß primär praktisch alles, was sich in der Analregion abspielt, von Patienten und auch von vielen Ärzten als „Hämorrhoiden" bezeichnet wird. Aus diesem Grunde ist auch die Häufigkeit von **Anitis, Kryptitis** und **Papillitis** schwer abzuschätzen. Das **Analkarzinom,** das vom Analkanal ausgeht, ist so selten wie das vom Analrand wachsende Karzinom.

Ätiologie und Pathogenese

Die Morgagni-Krypten, in die die Proktodealdrüsen münden, sind blind endende Taschen, die zu Entzündungen prädisponieren. Als auslösende Ursachen gelten Durchfälle, Abusus von Genußmitteln und Proktitis. Die angrenzende Papille ist in der Regel in den entzündlichen Prozeß mit einbezogen. Weitet sich die Entzündung aus, kann es zur **Fistelbildung** kommen, zunächst zur inkompletten und zum periproktitischen Abszeß, dann zur kompletten mit Anschluß nach außen.
Hämorrhoiden sind eine **Hyperplasie des Gefäßkonvolutes** mit der Funktion eines Schwellkörpers, die von der A. rectalis superior gespeist werden und als Corpus cavernosum recti bezeichnet werden. Es besteht eine erbliche Disposition zur Ausbildung von Hämorrhoiden. Als prädisponierende Faktoren gelten sitzende Lebensweise, Adipositas, Obstipation, starkes Pressen und Schwangerschaft.

Ⓢ Symptome

▶ Die **Anitis** zeichnet sich durch **Brennen** und **Schmerzen** besonders bei der Defäkation, **seröse Sekretion** und häufig durch **Jucken** aus.
▶ Für die **Kryptitis-Papillitis** ist ein **dumpfer Schmerz** typisch, der sich **während der Defäkation** steigert, aber nicht so stark ist wie bei der frischen Analfissur und im Gegensatz zu dieser langsamer abklingt und über Stunden anhält.
▶ Unkomplizierte **Hämorrhoiden** machen primär keine Beschwerden. Sie sind in einer nicht schmerzempfindlichen Region lokalisiert. Beschwerden treten erst dann in Erscheinung, wenn die Umgebung mit einbezogen wird durch Entzündung, Thrombose oder Zug bei **Hämorrhoiden II. und III. Grades** (siehe Tab. 11.4-32). Sie können aber für verschiedene Sekundärsymptome verantwortlich sein. Ein Leitsymptom ist die **Blutung**. Meist handelt es sich um **hellrote Blutspuren** auf dem Stuhl oder am Toilettenpapier, manchmal tropft es nach der Defäkation ab. In der Regel tritt die Blutung intermittierend auf.

Merke: Das Symptom „Blut im Stuhl" ist eine bindende Verpflichtung, ein kolorektales Karzinom auszuschließen! Es handelt sich zwar in 98% der sichtbaren perianalen Blutung um Hämorrhoidenblutungen, wegen deren Häufigkeit machen die restlichen 2% aber immer noch eine hohe Absolutzahl aus. Hämorrhoiden und Karzinom können auch gemeinsam vorliegen.

Bei großen und prolabierenden Hämorrhoiden kann die **Schlußfähigkeit des Kontinenzorganes** beeinträchtigt sein. Es kommt zusammen mit einer **Reizung der Schleimhaut** und einer **relativen Inkontinenz** zum vermehrten **Nässen** und damit zu den sekundären Veränderungen in Form eines Ekzems mit **Pruritus ani** und den **Conylomata acuminata**.
Weitere Symptome großer Hämorrhoiden und der inneren vorderen Prolaps-Vorwölbung der distalen Rektumvorderwand beim Pressen sind **Druck im After, Fremdkörpergefühl** und das Gefühl der **unvollständigen Darmentleerung**.

Ⓓ Diagnostik

Mit der **digitalen Untersuchung** lassen sich verhärtete Veränderungen erfassen, wie hypertrophe Analpapillen oder eine entzündete Papille sowie in manchen Fällen die innere Mündung einer Analfistel. Eine wesentliche Aussage über die Lokalisation eines entzündeten Prozesses ist durch die Angabe der Schmerzlokalisation möglich, wobei der Druck des Fingers in die verschiedenen Richtungen verlagert und das Maximum des Schmerzes registriert wird. Im Gegensatz dazu sind Hämorrhoiden palpatorisch schlecht bzw. gar nicht zu diagnostizieren, es sind weiche, schwammige, ausdrückbare indolente Gebilde.

Stenosen des Analkanals können angeboren oder Folgen von Entzündungen, besonders beim Morbus Crohn, sein. Eine chronische Myofibrose des Analsphinkters wird als **Pektenose** bezeichnet. Ausdehnung und Ausmaß der Verhärtung lassen sich am besten durch die digitale Untersuchung abschätzen. Mit dem untersuchenden Finger läßt sich ferner die **Funktion des Sphinkters** grob überprüfen:
– der spontane Tonus
– der maximale Kneifdruck (herabgesetzt bei Inkontinenz) und
– die Relaxation beim Pressen zum Stuhl (fehlt bei manchen Formen der Obstipation, sog. Anismus).

Die wichtigste instrumentelle Untersuchung für die Abklärung der Erkrankungen des Analkanals und der Hämorrhoidalregion ist die **Proktoskopie:**

▶ Bei der **Anitis** ist die sonst blasse, spiegelnde Schleimhaut des Analkanals gerötet, manchmal sind Erosionen und Ulzera sichtbar.

▶ **Hypertrophe Analpapillen** sind ein überaus häufiger Befund bei der Proktoskopie. Die Morgagni-Papillen sind zu spitz zulaufenden Zapfen vergrößert („Katzenzahn"), stärkere Ausmaße sind kolbenförmige Verdickungen und gestielte Fibrome, die beim Pressen nach außen prolabieren können (siehe Tab. 11.4-31). Mit Ausnahme der letzteren Form haben sie keine pathologische Bedeutung und machen in der Regel keine Beschwerden.

▶ Bei der **Papillitis** ist die betroffene Papille gerötet und geschwollen. Aus der benachbarten Krypte entleert sich beim Sondieren manchmal Eiter. Größere Eitermengen deuten auf eine **inkomplette Fistel** hin. Die Berührung der Papille und das Sondieren der Krypte sind schmerzhaft.

▶ **Hämorrhoiden** stellen sich als schwammige, knotenförmige Vorwölbungen dar. Ihre Oberfläche ist von geschlängelten Kapillaren durchzogen. Sie sind nicht schmerzempfindlich. Berührung, Nadelstich oder das Fassen mit einer Zange wird nicht wahrgenommen. Prädilektionsstellen für die Hämorrhoidalknoten sind die Einmündungen der zuführenden arteriellen Gefäße bei 2, 5 und 9 Uhr in Knie-Ellenbogen-Lage, entsprechend 3, 8 und 11 Uhr in Steinschnittlage. Neben diesen Hauptknoten bestehen oft noch Nebenknoten.
Entsprechend ihrer Größe und ihrem Verhalten beim Pressen unterscheidet man **vier Stadien** (siehe Tab. 11.4-32). Prolabieren Hämorrhoiden nach außen und werden zusätzlich durch den Sphinktertonus stranguliert, kommt es zu einer Inkarzeration. Es treten dann große, livide, ödematöse Knoten auf, die durch die Umgebungsreaktion sehr schmerzhaft sind.

▼ **Therapie**

▶ Die Therapie der **Kryptitis-Papillitis** besteht zunächst aus einem konservativen Behandlungsversuch durch Betupfen mit 10–20%igem Phe-

nolglyzerin und Verschreiben von Analtampons. Bei Nichtansprechen eröffnet man die entzündete Krypte mit einem Hakenmesser, dem Kryptotom, und gewährt dem Sekret und Eiter damit freien Abfluß. Alternativ kann man das Kryptendach nach Abheben mit einer Hakensonde ellipsenförmig mit einer Schere exzidieren oder aber zusammen mit der entzündeten Papille mit Hilfe der Diathermieschlinge abtragen. Dieser Eingriff kann unter Lokalanästhesie durchgeführt werden.

▶ **Hämorrhoiden** per se stellen keine Indikation für eine Behandlung dar, wenn sie keine oder nur gelegentlich Beschwerden machen und beim Symptom „Blut im Stuhl" ein Karzinom ausgeschlossen wurde. Die sporadischen Beschwerden sind den zahlreichen Hämorrhoidensalben, Tampons oder Zäpfchen zugänglich, die in großer Vielfalt frei auf dem Markt erhältlich sind. Liegt ein Hämorrhoidalleiden mit stärkeren subjektiven Beschwerden oder fortgeschrittenen Hämorrhoiden Grad I–II vor, kommen verschiedene Therapieformen in Betracht (siehe Tab. 11.4-32).
Mit der **Sklerosierungsbehandlung** wird durch die submuköse Injektion eines Mittels, das zur Fibrosierung des Gewebes und Abdrosselung der überschießenden Blutzufuhr führt, eine Schrumpfung und Verfestigung des Gewebes erreicht. Gebräuchlich als Sklerosierungsmittel sind chininhaltige Lösungen (nach Blond), 5%iges Phenolöl oder Polidocanol. Eine echte Gewebsreduktion wird durch die **Gummibandligatur nach Barron** erreicht: Hierbei wird der Hämorrhoidenknoten mit einer Zange und durch Unterdruck in einen Zylinder gezogen, über den ein Gummiband gespannt ist. Dieses wird durch eine bewegliche Hülse vom Zylinder über die Hämorrhoiden gestreift. Diese wird dadurch stranguliert und nekrotisiert und fällt nach 1–2 Tagen ab. Seltene Komplikationen sind stärkere Blutung nach Abstoßung oder eine Sepsis. Eine weitere Behandlungsmethode ist die **Infrarotkoagulation nach Neiger,** bei der der Hämorrhoidalknoten durch eine Teflon®-beschichtete Infrarotsonde koaguliert wird. Erst beim seltenen Versagen dieser nichtchirurgischen Verfahren ist eine Operation angezeigt.

Verlauf und Prognose

Kryptitis und Papillitis sind akute, in der Regel selbstlimitierte Erkrankungen. Hämorrhoiden sind wirkungsvoll und definitiv zu behandeln. Das Problem liegt zum einen in der Verschleppung des Leidens, weil viele Patienten sich scheuen und sich genieren, mit ihren Beschwerden in der Analregion zu ihrem Arzt zu gehen; zum anderen erfahren sie beim Arzt häufig lediglich eine symptomatische Behandlung mit Hämorrhoidalsalben und -zäpfchen, ohne daß eine ausreichende proktologische Diagnostik durchgeführt wird. Diese Art der Behandlung ist zwar in der Lage, die Beschwerden vorübergehend zu lindern, vermag aber keine kausale Therapie des Hämorrhoidalleidens zu gewährleisten. Bei der Hämorrhoidaltherapie ist die Prognose gut, wenn auch später wieder Rezidive auftreten können.

11.4.10.3 Erkrankungen des Rektums

Definition

Im Rektum können sich entzündliche, aktinische, traumatische, medikamentös induzierte und neoplastische Krankheiten manifestieren. Ein Teil dieser Erkrankungen wird an anderer Stelle des Buches im Zusammenhang mit dem Kolon abgehandelt: Kolitis ulcerosa, Morbus Crohn, infektiöse Kolitiden und Tumoren. Sie werden hier nur erwähnt, wenn sie Besonderheiten im Rektum zeigen. Es wird hier näher auf die **Strahlenproktitis,** das solitäre **Rektumulkus** und einige **AIDS-assoziierte Veränderungen** eingegangen.

Epidemiologie

▶ Die Ausbildung einer **Strahlenproktitis** hängt von der Strahlendosis ab: Unter 30 Gy ist sie nicht zu erwarten, bei einer Dosis von 40–50 Gy in ca. 5%, bei einer Dosis von über 60 Gy in der Mehrzahl der Fälle.
Die **chronische Strahlenproktitis** kann mit einer Latenz von 1–2 Jahren, in seltenen Fällen auch viel später auftreten.

▶ **AIDS-Kranke** rekrutieren sich zu einem hohen Prozentsatz aus Homosexuellen. Hier wiederum ist Analverkehr eine häufig geübte Praktik (90%) mit einem hohen Anteil an proktologischen Erkrankungen.

▶ Die **hämorrhagische Proktitis,** die auf das Rektum beschränkte Form der Colitis ulcerosa, macht ca. ein Drittel aller Fälle mit Colitis ulcerosa aus.

▶ Ca. 20% der **Kolonkarzinome** sind im distalen Rektum lokalisiert und damit im Bereich des untersuchenden Fingers und des Proktoskops erreichbar.

Ätiologie und Pathogenese

▶ Die Karzinome des Collum oder Corpus uteri, der Ovarien, der Prostata oder der Blase können entweder mit einer alleinigen Strahlentherapie oder mit einer kombinierten Therapie mit Operation und Bestrahlung angegangen werden. Die selektive Abschirmung des benachbarten Rektums ist nicht möglich, so daß die nachfolgenden Strahlenschäden charakteristischerweise im distalen Rektum ventral lokalisiert sind.

▶ Bei Homosexuellen führen mechanische Läsionen und direkt übertragene Infektionen zur proktologischen Veränderung.

▶ Bei AIDS werden verschiedene opportunistische Erkrankungen im anorektalen Bereich beobachtet.

▶ Dem solitären Rektumulkus liegt ein innerer vorderer Rektumprolaps zugrunde, der durch starkes Pressen bei Stuhlverstopfung ausgelöst wird und durch Abdrosselung der Blutzufuhr zum Ulkus führt.

S Symptome

▶ Leitsymptome für entzündliche Erkrankungen des Rektums sind **Tenesmen, häufiger Stuhldrang** mit kleinvolumigen Diarrhöen sowie **Blut- und Schleimabgang.**
Sie können bei der Strahlenproktitis bereits unter der Bestrahlung auftreten oder aber erst nach jahrelanger Latenz in Erscheinung treten.

▶ Die Beschwerden bei Homosexuellen können sich mit dem Leitsymptom Diarrhö manifestieren.

▶ Beim solitären Rektumulkus ist die Angabe einer **Verstopfung** häufig. Sonstige Beschwerden bestehen häufig nicht, wohl aber das Symptom „Blut im Stuhl", das meist die Indikation zur Untersuchung darstellt.

D Diagnostik

▶ Die Strahlenproktitis wird **endoskopisch** und **histologisch** verifiziert. Die Schleimhaut ist stark verletzlich und blutet bei leichter Berührung. Die Gefäßzeichnung ist verwaschen. In schweren Fällen sind **Erosionen** und **Ulzerationen** sichtbar. Sie müssen histologisch gegen ein per continuitatem durchwachsendes Karzinom abgegrenzt werden. Die Strahlenschädigung hinterläßt eine Schleimhautatrophie und eine bis in die Submukosa reichende Fibrosierung, eine fortschreitende Obliteration der Gefäße und Lymphangiektasien.

▶ Das solitäre Rektumulkus (Synonyme: Ulcus recti simplex, Colitis cystica profunda) imponiert endoskopisch als bizarr geformtes, flaches, großes, landkartenförmig begrenztes Ulkus mit ödematös-hyperämischem Randwall und gelblichem oder weißlichem fibrösem Ulkusgrund. Manchmal bestehen auch mehrere Ulzera nebeneinander.

▶ Besteht bei AIDS eine Proktitis, müssen verschiedene Infektionsmöglichkeiten untersucht werden: Lues, Gonorrhö, Chlamydien, Mykoplasmen, Herpesvirus und Zytomegalie, Amöben, Lamblien, Candida albicans, aber auch Salmonellen, Shigellen und Campylobacter. Dies kann per Abstrich, Stuhlkultur oder in der Biopsie durch Histochemie oder Kultur erfolgen.

T Therapie

Die Schädigungen bei chronischer Strahlenproktitis sind irreversibel. Stuhlregulierung kann die Blutungsneigung verringern. Eine Lokalbehandlung mit Glukokortikoid- oder Mesalazin-haltigen **Suppositorien** oder **Klysmen** führen in manchen Fällen zur Besserung. Bei starker chronischer Blutung, Stenosen- oder Fistelbildung kann eine **Resektion** notwendig werden.

Die Therapie des solitären Rektumulkus ist problematisch. Die wesentliche therapeutische Maßnahme ist die **Unterbindung des starken Pressens.** Dies kann durch Herabsetzen der Stuhlkonsistenz durch diätetische Maßnahmen oder lokale Entleerungshilfen versucht werden. Die Behandlung der Proktitis bei AIDS erfolgt entsprechend den nachgewiesenen Erregern, nach den in Kap. 11.4.4 angegebenen Richtlinien.

Verlauf und Prognose

Von den hier besprochenen Erkrankungen des Rektums ist die Strahlenproktitis irreversibel und besteht weiter, meist ohne sich jedoch wesentlich zu verschlechtern.
Die Prognose des solitären Rektumulkus ist mit Vorsicht zu stellen. Am ehesten führt die Beseitigung der Obstipation und des starken Pressens zur Abheilung. Im allgemeinen ist der Verlauf chronisch. Die Gefahr einer malignen Entartung besteht jedoch nicht.

Literatur

– Otto, P., K. Ewe: Atlas der Rektoskopie und Coloskopie. Springer, Berlin–Heidelberg–New York 1984.
– Roschke, W., H. Krause: Die proktologische Sprechstunde. Urban und Schwarzenberg, München–Wien–Baltimore 1983.
– Stein, E.: Proktologie. Lehrbuch und Atlas. Springer, Berlin–Heidelberg–New York 1990.

11.4.11 Kurzdarmsyndrom

E. O. RIECKEN

Unter Kurzdarmsyndrom versteht man Funktionsstörungen des Dünndarms und deren metabolische Auswirkungen auf Grund operativer intestinaler Eingriffe, die zu **kritischer Unterschreitung der Resorptionsfläche** führen. Die Leitsymptome sind Durchfälle und Gewichtsverlust. Gravierende Störungen treten auf, wenn mehr als 50% des proximalen Dünndarms oder des Ileums, in dem die Gallensäurenresorption stattfindet, entfernt werden. Gehen mehr als 75% des Organs verloren („massive Dünndarmresektion"), so entsteht eine schwere globale Malabsorption, deren Beherrschung den Einsatz langfristiger unterstützender parenteraler Ernährung erforderlich machen kann.

Definition

Das Kurzdarmsyndrom ist Folge einer Dünndarmresektion, bei der funktionell nicht kompensierbare Darmabschnitte und/oder große Anteile des Dünndarms entfernt werden, die zu einer kritischen Unterschreitung der Resorptionsfläche führen. Dementsprechend unterscheidet man:
▶ ein **proximales Kurzdarmsyndrom** bei Entfernung von mehr als 50% des Jejunums mit Resorptionsstörungen, Durchfall und Gewichtsverlust sowie
▶ ein **distales Kurzdarmsyndrom** bei Resektion von mehr als 30 cm des Ileums oder des gesamten Ileums mit schwer behandelbaren Durchfällen und Steatorrhö.
▶ Von **massiver Dünndarmresektion** spricht man, wenn mehr als 75% des Organs reseziert werden.

Kasuistik

Eine 80jährige Frau erkrankt schlagartig mit schweren Leibschmerzen, vorwiegend um den Nabel herum. Die Patientin befindet sich im Schockzustand, die Bauchdecken sind meteoristisch aufgetrieben und bei Palpation eindrückbar. Darmgeräusche sind nicht auskultierbar. Nach Stabilisierung des Kreislaufes unter Infusions- und Schmerzbehandlung wird die Patientin **laparotomiert,** wobei sich eine subtotale Dünndarmnekrose bei Mesenterialarterienverschluß findet. Nach **Resektion der nekrotischen Anteile** verbleiben 40 cm proximales Jejunum und 15 cm terminales Ileum in situ, die miteinander verbunden werden. Postoperativ entsteht zunächst ein schweres globales Malabsorptionssyndrom mit 10–15 Entleerungen pro 24 Stunden, das zu einer Gewichtsabnahme von 14 kg führt. Es gelingt schließlich, die Patientin unter **parenteraler Ernährung** und **diätetischen Maßnahmen** bei einem Körpergewicht von 48 kg und 6–8 breiigen Stühlen pro Tag zu stabilisieren. Sechs Jahre nach dem Eingriff hat sie heute mit diätetischen Maßnahmen (40 g Neutralfett, 40 g MCT-Fette [Triglyzeride] bei 2000 kcal/d in 8 Mahlzeiten appliziert) ein Körpergewicht von wieder 45 kg, weist aber eine unveränderte Stuhlfrequenz von 5–8 Entleerungen pro 24 Stunden auf. Um dieses Ergebnis zu erreichen, mußte die Patientin in 4–5monatigen Abständen jeweils einige Wochen stationär zum Ausgleich des Gewichtsverlustes durch parenterale hochkalorische Substitutionsbehandlung aufgenommen werden.

Epidemiologie

Ausgeprägte Kurzdarmsyndrome sind selten. Präzise Erhebungen zur Inzidenz und Prävalenz fehlen.

Ätiologie und Pathogenese

Ätiologie: Häufigste Ursache einer Dünndarmresektion sind **zirkulatorische Störungen in Mesenterialgefäßen,** gefolgt von Entzündungen (M. Crohn) und Unfallfolgen (siehe Tab. 11.4-33). Im Säuglings- und Kindesalter sind die wichtigsten Ursachen Mekoniumileus, Volvulus und Inkarzerationen bei Hernien.
Pathogenese: Nach einer Dünndarmresektion kommt es zu Störungen der Dünndarmfunktionen sowie zu Rückwirkungen auf Magen, Pankreas und Kolon, schließlich auch zu zahlreichen Stoffwechselstörungen. Die Funktionen des proximalen Dünndarms können weitgehend vom distalen Dünndarm und – soweit es die Kalium-, Natrium- und Wasserresorption anbelangt – vom Kolon übernommen werden. Dagegen können die spezifischen Leistungen des Ileums, die Vitamin-B_{12}- und Gallensäureabsorption, nicht vom Duodenum und Jejunum erfüllt werden. Die Folge sind **Diarrhö** und **Steatorrhö** sowie Störungen des Gallensäuren- und

Tab. 11.4-33   Häufigste Ursachen des Kurzdarm-syndroms

1. durchblutungsbedingt:
  ▶ Thrombose oder Embolie der Arteria mesenterica superior
  ▶ Thrombose der Vena mesenterica superior
  ▶ Strangulation
  ▶ Volvulus (Darmverschlingung)
2. entzündungsbedingt:
  ▶ Morbus Crohn (nach ausgedehnten und/oder wiederholten Resektionen)
  ▶ Enteritis necroticans
3. „chirurgisch-therapeutisch" bedingt:
  ▶ jejuno-ilealer Bypass
  ▶ Resektion nach traumatischer Dünndarmschädigung

Oxalsäurestoffwechsels. Liegt die Resektionslänge des Ileums unter 100 cm, stehen wäßrige Durchfälle im Vordergrund. Liegt sie darüber, so tritt eine Steatorrhö hinzu. Pathogenetisch liegen diesen Symptomen verschiedene Störungen zugrunde (siehe Abb. 11.4-30):

▶ eine **kritische Unterschreitung der Gallensäuren-konzentration** infolge Dekompensation des enterohepatischen Kreislaufes der Gallensäuren;
▶ die bakterielle Dekonjugation konjugierter Gallensäuren mit Bildung toxischer, unkonjugierter Gallensäuren.
Die entstehende übersättigte Galle kann zur **Gallensteinbildung** führen und die im Kolon resultierende **Oxalsäurehyperabsorption** zur Nierensteinbildung. Postoperativ besteht eine ursächlich unklare Er-

höhung des Gastrinspiegels im Blut, die einige Monate anhält und infolge Hypersekretion des Magens zur vorübergehenden Ulkusbildung führen kann. Die Dünndarmschleimhaut zeigt vermehrtes **Wachstum** mit Zunahme des Darmumfangs sowie in begrenztem Maße der Darmlänge.

Bei Verlust der Valvula **ileocaecalis** ist die Transportzeit des Darminhaltes vermindert und das Stuhlgewicht erhöht.

Im Fall einer gleichzeitigen ausgedehnten distalen Dünndarmresektion scheint es zur Keimaszension mit einer Flora im proximalen Dünndarm wie beim „Blindsacksyndrom" zu kommen.

Das Pankreas zeigt postoperativ eine Größenzunahme, wahrscheinlich durch Cholezystokinin.

Ⓢ Symptome

Das klinische Bild des Kurzdarmsyndroms ist variabel. **Wäßrige Diarrhöen** stehen bei distaler Resektion im Vordergrund, wenn diese 100 cm nicht überschreitet. Ist sie ausgedehnter, treten **Steatorrhö** und **Gewichtsverlust** hinzu. Langfristig kann es zu **Gallenstein- und Nierensteinbildung** mit Koliken kommen.

Die ausgedehnte proximale Dünndarmresektion führt zu mehr oder minder deutlicher globaler Malabsorption mit massigen Stühlen, wie wir sie von der einheimischen Sprue kennen. Steatorrhö, Kreatorrhö (erhöhte N_2-Ausscheidung), Elektrolyt- und Vitaminmalabsorption sowie gestörte Aufnahme von Spurenstoffen führen zu **Adynamie, Gewichtsverlust** bis hin zu Auszehrung, **Störungen des Kalziumstoffwechsels** mit Knochenschmerzen, **neuromuskulären Störungen** wie **Tetanie, Anämie, Blutungsneigung** und **Ödemen.**

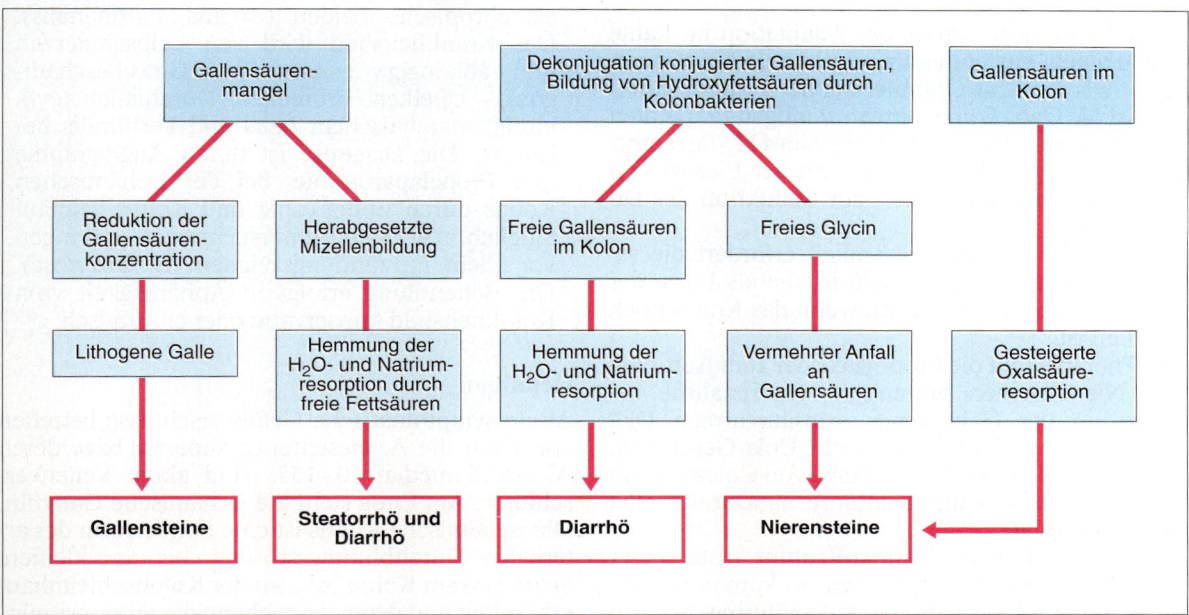

Abb. 11.4-30   Pathophysiologie der klinischen Störungen beim Kurzdarmsyndrom.

Komplikationen

Von besonderem Gewicht ist die **enterogene Osteopathie,** die zu schweren Knochenschmerzen, Wirbelzusammenbrüchen und zu Immobilität des Patienten führen kann. Beim distalen Kurzdarmsyndrom kommt es in bis zu 9% der Fälle zur Nierenoxalatsteinbildung. Gallensteine treten bei ca. 30% der Patienten auf.

▼ Therapie

In den ersten Tagen nach ausgedehnter Resektion ist eine totale parenterale Substitution mit Flüssigkeit, Glukose, Aminosäuren und Elektrolyten notwendig. Die enterale Ernährung sollte überlappend bereits frühzeitig entweder oral oder kontinuierlich über eine dünnlumige Duodenalsonde mit isoosmolaren, chemisch definierten Oligopeptiddiäten (z.B. Survimed OPD, Salvipeptid) durchgeführt werden. Höher konzentrierte Lösungen bewirken eine osmotische Diarrhö. Der Sinn der frühzeitigen enteralen Ernährung liegt darin, die Adaptation der Dünndarmmukosa zu bewirken bzw. eine Mukosaatrophie zu verhindern. Die enterale Ernährung ist sehr langsam, entsprechend dem Ausmaß der Stuhlvolumina, zu steigern.

Die Diarrhö kann durch Loperamid (Imodium®) reduziert werden. Ein Urinfluß von 2 l sollte gewährleistet sein. Der Genuß von Milch ist zu vermeiden, da bei ausgedehnter Resektion ein sekundärer Laktasemangel vorliegt. Laktosefreie Elementardiäten sind zu bevorzugen. Die Substitution von Vitaminen (A, D, E, K, B_{12} und Folsäure), Kalzium, Magnesium, Eisen, Zink, Phosphat und essentiellen Fettsäuren, wenn der Patient ausschließlich mittelkettige Triglyzeride einnimmt, sowie auf lange Sicht weitere Spurenelemente darf nicht versäumt werden.

Meist kann in der Phase der Adaptation im Laufe von Wochen eine zunehmend normale Kost verabreicht werden. Zur Optimierung der Pankreasfunktion ist die Gabe von pankreatinhaltigen Präparaten in Granulatform sowie die Gabe eines H_2-Rezeptorblockers angezeigt. Sinnvoll kann der Einsatz von Colestyramin (Quantalan®) zur Reduktion der Diarrhö sein.

Eine besondere Aufmerksamkeit erfordert die sekundäre enterale Hyperoxalurie, die als Folge der Dünndarmresektion auftritt, wenn das Kolon noch erhalten ist.

Die Therapie und die Prophylaxe der zum Auftreten von Nierensteinen führenden Hyperoxalurie bestehen in der Gabe einer oxalsäurearmen Diät (Meiden von Kakao, Schokolade, Cola-Getränken, Rhabarber, Roter Bete etc.), Gabe von Colestyramin und Kalzium, das die Oxalsäure im Darm bindet (Kalziumoxalat).

Ist die erforderliche Nährstoffzufuhr trotz dieser Maßnahmen nicht zu erreichen, so kommt die unterstützende **Heim-parenterale-Ernährung** zur Anwendung, bei der über ein implantiertes Katheter-

system während der Nachtruhe Nährlösungen parenteral appliziert werden.

Alternativ zur medikamentösen Erhöhung der Nahrungskontaktzeit ist die Anlage eines **antiperistaltischen Segments** versucht worden. Diese besitzt jedoch zusätzlich zum Risiko eines Stasesyndroms den Nachteil einer weiteren operativen Intervention mit möglichen Komplikationen. Von besonderer Bedeutung ist in diesem Zusammenhang auch, daß Drainageoperationen des Magens bei peptischen Magen- und Duodenalgeschwüren ebenso wie die Vagotomie das Kurzdarmsyndrom drastisch verschlechtern können und deshalb, wenn irgend möglich, vermieden werden sollten. Ein Organersatz ist z.Zt. noch nicht etabliert, obgleich einzelne Dünndarmtransplantationen mit mehrmonatiger Überlebenszeit gelungen sind.

Prognose

Die Prognose des Kurzdarmsyndroms wird vor allem durch das Ausmaß und den Ort der Resektion bestimmt. Werden mehr als 70% des Dünndarms reseziert, ist die Morbidität hoch. Die Lebenserwartung ist hier verkürzt.

Literatur

– Riecken, E. O., Ch. Herfarth: Das Kurzdarmsyndrom. Internist 23 (1982), 503–508.

11.4.12 Ischämische Darmerkrankungen

W. E. HANSEN

Intestinale Ischämien erscheinen je nach dem betroffenen Gefäßgebiet (siehe Abb. 11.4-31) als plötzliche, evtl. lebensbedrohliche Ereignisse (akute Ischämie, ischämische Kolitis) oder als chronische Leiden (Angina abdominalis). Das Krankheitsbild wird von Leibschmerzen und – abhängig vom Ausmaß der Gewebeschädigung – Übelkeit, Erbrechen, Durchfällen (evtl. blutig), paralytischem Ileus und Peritonitis bestimmt. Die Diagnose ist durch Angiographie und Probelaparotomie, bei der ischämischen Kolitis durch Endoskopie und Kontrasteinlauf möglich. Die Laboruntersuchungen erbringen vor allem Entzündungszeichen (Leukozytose). Die Behandlung erfolgt in Abhängigkeit vom Krankheitsbild konservativ oder chirurgisch.

Definition

Akute symptomatische Gefäßverschlüsse betreffen vor allem die A. mesenterica superior bzw. deren A. colica media; 10–15% sind akute Venenverschlüsse. Am Ende steht die ischämische Gangrän. Die ischämische Kolitis ist eine Sonderform der arteriellen Durchblutungsstörung, bei der kleinere Segmente am Kolon bzw. an der Kolonschleimhaut erkranken und dementsprechend die Prognose günstiger ist. Chronische Durchblutungsstörungen ent-

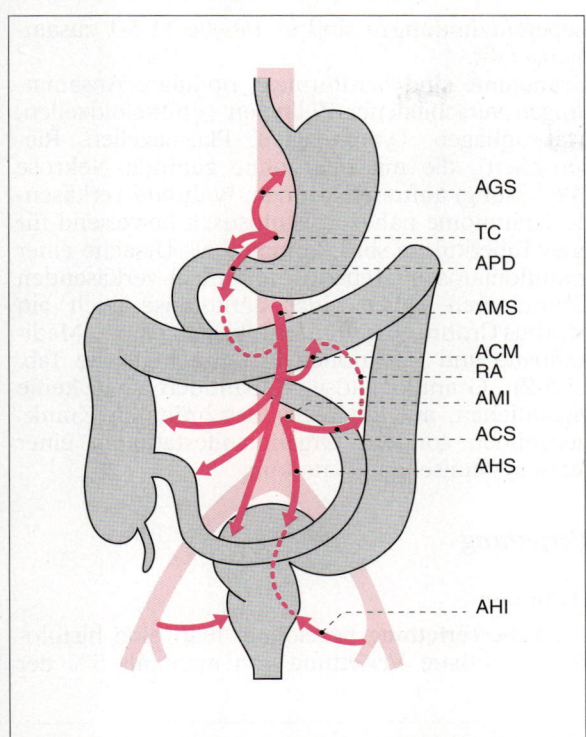

Abb. 11.4-31   Arterielle Gefäßversorgung des Gastrointesti-naltrakts. AGS = A. gastricia sinistra, TC = Truncus coeliacus, APD = A. pancreaticoduodenalis, AMS = A. mesenterica superior, ACM = A. colica media, RA = Riolarsche Arkade, AMI = A. mesenterica inferior, ACS = A. colica sinistra, AHS = A. haemorrhoidalis superior, AHI = A. haemorrhoidalis inferior.

stehen bei allmählicher Verlegung von zwei Arterienhauptstämmen, wobei Nekrosen fehlen.

Bei der **Ätiologie** und **Pathogenese** der Zirkulationsstörungen stehen neben Thromboembolien aus dem Herzen lokale Thrombosen und Arteriosklerosen im Vordergrund. Zu diesen treten funktionelle Einflüsse durch Steal-Phänomene, Schock und Hämodilution. In der Frühphase entstehen schmerzhafte Kontraktionen der Muskulatur, nach 60–90 Min. folgen Mukosaschäden. Am Ende, d.h. nach ca. 4 Stunden, beginnen Darmatonie, Ödem, Nekrose und bakterielle Durchwanderung. Eine besondere Schwachstelle ist die linke Kolonflexur, wo sich die Versorgungsgebiete der A. mesenterica superior und A. mesenterica inferior treffen (Riolansche Anastomose). Hier entwickeln sich relativ häufig auf kleinere Bezirke – beispielsweise die Mukosa – begrenzte Ischämien (ischämische Kolitis).

Die **Symptome** des akuten Gefäßverschlusses sind in ausgeprägten Fällen plötzlich einsetzende, heftigste viszerale Schmerzen mit Übelkeit, Brechreiz, Erbrechen und Kreislaufdepression. Nach etwa 4 Stunden erscheint oft ein „stilles Intervall" mit geringeren Beschwerden und evtl. dünnen, blutigen Stühlen. Innerhalb von 24 Stunden entwickelt sich dann ein schwerstes Krankheitsbild mit den

Zeichen der Durchwanderungsperitonitis (Peritonismus, Fehlen der Darmgeräusche). Bei der ischämischen Kolitis sind die Beschwerden – v.a. Schmerzen im Bereich der linken Flexur und bei blutigen Stühlen – geringer und spontan rückbildungsfähig. Kennzeichen der Angina abdominalis sind postprandiale Schmerzen, Gewichtsverlust und Stuhlunregelmäßigkeit; bei der Bauchauskultation findet man manchmal ein Strömungsgeräusch. Die **Diagnostik** erfolgt durch Angiographie, bei schweren Fällen auch durch Probelaparotomie, Labortests erbringen Entzündungszeichen (Leukozytose); evtl. werden erhöhte Pankreasenzyme gefunden, was zur Fehldiagnose einer Pankreatitis führen kann. Die ischämische Kolitis läßt sich endoskopisch oder durch einen Kontrasteinlauf anhand der charakteristischen, ödematös verdickten Schleimhautpolster („thumb prints"), später evtl. am Auftreten von Geschwüren oder Stenosen diagnostizieren. Differentialdiagnostische Schwierigkeiten entstehen v.a. bei der ischämischen Kolitis; mögliche Fehldiagnosen sind Morbus Crohn, Divertikulitis und infektiöse Enteritis.

11.5 Erkrankungen der Leber

11.5.1 Reaktionsformen und Symptome der Leber

W. E. FLEIG, E. G. HAHN

Die Leber reagiert auf verschiedene Noxen wie z.B. Infektionen, Alkohol und Fremdstoffe, Sauerstoffmangel u.a. mit relativ einheitlichen, wenig spezifischen Mustern: **Unspezifische und granulomatöse Entzündungen,** insbesondere im Bereich der Periportalfelder, sind die Folge von viralen und nichtviralen Infektionen, Sarkoidose, parasitären Erkrankungen, Autoimmunprozessen und hyperergischen Reaktionen auf Medikamente und Chemikalien. Die Hauptursache der **Fettleber** ist der chronische Alkoholabusus. Eine Verfettung von Leberzellen tritt jedoch auch auf bei Diabetes mellitus, Hyperalimentation und Hypoxie. Zahlreiche Noxen, insbesondere Medikamente, führen auch zu einer **intrahepatischen Cholestase.** Chronische Schädigungen jeder Art können langfristig – vermutlich durch Aktivierung der sog. Fettspeicherzellen – eine Ablagerung von Bindegewebsfasern (Fibrogenese) verursachen, die – je nach Lokalisation der Fasern in Beziehung zur Struktur des Leberazinus – in eine **Fibrose** oder **Zirrhose** mündet. Als Folge dieser Alteration der Leberbinnenstruktur entwickelt sich ein **Pfortaderhochdruck,** dessen wesentliche Komplikation die **gastrointestinale Blutung** und, durch das zusätzliche Auftreten von Nierenfunktionsstörungen, die Ausbildung von **Azites** sind.

Entzündung

Definition

Unter Entzündung versteht man eine unspezifische oder granulomatöse, auf die Strukturen des Periportalfeldes begrenzte oder auf das Parenchym übergreifende Infiltration des Lebergewebes mit Entzündungszellen (Granulozyten, Lymphozyten, Makrophagen, Plasmazellen) im Rahmen einer Immunreaktion auf exogene oder endogene Antigene. Grundsätzlich sind histopathologisch bei jeder Art von „Hepatitis" die Grundprozesse **Nekrose, Entzündung** und **Regeneration** von Lebergewebe in unterschiedlicher Ausprägung zu beobachten.

Ätiologie und Pathogenese

Eine etablierte Einteilung der entzündlichen Lebererkrankungen nach einheitlichen Kriterien existiert unter anderem deshalb nicht, weil sehr verschiedene ätiologische Agentien identische klinische und pathomorphologische Bilder verursachen können. Dies bedeutet, daß man – bei aller Wichtigkeit der bioptischen Diagnostik – vom Pathologen keine Artdiagnose der Entzündung erwarten kann.

Die Unterscheidung zwischen unvermittelt auftretenden, häufig selbstlimitierten Entzündungen und Prozessen, die länger als sechs Monate ohne Besserungstendenz anhalten und häufig einen sehr wechselhaften Spontanverlauf mit „Remissionen" und „Schüben" aufweisen, führte zu den Begriffen der **akuten** und der **chronischen** Leberentzündung: Bei der chronischen Hepatitis wird zusätzlich zwischen einer chronisch-persistierenden (Begrenzung des Entzündungsprozesses auf das Periportalfeld, kein Übergang in eine Zirrhose) und einer chronisch-aktiven Form unterschieden, bei der die Entzündungszellen die Grenzlamelle zum Parenchym überschreiten und sog. Mottenfraßnekrosen entstehen (Zirrhoserisiko).

Nach der histopathologischen Charakterisierung des entzündlichen Infiltrates können **granulozytäre Entzündungsprozesse** (z.B. eine Pericholangitis im Rahmen einer eitrigen bakteriellen Cholangitis oder eine Alkoholhepatitis) von den diffusen **Infiltraten mit** überwiegend **mononukleären Zellelementen** unterschieden werden (z.B. bei akuter Virushepatitis oder bei toxischer Hepatitis etwa durch Methyldopa).

Die unterschiedliche Lokalisation des neutrophilen Infiltrates in bezug zum Leberazinus kann eine Differenzierung verschiedener Ätiologien manchmal ermöglichen: zentrolobulär betonte Infiltration bei Alkoholhepatitis mit Hepatozytennekrosen, Mallory-Körperchen und perizellulärer Fibrose; auf die kleinen Gallengänge des Periportalfeldes beschränkte Infiltration bei der Pericholangitis. Im Gegensatz dazu können eine akute Virus-B-Hepatitis und eine akute toxische Hepatitis durch Medikamente sowohl histopathologisch als auch im klinischen Bild und Verlauf völlig identisch sein. Die Ätiologie der wichtigsten akuten und chronischen Leberentzündungen sind in Tabelle 11.5-1 zusammengefaßt.

Granulome sind herdförmige, noduläre Ansammlungen verschiedener Zelltypen (Epitheloidzellen, Makrophagen, Lymphozyten, Plasmazellen, Riesenzellen), die mit oder ohne zentrale Nekrose (Verkäsung) auftreten können. Während verkäsende Granulome nahezu diagnostisch beweisend für eine Tuberkulose sind, kommen als Ursache einer granulomatösen Hepatitis mit nicht-verkäsenden Granulomen neben einer Sarkoidose auch ein Morbus Crohn, eine primäre biliäre Zirrhose, Medikamente und Infektionen in Betracht (siehe Tab. 11.5-2). Granulomatöse Hepatitiden sind keine eigentlichen, auf die Leber beschränkten Krankheitsbilder, sondern Organmanifestationen einer meist systemischen Erkrankung.

Verfettung

Definition

Als **Leberverfettung** bezeichnet man eine histologisch sichtbare Verfettung von mehr als 5% der

---

Tab. 11.5-1   Ätiologie entzündlicher Lebererkrankungen

1. Akute Entzündungen
- ▶ Virushepatitis (Hepatitis-A-, -B-, -D-, -C-, -E- und andere NANB-Viren)
- ▶ andere Viren (Herpes simplex, Zytomegalie-Virus, Epstein-Barr-Virus, Gelbfieber u. a.)
- ▶ bakterielle und andere Infektionen (z.B. pyogene Abszesse; bakterielle Cholangitis und Pericholangitis; Leptospiren, Salmonella typhi, Rickettsiosen etc.; Pilze; Amöbenabszesse)
- ▶ Alkohol
- ▶ Medikamente (Methyldopa, Isoniazid, Oxphenisatin, Nitrofurantoin, Halothan u. a.)
- ▶ akute Organabstoßung nach Lebertransplantation und akute Abstoßung des Wirtsgewebes (Graft-versus-Host-Disease, GvHD) nach Knochenmarktransplantation

2. Chronische Entzündungen
- ▶ Virushepatitis (Hepatitis-B-, -D-, -C- und andere NANB-Viren)
- ▶ andere Viren (siehe oben)
- ▶ bakterielle und andere Infektionen (Tuberkulose, Leptospirose, Brucellose, Rickettsiosen, Pilze, Parasiten wie z.B. Schistosoma)
- ▶ Alkohol
- ▶ Medikamente (siehe oben)
- ▶ primäre biliäre Zirrhose (chronische, nicht-eitrige, destruierende Cholangitis)
- ▶ primär sklerosierende Cholangitis
- ▶ Sarkoidose
- ▶ Mitbeteiligung und Mitreaktion bei nichthepatischen entzündlichen Erkrankungen (chronisch-entzündliche Darmerkrankungen, Kollagenosen etc.)
- ▶ chronische Organabstoßung nach Lebertransplantation und chronische GvHG nach Knochenmarktransplantation

Tab. 11.5-2   Ursachen von granulomatösen Hepatitiden und Lebergranulomen

1. Infektion
▶ Bakterien (Tuberkulose, Typhus, Aktinomykose, Lues, Listeriose, Brucellose, Lepra etc.)
▶ Pilze
▶ Viren (Epstein-Barr-Virus, Zytomegalie-Virus)
▶ Parasiten (z. B. Schistosomiasis, Toxokariasis)

2. Medikamente (z. B. Hydralazin, Phenylbutazon, Sulfonamide, Penicillin, Isoniazid, Chlorpropamid, Allopurinol u. v. a.)

3. Fremdkörper (verunreinigte Injektionen bei Drogenabhängigen, früher Schlauchabrieb bei Dialysepflichtigen)

4. Sonstige Ursachen (Kollagenosen, z. B. Lupus erythematodes visceralis, Wegener Granulomatose, Panarteritis nodosa; Morbus Hodgkin und Non-Hodgkin-Lymphome; Sarkoidose; Morbus Crohn; primäre biliäre Zirrhose u. a.)

Hepatozyten oder ein Überschreiten der oberen Normgrenze des chemisch analysierten Lipidanteils von 5 g/100 g Lebergewebe. Sind im histologischen Schnitt mehr als die Hälfte der Hepatozyten verfettet, spricht man von einer **Fettleber.**

Ätiologie und Pathogenese

Die Ätiologie der Leberverfettung ist wie die der Entzündung vielfältig. Die wichtigsten Ursachen sind in Tabelle 11.5-3 aufgeführt.

Eine sinnvolle Einteilung der Leberverfettung existiert nicht. Morphologisch kann zwischen klein- und großtropfiger Verfettung der einzelnen Zelle unterschieden werden. Auf der Ebene des Leberazinus wird neben einer diffusen Verfettung häufig eine Begrenzung der Störung auf die Läppchenperipherie oder das Läppchenzentrum beobachtet. Schließlich sind aufgrund der unterschiedlichen Blutversorgung verschiedener Anteile des Gesamtorgans, insbesondere im Bereich der Leberpforte, des Gallenblasenbettes und des Lobus caudatus, gelegentlich fokale Verfettungen bei ansonsten normaler Leber oder fokale Nichtverfettungen in einer Fettleber möglich. Im Regelfall ist eine Leberverfet-

Tab. 11.5-3   Ursachen der Leberverfettung

▶ Alkohol
▶ Diabetes mellitus, Adipositas, Hyperalimentation, Hyperlipoproteinämien, parenterale Ernährung
▶ Eiweißmangelernährung, Langzeitfasten
▶ Tetracycline, verschiedene Medikamente, Chlorkohlenwasserstoffe, gelber Phosphor
▶ Schwangerschaft
▶ Glukokortikoide (Cushing Syndrom)
▶ jejunoilealer Bypass
▶ partielle Hepatektomie

tung allerdings uniform in der ganzen Leber anzutreffen.

Die häufigsten Ursachen der Leberverfettung in hochzivilisierten Gesellschaften sind **Alkohol, Diabetes mellitus** und **Überernährung.** Die Pathogenese ist in den meisten Fällen komplex und resultiert unter „buchhalterischen" Gesichtspunkten aus einem Ungleichgewicht zwischen der hepatischen Aufnahme von Lipiden in Form von Low-density-Lipoproteinen (LDL) und Chylomikronen-Remnants, der Lipogenese, der Fettsäureoxidation und der Ausschleusung neu synthetisierter Very-low-density-Lipoproteine (VLDL).

Im Fall der **alkoholischen Leberverfettung** führt die dominante Alkoholoxidation, die mehr als zwei Drittel der hepatischen Sauerstoffaufnahme verbrauchen kann, durch eine Anhebung des Redoxpotentials zu einer Hemmung des Zitratzyklus und damit zu einer Hemmung der β-Oxidation von Fettsäuren und der Glukoneogenese. Dies kann zum einen schwere Hypoglykämien verursachen, zum anderen steht vermehrt Acetyl-Koenzym A zur Fettsäuresynthese zur Verfügung. Schließlich ist die Sekretion der vermehrt neu synthetisierten VLDL-Partikel gestört. Histologisch wird bei Alkoholabusus eine läppchendiffuse, manchmal auch zentrolobulär betonte, großtropfige Leberverfettung beobachtet; bei starker Ausprägung werden die Zellkerne regelrecht an den Rand gedrängt.

Bei **Adipositas** stehen die exogene Lipidzufuhr und die durch vermehrte Lipolyse in den peripheren und intraabdominellen Fettdepots zusätzlich erhöhten sinusoidalen Fettsäurespiegel im Vordergrund der Pathogenese. Die Leberverfettung bei **Diabetes mellitus Typ II** ist häufig durch die gleichzeitig vorhandene Adipositas zumindest mitverursacht; dies erklärt vermutlich die höhere Inzidenz von Leberverfettung im Vergleich zum insulinabhängigen **Diabetes mellitus Typ I.** Auch hier findet sich eine großtropfige, diffuse bis zentrolobuläre Verfettung im histologischen Schnitt.

Bei **schwerer Leberstauung** kommt es durch die zentrolobulär betonte Hypoxie zu einem Stillstand des Zitratzyklus und damit ähnlich wie bei der alkoholischen Verfettung zu einer Blockierung der Fettsäureoxidation. Dementsprechend ist die Verfettung histologisch läppchenzentral bzw. an der Grenze zwischen noch intaktem Parenchym und zentrolobulärer Stauungsnekrose lokalisiert.

Bei der durch Tetracycline, durch Proteinmangelernährung (Kwashiorkor) sowie durch Toxine wie Tetrachlorkohlenstoff und gelben Phosphor verursachten Leberverfettung besteht der wesentliche Pathomechanismus in der durch den Fremdstoff gehemmten bzw. durch Substratmangel reduzierten Apoproteinsynthese. Während beim Kwashiorkor die großtropfige Verfettung mit peripher gelegenem Zellkern periportal betont ist, ist bei Tetracyclinfettleber das Fett feintropfig im Hepatozyten suspendiert, der Zellkern zentral gelegen und die Verteilung verfetteter Zellen im Azinus diffus. Eine ähnliche Histologie wird beim Reye-Syndrom und bei der pathogenetisch unklaren und prognostisch ebenfalls sehr ungünstigen akuten Schwangerschaftsleber beobachtet.

Eine **Klassifikation der Fettleber** nach Kalk in ein Stadium I (reine Verfettung ohne Entzündung), ein Stadium II (mit hepatitischen Veränderungen) und ein Stadium III („Fettzirrhose") ist eigentlich nur für die alkoholische Fettleber möglich und wird dort heute besser durch die Begriffe Alkoholfettleber, Alkoholhepatitis und Alkoholzirrhose ersetzt. Sowohl im Falle der Alkoholschädigung als auch bei anderer Ätiologie einer Fettleber gilt, daß hepatitische Veränderungen (mit der Ausnahme sog. Lipogranulome als Fremdkörperreaktion auf Fett, das aus Lecks in großen Fettzysten nach extrazellulär gelangt ist) und Fibrogenese (siehe Abb. 11.5-1) nicht Folge der Verfettung sind, sondern parallele Reaktionen auf die schädigende Noxe darstellen.

Fibrose – Zirrhose

Definition

Als **Leberfibrose** bezeichnet man eine Bindegewebsvermehrung, die die von der azinären Struktur des Leberparenchyms vorgegebenen Bahnen einhält und deshalb weder die Läppchenarchitektur noch die Gefäßversorgung des Parenchyms zerstört. Demgegenüber ist die **Leberzirrhose** als chronische, die gesamte Leber betreffende Erkrankung durch eine Kombination von Parenchymnekrose, Regeneration und Bindegewebsvermehrung charakterisiert, die die azinäre Struktur und dadurch auch die Mikrozirkulation zerstört. Durch Regeneration in diesem abnormen Bindegewebskorsett kommt es zur Ausbildung von Pseudolobuli. Das Ausmaß von Nekrose, Regeneration und Fibrogenese kennzeichnet die Aktivität des zirrhotischen Prozesses und kann mit fortschreitender Erkrankung erheblich wechseln.

Ätiologie und Pathogenese

Die vorherrschende Ätiologie der Leberzirrhose in der westlichen Welt ist der Alkohol. Der kausale Zusammenhang von Alkoholabusus und der Entwicklung einer Leberzirrhose ist sowohl tierexperimentell als auch epidemiologisch nachgewiesen. In verschiedenen konsekutiven Serien von Patienten in Westeuropa liegt der Anteil von Alkoholzirrhosen zwischen 50 und 80%, während in den Entwicklungsländern die Virushepatitis die häufigste Ursache einer Zirrhose darstellt. Die Virushepatitis vom Typ B, D und C (die parenteral übertragene Form der NANB-Hepatitis) und die anderen NANB-Hepatitiden können über eine chronisch-aktive Hepatitis zur Zirrhose führen; dies ist bei der Hepatitis C wesentlich häufiger der Fall als bei der Hepatitis B. Insgesamt dürfte eine Virushepatitis aber nur bei weniger als 1% der Patienten zu einer Zirrhose führen.

Andere Ätiologien einer Leberzirrhose (siehe Tab. 11.5-4) sind Autoimmunerkrankungen, chronische Cholestase mit Cholangitis, Behinderungen des lebervenösen Blutflusses, Arzneimittel und Stoffwechseldefekte. Trotz intensiver Diagnostik bleibt die Ätiologie eines Teils der Zirrhosen ungeklärt (kryptogene Zirrhose).

Klassifikationen der Zirrhosen nach nicht-ätiologischen Gesichtspunkten berücksichtigen makroskopisch-morphologische (klein-, grobknotig, gemischt) oder histologische Kriterien (portale, postnekrotische, hepatitische, biliäre, Stauungszirrhose).

Eine Leberfibrose kann ein Vorstadium einer Leberzirrhose (wie z.B. die perivenöse und perisinusoidale Fibrose für die Alkoholzirrhose) sein, muß aber nicht notwendigerweise dahin münden. Zahlreiche Erkrankungen wie z.B. die Schistosomiasis und andere „granulomatöse Hepatitiden" (siehe „Entzündung") oder auch die Proteinmangelernährung (Kwashiorkor) führen nur zu einer Leberfibrose (bei Beseitigung der Mangelernährung völlig reversibel). Entsprechend der Definition von Zirrhose als Kombination von Zellnekrose, Regeneration und Fibrogenese ist die Pathogenese dieser drei Vorgänge wichtig; sie kann bei verschiedenen Ätiologien unterschiedlich ablaufen und ist in ihren Einzelheiten häufig noch unbekannt.

Nekrosebildung

Die Nekrosebildung ist oft bei Diagnosestellung einer Zirrhose kaum noch nachweisbar, ihre kontinuierliche Anwesenheit über Monate und Jahre ist jedoch eine Vorbedingung für die Ausbildung einer Zirrhose.

Bei **Virus-B-Hepatitis** wird die Nekrose virustragender Hepatozyten durch eine HLA-restringierte zelluläre Immunreaktion verursacht. Das Hepatitis-B-Virus selbst ist nicht zytotoxisch. Der Mechanismus der Zellnekrose bei Hepatitis C ist noch nicht genau bekannt; der unterschiedliche Verlauf eines Ansprechens der chronischen Hepatitis B und C auf eine Behandlung mit α-Interferon legt jedoch auch Unterschiede im Pathomechanismus der Zytotoxizität beider Infektionen nahe.

Tab. 11.5-4 Ursachen der Leberzirrhose

▶ Alkohol
▶ Hepatitis-B-, -D-, -C- und andere NANB-Viren
▶ Autoimmunerkrankungen (Autoimmunhepatitis, primäre biliäre Zirrhose)
▶ chronische Cholestase mit Cholangitis
▶ Arzneimittel und andere Fremstoffe (siehe Tab. 11.5-1)
▶ Stoffwechselerkrankungen (Morbus Wilson, Hämochromatose, α_1-Antitrypsin-Mangel, Mukoviszidose, Typ-IV-Glykogenose u. a.)
▶ Blockade des lebervenösen Blutflusses (kardial, Budd-Chiari-Syndrom, Veno-occlusive-Disease)
▶ intestinaler Bypass

Der Mechanismus der Zellnekrose bei **chronischem Alkoholabusus** ist unklar. Frühere Annahmen einer Immunreaktion gegen das „alkoholische Hyalin" (die sog. Mallory-Körperchen) haben sich nicht bestätigt. Mallory-Körperchen, die nur bei 30–50% der Patienten mit Alkoholhepatitis gefunden werden, bestehen aus kondensierten Intermediärfilamenten des Zytoskeletts und enthalten vermutlich präkeratinartige Polypeptide. Sie kommen selten auch bei anderen Lebererkrankungen wie z. B. der primären biliären Zirrhose und dem Morbus Wilson vor und sind somit nicht spezifisch für die alkohol-

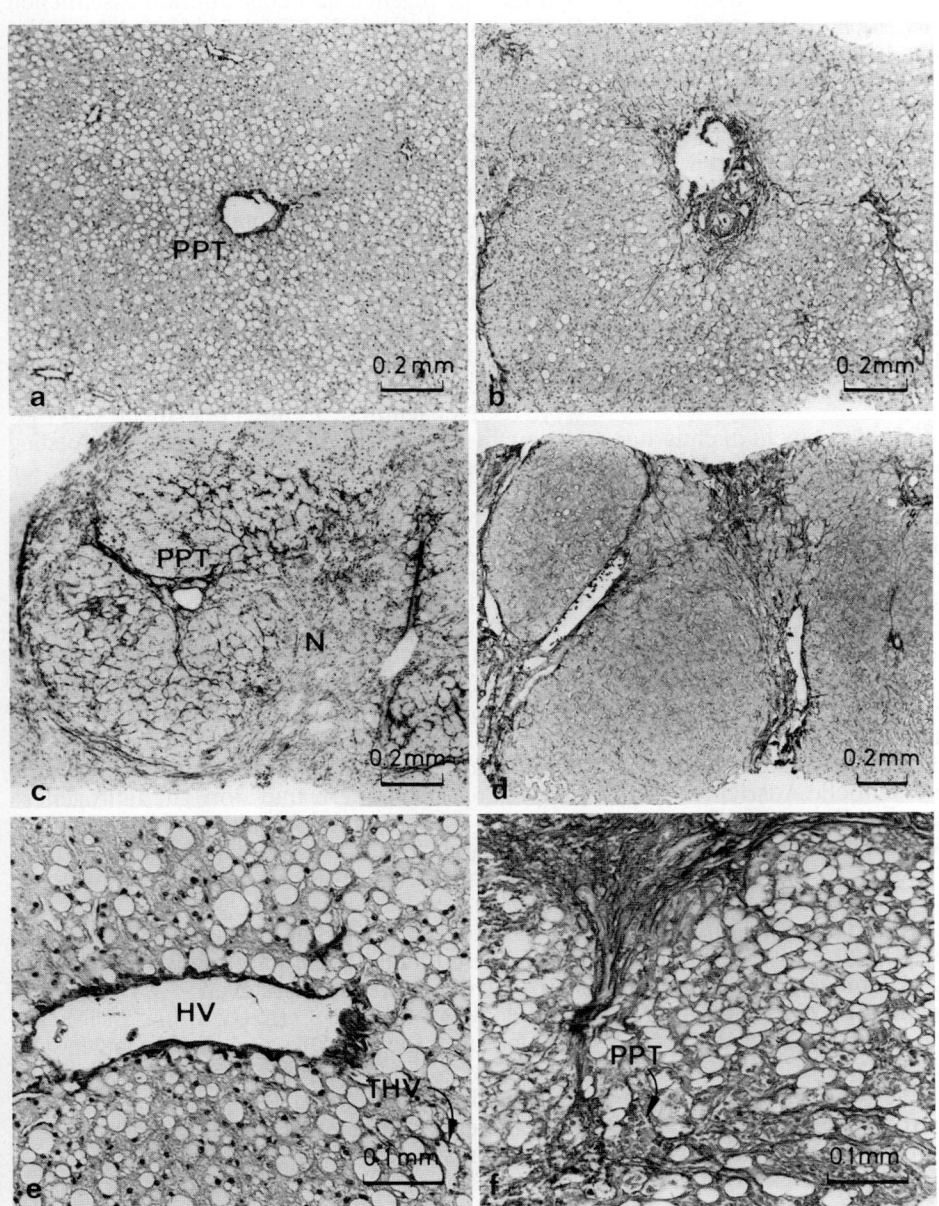

Abb. 11.5-1 Progression einer alkoholischen Fettleber in Alkoholzirrhose.

a) Alkoholische Fettleber (60fache Vergrößerung)

b) Alkoholische Fettleber mit mäßiggradiger perivenöser, perizellulärer und periportaler Fibrose (60fache Vergrößerung)

c) Alkoholhepatitis mit ausgeprägter Nekrose und Fibrose in der Zone 3 sowie starker perizellulärer Fibrose (60fache Vergrößerung)

d) Alkoholzirrhose (gleicher Patient wie in c, 1 Jahr später, 60fache Vergrößerung)

e) Alkoholische Fettleber (gleiche Biopsie wie in a; 150fache Vergrößerung; HV = normale Lebervene, THV = normale terminale Lebervene)

f) Alkoholhepatitis mit ausgeprägter Verfettung, starker Fibrose der Zone 3 (perivenös) und mäßiggrader perizellulärer Fibrose (150fache Vergrößerung; PPT = präterminaler Portaltrakt, N = Nekrose, HV = Lebervene, THV = terminale Lebervene)

induzierte Leberschädigung. Das entzündliche Infiltrat mit neutrophilen Granulozyten ist eher Folge als Ursache der Zellnekrose.

Die Pathogenese der Hepatozytennekrose bei **Cholestase** und **Cholangitis** (atypische, zytotoxische Gallensäuren? Akkumulation von zytotoxischen Leukotrienen?) sowie nach intestinalen Bypassoperationen (Bakterientoxine? Zytotoxische Gallensäuren?) ist ebenfalls noch nicht ausreichend geklärt. Bei einer **Störung des venösen Blutabflusses** ist die Hypoxie der am meisten betroffenen zentrolobulären Hepatozyten als Nekrosemechanismus akzeptiert. Bei **Stoffwechseldefekten** liegt der Nekrose meist eine Überladung der Zellen mit Stoffwechselprodukten zugrunde, die entweder nicht metabolisiert oder nicht ausgeschleust werden können. **Arzneimittel** verursachen Hepatozytennekrosen entweder durch direkte toxische Wirkungen oder durch eine bestehende immunologische oder metabolische Idiosynkrasie gegen das auslösende Agens (z. B. bei Halothan).

Regeneration

Noch weniger bekannt als der Mechanismus der Zellnekrose ist die Pathophysiologie der Regeneration. Wachstumsstimulierende und wachstumshemmende Faktoren wurden im Serum, in Thrombozyten und im Zytoplasma von Leberzellen identifiziert; nach Leberteilresektion, toxischer Leberschädigung und bei fulminanter Hepatitis nimmt die Konzentration solcher Faktoren zu. Histologisch manifestiert sich die Regeneration durch ein vermehrtes Auftreten mehrkerniger Hepatozyten und eine Zunahme der Kernpolyploidie. Bei Zerstörung des Azinus durch Faserbildung verlieren die resultierenden Hepatozytenplatten ihre für eine normale Funktion essentielle Ausrichtung auf die mikrozirkulatorische Struktur der Leber. Das Ergebnis ist die **Ausbildung von Pseudolobuli.**

Fibrogenese

Der augenfälligste Prozeß in der Ausbildung einer Leberfibrose oder Leberzirrhose ist die Bindegewebsbildung. 80% des Volumens einer normalen Leber werden durch Zellen, nur 20% durch Extrazellulärraum und Bindegewebe beansprucht. Gemessen als Masse, bestehen nur 1–2% der Leber aus Matrix. Das von Zellen ausgefüllte Volumen geht zu 80% zu Lasten von Hepatozyten, zu 20% von nichtparenchymalen Zellen, die aber wegen ihres kleineren Zellvolumens fast ein Drittel der Zellzahl einer normalen Leber ausmachen. Bei Leberzirrhose nimmt die Zahl der Hepatozyten ab, die der nichtparenchymalen Zellen bis zum Fünffachen zu. Ebenso kommt es zu einem Anstieg des Anteils der extrazellulären Matrix am Gesamtvolumen bis zum 6fachen des Normalzustands (Zunahme der absoluten Masse der Matrix auf das 2–5fache).

Dabei ändert sich die quantitative Zusammensetzung der Einzelbestandteile dieser Matrix drastisch: In einer normalen Leber bestehen jeweils etwa 40%

des Kollagens aus Kollagen Typ I und Typ III, während das Basalmembrankollagen (Typ IV) nur etwa 10% ausmacht. Bei Leberzirrhose nimmt dieses Basalmembrankollagen bis zum 10fachen der Norm zu. Es findet sich zusammen mit dem für Basalmembranen charakteristischen Strukturprotein Laminin vor allem im Dissé-Raum und stört den für eine regelrechte Leberfunktion essentiellen Stoffaustausch zwischen dem sinusoidalen Blut und den Hepatozyten. Zusammen mit dem gleichzeitig auftretenden Verlust der siebplattenartigen Fenestrierung der Sinusendothelien verursacht diese „Kapillarisierung" der Sinusoide eine Zunahme des Strömungswiderstandes und trägt damit zur Entwicklung eines Pfortaderhochdrucks bei. Fibronektin und Elastin, das normalerweise nur im Bereich der Periportalfeder auftritt, nehmen ebenfalls zu und werden auch in den Bindegewebssepten nachgewiesen. Nach den Strukturproteinen sind an der Bindegewebsbildung auch die Nichtproteinanteile der Matrix wie z. B. die Proteoglykane beteiligt. Bei der Ausbildung einer Leberzirrhose nimmt sowohl die Neusynthese als auch der Abbau von Matrix zu; in der Summe überwiegt jedoch der Anstieg der Bindegewebsneubildung.

Die lange Diskussion über den Beitrag der verschiedenen Zelltypen der Leber zur Fibrogenese ist durch neuere Untersuchungen weitgehend zugunsten der nichtparenchymalen Zellen, insbesondere der sog. Ito-Zellen entschieden worden: Auf noch nicht genau identifizierte Reize hin wandeln sich diese im Dissé-Raum lokalisierten Zellen in Myofibroblasten um, proliferieren und beginnen mit der Produktion der verschiedenen Matrixkomponenten. Zum anderen können auch in der Umgebung vorhandene Fibroblasten an die Orte der Leberzellschädigung einwandern und dort zur Fibrogenese beitragen. Leberparenchymzellen hingegen scheinen aufgrund der Ergebnisse von Zellkulturexperimenten und In-situ-Hybridisierungen keine Rolle zu spielen.

Die Signalkette zwischen Leberzellnekrose und Fibrogenese umfaßt chemotaktisch wirksame Substanzen, die Entzündungsstellen (Lymphozyten, Granulozyten, Kupffer-Sternzellen) in den Bereich der Nekrosen locken. Diese wiederum setzen Mediatoren, z. B. aus der Gruppe der Interleukine frei, die die Umwandlung von Ito-Zellen in Myofibroblasten, deren Proliferaton und die Matrixsynthese stimulieren.

Die Morphogenese der Fibrose und Zirrhose ist je nach Ätiologie unterschiedlich. Exemplarisch belegt Abbildung 11.5-1 den schrittweisen Übergang einer alkoholischen Fettleber über verschiedene Stadien der Fibrosierung in eine komplette feinknotige Zirrhose.

Folgen der Fibrose bzw. Zirrhose

Während die Funktion der Leber beim Vorliegen einer Fibrose nicht nennenswert gestört ist, können die Sklerosierung der Zentralvenen (Alkohol) oder die Fibrose und entzündliche Infiltration des Periportalfelds (z. B. Schistosomiasis) durchaus zu einem erheblichen Pfortaderhochdruck führen.

Die Störung der Mikrozirkulation, die Reduktion der Leberzellmasse und eventuelle Funktionsdefekte der einzelnen Leberzellen bei Leberzirrhose verursachen neben einer portalen Hypertension zahlreiche Störungen des Intermediärstoffwechsels, des Endokriniums und der Nierenfunktion.

Portale Hypertension

Definition

Bei einer Erhöhung des portalvenösen Druckes über den Normbereich von 2–6 mmHg spricht man von einer portalen Hypertension. Für die Ausbildung gastroösophagealer Varizen ist ein Druckanstieg auf mindestens 12 mmHg erforderlich.

Ätiologie und Pathogenese

Die Höhe des Pfortaderdruckes (bezogen auf den freien Lebervenendruck oder Vena-cava-inferior-Druck als Referenz) entspricht dem Produkt aus dem transhepatischen Blutfluß (Q) und dem Strömungswiderstand (R) im hepatischen Gefäßbett:

$$p = Q \times R$$

Demnach kann ein Pfortaderhochdruck Folge sowohl einer Fluß- als auch einer Widerstandszunahme sein. Ursprünglich wurde die portale Hypertension als eine reine Widerstandserhöhung erklärt („Backflow"-Theorie). Untersuchungen bei Patienten mit Alkoholhepatitis und Alkoholzirrhose haben jedoch zweifelsfrei gezeigt, daß auch ein erhöhter Blutfluß vorliegt. Eine hyperdynamische Zirkulation insbesondere im Splanchikusgebiet bei Patienten mit Leberzirrhose ist bekannt. Dementsprechend kann auch eine „Forward flow"-Theorie formuliert werden. Vermutlich tragen beide Mechanismen bei verschiedenen Ursachen des Pfortaderhochdrucks und in verschiedenen Stadien einer Erkrankung in unterschiedlichem Maße zur portalen Hypertension bei: Während in den Anfangsstadien einer Leberzirrhose die Flußerhöhung durchaus eine wichtige Rolle spielen kann, wird bei fortschreitender Erkrankung die Widerstandserhöhung im Vordergrund stehen.

Diese Widerstandserhöhung hat bei Leberzirrhose sowohl hepatozelluläre als auch interstitielle und endotheliale Ursachen. Unter den **hepatozellulären Ursachen** sind die Ballonierung der Hepatozyten z. B. bei Alkoholzirrhose und die Ausbildung von Regeneratknoten von Bedeutung, da sie zur Kompression der Sinusoide führen. Unter den **interstitiellen Ursachen** sind die Kapillarisierung der Sinusoide mit Behinderung des Übertritts von Plasma in den Dissé-Raum und Kompression der Sinusoide, die Unterbrechung des portovenösen sinusoidalen Flusses durch Bindegewebszüge und die Ausbildung von arterioportalen Shunts zu nennen. Zu den **endothelialen Ursachen** zählt die Rarefizierung und Verkleinerung der Fenestrae vermutlich durch vasoaktive Mediatoren wie Serotonin, Norepinephrin, Prostaglandine und Leukotriene sowie Endotoxin. Diese endotheliale Komponente des transhepatischen Widerstandes ist von besonderem Interesse, da sich hier Möglichkeiten einer pharmakologischen Intervention abzeichnen.

Die herkömmlichen Klassifizierungen der portalen Hypertension gliedern in prä-, intra- und posthepatische Ursachen des Pfortaderhochdrucks, wobei intrahepatisch wiederum zwischen präsinusoidalen, sinusoidalen und postsinusoidalen Widerstandserhöhungen unterschieden wird (siehe Tab. 11.5-5). Eine genaue Zuordnung verschiedener Grunderkrankungen zu jeweils einer dieser intrahepatischen Blockformen ist nicht möglich. Bei Zirrhosen unterschiedlicher Ätiologie sind alle drei Formen in wechselndem Maße beteiligt. Während die Widerstandserhöhung bei der Alkoholzirrhose vorwiegend auf der Ebene der Sinusoide lokalisiert ist, liegt bei hepatitischer Zirrhose – durch die Infiltration im Bereich des Periportalfeldes – im wesentlichen eine präsinusoidale Komponente vor.

Folgen der portalen Hypertension

Die unmittelbare Folge des Pfortaderhochdruckes ist die Ausbildung eines portosystemischen Blutflusses in Gefäßen, die einen Anschluß an die obere oder untere Hohlvene unter Umgehung der Leber ermöglichen (siehe Abb. 11.5-2). Solche **Kollate-**

Tab. 11.5-5   Klassifikation des Pfortaderhochdrucks

posthepatisch		intrahepatisch		prähepatisch
	postsinusoidal	sinusoidal	präsinusoidal	
Budd-Chiari-Syndrom konstriktive Perikarditis Rechtsherzinsuffizienz	veno-okklusive Erkrankung	Leberzirrhosen	arterioportale Shunts Schistosomiasis Sarkoidose hämatologische und lymphatische Systemerkrankungen kongenitale Leberfibrose	Pfortaderthrombose angeborene Pfortaderanomalien

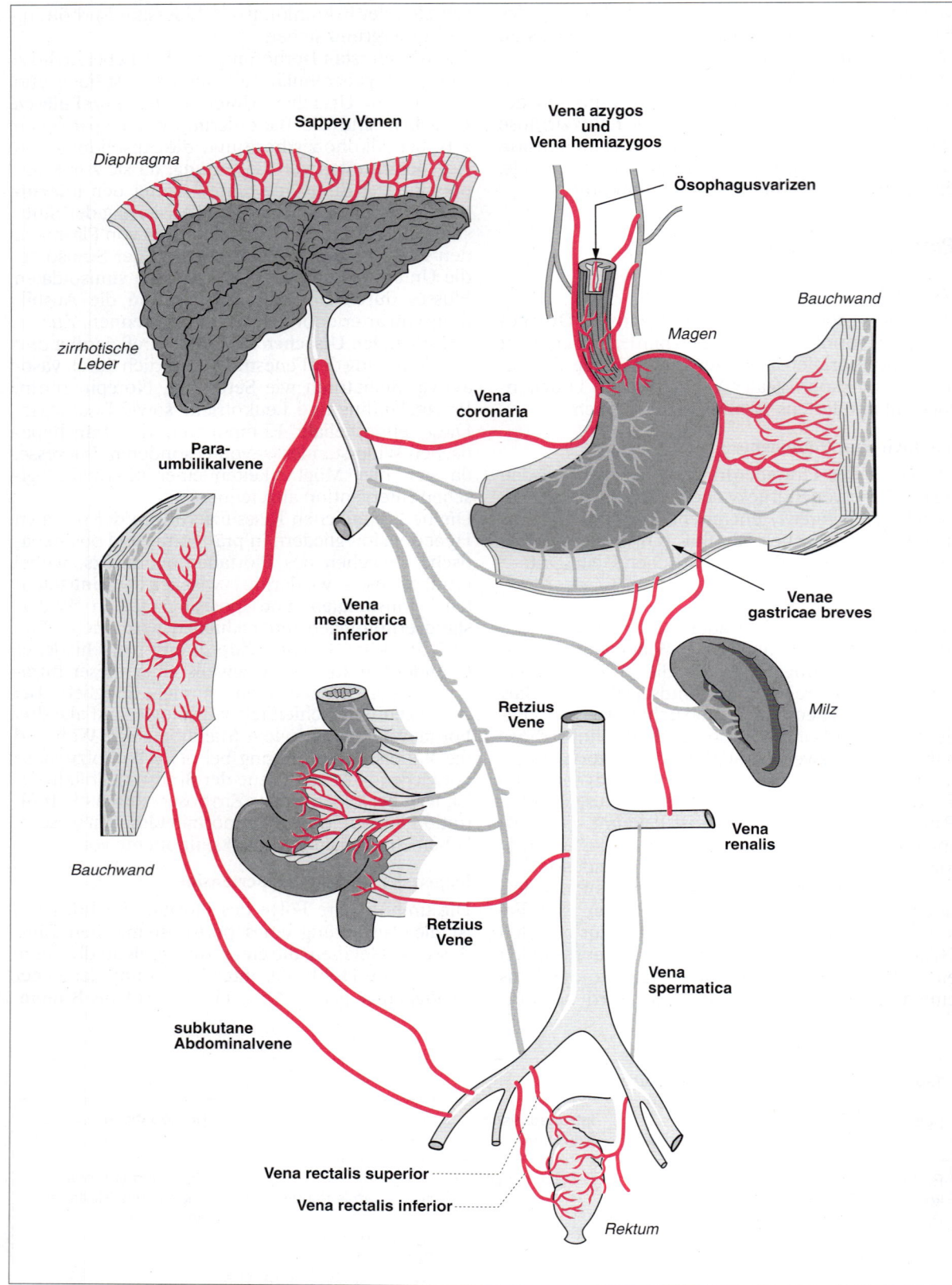

Sappey Venen

Diaphragma

**Vena azygos
und
Vena hemiazygos**

Ösophagusvarizen

Bauchwand

Magen

*zirrhotische
Leber*

**Para-
umbilikalvene**

**Vena
coronaria**

**Venae
gastricae breves**

**Vena
mesenterica
inferior**

Milz

**Retzius
Vene**

Bauchwand

**Retzius
Vene**

**Vena
renalis**

**Vena
spermatica**

**subkutane
Abdominalvene**

Vena rectalis superior

Vena rectalis inferior

Rektum

Abb. 11.5-2 Portosystemische Umgehungskreisläufe bei portaler Hypertension durch Leberzirrhose (nach: Gerok, W. (Hrsg.): Hepatologie. Innere Medizin der Gegenwart, Bd. 1 Urban & Schwarzenberg, München–Wien–Baltimore 1987).

ralkreisläufe entstehen vor allem im proximalen Magen und Ösophagus (in der Submukosa und periösophageal mit Anschluß an die Vena azygos), in der Submukosa des Rektums (nicht zu verwechseln mit Hämorrhoiden), im Bereich von Milz und Niere mit Ausbildung eines spontanen splenorenalen Shunts, im Bereich des Retroperitoneums und Zwerchfells, in der vorderen Bauchwand durch Wiedereröffnung der im Ligamentum teres hepatis gelegenen Nabelvene und periumbilikalen Anschluß an die Venae epigastricae superiores et inferiores (Extremfall: Caput medusae). Insbesondere nach abdominalen Voroperationen können portosystemische Anastomosen auch in Verwachsungssträngen zwischen Darm, großem Netz und Bauchwand entstehen.

Die gefährlichste Komplikation solcher Kollateralen ist die **gastrointestinale Blutung** aus Ösophagus- und Fundusvarizen. Das Risiko einer Ruptur solcher Varizen korreliert mit der Höhe der Wandspannung (T), die nach dem Gesetz von Laplace eine Funktion von transmuralem Varizendruck (P_{tr}), Varizenradius (r) und Dicke der Varizenwand (w) darstellt.

$$T = P_{tr} \times \frac{r}{w}$$

Bei gleichem Varizendruck wird also die Wandspannung in großkalibrigen und dünnwandigen Gefäßen größer sein als in kleinen mit kräftiger Wand. Folgerichtig konnten in prospektiven Studien die Varizengröße und endoskopische Zeichen einer Verdünnung der Varizenwand als prognostische Kriterien für das Risiko einer Varizenblutung gesichert werden. Demgegenüber kommt der lange diskutierten Möglichkeit einer peptischen Schädigung der Varizenwand durch gastroösophagealen Reflux keine pathogenetische Bedeutung für die Auslösung der Varizenblutung zu.

Weitere Folgen der Ausbildung portosystemischer Kollateralen sind die Einschränkung von Entgiftungsfunktionen, Hormon-, Fremdstoff- und Arzneimittelmetabolisierung in der Leber durch den weitgehenden Verlust der „First-pass"-Elimination solcher Substanzen. Dies hat sowohl metabolische als auch pharmakokinetische Konsequenzen. So können z. B. beim Lebergesunden ungefährliche orale Dosen von Secale-Alkaloiden zur Therapie eines schweren Migräneanfalls beim Vorliegen eines ausgeprägten portosystemischen Umgehungskreislaufes und besonders nach therapeutischer Anlage eines portosystemischen Shunts zu schwersten Vasokonstriktionen in Extremitätenarterien bis hin zur Ausbildung einer Gangrän führen.

Eine Splenomegalie ist bei Pfortaderhochdruck regelmäßig vorhanden. Eine meist leichte Anämie sowie eine deutlichere Leukopenie und Thrombopenie charakterisieren das in diesem Zusammenhang auftretende „Hyperspleniesyndrom". Eine Splenektomie führt allerdings nur bei einer Minderheit der Patienten zu einem Verschwinden des Syn-

droms und sollte deshalb wegen des Risikos einer Verschlimmerung des Aszites in der Regel nicht durchgeführt werden.

Die Ausbildung von Aszites ist ebenfalls eine Folge der portalen Hypertension; sie hängt aber auch von anderen pathogenetischen Faktoren ab (siehe Abschnitt „Aszites").

Die Diagnostik und Therapie des Pfortaderhochdrucks und seiner Komplikationen wird im Rahmen des Kapitels 11.5.6.1 besprochen.

Aszites

Definition

Unter **Aszites** versteht man eine Ansammlung von Flüssigkeit in der freien Bauchhöhle.

Ätiologie und Pathogenese

Die wichtigsten Erkrankungen, bei denen Aszites auftreten kann, sind in Tabelle 11.5-6 zusammengefaßt.

Die Pathogenese des Aszites bei Lebererkrankungen ist ein multifaktorielles Geschehen und bis heute nicht vollständig aufgeklärt. Grundsätzlich muß eine Imbalance in den Starling-Kräften vorliegen, bei denen normalerweise der in Richtung Extravasalraum gerichtete hydrostatische Druckgradient im Gleichgewicht mit dem nach intravasal gerichteten onkotischen Druckgradienten steht. Die Erhöhung des hydrostatischen Druckgradienten bei portaler Hypertension, die Erniedrigung des onkotischen Gradienten durch einen reduzierten Proteingehalt des Blutes (Hypalbuminämie) und eine verstärkte Kapillarpermeabilität können zur Ausbildung von Aszites führen. Zusätzlich ist eine vermehrte Lymphproduktion, die die Transport-

---

Tab. 11.5-6   Wichtige Erkrankungen mit Aszites

1. portale Hypertension durch prä-, intra- oder posthepatische Ursachen (je weiter „prähepatisch", desto geringer die Wahrscheinlichkeit der Aszitesbildung)

2. Lymphabflußbehinderungen
► Peritonealkarzinose
► retroperitoneale Tumoren und Fibrosen

3. Tumoren
► Peritonealkarzinome
► Pseudomyxom
► Ovarialtumoren (z.B. Meigs Syndrom bei Ovarialfibrom)

4. Peritonitis
► eitrig
► tuberkulös
► gallig

5. Pankreatitis
► schwere nekrotisierende Pankreatitis
► Pseudozysten/Pankreasfisteln

6. Hypoproteinämie bei nephrotischem Syndrom

kapazität der hepatischen Lymphgefäße übersteigt, von Bedeutung. Insbesondere beim Budd-Chiari-Syndrom trägt dieser Mechanismus wesentlich zur Aszitesbildung bei.

Neben diesem lokalen Mechanismus sind zwei systemische Faktoren für die Pathogenese essentiell: die gesteigerte renale Retention von Natriumionen und die mit ihr aufgrund der osmotischen Verhältnisse zwangsläufig verbundene Retention von Wasser. Natrium und Wasser werden normal glomerulär filtriert, aber sehr stark im Bereich des proximalen Tubulussystems rückresorbiert. Dadurch sinkt die Natriumausscheidung im Urin drastisch ab. Diese Funktionsstörungen sind schon vor dem Auftreten eines Aszites nachweisbar.

Die teilweise widersprüchlichen Ergebnisse klinischer und experimenteller Untersuchungen zur Pathogenese der renalen Natriumretention haben zur Formulierung zweier auf den ersten Blick widersprüchlicher Hypothesen geführt, der Volumenmangel- („Underfilling") und der Überlaufhypothese („Overflow"): Nach der Überlaufhypothese verursacht der erhöhte transhepatische Flußwiderstand über Vermittlung des Sympathikus eine vermehrte Natriumrückresorption im Bereich der proximalen Tubuli und damit auch eine Flüssigkeitsretention. Das so ausgedehnte effektive Plasmavolumen wird dann aufgrund der gestörten Balance der Starling-Kräfte in die freie Bauchhöhle abgepreßt. Die Volumenmangelhypothese hingegen postuliert als initialen Schritt die Sequestration von Flüssigkeit ins Abdomen. Zu-

sammen mit anderen Mechanismen führt dies zu einem verminderten effektiven Plasmavolumen, zur Stimulation des Renin-Angiotensin-Aldosteron-Systems und schließlich zur vermehrten Natriumrückresorption. Vermutlich sind diese postulierten Mechanismen nicht exklusiv, sondern tragen beide in jeweils unterschiedlichen Erkrankungsstadien zur Pathogenese des Aszites bei: im Frühstadium das Overflow-Konzept, wenn dann Aszites aufgetreten ist, der Underfilling-Mechanismus. Auf diese Weise kommt ein Circulus vitiosus in Gang.

Neben der passiven Wasserrückresorption im Gefolge der Natriumretention ist bei manchen Patienten auch die Wasserdiurese gestört. Ursache hierfür kann zum einen das – durch die starke Salz- und Wasserretention im proximalen Tubulus – unzureichende Flüssigkeitsangebot an den distalen Tubulus sein, zum anderen eine erhöhte Konzentration an antidiuretischem Hormon (ADH).

Die Pathogenese des entzündlichen Aszites wird durch eine Permeabilitätsstörung der splanchnischen Kapillaren mit Ausbildung eines proteinreichen Exsudates beschrieben. Beim malignen Aszites im Rahmen einer Peritonealkarzinose besteht der entscheidende Pathomechanismus in einer Verlegung des Lymphabflusses. Die differentialdiagnostischen Kriterien zur Unterscheidung der wichtigsten Aszitesursachen sind in Tabelle 11.5-7 zusammengefaßt. Klinik, Komplikationen (spontane bakterielle Peritonitis) und Therapie des Aszites bei Lebererkrankungen werden im Kapitel 11.5.6.1 beschrieben.

Tab. 11.5-7 Häufige Differentialdiagnosen des Aszites

Ursache	makroskopischer Aspekt	Eiweißgehalt	Zytologie	sonstiges
Leberzirrhose	klar, grüngelb bis bernsteinfarben	praktisch immer Transsudat	praktisch nie Erythrozyten, wenig Mesothelien	
Pankreatitis, Pseudozyste, Fistel	trüb oder hämorrhagisch oder chylös	oft Exsudat	wechselnd, eventuell Erythrozyten*	Amylase und Lipase erhöht
tuberkulöse Peritonitis	oft trüb und hämorrhagisch, selten klar oder chylös	meist Exsudat	meist über 1000 Leukozyten/µl, überwiegend Lymphozyten, bei 10% Erythrozyten	Ziehl-Neelsen, Kultur
eitrige Peritonitis	trüb oder eitrig	Exsudat	immer reichlich Granulozyten, keine Erythrozyten	Gram-Färbung, Kultur, pH, Laktat
Tumoren	bernsteinfarben oder schleimig oder chylös oder hämorrhagisch	bei ca. 50% Exsudat	in ca. 20% Erythrozyten, bei ca. 50% > 1000 Leukozyten	Fibronektin > 75 mg/dl, Cholesterin > 50 mg/dl, Zytologie
Rechtsherzversagen	bernsteinfarben	meist Transsudat	bei 10% Erythrozyten, meist wenig Mesothelien	
nephrotisches Syndrom	bernsteinfarben oder chylös	immer Transsudat	keine Erythrozyten, sehr wenig Mesothelien	wenn chylös: Lipide

Hepatorenales Syndrom (siehe Kap. 11.5.9)

Ikterus und Cholestase

Definition

Der Begriff **Ikterus** ist definiert durch eine Gelbfärbung der Skleren und der Haut, die ab einer Erhöhung der Bilirubinkonzentration im Serum über 2 mg/dl (34 µmol/l) auftritt. Als **Cholestase** bezeichnet man eine Störung des Galleflusses mit Anstieg der Konzentration gallepflichtiger Substanzen im Blut.

Prinzipien des Bilirubinstoffwechsels

Bilirubin entsteht beim Abbau von Häm, das in den Hämproteinen, vor allem im Hämoglobin, vorkommt. 80–85% des Bilirubins stammen aus dem Hämoglobin alternder Erythrozyten. Häm wird vom Globin getrennt und zu Biliverdin oxidiert, dieses dann zu Bilirubin reduziert. 15–20% des Bilirubins stammen aus ineffektiver Erythropoese und aus dem Abbau anderer Hämproteine wie Myoglobin und der Zytochrome (sog. Shunt-Bilirubin oder frühmarkiertes Bilirubin). Im Plasma wird Bilirubin fest an Albumin gebunden; jedes Albuminmolekül besitzt zwei Bindungsstellen. In der Leber wird Bilirubin vom Albumin abgekoppelt und über einen wenig spezifischen Anionentransporter in den Hepatozyten aufgenommen. In den Hepatozyten wird Bilirubin an Ligandin, ein ebenfalls nicht bilirubinspezifisches Transportprotein, gebunden und im endoplasmatischen Retikulum an UDP-Glukuronyltransferasen mono- und diglukuronidiert. Das jetzt wasserlösliche konjugierte Bilirubin wird dann in einem geschwindigkeitsbegrenzenden Schritt galleflußabhängig gegen ein Konzentrationsgefälle in die Gallenkanalikuli ausgeschieden. Das polare Bilirubinkonjugat kann in den Gallenwegen und im Darm nicht mehr reabsorbiert werden. Es wird entweder als Bilirubinkonjugat ausgeschieden oder durch bakterielle Degradation zu Urobilinogen und weiteren Metaboliten (Sterkobilin) abgebaut. Polymere von Urobilin und Sterkobilin sind Stuhlpigmente. Urobilinogen kann wieder reabsorbiert werden, so daß eine geringe enterohepatische Zirkulation dieses Moleküls existiert. Ein kleiner Teil des reabsorbierten Urobilinogens erscheint wieder in der Galle, der größte Teil wird über die Niere ausgeschieden.

Mit Hilfe der van-den-Bergh-Reaktion wird im klinisch-chemischen Labor zwischen direkt und indirekt reagierendem Bilirubin unterschieden; diese Kategorien entsprechen in etwa dem konjugierten und unkonjugierten Bilirubin.

Ätiologie und Pathogenese der Hyperbilirubinämie

Eine Hyperbilirubinämie kann prinzipiell durch Störungen auf jeder Stufe zwischen Bilirubinproduktion und Bilirubinausscheidung in den Darm entstehen. Ein vermehrter Anfall von Bilirubin durch Hämolyse oder Dyserythropoese kann die Kapazität der Leber übersteigen und führt dann zu einer Hyperbilirubinämie vorwiegend des unkonjugierten Bilirubins. Ebenfalls vorwiegend unkonjugiertes Bilirubin entsteht bei Verdrängung des Moleküls vom Albumin durch Fettsäuren oder Medikamente (z.B. Sulfonamide, Ampicillin, Salizylate, Indometacin u.a.) oder vom hepatozellulären Transportprotein durch Gallensäuren, Antiarrhythmika (Chinidin und Ajmalin) oder anionische Farbstoffe. Ein genetischer Defekt der Transportproteine in der sinusoidalen Hepatozytenmembran ist vermutlich die Ursache des Morbus Gilbert-Meulengracht. Beim Rotor-Syndrom liegt wahrscheinlich ein Defekt der intrazellulären Transportproteine vor. Eine Störung der Bilirubin-Glukuronierung tritt auf beim kompletten oder partiellen Defekt des Enzyms (Crigler-Najjar Syndrom I und II), beim Neugeborenenikterus und bei Konkurrenz mit anderen glukuronidierungspflichtigen Substanzen um das Enzym. Vermehrt konjugiertes Bilirubin wird bei Störungen der Bilirubinsekretion in die Galle auftreten: bei Hepatitis, Leberzirrhose und Dubin-Johnson-Syndrom. Schließlich wird der extrahepatische Gallengangsverschluß zu einer vorwiegend direkten Hyperbilirubinämie führen.

Je nach Lokalisation des Defektes ist auch eine Klassifikation des Ikterus in prä-, intra- und posthepatische Formen möglich. Die funktionellen Hyperbilirubinämien werden davon unterschieden.

Ein **prähepatischer Ikterus** ist in aller Regel durch eine Hämolyse verursacht. Die Bilirubinerhöhung ist vorwiegend vom nicht-konjugierten Typ. Hämolysezeichen sind positiv. Bilirubin im Urin ist nicht nachweisbar. Eine Anämie tritt erst auf, wenn die Kapazität der Erythropoese durch den hämolytischen Prozeß überschritten wird.

Ein **intrahepatischer Ikterus** kann bei allen Erkrankungen des Leberparenchyms, z.B. bei Hepatitis oder Leberzirrhose, auftreten und ist meist die Folge einer gestörten Sekretion konjugierten Bilirubins in die Galle. Das im Blut vermehrt auftauchende konjugierte Bilirubin wird über die Niere ausgeschieden und verfärbt den Urin braun. Urobilinogen im Urin ist ebenfalls positiv. Der Grad der Stuhlentfärbung hängt vom Ausmaß der Sekretionsstörung ab.

Beim **posthepatischen oder Verschlußikterus** liegt eine Blockierung des Galleflusses im Bereich der größeren Gallengänge vor. Der Stuhl ist beim kompletten Verschluß entfärbt, der Urin durch die Ausscheidung konjugierten Bilirubins braun, Urobilinogen fehlt. Bei partiellem oder intermittierendem Verschluß bestehen Befundüberschneidungen mit dem hepatozellulären Ikterus.

Die Differentialdiagnose der verschiedenen Formen der funktionellen Hyperbilirubinämien ist in Tabelle 11.5-8 dargestellt. Diese Erkrankungen zeichnen sich bis auf das Gilbert-Meulengracht-Syndrom durch die genetische Fixierung eines punktuellen Defektes im Bilirubinstoffwechsels aus und besitzen mit Ausnahme des Crigler-Najjar-Syndroms vom Typ I über den Ikterus hinaus keine wesentliche klinische Symptomatik und eine gute Prognose.

Bei der Differentialdiagnose des Ikterus ist wegen der therapeutischen Konsequenzen zunächst die Unterscheidung zwischen einem obstruktiven und einem nicht obstruktiven Geschehen vordringlich.

Pathogenese und Pathophysiologie der Cholestase

Die in der wäßrigen Galle gelösten Substanzen bestehen zu zwei Drittel aus Gallensäuren. Das restliche Drittel teilen sich Cholesterin, Phospholipide, Bilirubin und Proteine. Die Gallensäuren, Cholesterin und Phospholipide bilden gemischte Mizellen. Die Galleproduktion ist ein äußerst komplexer Prozeß. Der transzelluläre Transport von Gallensäuren ist für den sog. gallensalzabhängigen Anteil der Gallebildung verantwortlich. Daneben besteht noch eine gallensalzunabhängige Fraktion der Galle. Ihre Ausscheidung basiert teilweise auf dem osmotischen Gradienten, der von den verschiedenen Ionentransportsystemen der kanalikulären, sinusoidalen und lateralen Membran generiert wird. Insgesamt ist der Mechanismus des gallensalzunabhängigen Galleflusses noch nicht ausreichend geklärt. Neuere Untersuchungen zeigen, daß Mikrofilamente in den Hepatozyten durch rhythmische Kontraktionen der Gallekanalikuli zum Abtransport der kanalikulären Galle in die größeren Gallenkanälchen beitragen. Hier bestehen Möglichkeiten einer Funktionsstörung durch Medikamente.

Die Pathogenese der nicht-obstruktiven Cholestase ist komplex und in zahlreichen Teilen der Kausalkette noch nicht geklärt. Änderungen der Eigenschaften der Hepatozytenmembran, der Abschlußleisten, der Carrierproteine für den Gallensäurentransport und der Ionenpumpen spielen ebenso eine Rolle wie eine Verschiebung der Relation der cholestatisch wirksamen Monohydroxygallensäuren wie Lithocholsäure und Taurolithocholsäure zu den choleretisch wirkenden Di- und Trihydroxygallensäuren.

Die Folgen einer länger dauernden Cholestase sind determiniert durch eine mangelhafte Ausscheidung gallepflichtiger Substanzen wie Bilirubin (Ikterus), Gallensäuren (Juckreiz), Cholesterin (Xanthelasmen) und metabolisierter Fremdstoffe sowie durch die Symptome des Mangels an Gallensäuren im Darm (Fettfehlverdauung, Malabsorption der fettlöslichen Vitamine A, D, E und K). Eine langandauernde Cholestase, möglicherweise mit rezidivierenden Cholangitisschüben, kann zur Ausbildung einer sekundären biliären Zirrhose führen.

Bei den nicht-obstruktiven Cholestasen werden primäre von sekundären Formen unterschieden. Die primären Formen sind meist durch Arzneimittel verursacht (siehe Kap. 11.5.3). Als sekundär gilt die nicht-obstruktive Cholestase im Rahmen verschiedener Lebererkrankungen wie Hepatitis, Zirrhose u.a. Daneben existiert eine kleine Gruppe von seltenen Erkrankungen, bei denen eine nicht-obstruktive Cholestase mit familiärer Häufung beobachtet wird. Die **idiopathische Schwangerschaftscholestase** tritt im letzten Trimenon auf und kann vom leichten Juckreiz bis zum schweren Ikterus reichen. Nach der Entbindung verschwindet die Symptomatik, die Pathogenese ist unklar. Die **benigne rekurrente Cholestase** zeichnet sich durch rezidivierende Juckreiz- und Ikterusepisoden aus, zwischen denen monate- bis jahrelange Intervalle liegen können. Der Erbgang ist autosomal-rezessiv. Die Leberhistologie zeigt lediglich eine Cholestase. Die Therapie ist symptomatisch. Die differentialdiagnostischen Charakteristika des Dubin-Johnson- und des Rotor-Syndroms sind in Tabelle 11.5-8 beschrieben.

Tab. 11.5-8 Differentialdiagnose der funktionellen Hyperbilirubinämien

Störung	Genetische Fixierung	Defekt	Serumbilirubin	Manifestationsalter	Sonstiges
Gilbert-Meulengracht	unklar	verminderte hepatische Aufnahme, Hämolyse, Glukuronidierungsstörung	1–5 mg/dl/ 17–85 µmol/l indirekt	variabel	nach Fasten oder Nikotinsäure: Bilirubinanstieg, nach Phenobarbital: Normalisierung
Crigler-Najjar I	autosomal-rezessiv	keine Bilirubin-UDP-Glukuronyltransferase	> 20 mg/dl/ 342 µmol/l indirekt	Tage postpartal	Phenobarbital ineffektiv auf Bilirubin
Crigler-Najjar II	autosomal-dominant	verminderte Bilirubin-UDP-Glukuronyltransferase	5–20 mg/dl/ 85–342 µmol/l	1–20 Jahre	Phenobarbital senkt Bilirubin
Dubin-Johnson	autosomal-rezessiv	Bilirubinexkretion in die Galle gestört	2–5 mg/dl/ 34–85 µmol/l	variabel, Gipfel in der 2. Dekade	schwarzbraunes Pigment perikanalikulär in Hepatozyten; Bromsulphthaleintest: verzögerte Elimination, 2. Peak
Rotor	autosomal-rezessiv	Bilirubinspeicherung und -exkretion gestört	2–5 mg/dl/ 34–85 µmol/l	variabel, Gipfel in der 1. Dekade	Bromsulphthaleintest: verzögerte Elimination, kein 2. Peak

Literatur

– Fleig, W. E., T. Sauerbruch (eds.): Portal hypertension: New developments in pathophysiology, diagnosis and treatment. Z. Gastroenterol. 26 (1988), Suppl. 2.

– Gerok, W.: Ikterus. In Gerok, W. (Hrsg.): Hepatologie. Urban & Schwarzenberg, München–Wien–Baltimore 1987, S. 49–63.

– Hahn, E. G., D. Schuppan: Collagen metabolism in liver diseases. In Bianchi, L., et al. (eds.): Liver in Metabolic Diseases, p. 309–323. MTP Press, Lancaster 1983.

11.5.2 Hepatitis

M. MANNS

11.5.2.1 Akute Virushepatitis

Die fünf Hepatitisviren A bis E sind für mehr als 90% der Virushepatitiden verantwortlich. Weitere Hepatitisviren sind sicherlich vorhanden, aber quantitativ nicht relevant. Hepatitis A und Hepatitis E werden fäkal-oral, das heißt enteral übertragen, die Hepatitisviren B, C und D werden parenteral übertragen. Hepatitis A und E heilen immer aus, sofern die Hepatitis überlebt wird. Hepatitis B, C und D können zu einer chronischen Hepatitis führen. Alle Hepatitisviren können ein akutes Leberversagen auslösen, mit der Ausnahme, daß das Hepatitis-C-Virus bei uns hierfür nur selten verantwortlich ist. Der klinische Verlauf ist für alle Hepatiserreger vergleichbar, asymptomatische Verläufe kommen bei allen Hepatitisformen vor. Sie sind bei Infektion durch das Hepatitis-A-Virus im Kindesalter besonders häufig. Symptomatische Verläufe zeichnen sich zunächst durch Allgemeinsymptome, wie Abgeschlagenheit, Müdigkeit, Übelkeit, Gelenkschmerzen und Fieber, aus. In bis zu 70% können ikterische Verläufe auftreten. Für alle fünf Hepatitisviren sind serologische Testverfahren verfügbar, aufgrund IgM-spezifischer Antikörpertests ist eine sichere Diagnose der akuten Virushepatitis möglich. Von der Virushepatitis im eigentlichen Sinne müssen virale Infektionen abgegrenzt werden, in deren Verlauf es häufig zur sogenannten Begleithepatitis kommt. Hierzu gehören das Herpes-simplex-, das Zytomegalie- und das Epstein-Barr-Virus.

Definition

Unter akuter Virushepatitis versteht man eine Infektion der Leber mit vornehmlich hepatotropen Viren. Die Hepatitis-A- bis -E-Viren sind für über 90% der akuten Virushepatitiden verantwortlich. Alle diese Hepatitisviren im engeren Sinn können zum akuten Leberversagen führen, chronische Heptitiden kommen nur bei den Hepatitis-B-, -C- und -D-Viren vor. Die Hepatitis A und E heilen immer aus, abgesehen von letalen Ausgängen fulminanter Verläufe (siehe Tab. 11.5-9).

Kasuistik

Ein 45jähriger Patient arbeitet als Ingenieur einer deutschen Firma in Kaschmir, Indien, als er plötzlich über Übelkeit, Schwäche und Gelenkschmerzen klagt. Der Urin verfärbt sich zunehmend dunkel, der Stuhl wird hell, die Skleren werden gelb. Der Patient wird innerhalb weniger Tage schläfrig. Laborparameter: SGPT 2450 U/l, SGOT 1989 U/l, Bilirubin 6,7 mg/dl (120,6 µmol/l), Prothrombinzeit (Quick) 49%. Vor seiner Abreise aus Deutschland wurde der Patient vom betriebsärztlichen Dienst aktiv erfolgreich gegen Hepatitis A und B geimpft, mit Nachweis von anti-HBs und IgG-anti-HAV nach der Impfung noch vor seiner Abreise.
Der Patient wird nach Deutschland in ein Transplantationszentrum ausgeflogen. Die weitere Diagnostik ergibt – bei positivem anti-HBs und IgG-anti-HAV sowie Negativbefunden für IgM-anti-HAV, IgM-anti-HCV sowie HCV-RNA – einen **IgG-und IgM-Antikörpertiter** gegen das Hepatitis-E-Virus. Nach einwöchiger Behandlung auf der Intensivstation sinken die Transaminasen, die Gerinnungswerte steigen, der Patient verliert alle Zeichen der Enzephalopathie. Nach vier Wochen Krankenhausbehandlung kann der Patient mit normalem Bilirubin und normaler Syntheseleistung der Leber, aber noch gering erhöhten Transaminasen in eine Anschlußheilbehandlung entlassen werden. Für einige Zeit besteht noch körperliche Schwäche.

Epidemiologie

▶ **Hepatitis A:** Die Epidemiologie der Virus-A-Hepatitis hat sich in den letzten Jahren gewandelt. In tropischen Regionen findet immer noch eine Durchseuchung der Bevölkerung in nahezu 100% im Kleinkindesalter statt. Die jungen Patienten entwickeln eine oft lebenslange Immunität, und die Infektion verläuft in der Regel ohne klinische Symptome. Demgegenüber hat die Durchseuchung der Bevölkerung in den Industriestaaten ständig nachgelassen, und die 20jährige Bevölkerung im westlichen Europa ist nur noch zu 10% mit Hepatitis-A-Virus in Berührung gekommen. 20% aller akuten Virushepatitiden in Deutschland sind derzeit jedoch immer noch durch das Hepatitis-A-Virus bedingt. Etwa 2 bis 5 von 1000 Reisenden in tropische Regionen kehren mit einer Hepatitis-A-Infektion zurück, sofern eine Prophylaxe nicht betrieben wurde. Zu den Risikogruppen gehören außer Reisenden in tropische und subtropische Länder Personen, die in Heimen von geistig Behinderten leben, Homosexuelle, Beschäftigte in Kindertagesstätten sowie Kinderkliniken. Wahrscheinlich sind auch Kanalarbeiter und Küchenpersonal vermehrt gefährdet.

▶ **Hepatitis B:** Sie kommt weltweit vor, die Inzidenz ist unterschiedlich. In Mitteleuropa breitet sich das Virus horizontal durch parenterale Übertragung in Risikogruppen aus. Während bei 50% der Infizierten eine Quelle der Infektion nicht nachweisbar ist, läßt sich bei den übrigen 50% ein Risikofaktor nachweisen. Dazu gehören Drogenabusus, Tätigkeit in Heilberufen, Prostitution

Tab. 11.5-9   Vergleich der Hepatitis A, B, C, D und E

	Hepatitis A	Hepatitis B	Hepatitis C	Hepatitis D	Hepatitis E
bevorzugte Jahreszeit	Herbst/Winter	keine	keine	keine	„Regenzeit"
Inkubationszeit	14–45 Tage	30–180 Tage	15–160 Tage	30–180 Tage	20–75 Tage
Beginn	akut	schleichend	schleichend	akut/schleichend	akut
Übertragungsweg:					
fäkal/oral	+++	–	–	–	+++
sexuell/perinatal	–	+++	+	+	–
parenteral	–	++	++	++	–
Schwere der Erkrankung	Kindesalter: mild Erwachsene: oft schwer	oft schwer	oft mild	schwerer als Hepatitis B	oft mild
Prognose	Kindesalter: gut mit zunehmendem Alter schlechter	mit zunehmendem Alter schlechter	mäßig	oft schlecht	gut (Ausnahme: Infektion Schwangerer)
chronischer Verlauf	keiner	Erwachsene 5–10% perinatal: über 90%	50%	Ko-Infektion 5% Superinfektion: über 90%	keiner
fulminanter Verlauf	0,2%	1%	sehr selten	2–20%	unbekannt (Ausnahme: bei Infektion Schwangerer bis 20%)

und häufiger Partnerwechsel. In den Tropen erfolgt die Übertragung in der Regel vertikal von der chronisch infizierten Mutter auf das Neugeborene, in Zentralafrika und in Asien sind 5–15% der Bevölkerung chronische Hepatitis-B-Virusträger.

▶ **Hepatitis D:** Auch sie ist weltweit verbreitet. Da das Hepatitis-D-Virus immer einer gleichzeitigen Infektion mit dem Hepatitis-B-Virus bedarf, ist es verständlich, daß schwerpunktmäßig Regionen mit einem hohen Hepatitis-B-Trägerstatus betroffen sind. Die Prävalenz der Hepatitis D ist vor allem groß im Mittelmeerraum, in Rumänien, auf der arabischen Halbinsel sowie in Teilen Mittel- und Südamerikas, sowie Afrikas, wie zum Beispiel in Somalia. In Deutschland betrifft die Virus-D-Hepatitis vor allem Hämophilie-Patienten und Drogenabhängige. Erstaunlicherweise ist die Hepatitis D nicht wesentlich bei Dialysepatienten und in die asiatische Bevölkerung vorgedrungen. Die Übertragungswege von Hepatitis D und Hepatitis B sind identisch.

▶ **Hepatitis C:** In 50% wurde die Hepatitis C posttransfusionell, das heißt durch Übertragung von Blut und Blutprodukten erworben, in 50% läßt sich keine Infektionsquelle nachweisen. Diese Fälle werden als sporadische Hepatitis C bezeichnet. Bisher sind bis zu 1% der Bevölkerung der Industrienationen asymptomatische

Träger der Hepatitis C. Vor Einführung der Testung von Blutkonserven auf Hepatitis-C-Antikörper im Mai 1990 betrug das Risiko für eine Hepatitis C durch Gabe von Blut und Blutprodukten etwa 1/100 Konserven, jetzt etwa 1/1000 Konserven. Drogenabhängige sind beim gemeinsamen Gebrauch von Spritze und Nadel besonders gefährdet. Zur Zeit wird evaluiert, ob die sporadische Hepatitis C durch ein besonderes Virus verursacht wird bzw. sich klinisch von der posttransfusionellen Hepatitis C unterscheidet.

Für das Hepatitis-C-Virus sind fünf verschiedene Genotypen beschrieben worden, in Deutschland wie in Japan herrscht der prognostisch eher ungünstige Genotyp II, in den USA der Genotyp I vor (Klassifikation nach Okamoto).

▶ **Hepatitis E:** Sie ist in Teilen des indischen Subkontinents, vor allem Kaschmir, Nepal und angrenzenden Regionen der früheren Sowjetunion sowie in Teilen von Afrika, Mittel- und Südamerika verbreitet. Bei uns spielt das Hepatitis-E-Virus eine untergeordnete Rolle, in den genannten tropischen Regionen ist die Hepatitis E für etwa 33% der akuten Hepatitis Non-A-non-B verantwortlich. Sie wird oft durch verschmutztes Trinkwasser übertragen. Die Infektion bei Schwangeren ist mit einer hohen Letalität assoziiert.

Ätiologie und Pathogenese

▶ **Hepatitis A:** Der Erreger der Virus-A-Hepatitis ist ein RNA-Virus, das zu den Picorna-Viren gehört (siehe Abb. 11.5-3a). Der Name Picorna steht für kleines RNA-Virus. Es ist das kleinste der fünf wesentlichen hepatotropen Viren. Die Hepatitis A wird fäkal-oral, das heißt enteral übertragen. Die Ausscheidung des Virus erfolgt vor Beginn der klinischen Erkrankung und in den ersten Tagen nach Krankheitsausbruch. Die Zerstörung virusinfizierter Zellen erfolgt wahrscheinlich durch zytotoxische T-Lymphozyten. Zytokinen und vor allem α-Interferon kommt für die Elimination des Hepatitis-A-Virus eine große Bedeutung zu. Warum die Hepatitis A nie zur chronischen Virushepatitis führt, ist unbekannt.

▶ **Hepatitis B:** Das Hepatitis-B-Virus ist im Gegensatz zu allen anderen Hepatitisviren ein DNA-Virus (siehe Abb. 11.5-3b). Es gehört zur neuen Gruppe der Hepadnaviren, die sich durch ein enges Wirtsspektrum, begrenzt auf Mensch und Primaten, und durch eine hohe Organspezifität der Infektion auszeichnet. Die Leber bildet nicht nur komplettes Virus und gibt dieses in die Blutbahn ab, sondern es wird im Überschuß Hüllprotein gebildet, welches früher als Australia-Antigen und heute als **HBsAG** bezeichnet wird. Dieses im Überschuß gebildete Hüllprotein wurde 1966 von Blumberg zunächst entdeckt und war Ausgangspunkt der ersten Hepatitis-B-Vakzine im Jahr 1980. Das komplette Virus wurde erstmals von Dane entdeckt und wird seither als **Dane-Partikel** bezeichnet. Das Hepatitis-B-Virus besteht aus einer partiell doppelsträngigen DNA von 3200 Basenpaaren, einer Hepatitis-B-assoziierten-DNS-Polymerase sowie einem Nukleokapsid, auch als **HBcAG** bezeichnet. Die Hülle des Virus besteht aus kleinen, mittleren und großen Hüllproteinen. Das Hepatitis-B-e-Antigen (HBeAG) kommt im Serum als lösliches Protein vor und ist von der Präcore-Gensequenz

abgeleitet. Im Überschuß gebildetes Hüllprotein des Hepatitis-B-Virus kommt als 22-nm-Partikel in sphärischer oder filamentöser Form im Serum vor. Das komplette Dane-Partikel mißt etwa 42 nm. Für die Elimination des Hepatitis-B-Virus sind wahrscheinlich zytotoxische T-Lymphozyten verantwortlich, die auf HLA-Klasse-I-Molekülen der Leberzelle Peptide des Hepatitis-B-core-Antigens (HBcAG) erkennen. Auch α-Interferon scheint bei der Viruselimination mitverantwortlich zu sein. Bei Patienten, bei denen die akute Hepatitis B ausheilt, läßt sich eine hohe endogene α-Interferon-Produktion nachweisen sowie eine starke Reaktion der T-Lymphozyten gegenüber einer ganz bestimmten Proteinsequenz des Hepatitis-B-core-Antigens. Bei Patienten, bei denen sich eine chronische Hepatitis B entwickelt, fehlt eine ausreichende endogene α-Interferon-Produktion, und die Stimulierbarkeit der T-Lymphozyten für die spezifischen Hepatitis-B-core-Epitope ist vermindert. 5–10% der infizierten Erwachsenen entwickeln eine chronische Hepatitis.

▶ **Hepatitis D:** Das Hepatitis-D-Virus wurde früher als delta-Agens bezeichnet. Es handelt sich um ein 1,7 kd-RNA-Virus (siehe Abb. 11.5-3d). Die Hepatitis-D-RNA kodiert für das Nukleokapsid oder delta-Antigen. Die Hülle wird gebildet vom Hepatitis-B-Oberflächen-Antigen, das Hepatitis-B-Virus fungiert als Helfervirus. Da das Hepatitis-D-Virus durch seine, vom Hepatitis-B-Virus stammende Hülle, an die Hepatozyten heftet und somit in die Leberzelle aufgenommen wird, wird verständlich, daß eine erfolgreiche Impfung gegen Hepatitis B auch gegen Hepatitis D schützt. Die Prognose einer Hepatitis-D- und -B-Superinfektion ist schwerwiegender als eine alleinige Hepatitis-B-Infektion. Die Gründe hierfür sind nicht bekannt.

▶ **Hepatitis C:** Aufgrund der molekularbiologischen Technik konnte das Hepatitis-C-Virus 1989 kloniert und sequenziert werden (siehe

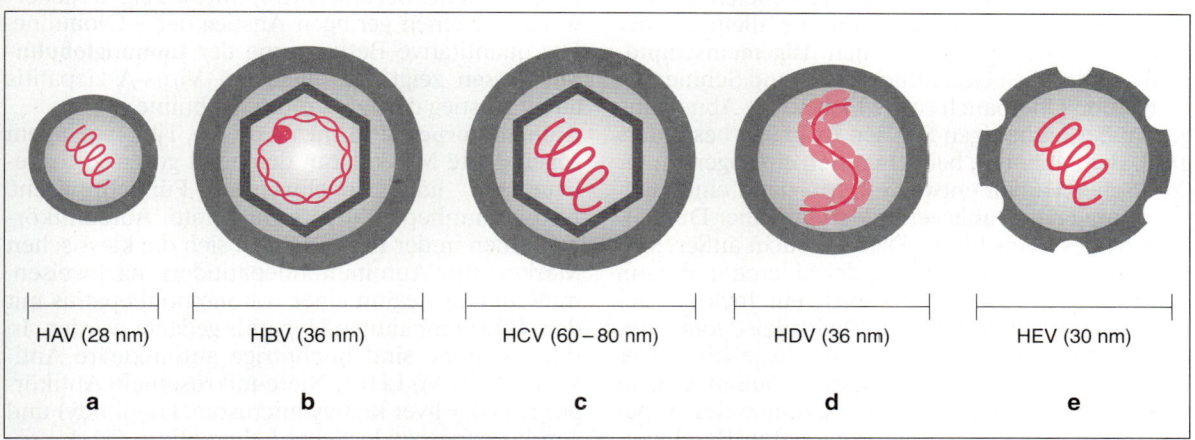

Abb. 11.5-3 Schematischer Aufbau der Hepatitisviren A bis E und ihre relative Größe.

Abb. 11.5-3c). Es hat große Ähnlichkeiten zu den Pestviren, es wird als Kalizivirus klassifiziert. Die RNA hat eine Länge von etwa 9000 Basenpaaren; es werden in der Sequenz des Virus 5'- und 3'-nicht-kodierende Regionen sowie ein einheitlicher offener Leserahmen beschrieben. In dem einzigen offenen Laserraum lassen sich Regionen für ein Core-Protein, E1- und E2-Hüllproteine sowie die Nicht-Strukturproteine NS 1 bis NS 5 nachweisen. Die Pathogenese der Hepatitis C ist noch weitgehend ungeklärt. Andererseits wird der T-Zell-Zytotoxizität gegenüber Hepatitis-C-Virus-infizierten Leberzellen große Bedeutung zugemessen, vor allem für die CD4-positiven Helfer-T-Lymphozyten werden die Epitope zur Zeit definiert. Besonderes Interesse wecken die Interaktionen des Hepatitis-C-Virus mit dem Immunsystem. Das Hepatitis-C-Virus infiziert nicht nur Leberzellen, sondern unter anderem auch Knochenmark-Stammzellen und periphere Blutlymphozyten. Es verursacht nicht nur die akute und chronische Hepatitis C, sondern ist der Haupterreger der gemischten Kryoglobulinämie, kann zur membranoproliferativen Glomerulonephritis führen und wird für die Panarteriitis nodosa sowie für sporadische Fälle der Porphyria cutanea tarda verantwortlich gemacht.

▶ **Hepatitis E:** Das Hepatitis-E-Virus ist wie das Hepatitis-A-Virus ein fäkal-oral übertragener Erreger, der kurz vor Beginn der Erkrankung und wenige Tage danach im Stuhl, aber auch im Blut nachweisbar ist. Das Hepatitis-E-Virus ist kloniert und sequenziert (siehe Abb. 11.5-3e). In Selbstversuchen wurde der Ablauf der Erkrankung studiert. Einzelheiten zur Pathogenese sind unbekannt.

S   Symptome

Nach unterschiedlicher Inkubationszeit, die in Tabelle 11.5-9 dargestellt ist, entwickeln die meisten Patienten **Prodromalsymptome** im Sinne von Abgeschlagenheit, Gelenkschmerzen und Muskelschmerzen. Im Prinzip sind die Symptome aller Virushepatitiden vergleichbar, wenngleich die Arthralgien im Prodromalstadium vor allem bei der Hepatitis B häufig sind. Zu den **Allgemeinsymptomen** gesellen sich bald Druckgefühl und Schmerzen im rechten Oberbauch sowie Fieber. Die Abneigung gegenüber fetthaltigen Speisen ist häufig besonders groß. Bei Patienten, bei denen sich ein sogenannter **ikterischer Verlauf** entwickelt, tritt dann eine Hellverfärbung des Stuhls verbunden mit einer Dunkelfärbung des Urins hinzu. Die Gelbsucht äußert sich zunächst in einer Verfärbung der Skleren und dann der Haut. Jetzt tritt häufig auch ein Juckreiz der Haut hinzu. Die akute Krankheitsphase kann unterschiedlich lange anhalten, in der Regel bis zu vier Wochen. Die subjektive Besserung äußert sich in vermehrter Belastbarkeit und Zunahme des Appetits. Die Entwicklung einer kompletten Beschwerdefreiheit kann sich über viele Wochen hinziehen.

Klinisch zeigt sich häufig eine Vergrößerung der Leber, aber auch der Milz. Die vergrößerte Leber ist häufig konsistenzvermehrt. Vereinzelt lassen sich auch Lymphknotenschwellungen im Halsbereich nachweisen. Ganz selten treten temporär Spider naevi auf.

D   Diagnostik

Während die biochemischen Laborparameter eine Aussage über die Leberzellnekrose und über die Einschränkung der Lebersynthese erlauben, sind virologische Parameter durch Bestimmung von viralen Antigenen und Antikörpern sowie immer mehr durch direkte Bestimmung der viralen DNA oder RNA in der Lage, die Ätiologie zu klären.

Bei den biochemischen Befunden steht eine Erhöhung der **Transaminasen** SGOT und SGPT auf Werte bis 4000 U/l (Normwert bis 20 U/l) im Vordergrund. Eine geringe Erhöhung der γ-GT und alkalischen Phosphatase wird häufig beobachtet. Die **Bilirubinwerte** (normal unter 1,1 mg/dl bzw. 18,8 μmol/l) liegen selten über 40 mg/dl (720 μmol/l). Konjugiertes und nicht-konjugiertes Bilirubin sind gleichermaßen erhöht. Das Auftreten einer **Hämolyse** im Rahmen der akuten Virushepatitis ist selten und muß immer an eine Speicherkrankheit, den Morbus Wilson, denken lassen. Auch bei der schweren akuten Hepatitis kann es zur portalen Hypertension kommen, welche zur Neutro- und Lymphopenie führen kann. Die **Prothrombinzeiten** nach Quick sowie die Bestimmung der einzelnen, in der Leber synthetisierten **Gerinnungsfaktoren** geben eine Aussage über die Syntheseeinschränkung der Leber und somit Schwere der Erkrankung. Bei protrahiertem, längerem Verlauf kann nicht nur die kombinierte Synthese, sondern auch eine Verminderung der Vitamin-K-Resorption zu den Werten beitragen. Bei schweren Verlaufsformen der Virushepatitis kann der **Blutzuckerspiegel** als Zeichen einer verminderten Kohlenhydrataufnahme, einer verminderten Glykogenreserve oder einer verminderten Glykogenolyse abnehmen. Die Gesamteiweißbestimmung und die Verteilung der Proteine in der Serumelektrophorese zeigt üblicherweise nur einen geringen Anstieg der γ-Globuline. Die quantitative Bestimmung der **Immunglobulin-Subklassen** zeigt vor allem bei Virus-A-Hepatitis einen Anstieg der IgM-Immunglobuline.

Autoantikörper sind im niedrigen Titer vor allem gegen glatte Muskulatur, das heißt gegen Zytoskelettanteile, häufig nachweisbar. Für chronische Autoimmunhepatitiden signifikante Autoantikörper fehlen in der Regel. Lassen sich die klassischen Marker für Autoimmunhepatitiden nachweisen, muß an den Beginn einer Autoimmunhepatitis mit dem Bild einer akuten Hepatitis gedacht werden. In diesem Sinne sind hochtitrige antinukleäre Antikörper (ANA), Leber/Niere-mikrosomale Antikörper (LKM = liver kidney microsomal antibody) und Antikörper gegen lösliches Leberantigen (SLA = soluble liver antibody) zu deuten.

Die **virologische Diagnostik** beinhaltet die Bestimmung verschiedener viraler Antigene und Antikörper sowie die quantitative oder semiquantitative Bestimmung der viralen DNA oder RNA. Sie geben vor allem Aussagen über das Ausmaß der Virus-Replikation und somit Infektiosität.

▶ **Hepatitis A:** Zunächst werden in einem Globaltest anti-HAV-Antikörper erfaßt. In diesen Test gehen IgG- und IgM-Antikörper ein. Erst der Nachweis IgM-spezifischer anti-HAV-Antikörper beweist die Diagnose einer akuten Hepatitis A. IgM-anti-HAV lassen sich 2–6 Monate nach akuter Virushepatitis A im Serum nachweisen. IgG-anti-HAV persistiert oft lebenslang und vermittelt Schutz gegen eine Hepatitis A (siehe Abb. 11.5-4). Weltweit wird nur ein Serotyp der Hepatitis A beschrieben. Die Ausscheidung von Hepatitis-A-Virus im Stuhl wird diagnostisch nicht genutzt.

▶ **Hepatitis B:** Die Diagnostik der Hepatitis B beruht auf dem Nachweis zahlreicher Antigen- und Antikörpersysteme. Für die Diagnose der akuten Virushepatitis B ist der Nachweis von HBsAG, HBeAG, anti-HBc und vor allem IgM-anti-HBc charakteristisch (siehe Abb. 11.5-5a). Der Nachweis von IgM-anti-HBc weist vor allem auf eine akute Hepatitis hin. In der Regel ist auch die HBV-DNA positiv. In etwa 10% der Fälle mit akuter Hepatitis B läßt sich HBsAG nicht im Serum nachweisen. Bei Ausbruch der Erkrankung sind somit HBsAG, HBeAG und HBV-DNA nachweisbar, als Antikörper treten nacheinander anti-HBc, anti-HBe und anti-HBs auf. Bei HBsAG-negativer akuter Hepatitis sowie bei fortgeschrittener akuter Hepatitis B nach Elimination des HBsAG bildet IgM-anti-HBc oft den einzigen Beweis für eine akute Hepatitis B. IgM-anti-HBc können 12 Monate persistieren. Anti-HBs und anti-HBc persistieren im allgemeinen

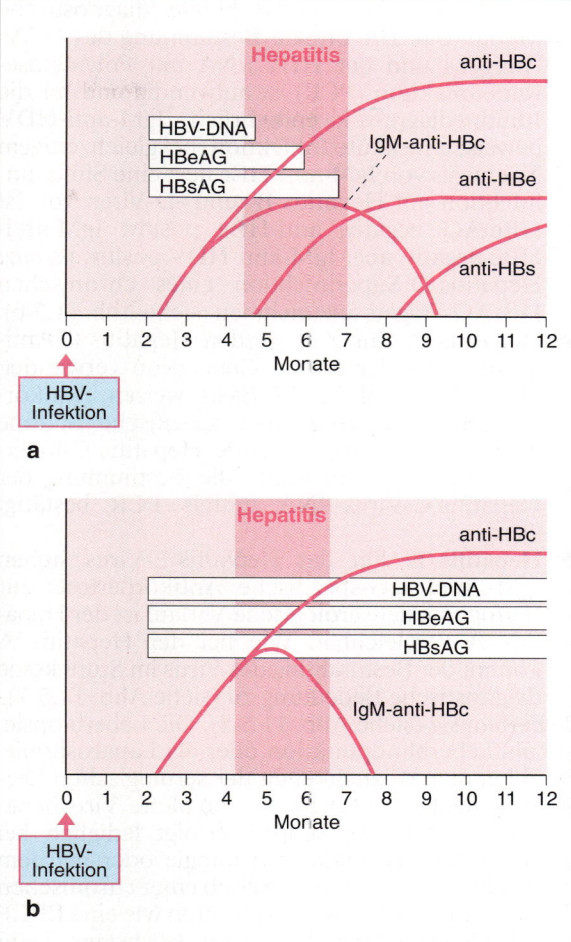

a

Abb. 11.5-5
a) Serologisches Profil der akuten Hepatitis B. Charakteristisch ist das aufeinanderfolgende Verschwinden von HBV-DNA, HBeAG und HBsAG aus dem Serum. Mit Verzögerung erscheint anti-HBs im Serum, womit sich eine Heilung andeutet.
b) Serologisches Profil der chronischen Hepatitis B. Charakteristisch ist die Persistenz von HBsAG und HBV-DNA. In der frühen Phase der chronischen Hepatitis ist die Krankheit zumeist aktiv, HBeAG ist positiv. Später kommt es häufig zu Serokonversion von HBeAG zu anti-HBe, verbunden mit einer Inaktivierung der Erkrankung.

länger als anti-HBe. 5–10% der mit Hepatitis-B-Virus infizierten Erwachsenen entwickeln eine chronische Hepatitis. Sie deutet sich durch eine persistierende HBV-DNA von mehr als 8 Wochen, ein HBe-AG von mehr als 11 Wochen und durch ein HBsAG über mehr als ½ Jahr an (siehe Abb. 11.5-5b).

▶ **Hepatitis D:** Die Hepatitis D kann durch Simultaninfektion mit dem Hepatitis-B-Virus übertragen werden, oder aber durch Superinfektion eines chronischen HBsAG-Carriers entstehen. Die Bestimmung von IgG-anti-HDV und IgM-

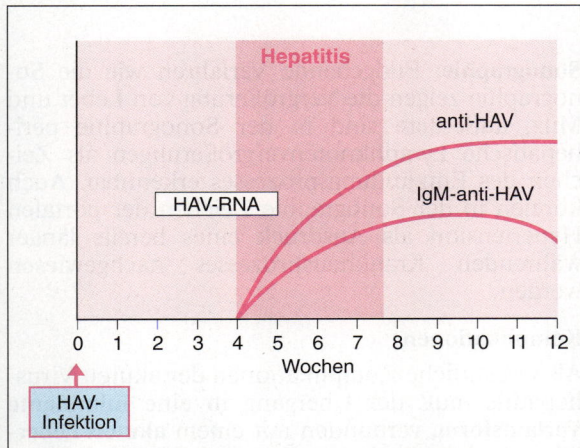

Abb. 11.5-4   Akute Hepatitis A. IgM-anti-HAV kann bis über sechs Monate nach Krankheitsbeginn persistieren und ist wesentlicher Marker für die Diagnose einer akuten Hepatitis A.

anti-HDV stellen ausreichende diagnostische Marker dar. Die direkte Bestimmung des HDV-Antigens und der HDV-RNA mit Polymerase-Kettenreaktion (PCR) ist aufwendig und für die Routinediagnostik entbehrlich. IgM-anti-HDV beweist eine akute Inkfektion, bei gleichzeitigem Nachweis von IgM-anti-HBc liegt eine Simultaninfektion mit Hepatitis-B- und -D-Viren vor. Ist HBe-AG negativ, anti-HBe positiv, IgM-anti-HBc negativ, aber IgM-anti-HDV positiv, ist eine Hepatitis-D-Superinfektion eines chronischen HBsAG-Trägers anzunehmen (siehe Abb. 11.5-6).

► **Hepatitis C:** Zur Zeit werden Hepatitis-C-Antikörper-Tests der dritten Generation verwendet. Diese Tests auf ELISA-Basis weisen Antikörper gegen vier Hepatitis-C-spezifische Epitope nach. Ob eine replizierende Hepatitis-C-Infektion vorliegt, kann durch die Bestimmung der Hepatitis-C-Virus-RNA mittels PCR bestätigt werden.

► **Hepatitis E:** Für das Hepatitis-E-Virus stehen IgM- und IgG-spezifische Antikörpertests zur Verfügung, der serologische Verlauf ist der Hepatitis A vergleichbar. Wie bei der Hepatitis A kommt der Bestimmung des Virus im Stuhl keine diagnostische Bedeutung zu (siehe Abb. 11.5-7).

Leberbiopsie (siehe Abb. 11.5-8): Die Leberbiopsie, ob als Leberblindpunktion oder als Laparoskopie, wird bei den Möglichkeiten der serologischen Diagnostik heute nicht mehr für die akute Virushepatitis eingesetzt. Die Biopsie erfolgt lediglich bei akuter Hepatitis unklarer Ätiologie oder bei dem Verdacht auf einen akuten Schub einer chronischen Hepatitis. Endoskopische Verfahren wie eine ERCP zur Gallengangdarstellung sind höchstens beim cholestatischen Verlauf zum Ausschluß von Pankreas- und Gallenwegerkrankungen erforderlich.

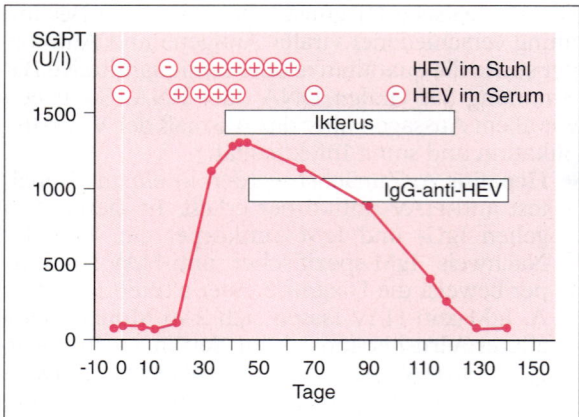

Abb. 11.5-7 Diagnostisches Profil der Hepatitis-E-Infektion. Charakteristisch ist – analog zur Hepatitis A – der Nachweis des Virus im Stuhl auf dem Höhepunkt der Krankheit. Dann werden auch anti-HEV-Antikörper im Serum nachweisbar. Bisher ist noch unbekannt, wie lange diese anti-HEV-Antikörper nach natürlicher Infektion persistieren.

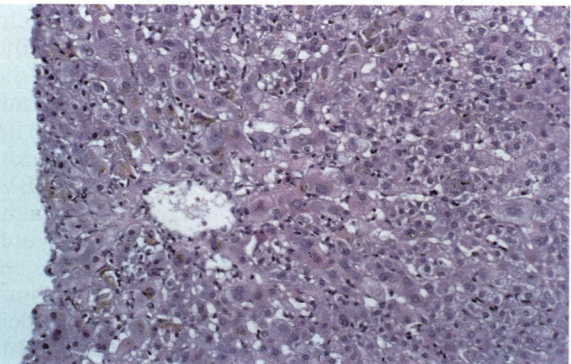

Abb. 11.5-8 Typisches histologisches Bild einer akuten Virushepatitis mit diffuser Lymphozyteninfiltration des Leberparenchyms.

Sonographie: Bildgebende Verfahren wie die Sonographie zeigen die Vergrößerung von Leber und Milz, außerdem sind in der Sonographie perihepatische Lymphknotenvergrößerungen als Zeichen des Entzündungsprozesses erkennbar. Auch können in der Sonographie Zeichen der portalen Hypertension als Ausdruck eines bereits länger währenden Krankheitsprozesses nachgewiesen werden.

Komplikationen

Als wesentliche Komplikationen der akuten Virushepatitis muß der Übergang in eine **fulminante Verlaufsform,** verbunden mit einem **akuten Leberversagen** betrachtet werden. Dabei kann es zum Absinken der Lebersynthese und zum Auftreten von Aszites kommen. Tritt die Enzephalopathie innerhalb der ersten drei Wochen nach Beginn des

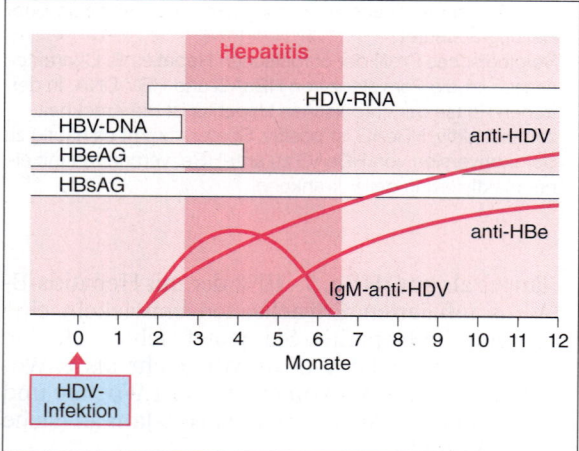

Abb. 11.5-6 Serologisches Profil der HBV/HDV-Superinfektion. Charakteristisch ist die Suppression der Hepatitis-B-Infektion. Häufig werden HBV-DNA und HBeAG negativ, anti-HDV erscheint im Serum. In Speziallaboratorien ist auch die Hepatitis-D-RNA direkt nachweisbar.

Ikterus auf, spricht man von einem akuten, bei einer längeren Latenz von einem subakuten Leberversagen. Alle Virushepatitisformen können zum akuten Leberversagen führen, jedoch von unterschiedlicher Inzidenz. Besonders häufig ist das akute Leberversagen bei der Simultaninfektion von Hepatitis B und Hepatitis D und bei der Infektion von Schwangeren durch Hepatitis E. Die Entdeckung der verschiedenen Hepatitisviren und die serologischen Möglichkeiten haben zu der Erkenntnis geführt, daß das Hepatitis-C-Virus nur selten zum akuten Leberversagen führt, und daß das Hepatitis-E-Virus nur für etwa 5% der akuten Leberversagen in Mitteleuropa verantwortlich ist. Schließlich wird ein F-Virus für die ätiologisch nicht klärbaren Fälle des akuten Leberversagens verantwortlich gemacht. Weitere Komplikationen können eine Pankreatitis, eine Myokarditis, eine atypische Pneumonie, eine periphere Neuropathie und Arthralgien sein. Auch aplastische Anämien sind (vor allem bei Hepatitis C) beschrieben worden. Als extrahepatische Manifestation der Virushepatitiden gelten bei der Hepatitis B die Panarteriitis nodosa und die membranöse bzw. membranoproliferative Glomerulonephritis. Bei der Hepatitis C werden als Komplikationen vor allem eine gemischte Kryoglobulinämie oder das Guillain-Barré-Syndrom angesehen. Vor allem bei Kindern sind Hautveränderungen immer wieder beschrieben worden.

▼ Therapie

Eine effektive medikamentöse Therapie der akuten Virushepatitis steht nicht zur Verfügung. Bei starkem Anstieg der Transaminasen über 1000 U/l ist Bettruhe angezeigt. Bei einem Anstieg der Transaminasen über 2000 U/l und einem Abfall der Syntheseparameter ist eine stationäre Aufnahme angezeigt. Sie hat den Zweck, ein akutes Leberversagen früh genug zu erkennen und die Indikaton zur Lebertransplantation zeitgerecht zu stellen. Hepatitis A- und Hepatitis-E-Fälle sollten in der akuten Phase isoliert werden, dieses ist für Hepatitis B-, C- und -D nicht erforderlich. Hier gilt die Wahrung allgemeiner Hygienemaßnahmen. Eine spezifische Hepatitis-Diät ist nicht notwendig, der Patient meidet fettreiche Kost. Alkohol sollte für 1/2 Jahr gemieden werden, der Medikamentenkonsum sollte auf das Notwendigste beschränkt sein. Kortikosteroide haben in der Behandlung der akuten Virushepatitis keinen Platz, Colestyramin und Antihistaminika können bei cholestatischem Verlauf zu der Therapie des Juckreizes eingesetzt werden.

Beim akuten Leberversagen kommen die allgemeinen Behandlungsmaßnahmen der Intensivmedizin zum Einsatz. Unter Berücksichtigung der etablierten Prognosekriterien müssen Chirurgen und Internisten gemeinsam den optimalen Zeitpunkt zur Lebertransplantation wählen. Dabei ist vor allem eine Latenz beim Auftreten der Enzephalopathie von über drei Wochen nach Ikterusbeginn, ein hohes oder junges Alter des Patienten, ein Gerinnungsfak-

tor V unter 20% sowie eine Non-A-non-B-Hepatitis als Ätiologie prognostisch ungünstig.

Prophylaxe der Virushepatitiden

Fehlende medikamentöse therapeutische Möglichkeiten sowohl bei unkomplizierter akuter Virushepatitis als auch bei fulminanten Verlaufsformen sowie die begrenzten Möglichkeiten zur Therapie der chronischen Hepatitis erfordern, daß alle Möglichkeiten der Prophylaxe genutzt werden.

▶ **Hygienerichtlinien:** Erste Prophylaxemaßnahme ist die Einhaltung der Hygiene bei Reisen in tropische Regionen und im Umgang mit Hepatitiskranken in der Umgebung. Für enteral übertragene Virushepatitiden betrifft dies eine Nahrungsmittelhygiene, wie Genuß ausschließlich von abgekochtem Wasser, Verzicht auf Rohkost und Meeresfrüchte „peel it, cook it or forget it". Für die parenterale Übertragung ist die Einhaltung einer üblichen Hygiene ausreichend, vor allem bei Hepatitis B und -D ist die Verwendung von Kondomen für die Vermeidung einer Übertragung durch Sexualkontakt unbedingt erforderlich. Die Hepatitis C kann sexuell übertragen werden, wenngleich dies nicht so häufig wie bei Hepatitis B und -D auftritt. Bei Auftreten von Hepatitis A ist außerdem eine getrennte Toilette für den Patienten notwendig.

▶ **Impfmöglichkeiten:** Für die **Hepatitis A** gibt es einen Aktiv-Impfstoff, dieser besteht aus abgetötetem Virus, welches in Affennierenzellen gezüchtet wurde. Drei Impfstoffdosen werden in den Monaten 0, 1 und 6 intramuskulär injiziert. Bereits nach der zweiten Injektion ist in über 95% ein Impferfolg nachweisbar. Die Impfung wird sehr gut vertragen, es gibt praktisch keine Impfversager. Für kurzentschlossene Reisende ist auch die Zweifach-Impfung im Abstand von zwei Wochen zunächst ausreichend, um dann nach sechs Monaten die Grundimmunisierung zu vollenden. Die gleichzeitige passive Gabe von anti-HAV-haltigem Immunglobulin ist nur bei sofortigem Reiseantritt notwendig.

Eine Aktivimpfung gegen Hepatitis A kommt für alle nicht-immunen Reisenden in tropische Regionen in Frage. Da die Durchseuchung der Bevölkerung über 40 Jahre noch über 50% liegt, sollten diese Patienten vor der Impfung auf Hepatitis-A-Antikörper getestet werden. Wegen der geringen Durchseuchung ist bei Personen unter 40 Jahren eine Impfung ohne vorherige anti-HAV-Testung aus kommerziellen Gründen sinnvoll. Der Patient hat keinen gesundheitlichen Nachteil, wenn bei bereits bestehendem anti-HAV-Antikörper noch eine Aktivimpfung gegen Hepatitis A erfolgt. Weitere Risikogruppen für eine aktive Hepatitis-A-Impfung sind in Tabelle 11.5-10 aufgeführt.

Die **Hepatitis-B-Impfung** erfolgt heute durch die Verwendung eines rekombinanten HBs-Antigens. Die Impfung erfolgt auch in den Monaten

Tab. 11.5-10   Aktivimpfung gegen Hepatitis A

▶ Personen, die sich häufig in tropischen und subtropischen Ländern aufhalten
▶ medizinisches Personal in Kinderkliniken
▶ Personal in Kindergärten und Kindertagesstätten
▶ Küchenpersonal
▶ Homosexuelle
▶ Kanalarbeiter

– bei Personen unter 40 Jahre Impfung **mit** Antikörpervortestung (anti-HAV)
– bei Personen über 40 Jahre Impfung **ohne** Antikörpervortestung

0, 1 und 6 intramuskulär in den Musculus deltoideus. Die Erfolgsraten dieser Impfung liegen jedoch nur bei etwa 90%, hoch ist die Impfversagerquote vor allem bei Patienten mit einem defekten Immunsystem, wie Patienten unter immunsuppressiver Therapie und Dialysepatienten. Kandidaten für eine Hepatitis-B-Impfung sind u. a. Angehörige von Pflege- und Heilberufen, Haushaltsangehörige von chronischen Hepatitis-B-Virus-Trägern sowie Sexualpartner von Hepatitis-B-Virus-Trägern, sofern noch keine Immunität gegen das Hepatitis-B-Virus besteht (siehe Tab. 11.5-11). Es kann davon ausgegangen werden, daß die Impfung gegen Hepatitis A hohe Antikörpertiter induziert, die für 5–10 Jahre ausreichen. Demgegenüber können Hepatitis-B-

Tab. 11.5-11   Indikationen zur aktiven Impfung gegen Hepatitis B

▶ medizinisches Personal
▶ Dialysepatienten
▶ Kontaktpersonen von HBsAG-Trägern, die im gleichen Haushalt leben
▶ Kinder in Gebieten mit hoher Rate von HBsAG-Trägern
▶ Drogenabhängige
▶ Homosexuelle
▶ promiskuitive Personen
▶ Personen, die häufig oder lange in Endemiegebiete der Hepatitis B reisen
▶ geistig Behinderte

Antikörpertiter häufig sinken. Eine regelmäßige Kontrolle der anti-HBs-Titer ist angezeigt (siehe Tab. 11.5-12).

Eine erfolgreiche Impfung gegen Hepatitis B schützt auch gegen **Hepatitis D.** Eine Aktivprophylaxe gegen **Hepatitis C** oder gegen **Hepatitis E** ist bisher nicht verfügbar. Die Hauptprophylaxe gegen Hepatitis C besteht in der lege artis durchgeführten Inaktivierung von Gerinnungsfaktoren und in der Testung von Blutspendern auf Hepatitis-C-Antikörper. Durch die Einführung der Hepatitis-C-Antikörpertests konnte die Übertragung der Hepatitis C bereits zu 90% reduziert werden. Die Indikationen für eine gleichzeitige Aktiv-/Passivimpfung sind in Tabelle 11.5-13 aufgelistet.

Verlauf und Prognose

Die Entwicklung einer chronischen Hepatitis B hängt vom Lebensalter, in dem die Infektion erworben wird, ab. Während 5–10% der infizierten Erwachsenen chronische Verläufe entwickeln, steigt die Zahl chronischer Träger bis auf über 90% bei der Infektion von Neugeborenen. Alle Virushepatiden können zur fulminanten Verlaufsform führen. Dies ist besonders häufig bei der Infektion von Schwangeren durch Hepatitis E und bei der Simultaninfektion mit Hepatitis B und Hepatitis D. Äußerst gering ist die Induktion eines akuten Leberversagens durch Hepatitis C. Zur Zeit wird nach einem speziellen Erreger der fulminanten Hepatitis Non-A-non-B gesucht, der bereits als F-Virus bezeichnet wird. Wichtig ist, frühzeitig die Warnzeichen einer fulminanten Verlaufsform zu erkennen.

Tab. 11.5-13   Indikationen zur simultanen aktiven und passiven Immunisierung gegen Hepatitis B

▶ nach Stichverletzungen mit Nadeln, die für HBsAG-positive Personen benutzt wurden (aber innerhalb der ersten 12–24 Stunden!)
▶ nach Schleimhautkontakt mit Material von HBsAG-positiven Personen
▶ Neugeborene von HBsAG-positiven Müttern
▶ Sexualpartner von HBsAG-positiven Personen

Tab. 11.5-12   Titerkontrollen und Nachimpfzeit nach Hepatitis-B-Impfung (nach Jilg et al.)

anti-HBs nach Grund-immunisierung (IE/l)	Vorgehen
< 10	Wiederimpfung 3 Monate nach Grundimmunisierung
11–100	Wiederimpfung 3–6 Monate nach Grundimmunisierung
101–1000	anti-HBs-Kontrolle ½–1½ Jahre nach Grundimmunisierung, ggf. Wiederimpfung*
1001–10000	anti-HBs-Kontrolle 1½–3½ Jahre nach Grundimmunisierung, ggf. Wiederimpfung*
> 10000	anti-HBs-Kontrolle 3½–6 Jahre nach Grundimmunisierung, ggf. Wiederimpfung

*wenn anti-HBs < 10 IE/l

Dies sind rascher Anstieg der Transaminasen auf über 2000–3000 U/l, Abfall der Syntheseparameter, Entwicklung von Aszites und Enzephalopathie. Diese Patienten sollten frühzeitig in ein Zentrum mit Möglichkeit zur Lebertransplantation verlegt werden. Die Indikation hierzu muß dann stündlich zwischen Internisten und Chirurgen erwogen werden. Sind die Transaminasen rückläufig, ist rasch eine Besserung zu verzeichnen, dann kann der Patient früh in das Heimatkrankenhaus zurückverlegt werden. Neben dem akuten Leberversagen ist die Entwicklung in eine chronische Hepatitis die zweite wesentliche ungünstige Prognose. Während Hepatitis A und E nie chronisch werden, entwickelt die Hepatitis B bei 5–10% der infizierten Erwachsenen chronische Verläufe, bei der Hepatitis D kommt es bei der Simultaninfektion nur in 5% zu chronischen Verläufen, bei Superinfektion eines chronischen B-Trägers jedoch in über 90%. Die posttransfusionelle akute Hepatitis C entwickelt in über 50% einen chronischen Verlauf. Hepatitis A und E entwickeln zwar nie chronische Verlaufsformen, andererseits ist eine rezidivierende Hepatitis mit einem erneuten Anstieg von Transaminasen und Ausscheidung des Hepatitis-A-Virus im Stuhl in bis zu 5% der Fälle die Regel.

Differentialdiagnose

Differentialdiagnostisch muß die Infektion der Leber mit seltenen hepatotropen Viren erwogen werden. Hierzu gehören das Marburg-Virus und das Lassa-Fieber, aber auch nicht-virale Erreger wie die Leptospirose. Regelmäßig führt auch die Herpes-simplex-Virus-, die Zytomegalievirus- und die Epstein-Barr-Virus-Infektion zur Erhöhung der Transaminasen, ebenso eine Infektion mit dem Coxsackie-Virus. Schließlich muß berücksichtigt werden, daß auch Autoimmunhepatitiden in bis zu 25% als akute Hepatitis beginnen können. Nicht zuletzt deshalb wurde der Begriff der Autoimmunhepatitis für diese Erkrankung geprägt. In seltenen Fällen kann ein Gallensteinleiden neben einem Anstieg der Cholestase-Enzyme wie γ-GT, alkalische Phosphatase und Bilirubin mit einem deutlichen Anstieg der Transaminasen assoziiert sein. Dabei steigen die SGOT- und SGPT-Werte aber selten über 250 U/l. Ausgeschlossen werden müssen auch Erkrankungen des Pankreas (Pankreaskarzinom), die Medikamenten- oder Alkohol-induzierte Hepatitis sowie Stoffwechselerkrankungen der Leber (z.B. Morbus Wilson, Hämochromatose).

11.5.2.2 Chronische Hepatitis

Die chronische Hepatitis ist ein klinisch und histopathologisch definiertes Syndrom, dem verschiedene Ätiologien zugrunde liegen können. Sie wird hauptsächlich durch chronische Infektion mit den hepatotropen Viren B, D und C erzeugt, in 10–20% liegt eine Autoimmunhepatitis zugrunde, weitere 10–20% können ätiologisch nicht eingeordnet werden und werden daher als kryptogene chronische Hepatitis bezeichnet. Von der chronischen Hepatitis müssen arzneimittelinduzierte Leberschäden, angeborene Stoffwechselstörungen der Leber oder alkoholinduzierte Leberschäden abgegrenzt werden. Zur Definition der chronischen Hepatitis gehört eine Erhöhung der Transaminasen SGOT und SGPT über mindestens sechs Monate. Der Verlauf der chronischen Hepatitis ist individuell sehr variabel, je nach histologischer Aktivität, die durch Gewebebiopsie bestimmt wird, kann die Erkrankung in eine Leberzirrhose fortschreiten. An subjektiven Symptomen finden sich Müdigkeit, Abgeschlagenheit, Leistungsminderung, Gelenkbeschwerden, Muskelschmerzen und Meteorismus. Alle therapeutischen Maßnahmen versuchen den Progreß der Erkrankung in Richtung einer Leberzirrhose aufzuhalten. Virusinduzierte Hepatitiden B, C und D werden heute mit α-Interferon behandelt, die Autoimmunhepatitis läßt sich meistens durch immunsuppressive Therapie mit Kortikosteroiden allein oder in Kombination mit Azathioprin günstig beeinflussen.

Definition

Die chronische Hepatitis ist ein ätiologisch heterogenes Syndrom, das sich durch einen klinischen Verlauf von mehr als sechs Monaten und charakteristische histologische Veränderungen auszeichnet. Die histologischen Veränderungen umfassen eine hepatozelluläre Nekrose und ein entzündliches Infiltrat. Die histopathologischen Veränderungen äußern sich in fokaler Nekrose des Parenchyms, größeren Regionen konfluierender Leberzellnekrosen mit oder ohne Brückenbildung sowie vor allem periportalen Mottenfraßnekrosen. Das entzündliche Zellinfiltrat wird von Lymphozyten dominiert (siehe Abb. 11.5-9). Die früher getroffene

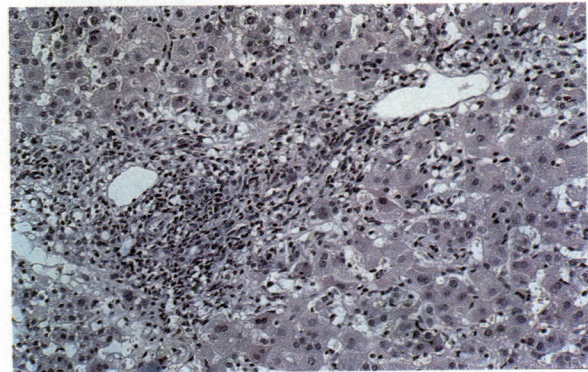

Abb. 11.5-9 Typisches histologisches Bild einer chronischen Hepatitis mit lymphozellulärer Infiltration der Portalfelder und Penetration der Lymphozyter durch die Grenzlamelle des Portalfelds ins Parenchym (Mottenfraßnekrosen).

Einteilung in chronisch-persistierende Hepatitis (CPH) mit Begrenzung des entzündlichen Infiltrats auf das Portalfeld und chronisch-aktive Hepatitis (CAH), charakterisiert durch Mottenfraßnekrosen, wird verlassen. Diese Definition wurde in den 60er Jahren festgelegt, als gerade das Hepatitis-B-Virus entdeckt wurde. Jetzt nach Entdeckung der Hepatitis-C- und -D-Viren sowie besserer Definition der Autoimmunhepatitis wird klar, daß diese histologischen Kriterien lediglich eine Aktivitätsbestimmung darstellen bzw. einem Grading entsprechen. Früher wurde noch die chronisch-lobuläre Hepatitis abgegrenzt; sie ist gekennzeichnet durch überwiegend intralobuläre Entzündungsreaktionen und intralobuläre Nekrosen. Die für das Bild der chronisch-aktiven Hepatitis typischen Mottenfraßnekrosen werden dabei nicht gefunden. Zur Diagnose der chronischen Hepatitis gehört der Ausschluß chronischer Gallenwegerkrankungen wie die primäre biliäre Zirrhose (PBC) und die primäre sklerosierende Cholangitis (PSC), wenngleich Überlappungsphänomene vorkommen. Ebenso gehört zur Diagnose der chronischen Hepatitis der Ausschluß des Morbus Wilson und des α_1-Antitrypsin-Mangel-Syndroms. Auch alkoholinduzierte Lebererkrankungen gehören nicht zum Spektrum der chronischen Hepatitis.

Kasuistik

Bei einem 52jährigen Patienten bemerkt die Ehefrau eine zunehmende Gelbverfärbung der Augen. Der Hausarzt weist einen Anstieg des Bilirubins auf 3,8 mg/dl (68,4 μmol/l), einen Anstieg der Transaminasen SGPT auf 258 U/l und der SGOT auf 198 U/l nach. Er stellt direkt die Beziehung zur aorto-koronaren Bypass-Operation vor sechs Jahren her, bei der die Gabe von Blut und Blutprodukten erforderlich war. Die serologische und immunologische Diagnostik ergibt den Nachweis von Hepatitis-C-Antikörpern (anti-HCV) durch Tests der dritten Generation. Der Nachweis der Hepatitis-C-RNA mit Polymerase-Kettenreaktion bestätigt die Diagnose einer chronischen replizierenden Hepatitis C. Hepatitis-B- und -D-Marker sind negativ; auch die für Autoimmunhepatitiden charakteristischen Autoantikörper: antinukleäre Antikörper (ANA), Leber/Niere-mikrosomale Antikörper (LKM = liver kidney microsomal antibody), antimitochondriale Antikörper (AMA) und Antikörper gegen glatte Muskulatur (SMA = smooth muscle antibody) sowie Antikörper gegen lösliches Leberantigen (SLA = soluble liver antibody) sind negativ. Eine durchgeführte Leberbiopsie zeigt noch keine Zeichen der Leberzirrhose, es lassen sich jedoch Mottenfraßnekrosen im Sinne einer chronisch-aktiven Hepatitis nachweisen, und eine Therapie mit dreimal fünf Millionen Einheiten rekombinantem humanem α-Interferon wird begonnen. Innerhalb von sechs Wochen tritt eine Normalisierung der Transaminasen ein, auch die Hepatitis-C-RNA im Serum wird negativ, wenngleich Hepatitis-C-Antikörper unverändert positiv bleiben.

Epidemiologie

▶ **Chronische Hepatitis B:** Mehr als 300 Millionen Menschen sind weltweit chronische Hepatitis-B-Virusträger. Vor allem in Asien und Afrika liegt die Rate der chronischen HBsAG-Träger bei etwa 5–15% der Bevölkerung, in Europa, Mittel- und Nordamerika liegt sie weit unter 1%. Wie bei allen chronischen Virushepatitiden überwiegt auch bei der chronischen Hepatitis B das männliche Geschlecht. Während in den Regionen mit hoher HBsAG-Rate die Übertragung des Virus vertikal, das heißt von der infizierten Mutter auf das Neugeborene erfolgt, breitet sich das Virus in unseren Regionen horizontal, vor allem in Risikogruppen durch parenterale Übertragung aus.

▶ **Chronische Hepatitis D:** Die chronische Hepatitis D ist häufig bei chronischen HBsAG-Trägern im Mittelmeerraum, aber auch in Rumänien und in Mittelamerika nachzuweisen. In Deutschland und Nordeuropa breitet sich die Hepatitis D bei bestimmten Risikogruppen aus, vor allem bei Drogenabhängigen.

▶ **Chronische Hepatitis C:** Erst seit Entdeckung des Hepatitis-C-Virus als Haupterreger der chronischen Hepatitis Non-A-non-B im Jahr 1989 können sichere epidemiologische Daten vorgelegt werden. Bisher betrug die asymptomatische Hepatitis-C-Virus-Trägerrate in Europa, in den USA und in Japan etwa 1% der Bevölkerung. Diese Patienten sind anti-HCV positiv. Durch Screening der Blutkonserven auf Hepatitis-C-Antikörper seit Mai 1990 wird sich die Prävalenz wahrscheinlich um 50% reduzieren lassen.

▶ **Autoimmunhepatitis:** Sie ist eine Erkrankung ungeklärter Ätiologie, für die ein Toleranzverlust gegenüber autologem Lebergewebe verantwortlich gemacht wird. Bevorzugt betroffen ist das weibliche Geschlecht. Charakteristika sind Hypergammaglobulinämie, ein immungenetischer Hintergrund durch Assoziation mit HLA-DR3 oder -DR4, extrahepatische klinische Autoimmunsyndrome sowie der Nachweis charakteristischer Autoantikörper im Blut. Hierzu gehören hochtitrige antinukleäre Antikörper (ANA), Leber/Niere-mikrosomale Antikörper (LKM), Antikörper gegen lösliches Leberantigen (SLA) und Antikörper gegen glatte Muskulatur (SMA).

Ätiologie und Pathogenese

Mehr als 60% der chronischen Hepatitiden sind durch hepatotrope Virusinfektionen bedingt.

▶ **Chronische Hepatitis B:** Sie verläuft in zwei Phasen: Kurz nach Beginn der chronischen Hepatitis ist die Erkrankung meist hochaktiv, die Patienten haben ein schlechtes Allgemeinbefinden, die Transaminasen sind deutlich erhöht und die Virusreplikation zeigt hohe Spiegel für HBV-DNA. In dieser Phase ist auch im Serum das HBeAG nachweisbar. Nach einem Verlauf von mehreren Jahren kann es, verbunden mit einem entzündlichen Schub, zu einer Serokonversion von HBeAG zu anti-HBe, einer Reduktion der Transaminasen zum Teil bis in den Normbereich und einem Verlust der HBV-DNA aus dem

Serum kommen. In dieser Phase wird die Hepatitis-B-Virus-DNA in das Wirtsgenom integriert, diesem Mechanismus wird die Bedeutung für die Karzinogenese des Leberzellkarzinoms zugemessen. Die Mechanismen der Leberzellzerstörung durch Hepatitis B werden erkennbar. Gewebeinfiltrierende T-Lymphozyten scheinen auf der Oberfläche von Hepatozyten Hepatitis-B-core-Antigen-spezifische Peptide zu erkennen, die von HLA-Klasse-I-Molekülen präsentiert werden.

► **Chronische Hepatitis D:** Sie zeichnet sich durch vereinzelte begleitende Immunphänomene aus. Für dieses Virus werden eher als bei der begleitenden Hepatitis B direkt zytopathogene Mechanismen verantwortlich gemacht. Das Hepatitis-D-Virus supprimiert die Hepatitis-B-Replikation, die Erkrankung nimmt einen rapideren Verlauf, dadurch erklärt sich das um 10 Jahre jüngere Durchschnittsalter der Patienten mit Leberzirrhose auf dem Boden einer Hepatitis D im Vergleich zu Patienten, die an einer alleinigen Hepatitis-B-Virusinfektion leiden.

► **Chronische Hepatitis C:** Sie wird hinsichtlich ihrer Pathogenese erst in Umrissen erkennbar. Offensichtlich sind doch – mehr als früher angenommen – durch T-Lymphozyten-vermittelte Immunreaktionen für den pathogenetischen Prozeß verantwortlich. In seltenen Fällen kann es bei Hepatitis C zu begleitenden Immunphänomenen kommen, darunter auch zu Antikörpern gegen LKM-Antigene, wie sie vereinzelt auch bei der Autoimmunhepatitis auftreten.

► **Autoimmunhepatitis:** Ihre Ätiologie ist noch unklar, Viren und Toxine werden diskutiert. Andererseits ist eine genetische Prädisposition Voraussetzung. Die genetische Prädisposition äußert sich in einer Assoziation mit einem der HLA-Haplotypen A1, B8, DR3 oder DR4. HLA-DR3 charakterisiert jüngere Patienten mit schlechterer Response auf Immunsuppressiva, während HLA-DR4 eher assoziiert ist mit Autoimmunhepatitiden bei Patienten in höherem Alter, assoziiert mit einem geringeren Progreß der Erkrankung und besserer Response auf Kortikosteroide. Es ist unklar, ob die von den diagnostisch relevanten Autoantikörpern erkannten Antigene Ziel der pathogenetisch relevanten Immunreaktionen sind.

S Symptome

Die Symptomatik der chronischen Hepatitis ist zumeist unabhängig von der Ätiologie und kann sehr variabel sein. Gleichzeitig sind die geäußerten Symptome uncharakteristisch. Dazu gehören Müdigkeit, Abgeschlagenheit, Leistungsminderung, Gelenkbeschwerden, Muskelschmerzen, Meteorismus und Inappetenz. Gelegentlich klagen die Patienten auch über Druckgefühl und Ziehen im rechten Oberbauch. Oft deutet dies einen beginnenden entzündlichen Schub der chronischen Hepatitis an.

Besondere Verlaufsformen der **chronischen Hepatitis B** umfassen eine Panarteriitis nodosa oder eine Glomerulonephritis.

Zu den atypischen Verläufen der **chronischen Hepatitis C** gehört vor allem die gemischte Kryoglobulinämie. Das Hepatitis-C-Virus ist weltweit für 90% der gemischten Kryoglobulinämiefälle verantwortlich. Andere extrahepatische Manifestationen der Hepatitis C sind aplastische Anämie, Porphyria cutanea tarda sowie eine membranoproliferative Glomerulonephritis. Auch der Lichen planus oder ein dem Sjögren-Syndrom ähnliches Sicca-Syndrom werden ätiologisch in Zusammenhang mit Hepatitis C gebracht.

Die **Autoimmunhepatitis** ist in bis zu 40% mit extrahepatischen Autoimmunsyndromen assoziiert (siehe Tab. 11.5-14). Besonders häufig ist die Assoziation bei der häufig im Kindesalter beginnenden Autoimmunhepatitis Typ II.

D Diagnostik

Die Diagnose der chronischen Hepatitis erfolgt biochemisch durch Nachweis erhöhter Werte der Transaminasen SGOT und SGPT sowie auch der γ-GT und alkalischen Phosphatase. Zur Diagnose gehört unbedingt die Histologie, gewonnen entweder durch Ultraschall-gezielte Feinnadelpunktion oder durch eine Laparoskopie. Syntheseparameter wie Prothrombinzeit, Albuminkonzentration und Cholinesterase geben Aussage über den Schweregrad. Bei hochaktiver chronischer Hepatitis ist immer auch eine Erhöhung der Gammaglobuline nachweisbar, diese ist besonders hoch bei Autoimmunhepatitis, die oft auch mit einer monoklonalen Gammopathie einhergeht. Längerfristig erhöhtes Bilirubin, erniedrigte Prothrombinzeit, verminderte Albuminsynthese und eine deutliche polyklonale Vermehrung der Immunglobuline kann bereits Ausdruck eines zirrhotischen Umbaus sein. Zur ätiologischen Erfassung der chronischen Hepatitis ist das Spektrum der serologischen Diagnostik der Hepatitis B, C und D anzuwenden. Ferner gehören hierzu

---

Tab. 11.5-14 Extrahepatische Begleiterkrankungen bei Autoimmunhepatitis

► Thyroiditis
► rheumatoide Arthritis
► Vaskulitis
► Sjögren Syndrom
► Colitis ulcerosa
► idiopathische thrombozytopenische Purpura
► hämolytische Anämie
► perniziöse Anämie
► Myasthenia gravis
► Urtikaria
► Vitiligo

Es handelt sich um Syndrome, für die eine autoimmune Genese angenommen wird.

der Nachweis der charakteristischen Autoantikörper für die Autoimmunhepatitis, und zur Abgrenzung gegenüber der primär biliären Zirrhose der Ausschluß von mitochondrialen Antikörpern gegen Enzyme der inneren Mitochondrienmembran, vor allem die E2-Untereinheit der Pyruvatdehydrogenase (siehe Tab. 11.5-15).

Die **chronische Hepatitis B** läßt sich in eine Phase der aktiven Replikation mit Nachweis von HBsAG, HBeAG und HBV-DNA, verbunden mit erhöhten Transaminasen, und in eine inaktive Phase mit Nachweis von HBsAG und anti-HBe bei fehlendem Nachweis von HBeAG und HBV-DNA unterteilen.

Bei einer **chronischen Hepatitis D** ist der Nachweis von anti-HDV beweisend zusammen mit dem Nachweis von HBsAG und zumeist anti-HBe. Der fehlende Nachweis von IgM-anti-HDV sichert die Diagnose einer chronischen Hepatitis D. Die Diagnose **Hepatitis C** wird heute serologisch durch den Nachweis von anti-HCV-Antikörper (bestimmt mit Tests der dritten Generation) und gleichzeitigem Nachweis von Hepatitis-C-Virus-RNA (mit PCR) gestellt. In 2% der Fälle mit chronischer Hepatitis C lassen sich LKM-Autoantikörper nachweisen. Diese können auch gegen Cytochrom-P-450-II-D6, das Hauptantigen der LKM-1-Antikörper bei Autoimmunhepatitis Typ II, gerichtet sein (siehe Tab. 11.5-15). Bei Fällen mit Hepatitis C und begleitender Autoimmunität ist der Einsatz von Interferon besonders vorsichtig zu handhaben, da ein Anstieg der Transaminasen befürchtet werden muß. Häufig kommt bei chronischer Hepatitis C begleitend eine Kryoglobulinämie vor. **Autoimmunhepatitiden** können in verschiedene Gruppen eingeteilt werden. Autoimmunhepatitis **Typ I** ist charakterisiert durch hochtitrige antinukleäre Antikörper und wurde früher als lupoide Hepatitis bezeichnet. Die Autoimmunhepatitis **Typ II** hat als serologischen Marker LKM-1-Antikörper gerichtet gegen Cytochrom-P-450-II-D6. Diese Erkrankung tritt besonders häufig

im Kindesalter auf und zeigt unbehandelt einen rapiden Progreß. SLA-Antikörper charakterisieren zusammen mit Leber/Pankreas-Antikörpern (LP) eine **dritte Verlaufsform** der Autoimmunhepatitis. Alle Formen der Autoimmunhepatitiden werden bei jungen Patienten – bei fehlendem Nachweis von Markern der aktiven Virusreplikation – allein mit Kortikosteroiden, bei älteren Patienten in Kombination mit Azathioprin behandelt. Diese Therapie hält das Fortschreiten der Erkrankung auf und verlängert das Leben. Weitere Diagnosekriterien für eine Autoimmunhepatitis sind Hypergammaglobulinämie, Nachweis von HLA-DR3 oder -DR4, weibliches Geschlecht, Ansprechen immunsuppressiver Therapie und fehlender Nachweis der Hepatitis-Virus-Marker HBsAG, IgM-anti-HAV, IgM-anti-HCV und HCV-RNA. Zur Diagnose gehört auch der Ausschluß einer Medikamentenhepatitis, von genetischen Lebererkrankungen wie Hämochromatose und Morbus Wilson sowie eines alkoholinduzierten Leberschadens.

Bildgebende Verfahren haben nur einen eingeschränkten Stellenwert bei der Diagnostik der chronischen Hepatitis. Ultraschall kann eingesetzt werden, um Sekundärkomplikationen der Leberzirrhose als Zeichen eines fortgeschrittenen Erkrankungsprozesses nachzuweisen. Hierzu gehören Milzvergrößerung, Nachweis von Umgehungskreisläufen, Nachweis einer Pfortaderthrombose, einer Lebervenenthrombose im Sinne eines Budd-Chiari-Syndroms oder eines Aszites. Die ERCP zur retrograden Gallengangdarstellung hilft bei cholestatischem Verlauf eine primäre sklerosierende Cholangitis bzw. eine Cholezysto- oder Choledocholithiasis auszuschließen.

Verlauf und Prognose

Die früher getroffene Einteilung chronisch-persistierende und chronisch-aktive Hepatitis spiegelt lediglich ein Grading der Erkrankung wider.

Tab. 11.5-15 Differentialdiagnose der HBsAG-negativen chronischen Hepatitis							
	ANA	LKM	SLA	SMA	AMA	HCV-RNA	Therapie
chronische Hepatitis C	–	~ 2%	–	–	–	+	Interferon
Autoimmunhepatitis							
Typ I	+	–	–	+	–	–	Immunsuppression
Typ II	–	+	–	–	–	–	Immunsuppression
Typ III	–	–	+	±	±	–	Immunsuppression
Typ IV	–	–	–	+	–	–	Immunsuppression
primäre biliäre Zirrhose	–	–	–	–	+	–	Ursodeoxycholsäure etc.

ANA = antinukleäre Antikörper, LKM = Leber/Niere-mikrosomale Antikörper, SLA = Antikörper gegen lösliches Leberantigen, SMA = Antikörper gegen glatte Muskulatur, AMA = antimitochondriale Antikörper, HCV-RNA = RNA des Hepatitis-C-Virus.
+ = Antikörper vorhanden
– = keine Antikörper vorhanden
± = Antikörper nicht in jedem Fall vorhanden

Während die chronisch-persistierende Hepatitis relativ selten in eine chronisch-aktive und dann in eine Leberzirrhose übergeht, entwickeln etwa 50% der Patienten mit chronisch-aktiver Hepatitis innerhalb von 5 Jahren eine Leberzirrhose.

Bei der chronischen Hepatitis B verläuft die Erkrankung in zwei Phasen: Es wird die Phase der aktiven Virusreplikation von einer inaktiven Krankheitsphase ohne Nachweis von HBV-DNA im Serum abgegrenzt.

Eine Hepatitis-D-Superinfektion eines chronischen Hepatitis-B-Virus-Trägers bedeutet einen rascheren Progreß der Erkrankung.

Bei der chronischen Hepatitis C, die zu 50% posttransfusionell bedingt ist, zeigt sich im Mittel nach etwa 14 Jahren eine chronische Hepatitis, nach 18 Jahren eine Leberzirrhose und nach etwa 25 Jahren ein Leberzellkarzinom. Wegen des allgemeinen Einsatzes der Immunsuppressiva bei schwereren Verlaufsformen der Autoimmunhepatitis hat sich die Prognose dieser Erkrankung verbessert. Unbehandelt wurde früher eine 5-Jahres-Überlebensrate von unter 50% nachgewiesen.

Verlaufsuntersuchungen bei chronischen Hepatitiden

Verlaufsuntersuchungen bei chronischen Hepatitiden sollen alle 3–6 Monate durchgeführt werden. Diese umfassen die Bestimmung der laborchemischen Marker der Gewebeläsionen (Transaminasen, γ-GT, alkalische Phosphatase) und die Marker der Lebersynthese, wie Albumin, Prothrombin und Cholinesterase. Die diagnostische Signifikanz von quantitativen Leberfunktionstests ist noch umstritten. Bei den verschiedenen virusinduzierten Hepatitiden sind die Virusparameter im Verlauf zu kontrollieren. Bei autoimmunen Lebererkrankungen werden die Autoantikörper kontrolliert. Das primäre Leberzellkarzinom ist eine nachgewiesene Spätkomplikation einer chronischen Hepatitis, vor allem im Stadium der Leberzirrhose. Deshalb soll einmal jährlich durch Ultraschalluntersuchungen des Abdomens und durch die Bestimmung von α_1-Fetoprotein (AFP) im Blut ein Leberzellkarzinom so früh wie möglich erfaßt werden können. Histologische Verlaufskontrollen sind alle 2–4 Jahre angezeigt, die Abstände werden weiter als früher gewählt, da die neuen virologischen und laborchemischen Parameter eine bessere Verlaufskontrolle ermöglichen. Andererseits ist eine Leberbiopsie immer vor und nach Therapie angezeigt.

▼ Therapie

Humanes rekombinantes α-Interferon ist sowohl für die chronische Hepatitis B als auch für die chronische Hepatitis C als Medikament zugelassen. Bei der **chronischen Hepatitis B** wird in 10% eine Elimination des Virus und somit Heilung der Erkrankung erreicht. In 40–50% folgt eine Inaktivierung mit Serokonversion von HBeAG zu anti-HBe (siehe Abb. 11.5-10). Dies geht mit einer Normalisierung

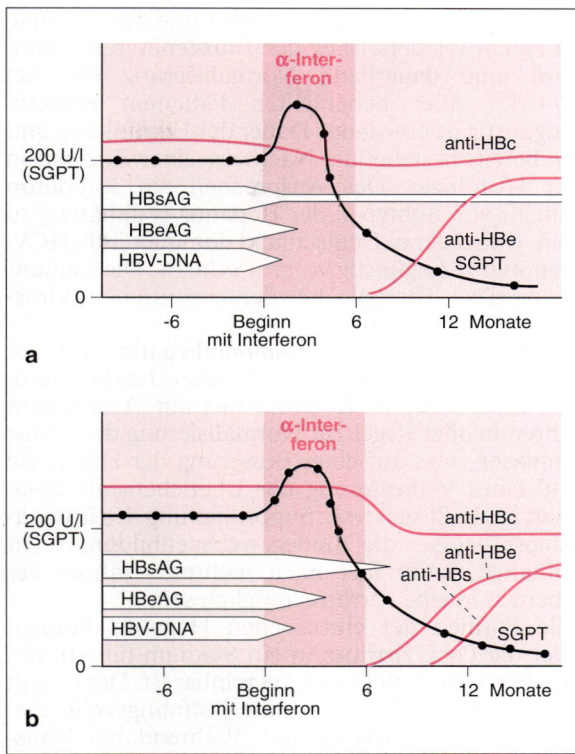

Abb. 11.5-10   Chronische Hepatitis B. Typischer serologischer Verlauf einer spontanen oder durch Therapie (α-Interferon) induzierten Serokonversion.

a) Serokonversion von HBeAG zu anti-HBe. Sie geht häufig mit einem entzündlichen Schub, erkennbar an einem Transaminasenanstieg, und einem Verlust von HBV-DNA im Serum einher, bei gleichzeitiger Persistenz des HBsAG. Anschließend kommt es häufig zur Normalisierung der Transaminasen und Besserung des histologischen Befunds.

b) Serokonversion von HBsAG zu anti-HBs. Selten wird das Virus komplett eliminiert. Nach Verlust des HBsAG aus dem Serum kommt es zum Auftreten von anti-HBs, was einer Heilung gleichkommt. Dies passiert bei etwa 10% der Patienten, die mit α-Interferon behandelt wurden, und jährlich spontan bei 1% der Patienten mit chronischer Hepatitis B.

der Transaminasen und Besserung des histologischen Befunds einher. Bei der Hepatitis B werden zur Zeit moderne neue Nukleosid-Analoga als antivirale Medikamente getestet. Eine Zulassung dieser neuen Arzneimittel ist noch nicht erfolgt. Die Inaktivierung der Hepatitis B tritt in 30–40% der Fälle auf. Prognostisch günstig für ein Ansprechen der α-Interferon-Therapie bei Hepatitis B sind: weibliches Geschlecht, kurze Dauer der Erkrankung, fehlender Nachweis einer Zirrhose sowie eine Erhöhung der Transaminasen SGPT auf über 200 U/l und der Nachweis einer HBV-DNA von unter 200 pg/ml.

Die Erfolgsraten von α-Interferon bei **chronischer Hepatitis C** sind geringer. Eine Normalisierung der Transaminasen tritt bei 50% der Patienten ein, jedoch kommt es bei 50% nach Ende der Therapie zu einem Wiederanstieg der Transaminasen. Somit wird eine dauerhafte Normalisierung nur bei 20–25% aller behandelten Patienten erreicht. Ungünstig ist eine lange Dauer der Erkrankung und ein bereits bestehender Nachweis einer Zirrhose in der Histologie. Das Ansprechen auf Interferon scheint von Subtypen der Hepatitis C abhängig zu sein, wobei der in Deutschland dominierende HCV-Genotyp-II ungünstig zu sein scheint. Die immunsuppressive Therapie bei der chronischen Virushepatitis ist heute obsolet.

Bei allen Formen der **Autoimmunhepatitis** wird immunsuppressive Therapie eingesetzt. Kortikosteroide allein oder in Kombination mit Azathioprin führen in aller Regel zur Normalisierung der Transaminasen, was mit einer Besserung der Histologie und einer Verbesserung der Überlebensrate assoziiert ist. Läßt sich trotz Supprimierung des Entzündungsprozesses die Bindegewebsneubildung nicht aufhalten, kann hier nach mehreren Jahren der Übertritt in eine Zirrhose möglich sein.

Alle Formen der chronischen Hepatitis können über die Leberzirrhose in ein Stadium führen, das mit dem Leben nicht mehr vereinbar ist. Dann stellt die Lebertransplantation eine hoffnungsvolle therapeutische Alternative dar. Während bei Virushepatitiden die Reinfektion der Spenderleber ein großes Problem darstellt, ist die Rekurrenz der Grundkrankheit bei autoimmunen Lebererkrankungen zu vernachlässigen.

Die Abgrenzung einer chronischen Virushepatitis von Autoimmunhepatitiden ist mit allen diagnostischen Möglichkeiten zu betreiben (siehe Tab. 11.5-15). Dies ist notwendig, da α-Interferon eine nicht erkannte Autoimmunhepatitis zur Explosion bringen kann und immunsuppressive Medikamente Virushepatitiden oft verschlechtern.

11.5.3 Arzneimittelschäden der Leber

S. MATERN

Medikamente können das Erscheinungsbild jeder akuten oder chronischen Lebererkrankung imitieren und vaskuläre bzw. tumoröse Leberveränderungen hervorrufen. Bei jeder Lebererkrankung unklarer Genese muß daher an eine medikamentös-toxische Schädigung gedacht werden. Das klinische und morphologische Bild arzneimittelinduzierter Leberschäden ist unspezifisch. Die größte diagnostische Wertigkeit haben Arzneimittelanamnese und Verlaufsbeobachtung der Lebererkrankung nach Absetzen des toxischen Medikamentes. Arzneimittel-induzierte Leberschäden sind in der Regel nach Absetzen

der Noxe reversibel. Beibehalten der Medikation führt zur Progression der Leberschädigung bis zur Leberzirrhose, die dann nicht mehr reversibel ist.

Definition

Unter Arzneimittelschäden der Leber versteht man durch Medikamente ausgelöste **funktionelle** und **strukturelle Veränderungen** der Leber, die sich in akuten oder chronischen Lebererkrankungen äußern können.

Kasuistik

Eine 26jährige Patientin hatte vor 2 Jahren eine Entbindung eines gesunden Kindes durch Sectio caesarea. Etwa eine Woche nach der ersten Schnittentbindung Auftreten von Fieber um 38 °C, wenige Tage danach Dunkelverfärbung des Urins und Sklerenikterus. Entlassung 14 Tage nach der Entbindung. Im Rahmen der zweiten Schwangerschaft erneut Entbindung durch Sectio cesarea. Drei Tage nach der Entbindung Fieber um 39 °C, Appetitlosigkeit, Muskelschmerzen, geringes urtikarielles Exanthem. Sechs Tage nach der Entbindung traten bei der bewußtseinsklaren Patientin Ikterus und Lebervergrößerung auf, weshalb die Übernahme in die internistische Klinik erfolgt. Bei der Übernahme folgende Laborwerte: Serumbilirubin 10 mg % (180 µmol/l), SGOT 1000 IU/l, alkalische Phosphatase 300 IU/l, Quickwert 30% und Eosinophilie im Blut von 15%. Die Hepatitisserologie ist negativ. Im weiteren Verlauf kommt es zum Anstieg des Bilirubins und Abfall des Quickwerts auf < 10%. Nach anfänglichem weiteren Anstieg der Transaminasen und des Bilirubins im Blut kommt es zu einem raschen Abfall der Transaminasen, zu einem raschen Abnahme der Lebergröße und zur Entwicklung eines Leberkomas. Es wird die Verlegung in ein Lebertransplantationszentrum durchgeführt. Ein Tag nach der Verlegung und bevor ein Organ zur Lebertransplantation erhalten wird, verstirbt die Patientin im Leberkoma an den Folgen der fulminanten Hepatitis. Die Rückfragen in der Anästhesie hatten ergeben, daß die Patientin bei beiden Entbindungen Halothannarkosen erhalten hatte.

Epidemiologie

Zuverlässige Daten zur Inzidenz und Prävalenz arzneimittelbedingter Leberschäden liegen nicht vor. In England wurden 1986 und 1987 jährlich etwa 60 Fälle schwerer arzneimittelbedingter Leberschäden registriert. 7% der arzneimittelbedingten Leberschäden hatten einen tödlichen Verlauf. Bei 2% der Patienten mit stationär behandelten ikterischen Lebererkrankungen ist von einem medikamenteninduzierten Ikterus auszugehen. Das fulminante Leberversagen wird in ca. 25% der Fälle durch Arzneimittel hervorgerufen.

Ätiologie und Pathogenese

Die Leber ist das zentrale Stoffwechselorgan für die Entgiftung von Arzneimitteln. Die Entgiftung besteht darin, lipidlösliche Medikamente in wasserlösliche zu überführen, wodurch eine Ausscheidung über die Nieren mit dem Urin und über die Galle mit den Fäzes möglich wird. Die metabolische Überführung von lipidlöslichen Substanzen in wasserlösliche wird als **Biotransformation** bezeichnet. Durch Biotransformation erfolgt aber nicht nur eine Entgiftung von Medikamenten, sondern dadurch können aus Medikamenten auch **toxische Metaboliten** (z. B. elektrophile Metaboliten oder freie Radikale) entstehen, die eine „Giftung" der Leber hervorrufen: Die **elektrophilen Metaboliten** von Medikamenten können durch kovalente Bindung mit Proteinen des Hepatozyten einerseits direkt zu einer Zellschädigung führen. Andererseits können die elektrophilen Metaboliten nach kovalenter Bindung an Proteine nach dem **Hapten-Carrier-Modell** Antigencharakter annehmen: Sie rufen eine Immunantwort des Organismus hervor, die zur Leberzellzerstörung führt. **Freie Radikale** als Metaboliten von Medikamenten führen zur Lipidperoxidation ungesättigter Fettsäuren von Membranphospholipiden. Daraus resultieren Veränderungen der physikalisch-chemischen Eigenschaften von Membranen. Lysosomale Enzyme, z. B. Proteasen, Phospholipasen, die eine Zellschädigung hervorrufen, werden freigesetzt.

Hinsichtlich der pathogenetischen Mechanismen arzneimittelbedingter Leberschäden können **obligate** und **fakultative Hepatotoxine** unterschieden werden:

▶ **Obligate Hepatotoxine** führen vorhersehbar, dosisabhängig und reproduzierbar zu einer Leberschädigung (Beispiele: Paracetamol, Tetracycline und Methotrexat).

▶ **Fakultative Hepatotoxine** rufen unvorhersehbar, dosisunabhängig und nicht reproduzierbar nur bei einem kleinen Prozentsatz exponierter Personen Leberschäden hervor. Die meisten medikamenteninduzierten Leberschäden sind fakultativ (Beispiele: Halothan, Chlorpromazin, antikonzeptive und anabole Steroide).

S Symptome

Medikamente können klinisch jede Lebererkrankung anderer Genese imitieren. Das Spektrum arzneimittelbedingter Leberschäden reicht daher von der **akuten Hepatitis** bis zur **chronischen Lebererkrankung** einschließlich **Leberzirrhose.** Es umfaßt ferner **Gefäßerkrankungen der Leber** und **Lebertumoren** (siehe Tab. 11.5-16, 11.5-19 bis 11.5-21).

11.5.3.1 Arzneimittelbedingte akute Lebererkrankungen

Bei den arzneimittelbedingten akuten Lebererkrankungen (siehe Tab. 11.5-18) spiegeln die klinischen und biochemischen Symptome die histologischen Leberveränderungen wider. Es können Leberzellnekrose, intrahepatische Cholestase oder ein Mischbild von Leberzellnekrose und Cholestase auftreten:

▶ **Akute Leberzellnekrose**
Medikamente, die zu einer Leberzellnekrose führen (z. B. Isoniazid, α-Methyldopa, Halothan, Paracetamol), rufen ein Virushepatitis-ähnliches

---

Tab. 11.5-16   Klinische Klassifikation der akuten Leberschädigung durch Medikamente

histologische Befunde	verursachende Medikamente	klinische Manifestation	biochemische Veränderungen im Serum*	
			SGOT und SGPT	alkalische Phosphatase
▶ **akute Leberzellnekrose**				
– zonale Nekrose	Paracetamol, Halothan	Leber- und Nierenversagen	10–500× 1–2×	
– diffuse Nekrose	Isoniazid, Methyldopa, Halothan	wie Virushepatitis	10–200× 1–2×	
– Leberzellverfettung	Tetracycline, Valproinsäure	wie Schwangerschaftsfettleber oder Reye-Syndrom	5–20× 1–2×	
▶ **intrahepatische Cholestase**				
– kanalikulär (ohne Pericholangitis)	anabole u. kontrazeptive Steroide	wie Verschlußikterus	1–5× 1–2×	
– hepatokanalikulär (mit Pericholangitis)	Chlorpromazin, Erythromycin	wie Verschlußikterus	1–10× 3–10×	
▶ **Mischtyp** (Mischung aus Zellnekrose und Cholestase)	Sulfonamide Paraaminosalicylsäure, Phenylbutazon	wie Hepatitis oder Verschlußikterus	10–100× 1–10×	

*× bedeutet ×-fach des Normbereiches

Krankheitsbild hervor. Der Grad der Leberzellnekrose bestimmt das klinische Bild. Es reicht von der anikterischen Hepatitis bis zur fulminanten Hepatitis.

Eine toxische mikrovesikuläre Leberzellverfettung (z.B. durch Tetracycline oder Valproinsäure) ähnelt in den klinischen und biochemischen Veränderungen der akuten Schwangerschaftsleber bzw. dem Reye-Syndrom (siehe Tab. 11.5-16). Die toxische makrovesikuläre Leberzellverfettung (z.B. durch Methotrexat) führt nur zu geringen biochemischen Abnormalitäten.

Die klinischen **Hauptsymptome** der arzneimittelbedingten Leberzellnekrosen sind Übelkeit, Appetitlosigkeit und Abgeschlagenheit, meist gefolgt von einem Ikterus.

Bei der klinischen **Untersuchung** ist die Leber etwas vergrößert, die Milz nur selten tastbar.

Laborchemisch steht die Aktivitätserhöhung der Transaminasen im Serum im Vordergrund, während die Aktivität der alkalischen Phosphatase normal oder nur geringgradig erhöht ist. Die Gerinnungsfaktoren sind erniedrigt, die Prothrombinzeit verlängert.

▶ **Intrahepatische Cholestase**
Die arzneimittelbedingte intrahepatische Cholestase ähnelt klinisch dem Bild eines Verschlußikterus. Sie ist durch Gelbsucht, Dunkelfärbung des Urins und Entfärbung des Stuhles charakterisiert.

Die Patienten klagen über Juckreiz, gelegentlich über Übelkeit, Erbrechen und rechtsseitige Oberbauchschmerzen. Bei der körperlichen **Untersuchung** besteht neben dem Ikterus eine Lebervergrößerung, selten eine Milzvergrößerung.

Vom klinischen und histologischen Bild her unterscheidet man zwei verschiedene Formen der arzneimittelbedingten intrahepatischen Cholestase: die kanalikuläre Cholestase und die hepatokanalikuläre Cholestase (siehe Tab. 11.5-17):

Die **kanalikuläre Cholestase** ist morphologisch „blande". Sie beruht auf medikamentös bedingten Veränderungen der physikalisch-chemischen Eigenschaften der Gallenkanalikulusmembran (Beispiel: anabole oder kontrazeptive Steroide). Dadurch wird die Gallebildung und Gallesekretion in den Gallenkanalikulus beeinträchtigt. Laborchemisch besteht eine Exkretionsstörung mit mäßiggradiger Erhöhung der alkalischen Phosphatase. Die Transaminasen (GOT, GPT) sind in der Regel nur leicht erhöht (siehe Tab. 11.5-16).

Die **hepatokanalikuläre Cholestase** ist morphologisch neben den Gallethrombosen durch eine Pericholangitis charakterisiert (Beispiele: Chlorpromazin, Erythromycin). Die Serumwerte der alkalischen Phosphatase und das Serumcholesterin sind erhöht. Pathogenetisch führen immunologische Mechanismen zu dieser Cholestase. Klinisch treten im Rahmen einer allgemeinen Überempfindlichkeitsreaktion Fieber, Hauterscheinungen wie Urtikaria und Exantheme, Arthralgien, Lymphknotenschwellungen und eine Bluteosinophilie auf.

▶ **Mischtyp aus Leberzellnekrosen und Cholestase**
Medikamente können ein Mischbild einer hepatozellulären und cholestatischen Lebererkrankung hervorrufen. Das Krankheitsbild ähnelt einer Virushepatitis mit Fieber, Lymphozytose, allergischen Hauterscheinungen und Lymphadenopathie (Beispiele: Sulfonamide, Paraaminosalizylsäure, Phenytoin). Die Transaminasen und die alkalische Phosphatase sind mäßiggradig erhöht, der Ikterus ist variabel (siehe Tab. 11.5-16).

Zusammenfassend lassen die klinischen Reaktionsmuster medikamenteninduzierter akuter Lebererkrankungen im Einzelfall keinen Rückschluß auf einen ursächlichen Zusammenhang mit einem bestimmten Medikament zu. Die in Tabelle 11.5-18 zusammengefaßten Reaktionsmuster sollten an einen medikamenteninduzierten Leberschaden denken lassen.

Tab. 11.5-17   Merkmale der beiden verschiedenen Typen medikamentös intrahepatischer Cholestase

	kanalikuläre „blande" Cholestase	hepatokanalikuläre „pericholangitische" Cholestase
medikamentös induziert durch:	anabole und kontrazeptive Steroide	Chlorpromazin, Erythromycin
▶ klinische Erscheinungen		
– Beginn	früh/spät nach Einnahme	< 5 Wochen
– Fieber, Schmerzen, Anorexie	nein	40–80%
– Pruritus	100%	50%
▶ biochemische Erscheinungen		
– Bluteosinophilie	nein	40–70% im Differentialblutbild
– alkalische Phosphatase	1–3× der Norm	> 3× der Norm
– Cholesterol	normal	erhöht
▶ Leberbiopsie-Befunde	zentrale Gallethromben	Gallethromben, portale Entzündung, Nekrosen

Tab. 11.5-18   Klinische Reaktionsmuster einer medikamenteninduzierten akuten Lebererkrankung

▶ **unspezifische Oberbauchbeschwerden:**
Anorexie, Übelkeit, Erbrechen
Schmerzen über der Leber – spontan oder bei Palpation
Hepatomegalie
▶ **immunpathologische Erscheinungen:**
Fieber, Exantheme, Urtikaria
Eosinophilie im peripheren Blut
evtl. hämorrhagische Diathese
▶ **Hepatitis-Syndrom:**
Prodromi, Hepatomegalie mit Schmerzen
Erhöhung der Transaminasen
▶ **Cholestase-Syndrom:**
Pruritus
Erhöhung des konjugierten Bilirubins, der alkalischen
Phosphatase, der γ-GT und der Serumgallensäuren

11.5.3.2 Arzneimittelbedingte chronische Lebererkrankungen

Medikamente können nicht nur akute, sondern auch chronische Leberschäden hervorrufen. Da die medikamentös induzierten chronischen Lebererkrankungen (siehe Tab. 11.5-19) nicht von den chronischen Lebererkrankungen anderer Genese unterschieden werden können, wird auf die entsprechenden Kapitel verwiesen. Es sollen lediglich Besonderheiten hervorgerufen werden:
▶ **Chronisch aktive Hepatitis**
Die medikamentös induzierte chronisch aktive Hepatitis zeigt oft den gleichen klinischen Verlauf wie eine virusbedingte chronisch aktive Hepatitis. Häufig weisen Patienten mit einer arzneimittelbedingten chronisch aktiven Hepatitis serologische Zeichen einer **Autoimmunisierung** auf, z.B. Nachweis von antinukleären Antikörpern. Medikamente, die eine chronisch aktive Hepatitis verursachen können, sind α-Methyldopa, Isoniazid, Nitrofurantoin und das aus dem Handel gezogene Laxans Oxyphenisatin. Diese

Tab. 11.5-19   Klassifizierung der arzneimittelbedingten chronischen Lebererkrankungen

Typ der Schädigung	verursachende Medikamente
▶ chronisch aktive Hepatitis	Oxyphenisation, Methyldopa, Isoniazid, Nitrofurantoin
▶ biliäre Zirrhose	Chlorpromazin
▶ sklerosierende Cholangitis	5-Fluoruridin-Infusion in die Arteria hepatica
▶ Lebererkrankungen ähnlich der alkoholtoxischen Schädigung	
– stumme Fibrose oder Zirrhose	Methotrexat, Vitamin A
– Hepatitis mit Fibrose oder Zirrhose	Amiodaron

Medikamente verursachen zunächst eine akute Hepatitis niedrigen Aktivitätsgrades. Beibehalten der Medikamenteneinnahme führt zu einer chronisch aktiven Hepatitis und schließlich zu einer Leberzirrhose mit progressivem Leberversagen.
▶ **Biliäre Zirrhose**
Chlorpromazin führt bei 1–2% der Patienten zu einer intrahepatischen Cholestase. Nach Absetzen des Medikamentes bildet sich der Ikterus zurück, und vollständige Heilung wird bei nahezu allen Patienten innerhalb eines Jahres erreicht. Bei wenigen Patienten wurde trotz Absetzen von Chlorpromazin eine chronische Cholestase beobachtet mit fortschreitendem Pruritus, Hepatomegalie, Splenomegalie und Xanthelasmen. Klinisch ähnelt diese Schädigung einer primär biliären Zirrhose, wobei antimitochondriale Antikörper nicht nachgewiesen werden können. Diese Form einer biliären Zirrhose stellt die seltene Ausnahme einer medikamentösen Leberschädigung dar, die sich trotz Absetzen des Medikamentes entwickelt.
▶ **Sklerosierende Cholangitis**
Bei 5–30% der Patienten, die wegen Lebermetastasen Langzeitinfusionen mit 5-Fluoruridin in die Arteria hepatica erhielten, wurden schwere Schädigungen der Gallengangsepithelien mit multiplen Strikturen der intra- und extrahepatischen Gallengänge beobachtet. Klinisch wird das Krankheitsbild von Oberbauchbeschwerden, Anorexie, Gewichtsverlust und Ikterus beherrscht. Diagnosesicherung erfolgt durch die ERCP.

11.5.3.3 Lebererkrankungen, ähnlich der alkoholtoxischen Leberschädigung

▶ **Stumme Fibrose oder Zirrhose**
Methotrexat kann zur Kollagenbildung und -ablagerung perisinusoidal im Disse-Raum führen und eine periportale Fibrose verursachen. Diese periportale Fibrose wurde unter Langzeitbehandlung mit täglicher Methotrexatgabe beobachtet. Methotrexat führt nicht zur Fibrose, wenn es einmal wöchentlich gegeben wird. Das Krankheitsbild verläuft klinisch stumm. Alkohol potenziert die hepatotoxische Wirkung von Methotrexat.
Vitamin A wird bei Überdosierung in den fettspeichernden Ito-Zellen der Leber abgelagert, die dann hypertrophieren und eine Fibrose mit portaler Hypertension verursachen.
▶ **Hepatitis mit Fibrose oder Zirrhose**
Eine der alkoholischen Hepatitis ähnliche Leberschädigung mit Gallengangsproliferation und Fibrosierung wurde unter Therapie mit Amiodaron beobachtet. Amiodaron, ein jodhaltiges Antiarrhythmikum, hat eine sehr lange Halbwertszeit und wird in Lysosomen gespeichert, wo es zu einer Speicherung von Phospholipiden durch Hemmung des Phospholipidabbaus führt. Wegen der langen Halbwertszeit wird Amiodaron im Blut auch noch Monate nach Therapieabbruch

nachgewiesen. Daher wird Hepatotoxizität noch bis zu einem Jahr nach Absetzen der Amiodarontherapie beobachtet. Die Hepatotoxizität äußert sich in Hepatomegalie und Anstieg der Serumtransaminasen, selten durch Ikterus. Sie kann zur Fibrose und Zirrhose führen. Amiodaron wird auch in anderen Organen abgelagert und verursacht **Hautpigmentierung, Schilddrüsendysfunktion, Lungenfibrose** und **periphere Neuropathie.** Wegen des Jodgehalts durch die Amiodaronspeicherung hat die Leber in der Computertomographie eine erhöhte Dichte. Absetzen der Therapie führt zur Rückbildung der Leberschädigung, tödliche Verläufe sind jedoch bekannt geworden.

11.5.3.4 Vaskuläre Leberschäden durch Medikamente

Medikamente können ein weites Spektrum von Schädigungen des hepatischen Gefäßsystems hervorrufen (siehe Tab. 11.5-20). Fokale sinusoidale Dilatation, Peliosis hepatis (Kapillarblutung in der Leber) und venookklusive Erkrankungen können in verschiedenen Kombinationen in der Leber beobachtet werden. Orale Antikonzeptiva rufen nahezu das gesamte Spektrum der vaskulären Leberschäden hervor. Die Inzidenz dieser Gefäßkomplikationen ist allerdings im Vergleich zur breiten Anwendung der oralen Antikonzeptiva klein. Im Hinblick auf die klinischen Erscheinungen wird auf Kapitel 11.5.1 verwiesen.

11.5.3.5 Lebertumoren durch Medikamente

Medikamente können benigne und maligne Lebertumoren hervorrufen (siehe Tab. 11.5-21). Orale Antikonzeptiva können sowohl eine fokal noduläre Hyperplasie als auch Adenome oder ein hepatozelluläres Karzinom in der Leber bedingen. Das hepatozelluläre Karzinom tritt ohne vorangehende Leberzirrhose auf, metastasiert selten und infiltriert kaum in die Umgebung. Androgene anabole Steroide führen häufiger zu einem hepatozellulären Karzinom als orale Antikonzeptiva. Hinsichtlich der Symptomatik siehe Kapitel 11.5.8.

Tab. 11.5-20 Vaskuläre Leberschäden durch Medikamente

Erkrankung	Verursachende Medikamente
▶ fokale sinusoidale Dilatation	kontrazeptive Steroide, Azathioprin
▶ Peliosis hepatis	kontrazeptive und anabole Steroide, Azathioprin
▶ venookklusive Erkrankung	Pyrolizidin-Alkaloide, Azathioprin, Zytostatika
▶ Lebervenenthrombose (Budd-Chiari Syndrom)	kontrazeptive Steroide
▶ Pfortaderthrombose	kontrazeptive Steroide

Tab. 11.5-21 Lebertumoren durch Medikamente

Tumor	Medikamente
▶ fokal-noduläre Hyperplasie	kontrazeptive Steroide
▶ Adenom	kontrazeptive Steroide
▶ hepatozelluläres Karzinom	kontrazeptive und anabole Steroide, Thorotrast®
▶ Angiosarkom	androgene und anabole Steroide, Arsen (Fowler-Lösung bei Psoriasis), Thorotrast®

D Diagnostik

Bei jeder akuten oder chronischen Lebererkrankung unklarer Genese ist an eine medikamentös ausgelöste Erkrankung zu denken (siehe Tab. 11.5-22). Eine genaue **Medikamentenanamnese** ist unerläßlich. Die Latenzzeit zwischen Medikamenteneinnahme und Auftreten einer Symptomatik kann nur wenige Tage, aber auch Monate betragen. Wegen der allergischen Genese arzneimittelbedingter Leberschäden ist in der Anamnese auf Frühsymptome zu achten wie z.B. **Fieber, Gelenkschmerzen, Pruritus** und **Exanthem.** Diese Beschwerden sollten Anlaß für Laboruntersuchungen sein. Als Minimalprogramm empfiehlt sich die Bestimmung von alkalischer Phosphatase, Bilirubin, Transaminasen und Eosinophilen im Blut. Weisen die Laborparameter und die Befunde bei der körperlichen Untersuchung auf eine Lebererkrankung hin, ist die Diagnostik so auszuweiten, daß Leber- und Gallenwegserkrankungen anderer Genese ausgeschlossen werden können. Die Leberhistologie ist nicht charakteristisch für eine bestimmte medikamenteninduzierte Lebererkrankung; sie gibt Auskunft über den Schweregrad und damit über die Prognose.

Tab. 11.5-22 Diagnostik arzneimittelbedingter Leberschäden

1. genaue Medikamentenanamnese
2. Beachtung der Latenzzeit:
   ▶ Tage (Tetracycline, Halothan)
   ▶ Wochen (Chlorpromazin, anabole und kontrazeptive Steroide)
   ▶ Monate (Methyldopa)
3. Inspektion
   ▶ Subikterus, Ikterus, Kratzeffekte, Exanthem
4. Palpation
   ▶ Leber, Milz, Lymphknoten
5. Ausschluß anderer Erkrankungen der Leber und Gallenwege
   ▶ Labordiagnostik, Serologie, Sonographie, Röntgenuntersuchung, ERC
6. Histologie des Leberpunktats
7. Verlaufskontrolle nach Absetzen des Medikaments
   ▶ Reexpositionstests nicht vertretbar

Wenn ein Medikament als Ursache einer akuten oder chronischen Lebererkrankung angesehen wird, sollte das Medikament abgesetzt werden. Rasche Besserung bestätigt die Diagnose einer medikamenteninduzierten Lebererkrankung (Ausnahmen können die Chlorpromazin-induzierte biliäre Zirrhose und die Amiodaron-induzierte Hepatitis sein). Ein Reexpositionsversuch ist ethisch nicht vertretbar. Er ist nur dann zu verantworten, wenn kein Medikament mit vergleichbar wirksamer Substanz verordnet werden kann und schwerere Leberschäden nach Reexposition nicht zu erwarten sind.

Komplikationen

Bei der arzneimittelinduzierten akuten Hepatitis ist ein Übergang in eine fulminante Hepatitis mit Tod im Leberversagen möglich (Beispiele: Halothan, Paracetamol, Amiodaron, Methyldopa, Isoniazid). Nichterkennen einer medikamentös ausgelösten, chronisch aktiven Hepatitis führt bei fortdauernder Medikamenteneinnahme zu einer Leberzirrhose. Grundsätzlich stellt jede Leberzirrhose ein Risiko zur Entwicklung eines primären Leberkarzinoms dar. Besonders bei einer durch Methotrexat verursachten Leberzirrhose ist an die Entwicklung eines Leberzellkarzinoms zu denken. Die medikamentös ausgelösten Adenome, aber auch hepatozelluläre Karzinome können bluten.

▼ Therapie

Die Therapie arzneimittelbedingter Leberschäden besteht im **sofortigen Absetzen** des angeschuldigten Medikamentes. Lediglich die Therapie mit Tuberkulostatika kann trotz mäßiggradig erhöhter Transaminasen unter Kontrolle der Leberlaborparameter fortgesetzt werden. Die pathologischen Veränderungen normalisieren sich häufig trotz fortlaufender Behandlung. Ein Nutzen von Kortikosteroiden bei fulminantem Verlauf einer arzneimittelbedingten akuten Hepatitis ist nicht gesichert. Bei akuter Paracetamolüberdosierung ist die Applikation von Acetylcystein die Therapie der Wahl. Bei starkem Juckreiz infolge intrahepatischer Cholestase ist Colestyramin günstig. Besonders hingewiesen sei auf die benignen Lebertumoren durch Ovulationshemmer: Die Häufigkeit dieser Tumoren im Zusammenhang mit der Einnahme von Ovulationshemmern wird mit 0,5–2% angegeben. Kleine Adenome bilden sich nach Absetzen der Medikation praktisch immer zurück. Bei größeren Adenomen und bei fehlender Rückbildungstendenz ist wegen der Gefahr der Spontanruptur und anschließender Blutung in die Bauchhöhle ein operatives Vorgehen erforderlich.

Verlauf und Prognose

Die arzneimittelbedingte akute oder chronische Hepatitis bessert sich in der Regel innerhalb von 1–2 Wochen nach Absetzen des verursachenden Medikamentes. Die durch Amiodaron ausgelöste Hepatitis bildet sich sehr langsam zurück. In weni-

gen Fällen einer durch Chlorpromazin-induzierten Cholestase kommt es trotz Absetzen des Medikamentes zur Entwicklung einer biliären Zirrhose. Bei einem der akuten Hepatitis ähnlichen Krankheitsbild mit Ikterus (Beispiel: Methyldopa, Isoniazid) ist mit einer Mortalitätsrate von 10% zu rechnen. Für medikamenteninduzierte fulminante Hepatitiden werden Mortalitätsraten bis zu 60% angegeben. Eine arzneimittelbedingte Leberzirrhose ist, wie jede Leberzirrhose, nicht reversibel.

Differentialdiagnose

Bei der Differentialdiagnose arzneimittelbedingter Leberschäden ist das gesamte Spektrum akuter und chronischer Lebererkrankungen einzubeziehen. Die wichtigsten Differentialdiagnosen sind in Tabelle 11.5-23 zusammengefaßt.

Literatur

– Dölle, W., G. A. Martini: Leber. In: Rahn, K. H. (Hrsg.): Erkrankungen und Arzneimittel. Thieme, Stuttgart 1984.
– Kaplowitz, N., T. Y. Aw, F. R. Simon, A. Stolz: Drug-induced hepatotoxicity. Ann. intern. Med. 104 (1984), 826–839.
– Kluge, F., W. Gerok: Leberschäden durch Fremdstoffe. In: Gerok, W. (Hrsg.): Hepatologie. Urban & Schwarzenberg, München–Wien–Baltimore 1987, 369–388.
– Matern, S., K. W. Bock, W. Gerok: Advances in glucoronide conjugation. MTP Press, Lancaster 1985, 1–440.
– Neuberger, J.: Drug-induced jaundice. Gastroenterology 3 (1989), 447–466.
– Sherlock, S.: The spectrum of hepatotoxicity due to drugs. Lancet II (1986), 440–444.
– Teschke, R., G. A. Martini, G. Strohmeyer: Was ist gesichert in der Therapie toxisch bedingter Lebererkrankungen. Internist 24 (1983), 690–698.
– Zimmermann, H. J., W. C. Maddrey: Toxic and drug-induced hepatitis. In: Schiff, L., E. R. Schiff (eds.): Diseases of the liver. Lippincott, Philadelphia 1993, 707–783.

11.5.4 Alkoholinduzierte Lebererkrankungen

A. Gangl

Alkoholinduzierte Lebererkrankungen: Dieser Begriff umfaßt **alle durch** das Trinken von **Alkohol bedingten Formen der Leberschädigung und deren Folgen.** Eine Leberschädigung durch Alkohol ist zwar auch bei einmaliger akuter Exposition möglich, doch sind alkoholinduzierte Lebererkrankungen meist Folge **eines chronischen Alkoholgebrauchs.** Entgegen früher vertretenen Ansichten wird heute Alkohol selbst als die schädigende Noxe angesehen und nicht die mit Alkoholkonsum einhergehende Mangelernährung, wenngleich auch letztere Krankheitsfolgen hat. Vor allem auf Grund histo-morphologischer Kriterien unterscheidet man derzeit in der Klinik drei Krankheitsbilder:

▶ **alkoholische Fettleber,**
▶ **alkoholische Hepatitis** und
▶ **alkoholische Leberzirrhose.**

Diese Diagnosen sind nicht streng voneinander abgrenzbar, denn nicht selten können Kriterien für alle drei Krankheitsbilder bei ein und demselben Patienten gefunden werden. Für die Diagnosestellung sind eine **sorgfältige Anamnese** und **klinisch physikalische Untersuchungen** meist richtungweisend, die definitive Sicherung der Diagnose erfordert oft aber auch eine **Leberbiopsie**. Wirksamste **Therapiemaßnahme** ist **Alkoholkarenz**, die vor allem bei Abhängigkeit schwer erzielbar ist.

Definition

Es handelt sich hier um Lebererkrankungen infolge Überschreitens der sogenannten **Schwellenwertdosis** der täglichen Alkoholzufuhr. Diese Schwellenwertdosis ist nicht exakt definiert, sondern nur epidemiologisch abgesichert. Bei Frauen wird sie bei einem täglichen Konsum von zumindest 30 g, bei Männern von etwa 60 g Alkohol angenommen ($1/4$ l Wein bzw. $1/2$ l Bier $\widehat{=}$ ca. 25 g Alkohol).

Tab. 11.5-23   Differentialdiagnosen arzneimittelinduzierter Lebererkrankungen

medikamenteninduzierte Erkrankung	andere wichtige Ursachen	differentialdiagnostische Kriterien
▶ akute Hepatitis	Virushepatitis	serologische Marker für Virushepatitiden: HAV: Anti-HAV, IgM; HBV: Anti-HB$_c$, IgM; CMV, EBV, Herpes-Viren: Antikörpertiter Verlauf; Hepatitis C: Anti-HCV; HDV: Anti-Delta, HBsAg
	alkoholische Hepatitis	Alkoholanamnese, γ-GT
	Morbus Wilson	Kupfer und Coeruloplasmin im Serum, Kupferausscheidung im Urin, Kayser-Fleischer-Kornealring
	ischämische Nekrosen	hypovolämischer Schock (Herz-, vaskuläre Erkrankungen, Sepsis)
	akute Schwangerschaftsfettleber	Schwangerschaft im 3. Trimenon
▶ Cholestase	Verschlußikterus	Sonographie, ERCP
	primär sklerosierende Cholangitis	chronisch-entzündliche Darmerkrankung, ERCP
	primär biliäre Zirrhose	Frauen, antimitochondriale Antikörper (Anti-M2)
	Schwangerschaftscholestase	Schwangerschaft, 1.–3. Trimenon
	benigne familiäre rekurrierende Cholestase	Anamnese
	Sepsis, Herzversagen	Grundkrankheit
▶ chronisch aktive Hepatitis	Virushepatitis	HBV: HBs-Antigen, HBe-Antigen; HDV: HBs-Antigen, Anti-Delta; Hepatitis C: Anti-HCV
	autoimmun-chronische (lupoide) Hepatitis	Frauen; starke Hypergammaglobulinämie, Rheumafaktoren, Antikörper gegen glatte Muskulatur, Mitochondrien, Leberzellmembranen, Leber-, Nierenmembranbestandteile
	Morbus Wilson	Kupfer und Coeruloplasmin im Serum; Kupferausscheidung im Urin; Kupferkonzentration im Leberpunktat; Kayser-Fleischer-Kornealring
	Hämochromatose	im Serum Ferritin, Transferrinsättigung; Eisengehalt im Leberpunktat
	α_1-Antitrypsin-Mangel	freie Antitrypsinbestimmung (Phänotyp); PAS-positive Einschlußkörperchen im Leberpunktat
▶ Zirrhose	Alkohol	Alkoholanamnese
	Virushepatitis B bzw. C	siehe oben
	primär biliäre Zirrhose	siehe oben
	sekundär biliäre Zirrhose	ERCP
	primär sklerosierende Cholangitis	siehe oben
	Morbus Wilson	siehe oben
	Hämochromatose	siehe oben
	α_1-Antitrypsin-Mangel	siehe oben
	hereditäre Fructoseintoleranz	Ernährungsanamnese; Bestimmung von Fructose-1-phosphat-Aldolase im Leberpunktat

11.5.4.1 Alkoholische Fettleber

Die leichteste Form einer alkoholinduzierten Lebererkrankung stellt die vermehrte Einlagerung von **Fett in die Hepatozyten** dar; sie wird alkoholische Fettleber (Steatosis hepatis) genannt. Typischerweise ist die **Leber vergrößert** und die γ-**GT** im Blut deutlich bis hochgradig erhöht. Die Patienten sind weitgehend beschwerdefrei. Oft wird das Bestehen einer Fettleber zufällig anläßlich einer Routine-Laboruntersuchung oder einer Sonographie des Oberbauches entdeckt. Bei strikter **Alkoholkarenz** ist die alkoholische Fettleber **reversibel**.

Definition

Der Begriff „alkoholische Fettleber" wird definiert als eine lichtmikroskopisch sichtbare diffuse, grobtropfige Verfettung von **mehr als 50% des Leberparenchyms** infolge eines überhöhten Alkoholgenusses. Geringgradigere Fetteinlagerungen werden als **Leberverfettung** bezeichnet.

Epidemiologie

Zahlreiche epidemiologische Studien zeigen eine sehr enge Beziehung zwischen **Pro-Kopf-Alkoholkonsum** und **Mortalität infolge Leberzirrhose**. Ähnliche Untersuchungen über die Fettleber liegen nicht vor, doch werden in einigen Studien positive Korrelationen zwischen der Schwere der Leberschädigung, der konsumierten Alkoholdosis und der Dauer des Alkoholismus aufgezeigt. Da laut Angaben der Deutschen Hauptstelle gegen die Suchtgefahren der tägliche Verbrauch an reinem Alkohol in der Bundesrepublik Deutschland 25 g pro Bundesbürger beträgt und man mit ca. 1,5 bis 1,8 Mio. Alkoholabhängigen rechnet, wird verständlich, daß Alkohol zu den häufigsten Ursachen einer chronischen Leberschädigung zählt.

Ätiologie und Pathogenese

Während der chronische mäßiggradige Alkoholkonsum als Ursache der alkoholischen Fettleber unbestritten ist, sind die exakten pathogenetischen Mechanismen, die zu den biochemisch und morphologisch nachweisbaren Veränderungen führen, weniger klar. Im Vordergrund der Überlegungen stehen einerseits alkoholinduzierte **Veränderungen der Leberzellmembranen,** und andererseits **Änderungen im Stoffwechsel der Leberzelle,** die zu einer Anhäufung von Fettsäuren in der Leber führen. Die Alkoholtoleranz der Leber weist erhebliche individuelle Unterschiede auf.

S Symptome

Es bestehen meist keine Symptome, da die Patienten reichlich Alkohol vertragen, ohne Wirkung zu zeigen (infolge der Induktion alkoholabbauender Enzyme). Palpatorisch erscheint die Leber **vergrößert** und **stumpfrandig.** Die Sonographie der Oberbauchorgane zeigt eine erhöhte Echodichte der Leber. Biochemisch ist die γ-GT deutlich erhöht, während die Serum-Transaminasen nur geringfügig erhöht oder normal sind.

D Diagnostik

Die Diagnose wird meist aufgrund einer entsprechenden Alkoholanamnese, erhöhten γ-GT sowie eines typischen sonographischen Befundes gestellt. Diabetes und schwangerschaftsbedingte Hepatopathien müssen ausgeschlossen werden. Zeigen γ-GT und Transaminasen trotz angegebener Alkoholkarenz innerhalb von etwa 3 Monaten keine deutlichen Normalisierungstendenzen, muß noch einmal nach einer medikamentösen oder ernährungsbedingten Genese geforscht werden. Sind diese weiterführenden Überlegungen ergebnislos, wird eine **Leberbiopsie** Klarheit schaffen: **Leberzellverfettung** bei erhaltener Läppchenstruktur macht eine alkoholinduzierte Fettleber wahrscheinlich. Die Leberbiopsie erlaubt überdies sichere Aussagen bezüglich einer eventuell schon bestehenden Leberfibrose oder asymptomatischen Alkoholhepatitis (siehe Abb. 11.5-11).

Komplikationen

Als wichtigste Komplikationen sind der Übergang in eine **Alkoholhepatitis** oder **Alkoholzirrhose** zu nennen sowie alle sonstigen Folgen des Alkoholismus auch außerhalb der Leber.

T Therapie

Strikte Alkoholabstinenz. Eine medikamentöse Therapie ist nicht erforderlich.

Verlauf und Prognose

Abhängig vom weiteren Trinkverhalten: Bei Alkoholabstinenz vollkommen reversibel, bei Fortsetzen des Alkoholkonsums Übergang in Alkoholhepatitis und/oder Leberzirrhose sowie Eintreten weiterer Folgen des Alkoholismus wie Verwahrlosung, Mangelernährung und extrahepatische Manifestationen des Alkoholismus.

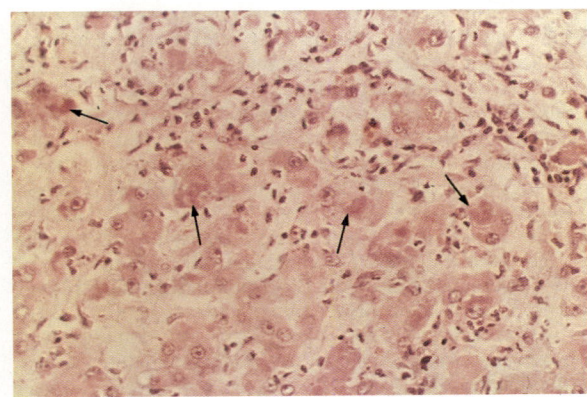

Abb. 11.5-11 Alkoholische Hepatitis, Mallory-Körperchen-Zellnekrosen (Pfeile).

Differentialdiagnose

In die differentialdiagnostischen Überlegungen sind vor allem die in Tabelle 11.5-24 dargestellten häufigsten Ursachen einer Leberverfettung einzubeziehen.

11.5.4.2 Alkoholische Hepatitis

Das pathologisch-anatomische Substrat der alkoholischen Hepatitis stellt eine durch Alkohol ausgelöste **entzündlich-nekrotisierende Leberschädigung** dar. Die alkoholische Hepatitis gilt als Vorstadium der alkoholbedingten Leberzirrhose. Es wird zwischen einer **akuten,** oft schwer verlaufenden und einer **chronischen Form** mit cholestatischem oder mitunter auch asymptomatischem Verlauf unterschieden. Im Vordergrund der akuten Alkoholhepatitis stehen **Ikterus, Schmerzen im Oberbauch, Zunahme des Bauchumfanges, Erbrechen, Somnolenz, Appetitlosigkeit** und **Fieber.** Oft manifestiert sich eine akute alkoholische Hepatitis dramatisch durch Hämatemesis (Bluterbrechen), rasche Entwicklung eines Leberkomas und Nierenversagen. In dieser Situation sind intensivmedizinische Maßnahmen erforderlich. Die Letalität im Krankenhaus beträgt bis zu 30%.

Die Diagnose kann letztlich nur durch eine **histologische Untersuchung** der Leber gesichert werden. Die Langzeitprognose hängt wesentlich davon ab, ob die Patienten weitertrinken oder nicht. Wenn sie zu trinken aufhören, noch bevor sich eine Leberzirrhose entwickelt hat, beträgt die 7-Jahres-Überlebensrate 80%, bei fortgesetztem Trinken ist die Prognose wesentlich schlechter.

Definition

Das klinische Bild der Alkoholhepatitis ist variabel und reicht von asymptomatischen Erscheinungsformen, ähnlich einer Fettleber, bis hin zur fulminanten Hepatitis.

Kasuistik

Ein 35jähriger Gerichtsvollzieher ohne Vorkrankheiten ist seit einigen Wochen zunehmend appetitlos und bemerkt ein Zittern der Hände. Nachts plötzlich heftige Schmerzen im rechten Oberbauch, weshalb er selbst ein Krankenhaus aufsucht. Die **akute Symptomatik** klingt spontan ab, doch entwickelt der Patient ein Alkoholentzugs-Syndrom und hochgradig **pathologische Leberwerte** (γ-GT 1043 U/l, SGOT 117 U/l, SGPT 58 U/l, alkalische Phosphatase 366 U/l, Serumbilirubin 4,2 mg/dl (75,6 µmol/l). PTZ [Prothrombinzeit, „Quick-Wert"] 86%. Gesamteiweiß 85 g/l, Elektrophorese: α_2-Globuline erhöht, sonst keine Abweichungen von der Norm). Geringfügiger Aszites, Leber 4 Querfinger unter dem Rippenbogen zu tasten, von erhöhter Konsistenz und glatter Oberfläche.

Der Patient gibt an, seit etwa 10 Jahren täglich 2 bis 3 Liter Bier und zuletzt bis zu einem Liter Schnaps oder Rum getrunken zu haben (entspricht etwa 300 bis 350 g Alkohol). Unter strikter **Alkoholkarenz, Psychopharmakotherapie** und symptomatischer Behandlung stabilisiert sich der Zustand des Patienten innerhalb von 4 Wochen, die γ-GT fällt auf 242 U/l, SGOT auf 26 U/l, SGPT auf 30 U/l, Serumbilirubin auf 0,65 mg/dl (11,7 µmol/l). Der Patient nimmt nach der Entlassung an einem ambulanten Alkohol-Entwöhnungsprogramm teil (Anonyme Alkoholiker).

Epidemiologie

Nicht jeder Alkoholabhängige trägt eine Leberschädigung davon. Schwere Trinker entwickeln in **90–100% der Fälle Zeichen der Fettleber** und in etwa **10–30% eine alkoholische Hepatitis.**

Ätiologie und Pathogenese

Mehr als 80% der Patienten entwickeln die ersten Zeichen einer Lebererkrankung erst nach **fünfjährigem Alkoholabusus.** Warum es in einem Fall zu einer Hepatitis, im anderen Fall zu einer Fettleber kommt, ist nicht bekannt. Eine alkoholische Hepatitis manifestiert sich meist nach einer Phase besonders intensiven Trinkens. Hinsichtlich der Pathogenese konzentriert sich die Diskussion auf mehrere Mechanismen, die in der Summe das pathologische Substrat der alkoholischen Hepatitis schaffen:

▶ Eine durch den Alkoholmetabolismus bedingte **Fettinfiltration** führt zu einer **Leberzellvergrößerung,**
▶ durch Aggregation von Intermediärfilamenten des Zytoskeletts entstehen **Mallory-Körper,**
▶ zunehmende Schädigungen der Leberzellen bewirken **Leberzell-Nekrosen;**
▶ es folgt eine **entzündliche Reaktion:** mononukleäre Zellen, vor allem aktivierte Makrophagen, synthetisieren Mediatormoleküle, die ihrerseits eine Transformation von Ito-Zellen (= Fettspeicherzellen, enthalten viel Vitamin A) in **Myofibroblasten** und eine
▶ Stimulation der **Kollagensynthese** bewirken; all diese Vorgänge münden schließlich in der
▶ Entstehung einer **Fibrose.**

Es bestehen offenbar beträchtliche interindividuelle Unterschiede in der Anfälligkeit für eine alkoholische Leberschädigung, und man sucht derzeit nach möglichen genetischen Faktoren, die zu einer besonderen Empfänglichkeit oder Resistenz gegen eine alkoholinduzierte Leberschädigung prädisponieren können.

Ⓢ Symptome

Typischerweise treten nach einer Phase des intensiven Alkoholmißbrauchs **Übelkeit, Erbrechen** und **Anorexie** auf, es entwickeln sich **Ikterus, Fieber** und **Bauchschmerzen** (siehe Abb. 11.5-12). Eine palpatorisch nachweisbare schmerzhafte **Lebervergrößerung, Splenomegalie** und **Aszites** erhärten die Verdachtsdiagnose. Oft wird das klinische Bild auch noch von anderen Begleit- und Folgeerscheinungen des Alkoholismus geprägt, wie **Verwahrlosung, Mangelernährung, Infektionskrankheiten, Kardio-**

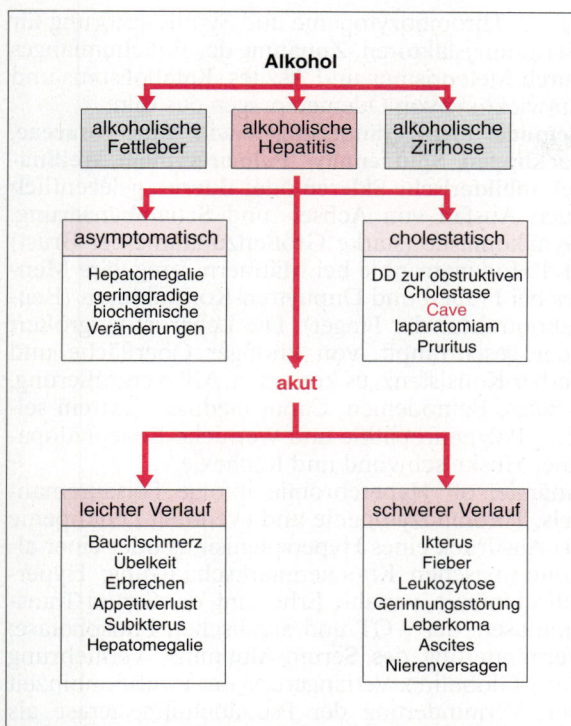

Alkohol

- alkoholische Fettleber
- alkoholische Hepatitis
- alkoholische Zirrhose

asymptomatisch
Hepatomegalie
geringgradige
biochemische
Veränderungen

cholestatisch
DD zur obstruktiven
Cholestase
Cave
laparatomiam
Pruritus

akut

leichter Verlauf
Bauchschmerz
Übelkeit
Erbrechen
Appetitverlust
Subikterus
Hepatomegalie

schwerer Verlauf
Ikterus
Fieber
Leukozytose
Gerinnungsstörung
Leberkoma
Ascites
Nierenversagen

Abb. 11.5-12 Verlaufsformen und klinische Charakteristika der alkoholischen Hepatitis.

myopathie, **Pankreatitis, Wernicke-Enzephalopathie** etc. An Befunden sind häufig eine **makrozytäre Anämie,** oft eine **Leukozytose** und gelegentlich eine **Thrombopenie** anzuführen. Je nach Verlaufsform finden sich **Cholestaseparameter** (erhöhtes Serum-Bilirubin, alkalische Phosphatase und γ-GT) sowie eine Erhöhung der Serum-Transaminasen, wobei typischerweise die SGOT höher liegt als die SGPT. Das Serum-Albumin ist vermindert, und die γ-Globuline sind vermehrt.

D Diagnostik

Säulen der Diagnostik sind
▶ Anamnese
▶ klinische Symptomatik
▶ Laborbefunde
▶ Sonographie und ggf. ERCP.

Die Sicherung der Diagnose kann letztlich nur durch eine **Leberbiopsie** erfolgen. Vor Durchführung einer Leberbiopsie ist Klarheit über die (oft hochgradig verminderte) Blutgerinnung zu schaffen **(cave Thrombopenie < 80 000, PTZ < 50%).** Das Risiko einer Blutung nach Biopsie muß dabei gegen das Risiko einer diagnostischen Unsicherheit im Einzelfall abgewogen werden.

Komplikationen

Komplikationen wie Delirium tremens, Ösophagus-Varizenblutung, Enzephalopathie, Aszites und Nierenversagen werden in üblicher Weise behandelt.

▼ Therapie

Die kausale Therapiemaßnahme besteht in der **völligen Alkoholabstinenz.**

Vor allem in der Phase der Anorexie gilt es, eine ausreichende **Zufuhr von Kalorien und Kohlenhydraten** sicherzustellen, um den endogenen Proteinkatabolismus zu stoppen und einer Hypoglykämie vorzubeugen. Eine totale parenterale Ernährung über einen Zentralvenenkatheter mit adäquater Flüssigkeits-, Elektrolyt- und Vitaminzufuhr (Folsäure, Vitamin-B-Komplex) ist angezeigt.

Eine medikamentöse Therapie gibt es nicht. Kortikosteroidbehandlung ist nicht indiziert (Verstärkung der katabolen Stoffwechsellage).

Verlauf und Prognose

Verlauf und Prognose hängen von der Fortsetzung des Alkoholmißbrauchs ab. Die Letalität innerhalb des ersten Jahres liegt zwischen 10 und 30%. Haupttodesursachen sind **Leberkoma, gastrointestinale Blutungen, hepatorenales Syndrom** und **Infektionen.**

Bei strenger Alkoholkarenz kommt es in etwa 25% der Fälle zur völligen Ausheilung, bei 55% persistiert die Alkoholhepatitis, und etwa 20% gehen in eine Zirrhose über. Bei fortgesetztem Alkoholabusus entwickelt sich in 40% eine Leberzirrhose, und in 60% besteht die Alkoholhepatitis weiter.

Differentialdiagnose

Grundsätzlich kommen alle Formen der Hepatitis und Zirrhosen nichtalkoholischer Genese sowie die Erkrankungen der Gallenwege, vor allem Cholezystitis und Cholelithiasis, aber auch maligne Erkrankungen der Leber (Hepatome etc.) und Gallenwege differentialdiagnostisch in Betracht.

11.5.4.3 *Alkoholische Leberzirrhose*

Die alkoholische Leberzirrhose stellt das Endstadium der alkoholischen Leberschädigung dar. Ihr pathologisch-anatomisches Substrat ist der alkoholinduzierte Umbau der Leber in eine **kleinknotige Zirrhose.** Abgesehen von den sonstigen Begleit- und Folgeerscheinungen des chronischen Alkoholismus, entspricht das Beschwerdebild dem anderer Formen der Leberzirrhose. Der Beginn ist schleichend, Patienten im Frühstadium einer Leberzirrhose sind meist beschwerdefrei. Die Diagnose wird oft recht spät erst auf Grund einer Folge der portalen Hypertension, wie Blutung aus Ösophagusvarizen, Aszites oder Enzephalopathie, gestellt. Typischerweise können eine **erhöhte Blutungsneigung,** eine **Verminderung der geistigen und körperlichen Leistungsfähigkeit** sowie der **sexuellen Potenz** erfragt werden. Oft besteht auch eine periphere Neuropathie. Durch strikte Alkoholkarenz und symptomatische, medikamentöse

Therapie kann auch in diesem Stadium der alkoholbedingten Leberschädigung meist noch eine längerfristige Stabilisierung erreicht werden, wenngleich der bereits erfolgte Strukturumbau der Leber und die daraus resultierende portale Hypertension **irreversibel** sind.

Definition

Zirrhotischer Strukturumbau der Leber infolge eines meist jahrelangen Alkoholabusus.

Epidemiologie

Die Entwicklung einer Leberzirrhose in Abhängigkeit von der täglich konsumierten Alkoholdosis:

▶ Beim Mann birgt der Konsum von weniger als 60 g reinem Alkohol täglich nur ein geringes Zirrhoserisiko. Das Risiko verfünffacht sich bei Mengen zwischen 60 und 120 g, es ist 25fach bei 120 bis 180 g und 50fach bei 180 bis 240 g reinem Alkohol täglich.

▶ Bei Frauen ist das Zirrhoserisiko wesentlich höher: Tägliche Alkoholmengen bis 20 g gelten als gefahrlos, bei Mengen von täglich 40 bis 80 g ist das Zirrhoserisiko 14fach und bei Mengen von 80 bis 220 g auf das 285fache erhöht.

Die Beziehung zwischen der Dauer des Alkoholkonsums und dem Zirrhoserisiko ist weniger klar. Es zeigte sich, daß Männer mit einer Leberzirrhose wesentlich länger getrunken hatten als Alkoholiker ohne Leberzirrhose; für weibliche Alkoholiker konnte kein derartiger Unterschied festgestellt werden.

Obwohl eine sichere Beziehung zwischen Alkoholkonsum und der Entstehung einer alkoholischen Leberzirrhose besteht, gilt es auch als unbestritten, daß nur etwa ein Drittel der Alkoholabhängigen eine schwerwiegende alkoholische Lebererkrankung entwickelt. Die Bedeutung zusätzlicher genetischer, nutritiver und eventueller Umweltfaktoren für die Entstehung einer schweren alkoholischen Leberkrankheit im Einzelfall muß daher noch weiter erforscht werden.

Ätiologie und Pathogenese

Je mehr und je länger Alkohol getrunken wird, desto höher ist das Zirrhoserisiko. Pathogenetisch sind die gleichen metabolischen Effekte des Alkohols wirksam wie bei alkoholischer Fettleber und alkoholischer Hepatitis, wobei für die Zirrhoseentstehung die zunehmende **Fibrosierung der Leber** und die „Kapillarisierung" der Lebersinusoide von besonderer Bedeutung sind.

⑤ Symptome

Beschwerden fehlen im Frühstadium häufig; später gleichen sie denen bei anderen Formen der Leberzirrhose: Müdigkeit, Abnahme der körperlichen und geistigen Leistungsfähigkeit sowie der sexuellen Potenz, Abnahme der Verträglichkeit von Alkohol; Parästhesien und Schwäche der Beine infolge einer alkoholischen Neuropathie, Blutungsneigung infol-

ge von Thrombozytopenie und Synthesestörung für Gerinnungsfaktoren, Zunahme des Bauchumfanges durch Meteorismus und Aszites, Katabolismus und Entwicklung von Ödemen prägen das Bild.

Befunde: Hautveränderungen wie **Akne rosaceae, Lacklippen, Spinnennävi, Palmarerythem, Weißnägel, subikterische Skleren** oder **Ikterus,** gelegentlich auch Ausfall von Achsel- und Schambehaarung. Gynäkomastie (starke Größenzunahme der Brust) und Hodenatrophie bei Männern, irreguläre Menses bei Frauen und Dupuytren-Kontrakturen (Beugekontraktur der Finger). Die Leber ist vergrößert oder geschrumpft, von knotiger Oberfläche und derber Konsistenz, es kommt zu Milzvergrößerung, Aszites, Beinödemen, Caput medusae (extrem selten), Polyneuropathie und Wernicke-Enzephalopathie, Muskelschwund und Kachexie.

Anämie, oft Hyperchromie infolge Folsäuremangels, Thrombozytopenie und eventuell Leukopenie als Ausdruck eines Hypersplenismus oder einer alkoholtoxischen Knochenmarkschädigung; Hyperbilirubinämie, variable Erhöhung der Serum-Transaminasen, der γ-GT und alkalischen Phosphatase; Verminderung des Serum-Albumins, Vermehrung der γ-Globuline; Verlängerung der Prothrombinzeit und Verminderung der Pseudocholinesterase als Ausdruck der gestörten Protein-Syntheseleistung der Leber.

Ⓓ Diagnostik

Alkoholanamnese, klinische Symptome und typische Laborbefunde erlauben bereits die Diagnose mit hoher Wahrscheinlichkeit. Eine Sonographie der Oberbauchorgane, probatorische Aszitespunktion (Bakterienkultur, Gesamteiweiß, Zytologie) und Ösophago-Gastroskopie (Varizen?) dienen der differentialdiagnostischen Absicherung ebenso wie Hepatitisserologie, Bestimmung des α_1-Fetoproteins, das Ferritins und Coeruloplasmins. Im Zweifelsfall und bei differentialtherapeutischen Konsequenzen können Laparoskopie und Leberbiopsie die Diagnose sichern.

Komplikationen

Hepatische Enzephalopathie, Ösophagusvarizenblutung, Aszites, Hypersplenismus als Folgen der portalen Hypertension, Blutung aus erosiver Gastritis oder Ulkus, hepatorenales Syndrom, Sepsis, hepatozelluläres Karzinom, Umbilikal- und Leistenhernien etc., wie bei anderen Formen der Leberzirrhose.

Ⓣ Therapie

Der einzige kausale Threapieansatz besteht in der absoluten **Alkoholabstinenz.** Alle sonstigen Therapiemaßnahmen unterscheiden sich nicht von der Therapie anderer Formen der Leberzirrhose (siehe Kap. 11.5.6).

Verlauf und Prognose

Verlauf und Prognose hängen ab vom weiteren Trinkverhalten; unter Alkoholkarenz ist ein Stillstand des zirrhogenen Prozesses möglich. Die 5-Jahres-Überlebensrate bei Alkoholabstinenz wurde mit 63%, bei fortgesetztem Alkoholismus mit 40% angegeben. Die Prognose ist zweifellos auch vom Stadium der Leberzirrhose (siehe Child-Klassifikation im Kap. 11.5.2) abhängig, da bei Zeichen der Dekompensation (Ikterus, Aszites, Hämatemesis, Leberkoma), bei Sepsis oder hepatozellulärem Karzinom die Prognose wesentlich schlechter ist.

Differentialdiagnose

In Frage kommen alle anderen Formen der Leberzirrhose (posthepatitische, biliäre; stoffwechselbedingte Zirrhosen, z.B. Hämochromatose, Morbus Wilson etc.) sowie sonstige Erkrankungen der Leber und Gallenwege.

Literatur

– Berk, P. D., C. S. Lieber, H. Popper, F. Schaffner, M. A. Rothschild, M. Oratz (eds.): Alcohol, alcoholism and alcoholic liver disease. Seminars in Liver Disease 8 (1988).
– Tittor, W. (Hrsg.): Alkoholismus und Folgeschäden. Z. Gastroent. 26 (1988), Suppl. 3.

11.5.5 Fettleber

H. DANCYGIER

ine Verfettung von Leberparenchymzellen tritt dann auf, wenn die Synthese oder Zufuhr von Neutralfetten deren hepatischen Abbau oder Abtransport übersteigt. Sind mehr als 50% der Hepatozyten verfettet oder entfällt mehr als 5% des Gesamtlebergewichtes auf Fett, liegt definitionsgemäß eine Fettleber vor.

In den westlichen Ländern sind Adipositas, Alkoholabusus und der Diabetes mellitus Typ II die häufigsten Ursachen einer Fettleber. Der Fettsucht und dem chronischen Alkoholabusus kommen epidemiologisch und klinisch die größte Bedeutung zu.

Einfache Fettlebern sind in der Regel asymptomatisch, je nach auslösender Ursache und Fortbestehen der Noxe können Komplikationen wie Entzündungen, eine portale Hypertension oder Leberzellinsuffizienz hinzutreten. Die Diagnose kann in den meisten Fällen anhand der Anamnese und körperlichen Untersuchung gestellt werden. Geringgradige Erhöhungen der Transaminasen und γ-GT sind unspezifische laborchemische Hinweise auf eine Leberverfettung. Der sonographische Befund einer plumpen, vergrößerten Leber mit homogener Zunahme der Binnenreflexe stützt die Diagnose. Auf weitergehende apparative Diagnostik wie Computertomographie und Laparoskopie kann in der Regel verzichtet werden. Die histologische Untersuchung gestattet in ausgewählten Fällen die weitere ätiologische Zuordnung und gibt Auf-

schluß über Vorhandensein und Ausmaß von Entzündung, Parenchymnekrosen und Fibrose. Bei Alkoholabstinenz und nach Gewichtsreduktion kommt es innerhalb weniger Wochen zu einer vollständigen Rückbildung auch ausgeprägter hepatischer Fettablagerungen.

Definition

Weisen mehr als die Hälfte aller Hepatozyten Fettablagerungen, meist Neutralfette (Fettsäureester des Glycerols, Triglyzeride) auf, oder entfällt mehr als 5% des Lebergewichtes auf Fett, liegt eine **Fettleber** vor. In ausgeprägten Fällen kann das Fett 30 bis 40% des Gesamtlebergewichtes ausmachen. Speichern weniger als 50% der Leberparenchymzellen Fett, wird von einer **Leberverfettung** gesprochen (siehe Abb. 11.5-13).

Epidemiologie

Exakte Angaben zur Inzidenz und Prävalenz der Fettleber in der Bevölkerung liegen nicht vor. In der Bundesrepublik Deutschland leiden 37% der erwachsenen Männer und 34% der erwachsenen Frauen an Fettsucht. Die Mehrzahl von ihnen weist eine unterschiedlich stark ausgeprägte Leberzellverfettung auf. Etwa 50–80% der Altersdiabetiker sind übergewichtig. Ca. 50% der Typ-II-Diabetiker haben eine Leberverfettung, beim Typ-I-Diabetes tritt sie seltener (bei ca. 5%) auf.

Ätiologie und Pathogenese

Die Leber nimmt eine zentrale Stellung im Lipid- und Lipoproteinstoffwechsel ein. Erkrankungen der Leber führen zu Veränderungen der Plasmalipide, und Änderungen in den zirkulierenden Lipiden finden ihren Niederschlag in den Hepatozyten. Zur Verfettung der Hepatozyten kommt es, wenn die Synthese oder Zufuhr von Neutralfetten deren hepatischen Abbau oder Abtransport übersteigt. In Abbildung 11.5-14 ist die zentrale Bedeutung der Leber im Fettstoffwechsel skizziert.

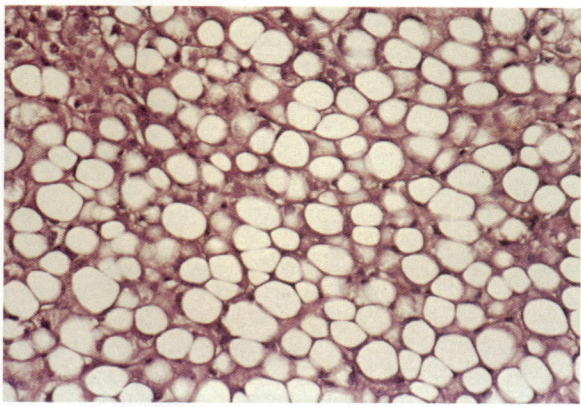

Abb. 11.5-13   Großtropfige Leberzellverfettung.

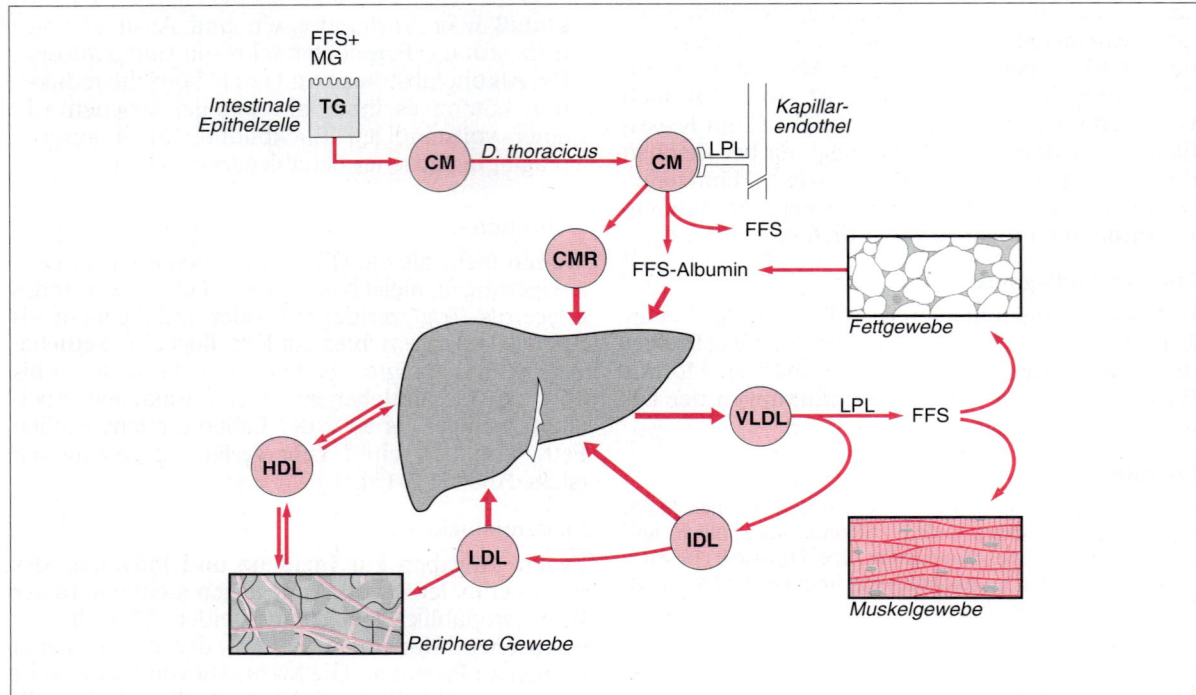

Abb. 11.5-14 Die zentrale Bedeutung der Leber im Fettstoffwechsel (TG = Triglyzeride, FFS = Freie Fettsäuren, CMR = Chylomikronen remnants, VLDL = Very low density lipoproteins, LDL = Low density lipoproteins, MG = Mono- glyzeride, CM = Chylomikronen, LPL = Lipoproteinlipase, IDL = Intermediate density lipoproteins, HDL = High density lipoproteins).

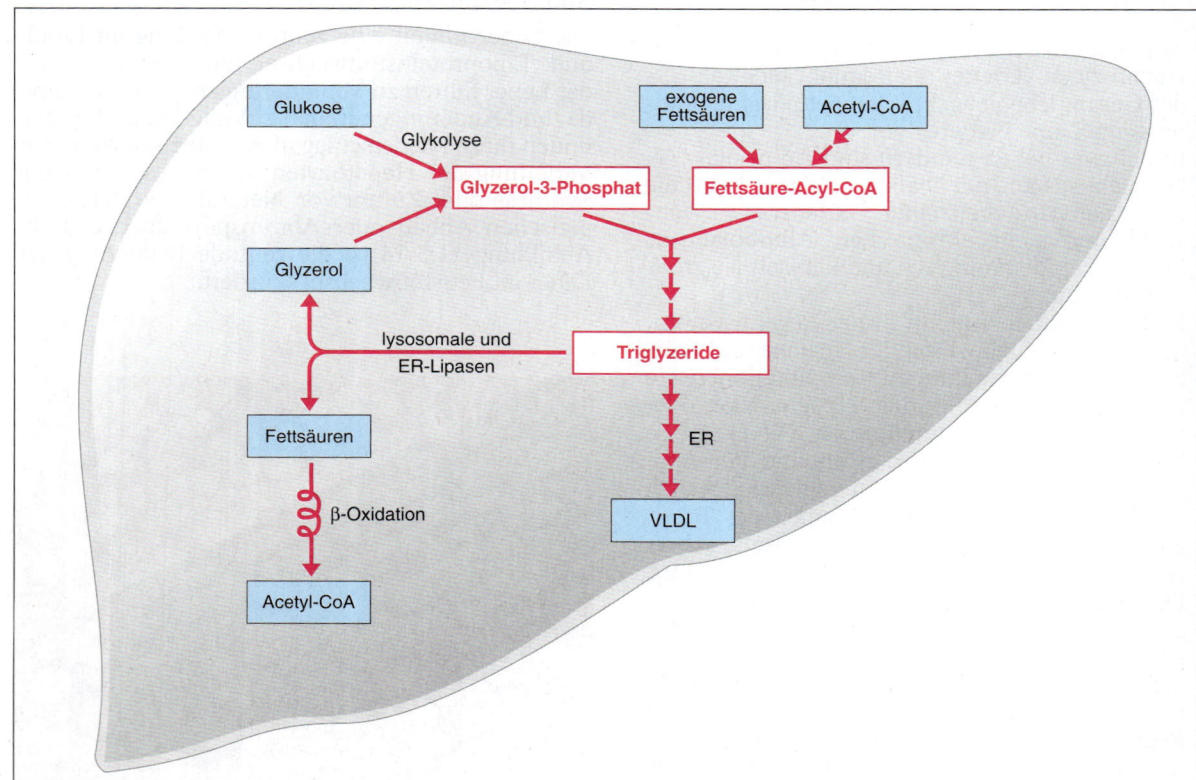

Abb. 11.5-15 Wichtige Schritte im hepatischen Neutralfettstoffwechsel. CoA = Coenzym A, ER = endoplasmatisches Retikulum.

Kurz- und mittelkettige Fettsäuren aus der Nahrung gelangen über die Pfortader zur Leber. Langkettige Fettsäuren werden als Triglyzeride in den Chylomikronen, die durch die endotheliale Lipoproteinlipase zu Chylomikronen-Remnants und freien Fettsäuren abgebaut werden, zur Leber transportiert. Über den Apolipoprotein-E-Rezeptor der Leberzellen werden die Chylomikronen-Remnants in die Leber aufgenommen. In der Leber können aus Glukose Triglyzeride gebildet werden. Bei ihrer Synthese werden Fettsäuren mit Glycerol esterartig verknüpft. Hierfür muß das Glycerol als Glycerol-3-Phosphat vorliegen. Letzteres entsteht zum einen durch die Phosphorylierung des durch enzymatische Spaltung vorhandener Triglyzeride – z.B. aus dem Fettgewebe – anfallenden Glycerols, zum anderen als Zwischenprodukt des anaeroben Glukoseabbaus in der Leber, durch Reduktion von Dihydroxyacetonphosphat. Für die Veresterung mit Glycerol-3-Phosphat müssen die Fettsäuren als Acyl-CoA-Verbindungen vorliegen. Über einen Zwischenschritt der Bildung von Diglyzeriden erfolgt schließlich nach hydrolytischer Entfernung des Phosphorsäurerests, die Veresterung mit der dritten Fettsäure zu Triglyzeriden (siehe Abb. 11.5-15). Leberfett weist den höchsten Gehalt an ungesättigten Fettsäuren auf. Die in der Leber synthetisierten Triglyzeride werden als VLDL ins Blut abgegeben. Durch die Aktivität der Lipoproteinlipase entstehen aus ihnen freie Fettsäuren und IDL, die zu den LDL, der Hauptquelle dese Cholesterins, umgebaut werden.

Freie Fettsäuren zirkulieren, lose an Albumin gebunden, im Blut. Ein Albuminmolekül kann sechs Moleküle Fettsäuren transportieren.

Die entscheidenden pathogenetischen Faktoren, die in unterschiedlichem Ausmaß zur Entstehung einer Fettleber beitragen können, sind demnach:

▶ Zunahme der Anflutung endogen synthetisierter Fettsäuren aus dem Fettgewebe,
▶ Zunahme exogen zugeführter Fettsäuren,
▶ verstärkte hepatische Fettsäuresynthese oder ihre verminderte Oxidation,
▶ verminderte Apoproteinsynthese mit nachfolgend reduzierter Bildung von Lipoproteinen oder ihr gestörter hepatozellulärer Transport.

In Tab. 11.5-24 sind die wichtigsten ätiologischen Faktoren einer hepatischen Verfettung bzw. Fettleber zusammengestellt. Dem Übergewicht, chronischen Alkoholabusus, Typ-II-Diabetes und den Hyperlipoproteinämien kommt hierbei in der klinischen Praxis die weitaus größte Bedeutung zu. Bei totaler parenteraler Ernährung führt insbesondere die Zufuhr von großen Glukosemengen und Fettemulsionen zur Entwicklung einer Fettleber. Die grobtropfige ist häufiger als die feintropfige Verfettung (siehe Abb. 11.5-16). Letztere führt in der Regel aber zu einem wesentlich schwereren Krankheitsbild.

🄢 Symptome

Die Symptome hängen von der zugrundeliegenden

Tab. 11.5-24 Ursachen der Leberverfettung

a) großtropfig (makrovesikulär)
1. medikamentös-toxische Ursachen
   – Alkohol
   – Kortikosteroide
   – Zytostatika (Bleomycin, Methotrexat)
   – Amiodaron
   – Östrogene (hochdosiert)
   – chlorierte Kohlenwasserstoffe
   – Kumarinderivate
   – Phosphor

2. ernährungsbedingte Ursachen
   – Übergewicht
   – Hunger, Malnutrition, Proteinmangelernährung
   – totale parenterale Ernährung
   – jejuno-ileale Bypass-Operation

3. endokrine und Stoffwechselursachen
   ▶ erworben
   – Diabetes mellitus (Typ II > Typ I)
   – Hyperlipidämie
   ▶ angeboren
   – Galaktosämie
   – Fructoseintoleranz
   – Typ-I-Glykogenose
   – Morbus Wilson (Frühstadien)
   – Tyrosinämie, Homozystinurie
   – Abetalipoproteinämie
   – Morbus Refsum
   – Schwachman Syndrom

4. sonstige Ursachen
   – entzündliche Darmerkrankungen
   – Pankreaserkrankungen
   – Leberteilresektion
   – ausgeprägte Anämie und Kachexie
   – Fieber
   – virale Infektionen
   – idiopathisch

b) feintropfig (mikrovesikulär)
   – akute Schwangerschaftsfettleber
   – Reye Syndrom
   – Tetracycline
   – Salizylate
   – angeborene Defekte im Harnstoffzyklus
   – angeborene Defekte der mitochondrialen Fettsäureoxidation
   – alkoholische „schaumige Degeneration"
   – fulminante Hepatitis D (Sonderformen im Norden Südamerikas)

Erkrankung, vom Ausmaß der Verfettung sowie von der Geschwindigkeit der Fetteinlagerung ab.

Beschwerden: Die unkomplizierte Fettleber ist klinisch häufig von untergeordneter Bedeutung. Sie ist meist asymptomatisch oder verursacht nur ein leichtes, uncharakteristisches, rechtsseitiges Druck- oder Völlegefühl. Tritt die Fetteinlagerung rasch auf, kann es durch Dehnung der Leberkapsel zu vorübergehenden stärkeren rechtsseitigen Oberbauchschmerzen kommen. Bei toxisch bedingter, mikrovesikulärer Fettleber findet man klinisch Übelkeit,

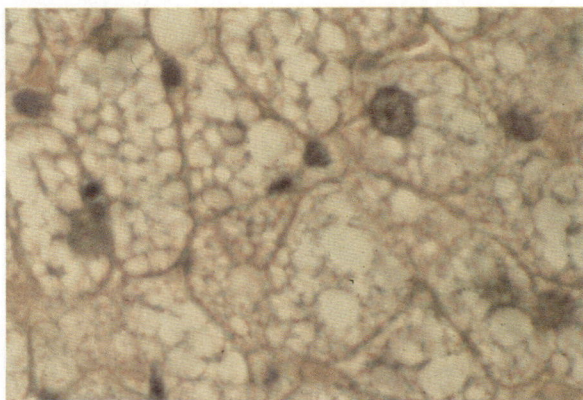

Abb. 11.5-16 Feintropfige Verfettung von Leberzellen.

Erbrechen und Ikterus. Je nach Ausmaß der Leberzellschädigung sind die Patienten leicht benommen bis komatös; Zeichen der Niereninsuffizienz sowie einer disseminierten intravasalen Gerinnung können dazukommen.

Befunde: Die Leber ist palpatorisch vergrößert, ihr Rand abgerundet und ihre Oberfläche weich und eindrückbar.

D Diagnostik

Anamnese und **körperlicher Befund** liefern bereits in den meisten Fällen deutliche Hinweise auf eine alimentäre und/oder alkoholtoxische Genese der Fettleber.

Klinisch-chemische Befunde geben keinen verläßlichen Hinweis auf das Ausmaß der Fetteinlagerung. Geringe (< 100 U/l) unspezifische Erhöhungen der Transaminasen (SGOT > SGPT) und der γ-GT werden am häufigsten beobachtet.

Mallory-Körper (alkoholisches Hyalin) und eine maschendrahtartige, perizelluläre Bindegewebsvermehrung, vorzugsweise um die Zentralvenen, sind beim Alkoholiker anzutreffen.

Glykogenablagerungen in den Leberzellkernen (sog. Lochkerne) und Verfettung sind bei Diabetes mellitus häufig, kommen aber auch bei anderen Störungen vor.

Sonographisch zeigt sich eine plumpe, vergrößerte Leber, deren Binnenstrukturmuster eine homogene Reflexverdichtung aufweist. Das sonographische Reflexmuster gestattet allerdings keine Rückschlüsse auf die Genese der Fettleber. Im **Computertomogramm** weisen die verfetteten Bezirke eine Dichteänderung auf. Diese bildgebenden Verfahren gestatten auch die Abgrenzung diffuser von fokalen Verfettungen.

In den Fällen, in denen Anamnese, körperliche Untersuchung und zeitlicher Verlauf der Laborparameter keine ätiologische Zuordnung gestatten, kann die **histologische Untersuchung** des Leberpunktats zusätzliche Aufschlüsse liefern. Eine Leberpunktion kann auch in wenigen Fällen nötig sein, wenn mit nicht-invasiven Methoden keine eindeutige Differenzierung zwischen herdförmigen Verfettungen und neoplastischen Veränderungen gelingt.

Komplikationen

Die einfache Fettleber führt zu keinerlei Komplikationen, die Leberfunktion ist nicht beeinträchtigt. Je nach auslösender Noxe können jedoch zusätzliche hepatische Schädigungen auftreten, die Komplikationen nach sich ziehen können. Die zentrale hyaline Sklerose bei Alkoholabusus kann eine portale Hypertension bedingen, ohne daß Zeichen eines zirrhotischen Organumbaus bestehen. Nimmt die Fettbeladung der Leberzellen drastisch zu, können einzelne Hepatozyten rupturieren und zu „Fettzysten" zusammenfließen. Diese führen über eine entzündliche Zellinfiltration zur Bildung sog. Lipogranulome.

Bei der akuten Schwangerschaftsleber und beim Reye-Syndrom treten häufig Zeichen der Leberzellinsuffizienz hinzu (siehe Differentialdiagnose).

T Therapie

Eine spezifische medikamentöse Prophylaxe oder Therapie der Fettleber existiert nicht. Lipotrope Substanzen, wie z. B. Cholin oder sog. Leberschutzpräparate, haben keinen Platz in der Behandlung der Fettleber.

Das Vermeiden anderer auslösender Noxen sowie Alkoholabstinenz und Gewichtsreduktion sind die wichtigsten Behandlungsmaßnahmen.

Verlauf und Prognose

Bei Alkoholabstinenz bilden sich die Veränderungen in der Regel vollständig zurück. Auch leichtere Fibrosegrade sind rückbildungsfähig (siehe Kap. 11.5.4).

Bereits etwa 2 Wochen nach Absetzen einer parenteralen Hyperalimentation kommt es zu einem Rückgang der Leberverfettung, und bei Adipösen geht die Rückbildung der Fettleber parallel zur Gewichtsreduktion. Bei Adipösen und Diabetikern schreiten diese Verfettungen nicht zur Zirrhose fort.

Differentialdiagnose

Die verschiedenen Ursachen der Fettleber sind in Tabelle 11.5-24 dargestellt. Sie müssen differentialdiagnostisch berücksichtigt werden. In der überwiegenden Mehrzahl der Fälle wird die Zuordnung mittels Anamnese, körperlicher Untersuchung sowie mittels nicht-invasiver bildgebender Verfahren gelingen. Nur selten wird eine bioptische Untersuchung zur Diagnose einer unkomplizierten Fettleber erforderlich sein. Der zeitliche Verlauf der Laborparameter ist ein wichtiges differentialdiagnostisches Kriterium. Bei der unkomplizierten alkoholtoxischen Fettleber bessern sich die Leberwerte innerhalb weniger Tage nach Alkoholabstinenz. Die unregelmäßige Verfettung der Leber kann im sonographischen Bild zur Verwechslung mit Metastasen führen.

Das **Reye-Syndrom** tritt ausschließlich bei Kindern bis zum 15. Lebensjahr auf. Typisch ist die Vorgeschichte mit einem banalen Infekt des oberen Respirationstraktes und der Einnahme von salizylsäurehaltigen Präparaten. Nach ein bis zwei Tagen tritt heftiges Erbrechen auf. Unter den Zeichen einer hepatischen Enzephalopathie entwickelt sich eine zunehmende Bewußtseinstrübung, die bis zum Koma fortschreiten kann.

Hypoglykämie, zerebrale Krampfanfälle und eine Niereninsuffizienz (Verfettung der Tubulusepithelien) sind weitere typische klinische Zeichen. Ein Ikterus tritt in der Regel nicht auf. Die Leber zeigt eine diffuse kleintropfige Verfettung. Die Mortalitätsrate beträgt 50%. Bei Überlebenden bleiben keine funktionellen Leberschäden zurück.

Die **akute Schwangerschaftsfettleber** tritt selten (etwa 1 auf 13 000 Entbindungen) aus unbekannter Ursache am Ende der Schwangerschaft mit Oberbauchschmerzen, Übelkeit, anhaltendem, z.T. blutigem Erbrechen und Ikterus auf. Unter den Zeichen eines fulminanten Leberversagens mit Niereninsuffizienz kann es zu fortschreitenden Bewußtseinstrübungen und häufig zum postpartalen Tod im Leberkoma kommen. Bilirubinanstiege bis 10 mg%, Erhöhungen der alkalischen Phosphatase auf das 2–4fache der Norm, mittelgradige Anstiege der Transaminasen (SGOT > SGPT; < 300 U/l) sowie eine ausgeprägte Leukozytose, Thrombozytopenie und eine zunehmende Azotämie charakterisieren die laborchemischen Abweichungen. Histologisch liegt eine diffuse, läppchenzentral betonte, plurivesikuläre, kleinvakuoläre Verfettung der Hepatozyten vor, ohne begleitende Entzündungsreaktion. Die Prognose ist mit einer Müttersterblichkeit von 44% und einem Kindstod in bis zu 47% der Fälle äußerst ernst.

Literatur

– Bilheimer, D. W.: Lipid metabolism. In: Kelley, W. N.: Textbook of Internal Medicine, pp. 2139–2144. Lippincott, Philadelphia 1989.
– Bove, K. E.: Reye's syndrome. In: Zakim, D., T. D. Boyer: Hepatology. A Textbook of Liver Diseases, pp. 1212–1220. Saunders, Philadelphia 1982.
– Sherlock, S.: Nutritional and metabolic liver diseases. In: Sherlock, S.: Diseases of the Liver and Biliary System, pp. 470–500. Blackwell Scientific Publications, Oxford 1989.

11.5.6 Leberzirrhose und biliäre Zirrhosen

G. Ramadori, H. Hartmann

11.5.6.1 Leberzirrhose

Die Leberzirrhose stellt das Endstadium einer chronischen Lebererkrankung dar. Morphologische Charakteristika für die Zirrhose sind die Zunahme des Bindegewebes und die Reduktion und Umstrukturierung des funktionsfähigen Leberparenchyms. Verschiedene Ursachen können einer Leberzirrhose zugrunde liegen. Der häufigste Grund ist übermäßiger Alkoholgenuß. Zu den klinischen Folgen einer Leberzirrhose gehören Ikterus, Aszites einschließlich der spontan-bakteriellen Peritonitis, porto-systemische Enzephalopathie und portale Hypertension mit Ösophagusvarizenblutung. Die Prognose der Leberzirrhose ist einerseits von der Grundkrankheit, andererseits aber auch vom Ausmaß der Funktionseinschränkung der Leber abhängig. Diese kann mittels der Child-Pugh-Klassifikation und einer Stadieneinteilung für Ösophagusvarizen abgeschätzt werden. Die Behandlung einer Zirrhose sollte zunächst darauf zielen, mögliche Ursachen zu beseitigen sowie die klinischen Folgen zu bessern. Sollte dies nicht mehr möglich sein, stellt eine Lebertransplantation eine reelle therapeutische Alternative dar.

Definition

Die Leberzirrhose ist die Folge eines diffusen Vernarbungsprozesses, der durch kontinuierlichen Zelluntergang bei chronischen Lebererkrankungen unterhalten wird. Dieser **Vernarbungsprozeß** führt zur fibrotischen Brückenbildung zwischen Portalfeldern und Zentralvenen. Daraus resultiert eine strukturelle und funktionelle Veränderung des Parenchyms. Weiterhin kommt es zur Bildung von sogenannten **Regeneratknoten.** Solange keine klinischen Folgen vorhanden sind, wird die Leberzirrhose als kompensiert bezeichnet.

Kasuistik

Ein 54jähriger Gastwirt wird wegen Bluterbrechens notfallmäßig aufgenommen. Wesentliche Vorerkrankungen wurden verneint, ebenso ein übermäßiger Alkoholkonsum. Nach Angaben der Ehefrau jedoch habe er seit mehr als 15 Jahren „berufsbedingt" Alkohol trinken müssen. Bei der **körperliche Untersuchung** imponieren eine vergrößerte und konsistenzvermehrte Leber sowie zahlreiche Gefäßspinnen auf der Brust und im Gesicht. Die **Laboruntersuchungen** zeigen eine Erhöhung der Transaminasen- und γ-GT-Aktivität im Plasma. Der Quick- und Hämoglobin-Wert sind geringgradig erniedrigt. Eine **Gastroskopie** zeigte Varizen im Ösophagus. Es erfolgt die stationäre Aufnahme des Patienten. Die weitere Diagnostik ergibt einen Triglyzeridspiegel von 350 mg/dl (3,85 mmol/l), ein MCV von 105 μm³ und einen Harnsäurespiegel von 8,5 mg/dl (510 μmol/l). Nach Ausschluß anderer Ursachen für eine Leberzirrhose versucht der Stationsarzt dem Patienten den Zusammenhang zwischen Lebererkrankung und Lebensführung zu verdeutlichen und informiert ihn über die erforderlichen Konsequenzen, z.B. eine strenge Alkoholabstinenz.

Epidemiologie

Gesicherte Daten zur Prävalenz der Leberzirrhose existieren für die Bundesrepublik Deutschland nicht. Es handelt sich jedoch um eine häufige Erkrankung (ca. 200–300 Fälle pro 100000 Einwohner). Männer sind weitaus öfter betroffen als Frauen. Die altersbezogene Sterblichkeit aufgrund einer Leberzirrhose hat in den letzten Jahren zugenommen. Geographische Unterschiede insbesondere bezüglich Alkoholkonsum und Virusinfektionen sind zu berücksichtigen.

Ätiologie und Pathogenese

Grundsätzlich sind eine Vielzahl von schädigenden Agenzien (z.B. Hepatitis-Viren, Toxine; abnorme Stoffwechselprodukte, die zum chronischen Leberzelluntergang führen) in der Lage, eine Leberzirrhose zu verursachen (siehe Tab. 11.5-25). In Nordeuropa und Nordamerika ist der **Alkoholgenuß** (mehr als 80 g/Tag über 5 Jahre) die häufigste Ursache einer Leberzirrhose. An zweiter Stelle sind **Hepatitisviren** (HBV, HCV, Delta) zu nennen. Seltene Ursachen sind Autoimmunmechanismen und angeborene Stoffwechselerkrankungen (Morbus Wilson, Hämochromatose, α_1-Antitrypsinmangel). Aufgrund verbesserter diagnostischer Methoden wird die Zahl der sogenannten kryptogenen Leberzirrhosen immer geringer. Die durch toxische, virale oder immunologische Mechanismen induzierte Zellnekrose führt, wie bei einer Hautverletzung, zur lokalen Aktivierung von Gerinnungsvorgängen mit einer Art Gerinnselbildung, zur Freisetzung von Botenstoffen durch Thrombozyten, aber auch durch die eingewanderten Entzündungszellen. Diese Mediatoren (u.a. transforming growth factor-β, platelet derived growth factor) führen zur „Aktivierung" der Ito-Zellen und möglicherweise der Sinusendothelzellen. Die **aktivierte Ito-Zelle** syn-

thetisiert alle bisher bekannten Matrixproteine (Kollagene, Proteoglykane, Fibronektin, Entaktin, Tenascin, Undulin). Der Prozeß der Bindegewebsablagerung findet entlang eines Sinusoids zwischen Portalfeldern oder zwischen Portalfeld und Zentralvene statt. Der erste Schritt zur Bildung eines fibrotischen Septums ist die „Kapillarisierung" des Sinusoids; d.h. die Sinusoide zeigen eine basalmembranähnliche Struktur. Die Bildung von Bindegewebssepten führt zur Veränderung der Leberstruktur und zum Bild der sogenannten Regeneratknoten. Der Begriff ist insofern irreführend, da solche Knoten allein durch die Bildung der Bindegewebssepten entstehen und nicht als Folge einer echten Regeneration anzusehen sind. Die Geschwindigkeit der Bildung einer Leberzirrhose ist unterschiedlich. Bei einer chronischen Hepatitis-C-Virus-Infektion beispielsweise beträgt die Dauer des Prozesses bis zu 20 Jahren, vermutlich da das Ausmaß der Zellnekrose relativ gering ist. Pathologisch-anatomisch wird eine **mikronoduläre** von einer **makronodulären** Form der Leberzirrhose unterschieden. Eine ätiologische Zuordnung ist nur mit Einschränkung vorzunehmen, d.h. eine alkoholtoxische Zirrhose ist eher mikronodulär, eine posthepatische Zirrhose eher makronodulär ausgebildet. Beide Formen können auch nebeneinander vorkommen. Abbildung 11.5-17 zeigt beispielhaft den makroskopischen und den histologischen Befund einer Zirrhose. Im vorliegenden Beispiel bestehen nebeneinander kleinere und größere Parenchymknoten sowie breite Bindegewebssepten in einer insgesamt erheblich geschrumpften Leber.

S Symptome

Die klinische Symptomatologie von Patienten mit einer Leberzirrhose ist sehr variabel. Im kompensierten Stadium können lediglich diskrete Hinweise, wie Minderung der allgemeinen Leistungsfähigkeit, vermehrte Müdigkeit und Abgeschlagenheit, bestehen. Bei 15–30% von zirrhosekranken Patienten bleibt die Leberzirrhose zu Lebzeiten klinisch stumm und wird lediglich post mortem diagnostiziert. Die Diagnose erfolgt häufig erst im Stadium der klinischen Dekompensation, z.B. bei Auftreten von Ikterus, Aszites, intestinaler Blutung oder portosystemischer Enzephalopathie. Der Schweregrad der Leberzirrhose kann nach der Klassifizierung von Child-Pugh in drei Stadien eingeteilt werden (siehe Tab. 11.5-26). Diese Klassifikation wird zur Abschätzung der Prognose sowie bei der Indikationsstellung zur medikamentösen und operativen Therapie herangezogen.

D Diagnostik

Die Diagnose einer Leberzirrhose stützt sich neben anamnestischen Angaben und körperlichen Untersuchungsbefunden im wesentlichen auf den morphologischen Nachweis des Strukturumbaus (siehe Tab. 11.5-27). Dieser Nachweis kann einerseits makroskopisch (mittels laparoskopischer Inspektion),

---

Tab. 11.5-25   Ätiologie der Leberzirrhose

▶ Toxine und Medikamente
   – Alkohol
   – Fremdstoffe und Arzneimittel (z.B. CCl_4, Methotrexat)

▶ Infektionen
   – Hepatitis-B-, -C-, -D-Viren

▶ Autoimmunität
   – autoimmune (lupoide) chronische Hepatitis
   – primär-biliäre Zirrhose

▶ Gallenwegserkrankungen
   – Atresie, Byler-Syndrom, Stenosierungen, Choledocholithiasis
   – primär-sklerosierende Cholangitis

▶ Stoffwechselerkrankungen
   Morbus Wilson, Hämochromatose, α_1-Antitrypsinmangel, Glykogenose Typ IV, Galaktosämie, Tyrosinose, hereditäre Fructose-Intoleranz, Mukoviszidose, intestinale Bypass-Operation, Porphyrien

▶ vaskuläre Lebererkrankungen
   – Budd-Chiari Syndrom, veno-okklusive Erkrankung
   – chronische Lebervenenstauung bei Perikarditis und bei Rechtsherzinsuffizienz

▶ „kryptogene Zirrhosen"

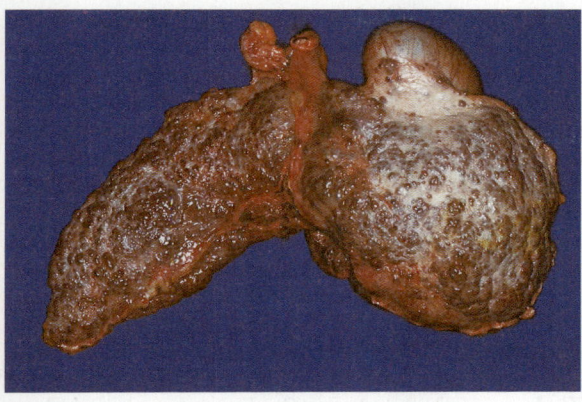

a

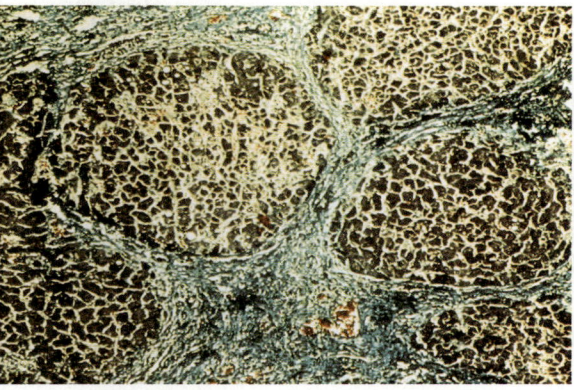

b

Abb. 11.5-17   Makroskopischer (a) und mikroskopischer (b) Aspekt einer Leberzirrhose. Man erkennt größere und kleinere Parenchymknoten (a) sowie breite Bindegewebssepten (b) in einer geschrumpften Leber.

Tab. 11.5-26   Child-Pugh-Klassifikation

Parameter	Punkte-Zahl		
	1	2	3
▶ Aszites	keiner	wenig	moderat
▶ Enzephalopathie (Grad)	keine	1–2	3–4
▶ Serum-Bilirubin in mg/dl (µmol/l)	< 2 (36)	2–3 (36–54)	> 3 (54)
bei primär-biliärer Zirrhose	< 4 (72)	4–10 (72–180)	> 10 (180)
▶ Serum-Albumin (g/dl)	> 3,5	2,8–3,5	< 2,8
▶ Quick-Wert	> 50%	30–50%	< 30%

Klasse	Punkte-Zahl
A	bis 6
B	bis 9
C	bis 15

Tab. 11.5-27   Diagnostik der Leberzirrhose

▶ klinische Befunde
 – Leberhautzeichen
 – Ikterus
 – Aszites
 – Foetor hepaticus
 – Kollateralzirkulation
▶ klinisch-chemische und immunologische Befunde
 – Transaminasen, γ-GT, alkalische Phosphatase
 – Serum-Bilirubin, -Albumin, Quick-Wert
 – Autoantikörper
▶ morphologische Untersuchungsverfahren
 – Leberblindpunktion
 – Laparoskopie
▶ bildgebende Untersuchungsverfahren
 – Sonographie
 – Computertomographie
 – Endoskopie

und andererseits mikroskopisch (durch histologische Untersuchungen) erbracht werden. Liegen ausgeprägte Komplikationen einer Leberzirrhose vor, z. B. Aszitesbildung, Ösophagusvarizen etc., kann die Diagnose einer Leberzirrhose auch ohne morphologische Verifizierung gestellt werden. Zu den klinischen Symptomen gehören auch charakteristische Hautveränderungen. Diese sind in der Tabelle 11.5-28 aufgeführt. In späteren Stadien der Zirrhose sind Aszites, Zeichen von Enzephalopathie, hämorrhagischer Diathese, sekundärem Hypersplenismus, Infektionsneigung und Varizenblutung diagnostisch wegweisend. Laboruntersuchungen mit diagnostischem Wert sind die Parameter, die eine fortgeschrittene Funktionsstörung der Leber anzeigen, z. B. eine Erhöhung des Bilirubins (Ausscheidungsfunktion), eine Erniedrigung der Serum-Albumin- und Gerinnungsfaktorenkonzentration (Synthesefunktion) und eine Thrombozytopenie als Zeichen eines Hypersplenismus. Die Bestimmung des Ammoniakspiegels zur Diagnostik einer Enzephalopathie hat in der letzten Zeit an Bedeutung verloren. Weitere Laboruntersuchungsmethoden werden mit dem Ziel durchgeführt, die

Tab. 11.5-28   Hautveränderungen bei Leberzirrhose

▶ Ikterus
▶ Xanthelasmen
▶ Teleangiektasien
▶ Gefäßspinnen (Spider-Nävi)
▶ glatte rote Zunge (Lackzunge)
▶ Gynäkomastie
▶ Fehlen männlicher Schambehaarung (Abdominalglatze)
▶ Striae
▶ Kollateralvenen
▶ Palmarerythem
▶ Dupytren-Kontraktur
▶ Weißnägel
▶ Uhrglasnägel

Ätiologie der Zirrhose zu erkennen, z.B. serologische Untersuchungen zum Nachweis einer chronischen Virusinfektion der Leber oder immunologische Testverfahren zur Erkennung von Autoantikörpern (siehe Tab. 11.5-27).

Bildgebende Untersuchungsverfahren wie Sonographie und Computertomographie sind zur Diagnostik einer Leberzirrhose von untergeordneter Bedeutung. Mit ihrer Hilfe können jedoch Komplikationen der Zirrhose, wie z.B. Aszitesbildung oder Tumoren der Leber, erkannt werden.

Komplikationen

Typische Komplikationen einer Leberzirrhose stellen die **Ösophagusvarizenblutung**, die Ausbildung von **Azites** und spontaner bakterieller **Peritonitis** sowie die portosystemische **Enzephalopathie** dar. Das Risiko einer Ösophagusvarizenblutung kann mittels einer Stadieneinteilung der Varizen abgeschätzt werden (siehe Tab. 11.5-29). Auch periphere Ödeme treten in fortgeschrittenen Stadien der Erkrankung auf. Die Leberzirrhose ist zudem der wichtigste **Risikofaktor** für das hepatozelluläre Karzinom.

▼ Therapie

Auch wenn ein kompletter zirrhotischer Umbau der Leber bereits besteht, scheint eine **Rückbildung** der Zirrhose **möglich** zu sein. Aus diesem Grund sollte der Versuch unternommen werden, eine weitere Zellschädigung zu verhindern. Dies bedeutet, daß,

soweit möglich, die Ursache beseitigt werden sollte. Am einfachsten gelingt dies, wenn toxische Einflüsse für die Entwicklung der Leberzirrhose verantwortlich sind. Wenig problematisch ist auch die Behandlung einer autoimmunen aktiven Zirrhose mit Immunsuppressiva, wie z.B. Kortikosteroiden und evtl. Azathioprin. Die Behandlung mit α-Interferon der aktiven virusbedingten (HBV, HCV) Lebererkrankung im Stadium der Zirrhose ist noch umstritten. Es gibt allerdings Berichte darüber, daß es unter der Interferon-Therapie zur Elimination des Hepatitis-B-Virus und zur Rückbildung der Leberzirrhose gekommen sei. Auf der anderen Seite ist die Ansprechrate der Interferontherapie bei bestehender Zirrhose geringer als im Stadium der chronischen Hepatitis. Eine Interferontherapie kann jedoch unter Umständen zur klinischen Dekompensation der Leberzirrhose führen. Da aber eine evtl. Viruselimination eine Lebertransplantation ermöglicht, kann der Versuch einer Interferontherapie unter stationären Bedingungen im Einzelfall unternommen werden.

Therapie der Komplikationen

Zur Therapie der **Ösophagusvarizenblutung** kann die endoskopische **Sklerosierung** nur als Notfallmaßnahme empfohlen werden. Die Sklerosierungstherapie mit dem Ziel der vollständigen Verödung der Ösophagusvarizen ist umstritten. Diese scheint der medikamentösen Senkung des **Pfortaderhochdrucks** mittels β-Rezeptorenblockern bezüglich einer Rezidivblutung nicht überlegen, jedoch komplikationsträchtiger zu sein. Die Aszitesbildung sollte zunächst mit Salz- und Flüssigkeitsrestriktion, danach mit Aldosteron-Antagonisten (Spironolacton) behandelt werden. Die Bewahrung einer normalen Nierenfunktion stellt dabei eine wichtige Aufgabe dar. Bei jedem sogenannten therapieresistenten Aszites muß eine spontan-bakterielle Peritonitis ausgeschlossen werden. Sollte diese Komplikation vorliegen, ist die Therapie mit einem Antibiotikum (z.B. Cephalosporin) zwingend.

Die Behandlung eines hepatozellulären Karzinoms bei bestehender Leberzirrhose stellt ein noch ungelöstes Problem dar. Wenn möglich sollte eine chirurgische Therapie (Resektion oder Lebertransplantation) durchgeführt werden. Die Chemotherapie befindet sich noch in einem experimentellen Stadium.

Verlauf und Prognose

Die Prognose der Leberzirrhose wird durch das Stadium der Erkrankung, d.h. durch das Ausmaß der Funktionseinschränkung und das Vorliegen von Komplikationen bestimmt. Sie ist zudem abhängig von der Ätiologie der Zirrhose. Die Child-Pugh-Klassifikation ermöglicht unter Berücksichtigung klinischer und laborchemischer Parameter eine relativ zuverlässige prognostische Aussage. Auch das Risiko einer Ösophagusvarizenblutung kann abgeschätzt werden. Mit Hilfe prognostischer Parameter kann auch die Indikationsstellung zur Lebertransplantation erleichtert werden.

Tab. 11.5-29 Klassifikation der Ösophagusvarizen zur Abschätzung des Blutungsrisikos (gemäß: N. Engl. J. Medicine 319 [1988], 983–989).

Parameter	Punkte-Zahl
Child-Klasse	
A	6.5
B	13.0
C	19.5
Varizengröße	
klein	8.7
mittel	13.0
groß	17.4
Venulen auf Varizen	
keine	3.2
wenig	6.4
moderat	9.6
stark	12.8

Blutungsrisiko		
	Blutungsrate (%)	
Punktezahl	1 Jahr	2 Jahre
< 20	2	7
20–25	11	16
25–30	15	26
30–35	23	28
35–40	38	59
> 40	69	69

Differentialdiagnose

Die Differentialdiagnose der Leberzirrhose ist meist unproblematisch, wenn Zeichen der ausgeprägten hepatozellulären Insuffizienz vorliegen. Eine ätiologische Zuordnung ist meistens aufgrund anamnestischer, laborchemischer, immunologischer und serologischer Verfahren möglich. Die Abgrenzung gegenüber einer chronischen Hepatitis bzw. einer schwer verlaufenden akuten Hepatitis kann gelegentlich eine Biopsie der Leber erfordern. Bestehen lediglich Zeichen der portalen Hypertension (z.B. Varizen und Splenomegalie), müssen differentialdiagnostische Überlegungen auch Erkrankungen außerhalb der Leber (z.B. eine Pfortaderthrombose) einschließen. Die Abgrenzung gegenüber tumorbedingten Lebererkrankungen ist in der Regel insbesondere mit Hilfe bildgebender Untersuchungsverfahren (Sonographie, Computertomographie) möglich.

11.5.6.2 Primäre biliäre Zirrhose (PBC)

Die primär-biliäre Zirrhose ist eine seltene chronische Erkrankung unbekannter Ätiologie, der vermutlich ein Autoimmunmechanismus zugrunde liegt. Im nicht-zirrhotischen Stadium wird sie auch als nicht-eitrige destruierende Cholangitis bezeichnet. Histologisch manifestiert die Erkrankung sich überwiegend an den kleinen intrahepatischen Gallenwegen. Nahezu ausschließlich sind Frauen betroffen. Diagnostisch wegweisend sind anhaltender Juckreiz, laborchemische Zeichen einer Cholestase bzw. in späteren Stadien ein Ikterus sowie der serologische Nachweis von Antikörpern gegen Mitochondrien (AMA). Die therapeutischen Möglichkeiten sind beschränkt. Sie richten sich auf eine Linderung der klinischen Symptome, z.B. eine Minderung des Pruritus, sowie auf eine Hemmung der Progression durch eine Therapie mit Gallensäuren und Immunsuppressiva. Im fortgeschrittenen Stadium kann eine Lebertransplantation von Nutzen sein.

Definition

Die primär-biliäre Zirrhose, in ihren nicht-zirrhotischen Stadien auch als nicht-eitrige destruierende Cholangitis bezeichnet, ist eine seltene Lebererkrankung, die durch eine chronische Cholestase und das Auftreten von antimitochondrialen Antikörpern charakterisiert ist.

Kasuistik

Eine 49jährige Frau stellt sich wegen anhaltendem Juckreiz bei ihrem Hausarzt vor. Abdominelle Schmerzen bzw. Koliken werden verneint. Bei der **klinischen Untersuchung** finden sich multiple Kratzspuren, besonders an den unteren Extremitäten. Die Leber erscheint nicht vergrößert, jedoch diskret konsistenzvermehrt. Druckschmerzhaftigkeit im rechten Oberbauch besteht nicht. Die **Laboruntersuchungen** zeigen eine Erhöhung der alkalischen Phosphatase im Plasma und eine geringfügige Transaminasenerhöhung. Mittels einer **Ultraschalluntersuchung** des Abdomens können Gallensteine ausgeschlossen werden. Die **immunologische Diagnostik** erbringt den Nachweis von Antikörpern gegen Mitochondrien. Der Hausarzt rät zur Durchführung einer **Leberbiopsie** und veranlaßt die stationäre Aufnahme.

Epidemiologie

Die Prävalenz der PBC wird mit 0,5–2% aller tödlich verlaufenden Zirrhosen angegeben. Zur Inzidenz der nicht-zirrhotischen Erkrankung existieren keine gesicherten Daten. Das Verhältnis von Frauen zu Männern wird mit etwa 10:1 angegeben, ein Grund für das Überwiegen des weiblichen Geschlechts ist nicht bekannt. Familiäre Häufung wird beobachtet. Das bevorzugte Manifestationsalter liegt zwischen 40 und 60 Jahren, ein Rassenunterschied ist nicht bekannt.

Ätiologie und Pathogenese

Die Ätiologie der PBC ist unbekannt. Eine Immunpathogenese wird postuliert. Dabei scheint die Reaktion des Immunsystems gegen Antigene der Gallengangszellen von Bedeutung zu sein. Die Zielantigene, mit denen die antimitochondrialen Antikörper reagieren, wurden als Enzyme der Mitochondrien (Pyruvatdehydrogenase-Komplex) identifiziert. Relevante Epitope sollen auch auf der Zellmembran von Gallengangszellen nachweisbar sein. Die pathogenetische Bedeutung der Antikörper ist jedoch noch nicht als gesichert zu betrachten.

Symptome

Charakteristischerweise beginnt die klinische Symptomatik mit einem über Monate und Jahre anhaltenden Juckreiz mit variablem Abstand zum Auftreten eines Ikterus. Klinisch asymptomatische Patientinnen werden häufig durch pathologische Laborergebnisse, die aus anderen Gründen veranlaßt wurden, erkannt. Die Erkrankung kann mit anderen Autoimmunerkrankungen (z.B. einer Thyroiditis, einem Raynaud-Phänomen oder einem Sjögren Syndrom) assoziiert sein. Aufgrund verminderter Gallesekretion und konsekutiver Malabsorption können chronische Diarrhöen beobachtet werden. In fortgeschrittenen Stadien der PBC treten klinische Symptome auf, wie sie bei Zirrhosen anderer Ätiologie beobachtet werden, z.B. Aszitesbildung, Hypersplenismus etc.

Diagnostik

Die **labordiagnostischen** Methoden stehen im Vordergrund. Hierbei ist einerseits die chronische Cholestase, andererseits der Nachweis eines speziellen Subtyps von antimitochondrialen Antikörpern (Subtyp M_2) wegweisend. Häufig findet sich auch eine Erhöhung des Immunglobulin M im Serum.

Die **histologische** Untersuchung der Leber führt nur im morphologischen Stadium I mit Nachweis der sog. floriden Gallengangsläsion zur Diagnose (siehe Abb. 11.5-18). Die anderen morphologischen Veränderungen dienen einerseits zur Diagnoseabsicherung (im Sinne von: „vereinbar mit"), andererseits zur Bestimmung des Schweregrads. Pathologisch-anatomisch werden vier Stadien unterschieden. Im Stadium I finden sich entzündliche Infiltrate der Portalfelder, eventuell auch Granulome. Das Stadium II ist durch Gallengangsproliferation gekennzeichnet. Das Stadium III zeigt Mottenfraßnekrosen und zunehmende Fibrose. Im Stadium IV finden sich die morphologischen Charakteristika einer vollausgebildeten Zirrhose.

Komplikationen

Die Komplikationen sind denen bei Zirrhosen anderer Ätiologie ähnlich. Bei Patientinnen mit PBC wird darüber hinaus häufig eine als hepatische Osteodystrophie bezeichnete Knochenerkrankung beobachtet. Klinisch manifestiert sich die Erkrankung bevorzugt am Achsenskelett.

▽ Therapie

Die Therapie der PBC ist überwiegend **symptomatisch** und besteht aus der Zufuhr von fettlöslichen Vitaminen. Der Juckreiz kann mit Colestyramin und mit Ursodeoxycholsäure therapiert werden. Neue Hoffnung hat unlängst die Möglichkeit der Anwendung von Ondansetron, einem neuen 5-HT3-Rezeptor-Antagonisten, geweckt. Der natürliche Verlauf kann durch Arzneimittel wie Penicillamin, Glukokortikoide, Immunsuppressiva bisher nicht wesentlich beeinflußt werden.

Verlauf und Prognose

Der Verlauf der Erkrankung ist extrem variabel. Bei den klinisch asymptomatischen Patienten ist eine Überlebenszeit beschrieben worden, die sich von der eines altersentsprechenden Vergleichskollektivs nur unwesentlich unterscheidet. Die Prognose der Erkrankung wird im wesentlichen durch die Höhe des Serum-Bilirubinwerts bestimmt. Die Möglichkeit einer Lebertransplantation ist prognostisch ungünstig einzuschätzenden Patientinnen vorbehalten.

Differentialdiagnose

Differentialdiagnostisch müssen andere Ursachen einer chronischen Cholestase ausgeschlossen werden. Dies sind insbesondere Erkrankungen der extrahepatischen Gallenwege durch Steine bzw. Tumoren, aber auch medikamenteninduzierte Cholestasen. Die Abgrenzung gegenüber einer primärsklerosierenden Cholangitis erfolgt in der Regel mittels endoskopisch retrograder Cholangiographie. Der Nachweis von antimitochondrialen Antikörpern ist differentialdiagnostisch wegweisend.

11.5.6.3 *Sekundäre biliäre Zirrhose*

Erkrankungen der größeren, extrahepatischen Gallenwege können bei jahrelangem Bestehen zur sekundär-biliären Zirrhose führen. Ursächlich kann ein chronisches Abflußhindernis durch Steine oder Strikturen infolge von Entzündungen (z.B. einer chronischen Pankreatitis) angesehen werden. Die Diagnose wird heute eher selten gestellt. Dies ist vermutlich durch frühere und verbesserte Diagnostik und somit rechtzeitige Therapie (z.B. in Form einer endoskopischen Papillotomie und Steinextraktion) bedingt.

Komplikationen

Ähnlich zu Leberzirrhosen anderer Ätiologie können Komplikationen als Folge der hepatozellulären Insuffizienz und des Pfortaderhochdrucks auftreten. Die Inzidenz des cholangiolären Karzinoms ist erhöht.

▽ Therapie

Die Beseitigung des Abflußhindernisses im Bereich der Gallenwege ist das therapeutische Ziel. Hierzu

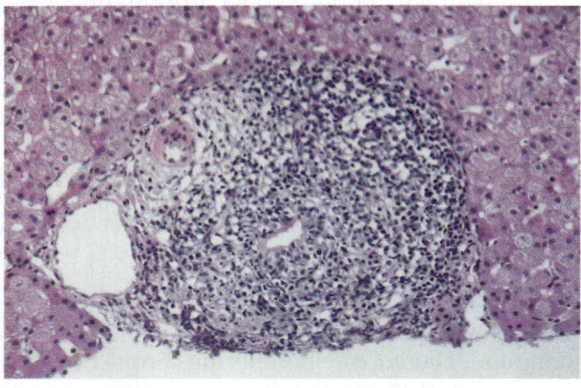

a

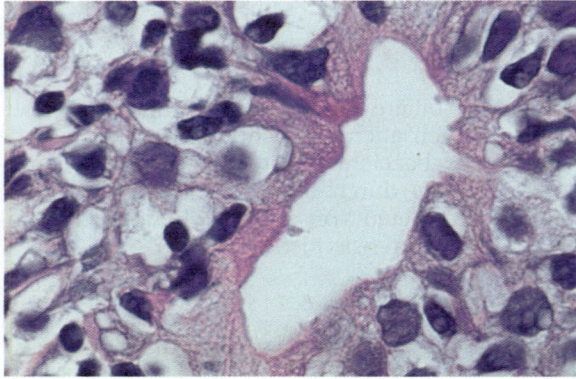

b

Abb. 11.5-18   Nicht-eitrige destruierende Cholangitis im morphologischen Stadium I mit Granulombildung (a) um einen zerstörten Gallengang (b).

können endoskopische und chirurgische Therapieverfahren eingesetzt werden. Die Therapie der Komplikationen ist identisch zu der bei Zirrhosen anderer Ätiologie.

Literatur

– Sherlock, S., J. Dooley: Diseases of the liver and biliary system. Blackwell Scientific Publications, Oxford 1993.
– McIntyre, N., J.-P. Benhamou, J. Bircher, J. Rodes: Oxford textbook of clinical hepatology. Oxford University Press, Oxford 1991.
– Rector, W. G. (Hrsg.): Complications of chronic liver disease. Mosby-Year Book, St. Louis 1992.
– Scheuer, P. J.: Liver biopsy interpretation. Bailliere Tindall, London 1980.
– Ramadori, G.: The stellate cell (Ito-cell, fat-storing cell, lipocyte, perisinusoidal cell) of the liver. Virchow Arch. [B] 61 (1991), 147.

11.5.7 Umschriebene Lebererkrankungen (Abszesse, Zysten, Echinokokkose)

H. DANCYGIER

> Abszesse der Leber können durch Eitererreger (pyogener Abszeß) oder durch Amöben (Amöbenabszeß) hervorgerufen werden.
> Leberzysten sind angeborene oder erworbene flüssigkeitsgefüllte Hohlräume der Leber. Sie können aber auch parasitär bedingt sein: Bei der Echinokokkose handelt es sich um eine durch Finnen von Echinococcus cysticus oder E. multilocularis hervorgerufene zystische Erkrankung. Angeborene Leberzysten sind – im Gegensatz zu den anderen Erkrankungen – klinisch von geringer Bedeutung.

11.5.7.1 Leberabszeß

Definition

Umschriebene eitrige Einschmelzung des Lebergewebes durch Erregereinschwemmung auf dem Blutwege (Pfortader, A. hepatica), aufsteigend oder fortgeleitet über das Gallenwegssystem oder (selten) posttraumatisch.

Pyogener Leberabszeß

Definition

Durch Eitererreger verursachter Leberabszeß.

Epidemiologie

Pyogene Leberabszesse sind selten. Ihre Häufigkeit wird auf 8–16 Fälle pro 100 000 Krankenhausaufnahmen geschätzt. Männer sind ebensooft wie Frauen, vorwiegend zwischen dem 40. und 60. Lebensjahr, betroffen. Etwa zwei Drittel dieser Abszesse sind solitär, in einem Drittel der Fälle treten sie multipel auf. Eine Leberbeteiligung bei Sepsis in Form zahlreicher kleiner septischer Absiedlungen findet sich in weniger als 1%.

Ätiologie und Pathogenese

Die wichtigsten Erreger sind in Tabelle 11.5-30 aufgeführt. In der Mehrzahl der Fälle lassen sich gleichzeitig mehrere Erregertypen im Abszeßinhalt nachweisen.

Die Einschwemmung der Erreger erfolgt am häufigsten über die Pfortader (Pylephlebitis suppurativa; pylephlebitischer Abszeß), bei entzündlichen Erkrankungen im Zuflußgebiet der V. portae (Divertikulitis, sterkorale Rektumulzera, perikolische und perineale Abszesse, Perityphlitis, phlegmonöse Gastritis) oder biliär bei aszendierender, eitriger Cholangitis (Gallengangsverschluß durch Steine, benigne oder maligne Strikturen), selten direkt fortgeleitet bei Gallenblasenempyem oder bei einem subphrenischen Abszeß.

Der Infektionsweg über die A. hepatica wird selten beschritten. In diesen Fällen finden sich meist multiple, kleine (< 1 cm), bevorzugt subkapsulär gelegene Abszesse.

In etwa 15% der Fälle läßt sich keine Ursache für die Abszedierung finden (kryptogener Leberabszeß).

Ⓢ Symptome

Die initiale Entstehungsphase ist asymptomatisch. In diesem Stadium herrschen die Beschwerden des Grundleidens vor. Mit fortschreitendem Verlauf nehmen Anorexie, Schwäche und Gewichtsverlust zu. Der Patient klagt über dumpfe Schmerzen im rechten Hypochondrium, die gelegentlich in die rechte Schulter ausstrahlen.

Hinzu treten als Leitbefunde **Fieber** und **Schüttelfrost**. Ein charakteristischer Fiebertyp existiert nicht.

Die Leber ist bei der Palpation vergrößert und druckschmerzhaft. Am unteren Rippenbogen läßt sich ein Klopfschmerz auslösen. Liegt der Abszeß unmittelbar subkapsulär, kann sich eine lokale Abwehrspannung entwickeln. Auskultatorisch und perkutorisch wird ein Zwerchfellhochstand mit eingeschränkter Zwerchfellbeweglichkeit nachgewiesen. Bei ca. 20% der Patienten besteht ein Ikterus.

Tab. 11.5-30   Häufige Erreger pyogener Leberabszesse

▶ E. coli
▶ Klebsiella pneumoniae
▶ Enterokokken (Streptococcus faecalis, Streptococcus faecium)
▶ mikroaerophile Streptokokken (Streptococcus milleri)
▶ Proteus vulgaris
▶ Pseudomonas aeruginosa
▶ Bakteroidesarten
▶ Staphylococcus aureus

D Diagnostik

Fieber, Leberklopfschmerz, unspezifische Entzündungszeichen in der Laborchemie wecken den Verdacht auf einen Leberabszeß, der mittels bildgebender Verfahren gesichert und durch mikrobiologische Techniken weiter differenziert wird.

Labor: BKS erhöht, Leukozytose mit Linksverschiebung, Anämie und Hypalbuminämie in fortgeschrittenen Fällen, AP und Bilirubin im Serum bei biliärer Genese erhöht. Transaminasen nur leicht erhöht. Blutkulturen in Fieberschüben! Positives Ergebnis allerdings nur in etwas mehr als der Hälfte der Fälle.

Röntgen: Rechtsseitiger Zwerchfellhochstand, eingeschränkte Zwerchfellbeweglichkeit, Plattenatelektasen sowie ein sympathischer rechtsseitiger Pleuraerguß sind indirekte röntgenologische Zeichen.

Wegweisend in der Diagnostik der Leberabszesse sind **Sonographie** und **Computertomographie.** Sie haben die früher häufig durchgeführten szintigraphischen Untersuchungen weitgehend verdrängt. Sonographisch stellen sich Abszesse als **echoarme Raumforderungen** dar, die gegenüber dem umgebenden Parenchym auch etwas unscharf abgegrenzt sein können. Je nach Beschaffenheit des Eiters (z. B. gasbildende Erreger) und dem Alter des Abszesses kommen auch unterschiedlich starke Binnenreflexe zur Darstellung. Computertomographisch imponieren Leberabszesse als hypodense Areale, deren Dichte nach Kontrastmittelinjektion nicht ansteigt.

Die Diagnostik wird durch eine sonographisch oder computertomographisch gezielte Punktion weitergeführt. Das gewonnene Material wird mikrobiologisch untersucht. Häufig werden mehrere Erreger gleichzeitig gefunden. Bei Verdacht auf eine biliäre Abszeßgenese wird mittels endoskopisch retrograder Cholangiographie **(ERC)** die Kommunikation mit dem Gallengangssystem nachgewiesen und endoskopisch gewonnene Galle kulturell aufgearbeitet.

Komplikationen

Je nach Größe und Lokalisation des Abszesses kann eine **Ruptur** in die Peritonealhöhle, in den subdiaphragmalen, pleuro-pulmonalen Raum sowie in das Perikard auftreten. Der Einbruch in die Lebervenen führt zur **hämatogenen Aussaat** unter dem Bild einer Septikämie.

▼ Therapie

Stützen der Behandlung sind **adäquate Drainage, antibiotische Therapie** und die **Sanierung des Ausgangsherdes.** Die Drainage kann chirurgisch oder – sonographisch bzw. computertomographisch gesteuert – perkutan erfolgen. In seltenen Fällen können primär nicht-biliäre Abszesse Anschluß an einen größeren Gallengang gewinnen und sich auf diesem Wege selbst nach innen drainieren. Die antibiotische Therapie wird bei zunächst unbekanntem Erreger als Kombinationstherapie (empirische Initialtherapie) durchgeführt.

Cephalosporine der dritten Generation, Aminoglykoside und Metronidazol nehmen hierbei eine führende Stellung ein. Nach Eintreffen des Antibiogramms wird die Therapie im Bedarfsfalle gezielt modifiziert.

Verlauf und Prognose

Die Prognose hängt vom Zeitpunkt der Diagnosestellung, vom Beginn der gezielten Therapie, von der Grundkrankheit (biliär schlechter als pylephlebitisch), von der Anzahl der Abszesse (multipel schlechter als solitär) und vom Alter des Patienten (sehr alte und sehr junge Patienten haben eine schlechte Prognose) ab. Durch den frühzeitigen Einsatz bildgebender Verfahren und durch eine effiziente Antibiotikatherapie hat die Letalität in den letzten Jahrzehnten einen stetigen Rückgang von über 80% auf unter 10% erfahren.

Differentialdiagnose

Ist ein Leberabszeß mit den o. g. Methoden diagnostiziert, müssen differentialdiagnostisch entzündliche und maligne Erkrankungen im Gastrointestinaltrakt ausgeschlossen werden. Ein abdominelles Trauma läßt sich anamnestisch leicht eruieren. Auslandsaufenthalte in tropischen Regionen, chronische Durchfälle in der Anamnese und der Nachweis eines solitären Abszesses im rechten Leberlappen lassen an das Vorliegen einer Amöbiasis denken (s. u.)

Bei Immunsupprimierten muß auch an ungewöhnliche Erreger wie z. B. Pilze (Candida albicans, Aspergillus fumigatus, Cryptococcus neoformans, Coccidioides immitis, Histoplasma capsulatum) gedacht werden.

Amöbenabszeß

Definition

Infektiöse Lebererkrankung durch invasive Entamoeba histolytica.

Kasuistik

36jähriger Patient, als Entwicklungshelfer in Afrika tätig. In dieser Zeit gehäuft z. T. blutige Durchfälle, derzeit keine Diarrhö. Seit 2 Wochen rezidivierende Fieberschübe bis auf 39,5 °C.

Körperlicher Untersuchungsbefund: Klopfschmerz im Bereich der rechten unteren Thoraxapertur und leichter Druckschmerz bei Palpation unterhalb des rechten Rippenbogens. Die Leber ist einen Querfinger unterhalb des Rippenbogens tastbar. Die weitere körperliche Untersuchung ergibt keinen pathologischen Befund.

Laborwerte: BKS 35/64 mm nW, Leukozyten 13 700/μl, davon 16% Stabkernige, Hb 10,2 g/dl (6,12 mmol/l). In mehereren Blutkulturen kein Erregernachweis. Amöbenserologie positiv. Echinokokkkenserologie negativ.

Sonographische Untersuchung des Abdomens: Im rechten Leberlappen subkapsulär stellt sich eine 4 cm im Durchmesser große, weitgehend echofreie Raumforderung dar, deren Abgrenzung gegenüber dem umgebenden Parenchym etwas verwaschen wirkt.

Verlauf: Die Therapie mit 3×750 mg/d Metronidazol i.v. wird eingeleitet und 14 Tage lang durchgeführt. Hierunter entfiebert der Patient rasch. Bei Entlassung mißt die Raumforderung noch 3 cm im Durchmesser, der Patient ist beschwerdefrei. Weitere ambulante sonographische Kontrollen in 2wöchigen Abständen zeigen eine kontinuierliche Größenabnahme und schließlich nach 3 Monaten ein komplettes Verschwinden des Abszesses.

Epidemiologie

Weltweit sind ca. 600 Mio. Menschen mit Amöben infiziert, vorwiegend in den wirtschaftlich unterentwickelten Ländern. 50 000 bis 70 000 Todesfälle jährlich gehen auf eine invasive Amöbiasis zurück. In Mitteleuropa sind bis zu 3% der Bevölkerung mit Amöben infiziert. Über 95% der Infektionen mit E. histolytica verlaufen nicht-invasiv, d. h. die Präsenz der Parasiten ist auf das Darmlumen beschränkt.

Die Inzidenz der manifesten Erkrankung liegt weit unter der Prävalenz. Die meisten Fälle in Mitteleuropa werden aus tropischen und subtropischen Ländern importiert, aber auch autochthone Infektionen sind möglich. Klinisch bedeutsam ist die Tatsache, daß ein Amöbenabszeß der Leber Jahre nach dem Aufenthalt in den Tropen auftreten, andererseits aber auch entstehen kann, ohne daß der Patient jemals in den Tropen gewesen ist. Amöbenabszesse der Leber sind 3–10mal häufiger bei Männern als bei Frauen.

Ätiologie und Pathogenese

Aus den kommensal im Kolonlumen lebenden Minutaformen können sich Magnaformen entwickeln. Nur diese sind in der Lage, eine invasive Erkrankung zu unterhalten. Als Pathogenitätsfaktoren wirken:

die durch ein Oberflächenlektin des Parasiten vermittelte **Adhärenz,**

Membranlyse der Wirtszelle, verursacht durch porenbildende Peptide und

die **Proteolyse** der extrazellulären Matrix des Wirts durch Proteinasen (histolytische Aktivität), die nach **Penetration** erfolgt.

In bis zu 20% der Fälle von invasiver Darmamöbiasis gelangen die Erreger über die Mesenterialvenen und die Pfortader in die Leber. Der lymphatische Weg wird nicht beschritten. Durch Vermehrung der Amöben und Lyse der Parenchymzellen entstehen zunächst kleine nekrotische Herde, die sich bis zu doppelfaustgroßen Abszessen weiterentwickeln können. Der Abszeßinhalt nimmt einen orangebräunlichen („anchovisfarbenen") Aspekt an. In den äußeren Zonen des Abszesses lassen sich oft Amöben und Amöbenreste nachweisen. Eine eigentliche Kapsel umgibt den Amöbenabszeß nicht. Die periphere Entzündungsreaktion ist nur gering ausgeprägt (siehe auch Kap. 6).

Ⓢ Symptome

Das klinische Spektrum der Amöbiasis umfaßt **asymptomatische Infektionen, invasive und disseminierte Erkrankungen.** Die Minutaformen leben als Kommensalen im Kolonlumen, ohne eine Gewebsschädigung zu verursachen und ohne zu Krankheitserscheinungen zu führen. In bis zu 20% der Fälle von invasiver Darmamöbiasis findet sich eine Leberbeteiligung. Charakteristischerweise hat aber nur jeder 10. Patient mit einem Leberabszeß gleichzeitig eine Amöbenkolitis. Nicht ungewöhnlich ist es, daß Erkrankte mit einem Amöbenabszeß sich einer vorausgegangenen Darminfektion nicht bewußt sind.

Die Beschwerden entwickeln sich allmählich, selten ist der Beginn abrupt. Sie hängen von der Größe und der Lokalisation des Abszesses ab. Reicht dieser an die Leberkapsel und wölbt er sie vor, stehen **rechtsseitige Oberbauchschmerzen** im Vordergrund des klinischen Bildes.

Liegt eine diaphragmale Reizung vor, strahlt der Schmerz häufig in die rechte Schulter aus. Über Wochen und Monate bestehen **febrile und subfebrile Temperaturen** mit insbesondere nachts ausgeprägter Schweißneigung. Ein Ikterus ist selten.

Die Leber kann vergrößert und bei der Palpation druckschmerzhaft sein. Durch vorsichtiges Beklopfen des seitlichen unteren Rippenbogens mit der Faust läßt sich häufig ein Schmerz hervorrufen.

Ⓓ Diagnostik

Wegweisend für die Diagnose ist die Darstellung des Abszesses mit Hilfe der **Sonographie** oder der **Computertomographie.** 70% der Amöbenabszesse in der Leber sind solitär, und in 80% der Fälle sind sie im rechten Leberlappen, meist subphrenisch, lokalisiert. Sonographisch zeigt sich eine vorwiegend echoarme Raumforderung (siehe Abb. 11.5-19). Binnenreflexe können Ausdruck von Gewebsdetritus sein.

Labor: BKS erhöht, Leukozytose von 10 bis 20 000/μl mit Linksverschiebung. Anämie, Hypalbuminämie und Erhöhung der α_2- und β-Globuline.

SGOT, SGPT sind normal oder in 40–50% der Fälle nur leicht erhöht (bis 100 U/l). AP oft erhöht. Die serologische **Immundiagnostik** (indirekte Immunfluoreszenz, Komplementbindungsreaktion, Enzymimmunoassay) erreicht eine Sensitivität bis 98%. Amöben im Stuhl lassen sich nur bei etwa 10% der Patienten mit einem Leberabszeß nachweisen.

Komplikationen

Gefürchtet, aber selten ist die **Ruptur** des Abszesses mit Durchbruch in den Bauchraum, in die Pleurahöhle, die Lungen oder in das Perikard. Die **hämatogene Aussaat** kann zu Abszessen in Milz, Lungen, Gehirn und anderen Organen führen. **Bakterielle Sekundärinfektionen** sind ungewöhnlich, meist iatrogen, durch Punktionen bedingt.

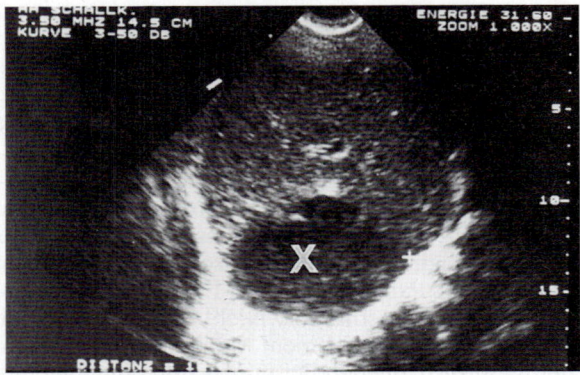

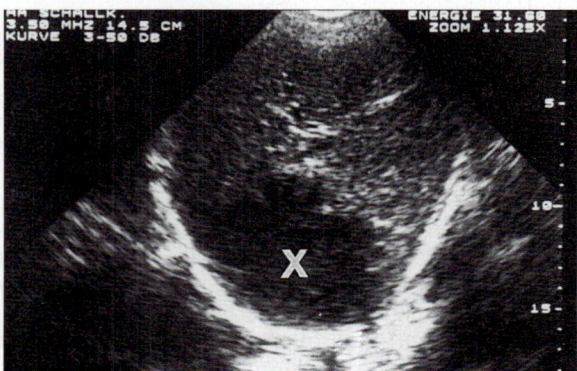

Abb. 11.5-19 Sonographische Bilder eines Amöben-Abszesses der Leber. Im Gegensatz zur Zyste ist der Binnenraum des Abszesses (×) mit echogenem Material (Eiter) gefüllt. Die Klinik ist bei der Interpretation des Befundes richtungweisend.

▼ Therapie

Nitroimidazole wirken amöbizid.
Metronidazol (Clont®, Flagyl®), 3×750 mg/d oder Ornidazol (Tiberal®), 2×0,5–1 g/d oral oder i.v. werden für 10–14 Tage verabreicht. Die nachfolgende Gabe von Chloroquin oral (Resochin®), 1 g/d (600 mg Base) für 2 Tage, dann 500 mg/d (300 mg Base) für 2–3 Wochen verbessert den Heilungserfolg. Bei Therapieversagern kann zusätzlich Dehydroemetin 1 mg/kg KG täglich, aufgeteilt in 2 Tagesdosen, tief i.m. oder langsam (!) i.v. für 6–10 Tage, bis zu einer maximalen Gesamtdosis von 0,7–1 g gegeben werden **(cave Kardiotoxizität! EKG-Kontrollen nötig).**

 Bei anfänglicher Größenzunahme oder bei Rupturgefahr darf nur **nach** bereits eingeleiteter Pharmakotherapie eine Entlastungspunktion unter sonographischer oder computertomographischer Kontrolle erfolgen.

Blutungen und Rupturen machen eine chirurgische Intervention erforderlich. Die primäre chirurgische Abszeßresektion ist selten notwendig. Im Resektat sollte die Abszeßwand auf Amöben untersucht werden.

Verlauf und Prognose

Auch größere Amöbenabszesse heilen unter Nitroimidazoltherapie nahezu ausnahmslos ab. Die Rückbildung kann jedoch Monate in Anspruch nehmen. Der Therapieerfolg sollte sonographisch kontrolliert werden. Bei ungenügender Verkleinerungstendenz können unter Chemotherapie sonographisch gezielte Entlastungspunktionen erfolgen. Die Ausheilung erfolgt ohne Narbenbildung. Nach Abheilung sind sonographische Kontrollen, zunächst in 3monatigen Abständen, erforderlich, um ein Rezidiv rechtzeitig zu erkennen. Rezidive werden mit Metronidazol erfolgreich behandelt.

Differentialdiagnose

In erster Linie gegen pyogene Leberabszesse (siehe Tab. 11.5-31), Echinokokken, dysontogenetische Zysten sowie gegen neoplastische Raumforderungen. Bei Patienten mit pyogenen Leberabszessen ist der Beginn in der Regel abrupter. Eine Leukozytose von über 20000/µl spricht ebenfalls für einen pyogenen Leberabszeß. Blutkulturen, Kulturen des Abszeßinhalts (bei Amöbenabszeß steril) und immunserologische Untersuchungen sichern die Diagnose. Die Abgrenzung gegenüber der Echinokokkose erfolgt serologisch, gegenüber Neoplasien durch die zytologische Untersuchung von Punktat.

Tab. 11.5-31 Unterscheidungsmerkmale zwischen Amöbenabszeß und pyogenen Leberabszessen

Kriterium	Amöben	pyogen
▶ Alter	meistens < 50 Jahre	meistens > 50 Jahre
▶ Geschlecht	Männer > Frauen	Männer = Frauen
▶ gleichzeitig bestehende Erkrankungen	selten	häufig (Gallenwegserkrankungen, Divertikulitis, Tumoren)
▶ Ikterus	selten	häufig
▶ multiple Abszesse	selten	häufig
▶ serologische Tests	positiv	negativ
▶ Blutkulturen	negativ (falls keine Superinfektion)	häufig positiv
▶ Abszeßinhalt	gelblich-braun bis anchovisfarben, geruchlos	gelber, stinkender Eiter
▶ Drainage erforderlich	sehr selten	häufiger
▶ Chirurgie erforderlich	fast nie	manchmal
▶ Mortalität bei rascher Diagnosestellung	sehr niedrig	deutlich

11.5.7.2 *Leberzysten*

Definition

Angeborene oder erworbene, flüssigkeitsgefüllte Hohlräume, die von Epithel ausgekleidet (echte Zysten) oder von einem Fasergewebe umgeben (Pseudozysten) sein können.

Epidemiologie

Angaben zu Inzidenz und Prävalenz fehlen. Kongenitale, solitäre Leberzysten treten zu 95% unilokulär, vorwiegend im rechten Leberlappen, auf. Frauen sind vier- bis fünfmal häufiger betroffen als Männer. Eine Zystenleber (polyzystische Lebererkrankung) wird in weniger als 0,6% der Autopsien angetroffen. In der Hälfte dieser Fälle sind Zystennieren vorhanden. Andererseits liegt bei 30% der Zystennieren auch eine polyzystische Lebererkrankung vor.

Ätiologie und Pathogenese

Eine ätiologische Einteilung der Leberzysten ist in Tabelle 11.5.32 aufgeführt.

S Symptome

Kongenitale Leberzysten verursachen zumeist keinerlei Beschwerden. In Einzelfällen führen sie zu Verdrängungserscheinungen an den Nachbarorganen und verursachen ein uncharakteristisches Druck- und Völlegefühl im Abdomen.
Eine Zystenleber mit Hepatomegalie wird bei schlanken Patienten palpatorisch an der höckerigen, prall-elastischen Oberfläche erkannt.

D Diagnostik

Wurden früher die meisten Zysten gar nicht diagnostiziert, so werden heute mit **bildgebenden Verfahren** bereits 0,5 cm große Zysten zuverlässig abge-

bildet. Die meisten Zysten stellen sonographische Zufallsbefunde dar. Im Ultraschallbild zeigen sie sich als rund-ovale, glattbegrenzte, echofreie Raumforderungen mit dorsaler Schallverstärkung. Nur wenn sonographische Verlaufskontrollen eine Größenzunahme oder eine Änderung ihres Inhalts erkennen lassen, sollte eine weitere Klärung mittels zytologischer Untersuchung des sonographisch gezielt entnommenen Feinnadelaspirats erfolgen. Eine Echinokokkose muß allerdings zuvor ausgeschlossen sein (s. u.).
Computertomographie, szintigraphische, kernspintomographische und angiographische Untersuchungen sind in der Diagnostik der kongenitalen Leberzysten nicht erforderlich.
Diagnostisch verwertbare **Laborparameter** bei angeborenen Leberzysten existieren nicht. Wird ein Gallengang durch die Zyste komprimiert, kommt es zur Erhöhung der Cholestaseparamter (γ-GT, alkalische Phosphatase).

Komplikationen

Sie sind extrem selten: Torsionen, Strangulationen mit Einblutungen oberflächlich gelegener Zysten können zu akuten Abdominalschmerzen führen. Auch die seltene Zystenruptur führt über eine peritoneale Reizung zum Bild des akuten Abdomens. Die Leberfunktion wird nicht beeinträchtigt. Bei gemeinsamem Auftreten von Zystenleber und Zystennieren bestimmen die Störungen der Nierenfunktion das klinische Bild.

▼ Therapie

Die meisten kongenitalen Leberzysten sind nicht therapiebedürftig. Verursacht eine Zyste Beschwerden, kann sie – sonographisch oder computertomographisch gesteuert – abpunktiert werden. Die chirurgische Resektion ist Einzelfällen vorbehalten.

Verlauf und Prognose

Solitäre, kongenitale Zysten führen zu keinerlei Einschränkung der Leberfunktion, sie verursachen keine Beschwerden und stellen in der Regel klinische Zufallsbefunde dar. Liegen gleichzeitig Zystennieren vor, ist die Einschränkung der Nierenfunktion der prognostisch relevante Faktor.

Differentialdiagnose

Das typische sonographische Bild bei einem asymptomatischen Patienten erlaubt es, die Diagnose einer Leberzyste mit hoher Treffsicherheit zu stellen. **Leberabszesse** und **zystisch dilatierte Gallengänge** (M. Caroli) sind zu beachten.
Als **von-Meyenburg-Komplexe** werden mikrozystische, bis 5 mm im Durchmesser große Gangdilatationen bezeichnet, die Ausdruck einer embryonalen Fehlentwicklung der Cholangiolen und der interlobulären Gallengänge sind. Die **zystenartigen mesenchymalen Hamartome** sind Raritäten.
Eine **Neoplasie** wird durch die zytologische Untersuchung des Feinnadelaspirats abgegrenzt. Regres-

---

Tab. 11.5-32   Einteilung der Leberzysten

I kongenital
▶ primär parenchymatös
  – solitär
  – polyzystische Erkrankung (Zystenleber)
▶ primär duktal
  – umschriebene Dilatation eines großen intrahepatischen Gallenganges
  – multiple zystische Dilatationen intrahepatischer Gallengänge (M. Caroli)

II erworben
▶ traumatisch
▶ entzündlich – infektiös
  – biliäre Retentionszyste bei Gallengangsobstruktion
  – Echinokokkose
▶ neoplastisch
  – Dermoid
  – muzinöses Zystadenom
  – regressiv veränderte maligne Tumoren (primär und metastatisch)

siv veränderte **Metastasen** oder primäre Leber- oder Gallenwegskarzinome können gelegentlich wie benigne Zysten erscheinen.

Schleimbildende Zystenadenome finden sich nur bei Frauen, sie können bis zu 20 cm im Durchmesser groß und mehrere Kilogramm schwer werden.

11.5.7.3 *Echinokokkose*

Definition

Parasitäre Infektion mit Echinococcus cysticus (unilocularis, granulosus; Hundebandwurm) oder E. multilocularis (alveolaris; Fuchsbandwurm). Die Infektion mit E. vogeli ist für den Menschen von untergeordneter Bedeutung.

Epidemiologie

Echinokokken sind weltweit verbreitet (Einzelheiten siehe Kap. 6.4). In Mitteleuropa tritt E. cysticus sporadisch auf.

Die Verbreitung des E. multilocularis ist auf die nördliche Hemisphäre begrenzt. Endemiegebiete in Europa sind Frankreich, die Schweiz, Süddeutschland, westliches Österreich, die Slowakei, Tschechien und Bulgarien.

Weltweit stellen Echinokokken die häufigste Ursache von Leberzysten dar. 70% der E.-cysticus- und 98% der E.-multilocularis-Zysten sind in der Leber lokalisiert.

Ätiologie und Pathogenese

Hauptwirte der Echinokokken sind Hunde und Füchse. Der Mensch infiziert sich durch Aufnahme von Echinokokkeneiern, die sich auf Nahrungsmitteln (z. B. Waldbeeren), im Hundespeichel und am Hundefell haftend befinden können. Im menschlichen Darm entwickeln sich die Eier zu Onkosphären, die über die Darmgefäße in die Leber gelangen. Wird dieses Gewebefilter passiert, kommt es zur Absiedlung in die Lunge, und von hier aus kann die Streuung über den großen Kreislauf in andere Organe erfolgen. In den Organen entwickeln sich die Onkosphären zu Zysten, deren Wand aus 3 Schichten aufgebaut ist: Die äußere, fibröse Schicht entstammt dem Wirtsgewebe, ihr folgt eine mittlere Proteinschicht, und an diese schließt sich eine innere, germinative Schicht an. Einstülpungen in der germinativen Schicht enthalten Larven (Skolizes). In der Zystenflüssigkeit befinden sich freie Protoskolizes (Hydatidensand). Nur sie sind zur vegetativen Vermehrung fähig.

S Symptome

Die Erkrankung entwickelt sich schleichend. 5–15 Jahre nach Aufnahme der Echinokokkeneier beginnt der Patient über ein dumpfes Druckgefühl im rechten Oberbauch zu klagen. Diese uncharakteristischen Beschwerden können in seltenen Fällen in kolikartige Abdominalschmerzen mit Ikterus, Schüttelfrost und Fieber (cholangitische Form)

übergehen, wenn die Zysten zur Kompression der Gallenwege führen und Anschluß an das Gallengangssystem erlangen.

Palpatorisch ist die Leber stark vergrößert, ihre Oberfläche ist höckerig.

D Diagnostik

Bei 10% der Patienten findet sich eine Eosinophilie (> 7%), bei 80% eine meist polyklonale Hypergammaglobulinämie ≥ 30 g/l. Bei jedem zweiten Patienten sind das Gesamt-IgE sowie das spezifische IgE erhöht. Die Lebertests sind unspezifisch.

Bis kindskopfgroße, bei E. alveolaris mehrkammerige, Zysten stellen sich **sonographisch** und **computertomographisch** (siehe Abb. 11.5-20) dar. Der Inhalt kann vollkommen flüssig sein oder aber auch solides Material (nekrotisches Gewebe, Hydatidensand) enthalten. Gelegentlich sieht man kleinere Tochterzysten in der Hauptzyste.

Mittels ERC wird die Kompression der Gallenwege durch die Zysten oder deren Anschluß an das Gallengangssystem nachgewiesen.

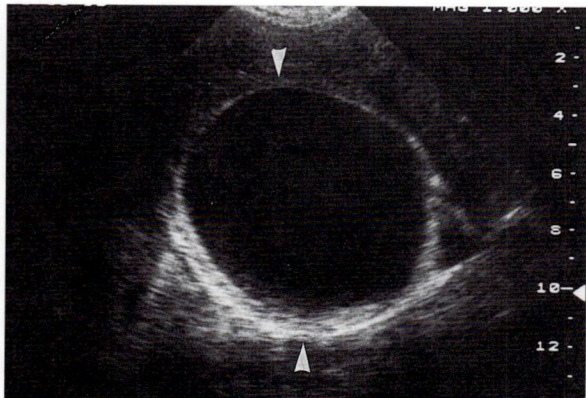

Abb. 11.5-20a   Bild der solitären Leberzyste bei Echinococcus cysticus. Die Echinococcus-Zyste besitzt eine schmale, echoreiche Wand. Dadurch ist sie meist von blanden Leberzysten zu unterscheiden.

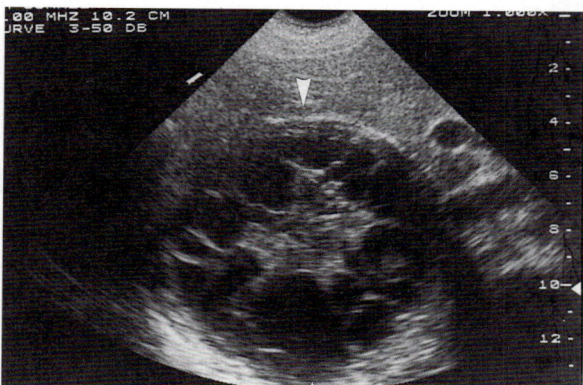

Abb. 11.5-20b   Ultraschallbefund des Echinococcus cysticus Typ II (nach Koischnik) mit der Ausbildung multipler Tochterzysten im Lumen der Mutterzyste.

Die Leeraufnahme des Abdomens zeigt lediglich unspezifische Zeichen wie einen Zwerchfellhochstand rechts sowie gelegentlich einen dünnen Kalkmantel am Zystenrand.

Immunologisch-serologische Tests (indirekte Hämagglutination, Komplementbindungsreaktion, Enzymimmunoassay) mit gereinigten Echinokokken-Antigenfraktionen erreichen eine Sensitivität und Spezifität von ca. 90% und stützen die morphologische Diagnostik. Kreuzreaktionen zwischen E. alveolaris und E. granulosus kommen vor. Der früher angewandte Hauttest mit Hydatidenflüssigkeit (Casoni-Test) wird wegen mangelnder Sensitivität und Spezifität nicht mehr durchgeführt.

> Die diagnostische Punktion gilt als Kunstfehler, denn sie kann zur Ruptur mit peritonealer Aussaat der Erreger und einem anaphylaktischen Schock führen.

Komplikationen

Verschlußikterus, portale Hypertension, Rupturen, Fisteln und metastatische Absiedlungen sind gefürchtet, ferner Verschlußikterus durch Kompression der Gallengänge. Die portale Hypertension ist meist Folge einer sekundären biliären Zirrhose, selten sind das chronische Budd-Chiari Syndrom oder die parasitäre Pfortaderthrombose.

Die intraperitoneale Ruptur führt zum anaphylaktischen Schock und hat eine Letalität von 30%. Fistelbildungen können transdiaphragmal zur Lunge und zum Perikard auftreten. Absiedlungen ins ZNS und ins Skelettsystem kommen vor.

▽ Therapie

Therapie der Wahl ist die chirurgische Exstirpation. Nur sie bietet Aussicht auf Heilerfolg. Je nach Lokalisation und Ausdehnung werden Segmentresektion, Teilhepatektomie oder die orthotope Lebertransplantation vorgenommen.

Medikamentös läßt sich bestenfalls bei 75% der Patienten eine weitere Größenzunahme der Zyste verhindern. Mebendazol (Vermox®) 50–60 mg/kg Körpergewicht pro Tag, aufgeteilt auf drei orale Einzeldosen, wird über 6–12 Monate verabreicht. Die Dosierung kann dem Mebendazol-Serumspiegel, der 1–4 Stunden nach einer morgendlichen Gabe > 250 nmol/l liegen sollte, angepaßt werden.

Als Nebenwirkungen dieser hochdosierten Langzeittherapie treten in 4% der Fälle eine Anämie, in 25% eine Leukopenie, in 9% Haarausfall und in 30% eine Erhöhung der Transaminasen auf.

Als prophylaktische Maßnahme sei hier auf Hygiene beim Umgang mit Hunden, Katzen und Füchsen sowie auf die regelmäßige Entwurmung von Haustieren hingewiesen.

Verlauf und Prognose

Während die Finne des E. cysticus (Hydatide) verdrängend wächst und sich klinisch wie ein gutarti-

ger Tumor verhält, sind die Zysten des E. alveolaris durch ein infiltrativ-metastatisches, einem malignen Tumor analoges Wachstum charakterisiert. Die Mortalitätsrate nach chirurgischer Resektion der Hydatiden erreicht bis 3,8%, Rezidive treten in bis zu 10% der Fälle auf. Gelingt die chirurgische Therapie des E. alveolaris nicht, ist die Prognose immer infaust.

Differentialdiagnose

In erster Linie werden Zysten anderer Genese abgegrenzt. Der anamnestische Hinweis auf Aufenthalte in Endemiegebieten oder auch die Diskrepanz zwischen der massiven Hepatomegalie, die ein Karzinom oder eine Metastasenleber vortäuscht, und dem relativ guten klinischen Allgemeinzustand des Patienten lenkt den Verdacht auf eine Echinokokkose.

Literatur

– Back, P.: Leberschäden bei Infektionskrankheiten. In: Gerok, W. (Hrsg.): Hepatologie. Urban & Schwarzenberg, München–Wien–Baltimore 1987.
– Greenstein, A. J., D. B. Sachar: Pyogenic and amebic abscesses of the liver. Sem. Liv. Dis. 8 (1988), 210–217.
– Schiff, L., E. Schiff (eds.): Diseases of the Liver. Lippincott, Philadelphia 1987.
– Tannich, E., M. Leippe, R. D. Horstmann: Aktuelle Befunde zur Pathogenität von Entamoeba histolytica. Immun. Infekt. 20 (1992), 146–150.
– Treutzner, K. H., Th. Treumann, G. Winkeltau, Th. Schubert, V. Schumpelick: Die parasitäre Leberzyste. Leber Magen Darm 19 (1989), 111–124.

11.5.8 Lebertumoren

B. KOMMERELL

> Man unterscheidet zwischen primären und sekundären Tumoren der Leber. Primäre Tumoren werden vom Lebergewebe gebildet, während sekundäre Metastasen anderer Tumoren darstellen. Die primären Tumoren lassen sich nach pathologisch-anatomischen Gesichtspunkten und nach der Dignität einteilen (siehe Tab. 11.5-33). Die malignen Tumoren sind bis auf das primäre Leberzellkarzinom selten.

11.5.8.1 Maligne Lebertumoren

Primäres Leberzellkarzinom

Definition

Das primäre Leberzellkarzinom (PLK) geht vom Hepatozyten aus. Es entsteht oft auf dem Boden einer Leberzirrhose. Selbst bei noch möglicher Resektabilität verläuft die Erkrankung immer tödlich. Ob die Lebertransplantation die Prognose bessert, bleibt abzuwarten.

Tab. 11.5-33   Primäre Lebertumoren

	maligne	benigne

epithelial	– Leberzellkarzinom
	– Cholangiokarzinom
	– Hepatoblastom
	  (auch mesenchymal)
	– Zystadenokarzinom
		– Leberadenom
		– FNH
		– adenomatöse
		  Hyperplasie
		– Gallengangadenom

nicht- epithelial	– Sarkome – Hämangiosarkom – Leiomyosarkom – Fibrosarkom – embryonales Sarkom – malignes Mesenchymom	– Hämangiom – Hamartom – Teratom – infantiles Häm- angioendotheliom

Epidemiologie

In den letzten Jahrzehnten ist in Europa und den USA eine Zunahme des Tumors zu beobachten. Männer sind häufiger betroffen als Frauen (2,5:1). Das Haupterkrankungsalter liegt zwischen 50 und 60 Jahren.

In verschiedenen Teilen der Welt ist das PLK der häufigste maligne Tumor, so in den Hochrisikogebieten Mozambique, Taiwan, China und West-Afrika; in Japan ist er der dritthäufigste Tumor, während er in der westlichen Welt mit 5–10 pro 100 000 bzw. mit 1,5–2,5% aller Malignome eher selten ist.

Ätiologie und Pathogenese

Die Ätiologie des PLK ist vielschichtig, worauf die sehr unterschiedliche epidemiologische Verteilung hinweist. Zu den **exogenen Noxen** gehören: Myokotoxine (Aflatoxin), die in Nüssen, Weizen, Reis und Sojabohnen in Asien und Afrika nachgewiesen wurden, sowie Nitrosamine, Pyrrolidin-Alkaloide und andere. Die Frage der Bedeutung von Androgenen und oralen Kontrazeptiva für die Entstehung eines Leberzellkarzinoms wird kontrovers beurteilt. Sicher ist, daß das Leberzellkarzinom bei jungen Frauen in den USA und in Europa nicht zugenommen hat. Die wichtigsten Risikofaktoren für die Entstehung des Leberzellkarzinoms sind **die Hepatitis-B-Infektion** und die **alkoholische Leberzirrhose.**

▶ **Leberzirrhose:** Das Bestehen einer **langjährigen Leberzirrhose** wird bei über 80% der Patienten mit PLK beobachtet. Etwa 5% der Patienten mit einer Leberzirrhose in der westlichen Welt und etwa 55% in Hochrisiko-Gebieten entwickeln ein PLK. Die Leberzirrhose nach einer Hepatitis-B-Infektion stellt das höchste Risiko zur Entwicklung des PLK dar. In der BRD sind PLK auf dem Boden von Alkoholzirrhosen am häufigsten. Patienten mit einer Alkohol-Leberzirrhose und einem Leberzellkarzinom haben häufiger Hepatitis-B-Antigene (HB$_S$AG) als die Normalbevölkerung (18,5:0,5). Möglicherweise ist Alkohol ein Kokarzinogen.

▶ **Hepatitis-B-Infektion:** In den Tropen, besonders in den asiatischen Ländern, spielt die Hepatitis B eine wesentlich größere Rolle bei der Entstehung des Leberzellkarzinoms, da dort die Bevölkerung sehr stark mit Hepatitis B durchseucht ist. Eine kausale Beziehung zwischen Hepatitisvirus und Leberzellkarzinom ist aber trotz vieler Hinweise nicht bewiesen, allerdings kommt mit großer Wahrscheinlichkeit der HBV-Infektion zusammen mit anderen Kokarzinogenen bei der Entstehung des Leberzellkarzinoms eine wesentliche Rolle zu. Über die Bedeutung der Hepatitis C für die Entstehung eines Leberzellkarzinoms bestehen noch Unklarheiten.

Ⓢ Symptome

Häufige Beschwerden sind untypische Symptome wie Gewichtsverlust (70%), Druck und Schmerzen im rechten Oberbauch (65%), Appetitlosigkeit und Abgeschlagenheit (30%) (siehe Tab. 11.5-34). Gelegentlich bestehen Temperaturen zwischen 38 und 39 °C und Juckreiz. Allerdings treten diese Symptome erst spät auf. Die Symptomatik wird bei schon bestehender Zirrhose wesentlich durch diese geprägt. Eine rasche Verschlechterung oder das Auftreten der obigen Symptome bei vorher relativ gut kompensierter Zirrhose muß an ein Karzinom denken lassen. Ösophagusvarizen, Blutungen, Aszites und schließlich Ikterus treten relativ rasch auf. Ohne vorherige Zirrhose treten diese Symptome ebenfalls auf, aber sie entwickeln sich wesentlich langsamer, und die Leberwerte (AP, γ-GT, GPT und GOT) bleiben lange normal.

Paraneoplastische Erkrankungen sind beim PLK nicht selten, wie aus Tabelle 11.5-35 zu ersehen ist.

Ⓓ Diagnostik

Die Leber ist sehr groß, sehr derb und mit harten Knoten zu tasten (siehe Tab. 11.5-36). Die Erhöhung der alkalischen Phosphatase ist wichtig. Die übrigen Laborbefunde entsprechen denen der Leberzirrhose. Große Bedeutung hat das α-Fetoprotein (AFP) als Tumormarker, das bei jeder Zirrhose regelmäßig kontrolliert werden sollte. Werte über 200–400 ng/ml sind immer verdächtig auf ein PLK. Derartig hohe Werte kommen in 50–70% beim primären Leberzellkarzinom vor. Ähnlich

Tab. 11.5-34   Symptome beim primären Leberzellkarzinom

Symptom	Häufigkeit
▶ Gewichtsverlust	70%
▶ Oberbauchschmerzen	65%
▶ Anorexie	30%
▶ Übelkeit und Erbrechen	20%
▶ Juckreiz	5%
▶ Temperaturerhöhung	20%

Tab. 11.5-35 Paraneoplastische Zeichen beim primären Leberzellkarzinom

endokrin:	– Hyperkalzämie
	– Pubertas praecox
	– Gynäkomastie
	– erhöhtes Gonadotropin und Somatostatin
Stoffwechsel:	– Hypercholesterinämie
	– Hypertriglyzeridämie
	– Hypoglykämie
	– erhöht: α-Fetoprotein
	CEA
	Coeruloplasmin
	Vitamin-B_{12}-bindendes Protein
	– Makroglobulinämie
Hämatologie:	– Erythrozytose
	– Dysfibrinogenämie
	– Antifibrinolyse
	– hämolytische Anämie

Tab. 11.5-36 Klinische Zeichen beim primären Leberzellkarzinom

▶ Hepatomegalie	95%
▶ Splenomegalie	50%
▶ Aszites	60%
▶ Ikterus	45%
▶ Fieber	20%
bestehende Zirrhose, je nach Region:	
Westliche Länder	> 80%
Afrika	60–70%
α_1-Fetoprotein (> 200–400 ng/ml)	50–70%

Laborwerte je nach Stadium der Leberzirrhose.
Evtl. Zunahme der AP und γ-GT

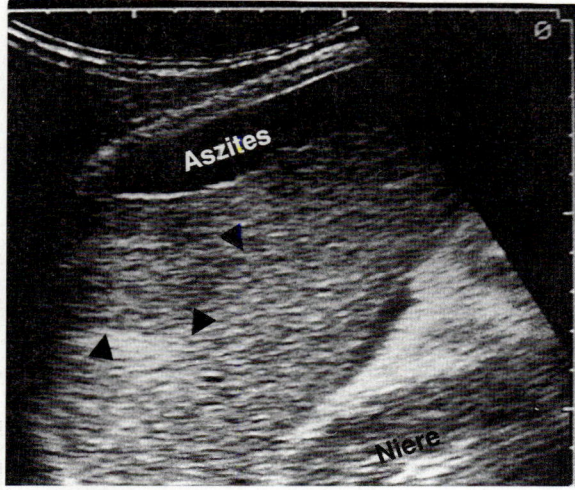

Abb. 11.5-21 Primäres Leberkarzinom in einer dekompensierten Zirrhoseleber.
(Sonographischer Längsschnitt; ▶ = Leberzellkarzinom).

hohe Werte werden allerdings auch beim Hodenkarzinom und beim Embryonalkarzinom des Ovars gefunden. Niedrigere Werte unter 100 ng/ml finden sich gelegentlich bei Zirrhosen, bei akuter und chronischer Hepatitis. Eine Korrelation der hohen Werte zur Ausdehnung besteht nicht, allerdings sprechen sehr hohe Werte von über 1000 ng/ml für eine schlechte Prognose und Metastasierung.
Mit Hilfe von Ultraschall und Angio-Computertomogramm läßt sich der Tumor lokalisieren und in seiner Ausdehnung bestimmen (siehe Abb. 11.5-21). Die Angiographie ist besonders für eine evtl. Resektion von Bedeutung. Mit ultraschallgezielter Biopsie läßt sich die Diagnose histologisch sichern.

Verlauf und Prognose

Die Prognose des PLK ist schlecht. Bei klinisch symptomatischen Tumoren beträgt die mittlere Überlebenszeit 4–13 Monate, selten länger. Einzelne Patienten überleben 2–3 Jahre.
Die Metastasierungen des PLK erfolgt in Lunge und regionale Lymphknoten.

Therapie

Die **Leberteilresektion** ist die Therapie der Wahl, jedoch nur bei 9–37% der Patienten möglich. Bei fortgeschrittener Zirrhose sind die Resektionsergebnisse schlecht. Bei solitären Tumoren unter 5 cm oder wenigen kleineren Tumoren kann eine potentiell kurative **Lebertransplantation** indiziert sein. Die Indikation zur Lebertransplantation muß jedoch kritisch gestellt werden, da bei größeren Tumoren (Durchmesser über 5 cm) und multilokulären Tumoren die Drei-Jahres-Überlebensrate nach Lebertransplantation unter 20% liegt. Alternativ kommen eine Embolisation oder Alkoholinjektion unter Ultraschallsicht in Frage.
Die **Chemotherapie** bei größeren und metastasierenden Karzinomen von Patienten in gutem Allgemeinzustand und mit kompensierter Leberfunktion erfolgt im allgemeinen mit Adriamycin (60 mg/m²) allein oder in Kombination mit zum Beispiel 5-Fluorouracil (500 mg/m²). Die Überlebenszeit wird nur gering verbessert, wobei allerdings in Einzelfällen ein Ansprechen mit Überlebenszeiten bis zu 2 Jahren beobachtet wurde. Kontrollierte Studien fehlen. Bei fortgeschrittener Zirrhose ist eine Chemotherapie nicht mehr durchführbar.

Cholangiokarzinom

Die Prognose ist sehr schlecht, schlechter als beim PLK. Die mittlere Überlebensrate liegt bei 6,5 Monaten. Auch die Leberteilresektion (wenn überhaupt möglich) bzw. Lebertransplantation verbessert die Überlebenschancen nur geringfügig, so daß vielfach bei diesen Patienten keine Lebertransplantation mehr durchgeführt wird. Eine wirksame Therapie gibt es nicht. Gelegentlich kann bei einem Klatskin-Tumor, der eine potentiell bessere Prognose hat, palliativ bestrahlt werden. Wenn möglich, ist eine interstitielle Radiotherapie mit Platin-Iridium-Draht in Afterloading-Technik der externen Radiatio vorzuziehen.

Hepatoblastome

Häufigster Lebertumor bei 2- bis 3jährigen Kindern, im Erwachsenenalter sehr selten. Gelegentlich besteht eine vermehrte Sekretion des Hormons Human Chorionic Gonadotropin (HCG). Das α-Fetoprotein ist in zwei Drittel aller Fälle pathologisch erhöht. Der Tumor wächst sehr rasch und kann eine Größe von 25 cm erreichen. Eine Tumorverkleinerung ist durch eine Chemotherapie möglich, danach bestehen bessere Resektionsmöglichkeiten. War die Resektion erfolgreich, überlebten von 10 Kindern 8 noch einen Zeitraum von 3–18 Jahren, d.h. ²/₃ dieser operierten Kinder hatten eine gute Prognose.

Biliäres Zystadenom und Zystadenokarzinom

Es sind seltene Tumoren, die vor allem bei Frauen vorkommen. Die Zysten sind von einem Gallengangsepithel ausgekleidet und enthalten Gallengangsstrukturen, Nervengewebe und Blutgefäße. Das Karzinom wächst im Gegensatz zum Adenom infiltrierend. Maligne Entartungen von Zystadenomen sind beschrieben. Das Zystadenokarzinom metastasiert. In jedem Falle sollte beim Vorliegen eines Zystadenoms eine Resektion vorgenommen werden.

Sarkome

Sarkome sind äußerst selten. Leiomyosarkome wachsen langsam und verursachen eine ausgeprägte Hepatomegalie. Fibrosarkome zeigen oft eine zentrale Nekrose und neigen zur Einblutung.
Neben den reinen Sarkomen gibt es Mischtumoren, die vor allem im Kindesalter auftreten und als Mesenchymome bezeichnet werden. Die Strukturen dieses Tumors sind unterschiedlich und enthalten embryonal-mesenchymale oder wenig ausgereifte lipomatöse, angiomatöse und myomatöse Bestandteile. Eine Metastasierung scheint selten, vielmehr erreichen die Tumoren eine erhebliche Größe und zerstören dadurch die Leber. Nach rechtzeitiger chirurgischer Behandlung wurden Heilungen beschrieben.

Hämangiosarkom (Angiosarkom, malignes Angioendotheliom)

Häufigster mesenchymaler Tumor, ist aber insgesamt selten. Gehäuftes Auftreten findet sich nach Thorotrast®-Verabreichung, bei Weingärtnern, die Arsen verwenden, und beim Umgang mit Vinylchlorid. Hämangiosarkome wachsen multizentrisch und befallen beide Leberlappen. Initialsymptome sind Oberbauchschmerzen, Gewichtsabnahme und Übelkeit. Durch die Angiographie läßt sich

die starke Hypervaskularisation des Tumors besonders gut nachweisen. Die Verläufe sind sehr kurz, meist nur sechs Monate.

11.5.8.2 Gutartige Lebertumoren

Leberadenom

Ätiologie und Pathogenese

Vor der Ära der oralen Kontrazeptiva war dieser Tumor selten. Seit der zunehmenden Einnahme von Kontrazeptiva ist er bei Frauen häufiger geworden. Der Östrogenanteil der Kontrazeptiva soll für das Wachstum der Adenome verantwortlich sein. Gelegentlich finden sich Adenome auch nach androgenen oder anabolen Steroiden. Es besteht eine Beziehung zwischen der **Einnahmedauer** und dem **Risiko,** ein Leberadenom zu bekommen. Bei 9jähriger Einnahmedauer steigt das Risiko um das 25fache an. Das Adenom ist selten, 3–4 von 100 000 Frauen unter 40 Jahren bekommen nach Langzeiteinnahme von Kontrazeptiva ein Adenom. Nach Absetzen der Kontrazeptiva wurde eine Verkleinerung des Adenoms beschrieben.

S Symptome

Sehr variabel, leichter Druck im Oberbauch, evtl. Übelkeit, gelegentlich können sich die Symptome eines akuten Abdomens entwickeln.

D Diagnostik

Wird meist zufällig bei der Sonographie entdeckt. Es weist eine unterschiedliche Echodichte auf (siehe Abb. 11.5-22). Der Tumor ist gut abgrenzbar, von 1–30 cm Größe, selten sind es mehrere Tumoren. Weitere bildgebende Verfahren sind das Angio-CT, Choleszintigraphie, Erythrozytenszintigraphie und die Angiographie. Diese Untersuchungen können

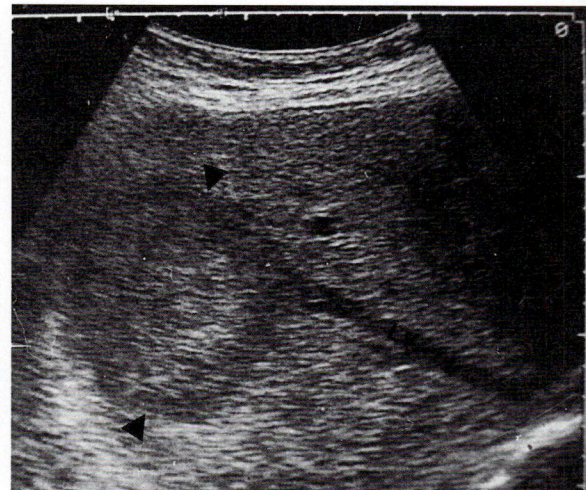

Abb. 11.5-22   Leberadenom mit Einblutung. (Sonographischer Horizontalschnitt; ▶ = Adenom).

wichtig sein, da der Tumor oft stark vaskularisiert ist. Die alkalische Phosphatase ist oft erhöht, Transaminasen meist normal, evtl. ist die γ-Glutamyltranspeptidase (γ-GT) leicht erhöht. Durch ultraschallgezielte Leberbiopsie kann die Diagnose histologisch gesichert werden.

Komplikationen

Es kann zu Blutungen in den Tumor oder in die Bauchhöhle mit Blutungsschock kommen. Dann treten akute abdominelle Schmerzen und Abwehrspannungen auf. Derartige Blutungen wurden oft während der Menstruation beobachtet. Die Gefahr einer Ruptur ist besonders bei oberflächlicher Lage des Adenoms gegeben.

▼ Therapie

Absetzen der Hormontherapie, da eine Rückbildung möglich ist. Resektion des Tumors bei Größenzunahme über 6–7 cm und stärkeren Beschwerden.

Verlauf und Prognose

Der Verlauf ist gutartig. Nicht selten wachsen die Adenome nach Absetzen der Hormontherapie weiter. Ultraschallkontrollen sind daher erforderlich.

Fokale noduläre Hyperplasie (FNH)

Frauen sind 4–5mal häufiger als Männer betroffen. In 20% der Fälle tritt die FNH im Kindesalter auf. Kontrazeptiva können wachstumsfördernd wirken. Es bestehen kaum Symptome, evtl. Druck im Oberbauch. Die Diagnostik entspricht der eines Leberadenoms. Die Unterscheidung gegenüber dem Adenom ist oft schwierig. Selten sind Blutungen. Ein Übergang in ein Karzinom wurde nicht beobachtet. Kontrazeptiva sollten abgesetzt werden.

Gallengangsadenome

Es sind gutartige Tumoren, die meist eine Größe von 5–10 cm nicht überschreiten. Histologisch zeigen sich normale Gallengänge mit Zylinderepithel. Eine Resektion ist notwendig, wenn sich klinische Erscheinungen ergeben.

Adenomatöse Hyperplasie

Seltenes Vorkommen, grobknotig regenerierende Leber, evtl. mit Lebernekrosen einhergehend. Die Veränderungen wurden bei Patienten gefunden, bei denen Lebernekrosen unterschiedlicher Genese aufgetreten sind. Diagnostik durch bildgebende Verfahren.

Hämangiom

Häufigster benigner Lebertumor, verursacht selten Symptome. Die Häufigkeit bei Autopsien liegt bei 0,4–7,4%. Frauen sind 6mal häufiger als Männer betroffen. Schwangerschaft und Östrogene verursachen verstärktes Wachstum. In 10% multiple Tumoren.

Symptome und Diagnostik

Meist werden die Tumoren zufällig bei einer Sonographie, Operation oder Autopsie entdeckt. Treten Symptome auf, so bestehen gelegentlich Gewichtsabnahme und Übelkeit, evtl. können die Tumoren durch Verdrängung anderer Organe Beschwerden verursachen. Die Diagnostik entspricht der eines Adenoms. Bildgebende Verfahren wie Sonographie, Angio-CT, Erythrozytenszintigraphie und Angiographie.

Komplikationen

Thrombosierung und Blutungen können auftreten.

▼ Therapie

Im allgemeinen keine. Große kavernöse Hämangiome sollten reseziert werden.

Kindliches oder infantiles Hämangioendotheliom

Der Tumor tritt in den ersten beiden Lebensjahren auf. Es können massive arteriovenöse Shunts entstehen, die zu einer Herzinsuffizienz führen. Thrombozytopenien und hämolytische Anämien infolge Zerstörung von Thrombozyten und Erythrozyten im Tumor sind beschrieben. Auch eine Blutung kann auftreten. Eine Biopsie ist kontraindiziert. Die Tumoren können sich zurückbilden. Daher ist eine abwartende Haltung angebracht. Beim Auftreten von Komplikationen Resektion des Tumors oder Ligatur der Arteria hepatica.

Mesenchymale Hamartome

Sie sind äußerst selten. Es finden sich zystenähnliche Strukturen mit raschem Wachstum. Sie sind meist solitär und gestielt. Befallen werden Kinder unter zwei Jahren. Die einzige Therapie ist eine Resektion.

Teratome

Bisher wurden in der Literatur drei Mädchen unter 3 Jahren mit Teratomen beschrieben. Die Prognose ist schlecht.

Literatur

– Cady, B., I. S. MacDonald, L. L. Gunderson: Cancer of the hapetobiliary system. In: De Vita, V. T., S. Hellmann, St. A. Rosenberg (eds.): Cancer. Principles and Practice of Oncology. Lippincott, Philadelphia 1985.
– Theilmann, L., K. Gmelin: Lebertumoren. In: Kommerell, B., A. Stiehl, P. Czygan (Hrsg.): Gastroenterologie und Hepatologie. Kohlhammer, Stuttgart–Berlin–Köln–Hamburg 1987.
– Zuckerman, A. J., T. L. Harrison: Hepatitis B virus chronic liver disease and hepatocellular carcinoma. Postgrad. Med. J. 187 (63), 13.

11.5.9 Hepatorenales Syndrom

U. SCHWEIGART, M. CLASSEN

Das hepatorenale Syndrom ist kein eigenständiges Krankheitsbild, sondern beschreibt die zunehmende Niereninsuffizienz im Rahmen einer Leberzirrhose mit Aszitesbildung. Charakteristischerweise kommt es dabei zur Abnahme der Natriumausscheidung und zum Absinken des Serum-Natriumspiegels. Letzteres bewirkt eine Abnahme des effektiven Blutvolumens und der glomerulären Filtrationsrate. Histologisch bestehen keine Veränderungen an den Nieren, mit Besserung der Grundkrankheit ist die renale Dekompensation reversibel. Die Therapie ist schwierig: Aszites-Punktion, Diuretika, Dopamin und Retransfusion des Aszites können versucht werden. Eine kausale Therapie ist nicht möglich. Die Prognose ist schlecht, sofern nicht eine Transplantation der Leber in Frage kommt.

Definition

Unter hepatorenalem Syndrom versteht man die zunehmende Einschränkung der Nierenfunktion bei hydropisch dekompensierter Leberzirrhose, ohne daß eine Nierenerkrankung vorliegt. Synonyme: Nierenversagen bei Zirrhose, funktionelle Niereninsuffizienz bei Zirrhose, zirrhotische Nephropathie.

Kasuistik

Eine 60jährige Hausfrau trinkt seit vielen Jahren 1–2 Flaschen Melissengeist/Tag, gelegentlich auch Likör und Sekt. In den letzten Monaten Inappetenz, allgemeines Desinteresse, Abnahme der Skelettmuskulatur und Zunahme des Leibesumfangs, vom Hausarzt wird die Verdachtsdiagnose einer Leberzirrhose gestellt.
Klinisch: Vollbild der hydropisch dekompensierten Leberzirrhose, Coma II°.
Laborchemisch eingeschränkte Synthese der hepatischen Gerinnungsfaktoren, Bilirubin 15 mg/dl (270 μmol/l), Harnstoff N 60 mg/dl (21 mmol/l), Kreatinin 10,5 mg/dl (924 μmol/l), Natrium im Serum 120 mmol/l, Kalium im Serum 5,8 mmol/, Natriumausscheidung im 24-Stunden-Urin 15 mmol.
Endoskopisch Ösophagusvarizen III° mit Blutungsstigmata, problemlose Sklerosierung.
Therapieversuche mit Dopamin, Diuretika und Aszitespunktionen verbessern die Situation nicht, die Hämodialysebehandlung muß wegen Kreislaufinstabilität abgebrochen werden. Diffuse Haut- und Schleimhautblutungen kommen hinzu, ein infizierter zentraler Venenkatheter beschleunigt die Krankheitsprogredienz wesentlich.
Eine Lebertransplantation kann nicht mehr durchgeführt werden, 15 Tage nach der stationären Aufnahme verstirbt die Patientin an zunehmendem Leber- und Nierenversagen.

S Symptome

Beschwerden: Spannungs- und Völlegefühl im Leib nehmen aufgrund des zunehmenden Aszites zu, es kommt zu Atemnot, Schwäche und Bewußtseinstrübung.
Befunde: Neben dem Aszites wird ein Zwerchfellhochstand beidseits gefunden, später auch Pleuraergüsse und Unterschenkelödeme. Mit zunehmender Erkrankung treten ein Foetor uraemicus, Flapping-Tremor und Bewußtseinstrübung auf.

D Diagnostik

Besteht bei einem Patienten mit gesicherter Leberzirrhose eine Oligurie mit niedrigem Urin-Natrium und einer Erhöhung der harnpflichtigen Substanzen im Serum, so ist die Diagnose bereits weitgehend gesichert. Andere Ursachen des prärenalen Nierenversagens, wie Hypovolämie, Hypotonie oder kardiale Dekompensation, müssen ebenso ausgeschlossen werden wie eine medikamentöse oder toxische Schädigung der Nieren. Folgende Schritte sollten bei der Diagnostik durchgeführt werden:
► Sicherung der Diagnose Leberzirrhose
► Klärung der Ursache des Aszites
► Ausschluß einer eigenständigen Nierenerkrankung
► Suche nach einer anderen gemeinsamen Ursache für Leber- und Nierenversagen.

Komplikationen

Im Laufe der Erkrankung sind Komplikationen aufgrund der zunehmenden Flüssigkeitsretention, der fortschreitenden Lebererkrankung, der Urämie und der schlechten Abwehrlage zu erwarten.
Die Flüssigkeitsretention im Abdomen führt zu einer mechanischen Atembehinderung, Pleuraergüsse führen zur Kompression der unteren Lungenanteile und letztlich zur Störung des Gasaustausches. Letzlich kommt es zu einer Verminderung des Herzzeitvolumens und einer schlechteren Sauerstoffversorgung aller Organe. Infektionen jeder Art gehen rasch in ein septisches Bild über. Besonders gefürchtet ist die spontane bakterielle Peritonitis. Coma hepaticum und Urämie werden in den entsprechenden Kapiteln behandelt.

T Therapie

Die Flüssigkeitszufuhr sollte restriktiv und unter Kontrolle des zentralen Venendrucks erfolgen, die Natriumzufuhr muß auf ein Minimum reduziert werden. Der Versuch mit Diuretika sollte sehr vorsichtig gehandhabt werden. Die Hämodialyse verbessert die Situation meist nicht. Die Aszitespunktion führt subjektiv zu einer kurzzeitigen Verbesserung der Atmung, ändert aber an der Prognose nichts. Aszites-Retransfusionen über einen peritoneovenösen Shunt führen in Einzelfällen zu günstigen Ergebnissen. Therapieversuche mit fresh frozen plasma (FFP) und Omipressin können passager erfolgreich sein. Die Lebertransplantation kann bei geeigneten Patienten die Prognose entscheidend verbessern.

Verlauf und Prognose

Ein hepatorenales Syndrom kündigt immer das Terminalstadium einer Leberzirrhose an. Eine spontane Besserung ist mit einer Häufigkeit von 2–13% sehr selten, die maximale Lebenserwartung beträgt bei Nichtbehandlung 6 Monate.

Literatur

– Schölmerich, J.: Diagnostik und Therapie des Ascites. Internist 28 (1987), 448–458.
– Kramer, H. J.: Diagnose des hepatorenalen Syndroms. Dtsch. med. Wschr. 113 (1988), 558–560.
– Meyer zum Büschenfelde, K.-H. (Hrsg.): Hepatologie in Klinik und Praxis. Thieme, Stuttgart–New York 1989.
– Volk, B. A., W. Gerok: Ascites. Dtsch. Ärzteblatt 89 (1992), 2732–2737.

11.6 Erkrankungen der extrahepatischen Gallenwege

K. KNYRIM

11.6.1 Erkrankungen der Gallenblase

11.6.1.1 Cholezystolithiasis

Die Cholezystolithiasis, das Steinleiden der Gallenblase, ist in den westlichen Industrieländern sehr verbreitet. Die Prävalenz der Cholezystolithiasis liegt zwischen 10 und 15%. Die Ätiologie der Cholezystolithiasis ist unbekannt. Man kennt assoziierte Faktoren, die bei Patienten mit Cholezystolithiasis signifikant vermehrt auftreten: hohes Alter, Übergewicht, Anzahl der Schwangerschaften, hohe Triglyzeride und niedriges HDL-Cholesterin. Nur 20% der Steinträger haben Symptome. Leitsymptom ist die Gallenkolik. Folgeerkrankungen sind die Einklemmung eines Konkrementes im Ductus cysticus, Gallenblasenhydrops und Cholezystitis. Die Cholezystitis ist eine fieberhafte Erkrankung, die Anlaß für ein Empyem und die Spontanperforation der Gallenblase sein kann. Die Standardtherapie der symptomatischen Cholezystolithiasis ist die Cholezystektomie.

Definition

Unter Cholezystolithiasis versteht man die Ausbildung von soliden Konkrementen in der Gallenblase. Es werden Cholesterinsteine von Pigmentsteinen (Cholesteringehalt < 50%, Bilirubinatgehalt > 25%) unterschieden. In Nordeuropa machen die Cholesterinsteine 80–90% aus.

Kasuistik

Ein 58jähriger übergewichtiger Mann stellt sich wegen rechtsseitiger kolikartiger Oberbauchschmerzen vor. Es wird mittels **Ultraschall** ein Stein von einem Durchmesser unter 1 cm in der Gallenblase diagnostiziert. Die **orale Cholezystographie** zeigt keine Verkalkungen, die Gallenblase kontrahiert sich regelrecht auf Reiz. Andere Ursachen für die vom Patienten geklagten Beschwerden können ausgeschlossen werden. Das **operative Risiko** des Patienten ist durch eine chronische Bronchitis mit Partialinsuffizienz (arterieller Sauerstoffdruck 60 mmHg), das Übergewicht und eine vorausgegangene Magenoperation deutlich erhöht. Deswegen wird eine Entscheidung zugunsten einer **nicht-operativen Therapie** gefällt und eine extrakorporale Stoßwellenlithotripsie (ESWL) durchgeführt. Die Abb. 11.6-1a zeigt den intakten Stein vor der ESWL. Nach ESWL zeigt die Sonographie keine Fragmente mehr, die größer als 4 mm sind. Der Patient erhält eine Dauermedikation von Chenodeoxycholsäure (CDCA) und Ursodeoxycholsäure (UDCA). Der Patient ist nach sieben Monaten steinfrei (siehe Abb. 11.6-1b).

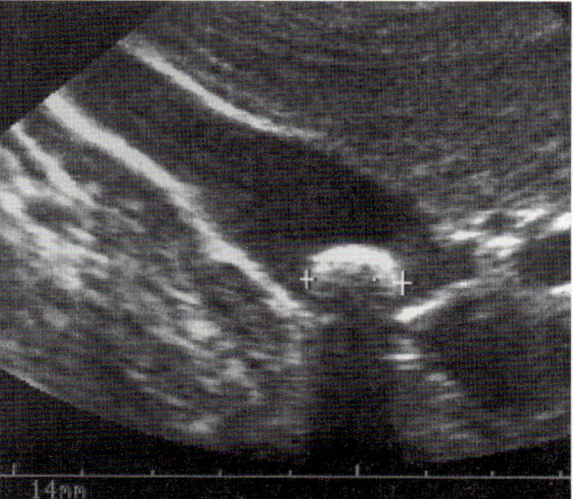

Abb. 11.6-1a   Ultraschalluntersuchung: intakter Gallenblasenstein mit dorsalem Schallschatten. (+ = Steinbegrenzung).

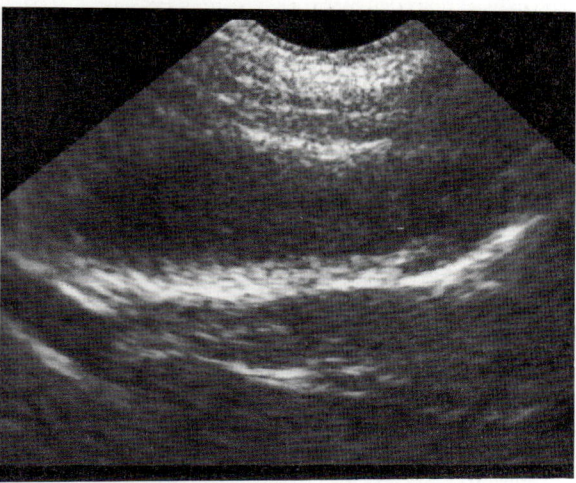

Abb. 11.6-1b   Nach ESWL und 7 Monaten Behandlung mit UDCA und CDCA ist die Gallenblase steinfrei.

Epidemiologie

Die Cholezystolithiasis weist in den westlichen Industriegesellschaften eine altersabhängige Prävalenz von 10–15% auf. Frauen sind etwa dreimal so häufig betroffen wie Männer. 20% der Betroffenen entwickeln Symptome. Pro Jahr kommt es zu 600 Neuerkrankungen pro 100 000 Einwohnern (Inzidenz).

Ätiologie und Pathogenese

Die Ätiologie von Cholesterinsteinen (siehe Tab. 11.6-1) ist multifaktoriell: erhöhte Cholesterinkonzentration in der Galle, das Auskristallisieren von Cholesterin beeinflussende Faktoren und gestörte Gallenblasenmotilität. Folgende Faktoren sind signifikant mit einer erhöhten biliären Cholesterinsekretion korreliert: Übergewicht, Anzahl der Schwangerschaften, weibliches Geschlecht, Ovulationshemmer, Alter, erhöhter Serum-Cholesterinspiegel. Die Pathogenese der Bildung von Cholesterinsteinen vollzieht sich über die Aggregation von Vesikeln und die Entwicklung von Cholesterinkristallen (siehe Abb. 11.6-2a). Die Abbildung 11.6-2b zeigt, daß ein „fertiger" Stein ein Aggregat von Cholesterinkristallplatten darstellt. Diese Cholesterinkristalle können mit Kalziumsalzen durchtränkt sein. Man unterscheidet Cholesterinsteine (> 70% Cholesterin) von gemischten Steinen (30–70% Cholesterin) und Pigmentsteinen (Abb. 11.6-3).

🅢 Symptome

Das Leitsymptom des Gallensteinleidens ist die Gallenkolik. Die Gallenkolik äußert sich als intermittierender dumpfer (viszeraler) Schmerz, der kontinuierlich zunimmt, ein Plateau erreicht und nach ca. einer Stunde wieder an Intensität abnimmt. Der Schmerz wird in der Regel in den rechten Oberbauch projiziert. Er strahlt häufig in den Rücken und in die rechte Schulter aus. Fettunverträglichkeit und dyspeptische Beschwerden werden häufig angegeben. Die klinische Untersuchung ist relativ unergiebig und kann die Diagnose nicht sichern. Ein Druckschmerz bei Palpation der Leber (Murphy-Zeichen) und tiefer Inspiration gilt als Zeichen einer Cholezystitis.

🅓 Diagnostik

Mit der Ultraschalluntersuchung kann man mit einer Sensitivität von 95% und einer Spezifität von

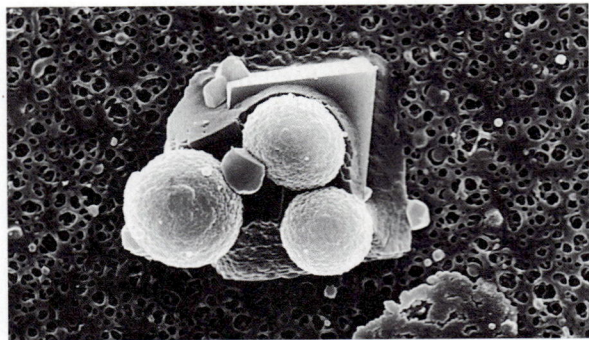

a

b

Abb. 11.6-2 a) Rasterelektronenmikroskopisches Bild von Cholesterin (Platten) und Kalziumkarbonatkristallen (Kugeln) in filtrierter Galle (der Hintergrund ist der Filter).
b) Rasterelektronenmikroskopisches Bild eines gemischten intakten Gallenblasensteins. Man sieht die aneinandergelagerten Cholesterinplatten, die mit Kalziumsalzen (Kalziumkarbonat und Kalziumbilirubinat) durchtränkt sind.

98% Gallenblasensteine nachweisen. Am sichersten ist der Nachweis einer funktionsfähigen Gallenblase durch die orale Cholezystographie zu führen. Die Durchgängigkeit des Ductus cysticus und die Kontraktionsfähigkeit der Gallenblase können durch die orale röntgenologische Darstellung und die Gabe einer Reizmahlzeit (Schokolade) geprüft werden. Verkalkungen der Gallensteine müssen durch die Computertomographie ausgeschlossen werden.

Komplikationen

Die häufigste Komplikation ist die Einklemmung eines Konkrementes im Ductus cysticus mit Gallenblasenkoliken und Cholezystitis. Im Verlauf einer Cholezystitis kann es zu einem Gallenblasenempyem oder zu einer Perforation der Gallenblase kommen. Eine typische Komplikation ist die Steinpassage in den Ductus choledochus. Daraus kann sich ein Verschlußikterus, eine Cholangitis oder eine akute biliäre Pankreatitis entwickeln. Eine Komplikation des Gallensteinleidens ist auch das

---

Tab. 11.6-1 Multifaktorielle Ätiologie der Cholezystolithiasis

1. Sekretion einer für Cholesterin übersättigten Galle

2. Abwesenheit antinukleierender Faktoren (Glykoproteine)

3. Anwesenheit pronukleierender Faktoren (Kalzium?, Muzin?)

4. Gestörte Gallenblasenmotilität

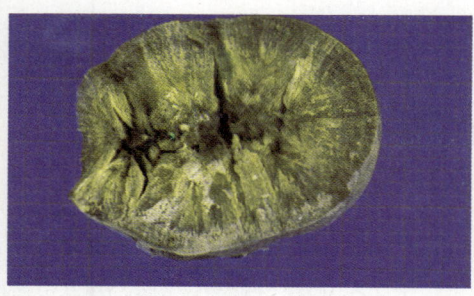

a

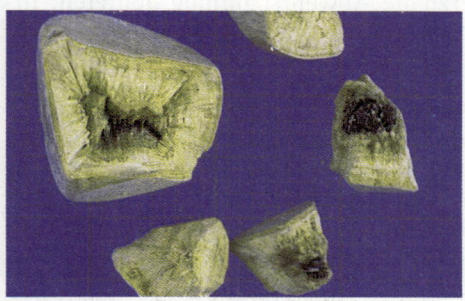

b

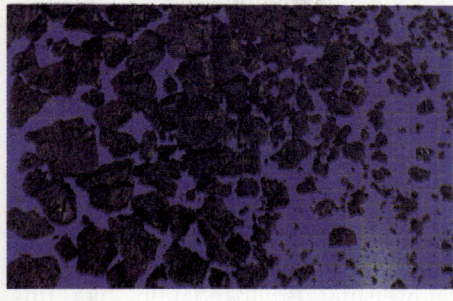

c

Abb. 11.6-3   a) Cholesterinstein mit typischer radiärer Struktur der aufgebrochenen Oberfläche.
b) Gemischter Cholesterinstein mit deutlicher weißlicher Kalkeinlagerung.
c) Schwarze Pigmentsteine der Gallenblase.

Gallenblasenkarzinom, das bei 2% der Steinträger auftritt.

▼ **Therapie**

Die Standardtherapie der Cholezystolithiasis ist die laparoskopische Cholezystektomie. Prinzipiell sollen nur symptomatische Patienten behandelt werden. Eine prophylaktische Cholezystektomie ist auch zur Karzinomprophylaxe nicht sinnvoll, weil die Risiken der Cholezystektomie höher sind als die zu erwartende Senkung der Mortalität durch ein Karzinom. In zweifelhaften Fällen müssen andere Ursachen für die vom Patienten geklagten Beschwerden ausgeschlossen werden. Die nicht-operativen Methoden (ESWL und Kontaktlyse mit

Äther) kommen nur bei einer Minderzahl der Patienten in Frage.
Voraussetzungen sind:
▶ Ein bis drei unverkalkte Cholesterinsteine mit einem maximalen Durchmesser von 30 mm.
▶ Der Ductus cysticus muß durchgängig und die Gallenblase funktionsfähig sein.
Die orale Lyse mit Gallensäuren wird vorwiegend in Zusammenhang mit der Stoßwellentherapie (ESWL) durchgeführt.
Bei kleinen kalkfreien Cholesterinsteinen kann die orale Lyse (7,5 mg CDCA + 7,5 mg UDCA/kg Körpergewicht pro Tag) alleinige Therapie sein.

Verlauf und Prognose

Der natürliche Verlauf der Cholezystolithiasis ist günstig. Nur etwa 20% der Patienten werden symptomatisch. Von den Patienten, die keine Symptome haben, entwickeln 2% innerhalb eines Jahres Symptome.

Differentialdiagnose

Die Symptome der Cholezystolithiasis sind häufig nicht spezifisch. Zahlreiche andere Erkrankungen kommen differentialdiagnostisch in Betracht (Refluxösophagitis, Ulcera ventriculi oder duodeni, Gastritis oder Duodenitis, nach oben geschlagener Appendix). Eine sonographische Differentialdiagnose ist der Cholesterinpolyp der Gallenblasenmukosa (Cholesterolose). Gallenwegs-, Pankreas- sowie Darmerkrankungen und multilaterale Nierenerkrankungen können zu ähnlichen Beschwerden führen (Nierensteine). Selten kommt ein Myokardinfarkt als Differentialdiagnose in Betracht.

11.6.1.2 Postcholezystektomie-Syndrom

Die Existenz des Postcholezystektomie-Syndroms als eigenständiges Krankheitsbild wird angezweifelt. Die Ursachen fortbestehender Beschwerden nach Cholezystektomie sind vielfältig: Fehldiagnose vor Cholezystektomie (die Beschwerden waren z. B. durch ein Ulkus verursacht, übersehener Gallengangstein), Verwachsungen nach Operation oder postoperative Gallengangsstriktur.

11.6.1.3 Cholezystitis

Die akute Cholezystitis ist eine typische Komplikation der Cholezystolithiasis. Die Behandlung besteht in der Regel in der Cholezystektomie, wobei sich die Frühoperation (1–4 Tage nach Aufnahme) durchgesetzt hat. Gallenblasensteine finden sich in 90% der Fälle. Frauen erkranken häufiger als Männer. Seltenere Formen sind die ischämische Cholezystitis (Schockgallenblase) und die Cholezystitis, die bei Patienten unter parenteraler Ernährung auftritt.

Definition

Unter Cholezystitis versteht man die akute oder chronische Entzündung der Gallenblase. Die Diagnose einer chronischen Cholezystitis ist eine histologische Diagnose ohne klinische Symptome. Das Endstadium der chronischen Cholezystitis ist die Schrumpfgallenblase. Wenn die Gallenblasenwand verkalkt, spricht man von einer Porzellangallenblase.

Kasuistik

Eine 64jährige Patientin wird wegen massiver Oberbauchbeschwerden mit Abwehrspannung stationär aufgenommen. Die **Palpation** der Gallenblasenregion verstärkt die Schmerzen. Die Patientin hat Fieber und Schüttelfrost. Es besteht eine Leukozytose (22 000/μl). Die **Oberbauchsonographie** zeigt mutiple Steine in und einen Flüssigkeitssaum um die Gallenblase. Das CT bestätigt die Diagnose.

Der Patientin wird Cefotaxim und Nahrungskarenz verordnet. Nach Abklingen der akuten Symptome (nach ca. drei Tagen) wird die **Cholelzystektomie** durchgeführt. Dabei findet man eine Cholezystitis mit Empyem.

Epidemiologie

Exakte Daten über die Häufigkeit liegen nicht vor.

Ätiologie und Pathogenese

Die Entzündung der Gallenblase tritt in 90% der Fälle bei Patienten mit Gallenblasensteinen auf. Ätiologische Faktoren sind Stase, Ischämie und Infektion. Die Pathogenese der Cholezystitis bei Cholezystolithiasis beginnt mit der Obstruktion des Ductus cysticus. Aus konzentrierter Galle wird in der geschädigten Gallenblasenschleimhaut Lysolezithin gebildet. Lysolezithin schädigt die Schleimhaut weiter, und aus freigesetzten Fettsäuren entstehen Prostaglandine, die diesen Circulus vitiosus weiter unterhalten. Obwohl in vielen Fällen am Anfang der Entzündung aus der Galle Bakterien (meist E. coli oder Enterobacter) kultiviert werden können, ist die akute Cholezystitis nicht als bakterielle Entzündung anzusehen. Bei der Salmonellose kann die Gallenblase als Bakterienreservoir dienen.

Ⓢ Symptome

Die akute Cholezystitis ist eine fieberhafte Erkrankung, die mit Schmerzen im rechten Oberbauch einhergeht. Neben dem dumpfen viszeralen Schmerz, wie er bei Gallenkoliken auftritt, kann bei entzündlicher Infiltration des Peritoneums auch eine schmerzhafte Abwehrspannung auftreten. In etwa einem Drittel der Fälle ist die geschwollene Gallenblase schmerzhaft tastbar.

Ⓓ Diagnostik

Die Diagnose kann bereits durch die klinische Untersuchung und die Anamnese wahrscheinlich gemacht werden. Die Laboruntersuchungen zeigen eine Leukozytose. Eine Hyperbilirubinämie bis 4 mg% und eine Hyperamylasämie können auftreten. Die Diagnose wird durch eine Ultraschalluntersuchung gesichert (siehe Abb. 11.6-4 und 11.6-5). Die Gallenblasenwand ist echoreich und wandverdickt. Um die Gallenblase kann sich ein entzündliches Ödem ansammeln.

Komplikationen

In etwa 10% der Fälle kommt es zur Perforation der Gallenblase mit lokaler Peritonitis. Die eitrige Abszedierung bezeichnet man als Gallenblasenempyem.

Ⓣ Therapie

Zur Behandlung der akuten Cholezystitis dienen nach Klinikeinweisung Breitbandantibiotika (intravenös gegeben), wie zum Beispiel Mezlocillin, Cefotaxim oder Aminoglykoside sowie strikte Nahrungskarenz. Nach Abklingen der akuten Sympto-

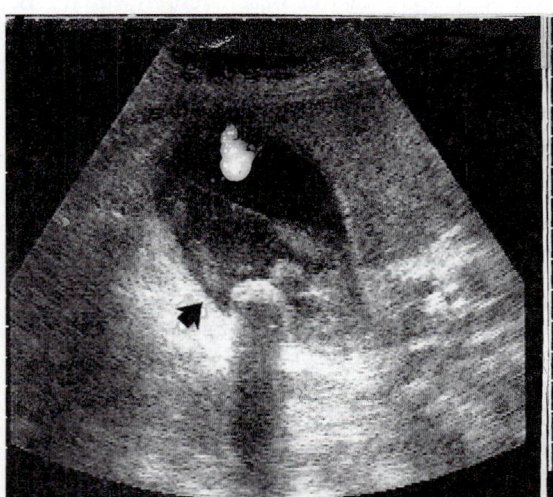
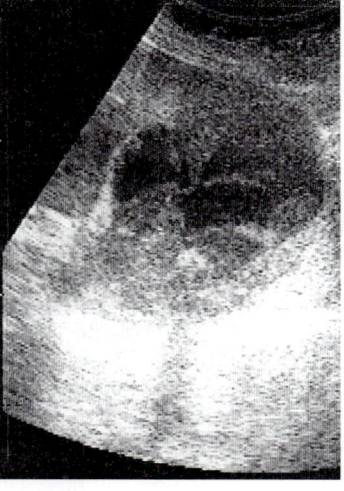

Abb. 11.6-4 Sonographisches Bild der akuten eitrigen Cholezystitis bei Cholezystolithiasis. Im Längsschnitt (linkes Bild) zeigt sich ein Stein mit Schallplatten (schwarzer Pfeil) und eine Schicht mit inhomogenem Reflexmuster (weißer Pfeil), die die halbe Gallenblase ausfüllt. Im Querschnitt (rechtes Bild) erkennt man, daß echoinhomogene Massen die Gallenblase subtotal ausfüllen.

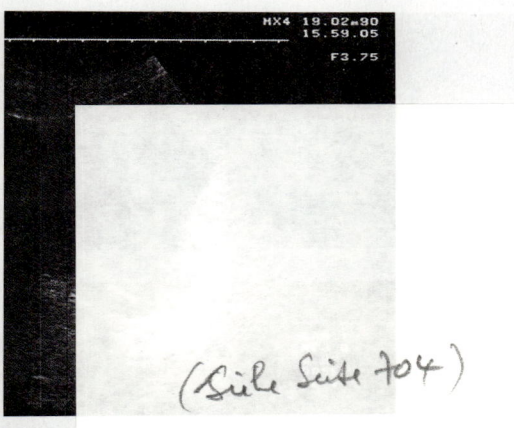

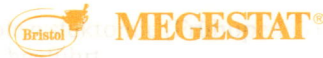 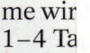

Abb. 11
60 Jahre
terung c
Doppelk

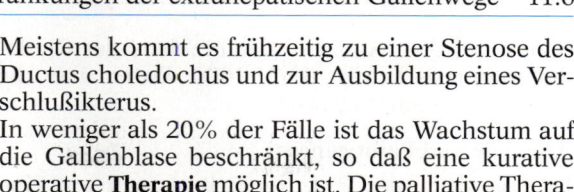

me wir
1–4 Ta
Bei Cholezystitis ist die OP-Letalität der Cholezystektomie um das Zehnfache erhöht (bis zu 5%
Letalität). Das Risiko steigt mit dem Alter.

Differentialdiagnose

Differentialdiagnostisch kommen fieberhafte Erkrankungen des Abdomens (Appendizitis, Divertikulitis, Pankreatitis), der Niere (akute Pyelonephritis) und der Lunge (Pleuritis, Pneumonie) in
Betracht. Die Choledocholithiasis kann klinisch
nicht mit Sicherheit unterschieden werden.

11.6.1.4 Gallenblasenkarzinom

Das Gallenblasenkarzinom ist der häufigste maligne Tumor des biliären Systems und steht an
fünfter Stelle bei den gastrointestinalen Tumoren. Vorwiegend sind Frauen ab dem 60. Lebensjahr betroffen. Es tritt mit einer **Inzidenz** von
unter 1% der Steinträger auf. Daten über die
Prävalenz sind nicht bekannt. In den meisten
Fällen handelt es sich um ein Adenokarzinom,
seltener um ein anaplastisches oder undifferenziertes Karzinom.

Das Steinleiden steht in enger Beziehung zum Gallenblasenkarzinom. Mehr als 80% der Karzinom-
träger haben eine Cholezystolithiasis. Die Porzellangallenblase (Verkalkung der Gallenblasenwand
durch deren Entzündung) gilt als Präkanzerose.
Die **Symptome** des Gallenblasenkarzinoms sind Ikterus, Schmerzen im rechten Oberbauch, Gewichtsabnahme und eventuell ein tastbarer Tumor.
Die Sonographie zeigt eine echoarme, irreguläre
Gewebsvermehrung. Die definitive Diagnose ist
durch die sonographisch gezielte Feinnadelpunktion möglich (Zytologie und Histologie).

Meistens kommt es frühzeitig zu einer Stenose des
Ductus choledochus und zur Ausbildung eines Verschlußikterus.
In weniger als 20% der Fälle ist das Wachstum auf
die Gallenblase beschränkt, so daß eine kurative
operative **Therapie** möglich ist. Die palliative Therapie besteht in der endoskopischen oder perkutanen
Einlage von Gallengangs-Endoprothesen. Die Prognose des Gallenblasenkarzinoms ist infaust.
Die 5-Jahres-Überlebensquote beträgt etwa 5%. Die
mittlere Überlebenszeit von palliativ versorgten
Patienten liegt bei sechs Monaten.
Differentialdiagnostisch ist in erster Linie das sogenannte Mirizzi-Syndrom auszuschließen. Dabei
handelt es sich um eine entzündliche Stenosierung
des Ductus choledochus in Höhe der Mündung des
Ductus cysticus durch eine Cholezystitis bei Gallen-
blasensteinen. Primäre Gallengangskarzinome oder
Metastasen unbekannter Primärtumoren sind im
Einzelfall schwierig abzugrenzen.

11.6.2 Erkrankungen der Gallenwege

Erkrankungen der Gallenwege können zum Verschlußikterus führen. Ihr Leitsymptom ist der
Ikterus, die Erhöhung der Cholestase-anzeigen-
den Enzyme und des Bilirubins. Der häufigste
Befund ist die Choledocholithiasis. Heute werden mehr als 90% der Gallengangssteine durch
endoskopische Verfahren behandelt.
Die Cholangitis und biliäre Pankreatitis sind
die schweren Komplikationen der Choledocholithiasis. Gallengangssteine sind in der Hälfte der
Fälle die Ursache für eine akute Pankreatitis. Die
Therapie der Wahl ist heute die notfallmäßige,
endoskopische Papillotomie und Steinextraktion.
Der Verschlußikterus wird häufiger durch Malignome als durch benigne Strikturen verursacht.
Die Therapie besteht in erster Linie in der kurativen Resektion. Zur palliativen Therapie kann
eine endoskopische Drainage eingeleitet werden. Seltene Erkrankungen und Veränderungen
der Gallenwege sind: kongenitale Anomalien,
primär sklerosierende Cholangitis, Papillenstenose und Parasitosen.

11.6.2.1 Choledocholithiasis

Definition

Gallenwegssteine können in den Gallenwegen entstehen (primär) oder aus der Gallenblase einwandern (sekundär).
Residualsteine sind Konkremente, die nach operativer Gallenwegsrevision zurückgeblieben sind.

Epidemiologie

Etwa 10 bis 15% der Patienten mit Cholelithiasis
haben Steine in den Gallenwegen. Die Häufigkeit

nimmt mit dem Alter zu. Die Inzidenz der Choledocholithiasis beträgt 30/100 000. Daten über die
Prävalenz liegen nicht vor.

Ätiologie und Pathogenese

In etwa 60% der Fälle handelt es sich um eine
sekundäre Choledocholithiasis. In den restlichen
40% der Fälle handelt es sich um die primäre Choledocholithiasis. Diese Steine sind keine Cholesterinsteine, sondern größtenteils erdige (braune) Pigmentsteine. Sie bestehen aus Kalziumbilirubinat
und Kalziumpalmitat. Die Ätiologie und Pathogenese der primären Choledocholithiasis ist noch unklar.

S Symptome

Die Leitsymptome der Choledocholithiasis sind
Gallenkolik und Ikterus. Im Gegensatz zur Cholezystolithiasis ist die überwiegende Mehrzahl der
Patienten symptomatisch. Das Auftreten von Fieber
und Schüttelfrost spricht für eine Cholangitis mit
Sepsis. Als **Charcot-Trias** bezeichnet man den Symptomenkomplex Schmerzen, Ikterus und Schüttelfrost. Die Choledocholithiasis kann auch unter dem
Bild einer akuten (biliären) Pankreatitis klinisch
manifest werden.

D Diagnostik

Die gemeinsame Bestimmung der AP und der γ-GT
hat eine fast 100%ige Sensitivität und Spezifität zur
Erkennung oder zum Ausschluß von Erkrankungen
der Gallenwege. Die Sonographie hat eine zu geringe Sensitivität zur Erkennung der Choledocholithiasis. Die i.v. Cholangiographie ist ebenfalls
nicht sensitiv genug und darüber hinaus mit allergischen Nebenwirkungen belastet.
Als Methode der Wahl zum Erkennen oder Ausschließen von Gallengangssteinen gilt die ERCP
(endoskopisch-retrograde Cholangio-Pankreatiko-
graphie; siehe Abb. 11.6-6 und 11.6-7). Diese Methode hat eine etwa 93%ige Sensitivität und Spezifität.

Komplikationen

Die Choledocholithiasis hat unbehandelt eine hohe
Komplikationsrate. Die wichtigsten Komplikationen sind die Cholangitis mit Sepsis und die biliäre
Pankreatitis. Diese beiden Komplikationen zeigen
unbehandelt eine sehr hohe Letalität (bis 90%). Die
chronische Stauung der Gallenwege kann zur Ausbildung einer sekundären biliären Zirrhose führen.

▼ Therapie

Mehr als 90% der Gallengangsteine werden heute
endoskopisch entfernt. Die endoskopische Steinentfernung wird unmittelbar nach der diagnostischen ERCP durchgeführt. Zunächst wird die Papilla Vateri mit einem elektrischen Draht durchtrennt,
und dann wird ein Körbchen in den Gallengang
eingeführt, der Stein gefaßt und extrahiert (siehe
Abb. 11.6-8 und 11.6-12).

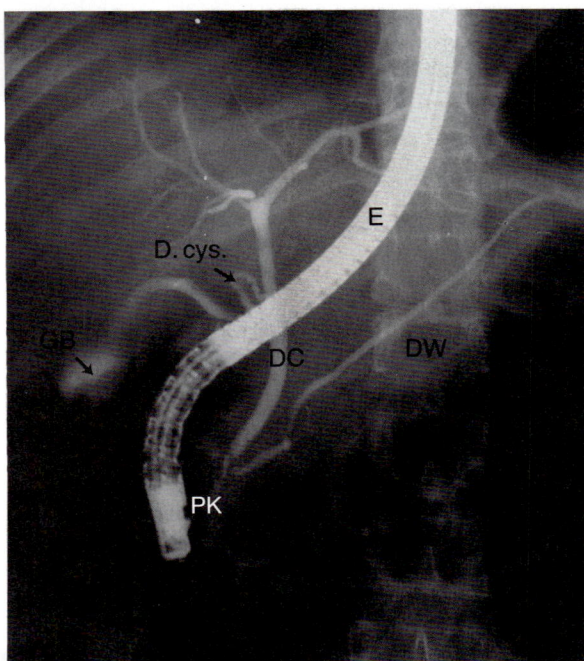

Abb. 11.6-6   Normaler ERCP-Befund bei einer 37 Jahre
alten Patientin: Gallenblase (GB), Ductus choledochus (DC),
Ductus Wirsungianus (DW), Ductus cysticus (D. cys.), Papilla
Vateri (P), Endoskop (E), ERCP-Katheter (K).

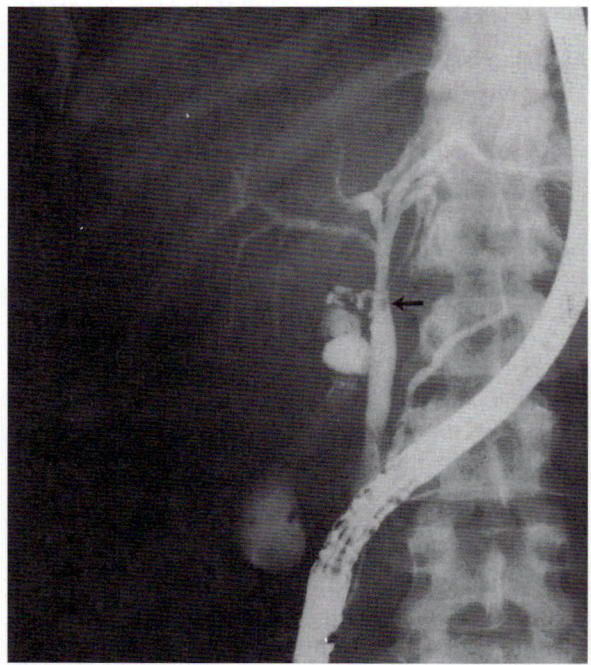

Abb. 11.6-7   37 Jahre alte Patientin mit Cholezystochole-
docholithiasis: Die Gallenblase enthält zwei kleine Steine, der
Ductus cysticus ist deutlich dilatiert, und der Ductus choledochus enthält in Höhe der Einmündung des Ductus cysticus
(Pfeil) ein Konkrement. (Es wurde eine Papillotomie durchgeführt und das Gallengangskonkrement extrahiert; es handelte
sich um einen Cholesterinstein.)

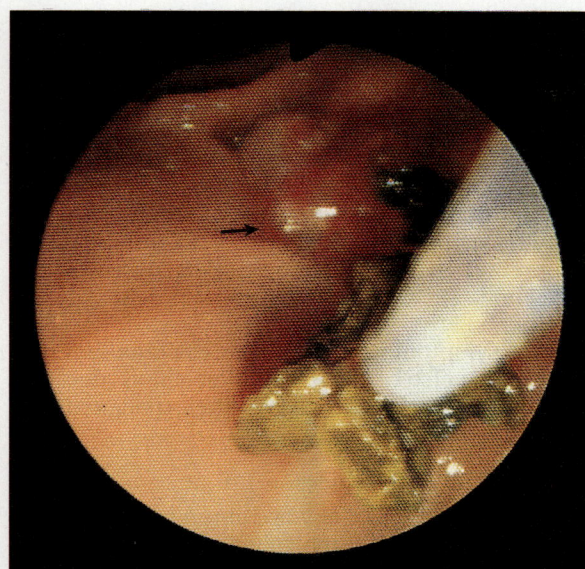

Abb. 11.6-8   Zustand nach endoskopischer Durchtrennung der Papille (Pfeil; Papillotomie): Der Gallengangsstein ist mit dem Körbchen gefaßt und in das Duodenum gezogen worden.

Verlauf und Prognose

Der natürliche Verlauf der Choledocholithiasis ist von schwerwiegenden Komplikationen belastet. Nach der endoskopischen Papillotomie und Steinentfernung besteht nur noch ein geringes Risiko (ca. 1%), ein Rezidiv zu erleiden.

Differentialdiagnose

An erster Stelle steht die Obstruktion des Ductus cysticus durch einen Stein. Dieses Krankheitsbild kann klinisch nicht von der Choledocholithiasis unterschieden werden. Maligne Verschlüsse der Gallenwege zeichnen sich durch höhere Bilirubinwerte und durch Schmerzlosigkeit aus. Nierenkoliken, intestinale Koliken oder ein Myokardinfarkt werden gelegentlich mit einer Gallenkolik verwechselt. Leberabszesse können das Bild einer Cholangitis imitieren.

11.6.2.2 Cholangitis

Als Cholangitis bezeichnet man die akute oder chronische bakterielle Infektion der extrehepatischen Gallenwege.
Die Cholangitis ist die häufigste Komplikation der Choledocholithiasis. Man schätzt, daß 40% der Patienten mit Choledocholithiasis eine Cholangitis erleiden. Nur 10% der Patienten mit malignen Verschlüssen erleiden eine Cholangitis. Die Cholangitis wird in der überwiegenden Mehrzahl der Fälle durch gramnegative Bakterien verursacht. Die alleinige bakterielle Besiedelung der Galle ist jedoch nicht ausreichend, um eine Cholangitis zu verursachen.

Kasuistik

Eine 77jährige Patientin wird in einem soporösen Bewußtseinszustand in die **Notaufnahme** eingeliefert. Die Patientin hat septische Temperaturen und rechtsseitige Oberbauchschmerzen. Das Bilirubin ist auf 5 mg/100 ml erhöht. Die AP ist auf 540 U/ml, die γ-GT auf 345 U/ml, die Transaminasen sind nur geringfügig (um 60 U/ml) erhöht. Die Leukozyten sind auf 21 000 erhöht. Das Serum-Kreatinin beträgt 2,1 mg/100 ml und der Serum-Harnstoff 80 mg/100 ml. Die **Sonographie** zeigt Steine in der Gallenblase und dilatierte Gallenwege. Steine in den Gallenwegen können sonographisch nicht nachgewiesen werden. Unter dem dringenden Verdacht auf eine Cholangitis bei Choledocholithiasis erhält die Patientin Cefotaxim als Antibiotikum, und es wird eine **ERCP** durchgeführt. Dabei zeigt sich eine entzündlich geschwollene Papille mit Austritt von Eiter (siehe Abb. 11.6-9). Die Gallenwege enthalten mehrere Steine im Ductus choledochus und in der Gallenblase. Es wird eine **Papillotomie** durchgeführt, und die Gallengangssteine werden mit einem Körbchen extrahiert (siehe Abb. 11.6-8). Nach diesem Eingriff bilden sich die Zeichen der Cholangitis und der Sepsis zurück, und die Patientin kann fünf Tage nach dem Eingriff entlassen werden.

Die **Symptome** bestehen aus Ikterus, Schmerzen im rechten Oberbauch und Schüttelfrost (Charcot-Trias).
Die **Diagnose** kann bereits in den meisten Fällen durch die klinische Untersuchung und die Anamnese gestellt werden. Die Ultraschalluntersuchung zeigt in der Regel dilatierte Gallenwege sowie Steine in der Gallenblase und eventuell im Gallengang. Die Diagnose wird durch die ERCP gesichert.
Unbehandelt kommt es fast immer zu einem Übergang in ein septisches Krankheitsbild mit Multiorganversagen.

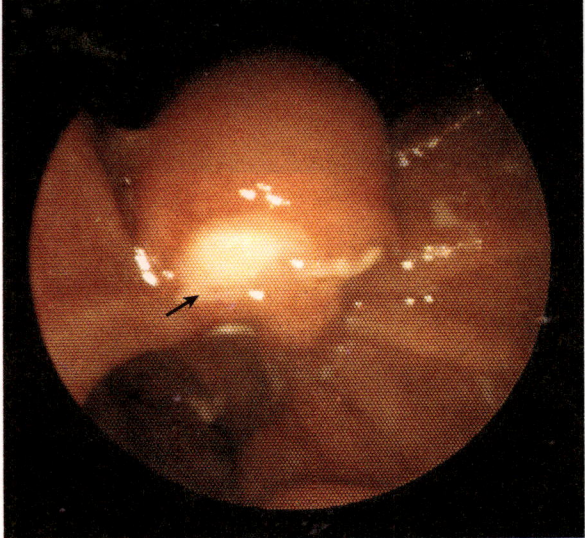

Abb. 11.6-9   Endoskopisches Bild der Papilla Vateri bei Cholangitis: Austritt von Eiter (Pfeil) aus der entzündlich geschwollenen Papille.

Die **Therapie** besteht in der notfallmäßigen endoskopischen Papillotomie und Steinextraktion sowie antibiotischer Behandlung. Nicht selten ist die intensivmedizinische Überwachung nötig.

Unbehandelt hat die Cholangitis eine sehr hohe Letalität (über 60%): Durch die endoskopische Therapie wurde die Letalität auf unter 8% gesenkt. **Differentialdiagnostisch** kommen die akute Cholezystitis, die akute alkoholische Hepatitis und ein nicht biliär bedingter Leberabszeß in Betracht.

> Eine Cholangitis entsteht fast immer auf der Basis einer Stauung der Gallenwege.

11.6.2.3 Biliäre Pankreatitis

Die biliäre Pankreatitis wird durch Steine im Gallengang ausgelöst. Sie kann entweder ödematös oder nekrotisierend verlaufen (siehe auch Kap. 11.7.1.1).

Die Inzidenz der akuten biliären Pankreatitis beträgt etwa 4/100 000.

Die Pathogenese der akuten biliären Pankreatitis ist noch nicht vollständig aufgeklärt.

Die exakte Diagnose einer biliären Pankreatitis wird durch die ERCP gestellt. Die Abb. 11.6-10 zeigt bei einem Patienten mit biliärer Pankreatitis einen in der Papille inkarzerierten Gallenstein.

Wie klinische Studien bewiesen haben, ist die Therapie der Wahl heute die notfallmäßige endoskopische Papillotomie mit Steinextraktion.

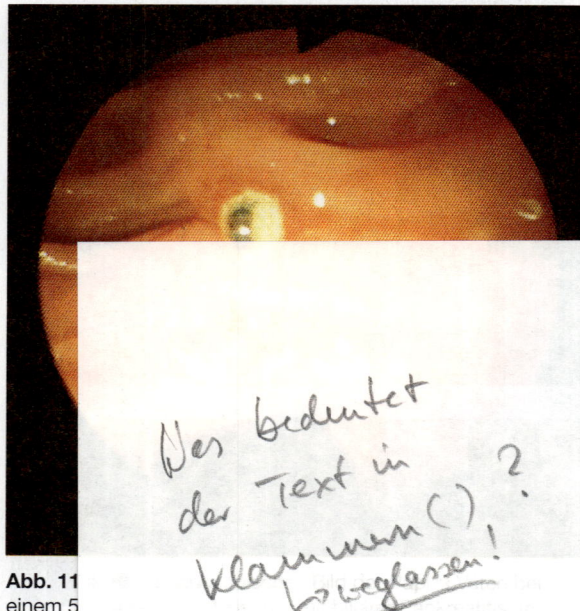

Abb. 11.
einem 5
Papillen
ödemat
fernung

11.6.2.4 Gallengangskarzinom

Definition

Man unterscheidet die primären Gallenwegskarzinome (Gallenblasenkarzinom, Gallengangskarzinom und das Papillenkarzinom), das Pankreaskopfkarzinom und metastatische Tumorabsiedlungen im Leberhilusbereich oder im Ligamentum hepatoduodenale. Das primäre Gallengangskarzinom, das die Bifurkation befällt, wird auch als Klatskin-Tumor bezeichnet. Die Gallengangskarzinome sind Adenokarzinome.

Das Leitsymptom ist der maligne Verschlußikterus. Hierunter versteht man den Verschluß der abführenden Gallenwege durch einen malignen Tumor.

Ätiologie und Pathogenese

Die Ätiologie der Gallenwegstumoren ist nicht bekannt. Als Risikofaktoren gelten die Colitis ulcerosa, die zystische Erweiterung der intrahepatischen Gallenwege (Caroli-Syndrom), chronischer Parasitenbefall und die Papillomatose.

S Symptome

Der sich schleichend entwickelnde, schmerzlose Ikterus gilt als typisches Symptom. Nicht selten verspüren die Patienten epigastrische Beschwerden. Die Patienten bemerken eine Dunkelfärbung des Urins und Gewichtsabnahme, der Stuhl entfärbt sich. Als typisches Zeichen gilt eine tastbare Gallenblase bei einem ikterischen Patienten (Courvoisier-Zeichen). Dieses Zeichen kann man jedoch nur beobachten, wenn der maligne Verschluß distal des Abganges des Ductus cysticus liegt. In fortgeschrittenen Fällen kann man bereits bei der klinischen Untersuchung einen Tumor tasten. Häufig verspüren die Patienten einen quälenden Juckreiz.

D Diagnose

Die Diagnose wird durch eine Kombination bildgebender Verfahren wie Sonographie, CT, ERCP und PTC (perkutane transhepatische Cholangiographie) gestellt.

T Therapie

Prinzipiell sollte bei jüngeren Patienten (abgesehen von metastatischen Tumoren) eine Resektionsbehandlung angestrebt werden. Meistens kommt jedoch nur noch eine palliative Therapie in Betracht. Sie besteht in der nicht-operativen Implantation von bilio-duodenalen Endoprothesen.

Verlauf und Prognose

Etwa zwei Drittel der Patienten sind primär inoperabel. Die Lebenserwartung beträgt dann drei bis zehn Monate. Nach einer in kurativer Intention durchgeführten Operation beträgt die mittlere Überlebenszeit bei proximalen Stenosen 18 Monate und die Fünf-Jahres-Überlebensrate bei distalen Verschlüssen 30% (außer Pankreaskarzinom).

Differentialdiagnostik

Differentialdiagnostisch kommen in erster Linie die Choledocholithiasis und Pankreaskarzinome in Betracht.

11.6.2.5 Strikturen der Gallenwege

Papillenstenose

Benigne Stenosen der ableitenden Gallenwege werden als Strikturen bezeichnet. Am häufigsten ist die **benigne Papillenstenose** (Fibrose, Adenomyomatose). Sie ist selten und nimmt mit dem Alter zu. Die bindegewebige Umwandlung des Sphincter Oddii nimmt ebenfalls mit dem Alter zu. Eine chronische Entzündung, wie sie bei Gallensteinerkrankungen auftreten kann, fördert diesen Prozeß. Die **Symptome** der Papillenstenose sind ähnlich wie bei der Choledocholithiasis und bestehen aus Koliken, dyspeptischen Beschwerden, Ikterus und intermittierenden acholischen Stühlen. Der Verlauf ist benigner als bei der Choledocholithiasis. Die Gefahr einer Cholangitis ist geringer. Die exakte Diagnostik ist nur mit Hilfe der ERCP möglich (siehe Abb. 11.6-11). Die **Therapie** der Wahl bei benigner Papillenstenose ist die endoskopische Papillotomie (siehe Abb. 11.6-12).

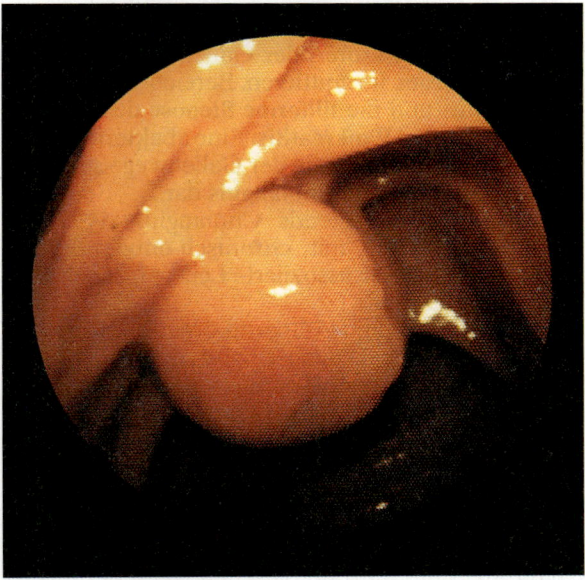

Abb. 11.6-11   Benignes Adenom der Papilla Vateri bei einem 25 Jahre alten Patienten mit uncharakteristischen Oberbauchbeschwerden (Ansicht von kranial). Der Befund wurde operativ bestätigt.

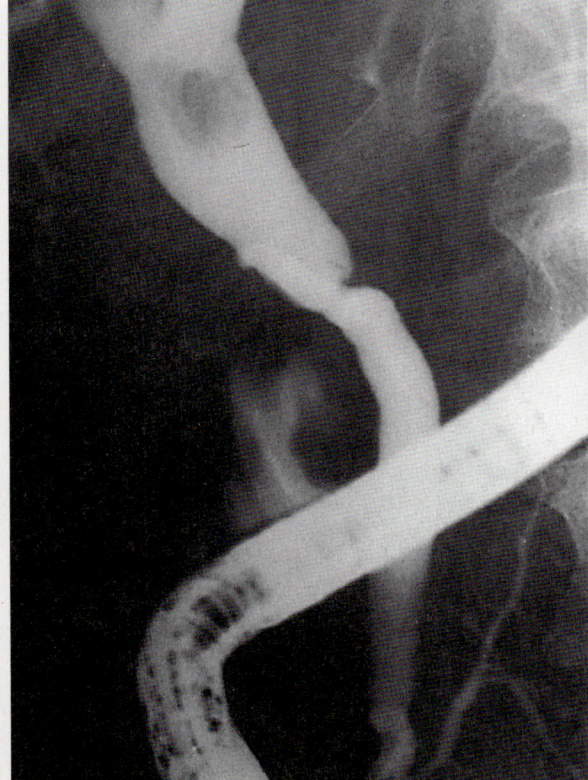

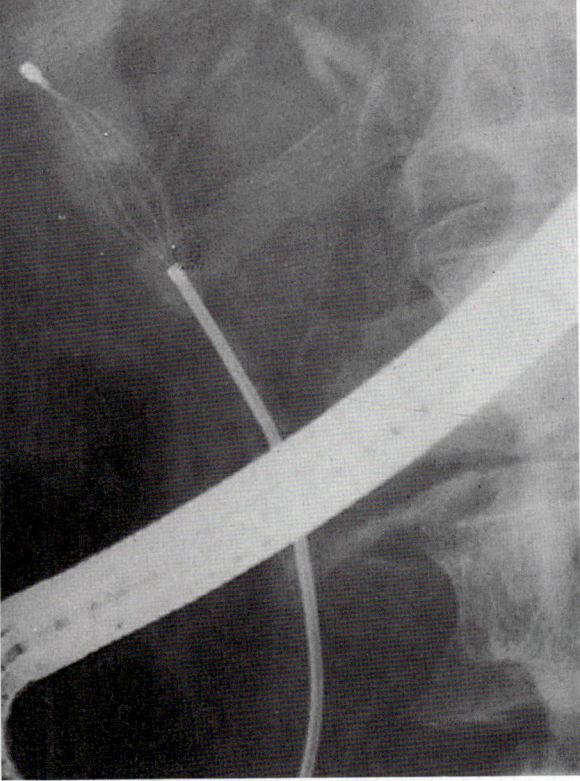

Abb. 11.6-12   Linke Bildhälfte: Traumatische Striktur des D. choledochus in Höhe des Abganges des D. cysticus (hier Zystikusstumpf nach Cholezystektomie) bei einem 64 Jahre alten Patienten.

Rechte Bildhälfte: Nach Papillotomie wird über das Endoskop eine Lithotripsiesonde in den proximalen Gallengang zur mechanischen Zertrümmerung des Konkrementes eingeführt.

Entzündliche Strikturen der Gallenwege

Entzündliche Strikturen der Gallenwege sind: das **Mirizzi-Syndrom** im mittleren Bereich des Ductus choledochus und die **filiforme Stenose des distalen Gallenganges bei Pankreatitis.** Eine abakterielle und fibrosierende Entzündung der Gallenwege stellt die **primär sklerosierende Cholangitis** dar.

Die primär sklerosierende Cholangitis (PSC) ist in 50% der Fälle mit chronisch-entzündlichen Darmerkrankungen assoziiert. Leitsymptome sind Ikterus und Juckreiz.

Die leberspezifischen Autoantikörper sind bei der PSC normal. Die Diagnose wird durch die typischen röntgenmorphologischen Veränderungen gestellt (siehe Abb. 11.6-13). Die Pathogenese der PSC ist noch unbekannt. Diskutiert werden eine portale Bakteriämie und die Absorption von Toxinen bei chronisch entzündlichen Darmerkrankungen. Ursodeoxycholsäure normalisiert in vielen Fällen die pathologischen Leberwerte und in manchen Fällen auch die morphologischen Veränderungen. In ausgewählten Fällen wird eine Lebertransplantation durchgeführt.

Das Mirizzi-Syndrom und die entzündlichen Strikturen bei Pankreatitiden werden operativ behandelt. Bei einem erhöhten operativen Risiko kann man die Stenosen vorübergehend auch mit bilioduodenalen Endoprothesen versorgen (siehe Abb. 11.6-14a und b).

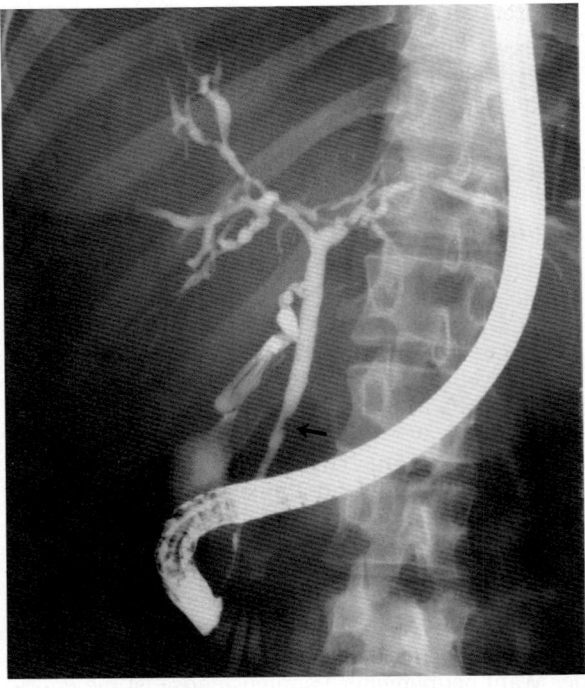

Abb. 11.6-13 Typisches Bild einer primär sklerosierenden Cholangitis bei einer 26 Jahre alten Patientin: Die beiden Ductus hepatici sind irregulär stenosiert. Man erkennt eine Stenose im unteren Drittel des Ductus choledochus (Pfeil).

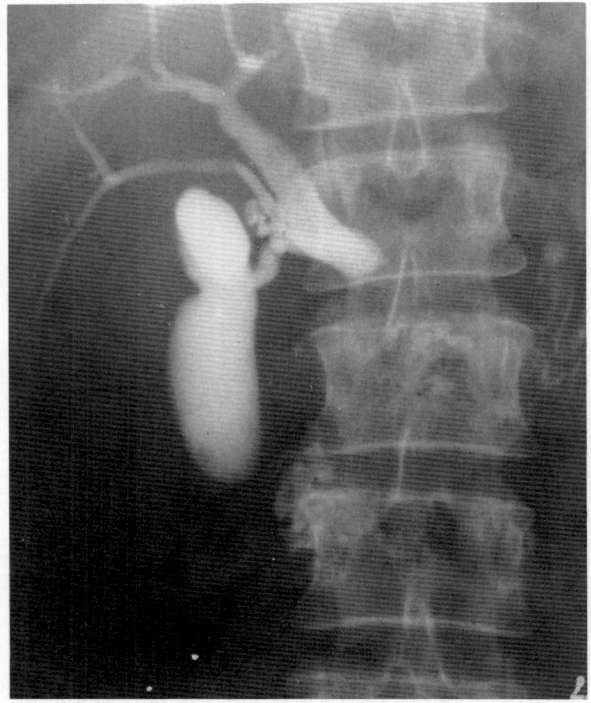

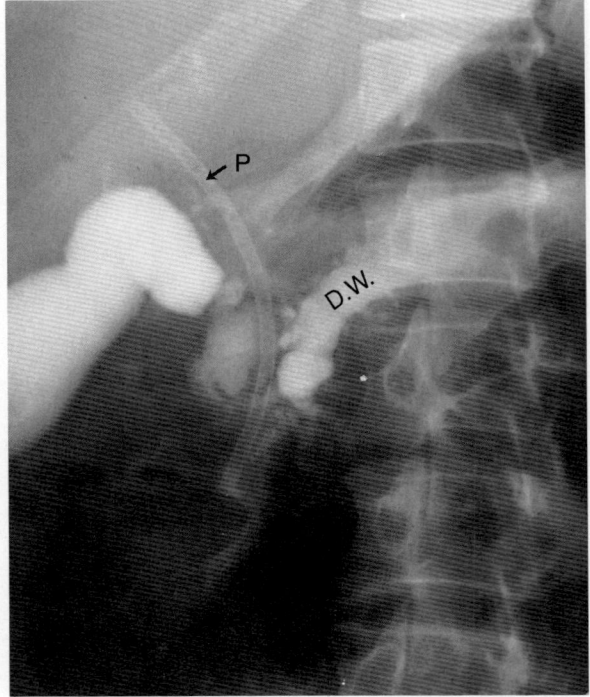

Abb. 11.6-14 a) 39 Jahre alte Patientin mit chronischer Pankreatitis. Ausgeprägte entzündliche Stenose des distalen Gallenganges bei chronischer Pankreatitis mit Dilatation der extrahepatischen Gallenwege. In Projektion auf das Pankreas erkennt man Verkalkungen.

b) Zustand nach endoskopischer Implantation einer bilioduodenalen Endoprothese (P) zur temporären Ableitung der Galle. Nach Injektion von Kontrastmittel in den Pankreasgang erkennt man die irreguläre Erweiterung des Ductus Wirsungianus (D. W.) als Zeichen der chronischen Pankreatitis.

Der natürliche Verlauf der entzündlichen Strikturen ist durch rezidivierende Cholangitiden und die sekundäre biliäre Zirrhose gekennzeichnet. Die wichtigsten Differentialdiagnosen entzündlicher Strikturen sind die Tumorerkrankung, die Choledocholithiasis und die traumatische Stenose (nach Unfällen oder Operationen).

Parasitäre Erkrankungen der Gallenwege

Parasitäre Erkrankungen (Echinokokkose, Fasciola hepatica, Clonorchis sinensis, Askariden) können zu einer Verschlußsymptomatik führen. Ursache der parasitären Erkrankungen ist die orale Aufnahme von infizierten Nahrungsmitteln (siehe Kap. 6). Die Clonorchis sinensis ist im Fernen Osten endemisch. Die Echinokokkose kann als Echinococcus cysticus oder alveolaris auftreten. Diese Erkrankung führt zu intrahepatischen Zysten, die den Gallengang durch Druck von außen einengen oder durch die „Geburt" von Hydatiden in den Gallengang zu einem Verschlußikterus führen. Bei der Fasciola hepatica (Leberegel) und den Askariden handelt es sich um mehrere Zentimeter große Parasiten, die retrograd über die Papille in den Gallengang einwandern und einen Verschlußikterus verursachen können.
Leitsymptome sind wiederum der Ikterus und die biliäre Kolik. Bei parasitären Erkrankungen können allergische Exantheme auftreten und eine Eosinophilie beobachtet werden. Echinokokkuszysten stellen sich sonographisch und im CT dar (Verkalkungen). Serologisch gibt eine Komplementbindungsreaktion Hinweise auf eine Echinokokkose. Die Echinokokkose wird operativ und medikamentös (Mebendazol) behandelt.
Differentialdiagnostisch müssen Tumorerkrankungen, Choledocholithiasis und traumatische Stenosen (Unfälle, operativ) ausgeschlossen werden.

11.6.2.6 Anomalien der Gallenwege

Anomalien der Gallenwege spielen klinisch eine untergeordnete Rolle. Die wichtigsten Anomalien stellen die zystische Dilatation der intrahepatischen Gallenwege (Caroli-Syndrom), die Choledochozele (zystische Erweiterung des distalen Gallengangs) und die Gallengangsatresie dar.

Literatur

- Classen, M., K. Knyrim: Endoskopische Therapie der Erkrankungen der Gallenwege und des Pankreas. In: Siewert, R. (Hrsg.): Chirurgische Gastroenterologie, 2. Aufl., Springer, Berlin–Heidelberg–New York 1990.
- Demling, L. (Hrsg.): Klinische Gastroenterologie, Thieme, Stuttgart–New York 1984.
- Dowling, R. H.: Medical treatment of gallstones: Good news and bad news. In: Paumgartner, G., A. Stiehl, W. Gerok (Hrsg.): Trends in Bile Acid Research. Kluwer Academic Publishers, Dordrecht 1989.

11.7 Erkrankungen der Bauchspeicheldrüse

11.7.1 Akute und chronische Pankreatitis

H. GOEBELL

Akute und chronische Entzündungen der Bauchspeicheldrüse sind Krankheiten, die verschieden entstehen und ablaufen und unterschiedliche Ursachen haben. Die akute Pankreatitis entsteht plötzlich, meist bei Abgang eines Gallensteines, seltener durch metabolische Störungen (Alkohol, Medikamente, Hyperkalzämie). Die chronische Pankreatitis entsteht schleichend ohne Beschwerden, tritt dann in eine Phase der rezidivierenden Schmerzen, wobei akute Entzündungen sich überlagern, und geht dann nach Jahren in ein Stadium des Ausbrennens mit den Symptomen der Pankreasinsuffizienz über. Ganz überwiegend wird sie durch chronischen Alkoholabusus verursacht, nur sehr selten durch Narbenbildungen am Gangsystem (chronisch-obstruktive Form). Die akute Pankreatitis ist lebensgefährlich, in ca. 10% geht sie tödlich aus. Todesursachen sind bei subtotaler und totaler Nekrose der Drüse vor allem Schock, Sepsis, Nieren- und Lungenversagen. Die chronische Pankreatitis ist kompliziert durch Sekundärschäden wie Zysten, Duodenalstenose, Choledochusstenose mit Ikterus und starke Schmerzen bei Bildung von Kalksteinen in den Pankreasgängen sowie durch eine fortschreitende Pankreasinsuffizienz. Spätfolgen der Pankreasinsuffizienz sind Gewichtsabnahme, Steatorrhö und Diabetes mellitus.

11.7.1.1 Akute Pankreatitis

Definition

Es handelt sich um eine plötzliche, ein- oder mehrmalige Entzündung des Pankreas mit Ödem und, bei Fortschreiten der Erkrankung, mit Nekrosen. Direkte Ursache ist eine Selbstverdauung der Drüse. Nach Beseitigung der Ursache heilt die Pankreatitis aus.

Kasuistik

Eine 52jährige Frau verspürt nach einer üppigen Mahlzeit plötzlich starke, krampfartige Schmerzen mit Schwerpunkt unter dem rechten Rippenbogen. Die Schmerzen steigern sich zu einer Kolik mit Schweißausbruch und Erbrechen. Der hinzugezogene Notarzt stellt anamnestisch bei der übergewichtigen Patientin keine Besonderheit fest und verabreicht ihr unter der Verdachtsdiagnose einer akuten Gallenkolik ein Spasmolytikum, das die Schmerzen deutlich lindert. Bei der erneuten Untersuchung des Abdomens findet sich dann im Mittelbauch eine prall-elastische Abwehrspannung. Die Darmgeräusche sind spärlich, es erfolgt Klinikeinweisung unter dem Verdacht auf ein „akutes Abdomen". Die Patientin macht nun einen kranken Eindruck: Puls 100 pro Minute, RR 105/60 mmHg (13,7/7,8 kPa), ihre Skleren sind gelblich verfärbt.

Labor: Leukozytose von 16000/µl (16 G/l), Hb 12,5 g/dl (7,5 mmol/l), Amylase im Serum 850 U/l, Lipase 1000 U/l. Gemeinsam mit dem körperlichen Befund erfolgt die Diagnose einer akuten Pankreatitis. Bei der **Ultraschalluntersuchung** des Abdomens zeigen sich mehrere Steine in der Gallenblase, der Gallengang ist erweitert (V. a. Gallensteine), der Pankreaskopf ist ödematös vergrößert. Über einen venösen Zugang wird Ringerlösung infundiert, und um den Magen-Darm-Trakt zu entlasten, bekommt die Patientin eine Magensonde. Urinausscheidung und Blutgase (Lungenfunktion) sind normal, der Kreislauf stabil. Am nächsten Morgen ist das Bilirubin auf 3,5 mg/dl (63 µmol/l), die alkalische Phosphatase auf 320 U/l erhöht; Amylase und Lipase sind ebenfalls hoch. Bei der **ERCP** mit Kontrastdarstellung der Gallengänge finden sich dort zwei Konkremente; Durchführung einer Papillotomie, die Steine gehen ins Duodenum ab. Daraufhin erholt sich die Patientin, die Werte normalisieren sich, nach ca. 10 Tagen wird laparoskopisch die Gallenblase entfernt. Kommentar: typischer Verlauf einer biliären ödematösen Pankreatitis.

Epidemiologie

Die Inzidenz liegt bei 5–10 Fällen auf 100 000 Einwohner pro Jahr. Ca. 1,5% von Krankenhauspatienten haben eine akute Pankreatitis. Der Gipfel der Erkrankung liegt zwischen dem 40. und 60. Lebensjahr, wobei Frauen häufiger betroffen sind. Es besteht eine direkte Korrelation mit der Häufigkeit des Gallensteinleidens.

Ätiologie und Pathogenese

Die wichtigste Ursache (60–70%) sind **Gallensteine.** Es kommt zum Abgang von kleinen Steinen, die dann beim Durchtritt durch die Papilla Vateri zu einem Aufstau des Pankreassekretes in den Pankreasgang führen. Es entsteht dann gleichzeitig ein Stauungsikterus (siehe Abb. 11.7-1). Passierende Steine geben den Abfluß wieder frei, Weitere, aber seltenere Ursachen sind in Tabelle 11.7-1 zusammengefaßt. **Medikamente** sind besonders zu erwähnen: Man weiß, daß vereinzelt eine akute Pankreatitis ausgelöst wird durch Azathioprin (besonders bei Nierentransplantation), Chlorothiazide, Furosemid, Östrogene (Pille), Tetracycline u. a.

Beim **Pankreas divisum** handelt es sich um eine angeborene Entwicklungsstörung der Drüse, bei der die Anlage zweigeteilt bleibt und über den Ductus Santorini der Hauptteil, durch den D. Wirsungianus der kleinere kaudale Teil drainiert wird. Dort kann es zu Aufstau und Entzündung kommen, ebenso an der sehr engen Mündung des Ductus Santorini.

Die **Pathogenese** der akuten Pankreatitis ist wahrscheinlich einheitlich: Durch intrapankreatische Aktivierung von Trypsinogen zu Trypsin, bei der möglicherweise intrazellulär die Freisetzung von lysosomalen Enzymen auch eine Rolle spielt, wird

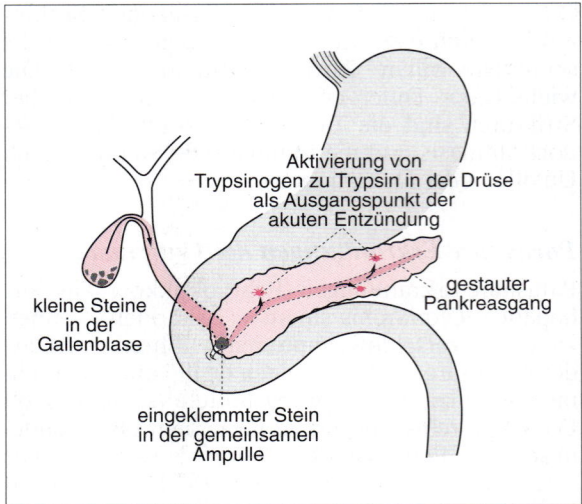

Abb. 11.7-1 Einklemmung eines Steines in der gemeinsamen Ampulle von Gallen- und Pankreasgang als Ursache einer akuten Pankreatitis.

eine Kaskade der Enzymaktivierung am falschen Ort, nämlich in der Drüse, mit den Folgen der Selbstverdauung in Gang gesetzt. Es entstehen aktives Chymotrypsin, Phospholipase A_2 (besonders gefährlich durch Bildung des toxischen Lysolezithins aus Lezithin), Elastase, Ribonuklease, Kallikrein, Kinin u. a. Es kommt zur Andauung der Zellwände, Lipase und Amylase treten ebenfalls in das interstitielle Gewebe aus. Im Gewebe bildet sich rasch ein Ödem (Schwellung der Drüse), angedaute Gefäße können bluten, und es entstehen kleinere oder größere Nekrosen bis hin zur tödlichen Totalnekrose (Pankreasapoplexie). Der Ablauf kann auf jeder Stufe stehenbleiben. Ca. 60% laufen als ödematöse Pankreatitis, weitere 30% mit partiellen Nekrosen und ca. 10% als totale Nekrosen ab. Die Schwere des Krankheitsverlaufs entspricht dem Umfang der

Tab. 11.7-1 Ursachen einer akuten Pankreatitis

► abgehende Gallensteine	60–70%
► Alkoholabusus	20%
► unbekannt (idiopathisch) oder metabolisch u. a.	10%
► seltene Ursachen	

– Traumen an der Bauchspeicheldrüse, postoperativ, nach ERCP
– Infektionen (Mumps, Coxsackie, Hepatitisviren u. a.)
– Hyperkalzämie bei primärem Hyperparathyroidismus und anderen Ursachen
– Hyperlipidämien
– Urämie
– Medikamente
– vaskuläre Erkrankungen (LE, Periarteriitis u. a.)
– mechanische Hindernisse (Tumor oder Stenose der Papille, Narben, Askaridenaszension, Pankreas divisum)
– hereditär (sehr selten)

Nekrosen: Je ausgeprägter die Nekrosen, desto schwerer der Verlauf.

Die **Folgen** sind: große Verluste von eiweißreicher Körperflüssigkeit einschließlich Blut in das Retroperitoneum mit Volumenmangelschock. Gewebetoxine, aktive Enzyme und vasoaktive Substanzen treten in den Kreislauf über und führen an vielen Organen zu Schädigungen (Niere: prärenales und tubuläres Nierenversagen; Lunge: Zerstörung des Surfactant-Faktors, interstitielles Ödem mit O_2-Diffusionsstörung; Herz: Myokardnekrosen [selten]; Gehirn: Ödem mit Enzephalopathie [selten]; Leber: Zellnekrosen mit Transaminasenanstieg).

Durch Übertritt von Toxinen in die Peritonealhöhle entsteht eine lokalisierte oder diffusere Peritonitis, v.a. aber eine Irritation des Darmes mit paralytischem Ileus. Dort kommt es durch Sequestration zu weiteren Flüssigkeits- und Elektrolytverlusten. An der Drüse selbst kann sich die primär aseptische Entzündung durch Keimbesiedlung der Nekrosen (meist gramnegative Bakterien) zur Sepsis und Abszeßbildung entwickeln. Vorübergehend tritt nicht selten durch relativen Insulinmangel eine Kohlenhydrat-Stoffwechselstörung mit Hyperglykämie und Glukosurie auf. Das Kalzium im Blut fällt ab durch Bindung an lipolytisch entstandene Fettsäuren (Kalkspritzer im Gewebe, sie bestehen aus Kalkseife) und in Bindung an in das Retroperitoneum versackendes Albumin. Durch Einblutung in das Pankreas können größere Blutverluste entstehen. Eine Zusammenfassung gibt Abbildung 11.7-2.

S Symptome

Relativ plötzlich enstehen **starke Schmerzen** im Oberbauch mit Übelkeit und **Erbrechen.** Herzklopfen, rascher Herzschlag und ein Schwächegefühl können bereits Ausdruck des beginnenden **Schockes** sein. Das Gesicht ist häufig gerötet (vasoaktive Substanzen).

Befund: krankes bis schwerkrankes Aussehen. Der Leib ist prall-elastisch mit Abwehrspannung, besonders im Oberbauch. Es kann eine Tachykardie und Blutdruckerniedrigung bestehen. Die Skleren sind manchmal etwas gelblich. Bei schweren Fällen zeigt sich eine hämorrhagische Verfärbung der linken Flanke (Grey-Turner-Zeichen) oder im Bereich des Nabels (Cullen-Zeichen). In der Bauchhöhle kann sich ein entzündliches Exsudat ansammeln, die Darmgeräusche sind spärlich. Es kann Fieber entstehen, anfangs als Ausdruck der aseptischen Entzündung, später als Ausdruck einer bakteriellen Besiedlung von pankreatischen Nekrosen.

D Diagnostik

Die Diagnose der akuten Pankreatitis ruht auf zwei Pfeilern:
► Nachweis einer erhöhten Konzentration von Amylase oder Lipase im Serum und

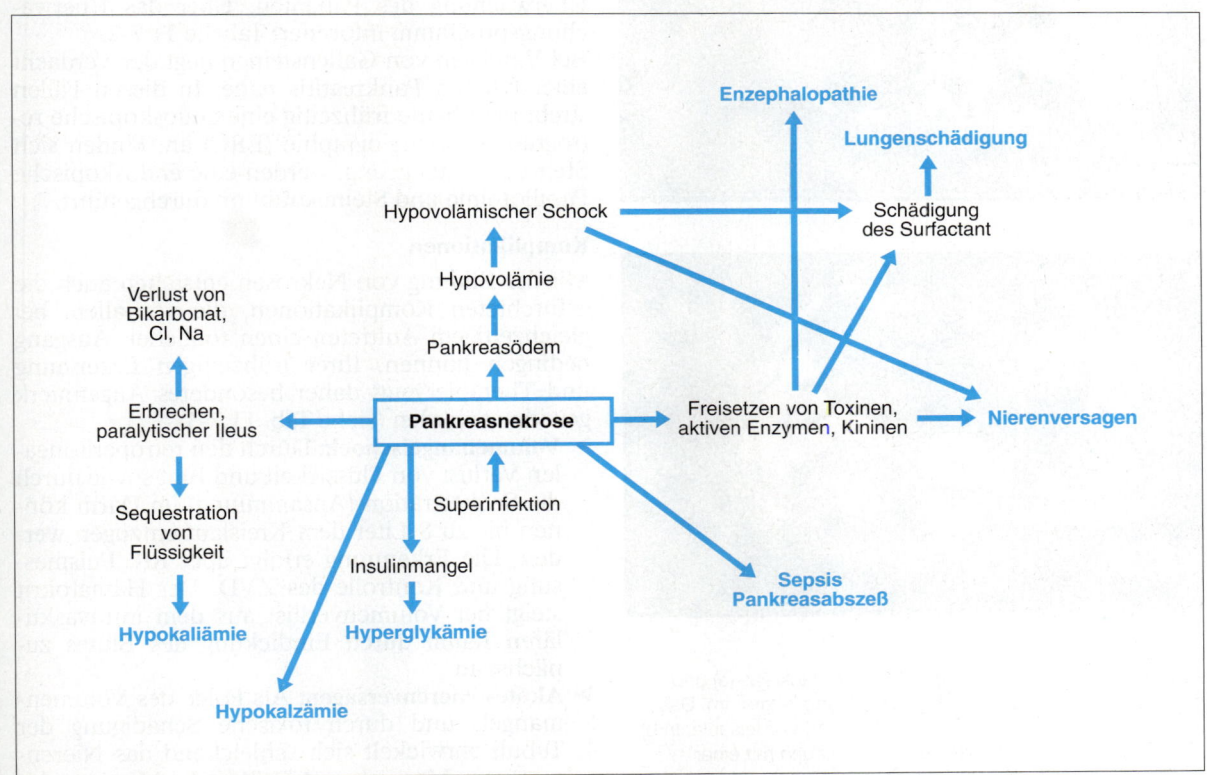

Abb. 11.7-2 Pathophysiologische Vorgänge bei akuter Pankreatitis.

▶ Feststellung einer Pankreasvergrößerung in der Ultraschalluntersuchung oder im Computertomogramm (siehe Abb. 11.7-3a und b).

Im klassischen Fall ist die **Aktivität der Amylase oder Lipase** im Serum stark erhöht (Amylase normal 70–300 U/l, erhöht: > 350 U/l. Lipase normal < 180 U/l; erhöht: 350 – > 1000 U/l). Geringgradige Erhöhungen sind meist nur Ausdruck eines geringen Pankreasödems bei unspezifischer Pankreasreaktion, z. B. als Begleit-„Pankreatitis" bei Hepatitis A oder B oder bei Mumps. Die Lipase ist ein pankreasspezifisches Enzym; Amylase kann auch aus der Gl. parotis stammen. Die Bestimmung der pankreasspezifischen Jso-Amylase ist möglich, aber aufwendig. Bei totalen Nekrosen des Pankreas können die Enzyme im Serum nach einigen Stunden bereits wieder auf Normal abgefallen sein, obwohl ein schwerstes Krankheitsbild vorliegt. **Schwere der Pankreasentzündung** und **Höhe der Serumenzyme** gehen daher **nicht parallel!** (Falsch erhöhte Serumamylasen siehe Abschnitt Differentialdiagnose.) Die Amylase hat eine hohe Nierenclearance, sie tritt

rasch in den Harn über, so daß auch dort die Amylasekonzentration ansteigt. Lipaseaktivität findet sich nicht im Harn. Bei Obstruktion des Choledochus erfolgt ein Anstieg der cholostaseanzeigenden Enzyme (alkalische Phosphate, LAP, γ-GT) und des direkten Bilirubins. Der Anstieg des C-reaktiven Proteins (CRP) im Serum weist auf die Entstehung von Nekrosen hin.

Mit **Ultraschall** läßt sich in ca. 60% das deutlich geschwollene Pankreas erkennen und damit die Diagnose sichern. Außerdem erkennt man Gallensteine in der Gallenblase. In ca. 40% gelingt diese Untersuchung wegen Luftüberlagerung des Pankreas nicht. In diesen Fällen ist das CT wegweisend. Mit gleichzeitiger i.v. Kontrastmittelgabe färben sich erhaltene Pankreasteile an, Nekrosen dagegen zeigen keine Färbung. Man erkennt die geschwollene Drüse und auch retroperitoneal nach distal ziehende Nekrosestraßen (dynamisches Angio-CT). Mit diesen Methoden wird die Pankreatitis sicher festgestellt und von anderen Erkrankungen abgegrenzt (siehe Differentialdiagnose). Die Abbildung 11.7-3b gibt das Beispiel einer akuten Pankreatitis. In der röntgenologischen „Abdomenübersichtsaufnahme" kann man Pankreasverkalkungen (beweisend für eine gleichzeitig vorhandene chronische Pankreatitis), verkalkte Gallensteine, oder auch eine subphrenische Luftsichel (als Hinweis auf ein perforiertes Ulkus) erkennen.

Weitere diagnostische Maßnahmen dienen der Erfassung der möglichen Komplikationen und der Überwachung des Patienten. Über das Überwachungsprogramm informiert Tabelle 11.7-2.

Bei Vorliegen von Gallensteinen liegt der Verdacht einer biliären Pankreatitis nahe. In diesen Fällen strebt man heute frühzeitig eine endoskopische retrograde Cholangiographie (ERC) an. Finden sich Steine im Gallengang, werden eine endoskopische Papillotomie und Steinextraktion durchgeführt.

Komplikationen

Mit der Bildung von Nekrosen entstehen auch die gefürchteten Komplikationen, die vor allem bei gleichzeitigem Auftreten einen tödlichen Ausgang bedingen können. Ihrer frühzeitigen Erkennung und Therapie muß daher besonderes Augenmerk gewidmet werden (siehe Tab. 11.7-3).

▶ **Volumenangelschock:** Durch den retroperitonealen Verlust von Flüssigkeit und Blut sowie durch die Sequestration (Ansammlung) im Darm können bis zu 8 Liter dem Kreislauf entzogen werden. Die Erkennung erfolgt über RR, Pulsmessung und Kontrolle des ZVD. Der Hämatokrit steigt bei Volumenverlust aus dem intravaskulären Raum durch Eindickung des Blutes zunächst an.

▶ **Akutes Nierenversagen:** Als Folge des Volumenmangels und durch toxische Schädigung der Tubuli entwickelt sich schleichend das Nierenversagen. Man erkennt es über die Messung der Harnbildung bei einem Absinken der Produktion

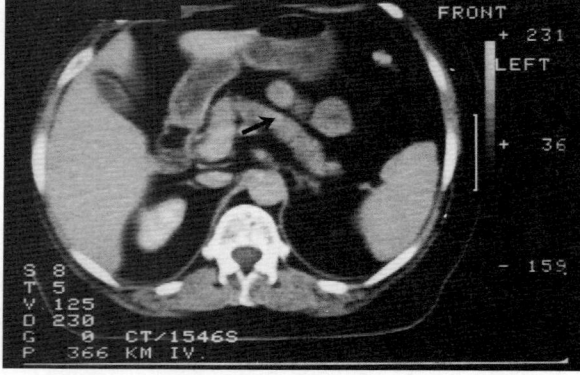

a

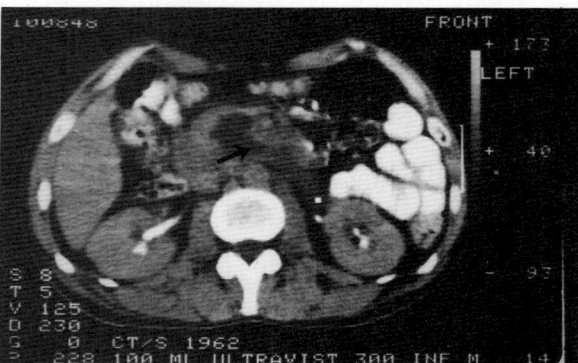

b

Abb. 11.7-3   Darstellung des normalen Pankreas (a) und einer akuten Pankreatitis (b) im Computertomogramm. Das Pankreas liegt bogenförmig über Aorta und Wirbelsäule. In b) sieht man das ödematös aufgetriebene Organ mit einer zentralen Nekrose, die sich im Gegensatz zum noch durchbluteten Gewebe nicht mehr durch Kontrastmittel anfärbt.

Tab. 11.7-2 Überwachungsprogramm bei akuter Pankreatitis

klinische Untersuchung (Palpation und Auskultation des Abdomens)	mehrmals täglich
chirurgisches Konsil	bei Aufnahme des Patients und bei Verschlechterung
Blutdruck, Puls, Urinausscheidung	zunächst stündlich
Flüssigkeitsein- und -ausfuhr	in 12-Stunden-Intervallen (Magensaft, Urin)
zentraler Venendruck	mehrmals täglich
Temperaturmessung	2×täglich
Hämoglobin, Hämatokrit, Leukozyten	täglich
Na$^+$, Ca^{2+}, K$^+$, Kreatinin Harnstoff	täglich
Blutgase (pO$_2$, pCO$_2$, Bikarbonat, pH)	täglich
Amylase oder Lipase im Serum	täglich
CRP als Hinweis auf Nekrosen	täglich
Gerinnungsstatus (Quick, Thrombozyten)	täglich
Gesamteiweiß (Albumin)	alle 2–3 Tage
Blutzuckertagesprofil	anfangs täglich
Röntgen-Thorax, EKG	bei Aufnahme und klinischer Verschlechterung
Abdomenübersicht, Röntgen	bei Aufnahme und klinischer Verschlechterung
Sonographie des Abdomens, evtl. CT	bei Aufnahme und klinischer Verschlechterung
Feinnadelpunktion der Nekrose mit Bakteriologie	bei Verdacht auf Sepsis

Tab. 11.7-3 Typische Komplikationen der akuten Pankreatitis

► Volumenmangelschock
► akutes Nierenversagen
► akutes Lungenversagen
► Sepsis und Abszeßbildung
► Nekrosen in der Umgebung (selten), z.B. am Querkolon
► intestinale Blutung
► Pankreaspseudozysten
► Verbrauchskoagulopathie (selten)

unter 40 ml pro Stunde. Die Erhöhung des Kreatinins im Serum kann nachhinken.

► **Akutes Lungenversagen** (ARDS, Schocklunge): Man erkennt es nicht durch Auskultation oder Röntgenaufnahme, sondern an dem Absinken des pO$_2$ unter 65 mmHg. Wenn es längere Zeit besteht, kann es infolge Fibrosierung des Lungeninterstitiums irreversibel werden und den Tod bedingen.

► **Sepsis und Abszeßbildung:** Primär finden sich keine Bakterien im Pankreas. Es kann aber be-

reits in der ersten Woche zum Einwandern von Bakterien kommen. Entsteht Fieber, so erhärtet sich der Verdacht. In der zweiten und dritten Woche können sich dann Abszesse bilden. Die Diagnose erfolgt durch Feinnadelpunktion unter Sonographie oder CT-Kontrolle. Vom Aspirat wird ein Ausstrich angefertigt und nach Gram gefärbt. Bei positivem Befund sollte operiert werden, um den Eiter zu entfernen. Blutkulturen ergänzen die Untersuchung.

► **Nekrosen in der Umgebung:** Sie sind selten; durch direkte Einwirkung kann es zu Nekrosen der anliegenden Darmwand kommen, besonders am Querkolon.

► **Intestinale Blutungen:** Zu starken Blutverlusten kann es durch Übertritt von Blut aus dem hämorrhagischen Pankreas in den Darm kommen. Außerdem sind Streßblutungen aus dem Magen gefürchtet.

► **Pankreaspseudozysten:** Sie können eine Spätfolge von Pankreasnekrosen sein. Es bilden sich Höhlen, die nicht von Epithel ausgekleidet sind, sondern deren Wände aus fibrotischem Gewebe bestehen. Sie enthalten nekrotisches Material und Enzyme, können sich infizieren, aber auch spontan resorbieren. Amylase und Lipase bleiben im Serum erhöht. Sie können durch Ultraschall und/oder CT leicht diagnostiziert werden.

Man kann unter der Einbeziehung der Klinik und des morphologischen Befundes drei Stadien unterscheiden:

► Stadium I = ödematöse Form, primär keine Komplikationen. Sie liegt in 60% vor, die Letalität liegt bei 5%.

► Stadium II = partielle Nekrosen, ein oder zwei Komplikationen. Sie liegt in 30% vor, die Letalität beträgt 25–50%.

► Stadium III = totale Nekrose, drei bis vier Komplikationen, die Letalität beträgt 80–100%.

▼ **Therapie**

Die Behandlung der akuten Pankreatitis gliedert sich

► in eine standardisierte Basistherapie und
► in eine Ergänzungstherapie.

Beginn beim Hausarzt: Der Hausarzt stellt die Verdachtsdiagnose durch das klinische Bild. Er sollte einen peripheren Zugang legen, die Infusion von physiologischer NaCl-Lösung beginnen und evtl. ein Schmerzmittel (keine Opiate [Papillenspasmus!], aber z.B. Paracetamol, Buprenorphin) geben. Dann erfolgt die Klinikeinweisung.

Therapie in der Klinik: Die **standardisierte Basistherapie** soll bei allen Patienten mit akuter Pankreatitis der Vorbeugung von Komplikationen und der Behandlung der Hauptsymptome dienen (siehe Tab. 11.7-4). Sie wird von dem Überwachungsprogramm begleitet.

Die Basistherapie wird bis zur klinischen Normalisierung durchgeführt (Amylase und Lipase bleiben manchmal länger noch erhöht).

Tab. 11.7-4 Standardisierte Basistherapie der akuten Pankreatitis

► Flüssigkeits- und Nahrungskarenz, Magensonde (bei Erbrechen, Ileus, allen Komplikationen)
► parenterale Flüssigkeitszufuhr (Elektrolyt-Glukose-Gemisch) von 2,5 bis 3 l pro 24 h positive Wasserbilanz (Messung des ZVD)
► Schmerztherapie mit Procainhydrochlorid (2 g/24 h i.v.). Bei Bedarf zusätzliche Analgetika (z. B. Paracetamol, Tramadol)
► bei schwerer Pankreatitis Streßulkusprophylaxe mit einem H$_2$-Blocker

---

Ein vorsichtiger Kostaufbau kann nach einigen Tagen erfolgen, wenn die klinischen Befunde (Schmerzen, Abwehrspannung, Fieber, Darmlähmung etc.) sich normalisiert haben.

Durch die Überwachung stellt man fest, ob sich Komplikationen anbahnen. Sie werden gezielt nach dem **Ergänzungsprogramm** therapiert (siehe Tab. 11.7-5).

Tab. 11.7-5 Problemorientierte Ergänzungstherapie der akuten Pankreatitis

Symptom/Problem/ Komplikation	Therapeutische Maßnahmen
Schock	Flüssigkeitszufuhr (u.U. Humanalbumin) entsprechend zentralem Venendruck
Hb-Hk-Abfall	Erythrozytenkonzentrate, Vollblut
Hypokalzämie	Kalziumglukonat i.v., evtl. zusätzlich Humanalbumin
Hypokaliämie	Kaliumersatz i.v.
Hyperglykämie	Altinsulin in kleinen Dosen
Enzephalopathie	O$_2$-Zufuhr
Fieber, Sepsis, Pneumonie	Antibiotika (Ampicillin, Mezlocillin, Cephalosporine, Metronidazol u. a.)
respiratorische Insuffizienz	Bei pO$_2$-Abfall unter 70 mmHg oder um mehr als 15 mmHg vom Ausgangswert O$_2$-Gabe über Nasensonde. Relativ großzügige Indikation zur maschinellen Beatmung stellen: bei Patienten über 60 Jahre, wenn pO$_2$ unter 60 mmHg, bei jüngeren Patienten, wenn pO$_2$ unter 50 mmHg fällt.
metabolische Azidose	Bikarbonatzufuhr
akutes Nierenversagen	Hämodialyse (bei schweren Fällen in der Frühphase evtl. Peritonealdialyse)
ERCP/evtl. endoskopische Papillotomie	bei Verdacht auf eingeklemmten Papillenstein
Operation (Entfernung der Nekrosen, Spülung)	bei foudroyantem Verlauf: Frühoperation; bei lokalen Spätkomplikationen: elektive Operation

---

Solange differentialdiagnostisch ein Herzinfarkt nicht ausgeschlossen ist, keine i.m. Injektion vornehmen, da sich hierdurch die Kreatinkinase erhöhen kann.

Die vielfach geübte Gabe besonderer Substanzen, die die Magen- und Pankreassekretion direkt oder indirekt ruhigstellen sollen, haben einer kritischen Überprüfung in kontrollierten Studien nicht standgehalten. Sie haben meist weder einen Effekt auf das klinische Befinden noch auf die Sterblichkeit der Erkrankten gezeigt und sollen daher nicht verwendet werden. Hierzu gehören Atropin, Glukagon, Somatostatin, Calcitonin, Camostat (Foy®) und Aprotinin (= Kallikrein-Inhibitor; Trasylol®).

Operationsindikation: Eine Operation mit Entfernung der Nekrosen, Spülung und Bursalavage ist indiziert im Stadium II und III, v. a. wenn unter der konservativen Behandlung keine Besserung innerhalb von 48 Stunden zu sehen ist. Eine weitere Indikation besteht bei Infektionen der Nekrosen mit Sepsis und Abszeßbildung.

Verlauf und Prognose

Der Verlauf wird mit der Zunahme der Nekrosen (und damit Komplikationen) schwerer. Ungünstig für die Prognose ist, wenn zu Beginn mehr als drei der folgenden Faktoren (Prognosekriterien nach Ranson) zutreffen:
– Alter über 55 Jahre
– Leukozytose über 16 000 μl (16 G/l)
– Blutzucker über 200 mg/dl (12 mmol/l)
– LDH > 700 U/l, GOT > 50 U/l
– In den ersten 48 Stunden zusätzlich Hämatokritabfall > 10%
– Serumkalzium < 4 mVal/l
– Basendefizit > 4 m VAl/l
– Harnstoff-Stickstoff > 5 mg/dl
– pO$_2$ < 60 mmHg (7,8 kPa)
– Flüssigkeitsdefizit > 6 l (geschätzt).

Wenn eine akute Pankreatitis abgeklungen ist, muß man im Intervall zu einer möglichen nächsten akuten Entzündung eine Reihe von Untersuchungen durchführen, um eine mögliche Ursache zu erkennen:
Wiederholte Bestimmungen von Kalzium, eventuell von Parathormon im Serum, um eine Kalzium-Stoffwechselerkrankung, Z.B. einen primären Hyperparathyroidismus, zu entdecken; **Lipidstatus** zur Erfassung einer primären Hyperlipidämie. Suche nach Gallensteinen und eventuelle Cholezystomie sind wichtig. Vor allem sind Untersuchungen zum Ausschluß einer chronischen Pankreatitis durchzuführen, wenn ein Alkoholabusus bekannt ist (siehe Kap. 11.7.1.2).

Bei Beseitigung der Ursache und Überstehen der Erkrankung heilt eine akute Pankreatitis in der Regel aus, gelegentlich besteht eine Defektheilung (Narben, Zysten als Rest, unregelmäßige Gangkonturen).

Differentialdiagnose

Da es sich bei der akuten Pankreatitis um ein „akutes Abdomen" handelt, müssen alle Diagnosen unter dieser Sicht bedacht werden (siehe Tab. 11.7-6). Bei manchen dieser Erkrankungen können Amylase und Lipase fälschlich erhöht sein, so bei perforiertem Ulkus, Cholezystitis, Mesenterialinfarkt, Ileus, Aneurysma dissecans; zusätzlich bei Parotitis, Niereninsuffizienz, Bauchhöhlenschwangerschaft. Selten führt eine Makroamylasämie (Zusammenlagerung mehrerer Amylasemoleküle; ohne Krankheitswert) zu falsch erhöhten Werten. In diesem Fall sind die Lipasewerte normal, und im Harn findet sich kaum Amylaseaktivität.

Tab. 11.7-6   Differentialdiagnose der akuten Pankreatitis

▶ Perforation eines Magen- oder Duodenalulkus
▶ akute Cholezystitis
▶ Mesenterialgefäßverschluß
▶ Aneurysma dissecans der Bauchaorta
▶ Dünndarmileus
▶ akute Appendizitis
▶ linksseitige Ureterkolik
▶ Herzinfarkt (vor allem Hinterwand)
▶ linksseitige Lungenembolie mit Pleuritis

Der Erkennung der in Tabelle 11.7-6 aufgeführten Erkrankungen dienen vor allem folgende, stets durchzuführende Untersuchungen: Röntgenaufnahme im Stehen (subphrenische Luftsichel = Perforation eines Ulkus; Spiegelbildungen im Darm = Ileus), EKG, CK mit CK-MB (Herzinfarkt), Ultraschall (Aneurysma der Bauchaorta).

11.7.1.2 Chronische Pankreatitis

Definition

Es handelt sich um eine fortschreitende Erkrankung des Pankreas, meist durch Alkoholkonsum bedingt. Im Verlaufe von Jahren verschwindet das Funktionsgewebe der Azini mit dadurch bedingter exokriner Insuffizienz. Später entsteht auch eine Insuffizienz des endokrinen Pankreas.

Kasuistik

Ein 30jähriger Mann sucht seinen Hausarzt auf, weil er seit einigen Monaten ein Druckgefühl im Oberbauch hat, das immer wieder mit postprandialen Schmerzen einhergeht, die nach links unter den Rippenbogen ausstrahlen. **Ultraschall** des Abdomens: Leber, Gallenblase und Pankreaskopf unauffällig, Pankreaskorpus und -schwanz luftüberlagert und nicht beurteilbar. **Ösophagogastroduodenoskopie** unauffällig, kein Ulkus. **Labor:** Werte normal, nur gering erhöhte Serumamylase; Chymotrypsin im Stuhl normal. Wichtiges zur Anamnese: Alkoholkonsum von täglich 4–6 Flaschen Bier und einigen Schnäpsen (= ca. 100 g reiner Alkohol täglich) seit dem 24. Lebensjahr. **Diagnose:** Reizmagen, Alkoholabusus. Pankreasaffektion? Mit 34 Jahren erneute Vorstellung: Alkoholkonsum etwas eingeschränkt, Beschwerden zwischenzeitlich besser.

Plötzlich starke Oberbauchschmerzen, Abdomen gespannt, Erbrechen. Amylase im Serum 480 U/l, Lipase 620 u/l. **Ultraschall:** Pankreas etwas geschwollen, kleine Korpuszyste. **Diagnose:** akute Pankreatitis. Sechs Monate später erneuter Pankreatitisschub, in der **ERCP** (nach Abklingen der Entzündung) unregelmäßiger Pankreasgang; Chymotrypsin im Stuhl 4,3 U/g (Normwert > 5 U/g). **Diagnose:** chronische Pankreatitis. Einstellen des Alkoholkonsums. Zwei Jahre später erneut wochenlange Schmerzen, Analgetikaabusus. Im **Ultraschall** unregelmäßig vergrößertes Pankreas; Chymotrypsin im Stuhl 1,8 U/g, Fettausscheidung im Stuhl 42 g/24 h; orale Glukosetoleranz pathologisch. Gewichtsabnahme wegen Maldigestion und verringerter Nahrungsaufnahme durch die Schmerzen. In der **Abdomenleeraufnahme** und im **Ultraschall:** grobschollige Verkalkungen im Pankreas (siehe Abb. 11.7-4). Ein Jahr später sind die Schmerzen unerträglich. Rat zur Operation: Pankreasschwanz-Resektion und Pankreatiko-Jejunostomie nach Roux mit hochgezogener Jejunumschlinge. Danach kaum noch Schmerzen. Einstellung auf täglich ca. 40 g Fett, 400 g Kohlenhydrate, 100 g Eiweiß (= 2360 kcal). Zu **jeder** Mahlzeit 2–3 Kapseln eines Enzympräparats. Gewichtszunahme; dreimonatige Kontrollen beim Arzt.

Epidemiologie

In den westlichen Ländern ist die chronische Pankreatitis mit hohem Alkoholkonsum assoziiert. Sie betrifft überwiegend Männer, Beginn der Symptome zwischen dem 30. und 40. Lebensjahr. Die Inzidenz in Europa wird auf ca. 8 pro 100 000 Einwohner pro

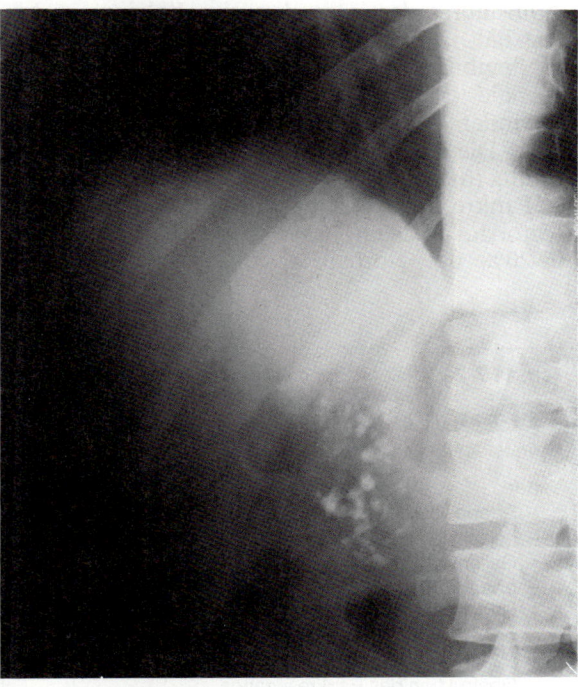

Abb. 11.7-4   Verkalkungen in den Pankreasgängen bei chronisch-kalzifizierender Pankreatitis.

Jahr geschätzt. In manchen Gebieten Afrikas und Indiens kommt die chronische Pankreatitis assoziiert mit Eiweißmangel vor.

Ätiologie und Pathogenese

Alkoholabusus kommt für ca. 70–80% der Fälle bei uns als Ursache in Frage. Daneben gibt es, wahrscheinlich auf der Basis einer Arteriosklerose, eine jenseits des 50. Jahres beginnende „senile chronische Pankreatitis" und bei Kindern und Jugendlichen eine „juvenile", hereditäre Form. Sogenannte „idiopathische" Formen sind selten. Meist liegt auch hier ein Alkoholabusus vor (siehe Tab. 11.7-7). Die Pathogenese der alkoholischen Form wird intensiv erforscht, ist aber noch nicht endgültig geklärt. Man nimmt an, daß ein Alkoholkonsum von täglich mehr als 80 g (bei der Frau 40 g) am Pankreas nach ca. 4–8 Jahren zu irreversiblen Schäden führt. Es entstehen eine Verminderung der Wasser- und Bikarbonatsekretion im Pankreas und ein Anstieg der Enzymeiweißsekretion. Hierdurch wird Eiweiß ausgefällt, die kleinen Pankreasgänge verstopfen. Schließlich entstehen durch diese fokalen Obstruktionen über die ganze Drüse verteilt Atrophien der Azini mit begleitendem Entzündungsreiz und anschließender Fibrosierung. Langsam verschwinden die funktionsfähigen Azini, und das Organ wandelt sich fibrotisch um. Die Inselzellen bleiben anfangs erhalten, werden aber dann auch abgeschnürt. In den Eiweißpräzipitaten fallen Kalziumkarbonatkristalle aus, so daß sich Verkalkungen in den Pankreasgängen bilden (kalzifizierende chronische Pankreatitis). Im Pankreassaft vermindert sich auch das „pankreatische Steinprotein" (Lithostatin), das normalerweise Kalzium in Lösung hält. Möglicherweise liegt hier die Ursache der Steinbildung. Die pathophysiologischen Folgen sind die exokrine Pankreasinsuffizienz; es verschwinden Bikarbonat und Verdauungsenzyme im Darm. Die Folge ist eine verminderte Verdauungsleistung (Maldigestion). Allerdings ist die Kapazität des Pankreas groß. Eine meßbare Maldigestion mit Steatorrhö entsteht, wenn die Leistung unter 10–20% des Normalen sinkt. In den späteren Stadien, wenn auch die Inselzellen zerstört sind, entsteht eine diabetische Stoffwechselstörung.

🆂 Symptome

Im Vordergrund stehen die **Schmerzen** im Oberbauch, sie sind anfangs intermittierend, später halten sie Tage und Wochen an. Sie werden als dumpf und/oder schneidend angegeben mit gürtelförmiger Ausstrahlung, auch mit Durchdringen in den Rücken. Zusammenkauern bessert den Schmerz. In ca. 5% besteht eine schmerzlose Variante der Erkrankung. In den Anfangsstadien sind auch Völlegefühl, Übelkeit, Brechreiz und Meteorismus vorhanden, vieldeutige Symptome, die auch bei Reizmagen oder Ulkus auftreten. Mit dem Fortschreiten entwickeln sich Gewichtsabnahme, fettige Stuhlgänge (Steatorrhö), rezidivierende Gelbsucht (Stenose im Choledochus oder alkoholische Hepatitis).

🅳 Diagnostik

In den ersten Jahren mit unbestimmten Symptomen kann die Diagnose schwierig sein. Mit dem Fortschreiten wird sie wegen der dann nachweisbaren Defekte leichter.

Körperliche Untersuchung: Druckschmerz in der Mitte und im linken Oberbauch können vorhanden sein. Wichtig ist das Körpergewicht in Relation zur Körpergröße (anfangs keine Gewichtsabnahme!).

In der weiteren Diagnostik handelt man am besten nach einem Stufenplan (siehe Tab. 11.7-8). Für die Diagnose der chronischen Pankreatitis sind Erhöhungen der Amylase und Lipase im Serum nicht beweisend. Sie deuten nur auf eine Entzündung oder Retention (z. B. in Zysten) hin.

Ultraschall: Wichtig für den Nachweis von Zysten und von Vergrößerungen von Pankreasteilen. Die

---

Tab. 11.7-7 Ätiologie der chronischen Pankreatitis

▶ Alkoholabusus	mehr als 70%
▶ unbekannte Ursache	20–30%

selten:
- Arteriosklerose (senile Form)
- hereditär (juvenile Form)
- Gallenwegserkrankungen
- primärer Hyperparathyroidismus
- Hyperlipidämien (Typ I und V)
- posttraumatisch
- Pancreas divisum
- Obstruktion des Pankreasgangs (chronisch obstruktive Pankreatitis)

Tab. 11.7-8 Stufenplan zur Diagnostik der chronischen Pankreatitis

1. Stufe: Ultraschall	Kontur unregelmäßig, Gang erweitert, Kalk, Zysten
Röntgenzielaufnahme Pankreas	Verkalkung
i. v. Cholangiogramm	Choledochus aufgestaut, eingeengt, verlagert
Chymotrypsin im Stuhl	vermindert
Pankreolauryltest	vermindert
orale Glukosetoleranz	gestört
2. Stufe: ERCP	Gang unregelmäßig erweitert und eingeengt
Computertomogramm	Kontur unregelmäßig, Gang erweitert, Kalk, Zysten
Sekretin-Pankreozymintest	Bikarbonat und Enzyme vermindert
3. Stufe: ultraschallgeführte Biopsie Laparotomie	Differentialdiagnose des Pankreaskarzinoms

Methode ist wegen Luftüberlagerungen jedoch weniger treffsicher als das CT.

Computertomographie: Sie ist empfindlich im Nachweis morphologischer Veränderungen, besonders von Zysten, Verkalkungen oder einem erweiterten Gang. Die Sensitivität beträgt etwa 85%. Verkalkungen im Pankreas lassen sich gut in der Röntgen-Leeraufnahme zeigen (siehe Abb. 11.7-4). Sie bilden sich in ca. 70% der Patienten aus. Von den morphologischen Methoden ist die endoskopische retrograde Pankreatographie **(ERP)** am sensitivsten (siehe Abb. 11.7-5).

Messung der exokrinen Pankreasfunktion

Von den Funktionsuntersuchungen sind die Messung des **Chymotrypsins im Stuhl** (Abfall unter 5 Einheiten pro g Stuhl) und der **Pankreolauryltest** (verminderte Spaltung von Fluoreszeindilaurat im Darm durch Pankreasesterasen und Messung des Fluoreszeins im Urin) etwa gleich sensitiv. Die Treffsicherheit liegt in den ersten Phasen bei 40–70%, später bei 90% richtiger Diagnose.

Am empfindlichsten ist der **Sekretin-Pankreozymin-(Zärulein)-Test:** Über eine Duodenalsonde gewinnt man nach Stimulation der Drüse Saft, in dem Bikarbonat und die Aktivität der Pankreasenzyme gemessen werden. Schon ziemlich früh kann man eine Verminderung feststellen. Der S-P-Test gilt als „Goldstandard" zur Evaluierung der anderen Tests. In den fortgeschrittenen Stadien der Erkrankung entsteht eine Steatorrhö (Fettausscheidung im Stuhl über 7 g täglich), und das Stuhlgewicht nimmt über 300 g täglich zu.

> Für die Diagnose einer chronischen Pankreatitis muß man den Zeitfaktor einbeziehen. Da es sich um eine fortschreitende Erkrankung handelt, werden die Funktionstests und die morphologischen Befunde im Ablauf einiger Jahre beweisend positiv.

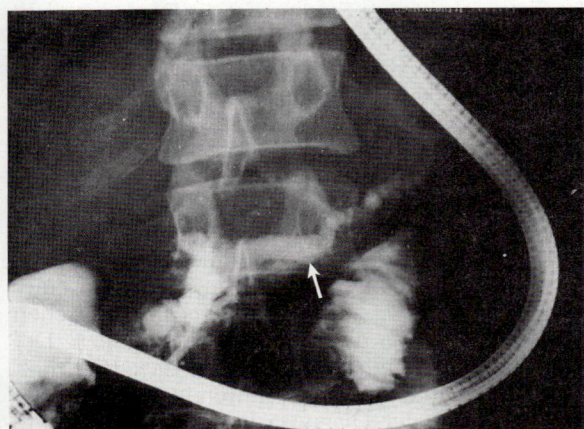
a

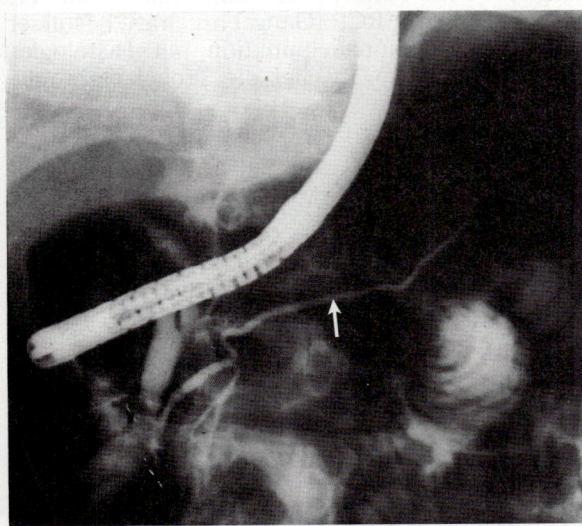
b

Abb. 11.7-5 Endoskopisch-retrograde Gangdarstellung des Ductus Wirsungianus bei chronischer Pankreatitis (a) (unregelmäßig erweiterter Gang). Zum Vergleich ein normales Pankreatogramm (b) mit schlankem Gang und feinen Nebengängen. Zur Demonstration der Technik ist das Endoskop in situ belassen.

Komplikationen

Im Laufe der Erkrankung können sich Komplikationen entwickeln, die die Indikation für Operationen darstellen. Es bilden sich **Pankreaszysten,** sowohl von den Gängen ausgehend (mit Epithelauskleidung) als auch im Gewebe (Pseudozysten ohne Epithelauskleidung), die Häufigkeit liegt bei ca. 50%. Kleine Zysten können sich resorbieren. Pankreaszysten müssen operativ beseitigt werden, wenn sie wachsen und über 5 cm groß werden. Sie können dann perforieren und Gefäße arrodieren mit schwerer Blutung. In der Regel punktiert man sie und/oder legt eine Drainage nach außen. Erst bei Erfolglosigkeit dieser Maßnahme geht man sie dann operativ an. Endoskopisch kann eine Drainageverbindung zum Magen oder Duodenum erfolgen (mit Plastikröhrchen). Operativ werden die Zysten ebenfalls an den Magen angeschlossen oder auch reseziert. In der Umgebung des Pankreas kann es zu **Duodenalstenosen** mit Erbrechen, **Choledochusstenosen** mit Verschlußikterus (erhöhtes Bilirubin, erhöhte alkalische Phosphatase) und zu **Milzvenenthrombose** mit Milzvergrößerung kommen. Pankreaskarzinome sollen auf dem Boden einer chronischen Pankreatitis etwas häufiger als sonst entstehen. Akute Pankreatitisschübe können in der ersten klinischen Phase wiederholt auftreten. Sie verlaufen wie eine akute Pankreatitis (siehe Kap. 11.7.1.1), wenn auch meist leichter als bei biliärer Pankreatitis.

▼ Therapie

Die Therapie ist primär konservativ, Operationen sind gleichwohl häufig notwendig.

Konservative Therapie: Bei den Allgemeinmaßnahmen steht das **absolute Alkoholverbot** an erster Stelle. Die Ernährung muß auf eine tägliche Zufuhr von 2000 bis 3000 Kalorien eingestellt werden, dabei v.a. Protein und Kohlenhydrate und wenig Fett. Vorübergehend kann die Zufuhr von mittelkettigen Triglyzeriden (MCT) gut verwertbare Kalorien anbieten. MCT brauchen keine Lipase zur Verdauung. Bei bestehendem **Diabetes mellitus** reichen meist geringe Mengen **Insulin** aus, z. B. 16–20 E eines Depotinsulins täglich. Im Zentrum steht der systematische Ersatz der Verdauungsleistung durch **exogene Zufuhr von Pankreasenzymen.** Moderne Präparate enthalten die Enzyme als magensaftresistentes Granulat, das sich im alkalischen Milieu des Darmes auflöst. Zu **jeder** Mahlzeit sollten 1–3 Kapseln genommen werden. Neuerdings werden Enzyme auch zur Schmerztherapie eingesetzt. Sie sollen über einen Feedbackmechanismus die Sekretion des Pankreas hemmen und dadurch den Schmerz mindern. Analgetika müssen vorsichtig dosiert werden, damit keine Abhängigkeit entsteht (siehe Tab. 11.7-9).

Die **operative Therapie** der chronischen Pankreatitis hat mehrere Indikationen; die Beseitigung von Komplikationen (siehe oben) ist nur operativ möglich. Eine weitere wichtige Indikation ist der Dauerschmerz. In ca. 80% kann er, manchmal allerdings nur vorübergehend, beseitigt werden. Als Verfahren werden angewendet: die Resektion des Schwanzes und Korpus oder die sogenannte „duodenumerhaltende Kopfresektion". Bei Beteiligung des Pankreaskopfes wird auch die Whipplesche Operation durchgeführt. Außerdem gibt es drainierende Verfahren. Ein hochgezogenes Dünndarmstück wird auf dem Pankreasgang seitlich oder End zu End aufgenäht, um den Abfluß des Pankreassekretes zu ermöglichen. Pankreaszysten werden mit Dünndarmschlingen anastomosiert und drainiert oder reseziert. Auch die wiederholte Punktion unter Ultraschallkontrolle wird eingesetzt.

In letzter Zeit ist zur Überwindung von Pankreasgangstenosen das Einlegen eines Röhrchens (Stent) mittels endoskopischer Technik von der Papille aus möglich geworden. Größere Steine können – wenn sie nicht zu viele Zacken haben – auch durch die extrakorporale Stoßwellenlithotripsie (ESWL) zerkleinert und dann endoskopisch geborgen werden. Es gibt erste Versuche der Zertrümmerung von Pankreasgangsteinen mittels feiner Ultraschallsonden von der Papille aus.

Tab. 11.7-9 Therapie der chronischen Pankreatitis

▶ Akoholkarenz, absolut
▶ hochkalorische Ernährung unter Reduktion des Nahrungsfettes, u.U. durch mittelkettige Triglyzeride
▶ vorsichtige Schmerztherapie mit Analgetika
▶ Diabeteseinstellung mit niedrigen Insulindosen
▶ Enzymsubstitution zu jeder Mahlzeit

Verlauf und Prognose

Der Verlauf der chronischen Pankreatitis ist durch den progredienten Charakter der Erkrankung vorgegeben. Nach einem asymptomatischen ersten Stadium (ca. 5 Jahre) kommt das Stadium der akuten Entzündungsschübe mit allmählicher Zerstörung der Drüse, das nach weiteren ca. 5 Jahren in die Phase der exokrinen und endokrinen Insuffizienz mit Nachlassen der Schmerzen übergeht. Die Lebenserwartung ist eingeschränkt durch eine erhöhte Infektneigung, die Komplikationen und die nötigen operativen Eingriffe mit Operationsletalität. Die Prognose ist schlecht, wenn die Patienten weiter trinken.

Differentialdiagnose

Im fortgeschrittenen Stadium ist die Diagnose nicht zu versäumen, in den frühen Stadien ist sie dagegen schwierig. Der Reizmagen, Gastritis mit häufigen Schmerzen, das spastische Kolon mit Schmerzen unter dem linken Rippenbogen sind Krankheiten mit ähnlichem Beschwerdeprofil. Da es sich um funktionelle Erkrankungen ohne faßbares organisches Korrelat handelt, ist die Neigung groß, eine „Pankreopathie" anzunehmen. Fehlinterpretationen von Ultraschall und CT-Bildern unterstützen diese Neigung. Ohne eindeutigen Befund in einer Funktionsmethode und einer morphologischen Methode soll man die Diagnose nicht stellen. Der Zeitfaktor kann einbezogen werden, da jede chronische Pankreatitis in einigen Jahren in die Phase der Beweisbarkeit der Diagnose kommt. Vorher kann man symptomatisch behandeln. Die Differentialdiagnose eines Pankreaskarzinoms muß immer erwogen werden. ERCP (Gangabbruch), CT (solider Tumor) und Feinnadelpunktion mit Histologie/Zytologie und im Zweifel die Probelaparotomie weisen den Weg.

Literatur
– Beger, H. G., M. Büchler (eds.): Acute Pancreatitis. Springer, Berlin–Heidelberg–New York 1987.
– Go, V. L. W., E. P. DiMagno, J. D. Gardner, E. Lebenthal, H. A. Reber, G. A. Scheele: The Exocrine Pancreas. Biology, Pathobiology and Diseases, 2nd ed. Raven, New York 1993.
– Horn, J.: Therapie der chronischen Pankreatitis. Springer, Berlin–Heidelberg–New York 1986.

11.7.2 Pankreastumoren

V. SCHUSDZIARRA

Die Tumoren des Pankreas nehmen ihren Ursprung vom exokrinen oder endokrinen Gewebeanteil der Bauchspeicheldrüse. Bei den vom exokrinen Anteil des Pankreas ausgehenden Tumoren steht das Adenokarzinom im Vordergrund. Die klinische Symptomatik der Pankreaskarzinome ist wenig charakteristisch und tritt meistens erst in einem fortgeschrittenen Tumorstadium auf. Die Sicherung der Diagnose stützt sich auf bildgebende Verfahren wie Computertomographie und ERCP sowie auf die durch Punktion gewonnene Zytologie. Die vom endokrinen Pankreas ausgehenden Tumoren sind in der überwiegenden Zahl gutartig. Sie verursachen durch die pathologisch vermehrt sezernierten Hormone eine sehr frühe und auch charakteristische Symptomatik, so daß trotz klinisch gesicherter Diagnose die Lokalisationsdiagnostik häufig ein Problem darstellt.

Definition

Tumoren des Pankreas umfassen alle gutartigen und bösartigen Pankreasgeschwülste, die entweder von der Matrix (Parenchym- und Ganggewebe) oder seltener vom Stützgewebe ausgehen.

Kasuistik

Ein 57jähriger Patient sucht einen Hausarzt auf, da seit drei Wochen wiederholt stechende Schmerzen in der linken Wade auftreten und seit drei Tagen zusätzlich eine akute Rötung und Schwellung des linken Unterschenkels und Fußes hinzugekommen ist. Seit mehreren Wochen hat er nur mäßigen Appetit und seit fünf Wochen einen ausdrücklichen Widerwillen gegen Fleisch. Die Gewichtsabnahme innerhalb von fünf Wochen beträgt 8 kg. Zusätzlich ist seit ca. 5 Jahren eine gestörte Glukosetoleranz bekannt. Bei der klinischen Untersuchung fällt die Rötung und Schwellung des linken Unterschenkels auf. Die Leber ist mit 15 cm in der MCL leicht druckschmerzhaft vergrößert tastbar, ansonsten zeigen sich keine Auffälligkeiten bei der klinischen Untersuchung. Folgende **Laboruntersuchungen** waren pathologisch erhöht: γ-GT 615 U/l, AP 778 U/l, GPT 28 U/l, LDH 280 U/l, Hämoglobin-A$_1$ 12,5%, CA 19–9 85 U/ml und TPA (tissue polypeptide antigen) 307 U/l (normal < 95 U/l).
Die aufgrund der veränderten Leberwerte durchgeführte **Sonographie** zeigt eine Hepatomegalie mit dem dringenden Verdacht auf multiple Leberfiliae. Das Pankreas ist unauffällig. Die **endoskopische Untersuchung** des Gastrointestinaltraktes ergibt keinen Hinweis auf das Vorliegen eines Primärtumors. Im **CT** des Abdomens zeigen sich ebenfalls multiple hypodense Areale in der Leber mit einem Durchmesser bis zu 3 cm. Im Pankreaskorpus weist eine Hypodensität auf das Vorliegen eines Pankreastumors hin. In der **ERCP** zeigt sich ein Abbruch des Ductus Wirsungianus im Bereich des Pankreaskorpus. Die Feinnadelpunktion der Leberherde zeigt Zellen eines hochdifferenzierten Karzinoms.
Aufgrund dieser Befunde muß von einem Pankreaskorpuskarzinom mit bereits erfolgter Metastasierung in die Leber ausgegangen werden. Zusätzlich liegt eine paraneoplastisch bedingte Phlebothrombose der Unter- und Oberschenkelvenen des linken Beines vor. Die zur Beurteilung der Operabilität durchgeführte **Zöliakographie** zeigt eine unregelmäßige Konturierung und Einengung der Arteria gastroduodenalis sowie der Arteria lienalis über eine Länge von mindestens 4 cm. Die Vena lienalis ist verschlossen. Dies deutet auf eine Ausbreitung des Tumors über die Organgrenzen in das Retroperitoneum hin. Da eine operative Therapie aufgrund dieser Befunde ausscheidet, wird eine **Chemotherapie** mit 5-Fluorouacil, Adriblastin® und Mitomycin durchgeführt. Sechs Monate nach der Diagnosestellung tritt ein zunehmender Ikterus durch multiple Verschlüsse der intra- und extrahepatischen Gallenwege auf, und der Patient verstirbt innerhalb von drei Wochen nach rneuter stationärer Aufnahme.

Klassifikation

Aufgrund der strukturellen und funktionellen Unterschiede zwischen dem exokrinen und dem endokrinen Anteil des Pankreas sollten die Tumoren auch entsprechend ihrem Ursprung aus exokrinen oder endokrinen Zellen unterteilt werden (siehe Tab. 11.7-10).
Solide nicht-zystische **benigne Neoplasien** des Pankreas (Adenome) sind extrem selten und stellen kein klinisch relevantes Problem dar. Zystadenome sind selten, müssen aber differentialdiagnostisch von Pankreaspseudozysten und den Zystadenokarzinomen abgegrenzt werden.
Die vom **endokrinen Anteil** ausgehenden Tumoren sind ebenfalls sehr selten. Es handelt sich bis auf das Insulinom lediglich um kasuistische Mitteilungen in der Literatur. Dasselbe gilt für die **benignen** und **sarkomatösen Bindegewebstumoren** des Pankreas, die diagnostisch wie die vom exokrinen Anteil ausgehenden Tumoren angesehen werden müssen. Wegen der Seltenheit wird auf eine detaillierte Besprechung verzichtet.

11.7.2.1 Exokrine Pankreastumoren

Das **Adenokarzinom** ist das häufigste Karzinom des Pankreas, das überwiegend von den Gangepithelien ausgeht, aber in ca. 10–20% auch von den Azinus-Zellen stammen kann.

Epidemiologie

Die Inzidenz des Pankreaskarzinoms liegt bei 10 Fällen auf 100000 Einwohner. Das Pankreas-

---

Tab. 11.7-10   Einteilung der Pankreastumoren

▶ Neoplasien des exokrinen Anteils
  a) Parenchym (Azinus-Zellen) oder Gangepithel
    – benigne Adenome oder Zystadenome
    – Adenokarzinome oder Zystadenokarzinome
  b) metaplastische Zellen
    – Plattenepithelkarzinom (extrem selten)
    – Adenokanthome (extrem selten)

▶ Neoplasien des endokrinen Anteils
    – hormoninaktive Tumoren
    – hormonsezernierende Tumoren

▶ Neoplasien des Stütz- und Bindegewebes
    – Lipome
    – Fibrome
    – Hämangiome
    – Lymphangiome etc. und die entsprechenden sarkomatösen Formen

karzinom ist die vierthäufigste Todesursache männlicher (nach Lungen-, Kolon- und Prostatakarzinom) und die fünfthäufigste Todesursache weiblicher Karzinompatienten (nach Brust-, Lungen-, Kolon- und Urogenitalkarzinom). Das Pankreaskarzinom befällt alle Altersgruppen mit einer Häufung im 7. und 8. Lebensjahrzehnt. Das Geschlechtsverhältnis liegt bei rund 2:1 (Männer zu Frauen).

Ätiologie und Pathogenese

Über die Ätiologie der Pankreaskarzinome gibt es nach wie vor keine exakten Aussagen. Es lassen sich lediglich einige Risikofaktoren diskutieren. So wird ein Zusammenhang mit Zigarettenrauchen, diätetischen Einflüssen, Umwelteinflüssen, Diabetes mellitus und der chronischen Pankreatitis diskutiert.

Rauchen führt bei Männern zu einem dreifach höheren Risiko, während es bei Frauen eine Verdoppelung des Risikos im Vergleich zu Nichtrauchenden darstellt. Unter den diätetischen Einflüssen ist eine reichhaltige Fett-Eiweiß-Diät angeschuldigt worden ebenso wie der Konsum von Teigwaren aus hochgereinigten Mehlsorten. Die Assoziation mit dem Kaffeegenuß ist in letzter Zeit in den Hintergrund getreten. Bestimmte Tätigkeiten in Ölraffinerien oder in der Papierindustrie sollen ebenfalls mit einem höheren Risiko behaftet sein. Die chronische Pankreatitis stellt keinen bedeutenden Risikofaktor dar, während andererseits der **Typ-I-Diabetes-mellitus** mit einer erhöhten Rate an Pankreaskarzinomen assoziiert ist. Die Pathogenese ist nicht bekannt.

Lokalisation

70% der Karzinome entwickeln sich im Pankreaskopf und im Papillengebiet. Etwa 25% liegen im Korpus und der Rest (rund 5%) im Schwanzgebiet. Zusätzlich kann man die sogenannten periampullären Karzinome zusammenfassen, unter denen man die Karzinome der Ampulle (gemeinsame Endstrecke des Ductus choledochus und des Ductus Wirsungianus), des distalen Choledochus, des Endstückes des Ductus Wirsungianus sowie des Duodenums unmittelbar um die Papille einordnen kann. Es handelt sich um Adenokarzinome mit tubulärer, papillärer oder tubulopapillärer Struktur. Die periampullären Karzinome sind weniger maligne. Sie wachsen langsam und metastasieren spät (Fernmetastasen in 20%).

🅢 Symptome

Das Beschwerdebild des Pankreaskarzinoms ist vielgestaltig und besonders in der Frühphase sehr uncharakteristisch, da es wesentlich von der Lokalisation des Karzinoms bestimmt wird. Übereinstimmend wird auf den frühzeitig einsetzenden **Gewichtsverlust** hingewiesen; 80% der Patienten klagen vor Auftreten des Ikterus über unbestimmte, drückend bohrende, selten kolikartige und keineswegs immer von der Nahrungsaufnahme abhängige

Schmerzen im Epigastrium. Bei auftretenden Rückenschmerzen besteht der Verdacht auf Invasion der benachbarten retroperitonealen Strukturen und Nervengeflechte. Der **Ikterus** ist das erste Symptom bei mehr als 50% der Patienten und bedeutet ein bereits weit fortgeschrittenes Tumorstadium. Lediglich die periampullären Karzinome verursachen in einem sehr frühen Stadium eine Obstruktion des Choledochus. Bei Patienten mit Tumoren im Korpus- und Schwanzbereich des Pankreas ist der Ikterus ein sehr spätes Symptom und meistens mit Lebermetastasen oder großen Tumormassen im Bereich der Leberpforte verbunden. Ein Viertel der Patienten hat eine große, harte palpable Tumormasse im Oberbauch. Bei weniger als 5% tritt eine Thrombophlebitis migrans oder ein Diabetes mellitus auf, während eine Phlebothrombose in der unteren Körperhälfte bei 16–56% der Patienten auftreten soll. Die ersten Symptome treten meistens ca. 4–6 Monate vor der Diagnosestellung auf.

🄳 Diagnostik

Körperliche Untersuchung: Die Befunde sind sehr variabel, je nach Lokalisation und Ausdehnung des Karzinoms. Ikterus, verbunden mit Pruritus, ist ein häufiges Symptom. Die Leber kann durch Metastasen verhärtet und deutlich vergrößert palpabel sein. Gelegentlich kann auch die vergrößerte Milz als Folge eines Verschlusses der Vena lienalis palpabel sein. Bei ausgedehnten Tumormassen ist ein harter Tumor im Oberbauch palpabel. Ist der Ductus choledochus verschlossen, kann das Courvoisier-Zeichen positiv sein (im rechten Oberbauch tastbare, vergrößerte Gallenblase). Aszites ist zum Zeitpunkt der Diagnosestellung selten vorhanden, er deutet auf eine ausgedehnte Infiltration der Leberpforte oder eine Peritonealkarzinose hin.

Laborbefunde: Unspezifische Zeichen von Anämie und Erhöhung der BKS sind häufig, ebenso Hinweise auf Verschlußikterus. Man findet in abnehmender Häufigkeit folgende Veränderungen der Laborparameter (Prozentangaben: abnorme Befunde): Erhöht sind alkalische Phosphatase (82%), LDH (69%), SGOT (64%), Bilirubin (55%) und Amylase (17%), während Serumalbumin (60%) und Gesamteiweiß (17%) erniedrigt sind.

Erhöhungen von Tumormarkern wie das karzinoembryonale Antigen (CEA) sind in 50 bis 70% der Fälle beobachtet worden. Die Konzentration von CA 19-9 (karzinomassoziiertes Antigen mit besonderer Spezifität für das duktale Pankreaskarzinom) ist bei Patienten mit Pankreaskarzinom bis zu 90% erhöht. Es muß jedoch bedacht werden, daß die Tumormarker kein Parameter für eine Frühdiagnose sind. Deshalb ist auch bei fehlendem Nachweis derartiger Tumormarker ein Pankreaskarzinom nicht ausgeschlossen.

Bildgebende Untersuchungsmethoden:

▶ Nicht-invasive Diagnostik: Für die Diagnose des Pankreaskarzinoms sind bildgebende Verfahren wie die **Ultraschalluntersuchung** des Abdomens und das **Computertomogramm (CT)** von Bedeutung.

Die Sensitivität und Spezifität sowohl des Ultraschalls als auch des Computertomogramms übersteigen beim Pankreaskarzinom 90% unter der Voraussetzung, daß der Tumor mindestens 2 cm groß ist. Kleinere Tumoren, die potentiell resektable Malignome des Pankreas darstellen und die Kontur des Organs nicht verändern sowie zu keiner Stenose der Gangsysteme führen, werden mit beiden Untersuchungstechniken sehr leicht übersehen. In diesen Fällen kann die Endosonographie in Zukunft sicherlich zur Klärung der Diagnose wesentlich beitragen.

▶ Invasive Diagnostik: Die wichtigste Untersuchungstechnik in der Diagnostik des Pankreaskarzinoms stellt die endoskopische retrograde Cholangiopankreatikographie **(ERCP)** dar. Die ERCP ist die einzige nicht-chirurgische Methode, die eine direkte Darstellung des gesamten Pankreasgangsystems ermöglicht. Da die überwiegende Zahl der Pankreaskarzinome duktale Adenokarzinome sind, stellen sich die meisten Malignome als Verschlüsse des Hauptganges oder seiner Nebenäste dar. Neben diesen Veränderungen des Pankreasgangs kann eine Stenose des Ductus choledochus einen Hinweis auf das Vorliegen eines Pankreaskarzinoms ergeben.

Ebenfalls wichtig für die Diagnostik ist die **Feinnadelaspirationszytologie**, die sowohl sonographisch als auch computertomographisch gesteuert durchgeführt werden kann. In den meisten Untersuchungsserien haben sich eine Sensitivität von 80–90% und eine Spezifität von 100% bei Vorliegen eines Pankreaskarzinoms gezeigt. Der fehlende Nachweis von Malignomzellen in der Aspirationszytologie schließt jedoch das Vorliegen eines Pankreaskarzinoms in keinem Fall aus.

Die **angiographische Diagnostik** ist notwendig vor einer geplanten chirurgischen Resektion, wenn Verschlüsse der V. lienalis bzw. der Portalvene ausgeschlossen werden müssen. Liegen diese Veränderungen bereits vor, scheidet eine chirurgische Therapie aus.

Die **Laparoskopie** dient dem Ausschluß von peritonealen Metastasen vor einer geplanten chirurgischen Therapie.

Eine schematische Darstellung der diagnostischen Vorgehensweise bei Verdacht auf ein Pankreaskarzinom ist in Abbildung 11.7-6 dargestellt.

▼ Therapie

Chirurgische Therapie: Lediglich ein Viertel der Pankreaskarzinome sind chirurgisch resektabel (Whipple-Op), nur ein Zehntel ist potentiell heilbar zum Zeitpunkt der Diagnosestellung.

Endoskopische Therapie: Eine mehr konservative Alternative besteht in der palliativen endoskopischen Drainage und Überbrückung von Tumorstenosen des Gallengangs durch Prothesen, die entwe-

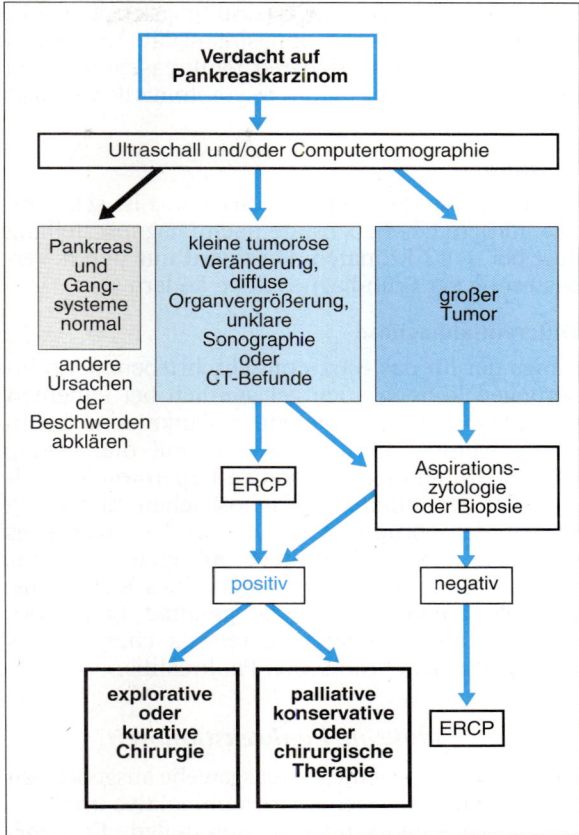

Abb. 11.7-6 Schematische Darstellung der diagnostischen Vorgehensweise bei Verdacht auf Pankreaskarzinom.

der im Rahmen der ERCP oder während einer perkutanen transhepatischen Choledochoskopie eingelegt werden. Dadurch wird der Abfluß der gestauten Galle wiederhergestellt und die Lebensqualität des Patienten verbessert.

Chemotherapie: Die Chemotherapie mit Einzelsubstanzen führt selten zu einer Palliation und nie zu einer Verlängerung der Überlebensrate bei Patienten mit nicht-resektablen Pankreaskarzinomen. Bei 10–15% der Patienten führt die Applikation von 5-Fluorouracil (5-FU) zu einer partiellen Remission. Die mittlere Überlebensrate unter 5-FU-Therapie beträgt jedoch weniger als 20 Wochen. Die Kombination von 5-FU mit anderen Chemotherapeutika wie Doxorubicin (Adriamycin®) oder Mitomycin (Mitomycin C®) führt jedoch auch zu keiner besseren Überlebensrate (22 Wochen). Insbesondere muß sorgfältig die Einschränkung der Lebensqualität durch die Chemotherapeutika in die therapeutischen Überlegungen miteinbezogen werden.

Strahlentherapie: Die Behandlung mit 40–60 Gy unter Berücksichtigung eines möglichst kleinen Bestrahlungsfelds verbessert die Überlebensrate.

Die kombinierte Radiochemotherapie mit 40–60 Gy Bestrahlung und gleichzeitiger Gabe von 5-FU führt zu einer weiteren Verlängerung der Überlebenszeit im Vergleich zu alleiniger Bestrahlungstherapie. Mit einer geringeren Bestrahlungsintensität (15–25 Gy) kann bei nicht-resezierbaren Pankreaskarzinomen eine Besserung der Schmerzsymptomatik versucht werden.

Prognose

Die Prognose des Pankreaskarzinoms ist schlecht. Die mittlere Überlebensrate nach Diagnosestellung liegt bei 8–12 Monaten. Dies wird nur durch Verbesserung der Frühdiagnostik zu ändern sein.

Differentialdiagnose

Einige der für das Karzinom beschriebenen Veränderungen können auch gelegentlich bei Patienten mit chronisch sklerosierender Pankreatitis beobachtet werden. Im Zweifelsfall muß die weitere Klärung durch eine explorative Laparotomie erfolgen. Bei der differentialdiagnostischen Abwägung spricht der abrupte Abbruch des Pankreasgangs oder eine nur an einer Stelle auftretende Striktur in erster Linie für das Vorliegen eines Karzinoms. Multiple Stenosen über die gesamte Länge des Gangsystems sprechen andererseits eher für das Vorliegen einer chronischen Pankreatitis.

11.7.2.2 Endokrine Pankreastumoren

Die vom endokrinen Pankreasgewebe ausgehenden Neoplasien lassen sich in hormoninaktive und hormonaktive Tumorsyndrome unterteilen. Die **hormoninaktiven Tumoren** bieten das klinische Bild, das von anderen Pankreasmalignomen bekannt ist. Die entsprechende diagnostische Zuordnung läßt sich erst nach genauer Analyse der histologischen Untersuchungen durchführen. Dies kann sowohl nach Biopsie des Primärtumors als auch der Lebermetastasen geschehen. Die immunhistochemische Anfärbung von Chromogranin A oder neuronspezifischer Enolase deutet auf den neuroendokrinen Ursprung dieser Zellen hin, so daß eine Abgrenzung gegenüber anderen Malignomen des Pankreas möglich ist.

Die **hormonaktiven Tumoren** des Pankreas verursachen entsprechend der Überproduktion des jeweiligen Hormons eine sehr unterschiedliche klinische Symptomatik und müssen deshalb getrennt besprochen werden. Eine Übersicht über die führenden Symptome bei den einzelnen Tumorformen ist in Tabelle 11.7-11 dargestellt.

Insulinom

Beim Insulinom handelt es sich in der Regel um einzelne Adenome des Pankreas, ausgehend von den B-Zellen der Langerhans-Inseln. In ca. 10% der Fälle findet man multiple Adenome. Die multipel auftretenden Insulinome sind in der Regel gutartig, während ca. 10% der solitär auftretenden Insulinome maligne Tumoren darstellen. Die Malignität des Insulinoms sowie auch der übrigen endokrin akti-

Tab. 11.7-11   Syndrome, die durch Tumoren im Pankreas und im Gastrointestinaltrakt induziert werden

	Überwiegende Lokalisation	Hauptsächliche Syndrome
Insulinom	Pankreas	Hypoglykämie
Glukagonom-Syndrom	Pankreas	Diabetes, nekrotisierende Dermatitis
Zollinger-Ellison Syndrom (Gastrinom)	Pankreas	Ulcera duodeni et jejuni, Steatorrhö
Verner-Morrison Syndrom (VIPom)	Pankreas oder Retroperitoneum	wäßrige Diarrhöen
Karzinoid-Syndrom	Dünndarm, selten Pankreas	Flush, Diarrhöen
Somatostatinom	Pankreas Darm	Diabetes, Steatorrhö
Wermer Syndrom (MEN I)	Hypophyse, Nebenschilddrüse, Pankreas	je nach Organbeteiligung
Sipple Syndrom (MEN II)	Nebenschilddrüse, Nebenniere, Schilddrüse	

ven Tumoren des Pankreas läßt sich aus der Histologie des Tumors nicht unbedingt ableiten. Auch wenn keine direkte Invasion in das umliegende Gewebe vorliegt, kann die Malignität des Tumors nicht sicher ausgeschlossen werden. Der maligne Charakter des Tumors zeigt sich dann erst im Verlauf der folgenden Jahre (Lokalrezidive oder Lebermetastasen). Zwischen Diagnostik und Entfernung des Primärtumors und dem Auftreten erster Lebermetastasen kann eine Latenz von bis zu 10 Jahren bestehen.

Klinische Symptome sind neben den Anzeichen der Hypoglykämie wie Schwitzen, Zittern, Heißhunger usw. häufig unklare neurologisch-psychiatrische Zustände wie Verwirrtheit, Desorientiertheit, Krampfanfälle oder kurzfristige Synkopen. Dies kann bei einigen Patienten zu wiederholten Aufenthalten in neurologischen und psychiatrischen Kliniken führen, bevor die richtige Diagnose des Insulinoms gestellt wird.

Die **Diagnose** des Insulinoms stützt sich auf die klinischen Symptome sowie auf die Dissoziation zwischen abfallenden Blutzuckerwerten und gleichbleibenden oder ansteigenden Insulin- und C-Peptid-Spiegeln während des Hungerversuchs, der über mindestens 72 Stunden durchgeführt werden sollte.

Glukagonom-Syndrom

Als zweiter vom Inselapparat des Pankreas ausgehender Tumor ist das Glukagonom zu erwähnen.

Die **klinischen Symptome** des Glukagonom-Syndroms umfassen die nekrotisierende bullöse Dermatitis, den Diabetes mellitus, eine normochrome normozytäre Anämie, Gewichtsverlust, atrophische Glossitis, Hypoaminoazidämie, psychische Alterationen und rezidivierende Thromboembolien. Die charakteristischen Hautveränderungen in Form der nekrotisierenden Dermatitis sind in Abbildung 11.7-7 dargestellt. Die Ursache für die Hautveränderungen ist bis zum jetzigen Zeitpunkt nicht geklärt. Möglicherweise spielt der extrem katabole Zustand der Patienten, verbunden mit speziellen, bisher nicht identifizierten Sekretionsprodukten des Tumors, eine Rolle. Insbesondere die starke Verschiebung und Erniedrigung nahezu aller Aminosäuren im Plasma, bedingt durch die hohe Glukoneogeneserate, könnte zum Verlust spezieller, für den Aufbau des Stützgewebes wichtiger Aminosäuren führen. Glukagonome treten in der Regel

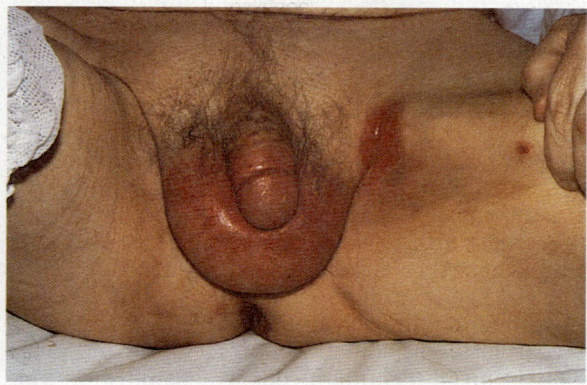

a

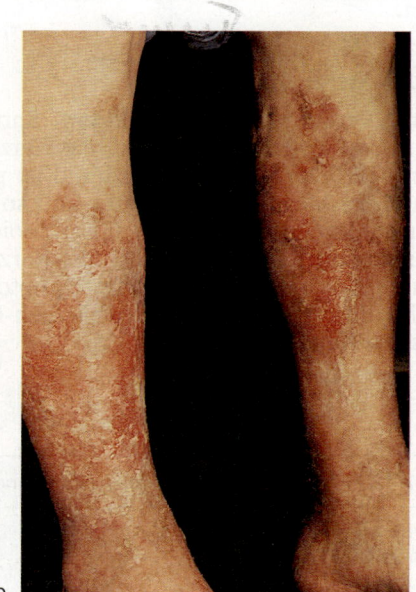

b

Abb. 11.7-7 Typische Veränderungen der nekrotisierenden Dermatitis bei einem Patienten mit Glukagonom-Syndrom. Die Veränderungen beginnen typischerweise in der Inguinalregion (a) und dehnen sich dann auf die Extremitäten aus (b).

(80%) als maligne Tumoren auf. Benigne Glukagonome sind häufig multiple Glukagon-produzierende Adenome, die lediglich asymptomatisch eine Hyperglukagonämie ohne die klinischen Folgen des Glukagonom-Syndroms hervorrufen. In vielen Fällen sind derartige Adenome eine Zufallsdiagnose bei der Autopsie.

Zollinger-Ellison Syndrom (Gastrinom)

Das Zollinger-Ellison Syndrom ist charakterisiert durch
► Hypersekretion von Magensäure mit einer fulminanten Ulkusdiathese,
► rezidivierendes Auftreten von Ulzera trotz adäquater Therapie und
► einen Nicht-β-Zell-Tumor des Pankreas.
Sporadische Gastrinome sind zu 50–60% im Pankreas lokalisiert, während 30–35% im Duodenum liegen. Gastrinome im Rahmen der Multiplen Endokrinen Adenomatose Typ I sind überwiegend im Duodenum (50%) lokalisiert, und es handelt sich meist um mehrere Tumoren. Die **klinischen Symptome** bestehen aus dyspeptischen Beschwerden, Diarrhöen und gelegentlich Dysphagie, Übelkeit und Erbrechen. Wegweisend für die Diagnose ist das charakteristische Muster der basalen und stimulierten Säuresekretion. Die basale Säuresekretion liegt meistens über 15 mval/h, und die Stimulation durch Pentagastrin steigert diese nur geringfügig. Der Quotient von basaler zu maximaler Säuresekretion sollte 60% oder mehr betragen. Die diagnostische Sensitivität der Säuresekretion liegt jedoch nur bei 60–80%.
Diagnostisch entscheidend ist jedoch der Nachweis eines erhöhten Gastrinspiegels im Serum. Zur weiteren Untersuchung der Hypergastrinämie dient der Sekretintest. Beim Zollinger-Ellison Syndrom führt die Injektion von Sekretin (1 klinische Einheit/kg Körpergewicht) zum weiteren Ansteigen des Gastrinspiegels, während in Fällen anderer Hypergastrinämien die Gastrinwerte nach Gabe von Sekretin abfallen oder zumindest unverändert bleiben (siehe Abb. 11.7-8). 60–80% der Gastrinome sind maligne Tumoren mit einer bereits erfolgten Metastasierung zum Zeitpunkt der Diagnosestellung. Gastrinome als Bestandteile der Multiplen Endokrinen Adenomatose Typ I haben eine Malignitätsrate von nur 30%.

Verner-Morrison Syndrom (VIPom)

Das Verner-Morrison Syndrom ist auch als WDHA-Syndrom bekannt (watery diarrhea hypokalemia achlorhydria). Es wird durch eine Überproduktion von vasoaktivem intestinalem Peptid (VIP) hervorgerufen, das in die Zirkulation sezerniert wird. Diese Erkrankung ist durch folgende **klinische Symptome** charakterisiert:
► schwerste wäßrige Durchfälle, die häufig 6–10 l und maximal 20–30 l pro Tag betragen können,

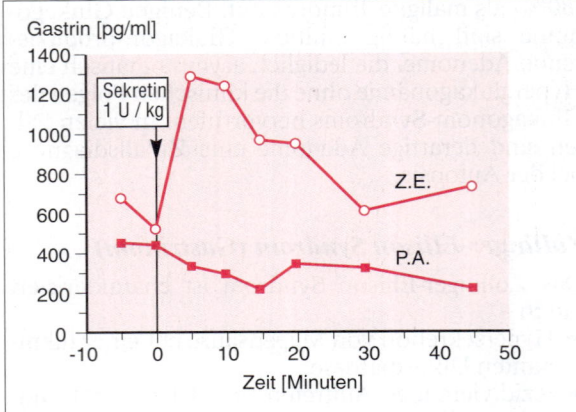

Abb. 11.7-8 Verlauf der Serumgastrinspiegel vor und nach Sekretingabe bei einem Patienten mit Zollinger-Ellison Syndrom (Z.E.) und einem Patienten mit Hypergastrinämie bei perniziöser Anämie (P.A.). Bei Vorliegen eines Zollinger-Ellison Syndroms führt die Sekretinapplikation zu einem wesentlichen Anstieg der Gastrinspiegel im Blut, was bei anderen Formen der Hypergastrinämie nicht auftritt.

▶ Hypokaliämie, verbunden mit
▶ Hypo- bzw. Achlorhydrie.

Darüber hinaus wurde eine Flush-Symptomatik, vereinzelt eine diabetische Glukosetoleranz und eine Hyperkalzämie beschrieben.

Die dieser Erkrankung zugrundeliegenden VIP-produzierenden Tumoren sind meist im Pankreas lokalisiert. Sie können aber auch neuralen Tumoren entspringen, besonders dem im Kindesalter auftretenden Ganglioneuroblastom. Die **Diagnose** eines Verner-Morrison Syndroms wird über die Bestimmung erhöhter VIP-Spiegel im Serum gestellt. Vereinzelt kann dieselbe klinische Symptomatik jedoch auch ohne nachweisbare Erhöhung von VIP-Spiegeln auftreten. Hier muß differentialdiagnostisch auch an eine Erhöhung anderer Hormone wie Calcitonin, Serotonin, Prostaglandine oder Bradykinin gedacht werden.

Somatostatinom

Somatostatin wurde ursprünglich aus dem Hypothalamus isoliert und später in größeren Mengen in den D-Zellen des Pankreas, Magens und Darms gefunden. Es hemmt die Funktion zahlreicher exo- und endokriner Organe, und daraus leiten sich die **Symptome** bei bestehender Überproduktion dieses Hormons ab (siehe Tab. 11.7-12).

Im Vordergrund des klinischen Bildes beim Somatostatinom-Syndrom stehen der Diabetes mellitus sowie die fehlende exokrine Verdauungsfunktion im Magen-Darm-Trakt. **Diagnostiziert** wird ein Somatostatinom-Syndrom durch die erhöhten Hormonwerte im Plasma. Spezielle Funktionstests, die eindeutig auf ein Somatostatinom-Syndrom hinweisen, sind bisher nicht bekannt. Berichtet wurde

über die Erhöhung des Somatostatinspiegels durch Pentagastrin und Kalziuminjektion.

Die Somatostatin-produzierenden Tumoren sind überwiegend im Pankreas lokalisiert, jedoch sind auch einige Fälle mit Tumoren des Dünndarms bekannt. Von den bisher beschriebenen Somatostatinom-Syndromen ist die überwiegende Zahl maligne. Der Verlauf kann sehr unterschiedlich sein. Überlebensraten zwischen einem und 10–15 Jahren sind in der Literatur bekannt.

GRFom

Der Freisetzungsfaktor des Wachstumshormons (growth hormone releasing factor, GRF) ist das einzige Neuropeptid, das primär aus menschlichem Gewebe extrahiert und sequenziert wurde. Diese Patienten bieten das klinische Bild einer Akromegalie mit Hypophysenvergrößerung und erhöhten Plasmaspiegeln von Wachstumshormon. Das ektopisch gebildete GRF entspricht strukturmäßig dem später isolierten hypothalamischen GRF. Normalerweise läßt sich GRF in der Zirkulation von Gesunden und bei den meisten Patienten mit einer Akromegalie nicht nachweisen. Falls es dennoch meßbar wird, legt dies die Vermutung nahe, daß es aus gastrointestinalen Quellen stammt. Ektopisch sezerniertes GRF ist nur selten die Ursache für einen Gigantismus oder eine Akromegalie. So findet man in weniger als 1% der Patienten, die das klinische Bild einer Akromegalie aufweisen, erhöhte GRF-Spiegel. Die kontinuierliche Stimulation des Hypophysenvorderlappens führt schließlich zu einer Hyperplasie des somatotropen Gewebes mit einer gleichzeitigen Erhöhung der Wachstumshormonsekretion.

Karzinoid-Syndrom

Ein dem Verner-Morrison Syndrom ähnliches Krankheitsbild wird vor allem durch das Karzinoid-Syndrom hervorgerufen. Das Karzinoid ist primär ein Tumor des Magen-Darm-Traktes und soll deshalb hier nur kurz erwähnt werden. Karzinoide des Pankreas sind mit weniger als 0,5% aller Karzinoidtumoren sehr selten. Die klinische Symptomatik entspricht den Karzinoiden des Magen-Darm-Trakts (siehe Kap. 11.4.9.3).

Tab. 11.7-12 Symptome des Somatostatinom-Syndroms

▶ Diabetes mellitus
▶ Gallensteine
▶ Steatorrhö
▶ Diarrhö
▶ Achlorhydrie
▶ Pankreasinsuffizienz
▶ Malabsorption

Multiple endokrine Adenomatose Typ I und II

Die multiple endokrine Adenomatose (oder Neoplasie) ist eine familiär gehäuft auftretende Erkrankung, die autosomal dominant vererbt wird. Bei Patienten mit dieser Erkrankung ist ein Tumor oder eine Hyperplasie in zwei oder mehr endokrinen Organen vorhanden. Die multiplen endokrinen Adenomatosen (MEA, MEN) sind in zwei Typen unterteilt: Wermer Syndrom (Typ I) und Sipple Syndrom (Typ II). Der Unterschied zwischen beiden Typen liegt in den an diesem Syndrom beteiligten Organen. Im Falle von MEN I sind die Hypophyse, das Pankreas und die Nebenschilddrüse involviert, bei MEN II die Schilddrüse (medulläres Schilddrüsenkarzinom), die Nebenniere (Phäochromozytom) und die Nebenschilddrüse (Adenom).

Das **klinische Bild** von MEN-I-Patienten ist sehr unterschiedlich. Es hängt ab von den Hormonen, die durch die einzelnen Tumoren produziert werden. In Tabelle 11.7-13 sind die bei MEN I vermehrt auftretenden Hormone sowie die zugehörigen klinischen Symptome tabellarisch zusammengefaßt. Infolge der langen Wachstumszeit der endokrinen Tumoren kann bei Erstdiagnose zunächst nur ein Tumor vorhanden sein, und erst nach Jahren tritt ein weiterer Tumor mit seiner eigenen Symptomatik auf. Das Pankreas ist bei MEN-II-Patienten nicht betroffen. Die beteiligten Organe sind in Tabelle 11.7-14 aufgeführt.

Lokalisationsdiagnostik

Die Bestimmung erhöhter Hormonspiegel im Blut sichert zunächst die Diagnose. Die Lokalisationsdiagnostik ist wesentlich schwieriger. Auch 2–3 cm große endokrine Tumoren im Pankreas sind häufig nicht durch die herkömmlichen bildgebenden Verfahren nachzuweisen. Sowohl die **Sonographie** als auch die **Computertomographie** des Pankreas können diese Tumoren nur sehr schwer abgrenzen. Eine eindeutige und sichere Diagnose ist häufig erst möglich, wenn die Konturen des Pankreas vom Tumor überschritten werden. Möglicherweise bringt die **endoskopische Ultraschalluntersuchung** in Zukunft eine Verbesserung der Lokalisationsdiagnostik. Aus diesem Grunde sollte bei gesicherter Hormonüberproduktion eine **explorative Laparotomie** vom Chirurgen durchgeführt werden. Kleinere Tumoren können durch die ausführliche Palpation des Pankreas in der Regel sehr gut erfaßt werden.

Die angiographische Untersuchung des Pankreas bringt bei endokrinen Tumoren keinen Vorteil in der Lokalisationsdiagnostik gegenüber der Sonographie und dem Computertomogramm. Ebenso ist die selektive transhepatische Katheterisierung der Vena lienalis und vena portae zwecks stufenweiser Blutentnahme und Hormonbestimmung nicht primär indiziert. Lediglich bei Rezidiven bzw. bei chirurgisch nicht auffindbaren Tumoren sollte diese Technik angewendet werden.

▼ Therapie

Die Therapie besteht in der operativen Entfernung des jeweiligen Adenoms oder in der Resektion von Teilen des Pankreas, wenn dies durch Lokalisation und Tumorgröße notwendig ist. Bei malignen Tumoren des endokrinen Pankreas ist eine effektive Chemotherapie lediglich beim malignen Insulinom durchführbar. Diese sollte mit einer Kombination aus Streptozotozin und 5-Fluorouracil durchgeführt werden. Bei Fällen mit Glukagonom-Syndrom, Somatostatinom-Syndrom oder Zollinger-Ellison Syndrom ist eine Streptozotozinbehandlung meistens erfolglos.

Bei Vorliegen endokrin aktiver Lebermetastasen kann durch subkutane Injektionen eines Somatostatinanalogons die durch Hormonüberproduktion hervorgerufene klinische Symptomatik unterdrückt werden.

Tab. 11.7-14 Varianten der multiplen endokrinen Adenomatose (MEN) Typ II (Sipple Syndrom)

Typ IIa	Typ IIb
medulläres Schilddrüsenkarzinom	medulläres Schilddrüsenkarzinom
Phäochromozytom	Phäochromozytom
Nebenschilddrüsen-Adenom	Ganglioneurome, marfanoider Habitus, selten auch gekoppelt mit zusätzlichen Nebenschilddrüsen-Adenomen

Tab. 11.7-13 Hormonstörungen und klinische Symptome beim Wermer Syndrom

	Hormone	Klinische Symptome
Hypophyse	Wachstumshormon →	Akromegalie
	ACTH →	Morbus Cushing
	Prolaktin →	asymptomatisch Amenorrhö Galaktorrhö
	nicht-funktionelle Tumoren →	Hypopituitarismus Gesichtsfeldausfälle asymptomatisch
Nebenschilddrüse	Parathormon →	Hyperkalzämie Urolithiasis Pankreatitis Ulcus pepticum
Pankreas	Gastrin →	Zollinger-Ellison Syndrom
	Insulin →	Hypoglykämie
	VIP →	WDHA-Syndrom
	Glukagon →	Glukagonom-Syndrom

Die Therapie der Wahl beim malignen Zollinger-Ellison Syndrom ist heute die Behandlung mit dem Protonen-Kalium-ATPase-Blocker Omeprazol (Antra®). Diese Therapie ermöglicht eine komplette Suppression der Säuresekretion, so daß die früher durchgeführte Gastrektomie heute als obsolet angesehen werden muß.

Alle diese Therapieformen dienen jedoch lediglich der Palliation und stellen keine kurative Maßnahme dar.

Literatur

– Cello, J. P.: Carcinoma of the pancreas. In: Sleisenger, M. H., J. S. Fordtran (eds.): Gastrointestinal Disease. Saunders, Philadelphia 1989.
– Go, V. L. W., J. D. Gardner, F. P. Brooks, E. Lebenthal, E. P. DiMagno, G. A. Scheele: The Exocrine Pancreas. Raven, New York 1986.
– Gruiekshank, A. H.: Pathology of the Pancreas. Springer, Berlin–Heidelberg–New York 1986.

11.8 Notfälle

W. Domschke

11.8.1 Gastrointestinale Blutung

Die **gastrointestinale Blutung** äußert sich in Form der Leitsymptome **Hämatemesis, Melaena** und/oder **Hämatochezie.** Bei 80% aller Blutungsfälle liegt die Blutungsquelle im **oberen Gastrointestinaltrakt.** Diagnostisches Kernstück ist die **Notfallendoskopie,** gefolgt von **Szintigraphie** und **Angiographie.** Häufigste Blutungsursachen im oberen Gastrointestinaltrakt sind **peptische Läsionen, Ösophagusvarizen** und **Mallory-Weiss-Einrisse;** im Dünn- und Dickdarm: **Meckel-Divertikel, Dickdarm-Divertikel** und **Angiodysplasien.** Blutungsintensität und -aktivität (siehe Tab. 11.8-1) bestimmen das therapeutische Vorgehen, das allgemein-supportive, medikamentöse, endoskopisch-operative und chirurgische Maßnahmen einschließt.

Tab. 11.8-1 Klassifizierung der Blutungsaktivität nach Forrest

Blutungsaktivität	Kriterien		
aktive Blutung:	Forrest-Typ	Ia	arterielle (spritzende Blutung
		Ib	Sickerblutung
sistierte Blutung:	Forrest-Typ	IIa	sichtbares Gefäß im Ulkusgrund
		IIb	Hämatin bzw. Koagulum auf Läsion
keine Blutung:	Forrest-Typ	III	Läsion ohne o.a. Kriterien

Definition

Anders als bei der okkulten Blutung tritt bei der notfallmäßigen Gastrointestinalblutung Blut nach außen hin **sichtbar in Erscheinung:** Entweder wird das ausgetretene Blut rot bzw. schwarz-braun erbrochen (Hämatemesis), oder es geht peranal ab als schwarzer Stuhlgang (Melaena) bzw. als rotes Blut (Hämatochezie). Dabei sind mehr als 80% aller Blutungsquellen im **oberen Gastrointestinaltrakt** lokalisiert.

Epidemiologie

Pro Jahr werden in der Bundesrepublik Deutschland etwa 100 Patienten/100000 Einwohner, insgesamt also etwa 80000 Patienten, mit akuter Gastrointestinalblutung notfallmäßig in Kliniken eingewiesen. Dabei hat der Anteil der über 60jährigen, besonders gefährdeten Patienten im Laufe der Zeit deutlich zugenommen.

Ätiologie und Pathogenese

Die Ätiologie der Gastrointestinalblutung ist vielfältig: **Nichtsteroidale Antiphlogistika** vom Typ der Salizylate, Pyrazolone und des Indometacins – zunehmend von der Bevölkerung konsumiert und teilweise rezeptfrei zu erhalten – sind in steigendem Maße, da ulzerogen, als Blutungsursachen festzustellen. Auch **Antikoagulanzien** sind als potentielle Schrittmacher der Blutung anzusehen. Bei **Ösophagusvarizenblutung** ist meist die Leberzirrhose mit konsekutiver **portaler Hypertension** wesentlicher ätiologischer Faktor. Bei anderen Blutungen spielt die Veranlagung des Patienten zur Entwicklung von peptischen Ulzera, Angiodysplasien usw. eine wichtige ätiologische Rolle.

Pathogenese: Während bei der Ösophagusvarizenblutung in erster Linie die portale Druckerhöhung pathogenetisch relevant ist und schließlich zur Varizenruptur führt, liegen den anderen Blutungen zumeist Gefäßarrosionen peptischer, neoplastischer oder anderer Genese zugrunde. Dagegen sind Diapedeseblutungen selten. Bei den Antirheumatika-vermittelten Blutungen ist anzunehmen, daß die pathogenetische Kaskade über eine Hemmung der endogenen Prostaglandinsynthese und daraus resultierender Schwächung der defensiven Schleimhautfaktoren (Schleim- und Bikarbonatbildung, Durchblutung) läuft. Darüber hinaus haben z.B. Salizylate eine thrombozytenaggregationshemmende Wirkung.

🅢 Symptome

Beschwerden: Die Patienten sind verständlicherweise zumeist zu Tode erschrocken, wenn sie plötzlich Blut erbrechen oder peranal absetzen. Die Abdominalbeschwerden sind in der Regel uncharakteristisch – Übelkeit und Völlegefühl. Bei penetrierenden Ulzerationen treten jedoch üblicherweise stechende Schmerzen im Epigastrium oder rechten Oberbauch auf. In Abhängigkeit vom Ausmaß des Blutverlustes stellen sich **Beschwerden in-**

folge des zirkulatorischen Volumenmangels ein: Unruhe, Tachykardie, Schwindel, Kopfschmerzen, Kaltschweißigkeit, im Extremfall Schocksymptomatik.

Befunde: Hämatemesis tritt im allgemeinen nur auf, wenn die Blutungsquelle proximal des duodenojejunalen Übergangs gelegen ist:

▶ Durch Kontakt mit salzsaurem Magensaft kann das ausgetretene Blut ein **schwarz-braunes, „kaffeesatzartiges" Aussehen** annehmen (Umwandlung von Häm in Hämatin).

▶ **Hell- bzw. dunkelrotes** Blut wird erbrochen, wenn kein Kontakt mit saurem Magensaft gegeben war (z. B. Blutungsquelle im Ösophagus), bei gastraler Hypo- oder Achlorhydrie bzw. bei rascher oder massiver Blutfüllung des Magens.

▶ Da bei Blutungen im Bereich des oberen Gastrointestinaltraktes Blut auch in aboraler Richtung abfließt, kann sich die obere gastrointestinale Blutung auch in Form **peranalen Blutabgangs** (Entleerung schwarzen Bluts = Melaena bzw. roten Bluts = Hämatochezie) manifestieren.

> Bei 80% aller gastroenterologischen Blutungsfälle liegt die Blutungsquelle im oberen Gastrointestinaltrakt.

▶ Das Auftreten eines **Teerstuhls** ist ebenfalls meist Folge einer Blutung im oberen Magen-Darm-Trakt; nur in etwa 10% der Fälle verursachen Blutungen aus Dünn- bzw. Dickdarm eine Melaena, dabei muß das Blut länger als ca. 8 Stunden im Darm stagniert haben. Differentialdiagnostisch wichtig ist, daß schwarzgefärbte Stühle auch nach Medikation von Eisen-, Wismut- und Kohlepräparaten bzw. nach Genuß von Blaubeeren auftreten können. Solchen Exkrementen fehlen jedoch im allgemeinen der Glanz, die klebrige Konsistenz und der penetrante Geruch des meist ungeformten typischen „Teerstuhls".

▶ Auch die Hämatochezie ist in der größeren Zahl der Fälle Folge einer **oberen gastrointestinalen Blutung,** während sich bei etwa 30–40% der Patienten Blutungsquellen in Dünndarm, Dickdarm bzw. Analbereich eruieren lassen.

Ob sich eine obere gastrointestinale Blutung in Form peranalen Abgangs von rotem oder schwarzem Blut äußert, hängt vor allem von der Blutungsintensität und der Passagezeit des Bluts durch den Gastrointestinaltrakt ab. Blut ist osmotisch wirksam und beschleunigt so seine eigene Darmpassage. Bei der Inspektion sollte auf Leberhautzeichen (Ikterus, Xanthelasmen, Spider naevi, Palmarerythem usw.), Teleangiektasien im Bereich der Mundschleimhaut und etwaige Lippenpigmentierungen geachtet werden. Entsprechende Befunde können erste Hinweise auf die mögliche Blutungsquelle im Gastrointestinaltrakt geben (Ösophagus- und/oder Fundusvarizen, Gefäßveränderungen im Sinne des Morbus Osler, blutende Polypen im Rahmen des Peutz-Jeghers Syndroms).

So bald wie möglich sollten **Pulsfrequenz, arterieller Blutdruck** und **zentraler Venendruck** ermittelt werden. Ein Schockindex (Pulsfrequenz/systolischer Blutdruck) größer als 1 spricht zusammen mit einem zentralen Venendruck um 0 cm H_2O (Normalwert 4–8 cm H_2O) für einen lebensbedrohlichen Blutverlust, der über 20% des zirkulierenden Blutvolumens ausgemacht hat. Verglichen mit diesen Parametern hat das Blutbild geringere Bedeutung, weil nach einer Blutung die Austauschvorgängen zwischen zirkulierendem Blutvolumen und extravasaler Flüssigkeit mit konsekutiver Hämodilution nur verzögert ablaufen und deshalb der Hämoglobin- bzw. Hämatokritwert erst etwa 24 Stunden nach dem Blutungsereignis vollständig abgefallen ist.

D **Diagnostik**

In Abbildung 11.8-1 ist die anzustrebende diagnostisch-therapeutische Entscheidungssequenz in Form eines Flußdiagramms dargestellt. Dabei müssen folgende Fragen beantwortet werden:

1) Liegt eine reale bzw. nur eine potentielle Blutungsquelle vor?
2) Blutet es – im Fall des Vorliegens einer renalen Blutungsquelle – aktiv, oder ist die Blutung bereits zum Stillstand gekommen?
3) Kann die aktive Blutung konservativ behandelt oder muß chirurgisch vorgegangen werden?
4) Muß bei chirurgischer Therapie eine Notoperation vorgenommen oder kann elektiv vorgegangen werden?
5) Erfordert die operative Blutstillung einen transthorakalen oder transabdominellen Zugang?

Die Unterscheidung zwischen realen und potentiellen Blutungsquellen ist insofern wichtig, als erfahrungsgemäß in etwa 20–30% der Fälle mehrere Läsionen gleichzeitig vorkommen können; z. B. finden sich häufig Koinzidenzen

▶ von Refluxösophagitis, akuten Magenerosionen und Ulcus duodeni sowie
▶ von Ösophagusvarizen und peptischen Läsionen sowie
▶ von Magenausgangsstenose bei Ulcus duodeni und Mallory-Weiss-Einrissen.

Eine **reale Blutungsquelle** liegt vor, wenn

▶ endoskopisch eine aktive Blutung zu erkennen ist oder der anzuschuldigenden Läsion ein Blutkoagulum oder Hämatin aufliegt; ebenso, wenn im Bereich der Läsion ein Gefäß sichtbar ist;
▶ szintigraphisch Isotopendepots zunehmender Größe entstehen;
▶ angiographisch Kontrastmittelextravasate nachweisbar werden.

Aufgrund endoskopischer Kriterien ist von Forrest eine **Klassifizierung der Blutungsaktivität** vorgeschlagen worden (siehe Tab. 11.8-1), die gleichzeitig eine Entscheidungsgrundlage für angemessene therapeutische Maßnahmen ist.

Das diagnostische Prozedere sollte der jeweiligen **Blutungssymptomatik** angepaßt werden; die häufig-

Tab. 11.8-2   Blutungsquellen im oberen Gastrointestinaltrakt – prozentuale Häufigkeit (eigenes Krankengut und
Literatur)

peptische Läsionen (Erosionen, Ulzera)	65%
Ösophagus- bzw. Fundusvarizen	20%
Mallory-Weiss-Lazeration am gastro-ösophagealen Übergang	10%
Magenneoplasma	4%
Morbus Osler-Rendu-Weber, Ulcus simplex Dieulafoy u.a.	1%

sten **Blutungsquellen** im oberen Gastrointestinaltrakt sind in Tabelle 11.8-2 aufgeführt.

Hämatemesis

In Abbildung 11.8-2 ist die notfallmäßige Strategie
bei der Hämatemesis-Diagnostik schematisch dargestellt: Erhebung von Kurzanamnese und Kurz-
befund und die Entnahmen von Blutproben für die
laborchemische Analyse sollen ohne Verzug überleiten zum Kernstück notfalldiagnostischer Maßnahmen, der **oberen Panendoskopie.** Läßt sich die
Blutungsquelle endoskopisch nicht lokalisieren
(unter 5% der Fälle), hängt das weitere Vorgehen
von der Blutungsintensität ab: Bei **massiver arterieller Blutung** muß der Patient ohne weitere Diagno-

stik umgehend operiert werden. Bei **geringerer Blutungsintensität** sollte jedoch die Lokalisation der
Blutungsquelle vor der Therapieentscheidung angestrebt werden. Dabei wird heute zunächst der **Szintigraphie** gegenüber der Angiographie der Vorzug
gegeben, da sich aktive Blutungen szintigraphisch
– nach intravenöser Injektion von Technetium-mar-
kierten Erythrozyten oder kolloidalem Schwefel –
sensitiver und dabei technisch einfacher sowie für
den Patienten risikoärmer und angenehmer darstellen lassen. Bei szintigraphisch positivem Blutungsnachweis sollte sich in der Regel zur exakten topographischen Blutungslokalisation die Angiographie
anschließen.
Bei endoskopisch diagnostiziertem Blutabgang aus
der Papilla Vateri (Hämobilie) sind ERCP und
Angiographie die nächsten Untersuchungsverfahren.

Melaena

Auch bei der in Form des **Teerstuhls** stattfindenden
akuten peranalen Blutung wird man nach den auf
ein Minimum zu begrenzenden Voruntersuchungen
mit der **Notfallendoskopie** des oberen Verdauungstraktes beginnen (siehe Abb. 11.8-2). Finden sich
endoskopisch normale Verhältnisse, muß eine Blutung aus dem Dünn- bzw. Dickdarm als Melaena-
Ursache angenommen werden (10% der Fälle).
Diagnostische Konsequenz wird in der Regel die
Szintigraphie mit markierten Erythrozyten oder kol-

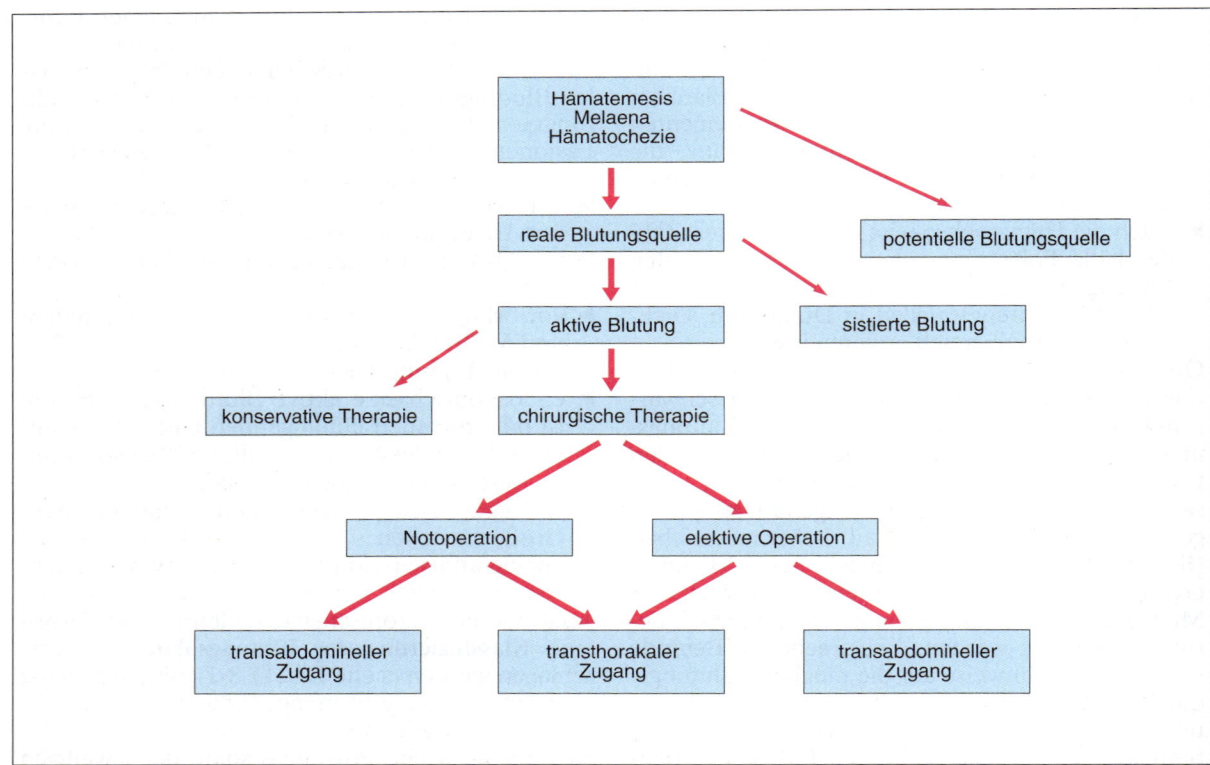

Abb. 11.8-1   Diagnostisch-therapeutische Entscheidungssequenz bei akuter Gastrointestinalblutung.

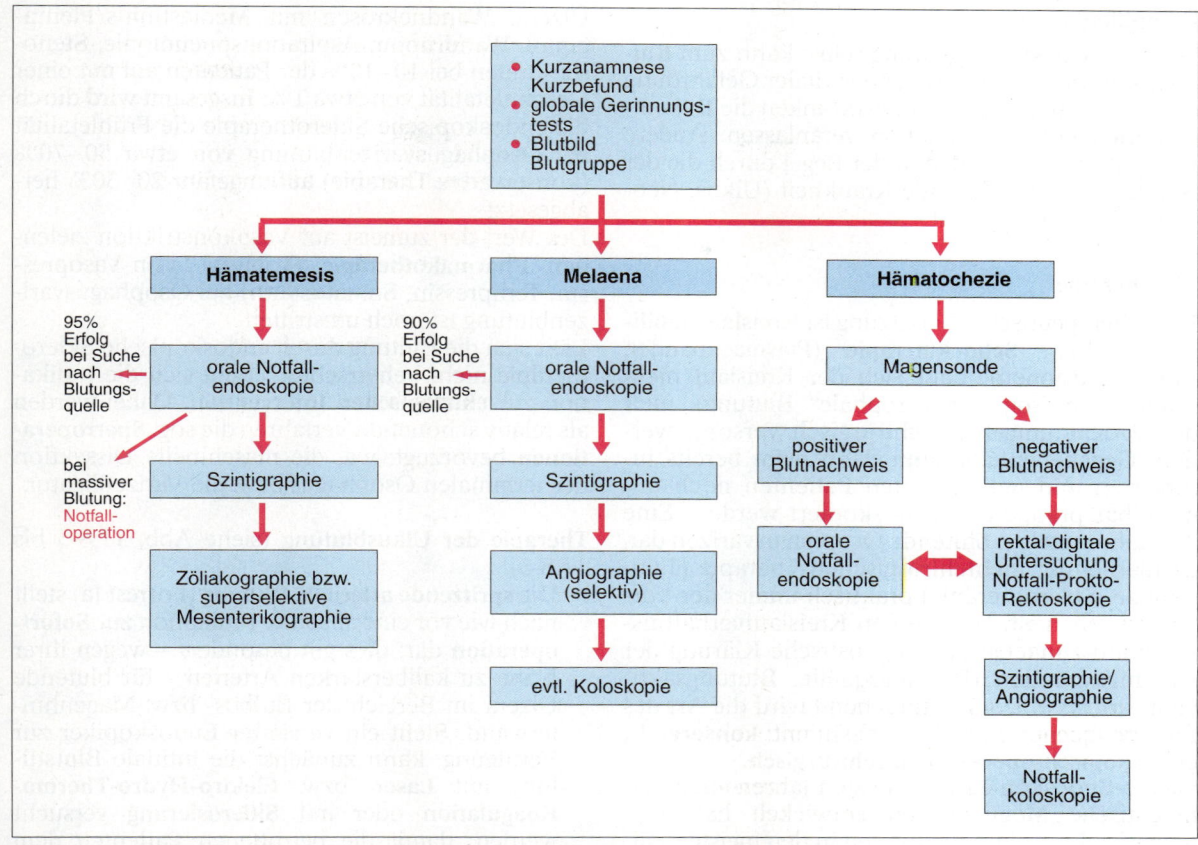

Abb. 11.8-2   Hämatemesis-Melaena-Hämatochezie-Diagnostik – notfallmäßige Strategie.

loidalem Schwefel sein, bei Blutungsnachweis gefolgt von der **abdominellen Angiographie** mit selektiver Sondierung zunächst der Arteria mesenterica inferior, dann der Arteria mesenterica superior. Der Wert notfallmäßig durchgeführter **Koloskopie** ist umstritten: Die Untersuchung ist unter den gegebenen Umständen ohne suffiziente Darmreinigung technisch schwierig, riskant und von begrenzter Aussagekraft.

Hämatochezie

In der Regel wird zunächst mit der **rektal-digitalen Exploration** begonnen und dabei vor allem auf tastbare Neoplasien und ulzeröse Läsionen geachtet (siehe Abb. 11.8-2). Hämorrhoiden sind nur palpabel, wenn sie thrombosiert sind, dann aber bluten sie nicht mehr. Anschließend wird mittels **Proktoskop** und **Rektoskop** untersucht. Findet sich dabei keine Blutungsquelle, wird als nächstes die **obere Notfallendoskopie** durchgeführt. Alternativ kann man auch mit der **Ausspiegelung** des oberen Gastrointestinaltraktes beginnen, besonders wenn sich über eine zuvor gelegte **Magensonde** blutiger Magensaft hat aspirieren lassen. Bleiben obere und untere Notfallendoskopie ohne diagnostischen Ertrag, werden in der Regel **Szintigraphie** und **Angiographie** angeschlossen.

Schließlich kann man die **Notfallkoloskopie** durchführen, zumal massive Blutungen eine laxierende Wirkung haben und dadurch die sonst eingeschränkte endoskopische Übersicht verbessert wird. Häufigste Blutungsquelle im unteren Gastrointestinaltrakt ist bei Kindern, Jugendlichen und jungen Erwachsenen bis 30 Jahre das **Meckel-Divertikel** (siehe Kap. 11.4.8 „Dünndarmdivertikel") mit ektoper blutender Magenschleimhaut. Erwachsene unter 60 Jahren bluten in erster Linie aus **Dickdarm-Divertikeln,** Patienten über 60 Jahre aus **Angiodysplasien.**

Die Diagnostik von Blutungsquellen des **unteren Verdauungstraktes** ist besonders dann erschwert, wenn die Blutung chronisch-intermittierend verläuft; denn Szintigraphie und Angiographie müssen versagen, wenn die Blutung gerade zum Stillstand gekommen ist. In ausgewählten Fällen mit besonders belasteter Anamnese (zahlreiche Bluttransfusionen, vorausgegangene Operationen) wird deshalb neuerdings empfohlen, unter Operationsbereitschaft eine sogenannte „aggressive" Angiographie durchzuführen, wobei eine Blutung aus der zu diagnostizierenden Blutungsquelle provoziert wird durch systemische Heparinisierung und intraarterielle Gabe des Vasodilatators Tolazolin, evtl. sogar von Streptokinase.

Komplikationen

Die gastrointestinale Blutung selbst kann zum **Blutungsschock** mit entsprechender vitaler Gefährdung des Patienten führen, bei Leberkranken die **Dekompensation der Leberfunktion** veranlassen. Andere Komplikationen werden in der Regel durch die der Blutung zugrundeliegende Krankheit (Ulkus, Neoplasma usw.) verursacht.

▼ Therapie

Erste therapeutische Zielsetzung ist **Kreislaufstabilisierung** bzw. **Schocktherapie** (Plasmaexpander, Bluttransfusionen). Läßt sich der Kreislauf nicht stabilisieren (sog. „katastrophale" Blutung), muß der Patient umgehend chirurgisch versorgt werden. Gegebenenfalls kann dann beim bereits intubierten und narkotisierten Patienten noch unmittelbar präoperativ endoskopiert werden. Eine Ausnahme stellen blutende Ösophagusvarizen dar, da hierbei der nichtchirurgischen Therapie (Tamponade, Sklerotherapie) praktisch immer der Vorzug zu geben ist. Bei stabilen Kreislaufverhältnissen kann zunächst die diagnostische Klärung der Blutungssituation (Blutungsquelle, Blutungsaktivität) erfolgen. Dementsprechend wird die Art des therapeutischen Vorgehens bestimmt: **konservativ, endoskopisch-operativ** bzw. **chirurgisch.**

Da die Endoskopie in den letzten Jahren auch therapeutische Möglichkeiten entwickelt hat (sog. operative Endoskopie), können in den meisten Fällen Diagnostik und Therapie Hand in Hand gehen. Die **Sklerotherapie** (Unterspritzung – am besten mit 1:10000 bzw. 1:100000 verdünntem Adrenalin und 1%igem Polidocanol), die **Elektrokoagulation** (v.a. die Elektro-Hydro-Thermo-Sonde) und die **Laser-Photokoagulation** (v.a. der Neodym-YAG-Laser) haben bereits breiteren Eingang in die klinische Praxis gefunden, während Fibrin- (Thrombin/ Fibrinogen) und Gewebekleber (v.a. Zyanoakrylat) nur vereinzelt eingesetzt werden.

Die verschiedenen endoskopisch-therapeutischen Verfahren unterscheiden sich hinsichtlich ihrer Eignung für den mobilen Einsatz, ihres Handhabungskomforts und ihrer Anschaffungs-/Wartungskosten. Dabei schneidet die Sklerotherapie günstig ab.

Therapie der Ösophagusvarizenblutung: Bei blutenden Ösophagusvarizen wird als primärer therapeutischer Maßnahme der **endoskopischen Sklerotherapie** derzeit eindeutig der Vorzug gegeben. Dabei läßt sich durch intra- und/oder paravariköse Injektion des Sklerosierungsmittels (meist 1%iges Polidocanol) in etwa 80–90% der Fälle eine initiale Hämostase erreichen, außerdem die Rezidivblutungs- und Frühletalitätsrate günstig beeinflussen. Offen ist noch die Frage, ob durch notfallmäßige **Sondentamponade** (vorzugsweise Linton-Nachlas-Sonde) der Blutung die Ergebnisse der anschließenden Sklerotherapie noch weiter zu verbessern sind. Komplikationen der Sklerotherapie (z. B. blutende

Ulzera, Wandnekrosen mit Mediastinitis/Pleuraerguß, Wandruptur, Aspirationspneumonie, Stenosen) treten bei 10–15% der Patienten auf mit einer Gesamtletalität von etwa 1%. Insgesamt wird durch die endoskopische Sklerotherapie die Frühletalität bei Ösophagusvarizenblutung von etwa 50–70% (konservative Therapie) auf ungefähr 20–30% herabgesetzt.

Der Wert der zumeist auf Vasokonstriktion zielenden **Pharmakotherapie** (Triglyzyl-Lysin-Vasopressin, Terlipressin, Somatostatin) bei Ösophagusvarizenblutung ist noch umstritten.

Läßt sich die Blutung durch endoskopische Sklerotherapie nicht beherrschen, ergibt sich die Indikation zur **chirurgischen Intervention.** Dabei werden als relativ schonende Verfahren die sog. **Sperroperationen** bevorzugt: v.a. die maschinelle Dissektion des terminalen Ösophagus bzw. die Varizenligatur.

Therapie der Ulkusblutung (siehe Abb. 11.8-3 bis 11.8-5):

▶ Die **spritzende arterielle Blutung** (Forrest Ia) stellt nach wie vor eine absolute Indikation zur **Sofortoperation** dar; dies gilt besonders – wegen ihrer Nähe zu kaliberstarken Arterien – für blutende Ulzera im Bereich der Bulbus- bzw. Magenhinterwand. Steht ein versierter Endoskopiker zur Verfügung, kann zunächst die initiale Blutstillung mit **Laser-** bzw. **Elektro-Hydro-Thermo-Koagulation** oder mit **Sklerosierung** versucht werden, damit die betroffenen Patienten dem Chirurgen im blutungsfreien Intervall übergeben und damit die risikoreicheren Notfalloperationen durch elektive Eingriffe ersetzt werden können.

▶ **Sickerblutungen** (Forrest Ib) aus peptischen Läsionen sistieren in 80% der Fälle spontan. Die

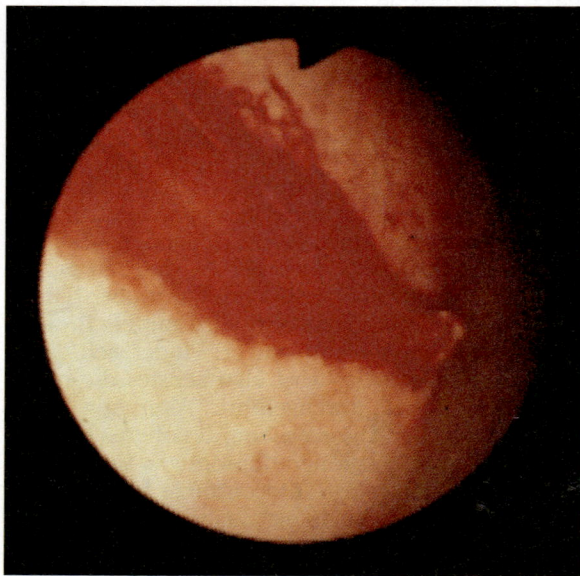

Abb. 11.8-3 Akut blutendes Ulkus.

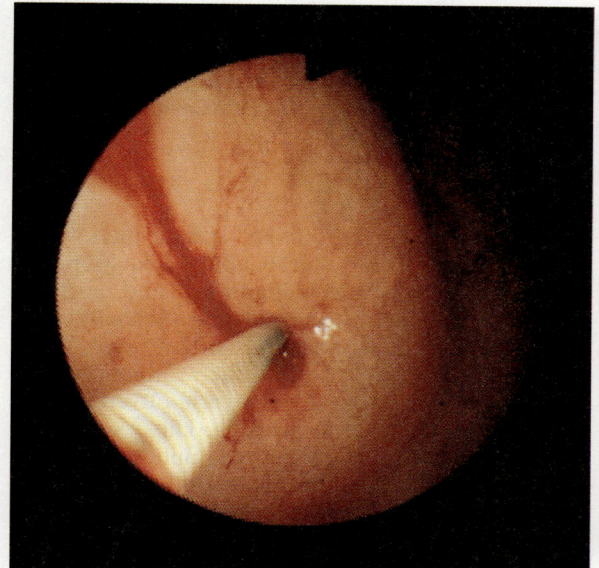

Abb. 11.8-4   Unterspritzung der Blutung mit Adrenalin.

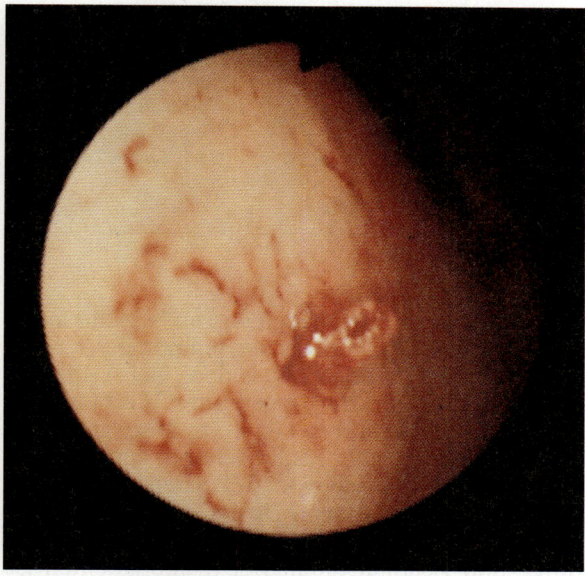

Abb. 11.8-5   Zustand nach Unterspritzung.

verbleibenden Blutungen lassen sich durch **Sklerosierungstherapie, Laser-Photokoagulation** bzw. den Einsatz der **Elektro-Hydro-Thermo-Sonde** zum Stillstand bringen. Die endoskopische Therapie durch Sklerosierung bzw. Laserkoagulation führt zu statistisch gesicherter, Koagulation mit der Elektro-Hydro-Thermo-Sonde zu tendenzieller Abnahme der Zahl der Rezidivblutungen und notwendig werdenden Operationen. Diese positiven Effekte haben sich bisher allerdings noch nicht in einer Verminderung der Letalitätsrate niedergeschlagen.

Ist ein endoskopisches Hämostaseverfahren nicht verfügbar bzw. therapeutisch nicht erfolgreich oder die Blutungsquelle nicht zugänglich (z. B. Bulbushinterwand, proximale kleine Kurvatur), dann sollte die medikamentöse Blutstillung mit Sekretin bzw. Somatostatin versucht werden.

Nach initialer Hämostase läßt sich die Inzidenz von Blutungsfrührezidiven durch kombinierte Medikation von Histamin-H$_2$-Rezeptorenantagonisten und Pirenzepin bzw. Antazida oder durch die Gabe von H$^+$/K$^+$-ATPase-Hemmern (Omeprazol, Lansoprazol) reduzieren.

▶ **Sichtbare Gefäße im Ulkusgrund** (Forrest IIa) stellen im Hinblick auf die in 50–90% der Fälle drohende Rezidivblutung eine besondere Risikosituation dar und benötigen daher aktive Therapie. Zur lange Zeit üblichen primären chirurgischen Therapie hat sich in den letzten Jahren mit der **endoskopischen Laser-Photokoagulation** eine effiziente nichtchirurgische Alternative etabliert. In der klinischen Praxis hat sich auch die **Sklerosierung** der Läsion mit anschließender **Elektro-Hydro-Thermo-Sondenkoagulation** bewährt; al-

lerdings stehen für dieses Vorgehen eindeutige studienmäßige Belege noch aus.

Therapie der unteren Gastrointestinalblutung: Bei der Vielzahl möglicher Blutungsursachen im Dünn- und Dickdarm (u. a. auch Karzinom, Polypen, Colitis ulcerosa, Morbus Crohn, ischämische Kolitis, innere Hämorrhoiden) erscheint es sinnvoll, das therapeutische Vorgehen nur bei den häufigsten notfallmäßigen Blutungsquellen darzustellen.

▶ Die **Darminvagination** als häufigste Blutungsquelle bei kleinen Kindern bildet sich in etwa 10% der Fälle spontan zurück, bei weiteren 20% gelingt die Reposition durch Kontrasteinlauf, in den restlichen Fällen ist chirurgische Revision erforderlich.

▶ Blutende **Meckel-Divertikel** – führend bei Jugendlichen und jungen Erwachsenen bis 30 Jahre – werden chirurgisch reseziert.

▶ Bei Blutungen aus **Dickdarm-Divertikeln** sollte der angiographische Nachweis der Blutungsquelle über Ort und Ausmaß der Resektion entscheiden.

▶ Die vor allem bei über 60jährigen Patienten anzutreffenden **Angiodysplasien** sollten je nach Lokalisation und Anzahl entweder durch Elektrokoagulation, chirurgische Resektion oder arterielle Embolisation behandelt werden.

Verlauf und Prognose

Die Letalität bei gastrointestinaler Blutung beträgt nach wie vor 8–10%.

In Tabelle 11.8-3 sind Kriterien aufgeführt, die den **Risikopatienten** bei gastrointestinaler Blutung definieren lassen. Dazu gehören Patienten mit hoher Blutungsintensität, vor allem wenn sie das 60. Le-

Tab. 11.8-3 Akute gastrointestinale Blutung – prognostisch ungünstige Kriterien

– Lebensalter	> 60 Jahre
– initialer Hb-Wert	< 6–7 g%
– initialer Konservenverbrauch	> 6 Beutel/24 h
– Begleiterkrankungen	
– kurzfristige Rezidivblutung	

bensjahr überschritten haben und an Begleiterkrankungen – kardialer, hepatischer, pulmonaler, renaler oder zentralvenöser Art – leiden. Bei Vorliegen mehrerer Zusatzerkrankungen kann die blutungsassoziierte Letalität bis auf 40% ansteigen. Zur Gruppe mit erhöhtem Risiko gehören auch Patienten mit endoskopisch nachweisbaren „sichtbaren Gefäßen" im Bereich von Ulzera; aus dieser Situation ergeben sich höhere Blutungsrezidiv-, Operations- und Letalitätsraten. Bei Risikopatienten ist deshalb auf eine möglichst umgehende, definitive Hämostase zu drängen.

Differentialdiagnose

Dem Symptom „gastrointestinale Blutung" können viele Ursachen zugrunde liegen, deren differentialdiagnostische Eingrenzung durch eine adäquate Diagnostik mit einer Sensitivität von über 90% möglich ist. Bei Blutungen aus dem **Tracheobronchialsystem** oder **Nasenrachenraum** kann Blut verschluckt werden und eine gastrointestinale Blutung vortäuschen: Die klinische Symptomatik (z. B. Husten) und die endoskopische Untersuchung (z. B. an der Rachenhinterwand herablaufendes Blut) werden in diesen Fällen die differentialdiagnostischen Weichen richtig stellen lassen. Bei schwarzem Stuhl ist daran zu denken, daß Blaubeeren und verschiedene Medikamente (z. B. Wismut- und Eisenpräparate) als mögliche Verursacher in Frage kommen.

11.8.2 Akutes Abdomen

Das „akute Abdomen" (akute Bauchschmerzen, abdominale Abwehrspannung, Kreislaufdekompensation) ist der Oberbegriff für eine ätiologisch noch unklare klinische Situation. Eine erste differentialdiagnostische Orientierung ergibt sich häufig aus dem **Schmerztyp** und der Zusammenschau mit anderen, gleichzeitig bestehenden Leitsymptomen, wie z. B. Dyspnoe, Fieber, Erbrechen und/oder Durchfall. Anamnese- und klinische Befunderhebung sowie laborchemisches Basisprogramm sollen unverzüglich überleiten zum sequentiellen, der jeweiligen Symptomenkonstellation angepaßten Einsatz, bildgebender Verfahren (Röntgen, Sonographie, Endoskopie). Als Ursachen des akuten Abdomens kommen – altersabhängig mit unterschiedlicher Häufigkeit – vor allem in Frage: **akute**

Entzündungen, mechanischer Ileus, Organrupturen und **Perfusionsstörungen.** Die Therapie richtet sich nach der zugrundeliegenden Krankheit, wobei die Frage der **Operationspflichtigkeit** vordringlichst zu beantworten ist.

Definition

Von einem „akuten Abdomen" spricht man, wenn die Symptomentrias **„starke akute Bauchschmerzen", „abdominale Abwehrspannung"** und **„partielle bis totale Kreislaufdekompensation (Schock)"** vorliegt. Der Begriff „akutes Abdomen" sagt nichts über die Ursache der klinischen Situation aus, drängt aber alarmierend auf deren unverzügliche differentialdiagnostische Klärung. Die Akuität des jeweils vorliegenden klinischen Bildes bestimmt den Zeitdruck, unter dem die zentrale Frage **„chirurgische Intervention oder (noch) nicht"** beantwortet werden muß.

Epidemiologie

Exakte epidemiologische Daten zu Inzidenz und Prävalenz der Fälle mit „akutem Bauch" sind nicht publiziert. Die relative Inzidenz der **akuten Appendizitis,** der **Cholezystitis** und der **Pankreatitis** sowie des mechanischen **Dünndarmileus** blieb konstant, während Fälle mit **perforiertem peptischen Ulkus** abgenommen haben.

Ätiologie und Pathogenese

Ätiologie (siehe Tab. 11.8-4): Als Ursachen des akuten Abdomens kommen vor allem in Betracht: **akute Entzündungen, mechanischer Ileus, Organrupturen** und **vaskuläre Perfusionsstörungen.**
– abdominal: Pyelonephritis, Peritonitis nach Aszitesinfektion mit z. B. E. coli bzw. Aerobacter, Kollagenosenperitonitis, Gastroenteritis, Adnexitis, stielgedrehte Ovarialzyste, toxisches Megakolon, extrauterine Gravidität, angioneurotisches Ödem (C1-Esteraseinhibitor-Mangel), akute Pankreatitis;
– extraabdominal: z. B. Perikarditis und Pneumonie.

Tab. 11.8-4 Ursachen des akuten Abdomens – prozentuale Häufigkeit chirurgisch bzw. nichtchirurgisch behandlungsbedürftiger Fälle

Chirurgische Fälle	66
– akute Appendizitis	28
– akute Cholezystitis	10
– Dünndarmileus	7
– Ulkusperforation	5
– akute Pankreatitis	3
– mesenteriale Perfusionsstörungen	3
– akute gynäkologische Erkrankungen	2
– sonstige Ursachen	8
Nichtchirurgische Fälle	34

Eine weitere mögliche Ursache stellt die sogenannte Pseudoperitonitis dar: bei diabetischer Ketoazidose, Hyperlipidämie, akuter intermittierender Porphyrie, akuter Bleivergiftung und hämolytischer Krise. Selten sind die Fälle von akutem Abdomen bei Tabes dorsalis, Schoenlein-Henoch-Syndrom oder Addison-Krise.

Ein akutes Abdomen kann chronisch-rezidivierend auch durch die differentialdiagnostisch schwer abgrenzbare sogenannte **intestinale Pseudoobstruktion** vorgetäuscht werden. Dabei wird die Ileussymptomatik als Folge viszeraler Myo- bzw. Neuro- bzw. Endokrinopathien oder als Arzneimittelnebenwirkung interpretiert. Bei der häufig durchgeführten explorativen Laparotomie zeigt sich kein pathologischer Befund, insbesondere keine mechanische Blockade. Anzustreben ist deshalb die konservative Therapie.

Grundsätzlich ist zu sagen, daß die möglichen Ursachen des akuten Abdomens altersabhängig unterschiedlich häufig sind. Bei Patienten über 50 Jahre liegt öfter eine chirurgisch anzugehende Ursache vor als bei jüngeren.

Tritt ein akutes Abdomen in der **postoperativen Phase** auf, kommen ätiologisch vor allem in Frage: Nahtinsuffizienz, infiziertes Hämatom, Abszeß, Durchwanderungs- und Perforationsperitonitiden.

Pathogenese: Beim akuten Abdomen entstehen die **Schmerzen** als Folge der Entzündung parenchymatöser Organe mit konsekutiver Kapseldehnung oder spastischen Kontraktionen der glatten Muskulatur viszeraler Hohlorgane und/oder peritonitischer Reizung. Die abdominale **Abwehrspannung** entspricht einer Dauerkontraktion der Bauchmuskulatur, die als reflektorische Antwort auf die sensorischen Afferenzen der zunächst lokalen, dann diffusen Peritonitis aufzufassen ist. Die **Kreislaufdekompensation** ist initial schmerzreflektorisch zu verstehen, später tritt die Hypovolämie infolge peritonitischen Ödems und intraintestinaler Flüssigkeitsansammlung pathogenetisch hinzu und wird schließlich durch systemische Bakterien- und Endotoxininvasion mit resultierendem toxischen Kreislaufversagen vervollständigt.

S Symptome

Beschwerden: Schmerzen sind das Hauptsymptom bei allen Formen des akuten Abdomens. Hauptbeschwerde des betroffenen Patienten ist der Bauchschmerz, der – außer bei Abdominalblutungen – bei allen Formen des akuten Abdomens auftritt. **Schmerztyp, Schmerzverlauf** und **Schmerzlokalisation** erlauben eine differentialdiagnostische Orientierung:

Liegt der Patient ruhig im Bett mit angezogenen Beinen (Schonhaltung), spricht das für einen **somatischen, peritonitischen Schmerz.** Läuft der Patient dagegen ruhelos umher, gehen die Schmerzen zumeist von abdominalen Hohlorganen aus, es liegen sogenannte **viszerale** Schmerzen vor. Viszerale Schmerzen haben in der Regel kolikartigen Charakter (z. B. bie mechanischem Ileus, Nierenkolik, Gallenkolik), während somatische Schmerzen eher dauerhaft sind – z. B. bei Durchwanderungsperitonitis, aber auch bei Perforationsperitonitis nach initial attackenartig intensivem Schmerz.

Je länger ein akutes Abdomen besteht, desto schwieriger wird eine Analyse des Schmerztyps, da mit Entwicklung einer Durchwanderungsperitonitis der resultierende somatische Schmerz die viszerale Symptomatik überdeckt.

Deshalb immer nach der Art des **Schmerzbeginns** fragen!

Die Lokalisation des Hauptschmerzes läßt meist die Zahl möglicher Ursachen des akuten Abdomens eingrenzen:

▶ Schmerzen im rechten oberen Abdominalquadranten werden häufig hervorgerufen durch peptische gastroduodenale Ulzera, Cholezystitis, Pankreatitis, Pyelitis und Entzündung einer retrozökal plazierten Appendix.

▶ Schmerzen im rechten unteren Abdominalquadranten sind vereinbar mit Entzündungen im Bereich des terminalen Ileums, der harnableitenden Wege, der Appendix und bei Frauen der rechten Adnexe.

▶ Konzentrieren sich die Schmerzen in den linken Oberbauch, ist an Magenulzera, Pankreasschwanz-Pankreatitiden, Milzinfarkte und Pyelitiden zu denken. Daneben können Schmerzen im Gefolge eines Myokardinfarktes oder einer Pleuritis in das Addomen einstrahlen.

▶ Schmerzen im linken Unterbauch finden sich vor allem bei Sigmadivertikulitis, Entzündungen bzw. Steinen der harnableitenden Wege und Entzündungen der linken weiblichen Adnexe.

Neben dem Schmerz beeinträchtigt den Patienten mit akutem Abdomen die **Kreislaufdekompensation** mit ihren Folgen. Der Patient ist unruhig, ängstlich, blaß, kaltschweißig (jedoch warme Peripherie bei septischem Schock), tachykard und oligurisch. Das akute Abdomen kann mit anderen Leitsymptomen assoziiert sein und so die diagnostisch einzuschlagende Richtung anzeigen:

Erbrechen ist ein häufiges Begleitsymptom abdominaler Störungen aller Art. Weitaus stärker und anhaltender als bei entzündlichen Baucherkrankungen tritt Erbrechen bei **gastrointestinalen Passagestörungen** auf: saures Erbrechen bei Pylorusstenose, galliges Erbrechen bei hochsitzendem, fäkulentes Erbrechen bei tiefem mechanischem Dünndarmileus. Dagegen ist Erbrechen selten und, wenn überhaupt, ein Spätsymptom bei Dickdarmileus. Bezüglich des **Meteorismus** sind die Verhältnisse umgekehrt: Je tiefer der Ileus sitzt, desto ausgeprägter der

Meteorismus. Tritt Erbrechen bei mehreren Personen aus der Umgebung des Patienten auf, so werden Ursachen wie Nahrungsmittelintoxikationen, infektiöse Gastroertenteritiden (gleichzeitig Durchfall) oder Hepatitiden wahrscheinlich.

Differentialdiagnostisch kann gelegentlich die klinische Erfahrung weiterhelfen: Erbrechen führt zur Erleichterung der Beschwerden bei Passagestörungen, nicht aber bei Pankreas- und Gallenerkrankungen. Wichtig ist auch, daß bei operationspflichtigen Ursachen des akuten Abdomens (z. B. mechanischer Ileus) der Schmerz fast regelhaft dem Erbrechen vorausgeht, während die umgekehrte Reihenfolge typisch bei entzündlichen Baucherkrankungen ist.

Dyspnoe bzw. hohes Fieber im Verein mit Bauchschmerzen zeigen im allgemeinen ein internistisch zu behandelndes Leiden an. Differentialdiagnostisch zu denken ist dabei u. a. an Myokardinfarkt, Lungenembolie und basale Pneumonie. Das gleiche gilt für Zustände von Bauchschmerzen verbunden mit Fieber über 38,5 °C. Dabei sind häufige, internistischer Therapie zugängliche Ursachen: Cholezystitis, Pyelonephritis, infektiöse Gastroenteritis.

Befunde: Bereits die **Inspektion** des Abdomens kann wichtige Hinweise geben: z. B. **sichtbare Peristaltik** als Ausdruck von Darmversteifungen bei mechanischem Ileus. Livide bis bräunliche **Hautverfärbungen** in der Periumbilikalregion (**Cullen-Zeichen**) bzw. der Flanken- und Leistengegend (**Turner-Zeichen**) bei schwersten hämorrhagisch-nekrotisierenden Pankreatitiden. Die **Palpation** der Bauchdecken läßt den Grad der Abwehrspannung abschätzen, den Hauptschmerzpunkt bestimmen und evtl. eine Resistenz oder inkarzerierte Hernie erfassen. Durch **Auskultation** des Abdomens können z. B. hochgestellte Darmgeräusche bei Stenoseperistaltik oder „Totenstille" bei paralytischem Ileus diagnostiziert werden. Lokale Peritonitiden im kleinen Becken lassen sich durch **rektale Untersuchung** mit Palpation von Prostata, Portio, paraproktischem Bindegewebe und Douglas-Raum feststellen (Druck- bzw. Verschiebeschmerz) und topographisch weitgehend zuordnen. Schließlich werden die klinischen Basisbefunde durch Messung von Puls und Blutdruck sowie der axillärrektalen Temperaturdifferenz ergänzt.

D Diagnostik

In Tabelle 11.8-5 sind die einzelnen Positionen notwendiger **Basisdiagnostik** aufgeführt (siehe auch Abschnitt „Symptome"). Klinische, apparative und laborchemische Untersuchungen sollten möglichst zeitsparend (wenn möglich, parallel) arrangiert werden. Eventuell lassen sich wichtige Informationen auch von Angehörigen des Patienten erfragen. Während der gesamten Diagnostik sind Kreislauf-

Tab. 11.8-5 Akutes Abdomen – Basisdiagnostik

Klinik	Labor
– Anamnese (Vorerkrankungen, Bauchoperationen, Erbrechen, Stuhlverhalten, Schmerzanalyse)	obligat – Hb, Hk, Leukozyten – α-Amylase – Elektrolyte, Blutzucker – globale Gerinnungstests
– Inspektion – Palpation – Auskultation	– Blutgruppe – Urinsediment
– Perkussion – rektale Untersuchung – Blutdruck, Puls, zentraler Venendruck (ZVD) – Urinausscheidung – Temperatur – evtl. Peritoneallavage	fakultativ – Kreatinin, CPK (Kreatinphosphokinase) – Blutgasanalyse – Laktat – Watson-Schwartz-Test (Porphyrievorprobe)
EKG	

überwachung, ggf. Volumen- bzw. Blutsubstitution, bei Verdacht auf Dünndarmileus die Dekompression des Magens und Darms durch Sondenaspiration geboten.

Eine weitergehende Klärung der abdominalen Situation ist durch Einsatz bildgebender Verfahren (siehe Abb. 11.8-6) möglich

Abdomenleeraufnahme – im Stehen oder, bei stehunfähigem Patienten, in Linksseitenlage mit horizontalem Strahlengang – und **Thoraxübersichtsaufnahme** sind fester Bestandteil der notfallmäßigen Untersuchung bei akutem Abdomen. Sie erlauben zusammen mit dem klinischen Bild die Diagnosen „Ergüsse" und „toxisches Megakolon" (siehe Abb. 11.8-7); darüber hinaus läßt sich der Verdacht auf das Vorliegen einer Perforation (Nachweis freier Luft, siehe Abb. 11.8-8) und eines paralytischen oder mechanischen Ileus (siehe Abb. 11.8-9; intestinale Spiegelbildung und geblähte Darmschlingen bei abdomineller „Totenstille" bzw. Stenoseperistaltik) substantiieren.

Beim Verdacht auf Perforation kann häufig durch orale bzw. rektale Applikation von wasserlöslichem Kontrastmittel (Natriumamidotrizoat) die Diagnose gesichert und das intestinale Leck lokalisiert werden. Beim Verdacht auf hochsitzenden mechanischen Ileus kann über eine Magen-Dünndarm-Sonde Natriumamidotrizoat zur Lokalisation des Hindernisses und zur Beurteilung des Stenoseausmaßes instilliert werden. Eine ähnliche diagnostische Wertigkeit hat der Kontrasteinlauf beim Dickdarmileus (NB: Erbrechen selten!).

Beim Verdacht auf paralytischen Ileus leistet die **Sonographie** wertvolle diagnostische Dienste, indem sich Abszesse, Hämatome und Aszites nachweisen lassen. Dabei kann ggf. durch ultraschallgezielte Feinnadelpunktion die Diagnose gesichert werden.

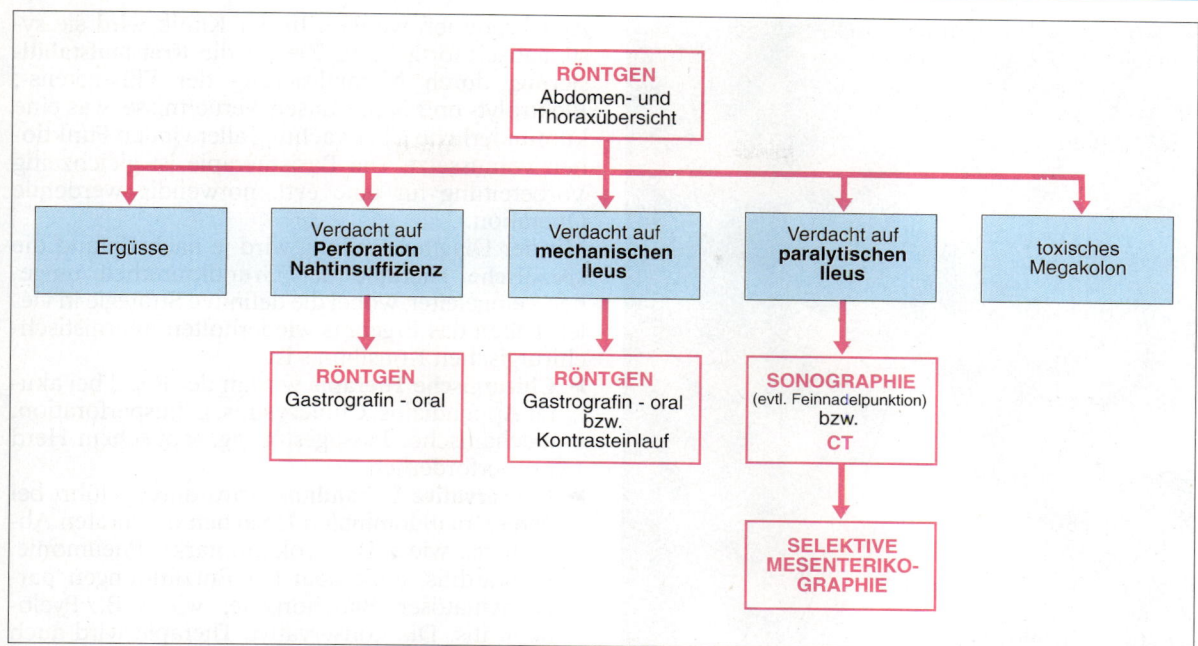

Abb. 11.8-6   Akutes Abdomen – diagnostischer Einsatz bildgebender Verfahren.

Ebenfalls sonographisch nachweisen lassen sich Milzruptur, Chole- und Urolithiasis, Gallenblasenhydrops bzw. -empyem, akute nekrotisierende Pankreatitis, Cholezystitis oder ein penetrierendes Aortenaneurysma. Angeblich kann die akut entzündete Appendix vermiformis präoperativ mit einer hohen Sensitivität dargestellt werden – fingerförmige, echoarme, aperistaltische Struktur mit Schießscheiben-Querschnitt (Target-Phänomen). Bei massivem Meteorismus bietet sich die **Computertomographie** als Alternative zur Sonographie an. Läßt

Abb. 11.8-7   Toxisches Megakolon bei Colitis ulcerosa. Dilatation von Dünn- und Dickdarm. Vorwiegend im Colon transversum verdickte Haustren (Pfeile) bei sonst aufgehobener Haustrierung. (Aus: Beyer, D., U. Mödder: Diagnostik des akuten Abdomens mit bildgebenden Verfahren. Springer, Berlin–Heidelberg–New York–Tokyo 1985.)

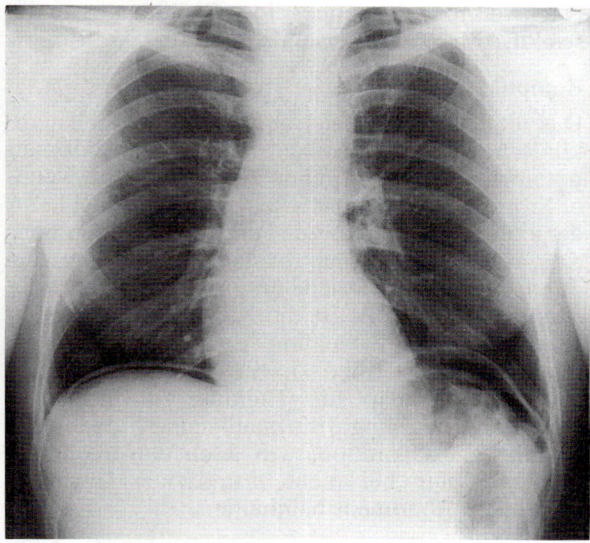

Abb. 11.8-8   Freie extraintestinale Luft in Form von Luftsicheln unter dem re. und li. Zwerchfell bei perforiertem Ulcus duodeni.

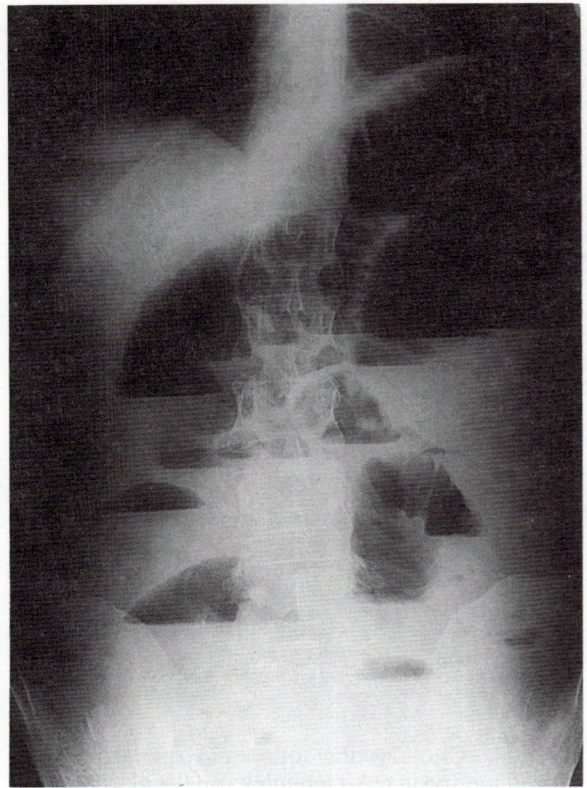

Abb. 11.8-9 Erweiterte Dünndarmschlingen und geblähter Kolonrahmen mit multiplen Spiegelbildungen bei mechanischem Dickdarmileus infolge stenosierenden Karzinoms im Colon descendens.

sich mit den vorgenannten bildgebenden Verfahren die akute abdominale Situation nicht klären, ergibt sich als nächste diagnostische Möglichkeit zum Nachweis bzw. Ausschluß eines Gefäßprozesses die **selektive Mesenterikographie.**

Komplikationen

Das akute Abdomen ist bereits eine komplizierte klinische Situation. Jede der dem akuten Abdomen potentiell zugrundeliegende Krankheit kann weitere Komplikationen entwickeln: Zum Beispiel kann die akute Appendizitis zur Perforation führen oder die hämorrhagisch-nekrotisierende Pankreatitis durch bakterielle Besiedelung septische Nekrosen entstehen lassen. Es ist die Kunst des erfahrenen Klinikers, eine Eskalation der Komplikationen durch möglichst frühe Diagnose und rechtzeitige Veranlassung adäquater Therapie zu vermeiden. Dazu gehört vorrangig die qualifizierte Indikationsstellung zur Operation, was auch entsprechende Zurückhaltung bei nichtchirurgischen Ursachen des akuten Abdomens beinhaltet.

▼ Therapie

Die **Basistherapie** in Form der Infusionsbehandlung sollte bereits zu Hause durch den erstbetreuenden

Arzt begonnen werden. In der Klinik wird sie systematisch fortgeführt. Ziel ist die **Kreislaufstabilisierung** durch Normalisierung der Flüssigkeits-, Elektrolyt- und Säure-Basen-Verhältnisse, was eine kontinuierliche Überwachung aller vitalen Funktionen voraussetzt. Die Basistherapie ist gleichzeitig Vorbereitung für eine evtl. notwendig werdende Operation.

Mit der Diagnosestellung wird je nach Befund die **spezifische Therapie** der Grundkrankheit umgehend eingeleitet, wobei die definitve Strategie in vielen Fällen das Ergebnis wiederholten internistisch-chirurgischen Konsiliums ist:

▶ **Chirurgische Therapie** wird in der Regel bei akuter Appendizitis, Cholezystitis, Ulkusperforation, mechanischer Passagestörung, septischem Herd usw. erforderlich.

▶ **Konservative Behandlung** wird durchgeführt bei den extraabdominalen Ursachen des akuten Abdomens, wie z.B. Myokardinfarkt, Pneumonie, Perikarditis, außerdem bei Entzündungen parenchymatöser Bauchorgane, wie z.B. Pyelonephritis. Die konservative Therapie wird auch angestrebt im Frühstadium der akuten nekrotisierenden Pankreatitis, wobei im Laufe der Krankheitsentwicklung eine Fortsetzung der Behandlung mit chirurgischen Mitteln notwendig werden kann. Ebenfalls konservativ therapiert werden die sog. Pseudoperitonitiden.

▶ Die **konservativ-operative Therapie** stellt ein Bindeglied zwischen konservativer und chirurgischer Therapie dar. Operative Eingriffe werden endoskopisch oder unter sonographischer Sicht durchgeführt. Dabei ist die Belastung für den Patienten geringer als beim chirurgischen Vorgehen. Beispiele interventioneller Endoskopie bzw. Sonographie sind die endoskopische Papillotomie und Choledochussteinextraktion bei Patienten mit biliärer Pankreatitis, die koloskopische Aspiration von Darminhalt in Fällen von chronisch-idiopathischer oder sekundärer (Ogilvie-Syndrom) Pseudoobstruktion des Kolons sowie die sonographisch kontrollierte Saug-Spül-Drainage von Abszessen.

Verlauf und Prognose

Die Prognose des akuten Abdomens ist abhängig von der individuell zugrundeliegenden Krankheit und deren Entwicklungsstadium, vor allem dem Vorliegen oder Nicht-Vorliegen einer **diffusen Peritonitis.** Prognostischen Einfluß hat außerdem für jede klinische Situation die Art des therapeutischen Vorgehens. So hat sich z.B. für Fälle von biliärer Pankreatitis aller Stadien herausgestellt, daß die möglichst umgehende endoskopische Sphinkterotomie mit konsekutiver Choledochussteinextraktion prognostisch günstiger ist als eine rein konservative Therapie oder als die chirurgische Sanierung der Gallenwege. Dagegen hat in vielen anderen Fällen die möglichst frühzeitige chirurgische Intervention eindeutig den therapeutisch-prognostischen Vorzug.

Differentialdiagnose

Das akute Abdomen ist seinem Wesen nach ein differentialdiagnostisches Problem. Diesbezügliche Zugänge sind in den Abschnitten „Ätiologie", „Symptome" und „Diagnostik" dargestellt.

Danksagung: Die Röntgenaufnahmen verdanke ich Herrn Prof. Dr. W. Rödl, Leiter der Röntgenabteilung der Med. Kliniken der Universität Erlangen.

Literatur

– Domschke, W., R. Ottenjann, A. L. Baert, E. Ponette: Gastrointestinale Blutung: Grundlagen und Diagnostik. In: Siewert, J. R., A. L. Blum, E. H. Farthmann, P. G. Lankisch (Hrsg.): Notfalltherapie. Springer, Berlin–Heidelberg–New York 1982.
– Schumpelick, V., D. Henne-Bruns: Gastrointestinale Blutung – Indikation zur operativen Therapie. Z. Gastroent. 22 (1984), 109–116.
– Siewert, J. R., L. Lehr, A. H. Hölscher: Akutes Abdomen. In: Blum, A. L., J. R. Siewert, R. Ottenjann, L. Lehr (Hrsg.): Aktuelle gastroenterologische Diagnostik. Springer, Berlin–Heidelberg–New York 1985.
– Soehendra, N.: Endoscopic therapy of upper gastrointestinal bleeding. Endoscopy 19 (1987), 205–206.

Praxisfragen

Praxisfrage 1

Ein 43jähriger Chirurg in freier Praxis bemerkt zunehmenden Ikterus, Aszites, Tremor und nachlassende Diurese. Selbsttherapie mit Diuretika, Glukokortikoiden und Lactulose führen zu einer weiteren Verschlechterung. Er wird im Coma hepaticum 1. Grades mit spärlichen Darmgeräuschen stationär aufgenommen.

a Welche Verdachtsdiagnosen haben Sie?

b Welche Untersuchungen veranlassen Sie?

c Welche Therapiemaßnahmen leiten Sie ein?

Praxisfrage 2

Eine 45jährige Frau, übergewichtig, hat starke Schmerzen im Oberbauch nach üppiger Mahlzeit; Erbrechen. Befund: Leib gespannt, prall-elastisch; Skleren etwas gelb verfärbt, schwerkranker Eindruck und Schocksymptomatik bei gleichzeitig gerötetem Gesicht. RR 95/50 mmHg, Puls 130/Minute.

a An welche Diagnosen denken Sie?

b Welche Sofortdiagnostik?

Praxisfrage 3

Eine 35jährige Patientin hat gürtelförmig ausstrahlende Schmerzen im Oberbauch, besonders links unter dem Rippenbogen.
Beruf: Kellnerin. In letzter Zeit häufig Erbrechen, Schmerzen, vor allem nach dem Essen. Gewichtsabnahme von 5 kg im letzten Jahr; mäßige Stühle.

a Welche Diagnose kommt in Betracht?

b Durch welche Diagnostik erhärten Sie die Diagnose?

c Welche Therapie beginnen Sie?

Praxisfrage 4

Eine 22jährige Medizinstudentin erkrankt 3 Tage nach Eintreffen in Mexiko mit heftigen wäßrigen Durchfällen. Bei der Untersuchung findet man eine geringe Exsikkose (Zunge); am Bauch sind lediglich lebhafte Darmgeräusche feststellbar. Beim Blutbild fällt ein erhöhter Hämatokrit (52%) auf; die Leukozytenzahl und -zusammensetzung sind normal.

a Wie lautet Ihre Verdachtsdiagnose?

b Welche diagnostischen und therapeutischen Maßnahmen veranlassen Sie?

c Welche Differentialdiagnosen kommen in Betracht?

Praxisfrage 5

Eine 35jährige Frau erkrankt plötzlich mit Schmerzen im Oberbauch, Übelkeit und subfebrilen Temperaturen. Die Schmerzen verlagern sich rasch in den rechten Unterbauch, wobei die Patientin über Miktions- und Stuhldrang klagt. Die Leukozytenzahl beträgt 12 900 µl (12,9 G/l).

a Wie lautet Ihre Verdachtsdiagnose?

b Welche Untersuchungen veranlassen Sie?

c Welche Untersuchungsergebnisse erwarten Sie?

d Wie lautet Ihre Diagnose?

e Welche Therapie schlagen Sie vor?

Praxisfrage 6

Welche diagnostische Maßnahme ist zur Klärung von Magenbeschwerden, die über 3–4 Wochen andauern, besonders wichtig?

Praxisfrage 7

Bei einem 37jährigen Patienten, den Sie seit 5 Jahren wegen chronisch-rezidivierender Ulcera duodeni behandeln, diagnostizieren Sie einen neuen (den 4.) Ulkusschub. Der Patient hat seinen Nikotinkonsum zwar auf 10 Zigaretten pro Tag einschränken, nicht jedoch ganz einstellen können. Eine Langzeittherapie mit H_2-Rezeptorantagonisten hat der Patient nicht konsequent eingehalten.

a Streben Sie als erstes die chirurgische Sanierung der Ulkuskrankheit an, oder unternehmen Sie einen neuen konservativen Versuch?

b Wie sind die Chancen einer medikamentösen Heilung dieses Ulkusschubs?

c Welchen Rat geben Sie bezüglich des Nikotinkonsums?

d Ist nach einer Ulkusheilung eine Wiederaufnahme der medikamentösen Langzeittherapie erfolgversprechend?

e Welches chirurgische Verfahren ist bei dem Patienten wahrscheinlich am erfolgreichsten?

Praxisfrage 8

Ein 35jähriger Patient kommt mit leichtem Fieber und roten, münzgroßen Hautknoten an den Unterschenkeln, die sich plötzlich gebildet hatten, in die Sprechstunde. Bei der körperlichen Untersuchung findet sich im übrigen kein krankhafter Befund, insbesondere auch nicht an den Lungen oder den Bauchorganen. Ein zugezogener Hautarzt bestätigt

Ihnen Ihre Verdachtsdiagnose eines Erythema nodosum.

a   Welche Ursachen kommen in Betracht?

b   Welche zusätzlichen Maßnahmen veranlassen Sie?

c   Welche Behandlung leiten Sie ein?

Praxisfrage 9

Die Hautveränderungen und das Fieber bilden sich weitgehend zurück. Nach einigen Wochen klagt der Patient über Bauchschmerzen, welche zunächst nicht eindeutig lokalisiert werden können. Sie bestellen den Patienten erneut in Ihre Praxis und finden bei der körperlichen Untersuchung eine druckschmerzhafte, walzenförmige Resistenz im rechten Unterbauch.

a   Welche Diagnosen ziehen Sie jetzt in Erwägung?

b   Wie gehen Sie jetzt weiter vor?

Praxisfrage 10

Innerhalb weniger Stunden hat sich der Zustand des Patienten weiter verschlimmert. Der Leib ist aufgetrieben. Der Patient klagt über weitere Schmerzen, Übelkeit, Brechreiz, Erbrechen. Winde fehlen.

a   Welche Diagnosen kommen in Betracht?

b   Welche Maßnahmen treffen Sie?

Praxisfrage 11

Eine 55jährige Patientin klagt seit dem Abend des Vortages über starke Schmerzen im Oberbauch mit Übelkeit und Erbrechen. Sie hatte vor 6 Monaten eine Kolik im rechten Oberbauch mit Ausstrahlung in den Rücken rechts. Bei der Untersuchung ist das gesamte Abdomen gespannt und prall-elastisch („Gummibauch"). Das Gesicht ist gerötet. Der RR ist 100/60 mmHg, der Puls 120/min. Die Darmgeräusche sind kaum zu hören. Die Temperatur ist auf 38,2 °C erhöht; pO_2 80 mmHg, Kreatinin 1,1 mg/dl (88 µmol/l).

a   Welche Diagnosen kommen in Betracht?

b   Welche diagnostischen Maßnahmen erhärten die Diagnose?

c   Welche Komplikation besteht?

d   Welche Therapie wird begonnen?

Praxisfrage 12

Ein 55 Jahre alter Patient wird mit heftigen, gürtelförmigen Oberbauchbeschwerden in das Krankenhaus eingeliefert. Sonographisch zeigen sich Steine in der Gallenblase, ein vergrößertes Pankreas und leicht dilatierte Gallenwege. Das Bilirubin, die AP, die γ-GT und die Amylase sind erhöht.

Welche Verdachtsdiagnose haben Sie, und welche Untersuchungen würden Sie veranlassen?

Praxisfrage 13

Eine 50jährige Frau sucht den Arzt auf wegen eines seit 2–3 Wochen bestehenden Druckgefühls im Oberbauch. Außerdem ist bei einer Urinuntersuchung mittels Teststreifen der Verdacht auf einen Diabetes mellitus geäußert worden.

a   Woran denken Sie?

b   Welche Untersuchungen würden Sie in welcher Reihenfolge veranlassen?

Praxisfrage 14

Ein 50jähriger Mann erleidet bei einem Verkehrsunfall ein stumpfes Bauchtrauma, das zur Entfernung von 220 cm Jejunum und Ileum führt. Es verbleiben 100 cm intaktes Ileum und ca. 80 cm intaktes Jejunum in situ. Postoperativ kommt es zur Ausbildung von Durchfällen und zu Gewichtsabnahme, so daß der Patient in die internistische Behandlung überführt wird.

a   Wie lautet Ihre Verdachtsdiagnose?

b   Welche Untersuchungen veranlassen Sie?

c   Welche Therapie führen Sie durch?

d   Welche Maßnahmen empfehlen Sie dem Patienten?

Praxisfrage 15

Eine 60jährige Patientin, die wegen eines Reizdarmsyndroms seit vielen Jahren ärztlich betreut wird, erwähnt, daß sie seit 2 Wochen keine Obstipationsprobleme mehr habe, sondern eher dünnen Stuhl, und daß sie Gewicht verloren habe, obwohl sie derzeit keine besonderen Diäten mache.

a   Wie lautet Ihr Verdacht?

b   Was sind Ihre Konsequenzen?

Praxisfrage 16

Welches sind die häufigsten Blutungsursachen im oberen Gastrointestinaltrakt bzw. im Dünn- und Dickdarm?

Praxisfrage 17

Wie präsentiert sich klinisch das Vollbild des „akuten Abdomens"?

Praxisfrage 18

Sie behandeln einen 49jährigen Patienten wegen eines 1,5 cm großen Geschwürs an der kleinen Kurvatur des Magens seit 12 Wochen mit der Standarddosis eines H_2-Rezeptorantagonisten. Das Geschwür ist etwas kleiner geworden, jedoch nicht geheilt.

a Welche Verdachtsdiagnose müssen Sie unbedingt ausschließen? Womit?

b Welche weiteren konservativen Behandlungsmöglichkeiten haben Sie noch?

c Welchen Stellenwert haben chirurgische Verfahren? Welche kommen in Betracht? Ist eine Vagotomie sinnvoll?

Praxisfrage 19

Bei einem 60jährigen Patienten wird anläßlich einer Routineuntersuchung eine Cholelithiasis festgestellt. Der Patient hat keine Beschwerden. Die Ultraschalluntersuchung läßt keine Komplikationen erkennen.

a Welche weiteren Untersuchungen würden Sie dem Patienten empfehlen?

b Welche Behandlung werden Sie ihm empfehlen?

c Was antworten Sie, wenn er nach der Wahrscheinlichkeit von Komplikationen fragt?

Praxisfrage 20

Eine 47jährige Patientin klagt über eine beträchtliche Zunahme des Bauchumfanges in den vergangenen 2 Wochen, dunkle Verfärbung des Harnes und Entwicklung einer Gelbsucht. Schon seit mehreren Wochen habe sie 1- bis 2mal wöchentlich, meist morgens, erbrochen. Sie gibt an, stark gewürzte Nahrungsmittel zu vermeiden, da sie schon vor mehreren Jahren eine Gastritis gehabt habe. Alkohol vertrage sie gut, und sie trinke seit 20 Jahren regelmäßig bis zu einem $^3/_4$ l Wein täglich.
Bei der körperlichen Untersuchung sehen Sie ikterische Haut und Skleren, multiple Teleangiektasien sowie eine Akne rosaceae. Es bestehen periphere Ödeme sowie Aszites. Die Leberuntergrenze ist ca. zwei Querfinger unter dem Rippenbogen zu tasten, der untere Milzpol im Inspirium tastbar. Im Bereich der rechten Großzehe sowie am Rücken finden sich mehrere Hämatome und Suffusionen. Auf diesbezügliches Befragen sagt die Patientin, sie sei gestürzt.
Labor: Erythrozyten 3,0 Mio./µl (3 T/l), Hämoglobin 10,2 g/dl (6,12 mmol/l), MCH 34,0 pg, Leukozyten 6800/µl (6,8 G/l), Thrombozyten 60 000/µl (60 G/l).
Harnbefund: Albumin negativ, Bilirubin +++ positiv, Saccharum negativ, Urobilinogen 8 mg%, Benzidinprobe negativ. Serum-Bilirubin 18,1 mg/dl (325,8 µmol/l), SGOT 101 U/l, SGPT 25 U/l, LDH 239 U/l, alkalische Phosphatase 412 U/l, γ-GT 672 U/l. Normotest 47%, AFP 9,2 ng/ml.

a Wie lautet Ihre Verdachtsdiagnose?

b Wäre die angegebene Alkoholanamnese ausreichend für eine schwerwiegende alkoholinduzierte Lebererkrankung?

c Welche Argumente sprechen für eine pathogenetische Rolle des Alkohols?

d Wie könnte die Diagnose verifiziert werden?

e Welche Kausaltherapie gibt es?

Praxisfrage 21

Ein 63jähriger Winzer mit bekannter alkoholtoxischer Leberzirrhose fällt durch zunehmende Hinfälligkeit, Bilirubinanstieg und subfebrile Temperaturen auf. Bei der initialen Diagnostik fällt eine geringe Leukozytose auf sowie bei der klinischen Untersuchung ein nachweisbarer Aszites.

a Welche Verdachtsdiagnose stellen Sie?

b Welche diagnostischen Maßnahmen sind erforderlich?

c Welche therapeutischen Maßnahmen leiten Sie ein?

Praxisfrage 22

Ein 23jähriger Drogenabhängiger stellt sich wegen zunehmenden Ikterus vor, nachdem vor einigen Tagen der Urin dunkel geworden war und der Stuhl sich hell färbte. Er berichtet über allgemeine Abgeschlagenheit und Müdigkeit, Gelenkbeschwerden und Appetitminderung.

a Wie lautet Ihre Verdachtsdiagnose?

b Welche Untersuchungen veranlassen Sie?

c Welche Behandlung leiten Sie ein?

Praxisfrage 23

Eine 32jährige Frau klagt über eine extrem schmerzhafte Hämorrhoide, die sich vor 3 Tagen plötzlich nach starkem Pressen beim Stuhl gebildet habe. Sie traut sich wegen der Schmerzen kaum noch, Stuhlgang zu machen, da die Schmerzen darunter unerträglich werden und noch bis zu 1 Stunde nachklingen.
Bei der Inspektion sieht man bei 12 Uhr in Knie-Ellenbogen-Lage einen derben, von Epidermis überzogenen Zapfen und proximal davon ein frisches Geschwür. Die digitale Untersuchung und die Proktoskopie sind wegen stärkster Schmerzen nicht möglich.

a Wie lautet Ihre Diagnose?

b Welche differentialdiagnostischen Überlegungen stellen Sie an?

c Welche Möglichkeiten der Therapie haben Sie?

d Wie ist die Prognose?

Praxisfrage 24

Ein 25jähriger Mann kehrt bereits 3 Tage nach Beginn eines Spanienurlaubes nach Deutschland zurück und sucht den Hausarzt auf, da er über in

Spanien aufgetretenen starken Juckreiz der Haut klagte. Zusätzlich war gleichzeitig eine Braunverfärbung des Urins, ein Gelbwerden der Skleren und eine Entfärbung des Stuhles (Lehmstuhl) aufgetreten. Sonst bestehen keine Beschwerden. Am Tag zuvor hatte er frische Austern gegessen, abends zwei Bier getrunken und wegen Kopfschmerzen eine Tablette eines Acetylsalicylsäure-haltigen Medikamentes eingenommen. Seit 9 Monaten ließ sich der Patient zum Muskelaufbau regelmäßig alle 3 Wochen ein Anabolikum (jeweils 50 mg Nandrolondecanoat) i.m. injizieren. Die letzte Injektion erhielt der Patient 1 Woche vor Urlaubsbeginn. Bei der körperlichen Untersuchung hatte der Patient einen ausgesprochen athletischen Körperbau. Die Skleren waren gelb verfärbt und die Haut leicht ikterisch. Die Leber war deutlich 2–3 QF unterhalb des Rippenbogens mit vermehrter Konsistenz und leichtem Druckschmerz tastbar. Die Sonographie des Abdomens zeigte eine Hepatomegalie ohne Erweiterung der intrahepatischen Gallenwege, keinen Anhalt für eine Cholezystolithiasis und keine Splenomegalie.
Labor: Bilirubin 6 mg/dl (108 µmol/l), alkalische Phosphatase 410 U/l, γ-GT 195 U/l, GOT 30 U/l und GPT 29 U/l. Die übrigen Laborparameter wie Blutbild, Gerinnungsparameter, Elektrolyte und Harnretentionswerte waren normal.

a   Wodurch ist die Lebererkrankung wahrscheinlich ausgelöst?

b   Wie begründet sich Ihre Annahme?

c   Wie würden Sie die akute Hepatitis A nachweisen?

d   Wie behandeln Sie ursächlich die Lebererkrankung?

e   Würden Sie Cortison zur Besserung des Ikterus einsetzen?

f   Würden Sie bei medikamentöser Ursache der Lebererkrankung zur Diagnosesicherung eine Reexposition mit dem Medikament heranziehen?

Praxisfrage 25

An welche zusätzliche Erkrankung ist bei einer 10–20 Jahre lang bestehenden Leberzirrhose zu denken, und wie ist diese neue Erkrankung zu erkennen?

Praxisfrage 26

Ein 28jähriger Patient klagt über Jucken am After, das schon mehrere Wochen mit wechselnder Intensität anhält. Bei der Inspektion der Analregion sind um den Anus herum zahlreiche warzenartige Erhebungen sichtbar, die an der Oberfläche meist weißlich verdickte Wucherungen enthalten und dadurch ein blumenkohlähnliches Aussehen bekommen.

Die papulösen Veränderungen reichen bis in den Analkanal hinein.

a   Wie lautet Ihre Verdachtsdiagnose?

b   Was wissen Sie über die Pathogenese der Veränderungen?

c   Welche Differentialdiagnose müssen Sie bedenken?

d   Welche therapeutischen Möglichkeiten bestehen?

Praxisfrage 27

Ein 40jähriger Patient erleidet eine Ösophagus-Varizenblutung und im Rahmen dieser auch eine Aspirationspneumonie. 2 Tage später kommt es zur Oligurie, Zunahme des Aszites und radiologisch zu den Zeichen der Pneumonie und Lungenstauung.

a   Wie lautet Ihre Verdachtsdiagnose?

b   Welche Untersuchungen veranlassen Sie?

c   Welche Therapie ist angezeigt?

Praxisfrage 28

Wie hoch ist die 5-Jahres-Überlebensrate beim Frühkarzinom und beim fortgeschrittenen Karzinom des Magens?

Praxisfrage 29

Der Beweis für die Dignität eines Ulkuskraters im Magen kann nur durch eine bestimmte Untersuchung geführt werden. Durch welche?

Praxisfrage 30

Ein 26jähriger Patient sucht Sie wegen Blutbeimengungen im Stuhl auf. Sie waren plötzlich im Rahmen einer „Bauchgrippe" mit Schmerzen um die Unterbauchmitte und Durchfall aufgetreten.

a   Welche Ursachen kommen in Betracht?

b   Unter welcher Voraussetzung dürfen Hämorrhoiden als Ursache angenommen werden?

c   Welche diagnostischen Maßnahmen veranlassen Sie?

Praxisfrage 31

Bei dem gleichen Patienten sind die Beschwerden spontan verschwunden, nachdem trotz aufwendiger Diagnostik keine Ursache zu ermitteln war.

a   Welche Diagnosen ziehen Sie jetzt in Erwägung?

b   Welche Behandlung leiten Sie ein?

Praxisfrage 32

Nach 7 Monaten kommt der Patient erneut mit Darmblutungen, Schmerzen und Durchfall in Ihre Praxis. Bei der Endoskopie erkennt man akut entzündliche Veränderungen an der Rektumschleimhaut.

a   Unter welchen Voraussetzungen würden Sie die Diagnose einer Colitis ulcerosa stellen?

b   Formulieren Sie ein Behandlungskonzept!

Praxisfrage 33

Ist der röntgenologische Nachweis der Verkleinerung eines „Magengeschwürs" ein Beweis für dessen Benignität?

Praxisfrage 34

Bei einer 52jährigen Frau sind seit Jahren erhöhte Transaminasen bekannt, die SGOT schwankte bei mehreren Bestimmungen zwischen 52 und 86 U/l, die SGPT zwischen 63 und 104 U/l. In der Elektrophorese fällt eine polyklonale Gammaglobulinvermehrung um 30% auf, die Immunelektrophorese ist bei mehrfacher Bestimmung ohne Hinweis für eine monoklonale Gammopathie. Der Quick-Wert liegt bei 80%, die Cholinesterase im unteren Normbereich.

a   Wie lautet die Verdachtsdiagnose?

b   Welche diagnostischen Maßnahmen sind erforderlich?

c   Welche therapeutischen Ansätze ergeben sich?

Praxisfrage 35

Bei einer 30jährigen Frau kommt es 2 Jahre im Anschluß an eine Appendektomie zur Entwicklung eines Bridenileus, der bei der Laparotomie zur Resektion von 120 cm Ileum zwingt. Postoperativ entwickelt sich eine Diarrhö mit 8–10 wäßrigen Entleerungen pro Tag.

a   Wie lautet Ihre Verdachtsdiagnose?

b   Welche Untersuchungen veranlassen Sie?

c   Welche Therapie führen Sie durch?

d   Welche Maßnahmen empfehlen Sie der Patientin?

Praxisfrage 36

Ein Patient trägt an Sie den Wunsch nach einer extrakorporalen Stoßwellenlithotripsie heran, da er eine offene Operation vermeiden möchte.

a   Welche Untersuchungen würden Sie anordnen?

b   Was würden Sie dem Patienten raten, wenn sich zeigt, daß die Steine verkalkt sind?

Praxisfrage 37

Eine Ihnen bekannte 56jährige Patientin kommt in Ihre Praxis. Sie klagt über epigastrische Schmerzen, die durch Nahrungsaufnahme nicht gebessert werden. Die Patientin ist mit 76 kg Körpergewicht bei

163 cm Größe übergewichtig. Sie befindet sich seit 5 Jahren in der Menopause und klagt seit 2 Jahren über diffuse Gelenkbeschwerden. Vor 1 Jahr hatten Sie entzündliche Gelenkerkrankungen ausschließen können. Wegen der Gelenkbeschwerden nimmt die Patientin unregelmäßig Azetylsalizylat ein.

a   Wie lautet Ihre Verdachtsdiagnose?

b   Welche Untersuchung veranlassen Sie zunächst?

c   Welche Behandlung leiten Sie ein?

d   Welche Ursachen der Gelenkbeschwerden sind am wahrscheinlichsten?

e   Welchen Rat geben Sie der Patientin hinsichtlich ihrer Salizylateinnahme?

Praxisfrage 38

Eine 45jährige übergewichtige und gesund aussehende Patientin klagt wortreich über schlimme, seit längerer Zeit bestehende Bauchschmerzen, die nicht genau zu lokalisieren sind (auch wandernd) und keinen Zusammenhang zeigen.

a   Wie lautet Ihre Verdachtsdiagnose?

b   Wie gehen Sie in der Diagnostik weiter?

c   Wie therapieren Sie?

Praxisfrage 39

Ein 45jähriger Mann, der bislang nie ernstlich krank war, leidet seit 4 Monaten unter zunehmender Abgeschlagenheit und rascher Ermüdbarkeit. Er hat in dieser Zeit 5 kg an Gewicht verloren. In den letzten 14 Tagen sind Stuhlunregelmäßigkeiten mit Wechsel von Durchfall und Obstipation sowie vermehrter Flatulenz aufgetreten. Beimengungen von Blut oder Schleim im Stuhl wurden bei dem Patienten nicht beobachtet. Als einziger abweichender Befund bei der physikalischen Untersuchung wird eine vergrößerte, konsistenzvermehrte und unregelmäßige Leber nachgewiesen. Labor: BKS 24/40 mm, Hb 10,9 g/dl (6,54 mmol/l), Erythrozyten 4,5 Mio./µl (4,5 T/l), alkalische Phosphatase 280 U/l bei normalen Transaminasen. Hämokkult in 2 von 3 Proben positiv.

a   Wie lautet Ihre Verdachtsdiagnose?

b   Welche diagnostischen Maßnahmen veranlassen Sie?

c   Welche therapeutischen Möglichkeiten sehen Sie?

d   Wie ist die Prognose?

Praxisfrage 40

Ein 30jähriger Patient kommt mit starken Bauchschmerzen nach Mahlzeit in die Sprechstunde. Die Schmerzen werden tief im Abdomen unter dem linken Rippenbogen mit Ausstrahlung in den Rücken angegeben. Manchmal Schmerzen über mehrere Tage, aber auch wochenlang kein Schmerz. Gewichtsabnahme 10 kg in 6 Monaten. Stuhlgang reichlich. Trank bis vor 3 Monaten 5 Flaschen Bier und 3 Schnäpse pro Tag, seit ca. 6 Jahren.

Untersuchung: untergewichtiger Mann, sonst keine Besonderheiten. Labor: Amylase im Serum etwas erhöht auf 80 U/l. Blutsenkung 20/35 mm erhöht. Transaminasen mit GOT auf 50 und GPT auf 60 U/l erhöht. Bilirubin normal. γ-Glutamyltranspeptidase (γGT) auf 230 U/l (normal < 28).

a Welche Verdachtsdiagnose?

b Welche Untersuchungen zur Bestätigung der Diagnose?

c Welche Therapie?

Praxisfrage 41

Ein 53jähriger Zahnarzt ist erfolgreich gegen Hepatitis B geimpft.

a Wie lange hält sein Impfschutz an?

b Ist das Tragen von Handschuhen weiterhin erforderlich?

Praxisfrage 42

Ein beschwerdefreier 40jähriger Mann begibt sich zum Arzt, um sich bei hoher beruflicher Belastung einer Vorsorgeuntersuchung zu unterziehen. Diese ergibt insgesamt Normbefunde bis auf die Positivität einer von drei Stuhlproben im Hämokkulttest. Bei Wiederholung des Hämokkulttests sind zwei von drei Stuhlproben positiv.

a Wie lautet Ihre Verdachtsdiagnose?

b Welche Untersuchungen veranlassen Sie?

c Welche Therapie führen Sie durch?

d Welche Maßnahmen empfehlen Sie dem Patienten?

Praxisfrage 43

Ein 29 Jahre alter Patient mit einer mehrjährigen Anamnese einer Colitis ulcerosa bekommt einen Ikterus mit Juckreiz. Das Bilirubin ist 9 mg/dl (162 μmol/l).
Welche Verdachtsdiagnose haben Sie, welche Untersuchungen ordnen Sie an?

Praxisfrage 44

Eine 49jährige Frau erkrankt mit Durchfällen, die zunächst 3- bis 4 mal täglich abgesetzt werden, von breiiger Beschaffenheit sind und einen grau glänzenden Farbton haben. Blut- und Schleimbeimengungen sind von der Patientin nicht bemerkt worden. Im Laufe von 3 Monaten nimmt die Durchfallsfrequenz auf 6–8 Entleerungen pro Tag zu, der Stuhl wird zunehmend flüssig, und das Körpergewicht der Patientin reduziert sich um 6 kg. Es treten Abgeschlagenheit, Meteorismus und zuletzt auch intermittierend Leibschmerzen auf. Aus der Anamnese erfahren wir, daß die Patientin während ihrer Kindheit an einer Gedeihstörung litt, die mit Durchfällen einherging. Es wurde damals eine Zöliakie angenommen und ohne weitere Diagnostik eine glutenfreie Ernährung eingeleitet, unter der die Störungen komplett zurückgingen. Später verzichtete die Patientin auf die Einhaltung dieser Diät, da sie normale Kost vertrug und sich, abgesehen von einer gewissen Durchfallsneigung, gesund fühlte.

a Wie lautet Ihre Verdachtsdiagnose?

b Welche Untersuchungen veranlassen Sie?

c Welche Therapie führen Sie durch?

d Welche Maßnahmen empfehlen Sie der Patientin?

Praxisfrage 45

Eine 68jährige Patientin klagt über Leibschmerzen im linken Unterbauch, Fieber und Dysurie. Die Palpation ergibt eine weiche, druckschmerzhafte Resistenz im Bereich des Sigmas. Bei der distalen Austastung des Rektums klagt die Patientin über Schmerzen. Die Darmgeräusche sind gesteigert.

a Wie lautet Ihre Verdachtsdiagnose?

b Welche Untersuchung veranlassen Sie als erste?

c Welche Behandlungsmaßnahmen ergreifen Sie?

12 Ernährung

12.1 Grundlagen der Ernährung

P. SCHWANDT, W. O. RICHTER

Ernährung ist für die Aufrechterhaltung bzw. Wiederherstellung der Funktionen des menschlichen Organismus unerläßlich. Der Energiegehalt der Nahrung wird in kcal oder kJ angegeben (1 kJ = 0,239 kcal, 1 kcal = 4,184 kJ). Zum täglichen Energiebedarf siehe Tabelle 12.1-1.
Der Energiebedarf ergibt sich aus dem:
▶ **Grundumsatz:** Energiemenge, die als Minimum zur Erhaltung des Lebens notwendig ist: zur Aufrechterhaltung der minimalen Organtätigkeit (Kreislauf, Atmung, Nierenfunktion) und der Körpertemperatur.
▶ **Erhaltungsbedarf:** Energiemenge, die dem Körper zugeführt werden muß, um den durch den Grundumsatz bedingten Energieverbrauch zu kompensieren. Er liegt höher als der Grundumsatz, bedingt durch Wärmeverluste im Intermediärstoffwechsel (ca. 12%)

und den Bedarf für minimale körperliche Aktivität (ca. 15%).
▶ **Leistungsbedarf:** Energiebedarf für körperliche Aktivität sowie für Wachstum, Schwangerschaft, Laktation oder Regeneration von Körpersubstanz.

Energieliefernde Nährstoffe

Fett ist mit einer Energiedichte von 9,3 kcal/g der größte Energielieferant. Die **Nahrungsfettsäuren** lassen sich aufgrund ihrer Doppelbindungen unterscheiden in:
▶ Gesättigte Fettsäuren (keine Doppelbindungen) vorwiegend tierischen Ursprungs, z. B. in Schmalz, Talg, Milch, Butter, Fleisch; auch Kokosfett
▶ Einfach ungesättigte Fettsäuren (eine Doppelbindung), z. B. in Oliven-, Erdnuß- und Rüböl
▶ Essentielle zweifach ungesättigte Fettsäuren (zwei Doppelbindungen) pflanzlichen Ursprungs, z. B. Linolsäure

Tab. 12.1-1 Täglicher Bedarf an Energie und Nährstoffen bei normalem Körpergewicht

| | Energie (m/w)[1] | | Nährstoffe (m/w) | |
	[kcal]	[kJ]	Protein [g]	essentielle Fettsäuren [% der Energie]
Jugendliche				
15–18 Jahre	3000/2400	12550/10040	60/47	3,5
Erwachsene				
19–25 Jahre	2600/2200	10880/9200	60/48	3,5
25–50 Jahre	2400/2000	10040/8370	59/48	3,5
51–65 Jahre	2200/1800	9200/7530	58/48	3,5
über 65 Jahre	1900/1700	7950/7110	55/47	3,5
Schwangere[2]	+300	+1260	58	3,5
Stillende	bis +650	bis +2720	63	3,5

[1] männlich/weiblich
[2] ab 4. Schwangerschaftsmonat

Quelle: Deutsche Gesellschaft für Ernährung, 1991

▶ Mehrfach ungesättigte Fettsäuren (mehrere Doppelbindungen) vom Typ der n-3- bzw. n-6-Fettsäuren, die in Fischen, Sonnenblumen-, Maiskeim- oder Baumwollsamenöl vorkommen.

Das Verhältnis von mehrfach ungesättigten zu den gesättigten Fettsäuren wird als P/S-Quotient bezeichnet (polyunsaturated/saturated fatty acids). Drei mit Glyzerin veresterte Fettsäuren ergeben die Triglyzeride (Neutralfette), die das Hauptnahrungsfett und die Speicherform des Fettes im Fettgewebe darstellen. Neben der wichtigen Rolle als Energieträger sind die Nahrungsfette wichtig für die Resorption der fettlöslichen Vitamine A, D, E und K. Den täglichen Bedarf an essentiellen Fettsäuren gibt Tabelle 12.1-1 an.

Kohlenhydrate

Der Energiegehalt der Kohlenhydrate beträgt 4,1 kcal/g.

Sie kommen in der Nahrung vor als:
▶ Monosaccharide (Glukose, Fruktose, Galaktose)
▶ Disaccharide (Saccharose, Laktose, Maltose)
▶ Polysaccharide (Stärke, Dextrine)
▶ Zuckeralkohole (Mannit, Sorbit, Galaktit).

Kohlenhydrate sind nicht essentiell; bei einer Zufuhr von unter 50–60 g/Tag kommt es als Folge der gesteigerten Lipolyse im Fettgewebe zum vermehrten Auftreten von Ketonkörpern im Blut. Dies führt zu einer Reihe von subjektiven und objektiven Nebenwirkungen (siehe Abschnitt „Zu niedriger Kohlenhydratgehalt")

Eiweiß

Der Energiegehalt von Eiweiß liegt bei 4,1 kcal/g. In bezug auf die Aminosäurenzusammensetzung werden unterschieden:
▶ essentielle Aminosäuren (z. B. Valin, Leuzin, Isoleuzin, Phenylalanin, Methionin, Lysin) (siehe Tab. 12.4-3)
▶ nicht essentielle Aminosäuren (z. B. Serin, Glutaminsäure, Glyzin).

Nahrungsproteine sind um so hochwertiger, je weniger von ihnen benötigt werden, um eine ausgeglichene Stickstoffbilanz zu erreichen. Oft kann durch geeignete Kombination von Nahrungsmitteln eine höhere biologische Wertigkeit erreicht werden. Bezugsgröße ist das Hühnerprotein mit einer biologischen Wertigkeit von 100. Den täglichen Bedarf an Protein zeigt Tabelle 12.1-1.

Nicht energieliefernde Nährstoffe

Mineralstoffe

Unter dem Begriff **Mengenelemente** werden vier Metalle – Natrium, Kalium, Kalzium und Magnesium – und die drei Nichtmetalle Chlor, Phosphor und Schwefel zusammengefaßt; wichtige essentielle **Spurenelemente** sind Eisen, Jod, Kobalt, Kupfer, Mangan und Zink. Zum Bedarf siehe Tabelle 12.1-2 und 12.1-3.

Vitamine

Vitamine sind essentielle Nahrungsbestandteile, die vom Körper nicht oder nur zum Teil gebildet werden können. Sie sind für eine Reihe von Stoffwechselvorgängen von entscheidender Bedeutung. Zum Bedarf siehe Tabelle 12.1-4.

Cholesterin

Cholesterin ist kein essentieller Nahrungsbestandteil, da es von der Leberzelle und anderen peripheren Gewebezellen synthetisiert werden kann. Die tägliche Zufuhr sollte unter 300 mg liegen. Höhere Mengen können zu einer Abnahme der LDL-Rezeptoren der Leberzellen und damit konsekutiv zu einem Anstieg des LDL-Cholesterins im Blut führen.

Ballaststoffe

Als Ballaststoffe werden Substanzen bezeichnet, die mit der Nahrung aufgenommen werden, aber im

---

Tab. 12.1-2   Täglicher Bedarf an Wasser und Mineralstoffen

		Mineralstoffe				
	Wasser [ml pro kg KG[1]]	Natrium[2] [mg]	Kalium [g]	Kalzium [mg]	Phosphor [mg]	Magnesium [mg] m/w[3]
Jugendliche	30	550	2	1200	1600	400/350
Erwachsene	25–30	550	2	800–1000	1200–1500	350/300
Schwangere	35	550	2	1200	1600	300
Stillende	45	550	2	1300	1700	375

[1] = Körpergewicht
[2] = Der Mindestbedarf des Erwachsenen liegt bei maximal 0,55 g Natrium pro Tag. 2 g Natrium pro Tag sind unter üblichen Lebensbedingungen ausreichend; von einer höheren Zufuhr (über 4 g Natrium pro Tag) wird abgeraten.
Zur Orientierung: 1 g Natrium ≙ 2,5 g Kochsalz (NaCl).
[3] = männlich/weiblich

Quelle: Deutsche Gesellschaft für Ernährung, 1991

Tab. 12.1-3   Spurenelemente – Mangelerscheinungen und toxische Auswirkungen bei Überversorgung

Spurenelement	tägl. Bedarf	Mangel	Überversorgung
Zink Jugendliche Erwachsene[1] Schwangere[1] Stillende	m/w[2] 15 mg/12 mg 15 mg/12 mg + 15 mg + 22 mg	Haarausfall, Parakeratose der Zunge, Hypogonadismus, Verminderung des Geschmacks- und Geruchssinns, Wachstumsverzögerung, verminderte Wundheilung, Acrodermatitis enteropathica, verminderte Aktivität des Immunsystems	Lethargie, Übelkeit, Erbrechen, Anämie, Pankreatitis, Ulcera ventriculi, Lungenfibrose
Kupfer Jugendliche Erwachsene[1] Schwangere[1] Stillende	1,5–3 mg 1,5–3 mg 1,5–3 mg 1,5–3 mg	hypochrome mikrozytäre Anämie, Leukopenie, Neutropenie, Hypalbuminämie, Ödeme, Durchfälle, verminderte Knochenstabilität	Hepatitis, akutes Leberversagen, Leberzirrhose, hämolytische Anämie, Nierenfunktionsstörungen, geistige Retardierung, Kayser-Fleischer-Ring
Mangan Jugendliche Erwachsene[1] Schwangere[1] Stillende	2–5 mg 2–5 mg 2–5 mg 2–5 mg	Verlängerung der Prothrombinzeit, Hypocholesterinämie, verminderte Synthese von Chondroitinsulfat mit anomaler Skelettentwicklung	Schizophrenie-ähnliche Syndrome, Enzephalitis-ähnliche Syndrome, Tremor
Chrom	50–200 μg	Gewichtsabnahme, periphere Neuropathie, eingeschränkte Glukosetoleranz	Leber- und Nierenschädigung
Selen	20–100 μg	Kardiomyopathie, Myopathie	Kardiomyopathie, Haarausfall, Leberzirrhose
Nickel	300–500 μg	vermindertes Wachstum, Anämie, eingeschränkte Glukosetoleranz	Dermatitis, Leberschädigung
Kobalt	10–500 μg	–	Polyzythämie, Struma
Molybdän	75–250 μg	Unverträglichkeit von schwefelhaltigen Aminosäuren	Stimulation der Xanthinoxidase (Hyperurikämie)
Fluor Jugendliche Erwachsene[1] Schwangere[1] Stillende	1,5–4 mg 1,5–4 mg 1,5–4 mg 1,5–4 mg	Karies	Dentalfluorose (Fleckungen und hypoplastische Schäden des Zahnschmelzes)
Silizium	?	–	bei Inhalation Silikose
Jod Jugendliche Erwachsene[1] Schwangere[1] Stillende	0,2 mg 0,18–0,2 mg 0,23 mg 0,26 mg	Struma	Thyreotoxikose
Eisen Jugendliche Erwachsene[1] Schwangere[1] Stillende	12–15 mg 10 mg/15 mg 30 mg 20 mg	Anämie	Hyperpigmentation der Haut, Diabetes mellitus, Leberzirrhose, Hodenatrophie, Kardiomyopathie, periphere Neuropathie, Skelettveränderungen

[1] = ab 4. Schwangerschaftsmonat   [2] = männlich/weiblich

Tab. 12.1-4   Bedarf, Vorkommen und Funktion der Vitamine

Vitamin	tägl. Bedarf	Vorkommen	Körperreserve	Funktion
Wasserlösliche Vitamine				
► Thiamin (B$_1$) (m/w)[1]				
Jugendliche	1,6/1,3 mg	Brot, Vollkornbrot,	4–10 Tage	Koenzym der Pyruvatdecarb-
Erwachsene	1,3/1,1 mg	Gemüse, Früchte,		oxylase, der Decarboxylase
Schwangere	+ 0,4 mg[2]	Kartoffeln, Schweine-		von α-Ketosäuren und der
Stillende	+ 0,6 mg	fleisch, Nüsse		Aldehyd- und Ketotransferase
► Riboflavin (B$_2$) (m/w)				
Jugendliche	1,8/1,7 mg	Milch und Milchpro-	2–6 Wochen	Koenzym von Dehydrogenasen
Erwachsene	1,7/1,5 mg	dukte, Eier, Leber,		und Oxidasen
Schwangere	+ 0,3 mg[2]	Nieren, Hefe		
Stillende	+ 0,8 mg			
► Nikotinsäure (PP) (m/w)				
Jugendliche	20/16 mg	Haferflocken, Vollkorn-	2–6 Wochen	erforderlich zur Synthese von
Erwachsene	18/15 mg	brot, Fleisch, Leber,		NAD und NADP
Schwangere	+ 2 mg[2]	Nieren, Hefe		
Stillende	+ 5 mg			
► Pyridoxin (B$_6$) (m/w)				
Jugendliche	2,1/1,8 mg	Fleisch, Leber, Gemüse,	2–6 Wochen	prosthetische Gruppe bei De-
Erwachsene	1,8/1,6 mg	Vollkornbrot, Eidotter		und Transaminierungs-Enzymen
Schwangere	+ 1 mg[2]			
Stillende	+ 0,6 mg			
► Folsäure (B$_c$)				
Jugendliche	300 µg	Hefe, Leber, grünes	3–4 Monate	Koenzym
Erwachsene	300 µg	Blattgemüse		
Schwangere	600 µg			
Stillende	450 µg			
► Cyanocobalamin (B$_{12}$)				
Jugendliche	3,0 µg	Leber, Nieren, Eidotter	3–5 Jahre	Koenzym
Erwachsene	3,0 µg			
Schwangere	3,5 µg			
Stillende	4,0 µg			
► Ascorbinsäure (C)				
Jugendliche	75 mg	Obst, Gemüse,	2–6 Wochen	Elektronenübertragung bei
Erwachsene	75 mg	Kartoffeln		Hydroxylierungen, notwendig zur
Schwangere	+ 25 mg[2]			Bildung von Bindegewebe und
Stillende	+ 50 mg			von Tetrahydrofolsäure
► Pantothensäure (B$_3$)	6 mg	in den meisten Nahrungsmitteln	unbekannt	Bestandteil des Koenzyms A
► Biotin	30–100 µg	Hefe, Reiskleie, Soja-bohnen, Erdnüsse, Leber, Fleisch, Eidotter	unbekannt	prosthetische Gruppe von Carboxylasen
Fettlösliche Vitamine				
► Vitamin A (m/w)				
Jugendliche	1,1/0,9 mg	Leber, Eidotter, Milch,		Koenzym des Rhodopsins
Erwachsene	1,0/0,8 mg	Pflanzenfett, Öle,	1–2 Jahre	
Schwangere	+ 0,3 mg[2]	Karotten und Gemüse		
Stillende	+ 1,0 mg			

[1] = männlich/weiblich
[2] = ab 4. Schwangerschaftsmonat

Tab. 12.1-4   Fortsetzung

Vitamin	tägl. Bedarf	Vorkommen	Körperreserve	Funktion
▶ Vitamin D				
Jugendliche	5 µg	Milch, Butter, Käse,	2–6 Monate	Regelung des Kalzium-
Erwachsene	5 µg	Eidotter, Lebertran		Phosphat-Stoffwechsels
Schwangere	10 µg			
Stillende	10 µg			
▶ Tocopherole (E)				
Jugendliche	12 mg	Getreidekeime,	unbekannt	Verhinderung der Autooxidation
Erwachsene	12 mg	Keimöle, Blattgemüse,		von ungesättigten Verbindungen
Schwangere	+ 2 mg^2	Milch, Butter		
Stillende	+ 5 mg			
▶ Vitamin K				
Jugendliche	70/60 µg	grüne Gemüse, Früchte,	2–6 Wochen	notwendig zur Bildung der
Erwachsene	80/65 µg	Kartoffeln, Leber, Herz		Gerinnungsfaktoren II, VII, IX, X
Schwangere	65 µg			sowie von Protein C und
Stillende	65 µg			Protein S

[1] = männlich/weiblich
[2] = ab 4. Schwangerschaftsmonat

Verdauungstrakt von körpereigenen Enzymen nicht abgebaut werden können. Es handelt sich dabei mit wenigen Ausnahmen (z. B. Lignin) um hochpolymere Kohlenhydrate. Die Ballaststoffzufuhr sollte über 30 g/Tag liegen. Ballaststoffe haben eine darmregulierende Funktion, beeinflussen positiv das Serum-Cholesterin und den Blutzucker und führen zu einer verringerten Inzidenz an Kolontumoren.

Wie sollte eine normale, die Gesundheit möglichst erhaltende Kost aussehen?

Vier Forderungen müssen erfüllt werden:
▶ Der Energiegehalt der Kost muß dem Energiebedarf angepaßt sein, um die Entwicklung von Über- oder Untergewicht zu vermeiden. Liegt bereits eine solche Störung vor, muß entsprechend der Energiegehalt höher oder niedriger sein.
▶ Der Bedarf an essentiellen Nährstoffen sollte gedeckt werden, um Mangelzustände zu vermeiden.
▶ Die Zusammensetzung der Nahrung sollte präventivmedizinischen Gesichtspunkten Rechnung tragen.
▶ Die Kost sollte möglichst auf den bestehenden (z. B. regionalen) Ernährungsgewohnheiten basieren oder daraus abgeleitet werden.

Die **richtige Ernährung** kann einer Reihe von weit verbreiteten Störungen und Krankheiten **vorbeugen**:
▶ Adipositas (Energiegehalt)
▶ Fettstoffwechselstörungen (mit hohem atherogenem LDL-Cholesterin und niedrigem antiatherogenem HDL- Cholesterin (Fettgehalt, Fettsäurenzusammensetzung, Cholesterinzufuhr)

▶ Hypertonie (Kochsalzaufnahme)
▶ Osteoporose (Kalziumzufuhr)
▶ Struma (Jodmangel).

Auch für eine Reihe von Krebserkrankungen wird ein Zusammenhang mit bestimmten Nahrungsbestandteilen diskutiert.

Eine möglichst abwechslungsreiche, auf regionalen Ernährungsgewohnheiten basierende Kost sollte daher täglich durchschnittlich folgende **Zusammensetzung** aufweisen:
▶ eukalorischer, d. h. dem Ernährungszustand angepaßter Energiegehalt
▶ 10–15% der Energie als Eiweiß
▶ 55–60% als möglichst komplexe Kohlenhydrate
▶ 30% als Fett, jeweils 5–10% als gesättigte und mehrfach ungesättigte Fettsäuren, 10–15% als einfach ungesättigte Fettsäuren
▶ weniger als 300 mg Cholesterin
▶ mehr als 35 g Ballaststoffe
▶ weniger als 6 g Kochsalz (2,3 g Natrium)
▶ 800–1000 mg Kalzium
▶ 180 µg Jod.

Gegenüber der durchschnittlichen Kost in Mitteleuropa bedeutet dies, daß eine deutliche Reduktion des Energiegehalts, der gesättigten Fettsäuren (tierische Lebensmittel) sowie des Cholesterin- und Kochsalzgehalts angestrebt werden muß. Die Zufuhr von Kalzium, Ballaststoffen, mehrfach ungesättigten Fettsäuren und Jod müßte gesteigert werden. Ob eine hohe, über die bisherigen Empfehlungen hinausgehende Zufuhr von Antioxidanzien (Vitamin A, E oder C, Selen) zu einer verringerten Inzidenz von atherosklerotischen Erkrankungen führt, kann erst nach Vorliegen entsprechender Interventionsstudien entschieden werden. Oxidierte LDL-Partikel werden leichter als native LDL in Makrophagen aufgenommen und können dadurch stärker atherogen wirken. Da die Oxidation der LDL an den dort inkorporierten mehrfach ungesättigten Fettsäuren stattfindet, ist bei hoher Zufuhr unbedingt auf eine zusätzliche Aufnahme von Antioxidanzien, z. B. von Vitamin E, zu achten.

Für eine **gesunde Lebensweise** sind aber auch eine Steigerung der körperlichen Aktivität, Nikotinabstinenz und allenfalls mäßiger Alkoholgenuß anzuraten.

12.2 Unter- und Fehlernährung

W. O. RICHTER, P. SCHWANDT

Ursachen für Mangel- und Fehlernährung

Unterschieden wird zwischen der primären Fehlernährung (Mangel an Nahrungsmitteln, einseitige Ernährung) und der sekundären **Fehl- und Mangelernährung,** die verschiedene Ursachen haben kann:

▶ **Verändertes Eßverhalten**
  Anorexia nervosa, Bulimie, Alkoholismus
▶ **Verminderte Nahrungsaufnahme aus organischer Ursache**
  Inappetenz bei Tumoren, Raumforderungen oder Strikturen im Gastrointestinaltrakt
▶ **Verminderte Absorption**
  z. B. bei Pankreasinsuffizienz, entzündlichen Darmerkrankungen, M. Whipple, Darmresektion (siehe Kap. 11.4)
▶ **Fehlerhafter Transport**
  Abetalipoproteinämie (fehlende Chylomikronenbildung wegen Mangel an Apolipoprotein B, dadurch verringerte Fettresorption und eingeschränkte Aufnahme von Vitamin A, E und K, nicht Vitamin D)
  Mangel an Transportproteinen (z. B. Retinolbindendes Protein mit der Folge des Vitamin-A-Mangels)
▶ **Verminderte Utilisation**
  Diabetes mellitus, familiäre Dysbetalipoproteinämie
▶ **Erhöhter Bedarf**
  bei Fieber, Hyperthyreose, in der Postaggressionsphase, in der Schwangerschaft und Stillperiode, im Wachstum.

12.2.1 Anorexia nervosa

Bei der Anorexia nervosa handelt es sich um eine schwere Störung des Eßverhaltens, die zu lebensbedrohlicher Malnutrition und Kachexie führen kann. Es ist ein psychosomatisches Syndrom, das vor allem heranwachsende Frauen aus gut situierten Familien betrifft.

Epidemiologie

Etwa 1% der heranwachsenden Frauen und 0,1% der heranwachsenden Männer sind in unterschiedlichem Schweregrad betroffen.

Ätiologie

Die Ätiologie der Anorexia nervosa ist unbekannt. Möglicherweise spielen Einflüsse der Familie und soziokulturelle Faktoren die entscheidende Rolle bei der Manifestation.

🅢 Symptome

▶ Auch bei fortschreitender Gewichtsabnahme große Angst, übergewichtig zu werden. Dies führt zu
  – erheblicher Einschränkung der Nahrungsaufnahme,
  – provoziertem Erbrechen, übermäßigem Gebrauch von Abführmitteln, Diuretika und Schilddrüsenhormonen
▶ Störung des Körperbilds – „sich dick fühlen, obwohl schon untergewichtig"
▶ Gewichtsabnahme von >25% des ursprünglich normalen Körpergewichts
▶ Weigerung, das Körpergewicht auf dem der Größe und dem Alter entsprechenden Normalgewicht zu halten.

Es besteht kein Hinweis auf andere organische oder psychische Ursachen des Gewichtsverlusts.

Im Verlauf der Krankheit kommt es häufig zu einer selbstgewählten Isolation, zu Unentschlossenheit und Gefühlslabilität. Es tritt eine Änderung der gastrointestinalen Motilität mit verzögerter Magenentleerung ein, die Patienten klagen häufig über Völlegefühl.

Ein niedriger Ruhepuls und eine Hypotonie können häufig beobachtet werden. Weiter bestehen Amenorrhö, Hypalbuminämie, partieller Diabetes insipidus, Muskelschwäche und Müdigkeit (Kaliumverluste), Pseudoatrophie des Gehirns mit Erweiterung der inneren und äußeren Liquorräume, EEG-Veränderungen und Anstieg der Plasma-Konzentration des Wachstumshormons. Durch den verminderten Bedarf von Gallensäuren tritt eine Hypercholesterinämie auf.

🅓 Diagnostik

Diagnostische Maßnahmen sind der Ausschluß organischer Ursachen für die übermäßige Gewichtsreduktion und Überprüfung der unter „Symptome" aufgeführten Punkte.

🆃 Therapie

Die Behandlung umfaßt stationäre Aufnahme mit ggf. enteraler oder parenteraler Ernährung und (Einzel-, Familien-, Gruppen-) Psychotherapie.
Unter Umständen: Pharmakotherapie (L-Dopa-ratiopharm®, Amitriptylin, Clomipramin).

Verlauf und Prognose

Anorexiepatienten sind der Therapie oft schwer zugänglich. Nach zum Teil mehrmonatiger Behandlung sind etwa 40% geheilt, 30% gebessert, 20% nicht gebessert und 10% sterben an den Folgen der Unterernährung. Auch nach stationärer Entlassung ist eine intensive Weiterbetreuung erforderlich.

Differentialdiagnose

50% der Patienten haben bulimische Phasen. Die Abgrenzung zur Bulimie ist oft schwierig, aufgrund der dort dargestellten Diagnosekriterien jedoch meist möglich.

12.2.2 Bulimie

Wiederholte Phasen von „Freßsucht", die durch Bauchschmerzen, Einschlafen oder selbstinduziertes Erbrechen beendet werden. Die Patienten können normal-, unter- oder übergewichtig sein.

Epidemiologie

2–4% aller Frauen zwischen dem 18. und 35. Lebensjahr sind betroffen, Männer äußerst selten.

Ätiologie

Der Einfluß von kurzfristigen, oft frustranen Gewichtsreduktionskuren auf das Eßverhalten ist in vielen Fällen der auslösende Faktor. Soziokulturelle, psychologische und genetische Faktoren spielen bei der Entwicklung des abnormen Eßverhaltens eine Rolle.

S Symptome

Es treten wiederholt Episoden von Freßsucht auf (Verzehr von großen Mengen an Nahrungsmitteln in kurzer Zeit, in der Regel in weniger als 2 Stunden).
Zusätzlich können folgende Symptome vorhanden sein:
▶ Rascher übermäßiger Verzehr von hochkalorischen, leicht verdaulichen Lebensmitteln (Süßigkeiten, Kuchen, Brot, Eiscreme)
▶ Unbewußtes Essen während des Freßsuchtanfalls
▶ Beendigung des Freßsuchtanfalls durch Bauchschmerzen, Einschlafen, soziale Unterbrechung oder selbstinduziertes Erbrechen
▶ Wiederholte Versuche zur Gewichtsreduktion mit stark kalorienreduzierten Diäten und selbstinduziertem Erbrechen oder dem übermäßigen Verbrauch von Laxanzien oder Diuretika
▶ Gewichtsschwankungen von mehr als 10 kg aufgrund von Freßanfällen und Fasten.
Die Freßphasen können mehrmals am Tag auftreten. Die Patienten sind sich ihres abnormen Eßverhaltens bewußt und haben Angst, es nicht absichtlich beenden zu können. Es bestehen eine depressive Verstimmung und häufig Schuldgefühle nach den Freßsuchtanfällen. Die Gedanken drehen sich oft um das Essen, das Abnehmen und Aussehen; es mangelt an Selbstbewußtsein, hinzu kommen Hoffnungslosigkeit und Selbstmordgedanken. Die Patienten klagen häufig über Schlafunregelmäßigkeiten.
Zusätzlich kann eine schmerzlose Schwellung der Glandula parotis auftreten. Durch das rezidivierende Erbrechen können Mallory-Weiss-Einrisse, Elektrolytverluste und eine hypokaliämische Alkalose verursacht werden. Störungen des Menstruationszyklus, Tetanien und EEG-Veränderungen wurden beobachtet. Möglicherweise kann Bulimie auch bei epileptischen Erkrankungen vorkommen.

D Diagnostik

Es ist auszuschließen, daß die Eßanfälle auf eine andere psychische Erkrankung zurückzuführen sind. Die unter „Symptome" beschriebenen Diagnosekriterien sind zu überprüfen.

T Therapie

Die therapeutischen Maßnahmen bei Bulimie umfassen Änderung des Eßverhaltens, Psychotherapie und Gabe von Antidepressiva.

Prognose

Durch die therapeutischen Maßnahmen ist eine Beeinflussung des gestörten Eßverhaltens in unterschiedlichem Ausmaß möglich. Auch Spontanremissionen können beobachtet werden. Falls die Bulimie in Kombination mit Anorexia nervosa auftritt, ist die Prognose sehr schlecht.

Differentialdiagnose

Bulimie bei anderen psychischen Erkrankungen und bei Anorexia nervosa (bei 50% der Patienten mit Anorexia nervosa).

12.2.3 Hyper-, Hypo- und Avitaminosen

Die Hypo- und Avitaminosen sind in Tabelle 12.2-1 dargestellt.

Hypervitaminosen

Vitamin A

Ursache: iatrogen (meist fehlerhafte Selbstmedikation), nach Verzehr von Leber arktischer Tiere (Eisbär).
Symptome: Kopfschmerzen, Müdigkeit, Anorexie, Brechreiz, Lethargie, Koma, erhöhter Hirndruck mit Stauungspapille, Doppelbilder, trockene, spröde Haut mit wachsgelber Tingierung, Haarausfall, Schleimhautblutungen, Amenorrhö, Ulcus cruris, externe und interne Exostosen am Schädel, Hyperurikämie, Thromboseneigung.
Labor: Sicherung der Diagnose durch Nachweis hoher Retinylesterkonzentrationen im Plasma. Er-

Tab. 12.2-1 Vitaminmangelkrankheiten – Symptome und Diagnostik

Ursachen der Mangelerscheinungen	Symptome	Diagnostik
Vitamin B$_1$		
► verminderte Zufuhr ► Erkrankungen im oberen Dünndarm	Beri-Beri Müdigkeit, Neurasthenie, Hypotonie, Muskelschwäche (Squatting-Test = Aufstehen aus der Hocke mit an den Kopf gelegten Händen nicht möglich), Polyneuropathie, periorale Sensibilitätsstörungen, Beinödeme, hydropische Herzinsuffizienz, akutes Herzversagen Krampfanfälle, Enzephalitis-Symptome (Wernicke-Enzephalopathie)	Pyruvat- und Laktat-Spiegel nach Glukosebelastung im Blut erhöht, Bestimmung der Transketolase-Aktivität in den Erythrozyten und des Thiamin-Spiegels in Serum und Urin
Vitamin B$_2$		
► gestörte Resorption ► Alkoholismus ► Schilddrüsenunterfunktion	tiefrote, glatte, glänzende Lippen, Cheilosis, Stomatitis, Dermatitis im Anal- und Genitalbereich, Glossodynie, Perlèche, seborrhoische Hautveränderungen, Photophobie, zirkumkorneale Vaskularisierung, abnehmende Sehschärfe, verlangsamtes Wachstum, hypochrome mikrozytäre Anämie	nach Tryptophanbelastung Anstieg der Kynurenin- und Anthrazilsäure-Ausscheidung im Urin, Riboflavin im Urin, Glutathion-Reduktase-Aktivität in Erythrozyten
Nikotinsäure		
► Eiweißmangel ► Leberzirrhose ► Alkoholismus ► gestörte Resorption ► Isonikotinsäure-hydrazid ► Karzinoid	„4 D"-Syndrom: Dermatitis, Diarrhö, Demenz, Death; schmetterlingsförmige Dermatitis im Gesicht, Glossitis, Stomatitis, Ösophagitis, Magen- und Duodenalulzera. Konjunktivitiden, Urethritiden, Polyneuropathie, Organpsychosen, Depressionen. Hyperkeratosen an den Fußsohlen; endogene Produktion aus Tryptophan möglich.	Nikotinsäurespiegel im Serum, N-Methylnikotinamid im Urin
Vitamin B$_6$		
► Isonikotinsäure-hydrazid(INH)-Behandlung ► Östrogene ► Progesteron ► Penicillamin ► Hydralazin ► verminderte Resorption	Appetitlosigkeit, Übelkeit, Brechreiz, Cheilosis, Glossitis, Konjunktivitis, seborrhoische Dermatitis in den Nasolabialfalten, Polyneuropathie, Krämpfe, Hyperästhesie, bei Kindern und Heranwachsenden epileptische Anfälle	Glutamat-Oxalacetat-Transaminase in Erythrozyten vor und nach Zugabe von Pyridoxalphosphat, Xanthurensäure im Urin nach Tryptophanbelastung
Folsäure		
► Alkoholismus ► Östrogene ► Progesteron ► Diphenylhydantoin ► gestörte Resorption	Blässe (makrozytäre Anämie), Glossitis, aphthöse Stomatitis	Folsäurespiegel in Blut oder Erythrozyten, FIGLU-Test
Vitamin B$_{12}$		
► langfristig verminderte Zufuhr ► Intrinsic-Faktor-Mangel ► Fischbandwurm	Blässe (perniziöse Anämie), Ikterus, Anorexie, Durchfälle, Parästhesien, Ataxie, Verlust des Lage- und Vibrationsempfindens, Neuritis des N. opticus	Vitamin-B$_{12}$-Spiegel im Serum, Schilling-Test mit und ohne Intrinsic-Faktor, Parietalzell-Antikörper, Antikörper gegen Intrinsic-Faktor
Vitamin C		
► verminderte Zufuhr ► herabgesetzte Resorption	Gewichtsabnahme, Schwellung des Gaumens, ödematöses Zahnfleisch mit Blutungen, Hyperkeratosen, Pili recurvati, schlechte Wundheilung. Petechien	Vitamin-C-Spiegel in Plasma, Erythrozyten, Leukozyten und Urin, Vitamin-C-Belastungstest

Tab. 12.2-1   Fortsetzung

Ursachen der Mangelerscheinungen	Symptome	Diagnostik
	Vitamin C (Rumpel-Leede-Versuch positiv), Knochenschmerzen (Osteoporose, Periostablösung), selten Parenchym- oder Hirnblutungen, Epiphysenvergrößerungen, Herzrhythmusstörungen, Hypotonie. Bei Tetrahydrofolsäure-Mangel makrozytäre Anämie	
	Pantothensäure	
▶ herabgesetzte Resorption	verminderte Reaktionsfähigkeit auf Streß (Nebennieren-insuffizienz), Hemmung der Spermiogenese	Serumspiegel
	Biotin	
▶ exzessiver Verzehr von rohem Eiweiß ▶ herabgesetzte Resorption	Dermatitis, Appetitlosigkeit, Übelkeit, Erbrechen, Alopezie, depressive Verstimmung kann durch Darmbakterien synthetisiert werden	Biotin-Serumspiegel
	Vitamin A	
▶ verminderte Zufuhr ▶ verringerte Fettresorption ▶ Mangel an Retinol-bindendem Protein	Nachtblindheit, gestörtes Dämmerungssehen, Trockenheit von Konjunktiven und Hornhaut (Xerosis conjunctivae et corneae), Hornhauterosionen mit Sekundärinfektionen und ggf. Perforation (Folge: Verlust des Auges). Follikuläre Hyperkeratose (Nacken und Streckseiten der Extremitäten), Heiserkeit, Tracheitis, Bronchitis, Einschränkung des Riechvermögens, Amenorrhö, Nierensteine, Pyelonephritiden. Bitotscher Fleck: erhabener dreieckiger Bezirk am Rande der Hornhaut mit trübem Exsudat	Retinolspiegel im Plasma (mit gleichzeitiger Bestimmung von Akute-Phase-Proteinen), Elektronystagmogramm, Elektroretinogramm
	Vitamin D	
▶ verminderte Zufuhr ▶ Mangel an UV-Licht (Umwandlung des Provitamins in die aktive Form) ▶ Langzeittherapie mit Barbituraten und Hydantoinen ▶ Glukokortikoide	Rachitis	Serumkalzium Serumphosphat alkalische Phosphatase 25-Hydroxy-Vitamin D 1,25-Hydroxy-Vitamin D
	Vitamin E	
▶ verminderte Zufuhr oder Resorption ▶ primäre biliäre Zirrhose	Hyperkeratosen, retrolentale Fibroplasie, Sehstörungen, Ataxie	α-Tokopherol-Spiegel im Serum, Vitamin-E-Spiegel im Serum (erfaßt aber auch inaktive Tokopherole)
	Vitamin K	
▶ Eigenproduktion reicht unter normalen Umständen aus	Blutungsneigung	Quick-Wert, Gerinnungsfaktoren, Koller-Test (Anstieg des Quick-Wertes nach Gabe von Vitamin K als Ausdruck einer ausreichenden Leberfunktion)

höhte Vitamin-A-Spiegel finden sich nur bei ausgeprägter Intoxikation, Erhöhung der Leberwerte, Leukozytose, Neutropenie, Anämie. Da eine Vitamin-A-Hypervitaminose zu kindlichen Mißbildungen führen kann, ist bei Schwangeren Vitamin A hochdosiert nur mit großer Vorsicht anzuwenden.

Vitamin D

Ursache: iatrogen.
Symptome: Hyperkalziämie (siehe Kap. 24.3.1).

Spurenelemente

Die Mangelzustände von Spurenelementen und ihre toxischen Auswirkungen bei Überversorgung sind in Tabelle 12.1-3 zusammengestellt.

12.3 Überernährung

P. SCHWANDT, W. O. RICHTER

12.3.1 Adipositas

Adipositas ist ein aufgrund einer positiven Energiebilanz entstandenes Zuviel an Fettgewebe. Ab einem bestimmten Ausmaß bedingt Übergewicht eine Vielzahl von Komplikationen – nahezu alle Bereiche der Inneren Medizin sind betroffen. Aufgrund seiner Häufigkeit stellt das Übergewicht, dem nur selten eine endokrine Störung zugrunde liegt, als Gesundheitsrisiko ein großes sozial-ökonomisches Problem dar.

Definition

Übergewicht ist definiert als ein Körpergewicht über dem sogenannten Normalgewicht oder dem normalen Körpermassenindex. Die Bezugsgrößen sind:
► **Normalgewicht nach Broca:**
  Körpergröße (cm) – 100
► **Körpermassenindex** (Body-mass-Index, Quetelet-Index):

$$\frac{\text{Körpergewicht (kg)}}{\text{Körpergröße (m)}^2}$$

Eine normalgewichtige Frau hat einen Körpermassenindex von etwa 23 kg/m², ein normalgewichtiger Mann von 24 kg/m².
Zur Erfassung des Anteils an Fettgewebe werden auch andere Meßmethoden, wie z.B. Hautfaltendicke-Messung, Sonographie oder CT angewandt.
Die Fettgewebsverteilung wird durch Erfassung des Taillen- und Hüftumfangs gemessen. Der Taillenumfang wird in der Mitte zwischen seitlicher unterer Thoraxapertur und Crista iliaca, der Hüftumfang in der Höhe des Trochanter major gemessen.

Liegen keine durch das Übergewicht begünstigte Begleiterkrankungen vor, ist ein Körpermassenindex von mehr als 27,3 kg/m² bei Frauen und 27,8 kg/m² bei Männern allein als gesundheitlich bedenklich anzusehen.

Epidemiologie

In den westlichen Industrieländern hat jeder dritte ein Körpergewicht über dem sogenannten Normalgewicht, und jeder sechste überschreitet den Körpermassenindex von 27,3 bzw. 27,8 kg/m². Etwa 4% haben ein Übergewicht von mehr als 40% über dem Normalgewicht, etwa 1,5% eines von mehr als 60%.

Ätiologie

Die Ursache der Adipositas ist wahrscheinlich multifaktoriell. Genetische Faktoren scheinen eine Rolle zu spielen. Ob auch eine verminderte Thermogenese zu Übergewicht führt oder ob sie eine Folge davon ist, konnte noch nicht geklärt werden. Unabhängig davon entsteht Adipositas dann, wenn mehr Energie zugeführt als verbraucht wird. Vermehrte Nahrungszufuhr (gestörtes Eßverhalten) und verminderte körperliche Aktivität spielen also die entscheidende Rolle.

🅢 **Symptome**

Adipositas führt sehr häufig zur **Hypertonie;** pro 10 kg Übergewicht steigt der systolische Blutdruck um 3 mmHg, der diastolische um 2 mmHg an.
Beim Adipösen sollte zur Blutdruckmessung eine breite (> 12 cm) Manschette benutzt werden, da sonst falsch hohe Werte gemessen werden.
Übergewicht ist ein unabhängiger Risikofaktor für die **koronare Herzkrankheit,** begünstigt deren Entwicklung aber auch durch eine Reihe von sekundären Faktoren (siehe Abb. 12.3-1).
Der **plötzliche Herztod** tritt bei erheblich Adipösen etwa 15mal häufiger als bei Normalgewichtigen auf. In Abhängigkeit von der Dauer und Schwere des Übergewichts entwickeln sich eine **Kardiomegalie** mit Einschränkung der Auswurffraktion und eine **Herzinsuffizienz.**
Beinvenenthrombosen und thromboembolische Komplikationen (Antithrombin-III-Mangel und mechanische Faktoren) werden begünstigt.

Respirationssystem

Diaphragmale und abdominelle Fettdepots führen aus mechanischen Gründen zur **alveolären Hypoventilation.** Die Extremform ist das **Pickwick-Syndrom.** Es ist charakterisiert durch extreme Adipositas, alveoläre Hypoventilation, Zyanose, Polyglobulie, Rechtsherzbelastung, imperatives Schlafbedürfnis mit respiratorischen Pausen und durch apnoische Pausen mit Schlafunterbrechung. Die Pathogenese des Pickwick-Syndroms ist unklar. Diskutiert werden eine primäre Störung des Atemzentrums oder mechanische Faktoren (subdiaphragmale Fettpolster).

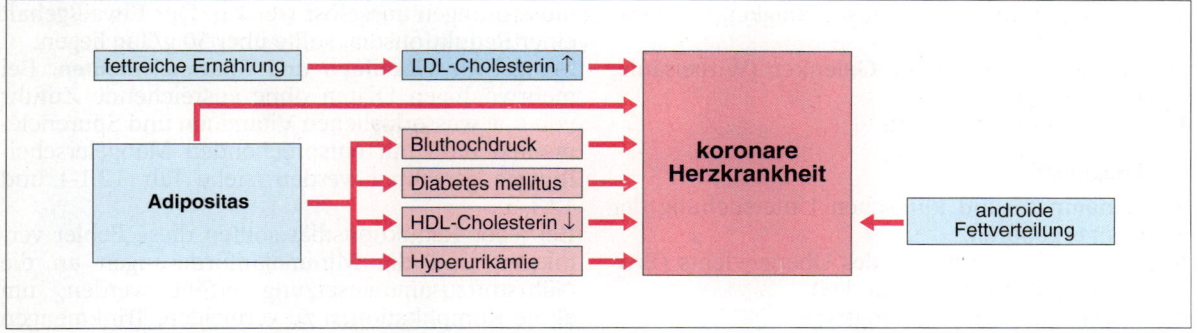

Abb. 12.3-1   Adipositas und koronare Herzkrankheit.

Endokrines System

Mit zunehmendem Körpergewicht tritt häufiger ein manifester **Diabetes mellitus** auf (siehe Abb. 12.3-2). Aber auch bei nicht manifestem Diabetes mellitus können Veränderungen in der Glukohomöostase festgestellt werden: Hyperinsulinismus aufgrund vermehrter Sekretion aus der β-Zelle und Einschränkung der peripheren Insulinsensitivität. Die Einschränkung der Insulinsensitivität beginnt bereits im Körpermassenindex-Bereich von 25–30 kg/m^2.

Mit zunehmendem Körpergewicht treten häufiger **Zyklusirregularitäten,** vor allem verlängerte Zyklen mit mehr als 36 Tagen, auf. Die Menarche tritt früher als bei Normalgewichtigen ein, Virilismus kann häufiger beobachtet werden. In der Schwangerschaft besteht ein höheres Risiko für EPH-Gestosen.

Stoffwechselerkrankungen

Übergewicht verursacht Veränderungen im Lipoproteinstoffwechsel. Gesamt- und LDL-Cholesterin steigen geringfügig an. Im Vordergrund steht eine erhöhte VLDL-Sekretion aus der Leber (aufgrund der erhöhten peripheren Lipolyse bei eingeschränkter Insulinsensitivität) mit Erhöhung der VLDL-Triglyzeride und des VLDL-Cholesterins im Blut. Entsprechend sind auch die Serum-Triglyzeride verändert.

Gicht tritt bei einem Übergewicht von 50% etwa 7mal häufiger als bei Normalgewichtigen auf.

Krebserkrankungen

Zunahme von Kolon-, Rektum- (1,73) und Prostatakarzinomen (1,29) bei Männern und von Uterus- (5,0), Ovarial- (1,63), Mammakarzinomen (1,53) und Karzinomen der ableitenden Gallenwege (3,58) bei Frauen nach der Menopause. Die Werte in Klammern geben die Mortalitätsrate bei mehr als 40% Übergewicht im Vergleich zum Durchschnittsgewicht an.

Gastrointestinaltrakt

Etwa 35% aller übergewichtigen Frauen leiden an **Gallenblasenerkrankungen,** vor allem Cholezystolithiasis und Cholezystitis. Eine leichte Leberzellverfettung findet sich bei den meisten Übergewichtigen (95%), eine Fettleber bei 35%. Die Anzahl der **Leberzirrhosen** bei stark ausgeprägtem Übergewicht ist etwa doppelt so hoch wie bei Normalgewichtigen.

Niere

Exzessives Übergewicht (mehr als 100%) kann zum nephrotischen Syndrom führen. Durch die dabei erniedrigte Konzentration von Antithrombin III in der Nierenvene treten gehäuft **Nierenvenenthrombosen** auf. Die höhere Inzidenz von Hyperurikämie und Gicht bei Übergewichtigen verursacht mehr Erkrankungen an Nephrolithiasis und Gichtniere.

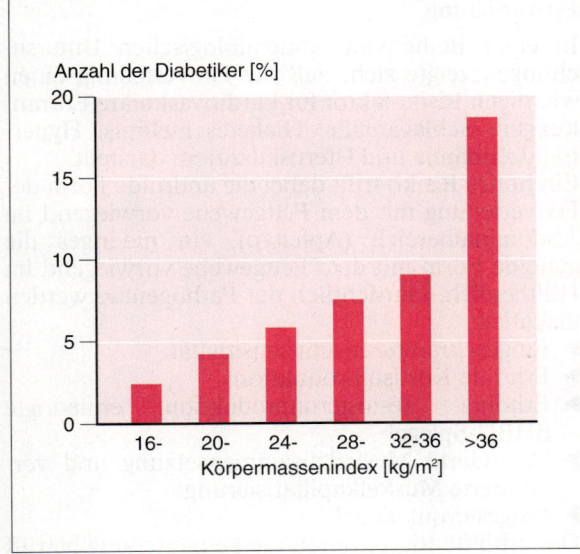

Abb. 12.3-2   Übergewicht und Diabetes mellitus; Erhebung bei 11 624 Männern und Frauen im Alter von 20–89 Jahren in Bayern.

Darüber hinaus finden sich häufiger bei Adipositas
▶ Verminderung der zellulären Immunantwort (v. a. bei Jugendlichen)

► Eingeschränkte Phagozytose-Fähigkeit von Granulozyten
► Arthrosen an belasteten Gelenken (Wirbelsäule, Hüfte, Knie)
► Wundheilungsstörungen.

D Diagnostik

Zur Anamnese und klinischen Untersuchung der Adipositas gehören:
► Erfassen des Ausmaßes des Übergewichts (Broca-Index, Körpermassenindex)
► Erfassen des Fettverteilungstyps
► Erfassen der Ernährungsanamnese.

Sekundäre Ursachen (siehe Kap. 12.3.2) müssen ausgeschlossen und folgende Komplikationen erfaßt werden:
► Diabetes mellitus (Tagesprofil, oraler Glukosetoleranztest)
► Fettstoffwechselstörungen (Cholesterin, HDL- und LDL-Cholesterin, Triglyzeride)
► Hypertonus (breite Manschette)
► andere Herz- und Kreislauferkrankungen (EKG, Echokardiographie)
► Hyperurikämie
► Eßstörungen.

T Therapie

Am sinnvollsten ist eine langfristige Ernährungsumstellung, da kurzfristige Reduktionsdiäten nur einen geringen Langzeiteffekt haben (0–40%). Werden Reduktionsdiäten durchgeführt, so ist bei nicht ausgeglichener Nährstoffzusammensetzung mit **Komplikationen** zu rechnen.
Ein zu niedriger Kohlenhydratgehalt mit einer Kohlenhydratzufuhr unter 50 g/Tag führt vor allem in den ersten Tagen zu starken Natrium-, Kalium- und Wasserverlusten über die Nieren. Aus dem Natriumverlust resultiert ein Abfall des Blutdrucks mit der Gefahr von z.B. **Schlaganfällen** bei Patienten mit atherosklerotischen Veränderungen, aus dem Kaliumverlust resultieren **Herzrhythmusstörungen.** Bei Wiederzufuhr von Kohlenhydraten kommt es zu einer Umkehrung dieser Mechanismen mit Wasser-, Natrium- und Kaliumretention (Gewichtszunahme von 2–3 kg).
Durch den vermehrten Anfall von Ketonkörpern wird die renale Ausscheidung der Harnsäure kompetitiv gehemmt. Dadurch steigt während solcher Diäten die Harnsäurekonzentration im Blut deutlich an. Bei Verschwinden der Ketose tritt eine übermäßige Harnsäureausscheidung mit dem Urin auf. Dies kann zur Harnsäuresteinbildung in den ableitenden Harnwegen oder in seltenen Fällen zum **akuten Nierenversagen** führen. Daher sollte der Kohlenhydratgehalt einer Reduktionsdiät sicherheitshalber bei mehr als 90 g/Tag liegen.
Zu niedriger Eiweißgehalt der Diät (z.B. Nulldiät, Heilfasten, bestimmte Außenseiterdiäten) verursacht einen übermäßigen Abbau von Herz- und Skelettmuskulatur. Dadurch können Herzrhyth-

musstörungen ausgelöst werden. Der Eiweißgehalt einer Reduktionsdiät sollte über 50 g/Tag liegen.
Mangel an Vitaminen und Spurenelementen. Bei mehrwöchigen Diäten ohne ausreichende Zufuhr von u.a. wasserlöslichen Vitaminen und Spurenelementen muß mit entsprechenden Mangelerscheinungen gerechnet werden (siehe Tab. 12.1-1 und 12.1-3).
Bei jeder Reduktionsdiät sollten diese Fehler vermieden und die Minimalanforderungen an die Nährstoffzusammensetzung erfüllt werden, um akute Komplikationen zu vermeiden. Trinkmengen von 2–3 l/Tag sollten (wenn keine Kontraindikation besteht) immer eingehalten werden.
Eine psychologische Unterstützung kann bei der Umstellung der Eßgewohnheiten hilfreich sein.
Seltene, nur unter gründlicher Überlegung des Einzelfalls einzusetzende Maßnahmen sind:
► Einnahme von **Appetitzüglern** (nur eine passagere Gewichtsreduktion erreichbar).
► Einsetzen eines Magenballons zur **Magenreservoirverkleinerung,** damit das Sättigungsgefühl früher eintritt. Ebenfalls nur eine passagere Maßnahme mit evtl. schweren Komplikationen, z.B. Ileus.
► Operative Maßnahmen:
  – Magen-Bypass zur Reservoirverkleinerung
  – Ileum-Bypass (nicht zu empfehlen wegen häufiger postoperativer Komplikationen)
  – Verdrahtung des Kiefers.

Verlauf und Prognose

Übergewicht führt ab einem bestimmten Ausmaß zu einer Einschränkung der Lebenserwartung und häufiger zu schweren Komplikationen (siehe Abschnitt „Symptome").

Fettverteilung

In einer Reihe von epidemiologischen Untersuchungen zeigte sich, daß die Fettverteilung einen wichtigen Risikofaktor für kardiovaskuläre Erkrankungen, Schlaganfälle, Diabetes mellitus, Hypertriglyzeridämie und Uteruskarzinom darstellt.
Ein hohes Risiko trifft dabei die android Form der Fettverteilung mit dem Fettgewebe vorwiegend im Abdominalbereich (Apfeltyp), ein niedriges die gynoide Form mit dem Fettgewebe vorwiegend im Hüftbereich. Hinsichtlich der Pathogenese werden diskutiert:
► Eingeschränkte Insulinsensitivität
► Erhöhte Kortisolproduktion
► Erhöhte Testosteronproduktion, erniedrigte SHBG-Spiegel
► Veränderte Muskelzusammensetzung und verminderte Muskelkapillarisierung
► Progesteronmangel.
Das erhöhte Risiko durch die Fettverteilung betrifft alle Gewichtsklassen. Die Fettverteilung kann durch das Taillen-/Hüftumfangsverhältnis (siehe oben) erfaßt werden. Ein erhöhtes Risiko besteht ab 0,8 bei Frauen und ab 1,0 bei Männern.

12.3.2 Sekundäre Formen der Adipositas

▶ **Dystrophia adiposogenitalis** (Fröhlich-Syndrom)
Ursache: wahrscheinlich hypothalamische Dysfunktion.
Leitsymptome: Adipositas, Hypogenitalismus, geistige Unterentwicklung, Sehstörungen, Skelettmißbildungen, weiße Haut. Beim eigentlichen Fröhlich-Syndrom liegt ein intrakranieller Tumor vor, von dessen Wachstumsverhalten die Lebenserwartung bestimmt wird.

▶ **Laurence-Moon-Biedl Syndrom**
Zwei Formen werden unterschieden:
– **Laurence-Moon Syndrom**
  Adipositas, spastische Paraparese, Retinitis pigmentosa, Oligophrenie, Hypogonadismus
– **Bardet-Biedl Syndrom**
  Adipositas, Polydaktylie, Retinitis pigmentosa, Oligophrenie, Hypogonadismus, strukturelle und funktionelle Nierenveränderungen.
Ursache: unklar, autosomal-rezessiver Erbgang.
Häufigkeit: 1:160000, Männer und Frauen etwa gleich häufig betroffen.

▶ **Stein-Leventhal Syndrom**
Ursache: bisher ungeklärt.
Leitsymptome: polyzystische Ovarien, Amenorrhö, Hirsutisus, Adipositas.

▶ **Prader-Labhart-Willi-Fanconi Syndrom**
Leitsymptome: Adipositas, Muskelhypotonie im Säuglingsalter, Oligophrenie, Hypogenitalismus (Kryptorchismus), erhöhtes Risiko für Diabetes mellitus, Strabismus convergens, Akromikrie.
Ätiologie: Dysfunktion des Hypothalamus; genetische Faktoren: Etwa die Hälfte der Patienten hat eine Translokation oder Deletion am Chromosom 15.
Häufigkeit: zwischen 1:10000 und 1:170000, Verhältnis Frauen zu Männer 2:3.

▶ **Cushing Syndrom**
Ursache: Überangebot an Glukokortikoiden.
Leitsymptome: Vollmondgesicht, Büffelnacken, Stammfettsucht, dunkelrote Striae distensae. Siehe Kap. 13.5.1.3.

▶ **Hypothyreose**
Siehe Kap. 13.3.3.

12.4 Künstliche enterale und parenterale Ernährung

V. SCHUSDZIARRA

Eine künstliche parenterale oder enterale Ernährung wird notwendig, sobald ein Patient aufgrund mechanischer oder funktioneller Veränderungen nicht mehr in der Lage ist, oral Nahrung aufzunehmen, oder aber eine Ruhigstellung des Gastrointestinaltraktes und der benachbarten Verdauungsorgane wie Pankreas und Gallenblase notwendig ist. Aufgrund der geringeren Komplikationen und des physiologischeren Weges der Nahrungszufuhr sollte bevorzugt die enterale Ernährung eingesetzt werden. Bei Kontraindikationen zur enteralen Ernährung muß jedoch die parenterale Ernährung durchgeführt werden. Insgesamt sollte versucht werden, die physiologischen Grundlagen der Ernährung auch bei der künstlichen Ernährungsform weitestgehend beizubehalten.

Definition

Eine klinische Ernährungstherapie muß durchgeführt werden, wenn der Patient nicht essen darf, kann oder will. Das Ziel muß dabei ein dem jeweiligen Bedarf angepaßtes Energieangebot sowie dessen adäquate Metabolisierung sein.
Es werden unterschieden:
– enterale Ernährungstherapie: oral, gastral, duodenal/jejunal,
– parenterale Ernährungstherapie: peripher-venös, zentral-venös.

Prozentuale Aufteilung der zugeführten Energie

Bei der normalen Ernährung geht man von einem **Nährstoffverhältnis** von 50:20:30 (Kohlenhydrat:Eiweiß:Fett) aus. Prinzipiell kann diese Aufteilung auch bei der parenteralen und enteralen Ernährung zugrunde gelegt werden. Freie Aminosäuren sollten in einer Menge von 1–1,5 g/kg Körpergewicht und Tag zugeführt werden, können im Bedarfsfall auf 2–4 g/kg Körpergewicht und Tag gesteigert werden. Die **Kohlenhydratzufuhr** sollte 4 g/kg Körpergewicht und Tag nicht überschreiten. Eine Aufteilung der Kohlenhydrate in Glukose und Xylit ist sinnvoll, um die einzelnen intrazellulären Stoffwechselwege des Intermediärstoffwechsels gleichmäßig zu belasten. Die einseitige Zufuhr einzelner Kohlenhydratkomponenten kann zur vermehrten Bildung unerwünschter Metaboliten führen und sollte deshalb vermieden werden. Fructose und Sorbit sollten heute nicht mehr infundiert werden, da bei Patienten mit nicht erkannter hereditärer Fructoseintoleranz schwere Hypoglykämien, verbunden mit Leber- und Nierenversagen, auftreten können. Die Inzidenz der Erkrankung wird auf 1 pro 350000 Neugeborene geschätzt.
In jedem Fall sollte darauf geachtet werden, daß mindestens ein Drittel der zugeführten Kohlenhydrate aus Glukose besteht. Insbesondere bei Patienten mit latentem oder manifestem Diabetes mellitus wird bei alleiniger Gabe von Xylit oder auch Fructose, ggf. zusammen mit Aminosäuren, der Insulinbedarf des Organismus drastisch unterschätzt. Aufgrund der fehlenden Glukosezufuhr kommt es bei diesen Patienten nur zu einem mäßigen Anstieg des Blutzuckers. Dabei bleibt aber der Insulinbedarf für den Intermediärstoffwechsel in der Zelle unberücksichtigt. Da die Glukose ohne Insulin nicht in die Zelle eindringt, ist der Glukosespiegel bei adäquater

Glukosezufuhr ein schnell und einfach zu messender Parameter, um den Insulinbedarf des Organismus abzuschätzen. Die alleinige parenterale Ernährung mit Xylit, Fructose und Aminosäuren kann bei Patienten mit relativem oder absolutem Insulinmangel sehr schnell zur Laktatazidose bzw. Ketoazidose führen. Die Laktatazidose hat immer noch eine hohe Letalität (30–40%).

Fette sollten sowohl bei der enteralen als auch bei der parenteralen Ernährung als Triglyzeride langkettiger Fettsäuren appliziert werden. Bei bestimmten Formen der enteralen Ernährung muß man auf mittelkettige Triglyzeride ausweichen, die direkt über die Portalvene resorbiert werden. Diese MCT-Fette werden neuerdings auch für die parenterale Ernährung vermehrt von der Industrie angeboten. Zum jetzigen Zeitpunkt sind jedoch exakte Untersuchungen, insbesondere bei einer Langzeiternährung, über die Wirkung dieser MCT-Fette noch nicht ausreichend dokumentiert.

Die **essentiellen Nahrungsbestandteile** müssen in jedem Fall zugeführt werden, da sie der Organismus nicht selber synthetisieren kann. Dies betrifft die essentiellen Aminosäuren sowie Vitamine, Elektrolyte und Spurenelemente.

Parenterale Ernährung

Indikationen für die parenterale Ernährung
Ene parenterale Ernährung ist indiziert
► zur Korrektur eines Ernährungsdefizits bei Patienten, die zu einer adäquaten oralen Nahrungszufuhr nicht in der Lage sind (bewußtlose oder beatmete Patienten, medikamentös induziertes rezidivierendes Erbrechen – Chemotherapie, psychische Alterationen – Anorexia nervosa, Kurzdarmsyndrom, schwere akute Diarrhö),
► wenn der Darm absolut ruhiggestellt sein soll (postoperativ, chronisch-entzündliche Darmerkrankungen, enterale Fisteln),
► wenn eine Stimulation der dem Darm benachbarten Organe des Gastrointestinaltraktes vermieden werden soll (Gallenblase – akute Cholezystitis; Pankreasenzymsekretion – akute Pankreatitis),
► im Falle einer kompletten oder partiellen Obstruktion im oberen Gastrointestinaltrakt (Ösophaguskarzinom, Magenkarzinom).

Infusionstechnik
Für die Applikation parenteraler Ernährungslösungen sollten folgende Punkte berücksichtigt werden:
► Periphervenös kann in der Regel problemlos infundiert werden, wenn die Osmolalität der Lösungen unter 600 mosmol/kg Wasser liegt. Ansonsten sollten die Lösungen zentralvenös infundiert werden, da sonst mit lokalen Komplikationen, insbesondere Thrombophlebitiden, gerechnet werden muß. Der zentralvenöse Zugang hat auch den Vorteil, daß er Messungen des zentralen Venendrucks ermöglicht.

Zur Gewährleistung einer exakten und kontinuierlichen Nährstoff- und Flüssigkeitsbilanz sollten alle Lösungen kontinuierlich infundiert werden. Eine genauere Bilanzierung der Einfuhr (Infusionsmenge) und der Ausfuhr (Urinmenge, Fistelsekretmenge, Magensaftmenge) ist erforderlich.
► Insbesondere die hochkonzentrierten Kohlenhydratinfusionslösungen sollten mit **Infusionspumpen** gleichmäßig über 24 Stunden infundiert werden. Nur damit sind stärkere Konzentrationsschwankungen vermeidbar und Erhöhungen der Glukosekonzentration durch entsprechende kontinuierliche intravenöse Insulininfusion zu kompensieren.
► Die maximale Infusionsgeschwindigkeit pro Stunde muß beachtet werden, und auch deshalb sollten alle Lösungen mittels Pumpe kontinuierlich appliziert werden. Zur Maximaldosierung bei parenteraler Ernährung siehe Tabelle 12.4-1.

Zusammensetzung der Ernährungslösungen
Bei der Zusammenstellung parenteraler Ernährungslösungen ist darauf zu achten, daß die erforderliche Versorgung mit
– Flüssigkeit,
– Nährstoffen (Kohlenhydrate, Aminosäuren, Fett),
– Mineralien (Elektrolyten),
– wasserlöslichen Vitaminen,
– fettlöslichen Vitaminen und
– Spurenelementen gewährleistet ist.
Als Richtwert für die Tageszufuhr an **Flüssigkeit** und **Elektrolyten** kann das in Tabelle 12.4-2 dargestellte Schema benutzt werden.

Tab. 12.4-1	Maximaldosierung bei parenteraler Ernährung
Substanz	Menge (g/kg Körpergewicht/Std.)
► Aminosäuren	0,1
► Glukose	0,75
► Fructose	0,25
► Sorbitol	0,25
► Xylit	0,125
► Fett	0,1

Tab. 12.4-2	Empfohlene Tageszufuhr an Flüssigkeit und Elektrolyten
	Tagesbedarf (pro kg Körpergewicht)
► Flüssigkeit (ml)	40
► Elektrolyte (mmol)	
– Natrium	2
– Kalium	1–2
– Chlorid	2
– Magnesium	0,1
– Kalzium	0,1–0,2
– Phosphat	0,2–0,5

Unter diesem Regime wird eine Urinmenge von 1500–2000 ml pro Tag erzielt, und die Urinosmolalität beträgt 500–600 mosmol/kg.

Nährstoffe

Für die parenterale Ernährung stehen bei den **Kohlenhydraten** Glukose und Xylit zur Verfügung. Für die parenterale Langzeiternährung hat sich die Kombination von Glukose:Xylit im Verhältnis 2:1 oder 1:1 bewährt. Durch die Mischung kann die Zufuhrrate einzelner Kohlenhydrate wesentlich reduziert werden, und damit können Überschreitungen der Umsatzkapazitäten und daraus resultierende Nebenwirkungen vermieden werden. Eine ausreichende Menge Glukose sollte immer in der Ernährungslösung vorhanden sein, damit über die endogene Stimulation der Insulinsekretion die freien Fettsäuren und die Ketonkörper im Blut absinken und damit die Azidoseneigung verringert wird. Außerdem fördert die Insulinsekretion die anabole Verstoffwechselung von Eiweiß und Fett. Um einen Proteinabbau weitestgehend zu verhindern, sollten mindestens 200–250 g Kohlenhydrate pro Tag appliziert werden. Die Höchstgrenzen der Applikation betragen für Glukose 350 g pro Tag und für Xylit 210 g pro Tag. Bei hoher Glukoseinfusionsrate und entsprechender Insulingabe muß die tägliche Kaliumdosis erhöht werden, da Kalium vermehrt in die Zellen transportiert wird.

Aminosäurelösungen sollten aus L-Aminosäuren hergestellt sein, da nur diese als physiologische Bausteine nutzbar sind. Die sogenannten essentiellen Aminosäuren müssen in einem bestimmten Maß in jeder Lösung vorhanden sein (siehe Tab. 12.4-3). Daneben müssen aber auch solche Aminosäuren in den Lösungen enthalten sein, die bisher als nicht-essentiell betrachtet wurden, aber für viele Funktionen im Intermediärstoffwechsel sowie zur Aufrechterhaltung einer günstigen Stickstoffbilanz von Bedeutung sind. Aminosäuren sollten in der Regel mit 1 g pro kg Körpermasse und Tag appliziert werden. Bei schweren katabolen Zuständen kann eine Erhöhung auf 1,5–2 g erfolgen. Zu hohe Infusionsgeschwindigkeiten führen evtl. zu erheblichen renalen Verlusten. Dies tritt insbesondere dann auf, wenn eine zu geringe Kohlenhydrat-(Glukose-)Zufuhr und damit eine zu niedrige Insulinsekretion vorhanden ist.

Tab. 12.4-3 Mindestmengen für die Applikation essentieller Aminosäuren (g/Tag)

▶ Isoleuzin	1,4
▶ Leuzin	2,2
▶ Lysin	1,6
▶ Methionin	2,2
▶ Phenylalanin	2,2
▶ Threonin	1,0
▶ Tryptophan	0,5
▶ Valin	1,6

Fett ist der größte Energielieferant (1 g Fett = 9,3 kcal) und ein wichtiger Strukturbestandteil für Zellmembranen und Transportproteine. Es ist heute möglich, gut verträgliche Fettemulsionen herzustellen. Fette werden insbesondere in der parenteralen Langzeiternährung bei kachektischen Patienten und bei Notwendigkeit zur Restriktion der Flüssigkeitsmenge oder der osmotisch stark wirksamen hochkonzentrierten Zucker-Infusionslösungen eingesetzt. Insbesondere ist es notwendig, die essentiellen Fettsäuren, die für die Prostaglandinsynthese und die oxidative Phosphorylierung von Bedeutung sind, dem Organismus zuzuführen. Kontraindikationen für die parenterale Fettzufuhr sind schwere Gerinnungsstörungen (Verbrauchskoagulopathie), Schock und Kollapszustände, Schwangerschaft, akute thromboembolische Ereignisse, schwere septische Zustände mit Azidose und Hypoxie, Fettembolie und die Akutphase des Herzinfarkts bzw. des Schlaganfalls, die intrahepatische Cholestase und die Hämolyse.

Die Fettzufuhr sollte in der Regel 1–2 g Fett pro kg Körpermasse und Tag betragen. Die Gesamttriglyzeride im Plasma müssen regelmäßig bestimmt werden. Bei erhöhtem Gesamtlipidgehalt 12 Stunden nach Infusionspause darf zunächst kein Fett mehr infundiert werden, da die Klärung des Plasmas gestört ist. Vor Infusionsbeginn sollte in jedem Fall eine Nüchternhyperlipidämie ausgeschlossen werden. Die Fettinfusion sollte langsam erfolgen und maximal 0,1 g pro kg Körpermasse und Stunde bei simultaner Kohlenhydratinfusion betragen. Bei zu hoher anfänglicher Zufuhr kann es zu Frühreaktionen wie Schüttelfrost, Kopfschmerzen und Übelkeit kommen. Dies läßt sich durch entsprechend niedrige Infusionsgeschwindigkeiten vermeiden.

Vitamine

Die bedarfsgerechte Zufuhr von Vitaminen während einer totalen parenteralen Ernährung ist zur Verhinderung von Mangelerscheinungen bei Langzeiternährung unbedingt nötig. Dabei müssen neben den wasserlöslichen Vitaminen auch die fettlöslichen zugeführt werden. Der tägliche Vitaminbedarf ist in Tabelle 12.1-4 angegeben.

Spurenelemente

Bedeutung haben besonders die Spurenelemente Eisen, Mangan, Zink, Kupfer, Jod, Schwefel, Kobalt sowie Chrom, Fluor, Molybdän, Selen, Silizium, Vanadium und Rubidium. Sie wirken als unentbehrliche Bestandteile z.B. in Hormonen, Vitaminen und Enzymen oder sind mit speziellen Aufgaben versehen. Für die kurzfristige Infusionstherapie reichen die Körpervorräte aus; bei der parenteralen Langzeiternährung kann es aber bei fehlender Zufuhr zu Mangelerscheinungen kommen. Günstig für die exakte Substitution der Spurenelemente im Rahmen einer Ernährungstherapie ist die Bestimmung ihrer Konzentration im Plasma oder Urin. Die Applikation erfolgt in Form von Spurenelementkonzentraten. Im wesentlichen sollen Eisen, Zink, Kupfer und Mangan ersetzt werden. Zum Bedarf an Spurenelementen siehe Tabelle 12.1-3. Die meisten kombinierten Ernährungslösungen enthalten bereits Spurenelemente in unterschiedlichen Mengen. Zur Therapiekontrolle siehe Tabelle 12.4-4.

Komplikationen der parenteralen Ernährung

Die im Rahmen der parenteralen Langzeiternährung auftretenden Komplikationen können unterteilt werden in solche, die unmittelbar durch den **Katheter** verursacht werden, und in solche, die durch den unphysiologischen Weg der Nahrungszufuhr entstehen. Zu den Komplikationen, die durch den Katheter hervorgerufen werden, gehören

▶ Kathetersepsis
▶ technisch bedingte Probleme wie lokale Hämatome, Pneumothorax, Luftembolie oder Katheterabriß
▶ Thrombosen und Lungenembolien
▶ neurologische Komplikationen und
▶ Herzbeuteltamponaden.

Die durch zentrale Venenkatheter bedingte Morbidität bei der parenteralen Ernährung liegt nach Angaben einiger Autoren bei 70%, verbunden mit einer Letalität von 10%. Die schwerste Komplikation ist sicherlich die **Kathetersepsis.** Sie ist für ca. 70% der insgesamt auftretenden Komplikationen verantwortlich. Die häufigsten Erreger sind Staphylococcus aureus, Staphylococcus epidermidis, Klebsiellen, Pseudomonaden und Streptokokken. Komplikationen wie Hämatome, Luftembolien oder ein Pneumothorax sind selten. Die nach der Sepsis zweithäufigste Komplikation ist die Thrombose in den Gefäßen, in denen der Katheter liegt. Diese wird begünstigt durch Infektionen des Katheters oder durch bestehende Malignome. Ein Hydrothorax, bedingt durch die Perforation des Katheters bzw. die Ausbildung eines Hydro- oder Hämoperikards, kann ebenfalls eine vital gefährdende Situation darstellen. Neurologische Komplikationen ergeben sich aus Verletzungen des Nervus phrenicus oder des Plexus brachialis beim Legen des Katheters.

Durch die unphysiologische Art der Nahrungsaufnahme kann es bei der parenteralen Ernährung innerhalb von 8–14 Tagen zu einer **Leberverfettung** mit Erhöhung der GOT und GPT kommen. Die Häufigkeit der Leberverfettung liegt bei 40–80%. Während ursprünglich ein zu hoher Kohlenhydratanteil in der Zusammensetzung der Nahrungsgemische für die rasche Fetteinlagerung verantwortlich gemacht wurde, zeigen neuere Untersuchungen, daß auch bei größerem Fettanteil derartige Veränderungen auftreten können.

Die Zeichen der Cholestase (Anstieg von Bilirubin, alkalischer Phosphatase, γ-GT und Transaminasen) sind nach 2–3 Wochen parenteraler Ernährung gehäuft zu beobachten. Bei Kindern wird eine Cholestase in ungefähr 30–40%, bei Erwachsenen in 10–20% der parenteral Ernährten beobachtet.

Bei **Langzeiternährung** kann es im Rahmen der Cholestase zu **chronischen Leberveränderungen** im Sinne einer Zirrhose oder Fibrose kommen. Neben der Cholestase kann die Gallensteinbildung ein weiteres Problem darstellen. In retro- und prospektiven Untersuchungen liegt die Inzidenz der Cholezystolithiasis bei 35–45% nach 6–8wöchiger Dauer der parenteralen Ernährung. Die Bildung der Gallensteine wird durch die mangelhafte Stimulation der Gallenblasenkontraktion begünstigt. Durch die i.v. Applikation von Cholezystokinin (1–2×wöchentlich) kann die Bildung von Gallensteinen während parenteraler Ernährung verhindert werden.

Ein Funktions- und Substanzverlust der Darmschleimhaut tritt bei längerfristiger parenteraler Ernährung auf, da die Mukosazellen in erster Linie über luminal vorliegende Nahrungssubstrate stimuliert werden.

Enterale Ernährung

Indikationen für die enterale Ernährung

Die Indikation zur enteralen Ernährung besteht, wenn oral keine oder eine nicht ausreichen-

Tab. 12.4-4	Therapiekontrollschema bei parenteraler Ernährung	
bis zum Erreichen eines Steady state		nach dem Erreichen eines Steady state
	tägliche Kontrolle	
×	Puls	×
×	Körpertemperatur	×
×	art. Blutdruck	×
×	zentr. Venendruck	×
×	Flüssigkeitsbilanz	×
×	Hämoglobin	× (2täglich)
×	Hämatokrit	× (2täglich)
×	Plasmakreatinin und -harnstoff	
×	Elektrolyte	×
×	Osmolalität	× (2täglich)
×	Blutzucker	× (2täglich)
×	Laktat	× (2täglich)
×	Blutgase	× (2täglich)
×	Säure-Basen-Status	× (2täglich)
×	Triglyzeride	× (wöchentlich)
	wöchentliche Kontrolle	
	Gesamteiweiß	×
	Albumin im Serum	×
	Kreatinin und Harnstoff im Serum	×
	Gerinnungsfaktoren	×
	Transaminasen	×
	Bilirubin	×
	alkalische Phosphatase	×

de Menge an Nahrung zugeführt werden kann. Dies kann bedingt sein durch Bewußtseinsstörungen, Schluckstörungen, mechanische, überwindbare Passagestörungen, respiratorische Insuffizienz, psychiatrische Erkrankungen. In diesen Fällen ist die orale Nahrungsaufnahme entweder unmöglich, oder sie wird – im Falle von psychiatrischen Erkrankungen – verweigert. Dann sollte primär eine künstliche Ernährung über eine Ernährungssonde durchgeführt werden, da die enterale Ernährung weniger komplikationsträchtig ist. Es müssen natürlich Kontraindikationen der enteralen Ernährung ausgeschlossen sein.

Kontraindikationen für eine enterale Ernährung (Sondenernährung)

► nichtüberwindbare Stenose des Gastrointestinaltrakts (Entzündung oder Tumor)
► Ösophagusvarizen
► hochgradige Resorptionsstörungen
► erhebliches Kurzdarmsyndrom
► Fisteln zwischen Magen und Kolon oder Jejunum
► Perforationsgefahr (Verätzungen), Perforation des Gastrointestinaltrakts
► Peritonitis
► Pankreatitis
► Magen-Darm-Atonie/Paralyse
► schwere Gastroenteritis
► erhebliche Diarrhö
► toxisches Megakolon
► frische Anastomosen
► akute Kreislauf- und/oder Niereninsuffizienz.

Es ist naheliegend, bei unmittelbar den Gastrointestinaltrakt betreffenden Störungen von einer enteralen Ernährung abzusehen. Es muß jedoch beachtet werden, daß auch bei kreislauf- und niereninsuffizienten Patienten eine enterale Ernährung kontraindiziert ist, da stark zeitversetzt eine Flüssigkeitsverschiebung erfolgen kann. Mehrere Liter Flüssigkeit können über längere Zeiträume im Darm retiniert werden, so daß sie für die eigentliche Flüssigkeitssubstitution akut nicht zur Verfügung stehen. Die Folge können zu niedrige Blutdruckwerte und ein zu geringes Flüssigkeitsangebot an die Nieren sein, was eine prärenale Niereninsuffizienz zur Folge hat. Andererseits können plötzlich große Mengen Flüssigkeit innerhalb kürzerer Zeit vom Darm in die Blutbahn übertreten und besonders bei kreislaufinsuffizienten Patienten zu vital gefährlichen Komplikationen (Lungenödem, Herzinsuffizienz, Hypertonus) führen.

Technik der Sondenernährung

Ernährungssonden aus Polyurethan werden durch die Nase in den Magen bzw. in das Duodenum oder Jejunum vorgeschoben. Die Sondenlage **muß röntgenologisch** kontrolliert werden.
Neben der **nasogastralen** oder **nasoduodenalen Sonde** hat sich insbesondere bei enteraler Langzeiternährung die perkutan endoskopische Gastrosto-

mie zur Sondenimplantation bewährt. Der wesentliche Vorteil besteht in der Vermeidung von Druckulzera oder Nekrosen im Nasopharynx bzw. oberen Gastrointestinaltrakt bei langer Verweildauer der Sonde. Außerdem ist der Patient gegenüber der Umwelt weniger stigmatisiert.
Die durch Ernährungssonden bedingten Komplikatikonen liegen zwischen 10 und 20% bei einer Mortalität von weniger als 1%. Die Komplikationsrate der endoskopisch verlegten Gastrostomiesonden liegt ebenfalls bei weniger als 1%.
Die Applikation der enteralen Nährlösungen erfolgt in aller Regel kontinuierlich mittels spezieller Pumpen. Bei gastraler Sondenlage kann die Nahrung als Bolus in Form von 200- bis 300-ml-Portionen über 30 Minuten Infusionsdauer appliziert werden. Bei Duodenalsonden hat sich eine kontinuierliche Applikation mit 100 ml/Stunde bisher als Standardverfahren etabliert.

Zusammensetzung der Nährstofflösungen

Die Flüssigkeitsmenge richtet sich nach dem individuellen Bedarf des Patienten, sollte aber bei ca. 40 ml pro kg Körpergewicht und Tag liegen. Bei der Zusammensetzung der Sondennahrungen unterscheidet man sogenannte **nährstoffdefinierte** Diäten von den **chemisch definierten Diäten.** Erstere enthalten teilweise aufbereitete Nahrungsmittel, bestehen aber im wesentlichen aus Polysacchariden und Polypeptiden sowie Triglyzeriden. Vollbilanzierte Diäten enthalten alle essentiellen Nahrungsbestandteile und garantieren damit eine komplette Ernährung. Die chemisch definierten Diäten, auch Elementardiäten genannt, bestehen aus mono- oder niedermolekularen Bausteinen. Die Verdauung ist weitgehend vorweggenommen. Die Diät ist frei von Ballaststoffen. Sie wird in den oberen Abschnitten des Digestionstrakts vollständig resorbiert. Eine Verdauung durch Pankreasenzyme ist nicht notwendig, so daß diese Diätform, insbesondere bei duodenalen und jejunalen Sonden, zum Einsatz kommen sollte. Ein Nachteil dieser Diäten ist in der Regel der hohe Kohlenhydratgehalt auf Kosten des Fettanteils. Bei solchen Diäten müssen mittelkettige Triglyzeride eingesetzt werden, da diese im Dünndarm leichter aufgespalten werden als die langkettigen Triglyzeride. Mineralien, Vitamine und Spurenelemente müssen ebenfalls in der entsprechenden Menge in den verwendeten Diäten enthalten sein. Dies ist insbesondere bei Langzeiternährung zu beachten.

Kontrolle bei enteraler Ernährung

Bei enteraler Ernährung müssen Kontrollen ähnlich wie bei der parenteralen Ernährung durchgeführt werden. Da es sich jedoch in der Regel um Patienten handelt, bei denen Kreislaufprobleme nicht unmittelbar im Vordergrund stehen, kann die Kontrolle in größeren Abständen erfolgen. Bei Erbrechen und Diarrhö sollte immer die Sondenlage kontrolliert werden. Die verwendeten Nährlösungen müssen auf bakterielle Kontamination untersucht werden, und es muß ggf. die Infusionsgeschwindigkeit bzw. die Zusammensetzung der Lösung variiert werden.

Komplikationen der künstlichen enteralen Ernährung

Bei nasogastralen oder nasoduodenalen Sonden sind wesentliche Probleme Druckulzera entlang der Sonde sowie ein Hochschlagen der Sondenspitze in den Ösophagus. Letzteres kann zur Aspiration der infundierten Nährlösungen führen. Bei perkutan endoskopisch plazierten Sonden bestehen die allgemeinen Risiken der Endoskopie, auch kommen in seltenen Fällen lokale Blutungen und Entzündungen im Bereich der Einstichstelle vor. Insgesamt liegt die Komplikationsrate bei enteraler Ernährung

mit 10–15% gegenüber 60–70% bei parenteraler Nahrungszufuhr wesentlich günstiger.

Literatur

– Ahnefeld, F. W., A. Grünert: Grundlagen und Klinik der enteralen Ernährung. Klinische Anästhesiologie und Intensivtherapie 31. Springer. Berlin–Heidelberg–New York 1985.
– Barth, C. A., P. Fürst: Wahl der Nahrungsproteine. Bergmann, München 1988.
– Hartig, W.: Moderne Infusionstherapie – parenterale Ernährung. Barth, Leipzig 1984.
– Peter, K., G. E. Dietze, W. Hartig, H. J. Steinhardt: Differenzierte klinische Ernährung. Klinische Ernährung 25. Zuckschwerdt, München 1987.
– Schusdziarra, V.: Die enterale Ernährung über endoskopische Zugänge löst die parenterale Ernährung ab. Internist 29 (1988), 801–806.

Praxisfragen

Praxisfrage 1

Eine 28jährige Frau sucht Ihre Sprechstunde auf und berichtet, daß sie seit ihrer ersten Schwangerschaft vor 2 Jahren massiv an Gewicht zugenommen habe. Sie wiege jetzt bei einer Körpergröße von 160 cm 94 kg. Sie klagt über zunehmend verminderte Leistungsfähigkeit und berichtet, sie schlafe wiederholt am Tage ein. Außerdem habe sie Schmerzen in beiden Kniegelenken.

a   Mit welchen Parametern können Sie das Ausmaß des Übergewichts definieren?

b   Welche Untersuchungen nehmen Sie vor oder veranlassen Sie?

c   Wie erklären Sie die Schlafanfälle?

d   Welche Therapie beginnen Sie?

Praxisfrage 2

Ein 19jähriges Mädchen wird von ihrer Mutter in die Praxis gebracht, nachdem sie erheblich an Körpergewicht abgenommen hat. Sie wiegt jetzt nur noch 33 kg (bei einer Körpergröße von 155 cm). Früher habe sie 50 kg gewogen.

a   Wie können Sie die Diagnose einer Anorexia nervosa sichern?

b   Auf welche klinischen und klinisch-chemischen Veränderungen achten Sie?

c   Welche Therapie veranlassen Sie?

Praxisfrage 3

Ein 50jähriger Patient kommt in Ihre Praxis und klagt über Appetitlosigkeit, starken Juckreiz und Hautschuppung. Außerdem habe er seit einigen Tagen stetig diffuse Kopf- und Knochenschmerzen. Auf die Frage, welche Medikamente er eingenommen hat, gibt er an, daß er zur Leistungssteigerung seit mehreren Wochen erhebliche Mengen an Vitaminpräparaten verwendet habe.

a   An welche Hypervitaminose denken Sie?

b   Welche klinischen und klinisch-chemischen Befunde erwarten Sie?

c   Wie können Sie die Diagnose sichern?

d   Welche Therapie führen Sie durch?

13 Endokrine Erkrankungen

13.1 Hormonsekretion, Hormonregulation und Therapieprinzipien

R. Paschke, L. Schaaf, K. H. Usadel

13.1.1 Physiologie

Hormone sind körpereigene Substanzen, die von endokrinen Zellen synthetisiert und durch spezielle Stimuli sezerniert werden.

Aufgrund ihrer chemischen Struktur werden drei Hauptgruppen unterschieden: Peptide (z.B. LH, FSH, TSH, ACTH). Steroide (Aldosteron, Glukokortikoide, Testosteron, Östrogene) sowie Amine (Thyroxin, Trijodthyronin, Adrenalin). Außerdem werden die Prostaglandine, die aus ungesättigten Fettsäuren entstehen, zu den Hormonen gezählt.

Man unterscheidet drei Prinzipien der Hormonwirkung:

a) **Die endokrine Sekretion:** Eine endokrine Zelle sezerniert ein bestimmtes Hormon in die Blutbahn. An der Effektorzelle bindet sich das Hormon an einen spezifischen Rezeptor. Daraufhin wird ein spezifischer Hormoneffekt ausgelöst.

b) **Die neurokrine Sekretion:** Die Nervenzelle selbst synthetisiert ein Neurotransmitterhormon. Es wird über die Nervenzellausläufer transportiert und wirkt an den Synapsen sowie direkt in der Umgebung der Nervenzelle.

c) **Die parakrine Sekretion:** Das von der Zelle sezernierte Hormon übt seine Wirkung in der unmittelbaren Umgebung der sezernierenden Zelle aus.

Beispiele für solche Mechanismen sind:

– ACTH wird im Hypophysenvorderlappen gebildet, gelangt über die Blutbahn an die Nebenniere und stimuliert mittels Rezeptorbindung an der Nebenniere die Synthese von Steroidhormonen.

– Die Hormonwirkung von Somatostatin ist das klassische Beispiel einer neurokrinen Wirkung. Somatostatin kommt in zahlreichen hormonproduzierenden Zellen des Körpers vor und wird unter anderem auch in vielen zentralen und peripheren Nervenzellen synthetisiert.

– Somatostatin wirkt jedoch auch parakrin. Nach Sekretion durch die antralen D-Zellen der Magenschleimhaut kommt es zu einer direkten Hemmung der Gastrinfreisetzung in der unmittelbaren Umgebung.

Die Hormonsekretion wird durch hierarchisch strukturierte Regelkreise mit positiver oder negativer Rückkopplung gesteuert. Es werden hypothalamische (Releasing-)Hormone, Hypophysenhormone und periphere (Effektor-)Hormone unterschieden.

13.1.2 Pathophysiologie

Endokrinopathien entstehen entweder aufgrund von Hormonminderproduktion (Hypofunktion) oder Hormonüberproduktion (Hyperfunktion). Ursachen von Hormonminderproduktion sind Zellzerstörungen, z. B. durch Autoimmunprozesse (Hashimoto-Thyroiditis, Autoimmun-Adrenalitis), Verdrängung (Druckatrophie hypophysärer Zellen durch intraselläre Raumforderungen) und Infektionen (Nebennierenrindeninsuffizienz nach tuberkulösem Befall).

Eine **Hormonüberproduktion** kann durch drei verschiedene pathophysiologische Mechanismen bedingt sein. Erstens kann eine **Hormondrüse selbst** zu viel Hormon produzieren (z. B. vermehrte Schilddrüsenhormonproduktion durch autonome Schilddrüsenfollikel, vermehrte Produktion von Wachstumshormon durch hypertrophierte somatotrope, hypophysäre Zellen). Zweitens kann eine **ektope Hormonproduktion** im Rahmen eines paraneoplastischen Syndroms zu einer Hormonüberproduktion führen (z. B. Produktion von ACTH-

bzw. CRF-ähnlichen Substanzen beim kleinzelligen Bronchialkarzinom, GHRH-Produktion bei Pankreastumoren). Drittens kann auch eine **vermehrte Umwandlung** von hormonellen Präkursoren durch peripheres Gewebe zu einem Hormonüberschuß führen. Im Rahmen einer Lebererkrankung kann es z. B. zu einer Überproduktion von Östrogenen kommen. Androstendion kann nicht ausreichend in der Leber katabolisiert werden, sondern wird peripher vermehrt zu Östrogenen metabolisiert.

Pathophysiologisch spricht man beim Versagen der peripheren Drüse von einer primären Läsion, bei Störungen auf dem Niveau der Hypophyse von einer sekundären Läsion und bei Störungen des Hypothalamus von einer tertiären Läsion. Das Ineinandergreifen und die Verknüpfung der einzelnen Regelkreise wird durch Abbildung 13.1-1 am Beispiel der männlichen Gonadenachse verdeutlicht. Eine Unterfunktion der peripheren Drüsen (Testes) führt zu einer verminderten Testo-

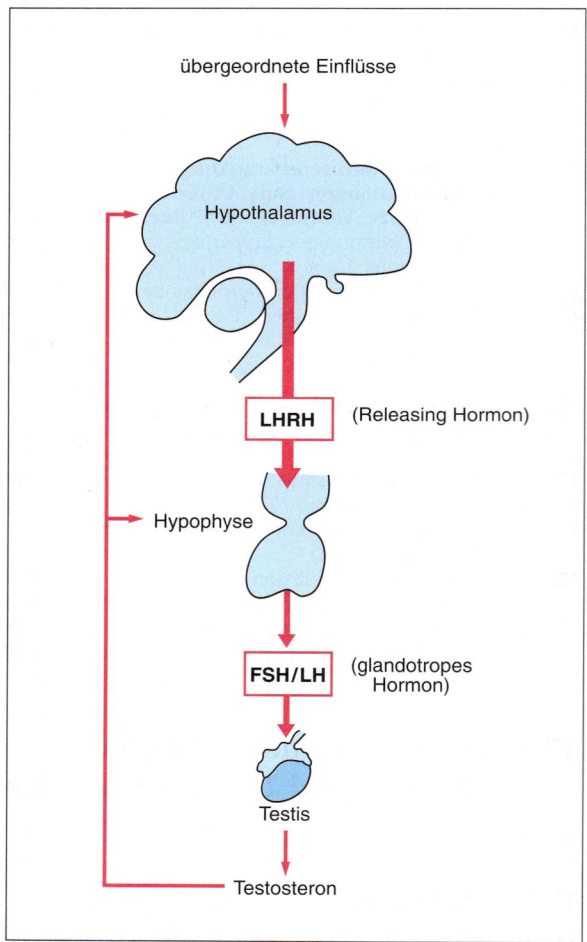

Abb. 13.1-1 Endokrine Stimulationskette am Beispiel der Hypothalamus-Hypophysen-Gonadenachse.

steronproduktion. Die niedrige Testosteronkonzentration im Blut führt zu einer verminderten Hemmung der übergeordneten Zentren des Hypothalamus und der Hypophyse. Die hypothalamischen Releasinghormone und die hypophysären, glandotropen Hormone steigen an. Es entwickelt sich ein sogenannter hypergonadotroper Hypogonadismus (niedrige Testosteronkonzentrationen bei hohen LH- und FSH-Konzentrationen). Umgekehrt führen Leydig-Zell-Tumoren des Hodens zu einer Testosteronüberproduktion. Infolgedessen werden die übergeordneten Zentren (Hypothalamus und Hypophyse) gehemmt. Es resultiert ein hypogonadotroper Hypergonadismus (erhöhte Testosteron- und verminderte LH-, FSH-Konzentrationen im Blut). Definitionsgemäß handelt es sich in beiden Fällen um eine primäre Funktionsstörung (Störung des peripheren Erfolgsorgans). Im Gegensatz hierzu führt eine Läsion im Bereich der Hypophyse zu einer sekundären Störung. Glandotrope Hormone (LH, FSH) werden vermindert ausgeschüttet und führen durch verminderte Stimulation der peripheren Drüse (Testes) zu einer verminderten Sexualhormonproduktion (Testosteron). Diese Form der Störung wird als hypogonadotroper Hypogonadismus bezeichnet. Als tertiäre Störungen werden Schädigungen in einem der Hypophyse übergeordneten Bereich, meist des Hypothalamus, definiert. Hier fehlt das Releasing-Hormon, und es kommt weder zu einer Freisetzung von glandotropen Hormonen noch von Effektorhormon. Es bietet sich sowohl auf hypophysärer als auch auf peripherer Ebene das Bild einer Unterfunktion (hypogonadotroper Hypogonadismus; niedrige LH-, FSH- und Testosteronkonzentrationen). Entsprechende Störungsbilder finden sich auch in der adrenokortikotropen sowie der thyreotropen Achse.

Außer in primäre, sekundäre und tertiäre Funktionsstörungen können endokrine Erkrankungen in **latente** und **manifeste Formen** unterteilt werden. Bei den latenten Funktionsstörungen werden die peripheren Hormone (z. B. Thyroxin) im Normbereich gemessen, während die hypophysären Hormone (z. B. TSH) in verminderter oder erhöhter Konzentration im Blut vorliegen (latente Hyper- bzw. Hypothyreose). Bei den manifesten Formen sind sowohl die hypophysären als auch die peripheren Hormonkonzentrationen verändert.

Sonderformen endokriner Funktionsstörungen: Bestimmte laborchemische Konstellationen können eine Überfunktion vortäuschen: Bei der peripheren Parathormonresistenz bestehen bei niedrigen Serumkalziumwerten hohe Parathormonspiegel (Pseudohypoparathyroidismus, siehe Kap. 13.4.4). Bei der peripheren Schilddrüsenhormonresistenz finden sich trotz erhöhter Thyroxinspiegel hohe TSH-Werte, und beim Diabetes insipidus renalis ist die ADH-Konzentration im Blut erhöht. Die klinischen Bilder gleichen oft den entsprechenden Unterfunktionszuständen.

Eine Zunahme der Transportproteine (z. B. Thyroxin-bindendes Globulin oder Transcortin) durch Ovulationshemmer bzw. während der Schwangerschaft führt zu einer erhöhten Gesamtkonzentration des Hormons (z. B. Thyroxin, Cortisol). Peripher, d. h. am Rezeptor, ist jedoch nur der im Verhältnis identische Anteil an nicht gebundenem, „freiem" Hormon wirksam. Klinisch liegt ein Normalzustand vor.

13.1.3 Therapieprinzipien

In der Endokrinologie können drei wichtige Therapieprinzipien unterschieden werden:

Suppression

Bei endokrinen Überfunktionszuständen wird durch Anwendung medikamentöser, operativer oder nuklearmedizinischer Verfahren eine ablative Wirkung erzielt. Bei der Hyperthyreose oder bei hormonproduzierenden Tumoren (z. B. Prolaktinomen, Akromegalie, Karzinoid) wird neben der Operation eine medikamentöse Suppressionstherapie durchgeführt. Bei der Hyperthyreose kommen Thyreostatika, bei einigen Hypophysentumoren und beim Karzinoid Dopaminagonisten bzw. Somatostatinanaloga zum Einsatz.

Substitution

Andererseits kann Zellzerstörung oder operative Entfernung zu einer dauerhaften Unterfunktion einer Hormondrüse führen.

Die peripheren Effektorhormone müssen direkt oder indirekt ersetzt werden (z. B. Levothyroxin bei der Hypothyreose, Cortisonacetat oder Hydrocortison bei der Nebennierenrindeninsuffizienz, Vitamin-D-Analoga beim Hypoparathyroidismus).

Pharmakodynamische Hormontherapie

Von einer Substitutionstherapie einzelner oder mehrerer Hormone (z. B. Thyroxin-, Testosteron-, Glukokortikoid- und ADH-Substitution bei der partiellen oder kompletten Hypophyseninsuffizienz) muß eine Therapie mit Hormonen als pharmakodynamischen Wirkstoffen streng abgegrenzt werden. In diesem Fall besteht kein Mangel an körpereigenen Hormonen. Die synthetischen Hormonpräparate werden zur Therapie krankhafter Zustände eingesetzt, die nicht durch einen Hormonmangel ausgelöst wurden. Im Gegensatz zur nebenwirkungsfreien Substitutionstherapie sind Nebenwirkungen zu beachten, die der Überfunktion der entsprechenden Hormondrüse entsprechen. Das wichtigste Beispiel ist die Glukokortikoidtherapie. Synthetische Nebennierenrindensteroide finden wegen ihrer guten immunsuppressiven und entzündungshemmenden Wirkung breite Anwendung in der Medizin. Wichtige Nebenwirkungen entsprechen den Symptomen eines endogen bedingten Hypercortisolismus (siehe Kap. 15.5.1.3).

13.2 Hypophysenerkrankungen

R. PASCHKE, L. SCHAAF, K. H. USADEL

13.2.1 Hypophysenadenome

Hypophysenadenome werden bei Sektionen in 15–20% gefunden. Sie führen häufig zu einer Hypersekretion eines oder mehrerer Hormone und können klinisch durch ihre spezifische Manifestation erkannt werden. Sie werden heute durch einen spezifischen immunhistologischen Hormonnachweis in den sekretorischen Granula der Adenomzellen klassifiziert. Als sogenannte „nicht funktionelle Hypophysenadenome" zeigen nur etwa 10% der Hypophysenadenome keine immunhistologisch darstellbaren Hormone.

13.2.1.1 Akromegalie

Definition

Die vermehrte Sekretion von Wachstumshormon (somatotropes Hormon, STH; human growth hormone, HGH) führt vor allem im Bereich der Akren zu einem übersteigerten enchondralen und appositionellen Knochenwachstum sowie zu einer Wachstumsstimulation der Haut, der Hautanhangsgebilde und bisweilen der inneren Organe.

Kasuistik

Ein 42jähriger Mann leidet seit drei Jahren an Kopfschmerzen. Seit einem halben Jahr bemerkt er eine Abnahme der Libido. Bei einer **Routineuntersuchung** wird eine erhöhte Uringlukoseausscheidung festgestellt. Wegen eines pathologischen oralen Glukosetoleranztestes wird eine Gewichtsreduktion angeraten. Schließlich bemerkt der Patient eine Zunahme seiner Schuhgröße um zwei Nummern. Die daraufhin vom Hausarzt veranlaßte **STH-Bestimmung** ergab 30 µg/l (Normalwert < 10 µg/l). Die **Sella-Computertomographie** zeigt ein Hypophysenadenom von 13 mm Durchmesser. Es wird eine selektive mikrochirurgische **Adenomentfernung** durchgeführt. Postoperativ hören die Kopfschmerzen auf, Glukosetoleranz und STH-Werte normalisieren sich.

Epidemiologie

Die Inzidenz wird auf ca. 3–4 Fälle pro 1 Million Einwohner jährlich geschätzt, während die Prävalenz vermutlich ca. 40–70 pro 1 Million Einwohner beträgt. Ca. 20% aller Hypophysentumoren sezernieren vermehrt STH. Bis zu 30% der Hypophysenadenome bei Akromegalie zeigen immunhistologisch auch eine Synthese von Prolaktin.

Ätiologie und Pathogenese

50% der HVL-Zellen sezernieren STH. Sie befinden sich hauptsächlich in den lateralen Anteilen der Adenohypophyse. In der Regel finden sich bei gesteigerter STH-Sekretion ein isoliertes Hypophysenadenom und nur selten eine generelle Hyperplasie der somatotropen Zellen. Ob es sich bei der Akromegalie um eine primäre Erkrankung der Hypophyse oder um einen Defekt der hypothalamischen Modulation der STH-Sekretion handelt, ist ungeklärt. Für eine primäre Hypophysenerkrankung spricht das Vorkommen von Mischadenomen. Normale STH-Spiegel nach selektiver Entfernung eines Hypophysenadenoms sprechen auch eher für eine primär hypophysäre Ätiologie. Für einen Defekt der zentralen hypothalamischen Modulation der STH-Sekretion sprechen vor allem die postoperativ häufig pathologische STH-Antwort, der Nachweis von Wachstumshormon-Releasing-Faktor-Rezeptoren auf humanen STH-Adenom-Zellen sowie die bei Akromegalie häufig erhaltene pulsatile STH-Sekretion.

Die STH-produzierenden Adenome sind in der überwiegenden Mehrzahl benigne. Entsprechende Karzinome mit dokumentierten Fernmetastasen sind äußerst selten. Als Initiatoren kommen unter anderem Spontanmutationen, Viren, Strahlenexposition und multiple endokrine Neoplasien in Frage. Dieser Initiierung folgt möglicherweise eine prolongierte Promotion durch Wachstumshormon-Releasing-Faktor (GHRH) oder andere Faktoren wie Östrogene, endogene Opiate, Dopamin, vasoaktives intestinales Polypeptid (VIP), Somatostatinmangel oder Endorganresistenz mit konsekutivem Verlust der Feedback-Inhibition durch Somatomedin.

S Symptome

Die Beschwerden der Patienten beginnen oft 5 bis 10 Jahre vor Diagnosestellung. Zu den **Frühsymptomen** zählen Größenzunahme von Händen und Füßen, eine zunehmende Vergröberung der Gesichtszüge (siehe Abb. 13.2-1a, b, c), Kopfschmerzen, Parästhesien sowie Potenzstörungen. Diese Frühsymptome werden häufig von vermehrtem Schwitzen, öliger Haut, Müdigkeit und Gewichtszunahme begleitet. Bei Diagnosestellung zeigen fast alle Patienten die klassischen Manifestationen der Akromegalie mit **Knochen- und Bindegewebsveränderungen der Akren und des Gesichtes.** Häufig stellen die Patienten eine Zunahme der Ring-, Schuh-, Handschuh- und/oder Hutgröße fest. Außerdem kommt es zur Ausbildung supraorbitaler Wülste und zu einer Größenzunahme der Nase. Das Wachstum der Kieferknochen führt zu erweiterten Interdentalspalten (oft erstes Zeichen) und zur Prognathie. Nach längerer Krankheitsdauer klagen die Patienten häufig über Gelenkschmerzen.

Es finden sich in bis zu 70% Zeichen einer peripheren Neuropathie mit Parästhesien, sensorischen und motorischen Defiziten. Eine Hypertonie kann bei 30–50% der Patienten festgestellt werden. Als Zeichen der generalisierten Organomegalie kommt es bei ca. 30% zur Ausbildung einer oft multinodösen Struma. Die Veränderungen des Knochenstoff-

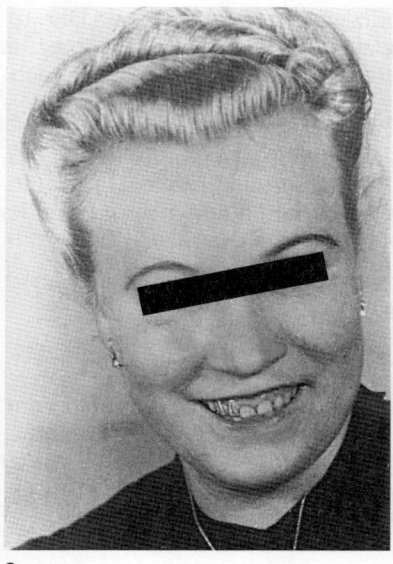
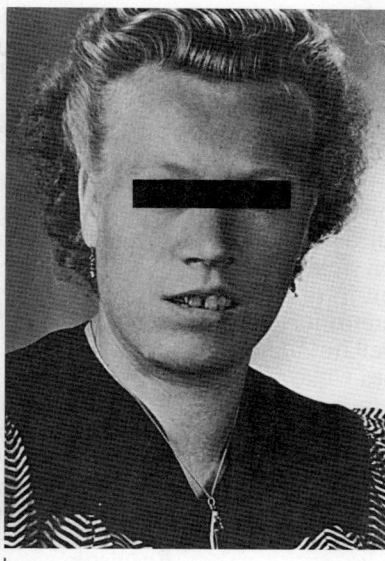
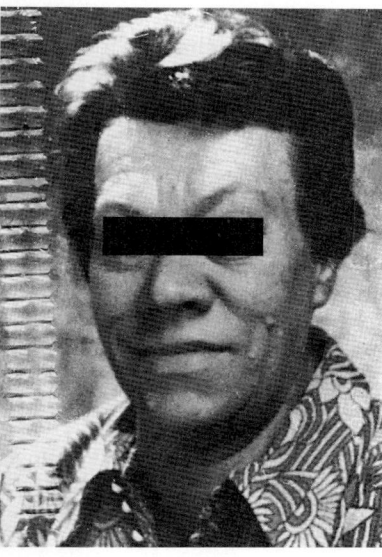

a   b   c

Abb. 13.2-1 (a–c)   Veränderungen der Gesichtszüge einer Patientin mit Akromegalie im Verlauf von 15 Jahren. Das Wachstum der Kieferknochen kann sich bereits früh in einer Erweiterung der Interdentalspalten zeigen (b).

wechsels manifestieren sich typischerweise an Fersen, Wirbelsäule und Gelenken (siehe Abb. 13.2-2).
Als **hypophysärer Riesenwuchs** wird der seltene Beginn einer STH-Hypersekretion in der Kindheit mit beschleunigter Wachstumsgeschwindigkeit und minimaler Knochendeformität bezeichnet.

D Diagnostik

Die klinische Verdachtsdiagnose muß durch mehrere in nüchternem Zustand erhöht gemessene STH-Werte bestätigt werden. Ein oraler Glukosetoleranztest mit gleichzeitiger STH-Bestimmung dient sowohl der Diagnose der Akromegalie als auch der Aufdeckung der begleitenden Glukoseintoleranz.
Die **fehlende Suppression von STH** unter 1 ng/ml sowie **erhöhte Insulinspiegel** bei pathologischem

Blutzuckerverlauf sind typisch (zur Differentialdiagnose erhöhter STH-Spiegel siehe Tab. 13.2-1).
Durch die hypothalamischen Releasing-Hormone GHRH und TRH sind die STH-Spiegel stark stimulierbar. Somatomedin-C ist als peripheres Effektorhormon ebenfalls meist deutlich erhöht. Wegen des häufigen Auftretens von Mischadenomen sollten auch die anderen HVL-Hormone, u.a. Prolaktin, bestimmt werden. Die primäre Lokalisationsdiagnostik erfolgt durch eine Schädelaufnahme in zwei Ebenen, die in 90% eine Sellavergrößerung zeigt. Bei nahezu allen Patienten gelingt die Tumorlokalisation und Größenbestimmung durch die hochauflösende Computer- oder Kernspintomographie. Alle Akromegaliepatienten müssen wegen möglicher Gesichtsfeldausfälle **ophthalmologisch** untersucht werden (Perimetrie, Augenmuskelinnervation, Fundus).
Bei **morphologisch unauffälliger** Hypophysenregion ist der Ausschluß einer paraneoplastischen STH- oder Wachstumshormon-Releasing-Hormon-Sekretion erforderlich. Eine ektope, nicht physiologische STH-Produktion findet sich vor allem bei Lun-

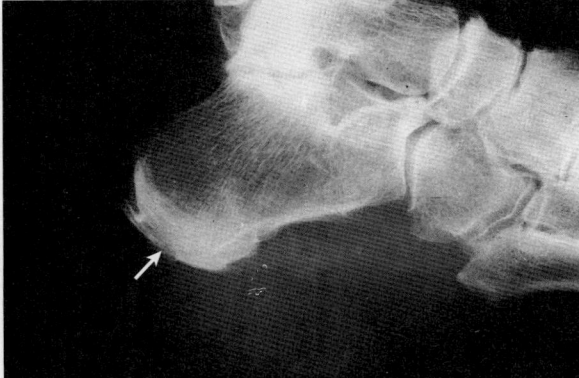

Abb. 13.2-2   Appositionelles Knochenwachstum (Pfeil) im Bereich des Fersenbeins bei einer Patientin mit Akromegalie.

Tab. 13.2-1   Erhöhte Wachstumshormonwerte bei
▶ Angst
▶ körperlicher Belastung
▶ chronischem Nierenversagen
▶ akuten Erkrankungen
▶ Leberzirrhose
▶ Hunger und Unterernährung
▶ Anorexia nervosa
▶ Diabetes mellitus Typ I

gen-, Ovarial- und Mammakarzinomen, während die ektope Wachstumshormon-Releasing-Hormon-Produktion bei pankreatischen Inselzelltumoren, Bronchialkarzinomen und beim Karzinoid beobachtet wird.

Komplikationen

Durch lokal verdrängendes Wachstum kann es zu Ausfällen der übrigen Hypophysenhormone bzw. der hypothalamo-hypophysären Achsen kommen (sekundärer Hypogonadismus, sekundäre Hypothyreose, sekundäre Nebennierenrindeninsuffizienz). Außerdem kann das suprasellure Adenom-Wachstum über die Kompression des Chiasma opticum zu Gesichtsfeldausfällen (bitemporale Hemianopsie) führen.

Die metabolischen Auswirkungen der STH-Überproduktion führen in ca. 70% zu einer pathologischen Glukosetoleranz. Außer der laktogenen Aktivität von STH kann die Kompression des Hypophysenstiels mit konsekutiver Enthemmung der laktotropen HVL-Zellen im paraadenomatösen Hypophysenvorderlappen zu einer Galaktorrhö führen. Der akute Infarkt eines Hypophysenadenoms kann sowohl zur passageren Spontanremission der Erkrankung als auch zu einer akuten, lebensgefährlichen Hirndrucksymptomatik führen.

▼ Therapie

Durch die **operative Entfernung** des Hypophysenadenoms wird mit Ausnahme sehr großer Tumoren in 80–90% eine deutliche Senkung bzw. Normalisierung der STH-Spiegel erreicht. Die Rezidivrate nach selektiver Adenomektomie beträgt bis zu 20%. Große Adenome lassen sich oft nur durch totale Hypophysektomie entfernen. Da die **Strahlentherapie** frühestens nach einigen Monaten zu einer Normalisierung der STH-Spiegel führt, ist sie inoperablen Patienten bzw. solchen Patienten, bei denen der transsphenoidale Eingriff nicht zu einer Normalisierung der STH-Spiegel geführt hat, vorbehalten. Durch **Dopamin-Agonisten** (Bromocriptin, Lisurid) lassen sich die erhöhten STH-Spiegel in bis zu 50% senken. Ihre Wirksamkeit beruht auf der paradoxen Hemmbarkeit der STH-Sekretion durch Dopamin, das beim Gesunden einen Anstieg der STH-Spiegel bewirkt. Eine Größenabnahme der Hypophysenadenome ist jedoch nur in Einzelfällen zu beobachten. Die medikamentöse Therapie bleibt daher Patienten mit postoperativ noch erhöhter STH-Sekretion vorbehalten. Eine Hemmung der STH-Sekretion läßt sich auch durch die seit einigen Jahren verfügbaren, subkutan applizierbaren **Somatostatin-Analoga** erreichen.

Verlauf und Prognose

Die erhöhte Morbidität und Mortalität wird vor allem durch **Sekundärkomplikationen** hervorgerufen (Diabetes mellitus, kardiovaskuläre Erkrankungen, Wirbelsäulen- und Gelenkbeschwerden). Die konsequente Substitutionstherapie einer postoperativen Hypophyseninsuffizienz ist entscheidend. Die Todesrate unbehandelter Akromegaliepatienten ist im Vergleich zur Normalbevölkerung doppelt so hoch.

Differentialdiagnose

Sie beschränkt sich auf das sogenannte Akromegaloid (genetische Konstitutionsvariante ohne endokrine Regulationsstörung), hochwüchsige Kinder sowie die multiple endokrine Neoplasie Typ I.

13.2.1.2 Prolaktinom

Definition

Das Prolaktinom entsteht durch eine Proliferation der Prolaktin-bildenden HVL-Zellen. Die Krankheitsrelevanz besteht in endokrinen Ausfalls- oder Überfunktionssymptomen sowie in lokal verdrängendem Wachstum.

Kasuistik

Bei einer 24jährigen Frau bestehen ein halbes Jahr nach Absetzen einer über drei Jahre durchgeführten hormonellen Antikonzeption eine Amenorrhö und eine seit kurzem aufgetretene Galaktorrhö. Die **Medikamentenanamnese** ist negativ. Prolaktin ist mit 210 ng/ml deutlich erhöht (normal < 10 ng/ml). Die **Computertomographie** ergibt ein Makroadenom des Hypophysenvorderlappens von 1,8 cm Durchmesser (siehe Abb. 13.2-3). Nach achtwöchiger **Bromocriptin-Therapie** normalisiert sich der Prolaktinspiegel. Normale Menstruationszyklen stellen sich nach drei Monaten ein.

Epidemiologie

Das Prolaktinom ist mit 60% der häufigste primäre Hypophysentumor. Die Einführung des Prolaktin-

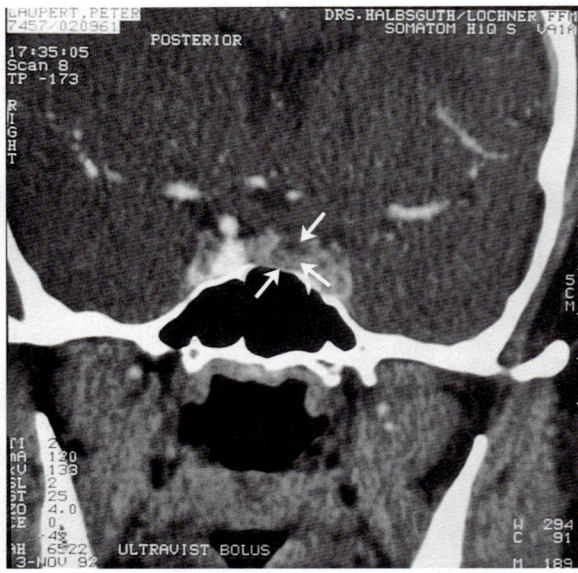

Abb. 13.2-3 NMR-Abbildung eines Mikroprolaktinoms (hypodenses, intraselläres Areal) im Frontalschnitt.

Radioimmunoassays sowie das bessere pathophysiologische Verständnis des Galaktorrhö-Amenorrhö-Syndroms haben zu einer deutlich erhöhten Diagnosefrequenz geführt. So ließ sich im Vergleich der Zeiträume 1935 bis 1969 und 1970 bis 1977 ein Anstieg der jährlichen Erstdiagnosen von Hypophysentumoren bei 15- bis 44jährigen Frauen von 0,7 auf 7,1 pro 100000 Einwohner feststellen. Prolaktinome treten bei Frauen fünfmal häufiger auf als bei Männern.

Ätiologie und Pathogenese

Prolaktinome gehen meist von den lateralen Anteilen des Hypophysenvorderlappens aus. Die Ätiologie ist weitgehend unklar. Für die weniger als 1 cm Durchmesser großen sogenannten Mikroprolaktinome werden Östrogene als möglicher manifestationsfördernder Faktor diskutiert.

Erhöhte Serumprolaktinkonzentrationen bewirken im hypothalamo-hypophysären Regulationssystem eine erhöhte hypothalamische Dopaminkonzentration. Diese bewirkt eine Suppression der endogenen LHRH-Freisetzung. Dies hat schließlich eine sekundäre Atrophie der gonadotropen HVL-Zellen zur Folge. Während sich bei Frauen die Amenorrhö als Endstadium eines derartigen hypogonadotropen Hypogonadismus erklären läßt, ist die Ursache der männlichen Impotenz bei Hyperprolaktinämie ungeklärt.

🅢 Symptome

Die klassischen klinischen Manifestationsformen sind bei 90% der Frauen Galaktorrhö, Amenorrhö, Oligomenorrhö mit Anovulation oder Infertilität sowie verminderte Libido. Zyklusunregelmäßigkeiten können über Jahrzehnte ohne Progredienz bestehen. Weitere Hyperprolaktinämie-Symptome der Frau sind Hirsutismus, vermehrte Behaarung vom männlichen Typ und Akne. Die Zyklusunregelmäßigkeiten treten in der Regel bei Prolaktinompatienten gleichzeitig mit der Galaktorrhö auf. Oft handelt es sich um eine sekundäre Amenorrhö, die in bis zu 60% nach hormoneller Antikonzeption und seltener nach Schwangerschaften auftritt.

In der Regel werden Prolaktinome bei Männern nicht beim Auftreten der Frühsymptome „verminderte Libido" oder „Impotenz", sondern erst bei Symptomen der fortgeschrittenen Erkrankung wie Kopfschmerzen, Gesichtsfeldeinschränkungen oder Hypophysenunterfunktion diagnostiziert; Galaktorrhö bei Männern ist selten.

🅓 Diagnostik

Bei Patienten mit Galaktorrhö und Gonadendysfunktion ist nach Ausschluß physiologischer und pharmakologischer Prolaktinstimuli (siehe Tab. 13.2.-2) ein Prolaktinom die wahrscheinlichste Ursache einer persistierenden Hyperprolaktinämie. Die Diagnose läßt sich bei **basal erhöhten Prolaktinspiegeln** und **computertomographischem Adenom-**nachweis stellen. Die Höhe des basalen Prolaktinwertes korreliert in der Regel mit der Adenomgröße. Daher sind Prolaktinwerte über 200 ng/ml nahezu pathognomonisch. Dagegen finden sich Werte zwischen 20 und 100 ng/ml sowohl bei Mikroadenomen, bei computertomographisch normaler Sella sowie bei anderen Stimuli der Prolaktinsekretion (siehe Differentialdiagnose).

Bei Männern ist die **Testosteronbestimmung** zur Diagnose eines sekundären Hypogonadismus erforderlich. Zum Ausschluß eines Mischadenoms sollte zusätzlich STH gemessen werden. Insbesondere bei verdrängend wachsenden Makroadenomen müssen die anderen hypothalamo-hypophysären Achsen geprüft werden.

Komplikationen

Die Folgen eines verdrängenden Tumorwachstums sind bei allen HVL-Adenomen identisch. Während der Schwangerschaft kommt es durch Hypertrophie oder Hyperplasie der laktotropen Zellen zu einer ca. 1,7fachen Vergrößerung der Hypophyse. Auch Prolaktinome können aufgrund ihrer Östrogensensitivität während der Schwangerschaft zu drastischem Wachstum angeregt werden. Aufgrund der verstärkten Vaskularisierung der Hypophyse sollte eine notfallmäßige Adenomektomie während der Schwangerschaft vermieden werden.

🅣 Therapie

Die medikamentöse Therapie mit **Dopamin-Agonisten** (Bromocriptin, Lisurid) führt bei Patienten mit Mikroadenomen (< 1 cm Durchmesser) in über 90% der Fälle zu einer Normalisierung der Prolaktinwerte. Die Galaktorrhö hört auf, eine normale Gonadenfunktion, Ovulation und Fertilität werden wiederhergestellt. Nach Absetzen der Therapie kommt es in der Regel zu einem erneuten Anstieg von Prolaktin. Dopamin-Agonisten werden außerdem zur Initialtherapie von Makroadenomen (Durchmesser >1 cm) und zur Therapie von postoperativem Rest- oder Rezidivgewebe eingesetzt. Die Tumorgröße von Makroadenomen läßt sich durch die Therapie mit Dopamin-Agonisten in bis zu 70% der Fälle reduzieren.

Die **transsphenoidale selektive Adenomektomie** ist bei Mikroadenomen, insbesondere bei Dopamin-Agonisten-Unverträglichkeit sowie Größenzunahme des Adenoms unter medikamentöser Therapie, indiziert. Die Komplikationsrate liegt bei weniger als 5%. Rezidive treten innerhalb von 5–10 Jahren bei ca. 25% der Patienten auf. Makroadenome sollten vor einer Schwangerschaft, bei Unverträglichkeit oder fehlendem Ansprechen von Dopamin-Agonisten sowie bei zunehmender Gesichtsfeldeinschränkung operiert werden. Die Operation bei invasivem Wachstum führt allerdings in weniger als 50% zu einer definitiven Heilung. Die Radiotherapie ist bei erfolgloser medikamentöser oder operativer Behandlung indiziert.

Verlauf und Prognose

Eine Größenzunahme unbehandelter Mikroprolaktinome kann nach ca. 5 Jahren in etwa 20% der Fälle beobachtet werden. Radiologisch ist eine partiell leere Sella turcica bei 30–40% der Prolaktinompatientinnen feststellbar. Dies ist durch häufige partielle Spontannekrosen bedingt.

Differentialdiagnose

Die Differentialdiagnose der Prolaktinome konzentriert sich auf die Ursachen einer Hyperprolaktinämie (siehe Tab. 13.2-2). Computertomographisch lassen sich derzeit Mikroadenome bis zu einem Durchmesser von 2 mm darstellen. Daher wird eine Hyperprolaktinämie ohne Hypophysenveränderungen zunehmend seltener diagnostiziert. Bei diesen Patienten finden sich im weiteren Verlauf bisweilen radiologische Hinweise für einen Hypophysentumor.

Tab. 13.2-2 Ursachen einer Hyperprolaktinämie

▶ physiologische Ursachen:
Schwangerschaft, Stillen, Streß (Hypoglykämie), Schlaf, körperliche Belastung

▶ pharmakologische Ursachen:
Psychopharmaka, Neuroleptika, Butyrophenone und verwandte Verbindungen, Sulpirid, Reserpin, Methyldopa, Metoclopramid, Cimetidin, Thiethylperazin, Opioide, Östrogene und Cyproteron-Acetat (bei längerdauernder hoher Dosierung), Verapamil, TRH

▶ pathologische Ursachen:
suprasselläre Tumoren sowie hypothalamische oder Hypophysenstielläsionen (Unterbrechung des Dopamintransportes), Hypophysentumoren, Brustwandläsionen, Rückenmarksläsionen, primäre Hypothyreose, chronisches Nierenversagen, vasoaktives intestinales Peptid, schwere Lebererkrankungen

---

13.2.1.3 ACTH-produzierende Hypophysenadenome (Morbus Cushing)

Definition

Der Morbus Cushing manifestiert sich durch die klinischen Symptome des Hypercortisolismus. Die vermehrte Cortisolproduktion der Nebennieren wird durch eine erhöhte ACTH-Sekretion der Hypophyse bewirkt. Als Ursache dieser erhöhten hypophysären ACTH-Sekretion läßt sich in 80–90% ein Hypophysenadenom darstellen.

Kasuistik

Eine 35jährige Patientin klagt seit einem Jahr über Depressivität sowie stammbetonten Fettansatz. Bei muskulärer Schwäche der Beine zieht sich die Patientin bei einem banalen Sturz eine Unterschenkelfraktur zu. Das **Röntgenbild** zeigt eine erhebliche Osteoporose. Bei der **klini-**

schen **Untersuchung** fallen abdominelle Striae rubrae (siehe auch Abb. 13.2-4) sowie eine arterielle Hypertonie bei normalen Elektrolytwerten auf. Im weiteren Verlauf kommt es zur Ausbildung rundlicher Gesichtszüge mit Fettpolstern im Nacken und im Supraklavikularbereich. Die **Cortisolbestimmung** im 24-h-Urin ist deutlich erhöht. Der Dexamethason-Langtest ergibt eine mehr als 50%ige Supprimierbarkeit der Serum- und Urincortisolwerte. ACTH ist mit 50 pg/ml leicht erhöht. **Computertomographisch** besteht der Verdacht auf ein im Durchmesser ca. 3 mm großes Hypophysenadenom und eine diskrete beidseitige, zum Teil nodöse Nebennierenvergrößerung. Bei der **mikrochirurgischen Hypophysenexploration** kann ein im Durchmesser 4 mm großes Hypophysenadenom entfernt werden. Nach vorübergehender prophylaktischer **Glukokortikoid-Substitution** (Anpassung der Nebenniere an das geringe Ausmaß des ACTH-Stimulus) normalisieren sich sieben Monate postoperativ Cortisolwerte und Blutdruck.

Epidemiologie

10% aller Hypophysentumoren sind mit einer ACTH-Hypersekretion verbunden (Frauen : Männer = 8 : 1; Manifestationsgipfel zwischen 30 und 60 Jahren). Die Ursache eines Hypercortisolismus (Cushing-Syndrom) besteht zu 70% in einem ACTH-produzierenden Hypophysenadenom (Morbus Cushing), zu 20% in einem Nebennierenadenom oder -karzinom und in ca. 10% in einer ektopen ACTH- oder CRF-Bildung (CRF = corticotropin releasing factor).

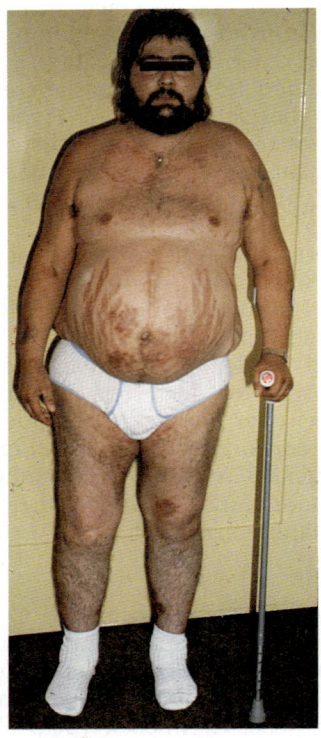

Abb. 13.2-4 Stammfettsucht, abdominelle Striae rubrae und Mondgesicht eines Patienten mit Morbus Cushing.

Ätiologie und Pathogenese

Neben der hypophysären wird auch eine **zentralnervöse Ätiologie** des Morbus Cushing diskutiert. Hierfür spricht die fehlende Autonomie der ACTH-Sekretion bei gesicherten Hypophysenadenomen. Die ACTH-Sekretion läßt sich wie im Fall einer heraufgesetzten Empfindlichkeitsschwelle durch hohe Kortikoiddosen supprimieren und kann durch CRF und Vasopressin überschießend stimuliert werden. Bei ca. 10% der Patienten mit Morbus Cushing wird auch nach neurochirurgischer Exploration kein Hypophysenadenom gefunden.

Einige dieser Patienten können eine hypothalamische Funktionsstörung haben. Für die **hypophysäre Ätiologie** spricht die Tatsache, daß sich bei mehr als 80% der Patienten mit Cushing-Syndrom ein Hypophysenadenom findet. Die Adenomentfernung führt bei den meisten Patienten zu einer vollständigen Remission des Cushing-Syndroms. Der erheblich verminderte ACTH-Gehalt in nicht adenomatösem Hypophysengewebe spricht für eine Autonomie des Adenomgewebes mit Suppression der Hypothalamus-Hypophysen-Achse.

S Symptome

Die Symptome des Hypercortisolismus sind in Kap. 13.5 dargestellt. Klinische Symptome durch das ACTH-sezernierende Hypophysenadenom selbst, wie Kopfschmerz oder Gesichtsfeldeinschränkungen, sind aufgrund der meist geringen Adenomgröße durch die relativ frühe Diagnosestellung selten.

D Diagnostik

Die Diagnostik des Hypercortisolismus ist in Kap. 13.5 dargestellt. Zur weiteren Differenzierung dienen ACTH-Spiegel, Dexamethason-Langtest und CRF-Test. Beim Morbus Cushing sind die Plasma-ACTH-Werte im oberen Normbereich oder leicht erhöht und durch CRF stark stimulierbar. Demgegenüber ist das Plasma-ACTH bei Formen des Cushing-Syndroms, die nicht auf einen Morbus Cushing zurückzuführen sind, eher supprimiert oder, bei ektoper ACTH-Produktion, in der Regel deutlich erhöht und durch CRF nicht weiter stimulierbar.

Die Aussagekraft des Dexamethason-Langtests beruht auf der teilweise erhaltenen Feedback-Regulation der ACTH-produzierenden Hypophysenadenome. Nach 6stündlicher Gabe von 0,5 mg (2 mg/24 h) oder 6stündlicher Gabe von 2 mg (8 mg/24 h) Dexamethason jeweils über 2 Tage läßt sich bei Patienten mit Cushing-Syndrom eine Suppression des Plasma- und 24-h-Urin-Cortisols um mehr als 50% beobachten. Allerdings zeigen bis zu 30% der Patienten mit ACTH-produzierenden Hypophysenadenomen keine Suppression der Urin-Cortisolausscheidung auf weniger als 50%. Einige Patienten mit ektopem ACTH-Syndrom lassen sich andererseits mit hohen Dexamethasondosen sup-

primieren, so daß die Ergebnisse vorsichtig zu interpretieren sind. In unklaren Fällen ist hier u. U. eine weiterführende Diagnostik durch ACTH-Messung im Plasma des katheterisierten Sinus petrosus inferior im Vergleich zum peripheren Plasma sinnvoll. Aufgrund der geringen Größe der ACTH-produzierenden Hypophysenadenome (mittlerer Durchmesser 5 mm) ist die **computertomographische Lokalisation** nur in ca. 60% der Fälle möglich. Die selektive Katheterisierung des venösen Abflußgebietes zeigt u. U. einen ACTH-Konzentrationsgradienten. Auch die computertomographische Darstellung der Nebennieren muß vorsichtig interpretiert werden, da bei Morbus Cushing sowohl normale als auch beidseits noduär hyperplastische oder asymmetrische Nebennieren gefunden werden. Bei **fehlendem Hypophysenadenomnachweis** muß immer auch an eine ektope bzw. paraneoplastische ACTH-Produktion gedacht werden (siehe Kap. 13.5).

Komplikationen

Lokale Komplikationen aufgrund einer Raumforderung sind bei der geringen Größe der Hypophysenadenome (nur 15% Makroadenome) in der Regel nicht zu erwarten. Die Folgen des Hypercortisolismus und des Nelson-Syndroms sind in Kap. 13.5 dargestellt.

T Therapie

Die selektive **transsphenoidale Resektion** eines ACTH-sezernierenden Hypophysenadenoms ist heute die Primärtherapie der Wahl für Patienten mit Morbus Cushing. Bei negativer Lokalisationsdiagnostik besteht die Möglichkeit einer intraoperativen Hypophysenexploration. Wird das Adenom hierbei nicht gefunden, ist in ca. 10% eine totale Hypophysensektomie notwendig. Die selektive Adenomentfernung macht meist eine passagere **postoperative Glukokortikoidsubstitution** erforderlich. Ein transienter Diabetes insipidus (siehe Kap. 13.3) kann durch die mechanische Alteration der Hypophyse oder des Hypothalamus während der Operation bewirkt werden und tritt postoperativ in ca. 20% auf. Bei fehlender Adenomlokalisation und nach Ausschluß einer paraneoplastischen Hormonproduktion kann der schlechte Allgemeinzustand eines Patienten die beidseitige **totale Adrenalektomie** zur sofortigen Beseitigung des Hypercortisolismus erfordern.

Strahlen- und medikamentöse Therapie werden nur in Ausnahmefällen angewandt.

Verlauf und Prognose

Bei Spontanverlauf ist eine Sterblichkeitsrate von 50% innerhalb von 5 Jahren nach Diagnosestellung zu erwarten. Die häufigsten Todesursachen sind Infektionen, arteriosklerotische Gefäßkomplikationen und Suizid. Spontanremissionen und intermittierende Verläufe sind sehr selten. Die Cortisolspiegel normalisieren sich postoperativ bei 85% der Mikro- und bei 25% der Makroadenome.

Differentialdiagnose

Siehe Kap. 13.5.

13.2.2 Neurogener Diabetes insipidus

> Der Diabetes insipidus ist durch große, verdünnte Urinvolumina bei normaler Ausscheidung wasserlöslicher Substanzen gekennzeichnet. Dies kann renale, neurohypophysäre oder auch psychogene Ursachen haben.

Definition

Der **neurogene** Diabetes insipidus ist durch eine – zur Aufrechterhaltung der physiologischen Wasserretention – ungenügende Sekretion des **antidiuretischen Hormons** (ADH, Vasopressin) gekennzeichnet. Er läßt sich anhand folgender Kriterien identifizieren: Persistieren eines stark verdünnten Urins nach Anwendung osmotischer oder nicht osmotischer Stimuli der ADH-Sekretion, normale Urinkonzentrationsfähigkeit der Niere und Anstieg der Urinosmolalität nach Applikation von Vasopressin.

Kasuistik

> Bei einem aufgrund eines Schädel-Hirn-Traumas komatösen Patienten kommt es 18 Stunden nach Aufnahme während der mechanischen Beatmung zu einer auf 8 l/d erhöhten Urinausscheidung. Eine Glukosurie besteht nicht. Die Urinosmolarität beträgt 250 mOsmol/l. Später hält die Polyurie trotz Spontanatmung und normaler Bewußtseinslage an. Der Patient verspürt starken Durst. Nach nächtlicher **Flüssigkeitskarenz** beträgt die Urinosmolarität immer noch 250 mOsmol/l, die Serumosmolarität liegt bei 400 mOsmol/l (Normalwert 289 mOsmol/l). Während eines **Durstversuches** persistiert die hypoosmolare Polyurie. Nach **Vasopressingabe** steigt die Urinosmolarität sofort an. Die Polyurie sistiert.

Epidemiologie

Prävalenz und Inzidenz sind nicht hinreichend untersucht. Die Häufigkeit der einzelnen Ursachen hat sich in den letzten 50 Jahren deutlich verändert. 1928 konnte bei 63 % der Patienten mit neurogenem Diabetes insipidus ein Gehirntumor, bei 11 % ein vorausgegangenes Schädel-Hirn-Trauma und bei 25 % der Patienten eine Entzündung der basalen Meningen durch Syphilis oder Tuberkulose festgestellt werden. 1980 fanden sich bei 25 % Gehirntumoren, bei 16 % Schädel-Hirn-Traumen, bei 20 % Zustände nach Hypophysektomie oder neurochirurgischer Tumorresektion und bei 30 % idiopathische Ursachen.

Ätiologie und Pathogenese

Die wichtigsten Ursachen des neurogenen Diabetes insipidus sind in Tabelle 13.2-3 dargestellt. Operationen im Bereich des Hypothalamus und der Hypophyse gehören mit zu den häufigsten Ursachen. Ein permanenter Diabetes insipidus wird durch

Tab. 13.2-3 Ursachen des neurogenen Diabetes insipidus

- ► komplette oder partielle Hypophysektomie
- ► neurochirurgische Resektion suprasellärer Tumoren
- ► idiopathisch
- ► familiär
- ► intra- und supraselläre Tumoren und Zysten
- ► Histiozytose X
- ► Granulome
- ► Infektionen
- ► Unterbrechung der Blutversorgung

HVL-Tumoren auch bei Kompression des Hypophysenhinterlappens nur selten ausgelöst, da er erst nach Verletzung von über 80 % der hypothalamo-hypophysären Nervenbahnen entsteht. Weitere Ursachen sind mechanische Beeinflussungen der Hypophyse oder des Hypothalamus durch infiltrative, vaskuläre oder infektiöse Prozesse. Der idiopathische Diabetes insipidus ist durch eine verminderte Anzahl der Vasopressin-positiven Nervenfasern der Nuklei, der Nervenfasertrakte und des Hypophysenhinterlappens charakterisiert.

Wichtig ist, daß eine **Polyurie** nur dann auftritt, wenn **Cortisol** in ausreichender Menge vorhanden ist. Cortisol ist wesentlich an der Weitstellung des Vas afferens der Glomerula beteiligt. Dies ist bei gleichzeitigem ACTH-Mangel z. B. im Rahmen einer sekundären Nebennierenrindeninsuffizienz wichtig.

S Symptome

Persistierende Polyurie, Durst und Polydipsie sind Primärsymptome eines Diabetes insipidus. Die Urinmenge kann von einigen Litern beim partiellen ADH-Mangel bis zu einem Maximum von 18 Litern täglich variieren. Bei fehlender Flüssigkeitszufuhr kommt es zu einer hypertonen Dehydratation mit einer sich schnell entwickelnden **zentralnervösen Symptomatik** (Reizbarkeit, Teilnahmslosigkeit, Koma). Sekundäre Zeichen sind Ataxie, Hyperthermie und Hypotension. Bei neurogenem Diabetes insipidus durch intrakranielle Tumoren können die neurologischen Ausfälle im Vordergrund stehen. Wenn der Patient **nachts durchschlafen** kann, ist ein Diabetes insipidus weitgehend ausgeschlossen.

D Diagnostik

Die morgendliche **Urin-** und **Serumosmolarität** sollte nach mindestens 8stündiger Flüssigkeitskarenz bestimmt werden. Eine Urinosmolarität über 800 mOsmol/l und eine Serumosmolarität unter 295 mOsmol/l schließen einen Diabetes insipidus aus.

Zur Diagnosesicherung werden beim **Durstversuch** unter Flüssigkeitskarenz in stündlichen Abständen gleichzeitig Serum- und Urinosmolarität sowie Körpergewicht und Körpertemperatur bestimmt. Die maximale Urinkonzentration wird nach 4 bis 18 Stunden erreicht. Bei Gesunden führt die Flüssigkeitskarenz zu einer Urinosmolarität, die der 2–4fachen der Plasmaosmolarität entspricht. Bei einer Serumosmolarität über 295 mOsmol/l beweist eine Urinosmolarität unter 400 mOsmol/l einen Diabetes insipidus, wobei der Gewichtsverlust der Urinmenge entsprechen muß. **Abbruchkriterien** sind Kreislaufinstabilität, Temperaturerhöhung und ein Gewichtsverlust von mehr als 5%.

Bei **psychogener Polydipsie** steigt die Urinosmolarität auf Werte deutlich über die der Plasmaosmolarität an.

Bei pathologischem Ausfall (siehe oben) des Durstversuchs muß der **Vasopressin-insensitive** (nephrogene = normales Serum-Vasopressin bei supprimierter renaler Antwort) vom **Vasopressin-sensitiven** (neurogenen) Diabetes insipidus mit Hilfe des **Vasopressin-Tests** abgegrenzt werden. Nach subkutaner Vasopressingabe steigt beim neurogenen Diabetes insipidus die Urinosmolalität auf Werte über die der Plasmaosmolalität an (siehe auch Tab. 13.2-4).

Komplikationen

Durch ungenügende Wasseraufnahme kann es zur hypertonen Dehydratation mit konsekutiver hypertoner Enzephalopathie kommen, die eine umgehende Behandlung erfordert. Im Falle einer zu schnellen Volumensubstitution bei schwerer Hypernatriämie treten in bis zu 40% Krampfanfälle auf. Die Serum-Natriumkonzentration sollte deshalb langsam innerhalb von 36 bis 48 Stunden normalisiert werden.

▼ Therapie

Therapieziel ist bei ausreichender Flüssigkeitszufuhr eine Urinmenge von ca. 2–6 l. Die **ADH-Substitution** erfolgt mit DDAVP (1-Desamino-8-D-arginin-Vasopressin = Minirin®), einem synthetischen Vasopressinanalogon (intranasale Gabe von 5–20 µg bei Bedarf). Die Dauer der antidiuretischen Aktivität des Desmopressins beträgt 8–20 Stunden. Bei Patienten mit partiellem neurogenem Diabetes insipidus können auch Chlorpropamid und Clofibrat angewandt werden. Beide Substanzen führen zu einer Stimulation der Vasopressinsekretion. Die Chlorpropamid-Therapie ist jedoch durch schwere hypoglykämische Episoden als mögliche Nebenwirkungen belastet. Weiterhin läßt sich durch Thiaziddiuretika aufgrund der milden Salzdepletion eine Reduktion des Urinvolumens erreichen.

Verlauf und Prognose

Die Prognose ist von der Grunderkrankung abhängig (siehe Tab. 13.2-3). Polyurie und Polydipsie lassen sich therapeutisch gut beherrschen. Die Erkrankung wird jedoch bei einigen Patienten durch das Fehlen eines Durstgefühls trotz hoher Serum-Natriumwerte kompliziert. Dann droht die Gefahr einer hypertonen Enzephalopathie.

Differentialdiagnose

Die Differentialdiagnose umfaßt die psychogene Polydipsie (Wasserintoxikation) sowie den nephrogenen renalen Diabetes insipidus. Der renale Diabetes insipidus ist durch eine supprimierte renale Antwort auf normale oder erhöhte Vasopressinspiegel gekennzeichnet. Er kann durch chronische Nierenerkrankungen, Hyperkalzämie, Hypokaliämie, Hypoproteinämie, Sichelzellanämie, Sjögren Syndrom und Medikamente ausgelöst werden oder aber angeboren sein. Die psychogene Polydipsie ist häufig mit anderen psychischen Störungen verbunden. Die primäre Steigerung der Trinkmenge, die meist mehr als 5 Liter pro Tag beträgt, führt zu einer Verdünnung der extrazellulären Flüssigkeit, zur Inhibition der Vasopressinsekretion und zur Wasserdiurese (siehe Tab. 13.2-4).

13.2.3   Hypophysenvorderlappeninsuffizienz

Die komplette Hypophysenvorderlappen(HVL)-Insuffizienz ist ohne Substitutionstherapie mit dem Leben nicht vereinbar. Sie zeigt in der Regel einen schleichenden Krankheitsbeginn. Der klassische Verlauf einer progressiven HVL-Insuffizienz ist häufig durch initialen Ausfall der Gonadotropine gekennzeichnet, der von den Symptomen der TSH-, ACTH- und schließlich der Prolaktininsuffizienz gefolgt wird. Die Beeinträchtigung der STH-Sekretion ist die häufigste Form einer HVL-Insuffizienz.

Definition

Die HVL-Insuffizienz umfaßt eine Gruppe ätiologisch unterschiedlicher Syndrome, welche als gemeinsames Charakteristikum den kompletten oder partiellen Verlust eines Teiles oder aller HVL-Funktionen aufweisen. Eine Abgrenzung hypophysärer

Tab. 13.2-4 Differentialdiagnose der Polyurie durch Laborbefunde

	neurogener Diabetes insipidus	nephrogener Diabetes insipidus	psychogene Polydipsie
Plasma-osmolalität	↑	↑	↓
Urin-osmolalität	↓	↓	↓
Plasma-vasopressin	↓	↑	↓
Urinosmolalität bei leichtem Wassermangel	→	→	↑
Urinosmolalität nach Vasopressin i.v.	↑	→	↑

↑ = erhöht, ↓ = erniedrigt, → = normal

von hypothalamischen Störungen ist nicht immer möglich.

Kasuistik

Bei einer 28jährigen Patientin kommt es nach unauffälliger Schwangerschaft postpartal nach manueller Plazentalösung zu einer erheblichen Blutung mit einem Blutdruckabfall auf 60/40 mmHg und einem Abfall des Hämoglobins auf 6 mg/dl (3,6 mmol/l). Die **Schocksymptomatik** läßt sich durch Transfusion mehrerer Erythrozyten-Konzentrate beherrschen. Im Wochenbett tritt eine totale **Laktationsinsuffizienz** auf. Ein halbes Jahr post partum sucht die Patientin wegen Amenorrhö, zunehmender Schläfrigkeit und Gewichtszunahme ihren Hausarzt auf. Er stellt außerdem eine Hypothermie fest und überweist sie mit dem Verdacht auf eine **postpartale Hypophysennekrose.**

Epidemiologie

Die postpartale Hypophysennekrose **(Sheehan-Syndrom)** ist aufgrund des Rückgangs schwerer Geburtskomplikationen heute eine Rarität. Ein schwerer STH-Mangel konnte bei Schulkindern mit einer Prävalenz von 250 pro 100 000 Einwohner festgestellt werden. Die häufigsten Ursachen sind im präpubertären Alter das Kraniopharyngeom, die Hand-Schüller-Christian-Krankheit und suprasalläre Zysten. Ein isolierter ACTH-Mangel wurde bisher in 43 Fällen beschrieben.

Ätiologie und Pathogenese

Intrazerebrale Raumforderungen wie z.B. große Hypophysenadenome, Kraniopharyngeome oder ZNS-Tumoren können durch Zerstörung der Hypophyse oder hypothalamischer Nuclei oder durch Unterbrechung des hypophysären Portalvenensystems zur HVL-Insuffizienz führen. Malformationen wie die basale Enzephalozele oder ein parasselläres Aneurysma der Karotis können ebenfalls eine Sellaerweiterung und HVL-Insuffizienz verursachen.

Die pathophysiologischen Mechanismen einer HVL-Insuffizienz nach **postpartaler Blutung** sind nicht vollständig geklärt. Hypotension und Vasospasmus der die Hypophyse versorgenden Arterien schränken die arterielle Blutversorgung des Hypophysenvorderlappens ein. Zudem scheint die Hypophyse während der Schwangerschaft bei hohen Östrogenspiegeln und vermehrten metabolischen Anforderungen empfindlicher auf eine Hypoxämie zu reagieren. Das Ausmaß der hypophysären Schädigung beeinflußt sowohl den Manifestationszeitpunkt als auch den Schweregrad der HVL-Insuffizienz. Aufgrund der großen Sekretionsreserve des Hypophysenvorderlappens zeigt sich eine Insuffizienz erst nach **Zerstörung von mehr als 75%** des HVL-Gewebes. Eine spontane hämorrhagische Infarzierung eines Hypophysentumors **(Hypophysenapoplexie)** führt häufig zu einer akuten partiellen oder globalen Hypophyseninsuffizienz. Die überwiegende Mehrzahl der Patienten, die einen Hypo-

physenapoplex überlebten, entwickelten später multiple HVL-Ausfälle. Die Infarzierung eines hormonaktiven Hypophysentumors kann jedoch auch zu einer Normalisierung der Hormonsekretion führen.

Infiltrative Prozesse oder **Ablagerungen** im Bereich der Sellaregion oder des Hypothalamus (z.B. Sarkoidose, Histiozytose X, Hand-Schüller-Christian-Erkrankung, eosinophiles Granulom, idiopathische Hämochromatose, transfusionsbedingte Eisenüberladung) können zu einer hypophysären oder hypothalamischen Insuffizienz, insbesondere zu einem hypogonadotropen Hypogonadismus, führen.

Eine HVL-Insuffizienz kann **posttraumatisch** durch Verletzung des Hypophysenvorderlappens, des Hypophysenstiels oder des Hypothalamus ausgelöst werden. Die **lymphozytäre Hypophysitis** tritt meist bei Frauen während oder kurz nach einer Schwangerschaft auf, wobei **Autoimmunprozesse** die HVL-Zellen zerstören. Die Hälfte dieser Patientinnen leidet gleichzeitig an einer anderen autoimmunen Endokrinopathie.

Nach transsphenoidalen mikrochirurgischen **Hypophysenoperationen** sind die HVL-Funktionen oft nur vorübergehend gestört. Eine **Strahlentherapie** von Tumoren im Kopf- und Halsbereich, auch prophylaktisch, z.B. bei Leukämien oder kleinzelligen Bronchialkarzinomen, kann durch hypophysäre und hypothalamische Schädigung zur HVL-Insuffizienz und geringgradigen Begleithyperprolaktinämie führen. Infektiöse Ursachen einer HVL-Insuffizienz sind aufgrund antibiotischer Therapie selten geworden.

Ein **isolierter STH-Mangel** kann sowohl sporadisch als auch familiär auftreten. Der hypophysäre Zwergwuchs läßt sich in eine primär hypophysäre, eine primär hypothalamische Form und in eine periphere STH-Resistenz untergliedern. Ein **isolierter Gonadotropinmangel** tritt bei dem mit inkompletter Penetranz X-chromosomal-dominant vererbten Kallmann-Syndrom (hypogonadotroper Hypogonadismus mit Hyp- oder Anosmie) auf. Bei Frauen können auch starker Gewichtsverlust, emotionaler oder physischer Streß zu einem hypogonadotropen Hypogonadismus führen. Sowohl eine **Anorexia nervosa** als auch eine **Bulimie** können zu hypothalamischen Dysfunktionen mit hypogonadotropem Hypogonadismus führen. Tabelle 13.2-5 faßt die Ätiologie der HVL-Insuffizienz zusammen.

🅢 Symptome

Das klinische Bild der HVL-Insuffizienz wird durch den Ausfall der hypophysenabhängigen peripheren Effektorhormone bestimmt. Eine zunehmende HVL-Insuffizienz beginnt klassischerweise mit dem Ausfall der Gonadotropine, gefolgt von einem Mangel an TSH, ACTH und Prolaktin. Amenorrhö bei Frauen und verminderte Libido bei Männern als Ausdruck eines sekundären bzw. tertiären Hypogonadismus können deshalb erste Symptome einer

Tab. 13.2-5   Ursachen der Hypophysenvorderlappeninsuffizienz

▶ invasiv:
  – große Hypophysentumoren
  – Kraniopharyngeom
  – primäre ZNS-Tumoren
  – Aneurysma der Arteria carotis
  – basale Enzephalozele
  – Infarkt
  – postpartale Hypophysennekrose (Sheehan Syndrom)
  – Hypophysenapoplex

▶ infiltrativ:
  – Sarkoidose
  – Hämochromatose
  – Histiozytose X
  – Hand-Schüller-Christian-Krankheit
  – eosinophiles Granulom
  – Letterer-Siwe-Erkrankung

▶ Verletzung:
  – Schädel-Hirn-Trauma
▶ immunologisch:
  – lymphozytäre Hypophysitis
▶ iatrogen:
  – chirurgisch
  – Strahlentherapie
▶ infektiös:
  – Mykosen, Tuberkulose, Syphilis
▶ idiopathisch:
  – familiär
▶ isoliert:
  – Wachstumshormon (Zwergwuchs, emotionaler
    Mangel)
  – LH, FSH (Kallmann Syndrom, Gewichtsverlust,
    Anorexia nervosa, Bulimie, Sichelzellanämie)
  – Thyroidea-stimulierendes Hormon (chronische Nieren-
    insuffizienz, Pseudohypoparathyroidismus)
  – ACTH
  – Prolaktin

HVL-Insuffizienz sein. Das klinische Bild einer durch TRH-Mangel ausgelösten tertiären Hypothyreose entspricht dem einer primären Hypothyreose ohne Schilddrüsenvergrößerung. Der Ausfall von ACTH führt zu den Symptomen einer sekundären Nebennierenrindeninsuffizienz. Hypotonie und Kollapssymptomatik sind jedoch aufgrund des intakten Renin-Angiotensin-Systems und einer erhaltenen Cortisol-Basalsekretion weniger ausgeprägt als bei der primären Nebennierenrindeninsuffizienz und manifestieren sich häufig erst bei Streßsituationen.

Das einzige Symptom eines Prolaktinmangels ist das Ausbleiben der postpartalen Laktation. Patienten mit einer HVL-Insuffizienz sind in der Regel leicht übergewichtig und haben eine blasse, weiche Haut mit nur diskreter Faltenbildung im Gesicht. Körper- und Schambehaarung können vermindert sein oder ganz fehlen. In der Regel kommt es zu einer genitalen Atrophie und zur lageabhängigen Hypotension. In schweren Fällen treten Bradykar-

die, verminderte Muskelkraft sowie abgeschwächte Sehnenreflexe auf.

D Diagnostik

Bei normalem Menstruationszyklus und Euthyreose erübrigt sich meist die Untersuchung weiterer endokriner Parameter, obwohl isolierte ACTH-Ausfälle gelegentlich vorkommen. Beim Hinweis auf eine **endokrine Unterfunktion** muß zunächst ein hypophysärer Hormonmangel (sekundäre Störung) von einem Endorganprodukt (primäre Störung) unterschieden werden.

Bei erniedrigten Schilddrüsenhormon-, Testosteron- bzw. Östradiolwerten oder bei einer verminderten Cortisolantwort im ACTH-Test müssen die **basalen Hypophysenhormone** bestimmt werden. Im Fall einer Unterfunktion der Zielorgane (primäre Störung) sind die basalen Hypophysenhormonspiegel erhöht, während erniedrigte oder normale Werte für eine hypothalamische oder hypophysäre Dysfunktion sprechen. Lediglich ein STH-Mangel läßt sich nur durch Stimulationstests erfassen. Bei allen anderen Hypophysenhormonen dienen sie eher dazu, eine Diagnose zu bestätigen oder das Ausmaß der jeweiligen HVL-Unterfunktion zu erfassen. Hierbei können bis zu sechs HVL-Hormone gleichzeitig getestet werden. In der Regel werden LH, FSH, TSH, ACTH, STH und Prolaktin kombiniert durch intravenöse Gabe von LHRH, GHRH, CRF und TRH stimuliert.

Komplikationen

Unter körperlichen Belastungssituationen wie Operationen, Infektionen oder Traumen kann es zu einer krisenhaften Verschlechterung einer vorbestehenden schleichenden HVL-Insuffizienz kommen. Steht die sekundäre Hypothyreose im Vordergrund, so kann es über ein Vorstadium zunehmender Schläfrigkeit mit Hypothermie und alveolärer Hypoventilation zu tiefer Bewußtlosigkeit mit respiratorischer Azidose kommen. Steht jedoch das Nebennierenrindenversagen im Vordergrund, so ist eine akute Schocksymptomatik mit heftigem Erbrechen und Dehydratation, selten auch mit hypoglykämischen Krämpfen möglich. Elektrolytstörungen können vorausgehen. Mischformen dieser beiden Verlaufsformen sind häufig.

T Therapie

Mit Ausnahme des STH-Mangels erfolgt die Substitutionstherapie durch die Gabe **peripherer Hormone.** Die Behandlung der sekundären bzw. tertiären **Nebennierenrindeninsuffizienz** erfolgt analog der primären Nebennierenrindeninsuffizienz mit Hydrocortison 25–35 mg/d. Hierbei sollte die minimal erforderliche Dosis gegeben werden, um einen iatrogenen Hypercortisolismus zu vermeiden. Während Streßphasen, wie z. B. bei Infektionen, Operationen oder Traumen, ist eine zwei- bis fünffache Erhöhung der Steroiddosis erforderlich, die bei nachlassender Belastung wieder langsam reduziert werden sollte. Patienten mit **partiellem ACTH-Mangel** (selten) benötigen unter Umständen nur während derartiger Streßphasen eine Steroidsubstitution. Bei Erbrechen und/oder Durchfall muß frühzeitig auf eine parenterale Therapie umgestellt werden. Im Gegensatz zur primären Nebennierenrindeninsuffizienz erfordert die sekundäre Nebennierenrindeninsuffizienz häufig keine Mineralokortikoidgabe (siehe Kap. 13.6).

Da Schilddrüsenhormone auch eine nur partielle Nebennierenrindeninsuffizienz verschlimmern, können diese erst nach bereits eingeleiteter Steroidsubstitution gegeben werden. Entsprechend der Substitution bei primärer Hypothyreose wird mit 100–150 μg Levothyroxin pro Tag behandelt. Die Substitutionsdosis sollte vor allem bei älteren Menschen im Laufe von Wochen langsam aufgebaut werden, um eine koronare Herzerkrankung nicht zu verschlimmern.

Die **Östrogen-** und **Progesteronsubstitution** erfolgt am einfachsten mit einem zyklischen Östrogen-Gestagen-Sequenz-Präparat. Die optimale Dosis ist unbekannt. Es sollte daher die geringste erforderliche Dosis angewandt werden. Während der letzten 5–7 Tage jedes Monats sollten keine Östrogene gegeben werden. Vom 15. bis 25. Zyklustag sollte ein Progesteronpräparat zur Anwendung kommen, um die Entzugsblutung zu induzieren und eine endometriale Hyperplasie zu verhindern. Auch eine Ovulationsinduktion ist durch Clomifen-Therapie oder kombinierte LH- und FSH-Therapie oder auch durch pulsatile subkutane LHRH-Injektion möglich.

Bei Männern ist die **Testosteronsubstitution** zur Restitution der Libido, der Potenz und der sekundären Geschlechtsmerkmale sowie zur Erhaltung der Muskelkraft und zur Verhinderung der Osteopenie erforderlich. Sie wird als intramuskuläre Injektion von 250 mg Testosteronönanthat alle 3–4 Wochen durchgeführt. Aufgrund des Defizits der adrenalen Androgene kommt es bei Frauen mit HVL-Insuffizienz trotz adäquater Östrogensubstitution häufig zu einer Libidoabnahme. Kleine Testosterondosen von 25–50 mg Testosteronönanthat i.m. alle 4–8 Wochen können zu einer Wiederherstellung der sexuellen Aktivität führen, ohne einen Hirsutismus zu verursachen. Bei nicht ausgewachsenen Jugendlichen mit HVL-Insuffizienz sollte wegen der Gefahr einer verfrühten Skelettreifung mit konsekutivem Minderwuchs auf eine Anwendung von Sexualhormonen verzichtet werden.

Die Therapie des **hypophysären Komas** erfordert neben der Therapie der respiratorischen Insuffizienz die Infusion von 300 mg Hydrocortison über 24 Stunden sowie unter Umständen die i.v. Injektion von L-Thyroxin 100–150 μg am 1. Tag und 100 μg an den folgenden Tagen. Im Falle einer komplizierenden Hypoglykämie wird der Blutzuckerspiegel durch Glukoseinfusionen bei 200 mg/dl gehalten, und bei prolongierter Hypotonie wird zusätzlich Adrenalin oder Angiotensin II infundiert.

Verlauf und Prognose

Verlauf und Prognose werden insbesondere durch das Auftreten eines hypophysären Komas bei ungenügender oder zu später Substitution sowie durch eine streßinduzierte Nebennierenrindeninsuffizienz aufgrund mangelhafter Anpassung der Hydrocortisonsubstitution beeinflußt.

Differentialdiagnose

Hier sind **periphere endokrine Defekte** wie der primäre Hypogonadismus, insbesondere des Mannes, und die primäre Hypothyreose abzugrenzen. Die primäre Nebennierenrindeninsuffizienz läßt sich wegen der gesteigerten Pigmentierung und der zumeist noch normalen Schilddrüsen- und nur wenig gestörten Gonadenfunktion in der Regel leicht differentialdiagnostisch abgrenzen (die zentral bedingte Nebennierenrindenunterfunktion erscheint dagegen blaß als sogenannter „weißer Addison"). Weiterhin müssen aufgrund des Aussehens der Patienten häufig leichte Formen des nephrotischen Syndroms sowie die perniziöse Anämie differentialdiagnostisch erwogen werden.

Das Psychosyndrom der **Anorexia nervosa** mit starker Agilität und emotionalen Störungen ohne Beeinträchtigung des Bewußtseins unterscheidet sich deutlich vom endokrinen Psychosyndrom der HVL-Insuffizienz. Die Amenorrhö ist in der Regel Ausdruck eines durch verstärkten Katabolismus bedingten Peptidsynthesemangels zentraler Hormone und weniger Ausdruck einer primär endokrinen Erkrankung. Die Cortisolspiegel sind eher erhöht und zum Teil nicht durch Dexamethason supprimierbar. Trotz erheblich erniedrigter peripherer Schilddrüsenhormonspiegel ist die Prolaktin- und TSH-Dynamik normal.

Weiterhin können **endokrinologische Funktionsuntersuchungen** nach längerer gleichzeitiger Suppression mehrerer HVL-Partialfunktionen durch Ovulationshemmer und chronischer Behandlung mit Schilddrüsenhormonen und/oder Glukokortikoiden manchmal zu laborchemischen Konstellationen einer HVL-Insuffizienz führen. Hierbei fehlt jedoch in der Regel die klinische Symptomatik.

Literatur

– Aktuelle Endokrinologie und Stoffwechsel, Heft 1, Band 11. Januar 1990: Hypophysenerkrankungen.
– Kohler, P. O.: Treatment of pituitary adenomas. New Engl. J. Med. 317 (1987), 45.
– Krieger, D. T.: Physiopathology of Cushing's disease. Endocr. Rev. 4 (1983), 22.
– Melmed, S.: Acromegaly. New Engl. J. Med. 322 (1990), 966.
– Melmed, S., G. D. Braunstein, E. Horvath, C. Ezrin, K. Kovacs: Pathophysiology of acromegaly. Endocr. Rev. 4 (1983), 271.
– Orth, D. N.: Differential diagnosis of Cushing's syndrome. New Engl. J. Med. 325 (1991), 957.
– Reichlin, S.: The Neurohypophysis. Plenum, New York 1984.

– Schlechte, J., B. Sherman, N. Halmi, J. van Gilder, F. Chapler, K. Dolan, D. Granner, Th. Duello, C. Harris: Prolactin-secreting pituitary tumors in amenorrheic women: A comprehensive study. Endocr. Rev. 1 (1980), 295.
– Wilson, J. D., D. N. Forster: Textbook of Endocrinology. Saunders, Philadelphia 1985.

13.3 Schilddrüsenerkrankungen

13.3.1 Physiologische Grundlagen

Th. Gain

Bildung und Sekretion der Schilddrüsenhormone

Schilddrüsenhormone haben eine entscheidende Funktion in der Regulation verschiedenster Stoffwechselvorgänge des Organismus. Wesentlicher Bestandteil ist Jod, das mit der Nahrung aufgenommen wird. Der tägliche Jodbedarf beträgt etwa 200 µg. Über die Basalmembran wird Jodid aus dem Blutkreislauf in die Thyreozyten aufgenommen und dabei zu elementarem Jod oxidiert. Diesem Schritt, der als **Jodination** bezeichnet wird, folgt die **Jodisation,** der Einbau des elementaren Jods in die Aminosäure Tyrosin in Position 3 und Position 5 des Moleküls, zu einem geringen Teil auch nur in Position 3. So entstehen die Schilddrüsenhormonvorstufen 3,5-Dijodtyrosin und 3-Monojodtyrosin.
Jeweils aus zwei Molekülen 3,5-Dijodtyrosin entsteht das Schilddrüsenhormon 3,5,3',5'-Tetrajodthyronin, kurz Thyroxin (T_4) genannt. Das zweite Schilddrüsenhormon, 3,5,3'-Trijodthyronin (T_3), entsteht in allen Körperorganen durch Abspaltung eines Jodmoleküls in der Position 5 aus 3,5,3', 5'-Tetrajodthyronin. Nur ein geringer Anteil T_3 entsteht intrathyroidal durch Kopplung eines Moleküls 3-Monojodtyrosin mit einem Molekül 3,5-Dijodtyrosin.
Die tägliche Sekretion beim Gesunden beträgt im Durchschnitt 100 µg T_4 und 10 µg T_3. Beide Schilddrüsenhormone werden im Thyreoglobulin in den Follikeln gespeichert und bei Bedarf in die Peripherie abgegeben. Im Blut liegt nur ein geringer Teil des T_4, weniger als 0,1%, als freies, ungebundenes Schilddrüsenhormon vor. Der weitaus größte Anteil wird an Transportproteine gebunden.
Solche Transportproteine sind das Thyroxin-bindende Globulin (TBG), das Thyroxin-bindende Albumin (TBA) und das Thyroxin-bindende Präalbumin (TBPA). T_4 wird vor allem an TBG gebunden, geringer auch an die anderen Transportproteine. Über 99% des T_3 liegen ebenfalls eiweißgebunden vor. Die biologische Halbwertszeit beträgt für T_4 8 Tage, für T_3 20 Stunden. Stoffwechselaktiv sind nur die freien, nicht eiweißgebundenen Hormone.
Der Anteil der gebundenen Schilddrüsenhormone ist direkt abhängig von der Menge der Bindungsproteine. Eine Verminderung dieser Proteine führt zur Abnahme des gebundenen Schilddrüsenhormonanteils, zur Abnahme der Gesamtschilddrüsenhormonkonzentration, wobei der freie Anteil in der Regel im normalen Bereich liegt. Umgekehrt führt eine Erhöhung der Bindungsproteine zur Zunahme des gebundenen Schilddrüsenhormonanteils und zur Zunahme der Gesamtschilddrüsenhormonkonzentration, wobei der freie Anteil auch hier in der Regel unverändert im normalen Bereich liegt. Ursachen für Veränderungen der Transportproteine zeigt Tabelle 13.3-1.

Regulation der Schilddrüsenhormonsynthese

Das übergeordnete Zentrum zur Steuerung der Schilddrüsenhormone ist der Hypothalamus, der über die Produktion von Thyreotropin-Releasing-Hormon (TRH) den Hypophysenvorderlappen zur Sekretion von Thyroidea-stimulierendem Hormon (TSH) anregt. TSH wird in der Schilddrüse an spezifischen Rezeptoren der Zellmembran gebunden und bewirkt eine Stimulation der membrangebundenen Adenylatzyklase. Dabei wird vor allem die Sekretion, also der Kolloidabbau, stimuliert. TSH bewirkt an der Schilddrüse eine Steigerung der Jodination und der Jodisation sowie die vermehrte Ausschüttung der Schilddrüsenhormone. Insgesamt überwiegt unter TSH-Stimulation der Thyreoglobulinabbau, so daß stimulierte Drüsen kolloidverarmt sind.
In Form eines Rückkopplungsmechanismus stehen T_4- und T_3-Sekretion mit der TSH-Sekretion in einem regulatorischen Gleichgewicht: Abnahme der Schilddrüsenhormonkonzentration im Blut wird mit einer vermehrten TSH-Sekretion beantwortet, umgekehrt führt ein Anstieg zu einer Abnahme der TSH-Sekretion (siehe Abb. 13.3-1).

Wirkung der Schilddrüsenhormone

Die Schilddrüsenhormone haben einen modulierenden Effekt auf den Stoffwechsel aller Organsysteme. Sie bewirken einen Anstieg des Sauerstoffverbrauchs, eine vermehrte Wärmeproduktion und

Tab. 13.3-1 Ursachen erhöhter und erniedrigter TBG-Konzentrationen

erhöhte TBG-Konzentrationen durch
▶ Gravidität
▶ orale Kontrazeptiva
▶ Östrogentherapie in der Menopause
▶ akute Hepatitis

erniedrigte TBG-Konzentrationen durch
▶ Proteinverlustsyndrome
▶ chronisch konsumierende Erkrankungen
▶ fortgeschrittene Leberzirrhose
▶ katabole Stoffwechsellage
▶ angeborenen TBG-Mangel

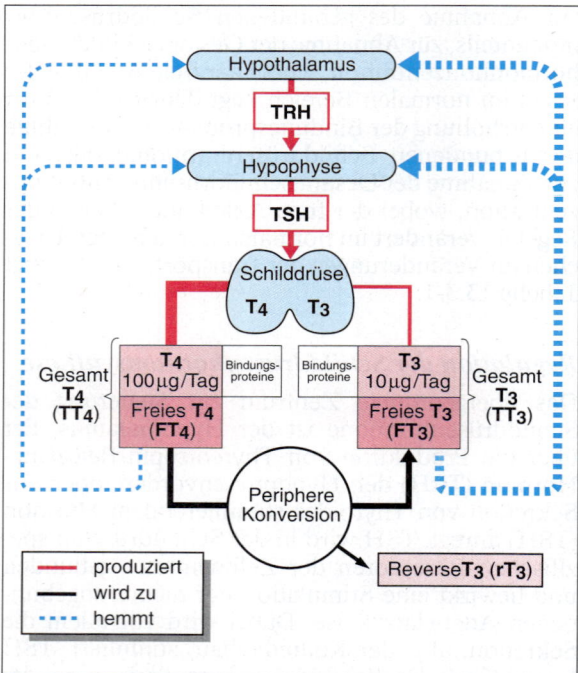

Abb. 13.3-1 Regulation der Schilddrüsenhormonsynthese.

damit eine **Steigerung des Grundumsatzes.** Dies geschieht über verschiedene Mechanismen.

Auf zellulärer Ebene sind die entscheidenden Orte der Hormonwirkung die Zellmembran, Mitochondrien, Ribosomen und Zellkerne. Synthese oder Aktivierung spezifischer Enzyme innerhalb der Zelle führt zum **Anstieg von Adenosintriphosphat.** Dabei ist das T_3 wesentlich stärker beteiligt als das T_4.

▶ Im Kohlenhydratstoffwechsel führen die Schilddrüsenhormone zu einer vermehrten Bildung von Glykogen und zu einem Anstieg der Glukoseresorption.

▶ Ein Anstieg der Schilddrüsenhormone bewirkt durch Zunahme der Lipolyse eine Abnahme des Fettgewebes, die dabei entstehenden freien Fettsäuren werden im Rahmen des gesteigerten Energiestoffwechsels verbraucht und führen nicht zur Ketonämie. Dementsprechend kann der **Cholesterinspiegel** bei der Hyperthyreose erniedrigt und bei der Hypothyreose erhöht sein.

▶ Erhöhte Schilddrüsenhormonkonzentrationen führen im Bereich des Eiweißstoffwechsels zu einer katabolen Stoffwechsellage.

▶ Die Einflüsse auf den Mineralstoffwechsel betreffen vor allem den Kalzium- und Phosphatumsatz, der bei Anstieg der Schilddrüsenhormonwerte gesteigert, bei Abnahme vermindert ist. Der gesteigerte Knochenstoffwechsel bei der Hyperthyreose läßt sich häufig durch eine erhöhte alkalische Phosphatase im Serum nachweisen.

Die **klinische Symptomatik** von Schilddrüsenfunktionsstörungen läßt sich durch die Auswirkungen

an verschiedenen Organsystemen erklären. Schilddrüsenhormone sensibilisieren die Rezeptoren gegenüber Katecholaminen.

Dies führt bei der Hyperthyreose zu Tachykardien und tachykarden Rhythmusstörungen, Hyperhidrosis, Mydriasis, Tremor und gesteigerter Darmperistaltik mit der Folge von Diarrhöen.

Der gesteigerte Energiestoffwechsel führt bei der Hyperthyreose zu Wärmeintoleranz, erhöhter Temperatur und Gewichtsabnahme.

Gegensinnige Symptome treten bei der Hypothyreose auf: Bradykardie, trockene Haut, Abnahme oder Verlust der Reflexe und Obstipation sowie Kälteintoleranz, erniedrigte Körpertemperatur und Gewichtszunahme.

Die gestörte Gonadenfunktion bei Schilddrüsenfunktionsstörungen äußert sich bei Frauen in Zyklusstörungen, bei beiden Geschlechtern treten Libido- und Potenzstörungen auf sowie eine Verminderung der Fertilität.

Bei lange bestehenden Funktionsstörungen treten Veränderungen an der glatten und quergestreiften Muskulatur auf. Am Herzen führt die Hyperthyreose zu einer Dilatation infolge einer Insuffizienz, bei Hypothyreose kommt es zu einer Herzvergrößerung infolge einer Pseudohypertrophie des Myokards durch ein interstitielles Ödem. Die quergestreifte Muskulatur reagiert bei beiden Funktionsstörungen mit einer Myopathie. Bei der Hyperthyreose kommt es zu einer Atrophie der Muskulatur im Bereich des Schulter- und Beckengürtels, bei der Hypothyreose zu einer Pseudohypertrophie.

13.3.2 Diagnostik

Th. Gain

Basaler TSH-Spiegel und TRH-Test

Empfindlichster Parameter des Funktionszustandes der Schilddrüse ist die **TSH-Konzentration im Serum.** Der Normalwert deutet eine euthyreote Schilddrüsenfunktion an, vorausgesetzt, daß keine medikamentöse Therapie die Schilddrüsenfunktion beeinflußt und somit pathologische Verhältnisse verschleiert.

Der Normbereich liegt bei 0,3 bis 3,5 mU TSH/l Serum. Mit dem seit kurzem verfügbaren hochempfindlichen immunoradiometrischen Assay (IRMA) gelingt es, auch noch TSH-Konzentrationen unter 0,1 mU/l nachzuweisen. Liegen die peripheren Schilddrüsenhormonwerte bei erniedrigtem basalem TSH noch im Normbereich, handelt es sich um eine hyperthyreote Regelkreisstörung (latente oder „präklinische" Hyperthyreose); sind sie erhöht, liegt eine manifeste Hyperthyreose vor.

Umgekehrt sprechen erhöhte basale TSH-Werte für eine nicht ausreichende Funktion der Schilddrüse. Sind die peripheren Hormonwerte dabei noch im Normbereich, liegt eine hypothyreote Regelkreisstörung (latente oder „präklinische" Hypothyreose) vor; sind sie erniedrigt, handelt es sich um eine manifeste primäre Hypothyreose (siehe Abb. 13.3-2). Sehr selten wird dieses diagnostische Prinzip gestört durch Erkrankungen im Bereich von Hypothalamus und Hypophyse. So können Tumorerkrankungen direkt (bei Affektionen der Hypophyse) oder indirekt (bei Affektionen des Hypothalamus mit Abnahme der TRH-Sekretion) zu erniedrigter oder nicht mehr nachweisbarer TSH-Sekretion führen, wobei die peripheren Schilddrüsenwerte meist erniedrigt sind. Diese seltene Konstellation wird als sekundäre bzw. tertiäre Hypothyreose bezeichnet.

Über TSH-sezernierende Hypophysenvorderlappenadenome oder über paraneoplastische TSH-Produktion, die zu einer Hyperthyreose führen, gibt es nur wenige Kasuistiken. Hierbei kommt es zur Konstellation der Hyperthyreose mit gleichzeitig erhöhten TSH-Werten.

Im diagnostischen Grenzbereich zwischen normalen und erniedrigten sowie zwischen normalen und erhöhten basalen TSH-Werten führt der Stimulationstest mit Thyreotropin-Releasing-Hormon (TRH-Test) weiter. Dabei erfolgt die TSH-Bestimmung vor und 25 Minuten nach intravenöser Injektion von 200 μg synthetisch hergestelltem TRH. Als alternative Testdurchführung bietet sich ein oraler TRH-Test mit der Nüchterneinnahme von 40 mg TRH in Tablettenform an; die Stimulation beginnt aufgrund der langsamer ansteigenden Blutspiegel verspätet und hält dann bis zu 4 Stunden an, so daß die 2. Blutabnahme nach 2–3 Stunden erfolgt. Weitere Modifikation ist die nasale Applikation von 2 mg TRH als Spray, der TSH-Anstieg hält dabei etwa 2 Stunden an. Die Ergebnisse entsprechen dem intravenösen TRH-Test. Bei Gesunden, die euthyreot sind, kommt es zu einer TRH-bedingten TSH-Stimulation, die über 2,0 mU/l beträgt. Verschiedene Störfaktoren führen zu **falsch erniedrigten basalen TSH-Werten** und zu nicht ausrei-

chender Stimulierbarkeit im TRH-Test, ohne daß eine hyperthyreote Regelkreisstörung vorliegt. Dieses Phänomen ist zu beobachten bei Patienten mit schweren konsumierenden Erkrankungen, terminaler Niereninsuffizienz, dekompensierter Leberzirrhose, endogener Depression und nach Verabreichung verschiedener Pharmaka. So führt Dopamin als TRH-Antagonist zu einer Verminderung der TSH-Sekretion.

Zu den exogenen Störfaktoren, die zu einem **TSH-Anstieg** führen können, zählt die Behandlung mit antithyroidal wirkenden Substanzen, wie Thiamazol, Carbimazol, Propylthiouracil und Natriumperchlorat. Lithiumpräparate, in der Psychiatrie zur Behandlung der manischen Depression angewandt, hemmen die Hydrolyse des Thyreoglobulins und können somit ebenfalls eine hypothyreote Regelkreisstörung bewirken.

Dopaminantagonisten führen zu einer Verstärkung der TSH-Sekretion. Eine genaue Medikamentenanamnese ist zur Beurteilung der Laborbefunde daher unerläßlich (siehe Tab. 13.3-2).

> Zur Screening-Diagnostik der Schilddrüsenfunktion wird die basale TSH-Bestimmung durchgeführt. Der Stellenwert des TRH-Stimulationstests liegt in der Klärung von basalen TSH-Werten im Grenzbereich sowie in der Diagnostik der sekundären und tertiären Hypothyreose.

Bestimmung der Schilddrüsenhormonkonzentration im Serum

Empfindlichster Parameter zur Überprüfung der Schilddrüsenfunktion ist der basale TSH-Wert bzw. der TRH-Test. Liegt der basale TSH-Wert im euthyreoten Bereich, sind auch im Normbereich liegende periphere Schilddrüsenhormone zu erwarten und erübrigt sich deren Bestimmung.

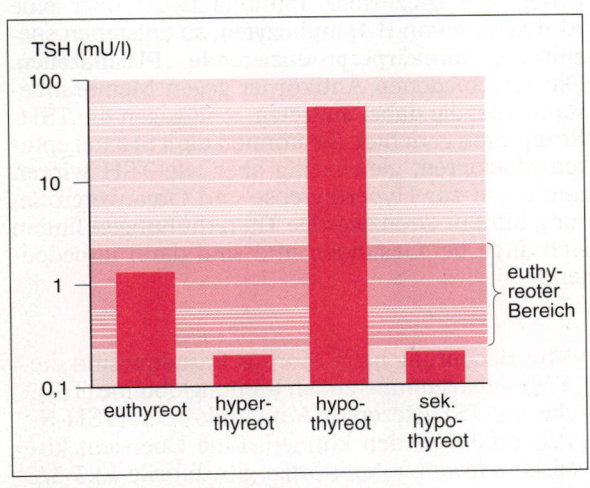

Abb. 13.3-2 Basale TSH-Bestimmung.

Tab. 13.3-2 Wesentliche pharmakologische Substanzen, die die TSH-Sekretion beeinflussen
Abnahme der TSH-Sekretion durch
► Dopamin
► Bromocriptin
► L-Dopa
► Cyproheptadin
► Somatostatin
► Kortikosteroide
► Morphin
► D-Thyroxin, Schilddrüsenhormone
Anstieg der TSH-Sekretion durch
► Haloperidol
► Metoclopramid
► Naloxon
► Lithium
► Thyreostatika (Thiamazol, Carbimazol, Propylthiouracil, Natriumperchlorat)

Bei erniedrigten oder erhöhten basalen TSH-Werten ist die Bestimmung der peripheren Schilddrüsenhormone erforderlich, um das Ausmaß der Über- oder Unterfunktion zu quantifizieren.

Dabei werden jeweils die gesamten peripheren Schilddrüsenhormone Tetrajodthyronin und Trijodthyronin erfaßt, also der an Trägerproteine gebundene, weitaus größere Anteil zusammen mit dem freien Anteil als Gesamt-T_4 (TT$_4$, total T$_4$) bzw. Gesamt-T_3 (TT$_3$, total T$_3$). Außerdem ist die Bestimmung der Konzentration des wesentlichen Trägerproteins, des Thyroxin-bindenden Globulins (TBG), erforderlich.

Bei Anwendung der Gesamt-T_4-Bestimmung hängt das Ergebnis nicht alleine vom Funktionszustand der Schilddrüse ab, sondern auch von der Konzentration der Transportproteine, im wesentlichen dem TBG.

Ist das Thyroxin-bindende Globulin vermehrt vorhanden (z.B. bei Schwangerschaft, Östrogenbehandlung, Einnahme von Ovulationshemmern, Lebererkrankungen), wird die Gesamt-T_4-Bestimmung ebenfalls erhöht sein, trotz euthyreoter Schilddrüsenfunktion. Umgekehrt können bei erniedrigten TBG-Konzentrationen falsch niedrige Gesamt-T_4-Werte ermittelt werden (siehe Tab. 13.3-1). Gleiches gilt für die T_3-Bestimmung, allerdings ist hier der Einfluß veränderter Konzentrationen der Transportproteine auf das Ergebnis weniger ausgeprägt. Da nur der Anteil an freiem, nicht proteingebundenem Hormon eine verläßliche Aussage über die Funktion der Schilddrüse ergibt, muß die TBG-Konzentration zusätzlich bestimmt werden, um Fehlinterpretationen zu vermeiden. Erst der TT$_4$/TBG-Quotient und der TT$_3$/TBG-Quotient sind verläßliche indirekte Parameter für die Schilddrüsenfunktion.
Üblich ist heute vor allem die direkte Bestimmung der Konzentration von freiem Hormon im Serum (FT$_4$ und FT$_3$). Sie hat den Vorteil, daß die Angabe der Konzentration (in ng/l oder pmol/l) möglich ist und jeweils nur eine Analyse durchgeführt werden muß.

Bei der manifesten Hyperthyreose ist T$_3$ (FT$_3$ oder TT$_3$/TBG-Quotient) immer erhöht; etwa 10% dieser Patienten können dabei normale Werte für T$_4$ (FT$_4$ oder TT$_4$/TBG-Quotient) aufweisen (sog. „T$_3$-Hyperthyreose").

Reverse-T_3

Neben der physiologischen peripheren Monodejodierung von T$_4$ zu T$_3$ entsteht auch das biologisch inaktive reverse T$_3$ (rT$_3$). Bei verschiedenen akuten schweren Erkrankungen wie Myokardinfarkt, Lungenembolie, Schocksymptomatik, akutem Nierenversagen, Sepsis, Leberversagen u.a. sinkt die T$_3$-Konzentration akut ab. In gleichem Ausmaß kommt es zum Anstieg des stoffwechselinaktiven rT$_3$, häufig ist dabei auch die TSH-Sekretion erniedrigt. Wahrscheinlich handelt es sich um eine physiologische Schutzregulation zur Herabsetzung des Stoffwechsels. Die Bestimmung von rT$_3$ ist für die Routinediagnostik ohne praktische Bedeutung. Sie dient in Zweifelsfällen zur Sicherung der Diagnose eines „Low-T$_3$-Syndroms".

Schilddrüsenautoantikörper

Schilddrüsenautoantikörper sind neben Anamnese, Klinik, Funktionsdiagnostik und den bildgebenden Verfahren ein weiterer Baustein zur Klärung der Ursache einer Schilddrüsenerkrankung. Ihr Nachweis spricht für das Vorliegen einer Immunthyreopathie. Für die klinische Diagnostik sind vor allem die mikrosomalen Antikörper (TPO-Ak), die Thyreoglobulin-Antikörper (Tg-Ak) und die TSH-Rezeptor-Antikörper (TSH-R-Ak) von Bedeutung.
Die Entstehung der Autoantikörper beruht auf einem **Toleranzdefekt der Lymphozyten gegenüber den Thyreozyten.** Es können dabei aus ungeklärter Ursache T-Zell-Klone auftreten, die auf Thyreozyten vorhandene physiologische Antigene als fremd erkennen. So reagieren fehlprogrammierte T-Lymphozyten mit Antigen der Thyreozytenoberfläche. Dabei werden Lysosomen freigesetzt, und es kommt zur Zerstörung der Thyreozyten. Gegen frei werdende Zellbestandteile wie Thyreoglobulin und Mikrosomen produzieren die **B-Zellen Antikörper.** So entstehen bei Destruktion der Schilddrüse Thyreoglobulin-Antikörper und mikrosomale Antikörper. Letztere sind identisch mit Antikörpern gegen die Schilddrüsenperoxidase (**t**hyroid **p**eroxidase = TPO).
Erfolgt die spezifische Immunantwort über eine Aktivierung von **B-Lymphozyten,** so entstehen spezifische, **antikörperproduzierende Plasmazellen.** Die verschiedenen Antikörper gegen Membranbestandteile, die dabei auftreten, sind gegen die TSH-Rezeptoren gerichtet. Sie können die TSH-Rezeptoren blockieren, gleichzeitig aber wie TSH wirken und somit zur Hyperthyreose und Organvergrößerung führen. Grenzwertige Titererhöhungen finden sich auch bei Gesunden und sind dann unbedeutend.

Von Bedeutung beim Morbus Basedow sind die Thyroidea-stimulierenden Immunglobuline (TSI), die als TSH-Rezeptor-Autoantikörper (TSH-R-Ak) erfaßt werden können. Eine Übersicht klinisch relevanter Antikörper gibt Tabelle 13.3-3.

Tab. 13.3-3 Prozentuale Häufigkeit des Nachweises klinisch relevanter Antikörper bei der Immunthyreopathie

Erkrankung	Thyreoglobulin-Antikörper (Tg-Ak)	mikrosomale Antikörper (TPO-Ak)	TSH-Rezeptor-Antikörper (TSH-R-Ak)
Morbus Basedow	20%	70%	90%
Immun-thyroiditis	50%	85%	–

Tumormarker

► Thyreoglobulin

Thyreoglobulin (hTG, humanes Thyreoglobulin) wird von den Thyreozyten gebildet und dient der Synthese und Speicherung der Schilddrüsenhormone. Unter dem Einfluß von TSH nehmen die Sekretion und die Synthese von hTG zu. Die klinische Bedeutung der hTG-Bestimmung liegt in der Verlaufskontrolle des differenzierten Schilddrüsenkarzinoms. Nach totaler Strumektomie liegen die hTG-Spiegel unter der methodischen Nachweisbarkeitsgrenze, bei Patienten mit Restgewebe ist hTG nachweisbar, bei Rezidiven und Metastasen steigen die Werte an. Gering erhöhte hTG-Werte finden sich auch bei verschiedenen anderen Schilddrüsenerkrankungen wie bei floridem Morbus Basedow und der endemischen Struma.

► Kalzitonin

Das medulläre Schilddrüsenkarzinom entsteht auf der Grundlage einer malignen Entartung der Kalzitonin-produzierenden C-Zellen. Die Kalzitoninwerte sind dabei oft extrem erhöht. Eine klinische Symptomatik durch die Kalzitoninwirkung fehlt (keine Hypokalzämie, keine Abnahme der Magen- und Pankreassekretion). Ursache ist ein rasch auftretendes Escape-Phänomen bei ständig hohen Kalzitoninspiegeln.

Eine besonders empfindliche Methode ist die Kalzitoninbestimmung nach Stimulation mit Pentagastrin (0,5 µg Pentagastrin/kg Körpergewicht).

Nur bei maligner Entartung der C-Zellen kommt es innerhalb weniger Minuten zu einem Anstieg der Kalzitoninspiegel im Serum. Dieses Verfahren dient auch als Screening-Methode zur Untersuchung von Blutsverwandten, da das medulläre Schilddrüsenkarzinom familiär gehäuft vorkommt. Gering erhöhte Kalzitoninwerte lassen sich nachweisen bei der Niereninsuffizienz, Pankreatitis und Lungenerkrankungen. Auch eine paraneoplastische Kalzitoninproduktion anderer Malignome ist bekannt.

► Unspezifische Tumormarker

Die übrigen bekannten Tumormarker wie karzinoembryonales Antigen (CEA), α-Fetoprotein (AFP), tissue polypeptide antigen (TPA), Osteokalzin und andere können im Einzelfall erhöht sein und sind dann von Bedeutung für die Verlaufskontrolle. Sie sind jedoch unspezifisch. Paraneoplastische Sekretion von Histamin, Serotonin und Prostaglandinen kann vor allem beim medullären Schilddrüsenkarzinom vorkommen.

Bildgebende Verfahren

Die zwei wesentlichen bildgebenden Verfahren zur Darstellung der Schilddrüse sind die Sonographie und die Szintigraphie. Während die **Sonographie** über die Morphologie detaillierte Aussagen zuläßt, ermöglicht die **Szintigraphie** Aussagen zur Funktion des Gewebes; sie ist somit eine **funktionsmorphologische Diagnostik.** Beide Methoden haben Bedeutung und ergänzen sich.

Dabei ist die Sonographie die Methode der ersten Wahl, da sie rasch und einfach durchführbar ist und eine zusätzliche Szintigraphie häufig überflüssig macht.

► Sonographie

Die Ultraschalluntersuchung der Schilddrüse erfolgt im Real-time-Verfahren. Der Befund enthält die Angabe der Organgröße, des Echomusters des Gesamtorgans sowie Anzahl, Größe und Echostruktur vorhandener fokaler Läsionen.

Die **Volumenbestimmung** der Schilddrüse erfolgt wegen möglicher Asymmetrie des Organs getrennt für jeden Lappen und wird dann addiert.

Das **Echomuster** der Schilddrüse wird beeinflußt durch die unterschiedliche Ausbildung der Follikel (mikro-, normo-, makrofollikulär), den unterschiedlichen Kolloidgehalt, die Durchblutung und unterschiedliche Bindegewebsanteile. Die gesunde Schilddrüse weist ein homogenes, reflexreiches Echomuster auf, sie läßt sich gut von den umgebenden Geweben und Organen abgrenzen (siehe Abb. 13.3-3). Regelrechte, homogene Echogenität findet sich auch bei der euthyreoten Struma und der Hyperthyreose bei disseminierter Autonomie. Durch die Labordiagnostik erfolgt die differentialdiagnostische Abgrenzung. Die Sicherung der disseminierten Autonomie ist nur durch den Nachweis der diffusen erhöhten Technetium-Aufnahme bei der Szintigraphie möglich.

Eine weitgehend diffuse oder auch inhomogene Echoarmut zeigt sich bei den Autoimmunerkrankungen der Schilddrüse. Beim M. Basedow ist dies verbunden mit einer Größenzunahme und Abrundung der Schilddrüsenlappen (siehe Abb. 13.3-4). Bei der Immunthyroiditis kann die Echoarmut auch auf einzelne Areale beschränkt bleiben.

Von den fokalen Läsionen der Schilddrüse können echofreie, gut abgrenzbare, glatt begrenzte Areale mit dorsaler Schallverstärkung in der Regel eindeutig als Zysten eingestuft werden (siehe Abb.

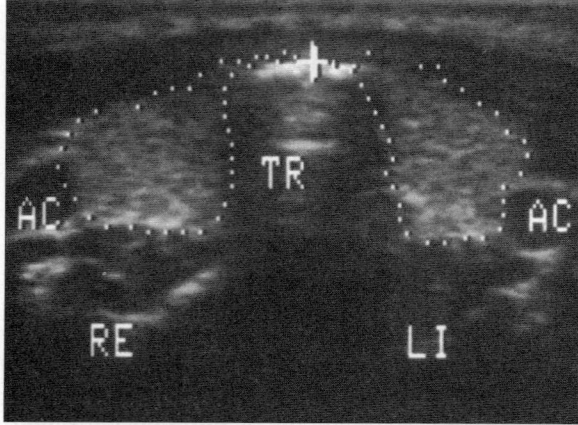

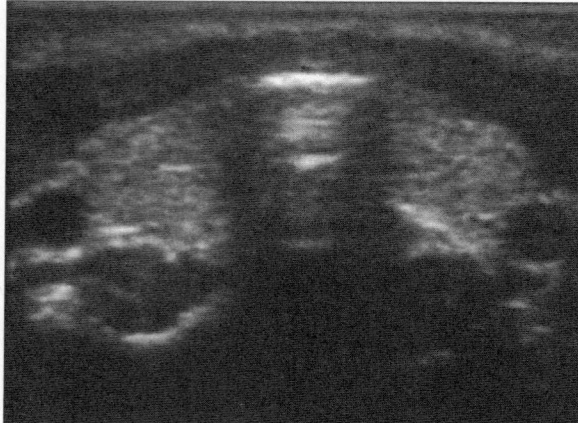

Abb. 13.3-3 Zwei sonographische Querschnittsbilder der Schilddrüse: Normalbefunde. RE = rechter Lappen, LI = linker Lappen, AC = A. carotis communis, TR = Trachea.

13.3-5). Bei Beschwerdefreiheit ist keine weitere Diagnostik erforderlich, bei Schmerzen ist eine Punktion indiziert, um bei entzündlichen Veränderungen einen Keimnachweis führen zu können oder eine Einblutung nachzuweisen.

Fokale Läsionen mit verminderter Echogenität sind meist mikrofolliuläre Adenomknoten. Auch autonome Adenome können sich im sonographischen Bild so darstellen.

Schilddrüsenkarzinome zeigen ebenfalls fast immer ein echoarmes Reflexmuster, sind aber meist unregelmäßig begrenzt. Gleiches gilt für Metastasen anderer Malignome in der Schilddrüse. Eine **Differenzierung** ist durch das sonographische Bild nicht möglich, die weitere Diagnostik erfolgt **mittels Feinnadelbiopsie** (zur Klärung der Dignität) und **Szintigraphie** (zur Klärung der Funktionsmorphologie) (siehe Abb. 13.3-6).

Fokale Läsionen, die sich echogleich darstellen, entsprechen meist normofollikulären Adenomknoten, solche, die sich echoreicher darstellen als das umliegende Gewebe, makrofollikulären Adenomknoten. In beiden Fällen kann auf eine Feinnadelpunktion verzichtet werden, dies gilt jedoch nicht, wenn das Echomuster dieser Knoten in sich inhomogen ist. Typisches sonomorphologisches Korrelat für ein autonomes Adenom sind echoarme Knoten mit echoarmem Randsaum und zentralen kleinen Zysten. Je nach Funktionsstand kann der echoarme Randsaum verschwinden, die Echogenität zunehmen. Der Ausschluß oder Nachweis eines autonomen Adenoms ist jedoch nur durch die Szintigraphie möglich (siehe Abb. 13.3-7).

▶ **Szintigraphie**

Mit der Szintigraphie wird das funktionelle Gewebe der Schilddrüse darstellbar (siehe Abb. 13.3-8). Be-

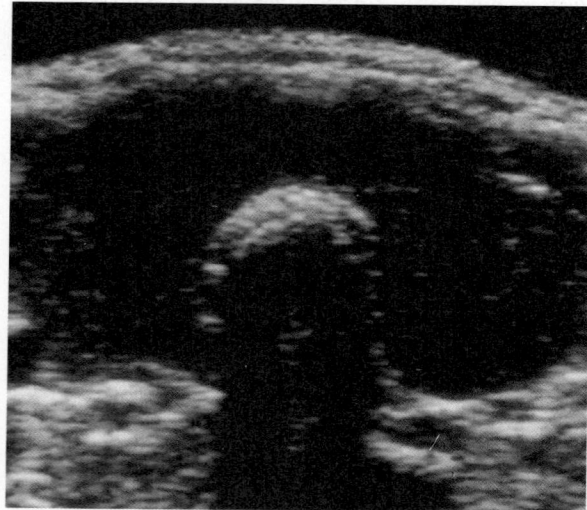

Abb. 13.3-4 Sonographisches Querschnittsbild der Schilddrüse bei Morbus Basedow: mächtig vergrößerte Schilddrüse, Zunahme vor allem des Tiefendurchmessers, echoarmes Grundmuster. (Aus Klima 1989)

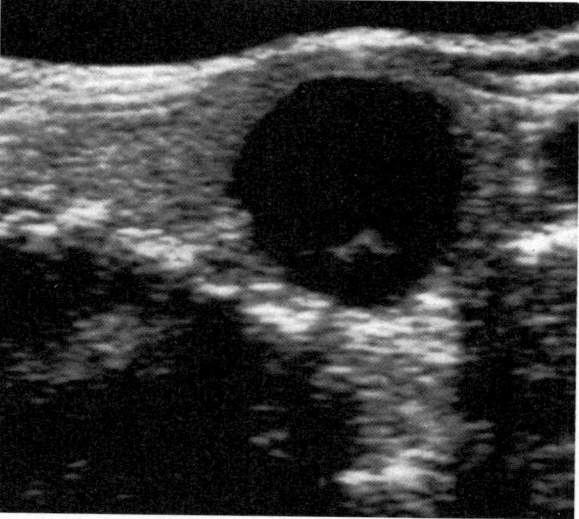

Abb. 13.3-5 Längsschnitt durch verdickten Schilddrüsenlappen: großer echofreier Knoten kaudal, dorsale Schallverstärkung (seröse Zyste). (Aus Klima 1989)

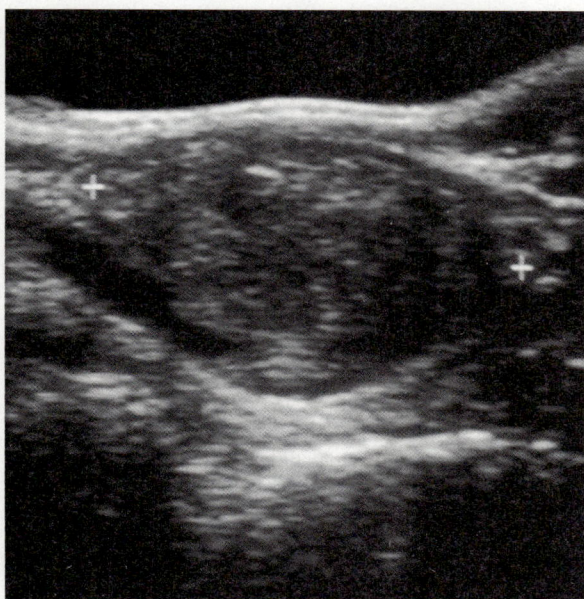

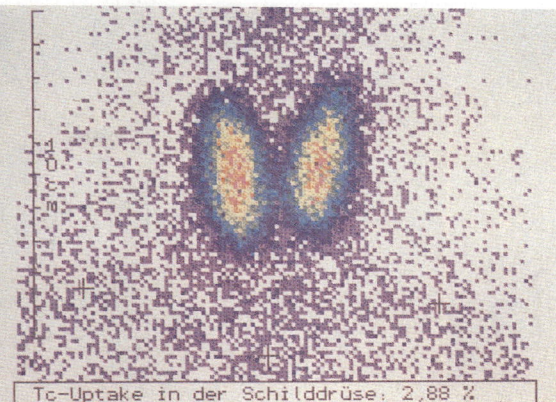

Abb. 13.3-8   Technetium-Szintigramm der Schilddrüse; seitengleiche, homogene Technetium-Aufnahme; Normalbefund. (Tc-Uptake = Technetium-Aufnahme in die Schilddrüse, angegeben als prozentualer Anteil der intravenös applizierten Aktivität. Rot = Areale mit höchster Tc-Aufnahme, bedingt durch die maximale Organdicke an diesen Stellen, blau = Areale mit geringster Tc-Aufnahme und Hintergrundaktivität durch Verteilung von Tc im ganzen Körper).

Abb. 13.3-6   Längsschnitt durch mächtig verdickten, knotig umgeformten Schilddrüsenlappen: insgesamt unscharfe Abgrenzung und echoarme Binnenstruktur. Der echoarme Knoten ist in diesem Fall ein follikuläres Schilddrüsenkarzinom. (Aus Klima 1989)

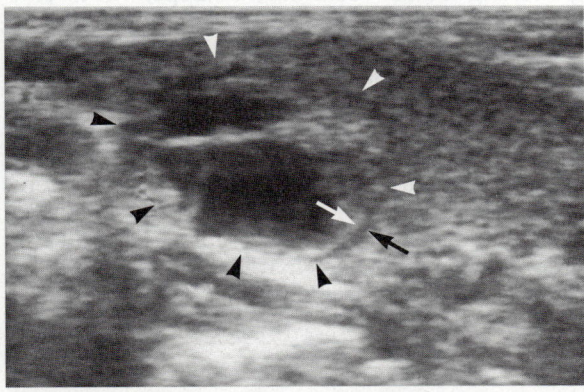

Abb. 13.3-7   Sonographisches Querschnittsbild durch den rechten Schilddrüsenlappen; echogleicher Knoten mit zentralen Zysten (▶) und echoarmem Randsaum (→).

zirke mit verminderter oder fehlender Aufnahme von ^{99m}Tc stellen sich als sog. „kalte Areale" dar, ist die Aufnahme von ^{99m}Tc erhöht, werden sie als sog. „heiße Areale" bezeichnet. Korreliert ein knotiger Tastbefund mit Arealen verminderter ^{99m}Tc-Aufnahme im Szintigramm, spricht man von „kalten Knoten", bei vermehrter Aufnahme von „heißen Knoten", sog. unifokale oder multifokale Autonomie (ein oder mehrere autonome Adenome). Im Gegensatz dazu findet sich bei der sog. disseminierten thyroidalen Autonomie ein erhöhter Technetium-Uptake des gesamten Organs, d. h. eine

diffuse Mehrspeicherung von Technetium in der Schilddrüse.

Die Methode wird gestört durch vorausgegangene Injektion jodhaltiger Kontrastmittel, Anwendung jodhaltiger Desinfektionsmittel (die z. B. bei Wundflächen inkorporiert werden) und bei Behandlung mit Pharmaka, die Jod enthalten. Dadurch wird die Aufnahme des Radionuklids in die Thyreozyten für einen Zeitraum von 4–6 Wochen verhindert. Gleiches gilt für die Behandlung mit Schilddrüsenhormon, die zur TSH-Suppression führt. Allerdings beruht auf diesem Prinzip auch die sog. „Suppressionsszintigraphie":

Läßt sich im konventionellen Szintigramm eine lokale Autonomie (heiße Areale) nicht sicher ausschließen, wird ein Suppressionstest durchgeführt. Dazu erfolgt die Behandlung mit Schilddrüsenhormon (150–200 μg L-Thyroxin) über 20 Tage zur vollständigen TSH-Suppression. Bleiben im dann erneut durchgeführten Szintigramm heiße Areale weiter nachweisbar, ist eine lokale Autonomie gesichert.

Ausgehend von der Sonographie als Methode der ersten Wahl, ist bei einem sonographischen Normalbefund oder einer vergrößerten Schilddrüse ohne fokale Läsionen und jeweils euthyreoter Stoffwechsellage keine Szintigraphie erforderlich. Gleiches gilt für den eindeutigen Nachweis einer Zyste, die sich im Szintigramm als kaltes Areal darstellen würde (siehe Abb. 13.3-9).

Bei allen übrigen sonographisch nachweisbaren fokalen Läsionen ist zusätzlich eine Szintigraphie erforderlich. Stellt sich hier isoliert ein heißes Areal dar, liegt ein szintigraphisch **dekompensiertes autonomes Adenom** vor (siehe Abb. 13.3-10). Der Nachweis des paranodulären Gewebes muß dabei ent-

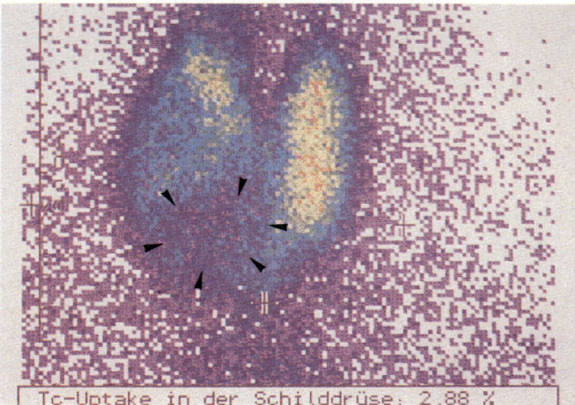

Abb. 13.3-9 Technetium-Szintigramm der Schilddrüse; kalter Knoten kaudal im rechten Lappen.

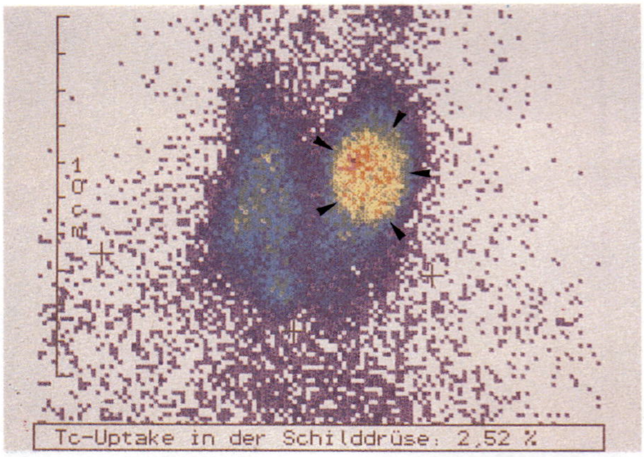

Abb. 13.3-11 Technetium-Szintigramm der Schilddrüse; verminderte Technetium-Aufnahme im rechten Lappen, intensive Speicherung im Bereich des Knotens im linken Lappen; kompensiertes autonomes Adenom.

weder in „Übersteuerungstechnik" (Einstellung der Gamma-Kamera auf überhöhte Geräteempfindlichkeit) oder besser durch die Sonographie erfolgen. Bei Nachweis eines heißen Areals und sonst regelrechter Darstellung der Schilddrüse liegt ein szintigraphisch **noch kompensiertes Adenom** vor (siehe Abb. 13.3-11). Im Suppressionsszintigramm kann dann die Diagnose der Autonomie gesichert oder ausgeschlossen werden.

Sonographisch nachgewiesene fokale Veränderungen können bei der Szintigraphie auch eine regelrechte ^{99m}Tc-Aufnahme zeigen. Es handelt sich dann um morphologische Veränderungen mit normaler Funktion.

Bei den Autoimmunkrankheiten der Schilddrüse kann in der Regel auf eine Szintigraphie verzichtet werden. Die Diagnose wird gesichert durch Klinik, Labordiagnostik mit Immunphänomenen und Sonographie sowie bei der Immunthyroiditis durch zusätzliche Feinnadelbiopsie.

Die Szintigraphie zeigt beim M. Basedow eine Vergrößerung beider Schilddrüsenlappen und eine homogene, intensive ^{99m}Tc-Aufnahme (siehe Abb. 13.3-12). Bei der Immunthyroiditis zeigt sich durch den entzündungsbedingten Zelluntergang eine verminderte, inhomogene Radionuklidverteilung, oft ist die Schilddrüse auch in Übersteuerungstechnik nicht mehr darstellbar.

Nach Strumektomie kann erhaltenes Restgewebe durch die Szintigraphie manchmal besser dargestellt werden als bei der Sonographie. Dies gilt insbesondere nach totaler Thyroidektomie beim differenzierten Schilddrüsenkarzinom.

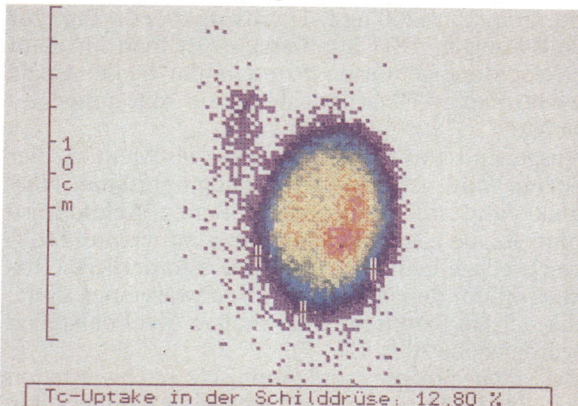

Abb. 13.3-10 Technetium-Szintigramm der Schilddrüse; der rechte Lappen nimmt kein Technetium auf, intensive Speicherung im Bereich des linken Lappens; dekompensiertes autonomes Adenom.

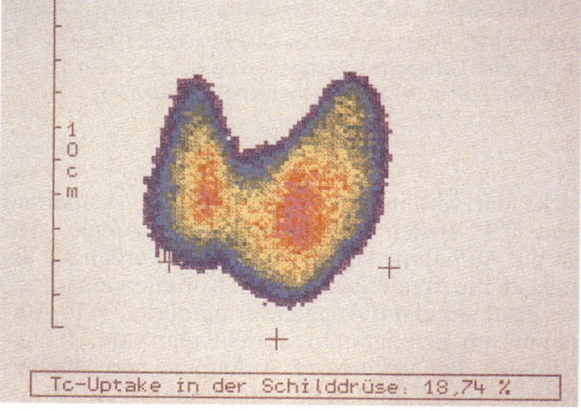

Abb. 13.3-12 Technetium-Szintigramm der Schilddrüse bei Morbus Basedow: stark erhöhte Technetium-Aufnahme in beide Schilddrüsenlappen; linksbetonte Vergrößerung des Organs.

Die Ganzkörperszintigraphie zum Nachweis von radionuklidaufnehmenden Metastasen differenzierter Schilddrüsenkarzinome wird wegen der höheren Sensitivität mit ^{131}Jod durchgeführt.

Feinnadelbiopsie

Die Kombination aus Sonographie, Szintigraphie und Feinnadelbiopsie macht eine Vielzahl früher „prophylaktisch" durchgeführter Schilddrüsenoperationen überflüssig.

Folgende Indikationen zur Durchführung einer Feinnadelbiopsie der Schilddrüse sind zu beachten: Klärung der Dignität fokaler Läsionen des Organs, Diagnostik der Immunthyroiditis, therapeutische Punktion zur Entlastung größerer Schilddrüsenzysten und diagnostische Punktion schmerzhafter Zysten.

Die Punktion erfolgt mit einer Kanüle von 0,7 mm Durchmesser, das Aspirat wird zytologisch untersucht.

Die zytologische Einordnung erfolgt in sechs Gruppen:

▶ Gruppe 0: kein verwertbares Material
▶ Gruppe I: normale Thyreozyten
▶ Gruppe II: regressive Veränderungen, Makrophagen, Onkozyten
▶ Gruppe III: Zellanomalien mit Variation von Zell- und Kerngröße, Nukleolen, zahlreiche Onkozyten, follikuläre Neoplasie
▶ Gruppe IV: höhergradige malignitätsverdächtige Zellatypien
▶ Gruppe V: eindeutige Tumorzellen.

Bereits bei zweifelhaften Befunden der Gruppe III ist eine histologische Klärung anzustreben.

Radiologische Untersuchungen

Die Röntgendiagnostik ist meist nur im Rahmen der Operationsvorbereitung erforderlich.

Auf der **Röntgenthoraxaufnahme** in zwei Ebenen werden retrosternale und intrathorakale Strumaanteile sowie Verlagerung und Einengung der Trachea sichtbar. Bessere Beurteilung ermöglichen Spezialaufnahmen der Trachea, die bei Verdacht auf eine Tracheomalazie durch Funktionsaufnahmen mit Saug- und Preßversuch ergänzt werden können.

Die **Computertomographie** hat ihren Wert bei der Diagnostik von Schilddrüsenmalignomen zur Beurteilung von Lymphknotenmetastasen, Tumorausdehnung und nach totaler Thyroidektomie zur Erkennung von Tumorrezidiven und lokalen Metastasen, vor allem dann, wenn das Tumorgewebe keine Radionuklide speichert. Eine weitere Indikation für die Computertomographie ist die Darstellung des Retrobulbärraumes bei der Diagnostik der endokrinen Ophthalmopathie beim Morbus Basedow. Dabei kommen orbitales Fettgewebe und die Verdickung der Augenmuskeln gut zur Darstellung. Differentialdiagnostisch können andere raumfordernde Prozesse im Bereich des Orbitalraums ausgeschlossen werden. Als neues Verfahren ist hierzu auch die **Kernspintomographie** gut geeignet.

Diagnostik von Schilddrüsenfunktionsstörungen

Grundlage jeder durchgeführten diagnostischen Maßnahme ist die durch Anamnese und klinische Untersuchung erhobene Verdachtsdiagnose. Fehldiagnosen entstehen durch die unvollständige Anamnese (Einnahme von Medikamenten, die die Schilddrüsenfunktion direkt oder indirekt beeinflussen; vorausgegangene Jodkontamination durch Kontrastmittel, desinfizierende Lösungen, jodhaltige Medikamente, vorausgegangene Schilddrüsenoperationen, Hypophysenoperationen mit Ausfall der TSH-Sekretion).

Die **euthyreote Stoffwechsellage** wird durch den im Normbereich liegenden basalen TSH-Wert bestätigt. Die Bestimmung von Parametern für die peripheren Schilddrüsenhormone ist überflüssig. Sonographie und Szintigraphie sind nur bei pathologischem Tastbefund (Schilddrüsenvergrößerung, Induration, tastbare Knoten) erforderlich, nicht zur Funktionsdiagnostik.

Erniedrigte basale TSH-Werte machen die Bestimmung der peripheren Schilddrüsenhormone erforderlich. Sind diese noch im Normbereich gelegen, handelt es sich um eine **hyperthyreote Regelkreisstörung**. Sind sie erhöht, liegt eine **manifeste Hyperthyreose** vor.

Bei erhöhten basalen TSH-Werten und im Normbereich liegenden peripheren Schilddrüsenhormonwerten liegt eine **hypothyreote Regelkreisstörung** vor. Die Diagnose einer **manifesten Hypothyreose** erfordert auch erniedrigte periphere Schilddrüsenhormonwerte.

Bei Patienten mit einer Hypophysenvorderlappen- bzw. Hypothalamusinsuffizienz und somit **sekundärer bzw. tertiärer Hypothyreose** kann der basale TSH-Spiegel erniedrigt sein. Deshalb ist bei klinischem Verdacht auf eine Hypothyreose in jedem Fall die Bestimmung der peripheren Schilddrüsenhormonwerte erforderlich.

Liegt eine Funktionsstörung vor, so erfolgt die weitere Diagnostik zur Klärung der Ursache in Abhängigkeit vom klinischen Bild mit Bestimmung von Immunphänomenen und bildgebenden Verfahren.

13.3.3 Hypothyreose

P. BOTTERMANN

Definition

Unter Hypothyreose wird eine Unterversorgung des Organismus mit Schilddrüsenhormonen verstanden. Es besteht ein Mangel an Schilddrüsenhormonen an den Zielorganen der Schilddrüsenhormonwirkung. Ursache ist – mit Ausnahme der extrem seltenen peripheren Schilddrüsenhormonresistenz – das Unvermögen der Schilddrüse, den Schilddrüsenhormonbedarf des Organismus zu decken („Unterfunktion" der Schilddrüse). Zur Einteilung siehe Tabelle 13.3-4.

Kasuistik

Ein 56jähriger kaufmännischer Angestellter sucht auf Betreiben seiner Familienangehörigen die Sprechstunde auf. Er selbst fühle sich nicht eigentlich krank. Jedoch berichtet er auf Befragen, daß seine allgemeine Leistungsfähigkeit nachgelassen habe. Seine berufliche Tätigkeit interessiere ihn nicht mehr im gleichen Maße wie früher. Er sei vergeßlich geworden. Auch ermüde er leicht. Nach Büroschluß würde er daheim gerne sofort zu Bett gehen, um zu schlafen. Schwierigkeiten bereite ihm sein träger Stuhlgang. Auch friere er eigentlich ständig.

Schon beim anamnestischen Gespräch fällt die allgemeine Verlangsamung des Patienten auf. Die Stimme klingt heiser und rauh, die Sprache ist undeutlich. Bei der **Untersuchung** findet sich eine kalte, trockene, leicht schuppende Haut. Sie ist blaß und von teigiger Konsistenz. Es besteht ein angedeutetes Lidödem. Die Sehnenreflexe erscheinen verlangsamt; speziell der Achillessehnenreflex läuft beidseits im „Zeitlupentempo" ab.

Die **Labodiagnostik** bestätigt mit erniedrigter Thyroxin- und im unteren Normbereich liegender Trijodthyroninkonzentration bei gleichzeitig erheblich erhöhter TSH-Konzentration die klinische **Diagnose** einer hypothyreoten Funktionslage. Ein erhöhter Tg-Ak-Titer weist auf eine offenbar früher symptomlos durchgemachte Hashimoto-Thyroiditis als pathogenetische Ursache der Hypothyreose hin.

Im **Sonogramm** sind im Bereich der Schilddrüse nur undeutliche, verwaschene Strukturen unterschiedlicher Echogenität zu sehen, die sonographisch nicht sicher als Schilddrüsengewebe zu identifizieren sind. Das **Schilddrüsenszintigramm** läßt keine nennenswerte Speicherung im Bereich der Schilddrüse erkennen.

Tab. 13.3-4 Einteilung der Hypothyreosen (in Anlehnung an die Klassifikation [1985] der Sektion Schilddrüse der Deutschen Gesellschaft für Endokrinologie)

▶ **Neugeborenen-Hypothyreose**
 – angeboren
 – intrauterin erworben

▶ **postnatal erworbene Hypothyreose**
 primär – entzündlich
  – postoperativ
  – nach Strahlenbehandlung
   (Radiojod; externe Bestrahlung)
  – durch strumigene Substanzen
   (z.B. Jodexzeß, Medikamente)
  – bei extremem Jodmangel
   anderer Art
   (z.B. durch Neoplasie; bei hormon-
   bindenden Antikörpern; bei extremem
   Hormonverlust)
 sekundär (hypophysär bzw. hypothalamisch)

▶ **periphere Hormonresistenz** (Spätmanifestation)

Ätiologie und Pathogenese

▶ **Primäre Hypothyreosen**

Bei der **Neugeborenen-Hypothyreose** ist zu unterscheiden zwischen einer angeborenen und einer intrauterin erworbenen Form.

Die angeborenen Hypothyreosen sind Folge einer Schilddrüsenaplasie, -hypoplasie oder -dysplasie, z.B. bei ektoper Lage am Zungengrund („Zungengrundstruma"). Angeborene Hypothyreosen beruhen außerdem auf genetisch bedingten Störungen der Jodverwertung („Jodfehlverwertung"), bei denen aufgrund von Enzymdefekten die Schilddrüsenhormonsynthese gestört ist (Dyshormonogenese).

Intrauterin erworbene Hypothyreosen können sowohl Folge eines extremen Jodmangels als auch eines Jodexzesses während der Schwangerschaft sein. Des weiteren können strumigene Substanzen (zu hoch dosierte Thyreostatika-Therapie während der Schwangerschaft) zu einer Neugeborenen-Hypothyreose führen. Im Gegensatz zu angeborenen Hypothyreosen können intrauterin erworbene Hypothyreosen reversibel sein (nähere Einzelheiten siehe Lehrbücher der Pädiatrie).

Postnatal erworbenen Hypothyreosen liegt meist eine Zerstörung oder ein Verlust funktionstüchtigen Schilddrüsengewebes zugrunde. Häufigste Ursache ist eine chronische Immunthyroiditis (Hashimoto-Thyroiditis), in deren Gefolge Schilddrüsengewebe zugrunde geht. Der chronisch-entzündliche Prozeß kann klinisch so blande verlaufen, daß der Patient häufig keinerlei Beschwerden verspürt und bei Feststellung der Hypothyreose oftmals nicht in der Lage ist, eine vorangegangene Schilddrüsenerkrankung anzugeben.

An zweiter Stelle steht die sog. „idiopathische Hypothyreose", der ebenfalls meist eine abgelaufene, vom Patienten aber nicht bemerkte Hashimoto-Thyroiditis zugrunde liegen dürfte.

Weitere Ursachen sind vorausgegangene **Schilddrüsenoperationen** mit zu ausgiebiger subtotaler Schilddrüsenresektion bei Schilddrüsenvergrößerung oder totaler Thyroidektomie bei Malignomen sowie vorangegangene **Radiojodbehandlungen** oder externe Röntgenbestrahlungen. Zu denken ist auch an iatrogene Hypothyreosen, so z.B. bei Überdosierung von Thyreostatika im Falle der Behandlung von Hyperthyreosen. Auch Lithium, das in der Psychiatrie bei der Behandlung von Zyklothymien eingesetzt wird, kann neben Strumen zu leichten Hypothyreosen führen.

▶ **Sekundäre Hypothyreosen**

Von diesen primären Hypothyreosen, bei denen die Schilddrüse von der Störung direkt betroffen ist, sind die sekundären, **hypothalamisch-hypophysär** bedingten Hypothyreosen abzugrenzen. Hierbei ist die Schilddrüse als solche intakt. Sie wird aber wegen TSH-Mangel infolge einer übergeordneten Störung unzureichend stimuliert. (Einzelheiten siehe auch Kap. 13.2).

Wegen ihrer Seltenheit seien sonstige Möglichkeiten, die zu einer Hypothyreose Anlaß geben könnten, wie Zerstörung der Schilddrüse durch bakteriell-entzündliche abszedierende Prozesse, Zerstörung durch eine Amyloidose oder Sarkoidose, durch eine fibrosierende Thyroiditis (Riedel) sowie durch primär extrathyroidale, die Schilddrüse aber in Mitleidenschaft ziehende Prozesse nur erwähnt. Hypothyreosen infolge eines extremen Jodmangels („Bausteinmangel") kommen in unseren Regionen nicht vor. Selten sind extreme Hormonverluste, z. B. bei nephrotischem Syndrom oder exsudativen Enteropathien. Raritäten sind schilddrüsenhormonbindende Antikörper und eine periphere Schilddrüsenhormonresistenz.

🅂 Symptome

Bezüglich der klinischen Symptomatik, Diagnostik und Therapie der Hypothyreose beim Neugeborenen und im Kindesalter sei auf die Lehrbücher der Pädiatrie verwiesen.

Beim Erwachsenen entwickelt sich die Hypothyreose – besonders bei den postentzündlichen oder sog. idiopathischen Formen – häufig so langsam und schleichend, daß vom Patienten zunächst kaum Beschwerden wahrgenommen werden. Erst bei stärkerer Unterfunktion macht sich der allgemeine Hypometabolismus auch subjektiv bemerkbar (siehe Tab. 13.3-5). Es wird über allgemeine Müdigkeit, Antriebsminderung, Konzentrationsunfähigkeit, gesteigertes Schlafbedürfnis, Kälteempfindlichkeit und Obstipation geklagt. Immer wieder berichten Patienten auch über Geruchs- und Geschmacksstörungen und eine Abnahme der Hörfähigkeit.

Bereits beim Gespräch mit dem Patienten bei der Anamneseerhebung fällt die allgemeine Verlangsamung auf. Die Haut ist trocken, blaß und kühl, rauh und schuppig. Die Talgsekretion ist herabgesetzt. Augenlider und Hände weisen typische Verschwellungen auf. In schweren Fällen wirkt die gesamte Haut teigig aufgetrieben. Ursache ist eine vermehrte

---

Tab. 13.3-5 Symptome und Befunde bei hypothyreoter Funktionslage

▶ **Symptome:**
- Müdigkeit
- Mattigkeit
- Antriebslosigkeit
- Kälteempfindlichkeit
- Obstipation
- leichte Schwerhörigkeit

▶ **Befunde:**
- geistige Verlangsamung
- trockene, kühle und blasse Haut
- teigige Schwellung der Augenlider, später der gesamten Haut
- heisere, rauhe Stimme und undeutliche Sprache
- Bradykardie

Mukopolysaccharidbildung mit vermehrter Wassereinlagerung im subkutanen Fettgewebe. Es entwickelt sich ein **generalisiertes Myxödem.**

Im Gegensatz zum kardial bedingten Ödem, bei dem eine interstitielle Flüssigkeitsansammlung besteht, die auf Druck verschiebbar ist (Bildung von Dellen, die langsam wieder verstreichen), hinterläßt Druck beim Myxödem keine Dellen.

Die Stimme klingt heiser und rauh (Stimmbandmyxödem), manchmal undeutlich und verwaschen (kloßige Sprache wegen myxödematöser Zungenverdickung). Bei der klinischen Untersuchung fallen häufig eine Bradykardie sowie träge ablaufende Patellar- und Achillessehnenreflexe auf. Im Rahmen einer allgemeinen Myxödem-Myopathie besteht eine ausgeprägte Schwäche der Oberschenkelmuskulatur, die zur Verwechslung mit neurologischen Krankheitsbildern Veranlassung geben kann.

> Besonders bei älteren Personen ist oft nicht das Vollbild der klinischen Symptomatik vorhanden. Im Vordergrund stehen Adynamie, Obstipation und Kälteempfindlichkeit. Da diese Symptome bei älteren Menschen insgesamt nicht selten sind, werden leichtere Hypothyreosen häufig übersehen.

🅳 Diagnostik

Die hypothyreote Funktionslage wird durch die laborchemische Hormonbestimmung gesichert bzw. ausgeschlossen, die Diagnostik gegebenenfalls durch weitere Maßnahmen wie Schilddrüsensonographie und nuklearmedizinische Untersuchungen ergänzt.

Der **Ausschluß** einer primären Hypothyreose gelingt allein mit dem Nachweis eines normalen basalen TSH-Wertes, bei Grenzbefunden mit dem Nachweis einer normalen, nicht gesteigerten TSH-Sekretion im TRH-Stimulationstest. Zusätzliche Schilddrüsenhormonbestimmungen sind überflüssig.

Dem **Nachweis** einer Hypothyreose dient die Bestimmung der Gesamt-Thyroxinkonzentration (TT_4) zusammen mit einem Parameter für das freie Thyroxin oder die direkte Bestimmung des freien Thyroxins (FT_4). Ein erniedrigter Wert beweist eine primäre Hypothyreose. Die Trijodthyroninkonzentration sinkt erst bei weit fortgeschrittener Hypothyreose ab und steht somit bei der Nachweisdiagnostik im Hintergrund. Basaler TSH-Wert bzw. TSH-Stimulierbarkeit im TRH-Test sind bei der primären Hypothyreose erhöht.

Bei (noch) normaler Schilddrüsenhormonkonzentration, aber (bereits) gesteigerter TSH-Sekretion spricht man von einer „präklinischen" oder latenten Hypothyreose. Diese Konstellation wird bei der Entwicklung einer Hypothyreose, z. B. beim langsam fortschreitenden Zugrundegehen von Schilddrüsengewebe bei der Hashimoto Thyroiditis als Durchgangsphase beobachtet.

Zur Klärung der Genese einer primären Hypothyreose erfolgen zusätzlich die Bestimmungen von Schilddrüsenantikörpern (Tg-Ak und TPO-Ak), die bei positivem Befund auf die immunologisch-entzündliche Genese der Hypothyreose hinweisen. Besonders erhöhte Titer von Antithyreoglobulin-Antikörpern (Tg-Ak), die jahre- bis jahrzehntelang persistieren können, weisen auf eine früher abgelaufene Immunthyroiditis hin.

Bei einer hypothalamisch-hypophysär bedingten Hypothyreose sind basales TSH bzw. TSH-Stimulierbarkeit im TRH-Test in der Regel (nicht immer!) erniedrigt bzw. vermindert. Deshalb ist bei entsprechendem klinischem Verdacht in jedem Falle die Bestimmung der Schilddrüsenhormonwerte erforderlich.

Das Blutbild zeigt meist eine mäßige normochrome bis hypochrome Anämie. Die Blässe der Haut ist also sowohl durch die herabgesetzte Hautdurchblutung (Scheinanämie) bedingt als auch auf eine echte Anämie zurückzuführen. Bei den meisten Patienten kommt es zu einem Anstieg des Gesamtcholesterins als Ausdruck des allgemeinen Hypometabolismus. Die Kreatinkinase kann als Ausdruck der Myxödem-Myopathie massiv erhöht sein.

Weniger bekannt ist das sogenannte Myxödem-Herz mit einer Rechts- und Linksdilatation, die röntgenologisch nachgewiesen werden kann. Bei ausgeprägter Hypothyreose kann sich auch ein Perikarderguß ausbilden, der aus einer zähen, schleimigen, mukopolysaccharidhaltigen Flüssigkeit besteht. Das EKG zeigt eine Niedervoltage und häufig ein Fehlen der T-Zacken. Diese EKG-Veränderungen müssen nicht immer Ausdruck einer irreversiblen Myokardschädigung sein. Sie können sich unter Substitutionsbehandlung vollständig zurückbilden.

Komplikationen

Das **Myxödem** ist kein eigenständiges Krankheitsbild, sondern eine schwerere Verlaufsform der Hypothyreose, bei der die geschilderten Hautveränderungen klinisch besonders hervorstechen.

Eine Hypothyreose kann in ein hypothyreotes **Koma** einmünden. Gefährdet sind Patienten, bei denen eine nicht erkannte oder unzureichend behandelte Hypothyreose besteht. Zusätzliche Belastungsfaktoren wie z. B. Traumen oder Infekte führen dann zur Dekompensation. Auslösende Ursachen sind auch Narkosen bei operativen Eingriffen oder Gabe von Sedativa z. B. bei Schmerzzuständen. Die lebensbedrohliche Hyperkapnie durch Hypoventilation muß durch künstliche Beatmung behandelt werden.

Die **Hypercholesterinämie** gilt als Risikofaktor, der degenerative Gefäßveränderungen begünstigt.

▼ Therapie

Die Therapie der Hypothyreose macht kaum Probleme. Das bestehende Schilddrüsenhormondefizit muß durch Substitution gedeckt werden. Zur Substitutionsbehandlung stehen synthetisch hergestellte Schilddrüsenhormone zur Verfügung. Prinzipiell kann die Substitution sowohl mit L-Thyroxin oder L-Trijodthyronin allein als auch mit Mischpräparaten aus L-Thyroxin und L-Trijodthyronin durchgeführt werden.

Überwiegend gebräuchlich ist jedoch die **Monotherapie mit L-Thyroxin.** Die Tagesdosis soll morgens nüchtern ca. eine ½ Stunde vor dem Frühstück mit einem Glas Wasser eingenommen werden, um eine von Tag zu Tag gleichbleibende Resorption (Resorptionsquote 70–80%) zu gewährleisten. Der Tagesbedarf bei Erwachsenen liegt zwischen 100 und 200 μg L-Thyroxin.

Die Substitution soll **einschleichend** beginnen und nur **langsam** gesteigert werden, um kardiovaskuläre Nebenwirkungen zu vermeiden.

Bei länger bestehender Hypothyreose beginnt man mit einer Dosis von 25 μg L-Thyroxin und steigert alle 4 Wochen um jeweils 25 μg, bis sich klinisches Bild und Laborparameter normalisiert haben. Die individuell optimale Substitutionsdosis ist erreicht, wenn die erhöhte TSH-Konzentration auf Normwerte zurückgegangen ist. Bei einer Monotherapie mit L-Thyroxin sollte die Thyroxinkonzentration im Serum an oder gering über der oberen Normgrenze liegen. Die Trijodthyroninkonzentration sollte normal sein (Umwandlung von Thyroxin zu Trijodthyronin). Ein Anstieg der Trijodthyroninwerte über die oberen Normgrenzen würde für eine Überdosierung sprechen.

Eine **Ausnahme** von der Regel, die Substitution langsam zu steigern, stellt nur das **hypothyreote Koma** dar. Bei dieser vital bedrohlichen Situation müssen sofort 500 μg L-Thyroxin i.v. gegeben werden. Die i.v. Gabe muß an den folgenden Tagen mit 100 μg fortgesetzt werden. Nach Besserung der Situation kann gewöhnlich nach 8–10 Tagen auf eine orale Behandlung übergegangen werden. Steht i.v. injizierbares L-Thyroxin initial nicht zur Verfügung, müssen zerstoßene Tabletten mittels Magensonde (keine Ernährungssonde, sondern Sonde für Magenspülung verwenden!) gegeben werden (siehe Tab. 13.3-6).

Verlauf und Prognose

Unter adäquater Substitution wird und bleibt der Patient euthyreot. Es bestehen in Leistungsfähigkeit und Lebenserwartung keine Unterschiede zu schilddrüsengesunden Personen.

Voraussetzung für eine lebenslange Symptomfreiheit ist jedoch die lebenslange Substitution mit gewissenhafter Einhaltung der Medikation!

Erfahrungsgemäß vernachlässigen viele Patienten im Laufe der Jahre ihre Tabletteneinnahme und sinken dann langsam in die Hypothyreose zurück. Wegen der dabei zunehmenden Antriebsminderung versäumen die Patienten selbst meist einen rechtzeitigen Arztbesuch, so daß sie dem Arzt oft erst auf Betreiben der Angehörigen mit neuerlicher schwerer Hypothyreose wieder vorgestellt werden.

Tab. 13.3-6 Das hypothyreote Koma

Leitsymptome	Therapie	Allgemeinsymptomatische Maßnahmen

► Hypoventilation
► Hyperkapnie
► Bradykardie
► Hypotonie
► Perikarderguß
► EKG: Niedervoltage
       Fehlen der T-Zacken,
       AV-Blockierung III. Grades
► Hypo-, Areflexie
► Obstipation (Ileus)
► Hypothermie (bis 32 °C)
► (Verdünnungs-) Hyponatriämie
► Neigung zu Hypoglykämie
	1. Tag: 500 µg L-Thyroxin i.v.
	ab 2. Tag: 100 µg L-Thyroxin i.v.
	nach 1–2 Wochen:
	Umstellung auf orale Medikation
		Intubation, Beatmung, Bronchialtoilette
		Kreislaufstabilisierung,
		temporärer Schrittmacher
		Vermeidung von Wärmeverlusten
		(keine aktive Erwärmung:
		Gefahr der peripheren Vasodilatation
		mit Kreislaufinsuffizienz)
		initial Hydrocortison
		(100–200 mg/24 Std. wegen möglicher
		Nebennierenrindeninsuffizienz)

Hier besteht eine echte hausärztliche Aufgabe im Sinne der nachgehenden Fürsorge.

13.3.4 Hyperthyreose

P. BOTTERMANN

Definition

Bei einer Hyperthyreose besteht ein Überschuß an Schilddrüsenhormonen in den Zielorganen der Schilddrüsenhormonwirkung. Es liegt ein den Bedarf übersteigendes Angebot an Schilddrüsenhormonen vor. Von der Schilddrüse (Ausnahme: Hyperthyreosis factitia) wird mehr Schilddrüsenhormon produziert, als vom Organismus benötigt wird („Überfunktion" der Schilddrüse).

Kasuistik 1

Eine 28jährige Hausfrau sucht die Sprechstunde auf und berichtet, daß ihre allgemeine Leistungsfähigkeit in den letzten Wochen deutlich abgenommen habe. Sie könne die anfallenden Arbeiten ihres Vierpersonenhaushaltes nicht mehr bewältigen. Schon geringe körperliche Belastungen würden sie stark ermüden. Sie schwitze leicht und leide unter Herzklopfen. Der Schlaf sei gestört; sie könne schlecht einschlafen und nicht mehr durchschlafen. Außerdem verspüre sie eine allgemeine innere Unruhe. Zwar sei sie „schon immer" ein „lebhafter Typ" gewesen. Jetzt sei sie jedoch so nervös geworden, daß sie bei jeder Kleinigkeit explodiere. Dies habe bereits zu Spannungen innerhalb der Familie geführt. Trotz guten Appetits habe sie im letzten Vierteljahr 3,5 kg Gewicht verloren.

Bei der **Untersuchung** fallen beidseits ein angedeuteter Exophthalmus und eine diffus vergrößerte Schilddrüse mit palpatorischem Schwirren auf. Die Hände der Patientin sind warm und feucht. Es besteht ein feinschlägiger Fingertremor. Die Pulsfrequenz beträgt in Ruhe 112 Schläge/min bei Blutdruckwerten von 150/60 mmHg. Das **Sonogramm** zeigt eine diffuse Echoarmut beider Schilddrüsenlappen, die kranial und kaudal „abgerundet" wirken. Erhöhte **Schilddrüsenhormonwerte** und eine supprimierte TSH-Sekretion im **TRH-Stimulationstest** bestätigen die hyperthyreote Funktionslage. Erhöhte TPO-Ak und TSH-R-Ak-Titer sprechen für eine – durch die Ophthalmopathie bereits klinisch kenntliche – Immunhyperthyreose (M. Basedow).

Kasuistik 2

Eine 73jährige Patientin wird als kardiologischer Notfall eingeliefert. Eine vorbestehende Herzerkrankung, die in der Vergangenheit gelegentlich pektanginöse Beschwerden verursacht habe, sei plötzlich schlimmer geworden.

Die Patientin wirkt unruhig, agitiert. Es besteht eine Tachyarrhythmia absoluta mit einer Pulsfrequenz um 160 Schläge/min. Die Haut fühlt sich warm und trocken an. Es besteht eine mäßige allgemeine Exsikkose. **Anamnestisch** ist zu erfahren, daß vor etwa 6 Wochen wegen einer Gewichtsabnahme mit Durchfallneigung eine ausgedehnte gastroenterologische Durchuntersuchung erfolgte, bei der unter anderem auch Röntgenkontrastmittel verabreicht worden seien. Die Untersuchungen hätten jedoch keinen wesentlichen Befund erbracht.

Bei der **Inspektion** und **Palpation** fällt ein knapp pflaumengroßer Knoten im kaudalen Bereich des rechten Schilddrüsenlappens auf. Das **Sonogramm** zeigt eine beidseits normal große Schilddrüse mit beidseits normalem Echomuster. Der tastbare Knoten stellt sich als diffus echoarmer Bezirk mit den Maßen 2,0×2,0×2,5 cm dar, der vom umgebenden Gewebe durch einen fast echofreien Randsaum abgegrenzt ist.

Es wird Blut für die **Labordiagnostik** abgenommen und aufgrund des klinischen Bildes, das für eine thyreotoxische Krise spricht, sofort mit der **thyreostatischen Therapie** und allgemeinsymptomatischen Maßnahmen begonnen. Die nachfolgend eintreffenden Ergebnisse der Laboruntersuchungen beweisen mit erhöhten TT_3- und TT_4-Werten, normaler TBG-Konzentration, erhöhten TT_3- und TT_4-Quotienten und erniedrigter TSH-Konzentration die manifeste Hyperthyreose. Auf ein Schilddrüsenszintigramm wird in Anbetracht der zuvor erfolgten Röntgenkontrastmittelapplikation verzichtet. Es wird zur Vervollständigung der Diagnostik zu einem späteren Zeitpunkt nachgeholt und zeigt mit intensiver Speicherung im Bereich des tastbaren Knotens und (fast) fehlender Speicherung im Bereich des sonographisch nachweisbar unveränderten Schilddrüsengewebes das typische Bild eines szintigraphisch dekompensierten autonomen Adenoms.

Ätiologie und Pathogenese

Von den in Tabelle 13.3-7 aufgeführten Erkrankungen mit hyperthyreoter Funktionslage sind vor allem die Immunthyreopathie (Morbus Basedow) und die thyroidale Autonomie von klinischer Relevanz, da sie den Hauptanteil der Hyperthyreosen stellen.

▶ Morbus Basedow

1840 beschrieb der Merseburger Amtsarzt von Basedow mit den Symptomen **Exophthalmus, diffus vergrößerte Schilddrüse** und **Tachykardie** (Merseburger Trias) die seitdem nach ihm benannte Erkrankung. Die gleiche Erkrankung wurde etwa zur gleichen Zeit von R. J. Graves in England beschrieben, so daß im angelsächsischen Schrifttum die Bezeichnung „Graves' disease" gebräuchlich ist. Die **Basedow-Hyperthyreose** wird heute zu den Autoimmunerkrankungen gezählt. Ebenso wie bei der pathogenetisch verwandten **chronisch-lymphozytären Thyroiditis (Hashimoto)** besteht ein Toleranzdefekt der Lymphozyten gegenüber den Thyreozyten. Daher werden die beiden klinisch durchaus unterschiedlichen Krankheitsbilder unter dem Oberbegriff der **Immunthyreopathie** zusammengefaßt. Pathologisch-anatomisch findet sich bei beiden Krankheitsbildern ein „entzündliches" Bild der Schilddrüse. Dabei beschränken sich die Entzündungszeichen beim **M. Basedow** meist auf eine mäßige diffuse, lymphozytäre Durchsetzung der Schilddrüse ohne Gewebsdestruktionen. Bei der **Hashimoto-Thyroiditis** sind die entzündlichen Zeichen mit zirkumskripten oder diffusen lymphozytären und plasmazellulären Infiltrationen und der

Bildung charakteristischer Lymphfollikel dagegen stärker ausgeprägt, wobei der entzündliche Prozeß zu destruktiven Veränderungen mit ausgeprägten Fibrosierungen und schließlich zur Atrophie des Organs führen kann. Es lassen sich jedoch auch fließende Übergänge zwischen Basedow-Hyperthyreose und Hashimoto-Thyroiditis beobachten. Bei beiden Formen der Immunthyreopathie lassen sich daher – wenn auch in unterschiedlichem Ausmaß – Schilddrüsenautoantikörper (Tg-Ak und TPO-Ak) als Ausdruck des entzündlichen Geschehens nachweisen. Thyroidea-stimulierende Immunglobuline (TSH-R-Ak) besetzen dagegen den TSH-Rezeptor und führen zu einer zwanghaft gesteigerten Schilddrüsenhormonproduktion. Sie sind daher bei den hyperthyreoten Verlaufsformen, vorzugsweise also dem Morbus Basedow, zu finden.

Bei der Immunhyperthyreose können sich immunologische Prozesse nicht nur an der Schilddrüse, sondern auch im Bereich der Orbita als endokrine Orbitopathie abspielen (siehe Tab. 13.3-8). Sie führen über eine lymphozytär-histiozytäre Infiltration des Retrobulbärgewebes und einer Verdickung der Augenmuskeln zu einer retrobulbären Massenzunahme und dadurch zu einem Exophthalmus. Gleichzeitig besteht meist ein mehr oder minder deutlich ausgeprägtes Lidödem. Der Exophthalmus tritt in der Regel beidseits auf, kann aber unterschiedlich stark ausgeprägt sein. Selten besteht auch ein nur einseitiger Exophthalmus.

Die Diagnose eines einseitigen endokrinen Exophthalmus darf nur gestellt werden, wenn differentialdiagnostisch sämtliche anderen Möglichkeiten eines einseitigen Exophthalmus ausgeschlossen worden sind.

Da die Immunprozesse, die sich an Schilddrüse und Orbita abspielen, offenbar nur assoziiert sind, muß nicht jeder Patient mit einer Immunhyperthyreose auch eine Orbitopathie aufweisen.
Ebenso kann (selten) eine Orbitopathie auch ohne Hyperthyreose auftreten. Meist gehen jedoch Orbitopathie und Hyperthyreose mit einer zeitlichen Variabilität von bis zu 1½ Jahren miteinander einher.

Tab. 13.3-7 Einteilung der Hyperthyreose (in Anlehnung an die Klassifikation [1985] der Sektion Schilddrüse der Deutschen Gesellschaft für Endokrinologie)

Immunthyreopathie	M. Basedow andere (Hashimoto-Thyroiditis)
andere Entzündungen	Thyroiditis de Quervain Strahlenthyroiditis
funktionelle Autonomie	disseminiert unifokal (sog. „autonomes Adenom") multifokal
Neoplasien	Adenome Karzinome
TSH- oder TSH-ähnliche Aktivitäten	hypophysär paraneoplastisch
exogene Hormonzufuhr	Hyperthyreosis factitia

Tab. 13.3-8 Symptome bei endokriner Orbitopathie

▶ Fremdkörpergefühl, Lichtscheu, Augentränen, retrobulbäres Druckgefühl
▶ Lidretraktion, Konjunktivitis, periorbitale Schwellungen (Lidödem)
▶ Protrusio bulbi bzw. bulborum
▶ Augenmuskelbeteiligung (Doppelbilder)
▶ Hornhautschädigung („maligner" Exophthalmus)
▶ Sehnervenkompression (Visusbeeinträchtigung)

Ein weiteres (selten) auftretendes Symptom ist das sog. **prätibiale** oder **zirkumskripte Myxödem,** eine teigige, manchmal auch indurative rötlich-livide Verdickung der Haut im Bereich des unteren Drittels der Tibia (daher der Name), noch seltener im Bereich des Vorfußes. Die umschriebene teigige Verdickung der Haut hat zu der unglücklichen Namensgebung zirkumskriptes „Myxödem" geführt, obgleich diese Hautveränderungen nichts mit dem Myxödem der Hypothyreose zu tun haben.

Noch seltener wird bei Patienten mit einer Basedow-Hyperthyreose eine Osteoarthropathie an den Endphalangen der Finger in Form klobiger Auftreibungen, die entfernt an Trommelschlegelfinger erinnern, beobachtet. Die Genese ist unklar.

▶ Hyperthyreose bei Schilddrüsenautonomie
1913 grenzte Plummer von der Basedow-Hyperthyreose eine weitere, ätiologisch andersartige Hyperthyreoseform ab, die Hyperthyreose bei funktioneller thyroidaler Autonomie. Bei der thyroidalen Autonomie haben die betroffenen Thyreozyten die Fähigkeit verloren, bedarfsgerecht Schilddrüsenhormon zu produzieren. Sie unterliegen nicht mehr dem hypophysären Regelkreis. Sie senken bei fallender TSH-Konzentration ihre Hormonproduktion nicht mehr ab, sondern produzieren „autonom" – unabhängig vom aktuellen Bedarf – weiterhin Schilddrüsenhormon. Überschreitet die Menge des autonomen Gewebes einen gewissen Umfang, kann die Menge an autonom produziertem Schilddrüsenhormon so zunehmen, daß sie den aktuellen Bedarf des Organismus übersteigt. Es kommt zu einer hyperthyreoten Stoffwechsellage.

Welche Mechanismen der Autonomie im einzelnen zugrunde liegen, ist letztlich nicht ganz geklärt. Wahrscheinlich handelt es sich um eine Fehladaptation an einen chronischen Jodmangel, jedenfalls werden funktionelle Autonomien gehäuft in Jodmangelgebieten beobachtet. Hyperthyreosen als Folge funktioneller Autonomien sind in Ländern mit reichlicher Jodversorgung nahezu unbekannt. Funktionell autonomes Schilddrüsengewebe kann in disseminierter Form vorliegen, d. h. über die gesamte Schilddrüse verteilt sein, aber auch in umschriebenen Bezirken als unifokale („autonomes Adenom") oder multifokale Autonomie auftreten.

▶ Seltene Formen der Hyperthyreose
Hyperthyreote Phasen können auch bei der subakuten **Thyroiditis de Quervain** (siehe dort) auftreten. Hyperthyreosen bei **Neoplasie** der Schilddrüse sind außerordentlich selten. Hyperthyreosen, die durch eine **hypophysäre TSH-Überproduktion** bei Hypophysentumoren hervorgerufen werden, sind Raritäten, ebenso Hyperthyreosen bei **paraneoplastischer TSH-Sekretion** bzw. Sekretion TSH-ähnlicher Aktivitäten. Der Vollständigkeit halber sei auch auf die Möglichkeit einer Hyperthyreosis factitia bei fehlindizierter oder **fehldosierter Schilddrüsenhormongabe** hingewiesen.

S Symptome

Die vom Patienten geklagten Beschwerden und die bei der klinischen Untersuchung zu erhebenden Befunde sind in Tabelle 13.3-9 wiedergegeben. Sie können als allgemeine Zeichen des Hypermetabolismus und einer gesteigerten Adrenalin-Sensitivität gewertet werden. Diese allgemeinen klinischen Zeichen einer Hyperthyreose können bei allen Hyperthyreoseformen auftreten, müssen jedoch nicht immer vollzählig vorhanden sein. Eine Schilddrüsenvergrößerung kann fehlen. Orbitopathie (Exophthalmus, Lidödeme) sowie „prätibiales Myxödem" kommen **nur** bei der Basedow-Hyperthyreose vor. Besonders bei älteren Personen mit thyroidaler Autonomie bestehen oft sogenannte monosymptomatische Verlaufsformen, bei denen einzelne Symptome oder Symptomenkomplexe, meist kardialer oder intestinaler Art, im Vordergrund stehen.

D Diagnostik

Zum **Ausschluß** einer Hyperthyreose ist die basale TSH-Bestimmung ausreichend. Bei grenzwertigen basalen TSH-Spiegeln erfolgt zusätzlich ein TRH-Test. Liegt der basale TSH-Wert im Normbereich bzw. ist der TSH-Anstieg nach TRH normal, besteht eine euthyreote Funktionslage. Weitere labordiagnostische Maßnahmen sind überflüssig. Ebenso erübrigen sich Sonographie oder Szintigraphie, sofern ein unauffälliger Tastbefund besteht.

Zum **Nachweis** einer Hyperthyreose dient die Bestimmung der Gesamt-Thyroxinkonzentration (TT_4) zusammen mit einem Parameter für das freie Thyroxin oder die direkte Bestimmung des freien Thyroxins (FT_4) sowie die Bestimmung des Gesamt-Trijodthyronins (TT_3), wiederum zusammen mit

---

Tab. 13.3-9 Symptome und Befunde bei hyperthyreoter Funktionslage

Vom Patienten geklagte Beschwerden:
▶ Wärmeempfindlichkeit
▶ Schweißneigung
▶ gesteigerter Durst
▶ Appetitsteigerung
▶ Gewichtsabnahme
▶ häufiger Stuhlgang
▶ gesteigerte Erregbarkeit (Nervosität)
▶ Schlaflosigkeit
▶ Herzklopfen
▶ Atemnot bei körperlicher Belastung
▶ gesteigerte Ermüdbarkeit

Befunde:
▶ feinschlägiger Fingertremor
▶ Tachykardie (Pulsfrequenz über 88 Schläge/min)
▶ Blutdruckamplitude über 60 mmHg
▶ systolisches Strömungsgeräusch über dem Herzen
▶ warme und feuchte Hände
▶ Bewegungsunruhe
▶ Adynamie

einem Parameter für das freie Trijodthyronin oder auch die direkte Bestimmung des freien Trijodthyronins (FT_3).
Zur Diagnostik einer sog. T_3-Hyperthyreose, bei der nur die Trijodthyronin-, nicht jedoch die Thyroxinkonzentration erhöht ist, reicht die Trijodthyroninbestimmung allein nicht aus, da eine isolierte Trijodthyroninerhöhung unter bestimmten Umständen auch als kompensatorische Mehrsekretion von Trijodthyronin bei einer Euthyreose auftreten kann. Erst die zusätzliche TSH-Bestimmung mit erniedrigtem basalem TSH-Wert bzw. fehlender TSH-Stimulierbarkeit im TRH-Test beweist eine isolierte T_3-Hyperthyreose.
Bei (noch) normaler Schilddrüsenhormonkonzentration, aber (bereits) erniedrigter basaler TSH-Konzentration bzw. fehlender TSH-Stimulierbarkeit im TRH-Test spricht man von einer „präklinischen" oder latenten Hyperthyreose.

Die Feststellung einer hyperthyreoten Stoffwechsellage als solche erlaubt noch keine Zuordnung zu einem der geschilderten Krankheitsbilder.

Hierfür sind weitere klinische Zeichen oder Untersuchungsbefunde notwendig.
Schwierigkeiten kann die Differentialdiagnose zwischen Immunhyperthyreose (Morbus Basedow) und disseminierter thyroidaler Autonomie bereiten. Besteht eine Orbitopathie, ist die Zuordnung zur Basedow-Hyperthyreose leicht. Fehlt dagegen eine Orbitopathie und besteht ein homogenes Speicherungsbild im Szintigramm, weisen Bestimmungen von TPO-Ak und Tg-Ak als unspezifische Zuordnungskriterien auf einen Immunprozeß hin. Da erhöhte TSH-R-Ak-Werte auch bei klinisch eindeutigen Basedow-Hyperthyreosen mit Orbitopathie nicht immer nachweisbar sind, schließt ein negativer Befund eine Immunhyperthyreose nicht aus. Differentialdiagnostisch kann auch die Sonographie weiterhelfen, die bei Immunthyreopathien meist ein echoarmes Bild zeigt.
Besteht keine diffuse, sondern eine ungleichmäßige Schilddrüsenvergrößerung und findet sich im Szintigramm eine unifokale oder multifokale Mehrspeicherung, ist die Diagnose einer Autonomie leicht.
Eine Hyperthyreose, die im zeitlichen Zusammenhang mit einer einige Wochen zuvor erfolgten Jodapplikation (z.B. Röntgenkontrastmitteldiagnostik) auftritt, spricht besonders bei älteren Patienten in Jodmangelgebieten für eine thyroidale Autonomie mit Demaskierung einer zuvor latenten Hyperthyreose.

Komplikationen

Die **thyreotoxische Krise** ist durch eine lebensbedrohliche Verschlimmerung einer hyperthyreoten Funktionslage gekennzeichnet (siehe Tab. 13.3-10). Sie kann sowohl bei der Immunhyperthyreose als

Tab. 13.3-10 Thyreotoxische Krise: Stadieneinteilung nach Herrmann

► **Stadium I:**
Tachykardie (über 150/min), Herzrhythmusstörungen, Hyperthermie, Adynamie, Dehydratation, verstärkter Tremor, allgemeine Unruhe, Bewegungsdrang.

► **Stadium II:**
Symptome des Stadiums I, zusätzlich Bewußtseins**störungen**:
Stupor, Somnolenz, psychotische Zeichen, örtliche und zeitliche Desorientiertheit.

► **Stadium III:**
Symptome des Stadiums I, zusätzlich Bewußtseins**verlust** (Koma).

Bei höherem Lebensalter verschlechtert sich die Prognose in jedem Stadium. Deswegen erfolgt eine zusätzliche Untergliederung:
a: < 50 Jahre
b: > 50 Jahre

auch bei der thyroidalen Autonomie beobachtet werden. Auslösende Ursachen sind neben einer unzureichenden – thyreostatischen – Behandlung mit kontinuierlicher Verschlimmerung der Hyperthyreose vor allem zusätzliche Belastungsfaktoren, die zur Dekompensation führen können. Hierzu zählen plötzlich auftretende Zweiterkrankungen, fieberhafte bakterielle Infekte und Unfälle ebenso wie operative Eingriffe.
Häufigste Ursache ist allerdings eine vorausgegangene Jodapplikation bei vorbestehender, nicht erkannter thyroidaler Autonomie.

▼ Therapie

Zur Therapie der Hyperthyreose stehen medikamentöse Maßnahmen, Operation (subtotale Strumaresektion) und Radiojodtherapie zur Verfügung. **Medikamentöse Therapie mit antithyroidalen Substanzen:** Zum Einsatz kommen überwiegend die Thyreostatika Thiamazol und Carbimazol. Sie wirken rein symptomatisch durch Hemmung der Schilddrüsenhormonsynthese in der Schilddrüse. Sie beeinflussen aber nicht den einer Immunhyperthyreose zugrundeliegenden Immunprozeß oder den Verlust der geregelten Jodaufnahme bei thyroidaler Autonomie. In der Regel reichen Initialdosen von 30 mg Thiamazol oder 40 mg Carbimazol bei Immunhyperthyreosen aus, um innerhalb von 2–5 Wochen eine euthyreote Funktionslage zu erzielen.
Nach neueren Untersuchungen können sogar nur 10–15 mg Thiamazol pro Tag als Initialdosis ausreichend sein, um nach 3–6 Wochen in einem fast ebenso hohen Prozentsatz eine euthyreote Funktionslage zu erreichen. Die benötigte Thyreostatikadosis scheint von der Höhe des Jodgehaltes der hyperthyreoten Schilddrüse abhängig zu sein. Bei jodinduzierter Hyperthyreose sind deswegen häufig

wesentlich höhere Dosierungen (80–240 mg/Tag; siehe auch Tab. 13.3-11 über die Behandlung der thyreotoxischen Krise) erforderlich.

Nach Erreichen einer euthyreoten Funktionslage muß die Initialdosis auf eine sog. Erhaltungsdosis herabgesetzt werden. Die Dosisreduktion ist schwierig, da die Erhaltungsdosis individuell recht unterschiedlich sein und zwischen 2,5 und 10 mg Thiamazol betragen kann. Wird die Erhaltungsdosis zu stark reduziert, tritt die Hyperthyreose wieder in Erscheinung; wird sie zu hoch belassen, droht ein Abgleiten in die Hypothyreose. Diese „Gratwanderung" zwischen hyper- und hypothyreoter Funktionslage während der thyreostatischen Dauertherapie läßt sich bei Patienten, die bereits auf kleine Dosisänderungen des Thyreostatikums sehr empfindlich reagieren, durch geringe zusätzliche Gaben von Schilddrüsenhormonen (25–50 µg L-Thyroxin) erleichtern. (Der pathophysiologische Denkansatz besteht darin, die Hormonproduktion der Schilddrüse durch das Thyreostatikum zu blockieren und die dann eintretende Hypothyreose durch Schilddrüsenhormonsubstitution zu verhindern. Natürlich wird bei den gewählten Thyreostatika- und L-Thyroxindosen weder eine Vollblockade noch eine Vollsubstitution erreicht bzw. durchgeführt.)

Da **Basedow Hyperthyreosen** in etwa 50% zu Spontanremissionen, allerdings auch zu Frührezidiven (nach Monaten) oder Spätrezidiven (noch nach Jahren) neigen, hat es sich klinisch bewährt, etwa ein Jahr thyreostatisch unter Anpassung der Thyreostatikadosis an die aktuelle Funktionslage zu behandeln, um dann einen Auslaßversuch durchzuführen. „Rezidiviert" die Hyperthyreose, sollte eine Operation oder Radiojodtherapie erwogen werden. Während der antithyroidalen Therapie ist auf Nebenwirkung der Thyreostatika, vor allem auf Thrombo- und Granulozytopenien zu achten.

Sie treten in weniger als 1% der Fälle auf und sind entweder toxisch oder allergisch bedingt. Eine toxische Knochenmarksschädigung würde sich innerhalb von etwa 4 Wochen nach Behandlungsbeginn zeigen. Sie läßt sich durch regelmäßige Blutbildkontrollen zu Behandlungsbeginn erkennen. Eine allergisch bedingte Thrombo- oder Granulozytopenie kann sich dagegen während der gesamten Behandlungsdauer zu einem beliebigen, nicht vorhersehbaren Zeitpunkt einstellen, so daß gelegentliche Blutbildkontrollen im Verlaufe der Behandlung nicht vor Überraschungen schützen. Deswegen muß der Patient über die Symptome einer Agranulozytose aufgeklärt und angewiesen werden, z. B. bei jeder „fieberhaften Angina" sofort den behandelnden Arzt zur Anfertigung eines Blutbildes aufzusuchen.

Als adjuvante medikamentöse Therapie können initial β-Rezeptoren-Blocker zur symptomatischen Linderung der Auswirkungen der gesteigerten Adrenalinsensitivität eingesetzt werden. Sie senken vor allem die Herzfrequenz und lindern den Tremor, beeinflussen aber nicht die hypermetabole Situation (der Patient wirkt weniger hyperthyreot, ist es aus metabolischer Sicht aber nicht!).

Da bei der **funktionellen Autonomie** der Thyreozyt nicht durch TSH-Rezeptor besetzende und TSH-Aktivität auslösende Immunglobuline zur Schilddrüsenhormonüberproduktion veranlaßt wird, sondern autonom Schilddrüsenhormon produziert, ist nach Absetzen der thyreostatischen Therapie **immer** ein „Rezidiv" der Hyperthyreose zu erwarten. Allenfalls eine durch Jodzufuhr in überphysiologischer Dosis ausgelöste hyperthyreote Funktionslage kann nach renaler Jodelimination wieder abklingen, wobei die Schilddrüsenfunktion in den vorherbestehenden Zustand einer Euthyreose oder latenten Hyperthyreose bei fortbestehender Autonomie zurückfällt. Eine thyreostatische Therapie ist daher bei funktionellen Autonomien nicht die Methode der Wahl. Vielmehr sollten die ablativen Verfahren wie Operation oder Radiojodtherapie bevorzugt werden.

Eine Operation bietet sich besonders bei unifokalen Autonomien an, bei denen der „heiße Knoten" isoliert ausgeschält werden kann. Bei multifokaler oder disseminierter Autonomie wäre an erster Stelle eine Radiojodtherapie zu erwägen.

Operation und Radiojodtherapie (ablative Maßnahmen): Beide Verfahren haben zum Ziel, die Menge

---

Tab. 13.3-11   Behandlung der thyreotoxischen Krise

▶ **medikamentöse Maßnahmen:**

Thiamazol:
   initial 80 mg i.v., anschließend bis zu 240 mg/24 h
   (6×40 mg) i.v.
Glukokortikoide:
   initial 1 mg Prednisolon/kg KG i.v., anschließend
   gleiche Dosis/24 h als Zusatz zur Dauertropfinfusion.

▶ **als adjuvante Therapie:**

Infusion von Lithiumchlorid-Lösung (0,63%ig) unter
Kontrolle des Serum-Lithiumspiegels (therapeutischer
Bereich: 0,6–0,8 mval/l).
Dauerinfusion mit Heparin-Lösung (Thromboseprophylaxe): Verlängerung der partiellen Thromboplastinzeit auf das 1½–2fache des Ausgangswertes.

▶ **sonstige Maßnahme:**

Elektrolyt- und Flüssigkeitsersatz (4000–6000 ml/24 h).
Parenterale Ernährung.
Hyperthermiebehandlung: Wärmeentzug durch physikalische Maßnahmen (z. B. durch Eisbeutelpackungen).
Antibiotikagabe bereits bei Verdacht einer bakteriellen
Infektion.
Allgemeine pflegerische Maßnahmen
(Dekubitusprophylaxe, Trachealtoilette).

Mit der Gabe von β-Rezeptoren-Blockern ist man eher zurückhaltend geworden, da die Tachykardie zur Aufrechterhaltung eines hohen Herzzeitvolumens wahrscheinlich benötigt wird. Bei β-Rezeptoren-Behandlung nur Gabe von nicht kardioselektiven β-Blockern – z. B. Propranolol – wegen der in diesem Falle erwünschten extrakardialen metabolischen Wirkungen.

funktionstüchtigen Schilddrüsengewebes so weit zu verringern, daß der verbleibende Schilddrüsenrest nicht mehr ausreicht, den Organismus mit Schilddrüsenhormon zu überschwemmen.

Die **Operation** bietet sich besonders bei einer vergrößerten Schilddrüse als subtotale Strumaresektion an, bei der beidseits ein ca. 5 g großer Schilddrüsengewebsrest belassen wird. Bei unifokaler Autonomie läßt sich durch operative Enukleation des „autonomen Adenoms" die Hyperthyreose beheben (siehe oben).

Bei multifokaler oder disseminierter Autonomie wäre an erster Stelle die **Radiojodtherapie** zu erwägen. Radiojod reichert sich in den überfunktionierenden Bezirken überproportional an und führt zu einer nahezu selektiven funktionellen Ausschaltung dieser Areale.

Die Therapiewahl sollte nicht schematisch, sondern individuell erfolgen. Absolute Kontraindikationen für eine Radiojodtherapie sind Gravidität und Stillzeit. Mit einer Operation wird man bei älteren, kardial geschädigten Patienten wegen des erhöhten Narkose- und Operationsrisikos zurückhaltender sein und sich eher für eine Radiojodtherapie entscheiden.

Entschließt man sich zu einer Operation, sollte der Patient unabhängig von der zugrundeliegenden Ursache der Hyperthyreose thyreostatisch vorbehandelt werden. Er sollte im euthyreoten Zustand operiert werden.

Typische **Komplikationsmöglichkeiten** bei der Operation, über die der Patient aufgeklärt werden sollte, sind Rekurrensschädigungen oder Mitentfernung der Epithelkörperchen mit nachfolgender bleibender Tetanie. Sie liegen bei Ersteingriffen zwischen 0,3 und 3,0 %.

Die Radiojodtherapie weist bei der Hyperthyreosetherapie keine typischen Komplikationen oder Spätfolgen auf.

Beide ablativen Verfahren, Operation und Radiojodtherapie, bergen jedoch je nach Ausmaß des chirurgischen Eingriffes oder der Höhe der Radiojoddosierung prinzipiell entweder das Risiko einer Persistenz der Hyperthyreose oder einer nachfolgenden Hypothyreose in sich. So kann eine Hypothyreose noch Jahre nach einer Radiojodtherapie eintreten.

Da die Persistenz einer Hyperthyreose besonders bei der operativen Behandlung mißlich ist, sich andererseits eine Hypothyreose relativ einfach durch Substitution behandeln läßt, besteht heute beim operativen Vorgehen die Tendenz, eher reichlicher zu resezieren und notfalls eine postoperative substitutionsbedüftige Hypothyreose in Kauf zu nehmen.

Bei der Radiojodtherapie nimmt man eine Persistenz einer Hyperthyreose eher in Kauf, da bei unzureichendem Behandlungserfolg problemlos eine erneute Radiojodgabe erfolgen kann. Ebenso kann man von vorneherein eine fraktionierte Radiojodbehandlung planen, um vorsichtiger dosieren zu können.

> Die **thyreotoxische Krise** ist eine lebensbedrohliche Notfallsituation! Sie bedarf intensivmedizinischer Behandlung (siehe Tab. 13.3-11), bei der neben der antithyroidalen Therapie den Allgemeinmaßnahmen besondere Beachtung zu schenken ist.

Die Letalität bei eingetretener thyreotoxischer Krise beträgt bis zu 50 %! Daher kommt der Prävention der thyreotoxischen Krise durch rechtzeitige Diagnostik einer Hyperthyreose, konsequente Behandlung und vor allem Vermeidung jeglicher Jodapplikation bei erkannter hyperthyreoter Funktionslage besondere Bedeutung zu.

In verzweifelten Fällen ist eine Plasmapherese oder Hämofiltration zur raschen Entfernung von Schilddrüsenhormonen mit nachfolgender Schilddrüsenresektion als Notfallmaßnahme zu erwägen.

Die **Ophthalmopathie** muß unabhängig von einer gleichzeitig bestehenden hyperthyreoten Funktionslage behandelt werden. Die Behandlung ist **rein symptomatisch.** Der infiltrative Prozeß, der zu der retrobulbären Gewebsvermehrung führt, spricht bei frühzeitigem Einsatz auf eine fraktionierte, niedrig dosierte Röntgenbestrahlung des Retrobulbärraumes (Entzündungsbestrahlung), aber auch auf eine Glukokortikoidstoßbehandlung meist gut an. Es sollte frühzeitig therapiert werden, da es bei längerem Bestehen infiltrativer Prozesse zu indurativen Vorgängen kommen kann, die dann einer Therapie wesentlich schlechter zugänglich sind.

Nimmt trotz dieser Maßnahmen der Exophthalmus zu und droht der Verlust des Auges, muß unter Umständen zu chirurgischen Dekompressionsmaßnahmen an der knöchernen Orbita gegriffen werden.

Verlauf und Prognose

Der Spontanverlauf der **Immunhyperthyreose** hängt vom Spontanverlauf des zugrundeliegenden Immunprozesses ab und ist deswegen schwer voraussagbar. Der Immunprozeß kann während der thyreostatischen Therapie abklingen, aber auch persistieren. Entsprechend ist die Hyperthyreose nach Absetzen der thyreostatischen Therapie „abgeheilt", oder sie „rezidiviert". Leider kann der Immunprozeß noch nach Jahren wieder aufflackern und erneut zur Hyperthyreose führen. Der Patient sollte auf diese Möglichkeit aufmerksam gemacht werden.

Einmal autonom gewordenes Schilddrüsengewebe verliert seine autonome Funktion nicht mehr. Im Verlauf von Jahren (bis Jahrzehnten?) nimmt die Menge an autonom funktionierendem Schilddrüsengewebe eher zu. Eine Hyperthyreose bei funktioneller Autonomie persistiert daher und wird im Laufe der Zeit zunehmen. Jodexposition kann zu einer dramatischen Verschlechterung bis zur thyreotoxischen Krise (siehe oben) führen.

Bei funktionell autonomem Gewebe, dessen Menge eine gewisse Grenze nicht überschreitet, kann Jodapplikation besonders in Jodmangelgebieten phasenhaft zu hyperthyreoten Funktionszuständen führen, die nach Elimination der zugeführten Jodmenge wieder abklingen. Dadurch kann eine spontane Remission vorgetäuscht werden. Die Synthesekapazität des funktionell autonomen Gewebes bleibt jedoch unverändert bestehen, so daß bei erneuter Jodapplikation ein „Rezidiv" eintritt. Daher sollte autonom funktionierendes Gewebe ablativen Maßnahmen (Operation oder Radiojodtherapie) zugeführt werden.

Eine (lebenslang durchzuführende) Dauertherapie auch mit geringer Thyreostatikadosis kommt wegen des kumulativen Nebenwirkungsrisikos nur in Ausnahmefällen in Frage (erhöhtes Operationsrisiko besonders bei älteren Patienten; Ablehnung einer Radiojodtherapie durch den Patienten wegen Strahlenangst). Es muß dann eine besonders sorgfältige Überwachung erfolgen.

13.3.5 Struma

P. BOTTERMANN

Definition

Unter Struma versteht man eine Vergrößerung der gesamten Schilddrüse oder von Teilen der Schilddrüse. Nach der WHO-Klassifikation unterscheidet man verschiedene Strumagrade (0–III; siehe Tab. 13.3-12).

Diese auf Inspektion und Palpation beruhende Stadieneinteilung der WHO wird heute durch die sonographische Größenbeurteilung der Schilddrüse ergänzt. Sie ist besonders geeignet, den Effekt medikamentöser Maßnahmen zur Strumaverkleinerung zu beurteilen. Bis zu welchem Volumen eine Schilddrüse als „normal" groß zu bezeichnen ist und ab welchem Volumen eine Schilddrüsenvergrößerung vorliegt, kann nur im Zusammenhang mit der alimentären Jodversorgung gesehen werden. Deutschland ist laut WHO als ein Gebiet mit mäßigem alimentärem Jodmangel einzustufen. Bei deut-

schen Schulkindern werden mit einem Schilddrüsenvolumen von ca. 9 ml etwa doppelt so große Schilddrüsen wie bei gleichaltrigen schwedischen Schulkindern gefunden, die keinem alimentärem Jodmangel ausgesetzt sind. Aufgrund von Reihenuntersuchungen bei Erwachsenen werden in Deutschland bei Männern Schilddrüsenvolumina bis zu 25 ml, bei Frauen bis zu 18 ml als „normal" angesehen.

Eine Struma kann **eutop** (im Halsbereich oder substernal) als diffuse, ein- oder mehrknotige Struma oder **dystop** als intrathorakale Struma oder Zungengrundstruma vorliegen. „Struma" ist ein rein deskriptiver Begriff, der weder etwas über die Pathogenese noch etwas über den Funktionszustand der Schilddrüse aussagt.

Kasuistik 1

Ein 16jähriger Lehrling berichtet, daß bei der Einstellungsuntersuchung (Jugendarbeitsschutzgesetz) eine Schilddrüsenvergrößerung aufgefallen sei und man ihm geraten habe, sich behandeln zu lassen. Er selbst habe bei Beginn der Pubertät eine Zunahme seines Halsumfanges bemerkt. Der Hals sei „dicker" geworden. Beschwerden habe er nicht. Im Laufe des weiteren Gespräches läßt er durchblicken, daß er eine Untersuchung und Behandlung für überflüssig halte und nur gekommen sei, weil ihm dies der Betriebsarzt nahegelegt habe. Er befürchte, sonst nach Abschluß der Lehre nicht vom Betrieb übernommen zu werden.

Bei der **Inspektion** sieht man etwas verstrichene Halsweichteile im Sinne einer Struma diffusa II. Bei der Palpation läßt sich ebenfalls eine diffus vergrößerte Schilddrüse feststellen. Das **Sonogramm** zeigt eine beidseits gleichmäßig vergrößerte Schilddrüse (Gesamtvolumen 38 ml). Das Echomuster ist normal; es zeigt keine Inhomogenitäten. Auf ein Schilddrüsenszintigramm kann daher verzichtet werden, zumal die Labordiagnostik eine euthyreote Funktionslage ergibt.

Kasuistik 2

Eine 58jährige Bäuerin aus dem Allgäu berichtet, daß der bei ihr seit der Jugendzeit bestehende Kropf im letzten Jahr langsam an Größe zugenommen habe und ihr jetzt zunehmend Atemnot bereite. Man habe ihr bereits vor vielen Jahren geraten, den Kropf operieren zu lassen. Da sie bisher aber keinerlei Beschwerden verspürt habe, sei sie diesem Rat nicht nachgekommen.

Bei der **Inspektion** und **Palpation** findet sich eine Struma nodosa III mit mehreren, unterschiedlich großen Knoten. Prall gefüllte Halsvenen sprechen für eine obere Einflußstauung. Bei forcierter Atmung hört man einen inspiratorischen Stridor. Das **Sonogramm** zeigt eine erheblich vergrößerte Schilddrüse (Gesamtvolumen 144 ml) mit einem inhomogenen Echomuster, multiplen, unterschiedlich großen Kalkeinlagerungen sowie kleinen und großen Zysten. Im **Szintigramm** bestehen mehrere „kalte" und „heiße" Areale. Die **Röntgen-Trachealserie** zeigt eine vergrößerte Schilddrüse mit kalkdichten Einlagerungen und eine Einengung der Trachea auf wenige Millimeter („Säbelscheidentrachea"). Die **Labortests** ergeben eine euthyreote Funktionslage.

Tab. 13.3-12 Größeneinteilung der endemischen Struma nach den Richtlinien der WHO

► **Stadium 0:**	keine Struma
► **Stadium I:**	tastbare Struma
► **Stadium Ia:**	auch bei zurückgebeugtem Hals ist die Schilddrüse nicht sicht- oder tastbar, weist aber kleine Strumaknoten bei sonst normal großer Schilddrüse auf
► **Stadium Ib:**	tastbare Struma, die nur bei zurückgebeugtem Hals sichtbar wird
► **Stadium II:**	sichtbare Struma, d. h. sichtbar bei normaler Kopfhaltung
► **Stadium III:**	sehr große Struma mit lokalen Stauungs- und Kompressionszeichen

Ätiologie und Pathogenese

Man unterscheidet nach pathogenetischen Gesichtspunkten eine Vielzahl von Strumen (siehe Tab. 13.3-13).

Häufigste Ursache für eine Schilddrüsenvergrößerung in unserer Region (BRD) ist der **endemische Jodmangel** (Struma bei alimentärem Jodmangel). Der chronische Jodmangel führt – über letztlich nicht vollständig geklärte Mechanismen – zu einer Hyperplasie und Hypertrophie der Schilddrüse.

Bei Jodmangel kommt es zunächst zu einer **diffusen Schilddrüsenvergrößerung** (Struma diffusa). Im Laufe von Jahren bis Jahrzehnten entwickeln sich über ein unregelmäßiges Wachstum einzelner Bezirke und durch Gewebsuntergänge mit nachfolgenden narbigen Veränderungen sowie regressiven Veränderungen in Form von Zystenbildungen mit sekundären Einblutungen und Verkalkungen knotige Strukturen (Knotenkropf).

Da der alimentäre Jodmangel nicht nur zur Bildung der endemischen Jodmangelstruma mit den beschriebenen regressiven Veränderungen Veranlassung gibt, sondern ebenso Ursache der thyroidalen Autonomie zu sein scheint, finden sich in Jodmangelgebieten häufig Strumen, die Mischbilder von regressiven Veränderungen und autonomen Bezirken aufweisen. Führen diese autonomen Bezirke zu einer hyperthyreoten Funktionslage, wird vom **hyperthyreoten Knotenkropf** gesprochen.

Gelegentlich findet sich noch die irreführende Bezeichnung „Struma basedowificata" für bislang euthyreote Knotenkröpfe, die nach Jodzufuhr hyperthyreot geworden sind. Es handelt sich hierbei nicht um eine Immunhyperthyreose, sondern um die Demaskierung einer thyroidalen Autonomie. Der Begriff „Jod-Basedow" sollte daher verlassen werden.

Neben der endemischen Struma durch alimentären Jodmangel ist die selten vorkommende Struma bei **Jodfehlverwertung** zu erwähnen, bei der die Schild-drüsenhormonsynthese trotz ausreichenden Jodangebotes unzureichend ist.

Strumigene Substanzen, die die Schilddrüsenhormonsynthese hemmen – meist überdosierte oder nicht indizierte Behandlung mit Thyreostatika –, führen ebenfalls zu einer **diffusen (iatrogenen) Struma.**

Die bereits bei den Hyperthyreosen beschriebene Basedow-Hyperthyreose kann mit einer diffusen Schilddrüsenvergrößerung einhergehen. Charakteristisch für die **Basedow-Struma** ist die starke Vaskularisation, die bei Palpation der Schilddrüse als Schwirren fühlbar ist. Bei Auskultation der Struma hört man ein typisches systolisch-diastolisches spindelförmiges Strömungsgeräusch.

Auch die **thyroidale Autonomie** kann mit einer Schilddrüsenvergrößerung im Sinne einer diffusen, ein- oder mehrknotigen Struma (disseminierte, uni- oder multifokale Autonomie) einhergehen.

Der Vollständigkeit halber erwähnt seien weiterhin Schilddrüsenvergrößerung bei entzündlichen Veränderungen (siehe dort), durch Schilddrüsenmalignome, metastatischen Befall der Schilddrüse bei extrathyroidalen Erkrankungen sowie die Schilddrüsenvergrößerung bei Akromegalie als Ausdruck der allgemeinen Viszeromegalie.

🆂 Symptome

Eine endemische Struma verursacht häufig überhaupt keine Beschwerden, sondern belästigt nur aus kosmetischen Gründen. Am Hals eng schließende Kleidung wird gelegentlich als unangenehm empfunden. Größere Strumen können zu mechanischen Symptomen (siehe „Komplikationen") führen.

Bei der Untersuchung (Inspektion, Palpation) wird auf Größe und Form der Struma (diffus, einknotig, mehrknotig), die Konsistenz (weich, schwirrend, prall-elastisch, derb, hart), die Schluckverschieblichkeit und gleichzeitig die Abgrenzbarkeit vom umgebenden Gewebe geachtet.

🅳 Diagnostik

Da die Struma nur ein Symptom darstellt, müssen die diagnostischen Maßnahmen sowohl nach morphologischen Kriterien (Sonographie; Röntgenthorax: retrosternal reichende Struma; Röntgentrachea: Verlagerung, Einengung) als auch nach pathogenetischen und funktionellen Gesichtspunkten (Bestimmung von Tg-Ak und TPO-Ak: Bestimmung von TSH-R-Ak, Schilddrüsenhormonbestimmungen, TSH-Bestimmung bzw. TRH-Test) erfolgen. Der funktionsmorphologischen Beurteilung dient die Schilddrüsenszintigraphie, der gegebenenfalls zusätzlich eine Szintigraphie nach Suppression folgen muß. Der Einsatz der genannten Untersuchungsverfahren richtet sich dabei nach den klinischen Befunden und der Fragestellung.

Komplikationen

Größere Strumen können zu mechanischen Symptomen mit oberer Einflußstauung sowie **Einengung**

Tab. 13.3-13 Struma: pathogenetische Faktoren (in Anlehnung an die Klassifikation [1985] der „Sektion Schilddrüse der Deutschen Gesellschaft für Endokrinologie")

- ▶ Jodmangel
- ▶ strumigene Substanzen
- ▶ thyroidale Autonomie
- ▶ Immunthyreopathien
- ▶ Entzündungen
- ▶ Schilddrüsentumoren
- ▶ neoplastische Produktion von TSH und TSH-ähnlichen Substanzen
- ▶ Akromegalie
- ▶ Enzymdefekte (Jodfehlverwertung)
- ▶ Hormonresistenz
- ▶ Befall der Schilddrüse durch extrathyroidale bzw. systemische Erkrankungen (z.B. Metastasen, Lymphome, Sarkoidose, Parasiten)

der Trachea ("Säbelscheidentrachea") führen. Bei stärkerer Trachealeinengung besteht Atemnot mit und ohne stridorösem Atemgeräusch. Außerdem können Schluckbeschwerden eintreten. Wird in seltenen Fällen der N. recurrens in Mitleidenschaft gezogen, kommt es zu Heiserkeit.

Eine endemische Struma nimmt in der Regel langsam – über Jahre bis Jahrzehnte – an Größe zu. Die genannten mechanischen Symptome entwickeln sich daher langsam und werden deshalb vom Patienten häufig erstaunlich lange toleriert.

Bedrohlich kann die Situation werden, wenn es bei einer substernal reichenden Struma durch plötzliche Einblutungen in einen degenerativ veränderten Strumabezirk zu einer akuten Volumenzunahme der Struma kommt. Hier droht bei zusätzlicher Trachealkompression akute Erstickungsgefahr.

▼ Therapie

Ist eine **endemische Struma** so groß geworden, daß sie mechanische Komplikationen verursacht, dann ist die operative **Strumaresektion** Methode der Wahl.

Eine **Radiojodtherapie,** die durch Reduktion des noch funktionstüchtigen Gewebes in der Struma (regressiv verändertes Strumagewebe speichert kein Radiojod mehr) ebenfalls zu einer gewissen Verkleinerung führen kann, kommt nur bei absoluten Kontraindikationen für eine Operation in Betracht.

Die **medikamentöse Therapie** richtet sich nach pathogenetischen Gesichtspunkten. Eine Jodmangelstruma läßt sich durch rechtzeitige Deckung des alimentären Jodmangels verhindern. (Die geforderte ubiquitäre Jodierung des Speisesalzes ist ein erster Schritt in die richtige Richtung.) Hat sich bereits eine Struma entwickelt, kann bei Kindern und Jugendlichen mit einer alleinigen Jodidtherapie (200–500 µg/Tag) häufig eine Rückbildung erzielt werden.

Bei jüngeren Erwachsenen (< 35 Jahre) kann ebenfalls zunächst ein Therapieversuch über ca. ein halbes Jahr nur mit Jodid durchgeführt werden. Bei unzureichendem Erfolg sollte mit Schilddrüsenhormonen kombiniert oder auf eine suppressive Therapie mit 150–175 (bis 200) µg L-Thyroxin (Überwachung mittels TSH-Bestimmung oder durch den TRH-Test) zur Ruhigstellung des Regelkreises (Vermeidung einer thyreotropen Stimulation der Schilddrüse) übergegangen werden. Der Therapieerfolg sollte durch sonographische Volumenbestimmungen kontrolliert werden.

Nur funktionstüchtiges Schilddrüsengewebe ist einer medikamentösen Therapie zugänglich. Bereits regressiv verändertes Gewebe in einer lange bestehenden Struma kann sich nicht mehr zurückbilden. Auch funktionell autonom gewordenes Schilddrüsengewebe spricht auf medikamentöse Maßnahmen nicht mehr an. Es senkt seine Hormonproduktion unter suppressiver Therapie nicht mehr ab, so daß Schilddrüsenhormongabe allenfalls eine Hy-

perthyreosis factitia begünstigen würde. Je früher die Therapie einsetzt, desto besser sind also die Erfolgschancen.

Eine Basedow-Struma und eine diffuse Struma bei thyroidaler Autonomie sollten wie in Kap. 13.3-4 geschildert behandelt werden.

Verlauf und Prognose

Nach erfolgter Resektion einer endemischen Struma muß eine lebenslange medikamentöse **Rezidivprophylaxe** durchgeführt werden. Pathogenetisch kann die Vergrößerung der Schilddrüse als Kompensationsversuch des Organismus gegen den Jodmangel aufgefaßt werden. Durch die Strumaresektion wird der pathogenetisch der Strumaentstehung zugrundeliegende Mechanismus nicht beseitigt, sondern eher verschärft. Mit jeder Strumaresektion ist laut Roux die Grundlage für ein Rezidiv geschaffen. Die sorgfältige, lebenslange Nachbehandlung eines Patienten nach einer Strumaresektion ist daher ein besonderes Erlebnis.

13.3.6 Schilddrüsenentzündungen

P. BOTTERMANN

Definition

Die Schilddrüsenentzündungen werden nach klinischen Gesichtspunkten in akute, akut-subakute und chronische Thyroiditiden unterteilt (siehe Tab. 13.3-14). Sie stellen pathogenetisch eine nicht einheitliche Gruppe dar.

Kasuistik

Eine 24jährige Studentin berichtet von einem kürzlich durchgemachten grippalen Infekt, von dem sie sich bisher nicht recht erholt habe. Vor einigen Tagen sei es zu Schmerzen im Halsbereich und zu Schluckbeschwerden

Tab. 13.3-14 Einteilung der Schilddrüsenentzündungen (in Anlehnung an die Klassfikation [1985] der „Sektion Schilddrüse der Deutschen Gesellschaft für Endokrinologie")

▶ **akute Thyroiditis**
  – eitrig
  – nicht-eitrig (z. B. strahlenbedingt)

▶ **akut-subakute Thyroiditis (de Quervain)**

▶ **chronische Thyroiditis**
  – Immunthyreopathie
    Hashimoto Thyroiditis; atrophische Thyroiditis
    Morbus Basedow
  – invasiv-sklerosierend (Riedel-Struma)
  – spez. Entzündungen (z. B. Tuberkulose)

▶ **andere Formen**
  – z. B. sog. „silent thyroiditis", postpartale Thyroiditis

gekommen. Sie habe zunächst an einen Rückfall oder einen neuerlichen grippalen Infekt gedacht. Jetzt meine sie jedoch, daß die Schilddrüse angeschwollen sei. Der gesamte Halsbereich sei stark druckempfindlich; sie könne nur noch offene Blusen tragen. Schon ein leichter Schal verursache ein unangenehmes Druckgefühl.

Bei der **Untersuchung** hat man den Eindruck einer mäßigen, diffusen Schilddrüsenvergrößerung. Eine genauere Palpation ist wegen starker Schmerzhaftigkeit nicht möglich. Ebenso wird der Auflagedruck des Schallkopfes bei der **Sonographie** bereits als ausgesprochen unangenehm empfunden. Die Sonographie zeigt eine mäßig vergrößerte Schilddrüse mit einem inhomogenen Echomuster in Form unterschiedlich großer echoarmer Areale, die von dem umgebenden echonormalen Schilddrüsengewebe nur undeutlich abgegrenzt sind.

Die **Labordiagnostik** ergibt grenzwertig erhöhte Schilddrüsenhormonkonzentrationen bei einem erniedrigten TSH-Wert. Schilddrüsenautoantikörper sind nicht nachweisbar. Unter den sonstigen **Laborbefunden** fällt die erhebliche Beschleunigung der BSG (85/128 mm n. W.) bei einer nur mäßigen Leukozytose (9400×10^9/l) auf. Das **Schilddrüsenszintigramm** zeigt bei insgesamt stark verminderter Radionuklid-Aufnahme ein fleckiges Speicherungsbild.

Es wird eine **Feinnadelpunktion** durchgeführt, die Zytologie läßt typische Riesenzellen erkennen und bestätigt damit die **Diagnose** einer Thyroiditis (de Quervain).

Unter dem Begriff der **akuten Thyroiditis** werden bakterielle Entzündungen der Schilddrüse, die innerhalb von Stunden (bis Tagen) entstehen, zusammengefaßt. Entsprechend finden sich alle Zeichen einer Entzündung wie Schwellung, Rötung, Überwärmung, Schmerzen und Fieber. Es besteht eine Leukozytose mit Linksverschiebung im Differentialblutbild; die Blutsenkung ist beschleunigt. Es kann zu Abszedierungen kommen, die dann chirurgisch behandelt werden müssen. Zur Vermeidung dieses Verlaufes sollte frühzeitig antibiotisch behandelt werden.

Die **akut-subakute Thyroiditis (de Quervain)** ist wahrscheinlich eine viral bedingte Erkrankung. Es entwickelt sich innerhalb von (Stunden bis) Tagen eine schmerzhafte, diffuse oder multinodöse Schwellung der Schilddrüse. Es besteht erhebliches allgemeines Krankheitsgefühl mit Schluckbeschwerden und zu den Ohren ausstrahlenden Schmerzen. Meist kommt es zu einer sehr deutlichen Senkungsbeschleunigung. Unter antiphlogistischer Therapie (je nach Schwere des klinischen Bildes Gabe von nichtsteroidalen Antirheumatika oder Glukokortikoiden) gehen die Beschwerden innerhalb von Tagen deutlich zurück. Innerhalb von Wochen bis Monaten klingt die Erkrankung ohne Defektheilung oder bleibende Funktionsstörungen spontan ab. Initial kann es zu einer meist leichten phasenhaften Hyperthyreose kommen. Die Diagnose läßt sich durch Feinnadelpunktion sichern. Zytologisch werden Zeichen einer granulomatösen Entzündung mit typischen Riesenzellen gefunden (Differentialdiagnose Morbus Hodgkin!).

Die **chronische Thyroiditis** bei Immunthyreopathie (Struma lymphomatosa Hashimoto) verläuft häufig klinisch so blande, daß vom Patienten kaum Beschwerden verspürt werden. Die Diagnose kann durch Feinnadelpunktion mit Nachweis lymphozytärer Infiltrate gesichert werden. Als Ausdruck des entzündlich-destruierenden Prozesses werden hohe Antikörpertiter gegen Schilddrüsengewebe (vor allem Tg-Ak, aber auch TPO-Ak) gefunden. Initial kann es zu einer milden Hyperthyreose kommen (siehe auch Übergangsformen von M. Basedow und Hashimoto-Thyroiditis). Eine thyreostatische Therapie ist in der Regel jedoch nicht erforderlich. Eine antiphlogistische Therapie kann durchgeführt werden, erübrigt sich aber meist wegen der Geringfügigkeit der Beschwerden. In der Regel „brennt" die Thyroiditis unter Gewebsdestruktion „aus". Es resultiert eine bleibende Hypothyreose, die entsprechend substituiert werden muß. Teilweise finden sich bei primären „idiopathischen" Hypothyreosen hohe Tg-Ak- und TPO-Ak-Titer. Vermutlich handelt es sich hier um Endfolgen einer früher abgelaufenen, klinisch nicht in Erscheinung getretenen Thyroiditis (sogenannte primär atrophische Verlaufsform; siehe auch Kap. 13.3.3).

Die **invasiv-fibrosierende Thyroiditis** ist eine sehr seltene, chronisch verlaufende Thyroiditis, die durch Übergreifen auf die Nachbarschaft mit Ausbildung harten Narbengewebes („Riedels eisenharte Struma") gekennzeichnet ist. Die Diagnose wird gewöhnlich histologisch gestellt, da in der Regel wegen eines differentialdiagnostisch in Erwägung gezogenen Malignoms operiert wird. Die Operation ist zudem die Methode der Wahl; lebenslange Schilddrüsenhormonsubstitution ist erforderlich.

13.3.7 Schilddrüsentumoren

P. Bottermann

Zu den **gutartigen Schilddrüsentumoren** zählen die Adenome (follikulär, gelegentlich onkozytär), die vom umgebenden Schilddrüsengewebe durch eine echte Kapsel abgegrenzt sind. Sie sind nicht mit dem adenomatösen Knoten zu verwechseln, von dem der Chirurg bei Strumaoperationen spricht, wenn er in regressiv veränderten Strumen durch Narbengewebe eingegrenztes parenchymatöses Schilddrüsengewebe findet. Beim „autonomen Adenom" des Nuklearmediziners handelt es sich um einen funktionellen Begriff, der zirkumskriptes, autonom funktionierendes Schilddrüsengewebe („heißer Knoten" im Szintigramm) beschreibt. Histologe, Chirurg und Nuklearmediziner sollten sich über die unterschiedlichen Begriffsinhalte bei Verwendung der Bezeichnung „Adenom" im klaren sein.

Die echten, gutartigen Adenome müsse differentialdiagnostisch von den **Schilddrüsenkarzinomen** abgegrenzt werden (siehe Tab. 13.3-15). Diese werden

Tab. 13.3-15   Einteilung der Schilddrüsentumoren (in Anlehnung an die Klassfikation [1985] der „Sektion Schilddrüse der Deutschen Gesellschaft für Endokrinologie")

Karzinome der Thyreozyten

differenziert	follikulär
	papillär
undifferenziert	spindelzellig
	polymorphzellig
	kleinzellig

**Karzinome der C-Zellen
(medulläres Schilddrüsenkarzinom)**

Plattenepithelkarzinome

Sarkome

verschiedenartige Malignome

nicht klassifizierbare maligne Tumoren

Metastasen extrathyroidaler Tumoren

Adenome	follikulär
	onkozytär

andere benigne Tumoren

unterteilt in differenzierte Schilddrüsenkarzinome (follikulär, papillär) und undifferenzierte Schilddrüsenkarzinome (spindelzellig, polymorphzellig, kleinzellig).

Zu den Schilddrüsentumoren wird auch das medulläre Schilddrüsenkarzinom gezählt, obgleich es sich nicht aus Thyreozyten entwickelt, sondern den C-Zellen entstammt. Die C-Zellen haben entwicklungsgeschichtlich mit der Schilddrüsenanlage nichts gemein. Sie entstammen dem ultimobranchialen Organ und sind beim Menschen nur zufällig mit der Schilddrüsenanlage verwachsen.

Nichtepitheliale Schilddrüsenmalignome sind Raritäten. Sie spielen klinisch praktisch keine Rolle.

Kasuistik

Ein 39jähriger Facharbeiter berichtet, daß er beim Schlucken seit ca. 2–3 Wochen unangenehme, in das rechte Ohr ausstrahlende Schmerzen verspüre. Schon vor 2–3 Monaten seien ihm an der rechten Halsseite einige kleine Knoten aufgefallen, denen er aber keine weitere Bedeutung beigemessen habe. Jetzt seien diese Knoten deutlich größer geworden.

Bei der **Palpation** findet sich ein ca. kirschgroßer, im rechten Schilddrüsenanteil gelegener Knoten mit relativ derber Konsistenz. Am Hinterrand des rechten M. sternocleidomastoideus sind einige derbe, schlecht abgrenzbare, auf der Unterlage nicht verschiebliche Knoten (Lymphknoten) zu tasten.

Die **Labordiagnostik** ergibt eine euthyreote Funktionslage. Bei der **Sonographie** stellt sich der tastbare Knoten im Bereich der Schilddrüse mit einem unregelmäßigen, insgesamt echoärmeren Muster dar. Im **Szintigramm** ist der Knoten „kalt". Die **Feinnadelpunktion** spricht für ein undifferenziertes, kleinzelliges Karzinom. Die zytologische **Diagnose** wird postoperativ histologisch bestätigt.

S Symptome

Differenzierte Schilddrüsenkarzinome imponieren klinisch meist als Strumaknoten. Der klinische Verdacht auf ein Schilddrüsenkarzinom ergibt sich, wenn ein Patient über einen rasch wachsenden Strumaknoten berichtet. In der Regel werden Schilddrüsenkarzinome allerdings bei der differentialdiagnostischen Abklärung szintigraphisch „kalter Knoten" in einer Struma entdeckt. Klassische Tumorzeichen und typische klinische Untersuchungsbefunde (siehe Tab. 13.3-16) sind Spätsymptome bzw. Zeichen eines bereits fortgeschrittenen Karzinomwachstums. Liegen sie vor, handelt es sich meist um das wesentlich rascher wachsende undifferenzierte (kleinzellige) Schilddrüsenkarzinom.

D Diagnostik

„Kalte Knoten" im Szintigramm sowie echoarme und echoinhomogene Knoten im Sonogramm sind prinzipiell karzinomverdächtig und müssen einer zytologischen Diagnostik (Feinnadelpunktion) zugeführt werden. Je nach Prävalenz der Jodmangelstruma in der betreffenden Region wird sich in unterschiedlicher Häufigkeit entweder ein zytologisch unverdächtiger Befund (regressiv verändertes Schilddrüsengewebe) oder ein nicht eindeutiger oder verdächtiger Befund ergeben. Bei beiden letztgenannten zytologischen Diagnosen ist eine histologische Klärung erforderlich.

T Therapie

Bei einem solitären papillären Mikrokarzinom (Durchmesser < 1,5 cm) gilt eine Hemithyroidektomie als ausreichend. In allen anderen Fällen ist beim differenzierten Schilddrüsenkarzinom die totale Thyroidektomie erforderlich, gegebenenfalls unter Mitentfernung befallener regionaler Lymphknoten. Anschließend erfolgt eine Radiojodtherapie zur Ausschaltung noch verbliebenen Schilddrüsengewebes. Bei der Radiojodtherapie wird gleichzeitig eine Ganzkörperszintigraphie durchgeführt, um eventuell bereits bestehende Metastasen aufzudecken. Bei organüberschreitender Karzinomausbreitung und Lymphknotenmetastasen wird

Tab. 13.3-16   Klinische Symptome (Spätsymptome) bei Struma maligna

▶ derbe Struma mit höckeriger Oberfläche, von der Umgebung nicht abgrenzbar, nicht schluckverschieblich
▶ in die Kieferwinkel und zu den Ohren ausstrahlende Schmerzen, zervikale Lymphknotenvergrößerungen (derb, nicht druckempfindlich, von der Umgebung schlecht abgrenzbar und schlecht verschieblich)
▶ Schluckbeschwerden
▶ obere Einflußstauung
▶ stridoröses Atemgeräusch
▶ Rekurrensparese (Heiserkeit)
▶ Horner-Symptomen-Komplex

an die Radiojodtherapie eine perkutane Röntgenbestrahlung angeschlossen. Anschließend erfolgt in jedem Falle eine Schilddrüsenhormonbehandlung, die nicht nur der Behebung der durch die therapeutischen Maßnahmen eintretenden Hypothyreose, sondern darüber hinaus der Suppression der TSH-Sekretion dient, da die schilddrüsenstimulierende Wirkung von TSH als möglicher Wachstumsreiz für die Tumorzellen angesehen wird. Bei auftretender Metastasierung sollte eine zytostatische Behandlung versucht werden.

Das undifferenzierte, kleinzellige Schilddrüsenkarzinom ist wegen des raschen Wachstums bei Stellung der Diagnose meist nur noch palliativ-chirurgischen und strahlentherapeutischen Maßnahmen zugänglich. Wegen in der Regel fehlender Radiojodspeicherung erübrigt sich eine Radiojodtherapie. Eine zytostatische Therapie mit den derzeit zu Verfügung stehenden Zytostatika zeigt leider kaum Erfolge.

Verlauf und Prognose

Die Prognose des Schilddrüsenkarzinoms ist also abhängig von Tumorart und Tumorstadium. Unter den **differenzierten Schilddrüsenkarzinomen** gilt das papilläre Schilddrüsenkarzinom als weniger maligne als das follikuläre Schilddrüsenkarzinom. 10-Jahres-Überlebenschancen um 70% werden beschrieben. Beim **undifferenzierten Schilddrüsenkarzinom** sind dagegen bereits nach zwei Jahren die meisten Patienten verstorben.

Ein wichtiger Parameter in der Verlaufskontrolle bei differenzierten Schilddrüsenkarzinomen ist die **Thyreoglobulinbestimmung.** Thyreoglobulin wird von den Tumorzellen an die Blutbahn abgegeben. Nach totaler Thyroidektomie sinkt die Thyreoglobulinkonzentration gegen Null ab. Ein Wiederanstieg deutet auf ein Rezidiv, Nah- oder Fernmetastasen hin. Eine erneute Radiojoddiagnostik unter endogener TSH-Stimulation nach Absetzen der Suppressionstherapie ist dann zur Lokalisationsdiagnostik erforderlich, der sich entsprechende palliative Maßnahmen (chirurgisch, Radiojodtherapie, Strahlentherapie) anzuschließen haben.

Das **medulläre Schilddrüsenkarzinom (C-Zell-Karzinom)** bedarf besonderer Besprechung. Es werden eine sporadische und eine familiär gehäuft anzutreffende Form beobachtet. Es tritt bei der multiplen endokrinen Adenomatose Typ II zusammen mit Phäochromozytomen und primärem Hyperparathyroidismus auf.

Therapeutisch ist die totale Thyroidektomie – eventuell mit Neck dissection wegen frühzeitiger Lymphknotenmetastasierung – angezeigt. Eine Strahlentherapie ist wenig erfolgreich; eine Radiojodtherapie kommt wegen fehlender Radiojodaufnahme der C-Zellen nicht in Betracht.

Zur Verlaufskontrolle dienen als Tumormarker Bestimmungen von Kalzitonin und auch karzinoembryonalem Antigen (CEA), das in den C-Zellen ebenfalls produziert wird.

Wegen des familiär gehäuften Auftretens bietet sich die **Kalzitoninbestimmung** auch als **Screening-Untersuchung** bei den Familienangehörigen an. Gleichzeitig sollte bei den betroffenen Patienten nach einem Phäochromozytom und einem primären Hyperparathyroidismus gesucht werden.

Literatur

– Emrich, P.: Szintigraphie der Schilddrüse. Internist 29 (1988), 541–544.
– Hesch, R. D.: Schilddrüsenhormonstoffwechsel und Thyroxin-bindendes Globulin bei Schwerkranken. Akt. Endokr. Stoffw. 3 (1982), 24–30.
– Ingbar, S. H., L. E. Braverman: Werner's THE THYROID. A Fundamental and Clinical Text. Lippincott, Philadelphia 1986.
– Joseph, K.: Nuklearmedizinische Diagnostik der thyroidalen Autonomie. In: Pfannenstiel, P. (Hrsg.): Verhandlungsbericht des 7. Wiesbadener Schilddrüsengesprächs. pmi-Verlag, Frankfurt/M. 1988, 23–42.
– Krüskemper, H.-L., K. Joseph, J. Köbberling, D. Reinwein, H. Schatz, F.-J. Seif: Klassifikation der Schilddrüsenkrankheiten (1985). Neue Fassung der „Empfehlungen der Sektion Schilddrüse der Deutschen Gesellschaft für Endokrinologie". Endokrinologie-Informationen 9 (1985), 18–22.
– Maier, R.: Ultraschalldiagnostik der Schilddrüse. Schattauer, Stuttgart–New York 1988.
– Pfannenstiel, P.: Sonographie und gezielte Feinnadelpunktion der Schilddrüse. Internist 29 (1988), 545–549.
– Reiners, Chr.: Diagnostische Strategien: Bestimmung von Schilddrüsenhormonen im Serum. Internist 29 (1988), 529–532.
– Reiners, Chr., W. Becker, P. Berger, Chr. Eilles, W. Gerhards, J. Rendl, B. Schaede, S. Scheler, P. Schneider, W. Spiegel, W. Börner: Thyreoglobulin und andere Tumormarker bei der Rezidiv- und Metastasensuche des differenzierten Schilddrüsenkarzinoms. Der Nuklearmediziner 9 (1986), 103–116.
– Scriba, P. C., W. Börner, D. Emrich, R. Gutekunst, J. Herrmann, K. Horn, M. Klett, H.-L. Krüskemper, P. Pfannenstiel, C. R. Pickardt, Chr. Reiners, D. Reinwein, H. Schleusener: Schilddrüsenfunktionsdiagnostik und die Diagnostik von Schilddrüsenkrankheiten. „Empfehlungen der Sektion Schilddrüse der Deutschen Gesellschaft für Endokrinologie", 1985. Endokrinologie-Informationen 9 (1985), 65–98.

13.4 Nebenschilddrüsenerkrankungen (Überfunktionszustände, Unterfunktionszustände)

B. ALLOLIO, H. W. MINNE

Beim Menschen produzieren vier dorsal der Schilddrüse gelegene Nebenschilddrüsen oder Epithelkörperchen das aus 84 Aminosäuren bestehende Peptidhormon Parathormon (PTH). PTH steigert die Kalziumreabsorption im distalen Nierentubulus, reduziert somit unter physiologischen Bedingungen die Kalziurie; es stimuliert die Osteoblastenfunktion und fördert die Osteogenese; es steigert, vermittelt durch Osteoblasten, die Osteoklastenaktivität und hierdurch die Knochenresorption. Die renale Bildung von

1,25-$(OH)_2$-Vitamin D_3 (Vitamin-D-Hormon) steht unter der Kontrolle von PTH: Kalziumresorption aus dem Darm und Kalzifikation neu gebildeten Osteoids werden also ebenfalls, wenn auch mittelbar, durch PTH gesteuert. Autonome PTH-Sekretion bei Nebenschilddrüsenadenomen bzw. -hyperplasie führt zur Hyperkalzämie. Die klinische Symptomatologie ist variabel. Sie reicht von asymptomatischen Verläufen bis zur lebensbedrohlichen hyperkalzämischen Krise. Bei fortgeschrittenem Krankheitsbild erzeugt die Osteoklastenstimulation einen Knochenmasseverlust, aus einer gesteigerten Kalziurie resultieren Nephrolithiasis und Nephrokalzinose. Eine Hyperkalzämie wird oft auch durch maligne Erkrankungen hervorgerufen. Ein dem PTH verwandtes Peptid (PTH-related peptide) wird dabei häufig als Ursache der paraneoplastisch erzeugten Hyperkalzämie nachgewiesen. Am N-terminalen Ende besitzt dieses Peptid eine weitgehende Homologie mit dem genuinen PTH, seine physiologische Bedeutung ist noch nicht aufgeklärt. Nutritiver Kalziummangel und verminderte Vitamin-D-Hormon-Bildung stimulieren regulativ die PTH-Sekretion und führen zum sekundären Hyperparathyroidismus. Parathormonmangel als Folge einer Nebenschilddrüsenzerstörung erzeugt Hypokalzämie mit Tetanie. Eine Hypokalzämie wird auch gefunden, wenn durch PTH-Rezeptor-Defekt die Hormonwirkung bei regelhafter Hormonsekretion nicht vermittelt werden kann (Pseudohypoparathyroidismus).

13.4.1 Primärer (autonomer) Hyperparathyroidismus

Definition

Der primäre Hyperparathyroidismus (pHPT) ist charakterisiert durch eine gesteigerte **autonome PTH-Sekretion,** die zu Hyperkalzämie und relativer Hypophosphatämie führt. Das klinische Bild wird geprägt von Ausmaß und Dauer der Hyperkalzämie. Die Mehrzahl der Patienten ist klinisch asymptomatisch. Fortgeschrittene Erkrankungen manifestieren sich am Skelettsystem und an den Nieren und können eine lebensbedrohliche hyperkalzämische Krise auslösen.

Die Parathormonkonzentration im Serum und das Serumkalzium sind regulativ miteinander verbunden und bilden damit ein diagnostisches Paar, d.h., eine Analyse von Störungen des Systems erfordert immer die gleichzeitige Kenntnis beider Parameter (siehe Tab. 13.4-1).

Ungefähr 90% aller Patienten mit pHPT zeigen bei Hyperkalzämie erhöhte Parathormonkonzentrationen im Serum, die übrigen Patienten weisen hoch-normale PTH-Konzentrationen auf, die als inadäquat hoch für das erhöhte Serumkalzium ange-

Tab. 13.4-1 Differentialdiagnose des primären Hyperparathyroidismus durch gleichzeitige Bestimmung von intaktem Serum-PTH und Serumkalzium

	Serumkalzium	intaktes PTH im Serum
primärer Hyperparathyroidismus	↑	↑
sekundärer Hyperparathyroidismus	↓ →	↑
Hyperkalzämie anderer Genese	↑	↓
Hypoparathyroidismus	↓	↓
Pseudohypoparathyroidismus	↓	↑

sehen werden müssen. Bei Hyperkalzämien anderer Genese ist das 1-84-PTH als Ausdruck der intakten Nebenschilddrüsenfunktion supprimiert.

Kasuistik

56jährige Patientin, 164 cm groß, 72 kg schwer, Nierensteinleiden seit acht Jahren, Magenulkus drei Jahre vor stationärer Aufnahme. Anläßlich einer pathologischen Fraktur bei Knochenzyste im Humeruskopf und chirurgischer Sanierung histologische Diagnose eines „braunen Tumors" (Osteoklastom) im Frakturbereich. Weitere Abklärung einer dabei diagnostizierten Hyperkalzämie.
Klinischer Befund: insgesamt verlangsamte, zu depressiver Verstimmung neigende Patientin mit Polyurie und reaktiver Polydipsie, Exsikkose. Gelegentliche Übelkeit und Erbrechen werden angegeben.
Labor: Kalzium 3,4 mmol/l; Phosphor 0,65 mmol/l; intaktes PTH 135 pg/ml (Normbereich 11–54 pg/ml); Kreatinin 1,5 mg/dl (132 µmol/l); alkalische Phosphatase 175 U/l; Kalium 3,4 mmol/l; Normalwerte für BKS, Blutbild, Differentialblutbild, Leberenzyme, Immunelektrophorese.
Röntgen: an der Wirbelsäule allenfalls diskrete Zeichen gesteigerten Knochenmassenverlustes, an den Händen Akroosteolysen, Aufhebung der Kompaktastruktur der Metakarpalia. Sonographie der Halsorgane: nicht im Sinne der Identifizierung eines Nebenschilddrüsenadenoms verwertbarer Befund bei Struma multinodosa mit echoreichen und echoarmen Knoten.
Knochenhistologie (unentkalkter Schnitt einer Biopsie aus der Spina iliaca anterior superior; Burkhardt-Bohrung): diskrete Endostfibrose, allenfalls geringgradige Osteoklastenvermehrung, nur im Zusammenhang mit der angegebenen Klinik vereinbar mit der Diagnose eines primären Hyperparathyroidismus; Ausschluß einer hämatologischen Systemerkrankung, kein Hinweis auf Durchsetzung mit Malignomzellen.
Diagnose: primärer Hyperparathyroidismus, fortgeschrittene Erkrankung, **Verlauf:** chirurgische Revision der Halsorgane, dabei Entfernung eines 0,8×1,5 cm messenden Nebenschilddrüsenadenoms von typischem makroskopischem Aussehen und einer mit der Diagnose zu vereinbarenden Histologie. Postoperativ Abfall des Serumkalziums auf vorübergehend subnormale Werte, nach drei Wochen Normokalzämie. **Bewertung:** Heilung der Erkrankung.

Epidemiologie

Der primäre Hyperparathyroidismus zählt zu den häufigen Erkrankungen der endokrinen Drüsen. Die jährliche Inzidenz wird mit 27 pro 100 000 angegeben, die Prävalenz bei ambulanten Patienten beträgt 1 : 100 000. Frauen sind etwa doppelt so häufig betroffen wie Männer. Der Erkrankungsgipfel liegt für beide Geschlechter im letzten Lebensdrittel. Grundsätzlich kann die Erkrankung jedoch in jedem Lebensalter auftreten.

Ätiologie und Pathogenese

Ursache des primären Hyperparathyroidismus sind eine oder mehrere veränderte Nebenschilddrüsen. In über 80% der Fälle liegt ein Tumor einer der vier Drüsen zugrunde, in der Regel ein benignes Adenom, Karzinome sind sehr selten (< 1%). Während gesunde Epithelkörperchen 25–50 mg wiegen, beträgt das durchschnittliche Tumorgewicht 1 g, erreicht aber ausnahmsweise auch 20 g. Molekularbiologische Untersuchungen haben den monoklonalen Charakter dieser Adenome nachgewiesen. In etwa 15% findet man jedoch eine polyklonale Hyperplasie aller vier Drüsen, die nicht immer alle Epithelkörperchen in gleichem Umfang betreffen muß. Bei den verbleibenden Patienten liegen zwei oder mehr Adenome vor. Die histologische Differenzierung von Adenom, Karzinom und Hyperplasie ist schwierig. Karzinome werden oft erst eindeutig über den Metastasennachweis diagnostiziert.

Der pHPT kann als genetische Störung familiär gehäuft mit und ohne sonstige Endokrinopathien auftreten. Die häufigste Ursache ist dann die autosomal-dominant vererbliche multiple endokrine Neoplasie Typ I (MEN I), bei der neben dem pHPT gehäuft Tumoren der Hypophyse, des endokrinen Pankreas (Zollinger-Ellison-Syndrom) und der Nebennieren auftreten. Das MEN-I-Gen liegt in der Region q12–q13 des Chromosoms 11 (siehe auch Kap. 13.8). Bei der MEN IIa sind medulläres Schilddrüsenkarzinom und Phäochromozytom mit einem pHPT kombiniert. Die Manifestation der Endokrinopathien bei den MEN-Syndromen tritt in der Regel zeitlich versetzt auf.

Die Konsequenzen einer autonom gesteigerten PTH-Sekretion hängen wesentlich vom Ausmaß der Störung ab (siehe Abb. 13.4-1 und Abb. 13.4-2). Bei der milden Form des pHPT entsteht die Hyperkalzämie durch verstärkte renale Kalziumrückresorption und durch die Steigerung der intestinalen Kalziumaufnahme. Letzteres ist die Folge der gesteigerten Vitamin-D-Hormon-Synthese in der Niere, die durch PTH induziert wird. Am Knochen kann bei geringfügig gesteigerter PTH-Wirkung der osteo-anabole Effekt des PTH überwiegen. Die Osteoblastenfunktion wird gefördert, und die Knochenmasse bleibt stabil oder nimmt sogar zu. Bei ausgeprägter Erkrankung führt die Osteoblastenstimulation über eine gesteigerte Aktivität und Rekrutierung von Osteoklasten zu Knochenabbau und negativer Knochenbilanz. Die Kalziumfreisetzung aus dem Knochen steigert die Hyperkalzämie. Das daraus resultierende erhöhte Kalziumangebot an die Niere führt zu einer Hyperkalziurie, die bei der gleichzeitig vorliegenden Phosphaturie das Auftreten einer Nephrolithiasis und einer Nephrokalzinose begünstigt.

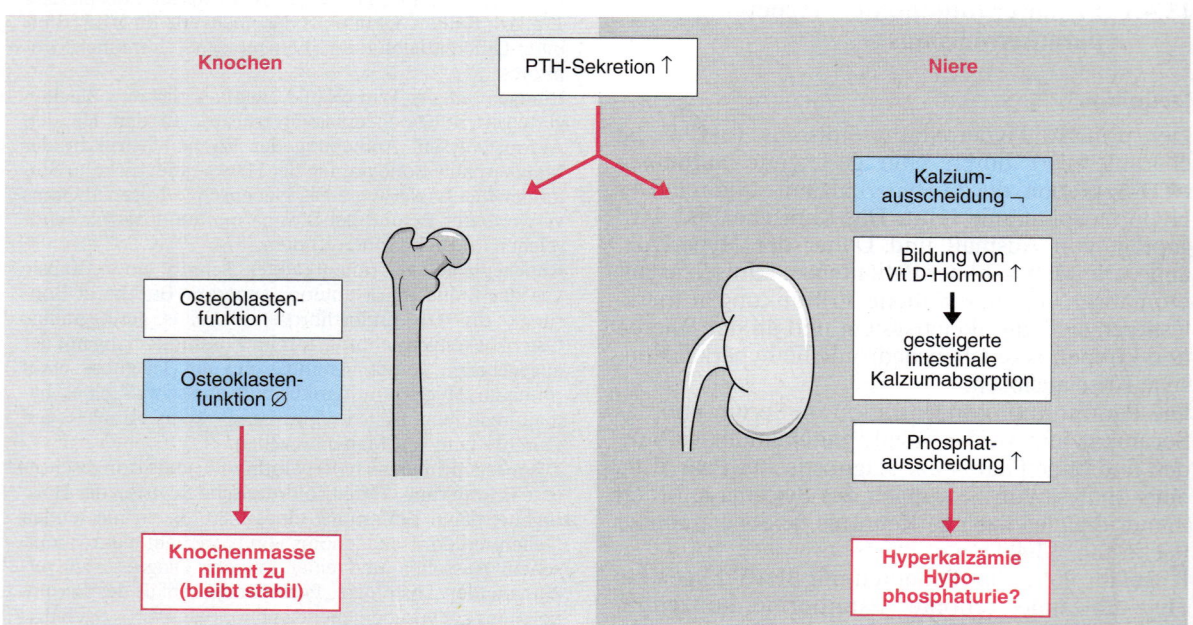

Abb. 13.4-1   Pathophysiologie beim milden primären Hyperparathyroidismus. Hyperkalziurie und negative Knochenbilanz fehlen.

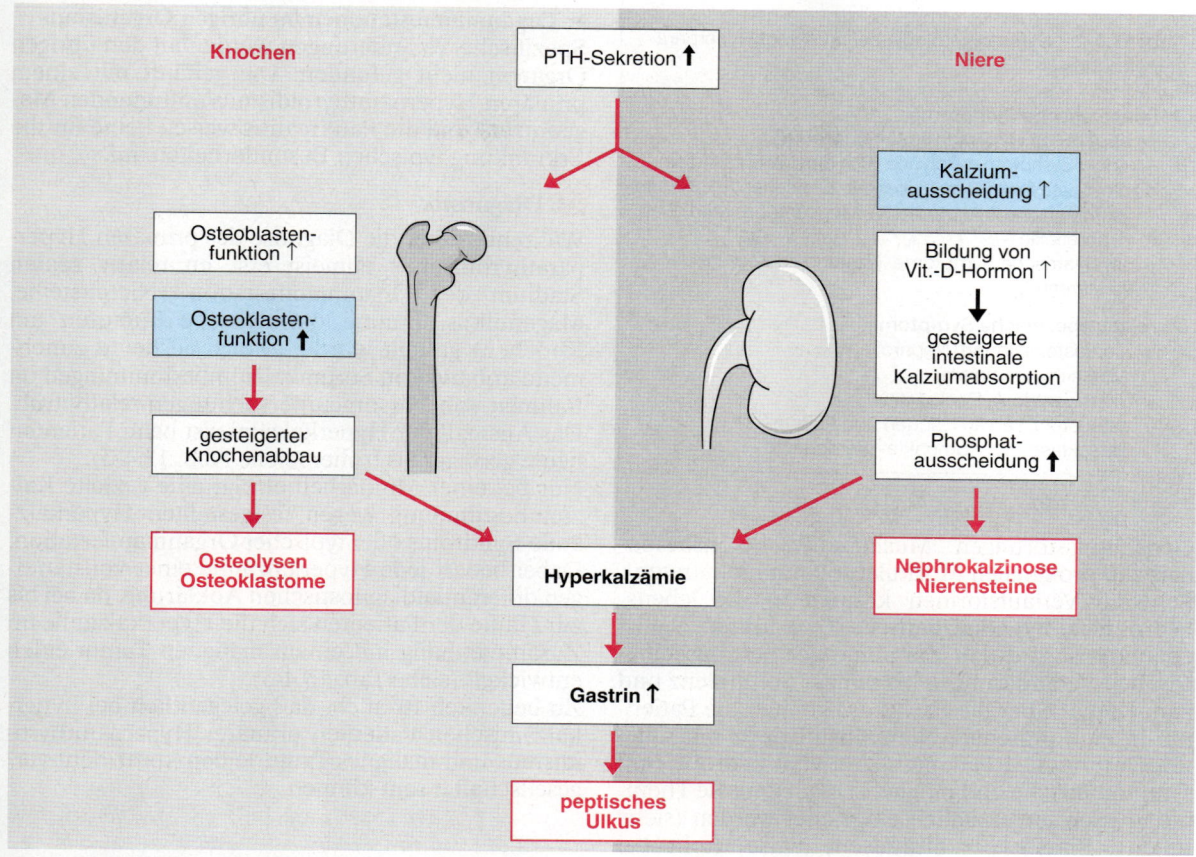

Abb. 13.4-2   Pathophysiologie beim ausgeprägten primären Hyperparathyroidismus. Hyperkalziurie und gesteigerte Osteoklastentätigkeit führen zu renalen und ossären Komplikationen.

Chronische Hyperkalzämie vermag die Gastrinsekretion zu stimulieren, so daß eine Hyperazidität des Magens als Teilursache der bei primärem Hyperparathyroidismus häufiger auftretenden Magenulzera anzusehen ist.

Externe Bestrahlung im Jugendalter begünstigt das Auftreten von Nebenschilddrüsenadenomen, ist aber sicher nur für einen Bruchteil der Erkrankungen ursächlich.

Eine andauernde Stimulation der Nebenschilddrüsen im Rahmen eines sekundären Hyperparathyroidismus, insbesondere bei Niereninsuffizienz, begünstigt die Adenombildung mit autonomer Hormonsekretion (tertiärer Hyperparathyroidismus). Bei Patienten mit MEN I ist ein die Nebenschilddrüsen stimulierender Faktor im Blut nachgewiesen worden, der bisher noch nicht näher charakterisiert werden konnte. Auch bei diesen Patienten ist somit pathogenetisch eine Dauerstimulation der Nebenschilddrüsen als Basis einer Adenomentstehung möglich.

S **Symptome**

Die Mehrzahl der heute diagnostizierten Patienten ist subjektiv beschwerdefrei. Die Hyperkalzämie wird zufällig im Rahmen von breit angelegten Laboranalysen erfaßt.

▶ **Hyperkalzämie-Syndrom**

Hierunter versteht man eine Anzahl von Symptomen, die unabhängig von der Ätiologie bei Hyperkalzämie beobachtet werden. Sie betreffen Niere, Gastrointestinaltrakt und neuropsychiatrische Veränderungen. An der Niere führt die durch Hyperkalzämie ausgelöste Hyperkalziurie zu einem partiellen renalen Diabetes insipidus mit Polyurie und konsekutiver Polydipsie. Insbesondere älteren Patienten droht die Entwicklung eines Flüssigkeitsdefizits bis zur Exsikkose (siehe auch Tab. 13.4-2).

Hyperkalzämie führt zu Übelkeit und Erbrechen. Hierdurch kann das renal ausgelöste Flüssigkeitsdefizit verstärkt werden. Renale und gastrointestinale Komplikationen der Hyperkalzämie begünstigen eine Hypokaliämie und damit das Auftreten von Herzrhythmusstörungen. Im EKG erkennt man bei schwerer Hyperkalzämie ein verkürztes QT-Intervall.

Neuropsychiatrische Störungen sind oft bereits bei geringer Hyperkalzämie nachweisbar. Die Patienten berichten über leichte Ermüdbarkeit, depressive Verstimmung, emotionale Labilität, Verlangsamung und

---

Tab. 13.4-2 Symptomatologie bei primärem Hyperparathyroidismus

▶ **unspezifische Symptome**
erzeugt durch Hyperkalzämie-Syndrom
– renale Symptome: Polyurie (Polydipsie), (Exsikkose)
– intestinale Symptome: Übelkeit, Erbrechen (Exsikkose)
– neurologische Symptome: Verlangsamung, Müdigkeit, Hyporeflexie
– psychiatrische Symptome: Neigung zu depressiver Verstimmung

▶ **relativ spezifische Symptome**
– Nierensteinbildung, Nephrokalzinose (Markschwammniere)
– Ulcus ventriculi, Pankreatitis
– Akroosteolysen an Händen und Füßen, Osteoklastome, Kompakta-„Verbrauch"

Gedächtnisstörungen. Muskelschwäche insbesondere der proximalen Muskulatur kann hinzutreten. Schwere Verlaufsformen können in die lebensbedrohliche **hyperkalzämische Krise** führen. Sie ist charakterisiert durch Zunahme der neuropsychiatrischen Veränderungen bis hin zur Somnolenz und zum Koma. Über die Exsikkose geraten die Patienten in eine prärenale Niereninsuffizienz mit Oligurie/Anurie. Die Patienten sind vital bedroht, und symptomatische und möglichst auch kausale Therapie müssen unverzüglich eingeleitet werden (siehe unten). Eine hyperkalzämische Krise droht bei einem Serumkalzium über 3,7 mmol/l.

▶ **Organmanifestation an den Nieren**
Nierensteine sind meist Kalziumoxalat- oder Kalziumphosphatkonkremente. Ein „rezidivierendes" Steinleiden kann sekundäre Veränderungen der harnleitenden Systeme erzeugen und im seltenen Extremfall zur Niereninsuffizienz führen. Diffuse Nephrokalzinose und Markschwammniere können ebenfalls auftreten.

▶ **Organmanifestation am Skelett**
Nur bei fortgeschrittener Erkrankung treten im Rahmen der Aktivierung von Osteoklasten Osteoklastome („braune Tumoren") auf, die zur pathologischen Fraktur führen. Die radiologisch faßbaren Veränderungen an Händen und Füßen (Akroosteolysen, Kompaktaverlust) sind heute selten geworden. Bei der Mehrzahl der Patienten kann im Frühstadium der Erkrankung jedoch selbst das histologische Bild der Endostfibrose als Ausdruck eines chronisch gesteigerten Knochenumsatzes unter PTH-Wirkung nicht nachgewiesen werden. Bei typischem histologischem Befund imponiert eine Zunahme mehrkerniger Osteoklasten sowie fibrösen Gewebes, das das Knochenmark bälkchennahe zu verdrängen scheint.

Eine Reduktion der Knochenmasse durch den primären Hyperparathyroidismus ist nicht immer nachweisbar. Die Bestimmung der Knochendichte erlaubt eine Abschätzung des Knochenmasseverlustes im Rahmen der Erkrankung.

▶ **Organmanifestationen im übrigen Organismus**
Spezifische Veränderungen werden an den übrigen Organen nicht gefunden. Die gehäuft mit einem primären Hyperparathyroidismus auftretenden Magenulzera und die Pankreatitis weisen keine für die Erkrankung typischen Besonderheiten auf.

D Diagnostik
Während früher die Diagnose des primären Hyperparathyroidismus zumeist erst im relativ späten Stadium der Organmanifestation (Nierensteine, Magenulkus, braune osteolytische Tumoren am Knochen) gestellt wurde, erfolgt sie heute zunehmend anhand von Serumkalziumbestimmungen im Rahmen von Vorsorgeuntersuchungen relativ früh. Das Ausmaß der Hyperkalzämie ist beim Patienten heute geringer als früher (siehe Abb. 13.4-3).

Nur bei einer Minderheit erfolgt eine gezielte Kalziumbestimmung wegen festgestellten Hyperkalzämie-Syndroms oder typischer Organmanifestation. Dabei bedarf jede Hyperkalzämie einer vollständigen differentialdiagnostischen Abklärung, da bei bis zur Hälfte der Patienten sich die Hyperkalzämie im Zusammenhang mit einem malignen Tumorleiden entwickelt (siehe Tab. 13.4-3).

Zu bedenken ist auch, daß gelegentlich bei hyperkalzämischen Patienten primärer Hyperparathyroidismus und malignes Tumorleiden koinzident vergesellschaftet sein können.

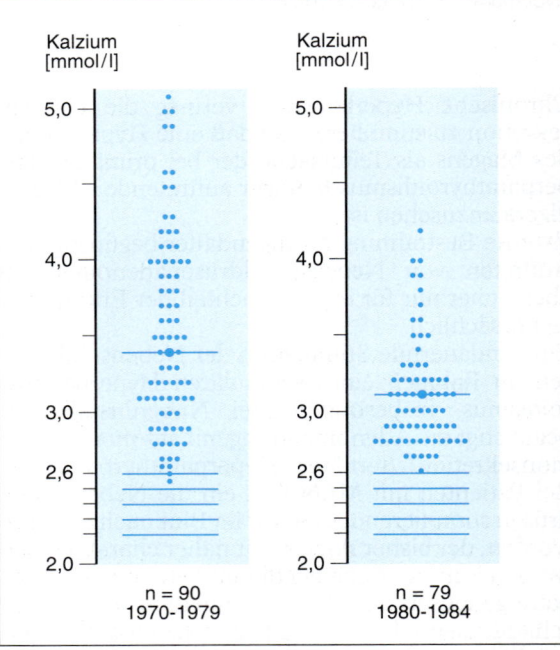

Abb. 13.4-3 Serum-Kalzium-Spiegel bei Diagnosestellung an Patienten mit primärem Hyperparathyroidismus; in den Jahren 1970–79 (Ulm) bzw. 1980–84 (Heidelberg). (Nach: Ziegler, R.: Primärer Hyperparathyreoidismus. Z. Rheum. 48 [1989], Suppl. 1, 64–67.)

Tab. 13.4-3   Differentialdiagnose der Hyperkalzämie

► primärer Hyperparathyroidismus

► maligne Tumorleiden
 – hämatologische Systemerkrankungen, Lymphome
 – solide Karzinome oder Sarkome

► andere Ursachen
 – Morbus Boeck
 – Hyperthyreose
 – Morbus Addison
 – Phäochromozytom
 – Vitamin-D-Intoxikation
 – familiäre hyperkalziurische Hyperkalzämie
 – Immobilisation
 – Thiaziddiuretika
 – Lithium
 – Vitamin-A-Intoxikation
 – disseminierte CMV-Infektion

Anamnese und körperlicher Befund: Die typischen Befunde des Hyperkalzämie-Syndroms oder Organmanifestationen fehlen häufig. Gezielte Kalziumbestimmungen sollten jedoch erfolgen, wenn folgende Bedingungen erfüllt sind:
► Hyperkalzämie-Syndrom
► Nierensteinleiden, Nephrokalzinose, Markschwammniere
► peptisches Ulkus, Pankreatitis
► hämatologische Systemerkrankungen, solide Malignome (Mamma-, Bronchial-, Nieren-, Prostata-, Plattenepithelkarzinom u.a.m.)
► granulomatöse Erkrankungen (Morbus Boeck, Tuberkulose)
► endokrinologische Erkrankungen (akute NNR-Insuffizienz, Hyperthyreose, Phäochromozytom)
► unklarer Knochenmasseverlust, lytische Knochenprozesse, pathologische Fraktur
► Immobilisation
► Morbus Paget (verursacht nicht selbst Hyperkalzämie, ist jedoch überproportional häufig mit primärem Hyperparathyroidismus vergesellschaftet)
► multiple endokrine Neoplasie.

Labordiagnostik: Die Messung des Serumkalziums ist eine sensitive Screeninguntersuchung auf einen pHPT. Gesamtkalziummessungen können bei erniedrigtem Albumin zu Fehldeutungen führen. Die Bestimmung des ionisierten Kalziums bietet jedoch insgesamt keine Vorteile. Thiaziddiuretika, die über eine Hemmung der Kalziurie eine Hyperkalzämie begünstigen können, sollten für mehrere Tage abgesetzt sein. Vitamin-D-Mangel und Niereninsuffizienz können eine Hyperkalzämie maskieren. Ein niedriges Serumphosphat unterstützt die Diagnose eines pHPT, ist jedoch wenig spezifisch. Dies gilt auch für eine Erhöhung der alkalischen Phosphatase, die auf einen erhöhten Knochenumsatz im Rahmen eines pHPT hinweist.

Die Messung des intakten Parathormons im Serum mit Nachweis erhöhter Konzentrationen oder inadäquat hoch-normaler Konzentration bei Hyperkalzämie ist beweisend für den pHPT. Parathormonassays, die nur gegen C-terminale Fragmente des Hormons gerichtete Antikörper nutzen, sind in der diagnostischen Abklärung einer Hyperkalzämie weitaus weniger geeignet und sollten keine Verwendung mehr finden. Diagnostische Schwierigkeiten bereitet die seltene familiäre hypokalziurische Hyperkalzämie. Diese Erkrankung zeigt grenzwertig hohe Konzentrationen von intaktem Parathormon. Die Hyperkalzämie wird dabei oft in jungen Jahren erkannt und geht mit einer niedrigen renalen Kalziumausscheidung einher. Diagnostisch wegweisend ist die Untersuchung der Familienangehörigen mit Nachweis von familiärer Hyperkalzämie und Hypokalziurie.
Die gesteigerte PTH-Sekretion induziert einen Anstieg der Exkretion von nephrogenem cAMP im Urin, der ebenfalls diagnostisch genutzt werden kann.
Bleibt eine Hyperkalzämie differentialdiagnostisch unklar, sind ergänzende Untersuchungen erforderlich. Hierzu gehören die Serumelektrophorese mit Immunelektrophorese und die Suche nach Bence-Jones-Protein im Urin, um ein Plasmozytom nachzuweisen. Die Bestimmung von 25-(OH)-Vitamin D_3 und 1,25-(OH)$_2$-Vitamin D_3 erlauben den Nachweis von Vitamin-D-Intoxikationen. Eine mäßige Erhöhung von 1,25-(OH)$_2$-D_3 findet sich auch beim pHPT und bei verschiedenen Malignomen.
Plattenepithelkarzinome, insbesondere als Bronchialkarzinome, aber auch im Kopf-Hals-Bereich, Mammakarzinome und Tumoren des Urogenitaltraktes sind neben dem Plasmozytom die häufigste Ursache der malignen Hyperkalzämie. Die humoral vermittelte maligne Hyperkalzämie läßt sich dabei heute durch den Nachweis des mit dem PTH strukturell verwandten PTH-related peptide (PTHrp) positiv sichern. PTHrp stimuliert ebenso wie PTH die Osteoklasten, steigert die Kalziumreabsorption der Niere und die Phosphatausscheidung. Der Grund liegt in der großen Homologie von PTHrp mit dem N-terminalen Ende des PTH. Die physiologische Bedeutung von PTHrp ist noch nicht geklärt. Es wird vor allem in Keratinozyten gebildet, aber auch in manchen Nebenschilddrüsenadenomen.
Eine ektope Produktion von 1-84-PTH ist extrem selten und weniger wahrscheinlich als die Koinzidenz von pHPT und Malignom.
Röntgenuntersuchungen: Die für den primären Hyperparathyroidismus typischen Veränderungen an den Händen können in der Regel nur nachgewiesen werden, wenn die Mammographietechnik (folienloser Film) eingesetzt wird. Negativer Röntgenbefund und fehlender Nachweis osteolytischer Herde (braune Tumoren) schließen einen pHPT nicht aus. Der radiologische Befund einer Osteoporose ist unspezifisch und zumeist nicht zu verwerten. Knochendichteanalysen mit der Densito-

metrie ergeben keine spezifischen Befunde. Auch bei sicherer Tumorhyperkalzämie können osteolytische Tumormetastasen fehlen.

Die Knochenszintigraphie ist bei pHPT unspezifisch, jedoch relativ spezifisch bei der Suche nach ossären Malignomherden. Beim Plasmozytom bleibt das Knochenszintigramm oft auch bei sicherer ossärer Manifestation negativ.

Die Knochenhistologie dient ebenfalls der differentialdiagnostischen Abklärung schwieriger Fälle und insbesondere der Diagnosesicherung bei hämatologischen Systemerkrankungen (z. B. Plasmozytom, malignes Lymphom).

Lokalisationsdiagnostik: Ist die Diagnose pHPT gesichert und ein erster operativer Eingriff geplant, so sind präoperative lokalisationsdiagnostische Maßnahmen nicht notwendig. Ein erfahrener Chirurg wird mit 95%iger Sicherheit die erkrankte Nebenschilddrüse auffinden und entfernen.

Durch vorherige Lokalisationsmaßnahmen wird weder die chirurgische Erfolgsquote noch die Operationsdauer günstig beeinflußt. Von manchen Operateuren wird jedoch eine präoperative Lokalisation als hilfreich empfunden. Eine einfache und wenig belastende Methode ist die **Sonographie,** mit der etwa 70% aller Adenome präoperativ nachgewiesen werden können. Schwierigkeiten bestehen jedoch im Nachweis einer Nebenschilddrüsenhyperplasie oder bei gleichzeitigem Vorliegen einer Struma nodosa. Die Thallium-Technetium-Subtraktionsszintigraphie ist der Sonographie in der Regel unterlegen. Sie erfaßt nur Adenome mit einem Durchmesser > 1 cm. Die Sensitivität wird mit 55% angegeben. **Computertomographie** und **Kernspintomographie** sind ebenfalls geeignet, Nebenschilddrüsenadenome nachzuweisen, wobei die Kernspintomographie die besten Ergebnisse aufweist. Beide Verfahren sind die Methode der Wahl beim Nachweis ektop gelegener Nebenschilddrüsenadenome.

Die Lokalisationsdiagnostik bekommt eine herausragende Bedeutung nach erfolglosem ersten Eingriff. Dann sollten verschiedene Methoden kombiniert eingesetzt werden und ggf. durch invasive Diagnostik ergänzt werden. Hierzu zählen die **Katheterdiagnostik** mit selektiver Venenblutentnahme zur PTH-Bestimmung im Halsbereich und die Punktion und Aspiration suspekter Herdbefunde mit Bestimmung des PTH aus dem Aspirat.

▼ **Therapie**

Konservative Therapie: Bei schwerer symptomatischer Hyperkalzämie sind rasche kalziumsenkende Maßnahmen notwendig (siehe auch Kap. 24.3.2), um eine lebensbedrohliche hyperkalzämische Krise abzuwenden (siehe Tab. 13.4-4).

Die erste Maßnahme besteht in der Infusion von physiologischer NaCl-Lösung (3–10 l/24 h). Hierdurch wird nicht nur die meist vorhandene Exsikkose ausgeglichen, die einsetzende Natriurese führt auch zu einer Steigerung der Kalziumausscheidung. Auf eine Volumenüberlastung ist beim älteren Menschen sorgfältig zu achten. Durch Gabe von Furosemid i.v. in hoher Dosierung (bis 100 mg/h) kann die Kalziurese weiter gesteigert werden. Eine Hypokaliämie wird durch frühzeitige Substitution von Kalium vermieden. Bei Oligurie/Anurie wird eine Hämodialysetherapie erforderlich.

Ein zentrales Therapieprinzip besteht in der Hemmung der Osteoklastenfunktion. Dies geschieht sehr effektiv durch den Einsatz von Bisphosphonaten. Man infundiert täglich Clodronat (300 mg über mehrere Stunden i.v.) für mehrere Tage und kann danach auf orale Therapie umstellen (800 bis maximal 3200 mg/Tag). Alternativ kann Calcitonin eingesetzt werden (500–1000 E/24 h), das zusätzlich einen analgetischen Effekt besitzt, aber nicht immer ausreichend wirksam ist. Das früher häufig eingesetzte Mithramycin ist heute nahezu vollständig von

Tab. 13.4-4 Symptomatische Therapie der Hyperkalzämie

Mittel	Dosierung	Wirkungsmechanismus	Nebenwirkungen
0,9% NaCl-Infusion (+ 20 mval KCl/l)	3–10 l/24 h	Steigerung der Kalziurie	Volumenüberlastung, Lungenödem
Furosemid	80–100 mg/h	Steigerung der Kalziurie	Hypokaliämie, Hypomagnesiämie
Clodronat	täglich 300 mg in 500 ml 0,9% NaCl über 4 Stunden i.v.	Hemmung der Osteoklasten	
Calcitonin	500–1000 I.E./Tag	Hemmung der Osteoklasten	Flush, Übelkeit, Brechreiz
Plicamycin (Mithramycin®)	25 µg/Tag in 500 ml 5% Glukose über 3 Stunden i.v.	Hemmung der Osteoklasten	Leber-, Nieren-, Knochenmarkstoxizität
Prednison	15 mg alle 6 h	Steigerung der Kalziurie, Therapie der Grundkrankheit	Cushing-Syndrom, wirkungslos bei pHPT
Hämodialyse gegen kalziumfreies Dialysat	täglich	Herausdialysieren des Kalziums	siehe Kap. 23.7

den Bisphosphonaten verdrängt worden. Manche Formen einer maligenen Hyperkalzämie werden auch durch Glukokortikoide günstig beeinflußt. Dies gilt jedoch nicht für den pHPT.

Die intravenöse Gabe von Phosphat sollte wegen der außerordentlich hohen Gefahr von Weichteilverkalkungen bei Überschreiten des Kalzium-Phosphat-Produkts nicht mehr eingesetzt werden. Ein wichtiges Prinzip ist auch die Vermeidung von Digitalispräparaten und Thiaziddiuretika.

Bei foudroyantem Verlauf der Hyperkalzämie mit Koma muß man unverzüglich versuchen, die Ursache (z. B. Nebenschilddrüsenadenom) operativ zu beseitigen.

Da die Mehrzahl der heute diagnostizierten Patienten asymptomatisch ist und auch im Verlauf von Jahren asymptomatisch bleiben kann, stellt sich die Frage, welche Patienten einer chirurgischen Therapie zugeführt werden müssen. Hierzu sind in den letzten Jahren Regeln aufgestellt worden (siehe Tab. 13.4-5). Als Operationsindikation gelten ein Serumkalzium (> 3,0 mmol/l, eine eingeschränkte Kreatininclearance, der Nachweis einer Nephrolithiasis, eine deutlich erhöhte Kalziumausscheidung und eine erniedrigte Knochendichte sowie ein Lebensalter unter 50 Jahren. Dies bedeutet, daß eine beträchtliche Zahl älterer Patienten konservativ geführt werden kann. Regelmäßige Kontrollen von Serumkalzium, Nierenfunktion und Knochendichte (letzteres alle 1 bis 2 Jahre) sind notwendig.

Postmenopausale Frauen mit asymptomatischem pHPT profitieren von einer Östrogensubstitution. Östrogene vermindern die Wirkung von PTH auf den Knochen und senken das Serumkalzium. Man verordnet z. B. konjugierte Östrogene in kontinuierlicher oder sequentieller Kombination von Gestagenen.

Chirurgische Therapie: Durch operative Entfernung des autonomen PTH-produzierenden Nebenschilddrüsengewebes ist eine kausale Therapie möglich. Die Halsrevision soll alle vier Nebenschilddrüsen sichtbar machen, da Mehrfachadenome vorkommen können. Intraoperative Schnellschnittdiagno-

stik muß zur Verfügung stehen, da die makroskopische Identifizierung eines Nebenschilddrüsenadenoms problematisch sein kann. Durch Schnellschnittdiagnostik kann in der Regel jedoch nicht noch während des operativen Eingriffs zwischen Adenom und Hyperplasie unterschieden werden. Vergrößerung aller vier Nebenschilddrüsen macht eine Hyperplasie wahrscheinlich. Die autologe Transplantation von Nebenschilddrüsengewebe in die Muskulatur des Armes verhindert nach Entfernung aller vier Drüsen einen Hypoparathyroidismus. Ein Rezidiv der Erkrankung auch aus dem transplantierten Material ist jedoch möglich.

Nebenschilddrüsenkarzinome sind nur ausnahmsweise als solche bereits makroskopisch zu erkennen. Die Diagnose wird dagegen einfach beim Auffinden von lokoregionären oder peripheren Metastasen. Selbst die mikroskopische Differentialdiagnose kann Probleme bereiten, da Kapselinvasion als spezifisches Kriterium nicht ausschließlich beim malignen Tumor gesehen wird.

Postoperative Versorgung, Verlaufsbeobachtungen: Während der ersten Wochen nach erfolgreichem Eingriff am Hals kann passager eine Hypokalzämie mit Tetanie auftreten, vorübergehend niedrig-normale Kalziumspiegel sind die Regel. Ursächlich wird „calcium hunger of bone" verantwortlich gemacht, d. h. vermehrter Kalziumeinstrom in den Knochen, der die durch Hyperparathyroidismus zerstörten Strukturen nach Ausschaltung autonomer PTH-Sekretion wieder zu restaurieren versucht. In einigen Fällen kann postoperativ ein Hypoparathyroidismus auftreten, insbesondere wenn Mehrfachadenome oder Hyperplasie operativ korrigiert wurden.

Ein Rezidiv eines primären Hyperparathyroidismus ist möglich, das Risiko besteht besonders bei Patienten mit Mehrfachadenomen, mit Hyperplasie oder bei familiärer multipler endokriner Neoplasie (MEN I). Nachkontrollen sollen daher in Jahresabständen erfolgen.

Grundsätzlich ist bei Patienten mit primärem Hyperparathyroidismus zu bedenken, ob die Erkrankung im Rahmen einer MEN I aufgetreten ist. Der Verdacht erhärtet sich, wenn Hinweise auf weitere endokrine Überfunktionen vorliegen. Bei diesen Patienten sind stets Familienuntersuchungen vorzuschlagen. Problematisch ist, daß die bei MEN I auftretenden endokrinen Tumoren zeitlich versetzt erscheinen können.

13.4.2 Sekundärer Hyperparathyroidismus

Definition

Ein sekundärer Hyperparathyroidismus liegt vor, wenn durch eine Senkung des Serumkalziums oder seiner ionisierten Form eine Steigerung der Parathormonsekretion regulativ induziert wird (siehe Abb. 13.4-4).

Tab. 13.4-5 Indikation zur Operation bei asymptomatischem primärem Hyperparathyroidismus

Serumkalzium	> 3,0 mmol/l
Kreatininclearance	30% unter dem Wert altersgleicher Kontrollen
Nephrolithiasis	im Röntgenbild nachweisbar
Kalziurie	wiederholt > 400 mg/24 h
Knochendichte	mehr als 2 Standardabweichungen unter dem Wert altersgleicher Kontrollen
Lebensalter	< 50 Jahre

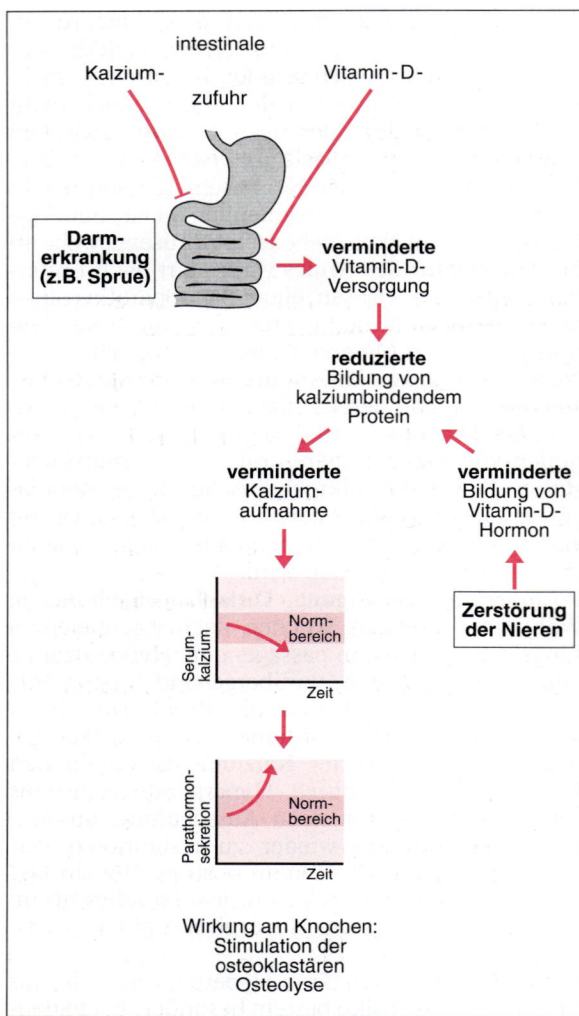

intestinale
Kalzium-
zufuhr
Vitamin-D-

Darm-
erkrankung
(z.B. Sprue)

verminderte
Vitamin-D-
Versorgung

reduzierte
Bildung von
kalziumbindendem
Protein

verminderte
Kalzium-
aufnahme

verminderte
Bildung von
Vitamin-D-
Hormon

Zerstörung
der Nieren

Serumkalzium — Normbereich — Zeit

Parathormon-sekretion — Normbereich — Zeit

Wirkung am Knochen:
Stimulation der
osteoklastären
Osteolyse

Abb. 13.4-4 Pathogenese bei sekundärem Hyperparathyroidismus.

Kasuistik

Ein 52jähriger Patient, 162 cm groß, 51 kg schwer, Gewichtsverlust bei unspezifischen intestinalen Beschwerden mit Neigung zu Durchfällen, Größenverlust durch Bruch von Wirbelkörpern.
Klinischer Befund: in seiner Beweglichkeit durch Rumpfschmerz behinderter Patient, abgemagert, blaß.
Labor: Serumkalzium 2,05 mmol/l; intaktes PTH 195 pg/ml; alkalische Phosphatase 260 U/l; 25-OH-Vitamin D_3 20 nmol/l.
Röntgen: Wirbelkörperfrakturen; Streßfraktur unverheilt am rechten Schambeinast.
Knochenhistologie: Osteoidvermehrung als Folge eines Vitamin-D-Mangels, Osteoklastenvermehrung im Sinne eines Hyperparathyroidismus.
Endoskopie: Zottenverlust des Dünndarms bei einheimischer Sprue.

Ätiologie und Pathogenese

Chronische Hypokalzämien mit sekundärem Hyperparathyroidismus sind in der Regel die Folge einer ungenügenden gastrointestinalen Kalziumaufnahme oder einer renalen Insuffizienz. Die verminderte enterale Kalziumresorption ist entweder Ausdruck einer ungenügenden Zufuhr mit der Nahrung wie z. B. bei Milchzuckerunverträglichkeit oder die Folge einer Störung der Kalziumaufnahme aus dem Darm. Da für die intestinale Kalziumresorption Vitamin-D-Hormon von entscheidender Bedeutung ist, führt ein ungenügendes Vitamin-D-Angebot in der Nahrung oder durch fehlende Sonnenexposition der Haut indirekt zu einem Kalziumdefizit. Auch gastrointestinale Malabsorption und Maldigestion unterschiedlicher Genese behindern die Vitamin-D-Aufnahme und damit die Kalziumversorgung des Körpers. Entsprechend führt die seltene Vitamin-D-Resistenz zu Hypokalzämie und sekundärem Hyperparathyroidismus.

Bei Niereninsuffizienz sinkt die Phosphat-Clearance, und es kommt zu einem Anstieg des Serumphosphats. Über die Konstanthaltung des Kalzium-Phosphat-Produktes entwickelt sich eine Hypokalzämie. Außerdem wird durch die Nierenschädigung die renale Bildung von 1,25-$(OH)_2D_3$, Vitamin-D-Hormon, gestört und damit die intestinale Kalziumaufnahme verringert. Vitamin-D-Hormon wirkt darüber hinaus antiproliferativ auf das Nebenschilddrüsengewebe, so daß die verminderte Produktion die Entwicklung einer Nebenschilddrüsenhyperplasie begünstigt.

Die deutliche Steigerung der PTH-Sekretion führt am Knochen zur gesteigerten Osteoklastenaktivität mit Fibroosteoklasie. Damit einher geht in der Regel eine gestörte Mineralisation mit Osteoidvermehrung durch die den sekundären Hyperparathyroidismus auslösende Grundkrankheit.

Die langfristige Stimulation der Nebenschilddrüse bei terminaler Niereninsuffizienz führt über die Hyperplasie bei einem Teil der Patienten zu einer autonomen PTH-Sekretion. Man spricht dann von einem **tertiären Hyperparathyroidismus,** der in seinem Bild weitgehend dem primären Hyperparathyroidismus entspricht. Das Serumkalzium steigt an, und eine Hyperkalzämie kann sich entwickeln.

🅢 Symptome

Die Symptomatik der Patienten ist wesentlich durch die Grunderkrankung (Malabsorption, Niereninsuffizienz etc.) bedingt. Die ossären Symptome entsprechen einem Mischbild von Hyperparathyroidismus mit osteomalazischer Komponente. Es kann zu diffusen Knochenschmerzen und dem Auftreten von Frakturen kommen.

🅓 Diagnostik

Richtungweisend ist die gleichzeitige Messung von Serumkalzium und intaktem Parathormon. Beim sekundären Hyperparathyroidismus ist das Serumkalzium bei erhöhtem Parathormon erniedrigt oder niedrig-normal, so daß die Differenzierung vom primären Hyperparathyroidismus in der Regel leicht gelingt. Probleme treten bei Mischbildern auf, bei denen z. B. ein primärer Hyperparathyroidismus mit einem Vitamin-D-Mangel kombiniert ist. Durch die kalziumsenkende Wirkung des Vitamin-D-Defizits kann die Hyperkalzämie des primären Hyperparathyroidismus hier fehlen.

▼ Therapie

Ernährungsbedingter Kalzium- oder Vitaminmangel kann durch eine gezielte Umstellung der Ernährung einfach ausgeglichen werden (tägliche Zufuhr von 1000 mg Kalzium und 3000 IE Vitamin D). Bei Erkrankungen des Gastrointestinaltraktes ist die Behandlung der Grundkrankheit entscheidend. Bei Achylie und exokriner Pankreasinsuffizienz wird eine langfristige Substitutionstherapie notwendig. Manifeste Skelettschäden erfordern initial eine höher dosierte Gabe von Vitamin D (20 000 IE/Tag). Bei schweren Resorptionsstörungen ist eine parenterale Vitamin-D-Gabe indiziert. Die Therapie wird durch regelmäßige Kontrollen des Serumkalziums überwacht.

Bei terminaler Niereninsuffizienz ist immer mit der Entwicklung von Skelettschäden zu rechnen, so daß eine präventive Behandlung angezeigt ist. Sie besteht aus der Gabe von Phosphatbindnern, in einer Kalziumsubstitution und in der Verordnung von Vitamin-D-Präparaten, bevorzugt Vitamin-D-Hormon (1–2 µg/Tag). Aluminiumhaltige Phosphatbindner vom Typ des Aluminiumhydroxids begünstigen die Entwicklung einer Aluminium-induzierten Osteopathie und werden zunehmend von aluminiumfreien Phosphatbindnern vom Typ des Kalziumkarbonats verdrängt.

Sind konservative Maßnahmen nicht ausreichend wirksam beim renalen sekundären Hyperparathyroidismus oder hat sich ein tertiärer Hyperparathyroidismus entwickelt, kann eine totale Parathyroidektomie mit autologer Transplantation von Nebenschilddrüsengewebe in die Unterarmmuskulatur vorgenommen werden. Rezidive können dann leicht behandelt werden, indem man in Lokalanästhesie einige der transplantierten Gewebsfragmente entfernt.

13.4.3 Hypoparathyroidismus

Definition

Bei Unterfunktion der Nebenschilddrüsen entsteht ein Hypoparathyroidismus mit Hypokalzämie und Hyperphosphatämie.

Kasuistik

58jährige Patientin, 164 cm groß, 63 kg schwer, seit Jahren Kribbeln in den Händen und Füßen mit Tetanie. Krankheitsvorgeschichte: vor 5 Jahren Strumaresektion wegen monströser Struma multinodosa mit Hyperthyreose erzeugenden autonomen Adenomen und Einengung der Trachea auf ein Drittel des ursprünglichen Umfanges; Tage nach der Operation erste tetanische Symptome.

Labor: Serumkalzium 1,7 mmol/l; Serumphosphor 2,2 mmol/l; intaktes PTH nicht meßbar niedrig; übriges Labor unspezifisch.
Klinischer Befund: Chvostek positiv, Trousseau positiv; reizlose Narbe nach Strumaresektion am Hals.
Röntgen: unauffälliger Befund an Schädel und Skelett.

Ätiologie und Pathogenese

Ein Hypoparathyroidismus entsteht in den meisten Fällen iatrogen im Rahmen einer Strumaresektion, insbesondere bei großer Struma nodosa oder nach totaler Strumektomie wegen eines Schilddrüsenkarzinoms. Zur Entwicklung eines Hypoparathyroidismus genügt dabei unter Umständen eine Zerstörung der Gefäßversorgung der Epithelkörperchen. Auch nach chirurgischer Therapie eines primären Hyperparathyroidismus auf dem Boden einer Hyperplasie aller vier Epithelkörperchen kann es zu einem chronischen Hypoparathyroidismus kommen, wenn zuviel Gewebe entfernt wurde. Seltene Ursachen eines erworbenen Hypoparathyroidismus sind externe Bestrahlung der Halsorgane oder eine Radiojodtherapie sowie eine Hämochromatose.

Der idiopathische Hypoparathyroidismus ist eine hereditäre Erkrankung und charakterisiert durch fehlende oder hypoplastische Nebenschilddrüsen. Er manifestiert sich in der Regel im Kindesalter und ist häufig mit zusätzlichen Störungen verbunden: Di-George-Syndrom mit einem Defekt der zellulären Immunität oder zusätzlich Morbus Addison, Gonadeninsuffizienz und Diabetes mellitus als Teil einer polyglandulären Autoimmunendokrinopathie mit Autoantikörperbildung.

Parathormonmangel führt über eine verminderte Phosphat-Clearance zur Hyperphosphatämie. Die renale Vitamin-D-Hormon-Bildung ist vermindert mit konsekutiver Beeinträchtigung der intestinalen Kalziumresorption. Zusammen mit der verminderten Osteoklastenfunktion im Knochen führt dies zur Hypokalzämie.

⑤ Symptome

Im Vordergrund stehen die Zeichen der Hypokalzämie mit einer Neigung zu tetanischen Anfällen. Das Chvostek-Zeichen weist die Bereitschaft zur Tetanie nach. Neuromuskuläre Störungen bis hin zu Krampfanfällen können auftreten. Ein langfristig bestehender Hypoparathyroidismus kann mit Katarakt, Wesensveränderung bis zur Psychose und Stammganglienverkalkung mit extrapyramidalen Symptomen einhergehen. Abdominelle Schmerzen als Ausdruck einer „intestinalen Tetanie" und chronische Malabsorption können auftreten. Wichtigste Differentialdiagnose sind die tetaniformen Beschwerden bei Hyperventilationssyndrom, die durch eine respiratorische Alkalose aufgrund einer gesteigerten CO_2-Abatmung entstehen.

D Diagnostik

Die Kombination von Hypokalzämie, Hyperphosphatämie und erniedrigtem bzw. nicht nachweisbarem intaktem PTH sind beweisend. Die Abgrenzung zur normokalzämischen Hyperventilationstetanie gelingt dadurch leicht. Der positive Nachweis der Hyperventilation wird durch eine Blutgasanalyse erbracht. Die diagnostische Blutentnahme erfolgt vor Einleitung therapeutischer Maßnahmen.

▼ Therapie

Anders als beim Insulinmangel-Diabetes wird beim Patienten mit Hypoparathyroidismus nicht das ausgefallene Hormon per Injektion ersetzt, die Anhebung des Serumkalziums erfolgt vielmehr durch Vitamin-D-Gabe in u.U. hohen Dosen. Hält eine Hyperphosphatämie unter der Therapie an, droht bei einem Kalziumanstieg Kataraktbildung durch gesteigerte Ausfällung von Kalziumphosphatsalzen; die gleichzeitige Gabe von Phosphatbindnern kann notwendig werden. Die Vitamin-D-Dosis richtet sich nach dem therapeutischen Erfolg, der in der Anhebung des Serumkalziums auf niedrig-normale Spiegel besteht. Gleichzeitige Gabe von bis zu 1000 mg Kalzium pro Tag sind angezeigt. Die Behandlung eines Hypoparathyroidismus mit Kalziumgaben allein bleibt immer ohne den gewünschten Erfolg.

Nachsorge: Während der Phase der Therapieeinleitung sind wöchentliche Serumkalziumkontrollen angezeigt, nach Erreichen stabiler Normokalzämie sind vierwöchentliche Kontrollen ausreichend. Die gleichzeitige Bestimmung des Phosphors ist obligat (siehe oben). Anfangs sind ophthalmologische Kontrollen indiziert, auch um die an sich seltene Diagnose einer tetanischen Katarakt zu stellen.

Eine Bedrohung durch Überdosierung des Vitamin D entsteht in Form einer Hyperkalzämie mit Auslösung eines Hyperkalzämie-Syndroms, das im Extremfall tödliche Folgen haben kann. Die Patienten sind daher mit Notfallausweis zu versehen und über die Symptome einer Hyperkalzämie aufzuklären.

13.4.4 Pseudohypoparathyroidismus und verwandte Syndrome

Durch Resistenz gegen die Wirkung von Parathormon besteht beim Pseudohypoparathyroidismus ein funktioneller Hypoparathyroidismus mit Hypokalzämie und Hyperphosphatämie in Gegenwart erhöhter PTH-Serumkonzentrationen.

Verschiedene Unterformen dieser seltenen Erkrankung sind beschrieben, die durch fehlende cAMP-Antwort auf PTH (Typ I) oder eine eingeschränkte Wirkung des PTH-induzierten intrazellulären cAMP-Anstiegs (Typ II) gekennzeichnet sind. Der Rezeptordefekt kann alle Organe oder nur einen Teil, z. B. Nieren und Knochen, betreffen. Manche Patienten weisen zusätzlich charakteristische soma-

tische Stigmata auf (Rundschädel, Minderwuchs, Brachydaktylie). Liegen ausschließlich diese klinischen Stigmata vor, ohne daß sich die biochemische Konstellation einer PTH-Resistenz nachweisen läßt, spricht man von einem Pseudopseudohypoparathyroidismus. Die Therapie des Pseudohypoparathyroidismus entspricht der des Hypoparathyroidismus. Da ein Magnesiumdefizit die Wirksamkeit des Parathormons am Rezeptor beeinträchtigt, sollte dieses vorher ausgeschlossen bzw. korrigiert werden.

13.5 Nebennierenerkrankungen

O. A. MÜLLER

Entsprechend der unterschiedlichen entwicklungsgeschichtlichen Herkunft der beiden Anteile der Nebennieren, Rinde und Mark, müssen Erkrankungen der Nebennierenrinde und des Nebennierenmarks unterschieden werden:

Ein isolierter Ausfall des Nebennierenmarks ist ohne klinische Bedeutung, während die hormonaktiven Marktumoren (Phäochromozytom) Katecholamine bzw. deren Vorstufen und/oder Metaboliten sezernieren.

Bei den Erkrankungen der Nebennierenrinde wird zwischen hormonaktiven und hormoninaktiven Prozessen unterschieden. Der Ausfall der Nebennierenrindenfunktion (Morbus Addison) hat verschiedene Ursachen: Häufigste Ursache ist eine Autoimmunerkrankung, sehr viel seltener ist die Tuberkulose als Ursache eines Morbus Addison geworden, Raumforderungen im Bereich der Nebennieren können ebenfalls zu einer primären Nebennierenrindeninsuffizienz führen; auch können Enzymdefekte zur Cortisolsynthesestörung führen (kongenitales adrenogenitales Syndrom). Bei den hormonaktiven Prozessen der Nebennierenrinde sind die Symptome des jeweiligen Hormonexzesses (Glukokortikoid-Mineralokortikoid- und oder Androgen- bzw. Östrogenwirkung) richtungweisend, z. B. beim Cushing-Syndrom.

So basiert die Diagnostik von Nebennierenerkrankungen auf der Hormonanalytik zur Sicherung eines Hormonexzesses bzw. eines Hormondefizits. Röntgenologische Untersuchungen zur Lokalisation und zur Ausdehnung einer möglichen Raumforderung im Bereich der Nebenniere müssen sich anschließen. Wird aber eine Raumforderung im Bereich der Nebennieren als Zufallsbefund erfaßt, muß die Funktion vor einer operativen Entfernung abgeklärt werden. Je nach Art der zugrundeliegenden Erkrankung ist die operative Entfernung mit einer speziellen Vorbehandlung bzw. Substitutionstherapie nach Entfernung des Tumors verbunden.

13.5.1 Erkrankungen der Nebennierenrinde

13.5.1.1 Primärer Hyperaldosteronismus

Definition

Unter der Diagnose „primärer Hyperaldosteronismus" werden die verschiedenen Ursachen einer primär unangemessenen Aldosteronmehrsekretion mit konsekutiver Suppression der Reninsekretion zusammengefaßt (Conn-Syndrom). Dagegen ist bei allen sekundären Formen ein erhöhter Reninspiegel Voraussetzung für den Hyperaldosteronismus.

Kasuistik

Ein 32jähriger Patient entwickelt innerhalb von Monaten einen behandlungsbedürftigen Hypertonus, wobei vorher eher niedrige Blutdruckwerte bekannt waren. Der Blutdruck steigt zum Teil krisenhaft an mit Kopfschmerzattacken. Im Rahmen der Abklärung fallen niedrige Kaliumspiegel zwischen 2,7 und 2,9 mval/l auf, die zur **Verdachtsdiagnose** eines Hyperaldosteronismus führen. Die **ergänzenden Untersuchungen** ergeben eine metabolische Alkalose. Auch ist die Kaliumausscheidung im 24-Stunden-Urin mit 74 mmol/d auffällig hoch gelegen, berücksichtigt man die niedrigen Serumkaliumwerte. Die Plasmareninspiegel sind supprimiert und steigen auch nach Stimulation (Orthostase, Furosemid-[Lasix®-]Gabe) nicht an. Die Aldosteronexkretion ist mit 32,8 µg/d ebenso erhöht wie der Plasmaaldosteronspiegel mit 1029 pg/ml. **Sonographisch** ist im Bereich der Nebennieren keine eindeutige Raumforderung nachweisbar, **computertomographisch** bzw. in der **Kernspintomographie** stellt sich eine Raumforderung von ca. 2,5×2,5×2,5 cm im Bereich der rechten Nebenniere dar. Nach Vorbehandlung mit dem Aldosteronantagonisten Spironolacton und Normalisierung des Kaliumspiegels (4,7 mval/l) erfolgen eine **operative Entfernung** des Nebennierenadenoms rechts und **histologische Bestätigung** der Diagnose; es besteht kein Anhalt für Malignität. Postoperativ Normalisierung der Blutdruckwerte und des Kaliumhaushaltes ohne weitere Therapie.

Epidemiologie

Die Häufigkeit dieser Erkrankung ist immer noch umstritten. Sie liegt etwa bei 0,5 bis 1% der Patienten mit einer Hypertonie. Die Erkrankung manifestiert sich in der Regel im dritten bis fünften Lebensjahrzehnt. Frauen sind etwa 2,5mal häufiger betroffen als Männer.

Ätiologie und Pathogenese

Ein **Nebennierenadenom** ist in etwa 70% der Fälle die Ursache eines Conn-Syndroms. Die Adenome sind in der Regel klein. Ein Nebennierenkarzinom mit Conn-Syndrom ist extrem selten. Zweithäufigste Ursache (20–30%) ist eine bilaterale, z.T. noduläre **Nebennierenrindenhyperplasie** („idiopathischer Hyperaldosteronismus"). Inwieweit diese Form der Erkrankung durch einen Aldosteronstimulierenden Faktor (ein Glykoprotein der Hypophyse) verursacht wird, ist noch nicht endgültig geklärt. Eine dritte, sehr seltene Ursache des Conn-Syndroms stellt der **Glukokortikoid-sensitive Hy**peraldosteronismus dar. Diese Form tritt familiär gehäuft auf und ist möglicherweise durch einen bisher nicht identifizierten kongenitalen Defekt verursacht, der zu einer bilateralen Nebennierenhyperplasie führt.

Ⓢ Symptome

Die Symptome sind in Tabelle 13.5-1 zusammengefaßt. **Beschwerden** sind, wenn überhaupt, nur durch die Leitsymptome der Hypertonie (z.B. Kopfschmerzen) und durch die Hypokaliämie (z.B. Muskelschwäche, Paresen, Polyurie) zu erwarten. **Befunde:** Klinisches Leitsymptom ist die Hypertonie. Ebenfalls wichtig ist die Erfassung einer Muskelschwäche bzw. einer Paralyse.

Ⓓ Diagnostik

In der Tabelle 13.5-1 sind neben den Beschwerden und klinischen Symptomen auch die wichtigsten klinisch-chemischen Befunde zusammengestellt. Leitsymptom ist, neben der Hypertonie, die Hypokaliämie, die mit einer im Verhältnis zur Höhe des Kaliumspiegels deutlichen Hyperkaliurie einhergeht. Auch ist in der Regel eine metabolische Alkalose nachweisbar, da Aldosteron Natrium am Nierentubulus retiniert, im Austausch gegen Kalium- und Wasserstoffionen. Die endgültige Sicherung der Verdachtsdiagnose gelingt durch den Nachweis einer supprimierten bzw. erniedrigten **Plasmarenin-Aktivität,** die nicht stimulierbar ist (Orthostase, Furosemid), in Kombination mit einer erhöhten **Aldosteronsekretion** (Aldosteronplasma-Spiegel erhöht bzw. Aldosteronmetabolitenausscheidung im

Tab. 13.5-1 Klinische Symptome des primären Hyperaldosteronismus (nach Conn, J. W.: Amer. J. Surg. 107 [1964], 159)

Klinisches Symptom	Häufigkeit [%]
Hypertonie	**etwa 100**
Hypokaliämie	**etwa 100**
Proteinurie	**85**
Hyposthenurie	**80**
EKG-Veränderungen	**80**
Muskelschwäche	**73**
Polyurie	**72**
Hypernatriämie	**65**
Kopfschmerzen	51
Retinopathie	50
Polydipsie	46
Kardiomegalie	41
Parästhesien	24
Sehstörungen	21
intermittierende Paralyse	21
intermittierende Tetanie	21
Müdigkeit	19
Muskelschmerzen	16
Symptomlosigkeit	6
Paralysen	4
signifikante Ödeme	3

24-Stunden-Urin erhöht). Erst nach Sicherung der Diagnose „primärer Hyperaldosteronismus" erfolgt die Suche nach den möglichen Ursachen dieses Krankheitsbildes. Die sichere Unterscheidung zwischen einer bilateralen Hyperplasie und einem Adenom der Nebennierenrinde ist besonders wichtig, dabei spielt die Lokalisationsdiagnostik eine große Rolle (siehe Tab. 13.5-2). Neben den obligatorischen nicht-invasiven bildgebenden Verfahren wie Sonographie, Computer- und Kernspintomographie kann auch eine venöse Katheterisierung mit selektiver Blutentnahme aus beiden Nebennierenvenen mit Bestimmung von Aldosteron und Cortisol nützlich sein, um eine Aldosteron-Mehrproduktion dieses Adenoms festzustellen. Andererseits ist diese Klärung oftmals biochemisch möglich, wobei sich eine Kochsalzbelastung am besten bewährt hat. Bei einem Adenom ändert sich die Höhe des Aldosteronserumspiegels und der -exkretion unter einer Kochsalzbelastung nicht, weil offensichtlich diese Sekretion autonom abläuft und nicht supprimierbar ist. Dagegen fallen diese Parameter bei einer bilateralen Hyperplasie meistens deutlich ab, was für eine gewisse noch verbliebene Regulierung der Aldosteronsekretion bei dieser Ursache des Conn-Syndroms spricht. Ausnahmen von dieser Regel sind beschrieben, so daß sich die Differentialdiagnose der verschiedenen Formen des Conn-Syndroms nicht allein auf diesen Test stützen darf.

Komplikationen

Diese entsprechen denen einer unbekannten Hypertonie bzw. Hypokaliämie (siehe dort).

▼ Therapie

Bei Sicherung eines Nebennierenadenoms erfolgt ein operativer Eingriff an der betroffenen Nebenniere, wobei in der Regel die gesamte Nebenniere entfernt werden muß. Im Falle der gesicherten beidseitigen Hyperplasie erfolgt eine konservative Behandlung mit Aldosteronantagonisten, z. B. mit Spironolacton (Aldactone®) 200 bis maximal 400 mg/d. Die sehr seltene Glukokortikoid-sensitive Form wird durch eine tägliche Glukokortikoidgabe mit einer Dosis von 5 bis 10 mg Prednisolon-Äquivalent behandelt. Das extrem seltene Nebennierenrindenkarzinom als Ursache eines Conn-Syndroms wird, falls eine vollständige Entfernung nicht möglich ist, zusätzlich adrenolytisch mit o,p'-DDD (Mitotane = Lysodren®) behandelt, in einer Dosierung von bis zu 6 g/d.

Verlauf und Prognose

Bei erfolgreicher operativer Tumorentfernung bzw. konsequenter medikamentöser Therapie ist die Prognose als sehr günstig anzusehen. Sie ist lediglich verschlechtert, wenn die Diagnose viele Jahre verfehlt wurde und bereits Folgeerscheinungen der langjährigen Hypertonie eingetreten sind.

Differentialdiagnose

Hier ist die Abgrenzung des sehr viel häufiger auftretenden sekundären Hyperaldosteronismus verschiedenster Ätiologie wichtig. Dies gelingt sicher durch die Hormonanalytik, weil bei allen Formen des sekundären Hyperaldosteronismus die vermehrte Aldosteronsekretion auf einer erhöhten Plasmarenin-Aktivität beruht.

13.5.1.2   Hypoaldosteronismus

Ein Aldosteronmangel findet sich beim Morbus Addison (siehe Kap. 13.5.1.4) und bei der Therapie mit adrenolytisch wirksamen Substanzen (o,p'-DDD, Metopiron). Ein **isolierter** Aldosteronmangel ohne Beeinträchtigung der Cortisolsekretion ist dagegen ein extrem seltenes Krankheitsbild mit Hyperkaliämie, Hypotonie und renalem Salzverlust. Die verschiedenen Ursachen dieses isolierten Aldosteronmangels sind in Tabelle 13.5-3 zusammengestellt. Abzugrenzen ist von diesen echten Aldosteronsekretions-Mangelzuständen der **Pseudohypoaldosteronismus,** dessen Ursache in einer Störung des distalen Tubulus liegt. Offensichtlich sind die Rezeptoren für das Aldosteron vermindert, so daß die Aldosteronwirkung geringer oder überhaupt nicht zum Tragen kommt. Dieser Rezeptormangel ist auch an mononukleären weißen Blutzellen nachweisbar und damit diagnostisch nutzbar.

Tab. 13.5-2   Lokalisationsdiagnostik bei Nebennierentumoren

▶ obligatorisch
Sonographie, Computertomographie und/oder Kernspintomographie

▶ ergänzend
venöse Katheterisierung mit selektiver Blutentnahme aus den Nebennierenvenen bzw. mit Etagenblutentnahme

▶ selten
Arteriographie, Venographie, Nebennierenszintigraphie mit [131]J-meta-Benzylguanidin beim Phäochromozytom

▶ extrem selten
Nebennierenszintigraphie mit [131]J-Cholesterin, z. B. beim Conn-Syndrom

---

Tab. 13.5-3   Ursachen eines Aldosteronmangels

▶ kongenitale Enzymdefekte der Aldosteron-Biosynthese

▶ isolierter Hypoaldosteronismus

▶ nach Operation eines Aldosteron-produzierenden Nebennierentumors

▶ hyporeninämischer Hypoaldosteronismus

▶ Pseudohypoaldosteronismus (Rezeptordefekt)

13.5.1.3 Cushing-Syndrom

Definition

Unter dem Begriff Cushing-Syndrom werden alle Zustände einer pathologisch vermehrten Cortisolwirkung zusammengefaßt, einschließlich der medikamentösen Formen. Als **Morbus Cushing** wird die zentrale, hypothalamisch-hypophysäre Form dieser Erkrankung mit nachweisbarem Hypophysenadenom bezeichnet.

Kasuistik

Ein 18jähriges Mädchen bemerkt eine zunehmende Stammfettsucht, Striae rubrae sowie ein Vollmondgesicht. Sie fühlt sich auch psychisch verändert, antriebslos und neigt zu Depressionen. Es tritt eine sekundäre Amenorrhö ein. Die **Verdachtsdiagnose** eines Cushing-Syndroms wurde durch erhöhte Cortisolspiegel, die durch Dexamethason nicht hemmbar sind, belegt; auch fand sich eine aufgehobene Cortisoltagesrhythmik. Die ACTH-Spiegel waren leicht erhöht, so daß zunächst differentialdiagnostisch an ein hypothalamisch-hypophysäres Cushing-Syndrom gedacht wurde. Es fand sich allerdings – selbst unter höchsten Dexamethasondosen (16 mg) – keinerlei Abnahme der ACTH- und Cortisolsekretion. Auch stiegen ACTH und Cortisol nach Gabe des Corticotropin-Releasing-Hormons nicht an. Damit war der Verdacht auf eine ektope ACTH-Produktion gegeben, den der fehlende Sprung der ACTH-Werte bei einer venösen Etagenblutabnahme im Abflußgebiet des Hypophysenvorderlappens untermauerte. Als Ursache für diese ektope ACTH-Produktion zeigte die **Computertomographie** der Thoraxorgane einen etwa 1 cm großen, zwerchfellnahen, parakardialen Rundherd im rechten Unterfeld, der in den **röntgenologischen Thoraxübersichtsaufnahmen** nicht zu sehen war. Dieser Herd, der sich als Bronchuskarzinoid erwies, konnte operativ in toto entfernt werden. Die Patientin war damit von ihrem Cushing-Syndrom geheilt und mußte zunächst noch wegen einer passageren sekundären Nebennierenrindeninsuffizienz (hypophysärer ACTH-Mangel!) mit Cortisol substituiert werden. Nach etwa sieben Monaten war die Hypothalamus-Hypophysen-Nebennierenrinden-Achse wieder vollständig normalisiert, so daß keine Substitutionsbehandlung mehr erforderlich ist.

Epidemiologie

Sieht man von den medikamentösen Formen ab, ist das Cushing-Syndrom eine sehr seltene Erkrankung mit einer Inzidenz von etwa 1 pro 1 000 000 Einwohner pro Jahr. Frauen werden 3–4mal häufiger befallen als Männer; der Häufigkeitsgipfel liegt im dritten bzw. vierten Lebensjahrzehnt, die Erkrankung kann aber in allen Altersstufen auftreten.

Ätiologie und Pathogenese

Die verschiedenen Ursachen des Cushing-Syndroms sind in der Abbildung 13.5-1 schematisch dargestellt. Die häufigste Form des endogenen Cushing-Syndroms im Erwachsenenalter ist das **zentrale, hypothalamisch-hypophysäre Cushing-Syndrom** (etwa 70–80% der Fälle). Bei ca. 10 bis 20% finden sich autonome Cortisol-produzierende Nebennierentumoren (Adenome bzw. Karzi-

nome). Selten ist eine bilaterale noduläre Hyperplasie Ursache eines ACTH-unabhängigen Cushing-Syndroms (siehe Abb. 13.5-1c). Die Ursache dieses Krankheitsbildes ist noch nicht eindeutig geklärt. Es werden ein Übergang eines ACTH-abhängigen hypothalamisch-hypophysären Cushing-Syndroms in eine autonome Form sowie eine Autoimmunerkrankung mit Nebennierenrindenzellen-stimulierenden Antikörper („Basedow der Nebenniere") diskutiert. Kürzlich wurde als 3. Möglichkeit eine Abhängigkeit der Cortisolsekretion bei diesem Krankheitsbild von der Sekretion des GIP (gastric inhibitory polypeptide) nachgewiesen, das bei jeder Nahrungszufuhr vermehrt ausgeschüttet wird. Offensichtlich können im Einzelfall Nebennierenrindenzellen Rezeptoren für GIP ausbilden, und es kommt auf diese Weise zu einer beidseitigen nodulären Hyperplasie. In 10% der Fälle findet sich eine ektope ACTH-Produktion als Ursache eines Cushing-Syndroms. Es handelt sich bei der ektopen ACTH-Produktion sicherlich um die häufigste Form einer klinisch faßbaren paraneoplastischen Hormonproduktion. Häufigste Ursache einer paraneoplastischen ACTH-Produktion ist ein kleinzelliges Bronchialkarzinom. Gutartige Tumoren, die erst durch die hormonanalytische Sicherung der ektopen Hormonproduktion diagnostiziert werden, sind selten (siehe Abschnitt „Kasuistik"). Im Kindesalter ist der Nebennierentumor die häufigste Ursache eines Cushing-Syndroms, wobei in mehr als 50% der Fälle Nebennierenkarzinome vorliegen. Das zentrale Cushing-Syndrom ist dagegen sehr viel seltener als im Erwachsenenalter.

🅢 Symptome

In Tabelle 13.5-4 sind die Symptome eines Cushing-Syndroms nach der Häufigkeit ihres Vorkommens aufgelistet. Im Vordergrund der Beschwerden steht die Veränderung der äußeren Erscheinung mit Ausbildung eines **Vollmondgesichts** und der **Stammfettsucht**. Auch werden Zeichen des Hypogonadismus (Amenorrhö, Libido- und Potenzverlust) angegeben. Bei längerem Verlauf werden die durch Osteoporose hervorgerufenen Knochenschmerzen angegeben, auch besteht eine vermehrte Neigung zur hämorrhagischen Diathese. Eine vermehrte Ödemneigung und psychische Veränderungen werden ebenfalls erwähnt, Frauen klagen häufig über Hirsutismus.

Der klinische Befund ist in der Regel eindrucksvoll, insbesondere der äußere Aspekt. Häufig kann dabei ein Vergleich mit Photos aus früheren Zeiten weiterhelfen. Die typischen Hautveränderungen mit Striae rubrae, den Zeichen der hämorrhagischen Diathese, und die oft papierdünne Haut, bei Frauen Hirsutismus und Akne als Zeichen der vermehrten Androgenwirkung sind richtungweisend. Ein Hypertonus ist häufig, ebenfalls eine Muskelschwäche sowie klinische Zeichen der Osteoporose. Bei Vorhandensein der klinischen Kardinalsymptome (siehe die ersten sieben Symptome der Tab. 13.5-4) ist die klinische Verdachtsdiagnose relativ einfach und sicher zu stellen. Die Verdachtsdiagnose eines Cushing-Syndroms wird viel zu häufig gestellt, da einzelne Symptome dieser Erkrankung relativ oft auch ohne Nachweis eines Hyperkortizismus beobachtet werden, wie z.B. Adipositas, Hypertonus, diabetische Stoffwechsellage. Klinisches Leitsym-

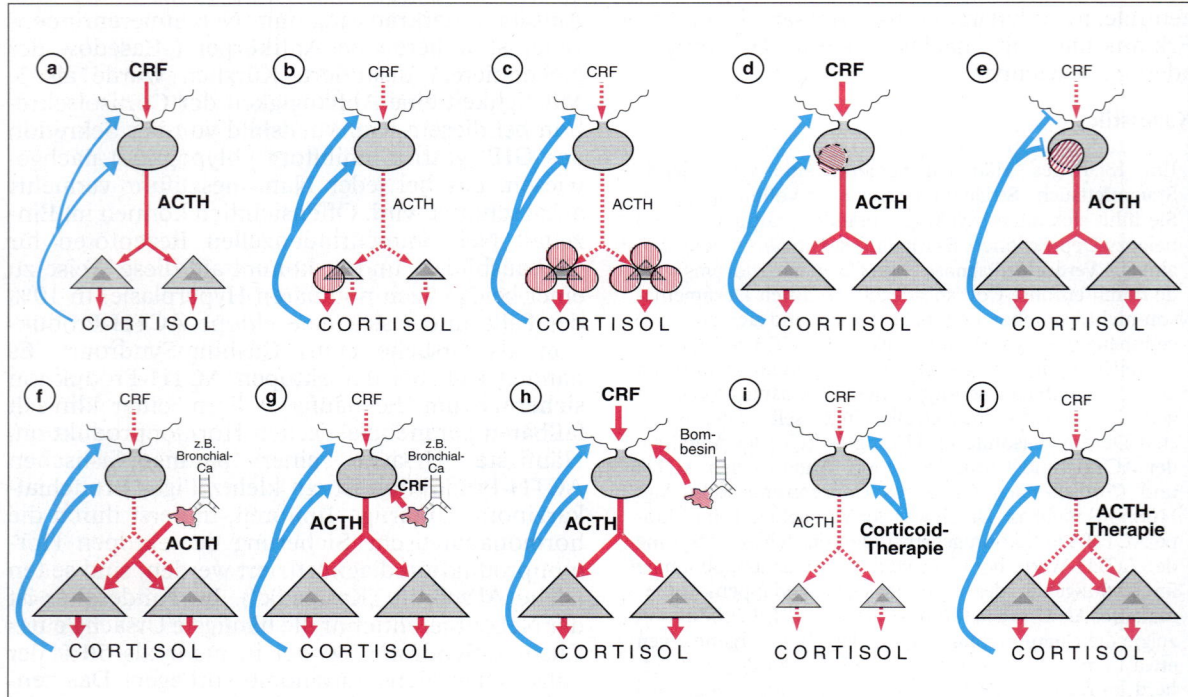

Abb. 13.5-1   Schematische Darstellung der verschiedenen Ursachen eines Cushing-Syndroms (aus Müller O. A., Thieme, 1992)

a) Normale Regulation zwischen Hypothalamus (CRF-Sekretion), Hypophyse (ACTH-Sekretion) und Nebennierenrinde (Cortisol-Sekretion).
b) Autonom Cortisol-produzierender Nebennierenrinden-tumor (Adenom oder Karzinom) mit Suppression von CRF und ACTH.
c) Autonom Cortisol-produzierende primäre bilaterale Nebennierenrindenhyperplasie mit CRF- und ACTH-Suppression.
d) Hypothalamisch bedingte (CRF-Mehrsekretion) beidseitige Hyperplasie der Nebennierenrinden mit und ohne nach-weisbares ACTH-produzierendes Hypophysenadenom.
e) Autonom ACTH-produzierendes Hypophysenadenom mit beidseitiger Hyperplasie der Nebennierenrinde und CRF-Suppression.
f) Paraneoplastische ACTH-Sekretion, z.B. durch ein Bronchialkarzinom, mit konsekutiver Nebennierenrinden-hyperplasie.
g) Paraneoplastische CRF-Sekretion, z.B. durch ein Bronchialkarzinom, mit Stimulation der hypophysären ACTH-Sekretion und konsekutiver Nebennierenrindenhyperplasie.
h) Paraneoplastische Produktion einer bombesinähnlichen Substanz mit Stimulation der CRF-Sekretion und konse-kutiver hypophysärer ACTH-Mehrsekretion und Neben-nierenrindenhyperplasie.
i) Kortikoidtherapie mit Hemmung der CRF- und ACTH-Sekretion und konsekutiver Nebennierenrindenatrophie.
j) ACTH-Therapie mit Hemmung der endogenen CRF- und ACTH-Sekretion.

Tab. 13.5-4   Symptome des Cushing-Syndroms und ihre Häufigkeit, Leitsymptome sind mit ▶ gekennzeichnet (modifiziert nach Labhart, 1978)

Symptom	Häufigkeit [%]
▶ rotes, gerundetes Gesicht (Vollmond, Plethora)	90
▶ stammbetonte Fettsucht	85
▶ diabetische Stoffwechsellage	85
▶ Hypertonie	80
▶ Hypogonadismus (Amenorrhö, Libido- und Potenzverlust)	75
▶ Osteoporose	65
▶ Striae rubrae, hämorrhagische Diathese	60
Muskelschwäche	65
Hirsutismus (bei Frauen)	70
Knöchelödeme	55
Büffelhocker	55
Akne	55
Rücken- und Knochenschmerzen	50
psychische Veränderungen	45
schlechte Wundheilung (Ulcus cruris)	35
Polyurie, Polydipsie	30
Kyphose	25
Nierensteine	20
leichte Polyzythämie	20

ptom für eine ektope ACTH-Produktion ist eine Hyperpigmentierung.

D Diagnostik

Die klinisch-chemischen Befunde tragen relativ wenig zur Diagnostik bei. Allerdings können im Einzelfall Elektrolytverschiebungen (Hypokaliämie), Blutbildveränderungen (Polyglobulie, Leukozytose) sowie eine diabetische Stoffwechsellage nachweisbar sein. Bei ektoper ACTH-Produktion findet sich häufig eine exzessive hypokaliämische Alkalose. Die spezifische **Hormonanalytik** ist in Tabelle 13.5-5 zusammengestellt, wobei ein Stufenplan einzuhalten ist.

Da die Verdachtsdiagnose relativ häufig gestellt wird, kommt der auch ambulant durchführbaren Ausschlußdiagnostik eine große Bedeutung zu: Diese gelingt mit dem Dexamethason-Hemmtest in seiner Kurzform, der einmaligen abendlichen Gabe von 2 mg Dexamethason. Fällt dieser Test pathologisch aus, ist ein Cushing-Syndrom keinesfalls gesichert, sondern muß durch die ergänzende Hormonanalytik endgültig gesichert werden (siehe Tab. 13.5-5). Auch die Differentialdiagnose der verschiedenen Formen eines Cushing-Syndroms wird hormonanalytisch gestellt (siehe Tab. 13.5-5), wobei dem Dexamethason-Hemmtest in höherer Dosierung und dem CRH-Stimulationstest die größte Bedeutung zukommen. Schwierigkeiten kann es bei der Abgrenzung der ACTH-abhängigen Formen geben (hypophysär bzw. ektop), insbesondere wenn es sich um gutartige Tumoren mit ektoper ACTH-Produktion handelt (siehe Problem im Abschnitt „Kasuistik").

Bisher nicht diagnostisch abgrenzbar sind die beiden hypothetischen Formen des zentralen Cushing-Syndroms (primär hypothalamisch bzw. primär hypophysär). Der unterschiedliche Therapieverlauf nach Hypophysenoperationen (siehe Abschnitt „Therapie") kann ein Hinweis auf die eine oder andere denkbare Form dieser Erkrankung sein.

Bildgebende Verfahren werden in der Regel erst nach der hormonanalytischen Sicherung der Differentialdiagnose der verschiedenen Formen eines Cushing-Syndroms eingesetzt. So müssen sie bei Sicherung einer autonomen Cortisolproduktion (siehe Tab. 13.5-2) zum Nachweis eines Nebennierentumors eingesetzt werden. In der Regel sind die nicht-invasiven Verfahren (Sonographie, Computer- bzw. Kernspintomographie) ausreichend, da diese Cortisol-produzierenden Nebennierentumoren meistens relativ groß sind. Bei Nachweis eines hypothalamisch-hypophysären Cushing-Syndroms ist die ergänzende neuroradiologische Diagnostik erforderlich, um ein Hypophysenadenom zu sichern (siehe Kap. 13.2.1.3). Da die ACTH-produzierenden Hypophysenadenome in der Regel sehr klein sind (Mikroadenome mit einem Durchmesser von wenigen Millimetern), entziehen sie sich auch heutzutage trotz verfeinerter Diagnostik in etwa der Hälfte der Fälle dem neuroradiologischen Nachweis. Bei Nachweis einer ektopen ACTH- oder CRH-Produktion muß der Primärtumor gefunden werden. In der Regel handelt es sich aber bereits um metastasierende Prozesse, wie das kleinzellige Bronchialkarzinom, die ihrerseits die Prognose limitieren.

Komplikationen

Die Cushing-Krankheit nimmt unbehandelt einen deletären Verlauf. Spontane Remissionen sind extrem selten. Als Todesursache steht die Hypertonie mit ihren Komplikationen an erster Stelle. Bei paraneoplastischer ACTH-(CRH-)Produktion ist die Art des zugrundeliegenden Tumorleidens für die Prognose und Komplikationen verantwortlich. Nebennierenrindenkarzinome mit autonomer Cortisolproduktion zeigen einen sehr unterschiedlichen Verlauf mit einer Krankheitsdauer von wenigen Monaten bis zu mehreren Jahren. Patienten mit einem Cushing-Syndrom haben generell eine höhere Infektanfälligkeit.

▼ Therapie

Im Vordergrund der Therapie der verschiedenen Formen des endogenen Cushing-Syndroms stehen operative Verfahren: So ist die operative Entfernung eines Nebennierentumors die Therapie der Wahl bei autonomer Cortisolproduktion. Im Falle der sehr seltenen bilateralen nodulären Hyperplasie muß eine beidseitige Adrenalektomie erfolgen. Bei zentralem Cushing-Syndrom wird zunächst eine explorative Hypophysenoperation mit dem Ziel des Auffindens eines ACTH-produzierenden Mikroadenoms durchgeführt, das möglichst selektiv entfernt wird. Aber auch bei histologisch gesicherter

---

Tab. 13.5-5 Spezifische endokrinologische Funktionsdiagnostik des Cushing-Syndroms

▶ Ausschluß der Verdachtsdiagnose
- Dexamethason-Hemmtest (Kurztest): ausreichende Suppression der Serumcortisolkonzentration (< 2 µg/dl) nach 2 mg Dexamethason

▶ Sicherung der Diagnose
- Serumcortisolkonzentration erhöht, aufgehobene Tagesrhythmik, mangelnde Suppression nach 2 mg Dexamethason
- Kortikosteroidmetaboliten bzw. freies Cortisol im 24-Stunden-Urin: erhöhte Ausscheidungswerte, mangelnde Suppression nach 4×0,5 mg Dexamethason über 2 Tage
- unzureichender oder fehlender Anstieg von Cortisol und Wachstumshormon im Insulinhypoglykämietest trotz ausreichender Hypoglykämie (Blutzuckerwerte < 50 mg/dl)

▶ Differentialdiagnose (hypothalamisch-hypophysär, paraneoplastisch bzw. adrenal bedingtes Cushing-Syndrom)
- ACTH-Plasmakonzentration
- CRH-Stimulationstest
- Dexamethason-Hemmtest mit höheren Dosen, z.B. 4×2 mg täglich über 2 Tage bzw. 8 mg in einer einmaligen abendlichen Dosis

Entfernung eines Mikroadenoms kommt es nur in etwa 70 bis 90% der Fälle zu einer vollständigen klinischen und hormonanalytischen Remission; auch Rezidive sind beschrieben worden. Möglicherweise besteht in diesen Fällen eine hypothalamische Ursache für den hypophysären ACTH-Exzeß. Bei der ektopen ACTH-Produktion ist nur selten der zugrundeliegende Tumor vollständig operativ entfernbar. Eine symptomatische medikamentöse Therapie mit Adrenolytika (z. B. o,p'-DDD = Mitotane [Lysodren®]) ist dann ebenso wie bei einem nicht vollständig zu exstirpierenden Nebennierenkarzinom indiziert.

Eine medikamentöse Vorbehandlung ist bei einzelnen schweren Verlaufsformen präoperativ erforderlich. Bei erfolgreicher Therapie wird in der Regel intra- und postoperativ eine Cortisolsubstitution vonnöten, die normalerweise nur einige Monate durchgeführt werden muß. Bei bilateraler Adrenalektomie ist dagegen eine lebenslange Substitution mit Cortisol und Mineralokortikoiden obligatorisch. Auch nach Entfernung eines autonomen Cortisol-produzierenden Nebennierentumors muß, im Einzelfall sogar über Jahre, Cortisol substituiert werden, bis Hypothalamus und Hypophyse wieder so in Gang kommen, daß die Atrophie der kontralateralen Nebennierenrinde aufgehoben ist. Die genaue Dosierung der Substitutionstherapie unterliegt den gleichen Regeln wie bei der primären Nebennierenrindeninsuffizienz (siehe Kap. 13.5.1.4).

Verlauf und Prognose

Die Prognose ist günstig bei vollständiger Entfernung eines Nebennierentumors, eines Tumors mit ektoper ACTH- oder CRH-Produktion und bei erfolgreicher Hypophysenoperation bzw. bilateraler Adrenalektomie beim zentralen Cushing-Syndrom. Als Folge der letztgenannten Therapie kann es zu invasiv wachsenden ACTH-produzierenden Hypophysenadenomen kommen (sog. „Nelson-Syndrom"), die u.U. eine radikale Hypophysenoperation mit Nachbestrahlung erfordern. Die Symptome des Cushing-Syndroms bilden sich zurück mit Ausnahme der Osteoporose, die als einziges Symptom von der Erkrankung übrigbleiben und erhebliche Beschwerden verursachen kann. Die Prognose des Nebennierenrindenkarzinoms mit autonomer Cortisolproduktion ist durch den Einsatz von o,p'-DDD deutlich gebessert worden, da diese Substanz auch einen zytostatischen Effekt auf Nebennierenrindenzellen ausübt. Trotzdem sind vollständige Remissionen nur im Einzelfall beschrieben worden. Die Möglichkeiten einer zytostatischen Therapie der häufigsten Ursache einer ektopen ACTH-Produktion, des kleinzelligen Bronchialkarzinoms, sind in den letzten Jahren deutlich verbessert worden. Die Prognose ist trotzdem weiterhin schlecht.

Differentialdiagnose

Abzugrenzen vom echten Cushing-Syndrom ist vor allem die **alimentäre** Adipositas mit den entspre-

chenden Komplikationen (Hypertonus, diabetische Stoffwechsellage); dies ist in der Regel durch die Hormonanalytik (siehe Tab. 13.5-5) möglich. Das alkoholinduzierte **Pseudo-Cushing-Syndrom** läßt sich anamnestisch und durch die klinischen Befunde (pathologische Leberfunktionswerte) in der Regel abgrenzen, zudem ist es nach Alkoholentzug rückläufig.

13.5.1.4   *Primäre Nebennierenrindeninsuffizienz (Morbus Addison)*

Definition

Unter dem Begriff des Morbus Addison werden sämtliche Formen einer primären Nebennierenrindeninsuffizienz zusammengefaßt.

Kasuistik

Eine 40jährige Patientin klagt seit Monaten über zunehmende Beschwerden mit Appetitlosigkeit, Gewichtsabnahme, Übelkeit und Erbrechen, Leistungsminderung mit rascher Ermüdbarkeit, Zeichen des niedrigen Blutdrucks (Orthostase) und Kälteintoleranz. Alle diese Symptome verstärkten sich im Sinne einer beginnenden „Addison-Krise" nach einer Bandscheibenoperation. Zusätzlich hat die Patientin eine deutliche Zunahme der Hauptpigmentation und den Verlust der Scham- und Axillarbehaarung bei unregelmäßiger Periode bemerkt. Die **Hormonanalytik** ergibt Cortisol-Spiegel unter der Nachweisgrenze, die nicht durch ACTH zu stimulieren sind. Der endogene ACTH-Spiegel ist extrem erhöht. Auch finden sich grenzwertig niedrige Schilddrüsenhormonwerte bei deutlich erhöhtem basalen TSH-Spiegel. Es lassen sich Nebennieren- und Schilddrüsenantikörper nachweisen. Im weiteren Verlauf bleibt die Periode völlig aus, mit Anstieg der basalen Gonadotropin-Spiegel bei niedrigen Östradiol-Werten.

Es konnte somit bei der Patientin die Kombination eines immunologisch bedingten Morbus Addison mit einer Hashimoto Thyroiditis (sog. „Schmidt-Syndrom") gesichert werden, zusätzlich bestand eine möglicherweise ebenfalls immunologisch bedingte Ovarialinsuffizienz. Klinische oder laborchemische Zeichen anderer Autoimmunerkrankungen sind nicht zu erfassen. Unter der **Substitutionstherapie** mit Cortisol, Schilddrüsenhormonen und Östrogenen geht es der Patientin seit Jahren gut.

Epidemiologie

Die primäre Nebennierenrindeninsuffizienz ist selten, man hat in Europa mit etwa vier bis sechs Erkrankungen pro 100 000 Einwohner zu rechnen.

Ätiologie und Pathogenese

In Tabelle 13.5-6 sind die wichtigsten Ursachen des Morbus Addison zusammengestellt, wobei die Häufigkeit der tuberkulösen Genese in den letzten Jahrzehnten rückläufig ist und eindeutig die immunologisch bedingte Form die häufigste Ursache dieser Erkrankung geworden ist. Es müssen mehr als neun Zehntel des Nebennierenrindengewebes zerstört sein, bevor eine manifeste Nebennierenrindeninsuffizienz eintritt. Dies erklärt auch die Tatsache, daß

Tab. 13.5-6 Ursachen des Morbus Addison und ihre Häufigkeit [%]

▶ idiopathisch (Autoimmunprozeß)	ca. 80%
▶ Tuberkulose	ca. 20%
▶ weitere Ursachen	ca. 1%
Gefäßprozesse	
(Hämorrhagie, Infarzierung u. a.)	
Pilzinfektionen	
AIDS	
Metastasen	
Lymphome	
Amyloidose	
Sarkoidose	
Hämochromatose	
Bestrahlungstherapie	
medikamentös	
(Adrenolytika, z. B. o,p'-DDD)	

nicht selten Metastasen im Bereich der Nebennieren gefunden werden, ohne daß eine Nebennierenrindeninsuffizienz eintritt. Das klinische Bild wird durch den Mangel an Glukokortikoid- und Mineralokortikoid-Wirkung geprägt. Das Leitsymptom „Hyperpigmentierung" ist durch die dem ACTH innewohnende MSH-Wirkung auf die Melaninproduktion der Haut erklärt. Während die tuberkulöse Form mehr Männer befällt, besteht ein geringgradiges Übergewicht der weiblichen Patienten bei der immunologisch bedingten Erkrankung (1,25:1).

S Symptome

Die Symptome der Erkrankung sind in Tabelle 13.5-7 zusammengestellt. Ganz im Vordergrund der Beschwerden steht die Schwäche und Antriebslosigkeit der Patienten, wobei im Gegensatz zur Depression eine Ermüdbarkeit mit morgendlichem Hoch und abendlichem Tief erfragbar ist. Auch kla-

Tab. 13.5-7 Symptome der primären Nebennierenrindeninsuffizienz (Morbus Addison). Kardinalsymptome sind mit ▶ gekennzeichnet

Symptom	Häufigkeit [%]
▶ Schwäche und Ermüdbarkeit	100
▶ zunehmende Pigmentation	94
▶ Hypotonie	90
▶ Gewichtsverlust	100
abdominelle Beschwerden	80
(Übelkeit, Erbrechen, Schmerzen)	
psychische Symptome	60
Anorexie	50
Schwindel, Kollapsneigung	40
Zeichen des Hypogonadismus	30
Salzhunger	15
Muskelschmerzen	15

gen die Patienten über die Zeichen der Hypotonie mit orthostatischen Beschwerden und über einen deutlichen Gewichtsverlust. Weiterhin werden uncharakteristische abdominelle Beschwerden mit Übelkeit, Erbrechen und Schmerzen angegeben, die im Einzelfall zu fehlerhaften differentialdiagnostischen Überlegungen und therpeutischen Maßnahmen führen können. Die wichtigsten klinischen Befunde sind neben der Hyperpigmentation, die besonders gut an Handlinien, Operationsnarben sowie der Mundschleimhaut nachweisbar ist, der niedrige Blutdruck, Muskelschwäche sowie der zum Teil anorektische Zustand.

D Diagnostik

Die klinisch-chemischen Befunde sind keinesfalls beweisend, allenfalls richtungweisend mit Hyperkaliämie, Kreatininanstieg (vermindertes Glomerulumfiltrat), einer Anämie und – selten – einem erniedrigten Blutzuckerspiegel. Gesichert wird die Diagnose durch erniedrigte Serumcortisol-Spiegel, die durch exogenes ACTH nicht zu stimulieren sind. Der endogene ACTH-Spiegel liegt hoch und beweist damit eine primäre Genese der Nebennierenrindeninsuffizienz. Die immunologische Genese ist durch den positiven Nebennierenzellantikörpernachweis zu belegen, wobei auch nach anderen Autoimmunprozessen, insbesondere des Endokriniums, gefahndet werden muß (siehe Abschnitt „Kasuistik" bzw. Kap. 13.7). Bei tuberkulöser Genese können Verkalkungen im Nebennierenbereich nachweisbar sein. Die übrigen – seltenen – Ursachen werden entweder durch die bekannte Grunderkrankung oder als Zufallsbefund erfaßt.

Komplikationen

Ein unbehandelter Morbus Addison kann über viele Jahre relativ symptomarm verlaufen, typisch ist allerdings die geringe Belastbarkeit. Körperliche Anstrengungen, Verletzungen, Operationen und Infektionen führen rasch zu einem lebensbedrohlichen Bild mit einer Zunahme bzw. Verstärkung sämtlicher Symptome, insbesondere mit Kollapsneigung, und enden schließlich in der „Addison-Krise" mit Kreislaufversagen und Tod.

T Therapie

Sie besteht in der Substitution mit Cortisol unter Zugabe von einem Mineralokortikoid-Präparat. In der Regel sind 20 bis 25 mg Cortisol (Hydrocortison®), über den Tag verteilt (z.B. 10–5–5–5 mg), ausreichend, morgens werden zusätzlich 0,1 bis 0,2 mg Fludrocortison (1 bis 2 Tbl. Astonin®-H) gegeben. In Streßsituationen, insbesondere bei fieberhaften Erkrankungen, Operationen etc. (drohende „Addison-Krise"), muß die Cortisoldosis auf 100 bis 200 mg pro 24 Stunden, in der Regel parenteral per Dauerinfusion verabreicht, gesteigert werden. Alle Patienten mit einem gesicherten Morbus Addison müssen wegen der Möglichkeit einer akut lebensbedrohlichen Situation mit einem Ausweis über ihre Erkrankung und Substitutionstherapie versorgt werden.

Verlauf und Prognose

Der ausreichend substituierte Morbus Addison hat eine gute Prognose ohne wesentliche Einschränkung der Lebenserwartung und Lebensqualität. Dies gilt natürlich nicht für diejenigen Formen (siehe Tab. 13.5-6), bei denen die Grunderkrankung die Prognose bestimmt. Eine Schwangerschaft ist bei substituiertem Morbus Addison komplikationslos möglich. Im letzten Trimenon muß die Höhe der Substitution wegen der zunehmenden Proteinbindung des Cortisols etwas gesteigert werden. Während des eigentlichen Geburtsvorganges ist dann eine deutliche Steigerung der Cortisoldosis auf 100 bis 200 mg pro 24 Stunden, in der Regel parenteral verabreicht, erforderlich.

Differentialdiagnose

Abgegrenzt werden muß die primäre Nebennierenrindeninsuffizienz von den sekundären und tertiären Formen bei Erkrankungen von Hypophyse und Hypothalamus. Die häufigste Form der sekundären Nebennierenrindeninsuffizienz wird durch eine längerfristige Kortikoidtherapie hervorgerufen, die durch Suppression von ACTH und CRH zur Atrophie beider Nebennieren führt. Patienten mit einer sekundären Nebennierenrindeninsuffizienz auf dem Boden einer Erkrankung von Hypothalamus und/oder Hypophyse weisen in der Regel weitere klinische Zeichen der Hypophysenvorderlappeninsuffizienz auf. Auch kommt es wegen des ACTH-Mangels zur Depigmentierung (siehe Kap. 13.2). Bei unvollständiger Symptomatologie kann die Abgrenzung von einem Malabsorptionssyndrom, einer chronischen interstitiellen Nephritis, chronischen Magen-Darm-Störungen und im Einzelfall auch von einer Anorexia nervosa klinisch nicht ganz leicht sein und eine Hormonanalytik erforderlich machen.

13.5.1.5 Androgenmehrsekretion

Definition

In diesem Kapitel werden die verschiedenen Ursachen einer Androgenmehrproduktion der Nebennierenrinde zusammengestellt. Prinzipiell muß zwischen Tumoren mit vermehrter Androgenproduktion (erworbenes androgenitales Syndrom) und dem kongenitalen androgenitalen Syndrom (AGS) unterschieden werden.

Kasuistik

Eine 52jährige Patientin bemerkt eine zunehmende Alopezie und einen ausgeprägten Hirsutismus. Seit drei Jahren besteht eine sekundäre Amenorrhö. Die **gynäkologische Untersuchung** ergibt eine Klitorishypertrophie. Das Testosteron ist mit 163 ng/dl deutlich erhöht, das Dehydroepiandrosteronsulfat (DS) mit 3130 ng/ml für dieses Alter im oberen Normbereich gelegen. Das Cortisol liegt mit 14,4 µg% im Normbereich, ist aber durch ACTH praktisch nicht zu stimulieren. Der basale ACTH-Spiegel liegt mit 50 pg/ml an der oberen Normgrenze. Deutlich erhöht ist der basale 17-α-Hydroxyprogesteron-Spiegel mit 1265 ng/dl, deutlich ansteigend nach ACTH (1905 ng/dl). Unter Kortikoiden Normalisierung von 17-α-Hydroxyprogesteron, Testosteron und DS bei supprimierten ACTH- und Cortisolspiegeln und damit endgültige **Sicherung der Diagnose** eines nach der Pubertät eingetretenen 21-Hydroxylase-Mangels (sog. „late-onset"-AGS), passend hierzu der HLA-Phänotyp B14.

Epidemiologie

Während das klinische Leitsymptom „Hirsutismus" eine sehr häufige Störung darstellt, sind Androgenproduzierende Nebennierentumoren extrem selten, ohne daß hier eine genaue Angabe pro Bevölkerungszahl gemacht werden kann. Dagegen ist der 21-Hydroxylase-Mangel als häufigste Ursache des angeborenen AGS mit einer Häufigkeit von etwa 1:6000 zu erwarten.

Ätiologie und Pathogenese

In Tabelle 13.5-8 sind die wichtigsten Ursachen von Hirsutismus und Virilisierung zusammengestellt. In mehr als 90% der Fälle liegt ein idiopathischer Hirsutismus vor. Beim kongenitalen adrenogenitalen Syndrom kommt es durch einen Enzymdefekt der Cortisolsynthese, in der Regel den 21-Hydroxy-

---

Tab. 13.5-8 Ursachen von Virilisierungszeichen

1. symptomatischer Hirsutismus
   ▶ adrenale Ursachen
     – Androgen-sezernierendes Adenom
     – Androgen-sezernierendes Karzinom
     – Cushing Syndrom
     – kongenitales adrenogenitales Syndrom
   ▶ ovarielle Ursachen
     – Androgen-sezernierende Tumoren
     – polyzystische Ovarien
     – vermehrte Stimulation durch HCG
   ▶ Hyperprolaktinämie-Hypogonadismus-Syndrom
   ▶ Akromegalie
   ▶ Intersexformen
     – Gonadendysgenesie
     – Pseudohermaphroditismus masculinus

2. idiopathischer Hirsutismus

3. medikamentöser Hirsutismus
   ▶ Androgene
   ▶ Progesteron-Derivate (19-Nor-Testosteron-Derivate und Danazol)
   ▶ Glukokortikoide und ACTH
   ▶ nichtsteroidale Medikamente (Diphenylhydantoin, Diazoxid, Hexachlorobenzen, Penicillamin, Minoxidil)

4. verschiedene Ursachen (Anorexia nervosa, Porphyrie, neurologische Erkrankungen)

lase-Mangel, zu einem mehr oder weniger aus-geprägten Hypocortisolismus (siehe Kap. 13.5.1.4) mit konsekutiver ACTH-Mehrsekretion. Diese ACTH-Mehrsekretion führt zur übermäßigen Stimulation der Synthese derjenigen Kortikosteroide der Nebennierenrinde, deren Produktion vor dem eigentlichen Enzymdefekt liegt, also insbesondere zu einer Mehrsekretion von Androgenen und deren Vorstufen. Bei einer Reihe von Patientinnen mit Hirsutismus läßt sich eine heterozygote Form des 21-Hydroxylase-Mangels bzw. eine partielle Form anderer Enzymdefekte (z. B. 3-β-Dehydrogenase-Mangel) bei gründlicher Hormonanalytik nachweisen. Die Androgenisierungszeichen sind aber in diesen Patientinnengruppen in der Regel nicht ausgeprägter als bei den übrigen Patientinnen mit idiopathischem Hirsutismus. Ein medikamentös bedingter Hirsutismus sollte ebenso leicht abgrenzbar sein wie die nicht-adrenalen und nicht-ovariellen übrigen Formen des symptomatischen Hirsutismus, z. B. bei einer Akromegalie.

⑤ Symptome

Die Symptome einer vermehrten Androgenproduktion sind in Tabelle 13.5-9 zusammengefaßt. Der Schweregrad der Virilisierung bestimmt das Ausmaß der Hormonanalytik. Hier sind insbesondere die Progredienz der Virilisierungszeichen und der gynäkologische Untersuchungsbefund ausschlaggebend.

Ⓓ Diagnostik

Aufgrund der zahlreichen verschiedenen Ursachen für Virilisierungszeichen einerseits (siehe Tab. 13.5-8) und der relativ geringen diagnostischen Ausbeute mit der so häufigen Diagnose „idiopathischer Hirsutismus" andererseits ist eine umfangreiche ungezielte Labordiagnostik nicht gerechtfertigt. Vielmehr entscheiden Anamnese und klinischer Befund über die Notwendigkeit einer Hormonanalytik. Hierbei hat sich die Einteilung der Mehrbehaarung nach Schweregraden bewährt. Eine Mehrbehaarung an den vorbestehenden weiblichen Prädilektionsstellen wird als „Hypertrichose" bezeichnet, ein „Hirsutismus" liegt beim Nachweis

eines männlichen Schamhaartyps vor. Die Bezeichnung „Virilisierung" erfordert weitere klinische Symptome (siehe Tab. 13.5-9). Nur bei einer relativ rasch zunehmenden Form des Hirsutismus oder bei Auftreten weiterer Virilisierungszeichen bzw. Zeichen einer anderen endokrinen Grunderkrankung, z. B. Cushing-Syndrom, ist eine Hormonanalytik gerechtfertigt.

Der wesentliche diagnostische Schritt besteht zunächst in der Bestimmung eines **Testosteronspiegels** (siehe Abb. 13.5-2): Bei normalem oder nur leicht erhöhtem Testosteron ist ein Tumor von Nebenniere oder Ovar praktisch ausgeschlossen. Bestätigt sich ein eindeutig zu hoher Testosteronspiegel, so kann die zusätzliche Bestimmung von DS bereits eine wichtige differentialdiagnostische Klärung zwischen adrenaler und ovarieller Ursache ermöglichen. Bei erhöhtem Spiegel von DS kann erstere angenommen werden. Ein Tumor der Nebennierenrinde mit ausschließlicher oder vorwiegender Produktion von DS ist erst ab Werten oberhalb von 8000 ng/ml zu vermuten und stellt insgesamt eine extrem seltene Diagnose dar. Erst nach Sicherung des Androgenexzesses ist eine weitere Lokalisationsdiagnostik zur Sicherung eines Tumors von Nebenniere oder Ovar erforderlich (siehe Tab. 13.5-2). Bezüglich des im Einzelfall auszuschließenden Cushing-Syndroms wird auf Tabelle 13.5-5 ver-

---

Tab. 13.5-9 Symptome der vermehrten Androgen-produktion

▶ bei Frauen
  Klitorishypertrophie
  Hirsutismus
  Stirnglatze
  tiefere Stimme
  Amenorrhö
▶ bei Männern
  Abnahme des Hodenvolumens
▶ bei Jungen
  Pseudopubertas praecox mit kleinen Hoden

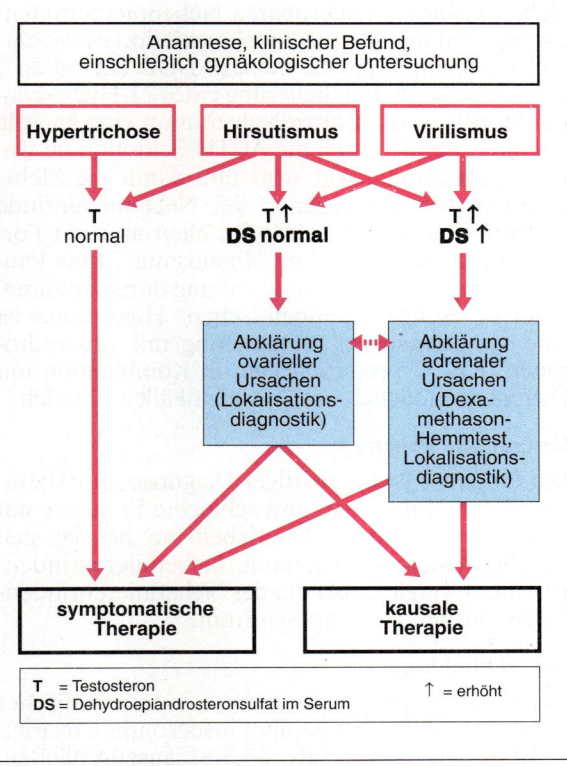

Abb. 13.5-2 Diagnostischer Stufenplan bei Virilisierungszeichen.

wiesen. Die Diagnostik des angeborenen AGS erfolgt in der Regel bereits im Kindesalter (siehe Lehrbücher zur Pädiatrie). Hier ist am wichtigsten die Erfassung des häufigsten Enzymdefektes, nämlich des 21-Hydroxylase-Mangels. Dies gelingt durch die Messung der Vorstufe vor dem Enzymdefekt, nämlich von 17-α-Hydroxyprogesteron. Bei manifestem kongenitalem AGS ist bereits der Basalspiegel erhöht, bei den heterozygoten Formen erst der Stimulationswert nach ACTH-Gabe.

Komplikationen

Ein unbehandelter Androgenexzeß führt zu z.T. irreversiblen Veränderungen, z.B. tieferer Stimme oder Klitorishypertrophie. Lebensbedrohlich ist ein ausgeprägter 21-Hydroxylase-Defekt bereits in den ersten Lebenstagen durch den dann eintretenden Salzverlust. Hier ist die frühzeitige Diagnose lebensrettend. Folge einer auch leichteren Androgenmehrsekretion kann die Infertilität sein. Deshalb wird bei der Abklärung von Fertilitätsstörungen auch der Androgenhaushalt untersucht.

▼ Therapie

Läßt sich, was sehr selten ist, ein Androgen-produzierender Nebennierentumor ausmachen, ist die operative Entfernung die Therapie der ersten Wahl. Im Einzelfall kann postoperativ eine Cortisolsubstitution notwendig werden, wenn der Tumor nicht ausschließlich Androgene produziert und zu einer Suppression der ACTH-Sekretion geführt hat. Bei nicht vollständig entfernbaren Nebennierenrindenkarzinomen mit Androgenmehrsekretion ist wiederum ein Therapieversuch mit o,p'-DDD (Lysodren®) empfehlenswert. Bei Sicherung eines 21-Hydroxylase-Mangels ist die Cortisolsubstitution eine kausale Therapie, da hierdurch die ACTH-Sekretion im wesentlichen normalisiert wird und damit die Mehrsekretion von Androgenen der Nebennierenrinde zumindest gemindert wird. Bei allen anderen Formen des symptomatischen Hirsutismus ist die kausale Therapie der Grunderkrankung durchzuführen. Beim so häufigen „idiopathischen" Hirsutismus ist eine symptomatische Behandlung mit Antiandrogenen, z.B. Cyproteronacetat, in Kombination mit Östrogenen möglich und in vielen Fällen hilfreich.

Verlauf und Prognose

Die Prognose ist bei richtiger Diagnose und Therapie günstig. Eine insgesamt schlechte Prognose mit sehr unterschiedlicher Überlebensrate hat dagegen das Androgen-produzierende Nebennierenrindenkarzinom, vergleichbar der des Nebennierenrindenkarzinoms mit Cushing-Syndrom.

Differentialdiagnose

Neben der Abgrenzung anderer symptomatischer Formen des Hirsutismus sind insbesondere ovarielle Ursachen (siehe Tab. 13.5-8) auszuschließen. Hier ist, neben den ebenfalls seltenen Androgen-produzierenden Tumoren des Ovars, insbesondere das „Stein-Leventhal-Syndrom" (polyzystische Ovarien) zu beachten. Bei einer Vielzahl der Patientinnen mit diesem Syndrom findet sich ein sehr typischer Hormonbefund, nämlich erhöhte basale LH-Spiegel, die überschießend durch LHRH zu stimulieren sind.

13.5.1.6 Östrogenmehrsekretion

Östrogen-produzierende Nebennierentumoren sind extrem selten, es handelt sich in diesen Fällen oft um Karzinome. Die Östrogenüberproduktion macht sich beim männlichen Geschlecht durch Gynäkomastie und Hodenatrophie bemerkbar und muß daher von den übrigen Ursachen einr Gynäkomastie abgegrenzt werden. Endgültig gesichert wird diese seltene Diagnose durch den Nachweis einer deutlich vermehrten Östrogensekretion. Anschließend ist die Lokalisationsdiagnostik des vermuteten Nebennierentumors erforderlich (siehe Tab. 13.5-2). Beim weiblichen Geschlecht ist diese Diagnose extrem schwierig zu stellen. Im Einzelfall kann das Wiederauftreten einer Östrogenaktivität bei Frauen in der Postmenopause diagnostisch richtungweisend sein.

13.5.1.7 Hormoninaktive Nebennierentumoren

Diese Diagnose wurde früher meist erst dann gestellt, wenn die Tumoren durch ihre Größe zur Raumforderung geführt hatten, wobei es sich in der Regel um Karzinome handelte. Sehr viel häufiger finden sich kleine benigne Adenome der Nebennieren, die jetzt durch den zunehmenden Einsatz der abdominellen Sonographie und Computertomographie als Zufallsbefunde (sog. „Inzidentalome") entdeckt werden. Hormoninaktive kleinere Nebennierenadenome sind häufig, wie aus alten Sektionsstatistiken ablesbar ist (1,4 bis 8,7%). Differentialdiagnostisch müssen Metastasen anderer Karzinome sowie ein Tuberkulom der Nebenniere ausgeschlossen werden. Seltener sind Nebennierenzysten. Im Einzelfall kann eine computertomographisch oder sonographisch gesteuerte Feinnadelpunktion die richtige histologische Diagnose und damit die Entscheidung über die Notwendigkeit einer Operation erbringen. Die Diagnose eines Inzidentaloms darf erst gestellt werden, wenn eine Hormonaktivität endgültig ausgeschlossen ist, wobei dem Ausschluß des Phäochromozytoms eine besondere Bedeutung zukommt, da sich diese Diagnose nicht immer klinisch bemerkbar machen muß. Ein Nebennierentumor ohne Ausschluß eines Phäochromozytoms darf wegen der möglich intraoperativen Komplikationen nicht operativ entfernt werden. Die Therapie der Wahl ist die operative Entfernung des hormoninaktiven Nebennierentumors, wobei bei Tumoren unterhalb eines Durchmessers von 4 cm eine „abwartende Haltung" mit Verlaufskontrolle gerechtfertigt ist.

13.5.2 Krankheiten des Nebennierenmarks

13.5.2.1 *Überfunktion des Nebennieren-marks (Phäochromozytom)*

Definition

Je nach dem histologischen Entwicklungsgrad unterscheidet man **Neuroblastome, Ganglioneurome** und **Phäochromozytome.** Letztere können auch extraadrenal liegen und werden dann als „Paragangliome" oder „Chemodektome" bezeichnet. Neuroblastome und Ganglioneurome sind nicht mit endokrinen Symptomen verbunden, insbesondere fehlt die für das Phäochromozytom charakteristische Hypertonie. Es werden aber auch von diesen Tumoren Vorstufen bzw. Metaboliten der Katecholamine ausgeschieden (Dopamin, Homovanillinsäure). Im Folgenden wird lediglich das Phäochromozytom abgehandelt.

Kasuistik

Ein 25jähriger Patient hat seit mehr als einem Jahr erhöhte Blutdruckwerte, wobei es intermittierend zu krisenhaften Blutdruckanstiegen mit Kopfschmerzen, Schweißausbrüchen, vermehrtem Schwitzen und Palpitationen kommt. Ein Bruder des Patienten wurde einige Jahre zuvor wegen eines Phäochromozytoms beidseits adrenalektomiert. Die **Diagnose** eines Phäochromozytoms wird durch extrem hohe Plasmanoradrenalinspiegel endgültig gesichert; Adrenalin und Dopamin liegen im Normbereich. **Sonographisch** und **computertomographisch** finden sich beidseits Nebennierentumoren mit Durchmessern bis zu 8 cm. Ein ^{131}Jod-meta-Benzylguanidin-**Szintigramm** ergibt keine zusätzliche Speicherung in anderen Arealen. Der Patient wird beidseits adrenalektomiert, die extrem hohen Noradrenalinspiegel sind postoperativ normalisiert.

Es handelt sich also um eine familiäre Form des Phäochromozytoms. Zeichen einer multiplen endokrinen Neoplasie sind nicht auszumachen, insbesondere können ein medulläres Schilddrüsenkarzinom sowie ein primärer Hyperparathyroidismus ausgeschlossen werden.

Epidemiologie

Phäochromozytome sind selten, wobei die Häufigkeitsangaben schwanken. So finden sich in unterschiedlichen Sektionsstatistiken Angaben von einem Fall auf 3000 Sektionen bzw. einem Fall auf 40000 Sektionen. Auch die Angaben bezüglich der Häufigkeit unter Hypertonuspatienten schwanken zwischen einem und fünf auf 1000 Patienten. Familiäres Vorkommen wird beobachtet und gehört dann oft zum Krankheitsbild der multiplen endokrinen Neoplasie (siehe Kap. 13.8).

Ätiologie und Pathogenese

Phäochromozytome gehen von den chromaffinen Zellen aus, die nach der Geburt praktisch ausschließlich im Nebennierenmark nachweisbar, in der Fetalzeit aber ubiquitär verteilt sind. So ist verständlich, daß nur etwa 80 bis 90% der Phäochromozytome im Bereich des Nebennierenmarkes lokalisiert sind. Die übrigen 10 bis 20% liegen extraadrenal und werden ubiquitär, vom Halsbereich bis zum Beckenboden, gefunden. Die Mehrzahl der extraadrenalen Phäochromozytome liegt aber abdominell paravertebral oder im Zuckerkandl-Organ (Paraganglion).

S Symptome

Die Tabelle 13.5-10 faßt die Symptome des Phäochromozytoms und die Häufigkeit ihres Auftretens zusammen. Im Vordergrund der Beschwerden des Patienten stehen die Zeichen des krisenhaften Hypertonus, wobei zusätzliche Zeichen der vermehrten Katecholaminwirkung (Tachykardien, vermehrtes Schwitzen) bemerkbar werden. Krisenhafter paroxysmaler Blutdruckanstieg wird nur in etwa der Hälfte der Fälle beobachtet. Häufig aber bestehen überhaupt keine Beschwerden, und die Diagnose wird im Rahmen der Abklärung eines Hypertonus oder als Zufallsbefund (siehe Kap. 13.5.1.7) gestellt.

D Diagnostik

Die Diagnostik ist aufwendig und kann deshalb sicherlich nicht bei jedem Hypertoniker durchgeführt werden. Allerdings sollte im Rahmen der Abklärung eines Hypertonus bei Patienten zwischen dem 20. und 50. Lebensjahr ein Phäochromozytom auf jeden Fall ausgeschlossen werden, da der Häufigkeitsgipfel gerade in diesem Bereich liegt. Dies

Tab. 13.5-10 Häufigkeit der Symptome beim Phäochromozytom (nach Labhart, 1978)

Symptome	Paroxysmale Form [%]	Dauerform [%]
Kopfschmerzen	**92**	**72**
Herzklopfen mit oder ohne Tachykardie	**73**	**51**
übermäßiges Schwitzen	**65**	**70**
Blässe, vorwiegend im Gesicht	**60**	**28**
Nervosität oder Angstgefühl	**60**	**28**
Tremor	51	26
Nausea mit oder ohne Erbrechen	43	26
Schwäche, Erschöpfung oder Müdigkeit	38	15
Thoraxschmerz	32	13
Abdominalschmerz	16	15
Gewichtsverlust von über 10%	14	15
Dyspnoe	11	8
Hitzegefühl oder Wallungen oder beides	11	8
Schwindel oder Benommenheit	11	3
Parästhesien oder Schmerzen in den Armen	11	0
Raynaud Krankheit	8	3
Bradykardie, vom Patienten wahrgenommen	8	3
Grand-mal-Anfälle	5	3
Sehstörungen	3	21
Hitzeunverträglichkeit	3	8
Verstopfung	0	13

gelingt am besten durch die Messung der Plasmakatecholamine bzw. der Ausscheidung der Katecholamine im 24-Stunden-Urin. Die Bestimmung der Metaboliten Vanillinmandelsäure und Metanephrin reicht zum Ausschluß deshalb nicht aus, weil kleinere Phäochromozytome vorwiegend die Katecholamine selbst produzieren und weniger die Metaboliten. Bei Verdacht auf Malignom (doppelseitige bzw. größere Tumoren) sollten zusätzlich Dopamin und Homovanillinsäure bestimmt werden. Medikamente, die die Bestimmung stören können, müssen mindestens 24 Stunden, besser einige Tage abgesetzt sein, z. B. MAO-Hemmer, Reserpin, α-Methyldopa und Clonidin. Provokations- bzw. Lysistests sind nicht ungefährlich und haben immer wieder falsch positive oder falsch negative Ergebnisse gebracht. Im Einzelfall kann ein Glucagon-Stimulationstest (möglichst unter Alpha-Blockade) durchgeführt werden oder ein Klonidintest, der beim Phäochromozytom zu keinerlei Veränderung der Katecholaminsekretion, bei leicht erhöhtem Katecholaminspiegel anderer Ursache (z. B. essentielle Hypertonie) aber zu einer deutlichen Suppression führt.

Die Lokalisationsdiagnostik (siehe Tab. 13.5-2) sollte erst nach biochemischer Sicherung der Diagnose erfolgen, wobei die nicht-invasiven Verfahren wiederum zuerst durchgeführt werden. Ist bei gesicherter biochemischer Diagnose keine Raumforderung im Bereich der Nebennieren festzustellen, ist die venöse Etagenblutentnahme geeignet, den extraadrenalen Tumor zu lokalisieren. Diese Untersuchung sollte ebenfalls nur nach Vorbehandlung mit Alpha-Blockern durchgeführt werden. Die szintigraphische Untersuchung mit ^{131}Jod-meta-Benzylguanidin hat einen erheblichen Fortschritt in der Lokalisationsdiagnostik des Phäochromozytoms erbracht, ist aber ebenfalls nicht immer treffsicher. Diese Szintigraphie ist auch zum Metastasenausschluß oder -nachweis geeignet. Maligne Phäochromozytome sind bei großem Nebennierentumor, beidseitigen Nebennierentumoren und bei familiären Formen der Erkrankung häufiger.

Komplikationen

Ein unerkanntes und unbehandeltes Phäochromozytom kann zu lebensbedrohlichen Komplikationen wie Apoplexie, Lungenödem und Herzinfarkt führen, also entsprechend einer unbehandelten schweren Hypertonie.

▼ Therapie

Die Therapie der Wahl ist die **operative Entfernung** des Phäochromozytoms. Eine Operation darf aber erst nach ausreichender Vorbehandlung mit Alpha-Blockern durchgeführt werden. Die benötigte Dosis ist sehr unterschiedlich, man beginnt einschleichend mit 1–5 mg Phenoxybenzamin (Dibenzyran®), Dosierungen von mehr als 100 mg/d werden im Einzelfall benötigt. Kriterien für eine ausreichende Vorbehandlung sind das Absinken des Blut-

drucks bis zur beginnenden Hypotonie und die Zunahme des intravasalen Volumens (Abfall des Hämatokrits). Die Vorbehandlung senkt die Komplikationsrate bei der Operation erheblich. Insbesondere wird durch eine genügend hoch dosierte Vorbehandlung ein kritischer Blutdruckabfall verhindert, der sonst durch eine akut auftretende Gefäßerweiterung und daraus folgendem Volumenmangel verursacht wird. Trotzdem kann die Vorbehandlung nicht so exakt gesteuert werden, daß nicht doch intraoperative Puls- und Blutdruckanstiege (Phentolamin i.v.!) und nach Tumorentfernung ein gewisser Blutdruckabfall mit Volumenmangel (Volumengabe, hochdosierte Noradrenalinzufuhr, evtl. Glukokortikoide) auftreten, was durch die in Klammern genannten Maßnahmen beherrscht werden muß. Falls ein bilaterales Phäochromozytom operativ entfernt wird, ist intraoperativ bereits eine hochdosierte Cortisol-(Hydrocortison®-)Gabe einzuleiten, entsprechend dem Vorgehen bei der Operation eines Cushing-Syndroms. Bei metastasierendem Phäochromozytom hat sich in letzter Zeit bei Inoperabilität eine ergänzende nuklearmedizinische Therapie mit hohen Dosen von ^{131}Jod-meta-Benzylguanidin (vergleichbar einer Radiojodtherapie der Schilddrüse) in Einzelfällen bewährt.

Verlauf und Prognose

Die Prognose ist sehr unterschiedlich, da manche Phäochromozytome offensichtlich sekretorisch inaktiv sein können oder nur sehr selten vermehrt Katecholamine sezernieren. Die Prognose nach operativer Entfernung ist günstig, es sei denn, es liegt eine maligne Form der Erkrankung vor.

Differentialdiagnose

Sämtliche übrigen Formen des Hypertonus sind differentialdiagnostisch abzugrenzen. Im Einzelfall muß an eine Hyperthyreose gedacht werden (Gewichtsabnahme, Tachykardien). Migräneartige Kopfschmerzen können den Verdacht auf eine paroxysmale Form des Phäochromozytoms lenken.

Wichtig ist es, daß bei jedem gesicherten Phäochromozytom an die Möglichkeit der multiplen endokrinen Neoplasie (Typ II bzw. Typ IIb) gedacht wird. Es sollten also insbesondere ein medulläres Schilddrüsenkarzinom und ein primärer Hyperparathyroidismus durch die entsprechende Diagnostik ausgeschlossen (siehe Kap. 13.8) und ein familiäres „Screening" durchgeführt werden.

13.5.2.2   Unterfunktion des Nebennierenmarks

Der Ausfall des Nebennierenmarks, z. B. durch eine beidseitige Adrenalektomie bzw. im Zusammenhang mit einem tuberkulösen Morbus Addison, ist mit keinerlei Ausfallserscheinungen verbunden und macht deshalb eine Substitutionstherapie nicht erforderlich. Es gibt aber sehr seltene schwerwiegende Funktionsstörungen des Nebennierenmarks bzw. des autonomen Nervensystems. Hierzu gehören die idiopathische Hypoglykämie von Kindern (Zetterström), die idiopathische orthostatische Hypotonie (Shy-Drager-Syndrom) und die familiäre Dysautonomie (Riley-Day-Syndrom).

Literatur

– De Groot, L. J. (ed.): J. Endocrinology. Saunders, Philadelphia–London–Toronto 1989.
– Felig, P., J. D. Baxter, A. E. Broadus, L. A. Frohmann (eds.): Endocrinology and Metabolism. McGraw Hill, New York 1987.
– Wilson, J. D., D. W. Foster (eds.): Textbook of Endocrinology. Saunders, Philadelphia–London–Toronto 1985.

13.6 Gonadenerkrankungen des Mannes

U. FINGSCHEIDT, E. NIESCHLAG

13.6.1 Andrologische Diagnostik

Die Gonaden des Mannes haben eine Doppelrolle: Sie versorgen den Körper mit Testosteron, und sie bilden Spermien. Wie bei keinem anderen endokrinen Organ sind hier zwei Funktionen, eine endokrine und eine exokrine, eng miteinander verknüpft. Das Spektrum der Gonadenerkrankungen des Mannes reicht von der isolierten Schädigung der Spermatogenese bis zur Kombination aus endokrinologischer Insuffizienz und Unfruchtbarkeit. An zugeordneten Symptomen stehen bei diesen Erkrankungen die Infertilität oder der Androgenmangel im Vordergrund. Schwierig ist eine trennscharfe andrologische Diagnostik allerdings nicht nur wegen dieser engen Verknüpfung der beiden unterschiedlichen Funktionen der Hoden. Häufig sind die Testes nicht primär erkrankt, sondern die Ursache liegt in der defekten endokrinologischen Steuerung durch Hypothalamus oder Hypophyse, oder der Ablauf der Erektion oder der Ejakulation ist gestört. Probleme der Fortpflanzung und der Sexualität werden zudem von Patienten und Ärzten selten offen besprochen, sondern meist verdrängt. Um die sich teilweise überlappenden Krankheitsbilder sicher voneinander unterscheiden zu können, sind eine detaillierte Anamnese, verläßliche somatische Befunde und eine valide Labordiagnostik unabdingbar.

Anamnese

Die andrologische Anamnese (siehe Tab. 13.6-1) umfaßt Informationen über die reproduktiven Funktionen des Mannes, die Pubertätsentwicklung, Vor- und Begleiterkrankungen, das psychologische Umfeld und Informationen über die Partnerin.

Tab. 13.6-1 Andrologische Anamnese

Androgenisierungs-grad	sekundäre Geschlechtsbehaarung (Bart, Pubes), Geheimratsecken Osteoporose, Anämie Libido, Potenz
Fertilitätsstörungen	Dauer des Kinderwunsches Dauer des ungeschützten Verkehrs Koitusfrequenz Partnerkonflikte Fertilitätsuntersuchungen der Partnerin (Basaltemperatur, Follikulometrie, Hormonbestimmungen, Laparoskopie, Tubendurchgängigkeit, Spermien-Mukus-Interaktion, Therapie) Kinder aus anderen Ehen/ Beziehungen
Vor- u. Begleiterkrankungen	Lageanomalien der Testes Herniotomie mit möglichen Samenleiter-Verletzungen Gynäkomastie Infektionen und venerische Erkrankungen Mumpsorchitis Diabetes mellitus, Hypertonus, Übergewicht Lebererkrankungen Nephropathien Young Syndrom Mukoviszidose
Medikamente und Noxen	Alkohol, Nikotin, Drogen, Chemotherapeutika, Antihypertensiva, Steroide, Digitalis, berufliche Noxen

Körperliche Untersuchung

Die Untersuchung erfolgt am stehenden Patienten:
Sekundäre Geschlechtsmerkmale: Körperbau und -größe, Symphysen-Boden-Abstand (Unterlänge) und Armspannweite (Spannweite normal nicht größer als Körperlänge plus 5 cm), Muskulatur, Fettverteilung, Geschlechtsbehaarung, Haaransatz an der Stirn, Bartwuchs, Körperbehaarung, Adamsapfel, Stimmtiefe.
Gynäkomastie: Unterscheidung der Gynäkomastie mit tastbarem Drüsenkörper von der Lipomastie ohne Drüsenkörper, Relation zum Körpergewicht. Tumoren? Lymphknoten?
Skrotum: Rötung, Warzen, Erosionen.
Penis: Urethramündung (Hypo- oder Epispadie, Rötung), Phimose, Seitendeviation.
Hoden: Lage, Form, Oberfläche, Konsistenz und Größe (palpatorischer Vergleich mit den Ellipsoiden eines Orchidometers, normal 12 bis 30 ml pro Hoden), Druckschmerzen. Bei **Lageanomalien der Hoden:** Läßt sich der Hoden bei offenem Processus vaginalis in den Leistenkanal schieben, oder „pendelt" er spontan bei Kältereizen oder beim Orgasmus zwischen skrotaler und inguinaler Lage

(= **Pendelhoden**), liegt er inguinal und läßt sich ins Skrotum mobilisieren (= **Gleithoden**), liegt ein **Leistenhoden** vor, oder fehlen ein oder beide Hoden (**Anorchie**)? Leistenbruch? Leistenlymphknoten größer als 1 cm Durchmesser?

Nebenhoden: Bei 98% der Männer dorsal des Hodens gelegen, Größe, Verhärtungen, Erweiterungen, Hydrozele, Spermatozele, Druckschmerz.

Gefäße: Palpation des Plexus pampiniformis. Sichtbare oder tastbare Erweiterung? (Varikozele). Im Valsalva-Preßversuch im Stehen wird ein Reflux durch die V. spermatica nachgewiesen.

Prostata und akzessorische Drüsen: rektale Untersuchung der Prostata bei jeder Therapie mit Testosteron in halbjährlichen Abständen und Routineuntersuchung bei jedem Mann älter als 45 Jahre. Die normale Prostata hat die Konsistenz eines angespannten Muskels, hat einen Durchmesser von etwa 3 cm (Kastaniengröße), die Oberfläche ist glatt, und der Sulkus ist in Längsrichtung in der Mitte tastbar.

Apparative Untersuchungen

Sonographie

Hoden, Nebenhoden, Plexus pampiniformis und Strukturen des Leistenkanals sind sonographischer Diagnostik mit einem 7,5-MHz-Schallkopf zugänglich. Die Hodengröße kann so objektiv bestimmt werden. Parenchymveränderungen des Hodens (Zysten, Inhomogenitäten, Tumoren), des Nebenhodens (Durchmesser, Verdickungen, Blockaden), der Samenblasen und der Prostata lassen sich darstellen. Die Sonographie der Prostata erfolgt mittels eines 3,5-MHz-Schallkopfes transvesikal oder besser mit einer Sonde transrektal.

Radiologische Untersuchungen

Bei Verdacht auf Hypophysentumor erfolgt eine Kernspintomographie. Bei verzögerter Pubertät ist die Bestimmung des Knochenalters (der linken Hand) von Bedeutung. Die Minderung der Kalksalzdichte der Knochen als Folge langdauernden Testosteronmangels kann beispielsweise mittels quantitativer Computertomographie der Lendenwirbelsäule untersucht werden.

Laboruntersuchungen

Neben den **Hormonuntersuchungen** (siehe Tab. 13.6-2) wird zur Diagnostik der Gonadenerkrankungen eine **Ejakulatanalyse** durchgeführt. Eine Karenzzeit von 48 h bis 7 Tagen muß eingehalten werden, um vergleichbare Werte zu erhalten. Soll- und Normalwerte des Ejakulats enthält Tabelle 13.6-3, und die Terminologie der Befunde enthält Tabelle 13.6-4. Hilfreich bei der Interpretation der Labordiagnostik männlicher Fertilitätsstörungen ist der in Abbildung 13.6-1 dargestellte vereinfachende Algorithmus.

Interaktionsdiagnostik

Bei einer bestehenden Infertilität sollten beide Partner simultan diagnostiziert werden. Zusätzlich wird die Interaktionsdiagnostik durchgeführt. Im zwei-

Tab. 13.6-2 Hormonuntersuchungen bei Hypogonadismus und Infertilität

Hormon oder Test	Normalbereich	Interpretation
Testosteron	12–30 nmol/l	Tagesschwankungen und kurzfristige Schwankungen beachten. Androgenmangel, wenn Werte < 12 nmol/l liegen
LH	1,5–6 IU/l	erniedrigt mit fehlender Pulsatilität bei hypophysär-hypothalamischer Störung, erhöht bei Hypogonadismus mit primärer testikulärer Schädigung
FSH	1,5–7 IU/l	erniedrigt bei hypophysär-hypothalamischer Störung, erhöht bei primärer Spermatogenesestörung
GnRH-Test	100 µg GnRH i.v., Blutentnahmen basal und nach 25 u. 45 min	Anstieg von LH auf das 3fache von FSH und auf das 2fache der Basalwerte, fehlender oder eingeschränkter Anstieg bei Hypophyseninsuffizienz; bei hypothalamischer Störung GnRH-Vorbehandlung vor Test
HCG-Test	5000 I.U. HCG i.m., Blutentnahmen basal und nach 48 und 72 h	Anstieg von Testosteron auf das 1,5- bis 2,5fache des basalen Wertes, fehlender oder eingeschränkter Anstieg bei primärer Schädigung der Leydig-Zellen, Anstieg über das 2,5fache bei hypophysär-hypothalamischer Störung möglich
Prolaktin	< 500 mIU/l (bzw. < 29 µg/l)	Erhöhung bei Streß, Medikamenten, Prolaktinom
Östradiol	55–180 pmol/l	Erhöhung bei Adipositas, Medikamenten, Leberschädigung, Hodentumoren
Tumor-marker	α-Fetoprotein, β-HCG, PSA	nur bei Tumorverdacht, obligatorisch zur Verlaufkontrolle vor Therapiebeginn, postoperativ, unter Chemotherapie und in der Nachsorge

Tab. 13.6-3 Untersuchungen des Ejakulats

	Soll- oder Normalwerte
Volumen	> 2 ml
pH	7,2 bis 7,8
Spermienkonzentration	> 20 Mio. Spermatozoen/ml
Motilität	a + b > 50% (Beweglichkeitsklassen a = schnell progressiv, b = progressiv, c = lokal, d = unbeweglich)
Morphologie	> 30% normal geformte Spermatozoen
Spermienantikörper	MAR (mixed agglutination reaction) < 10% Agglutination
Leukozyten	$< 1\times10^6$/ml Seminalplasma
Glukosidase (Nebenhodenmarker)	< 10 mU/Ejakulat
Zitronensäure (Prostatamarker)	> 52 μmol/Ejakulat
Fructose (Samenbläschenmarker)	> 13 μmol/Ejakulat
Ejakulatkultur	$< 10^7$ Keime/Ejakulat, keine Mykoplasmen, keine Ureaplasmen

Tab. 13.6-4 Terminologie der Ejakulatbefunde: Die Unterscheidung der Grenzwerte fertiler Männer wird durch die Vorsilben, oligo-, terato-, astheno- oder deren Kombination ausgedrückt (Beispiele)

Normozoospermie	normale Befunde
Oligozoospermie	Spermienkonzentration < 20 Mio./ml
Teratozoospermie	< 30% normal geformter Spermien
Asthenozoospermie	Motilität a + b < 50%
Oligoasthenoterato-zoospermie	gleichzeitiges Vorliegen der drei vorher genannten Befunde
Azoospermie	keine Spermien im Ejakulat
Aspermie	kein Ejakulat

nach dem Geschlechtsverkehr) nachgewiesen werden. Lassen sich keine beweglichen Spermien nachweisen, wird ein Mukus-Penetrationstest in vitro durchgeführt, um die Beweglichkeit der Spermien im Zervikalsekret zu beurteilen.

Hodenbiopsie

Nur in der Hodenbiopsie kann die Spermatogenese genau beurteilt werden. Hauptindikationen sind die Differentialdiagnose Spermatogenesestörung/Verschlußazoospermie vor eventueller mikrochirurgischer Rekonstruktion der ableitenden Samenwege sowie die Tumorfrüherkennung bei Verdacht auf Carcinoma in situ. Bei hohem FSH erübrigt sich die Hodenbiopsie, da keine therapeutischen Möglichkeiten bestehen. Als Komplikationen kommen selten Blutungen und Infektionen vor.

mal wiederholten Postkoitaltest sollten mindestens einmal bewegliche Spermien zur Zeit des erwarteten Ovulationstermins im Zervikalmukus (6–12 h

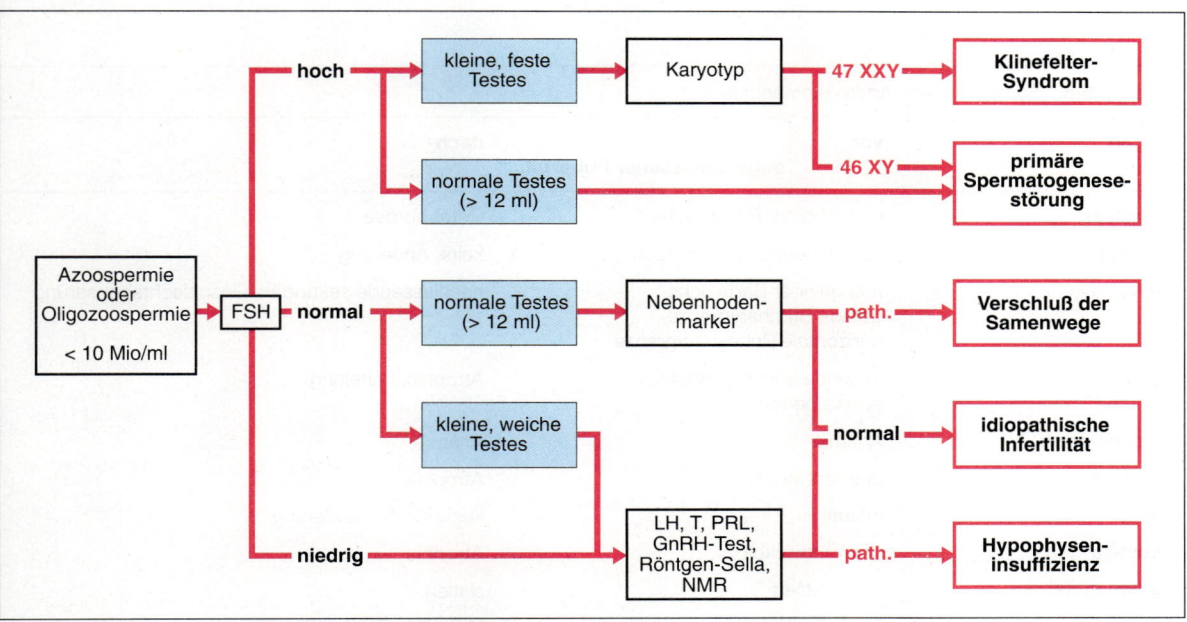

Abb. 13.6-1 Labordiagnostik männlicher Fertilitätsstörungen (nach Ausschluß von Varikozele oder Infektion).

Zytogenetische Untersuchungen

Zytogenetische Untersuchungen dienen der Abklärung numerischer Chromosomenaberrationen (Klinefelter Syndrom XXY sowie XX- oder XYY-Aberrationen). Ein Mundschleimhautabstrich erlaubt den Nachweis von Barr-Körpern (überzählige X-Chromosomen), die genaue Diagnostik erfolgt mittels Chromosomenfärbung in Bandentechnik aus einer Blutprobe.

13.6.2 Leitsymptome der Erkrankungen der Testes

Hypogonadismus

Die Unterfunktion der Gonaden beim Mann wird Hypogonadismus genannt. Es wird unterschieden zwischen primärem und sekundärem Hypogonadismus, je nachdem, ob die Störungen der Funktion im Hoden oder im Bereich der Steuerorgane Hypothalamus oder Hypophyse liegen (Abb. 13.6-2). Je nach Art der Störung kommt es zu einzelnen oder Kombinationen der nachfolgend beschriebenen Symptome.

Androgenmangel

Je früher der Androgenmangel eintritt, um so gravierender sind die Folgen. Die sexuelle Differenzierung ist gestört, wenn bereits intrauterin ein Testosteronmangel besteht. Fehlt der Anstieg von Testosteron zur Pubertätszeit, kommt es zur verzögerten Pubertät (Pubertas tarda) mit eunuchoidem Hochwuchs. Tritt der Androgenmangel nach der Pubertät ein, wird er bisweilen vom Patienten nicht bemerkt und läßt sich an den in Tabelle 13.6-5 aufgeführten Symptomen erkennen.

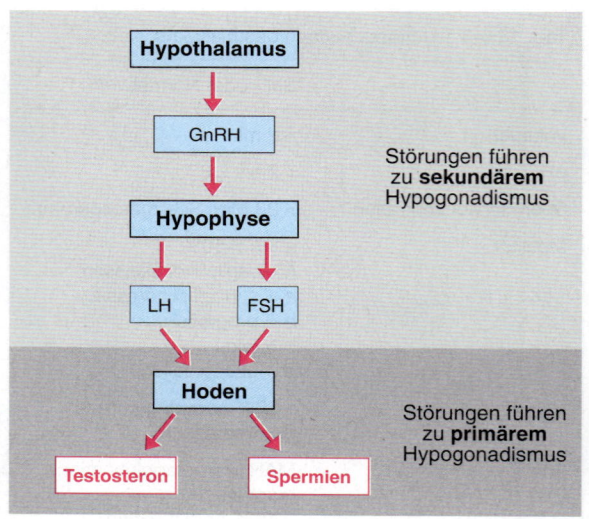

Abb. 13.6-2 Unterscheidung von primärem und sekundärem Hypogonadismus.

Fertilitätsstörungen

Unerfüllter Kinderwunsch von mehr als einem halben Jahr Dauer ist Symptom von Fertilitätsstörungen eines oder beider Partnern. In 40% der Fälle liegen auch Störungen auf seiten des Mannes vor. Erster Schritt der Diagnostik ist die Untersuchung beider Partner (Ejakulatanalyse, Basaltemperaturkurve, Follikulometrie, Tubenpassage, Spermienantikörper). Oft werden geringe Einschränkungen dieser Parameter funktionell vom gesunden Partner kompensiert. Meist führt erst das gleichzeitige Vorliegen von Störungen auf weiblicher **und** männlicher Seite zum unerfüllten Kinderwunsch. Im

Tab. 13.6-5	Symptome des Androgenmangels	
Organ	**vor**	**nach**
	abgeschlossener Pubertät	
Knochen	eunuchoider Hochwuchs	Osteoporose
Kehlkopf	ausbleibender Stimmbruch	keine Änderung
Behaarung	mangelnder Bartwuchs, gerade Stirnhaargrenze, horizontale Pubeshaargrenze	nachlassende sekundäre Geschlechtsbehaarung
Haut	fehlende Sebumproduktion, ausbleibende Akne	Atrophie, Fältelung
Knochenmark	Anämie	Anämie
Muskulatur	unterentwickelt	Atrophie
Penis	infantil	keine Größenänderung
Prostata	unterentwickelt	Atrophie
Spermatogenese	nicht initiiert	sistiert
Libido, Potenz	fehlend	Verlust

zweiten Schritt der Diagnostik wird die Spermien-Mukus-Interaktion geprüft und die funktionelle Bedeutung pathologischer Befunde eingeschätzt (siehe Abb. 13.6-1).

Erektile Dysfunktion

Die fehlende oder nicht ausreichende Erektion macht einen normalen Verkehr unmöglich und wird erektile Dysfunktion oder Impotentia coeundi genannt. Eine erektile Dysfunktion kann endokrinologisch, angiologisch, neurologisch oder psychogen bedingt sein. Endokrinologische Ursachen sind alle Zustände, die mit niedrigen oder fehlenden Testosteronspiegeln einhergehen. Liegt eine psychogene Erektionsstörung vor, sind meist anamnestisch morgendlich spontane Erektionen eruierbar, oder Erektionen können medikamentös induziert werden (Injektion von Papaverin in den Schwellkörper). Vaskuläre Erektionsstörungen sprechen nicht auf medikamentöse Stimulation an. Neurogene Erektionsstörungen kommen bei Neuropathien, Querschnittssyndromen, Multipler Sklerose und Entzündungen des Nervensystems vor. **Ejaculatio praecox:** Frühzeitiger Samenerguß ist eine funktionelle Störung, die sexualtherapeutisch behandelt werden sollte.

Hodenschmerzen

Hodenschmerzen entstehen im Rahmen einer Orchitis oder Epididymitis, nach Traumen, Hodentorsionen, selten als Zeichen von Tumoren oder bei psychogener Symptombildung. Auch größere Varikozelen können besonders bei längerem Stehen gelegentlich zu Schmerzen führen, die in der Hodengegend lokalisiert werden. Prozesse der Nieren oder der Lendenwirbelsäule können Schmerzen in die Hodengegend projizieren.

Gynäkomastie

Brüste mit Drüsenkörpern beim Mann werden Gynäkomastie genannt. Fehlt der Drüsenkörper, spricht man von einer Lipomastie. Die Pubertätsgynäkomastie bei Jungen bildet sich meist spontan zurück und beruht auf einem temporären Übergewicht der Östrogenwirkung. Erhöhte Östrogenspiegel sind auch bei älteren Männern oder bei Patienten mit Leberzirrhose die Ursache der Gynäkomastie. Erhöhte Prolaktinspiegel führen selten zur Gynäkomastie und Galaktorrhö. Sekundäre Formen der Gynäkomastie sind unbedingt auszuschließen: Klinefelter Syndrom, Nebenwirkung von Medikamenten (Spironolacton, Cimetidin, Östrogene, Anabolika), Hyperthyreose, Paraneoplasien (kleinzelliges Bronchialkarzinom) und Hodentumoren.

Pubertas praecox

Definition

Beginn der Pubertät vor dem 10. Lebensjahr.

D Diagnostik

Androgen- oder Gonadotropin-produzierende Tumoren (Hodentumoren, Nebennierenrindentumoren, Hepatome, Hypophysentumoren) müssen ausgeschlossen werden. Werden keine Androgene (isosexuelle Pubertas praecox), sondern Östrogene gebildet, kommt es zur heterosexuellen Pubertas praecox. Ausschlußdiagnose ist die idiopathische Pubertas praecox, die auch familiär gehäuft auftritt und auf einer verfrühten hypothalamischen Stimulation von Hypophyse und Testes beruht.

T Therapie

Kausal bei symptomatischer Pubertas praecox. Suppression von LH und FSH durch GnRH-Analoga bei der idiopathischen Form, um dem verfrühten Epiphysenschluß mit Kleinwuchs entgegenzuwirken.

Pubertas tarda

Definition

Beginn der Pubertät nach dem 15. Lebensjahr.

D Diagnostik

Erkrankungen von Hypothalamus, Hypophyse oder des Androgenrezeptors führen zur symptomatischen Pubertas tarda. Abgegrenzt wird hiervon die eingeschränkte Sekretionskapazität der Hypophyse und der Hoden im GnRH- und HCG-Test, die sich bei halbjährlichen Kontrollen langsam bessert: idiopathische Pubertas tarda. Ursache ist die verzögerte hypothalamische Stimulation von Gonadotropinen und Wachstumshormon. Das Skelettalter liegt nicht mehr als zwei Jahre vor dem kalendarischen Alter der Patienten.

T Therapie

Die idiopathische Form muß nicht therapiert werden, bei Leidensdruck kann allerdings eine Pubertätsentwicklung mit drei Injektionen von je 250 mg Testosteron-Önanthat i.m. im Abstand von vier Wochen eingeleitet werden. Sollte nach dreimonatiger Pause die Pubertätsentwicklung nicht fortschreiten, kann ein zweiter Therapieversuch angeschlossen werden. Andere Formen der Pubertas tarda sollten möglichst kausal behandelt werden.

13.6.3 Erkrankungen bei gestörter Funktion des Hypothalamus

Die eingeschränkte Funktion der Hoden mit den Symptomen Androgenmangel und Infertilität kann auf einem Defekt des Hypothalamus beruhen. Die Hypophyse bildet ohne GnRH kein LH und FSH, und somit wird der Hoden nicht ausreichend stimuliert. Es kommt zum sekundären Hypogonadismus (siehe Abb. 13.6-2).

13.6.3.1 Idiopathischer hypogonadotroper Hypogonadismus (IHH) und Kallmann-Syndrom

Definition

IHH: Im Hypothalamus wird kein oder zuwenig GnRH gebildet. Folge ist ein Mangel an LH und FSH und somit nicht ausreichende Stimulation des Hodens. Es wird nur wenig Testosteron gebildet, die Spermatogenese fehlt.
Kallmann Syndrom: GnRH-Mangel wie beim IHH und zusätzlich Anosmie/Hyposmie.

Ätiologie und Pathogenese

Das angeborene Fehlen der GnRH-Sekretion kann auf einer Neumutation beruhen oder autosomal-dominant vererbt werden (mit wechselnder Expression) und betrifft somit auch Frauen. Die Hypoplasie des N. olfactorius beim Kallmann Syndrom ist gelegentlich assoziiert mit anderen Entwicklungsstörungen: Lippen-Gaumen-Spalte oder unilaterale Nierenagenesie. In einem Drittel der Fälle von IHH und Kallmann Syndrom finden sich Deszensusstörungen der Testes.

Ⓢ Symptome

Androgenmangel, Infertilität und Pubertas tarda mit kleinen Testes, möglicher Lageanomalie, kleinem Penis, Wachstumsretardierung, Anosmie/Hyposmie.

Ⓓ Diagnostik

LH, FSH, und Testosteron im Serum sind erniedrigt. Im GnRH-Test lassen sich jedoch LH und FSH stimulieren. Aromatische Stoffe (z. B. Kaffee) können nicht gerochen werden.

Ⓣ Therapie

Die Stimulation des Hodens mit Gonadotropinen (HCG + HMG) oder pulsatil mit GnRH (Pumpe) führt zur Testosteronproduktion und kann die Spermatogenese in Gang setzen und zu Fertilität führen. Alternativ wird allein der Androgenmangel mit Testosteron substituiert.

Verlauf und Prognose

Die Therapie mit GnRH oder Gonadotropinen über etwa ein Jahr führt zu normaler Androgenproduktion und in etwa 70% der Fälle zu einer ausreichenden Spermatogenese. Nach erfülltem Kinderwunsch wird lebenslang auf die für den Patienten bequemere Substitution von Testosteron (250 mg Testosteron-Önanthat i.m. alle 2–3 Wochen) umgestellt. Bei erneutem Kinderwunsch kann die Spermatogenese mit Gonadotropinen oder GnRH wieder „eingeschaltet" werden.

Kasuistik

Ein 21jähriger Mann sucht seinen Hausarzt wegen der noch nicht eingetretenen Pubertät auf. Präpubertärer Habitus, kindliche Stimme, blasse Haut, Körpergröße 175 cm, Gewicht 83 kg, geringe Geschlechtsbehaarung (Tanner 2), kein Bartwuchs, Penis 2,5×5 cm (Querdurchmesser×Länge), Hodenvolumen beidseits 1 ml, Deszensus der Testes im zweiten Lebensjahr nach der Therapie mit HCG. Der Patient gibt an, nie Erektionen oder Ejakulationen gehabt zu haben.
Untersuchungen: Geruch für aromatische und reizende Substanzen normal, LH und FSH nicht nachweisbar, kein Anstieg im GnRH-Test, Testosteron 1,5 nmol/l, Sella und Hypophyse im NMR unauffällig.
Er erfolgt die **diagnostische Vorbehandlung** mit GnRH mit einer tragbaren Pumpe, die alle 120 min 5 µg über eine subkutane Nadel freisetzt. Nach einer Woche wird der GnRH-Test wiederholt, jetzt mit Anstieg auf 2,2 IU/l FSH und 3,1 IH/l LH. Somit ist die Funktion der Hypophyse gesichert, und es bleibt die Differentialdiagnose Pubertas tarda/idiopathischer hypothalamischer Hypogonadismus. Nach einer Behandlung mit 250 mg Testosteron-Önanthat i.m. alle drei Wochen für vier Monate kommt es zu einer verstärkten Geschlechtsbehaarung (Tanner 3), Bartwuchs (Rasur 2×/Woche), zum Stimmbruch, zu Erektionen, jedoch Azoospermie im Ejakulat, Hodenvolumen unverändert. Nach dieser Einleitung der Pubertät wird eine Therapiepause von drei Monaten eingelegt. Die Gonadotropine bleiben nicht nachweisbar, und Testosteron sinkt wieder auf 2 nmol/l ab. Im erneuten GnRH-Test kein Anstieg der Gonadotropine. Somit ist die **Diagnose** idiopathischer hypothalamischer Hypogonadismus gesichert.

13.6.3.2 Prader-Labhart-Willi-Syndrom

Definition

Beim Prader-Labhart-Willi-Syndrom liegt ein GnRH-Mangel wie beim IHH vor, zusätzlich finden sich Adipositas, Minderwuchs, Hypotonie, Diabetes mellitus Typ I, Strabismus, Skoliose und eingeschränkte Intelligenz.

Ätiologie und Pathogenese

Die Ursache für die fehlende GnRH-Sekretion ist nicht bekannt, bei einigen Patienten kann eine Deletion auf dem Chromosom 15 nachgewiesen werden.

Ⓣ Therapie

Testosteronsubstitution, Diät, Therapie des Diabetes mellitus.

13.6.4 Erkrankungen der Hypophyse

Ein sekundärer Hypogonadismus mit den Symptomen Androgenmangel und Hypogonadismus kann auch auftreten, wenn die Hypophyse nicht richtig funktioniert. Meist liegen Hypophysentumoren zugrunde, die ein Hormon sezernieren können und durch verdrängendes Wachstum die Bildung der übrigen Hypophysenenhormone behindern.

13.6.4.1 Hypogonadismus bei Hypophysen- insuffizienz

Die Hypophyseninsuffizienz ist charakterisiert durch den Ausfall eines oder aller Hormone des Vorderlappens (LH, FSH, TSH, PRL, STH, ACTH) und/oder des Hinterlappens (ADH).

Definition

Die Hypophysenhormone fallen nicht auf einmal, sondern eins nach dem anderen aus, die Vorstufe der kompletten Hypophyseninsuffizienz ist die partielle Hypophyseninsuffizienz. Die Sekretion von LH und FSH ist sehr empfindlich und häufig zuerst betroffen. Der sekundäre Hypogonadismus ist also ein häufiges Frühsymptom von Hypophysentumoren.

Symptome

Je nach Beginn der Erkrankung vor oder nach der Pubertät tritt die entsprechende Form des Androgenmangels auf (siehe Tab. 13.6-5). Vor der Pubertät kommt es zur Pubertas tarda, zusätzlicher STH-Mangel führt dann zum Kleinwuchs. Zu beiden Formen können bei zunehmender Hypophysen- insuffizienz die Symptome der sekundären Hypo- thyreose, der Nebenniereninsuffizienz, Diabetes in- sipidus und Sehstörungen durch Druckschädigung des Chiasma opticum hinzukommen.

Ätiologie und Pathogenese

Hypophysentumoren sind die häufigste Ursache der Hypophyseninsuffizienz (Adenom, Kraniopharyn- giom). Weitere Ursachen sind Entzündung, Granu- lomatosen, Langehans-Histiozytose, Hämochroma- tose oder -siderose, Infarkt, Trauma oder Zustand nach Operation von Hypophysentumoren.

D Diagnostik

Fehlender Anstieg der Gonadotropine im GnRH- Test, auch nach pulsatiler GnRH-Vorbehandlung. Anstieg von Testosteron im HCG-Test, Tumornach- weis im NMR, Erweiterung der Sella turcica, niedri- ges Skelettalter (präpuberale Hypophyseninsuffi- zienz) oder Osteoporose (postpuberale Hypophy- seninsuffizienz).

T Therapie

Neurochirurgische Operation von Tumoren; Sub- stitution der ausgefallenen Hormone mit Hydrocor- tison, L-Thyroxin, Testosteron, STH bis zum Errei- chen normaler Skelettreife, Vasopressin bei Dia- betes insipidus. Infertilität wird mit HCG und HMG therapiert.

13.6.4.2 Pasqualini-Syndrom

Ätiologie und Pathogenese

Verminderte Sekretion von LH und somit niedriges Testosteron bei normalem FSH (siehe Abb. 13.6-2).

S Symptome

Präpuberaler Androgenmangel (siehe Tab. 13.6-5) bei normaler Spermatogenese. Wenn der Testo- steronspiegel zur Ejakulation ausreicht, können die Patienten Kinder zeugen („fertile Eunuchen").

T Therapie

HCG, wenn Fertilität erreicht werden soll, sonst Substitution von Testosteron.

13.6.4.3 Hyperprolaktinämie

Definition

Die Prolaktin-Erhöhung im Serum ist kein Krank- heitsbild, sondern ein Laborbefund mit verschiede- nen möglichen Ursachen.

Ätiologie und Pathogenese

Adenome des Hypophysenvorderlappens können Prolaktin (PRL) sezernieren. Andere Tumoren kön- nen die physiologische Suppression von PRL durch hypothalamisches Dopamin unterbinden und so indirekt einen Anstieg von PRL bewirken. Streß (Blutentnahme) und Medikamente (Dopaminant- agonisten: Neuroleptika, Methyldopa, Reserpin, Metoclopramid, Domperidon) können ebenfalls zu erhöhten PRL-Spiegeln führen.

S Symptome und Befunde

Libido und Potenz nehmen langsam ab, Infertilität, Gynäkomastie, verminderter Bartwuchs, Kopf- schmerzen und gelegentlich Galaktorrhö stellen sich ein.
PRL im Serum ist basal erhöht, selten entsteht eine bitemporale Hemianopsie und/oder ein Hypopitui- tarismus.

D Diagnostik

Genaue Medikamentenanamnese! Die basale Er- höhung von PRL und der fehlende Anstieg im TRH- Test (200 µg TRH führen normalerweise zu mehr als zweifach erhöhten PRL-Werten nach 25 und 45 min) sind beweisend. Fakultativ findet sich bei einem raumfordernden Prolaktinom eine Hypophy- seninsuffizienz mit Abfall von LH, Testosteron, FSH, TRH, FT_4, ACTH und Cortisol. Morphologi- sche Diagnostik: Sella-Zielaufnahme und NMR.

T Therapie

Mikroadenom: Dopaminantagonist (Bromocriptin) einschleichend mit 1,25 mg/d bis maximal 20 mg/d dosieren. Bei normalem PRL wird die Dosis nach einigen Monaten reduziert, und es erfolgt ein Aus- laßversuch.
Makroadenom: Bei im NMR nachweisbarem Hy- pophysentumor oder bei Gesichtsfelddefekten oder Hypophyseninsuffizienz wird eine transnasale, transsphenoidale Tumorresektion durchgeführt. Evtl. wird medikamentös mit Bromocriptin oder durch Radiatio der Hypophyse nachbehandelt.

Verlauf und Prognose

Bei normalerweise nur langsamem Wachstum ist die Prognose gut. Unter medikamentöser Therapie können Mikroadenome weiter progredieren und werden dann operiert. Die Tumorresektion ist oft kurativ. Zur Nachsorge werden PRL und die übrigen Hypophysenhormone gemessen, halbjährlich wird ein NMR durchgeführt.

Differentialdiagnose

Krankheitsbilder mit Gynäkomastie und Galaktorrhö, Nebenwirkung von Medikamenten.

Kasuistik

Ein 30jähriger Patient klagt über den Verlust von Libido und Potenz seit einigen Monaten, ansonsten fühlt er sich gesund. Bei der Untersuchung fällt eine geringe symmetrische Gynäkomastie mit flachem Drüsenkörper auf. Der Patient nimmt keine Medikamente ein.
Labor: FSH 1,3 IU/l, LH 1,5 IU/l, PRL 1900 mIU/l, Anstieg im TRH-Test auf 2100 mIU/l, Testosteron 7,9 nmol/l. Oligozoospermie in der Ejakulatanalyse. Die Perimetrie zeigt keine temporalen Gesichtsfeldausfälle. In der Kernspintomographie sind Sella und Hypophyse normal, dies schließt ein Mikroadenom jedoch nicht aus. Unter der einschleichenden Therapie mit Bromocriptin (Pravidel®) kommt es bei 3×2,5 mg zu einer Abnahme von PRL auf 250 mIU/l. Die Gynäkomastie bildet sich zurück, nach 6 Monaten sind Gonadotropine und Testosteron ebenfalls in die Normalbereiche angestiegen. Libido und Potenz haben sich normalisiert.

13.6.5 Erkrankungen im Bereich der Testes

Angeborene Erkrankungen, Entwicklungsstörungen, Varikozelen, Noxen, Traumen, Infektionen, Systemerkrankungen und Hodentumoren können zu Funktionsstörungen der Hoden selbst führen, die sich durch Infertilität und/oder Androgenmangel äußern können: primärer Hypogonadismus.

13.6.5.1 Anorchie

Eine **angeborene Anorchie** findet sich **einseitig** mit einer Häufigkeit von 1:5000 oder **beidseitig** (1:20000). Bei beidseitiger Anorchie muß allerdings während der Sexualentwicklung Hodengewebe vorhanden gewesen sein, denn ohne Testosteron hätte sich kein männlicher Phänotyp entwickeln können.
Differentialdiagnose: Kryptorchismus. Zum Nachweis von Testesgewebe wird ein HCG-Test durchgeführt. Bei Anorchie fehlt der Anstieg von Testosteron. Der Nachweis von Inhibin im Serum beweist ebenfalls das Vorliegen von Testesgewebe, da dieses Hormon beim Mann ausschließlich im Hoden gebildet wird.
Die **Therapie** besteht in der Testosteronsubstitution zur Zeit der Pubertät mit langsam steigenden Dosen und voller Substitution bei Erreichen der normalen

Körpergröße von Erwachsenen. Die Infertilität ist nicht therapierbar.
Erworbene Anorchie: Traumen, schwere Entzündungen, Hodentorsionen und Operationen (Orchiektomie bei Hodentumoren oder Komplikation bei Herniotomie oder Orchidopexie) können zum Verlust eines oder beider Hoden führen. Ein verbleibender gesunder Hoden kann die endokrine und exokrine Funktion des fehlenden Hodens voll kompensieren: normale Testosteronspiegel und normale Fertilität. Bei Verlust beider Hoden wird wie bei der angeborenen Anorchie mit Testosteron substituiert. Aus kosmetischen oder psychologischen Gründen können Testesprothesen implantiert werden. Kontraindiziert ist die Substitutionstherapie nach Orchiektomie wegen Prostatakarzinom oder bei Sexualdelinquenten.

13.6.5.2 Lageanomalien der Testes

Normalerweise liegen die Hoden bei der Geburt im Skrotum, können aber an jeder Stelle des Deszensusweges verblieben sein. Deszensusstörungen gehen häufig mit Fertilitätsstörungen einher, und das Risiko der Entstehung maligner Hodentumoren ist erhöht.

Definition

Je nach der erreichten Position der Testes wird unterschieden zwischen
► **Kryptorchismus:** Der Hoden liegt oberhalb des Leistenringes intraabdominal (Differentialdiagnose: Anorchie);
► **Leistenhoden:** im Canalis inguinalis fixierter Testis;
► **Gleithoden:** Der Hoden kann aus der Position im Leistenkanal in das Skrotum geschoben werden, wandert aber spontan in die inguinale Position zurück.
► **Pendelhoden:** Der Hoden wandert unter dem Zug des M. cremaster zwischen der Lage im Skrotum und im Leistenkanal hin und her, meist bei Kältereiz oder bei Geschlechtsverkehr.
► **Hodenektopie:** Der Hoden liegt abweichend vom physiologischen Deszensusweg, z.B. femoral oder perineal.

Epidemiologie

Ein Maldescensus testis liegt bei einem Drittel aller männlichen Neugeborenen vor. Mit Ende des ersten Lebensjahres finden sich noch bei 1% Lageanomalien. Bestehende, aber auch korrigierte Lageanomalien führen häufig zu Einschränkungen der Fertilität (Inzidenz in unserer Sprechstunde 8%).

Ätiologie und Pathogenese

Die Ursachen für Lageanomalien sind meist nicht bekannt, nur in einem kleinen Teil der Fälle liegen endokrinologische Erkrankungen mit Hypogonadismus oder genetische Erkrankungen zugrunde.

S Symptome

Auch bei einseitiger Deszensusstörung weist die Mehrzahl der Patienten Fertilitätsstörungen auf; der Hoden in normaler Lage ist also offensichtlich auch geschädigt. Zum Androgenmangel kommt es nur selten.

T Therapie

Grundsätzlich sollten die Hoden bis zum Ende des zweiten Lebensjahres in eine skrotale Lage gebracht werden. Zunächst erfolgt eine HCG-Behandlung mit 2×250 IU/Woche (Säuglinge) bzw. 2×500 IU/Woche (ältere Kinder) für fünf Wochen. Tritt der dystope Hoden dann nicht tiefer, kann die Behandlung nach demselben Therapieschema nach drei Monaten noch einmal wiederholt werden. Eine alternative Therapie mit gleicher Wirksamkeit besteht in der intranasalen GnRH-Therapie (3×1 Sprühstoß zu 200 µg in jedes Nasenloch/24 h) für vier Wochen. Wenn kein Behandlungserfolg eintritt, kann auch diese Behandlung wiederholt werden. Wenn bei rechtzeitiger Diagnosestellung bis zum Ende des zweiten Lebensjahres kein Deszensus erfolgt ist, sollte nach erfolgloser hormoneller Therapie eine Orchidopexie vorgenommen werden. Auch bei gleichzeitigem Vorliegen einer Leistenhernie wird unmittelbar eine Orchidopexie durchgeführt. Der Nutzen der Behandlung hinsichtlich der Fertilität ist umstritten, möglicherweise ist die Lageanomalie nicht Ursache für die Hodenschädigung, sondern beide werden durch einen gleichen, bisher unbekannten pathogenetischen Mechanismus hervorgerufen.

Verlauf und Prognose

Maldeszendierte Hoden entarten etwa zehnmal häufiger maligne als vollständig deszendierte Testes, in 0,04% aller Fälle. Ob die hormonelle Behandlung oder die Orchidopexie dieses Risiko vermindern, ist noch nicht gesichert. Eine Behandlung sollte allerdings auch deshalb durchgeführt werden, um eine Früherkennung zu erleichtern, da der Hoden im Skrotum palpatorisch und sonographisch besser untersucht werden kann.

13.6.5.3   Varikozele

Definition

Die varizenartige Erweiterung des Plexus pampiniformis ist eine der häufigsten Ursachen männlicher Infertilität. Je nach Ausprägung unterscheidet man (Untersuchung am stehenden Patienten):
▶ **Varikozele I. Grades:** nur im Valsalva-Preßversuch tastbare Erweiterung des Plexus pampiniformis
▶ **Varikozele II. Grades:** palpable Erweiterung des Plexus pampiniformis
▶ **Varikozele III. Grades:** sichtbare Schwellung des Skrotums.

Epidemiologie

Zehn Prozent aller Männer haben eine Varikozele, nur bei etwa einem Fünftel der Betroffenen entwickeln sich jedoch Fertilitätsstörungen. In unserer Sprechstunde haben 20% der Patienten eine Varikozele.

Ätiologie und Pathogenese

Durch eine Insuffizienz der Klappen der V. testicularis entsteht ein Reflux venösen Blutes in den Plexus pampiniformis. Wegen der hämodynamisch ungünstigeren Mündung der V. testicularis sinistra in die V. renalis entwickelt sich eine Varikozele in 95% auf der linken Seite. Es kommt möglicherweise durch vermehrten venösen Rückstau und zunehmende Hodentemperatur zu einer eingeschränkten Spermatogenese, zu einer Abnahme des Hodenvolumens und zu Infertilität.

S Symptome

Gelegentliches Druckgefühl, selten Schmerzen im betroffenen Hoden, Infertilität.

D Diagnostik

In der Sonographie kann der Plexus pampiniformis und mit der Doppler-Sonographie kann der Reflux im Valsalva-Versuch objektiviert werden. Linksseitige Nierentumoren können zu einer sekundären Varikozele führen und sollten sonographisch ausgeschlossen werden.

T Therapie

Die Behandlung besteht in einer operativen Ligatur der V. testicularis oberhalb des inneren Leistenringes oder in einer Embolisation unter röntgenologischer Kontrolle mit polymerisierenden Kunststoffen. Beide Methoden sind hinsichtlich der Verbesserung der Fertilitätschancen etwa gleichwertig. Eine Verödung der V. spermatica unter radiologischer Kontrolle ist in ihrem therapeutischen Wert umstritten.

Verlauf und Prognose

Verbesserung der Ejakulatparameter nach Behandlung. 35% der behandelten Patienten unserer Fertilitätssprechstunde konnten innerhalb eines Jahres eine Schwangerschaft induzieren. Ohne Behandlung kommt es zu einer langsamen Verschlechterung der Ejakulatbefunde.

13.6.5.4   Germinalzellaplasie

Krankheitsbilder unterschiedlicher Ätiologie werden unter dem Begriff der Germinalzellaplasie subsumiert. Charakteristisch ist das Fehlen von Zellen der Spermatogenese in der Hodenbiopsie bei hohem FSH und Azoospermie (**Sertoli-cell-only-Syndrom**).
Die endokrine Funktion der Hoden ist ungestört, LH und Testosteron sind normal, und ein Androgenmangel liegt nicht vor.

Das Sertoli-cell-only-Syndrom kann angeboren sein und kommt familiär gehäuft vor. Ein erworbenes Sertoli-cell-only-Syndrom unterschiedlicher Ausprägung findet sich als Restzustand nach Virusinfektionen (Mumps, ECHO-Virus, Arbovirus B), bei Maldescensus testis, als Strahlenschaden oder nach zytostatischer Therapie. Eine Therapie der Germinalzellaplasie ist nicht bekannt.

13.6.5.5   Chromosomenanomalien

Klinefelter-Syndrom

Definition

Numerische Chromosomenanomalie nach Non-Disjunction in der Reifeteilung der Gameten der Eltern. Karyotyp 47XXY, aber auch Mosaikformen.

Epidemiologie

Häufigkeit: 1:500 aller Männer haben ein Klinefelter-Syndrom. In unserer Fertilitätssprechstunde 1:60 Patienten.

Ⓢ Symptome

Hypogonadismus, meist Gynäkomastie, Infertilität, Zeichen des Androgenmangels gehäuft ab dem 25. Lebensjahr. Zunächst Potenzstörungen, Rükkenschmerzen als Zeichen einer Insuffizienz des Stützapparates oft frühes Symptom.

Befunde

Kleine, feste Hoden (meist < 3 ml), Azoospermie, Androgenmangel mit verminderter Muskelkraft und Osteoporose, lange Beine (Unterlänge > Oberlänge), Armspannweite > Körperlänge (nicht in allen Fällen). Penisgröße meist normal, sekundäre Geschlechtsbehaarung normal bis hypogonadal.

Ⓓ Diagnostik

Testosteron nach der Pubertät erniedrigt oder im untersten Normalbereich, LH leicht erhöht. FSH stark erhöht, Azoospermie, Kerngeschlechtsbestimmung (Barr-Körperchen im Mundschleimhautabstrich), Chromosomenanalyse (bei Normalbefund der Lymphozyten auch Karyotypisierung von Hautfibroblasten oder Hodenbiopsie).

Ⓣ Therapie

Testosteronsubstitution, eventuell schon in der Pubertät, um bei retardierter Entwicklung in diesem Lebensabschnitt häufig entstehenden sozialen Problemen vorzubeugen.

Verlauf und Prognose

Die Infertilität läßt sich nicht therapieren, bei ausreichender Testosteronsubstitution oft normales Berufs- und Eheleben. Bei Gynäkomastie eventuell Mastektomie durch erfahrenen Mammachirurgen, um eine unauffällige Narbenbildung zu erreichen.

XX-Mann

Klinisches Bild wie beim Klinefelter-Syndrom mit 46XX-Karyotyp. HY-Antigen vorhanden, daher wohl Translokation zwischen X- und Y-Chromosom während der Spermatogenese des Vaters. Häufigkeit 1:20000 erwachsene Männer. Therapie und Prognose wie Klinefelter-Syndrom.

XYY-Syndrom

Inzidenz 1:5000 Neugeborene. Karyotyp 47XXY. Übermäßiges Längenwachstum in unterschiedlicher Ausprägung. Therapie und Prognose wie Klinefelter-Syndrom.

13.6.5.6   Syndrom der immotilen Zilien

Genetischer Defekt der Ausbildung von Dyneinarmen zwischen den Mikrotubuli der Spermienschwänze führt zu ausgeprägter Asthenozoospermie. Oft gleichzeitiger Defekt der Zilien des Respirationstraktes (häufig mit chronischen Sinusitiden und Bronchiektasen einhergehend). Das gemeinsame Vorkommen des Syndroms der immotilen Zilien und eines Situs inversus wird **Kartagener Syndrom** genannt.

13.6.5.7   Globozoospermie

Genetisch bedingte Anlagestörung der akrosomalen Kopfkappe der Spermien mit runden Spermienköpfen. Normale Motilität bei fehlender Fertilisationsfähigkeit. Die komplette Form mit einem Befall aller Spermien ist sehr selten.

13.6.5.8   Orchitis

Die Mumpsorchitis ist die häufigste Komplikation der Mumpserkrankung erwachsener Männer. Seltener werden Orchitiden durch ECHO-Viren, lymphozytäre Choriomeningitis-Viren, Marburg-Virus oder Arboviren B hervorgerufen oder treten bei Gonorrhö, Tuberkulose, Bilharziose, Filariasis oder Lepra auf. In 10% aller bilateralen Orchitiden kommt es zu Infertilität und Hodenatrophie.

Befunde

Akute Entzündung mit interstitiellem Ödem und schmerzhafter Größenzunahme eines oder beider Hoden. Sonographisch zeigt sich ein inhomogenes Bild („Schneegestöber").

Ⓣ Therapie

Im akuten Stadium der Orchitis erfolgen eine Hochlagerung der Hoden und eine antiinflammatorische Therapie. Die als Spätfolge auftretende Infertilität läßt sich nicht therapieren. Die selten zusätzliche auftretende Leydig-Zell-Insuffizienz wird durch Substitution von Testosteron behoben.

Verlauf

Die Keimzellen werden durch Ischämie oder direkten Virusbefall geschädigt, der Endzustand reicht von einer Restitutio ad integrum bis zum Sertoli-cell-only-Syndrom mit sehr harten Hoden, ausgeprägter Oligoasthenozoospermie und hohem FSH.

13.6.5.9 Traumata und Noxen

Traumata entstehen bei Geburten aus Steißlage, Hodentorsionen oder Unfällen mit ausgedehnter hämorrhagischer Orchitis.
Röntgenstrahlen mit über 0,8 Gy führen zur Azoospermie. Eine Erholung der Spermatogenese bei niedrigen Strahlendosen kann erst nach bis zu fünf Jahren erfolgen. Die Strahlentherapie bei malignen Lymphomen führt oft trotz Gonadenschutz zu irreversibler Infertilität. Auch die Leydig-Zellen können betroffen sein, so daß sich ein Androgenmangel entwickelt.
Medikamente können die Funktion der Testes durch verschiedene Mechanismen beeinflussen: Inhibierung der Testosteronsynthese (Spironolacton), Blockierung der peripheren Androgenwirkung (Spironolacton, Cimetidin), Erhöhung der Östrogenspiegel bei niedrigem Testosteron (Marihuana-, Heroin-, Methadon- oder Alkoholabusus, selten unter Digitalis). Fast alle **Zytostatika** führen zur Infertilität. Selten tritt auch ein Androgenmangel auf. Die Erholung der Spermatogenese ist bei den meisten der heute angewendeten Schemata nicht systematisch untersucht und wird im Einzelfall anhand der halbjährlichen Kontrollen des Spermiogramms beurteilt. Auch **chemische Substanzen** wie Blei, Schwefelkohlenstoff und das Pestizid Dibromchlorpropan (DBCP) können zur Infertilität führen.

13.6.5.10 Maligne Hodentumoren

F. HARTMANN, M. PFREUNDSCHUH

Hodentumoren sind die häufigste bösartige Erkrankung des jungen Mannes. Klinisch entscheidend ist die histologische Zuordnung zu einem Seminom bzw. nicht-seminomatösen Tumor. Ein auf den Hoden beschränktes Seminom wird durch die inguinale Orchiektomie mit adjuvanter retroperitonealer Radiatio behandelt, bei mäßigem Befall retroperitonealer Lymphknoten ist eine kurative Strahlentherapie indiziert, während bei ausgedehntem retroperitonealen Befall oder Befall oberhalb des Zwerchfells eine primäre Chemotherapie die Therapie der Wahl darstellt.
Auch die Nicht-Seminome können bei Beschränkung auf den Hoden durch eine Orchiektomie geheilt werden, vorausgesetzt, daß eine Ausdehnung in die retroperitonealen Lymphknoten durch eine retroperitoneale Lymphadenektomie ausgeschlossen wird. Klinisch nachweisbarer Lymphknotenbefall oder Metastasen oberhalb des Zwerchfells sind eine Indikation zur Chemotherapie. Mit der Kombination aus Cisplatin, Etoposid und Bleomycin kann heute die große Mehrheit der Patienten mit Hodenkarzinom auch in den fortgeschrittenen Stadien geheilt werden.

Definition

Hodenkarzinome sind maligne Keimzelltumoren des Mannes. Histologisch werden sie unterteilt in Seminome und Nicht-Seminome. Zu der letzteren Gruppe gehören das embryonale Karzinom, das adulte Teratom, der Dottersacktumor, das Choriokarzinom und Mischtumoren (z. B. Teratokarzinom = embryonales Karzinom mit Teratom).

Kasuistik

Ein 25jähriger Student bemerkt nach einem Sportunfall einen schmerzlosen vergrößerten linken Hoden und stellt sich beim Urologen vor. Die **klinische Untersuchung** ist unauffällig bis auf den Palpationsbefund des linken Hodens: Es findet ein 3 cm großer derber Knoten im linken Hoden. Das **Labor** ergibt Normalwerte für Blutbild, Urin, Enzyme, Elektrolyte und Retentionswerte, allerdings sind die LDH leicht, α-Fetoprotein und β-HCG massiv erhöht. Die **Abdominalsonographie** zeigt vergrößerte paraaortale Lymphknoten, in der **Röntgenaufnahme** des Thorax in zwei Ebenen stellen sich zwei 3 cm große Rundherde in der linken Lunge dar. Die **inguinale Orchiektomie** des linken Hodens ergibt ein Teratokarzinom mit Infiltration des Samenstrangs (pT3), Postoperativ erhält der Patient drei Zyklen einer Polychemotherapie. Ein Monat nach Therapieende sind sämtliche Ergebnisse von Laboruntersuchungen und bildgebenden Verfahren unauffällig.

Epidemiologie

Die Inzidenz beträgt 6/100000/Jahr (häufigster Krebs bei jungen Männern); Altersgipfel 20 bis 40 Jahre.

Ätiologie und Pathogenese

Die Ursachen der Hodenkarzinome sind nicht geklärt. Risikofaktor ist ein nicht-deszendierter Hoden, in dem sich ein Tumor mehr als 10mal häufiger entwickelt als in einem normalen Hoden.

🅢 Symptome

Häufigstes Symptom ist die schmerzlose Vergrößerung eines Hodens. Viele Patienten geben retrospektiv auch einen dumpfen Schmerz oder Schweregefühl im entsprechenden Skrotum an. Akute Schmerzen oder Dysurie sind selten, ebenso Rückenschmerzen bei retroperitonealem Lymphknoten bzw. Dyspnoe bei massivem Lungenbefall.
Der **Palpationsbefund** des Hodens zeigt einen sehr harten Tumor, der im Gegensatz zum übrigen Hoden sich nicht prall-elastisch eindrücken läßt; eine diffuse Vergrößerung und Verhärtung eines Hodens sind weniger häufig. Ein palpabler Tumor im Mittelbauch bei ausgedehnter Metastasierung in die retroperitonealen Lymphknoten oder ein vergrößerter

supraklavikulärer Lymphknoten sind sehr seltene Erstsymptome. Nicht ganz selten findet sich eine neu aufgetretene Gynäkomastie.

D Diagnostik

Die Diagnose muß immer histologisch erfolgen, wenn der Untersuchungsbefund und eine Ultraschalluntersuchung des Hodens (siehe Abb. 13.6-3) den Verdacht auf ein Hodenkarzinom ergeben. Die Diagnosesicherung erfolgt durch eine inguinale Orchiektomie, eine transskrotale Biopsie ist kontraindiziert, weil sie zu Lokalrezidiven und inguinalen Lymphknotenmetastasen führen kann. Zur weiteren Stadieneinteilung sind folgende Untersuchungen erforderlich: Labor (insbesondere LDH sowie die Tumormarker α-Fetoprotein und β-HCG), CT des Beckens und des Abdomens und eine Röntgenaufnahme des Thorax in zwei Ebenen.
Eine auf dem TNM-System basierende Stadiengruppierung hat sich bisher nicht durchgesetzt. In Europa wird am häufigsten die „Lugano"-Klassifikation eingesetzt (siehe Tab. 13.6-6).

Komplikationen

Eine Blutung in die Tunica albuginea kann zu starken lokalen Schmerzen führen. Selten ist eine Querschnittssymptomatik bei ausgedehntem retroperitonealem Befall.

T Therapie

Entscheidend für die Therapie ist die histologische Diagnose. Die sehr strahlensensiblen Seminome metastasieren lange Zeit nur über die Lymphgefäße in retroperitoneale, mediastinale und supraklavikuläre Lymphknoten. Dagegen sind alle Tumoren

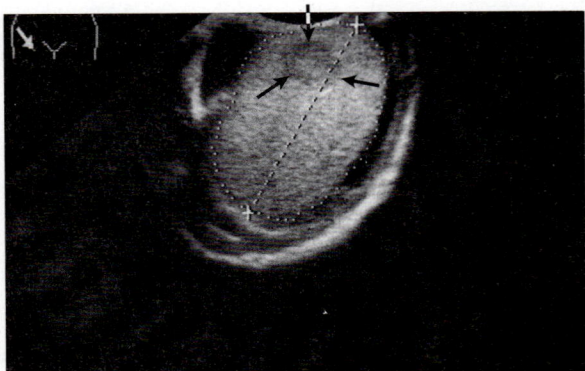

Abb. 13.6-3 Hodensonographie bei Leydig-Zell-Tumor. Der Tumor stellt sich als runde echoarme Raumforderung in der Nähe des oberen Pols des Hodens dar (Pfeile).

mit noch so geringen nicht-seminomatösen Anteilen als Nicht-Seminome zu bewerten. Ihre Prognose wird bestimmt durch die weitgehende Strahlenresistenz der nicht-seminomatösen Anteile und ihre Neigung, nicht nur lymphatisch, sondern auch hämatogen in Organe wie Lunge, Leber und Gehirn zu metastasieren. Da reine Seminome niemals AFP produzieren, sind alle Seminome mit erhöhtem AFP wie Nicht-Seminome zu behandeln.

▶ **Seminome:** Im Stadium I und II mit Lymphknotenmetastasen < 5 cm (Stadium IIA, IIB) erfolgt nach Orchiektomie eine Strahlentherapie der ipsilateralen iliakalen und der paraaortalen Lymphknoten mit 30 Gy, wobei nachweisbarer Tumor (II) eine Aufsättigung auf 36–40 Gy erhält. Auf die Bestrahlung der iliakalen Lymph-

Tab. 13.6-6 Stadieneinteilung der Hodentumoren entsprechend dem Workshop for Staging and Treatment of Testicular Cancer (Lugano 1979)

Stadium	**I**	**Keine Metastasen nachweisbar**
	I	Tumor auf Hoden und Nebenorgane beschränkt
	IB	Tumor im kryptorchischen Hoden oder mit Infiltration des Samenstranges
	IC	Tumor infiltriert Skrotalhaut (oder wurde transskrotal operiert)
Stadium	**II**	**Lymphknotenmetastasen unterhalb des Zwerchfells**
	IIA	alle Lymphknoten < 2 cm
	IIB	Befall von Lymphknoten 2–5 cm
	IIC	Befall von Lymphknoten > 5 cm, oder Tumorinvasion der Venen; kein makroskopischer Resttumor nach Lymphadenektomie
	IID	tastbarer (inoperabler) abdomineller Tumor; oder fixierte inguinale Lymphknoten; oder: makroskopischer Resttumor
Stadium	**III0**	**Positive Tumormarker ohne nachweisbare Metastasen**
Stadium	**III**	**Metastasen oberhalb des Zwerchfells**
	IIIA	Befall supraklavikulärer oder mediastinaler Lymphknoten ohne Organmetastasen
	IIIB	nur Lungenmetastasen „minimal": < 5 Herde in jeder Lunge, alle < 2 cm oder „advanced": > 5 Herde in jeder Lunge, oder ein Herd > 2 cm, oder: Pleuraerguß
	IIIC	hämatogene Metastasen außerhalb der Lungen

knoten kann verzichtet werden, wenn der Primärtumor den Samenstrang (IB) und das Skrotum (IC) nicht infiltriert. Im Stadium IIC und den weiter fortgeschrittenen Stadien erfolgt eine Polychemotherapie mit 3–4 Kursen Cisplatin, Etoposid und Bleomycin (PEB-Schema).

▶ **Nicht-Seminome:** Ergeben die klinischen Untersuchungen keine weiteren Tumormanifestationen, so ist ein pathologisches Staging mit retroperitonealer Lymphadenektomie (RLAD) indiziert. Diese soll nicht radikal, sondern modifiziert unilateral durchgeführt werden, um die Ejakulationsfähigkeit zu erhalten. Ergibt die RLAD keinen Lymphknotenbefall, so liegt ein Stadium PS I vor. Eine weitere Therapie ist dann nicht indiziert.

Ergibt die RLAD einen Befall von Lymphknoten < 2 cm (Stadium PS IIA), so ist ebenfalls keine weitere Therapie indiziert. Bei histologisch nachgewiesenem Befall von Lymphknoten einer Größe von 2–5 cm (PS IIB) empfiehlt sich eine adjuvante Chemotherapie mit 2 Zyklen PEB.

Bei klinisch nachgewiesenem geringem Befall retroperitonealer Lymphknoten (Stadium CS IIB) kann auf die RLAD verzichtet werden. Der Patient erhält statt dessen eine primäre Chemotherapie mit 3 Zyklen PEB. In den fortgeschrittenen lokalen Stadien (IIC, IID) sowie III erhält der Patient 3–4 Zyklen des PEB-Schemas (Cisplatin, Etoposid, Bleomycin) in Abhängigkeit von der Gesamttumormasse und Therapieansprechen. Kommt es hierunter zwar zur Normalisierung der Tumormarker, bleibt aber ein meßbarer Tumor zurück, so ist eine operative Entfernung des Tumors zu empfehlen. In der Mehrheit handelt es sich um nekrotisches, fibrotisches oder reifes teratoides Gewebe, das nach der operativen Entfernung keiner weiteren Therapie bedarf.

Nur in 10–15% der Fälle ist vitales Tumorgewebe nachweisbar; in diesen Fällen ist eine weitere Chemotherapie indiziert, die Heilungschancen sind dann jedoch wesentlich schlechter und kaum besser als die von Patienten, bei denen es nicht zur Normalisierung der Tumormarker unter der primären Chemotherapie kommt.

Verlauf und Prognose

Die Heilungsraten beim **Seminom** betragen nach alleiniger Strahlentherapie im Stadium I–IIB 95–100%. Die Heilungsrate in den Stadien IIC–III beträgt nach primärer Chemotherapie 85–95%. Die Heilungsraten bei den **Nicht-Seminomen** sind nicht wesentlich geringer. Über zwei Drittel aller Patienten erreichen durch eine Chemotherapie eine komplette Remission, nach zusätzlicher Operation des Resttumors wird diese Rate auf mehr als 90% erhöht. Problematisch bleibt weiterhin die Therapie von großen Tumormassen (Lymphknotenmetastasen > 10 cm, Lungenmetastasen > 3 cm oder > 10 an der Zahl; Metastasen in Leber, Knochen, Gehirn; exzessive Erhöhung der Tumormarker). Diese Pa-

tienten erreichen nur in 70% der Fälle eine komplette Remission, und die Heilungsrate beträgt nur max. 50%. Allerdings ist bisher nicht bewiesen, ob die Prognose dieser Patienten durch eine intensivierte Chemotherapie, evtl. unter Einschluß der Knochenmark- oder peripheren Stammzelltransplantation, verbessert werden kann.

Rezidive treten vor allem innerhalb der ersten zwei Jahre auf, weshalb eine engmaschige Kontrolle der Tumormarker sowie von Röntgenthorax und Abdominalsonogramm bzw. CT-Abdomen indiziert ist, um ein Rezidiv früh zu diagnostizieren. Bei Rezidiven nach Chemotherapie sollte die Rezidivtherapie mit einem intensivierten Chemotherapieprotokoll erfolgen, da in ca. 20% der Fälle Heilungen noch möglich sind.

Differentialdiagnose

Die Differentialdiagnose einer Hodenvergrößerung umfaßt die Hydrozele, Leistenbruch sowie eine Epididymitis und kann klinisch bzw. durch eine Ultraschalluntersuchung des Hodens erfolgen. Die Abgrenzung der Seminome und Nicht-Seminome gegenüber anderen bösartigen Tumoren des Hodens (z.B. Non-Hodgkin-Lymphome) muß histologisch erfolgen.

13.6.5.11 Testikuläre Störungen bei Systemkrankheiten

U. FINGSCHEIDT, E. NIESCHLAG

Chronische Lebererkrankungen führen zu erhöhten Östrogenspiegeln infolge mangelnden hepatischen Abbaus und erhöhter peripherer Aromatisierung und zu einer Suppression von LH und Testosteron. Bei der Hälfte aller Patienten mit Leberzirrhose finden sich Hodenatrophie und eine Gynäkomastie.

Bei **chronischem Nierenversagen** finden sich häufig erniedrigte Testosteronspiegel bei erhöhtem LH. Hämodialyse führt zu einer Verbesserung der Androgenproduktion und verminderter Spermiogenese, Nierentransplantation kann die testikulären Funktionen normalisieren. Bei Sichelzellanämie liegt eine testikuläre Schädigung mit niedrigem Testosteron und erhöhten Gonadotropinen vor. Auch bei Fieber findet sich eine verminderte Spermienproduktion bei normalem Testosteron. Neurologische Ursachen von Spermatogenesestörungen sind die Myotonie und Querschnittssyndrome.

13.6.6 Erkrankungen der ableitenden Samenwege und der akzessorischen Geschlechtsdrüsen

13.6.6.1 Infektionen

Die Diagnose der Infektion der akzessorischen Geschlechtsdrüsen wird bei meist asymptomatischem chronischem Verlauf erst durch die Kombination von erhöhten Leukozytenzahlen und evtl. reduzierten Ejakulatparametern im Spermiogramm gestellt. Je nach Befall von Epididymis, Prostata oder Samenblasen sind die entsprechenden Markersubstanzen (Glukosidase, Zitronensäure oder Fructose) erniedrigt. Klinisch finden sich eine gelegentlich schmerzhafte Induration der Epididymis und/oder eine teigige Schwellung der Prostata. Tuberkulöse Granulome sind heute nur noch selten Ursache von Entzündungen der ableitenden Samenwege. Bei Leukozytenzahlen > 10^6/ml wird eine Ejakulatkultur angelegt. Keimzahlen über 10^4/ml werden nach Antibiogramm immer therapiert. Gelingt die Resistenzbestimmung nicht, da eine sterile Ejakulatgewinnung selten möglich ist und außerdem das Ejakulat bakterizide Substanzen enthält, wird eine Therapie mit Tetracyclinen durchgeführt. Mykoplasmen und Ureaplasmen werden immer therapiert. Da es sich meist um Partnerinfektionen handelt, wird die Partnerin mitbehandelt.

13.6.6.2 Obstruktionen

Die Kombination von Azoospermie oder ausgeprägter Oligoasthenozoospermie und niedriger Glukosidase als Marker der Nebenhodenfunktion lenken den Verdacht auf eine Obstruktion der ableitenden Samenwege. Ursache sind meist Atresien infolge von Entzündungen, in 25% aller Obstruktionen auch angeborene Atresien, die auch mit anderen Defekten assoziiert sein können, etwa bei der Mukoviszidose oder beim Young Syndrom. Iatrogene Obstruktionen entstehen als Komplikation der Herniotomie im Kindesalter und nach Vasektomie. Entzündungen beschränken sich meist auf eine Seite. Nicht rechtzeitig behandelte Gonokokkeninfektionen erfassen oft beide Nebenhoden und führen im Endstadium zur Azoospermie. Je nach Dauer der Schädigung ist FSH als Indikator der Schädigung der Spermatogenese im Serum erhöht. Nach einer Hodenbiopsie wird bei normaler oder nur gering reduzierter Spermatogenese eine mikrochirurgische Rekanalisierung (Epididymovasostomie) versucht.

13.6.7 Störungen im Bereich der Androgenzielorgane und Pseudohermaphroditismus masculinus

Bei angeborenen Defekten des Androgenrezeptors kann Testosteron trotz normaler Serumkonzentration seine Wirkung auf die äußeren Geschlechtsorgane nicht entfalten. Es resultieren (intersexuelle) Fehlbilder der Geschlechtsorgane (Pseudohermaphroditismus masculinus) und Störungen in der Entwicklung eines normalen männlichen Phänotyps.

Folgende Syndrome werden unterschieden:
▶ **Testikuläre Feminisierung bei vollständigem Defekt der Androgenrezeptoren ohne jede Testosteronwirkung.**

Die Patienten entwickeln einen weiblichen Phänotyp. Der Rezeptor fehlt auch in den Haarfollikeln, und eine sekundäre Geschlechtsbehaarung (auch vom weiblichen Typ) bleibt aus (hairless women). Das äußere Genitale erscheint normal weiblich, die Vagina ist kurz, und ein Uterus fehlt. Die Diagnose bei den psychosozial voll als Frauen integrierten Patienten wird meist erst bei der Abklärung der Amenorrhö gestellt. Die Testes liegen inguinal oder intraabdominell. Die intraabdominellen Hoden sollten entfernt werden, anschließend wird eine Substitutionstherapie mit Östrogenen durchgeführt.
▶ **Reifenstein-Syndrom mit zusätzlich bestehender Gynäkomastie, Hypospadie und Lageanomalien der Testes und spärlicher sekundärer Geschlechtsbehaarung.**
LH und FSH sind erhöht, Testosteron normal oder ebenfalls erhöht. Der Maldescensus testis wird durch Orchidopexie behandelt. Die Infertilität läßt sich nicht therapieren.
▶ **Androgenresistenz bei Infertilität (Syndrom der infertilen Männer)** mit Azoospermie oder hochgradiger Oligoasthenozoospermie und erhöhten Serumkonzentrationen von LH und Testosteron.
Die **Diagnose** wird bei Nachweis einer erniedrigten Androgenbindungskapazität der Androgenrezeptoren in der Skrotalhaut gestellt.
Beim autosomal-rezessiv vererblichen Fehlen der 5α-Reduktase kann Testosteron am Wirkort nicht in seine wirksame Form (5α-Dihydrotestosteron) umgewandelt werden.
Ein männlicher Phänotyp mit Mikropenis und perineoskrotaler Hypospadie sowie kleiner Vaginalöffnung (Pseudovagina) wird ausgebildet. Die Patienten werden zunächst als Mädchen aufgezogen, in der Pubertät führt die zunehmende Testosteronsekretion jedoch zu einer Virilisierung mit Erektionen und Ejakulationen und zur psychosexuellen Umorientierung zum männlichen Geschlecht. Testosteron im Serum ist normal oder erhöht, Dihydrotestosteron ist erniedrigt und steigt auch nach HCG-Stimulation nicht an.
Über 80% der Fälle von Pseudohermaphroditismus masculinus liegen die oben beschriebenen Defekte der Androgenwirkung zugrunde. Allerdings führen auch Enzymdefekte der Testosteronsynthese zum Pseudohermaphroditismus masculinus. Diese Defekte können sich auf die Synthese von Testosteron beschränken oder auf einer früheren Stufe auch zu einer eingeschränkten Synthese von Steroiden der Nebennierenrinde führen (siehe adrenogenitales Syndrom). Auch die Leydig-Zell-Agenesie (möglicher LH-Rezeptor-Defekt) und die Sekretion biologisch inaktiver LH-Moleküle resultieren in einer ungenügenden Testosteronsynthese. Bei fehlender oder nicht zeitgerechter Einwirkung von MIH (Mullerian inhibiting hormone) bildet sich bei ansonsten normaler männlicher Embryonalentwicklung der Müller Gang nicht zurück, es entstehen zusätzlich ein Uterus, Tuben und der obere Teil der

Vagina. Eine maligne Entartung dieser zusätzlichen Organe ist nicht beschrieben, so daß sie nicht entfernt werden müssen und die in direkter Nachbarschaft liegenden Vasa deferentia nicht verletzt werden.

13.6.8 Hermaphroditismus verus

Definition

Beim echten Hermaphroditismus sind entweder Ovarien und Testes zugleich angelegt, oder es liegt ovarielles und testikuläres Gewebe in einem Organ vor (Ovotestis).

Epidemiologie

Die Erkrankung ist sehr selten, die genaue Häufigkeit ist unbekannt. Es werden bilaterale (testikuläres und ovarielles Gewebe auf beiden Seiten), unilaterale (Ovotestis auf der einen Seite und Ovar oder Hoden auf der anderen) und laterale (Testis auf der einen Seite und Ovar auf der anderen) Formen beschrieben.

Ätiologie und Pathogenese

Obwohl in zwei Dritteln der Fälle ein Karyotyp 46XX vorliegt, wird vermutet, daß auch bei diesen Patienten für die Ausbildung testikulären Gewebes ausreichende Anteile des Y-Chromosoms vorhanden sind, HY-Antigen ist häufig nachweisbar.

🅢 Symptome

Das äußere Erscheinungsbild von Hermaphroditen reicht vom Phänotyp normaler Männer über Hypospadie, skrotale Fusionsdefekte, urogenitalen Sinus, Klitorishypertrophie bis zum weiblichen Phänotyp. Nebenhoden werden bei Testes meist mit angelegt, ein regelrechtes Vas deferens jedoch seltener. Neben einem Ovar entsteht eine Tube, in den meisten Fällen ist ein Uterus ausgebildet. Ovarien liegen meist in typischer Lokalisation, Testes oder Ovotestes dagegen können entlang dem Deszensusweg liegen. Weitere klinische Manifestationen sind Gynäkomastie, zyklische Hämaturie, normale Menstruationen oder Hodenschmerzen.

🆅 Therapie

Die Geschlechtsbestimmung richtet sich nach dem Phänotyp. Die nicht mit dem vorherrschenden Geschlecht übereinstimmenden Anlagen werden entfernt, gegebenenfalls werden plastische Operationen zur Korrektur vorgenommen und Sexualsteroide substituiert. Die Möglichkeit einer Tumorentstehung in verbleibendem gonadalem Gewebe scheint erhöht zu sein.

Verlauf und Prognose

In Einzelfällen wurden Schwangerschaften nach Entfernung eines Ovotestis und die Vaterschaft bei einem männlichen Patienten beschrieben.

Literatur

– Behre, H. M., E. Nieschlag: Testes. In: Reinwein, D. (Hrsg.), Klinische Endokrinologie, 2. Auflage, Schattauer, Stuttgart 1992.
– Nieschlag, E.: Hodenfunktionen. In: Thomas, L. (Hrsg.): Labor und Diagnose. 4. Auflage, Med. Verlagsgesellschaft, Marburg 1992.
– Nieschlag, E., H. M. Behre (Hrsg.): Testosterone: Action, Deficiency, Substitution. Springer, Heidelberg 1990.
– WHO Laborhandbuch zur Untersuchung des menschlichen Ejakulates und der Spermien/Zervixschleim-Interaktion. Übersetzung aus dem englischen Original von E. Nieschlag und Mitarbeitern. 3. Auflage, Schattauer, Stuttgart 1988.

13.7 Pluriglanduläre Autoimmunerkrankungen

R. Paschke, L. Schaaf, K. H. Usadel

Das Syndrom der pluriglandulären (= polyglandulären) Autoimmunerkrankungen (siehe Tab. 13.7-1) ist durch gleichzeitiges Auftreten von zwei oder mehreren Endokrinopathien charakterisiert, die auf Autoimmunmechanismen beruhen. Häufig führen sie zu Unterfunktionszuständen der betroffenen Hormondrüsen. Oft können schon vor der Manifestation einer Erkrankung organspezifische Autoantikörper nachgewiesen werden, die Hinweise auf ein mögliches späteres Organversagen sein können.

Definition

Beim pluriglandulären Autoimmunsyndrom sind mehrere endokrine Organe durch Immunmechanis-

Tab. 13.7-1	Übersicht zu Kap. 13.7 und 13.8	
	pluriglanduläre Autoimmunerkrankungen	multiple endokrine Neoplasien (MEN)
Vererbung	erhöhte Disposition bei HLA-B8, -DR3, -DR4, -DQ2β	autosomal-dominant
Einteilung		I (Wermer-Syndrom) IIa (II) (Sipple-Syndrom) IIb (III)
Klinik	meist Unterfunktionen, oft auch mit nicht endokrinologischen Erkrankungen assoziiert	Neoplasien
Therapie	Substitution	operativ

men gestört. Oft kommt es zur Unterfunktion der entsprechenden Drüsen. Überfunktionszustände, wie z. B. beim M. Basedow, kommen vor. Da die einzelnen Organmanifestationen nacheinander auftreten können, liegt die klinische Bedeutung des Syndroms in der Früherkennung. Andererseits können familiäre Häufung und nachgewiesene HLA-Assoziation Einblick in die Pathophysiologie von Autoimmunmechanismen geben (siehe Tab. 13.7-2 und 13.7-3).

Kauistik

Bei einer 25jährigen Frau führt die ophthalmologische Diagnose einer **beidseitigen Kataraktbildung** zur Abklärung einer **Kalziumstoffwechselstörung.** Es finden sich eine hypokalzämische Tetanie, Zahnschmelzdefekte und Stammganglienverkalkungen. Nach der Menarche mit 18 Jahren hatte sich, mit 23 Jahren, eine sekundäre Amenorrhö eingestellt. Die **Ovarbiopsie** ergibt eine Fibro-

se ohne Follikel. Rasche Ermüdbarkeit, Kälteintoleranz, Neigung zu Diarrhö, Minderwuchs (154 cm), reduziertes Körpergewicht (45 kg), fast fehlende Sekundärbehaarung, Hyperpigmentation vom Addison-Typ, Onychomykose und Vitiligoherde sind weitere Symptome. Autoantikörper gegen Nebennierenrinde, Parietalzellen und Mitochondrien können nachgewiesen werden. Neben dem primären Hypoparathyroidismus belegen **Laboruntersuchungen** eine primäre Nebennierenrindeninsuffizienz, einen hypergonadotropen Hypogonadismus, eine primäre Hypothyreose bei atrophischer Schilddrüse, eine chronisch-aktive Hepatitis, eine chronische Gastritis und eine normochrome Anämie. Die orale Glukosetoleranz ist normal. Die HLA-Typisierung ergibt aus der MHC-Klasse II das Vorliegen der Allele DQw2, DR3 und DR7.

Nach Substitution mit Cortisonacetat, Levothyroxin, Östrogen- und Gestagenderivaten sowie 1,25-Dihydroxy-Vitamin D stellt sich rasch ein Ausgleich der Mangelsymptomatik ein.

Tab. 13.7-2 Miteinander assoziierte Autoimmunerkrankungen

- ▶ Morbus Basedow
- ▶ Struma lymphomatosa Hashimoto
- ▶ idiopathisches Myxödem Gull
- ▶ idiopathischer Morbus Addison
- ▶ primäre Gonadeninsuffizienz
- ▶ idiopathischer Hypoparathyroidismus
- ▶ insulinpflichtiger Diabetes mellitus
- ▶ Hypophysitis
- ▶ chronische Sialadenitis
- ▶ Sjögren-Syndrom
  - – chronisch-atrophische Gastritis
  - – perniziöse Anämie
- ▶ chronisch-aktive Hepatitis (häufig HBV-positiv)
- ▶ primäre biliäre Zirrhose
- ▶ Glutenintoleranz
- ▶ chronische mukokutane Candidiasis
- ▶ Vitiligo
- ▶ Alopecia areata
- ▶ Dermatitis herpetiformis Duhring
- ▶ Myasthenia gravis

Tab. 13.7-3 Häufigkeiten der mit einem Morbus Addison assoziierten Autoimmunerkrankungen bei 295 Patienten (Neufeld et al., 1980)

autoimmune Schilddrüsenerkrankung	55%
insulinpflichtiger Diabetes mellitus	40%
Hypoparathyroidismus	18%
mukokutane Candidiasis	15%
chronisch-aktive Hepatitis	9%
Alopezie	8%
Gonadeninsuffizienz	7%
Vitiligo	5%
Malabsorption	5%
perniziöse Anämie	3%

Epidemiologie

Exakte epidemiologische Daten sind wegen der Heterogenität der Krankheitsbilder schwer anzugeben. Es handelt sich um seltene Syndrome, die jedoch in Unkenntnis der Krankheitsbilder zu selten diagnostiziert werden.

Ätiologie und Pathogenese

Die chronischen Organentzündungen beruhen auf autoimmunreaktiven Prozessen bei unbekanntem Auslösemechanismus. Daß die Organmanifestationen familiär auftreten, weist auf eine genetisch festgelegte Disposition hin. Die häufige Manifestation des Diabetes mellitus im Herbst und im Winter deutet auf eine Virusinfektion als auslösenden Mechanismus hin. Es besteht eine Disposition zum polyglandulären Autoimmunsyndrom bei Vorliegen der Antigene HLA-B8, -DR3, -DR4 und DQ2β. Diese Antigene üben Membranrezeptorfunktionen im Immunsystem aus.

🅢 Symptome

Die Symptome variieren je nach befallenem Organ und können bei gleichzeitigem Auftreten ein buntes Bild ergeben. Beim Hypoparathyroidismus steht die hypokalzämische Tetanie, beim Morbus Addison die Hypotonie, Hyperpigmentation und Gewichtsabnahme, beim Hypogonadismus die Amenorrhö und ggf. der Minderwuchs, bei der Autoimmunthyroiditis die Hyper- bzw. Hypothyreose und bei der Autoimmuninsulitis die diabetische Hyperglykämie im Vordergrund.

🅓 Diagnostik

Die ausführliche endokrinologische Funktionsdiagnostik sollte ggf. auch durch **morphologische Untersuchungen** ergänzt werden. Insbesondere sind intrazerebrale und intraabdominelle Verkalkungen beim Hypoparathyroidismus zu bedenken. Organspezifische Autoantikörperbestimmungen sichern die Diagnose.

▽ Therapie

Die Substitutionstherapie umfaßt z. B. Levothyroxin, Cortisonacetat, Hydrocortison, Östrogen-Gestagen-Derivate, Testosteron, 1,25-Dihydroxycholecalciferol oder Desmopressinacetat. Eine TSH-Suppression ist nicht notwendig. Der basale TSH-Spiegel sollte im Normbereich liegen. Da Parathormon bisher nicht direkt substituiert werden kann, muß der stoffwechselaktive Vitamin-D-Metabolit, das 1,25-Dihydroxycholecalciferol (Rocaltrol®), substituiert werden. Sein Strukturisomer Dihydrotachysterol (AT 10®) reichert sich im Fettgewebe an und ist deshalb schlechter steuerbar. Ein gewisser Vorteil ist der geringere Preis. Treten eine Hypothyreose und eine Nebennierenrindeninsuffizienz gleichzeitig auf, so muß vor der Thyroxinsubstitution die Nebennierenrindeninsuffizienz ausreichend substituiert sein. Ansonsten besteht die Gefahr, durch erhöhten Steroidhormonverbrauch eine Addison-Krise auszulösen.

Verlauf und Prognose

Wird die Diagnose einer substitutionsbedürftigen Endokrinopathie rechtzeitig gestellt, ist der Verlauf günstig. Tritt in einer Familie eine polyglanduläre Autoimmunerkrankung auf oder leiden zwei Familienmitglieder an einer Autoimmunerkrankung, sollten immer die Familienangehörigen 1. Grades untersucht werden. Liegen bei einer Person zwei Autoimmunerkrankungen vor, sollte immer auch an das mögliche Auftreten **weiterer Manifestationen** gedacht werden. Entsprechende Untersuchungen, auch bei gesunden Familienmitgliedern, sollten deshalb je nach klinischer Symptomatik etwa alle zwei Jahre durchgeführt werden. Eine Substitutionstherapie bei alleinigem Nachweis von Autoantikörpern ohne klinische Symptomatik ist nicht notwendig. Engmaschigere Kontrollen sind dann jedoch, vor allem im Hinblick auf das mögliche Auftreten eines Diabetes mellitus und einer primären Nebennierenrindeninsuffizienz, zu empfehlen.

Literatur

– Neufeld, M., N. Maclaren, R. Blizzard: Autoimmune polyglandular syndromes. Ped. Ann. 9 (1980), 154–162.

13.8 Multiple endokrine Neoplasien

R. Paschke, L. Schaaf, K. H. Usadel

Autosomal-dominant vererbbare neoplastische Erkrankungen bestimmter endokriner Drüsen werden als Syndrome der multiplen endokrinen Neoplasien (MEN) bezeichnet (siehe Tab. 13.7-1). Charakteristische Leitsymptome können auf das Vorliegen dieser Erkrankungen hinweisen. In der Regel werden mindestens zwei der folgenden Organe tumorös befallen: Hypophyse, Neben-

schilddrüse, C-Zell-Organ der Schilddrüse, Inselzellorgan, Nebenniere. Das Erkrankungsrisiko innerhalb einer Familie ist außerordentlich hoch, so daß der präventiven Diagnostik durch Familienuntersuchungen besondere Bedeutung zukommt. Da sich die Einzelerkrankungen zeitlich versetzt manifestieren können, sind regelmäßige Verlaufskontrollen sowohl bei erkrankten als auch bei vermeintlich gesunden Familienmitgliedern notwendig.

Definition

Die multiplen endokrinen Neoplasien werden in 3 Syndromgruppen eingeteilt:
▶ MEN I: Hypophysenvorderlappenadenom, primärer Hyperparathyroidismus, Inselzellneoplasie (Wermer Syndrom).
▶ MEN IIa (II): medulläres Schilddrüsenkarzinom, Phäochromozytom, primärer Hyperparathyroidismus (Sipple Syndrom).
▶ MEN IIb (III): Symptome des Typs IIa, kombiniert mit einer Ganglioneuromatose der Schleimhäute und Veränderungen des Bewegungsapparates.

Kasuistik

Ein 20jähriger Mann sucht den Hausarzt wegen Kleinwuchs und unzureichender Bartbehaarung auf. Dem Trainer des Patienten fiel auf, daß trotz intensiven Bodybuildings keine wesentliche Zunahme der Muskelmasse erzielt wurde. Die **endokrinologische Diagnostik** ergibt eine Hyperkalzämie, Hyperkalziurie, erhöhte Parathormon- und Prolaktin- sowie erniedrigte Testosteronspiegel. Bei laborchemischem Verdacht eines primären Hyperparathyroidismus läßt sich kein Adenom der Parathyroidea lokalisieren. Bei der Operation zeigt sich jedoch eine Hyperplasie aller 4 Epithelkörperchen, die deshalb alle reseziert werden. Ein Teil eines Epithelkörperchens wird in die Unterarm-Muskelloge implantiert. Der Serumkalziumspiegel normalisiert sich, und eine Vitamin-D-Substitution ist im weiteren Verlauf nicht notwendig. In Verbindung mit der Hyperprolaktinämie ergibt das **Schädel-Computertomogramm** die Diagnose eines Makroprolaktinoms, das durch transsphenoidale Operation entfernt wird. Postoperativ kommt es zu einem Absinken des Prolaktinspiegels in den Normbereich und zu einem Anstieg von Testosteron. Die sekundäre Nebennierenrindeninsuffizienz wird mit Cortisonacetat substituiert. Die **Familienuntersuchung** ergibt, daß der Vater des Patienten seit Jahren an rezidivierender Nephrolithiasis leidet. Auch hier konnte die Diagnose eines primären Hyperparathyroidismus gestellt werden. Beim Bruder besteht ebenfalls eine ausgeprägte Hyperkalziurie. Hinweise für eine Beteiligung der Inselzellen des Pankreas fanden sich bisher bei keinem Familienmitglied.

Epidemiologie

Die MEN sind seltene Krankheitsbilder. Für jeden Angehörigen 1. Grades eines Erkrankten besteht ein 50%iges Risiko, selbst an einer MEN zu erkranken.

Ätiologie und Pathogenese

In den letzten Jahren fand man in einigen Familien eine Assoziation von Chromosomenveränderungen auf dem Chromosom 11 für die MEN I und auf dem Chromosom 10 für die MEN IIa. Bei vielen Patienten kommt es erst im Laufe des Lebens zu einer vollständigen Ausprägung der Syndrome, so daß bei Genträgern vermutlich modulierende Faktoren die Entwicklung der Tumoren mit beeinflussen. Die Rolle einer Onkogenaktivierung ist bisher ebenfalls ungeklärt.

🅢 Symptome

Häufige Leitsymptome einer MEN I sind neben der Hyperkalzämie auch Symptome einer Hypophysenvorderlappeninsuffizienz sowie gastrointestinale Symptome. Bei der MEN II steht neben einer nodösen Struma die arterielle Hypertonie im Vordergrund. Beim Typ III ist bei Kenntnis des Syndroms eine Blickdiagnose aufgrund der mukokutanen Neurome (siehe Abb. 13.8-1) und des oft vorhandenen marfanoiden Habitus möglich. Entsprechend den unterschiedlichen Lokalisationsmustern treten häufig Symptomüberlappungen auf (siehe Tab. 13.8-1 und Abb. 13.8-2).

🅓 Diagnostik

Die Diagnostik entspricht bis auf einige Besonderheiten dem Vorgehen, das bei den einzelnen Hormondrüsen beschrieben wurde (siehe Kap. 13.2 bis 13.5).

Sofern endokrine Tumoren bei **jüngeren Patienten** auftreten, ist immer auch an eine MEN zu denken. Tritt ein primärer Hyperparathyroidismus im Rahmen einer MEN I auf, so ist in der Regel eine Adenomlokalisation wegen der allseitigen Hyperplasie aller 4 Epithelkörperchen nicht zu erwarten. Unabhängig davon sollten bei eindeutigem laborchemischem Befund eines primären Hyperparathyroidismus und nach Ausschluß anderer Ursachen einer Hyperkalzämie immer alle 4 Epithelkörperchen intraoperativ inspiziert und eine Hyperplasie ausgeschlossen werden.

Die Diagnostik von Mikroadenomen des endokrinen Pankreas gestaltet sich oft schwierig. Auch hier ist bisweilen eine Klärung nur intraoperativ möglich. Bestehen bei einer Struma nodosa gleichzeitig Durchfälle und/oder Alkoholunverträglichkeit, so ist auch an die seltene Möglichkeit eines medullären Schilddrüsenkarzinoms zu denken. Im Ultraschallbild finden sich charakteristische Mikroverkalkungen. Beim C-Zell-Karzinom ist Calcitonin eindeutig der beste Tumormarker. CEA ist lediglich in ca. 60–70% der Fälle erhöht.

Besondere Bedeutung kommt der **Familienuntersuchung** zu. MEN-II-Familienmitglieder werden am Übergang von der Hyperplasie zur Neoplasie im Hinblick auf ein medulläres Schilddrüsenkarzinom am besten durch überschießende Calcitoninstimulation mit Pentagastrin (s. u.) und im Hinblick auf

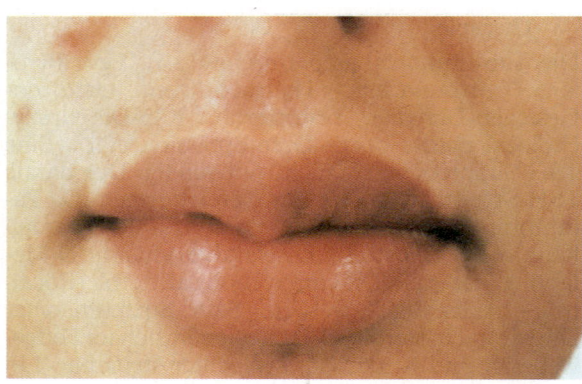

a

b

Abb. 13.8-1   Wulstige Lippen (a) und mukokutane Neurome (b) bei MEN IIb (III).

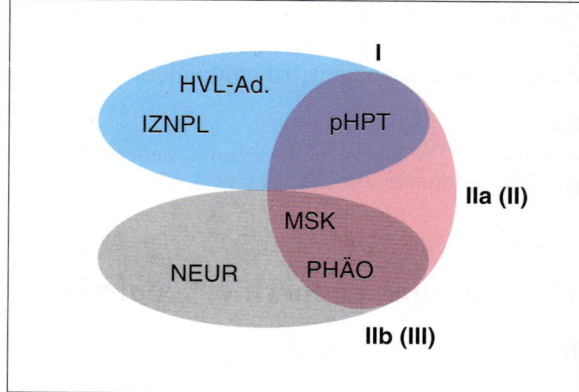

Abb. 13.8-2   Überlappung der Organbeteiligungen bei multiplen endokrinen Neoplasien.

HVL-Ad.	HVL-Adenom
IZNPL:	Inselzellneoplasma
pHPT:	primärer Hyperparathyroidismus
MSK:	medulläres Schilddrüsenkarzinom
PHÄO:	Phäochromozytom
NEUR:	Neurom
II, IIa, IIb, III:	Typen der multiplen endokrinen Neoplasien

Tab. 13.8-1 Häufigkeiten der Organbeteiligung bei den multiplen endokrinen Neoplasien

Drüse	Häufigkeit	Hormone	Symptome
MEN I			
► Nebenschilddrüse	90%	Parathormon	Hyperkalzämie
► endokrines Pankreas	50–85%		
Gastrinome	bis 50%	Gastrin	Zollinger-Ellison-Syndrom
Insulinome	bis 30%	Insulin	Hypoglykämie
VIPome	bis 12%	VIP	wäßrige Durchfälle,
		(= vasointestinales Polypeptid)	Verner-Morrison-Syndrom
► Adeno-Hypophyse	30–65%		
hormoninaktive HVL-Adenome	bis 70%		Hypophysenvorderlappen-insuffizienz, lokale Symptome
Prolaktinome	23%	Prolaktin	Prolaktin, Amenorrhö, Infertilität, Galaktorrhö, Impotenz
STH-produzierende Adenome	27%	Wachstumshormon	Akromegalie
ACTH-produzierende Tumoren	3,6%	ACTH	Morbus Cushing
MEN II			
► medulläres Schilddrüsenkarzinom	90%	Calcitonin	langsames Wachstum, Durchfall
► Phäochromozytom des NN-Marks	85–90%	Adrenalin/Noradrenalin	arterielle Hypertonie
– beidseitig	70–80%		
– ektop	10–15%		
► Nebenschilddrüsen	60%	Parathormon	Hyperkalzämie

ein Phäochromozytom am ehesten durch Anreicherungen im Nebennierenmarkszintigramm entdeckt. Vor der Durchführung des Pentagastrintests (i.v. Injektion von 0,5 μg/kg Körpergewicht beim nüchternen Patienten) ist immer ein Phäochromozytom auszuschließen, da durch Blutdruckabfall nach Pentagastrininjektion eine **hypertensive Krise** ausgelöst werden kann. Bei der Lokalisation ektoper Phäochromozytome kann in Zukunft der Kernspintomographie zunehmende Bedeutung zukommen. Bei marfanoidem Habitus und gleichzeitigem Auftreten von multiplen Schleimhautneuromen ist immer an eine MEN IIb (III) zu denken. Bei einer Familie mit einer Hirschsprung-Erkrankung (= kongenitales Megakolon) sollten auch die Eltern und weitere Familienmitglieder 1. Grades auf das Vorliegen eines medullären Schilddrüsenkarzinoms bzw. eines Phäochromozytoms hin untersucht werden.

▼ Therapie

Die Primärtherapie ist chirurgisch. Die Dringlichkeit hängt vom befallenen Organ ab. Bestehen gleichzeitig ein **Hypophysenvorderlappenadenom** und ein primärer **Hyperparathyroidismus,** sollten zunächst die **Nebenschilddrüsen** wegen der möglichen Entgleisung des Kalziumstoffwechsels operiert werden. Sind alle vier Drüsen hyperplastisch, ist das Vorgehen bisher nicht einheitlich: Je nach Operationssitus wird neben einer totalen Parathyroidektomie und nachfolgender Reimplantation von Nebenschilddrüsengewebe am Unterarm auch eine 3³/₄-Resektion der Epithelkörperchen durchgeführt. Wegen der oft schwierigen Lokalisationsdia-gnostik bei Inselzellneoplasien sind gelegentlich Nachresektionen notwendig.

Bei der MEN II sollte immer zunächst das **Phäochromozytom** operiert werden. Hierbei ist auf präoperative Blockade der **Alpha-Rezeptoren,** z.B. durch Phentolamin (Regitin®), und ausreichende Volumensubstitution zu achten. Bei einseitiger Hyperplasie der Nebenniere ist die prophylaktische kontralaterale Adrenalektomie umstritten: Wegen Phäochromozytomen im Grenzstrangbereich sollte präoperativ immer auch ein **Thorax-CT** durchgeführt werden. Beim medullären Schilddrüsenkarzinom wird eine beidseitige totale **Strumaresektion** unter Mitnahme der dorsalen Kapselanteile mit modifizierter „neck dissection" durchgeführt, da sehr früh Mikrometastasen im Bereich der Halslymphbahnen bestehen können. Eine Resektion der mukokutanen Neurome bei der MEN III im Bereich der Mundschleimhaut ist wegen der hohen Rezidivrate meist nicht sinnvoll.

Verlauf und Prognose

Die Langzeitprognose hängt vom Diagnosezeitpunkt ab. Bei der MEN I wird sie überwiegend durch die Inselzellneoplasien, bei der MEN II durch das medulläre Schilddrüsenkarzinom bestimmt. Beim medullären Schilddrüsenkarzinom ist langsames lokales Wachstum mit frühzeitiger lymphogener Mikrometastasierung kombiniert. Eine effektive Chemotherapie ist bisher nicht möglich. Eine vollständige TSH-Suppression durch Thyroxin ist postoperativ nicht notwendig. Eine adäquate Substitution ist ausreichend. Regelmäßige **sonographische Verlaufskontrollen** sind durchzuführen. Bei jedem **medullären Schilddrüsenkarzinom** und jedem **Phäochromozytom** sollte auch jeweils nach der anderen Krankheit gesucht werden.

Im Vordergrund steht immer ein ausführliches **Familienscreening,** um die Diagnose vor dem Auftreten inkurabler Infiltration und Metastasierung sowie von Sekundärschäden, z.B. durch den primären Hyperparathyroidismus, zu stellen. Dies gilt insbesondere für die MEN III, deren Prognose insgesamt bei vergleichsweise früher Manifestation schlechter ist. Die Patienten werden in aller Regel zuerst vom HNO-Arzt oder vom Zahnarzt gesehen. **Die paraneoplastischen Endokrinopathien sind in Kap. 4.3 dargestellt.**

Praxisfragen

Praxisfrage 1

Ein 26jähriger Patient hat vor einigen Wochen einen Knoten im Bereich des rechten Schilddrüsenlappens bemerkt. Bei der Untersuchung ist die Schilddrüse gering vergrößert tastbar, im rechten Lappen besteht eine ca. 1,5 cm große, nicht schmerzhafte Resistenz. Klinisch wirkt der Patient euthyreot. Es liegt bisher nur eine Schilddrüsensonographie vor. Dabei zeigt sich eine weitgehend symmetrische, gering vergrößerte Schilddrüse mit einem ca. 1,5 cm großen, echoarmen Knoten im rechten Lappen.

a Welche Labordiagnostik führen Sie durch, um die euthyreote Schilddrüsenfunktion zu bestätigen?

b Welche weitere Diagnostik halten Sie für erforderlich?

Praxisfrage 2

Bei einer 26jährigen Patientin ist seit 1 Jahr eine Sarkoidose bekannt. Anläßlich eines Wiedervorstellungstermins bei ihrem Hausarzt klagt die Patientin über eine seit 3 Monaten bestehende Amenorrhö. Auf entsprechende Fragen des Hausarztes gibt die Patientin eine Gewichtszunahme von 3 kg sowie zunehmende Schläfrigkeit während der vergangenen 6 Wochen an.

a Welche weiteren anamnestischen Angaben sind erforderlich?

b Auf welche Symptome sollte bei der körperlichen Untersuchung besonders geachtet werden?

Praxisfrage 3

Aufgrund der beschriebenen Symptomatik sowie der weiteren Anamnese und körperlichen Untersuchung hat der Hausarzt die Patientin schließlich an ein endokrinologisches Zentrum zur weiteren Diagnostik überwiesen.

a Welche endokrinologischen Funktionsuntersuchungen sollten zunächst durchgeführt werden?

b Welcher pathophysiologische Zusammenhang besteht wahrscheinlich zwischen den endokrinen Ausfallserscheinungen und der Grunderkrankung?

Praxisfrage 4

Ein 57jähriger Gärtnermeister bemerkte vor etwa 20 Jahren einen allmählichen Verfall seiner körperlichen Leistungsfähigkeit sowie einen Gewichtsverlust von 8 kg. Die damals bestehende ausgeprägte Hyperpigmentation wurde mit der Sonnenexposition bei der Gartenarbeit erklärt. Bei einem Infekt der oberen Luftwege traten Übelkeit, Erbrechen, abdominelle Schmerzen und Schwindel auf.

a Welche Verdachtsdiagnose stellen Sie?

b Welche Therapie ist notwendig?

c Welche weiteren diagnostischen Schritte würden Sie einleiten?

Praxisfrage 5

Der gleiche Patient war bei der Diagnose eines idiopathischen Morbus Addison unter einer täglichen oralen Substitutionstherapie mit 37,5 mg Cortisonacetat gut leistungsfähig. 12 Jahre später wird er erneut unter dem Bild einer Addison-Krise eingewiesen. Die Steroidhormonsubstitution wurde nicht unterbrochen. Er hatte in 4 Wochen 3 kg an Gewicht abgenommen. Seine Haut war trocken und warm. Puls 110/min.

a Worauf achten Sie bei der körperlichen Untersuchung?

b Welche Laborparameter bestimmen Sie zur Absicherung Ihrer klinischen Verdachtsdiagnose?

c Was empfehlen Sie Ihrem Patienten?

Praxisfrage 6

Durch welche Laborparameter definieren Sie

a eine hypothyreote Regelkreisstörung?

b eine manifeste Hypothyreose?

Praxisfrage 7

Eine 35jährige Frau hat seit der Pubertät eine Hypertrichose. In den letzten Jahren nimmt die Mehrbehaarung leicht zu, es findet sich ein angedeuteter männlicher Schamhaartyp. Die Periode ist weiterhin einigermaßen regelmäßig, es besteht kein völliger Ausfall.

a Welche Hormonbestimmung ist die wichtigste?

b Sind Röntgenuntersuchungen erforderlich?

c Ist eine gynäkologische Untersuchung erforderlich?

d Welchen Therapievorschlag machen Sie?

Praxisfrage 8

Eine 35jährige Patientin kommt in Ihre Sprechstunde und klagt über häufiges Wasserlassen. Nach näherem Befragen wird die tägliche Trinkmenge mit ca. 7 l angegeben. Eine Nykturie wird verneint.

a Wie lautet Ihre Verdachtsdiagnose?

b Welche Untersuchungen veranlassen Sie?

Praxisfrage 9

Eine 32jährige Frau bemerkt nach der Geburt eines gesunden Kindes in den nächsten Monaten eine zunehmende Gesichtsschwellung; es tritt eine sekundäre Amenorrhö ein, auch nimmt eine vorbestehende Hypertrichose zu. Im weiteren Verlauf kommt eine Adynamie hinzu. Der Hausarzt stellt einen Hypertonus leichteren Grades fest sowie eine diätetisch einstellbare diabetische Stoffwechsellage.

a Wie lautet Ihre Verdachtsdiagnose?

b Welchen Funktionstest würden Sie zunächst durchführen?

c Wann sind Röntgenuntersuchungen indiziert?

d Wie ist die Prognose der Patientin einzuschätzen?

Praxisfrage 10

Ein 27jähriger Mann klagt über eine seit einem halben Jahr erneut auftretende linksseitige Gynäkomastie, gleichzeitig habe seine Libido abgenommen. Vor 5 Jahren war bereits eine chirurgische Entfernung beider Drüsenkörper wegen „idiopathischer Gynäkomastie" durchgeführt worden. Damals lagen ein erniedrigter Wert für Testosteron im Serum und eine Erhöhung von Östradiol vor.
Jetzt findet sich bei der Untersuchung links submammillär ein kleiner Drüsenkörper bei beidseits reizloser perimamillären Narben, ohne Absonderung von Sekret. Der rechte Hoden (Volumen 18 ml) ist von serh fester, der linke (Volumen 14 ml) von eher weicher Konsistenz. Wegen seines Libidoverlustes ist der Patient seit 4 Monaten mit Testosteron behandelt worden, letzte Injektion vor 13 Tagen.

a Welche Verdachtsdiagnose stellen Sie?

b Welche weiteren Untersuchungen veranlassen Sie, um die Verdachtsdiagnose zu klären?

c Welche Therapie ist durchzuführen?

d Welche Prognose besteht?

Praxisfrage 11

Ein 23jähriger Patient leidet seit ca. 2 Jahren vermehrt unter Anfällen von Schweißausbrüchen, Zittern und Herzrasen, kombiniert mit Blutdruckspitzen bis 230/110 mmHg. Er hatte außer dem Hausarzt einen HNO-Arzt wegen multipler, bis erbsgroßer Polypen der Mundschleimhaut konsultiert.

a Wie lautet Ihre Verdachtsdiagnose?

b Welche Befunde sind bei der körperlichen Untersuchung besonders zu beachten?

c Welche Untersuchungen veranlassen Sie? .

d Welches therapeutische Vorgehen ist empfehlenswert?

Praxisfrage 12

Ein 26jähriger Mann sucht seinen Hausarzt wegen unerfüllten Kinderwunsches auf. Seit 2 Jahren ungeschützter Verkehr, in der Vorgeschichte keine Deszensusstörung, keine Orchitis, keine Geschlechtskrankheiten. Orientierende internistische Untersuchung unauffällig, Hodenvolumina beidseits 15 ml, feste Konsistenz der Hoden, Nebenhoden nicht verdickt, keine Varikozele palpabel, äußeres Genitale ohne pathologischen Befund. Labor: Spermienkonzentration 15×10^6 Spermien/ml, 40% progressiv motil, 45% normale Morphologie, Glukosidase 60 mU/Ejakulat, keine Leukozyten im Ejakulat, keine Spermienantikörper im Seminalplasma und im Serum nachweisbar (nach den Richtlinien der WHO von 1987), FSH 5,6 IU/l, LH 3,1 IU/l, Prolaktin 385 mIU/l, Testosteron 13,7 nmol/l.

a Welche Diagnose stellen Sie?

b Welche zusätzlichen Untersuchungen sind notwendig?

c Welche Therapie leiten Sie ein?

Praxisfrage 13

Bei einem 56jährigen Patienten besteht ein tastbarer, ca. 3 cm großer Knoten am linken oberen Schilddrüsenlappen. Klinisch wirkt der Patient euthyreot, der basale TSH-Wert liegt im Normbereich, wodurch die euthyreote Schilddrüsenfunktion bestätigt wird. Im Sonogramm stellt sich am linken oberen Lappen ein echoreicher Knoten mit zentralen Zysten und echoarmem Randsaum dar, der einem autonomen Adenom entsprechen könnte.

Welche weitere Diagnostik veranlassen Sie?

Praxisfrage 14

Bei einer 29jährigen Frau bestehen seit ca. 12 Jahren immer wieder Magen- und Darmbeschwerden, Übelkeit und Abgeschlagenheit. Sie bemerkte erstmals vor 6 Jahren einen derben, schluckverschieblichen Knoten im Bereich des rechten Schilddrüsenlappens.

a Welche diagnostischen Maßnahmen ergreifen Sie?

b Welche Therapie ist angezeigt?

c Welche weiteren Untersuchungen sind zu empfehlen?

Praxisfrage 15

Ein 29jähriger Schornsteinfeger stellt sich bei Ihnen vor, weil er eine seit mehreren Wochen zunehmende Schwellung seines rechten Hodens bemerkt hat.

Bei der klinischen Untersuchung findet sich ein derber, deutlich vergrößerter rechter Hoden mit höckeriger Oberfläche. Der übrige klinische Status ist unauffällig.

a Welche Verdachtsdiagnose haben Sie, und welche Untersuchungen bzw. therapeutischen Maßnahmen veranlassen Sie?

b Welche weiteren Maßnahmen sind indiziert, wenn die histologische Untersuchung des Hodens ein Seminom ergibt, welche, wenn ein Nicht-Seminom diagnostiziert wird?

Praxisfrage 16

Eine 28jährige Frau sucht ihren Gynäkologen wegen Kinderwunsch auf. 6 Monate nach einer 2jährigen hormonellen Antikonzeption besteht immer noch eine sekundäre Amenorrhö. Die Patientin hat nach Beendigung der hormonellen Antikonzeption eine Akne entwickelt.

a Warum gehört die Prolaktinbestimmung zur Abklärung der Amenorrhö nach hormonaler Antikonzeption?

b Welche weiteren Symptome sollten erfragt werden?

Praxisfrage 17

Sie weisen einen 35jährigen Patienten mit Somnolenz und Hirnnervenausfällen mit dem Verdacht einer basalen Meningitis stationär ein. Die Diagnose bestätigt sich, und der Patient stellt sich 6 Wochen nach Entlassung aus dem Krankenhaus bei Ihnen erneut vor und klagt über Polyurie. Die tägliche Trinkmenge wird mit 10 l angegeben, und es besteht erhebliches Durstgefühl. Der Patient klagt weiterhin, daß er aufgrund der Nykturie nicht durchschlafen könne.

a Wie lautet Ihre Verdachtsdiagnose?

b Welchen pathophysiologischen Zusammenhang sehen Sie?

c Welche endokrinologischen Untersuchungen veranlassen Sie?

Praxisfrage 18

Ein 37jähriger Mann leidet seit 2 Jahren an vermehrtem Schwitzen sowie öliger Haut. Die Bestimmung der Schilddrüsenhormonwerte durch den Hausarzt bleibt ohne pathologischen Befund. Im darauffolgenden Jahr kommt es zu vermehrter Müdigkeit und einer Zunahme der Schuhgröße um 1½ Nummern. Der Hausarzt stellt eine Glukosurie fest und überweist den Patienten zur weiteren endokrinologischen Abklärung in eine Klinik.

a Welche weiteren anamnestischen Angaben sind von Interesse?

b Welche endokrinologischen Eingangsuntersuchungen führen Sie durch?

Praxisfrage 19

Die computertomographische Untersuchung der Sellaregion ergibt ein im Durchmesser 2,3 cm großes Hypophysenadenom. Welche Primärtherapie empfehlen Sie?

Praxisfrage 20

Bei einer 43jährigen Patientin mit einer laborchemisch gesicherten Hyperthyreose besteht der klinische Verdacht auf einen Morbus Basedow.

a Welche Blutuntersuchungen veranlassen Sie, um die Verdachtsdiagnose zu erhärten.

b Welches bildgebende Verfahren würden Sie an erster Stelle einsetzen?

c Welchen Befund erwarten Sie?

Praxisfrage 21

Ein 40jähriger Mann wird wegen stärkster Kopfschmerzen und akuten Visusverlusts ins Krankenhaus eingewiesen. Die Schädel-Computertomographie ergibt eine massiv aufgeweitete Sella turcica. Im Routinelabor fällt ein mit 3 mmol/l deutlich erhöhtes Serumkalzium auf.

a Wie lautet Ihre Verdachtsdiagnose?

b Welche anderen Erkrankungen sind auszuschließen?

c Welche weiteren Untersuchungen sind durchzuführen?

d Wodurch wird die Prognose entscheidend bestimmt?

Praxisfrage 22

Bei einem 35jährigen, bisher völlig gesunden Mann stellt der Betriebsarzt einen milden, aber konstant nachweisbaren Hypertonus fest. Die Labordiagnostik ergibt einen Kaliumspiegel von 3,5 mval/l.

a Welche Verdachtsdiagnose besteht?

b Welche ergänzenden klinisch-chemischen Untersuchungen erhärten die Verdachtsdiagnose?

c Welches sind die wichtigsten Hormonanalysen, und in welcher Reihenfolge sind sie durchzuführen?

d Ist eine Lokalisationsdiagnostik erforderlich?

14 Stoffwechselkrankheiten

14.1 Angeborene Stoffwechselerkrankungen

S. MATERN

14.1.1 Primäre Hämochromatose

Die primäre Hämochromatose ist eine **angeborene Eisenstoffwechselkrankheit,** in deren Verlauf es zu Eisenablagerungen in Leber, Pankreas und anderen Organen kommt. Frühdiagnose vor Auftreten von **Leberzirrhose** und **Diabetes mellitus** ist von großer Bedeutung, weil die Prognose durch konsequente Aderlaßtherapie entscheidend verbessert werden kann. Frühe Befunde sind Arthralgien und Hepatomegalie. Die Diagnose wird histologisch gestellt; im Serum sind Eisen, Ferritin und Transferritinsättigung erhöht. Die Therapie besteht in lebenslang durchgeführten Aderlässen.

Definition

Die primäre (idiopathische, hereditäre oder genetische) Hämochromatose ist eine angeborene Erkrankung des Eisenstoffwechsels, die **autosomal-rezessiv** vererbt wird. Die Störung besteht in einer stark erhöhten intestinalen Eisenresorption, die zu Eisenablagerungen in Parenchymzellen verschiedener Organe wie Leber, Pankreas, Herz, Gonaden, Hypophyse und Gelenken mit **toxischer Zellschädigung** und Funktionsbeeinträchtigung führt.

Kasuistik

Ein 55jähriger Patient wird wegen einer oberen gastrointestinalen Blutung stationär aufgenommen. Als Blutungsquelle werden Ösophagusvarizen gefunden. Der Patient hat ein auffällig braunes Hautkolorit und weist als Leberhautzeichen Spider naevi, Palmarerythem und an den Händen eine Dupuytren-Kontraktur auf. Bei der **Untersuchung** ist die Leber derb, die Milz vergrößert. **Laborchemisch** sind die Transaminasen leicht, die γ-Globuline auf 25rel% erhöht. Es besteht eine Exkretionsstörung der Leber mit Hyperbilirubinämie bei normaler Syntheseleistung. Das Serumeisen beträgt 320 μg/dl (57,3 μmol/l), das Serumferritin 1000 μg/l) und die Transferrinsättigung 75%. **Laparoskopisch** wird eine Leberzirrhose diagnostiziert. Die **Histologie** ergibt eine Eisenspeicherung in den Parenchymzellen. Der Eisengehalt der Leber beträgt 20 mg/g Trockengewicht.

Epidemiologie

Die idiopathische Hämochromatose zählt zu den häufigsten vererbten Stoffwechselkrankheiten. Die Prävalenz homozygoter Personen liegt bei 1:300 bis 1:400, die der heterozygoten bei 1:10 bis 1:20. Die phänotypische Ausprägung der Erkrankung variiert und hängt von mehreren Faktoren ab, die auf Eisenaufnahme oder auf Eisenverlust einwirken wie Alkoholkonsum, Eisengehalt der Nahrung und Blutverlust durch Menstruation. Daher liegt die Prävalenz der manifesten Hämochromatose nur bei etwa 1:4000 bis 1:5000. Frauen sind 5- bis 10mal seltener als Männer von der Hämochromatose betroffen.

Ätiologie und Pathogenese

Genetik: Die primäre Hämochromatose wird autosomal-rezessiv vererbt. Das mutierte Gen liegt auf dem kurzen Arm des Chromosoms 6 in unmittelbarer Nachbarschaft zum Histokompatibilitätsantigen HLA-A3. Bei 75% der Patienten mit Hämochromatose wurde eine Assoziation zum HLA-A3 beobachtet. Die Assoziation zum HLA-B7 und -B14 ist geringer. Daher erlaubt die HLA-Typisierung die Erkennung von Hämochromatose-gefährdeten Familienangehörigen manifest erkrankter Patienten. Die Pathogenese der Hämochromatose ergibt sich aus den Abweichungen von der Physiologie des Eisenstoffwechsels (siehe auch Kap. 5.9).

Physiologie des Eisenstoffwechsels

Der Gesamtkörperbestand an Eisen eines 70 kg schweren Erwachsenen beträgt 4 g, wovon der größte Teil in Hämproteinen enthalten ist. Nur etwa 800 mg des Körpereisenbestands beim Mann und 300 mg bei der Frau werden in Form des Ferritins und Hämosiderins gespeichert. Speicherorgane sind die Parenchymzellen der Leber, das retikuloendotheliale System des Knochenmarks, der Milz und der Skelettmuskulatur. Transferrin-gebundenes Eisen macht 7 mg des gesamten Körpereisens aus. Die Eisenbilanz des Körpers wird durch die intestinale Eisenaufnahme reguliert. Zwischen Eisenbestand und Eisenabsorption besteht eine umgekehrte Relation: Niedriger Körpereisengehalt und hoher Plasmaeisenturnover bedeuten zunehmende Eisenresorption. Von den 20 mg Nahrungseisen werden etwa 1–2 mg täglich im Duodenum und oberen Jejunum resorbiert. Das Eisen liegt in normaler Nahrung zur einen Hälfte als Hämeisen im Hämoglobin und Myoglobin des Fleisches und zur anderen Hälfte als Nichthämeisen z.B. in Obst, Gemüse und der vegetarischen Kost vor. Das Hämeisen wird von den Mukosazellen der Schleimhaut des Duodenums und oberen Jejunums via Endozytose aufgenommen. Das Nichthämeisen bildet mit anderen Nahrungsbestandteilen (Ascorbinsäure, Fettsäuren, Peptide, Aminosäuren, Zucker u.a.) lösliche Komplexe und steht dadurch einem Transportsystem zur Aufnahme in die Mukosazellen zur Verfügung. Durch die Eisenresorption wird der Eisenverlust ausgeglichen, der durch Abschilferung von Darmepithelien und Ausscheidung über Galle, Urin und Haut entsteht. Nach Transport des Eisens durch die Mukosazellen des oberen Dünndarms wird es im Plasma hauptsächlich an Transferrin gebunden transportiert. Die Hepatozyten nehmen das Transferrin -gebundene Eisen mittels Rezeptorvermittelter Endozytose, aber auch ohne Endozytose auf. Der geringe, nicht an Transferrin gebundene Teil des Plasmaeisens wird durch einen Carrier-vermittelten Prozeß von den Hepatozyten aufgenommen. Die Eisenspeicherung im Hepatozyten erfolgt mittels Ferritin. Hämosiderin dient ebenfalls als Eisenspeicher und ist ein proteolytisches Degradationsprodukt des Ferritins. Bei der genetischen Hämochromatose bestehen bei normalem Eisengehalt der Nahrung eine erhöhte intestinale Eisenaufnahme und eine gesteigerte Eisenaufnahme durch die Hepatozyten.

Pathogenese

Die bei der Hämochromatose beobachtete erhöhte intestinale Eisenaufnahme wird im Zusammenhang mit einer erhöhten Expression eines Membrangebundenen, Eisen-bindenden Proteins gesehen, welches als Transport-Carrier für Eisen in den Mukosazellen des oberen Dünndarms tätig ist. Dasselbe Protein scheint auch für die vermehrte zelluläre Aufnahme des nicht Transferrin-gebundenen Eisens in die Hepatozyten und möglicherweise auch in andere Organe (z.B. B-Zellen des Pankreas) verantwortlich zu sein. Die Eisenüberladung der Hepatozyten führt zu Fibrose und Zirrhose der Leber, wenn der Eisengehalt 20 mg pro g Lebertrockengewicht überschreitet. Frei werdende lysosomale Enzyme führen zur Zerstörung der Hepatozyten. Der erhöhte Gewebseisengehalt stimuliert die Kollagenbiosynthese (siehe Abb. 14.1-1). Die Eisenablagerung in Form von Hämosiderin im Pankreas, in endokrinen Organen und im Herzen erklärt die Funktionsbeeinträchtigung dieser Organe. Da Eisen den enzymatischen Abbau von Ascorbinsäure (Vitamin C) beschleunigt, kann auch ohne Mangelernährung bei Eisenüberladung ein Vitamin-C-Mangel entstehen. Der Vitamin-C-Mangel spielt eine Rolle bei den die Hämochromatose begleitenden Gelenkveränderungen, da Ascorbinsäure für die Synthese des Kollagens im Knochen, für die Osteoidbildung und die Reifung der Osteoblasten erforderlich ist.

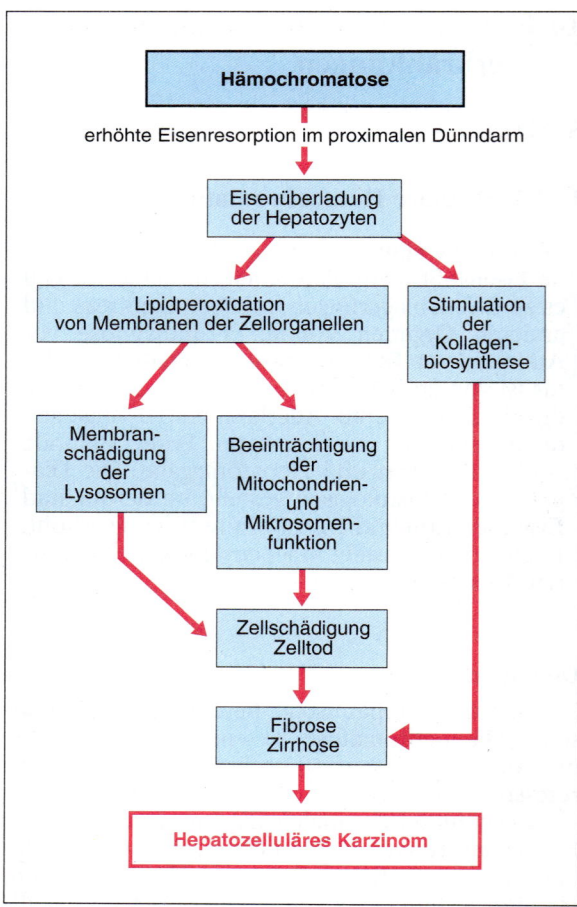

Abb. 14.1-1 Pathogenese der Hämochromatose.

S Symptome

Das Beschwerdebild und die klinischen Befunde hängen davon ab, ob die Diagnose „Hämochromatose" bei klinisch manifester Erkrankung oder in der Frühphase durch Screening gestellt wird (siehe Tab. 14.1-1). Das klinische Manifestationsalter liegt bei Männern etwa im 45. Lebensjahr; Frauen erkranken 10 Jahre später in der Postmenopause.

► Die **Beschwerden** sind unspezifisch: Oberbauchschmerzen, Müdigkeit und verminderte Leistungsfähigkeit sind Ausdruck der Lebererkrankung. Gelenkbeschwerden sind ein Frühzeichen der Hämochromatose. Verminderung von Libido und Potenz sind eher Spätsymptome (siehe Tab. 14.1-1). Zur klassischen Trias Leberzirrhose, Diabetes mellitus und Hyperpigmentierung der Haut (Bronzediabetes) kommt es im Spätstadium der Hämochromatose.

► Die **Lebererkrankung** entwickelt sich langsam über die Stadien: Siderose, Fibrose, Zirrhose. Komplikationen wie Aszites, Ikterus oder Zeichen einer ausgeprägten portalen Hypertension treten selten und spät auf.

► Der **Glukosestoffwechsel** ist gestört; bei der Mehrzahl der Patienten besteht manifester Diabetes mellitus, bei 10% eine gestörte Glukosetoleranz. Im Frühstadium der Hämochromatose ist die Glukosetoleranz normal.

► Die verstärkte **Hauptpigmentierung** an belichteten Hautarealen wird nicht durch Eisenablagerungen, sondern durch erhöhten Melaningehalt hervorgerufen.

► Die **Gelenkveränderungen** betreffen meist die Metakarpophalangealgelenke II und III. Die großen gewichttragenden Gelenke können eine Chondrokalzinose zeigen.

► Eisenablagerungen im Herzmuskel führen im fortgeschrittenen Stadium nicht selten zu **Kardiomyopathie** und Herzrhythmusstörungen.

► **Endokrine Veränderungen** beruhen meist auf einer Störung der hypothalamisch-hypophysären Achse. Störungen der Nebenniere, Schilddrüse oder Nebenschilddrüse werden nur selten beobachtet.

D Diagnostik

Das Vollbild der Hämochromatose mit Leberzirrhose, Diabetes mellitus und Hautpigmentationen bereitet diagnostisch keine Schwierigkeiten. Prognostisch von großer Bedeutung ist die Frühdiagnose. Jede Hepatomegalie mit und ohne pathologische Leberlaborparameter, bei der Libido- und Potenzverlust sowie Arthropathie zusammentreffen, sollte an eine Hämochromatose denken lassen.

Laborbefunde, die für eine Hämochromatose sprechen, sind in Tabelle 14.1-2 zusammengefaßt. Die Kombination von Erhöhung des Ferritins und Erhöhung der Transferrinsättigung über 60% sprechen für eine Hämochromatose. Die Diagnosesicherung erfolgt durch eine Leberpunktion mit absorptionsspektrometrischer Bestimmung des Eisengehaltes, der bei der Hämochromatose über 2 mg bis 30 mg/g Lebertrockengewicht beträgt. In der Eisenfärbung (Berliner Blau) ist das Eisen vorwiegend in den Hepatozyten und Gallengangsepithelien lokalisiert.

Ist zur Diagnosesicherung eine Leberpunktion nicht möglich, können in fortgeschrittenen Fällen der erhöhte Eisengehalt der Leber computertomographisch bestimmt und die erhöhte Eisenausscheidung im Urin, nach intramuskulärer Gabe des Eisenchelatbildners Desferoxamin (Desferal®-Test, Tab. 14.1-2), zusätzliche Hinweise geben. Weder die Computertomographie noch der Desferal®-Test sind jedoch zur Frühdiagnose einer Hämochromatose geeignet.

Verwandte von Hämochromatosepatienten, die homozygot für die gleichen HLA-Haplotypen sind, sollten auch ohne Hinweis auf eine Lebererkran-

---

Tab. 14.1-1 Häufigkeit von Beschwerden und Befunden bei Patienten mit früher bzw. mit klinisch manifester Hämochromatose

	Frühphase der Hämochromatose [%]	Klinisch manifeste Hämochromatose [%]
Beschwerden:		
Schwäche, Abgeschlagenheit	20	73
Potenz- u. Libidominderung	29	56
Oberbauchbeschwerden	23	50
Arthralgien	57	47
Befunde:		
Leberzirrhose	57	94
Hautpigmentierung	43	82
Hepatomegalie	54	76
Diabetes mellitus	6	53
Hodenatrophie	14	50
Kardiomyopathie	0	35

Tab. 14.1-2 Laborbefunde bei Hämochromatose

	Hämochromatose	Normbereich
Serumeisen (µg/dl)	> 180	60–160
Transferrinsättigung (%)	> 60	25– 50
Serumferritin (µg/l)	> 300	25–250
Lebereisengehalt (mg/g Trockengewicht)	> 2,5	< 1,0
Dichtemessung im CT (Houndsfield-Einheiten)	72–96	22– 72
Eisenausscheidung im Urin* (mg/6 h)	4–6	< 2
HLA-Bestimmung	Häufung von A3, B7 u. B14	

*nach intramuskulärer Gabe von 0,5 g Desferoxamin (Desferal®-Test)

kung einmal jährlich Ferritin und die Transferrinsättigung bestimmen lassen. Bei pathologischen Werten muß eine Leberpunktion erfolgen. Heterozygote Verwandte (ein HLA-Haplotyp identisch) sollten in 3–5jährigen Abständen den Eisenstoffwechsel überprüfen lassen.

Komplikationen

Komplikationen der Hämochromatose sind Leberzirrhose mit erhöhtem Risiko eines primären Leberzellkarzinoms, Diabetes mellitus mit seinen Spätfolgen und Kardiomyopathie mit Herzrhythmusstörungen oder Herzversagen. Kardiomyopathie ist eine häufige Todesursache jüngerer Patienten.

▼ Therapie

Das Therapieziel bei Hämochromatose besteht in der Entspeicherung der Eisendepots des Körpers. Dieses Ziel ist durch Aderlässe zu erreichen. Mit einem Aderlaß von 500 ml Blut werden dem Körper 250 mg Eisen entzogen. Da bei Hämochromatosepatienten der Körpereisengehalt 25–50 g beträgt, sind 100 bis 300 Aderlässe zur Eisenentspeicherung notwendig. Dieses Therapieziel soll in 16–24 Monaten durch 1–2wöchentliche Aderlässe erreicht werden. Kriterien für eine Normalisierung des Körpereisenbestandes sind eine Reduktion des Serumferritinspiegels unter 50µg/l, eine Normalisierung der Transferrinsättigung und ein Abfall des Hämoglobins auf etwa 12 g/dl (7,4 mmol/l). Ist die Entspeicherung der Eisendepots innerhalb von 16–24 Monaten erreicht, muß eine Erhaltungstherapie von 4–8 Aderlässen pro Jahr lebenslang beibehalten werden.
Besteht bei einer Hämochromatose gleichzeitig eine Anämie, muß die Eisenüberladung mit dem Chelatbildner Desferoxamin, 25–50 mg pro kg Körpergewicht als Dauerinfusion über 12 Stunden täglich, behandelt werden. Mit Desferoxamin ist erst nach mehreren Jahren eine Entspeicherung zu erwarten.

Verlauf und Prognose

Erfolgt eine konsequente Therapie der Hämochromatose im präzirrhotischen Stadium ohne Diabetes mellitus, dann ist die Lebenserwartung mit der einer altersentsprechenden Normalbevölkerung vergleichbar. Liegt bereits eine Leberzirrhose vor, dann beträgt unter konsequenter Therapie die 10-Jahres-Überlebensrate 70%. Die Eisenentspeicherung mindert nicht das Risiko der Entwicklung eines primären Leberzellkarzinoms. Diese Beobachtungen unterstreichen die Bedeutung der Frühdiagnostik und der Frühtherapie der Hämochromatose. Hepatomegalie, Fibrose und Hautpigmentierung können sich unter Aderlaßtherapie zurückbilden. Endokrine Störungen und Arthropathie sind meist irreversible Schäden.

Differentialdiagnose

Die Ursachen der Eisenüberladung beim Menschen sind in Tabelle 14.1-3 zusammengefaßt. Die **sekun-**

Tab. 14.1-3   Ursachen der Eisenüberladung beim Menschen

1. hereditäre Hämochromatose

2. sekundäre Hämochromatose

  a) Anämie durch uneffektive Erythropoese
    ▶ Thalassaemia major
    ▶ sideroblastische Anämie

  b) chronische Lebererkrankungen
    ▶ alkoholische Leberzirrhose
    ▶ porto-cavaler Shunt

  c) erhöhte orale Eisenaufnahme
    ▶ medizinische Überdosierung

  d) andere erbliche oder kongenitale Störungen
    ▶ Porphyria cutanea tarda
    ▶ kongenitale Atransferrinämie

3. parenterale Eisenüberladung

  ▶ bluttransfusionsbedingte Eisenüberladung
  ▶ erhöhte parenterale Eisenzufuhr
  ▶ in Verbindung mit Hämodialyse

---

dären Hämochromatosen als Folge chronischer Anämie durch erhöhte orale oder parenterale Eisenüberladung und die **Porphyria cutanea tarda** sind anamnestisch, klinisch und laborchemisch leicht zu diagnostizieren. Die schwierigste Differentialdiagnose besteht in der Abgrenzung der primären Hämochromatose zur **alkoholtoxischen Leberzirrhose** mit vermehrter Eisenüberladung. In der Regel liegt bei der alkoholischen Leberzirrhose mit Eisenüberladung die Serumtransferrinsättigung nicht oberhalb 60%, der Serumferritinspiegel nicht oberhalb 1000 µg/l und die hepatische Eisenkonzentration nicht über 5 mg/g Lebertrockengewicht. Bei der Alkoholzirrhose wird das Eisen vorwiegend im retikuloendothelialen System abgelagert.

14.1.2 Morbus Wilson

Morbus Wilson ist eine erbliche Krankheit des Kupferstoffwechsels, bei der es zur Kupferspeicherung in der Leber, im ZNS und in anderen Organen kommt. Neben chronischer Hepatitis werden vor allem neurologische und psychiatrische Symptome beobachtet. Freies Kupfer verursacht Hämolyse und fulminante Hepatitis. Die Diagnose wird anhand erniedrigter Serumkupferspiegel, erniedrigten Coeruloplasmins und erhöhter Kupferausscheidung durch den Urin gestellt. Der Kupfergehalt im Leberbiopsat ist erhöht. Die Therapie besteht in der Gabe von Kupferchelatbildnern wie D-Penicillamin und sollte so früh wie möglich begonnen werden, um irreversible Folgeschäden zu vermeiden.

Definition

Der Morbus Wilson, von dem Beschreiber K. Wilson als progrediente hepatolentikuläre Degeneration bezeichnet, ist eine autosomal-rezessiv vererbte Erkrankung des Kupfermetabolismus mit den klinischen Folgen der Kupferüberladung von Leber, Augen, Nieren, Blut und anderen Organen.

Kasuistik

Ein 12jähriges Mädchen wird komatös im Kreislaufschock stationär aufgenommen. Eine Schwester der Patientin ist mit 16 Jahren an den Folgen eines Morbus Wilson gestorben. Trotzdem erfolgte keine Familienuntersuchung. Die Patientin hat bei der **Untersuchung** einen Kayser-Fleischer-Kornealring, Hepatosplenomegalie und einen Ikterus. **Laborchemisch** fallen eine ausgeprägte hämolytische Anämie mit Hb-Wert von 45 g/l (2,79 mmol/l) und eine LDH-Erhöhung auf 2000 U/l auf. Die Syntheseleistung der Leber ist deutlich reduziert. Trotz Gabe von Frischplasmen und Erythrozytenkonzentraten läßt sich der Quick-Wert nicht über 10% anheben. Die Patientin wird zur **Lebertransplantation** in ein Transplantationszentrum verlegt. Bevor eine geeignete Spenderleber erhältlich ist, verstirbt die Patientin an einer unbeherrschbaren Lungenblutung.

Epidemiologie

Der Morbus Wilson ist eine seltene autosomal-rezessiv vererbte Krankheit. Der heterozygote Trägerstatus beträgt 1:200 bis 1:400. Die Prävalenz des manifesten Morbus Wilson wird mit 1:30000 geschätzt.

Ätiologie und Pathogenese

Das für den Morbus Wilson verantwortliche abnorme Gen ist dem Chromosom 13 zuzuordnen. Die Kenntnis der Physiologie des Kupferstoffwechsels ist Voraussetzung für das Verständnis der Pathogenese des Morbus Wilson.

Physiologie des Kupferstoffwechsels

Der Kupferbestand des menschlichen Körpers beträgt etwa 100 mg, wovon sich 15% in der Leber befinden. Etwa 40–70% des in der Nahrung vorkommenden Kupfers (1,5–3 mg) werden im Magen und proximalen Dünndarm aktiv resorbiert und in den Enterozyten an Metallothionein gebunden (Abb. 14.1-2). Das enteral aufgenommene Kupfer wird an Albumin, Aminosäuren und Transkuprein gebunden und mit dem Pfortaderblut zur Leber transportiert, wo es von den Hepatozyten aufgenommen wird. In den Hepatozyten wird Kupfer an das kupferbindende Metallothionein, an neu synthetisierte Superoxidismutase und Coeruloplasmin gebunden. Die Hepatozyten geben das Kupfer auf zwei unterschiedlichen Wegen ab. Ein geringer Teil wird Coeruloplasmin-gebunden an das Blut abgegeben, 80% werden über einen noch ungeklärten Mechanismus mit der Galle ausgeschieden. Im Blut zirkuliert das Kupfer überwiegend an Coeruloplasmin fest gebunden, etwa 7% sind locker an Albumin, Aminosäuren und Transkuprein gebunden. Das mit Coeruloplasmin gebundene Kupfer wird in nur geringem Maß an das Gewebe abgegeben. Die Ausscheidung von 80% des intestinal resorbierten Kupfers erfolgt über einen unge-

klärten Mechanismus mit der Galle. Das Kupfer wird fest an biliäre Proteine oder andere Bestandteile der Galle gebunden, die nicht im Darm resorbiert werden, so daß keine enterohepatische Zirkulation existiert. 20% der Kupferausscheidung erfolgen über Abschilferung von Mukosaepithelien. Außer in der Leber ist Kupfer im Gehirn, im Herz, in der Niere, dem Blutplasma und den Erythrozyten enthalten. Die klinische Manifestation des Morbus Wilson ist Folge der Kupferüberladung dieser und anderer Organe.

Pathogenese: Beim Morbus Wilson kommt es zur Kupferüberladung, da die hepatobiliäre Sekretion des Kupfers auf der Ebene des Transports von den Lysosomen in die Galle gestört ist. Statt 1,5 mg wie beim Gesunden werden beim Morbus Wilson täglich nur 0,6 mg Kupfer in die Galle sezerniert, so daß bei ungestörter intestinaler Kupferresorption eine positive Kupferbilanz resultiert. Da beim Feten und beim Neugeborenen eine positive Kupferbilanz ähnlich wie beim Morbus Wilson beobachtet wird, ist die Existenz eines Kontrollgens diskutiert worden, welches nach der Geburt beim Patienten mit Morbus Wilson nicht abgeschaltet wird, so daß die Kupferbilanz positiv bleibt. Gleichzeitig besteht ein Mangel an Coeruloplasmin, der bei Überschreitung der Kupferbindungskapazität zur Leberschädigung führt. Der erniedrigte Coeruloplasminspiegel im Blut geht mit einer Erhöhung des im Blut an Albumin gebundenen Kupfers einher. Der relativ erhöhte Anteil des an Albumin gebundenen und leicht dissoziierbaren Kupfers führt zur Kupferüberladung der Organe und zur erhöhten Kupferausscheidung im Urin.

🅢 Symptome

Die Kupferüberladung verursacht die Lebererkrankung, die hämolytische Anämie, die neurologischen, psychiatrischen, renalen und ossären Symptome. Die Kupferakkumulation beginnt bereits nach der Geburt, das Krankheitsbild wird aber meist zwischen dem 6. und 20. Lebensjahr, bisweilen auch erst im 40. Lebensjahr symptomatisch.
Die Symptome sind uncharakteristisch:

▶ Die **Lebererkrankung** macht sich anfänglich durch Leistungsschwäche und Abgeschlagenheit bemerkbar.

▶ Die **neurologische Beteiligung** äußert sich in Konzentrationsschwäche, Verschlechterung der Handschrift, Intentionstremor, Gangunsicherheit, Parkinson- und choreaähnlichen Bewegungsabläufen und epileptiformen Anfällen. Im Spätstadium der Erkrankung ist der Patient bewegungsunfähig bei erhaltenen sensorischen Funktionen.

▶ Die **psychiatrische Manifestation** kann zu allen Spielarten einer Normpersönlichkeit mit Konzentrations- und Leistungsschwäche, Aggressivität bis zu schizophrenem und depressivem Verhalten führen.

▶ Die **renale Beteiligung** führt über eine renale Osteopathie zu Gelenk- und Knochenschmerzen.

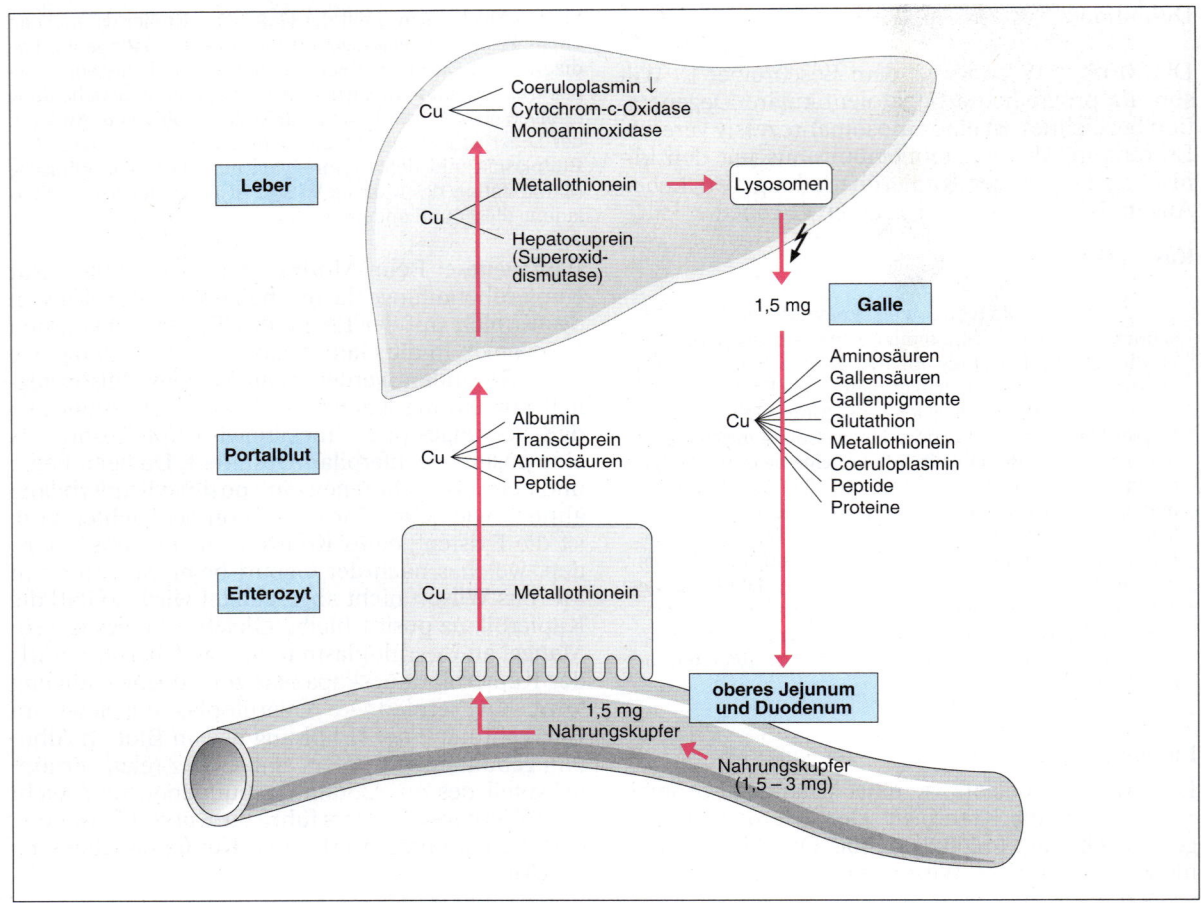

Abb. 14.1-2   Schematische Darstellung des Kupferstoffwechsels. Beim Morbus Wilson liegen eine Störung in der biliären Sekretion des Kupfers und ein Mangel des in der Leber synthetisierten Coeruloplasmin vor.

Befunde:

► **Leberschädigung:** Im Frühstadium des Morbus Wilson ist die Leber meist vergrößert, später geschrumpft. Bei 10–30 % der Patienten ist die erste klinische Manifestation des Morbus Wilson die **chronisch-aktive Hepatitis.** Gelegentlich erweisen sich Leberzirrhose und ihre Komplikationen als Morbus Wilson. Bei jeder chronisch-aktiven Hepatitis oder Leberzirrhose im Alter unter 35 Jahren muß ein Morbus Wilson in Erwägung gezogen werden.
Der Morbus Wilson verläuft manchmal unter dem Bild einer **fulminanten Hepatitis.** Das aus der nekrotischen Leber freigesetzte Kupfer bewirkt eine ausgeprägte Hämolyse. Hämolyse und Zirrhose führen zur Pigmentgallensteinbildung.

► **Hämolytische Anämie:** Bei 15 % der Patienten sind hämolytische Episoden erstes klinisches Zeichen eines Morbus Wilson. Die Hämolyse ist in der Regel leicht und vorübergehend. Schwere Hämolysen in Zusammenhang mit der fulminanten Hepatitis sind möglich. Bei allen Patienten unter 30 Jahren mit hämolytischer Anämie muß an einen Morbus Wilson gedacht werden.

► **Neurologische Erkrankung:** Bei 40 % der Patienten manifestiert sich der Morbus Wilson neurologisch zwischen dem ersten und vierten Lebensjahrzehnt. Es können muskuläre Hypertonie und Rigidität, zunehmende Dysarthrie und Dysphagie, Hypersalivation, Spastik vor allem der unteren Extremitäten, Beugekontrakturen und Verlust der Analsphinkterfunktion eintreten.

► **Psychiatrische Manifestation:** Bei 20–30 % der Patienten kann die Erstmanifestation des Morbus Wilson nach dem 12. Lebensjahr mit psychischen Veränderungen (Aggressivität, Psychoneurosen, manisch-depressive oder schizophrene Psychose, organische Demenz) in Erscheinung treten. Etwa 60 % der Patienten entwickeln im Verlauf der Erkrankung eine psychiatrische Symptomatik.

► **Augenbeteiligung:** Der Kayser-Fleischer-Kornealring (siehe Abb. 14.1-3) ist ein gold-brauner, gold-grünlicher Ring am Rand der Kornea und beruht auf Kupferablagerung in der Descemet-Membran. Er ist oft nur mit der Spaltlampe bei den Patienten nachweisbar, die auch eine neurologische Symptomatik aufweisen. Bei Wilson-

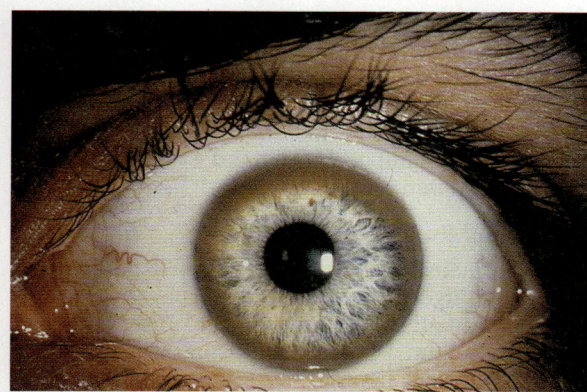

Abb. 14.1-3 Kayser-Fleischer-Kornealring: Gold-braun, grünlicher Ring am Rand der Kornea durch Kupferablagerung in der Descemet Membran (die Abbildung wurde freundlicherweise von Prof. Gerok und Prof. Buscher, Medizinische Universitätsklinik Freiburg i. Br., zur Verfügung gestellt).

Patienten mit chronisch-aktiver Hepatitis kann er fehlen. Umgekehrt können pigmentierte Kornealringe auch bei lange bestehender Cholestase anderer Ursache beobachtet werden.
- **Nierenbeteiligung:** Kupferablagerungen in den Zellen der proximalen Tubuli führen zu Aminoazidurie, Glukosurie, Urikosurie, Hyperphosphaturie, Hyperkalzurie und Nierensteinbildung. Die Veränderungen der Nierenfunktion stellen eine Spätmanifestation des Morbus Wilson dar. Da Kupfer in den Glomerula nicht abgelagert wird, ist ihre Funktion nicht beeinträchtigt. Harnpflichtige Substanzen werden nicht retiniert.
- **Manifestationen am Skelett:** Skelettveränderungen werden häufig beobachtet und sind Spätmanifestationen. Die renalen Störungen der Phosphatrückresorption und die Hyperkalzurie führen zur Demineralisation des Knochens mit Osteomalazie und Spontanfrakturen, subartikulären Zysten, Osteochondritis dissecans und Chondromalazia patellae.
- **Herz- und seltene Organmitbeteiligung:** Kardiomyopathie und Rhythmusstörungen werden beim Morbus Wilson beobachtet. Primäre Beeinträchtigung der Ovarialfunktion bei Mädchen und Pubertas tarda bei Jungen sind bekannt.

D Diagnostik

Bei allen Patienten unter 30 Jahren mit chronisch-aktiver Hepatitis und/oder hämolytischer Anämie sowie bei Jugendlichen mit ungeklärter neurologischer oder ungewöhnlicher psychiatrischer Symptomatik ist an einen Morbus Wilson zu denken. Bei Verdacht auf Morbus Wilson ist mit der Spaltlampe nach dem Kayser-Fleischer-Kornealring zu suchen. Gesichert wird die Diagnose, wenn zusätzlich folgende Parameter pathologisch sind:

- Serumkupferspiegel unter 80 µg% bzw. 12,6 µmol/l (Normbereich 80–120 µg% bzw. 12,6–18,9 µmol/l).
- Serumcoeruloplasminkonzentration unter 20 mg% bzw. 1,25 µmol/l (Normbereich 20–40 mg% bzw. 1,25–2,5 µmol/l).
- Kupferausscheidung im 24-Stunden-Urin über 100 µg bzw. 1,56 µmol (Normbereich 25–50 µg/24 Std. bzw. 0,39–0,78 µmol/24 Std.).
- Kupfergehalt der Leber über 250 µg/g bzw. 4 µmol/g Trockengewicht (Normbereich 55 µg/g Trockengewicht bzw. 0,9 µmol/g Trockengewicht).

Der Nachweis von erniedrigtem Coeruloplasmin und erhöhtem Leberkupfer (> 250 µg/g Trockengewicht) ist für die Diagnose des Morbus Wilson ausreichend. Da erniedrigte Coeruloplasminkonzentrationen bei nephrotischem Syndrom, exsudativer Enteropathie, Malabsorption und Malnutrition beobachtet werden, ist zur Diagnose die Leberpunktion erforderlich.

Bei Patienten mit Morbus Wilson und schwerer Leberschädigung kann der Coeruloplasminspiegel im Normbereich liegen. Bei diesen Patienten kann bei Kontraindikation zur Leberpunktion der Radiokupfertest zur Diagnosesicherung herangezogen werden.

Beim **Radiokupfertest** wird nach oraler Gabe von radioaktivem Kupfer der Einbau in das Coeruloplasmin gemessen. Patienten mit Morbus Wilson inkorporieren wenig oder kein radioaktives Kupfer in neu synthetisiertes Coeruloplasmin.

Komplikationen

Komplikationen der plötzlichen Kupferentspeicherung der Leber sind meist letal verlaufende fulminante Hepatitiden und schwere Hämolyse. Langfristig treten die Folgen der Leberzirrhose mit Aszites, Varizenblutung und hepatischer Enzephalopathie auf. Ein primäres Leberzellkarzinom wird trotz Zirrhose beim Morbus Wilson im Gegensatz zur Hämochromatose selten beobachtet.

T Therapie

Ziel der Therapie ist eine Reduktion der Kupferspeicher möglichst in der Frühphase der Erkrankung. Dies wird durch Gabe kupferbindender Medikamente und durch kupferarme Diät erreicht.
- **D-Penicillamin:** Sofort nach Diagnosestellung, auch im asymptomatischen Stadium, ist die Therapie mit Penicillamin (Initialdosis 1,5 g täglich; Erhaltungsdosis 1 g täglich) so zu beginnen, daß der Chelatbildner eine erhöhte Kupferausscheidung über den Urin bewirkt. Die Therapie ist kontinuierlich und lebenslang beizubehalten. Sowohl die neurologische und psychiatrische Symptomatik als auch die Leberschädigung bilden sich unter der Therapie zurück. Eine Fibrose oder Zirrhose wird nicht mehr wesentlich beeinflußt. Bei gut eingestellten Patientinnen ist eine

Schwangerschaft möglich, da die Therapie mit D-Penicillamin keine Gefahr für den Fetus darstellt. D-Penicillamin wirkt als Antipyridoxin; daher wird die Gabe von 40 mg Vitamin B_6/d (Benadon®) empfohlen. Kupfer und Coeruloplasmin im Serum sind nach Normalisierung in halbjährlichem Abstand zu kontrollieren. Unterbrechen der Therapie führt mit hoher Inzidenz zum irreversiblen Leberversagen.

Bei toxischen Nebenwirkungen des Penicillamins, die sich durch kurzfristiges Absetzen oder Dosisreduktion und vorübergehende Cortisontherapie nicht beheben lassen, ist Abbruch der Therapie notwendig.

▶ **Triethylentetramindihydrochlorid:** Bei Abbruch der Penicillamintherapie sollte Triethylentetramindihydrochlorid (Trien®, 1,0–1,5 g/d) als kupferverbrauchendes Medikament eingesetzt werden.

▶ **Zink:** Orale Gabe von Zinksulfat oder Zinkazetat (3×50 mg/d vor den Mahlzeiten) vermindert die intestinale Kupferresorption und führt zu einer negativen Kupferbilanz. Orale Zinkgabe ist eine Reservetherapie bei Patienten, die weder D-Penicillamin noch Trien® tolerieren.

▶ **Kupferarme Diät:** Wegen des ubiquitär vorkommenden Kupfers ist seine vollständige Elimination aus der Ernährung nicht praktikabel. Kupferreiche Nahrungsmittel wie Schalentiere, Innereien, Nüsse, Rosinen, Pilze und Kakao sollten gemieden werden. Milchprodukte, Mehl, Zucker, frisches Obst und Gemüse enthalten wenig Kupfer.

▶ **Lebertransplantation:** Die Indikation zur Lebertransplantation beim Morbus Wilson ist gegeben
 – bei akuter fulminanter Hepatitis, verbunden mit Hämolyse und bei
 – dekompensierter Leberzirrhose mit progressivem Verlauf trotz adäquater kupferbindender Chelattherapie.

Verlauf und Prognose

Der **natürliche Verlauf** des Morbus Wilson kann in 4 Stadien eingeteilt werden (siehe Abb. 14.1-4):
▶ Asymptomatisches Stadium I: Kupfer akkumuliert diffus im Zytosol der Hepatozyten bis zur Sättigung aller hepatischen Bindungsstellen.
▶ Stadium II: Kupferakkumulation in den Lysosomen der Hepatozyten und Kupferfreisetzung in das Blut mit der akuten Gefahr von Hämolyse und Leberzellnekrose.
▶ Stadium III: Entwicklung von Leberfibrose und Zirrhose sowie extrahepatische Kupferakkumulation (Gehirn, Kornea, Nieren).
▶ Stadium IV: Zustand der Kupferbalance unter kontinuierlicher Therapie mit D-Penicillamin.

Prognose: Für die Prognose des Morbus Wilson sind frühzeitige Erkennung und Therapie entscheidend. Ohne Kupferchelattherapie verschlechtert sich der Morbus Wilson unaufhörlich. Patienten im asymptomatischen Stadium haben unter kontinuierlicher D-Penicillamin-Therapie eine normale Lebenserwartung. Die psychiatrische und neurologische Symptomatik kann durch früh eingeleitete Penicillamintherapie gebessert werden. Eine Leberzirrhose bleibt bestehen.

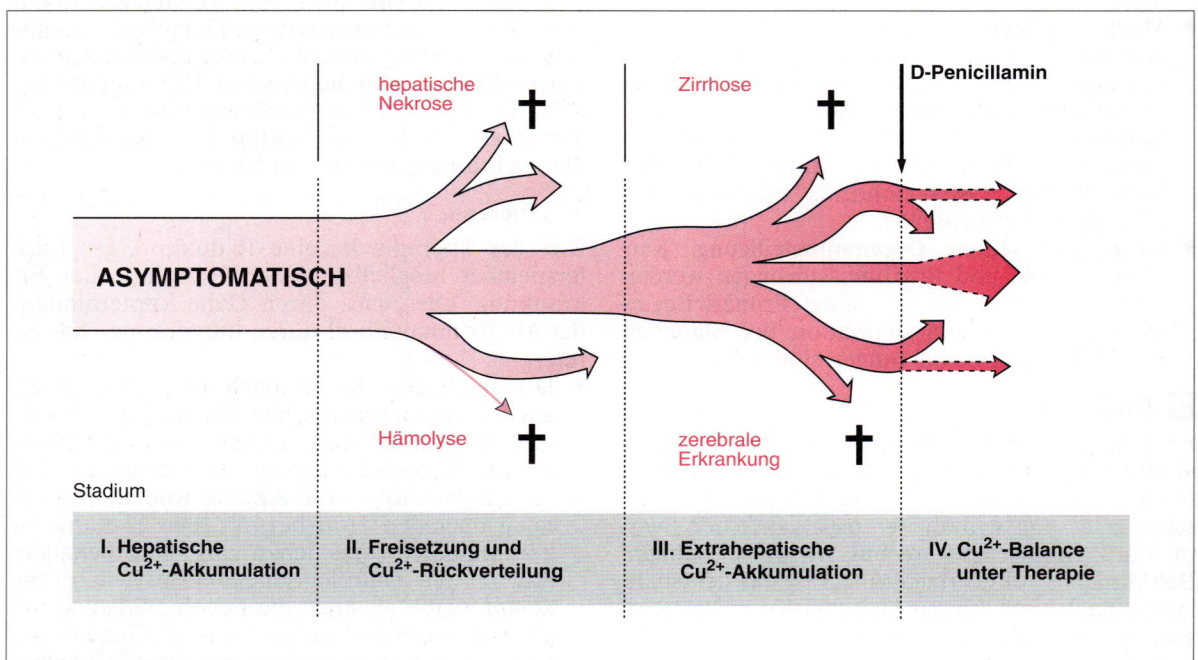

Abb. 14.1-4   Natürlicher Verlauf des Morbus Wilson (nach Gollan).

Differentialdiagnose

Die Differentialdiagnose des Morbus Wilson zu Lebererkrankungen mit erhöhtem Leberkupfergehalt zeigt Tabelle 14.1-4.

14.1.3 Alpha-1-Antitrypsin-Mangel

α_1-Antitrypsin-Mangel wird als homozygoter Phänotyp und in verschiedenen heterozygoten Phänotypen vererbt. Beim homozygoten Phänotyp erkranken bereits Säuglinge und Kinder an chronischer Hepatitis und Leberzirrhose. Bei der Manifestation des α_1-Antitrypsin-Mangels im Erwachsenenalter geht der Lebererkrankung eine chronisch-obstruktive Atemwegserkrankung voran. Die Diagnose wird durch die Konzentrationsbestimmung von α_1-Antitrypsin im Serum und die Leberbiopsie gestellt. Eine kausale Therapie ist nicht bekannt.

Definition

α_1-Antitrypsin-Mangel ist eine Erkrankung, bei der als genetische Variante pathologische Phänotypen des α_1-Antitrypsins auftreten. Die Konzentration von α_1-Antitrypsin im Serum ist unter 40% des Normbereichs von 150–350 mg% erniedrigt. Klinisch werden eine progressive destruktive Lungenerkrankung mit Emphysem und/oder eine Leberschädigung beobachtet, die bis zur Zirrhose fortschreiten kann.

Kasuistik

Bei einer 56jährigen Patientin ist seit vielen Jahren ein Asthma bronchiale bekannt. Die Patientin wird jetzt wegen Gewichtsabnahme, Leistungsknick, Hautjucken und einer BKS-Erhöhung stationär aufgenommen. Bei der **Untersuchung** fallen neben einem Lungenemphysem und trockenen Rasselgeräuschen eine kleine, derbe Leber, Leberhautzeichen und Splenomegalie auf. **Laborchemisch** bestehen leicht erhöhte Transaminasen, eine mäßige Cholestase sowie eine Verminderung der α_1-Globulin-Fraktion auf 1,0 rel%. **Laparoskopisch** wird eine Leberzirrhose diagnostiziert. **Immunhistochemisch** wird α_1-Antitrypsin in den Hepatozyten nachgewiesen. Die α_1-Antitrypsin-Konzentration im Serum beträgt 25 mg/dl.

Epidemiologie

Die Prävalenz des pathologischen homozygoten Phänotyps PiZZ des α_1-Antitrypsins wird mit weniger als 0,2% der Bevölkerung eingeschätzt. Die α_1-Antitrypsin-Konzentration im Blut beim Phänotyp PiZZ beträgt 10–20% des Normbereichs. Die Prävalenz des heterozygoten Phänotyps PiSZ des α_1-Antitrypsins liegt ebenfalls unter 0,2% der Bevölkerung. Die Serumkonzentration von α_1-Antitrypsin bei diesem Phänotyp liegt unter 40% des Normbereichs. Bei den heterozygoten Phänotypen PiMZ und PiMS des α_1-Antitrypsins, deren Prävalenz 2% bzw. bis 10% der Bevölkerung beträgt, ist die α_1-An-

Tab. 14.1-4   Differentialdiagnose des Morbus Wilson

Lebererkrankungen mit erhöhtem Leberkupfergehalt	Diagnose durch
cholestatische Syndrome der Kindheit	Beginn vor dem 6. Lebensjahr
primäre biliäre Zirrhose	antimitochondriale Antikörper (Anti-M$_2$)
primär sklerosierende Cholangitis	Begleiterkrankung einer chronisch-entzündlichen Darmerkrankung; ERCP
chronisch-aktive Hepatitis	siehe Tabelle 11.5-25

titrypsin-Konzentration im Blut nicht unter 40% des Normbereichs.

Ätiologie und Pathogenese

Physiologie: α_1-Antitrypsin ist ein Glykoprotein mit einem Molekulargewicht von 52000 Dalton, entsprechend einer Polypeptidkette von 394 Aminosäuren, welches vorwiegend in der Leber synthetisiert wird. Es wandert in der Proteinelektrophorese des Serums in der α_1-Globulin-Fraktion und kommt im Serum normalerweise in einer Konzentration von 150–350 mg% vor. α_1-Antitrypsin hemmt viele Proteinasen, u.a. Trypsin und Leukozytenelastase. Aus dieser Funktion rührt die internationale Abkürzung Pi = Proteinaseinhibitor.

Die Synthese von α_1-Antitrypsin wird von zwei autosomalen kodominanten Allelen kontrolliert. Das Gen ist auf dem Chromosom 14 lokalisiert. Es sind bisher 75 verschiedene genetische Varianten von α_1-Antitrypsin identifiziert worden. Diese Varianten werden entsprechend ihrer elektrischen Mobilität durch Buchstaben des Alphabets gekennzeichnet. Der normale Phänotyp und damit die physiologische Form des α_1-Antitrypsins ist die homozygote Variante PiMM.

Pathophysiologie: Beim homozygoten Phänotyp PiZZ enthält die in der Leber synthetisierte Polypeptidkette des α_1-Antitrypsins in der Position 342 der Aminosäuresequenz statt Glutamat die Aminosäure Lysin. Dies führt zur Konformationsänderung des Moleküls, wodurch eine Störung der Sekretion vorliegt. Folgen der erniedrigten hepatischen Sekretion von α_1-Antitrypsin sind einerseits intrazelluläre Akkumulation von α_1-Antitrypsin (z.B. PiZZ) in der Leber, andererseits erniedrigte α_1-Antitrypsinspiegel im Plasma:

▶ Erniedrigter α_1-Antitrypsinspiegel im Plasma bedeutet erniedrigte Proteinaseinhibitor-Aktivität und somit verstärkte Proteolyse. Entsprechend führt nicht-inaktivierte Leukozytenelastase zu ungehemmter Zerstörung des Lungengerüsts mit Elastizitätsverlust der Lunge und zur Entwicklung eines progredienten Lungenemphysems. Der Grad des Lungenemphysems ist um so ausgeprägter, je niedriger der α_1-Antitrypsinspiegel im Plasma ist. Rauchen verstärkt die Emphysembildung, da durch Zigarettenrauch über eine Oxidation des Methionins in Position 358 das α_1-Antitrypsin inaktiviert wird.

▶ Die intrazelluläre Akkumulation von α_1-Antitrypsin (z. B. PiZZ) im endoplasmatischen Retikulum der Hepatozyten bedeutet verminderten Schutz der Hepatozyten vor Proteolyse (z. B. vor der neutrophilen Leukozytenelastase von aktivierten polymorphkernigen Leukozyten) mit den Folgen des Zelluntergangs, der Fibrose und Zirrhose. Ferner spielen immunologische Prozesse bei der Entwicklung der Lebererkrankung durch in Hepatozyten akkumuliertes α_1-Antitrypsin (z. B. PiZZ) eine Rolle.

Ⓢ Symptome

▶ Hepatopathie im Kindesalter: Etwa 20% der Säuglinge mit α_1-Antitrypsin-Mangel bei homozygotem Phänotyp PiZZ zeigen eine neonatale Cholestase und Hepatomegalie. Mit fortschreitender Kindheit entwickeln sich weitere Zeichen der chronischen Lebererkrankung bis zur Leberzirrhose.

▶ Hepatopathie im Erwachsenenalter: Bei Erwachsenen mit α_1-Antitrypsin-Mangel äußert sich die Lebererkrankung meist unter dem Bild einer chronisch-aktiven Hepatitis. Etwa 20% der homozygoten Patienten entwickeln zwischen dem 5. und 6. Lebensjahrzehnt eine Leberzirrhose. Bei Patienten mit heterozygotem α_1-Antitrypsin-Mangel tritt die Leberzirrhose im 6. Lebensjahrzehnt oder später auf.

▶ Extrahepatische Manifestationen: Bei α_1-Antitrypsin-Mangel können folgende extrahepatische Manifestationen beobachtet werden: chronisch-obstruktive Lungenerkrankung, membranös proliferative Glomerulonephritis, Vaskulitis, Pannikulitis, Pankreatitis und Pankreasfibrose.

Ⓓ Diagnostik

Jede Leberzirrhose sollte an einen α_1-Antitrypsin-Mangel denken lassen, insbesondere dann, wenn die α_1-Globulin-Fraktion im Serum unter 2 rel% vermindert ist. Die Diagnose ergibt sich aus folgenden Kriterien:

▶ Konzentrationsbestimmung von Serum-α_1-Antitrypsin durch radiale Immundiffusion und Bestimmung der Phänotypen PiZZ/PiSZ/PiMZ mittels Stärkegelelektrophorese oder isoelektrischer Fokussierung.

▶ Histologischer Nachweis von PAS-positiven, diastaseresistenten hepatozellulären Einschlußkörperchen, die immunhistochemisch α_1-Antitrypsin-Ablagerungen entsprechen.

Jeder Patient mit α_1-Antitrypsin-Mangel muß einer Lungenfunktionsprüfung unterzogen werden.

Komplikationen

Bei den betroffenen Patienten sind Komplikationen der Leberzirrhose und der chronisch-obstruktiven Lungenerkrankung zu erwarten. Männer haben ein besonders hohes Risiko der Entwicklung eines Leberzellkarzinoms.

Ⓣ Therapie

Eine kausale Therapie gibt es nicht. Bei fortgeschrittener Leberzirrhose ist die Indikation zur Lebertransplantation gegeben. Präoperative Einschätzung der Lungenfunktion und Ausschluß eines metastasierenden Leberzellkarzinoms sind zu beachten. Die Lebertransplantation beseitigt nicht vollständig den metabolischen Defekt des α_1-Antitrypsin-Mangels, da das α_1-Antitrypsin auch in extrahepatischem Gewebe (z. B. Monozyten, Makrophagen) vorhanden ist.

Verlauf und Prognose

Homozygoter α_1-Antitrypsin-Mangel führt bei 20% der **Neugeborenen** zu einer neonatalen Lebererkrankung. Nur bei 25% normalisiert sich im weiteren Verlauf die Leberfunktion; bei den übrigen Neugeborenen kommt es unterschiedlich schnell zur Leberzirrhose. Heterozygoter α_1-Antitrypsin-Mangel verursacht bei Neugeborenen keine Lebererkrankung.

Bei **Erwachsenen** prädisponieren nicht nur der homozygote, sondern auch die heterozygoten Phänotypen zu chronischer Hepatitis und Leberzirrhose. Die vorherrschende klinische Manifestation des homozygoten α_1-Antitrypsin-Mangels beim Erwachsenen ist die chronisch-obstruktive Lungenerkrankung.

Differentialdiagnose

Die Differentialdiagnose jeder ungeklärten Lebererkrankung muß den α_1-Antitrypsin-Mangel einschließen. Bei Kindern mit ungeklärter Hepatitis, juveniler Zirrhose oder chronisch erhöhten Cholestaseparametern ist immer an einen α_1-Antitrypsin-Mangel zu denken. Erwachsene mit ungeklärter chronisch aktiver Hepatitis oder mit kryptogener Leberzirrhose müssen immer auf α_1-Antitrypsin-Mangel untersucht werden. Die Differentialdiagnose zu anderen Umständen einer chronisch-aktiven Hepatitis oder Leberzirrhose ergibt sich aus Tabelle 11.5-25.

14.1.4   Hereditäre Fructoseintoleranz

Bei der hereditären Fructoseintoleranz besteht ein Defekt der Fructose-1-phosphat-Aldolase in Leber, Darmmukosa und Nierenrinde. Fructosehaltige Speisen führen zu gastrointestinalen Erscheinungen und Hypoglykämie. Intravenöse Fructosezufuhr kann bei Patienten mit hereditärer Fructoseintoleranz akutes Leberversagen hervorrufen. Die Diagnose wird mit Hilfe des Fructosetoleranztests und durch Bestimmung der Aktivität der Fructose-1-phosphat-Aldolase in der Leberbiopsie gestellt. Die Therapie bzw. Prophylaxe besteht in fructose- und saccharosefreier Ernährung.

Definition

Die hereditäre Fructoseintoleranz ist eine autosomal-rezessiv vererbte Störung des Fructosestoffwechsels, bei der die Aktivität des Enzyms Fructose-1-phosphat-Aldolase in der Leber, in der Dünndarmschleimhaut und in der Nierenrinde auf unter 15% der Norm reduziert ist. Klinische Symptomatik tritt nur nach Fructosezufuhr auf.

Kasuistik

Bei einer 45jährigen Patientin wurde komplikationslos ein Uterus myomatosus entfernt. Die Patientin erhält postoperativ 3000 ml einer 10%igen Fructoselösung täglich. Am 4. postoperativen Tag wird der Internist hinzugezogen, da wiederholt deutlich erniedrigte Blutzuckerwerte gemessen werden. Ferner ist die Patientin verlangsamt, und es ist eine Blutung aus dem Operationsgebiet bei einem Quick-Wert von 8% aufgetreten. Die leicht ikterische Patientin (Bilirubin 3,5 mg% bzw. 59,8 µmol/l) befindet sich im Komastadium III; es besteht eine Laktatazidose (Serumlaktat 14 mmol/l). Die Transaminasen sind um das 8fache der Norm erhöht. Es kommt zu einer unbeherrschbaren intraabdominalen Blutung, an deren Folgen die Patientin trotz Frischplasmagabe und Bluttransfusionen verstirbt. Anamnestisch hatte die Patientin seit der Kindheit jegliche Aufnahme von Früchten und Fruchtsäften gemieden. **Enzymbestimmungen** im post mortem entnommenen Leberpunktat ergeben eine normale Fructose-1,6-diphosphatase-Aktivität (3,8 IU/g Leberfeuchtgewicht) und eine auf 0,11 IU/g Leberfeuchtgewicht erniedrigte Aktivität der Fructose-1-phosphat-Aldolase (Normbereich 2,4±0,5 IU).

Epidemiologie

Die Prävalenz der hereditären Fructoseintoleranz wird mit 1:20000 eingeschätzt. Jungen und Mädchen sind etwa gleich häufig betroffen.

Ätiologie und Pathogenese

Durch den Mangel an Fructose-1-phosphat-Aldolase kann die täglich mit der Nahrung aufgenommene Fructose von etwa 50–150 g/Tag, die zunächst durch Fructokinase zu Fructose-1-phosphat phosphoryliert wird, nicht zu den Triosen Glyzerinaldehyd und Dihydroxyazetonphosphat weiter abgebaut werden. Es kommt nach Fructosezufuhr zu einer Verarmung des Organismus an Phosphat und ATP. Durch den gestörten Abbau des Fructose-1-phosphats häuft sich Fructose-1-phosphat in Leber, Darmmukosa und Niere an. Die toxische Anhäufung von Fructose-1-phosphat in der Leber hemmt erstens die Glukosebildung durch Hemmung der Fructose-1,6-diphosphat-Aldolase und zweitens die Glukosefreisetzung aus Glykogen der Leber durch Hemmung der Phosphorylase (siehe Abb. 14.1-5). Es resultiert eine hepatogene **Hypoglykämie.**

Die Anhäufung von Fructose-1-phosphat hemmt die Phosphorylierung der mit der Nahrung aufgenommenen Fructose; es kommt zu **Fructosämie** und **Fructosurie.** In der Niere führt Fructose-1-phosphat zu **renal tubulärer Azidose, Aminoazidurie** und **Proteinurie.**

Hohe Konzentrationen von Fructose-1-phosphat in der Leber verursachen Hepatomegalie, Leberschädigung, Fibrose und schließlich Zirrhose. ATP-Mangel in der Leber hemmt die Proteinbiosynthese einschließlich der Bildung von Gerinnungsfaktoren und ist für ein akutes Leberversagen verantwortlich.

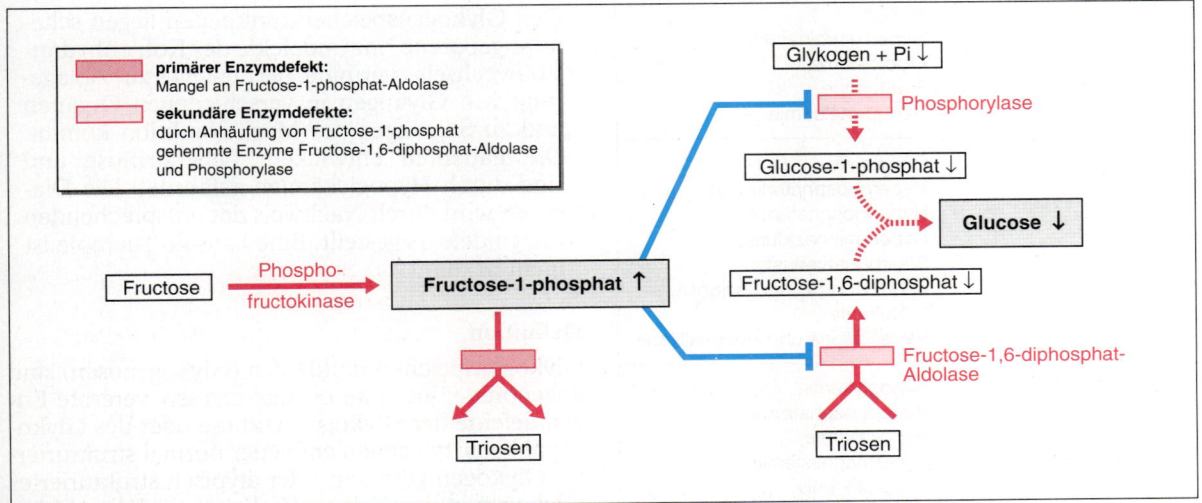

Abb. 14.1-5   Pathophysiologie der Fructose-induzierten Hypoglykämie bei hereditärer Fructoseintoleranz.

S **Symptome**

▶ Neugeborene – Kinder: **Neugeborene** mit hereditärer Fructosetoleranz entwickeln erst mit dem Abstillen und mit der ersten Aufnahme von Fructose oder Saccharose **akute gastrointestinale Symptome** wie Übelkeit, Erbrechen, Nahrungsverweigerung und **Hypoglykämien.** Wiederholte Zufuhr fructose- oder saccharosehaltiger Nahrung führt zu Nahrungsverweigerung, mangelndem Gedeihen, wiederholten hypoglykämischen Episoden bis zum Koma, zu Leberversagen, Nierenschädigung und Tod. Nach Überstehen der kritischen frühen Kindheit entwickeln **Kinder** später einen ausgesprochenen Widerwillen gegen fructosehaltige Nahrung und schützen sich dadurch selbst vor dieser Noxe.

▶ Erwachsene: Erwachsene haben wie Kinder eine Aversion gegen fructosehaltige Speisen. Gefahr droht ihnen bei chirurgischen Routineeingriffen von einer Infusionstherapie mit Fructose oder Sorbit: Je nach infundierter Menge kann die Leberschädigung zum akuten Leberversagen führen (Laborbefunde siehe Tab. 14.1-5).

D **Diagnostik**

Die Diagnose ergibt sich aus einer sorgfältigen Familien- und Ernährungsanamnese und aus dem klinischen Bild der akuten Leberschädigung nach versehentlicher Fructoseexposition.

Tab. 14.1-5 Laborbefunde bei wiederholt Fructose-exponierten Patienten mit hereditärer Fructoseintoleranz

zuzuordnende Störung	Laborbefunde
Leber	Abfall von Gerinnungsfaktoren im Blut, Anstieg von Leberenzymen im Blut, Hyperbilirubinämie, Fructosämie, Fructosurie, Hypoproteinämie
Niere	Glukosurie, Hyperphosphaturie und Hypophosphatämie, Hyperaminoazidurie, Bikarbonatverlust, hoher Urin-pH und Azidose, Proteinurie, Hyperkaliurie und Hypokaliämie
Intermediärstoffwechsel	Hypoglykämie, Hypophosphatämie, Hypokaliämie, Hypermagnesiämie, Hyperurikämie, Laktatazidose

Die Diagnose wird mit Hilfe des Fructosetoleranztests gestellt: Intravenöse Gabe von 250 mg Fructose pro kg Körpergewicht führt zu anhaltendem Abfall der Glukose-, Phosphat- und Insulinkonzentration im Blut. Die Diagnosesicherung erfolgt durch die Leberbiopsie mit Bestimmung der Fructose-1-phosphat-Aldolase. Bei Fructoseintoleranz ist ihre Aktivität auf 2–10% der Norm erniedrigt. Histologisch können sich diffuse Leberzellverfettung, Leberzellnekrose, Fibrose und in fortgeschrittenen Stadien eine Zirrhose zeigen.

Komplikationen

Intravenöse Gabe von Fructose, Sorbit oder Saccharose kann zur akuten Intoxikation mit akutem Leberversagen und zum Tod führen. Es sollen daher generell **keine** Infusionslösungen mit Fructose oder Sorbit benutzt werden.

T **Therapie**

Die Therapie besteht in fructose- und saccharosefreier Ernährung.

Verlauf und Prognose

Die Prognose ist sehr gut, wenn Fructose als schädigendes Agens rechtzeitig erkannt wird, da Leber- und Nierenschädigungen reversibel sind und völlig ausheilen können. Bei konsequenter fructose- und saccharosefreier Diät besteht keine Einschränkung der Lebenserwartung.

Differentialdiagnose

Differentialdiagnostisch muß im Kindesalter bei Hypoglykämie, Hepatosplenomegalie mit Ikterus und Hyperaminoazidurie an die Galaktosämie (Milchunverträglichkeit) und Tyrosinämie (hypophosphatämische Rachitis) gedacht werden.

14.1.5   Glykogenspeicherkrankheiten

Den Glykogenspeicherkrankheiten liegen seltene angeborene Enzymdefekte des Kohlenhydratstoffwechsels zugrunde, bei denen es zur Ablagerung von Glykogen in verschiedenen Organen und zu Störungen der Muskelfunktion kommt. Die Patienten entwickeln Leberzirrhose und sind durch Hypoglykämien gefährdet. Die Diagnose wird durch Nachweis des entsprechenden Enzymdefekts gestellt. Eine kausale Therapie ist nicht bekannt.

Definition

Glykogenspeicherkrankheiten (Glykogenosen) sind angeborene, meist autosomal-rezessiv vererbte Enzymdefekte der Glykogensynthese oder des Glykogenabbaus, bei denen entweder normal strukturiertes Glykogen vermehrt oder atypisch strukturiertes Glykogen in den Zellen abgelagert wird. In Abhängigkeit von der Art des Enzymdefekts wird das Glykogen in Leber, Nieren, Skelettmuskulatur, Herzmuskel und im ZNS abgelagert.

Kasuistik

Ein vier Monate alter Säugling wird wegen Gedeihstörung und Entwicklungsrückstand in die Klinik gebracht. Das Kind fällt durch schrilles Schreien auf. Es zeigt eine erhebliche Hepatomegalie. **Laborchemisch** besteht eine Laktatazidose bei Hypoglykämie. Die Diagnose „von-Gierke-Krankheit" wird durch das Fehlen von Glukose-6-phosphatase im Leberbiopsat gestellt.

Epidemiologie

Die Glykogenspeicherkrankheiten sind sehr selten. Die Inzidenz der häufigsten, der hepatorenalen Gierke-Glykogenose (Typ Ia), wird mit 1:100 000 bis 1:400 000 angegeben.

Ätiologie und Pathogenese

Genetische Defekte auf den Chromosomen sind bisher noch nicht charakterisiert.

Die Pathogenese ergibt sich aus dem entsprechenden Enzymdefekt in der Glykogenbiosynthese bzw. im Glykogenabbau (siehe Tab. 14.1-6 und Abb. 14.1-6).

Betreffen die Defekte Enzyme des Glykogenabbaus der Leber, dann werden Lebererkrankung und Hypoglykämie beobachtet. Hierzu sind die Glykogenosen Typ I, III, VI, VIII und IX zu rechnen (siehe Tab. 14.1-6). Hepatomegalie resultiert aus Glykogenanhäufung infolge des gestörten Glykogenabbaus. Gestörte Glukosefreisetzung aus Glykogen bedingt Hypoglykämie. Hypoglykämie führt zur verminderten Insulinsekretion. Dadurch wird die Lipolyse gesteigert, im Blut können freie Fettsäuren, Triglyzeride und Cholesterin erhöht sein. Es entwickeln sich Fettleber und metabolische Azidose. Kann aus Glucose-6-phosphat Glukose nicht freigesetzt werden wie bei Glykogenose Typ I, dann erfolgt der weitere Abbau über die Glykolyse zu Pyruvat und Laktat. Erhöhte Serumlaktatspiegel hemmen die renale Harnsäuresekretion; es kommt zur Hyperurikämie.

Betreffen die Defekte dagegen vorwiegend Muskelenzyme, dann stehen Störungen des Energiestoffwechsels der Muskulatur im Vordergrund. Hierzu gehören die Glykogenspeicherkrankheiten Typ V und Typ VII (siehe Tab. 14.1-6).

S Symptome

Leberbeteiligung äußert sich klinisch in Hepatomegalie und Hypoglykämie. Skelettmuskelbeteiligung kann zu Muskelschwäche, -schmerzen und -krämpfen führen. Kardiomegalie und Herzinsuffizienz werden ebenfalls beobachtet (siehe Tab. 14.1-6).

D Diagnostik

Lassen die entsprechenden Symptome an eine Glykogenspeicherkrankheit denken, erfolgt Diagnosesicherung durch den Nachweis des Enzymdefekts in Leber- oder Muskelgewebe bzw. in Blutzellen oder Fibroblastenkulturen (siehe Tab. 14.1-6).

Komplikationen

Die Leberbeteiligung kann zu schwerer Hypoglykämie, zu Leberzirrhose und zu maligne entartetem Leberadenom führen. Die Muskelbeteiligung verursacht Pneumonie, Aspiration und Asphyxie infolge Atemmuskelschwäche. Myoglobinurie führt zu Nierenversagen, Herzmuskelbefall zu kardialer Dekompensation.

T Therapie

Eine kausale Therapie ist nicht bekannt. Ziel der Therapie ist es, hypoglykämische Zustände zu verhindern:

▶ Die Glykogenose Typ I erfordert tagsüber häufige kleine Mahlzeiten einer kohlenhydratreichen Kost und nachts kontinuierlich Infusion von langsam resorbierbaren Zuckern über nasogastrale Sonden.

▶ Bei der Glykogenose Typ III sollten die Fastenperioden nicht länger als 8 Stunden betragen, die Kohlenhydratzufuhr sollte 40–50% der Kalorien decken. Bei der Glykogenose Typ VI sind ebenfalls häufige kleine Mahlzeiten erforderlich.

▶ Bei Glykogenspeicherkrankheiten mit Skelettmuskelbefall (Typ V, Typ VII) sollte körperliche Belastung vermieden und die Muskelleistung durch orale oder intravenöse Infusion von Glukose verbessert werden (siehe Tab. 14.1-6).

Verlauf und Prognose

Das Erwachsenenalter kann nur bei den Glykogenosen Typ II, III, V, VI, VIII und IX erreicht werden (siehe Tab. 14.1-6).

Differentialdiagnose

Die Differentialdiagnose ist zwischen den verschiedenen Formen der Glykogenosen zu stellen (siehe Tab. 14.1-6). Bei der Glykogenose Typ II sind Myopathien und kardiologische Erkrankungen und beim Typ IV frühkindliche Leberzirrhosen anderer Genese in Betracht zu ziehen.

14.1.6 Lipidosen

Morbus Gaucher, Niemann-Pick-Erkrankung und Cholesterinspeicherkrankheit sind angeborene Lipidspeicherkrankheiten, bei denen das Erwachsenenalter erreicht werden kann. Die jeweilige Diagnose wird durch den Nachweis des abgelagerten Materials und des Enzymdefekts gestellt. Eine kausale Therapie ist nicht bekannt.

Definition

Lipidosen gehören zu den lysosomalen Speicherkrankheiten. Es handelt sich um Erbkrankheiten, bei denen durch Enzymdefekte der normale lyso-

Tab. 14.1-6 Glykogenspeicherkrankheiten (siehe auch Abb. 14.1-6)

Typ	Enzymdefekt – Vererbung – (Inzidenz)	Organe	Klinische Befunde	Laborbefunde	Komplikationen	Therapie	Verlauf Prognose
Ia (hepatorenale Glykogenose) von-Gierke-Krankheit	Glucose-6-Phosphatase-Mangel – autosomal-rezessiv – (1:100000–1:400000)	Leber Niere	proportionaler Minderwuchs Hypoglykämien verzögerte Adoleszenz Hepatomegalie Xanthelasmen vergrößerte Nieren Blutungen	Hypoglykämie Laktatspiegel ↑ Hypercholesterinämie Hypertriglyzeridämie Hyperurikämie	Blutungen hypoglykämisches Koma Laktatazidose **bei Erwachsenen:** Uratnephropathie maligne Leberadenome Atherosklerose	häufige kleine Mahlzeiten (60% Kohlenhydrate) auch nachts Nahrungszufuhr Allopurinol	progredient Mehrzahl erreicht nicht das Erwachsenenalter
Ib	mikrosomaler Glucose-6-phosphat-Translokase-Mangel – autosomal-rezessiv – 1:1 Million–1:4 Millionen	Leber Niere	wie Ia rezidivierende Infekte	wie Ia Neutropenie	wie Ia interkurrierende Infekte	wie Ia	schwerer Verlauf wie Ia
II (generalisierte Glykogenose) Pompe-Krankheit	lysosomaler α-Glukosidase-Mangel – autosomal-rezessiv – 1:100000	Muskulatur Herz Leber	**infantile Form:** Muskelschwäche Hypotonie Schwäche der Atemmuskulatur Kardiomegalie (Hepatomegalie) **juvenile Form:** progressive Muskeldystrophie Ganganomalien Makroglossie **Erwachsenenform:** Muskelschwäche	Muskelenzymerhöhung (CK, Aldolase) keine Hypoglykämie Muskelenzymerhöhung	früher kardialer Tod Pneumonie Asphyxie Aspiration Pneumonie respiratorische Insuffizienz	keine keine keine	Tod innerhalb des ersten Jahres (Herzversagen) 20. Lebensjahr meist erreicht Manifestation im 2. bis 4. Lebensjahrzehnt
III (Grenzdextrinose, „debranching enzyme". Lebermuskel-glykogenose) Cori-Erkrankung	Amylo-1,6-Glukosidase-Mangel – autosomal-rezessiv – (häufigste Glykogenose)	Leber Muskulatur Herz	Nüchternhypoglykämie Hepatomegalie Splenomegalie Wachstumsretardierung verzögerte Adoleszenz milde Myopathie **Erwachsene:** progressive Muskelschwäche	Nüchtern-hypoglykämie Ketose Erhöhung der Transaminasen Hypercholesterinämie Hypertriglyzeridämie	Übergang bei Erwachsenen in milde Zirrhose möglich	häufige Mahlzeiten (50% Kohlenhydrate, 15–20% Eiweiß) auch nachts Nahrungszufuhr	gutartiger Verlauf Besserung mit zunehmendem Alter

Tab. 14.1-6 Glykogenspeicherkrankheiten (Fortsetzung)

Typ	Enzymdefekt – Vererbung – (Inzidenz)	Organe	Klinische Befunde	Laborbefunde	Komplikationen	Therapie	Verlauf Prognose
IV (Amylopektinose) Andersen-Erkrankung	Amylo-1,4-1,6-Transglukosylase „branching enzyme"-Mangel – autosomal rezessiv – (sehr selten)	Leber Niere Herz Muskulatur	**Kinder:** Hepatomegalie, Ikterus muskuläre Hypotonie Herzinsuffizienz	pathologische Leber-laborparameter (hohe Transaminasen)	progressive Zirrhose	keine (Leber-transplantation?)	bösartiger Verlauf: Tod in den ersten 2–3 Jahren (Leberversagen)
V McArdle-Erkrankung	Muskelphosphorylase-mangel – autosomal-rezessiv – (sehr selten)	Skelett-muskulatur	**Kindheit und Adoleszenz:** zunehmende Ermüdbarkeit **20.–40. Lebensjahr:** Krämpfe Myoglobulinurie **ab 40. Lebensjahr:** Muskelschwäche	**nach körperlicher Belastung** Myoglobinurie CK-, LDH- und Aldolaseerhöhung	Nierenversagen durch Myoglobinurie	Meiden von körperlicher Belastung, orale Glukose-zufuhr vor körperlicher Belastung	günstiger Verlauf
VI Hepato-phosphorylase-mangel Hers-Erkrankung	Leberphosphorylase-mangel – autosomal-rezessiv – (sehr selten)	Leber	ähnlich wie Typ III, aber mildere Hypoglykämie Hepatomegalie	leichte Hypoglykämie mäßige Hyper-cholesterinämie		häufige kleine Mahlzeiten	gutartiger Verlauf: Besserung mit zunehmendem Alter
Leber-phosphorylase-b-Kinase-Mangel (früher Typ VIa, VIII oder IX)	Leberphosphorylase-b-Kinase-Mangel – X-chromosomal-rezessiv – (wahrscheinlich häufig, aber nicht erkannt)	Leber	leichte Wachstums-retardierung Hepatomegalie gelegentlich milde Hypoglykämie	wie Typ VI		wie Typ VI	milder, gutartiger Verlauf: Spontan-besserung nach Adoleszentenalter
VII (Muskel-phospho-fructokinase-mangel)	Muskelphosphofructo-kinasemangel – autosomal-rezessiv –	Skelett-muskulatur	Muskelschwäche und -schmerz nach Belastung milde hämolytische Anämie	wie Typ V		wie Typ V	gutartiger Verlauf
	Muskelphosphoglyzerat-mutasemangel		Muskelschwäche und -schmerz nach Belastung	wie Typ V		wie Typ V	gutartiger Verlauf
	LDH-M-Untereinheit-Mangel		Muskelschwäche und -schmerz nach Belastung	CK-Erhöhung nach körperlicher Belastung		wie Typ V	gutartiger Verlauf

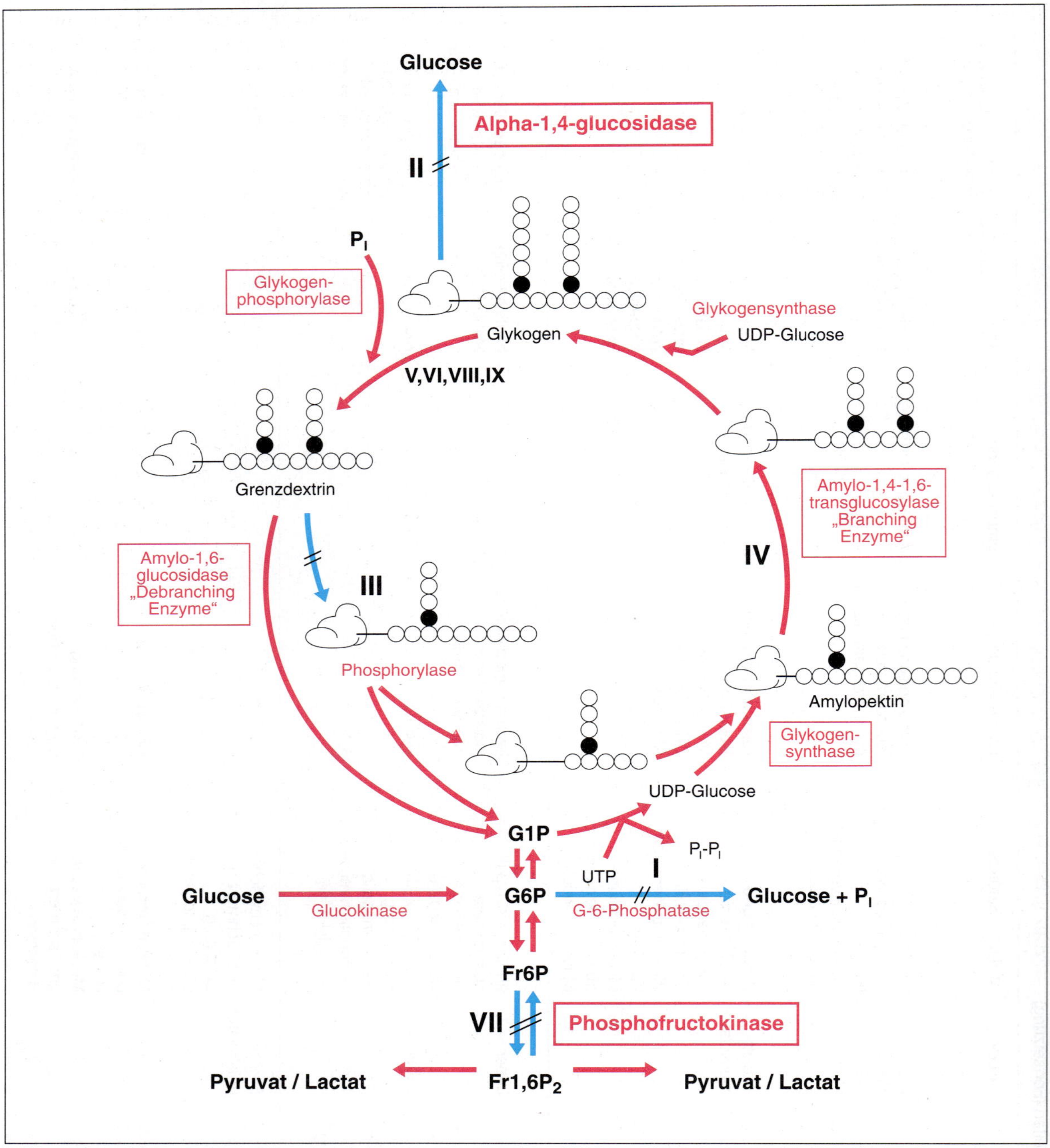

Abb. 14.1-6   Glykogensynthese und Glykogenabbau. Kennzeichnung der Enzymdefekte bei den Glykogenspeicherkrankheiten durch römische Zahlen (siehe Tab. 14.1-6)

(G1P, Glucose-1-phosphat; G6P, Glucose-6-phosphat; Fr6P, Fructose-6-phosphat; Fr1,6P$_2$, Fructose-1,6-diphosphat).

somale Abbau von Lipiden gestört ist und es zur lysosomalen Anhäufung von Lipiden in zahlreichen Organen kommt. Lysosomale Speicherkrankheiten mit Leberbeteiligung, bei denen die Patienten das Erwachsenenalter erreichen können, sind: die Gaucher-Krankheit (Glukosylzeramid-lipidose, Zerebrosidlipidose, Zerebrosidose), die Niemann-Pick-Krankheit (Sphingomyelinlipidose, Sphingomyelinose) und die Cholesterinesterspeicherkrankheit (siehe Tab. 14.1-7). Es werden nur die Erwachsenenformen dieser Lipidosen besprochen.

Kasuistik

Ein 30jähriger Patient wird wegen Schmerzen im linken Oberbauch, Blutungsneigung, Abgeschlagenheit und Hüftgelenkschmerzen beidseits untersucht. **Klinisch** fallen erhebliche Vergrößerung der Milz und mäßige Lebervergrößerung auf. **Radiologisch** werden Aufhellungszonen in den gelenknahen Abschnitten des Beckenskeletts entdeckt. **Laborchemisch** bestehen Anämie und Thrombozytopenie. Es wird eine **Laparoskopie** durchgeführt mit Leber- und Milzpunktionen, die die Diagnose eines Morbus Gaucher ergibt. Die Beckenkammbiopsie zeigt die typischen Schaumzellen im Knochengewebe mit entzündlicher Reaktion. Wegen der symptomatischen Splenomegalie wird eine Splenektomie durchgeführt; daraufhin kommt es zur Normalisierung der Thrombozytenzahl.

Epidemiologie

Die Gaucher-Krankheit zählt zu den häufigsten Lipidosen. Angehörige jüdischen Ursprungs, fast ausschließlich Aschkenasim, sind von der chronischen Verlaufsform befallen. Ein Krankheitsfall wird pro 2500 Geburten beobachtet. Die Niemann-Pick-Krankheit und die Cholesterinesterspeicherkrankheit sind seltener (siehe Tab. 14.1-7).

Ätiologie und Pathogenese

Bei der Erwachsenenform der **Gaucher-Krankheit** ist aufgrund eines genetischen Defektes die Enzymaktivität der lysosomalen β-Glukozerebrosidase, die Glukozerebrosid in Zeramid und Glukose spaltet, vermindert. Folge ist eine Anhäufung der Glukozerebroside in Retikulumzellen verschiedener Organe wie Milz, Leber, Knochenmark und Lunge. Mit der Glukozerebrosidspeicherung wandeln sich die Retikulumzellen in die typischen Gaucher-Zellen um. Das sind 70–80 µm große, teils mehrkernige Zellen mit exzentrischer Kernlage und fibrillären zytoplasmatischen Strukturen. Die Glukozerebrosidspeicherung erklärt die Organvergrößerung und die klinische Symptomatik: Ausgeprägte Splenomegalie führt zu Hypersplenismus mit Thrombopenie, hämorrhagischer Diathese, eventuell Anämie und Leukopenie; Knocheninfiltration führt zu Osteoporose und Spontanfrakturen, Lungenbefall und Leukopenie zu Pneumonien und Cor pulmonale, Leberbefall selten zur portalen Hypertension (siehe Tab. 14.1-7).

Bei der **Niemann-Pick-Krankheit** ist aufgrund eines genetischen Defekts die Enzymaktivität der Sphingomyelinase, die Sphingomyelin in Zeramid und Phosphorylcholin spaltet, vermindert (Typ B). Beim Typ E liegt ein Mangel eines Isoenzyms der Sphingomyelinase bei normaler Sphingomyelinaseaktivität vor. Folge dieser Enzymdefekte ist eine Anhäufung von Sphingomyelin im RES von Milz, Leber, Lunge und anderen Organen (siehe Tab. 14.1-7). Die Sphingomyelinakkumulation führt zu 20–90 µm großen Schaumzellen mit maulbeerartiger feinwabiger Struktur. Histiozyten, die sich infolge der Sphingomyelinablagerung mit der Giemsa-Färbung seeblau anfärben, werden als „sea-blue histiocytes" bezeichnet (siehe Tab. 14.1-7).

Bei der **Cholesterinesterspeicherkrankheit** liegt ein genetischer Mangel der lysosomalen sauren Lipase vor. Folgen sind eine verminderte Hydrolyse von Cholesterinestern in der Leber und deren Speicherung mit Hepatomegalie und Hypercholesterinämie.

S Symptome

Die Symptome spiegeln die Lipidablagerung in den verschiedensten Organen wider, wobei Hepatosplenomegalie der vorherrschende Befund ist (siehe Tab. 14.1-7). Die Erwachsenenformen der Lipidosen verursachen keine neurologische Symptomatik.

D Diagnostik

Eine seit der Kindheit bestehende Hepatosplenomegalie läßt an eine Lipidspeicherkrankheit denken. Die Diagnosesicherung erfolgt durch Knochenmarkbiopsie oder Leberbiopsie mit Nachweis von Gaucher-Zellen oder Schaumzellen bei der Niemann-Pick-Krankheit. Die verminderte oder fehlende Enzymaktivität wird in Leukozyten, Fibroblastenkulturen oder Lebergewebsproben nachgewiesen (siehe Tab. 14.1-7).

Komplikationen

Die Komplikationen ergeben sich aus dem jeweiligen Organbefall (siehe Tab. 14.1-7).

T Therapie

Eine kausale Therapie der Lipidspeicherkrankheiten ist nicht bekannt. Bei der Gaucher-Krankheit kann bei exzessiver Splenomegalie die Splenektomie das Beschwerdebild und die hämatologischen Erscheinungen bessern.

Verlauf und Prognose

Bei den chronisch verlaufenden Lipidspeicherkrankheiten wird die Prognose durch die Entwicklung von Komplikationen bestimmt (siehe Tab. 14.1-7).

Differentialdiagnose

Die Differentialdiagnose der verschiedenen Lipidosen ergibt sich aus Tabelle 14.1-7.

Literatur

– Balistreri, W. F.: α_1-antitrypsin deficiency-associated liver disease in children. ASSLD 1988.
– Froesch, E. R.: Metabolic errors of fructose metabolism. In: Bianchi, L., W. Gerok, L. Landmann, K. Sickinger, G. A. Stalder (eds.): Liver in metabolic disease. MTP Press, Lancaster 1983, 239–248.
– Gollan, J. L.: Pathophysiology, diagnosis and therapy of Wilson's disease. ASSLD 1988.
– Howell, R. R., J. C. Williams: The glycon storage diseases. In: Stanburry, J. B., J. B. Wyngaarden, D. S. Fredrickson, J. L. Goldstein, M. S. Brown (eds.): The Metabolic Basis of Inherited Disease. McGraw-Hill (1983), 141–166.
– Stremmel, W., C. Niederau, G. Strohmeyer: Therapie der Hämochromatose. Dtsch. med. Wschr. 113 (1988), 1648–1650.

Tab. 14.1-7   Erwachsenenform von lysosomalen Lipidspeicherkrankheiten (Lipidosen) mit Leberbeteiligung

Erkrankung	Lysosomaler Enzymdefekt – Erbgang – (Inzidenz)	Akkumuliertes Lipid	Organbefall	Klinische Erscheinungen	Laborbefunde	Diagnostik	Komplikationen	Verlauf/ Prognose
Gaucher-Krankheit (Zerebrosidlipidose, Glukosylzeramidlipidose, Zerebrosidose)	β-Glukosezerebrosidase-Mangel – autosomal-rezessiv – (bevorzugt Aschkenasim: 1:2500 Geburten)	Glukozerebrosid (Glukosylzeramid) in Retikulumzellen (Gaucher-Zellen)	Milz Leber Knochenmark selten Lunge	Knochenschmerzen (kortikale Auftreibung des distalen Femurs) hämorrhagische Diathese Fieber, keine neurologische Symptomatik Splenomegalie Hepatomegalie gelblich-braune Hautpigmentierung Lidspaltenflecke	saure Phosphatase ↑ Thrombopenie (Leukopenie, Anämie)	Milzvergrößerung Nachweis von Gaucher-Zellen in Knochenmark und Leber, Nachweis des Enzymdefekts	Spontanfrakturen interkurrente Infekte Cor pulmonale Milzruptur Lebervenen- und Milzvenenthrombose selten: portale Hypertension	chronischer Verlauf
Niemann-Pick-Krankheit (Sphingomyelinlipidose, Sphingomyelinose)								
Typ B	Sphingomyelinasemangel – autosomal-rezessiv –	Sphingomyelin (Zeramidphosphorylcholin in Schaumzellen)	Milz Leber Knochenmark Lunge	Splenomegalie Hepatomegalie Lungeninfiltrate mit chronischer Bronchitis keine neurologische Symptomatik	Thrombopenie Anämie Leberenzyme (↑)	Hepatosplenomegalie Schaumzellen im Knochenmark Nachweis des Enzymdefekts	Leberzirrhose mit Zeichen der portalen Hypertension	
Typ E (identisch: „sea-blue histiocytosis-syndrome")	Mangel des Isoenzyms 2 der Sphingomyelinase mit normaler Enzymaktivität – unklare Genetik –	Sphinomyelin (Zeramidphosphorylcholin in Schaumzellen)	Milz Leber Knochenmark	siehe Typ B	siehe Typ B	Hepatosplenomegalie Schaumzellen im Knochenmark eventuell: „sea-blue histiocytosis" isoelektrische Fokussierung	siehe Typ B	
Cholesterinesterspeicherkrankheit	Mangel an saurer Lipase (Cholinesterasehydrolasemangel) – wahrscheinlich autosomal-rezessiv – (sehr selten)	Cholesterinester (Triglyzeride)	Leber Milz	Ikterus Hepatomegalie Splenomegalie	Hyperlipoproteinämie Typ IIa/IIb LDL-Cholesterin ↑ HDL-Cholesterin ↓	Hepatomegalie Nachweis des Enzymdefekts in Leukozyten oder Fibroblasten	Leberzirrhose Atherosklerose	

– Stremmel, W., H. D. Riedel, C. Niederau, G. Strohmeyer: Pathogenesis of genetic hemochromatosis. Europ. J. clin. Invest. (1993).
– Stanburry, B., J. B. Wyngaarden, D. S. Fredrickson, J. L. Goldstein, M. S. Brown (eds.): The metabolic basis of inherited diseases. 5th edition, McGraw-Hill, New York 1983.

14.2 Diabetes mellitus

P. BOTTERMANN

Definition

Unter der Bezeichnung „Diabetes mellitus" werden Stoffwechselveränderungen unterschiedlicher Ursachen zusammengefaßt. Sie sind durch eine dauerhafte Erhöhung der Blutzuckerkonzentration (Hyperglykämie) oder durch das Unvermögen des Organismus gekennzeichnet, zugeführte Kohlenhydrate zeitgerecht zu verwerten (Glukosetoleranzstörung). Ursache ist ein absoluter oder relativer Insulinmangel.

Klassifikation

Eine umfassende Klassifikation des Diabetes mellitus bereitet Schwierigkeiten, da unter der Bezeichnung „Diabetes mellitus" ätiologisch unterschiedliche Krankheitsbilder zusammengefaßt werden. Die in Tabelle 14.2-1 wiedergegebene Klassifikation lehnt sich einer Einteilung an, die 1985 von einer Studiengruppe der WHO (Weltgesundheitsorganisation) gegeben wurde.

Die Bezeichnung „Typ 1" und „insulinabhängiger" (IDDM, „insulin-dependent diabetes mellitus") sowie „Typ 2" und „nicht insulinabhängiger Diabetes" (NIDDM, „non-insulin-dependent diabetes mellitus") werden jeweils synonym gebraucht. Sie ersetzen die früheren Bezeichnungen des „juvenilen Diabetes" (Typ 1) und des „Altersdiabetes" (Typ 2), sind jedoch von der Begriffswahl her nicht identisch. Die Bezeichnungen Typ 1 und Typ 2 stellen auf die unterschiedliche Ätiopathogenese der beiden Diabetesformen ab, während die Bezeichnungen „insulinabhängig" bzw. „nicht-insulinabhängig" ein hervorstechendes klinisches Merkmal zur Differenzierung heranziehen.

Den Bezeichnungen Typ 1 oder Typ 2 wird als Kriterium das Vorhandensein oder Fehlen bestimmter immunologischer Phänomene zugrunde gelegt. Jedoch sind auch bei Patienten mit nicht-insulinabhängigem Diabetes (NIDDM) und bei Nichtdiabetikern gelegentlich für den Typ 1 charakteristische Immunphänomene nachzuweisen. Typ-1-Diabetiker können gelegentlich zu Beginn der Erkrankung für eine begrenzte Zeit ohne Insulinbehandlung auskommen, während Typ-2-Diabetiker, z.B. nach Sekundärversagen einer Sulfonylharnstofftherapie, zur Stoffwechseleinstellung durchaus Insulin benötigen. Der Begriff der „Abhängigkeit" von Insulin stellt daher mehr auf die Vermeidung einer diabetischen Ketoazidose (Tod im ketoazidotischen

Koma) ab, in die Typ-1-/IDDM-Patienten ohne Insulin geraten, während Typ-2-/NIDDM-Patienten auch ohne Insulin überleben können. In Tabelle 14.2-2 werden die einzelnen Bezeichnungen zusammengefaßt wiedergegeben.

Tab. 14.2-1   Klassifikation des Diabetes mellitus und der verminderten Glukosetoleranz

1. „Idiopathischer" oder „primärer" Diabetes mellitus
▶ Typ 1 (synonym IDDM = insulin-dependent diabetes mellitus); frühere Bezeichnung „juveniler Diabetes"
▶ Typ 2 (synonym NIDDM = non-insulin-dependent diabetes mellitus) frühere Bezeichnung „Altersdiabetes"
   a) ohne Adipositas
   b) mit Adipositas

2. Malnutritions-Diabetes
(MRDM = malnutrition-related diabetes mellitus)
   a) mit fibrokalkulöser Pankreatitis
   b) bei Proteinmangel

3. „Sekundärer" Diabetes mellitus
(Diabetes infolge anderer Erkrankungen)
▶ bei Ausfall des Pankreas durch Zerstörung (Tumor, Trauma, akute oder chronische Pankreatitis)
▶ nach Pankreatektomie
▶ bei Hämochromatose
▶ bei endokrinen Erkrankungen (Phäochromozytom, Morbus Cushing, Akromegalie, Hyperthyreose, Glukagonom, Somatostatinom)
▶ infolge diabetogener Medikamente (z.B. Thiazid-Diuretika)
▶ sonstige: Anomalien der Insulinstruktur, Rezeptordefekte, genetische Syndrome

4. Verminderte Glukosetoleranz
(IGT = „impaired glucose tolerance")
   a) ohne Adipositas
   b) mit Adipositas

5. Schwangerschaftsdiabetes
(GDM = „gestational diabetes mellitus")

Tab. 14.2-2   „Idiopathischer" oder „primärer" Diabetes: Nomenklatur

Typ	Alter bei Manifestation	Insulinabhängigkeit
1	**„juveniler Diabetes"** meist im Kindes- oder Jugendalter und bei jüngeren Erwachsenen, kann aber auch bei älteren Erwachsenen auftreten	**„insulin-dependent"** ohne Insulinsubstitution Tod im ketoazidotischen Koma; nach Manifestation für begrenzte Zeit gelegentlich auch ohne Insulin behandelbar
2	**„Altersdiabetes"** Häufigkeitsgipfel in der zweiten Lebenshälfte, gelegentlich auch bei Kindern und Jugendlichen	**„non-insulin-dependent"** kann sekundär insulinbedürftig werden; Insulingabe für bessere Stoffwechseleinstellung

Der mit **Fehlernährung** und **Unterernährung** einhergehende Diabetes mellitus in **tropischen Regionen** – vorwiegend tropischen Entwicklungsländern – läßt sich weder dem Typ 1 noch dem Typ 2 zuordnen. Er wird deswegen als eigene Entität klassifiziert und nach klinischen Kriterien in einen Diabetes bei oder mit fibrokalkulöser Pankreatitis und einen Diabetes bei oder infolge einer Proteinmangelernährung unterteilt.

Unter **sekundärem Diabetes** werden Diabeteserkrankungen bei anderen, klinisch exakt definierten Krankheitsbildern verstanden, bei denen der Diabetes eine Folge oder eine Komplikation dieser Erkrankungen ist. So liegt es auf der Hand, daß z. B. nach **traumatischer Zerstörung** oder totaler Exstirpation des Pankreas ein Insulinmangel mit nachfolgendem Diabetes auftritt. Obgleich auch diese Patienten von einer exogenen Insulinzufuhr abhängig sind und ohne Insulin in einer diabetischen Ketoazidose sterben würden, wird bei diesen Situationen nicht von einem insulinabhängigen (IDDM), sondern einem sekundären Diabetes gesprochen.

Bei der **Hämochromatose** wird das gesamte Spektrum einer Kohlenhydratstoffwechselstörung beobachtet, und zwar von der gestörten Glukosetoleranz bis hin zum manifesten Diabetes, der mit Insulin behandelt werden muß.

Bei endokrinen Erkrankungen wie **Cushing-Syndrom, Phäochromozytom** und **Akromegalie** bedingt die übermäßige Sekretion von sogenannten kontrainsulinären Hormonen, d. h. Hormonen, die die Insulinwirkung abschwächen, eine Glukosetoleranzstörung bis hin zum manifesten Diabetes. Beim **Glukagonom** führt der Glukagonexzeß zu einer Blutzuckererhöhung. Beim **Somatostatinom** werden unter anderem sowohl Glukagon- als auch Insulinsekretion gebremst. Der Mangel an Insulin überwiegt jedoch den Mangel an Glukagon, so daß letztlich eine Blutzuckerhöhung resultiert.

Die bei **Hyperthyreosen** zu beobachtenden Glukosetoleranzstörungen sind wahrscheinlich Folge einer verminderten Insulinempfindlichkeit. Beim **Conn-Syndrom** dürften die Elektrolytverschiebungen für die diabetogene Situation verantwortlich sein. Ähnliche Ursachen dürfte der durch **Thiazid**-Diuretika bedingte **Diabetes** haben, der ein typisches Beispiel eines medikamentös induzierten Diabetes darstellt. Neben einer substanzeigenen diabetogenen Wirkung dürften Elektrolytverschiebungen (Hypokaliämie) eine Rolle spielen.

Als seltene **Sonderformen** seien Diabeteserkrankungen als Folge einer Bildungsanomalie von Insulin (Veränderungen in der Primärstruktur des Insulinmoleküls) oder als Folge von Rezeptordefekten (Acanthosis nigricans) nur erwähnt.

Von einer **verminderten Glukosetoleranz** wird dann gesprochen, wenn bei normalen Blutzuckerausgangswerten (Blutzuckernüchternwerten) bei Glukosebelastungstests ein überhöhter Blutzuckeranstieg und/oder ein verlangsamter Blutzuckerabfall beobachtet wird. (Testbedingungen und Grenzkriterien für die Blutzuckerwerte sind arbitrarisch festgelegt worden; siehe unten: oGTT = oraler Glukosetoleranztest). Eine verminderte Glukosetoleranz kann vor der Manifestation eines Diabetes beobachtet werden und als Vorstadium eines sich entwickelnden Diabetes angesehen werden. Andererseits haben Verlaufsbeobachtungen bei Personen mit herabgesetzter Glukosetoleranz gezeigt, daß bei verminderter Glukosetoleranz eine fortlaufende Verschlechterung der Glukosetoleranz bis zum manifesten Diabetes keineswegs regelhaft eintreten muß. Eine herabgesetzte Glukosetoleranz kann auch über Jahre hinaus unverändert bestehenbleiben oder sich sogar wieder zurückbilden.

Die Bezeichnung „**Schwangerschaftsdiabetes**" birgt Probleme in sich. Im eigentlichen Sinne sollte diese Bezeichnung nur einem Diabetes vorbehalten bleiben, der **durch** die Schwangerschaft bedingt ist, um ihn von einem Diabetes **während** der Schwangerschaft abzugrenzen. In der täglichen Praxis ergeben sich bei der Abgrenzung jedoch Schwierigkeiten. Ein **durch** die Schwangerschaft bedingter Diabetes müßte per definitionem nach der Schwangerschaft wieder schwinden. Jedoch kann auch ein primärer (Typ 1 oder Typ 2) Diabetes während einer Schwangerschaft durch die metabolische Belastungssituation infolge der Schwangerschaft manifest werden und nach Beendigung der Schwangerschaft mit abklingender Belastungssituation wieder schwinden bzw. in das Vormanifestationsstadium zurückfallen. Er könnte erst später bei endgültiger klinischer Manifestation retrospektiv als primärer Diabetes diagnostiziert werden. Um diese Schwierigkeiten zu umgehen, wird unter Schwangerschaftsdiabetes daher ein Diabetes verstanden, der während des Verlaufs einer Schwangerschaft **erstmalig** diagnostiziert wird. Bei einem derartigen Diabetes kann es sich also entweder um einen Schwangerschaftsdiabetes im engeren Sinne oder um die Erstmanifestation eines primären Diabetes während des Verlaufs einer Schwangerschaft, aber auch um die Entdeckung eines bereits bestehenden, bisher aber unerkannt gebliebenen Diabetes handeln. Für die Behandlung der diabetischen Schwangeren sind diese Unterschiede zunächst weniger interessant, da therapeutisch in jedem Falle eine strikte metabolische Kontrolle (siehe unten) durch Diät und gegebenenfalls Insulin herbeigeführt werden muß.

Epidemiologie

Die Prävalenz des Typ-1-Diabetes variiert in Abhängigkeit von geographischen und ethnischen Gegebenheiten. In Mitteleuropa kann davon ausgegangen werden, daß 0,3 % der Bevölkerung Typ-1-Diabetiker sind. Beide Geschlechter sind etwa gleich häufig betroffen. Die Inzidenzrate ist in der Pubertät am höchsten. Beim Typ-2-Diabetes werden für Europa Zahlen zwischen 2 und 6 % angegeben. Die Annahme, daß in Mitteleuropa etwa 5 % der Bevölkerung an einem Typ-2-Diabetes erkrankt sind, erscheint realistisch. Die Inzidenz des Typ-2-Diabetes nimmt mit steigendem Lebensalter zu (siehe Abb. 14.2-1). Frauen scheinen in der zweiten Lebenshälfte häufiger betroffen zu werden als Männer.

Für die Prävalenz und Inzidenz des malnutritionsbedingten Diabetes werden – sofern überhaupt Daten vorliegen – außerordentlich unterschiedliche Angaben gemacht. (Einzelheiten siehe WHO-Report.)

Die Häufigkeit sekundärer Diabetesformen ist naturgemäß abhängig von Häufigkeit, Verlauf und Schwere der primären Erkrankung.

Für die erstmalige Feststellung eines Diabetes während einer Schwangerschaft werden Zahlen um 3–5% genannt.

Ätiologie und Pathogenese

Bei der Manifestation eines primären Diabetes (Typ 1 und Typ 2) spielen sowohl genetische Faktoren (Prädisposition) als auch Umwelteinflüsse (Realisationsfaktoren) eine Rolle. Genetische Prädisposition und Realisationsfaktoren sind bei beiden Diabetesformen jedoch unterschiedlich.

Beim **Typ-1-Diabetes** sind die genetischen Faktoren mit dem Histokompatibilitätskomplex (HLA-DR, -DP und -DQ) auf dem kurzen Arm des Chromosoms 6 verbunden. Dabei scheinen bereits geringfügige Änderungen in der Primärstruktur der HLA-Merkmale (Abweichungen einzelner Aminosäuren) zu einer gesteigerten Empfänglichkeit, aber auch zu einem Schutz gegenüber einem Typ-1-Diabetes zu führen. Das relative Risiko, an einem Typ-1-Diabetes zu erkranken, ist beim Vorliegen der beschriebenen HLA-Merkmale also erhöht.

Aus Untersuchungen an eineiigen Zwillingen, von denen der eine an einem Typ-1-Diabetes erkrankt ist, weiß man jedoch, daß nur etwa 30 bis 40% der Geschwister an einem Diabetes mellitus erkranken. Neben Erbanlagen sind also weitere Faktoren notwendig, die die Erkrankung zur Manifestation bringen. Hier scheinen besonders Geschehnisse eine Rolle zu spielen, die immunologische Reaktionen auslösen oder unterhalten können. Diskutiert werden virale, aber auch bakterielle Prozesse. Sie führen zu entzündlichen Vorgängen in den Inselzellen („Insulitis"), die offenbar über Monate bis Jahre verlaufen können und im Laufe der Zeit zu einer fortlaufenden Zerstörung der Inselzellen führen. Erst wenn die B-Zell-Menge infolge Zerstörung durch den entzündlichen Prozeß um ca. 80% abgenommen hat, macht sich der daraus resultierende Insulinmangel auch klinisch als Manifestation des Diabetes mit Anstieg des Nüchternblutzuckers und der postprandialen Blutzuckerwerte bemerkbar.

Während des Ablaufes der entzündlichen Prozesse – in der Vorphase, vor der Manifestation des Diabetes – sind zunächst Nüchternblutzuckerwerte und postprandiale Blutzuckerwerte normal. Jedoch lassen sich als Ausdruck des immunologischen Geschehens Antikörper gegen Inselzellgewebe (ICA = islet-cell antibodies und ICSA = islet-cell surface antibodies), gegen körpereigenes Insulin (IAA = insulin autoantibodies) und Antikörper gegen das 64-kD-Inselzellprotein Glutamat-Decarboxylase nachweisen. Ab einer gewissen Phase des Geschehens oder ab einem gewissen Grad der Inselzellschädigung können dann mit speziellen Funktionstests erste Anomalien der Insulinsekretion (Verminderung oder Fehlen der frühen, rasch ablaufenden Phase der Insulinsekretion) nachgewiesen werden.

Der Manifestationsphase folgt meist nach einigen Wochen eine Remissionsphase mit vorübergehender Erholung der verbliebenen B-Zellen und vorübergehender Zunahme der körpereigenen Insulinproduktion, so daß eine inzwischen eingeleitete Insulintherapie häufig bis auf wenige Einheiten pro Tag reduziert werden kann. In der Regel endet diese Remissionsphase jedoch nach 6–18 Monaten infolge endgültigen Zugrundegehens der verbliebenen Inselzellen. Der Immunprozeß brennt langsam aus. Die Nachweisbarkeit von Antikörpern gegen Inselzellgewebe nimmt ab und wird im Verlauf der folgenden Jahre häufig negativ.

Die genetischen Faktoren, die dem **Typ-2-Diabetes** zugrunde liegen, sind im Detail noch unbekannt. Man weiß aber, daß sie nicht mit dem HLA-System assoziiert sind. Als Möglichkeiten werden Strukturanomalien im Bereich der dem Insulin-Gen auf dem Chromosom 11 benachbarten DNS-Region diskutiert.

Wiederum aus Zwillingsuntersuchungen ist bekannt, daß in ca. 90% beide Geschwister an einem Typ-2-Diabetes erkranken. Die genetische Penetranz ist beim Typ-2-Diabetes also wesentlich ausgeprägter als beim Typ-1-Diabetes. Vieles spricht für die Annahme eines autosomal-dominanten Geschehens.

Als Realisationsfaktoren spielen, wie epidemiologische Studien gezeigt haben, psychosoziale Faktoren, d.h. Umwelteinflüsse wie Ernährungsbedingungen mit Überernährung und Übergewicht sowie körperliche Aktivität bzw. Inaktivität, eine ausschlaggebende Rolle.

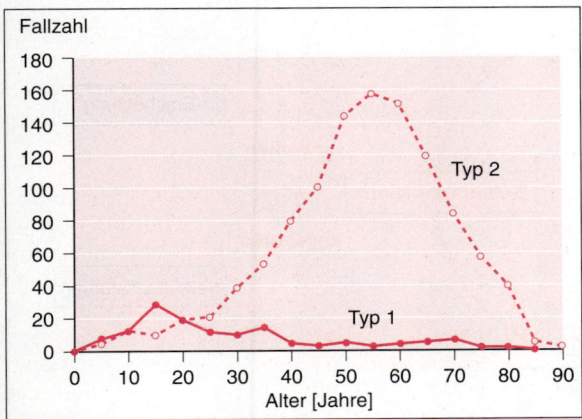

Abb. 14.2-1   Altersverteilung bei 1186 Patienten mit neu entdecktem Diabetes mellitus. (Kings College Hospital, London).

Bei Patienten mit einem manifesten Typ-2-Diabetes besteht **sowohl** eine Insulinresistenz **als auch** eine gestörte Insulinsekretion. Als Insulinresistenz (Insulinunterempfindlichkeit) wird ein vermindertes Ansprechen der insulinsensitiven Gewebe auf Insulin bezeichnet. Die gestörte Insulinsekretion macht sich zu Beginn durch einen verlangsamten und verzögerten Anstieg der Insulinkonzentration im Blut nach Kohlenhydratzufuhr bemerkbar; später ist die Insulinsekretion dann auch insgesamt vermindert. Insulinresistenz und gestörte Insulinsekretion sind miteinander verknüpft; sie bedingen sich gegenseitig (siehe Abb. 14.2-2). Es ist bislang jedoch pathogenetisch nicht geklärt, ob primär eine Insulinresistenz der insulinsensitiven Gewebe oder primär eine Störung der B-Zell-Sekretion vorliegt, durch die das Geschehen in Gang gesetzt wird.

Geht man von einer genetisch fixierten Insulinresistenz der peripheren insulinsensitiven Gewebe als primärem Geschehen aus, läßt sich ableiten, daß zur Überwindung dieser Insulinresistenz von der B-Zelle vermehrt Insulin sezerniert werden muß, um durch diese reaktive Mehrsekretion die Insulinresistenz zu kompensieren. Es läßt sich dann folgern, daß der chronische Zwang zur Mehrsekretion die B-Zelle im Verlaufe von Jahren bis Jahrzehnten erschöpft, so daß es bei langsamem Rückgang der Insulinsekretion schließlich zu einer herabgesetzten Glukosetoleranz und letztlich zu einem manifesten Diabetes kommen muß.

Geht man dagegen von einer genetisch fixierten Störung der B-Zell-Sekretion als primärer Störung aus, läßt sich ableiten, daß es zunächst zu einer langsamen Verminderung der Insulinsekretion kommt, die dann sekundär infolge von intrazellulären Umschaltungen von Stoffwechselvorgängen eine Unterempfindlichkeit der insulinsensitiven Gewebe nach sich zieht. Um diese Unterempfindlichkeit auszugleichen, muß dann reaktiv vermehrt Insulin sezerniert werden, was zu einer weiteren Belastung und letztlich beschleunigten Erschöpfung der B-Zell-Sekretion führt.

Da im Sinne eines Circulus vitiosus eine Insulinresistenz zu einer gestörten Insulinsekretion und umgekehrt eine gestörte Insulinsekretion wiederum zu einer Insulinresistenz führt (siehe Abb. 14.2-2), sind bei Manifestation des Diabetes regelmäßig beide Komponenten zu beobachten, so daß zu diesem Zeitpunkt nicht mehr zu entscheiden ist, welche der beiden Komponenten als Primum movens in Frage kommt.

Bei übergewichtigen Personen besteht immer eine Insulinunterempfindlichkeit der insulinsensitiven Gewebe. Um bei identischer Glukosezufuhr die gleiche blutzuckersenkende Wirkung zu erreichen, muß vom übergewichtigen Organismus mehr Insulin aufgebracht werden. Bei übergewichtigen Diabetikern (Typ-2b-Diabetes) können daher zu Beginn der Erkrankung sogar wesentlich höhere Insulinspiegel beobachtet werden als bei stoffwechselgesunden, normalgewichtigen Personen. Überernährung führt somit zu einer erworbenen Insulinresistenz. Klinische Beobachtungen haben gezeigt, daß bei Typ-2b-Diabetikern neben dem Übergewicht noch andere Auffälligkeiten und Stoffwechselstörungen bestehen. So ist der Typ-2b-Diabetes überdurchschnittlich häufig mit einer Hypertonie, einer Fettstoffwechselstörung (erhöhte VLDL-Triglyceride, vermindertes HDL-Cholesterin), einer Hyperurikämie und einer Makroangiopathie (Arteriosklerose) vergesellschaftet. Diese „Begleitkrankheiten" bestehen oft bereits vor der Manifestation des Diabetes. In dieser Vorphase sind bei diesen Patienten jedoch bereits eine Insulinresistenz und eine Hyperinsulinämie festzustellen. Es wird diskutiert, daß den genannten Krankheitsbildern und Stoffwechselstörungen eine gemeinsame pathogenetische Ursache zugrunde liegen könne und eine

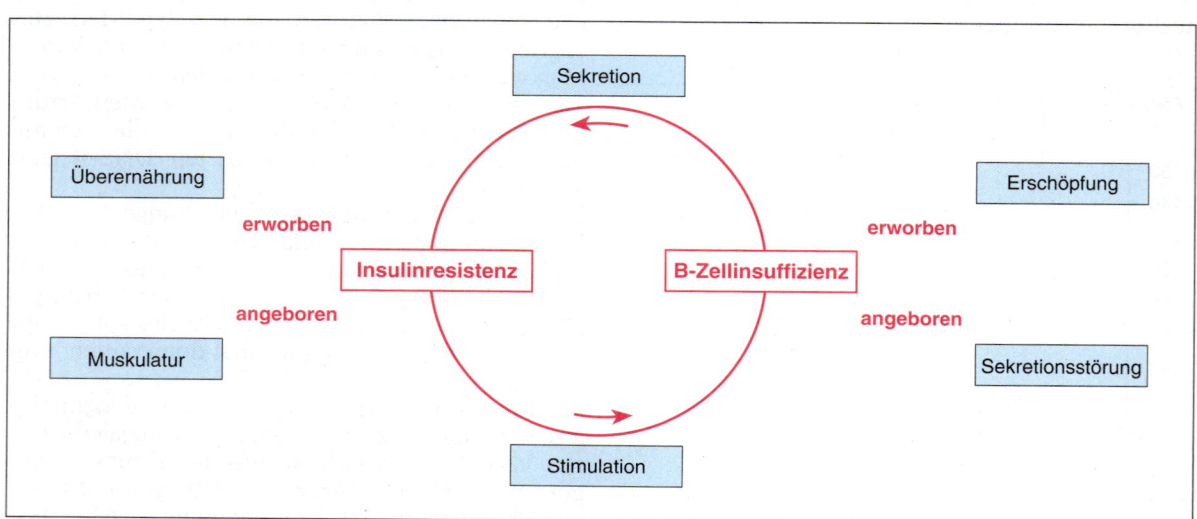

Abb. 14.2-2 Circulus vitiosus zwischen Insulinresistenz und Insulinsekretion.

gestörte Glukosetoleranz oder ein manifester Diabetes nur **ein** Symptom eines vielfältigen Geschehens sei. Man hat in der Vergangenheit deswegen vom **„metabolischen Syndrom"** gesprochen, um die Komplexität des Geschehens zum Ausdruck zu bringen. Die neuerdings aus dem angelsächsischen Schrifttum übernommene Bezeichnung **„Syndrom X"** umschreibt den gleichen Sachverhalt, wobei mit X der unbekannte Defekt gemeint ist, der pathogenetisch als gemeinsame Wurzel vermutet wird oder der für das Ineinandergreifen zahlreicher metabolischer Veränderungen und deren Folgen als verantwortlich abgesehen wird.

Kasuistik

Ein 24jähriger kaufmännischer Angestellter berichtet, daß er seit etwa 4–6 Wochen eine Abnahme seiner körperlichen und geistigen Leistungsfähigkeit bemerke. Er habe trotz unverändertem Appetit 2 kg an Körpergewicht verloren. Sodann sei ihm aufgefallen, daß er vermehrt unter Durst leide. Dieser Durst sei in den letzten Tagen so stark geworden, daß er für die knapp 40minütige Fahrt mit öffentlichen Verkehrsmitteln zu seiner Arbeitsstelle eine Flasche Limonade mitnehmen müsse. Da ihm dies nicht mehr geheuer vorkomme, suche er jetzt die Sprechstunde auf.

Diese Anamnese legt einen Diabetes mellitus nahe. Der Verdacht wird durch Bestimmungen von Blutzucker (462 mg/dl bzw. 25,4 mmol/l), Urinzucker (semiquantitativ, 2%) und Aceton im Urin (positiv) bestätigt. Es erfolgt sofortige stationäre Einweisung zur Diabeteseinstellung. Der im Krankenhaus bestimmte HbA$_1$-Wert beträgt 14,8%, was dafür spricht, daß bereits seit mehreren Wochen eine deutliche Blutzuckererhöhung bestehen muß. Der erhöhte HbA$_1$-Wert stimmt also mit den anamnestischen Angaben eines seit mehreren Wochen gesteigerten Durstgefühls gut überein.

Kasuistik

Eine 63jährige, adipöse Patientin (Größe 163 cm, Gewicht 87 kg) sucht wegen Beschwerden beim Wasserlassen (Pollakisurie, Strangurie) die Sprechstunde auf. Sie berichtet, diese Beschwerden in der Vergangenheit in leichterer Form schon öfter verspürt zu haben. „Blasentee" habe bisher jedoch immer geholfen.
Bei der Untersuchung findet sich eine Spur Eiweiß im Urin, die Zuckerreaktion ist positiv (semiquantitativ, 0,5%). Es bestehen eine Leukozyturie und eine signifikante Bakteriurie (Coli-Erreger).
Bei der weiteren Diagnostik finden sich Blutzuckerwerte zwischen 220 und 315 mg/dl / (12,1 bzw. 17,3 mmol/l). Der HbA$_1$-Wert beträgt 12,2%. Es besteht eine Hypertriglyzeridämie von 295 mg/dl bzw. 18 mmol/l. Der Blutdruck ist auf 185/95 mmHg erhöht.
Die durch den Harnwegsinfekt veranlaßte Untersuchung führte zufällig zur Entdeckung des bestehenden-Typ 2b-Diabetes.

🅢 Symptome

Beschwerden: Die klinischen Symptome des manifesten Diabetes sind abhängig vom Grad des Insulinmangels und dem Ausmaß der daraus resultierenden Stoffwechselveränderungen. Entsprechend können klinische Symptome fehlen – so daß sich der betreffende Patient gesund fühlt – oder in unterschiedlichem Ausmaß vorhanden sein. Diabetesfrüherkennungsaktionen haben gezeigt, daß von jeweils etwa drei Patienten nur zwei von ihrer Erkrankung bereits wußten.

Für den Diabetes mellitus spezifische Symptome gibt es nicht, sofern man von der diabetischen Ketoazidose und dem diabetischen Koma absehen will. Vielmehr bestehen uncharakteristische Allgemeinbeschwerden (siehe Tab. 14.2-3), die den Verdacht auf das Vorliegen eines Diabetes lenken sollten.

Allgemeinsymptome wie Müdigkeit, Mattigkeit, Abnahme der körperlichen Leistungsfähigkeit und Gewichtsabnahme lassen sich durch die allgemeine Katabolie (gesteigerte Glukoneogenese mit Abnahme der Muskelmasse) erklären. Bei höheren Blutzuckerwerten trägt die Glukosurie ebenfalls zum Gewichtsverlust bei. Die als Harnzucker verlorengehenden Kohlenhydrat-Kalorien stehen dem Organismus als Kalorienträger nicht mehr zur Verfügung. Eine Harnzuckerausscheidung von 100–200 g pro Tag kann durchaus beobachtet werden.

Größere Harnzuckermengen führen zu einer osmotischen Diurese, wodurch sich die Polyurie erklärt. Die Polyurie bedingt zwangsläufig ein gesteigertes Durstgefühl, das den Patienten veranlaßt, größere Flüssigkeitsmengen zu trinken. Flüssigkeitsaufnahme und Harnausscheidung können 5–6 l pro 24 Stunden erreichen, so daß Tagesablauf und Nachtruhe erheblich gestört werden.

Flüssigkeitsverschiebungen zwischen Intra- und Extrazellulärraum bedingen zusammen mit Elektrolytstörungen, die besonders bei Neigung zur Ketoazidose in Erscheinung treten, die außerordentlich unangenehmen nächtlichen Wadenkrämpfe der Patienten. Flüssigkeitsverschiebungen sind auch für interkurrente Refraktionsanomalien verantwortlich, die durch unterschiedliche Quellungszustände der Augenlinse zu erklären sind. So kann man im-

Tab. 14.2-3 Beschwerden bei manifestem Diabetes mellitus

Polydipsie	(67–91%)
Mattigkeit, Abgeschlagenheit	(64–80%)
Polyurie	(40–75%)
Pruritus	(20–50%)
Inappetenz	(12–38%)
Heißhunger	(25%)
Sehstörungen	(25%)
Nachlassen von Libido und Potenz; Amenorrhö	(15–20%)
Infektanfälligkeit, schlechte Wundheilung, Hautinfektionen	(10–15%)

Merke: Bei 30–50% der Patienten mit Typ-2-Diabetes fehlen Beschwerden oder sind derartig gering, daß sie nicht Veranlassung zu einem Arztbesuch geben.

mer wieder erleben, daß einem Patienten neue Brillengläser verschrieben werden, die dann nach kurzer Zeit bereits „nicht mehr passen".

Weitere Allgemeinsymptome sind eine herabgesetzte Infektresistenz mit Neigung zu Pyodermien und Furunkulose sowie Soorbefall mit Auftreten einer Balanitis oder Vulvovaginitis. Oft macht sich ein lästiges Hautjucken ohne primär sichtbare Hautveränderungen („Pruritus sine materia") bemerkbar. Über erheblichen Juckreiz im Anal- und Genitalbereich wird ebenfalls oft geklagt, wobei häufig der beschriebene Soorbefall zu finden ist. Jedoch auch ohne sichtbare Schleimhautveränderungen kann es zu dem beschriebenen Juckreiz kommen. Bei Frauen sind oft gleichzeitig chronisch-rezidivierende bakterielle Harnwegsinfektionen zu finden.

Bei stärkerer Entgleisung der Stoffwechselsituation mit beginnender Dekompensation im Sinne eines hyperosmolaren Komas und bei starker Ketoazidose bestehen zusätzlich Symptome wie Brechreiz und Erbrechen sowie diffuse abdominelle Schmerzen.

Befunde: Die bei der klinischen Untersuchung zu erhebenden Befunde sind abhängig vom Ausmaß der Stoffwechselstörung. Klinisch eindeutig faßbare Symptome sind erst in fortgeschrittenen Stadien feststellbar, wenn die Stoffwechselsituation zu dekompensieren droht. Sie lassen sich grobschematisch unterteilen in Symptome der Exsikkose und Symptome der Ketoazidose sowie der sie begleitenden Elektrolytstörungen. Solange der durch die Blutzuckererhöhung bedingte Wasserverlust („osmotische Diurese") über das Durstempfinden durch entsprechende Flüssigkeitszufuhr kompensiert werden kann, kommt es nicht zu deutlicheren klinischen Zeichen einer Exsikkose. Gelingt diese Kompensation aber nicht mehr, wird die Haut in Falten abhebbar. Durch Abhebung („Kneifen") gebildete Hautfalten bleiben bestehen und verstreichen nicht mehr. Der Tonus der Augäpfel ist herabgesetzt (bei Palpation „matschweiche Bulbi"). Die Haut fühlt sich warm und trocken an. Die Schleimhäute sind ausgetrocknet (trockene, rauhe Zunge). Das Bewußtsein ist häufig bereits herabgesetzt, der Patient wirkt verlangsamt und schläfrig (präkomatöses Stadium).

Eine bestehende Ketoazidose macht sich zusätzlich durch Azetongeruch der Ausatemluft bemerkbar, der als „obstartiger Geruch" oder als Geruch „wie in Gärung übergegangener Apfelschalen" beschrieben wird (**Cave:** Es gibt offenbar genetisch bedingte Differenzen im Riechvermögen. Nicht jeder Untersucher nimmt diesen typischen Geruch wahr!).

Als Korrelat der vom Patienten geklagten diffusen Bauchschmerzen besteht häufig eine diffuse abdominelle Abwehrspannung als Ausdruck eines pseudoperitonitischen Reizzustands (chirurgische Differentialdiagnose: „akutes Abdomen").

Tabelle 14.2-4 faßt die charakteristischen Unterschiede im Erscheinungsbild des Typ-1- und Typ-2-Diabetes zusammen.

Tab. 14.2-4 Klinische Charakteristika bei Typ-1- und Typ-2-Diabetes

	Typ 1	Typ 2
Häufigkeit:	ca. 10%	ca. 90%
familiäre Belastung:	gering	häufig
Immunphänomene (Autoantikörper):	vorhanden	fehlen
Manifestation:	rasch	langsam
Gewicht bei Manifestation:	normal, mager	oft adipös
Blutzucker:	schwankend	stabil
Ketoazidose:	häufig	fehlt
Insulintherapie:	ja*	nein*
Ansprechen auf Sulfonylharnstoffe:	nein	ja

*siehe auch Tab. 14.2-2

D Diagnostik

Legen klinische Symptomatik mit Klagen des Patienten und typische Untersuchungsbefunde einen Diabetes mellitus nahe, bestätigen **Blutzucker-** und **Urinzuckerbestimmungen** die Diagnose. Bei normalen Blutzuckerwerten kann ein Diabetes mellitus weitgehend ausgeschlossen werden. Aufgrund einer einmaligen Blutzuckerbestimmung, die einen erhöhten Wert ergeben hat, sollte jedoch niemals die für den Patienten schwerwiegende und folgenreiche, sein gesamtes weiteres Leben beeinflussende Diagnose eines Diabetes mellitus gestellt werden. Kontrollmessungen zur Bestätigung erhöhter Blutzuckerwerte sind unbedingt erforderlich.

Der Nachweis von Azeton im Urin („Ketonurie") bei deutlich erhöhten Blutzuckerwerten weist auf eine beginnende ketoazidotische Dekompensation hin.

Gewisse Schwierigkeiten bereitet die Festlegung, ab welchen Blutzuckerwerten von einem Diabetes gesprochen werden darf. Unterschiedlich ist auch die Auffassung, ob zur Diagnose Nüchternblutzuckerwerte oder postprandiale Blutzuckerwerte herangezogen werden sollen. Bei postprandialen Werten ist wiederum zu diskutieren, wie lange nach einer Mahlzeit mit der Blutzuckerbestimmung gewartet werden soll und ob die Blutzuckerbestimmung unter individueller Normalkost oder einer standardisierten Kost („Diabetesdiät") durchzuführen ist.

In Tabelle 14.2-5 sind Empfehlungen der DESG (Diabetes Epidemiology Study Group) der Europäischen Diabetesgesellschaft zur Diabetesdiagnostik wiedergegeben, die sich unter Alltagsbedingungen bewährt haben. Sie berücksichtigen unabhängig von der Tageszeit und der Kost einen Nüchternblutzuckerwert und einen postprandialen („Nicht-Nüchternblutzuckerwert") und lassen die beiden Aussagen „Diabetes mellitus eindeutig vorhanden" und „Diabetes mellitus unwahrscheinlich" sowie die unbestimmte Aussage „Blutzuckerwert im Grenzbereich" zu. Sind Blutzuckerwerte im Grenzbereich festgestellt worden, ist zur weiterführenden Diagno-

Tab. 14.2-5   Butzuckerwerte im Kapillarblut (Fingerbeere). Trennkriterien laut DESG (1984)

Blutzuckerkonzentration		
„Diabetes mellitus	nüchtern	>120 mg/dl (6,6 mmol/l)
eindeutig vorhanden"	nicht nüchtern	>200 mg/dl (11 mmol/l)
„Diabetes mellitus	nüchtern	< 80 mg/dl (4,4 mmol/l)
unwahrscheinlich"	nicht nüchtern	<140 mg/dl (7,7 mmol/l)
„Blutzuckerwert	nüchtern	80 – 120 mg/dl
im Grenzbereich"	nicht nüchtern	140 – 200 mg/dl

stik ein oraler Glukosetoleranztest (oGTT) unter standardisierten Testbedingungen durchzuführen.

Der 75-g-oGTT wird international bei epidemiologischen Studien verwandt. Für die klinische Diagnostik ist in Deutschland auch der 100-g-oGTT mit Bestimmung des Nüchternblutzuckerwerts und des Ein- und Zwei-, eventuell auch des Drei-Stunden-Wertes gebräuchlich. An den drei dem Test vorhergehenden Tagen sollte die Nahrungszufuhr konstant gewesen sein und nicht weniger als 150 g Kohlenhydrate enthalten haben. Der Test wird in der Regel nicht mit reiner Glukose, sondern mit einem besser verträglichen, keinen Brechreiz auslösenden, vorgefertigten Oligosaccharidgemisch durchgeführt. Die Blutzuckerbestimmungen erfolgen mit Hilfe enzymatischer Testmethoden (sogenannte naßchemische Verfahren).

Für Schnellbestimmungen stehen auch Blutzuckerteststreifen zur Verfügung, bei denen ein aus der Fingerbeere gewonnener Tropfen Blut auf eine Reaktionszone aufgetragen wird. Schon durch visuelle Beurteilung der Verfärbung der Reaktionszone des Teststreifens mit einer Vergleichsskala ist eine recht genaue Abschätzung der Blutzuckerhöhe möglich. Die Farbänderung des Teststreifens kann – besser – auch mittels einfacher Reflexionsmeßgeräte abgelesen werden. Teststreifen und reflektometrische Messung sind jedoch **nicht** für die **Primär**diagnostik gedacht; sie stellen eine wertvolle Hilfe in der **Notfall**diagnostik sowie bei der Diabetesbehandlung, vornehmlich bei der **Blutzuckerselbstkontrolle** durch den Patienten dar.

Urinzuckerbestimmungen werden als qualitative oder semiquantitative Bestimmungen (Angabe der Harnzuckerkonzentration in Prozent) mit Teststreifen durchgeführt. Azetonkörperbestimmungen im Urin erfolgen ebenfalls fast nur noch mit Teststreifen. Die früheren Methoden der Harnzucker- und Azetonbestimmung sind wegen der aufwendigeren Handhabung allgemein verlassen worden.

Differentialdiagnose

Die klinischen Symptome des Diabetes sind vieldeutig. Allgemeinsymptome wie Müdigkeit, Mattig-

keit, Abgeschlagenheit, Abnahme der körperlichen Leistungsfähigkeit und Gewichtsabnahme treten bei vielen Erkrankungen in Erscheinung.

Bei einer Polyurie in Form einer Nykturie wird man besonders an eine **Herzinsuffizienz** mit nächtlicher Mobilisierung von Ödemflüssigkeit denken. Polyurie und Polydipsie kommen z.B. bei **chronischen Nierenerkrankungen** im Stadium der kompensierten Retention harnpflichtiger Substanzen vor. Der **Diabetes insipidus** ist durch Polyurie und Polydipsie charakterisiert. Urinzucker- und Blutzuckerbestimmungen werden unter diesen Bedingungen jedoch rasch klären, ob ein Diabetes mellitus oder eine andersartige Erkrankung vorliegt.

Bei einem positiven Harnzuckerbefund ist differentialdiagnostisch an die Möglichkeit einer **renalen Glukosurie** zu denken, bei der die Nierenschwelle für Glukose herabgesetzt ist (reduzierte tubuläre Glukoserückresorption). Sie wird als genetisch bedingte familiäre Glukosurie beobachtet und findet sich bei bestimmten Tubulopathien im Rahmen des Fanconi-Syndroms.

Während der Schwangerschaft ist die Nierenschwelle für Glukose ebenfalls herabgesetzt, so daß es zu einer Glukoseausscheidung im Harn kommen kann. Eine Blutzuckerbestimmung klärt die Situation. Bei nicht eindeutig normalen Blutzuckerwerten ist eine orale Glukosebelastung durchzuführen, bevor eine „harmlose Schwangerschaftsglukosurie" diagnostiziert wird.

Komplikationen

Kasuistik

Eine 15jährige Schülerin mit einem seit sieben Jahren bekannten Typ-1-Diabetes spielt im Sommerurlaub vermehrt Tennis. Wegen eines mäßigen Übergewichts reduziert sie außerdem ihre Kost. Sie möchte durch vermehrte körperliche Aktivität **und** verminderte Kalorienzufuhr Gewicht abnehmen. Gleichzeitig setzt sie die tägliche Insulindosis deutlich herab. Nach etwa zwei Tagen fällt ihr ein vermehrtes Durstgefühl auf, das von ihr jedoch auf die sommerliche Hitze und die körperliche Anstrengung beim Tennisspiel zurückgeführt wird. Am dritten Tag muß sie nachmittags ein Tennisspiel „wegen Erschöpfung" vorzeitig abbrechen. Sie begibt sich, „um auszuruhen", frühzeitig zu Bett. Am nächsten Morgen wird sie in ihrem Zimmer bewußtlos aufgefunden. Im nahegelegenen Krankenhaus, in das man sie bringt, wird ein ketoazidotisches diabetisches Koma diagnostiziert. Die Patientin hat – im Prinzip richtig – versucht, bei vermehrter körperlicher Aktivität und reduzierter Nahrungszufuhr ihre Insulindosis anzupassen. Sie hat jedoch Selbstkontrollen versäumt und deswegen nicht bemerkt, daß die Reduktion der Insulindosis wohl zu drastisch gewesen ist. Die Symptome der beginnenden Stoffwechselentgleisung (Durst und körperliche Schwäche) wurden von ihr fehlgedeutet. Das Tennisspiel, das abgebrochen werden mußte, dürfte die Stoffwechseldekompensation noch beschleunigt haben, da bei hohen Blutzuckerwerten körperliche Aktivität die Stoffwechselsituation nicht verbessert, sondern verschlechtert.

Diabetisches Koma: Übersteigt der Insulinmangel einen bestimmen Grad, kommt es zur Stoffwechseldekompensation. Die Blutzuckerkonzentration steigt über 300 mg/dl bzw. 16,5 mmol/l an. Es entwickelt sich eine Ketoazidose. Massive Wasser- und Elektrolytverluste schließen sich an. Über eine zunehmende Bewußtseinstrübung (Präkoma) kommt es zur tiefen Bewußtlosigkeit (Koma) mit nachfolgendem Herz-Kreislauf-Versagen und Tod (siehe Abb. 14.2-3). Tabelle 14.2-6 gibt die Symptome der diabetischen Ketoazidose wieder. In Abbildung 14.2-4 wird versucht, die zeitliche Abfolge der Symptome und Befunde bei der Entwicklung eines ketoazidotischen Komas darzustellen.

Neben dem klassischen diabetischen Koma wird auch ein nicht-ketoazidotisches, hyperosmolares Koma beobachtet.

Das klassische **ketoazidotische Koma** tritt vorzugsweise bei Typ-1-Diabetikern auf. Bei Kindern und Jugendlichen mit foudroyanter Diabetesentwicklung wird die Erkrankung oftmals durch ein diabetisches Koma manifest, in das die Betroffenen aus klinischem Wohlbefinden heraus innerhalb weniger Tage gelangen können. Aber auch Typ-2-Diabetiker, die sekundär insulinbedürftig geworden sind, können bei zusätzlichen Belastungssituationen (Trauma, Infekte) in ein ketoazidotisches Koma geraten. Allerdings wird bei Typ-2-Diabetikern vorwiegend das nicht-ketoazidotische, hyperosmolare Koma

Tab. 14.2-6   Symptome der diabetischen Ketoazidose
► Exsikkose: Durst, trockene Haut und Schleimhäute, reduzierter Hautturgor, halonierte Bulbi
► Azetongeruch der Atemluft
► Azidoseatmung: Kussmaul-Atmung
► Brechreiz und Erbrechen
► Pseudoperitonitis
► Tachykardie, Butdruckabfall, periphere Zyanose
► Hyporeflexie, Areflexie
► Bewußtseinseinschränkung: Somnolenz – Koma
► hypovolämischer Schock, Herz-Kreislauf-Versagen
► Oligurie – Anurie

beobachtet. Diese Patienten besitzen in der Regel noch eine gewisse Restsekretion von Insulin. Man erklärt sich die Entwicklung des nicht-ketoazidotischen Komas derart, daß die verbliebene Insulinmenge gerade noch ausreicht, um eine übersteigerte Lipolyse zu bremsen und damit die Überschwemmung des Organismus mit Fettsäuren („Hyperlipazidämie") zu verhindern, jedoch nicht genügt, um die anfallenden Kohlenhydrate ausreichend zu verwerten. (Zur Hemmung der Lipolyse werden geringere Insulinmengen benötigt als zur Förderung der Glukoseutilisation.)

In Tabelle 14.2-7 sind Symptome und Befunde bei beiden Komaformen einander gegenübergestellt.

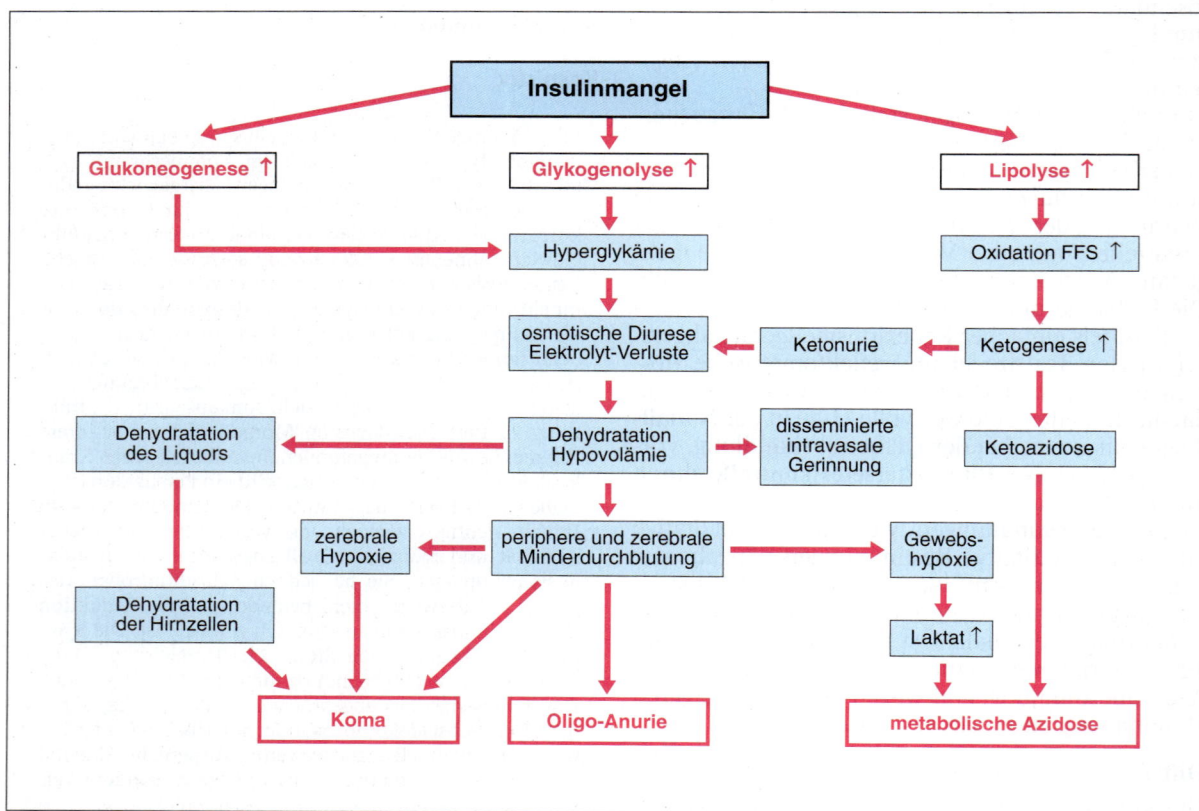

Abb. 14.2-3   Folgen des Insulinmangels.

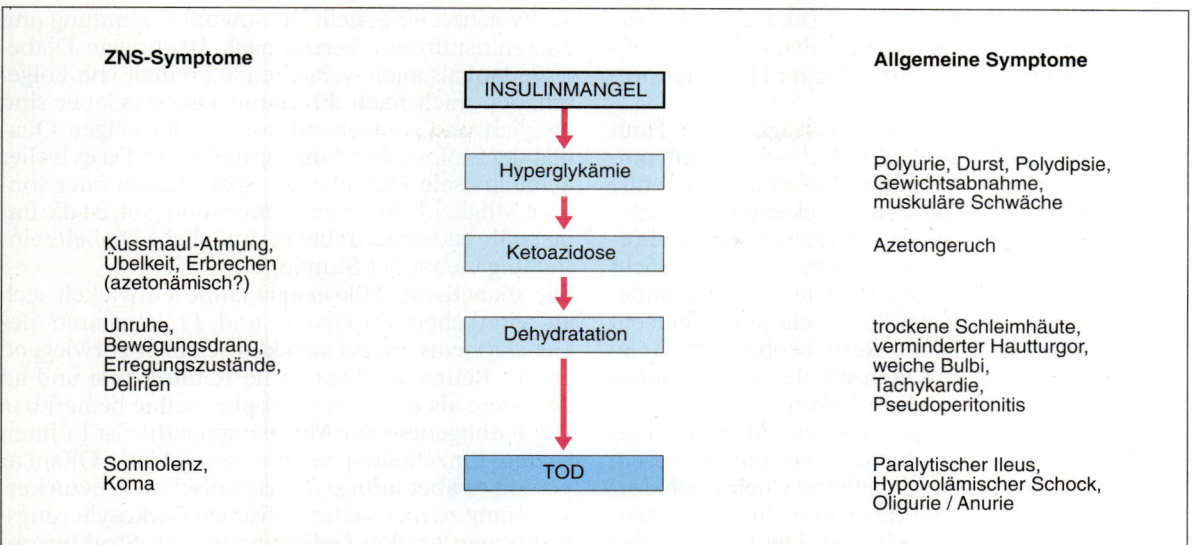

ZNS-Symptome		Allgemeine Symptome
	INSULINMANGEL	
	Hyperglykämie	Polyurie, Durst, Polydipsie, Gewichtsabnahme, muskuläre Schwäche
Kussmaul-Atmung, Übelkeit, Erbrechen (azetonämisch?)	Ketoazidose	Azetongeruch
Unruhe, Bewegungsdrang, Erregungszustände, Delirien	Dehydratation	trockene Schleimhäute, verminderter Hautturgor, weiche Bulbi, Tachykardie, Pseudoperitonitis
Somnolenz, Koma	TOD	Paralytischer Ileus, Hypovolämischer Schock, Oligurie / Anurie

Abb. 14.2-4 Zeitliche Koordination von Symptomen und Befunden bei Entwicklung eines ketoazidotischen diabetischen Komas.

Tab. 14.2-7 Vergleich von ketoazidotischem und nicht-ketoazidotischem hyperosmolarem diabetischem Koma

	ketoazidotisches Koma	nicht-ketoazidotisches hyperosmolares Koma
Häufigkeit:	ca. 80%	ca. 20%
Blutzucker:	> 300 mg/dl (16,5 mmol/l)	> 600 mg/dl (33 mmol/l)
Serum-osmolalität:	≤ 350 mOsmol/kg	> 350 mOsmol/kg
pH-Wert:	< 7,36	normal*
Basenexzeß:	< –20	normal*
Insulinmangel:	absolut (gesteigerte Lipolyse)	relativ (noch Lipolyse-hemmung)

* per definitionem normal

In diesem Zusammenhang sind noch die Laktatazidose und das laktazidotische diabetische Koma zu erwähnen. Die Laktatazidose ist selten. Sie ist Folge einer massiven Laktatüberschwemmung des Organismus bei eingeschränkter Laktatverwertung durch die Leber; sie wird bei Biguanidüberdosierung (Nichtbeachtung der Kontraindikationen) beobachtet. Die Letalität eines laktazidotischen Komas beträgt mehr als 50%.

Diabetesfolgen: Bei unzureichender Diabeteseinstellung ist die **Infektresistenz** herabgesetzt. Bei guter Stoffwechselführung ist die **Infektanfälligkeit** nicht größer als bei stoffwechselgesunden Personen. Als Ursachen der gesteigerten Infektanfälligkeit des Diabetikers werden eine verminderte Immunabwehr mit verminderter Antikörperbildung und eine beeinträchtigte Leukozytenfunktion angesehen.

Bakteriell bedingte Hauterkrankungen wie **Follikulitiden, Furunkel** und **Karbunkel** sowie **Dermatomykosen** (Fußpilz- und Nagelpilzerkrankungen) treten bei schlecht eingestellten Diabetikern häufiger als bei stoffwechselgesunden Patienten auf Chronisch-rezidivierende Harnwegsinfekte sind bei älteren Frauen generell häufiger zu finden. Bei Diabetikerinnen scheinen **Harnwegsinfekte** jedoch besonders häufig aufzutreten. Ca. 60% aller Diabetikerinnen, die mehr als 60 Jahre alt sind, leiden an chronisch-rezidivierenden Harnwegsinfekten oder haben eine „signifikante Bakteriurie". Während die Ansichten durchaus kontrovers sind, ob bei stoffwechselgesunden, älteren Frauen eine symptomlose, signifikante Bakteriurie behandlungsbedürftig ist oder nicht, stellt dieser Befund bei Diabetikerinnen immer eine Behandlungsindikation dar, zumal bei diesen Patientinnen entzündliche Exazerbationen häufig symptomarm ablaufen, was oft zu einem verspäteten Behandlungsbeginn führt. Dadurch ist die Gefahr aszendierender Infektionen (Pyelonephritis) besonders groß. Papillennekrosen (abszedierende Pyelonephritis) werden fast ausschließlich bei Diabetikerinnen beobachtet.

Als Folge eines schlecht eingestellten Diabetes kann es zu **Fettstoffwechselstörungen** in Form sogenannter sekundärer Hyperlipoproteinämien kommen, die bei laborchemischen Routineuntersuchungen besonders als Hypertriglyzeridämie auffallen. Sonographisch findet sich bei diesen Patienten regelmäßig eine verdichtete Echostruktur der Leber („weiße Leber") als Ausdruck einer Leberverfettung. Es können papulöse und tuberöse Xanthome sowie Xanthelasmen auftreten. Eruptive Xanthome werden vorwiegend bei schlecht eingestellten Typ-2-Diabetikern mit ausgeprägten sekundären Hyperlipoproteinämien beobachtet. (Bezüglich

Einzelheiten über primäre und sekundäre Hyperlipoproteinämien sowie über diabetische Stoffwechselstörungen als Folge primärer Hyperlipoproteinämien siehe Kap. 14.5).

Eine charakteristische Komplikation an der Haut ist die **Necrobiosis lipoidica.** Es handelt sich um umschriebene, einzeln oder konfluierend auftretende Hautveränderungen an den Streckseiten der unteren Extremitäten. Sie sind Ausdruck eines chronisch-nekrotisierenden Prozesses letztlich nicht vollkommen geklärter Genese. Diese Hautveränderungen werden meist bei über viele Jahre schlecht eingestellten Typ-1-Diabetikern beobachtet. Gelegentlich treten sie aber auch vor der Manifestation eines Diabetes auf, so daß zu diskutieren wäre, ob es sich hier um einen genetischen Marker eines diabetischen Syndroms handeln könnte. In diesem Zusammenhang sei die diabetische **Cheiropathie** erwähnt, bei der beide Hände nicht mehr flach gegeneinander gelegt werden können. Die Cheiropathie scheint bei über längere Zeit schlecht eingestelltem Diabetes aufzutreten und Folge von Bindegewebsstoffwechselstörungen zu sein. Ähnlich wirkende Veränderungen können auch an den Fußsohlen auftreten, wodurch die Gesamtauflagefläche der Füße eingeschränkt wird und die Gesamtlast des Körpers von kleineren Regionen im Ballen- und Fersenbereich getragen werden muß, die dadurch einer erhöhten Gefahr von Drucknekrosen ausgesetzt sind.

Dupuytren-Kontrakturen und **Induratio penis plastica** scheinen bei Diabetikern etwas häufiger als bei stoffwechselgesunden Personen vorzukommen.

Bei insulinspritzenden Diabetikern kann es im Bereich der Injektionsstellen zu Veränderungen des Unterhautfettgewebes – einer **Lipodystrophie** – kommen. Das Unterhautfettgewebe kann an den Injektionsstellen schwinden (Lipatrophie) oder – häufiger – hypertrophieren. Die Lipatrophie macht sich als umschriebene Dellenbildung bemerkbar, die kosmetisch durchaus störend sein kann. Bei der Liphypertrophie kommt es zu umschriebenen Fettgewebsvermehrungen, die bei der Palpation als weichliche, vom unveränderten Fettgewebe schlecht abgrenzbare, unregelmäßige Knoten imponieren. Diese Fettgewebshypertrophie ist wahrscheinlich ein lokaler Insulineffekt. Zur Vermeidung derartiger Hypertrophien sollte Insulin nicht immer an dieselbe Stelle injiziert werden. Haben sich derartige Hypertrophien gebildet, sind weitere Injektionen an diesen Stellen zur Verhinderung eines Fortschreitens dieser Hypertrophie zu vermeiden. Außerdem ist die Insulinresorption in diesen Arealen verändert.

Diabetesspätschäden: Typische Spätfolgen einer Diabeteserkrankung sind die diabetische Mikro- und Makroangiopathie sowie die diabetische Polyneuropathie.

Im Prinzip laufen alle Diabetiker Gefahr, an diesen Spätfolgen zu erkranken. Die Gefahr ist statistisch gesehen jedoch um so größer, je schlechter der Stoffwechsel eingestellt ist. Sowohl Erblindung und Niereninsuffizienz bereits nach 10jährigem Diabetesverlauf als auch weitgehende Freiheit von Folgeschäden auch nach 40 Jahren Diabetesdauer sind möglich und weitgehend von der jeweiligen Qualität der Stoffwechselführung abhängig. Da es bisher keine kausale Therapie der Spätschäden oder sonstige Möglichkeiten einer Prävention gibt, ist die immerwährend angestrebte bestmögliche Diabeteseinstellung Gebot der Stunde.

Die **diabetische Mikroangiopathie** entwickelt sich an sämtlichen Kapillaren und Präkapillaren des Gefäßsystems, macht sich klinisch aber vorwiegend an der Retina als diabetische **Retinopathie** und an der Niere als diabetische **Nephropathie** bemerkbar. Die Pathogenese der Mikroangiopathie ist in ihren letzten Einzelheiten noch nicht geklärt. Offenbar kommt es aber infolge der chronischen Blutzuckererhöhung zu nicht-enzymatischen Glykosylierungsreaktionen an den Gefäßwänden, zu Strukturproteinveränderungen und zu Vernetzungsstörungen an den kollagenen Grundstrukturen. Diese Veränderungen führen letztlich zu einer Verdickung der Basalmembran und einer vermehrten kapillaren Durchlässigkeit (Nephropathie).

Die Entwicklung einer **diabetischen Retinopathie** wird vom Patienten subjektiv zunächst nicht bemerkt. Erstes Symptom als Ausdruck einer retinalen Blutung aus einem geplatzten Mikroaneurysma ist häufig die Angabe über ein plötzlich („über Nacht") aufgetretenes Schleiersehen oder Verschwommensehen. Manche Patienten berichten auch von einem roten Vorhang, der sich über Teile des Auges „gesenkt" habe.

Nur durch **regelmäßige** ophthalmoskopische Untersuchungen kann die Entwicklung einer Retinopathie erkannt und ein Fortschreiten durch rechtzeitige Laserkoagulationsbehandlung, die eine symptomatisch-palliative Maßnahme darstellt, gebremst werden. Je nach Stadium der Retinopathie sind Kontrolluntersuchungen in viertel- oder halbjährigen Abständen erforderlich. Durch die Fluoreszenzangiographie kann eine beginnende Retinopathie heute frühzeitig erfaßt und verfolgt werden.

Eine Stadieneinteilung der diabetischen Retinopathie ist in Tabelle 14.2-8 wiedergegeben. Zunächst wird eine Rarefizierung des Kapillarnetzes der Retina mit Ausbildung von ektatischen oder sackförmigen Gefäßveränderungen (Mikroaneurysmen) beobachtet. Bei vermehrter Kapillardurchlässigkeit kommt es zu Exsudationen, die zunächst noch rückbildungsfähig sind („Background-Retinopathie"), dann jedoch durch Bindegewebsneubildungen organisiert werden. Schließlich kommt es zu Kapillareinsprossungen in das Bindegewebe (sekundäre Vaskularisation) und durch Narbenzug und Narbenschrumpfung zur Abhebung (Amotio) der Retina. Einblutungen in den Glaskörper werden ebenfalls durch Bindegewebseinsprossung und Vaskularisation organisiert. Es entwickelt sich das Bild der proliferativen Retinopathie. Durch Erhöhung

Tab. 14.2-8 Klassifikation der diabetischen Retinopathie

„background"-Retinopathie
Mikroaneurysmen
vereinzelt Hämorrhagien
„weiche" Exsudate
Makulaödem

präproliferative Retinopathie
„harte Exsudate"
„cotton-wool"-Herde
avaskuläre Bezirke
ausgedehnte Hämorrhagien

proliferative Retinopathie
Neovaskularisationen
Glaskörpereinblutungen
fibrovaskuläre Proliferationen
Netzhautablösungen

des Augeninnendruckes aufgrund narbenbedingter Abflußbehinderungen des Kammerwassers kommt es zusätzlich zum Sekundärglaukom. Die diabetische Retinopathie ist heute in zivilisierten Ländern eine der häufigsten Ursachen der Erblindung (40–60%), stellt also ein erhebliches sozialmedizinisches Problem dar.

Die **diabetische Nephropathie** im engeren Sinne ist Folge der Mikroangiopathie der Nierengefäße. Pathologisch-anatomisch werden diffuse, exsudative und noduläre (Kimmelstiel-Wilson-Glomerulosklerose) Veränderungen beobachtet. Die diabetische Nephropathie stellt die häufigste Todesursache bei Typ-1-Diabetikern dar.

Funktionell durchläuft die diabetische Nephropathie verschiedene Stadien, die klinisch erfaßbar sind (siehe Tab. 14.2-9). Zu Beginn des Diabetes besteht eine Funktionssteigerung der Nieren mit Zunahme der Kreatininclearance von Normalwerten (80–120 ml/min) auf 140–160 ml/min.

Gerade diese Patienten mit hoher glomerulärer Filtrationsrate sind gefährdet, eine diabetische Nephropathie zu entwickeln. Über Jahre bis Jahrzehnte entwickeln sich dann langsam die beschriebenen pathologisch-anatomischen Veränderungen, die zunächst ohne Zeichen einer Funktionsbeeinträchtigung einhergehen. Die gesteigerte Clearance geht während dieser Phase langsam auf Normalwer-

Tab. 14.2-9 Entwicklung der diabetischen Nephropathie

Stadium	
I	Hypertrophie, Hyperfunktion
II	histol. nachweisbare Nierenveränderungen ohne Funktionseinschränkungen
III	Mikroalbuminurie
IV	Makroalbuminurie
V	Niereninsuffizienz

te zurück. Erstes Zeichen einer vermehrten Kapillardurchlässigkeit ist das Auftreten einer „Mikroalbuminurie". Die auch beim Gesunden in Spuren zu beobachtende, als physiologisch geltende Albuminausscheidung im Urin (normal bis zu 30 mg pro Tag) nimmt zu. Sie läßt sich heute mit einfachen semiquantitativen Bestimmungsmethoden erfassen (tägliche Albuminausscheidung im Bereich von 30 bis 300 mg). Die üblichen qualitativen Eiweiß-Nachweismethoden im Urin sind in diesem Stadium noch negativ. Im nächsten Stadium läßt sich dann auch mit den gängigen Bestimmungsmethoden Eiweiß im Urin nachweisen (Stadium der „Makroalbuminurie"; Eiweißausscheidung über 300 mg/Tag). Die Clearance geht nun langsam zurück, bis es schließlich im Endstadium der Nephropathie zur Retention harnpflichtiger Substanzen und zum Übergang in die terminale Niereninsuffizienz kommt. Das Stadium der Mikroalbuminurie muß frühzeitig erfaßt werden, da jetzt eine manifeste diabetische Nephropathie durch konsequente Blutdruck- und Blutzuckereinstellung noch vermieden werden kann. Ist die manifeste diabetische Nephropathie (Stadium IV) mit großer Proteinurie (nicht selektiv), Abfall der GFR und Entwicklung einer arteriellen Hypertonie erst erreicht, ist die Progression in die terminale Niereninsuffizienz vorgezeichnet. Durch optimale Blutdruck- und Blutzuckereinstellung läßt sich ein Fortschreiten nur noch verzögern, nicht mehr verhindern.

Wegen ihrer Wirkung auf die glomeruläre Perfusion und den intraglomerulären Druck werden an die Wirkung der ACE-Hemmer in der Therapie der diabetischen Nephropathie große Erwartungen geknüpft.

Cave! Untersuchungen mit Röntgen-Kontrastmitteln können zum akuten Nierenversagen führen.

Die **diabetische Neuropathie** ist vermutlich direkte Folge einer stoffwechselbedingten Nervenschädigung. Als zusätzlicher Faktor wird bei größeren peripheren Nerven auch eine Mikroangiopathie der Vasa nervorum diskutiert. Als Ursachen werden Störungen im Polyolstoffwechsel mit Anhäufung von Sorbitol, eine gesteigerte Glykosylierung von Myelinscheidenproteinen, ein Myoinositolmangel und Störungen des Stoffwechsels von Strukturlipiden diskutiert. Eine klinisch allseits befriedigende Einteilung der diabetischen Neuropathie bzw. Polyneuropathie bereitet Schwierigkeiten. Bei der vorwiegend sensiblen, distal betonten, meist symmetrischen **Polyneuropathie** besteht eine strumpfförmige, nach distal zunehmende Herabsetzung der Berührungs-, Schmerz- und Temperaturempfindung. Tiefensensibilität und Vibrationsempfinden sind ebenfalls gestört. Häufig klagen die Patienten über schmerzhafte Parästhesien, die besonders in den Füßen als brennende Schmerzen („burning feet syndrome") auftreten und oft zu erheblichen Schlafstörungen führen. Ein häufig unangenehm empfundenes Kältegefühl birgt die Gefahr einer unsachgemäßen Wärmeanwendung in sich. Durch heiße Wärmflaschen oder Heizkissen kann es zu erheblichen Verbrennungen kommen, da durch die Neuropathie die Temperaturwahrnehmung gestört ist. Oft weniger auffällig sind Abschwächungen der Eigenreflexe (Patellarsehnen- und Achillessehnenreflex).

Neben den symmetrischen, vorwiegend sensiblen Polyneuropathien werden **Mononeuritiden** beobachtet, bei denen klinisch besonders die motorischen Ausfallserscheinungen imponieren. Betroffen sind nicht nur periphere Nerven, sondern ebenso Hirnnerven. Fazialis, Abduzens und Okulomotorius scheinen bevorzugt befallen zu werden. Weniger bekannt – und deswegen zu Beginn häufig übersehen – ist die diabetogene **Amyotrophie** im Bereich des Lendenmarks, die sich vorwiegend in einer Schwäche und Atrophie der Oberschenkelmuskulatur äußert.

Die diabetische Neuropathie des **autonomen Nervensystems** betrifft sowohl das viszerale als auch das periphere sympathische und parasympathische Nervensystem. Es finden sich Störungen der Pupillenmotorik, sodann Störungen im Bereich der viszeralen Innervation des Herzens mit Aufhebung der respiratorischen Arrhythmie, einer Herzfrequenzstarre mit fehlender Absenkung der Herzfrequenz in den frühen Morgenstunden sowie Störungen der Schmerzempfindlichkeit bei koronarer Ischämie („stummer Herzinfarkt" bei Diabetikern besonders häufig).

Im Bereich des **Magen-Darm-Trakts** kann es durch Innervationsstörungen sowohl zu einer Beschleunigung („diabetische Diarrhö") als auch zu einer Verlangsamung („diabetische Gastroparese") der Peristaltik kommen. Seltener ist eine Schwäche des Sphincter ani mit Inkontinenz.

Im Bereich des **Urogenitalsystems** wird häufig eine Blasenatonie beobachtet (bei älteren Diabetikern bei Überlaufblase nicht nur an Prostatahypertrophie, sondern differentialdiagnostisch auch an neurogene Blasenstörung denken!).

Im Rahmen der autonomen und viszeralen Neuropathie werden auch Störungen der Schweißsekretion und das Fehlen der hormonellen Gegenregulation bei Hypoglykämien infolge verminderter Wahrnehmung der Hypoglykämie beobachtet.

Erektile Impotenz und retrograde Ejakulation können – zumindest zum Teil – Folge einer diabetischen Neuropathie sein.

Die **diabetische Makroangiopathie** ist eine Arteriosklerose. Sie entspricht weitgehend der Arteriosklerose des Nichtdiabetikers. Sie entwickelt sich bei Diabetikern jedoch rascher als bei Nichtdiabetikern, tritt in einem früheren Lebensalter klinisch in Erscheinung und zeigt einen schwereren Verlauf. Beide Geschlechter sind gleichermaßen betroffen. Diabetikerinnen sind vor der Menopause durch ihre

Östrogene vor der Entwicklung einer Arteriosklerose nicht geschützt. Arteriosklerotische Gefäßkrankheiten sind Hauptodesursache beim Typ-2-Diabetes. Neben der diabetischen Stoffwechselstörung fördern weitere Risikofaktoren wie Übergewicht, Hyperlipoproteinämie und arterielle Hypertension die Entwicklung einer Makroangiopathie. Aus epidemiologischen Studien ist außerdem bekannt, daß Übergewicht, Fettstoffwechselstörungen und Hypertonie beim Typ-2-Diabetes überzufällig häufig miteinander vergesellschaftet sind. Überhöhte Insulinspiegel scheinen zudem einen die Atheromatose und Arteriosklerose begünstigenden Effekt zu besitzen. Sie fördern Lipidaufnahme und -synthese der Gefäßwand und scheinen als Wachstumsfaktoren für Gefäßwandfibroblasten zu wirken.

Epidemiologische Studien legen weiterhin Zusammenhänge zwischen erhöhten Insulinspiegeln und **koronarer Herzerkrankung** nahe. Da bei den genannten Risikofaktoren sowie bei körperlicher Inaktivität aber ebenfalls erhöhte Insulinspiegel beobachtet werden, ist eine Zuordnung im einzelnen schwierig. Am besten wird daher von einem die Atheromatose und die Arteriosklerose fördernden Risikosyndrom gesprochen, das die genannten Risikofaktoren und die diabetische Stoffwechselstörung umfaßt (siehe auch „metabolisches Syndrom" und „Syndrom X").

Das klinische Erscheinungsbild der diabetischen Makroangiopathie entspricht dem Erscheinungsbild der Arteriosklerose. Entsprechend den Prädilektionsstellen der Arteriosklerose werden daher koronare Herzerkrankungen mit Herzinfarkt, zerebrale Gefäßsklerosen mit Enzephalomalazien und Insulten sowie periphere arterielle Verschlußkrankheiten beobachtet (Einzelheiten siehe die entsprechenden Kapitel). Eine Besonderheit, die bei Diabetikern häufiger zu beobachten ist, stellt eine die mittelgroßen arteriellen Gefäße betreffende ausgeprägte Mediaverkalkung dar. Im Röntgenbild sind die Gefäße der unteren Extremitäten häufig in gesamter Länge als kalkdichtes Rohr erkennbar („Mönckeberg-Mediasklerose").

Eine gewisse Sonderstellung nimmt die **diabetische Herzerkrankung** ein. Sie stellt ein Mischbild dar aus Koronarsklerose mit langstreckigen Gefäßveränderungen (Makroangiopathie), Kapillarveränderungen mit Verdickung der Basalmembran, Ausbildung von Mikroaneurysmen sowie Abnahme der Kapillardichte im Herzmuskel (Mikroangiopathie) mit interstitieller Bindegewebsvermehrung (Myopathie) und viszeraler Denervation (Neuropathie).

Der diabetische Fuß: Einer gesonderten Besprechung bedarf der **„diabetische Fuß".** Der neuropathisch-infizierte Fuß und der ischämisch-gangränöse Fuß sind die häufigsten Ursachen nicht-traumatisch bedingter Amputationen. (Tab. 14.2-10).

Der **neuropathische** Fuß ist Folge einer peripheren Neuropathie, die sowohl das somatische als auch das viszerale autonome Nervensystem betrifft und zu Empfindungslosigkeit (Oberflächensensibilität,

Tab. 14.2-10 „Der diabetische Fuß"

neuropathischer Fuß	ischämischer Fuß
klinische Symptome	
▶ warm, „rosig"	▶ kühl
▶ gut durchblutet	▶ blaß-bläulich
▶ Fußpulse vorhanden	▶ Fußpulse fehlen
▶ Hornhaut/Schwielen	▶ keine Hornhaut
▶ weitgehend schmerzlose Ulzerationen	▶ schmerzhafte Ulzerationen
▶ Sensibilitätsverlust (Schmerz, Temperatur)	▶ Claudicatio Ruheschmerz
Therapieprinzipien	
„konservativ"	operativ
▶ Entfernung von nekrotischem Gewebe, Hornhaut und Schwielen	▶ Maßnahmen zur Durchblutungs-verbesserung (Gehtraining, Angioplastie, Bypass-Operation)
▶ Ruhigstellung (Bettruhe)	▶ Infektionsbehandlung
▶ Infektionsbehandlung	▶ Amputation „im Gesunden"
▶ spärliche Amputation (nur des betroffenen Fußknochens, „Strahlamputation")	

Schmerz und Temperatur) und vasomotorischen Störungen führt. Kleinere schmerzlose Verletzungen an den Zehen, z. B. bei unsachgerechter Pediküre, werden zunächst nicht bemerkt. Sie dienen als Ausgangspunkt für bakterielle Infektionen, die häufig zu Beginn wegen fehlender Schmerzempfindung übersehen und erst bei fortgeschritteneren entzündlichen Veränderungen wahrgenommen werden. Die Ausbreitung von Weichteilinfiltrationen wird durch Mikrozirkulationsstörungen (Weitstellung von Kapillaren, arteriovenöse Kurzschlüsse) mit Ausbildung eines vasomotorischen Ödems begünstigt. Vasomotorisches und bakteriell-entzündliches Ödem bedingen lokale Zirkulationsstörungen, die Nekrosen und eitrige Abszedierungen fördern. Klinisch finden sich dann lokale gangränartige Veränderungen in einem sonst gut durchbluteten Fuß. Ein anderer Weg zum neuropathisch-infizierten Fuß führt über das **neuropathische Ulkus,** das sich typischerweise an Stellen hoher Druckbelastung, so am Großzehenballen ausbildet. Durch lokale Drucküberlastung, zunächst kenntlich an tiefgreifender Hornhautbildung, entwickelt sich schließlich eine schmerzlose Drucknekrose („Malum perforans diabeticorum"), die zu tiefgreifenden Weichteilinfektionen führt.

Der **ischämische** Fuß ist Ausdruck einer unzureichenden Blutversorgung im Gefolge einer arteriellen Verschlußkrankheit. Die Entwicklung des klinischen Bildes mit Claudicatio intermittens, dann Ruheschmerzen und schließlich akralen Nekrosen entspricht der Stadieneinteilung II–III nach Fontaine (siehe auch Kap. 20.1). Bakterielle Superinfektionen lassen dann aus einer zunächst trockenen

Nekrose (Mumifikation) eine feuchte Nekrose (Gangrän) entstehen. Wegen der schlechten arteriellen Blutversorgung fehlt meist eine deutlichere eitrige Demarkation. Vielmehr kommt es zu einer sich rasch in die Umgebung ausbreitenden Entzündungsreaktion mit ödematöser Schwellung und bläulich-livider Verfärbung des umgebenden Gewebes. Eine systemische Antibiotikabehandlung kann einer weiteren Ausbreitung der Gangrän vorbeugen. (Man bedenke jedoch, daß in schlecht durchblutetes Gewebe systemisch gegebene Antibiotika nur schlecht eindringen können. Der Effekt ist deswegen meist auf die Randzonen beschränkt). Amputationen sollen wegen der schlechten Heilungstendenz des mäßig durchbluteten Gewebes möglichst erst dann durchgeführt werden, wenn Klarheit über die Durchblutungsverhältnisse (dopplersonographische und angiographische Untersuchungen) besteht. Medikamentöse, durchblutungsfördernde Maßnahmen sind wenig erfolgversprechend. Eine optimale Diabeteseinstellung zur Verbesserung der Heilungstendenzen mit Hebung der allgemeinen Abwehrfunktionen ist selbstverständliche Grundvoraussetzung für alle genannten Maßnahmen. Vorbeugende Maßnahmen mit Aufklärung des Patienten über die richtige Fußpflege (tägliche Inspektion der Füße, auch der Fußsohle mit Hilfe eines Spiegels; regelmäßiges Füßewaschen mit lauwarmem Seifenwasser und gründliches Abtrocknen – „jede Zehe einzeln"; Vermeidung von Verletzungen bei der Pediküre durch ungeeignete Instrumente), über die Vermeidung von Druckstellen durch zu enges Schuhwerk und von Verletzungen durch Barfußlaufen gehören zur allgemeinen Aufklärung des Patienten über seine Erkrankung.

▼ **Therapie**

Coma diabeticum: Eine Entgleisung des Stoffwechsels wegen Insulinmangels oder unzureichender Insulinbehandlung mit Anstieg der Blutzuckerwerte und Entwicklung einer Ketoazidose stellt eine Akutsituation dar, bei der sofort eingegriffen werden muß, um die drohende Weiterentwicklung zum ketoazidotischen Koma zu verhindern.

Ursache des Insulinmangels kann ein bisher unentdeckter Diabetes oder bei bekanntem Diabetes eine unzureichende Anpassung der Insulindosierung bei erhöhtem Insulinbedarf (siehe Abschnitt über Insulintherapie) sein.

Bei einer beginnenden Stoffwechseldekompensation muß jeder Zeitverlust vermieden werden. Der Patient ist einer stoffwechselerfahrenen medizinischen Abteilung, unter Umständen einer Intensivstation zuzuweisen. Ist ein diabetisches Koma erst einmal eingetreten, sind die Überlebenschancen um so geringer, je größer die Zeitdifferenz zwischen Eintritt des Komas und Beginn der Therapie ist.

Die Therapie des diabetischen Komas gliedert sich in diabetesspezifische und allgemeinsymptomatische Maßnahmen. In Tabelle 14.2-11 sind Einzelheiten der Behandlung zusammengefaßt. Im Vordergrund der diabetesspezifischen Maßnahmen stehen **Flüssigkeitszufuhr** und **Insulingabe.** Die Flüssigkeitszufuhr erfolgt zunächst als Infusion reichlicher Mengen isotoner Kochsalzlösung, um die Dehydratation zu beheben, später als bilanzierte Infusionstherapie mit gezieltem Elektrolytzusatz unter Überwachung der Urinausscheidung und des zentralen Venendruckes, eventuell auch des Pulmonalkapillarverschlußdruckes. Die Insulingabe wird kontinuierlich intravenös mit unmodifiziertem Insulin (Altinsulin) durchgeführt. Die Dosierung beträgt zunächst 5 Einheiten pro Stunde. Kommt es nach längstens zwei Stunden nicht zu einem erkennbaren Blutzuckerabfall, wird die Insulindosis verdoppelt. Der Blutzuckerabfall (Messung in viertel- bis halbstündigen Abständen) sollte einerseits mindestens 50 mg/dl (2,8 mmol/l) pro Stunde betragen, andererseits aber 100 mg/dl (5,6 mmol/l) nicht übersteigen. Es soll ein **langsamer** Abfall der erhöhten Serumosmolarität (100 mg/dl Glukose entsprechen 5,5 mOsmol/l) erfolgen, damit ein **langsamer** Osmolaritätsausgleich zwischen Intra- und Extrazellulärraum stattfinden kann. Bei zu raschem Absinken der Serumosmolarität bei zu rascher Blutzuckersenkung besteht die Gefahr eines Dysäquilibriumsyndroms mit konsekutivem Hirnödem. (Aus diesem Grunde ist auch die Infusion hypotoner Infusionslösungen – die wegen der erhöhten Serumosmolarität zunächst durchaus sinnvoll erscheint – wieder verlassen worden.) Ist der Blutzuckerspiegel auf etwa 250 mg/dl (13,8 mmol/l) abgefallen, soll anstelle von isotoner Kochsalzlösung 5%ige Glukoselösung infundiert und der Blutzuckerspiegel bei 250 mg/dl (13,8 mmol/l) gehalten werden, bis der Patient aus dem Koma erwacht ist und auf eine subkutane Insulintherapie sowie orale Nahrungszufuhr übergegangen werden kann.
Bei Entwicklung des diabetischen Komas kommt es zu einem erheblichen Wasser- und Elektrolytverlust. Der Wasserverlust übersteigt dabei den Elektrolytverlust, so daß bei stationärer Aufnahme des Patienten die Elektrolytverarmung kaschiert sein kann. Mit Einsetzen der Insulinwirkung und intrazellulärer Aufnahme nicht nur von Glukose, sondern auch von Kalium ist zusammen mit dem Blutzuckerabfall in der Regel auch ein erheblicher Abfall der Kaliumkonzentration zu beobachten. Er muß durch entsprechende Substitution abgefangen werden.
Bei Durchführung der allgemeinsymptomatischen Maßnahmen sollte neben Pneumonieprophylaxe (Aspirationsgefahr bei Bewußtlosigkeit, Magensonde) und Thromboembolieprophylaxe (Heparinisierung) auch nach der Ursache gesucht werden, die das diabetische Koma ausgelöst hat, sofern ein Diabetes zuvor bekannt gewesen ist. Sieht man von groben Fehlern des Patienten ab (eigenmächtiges

---

Tab. 14.2-11 Therapie beim diabetischen Koma

Zeitverlust vermeiden!

▶ **Volumen- und Elektrolytsubstitution**

– isotone Natriumchlorid-Lösung:

1. Stunde:	1000 ml
2.–7. Stunde:	3000 ml
8.–24. Stunde:	3000–5000 ml

ab der 2. Stunde Infusionsgeschwindigkeit vom zentralen Venendruck abhängig machen:

< 5 cm H$_2$O:	1000 ml/h
5–7 cm H$_2$O:	500 ml/h
> 10 cm H$_2$O:	100 ml/h

Wenn Blutzuckerkonzentration auf Wert um 250 mg/dl abgefallen ist, isotone Natriumchlorid-Lösung durch 5%ige Glukose-Lösung ersetzen.

– Kaliumgabe (erst bei erkennbarem Blutzuckerabfall; nicht bei Anurie). EKG-Monotoring z. B. Hyperkaliämiezeichen.

< 4,0 mmol/l:	30 mmol/h
4,0–4,5 mmol/l:	20 mmol/h
> 4,5 mmol/l:	10 mmol/h

– Phosphatgabe (nicht bei Anurie), bei Phosphatwerten über 2,5 mg/dl entbehrlich.
6–12 mmol/h, aber nicht mehr als 100 mmol insgesamt in den ersten 24 h; dann ca. 30 mmol täglich

▶ **Insulinzufuhr:**

kontinuierlich intravenös mittels Perfusorspritze. (Normal-[Alt-]Insulin in Hämaccel®-Lösung oder isotoner Natriumchlorid-Lösung mit 2–5% Albuminzusatz)
5 E/h
(bei unzureichender Blutzuckersenkung Dosierung nach 2 h verdoppeln)
Blutzuckerbestimmungen ¼–½stündlich, später stündlich.

▶ **Bikarbonatgabe** (nur bei pH-Wert < 7,1):

Berechnung: 0,1*×Basendefizit×kg KG : mmol Bikarbonat, in den ersten 2–4 Stunden infundieren.

▶ Allgemeinsymptomatische Maßnahmen:

Überwachung vitaler Funktionen; EKG-Monitoring (Blutdruck, Herzfrequenz, Atmung, Temperatur)
Vigilanz
Urinfluß (Dauerkatheter): Volumen stündlich
Magensonde bei Bewußtlosigkeit (Aspirationsgefahr bei Magenatonie)
Messung des zentralen Venendruckes (oder des Pulmonalkapillarverschlußdruckes): zunächst stündlich, später 2–4stündlich
Heparingabe zur Thromboembolieprophylaxe

- -

Suche nach den auslösenden Ursachen des Komas (bei bakteriellem Infekt Antibiotikagabe)

* da kein vollständiger Ausgleich der Azidose angestrebt wird, nur ein Drittel der sonst üblichen Bikarbonatgabe (der gebräuchliche Multiplikationsfaktor beträgt 0,3)

Weglassen der Insulininjektionen), findet man in der Regel eine akut eingetretene Zweiterkrankung, z.B. einen Infekt, durch den es zu einer Abnahme der Insulinempfindlichkeit (Insulinresistenz) gekommen ist, die nicht durch eine adäquate Heraufsetzung der Insulindosis ausgeglichen wurde.

Ähnliche Behandlungsrichtlinien gelten auch für das **nicht-ketoazidotische hyperosmolare Koma.** Es wird in der Regel später diagnostiziert als das ketoazidotische Koma, da bei den betroffenen, meist älteren Patienten differentialdiagnostisch oft nicht an die Möglichkeit eines hyperosmolaren Komas gedacht wird, auch wenn ein Diabetes mellitus bekannt ist! Exsikkose und damit Flüssigkeitsbedarf sind beim hyperosmolaren Koma in der Regel noch größer als beim ketoazidotischen Koma. Entsprechend muß die Infusionstherapie noch reichlicher bemessen werden. Bikarbonatgaben sind wegen Fehlens einer Azidose natürlich nicht notwendig.

Das **laktazidotische diabetische Koma** ist selten. Es wird bei der restriktiven Handhabung des Einsatzes von Biguaniden wohl kaum noch beobachtet. Therapeutisch steht die Azidosebekämpfung an erster Stelle. Die Prognose ist schlecht; ist es infolge einer Laktatazidose zur Bewußtlosigkeit gekommen, stirbt die überwiegende Zahl der Patienten.

Behandlung des metabolischen Syndroms: Ziel einer jeden Diabetestherapie ist es, für das Wohlbefinden des Patienten „jetzt" und „später" zu sorgen. Wohlbefinden „jetzt" bedeutet Vermeidung diabetischer Symptome wie Polyurie, Polydipsie und Vermeidung akuter Entgleisungen wie einer Ketoazidose mit der Gefahr eines diabetischen Komas etc.; Wohlbefinden „später" bedeutet vor allem Vermeidung der typischen diabetischen Spätkomplikationen.

Um diese Ziele zu erreichen, wird eine möglichst weitgehende Normalisierung der Stoffwechselabweichungen mit weitgehender Normalisierung der Blutzuckerwerte angestrebt. Die Therapie umfaßt Information des Patienten über seine Erkrankung (Motivation und Schulung), Steigerung der körperlichen Aktivität, diätetische Maßnahmen sowie medikamentöse Maßnahmen zur Blutzuckersenkung durch orale Antidiabetika und Insulin.

Information (Motivation und Schulung, E. P. Joslin: „Teaching is treatment"): Bei der Feststellung eines Diabetes ist es vor allem wichtig, dem Patienten zu erklären, daß er kein kranker, sondern ein bedingt gesunder Mensch sei. Der bei ihm festgestellte Diabetes sei eine Stoffwechselstörung, die es zu behandeln gelte, um zu verhindern, daß sich aus der „Störung" eine „Krankheit" entwickle.

Dem Patienten muß bei der emotionalen Verarbeitung seines Schicksals geholfen werden. Schrittweise muß er an seine neue Situation herangeführt werden, eine Aufgabe, die ärztliches Einfühlungsvermögen erfordert und nicht auf der Ebene eines alltäglichen Aufklärungsgespräches abgewickelt werden darf. Abgestuft nach Diabetestyp und jeweiligen therapeutischen Erfordernissen muß der Pa-

tient (bei Kindern auch die Eltern) über Wesen und Art seiner Erkrankung unterrichtet werden. Nur wenn ein Patient verstanden hat, warum diese oder jene Maßnahme erforderlich ist, wird er in der Lage und Willens sein, den therapeutischen Vorschriften zu folgen. Nur dann wird er akzeptieren, daß Umstellungen in seinen Lebensgewohnheiten und mögliche Einengungen in seinem Alltagsablauf der Preis für Beschwerdefreiheit sind oder Investitionen für spätere Gesundheit, d.h. Vermeidung oder wenigstens Verzögerung von diabetischen Spätkomplikationen darstellen. Adäquate Schulung ist Voraussetzung für eine erfolgreiche Diabetestherapie, Unterlassung einer Schulung bedeutet Unterlassung einer therapeutischen Maßnahme!

Ernährung: Der Diabetiker soll im täglichen Leben, in Beruf und Freizeit, leistungsfähig sein. Entsprechend benötigt er wie ein Stoffwechselgesunder eine seiner körperlichen Tätigkeit gerecht werdende Kalorienzufuhr (siehe Tab. 14.2-12). Aufgabe der therapeutischen Maßnahmen ist es, dafür Sorge zu tragen, daß mit der Nahrung zugeführte Kalorien auch verwertet und somit Kohlenhydrate nicht als Harnzucker wieder ausgeschieden werden.

Der Normalgewichtige soll sein Gewicht halten, der Untergewichtige an Gewicht zunehmen, der Übergewichtige zunächst abnehmen. Die Kalorien sollen im Verhältnis von etwa 60:25:15 auf Kohlenhydrate, Fett und Eiweiß verteilt sein. Die Nahrung soll also reich an Kohlenhydraten und arm an Fett sein. Auch die Eiweißmenge ist eher spärlich zu bemessen.

Bei den **Kohlenhydraten** sind leicht resorbierbare Kohlenhydrate wie reine Glukose und Kochzucker zu meiden, da sie zu einem raschen Blutzuckeranstieg führen. Ebenso sind Nahrungsmittel, die größere Glukosemengen enthalten oder aus denen Glukose rasch freigesetzt wird, zu meiden. Zu bevorzugen sind statt dessen stärkehaltige Nahrungsmittel, aus denen Glukose durch den Verdauungsvorgang erst langsam freigesetzt werden kann. Die Kohlenhydrate sollen in der Regel auf viele kleine (sechs bis sieben) Mahlzeiten pro Tag verteilt werden, wobei eine exakte Berechnung der Kohlen-

---

Tab. 14.2-12 Abschätzung des Kalorienbedarfs bei Verordnung einer Diabetiker-Kost.

Kalorienbedarf = Grundumsatzbedarf + Leistungszuschlag

Grundumsatzbedarf = Sollgewicht × 24

Leistungszuschlag: bei leichter körperlicher Arbeit
$\frac{1}{3}$ des Grundumsatzbedarfes

bei mittlerer körperlicher Arbeit
$\frac{2}{3}$ des Grundumsatzbedarfes

bei schwerer körperlicher Arbeit
$\frac{3}{3}$ des Grundumsatzbedarfes

Merke: Nur knapp 5% der Bevölkerung leisten heute noch körperliche Schwerarbeit

hydratmenge pro Mahlzeit erfolgen muß. Im deutschsprachigen Raum hat sich bei Berechnung der Kohlenhydratverteilung die Broteinheit (BE) als Hilfsgröße bewährt. Eine BE ist eine 30 g schwere Scheibe Graubrot. Sie enthält 12 g verdauliche Kohlenhydrate. Alle Nahrungsmittelmengen, die wie eine Scheibe Graubrot ebenfalls 12 g verdauliche Kohlenhydrate enthalten, können sinngemäß gegen eine Scheibe Graubrot ausgetauscht werden. Sie stellen deswegen ebenfalls eine BE dar. Austauschtabellen für kohlenhydrathaltige Nahrungsmittel stehen vielfältig zur Verfügung. Da die Verdaulichkeit der einzelnen kohlenhydrathaltigen Nahrungsmittel und somit auch die Glukosefreisetzung aus ihnen unterschiedlich ist, sollen kohlenhydrathaltige Nahrungsmittel nur innerhalb bestimmter Nahrungsmittelgruppen gegeneinander ausgetauscht werden. In der Schweiz, in der mit Brot**werten** gearbeitet wird (1 Brotwert = 10 g KH), werden z.B. Brotwerte, Obstwerte, Gemüsewerte und Milchwerte unterschieden. Prinzipiell sollen faserreiche und ballaststoffreiche kohlenhydrathaltige Nahrungsmittel bevorzugt werden. Sie werden bei der Verdauung nur langsam aufgeschlüsselt, so daß die Glukoseresorption nur langsam erfolgen kann. Dadurch lassen sich brüske Blutzuckeranstiege vermeiden.

Zum Süßen können **Zuckerersatzstoffe** (Süßstoffe wie Zyklamat, Saccharin, Aspartam) verwandt werden. **Zuckeraustauschstoffe** wie Fructose, Sorbit und Xylit sind beim Backen und Kochen unter Umständen hilfreich, müssen aber als Kohlenhydrate auf die erlaubte Kohlenhydratmenge angerechnet werden. Diätetische Lebensmittel („für Diabetiker geeignet") sind nur insofern eine Hilfe, als bei diesen Nahrungsmitteln der Gehalt genau deklariert sein muß. Die Annahme vieler (unzureichend geschulter!) Diabetiker, daß Nahrungsmittel aus dem Reformhaus ohne Anrechnung verzehrt werden könnten, ist falsch.

Die Reduzierung der **Fett-Kalorien** mit gleichzeitiger Umstellung der Ernährung von gesättigten auf einfach ungesättigte (z.B. Olivenöl) und mehrfach ungesättigte Fettsäuren (Diätöle, Diätmargarine) bereitet vielen Patienten Schwierigkeiten, da sie häufig einer generellen Umstellung der Ernährungsgewohnheiten gleichkommt. Da ca. ein Drittel der täglichen Fettzufuhr in Form sogenannter versteckter Fette zusammen mit Eiweiß erfolgt, sollte bereits beim Einkauf auf fettarme Eiweißträger („das teure Fleisch, der billige Käse") geachtet werden.

Bei jüngeren Typ-1-Diabetikern ist gelegentlich zu beobachten, daß zwar die Kohlenhydratmengen zu den Mahlzeiten exakt eingehalten werden, jedoch relativ große Mengen an **Eiweiß** verzehrt werden, da „Eiweiß ja nicht so genau berechnet werden muß". Zwar muß die tägliche Eiweißmenge nicht so exakt wie die Kohlenhydratmenge auf die einzelnen Tagesmahlzeiten verteilt sein (was zwar wünschenswert wäre), jedoch ist zu bedenken, daß Eiweiß durch Glukoneogenese in Kohlenhydrate umgewandelt werden kann. Überschüssiges Eiweiß kann

daher ähnlich wie langsam resorbierbare Kohlenhydrate zu Blutzuckererhöhungen führen.

Letztlich unterscheidet sich die Kost des Diabetikers nicht sonderlich von einer Kost, die als „vernünftige Ernährung" auch für den Nichtdiabetiker wünschenswert wäre. Daher sollte der meist falsche Vorstellungen implizierende Begriff der Diabetiker-**Diät** durch die Bezeichnung Diabetiker-**Kost** ersetzt werden. **Alkohol** ist ein Genußmittel, das von Diabetikern wie Nichtdiabetikern **in Maßen** genossen werden darf. Der hohe Kaloriengehalt von Alkohol (1 g = 7,1 Kalorien) ist dabei im Auge zu behalten und bei der täglichen Kalorienbilanz zu berücksichtigen. Bei Auswahl alkoholhaltiger Getränke ist der Kohlenhydratgehalt zu beachten. Zu bedenken ist, daß Alkohol ein Glukoneogenesehemmer ist und durchaus Hypoglykämien begünstigen kann.

Körperliche Aktivität: Muskelarbeit steigert den Energieverbrauch, verbessert die Insulinsensitivität und senkt den Blutzucker. Regelmäßige körperliche Aktivität sollte daher im Therapieplan vorgesehen werden. Sie ist wie medikamentöse Maßnahmen individuell zu dosieren (Spaziergänge bei älteren, Bewegungssport bei jüngeren Personen) und sollte möglichst regelmäßig (täglich) erfolgen. Eine häufig zu beobachtende ein- oder zweimalige exzessive sportliche Betätigung pro Woche (Tennisabend) bei sonst fehlender körperlicher Aktivität kann der Stoffwechseleinstellung u.U. sogar mehr schaden als nutzen. Bei Insulin spritzenden Diabetikern kann eine intermittierende körperliche Belastung u.U. noch am nächsten Tag Anlaß für einen anhaltenden Blutzuckerabfall sein und bei unzureichender Schulung des Patienten mit fehlenden Kenntnissen über Selbstanpassung durch Modifikation der Nahrungs- und Insulinzufuhr zur nachhaltigen Störungen der Stoffwechseleinstellung führen.

Zu beachten ist auch, daß bei Blutzuckerwerten ab 280 bis 320 mg/d (15,4–17,6 mmol/l) ebenso wie bei einer Azidose körperliche Aktivität den Blutzuckerspiegel nicht mehr senkt, sondern steigert. Bei schlechter Stoffwechseleinstellung scheint körperliche Aktivität als zusätzlicher Belastungsfaktor zu wirken.

Bei grundsätzlichen Änderungen der körperlichen Aktivität über einen längeren Zeitraum („Skiurlaub") sind umfangreiche Anpassungen von Nahrungszufuhr und Insulintherapie notwendig.

Medikamentöse Therapie

Häufig reichen **bei Typ-2-Diabetes** diätetische Maßnahmen mit Verteilung der Kohlenhydrate auf viele kleinere Mahlzeiten und eine gewisse körperliche Aktivität bereits aus, um zufriedenstellende Blutzuckerwerte zu erreichen.

Etwa 80% der Typ-2-Diabetiker sind übergewichtig. Mit Reduktion des Übergewichtes werden bei ca. der Hälfte dieser Patienten die Blutzuckerwerte wieder normal!

Läßt sich nach Ausschöpfung diätetischer Maßnahmen keine befriedigende Blutzuckersenkung erreichen, sind **orale Antidiabetika** indiziert.

Als Medikament der ersten Wahl ist der α-Glykosidase-Hemmer *Acarbose* anzusehen. Der Wirkungsmechanismus beruht auf einer **Hemmung der α-Glykosidase** im Bürstensaum der Dünndarmepithelien. Durch kompetitive Enzymhemmung wird der Stärkeabbau verzögert und damit die Glukoseresorption verlangsamt, wodurch ebenfalls eine Abflachung der postprandialen Blutzuckerkurven zu erreichen ist. Das Therapieprinzip kann gewissermaßen als Verlängerung oder Erweiterung der diätetischen Therapie angesehen werden. Denn die Empfehlung, langsam aufschlüsselbare Kohlenhydrate in der Diabeteskost zu bevorzugen, soll ja einer verlangsamten Verdauung und damit verzögerten Resorption dienen. Nebenwirkungen sind vor allem Meteorismus und Flatulenz, da unabgebaute Stärke vermehrt in tiefere Darmabschnitte gelangt, wo sie bakteriell zersetzt wird.

Die Behandlung soll deswegen einschleichend begonnen und die Dosierung nur langsam gesteigert werden. (Beginn mit 1×50 mg tägl., wöchentliche Steigerung um 50 mg bis zur Maximaldosis von 3×200 mg tägl.).

Zu den oralen Antidiabetika im weiteren Sinne können auch Präparate aus Guarmehl gerechnet werden. **Guarpräparate** werden mit der Nahrung eingenommen. Guar quillt unter Wasseraufnahme stark auf, hemmt dadurch die Magenentleerung und verlangsamt die Diffusion der Nahrungsbestandteile aus dem Speisebrei. Es verzögert somit die Verdauung und die Resorption von Kohlenhydraten und führt auf diese Weise zu einer Abflachung des postprandialen Blutzuckeranstiegs.

Läßt sich mit diesen Maßnahmen kein ausreichender blutzuckersenkender Effekt erzielen oder ist eine Acarbosebehandlung wegen Meteorismus oder Flatulenz nicht oder nur bedingt möglich, sind als nächste medikamentöse Maßnahme **orale Antidiabetika vom Sulfonylharnstofftyp** indiziert. In Tabelle 14.2-13 ist eine Auswahl derzeit gebräuchlicher Substanzen wiedergegeben.

Sulfonylharnstoffe sensibilisieren die B-Zellen für Stimulationsreize und verbessern die verzögerte und verminderte Insulinsekretion. Nebenwirkungen (allergische Hautreaktionen) sind selten. Sie betragen bei den neueren Präparaten weniger als 1%.

Die größte Gefahr stellen Hypoglykämien dar, die beim Weglassen einer Mahlzeit (Fehler durch den Patienten) oder beim Verschreiben von Sulfonylharnstoffen als „Therapie der Bequemlichkeit" bei unzureichender diätetischer Schulung des Patienten (Fehler durch den Arzt) auftreten.

Eine Sulfonylharnstofftherapie soll einschleichend mit niedriger Dosierung begonnen und unter Kontrolle der Blutzuckerwerte langsam gesteigert werden.

Sulfonylharnstoffe und deren Metaboliten werden in unterschiedlichem Ausmaß renal eliminiert. Bei Niereninsuffizienz kann es zur Kumulation und damit zur Hypoglykämie kommen. Präparate mit extrarenaler Elimination sollten bei Niereninsuffizienz daher bevorzugt werden.

Bei **Typ-1-Diabetes** („insulin-dependent diabetes") sind Sulfonylharnstoffe **kontraindiziert.** Aus zerstörten oder weitgehend zerstörten Inselzellen kann kein Insulin mehr mobilisiert werden.

Bei zunächst gutem Ansprechen eines Typ-2-Diabetikers auf Sulfonylharnstoffe kann es im Laufe der Zeit trotz Dosissteigerung zu einer langsamen Verschlechterung der Stoffwechseleinstellung kommen. Mit diesem Sekundärversagen der Sulfonylharnstoffwirkung muß in einer Größenordnung von 5–10% pro Jahr gerechnet werden. Diese Patienten werden dann sekundär insulinbedürftig. Nach heutiger Anschauung soll die Sulfonylharnstofftherapie bei Eintritt eines Sekundärversagens nicht abgebrochen, sondern beibehalten werden und eine zusätzliche Insulingabe erfolgen. Der verbliebene, wenngleich nunmehr zwar unzureichende β-zytotrope Effekt der Sulfonylharnstoffe soll weiter ausgenutzt werden, um die Insulindosis geringer zu halten. Ist unter kombinierter Behandlung mit Sulfonylharnstoffen und Insulin eine Stabilisierung des Stoffwechsels erfolgt, kann nach einigen Monaten ein Auslaßversuch mit Sulfonylharnstoffen durchgeführt werden, um das Ausmaß der verbliebenen Sulfonylharnstoffwirkung abzuschätzen. Mit etwa gleich gutem Erfolg kann bei Sekundärversagen der Sulfonylharnstofftherapie entweder der prandiale oder der basale Insulinbedarf substituiert werden. Ebenso kann ein Kombinationsinsulin verwandt werden. (Einzelheiten zur Insulinbehandlung siehe „Prinzipien der Insulintherapie".)

Orale Antidiabetika sind auch die **Biguanide,** die in Deutschland ausschließlich als Metformin (Maximaldosis 3×850 mg täglich) zur Verfügung stehen. Biguanide wirken nicht β-zytotrop. Sie fördern die periphere Glukoseutilisation (Glukoseaufnahme der Muskulatur) und hemmen bei erhöhten Blutzuckerwerten die Glukoneogenese. (Bei normalen Blutzuckerwerten scheint die Glukoneogenese dagegen eher stimuliert zu werden.) Hypoglykämien werden durch Biguanide nicht verursacht. Jedoch gelten Biguanide als potentiell gefährlich bezüglich der Auslösung von Laktatazidosen. Daher bestehen zahlreiche Kontraindikationen (siehe Tab. 14.2-14)

Tab. 14.2-13 Orale Antidiabetika vom Sulfonylharnstofftyp (Auswahl)

Substanz	Tagesdosis (mg)	Ausscheidungsweg Darm (%)	Niere (%)
Glibenclamid	1,75–10,5	50	50
Glibornurid	12,5–75	23–33	60–72
Glisoxepid	2–12	14–26	70–82
Gliquidon	15–120	95	5

Tab. 14.2-14 Kontraindikationen für eine Biguanidbehandlung

▶ Monotherapie bei Typ-1-Diabetes
▶ Ketoazidose
▶ vermehrte Laktatbildung bei peripherer Hypoxie
▶ Niereninsuffizienz
▶ Leberfunktionsstörungen
▶ Alkoholabusus
▶ akute und chronische gastrointestinale Erkrankungen
  oder Reizerscheinungen; Inappetenz, Erbrechen,
  Durchfall
▶ Schwangerschaft

für eine Biguanidbehandlung. Die wesentlichste
Kontraindikation ist eine eingeschränkte Nierenfunktion, da Biguanide renal eliminiert werden
müssen und bei eingeschränkter Nierenfunktion
kumulieren. Biguanide sind in Deutschland vom
Bundesgesundheitsamt derzeit nur als additive
Medikation bei unzureichender Sulfonylharnstoffwirkung zugelassen. (Änderungen der Indikations-
beschränkungen sind jedoch zu erwarten.)
Häufige Nebenwirkungen von Biguaniden sind Appetitlosigkeit, Übelkeit, Brechreiz und Durchfälle.
Bei Auftreten dieser Nebenwirkungen sollte eine
Biguanidtherapie abgebrochen werden.
Die Indikationen für eine **Insulin-Behandlung** sind
in Tabelle 14.2-15 wiedergegeben.
Beim **Typ-1-Diabetes** sind nach Ablauf der Remissionsphase die Inselzellen weitgehend zugrunde gegangen, so daß ein absoluter oder doch nahezu
absoluter Insulinmangel besteht. Das fehlende Hormon muß substituiert werden („insulin-dependent
diabetes"). Insofern ist der Typ-1-Diabetes zunächst
mit anderen endokrinen Erkrankungen (z.B. Nebennierenrindeninsuffizienz, Hypothyreose) vergleichbar. Die Substitution ist beim Typ-1-Diabetes
jedoch ungleich schwieriger, da Insulin in bezug auf
den Kohlenhydratstoffwechsel zwei weitgehend
voneinander unabhängige Funktionen ausübt. Es
fördert die Utilisation der mit der Nahrung aufgenommenen Kohlenhydrate (exogene Glukosezufuhr) und hemmt die körpereigene Neubildung von
Glukose durch Glykolyse und Glukoneogenese
(endogene Glukosezufuhr).

Tab. 14.2-15 Indikationen zur Insulintherapie

▶ Typ-1-Diabetes
▶ Sekundärversagen einer Sulfonylharnstofftherapie bei
  Typ-2-Diabetes
▶ Akutsituationen
  – drohende ketoazidotische Entgleisung
  – diabetisches Koma
  – perioperativ
▶ Nebenwirkungen und Kontraindikationen der oralen
  Antidiabetika
▶ Gestationsdiabetes, sofern Diät allein nicht ausreicht

Beim Stoffwechselgesunden erfolgt die Hemmung
der endogenen Glukoseproduktion durch eine **kontinuierliche basale Insulinsekretion,** die ständig
einen bestimmten Seruminsulinspiegel aufrechterhält. Zur Verwertung der mit der Nahrung zugeführten Kohlenhydrate (exogene Glukosezufuhr)
erfolgt eine intermittierende, von Zeit und Ausmaß
der Nahrungszufuhr abhängige **intermittierende
prandiale Insulinsekretion.**
Beim Stoffwechselgesunden kommt es auf den Reiz
des Blutzuckeranstiegs nach Nahrungszufuhr zu
einer reaktiven Insulinausschüttung. Es wird eine
dem Kohlenhydratangebot äquivalente Insulinmenge sezerniert. Beim Gesunden erfolgt also **zuerst**
eine Kohlenhydrat-, **dann** eine – körpereigene – Insulinzufuhr. Bei der Insulintherapie des Typ-1-Dia-
betikers sind die Verhältnisse dagegen umgekehrt.
Es wird zuerst Insulin gegeben; dann erfolgt die
Kohlenhydratzufuhr. Das Behandlungsprinzip besteht also in einer Insulin**vorgabe** mit **nachfolgendem** Kohlenhydratangebot. Die Nahrungszufuhr
dient gewissermaßen dazu, den blutzuckersenkenden Effekt des Insulins abzufangen, um eine Hypoglykämie zu vermeiden.
Die Kunst der Insulinbehandlung besteht im Prinzip darin, den Wirkspiegel von Insulin im Blut mit
dem durch die Nahrungszufuhr zu erwartenden
Blutzuckerspiegel in Einklang zu bringen. Insulin-
und Nahrungszufuhr müssen also aufeinander
abgestimmt sein. Um diesen therapeutischen Forderungen nachkommen zu können, wurde eine Vielzahl unterschiedlicher galenischer Insulinpräparationen mit unterschiedlicher Pharmakokinetik und
somit unterschiedlichem Wirkprofil entwickelt.
Zur Therapie stehen Rinder- und Schweineinsuline
und seit einigen Jahren auch Humaninsuline zur
Verfügung. Rinder- und Schweineinsulin werden
extraktiv aus dem Pankreas von Schlachttieren gewonnen. Humaninsulin läßt sich sowohl semisyn-
thetisch aus Schweineinsulin durch Austausch des
Alanins gegen Threonin an der B_{30}-Position des
Insulinmoleküls herstellen als auch biosynthetisch
(gentechnologisch) gewinnen. Der Trend geht eindeutig zur Verwendung von Humaninsulin. Die
übliche Applikation in der Routinetherapie ist die
tägliche subkutane Injektion des Insulins. Nur bei
Sondersituationen (z.B. Coma diabeticum) wird
Insulin kontinuierlich intravenös gegeben.
Nach Entdeckung des Insulins durch Banting und
Best standen zunächst nur Insuline zur Verfügung, die mehrmals täglich subkutan injiziert
werden mußten (sogenanntes unmodifiziertes Nor-
mal-[Alt-]Insulin). Um die Zahl der Injektionen zu
reduzieren, wurden sogenannte Verzögerungsinsuline entwickelt. Durch unterschiedliche Zubereitu-
ungen von Insulin läßt sich bewirken, daß der Abstrom des injizierten Insulins aus dem subkutanen
Injektionsdepot langsamer erfolgt. Je nach Ver-
zögerungscharakteristik unterscheidet man neben
den unmodifizierten, kurz wirksamen Normal-In-
sulinen die modifizierten, intermittierend (mittel-

lang) wirksamen und langwirksamen Verzögerungsinsuline (siehe Tab. 14.2-16). Für Spezial-
zwecke stehen noch weitere Insuline, z.B. für die
Insulinpumpenbehandlung zur Verfügung.

Ein Teil der Verzögerungsinsuline läßt sich – abhängig vom galenischen Verzögerungsprinzip – mit
Normal-Insulin zur Herstellung individueller Kombinationen in der Injektionsspritze mischen. Von
der Industrie wird außerdem eine Vielzahl fixer
Kombinationen angeboten. Eine verbindliche Insulindosierung für einzelne Diabetesformen gibt es
nicht. Die Unterschiede im individuellen Insulinbedarf sind groß; keine Insulintherapie darf schematisch erfolgen! Bei Typ-1-Diabetikern kann nach
Ablauf der Remissionsphase jedoch mit einem täglichen Gesamtinsulinbedarf etwa in der Größenordnung von 0,8–1,0 E pro kg Körpergewicht gerechnet werden. Jeweils 40 bis 60% werden zur
Deckung des basalen bzw. prandialen Insulinbedarfs benötigt.

Bei **konventioneller Insulintherapie** wird zweimal
täglich (morgens und abends) ein Intermediär-Insu-
lin oder eine Mischung aus Intermediär- und Normal-Insulin gegeben (Morgendosis ca. zwei Drittel,
Abenddosis ca. ein Drittel des Tagesbedarfs). Die
Nahrungszufuhr muß sich hinsichtlich Zeit und
Menge nach dem vorgegebenen Wirkprofil des
Insulins oder der Insulinmischung richten, erfordert
also ein starres Therapieschema, bei dem der Patient in ein genau festgelegtes „Insulin-Diät-Re-
gime" eingebunden ist. Bei dieser Therapieform
decken die Insulininjektionen sowohl den basalen
als auch den prandialen Insulinbedarf ab.

Bei der sog. **intensivierten Insulintherapie** wird im
Prinzip versucht, basalen und prandialen Insulinbedarf unabhängig voneinander zu substituieren.
Gedanklich werden dabei die beiden Insulineffek-
te (Hemmung der Glukoneogenese – „endogene
Glukosezufuhr" – und Verwertung der prandialen
Kohlenhydrate – „exogene Glukosezufuhr") voneinander getrennt. Der Deckung des basalen
Insulinbedarfs dient die zweimalige Gabe eines mit-
tellang- oder langwirksamen Verzögerungsinsulins,
während der Mahlzeitenbedarf durch Injektionen
eines kurzwirkenden Normal-(Alt-)Insulins vor den
Hauptmahlzeiten gedeckt wird. Bei diesem Therapieregime kann wegen der Trennung des basalen

(endogene KH-Zufuhr) und des prandialen (exogene KH-Zufuhr) Insulinbedarfs die **zeitliche** Abfolge
der einzelnen Mahlzeiten **variiert** werden. So kann
etwa die Einnahme der Mittagsmahlzeit zeitlich
z.B. um eine Stunde verschoben werden, da bei diesem Therapieregime die Gabe des Normal-(Alt-)
Insulins ebenfalls verschoben werden kann. (Bei
der konventionellen Insulintherapie ist dagegen
durch die morgendliche Gabe eines mittellang wirksamen Verzögerungsinsulins, mit dem gleichzeitig
basaler und prandialer Insulinbedarf gedeckt werden, der Zeitpunkt der Mittagsmahlzeit bereits
fixiert.) Insulin- und Kohlenhydrat**menge** bleiben
für die einzelnen Mahlzeiten jedoch **festgelegt**. Diese Therapieform ist unter dem Schlagwort „**Basis-
Bolus-Konzept**" bekannt geworden. Zahlreiche Ab-
wandlungen und Mischformen von konventioneller
und intensivierter konventioneller Therapie sind gebräuchlich (siehe Abb. 14.2-5).

Die intensivierte Insulintherapie erlaubt es einem
exzellent geschulten Diabetiker (nur diesem!), unter
gewissen Bedingungen nicht nur eine zeitliche Variation seiner Mahlzeiten, sondern auch eine Variation der Kohlenhydratmenge bei den einzelnen
Mahlzeiten vorzunehmen und die intensivierte
konventionelle Insulintherapie zum sogenannten
„funktionellen Insulingebrauch" zu erweitern, wobei je nach Kohlenhydratmenge der Mahlzeit die
Dosierung des Normal-(Alt-)Insulins variiert werden muß. Der Patient muß jedoch bereit sein, mindestens vier, besser acht Blutzuckerselbstbestim-
mungen pro Tag durchzuführen, um vor jeder Mahlzeit immer wieder aktuell Blutzuckerhöhe, Insulinmenge und Mahlzeit aufeinander abzustimmen und
um nach jeder Mahlzeit zu kontrollieren, ob diese
Abstimmung auch erfolgreich war oder nicht. Diese
Art der Insulintherapie, die auch als „nahezu
normoglykämische Insulinsubstitution" bezeichnet
wird, erfordert vom Patienten neben Selbstdisziplin
und häufigen Blutzuckerselbstkontrollen sehr eingehende diätetische Kenntnisse. Der Patient muß
nicht nur den Gehalt der einzelnen Nahrungsmittel
an Kohlenhydraten und die Einteilung der kohlenhydrathaltigen Nahrungsmittel in verschiedene
Gruppen genau kennen, sondern darüber hinaus
die unterschiedliche Resorptionsgeschwindigkeit
bei gemischter Kost, d.h. einer Kost, die Kohlenhydrate, Fett und Eiweiß enthält (Verzögerung der
Magenentleerung bei einem höheren Fettgehalt der
Kost), berücksichtigen. Nur dann wird er in der
Lage sein, den Balanceakt der „Nahezu-Normo-
glykämie" zu bestehen.

Die Insulininjektionen erfolgen subkutan. Geeignete Spritzstellen sind die Bauchhaut im Bereich der
Nabelgegend (Mindestabstand vom Nabel ca. 3 cm)
und der proximale Bereich der Streck- oder Außenseite der Oberschenkel. Von manchen Patienten
wird die Gesäßregion (oberer äußerer Quadrant)
bevorzugt. Die Injektionen sollten nicht immer an
derselben Stelle erfolgen (Gefahr der Lipodystrophie), sondern innerhalb der gleichen Bereiche et-

Tab. 14.2-16	Insulinpräparationen	
unmodifiziert Normalinsulin („Alt-Insulin")	**modifiziert** Verzögerungsinsulin	
Wirkdauer* kurz	**Wirkdauer*** mittellang (intermediär)	lang
6–8 Std.	12–20 Std.	20–30 Std.
*abhängig von Dosis und individuellen Gegebenheiten, häufig kürzer		

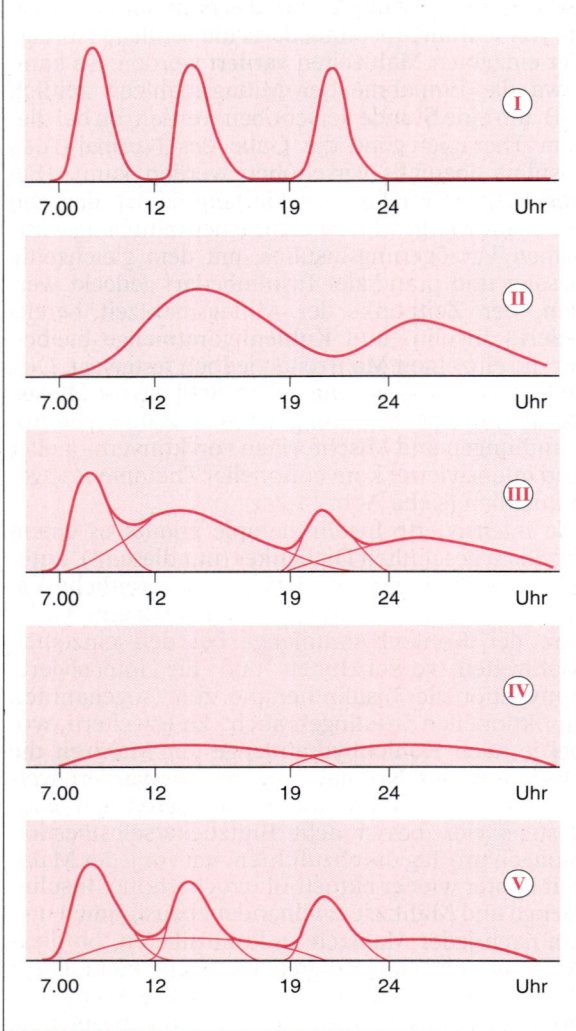

Abb. 14.2-5 Wirkspiegelverhalten von Insulin bei verschiedenen Insulinregimen.

I. dreimalige Gabe eines kurzwirksamen Normal-(Alt-)Insulins.

II. morgendliche und abendliche Gabe eines intermediär wirksamen Insulins.

III. morgendliche und abendliche Gabe eines Kombinationsinsulines [Zumischung von Normal-(Alt-)Insulin zu intermediär wirksamem Insulin].

IV. zweimalige Gabe eines langwirksamen Verzögerungsinsulins.

V. kombinierte Behandlung mit dreimaliger Gabe eines kurzwirksamen Normal-(Alt-)Insulins und zweimaliger Gabe eines langwirksame Verzögerungsinsulins.

was wechseln. Da die Geschwindigkeit der Insulinresorption in den verschiedenen Regionen etwas variieren kann, sollten die Regionen nicht täglich, sondern etwa wöchentlich gewechselt werden, um die Insulindosierung gegebenenfalls den unterschiedlichen Resorptionsgeschwindigkeiten anpassen zu können. Zu beachten ist, daß Erwärmung der Haut (Injektion vor oder nach heißem Bad!)

oder Durchblutungsvermehrung durch Massage der Injektionsstelle die Insulinresorption beschleunigen kann. Auch Muskelarbeit kann die Insulinresorption bei Injektionen in den Extremitätenbereichen beschleunigen.

Die subkutanen täglichen Insulininjektionen können mit Hilfe sogenannter **„Pens"** (füllhalterähnliche Injektionsgeräte, die Insulin in vorgefertigten Patronen enthalten, aus denen die gewünschte Insulindosis per Knopfdruck injiziert werden kann) bequemer gestaltet werden.

Anstelle wiederholter, täglicher subkutaner Einzelinjektionen kann die Insulinzufuhr auch kontinuierlich mittels sogenannter **Insulinpumpen** erfolgen. Es handelt sich hierbei um mit speziellen Normalinsulinlösungen gefüllte Dosiergeräte von der Größe einer Streichholzschachtel bis Zigarettenschachtel, die kontinuierlich eine bestimmte vorprogrammierte Insulinmenge zur Deckung des basalen Insulinbedarfs abgeben und es zusätzlich erlauben, vor den Mahlzeiten eine gewünschte Insulindosis als „Bolus" abzurufen. Die Insulingabe erfolgt über eine subkutan liegende Kanüle, die mit dem Gerät durch ein Schlauchsystem verbunden ist. (Intravenöse und intraperitoneale Insulingaben sind ebenfalls möglich.) Die Pumpen werden extern am Körper getragen. Implantierbare Pumpen, deren Insulinreservoir in ein- oder mehrwöchigen Abständen perkutan nachgefüllt werden kann, befinden sich in Erprobung.

Therapieziele: Die Diabetestherapie ist eine symptomatische Therapie, die sich an den Blutzuckerwerten orientiert. Angestrebt wird im Prinzip **immer** eine Normalisierung oder „Nahezu-Normalisierung" des Blutzuckerspiegels. Für Patienten mit nicht-insulinabhängigem Diabetes (NIDDM) wurde 1986 anläßlich einer Consensus-Konferenz, an der 24 Diabetologen aus 14 europäischen Ländern teilnahmen, eine „Euro-Norm" mit folgenden Kategorien verabschiedet:

▶ gut (Blutzucker nüchtern 80–120 mg/dl bzw. 4,4–6,6 mmol/l; Blutzucker postprandial 80–160 mg/dl bzw. 4,4–8,8 mmol/l)

▶ akzeptabel (BZ nüchtern < 140 mg/dl bzw. 7,7 mmol/l; BZ postprandial < 180 mg/dl bzw. 9,9 mmol/l)

▶ schlecht (BZ nüchtern > 140 mg/dl bzw. 7,7 mmol/l; BZ postprandial > 180 mg/dl bzw. 9,9 mmol/l).

Jedoch ist immer die Gesamtsituation des Patienten zu berücksichtigen. Die mindestens zu erreichende metabolische Kontrolle sollte daher als sog. Therapieziel bei Beginn jeder Behandlung individuell festgelegt werden. So wird man bei einer Schwangeren zur Vermeidung einer Fetopathie immer eine Normalisierung der Blutzuckerwerte zu erreichen suchen. Bei einem Patienten mit einem Bronchialkarzinom, der nur noch wenige Monate zu leben hat und diabetische Spätkomplikationen sicher nicht mehr erleben wird, kann man von einer weitgehenden Normalisierung der Blutzuckerwerte absehen, falls hierbei Schwierigkeiten auftreten, die den Patienten zusätzlich belasten. In diesem Sinne sind die in Tabelle 14.2-17 wiedergegebenen Therapievorstellungen bei einzelnen klinischen Beispielsituationen zu verstehen.

Therapiekontrolle: Den Therapiezielen entsprechend erfolgt die Therapiekontrolle. Der Patient soll in die Therapiekontrolle durch Selbstkontrolle von Blut- und Harnzucker sowie Azeton miteinbezogen werden. Bei stabil eingestellten Typ-2-Diabetikern mit normaler Nierenschwelle reichen unter Umständen postprandiale Harnzuckerkontrollen aus. Ein negativer Harnzuckerbefund zeigt an, daß die Blutzuckerkonzentration zuvor unter 160 bis 180 mg/dl (8,8–9,9 mmol/l) gelegen haben muß. Bei Harnzuckerfreiheit kann dann von einer befriedigenden Blutzuckereinstellung ausgegangen werden. Patienten mit labiler Stoffwechsellage sollen nach entsprechender Schulung und Motivierung

Tab. 14.2-17 Stoffwechseleinstellungen, die unter bestimmten klinischen Situationen erreicht werden sollten

Therapievorstellung I:
▶ Blutzuckerwerte im Tagesprofil 60–120 (140) mg/dl
▶ Harnzucker negativ
▶ HbA₁ normal

Indikation: Gravidität
Voraussetzung:
Schulung, Kooperation
tägl. Selbstkontrolle
häufige ärztliche Kontrollen

Therapievorstellung II:
▶ Blutzuckerwerte im Tagesprofil 80–160 (180) mg/dl
▶ Harnzucker negativ
▶ HbA₁ unter 9%
keine **schweren** Hypoglykämien
Indikation: alle Diabetiker mit langer Lebenserwartung
Einschränkungen:
unregelmäßige Lebensführung und keine regelmäßige Kontrolle/Selbstkontrolle

Therapievorstellung III:
▶ Blutzuckerwerte im Tagesprofil 100–180 (220) mg/dl
▶ Harnzucker meist negativ
▶ HbA₁ bei 10%
wird toleriert bei:
Diabetikern mit kürzerer Lebenserwartung, z.B. unheilbarer Zweiterkrankung, die lebensverkürzend wirkt.

Therapievorstellung IV:
▶ Blutzuckerwerte im Tagesprofil unter 250 (300) mg/dl
▶ Vermeidung hyperglykämiebedingter Symptome, vor allem Dehydratation

bei:
fortgeschrittener zerebraler Gefäßsklerose
Senium (zerebraler Altersabbau)
(„Komaverhinderungstherapie")

(gelegentliches Überschreiten der angegebenen Blutzuckerobergrenzen bis zu den in Klammern angegebenen Werten wird toleriert.)

Blutzuckerselbstkontrollen durchführen und in der Lage sein, innerhalb vorgegebener Grenzen durch Anpassung der Diät und der Insulindosierung ihr Stoffwechselgeschehen selbst zu steuern. Führen eines Protokollheftes durch den Patienten und Besprechung aller Daten während der Visiten beim Arzt ist Bestandteil der Therapie.

Die Güte der Stoffwechseleinstellung soll unabhängig von den Blutzucker- und Harnzuckerkontrollen durch Bestimmung der glykierten Hämoglobine (bestimmt als HbA₁c, HbA₁gesamt oder Glykohämoglobin) überwacht werden. Dieser Parameter läßt rückblickend eine Beurteilung der Stoffwechsellage zu. Er spiegelt die Blutzuckermittellage der letzten 4–6 Wochen wider. Zur blutzuckerunabhängigen Beurteilung eines kürzeren Zeitraums (der letzten 8–14 Tage) eignet sich die Bestimmung der glykierten Proteine (z.B. in Form der sog. Fruktosamin-Bestimmung). In mehrmonatigen Abständen sind auch Fettstoffwechselkontrollen durchzuführen. Besonders Typ-2-Diabetiker neigen bei hohen Blutzuckerwerten zu sekundären Hyperlipoproteinämien. Nur bei normaler Triglyzeridkonzentration kann jedoch von einer befriedigenden Einstellung gesprochen werden.

Sekundärer Diabetes: Schwierigkeiten kann die Diabeteseinstellung nach totaler Pankreatektomie bereiten. Es muß nicht nur für eine Insulinsubstitution ähnlich wie beim Typ-1-Diabetes, sondern auch für eine Behebung der Verdauungsstörungen gesorgt werden. Der Fermentmangel läßt sich dabei durch Enzymsubstitution relativ gut beheben. Probleme entstehen bei postoperativen Darmmotilitätsstörungen, die zu einer wechselnden Nahrungsresorption führen. Jedoch nur bei gleichmäßiger Nahrungsresorption sind die Voraussetzungen für ein überschaubares Blutzuckerverhalten, mit dem die Insulintherapie in Einklang gebracht werden muß, gegeben. Daher haben pankreatektomierte Patienten häufig stark schwankende Blutzuckerspiegel mit raschem Wechsel zwischen zu hohen und zu niedrigen Werten. Diese Patienten sind in besonderem Maße durch schwere Hypoglykämien **quoad vitam** bedroht.

Gravidität: Eine besonders sorgfältige Überwachung ist während der Schwangerschaft notwendig. Die perinatale Sterblichkeit ist bei schlecht eingestelltem Diabetes erhöht. Bei geplanter Schwangerschaft sollte bereits vor der Konzeption eine optimale Stoffwechseleinstellung erfolgen. Stoffwechselgesunde Frauen haben während einer Schwangerschaft physiologischerweise niedrigere Blutzuckerspiegel als außerhalb einer Schwangerschaft. Deswegen müssen Diabetikerinnen während einer Schwangerschaft auf niedrigere Blutzuckerwerte als außerhalb einer Schwangerschaft eingestellt werden. Die Blutzuckerwerte sollen zwischen 60 und 120 mg/dl (3,3 und 6,6 mmol/l) liegen. Ein Wert von 140 mg/dl (7,7 mmol/l) sollte nie überschritten werden bzw. sofortige therapeutische Reaktionen veranlassen. Der Zeitpunkt der

Entbindung richtet sich nach dem Befinden des Föten (laufende kardiotokographische Kontrolle); die Indikation zur Sectio soll großzügig gehandhabt werden.

Insulinresistenz: Von einer Insulinresistenz wird bei einem laufenden Insulinbedarf von mehr als 200 E pro Tag gesprochen. Eine echte immunogene Insulinresistenz aufgrund humoraler Antikörper ist extrem selten. Sie dürfte heute bei hochgereinigten Insulinpräparationen und speziesidentischen Insulinen noch seltener als früher geworden sein.

In der Regel liegt einem hohen Insulinbedarf eine Insulinunterempfindlichkeit zugrunde, die auf eine erhebliche Adipositas, eine exzessive Hypertriglyzeridämie, eine Ketoazidose, einen bakteriellen hochfieberhaften Infekt oder eine Streßsituation bei schwerem Trauma (Polytrauma) zurückzuführen ist.

Weitere Ursachen können endokrine Erkrankungen mit vermehrter Sekretion kontrainsulinärer Hormone sein, ebenso eine hochdosierte Glukokortikoidbehandlung.

Soziale Fragen: Die Feststellung eines Diabetes erfordert in der Regel deutliche Umstellungen im Tagesablauf, die zu Konfliktsituationen in zahlreichen Lebensbereichen führen können. Oft ergeben sich berufliche Schwierigkeiten, wenn Hypoglykämien zur Selbstgefährdung (z. B. Dachdecker) oder Fremdgefährdung (z. B. Busfahrer) führen können. Geeignete und ungeeignete Berufe (siehe Merkblatt der Deutschen Diabetes-Gesellschaft) müssen bei der Berufswahl bzw. Berufsberatung berücksichtigt werden. Notfalls sind auch Umschulungen bei bereits erlernten Berufen notwendig. Bestimmte Sportarten (Klettertouren im Gebirge, Wildwasserkanufahrten) sollten gemieden werden. Bei Eingehen von Lebensgemeinschaften sollte der Partner über Diabetesprobleme informiert sein.

Unter bestimmten Bedingungen können Insulin spritzende Diabetiker Schwerbehinderten gleichgestellt werden. Vorteile und mögliche Nachteile sind vor Stellung eines Antrages abzuwägen.

Zukunftsaspekte: Zur Verbesserung der Stoffwechseleinstellung wird nach neuen Wegen in der Diabetestherapie gesucht. Fortschritte in Immunologie und Transplantationschirurgie ergeben Ansatzpunkte (Transplantation isolierter Inselzellen, Pankreasteiltransplantationen). Versuche, einen Sensor für kontinuierliche Blutzuckermessungen zu entwickeln, machen Fortschritte. Die Vorstellungen gehen in Richtung einer durch Rückkopplung gesteuerten, tragbaren Insulinpumpe, die abhängig von der Blutzuckerhöhe bedarfsgerecht Insulin applizieren kann ("künstliches Pankreas").

Versuche einer frühen Immunintervention vor Manifestation eines Typ-1-Diabetes zur Beeinflussung der "Insulitis", die zur Zerstörung der Inselzellen führt, haben eher enttäuscht.

Eine andere Strategie befaßt sich mit Überlegungen, die negativen Auswirkungen der Blutzuckererhöhung am Gewebe zu blockieren, um Spätkomplikationen zu vermeiden. Durch Einsatz von Aldosereduktasehemmern soll versucht werden, die vermehrte Bildung von Sorbit zu bremsen und somit eine durch einen erhöhten intrazellulären Sorbitgehalt bedingte osmotische Zellschädigung zu vermeiden. Eine weitere Überlegung geht dahin, die Folgereaktionen, die sich an die nichtenzymatische Proteinglykierung und die nachfolgenden "Bräunungsreaktionen" anschließen und zur Bildung sogenannter "advanced glycosylation end products" führen, zu beeinflussen. Mit Aminoguanidinen lassen sich offenbar Quervernetzungen im Kollagengerüst, die für die diabetische Angiopathie verantwortlich gemacht werden, vermeiden.

Prognose

Das diabetische Koma ist heute in weniger als 1% Todesursache beim Diabetes. Die Prognose ist vielmehr abhängig von der Qualität der Diabeteseinstellung und damit abhängig vom Ausmaß der Entwicklung typischer diabetischer Spätkomplikationen.

Beim Typ-1-Diabetes ist bei Manifestation des Diabetes um das 10. Lebensjahr mit einer Lebensverkürzung von 15–18 Jahren zu rechnen. Laut WHO-Report von 1985 ist die Lebenserwartung bei "insulin-dependent diabetics" insgesamt um ca. ein Drittel verkürzt. Haupttodesursache (mehr als 50%) ist bei Typ-1-Diabetikern die diabetische Nephropathie. Bei Auftreten einer bleibenden Proteinurie (Makroalbuminurie) beträgt die Lebenserwartung meist nicht mehr als fünf bis sechs Jahre.

Die in den letzten zwei Jahrzehnten gewonnenen pathophysiologischen Erkenntnisse und deren Nutzanwendung in der Therapie lassen für die Zukunft eine positive Beeinflussung dieser Zahlen erhoffen.

Beim Typ-2-Diabetiker ist die Lebenserwartung ebenfalls verkürzt. Die Verkürzung wird im WHO-Report von 1985 mit "mehreren Jahren" angegeben. Die im Vergleich zu einem gleichaltrigen Nichtdiabetiker bei Stellung der Diagnose noch gegebene Lebenserwartung dürfte bei einem Typ-2-Diabetiker auf etwa die Hälfte verkürzt sein.

Beim Typ-2-Diabetes wird das Schicksal also im wesentlichen durch die Folgen der Makroangiopathie und die diabetische Gangrän bestimmt. Etwa drei Viertel der Patienten sterben an vaskulären Komplikationen. Das Risiko, an einem koronaren Herzleiden zu erkranken, ist bei Diabetikern im Vergleich zu Nichtdiabetikern um das Zwei- bis Dreifache gesteigert. Mehr als die Hälfte aller nichtunfallbedingten Amputationen werden bei Diabetikern durchgeführt.

Die Prognose könnte entscheidend verbessert werden, wenn es gelänge, das allgemeine Wohlstandssyndrom, bestehend aus Adipositas, Fettstoffwechselstörung, Hyperurikämie infolge von Fehlernährung und Überernährung (zu viel Zucker, zu wenig Ballaststoffgehalt bei kohlenhydrathaltigen Nahrungsmitteln, zu viel Fett, zu reichlich

Eiweiß – und zu reichlich Alkohol!) mit arterieller Hypertonie und Nikotinabusus sowie Bewegungsarmut, zu beeinflussen. Ansatzpunkte sind Aufklärung über kalorienbewußte Ernährung und Vermeidung von Fehlernährung. Allein eine Normalisierung des Körpergewichtes führt in der Regel zu einer Normalisierung des Fettstoffwechsels, zum Schwinden der Hyperurikämie, zur Abnahme der arteriellen Hypertonie und zur Verbesserung der Glukosetoleranz. Ein manifester Diabetes schwindet bei etwa der Hälfte der Typ-2b-Diabetiker bei Normalisierung des Körpergewichtes. Auch eine unzureichende Gewichtsabnahme, die nicht zur vollständigen Normalisierung des Körpergewichtes führt, ist ein Schritt in die richtige Richtung.

Hypoglykämie

Von einer Hypoglykämie wird gesprochen, wenn die Blutzuckerkonzentration 45 mg/dl (2,5 mmol/l) unterschreitet (laborchemische Definition). **Klinische** Symptome der Hypoglykämie sind
▶ Zeichen der gegenregulatorischen Adrenalinausschüttung und
▶ Zeichen eines Glukosemangels des zentralen Nervensystems.
Fällt der Blutzuckerspiegel von überhöhten Werten (über 200 mg/dl (bzw. 11 mmol/l) rasch ab, können klinische Zeichen einer Hypoglykämie auch schon bei Blutzuckerwerten zwischen 60 und 80 mg/dl (3,6 und 4,8 mmol/l) auftreten. Jeder Diabetiker, der orale Antidiabetika vom Sulfonylharnstofftyp einnimmt oder Insulin spritzt, ist potentiell hypoglykämiegefährdet. Er muß über mögliche Symptome der Hypoglykämie unterrichtet sein und wissen, wie er sich bei Zeichen einer Hypoglykämie zu verhalten hat: sofortige Einnahme von ein bis zwei Stückchen Traubenzucker oder auch Würfelzucker, um den Blutzucker rasch, aber nur gering – auf Normalwerte – anzuheben; anschließend Einnahme von rasch resorbierbaren Kohlenhydraten (z.B. 1–2 Scheiben Weißbrot), um ein erneutes Absinken des Blutzuckers zu vermeiden.
Gefürchtet sind sogenannte „schleichende Hypoglykämien", bei denen die Blutzuckerkonzentration so langsam abfällt, daß die Warnsymptome der adrenergen Gegenregulation fehlen. Der Patient kann dann durch die Neuroglukopenie in einen Zustand geraten, in dem die zerebralen Kontrollfunktionen über sein Verhalten aussetzen, so daß es zu läppisch-sinnlosen oder gefährlichen Handlungen (Eigengefährdung, Fremdgefährdung) kommen kann. In schweren Fällen kann es zur Bewußtlosigkeit und bei längerer Dauer der Hypoglykämie zu irreversiblen Hirnschädigungen kommen (Einzelheiten siehe Tab. 14.2-18).
Die wichtigsten klinischen Zeichen des hypoglykämischen Schocks sind in Tabelle 14.2-19 wiedergegeben.
Bei Bewußtlosigkeit muß intravenös Glukose injiziert werden (20–40 ml einer 50%igen Glukose-

Tab. 14.2-18 Neuro-psychiatrische Symptome bei Hypoglykämie [modifiziert nach Himwich]. (Die einzelnen Symptome müssen nicht in der geschilderten Reihenfolge auftreten)

vegetative Symptome	Heißhunger, Schweißausbrüche, Zittern, Herzklopfen, Muskelschwäche, Hautblässe
kortikale Symptome	Parästhesien, Merkschwäche, Schläfrigkeit, allgemeine geistige Verlangsamung, Koordinationsstörungen (undeutliche Sprache!), Fehlhandlungen, sinnlos erscheinendes Verhalten, Verwirrtheit
subkortikale Symptome	Somnolenz, anschließend Bewußtlosigkeit
mesenzephale Symptome	tonisch-klonische Krämpfe
pontine Symptome	Enthirnungsstarre (Streckkrämpfe), irreversible Hirnschädigung
medulläre Symptome	Dezerebration (spinale Automatismen), – Tod

Tab. 14.2-19 Hypoglykämischer Schock

Haut:	feucht, blaß, normaler Turgor
Puls:	meist frequent, gut gefüllt (RR erhöht)
Atmung:	normal
Reflexe:	normal, gesteigert

bei tiefer Bewußtlosigkeit gelegentlich generalisierter zerebraler Krampfanfall (cave: Fehldiagnose Epilepsie!)

lösung). Der Laienhelfer (z.B. ein entsprechend geschulter Familienangehöriger) kann zur Überbrückung bis zum Eintreffen des Notarztes Glukagon (1 mg; vorgefertigte Spritzampullen im Handel) i.m. spritzen.
Leichte Hypoglykämien, die durch die Warnsymptome der Gegenregulation rechtzeitig erkannt werden und vom Patienten abgefangen werden können, sind lästig, gelten aber als weniger gefährlich. Schwere Hypoglykämien, bei denen der Patient in einen hilflosen Zustand gerät und auf Fremdhilfe angewiesen ist, sind potentiell lebensbedrohlich. Jeder Diabetiker sollte daher einen Diabetikerausweis (siehe Abb. 14.2-6) bei sich tragen, der Helfer auf den Diabetes aufmerksam macht.
Leichtere Hypoglykämien werden sich nie ganz vermeiden lassen und werden bis zu einem gewissen Grade (ein- bis zweimal pro Woche) zugunsten einer scharfen Einstellung bei jugendlichen, kardial gesunden Diabetikern in Kauf genommen. Weglassen einer Zwischenmahlzeit, eigenmächtiges oder unkritisches Erhöhen der Tabletten- oder Insulindosis, unterlassener Ausgleich einer blutzuckersenkenden zusätzlichen körperlichen Aktivität entwe-

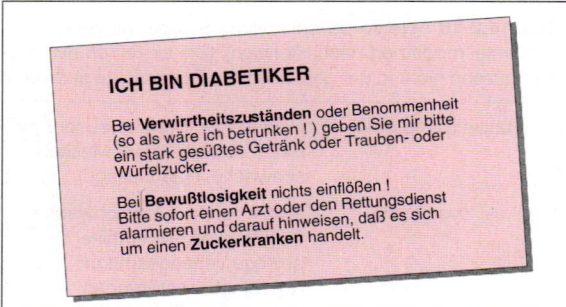

Abb. 14.2-6   Beispiel eines Diabetikerausweises.

der durch Erhöhung der Kohlenhydratmenge oder durch Reduktion der Insulindosis sind grobe Fehler, die bei einem gut geschulten Patienten nicht auftreten sollten.

Literatur

– Diabetes mellitus, Report of a WHO study group. WHO Technical Report Series 727. WHO, Genf 1985.
– Guisberg-Fellner, F., R. C. McEvoy: Autoimmunity and the Pathogenesis of Diabetes. Springer, New York 1990.
– Howorka, K.: Funktionelle, nahe-normoglykämische Insulinsubstitution. Springer, Berlin 1987.

14.3 Störungen des Purin- und Pyrimidinstoffwechsels

P. Bottermann

14.3.1 Gicht

Definition

Bei der primären Gicht führt eine genetische Prädisposition bei übermäßiger Purinzufuhr zur Anreicherung und Ablagerung von Harnsäure im Organismus. Diese Ablagerungen verursachen krankhafte artikuläre und/oder extraartikuläre Veränderungen.

Kasuistik

Ein 54jähriger Handelskaufmann, leicht übergewichtig, kommt humpelnd-hüpfend in die Sprechstunde. Er sei nachts gegen 4 Uhr mit heftigen Schmerzen in der rechten großen Zehe aufgewacht. Die Zehe sei geschwollen; er könne nicht mehr auftreten. Auf Befragen gibt er an, daß er am Abend zuvor zu einem festlichen Essen (Jubiläumsfeier) eingeladen gewesen sei.

Bei der **Inspektion** zeigt sich ein hochrot-livid verschwollenes rechtes Großzehengrundgelenk, das bereits bei Berührung schmerzt. Aktive und passive Bewegung sind nicht möglich. Die Harnsäurekonzentration beträgt 7,8 mg/dl (468 µmol/l). Bei der weiteren **Untersuchung** ergibt sich eine mäßige Hypercholesterinämie und Hypertriglyzeridämie, außerdem eine Grenzwerthypertonie mit Blutdruckwerten von 155/90 mmHg.

Epidemiologie

Das klinische Krankheitsbild der primären Gicht ist nicht nur durch den hereditären Faktor einer begrenzten Harnsäureausscheidungskapazität bedingt, sondern auch durch die **Realisation** dieses Faktors, die durch eine länger anhaltende überreichliche Purinzufuhr mit der Nahrung erfolgt. Entsprechend hängt die Manifestation einer Gicht von soziologischen Faktoren ab. In Wohlstandsgebieten kann derzeit mit einer Häufigkeit von 1–2% unter der erwachsenen Bevölkerung gerechnet werden, wobei Männer bevorzugt befallen werden.

Ätiologie und Pathologie

Ätiologie: Harnsäure ist Endprodukt des Purinstoffwechsels. Sie wird überwiegend renal eliminiert. Der Harnsäurepool des Menschen wird aus zwei Quellen gespeist:
▶ der Harnsäure, die als Endprodukt des Zellstoffwechsels im Organismus anfällt (endogene Harnsäureproduktion),
▶ der Harnsäure, die als Abbauprodukt der mit der Nahrung zugeführten Purinkörper anfällt (exogener Harnsäureanfall).

Bei der Gicht besteht eine sogenannte **„positive Harnsäurebilanz"**. „Positiv" bedeutet in diesem Zusammenhang, daß die exogene und endogene Zufuhr an Harnsäure in den Harnsäurepool die Elimination von Harnsäure aus dem Harnsäurepool übersteigt. Es kommt zu einem **Harnsäurerückstau** im Organismus. Dieser Harnsäurerückstau kann entweder Folge einer vermehrten Zufuhr (endogen oder exogen) oder Folge einer verminderten Elimination sein. Es hat sich gezeigt, daß nur bei ca. 1% aller Patienten mit primärer Gicht eine absolute Steigerung der endogenen Harnsäureproduktion infolge seltener Anomalien im Purinstoffwechsel vorliegt, bei 99% der Harnsäurepool aber deswegen zunimmt, weil die renale Elimination mit einer – gesteigerten – exogenen Harnsäurezufuhr nicht Schritt halten kann.

Das Wesen der primären Gicht besteht also aus einem hereditär bedingten **Engpaß in der Harnsäureausscheidung.** Bei normaler alimentärer Harnsäurezufuhr reicht die Ausscheidungskapazität jedoch gerade noch aus, um einen Harnsäurerückstau im Organismus zu vermeiden. Bei einer purinreichen Kost wird sie bei den betroffenen Personen dagegen überschritten. Übersteigt der alimentäre Harnsäureanfall über längere Zeit (Jahre) die Eliminationskapazität, kommt es zu einer Zunahme des Gesamtkörperharnsäurepools, die sich in einem Anstieg der Harnsäurekonzentration im Serum widerspiegelt. Harnsäurewerte bis zu 6,4 mg/dl gelten dabei als „normal", da bei niedrigeren Harnsäurekonzentrationen im Serum das Löslichkeitsprodukt der Harnsäure im Organismus nicht überschritten wird. Übersteigt dagegen die Harnsäurekonzentration einen Wert von 6,4 mg/dl

(384 μmol/l), kommt es zu Harnsäureablagerungen im Organismus; die Gicht nimmt ihren Anfang.

Pathogenese: Die primäre Gicht verläuft in vier klassischen Phasen oder Stadien. Dem **asymptomatischen Stadium** der Hyperurikämie, das Jahre (bis Jahrzehnte) andauern kann, folgt das Stadium der **Erstmanifestation** mit dem akuten Gichtanfall. Nach Abklingen des ersten Gichtanfalls tritt der Patient in die sogenannte **interkritische Phase** ein, in der bis zum nächsten Gichtanfall mehrere Monate (bis Jahre) Symptomfreiheit besteht. Die Phasen der Symptomfreiheit zwischen den Anfällen werden im Laufe der Zeit jedoch immer kürzer, bis schließlich bei der **chronischen Gicht** ständige Schmerzhaftigkeit besteht und es zu den chronischen Gelenkveränderungen kommt.

Dem akuten Gichtanfall liegt eine perakute artikuläre/periartikuläre Entzündungsreaktion zugrunde, deren Auslösung nicht sicher bekannt ist. Vermutlich kommt es plötzlich zu einer lokalen Ausfällung von Harnsäure in Form von Harnsäurekristallen, die zu einer aseptischen Entzündung führen. Das Auftreten eines akuten Gichtanfalls ist prinzipiell unabhängig von der aktuellen Harnsäurekonzentration. Jedoch scheinen rasche Schwankungen des Harnsäurespiegels, etwa ein plötzlicher Anstieg nach reichlichem Alkoholgenuß, die Auslösung eines Gichtanfalls zu begünstigen. Generell nimmt die **Wahrscheinlichkeit,** einen Gichtanfall im Laufe der Zeit zu erleiden, mit steigender Harnsäurekonzentration zu. Bei Harnsäurewerten zwischen 6,5 und 7 mg/dl (390–420 μmol/l) liegt die Wahrscheinlichkeit knapp unter 2%. Bei Werten um 8 mg/dl (480 μmol/l) beträgt das Risiko bereits 40%. Bei Werten über 9 mg/dl (540 μmol/l) muß mit an Sicherheit grenzender Wahrscheinlichkeit mit einem Gichtanfall innerhalb der nächsten 1–1½ Jahre gerechnet werden.

Ⓢ Symptome

Der **akute Gichtanfall** äußert sich in typischen Symptomen (siehe Fallbeispiel). Bei der klinischen Untersuchung findet man als typischen Untersuchungsbefund ein hochrot-livide verschwollenes Großzehengrundgelenk mit äußerster Schmerzhaftigkeit bei Berührung oder bei passiven Bewegungsversuchen. Der Patient nimmt eine ängstliche Schonhaltung ein und meidet möglichst jedes Auftreten mit dem betroffenen Fuß. Er berührt allenfalls mit der Ferse den Boden und bewegt sich sprungartig hüpfend fort, was dem Gang einen typischen (lächerlich wirkenden; siehe Bilder alter Meister) Charakter verleiht.

Das klinische Bild eines akuten Gichtanfalls ist so typisch (in 70–90% der Fälle Erstmanifestation am Großzehengrundgelenk), daß es differentialdiagnostisch mit anderen Gelenkerkrankungen kaum verwechselt werden kann.

Die **chronische Gicht** ist charakterisiert durch anhaltende Gelenkschmerzen, denen die typischen anfallsartigen Gelenkschmerzen vorausgegangen

sind. Die Uratablagerungen führen bei der chronischen Gicht zu Zerstörungen des Gelenkknorpels. Es kommt in den gelenknahen Bereichen zu Knochenusuren und Knochenatrophien, die röntgenologisch faßbar werden (siehe Abb. 14.3-1). Umschriebene Uratablagerungen im Bereich der Gelenkkapsel und in den gelenknahen Sehnenanteilen führen zu den sogenannten **Gichtknoten (Tophi** – siehe Abb. 14.3-2). Es handelt sich hierbei um schmerzlose, meist derbe, weißlich durchschimmernde Knötchen, die eine Größe von knapp einem Zentimeter erreichen können. Brechen diese Knötchen auf, entleert sich eine weißlich-amorphe Masse, die vorwiegend aus Harnsäure besteht.

Diese Form der chronischen Gicht ist heute jedoch nur noch sporadisch anzutreffen, falls die rechtzeitige Diagnose versäumt wurde oder eine unzureichende Therapie erfolgte.

Bei der chronischen Gicht findet man auch Tophi am Rand des Ohrknorpels. Es handelt sich um umschriebene, etwa stecknadelkopfgroße weißliche

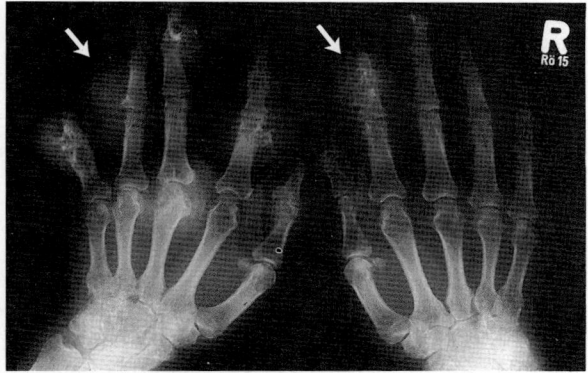

Abb. 14.3-1   Fortgeschrittene Gelenkusuren und -zerstörungen. Die Gicht-Tophi (→) sind als Weichteilschatten ebenfalls erkennbar.

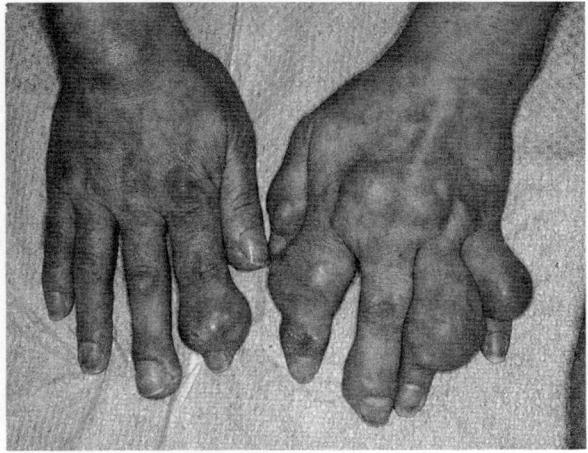

Abb. 14.3-2   Fortgeschrittenes Stadium einer chronischen Gicht mit durch Gicht-Tophi grotesk deformierten Fingergelenken.

Knötchen, die aus kristalliner Harnsäure bestehen und ähnlich wie Gelenktophi aufbrechen können. Die aktuelle Harnsäurekonzentration kann beim akuten Gichtanfall nur im Sinne der obengenannten Wahrscheinlichkeiten zur Diagnose mit herangezogen werden.

Komplikationen

Unabhängig von den Gelenkzerstörungen kann es durch Harnsäureausfällungen in den Nieren zur **chronischen Gichtniere** mit langsam fortschreitender Niereninsuffizienz bis hin zum vollkommenen Nierenversagen kommen. Dabei sollen zum einen die Uratablagerungen als solche eine direkte Nierenschädigung bedingen. Zum anderen sollen durch Uratablagerungen hervorgerufene interstitielle Entzündungsreaktionen mit interstitiellen Narbenbildungen und Gefäßsklerosen und uratbedingte Tubulusatrophien sowie sekundäre, bakteriell entzündliche, pyelonephritische Prozesse zur Niereninsuffizienz beitragen.

Gleichzeitig werden bei der chronischen Gichtniere an den Nierengefäßen Schädigungen beobachtet, die auf die mit der Gicht in der Regel vergesellschaftete Hypertonie zurückgeführt werden können. Der „Gichtniere" liegt also ein insgesamt komplexes Geschehen zugrunde, das zur chronischen Niereninsuffizienz führt.

Bei der **akuten Uratnephropathie** kommt es dagegen durch plötzliche, massive Ausfällungen von Harnsäure im Interstitium und in den Tubuli der Niere zur akuten Niereninsuffizienz. Ursache ist neben einer plötzlichen Zunahme der Harnsäurekonzentration im Urin, bei gleichzeitig verminderter Flüssigkeitszufuhr, vor allem die Bildung eines sehr konzentrierten Harns mit pH-Werten im sauren Bereich. Da die Löslichkeit der Harnsäure bei fallendem pH-Wert aber rapide abnimmt, kommt es zu den beschriebenen Ausfällungen („Harnsäureverstopfungsniere").

▼ Therapie

Beim akuten Gichtanfall übertrifft **Colchicin** in seiner Wirksamkeit alle anderen medikamentösen Maßnahmen. Wichtig ist jedoch die **genaue Einhaltung** der Dosierungsvorschriften. Es werden 0,5 mg Colchicin in stündlichen Abständen bis zum Abklingen der Schmerzen oder bis zum Auftreten gastrointestinaler Nebenerscheinungen (Übelkeit, Erbrechen, Durchfälle) gegeben. Die Dosierung beträgt am ersten Tag 8(−12) mg. Sie darf wegen der Gefahr einer Leuko- und Thrombozytopenie (Colchicin ist ein Zytostatikum) nicht überschritten werden. Bei unzureichender Wirkung (bei Übergangsphasen zur chronischen Gicht) kann die Medikation in verminderter Dosierung noch 1−2 Tage fortgesetzt werden.

Alternativ können auch nichtsteroidale Antirheumatika (z. B. Indometacin, 3−4×100 mg oral) oder auch Glukokortikoide (1−2×25 mg Prednisolon i.v.) gegeben werden.

Unmittelbar im Anschluß an den akuten Gichtanfall mit Eintritt in die interkritische Phase sollte eine **medikamentöse Dauertherapie** begonnen werden, um weiteren Gichtanfällen vorzubeugen und die Entwicklung zur chronischen Gicht zu vermeiden. Zur Verfügung stehen heute Urikosurika („harnsäuretreibende Mittel") und Urikostatika („Harnsäuresynthesehemmer", siehe auch Tab. 14.3-1).

Urikosurika führen zu einer Hemmung der Harnsäurerückresorption in der Niere und dadurch zu einer vermehrten Elimination von Harnsäure. Besonders bei Beginn der Behandlung ist auf eine reichliche Flüssigkeitszufuhr und Alkalisierung des Urins z. B. durch Trinken alkalischer Wässer oder Gabe alkalisierender Medikamente (z. B. Uralyt-U®) zu achten, um der Gefahr einer akuten Uratnephropathie (siehe oben) zu begegnen.

Als **Urikostatikum** hat sich Allopurinol bewährt. Der wesentliche therapeutische Effekt von Allopurinol und seinem Hauptmetaboliten Oxypurinol besteht in einer kompetitiven Hemmung der letzten Schritte der Harnsäuresynthese von Hypoxanthin zu Xanthin und zu Harnsäure. Die vermehrt anfallenden Vorstufen Hypoxanthin und Xanthin sind besser wasserlöslich als Harnsäure. Sie können dadurch leichter renal eliminiert werden.

Mit Urikosurika lassen sich Harnsäuredepots rascher abbauen als mit Urikostatika. Durch die gesteigerte renale Harnsäureelimination kann eine raschere Rückverteilung der Harnsäure aus den Gewebsdepots in die Blutbahn erfolgen. Das Urikostatikum Allopurinol senkt dagegen die Harnsäurekonzentration nur indirekt über eine verminderte Harnsäuresynthese, so daß die Rückverteilung von Harnsäure bei gleichbleibender Eliminationsrate entsprechend langsamer erfolgt.

Benzbromaron als Urikosurikum und Allopurinol als Urikostatikum können auch kombiniert gegeben werden, um den Effekt beider Substanzen auszunutzen und um anteilsmäßig niedriger dosieren zu können. Die Kombination ist besonders zur Initialtherapie geeignet, um eine etwas raschere Harnsäuremobilisation zu erreichen. Nach 3−4 Monaten wird dann meist zu einer Monotherapie mit Allopurinol übergegangen. Die Harnsäure-

---

Tab. 14.3-1   Medikamente zur Dauertherapie nach akutem Gichtanfall

▶ **Urikosurika**
- Benzbromaron
  initial, über eine Woche: 25 mg/d, zur Dauertherapie: 50 mg/d

▶ **Urikostatika**
- Allopurinol
  Initial- und Dauertherapie: 300 mg/d

▶ **Kombinationsbehandlung**
- Benzbromaron 20 mg/d
- Allopurinol 100 mg/d

konzentration sollte unter 6,4 mg/dl (384 µmol/l) gesenkt werden, um Rezidiven vorzubeugen.

Die Therapie muß als **Dauertherapie** erfolgen. Sie beugt zuverlässig dem Fortschreiten zu chronischer Gelenkgicht und einer chronischen Gichtnephropathie vor.

Bei eingeschränkter Nierenfunktion (Kreatinin-Clearance unter 20 ml/min) muß die Allopurinoldosierung reduziert werden. Aufgrund des Wirkungsmechanismus von Allopurinol (Hemmung der Xanthinoxidase) wird auch der Abbau anderer Purinderivate gehemmt. Bei zytostatischer Behandlung mit 6-Mercaptopurin oder Thiopurinen (Azathioprin) muß entweder die Allopurinoldosis oder die Zytostatika-Dosis verringert werden.

Wechselwirkungen wurden auch bei gleichzeitiger Behandlung mit Dicoumarolpräparaten (Marcumar®) beobachtet. Bei Einleitung einer Allopurinolbehandlung unter laufender Antikoagulanzientherapie muß die Blutgerinnungssituation häufiger überprüft (Quick-Wert-Bestimmung) und ggf. die Antikoagulanziendosierung reduziert werden.

Bei gleichzeitiger Gabe von Allopurinol und Ampicillin scheint es etwas häufiger als unter alleiniger Ampicillinbehandlung zu allergischen Hauterscheinungen zu kommen.

Unter dem Aspekt der sicheren Wirkung der heute zur Verfügung stehenden Medikamente sollten **diätetische Maßnahmen** jedoch nicht vernachlässigt werden. Die diätetischen Empfehlungen bei der Gicht zielen zum einen natürlich auf eine Einschränkung der Purinzufuhr mit der Nahrung ab (siehe Tab. 14.3-2). Purinreiche, d.h. in erster Linie zellkernreiche Nahrungsmittel wie Leber, Niere, Thymus und Gehirn sollten gemieden werden. Darüber hinaus sollte die Nahrung einer sogenannten „vernünftigen Kost" entsprechen, die auf das eine Gicht zumeist begleitende Wohlstandssyndrom mit Übergewicht, Hyperlipidämie und Glukosetoleranzstörung bis hin zum manifesten, nicht insulinpflichtigen Diabetes mellitus abgestellt ist. Die Kost sollte demnach knappkalorisch, vitamin- und ballaststoffreich sowie milch-/eiweißreich orientiert sein. Die Kalorienrelationen von Kohlenhydraten, Fett und Eiweiß sollten bei 60, 25 bzw. 15% liegen, nicht mehr als 200 mg Purin und 300 mg Cholesterin pro Tag sowie bevorzugt ungesättigte anstelle von gesättigten Fettsäuren enthalten.

Chronischer Alkoholkonsum führt zu einer Steigerung des Adenin-Nukleotid-Umsatzes mit Anstieg der Harnsäurekonzentration im Serum. Dagegen beeinflussen in Kaffee und Tee enthaltene Purinderivate (Trimethylxanthin = Koffein) den Harnsäurespiegel nicht. Der beim rigorosen Fasten (sogenannte „Nulldiät") in den ersten 8–14 Tagen festzustellende Harnsäureanstieg ist Folge eines initial vermehrten Eiweißabbaus (gesteigerte Glukoneogenese). Dieser Harnsäureanstieg geht bei prolongiertem Fasten mit Rückgang der Glukoneogenese und Umstellung des Stoffwechsels von Glukose- auf Ketokörper-Utilisation wieder zurück und bedarf in

Tab. 14.3-2   Purin- und Harnsäureäquivalent-Übersicht

100 g Lebensmittel enthalten	Purin (mg)	Harnsäure-äquivalent (mg)
Fleischextrakt	700	1680
Hühnerleber	243	583
Kalbsherz	408	979
Kalbsleber	260	624
Kalbsniere	240	576
Rinderniere	213	511
Schweineherz	408	979
Schweineleber	289	694
Schweineniere	240	576
Hering	210	504
Lachs	250	600
Makrele, geräuchert	318	763
Matjesherin	318	763
Ölsardinen	399	958
Salzhering (Pökelhering)	318	763
Seelachs, geräuchert	242	581
Sprotten, geräuchert	535	1284
Sardellen, Anchovis	360	864
Garnele	234	561
Miesmuschel (Blau- oder Pfahlmuschel)	370	888
Linsen, getrocknet	222	533
Hefe	750	1800

Auszug aus Nährwerttabelle „Souci-Fachmann-Kraut" 1981/82 und 1986/87 und „Die große Nährwerttabelle", H.-D. Cremer, Neuausg. 1984/85.
1 mg Purin-N = 2,4 mg Harnsäureäquivalent,
mg Harnsäure × 0,05948 = mmol Harnsäure

der Regel keiner gesonderten medikamentösen Therapie.

Verlauf und Prognose

Eine Gelenkgicht kann zwar zur chronischen Invalidität führen, ist jedoch als solche nicht lebensverkürzend. Unter konsequenter medikamentöser Therapie wird eine chronische Gelenkgicht heute jedoch nicht mehr beobachtet. Verlauf und Prognose der Gicht werden vielmehr durch die äußeren Lebensumstände und die begleitenden Wohlstandskrankheiten bedingt. Eine Harnsäureerhöhung kann daher auch als Risikoindikator angesehen werden, der Veranlassung zur Umstellung der Lebensgewohnheiten geben sollte. Alkohol führt über einen Laktatanstieg im Serum zu einem Harnsäureanstieg bei gleichzeitig verminderter renaler Harnsäureelimination. Nicht selten folgt ein akuter Gichtanfall einer üppigen Mahlzeit mit reichlichem Alkoholgenuß. (Bacchus und Lukullus gelten als Paten der Gicht.)

Differentialdiagnose

Von der akuten Gicht sind die sogenannte „**Pseudogicht**" („Chondrokalzinose") und die **Hydroxylapatit-Krankheit** abzugrenzen. Zur differentialdiagnostischen Klärung dient die Gelenkpunktion. Bei der echten Gicht finden sich in der Synovialflüssigkeit mikroskopisch Uratkristalle, bei der Pseudogicht Kalziumpyrophosphat-Kristalle. Die Pseudogicht scheint insgesamt häufiger als die echte Gicht zu sein. Sie zeigt im Anfall nicht den perakuten Verlauf der echten Gicht und befällt bei Erstmanifestation auch etwas weniger häufig das Großzehengrundgelenk, sondern andere größere Gelenke. Bei einer bakteriell-entzündlichen Gelenkerkrankung besteht hohes Fieber. Im Gelenkpunktat sind färberisch und kulturell Bakterien nachweisbar.

Abzugrenzen sind außerdem akute Gelenkbeschwerden bei einer **akuten Polyarthritis** (rheumatisches Fieber); sie sind durch Springen der Beschwerden von Gelenk zu Gelenk charakterisiert. Differentialdiagnostisch abzugrenzen sind weiterhin **Infektarthritiden** („rheumatoide Arthritis") als Begleit- oder Folgeerscheinungen allgemein entzündlicher Erkrankungen, schließlich auch entzündliche Reizzustände bei degenerativen Gelenkerkrankungen.

Die sogenannte „sekundäre Gicht" sollte besser als **sekundäre** (nicht-gichtige) **Hyperurikämie** bezeichnet werden, da sie selten zu typischen akuten Gelenkerscheinungen führt. Ursache ist ein vermehrter Harnsäureanfall bei vermehrtem Zellumsatz, meist im Rahmen myeloproliferativer Erkrankungen.

Eine Harnsäureretention als Folge einer **chronischen Niereninsuffizienz** führt heute ebenfalls nur noch selten zu Gelenkerscheinungen, da die Patienten mit chronischer Niereninsuffizienz in der Regel frühzeitig mit Allopurinol behandelt werden. Bei der Dialysetherapie einer terminalen Niereninsuffizienz läßt sich Harnsäure zudem ausgezeichnet eliminieren.

An dieser Stelle sei erwähnt, daß Thiazidpräparate, die als Diuretika verwendet werden und die, teilweise in Kombination mit anderen Substanzen, als Antihypertensiva eingesetzt werden, zu einer Harnsäureerhöhung führen können.

Lesch-Nyhan-Syndrom (primäre kindliche Gicht): Dieses Krankheitsbild ist durch eine nur bei Knaben auftretende Überproduktion von Harnsäure mit Hyperurikämie, Hyperurikosurie und Gelenkerscheinungen sowie durch zentralnervöse Störungen mit choreatisch[1]-athetotischen[2] Bildern und spastischen Paresen sowie durch eine postnatale geistige Entwicklungsverlangsamung gekennzeichnet. Gelenkerscheinungen und zentralnervöse Symptome müssen dabei nicht parallel gehen. Ursächlich bestehen genetisch bedingte, rezessiv vererbte Störungen der Rückkopplungshemmung bei der Neusyn-

these von Purinkörpern und der Reutilisation von Purinbasen, wodurch es letztlich zur Hyperurikämie kommt. Hyperurikämie und damit Gelenkerscheinungen lassen sich durch Allopurinol gut beeinflussen. Die neurologischen Störungen, die offenbar unabhängig von der Hyperurikämie auftreten, sprechen dagegen leider nicht an.

14.3.2 Störungen des Pyrimidinstoffwechsels

Zu unterscheiden ist zwischen Störungen der **Pyrimidinsynthese** und des **Pyrimidinabbaus.**

Bei Störungen der Pyrimidinsynthese kommt es zur **Orotazidurie.** Ursache dieses extrem seltenen Krankheitsbildes ist ein hereditärer Mangel an Orotat-Phosphoribosyl-Transferase und/oder Orotidyl-Decarboxylase. Klinisch findet sich eine **megaloblastäre Anämie,** die mit Wachstumsverzögerungen verbunden ist. Neben der hereditären Form scheint es auch erworbene Enzymdefekte infolge von Arzneimittelnebenwirkungen zu geben.

Die ebenfalls hereditären Störungen des Pyrimidinabbaus, die mit einer vermehrten Ausscheidung von Urazil und Thymidin einhergehen, führen zu einer normochromen **hämolytischen Anämie** mit basophiler Tüpfelung der Erythrozyten. Erworbene Störungen dieser Art sieht man gelegentlich bei Bleiintoxikationen.

14.3.3 Seltene Stoffwechselerkrankungen

Die **Xanthinurie** ist eine extrem seltene angeborene Störung des Purinstoffwechsels. Die Aktivität der Xanthinoxidase ist derart stark vermindert, daß die Oxidation von Xanthin zu Harnsäure praktisch aufgehoben ist. Daher ist die Harnsäurekonzentration im Serum stark erniedrigt und die Harnsäureausscheidung im Urin entsprechend vermindert. Die Ausscheidung von Xanthin ist dagegen so stark erhöht, daß es zur Ausbildung von Xanthinkonkrementen mit den klinischen Symptomen einer Nephrolithiasis kommen kann. Eine spezifische Therapie ist nicht bekannt. Durch reichliche Flüssigkeitszufuhr soll einer Konkrementbildung vorgebeugt werden.

Bei Behandlung der primären Gicht mit Allopurinol kommt es zwar ebenfalls zu einer Zunahme der Xanthinausscheidung im Urin. Therapeutische Dosen von Allopurinol führen jedoch nicht zu einer derart kritischen Zunahme der Xanthinausscheidung, so daß unter einer Allopurinolbehandlung nicht mit einer Xanthinsteinbildung gerechnet werden muß.

Beim **Myoadenylatdesaminasemangel,** einem ebenfalls seltenen angeborenen Enzymdefekt, kommt es im Anschluß an Muskelarbeit zu einer abnormen Muskelschwäche. Sie beruht auf der Unfähigkeit der Muskulatur, das bei Muskelarbeit aus ATP (Adenosintriphosphat) gebildete AMP (Adenosinmonophosphat) zu desaminieren und über IMP (Inosinmonophosphat) in ATP zurückzuverwandeln.

---

[1] choreatisch: regellos über die Körpermuskulatur verteilte unwillkürliche, schnell ablaufende Muskelkontraktionen, die zu einer Bewegungsunruhe („Zappeligkeit") führen.

[2] athetotisch: langsam ablaufende Bewegungsstörungen, die vorwiegend die distalen Extremitätenabschnitte betreffen und zu eigenartig schraubenden Bewegungsabläufen führen.

Bei angeborenem **Adenyl-Phosphoribosyltransferase-Mangel** wird vermehrt AMP gebildet, aus dem schließlich Dihydroxyadenin entsteht, eine sehr schlecht wasserlösliche Verbindung, die zu Nephro- und Urolithiasis führen kann.

Bei einem angeborenen Mangel an **Adenosindesaminase** oder **Purin-Nukleosid-Phosphorylase** ist die DNS-Synthese beeinträchtigt. Sie macht sich über eine Störung der Lymphozytenfunktion mit beeinträchtigter zellvermittelter (T-Lymphozyten) und humoraler (B-Lymphozyten) Immunität bemerkbar und führt zu schweren **angeborenen Immundefektsyndromen.**

Literatur

– Mertz, D. P.: Gicht. Störungen des Purin- und Pyrimidinstoffwechsels. Grundlagen, Klinik und Therapie. Thieme, Stuttgart–New York 1987.
– Stanburry, J. B., J. B. Wyngaarden, D. S. Fredrickson, J. L. Goldstein, M. S. Brown: Metabolic Basis of Inherited Disease. McGraw-Hill, New York 1983.
– Zöllner, N., W. Gröbner: Gicht. In: H. Schwiegk (Hrsg.): Handbuch der inneren Medizin. Band 7, Teil 3. Springer, Berlin–Heidelberg–New York 1976.

14.4 Porphyrien und Porphyrinstoffwechselstörungen

M. O. Doss

Der Begriff **Porphyrie** umfaßt eine heterogene Gruppe von Stoffwechselkrankheiten, die hereditär bedingt sind oder durch ein Zusammenwirken von genetischer Disposition und exogenen Faktoren entstehen. Molekulare Ursache der Porphyrien ist die Störung jeweils eines Enzyms in der Hämbiosynthesekette (siehe Abb. 14.4-1), aus deren metabolischen und pathophysiologischen Folgereaktionen sich die klinische Expression entwickelt.

Es wird zwischen **erythropoetischen** und **hepatischen** Porphyrien unterschieden (siehe Tab. 14.4-1). Aus klinischer Sicht ist eine Differenzierung zwischen potentiell **akuten** und **nicht-akuten** Formen wichtig. Abdominal-neurologisch-kardiovaskuläre Symptome prägen die Krankheitsbilder bei den intermittierend akuten Porphyrien und kutane Symptome bei den nicht-akuten, chronischen Porphyrien. Porphyrien kommen in **latenten** (subklinischen) und **manifesten** (klinischen) **Phasen** vor, die wechselseitig ineinander übergehen können. Latenzphasen überwiegen; ihre Diagnostik erfolgt pathobiochemisch; eine Übersicht über die Normalwerte von Porphyrinen und Porphyrinvorstufen gibt Tabelle 14.4-2.

Ausschließlich bei den Porphyrien läßt sich die klinische Symptomatik aus den Folgen der Porphyrinstoffwechselstörung erklären, nicht hingegen bei den relativ häufig auftretenden sekundären (asymptomatischen) Porphyrinopathien. Bei diesen ist die **Porphyrinurie**, im Gegensatz zu den **Porphyrien**, metabolisches Begleitsymptom anderer Krankheiten oder Störungen. Dieser **sekundären Koproporphyrinurie** kommt kein eigenständiger und klinischer Krankheitswert zu. Die Differentialdiagnose der Porphyrien und sekundären Porphyrinurien sowie sekundären Protoporphyrinämien ist komplex und führt häufig zu Fehldiagnosen.

14.4.1 Akute hepatische Porphyrien

Definition

Akute hepatische Porphyrien (AHP) sind genetisch bedingt mit variabler Penetranz und Expressivität: die **autosomal-dominanten** Typen akute intermittierende Porphyrie, hereditäre Koproporphyrie und Porphyria variegata (siehe Tab. 14.4-3) sowie die seltene, **autosomal-rezessive** Porphobilinogen-Synthase (δ-Aminolävulinsäure-Dehydratase)-Defekt-Porphyrie (Doss-Porphyrie). AHP manifestieren sich klinisch mit einem polysymptomatischen, intermittierend akut auftretenden abdominal-neurologisch-kardiovaskulär-mentalen Syndrom. Metabolische Ursache ist eine Dysregulation der Hämbiosynthese, der die Leberzelle unkontrolliert kompensatorisch gegensteuert. Da AHP vorwiegend durch Arzneimittelwirkung klinisch manifest werden, gehören sie zu den pharmakogenetischen Erkrankungen.

Kasuistik

Eine 31jährige Patientin, die seit einer Woche an Appetitlosigkeit, häufigem Erbrechen und kolikartigen Bauchschmerzen litt, kam wegen eines „akuten Abdomens" zur Aufnahme. Anamnestisch ist eine Appendektomie im Alter von 20 Jahren erwähnenswert. Unter Buscopan® und Psyquil® besserten sich die Beschwerden vorübergehend. Es bestanden eine Tachykardie (120 Schläge/min) und eine Hypertonie (160/90 mmHg), eine Hyponatriämie (123 mmol/l) sowie eine geringgradige Erhöhung der Aminotransferasen (50–30 U/l) und des Bilirubins (28 μmol/l bzw. 1,5 mg/dl). Die abdominalen Koliken verstärkten sich zu einer Ileussymptomatik mit ausgeprägter Spiegelbildung im Bereich des Dünn- und Dickdarms. Es wurde eine Lapartomie durchgeführt, jedoch eine Ursache der abdominalen Symptomatik dabei nicht gefunden. Zur postoperativen Schmerzbehandlung wurde Morphinum eingesetzt, nach einigen Tagen auch Spasmo-Cibalgin® S. Darauf kam es zu einem Krampfanfall, der sich im EEG mit unregelmäßigen Alphawellen dokumentierte. Es kam erneut zu abdominalen Koliken. Weiter entwickelten sich Parästhesien und eine Muskelschwäche an Armen und Beinen. Sie wurde intensivmedizinisch überwacht und behandelt. Das komplexe polysymptomatische Beschwerde- und Symptomenbild lenkte differentialdiagnostisch den Verdacht auf eine Porphyrie. Porphyrine im Urin waren erhöht. Porphyrinogene Medikamente wurden abgesetzt. Konsiliarische Untersuchungen ergaben einen 30–50fachen Anstieg der Hämbiosynthese-Metaboliten δ-Aminolävulinsäure, Porphobilinogen, Uro- und Koproporphyrin im Urin, während die Porphyrine im Stuhl nur knapp über die Normgrenze erhöht waren. Die Patientin erhielt hochdosiert Glukose i.v. (zentralvenös 400 g/d) und Propranolol; ein Elektrolytausgleich wurde vorgenommen. Es zeigte sich eine Regredienz der Metabolitenausscheidung der Porphyrinbiosynthese, jedoch persistierten die neurologischen Symptome mit beginnenden Paresen an den Unterarmen. Aus diesem Grunde wurde eine Therapie mit Häm-Arginat mit einer Dosierung von 3 mg/kg/die i.v. über vier Tage unter Fortsetzung der hochdosierten Glukosegabe eingeleitet. Es kam zu einem Rückgang der neurologischen und viszeralen Symptomatik sowie der Ausscheidungsparameter um 70% der Werte vor Glukose-Häm-Therapie. Die Bestimmung der Aktivität der Porphobilinogen-Desaminase in den Erythrozyten ergab eine Erniedrigung um 50% der Kontrollen.

Diagnose: akute hepatische Porphyrie vom Typ der akuten intermittierenden Porphyrie.

Epidemiologie

Bei akuter intermittierender Porphyrie (AIP) wird die Prävalenz des Gendefekts auf 5–10 pro 100 000 Personen geschätzt. Bei Koproporphyrie und Porphyria variegata ist mit einer Genfrequenz von ca.

1:100 000 zu rechnen. Frauen sind zweimal häufiger betroffen als Männer. Der Erkrankungsgipfel liegt im dritten Lebensjahrzehnt. Von der Porphobilinogen-Synthase-Defekt-Porphyrie wurden bislang sechs Patienten beschrieben.

Ätiologie und Pathogenese

Der Krankheitsprozeß entwickelt sich aus einer komplexen Interaktion zwischen hereditärem Enzymdefekt und Manifestationsfaktoren (siehe Tab. 14.4-3). Dem hereditären Enzymdefekt allein kommt kein klinischer Krankheitswert zu. Viele Genträger entwickeln niemals eine Porphyriemanifestation. Bei einigen finden sich biochemische Kennzeichen einer Latenzphase (pathologische exkretorische Metabolitenprofile, siehe Tab. 14.4-5) ohne Beschwerden und klinische Symptome einer aktiven Porphyrie. Bei den drei autosomal-dominanten AHP ist die Aktivität des defekten Enzyms um ca. 50% herabgesetzt; beim rezessiven Typ (siehe Tab. 14.4-1) liegt die Restaktivität unter 5% der Kontrollen.

Am Anfang der Pathogenese steht die **Induktion** der δ-Aminolävulinsäure-Synthase in der Leber (siehe Abb. 14.4-2). Der De-novo-Synthese dieses limitierenden Enzyms der Porphyrin- und Hämbiosyn-

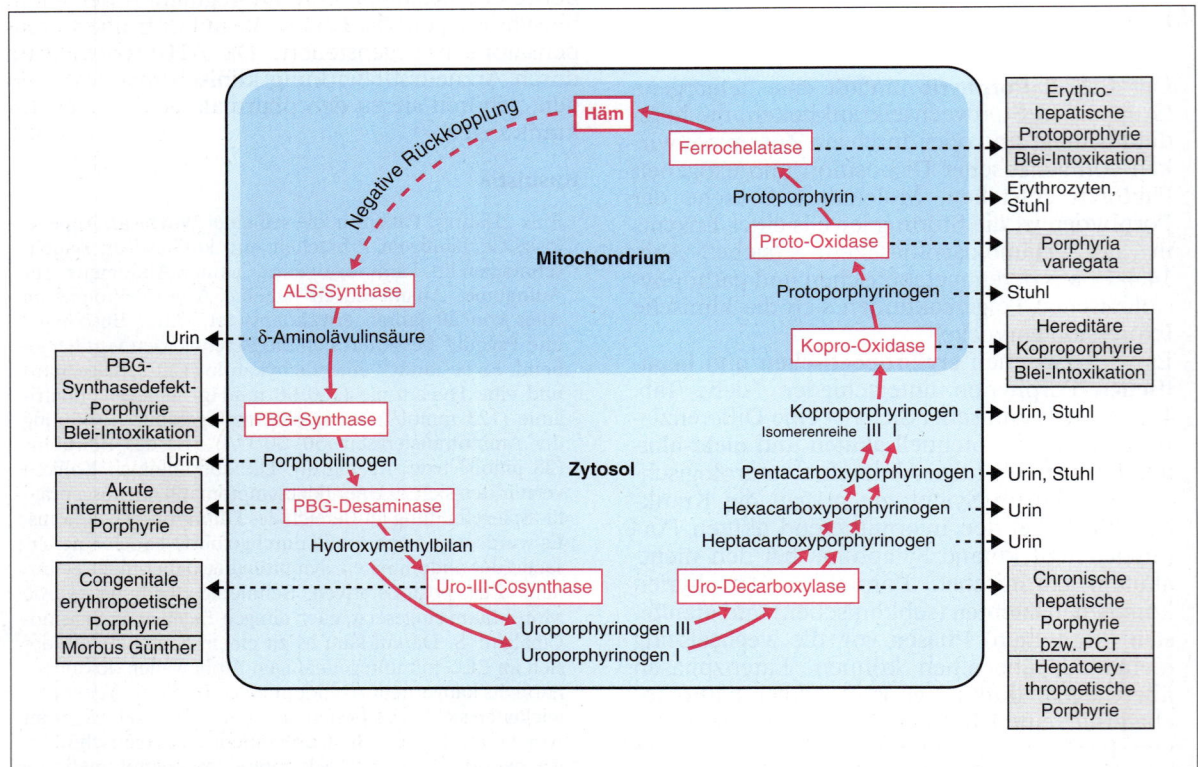

Abb. 14.4-1   Hämbiosynthese und Enzymopathien bei Porphyrien und Bleiintoxikationen.
Abkürzungen: ALS = δ-Aminolävulinsäure; PBG = Porphobilinogen; PCT = Porphyria cutanea tarda. Synonyma: PBG-Synthase = ALS-Dehydratase; PBG-Desaminase = Uroporphyrinogen-I-Synthase. Die Kopro- und Protoporphyrinogen-Oxidase sowie die Ferrochelatase sind für die Isomerenreihe III spezifisch.

Tab. 14.4-1 Primäre Porphyrien und sekundäre (asymptomatische) Porphyrinstoffwechselstörungen: Klassifikation und Genetik

1. hepatische Porphyrien
   a) akute hepatische Porphyrien
      ▶ akute hepatische Porphyrie mit Porphobilinogen-Synthase*-Defekt = Doss-Porphyrie (autosomal-rezessiv)
      ▶ akute intermittierende Porphyrie (autosomal-dominant)
      ▶ hereditäre Koproporphyrie (autosomal-dominant)
      ▶ Porphyria variegata (autosomal-dominant)
   b) chronische hepatische Porphyrien (Uroporphyrinogen-Decarboxylase-Störungen)
      ▶ Porphyria cutanea tarda (autosomal-dominant, „sporadisch" oder toxisch sowie paraneoplastisch)
      ▶ hepatoerythropoetische Porphyrie (homozygot)

2. erythropoetische Porphyrien
   a) kongenitale erythropoetische Porphyrie (autosomal-rezessiv), Morbus Günther
   b) erythropoetische (erythrohepatische Protoporphyrie (autosomal-dominant)

3. Bleiintoxikation
   ▶ akute toxische Porphyrie oder toxogenetische bei Heterozygoten mit Porphobilinogen-Synthase*-Defekt

4. sekundäre (asymptomatische) Porphyrinstoffwechsel-störungen
   a) sekundäre Koproporphyrinurien
   b) sekundäre Protoporphyrinämien

*Synonym: δ-Aminolävulinsäure-Dehydratase

Tab. 14.4-2 Normalwerte der Porphyrine und der Porphyrinvorstufen

Parameter	konventionelle Benennung		SI-Einheiten		
δ-Aminolävulin-säure (Urin)	250–6400 µg/d		2 – 49	µmol/d
Porphobilinogen (Urin)	100–1700 µg/d		0,4– 7,5	µmol/d
Uroporphyrin (Urin)	3– 24 µg/d		4 – 29	nmol/d
Koproporphyrin (Urin)	12– 78 µg/d		18 –119	nmol/d
Koproporphyrin (Stuhl)	3– 24 µg/g		5 – 37	nmol/g
Protoporphyrin (Stuhl)	12– 85 µg/g		21 –151	nmol/g
Protoporphyrin (Ery)	5– 36 µg/dl		89 –640	nmol/l

thesekette (siehe Abb. 14.4-1) folgt eine mehrfach gesteigerte, unregulierte Porphyrinvorläufer- und Porphyrinogenbiosynthese. Demzufolge sind die exkretorischen Metaboliten-Konstellationen eine Resultante aus Enzymdefekt und molekularer Kompensation. Die AHP sind, im Gegensatz zu den porphyrinspeichernden chronischen hepatischen Porphyrien (siehe Tab. 14.4-3) molekulare **Dysregulationskrankheiten.**

S Symptome

AHP manifestieren sich selten vor der Pubertät. Frauen sind häufiger betroffen als Männer. **Abdominalschmerzen,** intermittierend und kolikartig, sind initiales und häufiges Symptom. Gleichzeitig oder später können Extremitätenschmerzen und Parästhesien auftreten. Den Schmerzen im mittleren und unteren Abdomen können Obstipation, Übelkeit, Erbrechen und eine Ileussymptomatik folgen. Tachykardie und ein rot nachdunkelnder Urin sind wichtige diagnostische Hinweise. Bei Nichterkennen der Porphyrie, Fortschreiten oder Verstärkung des Porphyrieprozesses durch inadäquate Maßnahmen (Medikamente, Fehlernährung etc.) und Fehldiagnosen (siehe Tab. 14.4-6) kommt es zu einer peripheren motorischen **Neuropathie,** die zuerst die Streckermuskulatur an Händen und Armen

befällt. Die Lähmungen können aufsteigen und zur Tetraparese mit Atemlähmung führen. Bei einem Teil der Patienten kommt es zu Verstimmungs- und/oder Erregungszuständen sowie zu Halluzinationen. Krampfanfälle werden in 10% der Fälle beobachtet. Bei Koproporphyrie und Porphyria variegata können zusätzlich auch Hautsymptome auftreten (Photodermatose an Gesicht und Händen).

> Bei jedem Patienten mit intermittierend auftretenden unklaren Bauchschmerzen, insbesondere in Verbindung mit neurologischen und psychischen Symptomen, muß an eine akute Porphyrie gedacht werden!

D Diagnostik

Die Diagnose einer klinischen Manifestation wird durch **Metabolitenuntersuchungen** des Porphyrinstoffwechsels in Urin und Stuhl gesichert (siehe Tab. 14.4-5). Nur anhand der Metabolitenausscheidung kann die **metabolische** und **klinische Aktivität** des Porphyrieprozesses sowie die Wirksamkeit therapeutischer Maßnahmen abgeschätzt, überprüft und beurteilt werden. Enzymuntersuchungen sind zur Diagnostik und Verlaufskontrolle des klinischen Porphyrieprozesses ungeeignet. Die Porphobilinogen-Desaminase in den Erythrozyten ist lediglich ein genetischer Marker der AIP, der differentialdiagnostisch und für Familienuntersuchungen zur Erkennung von Genträgern wichtig ist. Die klinische Symptomatik geht immer mit einer erheblich erhöhten Metaboliten-Ausscheidung einher, die in der Remissionsphase abfällt und in den Latenzpha-

Tab. 14.4-3 Enzyme der Hämbiosynthesekette und ihre hereditäre und/oder toxische Funktionsstörung mit klinischer Realisation

Enzym		Porphyrie	viszeral-neuro-logisch kardio-vaskuläres Syndrom	kutane Symptome	Anämie	Leber-schaden
δ-Aminolävulinsäure-Synthase	↑	sekundär induziert in der Leber bei akuten hepatischen Porphyrien und bei der Bleivergiftung				
Porphobilinogen-Synthase (= δ-Aminolävulinsäure-Dehydratase)	↓	Doss-Porphyrie* und Bleivergiftung*	++ +	– –	– +	– +
Porphobilinogen-Desaminase (Uroporphyrinogen-I-Synthase)	↓	akute intermittierende Porphyrie*	++	–	–	–
Uroporphyrinogen-III-Kosynthase	↓	kongenitale erythropoetische Porphyrie (Morbus Günther)	–	++	+	+
Uroporphyrinogen-Decarboxylase	↓	Porphyria cutanea tarda (chronische hepatische Porphyrie) und hepato-erythropoetische Porphyrie	– –	+ +	– (+)	+ –
Koproporphyrinogen-Oxidase	↓	hereditäre Koproporphyrie*	+	–/+	–	–
Protoporphyrinogen-Oxidase	↓	Porphyria variegata*	+	–/+	–	–
Ferrochelatase	↓	erythropoetische (erythro-hepatische) Protoporphyrie	–	+	–	+

↑ = Aktivität erhöht; ↓ = Aktivität erniedrigt; * = akute hepatische Porphyrien.

Tab. 14.4-4 Auswahl „gefährlicher" und „ungefährlicher" Arzneimittel bei akuten hepatischen Porphyrien

zu vermeiden sind	erlaubt sind
Barbiturate	Aspirin
Sulfonamide	Morphium und Derivate
Pyrazolon-Derivate	Chlorpromazin
Östrogene	Chloralhydrat
Nitrofurantoin	Tinctura valeriana
Griseofulvin	Propranolol
Hydantoine (Phenytoin)	Reserpin
Phenylbutazon	Atropin
Amidopyrin	Neostigmin
Diclofenac	Procain
Halothan	Digitoxin
Diazepam	Penicillin
Imipramin	Tetracycline
Meprobamat	Cephalosporine
Clonidin	Kortikosteroide
Theophyllin	
Alkohol	

Siehe „Arzneimittel bei akuten hepatischen Porphyrien und Empfehlungen zur Anästhesie". In: Rote Liste. Editio Cantor, Aulendorf/Württ. 1994.

se. Da eine Porphyrinspeicherung bei den AHP in der Regel nicht auftritt, kommt der Leberpunktion in der Diagnostik keine Bedeutung zu.

Die wichtigsten strukturellen Veränderungen entwickeln sich im Verlaufe der motorischen Polyneuropathie im Nervengewebe: axonale Degeneration und Demyelinisation. Neurologisch-psychiatrische Komplikationen können bei Frühdiagnose durch den Verzicht porphyrinogener Medikamente (siehe Tab. 14.4-4), die Empfehlung einer kohlenhydrat- und proteinreichen Ernährung („Glukose-Effekt; siehe Abb. 14.4-2 und Therapie) und durch regulatorische Therapie (siehe Tab. 14.4-7) weitgehend vermieden werden.

▼ Therapie

Porphyrinogene Medikamente und Alkohol müssen gemieden werden (siehe Tab. 14.4-4). Schmerzen, Tachykardie und Hypertonie, Obstipation und Infektionen sind mit den in Tabelle 14.4-7 empfohlenen Maßnahmen zu behandeln. Von zentraler Bedeutung ist die regulatorische Therapie mit Glukose und/oder Häm-Präparaten (siehe Abb. 14.4-2). Bestehen keine Gegenindikationen zur Applikation von Glukose, sollte bereits bei klinischem Verdacht auf akute Porphyrie der suppressive **„Glukose-Effekt"** auf die δ-Aminolävulinsäure-Synthase ausgenutzt und mindestens 400 g Kohlenhydrate enteral oder parenteral verabreicht werden. Vor Beginn

sen meistens noch deutlich über dem Normbereich liegt. Hohe Metabolitenspiegel ohne klinische Symptome reflektieren eine dekompensierte Latenzpha-

Tab. 14.4-5   Pathobiochemische Differentialdiagnose der akuten hepatischen Porphyrien und akuten Bleivergiftung

Porphyrie	Urin		Stuhl				Erythrozyten
	δ-Amino-lävulinsäure	Porpho-bilinogen	Uro-porphyrin	Kopro-porphyrin	Kopro-porphyrin	Proto-porphyrin	Proto-porphyrin
Porphobilinogen-Synthase-Defekt-Porphyrie	↑↑	v	↑	↑↑	n	n	↑
akute intermittierende Porphyrie	↑↑	↑↑	↑↑	↑↑	v	v	v
hereditäre Koproporphyrie	↑↑	↑↑	↑	↑↑	↑↑	↑	v
Porphyria variegata	↑↑	↑↑	↑	↑↑	↑	↑↑	v
Bleivergiftung	↑↑	v	↑	↑↑	n	n	↑

↑ = erhöht, ↓ = erniedrigt, n = normal, v = variabel

Tab. 14.4-6   Differential- und Fehldiagnosen bei akuten hepatischen Porphyrien

Abdominal	Neurologisch-psychiatrisch	Kardiovaskulär
„akutes Abdomen"*	„Neurose"	Hypertonie*
Ileus*	Depression*	Myokarditis
Appendizitis	Psychose*, Schizophrenie	Endokarditis
„Reizmagen"	Polyneuropathie*	koronare Herzkrankheit
Gastritis, Gastroenteritis	Epilepsie*	Myokardinfarkt
Ulcus ventriculi, duodeni	Tetraparese*	orthostatische Dysregulation
Peritonitis	Alkohol-Intoxikation	Phäochromozytom
Pankreatitis	Alkohol-Enzugsdelir	
Cholelithiasis, Cholezystitis	Intoxikation durch Medikamente	
Mirizzi-Syndrom	Intoxikation durch organische Lösungsmittel	
Alkoholleber-Syndrom	diabetische Neuropathie	
Hepatitis	Landry-Paralyse	
Colon irritabile	Guillain-Barré-Syndrom	
Morbus Crohn	amyotrophe Lateralsklerose	
Colitis ulcerosa	Meningoenzephalitis	
Divertikulitis	Encephalomyelitis disseminata	
Angina abdominalis	Poliomyelitis	
Mesenterialvenenthrombose	Polyarthritis	
intraabdominelle Tumoren	Apoplexie	
Pyelonephritis	Fazialisparese	
Nephrolithiasis, Ureterkolik	Trigeminusneuralgie	
Nephroptose	Arteriitis temporalis	
Adnexitis	Tumoren des ZNS	
Endometriose	Thallium- und Arsenintoxikation	
Extrauteringravidität		
Hyperlipidämie (Typ I und V)	Hyperthyreose	
Panarteriitis nodosa		
Dolichokolon		
Chilaiditi-Syndrom		
Budd-Chiari-Syndrom		
hereditäres angioneurotisches Ödem		
familiäres Mittelmeerfieber		
Parasitosen		

diabetische Neuropathie Lupus erythematodes visceralis

Bleiintoxikation
Urämie
Lues, AIDS
Münchhausen-Syndrom
Odysseus-Syndrom
Koryphäen-Killer-Syndrom

*mögliche Symptome einer akuten Porphyrie-Manifestation.

Tab. 14.4-7   Therapie des akuten Porphyrie-Syndroms

1. Vorbedingung:
   Absetzen porphyrinogener Medikamente und intensiv-
   medizinische Überwachung
2. regulatorische Behandlung mit Glukose und/oder
   Hämverbindungen:
   ▶ Glukose- und/oder Fructoseinfusionen (insgesamt
     400–500 g/24 h, ca. 2 l einer 20%igen Lösung
     oder 1 l einer 40%igen Lösung
   ▶ Häm-Infusionen (z. B. Häm-Arginat [Normosang®],
     3 mg/kg Körpergewicht/d, intravenös in ca. 15 Minu-
     ten) an bis zu vier aufeinanderfolgenden Tagen
3. symptomatische Maßnahmen:
   ▶ Elektrolytkontrolle und -ausgleich
   ▶ Diurese kontrollieren und forcieren (Etacrynsäure)
   ▶ bei Schmerzen Azetylsalizylsäure und Morphin-
     derivate
   ▶ bei Tachykardie und Hypertonie Propranolol
     (50–200 mg/24 h), Reserpin (0,5 mg/24 h)
   ▶ bei Unruhe oder Brechreiz Chlorpromazin
     (ca. 1000 mg/24 h)
   ▶ bei Ileussymptomatik Neostigmin (0,25–1 mg i.m.)
   ▶ bei Atemlähmung assistierte oder kontrollierte
     Beatmung (eventuell Tracheotomie)
   ▶ bei Infektionen Penicillin, Tetracyclin
   ▶ bei Paresen sofort mit physiotherapeutischen
     Maßnahmen beginnen
   ▶ Kontrolle des Porphyrinstoffwechsels anhand der
     Metabolitenprofile in Urin und Stuhl

der Glukosetherapie sollte eine Urinprobe (z. B. Spontanurin) auf Porphyrinvorläufer und Porphyrine untersucht werden. Vor weiteren Maßnahmen ist die Diagnose einer manifesten Porphyrie durch Stoffwechseluntersuchung zu sichern bzw. zu überprüfen (siehe Tab. 14.4-5). Dies wird betont, da

nicht selten sekundäre Porphyrinopathien, die selbst keinen eigenständigen Krankheitswert haben, mit Porphyrien verwechselt und als solche behandelt werden. Besteht oder entwickelt sich eine progrediente neurologische Symptomatik bei gesicherter akuter Porphyrie, kommt eine Häm-Therapie in Betracht (Nebenwirkungen: Koagulopathien, Vaskulitiden). Für eine Häm-Therapie bei normaler

Abb. 14.4-2   Enzymstörungen und Gegenregulation bei den akuten hepatischen Porphyrien: akute intermittierende Porphyrie, hereditäre Koproporphyrie, Porphyria variegata und Porphobilinogen-Synthase-Defekt-Porphyrie. Ein hereditärer Mangel an Porphobilinogen-Synthase (Enzyme Commission-System [EC] 4.2.1.24), Porphobilinogen-Desaminase (EC 4.3.1.8), Koproporphyrinogen-Oxidase (EC 1.3.3.3) oder Protoporphyrinogen-Oxidase (EC 1.3.3.4) führt zu einer Destabilisierung (gestrichelte Linien) der regulatorischen Kontrolle von Harn auf das Schlüsselenzym der Biosynthese-kette, δ-Aminolävulinsäure(ALS)-Synthase (EC 2.3.1.37). Glukose sowie Häm reprimieren die ALS-Synthase. Einem Abfall von „regulatorischem Leberhäm", vor allem in der klinischen Phase der akuten Porphyrie, folgt eine Induktion der ALS-Synthase. Die metabolische Umwandlung großer Mengen neugebildeten Porphobilinogens (nach Induktion der ALS-Synthase) in Porphyrinogene wird durch die sekundär limitierende Funktion der Porphobilinogen-Desaminase eingeschränkt ($\frac{1}{1}$). Die Störung der Regulationskontrolle mit Induktion der ALS-Synthase in der Leber charakterisiert die akuten hepatischen Porphyrien als molekulare Regulationskrankheiten, bei denen es im Gegensatz zu den mit einem Leberschaden assoziierten chronischen hepatischen Porphyrien nicht zu einer Porphyrinspeicherung in der Leber kommt. Die Uroporphyrinogen-III-Kosynthase ist bei den akuten hepatischen Porphyrien nicht gestört und gewährleistet die Biosynthese von Porphyrinogenen der Isomeren-reihe III (siehe Abb. 11.4-1).
▼

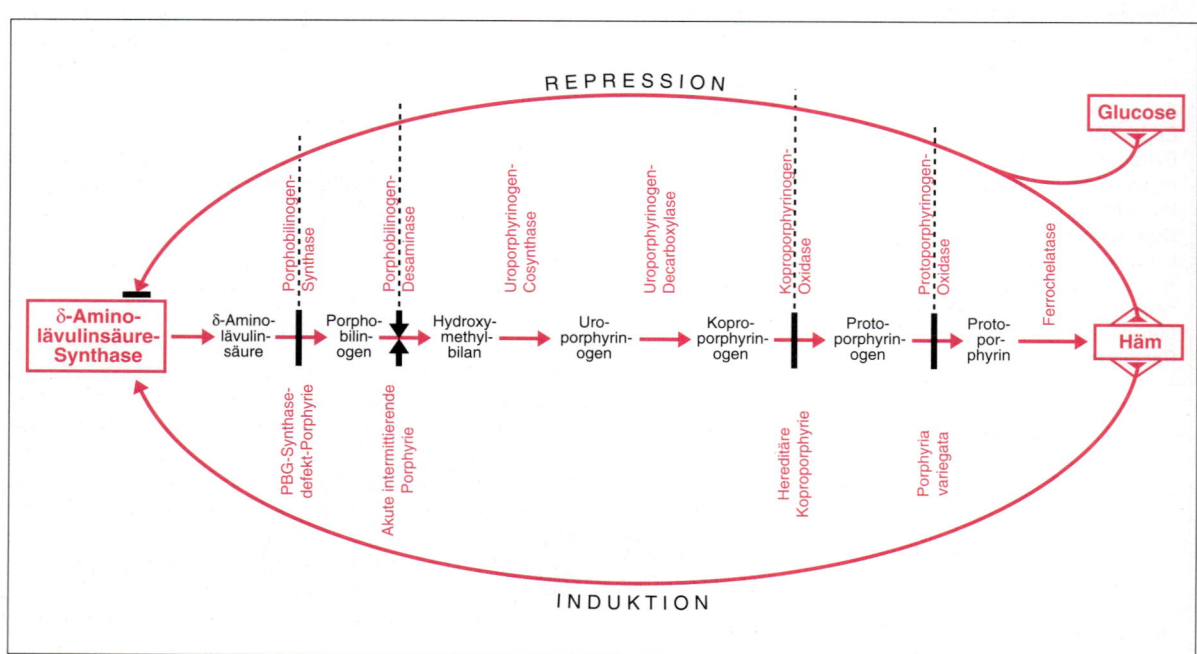

oder nur geringgradig erhöhter Porphyrinvorläufer-ausscheidung besteht keine Indikation.

Bei Patientinnen mit repetierenden Manifestationen in der prämenstruellen Phase (ovalozyklische Form) werden LH-RH-Analoga (z. B. Buserelin®) mit Erfolg angewandt.

Verlauf und Prognose

Bei rechtzeitiger Diagnose und Therapie ist ein unkomplizierter Verlauf mit Rückgang der abdominalen Symptomatik innerhalb von Tagen zu erwarten. Zur Nachbehandlung einer akuten Phase sollten die Patienten über ihre hereditär-disponierte Erkrankung und über ihre lebenslange Krankheitsanlage aufgeklärt und über die prophylaktischen Möglichkeiten informiert werden: Medikamentenliste; Vermeidung von Alkohol und Hunger, kohlenhydrat- und proteinbetonte, fettarme Ernährung; Meidung von körperlicher und möglichst auch von psychischer Überbelastung; Porphyrieausweis. Eine psychosomatisch unterstützte Führung kann sinnvoll sein.

Bei Frühdiagnose, adäquater Therapie, komplikationsfreiem Verlauf, Beratung und guter Mitarbeit des Patienten ist die Prognose gut. Kontrolluntersuchungen der Porphyrinparameter geben Aufschluß über die Stabilität der subklinischen Phase. Schwangerschaft ist per se kein Manifestationsfaktor einer AHP; allerdings kann es im letzten Trimenon zu einer Dekompensation des Porphyrinstoffwechsels kommen, ohne daß diese Störung eine klinische Manifestation auslösen muß. Interdisziplinäre Konsultationen können die Erfordernisse an eine individuelle Diagnostik und Therapie gewährleisten.

Bei verspäteter Diagnose und komplikationsbelastetem neurologischen Verlauf können die Lähmungen persistieren. Eine intensive langfristige physiotherapeutische Behandlung kann zur Rückbildung der Paresen beitragen.

Differentialdiagnose

Da verschiedene Krankheiten und Syndrome die AHP anamnestisch und klinisch imitieren können, muß ein klinischer Verdacht durch spezifische Stoffwechseluntersuchungen anhand von Porphyrinvorläufern und Porphyrinen geklärt werden (siehe Tab. 14.4-5). Eine wichtige Differentialdiagnose ist die akute und chronische Bleiintoxikation (siehe Tab. 14.4-5), die als toxische oder toxogenetisch determinierte Porphyrie auftritt (siehe Tab. 14.4-1). Ihre metabolische Konstellation ähnelt weitgehend der Doss-Porphyrie. Klinisch besteht bei Bleivergiftung neben der AHP-Polysymptomatik auch eine Anämie (basophile Tüpfelung der Erythrozyten). Nicht selten wird eine Alkohelleber-Erkrankung mit einer abdominalen und neurologischen Symptomatik sowohl klinisch als auch im Rahmen einer fehlgedeuteten Porphyrinurie mit einer akuten hepatischen Porphyrie verwechselt. Das gleiche gilt für das Alkoholentzugsdelir.

14.4.2 Chronische hepatische Porphyrie (Porphyria cutanea tarda)

Definition

Die chronische hepatische Porphyrie (CHP) einschließlich ihrer klinischen Manifestation als Porphyria cutanea tarda (PCT) ist die häufigste Porphyrie. Hauptsymptom ist eine **Photosensibilität** der Haut. Die CHP ist generell mit einem **Leberschaden** assoziiert (Fettleber, Hepatitis, Siderose, Fibrose, Zirrhose, Karzinom) und in der Hälfte der Fälle durch einen hereditären **Uroporphyrinogen-Decarboxylasedefekt** prädisponiert. Die Verminderung der Enzymaktivität in der Leber ist die Grundbedingung für den chronischen hepatischen Porphyrieprozeß. Alkohol, Östrogene, Hämodialyse und Umweltchemikalien sind Manifestationsfaktoren. Die CHP ist – im Gegensatz zu den AHP – eine Porphyrinspeicherkrankheit.

Kasuistik

Fünf Jahre nach Beginn der Einnahme oraler hormonaler Kontrazeptiva entwickelte sich bei einer 35jährigen Patientin eine leichte Verletzbarkeit der Haut. Weiterhin seien eine pelzige Behaarung der Wangen und Oberlippe, eine Blasenbildung und eine dunklere Hautfarbe aufgetreten. Erst fünf Jahre später wurde die Diagnose PCT gestellt.

Labor: Es zeigte sich eine hochgradige Porphyrinurie mit Dominanz von Uro- und Heptacarboxyporphyrin (ca. 10 μmol/24 h) sowie eine verminderte Aktivität der erythrozytären Uroporphyrinogen-Decarboxylase. Zu diesem Zeitpunkt war der Urin auch rötlich verfärbt. Die Transaminasen waren deutlich erhöht. Serumeisen lag im oberen Normbereich. Der Leberbiopsiezylinder fluoreszierte im langwelligen UV-Licht rot. Bei der **histologischen Untersuchung** des Leberzylinders zeigten die Hepatozyten eine fein- bis mittelgroßtropfige Verfettung, begleitet von einer geringgradigen herdförmigen portalen Entzündungsreaktion. Eine Siderose war nur andeutungsweise erkennbar.

Die „Pille" wurde abgesetzt und eine niedrigdosierte Chloroquin-Behandlung eingeleitet (jeden dritten Tag 125 mg). Die Patientin war nach drei Monaten beschwerdefrei. Die Porphyrinausscheidung ging nach einem Jahr auf 0,4 μmol/24 h zurück (subklinische Phase: CHP Typ A).

Diagnose: hereditär prädisponierte PCT, ausgelöst durch Östrogene: pharmakogenetische PCT.

Epidemiologie

Die Prävalenz wird auf 20–50 Fälle pro 100 000 Personen geschätzt. Männer sind zweimal häufiger betroffen als Frauen. Der Erkrankungsgipfel liegt über dem 40. Lebensjahr. Subklinische Stadien sind häufig. Diese **Latenzphasen** können bei ca. 10% aller chronisch leberkranken Patienten erkannt werden. Erkranken junge Frauen, die hormonale orale Kontrazeptiva einnehmen, an einer PCT, handelt es sich dabei meistens um eine genetisch prädisponierte Form.

Ätiologie und Pathogenese

Eine Aktivitätsminderung der **hepatischen Uro-porphyrinogen-Decarboxylase** ist pathogenetisch obligat. Die Enzymopathie ist entweder genetisch bedingt oder kann auch toxisch ohne bislang nachweisbare genetische Prädisposition verursacht sein. Ein Leberschaden ist die zweite Voraussetzung zur Entwicklung einer PCT (siehe Abb. 14.4-3).
Die PCT ist eine Dispositionskrankheit, die erst durch Gen-Umwelt-Interaktion manifest wird. Ätiopathogenetisch kann man eine toxische, toxogenetische und pharmakogenetische Form unterscheiden. Der Porphyrieprozeß kann durch Hexachlorbenzol (toxisch), durch Alkohol und Dioxin (toxogenetisch) oder durch hormonale Kontrazeptiva (pharmakogenetisch) sowie durch Hämodialyse ausgelöst werden. Die PCT ist gegenwärtig bei ca. zwei Drittel der Patienten alkoholinduziert oder mit Hepatitis C assoziiert. Das Risiko eines hepatozellulären Karzinoms scheint bei PCT erhöht zu sein.
Für die Pathogenese der PCT ist die gesteigerte Oxidation von Uro- und Heptacarboxyporphyrinogen zu den entsprechenden Porphyrinen von Bedeutung. Eisen stimuliert die Oxidation der Porphyrinogene. In der Leber scheint daher die Siderose der Porphyrinspeicherung parallel zu gehen. Uroporphyrinakkumulation der Leber hemmt die Decarboxylase. Die Porphyrinspeicherung kann den hepatozellulären Schaden verstärken.
Ein genetisch determinierter erythrozytärer Decarboxylasemangel korrespondiert nicht mit der klinischen Expression und Aktivität der CHP. Erst eine Porphyrinspeicherung in der Leber leitet den chronischen hepatischen Porphyrieprozeß ein, der sich über Latenzphasen (siehe Tab. 14.4-8) bis hin zur kutanen Manifestation, der PCT, entwickelt. Klinisch manifest wird die Erkrankung nach Monaten bis Jahren.
Die seltene homozygote Form der PCT wird als „hepatoerythropoetische Porphyrie" bezeichnet und tritt bereits in der Kindheit auf.

S Symptome

Blasen- und Narbenbildung an lichtexponierten Hautpartien, eine leichte Verletzbarkeit der Haut, insbesondere an den Händen (siehe Abb. 14.4-4), und eine Hypertrichose im Schläfen- und Jochbeinbereich sowie periorbital sind die führenden äußeren Symptome. Sonnenexposition begünstigt die Entwicklung der kutanen Läsionen. Ein dunkel verfärbter Urin tritt in der Regel erst bei exzessiv hohen Porphyrinmengen auf (über 10 µmol/24 h; normal unter 0,2). Bereits ab einer Ausscheidung von 2 µmol ist die Leber voll von Porphyrinen, so daß der Biopsiezylinder unter langwelligem UV-Licht (366 nm) leuchtend feuerrot fluoresziert. Im Rahmen der Leberdiagnostik können latente CHP-Phasen erkannt werden (Typ A, B und C, siehe Tab. 14.4-8). Bei Typ A und Typ B sind keine Hautsymptome nachweisbar.

D Diagnostik

Die Diagnose einer CHP stützt sich auf die erhöhte Porphyrinausscheidung im Urin mit charakteristischen Konstellationen, bei denen im fortgeschrittenen Stadium **Uro- und Heptacarboxyporphyrin** dominieren (siehe Tab. 14.4-8). Im Stuhl fällt die erhöhte Ausscheidung von Isokoproporphyrin auf. Auch im Plasma steigen Uro- und Heptacarboxy-

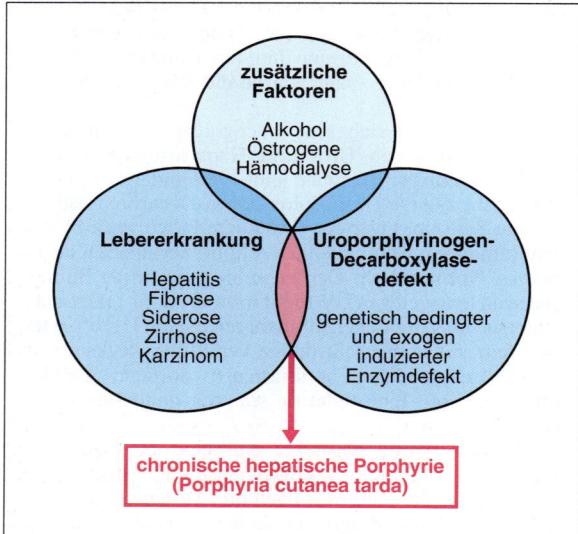

Abb. 14.4-3 Pathogenese der chronischen hepatischen Porphyrie bzw. Porphyria cutanea tarda.

Tab. 14.4-8   Subklinische Stadien der chronischen hepatischen Porphyrie (CHP) und ihre klinische Manifestation als Porphyria cutanea tarda (PCT)

Kondition	Konstellation der Urinporphyrine	Gesamtporphyrine (µmol/24 h)	Porphyrine in der Leber (Uro u. Hepta)	Leber-schaden	Haut symptome
normal	Kopro >> Uro > Hepta	< 0,2	–	–	–
CHP A	Kopro > Uro > Hepta	< 0,8	(+)	+	–
CHP B	Uro > Kopro > Hepta	< 1,3	+	+	–
CHP C	Uro > Hepta > Kopro	< 2,4	++	+	–/+
CHP D (PCT)	Uro > Hepta >> Kopro	> 2,5	+++	+	+/++

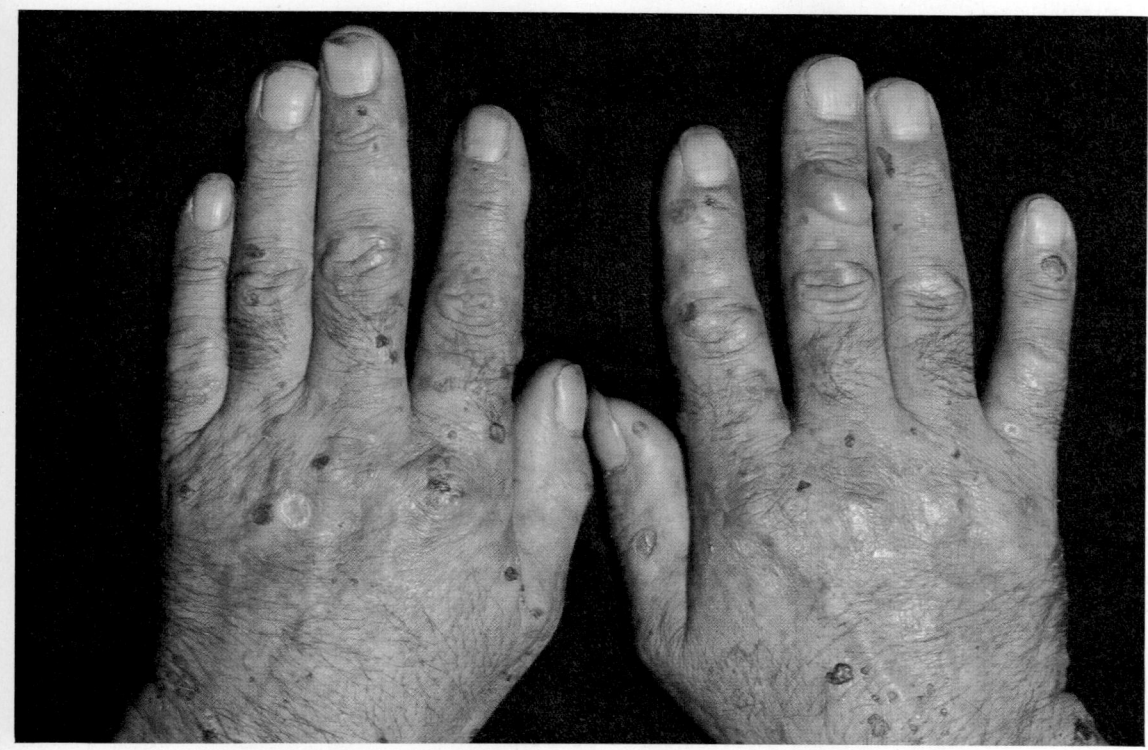

Abb. 14.4-4 Porphyria cutanea tarda. Am Mittelfinger der rechten Hand befindet sich eine pralle Blase; an Finger- und Handrücken finden sich zahlreiche kleine Erosionen mit hämorrhagischen Krusten sowie depigmentierte Narben (aus: Rassner, G.: Dermatologie-Lehrbuch und Atlas. Urban & Schwarzenberg, München 1990).

porphyrin an. Die Porphyrinfluoreszenz des Leberbiopsiegewebes beruht auf der Speicherung von Uro- und Heptacarboxyporphyrin in den Hepatozyten. Uroporphyrinogen-Decarboxylasedefekt im Erythrozytenhämolysat ist für die Beurteilung des Krankheitsprozesses nicht entscheidend, sondern bedeutet lediglich die genetische Anlage zur CHP, die sich in ca. 50% der Fälle nachweisen läßt. Die Erkennung des Stadiums einer CHP (siehe Tab. 14.4-8) ist für die klinische Beurteilung, für Prophylaxe und Therapie sowie für die Prognose von grundsätzlicher Bedeutung.

Bei Patienten mit PCT-Verdacht unter chronischer Hämodialyse kann die Diagnose aus der Stuhl- und Blutuntersuchung gestellt werden.

▼ Therapie

Eine klinische Besserung mit metabolischem Rückgang des Porphyrieprozesses wird bei den meisten Patienten schon unter Alkoholkarenz und ohne spezielle Behandlung erreicht. Frauen müssen hormonale Kontrazeptiva absetzen.

Chloroquin-Therapie und Aderlaßbehandlung sind wirksame Maßnahmen. **Chloroquin** bildet mit Uro- und Heptacarboxyporphyrinen wasserlösliche Komplexe und steigert somit ihre Elimination aus dem Gewebe und Ausscheidung in den Urin. Eine Behandlung mit Chloroquin in niedriger Dosierung gilt als Therapie der Wahl (jeden dritten Tag 125 mg oder jeden zweiten Tag 80 mg); sie führt meistens nach drei Monaten zur klinischen und nach sechs bis zwölf Monaten auch zur biochemischen Remission. Eine Aderlaßtherapie ist bei Patienten mit Leberzirrhose im Hinblick auf den Proteinverlust kontraindiziert.

Verlauf und Prognose

Die Prognose der PCT ist gut. Nach Abklingen der dermatologischen Symptome unter Therapie und Rückgang der Porphyrinurie kann sich der Krankheitsprozeß in einer milden subklinischen Phase stabilisieren, die als CHP Typ A oder B klassifiziert wurde (siehe Tab. 14.4-8). Bei einigen Patienten kommt es auch zu einer vollständigen Normalisierung der Porphyrinurie. Werden Alkohol, östrogenhaltige Medikamente und exzessive Sonnenstrahleinwirkung gemieden, ist eine erneute klinische Manifestation unwahrscheinlich. Halbjährliche Kontrolluntersuchungen der Urinporphyrine sind indiziert. Die Verlaufskontrollen der subklinischen Phasen sind für die klinische Beurteilung, für Prophylaxe und Therapie wichtig.

Differentialdiagnose

Die PCT bzw. CHP entwickelt eine so typische Befundkonstellation der Porphyrine in Urin, Stuhl und Plasma, daß aufgrund dieser Untersuchungen selten differentialdiagnostische Fragen aufkommen. Kombinationen mit anderen Porphyrien sind möglich, sog. duale Porphyrien. Klinisch kann sich die Differentialdiagnose zu anderen blasenbildenden Hautkrankheiten und nicht porphyrinbedingten Photodermatosen stellen sowie in Einzelfällen auch zu anderen Porphyrien mit kutaner Symptomatik (z. B. Porphyria variegata, siehe Kap. 14.4.1).

14.4.3   Erythropoetische (erythrohepatische) Protoporphyrie

Definition

Die Protoporphyrie ist eine autosomal-dominant vererbte Erkrankung aufgrund eines **Ferrochelatasemangels.** Sie manifestiert sich mit einer variabel ausgeprägten **Photosensibilität** und bei einem Viertel der Patienten auch mit **hepatobiliären Störungen,** die zur Zirrhose führen können. Protoporphyrin ist in Erythrozyten, Plasma und Stuhl und bei Leberbeteiligung auch in den Hepatozyten erhöht. Eine Porphyrinurie signalisiert die Leberbeteiligung.

Kasuistik

Ein 22jähriger Patient, der seit seiner Kindheit wegen Lichtempfindlichkeit (Brennen, Rötung und Schwellung des Gesichts nach Sonneneinwirkung) mehrere Ärzte konsultiert hatte, kam wegen Zunahme des Leibesumfangs, Gewichtsabnahme, körperlicher Schwäche, Juckreiz, Übelkeit, Erbrechen und Oberbauchschmerzen zur klinischen Aufnahme. **Sonographische, gastroskopische, histologische, klinisch-chemische** und **hämatologische** Untersuchungen ergaben eine kleinknotige Leberzirrhose und Cholelithiasis, eine portale Hypertension mit Ösophagusvarizen, eine normochrome Anämie, eine Hyperbilirubinämie (165 µmol/l [9 mg/dl] mit 128 µmol/l [7 mg/dl] direktem Bilirubin) und einen Anstieg der Aminotransferasen, alkalischen Phosphatase und γ-GT. Es fanden sich hohe Protoporphyrinkonzentrationen in den Erythrozyten und im Plasma, eine erhöhte Protoporphyrinausscheidung im Stuhl sowie eine deutliche Koproporphyrinurie.
Die kutanen Symptome wurden mit β-Karotin behandelt. Die hepatobiliäre Erkrankung konnte durch Colestyramin, das den enterohepatischen Kreislauf des Protoporphyrins unterbricht, nicht beeinflußt werden. Es kam zu Ösophagusvarizenblutungen und zu einer akuten gastrointestinalen Blutung aufgrund eines Duodenalulkus. Fünf Tage nach **chirurgischer Behandlung** verstarb der Patient unter der Symptomatik einer kardiovaskulären und hepato-renalen Insuffizienz. Die Leber enthielt extrem hohe Konzentrationen von Protoporphyrin. **Diagnose:** erythrohepatische Protoporphyrie.

Epidemiologie

Die Prävalenz wird auf 1 pro 100 000 Personen geschätzt. Die Protoporphyrie ist nach PCT und AIP die dritthäufigste Porphyrinstoffwechselkrankheit. Es besteht keine Geschlechtsdifferenz.

Ätiologie und Pathogenese

Aufgrund des Defekts der Ferrochelatase steigt die Protoporphyrinkonzentration in den Erythrozyten an. Es handelt sich um freies Protoporphyrin, im Gegensatz zum Zink-gebundenen Protoporphyrin bei sekundären Protoporphyrinämien (z. B. bei Bleiintoxikation, Eisenmangel etc.). Protoporphyrin wird mit der Galle ausgeschieden und unterliegt einer enterohepatischen Zirkulation. Das lipophile Protoporphyrin wirkt hepatotoxisch und schädigt in kristalliner Ablagerung konzentrationsabhängig (> 500fache Norm) die Leber. Eine Cholelithiasis durch protoporphyrinhaltige Gallensteine kommt vor. Eine Porphyrinurie wird in der erythropoetischen Phase vermißt und entwickelt sich erst mit der hepatobiliären Phase.
Analog zu den akuten und chronischen hepatischen Porphyrien verläuft auch die Protoporphyrie in Stadien: Latenzphase → kutane Phase → erythrohepatische Phase. Latenzphasen sind häufiger als klinisch manifeste. Familienstudien lassen einen autosomal-dominanten Erbgang mit inkompletter Penetranz und variabler klinischer Expression erkennen.

Ⓢ Symptome

Die **Lichtdermatose** tritt meistens schon in der Kindheit auf und führt an den exponierten Hautarealen zu Brennen, Jucken, Schmerzen, Erythemen und Ödemen („Sonnenurtikaria"). Dieser erythropoetischen kutanen Phase folgt bei einem Viertel der Patienten eine erythrohepatobiliäre Phase, die bei ca. 10% der Protoporphyriepatienten zu **Leberzirrhose mit Cholestase** führt. Aus klinischer Sicht sollte an die Protoporphyrie bei ungeklärtem Ikterus, bei Hepatomegalie und/oder abdominalen Schmerzen gedacht werden.

Ⓓ Diagnostik

Der Nachweis erhöhter Konzentrationen von **freiem** Protoporphyrin im Heparinblut (Erythrozyten und Plasma) sichert die Diagnose. Hohe erythrozytäre Protoporphyrinkonzentrationen (über 25 µmol/l; normal unter 0,7) weisen auf eine Leberbeteiligung hin. Porphyrinuntersuchungen in Urin und Stuhl sind zur Erfassung der erythrohepatobiliären Komponente entscheidend. Indikator ist ein Anstieg von Koproporphyrin-Isomer I im Urin.

Ⓣ Therapie

Die orale Gabe von β-Karotin (60–80 mg/d) mindert die Photosensitivität. Da die Lebererkrankung bei Protoporphyrie wahrscheinlich durch eine Speicherung des Protoporphyrins in der Leber verursacht ist, zielt die Therapie auf eine Drosselung der Protoporphyrinproduktion, auf eine verbesserte biliäre Sekretion des Protoporphyrins und auf eine Unterbrechung seiner enterohepatischen Rezirkulation. Eine Behandlung mit Gallensäuren steigert die hepatische Clearance von Protoporphyrin, während Colestyramin den enterohepatischen Kreislauf unterbricht. Weiterhin wird Vitamin E empfohlen: Es verhindert vermutlich die zellschädigende Wirkung von Protoporphyrin-induzierten freien Radikalen. Bei fortgeschrittener schwerer cholestatischer Leberzirrhose kommt eine Lebertransplantation in Betracht.

Verlauf und Prognose

Solange sich eine hepatobiliäre Komponente nicht entwickelt, hat die Protoporphyrie eine gute Prognose. Regelmäßige Verlaufsuntersuchungen des Porphyrinstoffwechsels und der Leberparameter sind wichtig, um eine hepatobiliäre Komplikation frühzeitig zu erkennen und zu behandeln. Bei Leberzirrhose, die in ca. 10% der Protoporphyriepatienten vorkommt, können progrediente Verläufe zur hepatischen Dekompensation mit Cholestase innerhalb von wenigen Monaten führen.

Differentialdiagnose

Klinisch-biochemisch bestehen zu anderen Porphyrien (siehe Tab. 14.4-3) differentialdiagnostisch keine Probleme. Protoporphyriepatienten werden nicht selten im Rahmen von Porphyrinuntersuchungen bei cholestasischer Leberzirrhose, bei primärer biliärer Zirrhose und bei ungeklärter Hyperbilirubinämie mit abdominellen Schmerzen entdeckt. Bei diesen Patienten besteht bereits ein hepatobiliäres Stadium. Die Lichtempfindlichkeit wird oft von Arzt und Patient zu wenig beachtet: Erst das Auftreten einer Gelbsucht führt die Patienten zum Arzt.

14.4.4 Kongenitale erythropoetische Porphyrie (Morbus Günther)

Die kongenitale erythropoetische Porphyrie (CEP) beruht auf einem autosomal-rezessiv vererbten Defekt der Uroporphyrinogen-III-Kosynthase und führt zu einer schweren Photodermatose mit hochgradiger Speicherung und Ausscheidung von Porphyrinen der Isomerenreihe I (siehe Abb. 14.4-1). Bislang sind ca. 100 Fälle beobachtet worden. Die CEP wird überwiegend im Kleinkindesalter klinisch manifest, aber auch Erstdiagnosen bei Erwachsenen sind bekannt. Leitsymptom ist eine schwere Photosensibilität, die zu Blasen, Erosionen und Ulzerationen mit Narbenbildung an den lichtexponierten Hautpartien führt. Wichtige hämatologische Befunde sind eine partiell ineffektive Erythrozytopoese, Knochenmarkhyperplasie (der erythropoetischen Reihe) und gesteigerte Hämolyse sowie Retikulozytose, hämolytische Anämie und Splenomegalie. Auch die Leber speichert Porphyrine, sie ist häufig vergrößert.
Die Diagnose wird durch eine extreme Porphyrurie und Porphyrinämie mit Dominanz von Porphyrinen der Isomerenreihe I gesichert, deren Biosynthese auf der Stufe des Koproporphyrins endet (siehe Abb. 14.4-1). Heterozygote können an erhöhten Erythrozyten-Porphyrinkonzentrationen erkannt werden.
Zur Therapie der Hautsymptome wird auf dermatologische Lehrbücher verwiesen. Eine Splenektomie ist indiziert, wenn Hypersplenismus und hämolytische Anämie voll ausgeprägt sind. Die Krankheit hat eine ernste Prognose und schränkt die Lebenserwartung ein. Differentialdiagnostisch kommt die hepatoerythropoetische Porphyrie (homozygote PCT) in Betracht.

14.4.5 Sekundäre Porphyrinopathien: Porphyrinurien und Porphyrinämien

Definition

Die sekundären Porphyrinstoffwechselstörungen bilden eine heterogene Gruppe. Es handelt sich um Mitreaktionen des Porphyrinstoffwechsels bei verschiedenen Grundkrankheiten, pathophysiologischen und auch physiologischen Konditionen, insbesondere unter toxischen, nutritiven, endokrinen und arzneimittelbedingten Einflüssen (siehe Tab. 14.4-9). Den sekundären Koproporphyrinurien und

---

Tab. 14.4-9 Vorkommen sekundärer Koproporphyrinurien und Protoporphyrinämien

sekundäre (asymptomatische) Koproporphyrinurien bei:
► Intoxikationen (z. B. Alkohol, Fremdchemikalien, Schwermetallen)
► Leber-, Gallenwegs- und Pankreaserkrankungen (insbesondere Alkoholleber-Syndrome)
► Arzneimittelnebenwirkungen
► Infektionskrankheiten
► hämatologische Erkrankungen (Anämien unterschiedlicher Ätiologie, insbesondere sideroachrestische Anämien und Thalassämien; Leukämien und Lymphogranulomatose)
► Diabetes mellitus
► Malignome (insbesondere Leber-, Gallen- und Pankreaskarzinome)
► Störungen des Eisenstoffwechsels (Hämosiderose, Hämochromatose)
► hereditäre Hyperbilirubinämien
► Schwangerschaft
► Hunger und Fasten
► Bronze-Baby-Syndrom
► Herzinfarkt
► erythrohepatische Protoporphyrie

sekundäre (asymptomatische) Protoporphyrinämien bei:
► Eisenmangelanämie
► sideroachrestische Anämien
► hämolytische Anämien
► Thalassämien
► Polycythaemia vera und sekundäre Erythrozytosen
► Pyridoxinmangel
► Alkoholismus
► Isoniazidtherapie

Protoporphyrinämien kommt kein eigenständiger und klinischer Krankheitswert zu.

Epidemiologie

Sekundäre Porphyrinurien und Porphyrinämien kommen wesentlich häufiger als Porphyrien vor.

Ätiologie und Pathogenese

Die Ätiologie ist vielschichtig und im einzelnen nicht geklärt. Pathogenetisch kommen sowohl singuläre und multiple Hemmungen von Enzymen der Porphyrin- und Hämbiosynthese in Betracht (z. B. durch Alkohol, Blei, Umweltchemikalien) als auch Transport- und Sekretionsstörungen des Koproporphyrins in und aus der Leber. So kommt es bei Cholestasesyndromen, bei toxischen sowie arzneimittelbedingten Leberschäden sowie beim Dubin-Johnson- und beim Rotor-Syndrom zum Anstieg von Koproporphyrin-Isomer I im Urin, dessen unterschiedliche Ausprägung differentialdiagnostische Bedeutung erlangt. Eine Porphyrinurie kann auch paraneoplastisch auftreten.

🅢 Symptome

Die sekundären Koproporphyrinurien und Protoporphyrinämien entwickeln selbst keine klinischen Symptome.

Diagnostik und Differentialdiagnose

Vor allem bei hepatobiliären Erkrankungen und toxischen Einflüssen wird ein gering- bis mäßiggradiger Anstieg der Koproporphyrinausscheidung im Urin beobachtet. Einige dieser Patienten haben abdominelle Schmerzen und andere Symptome, die auf eine akute Porphyrie hinweisen. Eine erhöhte Porphyrinurie verleitet leicht zur Fehldiagnose. Differentialdiagnostisch ist wichtig, daß das akute Porphyrie-Syndrom mit einer deutlichen Erhöhung von δ-Aminolävulinsäure und Porphobilinogen assoziiert ist. Bei den in Tabelle 14.4-9 aufgeführten Bedingungen kommt jedoch ein Anstieg der Porphyrinvorläufer im Urin nicht vor, mit Ausnahme von δ-Aminolävulinsäure bei der Bleiintoxikation. Die Differenzierung der sekundären Koproporphyrinurien von den primären hepatischen Porphyrien (siehe Tab. 14.4-3) ist der zentrale Schlüssel zur Vermeidung von Fehldiagnosen.

Literatur

– Doss, M. O.: Hepatic porphyrias: Pathobiochemical, diagnostic and therapeutic implications. In: Popper, H., F. Schaffner (eds.): Progress in Liver Diseases. Vol. VII, 573–597. Grune & Stratton, New York 1982.
– Doss, M. O.: Porphyrinurias and occupational disease. Ann. N. Y. Acad. Sci. 514 (1987), 204–218.
– Kappas, A., S. Sassa, R. A. Galbraith, Y. Nordmann: The porphyrias. In: Scriver, C. R., A. L. Beaudet, W. S. Sly, D. Valle (eds.): The Metabolic Basis of Inherited Disease, 1305–1365. McGraw-Hill, New York 1989.

14.5 Fettstoffwechselerkrankungen

E. WINDLER, F. U. BEIL, H. GRETEN

Die klinische Relevanz erhöhter Blutfette beruht in erster Linie auf dem Zusammenhang zwischen **Hypercholesterinämie** und **Arteriosklerose**, in zweiter Linie auf der Gefahr einer **Pankreatitis** durch **Hypertriglyzeridämien**. Unter diesen Gesichtspunkten werden im Folgenden zunächst die **primären** und dann die **sekundären Fettstoffwechselstörungen** abgehandelt:

▶ **Polygene Hypercholesterinämien** sind in unserer Bevölkerung für den größten Teil der Cholesterinerhöhungen und damit in hohem Maße für die Zunahme arteriosklerotischer Gefäßerkrankungen verantwortlich.

▶ **Monogene Hypercholesterinämien** sind seltener, aber wegen der definierten zugrundeliegenden Defekte lehrreiche Beispiele biochemischer Mechanismen, die zu Cholesterinerhöhungen führen.

▶ Die **Hypoalphalipoproteinämie** umfaßt Störungen, die die Spiegel der HDL erniedrigen und dadurch das Risiko der Entwicklung von Arteriosklerose erhöhen, da die Funktion der HDL, den LDL entgegenzuwirken und Cholesterin den Geweben wie den arteriosklerosegefährdeten Arterienwänden zu entziehen, vermindert ist.

▶ **Primäre Hypertriglyzeridämien** bedürfen vornehmlich in Hinblick auf die Möglichkeit der zuweilen lebensbedrohlichen Pankreatitis der Behandlung.

▶ **Sekundäre Hyper- und Hypolipidämien** können zu denselben Veränderungen im Lipoproteinmuster mit denselben Risiken wie die primären führen, sind jedoch als Begleiterscheinung von anderweitigen Grunderkrankungen oder Nebenwirkungen von Medikamenten aufzufassen und als solche zu behandeln.

14.5.1 Physiologie des Fettstoffwechsels

Triglyzeride sind Energieträger, und **Cholesterin** ist ein Strukturmolekül der Zellmembranen und Ausgangsmolekül der Steroidhormon- und Gallensäurensynthese. Wegen ihrer Wasserunlöslichkeit werden sie in Form von **Lipoproteinen** im Blut transportiert. Die apolaren Triglyzeride und Cholesterinester werden im Kern der sphärischen Partikel von einer Schicht aus unverestertem Cholesterin und Phospholipiden umgeben, die als bipolare Moleküle die Wasserlöslichkeit vermitteln. **Apolipoproteine** auf der Oberfläche der Lipoproteine regulieren als Strukturmoleküle, Enzyme, Aktivatoren von Enzymen, Lipidtransferfaktoren oder Liganden von Zelloberflächenrezeptoren Synthese und Katabolismus der Lipoproteine. Nach ihrer Zusammensetzung lassen sich **vier Hauptklassen der Lipoproteine** unterscheiden. Sie dienen drei Lipidtransportsystemen, dem der Chylomikronen, der VLDL-LDL und der HDL (siehe Tab. 14.5-1 und Abb. 14.5-1).

Vom Darm resorbierte Lipide der Nahrung und der Gallenflüssigkeit werden in **Chylomikronen** über die mesenteriale Lymphe dem Blutkreislauf zugeführt. Ein Großteil der Triglyzeride wird in den Kapillaren durch die von Apolipoprotein C-II aktivierte Lipoproteinlipase hydrolysiert. Dadurch werden der Muskulatur und dem Fettgewebe Fettsäuren zur Verfügung gestellt. Während der Hydrolyse werden zunehmend die Apolipoproteine C-I, C-II und C-III, die die Bindung der Chylomikronen an Rezeptoren der Leber verhindern, auf „high density lipoproteine" (HDL) überführt. Durch den Verlust des Apoliprotein C-II wird außerdem die Lipoproteinlipase inaktiviert und damit die Triglyzeridhydrolyse terminiert. Die verbleibenden Reste der Chylomikronen, **Remnants** genannt, binden vermittelt von Apolipoprotein E an Rezeptoren der Hepatozyten wie dem LDL-Rezeptor und werden endozytiert.

Von der Leber synthetisierte Fette werden als „**Very Low Density Lipoproteine" (VLDL)** in den Kreislauf sezerniert. Ähnlich den Chylomikronen wird ein Großteil ihrer Triglyzeride durch Lipoproteinlipase hydrolysiert. Die damit einhergehenden Veränderungen des Apolipoproteinmusters führen wie bei Chylomikronen zur Aufnahme der VLDL-Remnants durch Hepatozyten. VLDL unterscheiden sich allerdings von Chylomikronen darin, daß ein Teil von ihnen (ca. 40%) in cholesterinreiche, triglyzeridarme **Low Density Lipoproteine (LDL)** umgewandelt wird. LDL versorgen extrahepatische Gewebe mit Cholesterin, jedoch wird ein Großteil (ca. 70%) mittels LDL-Rezeptor von der Leber aufgenommen. LDL können mit einem sehr großen, plasminähnlichen Protein unbekannter Funktion, dem Apolipoprotein A eine Verbindung eingehen. Diese veränderten LDL werden als **Lipoprotein(a) (Lp-a)** bezeichnet. Überwiegend sind die Konzentrationen sehr niedrig. Etwa ein Drittel der Bevölkerung hat allerdings höhere Konzentrationen (> 25 mg/dl). Sie gehen mit einem erheblich erhöhten Arteriosklerose-Risiko einher. Ab etwa 25 mg/dl Protein verdoppelt sich das Risiko. Dieser entscheidende Risikofaktor ist genetisch determiniert. Es ist zur Zeit noch kein Mittel bekannt, den Spiegel wesentlich zu senken, so daß im Augenblick ein erhöhter Spiegel bedeutet, daß andere Risikofaktoren um so rigoroser behandelt werden müssen.

High Density Lipoproteine (HDL) werden vom Darm, jedoch überwiegend von der Leber als scheibenförmige Doppelmembranen sezerniert. Auch das durch die Triglyzeridhydrolyse von Chylomikronen und VLDL überflüssig gewordene Phospho-

---

Tab. 14.5-1   Charakterisierung der Lipoproteinklassen

Lipoprotein-klasse	Lipid-elektro-pho-rese	Zusammen-setzung Chole-sterin (%)	Trigly-zeride (%)	Anteil im Serum Chole-sterin (%)	Trigly-zeride (%)	Apolipo-proteine	Synthese-ort	wesent-liche Transport funktion	erhöht bei Hyper-lipoproteinämie*
Chylo-mikronen d < 1,006 g/ml	Auftrags-stelle	3	90	nur post-prandial		B-48, C, E	Darm	Lipide vom Darm in extra-hepatische Gewebe und zur Leber	Typ I, V Typ III (Remnants)
Very Low Density Lipoproteine (VLDL) d < 1,006 g/ml	Prä-β-Position	15	65	10	70	B-100, C, E	Leber	Lipide von Leber in extra-hepatische Gewebe	Typ IIb, IV, V Typ III (Remnants)
Low Density Lipoproteine (LDL) d = 1,019 bis 1,063 g/ml	β-Posi-tion	45	10	65	20	B-100	aus VLDL	Cholesterin von Leber in extra-hepatische Gewebe	Typ IIa, IIb
High Density Lipoproteine (HDL) d = 1,063 bis 1,21 g/ml	α-Posi-tion	20	5	25	10	A-I, A-II, C	Leber, Darm	Cholesterin aus extra-hepatischen Geweben zur Leber	

* Einteilung nach Fredrickson

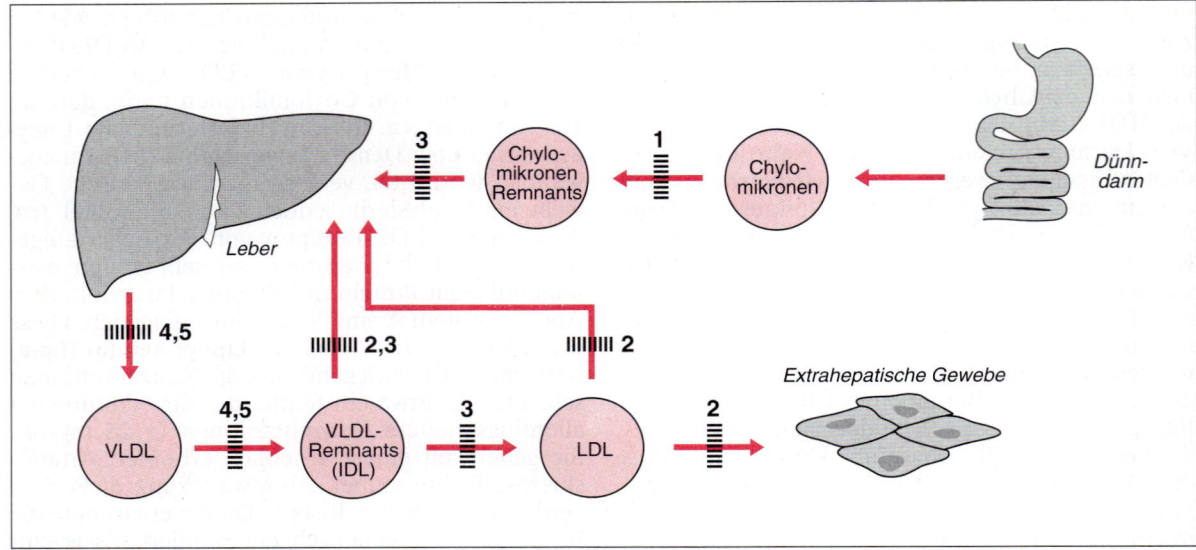

Abb. 14.5-1   Der Lipoproteinmetabolismus und die wesentlichen Störungen, die den primären Hyper- und Dyslipoproteinämien zugrunde liegen.
1 = Lipoproteinlipase- oder Apolipoprotein-C-II-Mangel (Hyperlipidämie Typ I): Störung der Triglyzeridhydrolyse;
2 = familiäre Hypercholesterinämie (Hyperlipidämie Typ IIa): LDL-Rezeptor-Defekt
3 = familiäre Dysbetalipoproteinämie (prädisponiert zur fami-

liären Hyperlipidämie Typ III); Abbaustörung von VLDL- und Chylomikronen-Remnants
4 = familiäre Hypertriglyzeridämie (Hyperlipidämie Typ IV): Überproduktion von Triglyzeriden in der Leber oder VLDL-Abbaustörung, fakultativ kombiniert
5 = kombinierte Hyperlipidämie (Hyperlipidämie Typ IIa, IIb oder IV): Apolipoprotein-B-Überproduktion und fakultativ VLDL-Abbaustörung).

lipid und Cholesterin der Oberfläche dieser Lipoproteine tragen zu den HDL bei. Die typischen sphärischen Partikel entwickeln sich erst durch Aufnahme von Cholesterin aus extrahepatischen Geweben. Die für den Rücktransport des Cholesterins zur Leber verantwortlichen Vorgänge sind noch nicht im einzelnen gesichert. HDL können als intakte Partikel von der Leber aufgenommen werden, aber auch lediglich selektiv Cholesterinester an die Leber abgeben. Außerdem vermögen HDL den Austausch von freiem und verestertem Cholesterin zwischen Geweben und anderen Lipoproteinen zu vermitteln.

Entsprechend ihrer Zusammensetzung und physiologischen Funktion haben die Lipoproteinklassen bei gestörtem Stoffwechsel und veränderter Plasmakonzentration unterschiedliche klinische Bedeutung. Vermehrte LDL spiegeln sich in erhöhtem Cholesterinspiegel wider. Sie stehen in direktem Zusammenhang mit frühzeitiger und beschleunigter Entwicklung von Arteriosklerose. Bedingt durch ihre Funktion im Cholesterinrücktransport wirken HDL den LDL entgegen. Entsprechend bedeutet hohes HDL-Cholesterin vermindertes Arterioskleroserisiko und niedriges HDL erhöhtes Risiko. Hypertriglyzeridämien aufgrund vermehrter VLDL oder Chylomikronen bringen die Gefahr einer Pankreatitis mit sich. Es ist strittig, ob und inwieweit Chylomikronen und VLDL direkt zum Arteriosklerose-Risiko beitragen oder ob sie nur in einer indirekten Beziehung stehen, die darauf beruht, daß

Hypertriglyzeridämie häufig mit erniedrigtem HDL einhergeht.

14.5.2   Polygene Hypercholesterinämie

Erhöhungen des Cholesterins sind ein weitverbreiteter Risikofaktor für die koronare Herzkrankheit (siehe Tab. 14.5-2). In den meisten Fällen liegt kein identifizierbarer Grund für die Stoffwechselstörung vor. Vielmehr scheinen eine Reihe geringer Abweichungen der Regulationsmechanismen des Cholesterinstoffwechsels unter diätetischer Belastung zur Hypercholesterinämie zu führen. Die Polygene Hypercholesterinämie hat in den westlichen Industrieländern zu der hohen Inzidenz koronarer Herzkrankheit geführt und kann entsprechend durch Aufklärung breiter Bevölkerungsschichten präventiv beeinflußt werden. Umstellung der Ernährungsgewohnheiten ist der wichtigste Bestandteil dieser Bemühungen. Die **Polygene Hypercholesterinämie** ist die **weitaus häufigste Form** der primären Hypercholesterinämien, während die Familiäre Hypercholesterinämie, Familiäre Hyperlipidämie Typ III und Kombinierte Hyperlipidämie (siehe „Monogene Hypercholesterinämien") pathophysiologisch besser verstanden, aber wegen ihrer geringeren Häufigkeit eine untergeordnete Rolle spielen (siehe Tab. 14.5-2).

Tab. 14.5-2   Primäre Hyper-, Dys- und Hypolipoproteinämien

Fettstoffwechsel-störung	Erhöhte Lipo-proteinfraktion	Erhöhte Serumlipide	Einteilung n. Fredrickson	Erbgang	Häufigkeit	Arterio-sklerose-Risiko
Polygene Hyper-cholesterinämie	LDL	Cholesterin	Typ IIa	polygen	sehr häufig	hoch
Kombinierte Hyperlipidämie	LDL oder VLDL oder LDL und VLDL	Cholesterin oder Triglyzeride oder Chol. und Trigl.	Typ IIa oder Typ IV oder Typ IIb	dominant	1:300	hoch
Familiäre Hyper-cholesterinämie	LDL	Cholesterin	Typ IIa	kodominant	heterozygot 1:500 homozygot 1:1 000 000	sehr hoch extrem hoch
Familiäre Dysbeta-lipoproteinämie	Chylomikronen- und VLDL-Remnants			rezessiv	1:100	keines
Familiäre Hyperlipid-ämie Typ III	Chylomikronen- und VLDL-Remnants	Cholesterin und Triglyzeride	Typ III	polygen	1:5000	hoch
Sporadische Hyper-triglyzeridämie	VLDL oder VLDL und Chylomikronen	Triglyzeride	Typ IV oder Typ V	polygen	häufig	keines
Familiäre Hyper-triglyzeridämie	VLDL oder VLDL und Chylomikronen	Triglyzeride	Typ IV oder Typ V	dominant	1:500	keines
Familiärer Lipo-proteinlipase- oder Apolipoprotein-C-II-Mangel	Chylomikronen oder Chylomikronen und VLDL	Triglyzeride	Typ I	rezessiv	sehr selten	keines
Familiäre Hypoal-phalipoproteinämie	HDL vermindert			dominant	häufig	hoch

Definition

Unter dem Oberbegriff „Polygene Hypercholeste-rinämie" werden alle Cholesterinerhöhungen aus nicht näher bekannter Ursache zusammengefaßt. Es handelt sich um eine Volkskrankheit, die erst mit zunehmend reicherer Ernährung in den Industrie-nationen an Bedeutung gewonnen hat.

Kasuistik

Ein 65jähriger Patient sucht mit pektanginösen Beschwer-den die Notfallambulanz auf. Das **EKG** zeigt Verände-rungen, die auf eine koronare Herzkrankheit hindeuten. Bei der **Untersuchung** fällt ein leises Systolikum über der Aortenklappe ohne Fortleitung in die Karotiden im Sinne einer Sklerose auf. Die Fußpulse sind links nicht tastbar. Der Blutdruck beträgt 160/90 mmHg und sei bereits mehrfach grenzwertig hoch gemessen worden. Der Pa-tient gibt an, daß in seiner Familie bisher keine koronare Herzkrankheit vorgekommen sei.
Die **Labordiagnostik** ergibt ein Gesamtcholesterin von 295 mg/dl (7,67 mmol/l), ein LDL-Cholesterin von 197 mg/dl (5,1 mmol/l), Triglyzeride von 205 mg/dl (2,26 mmol/l) und ein HDL-Cholesterin von 40 mg/dl (1 mmol/l).
Zusammen mit der Familie wird eine **Ernährungsberatung** durchgeführt. Fettes Fleisch, Wurstwaren und Vollmilch-produkte sollen zugunsten von Gemüse, Obst und Mager-milchprodukten gemieden werden. Innerhalb eines Jahres sinken der Cholesterinwert auf 206 mg/dl (5,4 mmol/l)

und die Triglyzeride auf 150 mg/dl (1,7 mmol/l), während das HDL-Cholesterin auf 49 mg/dl (1,9 mmol/l) steigt. Außerdem normalisieren sich Gewicht und Blutdruck des Patienten.

Epidemiologie

Die Häufigkeit hängt von der Definition der Hyper-cholesterinämie ab. Konventionell wurden bisher Werte in den obersten 5% der Cholesterinverteilung in der Bevölkerung als hypercholesterinämisch be-zeichnet. In diesem Bereich hat von 20 Patienten einer eine Familiäre Hypercholesterinämie, 3 haben eine Kombinierte Hyperlipidämie und die rest-lichen 16 eine Polygene Hypercholesterinämie. Der Anteil der Polygenen Hypercholesterinämie erhöht sich, wenn der Grenzwert niedriger angenommen wird. Epidemiologische Untersuchungen zeigen, daß die Grenze bei 200 mg/dl (5,2 mmol/l) an-gesetzt werden muß, da höhere Werte das Risiko beschleunigter Entwicklung von Arteriosklerose in sich bergen. Die Anlage zu Hypercholesterinämie scheint in allen Bevölkerungen ähnlich ausgeprägt zu sein. Einzelne Genvarianten, die auf die Höhe des Cholesterins Einfluß haben, kommen jedoch in verschiedenen Ländern mit unterschiedlicher Häu-figkeit vor und könnten daher geringe Unterschie-de, beispielsweise die durchschnittlich höheren

Cholesterinwerte in Finnland, zumindest teilweise erklären. Die Expression der Polygenen Hypercholesterinämie ist allerdings in hohem Maße nahrungsabhängig. So haben die Bevölkerungen westlicher Industrienationen einen durchschnittlichen Cholesterinwert um 220 mg/dl (5,7 mmol/l) im Vergleich zu 160 mg/dl (4,2 mmol/l) in manchen asiatischen und mediterranen Gegenden.

Ätiologie und Pathogenese

Durch Erhöhung der LDL, die etwa 70% des Serumcholesterins ausmachen und nur unbedeutende Mengen Triglyzeride enthalten, entwickelt sich eine reine Hypercholesterinämie Typ IIa (siehe Tab. 14.5-1 und 14.5-2). Grundlage der Hypercholesterinämie sind wahrscheinlich **geringe Abweichungen** mehrerer den Cholesterinstoffwechsel **regulierender Enzyme** und **Bindungsproteine** aufgrund genetischer Varianten, die in ihrem Zusammenspiel zu einem erhöhten LDL-Spiegel führen (siehe Abb. 14.5-1). Beispielsweise sind Mutanten des Apolipoprotein E bekannt, die etwa 25% der Variation des Cholesterinspiegels in der Bevölke-

rung erklären. In der Regel kommt es erst unter diätetischer Belastung zur Entwicklung der Hypercholesterinämie. Dabei spielen – der Reihenfolge nach – die Aufnahme gesättigter Fettsäuren auf Kosten einfach und mehrfach ungesättigter Fettsäuren, Cholesterin und zu geringe Mengen von Ballaststoffen eine Rolle.

S Symptome

Es gibt keine spezifischen klinischen Zeichen, die für die Polygene Hypercholesterinämie wegweisend sind. Xanthelasmen und Arcus lipoides corneae sind selten und unspezifisch, da sie zumindest in 50% der Fälle bei normolipämischen Personen entstehen (siehe Abb. 14.5-2a bis f).

D Diagnostik

Jede Cholesterinerhöhung über 200 mg/dl (5,2 mmol/l) aufgrund vermehrten LDL-Cholesterins über etwa 135 mg/dl (3,5 mmol/l) ist als Polygene Hypercholesterinämie zu bezeichnen, wenn Familiäre Hypercholesterinämie, Kombinierte Hyperlipidämie (siehe Tab. 14.5-2) oder sekun-

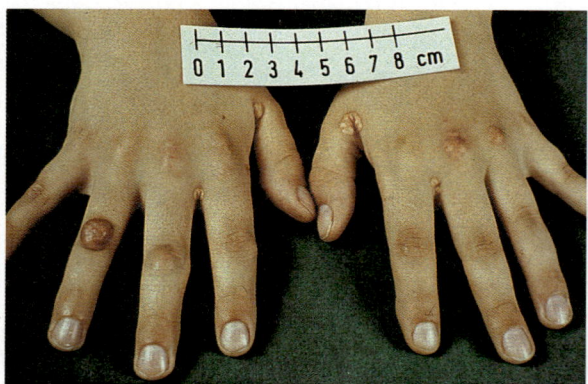

Abb. 14.5-2a   Planare und tendinöse Xanthome bei homozygoter Familiärer Hypercholesterinämie.

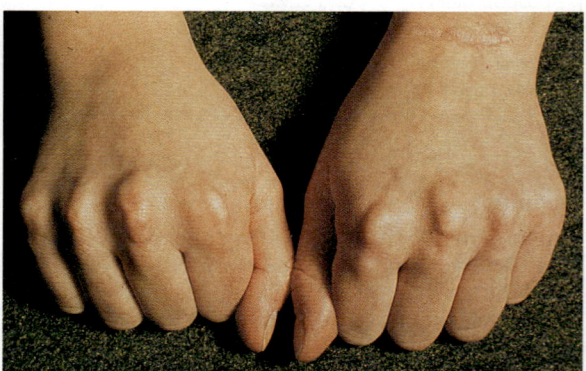

Abb. 14.5-2b   Tendinöse Xanthome bei heterozygoter Familiärer Hypercholesterinämie.

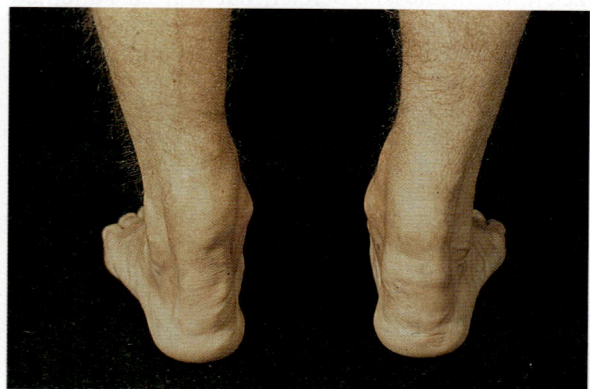

Abb. 14.5-2c   Xanthome der Achillessehnen bei heterozygoter Familiärer Hypercholesterinämie.

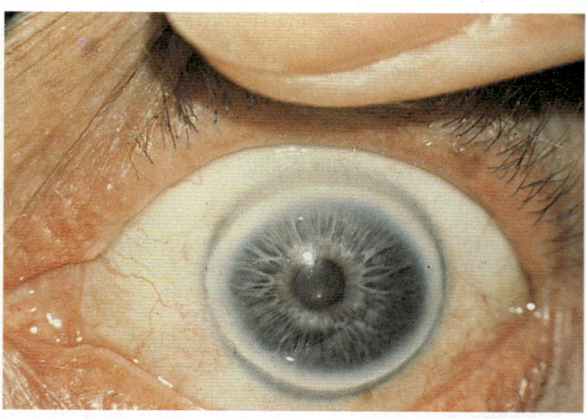

Abb. 14.5-2d   Arcus lipoides corneae bei heterozygoter Familiärer Hypercholesterinämie.

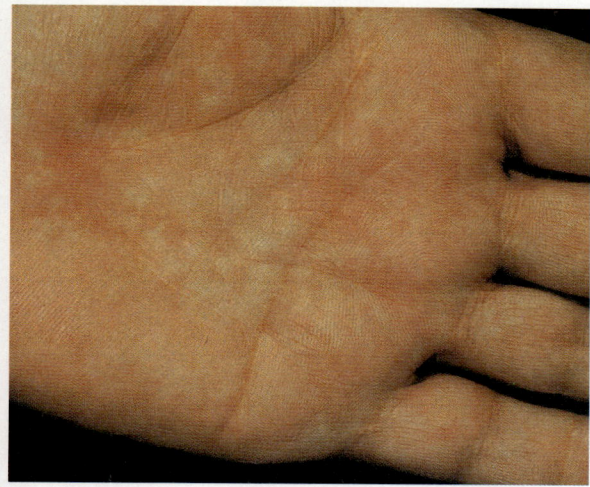

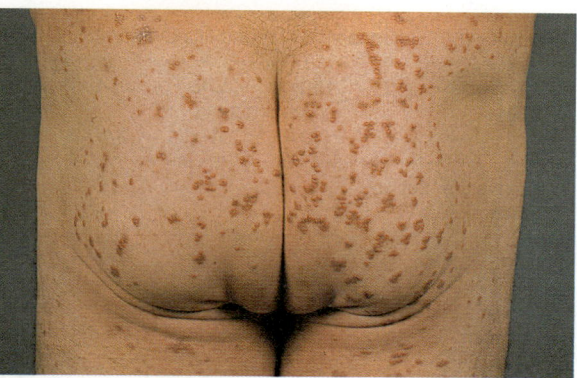

Abb. 14.5-2f Eruptive Xanthome bei Hypertriglyzeridämie Typ V.

Abb. 14.5-2e Xanthochromia striata palmaris bei Hyperlipidämie Typ III.

däre LDL-Erhöhungen (siehe Tab. 14.5-3) ausgeschlossen sind. Für die klinische Routine ergibt die Friedewald-Formel einen ausreichend genauen Schätzwert für das nur mittels aufwendiger Methoden direkt meßbare LDL-Cholesterin:

LDL-Cholesterin = Gesamtcholesterin – HDL-Cholesterin – $^{1}/_{5}$ Triglyzeride [in mg/dl!] (was bei Triglyzeriden bis 400 mg/dl bzw. 4,6 mmol/l annäherungsweise dem VLDL-Cholesterin entspricht).

▼ Therapie

Die Polygene Hypercholesterinämie ist vor allem ein **Ernährungsproblem.** Wichtigste Maßnahme ist die Verminderung des Fettanteils in der Nahrung von gegenwärtig über 40 auf unter 30% der Kalorien (siehe Tab. 14.5-4). Dabei sollte insbesondere der Anteil der gesättigten Fette reduziert werden, da sie die LDL-Rezeptoren der Leber vermindern. Gesättigte Fette sind Bestandteil vor allem tierischer Produkte, so daß der Konsum von Wurstwaren, fettem Fleisch und Vollmilchprodukten und vollfetter Käsesorten eingeschränkt werden muß. Magermilchprodukte enthalten wichtige Nahrungsbestandteile wie Vitamine und Kalzium. Der Verbrauch einfach- und mehrfach ungesättigter Fette kann beibehalten werden. Sie finden sich in der Regel in pflanzlichen Nahrungsmitteln, aber auch besonders im Fisch, der zudem noch ausgesprochen arm an gesättigten Fetten ist. Praktisch bedeutet das eine Umstellung auf Nahrungsmittel überwiegend pflanzlicher Herkunft, also reichlich Gemüse, Obst, Getreideprodukte und Öle, sowie Fisch statt Fleisch. Damit wird auch das Ziel der Aufnahme cholesterinarmer, vitamin- und ballaststoffreicher Nahrungsmittel erreicht, was einen weiteren Beitrag zur Cholesterinsenkung leistet.

Medikamente sollten nur in Ausnahmefällen notwendig sein, wenn durch Diät allein das LDL-Cholesterin nicht unter 155 mg/dl (4 mmol/l) bzw.

in Gegenwart weiterer Risikofaktoren nicht unter 135 mg/dl (3,5 mmol/l) gesenkt werden kann. Wirksam sind alle Substanzen, die die VLDL-Synthese und damit den Vorläufer der LDL senken. Dazu gehören Nikotinsäure und die Fibrate. Effizienter ist die Steigerung des Katabolismus von VLDL und LDL durch Induktion des LDL-Rezeptors in der Leber, dem wichtigsten Organ für den LDL-Abbau. Das wird durch Erhöhung des Bedarfs der Hepatozyten an LDL-Cholesterin erreicht (siehe Abb. 14.5-3), indem durch einen Ionenaustauscher im Darm Gallensäuren gebunden und dem enterohepatischen Kreislauf entzogen werden, so daß sie in den Hepatozyten durch Neusynthese aus Cholesterin ersetzt werden müssen. Diese Maßnahme induziert in den Hepatozyten die Synthese von LDL-Rezeptoren. Dadurch kann die Leber vermehrt VLDL-Remnants und LDL aufnehmen und Cholesterin bereitstellen. Das hat aber auch eine Erniedrigung des Serumcholesterins zur Folge. Unerwünschter Nebeneffekt ist die Steigerung der Synthese von Cholesterin in den Hepatozyten. Durch Nikotinsäure oder einen spezifischen Hemmer des Schrittmacherenzyms der Cholesterinsynthese, der HMG-CoA-Reduktase, kann zusätzlich die Synthese inhibiert werden, was zur weiteren Induktion des LDL-Rezeptors führt.

Bei Anwendung einer Kombination aus Gallensäuren-bindendem Ionenaustauscher, Nikotinsäure und HMG-Reduktase-Hemmer werden die LDL bis zu 75% gesenkt. Die Dosierung und Kombination richtet sich vor allem nach dem zu erreichenden Therapieziel (siehe Tab. 14.5-5).

Verlauf und Prognose

Wird keine präventive Cholesterinmessung vorgenommen, weisen erst die kardiovaskulären Komplikationen auf die Stoffwechselstörung hin. Nach Höhe des Cholesterins wird die natürliche Entwick-

Tab. 14.5-3   Sekundäre Hyper- und Hypolipoproteinämien

auslösende Faktoren	Chylo-mikronen Typ I	LDL Typ IIa	LDL + VLDL Typ IIb	Chylomikronen + VLDL-Remnants Typ III	VLDL Typ IV	Chylomikronen + VLDL Typ V	HDL Hypoalpha-lipoproteinämie
systemischer Lupus erythematodes	+			+			
Gammopathien	+	+	+	+	+	+	+
akute intermittierende Porphyrie		+					
Anorexia nervosa		+					
Hypothyreose	+	+	+	+			+
Morbus Cushing		+	+				
Niereninsuffizienz				+	+		+
nephrotisches Syndrom		+	+		+	+	+
Thiazide		+	+		+		
β-Rezeptoren-Blocker					+		+
Diabetes mellitus		+	+		+	+	+
Urämie				+	+		+
Hepatopathie							+
Hyperthyreose							+
Lymphome							+
Nikotin							+
Cholestase		sog. Lp-x					
aggravierende Faktoren: Glukokortikoide			+		+	+	
Streß			+		+	+	
Alkoholismus					+	+	
Diabetes mellitus					+	+	
Östrogene					+	+	

lung von Arteriosklerose beschleunigt. Den Krankheitsverlauf der Polygenen Hypercholesterinämie machen die kardiovaskulären Komplikationen aufgrund von Arteriosklerose aus, in erster Linie koronare Herzkrankheit und in zweiter arterielle Verschlußkrankheit.

14.5.3 Monogene Hypercholesterinämien

Drei erbliche Stoffwechseldefekte, die **Familiäre Hypercholesterinämie**, die **Familiäre Hyperlipidämie Typ III** und die **Kombinierte Hyperlipid-**

ämie, führen zu erheblichen Hypercholesterinämien und gehen deshalb mit hohem bis exzessivem Risiko für arteriosklerotische Gefäßveränderungen einher (siehe Tab. 14.5-2). Oft, bei der Familiären Hypercholesterinämie obligat, reichen diätetische Maßnahmen nicht aus. Die Kenntnis der pathophysiologischen Hintergründe ermöglicht heutzutage jedoch eine rationale Therapie.

Definition

Die monogenen Hypercholesterinämien beruhen auf vermehrter Synthese oder vermindertem Abbau

Tab. 14.5-4   Ernährungsempfehlung bei Polygener Hyper-cholesterinämie

	Energie (%)*
Kohlenhydrate**	50–60
Protein	10–20
Fett	bis zu 30
gesättigte Fettsäuren	bis zu 10
einfach ungesättigte Fettsäuren	bis zu 10
mehrfach ungesättigte Fettsäuren	
(n-6 und n-3)	bis zu 10
Ballaststoffe***	ca. 35 mg/Tag
Cholesterin	< 300 mg/Tag

* Anteil (in Prozent) an der Gesamtenergiezufuhr (ohne Alkohol)
** komplexe Kohlenhydrate bevorzugt
*** zum größten Teil aus Obst und Gemüse

Abb. 14.5-3   Wirkprinzip von Gallensäure-bindenden Ionen-austauschern bzw. der Kombination mit einem HMG-CoA-Reduktase-Hemmer. Werden Gallensäuren dem entero-hepatischen Kreislauf durch Bindung an Ionenaustauschern entzogen, muß die Leber Gallensäuren aus Cholesterin neu synthetisieren. Der erhöhte Cholesterinbedarf der Leberzelle wird durch vermehrte Synthese von Cholesterin sowie ver-mehrte Aufnahme von Plasma-LDL gedeckt. Wird zusätzlich die Cholesterinsynthese gehemmt, ist die Leberzelle allein auf vermehrte Aufnahme von LDL angewiesen, wodurch das Plasma-LDL und damit das Plasma-Cholesterin gesenkt wird.

▼

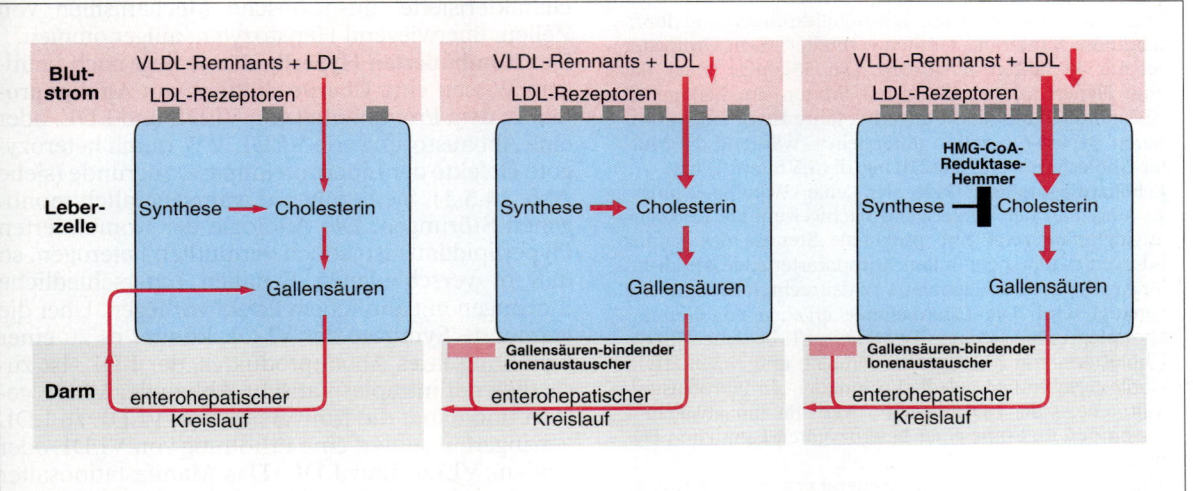

Tab. 14.5-5   Behandlungsziele bei der Hypercholesterinämie

		Primärprävention		Sekundärprävention der koronaren Herzkrankheit
		ohne weitere Risikofaktoren	mit weiteren Risikofaktoren*	
Gesamtcholesterin		< 200–240 mg/dl (< 5,2–6,24 mmol/l)	< 200 mg/dl (< 5,2 mmol/l)	< 180 mg/dl (< 4,68 mmol/l)
LDL-Cholesterin		< 155 mg/dl (< 4,03 mmol/l)	< 135 mg/dl (< 3,51 mmol/l)	< 100 mg/dl (< 2,6 mmol/l)
HDL-Cholesterin	♀	> 45 mg/dl (> 1,17 mmol/l	> 45 mg/dl (> 1,17 mmol/l)	> 45 mg/dl (> 1,17 mmol/l)
	♂	> 35 mg/dl (> 0,91 mmol/l)	> 35 mg/dl (> 0,91 mmol/l)	> 35 mg/dl (> 0,91 mmol/l)

*   Hypertonus
Zigarettenrauchen
Diabetes mellitus
Übergewicht
niedriges HDL
hohes Lipoprotein(a)

* weitere „Risikofaktoren":
Familienanamnese für KHK oder AVK
männliches Geschlecht
jugendliches Alter

aufgrund eines Rezeptor- oder Ligandendefektes. Die **Kombinierte Hyperlipidämie** führt zur Erhöhung von VLDL, LDL oder beiden. Die **Familiäre Hypercholesterinämie** charakterisiert eine LDL-Erhöhung aufgrund eines LDL-Rezeptor-Defektes. Die **Familiäre Dysbetalipoproteinämie** ist eine erbliche Störung der hepatischen Elimination von Remnants, den Restpartikeln von Chylomikronen und VLDL nach der intraplasmatischen Hydrolyse ihrer Triglyzeride. Sie prädisponiert zur Ausbildung einer **Familiären Hyperlipidämie Typ III** (siehe Tab. 14.5-2) durch weitere genetische und exogene Faktoren.

Kasuistik

Ein 35jähriger Mann sucht wegen präkordialem Druckgefühl bei körperlicher Belastung den Hausarzt auf. Bei der **Untersuchung** fällt ein Arcus corneae auf, und die Strecksehnen der linken Hand weisen Erhabenheiten im Sinne von Xanthomen auf. Die Achillessehnen sind durch tendinöse Xanthome deutlich verbreitert. Sein Großvater sei mit 48 Jahren verstorben. Der 58jährige Vater hat eine Hypercholesterinämie mit Werten um 370 mg/dl (9,6 mmol/l) und mußte sich drei Jahre zuvor einer koronaren Bypass-Operation unterziehen, während die Mutter Cholesterinwerte um 210 mg/dl (5,5 mmol/l) hat.
Echokardiographisch läßt sich eine Wandbewegungsstörung über der Vorderwand nachweisen; die Koronarangiographie zeigt eine proximale Stenose des Ramus interventricularis der linken Koronararterie, dessen distaler Anteil durch Kollateralen von der rechten Kranzarterie versorgt wird. Die **Laborbefunde** ergeben ein Gesamtcholesterin von 345 mg/dl (9,6 mmol/l) bei einem LDL-Cholesterin von 272 mg/dl (7 mmol/l) und einem HDL-Cholesterin von 44 mg/dl (1,1 mmol/l). In Fibroblastenkulturen ist die LDL-Rezeptor-Aktivität um etwa 50% vermindert im Sinne einer heterozygoten Familiären Hypercholesterinämie.
Therapeutisch wird eine weitgehend vegetarische Ernährung empfohlen und ein HMG-CoA-Reduktase-Hemmer in Kombination mit einem Gallensäuren-bindenden Ionenaustauscher verordnet. Dadurch kann das mittlere Cholesterin bei 220 mg/dl (5,7 mmol/l) gehalten werden. Innerhalb von 2 Jahren bilden sich die Xanthome fast vollständig zurück und die Häufigkeit von Angina-pectoris-Anfällen ist deutlich vermindert.

Epidemiologie

Die **Kombinierte Hyperlipidämie** betrifft etwa jeden Dreihundertsten in der Bevölkerung, allerdings 10–20% der Patienten mit Herzinfarkt und etwa ein Drittel aller mit Hypertriglyzeridämie. Die Penetranz des Gens ist unvollständig, so daß nur 10–20% der Familienangehörigen eine Hyperlipidämie entwickeln. Unterschiede in der Manifestationshäufigkeit dürften durch den Effekt unterschiedlicher Ernährungsgewohnheiten auf die genetische Prädisposition bedingt sein.
Die **Familiäre Hypercholesterinämie** tritt in der heterozygoten Form mit einer Häufigkeit von 1:500, in der homozygoten Form von 1:1000000 auf. Sie ist die Ursache für ca. 5% der Cholesterinwerte jenseits der 95. Perzentile und für 5% der Herzinfarkte bei unter 60jährigen.
Das Gen für **Familiäre Dysbetalipoproteinämie** liegt bei etwa jedem Hundertsten homozygot vor, wobei die Genfrequenz von Land zu Land variiert. Auf dieser genetischen Grundlage entwickelt sich jedoch nur bei 2%, also mit einer Häufigkeit von 1:5000 in der Gesamtbevölkerung, eine **Familiäre Hyperlipidämie Typ III**.

Ätiologie und Pathogenese

Bis zu 60% der VLDL werden nach der Hydrolyse ihrer Triglyzeride in den Kapillaren durch Bindung an LDL-Rezeptoren von Hepatozyten aufgenommen (siehe Abb. 14.5-1). Der Rest wird zu LDL transformiert, die erheblich länger im Blut verbleiben und daher eine höhere Konzentration als VLDL erreichen. Zwei Drittel der LDL werden durch den LDL-Rezeptor und ein Drittel über bisher wenig charakterisierte, unspezifische Mechanismen von Zellen, überwiegend Hepatozyten, aufgenommen.
Der **Kombinierten Hyperlipidämie** liegt nach heutigem Wissen eine **Überproduktion von Apolipoprotein B,** dem Proteinanteil von VLDL und LDL, oder eine Abbaustörung von VLDL, z.B. durch heterozygote Defekte der Lipoproteinlipase, zugrunde (siehe Abb. 14.5-1). Sie beruht auf wahrscheinlich monogenen Störungen. Die Ätiologie der Kombinierten Hyperlipidämie ist jedoch vermutlich heterogen, so daß in verschiedenen Familien unterschiedliche Störungen mit ähnlichem Effekt vorliegen. Über die vermehrte Synthese der VLDL kommt es zu einer Erhöhung ihres Abbauproduktes, der LDL. Ist zusätzlich der intraplasmatische Abbau der VLDL gestört und damit die Konversion von VLDL zu LDL verringert, resultiert eine Erhöhung von VLDL oder beiden, VLDL und LDL. Das Manifestationsalter liegt jenseits des 25. Lebensjahres, wobei Hypertriglyzeridämie früher als Hypercholesterinämie auftritt. Die Kombinierte Hyperlipidämie ist die einzige Lipidstoffwechselstörung, bei der auch Probanden mit alleiniger Hypertriglyzeridämie durch Vermehrung des VLDL ein erhöhtes Risiko für Arteriosklerose tragen.
Der **Familiären Hypercholesterinämie** liegt ein **genetischer Defekt des LDL-Rezeptors** zugrunde, wobei der Austausch einer Aminosäure durch eine Punktmutation ausreichen kann (siehe Abb. 14.5-1). Über 130 verschiedene Defekte sind bisher identifiziert, die kodominant vererbt und in drei Kategorien eingeteilt werden:
1. Null-Allele vermitteln keine Synthese des LDL-Rezeptors;
2. Allele, die den Transport des LDL-Rezeptorproteins aus dem endoplasmatischen Retikulum in den Golgi-Apparat und damit die dort stattfindende Glykosylierung verhindern;
3. normale oder verminderte Anzahl von Rezeptoren erreichen die Zellmembran, vermögen jedoch nur geringe Mengen oder keine LDL zu binden oder diese nicht zu internalisieren.

Die als homozygot bezeichneten Merkmalsträger haben meist die Kombination zweier unterschiedlicher Defekte ererbt.

Ein defekter LDL-Rezeptor bewirkt, daß VLDL nach der Triglyzeridhydrolyse in geringerem Maße aus der Zirkulation eliminiert und daher vermehrt in LDL umgewandelt werden. Da LDL ebenfalls nur verzögert von Zellen aufgenommen werden, akkumulieren sie im Blut. Fehlt im homozygoten Falle der LDL-Rezeptor gänzlich, steht nur der unspezifische Weg mit einer Clearance-Kapazität von 15% der Plasma-LDL pro Tag zur Verfügung. Durch Erhöhung des LDL-Plasmaspiegels auf das 6fache stellt sich ein neues Gleichgewicht ein, so daß 15% der Plasma-LDL der Neusynthese entsprechen. Heterozygote Merkmalsträger besitzen etwa 50% der LDL-Rezeptoren. Dieser Mangel wird nach Erhöhung der LDL-Konzentration im Plasma um das 2–3fache vom unspezifischen Weg kompensiert.

Das Lipoproteinmuster des **Familiären Apolipoprotein-B-Defekts** ähnelt dem der Familiären Hypercholesterinämie. Die Grundlage ist jedoch ein **Ligandendefekt** durch eine **Mutation des Apolipoprotein B-100,** wodurch die Bindung an den LDL-Rezeptor vermindert ist.

Die **Dysbetalipoproteinämie** ist ein weiteres Beispiel für einen Ligandendefekt im Gegensatz zum Rezeptordefekt der Familiären Hypercholesterinämie. Der Zusammenhang zwischen Familiärer Dysbetalipoproteinämie und der zugrundeliegenden Störung ist weniger gut verstanden. Er beruht auf **Punktmutationen des Apolipoprotein E** (Normaltyp: E3, häufige Variante: E4, pathologischer Typ: E2), die die Bindung von Apolipoprotein E an den LDL-Rezeptor beeinträchtigen. Möglicherweise dadurch werden die Apolipoprotein E enthaltenden Chylomikronen und VLDL nach Hydrolyse ihrer Triglyzeride, als Restpartikel oder Remnants bezeichnet, nur verzögert von der Leber aufgenommen und akkumulieren im Plasma (siehe Abb. 14.5-1). Darüber hinaus ist die Konversionsrate von VLDL zu LDL deutlich erniedrigt, so daß in den meisten Fällen aus diesem Defekt eine Hypocholesterinämie resultiert. Erst ein **weiteres Gen oder ein exogener, diätetischer Faktor** löst eine derartige Akkumulation von Remnants aus, daß sich eine **Familiäre Hyperlipidämie Typ III** (siehe Tab. 14.5-1 und 14.5-2) entwickelt.

ⓢ Symptome

Charakteristisch für die **Kombinierte Hyperlipidämie** sind gehäuft Herzinfarkte in der Anamnese des Patienten bzw. seiner Familie. Klinische Zeichen wie tendinöse Xanthome sind selten. Oft sind Übergewicht und Glukoseintoleranz assoziiert. Die Diagnosestellung bedarf der Messung von Triglyzeriden und LDL-Cholesterin. Die Klassifizierung als Kombinierte Hyperlipidämie ist allerdings sehr schwierig, da nur der Nachweis von Erhöhungen der LDL, VLDL oder beider bei verschiedenen Familienmitgliedern zur Diagnose berechtigt. Da LDL und VLDL nur mittelgradig erhöht sind, führen geringe Schwankungen zu einer veränderten Klassifikation der Hyperlipidämie nach der Einteilung von Fredrickson, so daß derselbe Proband zu unterschiedlichen Zeiten unter einen anderen Typ fallen kann (siehe Tab. 14.5-1 und 14.5-2). Die als Typ IIa, IIb oder IV zu klassifizierenden Lipoproteinveränderungen treten etwa zu gleichen Teilen auf.

Bei der **Familiären Hypercholesterinämie** weist die Familienanamnese im heterozygoten Fall obligat einen Elternteil mit Hypercholesterinämie auf, im homozygoten Fall sind beide Elternteile betroffen. Typischerweise kommt es im Gegensatz zu anderen primären Hypercholesterinämien bereits im Kindesalter und ohne Einfluß von Übergewicht oder Glukoseintoleranz zur Manifestation. Die Plasmacholesterinwerte liegen bei Heterozygoten zwischen 270 und 550 mg/dl (7 und 14,3 mmol/l), bei Homozygoten zwischen 650 und 1000 mg/dl (16,9 und 26 mmol/l), aufgrund einer isolierten LDL-Erhöhung entsprechend einem Typ-IIa-Muster. Homozygote Kinder fallen durch pathognomonische planare Xanthome auf, erhabene, orange-gelbe, oberflächlich in der Haut von Extremitäten, Gesäß und Händen, insbesondere zwischen Daumen und Zeigefinger gelegene Xanthome, die sich in den ersten vier Lebensjahren, oft schon pränatal bilden (siehe Abb. 14.5-2a). Sie haben selten Xanthelasmen, jedoch häufig bereits vor dem 10. Lebensjahr einen Arcus lipoides corneae (siehe Abb. 14.5-2d). 50% der über 30jährigen heterozygoten Merkmalsträger bilden diese beiden Zeichen aus, die jedoch unspezifisch sind, da sie auch ohne Cholesterinerhöhung und familiär gehäuft vorkommen. Für die heterozygote Form sind tendinöse Xanthome der Strecksehnen der Hand und der Achillessehne, die sich bei 75% der über 20jährigen finden, pathognomonisch (siehe Abb. 14.5-2b und c). Außerdem können tuberöse Xanthome an Ellenbogen und subperiostale Xanthome unterhalb der Knie sowie über dem Olecranon entstehen. Im Zusammenhang mit Xanthomen können Polyarthritis und Tendosynovitis besonders der Sprunggelenke auftreten.

Bei der **Familiären Hyperlipidämie Typ III** ist die Familienanamnese meist leer, da die heterozygote Form zwar in etwa der Hälfte der Fälle auch zur Dysbetalipoproteinämie, nicht aber zur Hyperlipidämie führt. Das Manifestationsalter liegt bei homozygoten Männern variabel zwischen dem 20. und 60. Lebensjahr, bei Frauen gewöhnlich nach der Menopause. Pathognomonisch sind tuberöse und tuberoeruptive Xanthome, orange-gelbe, kleine, teils konfluierende Eruptionen über Ellenbogen und Knien sowie anderen Druckstellen. Typisch sind auch gelbliche Lipideinlagerungen der Hand- und Fingerlinien, als Xanthochromia striata palmaris bzw. in ihrer erhabenen Form als Xanthoma striata palmaris bezeichnet (siehe Abb. 14.5-2). Auch periostale Xanthome der Tibia und planare Xanthome kommen vor, während tendinöse Xanthome, Xanthelasmen und Arcus corneae selten sind. Die Bestimmung der Lipide spiegelt die Akkumulation der Chylomikronen und VLDL nach Triglyzeridhydrolyse, der Remnants, wider.

D Diagnostik

Die Diagnose der Kombinierten Hyperlipidämie wird durch Nachweis von erhöhten LDL, VLDL oder beiden beim Patienten und Verwandten ersten Grades gestellt. Die Diagnose gelingt also nur durch aufwendige Familienuntersuchungen. Das Fehlen eines spezifischen Markers macht die Diagnosestellung im klinischen Alltag praktisch unmöglich. Je nach vorherrschender Erhöhung von LDL, VLDL oder beiden muß eine primäre Hypercholesterinämie (Familiäre Hypercholesterinämie, Familiäre Hyperlipidämie Typ III), die Familiäre Hypertriglyzeridämie (siehe Tab. 14.5-2) oder eine der sekundären Hyperlipidämien (siehe Tab. 14.5-3) abgegrenzt werden.

Für die **Familiäre Hypercholesterinämie** ist die Expression im Kindesalter pathognomonisch. Im Erwachsenenalter erreichen andere primäre Hypercholesterinämien nur selten Werte von über 350 mg/dl (9,1 mmol/l). Die Verdachtsdiagnose kann bereits durch Cholesterinmessung im Nabelschnurblut gestellt werden. Familienanamnese mit praktisch vollständiger Penetranz und tendinöse Xanthome sind wegweisend. Klinisch im Vordergrund steht die rasche Entwicklung von Arteriosklerose, insbesondere der Koronararterien. Beweisend ist der Nachweis eines LDL-Rezeptor-Defektes auf kultivierten Fibroblasten oder isolierten Lymphozyten.

Sekundäre Formen – insbesondere Cholestase, die durch Lp-X, das sich bei Cholestase durch Regurgitation von Galle ins Blut bildet, zu Cholesterinwerten über 1000 mg/dl (26 mmol/l) führen kann – müssen ausgeschlossen werden. Differentialdiagnostisch zur homozygoten Form kommt nur die pseudohomozygote Familiäre Hypercholesterinämie in Betracht. Diese außerordentlich seltene Hypercholesterinämie unklarer Genese führt ebenfalls bereits im Kindesalter zu Cholesterinwerten bis etwa 650 mg/dl (16,9 mmol/l) mit Ausbildung planarer kutaner Xanthome. Allerdings bieten beide Elternteile keinen Hinweis auf Familiäre Hypercholesterinämie, und die Cholesterinerhöhung reagiert ungewöhnlich sensibel auf diätetische Beschränkung von Cholesterin und kann mit geringen Dosen eines gallensäurenbindenden Ionenaustauschers normalisiert werden (siehe Tab. 14.5-3).

Cholesterin und Triglyzeride steigen bei der **Familiären Hyperlipidämie Typ III** auf ähnlich hohe Werte, zwischen 300 und 1000 mg/dl (7,8 und 26 mmol/l). Bei Triglyzeridwerten über 500 mg/dl (5,5 mmol/l) liegen die Cholesterinwerte etwas niedriger als die Triglyzeride. Elektrophoretisch lassen sich Remnants als eine VLDL-Bande im β-Bereich statt in Prä-β-Position nachweisen, wodurch oft eine breite β-Bande entsteht, von der sich die Be-

zeichnung der Erkrankung als „broad beta disease" herleitet. Die pathogenen Mutationen des Apolipoprotein E lassen sich wegen ihrer Ladungsveränderung mittels isoelektrischer Fokussierung nachweisen. Gegen die familiäre Form müssen eine Reihe von Stoffwechselstörungen, die sekundär zu Dysbetalipoproteinämie führen können, abgegrenzt werden (siehe Tab. 14.5-3).

T Therapie

Wenn zur Behandlung der **Kombinierten Hyperlipidämie** Diät nicht ausreicht (siehe Polygene Hypercholesterinämie), kann durch Nikotinsäure die VLDL-Synthese vermindert werden. Durch gallensäurenbindende Ionenaustauscher kann der LDL-Katabolismus gesteigert werden (siehe Polygene Hypercholesterinämie und Abb. 14.5-3). Oft muß aber einer kompensatorischen Erhöhung der VLDL-Synthese mittels Fibraten durch Förderung des Abbaus von VLDL zu LDL begegnet werden. Alleinige Verabreichung von Fibraten erniedrigt die VLDL, erhöht jedoch häufig LDL. HMG-CoA-Reduktase-Hemmer könnten sich in Zukunft günstig für VLDL- und LDL-Erniedrigung erweisen.

Bei der praktisch wichtigen heterozygoten Form der **Familiären Hypercholesterinämie** kann der LDL-Abbau durch Stimulation des Gens mit normaler LDL-Rezeptor-Produktion gesteigert werden. Diät ist nicht ausreichend, so daß meist Kombinationen aus gallensäurenbindendem Ionenaustauscher mit einem Hemmer der Cholesterin-Synthese wie Nikotinsäure und HMG-CoA-Reduktase-Hemmern oder beiden angewandt werden müssen (siehe Polygene Hypercholesterinämie und Abb. 14.5-3). Die homozygote Form ist gegenüber solchen Maßnahmen resistent. Nur frühzeitig und dauerhaft angewandte extrakorporale LDL-Eliminationsverfahren auf chemischer Basis oder durch Anti-LDL-Antikörper oder der operative Ersatz von LDL-Rezeptoren durch Lebertransplantation sind erfolgversprechend.

Die **Familiäre Hyperlipidämie Typ III** ist therapeutisch gut beeinflußbar. Wesentlichste Maßnahme ist die Diät, wobei Kalorienreduktion zur Korrektur von Übergewicht entscheidend sein kann. Eine Schilddrüsenunterfunktion muß ausgeglichen werden, und Östrogenmangel in der Menopause macht Substitution notwendig. Medikamentös ist die Hemmung der VLDL-Synthese durch Nikotinsäure oder Fibrate effektiv.

Verlauf und Prognose

Bei **Kombinierter Hyperlipidämie** ist die Entwicklung von Arteriosklerose der Koronargefäße sowie der peripheren Gefäße sowohl bei Patienten mit LDL- wie auch bei Patienten mit VLDL-Erhöhung beschleunigt. In Untersuchungen hatten über 50% der Angehörigen betroffener Familien Zeichen der Arteriosklerose. Etwa ein Viertel aller Herzinfarkte in der Bevölkerung bis zum 50. Lebensjahr machen Patienten mit Kombinierter Hyperlipidämie aus.

Oft erleiden sie bereits vor dem 40. Lebensjahr einen Infarkt.

Die **Familiäre Hypercholesterinämie** belegt eindrucksvoll den Zusammenhang zwischen LDL-Erhöhung und Arteriosklerose. Sie beginnt bei homozygoten Merkmalsträgern bereits im Säuglingsalter, führt bis zum 10. Lebensjahr zu koronarer Herzkrankheit und meist im Kindesalter, spätestens im 3. Lebensjahrzehnt zum Tode. Herzinfarkte können bereits im 2. Lebensjahr auftreten, jedoch auch erst im 2. bis 3. Lebensjahrzehnt, wenn der LDL-Rezeptor nicht vollständig, sondern nur zu 80–98% fehlt. Außerdem manifestiert sich an Aorta, Aortenklappe sowie Pulmonalarterien ausgeprägte Sklerose. Heterozygot Betroffene entwickeln zu 50% bis zum 40. Lebensjahr koronare Herzkrankheit. Die Herzinfarktrate unterscheidet sich nach Geschlecht: Bis zum 60. Lebensjahr erleiden 85% der Männer einen Herzinfarkt gegenüber 15% bei Normalpersonen und 50% der Frauen gegenüber 10% der Normalpersonen.

Bei der **Familiären Hyperlipidämie Typ III** ist das Risiko für Arteriosklerose der Koronararterien und, stärker als bei anderen Hypercholesterinämien, der Femoralarterien deutlich gesteigert. Entsprechend ist die Rate an Herzinfarkten, aber auch arterieller Verschlußkrankheit erhöht.

14.5.4 Hypoalphalipoproteinämie

Da Cholesterin durch VLDL und LDL zu extrahepatischen Geweben und durch HDL aus der Peripherie zur Leber als dem zentralen Organ des Cholesterinstoffwechsels transportiert wird, haben LDL und HDL gegensätzliche Wirkungen auf die Atherogenese (siehe Abb. 14.5-1 und Tab. 14.5-2). HDL scheinen zu schützen, so daß andererseits niedrige HDL-Cholesterinwerte erhöhtes Risiko signalisieren. Neuere Untersuchungen deuten auf eine mit Hypercholesterinämie vergleichbare Bedeutung erniedrigter HDL als eigenständigen Risikofaktor für die koronare Herzkrankheit hin. Bisher sind außer Normalisierung einer Hypertriglyzeridämie jedoch nur wenig wirkungsvolle Maßnahmen bekannt, HDL wesentlich zu erhöhen.

Definition

Die primäre Hypoalphalipoproteinämie wird als Verminderung der HDL auf Werte unterhalb der 10. Perzentile der altersentsprechenden Norm definiert. Als klinisch relevant werden Erniedrigungen des HDL-Cholesterins auf Werte unter 35 mg/dl angesehen.

Kasuistik

Eine 54jährige Frau hat eine kleine Wunde an der Großzehe von einer minimalen Verletzung davongetragen, die jetzt aber schlecht heilt. Die körperliche **Untersuchung**

ergibt lediglich ein Übergewicht von 10,5 kg. Aus der Familienanamnese ist ein Altersdiabetes bei der Mutter bekannt. Unter den **Laborwerten** fällt ein Blutzucker von 270 mg/dl (16,2 mmol/l) auf. Daraufhin werden HbA_{1c} (s. Kapitel Diabetes mellitus, 11.2) und C-Peptid bestimmt, die beide leicht erhöht sind. Die jetzige Lipidanalytik ergibt zwar ein Gesamtcholesterin von nur 225 mg/dl (5,85 mmol/l), jedoch liegt das HDL-Cholesterin bei 27 mg/dl (0,7 mmol/l). Die Triglyzeride betragen 270 mg/dl (2,97 mmol/l). Nach der Friedewald-Formel errechnet sich ein grenzwertiges LDL-Cholesterin von 144 mg/dl (3,74 mmol/l). Eine Diätberatung zur Behandlung von Hypercholesterinämie und Diabetes führt dazu, daß nach einem Jahr das Körpergewicht normalisiert ist und die Blutzuckerwerte überwiegend zwischen 100 und 120 mg/dl (6–7,2 mmol/l) liegen. Das Gesamtcholesterin ist auf 192 mg/dl (5 mmol/l), die Triglyzeride sind auf 135 mg/dl (1,5 mmol/l) gefallen. Das HDL-Cholesterin ist auf 41 mg/dl (1,07 mmol/l) angestiegen.

Epidemiologie

Die Häufigkeit wird auf etwa 5% in der allgemeinen Bevölkerung geschätzt. Jedoch sind nach manchen Untersuchungen mehr als die Hälfte der Patienten mit koronarer Herzkrankheit betroffen, so daß Hypoalphalipoproteinämie die häufigste Lipoproteinstörung sein könnte, die zu koronarer Herzkrankheit führt.

Ätiologie und Pathogenese

Überwiegend scheint die **Familiäre Hypoalphalipoproteinämie autosomal-dominant** vererbt zu werden. Welcher Defekt im Stoffwechsel allerdings zur Verminderung der HDL führt, ist unklar. Da nach heutiger Kenntnis HDL den Transport überschüssigen Cholesterins aus extrahepatischen Geweben zur Leber vermittelt, korreliert folglich die HDL-Konzentration negativ mit der Entwicklung von Arteriosklerose. In jüngster Zeit konnten in vielen Fällen genetische Defekte wahrscheinlich gemacht werden. Eine wegen ihrer Häufigkeit wesentliche Form der **Hypoalphalipoproteinämie** ist die HDL-Erniedrigung **infolge Hypertriglyzeridämie** (siehe Primäre Hypertriglyzeridämie). Sie beruht wahrscheinlich auf vermehrtem Austausch von Cholesterin gegen Triglyzeride zwischen HDL und Chylomikronen und VLDL, wodurch das HDL-Cholesterin sinkt.

Ⓢ Symptome

Außer einer Familienanamnese mit erhöhter Frequenz koronarer Herzkrankheit ist kein spezieller klinischer Befund wegweisend für die familiäre Form. Messung des HDL-Cholesterins in Familien führt zur Diagnose. Messung der Triglyzeride gibt Hinweis auf eine konsekutive HDL-Erniedrigung bei Hypertriglyzeridämie.

Ⓓ Diagnostik

Sekundäre Gründe und Hypoalphalipoproteinämie als Folge von Hypertriglyzeridämie sind für die Diagnose der Familiären Hypoalphalipoproteinämie auszuschließen (siehe Tab. 14.5-2 und 14.5-3). Eine Reihe meist rezessiv erblicher Störungen mit Hypoalphalipoproteinämie wie Tangier-Krankheit, Lezithin-Cholesterin-Azyltransferase (LCAT)-Mangel, Fischaugen-Krankheit oder Apolipoprotein-A-I- und -C-III-Mangel sind außerordentlich selten.

▼ Therapie

Faktoren, die eine HDL-Erniedrigung begünstigen, wie Übergewicht, Bewegungsmangel, Diabetes mellitus und Rauchen sollten korrigiert werden. Ist sie Folge einer Triglyzeriderhöhung, ergibt sich hieraus eine Indikation für die Behandlung der Hypertriglyzeridämie. Darüber hinaus ist allerdings keine spezifische Behandlung einer Hypoalphalipoproteinämie, insbesondere der familiären Formen, bekannt.

Verlauf und Prognose

Für den Verlauf der Stoffwechselstörung ist die Entwicklung und klinische Manifestation der Arteriosklerose bestimmend. Es drohen sowohl koronare Herzkrankheit wie zerebrovaskuläre Komplikationen.

14.5.5 Primäre Hypertriglyzeridämien

Die primären Hypertriglyzeridämien beruhen auf Störungen, die zu erhöhter Triglyzeridsynthese in der Leber führen, seltener zu Abbaustörungen der triglyzeridreichen Lipoproteine wie Chylomikronen und Very Low Density Lipoproteine (VLDL) (siehe Abb. 14.5-1 und Tab. 14.5-2). Da Symptomatik und Behandlung der **Sporadischen** und **Familiären Hypertriglyzeridämie** sowie des **Familiären Lipoproteinlipase- und Apolipoprotein-C-II-Mangels** ähnlich sind, werden diese Stoffwechselstörungen gemeinsam abgehandelt. Klinische Bedeutung haben vor allem massive Triglyzeriderhöhungen, die die Gefahr einer Pankreatitis mit sich bringen. Bei bestimmten erblichen Hypertriglyzeridämien und insbesondere unter exogenen Einflüssen kann es zu gefährlichen Exazerbationen kommen. Mit Arteriosklerose besteht möglicherweise nur ein indirekter Zusammenhang. Hypertriglyzeridämie kann die HDL erniedrigen, was mit erhöhtem Risiko für die koronare Herzkrankheit einhergeht (siehe Hypoalphalipoproteinämie). Diät ist die wichtigste therapeutische Maßnahme.

Definition

Die **Sporadische Hypertriglyzeridämie** ist als Triglyzeriderhöhung über die 95. Perzentile der Triglyzeridverteilung in der Bevölkerung definiert. Die **Familiäre Hypertriglyzeridämie** unterscheidet sich von der sporadischen Form lediglich durch ihre Erblichkeit. Beide Formen zeichnen sich durch eine

Vermehrung der VLDL entsprechend einer Hyperlipidämie Typ IV nach der Klassifizierung von Fredrickson aus (siehe Tab. 14.5-1 und 14.5-2). **Familiärer Lipoproteinlipase-** und **Apolipoprotein-C-II-Mangel** bewirken hingegen eine Hypertriglyzeridämie überwiegend aufgrund der Akkumulation von Chylomikronen im Sinne einer Hyperlipidämie Typ I.

Kasuistik

Ein 7jähriger Junge wird mit Bauchschmerzen eingewiesen. Die Mutter gibt an, vor einigen Wochen erstmals gelbliche Papeln an beiden Ellbogen bemerkt zu haben. Bei näherem Nachfragen erinnert sie sich mehrerer Episoden mit Oberbauchbeschwerden während der letzten Jahre.

Bei der **körperlichen Untersuchung** fällt neben eruptiven Xanthomen ein heftiger Druckschmerz mit Abwehrspannung im linken Oberbauch auf. Die Darmgeräusche sind spärlich. Eine **Oberbauchsonographie** zeigt unauffällige Gallenwege. Das Pankreas ist jedoch ödematös geschwollen. Die **Laborwerte** zeigen eine auf das Dreifache der Norm erhöhte Amylase. Die Leukozyten betragen 9200/mm^3 (9,2 G/l). Auffällig sind die Serum-Triglyzeride mit 9070 mg/dl (100 mmol/l) bei einem Cholesterin von 245 mg/dl (6,37 mmol/l). Nachdem das Serum über Nacht im Kühlschrank stand, hat sich ein rahmiger Überstand als Zeichen von Chylomikronen gebildet, während das Serum klar ist. Die nach intravenöser Heparininjektion bestimmte Lipoproteinlipase-Aktivität im Plasma ist nicht meßbar erniedrigt, während die Aktivität der Hepatischen Triglyzeridlipase im Normbereich liegt. Das Apolipoprotein C-II ist ebenfalls nachweisbar. Es handelt sich also um eine Hyperlipidämie Typ I aufgrund eines Lipoproteinlipase-Mangels.

Unter Nahrungskarenz und hypokalorischer parenteraler Ernährung bessert sich die abdominelle Symptomatik, und die Amylase normalisiert sich. Langfristig gelingt es, mit **fettarmer Diät** (25 g Fett pro Tag) unter Verwendung von mittelkettigen Fettsäuren (MCT-Fette) die Triglyzeridwerte um 350 mg/dl (3,85 mmol/l) zu halten, und es kommt zu keinen weiteren Attacken einer Pankreatitis.

Epidemiologie

Da die Manifestation der Hypertriglyzeridämie außerordentlich nahrungsabhängig ist, die Lipidwerte jedoch den einzigen charakterisierenden Marker darstellen, ist die Häufigkeit der Anlage zur Hypertriglyzeridämie bzw. die Genhäufigkeit in verschiedenen Ländern schwer abzuschätzen. Die **Sporadische** und die **Familiäre Hypertriglyzeridämie** machen in den westlichen Industrieländern bei der letztlich willkürlichen Grenzwertsetzung oberhalb der 95. Perzentile jeweils etwa ein Viertel der hypertriglyzeridämischen Patienten aus. Die Genhäufigkeit der familiären Form beträgt etwa 1:500. **Lipoproteinlipase-Mangel** tritt mit einer Frequenz von ca. 1:1000000 auf. **Apolipoprotein-C-II-Mangel** ist vermutlich noch seltener.

Ätiologie und Pathogenese

Der **Sporadischen** und **Familiären Hypertriglyzeridämie** liegt meist eine **Überproduktion der Triglyzeride** in der Leber bei normaler Synthese von Apolipoprotein B zugrunde (siehe Abb. 14.5-1). Es kann jedoch auch der intraplasmatische Katabolismus der VLDL gestört sein. Unter bestimmten exogenen Einflüssen oder auch genetisch können **Überproduktion und Abbaustörung kombiniert** sein. Dadurch sind nicht nur VLDL, sondern auch Chylomikronen im Sinne einer **Hyperlipidämie Typ V** erhöht (siehe Tab. 14.5-1). Da Abbauprodukte dieser triglyzeridreichen Lipoproteine zur Synthese der HDL beitragen, sind die HDL oft erniedrigt.

Wahrscheinlich verbergen sich eine Reihe verschiedener Defekte hinter der **Sporadischen** wie der **Familiären Hypertriglyzeridämie.** Sie werden bei der familiären Form autosomal-dominant mit einer Penetranz von 10–20% vererbt. In bestimmten Familien liegt die Penetranz bei 50%, wobei 25% der Familienangehörigen milder mit Erhöhung der VLDL im Sinne einer **Hyperlipidämie Typ IV** betroffen sind, während 25% ohne weitere aggravierende Faktoren eine **gemischte Hypertriglyzeridämie vom Typ V** mit Erhöhung von VLDL und Chylomikronen ausbilden.

Familiärem Lipoproteinlipase- oder **Apolipoprotein-C-II-Mangel** liegt ein autosomal-rezessiv vererbter Defekt der Lipoproteinlipase bzw. ihres Aktivators, des Apolipoproteins C-II, zugrunde (siehe Abb. 14.5-1). Lipoproteinlipase-Mangel betrifft sowohl den am Kapillarendothel gebundenen Anteil wie den im Fettgewebe. Das Fehlen der lipolytischen Aktivität im Plasma hat eine erheblich verminderte Hydrolyse der Triglyzeride und dadurch insbesondere eine Akkumulation von Chylomikronen im Sinne einer **Hyperlipidämie Typ I** zur Folge. Nach fettreicher Mahlzeit können Chylomikronen statt ca. 8 Stunden bis zu 2 Tage im Plasma nachweisbar sein. Aufgrund reduzierter Synthese tragen die VLDL meist nicht zur Hypertriglyzeridämie bei. LDL als Abbauprodukt der VLDL sind meist deutlich vermindert. Auch bei diesen Hypertriglyzeridämien ist die Konzentration der HDL sehr niedrig. Die Gesamtcholesterinwerte sind typischerweise normal und steigen erst bei Triglyzeridwerten über 2000 mg/dl merklich mit an.

S **Symptome**

Das Manifestationsalter der **Sporadischen** und **Familiären Hypertriglyzeridämie** liegt jenseits des 20. Lebensjahres. Die Triglyzeridwerte aufgrund einer VLDL-Erhöhung liegen gewöhlich zwischen 200 und 500 mg/dl (5,2 und 13 mmol/l), können jedoch bei Kombination von Überproduktion und Abbaustörung höher liegen. Werte über 1000 mg/dl (26 mmol/l) entwickeln sich meist durch zusätzliche Akkumulation von Chylomikronen bei familiären Formen oder aber oftmals sekundär durch vermehrte Kohlenhydratzufuhr mit Übergewicht, Alkohol, schlecht kontrolliertem Diabetes mellitus, Hypothyreose oder Autoimmunerkrankungen (siehe Tab. 14.5-3). Eruptive Xanthome als klinische Zeichen sind selten (siehe Abb. 14.5-2).

Die schwere familiäre **Hyperlipidämie Typ V** auf der Grundlage einer Sporadischen oder Familiären Hypertriglyzeridämie ähnelt in ihrem klinischen Bild der Hyperlipidämie Typ I durch Familiären Lipoproteinlipase- oder Apolipoprotein-C-II-Mangel (siehe Tab. 14.5-1 und Tab. 14.5-2). Oft koexistieren jedoch Übergewicht und Glukoseintoleranz. Sie manifestiert sich häufig bereits im jugendlichen Alter durch wiederkehrende abdominelle Schmerzattacken, die oft Ausdruck einer **Pankreatitis** sind. Das Serum ist lipämisch, was bei Triglyzeridwerten über 3000 mg/dl (33 mmol/l) als Lipaemia retinalis beobachtet werden kann. Weitere klinische Zeichen sind Hepatosplenomegalie und insbesondere eruptive, teils konfluierende Xanthome (siehe Abb. 14.5-2).

Bei **Familiärem Lipoproteinlipase-** oder **Apolipoprotein-C-II-Mangel** entwickeln heterozygot Betroffene allenfalls eine leichte Hypertriglyzeridämie, während die Werte bei Homozygoten zwischen 1000 und 5000 bis 15000 mg/dl (11 und 55 bis 165 mmol/l) liegen mit Ausbildung von Lipaemia retinalis im Sinne einer **Hyperlipidämie Typ I.** Anamnestisch werden meist Attacken von Bauchschmerzen seit der Kindheit angegeben, die auf rezidivierende **Pankreatitiden** zurückzuführen sind. Das Manifestationsalter liegt vor dem 10. Lebensjahr, so daß Kinder nur selten bis zum 4. Lebensjahr asymptomatisch bleiben. Die Patienten haben kein Übergewicht. Trotz Abbaustörung der Chylomikronen entwickeln sie sich normal. Bei Lipoproteinlipase-Mangel entstehen zuweilen an Extensoren und Hautfalten eruptive Xanthome, bis 5 mm große, gelbe, oft in Gruppen stehende Papeln, häufig mit einem rötlichen Hof. Oft besteht eine Hepatosplenomegalie, selten mit den Zeichen des Hypersplenismus. Hepatomegalie und Milzinfarkte können zu den abdominellen Beschwerden beitragen. Während der Schwangerschaft kann es trotz fettfreier Diät wahrscheinlich aufgrund einer erhöhten VLDL-Synthese durch Östrogene zu einem Anstieg der Triglyzeride auf 2000 bis 3000 mg/dl (22 bis 33 mmol/l) kommen.

Hypertriglyzeridämie kommt unter Herzinfarktpatienten relativ häufig vor, so daß eine positive Korrelation besteht. Dennoch ist dieser Zusammenhang nach heutiger Auffassung nicht kausal, sondern beruht vielmehr auf Übergewicht und Diabetes mellitus als gemeinsame Ursache. Es besteht daher kein Anhalt dafür, daß Hypertriglyzeridämie einen eigenständigen Risikofaktor für Arteriosklerose darstellt. Nicht selten bedingt Hypertriglyzeridämie jedoch eine **konsekutive Erniedrigung der HDL.** Hierüber mag sich in der Tat ein Zusammenhang mit beschleunigter **Atherogenese** ergeben (siehe Hypoalphalipoproteinämie) und sich daraus eine Indikation zur Normalisierung der Triglyzeridwerte herleiten. Bei Familiärem Lipoproteinlipase- und Apolipoprotein-C-II-Mangel besteht trotz niedriger HDL kein Hinweis auf ein vermehrtes Risiko für Arteriosklerose, was auf die gleichzeitig erniedrigten LDL zurückgeführt wird.

D **Diagnostik**

Neben sekundären Formen sind Triglyzeriderhöhungen aufgrund Kombinierter Hyperlipidämie oder Familiärer Hyperlipidämie Typ III abzugrenzen (siehe Tab. 14.5-1, 14.5-2 und Monogene Hypercholesterinämien).

Mäßige Erhöhungen der Triglyzeridwerte auf Werte um 200 bis 500 mg/dl (2,2 bis 5,5 mmol/l) sind typisch für die **Sporadische** und **Familiäre Hypertriglyzeridämie.** Werte über 1000 mg/l (11 mmol/l) weisen auf Chylomikronen hin. Sie setzen sich als rahmiger Überstand innerhalb von 12 Stunden insbesondere bei Lagerung im Kühlschrank an der Oberfläche des Blutplasmas ab. Auch durch Ultrazentrifugation oder Lipidelektrophorese können VLDL und Chylomikronen getrennt werden.

Für den **Lipoproteinlipase-** und **ApolipoproteinC-II-Mangel** ist die Manifestation als Hyperlipidämie Typ I im Kindesalter pathognomonisch. Dennoch muß auch eine Familiäre Hyperlipidämie Typ V aufgrund einer Sporadischen oder Familiären Hypertriglyzeridämie, die oft auch schon Kinder und Jugendliche betrifft, in Erwägung gezogen werden. Dabei ist das Plasma nach Absetzen der Chylomikronen an der Oberfläche allerdings nicht klar, sondern ist durch die zusätzlich vermehrten VLDL trüb. Zudem ist die Hyperlipidämie Typ I charakteristischerweise nicht mit einer Glukoseintoleranz verbunden. Das Fehlen der Lipase oder des Apoliproprotein C-II kann biochemisch nachgewiesen werden.

T **Therapie**

Wesentliche Bedeutung kommt dem Ausschalten aggravierender Einflüsse zu wie Normalisierung des Körpergewichts, Reduktion von Alkohol oder Einstellung eines Diabetes mellitus. Bei weiterbestehender erheblicher Hypertriglyzeridämie aufgrund **Sporadischer** oder **Familiärer Hypertriglyzeridämie** kann durch Nikotinsäure die VLDL-Synthese gehemmt werden oder durch Fibrate der Abbau gefördert werden. Chylomikronämie bedarf der Beschränkung diätetischen Fettes. Bei **Lipoproteinlipase-** oder **Apolipoprotein-C-II-Mangel** und oft bei Typ-V-Hyperlipidämie, also schwerer Sporadischer oder Familiärer Hypertriglyzeridämie, muß die Zufuhr strikt auf 0,5 g/kg Körpergewicht, häufig auf 15 g/Tag beschränkt werden. Die Diät sollte 5 g pflanzliche Fette beinhalten, die reich an essentiellen, mehrfach ungesättigten Fettsäuren sind. Mittelkettige Fettsäuren können zur Substitution dienen. Fettlösliche Vitamine müssen ausreichend verabreicht werden. Unter fettarmer Diät sinken die Triglyzeride bei Lipoproteinlipase- und Apolipoprotein-C-II-Mangel gewöhnlich auf Werte zwischen 200 bis 500 mg/dl (2,2 bis 5,5 mmol/l).

Können die Triglyzeridwerte trotz strenger Diät nicht mehr unter 1000 mg/dl (11 mmol/l) gehalten werden, so besteht Anhalt für eine Erhöhung durch VLDL, wie es bei der Typ-V-Hyperlipidämie die

Regel ist. Dann kann die Anwendung von Fibraten oder Nikotinsäure nützlich sein. Ein Mangel an Apolipoprotein C-II kann bei Exazerbation der Hypertriglyzeridämie, insbesondere in Zusammenhang mit einer Pankreatitis, durch Substitution des Apolipoprotein C-II, z.B. mittels Gabe gefrorenen Frischplasmas, vorübergehend ausgeglichen werden.

Verlauf und Prognose

Die Prognose der Hypertriglyzeridämien ist im allgemeinen gut, unter strenger Diät auch die der Hyperlipidämie Typ I und V. Xanthome bilden sich zurück. Bei schwerer Verlaufsform mit Triglyzeridwerten über 2000 mg/dl (22 mmol/l) drohen jedoch Pankreatitiden mit allen Komplikationen, oft jedoch ohne Erhöhung der Amylase. Die Normalisierung konsekutiv erniedrigter HDL-Werte bestimmt das Schicksal hinsichtlich frühzeitiger Arteriosklerose.

14.5.6   Sekundäre Hyper- und Hypolipidämien

Eine Vielzahl exogener Einflüsse, Diät, Medikamente oder eine Reihe von Erkrankungen können die Plasmalipide erhöhen (siehe Abb. 14.5-3). Jede der Lipoproteinfraktionen kann betroffen sein, so daß die unterschiedlichen Hyperlipidämiemuster von denen primärer Hyperlipidämien nicht zu unterscheiden sind. Die klinische Bedeutung liegt darin, daß sie wie die primären Formen das Risiko einer Pankreatitis und frühzeitigen Arteriosklerose in sich bergen. Ausschalten exogener Einflüsse bzw. Behandlung einer zugrundeliegenden Erkrankung stehen im Vordergrund der Behandlung. Oft ist andererseits ein Absinken des Cholesterins Ausdruck der Schwere einer Erkrankung.

Definition

Lipidveränderungen, die nicht auf einem Defekt beruhen, der primär im Stoffwechsel der Lipoproteine begründet liegt, sondern durch Noxen wie Medikamente oder im Rahmen einer anderen Erkrankung entstehen, werden als sekundär bezeichnet.

Kasuistik

Eine 43jährige Patientin sucht wegen eines Gesichtsexanthems, Kurzatmigkeit und Vergeßlichkeit ihren Hausarzt auf. Bei der **Untersuchung** fallen neben einem schmetterlingsförmigen, rötlichen Exanthem im Gesicht ein erhöhter Blutdruck von 170/95 mmHg und eine Dämpfung über der rechten Lunge auf. Im **Röntgenbild** des Thorax läßt sich ein rechtsseitiger Pleuraerguß nachweisen. Ein **Herzecho** zeigt einen kleinen Perikarderguß.
Die **Labordiagnostik** erhärtet die Verdachtsdiagnose eines systemischen Lupus erythematodes durch positiven Nachweis antinukleärer Antikörper und Antikörper gegen doppelsträngige DNS. Das Gesamtcholesterin beträgt 352 mg/dl (9,2 mmol/l) und die Triglyzeride 334 mg/dl

(3,7 mmol/l). Unter dem Verdacht einer Hypercholesterinämie Typ III wird eine Lipoproteinelektrophorese durchgeführt, die eine breite β-Bande im Sinne einer Dyslipoproteinämie nachweist. Die Typisierung des Apolipoprotein E zeigt jedoch den Normaltyp E-3.

Unter einer **immunsuppressiven Therapie** bessern sich die Befunde des Lupus erythematodes, und gleichzeitig sinkt das Cholesterin auf 225 mg/dl (5,85 mmol/l) ab, die Triglyzeride betragen 80 mg/dl (0,88 mmol/l), und die Lipidelektrophorese normalisiert sich.

Epidemiologie

Das Auftreten sekundärer Hyperlipidämien ist von der Epidemiologie anderer Erkrankungen und der Verbreitung von Medikamenten abhängig. Sie machen in unseren Breiten einen wesentlichen Teil der Hyperlipidämien aus. Hypolipidämien sind überwiegend Ausdruck schwerer Erkrankungen.

Ätiologie und Pathogenese

Auch wenn die Mechanismen nicht in allen Fällen im einzelnen bekannt sind, kennt man doch einige prinzipielle Störungen, die zu den Manifestationen der sekundären Hyperlipoproteinämien führen. Gesteigerte Mobilisierung von Fettsäuren aus dem Fettgewebe führt zu erhöhter Triglyzeridsynthese in der Leber und damit zu gesteigerter Sekretion von VLDL. Ist die Triglyzeridhydrolyse normal oder gesteigert, entsteht durch Umwandlung der VLDL in LDL eine Hypercholesterinämie. Bei einer Abbaustörung der LDL durch Suppression des Rezeptors tritt die Hypercholesterinämie in den Vordergrund. Bei **Diabetes mellitus** führt beispielsweise Insulinmangel durch fehlende Hemmung der Lipolyse zur Freisetzung von Fettsäuren. Die resultierende Hypertriglyzeridämie wird durch Drosselung der Synthese von Lipoproteinlipase und die häufige Adipositas der Diabetiker verstärkt.

Hypothyreose ist ein Beispiel für eine hormonabhängige Suppression der Zahl an LDL-Rezeptoren, wodurch LDL und Remnants, die Abbauprodukte von VLDL und Chylomikronen, im Plasma erhöht sind.

Gammopathien können aufgrund unterschiedlichster pathologischer Antikörper durch Störung der Triglyzeridhydrolyse zu Hypertriglyzeridämie oder durch Hemmung der Bindung an den LDL-Rezeptor zu Akkumulation von Remnants und LDL führen.

Eine **besondere Form der Lipoproteine,** sogenanntes Lp-X, bildet sich bei Cholestase durch Regurgitation von Galle ins Blut aus. Die vesikulären Lipoproteine aus Phospholipiden und unverestertem Cholesterin, die im Dichtebereich der LDL zu finden sind, können zu sehr hohen Cholesterinwerten führen.

Hypocholesterinämie ist meist Ausdruck einer schweren Erkrankung, die nicht konsumierend zu sein braucht, wie z. B. ein Herzinfarkt. Bei Hepatopathien ist oft HDL zunächst betroffen. Wachstum von Malignomen kann die LDL-Rezeptoren des Tumors aktivieren, was zu erniedrigten LDL-Spiegeln führt. Hyperthyreose ist ein anderes Beispiel erhöhter LDL-Rezeptor-Aktivität.

🅢 Symptome

Klinisch steht meist die Grunderkrankung im Vordergrund. Jedoch können exzessive Triglyzeriderhöhungen zu eruptiven Xanthomen und Lipaemia retinalis führen. Hypercholesterinämie kann mit den von den primären Hyperlipidämien bekannten Xanthomarten einhergehen. Lp-X bei primärer biliärer Zirrhose vermag neben den typischen Xanthelasmen eruptive und planare Xanthome sowie Xanthoma striata palmares wie bei Familiärer Hyperlipidämie Typ III auszulösen.

🅓 Diagnostik

Führend sind meist die Symptome der Grundkrankheit, ohne daß sie Hinweis auf Art und Schwere einer Hyperlipidämie geben, so daß man auf Laborbestimmungen der Lipide angewiesen ist (siehe Tab. 14.5-3).

🆅 Therapie

Die Behandlung bezieht sich in erster Linie auf die zugrundeliegende Ursache, d. h. die Therapie einer Erkrankung oder den Austausch eines Medikamentes. Ist das nicht möglich, muß entsprechend der primären Hyperlipidämien unter Berücksichtigung der Prognose der Grundkrankheiten behandelt werden.

Verlauf und Prognose

Veränderungen des Lipoproteinmusters können langfristig die gleichen Folgen haben wie die entsprechenden Veränderungen auf der Basis primärer Fettstoffwechselstörungen. Der Verlauf wird jedoch häufig von der Prognose der auslösenden Grundkrankheit oder der für die Medikamenteneinnahme verantwortlichen Störung beeinflußt.

Literatur

– Assmann, G.: Lipidstoffwechsel und Atherosklerose, Schattenauer, Stuttgarte 1982.
– Betteridge, D. J., D. R. Illingworth, J. Shepherd: Lipoproteins in Health and Disease. Edward Arnold, Kent 1994.
– Stanburry, J. B., J. B. Wyngaarden, D. S. Fredrickson, J. L. Goldstein, M. S. Brown (eds.): The Metabolic Basis of Inherited Diseases, Part 4: Disorders of Lipoprotein and Lipid Metabolism, 589–750. McGraw-Hill, New York 1983.
– Thompson, G. R.: A. Handbook of Hyperlipidemia. Current Science, London 1990.
– Windler, E., H. Greten: Bedeutung der Lipoproteine für Ätiologie und Pathogenese der Arteriosklerose. In: Rieger, H. (Hrsg.): Klinische Angiologie. Springer, Heidelberg 1994.

Praxisfragen

Praxisfrage 1

Ein 55jähriger Patient mit einer Leberzirrhose hat eine deutliche Erhöhung des Eisenspiegels (230 µg/dl bzw. 41,2 µmol/l), des Ferritins (1100 µg/l) und der Transferrinsättigung (70%) im Plasma. An welche Diagnose denken Sie, und wie sichern Sie die Diagnose?

Praxisfrage 2

Eine 17jährige Patientin mit einer bisher nicht abgeklärten chronisch aktiven Hepatitis, deren zwei Geschwister im jugendlichen Alter an einer Leberzirrhose verstorben sind, entwickelt und verstirbt innerhalb von 3 Wochen an einer schweren, nicht beherrschbaren hämolytischen Anämie.

An welche Diagnose muß man bei dieser Patientin denken?

Praxisfrage 3

Ein 37jähriger Patient erleidet aus voller Gesundheit einen Vorderwandmyokardinfarkt. Sein Vater ist mit 42 Jahren an einem Herzinfarkt verstorben und sein Bruder hat Angina pectoris.

a An welche Stoffwechselstörung als Risikofaktor denken Sie?

b Welche körperliche Untersuchung würden Sie zur Unterstützung Ihrer Vermutung vornehmen?

c Was würden Sie den Kindern raten?

Praxisfrage 4

Ein 6jähriges Mädchen klagt über Bauchschmerzen. Bei der Blutabnahme fällt ein rahmiges Serum auf.

a Ihre Verdachtsdiagnose?

b Welche Veränderung erwarten Sie bei Lagerung des Serums über Nacht im Kühlschrank?

c Was müssen Sie bei der Blutabnahme zur Sicherung der Diagnose beachten?

Praxisfrage 5

Bei einem Patienten ist eine hereditäre Fructoseintoleranz bekannt. Bei dem Patienten ist wegen eines Sigmakarzinoms eine operative Therapie notwendig.

Was ist unbedingt bei der notwendigen intra- und postoperativen parenteralen Ernährung zu beachten, damit der Patient kein akutes Leberversagen entwickelt?

Praxisfrage 6

Bei einem 57jährigen Patienten ist aufgrund einer instabilen Angina pectoris eine koronare Bypass-Operation geplant. Anamnestisch sei eine akute intermittierende Porphyrie (AIP) bekannt, die seit 10 Jahren jährlich zu einer stationären Aufnahme wegen abdominaler Beschwerden geführt habe. Metabolitenbefunde über Porphyrine und deren Vorläufer liegen nicht vor.

a Erscheint die Porphyriediagnose gesichert?

b Welche Maßnahmen sind zur Überprüfung der Porphyriediagnose geeignet?

c Obwohl im vorliegenden Falle eine AIP ausgeschlossen wurde, stellt sich grundsätzlich die Frage nach den speziellen Modalitäten operativer Empfehlungen bei AIP.

Praxisfrage 7

Ein gesunder, 46jähriger Mann hat bei einer Routineuntersuchung ein Gesamtcholesterin von 240 mg/dl (6,24 mmol/l).

a Welche weiteren Lipidwerte bestimmen Sie, um das Arteriosklerose-Risiko abzuschätzen?

b Was soll der Patient in erster Linie beachten, um ein leicht erhöhtes LDL-Cholesterin zu senken?

c Welches Medikament würden Sie empfehlen, wenn die Triglyzeride trotz Ernährungsumstellung auf 400 mg/dl (4,4 mmol/l) erhöht bleiben und das HDL-Cholesterin 27 mg/dl (0,7 mmol/l) beträgt.

Praxisfrage 8

Eine 39jährige Patientin erkrankte plötzlich an abdominalen Koliken, einer Tachykardie (125/min), einer Hypertonie (150/95 mmHg) und migräneartigem Kopfschmerz. Sie wurde mit verschiedenen Analgetika und mit Barbituraten behandelt, ohne daß sich Beschwerden und Symptome besserten. Es stellte sich eine depressive Stimmungslage ein. Serumbilirubin war auf 1,4 mg/dl (25,2 µmol/l), die Aminotransferasen waren auf 45–58 U/l erhöht. Im Urin waren δ-Aminolävulinsäure auf 54 mg/die (Grenze bei 6) und Porphyrine auf 2,4 mg/die (Grenze bei 0,1) mit einem Anteil von 97% Koproporphyrin angestiegen. Porphobilinogen im Urin und Porphyrine im Stuhl lagen hingegen im Normbereich. Hämatologisch fiel eine Anämie (Hb 9,6 g/100 ml bzw. 5,76 mmol/l) mit einer basophilen Tüpfelung der Erythrozyten auf. Unter dem Verdacht auf eine akute Porphyrie (akute intermittierende Porphyrie) wurden porphyrinogene Medikamente gemieden und Glukose-Infusionen appliziert, unter denen sich das subjektive Befinden der Patientin besserte.

a Welche Befunde sprechen gegen eine hereditäre akute hepatische Porphyrie?

b Welche Porphyrinopathie kommt differentialdiagnostisch in Betracht, und welche der vorhandenen Befunde leiten zu dieser Diagnose?

c Welche weiteren Untersuchungen müssen zur Sicherung der neuen Diagnosevorstellung herangezogen werden?

Praxisfrage 9

Jahre nach der Diagnose und Behandlung eines Mammakarzinoms (Ablatio) wurden bei einer 40jährigen Patientin in der Leber sonographisch multiple Rundherde beobachtet, die sich computertomographisch bestätigen ließen. Aminotransferasen und γ-GT waren gering erhöht. Bei der CT-ge-steuerten Leberpunktion fand sich histologisch eine Parenchymschädigung mit geringgradiger portaler Fibrose, Verfettung und Siderose ohne Hinweise auf Metastasen. Alkoholanamnestisch gab die Patientin gelegentlichen Weinkonsum an. Bei der Laparoskopie zeigten sich auf der Leber mehrere blaubraune, von ihrer Oberfläche eingesenkte Areale bis zu 2 cm Durchmesser. Das Punktionsgewebe aus diesen Rundherden zeigte eine Rotfluoreszenz im langwelligen UV-Licht. Seit 1 Jahr hatte sich bei der Patientin eine Hypertrichose im oberen Wangenbereich entwickelt sowie eine leichte Verletzlichkeit der Haut an den Handrücken.

a Welche Verdachtsdiagnose stellen Sie?

b Mit welchen speziellen Laboratoriumsuntersuchungen wird der Verdacht gesichert?

c Welche exogenen pathogenetischen Faktoren müssen gemieden werden, um einer weiteren klinischen Manifestation vorzubeugen?

d Ist eine Therapie der Stoffwechselkrankheit erforderlich? Wenn ja, welche?

15 Knochenerkrankungen

Krankheiten des Skelettsystems führen zur Zerstörung der Knochenstruktur. Knochenverformung verursacht eine Fehlfunktion von Gelenken und Muskulatur. Daraus resultiert lokaler oder allgemeiner Verlust der Mobilität.
Am häufigsten erzeugt Altersosteoporose Knochenbruch (siehe Abb. 15.1-1): 25–30% aller Frauen sind gefährdet, Männer erkranken mit zunehmender Lebenserwartung in steigendem Maße.
Schenkelhalsbrüche oder ein fortgeschrittenes Leiden der Wirbelsäule sind verantwortlich für Teil- oder Vollinvalidität bei bis zu einem Drittel der Patienten.
Rachitis und Osteomalazie sind durch konsequente Vitamin-D-Prophylaxe beim Kind und ausreichende Vitamin-D-Versorgung beim Erwachsenen heute selten geworden, können jedoch sekundär bei gastrointestinalen Krankheiten entstehen. Lokalisierte Knochenzerstörung wird am häufigsten durch osteolytisches, osteoplastisches oder gemischt vorkommendes Wachstum von Tumormetastasen verursacht. Primäre maligne Knochentumoren sind selten und von zweifelhafter Prognose. Zu den lokalisiert knochenzerstörenden Krankheiten gehören auch Morbus Paget und Jaffé-Lichtenstein bzw. das Albright-McCune-Sternberg Syndrom.

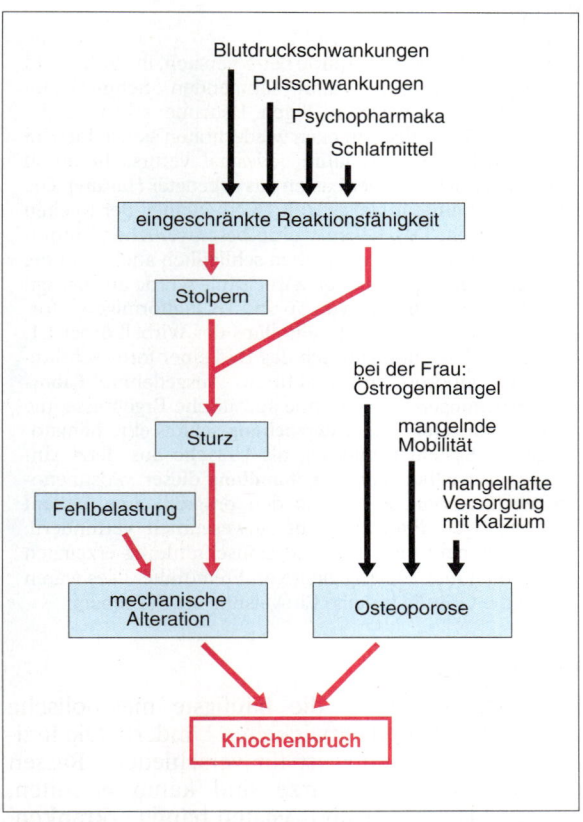

Abb. 15.1-1 Knochenbruch beim alten Menschen als Folge der Verkettung verschiedener Ursachen, von denen eine die Osteoporose ist.

15.1 Altersosteoporosen

H. W. Minne, B. Allolio

Definition

Osteoporose ist eine metabolische Knochenerkrankung, bei der durch eine Verminderung der Knochenmasse, -struktur und -funktion eine Fraktur bereits bei geringfügigem Trauma eintreten kann. Man grenzt die **manifeste Osteoporose** mit bereits eingetretener Fraktur von der **präklinischen Osteoporose** ohne Frakturen ab. **Osteopenie** bezeichnet eine quantitative Verminderung der Knochenmasse im Vergleich zu altersgleichen Gesunden oder zur maximalen Knochenmasse („peak bone mass") des jungen Erwachsenenalters. Eine höhergradige Osteopenie ist mit einem erhöhten Frakturrisiko verbunden. Der Begriff entspricht damit dem der präklinischen Osteoporose.
Ein weiterer wichtiger Aspekt für die Definition der Osteoporose besteht darin, daß das Verhältnis von

919

Knochenmatrix und Mineralgehalt nicht gestört ist. Man unterscheidet die primäre Osteoporose von sekundären Formen der Osteoporose, bei denen spezifische Erkrankungen die Osteopenie auslösen. Bei der Altersosteoporose werden zwei Formen unterschieden:

▶ Die Typ-I-Osteoporose entspricht der postmenopausalen Osteoporose und ist insbesondere durch einen Verlust des spongiösen Knochens gekennzeichnet.

▶ Die Typ-II-Osteoporose zeigt eine spätere Manifestation mit Reduktion von kompaktem Knochen und Spongiosa (senile Osteoporose). Beide Geschlechter sind betroffen.

Übergänge bzw. Kombinationen beider Formen sind nicht ungewöhnlich.

Kasuistik

63jährige Patientin verspürte beim Versuch, ihr Enkelkind hochzuheben, einen akut lähmenden Schmerz im Rücken. Nach wenigen Tagen Bettruhe schwand der Schmerz. Derartige Attacken wiederholten sich jedoch im Laufe der folgenden Jahre, jedesmal verursacht durch Heben an sich geringer Lasten aus gebeugter Haltung. Die Patientin wurde in dieser Zeit 15 cm kleiner, der Rücken rundete sich. Das Leben wurde beschwerlicher, chronische Muskelschmerzen quälten schließlich auch in Ruhe. Ein erstes **Röntgenbild** der Wirbelsäule wurde angefertigt: Deckplatteneinbrüche von T6 und T8, keilförmige Verformung von T7 und T9, Totalkollaps der Wirbelkörper L1, L2 und L3; somit ergab sich das Bild einer fortgeschrittenen Osteoporose mit Frakturen. Ausgedehnte **Laboruntersuchungen** blieben ohne spezifische Ergebnisse, die **knochenhistologische Untersuchung** schloß eine hämatologische Systemerkrankung als Ursache aus. Jetzt einsetzende **medikamentöse Behandlung** dieser „Postmenopausenosteoporose" konnte den progredienten Verlauf mit weiteren Frakturen nur unwesentlich verhindern. Dauerschmerz und Bewegungseinschränkung erzeugten Invalidität und Abhängigkeit von Fremdhilfe. Dies waren dann die Gründe für eine Einweisung ins Pflegeheim.

Epidemiologie

Die Osteoporose ist die häufigste metabolische Osteopathie in den entwickelten Ländern. Die Inzidenz der Erkrankung ist für verschiedene Rassen unterschiedlich: Schwarze sind kaum betroffen, während Kaukasier und Asiaten häufig erkranken. Man rechnet, daß in Deutschland etwa vier Millionen an manifester Osteoporose leiden. Die Osteoporose ist eine Erkrankung des höheren Lebensalters mit deutlicher Bevorzugung des weiblichen Geschlechts. Die typischen Frakturen sind die distale Radiusfraktur, die Wirbelkörperfraktur und die Schenkelhalsfraktur. 30% der postmenopausalen Frauen erleben mindestens eine osteoporotische Fraktur.

Bereits 10 Jahre nach Eintreten der Menopause ergibt sich für das weibliche Geschlecht ein starker Anstieg der Inzidenz der distalen Radiusfraktur. Wirbelkörperfrakturen treten später auf. Das Röntgenbild zeigt entsprechende Veränderungen bei 20–30% der 70jährigen Frauen. Wirbelkörperfrakturen bleiben oft asymptomatisch. Die Inzidenz von Schenkelhalsbrüchen steigt nach dem 75. Lebensjahr steil an. Frauen sind doppelt so häufig betroffen wie Männer. In Deutschland treten jährlich 85 000 Schenkelhalsfrakturen auf.

Die Altersentwicklung der deutschen Bevölkerung läßt eine Zunahme osteoporotischer Frakturen erwarten. Darüber hinaus weisen Untersuchungen aus den USA und Großbritannien auf eine von der Altersentwicklung unabhängige, säkulare Zunahme der Frakturen hin. Die Ursache hierfür ist nicht geklärt.

Ätiologie und Pathogenese

Im Kindes- und Jugendalter nehmen die Knochen an Größe, Stabilität und Mineralgehalt zu (Bone modeling). Bis zum 20. Lebensjahr ist über 90% der individuellen peak bone mass erreicht worden, wobei insbesondere in den Pubertätsjahren unter dem Einfluß der Sexualhormone eine rasche Zunahme stattfindet. Im dritten Lebensjahrzehnt liegt die maximale Knochenmasse vor, und das Bone modeling wird durch einen Prozeß der kontinuierlichen Erneuerung alten Knochens abgelöst (Bone remodeling). Etwa ab dem 35. Lebensjahr ist die Kopplung zwischen Knochenresorption und Knochenbildung zugunsten eines geringen Überwiegens der Resorption verändert, so daß eine negative Bilanz mit einem allmählichen Verlust an Knochenmasse (0,5–1,5% pro Jahr) resultiert. Der altersassoziierte Knochenmasseverlust ist physiologisch und führt in sehr hohem Lebensalter regelhaft zu einer Beeinträchtigung der mechanischen Kompetenz des Skelettsystems.

Eine **reduzierte Knochendichte** ist ein bedeutsamer Risikofaktor für das Auftreten osteoporotischer Frakturen (siehe Abb. 15.1-2). Eine solche Verminderung hat ihre Ursache entweder in einer ungenügenden Knochenbildung im Jugendalter mit erniedrigter peak bone mass oder in einem gesteigerten Abbau im Erwachsenenalter bzw. in einer Kombination dieser Faktoren (siehe Abb. 15.1-3 und 15.1-4).

Verminderte peak bone mass: Wichtig für die maximal erreichbare Knochenmasse sind genetische Faktoren. Zartgebaute und schlanke Frauen besitzen eine niedrigere Knochendichte. Auch Töchter von Patientinnen mit Osteoporose weisen bereits in jungen Jahren eine geringere Knochenmasse auf. Sexualhormone spielen eine wesentliche Rolle für den Knochenaufbau: späte Menarche, Amenorrhö bei Anorexia nervosa oder Leistungssport, bei Jungen Pubertas tarda und Hypogonadismus führen zu einer erniedrigten peak bone mass, so daß der altersassoziierte physiologische Knochenabbau frühzeitiger zu einer Erhöhung des Frakturrisikos führt. Die Folgen der in Jugendjahren gesetzten Schädigung werden dabei in der Regel erst nach dem 50. Lebensjahr manifestiert. Ein Kalziumdefizit in der Ernährung und ein ungenügendes Muskeltraining behindern ebenfalls das Bone modeling.

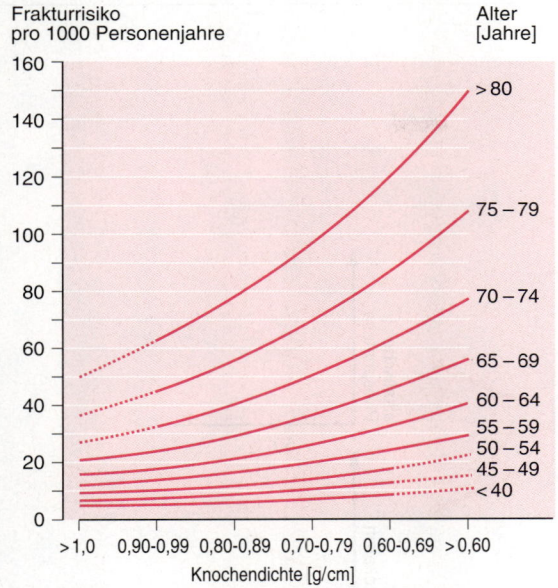

Frakturrisiko
pro 1000 Personenjahre

Knochendichte [g/cm]

Abb. 15.1-2 Einfluß von Lebensalter und Knochendichte auf das Auftreten von Frakturen (nach Hui, S. L. et al., J. clin. Invest. 81 [1988]).

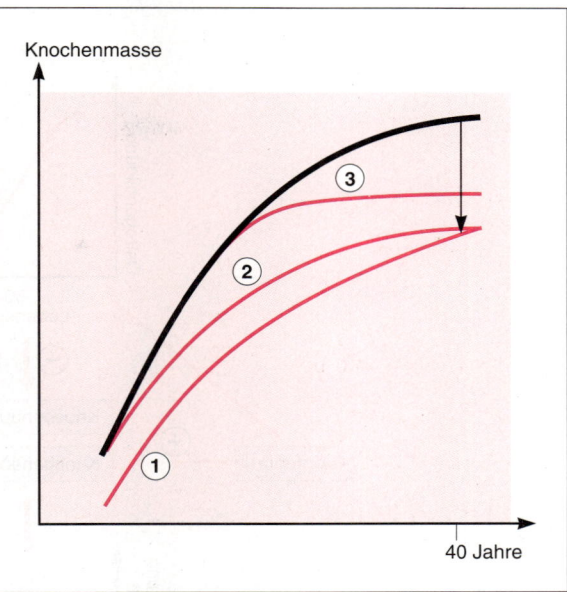

Abb. 15.1-4 Ursachen mangelhaften Knochenaufbaus in der Jugend: 1 = genetische Komponente: ererbte Anlage zu eingeschränktem Knochenaufbau. 2 = mangelhafte Versorgung mit Kalzium. 3 = mangelhafte Bildung von Sexualhormonen mit verzögerter Pubertät oder (beim weiblichen Geschlecht) sekundärer Amenorrhö.

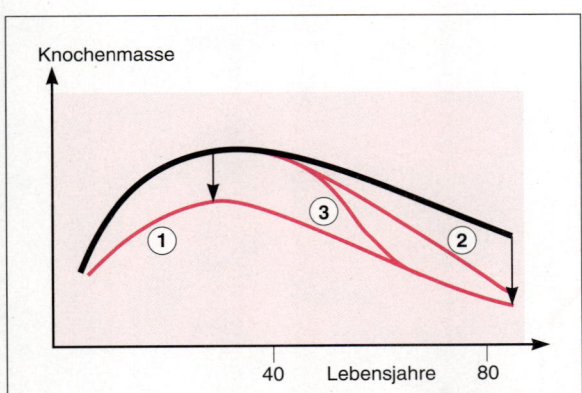

Abb. 15.1-3 Die Kochenmasse beim Menschen in Abhängigkeit vom Lebensalter und von Mechanismen, die im Alter zu reduzierter Knochenmasse führen: 1 = mangelhafter Knochenaufbau in der Jugend. 2 = kontinuierlich gesteigerter Knochenabbau im Alter. 3 = phasenhaft gesteigerter Knochenabbau im Alter.

Gesteigerter Knochenabbau im Alter: Alle osteoporotischen Frakturen treten bei Frauen wesentlich häufiger auf als bei Männern. Die Ursache hierfür liegt im Erlöschen der weiblichen Gonadenfunktion mit der Menopause, während die endokrine Hodenfunktion des Mannes bis ins hohe Alter in ausreichendem Maße erhalten bleibt. Der resultierende Östrogenmangel führt zu gesteigertem Knochenmetabolismus mit negativer Massenbilanz. Im Blut finden wir Anstiege von Osteokalzin (Knochenmatrixbestandteil) und alkalischer Phospha-

tase (Maß für die Osteoblastenaktivität) innerhalb des Normbereichs. Vermehrte Knochendegradation läßt das Serumkalzium geringfügig ansteigen. Die Hormone der Kalziumhomöostase, Parathormon und Vitamin-D-Hormon, fallen reaktiv ab. Die intestinale Kalziumresorption geht zurück, die renale Kalziumausscheidung steigt (siehe Abb. 15.1-5).

Östrogenmangel schränkt wahrscheinlich auch die Bildung des Calcitonins ein. Die daraus resultierende verminderte Hemmung der Osteoklasten beeinflußt die Knochenbilanz weiter negativ. Das Ausmaß des Knochenverlustes kann begrenzt bleiben („slow loser") oder auf mehr als 5–10% pro Jahr ansteigen („fast loser"). Der stärkste Verlust an Knochenmasse findet sich in den ersten drei Jahren nach der Menopause.

Der Zusammenhang zwischen der Funktion von **Sexualhormonen** und dem **Knochenstoffwechsel** wird mit Blick auf die Reproduktionsphysiologie plausibel: Während der einer Schwangerschaft nachfolgenden Stillzeit werden täglich über Wochen bis Monate etwa 500 ml Milch mit etwa 500 mg Kalzium von der Mutter an den Säugling abgegeben. Eine große Zahl von Schwangerschaften war bis ins letzte Jahrhundert für fertile Frauen die Regel (Clara Schumann erlebte während 10jähriger Ehe mit Robert 10 Schwangerschaften, von denen acht ausgetragen wurden). Im Verlauf von 8 bis 10 Stillperioden wird eine Kalziummenge von der Frau abgegeben, die der entspricht, welche ihr gesamtes Skelett enthält.

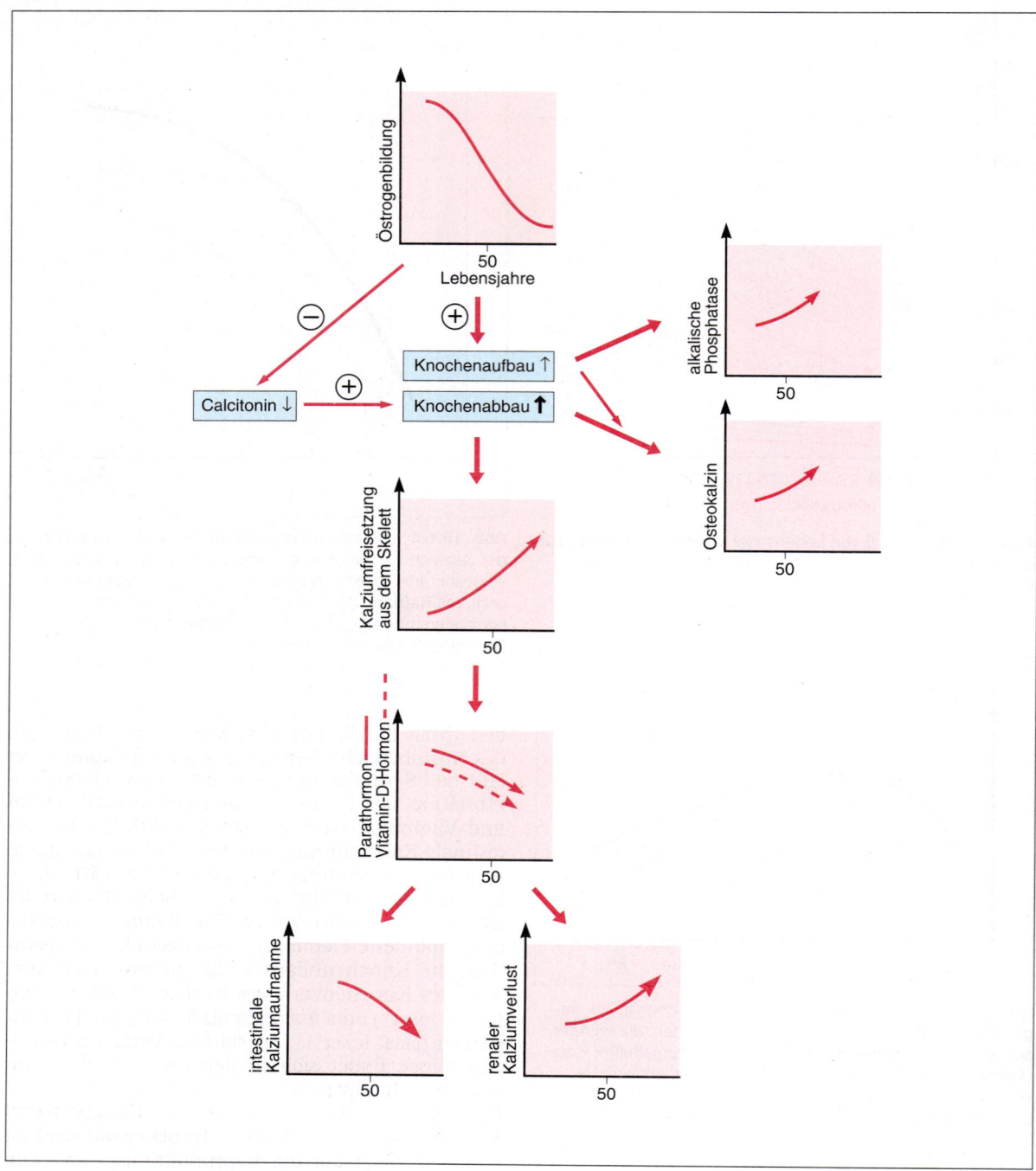

Abb. 15.1-5 Meßbare Veränderungen der Kalzium-
homöostase während des – die Menopause auslösenden –
Abfalls der Östrogene.

Osteogenesestimulation durch Östrogen, das während der Schwangerschaft in großen Mengen gebildet wird, ist somit einer der Kompensationsmechanismen des Organismus, um gesteigerten Knochenverlust durch die Fortpflanzung zu verhindern. Ihr
Ausfall, durch die Zunahme der mittleren Lebenser-

wartung erst in diesem Jahrhundert von einer zunehmenden Zahl von Frauen erlebt, ist folgerichtig
die Ursache gesteigerten Knochenabbaus.
Nur bei einem Teil der betroffenen Frauen bewirkt
der Östrogenmangel eine manifeste Osteoporose,
so daß zusätzliche Faktoren bedeutsam sind:
▶ Nutritiver Kalziummangel steigert den Knochenverlust durch Östrogenmangel. Der tägliche Kalziumbedarf liegt über 1000 mg. Die Mehrzahl der
  postmenopausalen Frauen ernährt sich kalzium-
  defizitär.

► Intensives körperliches Training steigert die Knochendichte in den belasteten Knochenarealen. Bewegungsmangel fördert Knochenabbau. Die durchschnittlichen Lebensgewohnheiten in der heutigen Gesellschaft sind daher geeignet, Osteoporoseentstehung zu fördern.

Bei Männern trifft das pathogenetische Moment des Sexualhormonmangels in der Regel nicht zu. Nutritiver Kalziummangel und eingeschränkte körperliche Aktivität werden bei ihnen als Ursache für den Knochenschwund angesehen, der einen Knochenbruch in hohem Alter verursacht.

Weitere mögliche Ursachen können aufgrund der Ergebnisse tierexperimenteller Untersuchungen wahrscheinlich gemacht werden, auch wenn grundsätzlich die Übertragbarkeit derartiger Untersuchungsergebnisse auf den Menschen begrenzt bleibt. Eine bei Ratten und Mäusen beschriebene „inflammation-mediated osteopenia" verursacht bei unspezifischer Entzündung Osteoblasteninhibition mit Knochenverlust. Bei Menschen wurde derartiges im Zusammenhang mit chronisch-entzündlichen Gelenkerkrankungen beschrieben. Unklar bleibt zunächst, ob auch alltägliche Entzündungsvorgänge (Reparatur nach Verletzungen etc.) den Knochenabbau fördern können.

► **Änderungen der Knochenqualität:** Die Knochenarchitektur im jungen Erwachsenenalter zeigt im histologischen Präparat stabil vernetzte Spongiosaplatten. Im Alter ändern sich die statischen Eigenschaften des Knochens nicht nur durch einen Substanzverlust, sondern auch durch eine veränderte Trabekelstruktur mit Verminderung der Verknüpfungspunkte. Die Knochen sind darüber hinaus im Alter relativ „übermineralisiert" und damit spröder als in der Jugend. Die Fähigkeit zur Selbstreparatur von Mikrofrakturen ist zunehmend limitiert, mikroskopisch feine Brüche akkumulieren und begrenzen die Knochenfestigkeit. Die Knochenbrüchigkeit steigt daher im Alter auch unabhängig von der Abnahme der Knochendichte an.

► **Fallneigung:** Das Frakturrisiko bei Osteoporose steigt mit der Zahl erlebter Stürze. Ein zentraler Faktor für die Manifestation einer Osteoporose ist daher die individuelle Fallneigung, die mit dem Alter deutlich zunimmt. Die Abnahme der zerebralen Leistungsfähigkeit, kardiovaskuläre Erkrankungen mit Blutdruckschwankungen und Herzrhythmusstörungen, Sehstörungen, Gebrauch von Psychopharmaka und Schlafmitteln begünstigen Stürze.

Außerdem steigt die Gewalteinwirkung auf das Skelett beim Stürzen im Alter, da es weniger gelingt, die Gewalteinwirkung durch Abfedern oder „Abrollen" zu begrenzen. Eingeschränkte Reaktionsfähigkeit, verminderte Beweglichkeit und Störungen der neuromuskulären Koordination führen zu einem veränderten Ablauf von Stürzen im Alter und verursachen einen „hilflosen Sturz" mit verstärkter mechanischer Beanspruchung des Skeletts. Das Alter wird damit zu einem von der Knochendichte unabhängigen Faktor für das Auftreten von Frakturen (siehe Abb. 15.1-2). 25% aller Brüche treten im Zusammenhang mit Stürzen beim Treppensteigen auf, 80% sind die Folge banaler Unfälle im Haushalt.

Ⓢ **Symptome**

Beschwerden: Die knöcherne Matrix selbst ist nicht schmerzinnerviert, Osteoporose per se ist wahrscheinlich schmerzfrei. Änderungen des Knochenbinnendruckes, etwa als Folge von Mikrofrakturen mit Knochenstrukturveränderungen – ohne die Knochenform verändernde „Makrofraktur" –, könnten theoretisch Schmerz auslösen, da Periost und Gefäßwände schmerzinnerviert sind. Ob dies jedoch de facto zum Beschwerdebild bei Osteoporose beiträgt, kann zur Zeit nicht gesagt werden. Dagegen treten Beschwerden im Bereich des Achsenskeletts als funktionelles Bild (Muskelverspannungen, Fehlhaltung etc.) bei mehr als einem Drittel älterer Menschen auch ohne Nachweis einer Skeletterkrankung auf.

Die kausale Verknüpfung meßbarer Reduktion der Knochendichte mit geklagten Rückenschmerzen kann daher in der Regel nicht hergestellt werden. Nach heutiger Anschauung entstehen osteoporosetypische Beschwerden als Folge von Knochenverformungen durch Knochenbruch bzw. durch das Frakturereignis selbst.

Beim Bruch von Röhrenknochen oder der zu 95% aus trabekulärem Knochen bestehenden Schenkelhalsregion liegen eindeutige Verhältnisse vor: Periost- und Weichteilzerreißungen erzeugen akut immobilisierenden Schmerz bei der Mehrzahl der Patienten. Die der Fraktur benachbarten Gelenke können nicht mehr bewegt werden. Auch nach erfolgreicher Behandlung bleiben Beschwerden bestehen: Bewegungseinschränkung ist die Folge von Schenkelhalsbrüchen bei 50% der Patienten; versorgungspflichtige Invalidität entsteht bei etwa 30%.

Auch der Bruch von Wirbelkörpern kann akut lähmenden Schmerz erzeugen. Die resultierenden Beschwerden werden jedoch bei der Mehrzahl der Patienten als „Hexenschuß", „Lumbago" o.ä. fehlinterpretiert. Bei epidemiologischen Untersuchungen werden daher häufig die Folgen von Wirbelfrakturen gefunden, die den Betroffenen unbekannt waren. Wirbelverformung kann auch schleichend (dann als „Kriechfraktur" bezeichnet) entstehen, spezifische Beschwerden bleiben dann wahrscheinlich aus.

Mit zunehmender Zahl von Wirbelbrüchen entsteht eine Verformung des Achsenskeletts mit Größenverlust von bis zu 20 cm, hinzu kommen Rundrücken und Hyperlordose. Ein chronisches Beschwerdebild ist die Folge:

Die entstehenden Schmerzen sind bohrend, schneidend, akute Schmerzattacken werden beschrieben. Schmerzintensität und Ausmaß der Wirbelsäulenverformung sind nur locker miteinander verknüpft, da die Patienten das Mittel der Bewegungslimitation zur Beschwerdelinderung einsetzen. Zum Schmerz tritt daher ein wechselndes Maß an körperlicher Behinderung durch Mobilitätsbegrenzung und Einschränkung der allgemeinen Belastbarkeit hinzu. Der Bedarf an Fremdhilfe zur Bewältigung alltäglicher Aufgaben wächst. Nach eigenen Untersuchungsergebnissen ist ein Drittel der Patienten, und zwar diejenigen mit fortgeschrittener Krankheit, auf Fremdhilfe bei der Selbstversorgung angewiesen (siehe Abb. 15.1-6).

Der resultierende Verlust an Lebensqualität beeinträchtigt die Befindlichkeit.

Befunde: Aus dem Bruch von Röhrenknochen oder Schenkelhals resultiert eine meßbare Einschränkung der Beweglichkeit benachbarter Gelenke. Die Befunde werden im einzelnen im orthopädischen und chirurgischen Schrifttum dargestellt.

Leitsymptome der Wirbelsäulenosteoporose sind Größenverlust, Rundrücken und Hyperlordose der LWS. Der Verlust der Rumpfhöhe kann zu direktem Kontakt von Rippen und Beckenkamm führen, es entsteht dann brennender Dauerschmerz.

Funktionelle Verkürzung der Bauchmuskulatur durch Rumpfverkürzung erzeugt typische Spitzbauchausbildung auch bei schlanken Patienten. Es entstehen Hautfalten parallel zur unteren Thoraxapertur. Die Rückenmuskulatur kann langstreckig

verspannt sein. Klopfschmerz längs der Wirbelsäule kann fehlen, aktives Aufrichten aus gebeugter Haltung oder Beugung aus liegender Position doch erheblich schmerzen. Bei fortgeschritten Erkrankten ist ein unsicherer und vorsichtiger Gang typisch, auch besteht sichtbare Mühe beim Ent- und Bekleiden.

Neurologische Symptome im Sinne eines Querschnittssyndroms fehlen bei Altersosteoporose, drohen dagegen bei sekundärer Osteoporose durch hämatologische Systemerkrankung. Muskelhartspann kann dagegen segmentbetonte radikuläre Symptome entstehen lassen.

Die Abgrenzung der Symptome bei Osteoporose von denen bei Diskopathien oder entzündlichen Gelenkserkrankungen allein aufgrund klinischer Symptome ist häufig nicht möglich.

D Diagnostik

Manifeste Osteoporose: Die Erkennung und Beschreibung von Frakturen und frakturbedingten Verformungen gelingt durch konventionelle Röntgenaufnahmen mit dem Nachweis der typischen Frakturzeichen. Im Bereich der Wirbelsäule kommt dem Grund- und Deckplatteneinbruch die Wertigkeit einer Fraktur zu. Einzelne Verformungsmuster bei Wirbelbruch können beschrieben werden: Keilwirbel erzeugen Buckelbildung, Totalkollaps von Wirbelkörpern wird gehäuft im LWS-Bereich gefunden (siehe Abb. 15.1-7). Differentialdiagnostisch können dem Ungeübten Wirbelkörperverformungen als Zustand nach Morbus Scheuermann Schwierigkeiten bereiten.

In den letzten Jahren wurden Verfahren entwickelt, die das durch Wirbelbruch entstehende Verformungsausmaß objektiv bestimmen und quantifizieren (spine deformity index). Das Prinzip besteht darin, die Höhe eines Wirbelkörpers (Vorderkante, Mitte, Hinterkante) mit den benachbarten Wirbeln bzw. dem BWK 4 zu vergleichen. Auf diese Weise werden Höhenminderungen frühzeitig erfaßt, und das Fortschreiten der Erkrankung bzw. ein Therapieerfolg lassen sich sensitiv dokumentieren.

Präklinische Osteoporose: Da Frakturen im Bereich der Wirbelsäule und am Schenkelhals irreversible Schäden verursachen, ist eine Diagnosesicherung **vor** Eintreten der Fraktur von weitreichender Bedeutung. Das konventionelle Röntgen zeigt eine Vertikalisierung der Trabekelstruktur und eine Betonung von Grund- und Deckplatten der Wirbelkörper. Diese Zeichen fehlen jedoch oft oder sind erst bei fortgeschrittenem Knochenmasseverlust nachweisbar. Durch die **Densitometrie** gelingt eine nichtinvasive präzise und zuverlässige Bestimmung der Knochendichte, die bereits geringfügige Normabweichungen erfassen kann. Unterschiedliche Verfahren stehen zur Verfügung: Quantitative Computertomographie der Wirbelsäule oder des distalen Radius mit Differenzierung von Kompakta und Spongiosa und duale Photonenabsorptionsmessung an der Wirbelsäule und am Oberschenkel mit einer Röntgenquelle sind die verbreitetsten Metho-

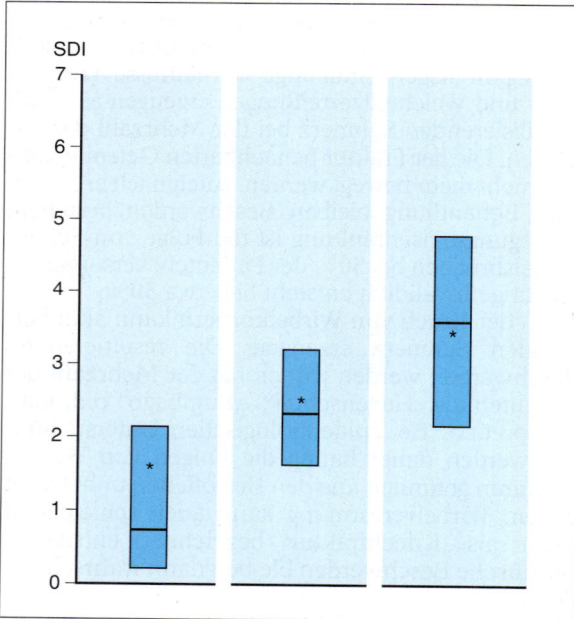

Abb. 15.1-6 Zusammenhang zwischen dem Ausmaß der Wirbelsäulenverformung, gemessen als SDI (Spine Deformity Index: Technik zur objektiven Bestimmung der Wirbelsäulenverformung durch Wirbelbruch anhand von Röntgenbildern: 0–1 = beginnendes Leiden; 3–5 = fortgeschrittenes Leiden; y-Achse) und der Fähigkeit zur Selbstversorgung: links = uneingeschränkt möglich; Mitte = möglich mit Mühe; rechts = auf Fremdhilfe angewiesen. Box-Wisker-Plot: * = Mittelwert; − = Median; Box = 25. bis 75. Perzentile. (Nach: Leidig, G. et al.: Bone und Mineral 8 [1990], 217–229.)

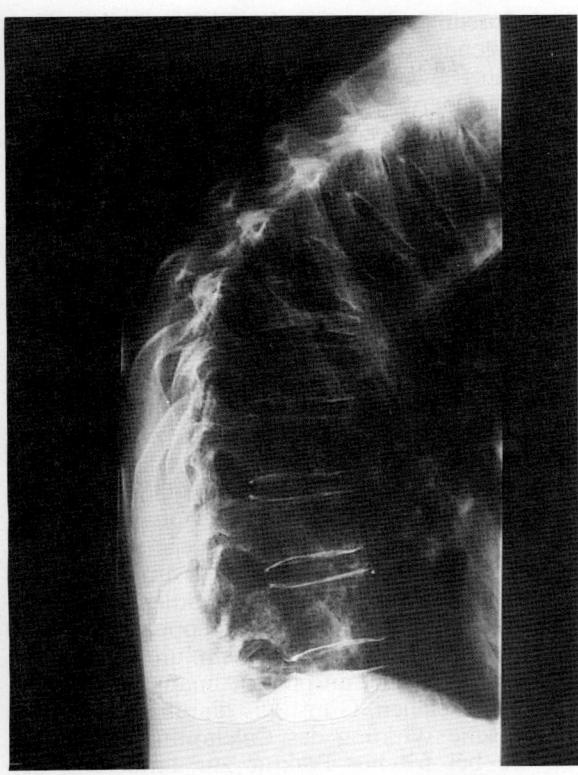

Abb. 15.1-7 Seitliche Röntgenaufnahme der Wirbelsäule einer Patientin mit postmenopausaler Osteoporose. Man erkennt Deckplatteneinbrüche, Keilwirbelbildung und vollständig kollabierte Wirbel.

den. Eine deutlich verminderte Knochendichte (> als 2 Standardabweichungen unter dem Wert altersgleicher Kontrollen) bedeutet ein signifikant erhöhtes Frakturrisiko. Verlaufsmessungen der Knochendichte erlauben die Beurteilung der Krankheitsprogression bzw. der Wirksamkeit einer therapeutischen Intervention. Allerdings ist eine Erniedrigung der Knochendichte nicht spezifisch für die Diagnose Osteoporose, da auch andere Osteopathien (z.B. Osteomalazie, primärer Hyperparathyroidismus) eine verminderte Knochenmasse aufweisen können. Ergänzende Labordiagnostik ist daher stets erforderlich. Unsicherheit besteht über den geeignetsten Meßort für die Densitometrie. Degenerative Wirbelsäulenveränderungen erzeugen häufig falsch hohe Knochendichtewerte bei den planaren Photonenabsorptionsmeßverfahren. Unter hochdosierter Fluoridtherapie wurde eine Knochendichtezunahme beobachtet, die nicht mit einer Verbesserung der Biomechanik, d.h. mit einer Abnahme der Frakturrate verbunden war. Die Densitometrie ist damit lediglich ein Mosaikstein, der nur in Kenntnis aller Befunde des Patienten zuverlässig interpretiert werden kann. Wegen der geringfügigen zeitlichen Änderung der Knochendichte und der durch die Präzision der Methode vorgegebenen Grenzen sollten densitometrische Verlaufsuntersuchungen in der Regel erst nach 1–2 Jahren erfolgen.

Laboruntersuchungen: Frische Frakturen können bei Altersosteoporose einen passageren Anstieg der alkalischen Phosphatase induzieren. Ansonsten fehlen typische Laborveränderungen. Laboruntersuchungen sind aber zur differentialdiagnostischen Abgrenzung erforderlich. Sie umfassen BKS, Blutbild, Differentialblutbild, Elektrolyte, Eiweißausscheidung im Urin (Bence-Jones-Protein), Immunelektrophorese und alkalische Phosphatase. Klinische Befunde, die auf bestimmte Formen der sekundären Osteoporose hinweisen (z.B. Cushing Syndrom), machen darüber hinaus eine gezielte Zusatzdiagnostik erforderlich.

Bei unklaren Befunden ist eine **Beckenkammbiopsie** mit histologischer Untersuchung des unentkalkten Knochens notwendig.

Prävention der Osteoporose

Die Prävention beginnt sinnvollerweise im Jugendalter durch Sicherstellung einer genügenden Kalziumzufuhr (1000–1500 mg/Tag), ausreichende körperliche Belastung und Vermeiden längerer Phasen eines Sexualhormondefizits in der Phase des Bone modeling bis zum Erreichen der maximalen Knochenmasse.

▶ **Östrogensubstitution nach der Menopause:** Das postmenopausale Östrogendefizit ist der bedeutendste Faktor in der Entwicklung der Osteoporose. Er kann durch Östrogensubstitution nahezu vollständig eliminiert werden: Die Inzidenz von Schenkelhalsbrüchen sinkt um mehr als 60%, die von Wirbelkörperfrakturen um mehr als 80% im Vergleich zu unbehandelten Frauen. Die Behandlung ist bei vorzeitiger Menopause absolut, bei familiärer Belastung relativ indiziert. Niedrig dosierte konjugierte bzw. natürliche Östrogene sind entsprechend gynäkologischer Regel über einen Zeitraum von 10 Jahren zu verordnen. Östrogenabhängig wachsende Malignome sind eine Kontraindikation. Kontinuierlicher oder sequentieller Gestagenzusatz ist zur Vermeidung des Uteruskarzinoms erforderlich. Bei hysterektomierten Frauen kann darauf verzichtet werden.

Besteht Unsicherheit, ob eine postmenopausale Substitutionstherapie durchgeführt werden soll, kann eine Knochendichtemessung als Entscheidungshilfe veranlaßt werden.

▶ **Ernährung:** Der tägliche Kalziumbedarf wird mit 800–1000 mg, nach der Menopause mit 1500 mg angegeben. Milch und Milchprodukte sind bei der Kalziumversorgung von herausragender Bedeutung. Patienten mit gleichzeitigen Fettstoffwechselstörungen sind auf fettarme Produkte zu verweisen; außerdem müssen sie im Gesamtkalorienplan berücksichtigt werden. Bei Unverträglichkeit (Lactasemangel, Milcheiweißallergie) ist auf Kalziumpräparate zurückzugreifen. Eine Nephrolithiasis zwingt unabhängig hiervon nach wie vor zu einer Einschränkung der Kalziumzufuhr. Die Phosphorzufuhr (Colagetränke, Fleisch) limitiert die intestinale Kalziumaufnahme und ist daher zu begrenzen. Ausreichende Kalziumversorgung trägt zur Reduktion des Frakturrisikos im Alter bei.

▶ **Mobilität:** Körperliches Training fördert durch Muskelmassenzunahme den Knochenaufbau. Wichtiger noch ist die Verbesserung der Reaktionsfähigkeit und der Koordination, durch die das Bruchrisiko („hilfloser Sturz") begrenzt wird. Trainierte erleiden seltener Schenkelhalsfrakturen im Alter als Untrainierte.

▶ **Fallneigung:** Die systematische und erfolgreiche Behandlung von Herz-Kreislauf-Erkrankungen, Schwindelneigung und Sehstörungen vermindert die Zahl der Stürze und damit das Frakturrisiko der Osteoporosepatienten.

▼ Therapie

Die Behandlung der manifesten Osteoporose umfaßt die Verbesserung der Biomechanik des Knochens mit Induktion einer positiven Knochenbilanz, die Linderung der Beschwerden (Schmerzen, Bewegungseinschränkung) und das Durchbrechen der sozialen Isolation (siehe Abb. 15.1-8).

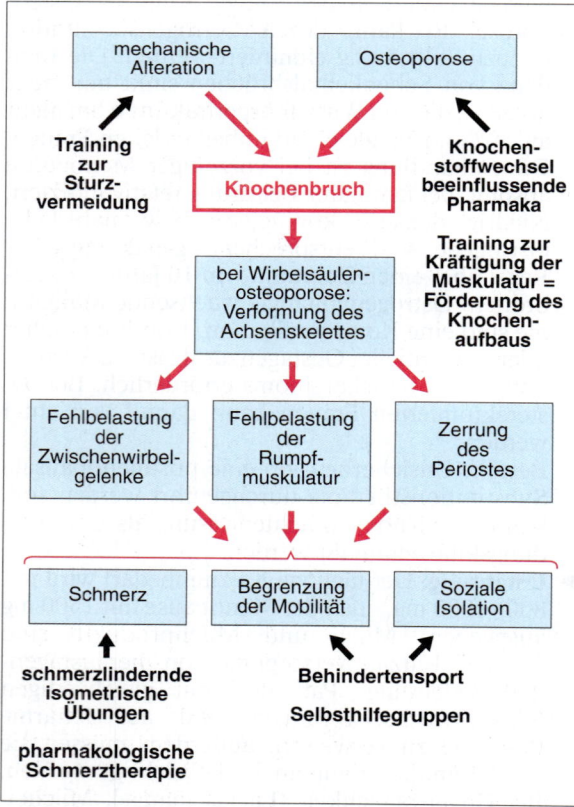

Abb. 15.1-8   Therapie bei manifester Wirbelsäulenosteoporose.

Beeinflussung des Knochenstoffwechsels: Eine ungenügende Aufnahme von Kalzium mit der Nahrung führt zwangsläufig zu negativer Knochenbilanz mit Überwiegen der Knochenresorption. Ein Grundprinzip der Osteoporosetherapie besteht daher in der Sicherstellung einer ausreichenden **Kalziumzufuhr** (1000–1500 mg/Tag) über die Nahrung oder ggf. durch Kalziumpräparate. Zusätzlich wird **Vitamin D** verabreicht (1000–3000 E/Tag), um die intestinale Kalziumresorption zu fördern. Eine Hyperkalzurie kann durch Thiaziddiuretika behandelt werden.

Östrogene in Kombination mit Gestagenen sind auch bei manifester Osteoporose wirksam. Sie greifen direkt an den Knochenzellen an und vermindern die Knochenresorption. Eine Zunahme der Knochendichte, verbunden mit einer Abnahme der Frakturrate, tritt ein. Die Östrogen-Gestagen-Therapie kann grundsätzlich auch im höheren Lebensalter, sicher bis zum 75. Lebensjahr eingesetzt werden. Bei Frauen, die eine Östrogentherapie ablehnen oder bei denen Kontraindikationen vorliegen, und bei Männern mit Osteoporose ist auch die Gabe von **Calcitonin** wirksam, um einen Knochendichtezuwachs und eine Abnahme der Frakturen zu erreichen. Günstig ist darüber hinaus die analgetische Wirkung des Calcitonins, die insbesondere bei frischer Fraktur zur Linderung der Beschwerden beiträgt. Nachteilig sind die hohen Kosten und die Notwendigkeit einer Injektion, die sich allerdings in Zukunft bei Verfügbarkeit eines Calcitonin-Nasensprays nicht mehr ergibt. Nebenwirkungen sind Flush, Nausea und Erbrechen.

Bisphosphonate hemmen die Osteoklasten und damit die Knochenresorption. Durch zyklische Gabe von Etidronat (400 mg/Tag über 14 Tage, gefolgt von einem freien Intervall von 76 Tagen) läßt sich bei postmenopausalen Frauen eine Verringerung der Frakturrate bei geringer Zunahme der Knochendichte erreichen. Etidronat wird schlecht resorbiert und muß getrennt von den Mahlzeiten gegeben werden. Zur Förderung der Mineralisierung erfolgt im freien Intervall die Gabe von Kalzium (500 mg/Tag) und Vitamin D. Etidronat ist in Deutschland noch nicht zur Behandlung der Osteoporose zugelassen. Weitere Bisphosphonate werden derzeit geprüft.

Fluoride (Natriumfluorid oder Monofluorophosphat) stimulieren Osteoblasten zu gesteigerter Knochenbildung (siehe Tab. 15.1-1). Sie werden über einen Zeitraum von 3 Jahren gegeben, sind jedoch bei Patienten mit deutlich eingeschränkter Nierenfunktion nicht geeignet. Schwellung, Rötung und Schmerzen insbesondere im Bereich der Sprunggelenke können als Nebenwirkung auftreten. Bei einem Teil der Patienten sind dann röntgenologisch Verdichtungen der Spongiosa nachweisbar. Diese Veränderungen sind nach Unterbrechung der Therapie für vier Wochen rückläufig. Magenbeschwerden können auftreten. Die Kombination von Fluoriden mit Kalzium senkt die Nebenwirkungsrate. Wird zu

Tab. 15.1-1   Der mögliche Einsatz fluoridhaltiger Medikamente in Kombination mit Kalzium und Vitamin D

Präparat	Fluoridgehalt pro Tablette/Darreichung	Ca^{2+}, adjuvant	Vitamin D, adjuvant
NaF, 25 mg NaF, 40 mg	11,3 mg 18,1 mg	separat zu verordnen, 1000 mg/Tag	separat zu verordnen, 3000 I.E./Tag
Natriummonofluoro-phosphat	5 mg	separat zu verordnen, 1000 mg/Tag	separat zu verordnen, 3000 I.E./Tag
mit Ca^{2+}-Salzen kombiniert	5 mg	150 mg/Darreichung	separat zu verordnen, 3000 I.E./Tag

lange mit Fluoriden behandelt, kann sich eine Fluoroidose entwickeln. Kontrollen der alkalischen Phosphatase und kontrollierende seitliche Aufnahmen der Lendenwirbelsäule sind daher angezeigt.

Der Wert der Fluoridtherapie bei der Osteoporose ist umstritten. Amerikanische Studien haben zwar die Zunahme der vertebralen Knochendichte unter Fluoriden bestätigt, die Frakturrate wurde jedoch durch die Behandlung nicht günstig beeinflußt. Dies spricht dafür, daß der neugebildete Knochen schlechtere biomechanische Qualität besitzt. Die Fluoriddosierung in diesen Studien ist jedoch begründet als zu hoch kritisiert worden. Der Nachweis eines günstigeren Effektes bei niedrigerer Dosierung ist jedoch noch nicht endgültig erbracht worden. Klärende Studien werden derzeit durchgeführt. Als weitere Therapeutika sind Anabolika, Vitamin-D-Hormon, Wachstumshormon und PTH-Fragmente in Erprobung. Ihre Wirksamkeit ist jedoch erst teilweise durch Studien belegt.

Maßnahmen zur Beschwerdelinderung: Gezielte Schmerzbehandlung beim Bruch von Extremitätenknochen folgt konventionellen Strategien. Patienten mit Wirbelsäulenosteoporose bedürfen der Schmerzbehandlung, um Frühmobilisation nach frischer Fraktur und Krankengymnastik beim chronischen Schmerzbild zu ermöglichen. Calcitonin, nichtsteroidale Antiphlogistika und/oder Acetylsalicylsäurederivate werden erfolgreich eingesetzt. Eine enge Patientenführung ist häufig nötig, da die Schmerzbehandlung aus Furcht vor Schmerzmittelabhängigkeit oft abgelehnt wird und Compliance-Probleme entstehen.

Angepaßte Leibbinden steigern die Bauchpresse, richten die Patienten auf und unterstützen die Wirbelsäulenfunktion. Entlastende Korsette werden nur ausnahmsweise und zeitlich begrenzt verordnet. Physikalisch-balneologische Maßnahmen (isometrische Übungen, lokale Kälte- oder Wärmeanwendungen, Elektrotherapie etc.) sind zu verordnen.

Beeinflussung der Lebensqualität: Die Arbeit neu entstandener Selbsthilfegruppen unterstützt die ärztlichen Maßnahmen. Die krankheitsbedingte soziale Isolation wird durchbrochen. Modelle spezifischer Maßnahmen zur Rehabilitation von Pa-

tienten mit Knochenbruch bei Osteoporose werden z.Zt. entwickelt.

Verlauf und Prognose

Die primäre Osteoporose schreitet ohne gezielte Behandlung weiter fort mit Auftreten neuer Frakturen und zunehmender Immobilisierung. Es droht Pflegebedürftigkeit. Die spezifische Therapie, die nach der ersten Wirbelkörperfraktur einsetzt, begrenzt die Progression des Leidens und verhindert bzw. verzögert die Invalidisierung des Patienten.

Differentialdiagnose

Die primäre Osteoporose muß in erster Linie von sekundären Osteoporoseformen abgegrenzt werden, die durch endokrine, gastrointestinale oder maligne Erkrankungen und durch Pharmaka ausgelöst werden (siehe Tab. 15.1-2). Aber auch an andere Osteopathien wie den primären Hyperparathyroidismus und die Osteomalazie, die mit einer verminderten Knochenmasse einhergehen können, muß gedacht werden. Die Unterscheidung gelingt in der Regel durch Laboranalysen. In seltenen Fällen wird eine histologische Klärung erforderlich. Die Diagnose der idiopathischen Osteoporose bleibt eine Ausschlußdiagnose.

Sekundäre Osteoporosen

Man spricht von sekundärer Osteoporose, wenn eine spezifische Erkrankung den gesteigerten Knochenabbau ausgelöst hat. Oft treffen primäre präklinische Osteoporose und sekundäre Osteoporose im Sinne eines multifaktoriellen Geschehens zusammen. Sekundäre Osteoporosen liegen bei 5% der Osteoporosepatienten vor. Bei männlichen Patienten liegt der Anteil höher.

▶ **Endokrinologische Krankheiten:** Hypogonadismus verursacht beim Mann in Analogie zur Ovarialinsuffizienz der Frau eine Osteoporose. Die Substitutionstherapie mit Testosteron verbessert die Knochenstabilität. Hyperkortisolismus führt zur Störung der Kalziumbilanz mit verminderter Kalziumaufnahme und direkter Hemmung der Knochenbildung. Langdauernde Hyperthyreose steigert den Knochenabbau.

Tab. 15.1-2   Ursachen der sekundären Osteoporose

▶ Endokrinopathien
  Hypogonadismus
  Cushing Syndrom
  Hyperparathyroidismus
  Hyperthyreose
  Diabetes mellitus

▶ Neoplasien
  Plasmozytom
  Mastozytose
  Non-Hodgkin-Lymphome
  diffuse Knochenmarkskarzinose

▶ Pharmaka
  Glukokortikoide
  Heparine
  LH-RH-Analoga
  Colestyramin
  hochdosierte Schilddrüsenhormone

▶ gastrointestinale Erkrankungen
  Pankreasinsuffizienz
  Morbus Crohn
  biliäre Zirrhose
  Sprue

▶ hereditäre Bindegewebserkrankungen
  Osteogenesis imperfecta
  Marfan Syndrom
  Ehlers-Danlos Syndrom
  Homozystinurie

▶ Immobilisation
  Bettruhe
  Paraplegie
  Hemiplegie

▶ rheumatologische Erkrankungen
  chronische Polyarthritis

▶ **Gastroenterologische Krankheiten:** Einheimische Sprue, chronische Pankreatitis mit nachfolgender Organinsuffizienz, entzündliche Darmerkrankungen wie Morbus Crohn vermindern die Resorption von Kalzium und Vitamin D aus dem Darm. Der entstehende Substratmangel kann das Bild einer „Poro-Malazie" (Mischung aus reinem Knochenabbau und Osteomalazie) erzeugen.

▶ **Neoplasien:** Hämatologische Systemerkrankungen wie das multiple Myelom, aber auch die systemische Mastozytose und lymphoproliferative Erkrankungen können bei Einzelpatienten an der Wirbelsäule diffusen Knochenschwund mit dem radiologischen Bild einer Osteoporose erzeugen.

▶ **Sonstiges:** Verschiedene Pharmaka (Glukokortikoide, Heparine, LH-RH-Analoga etc.) begünstigen die Entwicklung einer Osteoporose. Immobilisation und die damit verbundene verminderte mechanische Beanspruchung des Knochens führen zur negativen Knochenbilanz. Chronischer Alkoholabusus ist eine bedeutende Ursache der Osteoporose bei Männern. Neben einer toxischen Osteopathie mit Schädigung der Knochenbildung wirken indirekt Hepatopathie und Pankreatopathie mit Vitamin-D-Mangel und Fehlernährung synergistisch zusammen.

Idiopathische juvenile Osteoporose

Die Entstehung der Osteogenesis imperfecta ist aufgeklärt: Osteoblastäre Bildung abnormen Kollagens bremst den Knochenaufbau und läßt den Knochen spröde werden. Die Entstehung der idiopathischen Osteoporose jüngerer Patienten ist dagegen bisher nicht aufgeklärt.

15.2   Osteomalazie

H. W. Minne, B. Allolio

Definition

Beim Kind werden die Folgen des Vitamin-D-Mangels Rachitis, beim Erwachsenen Osteomalazie genannt. Die Krankheit entsteht entweder durch mangelhafte Versorgung mit Vitamin D oder als Folge von Stoffwechselkrankheiten, die die Bildung des Vitamin-D-Hormons aus seiner Vorstufe, dem Vitamin D, verhindern.

Kasuistik

Eine 54jährige Türkin kommt mit starken Schmerzen in die Sprechstunde. Diagnostisch wird zunächst an Wechseljahr-Beschwerden oder die Folgen starken Heimwehs gedacht. Die **körperliche Untersuchung** beschränkte sich unter Berücksichtigung der eine Körperenthüllung ablehnenden Patientin auf Blutdruck- und Pulsmessung. Ein Psychopharmakon wurde verordnet. Im Laufe von drei Wochen trat zunehmender Schmerz der Sitzbeinregion auf. Osteomalazie-typische Streßfrakturen beider Sitz- und Schambeinäste wurden dann röntgenologisch gefunden. Gezielte **Therapie** eliminierte innerhalb weiterer sechs Wochen alle Beschwerden, eine Dauerbehandlung mit Vitamin D folgte.

Epidemiologie

Rachitis oder Osteomalazie als Folge nutritiven Vitamin-D-Mangels gilt unter der deutschen Bevölkerung praktisch als ausgerottet. Antiepileptika-Behandlung (Hydantoine) verursacht bei unter 10% der Therapierten ein der Osteomalazie ähnliches Krankheitsbild durch Interferenz der Präparate mit dem Vitamin-D-Stoffwechsel. Relativer Vitamin-D-Mangel wird bei einem nicht bekannten Anteil von Altenheimbewohnern angenommen, da sie bei mangelhafter Besonnung Vitamin D nicht in ausreichendem Maße selbst bilden und sich gleichzeitig einseitig ernähren. Mangelhafte Vitamin-D-Wirkung läßt Mittelmeeranrainer in unseren Regionen erkranken, wenn heimische Ernährungsgewohnheiten und konservative Bekleidung auch in unseren Breiten beibehalten werden. Die Zahl der solcherart Erkrankten ist unbekannt.

Ätiologie und Pathogenese

Aus 7-Dehydrocholesterol wird in der Haut Cholecalciferol (Vitamin D) gebildet, das substratgesteuert in der Leber zu 25-Hydroxycholecalciferol, in der Niere dann bedarfsreguliert zum biologisch aktiven 1,25-Dihydroxycholecalciferol umgewandelt wird – siehe Abbildung 15.2-1 (Synonyma: 1,25-Dihydroxy-Vitamin D_3, Calcitriol, Vitamin-D-Hormon). Das – durch Parathormon und Hypokalzämie stimuliert – gebildete Hormon fördert die Kalziumresorption im Darm, stimuliert die Osteogenese und bewirkt die Verkalkung des primären Osteoblastenproduktes „Osteoid". Die Bildung von Vitamin-D-Hormon ist bei Niereninsuffizienz und bei Phosphatdiabetes vermindert. Nutritiver Mangel an Vitamin D entsteht als Folge einseitiger Ernährung oder im Zusammenhang mit Resorptionsstörungen bei gastrointestinalen Krankheiten (einheimische Sprue, Pankreasinsuffizienz, Kurzdarm-Syndrom).

Die Entstehung und regelrechte Kalzifizierung von Osteoid wird bei mangelhafter Wirkung von Vitamin-D-Hormon verhindert. Beim Kind resultieren Wachstumshemmung und Skelettverformung, beim Erwachsenen Knochenerweichung und Streßfrakturen.

S Symptome

Neben den Folgen der Wachstumsverzögerung, der Knochenverformung und der Frakturen werden unspezifische Beschwerden des Bewegungsapparats mit Knochenschmerzen und Muskelerschöpfung geklagt.

D Diagnostik

Laborchemisch werden folgende Befunde erhoben: Die alkalische Phosphatase ist u. U. auf ein Mehrfaches erhöht, der Anstieg kann beim alten Menschen diskret sein. Serumkalzium ist niedrig-normal bis grenzwertig erniedrigt. Hypophosphatämie kommt bei Patienten mit Phosphatdiabetes hinzu. 25-Hydroxyvitamin D_3 wird bei nutritivem Vitamin-D-Mangel erniedrigt gefunden, bei Vitamin-D-Stoffwechselstörungen auch normal. Die Kalzurie liegt im unteren Normbereich. Die Phosphaturie ist bei Patienten mit Phosphatdiabetes deutlich gesteigert. Das Röntgenbild zeigt beim Jugendlichen die bei der klinischen Untersuchung erkennbaren Skelettverformungen (Rosenkranz = Schwellung im Bereich der Knorpel-Knochen-Grenze der Rippen) und spezifische Gelenkveränderungen. Die Knochenstrukturen stellen sich beim Erwachsenen verwaschen dar. Ermüdungsbrüche mit wolkigen Spongiosaverdichtungen werden gefunden.

T Therapie

Die übliche Osteomalazie wird durch eine Therapie mit zunächst täglich 10 000 Einheiten Vitamin D (bei gastroenterologischen Krankheiten u.U. parenteral) rasch gebessert: Streßfrakturen heilen in wenigen Wochen aus, die alkalische Phosphatase fällt in den Normbereich ab. Drei bis vier Wochen nach Behandlungsbeginn wird die Dosis auf 1000 Einheiten täglich reduziert. Die langfristig zu verordnende Dosierung richtet sich nach dem Verlauf und der Beeinflußbarkeit der Symptome.

Bei Phosphatdiabetes korrigiert Phosphatrepletion die Folgen des Vitamin-D-Hormon-Mangels, findet ihre Grenzen aber in den Nebenwirkungen (Durchfall, störender Flatus) bei oraler Gabe der notwendigen Phosphormengen. Behandlung mit Vitamin-D-Hormon (Rocaltrol®) bleibt bei den seltenen Patienten mit Vitamin-D-Hormon-Rezeptormangel von begrenzter Wirkung.

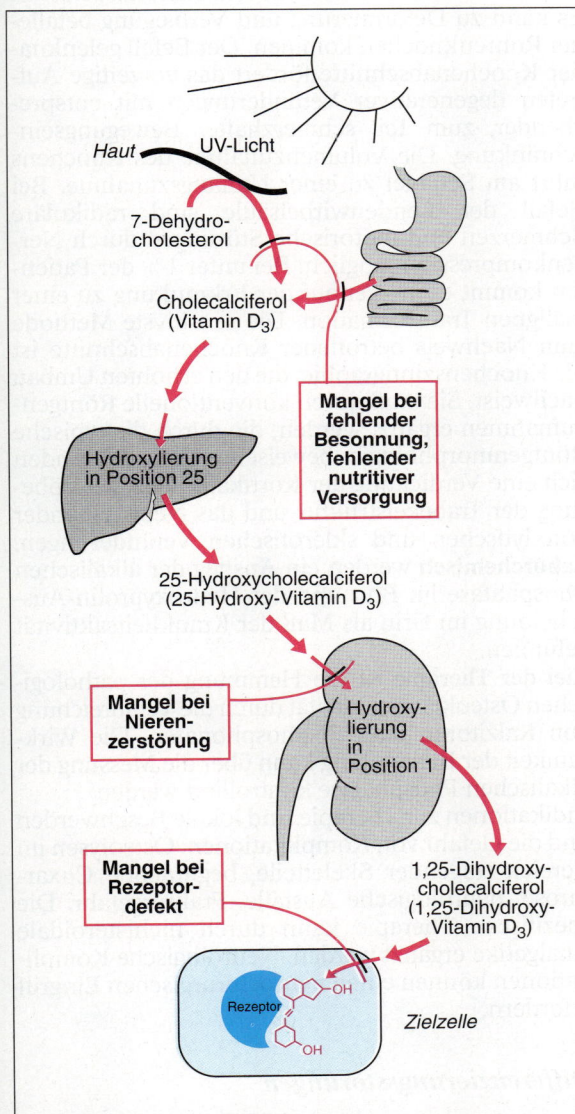

Abb. 15.2-1   Bildung und Stoffwechsel des Vitamin D.

Prognose

Das Ausmaß der bei Diagnosestellung bereits manifesten Skelettmißbildung bestimmt die Prognose bei der Rachitis. Die Indikation knochenchirurgischer Eingriffe ist gelegentlich gegeben. Die Prognose üblicher Osteomalazie ist bei ausreichender Vitamin-D-Versorgung gut. Bei sekundären Osteomalazien durch gastroenterologische Krankheiten setzt eine gute Prognose gelegentlich dauernde parenterale Vitamin-D-Gabe voraus. Bei Vitamin-D-Hormon-Mangel im Zusammenhang mit Vitamin-D-Stoffwechselstörungen bzw. -Rezeptordefekten können trotz ausreichender Versorgung mit dem Hormon Restsymptome lebenslang bleiben.

15.3 Weitere Osteopathien

H. W. MINNE, B. ALLOLIO

Renale Osteopathie

Die Bildung des Vitamin-D-Hormons erfolgt in intaktem Nierengewebe, ist also bei Nierenzerstörung unterbunden. Hypokalzämie entsteht dann durch eingeschränkte intestinale Kalziumaufnahme und Kalziumausfällung bei Hyperphosphatämie durch Niereninsuffizienz. Hypokalzämie bewirkt sekundären Hyperparathyroidismus. Das histologische Bild der schmerzenden Knochen zeigt PTH-bedingte Osteoklastenvermehrung und -stimulation sowie Osteoidvermehrung durch Vitamin-D-Hormon-Mangel. Die osteomalazische Komponente kann durch Aluminiumbelastung des vorgeschädigten Knochens bei Phosphatbinderbehandlung akzentuiert sein. Die Therapie erfordert einen Ausgleich des Vitamin-D-Hormon-Mangels, eine Kalziumsubstitution, eine Verminderung des Phosphatangebots durch Phosphatbinder und eine Vermeidung der Aluminiumüberladung.

Osteopetrose (Morbus Albers-Schönberg, „Marmorknochenkrankheit")

Ein Osteoklastendefekt unbekannter Ursache verursacht **Osteopetrose** mit Zunahme spröder Knochenmatrix. Benigne Krankheitsformen führen zu Knochenbrüchen. Eine maligne Krankheitsform mit hämatologischen Komplikationen durch Knochenmarkverdrängung ist beim Jugendlichen tödlich. Heilung ist durch Knochenmarktransplantation möglich. Die defekten Osteoklasten werden durch gesunde und funktionsfähige Zellen ersetzt, die von Zellvorläufern des übertragenen Knochenmarks abstammen.

Morbus Paget

Der Morbus Paget ist eine lokalisierte Knochenerkrankung, bei der pathologisch veränderte Osteo-

klasten einen gesteigerten Knochenabbau auslösen, der sekundär zu einer überstürzten Osteoneogenese führt: Ein mechanisch inkompetenter, voluminöser Knochen entsteht. Untersuchungen an Krankenhauspatienten haben eine Prävalenz von 1–2% ergeben. Nur ein Teil dieser Patienten weist Beschwerden auf. Als Ursache wird eine Virusinfektion der Osteoklasten angeschuldigt, die zur Fusion der infizierten Zellen und zur Bildung von vielkernigen Riesenzellen führt. Eine genetische Disposition wird angenommen.

Der gesteigerte Knochenumbau mit Verlust der geordneten Knochenstruktur geht mit einer Hypervaskularisierung des befallenen Knochenabschnittes einher.

Am häufigsten betroffen sind Becken, Femur, Wirbelsäule, Schädel und Tibia.

Klinisch im Vordergrund stehen Knochenschmerzen im Bereich des betroffenen Skelettabschnitts. Es kann zu Deformierung und Verbiegung befallener Röhrenknochen kommen. Der Befall gelenknaher Knochenabschnitte fördert das vorzeitige Auftreten degenerativer Veränderungen mit entsprechender, zum Teil schmerzhafter Bewegungseinschränkung. Die Volumenzunahme des Knochens führt am Schädel zu einer Umfangszunahme. Bei Befall der Lendenwirbelsäule sind radikuläre Schmerzen und motorische Störungen durch Nervenkompression möglich. Bei unter 1% der Patienten kommt es im Verlauf der Erkrankung zu einer malignen Transformation. Die sensitivste Methode zum Nachweis betroffener Knochenabschnitte ist die Knochenszintigraphie, die den erhöhten Umbau nachweist. Sie muß durch konventionelle Röntgenaufnahmen ergänzt werden, die durch die typische Röntgenmorphologie beweisend sind: Es finden sich eine Verdickung der Kortikalis, eine Vergröberung der Trabekelstruktur und das Nebeneinander von lytischen und sklerotischen Veränderungen.

Laborchemisch werden ein Anstieg der alkalischen Phosphatase im Blut und der Hydroxyprolin-Ausscheidung im Urin als Maß der Krankheitsaktivität gefunden.

Ziel der Therapie ist die Hemmung der pathologischen Osteoklastenaktivität durch die Verabreichung von Kalzitonin oder Bisphosphonaten. Die Wirksamkeit der Behandlung kann über die Messung der alkalischen Phosphatase kontrolliert werden. Indikationen zur Therapie sind lokale Beschwerden und die Gefahr von Komplikationen: Osteolysen im Bereich tragender Skeletteile, beginnende Coxarthrose, neurologische Ausfälle, Frakturgefahr. Die spezifische Therapie kann durch nichtsteroidale Analgetika ergänzt werden. Neurologische Komplikationen können einen neurochirurgischen Eingriff erfordern.

Differenzierungsstörungen

Sie verursachen wahrscheinlich die Bildung von mit fibrösem Gewebe angefüllten zystischen Veränderungen beim **Jaffé-Lichtenstein Syndrom.** Bei ungünstigem Sitz können sie Ursache pathologischer Frakturen sein.

Ausgedehnter, halbseitenbetonter Befall durch Zysten mit Skelettmißbildung und unvollständig verheilte Frakturen sind in der Form des McCune-Albright-Sternberg Syndroms mit Café-au-lait-Flecken und Endokrinopathien (Pubertas praecox, Hyperparathyroidismus, Akromegalie, Hyperthyreose, Prolaktinom u. a. m.) vergesellschaftet.

15.4 Osteosarkom

J. Schwamborn, M. Pfreundschuh

Das Osteosarkom ist ein bösartiger Knochentumor, der vor allem im Adoleszentenalter auftritt und bevorzugt in die Lunge metastasiert. Mit einer multimodalen Therapie, bestehend aus (meist präoperativer) Chemotherapie und radikaler Operation, können 70% der Osteosarkom-Patienten geheilt werden, darunter auch ein Teil der Patienten mit Lungenmetastasen. Die wirksamsten Zytostatika sind Doxorubicin und Cisplatin. Die Tumorresektion muß im Gesunden erfolgen, wobei unter bestimmten Umständen eine extremitätenerhaltende Operation möglich ist und eine Amputation umgangen werden kann. Da die optimale zeitliche Abfolge und Zusammensetzung der Chemotherapie sowie extremitätenerhaltende Modifikationen des operativen Vorgehens nicht definiert sind, sollte die Therapie des Osteosarkoms nur innerhalb von Studien an erfahrenen Zentren durchgeführt werden.

Definition

Das Osteosarkom ist ein maligner Spindelzelltumor, der in einem Knochen entsteht und sich durch seine Fähigkeit zur Bildung von Osteoid oder unreifem Knochengewebe auszeichnet. Pathohistologische Subklassifikationen haben in der Klinik keine differentialtherapeutischen Konsequenzen. Para- und periostale sowie gut differenzierte intraossäre Osteosarkome haben eine günstigere Prognose als hochmaligne Osteosarkome. Die Metastasierung erfolgt frühzeitig hämatogen, bevorzugt in die Lunge.

Kasuistik

Ein 23jähriger Patient bemerkt nach einem Fahrradunfall Schmerzen im rechten Knie. Als sich einen Monat nach dem Unfall eine Verhärtung im Muskel oberhalb des Knies entwickelt, sucht er den Orthopäden auf. Bei der **klinischen Untersuchung** findet sich eine Resistenz am distalen rechten Oberschenkel unterhalb des Quadrizeps. Blutbild, Blutsenkung, Enzyme und Elektrolyte sind unauffällig. Die **Röntgenaufnahme** des rechten Knies zeigt

eine Auftreibung des distalen Femurs (siehe Abb. 15.4-1a und b), die sich über 15 cm erstreckt. Ein **Skelettszintigramm** ergibt keine weiteren Herde, die **Röntgenaufnahme des Thorax** ist unauffällig. Die **Probebiopsie** ergibt ein wenig differenziertes Osteosarkom. Der Patient erhält daraufhin eine mehrmonatige **Chemotherapie** mit Cisplatin, Adriblastin® und hochdosiertem Methotrexat. Anschließend wird der rechte Oberschenkel amputiert. Dabei findet sich devitalisiertes Tumorgewebe. Der Patient erhält nochmals eine 6monatige Chemotherapie. Kontrollen des Lokalbefunds sowie die Röntgenaufnahmen des Thorax zeigen 5 Jahre lang keinen Hinweis auf ein Rezidiv oder Metastasen.

Epidemiologie

Inzidenz: 3 pro 100 000 Einwohner pro Jahr; zweigipflige Altersverteilung mit Maximum im 2. und kleinerem Gipfel im 6. Lebensjahrzehnt.

Ätiologie und Pathogenese

Risikofaktor für das Osteosarkom des älteren Menschen ist ein Morbus Paget, außerdem können Osteosarkome in ehemaligen Strahlenfeldern entstehen.

Ⓢ Symptome

Die Symptome des Osteosarkoms treten recht spät auf und äußern sich in Schmerzen und Tumorbildung. Manchmal kommt es infolge eines geringen Traumas zu einer pathologischen Fraktur.

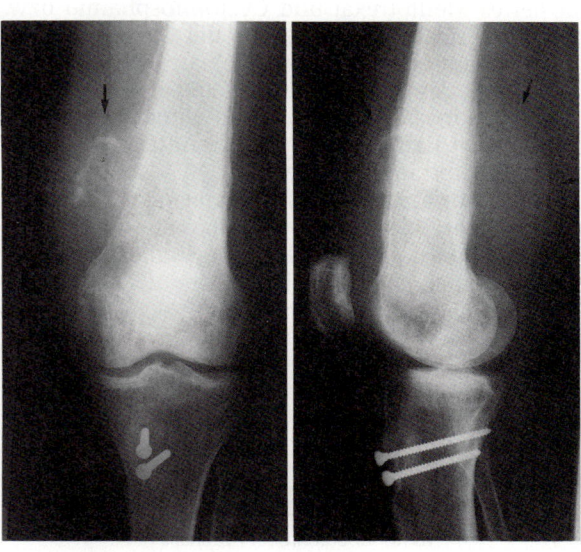

a   b

Abb. 15.4-1 Röntgenaufnahme eines Osteosarkoms im distalen Oberschenkeldrittel, linkes Kniegelenk in zwei Ebenen:
a.p.: deutlich zwiebelschalenartige Kortikalisauflockerung und verkalkter Weichteiltumor (a).
seitlich: ebenfalls deutliche Kortikalisaufblätterung, diffuse Kalksalzminderung (b).
Nebenbefund: zwei Schrauben bei Zustand nach älterem Trauma.

D Diagnostik

Die Diagnose wird durch eine **Biopsie** gesichert. Die histologische Subtypisierung hat im Gegensatz zum Grading (Bestimmung des Differenzierungsgrades) keine klinische Relevanz; Osteosarkome mit guter Differenzierung (G1, G2) haben eine günstigere Prognose als schlecht bzw. undifferenzierte (G3, G4).

Obligate Untersuchungen zur Stadieneinteilung beinhalten außer dem Laborstandard (mit alkalischer Phosphatase) die Röntgenaufnahme des Thorax in zwei Ebenen, eine Schichtaufnahme bzw. ein CT der Knochenläsion, ein Skelettszintigramm sowie gegebenenfalls im Rahmen der Operationsplanung eine Angiographie der entsprechenden Extremität.

Die **Stadieneinteilung** des Osteosarkoms erfolgt nach dem TNM-System (siehe Tab. 15.4-1). Prognostisch von Bedeutung ist, ob der Primärtumor auf den Knochen beschränkt ist oder über die Kortikalis hinaus Nachbarorgane infiltriert und ob Fernmetastasen (praktisch immer in der Lunge) vorliegen.

Komplikationen

Pathologische Frakturen der betroffenen Extremität sind eine seltene lokale Komplikation.

T Therapie

Die kurative Therapie beinhaltet die **Chemotherapie zusammen mit der Operation.** Die wirksamsten Zytostatika sind Doxorubicin und Cisplatin, hochdosiertes Methotrexat und Cyclophosphamid bzw. Ifosfamid. Dabei ist unklar, ob die Chemotherapie neoadjuvant oder adjuvant, d.h. vor oder nach der Resektion des Tumors, durchgeführt werden soll. Eine Tumorgröße von mehr als einem Drittel der betroffenen Extremität sowie ein Anteil von Knorpelgrundsubstanz von mehr als 20% stellen einen Risikofaktor für die Chemotherapie dar. Wegen der hohen **Toxizität** sollte die Therapie nur an erfahrenen Zentren und innerhalb von Studien durchgeführt werden. Entsprechend der COSS-Studie (Cooperative Osteosarcoma Study) der Deutschen Gesellschaft für Pädiatrische Onkologie erhalten die Patienten nach bioptischer Sicherung der Diagnose zunächst eine achtwöchige Chemotherapie. Danach folgt die Resektionsoperation, die spezialisierten Zentren vorbehalten bleiben muß. Sie erfolgt als Resektion des Tumors im Gesunden, wenn möglich mit einem extremitätenerhaltenden Verfahren (En-bloc-Resektion mit prothetischem Ersatz). Die Amputation ist die Standardtherapie bei lokal fortgeschrittenen Tumoren, bei denen durch die Resektion keine Tumorentfernung mit ausreichendem Sicherheitsabstand möglich ist, oder wenn eine extremitätenerhaltende Operation zu einem unbefriedigenden funktionellen oder kosmetischen Ergebnis führen würde. Je nach Ansprechen des Tumors (histologisch beurteilbar am Anteil der noch vitalen Zellen) folgt eine Fortsetzung der präoperativen Chemotherapie oder die Umstellung auf eine andere Zytostatikakombination.

Beim **primären Vorliegen von Lungenmetastasen** entspricht das Vorgehen weitgehend dem beim lokalisierten Osteosarkom. Bei klinisch kompletter Remission sollte eine operative Revision der Lunge erfolgen. Regelmäßige Kontrollen zur frühzeitigen Erkennung eines Rezidivs oder von Metastasen sind indiziert, allerdings sind Heilungen nach dem Auftreten von Rezidiven extrem selten und auf solche Fälle beschränkt, wo singuläre, nach längerem Intervall auftretende Lungenmetastasen operativ entfernt werden können. Superaggressive Verfahren wie eine myeloablative Chemotherapie mit autologer Knochenmarktransplantation sind experimentell.

Verlauf und Prognose

Vor Einführung einer wirksamen Chemotherapie betrug die 5-Jahres-Überlebensrate nach radikaler Resektion (meist Amputation) unter 20%, auch wenn klinisch und durch bildgebende Verfahren zum Zeitpunkt der Operation keine weitere Ausbreitung des Tumors erkennbar war. Seit Einführung der Chemotherapie werden 70% der Patienten durch ein kombiniertes operatives und chemotherapeutisches Vorgehen geheilt. Beim primären Vorliegen von Lungenmetastasen betragen die Heilungsraten immer noch ca. 30%. Die Prognose beim Auftreten von nicht operativ angehbaren Rezidiven ist infaust, die meisten Patienten sterben innerhalb eines Jahres.

Differentialdiagnose

Die Differentialdiagnose umfaßt andere maligne und benigne Knochentumoren. Letztere sind im allgemeinen nicht schmerzhaft. Hierzu gehören Osteochondrome (Exostosen) und Chondrome, benigne Riesenzelltumoren, Knochenzysten, Osteoid-Osteome und Fibrome. Zu den anderen malignen Knochentumoren gehören das Ewing-Sarkom, Chondrosarkom, Retikulumzellsarkom, das fibröse Histiozytom und Hämangioperizytom.

Tab. 15.4-1	TNM-Klassifikation des Osteosarkoms
T	**Primärtumor**
Tx	Primärtumor kann nicht beurteilt werden
T0	kein Anhalt für Primärtumor
T1	Tumor überschreitet Kortikalis nicht
T2	Tumor infiltriert jenseits der Kortikalis
N	**Lymphknoten**
N0	Lymphknoten nicht befallen
N1	Lymphknoten befallen
M	**Metastasen**
M0	keine Fernmetastasen
M1	Fernmetastasen

15.5 Knochendestruktion durch malignes Tumorwachstum

H. W. MINNE, B. ALLOLIO

Definition

Knochenmetastasen sind Absiedlungen primär knochenfern entstandener Tumoren. Bei hämatologischen Systemerkrankungen ist der Knochen selbst Sitz der auslösenden Krankheit. Bei Lymphomen ist eine Erstmanifestation in beiden Regionen möglich.

Primäre benigne oder maligne Knochentumoren sind selten, dann jedoch Ursache von Knochenverformungen oder pathologischen Frakturen.

Kasuistik

Bei einem 49jährigen Patienten wurde bei zunehmenden Rückenschmerzen röntgenologisch die Diagnose einer idiopathischen Osteoporose gestellt und die Behandlung begonnen. Ein Erfolg blieb aus; trotz Einnahme hochpotenter Analgetika erreichten die Schmerzen im Laufe von 18 Monaten ein unerträgliches Ausmaß. Eine dann durchgeführte **Knochenmarkuntersuchung** führte zur Diagnose eines „sekretorisch stummen Myeloms", das an der Wirbelsäule auch in fortgeschrittenem Stadium das Bild der Osteoporose erzeugte und nur an Becken und Schädel spezifische Röntgenzeichen entstehen ließ.

Epidemiologie

Die primären Knochentumoren machen nicht mehr als 0,2% aller malignen Erkrankungen aus. Eine Metastasierung in den Knochen ist jedoch häufig. Bei über 80% aller Malignompatienten werden bei der Autopsie Knochenmetastasen gefunden, die überwiegend osteolytischen Charakter haben. Sie tragen wesentlich zur Morbidität bei durch Schmerzen, pathologische Frakturen und neurologische Komplikationen.

Besonders häufig sind Knochenmetastasen beim Mammakarzinom, Prostatakarzinom, Bronchialkarzinom, Schilddrüsenkarzinom und Nierenzellkarzinom. Bei den Systemerkrankungen führt das Plasmozytom die Liste an. Das axiale Skelett (Wirbelsäule, Becken und Schädel) ist wesentlich häufiger betroffen als die Extremitäten.

Grundsätzlich muß bei jeder pathologischen Fraktur ein Malignom als Ursache ausgeschlossen werden.

Ätiologie und Pathogenese

Maligne Zellen produzieren Faktoren, von denen einige Osteoklasten und/oder Osteoblasten stimulieren und gesteigerten Knochenabbau oder Knochenneubildung bewirken (siehe Abb. 15.5-1).

Ein Teil der Tumorprodukte, die Osteoklasten stimulieren, wurde identifiziert: Interleukine, Tumor-Nekrose-Faktor, Wachstumsfaktoren sowie das Parathormon-ähnliche Peptid (PTH-related peptide = PTHrp) erzeugen gemeinsam oder einzeln Osteolysen mit dem Bild des Knochendefektes oder einer tumorassoziierten Hyperkalzämie. Es ist unbekannt, warum in einem Fall lokale, im anderen systemische Effekte überwiegen.

Die Faktoren, die z. B. beim Prostata- oder Mammakarzinom Osteoblasten stimulieren, wurden bisher nicht identifiziert.

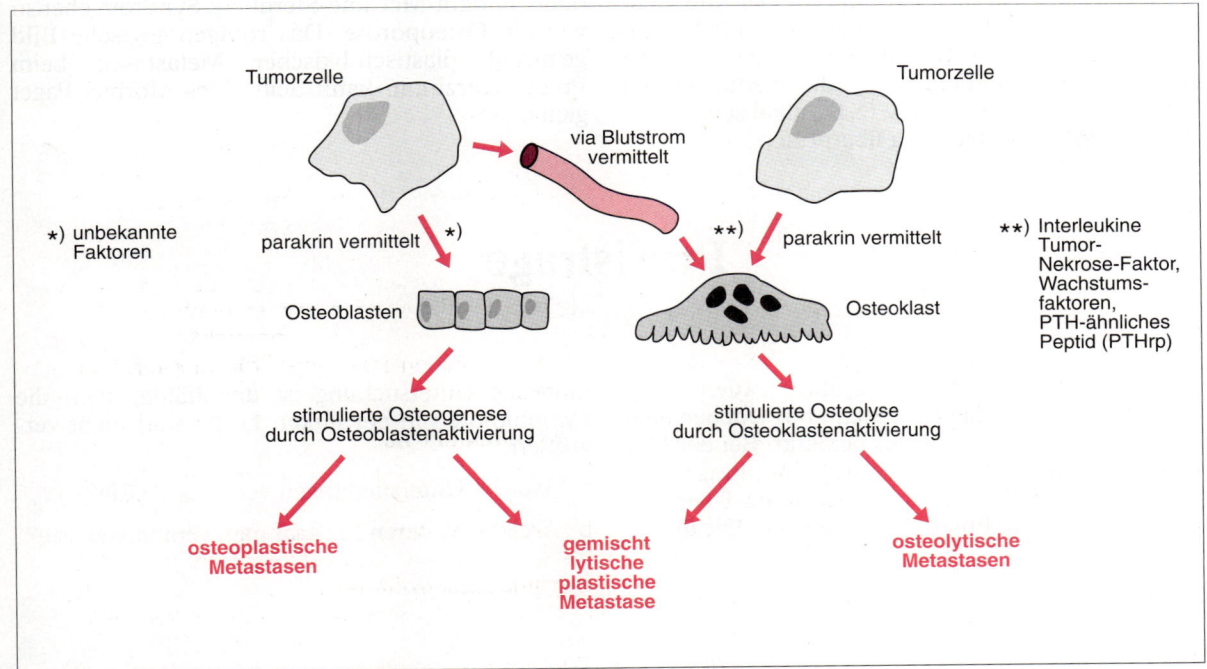

Abb. 15.5-1   Pathophysiologie der Entstehung von Knochendefekten oder -metastasen bei malignem Tumorwachstum.

S Symptome

Zu den Schmerzen durch die pathologische Fraktur kann diffuser Knochenschmerz treten. Bei Wirbelsäulenbefall drohen neurologische Komplikationen, weil, anders als bei der osteoporotischen Fraktur, die Wirbelkörperrückwand in den Spinalkanal einbrechen und neuronale Strukturen zerstören kann. Beginnende neurologische Symptome sind daher Warnsignale, die eine unter Umständen rasch progredient verlaufende Querschnittssymptomatik ankündigen.

Bei pathologischer Fraktur von Röhrenknochen oder Becken können die Folgen von Dislokation, Immobilisation, Schmerz und Schock im Vordergrund stehen.

Zu beachten ist, daß bei osteolytischer Knochendestruktion auch mit der Zerstörung benachbarter Strukturen im Zusammenhang mit kontinuierlichem Tumorwachstum zu rechnen ist.

D Diagnostik

Bei pathologischer Fraktur unbekannter Ursache ist nach einem Malignom, entsprechend onkologischen Regeln, zu fahnden. Dies schließt in der Regel die **histologische Klärung** des Lokalbefunds ein.

Bei bekanntem Tumorleiden sind osteologische Kontrollen in den onkologischen Verlaufsprotokollen festgelegt. Das **Knochenszintigramm** entdeckt relativ zuverlässig Tochtergeschwülste solider Tumoren, versagt aber beim Plasmozytom in der Regel. Osteolysen entgehen häufig der konventionellen Röntgendiagnostik. Schichtuntersuchungen, Computertomographie oder Kernspintomographie werden dann erforderlich.

Im Blut oder Urin meßbare Marker des Knochenumsatzes (alkalische Phosphatase, Osteokalzin im Blut; Hydroxyprolin im Urin) sind unzuverlässig bei beginnenden Veränderungen – die Wertigkeit neu entwickelter Testverfahren (z.B. alkalische Knochenphosphatase) bleibt zu überprüfen.

Prävention

Dichlorodiphosphonat (Ostac®) wurde bei Frauen mit Mammakarzinom eingesetzt, um der Ausdehnung osteolytischer Metastasen und der Entstehung von Hyperkalzämie zu begegnen. Die Inzidenz von Metastasen, Knochenbrüchen und Entgleisung der Kalziumhomöostase konnte gesenkt werden. Ergänzende Studien werden zeigen, ob sich hieraus der Rat zu allgemeinem präventivem Einsatz von Bisphosphonaten bei Malignomen, die bevorzugt in das Skelett metastasieren, ableitet.

T Therapie

Die Behandlung eingetretener pathologischer Frakturen folgt orthopädischen und/oder chirurgischen Regeln. Lokale Bestrahlung vermag bei nachgewiesenen Metastasen den Verlauf zu verzögern und lokale Schmerzen zu lindern. Medikamentös werden Bisphosphonate zur Verzögerung der Metastasenprogredienz eingesetzt.

Verlauf und Prognose

Sie sind durch die Behandelbarkeit des Tumorleidens vorgegeben. Osteologische Maßnahmen haben den Charakter einer symptomatischen Therapie mit dem Ziel, die Qualität des verbleibenden Lebens positiv zu beeinflussen.

Differentialdiagnose

Jede Knochen lokal zerstörende Krankheit kann pathologische Frakturen mit Dislokation erzeugen. Hierzu gehören auch benigne Knochenzysten, Enchondrome, Osteoklastome beim primären Hyperparathyroidismus, Jaffé-Lichtenstein-Syndrom oder Albright-McCune-Sternberg-Syndrom ebenso wie die Osteoporose. Das röntgenologische Bild gemischt plastisch-lytischer Metastasen beim Prostatakarzinom kann dem eines Morbus Paget gleichen.

Praxisfrage

Ein 19jähriger, bisher immer gesunder Patient, stellt sich bei Ihnen vor, da er seit mehreren Wochen eine Schwellung des linken Knies bemerkt. Bei der Untersuchung findet sich eine derbe Schwellung im distalen linken Oberschenkeldrittel ohne Überwärmung oder andere Entzündungszeichen. Die übrige klinische Untersuchung ist unauffällig, auch die Lymphknoten in der linken Leiste sind nicht vergrößert.

a Welche Untersuchungen veranlassen Sie?

b Welche weiteren Maßnahmen veranlassen Sie?

16 Störungen des Nervensystems

D. PONGRATZ

16.1 Kopfschmerzen

Kopfschmerzen stellen ein Symptom und keine Diagnose dar. Ätiologisch ist zwischen primären (z. B. Migräne) und symptomatischen (z. B. Hirntumor) Formen zu unterscheiden. Wegen chronischer Kopfschmerzen suchen etwa 4 bis 8 % der Bevölkerung den Arzt auf. Entscheidend für die richtige differentialdiagnostische Einordnung ist vor allem die Anamnese.

Die Einteilung der Kopfschmerzen erfolgt nach den 1988 von der internationalen Kopfschmerzgesellschaft publizierten Richtlinien (Cephalgia 8, Supp. 7 [1988], 1–96 [Deutsche Fassung: Nervenheilkunde 8 (1989), 161–203]).

Dabei unterscheidet man vier Formen von idiopathischen Kopfschmerzen, nämlich:

► die Migräne (vgl. Kap. 16.1.1)
► den Spannungskopfschmerz
► den Clusterkopfschmerz und die chronische paroxysmale Hemikranie sowie
► provozierte Kopfschmerzen ohne strukturelle Schäden (z. B. Kältekopfschmerz, Hustenkopfschmerz).

Als symptomatische Kopfschmerzformen werden zusammengefaßt:

► der posttraumatische Kopfschmerz
► der Kopfschmerz bei zerebralen Zirkulationsstörungen
► der Kopfschmerz bei intrakranieller Druckerhöhung oder Änderung des Liquordrucks
► der Kopfschmerz durch Analgetika und andere Medikamente
► der Kopfschmerz bei Infektionen sowie
► der metabolische Kopfschmerz (z. B. bei Hypoxie, Hyperkapnie oder Hypoglykämie).

16.1.1 Migräne

Definition

Familiär gehäuft, besonders bei Frauen auftretende anfallsweise Kopfschmerzen, welche öfter einseitig als beidseitig vorkommen.

Man unterscheidet folgende Formen:

► Bei der Migräne **ohne Aura** (früher „einfache Migräne") kommt es zu rezidivierenden Kopfschmerzattacken, welche 4 bis maximal 72 Stunden anhalten und zusätzlich mit Übelkeit sowie Licht- und Lärmempfindlichkeit einhergehen.

► Bei der Migräne **mit Aura** (früher „klassische Migräne", Migraine accompagnée) werden vor oder unmittelbar zu Beginn der Kopfschmerzen neurologische Reiz- oder Ausfallserscheinungen wie Gesichtsfelddefekte (Flimmerskotom), halbseitige Sensibilitätsstörungen, Paresen oder Sprachstörungen beobachtet. Die Ausfälle entwickeln sich über 5 bis 20 Minuten und bestehen maximal 60 Minuten.

► Die **Migräne mit prolongierter Aura** zeigt neurologische Ausfälle bis zu maximal 1 Woche. Anschließend kommt es zu einer völligen Rückbildung. Das hierbei differentialdiagnostisch oft notwendig werdende kranielle CT ist normal.

Epidemiologie

Man schätzt die Prävalenz im männlichen Geschlecht auf ca. 5 %. Im weiblichen Geschlecht dagegen klagen im 35. und 45. Lebensjahr bis zu 19 % über entsprechende Symptome. Im Kindesalter sind die Zahlen wesentlich niedriger.

935

Ätiologie und Pathogenese

Die **Ätiologie** ist letztlich noch nicht geklärt. Dispositionelle Faktoren spielen möglicherweise eine große Rolle.

Pathogenetisch sind bestimmte Auslösemechanismen (z. B. Menstruation, orale Kontrazeptiva, Alkohol, psychische Einflüsse) von Bedeutung. Verschiedene biochemische Prozesse führen im Anfall zu vorübergehenden Gefäßreaktionen.

🅢 Symptome

Leitsymptom während des Anfalls ist der allmählich zunehmende **Kopfschmerz,** der in ca. 50% einseitig angegeben wird und in ca. 20% während der Attacke in seiner Lokalisation wechselt. Die Dauer schwankt erheblich. Der Mittelwert liegt bei 3 bis 6 Stunden (siehe Abb. 16.1-1). Kürzere Anfälle sind selten, längere (bis 2 Tage) kommen durchaus vor.

Nausea (ca. 60%) und **Erbrechen** (ca. 20%) stellen häufige Begleitsymptome am Beginn dar. Eine initiale **Lichtscheu** kommt in etwa 40%, **Augenflimmern** in ca. 25% der Fälle vor.

Besonders charakteristisch in der noch schmerzfreien Initialphase ist das Flimmerskotom. Darunter ist ein fleckenförmiges Flimmern in der Mitte des Gesichtsfeldes zu verstehen, in dessen Zentrum keine oder eine verfälschte, unscharfe Wahrnehmung auftritt. Die Randzone dehnt sich allmählich zur Peripherie aus. Nach ca. $1/2$ Stunde bilden sich die Symptome wieder zurück.

Seltenere okuläre Symptome sind eine Hemianopsie oder eine einseitige Okulomotoriusparese im Sinne einer Ophthalmoplegia externa.

Fokale zerebrale Symptome sind am häufigsten **Parästhesien,** seltener kurze **aphasische Störungen** oder auch **flüchtige Lähmungserscheinungen.**

Besonders schwerwiegend kann sich das klinische Bild der **Basilarismigräne** (Sonderform einer Migräne mit Aura) darstellen:

- ▶ symmetrische Parästhesien
- ▶ Dysarthrie
- ▶ Bewußtseinsstörungen
- ▶ Drehschwindel
- ▶ Tinnitus
- ▶ Ataxie
- ▶ Hirnnervenausfälle, insbesondere Hypakusis
- ▶ Para- oder Tetraparesen.

🅓 Diagnostik

Die sorgfältige Erhebung der Anamnese sowie der körperliche internistische und neurologische Untersuchungsbefund sind entscheidend. Alle mögliche technische Diagnostik stellt ggf. Ausschlußdiagnostik dar. Da es in ca. 75% aller Fälle gelingt, mit einer sorgfältigen Anamnese die richtige Verdachtsdiagnose zu stellen, hier ein Vorschlag, wie man vorgehen kann:

- ▶ Familienanamnese
- ▶ allgemeine Eigenanamnese
- ▶ Kopfschmerzanamnese (Schmerzqualität, Schmerzintensität, Schmerzlokalisation)
- ▶ Verlauf
- ▶ Begleitsymptome und auslösende Faktoren
- ▶ bisherige therapeutische Erfahrungen.

Tabelle 16.1-1 umfaßt die wichtigsten klinischen Kriterien für die Diagnose einer Migräne, welche um so sicherer wird, je mehr Merkmale erfüllt sind. Bei Erstmanifestation einer komplizierten Migräne mit fokalen zerebralen Symptomen muß man sich im Einzelfall jedoch immer wieder die Differentialdiagnose einer zerebralen Zirkulationsstörung anderer Genese vorlegen, was apparative Untersuchungsmethoden (kranielles Computertomogramm, zerebrale Angiographie) nach sich zieht.

🆅 Therapie

Eine Heilung der Migräne ist in der Regel nicht möglich. Therapeutisch unterscheidet man zwischen der Kupierung des Anfalls und der Intervalltherapie.

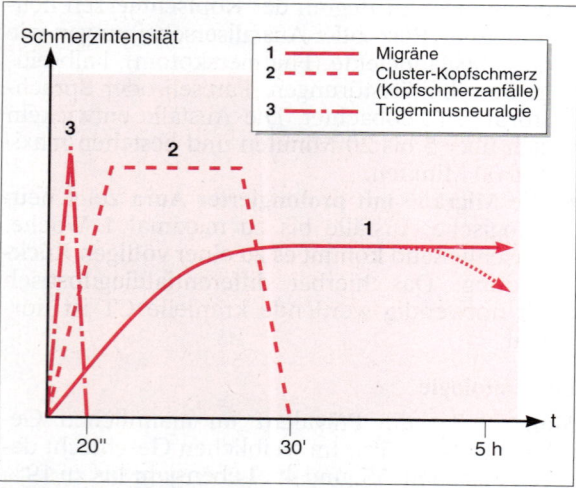

Abb. 16.1-1   Anfallsablauf und Schmerzintensität bei verschiedenen paroxysmalen Kopfschmerzsyndromen.

Tab. 16.1-1   Klinische Kriterien für die Diagnose der Migräne (modifiziert nach Soyka)

Grundbedingung	Wichtige Zusatzsymptome	Weniger wichtige Zusatzsymptome
– rezidivierend anfallsweise Kopfschmerzen mit mehrstündiger Dauer – Ausschluß einer organischen Ursache	– Halbseitigkeit – phasenhafter Ablauf – Erbrechen – Flimmerskotom – fokale zerebrale Symptome – weitgehende Beschwerdefreiheit während der Schwangerschaft	– Übelkeit – Schwindel – Lichtscheu

Tabelle 16.1-2 und 16.1-3 fassen die wichtigsten Maßnahmen zusammen.

Verlauf und Prognose

Verlauf und Prognose sind stets als günstig einzustufen. Mit zunehmendem Lebensalter (meist jenseits von 50 Jahren) bilden sich die Symptome spontan zurück. Bleibende neurologische Ausfälle werden in der Regel vermißt.

Differentialdiagnose

Bei überschaubarer Verlaufscharakteristik über längere Zeit und typischer Ausprägung der Symptome einschließlich der besprochenen Begleitsymptome entfallen differentialdiagnostische Überlegungen weitgehend.

Unter den primären Kopfschmerzen kommen Überschneidungen zwischen

► nicht migränösen vasomotorischen Kopfschmerzen,
► Clusterkopfschmerzen sowie
► der seltenen Karotidodynie

vor (siehe Tab. 16.1-4).

Tab. 16.1-4   Differentialdiagnose der Migräne

Vasomotorische Kopfschmerzen	Cluster-kopfschmerz	Karotidodynie
► Fehlen migräne-typischer Begleit-symptome (s. Tab. 16.1-1)	► kürzere Attacken (30 Minuten bis 2 Stunden)	► Druckschmerz der A. carotis
	► Männer häufiger betroffen als Frauen	
	► andere Begleit-symptome: Tränenfluß, konjunktivale Injektion, halbseitige Gesichtsrötung, Nasensekretion, keine neurolo-gischen Herd-symptome bis auf partielles Horner-Syndrom	

Unter den symptomatischen Kopfschmerzen kann der Schmerzcharakter einer Migräneattacke gelegentlich imitiert werden. Dabei ist vor allem an folgende Möglichkeiten zu denken:

► Ventrikelnahe Hirntumoren mit rezidivierender akuter Liquorabflußstörung
► Leichtere Subarachnoidalblutung
► Hypertone Krise (z. B. Phäochromozytom)
► Rezidivierende Hypoglykämien
► Medikamente (z. B. orale Kontrazeptiva, Nifedipin, Nitrate)
► Arteriitis temporalis (Horton).

Tab. 16.1-2   Therapie bei Migräneanfall (Therapiebeginn so früh wie möglich!)

leichter Anfall	schwerer Anfall
Ruhe Reizabschirmung	Ruhe Reizabschirmung Antiemetika (z. B. Metoclopramid [Paspertin®], Domperidon [Motilium®]) Analgetika (Acetylsalicylsäure: 1 g als Brausetablette; cave: Magenulzera) Ergotamin (Ergotamin Medihaler Dosier-Aerosol®) Sumatriptan (Imigran®) als Ultima ratio

Tab. 16.1-3   Therapie im migränefreien Intervall

medikamentöse Therapie*	nichtmedikamentöse Therapie
1. Wahl β-Rezeptoren-Blocker Metoprolol (Beloc®) oder Propranolol (Dociton®)	Ausschaltung von Auslösern Entspannungstechniken: z. B. autogenes Training physikalische Therapie Psychotherapie
2. Wahl Kalziumantagonisten: Flunarizin (Sibelium®) Serotoninantagonisten: Pizotifen (Sandomigran®) Antidepressiva	

* nur indiziert, wenn entsprechende Häufung von Anfällen besteht, d.h. mehr als 2–3 Migräneattacken pro Monat vorliegen

16.2 Gesichtsschmerzen und Gesichtsneuralgien

Gesichtsschmerzen lassen sich folgendermaßen einteilen:
► Gesichtsschmerzen bei lokalen Erkrankungen
– Auge
– Orbita
– Nase und Nasennebenhöhlen
– Zähne
– Temporomandibulargelenk bzw. Bandapparat
– Pharynx
– Speicheldrüse
– Ohr und Mastoid
► Gesichtsschmerzen mit Beziehungen zu einzelnen Hirnnerven (Gesichtsneuralgien)
– Trigeminusneuralgie

– Glossopharyngeusneuralgie
– andere Gesichtsneuralgien
▶ Gesichtsschmerzen bei paroxysmalen Kopf-
  schmerzerkrankungen (Migräne, Clusterkopfschmerzen)
▶ atypische Gesichtsschmerzen

Nur bei den mit Hirnnerven in Zusammenhang
stehenden Erkrankungen verwendet man den
Begriff **Neuralgie.** Dieser beinhaltet folgende klinische Charakteristika:
▶ Die Schmerzausbreitung entspricht dem sensorischen Versorgungsgebiet eines Hirnnervs.
▶ Es bestehen Schmerzparoxysmen.
▶ Es finden sich auslösende sog. Triggermechanismen.

16.2.1   Trigeminusneuralgie

Definition

Es handelt sich um paroxysmale, heftige und einseitige Schmerzzustände im Versorgungsbereich des
N. trigeminus. Die Erkrankung hat eine uneinheitliche Ätiologie, jedoch eine einheitliche Pathogenese.

Epidemiologie

Gesichtsneuralgien sind insgesamt selten. Unter
ihnen stellt die **Trigeminusneuralgie** die häufigste
Form dar. Frauen erkranken etwas häufiger als
Männer. Es handelt sich meist um ältere Patienten
jenseits der sechsten Lebensdekade.

Ätiologie und Pathogenese

Die **Ätiologie** ist uneinheitlich. In der Mehrzahl
der Fälle läßt sich klinisch kein organischer Befund objektivieren. Differentialdiagnostisch wichtige, wenn auch eher seltene symptomatische Ursachen sind:
▶ Entmarkungsherde an der Nervenwurzel bei En-
  cephalomyelitis disseminata (Multiple Sklerose)
▶ Akustikusneurinom
▶ andere Raumforderungen im Bereich der Felsen-
  beinspitze
▶ Aneurysma der A. carotis interna.
Die neurochirurgische Inspektion des Kleinhirn-
brückenwinkels zeigt Besonderheiten im Bereich
der Nervenwurzel, insbesondere Gefäßveränderungen der A. superior cerebelli, welche mikrochirur-
gisch angegangen werden können (mikrovaskuläre
Dekompression eines den N. trigeminus kompri-
mierenden Gefäßes nach Janetta).
Pathogenese: Durch kleine defekte Stellen in der
Myelinscheide im Bereich der Nervenwurzel
kommt es zu Kurzschlußphänomenen. Dadurch
kann ein afferenter Impuls von einer Berührungsfaser auf eine anliegende Schmerzfaser überspringen
(siehe Abb. 16.2-1).

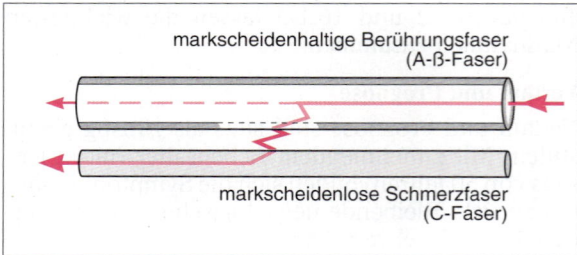

Abb. 16.2-1   Kurzschlußphänomen zwischen benachbarten
Nervenfasern an Stellen defekter Myelinscheiden. Der
afferente Impuls springt von einer Berührungsfaser auf eine
anliegende Schmerzfaser über.

⑤ Symptome

Beschwerden: Es bestehen äußerst heftige, blitzartig
einschießende, meist einseitige, nur wenige Sekunden, selten bis zu einer halben Minute anhaltende
Schmerzzustände. Die Ausbreitung hält sich lokali-
satorisch streng an die Anatomie der Trigeminus-
äste, bevorzugt sind der zweite und dritte Ast betroffen. Eine Schmerzmanifestation in allen drei
Ästen oder nur im ersten Ast gilt als atypisch.
Triggermechanismen stellen Kauen, Sprechen oder
Berührungsreize dar.
Befunde: In der Regel ist der neurologische Befund
unauffällig. Der Kornealreflex ist erhalten. Sofern
abnorme Befunde vorliegen, ist mit besonderer
Sorgfalt nach symptomatischen Ursachen zu fahnden.
Während der Schmerzattacke beobachtet man ein
Einfrieren der Mimik oder gelegentlich ein un-
willkürliches Zucken der Gesichtsmuskeln (Tic
douloureux).

Ⓓ Diagnostik

Von entscheidender Bedeutung für die Diagnose
sind die **charakteristischen klinischen Symptome**
sowie das **Fehlen pathologischer neurologischer Befunde.**
Sofern diese beiden Kriterien nicht oder nicht
sicher erfüllt sind, ist an der Diagnose zu zweifeln
und eine sorgfältige apparative Zusatzuntersu-
chung, insbesondere mit bildgebenden Verfahren,
indiziert (vgl. Differentialdiagnose).

Ⓣ Therapie

Das den Patienten ungemein belastende Krankheitsbild ist therapeutisch gut beeinflußbar. Dabei steht
die medikamentöse Therapie stets vor einer möglichen operativen Behandlung (siehe Tab. 16.2-1).

Medikamentöse Therapie

Mittel der ersten Wahl ist **Carbamazepin,** welches
prompt und nahezu spezifisch wirkt, d. h. innerhalb
der ersten 24 bis 48 Stunden die Diagnose bestätigt.
Bei gutem Ansprechen und fehlenden Nebenwirkungen (Blutbild) ist eine Dauertherapie über Mo-

Tab. 16.2-1   Behandlung der Trigeminusneuralgie

▶ Beginn mit Carbamazepin 100 bis 200 mg 3×täglich oral (Bestätigung der Diagnose)
▶ Serumspiegel des Carbamazepins nach 1 Woche
▶ Blutkontrollen 1×pro Monat (anfangs öfter) (Thrombozyten und Elektrolyte)
▶ ggf. Steigerung der Dosis bis 1000 mg/d (dann auch Retardpräparate)
▶ ggf. Addieren von Baclofen
▶ bei Therapieresistenz Absetzen der vorgenannten Medikation und Gabe von Phenytoin 4×100 mg täglich
▶ chirurgisches Vorgehen indiziert, wenn der Schmerz auf die vorgenannte Medikation nicht anspricht oder toxische Nebenwirkungen auftreten

nate erforderlich. Im Verlauf ist der Versuch einer Dosisreduktion zu empfehlen.

Sofern Carbamazepin nicht ausreichend wirkt, empfiehlt sich als nächstes die Addition von Baclofen. Versagt auch diese Kombination, ist Phenytoin das Mittel der nächsten Wahl.

Chirurgische Therapie

Sofern die medikamentöse Therapie im Verlauf nicht befriedigt, stellt sich die Indikation zu chirurgischen Behandlungsmaßnahmen. Dabei ist die **perkutane Thermokoagulation** des Ganglion Gasseri ein relativ kleiner Eingriff mit hoher Effektivität (ca. 90%), der allerdings behaftet ist mit einer gewissen Anzahl von postoperativen Funktionsstörungen des N. trigeminus (Hypästhesie, Kornealulzera, selten Masseterschwäche).

Letzteres konkurriert mit der neuen mikrochirurgischen Dekompression der Trigeminuswurzel, welche bei gleicher Effektivität die letztgenannte Gefahr nicht hat, dafür aber als relativ großer operativer Eingriff mit den entsprechenden postoperativen Komplikationen behaftet ist.

Differentialdiagnose

Eine breite Differentialdiagnose beansprucht die **Schädigung des N. trigeminus.** Dabei handelt es sich um einen mehr oder minder ausgeprägten **Funktionsausfall des N. trigeminus** mit
▶ Hypästhesie, Hypalgesie, Parästhesien
▶ Abschwächung des Kornealreflexes
▶ ggf. Parese des M. masseter.
Begleitende Schmerzen sind nicht paroxysmal, sondern eher dauerhaft; Triggerzonen fehlen. Dabei ist auf Nachbarschaftssymptome zu achten und apparative Diagnostik (EEG, CT) zwingend indiziert.

16.2.2 Glossopharyngeusneuralgie

Definition

Es handelt sich um paroxysmale, heftige, einseitige Schmerzzustände im Versorgungsgebiet des N. glossopharngeus.

Epidemiologie

Das Beschwerdebild ist wesentlich seltener als die Trigeminusneuralgie. Das Erkrankungsalter liegt im Durchschnitt oberhalb des 50. Lebensjahres.

Ätiologie und Pathogenese

Ätiologisch kommen Zusammenhänge mit Tonsillektomie und Tonsillarabszessen vor. Die grundsätzlichen pathogenetischen Überlegungen entsprechen denen der Trigeminusneuralgie.

S Symptome

Beschwerden: paroxysmale Schmerzattacken von Sekunden Dauer mit Lokalisation im Rachen, vor allem in der Tonsillenloge, weniger am weichen Gaumen oder am Zungengrund.
▶ Gelegentliche Ausstrahlung zum Ohr und zu den Zähnen.
▶ Triggerung durch Schlucken, Gähnen, Husten, Niesen, Sprechen sowie Herausstrecken der Zunge, seltener durch Drehbewegungen des Kopfes.
▶ Selten Synkopen (intermittierende Asystolien) durch Anastomosen zum Karotissinus.
Befunde:
▶ Neurologischer Befund in der Regel unauffällig.
▶ Spateldruck auf die Tonsille löst meist die Attacke aus.

D Diagnostik

Es gelten dieselben grundsätzlichen Überlegungen wie bei der Trigeminusneuralgie.

T Therapie

Das Therapiekonzept entspricht ebenfalls dem der Trigeminusneuralgie.

Differentialdiagnose

Chronische Schmerzen und Ausfallserscheinungen des N. glossopharyngeus kommen vor bei Malignomen
▶ der Tonsillen
▶ des Epipharynx
▶ des Zungengrunds
▶ des Ohrs.
Neurologischer Leitbefund des Ausfalls des N. glossopharyngeus ist eine Schluckstörung und/oder eine permanente Sensibilitätsstörung. Weitere Gesichtsneuralgien siehe Tabelle 16.2-2.

16.3 Polyneuropathien

Polyneuropathien sind **Systemerkrankungen** der peripheren Nerven unterschiedlicher Ätiologie. Sie führen zu **motorischen, sensiblen** und **trophischen Ausfallserscheinungen.**
Vom Verlauf her ist zwischen **akuten** und **chronischen** Manifestationen zu unterscheiden.

Tab. 16.2-2   Tabellarische Übersicht seltener weiterer Gesichtsneuralgien

Krankheits-bild	Nerv Ganglion	Schmerz-lokalisation	Schmerztyp Besonderheiten
Aurikulo-temporal-Neuralgie	N. auri-culo-temporalis	vor dem Ohr	lokale Hautrötung, Hyperhidrose, Geschmacks-schwitzen
Neuralgie des Ganglion geniculi	Ganglion geniculi, N. inter-medius	Trommelfell, äußerer Gehörgang, Teile der Ohrmuschel	evtl. abnorme Geschmacks-empfindungen
Laryngealis-superior-Neuralgie	N. laryn-gealis superior	seitlicher Kehlkopf-bereich, Unterkiefer, Kieferwinkel	Triggerung vor allem durch Schlucken und Sprechen

Die Mehrzahl insbesondere der chronischen Formen zeigt **symmetrisch** distale, beinbetonte Ausfallserscheinungen.
Akute asymmetrische Erkrankungen lassen insbesondere an eine vaskuläre Genese (z.B. Panarteriitis nodosa) oder einen bestimmten Erreger (z.B. Borreliose) denken.
Pathogenetisch läßt sich vor allem zwischen einer **primär segmentalen Demyelinisierung** und einer **primär axonalen Schädigung** unterscheiden. Im weiteren Verlauf entstehen Mischformen.

Definition

Polyneuropathien sind hereditäre oder erworbene Schädigungen der peripheren Nerven. Verschiedene Ursachen können zu reversiblen oder bleibenden motorischen, sensorischen und vegetativen Funktionsstörungen führen. Nur bei entzündlichen Prozessen spricht man von Polyneuritis.

Epidemiologie

Exakte Zahlen über die Häufigkeit von Polyneuropathien sind nicht zu erhalten. Dies liegt nicht zuletzt daran, daß sehr verschiedene klinische Schweregrade existieren und ganz leichte Manifestationen insbesondere bei prädisponierenden internistischen Grunderkrankungen (z.B. Diabetes mellitus) diagnostisch nicht immer erfaßt werden.
Sicher ist, daß bei chronischen Manifestationen der Diabetes mellitus und der Alkoholabusus ursächlich an der Spitze stehen, während bei akuten Krankheitsbildern entzündliche Ursachen überwiegen. In zunehmendem Maße werden auch Medikamente als Ursache gesehen (z.B. Vincristin und andere Zytostatika).

Ätiologie und Pathogenese

Bis heute sind etwa 200 (!) verschiedene Ursachen von Polyneuropathien bekanntgeworden, wobei bestimmte Noxen (z.B. medikamentös-toxische) ständigen Fluktuationen unterliegen. Tabelle 16.3-1 faßt die häufigsten Ätiologien zusammen. Es darf jedoch nicht verschwiegen werden, daß in ca. 20 bis 30% der Fälle trotz aufwendiger Diagnostik eine exakte Ursache nicht ermittelt werden kann.
Primäre Demyelinisierungen finden sich im Formenkreis der hereditären Neuropathien sowie beim akuten Guillain-Barré Syndrom. Störungen im Intermediärstoffwechsel der Vorderhornzelle mit daraus resultierender Verlangsamung des axoplasmatischen Flusses im peripheren Nerven und daraus folgenden distal betonten Ausfallerscheinungen (sog. „dying back"-Phänomen) spielen bei der alkoholtoxischen Polyneuropathie, aber auch bei den meisten medikamentös toxischen Polyneuropathien die entscheidende pathogenetische Rolle.
Sonderformen sind die vaskulär vermittelten peripheren Neuropathien sowie die sog. interstitiellen peripheren Neuropathien. Bei ersteren stellen Zirkulationsstörungen des Nervs, bei letzteren intersti-

Tab. 16.3-1   Häufigste ätiologische Faktoren von Polyneuropathien

Genetisch bedingt	Erworben
▶ hereditäre (vererbte sensomotorische Neuropathie)	▶ P. bei **Stoffwechsel-erkrankungen** Diabetes mellitus Urämie
▶ familiäre Amyloidneuropathie	▶ P. bei **Infektionen** infektiöse Polyneuritis postinfektiöse Polyneuritis vom Typ Guillain-Barré (s. Kap. 13.3.1) akute „idiopathische" Polyneuritis
▶ P. bei Porphyrie	
▶ P. bei M. Refsum	
▶ P. bei metachromatischer Leukodystrophie	▶ P. bei **exogen toxischen Störungen** chronischer Alkoholismus medikamentöse Intoxikationen, Arzneimittel-nebenwirkungen
	▶ P. bei **Dysproteinämien**
	▶ P. bei **Kollagenosen**
	▶ P. bei **Neoplasmen**
	▶ P. bei **Mangel- und Fehl-ernährung**
	▶ Mononeuritis multiplex bei Panarteriitis nodosa

tielle Ablagerungen verschiedener Substanzen (z. B. Amyloid) die Ursache der Nervenschädigung dar.

⑤ Symptome

Beschwerden: Das Beschwerdebild wird bestimmt durch Reiz- bzw. Ausfallserscheinungen des motorischen, sensorischen und trophischen Systems.

Motorische Reizerscheinungen stellen gehäufte Muskelkrämpfe dar. Mit Zunahme der Schädigung kommt es zu einer belastungsabhängigen oder schließlich permanenten Muskelschwäche.

Sensorische Reizphänomene sind meist distal betonte schmerzhafte Parästhesien, Dysästhesien oder Hyperästhesien (z. B. „burning feet"-Syndrom) bzw. ein Kältegefühl. Im Verlauf entwickeln sich meist distal symmetrische socken- oder handschuhförmig verteilte Hypästhesien.

Ein **trophisches** Reizphänomen kann eine **vermehrte Schweißsekretion** sein. Ausfallserscheinungen betreffen eine **Anhidrose, vermindertes Nagelwachstum,** schlecht heilende Wunden sowie ein **Dünnerwerden der Haut** mit gesteigerter Verletzlichkeit. Teilweise bemerken die Patienten auch Haarausfall. Bei ausgeprägterem Befall des autonomen Nervensystems können Blasen-Mastdarm-Störungen, orthostatische Beschwerden, Tachykardien oder Darmmotilitätsstörungen auftreten.

Befunde: Motorischer Leitbefund ist eine **schlaffe Parese mit Muskelatrophien** und Abschwächung oder Fehlen der Muskeldehnungsreflexe, wobei der Trizeps-surae-Reflex besonders frühzeitig betroffen ist. Sensorisch werden socken- oder handschuhförmige Hypästhesien beobachtet. Die Störungen der Trophik im Bereich der Extremitäten äußern sich in entsprechenden Hautveränderungen.

Ⅾ Diagnostik

Die Sicherung der Diagnose einer Polyneuropathie mit
► Elektromyographie und Elektroneurographie,
► Liquordiagnostik sowie
► Muskel- und/oder Nervenbiopsie
bereitet in der Mehrzahl der Fälle keine Probleme. Die Ermittlung der häufig im internistischen Fachgebiet liegenden Ätiologie kann dagegen im Einzelfall außerordentlich schwierig sein.

Elektromyographie (EMG) und Elektroneurographie sind entscheidende technische Untersuchungsmethoden zur Objektivierung einer Polyneuropathie, zur Bestimmung ihres Schweregrades, ihres Stadiums sowie zur differentialdiagnostischen Abgrenzung anderer neuromuskulärer Erkrankungen. Mit der **Nadelelektromyographie** wird zunächst nach sog. pathologischer Spontanaktivität in Ruhe gesucht. Solche Phänomene treten beim Gesunden niemals auf. Bei Patienten mit einer Polyneuropathie sprechen sie für eine floride Schädigung. **Form der Einzelpotentiale** motorischer Einheiten und ihr Entladungsmuster bei maximaler Willkürinnervation sind bei axonalen Neuropathien im Sinne eines sog. Neuropathiemusters **verändert.**

Die Bestimmung der **motorischen und sensiblen Nervenleitgeschwindigkeit** läßt Leitungsverzögerungen objektivieren, wie sie bei Myelinscheidenschäden auftreten und jedenfalls in ausgeprägterer Form nur bei Erkrankungen des peripheren Nervenkabels vorkommen. Die Verteilung der Befunde muß in Übereinstimmung mit der Klinik der Polyneuropathien eine systemische Schädigung beweisen lassen.

Die Untersuchung des **Liquor cerebrospinalis** liefert vor allem bei entzündlich verursachten Polyneuropathien pathologische Befunde. So zeichnet sich das akute Guillain-Barré-Syndrom durch eine Proteinvermehrung bei normaler Zellzahl aus (zytoalbuminäre Dissoziation; Zellzahl höchstens 10/mm^3). Genauere Untersuchungen von Albumin und IgG im Serum bzw. Liquor zeigen eine ausgeprägte Blut-Liquor-Schrankenstörung, jedoch ohne intrathekale IgG-Synthese. Mit hoch auflösenden Elektrophoreseverfahren lassen sich häufig im Liquor und Serum oligoklonale Banden nachweisen – ein Befund, welcher auf eine systemische oligoklonale Immunantwort hindeutet, jedoch nicht als Ausdruck einer intrathekalen Immunantwort betrachtet werden darf. Auch einige seltene hereditäre Polyneuropathien (z. B. Refsum-Syndrom) weisen regelhaft eine Eiweißvermehrung im Liquor auf. Bestimmte erregerbedingte entzündliche Polyneuritiden, wie die durch Borrelia burgdorferi hervorgerufene **Meningopolyneuritis Bannwarth,** zeigen eine mehr oder minder starke lymphozytäre Pleozytose im Liquor. Wichtig für den Nachweis einer **Blut-Liquor-Schrankenstörung** ist der Quotient von Albumin in Liquor und Serum, der normalerweise unter 0,0074 liegt.

Eine **Immunreaktion** des Nervensystems durch eine intrathekale Immunglobulin-G-Synthese ist dann zu erkennen, wenn der Liquor-Serum-Gradient des IgG bei normalem Albumingradienten gegenüber der Norm erhöht ist. Bei der Mehrzahl der insbesondere chronischen Polyneuropathien zeigt die Liquordiagnostik einen Normalbefund und dient somit nur zur Differentialdiagnose.

Bioptische Untersuchungen der Muskulatur dienen in der Mehrzahl der Fälle nur der Bestätigung des Vorhandenseins einer neurogenen Muskelatrophie. Besonderheiten des Gewebsmusters, wie sie insbesondere mit histochemischen Methoden erfaßbar werden, lassen allerdings Aussagen zur Dauer und zum zeitlichen Ablauf der Denervierung sowie zu möglichen Reinnervationsvorgängen zu. Einschränkend muß natürlich immer bedacht werden, wie repräsentativ die biopsierte Stelle für das gesamte Krankheitsbild ist.

Nur in seltenen Fällen lassen insbesondere vaskuläre mesenchymale Veränderungen, z. B. der Nachweis
► einer nekrotisierenden Arteriitis (Panarteriitis nodosa),
► einer Mikroangiopathie (Diabetes mellitus),
► von Amyloidablagerungen an den Gefäßen,

▶ von pathologischen Veränderungen an kleinen, in der Muskelbiopsie erfaßten motorischen Nervenästen,

weitergehende ätiologische Aussagen zu.

Die Biopsie des sensiblen N. suralis stellt den größeren Eingriff dar als die Muskelbiopsie. Sie sollte nur dann durchgeführt werden, wenn

▶ nach klinischen Kriterien eine ausgeprägtere, insbesondere progrediente Polyneuropathie mit deutlicher Beteiligung des sensiblen Systems (sensible Leitgeschwindigkeit des N. suralis!) vorliegt,

▶ alle bisher dargestellten Untersuchungsmethoden einschließlich einer ausführlichen internistischen Diagnostik keine ätiologische Klärung ergeben haben.

▽ Therapie

Kausale therapeutische Maßnahmen sind nur angebracht, wenn eine behandelbare Grundkrankheit herausgefunden oder eine auslösende Noxe eliminiert werden kann.

Die **symptomatische Behandlung** besteht im wesentlichen in physikalischen Methoden, ggf. ergänzt durch orthopädische Hilfsmittel und symptombezogene Medikamente (z.B. Schmerzbehandlung).

Verlauf und Prognose

Gemäß der Uneinheitlichkeit der Krankheitsgruppe sind Verlauf und Prognose einzelner Formen sehr unterschiedlich.

Differentialdiagnose

Generell ist die Differentialdiagnose der einzelnen Formen von Polyneuropathien schwieriger als die Abgrenzung einer Polyneuropathie von anderen Störungen des Nervensystems.

Bei letzteren gestattet der Systemcharakter den Ausschluß lokaler Schäden von Radizes, Plexus oder peripheren Nerven. Das Vorhandensein von sensorischen und trophischen Störungen schließt Systemerkrankungen der Vorderhornzelle (z.B. spinale Muskelatrophie) oder Myopathien aus (siehe auch Tab. 16.3-2).

16.3.1 Akute postinfektiöse Polyradikuloneuritis Typ Guillain-Barré

Definition

Es handelt sich um eine entzündliche, akut auftretende, motorisch betonte Polyneuritis mit aufsteigender Lähmung (Paralyse vom Landry-Typ) und Eiweißerhöhung ohne Zellzahlvermehrung im Liquor cerebrospinalis.

Kasuistik

Ein 17jähriger, bis dahin immer gesunder Gymnasiast bemerkt wenige Tage nach einem grippalen Infekt mit Husten, Heiserkeit, leichtem Fieber sowie Kopf- und Gliederschmerzen eine zunehmende allgemeine „Müdigkeit". Zwei Tage später ist er praktisch nicht mehr gehfähig.

Tab. 16.3-2 Differentialdiagnose wichtiger akuter Polyneuropathien

Diagnosen	neurologisches Erscheinungsbild	sonstige Befunde
Meningopolyneuritis Bannwarth bei Borreliose	asymmetrisch	▶ Schmerzen ▶ Erythema chronicum migrans ▶ Zellzahlerhöhung im Liquor ▶ Antikörper gegen Borrelia burgdorferi
Panarteriitis nodosa	▶ disseminiert ▶ Mononeuritis multiplex	▶ Entzündungszeichen im Blut ▶ Liquor meist unauffällig ▶ Symptome seitens anderer Organe
akute Intoxikation (z.B. Thallium)	▶ symmetrisch ▶ distal betont ▶ sensorische Reizerscheinungen	▶ Haarausfall ▶ Meessche Nagelstreifen ▶ Nachweis der Intoxikation
Polyneuropathie bei akuter intermittierender Porphyrie	▶ symmetrisch ▶ proximal betont ▶ Sensibilitätsstörungen oft rumpfbezogen	▶ kolikartige Bauchschmerzen ▶ psychische Auffälligkeiten ▶ braunrote Verfärbung des Urins (bei längerem Stehenlassen) ▶ Porphyrinanalyse

Bei der Klinikeinweisung läßt sich eine distale, beinbetonte schlaffe Tetraparese mit erloschenen Muskeleigenreflexen objektivieren. Muskelatrophien bestehen nicht. Die Sensorik ist ungestört. Ein Meningismus liegt nicht vor. Internistisch ergibt sich kein pathologischer Befund. Die Blutchemie zeigt Normalwerte. Lediglich im Liquor cerebrospinalis fällt eine erhebliche Eiweißvermehrung bei normaler Zellzahl auf. Quantitative Bestimmungen von Albumin und Immunglobulin G in Serum und Liquor zeigen eine Störung der Blut-Liquor-Schranke ohne Nachweis einer intrathekalen IgG-Produktion. Das am selben Tag noch durchgeführte Elektromyogramm ergibt, abgesehen von einer ausgeprägten Minderinnervation, keinen sicher pathologischen Befund. Die motorischen Nervenleitgeschwindigkeiten an Armen und Beinen sind jedoch deutlich verlangsamt.

Im Hinblick auf das schwere akut entstandene Krankheitsbild erfolgt die Aufnahme auf einer Überwachungsstation. In den folgenden Tagen nehmen die Paresen noch etwas zu. Wegen des schweren progredienten Verlaufs werden parenterale Immunglobuline appliziert. Kardiovaskuläre Komplikationen, insbesondere eine Ateminsuffizienz, werden in den nächsten Tagen nicht beobachtet. Nach 10tägiger Überwachung sind die Paresen bereits leicht rückläufig. Nun erfolgt die Verlegung auf eine Allgemeinstation. Im Rahmen einer mehrere Wochen durchgeführten insbesondere krankengymnastischen Therapie kommt es in der Folge zur Rückbildung aller Symptome.

Epidemiologie

Die akute Polyradikuloneuritis ist eine insgesamt seltene Erkrankung. Mittelwerte der Inzidenz in verschiedenen Teilen der Welt ergeben Zahlen zwischen 0,6 und 1,9 Fällen auf 100 000 Einwohner und Jahr. Die Erkrankung kann in jedem Lebensabschnitt auftreten.

Ätiologie und Pathogenese

Die Ätiologie ist nicht sicher geklärt. Nur teilweise kann man vor Auftreten der akuten Polyneuritis eine infektiöse Erkrankung (vor allem Virusinfekte) sichern. Wenn keine vorangegangene Infektion nachweisbar ist, spricht man von einer „idiopathischen Polyneuritis", welche klinisch nicht von der postinfektiösen Form zu unterscheiden ist.
Pathogenetisch wird eine immunologisch vermittelte Reaktion angenommen.

S Symptome

Beschwerden: akut auftretende Schwäche, meist im Bereich der Beine beginnend und später aszendierend, Parästhesien, zum Teil radikuläre Schmerzen.
Befunde:
▶ Motorisch: Symmetrisch aufsteigende, schlaffe Paresen mit Hypo- bis Areflexie, welche auch auf den Rumpf und die Atemhilfsmuskulatur übergreifen können. Nicht selten ist ein Befall von Hirnnerven, vor allem eine beidseitige Fazialisparese, sog. Diplegia faciei.
▶ Sensibel: Meist keine objektivierbaren Befunde.
▶ Autonom: EKG-Veränderungen, Tachykardien, Rhythmusstörungen möglich.

D Diagnostik

Die entscheidenden diagnostischen Maßnahmen sind die **Untersuchung des Liquor cerebrospinalis** sowie die neurophysiologische Untersuchung.
Im Liquor cerebrospinalis findet sich die charakteristische albuminozytologische Dissoziation, d.h. eine Eiweißerhöhung bei sehr niedriger Zellzahl. Untersuchungen des Albuminquotienten von Serum und Liquor zeigen eine Störung der Blut-Liquor-Schranke. Eine intrathekale IgG-Produktion findet sich nicht.

> Die charakteristische Liquorkonstellation kann in den ersten Tagen der Erkrankung gelegentlich noch fehlen.

Neurophysiologisch stehen die Zeichen einer akuten Myelinscheidenschädigung ganz im Vordergrund. Daraus resultieren stark verlangsamte Nervenleitgeschwindigkeiten. Elektromyographisch findet sich anfangs meist nur eine Minderinnervation. Im Verlauf können Zeichen einer axonalen Schädigung hinzutreten.

T Therapie

Die Behandlung ist im wesentlichen symptomatisch. Bei schweren Verläufen hat sich eine Plasmapheresebehandlung durchgesetzt, welche eine schnellere Rückbildung im Vergleich zu nur symptomatisch behandelten Patienten erzielen läßt. Neuerdings konnte in einer multizentrischen Studie in Holland gezeigt werden, daß mit einer hochdosierten intravenösen Behandlung mit Immunglobulinen sogar noch bessere Ergebnisse erreicht werden können.
Unter den symptomatischen Behandlungsmaßnahmen ist eine konsequente Thromboseprophylaxe besonders wichtig. Weiterhin ist die rechtzeitige künstliche Beatmung im Falle der Entwicklung einer respiratorischen Insuffizienz bzw. die Anlegung eines temporären Schrittmachers bei entsprechenden Herzrhythmusstörungen von entscheidender Bedeutung. Physikalische Behandlungsmaßnahmen haben vor allem in der Rückbildungsphase größte Bedeutung.

Verlauf und Prognose

Mehrheitlich hat die akute postinfektiöse Polyneuritis – allerdings altersabhängig – eine gute Rückbildungsfähigkeit. Hinzutretende **Komplikationen** (Pneumonien, Lungenembolien, Herzrhythmusstörungen) haben allerdings auf die Prognose einen entscheidenden Einfluß.

Differentialdiagnose

Differentialdiagnostisch sind alle anderen akuten Manifestationen von Polyneuropathien zu bedenken (Tab. 16.3-2).

Komplikationen

Herzstillstand (evtl. prophylaktischer Herzschrittmacher), Atemlähmung, Blutdruckregulationsstörungen, Blasen- und Mastdarminkontinenz.

16.3.2 Chronische Polyneuropathie bei chronischem Alkoholabusus

Definition

Vorwiegend axonale Organschädigung des peripheren Nervensystems bei chronischem Alkoholismus.

Kasuistik

> Ein 56jähriger Mann in verantwortlicher Stellung und mit starker beruflicher Belastung sucht häufig wegen fraglicher Herzbeschwerden seinen behandelnden Internisten auf. Dieser hat bereits vor Jahren bei ihm anläßlich einer gründlichen körperlichen Untersuchung das Fehlen des Trizeps-surae-Reflexes bds. festgestellt, ohne daß weitere neurologische Ausfallerscheinungen konstatiert werden konnten. In den folgenden Jahren bemerkt der Patient eine leichte Taubheit im Bereich aller Zehen, welchen er allerdings keine Bedeutung beimißt.

Seit etlichen Monaten bemerkt er nunmehr beim schnelleren Gehen ein häufigeres Stolpern mit Hängenbleiben der Zehen am Boden. Zusätzlich kommt es unter Belastung zu ziehenden Wadenschmerzen, welche an eine beginnende Claudicatio intermittens denken lassen. Bei der neuerlichen körperlichen Untersuchung ist der angiologische Befund einschließlich Dopplersonographie der Beingefäße völlig unauffällig. Es besteht ein deutlicher Druckschmerz des Gefäßnervenstrangs in der Wade. Über den bereits lange bekannten Verlust des Trizeps-surae-Reflexes hinaus lassen sich neurologischerseits eine mäßige sockenförmig begrenzte Hypästhesie der Beine sowie eine leichte symmetrische Fuß- und Zehenheberschwäche nachweisen.
Die routinemäßig durchgeführten Laboruntersuchungen zeigen eine Erhöhung der γ-GT sowie der Triglyzeride. Die EMG-Untersuchung spricht für eine periphere Neuropathie vom axonalen Typ. Die Nervenleitgeschwindigkeit ist normal. Erst zögerlich wird nach internistischem Ausschluß anderer Ursachen (z. B. Diabetes mellitus oder Niereninsuffizienz) ein Alkoholabusus zugegeben. Nach dessen Beendigung unter Zuhilfenahme eines ambulanten Alkoholentwöhnungsprogramms kommt es zu einer weitgehenden Rückbildung aller Symptome innerhalb weniger Monate.

Epidemiologie

Es handelt sich um eine der häufigsten Ursachen einer chronischen, langsam progredienten Polyneuropathie.

Ätiologie und Pathogenese

Die alkoholtoxische Schädigung (kritischer Tageswert 80 bis 100 g Alkohol) betrifft den Intermediärstoffwechsel der Vorderhornzelle im Rückenmark. Eine Verminderung des axoplasmatischen Stroms in die Peripherie führt zu den Symptomen einer symmetrischen, distal beinbetonten Polyneuropathie vom axonalen Typ. Bei Mangel- und Fehlernährung kann ein sich zusätzlich entwickelnder Vitamin-B_1-Mangel eine Rolle spielen.

Ⓢ Symptome

Beschwerden: distale, beinbetonte Muskelschwäche, Gefühlsminderung, seltener Parästhesien. Erst im Verlauf belastungsabhängige Spontanschmerzen.
Befunde:
▶ **Motorisch:** symmetrische, distale, beinbetonte Paresen.
▶ **Sensorisch:** socken- bzw. handschuhförmige Hypästhesie (die Symptome sind an der oberen Extremität meist wesentlich geringer), Druckschmerzhaftigkeit des Gefäßnervenstrangs in der Wade.
▶ **Trophisch:** Hyper- oder Anhidrose, Atrophie der Haut, seltener schlechte Wundheilung bis Ulzera.

Zusatzbefunde: Die Diagnose wird wesentlich erleichtert, wenn weitere Organschäden des

chronischen Alkoholismus (z. B. Leber, Pankreas, Herz, ZNS) vorhanden sind.

Es gibt jedoch auch weitgehend monosymptomatische Manifestationen am peripheren Nervensystem.

Ⓓ Diagnostik

Für die Diagnose einer chronischen Polyneuropathie entscheidend ist der neurophysiologische Nachweis einer systemischen Schädigung des peripheren Nervensystems, der bei dieser Form distal beinbetont ist.
Differentialdiagnostisch ist der Ausschluß lokaler, z. B. radikulärer, Läsionen zu fordern.
Bei der überwiegend axonalen Polyneuropathie zeigt das EMG ein sog. Neuropathiemuster; wenn die Schädigung florid ist, findet sich zusätzlich sog. pathologische Spontanaktivität in Ruhe. Die Nervenleitgeschwindigkeiten sind bei erhaltener Myelinscheide normal, allerdings bei längeren Verläufen geringfügig reduziert.

Der Liquor cerebrospinalis zeigt keine Normabweichungen.

Ⓣ Therapie

Entscheidend ist die Erkennung des ursächlichen Zusammenhangs und das Weglassen der Noxe. Nur bei begleitenden gastrointestinalen Erkrankungen, die zu einer Resorptionsstörung von B-Vitaminen führen können, ist eine Substitution, insbesondere von Vitamin B_1, indiziert. Zur Schmerzbehandlung kann, falls erforderlich, vorübergehend Carbamazepin, z. B. in Retard-Form, eingesetzt werden.

Verlauf und Prognose

Sofern der Alkoholmißbrauch beendet wird, ist die Prognose günstig. Die Rückbildungsfähigkeit ist allerdings abhängig von der Zeitdauer der Nervenschädigung.

Differentialdiagnose

Die Differentialdiagnose betrifft alle chronischen Formen der Polyneuropathien. Der Häufigkeit nach sind vor allem die Neuropathie bei Diabetes mellitus, die medikamentös-toxische Polyneuropathie sowie die Polyneuropathie bei Niereninsuffizienz zu bedenken (vgl. Tab. 16.3-2).

16.4 Schlaganfall

Definition

Der Symptomenkomplex „Schlaganfall" faßt ischämische zerebrale Insulte und Hirnblutungen zusammen.
Tabelle 16.4-1 gibt Hilfen zur klinischen Unterscheidung.

Tab. 16.4-1 Typische Symptome von zerebraler Ischämie und Parenchymblutung im Vergleich (nach Heiss und Huber)

	Ischämie	Parenchym- blutung
Beginn	plötzlich oder graduell	plötzlich
Entwicklung	binnen Stunden	binnen Minuten
Auftreten	gehäuft morgens	oft nach Belastung
Kopfschmerzen	selten	oft (stark)
Bewußtsein	normal	oft getrübt
initiales Erbrechen	nie	manchmal
vorangegangene transiente isch- ämische Attacke	häufig	selten
kranielles Computer- tomogramm	hypodense Läsion oft erst nach Stunden	hyperdense Läsion sofort

16.4.1 Ischämischer zerebraler Insult

Definition

Der ischämische Insult ist eine akut auftretende, fokale neurologische Symptomatik, welche auf einer Durchblutungsstörung beruht. Flüchtige Insulte bedingen in der Regel keine Infarzierung. Entsteht eine im kraniellen Computertomogramm nachweisbare Hirnnekrose, spricht man von einem ischämischen Infarkt.

Kasuistik

Ein bis dahin immer gesunder 50jähriger, beruflich sehr aktiver Mann kommt mehrmals wegen gehäufter diffuser Kopfschmerzen sowie öfter aufgetretenem heftigem Nasenbluten zum Hausarzt. Dieser stellt eine konstante arterielle Hypertonie mit Werten um 200 bis 220/85 bis 100 mmHg fest. Nach entsprechender Diagnostik erfolgt unter der Annahme einer primären arteriellen Hypertonie eine medikamentöse Blutdrucksenkung. Nach wenigen Tagen bemerkt der Patient in den frühen Morgenstunden beim Gang auf die Toilette plötzlich eine nur Minuten anhaltende Schwäche im linken Arm und Bein. Bei der klinischen Untersuchung am Morgen des gleichen Tags ist der neurologische Befund unauffällig. Man findet ein Strömungsgeräusch über der rechten A. carotis. Die dopplersonographische Untersuchung der Halsgefäße bestätigt das Vorhandensein einer hochgradigen Stenose der rechten A. carotis interna in ihrem Abgang, was duplexsonographisch untermauert wird.

Epidemiologie

Ischämische zerebrale Insulte stehen in der Todesursachenstatistik der Bundesrepublik Deutschland an dritter Stelle. Sie sind die häufigste neurologische Erkrankung. Nach einem stattgehabten Insult werden nur 10% der Patienten wieder voll arbeitsfähig.

Über ein Viertel aller Fälle ist auf extrazerebrale Gefäßveränderungen zurückzuführen, die prinzipiell durch gefäßchirurgische oder medikamentöse Maßnahmen verhindert werden können.

Ätiologie und Pathogenese

Den häufigsten ätiologischen Faktor stellen **stenosierende Prozesse der extra- oder intrakraniellen Hirngefäße** dar.

Wesentlichste Ursache ist die **Arteriosklerose.**

Hauptrisikofaktor für die Entwicklung arteriosklerotischer Veränderungen im Bereich der Hals- und Hirngefäße ist die **arterielle Hypertonie.** Wie auch bei der arteriellen Verschlußkrankheit kommt es beim Zusammentreffen mehrerer vaskulärer Risikofaktoren (z. B. Hyperlipidämie, Diabetes mellitus, Nikotinabusus) nicht nur zu einer Addition, sondern zu einer Potenzierung des Risikos.

Weitere seltenere vaskuläre Ursachen sind **spontane** oder **traumatische Dissektionen,** die **fibromuskuläre Dysplasie** sowie **entzündliche Gefäßerkrankungen** (allenfalls 1 bis 2% aller Schlaganfallpatienten).

Eine **Migräne** als Infarktursache im Sinne einer Migraine accompagnée ist möglich, jedoch bei Patienten über 50 Jahren sehr unwahrscheinlich.

Daneben kommen von **Herzerkrankungen** ausgehende **Embolien** insbesondere bei Vitien, Kardiomyopathien, Herzwandaneurysmen oder Vorhoftumoren in Betracht. Auslösende **Rhythmusstörung** ist besonders die absolute Arrhythmie bei Vorhofflimmern. Ein **Mitralklappenprolaps-Syndrom** sollte nur dann als wahrscheinliche Emboliequelle akzeptiert werden, wenn sich echokardiographisch myxomatöse Veränderungen des prolabierten Segels nachweisen lassen.

Pathophysiologisch sollte in jedem Einzelfalle insbesondere bei Infarkten die Klärung angestrebt werden, ob ursächlich entweder

► eine intrakranielle Mikroangiopathie (small vessel disease),
► eine intrakranielle Makroangiopathie (large vessel disease),
► eine extrakranielle Makroangiopathie oder
► eine embolisierende Herzerkrankung vorliegt.

Typische Infarktmuster im CCT (siehe Abb. 16.4-1) ergeben vor allem bei Durchblutungsstörungen im Bereich der A. carotis hierfür verläßliche Hinweise.

S Symptome

Vor der Schilderung der klinischen Symptome muß eine **Definition der Verlaufsvarianten** erfolgen. Hier sind zu unterscheiden:

I. Flüchtiger Insult (transiente ischämische Attacke; TIA)

Die klinischen Ausfallerscheinungen halten meist nur einige Minuten an. Definitionsgemäß müssen

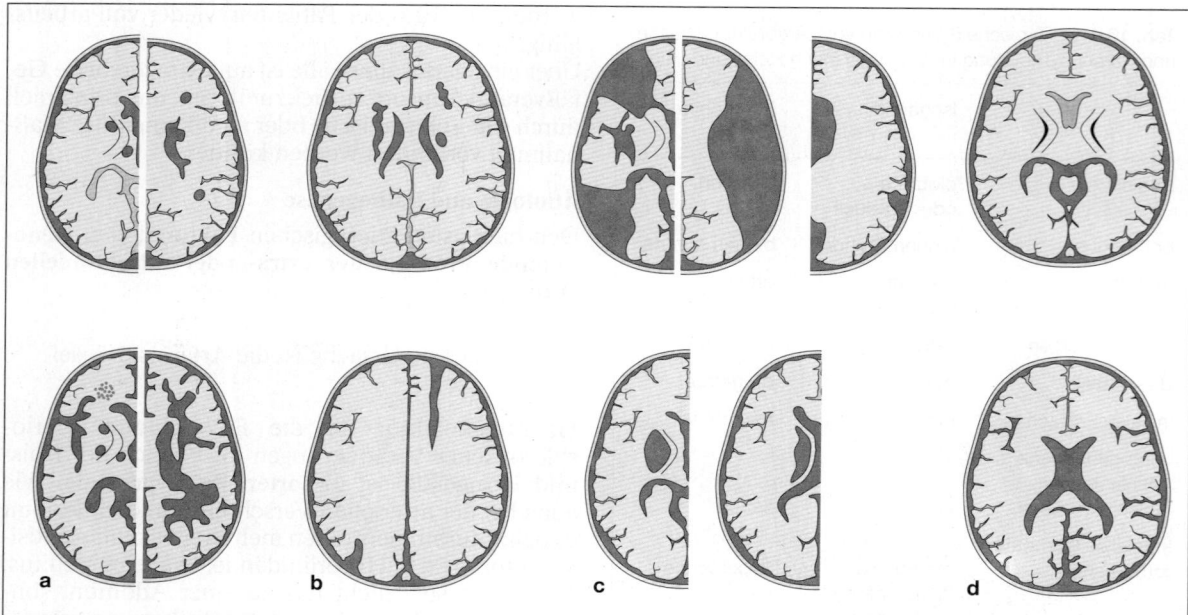

Abb. 16.4-1   Pathophysiologisch differenzierbare Infarkt-muster im Computertomogramm des Großhirns (nach Ringelstein).
a) Die zerebrale Mikroangiopathie führt zum Status lacunaris mit multiplen kleinen subkortikalen Infarkten oder einer sog. subkortikalen arteriosklerotischen Enzephalopathie.

b) Hämodynamisch verursachte Grenzzoneninfarkte bei Makroangiopathie.
c) Territoriale Infarkte durch thromboembolische Verschlüsse.
d) Bilateral symmetrische Ischämien nach globaler hypoxischer Hirnschädigung.

sie spätestens nach 24 Stunden vollständig zurück-gebildet sein. Die Ausgestaltung der Symptome (s. u.) gestattet in der Regel die Zuordnung zum Karotis- oder Vertebraliskreislauf.
Eine Sonderform stellen flüchtige Insulte mit **Crescendo-Charakter** dar, welche zu besonders rascher diagnostischer Klärung Anlaß geben sollten.
II. Der **prolongierte reversible Insult (reversibles ischämisches neurologisches Defizit, RIND; auch PRIND = prolongiertes RIND)** bezeichnet ein über 24 Stunden bis maximal 7 Tage anhaltendes, in der Folge komplett reversibles neurologisches Defizit.
III. Die **progrediente Ischämie (progressive stroke, stroke in evolution)** entspricht einer Verlaufsform, bei welcher sich fluktuierend oder innerhalb von 12 bis 24 Stunden kontinuierlich zunehmend neurologische Herdsymptome ausprägen, welche in einen kompletten Hirninfarkt übergehen.
IV. Der **Hirninfarkt (completed stroke)** ist durch bleibende neurologische Ausfallerscheinungen unterschiedlicher Ausprägung charakterisiert.
Die **Symptomatik** ist von der **Verlaufsform** sowie der **Lokalisation** geprägt.
Charakteristisch für die **TIA im Internabereich** sind:
► homolaterale Amaurosis fugax
► kontralaterale sensomotorische Hemiparese
► aphasische Sprachstörung (dominante Hemisphäre)

► andere, meist übersehene neuropsychologische Symptome.
Die **TIA im vertebrobasilären System** äußert sich durch
► Schwindel
► Gangataxie
► Sehstörungen bzw. Gesichtsfeldausfälle
► Doppelbilder
► verwaschene Sprache, Schluckstörungen
► Hemi- bzw. Tetraparese
► Hörstörung
► transitorische Amnesie
► drop attacks (blitzartige atonische Stürze).
Die Symptome des **Hirninfarktes** sind abhängig vom Gefäßterritorium:
► **A. cerebri media:**
  – motorische Hemiparese
  – teilweise oder totale Hemihypästhesie
  – Aphasie (bei Befall der sprachdominanten Hemisphäre).
► **A. cerebri anterior:**
  – beinbetonte Hemiparese
  – Dyspraxie
  – evtl. psychische Auffälligkeiten.
► **A. cerebri posterior:**
  – kontralaterale Hemianopsie
  – evtl. Hemihypästhesie.
► **Verschluß der A. basilaris:**
  – Tetraplegie

– verwaschene Sprache, Schluckstörungen
– Trigeminusausfälle
– Augenmuskellähmungen einschließlich Pupillenstörung
– Vigilanzstörungen bis zum Koma.
Lokale vaskuläre Hirnstammsyndrome haben den Leitbefund einer **Hemiplegia cruciata** im Sinne

eines homolateralen Hirnnervenausfalls sowie einer kontralateralen Hemiparese.
Ein lokales vaskuläres Kleinhirndefizit (relativ selten) zeigt als Leitbefund
– eine Dysarthrie sowie
– eine Astasie bzw. Rumpfataxie.

D Diagnostik

Eine rationelle Diagnostik umfaßt die nachfolgenden Untersuchungen in der aufgelisteten Reihenfolge:
▶ Routinelabor (insbesondere Hämatokrit!)
▶ Doppler-Ultraschall-Untersuchungen
  – Dopplersonographie der extrakraniellen Hirngefäße, evtl. Real-time-Sonographie bzw. Duplexsonographie zur genaueren Darstellung von Plaques bzw. Stenosen (Abb. 16.4-2), evtl.

Abb. 16.4-2 Duplexsonographische Längsschnitte in verschiedenen Ebenen durch die A. carotis communis (CCA), den Bulbus (Bulb.) sowie den Abgang der A. carotis externa (ECA) und interna (ICA). Es finden sich arteriosklerotische Wandveränderungen, die ins Lumen ragen (Pfeile nach unten), sowie kalkhaltige Plaques, die einen Schallschatten hinterlassen (Pfeile nach oben) (nach Diener).
▼

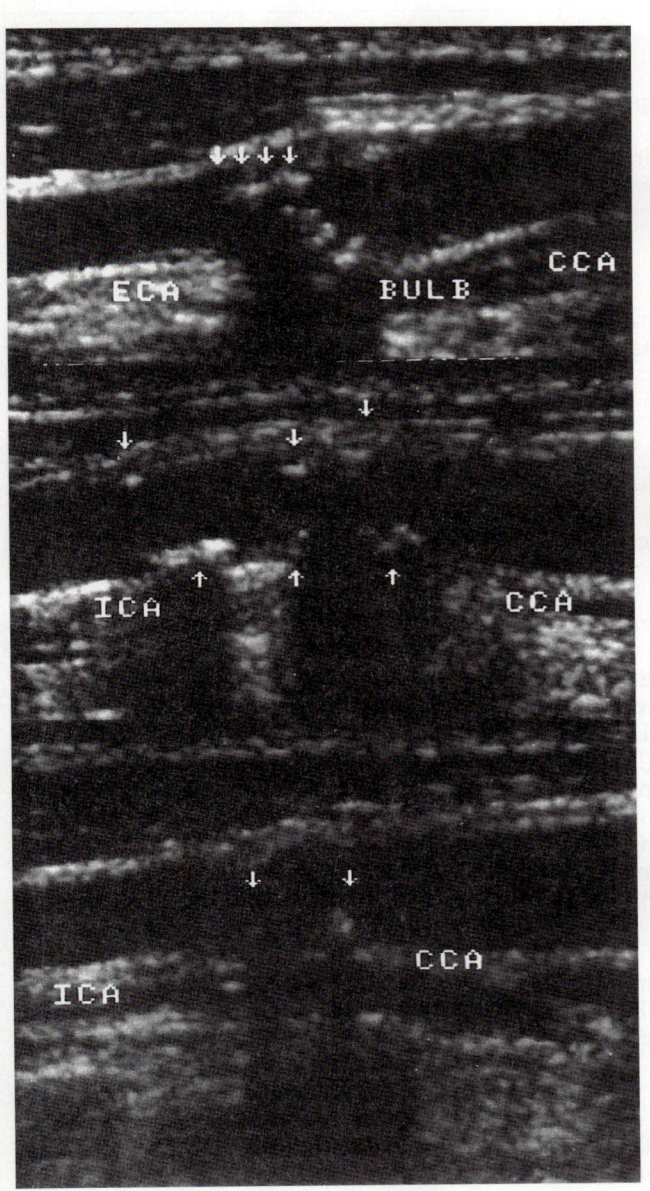
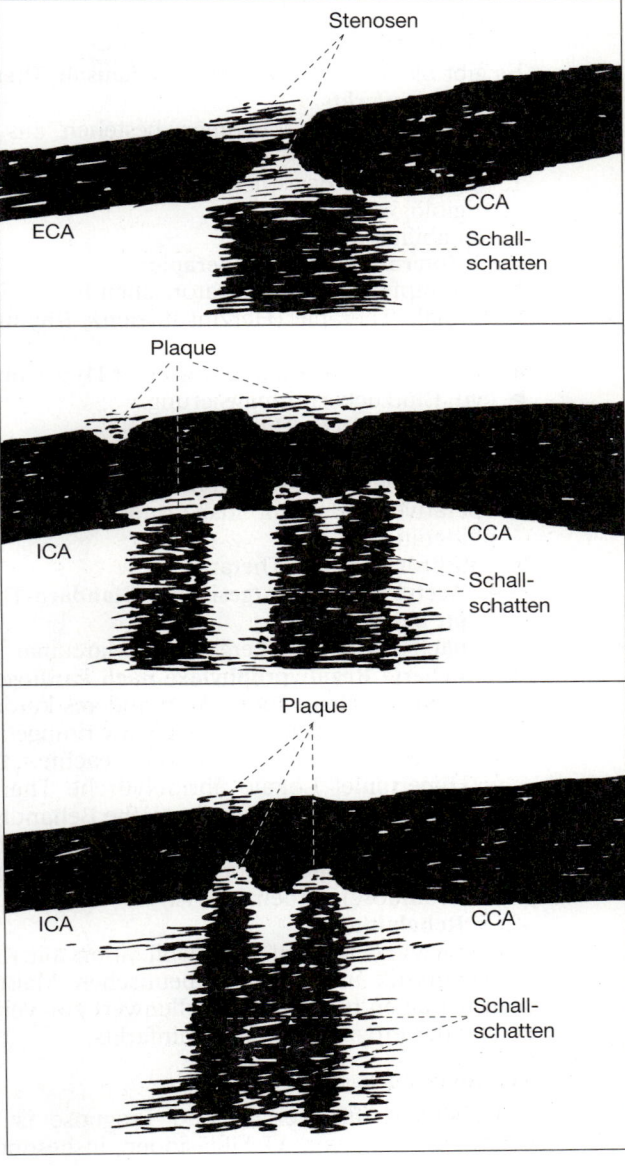

transkranielle Dopplersonographie (insbesondere bei Verdacht auf Zirkulationsstörungen im vertebrobasilären Kreislauf.
 – Echokardiographie, evtl. ergänzt durch Kontrastechokardiographie bzw. transösophageale Untersuchungen zur Suche nach einer kardialen Emboliequelle.
► Kranielle Computertomographie sofort bei differentialdiagnostisch möglicher Hirnblutung, nach 2 bis 3 Tagen zur Differentialtypologie eines Infarkts.
► Kernspintomographie nur bei spezieller Fragestellung (z.B. umschriebene vaskuläre Hirnstammläsion), keine Routinediagnostik.
► Zerebrale Arteriographie (möglichst digitale Subtraktionsangiographie wegen wesentlich geringerer Komplikationen), **keine Routinediagnostik.** Nur in ungeklärten Fällen mit potentiellen therapeutischen Konsequenzen (z.B. Fibrinolyse).

▼ Therapie

Es gibt bis heute keine **wirksame kausale Therapie eines Hirninfarkts.**
Die Behandlungsmaßnahmen bestehen aus drei Komplexen:
1. internistische Basistherapie
2. angiologische Therapie
3. Rehabilitation.
Zu 1. **Internistische Basistherapie:**
► Bekämpfung einer respiratorischen Insuffizienz
► kardiale Therapie (Herzinsuffizienz, Rhythmusstörungen)
► evtl. vorsichtige Behandlung einer Hypertonie
► evtl. Blutzuckernormalisierung.
Zu 2. **Angiologische Therapie:**
► Hämodilution (z.B. mit Hydroxyethylstärke) ohne bisher bewiesene klinische Wirksamkeit
► operative Verfahren, insbesondere Karotisdesobliteration
► antithrombotische Therapie
 – Acetylsalicylsäure **(gesicherte Standard-Therapie bei TIA)**
 – nach 3 Wochen Übergang auf Marcumar© **(gesicherte Rezidivprophylaxe nach kardiogenen Hirnembolien),** sofern kein anderes kardiales Vorgehen möglich ist. Nebenwirkungen (!), insbesondere Blutungsrisiken, beachten. Cave Hypertonie! Lokale fibrinolytische Therapie z.B. mit Urokinase. Risikoreiche Behandlung, die derzeit gesicherten Gefäßverschlüssen mit schlechter Spontanprognose (z.B. Basilaristhrombose) vorbehalten ist.
Zu 3. **Rehabilitation:**
Die frühzeitige stationäre Rehabilitation mit Krankengymnastik und ergotherapeutischen Maßnahmen hat einen bewiesenen Stellenwert zur Verbesserung der Prognose eines Hirninfarkts.

Verlauf und Prognose

Entscheidend für Verlauf und Prognose ist die Früherkennung von Gefäßläsionen insbesondere im Bereich der A. carotis im Rahmen von transienten ischämischen Attacken. Auf diese Weise ist es durch chirurgische oder medikamentöse Maßnahmen häufig möglich, den Eintritt eines Hirninfarkts zu verhindern.
Nach einem abgelaufenen Infarkt werden trotz aller therapeutischen Maßnahmen maximal 10% aller Patienten wieder voll arbeitsfähig.

Differentialdiagnose

In Tabelle 16.4-2 sind die wichtigsten **Differentialdiagnosen des ischämischen Insults** und das geeignete Ausschlußdiagnostikum angeführt.
(Weitere Informationen siehe auch Kap. 20.1.2.)

Tab. 16.4-2 Differentialdiagnose des ischämischen Insults (nach Ringelstein)

häufige Differentialdiagnosen
 – zerebrale Massenblutung (CT)
 – Hypoglykämie (Anamnese, Labor)
 – Migräne
 – sackförmiges Aneurysma mit Subarachnoidalblutung (Liquor)
 – apoplektisches „Gliom" (CT)
 – arteriovenöses Angiom meist mit vorangehenden epileptischen Anfällen (CT)
 – postparoxysmale Lähmung, sog. Todd-Parese nach fokalem oder sekundär generalisiertem Krampfanfall (Anamnese, EEG, CT)

seltenere Differentialdiagnosen
 – Enzephalitis jeglicher Genese (EEG, Liquor, Kernspintomographie)
 – Sinus- und Hirnvenenthrombose (Kernspintomographie, Angiographie)
 – Multiple Sklerose mit seltenen apoplektiformen Symptomen (Kernspintomographie, Liquor)
 – posttraumatische Läsionen (Anamnese)
 – Vergiftungen (toxikologische Untersuchung)

16.5 Synkopen

Synkopen sind reversible Bewußtseinsstörungen von kurzer Dauer. Sie sind Ausdruck einer vorübergehenden Minderversorgung des Hirnstammes mit Sauerstoff oder Glukose.
Die häufigste und zugleich harmloseste Ursache ist die vagovasale Synkope, die sog. „Ohnmacht". Insbesondere bei rezidivierenden Synkopen ist sorgfältig nach einer internistischen, vor allem kardiovaskulären Ursache zu suchen. Nur **selten** sind ätiologisch primäre neurologische Krankheiten vorhanden.
Die wichtigsten Formen sind:
► vagovasale (orthostatische) Synkopen
► kardiale Synkopen
► Reflexsynkopen
► medikamentös verursachte Synkopen
► Synkopen bei primär neurologischen Erkrankungen (insbesondere drop attacks).

16.5.1 Vagovasale Synkopen

Definition

Die vagovasale Synkope (orthostatische Synkope, gewöhnliche „Ohnmacht") erscheint im allgemeinen akut und dramatisch ist jedoch meist harmlos. Anamnestisch sind verschiedene, durchaus charakteristische Auslösefaktoren bekannt, welche das Ereignis als Schreck- oder Schocksynkope einordnen lassen.

Epidemiologie

Vagovasale Synkopen sind häufig. Etwa 30% aller gesunden Erwachsenen können sich an eine erlittene Synkope erinnern.

Kasuistische Beispiele

► Kurzfristige Ohnmacht eines Patienten beim Blutabnehmen.
► Evtl. Gruppenohnmacht, z.B. bei Wachparaden oder längerem Stehen.
► Ohnmachtsanfälle bei Aufregungen, nicht nur auf der Bühne, sondern auch im täglichen Leben (z.B. Gerichtsverhandlung).
► Schreckohnmacht, z.B. beim Anblick von Verkehrsunfällen.

Wenn widrige Umstände beim Erleiden einer Ohnmacht die Beibehaltung der aufrechten Körperhaltung erzwingen (z.B. Einklemmung in einem überfüllten Fahrstuhl), kann Lebensgefahr bestehen. Ansonsten ist das Hinlegen mit Tieflagerung des Kopfes und Hochlagerung der Beine die Behandlung der Wahl.

Ätiologie und Pathogenese

Wie die Kasuistiken zeigen, sind ätiologische Faktoren teils psychischer Natur (Erschrecken, Aufregung), teils führen aber auch z.B. starke Schmerzen oder langes Stehen zur Kreislaufregulationsstörung. Eine familiäre Disposition ist bekannt.
Pathogenetisch kommt es zu einer Fehlregulation des vegetativen Nervensystems infolge eines Überwiegens des Vagotonus. die Abnahme von Herzfrequenz und arteriellem Druck bedingt eine kurzfristige Minderperfusion des Hirnstamms.

S Symptome

Beschwerden: Der Patient selbst bemerkt in einer kurzen Initialphase meist Prodromi (Übelkeit, Bauchschmerzen, Sehstörungen, Schwäche und Kältegefühl, Gähnen). Nach der Bewußtlosigkeit kommt es zu einer schnellen Reorientierung, wobei er sich in der Regel auch an die Auslösemechanismen sowie Prodromi erinnern kann.
Befunde: Der objektive Befund ist ein kurzer, meist nur Sekunden, maximal wenige Minuten anhaltender plötzlicher Bewußtseinsverlust. Meist stürzt der Patient aus aufrechter Körperhaltung zu Boden. Er erscheint blaß und kaltschweißig.

Da es durch den unkontrollierten Sturz zu schweren Schädeltraumen kommen kann, ist eine diagnostisch apparative Abklärung (Röntgen, CT) zwingend (Frakturen, Hirnblutung; ggf. auch Sonographie zum Ausschluß einer Blutung in den freien Bauchraum).

Der Blutdruck ist kurzfristig nicht meßbar, zusätzlich besteht eine Bradykardie zwischen 40 und 50/min. Die Pupillen bleiben eng.
Etwa ein Fünftel zeigt während der Synkope Streckbewegungen oder kurze klonische Zuckungen (sog. konvulsive Synkope).

D Diagnostik

Der körperliche internistische und neurologische Untersuchungsbefund ist im beschwerdefreien Intervall regelrecht, was zusammen mit einer typischen Anamnese in etwa drei Viertel der Fälle die Einordnung erlaubt und auf weitere technische Diagnostik verzichten läßt.

T Therapie

Entscheidend sind allgemeine Maßnahmen:
► sofortiges Hinlegen
► Tieflagern des Kopfes, Hochlagern der Beine
► kühle Raumtemperatur
► allgemeine Beruhigung.
Damit kommt es zu einer Normalisierung des Kreislaufs meist innerhalb von Sekunden, selten von Minuten.

Verlauf und Prognose

Verlauf und Prognose sind meist gut.
Bezüglich gehäufter orthostatischer Synkopen im Rahmen von arteriellen Hypotonien vgl. Kapitel „Hypotonie".
Die transitorisch ischämischen Attacken (TIA) werden in Abschnitt 16.4 abgehandelt.

16.5.2 Kardiale Synkope

Morgagni-Adams-Stokes-Anfall

Der Morgagni-Adams-Stokes-Anfall ist stets Ausdruck einer ernst zu nehmenden **kardialen Rhythmusstörung** (Kammerflimmern oder Asystolie). Er wird nur überlebt, wenn er sich entweder innerhalb von 2 bis 3 Minuten selbst beendet oder durch fremde Hilfe beendet wird. Ohne kardiale Therapie ist die Prognose äußerst schlecht. Deshalb hat die Erkennung einer ersten solchen Attacke den diagnostischen Wert eines Warnsymptoms.
An dieser Stelle soll nur die Beschreibung einer Kasuistik mit spontaner Rückbildung sowie der klinischen Symptome erfolgen, ansonsten sei auf das Kapitel „Kardiologie" verwiesen.

Kasuistik

Ein 75jähriger Mann, der bisher „sein Herz noch nie gespürt hat", sitzt mit Freunden am Stammtisch. Sie unterhalten sich angeregt. Ganz plötzlich wird er blaß, fällt auf den Tisch und liegt schlaff und regungslos da. Der neben ihm sitzende Freund tastet keinen Puls! Bereits Sekunden später stellt sich eine vertiefte Atmung ein, gefolgt von einer Zyanose. Die leicht geöffneten Augen blicken starr. Plötzlich macht er eine Streckbewegung. Noch vor Ablauf 1 Minute beginnen mit dem ersten Pulsschlag einige klonische Zuckungen. Atmung und Puls normalisieren sich. Das Bewußtsein kehrt schnell wieder zurück. Der Patient weiß nichts von dem Anfall und möchte den Vorgang bagatellisieren. Die Freunde bestehen auf einer Einweisung ins Krankenhaus, wo sich ein AV-Block III. Grades als Auslöser eines Adams-Stokes-Anfalls herausstellt.

16.5.3 Reflexsynkopen

Den sog. Reflexsynkopen liegt eine abnorme Überempfindlichkeit physiologischer kardioneuraler Reflexe zugrunde. Ein überwiegender Vagotonus führt zu einer kurzen Bradykardie und arteriellen Hypotonie.

Folgende Formen sind besonders bezeichnend:
► hypersensitiver Karotissinus (Druck auf die Karotisgabel)
► Bulbusdrucksynkope (Druck auf den Bulbus oculi)
► Hustensynkope (starker Hustenstoß)
► Miktionssynkope (nächtliche Miktion im Stehen).

Kasuistik

Eine ältere Dame bemerkt zum wiederholten Male eine kurze Ohnmacht, die sich immer ereignet, wenn sie den Kopf nach links dreht. Die darauf durchgeführte internistische und neurologische Abklärung ergibt zunächst keinerlei Anhalt für die Ursache dieser synkopischen Bewußtseinsverluste. Neurologischerseits sind die Dopplersonographie der hirnversorgenden Arterien sowie das EEG und das kranielle Computertomogramm unauffällig. Kardiologisch können keine Rhythmusstörungen nachgewiesen werden.
Erst in der genaueren Unterhaltung mit dem behandelnden Internisten kommt die Hypothese eines hypersensitiven Karotissinus bei Drehbewegungen des Kopfes auf, der durch einen Karotissinusdruckversuch bestätigt werden kann.

16.6 Schlafstörungen

Schlafstörungen werden eingeteilt in Hyposomnien (Ein- und Durchschlafstörungen), Hypersomnien (z.B. Pickwick-Syndrom, Narkolepsie) sowie Parasomnien (z.B. Schlafwandeln). Während die beiden letztgenannten eher selten sind, werden Ein- und Durchschlafstörungen häufig

angegeben. Etwa ein Drittel aller Patienten einer medizinischen Poliklinik berichten u.a. über Schlafstörungen, wobei sich von vornherein die Frage erhebt, ob dieses Symptom mit den übrigen Beschwerden in Zusammenhang steht. Eine weitere, nicht unerhebliche Zahl von Menschen meint, an einer mehr oder weniger isolierten Schlafstörung zu leiden, wobei die laufende Einnahme eines Schlafmittels eine häufige, aus medizinischer Sicht fast nie sinnvolle Konsequenz ist.

Schlafstörungen ohne organische Ursachen

Die wirkliche Schlafdauer einer Person ist von ihr selbst nur sehr schwer einzuschätzen. Einschlafstörungen oder nächtliche Aufwachphasen werden meist ganz erheblich überschätzt. Das Schlafbedürfnis z.B. des älteren Menschen wird falsch bewertet. Nicht selten ist der abendliche Konsum von Koffein, Nikotin oder Alkohol die Ursache von Einschlafschwierigkeiten.
Der regelmäßige Griff zum Schlafmittel macht aus der akzidentellen Schlaferschwernis im Laufe der Zeit eine organische Schlafstörung, wobei das Suchtpotential der schlafbahnenden Medikamente beachtet werden muß.

Schlafstörungen bei Allgemeinerkrankungen

Man sollte immer hellhörig werden, wenn ein Patient neben anderen Symptomen über eine neu aufgetretene Schlafstörung berichtet. Dabei lohnt es sich stets, die Zusammenhangfrage zu erörtern.

Schlafstörungen als Frühsymptom der Herzinsuffizienz

Ein nächtliches leichtes Absinken des Sauerstoffgehalts oder eine mäßige Hyperkapnie aktiviert das Wachzentrum. Hustenattacken und Harndrang führen zu Durchschlafstörungen.

Schlafstörungen bei arterieller Hypertonie

Üblicherweise sinkt im Schlaf der arterielle Mitteldruck eher ab. In der sog. REM-Phase (rapid eye movement = Phase der Träume) kann es bei Hochdruckkranken zu Blutdruckanstiegen bis über 180 mmHg systolisch und 110 mmHg diastolisch kommen. Der Patient reagiert mit einem Alptraum und wacht dann nicht selten mit Kopfschmerzen auf.

Schlafstörungen bei Angina pectoris

Beim Koronarpatienten hängen Alpträume und Angina pectoris eng zusammen. Es gibt eindeutige Korrelationen zwischen den REM-Phasen und ST-Streckensenkungen im EKG. Auch Herzrhythmusstörungen in der REM-Phase (AV-Bock, ventrikuläre bzw. supraventrikuläre Extrasystolen) sind gehäuft.

16.7 Myopathien

Myopathien sind teils hereditäre, teils erworbene Systemerkrankungen der Muskulatur.
Ihre klinischen Kardinalsymptome sind **Muskelschwäche** (Paresen) und **Muskelatrophie**. Nur ein Teil der Krankheitsbilder (z. B. bestimmte Formen der Myositis) geht mit **Muskelschmerzen** einher (siehe Tab. 16.7-1).
Wichtige Merkmale für die Abgrenzung von anderen schlaffen Paresen auf dem Boden von Schädigungen des peripheren Nervensystems beinhaltet Tabelle 16.7-1.
Die wichtigsten diagnostischen Methoden sind in Tabelle 16.7-2 zusammengestellt.
Im Hinblick auf die Größe des Organsystems (die Muskulatur ist mit 40 bis 45 % des Körpergewichtes eines gesunden Erwachsenen das mit Abstand größte parenchymatöse Organ) ist es nicht verwunderlich, daß es eine Fülle weiterer Erkrankungen gibt. Hier wird auf speziellere Darstellungen sowie die Lehrbücher der Neurologie verwiesen.
Aus der großen Zahl einschlägiger Krankheitsbilder können nachfolgend nur die progressive Muskeldystrophie Typ Duchenne als der wichtigste Vertreter der hereditären Myopathien sowie die Polymyositis/Dermatomyositis für den Formenkreis der erworbenen Myopathien eingehend dargestellt werden (siehe Tab. 16.7-3).

16.7.1 Progressive Muskeldystrophie vom Typ Duchenne

Definition

Es handelt sich um die häufigste Form der progressiven Muskeldystrophien. Die Krankheit wird X-chromosomal-rezessiv vererbt. Sie beginnt in der

Tab. 16.7-1   Allgemeine Symptome einer Myopathie

► muskuläre Paresen
► Atrophie
► Hypotonie
► eventuell Beteiligung von Gesichtsmuskeln, jedoch keine umschriebenen Hirnnervenausfälle
Muskeldehnungsreflexe fehlen erst im fortgeschrittenen Stadium (neurogene Muskelatrophien lassen dagegen eine frühzeitige Areflexie erkennen). Es treten **keine** Sensibilitätsstörungen, trophischen Störungen sowie Faszikulationen auf.

Tab. 16.7-2   Wichtigste diagnostische Methoden bei Verdacht auf das Vorliegen einer Myopathie

► Labordiagnostik (insbesondere Kreatinkinase im Serum)
► Elektromyographie und Elektroneurographie
► bildgebende Verfahren (Myosonographie, Computertomographie, Kernspintomographie)
► Muskelbiopsie

Beckengürtel-Oberschenkel-Muskulatur. Im Verlauf des zweiten Lebensjahrzehnts erfolgt die Immobilisation im Rollstuhl.

Epidemiologie

Die Häufigkeit wird in verschiedenen Erhebungen zwischen 140 und 326/1 Mio. männliche Neugeborene angegeben. In neueren Statistiken liegt die Zahl bei ca. 300/1 Mio. (oder 1/3300 männliche Neugeborene). Spontanmutationen sind ein Drittel der Erkrankungen oder 1/10000.

Ätiologie und Pathogenese

Ätiologisch handelt es sich um eine X-chromosomal-rezessive Erkrankung. Der Genort ist am kurzen Arm des X-Chromosoms in der Höhe der Bande XP 21. Pränatale Diagnostik mit DNS-Sonden ist bei informativen Familien möglich. **Pathogenetisch** führt das Genprodukt zu einer Defizienz oder hochgradigen Verringerung eines bestimmten Proteins, des sog. „Dystrophins".

S Symptome

Klinische Frühform

Beschwerden: Obwohl die Erkrankung bereits pränatal beginnt und eine Erhöhung der Kreatinkinase im Serum im Säuglingsalter regelhaft vorliegt, kommen erste Beschwerden mehrheitlich erst zwischen dem 3. und 5. Lebensjahr zur Ausprägung. Das Symptom einer zunehmenden **Muskelschwäche** äußerst sich am Anfang vor allem in vermehrtem Hinfallen und der Unfähigkeit, schnell zu laufen. Etwas später manifestieren sich Schwierigkeiten beim Aufrichten aus der Hocke sowie beim Treppensteigen. Ein Drittel aller befallenen Buben klagt am Anfang über mehr oder minder starke Wadenschmerzen bei Belastung.
Befunde: Objektive Befunde sind Paresen und Muskelatrophien mit Schwerpunkt im Beckengürtel-Oberschenkel-Bereich. Die Waden erscheinen hypertroph (sog. „Gnomenwaden"; siehe Abb. 16.7-1). Als funktioneller Ausdruck der Paresen findet sich frühzeitig das sog. Gower Zeichen (Emporklettern mit den Armen am eigenen Körper bei Aufrichten vom Liegen oder aus der Hocke). In fortgeschritteneren Stadien fällt der Watschelgang mit positivem Trendelenburg Zeichen (Absinken des Beckens infolge Schwäche der Glutealmuskulatur beim Einbeinstand) auf.

Tab. 16.7-3   Klassifikation der wichtigsten Muskelkrankheiten

Hereditäre Myopathien	Erworbene Myopathien

▶ Muskeldystrophien:
 	
X-chromosomal-rezessive progressive
   Muskeldystrophie Typ Duchenne
X-chromosomal-rezessive progressive
   Muskeldystrophie Typ Becker-Kiener
autosomal-rezessive Gliedergürteldystrophie
autosomal-dominante fazioskapulohumerale
   Muskeldystrophie
myopathisches Skapuloperoneal-Syndrom
okulopharyngeale Muskeldystrophie
okuläre Myopathie
kongenitale Muskeldystrophie
	▶ Entzündliche Muskelkrankheiten
	   nicht erregerbedingt (autoimmunologisch?):
	
	Polymyositis
	Dermatomyositis
	Herdmyositis bei anderen Kollagenosen
	paraneoplatische Poly-/Dermatomyositis
	granulomatöse Polymyositis (Sarkoidose)
	eosinophile Polymyositis
	Einschlußkörperchenmyositis

▶ Myotone Syndrome: Dystrophia myotonica (Curschmann-Steinert) Myotonia congenita (Thomsen) andere myotone Syndrome	▶ Infektiös: viral bakteriell Protozoen Parasiten
▶ Metabolische Myopathien: Glykogenosen Lipidspeichermyopathien mitochondriale Myopathien periodische Lähmungen maligne Hyperthermie seltene andere Formen	▶ Toxische Myopathien ▶ Endokrine Myopathien ▶ Begleitmyopathien bei anderen internistischen Erkrankungen
▶ Myopathien mit Strukturbesonderheiten: central core disease zentronukleäre Myopathie/myotubular myopathy Nemaline myopathy andere seltene Krankheiten	▶ Myasthenie-Syndrome: Myasthenia gravis pseudoparalytica Eaton-Lambert-Syndrom

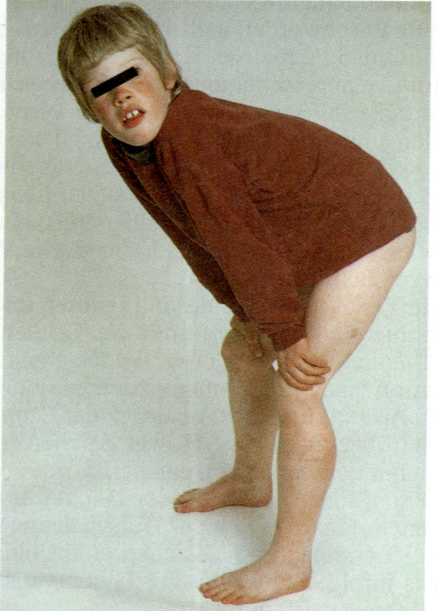

Klinische Spätform

Beschwerden: In den folgenden Jahren kommt es zu einer kontinuierlichen Zunahme der Muskelschwäche mit Beteiligung des Rumpfes und des Schultergürtels. Der Befall der Schultergürtelmuskulatur zeigt sich zuerst durch eine Scapula alata. In der Folge findet sich eine Elevationsbehinderung der Arme. Spätestens im 2. Lebensjahrzehnt erfolgt die Immobilisation im Rollstuhl.

Befunde: Zunehmende Paresen und Atrophien auch im Bereich der Rumpfmuskulatur sowie des Schultergürtel-Oberarm-Bereiches, Entwicklung von Kontrakturen im Bereich der Hüfte, des Kniegelenks und des Sprunggelenks, zunehmende Skoliose.

◀ **Abb. 16.7-1**   Progressive Muskeldystrophie vom Typ Duchenne. 7jähriger Bub mit sichtbarer Wadenhypertrophie und Atrophie im Oberschenkelbereich.

D Diagnostik

Unter den **Laboruntersuchungen** ist die bereits im präklinischen Stadium exzessiv erhöhte **Kreatinkinaseaktivität** im Serum der wichtigste Befund. Der Wert ist im Schnitt auf ca. das 50fache der Norm erhöht und fällt erst dann unter 1000 U/l ab, wenn bereits ein Rollstuhlstadium erreicht ist. Die übrigen Serumenzyme (Transaminasen, LDH) sind gemäß ihrer geringeren Konzentration in der Skelettmuskulatur nur leicht erhöht.

Elektromyographisch findet sich bei Willkürinnervation ein besonders dichtes Entlastungsmuster mit verkürzter Potentialdauer. Bei der Ableitung in Ruhe wird reichlich sog. pathologische Spontanaktivität registriert.

Die bildgebenden Verfahren, welche neben der Bestimmung der Muskelgröße im wesentlichen Informationen über interstitielle Umbauvorgänge ergeben, zeigen eine stadienabhängige Progredienz der pathologischen Befunde. Die Vermehrung des Interstitiums äußert sich in der **Myosonographie** durch eine Zunahme der Echointensitäten, in der **Computertomographie** durch hypodense Einlagerungen, welche Vakatfett entsprechen. **Kernspintomographisch** finden sich signalintensive Herde.

Die **Muskelbiopsie** zeigt eine ausgeprägte degenerative Myopathie mit reichlich Faseruntergängen. Die interstitiellen Umbauvorgänge nehmen stadienabhängig zu. Hand in Hand damit läuft die Parenchymrarefizierung ab (Abb. 16.7-2). Zur Diagnosesicherung dient die immunhistologische Dystrophinbestimmung, die anders als beim normalen Muskel negativ ausfällt.

Komplikationen

Jenseits des 20. Lebensjahrs ist mit Komplikationen seitens des Herzens bzw. des respiratorischen Systems zu rechnen.

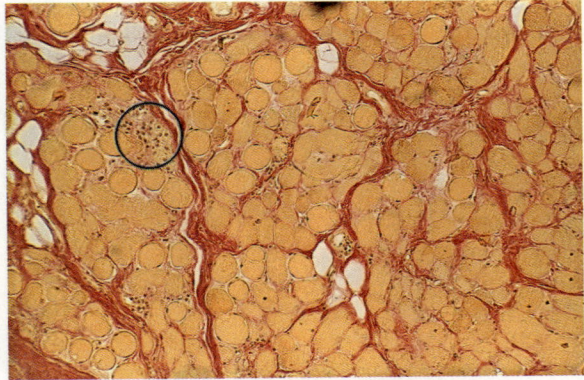

Abb. 16.7-2   Progressive Muskeldystrophie vom Typ Duchenne. Van-Gieson-Färbung, Vergrößerung 40×. Ausgeprägte degenerative Myopathie mit fokal nachweisbaren Muskelfaseruntergängen (siehe Kreis). Interstitielle Umbauvorgänge in Form von Fibrose (Bindegewebe rot) sowie interfaszikulären Fettgewebseinlagerungen.

Was das Herz betrifft, weisen bereits frühzeitig nachweisbare EKG-Veränderungen auf eine präklinische begleitende Kardiomyopathie hin. Meist erst jenseits des 10. Lebensjahres läßt sich echokardiographisch eine Hypomotilität des Posterobasalabschnittes des linken Ventrikels erfassen. Erst jenseits des 20. Lebensjahres kommt es zur Entwicklung von Herzrhythmusstörungen oder einer dilatativen Kardiomyopathie. Letztere ist die Ursache dafür, daß die progressive Muskeldystrophie Typ Duchenne regelhaft eine lebensverkürzende Erkrankung ist.

Was das respiratorische System betrifft, so bedingen eine Skoliose und eine Mitbeteiligung der Atemhilfsmuskulatur jenseits des 15. Lebensjahres eine zunehmende restriktive Ventilationsstörung. Jenseits des 20. Lebensjahres kann eine zeitweise (z. B. nächtliche) Beatmungshilfe erforderlich werden. Eine weitere Gefährdung resultiert aus respiratorischen Infektionen.

▼ Therapie

Eine kausale Therapie ist bis heute nicht bekannt. Von entscheidender Bedeutung ist die ärztliche Beratung, kombiniert mit symptomatischen Maßnahmen. Für die genetische Beratung, insbesondere die Erfassung von Konduktorinnen, sowie die pränatale Diagnostik steht neben der Dystrophinbestimmung die molekulargenetische DNS-Diagnostik mit Hilfe intragenischer Marker zur Verfügung, die in 60 bis 70% der Fälle eine eindeutige Aussage durch Nachweis einer Deletion oder Duplikation erlaubt. Risikoberechnung aufgrund des Stammbaums und der CK-Werte sowie eines Indexpatienten erhöhen die Treffsicherheit.

Die dem Schweregrad der Erkrankung angepaßte **physikalische Therapie** ist die einzige sicher wirksame muskulaturerhaltende Behandlung.

Verlauf und Prognose

Es handelt sich um eine lebensverkürzende Erkrankung, welche durch kardiopulmonale Komplikationen spätestens um das 40. Lebensjahr herum zum Tode führt.

Differentialdiagnose

Insbesondere bei sporadischen Fällen ist die Differentialdiagnose mit großer Sorgfalt zu stellen. Es geht auf der einen Seite um die Abgrenzung anderer, primär vom Beckengürtel ausgehender Muskeldystrophien, auf der anderen Seite um entzündliche Muskelkrankheiten. Neben den dargestellten diagnostischen Maßnahmen kommt der genetischen Untersuchung, ggf. mit DNS-Sonden, besondere Bedeutung zu.

16.7.2 Polymyositis/Dermatomyositis

Definition

Die Polymyositis ist eine meist akut oder subakut, selten primär chronisch auftretende immunogene entzündliche Muskelkrankheit. Bevorzugt finden sich proximal betonte Paresen der Extremitäten unter Einschluß der Nacken- und Pharynxmuskulatur. Die Kombination mit Erythemen der Haut entspricht der Dermatomyositis. Überlappungssyndrome mit anderen Kollagenosen kommen vor. Jenseits des 40. Lebensjahres muß an die Möglichkeit eines paraneoplastischen Syndroms gedacht werden.

Epidemiologie

Seltenes Krankheitsbild, Inzidenz = 0,5/100 000/Jahr. Frauen sind häufiger betroffen als Männer (ca. 3:1). Jenseits des 40. Lebensjahrs ist insbesondere die Dermatomyositis nicht selten mit einem Malignom vergesellschaftet.

Ätiologie und Pathogenese

Ätiologie: Es handelt sich um eine erworbene, sporadisch auftretende Erkrankung. Bisher ließ sich keine eindeutige Assoziation zu HLA-Antigenen nachweisen.

Pathogenese: Bei der Polymyositis handelt es sich um eine rein zytotoxische T-Zell-vermittelte Autoimmunreaktion auf ein noch nicht sicher geklärtes Antigen. Bei der Dermatomyositis sind zusätzliche humorale Autoimmunmechanismen (Nachweis von Antikörpern im Serum!) beteiligt, welche die kleinen Gefäße des Muskels in Mitleidenschaft ziehen.

S Symptome

Beschwerden: Die Patienten klagen über eine relativ **rasch zunehmende Muskelschwäche,** wobei an den Beinen als erstes das Treppensteigen, an den Armen die Elevation betroffen ist. Muskelkaterähnliche Schmerzen werden in ca. 50% der Fälle angegeben, bei den akuten Verlaufsformen häufiger als bei den schleichenden.

Befunde: Im Vordergrund stehen **proximal betonte Paresen.** Im Verlauf der Erkrankung bilden sich **sichtbare Atrophien** heraus. Eine Mitbeteiligung distaler Muskeln wird in ca. 30% der Fälle beobachtet. Sehr typisch ist ein Mitbefall der Nackenheber sowie der Larynxmuskulatur. Letzterer führt zum Symptom einer Dysphagie, seltener einer Dysphonie (siehe Tab. 16.7-4).

Typische Hauterscheinungen charakterisieren das Krankheitsbild der Dermatomyositis („Lila-Krankheit"). Sie können der Ausprägung der Polymyositis vorauseilen oder sie begleiten (siehe Abb. 16.7-3).

D Diagnostik

Labor: Die **muskeleigenen Serumenzyme, vor allem die Kreatinkinase,** daneben aber auch die Transaminasen, die Laktatdehydrogenase und Aldolase, sind sehr empfindliche Indikatoren für den Muskelfaseruntergang und demgemäß in der Mehrzahl der Fälle deutlich erhöht.

Das **EMG** zeigt ein sog. Myopathiemuster, im floriden Stadium begleitet von reichlich pathologischer Spontanaktivität in Ruhe.

Tab. 16.7-4 Klinische Syndrome der Polymyositis/Dermatomyositis

	Polymyositis gesamt (%)	Polymyositis akut (%)	Polymyositis chronisch (%)
Muskelsymptome			
Muskelschwäche			
proximale Muskeln			
untere Extremität	98	94	91
obere Extremität	78	79	62
distale Muskeln	33	35	28
Nackenbeuger	66	72	43
Dysphagie	54	43	7
Gesichtsmuskulatur	11	2	1
äußere Augenmuskeln	2	0	0
Muskelatrophien	52	42	92
Muskelschmerzen	58	63	50
Muskelkontrakturen	32		
Hautsymptome			
„typische Dermatomyositis"	42		
„atypische Dermatomyositis"	20		
sonstige Begleitsymptome			
Raynaud Syndrom	28		
Arthralgien	27		
intestinale Symptome	8		
pulmonale Symptome	2		

Muskelbioptisch findet sich eine diffuse lymphohistiozytäre, entzündliche, mesenchymale Reaktion mit begleitendem Parenchymuntergang (siehe Abb. 16.7-4).

Jenseits des 40. Lebensjahrs ist an die Möglichkeit eines paraneoplastischen Syndroms zu denken. Dabei stehen das kleinzellige Bronchialkarzinom, das Mammakarzinom, das Magenkarzinom sowie das Ovarialkarzinom zahlenmäßig im Vordergrund.

T Therapie

Bei jeder akuten Poly- und Dermatomyositis ist die Indikation zum Einsatz von **Glukokortikoiden** un-

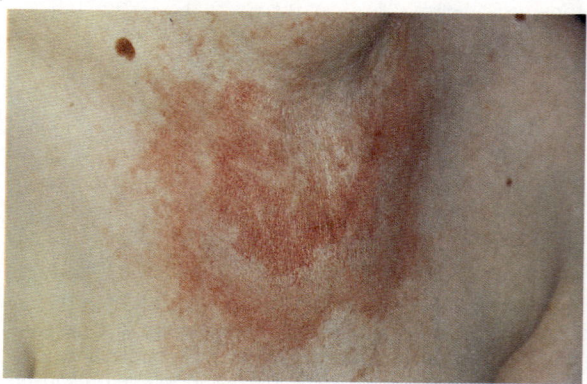

Abb. 16.7-3 Flächenhaftes heliotropfarbenes Erythem im vorderen Halsdreieck bei florider Dermatomyositis.

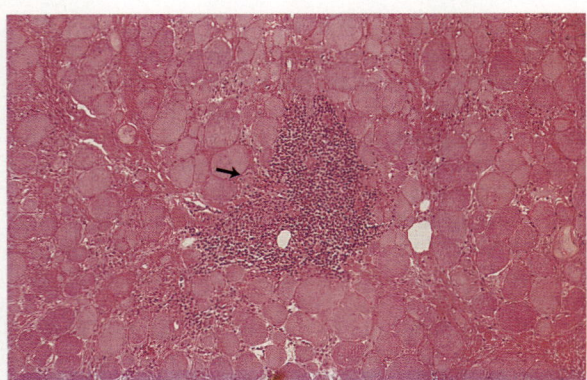

Abb. 16.7-4   Akute diffuse Polymyositis mit lymphohistio-zytären entzündlichen interstitiellen Infiltraten (siehe Pfeil) und floridem Parenchymuntergang. HE-Färbung, Vergrößerung 100×.

bestritten. Man beginnt mit einer hohen Dosis von ca. 80 bis 100 mg Prednison oder Fluocortolon pro Tag. Erst wenn nach klinischen, elektromyographischen und blutchemischen Kriterien eine Besserung zu verzeichnen ist (meist nach 2 bis maximal 4 Wochen), reduziert man langsam bis zur Erhaltungsdosis unter der Cushing-Schwelle.

Der Einsatz von Azathioprin ist indiziert, wenn entweder initial eine besonders schwere Form des Krankheitsbildes, vor allem mit starken Schluckstörungen (Gefahr der Aspirationspneumonie), vorliegt oder der Verlauf zeigt, daß es nicht möglich wird, die Kortikoide unter die Cushing-Schwellendosis zu senken. Andere Immunsuppressiva bzw. der Einsatz der Plasmapherese sind besonders komplizierten Einzelfällen vorbehalten.

Im floriden Stadium ist Bettruhe anzuraten und aktive Krankengymnastik kontraindiziert. Wenn es im Verlauf gelungen ist, das Krankheitsbild medikamentös zu stabilisieren, muß eine aktive Krankengymnastik erfolgen, um das entstehende Defektsyndrom nach Polymyositis so gering wie möglich zu halten.

Wichtig ist eine Langzeiterhaltungstherapie mit geringen Dosen von Steroiden oder Azathioprin allein. Rezidive sind noch nach Jahren möglich. In der Mehrzahl der Fälle gelingt jedoch eine vollständige Remission.

Verlauf und Prognose

In der Regel wird unter der Langzeittherapie eine Remission erzielt. Das Ausmaß des Defektsyndroms richtet sich nach der Schwere des Krankheitsbildes bzw. der Zeit, welche verstreicht, bis der Therapiebeginn erfolgt.

Differentialdiagnose

Die Differentialdiagnose ist insbesondere dann mit aller Sorgfalt zu stellen, wenn bei begründetem klinischem Verdacht die Morphologie das Vorliegen einer entzündlichen Muskelkrankheit nicht sichern

kann. Hier ist jedoch darauf hinzuweisen, daß eine sorgfältige Auswahl der geeigneten Biopsiestelle (nach klinischen Kriterien befallener, aber nicht komplett paretischer Muskel; im EMG Nachweis eines Myopathiemusters mit pathologischer Spontanaktivität in Ruhe) sowie die Art der Aufarbeitung der Probe große Bedeutung haben. Wegen der sich ableitenden therapeutischen Konsequenz ist es empfehlenswert, beim klinischen Verdacht auf eine Polymyositis bzw. Dermatomyositis, welche in einer ersten Biopsie nicht bestätigt werden kann, die Untersuchung zu wiederholen, bevor man z. B. die Diagnose einer sporadischen atypischen Muskeldystrophie stellt. Weiterhin ist die Differentialdiagnose auf andere erworbene Myopathien (endokrine Myopathien, toxische Myopathien, andere Myositiden) zu erweitern.

16.8 Meningitis

Definition

Entzündliche Erkrankungen der Hirnhäute werden unabhängig von der auslösenden Ursache als Meningitiden bezeichnet. Nach dem Verlauf lassen sich drei verschiedene Arten unterscheiden:
▶ die schwere, eitrige, akut verlaufende, meist bakterielle Meningitis,
▶ die nicht-eitrige, lymphozytäre, meist viral bedingte Meningitis,
▶ die chronische Meningitis, für die eine Vielzahl verschiedenster Erreger in Betracht kommt.

Obwohl nicht in allen Fällen eine klare Zuordnung zu einer dieser Formen möglich ist, sollte wegen der Konsequenzen für Therapie und Prognose eine Unterteilung angestrebt werden.

Nach der Lokalisation der Entzündung läßt sich eine überwiegend die Konvexität des Gehirns betreffende **Haubenmeningitis** von einer die Schädelbasis betreffenden **basalen Meningitis** unterscheiden. Greift die Entzündung auf die inneren Liquorräume über, spricht man von einer **Ventrikulitis.** In aller Regel ist, wenn auch mit unterschiedlichen Schwerpunkten, der gesamte Liquorraum betroffen.

16.8.1 Akute eitrige Meningitis

Kasuistik

Ein bis dahin gesundes 4jähriges Mädchen erkrankt akut mit Fieber und Erbrechen ohne sonstige Infektzeichen. Den Eltern fällt zusätzlich eine zunehmende Unruhe auf. Innerhalb von Stunden ist das Kind nicht mehr ansprechbar. Der hinzugezogene Kinderarzt veranlaßt die sofortige stationäre Einweisung.

In der Klinik zeigt sich ein hochfieberndes soporöses Kind, das nur noch ungezielt auf Schmerzreize reagiert. Es zeigt sich eine erhebliche Nackensteifigkeit. Weitere neurologische Ausfälle werden nicht beobachtet.

Der Liquor cerebrospinalis erscheint bei der Punktion makroskopisch trüb. Mikroskopisch finden sich 33 000/3 Zellen, überwiegend segmentkernige Granulozyten. Das Liquoreiweiß ist deutlich erhöht. Der Liquor-Serum-Quotient für Glukose liegt unter 50%. Das Liquorlaktat ist erhöht. Im Liquorausstrich finden sich ebenso wie in der Blutkultur Pneumokokken.
Unter antibiotischer Behandlung ist das Kind bereits nach 2 Tagen wieder voll ansprechbar, am 4. Tag fieberfrei.

Epidemiologie

Im Erwachsenenalter tritt eine eitrige Meningitis lediglich bei 3–10/100 000 Personen auf. Zwei Drittel aller eitrigen Meningitiden betreffen Kinder bis zum 15. Lebensjahr. Dementsprechend beträgt das Risiko im ersten Lebensjahr 80/100 000, innerhalb der ersten fünf Lebensjahre 52/100 000.
Epidemisches Auftreten der Erkrankung sollte an eine Meningokokkenmeningitis und bei Kindern innerhalb der ersten fünf Lebensjahre an eine Haemophilus-influenzae-Meningitis denken lassen. Jahreszeitlich gehäuft tritt die eitrige Meningitis von Herbst bis Frühjahr auf.

Ätiologie und Pathogenese

Das Eindringen der Keime kann grundsätzlich auf zwei Wegen erfolgen:
► Relativ selten kann es zu einer direkten Keimbesiedelung bei offenen Schädel-Hirn-Traumen, bei neurochirurgischen Eingriffen oder auch bei der Liquorentnahme kommen.
► Am häufigsten erreichen die Erreger hämatogen oder lymphogen die Meningen. Häufige Eintrittspforten sind die oberen und unteren Luftwege sowie der Hals-Nasen-Ohren-Bereich. Seltener geht die Meningitis von einer Endokarditis aus.
Die Meningitis kann als isoliertes Symptom, als Komplikation einer lokalen Infektion (z.B. einer Mastoiditis) und schließlich im Rahmen einer Sepsis auftreten.
Das Erregerspektrum hängt vom Lebensalter des Patienten und vom Infektionsweg ab: Im ersten Lebensmonat spielen gramnegative Enterobakterien, in erster Linie Escherichia coli, neben Streptokokken der Gruppe B die Hauptrolle. Bis zum sechsten Lebensjahr führen vor allem Haemophilus influenzae, Pneumokokken und Meningokokken zur Meningitis. Ab diesem Alter sind 60 bis 80% der Infektionen durch Pneumo- oder Meningokokken verursacht.

Ⓢ Symptome

Beschwerden: Bei der akuten eitrigen Meningitis handelt es sich in aller Regel um ein innerhalb weniger Stunden, nur in Ausnahmefällen innerhalb weniger Tage auftretendes schweres Krankheitsbild. Es finden sich neben neurologischen Symptomen häufig internistische Zeichen einer schweren Allgemeinerkrankung.
Leitsymptome sind bei der Mehrzahl der Patienten:

► heftige Kopfschmerzen
► meningeale Reizerscheinungen sowie
► hohes Fieber und andere vegetative Zeichen.
Die **Kopfschmerzen** werden in aller Regel diffus im Bereich des gesamten Kopfs geklagt. Sie sind häufig außerordentlich intensiv und strahlen oft bis in den Oberkörper aus.
Als **meningeales Reizsymptom** findet sich eine Nackensteifigkeit mit der Unfähigkeit, den Kopf bis auf die Brust zu beugen. Die Seitflexion ist in der Regel möglich.
Wichtigstes Allgemeinsymptom ist das fast obligat vorkommende **Fieber**. Dieses erreicht in der Regel innerhalb weniger Stunden 39 bis 40 °C und bleibt in unbehandelten Fällen als Kontinua bestehen. Fieber kann neben einer vorgewölbten Fontanelle im frühen Kindesalter der einzige Hinweis auf eine Meningitis sein. Bei alten Patienten kann in Ausnahmefällen das Fieber jedoch gänzlich fehlen, bei schweren Krankheitsverläufen kann es sogar zu einer Hypothermie kommen.
Neben diesen Leitsymptomen kann eine Vielzahl weiterer Krankheitserscheinungen auftreten:
Als **unspezifische Zeichen** finden sich oft schwerkrankes Aussehen, Inappetenz, Erbrechen, Trinkschwäche beim Säugling und Berührungsempfindlichkeit. Bereits auf geringe Berührungen der Unterlage können Kinder mit schrillem Schreien reagieren. Es besteht eine vermehrte Licht- und Geräuschempfindlichkeit. Als zusätzliches neurologisches Symptom kann es bei der Haubenmeningitis zur Bewußtseinstrübung kommen. Mit zerebralen Krampfanfällen muß besonders bei Meningitiden durch Haemophilus influenzae, Pneumokokken und Staphylokokken gerechnet werden.
Bei überwiegender Lokalisation des entzündlichen Prozesses an der Schädelbasis können die dort verlaufenden Hirnnerven geschädigt werden. Als Symptome werden dann Hörstörungen, Sensibilitätsstörungen im Gesicht und Sehstörungen geklagt.
Befunde: Bei 83% der Patienten besteht ein **Meningismus**. Im Gegensatz zu lokalen Erkrankungen im Bereich der hinteren Schädelgrube oder der Halswirbelsäule, die ebenfalls mit einer Nackensteifigkeit einhergehen können, sind meist auch Dehnungsproben im Bereich der unteren Extremitäten pathologisch verändert:
► **Kernig Zeichen:** Bei Beugung im Hüftgelenk kommt es zur reflektorischen Beugung im Kniegelenk.
► **Brudzinski Zeichen:** Bei Beugung im Nacken kommt es zur Beugung im Kniegelenk.
► **Lasègue Zeichen:** Das gestreckte Bein kann nur wenige Grad von der Unterlage abgehoben werden.
Zusätzliche Zeichen sind:
► **Kniekußphänomen:** Der sitzende Patient kann mit dem Mund nicht die gebeugten Knie erreichen.
► **Dreifußzeichen:** Der Patient stützt sich beim Sitzen mit beiden Armen hinter dem Gesäß ab.

Tab. 16.8-1   Typische Liquorbefunde bei Meningitis

	akute eitrige	nicht-eitrige	TBC	Normalbefunde
Zellzahl (in „Drittelzellen")*	> 3000/3 pro µl	100–3000/3 pro µl	100–3000/3 pro µl	< 12/3 pro µl
Zellart	Granulozyten	initial gemischt, dann lympho-plasmozytär	gemischt, vorwiegend lymphozytär	Lymphozyten Monozyten
Liquoreiweiß	> 100 mg/dl	< 100 mg/dl	> 100 mg/dl	15–45 mg/dl
Glukose (Liquor-Serum-Quotient)	> 50%	< 50%	> 50%	> 50%
Lactat	> 3,5 mmol/l	< 3,5 mmol/l	> 3,5 mmol/l	1,5–2,0 mmol/l

* Wegen der geringen Zellzahl werden 3 µl in der Fuchs-Rosenthal-Zählkammer ausgezählt, die Angabe der Zellen pro µl erfolgt dann in der oben aufgeführten Schreibweise.

Im Säuglingsalter, bei älteren, bei tief bewußtlosen Patienten sowie bei Intoxikationen können allerdings diese meningealen Zeichen fehlen. Bei Säuglingen kann eine **gespannte Fontanelle** bei gleichzeitig bestehendem Fieber einziger Hinweis auf eine Meningitis sein. Wegen der lebensbedrohlichen Erkrankung sollte insbesondere in dieser Situation die Indikation zur Liquorpunktion großzügig gestellt werden.

Im Bereich der Haut zeigen sich bei der Meningokokkenmeningitis mit Sepsis **petechienartige Effloreszenzen** durch Erregerembolien. Auch bei Haemophilus influenzae und Pneumokokkenmeningitis können Petechien beobachtet werden.

D Diagnostik

Bei jedem Verdacht auf Meningitis muß umgehend eine Krankenhauseinweisung zur Liquorpunktion erfolgen.

Diagnostisch wegweisend ist eine überwiegend granulozytäre Pleozytose von mehr als 3000/3 Zellen mit einer gering- bis mäßiggradigen Eiweißerhöhung (siehe Tab. 16.8-1). In 70–90% der Fälle gelingt ein Erregernachweis im Liquor. In seltenen Fällen kann bei stark abwehrgeschwächten Patienten trotz massenhaft nachweisbarer Bakterien eine Zellzahlerhöhung fast völlig fehlen. Wegen der therapeutischen Konsequenzen sollte sofort nach der Liquorentnahme eine Gram-Färbung zur Unterscheidung grampositiver von gramnegativen Erregern erfolgen. Für die wichtigsten Erreger der eitrigen Meningitis (Meningokokken, Pneumokokken, Haemophilus influenzae, Escherichia coli) existieren zusätzlich einfache Latextests zum Antigennachweis. Weitere Untersuchungen dienen dazu, eventuelle Eintrittspforten für Erreger ausfindig zu machen (siehe Tab. 16.8-2).

Tab. 16.8-2   Diagnostisches Vorgehen bei Meningitis

1. Nachweis der Meningitis
► Liquorpunktion:
  – Zellen, Eiweiß, Glukose, Laktat
  – Gram-Färbung
  – Latextests zum Antigen-Nachweis von Meningokokken, Pneumokokken, Haemophilus influenzae, E. coli
  – Ziehl-Neelsen-Färbung
  – bakterielle Kultur

2. Aufklärung der möglichen Ursachen
► Ergänzende Anamnese:
  – Schädel-Hirn-Trauma
  – neurochirurgische Eingriffe
  – HNO-Infektionen
  – Störungen des Immunsystems
  – Erkrankungen in Umgebung
  – familiäre Häufung
  – rezidivierende Meningitiden
► Ergänzender Untersuchungsbefund:
  – Hauterscheinungen: Petechien, Sugillationen, Herpes labialis, makulopapulöses Exanthem, Erythema chronicum migrans
  – Dermalsinus, Meningozele
► Zusatzuntersuchungen
  – HNO-Untersuchung
  – Röntgen: Thorax, Schädel, Nasennebenhöhlen
  – Echokardiogramm

3. Erfassung von Komplikationen
  – intensivmedizinisches Monitoring
  – kranielles CT
  – EEG
  – akustisch evozierte Potentiale

Komplikationen

Im Verlauf der Meningitis können zahlreiche Komplikationen auftreten. Als neurologische Komplikationen finden sich:

▶ subdurales Empyem
▶ sterile subdurale Effusionen
▶ Hydrozephalus
▶ Vaskulitis
▶ septische Sinusvenenthrombose
▶ Hirnödem.

Insbesondere in schweren, oft foudroyant verlaufenden Fällen muß mit einer Reihe internistischer Symptome gerechnet werden. Zum einen kann es zum Auftreten einer Sepsis mit **Schock** und **Verbrauchskoagulopathie** kommen. In diesem Fällen können großflächige Blutungen im Bereich der Haut und Schleimhäute beobachtet werden. Besonders ausgeprägt treten Blutungen beim durch Meningokokken verursachten Waterhouse-Friderichsen-Syndrom auf.

Zum anderen können Pneumonien und das Auftreten eines „**Adult respiratory distress**"**-Syndroms** (ARDS) zu lebensbedrohlichen Komplikationen werden.

▼ Therapie

Je früher die Therapie begonnen wird, desto besser ist die Prognose. Aus diesem Grund sollte die Behandlung sofort nach Entnahme des Liquors auch ohne genaue Kenntnis des Erregers begonnen werden. Gegebenenfalls wird die Therapie später, nach Erhalt der bakteriologischen Untersuchungsergebnisse, modifiziert. Die Auswahl der vor genauer Kenntnis des Erregers verwendeten Antibiotika richtet sich nach dem Lebensalter des Patienten und den Umständen, unter denen die Erkrankung auftrat (bisher gesunder Patient?, Immunsuppression?, lokale Infektion?, nosokomiale Infektion?). Bei bisher gesunden, erwachsenen Patienten mit primärer Meningitis wird unmittelbar nach der Liquorpunktion eine Behandlung mit Penicillin G oder Cefotaxim begonnen. Bei Neugeborenen muß das Therapieschema den in der geburtshilflichen Abteilung vorkommenden spezifischen Problemkeimen angepaßt werden. Bei Kindern und Jugendlichen wird in erster Linie mit Cefotaxim begonnen. Kommt eine direkte Keimeinschleppung in Frage (Schädelfraktur, Liquorfistel, neurochirurgische Eingriffe), muß wegen der Möglichkeit einer Staphylokokkenmeningitis das penicillinasefeste Flucloxacillin zusätzlich zu Cefotaxim verabreicht werden.

Wegen der möglichen internistischen Komplikationen (Sepsis, Schock, ARDS, disseminierte intravasale Koagulopathie) ist eine engmaschige Überwachung der Patienten, wenn möglich, unter intensivmedizinischen Bedingungen nötig.

Prophylaxe

Inzwischen steht ein Impfstoff gegen Haemophilusinfluenzae B (HIB-Vaccinol®) zur Verfügung. Eine Impfung empfiehlt sich für Kinder bis zum fünften Lebensjahr. Als Chemoprophylaxe bei nicht Geimpften kann eine Behandlung mit Rifampicin für 4 Tage erwogen werden. Sie ist vor allem zu empfehlen für Kinder einer Wohngemeinschaft, die jünger als 6 Jahre sind.

Da bisher noch kein ausreichend wirksamer Impfstoff gegen die in Europa relevanten Meningokokken Typ B vorhanden ist, empfiehlt sich im Falle einer Meningokokkenepidemie eine Chemoprophylaxe mit Rifampicin. Alle Mitglieder einer Wohngemeinschaft sollten 2 Tage lang behandelt werden.

Eine Pneumokokkenprophylaxe ist bei Patienten mit Störungen des Immunsystems (z. B. Antikörpermangelsyndrome, Milzentfernung, nephrotisches Syndrom) angezeigt. In Frage kommt eine aktive Schutzimpfung oder eine Chemoprophylaxe mit Penicillin G.

Verlauf und Prognose

Unbehandelt endet ein Großteil der bakteriellen Meningitiden tödlich. Die Letalität beträgt trotz Behandlung mit Antibiotika noch zwischen 5 und 30%. Besonders Pneumokokkenmeningitiden enden in 13–30% tödlich. Als Defektheilungen kommen Hirnnervenausfälle vor allem nach Pneumokokkenmeningitis (insbesondere Hör- und Sehstörungen), symptomatische Epilepsie, Hydrozephalus, Zerebralparesen, Intelligenzdefekte, endokrine Störungen und anderes in bis zu 35% der Fälle vor.

Differentialdiagnose

Schwierigkeiten in der differentialdiagnostischen Zuordnung kommen in erster Linie bei Fehlen der typischen Symptomenkonstellation mit Kopfschmerzen, Fieber und meningealen Zeichen sowie bei Anbehandlung der Patienten vor der Diagnosestellung vor. Im Einzelfall müssen andere Ursachen von Fieber, meningealer Reizung (siehe Tab. 16.8-3) und von akuten Kopfschmerzen bedacht werden.

Tab. 16.8-3   Differentialdiagnose des Meningismus

▶ Meningitis
  – bakteriell
  – viral
  – parasitär
  – chemisch/physikalisch
▶ Subarachnoidalblutung
▶ intrakranielle Raumforderungen
▶ Erkrankungen der Halswirbelsäule
▶ Opisthotonus bei Tetanus

16.8.2 Nicht-eitrige lymphozytäre Meningitis

Kasuistik

Ein 14jähriger Schüler erkrankt akut an diffusen Gliederschmerzen sowie Übelkeit und Erbrechen. Gleichzeitig besteht Fieber bis 38 °C. Seine jüngere Schwester war zuvor an einer akuten Mumpsinfektion erkrankt. Beim älteren Bruder treten in den nächsten Tagen plötzlich starke Kopf- und Nackenschmerzen auf. Da ein deutlicher Meningismus besteht, wird er ins Krankenhaus eingewiesen.

Bei der Liquorpunktion finden sich 540/3 Zellen, vorwiegend Lymphozyten. Das Liquoreiweiß ist nur gering erhöht, ebenso das Liquorlaktat. Der Glukose-Liquor-Serum-Quotient liegt über 50%. Bereits nach der Punktion fühlt sich der junge Patient besser. Nach einer Woche ist er völlig beschwerdefrei. Serologisch läßt sich eine Mumpsmeningitis bestätigen.

Epidemiologie

Der Großteil nicht-eitriger Meningitiden ist durch Viren verursacht. Virale Meningitiden treten vor allem bei Kindern auf. Überwiegend betroffen sind Kinder zwischen dem 5. und 11. Lebensjahr. Die Mehrzahl der Erkrankungen wird während der Sommermonate beobachtet.

Ätiologie und Pathogenese

Im Gegensatz zur akuten eitrigen Meningitis kommen eine Vielzahl verschiedener Erreger in Frage: in erster Linie Viren, daneben jedoch auch Bakterien (Borreliose, Tuberkulose!), Pilze, Protozoen und Rickettsien. Häufig, insbesondere bei den viral bedingten Formen, handelt es sich um eine generalisierte, fieberhafte Erkrankung. Als wesentliche Erreger der viralen Meningitis kommen Coxsackie-, ECHO-, Parainfluenzaviren und das Mumpsvirus in Frage. Je nach Erreger erfolgt die Ansteckung als Tröpfchen- oder Schmierinfektion.

S Symptome

Beschwerden: Meist kommt es im Rahmen eines fieberhaften Infekts zum Auftreten diffuser Kopfschmerzen und eines leicht- bis mäßiggradigen Meningismus. Häufig finden sich Übelkeit und Erbrechen sowie Lichtscheu und Schmerzen bei Bewegung des Augenbulbus. Das Krankheitsbild ist in der Regel leichter ausgeprägt als bei der akuten bakteriellen Meningitis.

Bewußtseinsstörungen, zerebrale Krampfanfälle oder neurologische Ausfälle kommen bei den oben angeführten Erregern eher selten vor. Treten sie auf, müssen neben einer Tuberkulose vor allem Erreger, die gleichzeitig eine Enzephalitis hervorrufen können, in Betracht gezogen werden (z.B. FSME, Herpes simplex). Bei zusätzlichen basalen Hirnnervenausfällen sollte an eine Tuberkulose, Lues oder Borreliose gedacht werden.

Da es sich um eine systemische Infektion handelt, kommen häufig Symptome von seiten anderer Organe vor. Bei Coxsackie-Infektionen können zusätzlich massive Schmerzen im Bereich der Extremitäten, des Thorax und des Rückens bestehen. Bei der durch ECHO-Viren verursachten Meningitis kann eine vorausgehende Durchfallerkrankung anamnestisch eruiert werden.

Befunde: Im Vordergrund stehen meningeale Reizerscheinungen. Zusätzlich können vermehrte Reiz-

barkeit und Schläfrigkeit bestehen. Zum Ausschluß einer Mumpsmeningitis sollte nach sonstigen Hinweisen auf eine Parotitis epidemica gesucht werden. Ausfälle basaler Hirnnerven bei gleichzeitig bestehendem schlechtem Allgemeinbefinden lassen an eine tuberkulöse Meningitis denken.

D Diagnostik

Bei der Liquoruntersuchung zeigt sich eine mäßiggradige, überwiegend lymphozytäre Pleozytose zwischen 60 und 1000/3 Zellen. Lediglich Mumps, lymphozytäre Choriomeningitis und ECHO-Infektion gehen häufig mit höheren Zellzahlen einher. Am ersten Krankheitstag kann noch ein granulozytäres Zellbild vorherrschen. Das Eiweiß ist normal oder leicht erhöht. Die Liquorglukose ist normal (zwei Drittel der Blutglukose). Ist der Liquorzucker erniedrigt, muß an eine Tuberkulose oder Pilzinfektion gedacht werden. Bei Verdacht auf eine Tuberkulose muß neben der Liquordiagnostik (Ziehl-Neelsen-Färbung, Kultur) auch ein Erregernachweis in Sputum und Magensaft versucht werden. Eine endgültige Zuordnung durch direkten oder serologischen Virusnachweis gelingt nur in maximal der Hälfte der Fälle.

Komplikationen

Bisweilen kommt es im Anschluß an eine virale Meningitis (überwiegend Mumpsvirus) zum Auftreten eines Hydrozephalus. Bleibende neurologische Ausfälle sind bei den viralen Meningitiden selten, bei den übrigen Formen kommen schwere Defekte vor.

T Therapie

Eine gezielte Therapie ist, sofern es sich um eine alleinige Virusmeningitis handelt, meist weder möglich noch nötig. Einzige Ausnahme ist der dringende Verdacht auf eine Herpes-simplex- oder Varicella-Zoster-Infektion, wo Aciclovir eingesetzt wird. Bei Tuberkulose muß unbedingt tuberkulostatisch, bei Pilzinfektion antimykotisch behandelt werden. Bei Verdacht auf Borreliose wird mit Cefotaxim oder Ceftriaxon behandelt.

Verlauf und Prognose

In der Regel heilen Virusmeningitiden ohne jegliche Therapie bei mehr als 90% der Patienten innerhalb von 10–14 Tagen folgenlos ab. Bei ungefähr 10% der Patienten kann die Erholung Monate in Anspruch nehmen. Bleibende Ausfälle oder ein letaler Ausgang kommen nur äußerst selten vor. Bei Tuberkulose und Pilzmeningitis hängt die Prognose sowohl vom Immunstatus als auch vom rechtzeitigen Behandlungsbeginn ab.

Differentialdiagnose

Beim akuten Auftreten von Meningismus und Fieber muß in erster Linie eine eitrige Meningitis ausgeschlossen werden. Liegt lediglich ein Meningismus vor, müssen zahlreiche Ursachen in Erwägung gezogen werden (siehe Tab. 16.8-3). Tritt ein Meningismus zusammen mit einer geringgradigen lymphozytären Pleozytose auf, müssen neben Viren auch chemische (z.B. Medikamente) und physikalische Noxen als Ursache mitbedacht werden.

16.8.3   Chronische Meningitis

Ätiologie und Pathogenese

Eine chronische Meningitis kann durch
- ▶ Bakterien (z.B. Tuberkulose, Brucellose, Borreliose, Lues)
- ▶ Viren (z.B. Herpes simplex, EBV, HIV)
- ▶ Protozoen (z.B. Toxoplasmose, Amöben)
- ▶ physikalisch-chemische Noxen (z.B. Kontrastmittel, intrathekale Medikamente)
- ▶ Pilze (z.B. Aspergillose, Kryptokokkose, Kandidiasis)
- ▶ Würmer (z.B. Echinokokkus)
- ▶ internistische Systemerkrankungen (z.B. Sarkoidose, Lupus erythematodes, Vaskulitis, M. Behçet, Hodgkin-Lymphom, Neoplasien)

verursacht werden. Häufig gelingt trotz wiederholter Liquoruntersuchungen keine klare ätiologische Zuordnung.

S   Symptome

Chronische Meningitiden können zu Beginn der Erkrankung häufig sehr blande verlaufen. Zum Teil kommt es zum rezidivierenden Auftreten meningitischer Symptome. Daneben finden sich im Verlauf der Erkrankung häufig Ausfälle basaler Hirnnerven mit Hörstörungen, Fazialisparesen und Störungen der Okulomotorik.

D   Diagnostik

Der Liquorbefund ist meist durch eine überwiegend lymphozytäre Pleozytose von 1000/3 bis 4000/3 Zellen charakterisiert. Bei Befall durch Parasiten findet sich bisweilen eine Eosinophilie, bei malignen Erkrankungen der Nachweis maligner Zellen. Das Liquoreiweiß ist mäßig bis deutlich erhöht (meist 100–200 mg/dl). Besonders hohe Proteinwerte finden sich bei tuberkulösen Meningitiden (bis 1000 mg/dl).

T   Therapie

Die Therapie richtet sich nach der zugrundeliegenden Ursache. Da eine chronische Meningitis in aller Regel nicht spontan ausheilt und es häufig zu chronisch-progredienten, letal endenden Verläufen kommt, sollte unter Umständen auch wiederholt nach der Ursache gesucht werden. Neben mikrobiologischen Untersuchungstechniken muß eine umfangreiche internistische Diagnostik durchgeführt werden.

Literatur

– Banker, B. Q., G. Engel: The Polymyositis and Dermatomyositis Syndromes. In: Myology, Volume 2. McGraw-Hill, New York 1986, 1385–1422.
– Benkert, O., H. Hippius: Psychiatrische Pharmakotherapie. Springer, Berlin–Heidelberg–New York 1976.
– Diener, H. C.: Ultraschallverfahren. In: Pongratz, D. E. (Hrsg.): Innere Medizin der Gegenwart, Bd. 12. Urban & Schwarzenberg, München–Wien–Baltimore 1992.
– Dyck, P. J., P. K. Thomas, E. H. Lambert, R. Bunge: Peripheral Neuropathy Vol. I. and II. Saunders, London 1984.
– Heyck, H.: Der Kopfschmerz. Differentialdiagnostik, Pathogenese und Therapie für die Praxis. Thieme, Stuttgart 1982.
– Heiss, W. D., M. Huber: Schlaganfall. In: Pongratz, D. E. (Hrsg.): Innere Medizin der Gegenwart, Bd. 12. Urban & Schwarzenberg, München–Wien–Baltimore 1992.
– Isenberg, H.: Meningitis im Kindesalter und Neugeborenensepsis. Steinkopff, Darmstadt 1990.
– Ludin, H. P., W. Tackmann: Polyneuropathien. Thieme, Stuttgart 1984.
– Mummenthaler, M.: Neurologische Differentialdiagnostik. Thieme, Stuttgart 1980.
– Pongratz, D.: Atlas der Muskelerkrankungen. Urban & Schwarzenberg, München 1990.
– Pongratz, D., F. Mittelbach, A. Struppler, A. Hofmann: Muskelerkrankungen. In: Bodechtel, G.: Differentialdiagnose neurologischer Krankheitsbilder. Thieme, Stuttgart–New York 1984.
– Ringelstein, E. B.: Ischämische Insulte im Carotisstromgebiet. In: Kunze, K. (Hrsg.): Lehrbuch der Neurologie. Thieme, Stuttgart–New York 1992.
– Scheurlen, P. G.: Differentialdiagnose in der inneren Medizin. Springer, Berlin–Heidelberg–New York 1989.
– Schorre, W.: Die Infektionskrankheiten des Nervensystems. Urban & Schwarzenberg, München–Wien–Baltimore 1979.
– Soyka, D.: Kopfschmerzen. Praktische Neurologie, Band I. Edition Medizin, Weinheim 1984.

Praxisfragen

Praxisfrage 1

Ein 18jähriger Patient erkrankt ganz akut nach einem grippalen Infekt mit Lähmungen, die im Bereich beider Beine beginnen und rasch auf die Arme übergreifen. Sie stellen eine schlaffe beinbetonte Tetraparese mit Areflexie, jedoch ohne Sensibilitätsstörungen fest.

a   Wie lautet Ihre Verdachtsdiagnose?

b   Was veranlassen Sie als nächstes?

Praxisfrage 2

Mit welchen technischen Untersuchungen können Sie auf der Überwachungsstation die Diagnose weiter untermauern?

Praxisfrage 3

Sie werden zu einem 14jährigen Mädchen mit heftigen, seit wenigen Stunden bestehenden Kopfschmerzen gerufen. Das Kind wirkt schwer krank und ist schläfrig. Es hat 40 °C Fieber, liegt mit angezogenen Beinen im Bett und läßt sich kaum von Ihnen untersuchen. Bei Aufsetzen stützt es sich mit beiden Armen hinter dem Gesäß ab. Abdomen und kardiopulmonaler Befund sind unauffällig.

a   An welche Verdachtsdiagnose denken Sie?

b   Welche weiteren klinischen Zeichen erwarten Sie?

c   Welche Maßnahmen leiten Sie ein?

17 Schädliche Einwirkungen und Noxen aus der Umwelt – Physikalische Einwirkungen

17.1 Klimatische Einwirkungen

C. Piekarski, G. Zerlett

Als ein homoiothermes Lebewesen steht der menschliche Organismus in der Notwendigkeit, seine Körperinnentemperatur bei 37 °C zu erhalten. Dies erreicht er bei einer ausgeglichenen Bilanz zwischen freigesetzter metabolischer Wärme und ausreichender Wärmeabfuhr bzw. Wärmekonservierung gegenüber dem umgebenden Klima. Hierbei werden in unterschiedlichem Maße die Klimaelemente **Lufttemperatur, Luftfeuchte** und **Luftbewegung** sowie die **Wärmestrahlung** wirksam. Die thermische Toleranz, d. h. die Fähigkeit, sich mit nicht komfortablen Klimabedingungen auseinanderzusetzen, wird im wesentlichen beeinflußt durch:

► die individuelle Fähigkeit zu einer leistungsfähigen Thermoregulation (ca. 1–2 % der europäischen Bevölkerung ist vermindert hitzetolerant)
► das Alter
► das Geschlecht
► den Akklimatisationszustand
► das Vorliegen internistischer Krankheitsbilder, die die thermische Toleranz beeinträchtigen.

Die Thermoregulation des menschlichen Organismus besteht aus zwei Elementen:

► der **autonomen Thermoregulation**
► der **Verhaltensregulation.**

Unter der Nutzung beider Regulationsverfahren kann der menschliche Organismus in der Regel eine Temperaturspanne des natürlichen Klimas von über 100 K überstehen (–70 °C bis +50 °C in polaren bzw. äquatorialen Bereichen). In unseren gemäßigten Zonen beträgt diese Temperaturspanne noch mehr als 50 K, wobei an industriellen Arbeitsplätzen Temperaturen zwischen –35 °C und +60 °C möglich sind. Die Wirkung des Klimas auf den menschlichen Organismus wird in der Regel auf zwei Wegen beurteilt:

1. Festlegung von höchstzulässigen Beanspruchungsparametern (z. B. der Körperinnentemperatur oder Herzschlagfrequenz)
2. Grenzwertfindung mit Hilfe von Hitzebelastungsindizes oder Klimasummenmaßen.

Die thermische Toleranz kann entweder vorübergehend oder auch bleibend durch eine Reihe internistischer Krankheitsbilder gemindert werden:

► Infektionskrankheiten
► Erkrankungen des Herz-Kreislauf-Systems
► Erkrankungen der Harnorgane
► Erkrankungen der Haut
► Diabetes mellitus
► Suchterkrankungen (Alkohol und Drogen)

Weiterhin können Klimaeinwirkungen selbst Erkrankungen auslösen.

Erkrankungen durch niedrige Temperaturen: Erfrierungen, Frostbeulen, Unterkühlungskrankheit.

Erkrankungen durch hohe Temperaturen: Verbrühungen, Verbrennungen, Augenschäden durch langdauernde Einwirkung von Wärmestrahlung, lokale Hautveränderungen durch chronische Hitzeeinwirkung, Hitzekollaps, Sonnenstich, Dehydrierung, Salzverlust, Hitzschlag (Wärmestau).

Definition

Unter Zugrundelegung des Belastungs-Beanspruchungs-Modells stellt die Einwirkung des Klimas in seiner unterschiedlichen Zusammensetzung für den menschlichen Organismus eine **Belastung** der Thermoregulation dar. Dies führt zu kompensatorischen Veränderungen im Bereich der Körpertemperatur, des Kreislaufs, der Schweißbildung oder auch des Mineralhaushaltes, die als **Beanspruchung** bezeichnet werden. Das Ausmaß dieser Beanspruchungsreaktion wird beeinflußt durch sogenannte **intervenierende Variablen,** wie etwa das Alter, das Geschlecht, die Leistungsfähigkeit, die individuelle Disposition oder auch den Gesundheitszustand der betreffenden Person. Im Rahmen dieses Systems finden sich dann auch die Folgen der klimatischen Einwirkung auf den menschlichen Organismus sowie die Erklärung für die sehr unterschiedliche Reaktionsweise auf unterschiedliche Kombinationen einzelner Klimaelemente.

17.1.1 Physiologie und Pathophysiologie der klimatischen Belastung

17.1.1.1 Physikalische Grundlagen

Die Elemente des Klimas sind Lufttemperatur, Luftfeuchte, Luftbewegung (Windgeschwindigkeit) und Wärmestrahlung. Die Messung der Lufttemperatur erfolgt mit Thermometern als **Trockentemperatur** in °C. Die Luftfeuchte wird entweder mit Hygrometern als temperaturabhängige **relative Feuchte** bestimmt oder als **Wasserdampfdruck**. Die **Luftbewegung** wird mit Hilfe von Anemometern gemessen. Zur Ermittlung der **Wärmestrahlung** eignen sich das Globethermometer nach Vernon und Warner (1932), aus dessen Anzeige die Strahlungstemperatur errechnet werden kann, oder direkt anzeigende Strahlungsmeßgeräte.

Weitere Einflußgrößen auf die Wirksamkeit des Klimas auf den Menschen sind die **Arbeitsschwere,** und damit die Stoffwechselaktivität, sowie die **Bekleidungsdicke,** d.h. die Isolationskraft der Kleidung. Die körperliche Aktivität des Menschen liegt in Ruhe bei einer Wärmeproduktion von etwa 400 kJ/h, bei leichter bis mittelschwerer Arbeit zwischen 600 und 800 kJ/h und bei Schwerarbeit zwischen 1200 und 1400 kJ/h. Die Fähigkeit der Bekleidung, den Wärmeverlust des Menschen zu mindern, wird als ihr Isolationswert bezeichnet. Sie wird in der Maßeinheit clo (abgeleitet vom englischen „clothing") gemessen, wobei 1 clo dem normalen Isolationswert üblicher Männerkleidung entspricht.

$$1 \text{ clo} = 0{,}043 \text{ K} \times \text{m}^2 \times \text{h/kJ}$$

Für die normale Bekleidung eines Mannes bei 1 clo würde dies bedeuten, daß bei 1 K Temperaturdifferenz zwischen Innen- und Außenfläche die Bekleidung eine Wärmemenge von 23 kJ/h pro m^2 durchdringen würde.

17.1.1.2 Thermophysiologische Grundlagen

Im Rahmen des Stoffwechsels produziert der menschliche Organismus in Ruhe eine Wärmemenge von etwa 400 kJ/h, die er im Rahmen körperlicher Schwerarbeit in der Regel verdrei- bis vervierfachen kann – kurzfristige Steigerungen um das Zehn- bis Zwanzigfache sind in Extremfällen möglich. Die Zentren der stoffwechselbedingten Wärmeproduktion liegen in Ruhe zu etwa 80% in den inneren Organen und zu 20% in der peripheren Muskulatur, während sich bei schwerer Körperarbeit dieses Gleichgewicht umkehrt. Die Stoffwechselwärme würde bei Unfähigkeit des Organismus zur Wärmeabgabe bereits in Ruhe die Körpertemperatur innerhalb einer Stunde um 1–1,5 °C ansteigen lassen, bei einer Verfünffachung der Stoffwechselaktivität unter Schwerarbeit gar um 6 °C/h. Da der Mensch seine Lebensvorgänge bei einer Körperinnentemperatur um 37 °C optimiert hat, würde eine derartige Temperaturzunahme zu erheblichen Gesundheitsstörungen führen bzw. mit dem Leben nicht mehr vereinbar sein. Deshalb bedarf es einer wirkungsvollen Thermoregulation, der es gelingt, in weiten Bereichen der Umgebungstemperatur und der Arbeitsschwere durch gezielte Steuerung der Wärmeabgabe eine ausgeglichene Wärmebilanz aufrechtzuerhalten. Hierzu bedient sich der Organismus der **autonomen Thermoregulation** und der **Verhaltensregulation.**

Die Verhaltensregulation nimmt durch geeignete Wahl der Bekleidung, durch Kühlung oder Heizung der Arbeits- und Lebensumgebung sowie durch die gezielte Anpassung der Arbeitsschwere an die thermischen Verhältnisse den überwiegenden Anteil der Thermoregulation wahr, während die unbewußte autonome Thermoregulation lediglich der Feinregulierung dient.

Bei Temperaturen unterhalb der mittleren Hauttemperatur von etwa 33 °C erfolgt die Abgabe von Wärme überwiegend auf **konvektivem** Wege. Diese Wärmeabgabe an die Umgebungsluft folgt dem normalen thermischen Gefälle und wird i.a. durch die Wahl der Bekleidungsdicke verhaltensregulatorisch beeinflußt. Bei Lufttemperaturen oberhalb der mittleren Hauttemperatur kehrt sich das thermische Gefälle zum Organismus hin um. Der konvektive Entwärmungsweg fällt aus, und die Entwärmung des Organismus erfolgt überwiegend **evaporativ,** d.h. durch Verdunstung von Schweiß. Bei Schwerarbeit werden hierbei durchaus zwischen 0,5 und 1,5 l Schweiß/h produziert, unter Extrembedingungen max. 12 l innerhalb von 4 Std. Bei genügender Wasserbindungsfähigkeit der Luft und Verdunstung von 1 l Schweiß werden 2400 kJ Wärme verbraucht. Im Falle akuter hoher Hitzebelastung werden kurzfristig große Mengen Schweiß abgegeben. Hier besteht die akute Gefahr des Wasser- und Salzverlustes, wenn nicht in ausreichendem Maße Wasser und Elektrolyte nachgeführt werden (s. u.).

Regelmäßige Forderung oder auch leichte Überforderung des thermoregulatorischen Systems unter Hitzebelastung führt zu einer Änderung im Regelverhalten der Thermoregulation, zur sogenannten **Akklimatisation** oder **Hitzegewöhnung.** Wesentliches Merkmal ist hierbei, daß der Organismus eine vergleichbare klimatische Belastung deutlich länger mit Zeichen geringerer Beanspruchung erträgt oder in der Lage ist, auch höhere klimatische Belastungen ohne Dekompensation zu ertragen. Merkmale der Hitzegewöhnung sind eine Steigerung der Fähigkeit zu schwitzen, ein früheres Einsetzen des Reflexschwitzens, eine Vermehrung des zirkulierenden Blutvolumens, eine Vermehrung des Herzschlagvolumens sowie ein bis um den Faktor 10 verminderter Elektrolytgehalt des Schweißes. Dies erklärt auch, daß mit Eintritt der Akklimatisation nach ca. 4 bis 6 Wochen wohl ein erhöhter Flüssigkeitsbedarf zur Deckung der erforderlichen Schweißmengen, nicht aber ein erhöhter Elektrolytbedarf zu verzeichnen ist.

Der Zustand der Hitzegewöhnung ist jedoch nicht von unbegrenzter Dauer, vielmehr ist der Fortbestand der Akklimatisation abhängig von der regelmäßig wiederkehrenden erhöhten Hitzebelastung. So gehen nach etwa 1 Woche ohne Hitzeexposition bereits 50% der Hitzeakklimatisation verloren, nach 3 Wochen ist sie bereits nicht mehr nachweisbar.

17.1.1.3   Klimasummenmaße

Zur Vorhersage von Klimawirkungen werden **physiologische Grenzwerte** herangezogen. Versuche, die Herzschlagfrequenz als Grenzkriterium zu nutzen, leiden an der hohen individuellen Variationsbreite sowie an der Schwierigkeit, unterschiedliche körperliche Aktivitäten zu normieren. Versuche, die Körperinnentemperatur als Grenzkriterium zu verwenden, haben stärkere Verbreitung gefunden, stützen sich jedoch häufig auf Klimakammeruntersuchungen, die nicht immer in die Arbeitspraxis übertragbar sind.

Gemeinsam ist allen Versuchen, Beanspruchungsparameter zur Risikobeurteilung des thermisch belasteten Menschen heranzuziehen, daß ihre Aussagekraft auf das einzelne Individuum beschränkt ist und Messungen in Großkollektiven in der Regel nicht möglich sind. Zu diesem Zweck wird zur Risikobeurteilung die **Belastungsmessung** herangezogen, d.h. die Beurteilung des Klimas selbst. Hierzu bedient man sich einer Vielzahl von **Hitzebelastungsindizes** oder Klimasummenmaßen, die den Versuch machen, die unterschiedlichen Kombinationen einzelner Klimaelemente in jeweils unterschiedlichen Meßgrößen bestimmten Wirkungen auf den Menschen zuzuordnen und so in ihrer Einwirkung auf den menschlichen Organismus zu be-

schreiben. Beispielhaft sollen zwei verbreitete Klimasummenmaße angeführt werden:

1. **Effektivtemperatur**
   Die Effektivtemperatur berücksichtigt die Trockentemperatur und Feuchttemperatur der Luft sowie die Windgeschwindigkeit. Sie gilt als Basis-Effektivtemperatur (BET) für den unbekleideten Menschen und als Normal-Effektivtemperatur (NET) für den bekleideten Menschen.
2. **WBGT-Index** (Wet Bulb Globe Temperature)-Index
   Der WBGT-Index wurde als vereinfachender Ersatz für die Effektivtemperaturen eingeführt. Dieses Klimasummenmaß hat sich überwiegend im angelsächsischen Bereich durchgesetzt.

17.1.2   Einwirkung hoher Temperaturen

17.1.2.1   Hitzekollaps

Der Hitzekollaps ist unter den Gesundheitsstörungen im Zusammenhang mit klimatischer Belastung zwar die zahlenmäßig häufigste Erscheinungsform, ist aber relativ leicht zu therapieren und hat in der Regel eine geringe Komplikationsrate. Der Hitzekollaps tritt bei hitzeungewohnten Menschen auf, die unter relativ plötzlicher Hitzebelastung, geringer Luftbewegung und hoher Luftfeuchte, oftmals auch in Menschenansammlungen stehend, sich aufhalten.

Definition

Der Hitzekollaps ist eine Gesundheitsstörung im hitzebelastenden Klima, die ohne erheblichen Anstieg der Kerntemperatur sowie ohne wesentliche Entgleisung des Wasser- und Elektrolythaushaltes häufig unter den Zeichen einer orthostatischen Kreislaufstörung plötzlich auftritt.

Ätiologie und Pathogenese

Bei plötzlich einsetzenden warmen Wetterlagen ist der Organismus in der Abführung metabolischer Wärme besonders gefordert. Da die Haut als Wärmeaustauschorgan herangezogen wird, ist die Hautdurchblutung deutlich gesteigert, mit einer entsprechend verstärkten Verschiebung des zirkulierenden Blutvolumens in die Peripherie. Insbesondere in Menschenansammlungen ist bei geringen Luftgeschwindigkeiten die konvektive Entwärmung behindert, ebenso die evaporative Entwärmung, da wasserdampfgesättigte Luft nicht ausreichend von der Oberfläche der Haut verdrängt werden kann.

Ein großer Anteil des zirkulierenden Blutvolumens durchströmt zu Kühlzwecken die Haut, doch reicht der venöse Rückstrom dem unbeweglich aufrechtstehenden Organismus bei weitgehendem Ausfall der Muskelpumpfunktion nicht mehr aus, um die zerebrale Durchblutung ausreichend sicherzustellen, so daß eine orthostatische Kreislaufsituation mit entsprechender Kollapsneigung eintritt.

🅢 Symptome

Das Krankheitsbild tritt relativ schnell ohne wesentliche Vorzeichen ein. Der Patient fühlt sich plötzlich unwohl, beengt, schwindelig, bisweilen kurzluftig und kollabiert unter den Zeichen eines orthostatischen Kollaps. Das Bewußtsein wird in der Regel bereits nach kurzer Zeit in Horizontallage, bei leichter Kopftief- und Beinhochlagerung, wiedererlangt. Das anfänglich häufig hochrote Gesicht blaßt ab, die Haut ist nicht fühlbar überwärmt und eher feucht. Der Puls ist zunächst tachykard und schlecht gefüllt, kräftigt sich aber innerhalb weniger Minuten in der Horizontallagerung bei abnehmender Herzschlagfrequenz. Bei der Blutuntersuchung findet sich keine spezifische Veränderung der blutchemischen Parameter, insbesondere sind Hämatokrit- und Elektrolytverteilung im Normbereich.

Vorsicht: Vorausgegangener Alkoholgenuß kann den Eintritt des Hitzekollaps beschleunigen und die Kreislauflabilität vertiefen.

🆅 Therapie

Kreislaufstabilisierende Lagerung, Überwachung und Kreislaufkontrolle in kühler Umgebung, ausreichende Bereitstellung von Trinkflüssigkeit. Nach Abklingen der Beschwerden ist in der Regel eine komplikationsfreie Stabilisierung zu erwarten.

17.1.2.2   *Sonnenstich*

Der Sonnenstich ist eine Erkrankung, die in der Regel unter starker Einwirkung von Sonnenstrahlung auf den ungeschützten Kopf auftritt. Er ist ebenfalls keine Wärmeregulationsstörung im engeren Sinne, sondern eine Erkrankung auf der Basis einer direkten Sonnenwirkung auf das zentrale Nervensystem.

Definition

Der Sonnenstich ist durch direkte Sonneneinwirkung durch das Schädeldach auf das zentrale Nervensystem charakterisiert. Die Symptomatik und Krankheitsfolgen erklären sich unmittelbar aus dem Umfeld dieser lokalen zerebralen Irritation.

Ätiologie und Pathogenese

Bei nicht ausreichendem Schutz des Kopfes vor übermäßiger direkter Sonnenbestrahlung (z.B. Fehlen einer Kopfbedeckung) oder durch unphysiologische Kopfbedeckungen, die den Schutz durch das natürliche Haarkleid des Schädels unwirksam machen (z.B. Stahlhelm), wird ein direkter Übertritt langwelliger Sonnenstrahlung durch das Schädeldach auf das menschliche Gehirn begünstigt. Bei gleichzeitig unzureichender Abfuhr der überwiegend radiativ eindringenden Wärmemengen über die Durchblutung kommt es zu einer mehr oder weniger stark ausgeprägten lokalen Irritations-

reaktion des Gehirns mit der Ausbildung eines lokalen Ödems. Ausdehnung und Lokalisation dieses Ödems bestimmen dann auch Symptomatik, Ausprägung, Schweregrad und mögliche Komplikationen des Krankheitsbildes.

🅢 Symptome

Zunächst zunehmend Schwindel, Ohrensausen, Sehstörungen mit Flimmerskotom, Übelkeit und Erbrechen. Wird zu diesem Zeitpunkt die Sonnenexposition unterbrochen und der Patient in eine kühle Umgebung gebracht, verschwinden die beschriebenen Erscheinungen häufig in wenigen Stunden ohne spezifische Therapie. Wird die Belastung durch Sonnenbestrahlung nicht rechtzeitig abgebrochen, können sich die beschriebenen Symptome schnell vertiefen, wobei zunehmend Benommenheit, Eintrübung bis hin zur Bewußtlosigkeit und Kollaps eintreten. Atem- und Herzfrequenz sind deutlich erhöht, die Pupillen sind vielfach starr und weit. Neben ausgeprägter Übelkeit beklagen die Patienten häufig eine deutliche Nackensteife, die als Zeichen der meningealen Beteiligung zu deuten ist. Die Körpertemperatur ist nicht deutlich erhöht, die Haut schweißig-klebrig, eher kühl. Schwere Fälle sind durch tiefe Bewußtlosigkeit charakterisiert, verbunden mit zentralen Krämpfen, wobei dann auch unter dem Zeichen wachsenden Hirndrucks ein zentrales Kreislaufversagen mit Todesfolge eintreten kann. Differentialdiagnostisch gelingt die Abgrenzung zum Hitzekollaps in der Regel durch das stärkere Hervortreten zerebraler Zeichen, wenngleich auch beim Sonnenstich Zeichen der Elektrolytverschiebung und des Volumenmangels primär fehlen.

Komplikationen

Komplikationen sind in leichten Fällen des Sonnenstichs selten. Häufigkeit und Zahl von Komplikationen leiten sich stets von der Schwere des zerebralen Geschehens ab. In einigen Fällen tritt flüchtiges Fortbestehen von rezidivierenden Kopfschmerzen, aber auch flüchtige Kreislauflabilität und rasche Ermüdbarkeit ohne bleibende Folgen auf. Nur in den seltenen schweren Ausprägungen eines Hirnödems können auch bleibende Wesensveränderungen und in sehr seltenen Fällen auch fokale neurologische Ausfälle beobachtet werden.

🆅 Therapie

Bergung des Erkrankten aus der unmittelbaren Sonnenbestrahlung, Lagerung und Überwachung in einem kühlen, gut durchlüfteten Raum. Weitere Therapie symptomatisch, wobei im Vordergrund die Behandlung des sich möglicherweise zeigenden Hirnödems ist. Im einzelnen wird auf die entsprechende intensivmedizinische Literatur verwiesen. Die **Prognose** ist im allgemeinen gut, wobei die Krankheit in der Regel ohne Spätfolgen ausheilt. Lediglich seltene, besonders schwer verlaufende Formen zeigen neurologische Defektheilungen.

17.1.2.3   Wasserverarmung/Durst

Ein Mißverhältnis zwischen ausreichender Wasserzufuhr und notwendiger Wasserabgabe über die harnbereitenden Organe bzw. die Haut führen zu einem Ungleichgewicht in der Wasserbilanz. Vorübergehende Mißverhältnisse zwischen Wassereinfuhr und Wasserausfuhr führen zu deutlichem Durstgefühl und können bei gesundem Organismus leicht oral ausgeglichen werden. Stärkeres Dursten bei uneingeschränktem Wasserverlust führt jedoch u.U. zu erheblicher Dehydration.

Definition

Die Wasserverarmung/Dehydration stellt den Zustand einer unausgeglichenen Flüssigkeitsbilanz dar, bei der innerhalb kurzer Zeit bei unzureichender Wasserzufuhr Flüssigkeitsverluste zwischen mindestens 3 und 6% des Körpergewichtes eingetreten sind.

Ätiologie und Pathogenese

In Bereichen hoher thermischer Belastung bedarf der Organismus teilweise großer Wassermengen, um durch ausreichende Schweißverdunstung eine ausgeglichene Wärmebilanz herzustellen. Bei gleichzeitig unzureichender Einfuhr von Wasser kann es hierbei zu empfindlichen Flüssigkeitsbilanzstörungen kommen. Da unter hoher thermischer Last durchaus mehrere Liter Schweiß in wenigen Stunden produziert werden können, müssen äquivalente Flüssigkeitsmengen in etwa gleichem Zeitraum oral substituiert werden. Hierbei ist zu berücksichtigen, daß der Magen-Darm-Trakt in der Regel eine auf durchschnittlich 1,5 bis 2 l pro Stunde **begrenzte Flüssigkeitsaufnahmefähigkeit** besitzt. Bei unzureichender kontinuierlicher Wasserzufuhr können so unter Umständen deutliche Wasserverluste eintreten. Wasserverluste von 2 bis 3% des Körpergewichtes führen zu deutlichem Durstgefühl, wobei Verluste bis zu 6% zwar bereits erhebliche Symptome zeigen, jedoch ohne wesentliche Elektrolytbilanzstörungen oral wieder aufgefüllt und folgenlos überstanden werden können. Plötzliche Wasserverarmungen zwischen 10 und 20% hingegen können schwere gesundheitliche Folgen mit Organschäden bis hin zum Tod verursachen.

🅢 Symptome

Wasserverarmungen zwischen 3 und 6% führen neben erheblichem Durstgefühl zu Muskelschmerzen, motorischer Unkoordiniertheit, Müdigkeit bis hin zu Urteilsschwäche, Antriebslosigkeit und zeitweiliger Desorientiertheit. Weiterer Wasserverlust bis zu 10% des Körpergewichtes vertieft diese Symptome mit zusätzlicher Atemnot, Zyanose, Verlust des Speichelflusses und Gehunfähigkeit. Weitere Dehydrierung steigert die Schwere der Symptome und mindert insbesondere bei raschem Wasserverlust die Überlebenswahrscheinlichkeit deutlich. Im Vordergrund stehen nunmehr Halluzinationen, Bewußtseinsverlust mit Krampfanfällen, Anurie und Kreislaufversagen. Im Gefolge dieser Erkrankungen ist dann auch mit Nekrosen in parenchymatösen Organen zu rechnen sowie mit schweren Gerinnungsstörungen. Während bei diesen schweren Krankheitsbildern im Überlebensfalle mit Spätfolgen, beispielsweise bleibenden Nierenschäden, gerechnet werden muß, verlaufen geringergradige Dehydrationen in der Regel ohne bleibende Folgen.

▼ Therapie

Im Vordergrund jeder Therapie steht der möglichst schonende und gleichzeitig wirksame Flüssigkeitsersatz. Fälle geringerer Dehydration lassen sich in der Regel oral substituieren, zumal primär ein Ungleichgewicht der Elektrolyte nicht befürchtet werden muß. Hierbei sollte die Trinkmenge trotz der Wassergier des Durstenden auf häufige **kleinere Portionen** beschränkt bleiben und erst mit langsamer Steigerung eine nach oben auf 1,5–2 l/h begrenzte Trinkmenge angestrengt werden. Bei längerer und höhergradiger Trinkwasserverarmung tritt zusätzlich die Gefahr einer **Elektrolytstörung** ein, so daß dann die parenterale Flüssigkeitssubstitution unter sorgfältiger Prüfung der Elektrolyte erforderlich wird. Berücksichtigt werden sollte, daß sich bei Schweißverlusten mit einer Wasserverarmung bis zu 10% das Plasmavolumen etwa 2,5mal so schnell wie die übrige Körperflüssigkeit vermindert. Neben der regelmäßigen **Elektrolytkontrolle** spielt die gleichzeitige Beobachtung der **Ausfuhr** und des **zentralen Venendrucks** eine wesentliche Leitfunktion bei der Rehydration. Des weiteren muß der Blutgerinnungsstatus häufig und regelmäßig überwacht werden. **Prognose:** Leichte Dehydrationen bis zu 6% erholen sich in der Regel auch bei oraler Substitution gut und ohne Folgen. Auch schwere Dehydrationen zeigen dann eine gute Prognose, wenn die Rehydrierung frühzeitig erfolgt.

17.1.2.4   Salzverarmung

Neben dem Verlust von Wasser droht insbesondere dem nicht akklimatisierten Menschen unter Hitzebelastung der übermäßige Verlust von Elektrolyten, insbesondere von Kochsalz.

Definition

Unter Salzverarmung im Umfeld der Gesundheitsstörungen bei klimatischer Belastung wird in der Regel der vermehrte Verlust von Kochsalz verstanden.

Ätiologie und Pathogenese

Der unter Hitzebelastung eines nicht akklimatisierten Menschen gebildete Schweiß enthält in der Regel etwa 0,4% Kochsalz. Bei entsprechender Schweißproduktion sind so Kochsalzverluste zwischen 0,5 und 0,7 g/kg Körpergewicht möglich, so daß selbst die tägliche Zufuhr von 10 g Kochsalz mit der üblichen Ernährung den über den Schweißverlust erhöhten Kochsalzbedarf nicht ausreichend decken kann. Erst im Laufe der Akklimatisation erlernt der Organismus, den Salzgehalt des Schweißes bis auf etwa 0,03% abzusenken, wodurch dann bei ausreichender Schweißproduktion eine ausgeglichene Salzbilanz bei normaler Salzeinfuhr möglich wird. Akute Kochsalzmangelerscheinungen sind somit stets bei nicht akklimatisierten Menschen zu erwarten, die erstmalig größerer Hitzebelastung ausgesetzt sind.

⑤ Symptome

Die Frühsymptome des Kochsalzmangels sind zwar charakteristisch, doch werden sie zunächst leicht übersehen oder mißdeutet. Häufig finden sich eine zunehmende Reizbarkeit und Unruhe (Tropenkoller, Schmerzkoller), verbunden mit zunehmender Mattigkeit, aber auch plötzlichem Schwindel, Unwohlsein und Kollapsneigung. Bei schweren oder ungewohnten Hitzearbeiten kann ein plötzlicher massiver Kochsalzmangel mit den Symptomen Adynamie (Kraftlosigkeit), Bewußtseinsverlust sowie Übelkeit, Erbrechen und unsymmetrische Muskelkrämpfe auftreten.

▼ Therapie

Leichte Fälle der Kochsalzverarmung sind durch orale Substitution leicht behandelbar. Unter der Berücksichtigung, daß lauwarmes Salzwasser kein geeignetes Therapeutikum ist und eher bereits vorhandene Übelkeit und Brechreiz massiv verstärkt, lassen sich Salzmengen in ausreichendem Maße in stark gewürzten Speisen, Suppen und dergleichen unterbringen. Schwere Salzverluste hingegen bedürfen der parenteralen Substitution unter strenger Elektrolytbilanzierung. Kochsalzmangel wird bei adäquater Therapie relativ schnell und folgenlos überstanden.

17.1.2.5   Hitzschlag

Der Hitzschlag ist die schwerste Form der generalisierten, lebensbedrohenden Gesundheitsstörung im Umfeld der thermischen Belastung. Unbehandelt führt der Hitzschlag in den meisten Fällen zum Tode. Die Letalität ist auch bei optimaler klinischer Versorgung in Abhängigkeit von den Randbedingungen zwischen 10 und 20% anzusetzen. In unseren gemäßigten Breiten stellt der Hitzschlag ein seltenes Krankheitsbild dar, doch sollte differentialdiagnostisch stets, insbesondere im Umfeld körperlicher Höchstleistungen unter thermischer Belastung, an einen Hitzschlag gedacht werden.

Definition

Der Hitzschlag wird durch einen generalisierten Wärmestau hervorgerufen. Ursache ist ein akutes Mißverhältnis zwischen Wärmeproduktion und Wärmeabgabe. Bei rascher Verselbständigung und Vertiefung des Krankheitsbildes kommt es zu einem völligen Zusammenbruch der Thermoregulation, der sich im Spätstadium der Erkrankung therapeutisch nicht mehr beeinflussen läßt und zum Tode führt.

Ätiologie und Pathogenese

Unter schwerer Hitzebelastung, insbesondere unter hitzebelasteter Schwerarbeit, kommt es zu einem zunehmenden Unvermögen, in ausreichendem Maße metabolische Wärme aus dem menschlichen Organismus abzuführen. Im Rahmen dieser progredienten Insuffizienz der Entwärmungsmechanismen bricht insbesondere der Schwitzmechanismus zusammen, bei gleichzeitig deutlich zunehmender Körperinnentemperatur. Bei Überschreiten einer Körpertemperatur von 39 °C besteht zunehmend die Gefahr des zentralen Zusammenbruchs der Thermoregulation. Während bis zu diesem Stadium bei maximal durchströmter und erweiterter Gefäßperipherie mit Rotfärbung der Haut vom therapeutisch günstigen ersten Stadium des Hitzschlags oder vom „Stadium der roten Hyperpyrexie" gesprochen wird, verselbständigt sich das Krankheitsbild bei zunehmender Körperinnentemperatur in das zweite Stadium der prognostisch wesentlich ungünstigeren „grauen Hyperpyrexie" mit zentralem Versagen der Thermoregulation und des Kreislaufs und zunehmend sich vertiefendem protrahiertem Schock.
In diesem Krankheitsstadium sind die Möglichkeiten der erfolgreichen Therapie deutlich gesunken. Die Körperinnentemperatur überschreitet nicht selten 41 °C, die Gefahr des sukzessiven schweren Organversagens steigt ständig und ist schließlich nicht mehr abzuwenden. In diesem Zustand ist die Wärmeabgabe praktisch zusammengebrochen, während gleichzeitig die metabolische Wärmeproduktion ungehemmt weiterläuft und schwere zentrale Krampfanfälle durch ihre exzessive Muskelarbeit die Erwärmung sogar zusätzlich beschleunigen. Neben dem sekundären Organversagen tritt häufig noch eine schwere Gerinnungsstörung (Verbrauchskoagulopathie) hinzu. Der Tod tritt vielfach durch zentrales thermisches Kreislaufversagen ein.

⑤ Symptome

1. Stadium: rote Hyperpyrexie

Im Frühstadium des beginnenden Hitzschlags zeigt der Patient mehr oder weniger ausgeprägte Zeichen der Hitzebelastung mit stark geröteter Haut, abnehmender Leistungsfähigkeit und vielfach verminderter Bewegungskoordination. Die Ansprechbarkeit ist vermindert, ebenso die Empfindlichkeit gegenüber Reizen von außen; häufig werden ein zunehmender Stupor bis hin zur Benommenheit und rasch sich vertiefender Eintrübung beobachtet. Herausragendes **Leitsymptom** ist aber das plötzliche Versiegen der anfangs noch intakten Schweißproduktion: Die Haut wird heiß und trocken. Sofortiges Unterbrechen der Hitzeexposition und Verbringen des Erkrankten in eine kühle Umgebung helfen, erfolgreiche therapeutische Schritte einzuleiten. In diesem Zustand hat die Körperinnentemperatur häufig Bereiche zwischen 39 und 40 °C erreicht. Bleibt das Krankheitsbild bis dahin unbeeinflußt, verselbständigt sich die Symptomatik in das

2. Stadium: das Stadium der **grauen Hyperpyrexie.** Hier nun steht bei weiter ansteigender Körperinnentemperatur ein völliger Zusammenbruch der Thermoregulation mit schwerem protrahiertem Schock im Vordergrund, der häufig komplizierend schwerste **Organmanifestationen** einleitet: Nierenversagen, Rhabdomyolysen, Auflösung quergestreifter Muskelfasern, Myokardnekrosen und Nekrosen der Leber. Als wesentliche Hauptursache werden Mikroangiopathien durch die Hitzewirkung gesehen. Ebenso finden sich Gerinnungsstörungen sowie ausgeprägte Schäden im zentralen Nervensystem, die Verwirrtheitszustände bis hin zur tiefen Bewußtlosigkeit, zu schweren Krampfanfällen und völligem Versagen des Thermoregulations- und Vasomotorenzentrums zur Folge haben. Wird dieses Krankheitsbild überlebt, so sind schwere Defektheilungen im Bereich der beteiligten Organe nicht selten.

D Diagnostik

Die wesentlichen Hinweise für die Diagnostik ergeben sich aus der Vorgeschichte (siehe oben). Das **Stadium der roten Hyperpyrexie** zeigt im wesentlichen heiße, trockene, rot gefärbte Haut. Der Puls ist schnell, zunehmend schlecht gefüllt, reduzierter Allgemeinzustand bei zunehmend eingetrübter Bewußtseinslage, Körperkerntemperatur in der Regel 39 °C und mehr, Neigung zu motorischer Unruhe bis hin zu tonisch-klonischen Krämpfen. Die Diagnosestellung erfolgt in der Regel rein klinisch, blutchemische Parameter müssen anfangs nicht unbedingt pathologisch verändert sein.

Stadium der grauen Hyperpyrexie: Hier steht der sich deutlich verselbständigende Kreislaufzusammenbruch mit protrahiertem Schock im Vordergrund. Die Haut ist blaß.

Achtung! Die Haut kann eher kühl sein, während die Körperkerntemperatur häufig deutlich über 40 °C angestiegen ist. Daher immer Rektaltemperatur messen. Gefahr schwerer generalisierter Krämpfe, im fortschreitenden Stadium Gefahr der Elektrolytentgleisung und der schweren Gerinnungsstörung.

▽ Therapie

Im Vordergrund steht, die exzessiv angestiegene **Körpertemperatur** möglichst rasch **abzusenken.** Eiswasserbäder, Einläufe mit Eiswasser und auch Magenspülungen mit gekühlter Kochsalzlösung haben ebenso Erfolge gezeigt wie das Umhüllen mit feuchten, kühlen Tüchern und das Anblasen mit kühler

Luft zur Substitution des zum Erliegen gekommenen Schwitzmechanismus. Wesentliches leitendes Element sind hierbei die therapeutischen Möglichkeiten des betreuenden Krankenhauses.

Hauptgefahr der zu massiven Abkühlung von außen ist die reaktive Vasokonstriktion in den Hautgefäßen, die einen ausreichenden Wärmeaustausch bei gleichzeitig nicht intaktem Kreislauf verhindert. Das derzeitig leistungsfähigste Abkühlungsverfahren stellt die sogenannte „Makkah-Body-Cooling-Unit" in Kuwait und Saudi-Arabien dar. Hier werden die Patienten in unbekleidetem Zustand auf einem Gurtnetz frei liegend mit lauwarmem Wasser angesprüht und mit Luft angeblasen und bei Zeichen der peripheren Vasokonstriktion mit lauwarmem Wasser wieder zum Öffnen der peripheren Blutgefäße veranlaßt. Auf diese Weise wurde eine schonende und hochwirksame Absenkung der Rektaltemperatur von ca. 0,3 °C/5 min erreicht. Bei gleichzeitig sedierender und antikonvulsiver Therapie sowie intensivmedizinischer Behandlung der Kreislauf- und Gerinnungssituation konnte die Letalität auf unter 10% gedrückt werden.

Zur Sedierung wird 10 mg Valium® empfohlen, bei Bereitschaft zu ausgeprägten Hitzekrämpfen die weitere Gabe von je 50 mg Largactil® und Phenergan®, auf zwei Dosen verteilt, in 250 ml 25%iger Glukoselösung. Des weiteren sollte die Anwendung von Steroiden dann erwogen werden, wenn Zeichen des Hirnödems sowie hämolytische Komplikationen aufzutreten drohen. Relative Kontraindikation für Steroide ist das Auftreten eines akuten Nierenversagens. Im Falle einer nicht beherrschbaren Krampfbereitschaft ist zur Minderung weiterer exzessiver Wärmeproduktion eine vorübergehende Relaxation mit kontrollierter Beatmung zu erwägen. Bei der Elektrolytüberwachung ist die häufig auftretende anfängliche **Hypernatriämie** zu beachten, so daß bei der Therapie der Schocksituation natriumfreie Plasmaexpander verwendet werden sollten.

Die weiteren intensivmedizinischen Maßnahmen müssen sich nach dem Allgemeinbild, insbesondere bei möglichen Organkomplikationen und Gerinnungsstörungen, richten. Von entscheidender Bedeutung für die Prognose ist, wie schnell und wirksam die Hyperthermie abgesenkt werden kann.

17.1.3 Einwirkung tiefer Temperaturen

17.1.3.1 Unterkühlung

Die Unterkühlung ist eine Erkrankung, die in unseren geographischen Breiten selten, meist im Umfeld von Unglücksfällen, auftritt. Stürze in kaltes Wasser, Unfälle im Gebirge oder auch erschöpfende Tätigkeit in kalter Umgebung sind oft die Ursache. Verletzungen, Alkoholgenuß,

Erschöpfung oder auch durchnäßte Bekleidung bei hohen Windgeschwindigkeiten können Unterkühlungszustände beschleunigen und vertiefen. Unbehandelt führt die schwere Unterkühlung stets zum Tode, aber auch unsachgemäße Wiedererwärmungsmaßnahmen können ein lebensbedrohendes Risiko darstellen.

Definition

Als Unterkühlung werden Zustände bezeichnet, bei denen die Körperinnentemperatur unter 35 °C abgesunken ist.

Ätiologie und Pathogenese

Die Unterkühlung tritt dann ein, wenn es zu einem erheblichen Ungleichgewicht zwischen erhöhter Wärmeabfuhr und unzureichender Wärmebildung kommt, so daß die Körperinnentemperatur erheblich unter 37 °C absinkt. Während die in der Kleidung enthaltene Luft eine relativ hohe Isolationswirkung besitzt, kann sie ihre Schutzfunktion bei Durchnässung nicht mehr aufrechterhalten. Der nunmehr ungehinderte Wärmeabstrom kann noch verstärkt werden, indem hohe Luftbewegung die konvektive Wärmeabfuhr beschleunigt (wind chill effect) und außerdem durch verstärkte Verdunstung der in der Kleidung enthaltenen Feuchte dem Körper zusätzlich Verdunstungswärme entzieht. In erheblichem Maße wird die Wärmeabfuhr auch dann gesteigert, wenn der menschliche Organismus vollständig in Wasser eingetaucht ist, wobei bereits Wassertemperaturen um 20 °C zur Unterkühlung führen können. Der Genuß von **Alkohol** kann Auskühlungsvorgänge dadurch beschleunigen, daß er sekundär die durch die Kälte reflektorisch verengten Hautgefäße weitet und die im Körperkern bewahrte Wärme über die Haut abströmen läßt. Das dabei erzeugte subjektive Wohlbefinden beruht lediglich auf der vorübergehenden Anwärmung der Kälterezeptoren der Haut. Dieses subjektive Wärmeempfinden täuscht jedoch über den verstärkten Wärmeabstrom aus dem Körper hinweg (Stadtstreichertod). Während Kerntemperaturen bis 35 °C relativ unkritisch wieder erwärmt werden können, ist unterhalb von 35 °C mit ernsten Gesundheitsstörungen zu rechnen. Auch die Wiedererwärmung wird zunehmend schwieriger; Temperaturen unter 28 °C sind vielfach lebensbedrohend. Bei niedrigen Körperkerntemperaturen stehen insbesondere Elektrolytbilanzstörungen im Vordergrund, verbunden mit Störungen der Erregbarkeit des Herzmuskels, so daß eine häufige Todesursache bei ausgeprägter Unterkühlung das Kammerflimmern mit funktionalem Kreislaufstillstand ist.

🆂 Symptome

Neben ausgeprägtem Kältegefühl setzt relativ früh reflektorisches Muskelzittern zur Steigerung der metabolischen Wärmeproduktion ein. Neben dem zunehmend belastenden Gefühl des Frierens werden deutliche Einbrüche der Vigilanz beobachtet. Unterhalb 35 °C Kerntemperatur, bis etwa 33 °C, finden sich zunächst gesteigerte Reflexe, die Vigilanz nimmt weiter ab, ebenso die körperliche Aktivität und zerebrale Kontrolle. Die Kritikfähigkeit und Orientiertheit gehen deutlich zurück. Unterhalb einer Kerntemperatur von 30 °C ist in der Regel Handlungsunfähigkeit mit progredienter Eintrübung zu erwarten, wobei der Patient ab einer Körperkerntemperatur von 28 °C kaum noch ansprechbar oder erweckbar ist. Ohne therapeutische Maßnahmen sinkt die Kerntemperatur dann schnell weiter ab, so daß der Kältetod eintritt. Wesentliche **pathophysiologische Mechanismen** des Kältetodes sind bei tiefen Temperaturen ein erheblicher Einstrom von Kalium aus dem Extrazellulär- in den Intrazellulärraum: Während mit sinkender Temperatur das Plasmakalium kontinuierlich absinkt, bleibt das Natrium bis etwa 25 °C Körpertemperatur weitgehend konstant. Diese Verschiebung des Kalium/Natrium-Quotienten an der Herzmuskelfaser erhöht erheblich die Bereitschaft zu **Kammerflimmern.** Weiterhin verschiebt sich die Sauerstoffdissoziationskurve bei niedrigen Kerntemperaturen nach links, so daß eine erhebliche **Azidose** auftritt. Ursache ist die steigende Löslichkeit für CO_2 im Plasma bei sinkenden Temperaturen. Neben der direkten Bestimmung der Elektrolyte weist im EKG auch eine deutliche Verbreiterung des QRS-Komplexes mit Verlängerung der Überleitungszeit auf das Elektrolytungleichgewicht hin. Eine weitere Folge der Elektrolytstörung kann ein bei tiefen Temperaturen rasch einsetzendes **Hirnödem** sein (Kälteschwellung des Gehirns), das mitauslösende Todesursache werden kann.

🔻 Therapie

Nach der Bergung des Unterkühlten ist die möglichst schonende und wirksame Wiedererwärmung therapeutisches Ziel. Während bereits auf dem Transport das Einhüllen in wärmeisolierende Folien und Decken weiterem Wärmeverlust vorbeugen sollte, sind die Maßnahmen der Wiedererwärmung sowohl vom Grad der Unterkühlung als auch von den therapeutischen Möglichkeiten bestimmt. Das Verbringen in eine warme Umgebung, Frottieren und Massieren der Haut, Einhüllen in vorgewärmte Decken und das Verabreichen warmer Getränke reichen bei Körperkerntemperaturen bis 35 °C in der Regel aus. Bewußtsein und Kooperationsfähigkeit des Patienten erleichtern hier das therapeutische Vorgehen. Bei schweren Unterkühlungsfällen bieten sich in der Regel zwei unterschiedliche therapeutische Wege an, die in ihren Erfolgen kontrovers diskutiert werden: die **periphere Wiedererwärmung** und die **zentrale Wiedererwärmung.** Die periphere Wiedererwärmung über die Haut setzt einen guten Wärmetransport zum Körperkern voraus und ist bei schlechter Kreislaufsituation behindert. Das früher häufig praktizierte Eintauchen in überwärmtes Badewasser kann durch den plötzlichen Wärmeeinstrom die Flimmerbereitschaft des Myokards erheblich steigern. Weiter besteht die Gefahr des sogenannten „After Fall", bei dem durch den peripheren Wärmereiz die vorübergehend abgedrosselte Blutzirkulation in den stark unterkühlten Extremitäten wieder eröffnet wird, sekundär kaltes Blut in den Körperkern einströmt, die Körpertemperatur weiter absenkt, was unter Umständen dann ein finales Kammerflimmern auslöst. Mit Wärmflaschen und Heizkissen muß vorsichtig umgegangen werden, da bei verminderter Hautdurchblutung ein adäquater Wärmeabtransport durch die Haut in den Körperkern nicht erfolgt und so bei primär vermindertem Schmerzempfinden des Unterkühlten oder bestehender Bewußtlosigkeit erhebliche Verbrennungen der Haut erzeugt werden können.

Die alternativ diskutierte zentrale Wiedererwärmung nutzt kontinuierliche Spülungen des Magen- und Darmbereiches mit angewärmter Kochsalzlösung, Beatmung mit überwärmter, wasserdampfgesättigter Luft sowie Infusion erwärmter isotonischer Flüssigkeiten. Mit diesem Verfahren soll dem verminderten Wärmetransport von der Peripherie zum Körperkern begegnet werden. Bislang gibt es allerdings keinen sicher quantifizierbaren Vergleich zwischen den Erfolgsaussichten beider Methoden. Bei der Wahl des Therapieverfahrens werden im wesentlichen die therapeutischen Möglichkeiten der Versorgung eine leitende Rolle spielen.

Prognose

Nach Überwindung des akuten Stadiums ist die Prognose in der Regel gut. Schwere Defektheilungen, Organschäden oder Spätfolgen werden selten beobachtet. Zur Erklärung wird vielfach der verminderte Sauerstoffverbrauch der Gewebe bei Unterkühlung herangezogen, der die insgesamt schwere Erkrankung besser überstehbar macht.

17.1.3.2   Lokale Kältewirkungen

Neben den generalisierten Kältewirkungen kann auch die lokale Kälteeinwirkung auf einzelne Körperpartien dort zu erheblichen Störungen führen. In besonderem Maße sind hierbei die Hautoberfläche, die Akren und Extremitäten aufgrund ihrer Durchblutungsverhältnisse gefährdet. Erfrierungen kommen auch in unseren klimatischen Bereichen, wenngleich selten, vor: meist dadurch, daß die Kältesituation unterschätzt wird. Zu enge Bekleidung, Handschuhe oder Schuhwerk drosseln leicht die Durchblutung ab und können so die Gefahr der lokalen Erfrierung vergrößern. Ähnliche Probleme treten an den Akren bei ungenügendem Schutz des Gesichtes oder der Ohren auf, wobei hohe Windgeschwindigkeiten die Auskühlung erheblich beschleunigen können (wind chill effect).

Ähnlich den Verbrennungen werden auch Erfrierungen in vier Schweregrade eingeteilt:

▶ Erfrierung 1. Grades: **Erythema congelationis**
▶ Erfrierung 2. Grades: **Dermatitis congelationis**
▶ Erfrierung 3. Grades: **Dermatitis congelationis gangraenosa**

Wie bei der Verbrennung werden die Erfrierungsgrade nach dem Ausmaß und der Tiefe der Gewebsschädigung beschrieben. In Analogie zum 4. Verbrennungsgrad, der Verkohlung, wird auch von einem 4. Erfrierungsgrad, der Durchfrierung des Gewebes, gesprochen. Weitere Einzelheiten zu diesen Krankheitsbildern, insbesondere zur Therapie, sind den chirurgischen Fachbüchern zu entnehmen.

Perniones

Bei konstitutioneller Bereitschaft, mit deutlichem Überwiegen des weiblichen Geschlechtes, finden sich bei akuter Kälteexposition der Akren an Händen und Füßen livid rötliche Verfärbungen der Haut, die als polsterartig weiche Schwellungen auffallen und die sich später dann in livid verfärbte derbe Knoten umwandeln können. Ihre Ausdehnung erreicht etwa Markstückgröße, wobei sich ein entzündlicher Randwall von teigiger Konsistenz bildet, der sich in düsterroter Färbung deutlich vom bläulichen Zentrum der Erscheinung abhebt. Die Hautveränderung kann sich spontan zurückbilden, in schweren Fällen jedoch auch nekrotisch zerfallen und unter Hinterlassung von Narbenbildung abheilen. Während dieser Zeit verspürt der Patient Brennen und Jucken im Bereich der Effloreszenz. Eine frühzeitige Wiedererwärmung bei ersten Anzeichen der Effloreszenz begünstigt den Krankheitsverlauf und die Rückbildung.

Zur Pathophysiologie dieser Erscheinung wird vermutet, daß die verstärkte Vasokonstriktion in den Akren eine ausgeprägte Minderdurchblutung auslöst. Eine spezifische Therapie ist neben der lokalen Behandlung der Läsion nicht beschrieben. Prophylaktisch sollten Patienten, die zu Frostbeulen neigen, darauf hingewiesen werden, zu enges Schuhwerk und auch zu enge Strümpfe zu meiden ebenso wie massive ungeschützte Kälteexpositionen der Akren.

Chondrodermatitis helicis

Dies ist eine insbesondere bei Kältearbeitern in Kühlhäusern, aber auch bei Bauarbeitern auftretende Erkrankung. Die Kälteeinwirkung führt hier zu einer lokalen Erfrierung der Ohrmuschel mit schwielenartiger Verdickung des Randsaums bei Beteiligung des Knorpelgerüstes des Ohrs. Die Folge ist eine besondere Druckschmerzhaftigkeit in diesem Bereich. Neben dem kosmetischen Defekt ist es insbesondere diese Druckschmerzhaftigkeit, die zu chirurgischer Revision Anlaß gibt. Bei erkannter Anfälligkeit für diese Erkrankung sollten die Betroffenen zu erhöhter Vorsorge mit Tragen von geeignetem Ohrenschutz angehalten werden.

17.2 Lärm

C. Piekarski, G. Zerlett

Als Lärm wird eine Qualität des Schalls bezeichnet, die in der Regel eine unterschiedliche Menge nichtharmonischer Töne umfaßt und die vielfach vom Menschen als störend oder belästigend empfunden wird. Lärm ist in der Lage, unterschiedliche affektive Wirkungen beim Menschen zu erzeugen sowie aufgrund der physikalischen Eigenschaften des Schalls direkt auf das Hörorgan schädigend einzuwirken. Bedeutsam sind überwiegend technische Lärmquellen wie Maschinenlärm am Arbeitsplatz, aber auch Straßen- und Fluglärm bis hin zu Kinderlärm bei gestörtem Schlaf, die den Menschen **direkt** im Bereich seines Hörorgans durch die Schallintensität oder aber auch durch ihre **affektive Wirkung** auf sein Vegetativum belasten können. Als technisches Bewertungskriterium für den Lärm gilt allgemein der physikalisch gemessene Schall, der dann für die einzelne Lärmbelastung bewertet wird. Man unterteilt die Determinanten des Lärms in **schallgebundene** und **personengebundene Faktoren**. Zu den schallgebundenen Faktoren gehören die Schallintensität, d.h. die Frequenzzusammensetzung, die Bandbreite und die Impulshaltigkeit sowie die zeitlichen Faktoren der Einwirkung (Tag, Nacht usw.). Die personengebundenen Faktoren beschreiben in der Regel die Gesundheitsschädlichkeit: Hierzu gehören die individuelle Geräuschempfindlichkeit, die Einstellung zur Schallquelle, der Informationsgehalt des Schalls und die Situation des Betroffenen (Gesundheitszustand, Interferenz mit beabsichtigten Tätigkeiten).

17.2.1 Physikalische Grundlagen

Schall stellt im physikalischen Sinne eine Longitudinalwelle dar, die sich innerhalb eines Mediums fortbewegt, wobei die Dichte des Mediums für die Fortleitungsgeschwindigkeit der Schallwelle entscheidend ist. In der Umgebungsluft beträgt die Schallgeschwindigkeit 333 m/sec. Die Schallwelle erzeugt in der Luft bei ihrer Ausbreitung charakteristische Luftdruckschwankungen, die sich auf den atmosphärischen Luftdruck auflagern und das Trommelfell zum Schwingen anregen können. Diese Luftdruckdifferenzen werden in μbar gemessen, wobei die zeitliche Folge der Druckschwankungen, die **Frequenz** des Schalls und die **Amplituden** der einzelnen Schwingungen die Intensität des Schalls beschreiben. Das menschliche Ohr ist in der Lage, einen Frequenzbereich zwischen 16 und 20000 Hz wahrzunehmen.

Zur Messung der Schallintensität hat sich die einfache Messung des Schalldruckes nicht bewährt, vielmehr wurde als Maß ein logarithmierter Quotient eingesetzt, gebildet aus dem aktuellen Schalldruck und der Hörschwelle des Menschen bei 1000 Hz. Dieser Ausdruck wird als sog. **Schalldruckpegel L** bezeichnet und in der Maßeinheit Dezibel (dB) gemessen.

Die **Hörschwelle** ist die Schallintensität, bei der das menschliche Ohr Schall gerade noch wahrnimmt. Sie ist von der Frequenz des angebotenen Schalls abhängig. Aus diesem Grunde ist die physikalisch proportionale dB-Skala mit Hilfe von speziell abgestimmten elektronischen Filtern dem Höreindruck entsprechend korrigiert, wobei ein sog. A-Filter für geringe, ein B-Filter für mittlere und ein C-Filter für hohe Lautstärken gewählt wurde. (Diese Filter werden auch bei der bewertenden Messung bezeichnet: dB[A], dB[B], dB[C].) In der allgemeinen Praxis hat sich die Messung nach dB(A) eingeführt.

An Arbeitsplätzen mit unterschiedlichen Lärmintensitäten wird die Beurteilung des **äquivalenten Dauerschallpegels** durchgeführt. Die Lärmpegel werden hierbei gewichtet und die Lärmeinwirkung einem äquivalenten, mittleren Lärmschallpegel zugeordnet. Weitere Details sind der arbeitsmedizinischen Fachliteratur zu entnehmen.

17.2.2 Schallwirkungen

Aurale Schallwirkungen

Durch hohe Schallintensitäten bzw. langfristige Einwirkung von Dauerlärm kommt es zu einer Überbeanspruchung der Haarzellen des Cortischen Organs. Während kurzfristige Lärmeinwirkungen hoher Intensität zu einer vorübergehenden Hörschwellenverschiebung führen, die sich ohne bleibende Schäden zurückbildet, führen jahrelange Lärmeinwirkungen zu irreversiblen Schäden mit Untergang der Haarzellen und massiver Einbuße der Hörfähigkeit bis hin zum Hörverlust. Die berufsbedingte Schwerhörigkeit steht heute noch an der Spitze der entschädigungspflichtigen Berufskrankheiten.

Extraaurale Schallwirkungen

Zu den extraauralen Schallwirkungen zählt eine Reihe von vegetativen Störungen („Stressor Lärm"). Hierbei steht im wesentlichen nicht die Lärmintensität, sondern die affektive Qualität des Lärms im Vordergrund. Insbesondere sind hier Verkehrslärm, Flugzeuglärm, aber auch Kindergeschrei zu nennen. Die ausgelösten psychovegetativen Störungen stehen dabei in keinerlei Verhältnis zur primären Intensität des angebotenen Lärms. Gemeinsam ist allen Gesundheitsstörungen ein erhöhter Sympathikotonus, der sich durch flüchtige Erscheinungen im Bereich der Schweißsekretion oder der Hautdurchblutung, aber auch durch ernstere Symptome bis zu bleibender Organmanifestation im Bereich des Magen-Darm-Trakts oder einer Somatisierung im Herz-Kreislauf-System deutlich macht. Therapeutisch sind diese Gesundheitsstörungen in der Regel sehr schwer zu beeinflussen. Die einzige Möglichkeit liegt vielfach in der Unterbrechung der Lärmexposition.

17.3 Ionisierende Strahlung

C. PIEKARSKI, G. ZERLETT

Wird Materie und somit auch biologisches Material von Strahlung getroffen, so kommt es zu Energieübertragung von Strahlenteilchen oder Photonen auf die bestrahlte Substanz. Die Absorption der übertragenen Energie hebt entweder Elektronen im Bereich der absorbierenden Atome und Moleküle auf Bahnen höherer Energie (**Anregung**), oder sie schlägt Elektronen aus der Atomhülle heraus (**Ionisation**). Diese Vorgänge sind die eigentlichen Ursachen der chemischen und biologischen Wirkung von Strahlung auf das Gewebe. Die Wellenlänge der in Frage kommenden Strahlung liegt zwischen 10^{-9} und 10^{-12}m. Unterschieden wird ferner die Qualität der ionisierenden Strahlung als

a) **direkt ionisierende Strahlung** (α- und β-Teilchen, Protonen) und
b) **indirekt ionisierende Strahlung,** d.h. Röntgenstrahlung, γ-Strahlung und Neutronen.

Die Wirkung von Strahlung auf das biologische Material wird im wesentlichen durch die physikalischen Primärprozesse im Bereich der Makromoleküle hervorgerufen. Hierbei werden entweder durch direkten Energieübertritt oder indirekt durch Übertragung von Energie von anderen durch Strahlung veränderten Molekülen biochemische, morphologische und physiologische Änderungen induziert. Energetisch spielt hierbei die direkte Energieabsorption eine geringere Rolle als der indirekte Energieübertrag durch Bestrahlungsprodukte des Wassers im physiologischen Medium: Das Wasser selbst wird durch Straleneinwirkung im Prozeß der sog. **Radiolyse des Wassers** zersetzt. Hierbei entstehen kurzlebige freie Radikale mit einer Lebensdauer von etwa 10^{-8} bis 10^{-6} Sek. Diese Radikale können schädigend auf die Strukturen des biologischen Materials einwirken. Das Ausmaß einer Strahlenschädigung des Organismus ist abhängig von der **Strahlenart,** der **Strahlendosis** sowie der **Art des bestrahlten Gewebes.** Gewebe mit hoher Wachstumsaktivität sowie junges, embryonales Gewebe und Keimgewebe sind in hohem Maße strahlenempfindlich.

Die höchste zulässige Strahlenbelastung beruflich strahlenexponierter Personen ist in der Strahlenschutzverordnung festgelegt, wobei eine jährliche Ganzkörperdosis von maximal 5 mSv (0,01 Sv = 1 rem = 10 mJ/kg) zugelassen ist. Dieser Grenzwert

orientiert sich an einer erwarteten natürlichen Strahlenbelastung des Menschen im Laufe seines Lebens zwischen 0,15 bis 0,3 Sv. Höchstzulässige Teilkörperdosen können zwischen 15 und 60 mSv/Kalenderjahr, in Abhängigkeit von den Organen, liegen. Die Erklärung für die höheren Teilkörperdosen gegenüber der niedriger angesetzten Ganzkörperdosis ist darin zu finden, daß bei fraktionierter Bestrahlung durch Zellreparaturmechanismen die Strahlenschäden besser überstanden werden können. Die pro Masseneinheit absorbierte Strahlenenergie wird als **Energiedosis** bezeichnet und in der Maßeinheit Gray (Gy) gemessen. Ein Gy entspricht nach alter Maßeinheit 100 Rad (rd). Die in Sievert (Sv) angegebene **Äquivalenzdosis** stellt das Produkt der Energiedosis mit einem Bewertungsfaktor q dar und berücksichtigt die jeweils unterschiedliche biologische Wirksamkeit der einzelnen Strahlenarten. Eine Ganzkörperbestrahlung ab 0,25 Gy kann bereits eine deutlich meßbare **Lymphopenie** zur Folge haben. Eine Ganzkörperdosis von 1 Gy ist in der Lage, das sog. **akute Strahlensyndrom** auszulösen. Hierzu werden alle Krankheitszeichen gezählt, die in einer Zeitspanne bis zu 60 Tagen nach der Bestrahlung auftreten. Geschädigt sind insbesondere das **blutbildende System** sowie die **Immunabwehr** und die **Blutgerinnung.** Akut treten nach der Strahlenexposition zunächst Übelkeit, Erbrechen, allgemeine Abgeschlagenheit und Durchfälle auf. Die Initialphase tritt in Abhängigkeit von der empfangenen Strahlendosis bei geringer Strahlenbelastung etwa nach 24 Stunden, bei sehr hoher Strahlenbelastung (über 6 Gy) nach wenigen Minuten ein. Bedeutsam für die **Prognose** sind die Geschwindigkeit und Intensität, mit der sich die Krankheitssymptome nach der Bestrahlung einstellen. Je früher und heftiger die Symptome eintreten, um so geringer ist die Überlebenswahrscheinlichkeit.

Prinzipiell werden **vier Schweregrade** der akuten Strahlenkrankheit unterschieden:
▶ Schweregrad 1: Dosisbereich 1–2,5 Gy,
▶ Schweregrad 2: Dosisbereich 2,5–4,5 Gy,
▶ Schweregrad 3: Dosisbereich 4,5–6 Gy und
▶ Schweregrad 4: über 6 Gy.

Die Letalität ohne Behandlung liegt bei 6 Gy im Bereich von 95%. Eine Therapie mindert die Letalität nicht unter 50%. Ganzkörperdosen oberhalb von 6 Gy werden praktisch nicht überlebt. Dosisbereiche zwischen 2,5 und 4,5 Gy weisen ohne Behandlung eine Letalität zwischen 40 und 50% auf, während man bei einer Strahlenerkrankung des Schweregrades 1, in Dosisbereichen zwischen 1 und 2,5 Gy, von einer nahezu 100%igen Überlebenschance bei gesunden Personen ausgehen kann. Weitere Details zur Strahlenerkrankung und ihrer Therapie sind der speziellen strahlenbiologischen Literatur zu entnehmen.

17.4 Die wichtigsten Noxen aus der Arbeitsumwelt

T. SOLBACH, H.-J. WOITOWITZ

Arbeits- und sozialmedizinische Fragestellungen gewinnen in der klinischen Praxis zunehmende Bedeutung. Von seiten der Patienten ergeben sich nicht selten z.B. folgende Fragen:

▶ Bin ich durch meine berufliche Tätigkeit gefährdet?
▶ Was kann getan werden, um das Auftreten arbeitsbedingter Erkrankungen zu verhindern?
▶ Werde ich wegen meiner Krankheit meinen Arbeitsplatz verlieren?
▶ Hat meine berufliche Tätigkeit zu dieser Erkrankung geführt?
▶ Welcher Umschulungsberuf kommt bei meiner Krankheit in Frage?
▶ Wie bin ich bei einer Berufskrankheit finanziell abgesichert?

Diese dem Arzt des Vertrauens gestellten Fragen haben für die Patienten eine ganz erhebliche Bedeutung. Der Arzt als häufig erster und wichtigster Ansprechpartner der Patienten sieht sich damit einer großen Verantwortung ausgesetzt. Um ihr nachkommen zu können, sind Kenntnisse der wichtigsten arbeitsmedizinischen Krankheitsbilder sowie sozialmedizinischer Grundbegriffe in Verbindung mit einer sorgfältigen Erhebung der Arbeitsanamnese Voraussetzung.

17.4.1 Arbeitsanamnese

Die qualifizierte Arbeitsanamnese bildet die Grundlage für die biographische Erfassung der individuellen Belastung aus der Arbeitsumwelt. Unter Belastung versteht man die Gesamtheit der am Arbeitsplatz direkt oder indirekt vorhandenen oder entstehenden Bedingungen, die Auswirkungen auf die Gesundheit haben können. Hierzu reicht die einfache Angabe der Berufsgruppe (z.B. Schweißer, Schlosser, Bauarbeiter) keinesfalls aus, da diese in der Regel keine Rückschlüsse auf die relevanten Einzelheiten der tatsächlich ausgeübten Tätigkeiten und zurückliegender Belastungen zuläßt. In der Praxis hat es sich bewährt, den Patienten chronologisch die Details seiner beruflichen Tätigkeiten seit der Schulentlassung schildern zu lassen. Präzisierende, ergänzende Fragen sind fast immer erforderlich. Oft hilft es auch, die Patienten Skizzen über die räumlichen Verhältnisse am Arbeitsplatz oder die verwendeten Maschinen anfertigen zu lassen.

Häufig können die Patienten insbesondere zu Art, Dauer und Intensität der Einwirkung von Noxen, d.h. im wesentlichen von Gefahrstoffen, keine ausreichenden Angaben machen. Hier kann es hilfreich sein, sich konsiliarisch mit dem Betriebsarzt,

dem Staatlichen Gewerbearzt oder einem vergleichbar erfahrenen Arbeitsmediziner, eventuell auch mit dem technischen Aufsichtsbeamten des zuständigen Unfallversicherungsträgers, z.B. der Berufsgenossenschaft, in Verbindung zu setzen.

Die Anamnese sollte sich jedoch auch auf nicht-versicherte, konkurrierende Krankheitsursachen, insbesondere den Nikotin- und Alkoholkonsum erstrecken. Auch hier reichen pauschalisierende Angaben (z.B. „Raucher, gelegentlich Bier") nicht aus. Statt dessen sollte eine Dosisabschätzung beispielsweise wie folgt ermöglicht werden: „20 Zigaretten pro Tag von 1965 bis 1985, seither Exraucher. Seit 1970 zwei Flaschen Bier pro Tag, keine harten Sachen."

17.4.2 Sozialmedizinische Grundbegriffe

Bereits bei der Ausstellung einer Arbeitsunfähigkeitsbescheinigung sind Kenntnisse des Arbeitsplatzes erforderlich, da der Arzt zu prüfen hat, ob der Patient als Folge seiner Erkrankung seine bisher ausgeübte Erwerbstätigkeit nicht mehr oder nur unter Gefahr, seinen Zustand zu verschlimmern, ausüben kann. Unter der bisherigen Erwerbstätigkeit ist nur die unmittelbar vor der Erkrankung verrichtete Tätigkeit zu verstehen. Bei jeder Arbeitsunfähigkeitsbescheinigung ist darüber hinaus bekanntlich auch die Frage nach einer ggf. zugrundeliegenden Berufskrankheit zu beantworten (Abb. 17.4-1). Zu beantworten ist u.a. die Frage, ob ein Arbeitsunfall oder eine Berufskrankheit vorliegt.

Berufskrankheiten im Sinne des Gesetzes sind nur solche Krankheiten, die ein Versicherter in Ausübung der beruflichen, versicherten Tätigkeit erleidet und die in der Liste der Berufskrankheiten aufgeführt sind (Abb. 17.4-2).

Eine Anerkennung anderer beruflich verursachter Erkrankungen „wie" eine Berufskrankheit („Quasi-Berufskrankheit") ist nur unter ganz bestimmten Voraussetzungen im Einzelfall nach § 551 Abs. 2 RVO möglich. Die hierfür erforderlichen Voraussetzungen sind aber erfahrungsgemäß nur schwer zu erfüllen.

Bei begründetem Verdacht auf das Vorliegen einer Berufskrankheit ist jeder Arzt oder Zahnarzt verpflichtet, unverzüglich eine Berufskrankheiten-Anzeige zu erstatten (vgl. Abb. 17.4-2). Die Erstattung der Berufskrankheiten-Anzeige dient einmal dem Patienten, da die Leistungen der gesetzlichen Unfallversicherungsträger in der Regel meist besser sind als die der gesetzlichen Krankenversicherung bzw. der Rentenversicherung. Sie besitzt zum anderen erhebliche Bedeutung zur Prävention beruflich verursachter Erkrankungen.

Im Berufskrankheiten-Feststellungsverfahren des Unfallversicherungsträgers wird geprüft, ob Einwirkungen durch die berufliche, versicherte Tätigkeit mit Wahrscheinlichkeit die Erkrankung verursacht oder zumindest wesentlich teilursächlich zu ihr beigetragen haben. Nur wenn dies bejaht werden kann

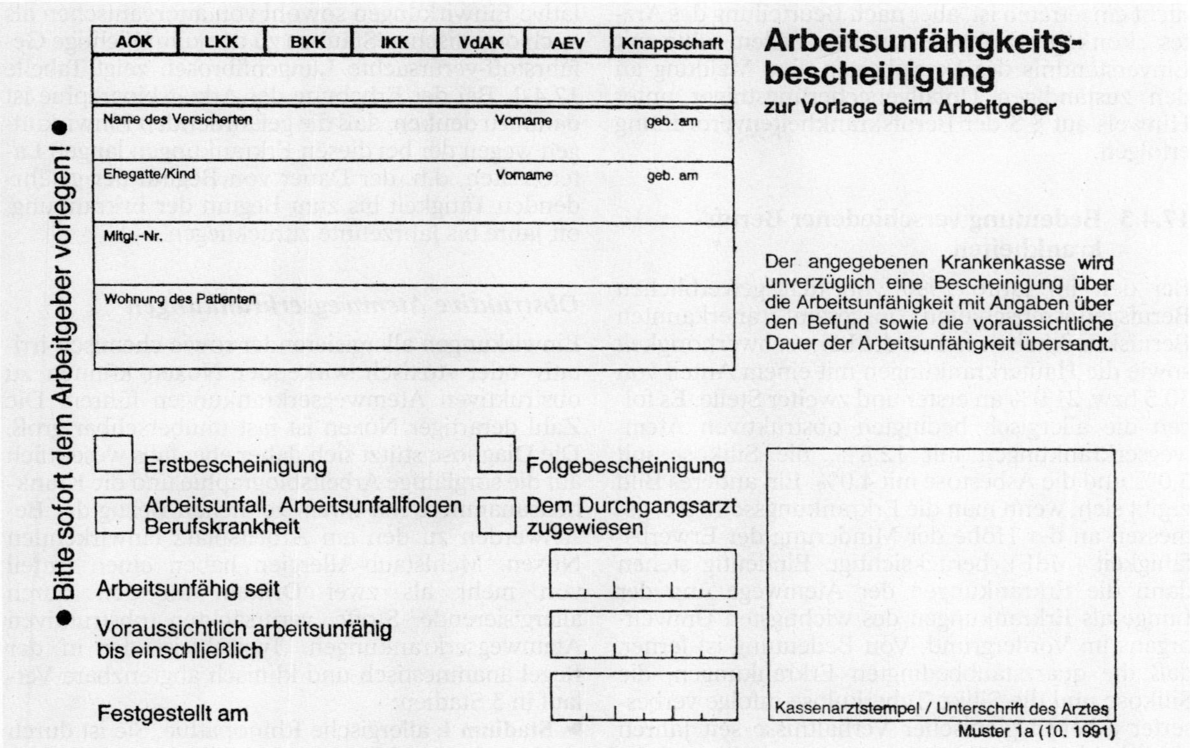
• Bitte sofort dem Arbeitgeber vorlegen! •

AOK | LKK | BKK | IKK | VdAK | AEV | Knappschaft

Arbeitsunfähigkeits-bescheinigung
zur Vorlage beim Arbeitgeber

Name des Versicherten — Vorname — geb. am
Ehegatte/Kind — Vorname — geb. am
Mitgl.-Nr.
Wohnung des Patienten

Der angegebenen Krankenkasse wird unverzüglich eine Bescheinigung über die Arbeitsunfähigkeit mit Angaben über den Befund sowie die voraussichtliche Dauer der Arbeitsunfähigkeit übersandt.

☐ Erstbescheinigung
☐ Folgebescheinigung
☐ Arbeitsunfall, Arbeitsunfallfolgen Berufskrankheit
☐ Dem Durchgangsarzt zugewiesen

Arbeitsunfähig seit
Voraussichtlich arbeitsunfähig bis einschließlich
Festgestellt am

Kassenarztstempel / Unterschrift des Arztes
Muster 1a (10. 1991)

Abb. 17.4-1 Arbeitsunfähigkeitsbescheinigung.

§ 1 (Berufskrankheiten)
Berufskrankheiten sind die in der Anlage 1 bezeichneten Krankheiten, die ein Versicherter bei einer der in den §§ 539, 540 und 543 bis 545 der Reichsversicherungsordnung genannten Tätigkeiten erleidet.

§ 3 (Maßnahmen gegen Berufskrankheiten; Übergangsregelung)
(1) Besteht für einen Versicherten die Gefahr, daß eine Berufskrankheit entsteht, wiederauflebt oder sich verschlimmert, so hat der Träger der Unfallversicherung mit allen geeigneten Mitteln dieser Gefahr entgegenzuwirken. Ist die Gefahr für den Versicherten nicht zu beseitigen, hat der Träger der Unfallversicherung ihn aufzufordern, die gefährdende Tätigkeit zu unterlassen. Der für den medizinischen Arbeitsschutz zuständigen Stelle ist Gelegenheit zur Äußerung zu geben.
(2) Stellt der Versicherte die Tätigkeit ein, weil die Gefahr für ihn nicht zu beseitigen ist, so hat ihm der Träger der Unfallversicherung zum Ausgleich hierdurch verursachter Minderung des Verdienstes oder sonstiger wirtschaftlicher Nachteile eine Übergangsleistung zu gewähren. Als Übergangsleistung wird ein einmaliger Betrag bis zur Höhe der Jahresvollrente oder eine monatlich wiederkehrende Zahlung bis zur Höhe der Vollrente, längstens für die Dauer von fünf Jahren, gewährt.
(3) Die Rente wegen Minderung der Erwerbsfähigkeit ist neben der Übergangsleistung zu gewähren.

§ 5 (Anzeigepflicht für Ärzte oder Zahnärzte)
(1) Hat ein Arzt oder Zahnarzt den begründeten Verdacht, daß bei einem Versicherten eine Berufskrankheit besteht, so hat er dies dem Träger der Unfallversicherung oder der für den medizinischen Arbeitsschutz zuständigen Stelle unverzüglich anzuzeigen. Für die Anzeige ist ein Vordruck (zweifach) nach dem Muster der Anlage 3 zu verwenden.

Abb. 17.4-2 Wichtige Paragraphen der Berufskrankheitenverordnung.

und die übrigen Voraussetzungen der Berufskrankheitenliste vorliegen, kann die Erkrankung als Berufskrankheit anerkannt werden.

Präventive Maßnahmen seitens des Unfallversicherungsträgers können aber auch bereits dann eingeleitet werden, wenn eine Berufskrankheit noch nicht eingetreten ist, aber nach Beurteilung des Arztes „konkret" droht. In solchen Fällen sollte mit Einverständnis des Versicherten eine Meldung an den zuständigen Unfallversicherungsträger unter Hinweis auf § 3 der Berufskrankheitenverordnung erfolgen.

17.4.3 Bedeutung verschiedener Berufskrankheiten

Bei den im Jahre 1990 von den gewerblichen Berufsgenossenschaften insgesamt anerkannten Berufskrankheiten stehen die Lärmschwerhörigkeit sowie die Hauterkrankungen mit einem Anteil von 30,5 bzw. 21,9% an erster und zweiter Stelle. Es folgen die allergisch bedingten obstruktiven Atemwegserkrankungen mit 12,8%, die Silikose mit 5,0% und die Asbestose mit 4,0%. Ein anderes Bild ergibt sich, wenn man die Erkrankungsschwere, gemessen an der Höhe der Minderung der Erwerbsfähigkeit (MdE), berücksichtigt. Eindeutig stehen dann die Erkrankungen der Atemwege und der Lunge als Erkrankungen des wichtigsten Umweltorgans im Vordergrund. Von Bedeutung ist ferner, daß die quarzstaubbedingten Erkrankungen, die Silikose und die Siliko-Tuberkulose infolge verbesserter arbeitshygienischer Verhältnisse seit Jahren eine abnehmende Tendenz aufweisen, während die Asbestfaserstaub-bedingten Erkrankungen (Lungen- oder Pleuraasbestose, asbestverursachter Lungenkrebs und Mesotheliom) sowie die obstruktiven Atemwegserkrankungen stark zunehmen.

Zunehmende Sorge bereitet, daß die Zahl der oftmals tödlichen Berufskrebserkrankungen sowohl absolut als auch im Verhältnis zu den insgesamt anerkannten Berufserkrankungen seit Jahren ansteigt. Nach einer Schätzung von Doll und Peto für die USA sind etwa 4% aller Krebstodesfälle, darunter 15% der Lungenkrebstodesfälle bei Männern bzw. 5% bei Frauen, auf krebserzeugende Noxen der Arbeitsumwelt zurückzuführen und somit präventiv prinzipiell vermeidbar.

17.4.4 Verdachtsdiagnosen

Grundsätzlich sollte die Überlegung, ob eine beruflich verursachte Erkrankung vorliegt, bei jedem Patienten in die differentialdiagnostischen Erwägung mit einbezogen werden. Dies setzt voraus, daß die Arbeits- und Sozialanamnese wesentlicher Bestandteil jedes ärztlichen Gesprächs wird. Besonders zu beachten sind aber bestimmte Erkrankungen, bei denen der Verdacht auf eine Berufskrankheit a priori naheliegt. Für die Erkrankungen der Atemwege und der Lungen können hier einige Hinweise gegeben werden.

Lungenfibrosen

Bei allen fibrosierenden Lungenerkrankungen ist an frühere, oft jahrzehntelang zuückliegende inha-

lative Einwirkungen sowohl von anorganischen als auch organischen Stäuben zu denken. Wichtige Gefahrstoff-verursachte Lungenfibrosen zeigt Tabelle 17.4-1. Bei der Erhebung der Arbeitsbiographie ist daran zu denken, daß die gefährdenden Einwirkungen wegen der bei diesen Erkrankungen langen Latenzzeiten, d.h. der Dauer von Beginn der gefährdenden Tätigkeit bis zum Beginn der Erkrankung, oft Jahre bis Jahrzehnte zurückliegen.

Obstruktive Atemwegserkrankungen

Einwirkungen allergisierender sowie chemisch-irritativ oder -toxisch wirkender Noxen können zu obstruktiven Atemwegserkrankungen führen. Die Zahl derartiger Noxen ist fast unübersehbar groß. Die Diagnose stützt sich daher ebenfalls wesentlich auf die sorgfältige Arbeitsbiographie und die Krankheitsanamnese mit ihrem zeitlichen Bezug der Beschwerden zu den am Arbeitsplatz einwirkenden Noxen. Mehlstaub-Allergien haben einen Anteil von mehr als zwei Dritteln an den durch allergisierende Stoffe verursachten obstruktiven Atemwegserkrankungen. Typisch ist der in der Regel anamnestisch und klinisch abgrenzbare Verlauf in 3 Stadien:

▶ **Stadium I:** allergische Rhinopathie. Sie ist durch Nasenlaufen, Niessalven und Verlegung der Nasenatmung gekennzeichnet.

▶ **Stadium II:** allergische Bronchopathie. Nach im Median von etwa 4 Jahren tritt anfallsweise Luftnot oder Engegefühl auf der Brust auf. Objektiv lassen sich ganzkörperplethysmographisch die obstruktive Ventilationsstörung sowie die Lungenüberblähung im Anfall nachweisen.

▶ **Stadium III:** allergische Bronchopathie mit Sekundärkomplikationen. Auftreten der chronischen obstruktiven Ventilationsstörung mit den Sekundärkomplikationen insbesondere der unspezifischen bronchialen Hyperreagibilität (UBH), der Lungenüberblähung (Emphysem) und in der Folge der Rechtsherzbelastung. Auch nach Unterlassung der beruflichen Tätigkeit in diesem Stadium läßt sich häufig eine eigenständige Verschlimmerung der Krankheit bis hin zum Tode beobachten.

Von obstruktiven Atemwegserkrankungen durch chemisch-irritativ oder -toxisch wirkende Gefahrstoffe sind besonders Maler, Lackierer, Chemiearbeiter, Kunststoffverarbeiter und verwandte Berufsgruppen betroffen.

Die Diagnosesicherung erfolgt vor allem bei den durch allergisierende Stoffe verursachten obstruktiven Atemwegserkrankungen neben den immunologischen Untersuchungen durch den arbeitsplatzbezogenen Inhalationstest (AIT). Der Patient wird – in Annäherung an die Verhältnisse am Arbeitsplatz – gegenüber den verwendeten Arbeitsstoffen (z. B. Mehl, Futtermittelstaub u. a.), die nach der Anamnese als Krankheitsursache in Betracht kommen, exponiert. Vor, während und nach der Exposi-

Tab. 17.4-1   Beispiele von durch inhalative Einwirkungen aus der Arbeitsumwelt verursachten Lungenfibrosen.

Ursache	gefährdende Tätigkeiten (Beispiele)	Erkrankung
quarzhaltige Feinstäube	Bergbau, Gießereien, Keramikindustrie, Steinbearbeitung	Silikose (BK 4101)
asbestfaserhaltige Stäube	Asbestproduktherstellung, Asbestproduktanwendung (Werftindustrie, Asbestzement-Verarbeitung), Asbestisolierungen	Asbestose (BK 4103)
organische Stäube		exogen-allergische Alveolitis (BK 4201)
thermophile Aktinomyzeten Aspergillen	schimmeliges Heu	„Farmerlunge"
verschiedene Schimmelpilze und Bakterien	Luftbefeuchter, Klimaanlagen, besonders in Druckereien	„Befeuchterlunge"
Glyko-Proteine	Exkremente und Absonderungen von Vögeln	„Vogelhalterlunge"
Isozyanate	Schaumstoffherstellung, Lackierarbeiten	Isozyanat-Alveolitis (BK 1315)
Aluminium und seine Verbindungen	z.B. Korund-Herstellung, Aluminium-Feinstäube	„Korundschmelzerlunge" Aluminose (BK 4106)
Hartmetall-Stäube	Hartmetall-Herstellung	Hartmetall-Lungenfibrose (BK 4107)
Beryllium oder seine Verbindungen	Metallproduktion in der Grundindustrie, Bearbeitung Beryllium-haltiger Materialien	Berylliose (BK 1110)

tion werden Lungenfunktions-Messungen, insbesondere ganzkörperplethysmographische Untersuchungen, durchgeführt. Klinisch kann dabei oftmals auch die typische wäßrige Rhinopathie beobachtet werden.

Berufskrebserkrankungen

Mehr als zwei Drittel der in den Jahren 1978 bis 1990 von den gewerblichen Berufsgenossenschaften anerkannten Berufskrebserkrankungen betrafen den Lungenkrebs und das Mesotheliom. Die Atemwege und Lungen stehen also auch hier als die bei weitem wichtigsten Umweltorgane im Vordergrund. Die Zahl der von 1978 bis 1990 von den gewerblichen Berufsgenossenschaften nach einer Listennummer als Berufskrankheit anerkannten Bronchialkarzinome sowie die jeweiligen krebserzeugenden Noxen zeigt Tabelle 17.4-2.

Die Beurteilung der Kausalität beim Verdacht auf das Vorliegen einer Berufskrebserkrankung erweist sich als besonders schwierig und erfordert eingehende arbeitsmedizinische Kenntnisse und Erfahrungen. Schwierigkeiten bereiten insbesondere:

▶ Die Ermittlung der unter Beachtung der Latenzzeit meist jahrzehntelang zurückliegenden krebserzeugenden Einwirkungen.

Die oft schwerkranken Patienten können sich häufig nicht mehr an lange zurückliegende Tätigkeiten oder verwendete Arbeitsstoffe erinnern.

Manchmal existieren die Betriebe, bei denen der Patient früher gearbeitet hat, nicht mehr, so daß Angaben des Arbeitgebers nicht beigebracht werden können. Der behandelnde Arzt trägt eine besondere Verantwortung. Neben der unverzüglichen Erstattung der Berufskrankheiten-Anzeige

Tab. 17.4-2   Von den gewerblichen Berufsgenossenschaften 1978 bis 1990 nach einer Listen-Nr. als Berufskrankheit anerkannte Bronchialkarzinome. (Nach Butz, M., 1991)

Krebserzeugende Noxe	Anerkennung nach BK-Nr.	n	%
Asbestfaser-haltige Stäube	4104	758	68,7
silikotische Schwiele	4101/4102	77/13	8,1
Chrom-VI-Verbindungen	1103	69	6,3
ionisierende Strahlen	2402	69	6,3
Arsen und seine Verbindungen	1108	55	5,0
Kokereirohgase	4110	37	3,3
halogenierte Alkyloxide, insbes. Bis(Chlormethyl)ether	1310	18	1,6
Nickel und seine Verbindungen	4109	8	0,7
		1104	100,0

Den Anerkennungen nach Nr. 4101/4102 liegt die sog. Narbenkrebs-Hypothese und nicht eine eigenständige, primär krebserzeugende Wirkung des Quarzfeinstaubs zugrunde.

sollte er die Arbeitsbiographie als wichtigstes Beweismittel bei Berufskrebserkrankungen sorgfältig erheben und dokumentieren. Bei der Anerkennung einer Berufskrebserkrankung geht es im Todesfalle auch um die rechtskonforme Entschädigung sowie die Versorgung der Hinterbliebenen.

▶ Die Abwägung zwischen den arbeitsbedingten und den nicht-unfallversicherten konkurrierenden Einwirkungen.

Das Risiko, an einem **Mesotheliom** zu erkranken, wird z. B. durch Zigarettenrauch-Gewohnheiten **nicht** erhöht. Beim Lungenkrebs ist demgegenüber stets abzuwägen, ob die krebserzeugenden Noxen der Arbeitsumwelt mit Wahrscheinlichkeit zumindest wesentlich teilursächlich an der Entstehung der Erkrankung waren. Das Vorliegen außerberuflicher Risikofaktoren, wie etwa die Zigarettenrauch-Inhalation, ist kein hinreichender Grund, die Frage der Berufskrankheit a priori zu negieren. Für Berufskrankheiten gilt, daß der Versicherte in dem Gesundheitszustand geschützt ist, in dem er sich vor Eintritt der Schädigung befunden hat, d. h. mit allen seinen Anlagen, Schwächen und Krankheitsdispositionen. Bei der Abwägung der Kausalität sind darüber hinaus auch synkanzerogene Wirkungsmechanismen mit zu berücksichtigen. Derartige Kombinationseffekte konnten beispielsweise für Lungenkrebs nach der Einwirkung asbestfaserhaltiger Stäube bei Zigarettenrauchern epidemiologisch gesichert werden (siehe Abb. 17.4-3).

Zusammenfassung

Bei den Auswirkungen von Noxen aus der Arbeitsumwelt stehen die Erkrankungen der Atemwege und der Lungen als wichtigste „Umweltorgane" im Vordergrund. Bei Berufskrankheiten trägt der Arzt als erster Ansprechpartner des Patienten eine besondere Verantwortung. Von größter Bedeutung ist vor allem die qualifizierte Erhebung der Arbeitsanamnese. Ziel aller Bemühungen muß sein, arbeitsbedingte Erkrankungen noch besser zu verhüten, frühzeitiger zu erkennen, entsprechend zu behandeln und die Patienten nach Möglichkeit auf Dauer beruflich und sozial zu rehabilitieren.

Literatur

– Baur, X.: Inhalative Allergene und Irritantien am Arbeitsplatz. Allergologie 13 (1990), 134–139.
– Doll, R., R. Peo: The causes of cancer. Quantitative estimates of avoidable risks of cancer in the United States today. Oxford University Press, 1981.
– Drexel, G., H. P. Francks, W. Plinske, M. Butz: BK-DOK '90 Dokumentation des Berufskrankheitengeschehens in der Bundesrepublik Deutschland. Schriftenreihe des Hauptverbandes der gewerblichen Berufsgenossenschaften (Hrsg.), St. Augustin, 1992.
– Hammond, E. C., I. J. Selikoff, H. Seidmann: Asbestos exposure, cigarette smoking and death rates. Ann. NY Acad. Sci. 330 (1979), 473–490.
– Jansen, G.: Kompendium der Arbeitsmedizin. TÜV Rheinland, Köln 1982.
– Khogali, M., J. R. S. Hales (eds.): Heat stroke and temperature regulation. Academic Press, Sydney 1983.
– Konietzko J., H. Dupuis (Hrsg.): Handbuch der Arbeitsmedizin. ecomed-Verlag, Landsberg, 1989.
– Krieger, H. G., H.-J. Woitowitz: Erkrankungen der Atemwege und der Lungen durch chemische Substanzen. medwelt 41 (1990), 834–838.
– Norpoth, K. H.: Einführung in die Arbeitsmedizin, ecomed-Verlag, Landsberg, 1991.
– Piekarski, C., R. Ilmarinen, J. Rutenfranz: Störungen und Erkrankungen durch klimatische Einwirkungen. In: Heilmeyer, L., H. A. Kühn, J. Schirrmeister (Hrsg.): Innere Medizin. Springer, Berlin-Heidelberg-New York 1989.
– Valentin, H. (Hrsg.), et al.: Arbeitsmedizin. 3. Aufl. Bd. 2: Berufskrankheiten. Thieme, Stuttgart – New York 1985.
– Woitowitz, H.-J.: Die Problematik der konkurrierenden Kausalität. In: Kolloquium Krebserkrankungen und berufliche Tätigkeit. Hrsg.: Süddt. Eisen- und Stahl-BG, Mainz. H. Schmidt, Mainz 1988, 37–61.
– Woitowitz, H.-J.: Lungenerkrankungen durch Noxen der Arbeitsumwelt. medwelt 40, (1989), 1383–1387.
– Horst, A., K. Norpoth, C. Verkoyen. Hrsg.: Woitowitz, H.-J.: Krebsrisiken am Arbeitsplatz: Zur Situation der klinischen Arbeitsmedizin. In: Krebsrisiken am Arbeitsplatz. 167–189 Springer-Verlag, Berlin, 1992.

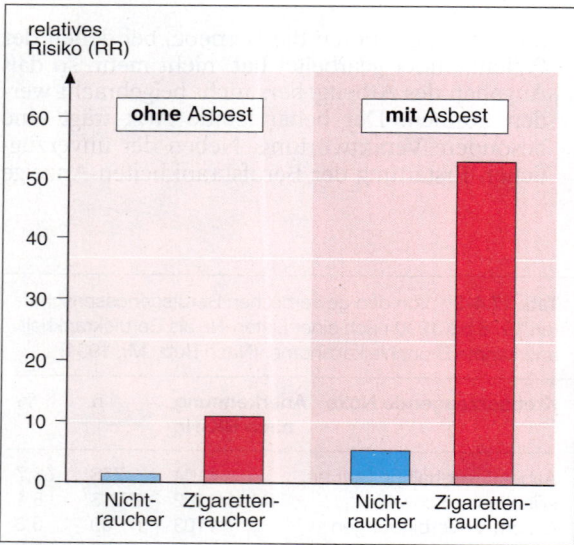

Abb. 17.4-3   Synkanzerogene Kombinationseffekte für das relative Lungenkrebs-Sterberisiko in Isolierberufen. Beim Zusammentreffen von Zigarettenrauch-Gewohnheiten und Asbestfaserstaub-Gefährdung kommt es zu einer annähernd multiplikativen Steigerung des Lungenkrebs-Sterberisikos. (Nach Hammond et al., 1979).

Praxisfragen

Praxisfrage 1

Wann ist eine erhöhte Salzzufuhr bei Wärmebelastung erforderlich?

Praxisfrage 2

Welche lebensbedrohliche Komplikation findet sich bei tiefer Unterkühlung?

Praxisfrage 3

Welche extraaurale Lärmqualität kann Magengeschwüre auslösen?

Praxisfrage 4

Welche Ganzkörperdosis ist in der Lage, das sogenannte akute Strahlensyndrom auszulösen?

Praxisfrage 5

Wie bezeichnet man die pro Masseneinheit absorbierte Strahlenenergie?

18 Vergiftungen

TH. ZILKER, A. HIBLER

Um Vergiftungen erfolgreich erkennen und behandeln zu können, ist eine rasche Identifizierung der Noxe mit Hilfe von Anamnese, Fremdanamnese oder Giftanalyse notwendig. Viele Vergiftungen sind aufgrund ihrer typischen Symptomatik diagnostizierbar. Die Therapie besteht in einer richtigen Elementarhilfe, dem Transport in eine geeignete Klinik, der frühzeitigen Giftentfernung sowie – wenn möglich – einer Antidot-Therapie sowie symptomatischer Therapie. Eine ausreichende Asservierung (Sicherstellung) von Urin, Blut, Erbrochenem und evtl. Giftresten ist erforderlich, um über eine Analyse die Diagnose zu bestätigen und zu einer rechtlichen Absicherung zu gelangen.

Definition

Eine noch immer gültige Definition des Gifts von Paracelsus lautet: „Jedes Ding ist ein Gift, aber die Dosis macht es, daß ein Ding ein Gift sei."
Gifte sind unbelebte Substanzen oder Substanzgemische, die ab einer bestimmten Konzentration nach einer bestimmten Einwirkungsdauer im menschlichen Organismus eine biochemische oder physikochemische Fehlleistung auslösen, die sich sofort oder mit Verzögerung in Krankheitssymptomen ausdrückt.

Kasuistik

Der Notarzt wird zu einer bewußtlosen Patientin gerufen. Nach einem Streit hatte der Ehemann seine Frau in Erbrochenem bewußtlos am Boden liegend im Keller gefunden. Im Keller riecht es knoblauchartig. Bei der **Untersuchung** findet der Notarzt eine Bradyarrhythmie, über der Lunge sind grobblasige Rasselgeräusche, ein Giemen und Brummen zu auskultieren. Die Atmung ist rasch, aber oberflächlich. Die Pupillen sind eng, es besteht Speichelfluß, die Reflexe sind gesteigert, und die Muskulatur faszikuliert. Während der Untersuchung kommt es zu einem Krampfanfall. Der Notarzt intubiert die Patientin, nachdem er über einen peripher-venösen Zugang 20 mg Diazepam verabreicht hat. Nach der Intubation saugt der Sanitäter mittels einer Pumpe reichlich Sekret aus der Lunge ab. Der Notarzt gibt zunächst 2 mg Atropin i.v., worauf keine Änderung der Situation eintritt. Wegen des hochgradigen Verdachts auf eine E605-Vergiftung gibt er jetzt aus einer Spezialampulle 1 ml 1%iges Atropin (10 mg Atropin). Die Pulsfrequenz steigt, es tritt Sinusrhythmus auf. Nach weiteren 10 mg Atropin werden die Pupillen etwas weiter, der Speichelfluß läßt nach. Der zuvor nicht meßbare Blutdruck steigt auf 100/70 mmHg an. Die Patientin wird in den Notarztwagen transportiert. Dort wird eine **Magenspülung** durchgeführt, nachdem sie zuvor noch weitere 20 mg Diazepam und 50 ml 8,4%iges Bikarbonat erhalten hat. Nach der Magenspülung wird sie in die Klinik transportiert. Auf dem Transport erhält sie eine Elektrolytinfusion mit Kaliumzusatz, 250 mg Toxogonin® und weitere 10 mg Atropin. Sie wird in stabilem Zustand, jedoch immer noch mit Krampfneigung und Muskelfaszikulieren dem Klinikarzt übergeben.

Epidemiologie

Die Giftinformationszentralen in der Bundesrepublik Deutschland erhalten jährlich ca. 150000 Anrufe zu Vergiftungsfällen. Eingehende epidemiologische Untersuchungen existieren in der BRD nicht. Damit beträgt die Inzidenz von Vergiftungen bzw. Giftexpositionen 19 Fälle pro 1000 Einwohner.

Die Giftexposition erfolgt in
► 80% durch perorale Aufnahme
► 7% durch Hautkontamination
► 5% durch Augenspritzer
► 5% durch Inhalation
► 3% durch Bisse und Stiche.

Nur in etwa 10% der Anrufe bei Giftinformationszentralen sind auch wirklich Vergiftungserscheinungen aufgetreten. 20% der Fälle werden an einen Arzt oder eine Klinik verwiesen. Davon wird ein Fünftel stationär aufgenommen. Aus diesen Zahlen erkennt man, daß durch die Tätigkeit der Giftnotrufzentren viele unnötige Klinikeinweisungen vermieden werden. Die Aufnahme in eine Klinik wegen Vergiftung liegt bei Kindern bis zu 9 Jahren bei 65,2 bei den 15- bis 24jährigen bei 400 und für die ältere Bevölkerung bei 80 pro 100000 Einwohner im Jahr.

Ätiologie

Es sind heute mehrere 100000 chemische Substanzen bekannt, und jährlich kommen einige tausend neu dazu. Tagtäglich hat jeder von uns damit zu tun, sei es am Arbeitsplatz, zu Hause oder bei der Freizeitgestaltung. Vergiftungen am Arbeitsplatz sind meist Folge von Unfällen, die durch technisches oder menschliches Versagen verursacht werden. Gefürchtet sind Unfälle in der chemischen Industrie, weil sie möglicherweise nicht nur die unmittelbar Betroffenen, sondern auch die Bevölkerung in der Umgebung gefährden. Im häuslichen Bereich finden sich eine Vielzahl chemischer Substanzen und Substanzgemische in Form von Kosmetika, Wasch-, Putz- und Reinigungsmitteln, Entkalkern, Farben, Lacken, Beizmitteln etc. sowie Gartenpflegemitteln vom Blumendünger bis zu Unkraut- und Insektenvertilgungsmitteln. Am häufigsten sind Kleinkinder betroffen, weil die Chemikalien nicht kindersicher verpackt und/oder aufbewahrt werden. Sind Erwachsene betroffen, so kommen als Ursache unsachgemäße Handhabung und Verwechslung (z.B. weil Reinigungsmittel in Mineralwasserflaschen abgefüllt werden) sowie häufig suizidale und parasuizidale Handlungen in Frage.

Daneben gibt es auch durch Tiere und Pflanzen verursachte Vergiftungen. Am häufigsten sind hier die Pilzvergiftungen, die im Falle einer Knollenblätterpilzmahlzeit noch immer Todesopfer fordern; in unseren Breiten ist der Schlangenbiß die häufigste durch Tiere verursachte Vergiftung.

In Abbildung 18-1 sind die Ursachen von Giftnotrufen und behandelten Patienten im Münchener Beratungs- und Behandlungszentrum graphisch dargestellt.

Allgemeine Symptome

Symptome, die für alle Vergiftungen typisch sind, gibt es nicht. Allerdings können Erbrechen oder Bewußtseinsstörungen darauf hinweisen.

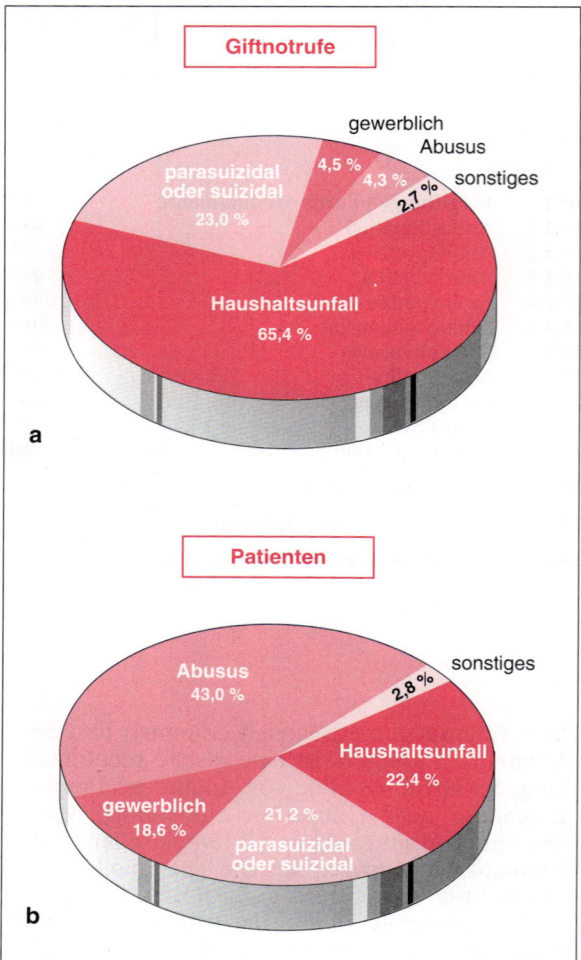

Abb. 18-1 Prozentuale Verteilung der Ursachen von Vergiftungsfällen. a) In der Giftinformationszentrale überwiegen Haushaltsunfälle. b) Die häufigste Behandlungsursache bei Patienten ist der Abusus.

Allgemeine Grundsätze von Diagnostik und Therapie

Bei Giften, die primär nicht zu einer Bewußtseinsstörung führen, kann die Diagnose in der Regel über die Anamnese erhalten werden. Ist bei Patienten aufgrund einer Bewußtseinsstörung keine Anamnese zu erheben und fehlen fremdanamnestische Angaben, muß an die Möglichkeit einer Vergiftung gedacht werden. Indizien für eine Vergiftung sind z.B. leere Tablettenröhrchen oder Reste von aufgelösten Tabletten in einem Trinkglas. Nun gilt es, sich ein Bild darüber zu machen, inwiefern der Patient vital bedroht ist. Zu diesem Zweck muß man die Kreislauffunktion und die Atmung des Patienten überprüfen. Besteht eine **Elementargefährdung,** muß diese zunächst beseitigt werden. Eine Atemstörung kann bei mechanischer Atembehinderung durch richtige Lagerung, bei zentraler bzw. peripherer Atemlähmung durch Intubation und Beatmung behoben werden. Sollte bei intakter Atmung ein peripheres Kreislaufversagen vorliegen, so ist an eine Vergiftung mit kardiotoxischen Giften zu denken. In dieser Situation haben die Gabe von adrenergen Substanzen, die gezielte Behandlung der Rhythmusstörung und das Bereitstellen eines Defibrillators den Vorrang vor anderen Maßnahmen.

Ist die Elementargefährdung beseitigt, so sind die weiteren Ziele die **Entfernung des Gifts** entsprechend seiner Eintrittspforte und die Asservierung von Blut, Urin und Mageninhalt zur **Giftidentifikation.** Der Vergiftete muß laufend beobachtet und ein Monitoring des Herz-Kreislauf-Systems sowie der Atemfunktion vorgenommen werden. Bei Patienten, die zunächst nicht elementar gefährdet sind, muß die Situation so lange als ernst beurteilt werden, bis das Gegenteil feststeht, das Gift sicher identifiziert und als wenig toxisch bekannt ist. Wenn möglich, ist eine spezifische Behandlung vorzunehmen – etwa eine Antidot-Therapie oder eine besonders wirksame Entgiftungsmaßnahme. Nach Abschluß der akuten Phase der Intoxikation und der körperlichen Wiederherstellung des Patienten ist bei suizidalen und parasuizidalen Handlungen sowie bei Drogenzwischenfällen eine psychiatrische Abklärung notwendig. Diese sollte nicht unter Zeitdruck erfolgen und nicht ausschließlich dazu dienen, den Patienten sofort wieder zu entlassen.

Giftentfernung aus dem primären Giftweg

Um eine weitere Resorption zu verhindern, sollten noch nicht vom Körper aufgenommene Giftanteile aus dem primären Giftweg entfernt werden. Dabei richtet man sich nach der Eintrittspforte. Oral eingenommene Gifte werden durch Auslösen von Erbrechen bzw. Magenspülung entfernt; Gifte, die auf die Haut oder ins Auge gekommen sind, durch Abwaschen bzw. Augenspülung. Rektal eingeführte Gifte müssen durch Einlauf, subkutan oder intramuskulär applizierte können durch Exzision beseitigt werden. Auch eine Abatmung von Giften ist möglich.

Am häufigsten werden Gifte oral aufgenommen. Bei Kindern wird Erbrechen durch die Gabe von Sirup ipecacuanhae herbeigeführt.

Das induzierte Erbrechen ist nach der Ingestion von organischen Lösungsmitteln, Tensiden und bei Einnahme von krampfauslösenden Giften wegen der Aspirationsgefahr, bei ätzenden Substanzen wegen der Aggravierung der Ösophagusverätzung durch das Regurgitieren sowie bei Antiemetika wegen der Wirkungslosigkeit kontraindiziert. Bewußtseinsgetrübte bzw. bewußtlose Patienten dürfen unter keinen Umständen zum Erbrechen gebracht werden!

Magenspülung

Zur Magenspülung wird der Patient in Bauchlage und Kopftieflage gebracht. Man verwendet einen 18 mm dicken Schlauch mit abgerundeten Enden, Seitenlöchern und einem integrierten Trichter. Um den Magenschlauch richtig zu plazieren, wird seine Länge von der Glabella bis eine Handbreite unter dem Xiphoid des Patienten ausgemessen und am Schlauch markiert. Er wird dann – durch einen Keil vor Bissen gesichert – mit der Markierung bis zur Zahnreihe eingeführt. Der Trichter wird zur Hälfte mit Wasser gefüllt. Der Einlauf erfolgt durch Hochheben, der Auslauf durch Absenken des Trichters. Man spült bis zum klaren Rückfluß. Die Mindestmenge sollte 10 l betragen, mehr als 60 l sollten wegen der Gefahr einer Wasserintoxikation vermieden werden. Am Ende der Spülung werden 30–50 Kompretten Carbo medicinalis und 2–3 EL Natriumsulfat in Wasser aufgelöst, instilliert und dann der abgeklemmte Schlauch entfernt.

Giftentfernung aus dem sekundären Giftweg

Ist ein Gift einmal resorbiert, können nur noch Maßnahmen ergriffen werden, die zu einer beschleunigten Wiederausscheidung führen. Die Ausscheidung über die Niere kann durch eine Anregung der Diurese, meist kombiniert mit Alkalisierung (bei Intoxikation mit Barbituraten, Salizylaten) oder mit Ansäuerung des Urins (bei Intoxikation mit Phenytoin, Amphetaminen), gefördert werden. Gasförmige und leicht flüchtige Gifte können durch eine forcierte Abatmung verstärkt ausgeschieden werden. Die Ausscheidung über Leber/ Galle kann durch die repetitive Gabe von Kohle gefördert werden, die im Duodenum und oberen Dünndarm das Gift absorbiert. Die Alkalisierung erfolgt durch i.v. Gabe von Bikarbonat, die Ansäuerung durch i.v. Gabe von Arginin- oder Lysinchlorid. Der pH-Wert des Urins sollte in 4stündigem Abstand gemessen werden. Mittels Hämodialyse, Hämoperfusion und Plasmapherese können manche Gifte nach Resorption beschleunigt aus dem Blut entfernt werden (siehe auch Kap. 23.7). Diese Verfahren sind nur bei einem kleinen Verteilungsvolumen des Giftes sinnvoll.

Antidote

Bei den Antidoten kann man unabhängig von ihrer Wirkungsweise zwischen lebensrettenden, supportiven und unspezifischen Antidoten unterscheiden. Zu den unspezifischen Antidoten gehören z.B. Kohle, die die meisten Gifte im Gastrointestinaltrakt bindet, Glaubersalz, das zu einer beschleunigten Darmpassage führt, Colestyramin, das an Gallensäure gebundene Gifte zu binden vermag, und Paraffinöl, das flüssige Kohlenwasserstoffe von der Resorption abhalten soll. Paraffinöl gilt heute als obsolet, da seine Aspiration zur Pneumonie führt. Eine spezifische Antidottherapie ist nur für wenige Gifte vorhanden. Allerdings gibt es Vergiftungen, die ohne den raschen Einsatz eines spezifischen Antidots tödlich verlaufen. Supportive Antidote können den Verlauf einer Vergiftung abkürzen oder günstig beeinflussen.

In Tabelle 18-1 sind diejenigen Gifte aufgeführt, gegen die es lebensrettende Antidote gibt. In Tabelle 18-2 sind die supportiven Antidote zu den entsprechenden Giften sowie Dosierungen aufgelistet. Der Wirkungsmechanismus der Antidote wird bei der Therapie der jeweiligen Vergiftung beschrieben.

18.1 Vergiftungen durch Medikamente

18.1.1 Antiasthmatika

Das wichtigste Antiasthmatikum, das zu Vergiftungen führen kann, ist das **Theophyllin.** Beim Theophyllin gibt es zwei Vergiftungsarten: Vergiftung wegen einer allmählichen Überdosierung und suizidale Vergiftungen mit und ohne vorherige Theophyllinmedikation. Die toxische Dosis für Kinder und Erwachsene liegt etwa bei 10 mg/kg Körpergewicht. Während sich die akute Überdosierung in einer schweren metabolischen Störung mit Hypokaliämie, Hypophosphatämie und Hyperglykämie sowie Hypotension äußert, finden sich diese Symptome bei der chronischen Überdosierung nicht. Beiden Vergiftungsarten gemeinsam sind Erbrechen, Zittrigkeit, Agitiertheit und generalisierte Krampfanfälle, die in der Regel fokal beginnen. Es findet sich eine Tachykardie, die sich bei jüngeren Patienten als Sinustachykardie oder supraventrikuläre Tachykardie zeigt, während bei älteren Patienten häufig eine Tachyarrhythmie mit ventrikulärer Extrasystolie und Vofhofflimmern auftritt. Bei kumulativer Überdosierung liegt der kritische Serumspiegel bei 40 mg/l (therapeutischer Spiegel bis 20 mg/l), während er bei der akuten Intoxikation über 60 mg/l liegt.

Die **Therapie** ist weitgehend symptomatisch, die Rhythmusstörungen können mit Verapamil und bei ventrikulärer Extrasystolie mit Lidocain behandelt werden. Zur Stabilisierung des Blutdrucks eignen sich besonders adrenerge Substanzen mit starker α-Rezeptoren-Wirkung, wie z. B. Noradrenalin. Um die auftretenden Krämpfe unter Kontrolle zu bringen, reichen meist Diazepam und Phenytoin nicht aus, eine Narkose mit Thiopental und gleichzeitiger Beatmung kann notwendig sein. Zur Giftentfernung ist neben der Magenspülung, die wegen der Neigung zur Konglomeratbildung u. U. unter endoskopischer Kontrolle durchzuführen ist, die Gabe von Medizinalkohle in vierstündigen Abständen zu empfehlen. Bei schwerer klinischer Symptomatik und Theophyllinspiegeln, die 100 mg/l überschreiten, ist eine Kohlehämoperfusion indiziert. Die metabolischen Störungen sind durch die Gabe von Kalium und einen Ausgleich der metabolischen Azidose zu behandeln.

18.1.2 Antidepressiva

Die suizidale Einnahme von Antidepressiva hat durch den zunehmenden Gebrauch dieser Medikamente in den vergangenen Jahren stark zugenommen. 15% aller suizidalen Medikamentintoxikationen gehen zu ihren Lasten. Es gibt bizyklische, trizyklische und tetrazyklische Antidepressiva. Die wichtigsten Trizyklika sind **Amitriptylin, Imipramin** und **Doxepin.** Das wichtigste tetrazyklische Antidepressivum ist das **Maprotilin.** Im Vergiftungsfalle weisen die Antidepressiva neben einer starken zentralnervösen Wirkung deutliche Effekte am kardiovaskulären System auf. Ein anticholinerges Syndrom führt zu einer Erweiterung der Pupillen, zu trockenen Schleimhäuten, verminderter Darmperistaltik, Sinustachykardie und Hyperthermie. Die ZNS-Symptomatik kann zunächst durch Unruhe mit deliranten Zuständen sowie ein extrapyramidales motorisches Syndrom mit Muskelrigidität, Zuckungen und choreoathetotischen Bewegungen gekennzeichnet sein. Krampfanfälle können auftreten, und schließlich kommt es zu einer tiefen Bewußtlosigkeit, wobei die Reflexe erhalten sind. Bei der Aufnahme von mehr als 2 g des Medikaments kann es zur schweren kardiotoxischen Wirkung mit Überleitungs- und Repolarisationsstörung kommen. Im EKG finden sich eine Verlängerung der PQ- und QT-Zeit sowie eine Verbreiterung des QRS-Komplexes. Schwere Rhythmusstörungen in Form einer ventrikulären Tachykardie oder eines Kammerflimmerns sind lebensbedrohliche Zeichen und kommen meist bei Serumspiegeln über 1 mg/l vor. Große Probleme kann auch ein Kreislaufversagen bereiten, das katecholaminrefraktär ist. Eine häufige Komplikation der schweren Vergiftung ist das Multiorganversagen.

Die **Therapie** ist vorwiegend symptomatisch. Ein Antidot, welches das gesamte Spektrum der Vergiftungen antagonisieren könnte, existiert nicht. Bei leichten Vergiftungen kann Physostigmin das anticholinerge Syndrom günstig beeinflussen, bei schweren Vergiftungen ist es jedoch wirkungslos und u. U. wegen der Herzrhythmusstörungen sogar kontraindiziert. Damit ist die Therapie vorwiegend symptomatisch auf die einzelnen Organe gerichtet. Die Krämpfe lassen sich mit Diazepam oder Phenobarbital kontrollieren; Phenytoin ist weniger wirksam. Die Herzrhythmusstörungen lassen sich durch Natriumbikarbonat, Phenytoin und, bei ventrikulären Störungen, durch Lidocain behandeln. Für die Blutdruckstabilisierung ist Noradrenalin das Mittel der Wahl. Komatöse Patienten müssen einer Respiratortherapie zugeführt werden. Für eine beschleunigte Giftelimination gibt es kein probates Mittel. Die Hämoperfusion ist wegen des großen Verteilungsvolumens der Antidepressiva kaum wirksam, am ehesten scheint noch eine wiederholte Gabe von Medizinalkohle die Giftelimination zu fördern. Eine Magenspülung ist auch noch 12 Stunden nach Ingestion sinnvoll. Besonders zu beachten ist, daß die Patienten zur Harnverhaltung neigen und deshalb rechtzeitig katheterisiert werden müssen.

18.1.3 Antidiabetika

Die wichtigsten Antidiabetika, die zu schweren Vergiftungen führen, sind die Sulfonylharnstoffe und Insulin. Vor allem Personen aus medizinischen Berufen sowie Diabetiker und deren Angehörige begehen mit Insulin Suizidversuche. Die Symptomatik der Vergiftung mit Antidiabetika entspricht der einer schweren Hypoglykämie. Sie ist bei Nichtdiabetikern viel deutlicher ausgeprägt als bei Diabetikern. Frühe Zeichen der Hypoglykämie sind, bedingt durch die Adrenalingegenregulation, Zittrigkeit, Tachykardie, Nervosität und bleiche, schwitzige Haut. Schließlich kommt es zu zentralnervösen Symptomen, die mit Kopfschmerzen, Visusstörungen, motorischer Schwäche, Ataxie und Lähmungen einhergehen und über einen Krampfanfall in ein tiefes Koma übergehen können.

Die **Diagnose** ist heutzutage meistens kein Problem mehr, da es zur Routine geworden ist, bei bewußtlosen Patienten mit einem sofort verfügbaren Glukosetest die Blutzuckerhöhe zu bestimmen. Die **Therapie** der Wahl ist bei komatösen Patienten eine sofortige intravenöse Glukoseinjektion in Form von 100 ml einer 50%igen Glukoselösung. Zuvor sollte jedoch Blut zur Bestimmung von Insulin und C-Peptid asserviert werden, da aufgrund des Insulin/C-Peptid-Quotienten unterschieden werden kann, ob es sich um exogen zugeführtes Insulin oder um organischen Hyperinsulinismus handelt.

18.1.4 Antihypertensiva

Von den in der Therapie eingesetzten Antihypertensiva spielen für Vergiftungen beim Menschen lediglich die **β-Rezeptoren-Blocker** eine größere Rolle, Vergiftungen mit **Metoprolol** und **Propranolol** sind die häufigsten. Die Blocker mit hoher membranstabilisierender Wirkung sind dabei besonders gefährlich (z.B. Propranolol). Das Vergiftungsbild ist durch eine schwere Hypotonie mit bradyarrhythmischen Störungen gekennzeichnet. Dabei zeigt sich zunächst ein AV-Block ersten Grades; bei höheren Dosen entsteht eine Verbreiterung des QRS-Komplexes. Es kommt zur höhergradigen AV-Blockierung und zum Herzstillstand. Bei schwersten Vergiftungen reagiert das Myokard weder auf elektrische noch auf pharmakologische Stimulationen. Die Hypotension beruht auf einem verminderten Herzzeitvolumen und einer herabgesetzten Reninsekretion. Es kann sich ein kardial bedingtes Lungenödem entwickeln, das nach Stabilisierung in ein akutes Lungenversagen (= ARDS) übergehen kann. Obwohl eine Störung des Bewußtseins bei der β-Rezeptoren-Blocker-Vergiftung meist durch das Kreislaufversagen bedingt ist, gibt es auch direkte zentralnervöse Wirkungen, die sich in Krämpfen, Bewußtlosigkeit und erweiterten Pupillen manifestieren. Eine Beschleunigung der Elimination von β-Rezeptoren-Blockern ist kaum möglich. So bleibt nur die Giftentfernung aus dem primären Giftweg. Bei β-Rezeptoren-Blocker-Vergiftungen sind Magenspülung und Auslösen von Erbrechen gefährlich, da dadurch schwere Herzrhythmusstörungen und Krämpfe hervorgerufen werden können. Diese Maßnahmen sind erst nach anfänglicher Stabilisierung möglich.

Als medikamentöse **Therapie** der Wahl bietet sich der β-adrenerge Agonist Isoproterenol an. Man beginnt die Infusion mit 4 µg/min bei Erwachsenen, die Dosis kann auf 200–2000 µg/min gesteigert werden. Dadurch kann die Bradykardie behoben werden. Es ist aber möglich, daß durch den $β_2$-Effekt des Isoproterenols der Blutdruck nicht anzuheben ist. Deshalb muß u.U. mit Noradrenalin kombiniert werden.

Als besondere Möglichkeit bietet sich das Glukagon an (siehe Tab. 18-1), durch das die Kontraktilität des

Tab. 18-1 Lebensrettende Antidote

Gifte	Antidot	Antidot-Dosis
Chloroquin	Diazepam	1–2 mg/kg KG i.v.
Cholinergika	Atropin	1–2 mg i.v.
Digitalis	Schaf-Anti-Digoxin FAB	80–160 mg i.v. (Anfangsdosis)
Eisenverbindungen	Deferoxamin	15 mg/kg KG/h i.v.
Ethylenglykol	Ethanol	100 ml Schnaps oral
Insulin	Glukose	100 ml 50%ige Lösung i.v.
Kohlenmonoxid	Sauerstoff	100%ig 10 l/min
Methanol	Ethanol	0,7 g/kg KG/h i.v.
Methämoglobinbildner	Toluidinblau	2–4 mg/kg KG i.v.
Muskarin (Pilze)	Atropin	1–2 mg i.v.
Nitrile	N-Acetylcystein	150 mg/kg KG i.v. (Anfangsdosis)
Organophosphate	Atropin	5–100 mg i.v.
Paracetamol	N-Acetylcystein	150 mg/kg KG i.v. (Anfangsdosis)
Paraquat	Bentonit-Erde	50 g oral
	Kohle	25 g oral
	Fuller-Erde	25 g oral
Schwermetalle	Dimercaprol (DMPS)	250 mg i.v. alle 3–4 h
Sulfonylharnstoffe	Glukose	100 ml 50%ige Lösung i.v.
trizykl. Antidepressiva	Na^+-Bikarbonat	2 mval/kg KG
Zyanide	Dimethylparaaminophenol (DMAP)	250–500 mg i.v.

Herzens aufgrund einer vermehrten Produktion von cyclo-AMP gesteigert wird. Beim Erwachsenen sind hierfür etwa 5–10 mg notwendig. Glukagon umgeht den Rezeptor und löst direkte Postrezeptoreffekte aus. Daher kann es auch dann wirksam werden, wenn eine kompetitive Verdrängung des β-Rezeptoren-Blockers durch β-adrenerge Substanzen unmöglich ist.

18.1.5 Antikoagulanzien

Von den Antikoagulanzien spielen vor allem die **Kumarin-Derivate** eine Rolle. Die Wirkung der Antikoagulanzien vom Kumarin-Typ beruht auf einer Hemmung der hepatischen postribosomalen Synthese der Gerinnungsfaktoren II, VII, IX und X. Damit wird die plasmatische Gerinnungsfähigkeit des Blutes herabgesetzt. Bei der einmaligen oralen Aufnahme des Giftes kommt es erst im Verlauf von 1–2 Tagen zur Gerinnungsstörung und damit zur Gefahr von Blutungen. Die Blutungen treten als Nasenbluten, großflächige Blutungen in die Muskulatur, Ekchymosen an den Extremitäten, Hämaturie mit Nierenschmerzen, blutige Stühle und Bluterbrechen auf. Bei manchen Kumarin-Präparaten kommt es zu Hautnekrosen. Die **Therapie** der Wahl ist die Gabe von Vitamin K$_1$ (Phytomenadion, siehe Tab. 18-2), wobei eine frühzeitige Gabe die Kumarin-Wirkung verhindern kann. Ist jedoch bereits eine Blutgerinnungsstörung eingetreten, kann mit keiner sofortigen Wirkung gerechnet werden, da die Leber erst neue Gerinnungsfaktoren synthetisieren muß. Besteht akute Blutungsgefahr (z.B. Quick < 20 %), so sind Gerinnungsfaktorkonzentrate zu infundieren. Außerdem können bei Blutungen zusätzlich Bluttransfusionen notwendig werden. Eine **Heparin-Überdosierung** kann durch eine stark verlängerte Thromboplastinzeit bei nur geringfügig herabgesetzter Prothrombinzeit (= Quick) und normaler Thrombozytenzahl diagnostiziert werden. Bei einer **Heparin-Überdosierung** kommt es vor allem zu Blutungen aus früheren Injektionsstellen, zu gastrointestinalen Blutungen, zu Ekchymosen, Nasenblutungen und im schlimmsten Fall zu einer intrapulmonalen oder intrazerebralen Massenblutung.

Finden sich bereits manifeste Blutungen, so kann zur Neutralisation des Heparins eine intravenöse Injektion von Protaminsulfat notwendig werden. Für eine optimale Dosierung des Protaminsulfats ist die exakte Kenntnis der Menge des applizierten Heparins notwendig (siehe Tab. 18-2). Heparin hat bei therapeutischer Dosierung eine Halbwertszeit von 20 Minuten. Bei Überdosierung nimmt die Halbwertszeit deutlich zu, und die antikoagulative Wirkung kann im Extremfall bis zu 5 Stunden anhalten.

18.1.6 Antikonvulsiva

Symptome der **Carbamazepin-Vergiftung** sind Unruhe und Verwirrtheit mit Ataxie, athetotischen Bewegungen und aggressiven Handlungen. Schreitet die Vergiftung fort, kommt es zu Stupor und zum Koma mit erhöhtem Muskeltonus und Krampfneigung, wobei dieser Zustand mit einer großen Latenz zur Giftaufnahme eintreten und fluktuierend sein kann. In der Regel bestehen Mydriasis, Nystagmus und Strabismus divergens.

Da Carbamazepin sehr langsam resorbiert wird, lassen sich durch eine Magenspülung Giftreste noch bis zu 60 Stunden nach Ingestion entfernen. Bei komatösen Patienten ist eine Gastroskopie indiziert, da Carbamazepin im Magen zum Zusammenklumpen neigt.

Die frühesten Zeichen einer **Phenytoin-Überdosierung** treten bei Serumspiegeln über 30 mg/l auf. Sie

Tab. 18-2 Supportive Antidote

Gifte	Antidot	Antidot-Dosis
Antihistaminika	Physostigmin	1–4 mg i.v. max. 2 mg/h
Atropin/Fliegenpilz	Physostigmin	1–4 mg i.v. max. 2 mg/h
Benzodiazepine	Flumazenil	0,5 mg i.v.
β-Rezeptoren-Blocker	Glukagon	10 mg i.v.
Flußsäure (lokal)	Kalziumglukonat	10%ig 10–20 ml i.a. oder lokal
Heparin	Protamin	1 mg/100 E Heparin
Hydrazin	Pyridoxin (Vit. B$_6$)	5 g/h als Infusion
Isoniazid	Pyridoxin (Vit. B$_6$)	5 g/h als Infusion
Knollenblätterpilz	Penicillin	1 Mio. E/kg KG i.v. am 1. Tag
	Silibinin	20 mg/kg KG i.v./24 h
Kumarine	Phytomenadion	10 mg als Infusion 1 mg/min
Neuroleptika	Biperiden	10 mg i.v.
Opiate	Naloxon	0,4–0,8 mg i.v.
Organophosphate	Obidoxim	4 mg/kg KG i.v.
Reizgase (z.B. Chlorgas)	Steroide	Inhalation als Prophylaxe, i.v. als Therapie
Thallium	Eisenhexazyanoferrat (Berliner Blau)	6 Kapseln oral
Zyanide	Natriumthiosulfat	100 ml 10%ige Lösung langsam i.v.

bestehen aus Nystagmus, Ataxie und Benommenheit. Die Muskeldehnungsreflexe sind verstärkt, es treten Myoklonien auf. Es bestehen Rigidität der Extensoren und häufig ein Opisthotonus, in schweren Fällen kommt es zu Krämpfen und Bewußtlosigkeit. Bei Patienten, die bereits unter Phenytoin stehen, können die Krämpfe das früheste Intoxikationszeichen sein; sie dürfen dann nicht dazu führen, daß die Phenytoin-Dosis noch erhöht wird. Die Phenytoin-Vergiftung verursacht gelegentlich auch eine erhebliche metabolische Störung mit Hyperglykämie und Hyperosmolarität. Ferner kommt es durch eine Verdrängung von Thyroxin aus seiner Eiweißbindung zur transitorischen Hyperthyreose mit nachfolgender Hypothyreose. Bedrohlich können die Vergiftungssymptome von seiten des Herz-Kreislauf-Systems sein. So kommt es zur Bradykardie mit Verminderung des Herzzeitvolumens; eine AV-Blockierung ersten Grades kann auftreten. Die Kardiodepression kann so stark sein, daß es zum Herzversagen kommt. Die **Therapie** ist an diesen Symptomen ausgerichtet. Da selten eine Atemdepression vorliegt, ist eine Intubation mit Beatmung meist nicht nötig. Die Hypotension muß mit Volumenersatz und Dopamin behandelt werden. Kommt es zur vollständigen AV-Blockierung, ist eine temporäre Schrittmachertherapie indiziert. Bei Auftreten von Krämpfen können diese mit Diazepam unter Kontrolle gehalten werden. Die Hyperglykämie und die Hyperosmolarität bedürfen einer Flüssigkeitszufuhr und einer intravenösen kontrollierten Insulinapplikation. Wegen der hohen Plasma-Einweißbindung bietet sich bei der Phenytoinvergiftung zur sekundären Giftelimination eine Plasmapherese an.

18.1.7 Antipyretika

Von den fiebersenkenden Medikamenten sind die Salizylsäurepräparate und das Paracetamol toxikologisch besonders relevant.

Zur leichten Vergiftung mit **Salizylaten** gehören neben Übelkeit und Erbrechen mit epigastrischen Schmerzen eine leichte Hyperventilation, Benommenheit, Schwindel und Ohrensausen. Bei einer mittelschweren Vergiftung kommt es wegen der substanzbedingten Azidose zu einer ausgeprägten Hyperventilation. Ferner treten Schwitzen, Fieber und delirante Zustände auf. Auch kann es bei der mittelschweren Vergiftung zu Gerinnungsstörungen kommen, weil der Faktor VII und das Prothrombin sowie die Fähigkeit der Thrombozyten zur Aggregation vermindert sind. Bei schwersten Vergiftungen kommt es zum Koma mit Krämpfen und Hirnödem. Die wichtigste Maßnahme zur Elimination des Giftes ist eine Alkalisierung des Urins, wodurch es auf renalem Weg zu einer forcierten Ausscheidung des Salizylats kommt. Bei schwersten Vergiftungen kann eine Hämoperfusion notwendig werden. Eine schwere Vergiftung liegt vor, wenn der Salizylatspiegel im Serum nach 6 Stunden 1000 mg/l,

nach 12 Stunden 800 mg/l und nach 24 Stunden 600 mg/l überschreitet.

Paracetamol hat bei therapeutischer Anwendung kaum Nebenwirkungen und keine chronische Toxizität. Bei akuten Überdosierungen entstehen jedoch hoch lebertoxische Metaboliten. Als akut toxisch gelten Dosen von > 125 mg/kg KG für Kinder und Erwachsene. Die frühen Symptome der Paracetamolvergiftung bestehen in Übelkeit, Erbrechen und Appetitlosigkeit. Nach 24 Stunden beginnen die Leberwerte anzusteigen, bei schweren Fällen entwickelt sich ab dem 4.–5. Tag das Vollbild eines akuten Leberzerfalls. N-Acetylcystein entgiftet die toxischen Metaboliten, wenn es innerhalb von 8 Stunden post ingestionem verabreicht wird. Spätere Anwendung zeigt nur noch geringe oder ab der 16. Stunde keine sichere Wirkung mehr. Die Gesamtdosis des N-Acetylcystein beträgt 300 mg/kg Körpergewicht, verteilt auf drei unterschiedliche Dosen über 20 Stunden. Zunächst werden 150 mg/kg in 15 Minuten verabreicht, gefolgt von 50 mg/kg über 4 Stunden und schließlich 100 mg/kg über 16 Stunden. Die Bestimmung von Paracetamol-Serumspiegeln zwischen der 4. und 8. Stunde nach Ingestion kann für eine sichere Aussage zur Gefahr der Leberzellschädigung herangezogen werden. Liegen nach 4 Stunden Spiegel über 200 mg/l bzw. nach 8 Stunden Spiegel über 100 mg/l vor, so ist mit einer Lebertoxizität zu rechnen und eine entsprechende Therapie mit N-Acetylcystein einzuleiten (siehe Tab. 18-1).

18.1.8 Kardiotoxische Medikamente

Kardiotoxische Medikamente können zu schwersten – u.U. lebensbedrohlichen – Herzrhythmusstörungen führen. Es handelt sich um herzspezifische Mittel, aber auch um Medikamente, die primär keine kardiologische Indikation haben. Die potentiell tödliche Dosis von **Chinin, Chinidin, Chloroquin, Digitalis** und **Lidocain,** Symptome bei einer Vergiftung, EKG-Veränderungen und Therapie sind in Tabelle 18.1-1 dargestellt. Das Chinin wird zur akuten Malariatherapie und bei chloroquinresistenten Plasmodien eingesetzt; außerdem wird es von Frauen als Abortivum mißbraucht. Die Kardiotoxizität des Chinin ist relativ gering, es kann aber zu schweren Schädigungen des Sehnervs mit irreversibler Erblindung kommen. Wesentlich stärker kardiotoxisch sind das Chinidin und das Chloroquin. Bei der Chinidinvergiftung ist das frühzeitige Legen einer Schrittmachersonde essentiell. Das Malariamittel Chloroquin führt – bei einer Dosis von über 5 g – immer zu schwersten Rhythmusstörungen, die rasch in Kammerflimmern übergehen. Bereits 10–20 Tabletten der handelsüblichen Chloroquinpräparate können tödlich sein! Die Gabe von 1–2 mg Diazepam pro kg Körpergewicht verhindert oder beseitigt die schweren Rhythmusstörungen und führt zur Stabilisierung, wobei der Wirkmechanismus nicht bekannt ist.

Die suizidale schwere **Digitalis**-Vergiftung bei meist bereits herzkranken und digitalisierten Patienten war vor der Einführung der Therapie mit Digoxin-Antikörpern von einer hohen Letalität begleitet. Durch den Einsatz des Schaf-Anti-Digoxin-FAB-Serums wird eine 95%ige Überlebensrate erzielt. Neben diesem Medikament treten Antiarrhythmika wie Lidocain und Phenytoin, die früher gegen die malignen Rhythmusstörungen eingesetzt wurden, in den Hintergrund. Die oft empfohlene Kaliumsubstitution bei der schweren Digitalisvergiftung ist kontraindiziert, da bereits eine Hyperkaliämie besteht.

Zu **Lidocain**-Vergiftungen kommt es in der Regel nur bei medizinalen Unfällen, wenn versehentlich wegen einer falschen Lidocain-Konzentration in der Infusionslösung oder zu rascher Infusion mehr als 1 g Lidocain infundiert wird. Dann tritt im Anschluß an eine Tachykardie meist eine Asystolie, die in der Regel therapierefraktär ist, auf. Gabe von Atropin und Dopamin sowie das Legen einer Schrittmachersonde sind mögliche therapeutische Maßnahmen.

Die in Tabelle 18.1-1 aufgelisteten Medikamente führen nicht nur zu schweren Herz-Kreislauf-Störungen, sondern auch zu schweren ZNS-Störungen. Der Arzt sieht sich einem krampfenden

Patienten gegenüber, wobei die Krämpfe zur Hypoxämie und weiterer Schädigung des Myokards führen. Die Therapie der Krämpfe besteht in der Gabe von Diazepam und Intubation mit Beatmung.

18.1.9 Neuroleptika

In der Gruppe der Neuroleptika lassen sich als drei wichtige Klassen die Phenothiazine (z.B. Thioridazin), die Thioxanthene (z.B. Chlorprotixen) und die Butyrophenone (z.B. Haloperidol) unterscheiden. Die Toxizität dieser Substanzen ist relativ gering. Im schwersten Fall können Bewußtlosigkeit und Ateminsuffizienz auftreten. Wegen der anticholinergen Wirkung der Neuroleptika kommt es oft zu Pupillenerweiterung und Tachykardie. Aufgrund einer Kreislaufdysregulation tritt eine Hypotonie auf, die durch entsprechende Lagerung zu beheben ist. Bei Patienten, die durch andere Erkrankungen anfällig für zerebrale Krämpfe sind, kann es bei einer Senkung der Krampfschwelle zu generalisierten Krampfanfällen kommen. Ein frühes Zeichen der Neuroleptika-Intoxikation, das als Nebenwirkung bereits bei therapeutischer Dosierung auftreten kann, ist ein hyperkinetisches dystones Syndrom. Dieses Syndrom besteht in einer Dyskinesie mit nach oben gerichtetem Blick und Tortikollis, Gri-

Tab. 18.1-1 Symptome, EKG-Veränderungen und Therapie bei Vergiftungen mit kardiotoxischen Medikamenten

Substanz Verwendung	ZNS	Herz/Kreislauf	Gastro-intestinal-Trakt	EKG		Spezielle Therapie	Tödliche Dosis ab…
Chinin Malaria/Abortivum	Erblinden Taubheit Koma/Krampf	Hypotonie	Schmerzen Übelkeit Erbrechen	AV-Block I.° QRS QT	normal verlängert	Hämodialyse + Hämoperfusion (siehe Kap. 23.7)	4 g
Chinidin Klasse-IA-Antiarrhythmikum	Krampf	Hypotonie HZV ↓	Durchfall	AV-Block I.–III.° QRS QT	verbreitert verlängert	Schrittmacher	8 g
Chloroquin Malaria	Parästhesien Photophobie Agitiertheit Krampf	Hypotonie HZV ↓ Kammerflimmern sehr kardiotoxisch!	Erbrechen	atrialer Stillstand QRS QT ST	verbreitert verlängert gesenkt	MS (früh) Schrittmacher Defibrillation Diazepam	3 g
Digitalis Herzinsuffizienz Herzrhythmus-störungen	Nausea Farbsehen Krämpfe	Hypotonie Kreislaufstillstand bei Kammer-flimmern	Erbrechen	AV-Block atriale Tachykardie Bigeminus multifok. ST-Senkung		Phenytoin Lidocain Schaf-Anti-Digoxin FAB Defibrillation Schrittmacher	3,5 mg Digoxin 1,5 mg Digitoxin
Lidocain IB-Antiarrhythmikum	Parästhesien Krämpfe	Hypotonie Asystolie	∅	Tachykardie Asystolie		Atropin Dopamin kein Phenytoin	1 g
Ca²⁺-Antagonisten Herzinsuffizienz Hypotonie	Krampf (sekundär) Asystolie		∅	AV-Block I.–III.° QRS QT	verbreitert verlängert	Adrenalin Kalziumglukonat 30 ml 10%ige Lsg.	nicht bekannt

massieren und Opisthotonus. Das Schlucken fällt schwer, es treten Schlundkrämpfe auf. Diese Symptomatik ist in der Regel leicht mit Biperiden (siehe Tab. 18-1) zu durchbrechen. Neuroleptika können ein sogenanntes neuroleptikainduziertes malignes Syndrom hervorrufen, das durch erhöhten Muskeltonus der Skelettmuskulatur, fluktuierende Bewußtseinsstörung und Hyperthermie mit Rhabdomyolyse und nachfolgendem Nierenversagen charakterisiert ist. Dieses Syndrom kann erfolgreich mit Dantrolen behandelt werden.

Bei der **Therapie** der Neuroleptika-Vergiftung ist die primäre Giftentfernung die wichtigste Maßnahme. Da das Auslösen von Erbrechen wegen der antiemetischen Wirkung kaum möglich ist, sollte eine Magenspülung durchgeführt werden. Die Gabe von Kohle und Glaubersalz ist effektiv, während sowohl forcierte Diurese als auch Hämodialyse und Hämoperfusion keinen Erfolg versprechen. Sollten Krämpfe auftreten, so ist Diazepam und/oder Phenytoin indiziert.

18.1.10 Schlafmittel und Sedativa

90% aller suizidalen Vergiftungen werden mit Schlafmitteln, Sedativa oder Psychopharmaka durchge-

führt. Entsprechend der Verfügbarkeit ergibt sich folgende Häufigkeitsverteilung: An erster Stelle stehen die Benzodiazepine, die als Tranquilizer verschrieben werden. Es folgen freiverkäufliche Schlafmittel, bei denen sich das Spektrum von den hochtoxischen Substanzen der Bromharnstoffverbindungen ganz zum Diphenhydramin hin verschoben wird. An nächster Stelle steht die Barbituratvergiftung, gefolgt von Vergiftungen mit Antidepressiva, Neuroleptika und den Schlafmitteln Methaqualon, Glutethimid und Meprobamat. Die Schweregradeinteilung der Schlafmittelvergiftung ist in Tabelle 18.1-2 dargestellt. Entsprechend dieser Einteilung gestaltet sich die Therapie, die in Tabelle 18.1-3 als stufengerechte Therapie der Schlafmittelvergiftung aufgelistet ist. Mittelschwere und schwere Vergiftungen mit diesen Substanzen führen zu Bewußtlosigkeit. Solange ein Patient mit Schlafmittelvergiftung noch ausreichend vitale Funktionen zeigt, gelingt es meist, durch Beatmung und Kreislauftherapie die Situation zu stabilisieren. Probleme entstehen dadurch, daß bei entsprechend langer bewegungsloser Liegedauer bis zur Auffindung sekundäre Schädigungen auftreten, z.B. eine Rhabdomyolyse. Sie ist Folge einer Mangeldurchblutung, meist ausgelöst durch Druckschädigung (erste Zeichen sind Blasenbil-

Tab. 18.1-2   Schweregrad der Schlafmittelvergiftung

Stufe	Ansprechbare leichte Vergiftung	Soporöse leichte Vergiftung	Motorisch reaktive mittelschwere Vergiftung	Areaktive schwere Vergiftung	Areaktive lebensbedrohliche Vergiftung
ZNS	Benommenheit Anamnese möglich	schlafend, aber erweckbar vereinzelt Antworten auf Fragen	bewußtlos, nicht erweckbar	bewußtlos	bewußtlos
Motorik	Ataxie	kann nicht stehen Spontanbewegungen sind vorhanden	auf Schmerzreize motorisch reaktiv	keine Reaktion auf Schmerzreize	keinerlei Reaktion
Reflexe	Husten: + Muskeldehnungsreflex: + Pupillen: +	Husten: + Muskeldehnungsreflex: + Pupillen: +	Husten: + Muskeldehnungsreflex: + Pupillen: +	Husten: ∅ Muskeldehnungsreflexe: abgeschwächt Pupillen: träge	Husten: ∅ Muskeldehnungsreflexe: abgeschwächt Pupillen: Anisokorie möglich, Mydriasis
Atmung	Atemwege frei normal	Atemwege frei normal	Verlegung in Rückenlage möglich	oberflächliche, reduzierte Atmung Verlegung der Atemwege durch Zungengrund und Aspiration leicht möglich	schwerst reduzierte Spontanatmung → Apnoe
Kreislauf	normal	normal	normal	Tachykardie systolischer Druck vermindert, geringe Amplitude	Tachykardie oder präfinale Bradykardie, RR systolisch < 80 mmHg, diastolisch nicht meßbar

Tab. 18.1-3 Stufengerechte Therapie der Schlafmittelvergiftung

Stufe	Ansprechbare leichte Vergiftung	Soporöse leichte Vergiftung	Motorisch reaktive mittelschwere Vergiftung	Areaktive schwere Vergiftung	Areaktive lebensbedrohliche Vergiftung
Giftentfernung	Magenspülung in Bauchlage	Magenspülung in Bauchlage	Magenspülung nach Intubation in Rückenlage	Magenspülung nach Intubation unter Beatmung	Magenspülung nach Intubation unter Beatmung nach Blutdruck-stabilisierung
Überwachung	unter Beobachtung geschlossen oder mit Sitzwache ausschlafen lassen	unter Beobachtung geschlossen oder mit Sitzwache ausschlafen lassen Cave: Verschlechterung	Intensivstation	Intensivstation	Intensivstation
Lage	Bauch- oder Seitenlage	Bauchlage	2stündliche Umlagerung	2stündliche Umlagerung	2stündliche Umlagerung
Beatmung	$\emptyset$	$\emptyset$	Nebulizer mit O_2 angereichert	volumen-kontrollierte Beatmung	volumen-kontrollierte Beatmung PEEP-Beatmung nach Blutdruck-stabilisierung
Infusionstherapie	keine Kost bis zur Entgiftung	u.U. venöser Zugang	Infusionstherapie Bilanz der Elektrolyte	parenterale Ernährung Bilanz der Elektrolyte Cave: zu viel → Lungenödem zu wenig → Nierenversagen adrenerge Substanz: Dopamin	parenterale Ernährung nach Stabilisierung Bilanz der Elektrolyte und Flüssigkeit Cave: zu viel Volumen → ARDS Nierenversagen u.U. in Kauf nehmen Noradrenalin und Adrenalin

dung und Dekubitus) oder Überdehnung des Muskulatur. Einerseits kann sie an den Extremitäten zu einem Kompartmentsyndrom führen, das eine chirurgische Entlastung erfordert; andererseits kann das dabei entstehende Myoglobin eine Niereninsuffizienz oder ein akutes Nierenversagen hervorrufen, da es im sauren Milieu in den Tubuli ausfällt. Eine rechtzeitige alkalische Diurese (200–300 ml Urin/Std.; Urin-pH > 8) verhindert eine Dialysepflichtigkeit. Die gefährlichste Komplikation bei Schlafmittelvergiftungen ist die **Schocklunge** (ARDS). Dieses Syndrom kann sich jeder Schlafmittelvergiftung nach erfolgreicher Entgiftung aufpfropfen und tritt gelegentlich auch bei der Vergiftung durch Benzodiazepine auf, obwohl diese allgemein für harmlos gehalten werden. Das ARDS wird durch eine vorherige Aspiration und eine schwere Kreislaufdepression begünstigt. Die Kreislaufdepression kann u.U. während einer langen Liegephase aufgetreten und beim Auffinden des

Patienten bereits nicht mehr nachweisbar sein. In typischer Weise kann sie mit einer Latenz von mehreren Tagen auch zum akuten Nierenversagen führen. Dann ist die therapeutische Situation schwierig: Einerseits ist es notwendig, genügend Flüssigkeit anzubieten, um ein Nierenversagen zu verhindern, andererseits bedarf es einer entschiedenen Flüssigkeitsrestriktion wegen des beginnenden ARDS. Die Therapie des ARDS hat Vorrang. Der Patient muß soweit wie möglich negativ bilanziert werden, was allerdings wegen der labilen Kreislaufsituation, die mehr Volumen erfordert, an Grenzen stoßen kann. Wenn es nicht gelingt, diese kritische Phase zu überwinden, ist der Patient auch mit modernster Respirator-Therapie nicht mehr zu retten. Er verstirbt mit Multiorganversagen als Folge des irreversiblen Lungenversagens.
Die Besonderheiten der einzelnen Schlafmittelvergiftungen und ihre Therapie sind in Tabelle 18.1-4 dargestellt.

Tab. 18.1-4   Besonderheiten der einzelnen Schlafmittelvergiftungen

	Barbiturate	Benzodiazepine	Diphenhydramin	Glutethimid	Meprobamat	Methaqualon
Klinische Symptome	frühes Erlöschen der Reflexe	langes Bestehen der Reflexe geringgradige Kreislauf-depression	häufig mit exogener Psychose ZAS Krämpfe	fluktuierendes langes Koma Krämpfe	Nystagmus Krämpfe frühe Kreislauf-depression	erhöhter Muskeltonus Gerinnungs-störungen Lungenödem
Giftnachweis	FPIA + quantitativer Nachweis	FPIA probatorisch mit Gabe von Flumazenil	probatorisch mit Gabe von Physostigmin HPLC kein Schnelltest möglich	DC kein Schnell-test möglich	DC kein Schnell-test möglich	EMIT
Differentialtherapie	HD – HP	Benzodiazepin-antagonist (Flumazenil)	Physostigmin manchmal nur auf einzelne Symptome wirksam	HD – HP allerdings Rebound-Phänomen	HD – HP	Gerinnungs-therapie Relaxierung
Besonderheiten	quantitativer Nachweis entscheidet mit über den therap. Einsatz von HD – HP	Alkohol potenziert die Wirkung	keine effektive Entgiftungs-methode vorhanden	Serumspiegel korreliert nicht mit dem Vergiftungsbild	quantitativer Nachweis entscheidet mit über den therap. Einsatz von HD – HP	forcierte Diurese kontraindiziert; keine effektive Entgiftung möglich

FPIA	=	Fluoreszenz-Polarisations-Immunoassay,
DC	=	Dünnschichtchromatographie
EMIT	=	enzyme-multiplied immuno technique,
HD – HP	=	Hämodialyse kombiniert mit Hämoperfusion,
HPLC	=	high performance (bzw. pressure) liquid chromatography

Die **Barbituratvergiftung** ist durch ein frühes Erlöschen der Reflexe gekennzeichnet. Die oft erwähnten Druckblasen sind nicht typisch für die Barbituratvergiftung. Sie werden bei allen Vergiftungen mit langer Komadauer (> 24 h) beobachtet. Auf der Stufe der areaktiven schweren Vergiftung ist eine Hämoperfusion indiziert; bei einer mittelschweren reaktiven Vergiftung, die kein tieferes Komastadium durchlaufen hat, ist eine forcierte alkalische Diurese zur rascheren Giftentfernung hilfreich. Die **Benzodiazepinvergiftung** bedarf in der Regel nur einer symptomatischen Therapie. Zur Diagnosestellung ist die Anwendung von Flumazenil, einem Benzodiazepin-Antagonisten, möglich. Liegt allein eine solche Vergiftung vor, kommt es durch den Antagonisten zu einem kurzfristigen Aufklaren des Bewußtseins.

Bei der **Diphenhydraminvergiftung** durchläuft der Patient oft vor dem Bewußtseinsverlust ein exogen psychotisches Zustandsbild. Eine delirante Symptomatik mit gleichzeitigem zentral- und peripheranticholinergem Syndrom (ZAS) muß immer an eine Diphenhydraminvergiftung denken lassen. Physostigmin ist gegen einzelne Symptome der Diphenhydraminvergiftung, jedoch nicht in allen Fällen, wirksam.

Die **Glutethimidvergiftung** ist durch eine wechselnde Komatiefe, Krämpfe während des Komas und eine lange Komadauer charakterisiert.

Bei der **Meprobamatvergiftung** findet sich in der Frühphase häufig ein Nystagmus, ferner treten Krämpfe auf; es kommt bereits sehr bald nach Ingestion des Giftes zu einer Kreislaufdepression. Hämoperfusion/Hämodialyse ist möglich, jedoch nicht so effektiv wie bei der Barbituratvergiftung.

Die **Methaqualonvergiftung** zeichnet sich im Gegensatz zu den anderen Schlafmittelvergiftungen durch einen erhöhten Muskeltonus aus; Gerinnungsstörungen mit Thrombozytopenie und einer Hypoprothrombinämie können auftreten. Patienten mit dieser Vergiftung sind deshalb besonders gefährdet, konjunktivale, retinale und gastrointestinale Blutungen zu entwickeln. Der Muskeltonus kann so ausgeprägt sein, daß eine Relaxierung notwendig wird.

18.2 Vergiftungen durch Opiate

Als Opiatvergiftungen kommen Vergiftungen durch legal in der Medizin angewandte Medikamente und durch die illegale Droge Heroin vor.

Die Opiatüberdosis erzeugt Miosis, Atemdepression und Bewußtlosigkeit. Durch multiple Einstichstellen im Bereich der Ellenbeugen und Thrombosierung oder Sklerosierung der Venen läßt sich der „Fixer" meist erkennen. Die Therapie ist einfach, solange der Patient noch mit ausreichenden Vitalfunktionen vorgefunden wird. Sie besteht in einer Intubation mit Beatmung. Der spezifische Opiatantagonist Naloxon kann eingesetzt werden, führt in der Regel aber dazu, daß der Patient schlagartig erwacht und Entzugssymptome entwickelt, so daß er sich oft einer Klinikaufnahme widersetzt. Dies kann zur Folge haben, daß er ohne eine neue Heroindosis ins Koma zurückfällt, da die Wirkdauer des Naloxons mit ca. 20–30 min. kurz ist (siehe auch Kap. 19.2).

18.3 Vergiftungen durch Ethanol

Die medizinischen Probleme, die durch den chronischen Alkoholismus entstehen, sind im Kapitel 19 abgehandelt. Zu Ethanolvergiftungen mit anschließender Hospitalisierung kommt es in der Regel bei Patienten mit chronischem Alkoholismus. Häufig kommt es auch beim Selbstmordversuch zu Vergiftungen mit Alkohol in Kombination mit Medikamenten, wobei die Alkoholvergiftung im Vordergrund stehen kann.

Die Ethanolvergiftung ist durch zwei Phasen gekennzeichnet: Die erste Phase besteht in einem akuten Rauschzustand mit ataktischem Gang, verwaschener Sprache, Benommenheit, Reizbarkeit, Distanzlosigkeit und Logorrhö. Das Gesicht ist gerötet, die Pupillen sind weit, der Patient schwitzt, leidet an Übelkeit und erbricht. Die tödlichen Alkoholspiegel beginnen bei 3 g/l (3‰) für Patienten, die nicht an Alkohol gewöhnt sind. Bei Alkoholikern beginnt die letale Konzentration bei 5 g/l. Die zweite Stufe der Alkoholvergiftung ist Bewußtlosigkeit mit schwerer ZNS-Depression, die bis zur Atemdepression gehen kann.

Der berauschte Patient wendet sich zwar hilfesuchend an den Arzt, kann sich aber dann oft nicht den getroffenen Maßnahmen fügen. Die Patienten können dabei suggestibel sein und mit einem freundlichen Gespräch zu weiteren therapeutischen Maßnahmen veranlaßt werden (talk down). Wenn man ihnen gegenüber allerdings aggressiv oder vorwurfsvoll auftritt, kann das zu unkontrollierten Aggressionsausbrüchen führen. In dieser Situation kann es dann notwendig werden, den Patienten z. B. mit Benzodiazepinen zu sedieren (cave: Atemstillstand). Eine andere Möglichkeit ist die Behandlung mit Apomorphin i.m. Dadurch kommt es zu Übelkeit, die den Patienten dazu zwingt, sich mit sich selbst zu beschäftigen und von seiner Aggression gegenüber anderen abzulassen. Günstiger Begleiteffekt dieser Maßnahme ist, daß Erbrechen ausgelöst wird, wodurch eine Giftelimination erreicht wird. Sollte die Apomorphingabe kreislaufwirksam

werden, so kann sie durch Naloxon, einen Opiatantagonisten, gut kompensiert werden. Die Übelkeit kann durch Metoclopramid behoben werden. Durch vorangegangenen Sturz kann ein Schädel-Hirn-Trauma entstanden sein. Mit Verzögerung kann es zu subduralen Blutungen kommen, die nicht erkannt werden, weil die Bewußtseinstrübung auf die Alkoholintoxikation zurückgeführt wird.

18.4 Vergiftungen durch Chemikalien

Folgende chemische Substanzen bzw. Substanzgruppen sind toxikologisch von besonderer Bedeutung:
▶ Toxische Alkohole
▶ Toxische Herbizide
▶ Insektizide vom Organophosphat- und Carbamat-Typ
▶ Halogenierte Kohlenwasserstoffe
▶ Toxische Metalle
▶ Laugen und Säuren
▶ Toxische Gase.

18.4.1 Toxische Alkohole

Isopropylalkohol (Isopropanol), ein gebräuchliches Lösungsmittel und Desinfizienz, hat eine doppelt so starke ZNS-depressive Wirkung wie Ethanol. Bereits 1ml/kg Körpergewicht einer 70%igen Isopropanollösung kann zur Narkose führen. Die tödliche Dosis für Erwachsene liegt zwischen 2 und 4 ml/kg Körpergewicht, Kinder sind wesentlich empfindlicher. Ein Metabolit des Isopropylalkohols ist das Azeton, welches zusätzlich noch für eine länger anhaltende ZNS-Symptomatik sorgt. Die Klinik der Isopropanolvergiftung zeigt sich durch ein rasches Auftreten von Benommenheit, Kopfschmerzen, Verwirrtheit und Koma; in schweren Fällen verschwinden die Muskeldehnungsreflexe. Die anfängliche Euphorie, wie sie bei der Ethanolvergiftung auftritt, wird nicht gefunden. Es kommt zur Irritation des Gastrointestinaltraktes mit Bauchschmerzen und Erbrechen. In einzelnen Fällen treten bei schweren Vergiftungen akutes Nierenversagen, Anstieg der Leberenzyme, hämolytische Anämie und Myoglobinurie auf. Die **Therapie** ist vor allem symptomatisch. Eine Magenspülung ist bis zu zwei Stunden nach Ingestion sinnvoll. Kohle und Glaubersalz sind nicht effektiv. Bei schweren komatösen Intoxikationen und bei Spiegeln über 4 g/l ist eine Hämodialyse-Behandlung indiziert.

Ethylenglykol wird vom Körper durch metabolischen Umbau in ein Gift umgewandelt. Unter Einfluß der Alkoholdehydrogenase entsteht aus Ethylenglykol Glykolaldehyd und unter Einfluß der Aldehyddehydrogenase Glykolat. Dieses Glykolat wird zum Teil zu Oxalat metabolisiert, das sich im Urin als Oxalatkristall findet und ein guter diagnostischer Hinweis ist. Aufgrund der vielen sauren Valenzen kommt es zu einer schweren metabolischen

Azidose, die vor allem durch die Glykolsäure unterhalten wird. Nach einem anfänglichen Rauschzustand, wobei kein Alkoholgeruch in der Atemluft vorliegt, kommt es zu Übelkeit und Erbrechen. Schließlich treten myoklonische Zuckungen und Krämpfe auf. Die Patienten sind von einem Hirnödem bedroht, welches durch die Zytotoxizität der Azidose und durch Kalziumoxalat-Ablagerungen im ZNS gefördert wird. Es besteht eine Tachypnoe als Ausdruck der respiratorischen Kompensation für die metabolische Azidose. Bedingt durch die erhöhte Osmolarität und die metabolische Azidose kommt es zur Tubulusnekrose mit akutem Nierenversagen.

Das Ethanol (siehe Tab. 18-1) ist bei der Ethylenglykolvergiftung das lebensrettende Antidot. Durch Ethanol kann die Aktivität der Alkoholdehydrogenase, die eine höhere Affinität zum Ethanol als zum Ethylenglykol hat, limitiert werden, so daß aus Ethylenglykol kein toxischer Metabolit entstehen kann. Da aufgrund des Nierenversagens kaum mehr eine Ausscheidung des Ethylenglykols möglich ist, ist immer zusätzlich eine Hämodialyse indiziert. Als experimentelles Antidot hat sich das 4-Methylpyrazol bewährt, das ebenfalls die Aktivität der Alkoholdehydrogenase hemmt.

Tödliche Vergiftungen mit **Methanol** sind schon bei der oralen Aufnahme von 15 ml einer 40%igen Lösung bekanntgeworden. Bei Serumspiegeln von 1 g/l tritt Blindheit auf, über 1,5 g/l besteht höchste Lebensgefahr. Methanol wird durch die Alkoholdehydrogenase zum Formaldehyd und über die Azetaldehyddehydrogenase zur **Ameisensäure** abgebaut, die zu einer metabolischen Azidose führt und für die meisten toxischen Effekte verantwortlich ist.

Zunächst stehen die Symptome des Alkoholrausches im Vordergrund. Über Stunden kommt es zu einem Anstau der Ameisensäure und konsekutiv zu einer metabolischen Azidose. Es kommt zu Kopfschmerzen, Schwindel und Verwirrtheit. Im weiteren treten als Folge einer N.opticus-Schädigung Sehstörungen auf. Der Patient hat das Gefühl, sich in einem Schneegestöber zu befinden. Die Pupillen sind erweitert mit abgeschwächter Lichtreaktion. Es bestehen ein Retinaödem und eine Hyperämie der Papille. Bei fortschreitender Vergiftung kommt es zu Bewußtlosigkeit mit Krämpfen und plötzlichem Atemstillstand. Daneben finden sich häufig schwere Schleimhautreizungen im oberen Gastrointestinaltrakt und Pankreatitiden. Das Nierenversagen ist selten und nicht regelhaft wie bei der Ethylenglykolvergiftung. Der typische CCT-Befund zeigt Nekrosen im Bereich der extrapyramidalen Kerne, vor allem im Putamen.

Die Therapie ist identisch mit der Therapie der Ethylenglykolvergiftung. Durch orale oder intravenöse Ethanolgabe sollte ein Blutspiegel von 1 g/l aufrechterhalten werden. Dadurch wird die Halbwertszeit des Methanols auf über 35 Stunden erhöht, so daß entsprechend lange mit der Ethanol-infusion fortgefahren werden muß. Gleichzeitig soll das Methanol durch Hämodialyse entfernt werden. Dabei ist zu beachten, daß während der Hämodialyse die Ethanolinfusionsrate gesteigert werden muß, da auch das Ethanol hämodialysabel ist. Weil Folsäure ein Kofaktor ist, der den Metabolismus der Ameisensäure zum CO_2 fördert, sollten 50 mg Folsäure vierstündlich über mehrere Tage intravenös verabreicht werden. Wie bei der Ethylenglykolvergiftung ist das 4-Methylpyrazol ebenfalls ein Antidot, das die Alkoholdehydrogenase hemmt und damit den Verlauf der Methanolvergiftung günstig beeinflussen kann.

18.4.2 Herbizide

Manche Herbizide sind chronisch toxisch und kanzerogen. So werden das Athrazin und vor allem die Dioxine, die bei der Herstellung der Herbizide aus der Klasse der Chlorphenoxykarbonsäuren als Verunreinigungen mitentstehen, verdächtigt, für den Menschen kanzerogen zu sein. Neben diesen Substanzen gibt es ein Herbizid, das beim Menschen akut zu schwersten Vergiftungen führen kann: das **Paraquat**. Es ist als 20%iges Konzentrat im Handel. Nach oraler Ingestion hat es eine sehr hohe Mortalität; bei versehentlicher Ingestion von 1–2 Schlucken des Konzentrats sterben bereits 50% der Betroffenen. Wird das flüssige Paraquat-Konzentrat in suizidaler Absicht aufgenommen, so liegt die Mortalität zwischen 80 und 90%. Paraquat verteilt sich rasch in alle Organe. Die höchste Konzentration findet sich in der Lunge. Seine toxische Wirkung beruht auf der kontinuierlichen Bildung von Sauerstoff- und Hydroxylradikalen.

Es gibt drei Verlaufsformen der Vergiftung: Die Ingestion von bis zu 2 g Paraquat wird unbeschadet überstanden. Bei der Aufnahme von 5–15 g kommt es zu einer Leberzellschädigung mit Anstieg der Transaminasen, zu einem oligurischen Nierenversagen und schließlich, zwischen dem 11. und spätestens 41. Tag nach Ingestion, zu einer irreversiblen Lungenfibrose mit Todesfolge. Werden mehr als 15 g aufgenommen, so tritt der Tod ein, noch bevor sich Organschäden manifestieren können. Der Patient stirbt an einem akuten Herz-Kreislauf-Versagen.

Aufgrund der Paraquat-Serumspiegel läßt sich frühestens vier, spätestens 28 Stunden nach Ingestion eine Aussage zum Überleben oder Nicht-Überleben treffen. Eine **Therapie** ist nur sinnvoll, wenn die Paraquat-Spiegel 8 Stunden nach Ingestion zwischen 0,5 und 4 mg/l liegen; bei Spiegeln über 4 mg/l ist zur Zeit jede Therapie sinnlos; liegen sie unter 0,5 mg/l, so ist keine Therapie notwendig. Alle bisher versuchten Therapieformen brachten keinen sicheren Erfolg. Folgende Medikamente finden Anwendung: Superoxid-Dismutase, Desferoxamin, Cyclophosphamid, auch Vitamin E und Steroide. An aggressiven Entgiftungsverfahren kommen eine Dauerhämoperfusion und eine gastrointestinale Lavage in Frage.

Tab. 18.4-1   Vergiftungen durch Metallverbindungen

Metall-verbindung	Gastro-intestinal-Trakt	Haare	Haut/Schleimhaut	Herz	Kreislauf
Arsen	Blutung Durchfall Ablagerung	Zeitpunkt-bestimmung	morbilliformes Exanthem später: Hyperkeratose	Kontraktilität ↓ QT-Verlängerung	Vasodilatation hyperzirkulatorisches Kreislaufversagen
Blei	Koliken Obstipation	Zeitpunkt-bestimmung	Bleisaum (selten)	∅	∅
Cadmium	Erbrechen Durchfall Schmerzen	Zeitpunkt-bestimmung bei einmaliger Exposition	∅	∅	∅
(Di-)Chrom(-at)	Erbrechen	∅	Dermatitis Ulzerationen	∅	Schock
Eisen	hämorrhagische Gastritis Blutung	∅	Blutungen	Kontraktilität ↓	Hypotension Schock
Kupfer	Schmerzen Erbrechen	∅	∅	∅	∅
Lithium	Übelkeit Erbrechen Durchfall	∅	∅	SA-Block, Bradyarrhythmie Kontraktilität ↓	Hypotension Hypertonie (selten)
Quecksilber	Hämatemesis Kolitis	Zeitpunkt-bestimmung	Gingivitis Stomatitis	QT-Verlängerung ST-Senkung	∅
Thallium	Übelkeit Erbrechen	Haarausfall Widy-Phänomen	Schwitzen	Myokardnekrose Tachykardie autonome Neuropathie	Hypotonie (schwer)

Die einzige gesichert wirksame Therapie scheint die möglichst frühzeitige Entfernung des Giftes aus dem primären Giftweg zu sein. Durch Gabe von Bentonit, Fuller-Erde oder Carbo medicinalis kann das Paraquat gebunden werden. Auch diese Maßnahme kommt häufig zu spät, da das Paraquat bevorzugt im obersten Abschnitt des Dünndarms resorbiert wird.

Paraquat ist relativ leicht im Urin nachzuweisen. Man versetzt Harn, der mit Natriumbikarbonat alkalisiert wurde, mit einer geringen Menge von natriumdithionit. Beim Vorhandensein von Paraquat im Urin kommt es zu einer blau-violetten Verfärbung.

18.4.3 Insektizide

Von den Insektiziden sind zwei Substanzgruppen nach oraler Aufnahme sehr toxisch: Organophosphate (Alkylphosphate) und Carbamate. Beide Substanzgruppen führen durch eine Hemmung der Azetylcholinesterase an den Nervensynapsen zu einer Blockade des Azetylcholinabbaus und damit zur Überschwemmung des peripheren und zentralen Nervensystems mit Azetylcholin.

Die wichtigsten Alkylphosphate, die auch perkutan aufgenommen werden können, sind **Parathion** (E 605), **Demethon-S-Methyl-Sulfoxid** (Metasystox R) und **Dimethoat** (Roxion).

Die **Alkylphosphatvergiftung** muß rasch am Vergiftungsbild erkannt werden, sonst bestehen für den Patienten kaum Überlebenschancen. Das Vergiftungsbild ist kurzfristig durch Symptome einer übermäßigen Sympathikus-Erregung mit Angstzustand, Tachykardie und Hypertonus gekennzeichnet; auch kurzfristig erweiterte Pupillen wurden beschrieben. Abgelöst wird dieses Zustandsbild von einem Überwiegen des parasympathischen Nervensystems. Es kommt zu einer vermehrten Speichel-, Tränen-, Schweiß-, Nasen- und Bronchialsekretion; Erbre-

Leber	Nerven	Nieren	ZNS	Blut	Besonderheiten
Bilirubin ↑ Transaminasen ↑	postakut: periphere Polyneuropathie	ANV	Koma, Delir	∅	Karzinogen
Transaminasen ↑	periphere Polyneuropathie	erworbenes Fanconi Syndrom	Ataxie, Stupor Krämpfe	Koproporphyrine Tüpfelzellen	∅
∅	∅	irreversible Proteinurie	∅	∅	Emphysem Karzinogen Arthralgie
schwere Hepatitis → Leberausfall	∅	ANV	Schwindel Koma	Hämolyse Verbrauchskoagulopathie	Karzinogen
gelegentlich periportale Nekrose Leberversagen	∅	hepatorenales Syndrom	Ödem	Gerinnungsstörung	Zweiphasigkeit
zentrolobuläre Nekrose Transaminasen ↑	∅	Hämoglobinurie leichte Retention d. harnpfl. Subst.	∅	∅	Hämolyse
∅	Tremor Rigor Faszikulieren	Retention der harnpfl. Subst. Diabetes insipidus	Stupor Krämpfe Koma	∅	∅
Transaminasen ↑	Tremor	ANV	Kopfschmerzen	∅	Lungenödem
∅	Neuropathie mit Hyperästhesie	∅	Koma Krämpfe Gedächtnisverlust	∅	Lungenödem

chen, Durchfall und Darmkoliken treten auf. Es findet sich eine Bradykardie, die in eine Bradyarrhythmie mit AV-Blockierung und Kammerersatzrhythmus übergeht. Der Blutdruck sinkt ab. Gleichzeitig besteht durch eine Dauerdepolarisation der motorischen Endplatten ein Faszikulieren oder Fibrillieren der quergestreiften Muskulatur, was zu einer peripheren Atemlähmung führt. Der Azetylcholin-Überschuß im ZNS verursacht Verwirrtheit, Krämpfe und Koma.

Die **Therapie** besteht in einer Intubation mit Beatmung und Absaugen des Sekrets. Gleichzeitig muß Atropin in hohen Dosen verabreicht werden. Durch Atropin kann nur die muskarinartige, nicht aber die nikotinartige Wirkung des Azetylcholins blockiert werden. Zunächst verabreicht man 5 mg Atropin intravenös; ergibt sich innerhalb von fünf Minuten keine Besserung, so können mehrmals in kurzen Abständen 5–10 mg gegeben werden, bis eine Wirkung eintritt. Diese zeigt sich am Nachlassen der Speichel- und Bronchialsekretion, am Anstieg der Herzfrequenz und an einer Pupillenerweiterung. Als adjuvantes Antidot kann Obidoxim verwendet werden, das zu einer Reaktivierung der Cholinesteraseaktivität führen soll. Es ist vor allem gegenüber Parathion, nicht jedoch gegen Dimethoat wirksam. Eine Besonderheit der Demethon-S-Sulfoxid-Vergiftung besteht darin, daß eine Wirkung nach oraler Aufnahme erst langsam eintritt.

Die Alkylphosphatvergiftung kann leicht über die Serumcholinesterase diagnostiziert werden, die im Vergiftungsfall immer stark erniedrigt ist. Die Atropinbehandlung muß nach Klinikaufnahme noch in einer Dosis von 2–20 mg/h über Tage fortgesetzt werden. Gleichzeitig bedarf es einer optimalen Beatmungstherapie und einer Sedierung des Patienten.

Die **Carbamate** wirken ähnlich wie die Alkylphosphate, führen jedoch zu einer nur kurzfristigen Blockade der Azetylcholinesterase. Es kommt meist zu einer raschen Erholung. Die Therapie besteht in der Gabe von Atropin (2–10 mg).

18.4.4 Halogenierte Kohlenwasserstoffe

Tetrachlorkohlenstoff ist eines der schlimmsten Gifte, wenn es vom Menschen oral aufgenommen wird. Seine Verwendung ist in den letzten Jahren stark rückläufig, so daß diese Vergiftung selten geworden ist, häufiger sind die Vergiftungen durch Trichlorethylen und Perchlorethylen.

Nach der Aufnahme von 10 ml Tetrachlorkohlenstoff kann bereits eine tödliche Vergiftung vorliegen. Tetrachlorkohlenstoff ist u.a. hepatotoxisch. Klinisch manifestiert sich die Tetrachlorkohlenstoffvergiftung mit einem Transaminasenanstieg, dessen Gipfel zwischen dem 2. und 4. Tag liegt. Es kommt zu Gelbsucht, Störung der Gerinnung und Leberzerfallskoma innerhalb der ersten Woche.

Da Tetrachlorkohlenstoff hochtoxisch ist, ist eine primäre Giftentfernung unbedingt indiziert. Sie muß unter Intubation zur Verhinderung einer che-

mischen „Pneumonitis" stattfinden. Forcierte Abatmung und Hämodialyse beschleunigen die Giftelimination. Die Behandlung mit hyperbarer Oxygenation und der Gabe von N-Acetylcystein ist noch im experimentellen Stadium.

Vergiftungen durch **Tri- oder Perchloräthylen,** die durch Inhalation und orale Aufnahme auftreten können, führen zu einer Narkose und durch Aspiration zu einer Pneumonie. Auch die Niere wird geschädigt (Tubulusnekrose). Eine chronische Exposition führt zu Polyneuropathie. Die Therapie besteht in Beatmung mit Hyperventilationsbehandlung.

18.4.5 Metallverbindungen

Zu schweren Metallvergiftungen kommt es vorwiegend durch die suizidale orale Aufnahme von Metallsalzen. Eine akute Quecksilbervergiftung kann auch durch Inhalation von Quecksilberdämpfen ausgelöst werden. Die Symptomatologien der Vergiftungen durch die toxikologisch wichtigsten Metallverbindungen sind in Tabelle 18.4-1 dargestellt.

Tab. 18.4-2 Therapie der Metallvergiftungen

Metall-verbindung	Primäre Giftentfernung	Sekundäre Giftentfernung	Antidot	Kreislauf	Lunge	Besonderheiten
Arsen	Magenspülung (MS)	Dialyse	Dimercaprol DMPS oral DMPS i.v.	adrenerge Substanzen	u.U. Beatmung wegen Neuropathie nötig	Gastroskopie Magenresektion Abdomen-Röntgen
Blei	MS	Diurese anregen	Na$_2$CaEDTA Dimercaprol DMPS	∅	∅	Diazepam bei Krämpfen Abdomen-Röntgen
Cadmium	MS	HD	Na$_2$CaEDTA	adrenerge Substanzen	Pneumonie-prophylaxe	Gastroskopie Abdomen-Röntgen
(Di-)Chrom(-at)	Verdünnen MS Milch	HD Austausch-transfusion	∅	adrenerge Substanzen	Beatmung im Schock Aspiration verhindern	Gastroskopie
Eisen	MS, Instillation, Na$^+$-Bikarbonat	Austausch-transfusion	Deferoxamin	Volumengabe	Beatmung bei Schock	Gerinnungstherapie Abdomen-Röntgen
Kupfer	MS Milch Verdünnen	Austausch-transfusion	D-Penicillamin DMPS oder Na$_2$CaEDTA	Volumengabe	Beatmung bei Schock	Gastroskopie
Lithium	MS	HD u.U. forcierte Diurese	NaCl (bei leichter Vergiftung)	adrenerge Substanzen	Beatmung bei Schock oder Krampf	keine natriuretischen Diuretika
Quecksilber	MS Milch	HD	Dimercaprol DMPS	adrenerge Substanzen	u.U. Beatmung bei Schock	Diazepam bei Krämpfen Abdomen-Röntgen
Thallium	MS Berliner Blau oral	HD – HP	Berliner Blau oral	u.U. β-Blocker	u.U. Beatmung wegen Neuropathie nötig	Abführen wegen Obstipation

Ihnen allen ist gemeinsam, daß sie Symptome des Gastrointestinaltraktes hervorrufen. Eine Abdomen-Übersichtsaufnahme ermöglicht den Nachweis einer Metallaufnahme und eine Abschätzung der Menge. Die meisten Metalle sind nephro- und mit wenigen Ausnahmen auch hepatotoxisch. Manche führen zu schweren Polyneuropathien und irreversiblen ZNS-Störungen. Besonders problematisch bei akuten Vergiftungen ist die starke kardio- und kreislaufdepressive Wirkung, die bereits in der Frühphase zum Schock führen kann.

Die **Therapie** der Metallvergiftungen ist in Tabelle 18.4-2 dargestellt. Es ist immer eine primäre Giftentfernung anzustreben, die am besten gastroskopisch erfolgt. Wegen der ätzenden Wirkung ist eine Verdünnung mit Wasser sinnvoll. Für die verschiedenen Metallverbindungen gibt es unterschiedliche Chelatbildner, die das Metall-Kation binden und über die Niere zur Ausscheidung bringen können. Da es durch Metallvergiftungen häufig zu Nierenversagen kommt, muß eine Hämodialyse durchgeführt werden. Der Komplex zwischen Chelatbildner und Metall ist in der Regel dialysabel. Der Kreislauf ist mit Volumengabe und adrenergen Substanzen zu stützen, wobei dies vor allem bei der schweren Arsenvergiftung meist nicht gelingt. Die auftretende Neuropathie, die Schocksymptomatik und die zerebralen Krämpfe können eine Beatmung des Patienten notwendig machen.

18.4.6 Laugen und Säuren

Konzentrierte Laugen und Säuren können zu schweren Verätzungen des Gastrointestinaltraktes führen. Hierfür verantwortlich sind meist Natron- oder Kalilauge bzw. Salzsäure. Während eine akzidentelle Aufnahme von Säuren und Laugen meist nur zu Verätzungen im Mund oder im oberen Ösophagus führt und vor allem durch ein Glottisödem problematisch werden kann, bedeutet suizidal aufgenommene Lauge oder Säure immer eine akute vitale Bedrohung. Während es bei Säureverätzung zu einer Koagulationsnekrose durch Ausfällung des Eiweißes kommt, findet sich bei den Laugen eine Kolliquationsnekrose, die langsam zur völligen Auflösung des Gewebes führt. Ähnlich wie bei Verbrennungen kann man bei Verätzungen verschiedene Schweregrade abgrenzen (siehe Tab. 18.4-3 und Abb. 18.4-1).

Die **Therapie** der Laugen- oder Säurenverätzung besteht in einer möglichst frühzeitigen Verdünnung mit Wasser; Neutralisationsversuche sind wenig sinnvoll, da zusätzlich noch eine Hitzeschädigung entstehen kann. Das Auslösen von Erbrechen ist kontraindiziert, da es eine Ösophagusverätzung verstärken würde. Wenn große Mengen aufgenommen wurden, kann es frühzeitig zu Schock und Kreislaufversagen kommen, Hämolyse und Verbrauchskoagulopathie können ausgelöst werden. Wichtig ist eine frühzeitige Gastroskopie, um sich ein Bild über das Ausmaß der Schädigung zu ma-

Tab. 18.4-3	Gradeinteilung der Verätzungen
Grad I	Schwellung und Rötung mit oberflächlichem Ätzschorf
Grad II	flache Schleimhautulzerationen mit Fibrinbelägen; die Mukosa ist zerstört
Grad III	Nekrose der gesamten Schleimhaut und der darunterliegenden Schichten

chen und, wenn möglich, eine drohende Perforation vorauszusehen. Bei einer drittgradigen Verätzung des Magens ist eine Laparotomie empfehlenswert, bei der dann das volle Ausmaß der Schädigung abgeschätzt und notfalls mit einer Total- oder Teilresektion des Magens und Ösophagus einer Perforation zuvorgekommen werden kann.

18.4.7 Gase

Die wichtigsten toxischen Gase zeigt Tabelle 18.4-4. Neben Gasen, die durch eine Herabsetzung des Sauerstoffpartialdrucks schädlich wirken – wie z.B. Methan und Kohlendioxid –, gibt es noch zwei Gruppen von toxischen Gasen: Die erste führt über eine pulmonale Schädigung, die zweite durch metabolische Vorgänge zur Hypoxämie. Zu der ersten Gruppe gehören das Chlorgas und die Nitrosegase, zur zweiten die Blausäure und das Kohlenmonoxid. Schwefelwasserstoffgas bewirkt eine pulmonal und metabolisch bedingte Hypoxämie.

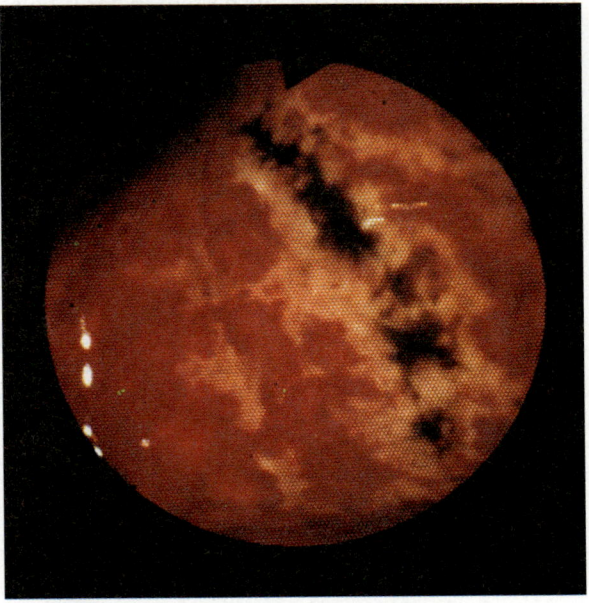

Abb. 18.4-1   Erst- bis drittgradige Verätzung der Magenschleimhaut. Rötung mit Hyperämie (erstgradig; roter Bereich); Schleimhautulzeration, fibrinbelegt (zweitgradig; weißlicher Bereich); Nekrose der gesamten Schleimhaut (drittgradig; schwarzer Bereich).

Tab. 18.4-4 Vergiftungen durch Gase

Gas	Wirkmechanismus	ZNS	Besonderheiten	Lunge	Therapie
Blausäure	Blockade der Cytochromoxidase	Krampf sofortige Paralyse Hirnödem	Bittermandelgeruch	$\varnothing$	4-DMAP Natriumthiosulfat
Chlor	HCl-Bildung O_2-Radikal-Bildung auf Bronchial-schleimhaut	Schädigung sekundär über Hypoxämie	$\varnothing$	sofortiges Ödem	Dexamethason-Spray Steroide systemisch, parenteral PEEP-Beatmung
Kohlen-monoxid	Blockade des O_2-Transports am Hämoglobin	Krampf Koma Hirnödem	anfangs Fehlen der Zyanose, CK ↑ Leukozyten ↑	$\varnothing$	O_2-Beatmung hyperbare Oxygenation
Nitrosegase	Bildung von Salpeter-säure bei geringer Wasserlöslichkeit	Schädigung sekundär über Hypoxämie	gelegentliche Methämoglobin-ämie	Ödem mit Latenz	als Prophylaxe: Dexamethason-Spray als Therapie: Steroide systemisch PEEP-Beatmung
Schwefel-wasserstoff	Blockade der Cytochromoxidase	Krampf sofortige Paralyse Hirnödem	blockiert in toxischer Dosis den Geruchs-sinn (sonst Geruch nach faulen Eiern)	Ödem	O_2-Beatmung PEEP-Beatmung Steroide systemisch

Chlor ist bereits bei einer Luftkonzentration von 0,2 ppm zu riechen, bei 3 ppm treten leichte Reizerscheinungen auf, bei 30 ppm kommt es zu brennenden Schmerzen auf der Brust und Husten, bei 60 ppm zum toxischen Lungenödem; 400 ppm über 30 Minuten und 1000 ppm während weniger Minuten sind tödlich. Die Therapie besteht in der Inhalation von Dexamethason-Spray, der parenteralen Gabe von Steroiden und, im schwersten Falle, in einer Beatmung mit positivem endexspiratorischem Druck (PEEP).

Nitrosegase sind Stickstoffverbindungen, meist bestehend aus Stickstoffmon-, -di- und -tetroxid sowie Distickstofftrioxid, die fast ausschließlich als Gemisch vorkommen. Die Vergiftung mit Nitrosegasen verläuft dreiphasig: Anfänglich kommt es zu einer leichten Reizung des oberen Respirationstrakts; nach einer Latenzperiode von 3–30 Stunden kann sich ein schweres Lungenödem entwickeln mit Tachypnoe, Tachykardie, Hämoptysen, Rasselgeräuschen und Bronchospastik. Als dritte Phase kann sich nach zwei bis drei Wochen eine obliterierende Bronchiolitis anschließen. Die Therapie besteht in einer prophylaktischen Inhalation von Dexamethason-Spray. Beim manifesten Lungenödem ist eine PEEP-Beatmung notwendig.

Durch **Blausäuregas** bzw. oral aufgenommene **Zyanide** kommt es zu einer Blockade der Cytochromoxidase in der Atmungskette. Man kann die Vergiftung am Bittermandelgeruch erkennen. Der Patient erscheint trotz der Bedrohung der vitalen Funktionen gut oxygeniert. Die arterio-venöse Differenz für O_2 ist gering.

Nach Gabe von DMAP (siehe Tab. 18-1) kommt es zur Methämoglobinbildung. Das Zyanid-Ion wird von Cytochromoxidase an das dreiwertige Eisen im Methämoglobin verlagert. Dadurch wird die Cytochromoxidase schlagartig frei, die Sauerstoffoxidation kommt wieder in Gang. Anschließend muß Natriumthiosulfat infundiert werden, um das überschüssige Zyanid als Natrium- bzw. Kaliumthiozyanat (Rhodanide) zur Ausscheidung zu bringen.

Kohlenmonoxid hat eine 300fach höhere Bindungsaffinität an Hämoglobin als Sauerstoff. Im Vergiftungsfall kommt es zu einer Sauerstofftransportstörung mit Gewebshypoxie und anaerobem Stoffwechsel, der zur schweren metabolischen Azidose führt. Da CO-Hb eine helle Farbe hat, zeigen die Patienten anfangs keine Zyanose. Die Therapie besteht in einer sofortigen Intubation und Beatmung mit reinem Sauerstoff. Zuvor muß Blut für die CO-Hb-Bestimmung asserviert werden. Eine hyperbare Oxygenation in der Druckkammer ist bei Werten über 60% CO-Hb sinnvoll.

Schwefelwasserstoffgas lähmt in Konzentrationen über 100 ppm den Geruchsnerv, so daß man den typischen Geruch nach faulen Eiern nicht mehr wahrnimmt. Konzentrationen über 1000 ppm führen sofort zum Koma und zum Versagen der Respiration und des Kreislaufs. Wie Zyanid scheint das Schwefelwasserstoffion die intrazelluläre Cytochromoxidase zu blockieren und damit die Zellatmung auszuschalten. Zusätzlich zur Blockade der intrazellulären Atmung kommt es zu einem rasch auftretenden toxischen Lungenödem. Die beste Therapie ist eine frühzeitige Beatmung mit PEEP und reinem Sauerstoff.

18.5 Vergiftungen durch Pilze

Häufig ist bei Pilzvergiftungen die Pilzsorte nicht bekannt, ein Pilzkenner nicht in der Nähe, eine Sporenanalyse oder Analyse des Pilztoxins nicht rasch genug möglich. In dieser Situation kann man die Pilzvergiftung aufgrund der Latenzzeit und des sog. Pilzsyndroms eingrenzen (siehe Tab. 18.5-1).

Das sog. **Muskarin-Syndrom** wird vorwiegend durch Rißpilze ausgelöst. Man erkennt diese Vergiftung an der kurzen Latenzzeit von unter einer Stunde und am starken Parasympathikotonus mit Schwitzen, Übelkeit, Erbrechen, Bradykardie, Speichelfluß und Miosis. Dieses Pilzsyndrom wird mit 1–2 mg Atropin therapiert.

Die Vergiftung durch Pantherpilz und Fliegenpilz führt zu einem **anticholinergen Syndrom.** Die Latenz ist kurz, das zentralanticholinerge Syndrom äußert sich in Ataxie, Halluzinose, rauschartigem Zustand, Toben und Krämpfen. Daneben besteht ein peripher anticholinerges Syndrom mit Tachykardie, Mundtrockenheit und Fieber. Physostigmin kann als Antidot versucht werden, reicht allein aber meist nicht aus. Es bedarf häufig einer Sedierung mit Diazepam.

Eine große Gruppe von Pilzen, zu denen besonders der Tigerritterling, der Riesenrötling und viele Täublinge gehören, führen innerhalb der ersten fünf Stunden nach Ingestion zu einer schweren **Gastroenteritis** mit Übelkeit, Erbrechen und Durchfall. Die Therapie des gastrointestinalen Pilzsyndroms

besteht in einer intravenösen Substitution des Wasser- und Elektrolytverlusts.

95% aller tödlichen Pilzvergiftungen gehen zu Lasten der beiden bei uns vorkommenden **Knollenblätterpilze Amanita phalloides** und **Amanita virosa** (siehe Abb. 18.5-1). Ursache für dieses Vergiftungsbild sind die Amatoxine, die sich an der Polymerase B im Zellkern anlagern, wodurch die Transkription blockiert wird (sog. **Phalloides-Syndrom**). Die Ribosomen erhalten keine Information aus dem Zellkern mehr, so daß sowohl das Struktureiweiß als auch die lebenswichtigen Proteine, die von der Leber synthetisiert werden, nicht mehr gebildet werden können.

Beim Phalloides-Syndrom kommt es mit einer Latenz von 7–24 h (meist nach 11 h) zu Übelkeit, Erbrechen und Durchfall mit massivem Wasser- und Elektrolytverlust. Zu diesem Zeitpunkt müssen die Transaminasen noch nicht erhöht sein. Trotz eines schnellen Anstiegs der Transaminasen kann es dem Patienten am 2. Tag subjektiv gutgehen. Wenn gleichzeitig die Prothrombinzeit stark absinkt, so ist das ein prognostisch ungünstiges Zeichen. Ab dem 4. Tag kommt es zur hepatischen Enzephalopathie und zum hepatorenalen Syndrom. 20% der Patienten mit schwerer Knollenblätterpilzvergiftung versterben nach 7–10 Tagen an Leberversagen mit Kreislaufinsuffizienz.

Bei der **Therapie** der Knollenblätterpilzvergiftung ist bis heute kein endgültiger Durchbruch gelungen. Die Gerinnungsstörung ist durch die Substitution

Tab. 18.5-1	Diagnose der Pilzvergiftungen nach der Latenzzeit				
Latenz	Gastro-intestinal-Trakt	ZNS	Blut	Nervensystem	→ Pilz:
–1 Std.	Nausea Erbrechen	∅	∅	Speichelfluß Miosis, Bradykardie Vagusreiz	Rißpilze
–2 Std.	Erbrechen	Toben Krampf Ataxie	∅	Vagolyse Mydriasis Tachykardie	Pantherpilz oder Fliegenpilz
–5 Std.	Nausea Erbrechen Durchfall	∅	HK ↑ K$^+$ ↓	∅	Tigerritterling Speitäubling Riesenrötling u.v.a.m.
7–24 Std. (meist 11–13)	Nausea Erbrechen Durchfall (choleraartig)	∅	HK ↑ K$^+$ ↓ Transaminasen (↑)	∅	Knollenblätterpilze Nadelholzhäubling
7–24 Std.	Nausea Erbrechen	Krämpfe	Hämolyse Bilirubin ↑ Transaminasen ↑	∅	Frühjahrslorchel
3–14 Tage	Obstipation Durst	Kopfschmerzen	Kreatinin ↑ Harnstoff-N ↑	∅	Schleierlinge Orangenfuchsiger Hautkopf

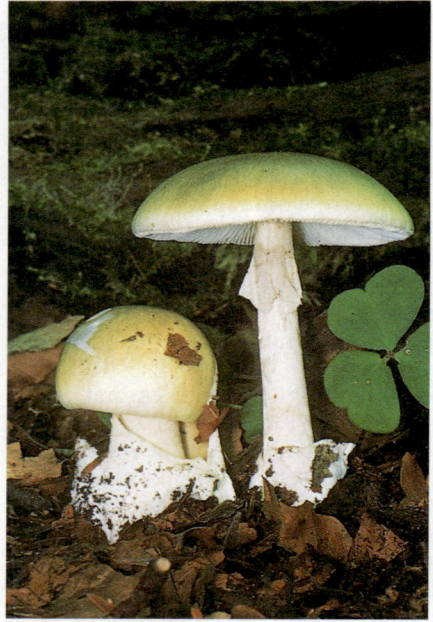
a

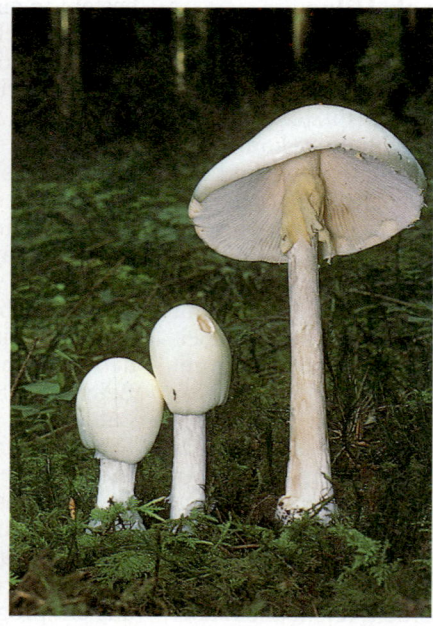
b

Abb. 18.5-1 Knollenblätter-pilze.
a) Grüner Knollenblätterpilz (Amanita phalloides),
b) kegelhütiger Knollenblätterpilz (Amanita virosa). (Fotos freundlicherweise zur Verfügung gestellt von E. Garnweidner, Fürstenfeldbruck)

von Gerinnungsfaktoren und des Antithrombin III gut zu beherrschen. Bei der Aufnahme von größeren Giftmengen ist der Leberzerfall nicht zu vermeiden. Durch Silibinin und Penicillin wird die Aufnahme des Amatoxins in die Leberzellen gehemmt. Da aber bis zum Therapiebeginn das meiste Gift bereits an die Polymerase B der Leber gebunden ist, kann mit diesen Maßnahmen nur die erneute Giftaufnahme aus dem enterohepatischen Kreislauf verhindert werden. Dem gleichen Zweck dienen die vierstündliche Gabe von Kohle und das Absaugen des Duodenalsaftes über eine Sonde. Als weitere Therapie erfolgt die parenterale Gabe von Glukose, Insulin und Lösungen verzweigtkettiger Aminosäuren und Thioktsäure. Zur Verhinderung der Einschwemmung von Enterotoxinen kommen Paromomycin und Lactulose zum Einsatz. An dieser Polypragmasie erkennt man die Hilflosigkeit des Therapeuten, der durch diese Maßnahmen wahrscheinlich nur wenige Patienten mit schwerer Vergiftung retten kann.

18.6 Vergiftungen durch Nahrungsmittel

Der **Botulismus** gilt als gefährlichste Form der Lebensmittelvergiftung. Das Toxin des Clostridium botulinum, eines anaeroben, grampositiven, sporenbildenden Bazillus, findet man heute praktisch nur noch in selbsteingemachten Konserven und geräuchertem Fisch oder Fleisch aus Hausschlachtungen. Durch Abkochen tötet man zwar das Bazillus, nicht aber die Sporen ab; so kann das Clostridium botulinum auch in abgekochten, eingedosten Lebensmitteln schnell unter anaeroben Bedingungen neu auskeimen und Toxin bilden. Die Sporen des Erregers sind äußerst hitzeresistent und können mehrere Stunden bei 100 °C überdauern. Sie werden jedoch innerhalb von 30 Minuten in 120 °C heißem Dampf abgetötet. Das Toxin selbst ist hitzelabil (15 min. bei 100 °C). Es gibt vier für den menschen pathogene Subtoxine (Typ A, B, E und F). Typ A ist sehr selten und führt zur schwersten Verlaufsform, Typ B kommt in der Bundesrepublik am häufigsten vor und ist durch einen langandauernden, aber leichten Verlauf gekennzeichnet. Das Botulismus-Toxin verhindert die Freisetzung von Azetylcholin an bestimmten peripheren Nervenfasern und führt dort zur neuromuskulären Blockade. Der Botulismus weist eine typische **Symptomatik** auf: Mit einer Latenzzeit von 18–36 Stunden (max. 8 Tage) nach der toxinkontaminierten Mahlzeit kommt es zu Akkommodationsstörungen, Mydriasis und abgeschwächten oder aufgehobenen Pupillenreflexen. An weiteren Augensymptomen – die Patienten werden oft vom Augenarzt überwiesen – treten Doppelbilder und Ptosis auf. Es entwickeln sich bulbäre Lähmungserscheinungen mit Dysarthrie, Dysphagie und nasaler Regurgitation. Die Schluckstörung wird durch eine ausgeprägte Mundtrockenheit verstärkt und kann zur Aspirationspneumonie führen. Schwindel, Erbrechen und abdominelle Koliken mit anfänglichem Durchfall, der in eine hartnäckige Obstipation übergeht, folgen. Nur beim Typ A kommt es zu einem raschen Fortschreiten der neurologischen Symptomatik mit Lähmung der Rumpf- und Extremitätenmuskulatur, die eine Beatmungstherapie notwendig macht. Das Sensorium bleibt ungetrübt.

Die **Diagnose** erfolgt anhand der typischen neurologischen Symptomatik, die nach dem Verzehr von Eingemachtem oder Geräuchertem auftritt; oft sind auch mehrere Personen gleichzeitig davon betroffen. Ein Tierversuch mit Mäusen, denen das Serum des Patienten mit und ohne gleichzeitiger Gabe von Antitoxin verabreicht wird, sichert die Diagnose. Verenden die Tiere, die kein Antitoxin erhielten, liegt Botulismus vor.

> Ein wichtiges prophylaktisches Gebot besteht darin, niemals den Inhalt von aufgewölbten Konservendosen (Bombage) zu verzehren. Auch wer nicht kommerziell geräucherte Ware zu sich nimmt, ist gefährdet. Alle Lebensmittel, die nicht einwandfrei erscheinen, sollten weggeworfen werden.

Beim ersten klinischen Verdacht auf Botulismus (Augensymptomatik) muß zur **Therapie** eine Klinikeinweisung erfolgen. Sind zwischen Giftaufnahme und Diagnose nicht schon Tage verstrichen, erfolgt die Giftelimination durch Magenspülung und Gabe von Kohle und Abführmitteln. Die Gabe des trivalenten Antitoxins vom Pferd (gegen Typ A, B, E) ist nach subkutaner oder konjunktivaler Vortestung nur bei raschem Fortschreiten der Symptomatik indiziert. Die Initialdosis beträgt 500 ml i.v., nach 6 Stunden weitere 250 ml. Das Antiserum vermag nur freies, nicht an Gewebestrukturen gebundenes, im Serum zirkulierendes Toxin zu binden. Allerdings können Serumkrankheit und Anaphylaxie durch das Antitoxin ausgelöst werden, deshalb wird bei einer leichten Verlaufsform von einer Antiserumtherapie abgeraten. Bei Typ A können Langzeitbeatmung und Tracheotomie notwendig werden. Um ein respiratorisches Versagen rechtzeitig zu erkennen, ist die Vitalkapazität häufig zu überprüfen. Bei den anderen Formen ist die parenterale Ernährung über einen zentralvenösen Katheter für ein bis zwei Wochen eine gute Maßnahme. Gleichzeitig sollte eine Magensonde gelegt werden, die das Absaugen des Mageninhalts zur Vermeidung einer Aspiration verhindert. Eine symptomatische Therapie mit subkutaner Prostigmin-Gabe zur Überwindung der Darmatonie ist häufig nötig. Die bis zu einem halben Jahr bestehenden Akkommodationsstörungen können nach der Verbesserung der gastrointestinalen Symptomatik durch die enterale Gabe von Cholinergika günstig beeinflußt werden. Der Verdacht und die gesicherte Erkrankung sind **meldepflichtig.** (Zu weiteren Lebensmittelvergiftungen siehe Kap. 6.1.12).

18.7 Vergiftungen durch Schlangenbisse

Bei den Giftschlangen unterscheidet man drei Gattungen: die in Mitteleuropa vorkommenden Ottern (Viperidae), die in Nordamerika weitverbreiteten Grubenottern (Crotalidae) und die vorwiegend in Afrika und Asien verbreiteten Giftnattern (Elapidae).

Für den europäischen Bereich sind folgende **Vipern** von Bedeutung: die Kreuzotter, die europäische Hornotter, die Levanteotter und die Bergotter. Allen Vipernbissen ist gemeinsam, daß es an der Bißstelle zu einer ödematösen Schwellung mit blau-roter Verfärbung kommt. Dieses Ödem kann sich ausbreiten und an der betreffenden Extremität zu einem Kompartment-Syndrom führen. Ferner kommt es leicht zu einer Lymphangiitis mit Lymphadenitis. Die Bißstelle ist schmerzhaft, es können Gerinnungsstörungen und eine Hämolyse auftreten. **Therapie:** Die Extremität wird mittels einer Schiene ruhiggestellt und in Form einer Nekrosektomie bzw. Wunddébridement lokal chirurgisch versorgt. Nicht jeder Giftschlangenbiß führt zur Giftinjektion. Deshalb darf nur bei eindeutig zunehmender Lokal- oder Allgemeinsymptomatik mit Antivenin behandelt werden; eine anaphylaktische Reaktion kann zum Tode führen. Es muß 1:10 verdünnt intradermal oder konjunktival vorgetestet werden. Der Kreuzotterbiß bedarf – meist – keiner Antivenintherapie.

Die gefährlichsten **Elapiden** Afrikas sind die schwarze und die grüne Mamba sowie die afrikanische Speikobra.

Der Elapidenbiß führt an der Bißstelle zu einer geringen Schwellung, die kaum mit Schmerzen verbunden ist. 5–20 Minuten nach dem Biß treten Halsschmerzen, Muskelschmerzen, Nervosität, Salivation und Schwitzen auf. Kopf- und abdominelle Schmerzen können hinzukommen. Im weiteren Verlauf kommt es zu Atemnot und Schmerzen auf der Brust mit starkem Angstgefühl. An neurologischer Symptomatik tritt eine Ptosis, dann eine zunehmende Muskelschwäche bis zur vollständigen Paralyse hinzu. Das Bewußtsein geht verloren. Die Patienten versterben am Vasomotorenkollaps mit diastolischem Herzstillstand.

Beim Elapidenbiß muß mit allen zur Verfügung stehenden Möglichkeiten eine systemische Giftwirkung verhindert werden. Dies sollte durch eine Bandagierung der betroffenen Extremität mit Hilfe einer elastischen Binde erfolgen. Beim Elapidenbiß ist immer das spezifische Antiserum (z.B. Kobra) oder das polyvalente Antiserum, das alle Schlangen einer bestimmten Region umfaßt, anzuwenden.

Die häufigsten Schlangenbisse in Amerika sind Bisse von **Grubenottern.** Zu dieser Gattung gehören alle Arten der amerikanischen Klapperschlangen. Ihr Gift erzeugt eine lokale Zellnekrose, Blutbildveränderungen, Gerinnungsstörungen, Gefäßwandveränderungen und Veränderungen des Gefäßwiderstandes. Zum Nierenversagen kann es wegen eines kritischen Absinkens des Glomerulum-Filtrats infolge eines Blutdruckabfalls kommen oder auch wegen der einsetzenden Hämolyse, Hämoglobinurie oder Myoglobinurie.

Bei den Crotaliden-Bissen gelten die gleichen **therapeutischen Maßnahmen** wie bei den Viperidae. Allerdings ist häufiger mit Kreislaufproblemen zu rechnen, so daß ein Volumenersatz in Form von Plasmaexpandern oder durch Humanalbumin notwendig wird. Die lokalen Nekrosen und die Wirkung auf das Gerinnungssystem sind bei den Crotaliden in der Regel stärker ausgeprägt als bei den Viperidae. Man wird sich dann zu einer Gabe von Antiserum entschließen, wenn es zu einem raschen Fortschreiten der lokalen Symptomatik, einer Gerinnungsstörung oder zur Kreislaufwirksamkeit des Giftes kommt.

Im asiatischen Raum gibt es sehr giftige Schlangen aller drei Gattungen. Zu den gefährlichsten Elapiden Asiens gehören die asiatische Kobra, die Königskobra und der indische Krait. Eine gefährliche Vipernart in Asien ist die Kettenviper. Die problematischste Cortalide Asiens ist die malaiische Grubenotter. Für die Königskobra und die asiatische Kobra gibt es monovalente Antiseren, für die anderen Schlangen stehen polyvalente Seren zur Verfügung.

Auf dem australischen Subkontinent gibt es verschiedene Tigerottern und den Taipan. Beide Spezies sind extrem giftige Elapiden.

18.8 Vergiftungen durch chemische Kampfstoffe

Chemische Kampfstoffe kamen zum ersten Mal während des Ersten Weltkriegs zum Einsatz. 1915 wurde Chlorgas eingesetzt, 1917 wurde von den Deutschen zum ersten Mal Lost als chemische Waffe bei Ypern (Belgien) verwendet. Während des Krieges zwischen dem Irak und dem Iran wurden chemische Waffen von irakischer Seite aus eingesetzt. Dabei kamen S-Lost und das Nervengas Tabun zur Anwendung. Viele Soldaten, aber auch viele Menschen der ungeschützten Zivilbevölkerung sind durch diese kriegstechnisch eingesetzten Gifte vernichtet worden.

Die Chemiekampfstoffe werden entsprechend ihrer Wirkung in verschiedene Kategorien eingeteilt. Die wichtigsten davon sind die Nervenkampfstoffe, die Zyanidkampfstoffe, die Hautkampfstoffe und die Lungenkampfstoffe. Zu den **Nervenkampfstoffen** zählt man das Tabun, das Soman, das Sarin und das VX. Blausäure und Chlorzyan sind **Zyanidkampfstoffe.** Zu den **Hautkampfstoffen** gehören S-Lost, N-Lost und Lewisit, zu den **Lungenkampfstoffen** Phosgen und Diphosgen.

Die Nervenkampfstoffe wirken über eine Blockade der Azetylcholinesterase, sie werden perkutan und über die Atemwege aufgenommen und lösen ein Vergiftungsbild aus, das in etwa der Parathion-Vergiftung entspricht (siehe Kap. 18.4.3). Die Zyanidkampfstoffe führen zu dem Vergiftungsbild der Blausäurevergiftung, wie in Kapitel 18.4.7 beschrieben. Das Chlorzyan hat zusätzlich eine stark reizende Wirkung auf die Atemwege. Die Hautkampfstoffe führen zu einer schweren Schädigung der Haut und Schleimhäute, während die Lungenkampfstoffe ein toxisches Lungenödem auslösen.

Das **Tabun** hat einen hohen Dampfdruck mit einer geringen Seßhaftigkeit und eine große Flüchtigkeit. Es wird vorwiegend über die Atemwege aufgenommen und führt zu einer typischen Organophosphatvergiftung. Man unterscheidet drei Schweregrade der Vergiftung. Die schwere, akute Verlaufsform ist charakterisiert durch einen akuten Atemstillstand. Der Tod tritt dann durch zentrale und periphere Atemlähmung ein. Eine Hilfe ist für so schwer Vergiftete unter Kriegsbedingungen nicht möglich. Die mittelschwere Verlaufsform ist charakterisiert durch eine muskarinartige und nikotinartige cholinerge Erregung, wie bei der Parathion-Vergiftung beschrieben. Die Therapie dieses Zustandsbildes besteht in der Gabe von hohen Dosen Atropin (5–50–100 mg) und des Cholinesterasereaktivators Obidoximchlorid. Ein weiteres therapeutisches Prinzip besteht in der prophylaktischen Gabe von Pyridostigminbromid. Bei der leichten Vergiftung kommt es zu Schwindel, innerer Spannung, Angst, Schlaflosigkeit, Nervosität und Unruhe. Diese Symptomatik läßt sich durch wenige Milligramm (2–6 mg) Atropin behandeln.

Der Hautkampfstoff **Schwefellost** war in den jüngsten kriegerischen Auseinandersetzungen der am meisten angewandte Chemiekampfstoff. Bei der Exposition gegenüber Schwefellost kommt es innerhalb von 20 Minuten bis vier Stunden nach Exposition zu Konjunktivitis, Fremdkörpergefühl in den Augen, Lichtscheu und Lidödem. Es tritt Juckreiz auf, die betroffenen Hautregionen entwickeln ein Erythem. Besonders befallen sind die Achselhöhlen, die Genitalregion, die Beugeseiten der Ellenbogen und die Kniekehlen. 12–24 Stunden nach der Exposition kommt es, wenn 10–15 µg/l Luft überschritten wurden, zu einer Blasenbildung an den betroffenen Gebieten. Innerhalb der ersten Woche löst sich die Epidermis ab. Es entstehen Ulzera. Diese Geschwüre sind sehr anfällig für Superinfektionen. Bei der tiefen bullösen Form kommt es erst nach vier Wochen zu einer langsamen Regeneration der Haut, eine vollständige Heilung erfolgt nach zwei bis drei Monaten. Durch eine Stimulation der Melanozyten hyperpigmentiert die neugebildete Haut. Auch bei den Augenverletzungen kann man nach dem Ausmaß der Lostexposition unterscheiden. Bei bis zu 1 µg Lost/l Luft kommt es zu einer Konjunktivitis, die innerhalb von zwei Wochen wieder abheilt. Bei höheren Konzentrationen entsteht eine Trübung der Kornea, die sich innerhalb von zwei Wochen wieder zurückbildet.

Gelangen Lostspritzer direkt in das Auge, entwickeln sich innerhalb von Stunden nekrotische Prozesse an den Konjunktiven und an der Kornea. Durch eine Perforation der Kornea kann es zum irreversiblen Verlust des Visus kommen.

Die lebensbedrohliche Schädigung geht von der Wirkung des S-Losts auf den Respirationstrakt aus. Auch hier kann der Schweregrad nach der Latenzzeit unterschieden werden. Die leichteste Verlaufsform ist gekennzeichnet durch eine Latenzzeit von mehr als 12 Stunden. Nach diesem Zeitraum tritt ein quälender Schmerz im Nasen-Rachenraum auf, es kommt zur Aphonie mit bellendem Reizhusten. Die Symptome klingen nach 10–14 Tagen ab. Eine Latenzzeit von 6–12 Stunden zwischen Exposition und dem Auftreten der Symptome weist auf eine mittelschwere Verlaufsform hin. Die Patienten haben unter schweren Hustenattacken mit Schmerzen hinter dem Brustbein zu leiden. Die Temperaturen steigen auf 39 °C an, der Allgemeinzustand ist schlecht. Unter gezielter antibiotischer Therapie heilt diese Art der Lostbronchitis innerhalb weniger Wochen aus. Als Folgezustand kann eine chronische Bronchitis bestehenbleiben, aus der sich innerhalb von 10–30 Jahren ein Bronchialkarzinom entwickeln kann. Ist die Latenzzeit geringer als sechs Stunden bis zum Beginn einer schweren pulmonalen Symptomatik mit gleichzeitigem Fieberanstieg auf 40 °C, so entwickelt sich innerhalb von einer Woche eine schwere, nekrotisierende Bronchitis mit Desquamation der Bronchialschleimhaut und zusätzlicher Bronchopneumonie. Die Patienten sind gefährdet, an sich ablösenden Schleimhautfetzen, die nicht abgehustet werden können, zu ersticken. Bei diesem Zustandsbild ist eine intensive Therapie nötig, es bedarf einer gezielten antibiotischen Behandlung, die Patienten müssen in der Regel tracheotomiert werden und mehrfach täglich einer broncho-alveolären Lavage unterzogen werden. Die Pneumonie kann so ausgeprägt sein, daß eine Respiratortherapie notwendig wird.

Der eigentlich bestimmende Faktor für das Überleben der Patienten ist das Ausmaß der Knochenmarksdepression, welche durch die **alkylierenden Eigenschaften** des Schwefellosts verursacht wird. Die Erythropoese ist am wenigsten betroffen. In der Regel kommt es anfangs zu einer Leukozyto- und Thrombozytopenie. Im Verlauf von wenigen Tagen steigen die Thrombozyten- und Leukozytenzahlen wieder an. Die Anzahl der Granulozyten liegt oft, trotz schwerer Infektionen, innerhalb des Normbereichs. Wenn die Leukozytopenie ein Ausmaß erreicht, bei dem 200 Leukozyten/µl unterschritten werden, so sterben die Patienten an nicht beherrschbaren sekundären Infektionen.

Literatur

– Clarmann, M. von: Gezielte Erstbehandlung akuter Vergiftungen. Bayer Pharma Deutschland 1984.
– Ellenhorn, M. J., D. G. Barceloux: Medical Toxicology – Diagnosis and Treatment of Human Poisoning. Elsevier, New York–Amsterdam–London 1988.
– Ludewig R., K. Lohs: Akute Vergiftungen. Fischer, Jena 1988.
– Miller, N. S. (ed.): Comprehensive Handbook of Alcohol and Drug Addiction. Marcel Dekker Inc., New York 1991.

Praxisfragen

Praxisfrage 1

Ein 14jähriges Mädchen, Kind eines Landwirts, wird mit rezidivierendem Erbrechen in die Klinik eingewiesen. Bei der Untersuchung fallen weißliche, nicht abwischbare Beläge im Oropharynx auf. Auf energisches Befragen hin gibt die Patientin an, eine ihr unbekannte Substanz aus dem Giftschrank ihres Vaters vor 12 Stunden in suizidaler Absicht getrunken zu haben. Bei den Laboruntersuchungen findet sich ein Bilirubin von 3 mg/dl (54 µmol/l), Transaminasen um 50 U/l, Harnstoff-N von 40 mg/dl (14 mmol/l) und Kreatinin von 2,1 mg/dl (184,8 µmol/l). Eine Analyse der Blutgase ergibt ein pO_2 von 60 mmHg bei normalem pCO_2. Es besteht eine geringfügige metabolische Azidose.

a Wie lautet Ihre Verdachtsdiagnose?

b Welche Untersuchungen veranlassen Sie zunächst?

c Welche therapeutischen Maßnahmen leiten Sie ein?

d Wie ist die Prognose?

Praxisfrage 2

Ein Landwirt wird bewußtlos in seinem Stall aufgefunden. Es besteht der Verdacht, er sei von der Tenne gestürzt. Er wird mit der Diagnose „Schädel-Hirn-Trauma" ins Krankenhaus eingeliefert. Bei der neurologischen Untersuchung finden sich keine Seitenhinweise. Das CCT läßt keine Ischämie oder Blutung erkennen. In der Thorax-Übersichtsaufnahme findet sich eine beidseitige perihiläre Verschattung. Bei einem Telefonat mit der Ehefrau des Patienten erfahren Sie, daß mehrere Kühe tot im Stall liegen.

a Wie lautet Ihre Verdachtsdiagnose?

b Welche laborchemische Untersuchung ist in der beschriebenen Situation die wichtigste?

c Welche Therapie ist indiziert?

Praxisfrage 3

Ein Ehepaar aus Schwaben sucht den Augenarzt auf, da beide Eheleute plötzlich beim Zeitungslesen unscharf sehen. Sie klagen über Doppelbilder. Der Augenarzt stellt eine Parese des Abduzens und Okulomotorius fest und überweist die Patienten zum Neurologen. Dieser diagnostiziert zusätzlich eine Schluckstörung mit Aspirationsneigung und überweist die Patienten ins Krankenhaus.

a Welche anamnestischen Fragen stellen Sie?

b Welche Untersuchung veranlassen Sie zur Sicherung der Diagnose?

c Welche Soforttherapie ist einzuleiten?

d Wie sind der weitere Verlauf und die Prognose?

19 Sucht

TH. ZILKER

Der Begriff der Sucht, der den gesamten Komplex der Drogen- und Alkoholabhängigkeit im allgemeinen Verständnis umfaßt, ist unscharf. Deshalb hat die WHO 1964 empfohlen, ihn durch den Begriff „Abhängigkeit" zu ersetzen. Dabei wurde zwischen körperlicher und psychischer Abhängigkeit unterschieden. Die Merkmale der körperlichen Abhängigkeit sind je nach Droge unterschiedlich. Die Übergänge zwischen Mißbrauch und Abhängigkeit sind fließend. Unter **Mißbrauch** versteht man eine pathologische Anwendung der Droge mit somatischen und psychosozialen Schäden. Von einer **Abhängigkeit** spricht man, wenn eine Dosissteigerung, körperliche Entzugssymptome beim Absetzen der Droge und ein zentriertes Denken, das nur um die Beschaffung der Droge kreist, hinzukommen.

Definition

Unter Abhängigkeit versteht man den unwiderstehlichen Drang, ein Suchtmittel einzunehmen, um entweder ein Gefühl des Wohlbefindens zu erzielen oder um Mißempfindungen auszuschalten.

Von der WHO wurden sieben Stoffgruppen definiert, die zur Abhängigkeit führen können – inzwischen zählt man auch die Schnüffelstoffe dazu (siehe Tab. 19-1).

Tab. 19-1 Stoffgruppen der Suchtkranken

▶ Morphine
▶ Barbiturate und Alkohol
▶ Kokain
▶ Cannabis
▶ Amphetamine
▶ Kat (Khat)
▶ Halluzinogene
▶ Schnüffelstoffe

Abhängige zeigen eine typische Persönlichkeitsstruktur mit uniform nivelliertem Verhalten. Dieses Verhalten ist meist selbstschädigend, anspruchsvoll, verantwortungslos, skrupellos, risikofreudig und realitätsfern. Prämorbide Persönlichkeitsstrukturen sind dennoch nicht zu erfassen. Der Abhängigkeitsentwicklung liegen Lernvorgänge zugrunde, die durch psychotrope Stoffe verfestigt werden. Damit stehen in den **Anfangsstadien** der Abhängigkeitsentwicklung Vergiftungszustände im Vordergrund. Später, in der **Gewöhnungsphase,** kommt es zu einer allmählichen Umformung der Persönlichkeit. In der **Abhängigkeitsphase** kommen Wesensänderungen und Hirnleistungsstörungen hinzu. Zum Entstehen von Abhängigkeit gehören persönliche Disposition, ein spezielles materielles und soziales Umfeld und Milieuveränderungen als Auslöser von Krisen. Tiefenpsychologisch wird davon ausgegangen, daß Abhängigkeit mit einer Ich-Reifungsstörung zu tun hat. Das Selbstwertgefühl ist wenig entwickelt, die Wahrnehmung von Realität gelingt nicht – im Gegenteil, die Realität wird oft ausgeblendet. Um aber mit der Realität nicht konfrontiert zu werden, flieht der Süchtige vor sich selbst in den Drogengebrauch. Süchtige haben nur eine sehr geringe Frustrationstoleranz und suchen im Umgang mit anderen übermäßige Nähe (Abhängigkeit) oder ziehen sich sofort zurück.

Kasuistik

Der anonym alarmierte Notarzt findet einen unbekannten Mann bewußtlos auf einer Toilette vor. Neben ihm liegt eine Insulin-Einmalspritze. In der linken Ellenbeuge findet sich eine Injektionsstraße (viele Einstichstellen). Die Pupillen sind eng, die Reflexe abgeschwächt, die Atmung ist sehr flach.

Der Notarzt intubiert den Patienten und führt eine Beutelbeatmung durch. Anschließend gibt er eine Ampulle Narcanti® (0,04 mg Naloxon; Morphinrezeptorantagonist) i.v .Innerhalb einer Minute erwacht der Patient und extubiert sich. Er schwitzt, hat plötzlich sehr weite Pupillen, eine

Gänsehaut, klagt über Rückenschmerzen und will sofort nach Hause. Der Notarzt bringt ihn jedoch in die Klinik. Zwischenzeitlich ist der Patient bereits wieder eingetrübt. Er wird reintubiert und über mehrere Stunden volumenkontrolliert beatmet. Am nächsten Tag verläßt der Patient die Klinik auf eigenen Wunsch. Er hatte zuvor angegeben, daß er „zum ersten Mal" Heroin gespritzt habe, und war für eine Entzugstherapie nicht zu motivieren. Trotzdem wurde ihm empfohlen, sich über eine Drogenberatungsstelle um einen Therapieplatz zu bemühen und sich nach einer Zusage zum körperlichen Entzug anzumelden.

19.1 Alkoholkrankheit (Alkoholismus, Alkoholmißbrauch und -abhängigkeit)

Einerseits scheint es genetische, andererseits soziale Faktoren zu geben, die eine alkoholtypische Persönlichkeitsstruktur hervorbringen.

Genetische Prädisposition

Genetische Faktoren, die zum Alkoholismus prädestinieren, können in drei Kategorien eingeteilt werden:
▶ Persönlichkeitsstruktur
▶ Ererbter Alkoholmetabolismus
▶ Ererbtes Ansprechen des ZNS auf Alkohol.

Es ist schon lange bekannt, daß Familienmitglieder von Alkoholikern häufig selbst Alkoholprobleme entwickeln. Daraus ergibt sich die Frage, ob das schlechte Vorbild oder eine vererbte Konstellation dazu führt. Für einen starken genetischen Einfluß sprechen sowohl Zwillingsstudien als auch Adoptionsstudien. Wenn Alkoholismus genetisch beeinflußt wird, so gibt es möglicherweise metabolische Unterschiede zwischen Gruppen mit hohem und geringem Risiko, an Alkoholismus zu erkranken. So konnte festgestellt werden, daß bei Japanern, Chinesen und anderen Mongoliden das Isoenzym I der Alkoholdehydrogenase mit einer hohen Affinität zu Azetaldehyd fehlt, womit es zu einer verlangsamten Elimination des metabolischen Zwischenprodukts Azetaldehyd beim Alkoholabbau kommt. Dadurch reagieren Angehörige der mongolischen Rasse oft sehr empfindlich auf Alkohol, mit den typischen Zeichen eines Azetaldehydsyndroms, das sich in Rötung der Haut, Schwindelgefühl, Palpitationen und Dyspnoe äußert. In der Tat finden sich wesentlich weniger Alkoholabhängige bei diesen ethnischen Gruppen.

Auch ein unterschiedliches Ansprechen des ZNS auf Alkoholkonsum könnte eine Ursache für die Unterschiede in bezug auf Anfälligkeit für Alkoholismus sein. Untersuchungen von ein- und zweieiigen Zwillingen über die Wirkung von Alkohol weisen auf eine genetische Kontrolle hin. Eineiige Zwillinge reagieren weitgehend identisch auf die

Gabe von Alkohol mit einer schlechten Synchronisation im Ruhe-EEG.

Soziale Einflüsse

Es ist offensichtlich, daß der Alkoholmißbrauch nicht gleichmäßig auf alle Sozialschichten verteilt ist. Unternehmer und Selbständige sowie Freiberufler am einen Ende der sozialen Skala, an- und ungelernte Arbeiter am anderen Ende weisen den höchsten Anteil an Alkoholikern auf. Alkoholkranke stammen häufig aus Familien, in denen sie von ihren Eltern vernachlässigt wurden (Brokenhome-Situation). Es gibt jedoch auch die Konstellation, daß Kinder von überprotektiven Eltern, die in guten sozialen Verhältnissen aufwachsen, zu Alkoholkranken werden, wobei sie in jeder unangenehmen Situation wieder von ihren Eltern aufgefangen werden.

Persönlichkeitsstruktur

Dem Alkoholismus können Störungen im Umgang mit Triebansprüchen, ein zu schwaches Ich bei rigidem Über-Ich oder eine frühe Störung der Objektbeziehung zur Mutter zugrunde liegen. Eine Somatisierung mit der Neigung zum Ulcus duodeni bzw. ventriculi geht nicht selten dem Alkoholabusus voraus. Das Verhalten des Alkoholikers wirkt im Nüchternzustand oft überangepaßt bis devot, was im krassen Gegensatz zur Aggressivität im Rauschzustand steht.

Typologie des Trinkverhaltens

Die gebräuchlichste Einteilung wurde schon 1960 von Jellinek vorgeschlagen. Sie ist in Tabelle 19.1-1 dargestellt. Obwohl diese Einteilung eine Vereinfachung bedeutet, vorwiegend für das männliche Geschlecht zutrifft und Übergänge möglich sind, ist sie hilfreich, verschiedene Formen des Alkoholismus zu unterscheiden.
▶ Der **Alpha-Trinker** benutzt den Alkohol als Antidepressivum, um Konflikte leichter zu ertragen.
▶ Der **Beta-Trinker** ist der soziale Trinker, der viele Gelegenheiten, Alkohol zu sich zu nehmen, ausnützt und häufig an Stammtischen vorgefunden wird.
▶ Der **Gamma-Trinker** ist schwer alkoholabhängig, trinkt jedoch nicht ununterbrochen, sondern wird häufig mit Räuschen oder sogar Bewußtseinsverlust vorgefunden, da er die Kontrolle über das Trinken verloren hat. Gamma-Trinker werden oft als Notfall in Kliniken aufgenommen.
▶ Im Gegensatz dazu steht der ebenfalls schwer abhängige **Delta-Trinker,** der es versteht, den Alkohol über den ganzen Tag wohldosiert zu sich zu nehmen. In der Regel wird er erst dann in die Klinik aufgenommen, wenn er gezwungen ist, sich aufgrund schwerer Folgeerkrankungen in ärztliche Behandlung zu begeben. Dieser Typ ist besonders für ein Delirium anfällig.

Tab. 19.1-1 Typologie des Alkoholismus

Trinker-Typ	Art des Trinkens	Ausmaß der Sucht
Alpha-Trinker	Konflikt- und Erleichterungstrinker	Mißbrauch
Beta-Trinker	Gelegenheitstrinker, Stammtischtrinker (sozial eingebettet)	Mißbrauch
Gamma-Trinker	süchtiger Trinker mit psychischer und körperlicher Abhängigkeit, Kontrollverlust	Abhängigkeit
Delta-Trinker	Gewohnheitstrinker mit psychischer und körperlicher Abhängigkeit – aber ohne Kontrollverlust (Spiegeltrinker)	Abhängigkeit
Epsilon-Trinker	periodischer Trinker mit Kontrollverlust (Quartalsäufer)	Mißbrauch

Tab. 19.1-2 Phasen der Alkoholkrankheit

Phase	Symptomatik
Prodromalphase	**E**rleichterungstrinken **T**oleranz nimmt zu **H**eimliches Trinken **A**lkoholbevorratung **N**egierung des Alkoholverbrauchs **O**hne Kontrolle **L**ücken in der Erinnerung
Kritische Phase	**I**mponiergehabe **S**elbstvorwürfe **T**oleranz nimmt ab
Chronische Phase	**A**rbeitsplatzverlust **R**äusche über Tage **G**osse

▶ Unter einem **Epsilon-Trinker** versteht man einen „Quartalsäufer", der in bestimmten Abständen einen Zwang zum Trinken verspürt, der dann mit einem Kontrollverlust und einem Vollrausch endet.

Das Vollbild der Alkoholabhängigkeit ist das Endprodukt einer längerdauernden Entwicklung. Wie in Tabelle 19.1-2 dargestellt, kann man drei Phasen der Alkoholkrankheit mit fließenden Übergängen unterscheiden. In der **Prodromalphase** kommt es zunächst zum regelmäßigen Erleichterungstrinken. Die Alkoholtoleranz nimmt zu, d. h., man braucht höhere Mengen an Alkohol, um dieselbe Wirkung wie zuvor zu erreichen. Man beginnt das heimliche Trinken, wobei eine Alkoholbevorratung in verschiedenen Verstecken notwendig werden kann. Ein Alkoholproblem wird vollständig negiert, allen Gesprächen darüber wird ausgewichen. Man verliert die Fähigkeit, mit dem Trinken aufzuhören. Im Anschluß an diese Zustände treten Lücken in der Erinnerung auf. In der zweiten, der sog. **kritischen Phase**, versuchen die Patienten durch Imponiergehabe und überangepaßtes Auftreten ihre Defizite zu kompensieren. Aufgrund von körperlichen Schäden entwickelt sich eine Toleranzminderung, d. h., es wird weniger Alkohol als vorher vertragen. In der **chronischen Phase** kommt es zu Räuschen, die über Tage anhalten und schließlich zum Arbeitsplatzverlust führen – der Patient landet schließlich in der „Gosse". Dort trinkt er mit Personen weit unter seinem früheren eigenen Niveau, d. h. mit anderen verwahrlosten Alkoholkranken. Es kann vorkommen, daß er sogar zu vergällten Alkoholika greift.

Diagnose der Alkoholkrankheit

Zur Diagnose der Alkoholkrankheit können Eigen- und Fremdanamnese beitragen, biochemische Testverfahren geben wichtige Hinweise.

Anamnese

Bei der Erstkonsultation eines alkoholkranken Patienten beim Arzt gibt es grundsätzlich drei Möglichkeiten:
▶ Der Patient sucht den Arzt wegen unspezifischer psychovegetativer Beschwerden wie nächtliches Schwitzen, Schlaflosigkeit, Nervosität, Konzentrationsschwäche und nachlassende Leistungsfähigkeit auf.
▶ Der Patient kommt wegen einer Alkoholfolgekrankheit oder einer vom Alkohol unabhängigen Krankheit.
▶ Der Patient kommt wegen seines Alkoholproblems, zu dem er sich auch bekennt.
Im ersten Fall muß der Arzt aufgrund der geklagten Beschwerden, die oft auch einem beginnenden Entzug entsprechen (Patient versucht nüchtern zum Arzt zu gehen), an die Möglichkeit einer Alkoholerkrankung denken. Bei der Befragung kann der Arzt grundsätzlich zwei Wege gehen. Er fragt nach Symptomen, die der Patient selbst nicht ohne weiteres mit dem Alkohol in Beziehung setzt, oder er appelliert an die Trinkfestigkeit des Patienten. Da viele Alkoholkranke den morgendlichen Tremor und die morgendliche Übelkeit, die sich beide nach Alkoholzufuhr bessern, mit dem Alkohol im Zusammenhang sehen, geben sie zu dieser Frage meist keine richtige Auskunft. Fragt man sie aber nach nächtlichem Schwitzen und nach Alpträumen, so geben sie dazu meist korrekt und bereitwillig Auskunft. Es ist jetzt die schwierige Aufgabe des Arztes, die **Verleugnungstendenzen** des Alkoholabhängigen **abzubauen**. Dies ist manchmal nicht im ersten Gespräch möglich, sondern gelingt erst nach dem Aufbau eines Vertrauensverhältnisses. Die gleiche Situation

ist gegeben, wenn der Patient wegen einer bereits bestehenden Alkoholfolgekrankheit den Arzt aufsucht. Kommt der Patient zum Arzt und bekennt sich bereits zu einem Alkoholproblem, so ist das weitere anamnestische Vorgehen wesentlich vereinfacht und zielt nur noch auf das Ausmaß und die damit zu erwartenden Komplikationen ab.

Aufgrund der eigenen innerpsychischen Vorgänge gibt es drei Fehler, die man im Umgang mit Alkoholikern machen kann:

▶ Man behandelt nur das Symptom oder das erkrankte Organ, gibt somit den Verleugnungstendenzen des Patienten nach und geht dem eigentlichen Problem aus dem Weg.

▶ Arzt und Patient sprechen zwar über den Alkoholkonsum des Patienten, der Arzt zeigt aber für die Probleme, derentwegen der Patient angeblich trinken muß, so viel Verständnis, daß er damit die Bagatellisierung unterstützt. Bei einem solchen Vorgehen wird die Problemlösung ad infinitum vertagt.

▶ Der Arzt erkennt zwar die Abhängigkeit des Patienten, lehnt Sucht aber emotional grundsätzlich ab und überhäuft deshalb den Patienten mit Schuldzuweisungen, spricht Verbote aus, verlangt Schuldbekenntnisse, Unterwerfung und absoluten Gehorsam. In dieser Situation wird der Patient versuchen, den Arzt zu wechseln oder das Krankenhaus so rasch wie möglich zu verlassen. Will ein Arzt zu einem Alkoholiker in dieser ersten Phase der Begegnung eine Beziehung aufbauen, so muß der Patient erkennen, daß er beim Arzt zwar auf Verständnis und Hilfsbereitschaft stößt, daß er es aber in bezug auf die jetzt einzuleitenden therapeutischen Schritte mit einer kompromißlosen Instanz zu tun hat.

Biochemische Testverfahren

Sollte aufgrund der Anamnese der Verdacht auf eine Alkoholkrankheit bestehen, so können zur Untermauerung biochemische Parameter weiterhelfen. Dabei sind die Leberserumwerte und das Blutbild von besonderer Aussagekraft. Die Serum-γ-GT-Aktivität ist ein relativ unspezifischer biochemischer Marker für die Alkoholaufnahme. Seine Sensitivität liegt bei 90% bei einer selektierten Population. Die γ-GT-Erhöhung ist auf eine Enzyminduktion durch Alkohol und damit auf eine Aktivitätssteigerung in Leber und Dünndarm zurückzuführen. Die GOT und GPT deuten auf eine Schädigung der Leber hin und weisen bei leichter Erhöhung in Kombination mit der γ-GT eine hohe Spezifität auf. Im Blutbild findet sich bei der Alkoholkrankheit eine Makrozytose, die sich in einem erhöhten MCV ausdrückt. Ist gleichzeitig noch die Harnsäure erhöht, so ergibt sich der hochgradige Verdacht auf die chronische Zufuhr von Alkohol. Die Blutalkohol- oder Urinalkoholbestimmung deutet vor allem dann auf einen chronischen Alkoholismus hin, wenn der ermittelte Wert weit über dem zu erwartenden Spiegel liegt, der aufgrund der vom Patienten angegebenen Trinkmenge auftreten dürfte.

Internistische Folgeerkrankungen des Alkoholismus

Kaum ein Organ des menschlichen Körpers wird nicht durch den chronischen Gebrauch von Alkohol geschädigt. In Tabelle 19.1-3 sind die für den Internisten wichtigen Organsysteme und ihre alkoholbedingten Erkrankungen aufgelistet. Man geht davon aus, daß bei Männern durch regelmäßigen Genuß von mehr als 80 g Alkohol pro Tag, das entspricht etwa 1,5 l Bier oder 0,6 l Wein, Organschäden auftreten. Bei Frauen liegt die Grenze um 60 g Alkohol pro Tag.

Aufgrund mangelnder Mundpflege und des Fehlens von essentiellen Nahrungsbestandteilen kommt es häufig zu **Stomatitis**, **Gingivitis** und **Parodontose**. Dieser chronische Entzündungsprozeß bereitet

Tab. 19.1-3 Alkoholfolgekrankheiten

▶ Gastrointestinaltrakt		
– Mundhöhle	Stomatitis	
	Gingivitis	
	Parotitis	
	gehäuft: Zungen- und Pharynx-Karzinom	
– Ösophagus	Refluxösophagitis	
	gehäuft: Ösophagus-Karzinom	
	Varizen (zirrhosebedingt)	
– Magen	Mallory-Weiss Syndrom	
	Gastritis (akute erosive)	
	Ulkus	
– Dünndarm	Permeabilitätsstörung der Mukosa	
	bakterielle Fehlbesiedelung	
	Resorptionsstörung	
▶ Leber	Fettleber	
	Hepatitis	
	Zirrhose	
	Zieve Syndrom	
▶ Pankreas	akute Pankreatitis	
	chron.-rezidivierende Pankreatitis	
▶ Stoffwechsel	Hyperlipidämie	
	Hyperurikämie	
	Porphyria cutanea tarda	
▶ Endokrinium	Hypogonadismus	
	sekundärer Diabetes mellitus	
	Hyperkortisolismus	
	(Pseudo-Cushing)	
▶ Herz	Kardiomyopathie (selten)	
	Hypertonie (sek. Nikotin)	
▶ Blut	Anämie (Blutung/Folsäuremangel)	
	Leukozytose	
	Leukopenie (selten)	
	Thrombozytopenie	
	Thrombozytose (selten)	

den Boden für **Malignome** im Kiefer- und Pharynx-bereich. Eine Störung des unteren Ösophagus-sphinkters führt zum **gastroösophagealen Reflux** und schließlich zur **Ösophagitis.** Das vermehrte Auftreten von **Ösophagus-Karzinomen** bei Alkohol-krankheit hängt möglicherweise damit zusammen und wird vorwiegend bei Schnapstrinkern gefun-den. Zu akuten **hämorrhagischen Erosionen** kommt es durch eine direkte Alkoholwirkung an der Ma-genschleimhaut. Umstritten ist noch, ob eine chro-nisch hyper- oder atrophe Gastritis durch Alkohol-konsum gefördert wird. Sowohl **Magen-** als auch **Duodenalulzera** werden bei Alkoholikern häufiger gefunden als in einem Normalkollektiv. Die Häufig-keit nimmt noch zu, wenn zusätzlich eine alkoholi-sche Fettleber bzw. Zirrhose besteht. Permeabi-litätsänderungen der Dünndarmschleimhaut führen zur **Resorptionsstörung** infolge einer bakteriellen Fehlbesiedlung. Dadurch kommt es bei Alkohol-kranken häufig zu Abdominalbeschwerden wie Druck, Völlegefühl, Flatulenz und Schmerzen.

Das Spektrum alkoholbedingter **Leberveränderun-gen** reicht von der unkomplizierten Fettleber über verschiedene Stadien der Verfettung mit Entzün-dungen, Leberzellnekrosen und zunehmender Fi-brose bis hin zur Zirrhose. Das erste Stadium ist die Fettleber, die meist wenig Beschwerden macht, bis auf Völlegefühl und Druck im Oberbauch. Sie kann über eine anikterische Alkoholhepatitis, die vom Patienten kaum bemerkt wird, oder über eine Fibro-se in eine Zirrhose übergehen. Eine andere Mög-lichkeit besteht darin, daß der Patient das Bild einer Hepatitis mit deutlich erhöhten Transaminasen und Ikterus entwickelt. Diese Hepatitis kann in eine Zirrhose übergehen. Auch eine Fettleber mit star-kem cholestatischem Einschlag, wobei hier das Charakteristikum einer stark erhöhten alkalischen Phosphatase und γ-GT bei nur mäßig erhöhten Transaminasen gegeben ist, kann zur Zirrhose führen. Wenn die alkoholische Hepatopathie zum Pfortaderhochdruck führt, kommt es zur Ausbil-dung von Ösophagusvarizen (siehe Kap. 11.5.4).

Unter dem **Zieve Syndrom** versteht man eine alko-holbedingte Lebererkrankung, die durch Gelb-sucht, hämolytische Anämie und Hyperlipidämie gekennzeichnet ist.

Der chronische Alkoholabusus ist mit 40–95% die häufigste Ursache der **chronischen Pankreatitis.** Be-reits der einmalige übermäßige Genuß von Alkohol kann zu einer akuten Pankreatitis führen. Typisch für die Alkoholkrankheit ist jedoch eine rezidivie-rende Pankreatitis, die bei 30–60% der Patienten mit Alkoholabusus vorliegt. Obwohl in vielen Fäl-len die Schmerzattacken einer exzessiven Trink-periode folgen, erleiden die meisten Patienten auch Schübe, die unabhängig vom Trinkverhalten auftre-ten. Der Schub einer chronisch-rezidivierenden Pankreatitis dauert in der Regel drei bis acht Tage. Mit fortschreitender Pankreatitis wird auch der Inselzellapparat befallen, es kommt zu einem se-kundären Diabetes mellitus.

Häufig findet sich bei Alkoholikern auch eine **Hy-perlipidämie,** die vor allem in einer starken Er-höhung der Plasmatriglyzeride und einer mäßigen Erhöhung der Cholesterin-Konzentration besteht. Meist ist anfangs das HDL-Cholesterin stärker als das LDL-Cholesterin erhöht, dies kann sich jedoch bei fortgeschrittener Lebererkrankung umkehren. Die wichtigste endokrine Störung bei der Alkohol-krankheit ist der **Hypogonadismus,** der bei Män-nern durch eine direkte Schädigung der Leydig-Zellen zu einem Abfall des Plasmatestosterons führt. Dadurch kommt es zu Libido- und Potenz-verlust. Bei Alkoholikerinnen kommt es zu einem verminderten Östradiol- und Progesteronspiegel im Plasma mit Oligo-/Amenorrhö. Auffällig ist eine Erhöhung des Plasmakortisolspiegels, der dadurch zustande kommt, daß Alkohol direkt den Kortiko-tropin-Releasing-Faktor beeinflußt. Die normale Kortisoltagesrhythmik ist gestört, gelegentlich tritt ein Pseudo-Cushing-Syndrom auf.

Während man früher glaubte, daß eine Mangel-ernährung, die mit dem chronischen Alkoholismus einhergeht, zu einer **Kardiomyopathie** führt, weiß man heute, daß es der direkte Einfluß des Alkohols ist, der diese Erkrankung hervorrufen kann. Jedoch entwickelt nur 1% der Patienten mit ausgeprägtem Alkoholabusus das klinische Vollbild einer konge-stiven Kardiomyopathie. Chronischer Alkoholis-mus geht häufig mit einer arteriellen Hypertonie einher, die sich unter Alkoholkarenz zurückbildet. Der **Einfluß auf die Hämatopoese** ist unterschied-lich. Einerseits kommt es zu einer Makrozytose mit Hyperchromie, andererseits kann sich dieses Bild mit einer Eisenmangelanämie aufgrund von häufi-gen gastrointestinalen Blutungen vermischen. Eine Leukozytose findet man relativ häufig bei Alkoholi-kern, wogegen eine Leukopenie sehr selten, aber dann sehr ausgeprägt ist. Bei reichlichem Alkohol-konsum treten unabhängig vom Vorliegen von Le-bererkrankungen Thrombozytopenien auf. Sie wer-den auf eine direkttoxische Wirkung des Alkohols und einen erhöhten Thrombozytenverbrauch zu-rückgeführt. Unter Alkoholkarenz steigt die Throm-bozytenzahl rasch wieder an. Mitunter kommt es je-doch auch zur überschießenden Thrombozytenbil-dung, die die Ursache für thromboembolische Kom-plikationen sein kann.

Neurologische Störungen als Alkoholfolge-krankheit

In Tabelle 19.1-4 sind die neurologischen Folge-erkrankungen des chronischen Alkoholismus dar-gestellt.

Die klinischen Zeichen der **Polyneuropathie** sind abgeschwächte oder ausgefallene Achillessehnen-reflexe, seltener auch abgeschwächte Patellarsehnen-reflexe, während die Muskeleigenreflexe an den Armen in der Regel erhalten sind. Das Vibrations-empfinden ist bei 45% der Patienten herabgesetzt. Störungen der Oberflächensensibilität resultieren in

Tab. 19.1-4 Neurologische Folgekrankheiten des chronischen Alkoholismus	
▶ peripheres Nervensystem	– Polyneuropathie
	– periphere Druckläsionen
▶ ZNS	– Epilepsie
	– Korsakow-Psychose
	– Wernicke-Enzephalopathie
	– Kleinhirnatrophie
	– zentrale pontine Myelinolyse
▶ Muskulatur	– primäre Myopathie
	– neurogene Muskelatrophie
▶ Augen	– Tabak-Alkohol-Amblyopie

verminderter Berührungs- und Schmerzempfindlichkeit, typischerweise erst sockenförmig an den Beinen, später auch handschuhförmig an den Armen. Die Schädigung der peripheren Nerven ist vorwiegend axonaler Natur. Die Myelinscheidenschädigungen werden als sekundäre Folge der axonalen Schädigung aufgefaßt. Ansonsten sind alle Faserklassen einschließlich der unmyelinisierten Fasern beteiligt. Es überwiegt die Schädigung der schnelleitenden großkalibrigen Fasern. Als pathologischen EMG-Befund findet man einen neurogenen Umbau mit gelichtetem Aktivitätsmuster und vermehrten Phasen (Polyphasie).

Neben der Polyneuropathie gibt es bei Alkoholikern gelegentlich auch **Druckläsionen peripherer Nerven**. Am häufigsten ist der N. fibularis geschädigt, wobei oft kein auslösendes Ereignis hierfür erinnerlich ist. Die Lähmung des N. radialis wird meist als Druckläsion aufgefaßt (Parkbank-Lähmung), wobei eine vorbestehende Polyneuropathie das Auftreten dieser Druckläsion begünstigt.

Alkoholiker erleiden gegenüber Nichtalkoholikern dreimal so häufig **epileptiforme Krampfanfälle**. Anfälle bei Alkoholikern sind in aller Regel Entzugskrämpfe. Der typische Entzugskrampf tritt bei 10% der Patienten auf, die zum Alkoholentzug stationär aufgenommen werden. Dem Anfall geht meist ein jahrelanger Alkoholmißbrauch voraus, mit Mengen von mehr als 150 g Alkohol/d. 90% der Anfälle treten 37–48 Stunden nach Beginn der Abstinenz auf – bei 95% als Grand-mal-Anfall. Es gibt aber auch alkoholinduzierte Anfälle bei Patienten mit vorbestehender Epilepsie. Der chronische Alkoholabusus selbst führt durch nicht genau geklärte Läsionen im ZNS zu Anfällen.

Männliche Trinker sind zehnmal häufiger als Frauen von einer **zerebralen Degeneration** betroffen. Deren Entwicklung ist meist über Monate progredient, sie kann jedoch auch plötzlich im Rahmen akuter Infekte oder schwerer Allgemeinerkrankungen auftreten. Die **Wernicke-Enzephalopathie** ist durch die Symptomatik von **Ophthalmoplegie, Ataxie** und **Bewußtseinsstörung** gekennzeichnet, angeführt von Augenmotilitätsstörungen. Es handelt sich um akut auftretende uni- oder bilaterale Abduzensparesen.

Eine ausgeprägte Stand- und Gangataxie mit breitbeinigem, unsicherem Gang ist im wesentlichen eine Folge der durch chronischen Alkoholismus bedingten Kleinhirnatrophie.

Bewußtseinsstörungen gehen mit Desorientierung und Apathie einher. Zusätzlich – oder auch isoliert – kann es zu einer **Korsakow-Psychose** mit Gedächtnisstörungen, insbesondere dem Verlust des Kurzzeitgedächtnisses, und Konfabulieren kommen. Die Korsakow-Psychose und die Wernicke-Enzephalopathie sind als unterschiedliche Stadien der Erkrankung, die auf einen Thiamin-Mangel (Vitamin B_1) zurückzuführen ist, aufzufassen. Man behandelt mit der parenteralen Gabe von Thiamin.

Die zentrale **pontine Myelinolyse** ist eine seltene Erkrankung, die vorwiegend im Zusammenhang mit chronischem Alkoholabusus gesehen wird. Es kommt im Rahmen einer akuten Erkrankung zu einer Demyelinisierung der Brücke, die in der Regel mit einer tiefen Bewußtlosigkeit oder einem kompletten Locked-in-Syndrom, d.h. der Unfähigkeit, sich trotz Bewußtseinsklarheit zu bewegen oder zu sprechen, einhergeht. Im Computertomogramm erkennt man Defekte im Zentrum des Pons. Diese Erkrankung verläuft meist tödlich.

Die Störungen, die bei Alkoholikern an der Muskulatur auftreten, kann man in eine primäre Myopathie und eine neurogene Muskelatrophie unterteilen. Die chronische Muskelatrophie beim Alkoholkranken ist als Alkoholenzymopathie der Skelettmuskulatur aufzufassen. Es kommt zu einer Reduktion der Aktivität glykolytischer Enzyme, die mit einer Atrophie der Typ-II-Muskelfasern einhergeht.

An den Augen kann sich der chronische Alkoholismus durch eine **Tabak-Alkohol-Amblyopie** manifestieren. Bei chronischem Tabak- und Alkoholabusus kann plötzlich ein Visusverlust an beiden Augen auftreten, der mit einem zentralen Skotom und nachfolgender partieller Optikusatrophie gekoppelt ist. Typisch für dieses Krankheitsbild ist, daß zum übermäßigen Alkoholkonsum auch ein sehr starker Tabakkonsum hinzukommt. Man vermutet, daß die durch das Tabakrauchen anfallenden Zyanide aufgrund der alkoholbedingten Leberschädigung nicht mehr entgiftet werden können und es dadurch zu einer chronischen Zyanidvergiftung des Sehnervs kommt.

Das Alkoholentzugssyndrom

Das Alkoholentzugssyndrom muß keineswegs immer in ein Delirium tremens übergehen. Nur 10% der Alkoholentzüge schreiten bis zu diesem schwersten Entzugssyndrom fort. Man kann drei Stufen des Alkoholentzugs unterscheiden, wobei von der ersten und zweiten Stufe aus die Symptomatik abklingen kann, ohne daß sich das Vollbild des Deliriums entwickelt. Kommt es allerdings zum Delirium tremens, so dauert es drei bis zehn Tage, in manchen Fällen sogar länger, bis dieses Krankheitsbild wieder abklingt. In Tabelle 19.1-5 sind die drei

Tab. 19.1-5   Alkoholentzugssyndrom

Stadium	Symptome	Therapie
I vegetativer Entzug	Tremor (feinschlägig) Tachykardie innere Unruhe dysphorisch depressive Verstimmung Übelkeit Appetitlosigkeit Schwitzen (kann abklingen)	keine Therapie oder Chlorprothixen oder Clomethiazol (oral)
II Prädelir (Tremolo)	zusätzlich zu I: ängstliche Unruhe Tremor (grobschlägig) Entzugskrampf Schreckhaftigkeit vereinzelt Halluzinationen Suggestibilität (kann abklingen)	Chlorprothixen oder Clomethiazol (oral)
III Delirium tremens	örtliche und zeitliche Desorientierung optische, akustische, taktile Halluzinationen wahnhaftes Erleben schwere psycho- motorische Unruhe mit Fremd- und Selbst- gefährdung Dauer: 3–10 Tage	Clomethiazol als Infusion

Stufen des Alkoholentzugssyndroms zusammen mit ihrer Symptomatik und Therapie dargestellt.

Die **ersten Symptome** bestehen in einer inneren Unruhe und dem Bemühen des Patienten, auf Entlassung zu dringen und sich Alkohol zu beschaffen. Diese innere Unruhe ist von einer dysphorisch depressiven Stimmung begleitet. An vegetativen Symptomen treten zunächst Übelkeit, Appetitlosigkeit, feinschlägiger Tremor der Hände und starkes Schwitzen auf. Die Pulsfrequenz ist beschleunigt. Je rascher und heftiger diese Symptomatik einsetzt, um so wahrscheinlicher ist ein Fortschreiten in eine höhere Stufe oder das **Auftreten eines Entzugskrampfes,** der das Ende des Entzugs oder aber auch den Anfang des Vollbildes eines Deliriums bedeuten kann. Die vegetative Symptomatik steigert sich, der Tremor wird grobschlägig, die innere Unruhe wird zur Angst und Schreckhaftigkeit, der Patient findet keinerlei Schlaf mehr. Es treten vereinzelt Halluzinationen auf, der Patient ist zeitweise desorientiert, läßt sich aber durch suggestives Zureden seine Halluzinationen und seine örtliche Verkennung des Raumes noch ausreden.

Das **Vollbild des Delirium tremens** ist von einer schweren psychomotorischen Unruhe beherrscht. Der Patient weiß buchstäblich nicht mehr, was er tut. Unter dem Einfluß optischer Halluzinationen und örtlicher Desorientiertheit besteht die Gefahr, daß es zur Selbst- oder Fremdgefährdung kommt,

indem der Patient etwa versucht, aus dem Fenster zu springen oder das Pflegepersonal anzugreifen. Es ist ihm vollkommen unmöglich, auch nur für kurze Zeit ruhig zu bleiben. Häufig glaubt er sich inmitten von Massenszenen oder sieht kleine bewegte Gegenstände. Die Halluzinationen können aber auch akustisch, olfaktorisch oder taktil sein. Die Patienten fühlen sich manchmal wahnhaft verfolgt und versuchen zu entfliehen. Der Ausbruch des Vollbildes eines Deliriums tremens erfolgt eher plötzlich, und zwar meist gegen Abend. Häufigster Manifestationstag ist der zweite bis dritte Tag nach Absetzen des Alkohols. Am Ende des Deliriums findet sich oft ein tiefer Terminalschlaf.

Therapie des Alkoholentzugssyndroms

Für die Therapie des Alkoholentzugssyndroms wurde schon eine Vielzahl von Medikamenten verwendet. Bevor die Benzodiazepine, die Neuroleptika und das Clomethiazol in die Therapie des Alkoholentzugssyndroms eingeführt wurden, standen vor allem die Barbiturate und das Chloralhydrat zur Verfügung. Diese beiden Medikamente werden heute nicht mehr eingesetzt, da sie schlecht steuerbar sind. Bei den Neuroleptika, unter denen das Butyrophenon die meiste Verwendung fand, besteht die Gefahr, daß durch eine Senkung der Krampfschwelle ein Entzugskrampf ausgelöst wird. Sie haben eine günstige Wirkung auf die Halluzinose des Patienten, ohne ausreichend sedierend zu wirken.

In unseren Händen hat sich das Chlorprothixen für die Therapie der vegetativen Entzugssymptomatik und des Prädeliriums besonders bewährt. Es hat im Gegensatz zum Butyrophenon nicht nur eine antipsychotische, sondern auch eine gut sedierende Wirkung. Das Chlorprothixen kann oral oder intramuskulär bis zu 6×50 mg/d eingesetzt werden. Auch eine intravenöse Gabe als Kurzinfusion bis zu 4×täglich ist möglich. Schreitet unter dieser Therapie das Delirium trotzdem fort und kommt es zu einer so schweren psychomotorischen Unruhe, daß der Patient nicht mehr im Bett zu halten ist, so benötigt man **Clomethiazol** als Infusion. Clomethiazol i.v. darf nur unter intensivmedizinischen Bedingungen eingesetzt werden. Dabei werden zunächst 40–100 ml einer 0,8%igen Infusionslösung innerhalb von 3–5 min als Bolus verabreicht. Danach sind Infusionsgeschwindigkeit von 100–200 ml/h notwendig, um den Patienten genügend ruhig zu halten. Eine Dosis von 20 g/d sollte nicht überschritten werden. Der Patient wird in einer oberflächlichen Narkose gehalten, so daß er jederzeit auf Schmerzreize erweckbar ist. Die Puls- und Atemfrequenz müssen per Monitor erfaßt werden.

In dieser Dosis steigert das Clomethiazol die Bronchialsekretion, was durch die Gabe von 0,5 mg Atropin alle vier Stunden gemindert werden kann. Man muß sich jederzeit in Intubationsbereitschaft befinden, da der Patient einerseits durch die Verlegung der Atemwege (zurückfallende Zunge und vermehrte Bronchialsekretion), andererseits durch einen zentralen Atemstillstand gefährdet ist.

Es kann u.U. notwendig sein, den Patienten für eine ausreichende Sedierung zu intubieren. Dies gibt gleichzeitig die Möglichkeit für eine verbesserte Bronchialtoilette. Manche Delirien müssen so weit sediert werden, daß eine volumenkontrollierte Beatmung notwendig wird.

Die **Benzodiazepine,** bevorzugt das Diazepam und das Chlordiazepoxid, werden in den USA, wo das Clomethiazol nicht im Handel ist, zur Deliriumtherapie verwendet. Der Nachteil der Benzodiazepine besteht darin, daß sie aufgrund ihrer langen Halbwertszeit und der Kumulation von Metaboliten nicht gut steuerbar sind. Auch tritt bei Alkoholkranken oft eine Kreuztoleranz mit Benzodiazepinen auf, so daß die Dosis ständig gesteigert werden muß, um eine ausreichende Sedierung zu erzielen. In jüngster Zeit wurde auch die alleinige Gabe von Anti-Epileptika, wie Valproinsäure und Carbamazepin, zur Deliriumtherapie empfohlen, wobei nach unserer Erfahrung damit zwar Krämpfe verhindert, aber keine ausreichende Sedierung erzielt werden kann. Der zentrale α_2-Rezeptor-Agonist Clonidin (im Handel als Antihypertensivum) kann die vegetative Symptomatik wesentlich mildern. Die Gabe von β-**Rezeptoren-Blockern** führt zu einer Verminderung des Tremors und zur Senkung des erhöhten Blutdrucks und der Tachykardie. Da β-Rezeptoren-Blocker keine sedierende Wirkung haben, kann mit ihnen allein kein Delirium behandelt werden.

In der BRD hat sich weitgehend die Therapie mit **Clomethiazol** durchgesetzt. Es hat den Vorteil, daß es den Patienten sediert und gleichzeitig die Krampfschwelle heraufsetzt. Der Nachteil der Clomethiazolbehandlung liegt darin, daß der Patient sehr bald merkt, daß er den Alkohol durch Clomethiazol ersetzen kann. Dadurch ist die Gefahr gegeben, daß der Patient von Alkohol und Clomethiazol in Kombination abhängig wird. Deshalb soll eine orale Clomethiazolverabreichung nur unter stationären Bedingungen und nicht länger als 14 Tage erfolgen. Clomethiazol kann oral entweder als Kapsel oder als Mixtur verabreicht werden. Die Dosis richtet sich nach der Wirkung, es können in den ersten zwei Stunden 6–8 Kapseln und im weiteren Verlauf alle zwei Stunden 2 Kapseln bis zu einer Höchstdosis von 24 Kapseln/d gegeben werden. Die Dosis für die Mixtur liegt bei 10 ml alle 2–4 Stunden.

Ein manifestes Delirium kann weder per os noch intravenös durch den Einsatz von Ethanol behandelt werden. Ethanol hat im Vergleich zu den meisten Medikamenten nur eine geringe therapeutische Breite. Mit Ethanol kann ein Entzugssyndrom, das über die Stufe des vegetativen Entzugs fortgeschritten ist, nicht mehr rückgängig gemacht werden, ohne den Patienten schwer zu intoxikieren.

Therapie der Alkoholkrankheit

Die Therapie der Alkoholkrankheit besteht in einem Absetzen der Noxe. Es erscheint wenig sinnvoll, die Sekundärschäden zu behandeln und den Patienten weiterhin Alkohol konsumieren zu lassen. Mit der körperlichen Entgiftungstherapie ist es also nicht getan, es muß sich daran eine ambulant oder stationär durchgeführte Entwöhnungstherapie anschließen.

Man unterscheidet deshalb bei der Behandlung des Alkoholismus vier Behandlungsphasen:
- die Kontaktphase
- die Entgiftungsphase
- die Entwöhnungsphase
- die Nachsorgephase

In der Kontaktphase ist es wichtig, daß der Arzt den Patienten für weitergehende Therapien motiviert. Ist dieser dann bereit, eine Entwöhnungstherapie anzutreten, so muß zunächst eine Entgiftungsphase, die am besten stationär durchgeführt wird, vorausgehen. Es kommt auch vor, daß die Patienten aus anderen Gründen zur stationären Klinikaufnahme kommen und wegen lebensbedrohlicher Alkoholfolgekrankheiten oder anderer Erkrankungen mehr oder weniger unfreiwillig entgiftet werden. Unter dem Eindruck des akuten Ereignisses sollten die Patienten gleich für eine Entwöhnungstherapie motiviert werden. Hierfür muß man mehrere Monate veranschlagen. Für die stationäre Behandlung stehen Fachkrankenhäuser für Alkoholkranke zur Verfügung. Dort werden unterschiedliche Therapiekonzepte verfolgt, die meist aus einer Mischung von Verhaltenstherapie und psychoanalytisch orientierter Einzel- bzw. Gruppentherapie bestehen. Im Anschluß an diese Entwöhnungsphase bedarf der Patient noch einer Nachsorge, die vom Hausarzt mit der Unterstützung von Angehörigen und Selbsthilfegruppen übernommen wird. Die bekanntesten Selbsthilfegruppen sind die Anonymen Alkoholiker, das Blaue Kreuz, die Guttempler und der Kreuzbund. 40% der Alkoholkranken, die sich in Therapie begeben, können endgültig geheilt werden; weitere 30% weisen nach Therapie mehrjährige „trockene Phasen" auf.

19.2 Abhängigkeit von Opiaten (Morphin-Typ)

Die Opiat-Abhängigkeit ist durch eine stark psychische Abhängigkeit gekennzeichnet, die sich in einem unwiderstehlichen Drang, die Droge zu beschaffen und zu nehmen, äußert. Dieser Drang wird durch ein rasch eintretendes Hochgefühl (kick) und die nachfolgende, länger andauernde Euphorie aufrechterhalten. Es kommt rasch zu einer Toleranzentwicklung, in deren Gefolge die Dosis erhöht werden muß, um denselben Effekt zu erzielen. Auch entwickelt sich schnell eine körperliche Abhängigkeit, so daß sich der Abhängige zur Vermeidung von Entzugserscheinungen Opiate beschaffen muß. Gelingt ihm aus finanziellen Gründen die Beschaffung von Heroin nicht mehr, so steigt er auf kodeinhaltige Präparate, Benzodiazepine und Barbiturate – meist in Kombination – um. Häufig kommt es zu Drogenzwischenfällen mit versehentlicher oder absichtlicher Überdosierung des Opiats (siehe Kap. 18).

Der Opiatentzug

Die Schwere des Entzugssyndroms hängt von der Opiatdosis und der Dauer der Abhängigkeit ab. Die ersten Symptome machen sich nach 4–6 Stunden bemerkbar und erreichen nach 32–72 Stunden ihren Höhepunkt. Der reine Heroinentzug ist nach fünf Tagen abgeschlossen. Sind andere Opiate, wie Dihydrocodein oder Methadon, beteiligt, so treten die Symptome später auf, die Entzugsphase dauert länger. Es erscheint wichtig zu wissen, daß die körperliche Entzugssymptomatik beim reinen Opiatentzug nur sehr selten – nach unserer persönlichen Erfahrung sogar nie – lebensbedrohlich wird. Deshalb wird der Opiatentzug am besten mit viel Zuwendung ohne medikamentöse Unterstützung durchgeführt. Die Symptomatologie des Opiatentzugs ist in Tabelle 19.2-1 in zeitlicher Reihenfolge dargestellt. Dabei wird meist das zweite Stadium des „cold turkey" erreicht, während das dritte Stadium selten und das vierte Stadium so gut wie nie auftritt. Ein Opiatentzug kann nur unter geschlossenen stationären Bedingungen durchgeführt werden, wobei dafür zu sorgen ist, daß die Patienten während der Entzugsphase keinen Besuch erhalten.

Tab. 19.2-1 Symptomatologie des Opiatentzugs

Stadium	Symptome
I „laufende Nase"	Rhinorrhö Tränenfluß Niesen Schwitzen
II Cold turkey	Mydriasis Gänsehaut periorale Muskelzuckungen unmotiviertes Umhergehen Appetitlosigkeit Kreuzschmerzen Durchfall
III Atmung Kreislauf Temperatur	Atemfrequenz > 24/min Pulsfrequenz > 100/min RR > 140 mmHg systolisch > 38 °C
IV vitale Bedrohung	Erbrechen (anhaltend) Muskelkrämpfe Durchfall (anhaltend) Schock Blutzuckererhöhung

Selbst unter diesen Bedingungen kann es noch zum Schmuggel von Drogen kommen, so daß die Verlegung aus der geschlossenen Abteilung erst nach einer Drogenfreiheitskontrolle erfolgen kann. Eine besondere Situation ergibt sich beim Bestehen einer Schwangerschaft. Da es durch das Absetzen des Opiats nach dem sechsten Monat zu Wehen kommen kann, ist eine Methadontherapie durchzuführen, die bis zum Geburtstermin ausgeschlichen sein sollte. Nach kürzlich festgelegten Behandlungsrichtlinien ist bei Patienten, die HIV-infiziert sind oder an konsumierenden Erkrankungen leiden, die Substitution mit Methadon gestattet. Eine weitergehende Substitutionstherapie mit Methadon wird kontrovers diskutiert. Erfolge der Methadonsubstitution werden nur bei gleichzeitiger psychosozialer Betreuung und Suchtmittelkontrolle erzielt. Eine Entwöhnung von Methadon ist wegen einer sehr lange bestehenden Entzugssymptomatik äußerst schwierig.

19.3 Abhängigkeit von Barbituraten

Die Barbiturat- und die Alkoholabhängigkeit verlaufen auffallend parallel. Über eine starke psychische Abhängigkeit kommt es bei den Barbituraten durch Toleranzsteigerung zu einer schweren physischen Abhängigkeit. Vom Patienten werden Dosen toleriert, die um das 4–10fache über der Normaldosis liegen.

Bevorzugt werden von Barbituratabhängigen rasch wirkende Medikamente wie Secobarbital und Pentobarbital. Patienten, die hohe Dosen von Barbituraten einnehmen, zeigen Denkstörungen, Auffassungsschwierigkeiten, langsame, dysartikulierte Sprechweise, mangelnde Urteilskraft und geringe Konzentrationsfähigkeit sowie emotionale Labilität. Man sollte dann an eine Barbiturat- oder andere Schlafmittelabhängigkeit denken, wenn Patienten durch eine **verwaschene Sprache** und multiple **Hämatome**, die durch häufige Stürze verursacht sind, auffallen. Bei den Barbituraten hängt das Ausmaß der physischen Abhängigkeit von der Höhe der Dosis und der Dauer der Einnahme ab. Bis zu einer bestimmten Dosis (für Pentobarbital 200 mg/d) kommt es weder zu einer Toleranzentwicklung noch zu einer körperlichen Abhängigkeit. Dosen zwischen 200 und 400 mg/d führen zu leichten, Dosen zwischen 400 und 800 mg/d zur schweren körperlichen Abhängigkeit.

Die Toleranzbildung bei der Barbituratabhängigkeit ist durch einen beschleunigten Metabolismus in Form einer Enzyminduktion bedingt. Sie kann an einer Erhöhung der γ-GT erkannt werden.

Im EEG finden sich bei Barbituratabhängigkeit diffuse Allgemeinveränderungen mit dominantem Betawellen-Rhythmus (13–30 Hz).

Im Urin läßt sich das Barbiturat mit einer EMIT (Enzyme-Multiplied Immunotechnique)-Untersuchung nachweisen. Im Serum sind quantitative

Spiegelbestimmungen möglich. Finden sich Serumspiegel über 30 mg/l und ist der Patient damit nicht narkotisiert, so muß von einer Barbituratabhängigkeit ausgegangen werden.

▼ **Therapie**

Der Barbituratentzug läuft ähnlich ab wie der Alkoholentzug. In Abhängigkeit von der Halbwertszeit des Barbiturats kommt es frühestens nach 12–16 Stunden, spätestens nach 72 Stunden zu Ängstlichkeit, Agitation, Verwirrtheit, illusionärer Verkennung, Tremor, Ataxie, Hyperreflexie und Halluzinationen. Entzugskrämpfe treten bei 75% der Patienten auf. Der Barbituratentzug war früher ohne Therapie mit einer 30%igen Letalität behaftet. Die Therapie kann auf verschiedene Art und Weise durchgeführt werden. Allgemein wird empfohlen, die Barbiturat-Applikation zunächst unverändert fortzusetzen und die Dosis jeden Tag um 10 mg zu reduzieren. Solche Entzugsverfahren beanspruchen eine sehr lange stationäre Behandlung (z. B. 40 Tage bei 400 mg Barbiturat/d). Eine Alternative besteht darin, den Barbituratentzug mit Clomethiazol durchzuführen (siehe Therapie des Alkoholentzugssyndroms).

19.4 Abhängigkeit von Benzodiazepinen

Bei den Benzodiazepinen muß man drei Arten der Abhängigkeit unterscheiden:
▶ Abhängigkeit im Rahmen einer Polytoxikomanie, wobei die Benzodiazepine dann Verwendung finden, wenn andere Stoffe mit höherem Suchtpotential knapp werden.
▶ Abhängigkeit bei Patienten, die im Rahmen einer psychiatrischen Grunderkrankung, wie z. B. einer Angstneurose oder Phobie, Benzodiazepine verordnet bekommen und dann eine primäre Abhängigkeit entwickeln. Diese Patienten haben häufig eine sogenannte Low dose dependency, d. h., es kommt zu keiner wesentlichen Dosissteigerung.
▶ Eine dritte Gruppe entwickelt eine Abhängigkeit nur von Benzodiazepinen mit Toleranzentwicklung und Dosissteigerung.
Der körperliche Benzodiazepinentzug verläuft in der Regel leichter als das Alkohol- oder Barbituratentzugssyndrom. Der psychische Entzug ist schwierig. Er ist von starker **Angstsymptomatik** geprägt. Es kommt zu Hyperakusis, Makropsie, Mikropsie, Überempfindlichkeit gegen taktile Wahrnehmungen, Dysästhesien, Kinästhesien, Synästhesien und Echophänomenen. Da die Patienten das Gefühl haben, an der Grenze zum Wahnsinn zu stehen, versuchen sie, diese Symptome nicht zuzugeben. Im Entzug treten auch Wahnvorstellungen und schwere depressive Verstimmungen auf. Aufgrund der langen Halbwertszeit der Benzodiazepine und ihrer

Metaboliten entwickelt sich das Benzodiazepinentzugssyndrom erst langsam. Die ersten Symptome, die meist rein vegetativer Natur sind, wie Schwitzen, Nervosität, Hyperaktivität, Schlaflosigkeit und Appetitlosigkeit, entwickeln sich innerhalb von drei bis fünf Tagen, während das Vollbild des Entzugs erst nach ein bis zwei Wochen auftritt. Benzodiazepinmetaboliten lassen sich im Urin und im Serum nachweisen. Patienten, die hohe Dosen von Benzodiazepinen eingenommen haben, benötigen mehrere Wochen bis zur Drogenfreiheit. Eine Komplikation des Benzodiazepinentzugs sind Krampfanfälle, die 1–3 Wochen nach dem Absetzen des Präparats auftreten. Es gibt drei Möglichkeiten für die Therapie:
▶ Man reduziert die Dosis, auf der sich der Patient befindet, um 40% und dann um weitere 10% täglich. Wenn eine solche Prozedur stationär durchgeführt werden soll, bedeutet dies einen sehr langen Klinikaufenthalt. Unsere Erfahrung lehrt, daß sich, wenn das Medikament schließlich ganz abgesetzt ist, die Entzugssymptome erst voll entwickeln.
▶ Ein sofortiges Absetzen unter geschlossenen stationären Bedingungen mit Unterstützung des Entzugs durch Antidepressiva oder Neuroleptika. Kommt es zu mehreren Krämpfen, kann Phenytoin eingesetzt werden. Wenn damit die Krämpfe nicht zu beherrschen sind, müssen die Benzodiazepine wieder gegeben und langsam ausgeschlichen werden.
▶ Ein ambulanter Entzug erscheint nur in Ausnahmefällen bei hochmotivierten Patienten und unter strikter Gift-Urin-Kontrolle mit langsamer Dosisreduktion möglich.

19.5 Abhängigkeit von Kokain

Der Wirkungsmechanismus des Kokains ist noch nicht restlos geklärt. Es besitzt – über eine direkte Wirkung auf die Katecholaminspeicher des Gehirns – einen dopaminergen zentralstimulierenden Effekt. Die Noradrenalin-Wiederaufnahme durch die sympathischen Nervenendigungen wird blockiert.
Kokain stammt aus den Blättern des Koka-Busches und wurde im letzten Jahrhundert als Lokalanästhetikum in die Medizin eingeführt; man hat jedoch sehr früh seine psychischen Wirkungen erfaßt und es als Rauschgift erkannt. Die psychische Wirkung besteht in einem **Kokainrausch:** Zunächst kommt es zu einem euphorischen Stadium mit positiver Erlebnisumgestaltung. Darauf folgt ein Rauschstadium, das ausklingt und in ein depressives Stadium mit Angst, Erschöpfung und Niedergeschlagenheit übergeht. Der Kokainrausch führt zu Antriebssteigerung, Abbau von Hemmungen, vermehrter Kontaktfähigkeit bis zur Distanzlosigkeit. Die Denkabläufe werden beschleunigt, das Selbstwertgefühl erhöht, Halluzinationen treten auf. Die

somatische Wirkung des Kokains ist von einem erhöhten Sympathikotonus dominiert. Es kommt zur Beschleunigung der Herzfrequenz, zur Vasokonstriktion, zum Blutdruckanstieg, zur Beschleunigung der Atmung und zu Pupillenerweiterung; die Krampfschwelle wird erniedrigt. Ein Zeichen für die schwere Kokainintoxikation ist der Grand-mal-Anfall, der in einen Status epilepticus mit tödlichem Ausgang übergehen kann.

Durch Kokain können **psychotische Zustände** ausgelöst werden, sie ähneln paranoid-halluzinatorischen Syndromen (siehe Lehrbuch der Psychiatrie). Das Charakteristikum ist dabei die taktile Mikrohalluzination. Die Patienten halluzinieren Kleinlebewesen, Kristalle oder Staub als auf ihrer Haut befindlich. Sie versuchen diese Objekte durch Kratzen zu entfernen.

Bei **Dauerkonsum** des Kokains entwickelt sich eine starke psychische Abhängigkeit mit Tendenz zur Dosissteigerung ohne entsprechende Toleranzbildung.

Kokain kann als Pulver geschnupft oder oral aufgenommen werden. In seltenen Fällen wird es, vor allem von Polytoxikomanen, intravenös injiziert. Kokain kann auch als sog. „freie Base" geraucht oder geschluckt werden. Hierzu wird Kokainhydrochlorid mit Lösungsmitteln extrahiert.

Einen schwerwiegenden körperlichen Entzug von Kokain gibt es nicht. Er besteht lediglich in Müdigkeit, Leistungsschwäche und Abgeschlagenheit. Dennoch ist der Kokainentzug nicht völlig harmlos, da es zu schweren Depressionen mit Suizidhandlungen kommen kann.

19.6 Abhängigkeit von Cannabis

Cannabis wird in der Zigarette geraucht. Die Herstellung erfolgt aus der getrockneten Pflanze Cannabis sativa (Marihuana) oder aus dem gepreßten Harz der Pflanze, das dann als Haschisch bezeichnet wird.

Cannabis verursacht eine traumähnliche Bewußtseinsänderung mit rasch wechselnden, unzusammenhängenden, freischwebenden Gedanken. Es kommt zu einer Verzerrung der Zeitempfindung und des räumlichen Sehens, Farben erscheinen intensiver. Ganz allgemein führt es zum Zustand des Wohlbefindens und der inneren Fröhlichkeit („high"). Viele der psychischen Wirkungen hängen vom äußeren Rahmen ab, in dem die Droge konsumiert wird. Gelegentlich treten panikartige Reaktionen auf. Bei chronischem Gebrauch sind die Fähigkeit und das Bedürfnis zur Kommunikation sowie die Motorik reduziert. Es entwickeln sich ein gestörtes Raumempfinden und ein verändertes Zeitgefühl. Cannabis kann zur Aktivierung schizophrener Symptome bei prämorbiden Persönlichkeiten führen. Obwohl Cannabis zu keiner schweren körperlichen Abhängigkeit führt, ist es eine Einstiegsdroge für härtere illegale Drogen. Die Stoffwechselpro-

dukte des Cannabis werden nur langsam, manchmal erst nach 14 Tagen eliminiert. Dies führt dazu, daß der Drogennachweis im Urin auf Cannabinoide mit der EMIT-Methode lange positiv bleibt. Einen körperlichen Entzug von Cannabis gibt es nicht. Bei exzessivem Gebrauch sind **Spätschäden** in Form eines **amotivalen Syndroms** beschrieben. Dieses ist durch Apathie, niedrige Frustrationstoleranz, schlechte Konzentrationsfähigkeit und das Unvermögen, zielgerecht zu arbeiten, charakterisiert. Gelegentlich kommt es nach dem Cannabisgebrauch zu einem Flash-Back, d. h. Wiederauftreten einer durch Cannabis induzierten Bewußtseinsänderung.

19.7 Abhängigkeit vom Amphetamin-Typ

Das Amphetamin wurde 1887 synthetisiert und zunächst inhalatorisch zum Abschwellen der Nasenschleimhaut verwendet. Bald stellte man fest, daß Amphetamin zu einer starken psychischen Abhängigkeit führen kann. Später wurde noch eine ganze Anzahl von Amphetaminen für den medizinischen Gebrauch und den illegalen Markt synthetisiert („designer drugs"). Sie haben einen stark zentralstimulierenden Effekt. Durch Amphetamine können die körperliche und geistige Leistungsfähigkeit angehoben, die Konzentrationsfähigkeit über einen längeren Zeitraum aufrechterhalten und die Notwendigkeit des Schlafes reduziert werden. Hierin liegt der Grund, daß Amphetamine oft von Studenten, Sportlern und Nachtarbeitern benutzt werden. Dies hat auch dazu geführt, daß Amphetamine an Soldaten ausgegeben wurden. Ferner waren sie früher als Mittel zum Abnehmen erlaubt. Die **legale Verschreibung** von Amphetaminen ist noch für zwei Indikationen gegeben, nämlich die Narkolepsie und die kindliche Konzentrationsschwäche.

Der langfristige Gebrauch von Amphetaminen führt zu einer starken psychischen Abhängigkeit. Es kommt zu einer Toleranzbildung, die Dosissteigerungen um das Hundertfache notwendig macht. Eine schwere körperliche Abhängigkeit ist nicht bekannt. Langfristiger Gebrauch kann zu einer exogenen Psychose führen, die sich in Wahnvorstellungen, Halluzinationen und Desorientiertheit mit aggressivem Verhalten äußert. Je länger Amphetamine eingenommen werden, um so eher kann eine voll ausgeprägte Paranoia, die auch nach Absetzen der Substanz noch über Monate bestehen bleibt, auftreten.

Todesfälle durch Amphetamine kommen selten vor und sind vor allem bei unerfahrenen „Usern" bekannt geworden, die sich Amphetamine intravenös verabreicht haben. Wenn die intravenöse Dosis zu rasch gesteigert wird, kommt es zu einem Zustand, in dem der Patient nicht sprechen kann, obwohl er bei Bewußtsein ist. Blutdruck und Temperatur sind erhöht, der Puls ist beschleunigt.

In diesem Zustand besteht die Gefahr des Linksherzversagens und des Kammerflimmerns. Es kann zu zerebrovaskulären Insulten kommen mit subarachnoidaler oder intrazerebraler Blutung. Ein **Amphetaminentzug** ist wegen der möglicherweise auftretenden Suizidalität unter geschlossenen stationären Bedingungen durchzuführen. Im Entzug kommt es vor allem zu Müdigkeit, verlängertem Schlaf und gesteigertem Appetit; auch depressive Verstimmungen können auftreten.

Die psychotischen Zustände der Patienten sprechen auf Neuroleptika wie Chlorpromazin und Butyrophenon an.

19.8 Abhängigkeit vom Khat-Typ

Die WHO hat eine eigene Abhängigkeit vom Khat-Typ definiert. Bei Khat handelt es sich um einen Strauch, der entfernte Ähnlichkeit mit dem Koka-Strauch hat. Er wächst in den Hochtälern Abessiniens und des Jemens. Die Blätter und die grünen Zweigspitzen werden frisch gekaut oder in Form eines Aufgusses getrunken. Khat-Esser empfinden nach Aufnahme dieser Substanz zunächst eine anregende Wirkung mit schwindendem Schlafbedürfnis. Das Hungergefühl tritt zurück, eine apathische Euphorie tritt auf. Die Inhaltsstoffe des Khats sind Cathin, Cathidin, Cathinin und Cathinon. Sie sind verwandt mit dem Alkaloid Ephedrin, das als Sympathomimetikum auch in der Medizin Verwendung findet. Das Kath-Problem ist regional begrenzt. Kath ist nicht exportierbar, da es während des Transportes seine Wirkung verliert.

19.9 Halluzinogene

Zu den Halluzinogenen, die von der WHO als eigene süchtig machende Substanzgruppe definiert wurden, zählt man LSD, Meskalin, Psilocybin, Atropin, Harmin, Gifte des Fliegen- und Pantherpilzes, Phenzyklidin und synthetisch hergestellte Halluzinogene (Designer drugs).

Bei **Meskalin** handelt es sich um den Inhaltsstoff des Peyote-Kaktus, es wird in Mittelamerika von Indios konsumiert. Auf dem europäischen Drogenmarkt spielt es kaum eine Rolle. Dasselbe gilt für **Psilocybin**, dem Inhaltsstoff verschiedener sog. „magic mushrooms". Es wird vorwiegend von Indios zu rituellen Zwecken verwendet. Auch in der Bundesrepublik gibt es psilocybinhaltige Pilze, die jedoch selbst von Pilzkennern nicht von anderen, ähnlichen Pilzen, die diesen Stoff nicht enthalten, zu unterscheiden sind.

Das **Atropin** als Inhaltsstoff von Tollkirsche, Fliegen- und Pantherpilz spielt als Halluzinogen ebenfalls nur eine untergeordnete Rolle. Es wird gelegentlich von Jugendlichen aus Neugierde ausprobiert, führt aber zu schweren Vergiftungssymptomen, die äußerst unangenehm sind. Beim **Harmin**

handelt es sich um den Inhaltsstoff von Peganum harmala, einer in Lateinamerika vorkommenden Pflanze. Harmin kann synthetisch hergestellt werden und erscheint gelegentlich auf dem Drogenmarkt. Das wichtigste Halluzinogen ist das **LSD**, das in der Drogenszene weit verbreitet ist.

LSD (Lysergsäure-Diäthylamid)

Beim LSD handelt es sich um das synthetisch hergestellte Diäthylamid der im Mutterkornpilz vorkommenden Lysergsäure. LSD wurde 1938 von Stoll und Hoffmann in Basel synthetisiert, seine halluzinogene Wirkung entdeckte Hoffmann 1943 durch einen Zufall. Nach der Aufnahme von 50–200 µg LSD wird zunächst ein Initialstadium mit Angst, Tachykardie und innerer Unruhe durchlaufen. Dieser Zustand geht in eine Rauschphase über, die bis zu 8 Stunden dauern kann. In diesem LSD-Rausch spielen Halluzinationen, Verkennungen, Veränderungen der zeitlichen und räumlichen Orientierung sowie der Orientierung zur Person eine wichtige Rolle; die Wahrnehmung der Körperfühlsphäre, der allgemeinen Vorstellungswelt, der motorischen Koordination und des affektiven Erlebens ist verzerrt. Der Rausch klingt langsam aus (Erholungsphase), der Konsument fühlt sich wie in einem Schwebezustand, der über Stunden dauern kann. In der Nachwirkungsphase stehen Ermüdung, Erschöpfung, depressive Verstimmung und u.U. Unruhe und Angst im Vordergrund. Als Arzt hat man es vorwiegend mit atypisch verlaufenden LSD-Räuschen zu tun. Am bekanntesten dabei ist der sog. „Horrortrip". Dabei erleben die Patienten Halluzinationen, deren Inhalt quälend und grauenvoll ist. Es kann Todesangst aufkommen, der Konsument entwickelt nicht selten Suizidideen. Auf der Flucht vor derartig qualvollen Erlebnissen kann es zu Suizidhandlungen und Unfällen kommen. Deshalb sind die meisten LSD-Todesfälle Unfallopfer. Die Therapie des Horrortrips besteht in gutem Zureden (talk-down) und der Gabe von Benzodiazepinen.

Der **chronische LSD-Konsum** führt zur Abhängigkeit. Er ist durch psychische Abhängigkeit mit Toleranzbildung und mäßige Dosissteigerung charakterisiert. Einen typischen körperlichen Entzug von LSD gibt es nicht. Der psychische Entzug besteht in einem Drang, sich die Droge zu beschaffen; Unruhe, Angst und Nervosität kommen hinzu. Der chronische Langzeitkonsum von LSD kann teratogene Schäden hervorrufen. Ein Problem stellt die Auslösung von LSD-induzierten Psychosen dar. Ein psychotisches Zustandsbild kann für mehrere Tage nach einem LSD-Rausch bestehenbleiben. Dabei kann es zu einem Delirium mit Verwirrtheit, Unruhe und optischen Halluzinationen kommen. Es treten auch Zustandsbilder wie bei einer paranoid-halluzinatorischen Psychose auf. Gelegentlich – wahrscheinlich bei Patienten, die ohnehin eine Psychose entwickelt hätten – löst der LSD-Gebrauch eine psychotische Erkrankung aus, die auf Dauer bestehen bleibt. Ein häufiges Phänomen nach dem Konsum ist der sog. „Flash-back" oder „Echo-Trip". Psychotische Episoden treten nach einem zurückliegenden LSD-Rausch erneut auf. Solche Echo-Phänomene können bis zu mehreren Monaten nach dem letzten LSD-Konsum in Erscheinung treten.

19.10 Schnüffelstoffe

Unter „Schnüffeln" versteht man die vorsätzliche Inhalation von Lösungsmitteldämpfen zur Rauscherzeugung. Als Schnüffelstoffe werden **Chloroform, Ether** und sog. **Klebstoffverdünner** (bestehend aus Toluol, Benzin, Ethylazetat, Hexan, Ethylketon und Trichlorethylen) verwendet. Diese Stoffe werden in Plastiktüten eingebracht, die dann vors Gesicht gehalten werden; es wird bis zum Rauschzustand aus der Tüte eingeatmet. Zunächst tritt ein Exzitationsstadium mit Unruhe, Tachykardie und Erregung ein. Darauf folgt das Rauschstadium, das durch typische Symptome mit illusionären Verkennungen und Halluzinationen gekennzeichnet ist. Optische Halluzinationen stehen im Vordergrund. Dieser Zustand geht in Schlaf über.
Es entwickelt sich eine psychische Abhängigkeit, ein körperliches Entzugssyndrom gibt es nicht. Jedoch können schwere chronische Schäden in Form einer Schnüffelneuropathie oder -enzephalopathie auftreten. Die Symptomatik besteht in einer Parese von Arm- und Beinmuskulatur, Muskelatrophien, Sensibilitätsstörungen mit Mißempfindungen und Schmerzen mit neurovegetativen Begleitsymptomen wie Schweißneigung und Hautrötung. Die Schnüffelenzephalopathie führt zur Hirnatrophie mit Demenz. Die Sucht tritt regional gehäuft bei Jugendlichen auf; für ihr Zustandekommen spielt das Gruppenverhalten von Jugendlichen eine wesentliche Rolle. Ein Zusammenhang mit der Drogenszene besteht nicht, so daß Schnüffelstoffe auch nicht als Einstiegsdroge zu betrachten sind.

19.11 Nikotin

Da das Rauchen von Tabak ein von der Gesellschaft akzeptiertes Verhalten ist und kaum zur sozialen Isolation oder zum psychosozialen Abstieg führt, ist es im strengen Sinne nicht als Sucht zu bezeichnen. Es zeigt jedoch gewisse Charakteristika der Abhängigkeit. Das Nikotin als psychotrope Substanz im Rauch führt je nach Ausgangslage zu einer ZNS-Anregung bzw. -Sedierung. Wenn starke Raucher schlagartig mit dem Rauchen aufhören, kann es zu psychischen und körperlichen Entzugssymptomen kommen, die in Depression, Angstgefühl, Schlaflosigkeit und Gewichtszunahme bestehen.
Das Rauchen, unterstützt durch die Werbung, erzeugt enorme Kosten für das Gesundheitswesen und schwere Leiden für die Betroffenen. Zigarettenraucher haben ein erhöhtes Risiko, an bronchopulmonalen oder kardiovaskulären Erkrankungen zu sterben.
Die Lebenserwartung eines Menschen, der 15 Zigaretten pro Tag raucht, ist um fünf Jahre verkürzt. Pfeifen- und Zigarrenraucher erkranken weniger an bronchopulmonalen, dafür jedoch eher an kardiovaskulären Leiden und Karzinomen im Mund-, Lippen- und Zungenbereich.
Der Tabakrauch ist eine Mischung aus etwa 1000 verschiedenen Substanzen. Von besonderer Bedeutung für die Pathogenese der Raucherkrankheiten sind die im Tabakrauch enthaltenen Karzinogene und Kokarzinogene, wie polyzyklische Alkohole, Phenole und Fettsäuren: Reizstoffe, die die Ziliarbewegung des Bronchialepithels behindern und die Schleimproduktion stimulieren. Weiterhin enthält Tabakrauch Nikotin, das zu Vasokonstriktion und vermehrter Plättchenaggregation führt; toxische Gase wie Kohlenmonoxid, Schwefelwasserstoff, Blausäure und Stickoxide verschlechtern die Sauerstoffabgabe an das Gewebe und die Sauerstoffutilisation im Gewebe.
Entsprechend sind Plattenepithel- und kleinzellige Karzinome der Lunge bei Rauchern zwanzigmal häufiger als bei Nichtrauchern (siehe auch Kap. 22.5). Dieselbe Relation gilt für das Auftreten einer chronischen Bronchitis in Verbindung mit einem Raucheremphysem als Folge der gestörten mukoziliären Reinigung des Bronchialsystems mit rezidivierenden bronchopulmonalen Infekten. Auch die Entstehung von extrapulmonalen Karzinomen wird gefördert. So finden sich bei Rauchern vermehrt Karzinome des Mundes, Rachens, Kehlkopfs, Ösophagus, der Blase und des Pankreas. Rauchen fördert die Entstehung der Arteriosklerose und verdoppelt das Herzinfarktrisiko. Ferner führt es zur peripher-arteriellen Verschlußkrankheit (Raucherbein; siehe auch Kap. 20). Peptische Magenulzera treten häufiger bei Rauchern als bei Nichtrauchern auf, wobei bei Rauchern die Abheilungstendenz gestört ist. Bei Schwangeren, die das Rauchen nicht einstellen, kommt es häufiger zu Aborten und Totgeburten als bei nichtrauchenden Frauen. Neugeborene von Raucherinnen sind im Durchschnitt leichter als Kinder von nichtrauchenden Schwangeren.
Nur 20% der Raucher können aufgrund der Erkenntnis, daß das Rauchen schädlich ist, mit dem Rauchen aufhören. Bisher gibt es keine etablierte Einrichtung für stationäre Raucherentwöhnung. Ambulante Therapieversuche mit Nikotinpflaster, Hypnose, Akupunktur und Verhaltenstherapie werden mit geringem Erfolg praktiziert. Dies mag an der nach wie vor bestehenden gesellschaftlichen Akzeptanz des Rauchens liegen. Bleibt der Raucher abstinent, so dauert es noch 15 Jahre, bis das Mortalitätsrisiko gegenüber Menschen, die nie geraucht haben, wieder egalisiert ist. Dies macht deutlich, daß die beste Prävention nur darin bestehen kann, die Jugend zum Nichtrauchen zu erziehen.

Literatur

– Ellenhorn, M. J., D. G. Barceloux: Medical Toxicology –
Diagnosis and Treatment of Human Poisoning. Elsevier, New
York–Amsterdam–London 1988.
– Feuerlein, W.: Alkoholismus – Mißbrauch und Abhängig-
keit. Thieme, Stuttgart–New York 1984.

– Kisker, K. P., H. Lauter, I. E. Meyer, C. Mueller, E. Stroegren:
Abhängigkeit und Sucht – Psychiatrie der Gegenwart. Sprin-
ger, Berlin–Heidelberg–New York 1987.
– Schied, H. W., H. Heimann, K. Mayer: Der chronische
Alkoholismus. Grundlagen, Diagnostik, Therapie. Fischer,
Stuttgart–New York 1989.

Praxisfragen

Praxisfrage 1

Sie werden als Konsiliararzt in eine chirurgische Klinik gerufen. Dort finden Sie einen Patienten vor, der bei seiner Berufsausübung als Maurer vom Gerüst gestürzt ist und sich eine beidseitige Fersenbeinfraktur und eine Beckenringfraktur zugezogen hat. Die bisherige Therapie bestand in der Verordnung strikter Bettruhe. Die Schwester berichtet, daß der Patient in der letzten Nacht, obwohl er ruhig liegen sollte, aus dem Bett steigen wollte. Der Patient schwitzt und zittert; er ist zur Person gut orientiert, ist sich allerdings nicht sicher, wo er sich befindet. Auf gutes Zureden hin sieht er ein, daß er im Krankenhaus ist und im Bett bleiben muß.

a Welche Erkrankung liegt vor?

b Welches Stadium der Erkrankung ist erreicht?

c Was ist im weiteren Verlauf zu erwarten?

d Welche Therapie ist bei Verschlechterung des Zustandsbildes angezeigt?

Praxisfrage 2

Eine junge Frau erscheint montags nicht am Arbeitsplatz. Der Versuch, die Patientin telefonisch zu kontaktieren, scheitert, da das Telefon nicht abgehoben wird. Bekannten, die sie aufsuchen wollen, öffnet sie die Tür nicht. Von der herbeigeholten Polizei werden die Feuerwehr und der Notarzt informiert, die Tür wird gewaltsam geöffnet. Man findet die Patientin in hockender Stellung, halb an ihr Bett gelehnt, bewußtlos. Auf dem Nachttisch liegt ein Abschiedsbrief. Der Notarzt intubiert die Patientin, legt einen peripher-venösen Zugang und infundiert eine salinische Lösung. Es besteht eine Areflexie, die Spontanatmung ist auf 2 l/min reduziert.

a Welche Vergiftung liegt wahrscheinlich vor?

b Wie kann sie gesichert werden?

c Welche Komplikationen drohen?

d Welche Entgiftungsmaßnahmen haben zu erfolgen?

Praxisfrage 3

Ein 20jähriger Patient sucht Ihre Arztpraxis auf. Er klagt über starke Unruhe, Schlaflosigkeit, Kopf- und Kreuzschmerzen. Die Pupillen sind auffallend weit, seine Nase läuft, er hat eine Gänsehaut. Er bittet Sie, ihm ein Beruhigungsmittel aufzuschreiben, wobei er Ihnen Rohypnol® und Medinox® vorschlägt. Wegen eines chronischen Hustens verlangt er zusätzlich Remedacen®.

a Welchen Verdacht hegen Sie?

b Verschreiben Sie dem Patienten das Gewünschte?

c Welche therapeutischen Möglichkeiten bestehen, und was raten Sie dem Patienten?

d Was überprüfen Sie, wenn der Patient die Praxis verlassen hat?

20 Krankheiten der Gefäße

A. CREUTZIG

20.1 Krankheiten der Arterien

Angeborene oder erworbene Krankheiten der Arterien können zu funktionellen oder organischen Durchblutungsstörungen führen. Akut auftretende Arterienverschlüsse können embolisch oder durch eine lokale Thrombose bedingt sein. Die häufigste Erkrankung der Arterien stellt die chronisch obliterierende Arteriosklerose mit simultanem Befall mehrerer Strombahngebiete dar.

Entzündliche Arterienerkrankungen sind zwar selten, aber oft durch einen schweren Verlauf gekennzeichnet. Die Beschwerden hängen von dem Ausmaß der Minderdurchblutung des betreffenden Organs und seinen Möglichkeiten, über Kollateralkreisläufe versorgt zu werden, ab.

Definition

Eine arterielle Minderperfusion eines Organs oder einer Extremität kann durch eine hochgradige Einengung oder einen Verschluß einer oder mehrerer versorgender Arterien oder durch Störungen im Bereich der Endstrombahn (Mikrozirkulationsstörungen) ausgelöst sein. Aus therapeutischen Gesichtspunkten ist der **akut** auftretende arterielle Verschluß von der **chronischen** arteriellen Verschlußkrankheit abzugrenzen. Pathogenetisch sind **entzündliche Gefäßkrankheiten,** die alle Gefäßkaliber von der Aorta bis zu den Arteriolen erfassen können, von den in Mitteleuropa zumeist vorkommenden **degenerativen** (arteriosklerotischen) **Gefäßveränderungen** zu unterscheiden. Klinisch stehen die Durchblutungsstörungen der Extremitäten ganz im Vordergrund. Sie können anhand der Symptomatik sowie des klinischen Befunds leicht dem Arteriensystem zugeordnet und von den Erkrankungen der Venen abgegrenzt werden (siehe Tab. 20.1-1).

20.1.1 Chronische arterielle Verschlußkrankheit der Extremitäten (AVK)

Die Verschlußkrankheit der Extremitätenarterien ist zwar sehr häufig, sie führt aber aufgrund der körpereigenen Kompensationsmechanismen erst spät zu Beschwerden. Subtile Anamnese und körperliche Untersuchung unter Einschluß von Belastungstest ermöglichen eine sichere Diagnose. Zur Abschätzung des Schweregrades und Verlaufskontrolle eignet sich als einfache apparative Methode die Doppler-Sonographie. Bei drohender oder bereits eingetretener kritischer Ischämie muß das Gefäßsystem arteriographisch dargestellt werden, um die optimale Therapie festzulegen. Große Bedeutung kommt präventiven Maßnahmen zu. Treten Beschwerden nur bei Belastung der Muskulatur (Claudicatio intermittens) auf, steht das Gehtraining vom Intervalltyp im Vordergrund. Bei Dekompensation der peripheren Durchblutung kommen lumeneröffnende Verfahren wie perkutane transluminale Katheterangioplastie (PTA), Fibrinolyse oder ein gefäßchirurgischer Eingriff in Frage. In vielen Fällen kann jedoch nur eine Pharmakotherapie mit Prostaglandinen oder Medikamenten zur Veränderung der Fließeigenschaften des Blutes die drohende Amputation abwenden. Die Prognose der Patienten mit AVK ist von kardialen und zerebralen Ereignissen bestimmt.

Definition

Die AVK umfaßt verengende **(stenosierende)** oder verschließende **(okkludierende)** Veränderungen der Aorta und der die Extremitäten versorgenden Arterien. Sie sind zu 95% **arteriosklerotisch** bedingt; der Rest verteilt sich auf eine Reihe von entzündlichen Gefäßkrankheiten (siehe auch Kap. 20.1.4, Thrombangitis obliterans). In nahezu 90% werden die unteren Extremitäten befallen; symptomatische arteriosklerotische Durchblutungsstörun-

Tab. 20.1-1 Durchblutungsstörungen der Extremitäten

	arterielle Durchblutungsstörungen		venöse Durchblutungsstörungen	
	akut	chronisch	akut	chronisch
Pathogenese	embolisch, thrombotisch	arteriosklerotisch, entzündlich	thrombotisch	primäre Varikose, postthrombotisch
Symptome	plötzliche Schmerzen, Gefühllosigkeit, Lähmung, Schock	belastungsabhängige Beschwerden, Ruheschmerzen, trophische Störung	uncharakteristisch, Druckschmerz, Spannungsgefühl, Schwellung	Spannungsgefühl, Schwellung, Ulcus cruris
Linderung	bei Tieflagerung	bei Schonung, bei Ruheschmerz: Tieflagerung	bei Hochlagerung	bei Hochlagerung
Inspektion	Blässe	Hyperkeratose, Nageldystrophie, Ulkus und Nekrose: Akren, interdigital, an Druckstellen	verstärkte Venenzeichnung, Zyanose	Krampfaderbildung, Zyanose, Hyperpigmentierung, Ulkus am Innenknöchel
Palpation	Temperatursprung, keine Pulse	kühles Bein, keine Pulse	Überwärmung, Pulse tastbar	Pulse tastbar

gen der Arme oder Hände oder gleichzeitige Beschwerden in oberen und unteren Extremitäten sind selten. Zur exakten Definition der Verschlußkrankheit gehört neben der klinischen Angabe der Lokalisation (siehe Tab. 20.1-2) die Beschreibung des Schweregrades der Erkrankung (siehe Tab. 20.1-3).

Tab. 20.1-2 Unterscheidung der Verschlußtypen nach der Lokalisation

► Schultergürtel-Arm-Typ (A. subclavia, A. axillaris, A. brachialis)
► peripher-akraler Typ der oberen Extremitäten (A. radialis, A. ulnaris, Fingerarterien)
► Beckentyp (Aorta abdominalis, A. iliaca communis und externa)
► Oberschenkeltyp (A. femoralis, A. poplitea)
► peripher-akraler Typ der unteren Extremitäten (A. tibialis anterior und posterior, A. fibularis, Fuß- und Zehenarterien)
► Kombinationstyp mit Befall mehrerer Etagen

Tab. 20.1-3 Klinische Stadieneinteilung (nach Fontaine)

► Stadium I: Beschwerdefreiheit oder uncharakteristische Mißempfindungen
► Stadium II: belastungsabhängige Schmerzen: Dyspraxia intermittens der oberen Extremitäten, Claudicatio intermittens der unteren Extremitäten
► Stadium III: Ruheschmerz
► Stadium IV: Gewebsuntergang mit Nekrose oder Gangrän

Kasuistik

Ein 65jähriger Mann kommt mit einer Gangrän der rechten Großzehe zur stationären Aufnahme. Er berichtet über eine seit vier Jahren bestehende, rechtsführende Claudicatio-Symptomatik der Waden mit einer zunächst stabilen beschwerdefreien Gehstrecke um 100 Meter. Vor zwei Monaten sei es zu einer Verschlechterung der Claudicatio-Distanz gekommen, seit drei Wochen habe er unter besonders nachts auftretenden Ruheschmerzen des Fußes zu leiden; er könne das Bein nicht mehr horizontal im Bett lagern; müsse es ständig heraushängen lassen; jede Stunde müsse er wegen der Schmerzen aufstehen; die Beschwerden würden dann etwas nachlassen. Seit dieser Zeit sei der Vorfuß auch geschwollen, so daß er kaum noch in seinen Schuh hineingekommen sei. Dennoch habe er sich bemüht herumzulaufen. Das gehe jetzt seit fünf Tagen nicht mehr, weil sich am Großzehenballen eine Druckstelle gebildet habe, die dauernd schmerze und eitere. Die weitere Anamnese ergibt, daß der Patient starker Raucher ist – mit einem Konsum von 40 Zigaretten seit seinem 17. Lebensjahr. Nach einem kleinen Herzinfarkt vor 7 Jahren sei er berentet worden.
Die **klinische Untersuchung** zeigt einen mit 85 kg bei einer Körpergröße von 170 cm deutlich übergewichtigen Patienten; sein Vorfuß ist erheblich geschwollen mit einem entzündlich-hypoxischen Ödem; die gesamte rechte Großzehe ist vereitert. Der rechte Unterschenkel ist deutlich kälter als der linke. Die Pulse der A. femoralis sind beidseitig noch zu tasten; die Pulse der A. poplitea, dorsalis pedis und tibialis posterior sind nicht mehr palpabel. Bei der **Auskultation** fallen Strömungsgeräusche über beiden Leisten auf. Bei einem Oberarmblutdruck von beidseits 160/90 mmHg werden mit der Doppler-Sonde über der A. tibialis posterior rechts 30 und links 70 mmHg, über der A. dorsalis pedis rechts 0 und links 65 mmHg gemessen. Aufgrund der Anamnese und dieser Befunde wird die **Diagnose** einer AVK vom Oberschenkeltyp beidseits, rechts im Stadium IV und links im Stadium II gestellt. Die **Arteriographie** deckt eine hochgradige Stenose der A. iliaca externa rechts, beidseits langstreckige Verschlüsse der

A. femoralis superficialis, A. tibialis anterior sowie rechts Verschlüsse der A. fibularis und tibialis posterior auf. Bei diesem – durch Befall aller drei Etagen des rechten Beines und schlechter peripherer Durchblutung mit Verschluß aller drei Unterschenkelarterien charakterisierten – Befund wird eine gefäßchirurgische Intervention für aussichtslos gehalten. Die Beckenarterienstenose wird durch eine perkutane transluminale Angioplastie beseitigt. Es wird wegen einer – trotz intravenöser und intraarterieller antibiotischer Behandlung mit Cefotaxim – beginnenden Sepsis eine offene Vorfußamputation notwendig. Die Amputationswunde heilt während eines achtwöchigen stationären Verlaufs unter lokaler Wundbehandlung sowie intraarterieller Gabe von Prostaglandin E_1 ab. Der Patient kann ohne Ruheschmerzen nach Hause gehen.

Epidemiologie

Periphere arterielle Durchblutungsstörungen werden bereits bei 2,4% der 35jährigen Männer gefunden; die Prävalenz steigt auf 34% bei den 65jährigen Männern an. In der männlichen Gesamtbevölkerung liegt in 11% eine AVK vor. In allen Altersklassen findet sich die asymptomatische Form (Stadium I) dreimal häufiger als die symptomatische (Stadien II–IV). Männer sind bis zu fünfmal häufiger betroffen als Frauen. In etwa der Hälfte der Krankheitsfälle mit Durchblutungsstörungen der Beine liegt eine AVK vom Oberschenkeltyp, in etwa 30% vom Beckentyp und in 20% vom peripheren Typ vor. Hierin enthalten sind die häufigen Kombinationstypen. An den oberen Extremitäten kommt es in über 70% zu einem Befall der peripheren und akralen Gefäße.

Von erheblicher klinischer Relevanz ist die **Koinzidenz** der AVK mit **zerebralen** und **kardialen Durchblutungsstörungen.** Arteriosklerotische Läsionen der A. carotis weisen 70% der Patienten mit einer AVK auf; Patienten mit AVK erleiden doppelt so häufig einen Schlaganfall mit bleibendem neurologischem Defizit wie altersgleiche Patienten ohne AVK. Jeder zweite Patient mit Claudicatio intermittens weist koronare Durchblutungsstörungen auf; umgekehrt haben 20% der mit einer koronaren Herzkrankheit symptomatischen Patienten eine AVK der Beine, die dann häufig asymptomatisch oder durch die Herzkrankheit maskiert ist.

Ätiologie und Pathogenese

Ätiologie: Große epidemiologische Studien haben zeigen können, daß es bei Existenz bestimmter **Risikofaktoren** (siehe Tab. 20.1-4) häufiger zur Entwicklung einer AVK kommt als bei Patienten ohne diese Merkmale.

Bei Vorliegen eines Risikofaktors beträgt das Risiko, eine AVK zu entwickeln, das Zweieinhalbfache, bei zwei Risikofaktoren das Vierfache und bei Kombination dreier Risikofaktoren das Sechsfache des Risikos einer Person ohne Risikofaktoren. Die Risikofaktoren haben eine unterschiedliche Relevanz für die Entstehung und Progression von arteriosklerotischen Läsionen in den unterschiedlichen

Tab. 20.1-4 Risikofaktoren der obliterierenden Arteriosklerose

- ▶ Hypertonie
- ▶ Nikotinkonsum
- ▶ Hyperlipoproteinämie
- ▶ Diabetes mellitus
- ▶ Hyperurikämie

Gefäßprovinzen. Eine **Hypercholesterinämie** ist der dominierende Risikofaktor für die Entstehung einer koronaren Herzkrankheit. **Erhöhter Blutdruck** erweist sich als besonders bedeutender Risikofaktor für Erkrankungen der Hirngefäße. **Starkes Rauchen** begünstigt vor allem periphere Gefäßverschlüsse.

Dem **Diabetes mellitus** kommt unter den Risikofaktoren eine Sonderstellung zu, führt er doch sowohl zu Veränderungen der großen Arterien als auch zu einer **Mikroangiopathie.** Nach 10 Jahren Diabetesdauer stellen sich bei nahezu allen Kranken Veränderungen der Kapillaren ein, die sich bevorzugt an der Retina und der Niere manifestieren, aber auch häufig Nekrosen am Fuß auslösen oder eine Makroangiopathie komplizieren.

Pathogenese: Nach der „response-to-injury"-Hypothese stellt die **Endothelläsion** den initialen Faktor arteriosklerotischer Umbauvorgänge dar. Als mögliche Auslöser werden neben erhöhtem Serumcholesterin Strömungsabnormitäten besonders in den Gefäßaufzweigungen und chemische Reize wie Kohlenmonoxid diskutiert. Der Verlust der Integrität des Endothels führt einerseits zur lokalen Aktivierung des Gerinnungssystems, andererseits zur Aktivierung und Proliferation von Myozyten. Alle vier Zellarten, die an der Atherogenese beteiligt sind, – Endothel, glatte Muskelzelle, Blutplättchen und Monozyten/Makrophagen – können Wachstumsfaktoren wie PDGF (platelet derived growth factor) ausschütten, die die Formation von fibrösen Plaques stimulieren.

Die Bildung des vasodilatierenden und thrombozytenaggregationshemmenden Prostazyklins im Gefäßendothel ist bei der experimentellen und schweren klinischen Arteriosklerose eingeschränkt, so daß hierdurch wiederum die Anlagerung von Thrombozyten an die Gefäßwand sowie die Expression von Wachstumsfaktoren (PDGF) begünstigt wird (siehe Abb. 20.1-1).

Im ungünstigeren Fall entwickelt sich in den Plaques infolge von Sauerstoffmangel eine **zentrale Nekrose,** in deren Nachbarschaft Kalksalze abgelagert werden. In fortgeschrittenen Stadien können die Plaques einreißen, so daß **arteriosklerotische Läsionen** entstehen, die dann von einem Thrombus abgedeckt werden. Verdickung der Arterienwand durch Intimaödem sowie Proliferation von glatten Muskelzellen und intraluminäre Thromben können das Gefäß bis zum **völligen Verschluß** einengen (siehe

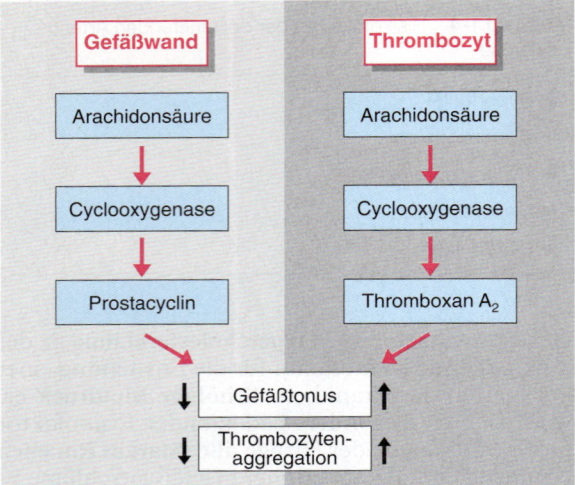

Abb. 20.1-1 Gefäßtonus und Thrombozytenaggregation werden wesentlich durch Prostacyclin und Thromboxan A₂ reguliert. Hemmstoffe der Cyclooxygenase wie Acetylsalicylsäure hemmen die Bildung des aggregationsfördernden Thromboxan A₂ aus Arachidonsäure. Niedrige ASS-Dosierungen (um 40 mg/die) blockieren die Thromboxan-A₂-Synthese nahezu selektiv, da die Endothelzellen im Gegensatz zu den kernlosen Plättchen die Möglichkeit zur Neusynthese von Cyclooxygenase und damit zur Prostacyclinsynthese besitzen.

Abb. 20.1-2a und b). Thromben, die sich von Plaques ablösen, können einen Verschluß kleinerer Gefäße in der Peripherie verursachen.

Die diabetische Mikroangiopathie ist darüber hinaus durch eine Verdickung der Basalmembranen gekennzeichnet, die mit einer Erhöhung der Permeabilität für Plasmaeiweiße einhergeht. In den Frühstadien der Erkrankung treten funktionelle Durchblutungsstörungen mit einem kompensatorischen Anstieg des Blutflusses (Stadium der **Hyperperfusion**) auf, gefolgt von schweren **Mikrozirkulationsstörungen** infolge der Verlegung der Kapillargefäße.

Pathophysiologie: Die körpereigenen Kompensationsmechanismen sorgen für ein langes symptomloses oder symptomarmes Intervall der peripheren AVK. Verantwortlich dafür ist die Tatsache, daß eine Einengung die Ruhedurchblutung erst dann mindert, wenn der Stenosegrad 80% überschreitet. Kompensatorisch wird der poststenotische Strömungswiderstand gesenkt und das Wachstum von Gefäßen (**Kollateralen**) induziert, welche die Stenose oder den Verschluß überbrücken; in den minderperfundierten Regionen wird der Sauerstoff vermehrt extrahiert (**Bohr-Effekt**). Mit anaerober Energiebereitstellung und Optimierung der mitochondrialen Sauerstoffausschöpfung findet schließlich eine **Adaptation** an das verminderte Sauerstoffangebot statt.

S   Symptome

Innerhalb von fünf Jahren treten bei einem Viertel der Patienten mit asymptomatischen arteriellen Durchblutungsstörungen Beschwerden auf. Die ersten klinischen Symptome sind **belastungsabhängige Schmerzen,** da die bei Muskelarbeit erforderliche Mehrdurchblutung eher eingeschränkt ist als die arterielle Ruhedurchblutung. Bei Auftreten in den Beinen werden sie als Claudicatio intermittens, bei Auftreten in den Armen als Dyspraxia intermittens bezeichnet (Stadium II). Als typische Beschwerde werden Schmerzen vorgetragen, die zum zeitweiligen Stehenbleiben zwingen und dabei voll-

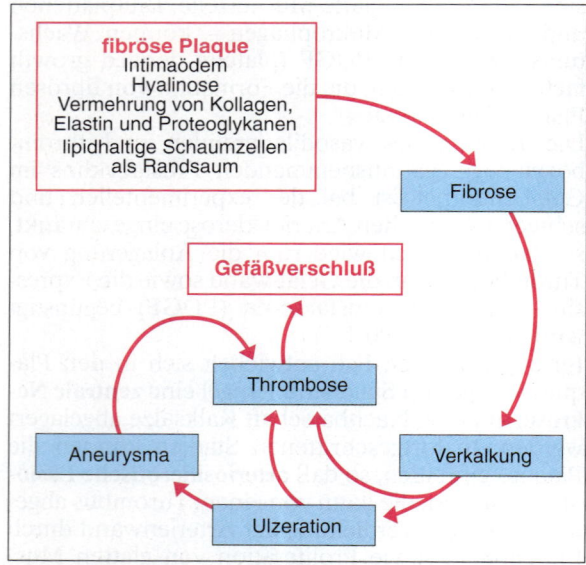

Abb. 20.1-2a und b Verkalkte Plaques können direkt zu einer Thrombosierung des Gefäßes führen oder ulzerieren

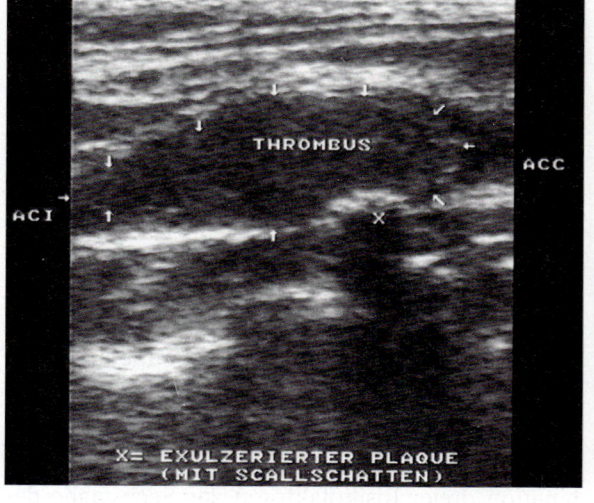

und damit verstärkt thrombogen wirken. ACC = A. carotis communis, ACI = A. carotis interna.

ständig abklingen („Schaufensterkrankheit"). Die Beschwerden projizieren sich in die Etage unterhalb des Verschlusses (siehe Tab. 20.1-5). Das Ausmaß der Beschwerden hängt wesentlich von der Geschwindigkeit der Verschlußentstehung und der Verschlußlokalisation ab: Mehretagenverschlüsse oder Unterschenkelverschlüsse mit schlechten Voraussetzungen für eine Kollateralenbildung neigen häufiger zu einer Dekompensation als gut kollateralisierbare Verschlüsse der proximalen großen Arterien der Becken- und Oberschenkelstrombahn. Ist die Arteria profunda femoris, die als wichtigste Kollaterale beim Oberschenkelarterienverschluß fungiert, ebenfalls verschlossen, kommt es regelmäßig zur Verschlimmerung der Beschwerden.

Im Laufe der Zeit kommt es bei etwa 10% der Patienten mit Claudicatio zu einer **kritischen Ischämie.** Klinisch imponieren dann **Ruheschmerzen,** die insbesondere nachts bei Horizontallagerung des Beines im Bett auftreten (Stadium III). Die Patienten erfahren bei Tieflagerung eine Linderung des hypoxiebedingten Schmerzes, weshalb sie das Bein aus dem Bett hängen lassen oder häufig aufstehen müssen. Sehr schnell kommt es infolge Mangeldurchblutung der Haut zum Auftreten von **trophischen Störungen** (Stadium IV). Sie treten häufig an druckexponierten Stellen wie Großzeh- oder Kleinzehballen, beim Tragen von einengendem Schuhwerk oder am Nagelfalz nach Mikrotraumatisierung bei der Pediküre oder interdigital (Fußmykose!) auf.

Durch **bakterielle Superinfektion** kommt es rasch zur weiteren Befundverschlechterung; das entzündliche Ödem, das sich dem hypoxischen Ödem aufpfropft und oft den Vorfuß, gelegentlich sogar den ganzen Unterschenkel auftreibt, führt zu einer weiteren Abdrosselung der arteriellen Blutzufuhr. Die Ausschüttung von ischämiebedingten Toxinen macht dann die rasche, lebenserhaltende Amputation notwendig.

> Die typische Abfolge der Symptome von der Claudicatio intermittens über Ruheschmerzen zur trophischen Läsion findet sich allerdings selten bei Patienten mit Diabetes mellitus. Wenn aufgrund einer begleitenden Neuropathie das Schmerzempfinden fehlt, so manifestiert sich bei diesen Patienten die Verschlußkrankheit durch sich innerhalb weniger Tage ausbildende Hautnekrosen.

D Diagnostik

Die Diagnose einer AVK läßt sich in 95% der Fälle allein anhand einer subtilen Anamnese und einer gründlichen körperlichen Untersuchung ohne apparative Hilfsmittel stellen.

Klinische Untersuchung

Inspektion: Hyperkeratose der Fußsohlen, vermehrte Schwielenbildung, Nageldystrophie und Haarausfall („Beinglatze") sind Zeichen einer weit fortgeschrittenen AVK. Insbesondere die Interdigitalräume sind auf beginnende trophische Störungen zu untersuchen.

Palpation: Die Arterienpulse sind an den typischen Stellen, von kranial beginnend, an der A. temporalis bis hinab zu den Fußarterien seitenvergleichend gleichzeitig zu tasten, um auch Qualitätsunterschiede der Pulse zu erfassen (siehe Abb. 20.1-3). Distal von Arterienstenosen oder Verschlüssen sind die Pulse abgeschwächt oder nicht mehr palpabel. Allerdings können Vasospasmen und Verlaufsanomalien vor allem im Fußbereich einen Pulsausfall und damit einen organischen Verschlußprozeß vortäuschen. Die vergleichende Prüfung der Hauttemperatur mit den Handrücken ist ebenfalls obligat.

Auskultation: Durch Auskultation der A. carotis, der abdominellen Bauchaorta und der Nierenarterienabgänge, der Beckenarterien und der Oberschenkelarterien, insbesondere im distalen Adduktorenkanal, können Stenosen ausfindig gemacht werden (siehe Abb. 20-1-3). Eine Akzentuierung von Strömungsgeräuschen über der A. femoris findet sich nach einer Belastung der Wadenmuskulatur.

Die **Lagerungsprobe** nach Ratschow gestattet es, den Kompensationsgrad abzuschätzen: Der liegende Patient führt mit erhobenen Beinen kreisende Fußbewegungen aus. Starke, meist seitenbetonte Abblassung spricht für ein organisches Strombahnhindernis. In der darauffolgenden Hängephase wird auf die reaktive Hyperämie und Venenfüllung am Vorfuß geachtet, die bei ungestörter Perfusion nach spätestens acht Sekunden aufgetreten sein muß. Bei besonders schlecht kollateralisierten Gefäßver-

---

Tab. 20.1-5 Zusammenhang zwischen Schmerz- und Verschlußlokalisation sowie typischer Pulstastbefund und mögliche Fehldiagnosen bei AVK der unteren Extremitäten

Schmerz-lokalisation	Pulstast-befund	Verschluß-lokalisation	Mögliche Fehldiagnose
Gesäß- und Oberschenkel-muskulatur	Ausfall vom Puls der A. femoralis, meist auch der A. poplitea und von Fußpulsen	Aorta, A. iliaca	LWS-Syndrom Koxarthrose
Waden-muskulatur	Ausfall vom Puls der A. poplitea und von Fußpulsen	A. femoralis, A. poplitea	Gonarthrose
Fußsohle	Ausfall vom Puls der A. tibialis post. und A. dorsalis pedis	A. tibialis posterior (A. tibialis anterior, A. fibularis)	Fußskelettveränderungen (Senkfuß)

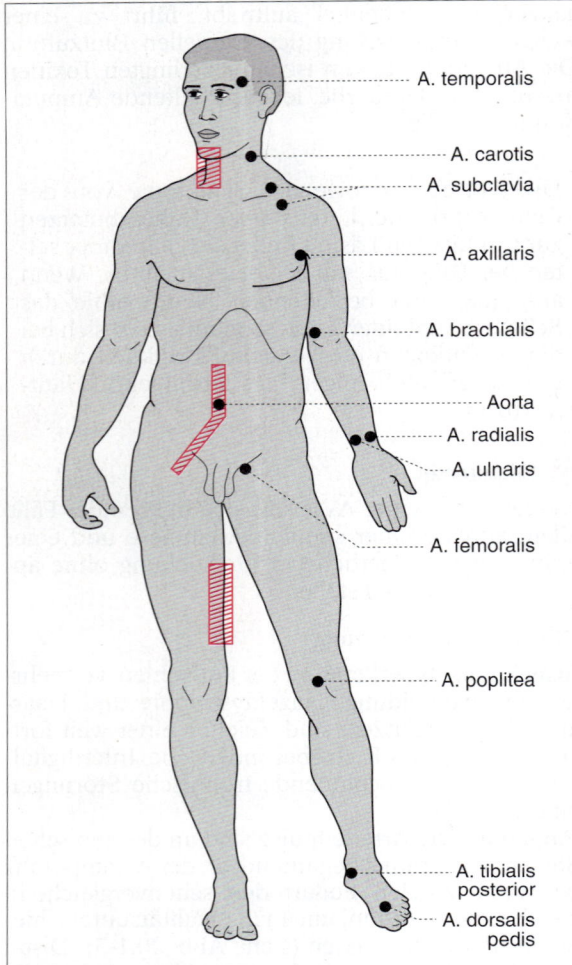

A. temporalis

A. carotis

A. subclavia

A. axillaris

A. brachialis

Aorta

A. radialis

A. ulnaris

A. femoralis

A. poplitea

A. tibialis posterior

A. dorsalis pedis

Abb. 20.1-3   Überblick über obligate Palpations- (schwarze Punkte) und Auskultationsorte (schraffierte Bezirke) bei Verdacht auf periphere arterielle Verschlußkrankheit.

schlüssen kommt die Nachrötung extrem verzögert, dann aber deutlich überschießend mit düsterrotem Hautkolorit in Gang (siehe Abb. 20.1-4 bis 20.1-6). Für die oberen Extremitäten gilt es, entsprechend die **Faustschlußprobe** durchzuführen, wobei durch Kompression der A. radialis oder A. ulnaris zusätzliche Informationen gewonnen werden können.

Bestimmung der systolischen Fußarteriendrücke und des brachiopedalen Druckgradienten

Das wichtigste Verfahren in der nichtinvasiven Diagnostik von peripheren Gefäßerkrankungen ist die **Doppler-Sonographie.** Dabei macht man sich die von Christian Doppler beschriebene Frequenzverschiebung akustischer Wellen zunutze. Die von sich bewegenden Erythrozyten reflektierten Frequenzen einer eingestrahlten Ultraschallwelle liegen je nach Strömungsrichtung einen geringen Teil höher oder niedriger als das Ausgangssignal. Diese Differenz,

die Doppler-Shift, errechnet sich aus der Ausgangsfrequenz, der Schallgeschwindigkeit im Gewebe, der Strömungsgeschwindigkeit der Erythrozyten und dem Winkel zwischen Schallachse und dem Gefäß. Sie liegt bei den verwendeten Sendefrequenzen im hörbaren Bereich und ermöglicht damit eine akustische Wahrnehmung der Blutströmung. Unter bestimmten Bedingungen ist auch eine Bestimmung der Blutströmungsgeschwindigkeit möglich.

Die systolische Druckmessung der Extremitätenarterien ist die einfachste dopplersonographische Untersuchung. Sie erfolgt wie die herkömmliche Blutdruckmessung nach Riva-Rocci; nur wird anstelle des Stethoskops die Doppler-Sonde verwendet. Der systolische Druck in der jeweils komprimierten Arterie (nicht an der Meßstelle) entspricht dann dem Manschettendruck zum Zeitpunkt des Auftretens der ersten Strömungssignale. Die Druckmessung kann an den Arm-, Hand- und sogar den einzelnen Digitalarterien unter Verwendung geeigneter Manschetten erfolgen. Bei AVK der unteren Extremitäten gehört die Bestimmung der systolischen Drücke der A. tibialis posterior und der A. dorsalis pedis zur Basisdiagnostik. Die absoluten Druckwerte sowie der brachiopedale Druckgradient geben Auskunft über den Schweregrad der Erkrankung (siehe Tab. 20.1-6). Normalerweise ist der Druck der A. tibialis posterior gleich oder leicht höher als der Oberarmblutdruck. Liegt ein Ödem des Unterschenkels oder eine Mediasklerose (Diabetes mellitus!) (siehe Abb. 20.1-7), die die Arterie inkompressibel macht, vor, werden falsch hohe Werte gemessen. In diesen Fällen verliert die systolische Knöcheldruckmessung ihren Wert als Verlaufsparameter der Erkrankung.

Analyse der Doppler-Flußkurven

Die **bidirektionale Doppler-Signalanalyse** ermöglicht die qualitative und semiquantitative Analyse der Flußkurven über jeder beliebigen, der Doppler-Sonde zugänglichen Arterie sowie die Bestimmung der Flußrichtung. Durch den Vergleich der Signale mit proximalen und distalen Abschnitten des untersuchten Gefäßes sowie dem Vergleich mit der Gegenseite können wertvolle Informationen über die Strömungsbehinderung gewonnen werden (siehe Tab. 20.1-7, Abb. 20.1-8 und 20.1-9).

Geringgradige arteriosklerotische Wandveränderungen und niedergradige Stenosen können durch die **Real-time-(B-Bild-)Sonographie** erkannt werden. Als Kombination von B-Bild-Sonographie und Doppler-Sonographie ermöglicht die **Duplexsonographie** einerseits Aussagen über die Gefäßmorphologie und andererseits quantitative Messungen der Blutströmung in den untersuchten Gefäßen. Diese können nichtinvasiv in ihrer Lage zueinander und zu benachbarten Strukturen dargestellt, und pathologisch-anatomische Befunde wie Plaques, Stenosen, Erweiterungen und Anomalien wie Knickoder Schlingenbildung können zuverlässig erkannt werden.

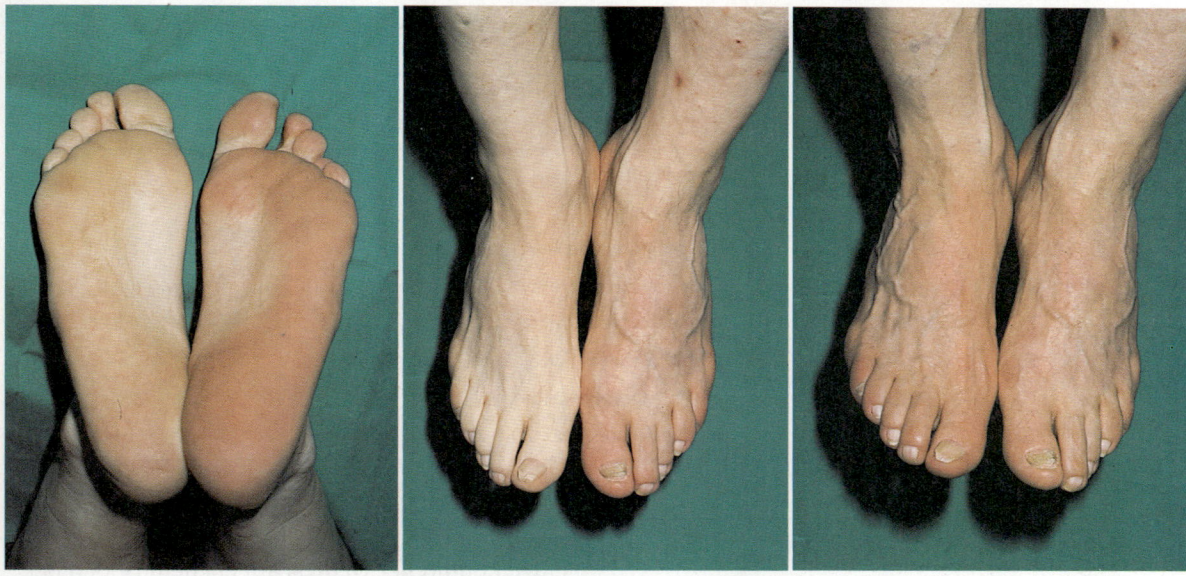

Abb. 20.1-4   **Abb. 20.1-5**

Abb. 20.1-4 bis 20.1-6   Typische Sequenz der Ratschow-Lagerungsprobe bei rechtsbetonter AVK.

Abb. 20.1-4   In der Elevationsphase deutlich seitendifferentes Abblassen der Fußsohlen.

Abb. 20.1-6

Abb. 20.1-5   In der Hängephase noch deutliche pathologische Blutleere rechts bei sichtbarer Venenfüllung und Hyperämie links.

Abb. 20.1-6   Späte pathologische Nachröte rechts.

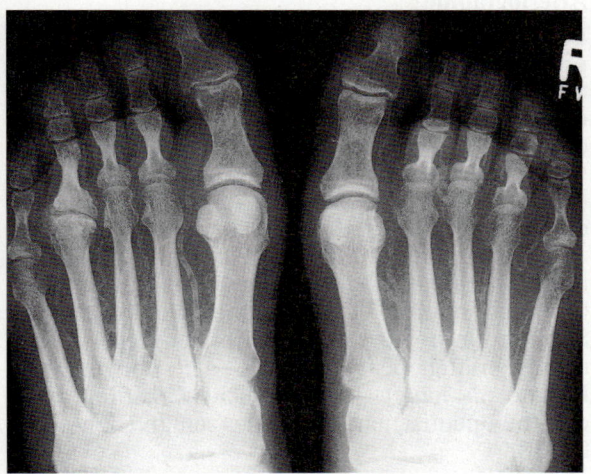

Abb. 20.1-7   Typischer Befund einer Mediasklerose bei Diabetes mellitus.

Abb. 20.1-8   Dopplersonographisch registrierte normale Flußkurve einer A. femoralis communis. Die Extremitäten stellen ein Gefäßbett mit relativ hohem Widerstand in Ruhe dar. Es liegt deshalb typischerweise eine Flußkurve mit schnellem systolischem Fluß, einer frühdiastolischen Rückflußkomponente und meist einem kurzen diastolischen Flußanteil vor (triphasisches Strömungsprofil).

Oszillographie und akrale Lichtplethysmographie

Die weitere nichtinvasive Diagnostik umfaßt die mechanische **Oszillographie,** die die pulssynchronen Volumenschwankungen eines von der Meßmanschette umschlossenen Gefäßabschnittes aufzeichnet und im Seitenvergleich insbesondere in der Lokalisationsdiagnostik hilfreich ist, sowie die **akrale Lichtplethysmographie.** Dabei werden Pulsabnehmer an den Finger- oder Zehenendgliedern angebracht; die Lichtplethysmographie gestattet eine genaue Formanalyse der Pulskurven und die Erfassung einer Pulswellenverspätung als Zeichen eines vorgeschalteten Arterienverschlusses sowie die Bestimmung des Kompensationsgrades der akralen Durchblutung.

Tab. 20.1-6   Beziehung zwischen systolischem Druck der A. tibialis posterior und dem Schweregrad der arteriellen Durchblutungsstörung bei einem normotensiven Patienten (RR 140/90 mmHg)

Systolischer Druck der A. tibialis posterior (mmHg)		Stadium
145–160	Normalbefund	
135–140	subnormal	I
100–130	gut kompensierte AVK, z. B. Stenose	I–II
80–95	noch kompensierte AVK, z. B. Verschluß	II
60–75	mittelschwere Ischämie	II–III
< 60	dekompensierte AVK, akute Amputationsgefahr	III–IV
> 170	Ödem, Mediaverkalkung	
> 300	Mediasklerose (Abb. 20.1-7)	

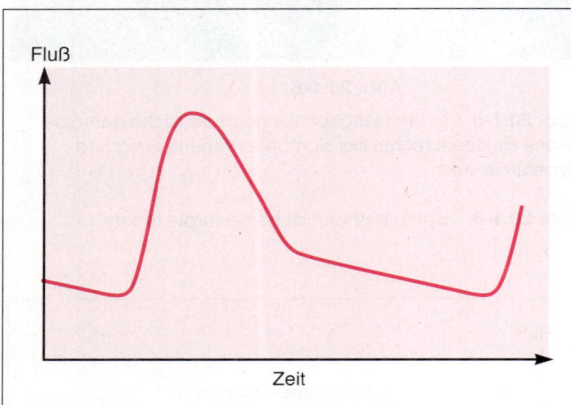

Fluß

Zeit

Abb. 20.1.9   Pathologisch veränderte Flußkurve einer A. femoralis communis bei vorgeschalteter Beckenarterienstenose: verminderter systolischer Fluß mit reduzierter Amplitude und verlängertem Pulsanstieg, fehlender systolischer Rückflußkomponente und relativer Zunahme des diastolischen Flusses (vgl. Abb. 20.1-8).

Gehtest und Laufbandergometrie

Wichtig ist im Stadium der Claudicatio intermittens die Bestimmung der beschwerdefreien Gehstrecke unter standardisierten Bedingungen. In Frage kommt der **Gehtest** auf ebenem Boden bei einem vorgegebenen Schrittempo oder die **Laufbandergometrie,** zum Beispiel bei einer Geschwindigkeit von 3 km/h und einer Steigung von 5%. Beide Methoden eignen sich zur Einschätzung des Schweregrades und zur Verlaufsbeobachtung der Erkrankung.

Arteriographie

Erhebt sich aufgrund schwerer Claudicatio-Symptomatik die Frage nach einem lumeneröffnenden oder revaskularisierenden Eingriff oder ist die AVK mit Ruheschmerzen oder trophischen Störungen dekompensiert, muß zur weiteren Therapieplanung eine **Arteriographie** durchgeführt werden (vgl. Kap. 2.4). Zur exakten Darstellung insbesondere der peripheren Arterien ist die intraarterielle Applikation des Kontrastmittels (zum Beispiel als transfemorale Katheterangiographie in Subtraktionstechnik) notwendig. Eine intravenöse digitale Subtraktionsangiographie ist in der Regel wenig aussagekräftig. Das Ausmaß der notwendigen Diagnostik hängt vom klinischen Stadium und den therapeutischen Konsequenzen ab (siehe Tab. 20.1-8).

Tab. 20.1-7   Flußkurvenanalyse der Doppler-Signale bei AVK

systolischer Vorwärtsfluß	erhöht	in der Stenose, direkt poststenotisch, arteriovenöse Fistel, Kollateralgefäße, Gefäßspasmen
	vermindert	distal von Stenosen und Verschlüssen, Herzinsuffizienz
systolischer Rückfluß	fehlt	distal von hämodynamisch signifikanten Stenosen und Verschlüssen
diastolischer Fluß	erhöht	Kollateralgefäße, arteriovenöse Fistel
	vermindert	proximal und distal von Stenosen und Verschlüssen
Pulsanstieg	verlängert	distal von Stenosen und Verschlüssen
	verkürzt	proximal von Stenosen und Verschlüssen

Tab. 20.1-8   Übersicht über den Untersuchungsgang bei peripherer AVK der unteren Extremitäten

Bei allen Patienten:
▶ Anamnese und klinische Untersuchung
▶ Bestimmung der systolischen Fußarteriendrücke und des brachiopedalen Druckgradienten
▶ Analyse der Doppler-Flußkurven

Fakultativ:
▶ Oszillographie
▶ akrale Lichtplethysmographie

Bei Patienten im Stadium II:
▶ Gehtest oder Laufbandergometrie

Bei Patienten im Stadium II, bei denen ein angioplastischer oder gefäßchirurgischer Eingriff geplant ist, und bei allen Patienten im Stadium III und IV:
▶ Arteriographie

▼ Therapie

Das therapeutische Vorgehen bei peripherer AVK umfaßt zunächst die Prävention mit Aufdeckung und Behandlung von Risikofaktoren sowie prophylaktische Maßnahmen zur Verminderung der Progression der Erkrankung (striktes Nikotinverbot).

Bei belastungsabhängigen Beschwerden (Stadium II) ist das **Gehtraining** Therapie der Wahl. In den fortgeschrittenen Stadien mit Einschränkung des Aktionsradius des Patienten durch eine deutlich limitierte Gehstrecke (in der Regel unter 100 m) und bei Zeichen der Dekompensation der peripheren Durchblutung bereits unter Ruhebedingungen (Stadium III/IV) sind **lumeneröffnende Maßnahmen** angezeigt. Dabei werden die operativen Verfahren durch die **perkutane transluminale Angioplastie,** die auch bei älteren und multimorbiden Patienten eingesetzt werden kann, in hervorragender Weise ergänzt. Eine **medikamentöse Therapie** der AVK ist indiziert zur Progressionsprophylaxe der Erkrankung, als begleitende Therapie bei und nach Katheterangioplastie sowie in Fällen, in denen eine Revaskularisierung nicht möglich oder gewünscht wird oder nicht zu einem ausreichenden Erfolg geführt hat (siehe Tab. 20.1-9).

Sekundäre Prävention

Gesunde Lebensführung mit Nikotinabstinenz und Vermeidung von Übergewichtigkeit sowie optimale diätetische und medikamentöse Kontrolle von Diabetes mellitus, Hyperlipoproteinämie und Hyperurikämie sowie Hypertonie stellen die Basis dar. Insbesondere zur Verlangsamung der Progredienz der diabetischen Mikroangiopathie ist eine exakte Blutzuckereinstellung, gegebenenfalls auch durch Umstellung auf Insulin, unerläßlich. Regelmäßiger Sport sowie auch Fischkonsum vermindern die Häufigkeit kardiovaskulärer Ereignisse.

Tab. 20.1-9   Therapieprinzipien der AVK

Sekundärprävention (Stadium I–IV):
▶ durch Beeinflussung der Risikofaktoren (Nikotinabstinenz, Gewichtsreduktion, Behandlung von Hypertonie, Diabetes und Hyperlipoproteinämie)
▶ Verlangsamung der Progression durch Thrombozytenfunktionshemmer (Azetylsalizylsäure)
▶ Verhinderung von Rezidiven nach perkutaner transluminaler Angioplastie und Gefäßoperation durch Thrombozytenfunktionshemmer oder Antikoagulanzien

Ergotherapie (Stadium II):
▶ Erhöhung der Reservedurchblutung durch Gehtraining vom Intervalltyp

lumeneröffnende Maßnahmen (Stadium II–IV):
▶ perkutane transluminale Angioplastie
▶ lokale oder systemische Fibrinolyse
▶ gefäßchirurgische Therapie

Pharmakotherapie:
▶ Sekundärprävention
▶ wenn lumeneröffnende Maßnahmen nicht möglich sind oder nicht erfolgreich waren
  a) Prostaglandine
  b) Hämodilution
  c) Hypofibrinogenierung
▶ bei Infektzeichen im Stadium IV zusätzlich Antibiotika (intraarteriell oder intravenös)

Durch regelmäßige Einnahme von Acetylsalicylsäure kann die Progression der Arteriosklerose zumindest in den unteren Extremitäten gehemmt werden. Nach einer Gefäßoperation, nach perkutaner transluminaler Angioplastie und lokaler Fibrinolyse können Rezidivverschlüsse, die in der Regel innerhalb des ersten Jahres auftreten, durch Thrombozytenfunktionshemmer oder Antikoagulanzien verhindert werden. Besonders wichtig ist es, die Patienten mit besonderen Verhaltensmaßregeln vertraut zu machen, um die Ausbildung von trophischen Störungen bei grenzwertiger Durchblutungssituation zu verhindern (siehe Tab. 20.1-10).

Ergotherapie

Die **aktive Übungsbehandlung** zur Förderung der körpereigenen Kompensationsmechanismen ist die wirkungsvollste Behandlungsmaßnahme im Sta-

---

Tab. 20.1-10   Allgemeine Verhaltensmaßregeln bei AVK

▶ nicht beengendes, warmes Schuhwerk (cave Drucknekrosen)
▶ keine einschnürenden Strumpfbänder
▶ Vorsicht bei der Pediküre: jede Verletzung vermeiden
▶ sorgfältige Fußhygiene: feuchte Kammern, insbesondere interdigital, vermeiden
▶ konsequente Behandlung von Fußmykosen
▶ keine lokale Wärmeanwendung mit Heizkissen, Bettflaschen oder heißen Fußbädern
▶ Vermeidung von Kälte und Nässe
▶ in schweren Fällen Tieflagerung des Beines

dium der Claudicatio intermittens. Beim **Intervalltraining** geht der Patient zügig bis zum Auftreten des ersten leichten Spannungsgefühls, um sofort eine Pause mit Lockerungsübungen einzulegen, bis er völlig beschwerdefrei ist. Die Übungen sollen täglich 3×30 Minuten durchgeführt werden. Keinesfalls aber darf der Patient in den Schmerz hineinlaufen oder ihn unterdrücken. Bei der Dyspraxia intermittens sollen entsprechende Faustschlußübungen durchgeführt werden. Durch das Training kommt es im Skelettmuskel zu einer Steigerung der metabolischen Kapazität durch Anstieg des Myoglobingehaltes und zu einer Vergrößerung und Vermehrung der Mitochrondrien, zu einer Aktivitätssteigerung oxidativer Enzyme und besonders zu einer vermehrten Kollateralisierung und Blutumverteilung zugunsten der die Gewebe versorgenden nutritiven Durchblutung.

Eine perorale Medikation mit sogenannten vasoaktiven Medikamenten ist entbehrlich.

> Die physikalische Therapie des älteren Patienten ist häufig begrenzt durch kardiopulmonale Begleiterkrankungen sowie Wirbelsäulen- und Gelenkbeschwerden. Häufig hilfreich sind begleitende Massagebehandlung bei Muskelverspannung und leichte Krankengymnastik mit aktiven Bewegungsübungen. Vor allem muß das Gehtraining bei subjektiv adäquatem Schrittempo (60–80 Schritte/min) durchgeführt werden.

Lumeneröffnende Maßnahmen

Das Prinzip der **perkutanen Katheterangioplastie** besteht darin, daß über einen Führungsdraht ein zusammengefalteter Ballon in die stenosierte oder obturierte Gefäßstrecke eingeführt und diese dann durch Aufblasen des Ballons eröffnet und erweitert wird (siehe Abb. 2.4-7); das arteriosklerotische Material wird nach Ruptur der Intima in die Gefäßwand eingepreßt. In Modifikation dieses Verfahrens wird anstelle des Ballons ein sich langsam drehendes Gewinde (Rotationsangioplastie) oder ein Laserstrahl zur Vaporisierung des Obturatmaterials verwendet (Laserangioplastie).

Die Indikation zur **transluminalen Angioplastie** stellt sich in Abhängigkeit von Verschlußlokalisation und Klinik (siehe Tab. 20.1-11). Es eignen sich Stenosen in der Beckenetage sowie Stenosen und Verschlüsse im femoropoplitealen Bereich; Verschlüsse der Iliakalarterien werden grundsätzlich operativ behandelt. Die Ergebnisse hängen von klinischem Stadium, dem Vorliegen eines Diabetes mellitus, der Verschlußlokalisation und -länge und der Güte des Ausflußtrakts der Unterschenkelarterien ab. Nach zwei bis fünf Jahren sind noch 50–70% der Gefäßsegmente durchgängig. Entscheidenden Einfluß auf die **Rezidivrate** hat die regelmäßige Einnahme eines **Acetylsalicylsäurepräparats,** das in niedriger Dosierung (50 mg/die) verordnet werden kann.

Tab. 20.1-11 Transluminale Angioplastie der AVK der unteren Extremitäten

	iliakal	femoro-popliteal
▶ **Stadium II**	kurze, isolierte Stenosen	isolierte Stenosen, Verschlüsse < 3 cm Länge
▶ **Stadium II** mit extrem kurzer Gehstrecke (< 100 m)	kurze, isolierte Stenosen	Verschlüsse bis 10 cm Länge
▶ **Stadium III/IV**	immer Möglichkeit zur PTA bei Amputationsgefahr überprüfen	

Im Bereich der oberen Extremitäten können symptomatische Stenosen der A. subclavia dilatiert werden.

Die Komplikationen der Angioplastie sind in der Regel konservativ beherrschbar und liegen unter 3% (lokale Blutung, Embolisierung von abgesprengtem Material in periphere Arterien, Gefäßverschlüsse, Dissektionen). Nur in Einzelfällen muß chirurgisch interveniert werden.

Durch eine systemische oder lokale **fibrinolytische Behandlung** (vgl. Kap. 20.1.5 und 5.9) kann ebenfalls eine Desobliteration erreicht werden. Mit der systemischen Applikation von Streptokinase in ultrahoher Dosierung von 9 Mio. Einheiten in 6 Stunden kann eine Wiedereröffnung in Abhängigkeit von Verschlußlokalisation und -alter erreicht werden: distale Aorten- und Beckenarterienverschlüsse bis zu einem Verschlußalter von Monaten, femoropopliteale Verschlüsse bis zu einem Verschlußalter von Wochen. Der einfachen Applikation stehen potentielle Blutungsrisiken, gerade bei älteren multimorbiden Patienten, gegenüber. Die allgemeinen Kontraindikationen einer Lysetherapie sind zu beachten (vgl. Kap. 20.1.5).

Mit sehr niedrigen Dosierungen an Fibrinolytika kann die lokale intraarterielle Infiltrationslyse risikoärmer durchgeführt werden. Sie eignet sich hervorragend zur adjuvanten Therapie bei perkutaner Angioplastie, wenn ein Verschluß nicht sogleich rekanalisiert werden kann oder wenn es zu Komplikationen mit peripherer Embolisierung gekommen ist (vgl. Kap. 20.1.5).

Wird anhand des aktuellen angiographischen Befundes festgestellt, daß eine perkutane Angioplastie auch in Kombination mit einer Fibrinolyse als der kleinere therapeutische Eingriff nicht erfolgversprechend ist, muß überprüft werden, ob die allgemeinen (Operabilität des Patienten) und lokalen (Verschlußlokalisation) Voraussetzungen für eine **chirurgische Therapie** vorliegen. Oft kann schon ein kleinerer Eingriff wie eine Erweiterungsplastik der A. femoralis profunda zur Verbesserung der Kollateralisationsbedingungen bei einem Oberschenkelarterienverschluß hilfreich sein. Auch können wenig belastende extraanatomische Bypass-Operationen (femoro-femoral oder axillo-femoral) durchgeführt werden. Schlechte periphere Abflußverhältnisse bei Mehretagenverschluß schränken aber die Indikationen zur Gefäßrekonstruktion ein, so daß nur etwa 20% der Extremitätenarterienverschlüsse überhaupt operabel sind.

Pharmakologische Therapie

> Führen bei extrem kurzer Gehstrecke, bei Ruheschmerzen oder trophischen Störungen lumeneröffnende Maßnahmen nicht zum Erfolg oder können solche nicht durchgeführt werden, muß eine medikamentöse Verbesserung der peripheren Durchblutung angestrebt werden.

Unter den parenteral applizierten vasoaktiven Maßnahmen wird den **Prostaglandinen** die Priorität eingeräumt. Ihnen wird eine Steigerung der Durchblutung durch Relaxation der Arteriolen, der präkapillären Sphinkteren, aber auch der Kollateralgefäße zugeschrieben; sie hemmen die Aggregation der Thrombozyten, erhöhen die Erythrozytenflexibilität und hemmen die Aktivierung von Neutrophilen; darüber hinaus sind metabolische Effekte auf die ischämische Muskulatur nachgewiesen. Die Behandlung mit Prostaglandin E_1, das wegen seiner raschen pulmonalen Metabolisierung bevorzugt intraarteriell appliziert wird, oder stabilen Prostacyclinderivaten kann in etwa zwei Drittel der Fälle eine drohende Extremitätenamputation kurzfristig abwenden; auch längerfristig sind ausreichend günstige Resultate zu verzeichnen.

Zur Behandlung einer Gangrän kann der intraarteriellen Infusion ein Antibiotikum mit dem Vorteil einer sehr hohen lokalen Wirkkonzentration hinzugefügt werden.

Hämorheologische Maßnahmen haben zum Ziel, die Fließeigenschaften des Blutes zu verändern. Bei der **Hämodilutionsbehandlung** wird nach einem Aderlaß und Substitution von Hydroxyäthylstärke oder Dextranen eine Senkung des Hämatokrits erreicht. Der klinische Stellenwert zeigt sich in der adjuvanten Therapie bei Patienten mit Polyglobulie, zum Beispiel infolge einer begleitenden chronisch obstruktiven Lungenkrankheit, wie sie bei Rauchern häufig beobachtet wird. Ein anderes Therapieprinzip besteht in der kontrollierten **Absenkung des Fibrinogenspiegels** durch Schlangengifte, ein Verfahren, das gelegentlich zur Behandlung im Stadium des Ruheschmerzes, aber auch bei Digitalarterienverschlüssen eingesetzt wird.

Bei ischämischen Läsionen der Extremitäten ist immer eine **Polypragmasie** angezeigt. Die lokale Wundbehandlung mit regelmäßiger Abtragung der Nekrosen und, soweit erforderlich, die Gabe von Antibiotika stellen die Basis dar. Die Patienten sind zu hospitalisieren und müssen überwiegend Bettruhe einhalten. Ambulante Behandlungsversuche verzögern oft notwendige Maßnahmen. Bei kritischer Ischämie ist ein optimales therapeutisches Vorgehen nur bei enger Zusammenarbeit von Internisten, Gefäßchirurgen und interventionellen Radiologen gewährleistet. Durch kombinierten Einsatz der hier genannten Verfahren gelingt es in über drei Viertel der Fälle mit kritischer Ischämie, eine Extremitätenamputation zu vermeiden; sind ablative Maßnahmen überhaupt notwendig, reicht häufig eine Grenzzonen-(Vorfuß- oder Zehen-)Amputation aus.

Verlauf und Prognose

> Die Prognose der AVK hängt entscheidend davon ab, inwieweit es gelingt, durch Sekundärprävention und Förderung der körpereigenen Kompensationsmechanismen eine kritische Extremitätenischämie zu vermeiden. Dabei kommt der Verschlußlokalisation große Bedeutung zu; proximale Gefäßverschlüsse neigen seltener zur Dekompensation als periphere oder Mehretagenverschlüsse. Die Prognose aller Patienten mit AVK wird durch kardiale und zerebrale Ereignisse bestimmt.

Läßt sich eine Ober- oder Unterschenkelamputation bei drohendem septisch-toxischem Kreislaufschock nicht vermeiden, muß mit einer **hohen postoperativen Letalität** durch Myokardinfarkt, Apoplexie, Pneumonie und Lungenembolie gerechnet werden. Nach ausreichender Rehabilitation kann nur jeder sechste amputierte Patient mit einer Prothese ohne weitere Hilfsmittel wieder gehen; über 60% bleiben ständig auf fremde Hilfe angewiesen. Schwerwiegende Ereignisse wie Herzinfarkt, Apoplex, Amputation oder Invalidisierung treten innerhalb eines Beobachtungszeitraumes von 5 Jahren bei 51% der Patienten mit peripherer AVK auf. Als besonders gefährdet gilt die Gruppe der Diabetiker mit schwerwiegenden Folgen bei 68%. Der Patient mit arterieller Verschlußkrankheit stirbt etwa 10 Jahre früher als der Arteriengesunde.

Differentialdiagnose

Bereits durch subtile Erhebung der Anamnese und gründliche körperliche Untersuchung gelingt es in der Regel, durch degenerative oder entzündliche **Gelenk- oder Wirbelsäulenerkrankungen** bedingte Beschwerden abzugrenzen. Weiter sind Neuritiden, die Ischialgie und insbesondere Polyneuropathien verschiedener Genese mit in die Differentialdiagnose einzubeziehen. Bestehen bei Überlagerung von verschiedenen Krankheitsbildern Zweifel am Stellenwert der AVK, hilft oft schon die dopplersonographische Bestimmung der systolischen Fußarteriendrücke, um über den Grad der Durchblutungsstörung valide Aussagen zu machen. Insbesondere aus differentialtherapeutischen Überlegungen sind entzündlich bedingte (vgl. Kap. 20.1.4) und embolisch bedingte (vgl. Kap. 20.1.5) Gefäßveränderungen von der arteriosklerotisch bedingten Verschlußkrankheit abzugrenzen.

20.1.2   Erkrankungen der extrakraniellen Hirngefäße

Zerebrovaskuläre Krankheiten stellen nach Herzerkrankungen und Tumoren die dritthäufigste Todesursache dar. Durch konsequente Behandlung der Risikofaktoren, insbesondere die Behandlung der Hypertonie, Reduktion des Nikotinkonsums und Umstellung der Eßgewohnheiten mit Verminderung des Serumcholesterins ist es nachweisbar zu einer Verminderung der tödlichen Hirninfarkte gekommen. Im Bereich der extrakraniellen Hirngefäße sind hämodynamisch relevante Strömungshindernisse, meist am Abgang der A. carotis interna, zu differenzieren von Plaquebildungen als Ausgangspunkt für zerebrale Embolien, die sich klinisch in einer transitorisch ischämischen Attacke (TIA) äußern. Die modernen Methoden der nichtinvasiven Diagnostik gestatten es, noch asymptomatische oder symptomarme Veränderungen der extrakraniellen Hirngefäße zu erfassen und entweder einer konsequenten Therapie mit Thrombozytenfunktionshemmern oder einer chirurgischen Therapie in Form einer Thrombendarteriektomie zuzuführen.

Definition

Die zerebrovaskuläre Durchblutungsstörung ist charakterisiert durch ein neurologisches Defizit, das sich entweder zurückbildet oder stationär bleibt. Im Bereich der extrakraniellen Hirngefäße können Veränderungen zwischen Aortenbogen und der Schädelbasis ursächlich sein, wobei dem **Abgang der A. carotis interna** aus der A. carotis communis eine besondere Bedeutung zukommt. Hämodynamisch effektive Stenosen können zu einer Hirnischämie führen; transitorisch ischämische Attacken können Ausdruck von Embolien sein, die von arteriosklerotischen Plaques als Streuherden ausgehen.

Kasuistik

Ein 48jähriger Patient berichtet über eine Erblindung auf dem linken Auge, die nur einige Minuten angehalten habe, und über eine vorübergehende Schwäche im rechten Arm. Die klinische Symptomatik wird als transitorisch ischämische Attacke mit Amaurosis fugax gedeutet. Anamnestisch waren eine arterielle Hypertonie, eine Hypercholesterinämie und ein jahrelanger Nikotinkonsum zu eruieren. Bei der **klinischen Untersuchung** fällt ein Strömungsgeräusch über der linken A. carotis auf. Die dopplersonographische Untersuchung der Halsgefäße ergibt eine hochgradige Stenose der linken A. carotis interna an ihrem Abgang mit einer systolischen Maximalfrequenz von 9000 Hz sowie linksseitig eine deutlich abgeschwächte Strömung in der A. supratrochlearis. Duplexsonographisch können im Abgang der linken A. carotis interna stenosierende Plaques nachgewiesen werden. Nach angiographischer Bestätigung des Befundes wird eine Thrombendarteriektomie vorgenommen; die weitere Behandlung erfolgt mit einem Thrombozytenfunktionshemmer. Erneute Attacken treten nicht mehr auf.

Epidemiologie

In autoptischen Untersuchungen wurden bei jedem zweiten über 50jährigen Patienten Stenosen der extrakraniellen Hirngefäße gefunden. Über ein Viertel aller Schlaganfälle können auf diese Veränderungen zurückgeführt werden, die prinzipiell durch gefäßchirurgische oder medikamentöse Maßnahmen zu verhindern wären. Prädilektionsorte sind insbesondere die Gefäßabgänge.

Ätiologie und Pathogenese

Über 95% aller stenosierenden Prozesse der extrakraniellen Hirngefäße sind arteriosklerotischer Genese (vgl. Kap. 20.1.1). In der Entwicklung der **Arteriosklerose** der extrazerebralen Hirngefäße kommt der Hypertonie als Risikofaktor eine besondere Bedeutung zu. Wie auch bei der peripheren AVK kommt es bei einem Zusammentreffen mehrerer Risikofaktoren nicht zu einer Addition, sondern einer Potenzierung des Risikos, einen Hirninfarkt zu erleiden.

Eine zerebrale Ischämie mit einem neurologischen Defizit kann sich entwickeln, wenn eine Stenose hämodynamisch wirksam wird, wobei in der Regel eine über 75%ige Querschnittseinengung vorliegt. Es sind aber auch Totalverschlüsse der A. carotis interna oder A. vertebralis ohne jede klinische Symptomatik beobachtet worden. Dabei kann das ausgedehnte Kollateralensystem, insbesondere die intrakraniellen Anastomosen zwischen den vier hirnversorgenden Gefäßen, der Circulus arteriosus Willisii, sowie die Anastomosen mit den Ästen der A. carotis externa, eine volle Kompensation gewährleisten (siehe Abb. 20.1-10a bis c; vgl. auch Kap. 16). Der überwiegende Teil der transitorisch ischämischen Attacken wird auf thrombembolische Infarzierungen zurückgeführt. Ausgangspunkt können ulzerierende Plaques sein, die meist in der Karotisgabel lokalisiert sind.

Ⓢ Symptome

Die Beschwerden bestehen bei karotisbedingten zerebralen Durchblutungsstörungen in einer Halbseitensymptomatik mit sensorischen oder motorischen Ausfällen, Aphasie, monokulären Sehstörungen oder fokalen Anfällen. Liegen Durchblutungsstörungen im Vertebralis-Stromgebiet vor, werden als Beschwerden Schwindel, Gleichgewichtsstörungen, okzipitale Sehstörungen sowie eine bulbäre Symptomatik mit Dysphagie und Dysarthrie angegeben. Typisch sind auch „drop attacks", plötzliche Stürze ohne Bewußtseinsverlust. Insbesondere für das therapeutische Vorgehen hat es sich bewährt, entsprechend dem zeitlichen Verlauf der Symptomatik eine funktionelle Klassifikation vorzunehmen:

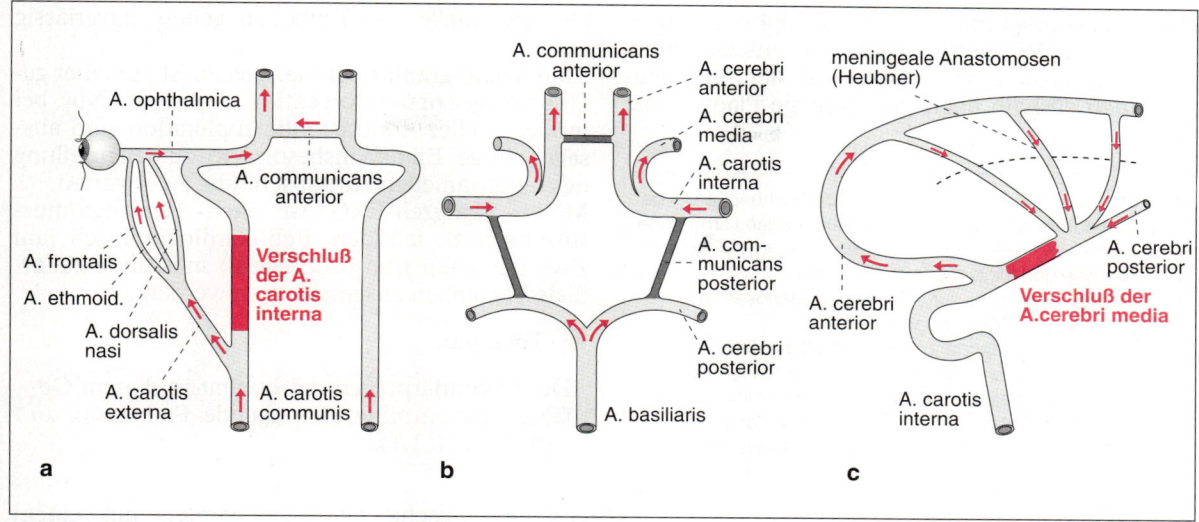

Abb. 20.1-10

a) Blutversorgung des Karotisstromgebiets
  ▶ über die homolaterale Externa-Ophthalmica-Anastomose und
  ▶ über die A. communicans anterior aus dem gegenseitigen Karotisstromgebiet bei einem Verschluß der A. carotis interna.

b) Ringanastomosen der beiderseitigen Karotiskreisläufe und des vertebro-basilären Kreislaufs im Circulus arteriosus Willisii.

c) Retrograde Blutversorgung des Mediastromgebiets aus der A. cerebri anterior und posterior beim Verschluß der A. cerebri media.

▶ **Stadium I:** pathologische Gefäßveränderungen ohne klinische Symptome.

▶ **Stadium II:** transiente ischämische Attacke (TIA), Amaurosis fugax: neurologisches Defizit, das sich innerhalb von 24 Stunden vollständig zurückbildet.

▶ **Stadium III:** reversibles ischämisches neurologisches Defizit (RIND, auch PRIND: prolongiertes RIND): neurologisches Defizit, das sich innerhalb von 7 Tagen funktionell vollständig zurückbildet.

▶ **Stadium IV:** kompletter Hirninfarkt: keine oder unvollständige Rückbildung der neurologischen Ausfälle.

Die Annahme einer TIA beruht meist auf einer Vermutung, da die Patienten selten während und häufiger erst nach einer TIA den Arzt aufsuchen. Auch wenn sie während einer TIA beobachtet werden, kann die Diagnose erst retrospektiv gestellt werden, da die Entwicklung eines neurologischen Defizits nicht vorausgesagt und eine progressive Infarzierung nicht ausgeschlossen werden kann.

Beim **Subclavian-steal-Syndrom** kommt es bei hochgradiger Stenose oder Verschluß des Truncus brachiocephalicus oder der A. subclavia proximal des Vertebralisabganges zu intermittierenden vertebrobasilären Ischämien, wenn durch Armarbeit dem Gehirn Blut entzogen wird. Dabei wird die Strömung in der A. vertebralis umgekehrt, so daß eine passagere Minderversorgung zerebraler Strombahngebiete resultieren kann.

D **Diagnostik**

Bei der klinischen Untersuchung richtet sich das besondere Augenmerk auf die Gefäßpalpation und -auskultation, insbesondere im Bereich der Karotisgabelung in Kieferwinkelhöhe, sowie auf die beidseitige Blutdruckmessung.

Mit Hilfe von **Doppler-Ultraschalluntersuchungen** gelingt es auf nichtinvasive Weise, zuverlässig Veränderungen der extrakraniellen Hirngefäße nachzuweisen (siehe Tab. 20.1-12). Bei der **indirekten** (supraorbitalen) Doppler-Sonographie werden die Flußverhältnisse im Ophthalmikakreislauf gemessen, um damit indirekte Hinweise auf Karotisstenosen und -verschlüsse zu erhalten. Durch **direkte** Beschallung kann die Blutströmung in den extrakraniellen hirnversorgenden Arterien bestimmt werden. Die Flußbeschleunigung in einer Stenose führt zu einer Veränderung des Frequenzspektrums; die im Abgangsbereich der A. carotis interna gemessenen systolischen Maximalfrequenzen zeigen eine **lineare Korrelation** mit Stenosegraden von 50–100%. Damit ist diese Methode bei der Bestimmung der Lumeneinengung der Angiographie überlegen. Die Abschätzung der intrakraniellen Durchblutung kann mit der transkraniellen Doppler-Sonographie erfolgen.

Plaques und geringgradige Stenosen, die dem dopplersonographischen Nachweis entgehen, werden mit der **Real-time-Sonographie** entdeckt (siehe Abb. 20.1-11a und b).

Die **Duplexsonographie** vereint die dopplersonographische mit der morphologischen Untersuchung. Dieses Untersuchungsverfahren ist der Angiographie auch deshalb überlegen, weil sie Plaques, die

als Streuquelle von Embolien gelten, zuverlässig aufdeckt.

Eine **Arteriographie** der Halsgefäße ist vor einer gefäßchirurgischen Intervention angezeigt. Nur bei intraarterieller Kontrastmittelapplikation sind aussagekräftige Bilder, insbesondere zur Beurteilung der intrakraniellen Hirnabschnitte, zu erwarten.

Mittels Langzeit-EKG ist nach Herzrhythmusstörungen zu fahnden. Echokardiographisch (am zuverlässigsten transösophageal) müssen intrakardiale Thromben ausgeschlossen werden.

▼ Therapie

> Der Sekundärprävention kommt in diesem Gefäßterritorium eine überragende Bedeutung zu (vgl. Kap. 20.1.1).

Asymptomatische Stenosen werden mit einem **Thrombozytenfunktionshemmer** (Acetylsalicylsäure) unter der Vorstellung behandelt, die Anlagerung von Thrombozyten und damit die Auslösung von thrombembolischen Ereignissen zu verhindern. Ein prophylaktisches gefäßchirurgisches Vorgehen kommt nur in Einzelfällen in Betracht, wenn mehrere extrakranielle Gefäße hochgradig befallen sind. Dagegen sollte im Stadium II ein Prozeß in der A. carotis interna durch eine **Thrombendarteriektomie** saniert werden. In den Stadien III und IV ist eine chirurgische Intervention nur selten erfolgversprechend; es kommt nur die prophylaktische Korrektur eventuell vorliegender kontralateraler Stenosen in Frage. Rekonstruktionen der A. vertebralis sind nur selten indiziert. Ein symptomatischer, meist aortenabgangsnah gelegener Verschluß von Truncus brachiocephalicus, A. carotis communis oder A. subclavia wird mit einer **Bypass-Operation** behandelt; eine Subklaviastenose kann mittels perkutaner transluminaler Angioplastie beseitigt werden.

Die konservative Therapie des Hirninfarkts ist auf die Normalisierung des Blutdrucks sowie Behand-

---

Tab. 20.1-12   Übersicht über den Untersuchungsgang bei Verdacht auf Veränderungen der extrakraniellen Hirngefäße

▶ Anamnese und klinische Untersuchung
▶ Dopper-Sonographie zur Suche nach Stenosen mit über 50% Lumeneinengung
  a) indirekte Untersuchung mit Beschallung der A. supraorbitalis und der A. supratrochlearis
  b) direkte Beschallung der vier hirnzuführenden Gefäße und Frequenzspektrumanalyse der A. carotis interna
▶ Real-time-Sonographie zur Suche nach Plaques und Stenosen mit weniger als 50% Lumeneinengung

fakultativ:
▶ transkranielle Doppler-Sonographie zur Bestimmung der intrakraniellen Durchblutungsverhältnisse

bei geplanter gefäßchirurgischer Intervention:
▶ Arteriographie

bei nachgewiesenen Veränderungen der extrakraniellen Hirngefäße:
▶ kardiologische Diagnostik

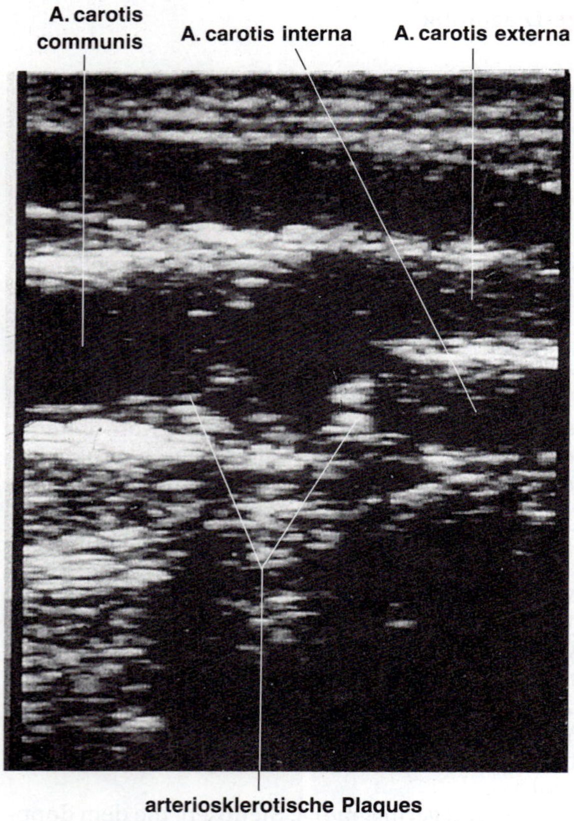

A. carotis communis   **A. carotis interna**   **A. carotis externa**

arteriosklerotische Plaques

Abb. 20.1-11a   Sonographisch nachweisbare Plaquebildung in der A. carotis communis und erheblich stenosierende Plaques im Abgang der A. carotis interna.

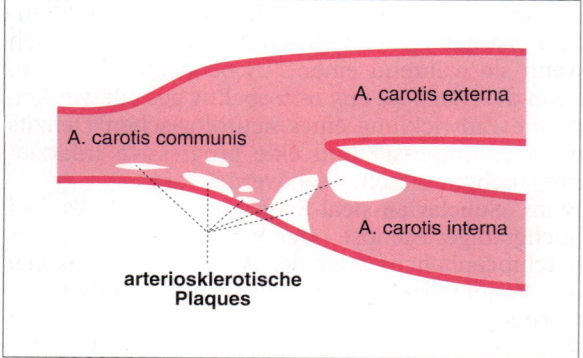

Abb. 20.1-11b   Schematische Darstellung des sonographischen Befundes von Abb. 20.1-11a.

lung einer Herzinsuffizienz oder Herzrhythmusstörung ausgerichtet. Die Wirksamkeit durchblutungsfördernder Medikamente oder einer Hämodilutionsbehandlung sind nicht bewiesen. Die fibrinolytische Therapie eines Hirnarterienverschlusses befindet sich im experimentellen Stadium. Lediglich bei der Basilaristhrombose ist sie sicher indiziert.

Besonderes Augenmerk muß auf Verhütung von Komplikationen gerichtet werden: regelmäßige Pneumonie-Prophylaxe, subkutane Heparinapplikation zur Vermeidung einer Beinvenenthrombose, insbesondere im plegischen Bein sowie Lagerung des Patienten zur Vermeidung eines Dekubitus, von Beugekontrakturen und einer Spitzfußstellung. Krankengymnastische Übungen müssen frühzeitig durchgeführt werden. Bestehen Sprachstörungen, muß eine logopädische Behandlung eingeleitet werden. (Weitere Informationen zum „Schlaganfall" siehe Kap. 16.4).

Verlauf und Prognose

Durch die Früherkennung von Karotisläsionen und medikamentöse oder chirurgische Behandlung ist es heute möglich, den Eintritt eines kompletten Hirninfarktes häufig zu verhindern. Die Prognose ist dann von kardialen Ereignissen geprägt, so daß es sinnvoll ist, den Patienten mit Veränderungen der extrakraniellen Hirngefäße einer eingehenden kardiologischen Diagnostik zu unterziehen.

Der Hälfte aller kompletten, makroangiopathisch bedingten Hirninfarkte gehen transitorisch ischämische Attacken voran; in diesem Intervall müssen die diagnostischen und therapeutischen Möglichkeiten ausgenutzt werden.

Differentialdiagnose

Gefäßdissektionen und embolische Karotisverschlüsse durch kardiogene Embolien oder paradoxe Embolien, ausgehend von einer Beinvenenthrombose, sowie Veränderungen durch eine fibromuskuläre Dysplasie sind selten. Von den arteriosklerotischen Veränderungen der extrakraniellen Hirngefäße sind **seltene entzündliche Gefäßerkrankungen** wie die Takayasu-Arteriitis der Aortenbogenabgänge abzugrenzen. Den Verdacht auf eine derartige Erkrankung werden uncharakteristische Allgemeinsymptome wie Schwäche, Hinfälligkeit, Fieber, Gewichtsabnahme zusammen mit einer Anämie und dem serologischen Nachweis von Entzündungsparametern lenken.
Besondere klinische Bedeutung kommt einer Form der Riesenzellarteriitis, der **Arteriitis temporalis** des alten Patienten, zu, da unbehandelt die rasche Erblindung droht. Neben lokalem Druckschmerz und

einer Verhärtung der prominenten Arterie finden sich Kopfschmerzen und rheumatische Beschwerden sowie allgemeine klinische und laborchemische Entzündungszeichen. Eine rasch einsetzende hochdosierte Kortikosteroidbehandlung (bis 2 mg/kg Körpergewicht), die im weiteren Verlauf in ihrer Dosis an der Blutsenkungsgeschwindigkeit titriert werden kann, verhindert ein Fortschreiten der Erkrankung.

20.1.3 Raynaud-Syndrom

Das **primäre** Raynaud-Syndrom tritt – als rein funktionelles Gefäßleiden mit Vasospasmen der Digitalarterien bei Kälteexposition und Streß – bevorzugt bei jungen Frauen auf und führt niemals zu Ruheschmerzen oder trophischen Störungen im Bereich der Akren. Klinisch imponiert ein symmetrisches Abblassen aller Finger, jedoch meist unter Aussparung der Daumen. Der Blässe folgt die Zyanose und schließlich die schmerzhafte Rötung (Trikolore-Phänomen). Therapeutisch braucht nur bei ausgeprägter Anfallshäufigkeit mit Kalziumantagonisten oder Nitropräparaten eingegriffen zu werden. Das **sekundäre** Raynaud-Syndrom ist Ausdruck einer Grundkrankheit mit Veränderungen von Fließbedingungen und Fließeigenschaften des Blutes und findet sich häufig in Kombination mit organischen Digitalarterienveränderungen. Die Therapie ist auf das Grundleiden ausgerichtet; symptomatisch können Prostaglandine gegeben oder rheologische Maßnahmen eingesetzt werden, um Ruheschmerzen oder Nekrose zu beseitigen.

Definition

Unter einem Raynaud-Phänomen verstehen wir rezidivierende Attacken in Form einer Ischämie der Finger, die durch Kälte oder Emotionen ausgelöst werden. Aus therapeutischen und prognostischen Gründen muß zwischen einem primären, rein vasospastischen Raynaud-Syndrom und einem sekundären Raynaud-Syndrom als Ausdruck verschiedener Grundkrankheiten mit organischen Digitalarterienveränderungen unterschieden werden.

Kasuistik

Eine 55jährige Patientin berichtet, daß sie seit drei Jahren in zunehmender Häufigkeit, insbesondere beim Wäschewaschen und beim Hantieren im Tiefkühlschrank, unter schmerzhaften Attacken des zweiten und dritten Fingers der rechten Hand mit Abblassen bis zu den Fingergrundgelenken leide. Danach käme es dann zu einer düsterroten Verfärbung dieser Finger. Die anderen Finger seien nicht befallen. Seit zwei Wochen sei ihr eine schmerzende und nicht heilende Wunde an der Fingerkuppe des Zeigefingers aufgefallen.
Bei der **klinischen Untersuchung** waren die beiden Finger kühler als die anderen, an der Fingerkuppe des zweiten

Fingers fand sich eine rattenbißartige Nekrose (siehe Abb. 20.1-12). Bei der Faustschlußprobe zeigten sich ein extremes Abblassen der beiden betroffenen Finger und eine deutlich verzögerte fleckige Hyperämie der Handinnenflächen und der Finger, wieder mit Betonung von zweitem und drittem Finger. A. radialis und ulnaris waren durchgängig. Die weitere körperliche Untersuchung zeigte eine umschriebene Verdickung der Haut im Bereich der Hände, ein sklerosiertes und verkürztes Zungenbändchen und auskultatorisch über beiden Lungen basal ohrnahes Knisterrasseln. Klinisch war also die **Verdachtsdiagnose** einer Sklerodermie zu stellen mit der Erstsymptomatik in Form eines Raynaud-Syndroms.

Die weiteren **angiologischen Untersuchungen** ergeben, daß dopplersonographisch die Digitalarterien beider Finger nicht mehr nachweisbar waren; auch an den benachbarten Fingern werden deutlich reduzierte systolische Drücke gemessen. Die **Nagelfalzmikroskopie** zeigt für das Krankheitsbild typische Riesenkapillaren, Kapillarblutungen und avaskuläre Felder. Die **transbrachiale Handarteriographie** bestätigt, daß die Digitalarterien in erheblichem Ausmaß organisch verändert waren. Die **Lungenfunktionsanalyse**, insbesondere die eingeschränkte Diffusionskapazität für Kohlenmonoxid, bestätigt die klinische Verdachtsdiagnose einer Lungenfibrose. Die **Röntgenaufnahme des Ösophagus** mit Bariumbreischluck zeigt eine verminderte Reinigungsfunktion, so daß von einer viszeralen Beteiligung der Sklerodermie auszugehen ist. Es erfolgt eine symptomatische **Therapie** mit Kalziumantagonisten sowie Prostaglandininfusionen, wodurch es gelingt, die Hautnekrose zur Abheilung zu bringen.

Epidemiologie

Das primäre Raynaud-Syndrom findet sich bei Frauen zweimal häufiger als bei Männern, manifestiert sich postpubertär und klingt in der Menopause ab. Das sekundäre Raynaud-Syndrom wird in Abhängigkeit von der Grundkrankheit in allen Altersklassen gesehen.

Ätiologie und Pathogenese

Die Ätiologie des primären Raynaud-Syndroms ist unbekannt. Oft spielen sich Vasospasmen nicht nur an den Händen, sondern auch an anderen Gefäßterritorien ab. Die Kombination von Raynaud-Phä-

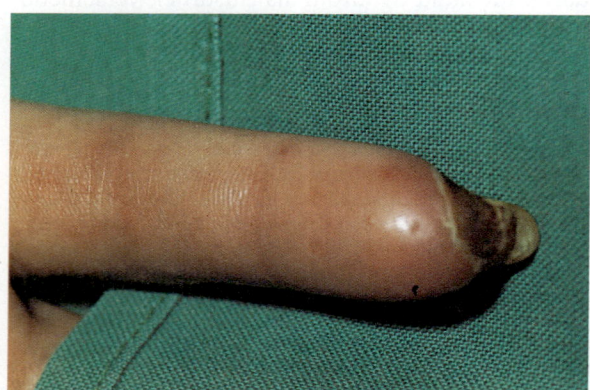

Abb. 20.1-12 Typische Fingerkuppennekrose bei akraler Verschlußkrankheit infolge Sklerodermie.

nomen, Migräne und Prinzmetal-Angina ist relativ häufig. Die vasospastischen Attacken beruhen in erster Linie auf einer lokalen Kälteüberempfindlichkeit. Auf einen Kältereiz antwortet die glatte Muskulatur der Fingerarterien überschießend; Fingerblutfluß und -druck sowie kapilläre Strömungsgeschwindigkeit fallen. Schließlich kommt es zum Stillstand der Erythrozyten in den oberflächlichen Kapillaren, oder die Kapillaren entleeren sich vollständig. Neben der lokalen Kälteüberempfindlichkeit spielt eine Erhöhung des sympathischen vasokonstriktorischen Tonus eine gewisse Rolle. Welcher Stellenwert lokalen Faktoren zukommt – wie Kininen oder einer Störung des Gleichgewichtes zwischen Thromboxan A_2, einem potenten, in den Thrombozyten gebildeten Vasokonstriktor und Stimulator der Thrombozytenaggregation, und Prostazyklin, einer desaggregierenden und vasodilatierenden Substanz, die in den Endothelzellen produziert wird – kann noch nicht abschließend beurteilt werden.

Eine Vielzahl von Erkrankungen bilden die Grundlage für ein sekundäres Raynaud-Syndrom (siehe Tab. 20.1-13). Organische (stenosierende oder okkludierende) Veränderungen der Fingerarterien, teils auch des Hohlhandbogens und der distalen Unterarmgefäße, paaren sich mit vasospastischen Zuständen der Digitalarterien.

🅢 Symptome

Betroffen sind ganz überwiegend jüngere Frauen. Erstmaliges Auftreten der Beschwerden in höherem Lebensalter ist immer verdächtig auf eine anderweitige Grunderkrankung. Beim primären Raynaud-Syndrom treten neben zunehmender Kälteempfindlichkeit Ischämieattacken auf, die im typischen Fall mit der Sequenz von Blässe, Zyanose und schmerzhafter Rötung der zweiten bis fünften Finger unter Aussparung der Daumen einhergehen. Die Symmetrie des Befalls wird beim sekundären Raynaud-Syndrom häufig vermißt; typisch ist hier der isolierte Befall einzelner Finger. Während beim primären Raynaud-Syndrom niemals trophische Störungen der Finger auftreten, ist die Neigung beim sekundären Raynaud-Syndrom, vor allem bei der Thrombangitis obliterans und der Sklerodermie, zu akralen Gewebsläsionen groß.

🅓 Diagnostik

Bei der **klinischen Untersuchung** wird besonders auf Temperaturdifferenzen und lokale trophische Störungen zu achten sein. In der Faustschlußprobe kann bereits der isolierte Befall einzelner Finger nachgewiesen werden. Der typische Befund zeigt eine fleckige reaktive Hyperämie der Handinnenflächen. Im Zweifelsfall kann ein Kälteprovokationstest (3 Minuten Exposition in eiskaltem Wasser) helfen.

Für das primäre Raynaud-Syndrom sind spastisch deformierte Pulskurven im **akralen Volumenplethysmogramm** über den 2. bis 5. Fingern typisch, die

1. Kollagenosen
- ► Lupus erythematodes
- ► Panarteritis nodosa
- ► Wegener-Granulomatose
- ► progressive Sklerodermie
- ► Dermatomyositis
- ► chronische Polyarthritis

2. Arterielle Verschlußkrankheit
- ► Arteriosklerose
- ► Thrombangitis obliterans
- ► Embolie (kardial, arterio-arteriell beim neurovaskulären Schultergürtelkompressionssyndrom)

3. Traumatisch
- ► lokale Verletzung oder Operation
- ► berufsbedingte Mikrotraumen
  (z. B. Vibrationsschaden des Preßluftarbeiters)

4. Hämatogene Erkrankungen
- ► Kälteagglutinine
- ► Kryoglobuline
- ► Polyzythämie
- ► Paraproteinämie des Plasmozytoms

5. Chronische Intoxikationen
- ► Schwermetalle (Arsen, Blei)
- ► Ergotamin
- ► Pilze

6. Medikamente
- ► Sympathomimetika
- ► β-Rezeptoren-Blocker
- ► Sekale-Alkaloide
- ► hormonelle Antikonzeptiva
- ► Clonidin
- ► Zytostatika (Bleomycin, Vinca-Alkaloide)

7. Neurologische Erkrankungen
- ► apoplektischer Insult
- ► Neuritis
- ► Poliomyelitis

8. Wirbelsäulenerkrankungen

---

sich nach Wärmeapplikation oder sublingualer Gabe einer Kapsel Nitroglycerin als Vasodilatator vollständig normalisieren. Zeigen die Pulskurven asymmetrische Veränderungen oder keine Normalisierung auf Nitrolingual®, muß der Verdacht auf organisch fixierte Digitalarterienveränderungen geäußert werden. Die Untersuchung von A. radialis und A. ulnaris, des Hohlhandbogens sowie der einzelnen Digitalarterien mit der **Doppler-Ultraschallsonde** deckt segmentale Gefäßstenosen und -verschlüsse auf. Durch Bestimmung der Digitalarteriendrücke kann der Schweregrad der Durchblutungsstörung gut abgeschätzt werden. Die **Nagelfalzmikroskopie** kann neben funktionellen Veränderungen der Endstrombahn morphologische Veränderungen aufdecken, die immer auf ein sekundäres Raynaud-Syndrom hindeuten, für die Sklerodermie sogar nahezu pathognomonisch sind. Die **Handarteriographie** zeigt beim primären Raynaud-

Syndrom nach akral zunehmend enggestellte Arterien, nach Gabe eines starken Vasodilatators jedoch ein normales Bild. Abrupte Gefäßabbrüche oder Kollateralenbildung sind beweisend für eine, den Beschwerden zugrundeliegende, organische Gefäßerkrankung. Einer prinzipiell immer erwünschten **histologischen Abklärung** anhand einer Gefäßbiopsie steht die Gefahr einer im Einzelfall kaum abzuschätzenden, der Probeentnahme nachfolgenden Wundheilungsstörung entgegen. Natürlich müssen bei Verdacht auf eine Kollagenose die entsprechenden serologischen Untersuchungen vorgenommen werden, und es muß nach einer anderweitigen Organbeteiligung gesucht werden.

▼ **Therapie**

Die Therapie richtet sich nach der zugrundeliegenden Erkrankung und dem Schweregrad der Durchblutungsstörung. Die Basis bilden Kälte- und Feuchtigkeitsschutz sowie der Ausschluß mechanischer Irritationen; autogenes Training oder Biofeedback können hilfreich sein. Leiden die Patienten unter gehäuften vasospastischen Attacken, werden Kalziumantagonisten und Nitropräparate (lokal als Salbe und peroral) verordnet.

Bei organischen Veränderungen wird die Kollateralisation durch Faustschlußübungen angeregt. Sind Ruheschmerzen oder akrale Nekrosen aufgetreten, wird Prostaglandin E_1 intravenös verabreicht, oder die Fließbedingungen des Blutes werden durch kontrollierte Absenkung des Fibrinogens, etwa durch subkutane Schlangengiftapplikation oder Hämodilutionsbehandlung, verbessert.

Verlauf und Prognose

Die Prognose des primären Raynaud-Syndroms ist ausgesprochen günstig, da niemals trophische Störungen auftreten; die Attacken nehmen bis zur Menopause an Intensität und Zahl ab. Die Entwicklung des sekundären Raynaud-Syndroms wird durch den Verlauf der Grundkrankheit bestimmt.

Differentialdiagnose

Vom primären Raynaud-Syndrom ist die **Akrozyanose** abzugrenzen. Hierbei handelt es sich um eine funktionelle Arteriolenkonstriktion mit venulärer Kapillardilatation. Sie hat eine diffuse Zyanose in Abhängigkeit von hydrostatischen Einflüssen zur Folge. Damit verbunden ist eine Hyperhidrosis. Die Akrozyanose betrifft ebenfalls junge Frauen. Weiter ist das **Fingerhämatom** zu unterscheiden, das meist an einer Fingerkuppe nach manueller Betätigung auftritt („Fingerapoplexie"). Es ist durch einen plötzlich einsetzenden Schmerz, gefolgt von einer bläulich durchschimmernden Anschwellung – bedingt durch ein Hämatom –, gekennzeichnet. Eine Therapie ist nicht notwendig. Eine zusammenfassende Übersicht über Unterscheidungsmerkmale zwischen primärem und sekundärem Raynaud-Syndrom gibt Tabelle 20.1-14 wieder.

Tab. 20.1-14 Unterscheidungsmerkmale zwischen primärem und sekundärem Raynaud-Syndrom

	primär	sekundär
Erkrankungsalter	10–45 Jahre	abhängig vom Grundleiden, oft > 50 Jahre
Befall der Finger	symmetrisch D2–D5	asymmetrisch, häufig Finger isoliert betroffen
Organmanifestation	nie vorhanden	entsprechend der Grundkrankheit
Entwicklung von akralen Nekrosen	niemals	häufig
serologische Veränderungen	keine	entsprechend der Grundkrankheit möglich
akrale Lichtplethysmographie nach Nitroapplikation	normal	häufig pathologisch
Kapillarmikroskopie	keine Veränderung der Morphologie	häufig Kapillarabnormitäten
Handarteriographie	Vasospasmen, keine organischen Veränderungen	organische Arterienveränderungen und Vasospasmen

20.1.4 Thrombangitis obliterans

Die Thrombangitis obliterans (M. Winiwarter-Buerger) ist eine Krankheitsentität mit typischen morphologischen und klinischen Merkmalen. Sie ist durch eine segmentäre, überwiegend auf die mittelgroßen Arterien beschränkte, schubweise verlaufende Entzündung charakterisiert, die sich vor allem an der Intima abspielt und zu rascher thrombotischer Gefäßobliteration führt. Sie wird bei jüngeren Männern häufiger gefunden als bei Frauen, betrifft fast ausschließlich starke Raucher, führt rasch zu schweren Ruheschmerzen und Nekrosen und wird von rezidivierenden Phlebitiden begleitet. Sie manifestiert sich am häufigsten in den unteren Extremitäten ohne Beteiligung anderer Organe. Die Lebenserwartung wird durch eine Thrombangitis nicht beeinträchtigt.

Definition

Die Thrombangitis obliterans ist eine entzündliche Gefäßerkrankung, die ihren Ausgang von der Inti-

ma nimmt und in aller Regel die Elastica interna weitgehend in Takt läßt. Sie geht mit einer frühzeitigen gefäßobliterierenden Thrombenbildung einher. Kennzeichnend ist der segmentale Befall kleiner und mittlerer Arterien. Ein Befall der Venen (Phlebitis saltans und migrans) kann den arteriellen Durchblutungsstörungen vorauseilen oder gleichzeitig mit ihnen auftreten. Die Gefäße innerer Organe werden von der Thrombangitis obliterans nicht befallen.

Kasuistik

Ein 35jähriger Patient kommt mit heftigen Ruheschmerzen des linken Beines zur stationären Aufnahme. Die Beschwerden bestehen seit drei Wochen. Eine vorangehende typische Claudicatio-Symptomatik wird verneint. Die genaue Befragung deckt rezidivierende, segmentale oberflächliche Venenentzündungen an beiden Beinen seit 18 Monaten auf, die immer spontan nach wenigen Tagen abgeklungen seien. Der Patient raucht seit seinem 18. Lebensjahr, zuletzt 60 Zigaretten am Tag.

Bei der **klinischen Untersuchung** imponieren ein deutlich geschwollener und entzündlich geröteter und überwärmter Unterschenkel und Vorfuß. Zwischen erster und zweiter Zehe finden sich bereits deutliche Hautmazerationen. Das Bein kann nicht horizontal gelagert werden; der Patient läuft ständig herum, da die Schmerzen nur so erträglich sind. Die Pulse der A. femoralis und A. poplitea sind beiderseits gut tastbar, die Fußpulse weder rechts noch links. Der Blutdruck beträgt beidseitig 130/90 mmHg, die Drücke über der A. tibialis posterior und A. dorsalis pedis rechts jeweils 90 mmHg; sie sind linksseitig wegen des erheblichen Ödems nicht zuverlässig bestimmbar.

Die **Laboruntersuchungen** zeigen eine leicht beschleunigte Blutsenkungsgeschwindigkeit, metabolische Veränderungen können ausgeschlossen werden.

Die **Arteriographie** erhärtet den klinischen Verdacht einer Thrombangitis obliterans. Sie zeigt eine glattkonturierte und enggestellte A. femoralis superficialis und A. poplitea. Unterhalb der Bifurkation kommt es zu multiplen segmentären Gefäßverschlüssen der Unterschenkelarterien, die durch korkenzieherartige Kollateralen überbrückt werden. Die Veränderungen nehmen nach distal zu (siehe Abb. 20.1-13a und b), die Akren werden kaum noch perfundiert. Auf die histologische Sicherung wird angesichts des eindeutigen klinischen Befundes verzichtet, zumal bei einer Probeentnahme aus dem betroffenen Gebiet mit erheblichen Wundheilungsstörungen zu rechnen ist.

Der Patient wird mit einem Periduralkatheter versorgt, über den eine temporäre chemische Sympathektomie mit Bupivacain erfolgt, wodurch die Schmerzen auf ein erträgliches Maß reduziert werden können. Dem Patienten gelingt es zunächst, seinen Nikotinkonsum einzustellen. Unter intraarterieller Infusionsbehandlung mit Prostaglandin E$_1$ verschwinden die Ruheschmerzen innerhalb weniger Tage vollständig, das hypoxisch entzündliche Ödem klingt ab, und die interdigitale Läsion heilt innerhalb von drei Wochen ab.

Zwei Monate später kommt der Patient, nachdem er den Nikotinkonsum wieder aufgenommen hatte, erneut mit Ruheschmerzen und einer feuchten Gangrän des Vorfußes zur Aufnahme. Da sich trotz kombinierter intravenöser und intraarterieller antibiotischer Behandlung die Sepsis nicht beherrschen läßt, erfolgt die umgehende Unterschenkelamputation.

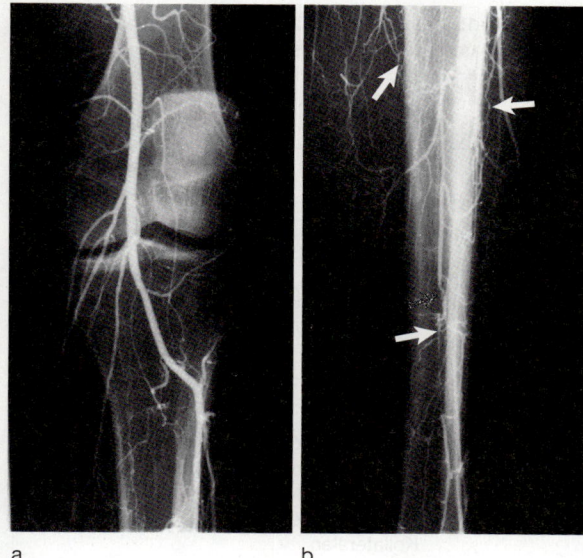

a   b

Abb. 20.1-13 Angiographischer Befund einer Thrombangitis obliterans mit glatt konturierten Gefäßen bis zur A. poplitea (a), segmentalem Ausfall der Unterschenkelarterien (b) und kleinen korkenzieherartigen Kollateralgefäßen (Pfeile).

Epidemiologie

Bei diesem Krankheitsbild fallen erhebliche regionale Unterschiede auf. Für den deutschsprachigen Raum wird mit einer Inzidenz von 3 pro 1000 und einer Prävalenz von 0,5 pro 10 000 gerechnet. Zwischen 1 und 5% der Patienten mit peripherer AVK leiden unter einer Thrombangitis. Das Verhältnis von Männern zu Frauen beträgt 3 : 1.

Die Häufigkeit der Erkrankung nimmt über Osteuropa und Nahost in Richtung Südostasien erheblich zu. In Japan wird bei 50% der Patienten mit peripherer AVK eine Thrombangitis festgestellt.

Ätiologie und Pathogenese

Die Ätiologie der Erkrankung ist unbekannt. **Nikotinkonsum** wird in eine enge Beziehung zum Krankheitsbild gesetzt, wobei im Tabak enthaltene Antigene zur Antikörperbildung führen sollen; jedoch können auch Nichtraucher, wenn auch zu einem geringen Prozentsatz, an einer Thrombangitis erkranken. Inwieweit immunologische Phänomene wie Autoantikörper gegen natives Kollagen, Antielastin-Antikörper, zirkulierende Immunkomplexe und eine vermehrte Assoziation mit HLA-B8-Antigen ätiologisch eine Rolle spielen, wird kontrovers diskutiert.

Histologisch finden sich in der Frühphase subendotheliale Rundzellinfiltrate, gefolgt von fibrinoider Nekrose der Intima mit Endothelzerstörung und Thrombusbildung. In der chronisch-entzündlichen Phase dominieren thrombotisch obliterierte Arterien und gelegentlich Venen mit einem zellreichen Thrombus, der bald durch Gefäße revaskulisiert

wird. Die Spätphase läßt sich dann kaum mehr von einer Arteriosklerose abgrenzen.

> Die Gefäße innerer Organe werden von der Thrombangitis nicht befallen.

S Symptome

Erste klinische Symptome sind in jeweils einem Viertel der Fälle Ruheschmerzen, eine Thrombophlebitis und Claudicatio-Beschwerden; daneben treten Kälte- und Taubheitsgefühl und brennende Schmerzen in Händen oder Füßen auf. Drei Viertel der Fälle betreffen die unteren Extremitäten, in einem Viertel zeigen auch die oberen Extremitäten Symptome. Oft werden Schmerzen im Fußgewölbe nicht als Ischämieschmerz erkannt, sondern auf Veränderungen des Fußskeletts zurückgeführt. Die Claudicatio-Symptome treten akut mit einer verhältnismäßig kurzen Gehstrecke auf. Häufig kommt es dann innerhalb von Monaten zum Auftreten von Ruheschmerz, der aufgrund der entzündlichen Reaktion von schwerster Ausprägung sein kann. In der Hälfte der Fälle ist, bedingt durch die hämodynamisch ungünstige periphere Verschlußsituation, innerhalb eines Jahres mit Nekrosen zu rechnen. Allein aufgrund dieser typischen Krankheitsentwicklung läßt sich häufig schon eine Abgrenzung zu arteriosklerotischen Durchblutungsstörungen treffen.

Der klinische Befund im Stadium der Dekompensation der peripheren Durchblutung ist neben der extremen Schmerzhaftigkeit durch eine ausgeprägte Ödemneigung der Extremität gekennzeichnet, die durch ein Zusammenwirken von hypoxischem Kapillarschaden, lokaler Infektion und begleitenden Phlebitiden erklärt ist.

D Diagnostik

Die Diagnose einer Thrombangitis obliterans kann im strengen Sinn nur histologisch gestellt werden; eine histologische Absicherung kommt allerdings nur in Ausnahmefällen in Frage; viel häufiger wird sie aber klinisch bei Vorliegen der folgenden Konstellation gestellt:

▶ Krankheitsbeginn im jugendlichen Alter
▶ peripher-akrale Verschlußlokalisation
▶ vorausgehende oder begleitende Phlebitis migrans et saltans
▶ schubweiser Krankheitsverlauf
▶ keine atherogenen Risikofaktoren außer Rauchen. Laborchemische Untersuchungen zeigen keine pathognomonischen Befunde; die Blutsenkungsreaktion ist mäßig beschleunigt. Immunserologische Befunde sind nicht wegweisend; der Nachweis von Antielastin-Antikörpern kann die klinische Diagnose stützen.

Die **Arteriographie** zeigt die typischen Merkmale einer Thrombangitis mit

▶ segmentalem Befall von Unterschenkel- und Fußarterien bzw. Unterarm- und Handarterien,

▶ glattwandigen Konturen der nicht befallenen Gefäße, die häufig enggestellt sind,

▶ korkenzieherartig konfigurierten Kollateralgefäßen,

▶ langsamem Abfluß des Kontrastmittels in die Akren und früher Venenfüllung (Shunting) als Zeichen des hohen peripheren Strömungswiderstandes.

▼ Therapie

Als Basisbehandlung gilt der **Verzicht auf jeglichen Nikotinkonsum** nach dem „Alles oder Nichts"-Gesetz; lediglich eine Reduktion der konsumierten Zigarettenzahl ist nutzlos. Kompletter Verzicht führt häufig zu einem Stillstand, während Wiederaufnahme des Zigarettenkonsums oft prompt ein Rezidiv auslöst. Die symptomatische Therapie von Claudicatio, Ruheschmerz und Gangrän folgt den für die arteriosklerotische AVK aufgestellten Therapierichtlinien (vgl. Kap. 20.1.1). Allerdings sind **lumeneröffnende Eingriffe** aufgrund der peripherakralen Verschlußlokalisation **in der Regel nicht möglich**. Die thorakale oder lumbale **Sympathektomie** wird zur Bekämpfung des Ruheschmerzes durchgeführt. Die Behandlung der dekompensierten Thrombangitis mit **Prostaglandinen** hat sich in über drei Viertel der Fälle in der Vermeidung von Extremitätenamputationen als erfolgreich erwiesen. Der Einsatz von Immunsuppressiva ist in der Regel wirkungslos.

Verlauf und Prognose

Die Lebenserwartung wird durch die Erkrankung nicht eingeschränkt, da im Gegensatz zur arteriosklerotischen Gefäßerkrankung zerebrovaskuläre oder kardiale Ereignisse nicht vermehrt auftreten. Die Amputationsrate ist eng mit dem Fortbestand des Zigarettenkonsums korreliert.

Differentialdiagnose

Abzugrenzen sind Vaskulitiden im Rahmen von **Kollagenosen** wie Lupus erythematodes, Dermatomyositis oder Wegener-Granulomatose, die durch die entsprechenden immunologischen Befunde und insbesondere durch die Organmanifestationen leicht von der Thrombangitis zu differenzieren sind (vgl. Kap. 9).

Die **Panarteritis nodosa** ist gekennzeichnet durch einen dramatischen Verlauf mit schwerem Krankheitsbild, durch Befall der inneren Organe und durch aneurysmatische Veränderungen der mittleren Arterien, die dann gelegentlich als Knötchen an den Extremitäten getastet werden können.

Beim **Morbus Takayasu** kommt es zu einer chronischen unspezifischen Panaortitis, bei der sich eine schwere Beeinträchtigung des Allgemeinbefindens mit zunehmenden Durchblutungsstörungen, bevorzugt der Aortenbogenäste, verbindet.

Gelegentlich kann es Schwierigkeiten bei der Abgrenzung einer Thrombangitis obliterans zu arteriosklerotischen Durchblutungsstörungen geben. Die

Tab. 20.1-15 Unterschiede zwischen Thrombangitis obliterans und Arteriosclerosis obliterans

	Thrombangitis obliterans	Arteriosclerosis obliterans
▶ Befall	lokalisiert, segmentär	generalisiert
▶ Alter bei Manifestation	20–40 Jahre	selten juvenil
▶ Venenbeteiligung	häufig als Phlebitis saltans	fehlend
▶ Spontanverlauf	spontan limitierend, schubweiser Verlauf; Lebenserwartung normal	immer progredient; Lebenserwartung reduziert
▶ Angiographie	enggestellte Gefäße, segmentäre periphere Gefäßverschlüsse, geschlängelte Kollateralen	generalisierte Veränderungen
▶ Histologie	Endarteritis mit früher Thrombose	Intimaverdickung ohne Entzündung, erst spät Thrombose

wichtigsten Unterscheidungsmerkmale faßt Tabelle 20.1-15 zusammen.

20.1.5 Akuter Arterienverschluß

Der akute Arterienverschluß ist durch eine plötzliche Unterbrechung der arteriellen Zirkulation gekennzeichnet. Eine komplette Ischämie führt unbehandelt zum raschen Gewebsuntergang und stellt eine lebensbedrohliche Situation dar. In der Regel wird eine chirurgische Thrombembolektomie erforderlich. Bei Teilverlegung der arteriellen Strombahn oder präformierter Kollateralisation kann die Versorgung des Gewebes noch auf einem niedrigen Niveau gewährleistet sein. Therapeutisch kommt neben einer chirurgischen Intervention eine fibrinolytische Behandlung in Frage. Zur Vermeidung von Rezidiven müssen potentielle Emboliequellen (z. B. im Herzen oder in der Bauchaorta) aufgedeckt und möglichst beseitigt werden.

Definition

Beim akuten Arterienverschluß wird der arterielle Blutstrom bei Erhaltung der Gefäßkontinuität abrupt unterbrochen. Ursächlich kann eine Embolisierung des Gefäßes sein, wobei als Ausgangspunkt Thromben aus dem linken Herzen oder der Aorta oder arteriosklerotische Plaques der vorgeschalteten Arterien in Frage kommen. Eine arterielle Thrombose tritt bei einem vorgeschädigten Gefäß, meist bei einer arteriellen Verschlußkrankheit, auf.

Kasuistik 1

Arterieller Verschluß durch arterio-arterielle Embolien. Ein 58jähriger Mann wird zur Behandlung einer Herzinsuffizienz stationär aufgenommen. Bei ihm ist ein seit über 10 Jahren bestehender schwerer Hypertonus mit Spitzenwerten von 210/130 mmHg bekannt. Er ist mit 120 kg Körpergewicht bei 168 cm Körpergröße erheblich übergewichtig; zum Zeitpunkt der Aufnahme werden überhöhte Blutzuckerwerte von 135 mg/dl (8 mmol/l) nüchtern sowie grenzwertige Cholesterin- und Triglyzeridwerte gemessen. Der Patient hat immer wieder ein Kältegefühl im linken Vorfuß verspürt; eine Claudicatio intermittens wird hingegen nicht geschildert. Der Patient wird mit Furosemid diuretisch behandelt. Nach zwei Tagen treten heftigste Schmerzen des linken Fußes und Unterschenkels auf. Das Bein ist ab Knie wachsblaß und kalt; die Arteria poplitea und die Fußpulse sind nun nicht mehr palpabel. Der Patient ist zu diesem Zeitpunkt polyglobul (Hämatokrit 58%). Differentialdiagnostisch gilt es zu entscheiden, ob eine lokale arterielle Thrombose durch Dehydratation oder eine Embolie vorliegt. Die **echokardiographische Untersuchung** zeigt zwar ein allseits vergrößertes Herz mit schlecht kontrahierendem linkem Ventrikel, jedoch keine Thromben. Die **abdominelle Ultraschalluntersuchung** kann ein Bauchaortenaneurysma ausschließen. Die **Becken-Bein-Arteriographie** deckt dann eine weit in das Lumen der infrarenalen Bauchaorta hineinragende Plaque auf (siehe Abb. 20.1-14). Die rechte Nierenarterie zeigt eine hochgradige Stenose, die möglicherweise für den Hypertonus verantwortlich ist. Die Becken- und Oberschenkelgefäße sind ohne wesentliche arteriosklerotische Veränderungen. Das Kontrastmittel sistiert im linken Adduktorenkanal, periphere Gefäße kontrastieren sich nicht (siehe Abb. 20.1-15).
Im gleichen Untersuchungsgang wird nach gefäßchirurgischem Konsil eine **lokale Fibrinolyse** durchgeführt. Über den Angiographiekatheter wird der Embolus mit insgesamt 100 000 IE Streptokinase infiltriert. Nach 60 Minuten wird der Unterschenkel wieder warm, die Unterschenkelgefäße stellen sich im Angiogramm wieder dar. Der linke Fuß bleibt jedoch weiter kalt und blaß, so daß am folgenden Tag eine weitere Behandlung notwendig wird. Wieder werden über den Angiographiekatheter 100 000 IE Streptokinase in die obturierten Arterien gegeben; nun sind auch die Fußarterien gut tastbar. Die Gerinnungsparameter verändern sich nicht. Der Patient wird zunächst mit intravenösen Heparingaben, später mit einem Azetylsalizylsäurepräparat behandelt. Er wird zur weiteren stationären Behandlung zur Reduktion des Körpergewichtes überwiesen mit der Maßgabe, sich danach in gefäßchirurgische Behandlung zur Beseitigung der Plaques und Korrektur der Nierenarterienstenose zu begeben.
Da sich bei der **Kontrollarteriographie** die Becken- und Beingefäße ohne wesentliche atheromatöse Veränderungen darstellen, muß retrospektiv die **Diagnose** einer Embolie, ausgehend von der großen Plaque der infrarenalen Bauchaorta, gestellt werden.

Kasuistik 2

Arterielle Thrombose bei obliterierender Arteriosklerose. Eine 85jährige Patientin hat fünf Wochen vor der erneuten stationären Aufnahme einen apoplektischen Insult erlitten, von dem sie sich gut erholt hat. Restparesen sind nicht verblieben. Es bestehen eine koronare Herzerkran-

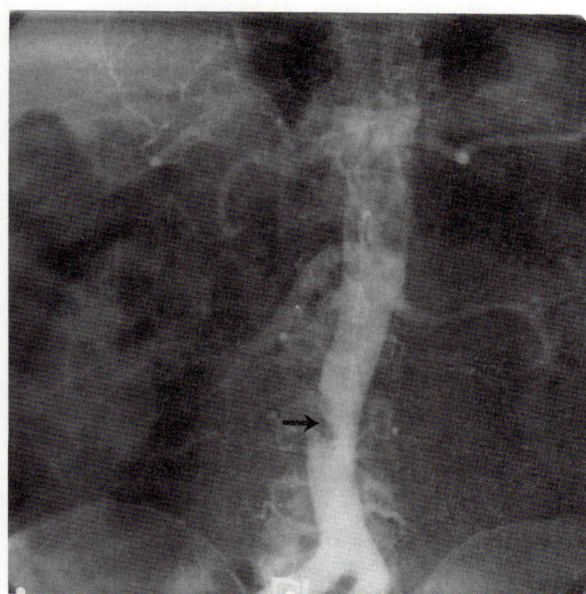

Abb. 20.1-14   Große, das Lumen der infrarenalen Aorta teilverlegende Plaque.

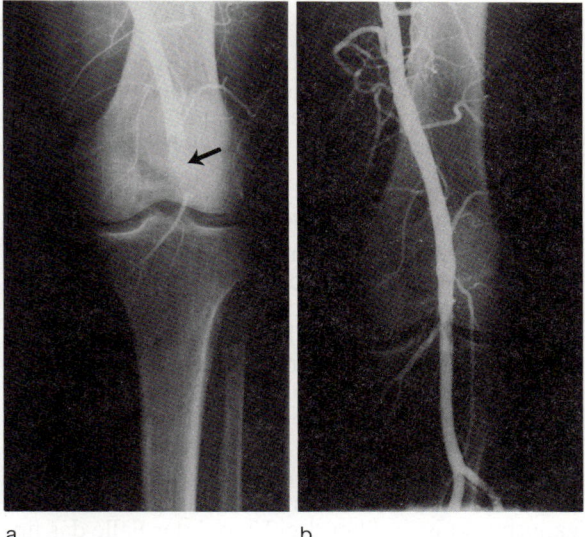

a   b

Abb. 20.1-15   Akuter embolischer Verschluß der A. femoralis vor (a) und nach (b) der Therapie.

kung und eine arterielle Verschlußkrankheit mit einer Claudicatio-intermittens-Symptomatik beider Waden. Risikofaktor für die Entwicklung einer Arteriosklerose ist ein langjähriger Hypertonus. Die Patientin stellt sich nun mit einer Verschlechterung der Durchblutungssituation im linken Bein vor. Es sind in den letzten Tagen zunehmende Ruheschmerzen aufgetreten. Linker Fuß und Unterschenkel bis zum Knie sind blaß und sehr kalt, die Pulse der Arteria femoralis sind tastbar, die der Arteria poplitea und die Fußpulse wie schon bei der Voruntersuchung jedoch nicht. Die **dopplersonographische Messung** der systolischen Drücke der Arteria tibialis posterior ergibt linksseitig eine Verschlechterung des brachiopedalen Druckgradienten von 70 auf 110 mmHg, rechtsseitig einen unveränderten Befund mit einem Gradienten von 60 mmHg.

Die **Becken-Bein-Arteriographie** zeigt erhebliche atheromatöse Wandveränderungen der Beckengefäße. Die linke Arteria femoralis superficialis ist handbreit oberhalb des distalen Adduktorenkanals verschlossen, Kollateralen sind kaum zu erkennen; die Arteria profunda femoris ist offen. Auch die Unterschenkelgefäße kontrastieren sich nur schwach. Auf der Gegenseite finden sich multiple Stenosierungen der Arteria femoralis superficialis bei offener Arteria profunda femoris. Am Unterschenkel stellt sich nur die Arteria tibialis anterior bis in den Fuß hinab dar. Es erfolgt eine **lokale Fibrinolyse**; über den Angiographiekatheter werden 75 000 IE Streptokinase in den Thrombus gegeben. Nach 30 Minuten ist der Verschluß partiell durchgängig. Es stellt sich nun eine stenosierte Arteria femoralis superficialis mit einer filiformen Einengung im distalen Adduktorenkanal dar. Diese Stenose wird durch eine **perkutane transluminale Angioplastie** beseitigt. Die Nachbehandlung erfolgt mit intravenöser Gabe von Heparin für zwei Tage, danach mit Azetylsalizylsäure. Die Ruheschmerzen sind verschwunden, es besteht noch eine Claudicatio-Symptomatik; der brachiopedale Druckgradient wird auf dieser Seite jetzt mit 50 mmHg gemessen.

Epidemiologie

Ein akuter Gefäßverschluß kann in jeder Altersklasse auftreten, wobei sich 60% aller Embolien in der Altersgruppe zwischen 50 und 70 Jahren ereignen. Beide Geschlechter sind gleich häufig betroffen.

Ätiologie und Pathogenese

Etwa 80% der akuten Arterienverschlüsse der Extremitäten sind embolisch bedingt. Prädilektionsstellen embolischer Verschlüsse sind Lumenverengungen der Arterien durch Aufteilung, Abknickung oder Gefäßwandveränderungen. Die oberen Extremitäten sind mit rund 15% wesentlich seltener als die Beine betroffen (siehe Abb. 20.1-16). In den unteren Extremitäten ist am häufigsten die Femoralisgabel mit der Hälfte aller Verschlüsse betroffen, gefolgt von Arteria iliaca und Arteria poplitea. Ausgangspunkt ist in über drei Viertel der Fälle das linke Herz (siehe Tab. 20.1-16).

Pathogenetisch stehen heute Folgezustände der koronaren Herzkrankheit im Vordergrund. Vorwiegend handelt es sich dabei um die Bildung von Vorhofthromben bei absoluter Arrhythmie und Kammerthromben nach Herzinfarkt mit Ausbildung eines Aneurysmas. Daneben können Herzklappenfehler, meist eine Mitralstenose, gelegentlich aber auch ein Aortenvitium, ursächlich sein.

Eine weitere wesentliche **Emboliequelle** sind ulzerierende Plaques mit thrombotischen Auflagerungen, etwa in der distalen Bauchaorta, oder, was von besonderer pathogenetischer Bedeutung für transitorische zerebrale Ischämien ist, am Abgang der Arteria carotis interna. Auch aus aneurysmatisch veränderten Arteriensegmenten kann es zu einer Verschleppung von thrombotischem Material kommen.

Tab. 20.1.16 Ursachen des akuten Arterienverschlusses

Ursache	Häufigkeit
Embolie	ca. 80%
▶ kardiogen: Vorhof- oder Kammerthromben	
▶ arterio-arteriell: Ablösung proximaler wandständiger Thromben von arteriosklerotischen Plaques oder Aneurysmen	
▶ paradoxe Embolien bei Phlebothrombose	
Thrombose	ca. 20%
▶ bei obliterierender Arteriopathie	
▶ traumatisch	
▶ durch lokale Kompression	
▶ medikamentös	
▶ nach Katheterangiographie oder Angioplastie	
▶ bei dissezierendem Aneurysma	

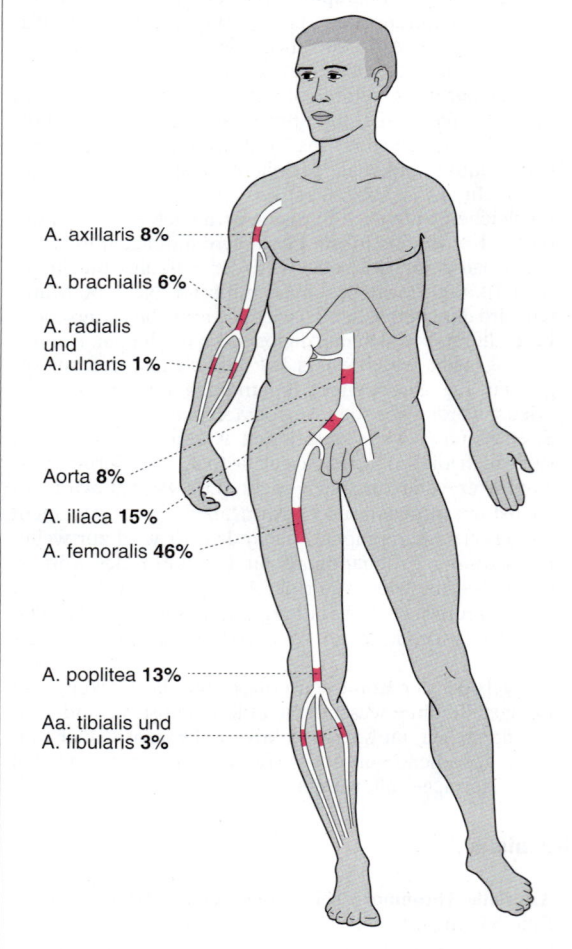

A. axillaris **8%**
A. brachialis **6%**
A. radialis und A. ulnaris **1%**
Aorta **8%**
A. iliaca **15%**
A. femoralis **46%**
A. poplitea **13%**
Aa. tibialis und A. fibularis **3%**

Abb. 20.1.16 Lokalisationsverteilung embolischer Arterienverschlüsse der Extremitäten (nach Kappert).

Möglicherweise unterschätzt werden paradoxe Embolien der Arterien, ausgehend von einer Venenthrombose. Autoptisch findet man in rund 30% der Fälle ein offenes Foramen ovale. Die Entstehung einer paradoxen Embolie ist nicht an einen permanent erhöhten Druck im venösen Schenkel, in der Lungenstrombahn oder im rechten Herzen gebunden. Husten oder Pressen beim Stuhlgang genügen, einen Rechts-Links-Shunt zu eröffnen.

Der Ursprung eines Embolus ist jedoch im Einzelfall auch unter Ausnutzung aller diagnostischen Verfahren nicht immer zu eruieren, insbesondere wenn es sich um Thrombenauflagerungen bei ulzerierender Arteriosklerose handelt.

Akute arterielle **Thrombosen** sind in 80–90% gefäßverschließende Sekundärthrombosen bei vorbestehender, meist arteriosklerotischer Gefäßerkrankung.

Sie werden gefördert durch Veränderungen des hämorheologischen Gleichgewichts, die häufig durch eine forcierte diuretische Behandlung induziert werden.

Weiter kann es durch akute oder chronische Kompression zur lokalen Thrombosierung auch nicht sklerotischer Gefäßsegmente kommen. Bei Kompression des Gefäßnervenbündels in einer der drei Engen der oberen Thoraxapertur durch angeborene Ursachen (z.B. Halsrippe) oder erworbene Ursachen (physiologischer Tonusverlust im Rahmen der Alterung) kann es in seltenen Fällen zu einer Thrombosierung der Arteria subclavia kommen. Gelegentlich entwickelt sich aber auch eine Stenose mit Ausbildung eines poststenotischen Aneurysmas und damit der Gefahr einer Embolisierung in die Arm- und Handarterien.
Die seltenen anatomischen Varianten der durch die Kniekehle ziehenden Muskulatur können zu einer lokalen Thrombosierung der Arteria poplitea führen (popliteales Entrapment-Syndrom).

Schließlich kann eine arterielle Thrombosierung durch Medikamente, wie Ergotamintartrat oder Östrogene, aber auch durch versehentliche intraarterielle Injektion intimaunverträglicher Medikamente bedingt sein. Durch mechanische Irritation eines Gefäßes, meist im Rahmen einer Katheterangiographie oder einer perkutanen transluminalen Angioplastie kann es komplizierend zu einem akuten arteriellen Verschluß auf dem Boden einer lokalen Thrombose kommen.

Der abrupte Verschluß einer Extremitätenarterie führt zu einem Druckabfall distal des Strömungshindernisses, gefolgt von einer Weitstellung des gesamten Gefäßquerschnitts. Die Versorgung des Gewebes mit Sauerstoff und die Entsorgung der Stoffwechselmetaboliten ist ganz wesentlich davon abhängig, in welchem Ausmaß Kollateralgefäße die Transportfunktion übernehmen können. Umgehungsanastomosen werden bereits Minuten nach der Okklusion weitgestellt. Sind bereits Kollateralgefäße infolge vorbestehender peripherer Arteriopathie ausreichend ausgebildet, kann der Verschluß der Transportarterie symptomarm verlaufen. Er ist dann oft an einer plötzlichen Verschlechterung der beschwerdefreien Gehstrecke zu erkennen. Die Situation kann in solchen Fällen entscheidend durch den zusätzlichen Verschluß von Kollateralen akzentuiert werden.

Ⓢ Symptome

Die Klinik eines **akuten Verschlusses einer Extremitätenarterie** ist durch charakteristische Symptome gekennzeichnet, die als die „6 p" nach Pratt bekannt sind:

▶ pain   Schmerz
▶ paleness   Blässe
▶ paraesthesia   Gefühlsstörung
▶ pulselessness   Pulslosigkeit
▶ paralysis   Lähmung
▶ prostration   Schock

Das Auftreten aller Symptome ist nicht obligatorisch, sondern abhängig von den Kompensationsmöglichkeiten über Kollateralgefäße.

Typischerweise wird ein peitschenschlagartiger Schmerz angegeben. Akute Thrombosen, vor allem bei alten bettlägerigen Patienten, können hingegen symptomarm verlaufen.

Die Beschwerden können bei Tieflagerung der Extremität gelindert werden. Parästhesien und Lähmung sind Spätsymptome und deuten auf eine mehrere Stunden andauernde Ischämie hin. Werden anamnestisch Beschwerden einer arteriellen Verschlußkrankheit vorgetragen, liegt der Verdacht auf eine arterielle Thrombose nahe; dies schließt jedoch eine vorbestehende Stenosierung und okkludierende Embolie nicht aus. Eine ätiologische Abgrenzung gelingt dann nur angiographisch.
Der **akute Mesenterialarterienverschluß** ist mit plötzlich einsetzenden heftigsten, nicht immer charakteristischen Bauchschmerzen verbunden. Wegweisend können aber blutige Stuhlabgänge sein. In einem symptomarmen Intervall entwickelt sich ein paralytischer Ileus, präfinal kommt es zum Peritonismus und zu einer Schocksymptomatik.

Ⓓ Diagnostik

Bei der **körperlichen Untersuchung** imponiert die Extremität mit einer scharf begrenzten Blässe, die mit einem deutlichen Temperatursprung korrespondiert.

Dieser tritt in der Regel erst handbreit unterhalb des Verschlusses auf, da direkt distal des Verschlusses das Gewebe noch von Arterienästen versorgt wird, die aus dem noch offenen Hauptgefäß entspringen.

Die peripheren Pulse sind entsprechend der Verschlußlokalisation nicht zu tasten, proximal der Okklusion jedoch oft auffallend kräftig. Die Venen sind kollabiert. Bei länger bestehender Ischämie kommt es zu einer sekundären Thrombose im venösen Schenkel; die Gliedmaße zeigt dann eine fleckenförmige Blauverfärbung. Gefühlsstörungen und Störungen der Motorik werden in Abhängigkeit vom Grad der Ischämie beobachtet. Ein schmerzbedingter Schockzustand ist am ausgeprägtesten beim Aortenbifurkationsverschluß.

Der Schweregrad der Ischämie kann mit Hilfe der Lagerungsprobe nach Ratschow abgeschätzt werden. Zeitwerte über 100 Sekunden bis zur Rötung und Venenfüllung in der Hängephase zeigen eine sehr schwere Ischämie an.

Bei Verdacht auf ein **Kompressionssyndrom** in der **oberen Thoraxapertur,** das häufig bilateral auftritt, können Funktionstests weiterhelfen:

► Adson-Test: Bei tiefer Inspiration wird der Kopf überstreckt und seitwärts gedreht. Hierbei kann es zu einer Kompression in der Skalenuslücke kommen.
► Kostoklavikularmanöver (Eden-Test): Bei tiefer Inspiration steht der Patient „stramm" (starkes Zurücknehmen der Schultern). Der um 90° gebeugte und außenrotierte Arm wird passiv gehoben.
► Hyperabduktionsmanöver nach Wright: Die Arme werden über den Kopf gehoben und gegen Widerstand adduziert. Hierdurch kann es zu einer Kompression zwischen dem Processus coracoideus und dem Musculus pectoralis minor kommen.

Bei allen drei Manövern wird auf das Auftreten von Beschwerden, Einsetzen eines Raynaud-Anfalls, Stenosegeräuschen oder einen Pulsausfall der A. radialis geachtet. Zur Wertigkeit dieser Tests ist jedoch einschränkend zu sagen, daß 60% der gesunden Bevölkerung einen positiven Befund zeigen.

Auf ein Kompressionssyndrom in der **Kniekehle** weist eine Abnahme oder ein Verschwinden der Fußpulse bei aktiver Plantarflexion und passiver Dorsalflexion des Fußes hin.

Die wichtigsten Hinweise auf eine Emboliequelle gibt die Untersuchung des Herzens mit Nachweis eines Klappenfehlers, von Rhythmusstörungen oder eines Herzwandaneurysmas (Echokardiographie!).

Anamnese und körperlicher Untersuchungsbefund sind in der Regel eindeutig, so daß weiterführende apparative Untersuchungen zwar nicht zur Bestäti-

gung der Diagnose eines akuten arteriellen Verschlusses, wohl aber zur ätiologischen Abklärung und Therapieplanung notwendig sind:

Mit der direktionalen **Doppler-Ultraschallsonographie** läßt sich der arterielle Druckabfall rasch und einfach dokumentieren.

Kann eine arterielle Thrombose durch Anamnese und körperliche Untersuchung nicht sicher ausgeschlossen werden, sollte zur Festlegung der Therapie eine **Arteriographie** durchgeführt werden. Oft wird auch die Darstellung der peripheren Ausflußbahn notwendig mit der Frage, ob anschlußfähige Gefäße vorliegen. Der embolische Verschluß zeigt als typisches Merkmal bei allgemein glatten Gefäßkonturen das sogenannte „Kuppelphänomen" mit scharf begrenztem Kontrastmittelstopp, der nach proximal konvex gewölbt ist. Bietet das Arteriogramm Zeichen der Arteriosklerose mit unregelmäßigen Wandkonturen, liegt der Verdacht auf eine Thrombose nahe.

Eine arteriographische Abklärung ist unumgänglich bei Verdacht auf zusätzliche viszerale Embolisierung, ein Kompressionssyndrom und zum Ausschluß eines Aneurysma dissecans.

Labor: Bei länger bestehender Ischämie kommt es typischerweise zu einer deutlichen Erhöhung der Serumkreatinkinase, die in ihrem Ausmaß mit dem Gewebsuntergang korreliert. Ähnliche Hinweise kann die Bestimmung des Serumlaktatspiegels erbringen.

▼ Therapie

Die therapeutischen Maßnahmen sind ausgerichtet auf die schnelle Beseitigung der oft lebensbedrohlichen Verlegung der arteriellen Strombahn sowie die Stabilisierung des Allgemeinzustandes, der meist durch eine kardiale Insuffizienz zusätzlich beeinträchtigt ist.

Nach Diagnosestellung ist die sofortige Klinikeinweisung unumgänglich.

Für den Transport können folgende Sofortmaßnahmen empfohlen werden:
► Schmerzbekämpfung (zum Beispiel mit Opiaten)
► Heparinisierung zur Vermeidung von Appositionsthrombosen
► Tieflagerung der in einem Watteverband gepolsterten und damit auch gegen zu schnelle Auskühlung geschützten Extremität.

Streng kontraindiziert sind die Hochlagerung der Extremität; Fixierung der Extremität auf einer festen Unterlage; externe Wärmeapplikation, da sie den Sauerstoffbedarf des Gewebes noch steigert; intramuskuläre Injektionen, die eine spätere Fibrinolyse unmöglich machen.

Zur Wiederherstellung der arteriellen Durchblutung kommen operative und medikamentös-fibrinolytische Verfahren in Frage. Für die Indikation zu einem **operativen Eingriff** ist die Schwere des ischämischen Gewebeschadens maßgeblich. Arterielle Embolien werden deshalb einer Embolektomie zuzuführen sein. Die fortentwickelten Möglichkeiten der Fibrinolyse gestatten es jedoch, innerhalb kurzer Zeit die Strombahn wiederherzustellen, ohne daß bei einem Fehlschlagen dieser Maßnahme eine anschließende operative Intervention verhindert würde.

Bei sekundärem thrombotischem Arterienverschluß – insbesondere bei distaler Verschlußlokalisation – wird primär eine Fibrinolyse durchgeführt.

> Akute Verschlüsse von Mesenterial- oder Nierenarterien werden grundsätzlich operativ angegangen. Ein embolisierendes Aneurysma sollte nach Möglichkeit reseziert werden.
> Auch bei Kompressionssyndromen ist eine Resektion der komprimierenden Strukturen unumgänglich.

Im Einzelfall wird zu entscheiden sein, ob ein Herzklappenersatz oder die Resektion eines Herzwandaneurysmas möglich ist. Der Verschluß kleinerer peripherer Arterien erfordert oft dank ausreichender Kompensation über Kollateralen kein aktives Eingreifen.

Durch **spontane Aktivierung des thrombolytischen Systems** können intravaskuläre Gerinnsel ganz oder teilweise gelöst werden. Spontane Lyse kommt bei Embolien in ansonsten gesunden Gefäßen in fast 20% der Fälle vor, während sie bei thrombosierten Stenosen und Verschlüssen im Falle der arteriellen Verschlußkrankheit nur sehr selten zu verzeichnen ist. Wo die spontane Aktivierung des thrombolytischen Systems nicht ausreichend ist, kann mit exogener Zufuhr thrombolytisch wirkender Medikamente eine Wiedereröffnung des Gefäßlumens erreicht werden, sofern noch lysierfähiges Fibrin vorhanden ist.

Eine **fibrinolytische Behandlung** mit Streptokinase, Urokinase oder Plasminogenaktivator (vgl. Kap. 5.9) ist indiziert bei:
▶ lokaler arterieller Thrombose
▶ Embolie mit mäßiger Ischämie und Lokalisation unterhalb des Leistenbands
▶ Embolisierung der peripheren Gefäße bei perkutaner transluminaler Angioplastie.

Eine thrombolytische Therapie kann systemisch mit intravenöser Applikation des Fibrinolytikums oder lokal durchgeführt werden. Lokal wird das Medikament über einen arteriellen Zugang, in der Regel unter Röntgen-Kontrolle, direkt in das betroffene Gefäß gegeben (lokale Infusionslyse). Dieses Vorgehen basiert auf der theoretischen Überlegung, daß die Wirksamkeit der Streptokinase bei direkter Applikation in den Thrombus (endogene Lyse, lo-

kale Infiltrationslyse) zehnfach effektiver ist als bei Umspülung des Thrombus mit der Substanz von außen (exogene Lyse).

> Die hohe Effektivität einer lokalen Lyse erlaubt niedrige Dosen an Thrombolytika; dies stellt wegen geringerer Blutungskomplikationen den Vorzug der Methode dar.

Bei der **intravenösen** systemischen Thrombolyse ist dagegen häufiger mit Blutungskomplikationen zu rechnen. Entsprechend weit gefaßt sind deshalb die Kontraindikationen (siehe Tab. 20.1-17).

Da bei der **lokalen Infiltrationslyse** bei Beachtung bestimmter Dosisgrenzen keine wesentlichen Veränderungen des Gerinnungspotentials systemisch meßbar sind, können die Kontraindikationen zu dieser Behandlung beschränkt werden (siehe Tab. 20.1-18).

Die primären **Therapieergebnisse** der Fibrinolysetherapie bei akutem Arterienverschluß sind vom Verschlußalter und von seiner Lokalisation abhängig. Es gelingt, innerhalb der ersten fünf Tage über drei Viertel der embolischen und mehr als die Hälfte der thrombotischen Verschlüsse zu eröffnen. Auch gegenüber subakuten Verschlüssen mit einem Alter bis zu 6 Wochen bestehen gute Chancen, da in diesem Stadium noch immer unorganisierte lysierbare

---

Tab. 20.1-17 Kontraindikationen einer systemischen Fibrinolyse

wegen der Gefahr einer intrakraniellen Blutung:
▶ langjähriger Hypertonus, besonders bei Patienten über 65 Jahre
▶ Apoplex oder Schädelverletzung in den letzten 6 Monaten

wegen der Gefahr schwerer allgemeiner Blutungen:
▶ hämorrhagische Diathese
▶ floride Magen- und Darmulzera, blutende Hämorrhoiden
▶ Neoplasma
▶ nach Verletzungen oder Operationen innerhalb der letzten 2–4 Wochen
▶ nach arterieller Punktion oder intramuskulärer Injektion innerhalb der letzten 1–2 Wochen
▶ Schwangerschaft zumindest bis zum 4. Monat und nach Entbindung

wegen der Gefahr embolischer Komplikationen:
▶ intrakardiale Thromben, Endokarditis
▶ Aortenaneurysma, dilatative Arteriopathie

Tab. 20.1-18 Kontraindikationen der lokalen Fibrinolyse

▶ hämorrhagische Diathese
▶ blutende Magen- und Darmulzera
▶ Polytrauma

Thromben vorhanden sind. Die Erfolgsrate sinkt dann jedoch ab, und zwar um so rascher, je englumiger die thrombosierte Arterie ist. Mit einer partiellen Wiedereröffnung des Gefäßes kann gerechnet werden, wenn frische Abscheidungsthromben an alten Verschlüssen beseitigt wurden.
Von den **Nebenwirkungen** haben die Blutungskomplikationen die größte Bedeutung.

Bei der systemischen Streptokinasebehandlung treten in 7,5% schwere Blutungen auf, die den Abbruch der Behandlung notwendig machen; davon sind 1–2% zerebrale Blutungen, die häufig letal verlaufen. Die Gefahr von Blutungen wächst mit zunehmender Lysedauer und ist offenbar bei Patienten über 65 Jahren größer. Bei der lokalen Lyse können in 2% Nachblutungen aus der Arterienpunktionsstelle in der Leiste entstehen, die gelegentlich zur Transfusionspflichtigkeit führen und einer operativen Revision bedürfen.

Periphere Embolien sind in mindestens 10% zu erwarten, sind jedoch ohne klinische Bedeutung, da sie sich im weiteren Verlauf der Lyse auflösen.
Die Häufigkeit anaphylaktischer und anaphylaktoider Reaktionen bei Streptokinasegabe ist mit < 1% selten; eine Vorbehandlung mit Kortikosteroiden ist empfehlenswert. Temperaturanstiege bis 39 °C können bei mehrtägiger Behandlung in der Hälfte der Fälle beobachtet werden. Gelegentlich werden auch flüchtige Hautreaktionen gesehen.
Nicht selten erfordert die Behandlung ein mehrstündiges flaches Liegen auf dem Röntgentisch, was für ältere oder herzinsuffiziente Patienten zu einer starken Belastung werden kann.
Ausgedehnte Dissektion oder gar Perforation der Arterie durch die Kathetermanipulation kommt beim Erfahrenen kaum vor.
Einen zusammenfassenden Überblick über die Differentialtherapie des akuten Arterienverschlusses gibt Tabelle 20.1-19.

Verlauf und Prognose

Der klinische Verlauf nach akutem arteriellem Verschluß ist davon abhängig, ob es gelingt, die Zirkulation wieder andauernd herzustellen und die oft zugrundeliegende kardiale Erkrankung zu rekompensieren.

Eine schwere Extremitätenischämie oder ein akuter Mesenterialarterienverschluß führen unbehandelt über ein toxisches Kreislaufversagen zum Tode.

Nach chirurgischem Eingriff können drei Viertel der Patienten mit funktionsfähiger Extremität das Krankenhaus verlassen. Bei einem Viertel muß amputiert werden, dies betrifft insbesondere die Pa-

Tab. 20.1-19 Therapeutische Möglichkeiten beim akuten Verschluß von Extremitätenarterien

	chirurgisch	Fibrinolyse systemisch	lokal	konservativ
Verschluß einer Hauptarterie mit schwerer Ischämie:				
▶ Embolie	+++	–	–	–
▶ Thrombose	+	–	++	–
ohne schwere Ischämie:				
▶ Embolie	++	+	++	+
▶ Thrombose	+	++	+++	+
Verschluß einer peripheren Arterie	–	–	++	++

+++ = Therapie der Wahl
 ++ = vorrangige Therapiemöglichkeit
  + = Therapiemöglichkeit zu überlegen
  – = ungeeignete Therapie

tienten mit vorbestehender arterieller Verschlußkrankheit, lokaler arterieller Thrombose und langer Dauer des therapiefreien Intervalls. Die Letalität dieser schwerkranken Patienten im fortgeschrittenen Lebensalter wird mit bis zu 48% angegeben.

Der langfristige Erfolg der lumeneröffnenden Therapie (Fibrinolyse) ist von einer weiteren medikamentösen Rezidivprophylaxe abhängig.

Während direkt im Anschluß an eine erfolgreiche Fibrinolyse eine intravenöse Heparinisierung erfolgt, können zur peroralen Dauertherapie Acetylsalicylsäure oder Dicoumarol gegeben werden. Ein Thrombozytenfunktionshemmer wird bevorzugt dann eingesetzt, wenn eine lokale arterielle Thrombose vorgelegen hat; handelt es sich um einen embolischen Verschluß, wird unter Beachtung der Kontraindikationen die Antikoagulation vorgenommen.
Ein Rezidiv ist jedoch auch unter dieser Behandlung möglich, wenn es nicht gelingt, die Ursache des arteriellen Verschlusses aufzufinden und zu beseitigen. Häufig wird eine perkutane transluminale Angioplastie verbliebener Arterienstenosen den langfristigen Erfolg sichern.

Differentialdiagnose

Differentialdiagnostisch abzugrenzen sind die akute Ischialgie und die akute tiefe Venenthrombose. Die peripheren arteriellen Pulse sind in der Regel gut tastbar. Bei der unkomplizierten Phlebothrombose ist die Haut eher zyanotisch verfärbt, die Hauttemperatur normal oder erhöht, die Hautvenen sind gestaut, und die Extremität ist geschwollen. Beschwerdebesserung wird bei Hochlagerung erreicht. Schwierigkeiten kann die Diagnose der **Phlegmasia caerulea dolens,** einer foudroyanten Thrombose aller Extremitätenvenen, bereiten, wenn im Verlauf der Erkrankung die peripheren arteriellen Pulse nicht mehr tastbar sind. Die massive, primär venöse Thrombosierung führt über Elektrolytverschiebung und Quellung im Extravasalraum erst zur sekundären Kompression der arteriellen Strombahn. Arteriographisch ist zwar eine Strömungsverlangsamung, jedoch kein Verschluß erkennbar.

Das dissezierende Aortenaneurysma kann einen akuten Bifurkationsverschluß verursachen. In Kombination mit neurologischen und urologischen Symptomen entsteht ein buntes klinisches Bild, wobei der Pulsausfall in der Leiste ein wegweisendes Symptom ist.

Beim akuten Mesenterialarterienverschluß ist differentialdiagnostisch an ein perforiertes Ulcus ventriculi oder duodeni, eine akute Pankreatitis, Cholezystitis oder Appendizitis zu denken.

20.1.6 Aneurysma

Aneurysmatische Ausweitungen von Arterien sind meist arteriosklerotisch bedingt und können als Ausgangspunkt von peripheren Embolien schwerwiegende Folgen haben. Die Ruptur eines Aneurysmas stellt einen lebensbedrohlichen Zustand dar. Durch Ultraschalluntersuchung werden asymptomatische Aneurysmen gehäuft gefunden und können bei entsprechender Größe einer elektiven Operation zugeführt werden.

Definition

Als Aneurysma wird eine abgegrenzte Erweiterung einer Arterie verstanden. Beim **Aneurysma verum** (75–80% der Fälle) bleibt die Gefäßkontinuität erhalten.

Dissezierende Aortenaneurysmen (15–20%) entstehen durch eine Blutung im Bereich der Vasa vasorum mit Hämatombildung und sekundärem Intimaeinriß, so daß zwei Lumina entstehen. Eine besondere Disposition zur Aufsplitterung der Aortenwand im Mediabereich besteht beim Marfan-Syndrom, bei der Coarctatio aortae und bei den verschiedenen Formen einer Aortitis. Häufigste Grunderkrankung ist jedoch die Arteriosklerose bei Hypertonie. Unterschieden werden die Typ-A-Dissektion der Aorta ascendens von der Typ-B-Dissektion der Aorta descendens. Bei beiden Typen kann die Dissektion auf die thorakale Aorta beschränkt sein oder auch in die abdominale Aorta hineinreichen (siehe Abb. 20.1-17).

Das seltene, meist traumatische **Aneurysma spurium** (falsches Aneurysma) weist keinen durchgehenden Zusammenhang der Gefäßstrukturen mehr auf.

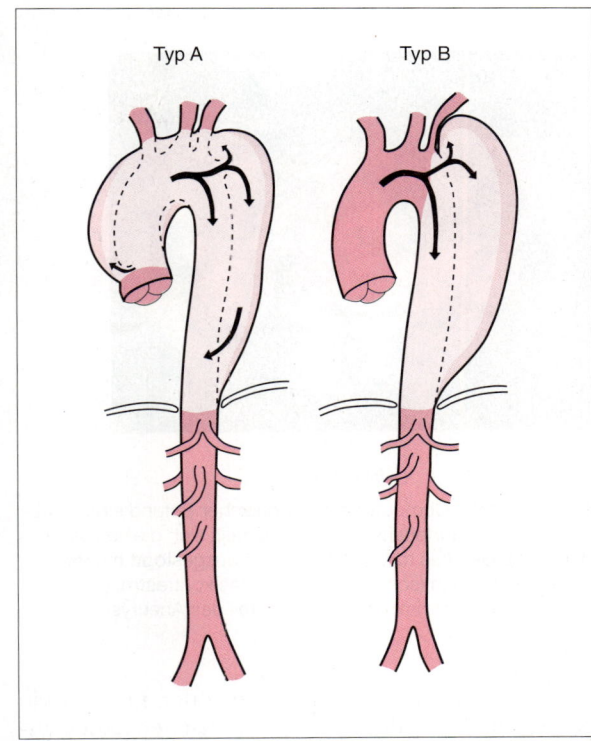

Abb. 20.1-17   Klassifikation der Aortendissektion.

Kasuistik

Bei einem 65jährigen Mann wird eine abdominelle Ultraschalluntersuchung wegen rechtsseitiger Oberbauchbeschwerden durchgeführt, als deren Ursache sich eine Cholezystolithiasis herausstellt. Als weiterer Befund wird ein später auch computertomographisch bestätigtes, infrarenal gelegenes Bauchaortenaneurysma ohne Übergreifen auf die Iliakalgefäße gefunden. Sein Querdurchmesser beträgt 4,5 cm, wobei der größte Teil des Lumens thrombosiert ist (siehe Abb. 20.1-18). Als Risikofaktoren sind ein langjähriger Nikotinkonsum sowie ein Hypertonus zu eruieren. Bei einer sonographischen Kontrolluntersuchung fünf Monate später kann ein Wachstum des Aneurysmas auf einen Querdurchmesser von 5,2 cm festgestellt werden. Daraufhin wird das Aneurysma operativ entfernt.

Epidemiologie

Aortenaneurysmen findet man in 3–4% eines unausgewählten Obduktionsgutes. Das männliche Geschlecht ist 10mal häufiger betroffen als das weibliche. 75% der Aortenaneurysmen liegen in der Aorta lumbalis, 20% in der Aorta thoracica und knapp 5% umfassen die gesamte Aorta.

Ätiologie und Pathogenese

In über 95% ist die **Arteriosklerose** Ursache des Aneurysmas. Dementsprechend wird es bei zunehmendem Lebensalter häufiger gefunden: bei 2% der Verstorbenen zwischen 50 und 60 Jahren, aber bei über 13% der über 90jährigen.

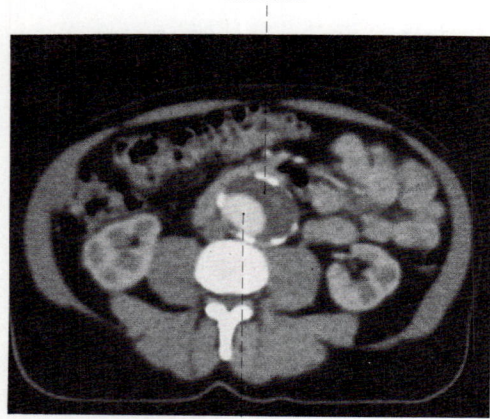

Thrombus

Gefäßlumen

Abb. 20.1-18 Computertomographischer Befund eines infrarenalen Bauchaortenaneurysmas. Es stellt sich die verkalkte Wand des Gefäßes dar. Das Lumen ist ausgestopft mit thrombosierten Anteilen (schwarze Areale); das kontrastmitteldurchströmte Lumen nimmt den kleineren Teil des Aneurysmas ein.

Seltene Ursachen sind Traumen oder Lues sowie bakterielle Besiedlung bei mykotischen Aneurysmen bei immuninkompetenten Patienten. Manchmal ist das Aneurysma auch die Folge einer Medianecrosis cystica (Gsell-Erdheim Syndrom, idiopathische Medianekrose).
Eine Ruptur erfolgt besonders bei Patienten mit einer nicht ausreichend behandelten Hypertonie.

S **Symptome**

Echte Aneurysmen werden symptomatisch, wenn lokale Irritationen der umliegenden Strukturen eintreten oder wenn es durch Verschleppung thrombotischen Materials zu einem akuten peripheren Arterienverschluß kommt.
Unter den subjektiven lokalen Symptomen eines **Bauchaortenaneurysmas** stehen der intermittierende Bauchschmerz und pulsierende Sensationen im Vordergrund.

Der Schmerz ist in der Regel diskontinuierlich; seine Qualität variiert von uncharakteristischen Mißempfindungen über Stiche in der Tiefe des Leibes bis zu schweren, kolikartigen Schmerzattacken, die dann oft als Ureterstein-, Gallensteinkolik oder akute Pankreatitis fehlgedeutet werden. Der Schmerz nimmt einen kontinuierlichen Charakter an, wenn der Aneurysmasack die Wirbelsäule arrodiert, zur Kompression von aus dem Wirbelkanal austretenden Spinalwurzeln führt oder kurz vor der Ruptur steht.

Symptome des Magen-Darm-Kanals mit chronischer Obstipation, Appetitlosigkeit, Übelkeit und Erbrechen stehen an nächster Stelle.

Bei 40% aller Rupturfälle stellt die Ruptur die erste Manifestation des Bauchaortenaneurysmas dar. Am häufigsten erfolgt sie in den retroperitonealen Raum. Sie ist durch das plötzliche Einsetzen eines heftigsten Dauerschmerzes charakterisiert. Bei Ruptur in das Duodenum bestimmen die Zeichen einer akuten intestinalen Blutung das klinische Bild.

Häufig liegt zwischen den Erstsymptomen und der definitiven Ruptur eine Latenzperiode von mehreren Stunden oder Tagen.

Für diese zweizeitige Ruptur ist ein zeitweiliger Verschluß der Rupturstelle durch ein Blutgerinnsel oder durch Verklebungen mit Nachbarorganen verantwortlich zu machen.
70% der rupturierten thorakalen Aneurysmen drainieren in das Perikard mit allen klinischen Zeichen der Herzbeuteltamponade.

D **Diagnostik**

Das Aneurysma einer **peripheren Arterie** kann durch **Palpation** diagnostiziert werden.
Die klinische Untersuchung bei Verdacht auf ein **abdominelles** Aortenaneurysma ergibt nur selten einen eindeutigen Befund mit einem pulsierenden Tumor. Wichtige diagnostische Hinweise geben schalenförmige Kalkeinlagerungen in der **Abdomenübersichtsaufnahme.** Die Diagnose und Ausdehnung werden zuverlässig mit der **Sonographie** und **Computertomographie** bestimmt; darüber hinaus kann das durchströmte Lumen vom thrombosierenden Anteil unterschieden werden. Die **Arteriographie** gibt im Zweifelsfall Auskunft über die Lagebeziehung des Aneurysmas zu den abgehenden Viszeral- und Nierenarterien.

Bei jedem Patienten mit plötzlichen thorakalen Schmerzen, bei dem ein akuter Herzinfarkt ausgeschlossen ist, sollte an das Vorliegen einer thorakalen Aortendissektion gedacht werden.

Beim thorakalen Aneurysma lenkt ein verbreiterter Aortenschatten in der Thoraxübersichtsaufnahme den Verdacht auf eine aneurysmatische Ausweitung. Die Diagnose läßt sich oft echokardiographisch (transthorakal oder transösophageal) stellen. Weiter helfen Arteriographie, Kontrastmittel-Computertomographie und Kernspintomographie.

T **Therapie**

Die Operation, möglichst im asymptomatischen Stadium, stellt die Therapie der Wahl dar.

Bei elektiven Eingriffen kommt der präoperativen Hypertonieeinstellung eine besondere Bedeutung zu. Kleinere Aneurysmen (z.B. infrarenale Bauchaortenaneurysmen mit einem Durchmesser unter 5 cm) können zunächst sonographisch verfolgt werden; zeigt sich jedoch eine deutliche Expansionstendenz, muß die Operation angestrebt werden. Typ-A-Dissektionen müssen wegen der Rupturgefahr, insbesondere in das Perikard, sofort operiert werden, während bei der Typ-B-Dissektion auch ein konservatives Vorgehen unter Optimierung der Blutdruckverhältnisse möglich ist. Inoperablen Patienten müssen körperliche Belastungen untersagt werden.

Verlauf und Prognose

Das Rupturrisiko hängt von der Größe des Aneurysmas ab; als kritischer Durchmesser werden an der distalen Aorta 5 cm angesehen, aber auch kleinere Aneurysmen können rupturieren. Im Stadium der Ruptur beträgt die Letalität über 50%. Aneurysmen der peripheren Arterien neigen mehr zur thrombotischen Verlegung, die zu einem akuten Ischämiesyndrom führen kann (vgl. Kap. 20.1.5).

Differentialdiagnose

Im Stadium der Ruptur sind Herzinfarkt und Lungenembolie und alle Krankheitsbilder, die zu einem akuten Abdomen führen können, abzugrenzen. Kommt es infolge des Aneurysmas zu einem akuten peripheren Gefäßverschluß, sind eine kardiogene Emboliequelle sowie ein lokaler thrombotischer Prozeß auszuschließen.

20.2 Krankheiten der Venen

Erkrankungen der Venen sind wegen ihrer Häufigkeit und ihrer Folgen von erheblicher klinischer und sozialmedizinischer Relevanz. Bei der primären Varikose können präventive Maßnahmen, eine physikalische Therapie zusammen mit einer adäquaten Kompressionsbehandlung, in geeigneten Fällen auch eine Sklerosierungsbehandlung oder ein operatives Vorgehen die Beschwerden reduzieren und vor allem die chronische venöse Insuffizienz verhindern. Die Phlebothrombose des tiefen Venensystems ist durch eine Zerstörung des Venenklappenapparates gekennzeichnet; die Akutbehandlung zielt auf die Verhinderung der Ausbreitung, möglichst sogar auf die Beseitigung der Thromben, vor allem aber auf die Verhütung einer potentiell lebensbedrohlichen Lungenembolie ab. Eine rechtzeitig eingeleitete konservative Therapie vermag in vielen Fällen ein postthrombotisches Syndrom zu verhindern; eine chirurgische Behandlung ist nur in den seltensten Fällen angezeigt.

Definition

Die Venenerkrankungen umfassen die Veränderungen des **oberflächlichen Venensystems** mit primärer Varikose und ihren akuten entzündlichen Veränderungen (Thrombophlebitis, Varikophlebitis) sowie die des **tiefen Venensystems** mit der Phlebothrombose und ihren Folgezuständen wie Ausbildung von sekundärer Varikose und postthrombotischem Syndrom. Die Veränderungen des oberflächlichen und tiefen Venensystems führen zu einem pathologischen Flußverhalten insbesondere in der Muskelsystole (siehe Abb. 20.2-1).

20.2.1 Primäre Varikose

Durch familiäre Disposition kommt es in Abhängigkeit vom Lebensalter häufig zur Entwicklung von medizinisch relevanten Krampfadern. Insbesondere betroffen sind Personen, die lange stehen müssen. Durch die Einhaltung allgemeiner Verhaltensmaßregeln und konsequente Anwendung einer adäquaten Kompressionstherapie kann ein Fortschreiten zu einer chronischen venösen Insuffizienz verhindert werden. In geeigneten Fällen ist eine Varizenoperation oder -sklerosierung angezeigt, während eine Pharmakotherapie nicht notwendig ist.

Definition

Es handelt sich um anlagebedingte Krampfadern mit Erweiterung, Schlängelung und Knotenbildung der oberflächlichen Venen. Bevorzugt betroffen sind die Beine. Nach der Morphologie werden unterschieden:

▶ Besenreiservarizen
▶ retikuläre Varizen
▶ Stammvarikose der V. saphena magna (siehe Abb. 20.2-2a) oder parva
▶ Seitenastvarikose
▶ isolierte Insuffizienz von Perforansvenen
▶ Kombination der vorgenannten Formen (am häufigsten) (siehe Abb. 20.2-2b).

Besenreiser stellen sich dar als geschlängelte Teleangiektasien, die auch zu spinnwebenartigen Mustern konfluieren können. Retikuläre Varizen sind netzartig und kleinkalibrig. Die Stammvarikose ist bei Prallfüllung der Venen im Stehen im Verlauf der V. saphena magna, in voller Ausprägung vom Fußrücken bis zum Venenstern (Crosse) in der Leiste, oder der V. saphena parva zu erkennen. Eine Seitenastvarikose findet sich bevorzugt im Verlauf der V. semicircularia anterior und posterior. Insuffiziente Perforansvenen, die entgegen ihrer ursprünglichen Funktion das Blut bei einer Muskelkontraktion aus der Tiefe in das oberflächliche Venensystem pressen, sind oft an einer tastbaren Faszienlücke erkennbar.

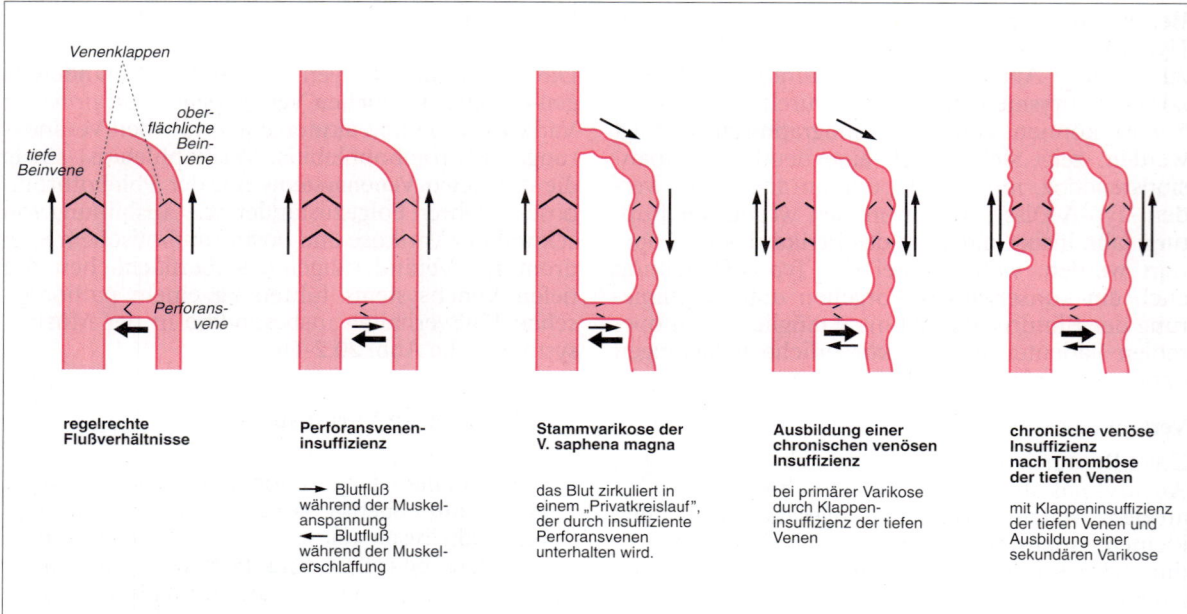

Venenklappen

ober-flächliche Beinvene

tiefe Beinvene

Perforansvene

regelrechte Flußverhältnisse	Perforansvenen-insuffizienz	Stammvarikose der V. saphena magna	Ausbildung einer chronischen venösen Insuffizienz	chronische venöse Insuffizienz nach Thrombose der tiefen Venen
	→ Blutfluß während der Muskel-anspannung ← Blutfluß während der Muskel-erschlaffung	das Blut zirkuliert in einem „Privatkreislauf", der durch insuffiziente Perforansvenen unterhalten wird.	bei primärer Varikose durch Klappen-insuffizienz der tiefen Venen	mit Klappeninsuffizienz der tiefen Venen und Ausbildung einer sekundären Varikose

Abb. 20.2-1 Fließverhalten in den Beinvenen während des Gehens (nach May und Partsch).

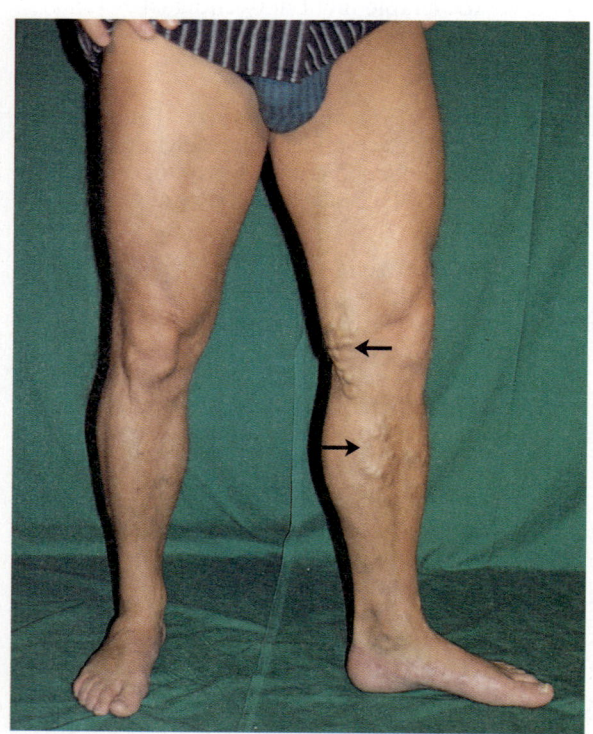

Abb. 20.2-2a Stammvarikose der V. saphena magna rechts.

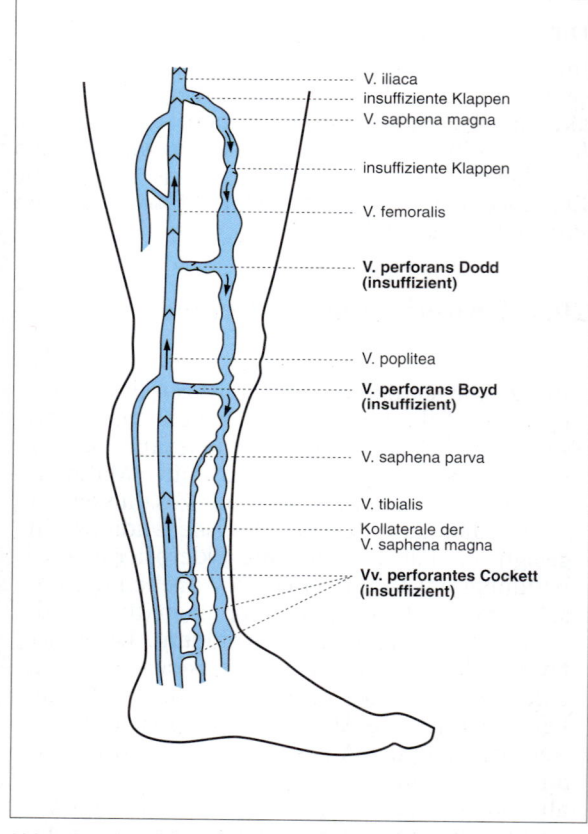

V. iliaca
insuffiziente Klappen
V. saphena magna
insuffiziente Klappen
V. femoralis
V. perforans Dodd (insuffizient)
V. poplitea
V. perforans Boyd (insuffizient)
V. saphena parva
V. tibialis
Kollaterale der V. saphena magna
Vv. perforantes Cockett (insuffizient)

Abb. 20.2-2b Beispiel für eine Kombination von einer Stammvarikose der Vena saphena magna mit insuffizienten Klappen und insuffizienten Perforansvenen. Die hier skizzierten Perforansvenen der Doddschen, Boydschen und Cockettschen Gruppe entsprechen der häufigsten Lokalisation von insuffizienten Venae perforantes.

Kasuistik

Eine 35jährige Patientin, die als Verkäuferin tätig ist, leidet unter einem Stauungsgefühl des rechten Beines, das im Tagesverlauf auftritt und abends am ausgeprägtesten ist. Hochlagerung des Beines verschafft Erleichterung. Das Bein ist abends geschwollen, die Umfangsdifferenz zur Gegenseite beträgt an der Wade 3 cm. Die ersten Beschwerden traten während ihrer ersten Schwangerschaft auf, bildeten sich nach der Entbindung leicht zurück; während einer zweiten Schwangerschaft vor zwei Jahren bildete sich das volle Krankheitsbild aus. Die Zeichen einer akuten Phlebothrombose wurden zu keinem Zeitpunkt beobachtet. Die Mutter der Patientin leidet ebenfalls unter einem Krampfaderleiden. Bei der **Inspektion** imponiert im Stehen eine erhebliche Erweiterung der V. saphena magna, am Unterschenkel fallen bei der Betastung Faszienlücken auf. An der Fußinnenseite sieht man ein feines Venengeflecht (Corona phlebectatica paraplantaris). Trophische Störungen bestehen nicht. Die arterielle Durchblutung ist regelrecht. Die **dopplersonographische Untersuchung** der Leistenvenen ergibt beidseits ein atemmoduliertes Strömungssignal; beim **Valsalva-Manöver** (Erhöhung des intraabdominalen Druckes durch tiefe Inspiration) kommt es rechtsseitig zu einem langen Reflux als Hinweis auf einen nicht vollständigen Venenklappenschluß, linksseitig zu einem vollständigen Strömungsstopp als Zeichen kompetenter Venenklappen. Aufgrund des Beschwerdebildes wird die Indikation zur Varizenexhairese gestellt. Die Patientin wird anschließend mit einem Kompressionsstrumpf versorgt.

Epidemiologie

Varizen stellen die häufigste Venenerkrankung dar und befallen fast ausschließlich die unteren Extremitäten. Sie wurden bei über der Hälfte von scheinbar gesunden Berufstätigen mittleren Alters gefunden. Besenreiser und retikuläre Varizen sind 3–4mal häufiger als eine Stammvarikose. Eine relevante Varikose besteht bei 10% der Bevölkerung in linearer Abhängigkeit vom Lebensalter.

Ätiologie und Pathogenese

Es handelt sich um eine multifaktorielle Genese, bei der eine genetische Disposition mit vermehrter Dehnbarkeit der Venenwand im Vordergrund steht. Durch Störungen der funktionellen Ordnung zwischen Intima, Mediamuskelzellen, Basalmembran, kollagenen Fibrillen, elastischen Fasernetzen und Grundsubstanz verlieren die Myozyten mehr und mehr die Möglichkeit der gerichteten Kontraktionsübertragung, so daß Tonusverlust und Dilatation der Venenwand resultieren. Der nach distal hin besonders bei insuffizienten Venenklappen zunehmende Venendruck im Stehen verdeutlicht, warum praktisch nur die unteren Extremitäten von dem Leiden befallen werden. Dementsprechend manifestiert sich die Krankheit in Abhängigkeit vom Lebensalter, besonders bei Personen mit langjähriger stehender Tätigkeit. Eine Exazerbation kann das Krankheitsbild durch eine Schwangerschaft erfahren.

Symptome

Während Besenreiser und retikuläre Varizen eher als kosmetisch störend empfunden werden, treten bei einer Stamm- oder Seitenastvarikose ein Schweregefühl, Schmerzen und Brennen in den Beinen auf. Die Beschwerden werden prämenstruell gelegentlich akzentuiert. Regelmäßig wird eine Besserung bei Hochlagerung des Beines angegeben. Später können sich die Zeichen einer chronischen venösen Insuffizienz (vgl. Kap. 20.2.3) ausbilden.

Diagnostik

Mit dem **Test nach Trendelenburg** kann auf einfache Weise die Schlußfähigkeit der Venenklappen der V. saphena magna überprüft werden. Die Mündungsstelle der durch Beinhochlagerung entleerten Vene wird mit dem Daumen zunächst komprimiert und freigegeben, wenn der Patient aufgestanden ist. Eine schlagartige Füllung der Vene von proximal nach distal zeigt eine Klappeninsuffizienz an.
Auch mit der **Doppler-Sonde** kann eine Venenklappeninsuffizienz nachgewiesen werden, wenn es beim **Valsalva-Manöver** zu einem Reflux kommt. Mit dieser Methode kann die Refluxlänge gemessen und der distale Insuffizienzpunkt bestimmt werden. Auch insuffiziente Perforansvenen können bei subtiler Untersuchungstechnik zuverlässig lokalisiert werden, was für den Erfolg einer Operation ganz entscheidend ist. Die **Venenverschlußplethysmographie** gibt einen quantitativen Überblick über die Venendehnbarkeit. Funktionsuntersuchungen bedienen sich der dynamischen Venendruckmessung auf dem Fußrücken, um unter Einbeziehung von **Kompressionstests** Vorhersagen über den Erfolg einer geplanten Venenoperation treffen zu können. **Duplexsonographie** oder **Phlebographie** werden präoperativ zur exakten Lokalisation aller insuffizienten Perforansvenen durchgeführt. Darüber hinaus dokumentieren sie die freie Durchgängigkeit des tiefen Venensystems als wichtige Voraussetzung für eine Varizenoperation.

Komplikationen

In seltenen Fällen kann es zur Ruptur eines Varixknotens kommen, der zu erheblichem Blutverlust führen kann, aber einer manuellen Kompression gut zugänglich ist. Häufiger treten sehr schmerzhafte Entzündungen der Krampfadern (Varikophlebitiden) auf. Das therapeutische Vorgehen besteht in einer konsequenten Kompressionsbehandlung mit elastischen Binden und lokalen (selten auch peroral gegebenen) Antiphlogistika. Eine Immobilisierung ist zu vermeiden. Reicht die Varikophlebitis der V. saphena magna bis an den proximalen Oberschenkel (Abb. 20.2–3a), muß an das Übergreifen auf das tiefe Venensystem gedacht werden (Abb. 20.2–3b). In diesen Fällen erfolgt die Behandlung wie bei akuter Phlebothrombose. Wichtig ist, daß die äußerlich sichtbaren Entzündungszeichen meist

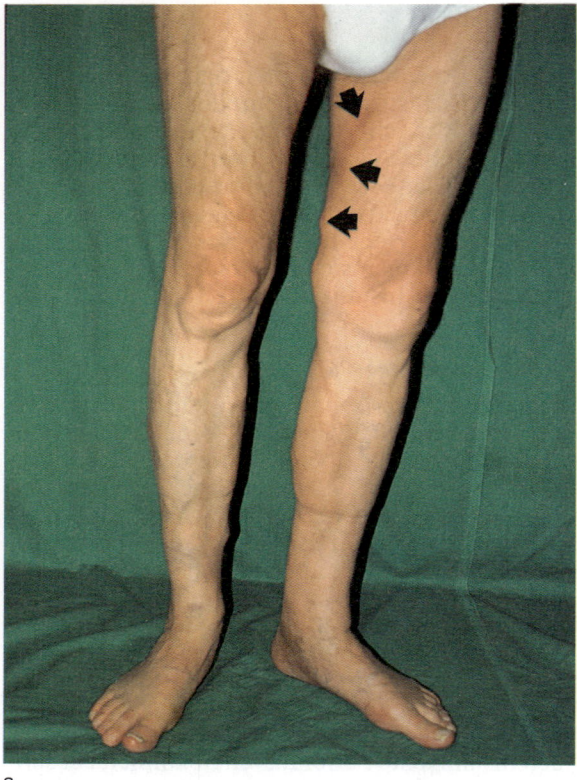

a

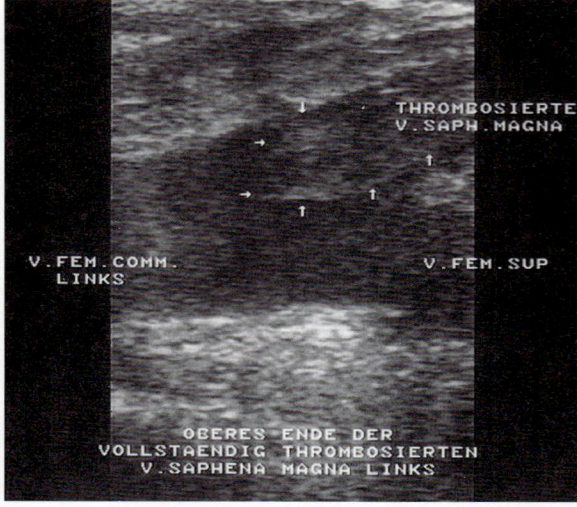

b

Abb. 20.2-3   Thrombosierte V. saphena magna links.
a) Geröteter, derber und sehr schmerzhafter Venenstrang.
Beachte auch das distale Ödem (Einschnürfurche der Socke).
b) Sonographische Darstellung. Der Thrombus reicht frei
flottierend in das tiefe Venensystem hinein.

nicht das ganze Maß der Phlebitisausdehnung widerspiegeln.

▽ Therapie

Die Basis stellen die bei allen Venenerkrankungen anzuwendenden **Allgemeinmaßnahmen** dar (siehe Tab. 20.2-1).
Weiter ist die suffiziente **Kompression** zur Verhinderung der venösen Stauung und Ausbildung einer chronischen venösen Insuffizienz notwendig. Ein Kompressionsverband mit elastischen Binden (Kurzzugbinden) ist nach Verödung und bei allen Komplikationen (Varikophlebitis, Ulcus cruris) angezeigt. Kompressionsstrümpfe werden in vier Kompressionsklassen mit steigendem Andruck verordnet (siehe Tab. 20.2-2). Die Akzeptanz von Kompressionsstrümpfen bei den Patienten ist nicht hoch. Eine adäquate Unterweisung durch den Arzt und der Hinweis, daß diese Therapie in der Lage ist, die Entwicklung einer chronischen venösen Insuffizienz zu verhindern, sind immer wieder notwendig. Die Kompressionsstrümpfe sollen bereits morgens im Bett angelegt werden. Auf exakten Sitz ist zu achten, gegebenenfalls muß eine Maßanfertigung (bei Kompressionsklasse IV obligatorisch) erfolgen.

Tab. 20.2-1   Allgemeine Verhaltensmaßregeln bei Venenerkrankungen

---

▶ Vermeiden von längerem Sitzen oder Stehen; möglichst ständiger Wechsel von Sitzen, Gehen und Stehen
▶ beim Sitzen häufige Hochlagerung der Beine
▶ nächtliche Hochlagerung der Beine (Steine unter das Fußende des Bettes)
▶ Entstauungsübungen, z. B. Hochlagerung der Beine und kreisende Fußbewegungen
▶ sinnvolle körperliche Betätigung, Radfahren, Schwimmen
▶ beim Duschen kalte Beingüsse
▶ Vermeidung übermäßiger Wärme
▶ möglichst keine oralen Kontrazeptiva
▶ Vermeidung von Übergewicht

Tab. 20.2-2   Indikationen zur Verordnung von Strümpfen verschiedenen Kompressionsgrades

---

▶ Klasse I: bei Schweregefühl in den Beinen, geringer Varikose ohne Ödemneigung, geringer Schwangerschaftsvarikose
▶ Klasse II: bei ausgeprägter Varikose mit Ödemneigung, posttraumatischen Schwellungszuständen, nach Varizenverödung oder -operation, bei stärkerer Schwangerschaftsvarikose, nach Phlebothrombosen
▶ Klasse III: bei schwerer Ödemneigung und chronischer venöser Insuffizienz 3. Grades
▶ Klasse IV: bei Lymphödemen

Eine **medikamentöse Behandlung** (z. B. Roßka-stanienextrakte oder lokale Salbenapplikation) braucht nicht durchgeführt zu werden.
Vor der Behandlung der Stauungsbeschwerden mit Diuretika muß ausdrücklich gewarnt werden.

Operative Verfahren wie die Varizenexhairese nach Babcock oder Crossektomie werden bei einer symptomatischen Stammvarikose angewendet. Nicht-variköse Segmente sind bei zunehmender Häufigkeit von koronaren Bypass-Operationen unter Verwendung von autologem Venenmaterial soweit wie möglich zu schonen.
Die Indikation zur Varizenverödung wird bei einer Seitenastvarikose und Restvarizen nach einer Operation gestellt. Durch die intravasale Injektion des Verödungsmittels kommt es durch Thrombose zur Obliteration der Varize.

Verlauf und Prognose

Die unbehandelte primäre Varikose entwickelt sich mit zunehmendem Lebensalter zu einer chronischen venösen Insuffizienz, die durch die genannte Basistherapie und eine suffiziente Kompressionsbehandlung, in bestimmten Fällen auch durch eine Sklerosierungsbehandlung oder Varizenoperation verhindert werden kann.

Differentialdiagnose

Insbesondere wenn operative Eingriffe geplant sind, muß eine sekundäre Varikose, die als **Kollateralkreislauf** nach durchgemachter Phlebothrombose fungiert, ausgeschlossen werden.

Das gelingt gelegentlich bereits anamnestisch, häufig sind zur Unterscheidung von der primären Varikose apparative Untersuchungen (Duplexsonographie, Plethysmographie, Phlebographie) notwendig.

20.2.2 Phlebothrombose

Die akute Thrombose betrifft meist die Beinvenen und tritt häufig bei Immobilisation, Operation oder bei vorgeschädigten Venen auf. Die antikoagulatorische Behandlung zielt darauf ab, ein Wachstum der Thrombose und Lungenembolien zu vermeiden. Die Thrombolyse will eine Entfernung des Thrombus erreichen, möglichst bevor es zu einer Schädigung der Venenklappen gekommen ist. Eine Operationsindikation ist nur bei einer Phlegmasia caerulea dolens gegeben.

Definition

Es handelt sich um die akute Verlegung der **tiefen Venenstrombahn** durch Blutgerinnsel. Auch sie betrifft ganz überwiegend die unteren Extremitäten.

Unterschieden werden die häufigen, von den Wadenvenen ausgehenden aszendierenden und die von den Beckenvenen ausgehenden deszendierenden Thrombosen. Im Hinblick auf therapeutische Konsequenzen und Entwicklung eines postthrombotischen Syndroms ist es angezeigt, isolierte Wadenvenenthrombosen von Unterschenkel-/Oberschenkelvenenthrombosen und Dreietagenthrombosen mit zusätzlichem Befall der Beckenetage zu unterscheiden.

Kasuistik

Ein 65jähriger Zahnarzt kommt mit atemabhängigen Schmerzen und Luftnot sowie Hustenattacken zur Aufnahme. Bereits vor 10 Jahren hat er eine rechtsseitige Beckenvenenthrombose durchgemacht. Eine Kompressionsbehandlung ist gelegentlich durchgeführt worden; das rechte Bein ist seit mehreren Jahren im Vergleich zur Gegenseite 5 cm umfangsvermehrt. Jetzt hat er keinerlei Beinbeschwerden.
Bei der **klinischen Untersuchung** sind die Zeichen der chronischen venösen Hypertension mit Corona phlebectatica paraplantaris und deutlicher Hyperpigmentierung des rechten Innenknöchels zu sehen; klinische Hinweise für eine akute Phlebothrombose finden sich nicht. Die **aszendierende Beinphlebographie** ergibt rechts den Befund alter postthrombotischer Veränderungen und linksseitig eine floride aszendierende Beinvenenthrombose mit einem langen Thrombuszapfen in der Vena femoralis (siehe Abb. 20.2-4). Das **EKG** zeigt eine Rechtsherzbelastung. Die **Röntgenaufnahme der Lungen** zeigt im linken Unterfeld eine verminderte Gefäßzeichnung (siehe Abb. 20.2-5). Ventilations- und perfusionsszintigraphisch ergeben sich multiple Perfusionsdefekte. Der arterielle PO_2 ist auf 45 mmHg abgesunken. Die **Pulmonalisangiographie** bestätigt dann das Vorliegen von rezidivierenden Lungenembolien (siehe Abb. 20.2-6). Da eine fibrinolytische Be-

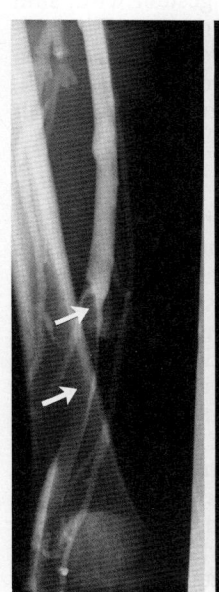
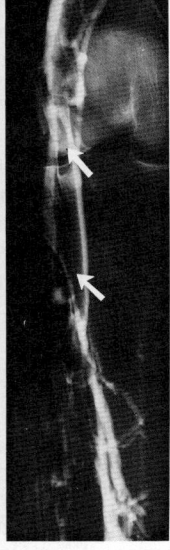

Abb. 20.2-4   Akute Beinvenenthrombose mit dickem Thrombuszapfen in der V. femoralis.

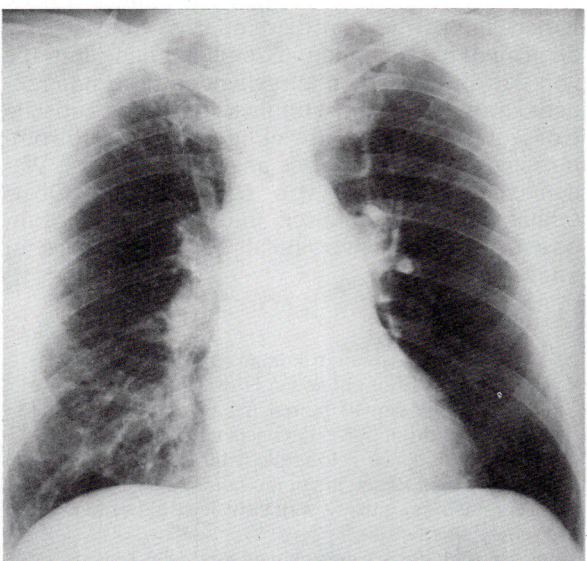

Abb. 20.2-5   Thoraxübersichtsaufnahme mit prominenten Pulmonalgefäßen (beidseits), aber deutlicher Gefäßrarefizierung im linken Unterfeld.

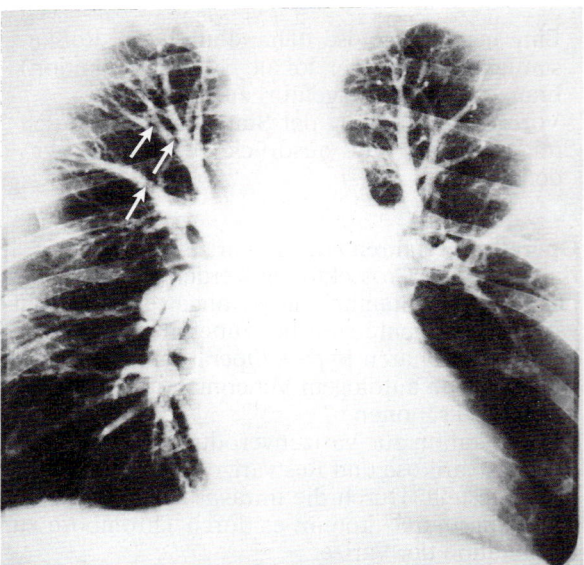

Abb. 20.2-6   Pulmonalisangiographie mit vollständigem Perfusionsausfall des linken Unterlappens und frischen thrombembolischen Auflagerungen rechtsseitig (Pfeile).

handlung wegen eines floriden Ulcus ventriculi nicht möglich ist, wird eine intravenöse Antikoagulanzienbehandlung mit Heparin eingeleitet. Dennoch treten klinisch weitere Lungenembolien auf, so daß der Patient mit einem Kavaschirm (siehe Abschnitt Therapie) versorgt werden muß. Im weiteren Verlauf erfolgt eine Einstellung auf orale Antikoagulation mit Dicoumarol und Versorgung mit einer Kompressionsstrumpfhose.

Epidemiologie

Da die Diagnose einer Phlebothrombose nur in der Hälfte der Fälle klinisch korrekt gestellt wird, sind epidemiologische Daten häufig ungenau. Die Inzidenz wird bei Frauen auf 2–3 pro 1000 geschätzt, jüngere Männer sind seltener betroffen. Das Risiko, eine Rezidivthrombose zu erleiden, beträgt ein Vielfaches.

Ätiologie

Die Virchow-Trias (1852) von Blutstockung, Gefäßveränderung und Blutveränderung steht weiter im Mittelpunkt der ätiologischen Überlegungen. Eine Verlangsamung der Strömungsgeschwindigkeit bedingt eine höhere Gerinnungsneigung des Blutes. Sie wird vor allem bei Immobilisation, aber auch bei Varikosis, Lähmungen, Frakturen, deutlichen Abflußbehinderungen, Gravidität, höherem Lebensalter oder Rechtsherzinsuffizienz beobachtet. Die Veränderung der Gefäßwand kann entzündlich, degenerativ, traumatisch oder allergisch bedingt sein. Veränderungen in der Zusammensetzung des Blutes sind der dominierende Faktor bei Polyzythämie oder Polyglobulie und Hämokonzentration, ebenso bei einer Thrombozytose. Eine Hyperkoagulabilität kann auf angeborenen oder erworbenen Mangelzu-

ständen (z. B. Antithrombin-III-Mangel, Protein-C- oder Protein-S-Mangel) beruhen. Postoperativ werden häufig Fibrinogenanstiege und Thrombozytosen beobachtet, und die damit verbundene Steigerung der Plasmaviskosität ist ein zusätzlicher thrombogener Faktor. Bei jeder Gewebsverletzung, insbesondere bei Operationen, werden zudem prokoagulatorische Substanzen, wie Gewebsthromboplastin freigesetzt (vgl. Kapitel 5.10).

Trotz eingehender Untersuchungen bleibt die Ätiologie einer Phlebothrombose in etwa $^1/_3$ der Fälle unklar. Äußere Umstände und Krankheiten, die zusammen mit einem gehäuften Auftreten von Phlebothrombosen beschrieben sind, gehen aus Tabelle 20.2-3 hervor.

Eine eindeutige positive Korrelation besteht zwischen dem Auftreten einer Phlebothrombose und dem Alter des Patienten, Übergewichtigkeit, chroni-

---

Tab. 20.2-3   Risikofaktoren für Phlebothrombosen

▶ anamnestisch venöse Thrombembolien
▶ Herzkrankheiten
  – kongestive Kardiomyopathie
  – Vorhofarrhythmien
▶ Krebserkrankungen
  – Lunge, Abdominalorgane
▶ Operationen, Verletzung des Beckens und der Beine
▶ Schwangerschaft und Wochenbett
▶ Östrogeneinnahme (insbesondere in Kombination mit Nikotinkonsum)
▶ Immobilisation, Plegien
▶ Alter (gewöhnlich assoziiert mit Herz- oder Krebserkrankungen)

schen kardiopulmonalen Krankheiten und Dauer einer Immobilisation.

> Immobilisierung nach Herzinfarkt oder Schlaganfall und größere abdominalchirurgische, urologische und besonders orthopädische Operationen sind mit einem ausgesprochen hohen Risiko (bis 60%) einer tiefen Beinvenenthrombose belastet, das eine konsequente Thromboseprophylaxe bei jedem Patienten notwendig macht.

Orale Kontrazeptiva gelten als weiterer Risikofaktor. Verantwortlich ist die Östrogenkomponente, wobei durch Reduktion des Östrogengehalts (< 50 µg, „Minipille") eine Risikominderung im Vergleich zur höheren Dosierung festzustellen ist.
Bekannt ist die hohe Inzidenz (bis zu 30%) der Phlebothrombose bei Neoplasien, wobei sie sich oft als erstes Symptom der Erkrankung zeigt. Sie ist häufig mit Magen-, Bronchial- und Urogenitalkarzinomen vergesellschaftet. Deshalb ist bei Phlebothrombose ungeklärter Genese immer nach dem Vorliegen eines okkulten Tumorleidens zu fahnden, das bei rund 6% der Patienten erst im weiteren Verlauf entdeckt wird.

Pathogenese

Jede Stase im Venensystem führt zu einer Funktionsänderung des zuvor intakten Endothels. Als thrombosebegünstigender Faktor wird eine Überdehnung der Venenwände bei gleichzeitiger lokaler Stase diskutiert. Für die Kombination von Wand- und Strömungsfaktoren sind die Venen der Soleus-Gruppe, aber auch die übrigen tiefen Wadenvenen und die Klappentaschen der V. femoralis superficialis prädisponiert. Durch Abwinklung einer Gliedmaße werden vor allem die Niederdruckgefäße komprimiert. Ab einem Kniegelenkwinkel von 90° sind beim Gefäßgesunden eine Erhöhung des Venendrucks und eine Verlangsamung der Blutströmung nachweisbar. Hierdurch können die sogenannten Reisethrombosen erklärt werden, die nach längeren Flugreisen („economy class syndrome") und Autofahrten auftreten können. Der mit zunehmendem Lebensalter nachlassende Venenwandtonus führt ebenfalls zu einer vermehrten Stase des Blutes, so daß die Kombination mit verminderter Strömungsgeschwindigkeit erklärt, warum die älteren Patienten häufiger eine Thrombose erleiden. Auch erhöhte Östrogenspiegel führen unter anderem zu einer Minderung des Venentonus.
Die überwiegende Zahl der Phlebothrombosen findet in den Wadenvenen ihren Ausgangspunkt. Mangelt es an einer Behandlung, kommt es im weiterenVerlauf zu einer Appositionsthrombose mit Befall der V. poplitea, V. femoralis und V. iliaca. Das linke Bein ist fast doppelt so häufig wie das rechte von einer Phlebothrombose betroffen. Das wird auf zwei anatomische Besonderheiten zurückgeführt, die eine Strömungsbehinderung bewirken. Zum

einen komprimiert die rechte A. iliaca communis die linke V. iliaca communis im normalen anatomischen Situs (Überkreuzungsphänomen). Zum anderen findet sich bei etwa 20% der Menschen eine bindegewebige Endothelveränderung (der sog. Venensporn nach May) kurz vor Einmündung der V. iliaca in die V. cava inferior. Hierdurch wird häufig eine deszendierende Phlebothrombose verursacht.
Den endothelvermittelten antithrombogenen Eigenschaften stehen die hauptsächlich im Blut zu findenden thrombogenen Mechanismen gegenüber. Endothel inaktiviert verschiedene aktive Gerinnungsfaktoren im intrinsischen und extrinsischen System durch Aktivierung von Protein C zu Protein C_a sowie durch Synthese und Freigabe von Antithrombin III. Insbesondere das am Kapillarendothel gebundene Antithrombin III eliminiert Thrombin und reduziert so die latente Gerinnungsbereitschaft. Bereits gebildetes Fibrin wird durch den Plasminogenaktivator lysiert, der vom Endothel – besonders durch Thrombin stimuliert – in den intravasalen Raum abgegeben wird. Diese endogene Lyse setzt jedoch intaktes Endothel voraus, während bei Endothelläsionen sogar Inhibitoren des Plasminogenaktivators in den Lysevorgang hemmend eingreifen. Die Zerstörung des Endothels erhöht zum einen durch Reduzierung der endothelvermittelten Antithrombogenität die Thrombosegefahr, zum anderen wird die subendotheliale Matrix freigelegt, an der es über Kontaktaktivierung des Faktors XII zum Start der intrinsischen Gerinnungskaskade kommt. Eindringender Gewebeaktivator katalysiert das extrinsische Gerinnungssystem. Auch die Thrombozyten, deren Effekt autokatalytisch verstärkt wird, greifen stimulierend in die Gerinnungskaskade ein, an deren Ende die Bildung des Fibrinthrombus steht. Bei begleitender Stase akkumulieren die thrombogenen Faktoren. Die Clearancefunktion des verbleibenden intakten Endothels kann bei mangelnder Perfusion nicht greifen.

Pathophysiologie

Bei akuter Verlegung einer Vene fehlen funktionstüchtige Kollateralen. Je proximaler der Verschluß ist, desto höher ist das drainierende Blutvolumen und desto stärker sind die klinischen Symptome. Es folgt eine Druckerhöhung in allen abflußbehinderten Venen, die sich nach distal bis in das Kapillargebiet fortsetzt. Dort kommt es zu einer Veränderung des Gleichgewichts zwischen Filtration und Rückresorption.

🅢 Symptome

> Beschwerden und klinische Symptome sind in der Initialphase so wenig charakteristisch, daß es nur in 50% gelingt, ohne zusätzliche apparative Untersuchungen die Diagnose zu stellen. Insbesondere isolierte Wadenvenenthrombosen entgehen häufig der klinischen Diagnostik.

Die Beschwerden umfassen spontane, durch Hochlagerung zu bessernde oder belastungsabhängige Schmerzen, einen Druckschmerz im Bereich der Innenseite des Fußes **(Payr-Zeichen)** und im Verlauf der befallenen Venen, einen Wadenschmerz bei Dorsalflexion des Fußes **(Homans-Zeichen)** und eine verstärkte Zeichnung oberflächlicher Venen (Warnvenen).

Im weiteren Verlauf treten eine Schwellung mit lokaler Überwärmung und Überdehnung der Haut (Glanzhaut) sowie eine Zyanose, die häufig nur im Stehen sichtbar ist, auf.

> Eine sichtbare Umfangsvermehrung des Beines ist immer ein Zeichen für eine fortgeschrittene Thrombosierung unter Einbeziehung von zumindest der V. poplitea und V. femoralis.

Bei ambulant erworbenen Thrombosen des nicht-immobilisierten Patienten gelten der Wadenschmerz auf Druck **(Meyer-Zeichen)** oder bei Aufblasen einer Blutdruckmanschette **(Lowenberg-Zeichen)** als zuverlässigste Tests.

Die klinische Diagnose einer Subklaviavenenthrombose fällt nicht schwer: Der Arm ist livide geschwollen, schmerzt, und bald zeigt sich eine verstärkte oberflächliche Venenzeichnung.

D **Diagnostik**

> Bei klinischem Verdacht auf eine Phlebothrombose sind die apparativen Untersuchungen zur Sicherung der Diagnose umgehend durchzuführen, da der Erfolg aller therapeutischen Maßnahmen entscheidend vom Alter der Thrombose abhängt.

Eine etwa bestehende Umfangsdifferenz ist als Verlaufsparameter in der Krankenakte zu dokumentieren.

Dopplersonographisch fallen über den thrombosierten Venen fehlende Atemmodulation der Strömungssignale und fehlender Strömungsstopp beim Valsalva-Manöver oder gänzlich fehlende Signale auf (siehe Abb. 20.2-7). Die Sensitivität und Spezifität dieser Methode sind für die Oberschenkel- und Beckenetage ausreichend, für den Unterschenkelbereich hingegen ungenügend. **Duplexsonographisch** sind die Venen nicht komprimierbar oder weiten sich beim Valsalva-Manöver nicht auf (siehe Abb. 20.2-8).

Verschlußplethysmographisch läßt sich die Behinderung des venösen Abstroms quantifizieren, wenn es sich um eine Oberschenkel- oder Beckenvenenthrombose handelt.

> Im Zweifelsfall sollte man sich immer der validesten Methode, der aszendierenden Phlebographie, bedienen, die regelmäßig beidseitig durch-

zuführen ist, da häufig ein Befall beider Beine vorkommt.

Komplikationen

Bei kompletter, sich foudroyant entwickelnder Thrombosierung aller Venen einer Extremität kann es zu so heftiger Ödembildung kommen, daß die ar-

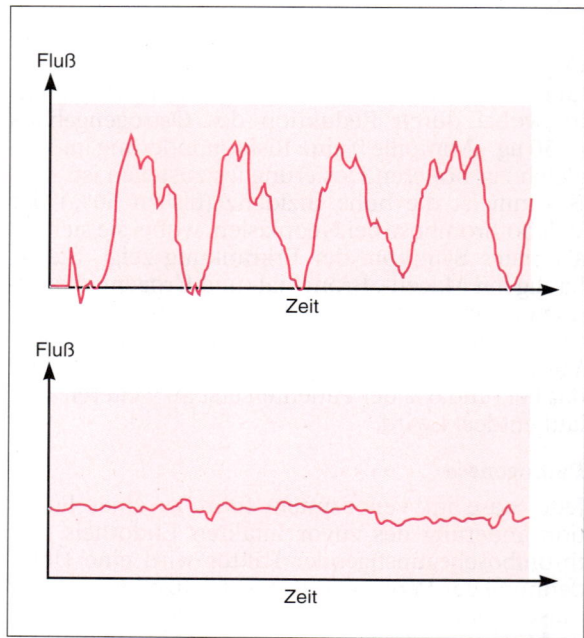

Abb. 20.2-7   Dopplersonographisch registrierte Flußkurven der V. femoralis; oben normaler Befund mit atemmoduliertem Strömungssignal und Strömungsstopp spätinspiratorisch; unten Befund einer Beckenvenenthrombose mit niedrigem, nicht atemabhängigem Signal.

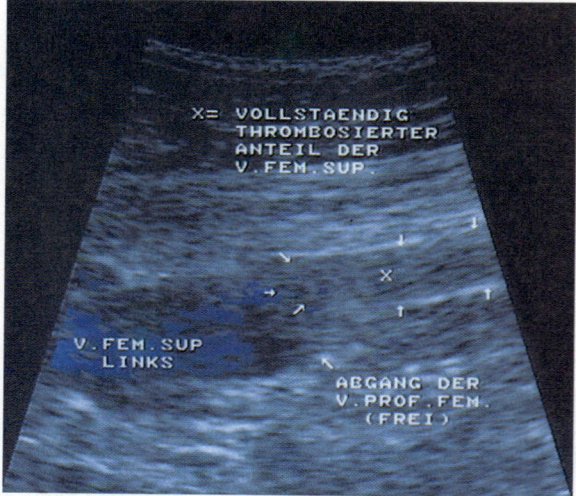

Abb. 20.2-8   Farbdopplerbefund einer Thrombose der V. femoralis mit fehlendem Flußnachweis und echoreichem Material im Venenverlauf.

terielle Blutzufuhr abgedrosselt wird (**Phlegmasia caerulea dolens**). In einem solchen Fall imponiert die erheblich geschwollene, aber kalte Extremität, die Patienten leiden unter extremen Schmerzen. Nicht therapiert, stellen sich schnell eine hypoxische Blasenbildung und eine venöse Gangrän ein.

> Therapie der Wahl ist eine sofortige operative Thrombektomie.

Das Risiko, eine **Lungenembolie** zu erleiden, hängt deutlich vom Sitz des Thrombus ab. Sie stammt zu drei Vierteln aus Iliakal- oder Femoralvenenthrombosen, zu einem Viertel aus der V. poplitea und nur sehr selten aus Wadenvenen.
Thrombosen der oberen Extremitäten und oberflächliche Venenentzündungen (Thrombophlebitiden) neigen so gut wie nie zur Embolisierung.
Im Phlebogramm vom Kontrastmittel umspülte Thromben sind besonders emboliträchtig.

> Lungenembolien bleiben oft klinisch stumm oder zeigen uncharakteristische Symptome wie Fieber oder Pulsanstieg; die typischen Zeichen
> ▶ Dyspnoe, Tachypnoe
> ▶ atemabhängige Pleuraschmerzen
> ▶ Husten, Hämoptysen
> ▶ Zyanose
> ▶ Tachykardie, Rhythmusstörungen
> ▶ Halsvenenstauung
> manifestieren sich, wenn es durch mehrzeitige Embolien oder eine foudroyant verlaufende massive Lungenembolie zu einer kritischen Verlegung der Lungenstrombahn kommt (siehe auch Kap. 22.8).

Bei klinischem Verdacht sind die **diagnostischen Möglichkeiten** voll auszuschöpfen:
▶ arterielle Blutgasanalyse (pO_2 erniedrigt, meist auch pCO_2 bei Hyperventilation vermindert)
▶ Röntgen-Aufnahme des Thorax (Zwerchfellhochstand, Pleuraerguß, Atelektase)
▶ EKG (rechtsventrikuläre Repolarisationsstörungen, S_1-Q_3-Typ, Rechtsschenkelblock, P pulmonale)
▶ Echokardiographie (vergrößerter rechter Ventrikel, paradoxe Septumbewegung mit Wölbung des Septums während der Systole in den linken Ventrikel)
▶ Lungenperfusions- und Lungenventilationsszintigraphie (segmentale Perfusionsdefekte bei erhaltener Ventilation)
▶ Pulmonalisangiographie (sicherer Nachweis der Perfusionsdefekte).
Die **Therapie** umfaßt in Abhängigkeit vom Schweregrad der Lungenembolie Antikoagulation, Fibrinolyse und Embolektomie. Der Verlauf ist durch die Entwicklung von Infarktpneumonien und einer pulmonalen Hypertonie geprägt; die Letalität

einer fulminanten Lungenembolie beträgt bis zu 80%.

▼ Therapie

Besonderes Augenmerk ist auf eine ausreichende **Thromboseprophylaxe** bei immobilisierten Patienten zu richten: Frühmobilisierung, Bewegungsübungen, intermittierende Kompression, Kompressionsstrümpfe. Die wirksamste medikamentöse Prophylaxe stellt die subkutane Applikation von Heparin in niedriger Dosierung dar.
Ist eine Beinvenenthrombose aufgetreten, muß der Patient Bettruhe halten; lediglich die isolierte Wadenvenenthrombose braucht nicht immoblisiert zu werden.

> Alle intramuskulären Injektionen sind vor einer möglichen fibrinolytischen Therapie verboten.

Therapeutisches Ziel ist zunächst die **Verhinderung einer Lungenembolie und des Fortschreitens der Thrombose;** hierzu muß eine Antikoagulation mit **intravenöser Gabe von Heparin** eingeleitet werden, die individuell anhand der Verlängerung der partiellen Thromboplastinzeit (PTT) dosiert werden muß (Verlängerung auf das 1,5–2fache des Normwerts). Nach etwa 5 Tagen kann überlappend auf die **orale Antikoagulation mit Dicoumarol** übergegangen werden, das individuell anhand des Quick-Wertes eingestellt wird. Die intravenöse Heparintherapie wird erst dann beendet, wenn der Quick-Wert im therapeutischen Bereich ist. Die Medikation wird zur Verhinderung der ansonsten häufigen Rezidivthrombosen nach erster Thrombose für sechs Monate gegeben; nach einer Rezidivthrombose oder Lungenembolie sollte die Therapie möglichst langfristig durchgeführt werden, sofern sich keine Kontraindikationen (siehe Tab. 20.2-4) ergeben.
Als **Nebenwirkungen** einer Heparinbehandlung können – abgesehen von Blutungen – eine Thrombozytopenie, passagere Erhöhung der Transaminasen und eine Osteoporose auftreten; werden Kombinationspräparate mit Dihydroergotaminzusatz verwendet, muß mit schweren vasospastischen Reaktionen gerechnet werden. Bei Dicoumarolmedikation ist mit Interferenzen mit anderen Medikamenten, insbesondere Lipidsenkern, zu rechnen.

Tab. 20.2-4   Wichtige Kontraindikationen gegen eine Antikoagulanzienbehandlung mit Dicoumarol

▶ hämorrhagische Diathese
▶ schwere, nicht eingestellte Hypertonie
▶ floride Magen-, Darmulzera
▶ schwere Leber- und Nierenschäden
▶ fortgeschrittene Zerebralsklerose
▶ Retinopathie mit Blutungsgefahr (Diabetes, Hypertonie)
▶ maligne Grunderkrankung
▶ Schwangerschaft

Selten tritt zu Beginn der Behandlung eine Kuma-rinnekrose der Haut auf. Die gleichzeitige Medikation mit potentiell ulzerogenen Präparaten (Acetylsalicylsäure, nichtsteroidale Antiphlogistika) ist zu vermeiden.

Kommt es trotz adäquater antikoagulatorischer Behandlung zu einer Lungenembolie, ist die Blokkade der infrarenalen V. cava durch Implantation eines Kavaschirmes, der meist transjugulär eingeführt und infrarenal entfaltet wird, oder eines Kavaclips, der die infrarenale Vena cava inferior von extern verschließt und einen operativen Eingriff erfordert, indiziert.

Das Ziel einer **fibrinolytischen Behandlung** ist auf die **Auflösung von Thromben unter Erhaltung der Venenklappen** gerichtet. Bei rechtzeitigem Einsatz kann das Risiko, ein postthrombotisches Syndrom zu erleiden, deutlich gemindert werden. Liegen zwischen Thrombosebeginn und Behandlung bis zu 6 Tage, kann in 70% mit einer kompletten Lysierung gerechnet werden, nach 1–3 Wochen jedoch nur in gut 20%. Unter den verschiedenen Schemata zur Fibrinolyse hat sich die ultrahochdosierte Streptokinasetherapie (9 Mio. Einheiten/6 h) besonders bewährt. Die Kontraindikationen einer fibrinolytischen Therapie (vgl. Tab. 20.1-17) sind streng zu beachten; in jedem Einzelfall sollte eine Risiko-Nutzen-Analyse erfolgen. Auch nach Thrombolyse wird eine Antikoagulation, zunächst mit Heparin, dann mit Dicoumarol, durchgeführt. Nach jeder Beinvenenthrombose wird ein Kompressionsstrumpf verordnet.

> Eine Operationsindikation bei tiefer Beinvenenthrombose besteht lediglich bei einer Phlegmasia caerulea dolens.

Verlauf und Prognose

Jeder Patient mit durchgemachter Thrombose ist gefährdet, ein Rezidiv zu erleiden. In Phasen der Immobilisierung ist deshalb auf eine konsequente Thromboseprophylaxe zu achten. Ist durch die Thrombose eine Schädigung der Venenklappen eingetreten, muß mit der Entwicklung eines postthrombotischen Syndroms gerechnet werden (vgl. Kap. 20.2.3).

Differentialdiagnose

Posttraumatische Schwellungen, Lymphödem und **Kompression** der Vene von außen, zum Beispiel durch eine Baker-Zyste des Kniegelenks oder Tumor, können sich mit einem ähnlichen Beschwerdebild präsentieren. Die Abgrenzung zur Phlebothrombose gelingt durch Doppler-Sonographie und Phlebographie. Leicht zu unterscheiden ist die häufig vorkommende oberflächliche Venenentzündung, die **Thrombophlebitis;** sie imponiert als strangförmige, druckdolente und gerötete Verhärtung im Verlauf einer oberflächlichen Vene. Sie entsteht an den Armen oft iatrogen nach Infusionen;

ätiologisch sind außerdem eine **Phlebitis migrans** bei Thrombangitis obliterans (vgl. Kap. 20.1.4) oder eine paraneoplastische Phlebitis zu bedenken. Die Therapie besteht in einem Kompressionsverband und einer antiphlogistischen Behandlung; da kein Embolierisiko besteht (Ausnahme: Übergreifen auf das tiefe Venensystem, siehe Abb. 20.2-3), ist eine Immobilisierung nicht indiziert.

20.2.3 Chronische venöse Insuffizienz (CVI)

Die CVI als Folgeerkrankung von Veränderungen des tiefen und oberflächlichen Venensystems ist aufgrund ihrer Häufigkeit von erheblicher sozialmedizinischer Bedeutung. Die Behandlung erstreckt sich auf die allgemeinen Verhaltensmaßregeln und eine ausreichende Kompressionsbehandlung. Gelegentlich können operative Eingriffe oder eine Verödungsbehandlung die Beschwerden lindern. Medikamente spielen in der Behandlung der CVI keine Rolle.

Definition

Die CVI wird als Sammelbegriff für eine klinische Symptomatik verwendet, der eine ambulatorische venöse Hypertension (Bluthochdruck im Stehen und Gehen im nur für niedrige Drucke ausgelegten Venensystem) zugrunde liegt und die deshalb nur an den unteren Extremitäten auftritt.

Kasuistik

Im Wochenbett nach zweiter Entbindung machte die jetzt 65jährige Patientin eine Beckenbeinvenenthrombose durch, die mit Heparin behandelt wurde. Seit dieser Zeit besteht eine in den letzten Jahren immer weiter zunehmende Schwellung des rechten Beines mit einer Umfangsdifferenz von zuletzt 5 cm im Bereich der Waden. Eine Kompressionsbehandlung ist nie konsequent durchgeführt worden. Die Patientin hat unter Stauungsbeschwerden zu leiden, besonders in den Abendstunden und bei heißer Witterung. Im Laufe der Jahre haben sich Pigmentveränderungen im rechten Innenknöchel eingestellt; an dieser Stelle ist es jetzt zu einem Ulkus gekommen. Unter einer fachgerechten Kompressionsbehandlung gelingt eine langsame Abheilung; die Patientin wird mit einem **Kompressionsstrumpf** versorgt.

Epidemiologie

Die Prävalenz bei Berufstätigen liegt bei 15%. Ein Ulcus cruris als schwerste Ausprägung einer CVI tritt bei ca. 1% – davon bei einem Drittel der Patienten bereits vor dem 44. Lebensjahr, bei der Hälfte der Patienten vor dem 54. Lebensjahr – auf. Es ist durch häufige Rezidive gekennzeichnet. Ulkuspatienten sind im Vergleich mit einer gleichaltrigen Bevölkerung häufig familiär mit Venenerkrankungen belastet, haben Übergewicht und sind Multiparae. Bei tiefer Venenthrombose muß nach 5 Jahren in einem Viertel der Fälle mit Ausbildung einer CVI gerechnet werden.

Ätiologie und Pathogenese

Der CVI können vier pathophysiologisch wichtige Veränderungen zugrunde liegen:
▶ eine Obstruktion oder Klappeninsuffizienz der tiefen Venen nach Phlebothrombose
▶ Perforansinsuffizienzen
▶ oberflächliche Varikose mit Insuffizienz einzelner oder mehrerer Stämme
▶ insuffiziente Wadenmuskelpumpe (z.B. bei einem paretischen Bein).

Der **Pathomechanismus** ist bei allen Formen ähnlich: Der Klappeninsuffizienz folgen eine periphere Hypervolämie und eine venöse Hypertonie im Stehen mit permanentem Hin-und-her-Pendeln von Blut in den Venen und Venolen (vgl. auch Abb. 20.2-1). Daraus resultiert eine Kapillarerweiterung mit Deformierung und Rarefizierung. Wenn verstärkt Proteine durch die Gefäßwand austreten, kommt es bei gestörter lokaler Fibrinolyse zur Ausbildung von unlöslichen perikapillären Fibrinmanschetten, die eine Diffusionsbarriere für Sauerstoff darstellen. Hierdurch sind lokale Hypoxie, Zelltod und Ausbildung des Ulkus vorprogrammiert (siehe Abb. 20.2-9).

Die klinischen Symptome sind streng mit dem Ausmaß der Venenklappenschädigung korreliert. Isolierte Beckenvenenthrombosen hinterlassen auch nach Jahren kaum je ein Ulcus cruris. Isolierte Wadenvenenthrombosen führen ebenfalls selten – und dann nur mit großer zeitlicher Latenz von über 10 Jahren – zum Ulkus.

> Die größten Ulkusraten finden sich nach Mehretagenthrombosen unter Einschluß von Waden-, Oberschenkel- und Beckenvenen.

S Symptome

Vorwiegend bestehen sie in Schweregefühl, Müdigkeit und Schmerzen nach längerem Gehen oder Stehen. Nach klinischem Befund wird folgende Stadieneinteilung vorgenommen:
▶ **Stadium I:** Stauungszeichen am Fuß, Corona phlebectatica paraplantaris, Zyanose, Stauungsflecken
▶ **Stadium II:** trophische Veränderungen mit Pigmentverschiebungen (Hämosiderose), Induration der Haut (Dermatosklerose) und Depigmentierungen (Atrophie blanche) an typischer Stelle am Innenknöchel (siehe Abb. 20.2-10 und Abb. 20.2-11)
▶ **Stadium III:** florides oder abgeheiltes Ulkus (siehe Abb. 20.2-12).

D Diagnostik

Der Frage nach der Durchgängigkeit des tiefen Venensystems wird dopplersonographisch und plethysmographisch nachgegangen; die Frage nach einer Klappeninsuffizienz mit der dopplersonographischen Refluxprüfung bei Valsalva-Manöver oder manueller Kompression beantwortet. Einen Überblick über das Ausmaß der CVI und insbesondere die Möglichkeiten einer Linderung durch chirurgische Eingriffe gibt die Venendruckmessung unter Belastungsbedingungen.

T Therapie

Einer suffizienten **Kompressionsbehandlung** mit Strümpfen oder beim Ulcus cruris mit Verbänden und Pelotten zur exakten Verteilung des Andrucks kommt besondere Bedeutung zu. Die allgemeinen Verhaltensmaßregeln (vgl. Tab. 20.2-1) zur Verhinderung der Progression der Erkrankung sind zu beachten.

> Eine perorale medikamentöse Therapie kann vernachlässigt werden, vor zu großzügigem Umgang mit Externa in der Behandlung des Ulkus muß gewarnt werden, da regelmäßig eine Allergisierung eintritt.

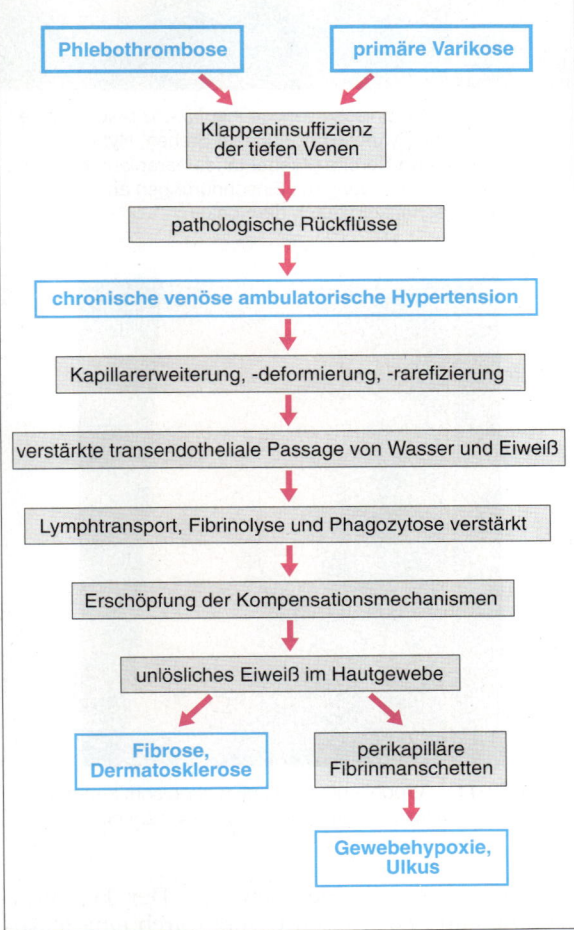

Abb. 20.2-9 Pathogenese der chronischen venösen Insuffizienz (nach Partsch).

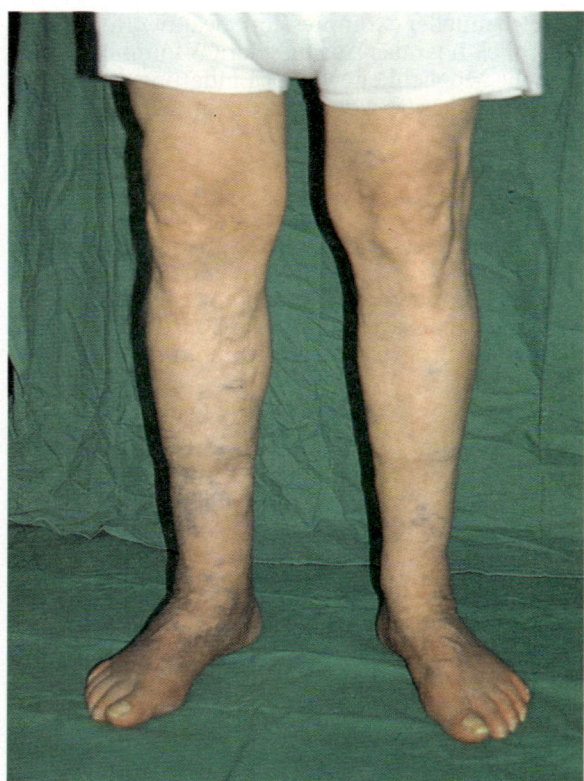

Abb. 20.2-10   Chronische venöse Insuffizienz beider Beine im Stadium II mit Zyanose der Füße im Stehen, Hyperpigmentierung und Corona phlebectatica paraplantaris rechts sowie Ödembildung mit Einschnürungen an den distalen Unterschenkeln durch die Socken.

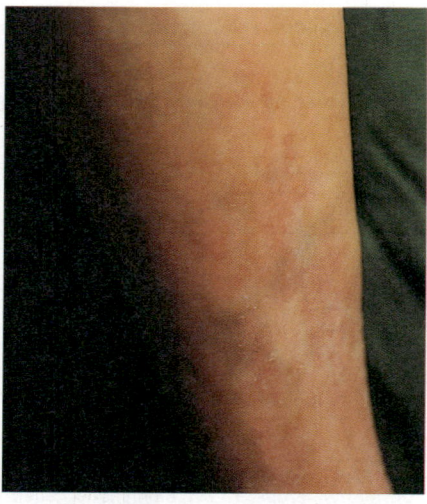

Abb. 20.2-11   Atrophie blanche (mikroskopisch: kaum Kapillaren nachweisbar) am distalen Unterschenkel.

Zinksalbe hat sich hier bewährt. Der Heilungsvorgang kann bei großen Ulzera durch eine **plastische Deckung** beschleunigt werden. Hat sich aufgrund der Venendruckmessung die Möglichkeit

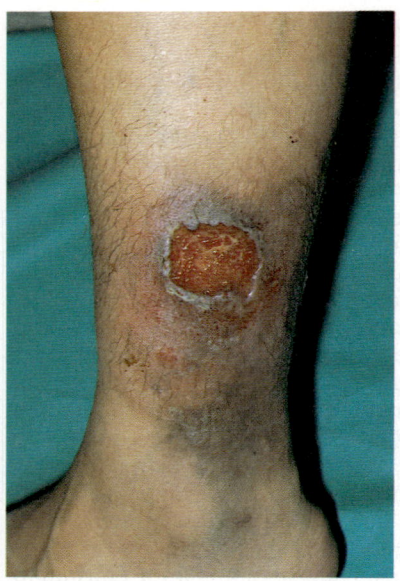

Abb. 20.2-12   Unter Kompressionstherapie granulierendes Ulcus cruris venosum am Innenknöchel nach Becken-Bein-Venen-Thrombose vor 3 Jahren; deutliche Hyperpigmentation der umgebenden Haut.

einer hämodynamischen Verbesserung dargestellt, sollte eine **Unterbindung** entsprechender **Perforansvenen** oder eine **Sklerosierung** durchgeführt werden. Ein operativ-revaskulierender Eingriff führt am Venensystem nicht zum Erfolg. Allenfalls kann bei einem relevanten Strömungshindernis im Beckenbereich eine Bypass-Operation zur kontralateralen Leiste durchgeführt werden (Palma-Operation), wenn es nicht schon zur Ausbildung von entsprechenden natürlichen Kollateralkreisläufen (siehe Abb. 20.2-13) gekommen ist (Spontan-Palma).

Verlauf und Prognose

Die Erkrankung ist durch häufige Rezidive gekennzeichnet, besonders wenn die Kompressionsbehandlung zur Vermeidung der venösen Hypertonie nicht konsequent durchgeführt wird. Die Haut um ein Ulkus kann allergische Veränderungen durch Applikation von Salben aufweisen und damit einer Granulation entgegenwirken. Bei nicht einwandfreier Wundbehandlung sind bakterielle Keimbesiedlungen nicht selten, die dann entsprechende antibiotische Behandlung notwendig machen.

Differentialdiagnose

Knapp drei Viertel der Ulcera cruris sind durch eine CVI bedingt. In 7% sind arterielle, in 15% gemischt arteriovenöse Durchblutungsstörungen die Ursache.

Therapieresistenz deutet immer auf eine arterielle Mitbeteiligung hin und sollte Anlaß zu erweiterter angiologischer Diagnostik sein (vgl. Kap. 20.1.1).

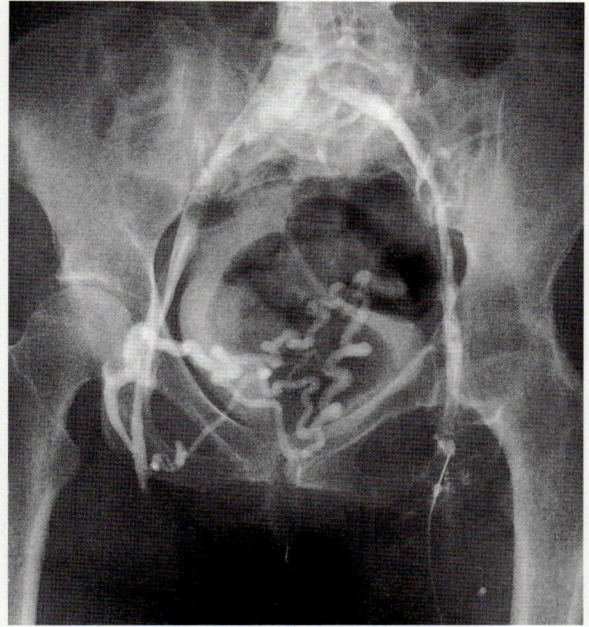

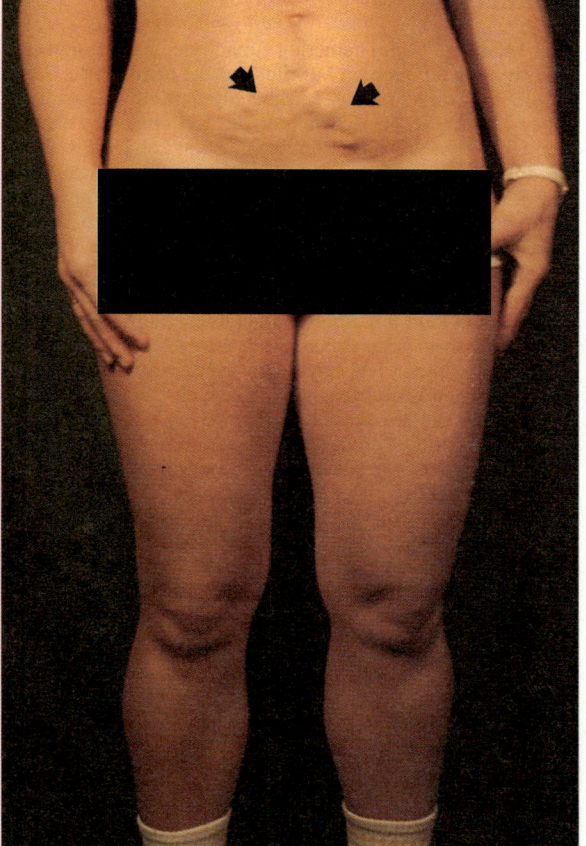

a

b

Abb. 20.2-13   Phlebographie einer Patientin, die vor zwei Jahren eine linksseitige Beckenvenenthrombose erlitten hat (a). Das Kontrastmittel, das direkt in die V. femoralis links appliziert wird, fließt größtenteils über Kollateralvenen, die auch suprapubisch bei der Patientin im Stehen sichtbar sind (b), zur rechten V. iliaca.

Ein gemischtes Ulkus kann erst nach Behebung der arteriellen Durchblutungsstörung abheilen. In 6% finden sich andere Ursachen für das Ulkus wie Vaskulitis und Neuropathie. Nach entsprechenden Grundleiden ist zu fahnden.

Ein Lymphödem kann in der Regel schon vom klinischen Aspekt her abgegrenzt werden. Es ist am Fußrücken und Knöchel lokalisiert, der Fußrücken ist prall, später wird der Unterschenkel säulenartig deformiert, die Haut behält ihre ursprüngliche Farbe, und livide Verfärbungen fehlen; schließlich ist das Ödem frühzeitig sehr hart und kaum eindrückbar.

20.3 Krankheiten der Lymphgefäße

Akute bakterielle Lymphangitiden lassen sich durch lokale Sanierung des Infektherdes sowie Antibiotika gut behandeln. Das seltene primäre Lymphödem, das ganz überwiegend die unteren Extremitäten betrifft, wird klinisch diagnostiziert und bedarf einer konsequenten, komplexen physikalischen Entstauungs- und Kompressionsbehandlung. Bei der Erstmanifestation eines Lymphödems nach dem 40. Lebensjahr sollte immer ein neoplastisches Geschehen ausgeschlossen werden. Das sekundäre Lymphödem ist in der Regel einseitig und zeigt ein von der Achsel oder Leiste deszendierendes Befallsmuster.

Definition

Die **akute bakterielle Lymphangitis** geht von Hautverletzungen, interdigitalen Fußmykosen und Panaritien aus. Erreger sind Staphylokokken und Streptokokken. Bei Fortschreiten der Erkrankung können die lokalen Lymphknotenstationen geschwollen sein.

Abflußstörungen im Lymphgefäßsystem führen zu einem **lymphostatischen proteinreichen Ödem.** Klinisch bedeutsam sind die primären Lymphödeme der Beine und die sekundären Lymphödeme der Arme nach Lymphknotenausräumung und Bestrahlung eines Mammakarzinoms.

Kasuistik

Ein 19jähriger Mann bemerkte zunächst eine schmerzlose Schwellung des rechten Fußrückens, die dazu führte, daß das Schuhwerk drückte. In der Folgezeit kam es schleichend auch zu einer Schwellung des Knöchels und distalen Unterschenkels. Die Schwellung war zunächst weich und bildete sich während der Nachtruhe vollständig zurück (**reversibles Stadium des Lymphödems**). Später ließ sich das Ödem immer schwerer eindrücken und war schließlich nicht mehr kompressibel; die Schwellungen blieben auch während der Nachtruhe bestehen (**irreversibles Stadium**).

Der Patient kam mit einer deutlichen Zunahme der Umfangsvermehrung zur Behandlung. Er gab an, in den Wochen zuvor unter Fieberschüben gelitten zu haben. Bei der **klinischen Untersuchung** fand sich eine monströs aufgetriebene Gliedmaße (siehe Abb. 20.3-1a) mit einer lokalen Rötung und Überwärmung des Vorfußes und distalen Unterschenkels, die als Erysipel, ausgehend von interdigitalen Hautmazerationen, zu interpretieren war. Das Ödem war nicht eindrückbar. Die Hautfalten über den Zehen waren nicht abzuheben (positives Stemmer-Zeichen). Der Patient bot das Vollbild des Lymphödems im Stadium der **lymphostatischen Elephantiasis**.

Es erfolgten eine lokale **antimykotische Behandlung** zur Herdsanierung sowie eine intravenöse Penicillintherapie (3×10 Mio. Einheiten über 14 Tage). Nach Abklingen der akuten Entzündungszeichen wurde eine Therapie mit manuellen Lymphdrainagen in Verbindung mit einer Kompressionsbehandlung eingeleitet. Das Lymphödem konnte erheblich zurückgedrängt werden (siehe Abb. 20.3-1b).

Epidemiologie

Lymphödeme sind selten, die genaue Häufigkeit ist unbekannt. Nach einer Übersicht von Brunner über ein großes Patientenkollektiv sind vom primären Lymphödem in 9 von 10 Fällen Frauen betroffen. Es manifestiert sich am häufigsten zwischen dem 15. und 20. Lebensjahr (Lymphoedema praecox). Lediglich in 17% der Fälle war eine Erstmanifestation nach dem 35. Lebensjahr zu verzeichnen (Lymphoedema tardum).

Ätiologie und Pathogenese

Familiäre Lymphödeme sind mit 6% der **primären Lymphödeme** selten. Es können familiär kongenitale (Typ Nonne-Milroy) und familiär nicht kongenitale (Typ Meige) unterschieden werden. Viel häufiger sind sporadische Einzelfälle aufgrund obliterierender Lymphgefäßveränderungen (Hypo- oder

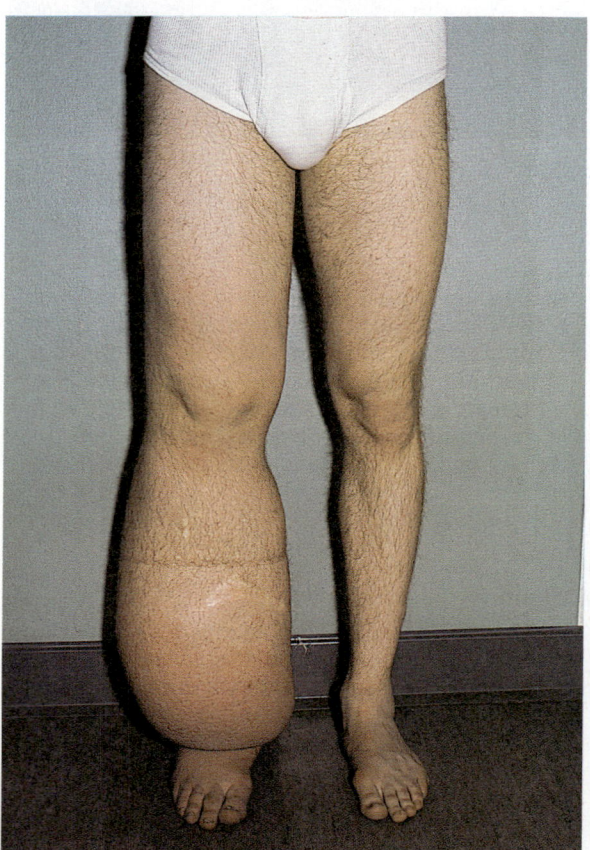

Abb. 20.3-1a Primäres Lymphödem (lymphostatische Elephantiasis) vor Therapie.

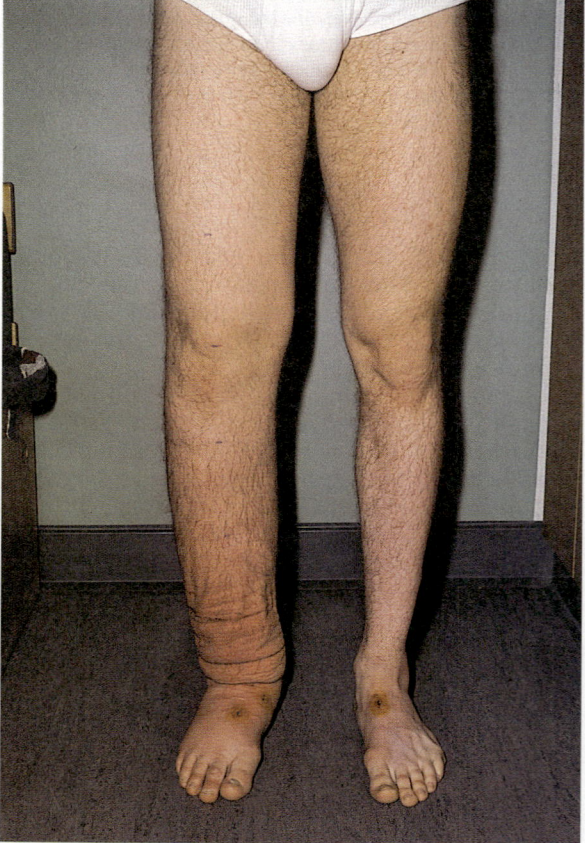

Abb. 20.3-1b Nach physikalischer Entstauungstherapie mit manueller Lymphdrainage und intermittierender pneumatischer Kompressionsbehandlung.

Aplasie) oder Lymphgefäßektasien (Hyperplasie). Sie treten in der überwiegenden Zahl der Fälle schleichend auf, ohne daß ein auslösender Faktor nachzuweisen wäre. Bei einem Drittel der Fälle wird ein der ersten Schwellung vorangehendes Ereignis genannt. Nach Brunner sind die häufigsten Faktoren zur Manifestation von primären Lymphödemen eine Schwangerschaft sowie Distorsionsverletzungen des Fußes.

Ein zunächst traumatisch bedingtes Ödem verwandelt sich im Laufe der Wochen in ein Lymphödem. Eine bereits vor dem Unfall latente Lymphangiopathie mit noch suffizienter Lymphdrainage dekompensiert durch das Unfallereignis und wird so klinisch manifest (siehe Abb. 20.3-2). Der Verlauf der Erkrankung wird wesentlich durch **Erysipelschübe** aggraviert; Streptokokken finden in dem äußerst proteinreichen Ödem einen idealen Nährboden. Der hohe Proteingehalt fördert darüber hinaus die **Bindegewebsproliferation.** Das primäre Lymphödem kommt in der Hälfte der Fälle beidseitig vor. Infolge umfangreicher körpereigener Kompensationsmechanismen bei normal ausgebildetem Lymphgefäßsystem (kollaterale Lymphkreisläufe, lympho-lymphatische Anastomosen und lympho-venöse Anastomosen) kommt es erst bei tiefgreifenden und ausgedehnten Schäden des subkutanen Fettgewebes zur Ausbildung eines **sekundären**

Lymphödems wie auch nach radikaler Ausräumung von ganzen Lymphknotenstationen. Am häufigsten treten nach Radikaloperationen des Mammakarzinoms mit axillärer Lymphknotenausräumung und Nachbestrahlung sekundäre Lymphödeme des Armes auf. Im Finalstadium von Tumoren des kleinen Beckens, meist Ovarialkarzinomen, kann es zur Ummauerung der Lymphabflußwege aus dem Bein mit nachfolgendem, von der Leiste deszendierendem Lymphödem kommen.

Auch **rezidivierende Lymphangitiden** oder Erysipele können zu einer Verödung eines zuvor gesunden Gefäßsystems und zur Ausbildung eines sekundären Lymphödems führen. Gelegentlich kann es auch beim schweren postthrombotischen Syndrom zu rezidivierenden Hautinfektionen kommen, die dann wiederum zu einer Alteration der Lymphgefäße führen und damit die Ödemneigung erheblich aggravieren können. Das in den Tropen sehr häufig parasitär (Filariose) vorkommende Lymphödem spielt in Mitteleuropa keine Rolle.

Ⓢ Symptome

Die Schwellung zeigt keine besondere Verfärbung und ist nicht schmerzhaft. Das **primäre Lymphödem** aszendiert im Krankheitsverlauf, von Zehen und Fußrücken beginnend, über die Knöchelregion zum Unter- und schließlich Oberschenkel.

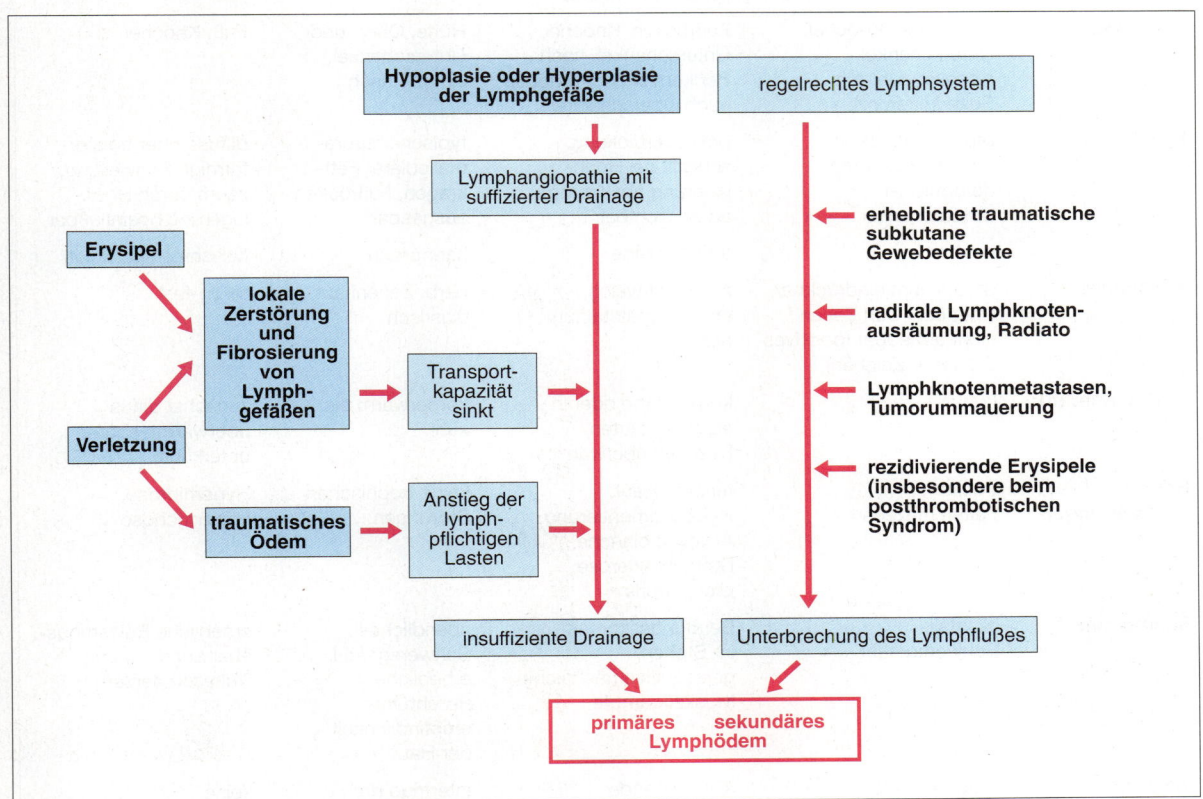

Abb. 20.3-2   Pathogenese der Lymphödeme.

Das **sekundäre Lymphödem** deszendiert von der Achsel oder Leiste. Im reversiblen Stadium wird das Ödem allein durch nächtliche Hochlagerung noch ausgeschwemmt, was im irreversiblen Stadium kaum noch möglich ist. Ohne therapeutische Bemühungen ist mit einer Progression zu rechnen, auch was Umfang und Konsistenz des Ödems angeht, bis hin zur elephantiasisartigen Schwellung, wobei ein schubweiser Verlauf charakteristisch ist. Infolge Schwellung und Induration kann die Haut über den Zehen nicht mehr abgehoben werden. In diesem Fall spricht man von einem **positiven Stemmer-Zeichen,** das wegweisend für die Diagnose eines Lymphödems ist.

D Diagnostik

Anamnese, Inspektion und Palpation sind wegweisend. Eine ätiologische Abklärung (gynäkologische und urologische Untersuchung, Sonographie, Computertomographie) ist immer dann notwendig, wenn ein sekundäres Lymphödem neoplastischer Genese nicht ausgeschlossen werden kann und sollte bei allen erstmals nach dem 40. Lebensjahr manifest werdenden Lymphödemen durchgeführt werden. Eine direkte Lymphographie ist bei einem primären Lymphödem grundsätzlich nicht indiziert. Kontrastmittelbedingte Fibrosierungen der Lymphknoten und entzündliche Veränderungen an den Lymphgefäßen und Lymphknoten können zu einer zusätzlichen Einschränkung der Transportkapazität führen. Die indirekte Lymphographie unter Verwendung wasserlöslicher, nicht-ionischer Kontrastmittel kann initiale Lymphgefäße, Präkollektoren und Kollektoren, jedoch nicht die regionalen Lymphknoten darstellen. Es gelingt zwischen Aplasie und Hyperplasie der initialen Lymphgefäße zu unterscheiden. Die Indikation für diese Untersuchung wird allerdings selten, vor allen Dingen zur Differenzierung posttraumatischer Extremitätenödeme im Rahmen versicherungsrechtlicher Fragen, zu stellen sein. Ähnliches gilt für die interstitielle Lymphszintigraphie, die in erster Linie der

Tab. 20.3-1 Differentialdiagnose des primären Lymphödems

	primäres Lymphödem	Phlebödem	Lipödem	Reflexdystrophie (Sudeck-Syndrom)
Auftreten	meist Frauen, bis zum 30. Lebensjahr	bei chronischer venöser Insuffizienz, nach Phlebothrombose	meist Frauen, bis zum 30. Lebensjahr	nach Bagatellunfall wie Distorsionen
Lokalisation	Fußrücken, Knöchel, Unterschenkel, einseitig oder mit Seitendifferenzen	Fußrücken, Knöchel, Unterschenkel, nach Beckenvenenthrombose auch Oberschenkel	Hüfte, Ober- und Unterschenkel, symmetrisch	Fuß, Knöchel
Form	praller Fußrücken, später säulenartig deformierter Unterschenkel	pralle Verdickung, schwillt bei Hochlagerung ab; Krampfadern sichtbar	typischer supramalleolärer Fettkragen, Fußrücken ausgespart	diffuse oder polsterförmige Schwellung, kaum durch Hochlagerung beeinflußbar
Farbe	hautfarben	tief blaulivide	hautfarben	fleischrot-blauviolett
Konsistenz	derb, kaum eindrückbar, Haut über den Zehen nicht abhebbar (positives Stemmer-Zeichen)	zunächst weich, erst im Spätstadium hart	derb, Zehenhaut elastisch	teigig-fest
Hauttemperatur	kühl	körperwarm oder in stark gestauten Bezirken überwärmt	körperwarm bis kühl	zunächst diffus überwärmt, später unterkühlt
Hautveränderungen	trocken, Falten mazeriert	feuchte Haut, Hyperpigmentierung, Atrophie blanche, Dermatosklerose, Ulcus cruris	keine trophischen Störungen	Hyperhidrose, Hypertrichose
Schmerzen	allenfalls Schweregefühl	Berstungsschmerz im Stehen, gelegentlich nächtliche Muskelkrämpfe	abendliches Schweregefühl, erhebliche Berührungsempfindlichkeit der Haut	erhebliche Belastungs-, aber auch Ruheschmerzen
infektiöse Komplikationen	rezidivierende Erysipele	rezidivierende Lymphangitiden	Intertrigo der Hautfalten	keine

Beurteilung des prä- und subfaszialen Lymphtransportes dient und somit Aussagen über die Restfunktion des geschädigten Lymphsystems gibt.

▼ Therapie

Im Sinne der Sekundärprävention muß der Patient mit einem Lymphödem darauf hingewiesen werden, sich vor Verletzungen (im Haushalt an den Händen oder bei der Pediküre) zu hüten. Einschnürende Kleidung (Büstenhalter oder Strumpfhalter) sind zu vermeiden. Beim Vorliegen eines Arm-Lymphödems darf dort keine Armbanduhr getragen, der Blutdruck nicht gemessen und keine Injektion vorgenommen werden. Der Patient muß angewiesen werden, bei Zeichen der Entzündung mit Hautrötung, Fieber und Schüttelfrost sofort den Arzt aufzusuchen. Er kann im Rahmen einer komplexen physikalischen Entstauungstherapie selbst eine Bewegungstherapie mit Lockerungs- und Entspannungsübungen sowie individuell auf das vorliegende Ödem zugeschnittenen **Entstauungsübungen** durchführen.

Wesentlicher Bestandteil der Therapie ist eine fachgerecht durchgeführte **manuelle Lymphdrainage.** Sie wird begleitet von einer adäquaten **Kompressionstherapie,** wobei die Verordnung eines Kompressionsstrumpfes oder Armstrumpfes der Kompressionsklasse IV notwendig ist. Es ist beim Lymphödem grundsätzlich eine Maßanfertigung indiziert. Eine weitere Möglichkeit zur Entstauung stellt die intermittierende pneumatische Kompressionsbehandlung mit Druckstiefeln verschiedener Ausfertigung dar. Unter diesen kombinierten Maßnahmen können erhebliche Therapieerfolge erreicht werden (vgl. Abb. 20.3-1a und b).

Sekundäre Lymphödeme bei malignen Prozessen sind hingegen äußerst schwer zu behandeln und oft therapieresistent.

> Cave: Eine manuelle Lymphdrainage sollte bei Vorliegen von Metastasen nicht durchgeführt werden.

Vor dem Einsatz von Diuretika, insbesondere in der Dauertherapie des Lymphödems, ist zu warnen. In wenigen geeigneten Fällen kann ein lymphchirurgischer Eingriff mit Entfernung des subkutanen Fettgewebes oder Anlage von lymphovenösen Anastomosen helfen.

Verlauf und Prognose

Gelingt es nicht, rezidivierende Hautinfektionen mit Ausbildung von Erysipelen zu verhindern, kommt es zur schubweisen Verschlechterung des Krankheitsbildes. Fehl- oder Überbelastung des Fußskeletts durch das Übergewicht des Beines kann zu Schmerzschüben führen. Lymphfisteln können nach Bagatellverletzungen auftreten und bedürfen einer gezielten Kompressionstherapie und prophylaktischer antibiotischer Behandlung. Die neoplastische Degeneration mit Ausbildung einer Sarkomatose (Stewart-Trewes-Syndrom) ist eine Rarität. Die Lebenserwartung von Patienten mit primären Lymphödemen gilt als nicht eingeschränkt.

Differentialdiagnose

Vom Lymphödem abzugrenzen sind schwere Ödeme im Rahmen einer chronischen venösen Insuffizienz und das **Lipödem,** eine monströse Fettablagerung, die insbesondere die Beine betrifft, sowie das **dystrophische Ödem** (Sudeck-Dystrophie), das ebenfalls nach Bagatellunfällen auftreten kann. Einige wichtige Unterscheidungsmerkmale gibt die Tabelle 20.3-1 wieder.

Praxisfragen

Praxisfrage 1

Welche Risikofaktoren gibt es für die Entstehung der Arteriosklerose?

Praxisfrage 2

Ein 45jähriger Patient klagt über seit 6 Monaten bestehende Schmerzen in der linken Wade beim Laufen. Er ist Raucher, und Sie stellen einen Bluthochdruck fest.

a Worauf achten Sie bei der körperlichen Untersuchung?

b Welche Diagnose stellen Sie?

c Welche Untersuchung wollen Sie zur Verlaufskontrolle machen?

d Welche Therapie raten Sie dem Patienten an?

e Wie ist die Prognose?

Praxisfrage 3

Die 65jährige Patientin mit langjähriger Hypertonie berichtet Ihnen, daß sie in den letzten Wochen zweimal ihren Arm wegen Kraftlosigkeit kurzfristig nicht gebrauchen konnte.

a Woran denken Sie?

b Welche diagnostischen Schritte leiten Sie ein?

c Welche Therapie ist angebracht?

Praxisfrage 4

Die 55jährige Patientin berichtet über eine anfallsartige Weißverfärbung des 2. und 3. Fingers der rechten Hand, insbesondere bei Kälteexposition. Bei Bagatellverletzungen im Haushalt ist es in der letzten Zeit zu einer verzögerten Wundheilung an diesen Fingern gekommen.

a Woran denken Sie?

b Welche weiteren Untersuchungen halten Sie für notwendig?

Praxisfrage 5

Sie werden zu einem Patienten gerufen, der über schlagartig einsetzende Schmerzen des gesamten linken Beines klagt, das er nicht mehr bewegen kann. Sie stellen eine erhebliche Blässe sowie Pulslosigkeit der Extremität fest.

a Wie ist Ihre Anhiebsdiagnose?

b Welche Maßnahmen leiten Sie ein und was ist verboten?

Praxisfrage 6

Der 68jährige Patient mit langjähriger Hypertonie, Nikotinkonsum und Hypercholesterinämie klagt seit 6 Stunden über heftige links-thorakale Schmerzen mit Vernichtungsangst. Er hatte in den letzten Jahren bei größerer Belastung pektanginöse Beschwerden verspürt.

a Woran denken Sie in der Notaufnahme?

b Welche Untersuchungen werden notwendig?

Praxisfrage 7

Die 25jährige Verkäuferin klagt über eine langsam zunehmende abendliche Schwellneigung des linken Unterschenkels, verbunden mit einem Spannungsgefühl in den Nachmittagsstunden. Die Beschwerden werden insbesondere an den heißen Tagen verstärkt wahrgenommen. Die Mutter der Patientin hat ähnliche Beschwerden.

a An welche Krankheit denken Sie?

b Welche Ratschläge geben Sie?

Praxisfrage 8

Der 55jährige Patient sucht Sie nach seinem Urlaub auf Gran Canaria auf und klagt über einen geschwollenen linken Unterschenkel, der sehr schmerzhaft ist. Die Beschwerden erfahren eine Linderung bei Hochlagerung des Beins. Sie stellen eine Umfangsdifferenz von 2 cm zugunsten des linken Unterschenkels sowie eine dezente Überwärmung fest.

a Welche Diagnose stellen Sie?

b Welche diagnostischen und therapeutischen Schritte leiten Sie ein?

21 Krankheiten des Herzens und des Kreislaufs

21.1 Grundlagen der Herz-Kreislauf-Regulation

G. ERTL

Herz- und Gefäßsystem bilden eine anatomische und physiologische Einheit und beeinflussen sich kontinuierlich gegenseitig. Füllungszustand und Tonus des Gefäßsystems können die Lastverhältnisse des Herzens ändern, die Auswurfleistung des Herzens wiederum kann den Füllungszustand und Druck im Gefäßsystem beeinflussen. Darüber hinaus besteht eine Koppelung von Herz- und Gefäßsystem über neurale und humorale Mechanismen, die zusätzlich die Kreislaufregulation in Ruhe und unter Belastung gewährleisten oder als Notfallmechanismen unter pathophysiologischen Bedingungen zum Einsatz kommen. Störungen der Funktion von Herz und Kreislauf oder deren Regulationssysteme führen daher unmittelbar zu Reaktionen der zunächst unbeeinträchtigten anderen Teile des Kreislaufes, die letztlich sogar den Verlauf des Krankheitsbildes bestimmen können. Die Kenntnis dieser Zusammenhänge ist Voraussetzung für das Verständnis von Krankheiten, die durch das Versagen des Herzens, des Gefäßsystems oder der Kreislaufregulation bedingt sind.

21.1.1 Kontraktion des normalen Herzens

Mechanische Grundlagen der Kontraktion des Herzens

Der Herzmuskel wird als eine Pumpe aufgefaßt, die durch Kontraktion der Herzmuskelfasern einen Druck aufbauen kann, der mittels der Funktion der Herzklappen zu einer gerichteten Förderung des Blutvolumens führt. **Druck** und gefördertes **Blutvolumen** sind entscheidende Größen zur Beschreibung der Herzfunktion, die zyklische Änderung des Druckes in der Aorta, im linken Ventrikel und im linken Vorhof sowie des linksventrikulären Volumens in Relation zum Elektrokardiogramm ist in Abbildung 21.1-1 dargestellt.

Funktionsstörungen können in jeder Phase des Herzzyklus auftreten, also in Störungen der Kontraktion, Relaxation oder Klappenfunktion bestehen. Für eine ökonomische Herzarbeit ist ein exaktes Öffnen und Schließen der Klappen Vorausset-

zung, Störungen der Klappenfunktion führen zur Überlastung des Herzmuskels. Die **Ventrikelleistung,** im allgemeinen anhand des aufgebauten Druckes und geförderten Volumens gemessen, wird wesentlich bestimmt durch vier Größen: **Vorlast, Nachlast, Kontraktilität** und **Herzfrequenz.**

Vorlast

Unter Vorlast (Preload) des Ventrikels versteht man die diastolische Dehnung der Herzmuskelfasern durch das einströmende Blut. Ein Maß für die diastolische Vordehnung oder Vorlast des Ventrikels stellt der enddiastolische Druck im Ventrikel dar. Am intakten Herzen steigt mit zunehmender Vordehnung die Kontraktionskraft und damit das Schlagvolumen bzw. die Schlagarbeit (Frank-Straub-Starling-Beziehung).

Nachlast

Unter Nachlast (Afterload) versteht man vereinfacht die Belastung, gegen die der Ventrikel in der

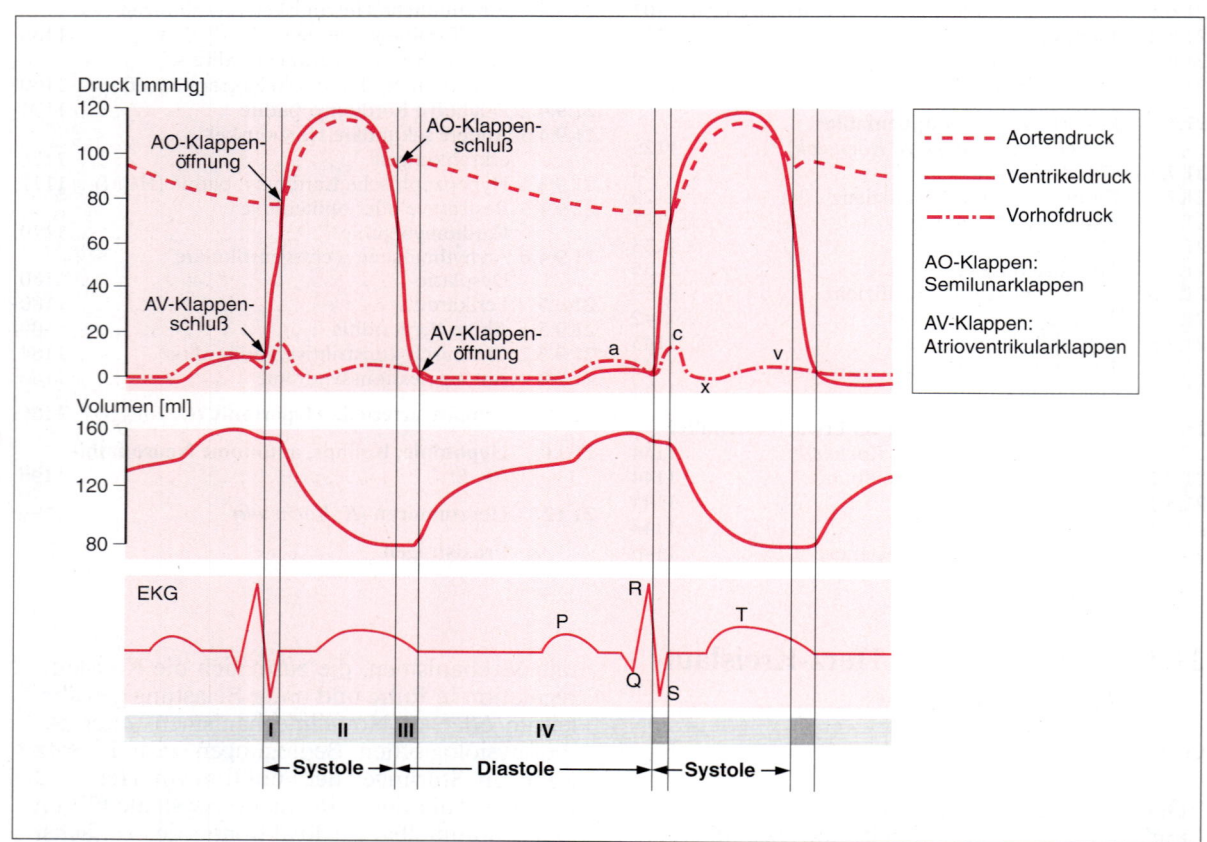

Abb. 21.1-1   Die Aktionsphasen des Herzens. Die **Kammersystole** beginnt mit der Erregungsausbreitung in der Kammer. Steigt der Druck in den Kammern über den Druck in den Vorhöfen, kommt es zum Schluß der Atrioventrikularklappen. Während der **isovolumetrischen Phase** (I) der Kontraktion sind alle Klappen geschlossen. Steigt der Druck in den Ventrikeln über den Druck in der Pulmonalarterie beziehungsweise der Aorta, so öffnen sich die Semilunarklappen, und die **Aus**-treibungsphase (II) beginnt. Die Austreibungsphase endet mit Beginn der **Diastole** und Schluß der Semilunarklappen. Die Diastole beginnt mit einer **isovolumetrischen Erschlaffung** (III) der Ventrikel (alle Klappen geschlossen), gefolgt von einer zunächst raschen, dann langsameren **Füllung** (IV) der Ventrikel. Am Ende der Diastole erfolgt die Vorhofsystole, die zur Kammerfüllung beiträgt. Danach beginnt eine erneute Kammersystole.

Systole arbeitet. Eine isolierte Zunahme der ventrikulären Nachlast verringert die Auswurfleistung. Dies kann ein sehr sinnvoller Regelmechanismus sein. Nimmt beispielsweise der systemische Gefäßwiderstand durch eine Vasokonstriktion zu, so führt dies zu einer Zunahme der ventrikulären Nachlast und dann zu einer Abnahme des Herzminutenvolumens. Eine Änderung des Blutdrucks wird so vermieden. Unter pathophysiologischen Bedingungen kann eine Zunahme der Nachlast aufgrund eines gesteigerten systemischen Gefäßwiderstandes bei reduziertem Herzminutenvolumen (Herzinsuffizienz) allerdings sehr ungünstig sein. In diesem Fall hat eine Senkung der Nachlast therapeutischen Effekt.

Inotropie

Unter Inotropie versteht man die Fähigkeit des Herzmuskels, seine Kontraktionskraft lastunabhängig zu ändern. Eine zentrale Rolle für die Regulation der Inotropie spielen die Ca^{2+}-Ionen. Sowohl eine Steigerung der intrazellulären Ca^{2+}-Kozentration, die z.B. durch externe Zufuhr von Ca^{2+}, Anstieg der Herzfrequenz oder Applikation von Herzglykosiden hervorgerufen wird, als auch eine Sensibilisierung der kontraktilen Proteine für Ca^{2+}, z.B. durch Katecholamine oder Koffein, sind Mechanismen, die eine Kontraktilitätssteigerung vermitteln (siehe auch Kap. 21.1.3). Kalziumantagonisten andererseits führen zu einer Hemmung des Ca^{2+}-Einstromes über sogenannte „langsame Kanäle" und verringern die Kontraktilität aufgrund einer Reduktion des intrazellulär bereitstehenden Ca^{2+}. Die globale Kontraktilität des Ventrikels verringert sich jedoch auch durch den Verlust von kontraktilem Myokard, und zwar entweder regional, wie bei einem Myokardinfarkt (siehe Abb. 21.1-2), oder diffus, wie bei der Myokarditis. Es ist außerordentlich schwierig, Kontraktilität exakt zu definieren, und noch schwieriger, sie zu messen. Für die Klinik bleibt nur übrig, anhand der Messungen mehrerer Variablen die Kontraktilität abzuschätzen. Ein positiv inotroper Effekt führt zu einer Zunahme des Schlagvolumens bei konstanter Vorlast, Nachlast und Herzfrequenz. Zur Abschätzung verwendet werden isovolumetrische Indizes, wie die maximale Druckanstiegsgeschwindigkeit im Ventrikel (dP/dt_{max}), deren Messung jedoch spezielle Einrichtungen im Herzkatheterlabor voraussetzt, oder Indizes der Auswurfphase, wie die Auswurffraktion. Letztere gibt die in der Systole ausgeworfene Blutmenge in Prozent des enddiastolischen Volumens an und ist nichtinvasiv durch die Radionuklidventrikulographie meßbar (siehe Abb. 21.1-2). Auch die Echokardiographie ermöglicht dem Geübten die Bestimmung der Auswurffraktion. In der Klinik wird häufig die einfacher bestimmbare endsystolisch/enddiastolische Verkürzungsfraktion ventrikulärer Diameter verwendet, die jedoch bei regionalen Funktionsstörungen des linken Ventrikels, z.B. nach Herzinfarkt, versagt.

Herzfrequenz

Ein Anstieg der Herzfrequenz kann unter Belastungsbedingungen zu einer Steigerung des Herzminutenvolumens führen (Herzminutenvolumen = Schlagvolumen $\times$ Herzfrequenz), übt aber zusätzlich eine positiv inotrope Wirkung aus („Treppen-Effekt"). Andererseits findet sich nach einer vorzeitigen Erregung (Extrasystole), die aufgrund einer ungenügenden diastolischen Füllung meist mit einer verminderten Auswurfleistung einhergeht, die nächste Kontraktion verstärkt („postextrasystolische Potenzierung"). Wird eine Steigerung der Herzfrequenz isoliert durch Schrittmacherstimulation vorgenommen, so ändert sich das Herzminutenvolumen nicht wesentlich, da parallel die Diastolendauer und damit die ventrikuläre Füllung abnimmt.

Diastolische Funktion

Für eine einwandfreie Funktion des Herzens ist neben dem Kontraktionsverhalten die Fähigkeit zu einer ausreichend raschen diastolischen Füllung Voraussetzung. Hierzu muß der Herzmuskel zunächst regelrecht erschlaffen (Relaxationsphase), sodann darf die Füllung selbst nicht behindert sein. Eine Reihe von Erkrankungen manifestiert sich zunächst in diastolischen Störungen. So kommt es bei Durchblutungsstörungen des Herzmuskels (Ischämie) frühzeitig zu Relaxationsstörungen. Auch Medikamente können die Relaxation beeinflussen. Diastolische Funktionsparameter können mit der Echokardiographie oder mit der Radionuklidventrikulographie nichtinvasiv bestimmt werden. Abbildung 21.1-2 zeigt mit der Radionuklidventrikulographie gewonnene Zeit-Volumen-Kurven für ein normales Herz, ein Herz mit verzögerter Relaxation und ein Herz, das keine langsame Füllungsphase aufweist. Die rasche Füllungsphase wird überwiegend durch die Fähigkeit des Myokards zur Relaxation bestimmt und kann neben der erwähnten Myokardischämie durch eine Verminderung der Elastizität des Myokards (z.B. bei Amyloidose) oder das Fehlen einer wirklichen isometrischen Phase (regionale Wandbewegungsstörungen, Aorteninsuffizienz) gestört sein. Die diastolischen Eigenschaften des Ventrikels nach Beendigung der raschen Füllungsphase sind überwiegend von passiven Eigenschaften des Ventrikels, von der Vorhofkontraktion und anderen Faktoren abhängig.

Besonderheiten des rechten Ventrikels

Die bisherigen Erörterungen der mechanischen Grundlagen der Herzfunktion bezogen sich im wesentlichen auf den linken Ventrikel und sind nicht ohne weiteres auf den rechten Ventrikel zu übertragen. Der rechte Ventrikel hat eine komplizierte Geometrie, ist hochgradig trabekulisiert und überlagert sich in allen Positionen mit dem linken Ventrikel, so daß Messungen des rechtsventrikulären

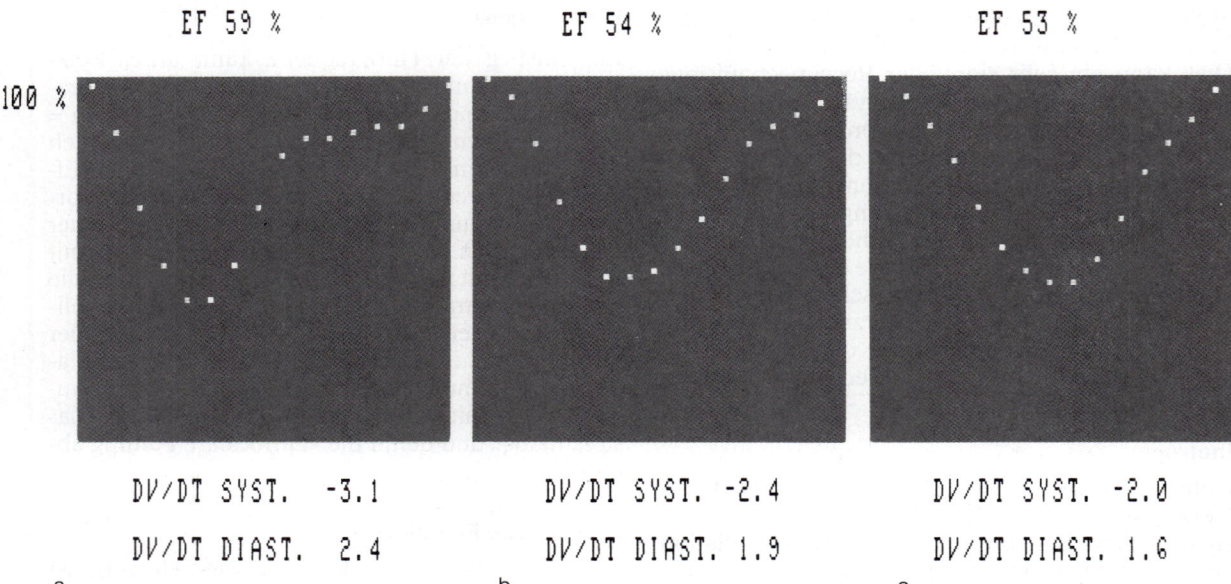

a

b

c

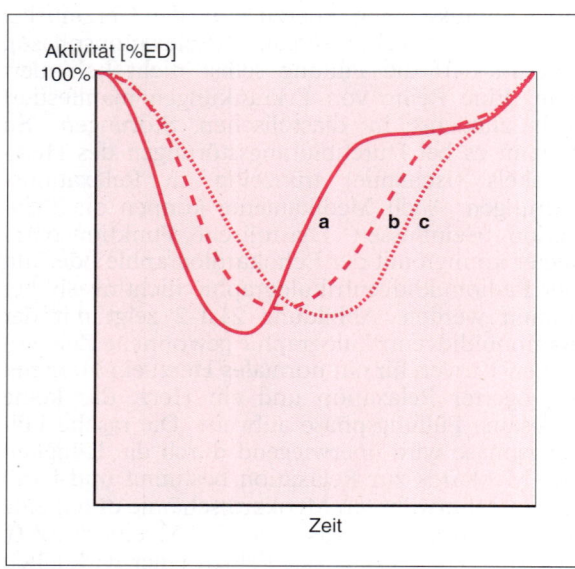

d

Abb. 21.1-2 (a–d) Radionuklidventrikulographie zur Bestimmung von Zeit-Volumen-Kurven anhand von radioaktiv markierten Erythrozyten. Die Änderung der Radioaktivität über dem linken Ventrikel wird als Maß für Änderungen des Volumens herangezogen.
Zeit-Volumen-Kurven eines normalen Herzens (a), eines Herzens mit verzögerter Relaxation (b) und eines Herzens, welches keine langsame Füllungsphase mehr aufweist (c). (b) und (c) stammen von Patienten mit ischämischer Herzkrankheit. (d) Schematische Darstellung der Zeit-Volumen-Kurve aus den Abb. a bis c. Im Vergleich zur Zeit-Volumen-Kurve eines Gesunden (a) zeigen (b) und (c) sowohl eine verminderte und verzögerte Entleerung des Ventrikels (linker Schenkel der Kurven) als auch eine verzögerte Füllung (rechte Schenkel). Dies spricht für systolische **und** diastolische Funktionsstörungen. Quantitativ können solche Störungen anhand der Geschwindigkeit der Volumenabnahme in der Systole (DV/DT SYST.) bzw. der Volumenzunahme in der Diastole (DV/DT DIAST.) beurteilt werden. Das linksventrikuläre Volumen (y-Achse) ist normalisiert auf das enddiastolische Volumen (= 100%). EF: Ejektionsfraktion (linksventrikuläres Schlagvolumen in Prozent des enddiastolischen Volumens).

Volumens äußerst schwierig sind. Echokardiographisch läßt sich die Bewegung des interventrikulären Septums zuverlässig beurteilen und ermöglicht Rückschlüsse auf Funktionsstörungen des rechten Ventrikels. Der dünnwandige rechte Ventrikel ist sehr viel dehnbarer als der linke Ventrikel und insgesamt wesentlich empfindlicher gegenüber Änderungen der Vor- und Nachlast. Darüber hinaus ist die Trikuspidalklappe empfindlicher gegenüber einem gesteigerten Ventrikeldruck, einem erweiterten Klappenring und einer Papillarmuskelinsuffizienz, so daß eine Trikuspidalklappeninsuffizienz bei einer rechtsventrikulären Dilatation, gleich welcher Ursache, häufig ist. Andererseits kann die hohe Dehnbarkeit des rechten Ventrikels den Pulmonalkreislauf vor Druckbelastungen schützen. So kann ein Lungenödem bei Linksherzinsuffizienz oder Mitralstenose durch die kapazitive Funktion des rechten Ventrikels unter Umständen, allerdings auf Kosten eines verminderten Herzminutenvolumens, vermieden werden.

Perikard

Auch das Perikard kann die mechanische Funktion des Herzens beeinflussen. Das Perikard umgibt das Herz und ist akut nahezu nicht dehnbar. Nimmt die Herzgröße rasch zu oder kommt es rasch zu einem Perikarderguß, so kann daraus eine schwere

Störung der Ventrikelfüllung entstehen (Tamponade). Dagegen können Ergüsse, die sich chronisch entwickeln, zu einer erheblichen Dilatation des Perikards führen. Hierdurch kann auch bei großen Perikardergüssen eine Tamponade vermieden werden.

21.1.2 Integration von Herz und Kreislauf

Herz und Kreislauf stellen zwar zwei individuelle mechanische Systeme dar, sind jedoch miteinander verbunden und beeinflussen sich kontinuierlich gegenseitig. Der arterielle Kreislauf wirkt als Strömungswiderstand, und der arterielle Blutdruck wird durch die Förderleistung des Herzens (Herzminutenvolumen) und den systemischen Gefäßwiderstand determiniert (Ohmsches Gesetz). Anatomisch ist der systemische Gefäßwiderstand überwiegend durch den Gefäßdurchmesser bestimmt (Hagen-Poiseuille-Gesetz). In der Klinik wird, um die Belastung des linken Ventrikels abzuschätzen, meist nur der systemische Gefäßwiderstand oder der arterielle Blutdruck verwendet. Für das pathophysiologische Verständnis ist zu berücksichtigen, daß die Elastizität des arteriellen Gefäßsystems sich dämpfend auf – durch die diskontinuierliche Arbeitsform des Herzens verursachte – Blutdruckschwankungen auswirkt ("Windkesselfunktion"). So führt eine Abnahme der Elastizität des Gefäßsystems zu einer Abnahme der Windkesselfunktion und beispielsweise mit zunehmendem Alter und arteriosklerotischer Versteifung der Arterien zu charakteristischen Veränderungen des arteriellen Blutdrucks (große Blutdruckamplitude).
Zwischen linkem Ventrikel und Gefäßsystem stellt sich kontinuierlich ein Gleichgewicht ein, für das Herzminutenvolumen, Blutdruck, Nachlast und Vorlast des Herzens entscheidende Stellgrößen sind. Das normale Herz arbeitet überwiegend vorlastabhängig, und eine allgemeine Vasodilatation, die zu einer Abnahme von Vor- **und** Nachlast führt, kann zu einem Abfall des Herzminutenvolumens führen. Im Gegensatz dazu arbeitet das versagende Herz stark nachlastabhängig und nur in geringem Maße vorlastabhängig, da es sich im flachen Abschnitt der Frank-Straub-Starling-Kurve befindet. Hier kann also ein Vasodilatator zu einer Steigerung des Herzminutenvolumens führen.

21.1.3 Neuronale und humorale Einflüsse auf Herz und Kreislauf

Die Kontraktion des normalen Herzens und seine Kopplung an den Kreislauf als integriertes mechanisches System kann in der beschriebenen Weise funktionieren, zusätzlich erfolgt jedoch eine neuronale und humorale Steuerung. Diese ist einerseits für die Leistungsanpassung des Gesamtorganismus, andererseits für die separate Regelung der Durchblutung einzelner Organe zuständig. Sie beeinflußt das Herz sowohl direkt über Änderungen der Kontraktilität und Herzfrequenz als auch indirekt durch

Veränderungen des glatten Muskeltonus in der Gefäßperipherie und damit der Vorlast und Nachlast des Herzens. Eine entscheidende Rolle für die Leistungsanpassung spielt das **sympathische Nervensystem,** das die Kontraktilität und Schlagfrequenz des Herzens steigern oder den glatten Gefäßmuskeltonus ändern kann. Die überwiegende Bedeutung des **parasympathischen Nervensystems** am Herzen besteht in der Regulation der Schlagfrequenz. Im Herz- und Kreislaufsystem sind sensorische Strukturen verteilt, die über das zentrale und sympathische bzw. parasympathische Nervensystem zu Regelkreisen verbunden sind. Neben dem Karotissinus finden sich solche Dehnungsrezeptoren in der Aorta, im linken Ventrikel, in den Vorhöfen und im pulmonalen Gefäßbett. Die peripheren Effekte der Überträgerstoffe des sympathischen Nervensystems, Noradrenalin und Adrenalin, werden durch α- bzw. **β-Rezeptoren** vermittelt. In Tabelle 21.1-1 sind die Rezeptoren mit den zugehörigen, von ihnen vermittelten Wirkungen und den natürlichen und synthetischen Agonisten aufgelistet. Auch humorale Regulationssysteme, wie das Renin-Angiotensin-Aldosteron-System, Vasopressin, die Eikosanoide (Abkömmlinge der Arachidonsäure wie Prostaglandine, Thromboxane und Leukotriene), können in die Kreislaufregulation eingreifen. Auch das Herz selbst, bzw. die Vorhöfe, kann hormonaktiv sein und einen natriuretischen Faktor ("atrialer natriuretischer Faktor" = ANF) ausschütten, der möglicherweise ursächlich an der Diurese bei supraventrikulärer Tachykardie (Urina spastica) beteiligt ist. Auch das Gefäßsystem, genauer das Gefäßendothel, ist hormonaktiv und kann sowohl glatte Muskulatur relaxierende ("endothelium derived relaxing factor" = EDRF) als auch tonisierende (Endothelin) Peptide produzieren. Dem

Tab. 21.1-1   Adrenerge Rezeptoren im Herz-Kreislauf-System; Angriffspunkt, Wirkung und Agonisten

Rezeptor	Wirkort	Wirkung	Agonist
α	periphere Arteriolen	Vasokonstriktion	Noradrenalin Adrenalin Etilefrin Dopamin*
β₁	Herz	positiv inotrop/ lusitrop positiv chronotrop positiv dromotrop positiv bathmotrop	Noradrenalin Adrenalin Dopamin* Isoproterenol Dobutamin
β₂	periphere Arteriolen	Vasodilatation	Adrenalin Dopamin* Isoproterenol Dobutamin

*Führt zur renalen und intestinalen Vasodilatation über dopaminerge Rezeptoren.

Adenosin dürfte für die lokale metabolische Regulation der Organdurchblutung eine wesentliche Rolle zukommen.

21.1.4 Anpassung von Herz und Kreislauf an Belastung

Orthostase

In Ruhe ist der Sympathikotonus an der Gefäßmuskulatur niedrig. Der Wechsel in die aufrechte Körperlage (Orthostase) führt zu einem Versacken von etwa 700 ml Blut in den abhängigen Körperpartien. Von Dehnungsrezeptoren gesteuerte Reflexe vermitteln jedoch eine venöse und arterielle Vasokonstriktion, die den arteriellen Blutdruck aufrechterhält. Der gesteigerte Sympathikotonus erhöht auch die Herzfrequenz, so daß bei Gesunden der systolische arterielle Blutdruck um nicht mehr als 15 mmHg abfällt. Störungen der Blutdruckregulation unter orthostatischen Bedingungen können im Bereich des zentralen oder peripheren Nervensystems mit seinen Rezeptoren liegen (siehe Kap. 21.1.1). Darüber hinaus wird jedoch der venöse Rückstrom unter Orthostase durch die Pumpwirkung der Skelett-Muskulatur auf die Venen des Beines aufrechterhalten.

Akute Belastung

Unter Belastung steigt der globale Sauerstoffbedarf des Menschen proportional zum Grad der geleisteten Arbeit an, und die Skelettmuskeldurchblutung muß an den vermehrten metabolischen Bedarf angepaßt werden. Im wesentlichen geschieht dies durch zwei Mechanismen: einen Anstieg des Herzminutenvolumens und eine Umverteilung des Herzminutenvolumens zugunsten der arbeitenden Muskulatur. Der Anstieg des Herzminutenvolumens wird durch einen Anstieg der Herzfrequenz und des Schlagvolumens gewährleistet. Die Herzfrequenz steigt zu Beginn der Belastung – oder sogar vor der Belastung – durch eine Verminderung des vagalen Tonus, im weiteren Verlauf durch eine verstärkte sympathische Stimulation und zirkulierende Katecholamine an. Das Schlagvolumen steigt unter Ausnutzung aller das Schlagvolumen bestimmenden Mechanismen, nämlich Zunahme der Vorlast, Abnahme der Nachlast und Steigerung der Kontraktilität. Eine Belastungsanpassung kann auch erfolgen, wenn einer dieser Mechanismen nicht funktioniert, z.B. starre Herzfrequenz bei Patienten mit Herzschrittmacher; jedoch werden maximale Leistungen nur durch das Zusammenwirken aller Mechanismen erreicht.

Chronische Belastung

Chronische Belastung des Herzens führt zu Hypertrophie und Dilatation der Ventrikelmuskulatur, wobei eine Druckbelastung zunächst überwiegend zu einer konzentrischen Hypertrophie führt, eine Volumenbelastung zu einer Dilatation (exzentri-

sche Hypertrophie). Das Herz ist also nicht nur eine Muskelpumpe, sondern zugleich eine höchst effiziente Maschine zur Proteinsynthese, vergleichbar mit sehr aktiven Zelltypen wie den hämoglobinproduzierenden Retikulozyten. Die molekularen Mechanismen, die die mechanischen Faktoren mit der Umprogrammierung der genetischen Information der Herzmuskelzelle koppeln, sind nicht bekannt. Wie es schließlich zur **exzentrischen** Hypertrophie, also Dilatation, kommt, ist ebenfalls nicht geklärt. Biochemische, vaskuläre oder morphologische Faktoren könnten eine Rolle spielen. Auch die Dilatation stellt zunächst einen kompensatorischen Mechanismus dar, da sie aus geometrischen Gründen zu einer Zunahme des Schlagvolumens führt. Allerdings bewirkt sie auch eine Zunahme der Belastung der Herzmuskelfasern und eine ökonomisch ungünstigere Situation. Wenn diese kompensatorischen Mechanismen des Herzmuskels versagen und das Herzminutenvolumen abfällt, kommt es schließlich zu einer Aktivierung von peripheren kompensatorischen Mechanismen mit Vasokonstriktion und Natriumretention. Dies stellt den Versuch dar, den arteriellen Blutdruck aufrechtzuerhalten, ist aber letztlich das Syndrom der Herzinsuffizienz (siehe Kap. 21.2).

Literatur

– Fozzard, H. R., R. B. Jennings, A. M. Katz, H. E. Morgan: The Heart and Cardiovascular System. Scientific Foundations. Raven, New York 1986.
– Grossmann, W., B. H. Lorell: Diastolic Relaxation of the Heart. Basic Research and Current Applications for Clinical Cardiology. Martinus Nijhoff Publishing, Boston–Dordrecht–Lancaster 1988.
– Konstamm, M. A., J. M. Isner: The Right Ventricle. Kluwer Academic Publishers, Boston–Dordrecht–Lancaster 1988.

21.2 Herzinsuffizienz

G. Riegger

Der Begriff „Herzinsuffizienz" bezeichnet ein Syndrom, das als Folge unterschiedlicher Grunderkrankungen auftritt. Sie ist die häufigste Diagnose bei hospitalisierten Patienten über 65 Jahren. Die Zahl der Patienten, die an dieser Erkrankung leiden, weltweit derzeit etwa 15 Millionen, steigt stetig an. Trotz erheblicher therapeutischer Fortschritte während der letzten 10 Jahre liegt die 1-Jahres-Sterblichkeit von Patienten mit schwerer Herzinsuffizienz bei etwa 50–60 %. Damit stellt die Herzinsuffizienz eines der bedeutendsten Probleme der kardiovaskulären Medizin dar.

Definition

Der Begriff „Herzinsuffizienz" ist keine eigenständige Diagnose, sondern die Bezeichnung für ein Syn-

Ein charakteristisches Zeichen einer Links- bzw. Rechtsherzinsuffizienz ist der **Nachweis eines 3. Herztones,** der protodiastolisch auftritt und hauptsächlich verursacht wird durch die schnelle Abbremsung des einfließenden Blutes in den linken Ventrikel, unmittelbar nach Beendigung der frühen Füllungsphase. Ein 4. Herzton, welcher präsystolisch auftritt, stellt bei Patienten mit Herzinsuffizienz kein eigentliches Symptom dar, sondern ist vielmehr Ausdruck einer Abnahme der Dehnbarkeit der Herzkammern. Bei bestehender Tachykardie können der 3. und 4. Herzton während der Diastole verschmelzen und einen sogenannten „Summationsgalopp" erzeugen. Systolische Herzgeräusche sind nicht ungewöhnlich bei Patienten mit Herzinsuffizienz und sind Ausdruck einer relativen Mitral- oder Trikuspidalinsuffizienz. Bei über lange Zeit bestehender linksventrikulärer Insuffizienz steigt der pulmonalarterielle Druck an, was zu einer Akzentuierung des Pulmonalklappenschlußtons führt.

Bei der Perkussion der Lungen können mögliche Pleuraergüsse festgestellt werden. Bei der Auskultation der Lungen, vorwiegend der basalen Abschnitte, fallen feuchte Rasselgeräusche auf, bedingt durch Transsudation von Flüssigkeit in die Alveolen. Ein interstitielles Lungenödem, welches auskultatorisch kein direktes Korrelat bietet, kann zu Stauungssymptomen der Bronchialmukosa führen, wobei dann ein hörbares Giemen und Brummen nachweisbar ist.

Zeichen einer latenten Rechtsherzinsuffizienz ist ein positiver hepatojugulärer Refluxtest, wobei es, nach Komprimierung des Abdomens oder Hochlagerung der Beine für etwa eine Minute, zur deutlichen Stauung der vorher unauffälligen Halsvenen kommt. Ursache ist das Unvermögen des rechten Herzens, den durch die Kompression gesteigerten venösen Rückfluß des Blutes in adäquater Weise weiterzubefördern. Bei manchen Patienten kommt es vor dem Auftreten von Ödemen zu einer Vergrößerung der Leber durch den venösen Rückstau, was insbesondere bei jungen Patienten mit Rechtsherzinsuffizienz zu erheblichen Schmerzen durch die vermehrte Kapselspannung führen kann. Palpatorisch ist die Leber vergrößert sowie in ihrer Konsistenz vermehrt zu tasten, bei Patienten mit Trikuspidalinsuffizienz ist ein positiver Leberpuls nachweisbar. Bei Patienten mit konstriktiver Perikarditis kann es zum zirrhotischen Umbau der Leber kommen (cirrhose cardiac) mit portaler Hypertension und Milzvergrößerung.

Ein wesentliches Symptom, das viele Patienten mit Herzinsuffizienz erstmals zum Arzt führt, ist das Auftreten von **peripheren Ödemen,** die üblicherweise symmetrisch auftreten und im allgemeinen zuerst an den schwerkraftabhängigen Partien des Körpers sichtbar werden, so daß Patienten die Wasseransammlung zuerst an den Füßen und Knöcheln am Tagesende bemerken, wobei sich diese Veränderungen meist über Nacht wieder zurückbilden. Bei bettlägerigen Patienten sind Wasseransammlungen am besten über dem Os sacrum zu diagnostizieren. Im späteren Stadium der Herzinsuffizienz können Ödeme sehr massiv werden und generalisiert auftreten (Anasarka). Insbesondere bei chronischer, lang bestehender Rechtsherzinsuffizienz kann es zu Rupturen der Haut und Extravasation von Flüssigkeit kommen. Lang bestehende Ödeme führen zur Pigmentierung, Rötung und Induration der Haut der unteren Extremität, meist in der prätibialen Region. Aszites findet sich bei Patienten mit Erkrankung der Trikuspidalklappe und bei chronischer konstriktiver Perikarditis.

D Diagnostik

Laboruntersuchungen: Sie bieten lediglich indirekte Hinweise auf den Schweregrad einer Herzinsuffizienz und sind zur exakten Quantifizierung von relativ geringer Bedeutung. Bei schwerer Herzinsuffizienz findet sich, bedingt durch die Verminderung der renalen Durchblutung sowie letztlich auch durch Verminderung des Glomerulusfiltrates, ein Anstieg der harnpflichtigen Substanzen Kreatinin und Harnstoff im Serum. Bei schwerer chronischer Herzinsuffizienz kann es außerdem zur Ausbildung der prognostisch sehr ungünstigen Verdünnungshyponatriämie kommen. Häufiger bestehen bei Patienten mit Herzinsuffizienz eine meist relativ geringgradige Proteinurie sowie eine erhöhte Urinosmolalität. Bei Leberstauung sind erhöhte Leberenzyme sowie eine meist relativ geringgradig ausgeprägte Hyperbilirubinämie nachweisbar.

Als Ausdruck der erhöhten sympathischen Aktivität findet man einen Anstieg der Plasmanoradrenalinkonzentration in Abhängigkeit vom Schweregrad der Erkrankung. Die Höhe der Plasmanoradrenalinspiegel läßt außerdem eine Aussage über die Prognose der Patienten zu und kann als Verlaufsparameter herangezogen werden. Insbesondere bei Patienten mit schwerer Herzinsuffizienz und Hyponatriämie lassen sich erhöhte Plasmareninspiegel mit sekundärer Stimulation des Aldosterons nachweisen, was die Ausbildung einer Hypokaliämie begünstigen kann. Eine Hyperkaliämie kann bei Patienten mit schwerer Herzinsuffizienz auftreten, besonders nach Applikation kaliumsparender Diuretika oder ACE-Inhibitoren.

Röntgenuntersuchungen des Thorax: Die Röntgenaufnahme in zwei Ebenen ermöglicht die Beurteilung der Herzgröße sowie der Herzsilhouette und bietet damit nicht nur eine Information über die Größe des Herzens, sondern auch Hinweise auf die der Herzinsuffizienz zugrundeliegende Ursache (siehe Abb. 21.2-2). Die Bestimmung der Herz-Thorax-Relation und des Herzvolumens sind brauchbare Parameter auch für die Verlaufskontrolle bei Patienten. Bei primär drucküberlastetem Herzen bietet jedoch die Röntgendiagnostik, abgesehen von den späten Stadien der Erkrankung, keine wesentlichen Hinweise. Mit zunehmender Erhöhung des linksatrialen-pulmonalvenösen und pulmonal-

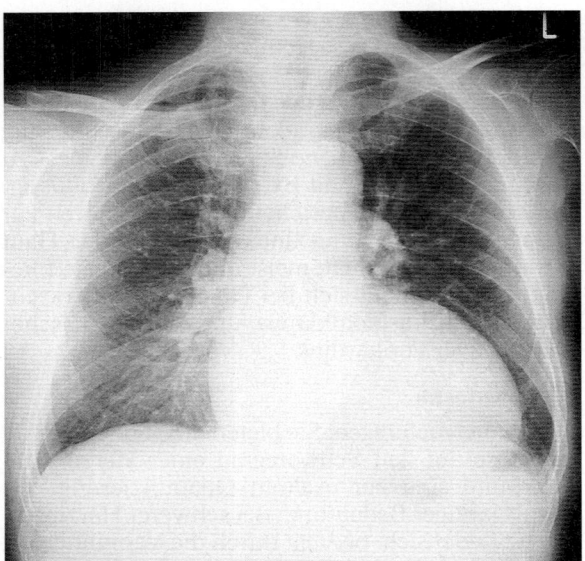

Abb. 21.2-2 Röntgenaufnahme eines Patienten mit schwerer Herzinsuffizienz aufgrund einer idiopathischen dilatativen Kardiomyopathie. Es zeigen sich eine massive Erweiterung des Herzens (vorwiegend der linken Herzkammer) sowie Zeichen der pulmonalen Hypertonie mit deutlich erweiterten zentralen Pulmonalgefäßen.

kapillären Drucks entwickeln sich interstitielle und perivaskuläre Ödeme, die, bedingt durch den hydrostatischen Druck, in den basalen Abschnitten der Lunge beginnen. Bei zunehmender Kongestion erreichen die Pulmonalgefäße im mittleren und apikalen Teil der Lunge eine Größe, wie sie normalerweise in den unteren Partien der Lunge nachweisbar ist. Ein weiterer Anstieg des Drucks führt zum Sichtbarwerden eines interstitiellen oder alveolären Ödems, wenn der kolloidosmotische Druck und die Transportkapazität der Lymphdrainage der Lunge überschritten werden. Bei fortgeschrittenen chronischen Verlaufsformen zeigen sich als Ausdruck eines chronischen interstitiellen Ödems in den basalen Unterfeldern der Lunge horizontal verlaufende, scharfe lineare Verdichtungen, die nach ihrem Erstbeschreiber als Kerley-B-Linien bezeichnet werden und wahrscheinlich gefüllten und erweiterten Lymphgefäßen entsprechen (siehe Abb. 21.2-3). Beim alveolären Lungenödem kommt es, von den Hili ausgehend, zu schmetterlingsförmig, meist beidseits symmetrisch sich ausbreitenden, konfluierenden Verschattungen. Als Folge der Erhöhung des systemischen Venendrucks läßt sich eine Vergrößerung der Vena cava superior und der Vena azygos nachweisen.

Elektrokardiogramm: Das EKG ist zur Abschätzung des Schweregrades einer Herzinsuffizienz nicht geeignet. Es bietet Hinweise auf eine Links- und/oder Rechtsherzbelastung, Rechts- und/oder Linksherzhypertrophie sowie auf eine koronare Herzkrankheit und bietet die Möglichkeit, tachykarde oder

bradykarde Rhythmusstörungen als mögliche Ursachen einer Herzinsuffizienz zu erkennen.

Belastungsuntersuchungen: Zur Beurteilung der Belastbarkeit und des Schweregrades von Patienten mit Herzinsuffizienz sind Belastungsuntersuchungen unerläßlich. Die gebräuchlichste Methode ist eine linear ansteigende Belastung entweder auf dem Laufband oder auf dem Fahrradergometer bis zur maximalen Belastungsstufe, bei der der Patient die Belastung wegen Dyspnoe und/oder peripherer Erschöpfung abbricht. Um eine möglichst objektive Beurteilung zu erhalten, werden die Sauerstoffaufnahme und die Kohlendioxidabgabe ermittelt, und man versucht, die anaerobe Schwelle, die bei etwa 70% der maximalen Belastbarkeit liegt, zu erfassen. Die Bestimmung der anaeroben Schwelle läßt sich verifizieren durch den Anstieg der Atemfrequenz und durch das Verhältnis zwischen CO_2-Abgabe und O_2-Aufnahme. Die Belastung auf dem Fahrradergometer oder auf dem Laufband ist jedoch für viele Patienten mit Herzinsuffizienz sehr schwierig, und ein nicht unerheblicher Teil der Patienten erreicht die anaerobe Schwelle nicht. Ebenso ist fraglich, ob die beschriebenen Belastungstests eine Aussage über die Belastbarkeit der Patienten im täglichen Leben ermöglichen. Aus diesem Grunde sind submaximale Belastungstests entwickelt worden, deren Aussagewert bezüglich der Quantifizierung der Herzinsuffizienz oder auch bezüglich der Erfassung von therapeutischen Effekten noch aussteht. Wichtig zu erwähnen ist, daß aus ruhehämodynamischen Messungen, wie sie im Echokardiogramm, nuklearmedizinisch und im Rahmen von Herzka-

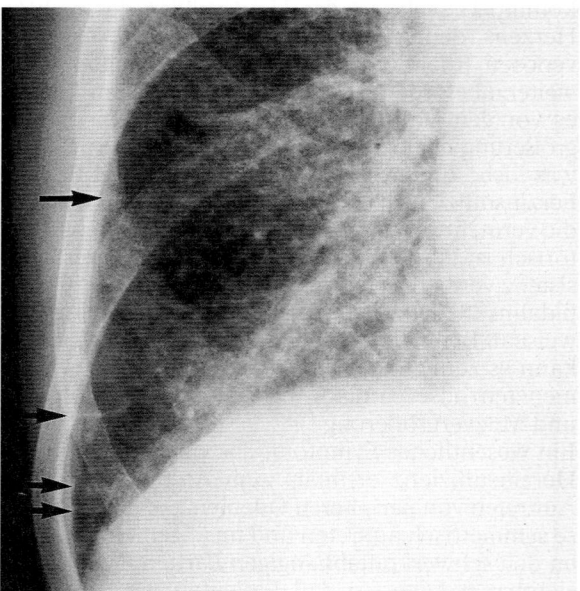

Abb. 21.2-3 Röntgenbild eines Patienten mit schwerer chronischer Linksherzinsuffizienz. Darstellung von Kerley-B-Linien (Pfeile) im unteren Quadranten der rechten Lunge.

theteruntersuchungen erfaßt werden können, keine eindeutigen Aussagen über die Belastbarkeit eines Patienten möglich sind. Wegen der oben aufgeführten Schwierigkeiten kommt der genauen Erhebung der Anamnese zur Feststellung der Leistungsfähigkeit eines Patienten mit Herzinsuffizienz ein sehr hoher Stellenwert zu.

Echokardiographie: Die Echokardiographie bietet eine Fülle von Möglichkeiten zur Abschätzung des myokardialen Funktionszustandes (siehe Abb. 2.4-1); gleichzeitig besteht die Möglichkeit einer weitergehenden Abklärung der Ätiologie der bestehenden Herzinsuffizienz. So können die Diameter (systolisch und diastolisch) des linken Ventrikels (siehe Abb. 21.2-4), die systolische Verkürzungsfraktion und Bewegungsmuster, segmentale Kontraktionsstörungen sowie die maximale Geschwindigkeit der Umfangsverkürzung gemessen werden. Mit der zweidimensionalen Echokardiographie lassen sich enddiastolische und endsystolische Volumina, Schlagvolumen und Ejektionsfraktion bestimmen. Durch die Doppler-Technik lassen sich Regurgitationsvolumina bei Insuffizienzvitien und zum Teil auch hämodynamische Kreislaufparameter messen.

Sonographie: Sonographische Untersuchungen des Abdomens geben Hinweise auf das Vorliegen einer Stauung im großen Kreislauf, einschließlich Vena cava, Leber und Milz. Außerdem können mit dieser Technik Hinweise für eine Trikuspidalinsuffizienz gewonnen werden und der Nachweis bezüglich Aszites, Perikard- und Pleuraergüssen geführt werden.

Nuklearmedizinische Verfahren: Nuklearmedizinische Verfahren (Radionuklidventrikulographie) eignen sich als nichtinvasive Untersuchungen zur relativ genauen Erfassung enddiastolischer und endsystolischer Volumina beider Ventrikel, aber auch zur Messung der Ejektionsfraktion in Ruhe und unter Belastungsbedingungen. Die Myokardszintigraphie gibt wertvolle Hinweise in bezug auf das Vorliegen einer koronaren Herzkrankheit, insbesondere zur Quantifizierung des myokardialen Substanzverlustes nach abgelaufenem Infarkt.

Invasive Untersuchungsverfahren: Durch invasive Untersuchungsverfahren wie Rechts- und Linksherzkatheterisierung können Herzzeitvolumen, Schlagvolumen, systolische Auswurfgeschwindigkeit, enddiastolischer Druck, enddiastolisches Ventrikelvolumen, Auswurffraktion, Schlagarbeit und Myokardmasse mit hinreichender Genauigkeit gemessen werden. Ebenso können zur genauen Charakterisierung der kardialen Funktion Herzfunktionskurven (Druckvolumenschleifen) aufgezeichnet werden.

Komplikationen

Die wesentlichen Komplikationen, die andere Organsysteme als das Herz während der Entwicklung einer Herzinsuffizienz betreffen können, sind in den oben aufgeführten Abschnitten erwähnt; diese Komplikationen betreffen insbesondere die Lungen, die Nieren, die Leber und das Gehirn. Durch den langsamen Blutfluß im venösen Gefäßbett, die geringe Belastbarkeit der Patienten und die fast immer notwendige diuretische Therapie mit der Folge der Hämokonzentration ist die Ausbildung von Thrombosen besonders im Bereich der unteren Extremitäten keine Seltenheit. Das gleiche gilt für das Auftreten akuter und rezidivierender Lungenembolien. Durch die zum Teil exzessive globale Dilatation des linken Ventrikels oder infolge ausgedehnter linksventrikulärer Aneurysmen können sich bei Patienten mit Herzinsuffizienz intrakavitäre linksventrikuläre Thromben ausbilden mit der Gefahr

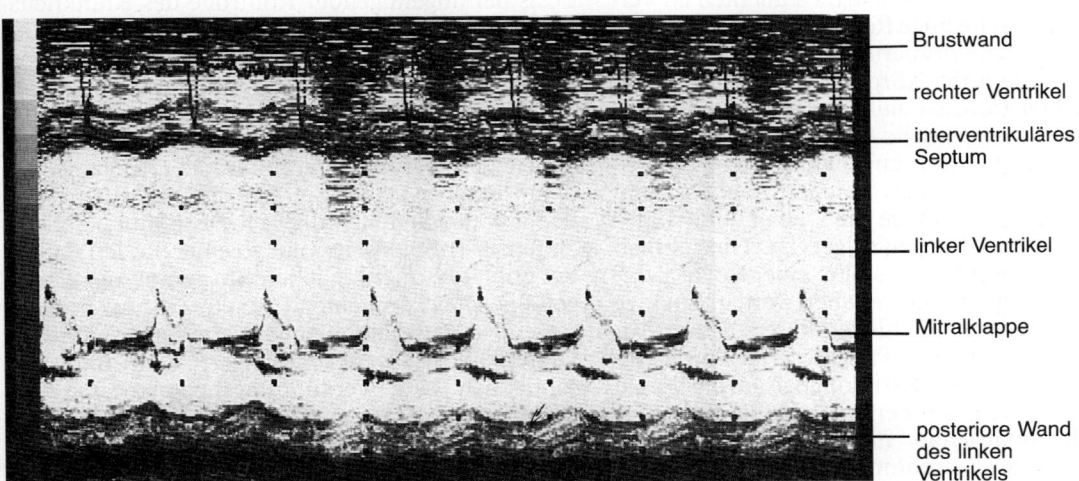

Brustwand

rechter Ventrikel

interventrikuläres Septum

linker Ventrikel

Mitralklappe

posteriore Wand des linken Ventrikels

Abb. 21.2-4 M-Mode-Echokardiogramm in Höhe der Mitralklappe bei einem Patienten mit idiopathischer dilatativer Kardiomyopathie. Massive Erweiterung des linken Ventrikels, Durchmesser fast 80 mm und Vergrößerung des protodiastolischen Abstands des vorderen Mitralklappensegels zum interventrikulären Septum, deutliche Reduktion der Kontraktionsfähigkeit von Hinterwand und Septum.

rezidivierender arterieller Embolien. Aus diesem Grunde sollten Patienten mit schwerer linksventrikulärer Dysfunktion bzw. dem Vorliegen eines ausgedehnten Aneurysmas nach Infarkt mit Antikoagulanzien vom Kumarintyp behandelt werden. Ein großes Problem bei Patienten mit Herzinsuffizienz stellen ventrikuläre Arrhythmien dar, in deren Folge etwa 40–50% der Patienten mit schwerer Herzinsuffizienz einen plötzlichen Herztod erleiden. Die Situation ist deswegen besonders schwierig, da es bis heute noch keine wirksame medikamentöse antiarrhythmische Therapie gibt, durch die bei Patienten mit Herzinsuffizienz die Inzidenz des plötzlichen Herztodes signifikant vermindert werden könnte (siehe Abschnitt „Antiarrhythmische Therapie").

▼ Therapie

Die entscheidende Therapie bei der Herzinsuffizienz ist, wenn möglich, die Beseitigung ihrer Ursache. Dies ist möglich durch die chirurgische Korrektur abnormaler Strukturen des Herzens, wie z.B. kongenitaler Anomalien oder erworbener Klappenfehler, oder durch medikamentöse Therapie einer infektiösen Endokarditis oder arteriellen Hypertonie. Bei manchen Patienten läßt sich auch bei koronarer Herzkrankheit durch Revaskularisierung des Myokards mittels Bypass-Operation oder transluminaler Angioplastie eine Verbesserung der Herzfunktion erzielen. Die Herzinsuffizienz auf dem Boden einer tachykarden Rhythmusstörung muß antiarrhythmisch behandelt werden, bei bradykarden Rhythmusstörungen ist eine Schrittmacherimplantation notwendig. Metabolische Ursachen wie das Vorliegen einer Hyperthyreose müssen entsprechend behandelt werden.

Allgemeine und diätetische Maßnahmen: Mit Ausnahme von Patienten mit schwerster Herzinsuffizienz ist im allgemeinen keine strenge Bettruhe indiziert. Es ist jedoch wichtig, daß die Patienten im Verlauf des Tages regelmäßige Ruhepausen einlegen, um einer ständigen Überforderung des Herzens vorzubeugen. Bezüglich der körperlichen Aktivität und der beruflichen Tätigkeit muß der Patient individuell beraten und die körperliche Aktivität dem jeweiligen Stadium der Erkrankung angepaßt werden. Wegen der Gefahr einer Phlebothrombose und einer pulmonalen Embolie sind atem- und krankengymnastische Übungen angezeigt. Hinsichtlich diätetischer Maßnahmen sollte eine Kochsalzrestriktion auf etwa 6 g/d eingehalten werden, solange keine höherdosierten Schleifendiuretika zur Anwendung kommen. Bei Patienten mit schwerer Herzinsuffizienz muß die Trinkmenge auf etwa 1 l/d beschränkt werden, um der Ausbildung einer Verdünnungshyponatriämie mit konsekutiver Verschlechterung der Nierenfunktion und der Prognose vorzubeugen. Dabei ist besonders zu beachten, daß Patienten nicht mit unnötig hohen Dosen von Diuretika behandelt werden, da hierdurch ein nicht mehr zu tolerierendes Durstgefühl entsteht.

Ein Abfall der Serumnatriumkonzentration unter 130 mmol/l sollte auf jeden Fall vermieden werden. Eine mäßige Restriktion der Kochsalzzufuhr wirkt nicht nur der Bildung von Ödemen entgegen, sondern kann auch zu einer verstärkten Wirkung von Medikamenten wie z.B. Diuretika und Angiotensin-converting-enzyme-Inhibitoren beitragen. Patienten mit Herzinsuffizienz sollten häufig kleine, eiweißreiche und relativ kaliumreiche Mahlzeiten zu sich nehmen; Alkohol sollte gemieden werden, zum einen wegen seiner arrhythmogenen Wirkung, zum andern wegen der möglichen Schädigung des Myokards.

Zur Beurteilung des Verlaufs und der Anpassung der medikamentösen Therapie sind tägliche Gewichtskontrollen unerläßlich.

Medikamentöse Therapie: Bis vor etwa 10 Jahren waren Diuretika und Digitalis die einzigen Medikamente, mit denen Patienten mit Herzinsuffizienz erfolgreich behandelt werden konnten. In der Zwischenzeit sind viele neue Medikamente entwickelt und getestet worden, wobei sich jedoch gezeigt hat, daß lediglich Vasodilatatoren und hier speziell die Angiotensin-converting-enzyme-Inhibitoren sich zur Therapie von Patienten mit chronischer Herzinsuffizienz eignen.

Diuretika: Es besteht kein Zweifel, daß mit Diuretika schnell eine symptomatische Besserung bei Patienten mit milder, mittelschwerer und schwerer Herzinsuffizienz zu erzielen ist, mit meist erheblicher Reduktion der Dyspnoe und Verringerung der Ödeme. Nach der initialen Besserung der Symptomatik durch Diuretika zeigt sich jedoch bei vielen Patienten mit chronischer Herzinsuffizienz, daß eine Diuretikatherapie alleine nicht in der Lage ist, die Patienten über lange Zeit zu stabilisieren. So muß später meist eine Kombinationstherapie mit Digitalis oder einem Converting-enzyme-Inhibitor durchgeführt werden. Die Steigerung der Diuretikadosis bei ungenügender Kontrolle des Krankheitsbildes sollte vermieden werden, um die zum Teil erheblichen Nebenwirkungen der Diuretikatherapie zu vermeiden; statt dessen sollte die Kombinationstherapie frühzeitig einsetzen. Eine höherdosierte Therapie mit Diuretika führt zu einer erheblichen Aktivierung neurohumoraler Systeme wie dem Renin-Angiotensin-Aldosteron-System und damit wahrscheinlich über eine Erhöhung der Angiotensin-II-Spiegel im Blut zu einer für den Patienten zum Teil unerträglichen Steigerung des Durstgefühls. Dies kann einen Circulus vitiosus in Gang setzen, so daß die Patienten vermehrt trinken, die Diuretikadosis weiter gesteigert wird und sich schließlich eine Verdünnungshyponatriämie mit ihren deletären Folgen ausbildet. Im allgemeinen kann diese ungünstige Entwicklung dadurch unterbunden werden, daß die Patienten genau über den Sachverhalt aufgeklärt werden, eine Flüssigkeitsrestriktion von etwa 1 l/d eingehalten wird und eine genaue Austitrierung der minimal notwendigen Diuretikadosis erfolgt.

Die Aktivierung des Renin-Angiotensin-Systems führt außerdem zu einem teilweisen Wirkverlust der Diuretika durch Ausbildung eines sekundären Hyperaldosteronismus. Die Gabe von Diuretika führt über diesen Mechanismus zu einer Verminderung des Serumkaliums und Magnesiums, was ventrikuläre Arrhythmien begünstigt. Die Monitorisierung der Serumelektrolyte ist deswegen besonders wichtig, da etwa die Hälfte der Patienten mit Herzinsuffizienz infolge von Arrhythmien einen plötzlichen Herztod erleidet. Bei mittelschwerer Herzinsuffizienz und normaler Nierenfunktion sind Thiaziddiuretika die Mittel der Wahl, bei schwerer Symptomatik und Einschränkung der Nierenfunktion müssen Schleifendiuretika appliziert werden. Durch Kombination von Diuretika mit Angiotensin-converting-enzyme-Inhibitoren läßt sich die diuretische Wirkung durch Blockierung der Gegenregulation über das Renin-Angiotensin-Aldosteron-System verstärken. Ebenso führen ACE-Hemmer zu einer verminderten Kaliumexkretion, indem die Sekretion von Aldosteron vermindert wird. Die diuretische und natriuretische Wirkung von Diuretika kann aber auch durch Interaktion mit anderen Medikamenten abgeschwächt werden; so kann z. B. die gleichzeitige Gabe von nichtsteroidalen Antiphlogistika zu einem erheblichen Wirkungsverlust führen. Eine „low-dose"-Heparintherapie sollte bei Gabe von Diuretika als Thromboseprophylaxe durchgeführt werden, solange kein stabiler Zustand erreicht ist.

Bei Patienten mit schwerster Herzinsuffizienz und Ausbildung einer Hyponatriämie kann sich, bedingt durch die massive Verminderung der Nierendurchblutung, rasch eine Niereninsuffizienz entwickeln mit Ausbildung einer Oligurie. Hier können dann Dialyseverfahren zur Elimination der Flüssigkeit und zur Restitution der Elektrolytstörung eingesetzt werden, wobei sich besonders das Verfahren der Hämofiltration bewährt hat. Nach Flüssigkeitselimination und Normalisierung der Serumelektrolyte zeigen die Patienten dann oft wieder ein Ansprechen auf die medikamentöse Therapie mit Diuretika.

Digitalis: Seit der Publikation von Withering 1785 wird die Effektivität einer Digitalistherapie bei Patienten mit kongestiver Herzinsuffizienz kontrovers diskutiert. Digitalis wirkt durch Steigerung der myokardialen Kontraktilität, Abnahme der Herzfrequenz und Verlängerung der Refraktärzeit im AV-Knoten und kann zu einer Zunahme der ektopen Reizbildung im Myokard führen. Über die Indikation von Digitalisglykosiden bei Patienten mit Herzinsuffizienz, verbunden mit Tachyarrhythmie bei Vorhofflimmern oder Vorhofflattern und rezidivierenden supraventrikulären Tachykardien ohne WPW-Syndrom, gibt es keine Zweifel. Durch mehrere kontrollierte Studien ist in der Zwischenzeit gezeigt worden, daß Digitalis auch ein effektives Therapeutikum bei der Behandlung von Patienten mit chronischer Herzinsuffizienz mit Sinusrhyth-

mus darstellt und daß Patienten mit mittelschwerer bis schwerer Herzinsuffizienz eine Besserung ihrer Symptome sowie eine Zunahme ihrer Belastbarkeit unter Digitalistherapie aufweisen. Es ist außerdem gezeigt worden, daß der akute günstige hämodynamische Effekt von Digitalis auch unter einer chronischen Langzeittherapie erhalten bleibt.

Ähnlich wie bei den Diuretika reicht bei Patienten mit Herzinsuffizienz die alleinige Digitalisierung zur erfolgreichen Behandlung über längere Zeit nicht aus, so daß eine Kombinationstherapie, z. B. mit Diuretika, erfolgen muß. Hierbei ist besonders auf das Auftreten von Hypokaliämien und Hypomagnesiämien zu achten, da unter Digitalistherapie eine über die Elektrolytstörung hinausgehende verstärkte Tendenz zu ventrikulären Arrhythmien besteht. Bei richtiger Anwendung der Digitalispräparate und genügender Kenntnis der Resorptions- und Eliminationsmechanismen sind schwerwiegende lebensbedrohliche Intoxikationserscheinungen selten. Als Anhaltspunkt einer möglichen Überdigitalisierung gilt das Auftreten subjektiver Symptome wie Appetitlosigkeit, Übelkeit, Erbrechen, Durchfälle, Sehstörungen, Kopfschmerzen, Verwirrtheitszustände, objektive Befunde wie Rhythmusstörungen, insbesondere ventrikuläre Extrasystolen, bradykarde Rhythmusstörungen bis zum AV-Block III. Grades, aber auch tachykarde Rhythmusstörungen wie eine Vorhoftachykardie mit Block. Zur Abschätzung der Digitalistherapie eignet sich in solchen Fällen die relativ einfach durchzuführende Plasmaspiegelmessung. Die Digitalisdosierung muß individuell erfolgen und sich neben der zugrundeliegenden Herzerkrankung bei den Digoxinpräparaten nach der verminderten Nierenfunktion richten. Eine Dosiseinschränkung bei Digitoxinpräparaten ist bei Einschränkung der renalen Funktion nicht notwendig. Prinzipiell bestehen zwischen den einzelnen Digitalispräparaten keine Wirkunterschiede.

Als Mittel der ersten Wahl gilt Digitalis bei Patienten mit ventrikulärer systolischer Dysfunktion und supraventrikulären Tachyarrhythmien, meist auf dem Boden von Vorhofflimmern oder Vorhofflattern mit schneller Überleitung auf die Herzkammern. Nicht mit Digitalis behandelt werden sollten Patienten mit symptomatischer Herzinsuffizienz auf dem Boden einer diastolischen Funktionsstörung des Herzens bei gleichzeitig gutem systolischem Pumpvermögen, wie dies z. B. bei einer druckbedingten Hypertrophie des Herzens der Fall sein kann. Ebenso profitieren Patienten mit Mitralstenosen, normalem Sinusrhythmus und fehlender rechtsventrikulärer Herzinsuffizienz nicht von einer Digitalistherapie. Zurückhaltend mit Digitalis therapiert werden sollten Patienten mit nur geringer Symptomatik (NYHA II), die unter einer niedrigdosierten Diuretikatherapie asymptomatisch werden und eine gute Belastbarkeit aufweisen. Eine sogenannte prophylaktische Digitalisierung ist in keinem Fall indiziert.

Converting-enzyme-Inhibitoren

Die Einführung der Converting-enzyme-Inhibitoren in die Therapie der kongestiven Herzinsuffizienz war ein erheblicher therapeutischer Fortschritt. Sie stellen bisher die einzige Substanzklasse dar, für die sowohl eine Verbesserung der Symptomatik wie auch eine Verbesserung der Prognose nachgewiesen werden konnten. Für den Einsatz von ACE-Hemmern besteht eine Indikation bei symptomatischen Patienten mit leichter bis schwerster Herzinsuffizienz. Bei diesen Patienten ist häufig eine Kombination mit Diuretika und/oder Herzglykosiden notwendig. ACE-Hemmer sollen auch schon im Frühstadium der Herzinsuffizienz eingesetzt werden, wobei sich nach den neuesten Studien auch eine Indikation für asymptomatische Patienten mit signifikanter linksventrikulärer Dysfunktion ergibt. Hier sind ACE-Hemmer als Monotherapie erfolgreich, in dem sie durch Verminderung des Fortschreitens der Pumpfunktionsstörung des Herzens die Prognose der Patienten verbessern.

ACE-Hemmer wirken durch Inhibierung des Angiotensin-converting-enzyme und vermindern dadurch die Bildung von Angiotensin II aus Angiotensin I. Daraus resultiert eine Abnahme von Vor- und Nachlast, vorwiegend durch die Reduktion der vasokonstriktorischen Effekte von Angiotensin II und über präsynaptische Mechanismen auch durch eine Verringerung der Freisetzung von Noradrenalin im sympathischen Nervensystem. ACE-Hemmer reduzieren auch die Sekretion von Aldosteron und potenzieren die Bildung vasodilatatorischer Faktoren wie Bradykinin und Prostaglandin. Möglicherweise beeinflussen ACE-Hemmer auch die Proliferation glatter Muskelzellen in den Widerstandsgefäßen sowie die Ausbildung einer Herzhypertrophie durch Blockierung extrarenaler Renin-Angiotensin-Systeme. Durch Hemmung der neurohumoralen Gegenregulation verstärken sie die Wirksamkeit von Diuretika, vermindern die Tendenz zur Hypokaliämie und verringern bei Patienten mit kongestiver Herzinsuffizienz das Auftreten ventrikulärer Arrhythmien. Durch kochsalzarme Diät und/oder diuretische Therapie wird das Ansprechen auf ACE-Hemmer wesentlich verstärkt, da hierunter die Blutdruckregulation in hohem Maße von den bestehenden Angiotensin-II-Spiegeln abhängt. Eine schwere Hypotension kann nach Anwendung von ACE-Hemmern bei Patienten mit Herzinsuffizienz auftreten, bei denen eine deutliche Stimulation des Renin-Angiotensin-Systems besteht. Dies sind Patienten mit vorhergehender, prolongierter diuretischer Therapie und Patienten mit Hyponatriämie, wobei eine direkte Beziehung zwischen der Erniedrigung der Serumnatriumkonzentration und der Höhe der Plasmareninaktivität besteht. Aus diesen Gründen müssen vor Beginn der ACE-Hemmer-Therapie die Diuretikadosen auf ein Minimum reduziert werden und die Initialtherapie mit ACE-Hemmern mit niedrigen Dosen begonnen werden. Unter der Initialtherapie müssen die Patienten eng-

maschig bezüglich der Herzfrequenz und des Blutdruckverhaltens kontrolliert werden.

Wie schon eingangs erwähnt, bedingt das Renin-Angiotensin-System jedoch nicht nur ungünstige Effekte bei der Herzinsuffizienz durch Steigerung von Vor- und Nachlast, sondern es spielt auch eine wesentliche Rolle bei der Aufrechterhaltung des Glomerulusfiltrats. So ist es nicht verwunderlich, daß bei Patienten mit schwerer Herzinsuffizienz und deutlicher Perfusionsminderung der Niere die Gabe von ACE-Hemmern zu einer Verschlechterung der Nierenfunktion führen kann. Aus diesem Grunde sind bei diesen Patienten kurzfristige Kontrollen der Retentionswerte unerläßlich. Die volle Wirkung von ACE-Hemmern tritt meist erst nach einigen Wochen ein. Ihre Langzeitwirkung kann durch das Ansprechen auf die initiale Therapie nicht vorhergesagt werden. Ihre Rolle gegenüber dem Einsatz von Digitalis als zusätzliche Therapie zu der diuretischen Behandlung von Patienten mit Herzinsuffizienz ist nicht eindeutig geklärt; es zeichnet sich jedoch ab, daß Patienten mit mittelschwerer Herzinsuffizienz unter ACE-Hemmern eine bessere Belastungstoleranz aufweisen als Patienten unter einer Therapie mit Digitalis und Diuretika.

Somit erfüllen ACE-Hemmer zum großen Teil die eingangs geforderten Kriterien eines idealen Medikaments zur Behandlung von Patienten mit Herzinsuffizienz und stellen neben der Therapie mit Diuretika und Digitalis die dritte Säule in der Behandlung der Herzinsuffizienz dar.

Bei Patienten mit Herzinsuffizienz infolge eines relativ großen Herzinfarktes hat sich gezeigt, daß die Prognose sich mit der nach dem Herzinfarkt fortschreitenden Vergrößerung des linken Ventrikels verschlechtert. Hier zeigen großangelegte kontrollierte Studien, daß durch frühzeitigen Einsatz von ACE-Hemmern eine fortschreitende Vergrößerung des Herzens verhindert werden kann, mit der Folge einer Verbesserung der Überlebensrate der Patienten. Außerdem zeigt sich eine signifikante Verminderung der Reinfarktrate unter ACE-Hemmung.

Andere Vasodilatatoren: Durch eine groß angelegte Studie konnte gezeigt werden, daß zusätzlich zu einer Therapie mit Diuretika und Digitalis die Kombination der direkten Vasodilatatoren Hydralazin und Isosorbiddinitrat die Mortalität von Patienten mit chronischer Herzinsuffizienz reduzieren kann. Bei der Kombinationstherapie mit diesen Pharmaka ist die Nebenwirkungsrate relativ hoch, so daß für die meisten Patienten eine Behandlung mit ACE-Hemmern die bessere Alternative darstellt. α-adrenerge Antagonisten wie Prazosin zeigten bei kontrollierten Studien keinen Effekt auf die Verbesserung der Symptomatik und der Prognose. Ursache hierfür war die Ausbildung einer meist frühzeitig einsetzenden Toleranz.

Andere Medikamente: Über den Einsatz von Kalziumantagonisten, insbesondere im Frühstadium der Herzinsuffizienz, liegen zur Zeit nicht genügend

Informationen vor, um deren Stellenwert genau einordnen zu können. Nach den bisherigen Ergebnissen lassen sich keine günstigen Effekte ableiten. Dies gilt insbesondere für Patienten mit schwerer Herzinsuffizienz, bei denen erhebliche Probleme durch den negativ inotropen Effekt von Kalziumantagonisten auftreten können.

β-Rezeptoren-Blocker gelten im allgemeinen bei der Herzinsuffizienz durch ihren negativ inotropen Effekt als kontraindiziert. Es ist jedoch gezeigt worden, daß Patienten mit dilatativer Kardiomyopathie durch eine initial extrem niedrig dosierte β-Blocker-Therapie bei chronischer Anwendung der Medikamente über viele Monate hämodynamische und symptomatische Verbesserung erfahren. Allerdings sind bei der Behandlung von Patienten mit β-Blockern auch bei einem erheblichen Teil der Patienten Verschlechterungen der Ventrikelfunktion eingetreten, so daß diese Therapie bisher allgemein nicht empfohlen werden kann. Zum Teil beruht ihr günstiger Effekt wahrscheinlich auf der Tatsache, daß es zu einer Zunahme der myokardialen β-Rezeptoren kommt, was ein Wiederansprechen des Myokards auf Katecholamine besonders bei Belastung ermöglicht.

Neue positiv inotrope Substanzen, welche gleichzeitig den peripheren arteriellen Widerstand senken, sind Phosphodiesterasehemmer, die ihre Wirkung durch Erhöhung des intrazellulären cAMP entfalten. Die bisher getesteten Phosphodiesterasehemmer haben jedoch in groß angelegten kontrollierten Studien bei Patienten mit chronischer Herzinsuffizienz eher ungünstige Resultate erbracht.

Antiarrhythmische Therapie: Etwa 400 000 Patienten sterben jährlich an kongestiver Herzinsuffizienz. Etwa 35–50% dieser Patienten erleiden einen plötzlichen Herztod, mit größter Wahrscheinlichkeit als Folge von malignen ventrikulären Rhythmusstörungen. Die Häufigkeit des plötzlichen Herztodes ist bei Patienten mit kongestiver Herzinsuffizienz höher als in jeder anderen definierten Gruppe einer chronischen Herzerkrankung; sie korreliert mit der Häufigkeit und Komplexität ventrikulärer Rhythmusstörungen wie auch der Schwere der linksventrikulären Dysfunktion. Bei schwerstkranken Patienten (NYHA IV) ließ sich durch eine kombinierte Therapie mit Diuretika, Digitalis und ACE-Hemmern eine signifikante Reduktion der Mortalität in bezug auf die Todesursache eines ventrikulären Versagens nachweisen, die Inzidenz des plötzlichen Herztodes konnte jedoch nicht eindeutig reduziert werden. Somit erhebt sich die Frage, ob asymptomatische Patienten mit kongestiver Herzinsuffizienz antiarrhythmisch behandelt werden sollten. Die Frage ist um so problematischer, als daß praktisch alle Antiarrhythmika einen negativ inotropen Effekt aufweisen und somit unter Umständen nachhaltig die Ventrikelfunktion verschlechtern können. Die Frage, ob eine solche Therapie sinnvoll ist und welche Medikamente zum Einsatz kommen sollten, ist bisher ungeklärt. Eine Indikation für eine antiarrhythmische Therapie bei schwerer Herzinsuffizienz besteht deshalb nur aus prognostischen Gründen bei hochgradig gefährdeten Patienten mit anhaltender Kammertachykardie und Zustand nach Reanimation sowie aus symptomatischen Gründen bei deutlicher subjektiver oder objektiver hämodynamischer Beeinträchtigung durch Arrhythmien, unabhängig von der Art der Rhythmusstörung.

Therapierefraktäre Herzinsuffizienz: Von einer refraktären Herzinsuffizienz wird gesprochen, wenn sich der Zustand der Patienten trotz intensiver Therapie weiter verschlechtert, von intraktabler Herzinsuffizienz, wenn praktisch keine Wirkung der regulären therapeutischen Maßnahmen mehr festgestellt werden kann. Bevor man jedoch zu diesem Schluß kommt, sollte man einige Fragen bedenken. Möglich ist, daß durch eine zu exzessive diuretische Therapie eine inadäquate Reduktion der Vorlast eingetreten ist, woraus sich eine Erniedrigung des Herzminutenvolumens ergibt. Müdigkeit, Anorexie, Lethargie und allgemeines Mißempfinden können ebenso durch eine Digitalisintoxikation hervorgerufen werden. Symptome einer Elektrolytstörung, wie einer hypokaliämischen Alkalose oder einer Hyponatriämie, können die Therapie erheblich beeinträchtigen. Außerdem müssen zusätzliche Erkrankungen wie Neoplasien etc. ausgeschlossen werden. Die Compliance des Patienten bezüglich der Tabletteneinnahme muß untersucht werden, ebenso die Frage, ob eine genügende Dosierung der Pharmaka vorliegt. Ausgeschlossen werden sollten außerdem unerkannte rezidivierende pulmonale Embolien, wie sie bei Patienten mit schwerer Herzinsuffizienz nicht selten auftreten können. Ebenso auszuschließen sind pulmonale Infektionen, eine infektiöse Endokarditis oder metabolische Störungen wie eine Hyperthyreose. Durch Langzeit-EKG-Kontrollen können inadäquate bradykarde und tachykarde Rhythmusstörungen ausgeschlossen werden. Wichtig ist außerdem, ob ein fortgeführter Alkoholkonsum durch seine kardiodepressive Wirkung den therapeutischen Effekt schmälert. Salz- und Flüssigkeitsretention können auftreten durch eine Medikation mit Kortikosteroiden, Östrogenen, nichtsteroidalen Antiphlogistika und Vasodilatatoren, negativ inotrope Effekte können hervorgerufen werden durch Antiarrhythmika, β-Rezeptoren-Blocker oder Kalziumantagonisten.

Wenn alle oben genannten Möglichkeiten ausgeschlossen und entsprechende Störungen behoben sind und Gewißheit besteht, daß auch durch operative Maßnahmen keine Verbesserung der Herzfunktion zu erzielen sein wird, kann versucht werden, Patienten über relativ kurze Zeit mit positiv inotropen Substanzen oder einer Kombination inotroper Substanzen und Vasodilatatoren intravenös zu behandeln. Ziel dieser Maßnahme ist es, die Patienten wieder in einen Zustand zu bringen, in dem die übliche Therapie ausreicht.

Sollten auch diese Maßnahmen keinen Erfolg zeigen, muß die Möglichkeit einer Herztransplantation bei geeigneten Patienten erwogen werden.

Verlauf und Prognose

Der Verlauf der Erkrankung ist individuell sehr unterschiedlich und hängt wesentlich von der zugrundeliegenden Ursache der Herzinsuffizienz ab. Die Prognose bei Patienten mit Herzinsuffizienz ist jedoch trotz aller therapeutischen Bemühungen schlecht. Fünf Jahre nach Auftreten der ersten Symptome einer kongestiven Herzinsuffizienz sind nur noch etwa 50% der Patienten am Leben, bei Entwicklung einer Herzinsuffizienz nach Myokardinfarkt ist die Letalität eher höher. Bei Patienten mit fortgeschrittener Symptomatik liegen die Überlebensraten zwischen 40 und 60% im ersten Jahr. 30–50% der Patienten erleiden einen plötzlichen Herztod. Generell gilt, daß die Überlebensrate bei Patienten mit der schlechtesten Ventrikelfunktion am ungünstigsten ist, daß jedoch hämodynamische Indizes keine signifikante Information über die Prognose des einzelnen Patienten zulassen. Die Überlebensrate von Patienten mit Herzinsuffizienz ist außerdem reduziert beim Auftreten häufiger ventrikulärer Arrhythmien und einer Hyponatriämie und ist außerdem abhängig von der Höhe der Plasmakatecholaminspiegel.

Differentialdiagnose

Wie schon vorher mehrfach ausgeführt, ist es bei Patienten mit Herzinsuffizienz wichtig, insbesondere im Hinblick auf die Therapie, ein diastolisches von einem systolischen Pumpversagen zu unterscheiden. Bei manchen Patienten mit Dyspnoe kann die Differentialdiagnose zwischen kardialer und pulmonaler Dyspnoe schwierig sein. Die häufigsten zur Differentialdiagnose anstehenden Erkrankungen sind die chronisch obstruktive Lungenerkrankung, das Asthma bronchiale und interstitielle Erkrankungen der Lunge mit Diffusionsstörungen und ausgeprägter pulmonaler Restriktion. Zur Klärung dieses Sachverhaltes sind Lungenfunktionstests notwendig, erhebliche Schwierigkeiten ergeben sich jedoch bei Patienten mit chronischen Lungenerkrankungen, Cor pulmonale und schließlich sich ausbildender Linksherzinsuffizienz.

Literatur

– Braunwald, E.: Heart Disease. A Textbook of Cardiovascular Medicine. Saunders, Philadelphia 1988.
– Cohn, J. N., D. G. Archibald, S. Ziesche, J. A. Franciosa, W. E. Harston, F. E. Tristani, W. B. Dunkman, W. Jacobs, G. S. Francis, K. H. Flohr, S. Goldman, F. R. Cobb, P. M. Shah, R. Saunders, R. D. Fletcher, H. S. Loeb, V. C. Hughes, B. Baker: Effect of vasodilator therapy on mortality in chronic congestive heart failure. Results of a Veterans Administration Cooperative Study. New Engl. J. Med. 314 (1986), 1547–1552.
– The CONSENSUS Trial Study Group: Effects of enalapril on mortality in severe congestive heart failure: results of the Cooperative North Scandinavian Survival Study (CONSENSUS). New Engl. J. Med. (1987), 1429–1435.

21.3 Koronare Herzerkrankung

P. Schanzenbächer, K. Kochsiek

Bei der koronaren Herzerkrankung entwickeln sich fast immer durch Arteriosklerose eine oder mehrere Einengungen im epikardialen Verlauf der Koronararterien. Abhängig vom Stenosierungsgrad können diese zu einer Behinderung des Koronarflusses führen und somit eine Myokardischämie auslösen. Folgen der koronaren Herzerkrankung sind die chronisch stabile Angina pectoris, die instabile Angina pectoris, die stumme Myokardischämie, der akute Myokardinfarkt, Rhythmusstörungen – einschließlich des plötzlichen Herztodes – sowie die Ausbildung einer Herzinsuffizienz.

Häufigstes Leitsymptom ist die belastungsabhängige Angina pectoris. Ruheschmerzen sind prognostisch ungünstig. Das Ruhe-EKG hat nur eine beschränkte diagnostische Aussagekraft. Von den nichtinvasiven Untersuchungen sind das Belastungs-EKG sowie die Myokardszintigraphie mit Thallium 201 und die Radionuklidventrikulographie wertvoll. Ausmaß und Lokalisation der koronaren Herzerkrankung sowie der Funktionszustand der linken Herzkammer können nur durch die selektive Koronarangiographie und Ventrikulographie geklärt werden. In Abhängigkeit von der Beschwerdesymptomatik und der Koronarmorphologie kann man eine medikamentöse Therapie oder eine Ballondilatation durchführen.

Bei einer Mehrgefäßerkrankung ist die aortokoronare Bypassoperation die Therapie der Wahl. Bei dem Verfahren handelt es sich lediglich um eine palliative Maßnahme, die zu einer symptomatischen Verbesserung führt. Um ein Fortschreiten der Koronarsklerose zu verhindern, muß eine Kontrolle der Risikofaktoren durchgeführt werden.

Definition

Ursache der koronaren Herzerkrankung ist die Arteriosklerose der Koronararterien. Durch Ablagerung von Lipiden, Bindegewebe und Kalk in der Gefäßwand kommt es zur Lumeneinengung mit Beeinträchtigung der Blutzufuhr zum Myokard.

Klinische Manifestationen der koronaren Herzkrankung sind:

▶ Chronisch stabile Angina pectoris
▶ Instabile Angina pectoris
▶ Stumme Myokardischämie
▶ Akuter Myokardinfarkt
▶ Herzrhythmusstörungen einschließlich plötzlicher Herztod
▶ Herzinsuffizienz.

Kasuistik

Ein 41jähriger Patient stellte sich in der kardiologischen Sprechstunde vor, da er zwei Tage zuvor in den frühen Morgenstunden nach dem Aufstehen ein Ziehen im Bereich des Halses und Unterkiefers bemerkt hatte. Er schob dies zunächst auf eine Zahnaffektion oder eine beginnende Erkältungserkrankung, da die Beschwerden ohnehin nur etwa 10 Minuten anhielten. Im Laufe des Morgens kam es dann bei körperlichen Belastungen zum erneuten Auftreten dieser Beschwerden, wobei auch ein Schnürgefühl im Bereich des linken Oberarms auftrat. Dies wurde von ihm zunächst als möglicher Muskelkater nach vorausgehender sportlicher Betätigung gedeutet. Bei seiner sitzenden Tätigkeit am Schreibtisch war er beschwerdefrei.

Am nächsten Morgen fühlte er sich wohl und ging beschwerdefrei zur Arbeit. Im Laufe des Vormittags kam es wiederum bei raschem Gehen zu einem Schnürgefühl im Bereich des Halses, verbunden mit Schweißausbruch. Er blieb dann sofort stehen, wodurch diese Beschwerden rasch abklangen. Im Laufe des Tages hatte er immer wieder wechselnde Sensationen im Bereich des Brustkorbs und linken Armes. Da er in einem medizinischen Beruf tätig war, nahm er eine Kapsel Nitroglyzerin sublingual ein, die nach seinen Angaben allerdings zu keiner Beschwerdebesserung führte.

Sechs Jahre zuvor war eine labile arterielle Hypertonie diagnostiziert worden. Er war daraufhin etwa ein Jahr lang mit einem β-Rezeptorenblocker behandelt worden, hatte aber bei Beschwerdefreiheit diese Medikation abgebrochen. Auch erfolgten keine weiteren Blutdruckkontrollen.

Aktueller Untersuchungsbefund: Körpergröße 178 cm, Gewicht 92 kg, Ruheblutdruck 160/110 mmHg. Laborchemisch lagen rotes und weißes Blutbild im Normbereich. Ausgeglichene Elektrolyte, normale Retentionswerte, unauffälliges Enzymmuster. Das Cholesterin war mit 376 mg/dl (9,77 mmol/l) deutlich erhöht und ebenso die Triglyzeride mit 279 mg/dl (3,18 mmol/l). Das HDL lag bei 30 mg/dl (0,78 mmol/l) und das LDL bei 246 mg/dl (6,34 mmol/l).

Im **Ruhe-EKG** fand sich ein Sinusrhythmus mit Linkslagetyp und unauffälliger Erregungsausbreitung und Erregungsrückbildung. Im **Belastungs-EKG** war der Patient bis 2 Minuten 150 W belastbar. Frequenzanstieg auf 150/min, somit wurde die angestrebte Herzfrequenz erreicht. Während der Belastung berichtete er lediglich über wechselhafte „pulsierende" Sensationen im Bereich des linken Oberarms. Es zeigte sich bei der höchsten Belastungsstufe eine monophasische ST-Elevation in Ableitung III.

Der Patient wurde daraufhin stationär aufgenommen, ihm wurde Bettruhe verordnet. Eine intravenöse **Heparin- und Nitrattherapie** wurde veranlaßt. Bei der selektiven Koronarangiographie zeigte sich zwei Tage später eine umschriebene subtotale Stenose der rechten Kranzarterie mit schon verzögertem poststenotischem Kontrastmittelabfluß. Bei der Kontrastmittelinjektion in die linke Kranzarterie erkannte man bereits eine angedeutete Kollateralversorgung der rechten Kranzarterie.

Nach entsprechender Vorbereitung und Absprache wurde dann am gleichen Tag die **Ballondilatation** der subtotalen Stenose der rechten Kranzarterie durchgeführt. Diese führte zu einem angiographisch guten Ergebnis mit nur irregulären Konturen im Bereich des dilatierten Gefäßwandabschnittes. Nach der Ballondilatation wurde für weitere 24 Stunden eine **Heparintherapie** durchgeführt und der Patient am nächsten Tag mobilisiert. Drei Tage später war er im Belastungs-EKG bis 3 Minuten bei 200 W beschwerdefrei belastbar. Während der Belastung kam es zu keinen Endstreckenveränderungen bzw. Rhythmusstörungen. Vier Tage später kehrte er wieder an seinen Arbeitsplatz zurück. Ihm wurde nach entsprechender diätetischer Beratung zur Gewichtsreduktion geraten. Die arterielle Hypertonie ließ sich mit Diuretika und β-Rezeptoren-Blockern ausreichend kontrollieren. Zusätzlich wurde eine diätetische und medikamentöse Cholesterinsenkung eingeleitet.

Epidemiologie

In der Bundesrepublik Deutschland ist die koronare Herzerkrankung die häufigste Todesursache. 5 bis 10% der männlichen Bevölkerung leiden an einer koronaren Herzerkrankung. Frauen sind weniger betroffen; das Geschlechterverhältnis ♂ : ♀ liegt bei 4 : 1.

Epidemiologische Studien haben eine Reihe von Risikofaktoren für die Entwicklung der Koronarsklerose aufgezeigt. Diese sind:

▶ Hypercholesterinämie
▶ Zigarettenkonsum
▶ Arterielle Hypertonie
▶ Diabetes mellitus
▶ Adipositas
▶ Hyperurikämie.

Dazu kommen noch unbeeinflußbare Faktoren wie Lebensalter, Geschlecht und familiäre Belastungen.

Hypercholesterinämie: In westlichen Industrienationen mit niedrigem Cholesterinspiegel ist das kardiovaskuläre Todesrisiko gering. In Industrienationen mit erhöhtem Cholesterinspiegel nimmt dieses Risiko deutlich zu. Bei Männern mit einem Cholesterinspiegel über 240 mg% ist das Risiko einer koronaren Herzerkrankung signifikant höher. Eine inverse Beziehung besteht zwischen der Plasmalipoproteinkonzentration HDL (high density lipoprotein) und der koronaren Herzerkrankung. HDL ist für den Abtransport von Cholesterin aus dem peripheren Gewebe verantwortlich. Bei Männern gehen HDL-Cholesterin-Werte über 55 mg% und bei Frauen über 65 mg% mit einem deutlich verminderten kardiovaskulären Risiko einher. LDL-Cholesterin-Werte (low density lipoprotein) über 190 mg% stellen ein sehr hohes kardiovaskuläres Risiko dar.

Zigarettenkonsum: Personen, die mehr als 20 Zigaretten pro Tag rauchen, haben ein dreimal höheres Risiko, einen Herzinfarkt zu erleiden, als Nichtraucher. Nach Nikotinabstinenz sinkt das Risiko für eine koronare Herzerkrankung. Es nähert sich allerdings nie dem von Nichtrauchern. Bei über 30jährigen Raucherinnen, die Antikonzeptiva einnehmen, besteht ein deutlich erhöhtes Herzinfarktrisiko.

Arterielle Hypertonie: Die arterielle Hypertonie ist ein gesicherter Risikofaktor für die Entwicklung einer Koronarsklerose. Das Risiko steigt an, wenn gleichzeitig noch andere Risikofaktoren wie Hypercholesterinämie und Nikotinabusus vorliegen. Etwa 9–20% der erwachsenen Gesamtbevölkerung haben eine arterielle Hypertonie.

Diabetes mellitus, Hyperurikämie, Adipositas: Ein klinisch manifester Diabetes mellitus ist ein gesicherter Risikofaktor für die Entstehung einer Koronarsklerose. Ob eine pathologische Glukosetoleranz bereits als Risiko zu betrachten ist, ist augenblicklich noch unklar. Beim Diabetes mellitus tritt die koronare Herzerkrankung nahezu stets diffus, selten als lokalisierte Stenose auf. Auch ausgeprägte ischämische Episoden werden häufig von den Patienten nicht bemerkt (stumme Ischämien). Eine Erklärung hierfür kann eine gleichzeitig bestehende diabetische Polyneuropathie mit herabgesetztem Schmerzempfinden sein.

Isolierte Hyperurikämie und Adipositas sind nur schwer in ihrer Bedeutung für das Risiko, an einer koronaren Herzerkrankung zu erkranken, abzuschätzen, da sie in der Regel mit anderen Risikofaktoren kombiniert sind.

Unbewiesen ist zur Zeit noch, ob psychosozialer Streß und Persönlichkeitsstruktur als Risikofaktoren zu betrachten sind. Eine genetische Komponente spielt allerdings wahrscheinlich eine wichtige Rolle.

Ätiologie und Pathogenese

Die Durchblutung der Herzmuskulatur erfolgt transmural. Die epikardial verlaufenden großen Leitungsgefäße geben sich verzweigende Seitenäste ab, die von der epikardialen Oberfläche der Herzmuskulatur zum Subendokard ziehen. Für die Beurteilung der koronaren Herzerkrankung werden die rechte Kranzarterie, der Ramus interventricularis anterior und der Ramus circumflexus der linken Kranzarterie je als einzelnes Gefäß aufgefaßt. Demgemäß spricht man in Abhängigkeit von Ausmaß und Lokalisation der koronaren Herzerkrankung von einer „1-, 2- oder 3-Gefäß-Erkrankung". Prädilektionsorte für stenosierende Gefäßwandprozesse sind die Bifurkationsstellen im proximalen Abschnitt der großen Leitungsgefäße (siehe Abb. 21.3-1).

Die anaerobe Kapazität der Herzmuskulatur ist begrenzt. Schon unter Ruhebedingungen liegt bereits eine submaximale Extraktion des Sauerstoffs aus dem arteriellen Blut durch das Herzmuskelgewebe vor. Änderungen des myokardialen Sauerstoffbedarfs können deshalb fast nur durch entsprechende Änderungen des Sauerangebotes (Koronardurchblutung) ausgeglichen werden. Der Sauerstoffverbrauch des Herzmuskelgewebes wird im wesentlichen bestimmt durch die Herzfrequenz, die Nachlast (arterieller Blutdruck), die Wandspannung des linken Ventrikels sowie die Kontraktilität (systolische Druckanstiegsgeschwindigkeit).

Die Koronardurchblutung wird bestimmt durch den koronaren Perfusionsdruck (mittlerer diastolischer Aortendruck) sowie den Koronarwiderstand. Ver-

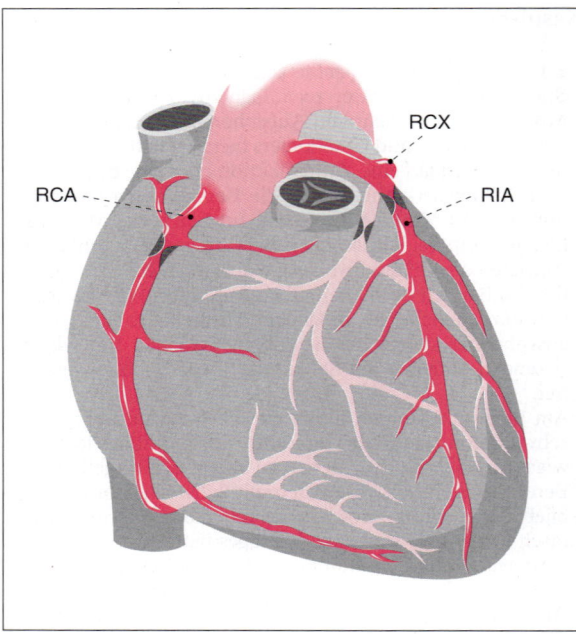

Abb. 21.3-1 Schematische Darstellung der Koronaranatomie. Der Ramus interventricularis anterior (RIA), der Ramus circumflexus (RCX) und die rechte Kranzarterie (RCA) sind in ihrem proximalen Abschnitt zu 90% stenosiert. Somit liegt eine koronare 3-Gefäß-Erkrankung vor.

einfachend kann der Koronarwiderstand als aus drei Komponenten bestehend angesehen werden (siehe Abb. 21.3-2):

▶ einer proximalen Komponente (R1), die in den epikardialen Leitungsgefäßen entsteht und in Abwesenheit einer signifikanten Lumeneinengung vernachlässigbar ist,

▶ einer distalen Komponente (R2) auf dem Niveau der intramyokardialen Widerstandsgefäße; die distale Komponente wird überwiegend lokal metabolisch reguliert. Durch Dilatation der intramyokardialen Widerstandsgefäße kann die

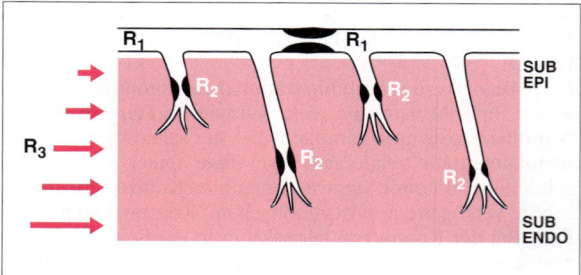

Abb. 21.3-2 Schematische Darstellung der transmuralen Blutversorgung der Herzmuskulatur. R_1: Widerstand in den epikardialen Leitungsgefäßen (proximale Komponente). R_2: Widerstand im Bereich der intramyokardialen Arteriolen (distale Komponente). R_3 verdeutlicht den vom Subepikard zum Subendokard hin zunehmenden extravasalen Widerstand infolge der intramyokardialen Drucksteigerung.

Koronardurchblutung um das 4–5fache ansteigen (**Koronarreserve**),

▶ einer extravasalen Komponente des Koronarwiderstandes (R3), die durch die systolische Kontraktion vom Subepikard zum Subendokard hin zunimmt; hierbei handelt es sich um eine systolische Gefäßkompression infolge der intramyokardialen Drucksteigerung. Infolge des transmuralen Widerstandsgradienten wird das Subendokard während der Systole nicht durchblutet. Der Sauerstoffbedarf ist allerdings in den Innenschichten der Herzmuskulatur infolge der größeren Druckbelastung höher als in den Außenschichten. Dies hat zur Folge, daß das systolische Durchblutungsdefizit während der Diastole ausgeglichen werden muß. Autoregulatorisch nimmt der Gefäßwiderstand im Subendokard während der Diastole stärker ab als im Subepikard. Als Folge hiervon ist die Koronarreserve im Subendokard früher erschöpft als im Subepikard. Dies erklärt, warum eine Myokardischämie stets zuerst im Subendokard auftritt.

Entwickelt sich im proximalen Abschnitt der epikardialen Leitungsgefäße eine Koronarstenose, so kommt es infolge einer kompensatorischen Dilatation der intramyokardialen Widerstandsgefäße zu einer Abnahme der Koronarreserve. Der Gesamtwiderstand und die Koronardurchblutung bleiben zunächst konstant. Sind mehr als 75% der Querschnittsfläche des Koronargefäßes eingeengt, so ist die Koronarreserve erschöpft (**kritische Stenose**). Haben sich bereits Kollateralgefäße ausgebildet, so kann eine kompensatorische Blutversorgung des poststenotischen Myokardgewebes zusätzlich erfolgen.

Liegt eine **fixierte Koronarstenose** (siehe Abb. 21.3-3) vor, so kommt es zur Myokardischämie, wenn der aktuelle Sauerstoffbedarf das momentane Sauerstoffangebot überschreitet. Von einer fixierten Koronarstenose spricht man, wenn das atheromatöse Plaquematerial konzentrisch die gesamte Gefäßwand umgibt, so daß Tonusschwankungen der glatten Gefäßmuskulatur zu keiner Veränderung des Stenosediameters führen können. Mehr als 70% der Koronarstenosen sind allerdings exzentrisch angelegt. Der atheromatösen Plaque liegt ein Gefäßabschnitt mit intakter glatter Muskulatur gegenüber. Dieser kann auf vasomotorische Reize reagieren. Durch Tonusänderungen in diesem Gefäßabschnitt kann es zu einer Zunahme oder Abnahme des Stenosediameters kommen (**dynamische Koronarstenose,** siehe Abb. 21.3-3). Bei höhergradigen Stenosen können bereits geringgradige Konstriktionen zu einer erheblichen Zunahme des Koronarwiderstands führen.

Bei der **chronisch stabilen Angina pectoris** treten die Beschwerden meist nach bestimmten körperlichen Belastungen auf und können von den Patienten oft sicher vorhergesagt werden (**fixierte Belastungstoleranz**). Häufig liegt allerdings eine **variable Bela-**

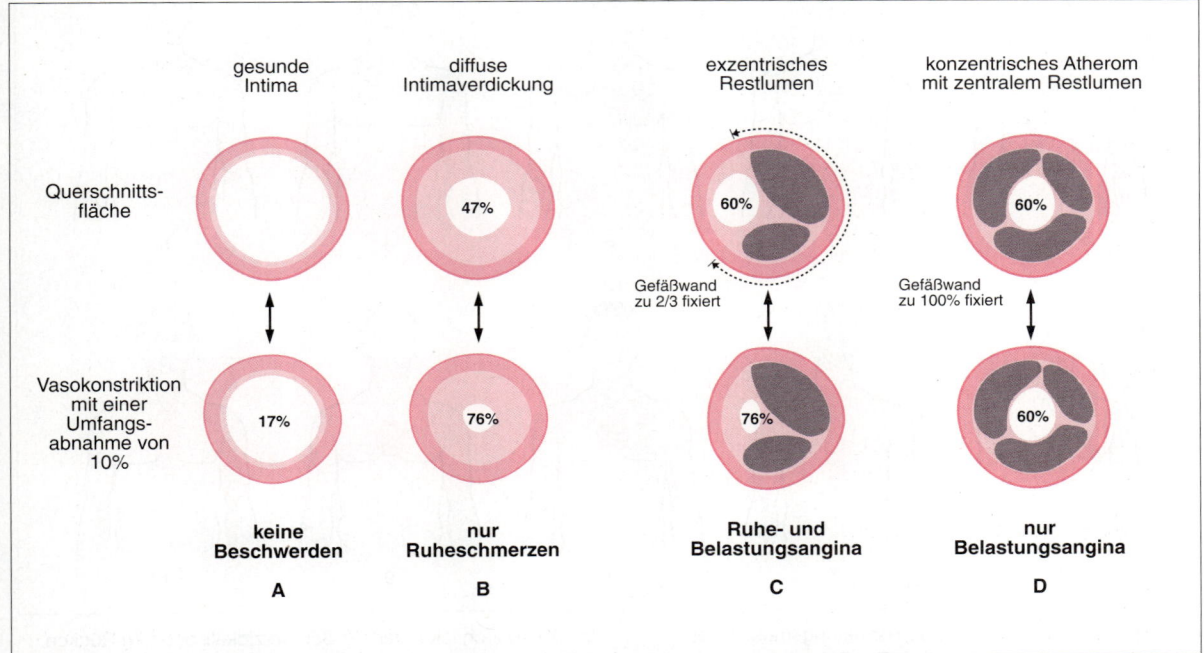

Abb. 21.3-3 Wirkung einer Tonusänderung der epikardialen Leitungsgefäße auf den Gefäßinnendurchmesser. In der linken Bildhälfte ist ein normales Kranzgefäß dargestellt. Durch eine 10%ige Konstriktion des zirkumferentiellen Durchmessers kommt es bei den exzentrischen Koronarstenosen zu einer Zunahme der stenosierten Gefäßfläche von 47 auf 76%. Der rechte Bildabschnitt zeigt eine fixierte konzentrische Stenose. Hier können keine dynamischen Tonusänderungen den Stenosierungsgrad beeinflussen.

stungstoleranz vor (sogenannte „gute oder schlechte Tage"). Ursache hierfür ist die dynamische Komponente der Koronarstenose. Zu unterschiedlichen Zeitpunkten reagiert die Stenose mit unterschiedlicher Sensitivität auf vasoaktive Reize (wechselnder Aktivitätszustand der Stenose). Ursachen für die Konstriktion im stenosierten Gefäßwandabschnitt sind ein temporäres Überwiegen des α-Tonus, ein lokales Prostazyklindefizit in der Gefäßwand, eine vermehrte Thromboxan-A_2-Freisetzung aus den Thrombozyten infolge stenoseinduzierter Turbulenzen sowie Veränderungen in der Serotonin(S_1)- und der Histamin(H_1)-Rezeptor-Dichte. Mastzelldegenerationen mit vermehrter Histamin- und Serotoninfreisetzung sind ebenfalls beschrieben. Diskutiert wird auch ein Fehlen des Endothelzell-vermittelten relaxierenden Faktors (EDRF) in der atheromatös veränderten Gefäßwand. Diese Faktoren modulieren das Reaktionsmuster auf verschiedene endogene vasoaktive Reize.

Ⓢ Symptome

Beschwerden: Die Angina pectoris ist eine thorakale Mißempfindung, die durch eine Myokardischämie ausgelöst wird und zu einer myokardialen Dysfunktion, nicht aber zur Nekrosebildung führt. Vom Patienten wird die Angina pectoris häufig nicht als eindeutige Schmerzsensation angegeben, sondern als Engegefühl, Druckgefühl oder retrosternales Brennen. Der Angina-pectoris-Schmerz wird selten scharf lokalisiert angegeben. Meistens klagen die Patienten über ein dumpfes retrosternales Druckgefühl, das typischerweise durch eine Belastung ausgelöst wird und mit Angstsensationen einhergeht. Manchmal findet sich eine Dyspnoe als Angina-pectoris-Äquivalent. Der Mechanismus der kardialen Nozizeption ist bisher unbekannt. Die Schmerzempfindung ist oft substernal oder linksthorakal lokalisiert. Es kann zur Schmerzausstrahlung in den linken und/oder rechten Arm, die Schultern oder den Hals, die Wangen und Zähne, seltener ins Epigastrium kommen (siehe Abb. 21.3-4). Die Schmerzdauer ist kurz, meist 5 bis maximal 30 Minuten. Ein gelegentliches Stechen in der Brust (Dauer unter 30 Sekunden) ist oft keine Angina pectoris. Typisch ist ein rasches Sistieren nach Unterbrechung der körperlichen Aktivitäten. Glyzeroltrinitrat sublingual führt innerhalb von 2–5 Minuten zur Beschwerdefreiheit oder Beschwerdelinderung. Dies ist von wichtiger diagnostischer Bedeutung.

Die typische Angina pectoris wird durch folgende Faktoren ausgelöst: körperliche Anstrengung, Kälte, ausgiebige Mahlzeiten, psychische Belastungen

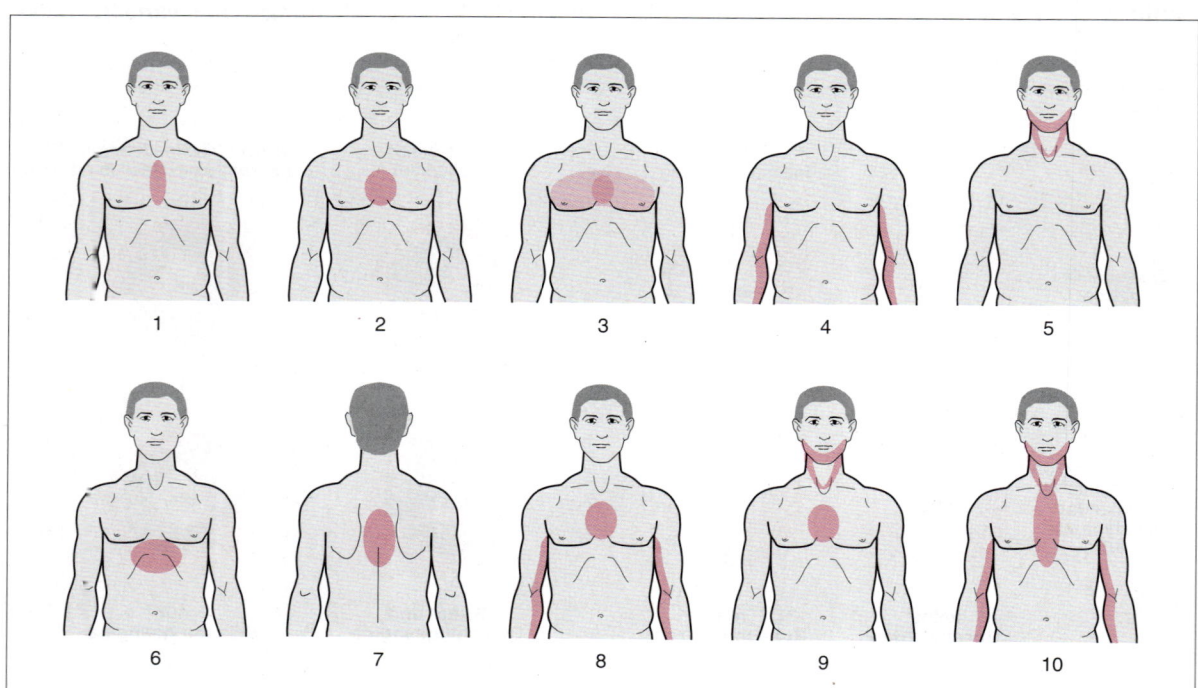

Abb. 21.3-4   Lokalisation und Ausbreitungsmuster des Angina-pectoris-Schmerzes. 1, 2: Der Schmerz wirkt überwiegend retrosternal. 3: Nach beidseits in die Thoraxwand ausstrahlender retrosternaler Schmerz. 4: Schmerzsensationen lediglich an der Innenseite beider Oberarme. 5: Schmerzsensationen im Halsbereich mit typischer Ausstrahlung in die Zähne. 6: Die Schmerzen sind überwiegend im Oberbauch lokalisiert. 7: Schmerzlokalisation im Rücken. 8: Schmerzlokalisation retrosternal sowie an beiden Innenseiten der Oberarme. 9: Schmerzsensationen retrosternal und gleichzeitig im Halsbereich mit Ausstrahlung ins Kinn. 10: Die Schmerzen werden sowohl retrosternal mit Ausstrahlung in den Hals und die Kinnpartien als auch an den Innenseiten beider Oberarme empfunden.

und Aufregungen. Allen auslösenden Mechanismen ist gemeinsam, daß sie den **myokardialen Sauerstoffbedarf** steigern. Dies geschieht über eine Zunahme der Herzfrequenz und/oder eine Blutdrucksteigerung. Ferner können sie durch Koronarspasmen, die teilweise kälteprovoziert sind, ausgelöst werden. Verstärkte Katecholaminausschüttungen mit Kontraktilitätssteigerung und Begünstigung von Koronarspasmen spielen ebenfalls eine Rolle.

Es werden drei unterschiedliche Formen der symptomatischen Myokardischämie unterschieden:

▶ **Chronisch stabile Angina pectoris:** Die Patienten kennen oft genau den Grad der körperlichen Belastung, bei dem die Angina pectoris auftritt (z. B. Steigen von zwei Stockwerken). Man spricht dann von einer **fixierten Angina-pectoris-Schwelle.** Daneben gibt es Patienten mit **variabler Angina-pectoris-Schwelle,** die eine fixierte Koronarstenose aufweisen, bei denen aber dynamische Lumenänderungen vorhanden sind. Diese Patienten haben typischerweise „gute Tage", während deren sie körperlich gut belastbar sind, und „schlechte Tage," an denen schon während geringster körperlicher Aktivitäten pektanginöse Beschwerden auftreten. Patienten mit variabler Angina-pectoris-Schwelle klagen häufig über retrosternale Schmerzen, die durch Kälte, Aufregung oder Mahlzeiten ausgelöst werden. Die Angina-pectoris-Schwelle ist in den Morgenstunden meist niedriger als am Nachmittag oder Abend. Bei manchen Patienten wird der belastungsabhängige Angina-pectoris-Schmerz durch Fortsetzen der körperlichen Tätigkeit aufgehoben („walk through"-Phänomen). Pathogenetisch wird eine verzögerte Dilatation von Koronargefäßen und Kollateralen diskutiert.

▶ Von **instabiler Angina pectoris** spricht man,
  a) wenn es bei einem Patienten mit vorher stabiler Angina pectoris zu einer raschen Zunahme der Anfallsfrequenzen und Anfallsdauer, auch „Crescendo-Angina" genannt, kommt. Ruheschmerzen und nächtliche Angina pectoris („Angina decubitus") fehlen fast nie. Charakteristisch ist ein verzögertes Ansprechen auf Nitrate. Die Anfallsdauer kann schließlich über 30 Minuten betragen, wobei differentialdiagnostisch stets ein Myokardinfarkt ausgeschlossen werden muß;
  b) wenn es bei einem vorher asymptomatischen Patienten zu einem plötzlichen Auftreten von Angina pectoris kommt, wobei die Anfallsfrequenz rasch zunimmt und zu einer erheblichen Einschränkung der körperlichen Belastbarkeit führt (De-novo-Angina oder „recent onset"-Angina).

▶ Die **Prinzmetal-Angina** ist die seltenste Form der Angina pectoris. Hier kommt es ausschließlich zu Ruheschmerzen, die länger als 15 Minuten anhalten. Während der Schmerzattacken sind ST-Elevationen nachweisbar. Die Prinzmetal-Angina wird durch Koronarspasmen ausgelöst.

Das Belastungs-EKG ist typischerweise meistens unauffällig.

Eine Sonderform stellt die **stumme Myokardischämie** dar: Nur 50% der Patienten mit koronarer Herzerkrankung haben pektanginöse Beschwerden. Bei den übrigen, asymptomatischen Patienten lassen sich eventuell mit speziellen Untersuchungsmethoden (Langzeit-EKG) spontane transitorische Myokardischämien nachweisen. Patienten mit positivem Belastungs-EKG (d. h. pathologische Befunde im Belastungs-EKG) ohne pektanginöse Beschwerden haben ebenfalls eine stumme Myokardischämie. Klinisch unterscheidet man drei Gruppen von Patienten mit stummen Ischämien:

▶ vollständig asymptomatische Patienten,
▶ asymptomatische Patienten nach abgelaufenem Myokardinfarkt,
▶ Patienten mit symptomatischen und asymptomatischen Episoden.

Insbesondere bei Patienten mit Myokardinfarkt sind stumme Ischämien prognostisch ungünstig.

Die Angina pectoris wird nach einem Vorschlag der kanadischen Herz-Kreislauf-Gesellschaft in unterschiedliche Stadien eingeteilt (Canadien Class 1972):

Stadium 0: Keinerlei pektanginöse Beschwerden auch bei starken körperlichen Belastungen.

Stadium I: Bei normaler körperlicher Belastung, wie z. B. Spazierengehen und Treppensteigen, tritt keine Angina pectoris auf. Sie tritt nur bei schwerer körperlicher Anstrengung auf (Dauerlauf, anstrengende längerdauernde Arbeiten).

Stadium II: Es besteht eine geringgradige Beeinträchtigung bei normalen körperlichen Aktivitäten (rasches Treppensteigen, Treppensteigen nach Wartezeiten in der Kälte oder nach psychischen Belastungen, Bergaufsteigen).

Stadium III: Es besteht eine erhebliche Beeinträchtigung bei den täglichen Aktivitäten. Zu pektanginösen Beschwerden kommt es bereits nach dem Steigen von einem Stockwerk.

Stadium IV: Angina pectoris bei geringster körperlicher Belastung. Auftreten von Ruheschmerzen.

D ▎ **Diagnostik**

Neben der Anamnese (familiäre Belastung, Risikofaktoren) ist bei der körperlichen Untersuchung insbesondere auf das Vorliegen von Gefäßgeräuschen zu achten (Karotiden, Femoralis). Die Gefäßgeräusche entstehen bei einer generalisierten Arteriosklerose. Häufig ist die koronare Herzerkrankung mit einer peripheren arteriellen Verschlußkrankheit oder/und Karotisstenosen kombiniert.

Ruhe-EKG: Die Wertigkeit des Ruhe-EKG bei Patienten mit koronarer Herzerkrankung ist eingeschränkt. Q-Zacken sind Hinweise auf einen abgelaufenen Myokardinfarkt. Horizontale ST-Strecken-Senkungen im Sinne einer nichttransmuralen Myokardischämie lassen sich gelegentlich während eines Angina-pectoris-Anfalles dokumentieren. Differentialdiagnostisch sind ST-Strecken-

Veränderungen bei Linksherzhypertrophie (deszendierender Verlauf) und unter Medikamenteneinfluß (muldenförmig) abzugrenzen.

Belastungs-EKG: Am gebräuchlichsten ist die Belastung mittels Fahrradergometer im Sitzen oder Liegen. Die pathologischen Veränderungen im Belastungs-EKG werden überwiegend durch eine Innenschichtischämie hervorgerufen. Kriterium für ein positives Belastungs-EKG ist die horizontale oder deszendierende ST-Strecken-Senkung von mehr als 0,1 mV in den Extremitätenableitungen oder 0,2 mV in den Brustwandableitungen (siehe Abb. 21.3-5). Abbruchkriterien sind:

▶ ST-Strecken-Hebung oder ST-Strecken-Senkung von mehr als 0,5 mV,
▶ komplexe ventrikuläre Rhythmusstörung,
▶ heftige Angina pectoris,
▶ Anstieg des systolischen Blutdrucks über 240 mmHg,
▶ systolischer Blutdruckabfall um mehr als 20 mmHg,
▶ periphere Erschöpfung.

Die **Sensitivität** (d.h. der Prozentsatz echt positiver Fälle) des Belastungs-EKG liegt für die koronare 1-Gefäß-Erkrankung bei etwa 50%, für die koronare 2-Gefäß-Erkrankung zwischen 60 und 70% und für die koronare 3-Gefäß-Erkrankung bei etwa 80%. Wichtig ist, daß der Patient submaximal belastet wird (Faustregel bei Belastung im Sitzen: zu erreichende Herzfrequenz = 200 minus Lebensalter in Jahren. Bei Belastung im Liegen: zu erreichende Frequenz = 180 minus Lebensalter in Jahren). Die **Spezifität** (Prozentsatz echt negativer Fälle) liegt bei 75–90%. Insbesondere bei Frauen ist die Spezifität herabgesetzt (ca. 60%). Mögliche Ursachen für die Häufung falsch positiver Befunde sind hier Östrogeneinflüsse (Strukturähnlichkeit mit Digitalis), gehäufter Laxanziengebrauch, einhergehend mit latenter Hypokaliämie, verstärkte vegetative Einflüsse.

Ein positives Belastungs-EKG unter Digitalismedikation ist nicht verwertbar. Ein Digoxinpräparat muß mindestens eine Woche, ein Digitoxinpräparat drei Wochen vor Durchführung des Belastungs-EKG abgesetzt werden.

Die Letalität der Belastungsuntersuchung liegt bei 0,1‰. Die Belastung muß immer in Gegenwart eines Arztes durchgeführt werden. Möglichkeiten zur Reanimation und elektrischen Defibrillation müssen gegeben sein.

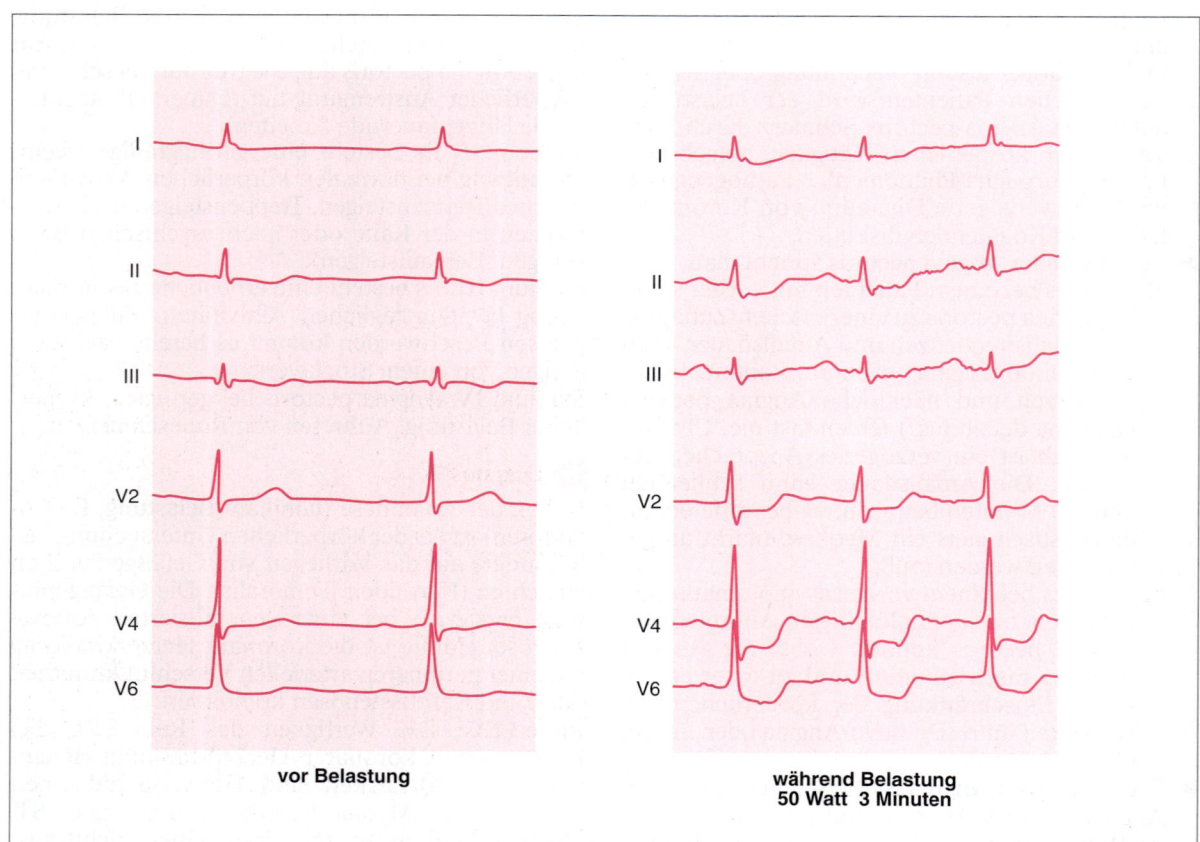

vor Belastung

während Belastung
50 Watt 3 Minuten

Abb. 21.3-5   EKG-Aufzeichnung vor (Blutdruck 140/80 mmHg, Puls 68/min) und während Belastung (Blutdruck 190/80 mmHg, Puls 100/min). Während der Belastung kommt es zu horizontalen ST-Senkungen in II, V2–V6. Tiefste Senkung mit 0,5 mV in V4 erzielt (Abbruchkriterium!), zu diesem Zeitpunkt bestand heftigste Angina pectoris.

Kontraindikationen für eine Belastungsuntersuchung sind:

▶ frischer Myokardinfarkt,
▶ Ruhe-Angina-pectoris mit bereits in Ruhe vorhandenen Ischämiezeichen,
▶ manifeste Linksherzinsuffizienz,
▶ Aortenstenose,
▶ systolischer Blutdruck über 200 mmHg unter Ausgangsbedingungen,
▶ schlechter Allgemeinzustand.

Das **Langzeit-EKG** ist hilfreich zur Dokumentation stummer Ischämien, wenn gewisse technische Voraussetzungen beachtet werden und eine vorsichtige Interpretation erfolgt. Eine ischämische Episode liegt mit hoher Wahrscheinlichkeit vor, wenn eine transitorische ST-Strecken-Senkung länger als eine Minute anhält, mehr als 0,1 mV beträgt und von der nachfolgenden ST-Veränderung mindestens eine Minute getrennt ist (1×1×1-Regel nach Cohn).

Bei der **Myokardszintigraphie** wird die Tatsache benutzt, daß Thallium 201 proportional zur Durchblutung in das stoffwechselaktive Myokardgewebe aufgenommen wird (siehe Abb. 21.3-6). Während ergometrischer Belastung wird Thallium 201 intravenös injiziert. Bei Patienten mit koronarer Herzerkrankung läßt sich so ein belastungsinduzierter Perfusionsdruck nachweisen. Nach etwa dreistündiger Ruhepause wird ohne erneute Applikation des Isotops nochmals eine Aufnahme durchgeführt. Typischerweise erfolgt während dieser Zeit – entsprechend der nun für den Stoffwechsel ausreichenden Durchblutung – eine Rückverteilung des Isotops in den Belastungsdefekt, der dadurch als belastungsinduzierte Ischämie identifiziert werden kann. Wenn der Perfusionsdefekt auch in der Ruhepause nachweisbar bleibt, handelt es sich um eine irreversible Myokardischämie (d.h. eine Infarktnarbe). Insbesondere bei der koronaren 1-Gefäß-Erkrankung ist die Sensitivität der Myokardszintigraphie mit Thallium 201 der des Belastungs-EKG überlegen. Die Myokardszintigraphie ist keine Methode zum Ausschluß einer behandlungsbedürftigen koronaren Herzerkrankung.

Bei der **Herzbinnenraumszintigraphie** wird das linksventrikuläre Kavum endsystolisch und enddiastolisch mittels Technetium 99m dargestellt. Dies ermöglicht neben einer Berechnung der Auswurffraktion eine qualitative und semiquantitative Erfassung der regionalen Wandbewegung. Während einer belastungsinduzierten Ischämie kommt es zur Einschränkung der Pumpfunktion, was zu einer Abnahme der Auswurffraktion führt. Belastungsinduzierte regionale Kontraktionsstörungen lassen sich ebenfalls nachweisen.

Die zeitaufwendige und augenblicklich noch kostenintensive **Kernspintomographie (MR)** – mit und ohne paramagnetische Kontrastmittel – erlaubt die Darstellung von Narbengewebe und intrakavitären Thrombenbildungen.

Die **Echokardiographie** hat bei der Diagnostik der koronaren Herzerkrankung einen untergeordneten Stellenwert. Aufgrund ungünstiger Ableitungsbedingungen ist nur bei wenigen Patienten eine Analyse regionaler Kontraktionsstörungen möglich.

Koronarangiographie: Durch selektive Kontrastmittelinjektion in die Herzkranzgefäße lassen sich Ausdehnung und Schweregrad der koronaren Herzerkrankung objektivieren. Der Katheter kann über die Arteria brachialis nach Arteriotomie **(Sones-Technik)** oder über die Arteria femoralis nach perkutaner Punktion **(Judkins-Technik)** eingeführt wer-

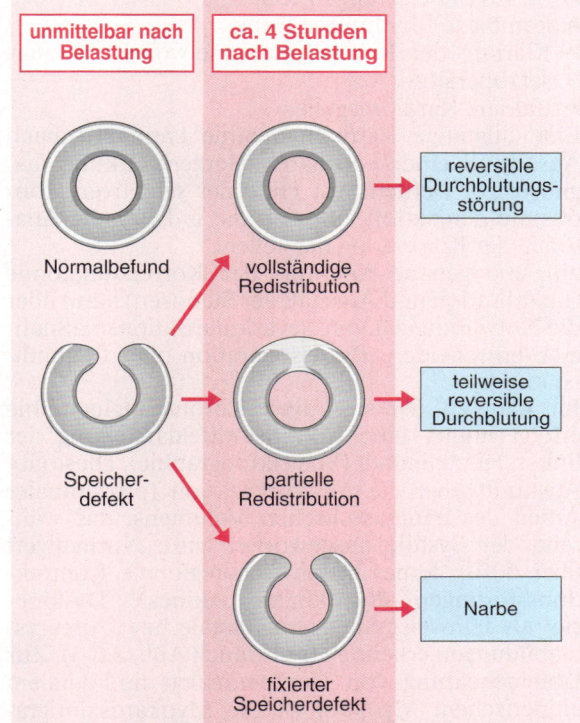

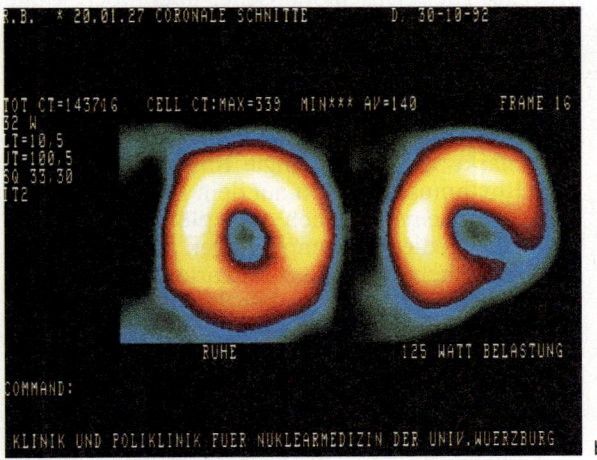

Abb. 21.3-6 Myokardszintigraphie mit Thallium 201.
a) Schematische Darstellung verschiedener Perfusionsdefekte unter Belastung.
b) Reversible Myokardischämie, d.h. komplette Redistribution in der Ruhephase.

den. Die Dokumentation erfolgt heute noch gängigerweise auf 35-mm-Cinefilm. Auf digitaler Bildverarbeitung basierende Systeme sind allerdings bereits in der Erprobung. Das Untersuchungsrisiko ist in erfahrenen Händen ausgesprochen gering (Letalität unter 1‰). Das Risiko ist lediglich erhöht bei der Hauptstammstenose der linken Kranzarterie und bei fortgeschrittener linksventrikulärer Funktionsstörung (Auswurffraktion unter 30%).
Indikationen zur Koronarangiographie sind:
▶ Abklärung von Angina pectoris,
▶ Zustand nach Myokardinfarkt,
▶ positives Belastungs-EKG,
▶ komplexe Rhythmusstörung,
▶ Klärung der Koronaranatomie vor Klappenersatzoperation,
▶ unklare Kardiomegalie.
Eine dilatative Kardiomyopathie kann erst nach Ausschluß einer koronaren Herzerkrankung diagnostiziert werden. Mit Hilfe der selektiven Kontrastmittelinjektion läßt sich die individuelle Anatomie der Koronarien darstellen.
Nur die genaue Kenntnis der Koronaranatomie (Lokalisation und Ausmaß der Stenosen) kann über die Notwendigkeit von Revaskularisationsmaßnahmen entscheiden (Bypassoperation oder Ballondilatation).
Im Rahmen der selektiven Koronarangiographie erfolgt immer eine Kontrastmitteldarstellung der linken Herzkammer (Ventrikulographie). Diese gibt Auskunft über die Auswurffraktion (prozentualer Anteil des enddiastolischen Volumens, das während der Systole ausgeworfen wird: Normalwert über 60%); ferner lassen sich regionale Kontraktionsstörungen (Hypokinesie, Akinesie, Dyskinesie) als Hinweise auf Narbenareale bzw. Aneurysmabildungen erkennen (siehe auch Abb. 2.6-3). Zur Unterscheidung von Narbenarealen und vitalem akinetischem Myokard ist die Myokardszintigraphie geeignet. Das akinetische, aber noch vitale Gewebe kann durch Revaskularisierung wieder funktionsfähig werden.

Komplikationen

Als Komplikationen sind zu nennen der akute Myokardinfarkt, ischämiebedingte Rhythmusstörungen oder Rhythmusstörungen auf dem Boden von Narbengewebe einschließlich des plötzlichen Herztodes; progredientes Pumpversagen mit Ausbildung einer Linksherzinsuffizienz und arterielle Embolien durch intrakavitäre Thromben im Bereich von Infarktarealen.

▼ Therapie

Akuttherapie des Angina-pectoris-Anfalls:
Das Mittel der Wahl ist Glyzeroltrinitrat, das als Zerbeißkapsel oder Spray sublingual appliziert wird. Die antianginöse Wirkung besteht in einem peripheren und koronaren Angriffspunkt:
▶ Durch Dilatation der venösen Kapazitätsgefäße kommt es zu einer Abnahme des Rückstroms

zum Herzen. Hierdurch wird der linksventrikuläre Füllungsdruck gesenkt, was zu einer Abnahme des Sauerstoffbedarfs führt.
▶ Die Dilatation der peripheren Widerstandsgefäße führt über eine geringgradige Abnahme des Aortendrucks (Nachlastsenkung) ebenfalls zu einer Abnahme des myokardialen Sauerstoffverbrauchs.
▶ Im Bereich exzentrischer Koronarstenosen führt Glyzeroltrinitrat infolge Dilatation der epikardialen Leitungsgefäße zu einer Reduktion des Stenosegrades mit Abnahme des Koronarwiderstands und Verbesserung der poststenotischen Perfusion. Die Kollateraldurchblutung kann durch Glyzeroltrinitrat gesteigert werden.
Die Wirkung setzt rasch (nach 1–2 Minuten) ein. Nebenwirkungen sind Kopfschmerzen, Tachykardie, Hitzegefühl und Schwindelerscheinungen. Die Dosierung beträgt 0,4 bis 0,8 mg. Glyzeroltrinitrat ist kontraindiziert bei der hypertrophischen Kardiomyopathie, arteriellen Hypotension (Blutdruck unter 90 mmHg) und ausgeprägten Tachykardie.
Glyzeroltrinitrat sollte prophylaktisch vor körperlichen Belastungen eingenommen werden, von denen der Patient weiß, daß sie Angina pectoris auslösen (Treppensteigen, Bergaufgehen, Geschlechtsverkehr).

Intervalltherapie der koronaren Herzerkrankung:
Ziel der Intervalltherapie ist es, den Angina-pectoris-Anfall zu vermeiden (Anfallsprophylaxe) oder die Anfallsfrequenz zu vermindern. Dies führt zu einer Steigerung der Belastbarkeit und zur Verbesserung der Lebensqualität.
Eventuell vorhandene Risikofaktoren müssen natürlich saniert werden: Diät, Gewichtsreduktion, körperliche Bewegung, Blutdruck- und Blutzuckereinstellung, eventuell medikamentöse Cholesterinsenkung, Nikotinabstinenz.
▶ **Langzeitnitrate** können oral gegeben werden und haben einen verzögerten Wirkungseintritt. Der Wirkmechanismus entspricht dem des Glyzeroltrinitrats. Repräsentative Präparate sind z. B. das Isosorbiddinitrat oder das Isosorbid-5-mononitrat. Um Toleranzentwicklungen zu vermeiden, wird empfohlen, zwei Einzeldosen von nichtretardiertem Isosorbiddinitrat oder -mononitrat im 8-Stunden-Intervall zu geben und über Nacht ein nitratfreies Intervall von mindestens 12 Stunden einzuhalten. Alternativ kann auch eine hohe Dosis eines retardierten Nitrats einmal am Morgen eingenommen werden. Das führt zur Vermeidung konstant hoher Nitratspiegel. Hat der Patient überwiegend morgens nach dem Aufstehen beim Waschen und Rasieren pektanginöse Beschwerden, so empfiehlt es sich, ein nichtretardiertes Nitrat noch vor dem Aufstehen einzunehmen.
▶ **β-Rezeptoren-Blocker:** Sie mindern den myokardialen Sauerstoffverbrauch überwiegend durch eine Senkung der Herzfrequenz in Ruhe und eine

Abschwächung des belastungsinduzierten Frequenzanstiegs. Gleichzeitig kommt es zu einer Kontraktilitätsminderung und zu einer Abnahme des arteriellen Blutdrucks. Am gebräuchlichsten sind heute kardioselektive β-Rezeptoren-Blocker wie z. B. Metoprolol oder das langwirksame Atenolol. Folgende Kontraindikationen sind zu beachten: Asthma bronchiale, Bradyarrhythmien, AV-Blockierungen, Hypotension, manifeste Herzinsuffizienz, schwer einstellbarer insulinpflichtiger Diabetes mellitus. Bei gleichzeitiger arterieller Verschlußkrankheit muß der β-Rezeptoren-Blocker bei Verschlechterung der Gehstrecke abgesetzt werden.

▶ **Kalziumantagonisten** wirken vorwiegend über eine arterielle Blutdrucksenkung mit Verminderung des myokardialen Sauerstoffverbrauchs. Ferner können sie in bestimmten Fällen zur Relaxation exzentrischer Koronarstenosen beitragen. Es empfiehlt sich, Nifedipin mit einem β-Rezeptoren-Blocker zu kombinieren, da hierdurch der reaktive Frequenzanstieg vermieden wird. Die Kombination von Verapamil mit β-Rezeptoren-Blockern ist kontradindiziert (AV-Blockierungen!).

Man beginnt die Intervalltherapie in den meisten Fällen zunächst als Monotherapie mit einem Langzeitnitrat. Werden hierdurch die Beschwerden nicht ausreichend kontrolliert, so erfolgt in der **Kombinationstherapie** – stufenweise – zunächst die Zugabe eines β-Rezeptoren-Blockers und dann eines Kalziumantagonisten.

Therapie der instabilen Angina pectoris:

Alle Patienten mit instabiler Angina pectoris müssen wegen drohenden Herzinfarkts unverzüglich auf eine Intensivstation aufgenommen werden.

Neben Bettruhe ist eine ausreichende Sedierung erforderlich. Alle Patienten erhalten intravenös Nitrate (z. B. Glyzeroltrinitrat 3–6 mg/h) und werden intravenös heparinisiert (Anhebung der Thrombinzeit auf das Zwei- bis Dreifache des Normwertes). Bei Sinustachykardie kann die Herzfrequenz mit β-Rezeptoren-Blockern gesenkt werden. Ist der Patient weiterhin symptomatisch, erfolgt die intravenöse Gabe von Kalziumantagonisten (Nifedipin oder Diltiazem).
Alle Patienten mit instabiler Angina pectoris sollten nach initialer Stabilisierung unverzüglich koronarangiographiert werden.

Thrombozytenaggregationshemmer:
Der instabilen Angina pectoris liegt häufig eine Plaqueruptur mit intermittierender Bildung von Thrombozytenaggregaten im Stenosebereich zugrunde. Azetylsalizylsäure zeigte eine günstige Wirkung bei der instabilen Angina pectoris mit Re-

duktion der Infarktraten. Im Sinne der Sekundärprophylaxe sollte Azetylsalizylsäure in niedriger Dosierung (z. B. 100 mg) lebenslang eingenommen werden.

Perkutane transluminale koronare Angioplastie (PTCA):
Hierbei handelt es sich um eine nichtoperative Behandlungsmethode der symptomatischen koronaren Herzerkrankung mittels eines intrakoronar eingeführten Ballonkatheters (siehe Abb. 21.3-7). Die primären Erfolgsraten liegen heute über 90% (Reduktion des Stenosediameters unter 50%). Erfolgreich angegangen werden können Stenosen in allen Abschnitten der Herzkranzgefäße. Auch multiple Stenosen innerhalb eines Gefäßabschnittes sind dilatierbar. Bei chronischen Verschlüssen liegen die Erfolgsraten bei etwa 70%, falls der Verschluß nicht länger als drei Monate zurückliegt. Auch Stenosen in aortokoronaren Venenbypasses können dilatiert werden, wobei allerdings nur bei distal gelegenen Stenosen günstige Langzeitergebnisse erzielt werden. Auch Stenosen in Arteria-mammaria-interna-Anastomosen sind dilatierbar. Das Indikationsgebiet erweitert sich stetig. Bei der symptomatischen koronaren 1-Gefäß-Erkrankung ist die Ballondilatation heute eine standardisierte Behandlungsmethode. Darüber hinaus werden auch 2-Gefäß-Erkrankungen dilatiert. In Abhängigkeit vom primären Dilatationsergebnis kann der Eingriff ein- oder zweizeitig erfolgen.
In 3% der Fälle kann es nach der Dilatation zu einem Koronararterienverschluß infolge einer ausgedehnten Intimadissektion kommen. Die Dilatation darf deshalb nur in Operationsbereitschaft durchgeführt werden.
Heute noch ungelöste Probleme der Ballondilatation sind neben den Akutkomplikationen (Myokardinfarkt, notfallmäßige Bypassoperation) das Wiederauftreten der Stenose innerhalb von 4–6 Monaten nach primär erfolgreichem Eingriff. Die Rezidivraten liegen zwischen 20 und 30%. Die Mehrzahl der Patienten mit Rezidivstenosen können erfolgreich erneut dilatiert werden, so daß etwa 90% der redilatierten Patienten ein gutes Langzeitergebnis aufweisen. Dagegen scheint heute die gängige medikamentöse Nachbehandlung mit Langzeitnitraten, Kalziumantagonisten und Thrombozytenaggregationshemmern zu keiner signifikanten Senkung der Rezidivraten zu führen.

Chirurgische Therapie:
Von den zahlreichen in der Vergangenheit praktizierten chirurgischen Eingriffen haben sich heute im wesentlichen zwei Verfahren durchgesetzt:
▶ der aortokoronare Venenbypass,
▶ der Arteria-mammaria-interna-Bypass.
Die Operation wird unter Einsatz der Herz-Lungen-Maschine in Hypothermie (28–32 °C) durchgeführt. Bei der aortokoronaren Venenbypassoperation wird die Vena saphena magna als Über-

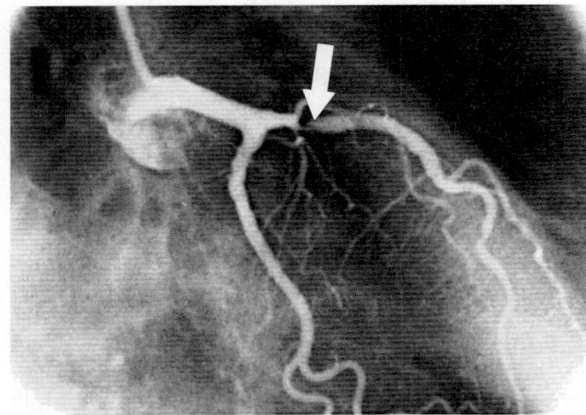

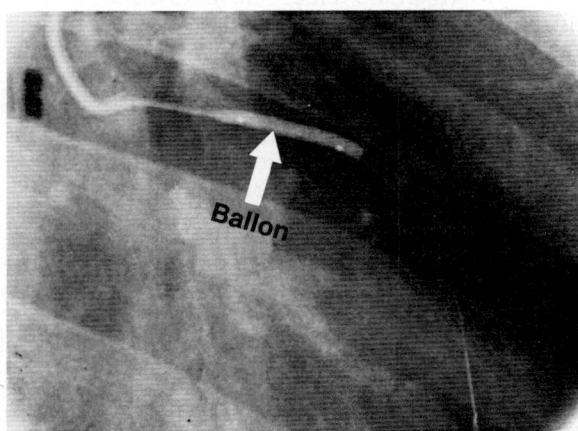

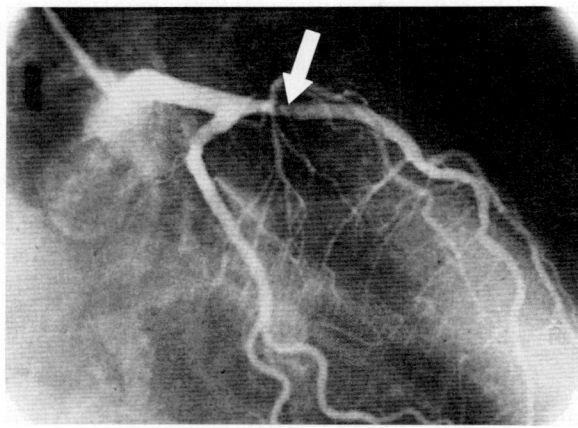

Abb. 21.3-7 Ergebnis der perkutanen Ballondilatation einer proximal gelegenen subtotalen Stenose des Ramus interventricularis anterior (oberer Bildabschnitt). Der mittlere Bildabschnitt zeigt den voll entfalteten Ballon im stenosierten Gefäß. Ergebnis nach der Ballondilatation (unterer Bildabschnitt): Es ist keine signifikante Reststenose nachweisbar.

brückung der Koronararterienstenose auf die Aorta ascendens und in die Koronararterie distal der Stenose implantiert. Bei einer Operation sollten alle Stenosen über 50% überbrückt werden. Bei dem zweiten Verfahren wird die Arteria mammaria inter-

na auf die betroffene Koronararterie distal der Stenose anastomosiert. Diese Operation ist zeitlich etwas aufwendiger. Der Vorteil der Arteria mammaria interna liegt in den geringeren Verschlußraten. Nach 10 Jahren sind über 90% der Arteria-mammaria-interna-Anastomosen noch offen, während die Vena-saphena-magna-Anastomosen zu über 50% verschlossen sind. Über 80% der operierten Patienten sind anschließend ohne medikamentöse Therapie beschwerdefrei, die objektive Leistungsfähigkeit nimmt zu. Die Operationsletalität liegt heute zwischen 1–2%. Eingeschränkte linksventrikuläre Funktionen und fortgeschrittenes Alter erhöhen das Risiko des operativen Eingriffs.

> Die Bypassoperation ist eine palliative Behandlungsmethode und kann die Progression der koronaren Herzerkrankung nicht verhindern.

Indikationen zur Bypassoperation sind:
- ▶ Medikamentös nicht beherrschbare Angina pectoris,
- ▶ Hauptstammstenose der linken Kranzarterie,
- ▶ 3-Gefäß-Erkrankung mit
  - positivem Belastungs-EKG,
  - eingeschränkter linksventrikulärer Funktion,
- ▶ 2-Gefäß-Erkrankung mit signifikanter Stenosierung des proximalen Ramus interventricularis anterior.

Insbesondere bei Patienten mit eingeschränkter Ventrikelfunktion wird die Prognose durch die Operation verbessert. Die Bypassverschlußrate während des ersten Jahres liegt zwischen 10 und 20%. Anschließend besteht ein Verschlußrisiko von etwa 2% pro Jahr.

Verlauf und Prognose

Die jährliche Sterblichkeitsrate der koronaren Herzerkrankung liegt bei 5–8%. Die Letalität ist abhängig vom Schweregrad der koronaren Herzerkrankung:
- ▶ 1-Gefäß-Erkrankung: 3–4%
- ▶ 2-Gefäß-Erkrankung: 6–8%
- ▶ 3-Gefäß-Erkrankung: 10–13%.

Eine besonders ungünstige Prognose besteht bei der Stenose des Hauptstamms der linken Kranzarterie. Hier liegt die Letalität in Abhängigkeit vom Stenosegrad bei über 30% pro Jahr.

Prognose nach koronarchirurgischem Eingriff:

Bei der Hauptstammstenose wirkt die Bypassoperation lebensverlängernd. Durch die Operation wird die 2-Jahres-Überlebensrate von 60 auf 90% erhöht. Lebensverlängernd wirkt die Operation auch bei der koronaren 3-Gefäß-Erkrankung, insbesondere wenn bereits in Ruhe eine linksventrikuläre Funktionsstörung vorliegt (Auswurffraktion unter 30%). Auch bei der koronaren 2-Gefäß-Erkrankung ist die Prognose deutlich besser im Vergleich zur medikamentösen Therapie, wenn gleichzeitig der Ramus interventricularis anterior stenosiert ist. Patienten mit koronarer 1-Gefäß-Erkrankung haben auch unter alleiniger medikamentöser Therapie eine gute Prognose.

Differentialdiagnose

Eine relative Koronarinsuffizienz kann bei einer ausgeprägten Anämie sowie bei einem Anstieg des Sauerstoffverbrauchs (Hyperthyreose) oder bei einer Hypoxämie (Aufenthalt in großer Höhe, respiratorische Ventilationsstörung) auftreten. Eine relative Koronarinsuffizienz bei normalen Koronararterien tritt auch bei ausgeprägter Linksherzhypertrophie auf (Aortenstenose, Aorteninsuffizienz, ausgeprägte Linksherzhypertrophie). Angina pectoris ist relativ häufig bei der dilatativen und der hypertrophischen Kardiomyopathie. Bei Mitralklappenprolaps treten Angina-pectoris-ähnliche Beschwerden auf, wobei sich allerdings häufig eine Myokardischämie nicht dokumentieren läßt. Bei der Perikarditis sind die retrosternalen Schmerzen häufig atemabhängig. Diagnostisch wegweisend ist hier ein Perikardreibegeräusch. Im EKG sieht man einen erhöhten ST-Abgang bei erhaltener S-Zacke. Im Echokardiogramm zeigt sich häufig ein Perikarderguß. Nicht-kardiale Ursachen Angina-pectoris-ähnlicher Beschwerden sind Refluxösophagitis, Ösophagusspasmus, Hiatushernie, Ulcus ventriculi oder Ulcus duodeni, Roemheld Syndrom, Herpes zoster, Kostochondrose (Tietze Syndrom) sowie das Schulter-Arm-Syndrom.

21.4 Akuter Myokardinfarkt

K. KOCHSIEK, P. SCHANZENBÄCHER

Der Myokardinfarkt ist Folge einer Myokardischämie, die durch eine Unterbrechung der Koronardurchblutung zur Ausbildung einer Gewebsnekrose führt. In den meisten Fällen ist die Ursache ein thrombotischer Koronararterienverschluß auf dem Boden einer zugrundeliegenden koronaren Herzerkrankung. Klinisches Leitsymptom ist der auf Glyzeroltrinitrat refraktäre Thoraxschmerz. Bei Infarktverdacht ist die sofortige Klinikeinweisung erforderlich. Die unverzügliche Anfertigung eines EKG ist die wichtigste diagnostische Maßnahme. Beim Vorderwandinfarkt, dem meist ein Verschluß des Ramus interventricularis anterior der linken Kranzarterie zugrunde liegt, zeigen sich monophasische ST-Elevationen in den präkordialen Ableitungen (siehe Abb. 21.4-1). Beim Hinterwandinfarkt ist in den meisten Fällen die rechte Kranzarterie verschlossen. Hier zeigen sich die entsprechenden EKG-Veränderungen in den Ableitungen II, III und aVF (siehe Abb. 21.4-2). Der Infarktpatient ist hauptsächlich durch das Auftreten von bradykarden und tachykarden Rhythmusstörungen gefährdet, die in Kammerflimmern degenerieren können. Heute wird die Prognose des Infarktpatienten weitgehend durch

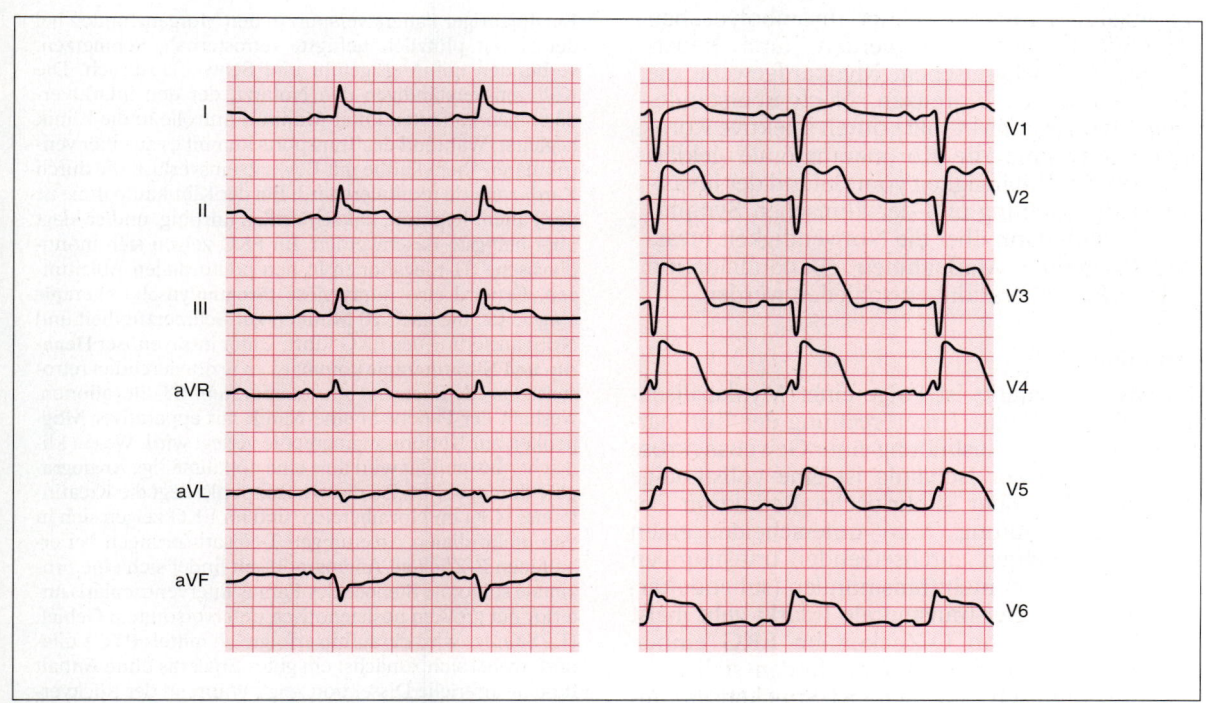

Abb. 21.4-1 Akuter Vorderwandinfarkt. Ausgeprägte monophasische ST-Elevationen in den präkordialen Ableitungen V2 bis V6 sowie I, II und III als Ausdruck einer ausgedehnten transmuralen Vorderwandischämie mit Beteiligung der Seitenwand.

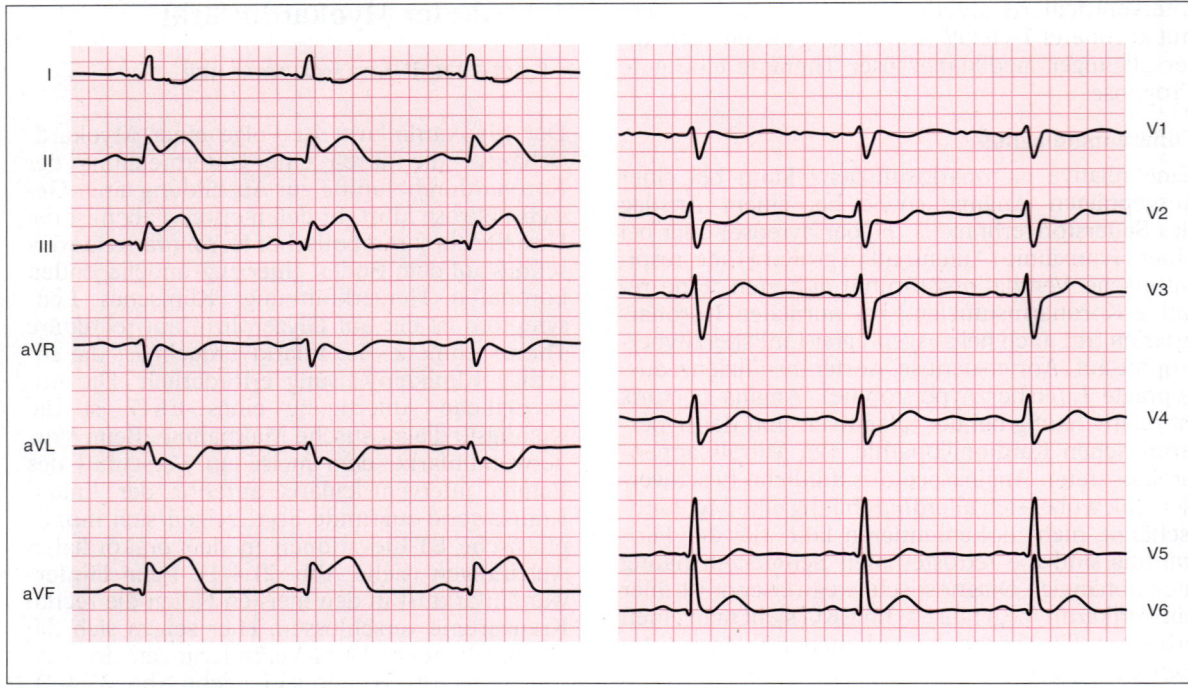

Abb. 21.4-2   Akuter Hinterwandinfarkt.
Monophasische ST-Elevationen in den Ableitungen II, III und aVF sowie spiegelbildliche ST-Streckensenkungen in I und aVL. Die Erregungsausbreitung in den präkordialen Ableitungen in V1 bis V6 ist unauffällig.

die Größe des Infarktareals bestimmt. Durch rechtzeitiges Einsetzen einer thrombolytischen Therapie kann versucht werden, durch Reperfusion von ischämischem Myokardgewebe die Infarktgröße zu begrenzen. Nach überstandenem Myokardinfarkt sollte durch selektive Koronarangiographie die Koronaranatomie geklärt werden. In Abhängigkeit vom Befund der invasiven Untersuchung und der klinischen Symptomatik kann dann über die Notwendigkeit revaskularisierender Maßnahmen (Ballondilatation oder Bypassoperation) entschieden werden.

Definition

Der Myokardinfarkt ist Folge einer Myokardischämie, die durch eine Unterbrechung der Koronardurchblutung zur Ausbildung einer Gewebsnekrose führt. Ursache der Ischämie ist eine vollständige Unterbrechung oder subkritische Reduktion der Koronardurchblutung. Man unterscheidet einen alle Wandschichten durchsetzenden transmuralen Infarkt von einem nichttransmuralen (subendokardialen) Infarkt. Der transmurale Infarkt geht meist mit Ausbildung von Q-Zacken im EKG einher. Beim nichttransmuralen Infarkt finden sich elektrokardiographisch lediglich ST-Streckensenkungen oder T-Negativierungen in Kombination mit einem typischen Verlauf der infarktspezifischen Enzyme.

Kasuistik

Ein 46jähriger Patient verspürt in den Morgenstunden bei der Arbeit plötzlich heftigste retrosternale Schmerzen, verbunden mit Angstgefühl und Schweißausbruch. Die Kollegen verständigen den Notarzt, der den infarktverdächtigen Patienten unter Monitorkontrolle in die Klinik begleitet. Während des Transports kommt es zu einer ventrikulären Tachykardie mit Bewußtseinsverlust, die durch Kardioversion terminiert wird. Bei der Klinikaufnahme ist der Patient hypoton, kaltschweißig, unruhig, und er klagt über heftigste Beschwerden. Im **EKG** zeigen sich monophasische ST-Elevationen in den präkordialen Ableitungen. Es wird eine intravenöse **thrombolytische Therapie** eingeleitet, die nach 20 Minuten zur Schmerzfreiheit und Normalisierung des EKG führt. Unter intravenöser **Heparin- und Nitrattherapie** kommt es zu rezidivierenden retrosternalen Schmerzen mit temporären ST-Elevationen, weshalb der Patient in eine Klinik mit apparativer Möglichkeit zur Konorarangiographie verlegt wird. Wegen klinischer Instabilität wird dort eine notfallmäßige **Angiographie** durchgeführt. Zu diesem Zeitpunkt liegt die Kreatinkinase (CK) im Normbereich, und im EKG zeigen sich in den präkordialen Ableitungen T-Negativierungen bei erhaltenen R-Zacken. Angiographisch findet sich eine proximale subtotale Stenose des Ramus interventricularis anterior mit großem poststenotisch unterversorgtem Gebiet. Die Stenose wird daraufhin erfolgreich mittels **PTCA** dilatiert, wobei sich zunächst ein gutes Ergebnis ohne Anhalt für eine arterielle Dissektion zeigt. Während der Rückverlegung auf die Intensivstation kommt es zu erneuten heftigsten pektanginösen Beschwerden und ST-Elevationen. Die unverzügliche Reangiographie zeigt einen proximalen

Verschluß des Ramus interventricularis anterior. Dieser kann mittels erneuter **Ballondilatation** erfolgreich rekanalisiert werden. Zusätzlich erhält der Patient neben Heparin Thrombozytenaggregationshemmer und intrakoronar Urokinase. Mit erweitertem Gefäß erfolgt die Zurückverlegung auf die Intensivstation, wo nach einer Stunde erneut retrosternale Schmerzen mit intermittierender ST-Elevation auftreten. Zu diesem Zeitpunkt ist der Patient hämodynamisch stabil. Wegen der wechselnden klinischen Symptomatik wird der Entschluß zur notfallmäßigen **aortokoronaren Bypass-Operation** gefaßt. Der Patient erholte sich rasch von dem Eingriff und kann problemlos mobilisiert werden. Serienmäßige Enzymbestimmungen und EKG-Kontrollen zeigen, daß die Ausbildung eines Infarktes verhindert werden konnte.

Epidemiologie

In der Bundesrepublik Deutschland erleiden etwa 200 000 Patienten pro Jahr einen Myokardinfarkt, d.h. 330 pro 100 000 Einwohner, 35% der Infarkte verlaufen tödlich. Mehr als die Hälfte der Todesfälle ereignen sich noch vor der Klinikaufnahme. Mit Einführung der Intensivstationen konnte die Infarktsterblichkeit während des Klinikaufenthaltes von 30 auf etwa 12% gesenkt werden. Haupttodesursachen sind heute nicht beherrschbare maligne Rhythmusstörungen und die Ausbildung einer progredienten Herzinsuffizienz. Etwa 20% der Patienten, die den akuten Infarkt überleben, versterben innerhalb des nachfolgenden Jahres.

Ätiologie und Pathogenese

Ursache des Myokardinfarktes ist fast immer ein plötzlich auftretender Koronararterienverschluß. Gelegentlich kann eine subtotale Stenose mit anhaltender kritischer Herabsetzung des poststenotischen Koronarflusses zum Infarkt führen. In über 90% der Fälle liegt dem Koronargefäßverschluß eine höhergradige Stenose mit Ausbildung einer Thrombose zugrunde. Die Thrombose wird durch Ruptur der atheromatösen Plaque ausgelöst. Seltene Ursachen eines koronaren Gefäßverschlusses sind eine ödematöse Schwellung des arteriosklerotisch veränderten Gefäßwandabschnittes, eine Einblutung zwischen Media und Intima oder eine rasche Progression der arteriosklerotischen Plaque zum Komplettverschluß.
Die Ischämietoleranz des normothermen Myokardgewebes ist kurz. Bereits 20 bis 30 Minuten nach Unterbrechung des Blutflusses kann es zur Ausbildung einer Nekrose kommen. Da der Sauerstoffbedarf in den subendokardialen Schichten am größten und die Koronarreserve am frühesten erschöpft ist, bildet sich die Nekrose hier zuerst aus. Die Nekrose schreitet dann, vom Subendokard ausgehend, in transmuraler Richtung zum Subepikard hin fort. Die bessere Ischämietoleranz des subepikardialen Myokardgewebes erklärt sich auch für eine Restperfusion durch kongenital angelegte epikardiale Kollateralverbindungen. Diese können allerdings nur 5–15% des erforderlichen Koronarflusses bereitstellen. Spätestens 3 Stunden nach komplettem Koronargefäßverschluß hat sich eine irreversible transmurale Nekrose ausgebildet. Die Ischämietoleranz ist allerdings individuell variabel und hängt vor allem auch vom Ausmaß einer möglichen Kollateraldurchblutung ab. Bei länger bestehenden Koronarstenosen kommt es meist zur Ausbildung von funktionstüchtigen Kollateralen, wodurch die Ausbildung der Nekrose verzögert ablaufen kann.
Die Infarktgröße wird von der Lokalisation des Koronararterienverschlusses bestimmt. Je weiter proximal das Gefäß verschlossen ist, desto ausgedehnter ist der Infarkt. Andererseits kann eine rechtzeitige Wiedereröffnung (spontan oder therapeutisch) mit nachfolgender Reperfusion des ischämischen Myokardgewebes zu einer Infarktgrößenreduktion führen.
Bei ca. 60% der überlebenden Patienten kommt es zu keinen wesentlichen Störungen der Hämodynamik. In Abwesenheit von Rhythmusstörungen spricht man dann von einem unkomplizierten Herzinfarkt. 20% der Infarktpatienten entwickeln eine linksventrikuläre Funktionsstörung mit Zeichen der Linksherzinsuffizienz (feuchte Rasselgeräusche, radiologisch Lungenstauung, eventuell Dyspnoe). Sind mehr als 40% der Muskelmasse des linken Ventrikels infarziert, so kommt es zum kardiogenen Schock. Dies ist bei ca. 10–15% der Infarktpatienten der Fall.

Ⓢ Symptome

Leitsymptom bei zwei Drittel der Patienten ist das plötzliche Auftreten heftigster retrosternaler Schmerzen. Nach Lokalisation und Ausstrahlung entspricht der Schmerz dem der Angina pectoris. Er ist allerdings meist stärker, dauert länger und spricht nicht auf Glyzeroltrinitrat an. Häufig geht er mit einem Vernichtungsgefühl und starker Unruhe einher. Die Patienten schwitzen und klagen über Übelkeit bis zum Erbrechen sowie Angstzustände und ein allgemeines Schwächegefühl. Bei Patienten mit Hinterwandinfarkt kann der Schmerz vorwiegend im Epigastrium lokalisiert sein.

Bei 15–20% der Patienten verläuft der Infarkt schmerzlos (stummer Myokardinfarkt). Dies ist besonders bei Diabetikern und älteren Patienten der Fall.

Bei älteren Patienten kann sich der Infarkt atypisch als plötzliche Atemnot äußern. Klinisch steht dann häufig das Bild des Lungenödems im Vordergrund. Seltene Manifestationsformen, die ohne retrosternale Schmerzen einhergehen können, sind ein plötzlicher Bewußtseinsverlust, anhaltendes Schwächegefühl oder protrahierte Hypotension.
Obwohl die meisten Patienten mit Myokardinfarkt einen normalen Blutdruck und eine normale Herzfrequenz haben, finden sich bei etwa 25% der Patienten mit Vorderwandinfarkt während der ersten Stunde Zeichen des erhöhten Sympathikotonus

(Tachykardie und/oder Hypertonie). Über die Hälfte der Patienten mit Hinterwandinfarkt haben Zeichen einer parasympathischen Hyperaktivität (Bradykardie und/oder Hypotension).

D Diagnostik

Bei der **klinischen Untersuchung** ist der Patient blaß, ängstlich und ausgesprochen unruhig. Er versucht die Schmerzen durch Bewegung zu lindern. Dies steht im Gegensatz zum Angina-pectoris-Schmerz. Hier verhält sich der Patient ruhig, da er fürchtet, durch Anstrengung eine Verstärkung der Beschwerden zu provozieren.

Bei Linksherzinsuffizienz ist auskultatorisch ein protodiastolischer Galopp (3. Herzton) zu hören. Ein systolisches Geräusch über der Herzspitze kann Ausdruck einer Papillarmuskeldysfunktion sein. Bei vielen Patienten mit transmuralem Infarkt hört man bei wiederholter Auskultation Perikardreiben. Am 2. Tag der Erkrankung tritt meist Fieber auf, das etwa 1 Woche lang anhält. Die Temperatur übersteigt allerdings selten 38 °C (Resorptionsfieber).

Laborwerte: Als unspezifisches Zeichen der Gewebsnekrose und der entzündlichen Reparationsprozesse findet sich eine **Leukozytose mit Linksverschiebung.** Induziert durch eine rasch einsetzende Katecholaminausschüttung, kann es bereits wenige Stunden nach Infarkteintritt zum Anstieg der Leukozyten und des Blutzuckers kommen. Die Leukozytose besteht für etwa 3–7 Tage. Die Blutsenkungsgeschwindigkeit steigt langsam an und bleibt für 1–2 Wochen erhöht.

Aus dem nekrotischen Herzmuskelareal werden **Enzyme** in die Blutbahn freigesetzt. Die Freisetzung der „infarktspezifischen" Enzyme verläuft mit unterschiedlicher Geschwindigkeit. Abbildung 21.4-3 zeigt den typischen Verlauf der Enzyme im frischen Infarktstadium. Erst 4–6 Stunden nach Infarkteintritt kommt es zum Anstieg der CK. Die GOT steigt ebenfalls rasch an, fällt allerdings langsamer als die CK wieder ab. Die LDH steigt verzögert an und bleibt länger erhöht als die zuvor genannten Enzyme. Normalerweise erreichen die CK nach 18 Stunden, die GOT nach 24 Stunden und die LDH nach 36 Stunden ihr Maximum.

Da die genannten Enzyme ubiquitär vorkommen, ist eine Bestimmung der herzmuskelspezifischen Isoenzyme wichtig. Eine Gesamt-CK-Erhöhung findet sich auch bei Skelettmuskelerkrankungen, zerebralen Prozessen, Hypothyreose, Alkoholintoxikation, entzündlichen Herzerkrankungen, nach Reanimation und Defibrillation. Bei skelettmuskelbedingten CK-Erhöhungen ist der MM-CK-Isoenzymanteil erhöht. Bei Erkrankungen des zentralen Nervensystems findet sich eine Erhöhung des BB-CK-Isoenzyms.

Intramuskuläre Injektionen können die Enzymdiagnostik des Herzinfarktes verfälschen!

Ein Anstieg des **MB-Isoenzyms** der CK (CKMB) auf über 10% der Gesamt-CK ist **spezifisch** für eine Herzmuskelnekrose.

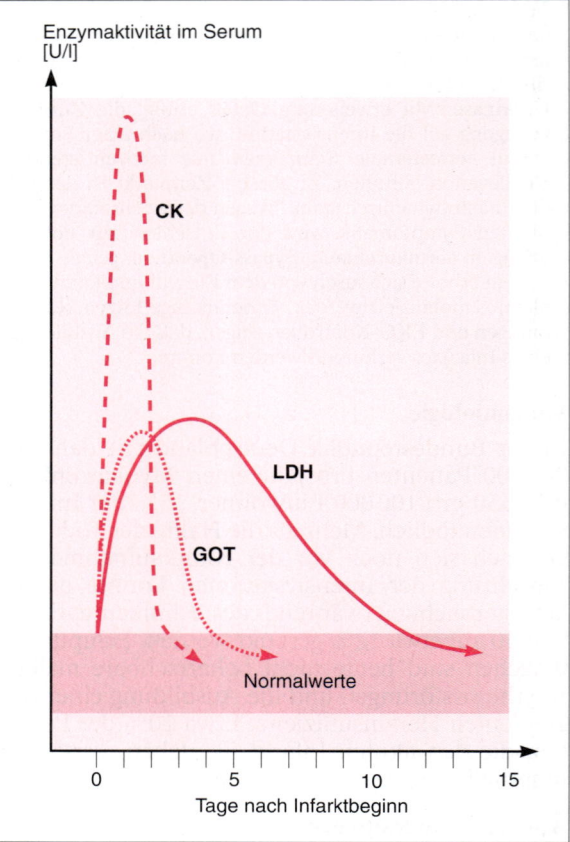

Abb. 21.4-3 Charakteristischer zeitlicher Verlauf der infarktspezifischen Enzyme.

Elektrokardiographie: Von entscheidender diagnostischer Bedeutung ist das EKG. Beim transmuralen Infarkt kommt es im Akutstadium zur ST-Elevation (monophasische Deformierung des QRS-Komplexes), wobei im Gegensatz zur Perikarditis die ST-Hebung nicht aus der S-Zacke abgeht. Anschließend entwickelt sich eine R-Reduktion mit Ausbildung von pathologischen Q-Zacken. Abbildung 21.4-4 zeigt den typischen elektrokardiographischen Verlauf beim transmuralen Myokardinfarkt.

Beim nichttransmuralen (subendokardialen) Infarkt bilden sich keine pathologischen Q-Zacken aus. Hier zeigen sich temporäre ST-Strecken-Senkungen oder anhaltende, gleichschenkelig negative T-Wellen.

Diese EKG-Veränderungen sind unspezifisch und dürfen nur im Sinne eines nichttransmuralen Infarktes interpretiert werden, wenn ein typischer enzymatischer Verlauf vorliegt.

Im angloamerikanischen Sprachgebrauch spricht man von Q-Zacken- und Nicht-Q-Zacken-Infarkt. Etwa 15% der akuten Herzinfarkte zeigen keine typischen Veränderungen im EKG, vorwiegend beim Hinterwandinfarkt.

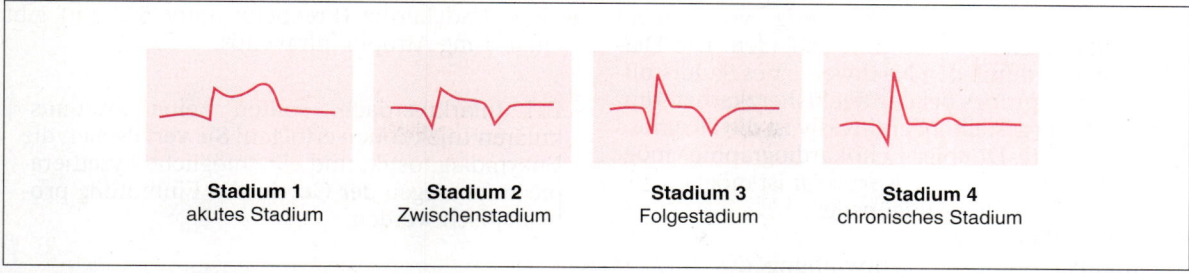

Stadium 1
akutes Stadium

Stadium 2
Zwischenstadium

Stadium 3
Folgestadium

Stadium 4
chronisches Stadium

Abb. 21.4-4 Schematische Darstellung des Stadienablaufs beim frischen Myokardinfarkt.
Im **Stadium I** besteht eine deutliche ST-Hebung mit positiver T-Welle und erhaltener R-Zacke. Es haben sich noch keine Q-Zacken ausgebildet.
Stadium II: Ausbildung einer pathologischen Q-Zacke und gleichzeitige Reduktion der R-Zacke, Rückbildung der ST-Hebung. Ausbildung von terminal negativen T-Wellen.
Stadium III: Die ST-Strecke ist bereits wieder isoelektrisch, die T-Welle symmetrisch negativ. Pathologische Q-Zacke. Die R-Zacke richtet sich wieder auf.
Stadium IV: Pathologische Q-Zacke. Die R-Zacke hat sich wieder aufgerichtet, und die ST-Strecke ist isoelektrisch. Positive T-Welle.

Komplikationen

▶ **Herzrhythmusstörungen**

Bei über 90% der auf einer Intensivstation überwachten Infarktpatienten sind in der akuten Phase Rhythmusstörungen nachweisbar.
Bradykarde Rhythmusstörungen: Die Sinusbradykardie ist die häufigste Rhythmusstörung. Insbesondere beim Hinterwandinfarkt kann es zur AV-Blockierung II. und III. Grades kommen. Ein temporärer Schrittmacher ist dann immer indiziert. Der AV-Block bildet sich fast stets im Laufe einer Woche zurück. Prognostisch ungünstig ist der AV-Block III. Grades beim Vorderwandinfarkt, da er Ausdruck eines sehr großen Nekroseareals ist. Die Letalität liegt dann zwischen 70 und 80%.
Tachykarde Rhythmusstörungen: Bei etwa einem Drittel der Patienten findet sich eine Sinustachykardie. Ursache sind Angstzustände, persistierender Schmerz, Linksherzinsuffizienz oder Hypovolämie. Vorhofflimmern tritt bei 10–15% der Patienten auf. Es ist Ausdruck einer ausgedehnten Infarzierung und hat eine ungünstige Prognose. Ventrikuläre Extrasystolen lassen sich bei nahezu allen Patienten im akuten Infarktstadium nachweisen. Gehäufte polymorphe Extrasystolen, Extrasystolen mit vorzeitigem Kopplungsintervall (R-auf-T-Phänomen) sowie Couplets werden gelegentlich als Warnarrhythmien für das Auftreten von Kammerflimmern angesehen. Allerdings kommt es nur bei der Hälfte der Patienten mit diesem Arrhythmiemuster zu Kammerflimmern.
Die Häufigkeit ventrikulärer Tachykardien liegt zwischen 10 und 40%. Begünstigend wirkt hier eine Hypokaliämie. Die Rhythmusstörung ist prognostisch ungünstig bei linksventrikulärer Funktionsstörung.
Die Häufigkeit von Kammerflimmern bei auf einer Intensivstation behandelten Patienten wird zwischen 4 und 18% angegeben. Bezüglich der Häufigkeit des Auftretens besteht kein Unterschied zwischen Vorder- und Hinterwandinfarkt. Oft tritt Kammerflimmern primär bei stabiler Kreislaufsituation auf. Es ist am häufigsten während der ersten 4 Stunden nach Infarkteintritt. Kammerflimmern während der akuten Ischämiephase beeinträchtigt die Prognose nicht. Von sekundärem Kammerflimmern spricht man, wenn diese Rhythmusstörung in der Postinfarktphase auftritt. Es ist prognostisch ungünstig, da es fast stets Ausdruck einer progredienten Verschlechterung des linksventrikulären Funktionszustandes ist.

▶ **Kardiogener Schock**

Er ist immer Ausdruck eines großen Infarktareals, wobei **mehr als 40%** der Muskelmasse betroffen sind. Die Prognose ist ausgesprochen ungünstig. Die Letalität liegt auch heute noch zwischen 85 und 95%.

▶ **Mitralinsuffizienz**

Sie tritt bei etwa einem Viertel der Patienten während der **akuten Infarktphase** als Ausdruck einer Papillarmuskeldysfunktion auf. Sie ist oft ohne hämodynamische Relevanz. Die Normalisierung erfolgt in der Heilungsphase.

▶ **Papillarmuskelabriß**

Sehr seltene Komplikation. Führt zur schweren Mitralinsuffizienz mit **therapierefraktärem Lungenödem.** Der Ausgang ist meist letal.

▶ **Herzwandruptur**

Häufiger bei älteren Patienten. Entwickelt sich **innerhalb der ersten Woche** nach Infarkteintritt. Die Herzruptur ist klinisch charakterisiert durch einen plötzlichen **Blutdruckabfall, Pulslosigkeit** und **Bewußtseinsverlust** mit elektrokardiographisch weiterbestehendem **Sinusrhythmus** (elektromechanische Entkopplung). Aufgrund des Hämoperikards führt eine Herzdruckmassage zu keinem tastbaren peripheren Puls.

▶ **Ventrikelseptumdefekt**

Plötzliches Auftreten eines **holosystolischen Geräusches mit Herzinsuffizienz** und Lungenödemneigung. Klinisch ist der infarktbedingte

Ventrikelseptumdefekt schwierig von einem Papillarmuskelabriß zu unterscheiden. Die Diagnose wird durch den Nachweis eines Sauerstoffsättigungssprungs bei der Rechtsherzkatheteruntersuchung gestellt. Nichtinvasiv ist die Diagnose mittels Farb-Doppler-Echokardiographie möglich. Eine chirurgische Korrektur ist möglich, die Prognose allerdings ungünstig.

▶ **Herzwandaneurysma**
Paradoxe systolische Vorwölbung des Infarktareals. Aneurysmen bestehen aus **Narbengewebe** und rupturieren selten. Spätkomplikationen sind Herzinsuffizienz, arterielle Embolien und ventrikuläre Rhythmusstörung.

▶ **Pericarditis epistenocardica**
Perikardiales **Reibegeräusch** nach transmuralem Infarkt. In seltenen Fällen kann es zur Ausbildung eines hämorrhagischen Perikardergusses kommen. **Cave:** Antikoagulanzien!

▶ **Thromboembolische Komplikationen**
Autoptisch sind bei vielen Patienten **tiefe Bein- und Beckenvenenthrombosen** nachweisbar. Sie sind meist klinisch stumm. Ursache ist die **Immobilisation** während der akuten Infarktphase. Durch konsequente Antikoagulation wird das Auftreten von Lungenembolien verhindert. Arterielle Embolien können durch Abschwemmen thrombotischen Materials aus dem Infarktareal entstehen.

▶ **Dressler Syndrom**
Autoimmunbedingte Perikarditis und Pleuritis, die sich wenige Tage bis 6 Wochen nach Myokardinfarkt entwickeln kann. Sie geht mit Fieber, Leukozytose und pleuritischem bzw. perikarditischem Schmerz einher. Gutes Ansprechen auf Azetylsalizylsäure. Gelegentlich sind Steroide erforderlich. Heparin bzw. Marcumar® sollten abgesetzt werden, da es zu Einblutungen ins Perikard bzw. in den Pleurarauma kommen kann.

▼ **Therapie**
Wegen der elektrischen Instabilität des Herzens ist bei jedem Patienten mit frischem Myokardinfarkt Intensivüberwachung erforderlich. Jeder Patient mit Verdacht auf akuten Infarkt muß unverzüglich in ein Krankenhaus eingeliefert werden. Ärztliche Begleitung während des Transportes ist erforderlich.

Sofortmaßnahmen außerhalb der Klinik:
▶ An erster Stelle steht die Schmerzbekämpfung. Hier sollen Opiate, z.B. Morphinum hydrochloricum, 5–10 mg langsam intravenös, gegeben werden.
▶ Bei unruhigen Patienten mit Zeichen einer sympathischen Hyperaktivität ist neben der analgetischen Wirkung die gleichzeitige Anxiolyse günstig. Bei großer Unruhe kann zusätzlich Diazepam, 10 mg intravenös, gegeben werden.
▶ Beim Vorliegen einer arteriellen Hypotonie (Blutdruck unter 90 mmHg) sollte Glyzeroltrinitrat nicht gegeben werden.

▶ Bei Bradykardie (Frequenz unter 50/min) gibt man 1 mg Atropin intravenös.

> Bei Infarktverdacht sollten keine intramuskulären Injektionen erfolgen! Sie verfälschen die Enzymdiagnostik, und eine mögliche Lysetherapie kann wegen der Gefahr der Einblutung problematisch werden.

Vorgehen im Krankenhaus (Akutphase)

▶ Einführen eines zentralvenösen Katheters. Subklaviapunktionen sollten vermieden werden wegen der Blutungsgefahr bei nachfolgender Thrombolyse.
▶ Fortführung der Schmerzbekämpfung mit Opiaten und Sedierung (Diazepam).
▶ Sauerstofftherapie durch die Nasensonde (2–4 l/min). Bei vielen Patienten mit Infarkt liegt eine Hypoxie infolge einer sekundären Diffusionsstörung bei Lungenstauung vor.
▶ Wegen der Gefahr thromboembolischer Komplikationen werden alle Patienten, bei denen keine Kontraindikationen bestehen, mit Heparin antikoaguliert (20000–30000 I.E. i.v./24 h).
▶ Nitrattherapie (z.B. Glyzeroltrinitrat 3–6 mg/h i.v.) Nitrate wirken sich günstig auf die retrosternalen Schmerzen aus (sie werden gebessert, aber nicht vollständig zum Verschwinden gebracht) und können durch eine Reduktion des myokardialen Sauerstoffverbrauchs und Verbesserung der Kollateraldurchblutung zu einer Infarktgrößenreduktion führen (durch rasche Reperfusion wird ischämisches und potentiell von einer Nekrose bedrohtes Myokardgewebe gerettet). Der arterielle Blutdruck ist streng zu überwachen, da besonders bei Patienten mit Hinterwandinfarkt Hypotension und Bradykardie auftreten können.
▶ β-Rezeptoren-Blocker sind indiziert, wenn eine Sinustachykardie und arterielle Hypertonie vorliegen. Metoprolol kann in drei Einzeldosen zu je 5 mg i.v. gegeben werden. Bei hämodynamisch stabilen Patienten sollten β-Rezeptoren-Blocker großzügig gegeben werden, da sie das Herz vor exzessiven Katecholamineinflüssen abschirmen, sich günstig auf ventrikuläre Extrasystolen auswirken und möglicherweise eine Infarktexpansion verhindern.

> Cave: negativ inotrope Wirkung!

Zwischen den einzelnen Injektionen sollte ein Abstand von 10 Minuten liegen.
▶ Die Therapie des kardiogenen Schocks wird gesondert in Kap. 21.5 besprochen.
▶ **Reperfusionsmaßnahmen**
Da in über 90% beim akuten Myokardinfarkt ein thrombotischer Koronararterienverschluß vor-

liegt, kann eine rechtzeitige und erfolgreiche Rekanalisation mittels thrombolytischer Therapie zur Reperfusion des ischämischen Myokardgewebes und zur Reduktion der Infarktgröße führen. Entscheidend ist hierfür der frühzeitige Einsatz der thrombolytischen Therapie möglichst innerhalb von 3 Stunden nach Beginn der Infarktsymptomatik. Die Ischämietoleranz des Myokards ist, wie bereits besprochen, individuell variabel. Mit Schmerzeintritt muß nicht unbedingt ein kompletter Verschluß vorliegen. Eine subtotale Stenose mit noch erhaltener poststenotischer Restperfusion oder retrograder Perfusion des ischämischen Myokardgewebes über Kollateraldurchblutung kann die Ischämietoleranz verbessern. Deshalb wird heute allgemein beim Fehlen entsprechender Kontraindikationen (siehe Tab. 21.4-1) eine Lysetherapie bis zu 6 Stunden nach Beginn der Symptomatik durchgeführt. Streptokinase (Standarddosierung 1,5 Mio. I.E. innerhalb von 60 Minuten) führt bei intravenöser Applikation in 50–60% der Fälle zur Reperfusion. Mit Urokinase (2 Mio. I.E. als Bolusinjektion, gefolgt von 1 Mio. I.E. als Dauerinfusion über 60 Minuten) und dem Plasminogenaktivator vom Gewebetyp (rTPA) liegen die Reperfusionsraten zwischen 60 und 70%. Der azylierte Streptokinase-Plasminogenaktivator-Komplex (APSAC) kann als Bolus gegeben werden (30 mg). Wichtig ist eine konsequente Antikoagulation mit Heparin (Thrombinzeit 2–3faches des Normwertes) im Anschluß an die thrombolytische Therapie, um eine Reokklusion nach erfolgreicher Reperfusion zu verhindern. Indirekte Kriterien für eine erfolgreiche Reperfusion sind rasche Schmerzfreiheit des Patienten, Reduktion der ST-Strecken-Hebung und frühzeitiger CK-Gipfel infolge eines Auswascheffektes. Auf Reperfusionsarrhythmien ist zu achten.

Tab. 21.4-1 Kontraindikationen zur Lysetherapie beim frischen Myokardinfarkt

absolute Kontraindikationen
► manifeste gastrointestinale Blutung
► Verdacht auf Aortendissektion
► Prolongierte Reanimation mit Herzdruckmassage
► diabetische Retinopathie
► Schwangerschaft
► Schädel-Hirn-Trauma oder bekannter Hirntumor
► Blutdruck < 200/120 mmHg
► Zustand nach zerebraler Blutung
► bekannte allergische Reaktion auf Thrombolytika

relative Kontraindikationen
► Trauma oder chirurgischer Eingriff > 2 Wochen
► bekannte schwere arterielle Hypertonie (behandelt oder unbehandelt)
► Ulkusanamnese
► Zustand nach apoplektischem Insult
► hämorrhagische Diathese

Eine aggressive Behandlung des Myokardinfarktes mit Notfallangiographie und prophylaktischer Ballondilatation unmittelbar im Anschluß an die thrombolytische Therapie führt zu keiner Verbesserung der Prognose. Wie großangelegte Studien gezeigt haben, wird durch das interventionelle Vorgehen der klinische Verlauf eher ungünstig beeinflußt und die Letalität erhöht. Die Indikation zur frühzeitigen Angiographie in der Postinfarktphase ergibt sich nur bei rezidivierenden Ischämien (intermittierende Schmerzen mit entsprechenden Ischämiezuständen im EKG).

Behandlung im Anschluß an die Akutphase: Liegen keine schwerwiegenden Rhythmusstörungen, Herzinsuffizienz oder andere Komplikationen vor, so muß strenge Bettruhe nur für 2–3 Tage eingehalten werden. In diesem Fall kann der Patient nach 2–3 Tagen von der Intensivstation auf die Allgemeinstation verlegt werden. Hier wird mit der Frühmobilisation begonnen. Patienten mit Infarkt werden heute im allgemeinen 2–3 Wochen stationär behandelt.

Mehrere Studien an großen Patientenzahlen haben gezeigt, daß **β-Rezeptoren-Blocker,** in der Postinfarktphase gegeben, zur Senkung der Letalität und zur Reduktion der Reinfarktrate sowie des plötzlichen Herztodes führen. Liegen keine Kontraindikationen vor, so sollte der Infarktpatient auf einen oralen β-Blocker eingestellt werden. Es wird empfohlen, den β-Blocker bis zu 2 Jahre nach dem Infarkt einzunehmen.

Antikoagulation: Bisher liegen wenige Daten vor, daß eine systemische Langzeitantikoagulation mit Antikoagulanzien vom Dicoumaroltyp (z.B. Marcumar®) die Reinfarktrate senkt oder zu einer Verbesserung der Prognose nach durchgemachtem Myokardinfarkt führt. Die systemische Antikoagulation führt allerdings zu einer deutlichen Senkung venöser und arterieller thromboembolischer Komplikationen. Eine dauerhafte Antikoagulation ist nur angezeigt beim Vorliegen eines großen Aneurysmas (meist Z. n. großem Vorderwandinfarkt).

Acetylsalicylsäure: Zur Vermeidung einer Reokklusion nach Thrombolyse und zur Verminderung des Reinfarktrisikos sollten heute alle Infarktpatienten mit ASS in niedriger Dosierung (100 mg) behandelt werden.

Bei allen Patienten sollte – bei Beachtung der Kontraindikationen – nach dem Infarkt eine selektive Koronarangiographie durchgeführt werden. Nur so ist die Koronarmorphologie zu klären und die Entscheidung zu treffen, ob Revaskularisierungsmaßnahmen notwendig sind.

Differentialdiagnose

► **Prolongierter Angina-pectoris-Anfall**
Entscheidend für die Ausschlußdiagnose Herzinfarkt sind die wiederholte EKG-Kontrolle (in 4- bis 6stündigem Abstand) sowie die Enzymdiagnostik.

▶ Perikarditis

Der Schmerz ist meist lageabhängig und wird durch tiefes Ein- und Ausatmen sowie Husten verstärkt. Eventuell lagen vorausgehende virale Infekte vor. Elektrokardiographisch findet sich typischerweise ein gehobener und konkav verlaufender ST-Strecken-Abgang aus einer hochgezogenen S-Zacke. Auskultatorisch hört man Perikardreiben. Im Echokardiogramm ist zumeist ein Perikarderguß nachweisbar.

▶ Lungenembolie

Leitsymptom ist hier meist die Dyspnoe in Kombination mit einer Tachykardie. Der Schmerz wird mehr dumpf im Inneren des Thorax empfunden. Er kann gelegentlich pleuritischer Natur sein. Gelegentlich Auftreten von Hämoptoe (Lungeninfarkt).

▶ Pleuritis

Atemabhängige Schmerzen mit Reibegeräusch.

▶ Disseziierendes Aortenaneurysma

Der Schmerz ist heftig, mit Vernichtungscharakter und beginnt schlagartig (Beilhieb in die Brust oder in den Rücken). Entsprechend dem Ausbreitungsgebiet der Dissektionslinie kommt es zur Ausbreitung der Schmerzsensation in den Hals, das Abdomen und die Beine. Häufig kann ein akutes Lungenödem auftreten, wenn sich gleichzeitig eine Aortenklappeninsuffizienz einstellt. Diagnostisch wichtig sind die Echokardiographie (transösophageal) und die Computer- oder MR-Tomographie. Es finden sich keine infarkttypischen EKG- und Enzymveränderungen.

▶ Spontanpneumothorax

Eventuell Hustenanfall und Dyspnoe. Vorwiegend jüngere Patienten.

▶ Zwerchfellhernie

Beschwerden meist nachts, Verstärkung im Liegen.

▶ Abdominelle Erkrankungen

Bei Patienten mit Hinterwandinfarkt kann der Schmerz vorwiegend im Epigastrium lokalisiert sein. Bei gleichzeitigem Erbrechen denkt man differentialdiagnostisch an eine abdominelle Erkrankung, wie akute Gallenkolik, akute Pankreatitis, Ulkuspenetration oder -perforation.

21.5 Kardiogener Schock

G. ERTL

Die häufigste Todesursache bei Patienten mit akutem Myokardinfarkt in der Klinik ist das Pumpversagen des Herzens. Der kardiogene Schock stellt ein weit fortgeschrittenes Stadium des Pumpversagens, letztlich eine besonders fulminante Verlaufsform der Herzinsuffizienz dar. Die mit Abstand häufigste Ursache ist der akute Myokardinfarkt, obgleich auch andere Funktionsstörungen des Herzens zum kardiogenen Schock führen können. Der Zeitverlauf des

Krankheitsbildes zwingt den Arzt zu raschem Handeln. Gelingt es nicht in den ersten Stunden nach Eintreten des kardiogenen Schocks, den Krankheitsverlauf günstig zu beeinflussen, kommt es zu einem irreversiblen Pumpversagen des Herzens.

Definition

Unter Schock versteht man ein akutes Kreislaufversagen, das durch eine kritische Minderperfusion von Organen gekennzeichnet ist (siehe Kap. 25). Beim kardiogenen Schock ist die Ursache des Kreislaufversagens primär ein Herzversagen.

Kasuistik

Ein 49 Jahre alter Patient, arterielle Hypertonie, Nikotinabusus seit dem 16. Lebensjahr (20 Zigaretten pro Tag). Zwei Tage vor Klinikaufnahme bei geringer Belastung erstmals Schmerzen im Unterkiefer, die sich verstärken, schließlich Druck auf der Brust, Luftnot und Schweißausbruch. In der Nacht der Aufnahme wieder zunächst stärkste Schmerzen im Unterkiefer, dann retrosternaler Druck mit Ausstrahlung in den Rücken, Luftnot, Schweißausbruch. Vom Notarzt werden Nitrokapseln gegeben. Bei Aufnahme in die Klinik findet sich ein blasser, kaltschweißiger Patient mit persistierenden pektanginösen Beschwerden, ängstlich, bradykard mit Herzfrequenzen um 40/min und zunächst einem Blutdruck von 100/70 mmHg. Im **Elektrokardiogramm** ST-Elevation in den Ableitungen II, III und aVF als Zeichen des akuten Hinterwandinfarktes. Rasche Einleitung einer **thrombolytischen Therapie** mit Streptokinase. AV-Block III. Grades und trotz Gabe von Atropin ein Herzfrequenzabfall auf unter 40/min, Versorgung mit passagerem Schrittmacher. Im weiteren Verlauf Abfall des Blutdruckes auf 70/40 mmHg. Bei der **Rechtsherzkatheteruntersuchung** finden sich ein gesteigerter PC-Druck (linksventrikulärer Füllungsdruck) von 14 mmHg, ein stark erniedrigter Herzindex von 1,73 l/min/m² und eine entsprechend niedrige Sauerstoffsättigung des aus der Pulmonalarterie gewonnenen Blutes (PA-Hb-SO₂: 58%). Die Stundendiurese sinkt auf 10–40 ml. Nach **Volumensubstitution** (250 ml 4%ige Plasmaproteinlösung) Anstieg des PC-Druckes auf 18 mmHg, des Herzindex auf 1,94 l/min/m² (PA-Hb-SO₂: 62%), nach wie vor persistierende Hypotonie mit einem Blutdruck von 80/40 mmHg. Zusätzliche Gabe von 20 mg/h Dobutamin als Dauerinfusion. Der PC-Druck fällt auf 14 mmHg, der Herzindex steigt auf 2,14 l/min/m². Zusätzlich Gabe von Dopamin (8 mg/h) und 40 mg Furosemid. Die Stundendiurese steigt auf 160 ml. Der weitere klinische Verlauf ist unkompliziert. Der **Verlauf der Laborwerte** ist gekennzeichnet durch einen Anstieg der zunächst normalen Kreatininphosphokinase (CK) auf maximal 978 U/l und der infarktspezifischen CKMB auf 98 U/l, Leukozyten 12 900/μl (12,9 G/l). Zunehmende Erholung des Patienten unter Fortführung der Therapie, der passagere Schrittmacher kann 5 Tage nach Aufnahme entfernt werden. Bei der wegen persistierender Angina pectoris 10 Tage später durchgeführten **Herzkatheteruntersuchung** mit Koronarangiographie finden sich eine langstreckige, hochgradige Stenose der rechten Koronararterie und lediglich eine Hypokinesie in deren Versorgungsbereich. Darüber hinaus mittel- bis höhergradige Einengungen an weiteren Herzkranzgefäßen.

Epidemiologie

Der kardiogene Schock ist bei der überwiegenden Mehrzahl der Patienten Folge eines akuten Myokardinfarktes. Etwa 5–10% der Patienten, die mit einem akuten Myokardinfarkt in der Klinik aufgenommen werden, entwickeln im weiteren Verlauf das Syndrom des kardiogenen Schocks.

Ätiologie und Pathogenese

Als Ursachen für den kardiogenen Schock kommen in Frage:
▶ Myokardinfarkt
 – Verlust von 35–40% des kontraktilen Gewebes
 – Herzrhythmusstörungen
 – Ventrikelseptumruptur
 – Herzwandruptur
 – akute Mitralinsuffizienz
▶ Herzrhythmusstörungen
▶ Perikardtamponade
 (Perikarditis, Perikardkarzinose, Aortendissektion)
▶ akute Aorten- oder Mitralklappeninsuffizienz
 (Endokarditis, Trauma, Aortendissektion)
▶ akute Obstruktion
 (Lungenembolie, Kugelthrombus, Myxom)
▶ Operationen im kardiopulmonalen Bypass
 (nach langen kardialen Ischämiezeiten).

Führt ein **Myokardinfarkt** zu einem Verlust von mehr als 35–40% des kontraktilen linksventrikulären Gewebes, so muß damit gerechnet werden, daß sich ein kardiogener Schock entwickelt. Aber auch bei weniger ausgedehnten Myokardinfarkten kann ein kardiogener Schock entstehen, wenn Komplikationen auftreten (siehe Kap. 21.4). Dazu gehören insbesondere **Herzrhythmusstörungen,** wie die absolute Tachyarrhythmie, die intermittierend bei bis zu 20% aller Patienten mit akutem Myokardinfarkt zu beobachten ist, sowie ventrikuläre Herzrhythmusstörungen, insbesondere Kammertachykardien oder Kammerflattern. Bezieht der Infarkt das Ventrikelseptum mit ein, so kann es zur Ruptur und zum akuten Ventrikelseptumdefekt mit Links-Rechts-Shunt kommen. Auch die freie Herzwand kann rupturieren mit Einblutung in den Herzbeutel und akuter Herzbeuteltamponade. Ist ein Papillarmuskel mit infarziert, so kann ein Insuffizienz oder ein Abriß des Papillarmuskels zur akuten Mitralinsuffizienz mit Kreislaufversagen führen. Herzrhythmusstörungen können auch unabhängig vom Myokardinfarkt Ursache für den kardiogenen Schock sein. Bei den supraventrikulären Rhythmusstörungen sind dies insbesondere Vorhofflattern und Vorhofflimmern mit rascher Überleitung, also hoher Kammerfrequenz, wenn diese länger anhalten oder auf ein vorgeschädigtes Herz treffen. Kurze Diastolendauer und fehlende Vorhofkontraktion führen hier zur mangelhaften Füllung der Ventrikel und damit zu einem Abfall des Herzminutenvolumens. Bei den ventrikulären Tachykardien kommt zur fehlenden Synchronisation der Vorhof-

kontraktion und verkürzten Diastolendauer noch eine Störung der Erregungsausbreitung in den Kammern als hämodynamisch ungünstiger Faktor hinzu. Auch die Perikardtamponade kann unabhängig vom Myokardinfarkt bei einer Perikarditis oder Perikardkarzinose auftreten. Ein dissezierendes Aortenaneurysma kann Anschluß an das Perikard finden und zur Einblutung und damit zur Tamponade führen. Akute Aorten- oder Mitralklappeninsuffizienzen können auch im Rahmen der Endokarditis oder als traumatischer Herzklappenabriß auftreten. Eine akute Obstruktion des Kreislaufs kann durch eine Lungenembolie mit Verlegung der Lungenstrombahn, durch einen Kugelthrombus oder ein Myxom in den Vorhöfen mit Verlegung einer der Atrioventrikularklappen hervorgerufen werden. Schließlich kann ein kardiogener Schock nach Herzoperation mit kardiopulmonalem Bypass (Herz-Lungen-Maschine) insbesondere bei vorgeschädigtem Herzen und langen Operationszeiten auftreten.

Da es sich beim kardiogenen Schock um ein Syndrom unterschiedlicher Ätiologie handelt, ist auch die **Pathogenese** nicht einheitlich. Zunächst entsteht das Syndrom des kardiogenen Schocks jedoch durch einen Abfall des Herzminutenvolumens, wobei die Ursache primär kardial ist (siehe Abb. 21.5-1). Der systolische Blutdruck fällt unter 80 mmHg oder der Mitteldruck unter 60 mmHg, die Füllungsdrücke des Herzens steigen an. Kompensatorische Mechanismen im Bereich des Herzens selbst bestehen in einer Zunahme der Herzfrequenz und Mehrarbeit des noch funktionsfähigen Myokards, teils bedingt durch eine Aktivierung des sympathischen Nervensystems und Katecholaminfreisetzung aus der Nebenniere, teils bedingt durch eine akute Dilatation (Ventrikelvolumen) des Herzens. Periphere Mechanismen zur Erhaltung des arteriellen Blutdrucks bestehen in einer systemischen Vasokonstriktion, vermittelt durch Aktivierung des sympatho-adrenalen und Renin-Angiotensin-Systems. Der Abfall des renalen Perfusionsdruckes führt zum akuten prärenalen Nierenversagen und zur Wasser-

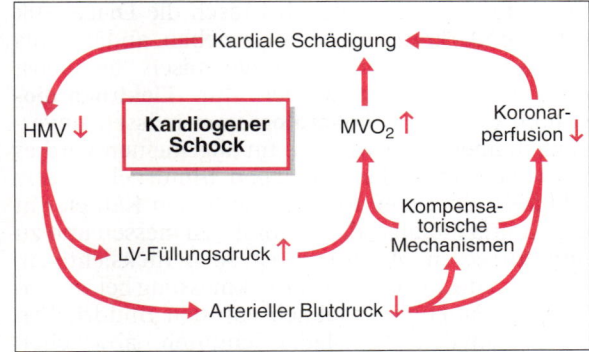

Abb. 21.5-1 Pathogenese des kardiogenen Schocks. HMV = Herzminutenvolumen; MVO$_2$ = myokardialer Sauerstoffverbrauch.

retention. Diese kompensatorischen Mechanismen suchen den arteriellen Blutdruck zu erhalten, führen jedoch zu erhöhter Vor- und Nachlast, stärkerer Dilatation des Herzens und, zusammen mit der Steigerung der Herzfrequenz, zu einem Anstieg des myokardialen Sauerstoffverbrauchs (MVO$_2$). Andererseits wird die Koronarperfusion durch Abnahme des arteriellen Blutdruckes und Vasokonstriktion reduziert.

S Symptome

Beschwerden: Die Schocksituation ist gekennzeichnet durch zerebrale und periphere Minderperfusion und Aktivierung kompensatorischer Mechanismen, insbesondere des sympathischen Nervensystems. Die zerebrale Minderperfusion äußert sich in Unruhe und Angst sowie in Schläfrigkeit bis hin zu Bewußtseinsstörungen oder zum Bewußtseinsverlust, die periphere Minderperfusion in Blässe und Tachypnoe. Die Aktivierung des sympathischen Nervensystems führt zu Kaltschweißigkeit und Tachykardie. Meist liegt eine Oligo- oder Anurie vor. Es können jedoch auch die Symptome des zugrundeliegenden Krankheitsbildes im Vordergrund stehen, wie z. B. Angina pectoris bei Myokardinfarkt oder Dyspnoe bei akuter Mitralinsuffizienz.

Befunde: Es finden sich die Zeichen der Kreislaufzentralisation (siehe Kap. 25). Der systolische Blutdruck fällt unter 80 mmHg, der arterielle Mitteldruck unter 60 mmHg. Begleitend tritt eine Tachykardie mit Herzfrequenzen von über 100 pro Minute auf, wenn nicht eine bradykarde Herzrhythmusstörung Ursache des kardiogenen Schocks ist. Die Patienten sind blaß und schwer krank. Ist der kardiogene Schock von einer Lungenstauung oder einem Lungenödem begleitet, so finden sich feuchte Rasselgeräusche über den abhängigen Lungenpartien. Am Herzen kann ein dritter Herzton hörbar sein; eventuell lassen sich Befunde der zugrundeliegenden Herzerkrankung erheben, wie ein Pulsus paradoxus bei Perikardtamponade oder ein neu aufgetretenes Systolikum bei einer Papillarmuskelinsuffizienz oder einem Ventrikelseptumdefekt.

D Diagnostik

Es sollte einerseits möglichst rasch die Diagnostik der Grunderkrankung vorangetrieben, andererseits die Schocksituation hämodynamisch möglichst quantitativ beurteilt werden. Ein **Elektrokardiogramm** und ein **Echokardiogramm** müssen unverzüglich angefertigt werden. Im allgemeinen wird es notwendig sein, den arteriellen Blutdruck invasiv („blutig") über eine Kanüle oder einen Katheter in der Arteria radialis oder femoralis zu messen und zu monitorisieren. Allerdings ist zu berücksichtigen, daß auch die invasive Blutdruckmessung bei zentralisierten Patienten erheblich von den Blutdrücken in proximalen Kreislaufabschnitten abweichen kann. Insbesondere der in der Arteria radialis gemessene Blutdruck unterschätzt häufig den zentralen Blutdruck. Die Radialis- oder Femoraliskanüle

erleichtert die häufigen und wiederholt notwendigen Bestimmungen von arteriellem Sauerstoff- und Kohlendioxiddruck („Blutgase") sowie des arteriellen Blut-pH. Darüber hinaus ist die Einführung eines Katheters in die Vena cava indiziert, um zentralen Venendruck und zentralvenöse Sauerstoffsättigung (Hb-O$_2$) zu messen und um Blut für die wiederholt notwendige Bestimmung von Laborwerten abzunehmen. Wichtig sind der **Laktatspiegel** als prognostischer Parameter und – wenn erhöht – als Indikator für eine mangelhafte allgemeine Sauerstoffversorgung sowie die Bestimmung von Laborwerten zur Diagnostik von Grunderkrankungen.

In der überwiegenden Mehrzahl der Fälle ist es notwendig, einen **Ballonkatheter** (Swan-Ganz) transvenös in der Pulmonalarterie zu positionieren, der die Messung des Blutdruckes in der Pulmonalarterie auch in Verschlußposition (sogenannter pulmonaler kapillärer Verschlußdruck, PC- oder „Wedge"-Druck) erlaubt. Die kontinuierliche Messung der Drücke in der Pulmonalarterie (PA) kann einerseits zur Diagnostik der Grunderkrankung beitragen (Differentialdiagnose: Lungenembolie/Myokardinfarkt, akute Mitralinsuffizienz, Perikardtamponade), andererseits läßt sich die Therapie mit Volumensubstitution, Vasodilatanzien oder positiv inotropen Substanzen auf diese Weise steuern. Abbildung 21.5-2 zeigt schematisch die beiden möglichen Meßpositionen für einen Pulmonalarterienkatheter in PA- bzw. PC-Position.

Abbildung 21.5-3 zeigt eine solche Druckregistrierung für einen Patienten, der sich wegen einer akuten Mitralinsuffizienz bei traumatischem Papillarmuskelabriß im kardiogenen Schock befand. Der notfallmäßig eingeführte Rechtsherzkatheter zeigte einen abnorm hohen Druck in PA- und PC-Position, darüber hinaus eine hohe sogenannte V-Welle (Ventrikelwelle), weil der linke Ventrikel über die schlußunfähige Mitralklappe seinen Druck dem pulmonalen Gefäßbett mitteilt. Abbildung 21.5-4 zeigt anhand hämodynamischer Größen, die mittels Pulmonaliskatheter und arterieller Druckmessung gewonnen werden, Situationen (I–IV), die unterschiedliche therapeutische Maßnahmen erfordern.

Komplikationen

Der kardiogene Schock kann, ähnlich wie andere Schockformen, alle Organe in Mitleidenschaft ziehen und bei anhaltender Hypotonie und Minderperfusion zum Hirntod führen. Das Herz selbst ist im Rahmen des oben beschriebenen Circulus vitiosus ein entscheidendes Organ. Aber auch das Nierenversagen (Schockniere) und die Schocklunge (ARDS = adult respiratory distress syndrome) können die Prognose des kardiogenen Schocks ungünstig beeinflussen (siehe Kap. 25).

T Therapie

Wann immer möglich, sollte die Ursache des kardiogenen Schocks beseitigt werden. So kann eine frühzeitige thrombolytische Therapie die Ausbil-

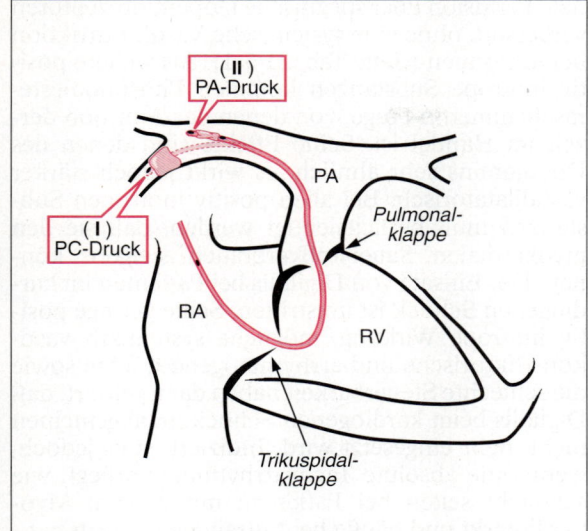

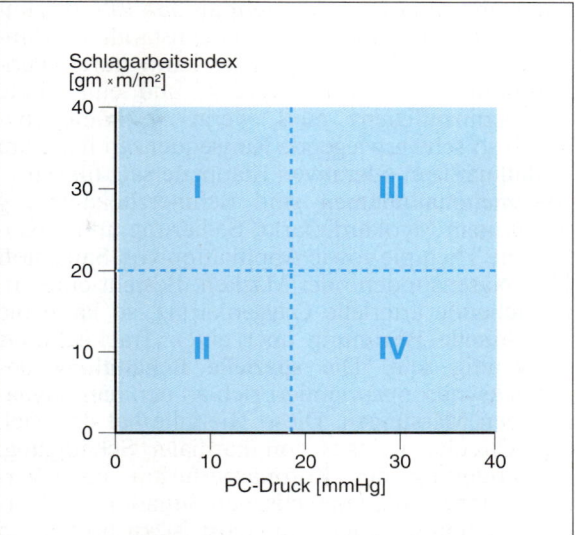

Abb. 21.5-2 Mögliche Positionen eines Pulmonalarterien-katheters zur hämodynamischen Überwachung bei kardiogenem Schock. Der gefüllte Ballon schwimmt mit dem Blutstrom in die Peripherie der Pulmonalarterie (Pos. I), führt zum Verschluß eines Pulmonalarterienastes und erlaubt die Messung des PC-Druckes (pulmonal-kapillärer Verschlußdruck) an der Katheterspitze, repräsentativ für den linksventrikulären Füllungsdruck. Ist der Ballon entbläht (Pos. II), so wird an der Katheterspitze der Pulmonalarterien-Druck (PA) gemessen. Injektion eines Kältebolus in den rechten Vorhof (RA) und Temperaturmessung an der Katheterspitze ermöglichen die Messung des Herzminutenvolumens nach der Thermodilutionsmethode. Die Abkühlung des an der Spitze gelegenen Thermoelements ist umgekehrt proportional zum HMV. RV: rechter Ventrikel.

Abb. 21.5-4 Hämodynamische Abschätzung der Kreislaufsituation anhand PC-Druck und Schlagarbeitsindex. (Schlagarbeitsindex: [mittlerer arterieller Druck – mittlerer zentralvenöser Druck] × Schlagvolumenindex). Unter Schlagvolumenindex versteht man das auf die Körperoberfläche des Patienten bezogene Schlagvolumen. Dieses errechnet sich aus dem Herzminutenvolumen, dividiert durch die Herzfrequenz. Das Herzminutenvolumen kann mittels Swan-Ganz-Katheter nach der Thermodilutionsmethode bestimmt werden. Bis zu einem PC-Druck von 18 mmHg (I + II) kann bei Volumenzufuhr mit einer Zunahme des Schlagarbeitsindex als Maß für die Herzleistung gerechnet werden. Bei einem höheren PC-Druck und ausreichenden Schlagarbeitsindex (III) kann durch eine Verminderung des intravasalen Volumens der PC-Druck gesenkt und so eine Lungenstauung beobachtet werden. Bei hohem PC-Druck und niedrigem Schlagarbeitsindex (IV) müssen aggressivere Maßnahmen getroffen werden.

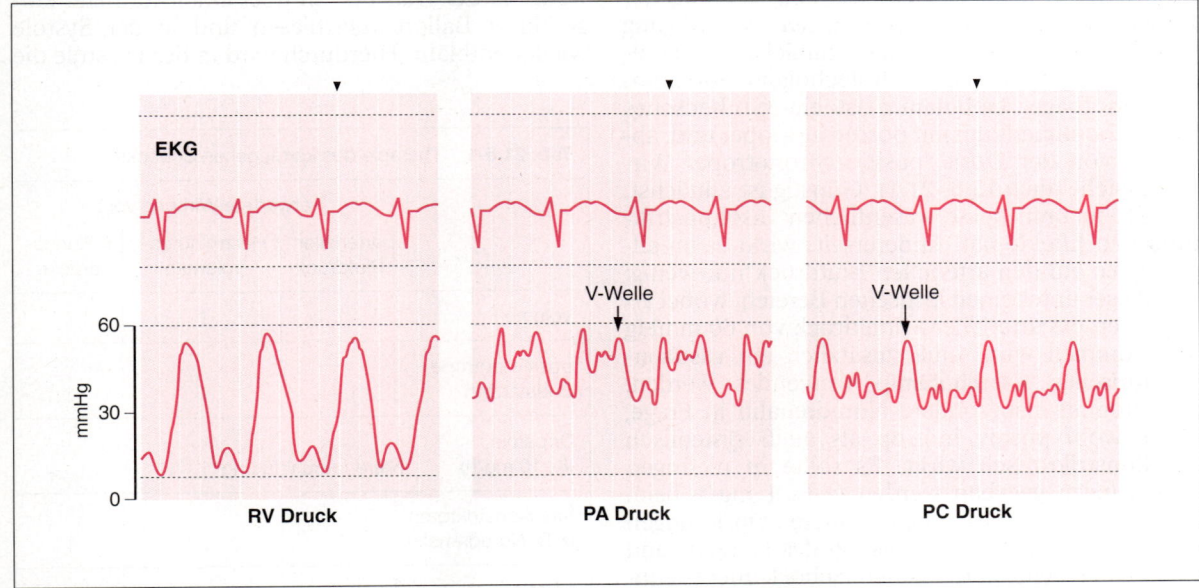

Abb. 21.5-3 Druckmessungen in der rechten Herzkammer, der Pulmonalarterie und in PC-Position bei einem Patienten mit Papillarmuskelabriß. Beachte die hohen Drücke in der Pulmonalarterie und die sogenannte V-Welle.

dung eines Infarktes, der mehr als 35–40% des linken Ventrikels einbezieht, unter Umständen verhindern. Eine Perikardtamponade kann durch Perikardpunktion drainiert werden, und eine akute Klappeninsuffizienz muß, wenn sie hämodynamisch so schwerwiegende Konsequenzen hat, zum notfallmäßigen operativen Klappenersatz führen.

Allgemeinmaßnahmen sind Schmerzbekämpfung bei akutem Myokardinfarkt, Sedierung und anxiolytische Therapie sowie Applikation von Sauerstoff über Nasensonden oder Masken. Besteht eine unzureichende arterielle Oxygenierung, so kann die maschinelle Beatmung über einen Trachealtubus notwendig sein. Die **spezielle Behandlung** des Schocksyndroms orientiert sich an den hämodynamischen Messungen. Diese Therapie hat das Ziel, den Circulus vitiosus von kardialer Schädigung, Verminderung der Koronarperfusion und Verschlechterung der energetischen Situation des Herzens zu unterbrechen. Zunächst ist zu prüfen, ob der linksventrikuläre Füllungsdruck (abgeschätzt anhand des PC-Druckes) sich in einem günstigen Bereich befindet. Dies bedeutet bei Patienten im kardiogenen Schock nicht unbedingt Normalbereich. Findet sich ein PC-Druck im Normalbereich (bis 12 mmHg) und liegt keine Lungenstauung oder Lungenödem vor, so kann eine **Volumenzufuhr** erfolgen, solange das Herzminutenvolumen unter Volumenzufuhr ansteigt. Es ist jedoch essentiell, hierbei sowohl das Herzminutenvolumen als auch die Oxygenierung des Patienten sehr sorgfältig zu kontrollieren. Bei Patienten mit kardiogenem Schock kann der günstigste PC-Druck bei bis zu 18 mmHg liegen.

Kann durch Volumengabe und Einstellung eines optimalen Füllungsdruckes ein ausreichender systemischer Blutdruck (arterieller Mitteldruck > 60 mmHg) nicht erreicht werden, so sollte der **Einsatz positiv inotroper Substanzen** in Erwägung gezogen werden. Hier kommen zunächst Katecholamine und synthetische Katecholaminabkömmlinge in Frage. Dobutamin ist ein synthetisches Sympathomimetikum mit positiv inotroper und, abhängig von der Dosis, positiv chronotroper Wirkung (siehe auch Kap. 21.1). Günstig ist zunächst, daß Dobutamin keine wesentlichen vasokonstriktorischen Effekte hat. Andererseits wirkt es im allgemeinen auf den arteriellen Blutdruck nur wenig; fällt dieser unter einen kritischen Bereich, wobei als Richtwert ein arterieller Mitteldruck von 60 mmHg angenommen wird, muß zusätzlich ein **vasokonstriktorisches Katecholamin** verwendet werden. Hier kommt insbesondere Noradrenalin in Frage, das sowohl positiv inotrop als auch systemisch vasokonstriktorisch wirkt. Es sollte in niedrigen Dosierungen gegeben werden (z.B. 1 mg/h beim Erwachsenen). Wesentlich höhere Dosierungen steigern auf Dauer die Belastung des Herzens und sind daher beim kardiogenen Schock nicht sinnvoll. Eine besondere Stellung nimmt Dopamin ein, da es in niedrigen Dosierungen (8–10 mg/h) die re-

nale Perfusion über spezifische Dopaminrezeptoren verbessert, ohne eine systemische Vasokonstriktion hervorzurufen (siehe Tab. 21.5-1). Als weitere positiv inotrope Substanzen kommen Phosphodiesterasehemmer in Frage, von denen das Amrinon derzeit im Handel ist. Seine Effekte sind denen des Dobutamins sehr ähnlich, es wirkt jedoch stärker vasodilatatorisch. Bei allen positiv inotropen Substanzen muß berücksichtigt werden, daß sie den myokardialen Sauerstoffverbrauch steigern können. Der Einsatz von Digitalis bei Patienten im kardiogenen Schock ist umstritten. Seine geringe positiv inotrope Wirkung, mögliche systemisch vasokonstriktorische und arrhythmogene Effekte sowie die schlechte Steuerbarkeit haben dazu geführt, daß Digitalis beim kardiogenen Schock im allgemeinen nicht mehr eingesetzt wird. Indiziert ist es jedoch, wenn eine absolute Tachyarrhythmie vorliegt, wie sie nicht selten bei Patienten mit akutem Myokardinfarkt und häufig bei Mitralvitien auftritt.

Läßt sich das Syndrom des kardiogenen Schocks durch die beschriebenen Therapiemaßnahmen nicht rasch durchbrechen, so müssen aggressivere Maßnahmen angewendet werden. Hierzu gehören die akute **perkutane transluminale Koronarangioplastie,** also Aufdehnung des verschlossenen Herzkranzgefäßes mit einem Ballonkatheter (siehe auch Kap. 21.3), und die **Koronarchirurgie** mit oder ohne Resektion des Infarktgebietes bei Patienten mit akutem Myokardinfarkt. Der Stellenwert solcher Eingriffe wird jedoch noch geprüft.

Kommen solche Maßnahmen nicht in Frage, so sollte innerhalb der ersten Stunde nach Auftreten des kardiogenen Schocks entschieden werden, ob eine **aortale Gegenpulsation** indiziert ist. Bei der aortalen Gegenpulsation wird – gesteuert über die Herzaktion des Patienten – in der Aorta descendens während der Diastole ein über einen Katheter eingeführter Ballon aufgeblasen und in der Systole wieder entbläht. Hierdurch wird in der Diastole die

Tab. 21.5-1 Therapie des kardiogenen Schocks

	arterieller Blutdruck	Herzminutenvolumen	Füllungsdrücke
	erwartete Wirkung von:		
Volumen	↑	↑	↑
positiv inotrope Substanzen	↑ ↔	↑	↓
Dopamin (8–10 mg/h)	Nierendurchblutung ↑		
Vasokonstriktoren (z.B. Noradrenalin)	↑	↓	↑
aortale Gegenpulsation	↑ ↔	↑	↓

Koronarperfusion verbessert, in der Systole die Nachlast gesenkt. Ein erfolgreicher Einsatz setzt voraus, daß die kardiale Schädigung zumindest teilweise reversibel ist. Besonders günstige Ergebnisse finden sich, wenn die kardiale Ursache des Schocks chirurgisch korrigiert werden kann. **Kontraindikationen** sind Aorteninsuffizienz sowie schwerwiegende Herzrhythmusstörungen, die eine ausreichende Synchronisation der Pumpe mit dem Herzzyklus des Patienten verhindern. Inwieweit externe mechanische Pumpen mit einer teilweisen oder kompletten Entlastung des Herzens im kardiogenen Schock, insbesondere postoperativ, zum Einsatz kommen können, wird geprüft.

Verlauf und Prognose

Der Verlauf der Erkrankung wird einerseits durch den Verlauf der Grunderkrankung bestimmt; andererseits kommt es jedoch rasch zu einer Verselbständigung, und die Letalität liegt bei voll ausgeprägtem kardiogenem Schocksyndrom bei über 85%. Finden sich Serumlaktatspiegel von mehr als 4 mmol/l, ein Herzindex von unter 2,2 l/min/m^2, ein linksventrikulärer Füllungsdruck von mehr als 18 mmHg und ein mittlerer arterieller Druck von weniger als 60 mmHg und kommt es nicht rasch zur Verbesserung der Situation nach Volumensubstitution, so erreicht die Letalität nahezu 100%. Im allgemeinen schätzt man jedoch die Letalität des kardiogenen Schocks auf 85–95%, wobei neuere Behandlungsschemata in den vergangenen Jahren nicht zu einer entscheidenden Verbesserung der Prognose geführt haben.

Differentialdiagnose

Zunächst muß rasch geklärt werden, ob es sich um eine harmlose Form der Hypotonie (siehe Kap. 21.11) oder um einen Kreislaufschock, gleich welcher Genese, handelt. Sodann sind die unterschiedlichen Schockformen voneinander abzugrenzen, wobei hämodynamische Messungen äußerst hilfreich sein können. Insbesondere zur Differentialdiagnose Hypovolämie und Herzversagen ist die Messung des Pulmonalarterien- und PC-Druckes entscheidend und der alleinigen Messung des zentralvenösen Druckes eindeutig überlegen. Häufig haben Patienten im kardiogenen Schock normale zentralvenöse Drücke, fast immer jedoch erhöhte PC-Drücke. Ist der Patient im Rahmen seines Kreislaufversagens bewußtlos, so müssen metabolische Komata und neurologische Grunderkrankungen mit in Betracht gezogen werden.

Literatur

– Bolooki, H.: Emergency cardiac procedures in patients in cardiogenic shock due to complications of coronary artery disease. Circulation 79 (1989), Suppl. I), 137–148.
– Grossman, W.: Cardiac Catheterization and Angiography. Lea & Febiger, Philadelphia 1986.
– Gunnar, R. M.: Cardiogenic shock complicating acute myocardial infarction. Circulation 78 (1988), 1508–1510.

21.6 Herzrhythmusstörungen

M. MEESMANN

Bei Herzrhythmusstörungen liegt eine Störung der Herzfrequenz bzw. der Regelmäßigkeit des Herzschlages vor. Es werden allgemein supraventrikuläre und ventrikuläre Formen unterschieden. Das Spektrum der Herzrhythmusstörungen reicht von einzelnen harmlosen Extrasystolen bis zu lebensbedrohlichen anhaltenden Formen von Tachykardien. Kommt es während einer Arrhythmie zur verminderten Perfusion von Gehirn und Herz, so ist eine Behandlung unmittelbar einzuleiten, im Notfall eine Kardioversion bzw. Defibrillation durchzuführen. Nach Beherrschung der Akutsituation und Abklärung der Diagnose sind die auslösenden Ursachen (z. B. Elektrolytstörungen, myokardiale Ischämie) soweit als möglich zu beheben. Bei der chronischen, d. h. prophylaktischen Behandlung sollte die Gefährdung des Patienten durch ein Rezidiv der Herzrhythmusstörungen bzw. durch eine drohende Erstmanifestation abgeschätzt werden. Handelt es sich um einen Risikopatienten, d. h., droht ein Kreislaufkollaps bei einer erneuten Arrhythmie, muß die Effektivität der jeweils eingeschlagenen Therapie überprüft werden. Gelingt eine Suppression der Arrhythmien, hat der Patient eine relativ gute Prognose. Ist die Arrhythmie hingegen medikamentös nicht zu beherrschen, sollten alternative Therapieformen erwogen werden. Hier kommen bei supraventrikulären Tachykardien die Katheterablation mit Hochfrequenzstrom und bei ventrikulären Tachykardien, neben der gezielten antitachykarden Operation, die Implantation eines automatischen Kardioverter-Defibrillators in Frage. Demgegenüber ist bei harmlosen Rhythmusstörungen, die sich nur durch unangenehme Herzsensationen bemerkbar machen, oft nur eine Beruhigung des Patienten oder eine empirische, symptomatische Therapie erforderlich.

21.6.1 Grundlagen zu den Herzrhythmusstörungen

Definition

Eine Herzrhythmusstörung liegt vor, wenn der Herzschlag krankhaft zu schnell oder zu langsam ist. Als **Tachykardie** wird ein Herzschlag von mehr als 100 Schlägen pro Minute und als **Bradykardie** ein Herzschlag von weniger als 60 Schlägen pro Minute bezeichnet. Unabhängig von der Herzfrequenz kann eine Herzrhythmusstörung auch in einer Störung der Regelmäßigkeit des Herzschlags (**Arrhythmie** im eigentlichen Sinne) bestehen. Zu schnelle und unregelmäßige Herzschläge werden als **Tachyarrhythmie** bezeichnet. Sinngemäß ist eine

Bradyarrhythmie definiert. Eine sichere Diagnose der verschiedenen Arrhythmien ist allein aus der klinischen Untersuchung meist nicht möglich, sondern erfordert die Registrierung und Analyse eines Elektrokardiogramms.

Kasuistik

Ein 57jähriger Patient wird wegen Schwäche und Atemnot, die seit einer Stunde bestehen, in eine Praxis gebracht. Der Patient hatte vor sieben Jahren einen Hinterwandinfarkt durchgemacht und war seitdem beschwerdefrei. Der Blutdruck beträgt systolisch 85 mmHg bei sehr schnellem Puls. Im **EKG** findet sich eine Tachykardie von 180 Schlägen pro Minute mit einem breiten Kammerkomplex. Nach langsamer Gabe (4 Minuten) von 50 mg Ajmalin (1 Ampulle Gilurytmal®) verlangsamt sich die Tachykardie auf 160 Schläge pro Minute, es tritt aber eine Angina-pectoris-Symptomatik auf. Nach Sedierung des Patienten wird eine **Notfallkardioversion** mit 50 J erfolgreich durchgeführt.

Ätiologie und Pathogenese

Arrhythmien können sehr unterschiedliche Ursachen haben. Nur bei den wenigsten ist der Mechanismus vollständig geklärt. Auslösende Faktoren sind unter anderem: Ischämie (akut oder chronisch im Rahmen eines abgelaufenen Infarktes), Hypoxie, Elektrolyt- und Stoffwechselstörungen sowie Medikamente (insbesondere Antiarrhythmika). Formal werden Herzrhythmusstörungen eingeteilt in Störungen der Erregungsbildung, der Erregungsleitung sowie eine Kombination beider Formen.
Störungen der Erregungsbildung: Eine **normale Automatie** (z. B. des Sinusknotens) kann durch das autonome Nervensystem pathologisch verändert sein (siehe Abb. 21.6-1a). In Randzonen von Infarkten kann das Arbeitsmyokard, das normalerweise keine Schrittmacheraktivität zeigt, spontan Impulse bilden und so eine **abnorme Autonomie** entwickeln. Bei der sogenannten **getriggerten Aktivität** ist die Repolarisation des Aktionspotentials gestört. Bei der frühen Nachdepolarisation kommt es zu einer erneuten Depolarisation noch vor Erreichen des Ruhemembranpotentials (siehe Abb. 21.6-1b). Demgegenüber tritt bei der verspäteten Nachdepolarisation eine spontane Depolarisation nach Erreichen des Ruhemembranpotentials (siehe Abb. 21.6-1c) auf. Diese Nachdepolarisationen können ihrerseits wiederum ein Aktionspotential auslösen (siehe Abb. 21.6-1b und c) und so anhaltende Tachykardien erzeugen. Frühe Nachdepolarisationen werden als Tachykardiemechanismus beim QT-Syndrom diskutiert. Verspätete Nachdepolarisationen werden als Ursache für Digitalis-bedingte Rhythmusstörungen angesehen.
Störungen der Erregungsleitung: Störungen der Erregungsleitung sind häufig durch Bradykardien charakterisiert (z. B. sinuatriale Blockierung, AV-Block), können aber auch wie beim Schenkelblock lediglich zu einer Alteration der Erregungsausbreitung führen. Störungen der Erregungsleitung sind

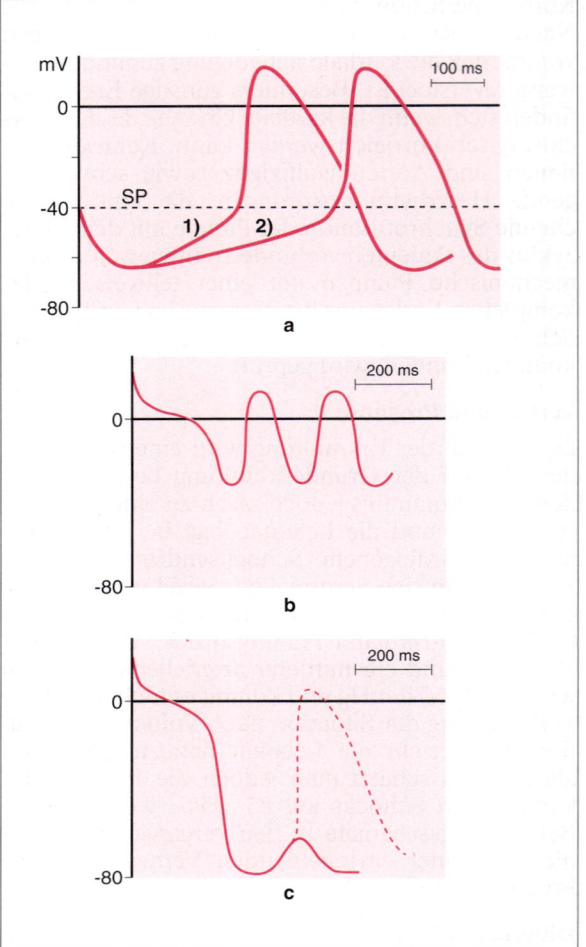

Abb. 21.6-1   Störungen der Erregungsbildung. a) Veränderung der normalen Automatie des Sinusknoten: Durch Katecholamine wird die normale (2) diastolische Depolarisation verstärkt (1), SP: Schwellenpotential. b) frühe Nachdepolarisation. c) verzögerte Nachdepolarisation.

aber auch Voraussetzung für tachykarde Rhythmusstörungen auf dem Boden eines sogenannten **Reentry**, d. h. eines Wiedereintritts der Erregung. Hierbei wird infolge eines unidirektionalen Blockes eine primär nicht erregte Struktur verspätet retrograd aktiviert. Die Erregungswelle trifft bei langsamer Leitung in diesem Bereich dann auf wiedererregbares Myokard, womit sich kreisende Erregungen ausbilden können (siehe Abb. 21.6-2). Klassisches Beispiel für einen Reentry mit anatomisch präformiertem Leitungsweg ist die paroxysmale regelmäßige Tachykardie beim Wolff-Parkinson-White Syndrom (WPW-Syndrom) (siehe Abb. 21.6-3). Ein Reentry-Mechanismus liegt wahrscheinlich der „AV-Knoten-Tachykardie", dem Vorhofflattern und der monomorphen ventrikulären Tachykardie nach Myokardinfarkt zugrunde (siehe unten).
Kombinierte Störungen: Verschiedene Arrhythmiemechanismen können zusammenwirken. Als Bei-

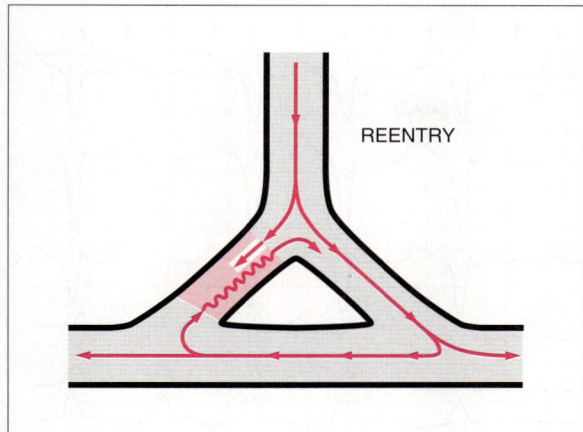

Abb. 21.6-2 Reentry-Mechanismus. Im linken Schenkel wird der von oben kommende Impuls blockiert, während dieses Gebiet retrograd verzögert leiten kann (geschlängelte Linie). Dieser Impuls kann so den rechten Schenkel vorzeitig erregen.

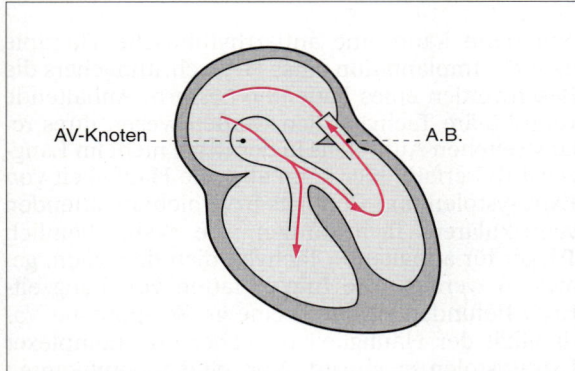

Abb. 21.6-3 Atrioventrikuläre Reentry-Tachykardie bei WPW-Syndrom (orthodrom). A.B. akzessorische Bahn, hier retrograd aktiviert.

spiel hierfür sei das spontane Auftreten einer Kammertachykardie bei einem Patienten mit länger zurückliegendem Herzinfarkt genannt. Eine durch abnorme Automatie ausgelöste Extrasystole kann eine anhaltende Kammertachykardie auf dem Boden eines Reentry in der Infarktnarbe auslösen.

S Symptome

Beschwerden: Das Spektrum der Beschwerden bei Herzrhythmusstörungen erstreckt sich von sehr unangenehmen kardialen Sensationen bei einzelnen harmlosen ventrikulären Extrasystolen bis zur anfänglichen Beschwerdefreiheit bei an sich bedrohlichen, anhaltenden, ventrikulären Tachykardien. Prinzipiell können Beschwerden durch ein vermehrtes Schlagvolumen (verlängerte diastolische Füllungsphase nach einer Extrasystole) bzw. einer Kontraktion der Vorhöfe gegen geschlossene Atrioventrikularklappen hervorgerufen werden. Zum anderen können die Beschwerden aber auch aus den

hämodynamischen Folgen anhaltender Arrhythmien entstehen. Abgesehen von der Frequenz und Dauer der Rhythmusstörung wird die Symptomatik vom Alter des Patienten, der zugrundeliegenden myokardialen Erkrankung sowie Begleiterkrankungen mitbestimmt. Im einzelnen werden Herzklopfen, Herzstolpern, Aussetzen des Pulses, Herzjagen, Herzrasen und Pulsationen bis in den Hals angegeben. Patienten mit einer deutlich eingeschränkten Ventrikelfunktion haben bei ventrikulären Tachykardien oft keine Palpitationen. Symptome bei anhaltenden Tachykardien können sein:

▶ maschinenartige, schnelle Herzaktionen (Palpitationen)
▶ Pulsationen bis in den Hals
▶ Angstgefühl
▶ allgemeine Schwäche
▶ Atemnot (Lungenödem)
▶ Angina pectoris
▶ Schwindel/Sehstörung
▶ Kollaps/Synkope
▶ Krampfäquivalente (plötzlicher Herztod).

Wichtig ist, bei einer schnell aufgetretenen Verschlechterung der Kreislaufsituation an eine Arrhythmie zu denken, auch wenn der Patient keine Palpitationen angibt.

D Diagnostik

Während des Anfalls: Durch alleiniges **Tasten des Pulses** kann eine Tachykardie bzw. Bradykardie erkannt werden. Besteht ein **Pulsdefizit** (z. B. absolute Arrhythmie, Bigeminus, aber auch bei ventrikulärer Tachykardie), muß die Kammerfrequenz durch Auskultation des Herzens bzw. im EKG bestimmt werden. Neben einer möglichst vollständigen **Dokumentation** der Rhythmusstörung im 12-Kanal-EKG sollte eine lange Monitorregistrierung einer Ableitung mit gut erkennbaren P-Wellen erfolgen. Dabei kann durch **vagale Manöver** versucht werden, den vorliegenden Tachykardiemechanismus zu klären. Eine schonende **Erhöhung des Vagotonus** kann durch den **Valsalva-Preßversuch,** also eine anhaltende, verstärkte Bauchpresse, oder durch Trinken von kaltem Wasser erreicht werden. Beim **Karotisdruckversuch** wird durch einseitige Kompression der Arteria carotis in Höhe des Kieferwinkels über eine Reizung der Rezeptoren des Karotissinus ein vagaler Reflex ausgelöst.

Cave: Gefahr der zerebralen Durchblutungsstörung bei älteren Patienten.

Wird bei diesen Manövern eine höhergradige AV-Blockierung erreicht, kann der zugrundeliegende schnelle Vorhofrhythmus, z. B. Vorhofflattern, deutlich werden (siehe Abb. 21.6-4). Supraventrikuläre Tachykardien, die den AV-Knoten miteinbeziehen, können auf diese Weise terminiert werden, während dies bei ventrikulären Tachykardien in der Regel nicht zu erreichen ist.

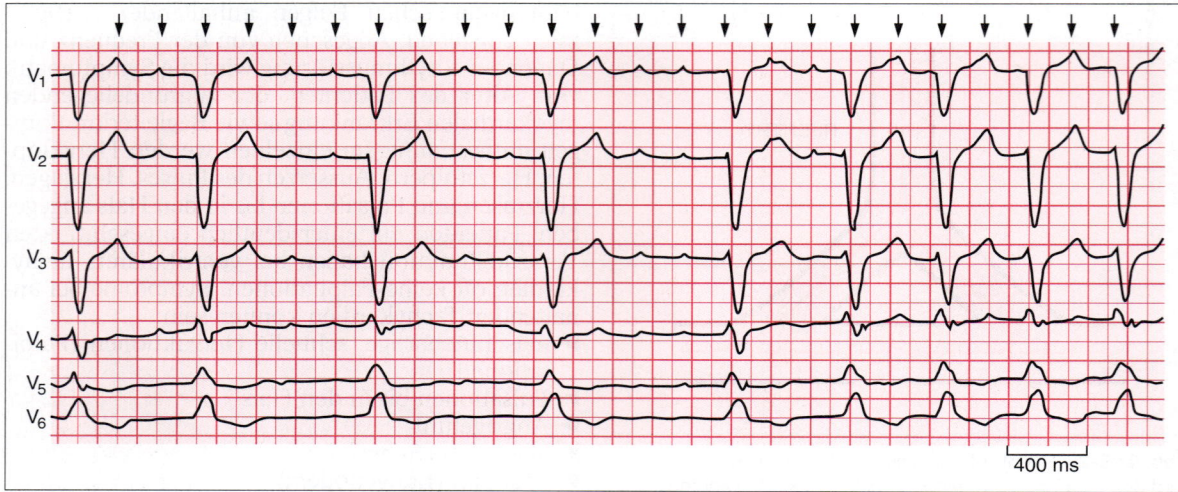

Abb. 21.6-4 Vorhofflattern mit wechselnder Überleitung. Im mittleren Teil der Abb. besteht ein 4 : 1-Überleitungsverhältnis, im rechten Teil der Abb. eine 2 : 1-Überleitung. Die Pfeile markieren die Vorhofaktivität (270/min), die im rechten Teil der Abbildung nicht direkt erkennbar ist. Zusätzlich Linksschenkelblock.

> Merke: Eine sorgfältige Dokumentation der Tachykardie im EKG mit gründlicher Analyse sowie der Vergleich mit dem EKG während des Sinusrhythmus sind die Basis für die Diagnostik von Herzrhythmusstörungen.

Im chronischen Stadium: Konnte die Art der Rhythmusstörung bei der Akutbehandlung nicht erkannt werden, gilt es jetzt, durch die unten aufgeführten Untersuchungen eine möglichst genaue Diagnose zu erreichen. Darüber hinaus sollte anamnestisch abgeklärt werden, ob zuvor schon Tachykardien aufgetreten sind und welche Medikamente der Patient einnimmt. Nicht selten haben Antiarrhythmika selbst einen proarrhythmischen Effekt, oder eine Hypokaliämie/Hypomagnesiämie (Diuretika!) ist Ursache der Herzrhythmusstörungen. Bei einer ventrikulären Tachykardie muß unbedingt nach einer organischen Herzerkrankung gesucht werden. Am häufigsten handelt es sich hierbei um eine koronare Herzerkrankung und den Zustand nach einem abgelaufenen Infarkt. Folgende Herzerkrankungen sind bei der Abklärung von Herzrhythmusstörungen zu berücksichtigen:
► koronare Herzerkrankung
► Myokardinfarkt (frisch oder alt)
► dilatative Kardiomyopathie
► Herzinsuffizienz (unabhängig von der Ätiologie)
► hypertrophische Kardiomyopathie
► Cor pulmonale
► rechtsventrikuläre Dysplasie
► Myokarditis.
Ein **Langzeit-EKG** ermöglicht es, intermittierend auftretende Arrhythmien zu erfassen. Dies gilt besonders für bradykarde Herzrhythmusstörungen. Dabei sollten die registrierten Arrhythmien mit den Symptomen des Patienten korreliert werden.

Nur dann kann eine antiarrhythmische Therapie bzw. die Implantation eines Herzschrittmachers die Beschwerden eines Patienten bessern. Anhaltende ventrikuläre Tachykardien werden wegen ihres relativ seltenen Auftretens in der Regel nicht im Langzeit-EKG erfaßt, hier kann aber die Häufigkeit von Extrasystolen und Couplets bzw. nichtanhaltenden ventrikulären Tachykardien, die wahrscheinlich Trigger für anhaltende Tachykardien darstellen, gemessen werden. Die Interpretation von Langzeit-EKG-Befunden ist durch eine große spontane Variabilität der Häufigkeit einfacher und komplexer Extrasystolen erschwert. Von einem signifikanten Therapieeffekt kann nur gesprochen werden, wenn einfache Extrasystolen um 70% und komplexe Extrasystolen um 90% vermindert werden.
Aus den Daten einer Langzeit-EKG-Aufzeichnung kann die **Herzfrequenzvariabilität** durch quantitative Messungen der Schwankungen der Intervalle zwischen normalen Sinusschlägen bestimmt werden. Generell ist die Prognose eines Patienten um so besser, je höher die Variabilität dieser Intervalle ist. Bei den Varianzparametern hat die Standardabweichung der Intervalle aller Normalschläge einer 24-Stunden-Aufzeichnung die größte prognostische Bedeutung („time domain"). Durch Spektralanalysen („frequency domain") wird versucht, Aufschlüsse über Änderungen der autonomen Innervation des Herzens (z.B. Reduktion des Vagotonus bei koronarer Herzerkrankung) zu gewinnen.
Bei der **elektrophysiologischen Untersuchung** werden zwei oder mehrere Elektrodenkatheter über die Femoralvenen im rechten Vorhof, der His-Bündel-Position (unmittelbar oberhalb des Trikuspidalklappenrings am interatrialen Septum), der Spitze und der Ausflußbahn des rechten Ventrikels plaziert. Mit diesen Kathetern wird während Sinusrhythmus und spontan aufgetretener Arrythmien die Aktivie-

rungszeit an mehreren Stellen des Herzens gemessen und so der Arrhythmiemechanismus, soweit als möglich, determiniert. Ferner können durch **programmierte Stimulation,** d.h. gezielte Auslösung von Extrasystolen, viele Reentry-Tachykardien ausgelöst werden. Der prognostische Wert der programmierten Stimulation ist gut bei Patienten mit supraventrikulären Tachykardien auf dem Boden eines Reentry sowie bei Patienten mit Myokardinfarkt und monomorphen Kammertachykardien nach Myokardinfarkt.

Bei der dilatativen Kardiomyopathie hat die programmierte Stimulation in der Regel keinen prognostischen Wert, bei der hypertrophischen Kardiomyopathie liegen nur begrenzte Erfahrungen vor. Zusammenfassend sollten folgende diagnostischen Schritte zur Abklärung einer zugrundeliegenden myokardialen Erkrankung erwogen werden:

▶ Ruhe-EKG/Belastungs-EKG
▶ Echokardiographie
▶ Koronarangiographie
▶ linksventrikuläre/rechtsventrikuläre Angiographie
▶ Myokardbiopsie
▶ Kernspintomographie.

Merke: Die Prognose eines Patienten mit Rhythmusstörungen wird durch das Ausmaß der linksventrikulären Funktionseinschränkung wesentlich beeinflußt. Dabei ist die Prognose um so schlechter, je mehr die Ejektionsfraktion des linken Ventrikels reduziert ist.

▼ **Therapie**

Akutbehandlung anhaltender Tachykardien: Eine Tachykardie gehört zu den Situationen in der Medizin, die **sofortiges Handeln** erfordern können. Bei vitaler Bedrohung des Patienten muß, oft bevor eine definitive Diagnose gestellt werden kann, eine Kardioversion bzw. Defibrillation durchgeführt werden. Bei hämodynamisch noch stabilen Patienten sollte die **Breite des QRS-Komplexes** im EKG bestimmt werden. Beträgt sie weniger als 0,12 Sekunden, so liegt (abgesehen von sehr seltenen faszikulären Tachykardien) eine supraventrikuläre Tachykardie vor. Die Ventrikel werden dann wie beim Sinusrhythmus über AV-Knoten und das His-Purkinje-System erregt. Therapeutisch kann hier nach Ausschöpfung vagaler Manöver Verapamil eingesetzt werden (siehe Abb. 21.6-5). Ist der QRS-Komplex jedoch breit, kann im Einzelfall eine sichere und vor allem rasche Unterscheidung zwischen einer supraventrikulären und einer ventrikulären Tachykardie schwer bzw. unmöglich sein. Eine supraventrikuläre Tachykardie kann mit einem breiten Kammerkomplex einhergehen bei:

▶ vorbestehendem Schenkelblock
▶ funktionellem Schenkelblock (z.B. frequenzabhängig)
▶ Vorhofflimmern bei WPW-Syndrom
▶ antidromer Tachykardie bei WPW-Syndrom.

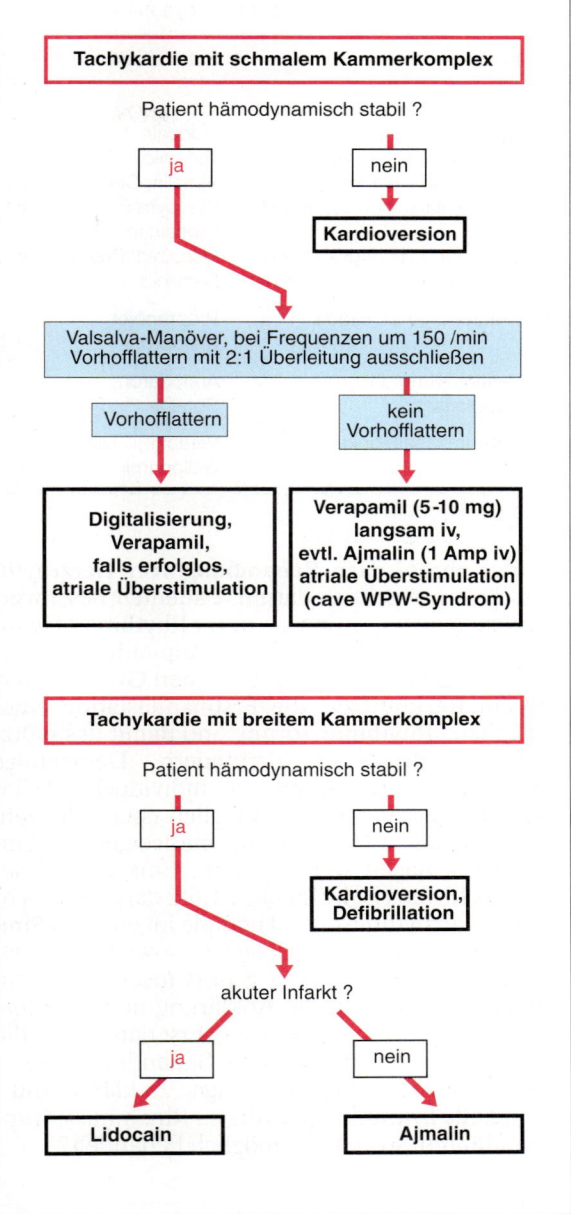

Abb. 21.6-5 Akuttherapie der anhaltenden Tachykardie.

Im Zweifelsfall ist immer das Vorliegen einer ventrikulären Tachykardie anzunehmen und eine Behandlung mit Lidocain oder Ajmalin einzuleiten (siehe Abb. 21.6-5 und Tab. 21.6-1). Wird nämlich unter fälschlicher Annahme einer supraventrikulären Tachykardie eine Behandlung mit einem Kalziumantagonisten, z.B. Verapamil (Isoptin®), eingeleitet, können katastrophale Folgen auftreten. So führt Verapamil bei den meisten Kammertachykardien nicht zu einer Frequenzverlangsamung, während es über eine negativ inotrope sowie vasodilatierende Wirkung zu einer Hypotonie mit konsekutivem Kammerflimmern kommen kann.

Tab. 21.6-1   Klassifikation der Antiarrhythmika

Wirkung	Substanzen
I. Blockade des Natriumkanals	
B) Leitung verlangsamt (0/1) Repolarisation verkürzt	Lidocain, Mexiletin Tocainid
A) Leitung verlangsamt (2+) Repolarisation verlängert	Ajmalin, Chinidin, Disopyramid, Prajmalin Procainamid
C) Leitung verlangsamt (4+) Repolarisation unverändert	Flecainid, Propafenon, Encainid
II. β-adrenerge Blockade	Propranolol, Metoprolol
III. Verlängerung der Repolarisation	Amiodaron, Sotalol
IV. Kalziumkanalblockade	Verapamil, Diltiazem, Gallopamil

Bei der **chronischen Behandlung** von Herzrhythmusstörungen geht es darum, Patienten beschwerdefrei zu machen, wenn sie unter Rhythmusstörungen leiden (z. B. unangenehme Palpitationen). Andererseits geht es aus prognostischen Gründen darum, ein Rezidiv bzw. die Erstmanifestation einer „malignen" Rhythmusstörung und damit des plötzlichen Herztodes zu verhindern. Demzufolge kommt es also darauf an, das individuelle Risiko eines Patienten so gut wie möglich einzuschätzen, damit vor diesem Hintergrund eine geeignete Therapie eingeschlagen werden kann. Eine Klassifizierung des Risikos ist in Tabelle 21.6-2 dargestellt. Vor einer antiarrhythmischen Therapie im engeren Sinn gilt es, die auslösenden Ursachen soweit wie möglich zu beseitigen. Hierzu gehört insbesondere in den Industrieländern die Abklärung und Therapie der koronaren Herzerkrankung. Erst dann sollte die eigentliche antiarrhythmische Behandlung beginnen, wobei vorher folgende Fragen zu klären sind:
► Sind alle Erkrankungen, die zu Rhythmusstörungen führen, soweit wie möglich behandelt?

Tab. 21.6-2   Risikoeinschätzung bei Patienten mit ventrikulären Tachykardien

maligne	potentiell maligne	benigne
Kammerflimmern	häufige VES (> 10/h)	VES (ohne organische Herzerkrankungen)
anhaltende ventrikuläre Tachykardie	repetitive VES (3–4 Wochen nach Myokardinfarkt)	
Torsade de pointes bei QT-Syndrom		

(nach Bigger et al.: Amer. J. Cardiol. 1983)

► Ist der Patient vital gefährdet?
► Welche Form der Therapiekontrolle?
  – empirisch (nur bei sehr häufigen Tachykardien)
  – Langzeit-EKG
  – programmierte Stimulation
► Ist der Zeitpunkt für eine nichtpharmakologische Therapie bereits erreicht?

Patienten, die eine maligne Rhythmusstörung überlebt haben, benötigen eine intensive Diagnostik und Therapiekontrolle (siehe oben). Demgegenüber erfordern Patienten mit benignen Arrhythmien primär keine Therapie. Leider hat man es oft mit Patienten mit „potentiell malignen Herzrhythmusstörungen" zu tun, die heute immer noch ein therapeutisches Dilemma darstellen. Es ist noch nicht möglich, das individuelle Risiko eines Patienten aus dieser Gruppe einzuschätzen. Eine ungezielte, d. h. nicht kontrollierte Therapie mit Antiarrhythmika bringt bei diesen Patienten keine Verbesserung der Überlebenschance. Für alle Antiarrhythmika gilt, daß sie eine geringe therapeutische Breite haben und daß insbesondere bei Patienten mit einer deutlich eingeschränkten linksventrikulären Funktion mit proarrhythmischen und negativ inotropen Effekten zu rechnen ist. Es wird generell empfohlen, diese Patienten unter stationären Bedingungen einzustellen.

Antiarrhythmika

Antiarrhythmisch wirksame Substanzen werden aufgrund ihrer verschiedenen Wirkungen auf das Aktionspotential klassifiziert (Klassifikation nach Vaughan Williams; siehe Tab. 21.6-1). Der gezielte Einsatz einer Substanz bei einer gegebenen Rhythmusstörung ist oft nicht möglich, da eine genaue Charakterisierung des Substrats der Rhythmusstörung klinisch in der Regel nicht gelingt. Darüber hinaus bezieht sich diese Klassifikation auf gesundes Myokard, in der Regel ist aber pathologisch verändertes Myokard für die Rhythmusstörungen verantwortlich. So erfolgt der Einsatz der Antiarrhythmika primär empirisch, wobei die Klassifikation bei der Kombinationstherapie sowie bei Patienten mit vorbestehenden Leitungsstörungen von Bedeutung ist. Einige der allgemeinen und speziellen Nebenwirkungen der Antiarrhythmika sind in Tabelle 21.6-3 dargestellt.

Alternative Therapieformen

Antitachykardes Pacing: Gelegentlich gelingt es, durch ein Anheben der Herzfrequenz, z. B. bei der rezidivierenden Torsade de pointes, das erneute Auftreten von Tachykardien zu verhindern. Darüber hinaus kann die temporäre Stimulation zur Beseitigung von Vorhofflattern, Reentry-Tachykardien bei AV-Knoten-Reentry-Tachykardie, verborgenem WPW-Syndrom und WPW-Syndrom (cave: Auslösung von Vorhofflimmern) herangezogen werden (siehe auch Überstimulation bei Kammertachykardien).

Tab. 21.6-3   Nebenwirkungen von Antiarrhythmika

▶ **kardial:**
  - negative Inotropie (Disopyramid, Flecainid)
  - Sinusbradykardie
  - AV-Block
  - Schenkelblock
  - proarrhythmische Wirkungen (idiosynkratisch, QT-Verlängerung)
  - Erregungsrückbildungsstörungen

▶ **extrakardial:**
  - zentralnervös
    Schwindel, Sehstörungen (Klasse I)
    vagolytische Wirkungen (Disopyramid, Chinidin)
  - gastrointestinal (Übelkeit, Erbrechen, Durchfall)
  - hepatisch (Cholestase, Hepatitis)
  - Knochenmark (Agranulozytose, Thrombozytopenie)
  - Neuropathie (Amiodaron)
  - Pneumonitis (Amiodaron)
  - Schilddrüsenüber-/-unterfunktion (Amiodaron)

Katheterablation: Bei unzureichendem Erfolg einer medikamentösen Therapie kann bei supraventrikulären Tachykardien (Vorhofflimmern mit hoher Kammerfrequenz, AV-Knoten-Reentry-Tachykardie, AV-Reentry-Tachykardie bei WPW-Syndrom) eine Modulation des AV-Knotens bzw. eine Ausschaltung einer akzessorischen Bahn mittels Hochfrequenzstrom erreicht werden. Einzelheiten sind im Kapitel „Interventionelle Therapie" ausgeführt. Vor dem Erfolg der Hochfrequenzablation, die beim WPW-Syndrom immer mehr als Therapie der ersten Wahl durchgeführt wird, ist die Katheterablation mit DC-Schock wegen der schlechten Steuerbarkeit der Wirkung und des damit verbundenen Barotraumas ganz in den Hintergrund gerückt. Die Katheterablation von ventrikulären Tachykardien befindet sich noch im Entwicklungsstadium, kann aber im Einzelfall, wenn eine genaue Lokalisation des arrhythmogenen Fokus gelingt, dem Patienten vollkommene Heilung bringen.

Antitachykarde Operation: Therapierefraktäre Kammertachykardien können bei Patienten mit Myokardinfarkt gezielt chirurgisch behandelt werden. Hierbei wird das arrhythmogene Areal im Bereich der Infarktnarbe entfernt. Eine erfolgreiche Operation setzt jedoch eine genaue Lokalisation dieser Region voraus, da aus hämodynamischen Gründen nicht beliebig große Areale des linksventrikulären Endokards abgetragen werden können. Da ventrikuläre Tachykardien oft intraoperativ nicht reproduzierbar auslösbar sind, wird in einer vorherigen elektrophysiologischen Untersuchung die Tachykardie ausgelöst und während der Tachykardie ein sogenanntes „Mapping" des linken Ventrikels durchgeführt. Hierbei wird die im Vergleich zum Beginn des QRS-Komplexes früheste Erregung im linken Ventrikel mittels eines Katheters lokalisiert. Die perioperative Mortalität beträgt bei diesem Eingriff 7–15%, so daß in der Regel nur Patienten

mit insgesamt noch relativ guter Ventrikelfunktion für diesen Eingriff in Frage kommen.

Implantierbarer Kardioverter-Defibrillator (ICD): Dieses implantierbare System, das sich seit 1980 im klinischen Einsatz befindet, kann ventrikuläre Tachykardien und Kammerflimmern selbständig erkennen und therapieren. Der Generator, der je nach Größe (129–333 g, Volumen 80–144 cm^3) in der Bauchdeke bzw. subpektoral implantiert wird, ist über ein Elektrodensystem mit dem Herzen verbunden (siehe Abb. 21.6-6a). Der Kammerrhythmus wird über bipolare Sensing-Elektroden abgeleitet. Über die Sensing-Elektroden kann auch eine antibradykarde sowie antitachykarde Stimulation erfolgen. Die Energie zur Kardioversion bzw. Defibrillation wird über die Defibrillationselektroden (Abb. 21.6-6a und b) abgegeben. Bei dieser transvenösen Implantationstechnik ist mit einer perioperativen Letalität von ca. 1% zu rechnen.

Die verschiedenen Therapieformen (antibradykarde und antitachykarde Stimulation, Kardioversion sowie Defibrillation) können individuell vorgegeben und auch nachträglich angepaßt werden. Die automatische Überstimulation einer langsamen ventrikulären Tachykardie (siehe Abb. 21.6-8) wird vom Patienten oft nicht bemerkt. Um so wichtiger ist die Speicherfunktion dieser Geräte, die eine nachträgliche Dokumentation des intrakardialen EKGs in der Phase der Schockabgabe erlaubt. Die automatische Kardioversion bzw. Defibrillation empfindet der nicht bewußtlose Patient als kräftigen, oft erschreckenden Faustschlag vor die Brust. Eine **Indikation** zur Implantation des Systems besteht bei rezidivierenden lebensbedrohlichen, therapierefraktären, ventrikulären Tachykardien, falls kein kurativ-chirurgischer Eingriff möglich ist. Darüber hinaus gilt eine durchgemachte Reanimation bei Kardiomyopathie als Indikation, da bei diesen Patienten eine sichere pharmakologische Kontrolle der Rhythmusstörungen nicht zu realisieren ist. Natürlich muß eine temporäre bzw. reversible Ursache (Ischämie, Elektrolytentgleisung) der Rhythmusstörungen ausgeschlossen werden. **Kontraindikationen** für die Implantation eines ICD stellen trotz medikamentöser Therapie häufig auftretende maligne Arrhythmien dar, da häufige Kardioversionen (z. B. zweimal pro Woche) dem Patienten nicht zuzumuten sind und zudem die Batterien des Gerätes rasch erschöpfen würden. Wegen des hohen Preises (Material ca. 40000–50000 DM) sowie der nicht unbeträchtlichen perioperativen Belastung muß die Indikation streng gestellt werden. Probleme bei dieser Therapieform bestehen in der Gefahr einer perioperativen Infektion mit der Gefahr einer Sepsis sowie in der Abgabe von inadäquaten Schocks bei schnell übergeleiteten Vorhofrhythmusstörungen. Die Komplexität der Systeme sowie die vielfältigen Therapieformen, die zum Teil proarrhythmische Wirkungen haben können (Akzeleration einer Kammertachykardie durch antitachykarde Stimulation), erfordert eine Betreuung

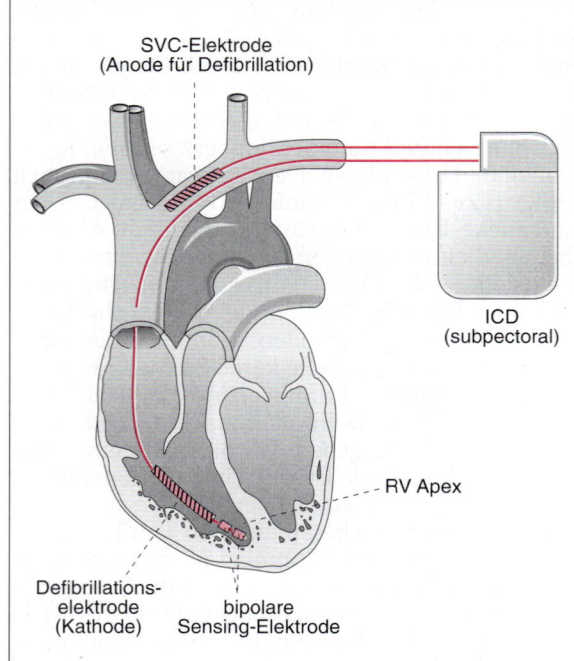

a

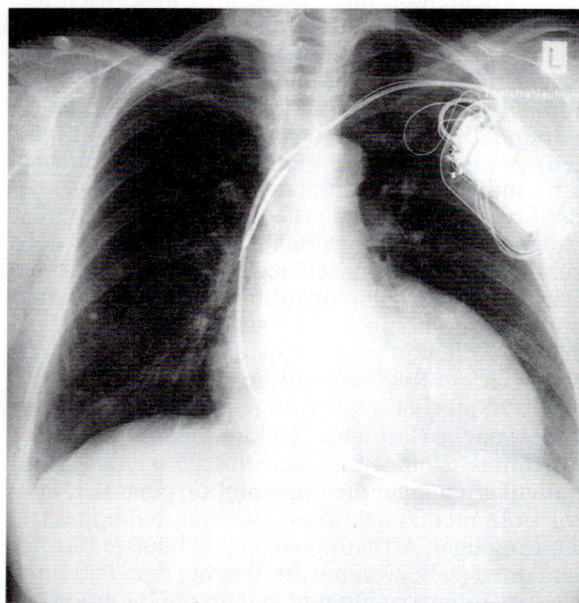

b

Abb. 21.6-6 Implantierbarer Kardioverter-Defibrillator (ICD).
a) Schematische Darstellung
b) P.a. Röntgenaufnahme.

dieser Patienten durch speziell geschulte Kardiologen.

Sinusrhythmus

Dies ist der normale Rhythmus des Herzens, bei dem der Sinusknoten Impulse mit einer Frequenz von 60 bis 100 Schlägen pro Minute abgibt. Ent-sprechend findet sich der größte positive Ausschlag der P-Welle in den Ableitungen II und V1. Die PQ-Zeit (englisch PR-interval) liegt zwischen 0,12 und 0,2 Sekunden, die QRS-Breite ist ≤ 0,11 Sekunden, in der Regel bei 0,08 bis 0,10 Sekunden. Bei der **respiratorischen Sinusarrhythmie** nimmt die Frequenz während der Inspiration zu. Es handelt sich hierbei um ein physiologisches Phänomen, das im Alter und bei Erkrankungen der autonomen Herznerven (z.B. beim Diabetes mellitus) reduziert ist bzw. fehlt.

21.6.2 Tachykardien

Häufige Formen der Tachykardie sind:
► schmaler QRS-Komplex
  – Sinustachykardie
  – Vorhofflimmern
  – Vorhofflattern
  – paroxysmale Tachykardien bei AV-Knoten-Reentry und WPW-Syndrom (orthodrom)
► breiter QRS-Komplex
  – ventrikuläre Tachykardie
  – supraventrikuläre Tachykardie mit Schenkelblock; vorbestehend – funktionell
  – WPW-Syndrom: Vorhofflimmern, antidrome Tachykardie.

Sinustachykardie

Bei der Sinustachykardie liegt die Frequenz über 100 Schlägen pro Minute, üblicherweise ist der Frequenzanstieg allmählich und bleibt, außer bei extremer körperlicher Belastung, unter 180 Schlägen pro Minute. Während der Sinustachykardie sind die P-Wellen oft steiler als sonst konfiguriert. Wenn sie sich mit der T-Welle des vorhergehenden QRS-Komplexes überlagern, können sie schwer zu erkennen sein. Es gibt eine Vielzahl von Ursachen für eine Sinustachykardie:
► **physiologisch**
  – Kleinkind
  – körperliche Belastung
  – Streß, Angst
► **pharmakologisch**
  – Atropin
  – Katecholamine
  – Schilddrüsenhormone
  – Vasodilatanzien (außer ACE-Hemmern)
  – Nikotin, Alkohol, Koffein
► **pathologisch**
  – Fieber
  – Blutung, Anämie
  – Hyperthyreose
  – Guillain-Barré-Syndrom
  – Hypoxie
  – Hypotension, Schock
  – Herzinsuffizienz
  – Lungenembolie.
Das Ausmaß der Sinustachykardie ist oft ein Zeichen für die Schwere der zugrundeliegenden Er-

krankung, eine Normalisierung erfolgt in der Regel erst mit erfolgreicher Behandlung derselben. Bei den hyperdynamen Formen der Sinustachykardie (inadäquat gesteigerte sympathische Aktivierung) bietet sich eine **Therapie** mit einem β-Rezeptoren-Blocker an.

Vorhofflattern

Das Vorhofflattern tritt praktisch nur bei Patienten mit organischer Herzerkrankung auf. Die Vorhoffrequenz liegt in der Regel zwischen 280 und 320 Schlägen pro Minute und führt normalerweise zu einer physiologischen 2:1-Blockierung der AV-Überleitung, so daß die Kammern mit einer Frequenz von 150 Schlägen pro Minute schlagen. In dieser Konstellation ist diese Rhythmusstörung oft schwer zu erkennen, da eine Flatterwelle im QRS-Komplex verschwindet und die nachfolgende Flatterwelle sich mit der T-Welle überlagert (siehe Abb. 21.6-4). **Diagnostische Klärung** bringen hier oft das Valsalva-Manöver oder der Karotissinusdruck, die den Vagotonus erhöhen und so den AV-Knoten höhergradig blockieren. Tritt dabei ein sprunghafter Wechsel der AV-Blockierung von 2:1 nach 4:1 auf, werden die sägezahnartig konfigurierten Flatterwellen deutlich (siehe Abb. 21.6-4). Die Diagnose kann auch durch eine direkte Ableitung der Vorhofaktivität gesichert werden. Dies kann behelfsmäßig über einen zentralen Venenkatheter erfolgen, der, mit hochprozentiger Kochsalzlösung gefüllt, an eine Brustwandelektrode angeschlossen wird. Eine zuverlässige Ableitung der Vorhofaktivität ist über eine Ösophaguselektrode bzw. über eine transvenös eingeführte Schrittmachersonde möglich.

▼ Therapie

Im **Notfall** sollte eine Kardioversion durchgeführt werden. Hierbei wird ein Elektroschock (z.B. 50 J) R-Zacken-getriggert, also synchron zum QRS-Komplex, abgegeben. Bei stabilen hämodynamischen Verhältnissen sollte zunächst versucht werden, die Kammerantwort mit Digitalis oder Verapamil zu bremsen. Nicht selten schlägt Vorhofflattern wenige Stunden nach Digitalisierung spontan in Vorhofflimmern um. Rezidivierendes Vorhofflattern, vor allem nach Herzoperationen, kann durch Vorhofüberstimulation erfolgreich behandelt werden. Hierbei wird mit einer Frequenz, die etwa 20% oberhalb der Flatterfrequenz liegt, stimuliert, wodurch das Vorhofflattern entweder direkt terminiert oder in Vorhofflimmern übergeführt wird. Es besteht die Gefahr, daß diese Rhythmusstörung übersehen wird, wenn die typischen Flatterwellen nicht im EKG zu erkennen sind.

Deshalb ist bei Kammerfrequenzen um 150 pro Minute stets auch an Vorhofflattern zu denken, und entsprechende weitere diagnostische Schritte sind durchzuführen (siehe oben).

Dies ist besonders deshalb wichtig, weil viele Patienten mit Vorhofflattern eine schwere Herzerkrankung haben und deswegen Frequenzen von 150 pro Minute nicht lange tolerieren. Bei Vorhofflattern kann es zu einer plötzlichen Akzeleration der Kammerantwort kommen. Diese besteht in der Regel in einem Übergang von einer 2:1- zu einer 1:1-Überleitung von den Vorhöfen auf die Kammern. Häufig passiert dies nach Verlangsamung der Flatterfrequenz durch ein Antiarrhythmikum (Chinidin, Disopyramid), wenn vorher die AV-Überleitung nicht mit Digitalis gebremst wurde. Diese Substanzen dürfen daher beim Vorhofflattern erst nach Digitalisierung bzw. anderweitiger Bremsung der AV-Knoten-Überleitung eingesetzt werden.

Vorhofflimmern

Beim Vorhofflimmern liegt eine völlig ungeordnete Aktivität der Vorhöfe vor. Diese kann gelegentlich an unregelmäßigen Schwankungen der Grundlinie des EKG erkannt werden (Frequenz 400–600 pro Minute). Im Oberflächen-EKG ist jedoch vielfach überhaupt keine Vorhofaktivität festzustellen. Die **Diagnose** wird dann aus der vollkommen unregelmäßigen Schlagfolge der Ventrikel gestellt, die im anglo-amerikanischen Raum treffend als „irregularly irregular" beschrieben wird. Die Kammerfrequenz liegt bei nicht vorbehandelten Patienten oft zwischen 160 und 180 pro Minute und kann über eine Verkürzung der diastolischen Füllungszeit sowie einen Verlust der atrialen Kontraktion („atrial kick") zu einer Reduktion des Herzminutenvolumens führen. Insbesondere bei Patienten mit einer Mitralstenose kann in kurzer Zeit ein Lungenödem auftreten. Primäres Ziel der **Therapie** ist die Verlangsamung der Kammerfrequenz, die bei dem nicht digitalisierten Patienten oft mit Digitalis erreicht werden kann. Die Beseitigung des peripheren Pulsdefizits eignet sich hierbei als gute Therapiekontrolle. Zusätzlich können bei noch relativ guter Ventrikelfunktion Verapamil bzw. β-Blocker, in therapierefraktären Fällen Amiodaron gegeben werden. Entwickelt sich bei akut aufgetretenem Vorhofflimmern eine kardiale Dekompensation, kann eine Kardioversion durchgeführt werden. Nach Beherrschung der Akutsituation muß nach auslösenden Ursachen gesucht werden. Häufige Ursachen für Vorhofflimmern sind:
► Hyperthyreose
► Hypertonie
► Koronare Herzerkrankung
► Alkohol („holiday heart")
► Herzinsuffizienz
► Mitralvitium
► Sinusknotensyndrom.
Sind die Vorhöfe nicht zu stark vergrößert, kann eine medikamentöse oder elektrische Konversion des Vorhofflimmerns versucht werden. Vorhofflim-

mern, insbesondere in Verbindung mit Vergrößerung des linken Vorhofs bei Mitralvitien, kann Ausgangspunkt für **arterielle Embolien** sein. Bei diesen Patienten muß eine konsequente orale Antikoagulation durchgeführt werden. Eine Antikoagulation von zwei Wochen wird auch vor Durchführung einer elektiven Kardioversion empfohlen. Zum Vorhofflimmern beim WPW-Syndrom siehe unten.

Ektope atriale Tachykardie

Bei der ektopen atrialen Tachykardie bestimmt ein ektoper, d.h. außerhalb des Sinusknotens gelegener, Fokus den Vorhofrhythmus. Es finden sich regelmäßige P-Wellen mit einer Frequenz zwischen 130 bis 200 pro Minute mit atypischer Morphologie. Neben einer **Digitalisintoxikation** tritt diese Form der Tachykardie bei schwerer pulmonaler oder kardialer Erkrankung auf. Häufig kommt es zu einer Blockierung der AV-Knoten-Überleitung, bei der Digitalisintoxikation liegt üblicherweise ein 2:1-Block vor. Im Falle einer atrialen Tachykardie mit Block bei Digitalisintoxikation besteht die **Therapie** im Absetzen von Digitalis, bei den anderen Formen geht es darum, die Ventrikelfrequenz zu senken. Der atriale Fokus spricht in der Regel auf Antiarrhythmika nicht an.

AV-Knoten-Reentry-Tachykardie

Bei der AV-Knoten-Reentry-Tachykardie treten paroxysmale Tachykardien mit Frequenzen zwischen 160 und 220 pro Minute auf. Dabei ist der QRS-Komplex in der Regel schmal (≤ 0,11 Sekunden). In der Anfangsphase, vor allem bei sehr schnellen Tachykardien, kann auch ein funktioneller Rechtsschenkelblock bestehen.
Dieser Tachykardie liegt ein Reentry im Bereich des AV-Knotens zugrunde, bei dem typischerweise zwei funktionell verschiedene Leitungsbahnen nachgewiesen werden können. Während der Tachykardie werden die Vorhöfe retrograd vom AV-Knoten aktiviert. Da dies simultan zur Erregung der Kammern erfolgt, sind die P-Wellen normalerweise nicht erkennbar. Nur gelegentlich auftretende Anfälle, die zudem noch gut auf vagale Manöver ansprechen, bedürfen keiner weiteren Therapie. Bei häufigen und als sehr störend empfundenen Anfällen kann eine **medikamentöse Prophylaxe** mit einem β-Blocker, Verapamil, Digitalis oder einem Klasse-I-Antiarrhythmikum erfolgen. Kommt es bei therapieresistenten Fällen zur deutlichen Einschränkung der Lebensqualität des Patienten, kann die langsame Bahn verödet und damit die Tachykardie beseitigt werden. Hierbei wird darauf geachtet, die schnelle Bahn des AV-Knotens und damit seine anterograden Leitungseigenschaften nicht zu schädigen.

Kasuistik

Eine 37jährige Frau ruft in der Nacht ihren Hausarzt, weil ein starkes Herzklopfen sie verängstigt. Dieser mißt bei der sehr beunruhigten Patientin einen Puls von 220 pro Minute, der Blutdruck beträgt 100/80 mmHg. Trotz mehrfacher Valsalva-Manöver sowie Karotissinusdruckversuche gelingt es nicht, die Tachykardie zu terminieren. Im Monitorstreifen findet sich eine Tachykardie mit schmalem QRS-Komplex. Nach langsamer Gabe von 1,5 Ampullen Verapamil (Isoptin®) sistiert die Tachykardie. In den letzten Jahren hatte die Patientin schon mehrfach solche Episoden von Herzrasen gehabt, die aber nie im EKG dokumentiert werden konnten und auf „nervöse" Herzstörungen zurückgeführt wurden. Bei einer später durchgeführten **elektrophysiologischen Untersuchung** finden sich die typischen Befunde für einen AV-Knoten-Reentry.

Präexzitationssyndrom

Ein Präexzitationssyndrom liegt vor, wenn ein Teil der Ventrikelmuskulatur früher erregt wird, als dies über AV-Knoten und His-Purkinje-System der Fall sein kann. Anatomisch liegt dem eine akzessorische Bahn (Kent-Bündel) zugrunde, d.h., es besteht eine zusätzliche Verbindung zwischen Vorhöfen und Kammern. Es gibt auch anatomisch nachgewiesene Bahnen zwischen den Vorhöfen und dem His-Purkinje-System (atriofaszikuläre Bahnen). Allerdings ist eine Partizipation dieser Bahnen bei Tachykardien beim sogenannten **Lown-Ganong-Levine(LGL)-Syndrom** (PQ-Zeit kürzer als 0,12 Sekunden, keine Deltawelle) bisher nicht eindeutig erwiesen. Bei vielen Patienten scheint beim LGL-Syndrom lediglich ein besonders schnell leitender AV-Knoten mit AV-Knoten-Reentry-Tachykardien vorzuliegen.

WPW-Syndrom

Beim WPW-Syndrom treten paroxysmale Tachykardien auf. Bei Sinusrhythmus finden sich folgende Zeichen:
▶ PQ-Zeit ≤ 0,12 sec
▶ träger Anstieg des QRS-Komplexes (Deltawelle)
▶ Verbreiterung des QRS-Komplexes
▶ sekundäre Erregungsrückbildungsstörungen.
Die Deltawelle entsteht durch eine vorzeitige Erregung der Ventrikelmuskulatur über eine antegrade (d.h. von den Vorhöfen auf die Ventrikel gerichtete) Aktivierung der akzessorischen Bahn (siehe Abb. 21.6-7a). Diese Erregungswelle fusioniert mit der normal erzeugten Erregungswelle aus dem His-Purkinje-System. Die Deltawelle kann allerdings bei linkslateral gelegenen akzessorischen Bahnen und/oder einer relativ schnellen AV-Knoten-Überleitung nur gering ausgeprägt sein. Besteht Unsicherheit, ob überhaupt eine Präexzitation vorliegt, kann man mit Hilfe eines Karotissinusdruckversuchs die AV-Knoten-Überleitung verzögern und so eine verborgene Deltawelle deutlich machen.

Kasuistik

Ein bisher körperlich gut belastbarer 27jähriger Mann bricht plötzlich beim Fußballspielen bewußtlos zusammen und muß bei Kammerflimmern reanimiert werden. Bei Sinusrhythmus fällt eine typische Deltawelle auf. Anamnestisch sind rezidivierende, hämodynamisch gut tolerierte Tachykardien bekannt. Bei der **elektrophysiologischen Untersuchung** läßt sich eine AV(atrio-ventrikuläre)-Reentry-Tachykardie auslösen, die vermutlich den anamnestisch bekannten Tachykardien entspricht. Bei ausgelöstem Vorhofflimmern findet sich eine Kammerantwort mit wechselnd breiten QRS-Komplexen und einer Frequenz von bis zu 250 Schlägen pro Minute, die hämodynamisch nicht toleriert wird. Sehr wahrscheinlich war diese Rhythmusstörung Ursache für das damalige Kammerflimmern des Patienten. Nach Hochfrequenzablation der akzessorischen Bahn ist keine Deltawelle mehr nachweisbar, und der Patient ist ohne Tabletten vollkommen beschwerdefrei.

Während der typischen AV-Reentry-Tachykardie ist keine Deltawelle nachweisbar, da die Aktivierung der Bahn nur in retrograder Richtung erfolgt, während der AV-Knoten antegrad durchlaufen wird (orthodrome Tachykardie, siehe Abb. 21.6-3). Typischerweise findet man dann retrograde P-Wellen im ST-Segment. Gelegentlich tritt ein Makroreentry auf, bei dem die Kreisbahn genau in umgekehrter Richtung durchlaufen wird (antidrome Tachykardie). Hierbei kommt es zu einer maximalen Präexzitation der Ventrikel, die aufgrund der QRS-Morphologie von einer ventrikulären Tachykardie nicht

zu unterscheiden ist. Gefahr droht den Patienten aber vor allem durch eine schnelle Überleitung von Vorhofflattern und Vorhofflimmern, das beim WPW-Syndrom gehäuft auftritt. Unter diesen Umständen hängt es von der Refraktärzeit der akzessorischen Bahn ab, wie schnell die Vorhofimpulse auf die Kammern übergeleitet werden. An Vorhofflimmern bei WPW-Syndrom sollte gedacht werden, wenn Tachykardien (Frequenzen über 200 pro Minute) mit wechselnder QRS-Breite und großer Unregelmäßigkeit gesehen werden (Abb. 21.6-7b).

▼ Therapie

Patienten, die lediglich eine Präexzitation, aber keine Tachykardien zeigen, bedürfen im allgemeinen keiner weiteren Therapie. Bei Patienten mit anamnestischem Korrelat für Tachykardien sollte eine elektrophysiologische Untersuchung, möglichst in Bereitschaft zur Katheterablation, durchgeführt werden. Hierbei kann die antegrade Refraktärzeit der akzessorischen Bahn und damit die Gefährdung des Patienten bei Vorhofflimmern abgeschätzt werden. Neben der Beurteilung des Erfolgs einer medikamentösen Therapie (ausreichende Verlängerung der Refraktärzeit) wird neuerdings in vielen Zentren gleich eine Ablation der akzessorischen Bahn durchgeführt. Ist diese erfolgreich, bedarf es keiner weiteren antiarrhythmischen Therapie mehr.
Bei der **Akuttherapie** der AV-Reentry-Tachykardie können neben vagalen Manövern Verapamil (cave:

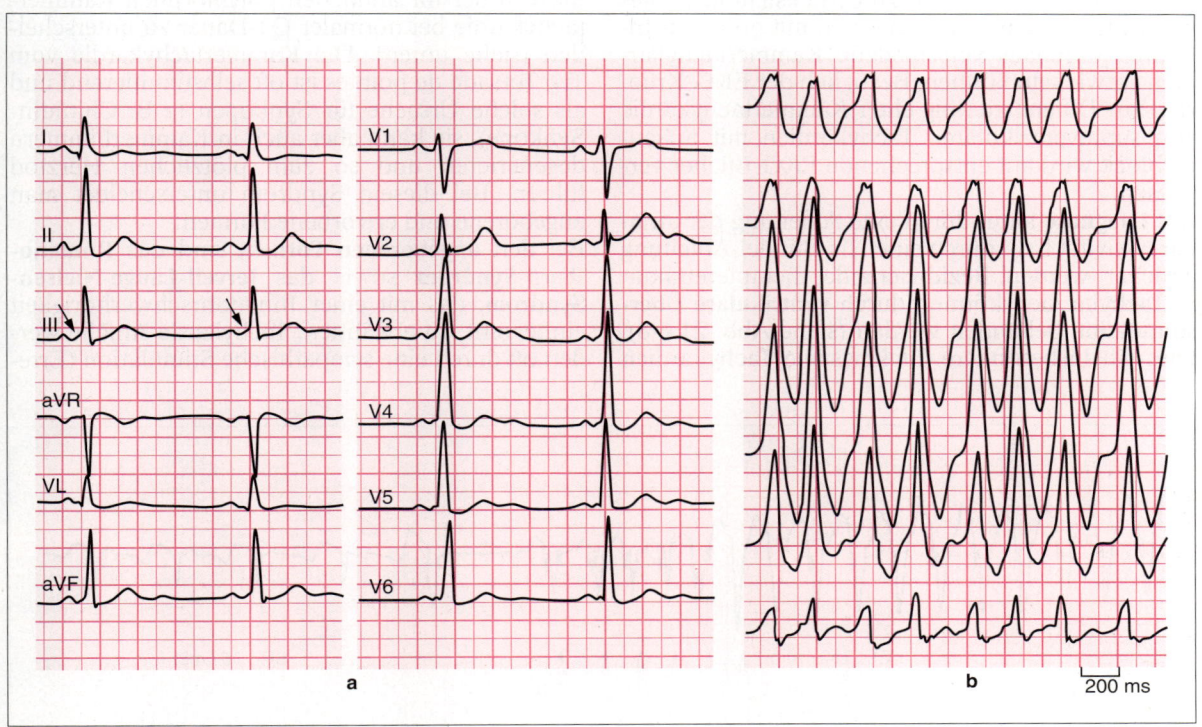

Abb. 21.6-7   WPW-Syndrom. Der Pfeil weist auf die Deltawelle hin, die in Ableitung III besonders gut zu erkennen ist.

a) Sinusrhythmus. b) Vorhofflimmern.

Vorhofflimmern, siehe unten) oder Klasse-I-Substanzen eingesetzt werden. Liegt Vorhofflimmern vor und ist der Patient hämodynamisch instabil, ist die Kardioversion Therapie der Wahl. Ansonsten können Ajmalin (Gilurytmal®), Disopyramid (Rythmodul®), Propafenon (Rytmonorm®) oder Flecainid (Tambocor®) intravenös gegeben werden. Nach intravenöser Gabe von Kalziumantagonisten (Verapamil, Diltiazem), Digitalis und β-Blockern ist vereinzelt eine Akzeleration der Ventrikelfrequenz mit konsekutivem Kammerflimmern beschrieben worden. Diese Substanzen sind also kontraindiziert.

Ventrikuläre Tachykardie

Bei der ventrikulären Tachykardie (VT) liegen eine Frequenz über 100 pro Minute und ein breiter QRS-Komplex vor (siehe Abb. 21.6-8). Eine anhaltende Kammertachykardie („sustained VT") dauert länger als 30 Sekunden oder bedarf einer sofortigen Terminierung wegen Hypotonie bzw. Schock. Eine nichtanhaltende VT („nonsustained VT") dagegen dauert mindestens drei Schläge, aber weniger als 30 Sekunden. Die Frequenz ist normalerweise regelmäßig, die QRS-Morphologie kann regelmäßig (monomorph) oder unregelmäßig (polymorph) sein. Nimmt die Amplitude der QRS-Komplexe regelmäßig zu und ab, ist die „Torsade de pointes" differentialdiagnostisch zu erwägen (siehe unten). Die Beschreibung einer Kammertachykardie hat neben der Frequenz auch deren EKG-Morphologie (Lagetyp in der Frontalebene sowie Rechts- oder Linksschenkelblockform) zu berücksichtigen. Dies ist insofern wichtig, als Patienten mit größeren Infarkten durchaus verschiedene Kammertachykardien entwickeln können. Bezüglich der EKG-Kriterien zur Differenzierung einer Kammertachykardie von supraventrikulären Tachykardien mit Schenkelblock wird auf entsprechende EKG-Bücher verwiesen.

Die **Diagnose** kann durch eine Ableitung der atrialen Aktivität bzw. durch eine His-Bündel-Ableitung gesichert werden. Rezidivierende, therapierefraktäre Tachykardien können durch **ventrikuläre Überstimulation** behandelt werden (siehe Abb. 21.6-8). Dies gilt insbesondere für langsame Tachykardien

(Frequenz unter 190 pro Minute). Je schneller die Tachykardie ist, desto häufiger kommt es beim Versuch der Überstimulation zur Akzeleration der Tachykardie bzw. zum Kammerflimmern.

▼ Therapie

Die chronische Therapie soll ein Rezidiv verhindern. Ist die Tachykardie mit einer Schocksymptomatik verbunden, droht dem Patienten bei einem Rezidiv der plötzliche Herztod. Bei diesen Tachykardien muß also unbedingt eine Therapiekontrolle erfolgen. Viele Zentren der Bundesrepublik geben hierbei der programmierten Stimulation den Vorzug gegenüber der Kontrolle mit dem Langzeit-EKG. Die Rezidivrate bei Patienten, bei denen keine effektive medikamentöse Therapie gefunden werden kann, liegt bei ca. 60% innerhalb von zwei Jahren. In diesen Fällen sollte eine nichtpharmakologische Therapiealternative erwogen werden.

Torsade de pointes – QT-Syndrom

Der Begriff „Torsade de pointes" bezieht sich auf die Morphologie einer ventrikulären Tachykardie, die dadurch gekennzeichnet ist, daß die QRS-Komplexe sich periodisch in Größe und Richtung ändern, sich also um die Grundlinie zu drehen scheinen (siehe Abb. 21.6-9). Im engeren Sinne wird damit ein Syndrom beschrieben, bei dem diese Tachykardien auf dem Boden einer QT-Verlängerung (frequenzkorrigierte QT-Zeit > 0,44 Sekunden) entstehen. Es ist wichtig und notwendig, diese Tachykardie von der ihr ähnlichen polymorphen Kammertachykardie bei normaler QT-Dauer zu unterscheiden (siehe unten). Die Kammertachykardie vom Typ Torsade de pointes ist oft selbstlimitierend und als solche Ursache für Synkopen (z. B. Chinidin-Synkope), sie kann aber auch in Kammerflimmern degenerieren und so zum plötzlichen Herztod führen. Bei diesem Syndrom unterscheidet man angeborene und erworbene Formen:

Bei den **angeborenen Formen** sind das **Romano-Ward-Syndrom** sowie das **Jervell-Lange-Nielsen-Syndrom,** das mit einer Innenohrschwerhörigkeit einhergeht, zu erwähnen. Tachykarde Anfälle werden oft durch eine sympathische Stimulation (Erre-

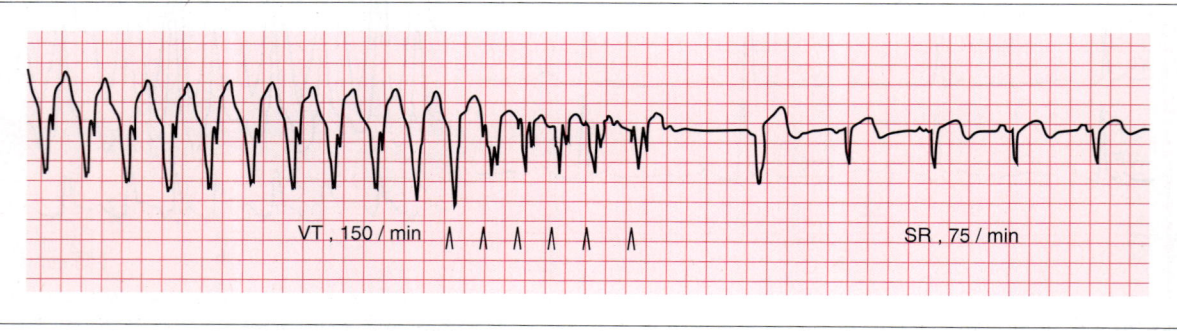

Abb. 21.6-8   Monomorphe ventrikuläre Tachykardie. Termination durch (ventrikuläre) Überstimulation (Pfeile).

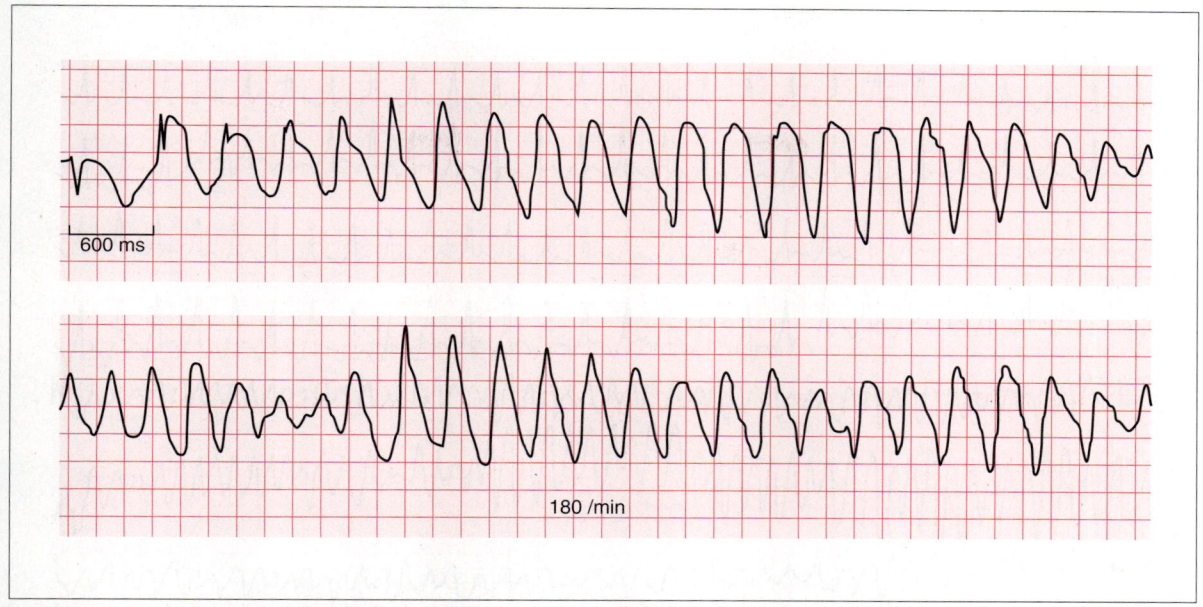

600 ms

180 /min

Abb. 21.6-9 Torsade de pointes bei erworbener Verlängerung der QT-Zeit durch Hypokaliämie und Hypomagnesiämie unter Diuretikaeinnahme.

gung, körperliche Belastung) ausgelöst. Bei Patienten mit rezidivierenden Synkopen wird eine Therapie mit β-Blockern (z. B. Dociton®) in maximal tolerierten Dosen empfohlen. In therapierefraktären Fällen kann die linksthorakale Sympathektomie bzw. die Implantation eines automatischen Defibrillators erwogen werden.
Ursachen für erworbene **Formen** des QT-Syndroms sind:

▶ **Medikamente**
  – Antiarrhythmika
  – trizyklische Psychopharmaka
▶ **Elektrolytstörungen**
  – Hypokaliämie
  – Hypomagnesiämie
▶ **Bradyarrhythmien**
  – höhergradiger AV-Block
  – Sick-Sinus-Syndrom
▶ **Stoffwechselstörungen**
  – Hypothyreose
  – „Liquid-protein"-Diät
▶ **ZNS-Störungen**
  – intrakranielle Blutung
  – akute Sinusthrombose.

▼ **Therapie**

Bei den erworbenen Formen des QT-Syndroms ist die intravenöse Gabe von Magnesium Therapie der Wahl. Bei hämodynamischer Instabilität im Rahmen anhaltender Torsade de pointes kann primär eine Kardioversion/Defibrillation durchgeführt werden. Zur Vermeidung von Rezidiven kann die Herzfrequenz auf 110 bis 120 pro Minute angehoben werden. Dies geschieht am schonendsten durch

eine atriale Stimulation. In Notfällen kann auch eine ventrikuläre Stimulation durchgeführt bzw. Orciprenalin (Alupent®) – falls keine Ischämie bzw. Hypertonie vorliegt – gegeben werden. Das Prinzip dieser Interventionen beruht auf einer frequenzabhängigen Verkürzung der QT-Zeit. Darüber hinaus sind eine Korrektur von Elektrolytstörungen (Ausgleich von Hypokaliämie und Hypomagnesiämie) sowie das **Absetzen aller Antiarrhythmika,** insbesondere der Klasse-IA-, -IC- und -III-Substanzen, durchzuführen. Besteht nach kritischer Prüfung weiterhin eine Indikation zur antiarrhythmischen Therapie, können Klasse-IB-Substanzen eingesetzt werden.

Polymorphe Kammertachykardie

Sie ist gekennzeichnet durch Schwankungen in der Morphologie der QRS-Komplexe und QRS-Abstände, die einer Torsade de pointes ähneln können (siehe Abb. 21.6-10). Dieser Arrhythmie liegt oft eine myokardiale Ischämie zugrunde, die direkt behandelt werden sollte.

Kammerflattern

Beim Kammerflattern hat die EKG-Kurve einen sinuswellenförmigen Verlauf. Dabei sind, im Gegensatz zur schnellen Kammertachykardie, die QRS-Komplexe von den T-Wellen nicht mehr abgrenzbar. Die Frequenz liegt meistens über 200 pro Minute. Die Auswurfleistung des Herzens ist minimal, oft findet sich ein spontaner Übergang ins Kammerflimmern.

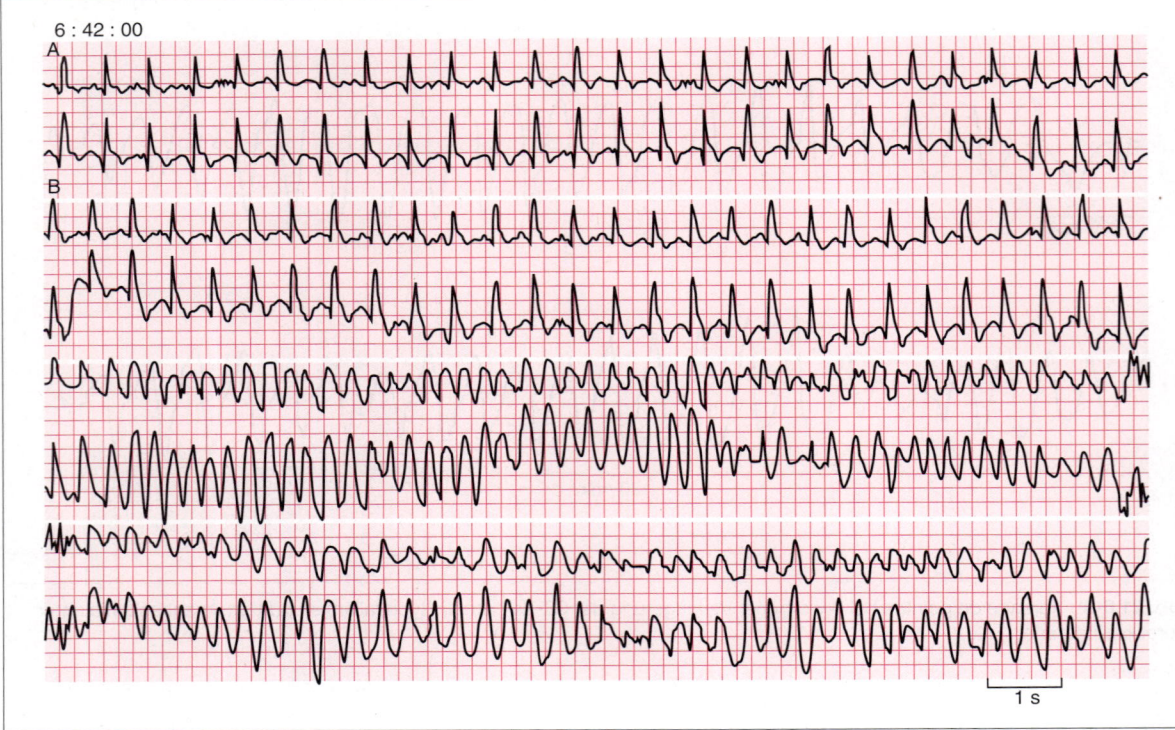

6 : 42 : 00

A

B

1 s

Abb. 21.6-10 Polymorphe Kammertachykardie auf dem Boden einer myokardialen Ischämie. Der Patient war während der Tachykardie synkopal. Langzeit-EKG-Registrierung.

Kammerflimmern

Kammerflimmern ist an den kleinen, unregelmäßigen Ausschlägen mit wechselnder Kontur unschwer zu erkennen (siehe Abb. 21.6-11). Da die Kontraktionen der einzelnen Muskelfasern ganz unkoordiniert verlaufen, wirft das Herz kein Blut aus, es besteht also funktionell ein Herzstillstand. Dem entspricht das klinische Bild mit einem nach ca. vier bis zehn Sekunden einsetzenden Bewußtseinsverlust, Pulslosigkeit, Weitwerden der Pupillen sowie dem Auftreten einer Schnappatmung. Unbehandelt treten nach drei bis fünf Minuten irreversible Schäden an Herz und Gehirn auf. Je früher defibrilliert wird bzw. je früher Reanimationsmaßnahmen aufgenommen werden, desto höher sind die Erfolgschancen für eine Wiederbelebung und desto geringer ist die Rate an bleibenden neurologischen Schäden. Kammerflimmern kann auftreten bei:

► akutem Herzinfarkt
► Ischämie (z. B. Prinzmetal-Angina, koronare Herzerkrankung ohne Infarkt)
► dilatativer Kardiomyopathie
► hypertrophischer Kardiomyopathie
► Elektrolytstörungen (Hypokaliämie, Hypomagnesiämie)
► WPW-Syndrom
► einem elektrischen Unfall
► nichtinhibierten ventrikulären Schrittmachern und
► als Folge einer ventrikulären Tachykardie

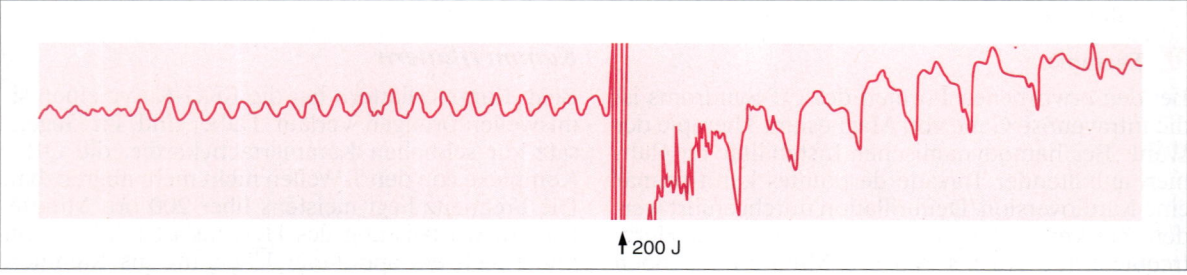

↑ 200 J

Abb. 21.6-11 Kammerflimmern, Termination durch einen Schock mit 200 J (Pfeil).

► sekundär bei kardiogenem Schock
► als Folge proarrhythmischer Wirkung von Antiarrhythmika
► als Komplikation einer Kardioversion.

> Merke: Erste und wichtigste Maßnahme ist eine frühzeitige Defibrillation mit einem DC(direct current = Gleichstrom)-Schock von 200 J und – falls erforderlich – mit weiteren Schocks mit maximalem Output des Defibrillators (360 J).

Dabei kann durch Ableitung von den Defibrillationselektroden gleichzeitig die Diagnose gesichert werden. Es sollte keine wertvolle Zeit durch Anlegen von regulären EKG-Elektroden, Legen eines venösen Zugangs oder Intubation verlorengehen. Wenn nach mehreren DC-Schocks kein stabiler Rhythmus erreicht werden kann, muß unverzüglich mit Herzdruckmassage und Beatmung begonnen werden. Steht kein Defibrillator zur Verfügung, muß sofort mit Herzdruckmassage und Beatmung begonnen werden, bis eine Defibrillation durchgeführt werden kann.

21.6.3 Extrasystolen

> Extrasystolen sind die häufigste Ursache für einen unregelmäßigen Puls. Sie können an jeder Stelle des Herzens entstehen, am häufigsten jedoch in den Kammern, weniger häufig in den Vorhöfen und selten im AV-Knoten selbst.

Atriale Extrasystolen

Im EKG finden sich vorzeitig einfallende P-Wellen, die normalerweise mit einer verlängerten PQ-Zeit auf die Kammern übergeleitet werden. Die Morphologie der P-Wellen unterscheidet sich von der während des Sinusrhythmus. Wenn atriale Extrasystolen früh einfallen, können sie wegen der Überlagerung mit der T-Welle des vorhergehenden QRS-Komplexes schwer zu erkennen sein. Werden früh einfallende atriale Extrasystolen nicht übergeleitet, kann beim **atrialen Bigeminus** eine Sinusbradykardie vorgetäuscht werden. Ventrikuläre Extrasystolen können vorgetäuscht werden, wenn früh einfallende atriale Extrasystolen mit einem Schenkelblock übergeleitet werden. Atriale Extrasystolen sind im Langzeit-EKG bei 60% von Normalpersonen festzustellen. Genußmittel wie Tabak, Koffein und Alkohol sind als mögliche Auslöser bekannt. Eine Behandlung ist in der Regel nicht erforderlich. Sind atriale Extrasystolen Auslöser für anhaltende supraventrikuläre Tachykardien, ist eine entsprechende Therapie angezeigt.

Ventrikuläre Extrasystolen

Ventrikuläre Extrasystolen (VES) sind an dem bizarr verformten QRS-Komplex zu erkennen, der oft breiter als 0,14 Sekunden ist. Sie können vereinzelt auftreten und dabei eine identische (monomorphe) oder verschiedene (polymorphe) QRS-Morphologien aufweisen. Zwei konsekutive Extrasystolen werden als ein **Couplet** bezeichnet, drei Extrasystolen hintereinander stellen ein **Triplet** dar und genügen formal der Definition einer ventrikulären Tachykardie, wenn die Frequenz über 100/min liegt. Folgt auf einen Normalschlag jeweils eine Extrasystole, so wird vom **ventrikulären Bigeminus** gesprochen. Diese 1:1-Extrasystole kann bei früh einfallenden Extrasystolen ein Pulsdefizit verursachen und so eine Bradykardie vortäuschen. Beim **Trigeminus** folgen einem Normalschlag jeweils zwei Extrasystolen. Gehen umgekehrt einer Extrasystole zwei Normalschläge voran, spricht man von einer **2:1-Extrasystolie.**

VES werden in der Regel nicht retrograd auf die Vorhöfe übergeleitet, der Abstand zwischen den QRS-Komplexen vor und nach der VES ist dann durch die kompensatorische Pause doppelt so groß wie bei normalem Sinusrhythmus. Im 24-Stunden-Langzeit-EKG sind VES bei mehr als 60% der Herzgesunden zu finden und nehmen mit dem Alter zu. Patienten mit akutem Myokardinfarkt haben in über 80% VES; komplexe VES (polymorphe VES, Couplets, Salven) entwickeln sich in bis zu 90% bei Patienten mit manifester Herzinsuffizienz.

Die Gefährdung eines Patienten durch letale Arrhythmien ist nach **Lown** eingestuft aufgrund der Häufigkeit von einfachen und komplexen ventrikulären Extrasystolen (siehe Tab. 21.6-4). Insbesondere Arrhythmien der Klasse IVa/IVb gelten als behandlungsbedürftig. Es sollte jedoch unbedingt beachtet werden, daß die Gefährdung des Patienten entscheidend durch die Art und das Ausmaß der zugrundeliegenden Herzerkrankung beeinflußt wird. So sind Patienten mit normaler linksventrikulärer Funktion und Arrhythmien der Klasse Lown IV A/B primär nicht behandlungsbedürftig. Treten aber zwei bis vier Wochen nach durchgemachtem Myokardinfarkt mehr als zehn VES pro Stunde auf, dann besteht bereits ein erhöhtes Risiko bezüglich des plötzlichen Herztodes. Dieses Risiko ist jedoch geringer, wenn die VES erst längere Zeit (etwa ein halbes bis ein Jahr) nach akutem Myokardinfarkt aufgezeichnet wurden. Mit dem **R-auf-T-Phänomen**

Tab. 21.6-4	Lown-Klassifizierung von VES
Klasse	Definition
0	keine VES
1	< 30 VES/h
2	> 30 VES/h
3A	polymorphe VES
3B	Bigeminus
4A	Couplets
4B	Salven (≥ 3 VES)
5	R-auf-T-Phänomen

werden VES charakterisiert, die schon während der T-Welle des vorherigen QRS-Komplexes einfallen. Da dies häufig mit malignen ventrikulären Rhythmusstörungen kombiniert aufgetreten ist, sind diese VES als „Warnarrhythmien" bezeichnet worden. Ein solcher Zusammenhang besteht vor allem bei akuter Ischämie und beim QT-Syndrom. In der chronischen Infarktpause sind jedoch Kammertachykardien und Kammerflimmern oft durch spät einfallende VES ausgelöst.

21.6.4 Bradykardien

Sinusbradykardie

Eine Sinusbradykardie (Frequenz des Sinusknotens unter 60 Schlägen pro Minute) beruht auf einem gestörten autonomen Tonus (erhöhter Vagotonus, erniedrigter Sympathikotonus) und/oder einer Erkrankung des Sinusknotens selbst. Die wichtigsten Ursachen für eine Sinusbradykardie sind:

► **physiologisch**
  – Schlaf
  – körperliches Training
► **pharmakologisch**
  – Digitalis
  – Morphin
  – Antiarrhythmika (insbesondere β-Blocker, Kalziumantagonisten, Amiodaron; cave: vorgeschädigter Sinusknoten)
► **pathologisch**
  – Erbrechen (vagale Reaktion)
  – Rekonvaleszenz (Typhus, Grippe)
  – akuter Herzinfarkt (v.a. Hinterwandbereich)
  – Sick-Sinus-Syndrom
  – Hypothyreose
  – Verschlußikterus
  – intrakranielle Druckerhöhung
  – Guillain-Barré-Syndrom
  – Anorexie.

Insbesondere bei älteren Menschen ist unbedingt eine genaue **Tablettenanamnese** zu erheben, denn eine Vielzahl von Medikamenten (insbesondere deren Kombination!) kann eine Suppression der Sinusknotenfunktion zur Folge haben. Bei stabiler Hämodynamik ist eine Therapie nicht erforderlich. Ist das Herzzeitvolumen zu niedrig oder kommt es zu Bradykardie-bedingten ventrikulären Tachykardien (Torsade des pointes), kann die Frequenz mit Atropin angehoben werden. Im Notfall kann Orciprenalin (Alupent®) verabreicht werden, wenn keine Ischämie vorliegt. Die Therapie der Wahl bei der symptomatischen Sinusbradykardie ist die temporäre oder permanente atriale bzw. ventrikuläre Stimulation.

Sinuatriale Blockierungen

Die Überleitung des Sinusknotenimpulses auf den rechten Vorhof ist beim **sinuatrialen Block I. Grades** konstant verzögert. Im Oberflächen-EKG ist dies nicht erkennbar, da die Aktivität des Sinusknotens selbst nicht sichtbar ist. Beim **sinuatrialen Block II. Grades** kommt es in Analogie zum AV-Block II. Grades zum intermittierenden Versagen der sinuatrialen Leitung. Dies ist insbesondere dann anzunehmen, wenn die Distanz zwischen den P-Wellen vor und nach der Pause ein Mehrfaches des normalen P-P-Abstandes beträgt. Beim typischen Wenckebach-Typ dieser Störung folgen die P-Wellen immer dichter aufeinander, bis es zum Aussetzen einer P-Welle kommt. Die sinuatriale Blockierung III. Grades, bei der es zum vollständigen Versagen der sinuatrialen Überleitung kommt, ist schwierig vom **Sinusknotenarrest** zu unterscheiden, da in beiden Fällen keine P-Wellen im Oberflächen-EKG erkennbar sind. Therapie siehe Sinusbradykardie.

Sinusknoten-Syndrom („sick sinus syndrome")

Dieser Begriff bezeichnet eine Reihe von Störungen der Sinusknotenfunktion, die im einzelnen umfassen:

► persistierende Sinusbradykardie
► intermittierende Sinuspausen bzw. Sinusknotenstillstand
► Kombination von sinuatrialen und atrioventrikulären Überleitungsstörungen
► wechselnde tachykarde und bradykarde Vorhofrhythmen
► intermittierendes oder chronisches Vorhofflimmern
► inadäquate Sinustätigkeit nach Kardioversion von Vorhofflimmern sowie
► mangelnder Frequenzanstieg unter Belastung.

Hauptsymptom sind rezidivierende Schwindelanfälle. Die Patienten klagen aber häufig auch über eine Belastungsdyspnoe. Bevor eine Indikation zur Schrittmacherimplantation gestellt wird, sollten die Symptome des Patienten mit den oben aufgeführten EKG-Veränderungen korreliert werden. Vorhofflimmern ist das Endstadium dieser Erkrankung. Gelegentlich wird Vorhofflimmern jedoch auch durch eine ventrikuloatriale Leitung bei ventrikulären Schrittmachern ausgelöst. Da sich eine anhaltende und nebenwirkungsfreie Anhebung der Frequenz in der Regel medikamentös nicht erzielen läßt, ist bei symptomatischen Patienten eine **Schrittmachertherapie** angezeigt. Bei der medikamentösen Behandlung der tachykarden Episoden des Bradykardie-Tachykardie-Syndroms ist eine Schrittmachertherapie ebenfalls zu erwägen, da die Funktion des vorgeschädigten Sinusknotens oft durch Antiarrhythmika bzw. Digitalis supprimiert wird.

Hypersensitiver Karotissinus (Karotissinus-Syndrom)

Dieses Syndrom ist gekennzeichnet durch eine vorübergehende Asystolie, die durch ein Sistieren der Vorhofaktivität entsteht. Adäquate junktionale bzw. ventrikuläre Ersatzrhythmen setzen bei symptomatischen Patienten nicht ein. Dem Syndrom liegt eine intermittierende, überschießende vagale Reaktion infolge aktivierter Rezeptoren im Karotissinus zugrunde, die die Schrittmacherfunktion des primär normalen Sinusknotens sistieren läßt. Es lassen sich formal ein **kardioinhibitorischer Typ** (Asystolie von länger als 3 Sekunden auf Karotissinusdruck) sowie ein **vasodepressorischer Typ** (Abfall des systolischen Blutdrucks um mehr als 50 mmHg ohne Verlangsamung der Herzfrequenz) unterscheiden. Auffallend ist, daß ein Großteil dieser Patienten eine koronare Herzkrankheit hat. Patienten, die spontan symptomatisch werden, z. B. infolge Kopfdrehung beim Rückwärtsfahren mit dem Auto oder beim Rasieren, sollten mit einem Schrittmacher versorgt werden. Asymptomatische Patienten bedürfen hingegen keiner spezifischen Therapie. Steht bei einem Patienten die vasodepressive Komponente im Vordergrund, bringt die alleinige Schrittmachertherapie in der Regel nicht den gewünschten Erfolg.

AV-Block I. Grades

Die PQ-Zeit ist beim AV-Block I. Grades länger als 0,2 Sekunden. Bei normal breitem QRS-Komplex ist die Verzögerung praktisch immer im AV-Knoten, also proximal des His-Bündels, lokalisiert und hat somit eine gute Prognose. Liegt gleichzeitig eine Schenkelblockbildung vor, sollte der Ort der Blockierung durch eine His-Bündel-Ableitung festgestellt werden (siehe Abb. 21.6-12).

AV-Block II. Grades

Diese Form der Blockierung wurde von Wenckebach noch vor der Einführung des EKG aufgrund einer Analyse des Jugularvenenpulses in Relation zum arteriellen Puls beschrieben. Später erfolgte die Klassifizierung von Mobitz anhand des EKG. Beim AV-Block II. Grades **Typ Wenckebach (Mobitz I)** verlängert sich die PQ-Zeit von Schlag zu Schlag zunehmend, bis ein Schlag aussetzt. Dieses Muster wiederholt sich, so daß die QRS-Komplexe in Gruppen auftreten. Im klassischen Falle ist die Zunahme der AV-Überleitung beim zweiten Schlag einer Gruppe am stärksten, so daß die QRS-Komplexe innerhalb einer Gruppe immer dichter – und nicht, wie erwartet, immer später – aufeinanderfolgen (siehe Abb. 21.6-13). Beim AV-Block II. Grades **Typ Mobitz (Mobitz II)** setzt die AV-Überleitung intermittierend aus, ohne daß es vorher zu einer Verlängerung der PQ-Zeit kommt. Wenn der QRS-Komplex normal ist, liegt der AV-Block II. Grades Typ Wenckebach praktisch immer im AV-Knoten und hat eine gute Prognose. Demgegenüber zeigt der AV-Block II. Grades Typ Mobitz meist eine Störung der Leitung des His-Purkinje-Systems an und ist, insbesondere wenn ein Schenkelblock vorliegt, durch eine Verlängerung der HV-Zeit gekennzeichnet. Wegen der großen Gefahr der Entwick-

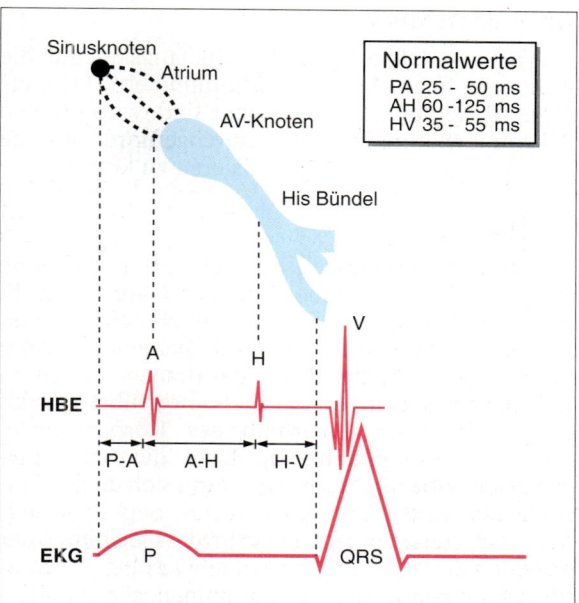

Abb. 21.6-12   Schema zur His-Bündel-Ableitung (HBE).

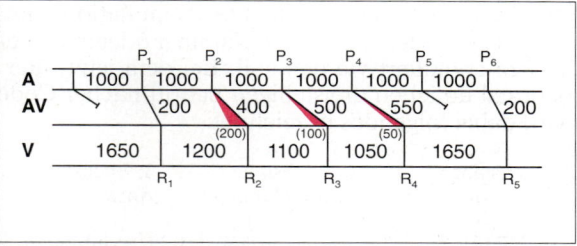

Abb. 21.6-13   AV-Block II. Grades Typ Wenckebach. Die rote Fläche und die Zahlen in Klammern zeigen die jeweilige Verlängerung der AV-Überleitung im Vergleich zum vorausgehenden Schlag. Alle Angaben in Millisekunden. A = Vorhof, AV = AV-Knoten, V = Ventrikel. Beachte, daß die QRS-Komplexe (R1–R4) immer dichter aufeinanderfolgen.

lung eines kompletten AV-Blockes ist die Indikation zur **Schrittmacherimplantation** gegeben.

AV-Block III. Grades

Ein kompletter AV-Block liegt vor, wenn keine P-Wellen mehr auf die Ventrikel übergeleitet werden. Handelt es sich um einen Block innerhalb oder distal des His-Bündels, ist der Ersatzrhythmus normalerweise langsam (≤ 40 pro Minute), und die QRS-Komplexe sind breit. Da dieser Ersatzrhythmus unzuverlässig ist, besteht die Indikation zur **Implantation eines Schrittmachers.** Findet sich jedoch ein Ersatzrhythmus mit schmalem QRS-Komplex (Frequenz > 60 pro Minute) und tritt ein Frequenzanstieg unter Belastung auf, wie z. B. beim kongenitalen AV-Block, ist lediglich eine engmaschige Kontrolle angezeigt.

Bradyarrhythmie

Hierbei handelt es sich um ein langsam auf die Kammern übergeleitetes Vorhofflimmern. Da viele dieser Patienten herzinsuffizient sind, wird oft eine Schrittmacherimplantation durchgeführt, um die Patienten ausreichend digitalisieren zu können.

▼ Therapie

Schrittmachertherapie: Ist zu erwarten, daß eine Bradykardie nur vorübergehender Natur ist (z.B. Medikamentennebenwirkung), reicht eine **passagere Stimulation** aus. Dabei wird über eine Vene der oberen Körperhälfte eine Schrittmachersonde in die Spitze des rechten Ventrikels vorgeführt und das externe Aggregat außerhalb des Körpers angeschlossen. **Komplikationen:** Liegt die Schrittmachersonde über mehrere Tage, kann sich an der Einstichstelle eine Infektion (evtl. mit Sepsis) ausbilden. Aufgrund der relativ geringen Flexibilität der Sonden kann es in 1–4% der Fälle zu einer Perforation des rechten Ventrikels kommen, die im allgemeinen aber keine Herzbeuteltamponade zur Folge hat.

Permanente antibradykarde Stimulation: Besteht eine Indikation zur permanenten Stimulation, muß festgelegt werden, ob nur die Kammer oder auch der Vorhof stimuliert werden soll. Bei dem jetzt international üblichen dreistelligen Schrittmacher-Code wird dabei folgendes bezeichnet:

1. Buchstabe Stimulation („Pacing")	2. Buchstabe Wahrnehmung („Sensing")	3. Buchstabe Antwort
V = Ventrikel	V = Ventrikel	I = inhibiert
A = Atrium	A = Atrium	T = getriggert
D = Atrium und Ventrikel	D = Atrium und Ventrikel	D = Triggerung vom Vorhof, Inhibition durch Vorhof und Ventrikel
(D steht für „dual")		

Darüber hinaus gibt es jetzt auch frequenzadaptive Schrittmacher, die aufgrund verschiedener, z.T. physiologischer Parameter (Atemfrequenz, QT-Zeit, Temperatur, mechanische Vibrationen) die Stimulationsfrequenz anheben können, um so eine physiologische Anpassung der Frequenzstimulation zu erzielen.

Beim **VVI-Modus** erfolgen ein Sensing sowie – falls erforderlich – eine Stimulation des Ventrikels. Dieser Stimulationsmodus ist vor allem bei Patienten geeignet, die nur intermittierend schrittmacherpflichtig sind, so daß unter normalen Bedingungen die Herzfrequenz durch den Sinusknoten gesteuert wird. Eine Komplikation bei diesem Pacing-Modus ist das sogenannte **Schrittmachersyndrom:** Dieses beruht auf einer atrioventrikulären Dissoziation, wobei die Vorhöfe nicht regelmäßig zur Füllung der Ventrikel beitragen („atrial kick") oder sogar gegen die geschlossenen AV-Klappen anschlagen. Die Beschwerden der Patienten beziehen sich zum einen auf eine Schwäche (reduziertes Herzminutenvolumen) sowie auf Mißempfindungen im Halsbereich durch die Vorhofpfropfung (Cannon-Welle). Bei Patienten mit VVI-Schrittmacher ist eine erhöhte Inzidenz von Vorhofflimmern beschrieben worden. Dies wird auf die ventrikulo-atriale Leitung bei Kammerstimulation zurückgeführt. Patienten mit Sinusbradykardien, aber noch intakter anterograder Leitung im AV-Knoten sollten deshalb mit einem AAI-System versorgt werden.

Beim **DDD-System** ist dagegen eine physiologische Abfolge von Vorhof- und Ventrikelkontraktion gewährleistet. Fällt der Vorhof, z.B. bei einer Sinusknotenerkrankung, aus, wird der Vorhof stimuliert. Kommt danach keine Überleitung auf die Ventrikel zustande, wird auch noch der Ventrikel, mit einem programmierbaren Intervall nach dem atrialen Impuls, erregt. Ein Nachteil dieser Systeme besteht im hohen Preis; gelegentlich ist es auch schwierig, die Vorhofelektrode in eine stabile Position zu bringen. Beim DDD-System kann es zu einer Schrittmacher-vermittelten Tachykardie kommen. Ursache hierfür ist eine schnelle ventrikuloatriale Leitung: Nach Aktivierung der Ventrikel erfolgt eine rasche retrograde Aktivierung der Vorhöfe, die der Schrittmacher als nächsten Sinusschlag interpretiert und entsprechend eine ventrikuläre Stimulation auslöst. Therapeutisch kann man im Notfall auf den VVI-Modus umprogrammieren. Eine dauerhafte Lösung besteht in der Verlängerung der atrialen Refraktärzeit.

Beim **„Exitblock"** werden die regelrecht einfallenden Impulse des Schrittmachers nicht beantwortet. Ist ein Bruch bzw. eine Dislokation der Schrittmachersonde ausgeschlossen, kann durch eine Umprogrammierung der Stimulationsspannung das Problem behoben werden. Beim Wahrnehmungsdefekt („sensing defect") kann der Schrittmacher die Eigenaktionen des Herzens nicht wahrnehmen; es kann hierbei durch eine Impulsabgabe in der vulnerablen Phase zum Kammerflimmern kommen. Beim sogenannten „Oversensing" nimmt der Schrittmacher Potentiale der Extremitätenmuskulatur wahr und wird durch diese inhibiert. Durch eine Anhebung der Empfindlichkeitsschwelle kann in der Regel eine normale Wahrnehmungsfunktion wieder erreicht werden.

Literatur

– Jackman, W. M. et al.: Treatment of supraventricular tachycardia due to atrioventricular nodal reentry by radiofrequency catheter ablation of slow-pathway conduction. New Engl. J. Med. 327 (1992), 313–318.

– Kuck, K.-H. et al.: Radiofrequency current catheter ablation of accessory atrioventricular pathways. The Lancet 337 (1991), 1557–1561.

– Marriott, H. J. L., R. J. Myerburg: Recognition of arrhythmias and conduction abnormalities. In: Hurst, J. W. (ed.): The Heart, McGraw-Hill, New York 1990.

– Seipel, L.: Klinische Elektrophysiologie des Herzens. Thieme, Stuttgart–New York 1987.

– Zipes, D. P., J. Jalife (eds.): Cardiac electrophysiology. From cell to bedside. Saunders, Philadelphia 1990.

21.7 Erworbene Herzklappenfehler

P. SCHANZENBÄCHER, K. KOCHSIEK

21.7.1 Mitralstenose

In Mitteleuropa vergehen etwa 20–30 Jahre, bis sich nach einer initialen Valvulitis im Rahmen eines akuten rheumatischen Fiebers klinische Symptome einer Mitralklappenstenose einstellen. Durch die Behinderung des Abflusses aus dem linken Vorhof kommt es zur **Drucksteigerung im Lungenkreislauf** mit dem Symptom einer **Belastungsdyspnoe**. Bei etwa 40% der Patienten bilden sich linksatriale Thromben. Eine periphere Embolie kann somit erstes Symptom der Erkrankung sein. Auskultatorisches Leitsymptom ist ein Mitralöffnungston, der mit zunehmendem Schweregrad der Mitralstenose immer näher an den 2. Herzton heranrückt. Die Diagnose ist im Echokardiogramm einfach zu stellen. Die medikamentöse Therapie besteht in einer Senkung der Herzfrequenz und Verlängerung der Diastolendauer durch Herzglykoside und β-Rezeptoren-Blocker. Bei instabilem Sinusrhythmus und Vorhofflimmern ist eine dauerhafte Antikoagulation erforderlich. Die Indikation zur operativen Therapie besteht im Stadium III (NYHA, siehe Kap. 21.2).

Definition

Die Mitralstenose entsteht auf dem Boden einer rheumatischen Entzündung der Mitralklappe. Es kommt zur Öffnungsbehinderung durch Klappenschrumpfung, Verwachsungen oder Verklebungen mit Verminderung der Klappenöffnungsfläche und einer Erschwerung des Bluteinstroms aus dem linken Vorhof in den linken Ventrikel.

Kasuistik

Eine 22jährige Patientin berichtet, daß bei ihr seit dem 13. Lebensjahr ein Herzfehler bekannt ist. Eine Einschränkung der körperlichen Leistungsfähigkeit habe sie während dieser Zeit nicht verspürt. In den letzten Wochen habe sie gelegentlich das Gefühl gehabt, bei raschem Treppensteigen schneller außer Atem zu kommen. Pulsunregelmäßigkeiten konnten nicht angegeben werden. Leber und Milz sind palpatorisch nicht vergrößert. **Auskultatorisch** hört man vorwiegend in Linksseitenlage einen paukenden 1. Ton und einen protodiastolischen Extraton mit unmittelbar daran anschließendem tieffrequentem Decrescendodiastolikum und präsystolischer Verstärkung. Das **EKG** zeigt einen Sinusrhythmus mit verbreiterter und überhöhter P-Welle. Es besteht ein ausgeprägter Steillagetyp.
Echokardiographisch findet sich eine verdickte und öffnungsbehinderte Mitralklappe mit diskordanter Bewegung des hinteren Mitralsegels. Der linke Vorhof ist nicht vergrößert. Dopplerechokardiographisch wird ein mittlerer Gradient während der Diastole über der Mitral-

klappe von 15 mmHg gemessen. Die berechnete Klappenöffnungsfläche liegt bei 0,7 cm². Eine Mitralinsuffizienz ist nicht nachweisbar. Die nichtinvasiven Befunde bestätigen sich bei der kombinierten Rechts- und Linksherzkatheteruntersuchung. Anomalien der Herzkranzgefäße werden mittels selektiver Koronarangiographie ausgeschlossen. Es erfolgt die Indikationsstellung zur offenen Kommissurotomie. Bis zur Operation wird die Patientin mit β-Rezeptoren-Blockern behandelt.

Epidemiologie

In Mittel- und Nordeuropa sowie Nordamerika ist die Mitralstenose heute selten geworden. In sozial schwachen Ländern werden allerdings auch heute häufig Patienten mit Mitralstenose angetroffen.

Ätiologie und Pathogenese

Bei etwa 40% der Patienten mit rheumatischem Fieber entwickelt sich eine Mitralstenose. Frauen erkranken dreimal häufiger als Männer. In Mitteleuropa dauert es etwa 20–30 Jahre, bis sich nach dem initialen Entzündungsprozeß klinische Symptome der Mitralklappenstenose einstellen. In tropischen und subtropischen Klimazonen schreitet der Erkrankungsprozeß viel rascher fort. Die Patienten werden hier oft bereits vor dem 20. Lebensjahr symptomatisch. Eine kongenitale Mitralstenose ist ausgesprochen selten.

Hämodynamik

Die normale Mitralklappenöffnungsfläche liegt zwischen 4 und 6 cm². Eine Mitralstenose liegt vor, wenn die Klappenöffnungsfläche auf unter 1,5 cm² reduziert ist. Durch die verminderte Klappenöffnungsfläche muß der linke Vorhof einen erhöhten Druck aufbringen, um das Herzminutenvolumen im Normbereich zu halten. Die linksatriale Drucksteigerung führt zum Anstieg des Drucks in den Pulmonalvenen und den Pulmonalkapillaren. Das klinische Korrelat ist eine **Belastungsdyspnoe**.
Der transvalvuläre Druckgradient ist nicht nur abhängig vom **Herzminutenvolumen** (ein hoher Durchstrom führt zu einem hohen Druckgradienten), sondern auch von der Herzfrequenz. Ein **Anstieg der Herzfrequenz** verkürzt die Diastole im Verhältnis zur Systole stärker und vermindert somit die diastolische Füllungszeit, während das Blut durch die verengte Mitralklappe in den linken Ventrikel einströmen kann. Infolgedessen führt eine Tachykardie zum Anstieg des Druckgradienten und erhöht den linksatrialen Druck.
Fällt die Vorhofkontraktion beim Auftreten von Vorhofflimmern weg, kommt es zu einer raschen Abnahme des Herzminutenvolumens.
Im allgemeinen führt ein Anstieg des Pulmonalkapillardrucks über 25 mmHg zum Auftreten eines Lungenödems, weil damit der kolloidosmotische Druck überschritten wird. Bei Patienten mit Mitralstenose gibt es allerdings **Schutzmechanismen**, die das Auftreten eines Lungenödems verhindern (Zunahme der lymphatischen Drainage, Verdickung

der Schichten zwischen den Pulmonalkapillaren und dem Alveolarraum).

Der wichtigste Schutzmechanismus ist eine reaktive **Konstriktion der präkapillären Lungenarteriolen** mit Anstieg des Lungenarterienwiderstandes (präkapilläre pulmonale Hypertonie) (siehe Abb. 21.7-1), wobei Druckwerte entsprechend denen im großen Kreislauf erreicht werden können. Die Abnahme des Herzminutenvolumens – vor allem auch unter Belastung – schützt den Patienten somit vor dem Auftreten eines Lungenödems, da unabhängig von der Mitralklappenöffnungsfläche der pulmonalvenöse und linksatriale Druck niedrig gehalten werden. Bei lange bestehender, schwerer Mitralstenose

kann sich als Komplikation eine Wandverdickung der Lungenarteriolen entwickeln (Pulmonalarteriosklerose), die zur irreversiblen, präkapillären pulmonalen Hypertonie führt (siehe Abb. 21.7-1c).

S **Symptome**

Beschwerden: Das Hauptsymptom bei der Mitralstenose ist die **Dyspnoe** (bei Anstrengung, emotionalen Belastungen, Infektionen, Fieber, Schwangerschaft oder bei plötzlichem Auftreten von Vorhofflimmern).

Hämoptysen entstehen häufig durch Ruptur der dünnwandigen dilatierten Bronchialvenen als Folge einer plötzlichen linksatrialen Drucksteigerung.

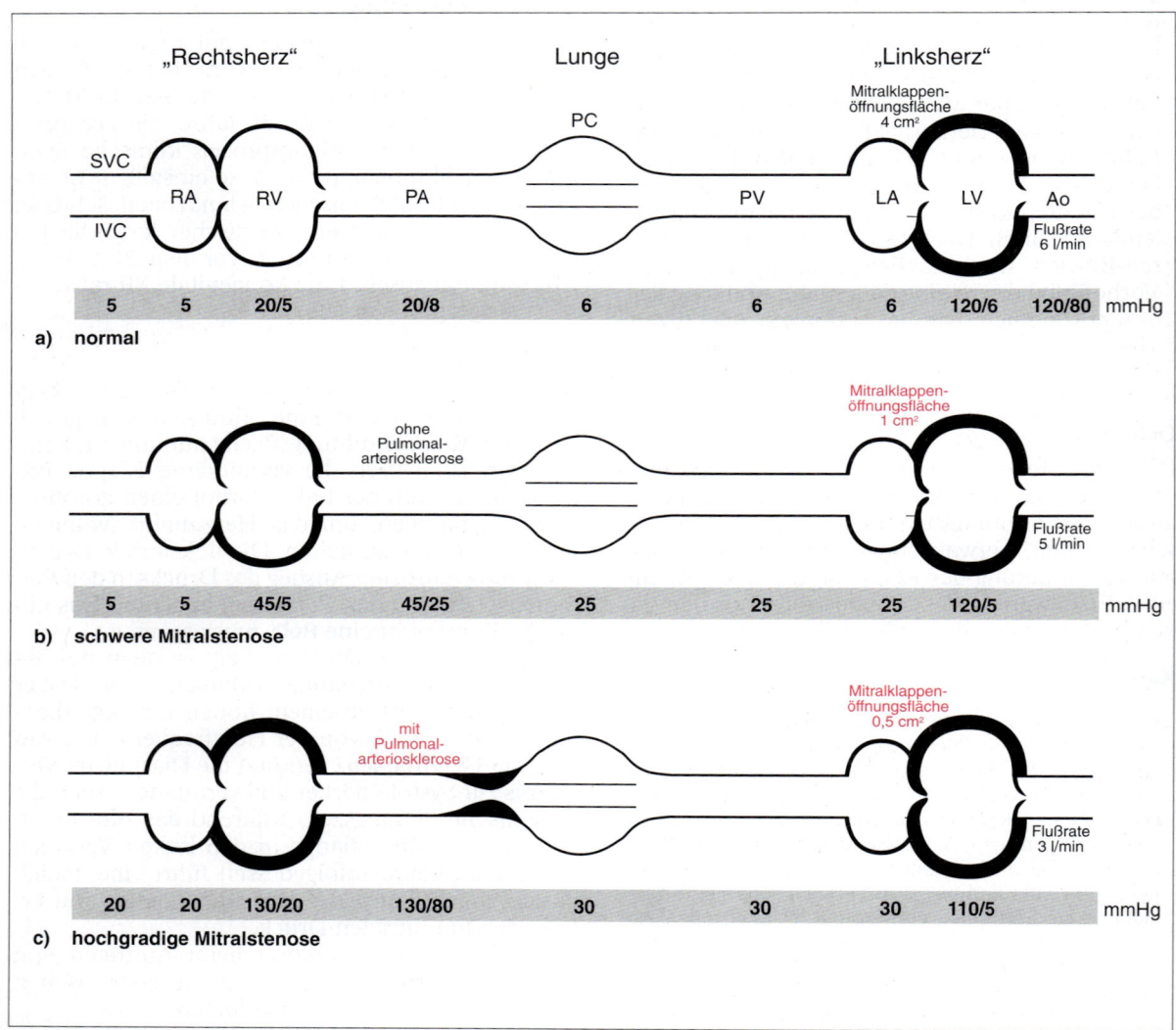

Abb. 21.7-1 Schematische Darstellung der Hämodynamik und Druckwerte im linken Vorhof und Lungenkreislauf unter Normalbedingungen (a) und bei hochgradiger Mitralstenose mit (c) und ohne (b) pulmonale Hypertonie. Die nähere Beschreibung erfolgt im Text. Bei ausgeprägter präkapillärer pulmonaler Hypertonie („zweite Stenosekomponente") entwickelt sich eine Rechtsherzinsuffizienz (unterer Bild

abschnitt). Die Abnahme des Herzminutenvolumens stellt einen Schutzmechanismus vor dem Auftreten eines Lungenödems dar. SVC: Vena cava superior, IVC: Vena cava inferior, RA: rechter Vorhof, RV: rechter Ventrikel, PA: Pulmonalarterie, PC: Pulmonalkapillare, PV: Pulmonalvenen, LA: linker Vorhof, LV: linker Ventrikel, AO: Aorta.

Etwa 15% der Patienten klagen über **pektanginöse Beschwerden.** Dies kann durch die pulmonale Hypertonie oder eine gleichzeitig vorliegende koronare Herzerkrankung bedingt sein.

Thromboembolische Komplikationen: Bei ca. 40% der Patienten mit Mitralstenose und Vorhofflimmern finden sich Thromben im linken Vorhof (linkes Herzohr!). Emboliegefährdet sind besonders Patienten mit häufigem Wechsel von Sinusrhythmus und Vorhofflimmern sowie Patienten mit chronischem Vorhofflimmern, großem linkem Vorhof und niedrigem Herzminutenvolumen. In seltenen Fällen kann sich ein gestielter großer Thrombus entwickeln, der intermittierend in die Mitralklappenebene prolabiert und zu Synkopen führt.

Patienten mit Rechtsherzinsuffizienz sind durch **rezidivierende Lungenembolien** mit konsekutiver Ausbildung eines Lungeninfarktes gefährdet, da bei niedrigem Herzminutenvolumen eine Neigung zur venösen Thrombosebildung besteht. Auch besteht eine erhöhte Anfälligkeit für pulmonale Infekte.

Eine bakterielle Endokarditis ist bei Patienten mit reiner Mitralstenose selten. Das Risiko ist erhöht, wenn gleichzeitig eine Insuffizienzkomponente vorliegt.

Inspektion: Bei schwerer, lange bestehender Mitralstenose finden sich eine periphere Zyanose, die im Gesichtsbereich zur sogenannten **Facies mitralis** (auffällige Wangenzyanose) führt, Halsvenenstauung mit verstärkten Venenpulsationen, Hepatomegalie, periphere Ödeme, Aszites und Pleuraergüsse. Bei leichter bis mittelgradiger Mitralstenose kann der körperliche Untersuchungsbefund unauffällig sein.

Bei der **Auskultation** ist der **1. Herzton auffallend betont** (paukend). Der 2. Herzton (Pulmonalklappenschlußton) erscheint betont und verspätet. Ihm folgt im unterschiedlichen Abstand (0,08 bis 0,11 sec) ein sogenannter **Mitralöffnungston** (siehe Abb. 21.7-2). Er wird durch eine Behinderung der Öffnungsbewegung der Mitralklappe verursacht. Bei noch gut schwingfähiger, geringgradiger Mitralstenose ist der Mitralöffnungston am besten über der Herzspitze zu auskultieren, da er dort weiter vom 2. Herzton entfernt ist. Mit zunehmender Öffnungsbehinderung rückt der Mitralöffnungston immer näher an den 2. Herzton heran, so daß er schließlich mit diesem zusammenfällt und nicht mehr auskultiert werden kann. Bei Sinusrhythmus führt die Vorhofkontraktion zur Ausbildung eines präsystolischen Geräusches, das in den lauten 1. Herzton übergeht. Tritt Vorhofflimmern auf, verschwindet das präsystolische Geräusch. Beim klassischen Auskultationsbefund hört man unmittelbar im Anschluß an den Mitralöffnungston ein rumpelndes **diastolisches Decrescendogeräusch,** das durch Wirbelbildungen während der diastolischen Füllungsphase entsteht. Alle Geräuschphänomene sind über der Herzspitze und in Linksseitenlage am besten zu auskultieren. Bei Patienten mit ausgeprägter pulmonaler Hypertonie kann es durch Dila-

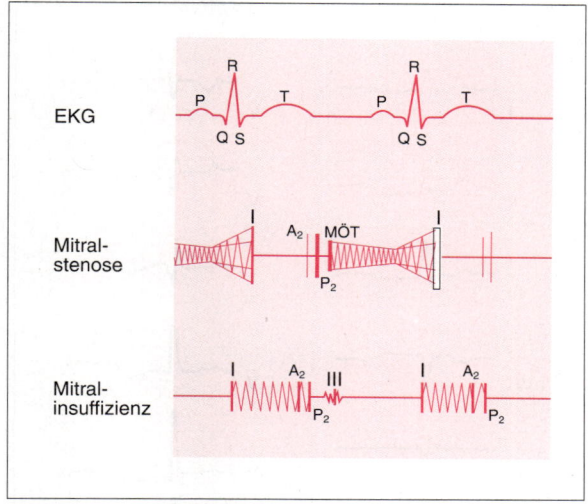

Abb. 21.7-2   Schematische Darstellung des Auskultationsbefundes bei Mitralstenose und Mitralinsuffizienz. I = 1. Herzton, A_2 = Aortenschlußkomponente des 2. Herztons. P_2 = pulmonale Klappenschlußtonkomponente des 2. Herztons. MÖT = Mitralöffnungston. Nach dem Mitralöffnungston sieht man ein diastolisches Decrescendogeräusch, das an Intensität nach Kontraktion des Vorhofes (P-Welle) präsystolisch zunimmt. Bei der Mitralinsuffizienz erkennt man ein holosystolisches bandförmiges systolisches Geräusch mit Punctum maximum über der Herzspitze, das bis zum Pulmonalklappenschlußton reicht. III = 3. Herzton (Füllungston). Er kann bei der Mitralinsuffizienz variabel auftreten und erklärt sich durch die rasche Füllung der linken Herzkammer infolge der Volumenbelastung.

tation des Pulmonalklappenrings zur Ausbildung eines diastolischen Pulmonalinsuffizienzgeräusches kommen (Graham-Steell-Geräusch). Differentialdiagnostisch ist hierbei eine zusätzliche Aorteninsuffizienz abzugrenzen, da die Mitralstenose in etwa 40% der Fälle mit einer Aorteninsuffizienz kombiniert ist.

D   Diagnostik

EKG: Besteht Sinusrhythmus, so findet sich typischerweise ein P mitrale (doppelgipfelige P-Welle, die länger als 0,11 sec dauert). Bei pulmonaler Hypertonie kann die P-Welle zusätzlich überhöht sein (P biatriale). In den meisten Fällen besteht ein Steil- bis Rechtslagetyp (siehe Abb. 21.7-3). Bei deutlicher Vergrößerung des linken Vorhofes findet sich Vorhofflimmern.

Echokardiographie: Das typische M-förmige Bewegungsmuster der Mitralklappe ist aufgehoben (abgeflachter EF-Slope, konkordante Bewegung des hinteren Mitralsegels), die Klappe ist verdickt. Die Messung der Flußgeschwindigkeit mittels CW(continuous wave)-Doppler erlaubt eine Abschätzung des transvalvulären Gradienten.

Röntgenbefund: In der p.a. Projektion ist die Herztaille zwischen Pulmonalsegment und linkem Ventrikel durch den vergrößerten linken Vorhof verstri-

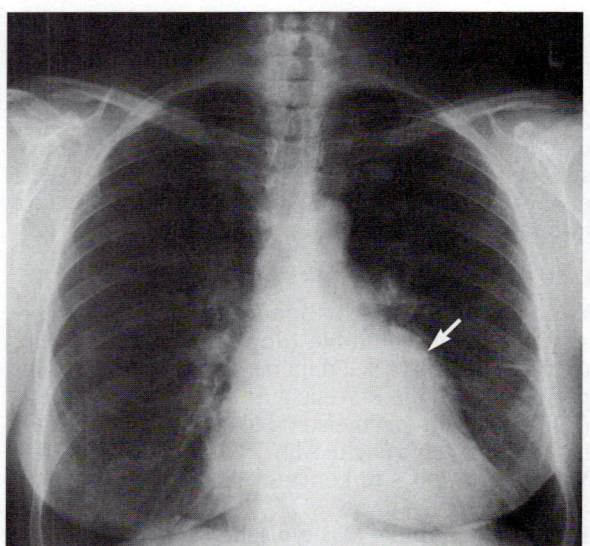

Abb. 21.7-3 EKG bei Mitralstenose und erhaltenem Sinusrhythmus. Verbreiterung der P-Welle mit Doppelgipfeligkeit im Sinne eines P sinistro-atriale. Charakteristischer Steillagetyp. Die präkordialen ST-Veränderungen sind Ausdruck der Digitalisimprägnation.

chen (siehe Abb. 21.7-4a). Gelegentlich ist der linke Vorhof als „Kernschatten" innerhalb der Herzsilhouette erkennbar. Im seitlichen Strahlengang (Breischluck!) verdrängt der linke Vorhof den Ösophagus nach dorsal (siehe Abb. 21.7-4b). Durch Hypertrophie und Dilatation des rechten Ventrikels kommt es zu einer Elongation der rechtsventrikulären Ausflußbahn mit Einengung des Retrosternalraumes im seitlichen Strahlengang. Die Lungengefäßzeichnung ist vermehrt. Im Bereich der Unterfelder, besonders rechtsseitig, finden sich schmale, horizontal verlaufende Linien (Kerley-B-Linien). Diese werden wahrscheinlich durch erweiterte Lymphbahnen verursacht. Infolge der Vergrößerung des linken Vorhofs kann die Trachealbifurkation aufgespreizt sein.

Herzkatheterdiagnostik

Durch simultane Messung des diastolischen Druckes im linken Ventrikel, des Pulmonalkapillarverschlußdruckes oder des Druckes im linken Vorhof (transseptal) läßt sich der transvalvuläre Gradient über der Mitralklappe messen. Die Rechtsherzkatheteruntersuchung gibt Aufschluß über das Ausmaß der pulmonalen Hypertonie und des Lungenarteriolenwiderstandes (präkapilläre Komponente, siehe Abb. 27.7-1). Bei schwerer Mitralstenose sind die Sauerstoffsättigung in der Arteria pulmonalis sowie das Herzminutenvolumen erniedrigt. Die Mitralklappenöffnungsfläche läßt sich berechnen.

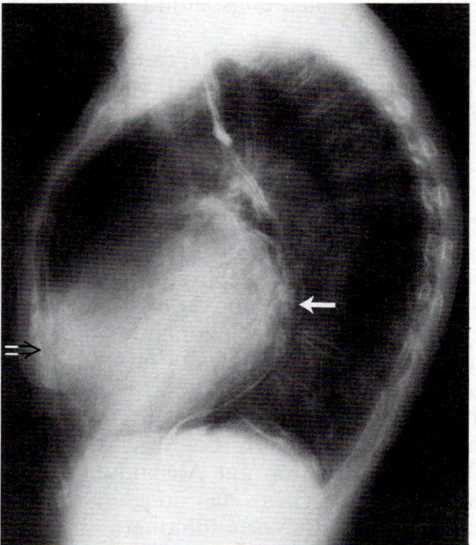

Abb. 21.7-4 a) Röntgenaufnahme des Thorax bei Mitralstenose in p.a. Projektion. Noch im Normbereich befindliche Herzgröße, da der linken Ventrikel nicht vergrößert ist. Deutliche Vorwölbung des linken Vorhofs links lateral (Pfeil), der konturbildend wird. An der rechten Herzkontur sieht man als Kernschatten den linken Vorhof randbildend, der sich hinter den rechten Vorhof projiziert. Die Trachealbifurkation ist als Ausdruck der linksatrialen Vergrößerung gespreizt. Prominente Pulmonalgefäße, interlobäre Verdichtungen links.

b) Röntgenaufnahme des Thorax bei Mitralstenose seitlich mit Ösophagusbreischluck. Der linke Vorhof ist deutlich dilatiert (Pfeil) und führt zu einer Impression des Ösophagus mit Dorsalverlagerung. Der Ausflußtrakt des rechten Ventrikels ist nach vorn oben vorgewölbt und führt zur Einengung des Retrosternalraums (Doppelpfeil). Als Nebenbefund Rundrückenbildung.

Die Rechtsherzkatheteruntersuchung gibt auch gleichzeitig Aufschluß über das Vorliegen einer relativen Trikuspidalklappeninsuffizienz. Eine selektive Koronarangiographie sollte auf jeden Fall durchgeführt werden, um eine zusätzlich bestehende koronare Herzerkrankung auszuschließen. Präoperativ muß der Chirurg über mögliche Koronararterienanomalien informiert sein.

Komplikationen

Intermittierendes Lungenödem, erhöhte Anfälligkeit für bronchopulmonale Infekte, bakterielle Endokarditis, periphere Embolien, Rechtsherzinsuffizienz.

▽ Therapie

Bei asymptomatischen Patienten mit Mitralstenose ist eine Penicillinprophylaxe gegen potentielle Bakteriämien angezeigt. Im klinischen Schweregrad I–II genügt körperliche Schonung. Beim Auftreten von Vorhofflimmern werden **Herzglykoside,** evtl. in Kombination mit β-Rezeptoren-Blockern, eingesetzt, um die AV-Überleitungszeit zu verzögern und damit die Kammerfrequenz in den hämodynamisch günstigen Bereich zu bringen (60 bis 70 Schläge/min). Bei peripheren Ödemen sollte eine diuretische Therapie eingeleitet werden.
Patienten mit Vorhofflimmern oder instabilem Sinusrhythmus müssen auf Dauer antikoaguliert werden.
Chirurgische Therapie: Eine operative Therapie ist angezeigt bei symptomatischen Patienten mit einer Klappenöffnungsfläche unter 1,5 cm². Meist liegt dann der klinische Schweregrad III vor. Bei der **nichtverkalkten,** reinen Mitralstenose ist die offene **Kommissurotomie** in extrakorporaler Zirkulation heute die Methode der Wahl. Die geschlossene Kommissurotomie ohne Einsatz der Herz-Lungen-Maschine wird nur noch selten durchgeführt (z. B. symptomatische Frauen während der Schwangerschaft).
Bei erheblich **verkalkten** Mitralklappen oder gleichzeitigem Vorliegen einer Insuffizienz kommt nur der operative Mitralklappenersatz in Frage. Auch bei Patienten mit Mitralklappenersatz muß eine Antibiotikaprophylaxe gegen potentielle Bakteriämien durchgeführt werden. Eine systemische Antikoagulation mit Cumarin-Derivaten ist erforderlich.

Verlauf und Prognose

Vor Einführung der chirurgischen Therapie lag die 5-Jahres-Überlebensrate bei symptomatischen Patienten im klinischen Schweregrad III bei 60% und die 10-Jahres-Überlebensrate bei 30%. Patienten im klinischen Schweregrad IV hatten eine ausgesprochen schlechte Prognose (5-Jahres-Überlebensrate 10%). Nach chirurgischer Kommissurotomie wird die 5-Jahres-Überlebensrate deutlich verbessert und liegt bei über 80%.

Differentialdiagnose

Belastungsdyspnoe und rezidivierende pulmonale Infekte können fälschlicherweise einer chronischen Emphysembronchitis bzw. einem Lungenemphysem zugeschrieben werden. Hämoptysen können an Bronchiektasen oder eine Tuberkulose denken lassen oder eine Tumorsuche veranlassen. Die primäre pulmonale Hypertonie, insbesondere bei jungen Frauen, kann gelegentlich zu klinischen Befunden wie bei einer Mitralstenose führen. Auch ein Vorhofseptumdefekt kann gelegentlich mit einer Mitralstenose verwechselt werden. Echokardiographisch ist stets die richtige Diagnose zu stellen.
Das linksatriale Myxom kann in seltenen Fällen differentialdiagnostische Schwierigkeiten gegenüber der Mitralstenose mit gestieltem mobilem Thrombus stellen. Auskultatorisch kann ein Perikardton bei Pericarditis constrictiva gelegentlich mit einem Mitralöffnungston verwechselt werden.

21.7.2 Chronische Mitralinsuffizienz

Infolge Adaptation an die veränderte Hämodynamik führt die ätiologisch heterogene chronische Mitralinsuffizienz lange Zeit zu keinen nennenswerten Beschwerden. Trotz der langjährigen Volumenbelastung des linken Ventrikels kommt es erst im fortgeschrittenen Stadium zu einer linksventrikulären Funktionsstörung mit zunehmender pulmonaler Hypertonie. Im Vordergrund der Beschwerden stehen die Symptome des verminderten Vorwärtsschlagvolumens mit rascher Ermüdbarkeit, Schwindelgefühlen und Belastungsdyspnoe. Auskultatorisches Leitsymptom ist ein holosystolisches Geräusch über der Herzspitze mit Fortleitung in die Axilla. Die Doppler-Echokardiographie ermöglicht den nichtinvasiven Nachweis des Rückstroms in den linken Vorhof. Eine klinische Besserung symptomatischer Patienten läßt sich durch Vasodilatatoren erzielen, da mit Erniedrigung des peripheren Widerstandes das Regurgitationsvolumen abnimmt und das Vorwärtsschlagvolumen ansteigt. Eine operative Korrektur sollte vorgenommen werden, noch bevor eine linksventrikuläre Funktionsschädigung eingetreten ist.

Definition

Bei der Mitralinsuffizienz handelt es sich um eine Schlußunfähigkeit der Mitralklappe unterschiedlicher Ätiologie, so daß während der Systole Blut in den linken Vorhof zurückströmt.

Kasuistik

Eine 62jährige Patientin wird vom Hausarzt wegen zunehmender Leistungsminderung, Schwäche- und Schwindelgefühl sowie Belastungsdyspnoe stationär eingewiesen. Bei der Patientin ist schon seit längerer Zeit eine arterielle Hypertonie bekannt. Die Patientin ist Nichtraucherin, und es besteht keine Fettstoffwechselstörung. Bei der **körperlichen Untersuchung** ist bei der leicht adipösen Patientin der Lungenbefund auskultatorisch und perkutorisch unauffällig. Bei adipösen Bauchdecken läßt sich die Leber palpatorisch nicht eindeutig beurteilen. Es bestehen leichte periphere Ödeme. Der Blutdruck liegt bei 160/80 mmHg. **Auskultatorisch** hört man ein holosystolisches Geräusch über der Herzspitze mit relativ musikalischem Klangcharakter und deutlicher Fortleitung in die Axilla. Der Herzspitzenstoß ist außerhalb der Medioklavikularlinie hebend tastbar. Die Herzaktion ist unregelmäßig. Das **EKG** zeigt eine absolute Arrhythmie bei Vorhofflimmern mit mittleren Frequenzen um 90 Schläge/min. Es besteht ein Linkslagetyp. In den präkordialen Ableitungen sieht man T-Wellen-Abflachungen und T-Wellen-Negativierungen. **Radiologisch** ist das Herz beidseits vergrößert, die Herztaille ist verstrichen. Es liegen Zeichen einer chronisch pulmonalvenösen Stauung vor. Bei rotierender Durchleuchtung erkennt man neben einer Aortensklerose eine deutliche Kalkablagerung in Projektion auf die Basis der Mitralklappe.

Epidemiologie

Aufgrund der unterschiedlichen Ätiologie der Erkrankung ist es schwer, epidemiologische Daten anzugeben. Nur etwa 10 % der Patienten mit rheumatischer Herzerkrankung haben eine isolierte Mitralinsuffizienz.

Ätiologie und Pathogenese

Die Ursachen sind in Tabelle 21.7-1 aufgeführt.
Bei der hypertrophisch obstruktiven Kardiomyopathie ist das anteriore Mitralsegel im Vergleich zum Ventrikelkavum zu groß angelegt und verlagert, so daß häufig zusätzlich zur linksventrikulären Ausflußbahnobstruktion eine Mitralinsuffizienz vorliegt.
Eine ausgeprägte Mitralklappenringverkalkung kann insbesondere bei älteren Frauen zu einer Schlußunfähigkeit der Mitralklappe führen. Systemerkrankungen wie Lupus erythematodes und rheumatoide Arthritis sind seltene Ursachen einer Mitralinsuffizienz.
Die Mitralinsuffizienz im Rahmen des Mitralklappenprolapssyndroms wird gesondert diskutiert werden.
Hämodynamik: Da bei der Mitralinsuffizienz die undichte Mitralklappe und die Aortenklappe parallel geschaltet sind, ist während der Systole der Widerstand für den sich kontrahierenden linken

---

Tab. 21.7-1   Ursachen der chronischen Mitralinsuffizienz

▶ rheumatisches Fieber
▶ Mitralklappenprolaps bei myxomatöser Proliferation der Mitralklappe mit und ohne Sehnenfadenteilruptur
▶ Papillarmuskeldysfunktion (Fibrosierung nach Infarkt)
▶ relative Mitralinsuffizienz bei linksventrikulärer Dilatation
▶ bakterielle Endokarditis
▶ Mitralringverkalkung (im Alter)
▶ kongenital (Spaltbildung)
▶ hypertrophisch-obstruktive Kardiomyopathie
▶ Lupus erythematodes (Libman-Sacks-Endokarditis)
▶ rheumatoide Arthritis

Ventrikel sehr gering. Deshalb wird nahezu die Hälfte des Regurgitationsvolumens in den linken Vorhof ausgeworfen. Das Regurgitationsvolumen wird bestimmt durch die Größe des Lecks in der Mitralklappe und die Druckdifferenz zwischen linkem Ventrikel und linkem Vorhof.

🅢 Symptome

Bei der chronischen Mitralinsuffizienz bestehen initial infolge Adaptation an die veränderte Hämodynamik keine nennenswerten Beschwerden. Wird der Patient symptomatisch, so stehen rasche Ermüdbarkeit, Schwindelgefühle, Belastungsdyspnoe und Orthopnoe im Vordergrund. Ein Lungenödem wird sehr selten beobachtet.
Befunde: Herzspitzenstoß hebend und nach links lateral verlagert, gelegentlich Schwirren über der Herzspitze. Auskultatorisch ist der 1. Herzton abgeschwächt. Lautes holosystolisches Geräusch (siehe Abb. 21.7-2) mit Punctum maximum über der Herzspitze und Fortleitung in die Axilla.

🅓 Diagnostik

EKG: P mitrale und Zeichen der exzentrischen Linksherzhypertrophie. Intermittierendes oder permanentes Vorhofflimmern tritt erst in der Spätphase bei deutlicher Dilatation des linken Vorhofes auf.
Röntgenbefund: Der linke Vorhof und der linke Ventrikel sind vergrößert. Bei chronischer Mitralinsuffizienz kann der linke Ventrikel bis zur linken Thoraxwand reichen. Die Herztaille ist verstrichen (siehe Abb. 21.7-5a). Im seitlichen Strahlengang

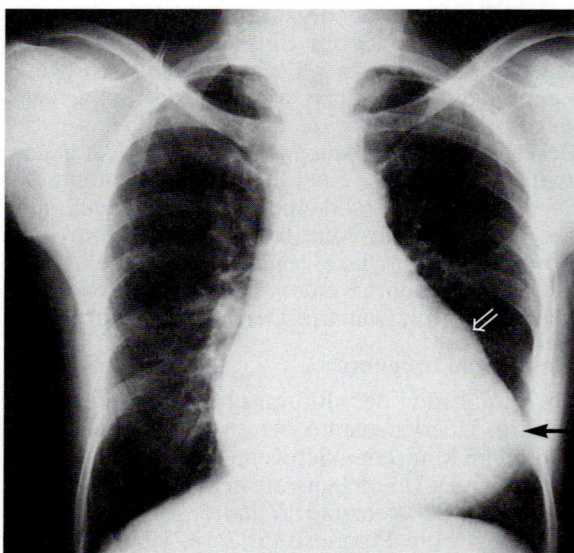

Abb. 21.7-5a   Röntgenaufnahme des Thorax bei reiner Mitralinsuffizienz in der p.a. Projektion. Deutliche Kardiomegalie. Die Herz-Thorax-Relation liegt bei 0,7. Vergrößerung des linken Ventrikels (Pfeil), der fast die laterale Thoraxwand erreicht. Deutliche Prominenz des linken Vorhofes (Doppelpfeil). Verdichtete zentrale Lungengefäße als Ausdruck der Lungenstauung.

(Breischluck) wird der Ösophagus durch den linken Vorhof nach dorsal verdrängt und der Retrokardialraum durch den dilatierten linken Ventrikel eingeengt (siehe Abb. 21.7-5b).

Echokardiographie: Der linke Vorhof ist meist vergrößert. Der linke Ventrikel zeigt hyperdyname Kontraktionen. Eine Mitralklappenringverkalkung ist gut erkennbar. Bei der rheumatischen Mitralinsuffizienz ist die Mitralklappe verdickt. Dopplerechokardiographisch läßt sich die Insuffizienzkomponente abschätzen.

Herzkatheteruntersuchung: Die Rechtsherzkatheteruntersuchung dient der Messung des Herzminutenvolumens und der Druckverhältnisse im Lungenkreislauf. Die Kontrastmittelinjektion in die linke Herzkammer (Ventrikulographie) zeigt den angiographischen Schweregrad der Mitralinsuffizienz.

▽ Therapie

Bei symptomatischen Patienten mit Neigung zu rascher Ermüdbarkeit und Dyspnoe ist körperliche Schonung angezeigt. Primär sollten zur Senkung des Blutdrucks ACE-Hemmer eingesetzt werden. Durch Therapie mit Vasodilatatoren wird der periphere Widerstand gesenkt, so daß mehr Blut in die Aorta ausgeworfen wird und das Regurgitationsvolumen abnimmt. Gleichzeitig kommt es durch die Abnahme des linksventrikulären enddiastolischen Volumens zu einer Verkleinerung des Mitralklappenrings mit Abnahme der Regurgitationsfläche. Bei Linksherzinsuffizienz oder Vorhofflim-

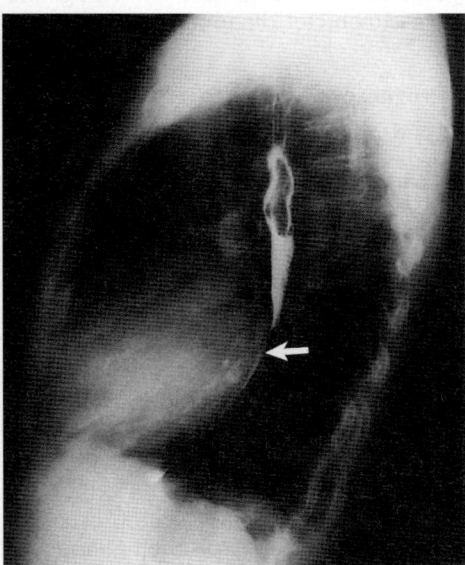

Abb. 21.7-5b   Röntgenaufnahme des Thorax bei reiner Mitralinsuffizienz in der seitlichen Aufnahme mit Breischluck. Impression des Ösophagus mit Dorsalverlagerung infolge der linksatrialen Dilatation (Pfeil).

mern sind Digitalis und Diuretika indiziert. Bei fortgeschrittener Mitralinsuffizienz empfiehlt sich eine orale Antikoagulation, da sich infolge des verminderten Herzminutenvolumens häufig venöse Thrombosen mit konsekutiven Lungenembolien ausbilden. Gleichzeitig wird das Risiko peripherer Embolien gemindert, das allerdings weit unter dem bei Mitralstenose liegt.

Operationsindikation: Heute empfiehlt man die Operation bei Patienten **im klinischen Schweregrad II** (NYHA). Bei diesen Patienten ist noch keine irreversible Schädigung des linken Ventrikels eingetreten. Für die Indikationsstellung zur Operation ist die Bestimmung der Auswurffraktion in Ruhe und unter Belastung hilfreich (Radionuklidventrikulographie). Bei guter Ventrikelfunktion nimmt die Auswurffraktion unter Belastung zu. Eine Abnahme weist auf eine Funktionsstörung hin.

Abhängig von der Ursache der Mitralinsuffizienz kann eine Rekonstruktion der Mitralklappe durchgeführt werden (Raffung des Mitralklappenrings sowie Verkürzung und Reimplantation der Sehnenfäden). Ist die Mitralklappe allerdings erheblich verdickt, deformiert und verkalkt und liegt zusätzlich eine Stenosekomponente vor, so muß ein operativer Klappenersatz durchgeführt werden.

Differentialdiagnose

Differentialdiagnostisch kommen alle Erkrankungen in Frage, die ein holosystolisches Geräusch verursachen: Ventrikelseptumdefekt, Trikuspidalinsuffizienz, Aortenstenose. In seltenen Fällen kann bei älteren Patienten eine Aortenstenose bzw. -sklerose ein pansystolisches Geräusch verursachen, das am lautesten über der Spitze zu auskultieren ist. Die Doppler-Echokardiographie erlaubt eine eindeutige Differenzierung.

21.7.3 Akute Mitralinsuffizienz

Eine akute Mitralinsuffizienz entsteht durch plötzliche Ruptur eines Teils des Mitralklappenapparates (Segel, Chordae tendineae oder Papillarmuskel). Durch die Abnahme des Vorwärtsschlagvolumens führt die akute Mitralinsuffizienz meistens zu einer Hypotension. Aufgrund der hochgradigen linksatrialen Drucksteigerung ist ein Lungenödem die Regel. Nur durch rasche Diagnosestellung und frühzeitige operative Therapie ist die schlechte Prognose zu verbessern.

Definition

Akute Schlußunfähigkeit der Mitralklappe unterschiedlicher Ätiologie mit überwiegendem Rückstrom des Blutes während der Systole in den linken Vorhof und niedrigem Vorwärtsschlagvolumen.

Kasuistik

Bei einem 34jährigen Patienten ist seit dem 14. Lebensjahr ein Herzgeräusch bekannt. Die körperliche Leistungsfähigkeit war allerdings nicht eingeschränkt, und er hat aktiv am Schulsport teilgenommen. Aus relativem Wohlbefinden kam es zu einer akut auftretenden Dyspnoe mit starker Beeinträchtigung des Allgemeinbefindens, was zur unverzüglichen stationären Einweisung führte. Bei der **Aufnahmeuntersuchung** ist der Patient blaß und macht einen schwerkranken Eindruck. Die Körpertemperatur ist normal. Alle Laborparameter liegen im Normbereich, insbesondere keine Leukozytose. Blutdruck 90/70 mmHg, Sinustachykardie mit 120/min. Über beiden Lungenfeldern sind basal feuchte Rasselgeräusche zu auskultieren. Die Herzaktion ist hyperdynam, und man tastet ein Schwirren über der Herzspitze. **Auskultatorisch** hört man ein holosystolisches Geräusch mit Fortleitung in die Axilla. Die **Röntgenaufnahme** des Thorax zeigt keine wesentliche Herzverbreiterung. Es besteht eine deutliche pulmonalvenöse Stauung mit beginnendem interstitiellem Lungenödem. **Echokardiographisch** sieht man einen normal weiten, aber hyperdynam kontrahierenden linken Ventrikel. Im Bereich des posterioren Mitralsegels sieht man eine flottierende Struktur, die während der Systole in den linken Vorhof prolabiert.

Ätiologie und Pathogenese

Die Erkrankung wird ausgelöst durch eine Ruptur eines Teils des Papillarmuskels oder des gesamten Papillarmuskels im Rahmen eines akuten Myokardinfarktes oder nach stumpfem Thoraxtrauma. Weitere Ursachen: bakterielle Endokarditis, Lues, Periarteriitis nodosa, Abszeß im Myokardgewebe. Die Ruptur eines Teils der Chordae tendineae kann als Komplikation einer rheumatischen Valvulitis auftreten, aber auch traumatisch. Sie ist eine typische Komplikation beim Mitralklappenprolapssyndrom. Eine Perforation der Mitralsegel stellt sich als Komplikation einer bakteriellen Endokarditis ein. Eine wichtige Ursache für das Auftreten einer akuten Mitralinsuffizienz ist die **Lockerung einer prothetischen Mitralklappe** (Infektion) oder eine mechanische Dysfunktion.

S Symptome

Beschwerden: Abhängig von der Ursache der akuten Mitralinsuffizienz ergeben sich unterschiedliche klinische Verläufe. Meist akute Dyspnoe. Gelegentlich Schocksymptomatik. Ist die Ursache eine bakterielle Endokarditis, bestanden vorausgehende Fieberschübe. Beim Marfan Syndrom finden sich ophthalmologische Veränderungen ("Linsen-Schlottern") sowie Auffälligkeiten des Achsenskeletts.

Auskultatorisch hört man ein systolisches Geräusch über der Herzspitze, das gelegentlich einen Decrescendocharakter aufweisen kann, da in der späten Systole der linksventrikuläre Druck sich dem im nicht dehnbaren linken Vorhof angleicht und die Regurgitation abnimmt. Allerdings hört man bei etwa 50% der Patienten mit Papillarmuskeleinriß kein Geräusch. Dies ist wahrscheinlich durch die gleichzeitig bestehende schwere linksventrikuläre Funktionsstörung zu erklären.

D Diagnostik

EKG: meistens nur uncharakteristische Veränderungen, falls kein Myokardinfarkt vorliegt. Meist Sinustachykardie. Vorhofflimmern ist selten.

Röntgen-Thorax: Das Herz ist praktisch nicht oder nur geringgradig vergrößert. Ein Lungenödem ist in den meisten Fällen vorhanden.

Echokardiogramm: normal großer oder nur geringgradig vergrößerter linker Vorhof. Flattern der Mitralsegel bei gleichzeitig hyperdynamer Kontraktion des linken Ventrikels. Gelegentlich sind flottierende Strukturen im linken Vorhof nachweisbar.

Doppler-Echokardiographie: systolischer Rückfluß in den linken Vorhof mit hoher Flußgeschwindigkeit.

Herzkatheterdiagnostik: Bei der Rechtsherzkatheteruntersuchung zeigt sich eine Erhöhung des Pulmonalkapillardruckes mit gigantischer V-Welle. Bei der Ventrikulographie kommt es zu einer vollständigen Anfärbung des linken Vorhofes inkl. der Lungenvene während der Ventrikelsystole.

V Therapie

Die Patienten sind schwer krank. Eine Vasodilatatorentherapie, die zu einer Abnahme des Regurgitationsvolumens führt, verbietet sich, wenn gleichzeitig eine Hypotonie vorliegt. Positiv inotrope Substanzen sind angezeigt. Mittels intraaortaler Gegenpulsationen können die Patienten kurzfristig stabilisiert werden. Die unverzügliche operative Korrektur bietet die einzige Überlebenschance.

Verlauf und Prognose

Tritt die akute Mitralinsuffizienz im Rahmen eines Myokardinfarktes auf, so sterben etwa 75% der Patienten innerhalb der ersten 24 Stunden. Bei den anderen Ursachen der akuten Mitralinsuffizienz hängt das operative Ergebnis ab von den Ursachen des Defektes, davon, wie rasch die Operation durchgeführt wird, sowie von zusätzlichen medizinischen Komplikationen.

Kombiniertes Mitralvitium

Die Kombination von Einengung und Schlußfähigkeit der Mitralklappe, wobei eine der Komponenten überwiegen kann und die klinische Symptomatik dominiert, ist relativ häufig. Auskultatorisch hört man neben den typischen Geräuschphänomenen der Mitralstenose ein zusätzliches holosystolisches Geräusch. Kombinierte Mitralfehler führen frühzeitig zu Vorhofflimmern mit hohem Thromboembolierisiko. Eine systemische Antikoagulation ist erforderlich. Als operative Maßnahme kommt lediglich der Klappenersatz in Frage.

21.7.4 Mitralklappenprolaps

Ein Mitralklappenprolaps entsteht auf dem Boden einer ventrikulo-valvulären Dysproportion. Dabei ist die Mitralklappe im Verhältnis zum linksventrikulären Cavum zu groß angelegt. Während der Ventrikelkontraktion kommt es zu einer Vorwölbung des Mitralsegels in den linken Vorhof. Dies führt zu dem auskultatorischen Phänomen eines mesosystolischen Klicks. Anatomisch und klinisch liegt ein variables Spektrum vor. Die überwiegende Mehrzahl der Patienten ist asymptomatisch. Im Extremfall besteht eine hochgradige Störung des Mitralklappenschlusses auf dem Boden einer **myxomatösen Proliferation** mit der Ausbildung einer hämodynamisch wirksamen Mitralinsuffizienz. Bei den meisten symptomatischen Patienten stehen psychovegetative Beschwerden im Vordergrund des klinischen Bildes. Die Kombination dieser Symptome mit den auskultatorischen und echokardiographischen Zeichen des Mitralklappenprolaps haben zu dem Begriff **Mitralklappenprolaps-syndrom** geführt.

Definition

Unter Mitralklappenprolaps versteht man eine **systolische Vorwölbung** der Mitralklappe in den linken Vorhof. Mitralklappenprolaps ist ein rein deskriptiver Begriff. Er beschreibt ein verändertes Bewegungsmuster der Mitralklappe, das von einer noch als normal zu bezeichnenden Bewegungsvariante bis hin zur hochgradig gestörten Klappenfunktion reicht (Abb. 21.7-6).

Kasuistik

Eine 33jährige Büroangestellte klagt über zunehmende Schwindelgefühle und linksseitige Thoraxschmerzen in Projektion auf die Herzspitze, die nur während der Arbeit am Schreibtisch auftreten und für Stunden anhalten. Gelegentlich verspürt sie bei Belastungen einen raschen, unregelmäßigen und als sehr unangenehm empfundenen Herzschlag. Im übrigen ist sie beschwerdefrei, körperlich gut belastbar und treibt aktiv Sport (Jogging, dreimal pro Woche). Es bestehen keine koronaren Risikofaktoren. Im **Ruhe-EKG** sieht man einen Sinusrhythmus und T-Negativierungen in den Ableitungen II, III und aVF. **Auskultatorisch** hört man ein schabendes systolisches Geräusch über der Herzspitze. Im **Belastungs-EKG** ist die Patientin bis 175 Watt beschwerdefrei. Es zeigen sich keine ST-Strecken-Veränderungen während der einzelnen Belastungsstufen. In der Initialphase der Belastung treten monotope ventrikuläre Extrasystolen auf, die während der maximalen Belastungsstufe und der Erholungsphase nicht mehr nachweisbar sind. Im **Echokardiogramm** zeigt sich eine spätsystolische Posteriorbewegung der Mitralklappe. Der linke Vorhof ist nicht vergrößert und die linksventrikuläre Funktion normal. Diese Befundkombination führte zur **Diagnose** eines Mitralklappenprolapssyndroms. Ein ausführliches beratendes Gespräch und die Behandlung mit einem β-Rezeptoren-Blocker führten zur Beschwerdefreiheit.

Epidemiologie

Die Häufigkeit des Mitralklappenprolaps wird unterschiedlich angegeben. Echokardiographisch läßt er sich bei 6 bis 20% normaler Erwachsener nachweisen. Bei Frauen findet er sich doppelt so häufig wie bei Männern. Meist handelt es sich allerdings um einen Zufallsbefund bei asymptomatischen Personen. Man spricht dann vom **stummen Mitralklappenprolaps,** dem kein Krankheitswert zukommt. Eine familiäre Häufung ist beschrieben (autosomaldominanter Erbgang).

Ätiologie und Pathogenese

Beim **primären Mitralklappenprolaps** ist die Mittelschicht der Mitralklappe (Spongiosa) infolge einer Vermehrung der sauren Mukopolysaccharide verdickt (myxomatöse Proliferation). Die Folge ist eine erhöhte Dehnbarkeit der Segel und des Klappenrings. Die strukturellen Veränderungen sind ausschließlich auf die Mitralklappe beschränkt.

Hiervon unterscheidet man einen **sekundären Mitralklappenprolaps** als Folge einer generalisierten Bindegewebserkrankung (Marfan Syndrom, Ehlers-Danlos Syndrom, Pseudoxanthoma elasticum, Osteogenesis imperfecta). Erkrankungen, bei denen sich häufig ein Mitralklappenprolaps findet, sind in Tabelle 21.7-2 aufgeführt.

🅢 Symptome

Beschwerden: Symptomatische Patienten klagen über **retrosternale Schmerzen,** die anders als bei der typischen Angina pectoris nicht belastungsabhängig sind, Minuten bis Stunden anhalten und durch Nitroglyzerin unzureichend beeinflußt werden. Als Ursachen diskutiert werden eine vom Patienten bemerkte Anspannungsbewegung der Mitralklappe sowie eine Zugwirkung an den Papillarmuskeln. Häufig sind Palpitationen. Es besteht keine Korrelation zum Vorliegen von tachykarden Rhythmusstörungen.

Weitere Beschwerden: allgemeines **Schwächegefühl,** leichte **Erschöpfbarkeit, Atemnot** und **Lufthunger** mit häufigem Widerspruch zu der objektiv nachweisbar guten Belastbarkeit der Patienten. Gelegentlich **Schwindelgefühl** und vermehrte **Kollapsneigung** im Sinne einer orthostatischen Dysregulation mit plötzlich einsetzenden **Angstzuständen.** Ur-

---

Tab. 21.7-2 Erkrankungen, bei denen sich häufig ein Mitralklappenprolaps findet

▶ Vorhofseptumdefekt
▶ hypertrophische Kardiomyopathie
▶ Marfan-Syndrom
▶ zystische Medianekrose Erdheim-Gsell
▶ Ehlers-Danlos-Syndrom
▶ Ebstein-Anomalie der Trikuspidalklappe
▶ Wolff-Parkinson-White-Syndrom
▶ korrigierte Transposition der großen Gefäße

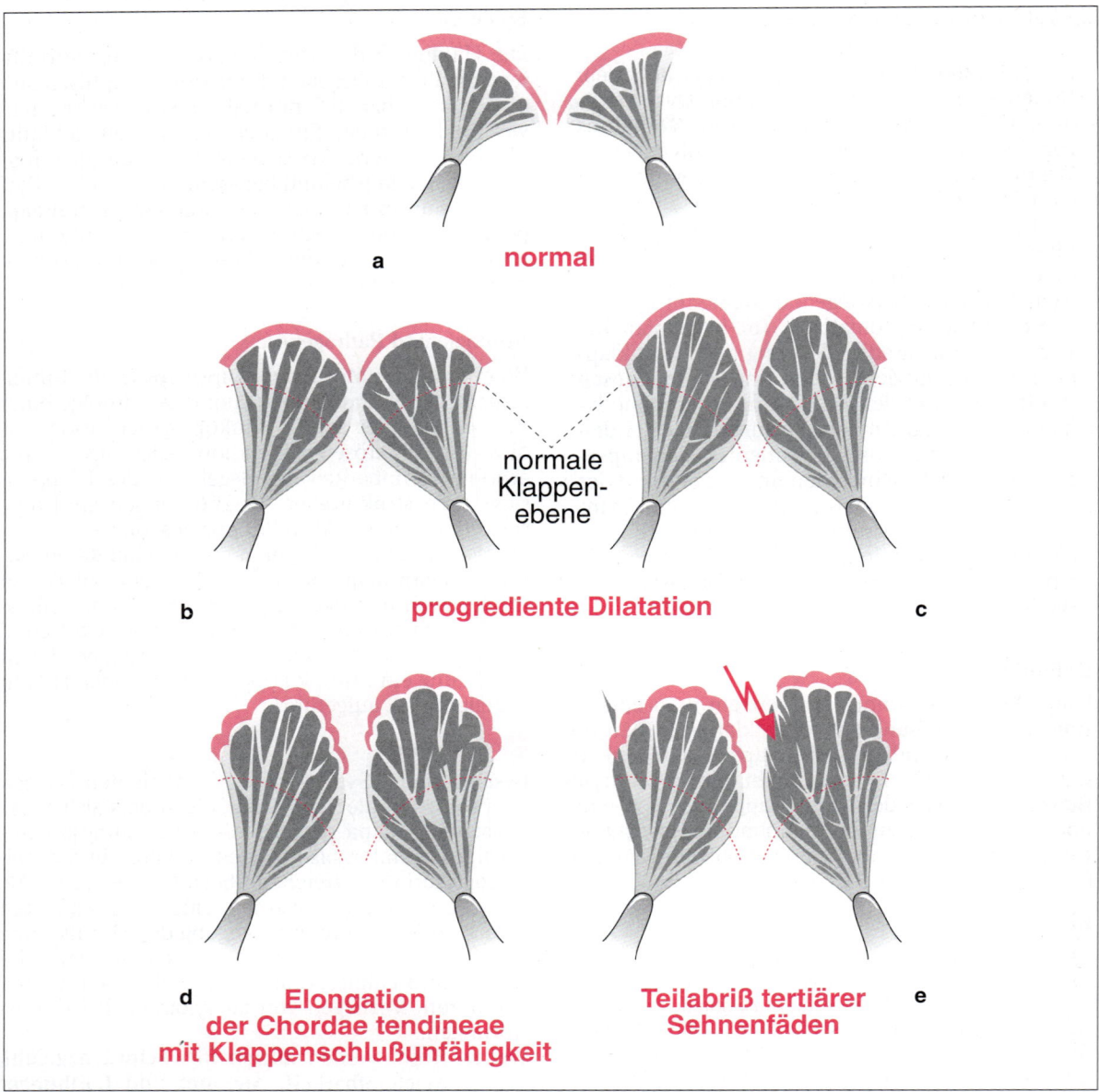

a **normal**

normale
Klappen-
ebene

b **progrediente Dilatation** **c**

d **Elongation
der Chordae tendineae
mit Klappenschlußunfähigkeit**

**Teilabriß tertiärer
Sehnenfäden** **e**

Abb. 21.7-6 Pathologische Veränderungen des Klappen-apparats bei Mitralklappenprolaps. a) normal; b) und c) pro-grediente Dilatation; d) Elongation der Chordae tendineae; e) Teilabriß.

sache ist eine Dysfunktion des autonomen Nerven-systems.

Die wichtigsten Beschwerden bei Vorliegen eines Mitralklappenprolapssyndroms seien nachfolgend nochmals wiedergegeben:
► Ermüdbarkeit
► Atemnot
► Schwindelgefühl
► Palpitationen
► retrosternale Schmerzen
► Angstgefühle.

Befunde: Typischer **Auskultationsbefund** beim Mi-tralklappenprolaps ist das Auftreten eines **meso-systolischen Klicks.** Dieser ist in Abhängigkeit vom Füllungszustand der linken Herzkammer in einem unterschiedlichen Abstand vom 1. Herzton zu hören **(dynamischer Auskultationsbefund).** Das Geräusch ist **spätsystolisch** und beginnt unmittelbar nach dem Klick (Barlow Syndrom). Oft ist es bei ein und demselben Patienten zu unterschiedlichen Zeitpunkten verschieden laut auskultierbar und kann gelegentlich nicht hörbar sein.

D **Diagnostik**

Die wichtigste Maßnahme ist das **Echokardio-gramm.** Mit dieser Untersuchung läßt sich die Dia-gnose sichern, wenn sich eine systolische Poste-riorbewegung des vorderen und/oder hinteren Mitralklappensegels zeigt. Im M-mode-Echokardiogramm zeigt sich eine Posteriorbewegung von mehr als 3 mm nach dem Mitralklappenschlußpunkt. Im 2D-Echokardiogramm ist der Prolaps am besten im sogenannten 4-Kammerblick sichtbar. Man unterscheidet einen spätsystolischen und einen pansystolischen Mitralklappenprolaps.

Radiologisch ist die Herzkonfiguration unauffällig, wenn keine stärkere Mitralinsuffizienz vorliegt. Allerdings finden sich gehäuft eine Trichterbrust, extreme Streckhaltung der Brustwirbelsäule (Straight-Back-Syndrom) oder eine Skoliose.

Das **Ruhe-EKG** zeigt meist unspezifische ST-Strecken-Veränderungen sowie T-Wellen-Negativierungen in den Ableitungen II, III, aVF und V5 bis V6. Die Endstreckenveränderungen sind im Stehen oft stärker ausgeprägt als im Liegen.

Komplikationen

Patienten mit Mitralklappenprolaps und positivem Auskultationsbefund (Klick, systolisches Geräusch) im Sinne einer Mitralinsuffizienz haben ein erhöhtes Risiko, an einer **bakteriellen Endokarditis** zu erkranken. Bei asymptomatischen Patienten ohne Auskultationsbefund, die nur echokardiographisch einen Mitralklappenprolaps zeigen, ist eine Endokarditisprophylaxe nicht notwendig.

Eine hämodynamisch wirksame **Mitralinsuffizienz** kann sich durch Teilabriß der Sehnenfäden (Ruptur) infolge von Degenerationserscheinungen entwickeln.

Bei jüngeren Patienten mit Mitralklappenprolaps können **transitorische ischämische Attacken (TIA)** oder Rhythmusstörungen auftreten. Als Ursache werden Embolien infolge von Thrombozyten- und Fibrinablagerungen auf der myxomatös veränderten Klappe angenommen. Die Therapie besteht in der Gabe von Thrombozytenaggregationshemmern.

Rhythmusstörungen kommen relativ oft vor. Am häufigsten finden sich supraventrikuläre und ventrikuläre Extrasystolen; Vorhofflimmern, Vorhofflattern und ventrikuläre Tachykardien können vorkommen. Ein erhöhter Sympathikotonus und erhöhte Katecholaminspiegel können Rhythmusstörungen begünstigen.

▼ Therapie

β-Rezeptoren-Blocker sind die Therapie der Wahl bei symptomatischen Patienten mit Mitralklappenprolaps. Sie vermindern die Angina-pectoris-ähnlichen Herzsensationen und Angstgefühle und beeinflussen Rhythmusstörungen günstig.

Nur wenige Patienten mit Mitralklappenprolaps entwickeln eine hämodynamisch wirksame Mitralinsuffizienz, so daß eine **operative Mitralklappenrekonstruktion** oder ein Klappenersatz notwendig werden kann.

Patienten mit transitorisch ischämischen Attacken sollten für mindestens 3 Monate mit **Thrombozytenaggregationshemmern** behandelt werden.

Eine **Endokarditisprophylaxe** bei Mitralklappenprolaps ist nur angezeigt, wenn eine Mitralinsuffizienz vorliegt (systolisches Geräusch!).

Verlauf und Prognose

Beim Mitralklappenprolaps handelt es sich um eine prognostisch ausgesprochen günstige Erkrankung mit benigner Verlaufsform. Nur bei wenigen Patienten entwickelt sich eine progrediente Mitralinsuffizienz oder eine bakterielle Endokarditis. Maligne Rhythmusstörungen und plötzlicher Herztod sind sehr selten.

Differentialdiagnose

Differentialdiagnostische Schwierigkeiten bereitet lediglich die Abgrenzung zur **koronaren Herzerkrankung,** wenn die retrosternalen Schmerzen im Vordergrund der Beschwerden stehen. In der überwiegenden Mehrzahl der Fälle können die sich aufgrund des Auskultationsbefundes ergebenden differentialdiagnostischen Überlegungen echokardiographisch geklärt werden.

21.7.5 Aortenstenose

Bei der Aortenstenose kommt es zu einer Druckbelastung der linken Herzkammer mit konzentrischer Hypertrophie. Patienten mit hohem transstenotischen Gradienten, d.h. mit einem hohen Blutdruckgefälle zwischen den Bereichen vor und hinter der Stenose, können lange Zeit beschwerdefrei bleiben. Klinische Symptome sind die belastungsinduzierte Synkope bzw. Schwindel als Ausdruck einer zerebralen Mangelperfusion, Angina pectoris sowie eine Linksherzinsuffizienz. Auskultatorisches Leitsymptom ist ein spindelförmiges systolisches Geräusch im Bereich der aortalen Ausflußbahn mit Fortleitung in die Karotiden. Doppler-echokardiographisch kann der transstenotische Gradient nichtinvasiv abgeschätzt werden. Beim Auftreten von Symptomen haben nichtoperierte Patienten eine ausgesprochen schlechte Prognose. Die 5-Jahres-Überlebensrate liegt bei etwa 20%. Die Indikation zum Aortenklappenersatz ist bei einem Gradienten über 50 mmHg gegeben. Die Operationsletalität liegt heute zwischen 2 und 3% bei normaler linksventrikulärer Funktion. Die Langzeitprognose nach der Operation ist gut.

Kasuistik

Ein 52jähriger Patient war zuvor nie ernsthaft krank gewesen. Vier Monate vor der stationären Aufnahme traten erstmals retrosternale Spannungsgefühle sowie Dyspnoe bei körperlichen Belastungen auf. Bei einer Körpergröße von 170 cm bestand mit 78 kg eine leichte Adipositas. Über dem Herzen hörte man ein holosystolisches rauhes Geräusch über allen Ostien mit Punctum maximum im zweiten Interkostalraum, rechts parasternal. Der 1. Herzton fehlte. Das Geräusch wird in die Karotiden beidseits fortgeleitet. Der Blutdruck lag bei 150/90 mmHg. Im **EKG** fand sich ein normofrequenter Sinusrhythmus, Indifferenzlagetyp sowie ein positiver Links-Sokolow-Index in den präkordialen Ableitungen. Die ST-Strecke zeigte keine Veränderung. In der **Röntgenaufnahme** des Thorax war das Herz grenzwertig groß. Es bestand eine Dilatation und Elongation der Aorta ascendens. Unauffällige Lungengefäßzeichnung. Bei rotierender Durchleuchtung erkannte man Kalk in Aortenposition.

Definition

Unter Aortenstenose versteht man eine Entleerungsbehinderung des linken Ventrikels durch die Einengung der Ausflußbahn. Erworben ist lediglich die valvuläre Aortenstenose. Bei der supravalvulären und der membranösen subvalvulären Aortenstenose handelt es sich um angeborene Vitien. Bei der hypertrophisch obstruktiven Kardiomyopathie (HOCM) wird eine kongenitale Genese diskutiert.

Epidemiologie

Etwa ein Viertel aller Patienten mit chronischer Herzklappenerkrankung haben eine Aortenstenose. 80% der erwachsenen Patienten mit symptomatischer Aortenklappenstenose sind Männer. Der Altersgipfel liegt heute zwischen 60 und 70 Jahren.

Ätiologie und Pathogenese

Die rheumatische Endokarditis der Aortenklappentaschen führt zur Verschmelzung der Kommissuren und somit zur Öffnungsbehinderung.
Bei einer kongenital bikuspid angelegten (siehe Abb. 21.7-7), aber nicht öffnungsbehinderten Klappe führt das veränderte Strömungsprofil zur Endothelläsion, so daß die Klappe im Laufe der Zeit verkalkt, was zur signifikanten Einengung führt.
Bei älteren Patienten besteht meist eine degenerative kalzifizierte Aortenklappenstenose (senile Aortenstenose). Auch hier sind die Taschenklappen fibrosiert, verdickt und teilweise verschmolzen. Die Kalkablagerungen befinden sich vorwiegend an der Klappenbasis.
Neben der **valvulären Aortenstenose** gibt es noch drei andere Erkrankungen, die zu einer signifikanten, linksventrikulären Ausflußbahnobstruktion führen.
▶ Hypertrophische Kardiomyopathie: Die extreme Verdickung des interventrikulären Septums kann eine subaortale Obstruktion bewirken.
▶ Membranöse subvalvuläre Aortenstenose: Diese wird durch ein membranöses Diaphragma oder einen fibrösen Ring meist 1–2 cm unterhalb des Aortenklappenrings verursacht.
▶ Supravalvuläre Aortenstenose: Sehr seltene kongenitale Erkrankung, wobei sich ein diaphragmaler Ring in der Aorta ascendens findet.
Hämodynamik: Die normale Aortenklappenöffnungsfläche liegt zwischen 3,5 und 5 cm². Eine hochgradige Aortenstenose besteht, wenn die Öff-

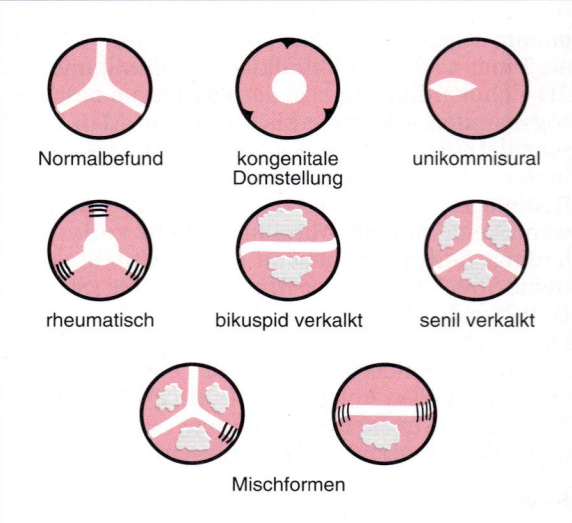

Abb. 21.7-7 Schematische Darstellungen verschiedener Formen von Aortenklappenstenosen unterschiedlicher Ätiologie. Bei der kongenitalen Form sind die Kommissuren fusioniert, woraus eine Domstellung der Klappe resultiert, oder es liegt nur eine Kommissur mit einem exzentrischen Restlumen vor. Bei der rheumatischen Aortenstenose kommt es überwiegend zur Verschmelzung der Kommissuren mit Öffnungsbehinderung und sekundärer Verkalkung. Bei der bikuspid angelegten Aortenklappe und bei der degenerativen Aortenklappenstenose liegen die Kalkablagerungen überwiegend in den Klappentaschen bei noch erhaltenen Kommissuren. Im unteren Bildabschnitt sind Mischformen dargestellt.

nungsfläche auf 0,7 cm² reduziert ist. Ein systolischer Druckgradient von über 50 mmHg bei normalem Herzminutenvolumen wird generell als kritische Ausflußbahnobstruktion angesehen.
Erst nach langjähriger Druckbelastung der linken Herzkammer kommt es zu einer Zunahme des linksventrikulären enddiastolischen Volumens. Dies führt zur Dilatation der linken Herzkammer. Die Auswurffraktion nimmt ab, und es stellen sich die Zeichen der Linksherzinsuffizienz ein. Durch Abnahme des Schlagvolumens kommt es dann zur Abnahme des systolischen Druckgradienten **(dekompensierte Aortenstenose).**

🅢 Symptome

Beschwerdebild: Trotz hochgradiger Aortenklappenstenose mit hohem Druckgradienten können die Patienten über lange Zeit ohne Beschwerden bleiben und körperlich voll leistungsfähig sein. Die häufigsten Symptome sind **Angina pectoris, Synkopen** bzw. **Schwindel, Herzinsuffizienz** und vor allem **Dyspnoe.** Etwa zwei Drittel der Patienten mit symptomatischer Aortenstenose klagen über Angina pectoris, wobei die Hälfte dieser Patienten gleichzeitig eine koronare Herzerkrankung hat. Die belastungsabhängige **Angina pectoris** bei normalen Koronararterien entsteht durch einen Anstieg des Sauerstoffbedarfs des kritisch hypertrophierten linken Ventrikels bei gleichzeitiger Reduktion des Sauerstoffangebotes infolge des erniedrigten diastolischen Perfusionsdruckes (subendokardiale Ischämie).

Synkopen treten meist bei körperlichen Belastungen auf und sind Ausdruck einer verminderten zerebralen Perfusion. Bei Anstrengung kommt es zu einem Abfall des arteriellen Blutdruckes infolge einer peripheren Vasodilatation bei gleichzeitig fixiertem Herzminutenvolumen. Im Rahmen der Synkopen kann es zu ventrikulären Rhythmusstörungen kommen. Eine unter körperlichen Ruhebedingungen auftretende Synkope ist meist Ausdruck einer Kammertachykardie, die sich spontan terminiert. Auch intermittierend auftretendes Vorhofflimmern mit Verlust der Vorhofkontraktion und Abfall des Herzminutenvolumens kann eine temporäre Bewußtseinsstörung auslösen.

Belastungsdyspnoe, Orthopnoe und nächtliche Dyspnoe sind immer Ausdruck einer Lungenstauung. Diese Beschwerden treten erst im Spätstadium der Erkrankung auf.

Befunde: Im fortgeschrittenen Stadium haben die Patienten mit Aortenstenose typischerweise einen **niedrigen Blutdruck** mit geringer Blutdruckamplitude (Pulsus parvus et tardus). Bei älteren Patienten mit degenerativer Aortenklappenstenose findet man jedoch nicht selten hohe Blutdruckwerte mit systolischen Spitzendrücken um 200 mmHg. Dies ist Ausdruck eines Elastizitätsverlustes mit Einschränkung der Windkesselfunktion bei generalisierter Arteriosklerose.

Palpation: Nur bei linksventrikulärer Dilatation bei beginnender Dekompensation ist der Herzspitzenstoß außerhalb der Medioklavikularlinie tastbar. Systolisches Schwirren rechts parasternal sowie über beiden Karotiden.

Auskultation: rauhes systolisches Geräusch mit **Fortleitung in die Karotiden** mit Punctum maximum im zweiten Interkostalraum rechts parasternal (siehe Abb. 21.7-8). Das Geräusch ist auch deutlich über dem Erbschen Punkt auskultierbar. Ein leises diastolisches Decrescendogeräusch deutet auf ein kombiniertes Aortenvitium mit überwiegender Stenosekomponente hin.

D Diagnostik

EKG: Ein unauffälliges EKG schließt eine hochgradige Aortenklappenstenose nicht aus. Das typische EKG bei der hochgradigen Aortenstenose (siehe Abb. 21.7-8 und 21.7-9) zeigt eine Linksherzhypertrophie mit Hypervoltage und positivem Sokolow-Index. Die ST-Strecke verläuft deszendierend mit präterminal negativer T-Welle (vor allem in I, aVL, V5 und V6). Da der linke Ventrikel konzentrisch hypertrophiert ist, findet man einen Indifferenz- oder Steiltyp. Erst bei beginnender Linksdilatation bildet sich ein Linkslagetyp aus. Auftreten von Vorhofflimmern ist prognostisch ungünstig, da es durch Dilatation des linken Vorhofes infolge linksventrikulärer Dekompensation entsteht.

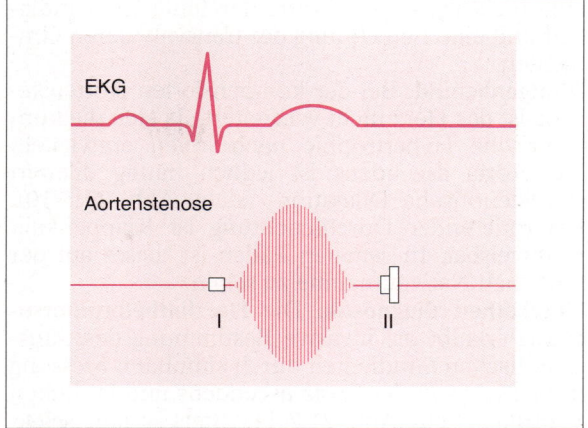

Abb. 21.7-8 Aortenstenose. I = 1. Herzton, II = 2. Herzton. Spindelförmiges systolisches Crescendo-Decrescendo-Geräusch, das vom 1. und 2. Herzton abgesetzt ist und in die Karotiden fortgeleitet wird.

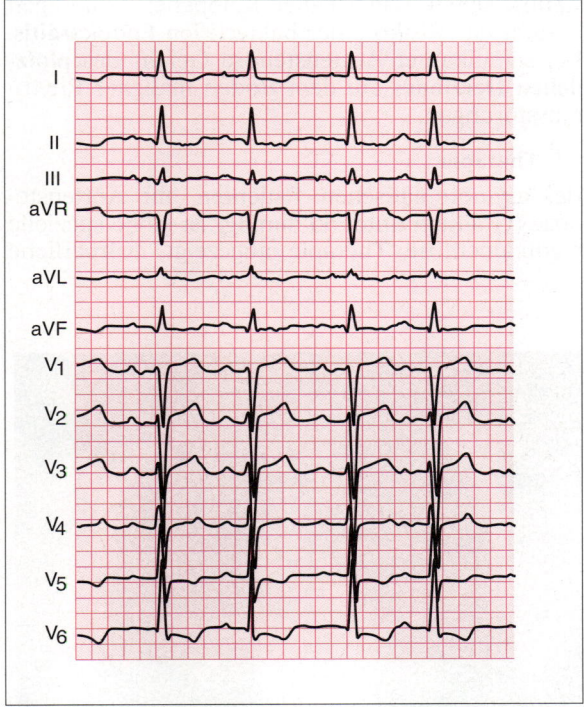

Abb. 21.7-9 Typisches Elektrokardiogramm bei Aortenklappenstenosen. Es liegt ein Sinusrhythmus vor. Zu beachten ist der Indifferenz- bis Steillagetyp bei konzentrischer Linksherzhypertrophie. In den präkordialen Ableitungen positiver Links-Sokolow-Index mit deszendierenden ST-Strecken-Senkungen und präterminal negativer T-Welle (strain pattern).

Echokardiographie: Echokardiographisch zeigen sich eine verdickte und öffnungsbehinderte Aortenklappe sowie eine Hypertrophie des linken Ventrikels. Die Aorta ascendens kann poststenotisch dilatiert sein. Die **Doppler-Echokardiographie** erlaubt eine nichtinvasive Messung der Flußgeschwindigkeit und eine Berechnung des transvalvulären Gradienten.

Röntgenbefund: Bei der kompensierten Aortenstenose ist das Herz nicht verbreitert, da sich die konzentrische Hypertrophie nach innen entwickelt. Die Aorta ascendens ist jedoch häufig dilatiert (poststenotische Dilatation) (siehe Abb. 21.7-10). Bei rotierender Durchleuchtung ist Klappenkalk nachweisbar. In seltenen Fällen ist dieser auf der seitlichen Nativaufnahme zu sehen.

Herzkatheterdiagnostik: Die **Herzkatheteruntersuchung** erlaubt die invasive Bestimmung des transstenotischen Gradienten durch simultane Messung des Druckes in der Aorta ascendens und im linken Ventrikel (siehe Abb. 21.7-11). Stets ist eine **selektive Koronarangiographie** durchzuführen, um eine koronare Herzerkrankung vor einem operativen Klappenersatz auszuschließen.

Komplikationen

Periphere Embolien sind bei der valvulären Aortenstenose selten. Wie bei allen Klappenerkrankungen besteht das Risiko einer **bakteriellen Endokarditis**. Bei signifikanter Aortenstenose Gefahr des **plötzlichen Herztodes** auf dem Boden maligner Rhythmusstörungen.

▼ Therapie

Bei asymptomatischen Patienten mit Aortenstenose (Gradient unter 50 mmHg) ist keine spezielle medikamentöse Therapie angezeigt. Körperliche

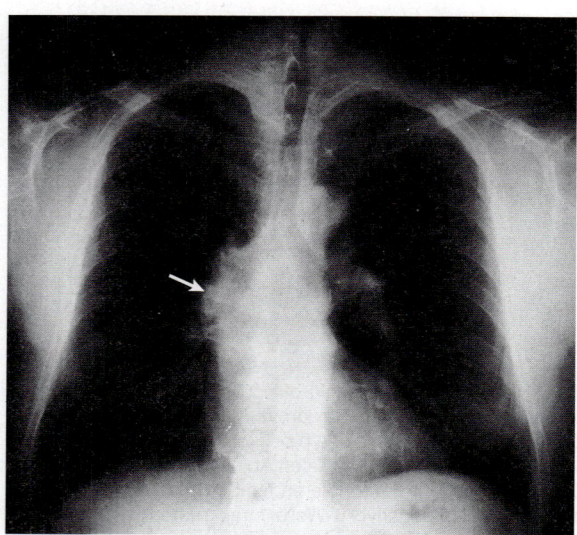

Abb. 21.7-10 Röntgenaufnahme des Thorax in der p.a. Projektion bei reiner valvulärer Aortenstenose. Der transstenotische Gradient liegt bei 100 mmHg. Der linke Ventrikel ist infolge der konzentrischen Hypertrophie nicht dilatiert, und die Herzgröße liegt im Normbereich. Deutliche poststenotische Dilatation der Aorta ascendens (Pfeil) mit gleichzeitiger Elongation.

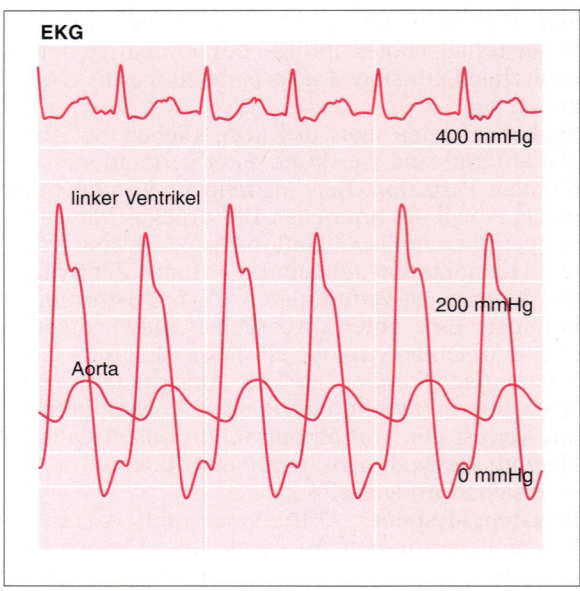

Abb. 21.7-11 Simultane Druckschreibung im linken Ventrikel und in der Aorta ascendens bei hochgradiger Aortenklappenstenose und einem transstenotischen Gradienten von über 200 mmHg. Beachte den mechanischen Alternans.

Schonung, Vermeidung isometrischer Belastungen (Heben schwerer Gegenstände) ist anzuraten. Bei potentiellen Bakteriämien muß eine Endokarditisprophylaxe durchgeführt werden.

Bei symptomatischen Patienten mit Linksherzinsuffizienz ist wie bei der Therapie der Herzinsuffizienz zu verfahren. ACE-Hemmer sind allerdings kontraindiziert (zerebrale Hypoperfusion!).

Chirurgische Therapie: Bei symptomatischen Patienten (Angina pectoris, Synkope, Linksherzinsuffizienz) ist die **Operationsindikation** gegeben. Auch bei asymptomatischen Patienten mit einem transvalvulären Gradienten von über 50 mmHg ist die Operation angezeigt.

Verlauf und Prognose

Etwa 20% der symptomatischen Patienten versterben an einem plötzlichen Herztod. Die Prognose der Aortenstenose wird wesentlich bestimmt durch die Symptome. Die Lebenserwartung ist auf drei Jahre reduziert beim Auftreten von Angina pectoris, beim Auftreten von Synkopen meist auf zwei Jahre. Liegen Zeichen der Linksherzinsuffizienz vor, so ist die Lebenserwartung auf ein Jahr eingeschränkt. Das gleiche gilt für das Auftreten von Vorhofflimmern.

Differentialdiagnose

Die **Differentialdiagnose** ergibt sich meistens aufgrund des Geräuschbefundes: HOCM, membranöse Subaortenstenose, supravalvuläre Aortenstenose, Ventrikelseptumdefekt, Pulmonalstenose, schwere Mitralinsuffizienz.

21.7.6 Chronische Aorteninsuffizienz

Bei der ätiologisch heterogenen chronischen Aorteninsuffizienz kommt es zu einer linksventrikulären Volumenbelastung. Wegen des diastolischen Rückstroms („Leck im Windkessel") ist die Blutdruckamplitude meist erhöht (Pulsus celer et altus). Es entwickelt sich eine exzentrische Linksherzhypertrophie. Viele Patienten mit chronischer Aorteninsuffizienz bleiben über Jahrzehnte asymptomatisch. Auskultatorisches Leitsymptom ist ein gießendes diastolisches Geräusch, das fast stets von einem leisen Systolikum begleitet ist als Ausdruck der relativen Aortenstenose bei hohem Schlagvolumen. In der Doppler-Echokardiographie läßt sich die Regurgitation nichtinvasiv erfassen. Auch bei asymptomatischen Patienten sollte die Operation empfohlen werden, wenn der echokardiographisch gemessene endsystolische Durchmesser über 55 mm liegt und sich eine Abnahme der Auswurffraktion unter Belastung nachweisen läßt.

Definition

Bei der Aorteninsuffizienz handelt es sich um eine Schlußunfähigkeit der Aortenklappe meist infolge einer strukturellen Veränderung mit Schrumpfung der Klappentaschenränder.

Kasuistik

Bei einem 49jährigen Patienten waren ab dem achten Lebensjahr rezidivierende Tonsillitiden aufgetreten. Im Alter von 12 Jahren erkrankte er an einem akuten rheumatischen Fieber. Damals fiel ein Herzgeräusch auf, und es wurde eine Tonsillektomie vorgenommen. Nach der Gesundung war der Patient körperlich voll leistungsfähig und nahm am Schulsport teil. Mit 29 Jahren erfolgte eine kardiologische invasive Diagnostik. Zum damaligen Zeitpunkt klagte der Patient über vermehrte Müdigkeit sowie gelegentliche Schwindelgefühle und Extrasystolen. Der Blutdruck lag bei 140/40 mmHg, und der Herzspitzenstoß war außerhalb der Medioklavikularlinie hebend tastbar. **Auskultatorisch** hörte man über dem zweiten ICR rechts ein hochfrequentes Sofortdiastolikum vom Decrescendocharakter sowie ein leises systolisches Geräusch. Im **EKG** fanden sich ein normofrequenter Sinusrhythmus, Linkslagetyp, T-Wellen-Abflachung in den links-präkordialen Ableitungen. Die **Röntgenaufnahme** des Thorax zeigte ein nach links verbreitertes, aortal konfiguriertes Herz mit ausgeprägter Herztaille und einer deutlichen Dilatation der Aorta ascendens. Keine Lungenstauung. Bei der **Kontrastmittelinjektion** in die Aorta ascendens kam es zu einer kompletten diastolischen Anfärbung des linken Ventrikels. Die **Diagnose** lautete hochgradige Aorteninsuffizienz. Es wurde die Indikation zum Aortenklappenersatz gestellt. Die Operation wurde von dem Patienten abgelehnt. Als leidenschaftlicher Bergsteiger verbrachte er jedes Jahr seinen Sommerurlaub in den Bergen und machte ausgedehnte Bergtouren entgegen ärztlichen Ratschlägen. Eine 17 Jahre später, auf eigenen Wunsch des Patienten durchgeführte Untersuchung zeigte

eine Aorteninsuffizienz vom Schweregrad III, wobei der linksventrikuläre enddiastolische Druck mit 12 mmHg nicht erhöht war. Radiologisch war es zu keiner Zunahme der Herzgröße gekommen. Im EKG zeigte sich weiterhin ein normofrequenter Sinusrhythmus mit Linkslagetyp und positivem Links-Sokolow-Index.

Ätiologie und Pathogenese

Die Aorteninsuffizienz kann angeboren oder erworben sein. Die angeborene Aorteninsuffizienz ist extrem selten. Meist handelt es sich um bikuspid angelegte und schlußunfähige Aortenklappen. Bei etwa 15% der Patienten mit Ventrikelseptumdefekt kommt es zum Prolaps der rechtskoronaren Aortenklappentasche, so daß sich eine chronische Aorteninsuffizienz entwickelt. Eine Aorteninsuffizienz kann in Kombination mit einer Aortenisthmusstenose auftreten.

Bei etwa zwei Drittel der Patienten mit chronischer Aorteninsuffizienz ist die Erkrankung **rheumatischen Ursprungs.** Etwa drei Viertel dieser Patienten sind Männer. Liegt gleichzeitig eine Mitralstenose vor, sind Frauen häufiger betroffen.

Weitere Ursache einer chronischen Aorteninsuffizienz ist eine ausgeheilte **bakterielle Endokarditis,** die sich auf dem Boden einer bikuspid angelegten oder rheumatisch vorgeschädigten Klappe entwickelte. Eine chronische Aorteninsuffizienz tritt bei Patienten mit **ausgeprägter Dilatation der Aorta ascendens** auf. Diese kann Folge einer Lues oder rheumatoiden Arthritis sein. Beobachtet wird sie ferner bei der idiopathischen anuloaortalen Ektasie sowie der zystischen Medianekrose Erdheim-Gsell. Eine Reihe von Systemerkrankungen mit Bindegewebsschwäche können ebenfalls zu einer Dilatation der Aorta ascendens mit Schlußunfähigkeit der Aortenklappe führen (Marfan Syndrom, Ehlers-Danlos Syndrom, Pseudoxanthoma elasticum, Osteogenesis imperfecta). In seltenen Fällen kann eine ausgeprägte arterielle Hypertonie eine Schlußunfähigkeit der Aortenklappe infolge einer Dehnung des Aortenklappenrings bewirken (siehe Tab. 21.7-3).

Hämodynamik: Infolge der Schlußunfähigkeit der Aortenklappe kommt es in der Diastole zu einem Rückstrom des Blutes aus der Aorta in den linken Ventrikel. Das Ausmaß des Rückstroms ist abhängig von der Größe des Defekts, der Herzfrequenz (Diastolendauer) und dem peripheren Widerstand. Durch das „Leck im Windkessel" sinkt der diastolische Aortendruck ab. Obwohl der niedrige diastolische Aortendruck die Entleerung des linken Ventrikels in der frühen Systole erleichtert, führt ein Anstieg des linksventrikulären enddiastolischen Volumens zu dem wesentlichen hämodynamischen Kompensationsmechanismus der Aorteninsuffizienz. Die Dilatation des linken Ventrikels ermöglicht eine Zunahme des Schlagvolumens und somit die Aufrechterhaltung eines normalen effektiven Vorwärtsschlagvolumens bei gleichzeitig erhöhtem

Tab. 21.7-3   Ursachen der chronischen Aorteninsuffizienz

rheumatisches Fieber
Mesaortitis luica
Morbus Bechterew
  (ca. 8% in Abhängigkeit von der Dauer der Erkrankung)
rheumatoide Arthritis
systemischer Lupus erythematodes
Reiter-Syndrom
Takayasu-Arteriitis
unikuspide oder bikuspide Aortenklappe
Aneurysma des Valsalva-Sinus
angeborene Fenestration der Aortenklappe
aneurysmatische Erweiterung des Aortenklappenrings
zerstörende Gefäßwandprozesse
bakterielle Endokarditis
Trauma
Aortendissektion
angeborene Bindegewebserkrankungen
Marfan-Syndrom
Ehlers-Danlos-Syndrom
Pseudoxanthoma elasticum
Osteogenesis imperfecta
myxomatöse Degeneration der Aortenklappe
Mukopolysaccharidose
Ventrikelseptumdefekt
Druckbelastung, arterielle Hypertonie
Niereninsuffizienz

Gesamtschlagvolumen (effektives Schlagvolumen plus Regurgitationsvolumen). Die linksventrikuläre Adaptation geht zunächst ohne Funktionseinbuße einher. Erst eine langjährig bestehende schwere Aorteninsuffizienz führt zur Myokardhypertrophie und Fibrosenbildung. Die Dehnbarkeit des linken Ventrikels nimmt ab. Gleichzeitig zeigt sich eine Kontraktionseinschränkung. Dies führt zur Drucksteigerung im linken Vorhof sowie zur Ausbildung einer pulmonalen Hypertonie. Im fortgeschrittenen Stadium kommt es zur Abnahme des Herzminutenvolumens (erst während Belastung, dann unter Ruhebedingungen). Im Terminalstadium entwickelt sich eine Rechtsherzinsuffizienz.
Bei Patienten mit Aorteninsuffizienz kann sich eine **Myokardischämie** aufgrund des niedrigen diastolischen Perfusionsdrucks und des erhöhten Sauerstoffbedarfs des hypertrophierten Myokards entwickeln (subendokardiale Ischämie).

S   Symptome

Viele Patienten mit chronischer Aorteninsuffizienz bleiben über Jahrzehnte asymptomatisch. **Angina-pectoris**-Beschwerden erklären sich über den niedrigen diastolischen Perfusionsdruck bei ausgeprägter Myokardhypertrophie. Entwickelt sich eine Pumpfunktionsschwäche der linken Herzkammer, so tritt eine **Belastungsdyspnoe** auf.
Befunde: Bei der Inspektion und Palpation zeigt sich gewöhnlich ein nach links lateral verlagerter hebender Herzspitzenstoß. Die Ventrikelkontraktion erscheint hyperdynam. Bei hochgradiger Aor-

teninsuffizienz besteht eine große Blutdruckamplitude mit lebhaften und schleudernden arteriellen Pulsationen vor allem im Hals und im Bereich des Abdomens („homo pulsans"). Durch starke Pulsationen der Halsarterien kann unter anderem eine systolische Vorwärtsbewegung des Kopfes ausgelöst werden (Musset-Zeichen). Bei leichtem Druck auf die Fingernägel zeigt sich ein pulssynchrones Erröten und Erblassen (Kapillarpuls). Typisch sind ein Pulsus celer et altus sowie hüpfende Karotiden.
Auskultation: hochfrequentes, gießendes diastolisches Decrescendogeräusch mit Punctum maximum über dem dritten und vierten Interkostalraum links (siehe Abb. 21.7-12). Bei großem Pendelvolumen zusätzlich mesosystolisches Geräusch über der Aortenklappe ohne Fortleitung in die Halsgefäße (funktionelle Aortenstenose). Das Geräusch ist am besten beim sitzenden, leicht vornübergebeugten Patienten in der Exspiration zu hören.

D   Diagnostik

EKG: Bei Patienten mit gering- bis mittelgradiger Aorteninsuffizienz kann das EKG unauffällig sein. Bei schwerer Aorteninsuffizienz liegen die Zeichen der linksventrikulären Hypertrophie vor (Hypervoltage, positiver Sokolow-Index, deszendierender ST-Streckenverlauf mit präterminal negativer T-Welle). Wegen der exzentrischen Linksherzhypertrophie findet man typischerweise einen Linkslagetyp (siehe Abb. 21.7-13). Eine Verbreiterung des QRS-Komplexes im Sinne eines Linksschenkelblockes zeigt eine diffuse Myokardschädigung an (fleckförmige Fibrose) und ist prognostisch ungünstig.

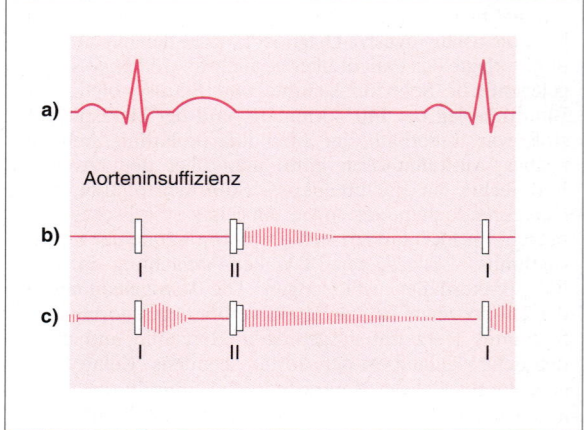

Abb. 21.7-12   Aorteninsuffizienz. a) Elektrokardiogramm, b) geringgradige Aorteninsuffizienz. Nach dem 2. Herzton diastolisches Decrescendogeräusch. c) hochgradige Aorteninsuffizienz. Neben dem diastolischen Decrescendogeräusch nach dem 2. Herzton erkennt man ein spindelförmiges systolisches Geräusch nach dem 1. Herzton als Ausdruck einer relativen Aortenstenose bei Volumenbelastung des linken Ventrikels.

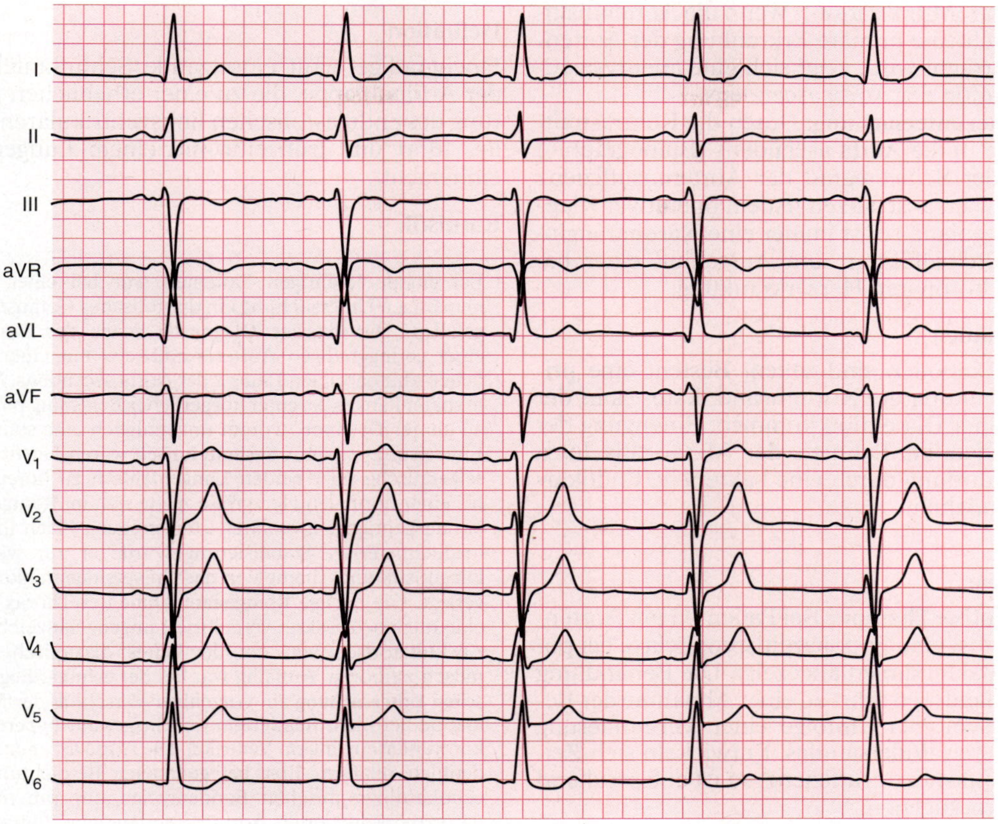

Abb. 21.7-13   EKG-Befund bei chronischer Aorteninsuffizienz: Sinusrhythmus, Linkslagetyp, positiver Links-Sokolow- Index mit 4,6 mV (S in V2 + R in V6). Angedeutete deszendierende ST-Strecken-Senkung in V6.

Echokardiogramm: Indirektes Zeichen der Aorteninsuffizienz ist ein hochfrequentes Oszillieren des anterioren Mitralsegels. Zudem zeigt sich eine hyperdyname Ventrikelkontraktion als Ausdruck des erhöhten Schlagvolumens und Verdickung des interventrikulären Septums und der Hinterwand bei gleichzeitiger Zunahme des enddiastolischen Diameters (exzentrische Linksherzhypertrophie). Die Aortenwurzel kann dilatiert sein. Eine Verdickung der Aortenklappe findet sich bei rheumatischer Genese. Endokarditische Wucherungen von über 2 mm Durchmesser sind ebenfalls nachweisbar.

Doppler-Echokardiographie: Nachweis des diastolischen Rückstroms vom apikalen Schallfenster aus sowie starker Turbulenzen im linksventrikulären Ausflußtrakt. Bei gleichzeitiger Mitralstenose kann der Nachweis einer Aorteninsuffizienz schwierig werden, da die Mitralstenose ebenfalls Turbulenzen erzeugt. Im Farb-Doppler wird die Verlaufsrichtung der Aorteninsuffizienz anschaulich dargestellt (EKG-getriggertes Bild).

Röntgen-Thorax: Mit zunehmender Aorteninsuffizienz zeigt sich eine deutliche Linksverbreiterung mit ausgeprägter Herztaille (**Aortenkonfiguration**) (siehe Abb. 21.7-14). Eine Vergrößerung des linken

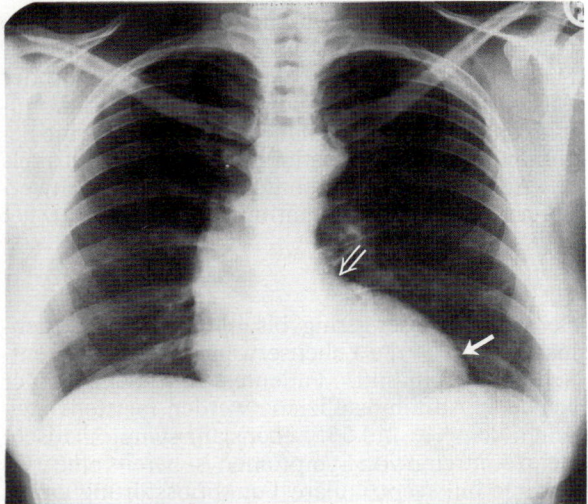

Abb. 21.7-14   Röntgenaufnahme des Thorax bei chronischer Aorteninsuffizienz: Der linke Ventrikel ist verbreitert (Pfeil), und es besteht eine geringgradige Kardiomegalie mit einer Herz-Thorax-Relation von 0,58. Da der linke Vorhof nicht vergrößert ist, besteht eine typische Einbuchtung im Bereich der Herztaille (Doppelpfeil). Die Aorta ascendens ist geringgradig dilatiert. Keine pulmonalvenöse Stauung.

Vorhofes ist erst im Stadium der Dekompensation nachweisbar (Mitralisation). Wenn die Aorteninsuffizienz durch eine primäre Erkrankung der Aortenwand verursacht wird, zeigt sich eine aneurysmatische Dilatation der Aorta ascendens.

Herzkatheteruntersuchung: Durch die Kontrastmittelinjektion in die Aorta ascendens (Bulbographie) läßt sich der Schweregrad der Aorteninsuffizienz angiographisch abschätzen. Ist ein operativer Klappenersatz geplant, so ist immer eine **Koronarangiographie** durchzuführen zum Ausschluß einer begleitenden koronaren Herzerkrankung.

Komplikationen

Arterielle Embolien sind selten. Besteht eine primäre Erkrankung der Aortenwand, kann es in der Folge zu einer Dissektion kommen. Einengung der Koronarostien im Rahmen der Mesaortitis luica sowie Gefährdung durch eine bakterielle Endokarditis sind möglich.

▼ Therapie

Medikamentöse Therapie: Bei Patienten mit Aorteninsuffizienz ist eine Endokarditisprophylaxe bei potentiellen Bakteriämien angezeigt. Die Behandlung mit Vasodilatatoren führt zu einer Abnahme des Regurgitationsvolumens infolge einer Verminderung des peripheren Widerstandes. Entwickeln sich Zeichen der Linksherzinsuffizienz, so ist entsprechend Kap. 21.2 vorzugehen.

Chirurgische Therapie: Klinisch ist die Indikation beim Auftreten einer **Belastungsdyspnoe** gegeben. Asymptomatische Patienten sollten zunächst engmaschig in sechsmonatigen Abständen **kontrolliert** werden. Eine echokardiographisch nachweisbare Zunahme des endsystolischen Diameters kann die Operationsindikation erhärten (endsystolischer Diameter über 55 mm). Auch eine Abnahme der Auswurffraktion unter Belastung in der Radionuklidventrikulographie (siehe Kap. 2.6) zeigt eine beginnende Dekompensation des linken Ventrikels an. Auch dann ist unabhängig von der Beschwerdesymptomatik die Indikation zu Klappenersatz gegeben.

Verlauf und Prognose

Bei symptomloser gering- bis mittelgradiger Aorteninsuffizienz ist die Lebenserwartung nicht wesentlich eingeschränkt. Patienten mit langjähriger schwerer Aorteninsuffizienz werden meistens zwischen dem 40. und 55. Lebensjahr symptomatisch. Beim Auftreten von Symptomen ist bereits eine irreversible linksventrikuläre Funktionsstörung eingetreten. Ist es bereits einmal zu einer Linksherzdekompensation gekommen, so beträgt die Lebenserwartung noch 1–2 Jahre.

Differentialdiagnose

Pulmonalinsuffizienz (Graham-Steell-Geräusch), hyperkinetisches Herzsyndrom.

21.7.7 Akute Aorteninsuffizienz

Definition

Hochgradige, akut einsetzende Schlußunfähigkeit der Aortenklappe, die zu einer erheblichen Steigerung des enddiastolischen linksventrikulären Druckes führt und frühzeitig mit einem Lungenödem einhergeht.

Kasuistik

Bei einem 48jährigen Patienten war bei einer routinemäßigen Untersuchung ein diastolisches Geräusch aufgefallen. Die invasive **Diagnostik** zeigte das Vorliegen einer geringgradigen Aorteninsuffizienz mit einer deutlichen anuloaortalen Ektasie der Aorta ascendens. Monate später kam es bei guter körperlicher Belastung plötzlich zu akuter Dyspnoe, worauf unverzüglich eine stationäre Einweisung erfolgte. **Auskultatorisch** waren feuchte Rasselgeräusche über beiden Lungenfeldern zu hören, und bei einer normalen Herzgröße zeigte sich im Röntgenbild ein ausgeprägtes alveoläres Lungenödem. Nach initialer medikamentöser Stabilisierung wurde er zur weiteren Diagnostik und Therapie in das Universitätskrankenhaus verlegt. Die dortige **Röntgenaufnahme** des Thorax zeigte eine nur noch diskret vermehrte Lungengefäßzeichnung. Auskultatorisch war ein deutliches diastolisches Geräusch zu hören. Auffällig war bei der **echokardiographischen Untersuchung** ein vorzeitiger Verschluß der Mitralklappe bei nicht dilatiertem und insgesamt hyperdynam kontrahiertem linkem Ventrikel. Die Aorta ascendens war deutlich dilatiert. Erst bei genauerer Betrachtung der echokardiographischen Bandaufzeichnung sah man in der extrem dilatierten Aorta ascendens eine flottierende Struktur im Sinne eines Intimaeinrisses. Die sofort durchgeführte **Angiographie** bestätigte den Befund. Es erfolgte der operative Ersatz der Aorta ascendens und der Aortenklappe mit einer Conduitprothese unter Reimplantation der Koronararterien.

Ätiologie und Pathogenese

Ursache ist meistens ein Aneurysma dissecans auf dem Boden einer Vorschädigung der Aorta ascendens (zystische Medianekrose Erdheim-Gsell, idiopathische anuloaortale Ektasie, Marfan-Syndrom, Ehlers-Danlos-Syndrom). Foudroyant verlaufende bakterielle Endokarditis.

🅢 Symptome

Hochgradige Belastungsdyspnoe sowie Ruhedyspnoe mit Orthopnoe. Die Patienten entwickeln rasch ein Lungenödem und Zeichen des kardiogenen Schocks bei niedrigem Vorwärtsschlagvolumen.

🅓 Diagnostik

Die **Echokardiographie** ist die entscheidende diagnostische Untersuchung. Sie zeigt immer einen vorzeitigen Schluß der Mitralklappe. Gleichzeitig lassen sich z.B. eine Dissektion oder endokarditische Beläge als Ursache der Aorteninsuffizienz erkennen. Die transösophageale Echokardiographie ist hierbei besonders hilfreich.

Angiographie: Bei Verdacht auf Dissektion lassen sich der Beginn und die Ausbreitung der Dissektionslinie exakt festlegen.

▼ Therapie

Die einzige Therapie besteht in dem raschen chirurgischen Aortenklappenersatz. Bei einer Dissektion muß eventuell eine Conduitprothese unter Reimplantation der Koronarostien eingenäht werden.

21.7.8 Trikuspidalstenose

Definition

Einengung der Trikuspidalklappenöffnungsfläche, bedingt durch eine rheumatische Klappenendokarditis.

Epidemiologie

Ausgesprochen seltene Erkrankung. Als Teil einer multivalvulären Manifestation der rheumatischen Herzerkrankung wird sie bei 3% der Patienten mit Mitralstenose beobachtet. Frauen erkranken weit häufiger als Männer (Verhältnis 12:1).

S Symptome

Bei der isolierten Trikuspidalstenose sind die Patienten trotz deutlicher Hepatomegalie, peripherer Ödeme und Aszites relativ gut belastbar. Liegt gleichzeitig eine Mitralstenose vor, wird relativ selten eine pulmonalvenöse Hypertonie bzw. Lungenstauung beobachtet, da die Trikuspidalstenose den Lungenkreislauf praktisch vor einer Druck- und Volumenüberlastung schützt.
Befunde: Der klassische Auskultationsbefund entspricht nahezu dem einer Mitralstenose mit paukendem 1. Herzton und einem Trikuspidalöffnungston (siehe Abb. 21.7-15). Diastolisches Durchflußgeräusch, das sich charakteristischerweise bei der Inspiration verstärkt.

D Diagnostik

EKG: Bemerkenswerterweise bleiben Patienten mit Trikuspidalstenose relativ lange im Sinusrhythmus. Die P-Welle ist erhöht (P dextro-atriale), Vorhofflimmern tritt im Spätstadium auf.
Die **Röntgenaufnahme** des Thorax zeigt eine Vergrößerung des rechten Vorhofes bei nichtdilatiertem Pulmonalsegment.
Echokardiographie: charakteristische Aufhebung des M-förmigen Bewegungsmusters der Trikuspidalklappe mit Abflachung des EF-Slope. Dopplerechokardiographisch kann nichtinvasiv der Druckgradient abgeschätzt werden.

▼ Therapie

Bei symptomatischen Patienten mit isolierter, nicht verkalkter Trikuspidalstenose ist die Valvulotomie (Lösung verschmolzener Kommissuren) die Therapie der Wahl. Bei erheblich deformierten und

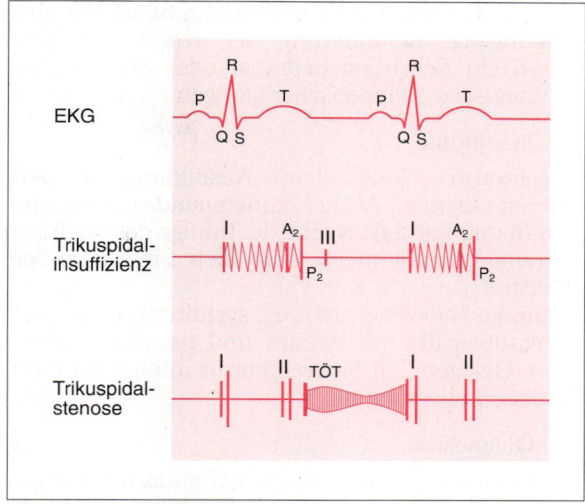

Abb. 21.7-15 Schematische Darstellung des Auskultationsbefundes bei Trikuspidalinsuffizienz und Trikuspidalstenose. I = 1. Herzton, A₂ = Aortenklappenschlußton des 2. Herztons, P₂ = Pulmonalklappenschlußton des 2. Herztons. Bei der Trikuspidalinsuffizienz erkennt man ein holosystolisches Geräusch, das bis zur Pulmonalklappenschlußkomponente reicht. III = 3. Herzton (Füllungston). Er kann variabel auftreten. TÖT = Trikuspidalöffnungston. Nach dem Trikuspidalöffnungston diastolisches Decrescendogeräusch, das mit Kontraktionen der P-Welle präsystolisch an Intensität zunimmt.

verkalkten Klappen bleibt nur der prothetische Klappenersatz übrig.

Differentialdiagnose

Thromben oder Tumoren des rechten Vorhofes, Pericarditis constrictiva, Löffler-Endokarditis.

21.7.9 Trikuspidalinsuffizienz

Definition

Schlußunfähigkeit der Trikuspidalklappe, die sehr selten durch eine organische Klappenerkrankung per se hervorgerufen wird. Meist handelt es sich um eine relative Trikuspidalinsuffizienz durch Veränderung der Geometrie und Funktion des rechten Ventrikels sowie der Papillarmuskeln.

Ätiologie und Pathogenese

Die **rheumatische Trikuspidalinsuffizienz** wird bei etwa 10–15% der Patienten mit rheumatischer Herzerkrankung beobachtet. Jede **pulmonale Hypertonie** (primär, rezidivierende Lungenembolien, chronische Emphysembronchitis) kann zur Rechtsherzinsuffizienz mit relativer Trikuspidalinsuffizienz führen.
Seltene Ursachen: Rechtsherzinfarkt, bakterielle Endokarditis (Fixer), Tumoren im Bereich des rechten Herzens, Ebstein-Anomalie, Trikuspidalklappenprolaps, rechtsventrikuläre Endomyokardfibrose, Löffler-Endokarditis, ein in den rechten Ventri-

kel oder rechten Vorhof perforiertes Sinus-Valsalva-Aneurysma, Behinderung der Trikuspidalklappe durch ein Schrittmacherkabel oder Shuntventile, traumatische Klappenschädigungen.

S Symptome

Beschwerden: Progrediente Ausbildung von peripheren Ödemen, Aszites, zunehmendes Schwächegefühl und kardiale Kachexie. Infolge des niedrigen Herzminutenvolumens zeigt sich eine periphere Zyanose.

Befunde: Halsvenenstauung, systolisch pulsierende Hepatomegalie mit Aszites und peripheren Ödemen. Gelegentlich Sklerenikterus infolge der chronischen Leberstauung.

D Diagnostik

Auskultation: holosystolisches Geräusch mit Punctum maximum am linken Sternalrand. Deutliche Verstärkung bei Inspiration.

EKG: fast immer Vorhofflimmern mit Zeichen der Rechtsherzhypertrophie.

Echokardiographie: Entsprechend der heterogenen Ätiologie der Trikuspidalinsuffizienz sieht man unterschiedliche Echomuster (Verdickung und Fibrose, Prolaps, Vegetationen, Raumforderungen im Bereich des rechten Herzens etc.). Farb-Doppler-echokardiographisch läßt sich die Trikuspidalinsuffizienz erfassen. Retrograder systolischer Fluß in der Vena cava nachweisbar.

Röntgenbefund: Die Herzkonfiguration entspricht der zugrundeliegenden Herzerkrankung. Der rechte Vorhof ist stets dilatiert und überschreitet den Wirbelsäulenschatten weit nach rechts.

T Therapie

Die konservative Therapie entspricht den Richtlinien der Herzinsuffizienz (siehe Kap. 21.2).

Chirurgische Therapie: Bei Patienten mit langjähriger Mitralstenose und schwerer Trikuspidalinsuffizienz ist neben der operativen Versorgung der Mitralklappe eine Trikuspidalklappenraffung indiziert, falls die Klappe nicht erheblich fibrotisch verändert ist.

21.7.10 Mehrklappenfehler

Multivalvuläre Herzklappenfehler kommen relativ häufig bei rheumatischer Herzerkrankung vor. Das klinische Bild wird bestimmt von dem relativen Schweregrad der einzelnen Klappenveränderungen. Im allgemeinen werden die hämodynamischen Veränderungen überwiegend von der proximal (stromaufwärts) gelegenen Klappenläsion bestimmt. Das heißt, bei einem kombinierten Mitral-Aorten-Vitium stehen die klinischen und hämodynamischen Symptome des Mitralklappenfehlers zunächst im Vordergrund. Liegt die Kombination eines Mitral- mit einem Trikuspidalklappenfehler vor, kommt zunächst der Trikuspidalklappenerkrankung die größere Bedeutung zu.

21.8 Angeborene Herzfehler im Erwachsenenalter

P. SCHANZENBÄCHER, K. KOCHSIEK

Etwa 0,8% der Neugeborenen leiden an einem angeborenen Herzfehler (Vitium). Die Diagnose wird meist im Säuglings- oder frühen Kindesalter gestellt, und die Patienten werden, falls notwendig, einer operativen Korrektur zugeführt. Das folgende Kapitel konzentriert sich auf die angeborenen Herzerkrankungen, die im Erwachsenenalter diagnostiziert werden (siehe Tab. 21.8-1). Bei nur wenigen Patienten wird der angeborene Herzfehler erst im Erwachsenenalter diagnostiziert, entweder wegen eines diskreten oder fehlgedeuteten Herzgeräusches oder wegen geringer klinischer Symptome. Seltener ist eine mangelhafte medizinische Betreuung im Säuglings- und Kindesalter die Ursache.

21.8.1 Kongenitale Vitien ohne Shunt

21.8.1.1 Pulmonalstenose

Definition

Es handelt sich um eine Einengung der rechtsventrikulären Ausflußbahn. Diese kann entweder auf Klappenebene (valvulär), unterhalb der Pulmonalklappe (infundibulär) oder peripher liegen. Infundibuläre und periphere Stenosen sind in der Regel mit zusätzlichen Herzmißbildungen kombiniert. Die valvuläre Pulmonalstenose ist die am häufigsten im Erwachsenenalter anzutreffende Form.

Ätiologie und Pathogenese

Obwohl die genaue Ätiologie der valvulären Pulmonalstenose unbekannt ist, spielen genetische Faktoren sicherlich eine Rolle (familiäre Häufung).

Hämodynamik: Bei einem Druckgradienten von über 50 mmHg (Maximal-Gradienten) an der Pulmonalklappe spricht man von einer leichten bis mittelgradigen Stenose. Druckgradienten unter 50 mmHg haben keine klinische Bedeutung. Bei der schweren Pulmonalstenose können Druckgradienten von über 100 mmHg auftreten, was zu einer

Tab. 21.8-1 Häufigkeit angeborener Herzfehler im Erwachsenenalter

▶ Vorhofseptumdefekt	ca. 50%
▶ Ventrikelseptumdefekt	ca. 25%
▶ Pulmonalstenose	ca. 15%
▶ persistierender Ductus arteriosus	6%
▶ Aortenisthmusstenose	3%
▶ Fallot-Tetralogie	1%

konzentrischen Hypertrophie des rechten Ventrikels führt.

S Symptome

Beschwerden: Auch bei hochgradiger Pulmonalstenose geben die meisten Patienten keine Beschwerden an. Gelegentlich werden leichte Ermüdbarkeit und Dyspnoe beklagt.

Befunde: Ein Herzbuckel kann vorliegen. Durch die rechtsventrikuläre Hypertrophie können hebende Pulsationen am linken Sternalrand sowie im Epigastrium hervorgerufen werden. Die Jugularvenen zeigen verstärkte Pulsationen, die auf eine verstärkte Kontraktion des rechten Vorhofs zurückzuführen sind. Man tastet ein Schwirren links parasternal. Auskultatorisch hört man ein lautes spindelförmiges systolisches Geräusch mit Punctum maximum im 2. ICR links parasternal. Der 1. Herzton kann gespalten sein. Bei leichtgradiger Pulmonalstenose hört man häufig einen Ejektionsklick (Dehnungston der Arteria pulmonalis – siehe Abb. 21.8-1).

D Diagnostik

EKG: Zeichen der Rechtsherzhypertrophie (siehe Abb. 21.8-2). **Röntgen-Befund:** prominentes Pulmonalsegment als Ausdruck der poststenotischen Dilatation der Arteria pulmonalis. Elongation der rechtsventrikulären Ausflußbahn mit Einengung des Retrosternalraumes im seitlichen Thoraxbild. Bei hochgradiger Pulmonalstenose zeigt sich eine verringerte Lungengefäßzeichnung infolge der verminderten Durchblutung (siehe Abb. 21.8-3).

Echokardiographie: Das verläßlichste Zeichen ist eine systolische Domstellung der stenosierten Klappe im zweidimensionalen Echokardiogramm.

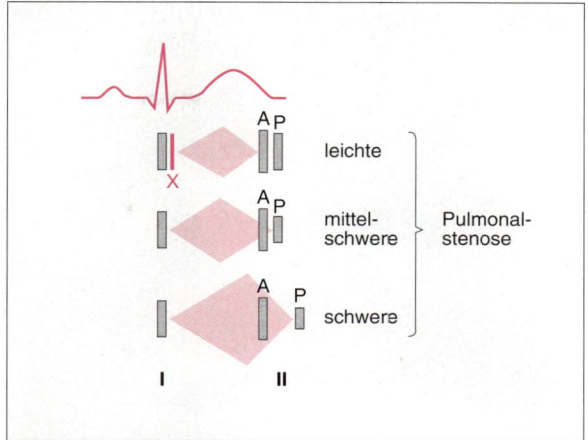

Abb. 21.8-1 Schematische Darstellung des Auskultationsbefundes bei Pulmonalstenose. Mit zunehmendem Schweregrad kommt es zu einer Verlängerung des systolischen Geräusches, die Spaltung des 2. Herztons nimmt zu. Das Geräusch kann die Aortenklappenschlußkomponente des 2. Herztons überdecken. Es endet allerdings stets vor dem Pulmonalklappenschluß. Dieser wird mit zunehmendem Schweregrad leiser. Ein Ejektionston (Dehnungston der Arteria pulmonalis), der dem 1. Herzton folgt, ist nur bei leichter Pulmonalstenose zu hören. Bei schwerer Pulmonalstenose fällt er mit dem 1. Herzton zusammen.
X = Ejektionston, I = 1. Herzton, II = 2. Herzton, A = Aortenklappenschlußkomponente, P = Pulmonalschlußkomponente.

Doppler-echokardiographisch lassen sich turbulente Strömungen in der Pulmonalarterie infolge der Klappenobstruktion nachweisen. Durch Messung der maximalen Flußgeschwindigkeit in der Pulmonalarterie läßt sich der Druckgradient nichtinvasiv

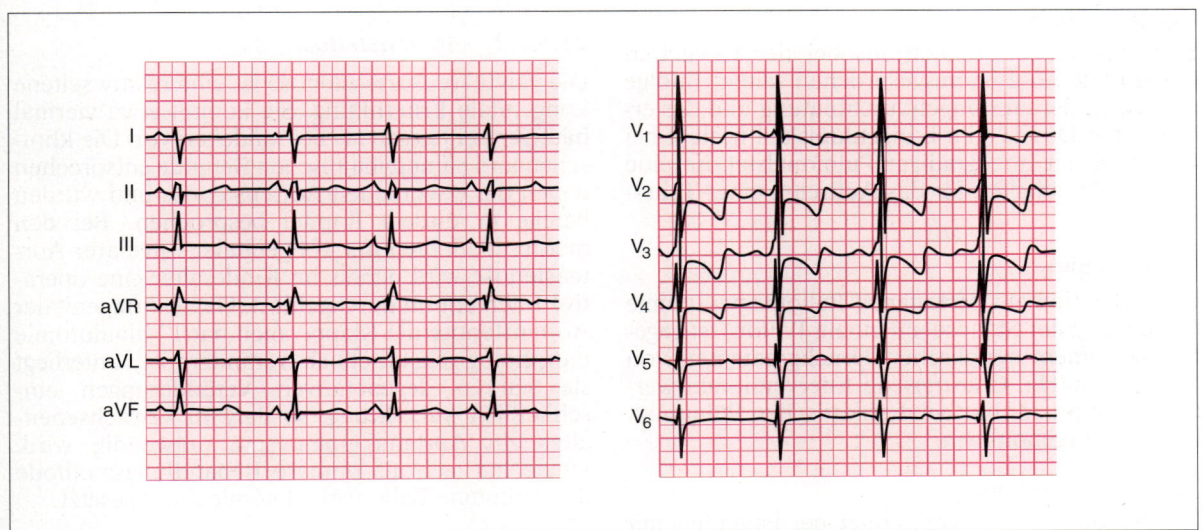

Abb. 21.8-2 EKG bei valvulärer Pulmonalstenose. In den Extremitätenableitungen erkennt man eine Überhöhung der P-Welle im Sinne eines P pulmonale. Rechtslagetyp, schlanker QRS-Komplex. In den präkordialen Ableitungen deutlich positiver rechtsventrikulärer Sokolow-Index mit deszendierendem ST-Streckenverlauf und präterminal negativen T-Wellen in den Ableitungen V1 bis V4 einschließlich.

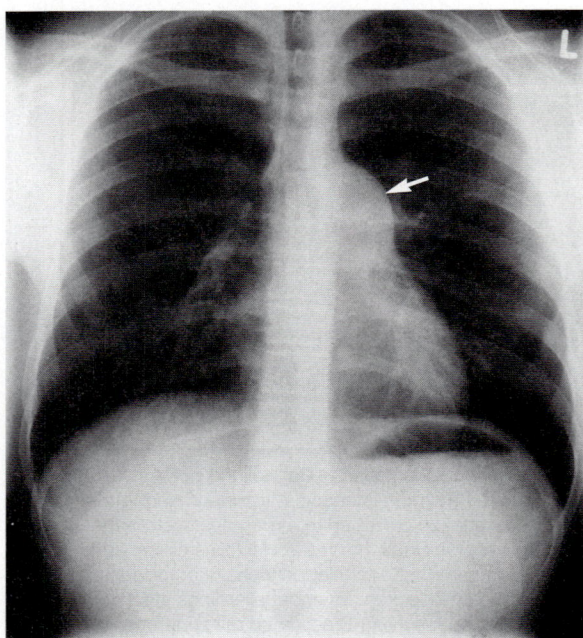

Abb. 21.8-3   Röntgenaufnahme des Thorax bei Pulmonalstenose. Prominentes Pulmonalsegment (Pfeil), helle Lungenfelder.

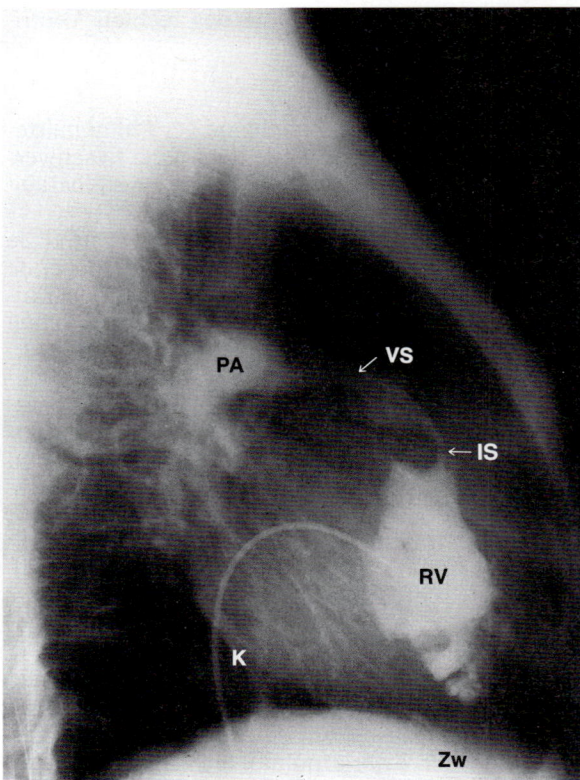

Abb. 21.8-4   Rechtsventrikuläres Angiogramm bei valvulärer
und infundibulärer Pulmonalstenose. IS = infundibuläre
Stenose, VS = valvuläre Stenose, PA = Pulmonalarterie,
RV = rechter Ventrikel, K = Katheter, Zw = Zwerchfell.

abschätzen. **Herzkatheterdiagnostik:** Beim Kathe-
terrückzug unter kontinuierlicher Druckschreibung
aus der Pulmonalarterie in den rechten Ventrikel
läßt sich die valvuläre und subvalvuläre Pulmonalstenose in ihren einzelnen Komponenten erfassen.
Die rechtsventrikuläre Angiographie zeigt zudem
die subvalvuläre Stenosekomponente (siehe Abb.
21.8-4).

Komplikationen

Eine bakterielle Endokarditis bei der valvulären
Pulmonalstenose ist ausgesprochen selten. Infolge
der verminderten Lungendurchblutung und des erniedrigten Druckes im Lungenkreislauf besteht bei
Patienten mit hochgradiger Pulmonalstenose eine
erhöhte Anfälligkeit für das Auftreten einer Tuberkulose.

▼ Therapie

Die Indikation zur perkutanen Ballonvalvulotomie
(Sprengung der Stenose mit einem Ballon) ist gegeben bei einem systolischen Druckgradienten von
über 50 mmHg. Chirurgische Interventionen werden heute primär nur bei dysplastischen Pulmonal-
klappen vorgenommen.

Verlauf und Prognose

Die Prognose ist ausgezeichnet bei Patienten mit
einem Druckgradienten unter 50 mmHg. Wenn
der Druckgradient im Alter von 12 Jahren unter
50 mmHg lag, so ist mit keiner Zunahme im Erwachsenenalter zu rechnen. Liegt der Druckgra-

dient höher, ist die Indikation zur interventionellen
Korrektur gegeben.

21.8.1.2   Aortenstenose

Die valvuläre Aortenstenose ist eine relativ seltene
kongenitale Erkrankung. Sie kommt etwa viermal
häufiger bei Jungen als bei Mädchen vor. Die klinischen und hämodynamischen Befunde entsprechen
denen der erworbenen Aortenstenose und wurden
bereits in diesem Kapitel besprochen. Bei den
meisten Patienten mit kongenitaler valvulärer Aortenstenose wird bereits im Kindesalter eine operative Intervention durchgeführt. Da bei kongenitaler
Aortenstenose die Klappe auch nach Valvulotomie
morphologisch erheblich verändert ist, unterliegt
sie starken degenerativen Veränderungen einschließlich Verkalkung, so daß im Erwachsenenalter ein Aortenklappenersatz notwendig wird.
Heute hat sich als primäre Behandlungsmethode
die perkutane Ballonvalvulotomie durchgesetzt.

21.8.1.3   Membranöse Subaortenstenose

Bei der membranösen Subaortenstenose findet sich
etwa 1–2 cm unter der Aortenklappe ein mem-

branöses Diaphragma oder ein fibröser Ring, der den gesamten linksventrikulären Ausflußtrakt umschließt. Die hierdurch verursachten Druckgradienten sind wesentlich geringer als bei der valvulären Aortenstenose. Bei signifikanten Druckgradienten besteht die Therapie in der chirurgischen Exzision des subvalvulären Ringes. Auch mittels Ballondilatation lassen sich günstige hämodynamische Ergebnisse erzielen. Es besteht ein erhöhtes Endokarditisrisiko.

21.8.1.4 Aortenisthmusstenose

Definition

Es handelt sich um eine distal des Abgangs der linken Arteria subclavia bestehende Einengung des Aortenlumens nahe der Insertionsstelle des Ligamentum arteriosum.

Epidemiologie

Die Aortenisthmusstenose kommt bei etwa 7% der Patienten mit angeborener Herzerkrankung im Säuglingsalter vor. Die Aortenisthmusstenose geht häufig mit anderen kongenitalen Veränderungen einher: Aortenstenose, offener Ductus arteriosus Botalli, Ventrikelseptumdefekt, Mitralinsuffizienz, bikuspide Aortenklappe mit Aorteninsuffizienz.

Ätiologie und Pathogenese

Bei der sogenannten **infantilen Form** liegt die Einengung proximal des offenen Ductus arteriosus Botalli. Eine pulmonale Hypertonie und eine Herzinsuffizienz stehen schon im frühen Säuglingsalter im Vordergrund. Klinisch auffällig ist eine Zyanose der unteren Körperhälfte, da diese über untersättigtes Blut aus der Pulmonalarterie versorgt wird.
Bei der sogenannten **Erwachsenenform** liegt die Einengung unmittelbar distal des Abganges der linken Arteria subclavia (siehe Abb. 21.8-5). Durch Versorgung der unteren Extremität über Kollateralen aus den Interkostalgefäßen und vor allem der Arteria mammaria interna liegt hier keine Zyanose der unteren Körperhälfte vor.

S Symptome

Beschwerden: Die Mehrzahl der Patienten ist beschwerdefrei. Aufgrund der Hypertonie der oberen Körperhälfte können Kopfschmerzen und Epistaxis auftreten. Bei hochgradiger Einengung klagen die Patienten über kalte Extremitäten bis hin zur Claudicatio intermittens.
Befunde: Bei der körperlichen Untersuchung fällt auf, daß der Femoralispuls beidseits nicht oder erheblich abgeschwächt tastbar ist. Es findet sich eine deutliche Blutdruckdifferenz zwischen oberer und unterer Extremität. Die vergrößerten Kollateralgefäße im Interkostalraum können manchmal palpabel sein.
Auskultatorisch hört man ein meso- bis spätsystolisches Geräusch sowohl über der aortalen Ausfluß-

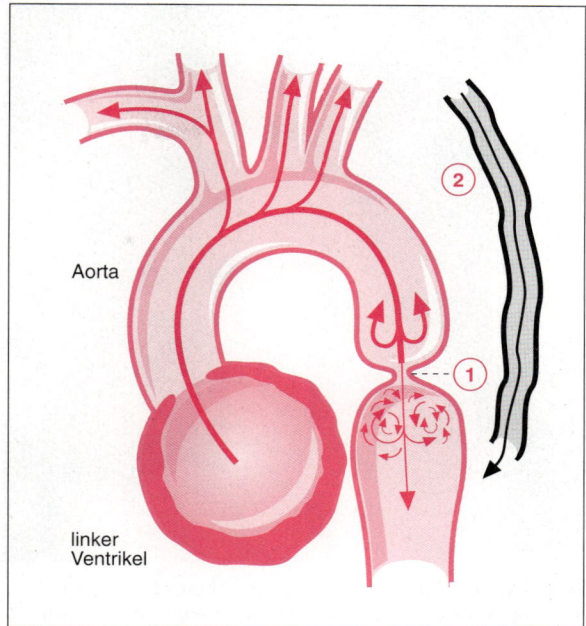

Abb. 21.8-5   Schematische Darstellung der anatomischen Verhältnisse bei der Aortenisthmusstenose. Durch die Aortenverengung im Isthmusbereich (1) kommt es zur Blutdrucksteigerung in der oberen und zur Blutdrucksenkung in der unteren Körperhälfte. Die Puls- und Blutdruckdifferenz zwischen oberen und unteren Extremitäten ist pathognomisch für das Vorliegen einer Aortenisthmusstenose. Je nach Schweregrad erfolgt die Durchblutung der unteren Körperhälfte über einen mehr oder weniger ausgedehnten Kollateralkreislauf (2), der z. T. der Palpation zugänglich ist. Die Hypertonie der oberen Körperhälfte führt zur Druckbelastung des linken Ventrikels.

bahn als auch im Rücken. Ein gelegentlich hörbares kontinuierliches Geräusch über der lateralen Thoraxwand ist Folge des vermehrten Blutstroms durch die dilatierten und gewunden verlaufenden Interkostalgefäße.

D Diagnostik

Im **EKG** sieht man einen Linkslagetyp und Linksherzhypertrophiezeichen. Die **Röntgenaufnahme** des Thorax (siehe Abb. 21.8-6) zeigt einen betonten Aortenknopf. Die linke Arteria subclavia kann dilatiert sein und am oberen Mediastinalrand bildgebend werden. Rippenusuren entstehen durch Erosion der dilatierten Kollateralgefäße und werden mit zunehmendem Alter deutlich sichtbar. In der **Kernspintomographie** (MR) läßt sich im Sagittalschnitt die Aortenisthmusstenose gut darstellen.
Die **Herzkatheterdiagnostik** ermöglicht die Messung des Druckgradienten proximal und distal der Stenose. Die Aortographie klärt die topographischen Verhältnisse. Gleichzeitig können zusätzliche Mißbildungen ausgeschlossen werden.

T Therapie

Die Operation ist die Methode der Wahl. Das günstige Operationsalter liegt unter 20 Jahren. In etwa

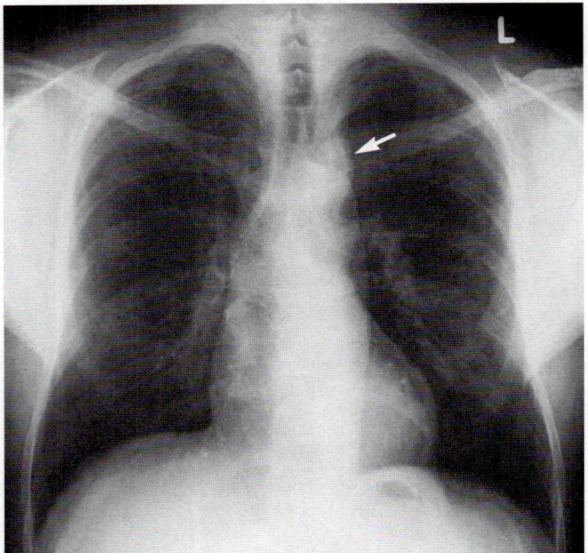

Abb. 21.8-6 Röntgenaufnahme des Thorax bei Aortenisthmusstenose. Dilatation der linken Arteria subclavia (→). Die Rippenusuren sind nur angedeutet sichtbar (Prof. Dr. K. Lackner, Institut für Röntgendiagnostik der Universität Würzburg).

60% der Fälle normalisiert sich der Blutdruck postoperativ. Bei älteren Patienten kann jedoch die Hypertonie bestehenbleiben.

Die perkutane Ballonvalvulotomie führt zu keinen günstigen Langzeitergebnissen, obwohl sich akut der Druckgradient deutlich senken läßt. Etwa 30% der so behandelten Patienten entwickeln nach einem Jahr ein Aneurysma an der Dilatationsstelle. Patienten mit trotz erfolgreicher operativer Korrektur weiterbestehender arterieller Hypertonie müssen antihypertensiv behandelt werden. Eine Endokarditisprophylaxe bei potentiellen Bakteriämien ist bei allen diesen Patienten angezeigt.

Verlauf und Prognose

Die mittlere Lebenserwartung der unbehandelten Aortenisthmusstenose liegt bei 30–40 Jahren. Der Verlauf ist jedoch variabel. Todesursachen im Erwachsenenalter sind meistens die Folgen der arteriellen Hypertonie (Herzinsuffizienz, Aortendissektion, intrakranielle Blutung).

21.8.2 Kongenitale Vitien mit Links-rechts-Shunt

21.8.2.1 Vorhofseptumdefekt (ASD)

Definition

Beim Vorhofseptumdefekt besteht eine angeborene offene Verbindung zwischen dem linken und dem rechten Vorhof. In Abhängigkeit von der Größe des Defektes kommt es zu einer Volumenbelastung des rechten Herzens.

Kasuistik

Ein 18jähriger, bisher gesunder und kräftig gebauter, sportlich aktiver Mann fällt bei der Musterungsuntersuchung durch ein systolisches Geräusch auf. Durch den konsiliarisch tätigen Internisten erfolgt die Vorstellung in einer kardiologischen Spezialabteilung. Der 18jährige Schlosser war bisher körperlich voll belastbar, hat am Schulsport ohne Probleme teilgenommen und spielt aktiv Fußball. **Auskultatorisch** hört man ein systolisches Geräusch mit Punctum maximum im 2. Interkostalraum links parasternal sowie eine atemunabhängige Spaltung des 2. Herztons. Im **EKG** finden sich ein normofrequenter Sinusrhythmus sowie ein inkompletter Rechtsschenkelblock. Die **Röntgenaufnahme** des Thorax zeigt ein prominentes Pulmonalsegment. **Echokardiographisch** erkennt man einen erweiterten rechten Vorhof und rechten Ventrikel. Nach **intravenöser Kontrastmittelinjektion** kommt es zum Kontrastmittelübertritt auf Vorhofebene. Bei der **Rechtsherzkatheteruntersuchung** läßt sich ein Vorhofseptumdefekt sondieren. Aufgrund des Sauerstoffsättigungssprungs auf Vorhofebene errechnet sich ein Links-rechts-Shunt von 65%. Der operative Verschluß wird empfohlen.

Epidemiologie

Der Vorhofseptumdefekt ist die häufigste Form der im Erwachsenenalter diagnostizierten angeborenen Herzerkrankungen. Patienten mit nicht operiertem ASD können durchaus das 60. Lebensjahr erreichen. Frauen sind etwas häufiger von der Erkrankung betroffen als Männer (Verhältnis 3:2). Ein familiär gehäuftes Vorkommen ist beschrieben.

Ätiologie und Pathogenese

Man unterscheidet drei Formen des Vorhofseptumdefektes (siehe Abb. 21.8-7):

► Der **Sinus-venosus-Defekt** liegt zwischen Fossa ovalis und der Einmündung der Vena cava superior. Er ist gewöhnlich mit einer Fehlmündung der rechten oberen Lungenvene in den rechten Vorhof verbunden.

► Liegt der Defekt im Bereich der Fossa ovalis, so spricht man vom **Ostium-secundum-Defekt**

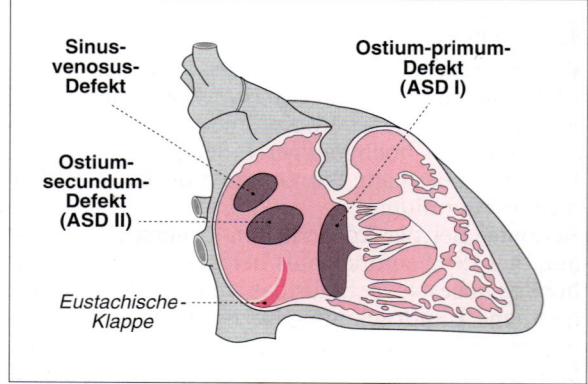

Abb. 21.8-7 Schematische Darstellung der verschiedenen Formen des Vorhofseptumdefektes und ihrer Lokalisation im interatrialen Septum.

(ASD II). Er ist mit ca. 70% die häufigste Form im Erwachsenenalter.

▶ Der **Ostium-primum-Defekt** (ASD I, unvollständiger Endokardkissendefekt) betrifft den mittleren und unteren Anteil des Vorhofseptums und ist häufig mit einer Spaltbildung des septalen Mitral- und/oder Trikuspidalsegels kombiniert, wodurch zusätzlich eine Insuffizienz dieser Klappen vorliegt. Männer sind häufiger betroffen als Frauen.

Die sehr seltene Kombination eines Vorhofseptumdefekts mit angeborener oder erworbener Mitralstenose nennt man „**Lutembacher-Syndrom**". Bei etwa 30% der Patienten mit ASD liegt ein Mitralklappenprolaps vor.

Hämodynamik: Die Vorhofseptumdefekte sind meistens 2–4 cm groß und erlauben einen freien Blutaustausch zwischen den Vorhöfen. Die Shuntrichtung wird hauptsächlich von der Dehnbarkeit der Ventrikel bestimmt. Da die Wand des rechten Ventrikels dünner ist als die des linken, ist sie stärker dehnbar, und bei nahezu gleichen Füllungsdrücken fließt deshalb mehr Blut in den rechten Ventrikel.

Die Volumenbelastung der Lungenstrombahn führt zu reaktiven Veränderungen an den Lungengefäßen. Mit einer Zunahme des Lungengefäßwiderstandes kommt es zur Ausbildung einer pulmonalen Hypertonie. Die entstehende Rechtsherzhypertrophie mit Abnahme der Dehnbarkeit des rechten Ventrikels hat eine Shuntumkehr, Vorhofflimmern und eine Trikuspidalinsuffizienz zur Folge. Die Patienten entwickeln eine zentrale Zyanose und sind durch paradoxe Embolien gefährdet. (Zentrale Zyanose: Im Gegensatz zur peripheren Zyanose [= vermehrte periphere Sauerstoffausschöpfung infolge eines erniedrigten Herzminutenvolumens] tritt sie durch venöse Beimischung aufgrund von Shuntumkehr auf Vorhofebene auf. Paradoxe Embolie: Der Embolus entsteht durch einen Thrombus in der Bein- oder Beckenvenenetage, der durch den Vorhofseptumdefekt in die arterielle Strombahn gelangt.)

S **Symptome**

Beschwerden: Die meisten Patienten bleiben asymptomatisch bis zum 20. oder 30. Lebensjahr. Während der Kindheit können vermehrt bronchitische Infekte oder Pneumonien auftreten. Die Patienten fallen meist durch ein Herzgeräusch während einer routinemäßigen Untersuchung auf oder durch die auffällige Herzkonfiguration bei einer routinemäßigen Röntgenaufnahme des Thorax. Gelegentlich klagen die Patienten über Palpitationen.

Auskultation: Durch das vergrößerte Schlagvolumen des rechten Ventrikels wird die Entleerung verzögert, und der pulmonale Anteil des 2. Herztons fällt verspätet ein (atmungsunabhängige fixierte Spaltung des 2. Herztons [siehe Abb. 21.8-8]). Außerdem entsteht an der normal weiten Pulmonalklappe durch Wirbelbildung infolge des ver-

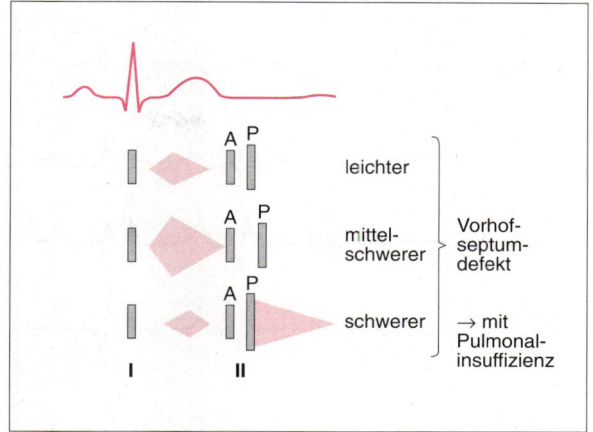

Abb. 21.8-8 Schematische Darstellung des Auskultationsbefundes bei Vorhofseptumdefekt. Systolisches Austreibungsgeräusch über der Pulmonalklappe, das in Abhängigkeit vom erhöhten pulmonalen Blutfluß an Intensität zunimmt. Der 2. Herzton ist weit gespalten. Bei Vorhofseptumdefekt mit pulmonaler Hypertonie nimmt das systolische Geräusch an Intensität ab, und es tritt ein diastolisches Decrescendo-Geräusch als Ausdruck einer Pulmonalinsuffizienz auf (Graham-Steell-Geräusch).
I = 1. Herzton, II = 2. Herzton, A = Aortenklappenschlußkomponente, P = Pulmonalklappenschlußkomponente.

größerten Durchflußvolumens ein meist diskretes systolisches Geräusch. Das Punctum maximum liegt im 2. ICR links parasternal (funktionelle Pulmonalstenose). Im Erwachsenenalter kann der 2. Herzton akzentuiert sein als Ausdruck einer pulmonalen Hypertonie.

D **Diagnostik**

EKG: Bei 80% der Patienten besteht ein inkompletter Rechtsschenkelblock (siehe Abb. 21.8-9). 10% zeigen einen AV-Block 1. Grades mit Verlängerung der PQ-Zeit. Für den Ostium-primum-Defekt ist die Kombination eines inkompletten Rechtsschenkelblocks mit einem überdrehten Linkstyp bei AV-Block 1. Grades typisch (siehe Abb. 21.8-10).

Echokardiographie: Indirekte Zeichen sind ein vergrößerter rechter Ventrikel und eine paradoxe Septumbewegung (während der Diastole bewegt sich das interventrikuläre Septum von der vorderen Thoraxwand weg). Bei der Kontrastechokardiographie (intravenöse Injektion) kann man, da in den meisten Fällen auch eine geringgradige Rechtslinks-Shunt-Komponente vorliegt, einen Übertritt von Kontrastmittel vom rechten in den linken Vorhof sehen. Die Shuntdarstellung mit der **Farb-Doppler-Echokardiographie** setzt besondere Erfahrungen voraus.

Röntgenbefund: Der vergrößerte rechte Ventrikel kann links randbildend werden. Auffällig ist ein betontes Pulmonalsegment, die Hilusgefäße sind erweitert. Bei Durchleuchtung sieht man die durch die großen Schlagvolumina erheblichen Weitenänderungen der Pulmonalarterien als schleudernde

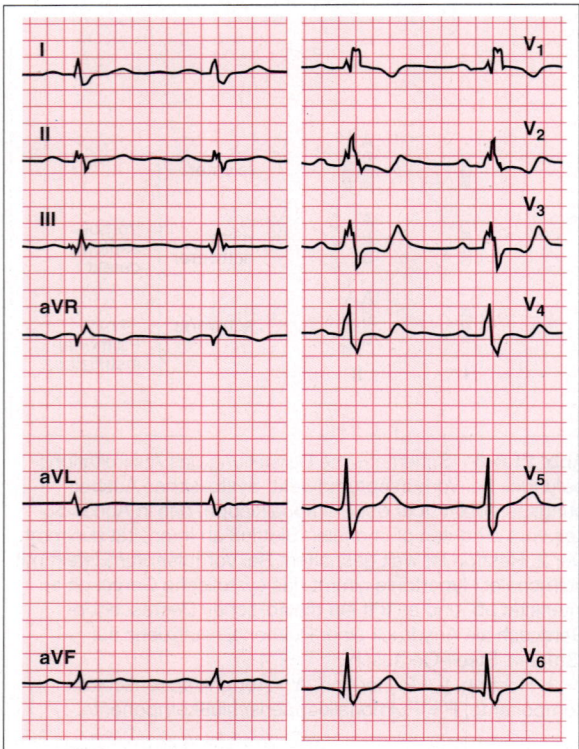

Abb. 21.8-9 EKG bei ASD II. Sinusrhythmus, Sagittallage-typ. Keine Verlängerung der AV-Überleitungszeit. Verspätung des oberen Umschlagspunktes in V1 (rsR-Konfiguration) bei nicht verbreitertem QRS-Komplex (inkompletter Rechts-schenkelblock).

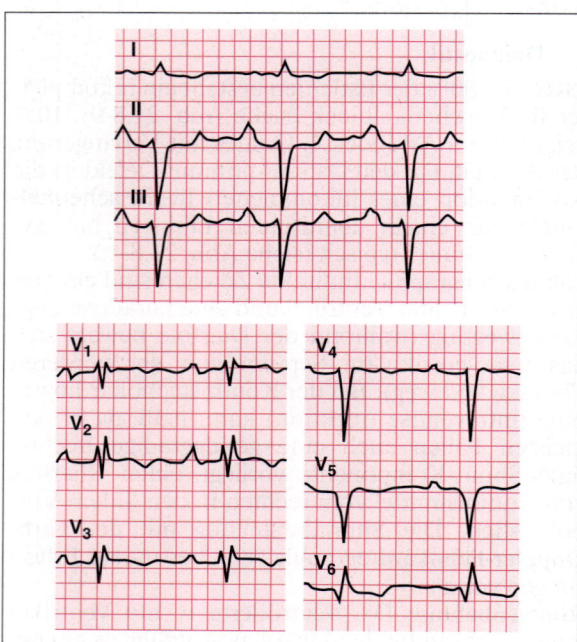

Abb. 21.8-10 EKG bei ASD I. Überhöhte P-Welle, AV-Block 1. Grades mit Verlängerung der PQ-Zeit auf 0,26 sec. Über-drehter Linkslagetyp. Inkompletter Rechtsschenkelblock mit rSr-Konfiguration.

Pulsationen („tanzende Hili"). Die Lungengefäße sind bis weit in die Peripherie hinein erweitert (siehe Abb. 21.8-11).

Auch mit der **Kernspintomographie** (MR) läßt sich ein Vorhofseptumdefekt nachweisen. Die Methode ist besonders dann hilfreich, wenn zusätzlich komplexe Anomalien vorliegen. **Herzkatheterdiagnostik:** Durch sequentielle Bestimmung der Sauerstoffsättigungen in unterschiedlichen Abschnitten des Herzens und der großen Gefäße läßt sich über den Sauerstoffsättigungssprung das Shuntvolumen quantifizieren. Der Defekt kann direkt sondiert werden.

▼ Therapie

Bei einem Links-rechts-Shunt von über 50% ist der operative Verschluß des Defektes mit Hilfe der extrakorporalen Zirkulation indiziert.

Verlauf und Prognose

Bei Patienten mit einem geringen Shuntvolumen besteht keine Beeinträchtigung der körperlichen Leistungsfähigkeit und der Lebenserwartung. Bei operierten Patienten ist eine Endokarditisprophylaxe nur während der ersten sechs Monate postoperativ erforderlich.

21.8.2.2 Ventrikelseptumdefekt (VSD)

Definition

Offene Verbindung zwischen linker und rechter Herzkammer. Die meisten Defekte liegen basisnah im membranösen Teil des interventrikulären Sep-

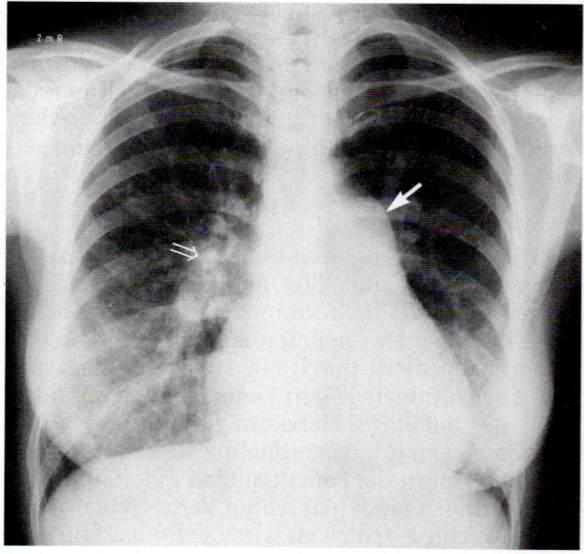

Abb. 21.8-11 Röntgenaufnahme des Thorax bei Vorhofsep-tumdefekt: betontes Pulmonalsegment (Pfeil), schmale Aorta, betonter Hilus (Doppelpfeil) durch pulmonale Hypervolämie infolge vermehrten Lungendurchstroms (Prof. Dr. K. Lackner, Institut für Röntgendiagnostik der Universität Würzburg).

tums unterhalb der Aortenklappe. Als Morbus Roger bezeichnet man einen kleinen VSD im muskulären Anteil.

Epidemiologie

Über 20% der Patienten mit kongenitaler Herzerkrankung, die erst im Erwachsenenalter diagnostiziert wird, haben einen Ventrikelseptumdefekt. Die Verteilung auf Männer und Frauen ist etwa gleich.

Ätiologie und Pathogenese

Die Größe des Defektes zeigt erhebliche Variationen – von 1 mm bis zu 2,5 cm. Ist der Defekt größer als 1 cm^2/m^2 Körperoberfläche, spricht man von einem großen Ventrikelseptumdefekt. Die Defekte können an verschiedenen Orten des interventrikulären Septums auftreten, etwa 80% liegen unterhalb der Crista supraventricularis (siehe Abb. 21.8-12). Die Defekte können auch multipel auftreten.

Hämodynamik: Die Hämodynamik des Ventrikelseptumdefektes wird bestimmt durch dessen Größe und den Lungengefäßwiderstand. Bei großem Ventrikelseptumdefekt kommt es schon im frühen Säuglingsalter infolge der Volumenbelastung des linken Ventrikels zur kardialen Dekompensation.

🅢 Symptome

Beschwerden: Aufgrund des kleinen Shuntvolumens sind die Patienten meist asymptomatisch. Sie fallen lediglich durch ein rauhes systolisches Geräusch bei einer routinemäßigen Untersuchung auf.

Auskultation: lautes holosystolisches spindelförmiges Geräusch mit Punctum maximum im 3. und 4. ICR links parasternal. Gelegentlich ist ein deutliches Schwirren über dem Sternum tastbar.

🅓 Diagnostik

Das **EKG** ist bei kleinem Ventrikelseptumdefekt normal. Bei größerem Defekt können Zeichen der Linksherzhypertrophie vorliegen. Besteht eine pulmonale Hypertonie, so sind Zeichen der Rechtsherzhypertrophie vorhanden.

Echokardiographie: Echokardiographisch ist der Ventrikelseptumdefekt schwer nachweisbar. Bei der Farb-Doppler-Echokardiographie wird der Links-rechts-Shunt beim Ventrikelseptumdefekt besser erkannt als beim Vorhofseptumdefekt, da der Drucksprung zwischen linkem und rechtem Ventrikel wesentlich größer ist und aufgrund dieses Druckgefälles hohe Flußgeschwindigkeiten durch die Shuntöffnung bestehen. **Röntgenbefund:** Bei kleinem Ventrikelseptumdefekt ist der Röntgenbefund unauffällig. Bei großem VSD findet sich eine Vergrößerung des linken Ventrikels und des linken Vorhofs. **Angiographie:** Bei Kontrastmittelinjektion in die linke Herzkammer erkennt man den Kontrastmittelübertritt während der Systole in den rechten Ventrikel (siehe Abb. 21.8-13). Es läßt sich die

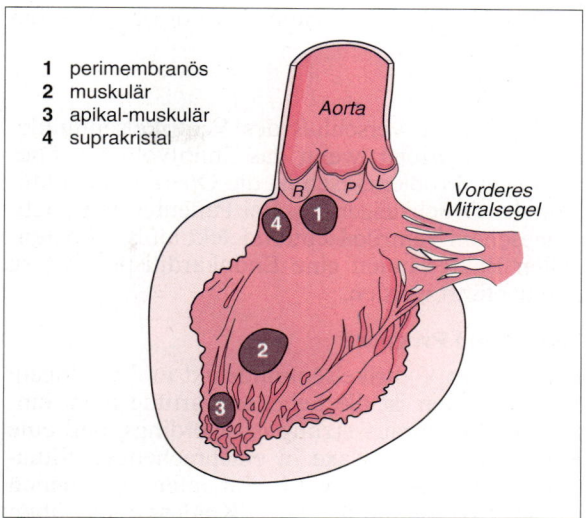

Abb. 21.8-12   Schematische Darstellung der verschiedenen Formen und Lokalisationen des Ventrikelseptumdefekts (vom linken Ventrikel aus betrachtet). Ein multilokuläres Vorkommen ist möglich. R = rechtskoronare Aortenklappentasche, P = posteriore (akoronare) Aortenklappentasche, L = linkskoronare Aortenklappentasche.

1 perimembranös
2 muskulär
3 apikal-muskulär
4 suprakristal

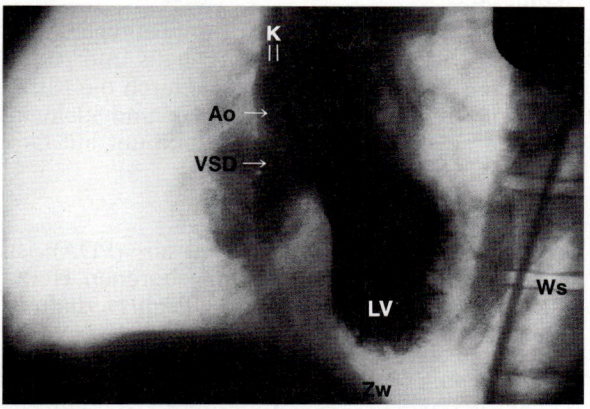

Abb. 21.8-13   Ventrikulographische Darstellung eines hochsitzenden Ventrikelseptumdefekts. Während der Systole kommt es zu einem deutlichen Kontrastmittelübertritt vom linken in den rechten Ventrikel. Seitliche Projektion. K = Katheter, Ao = Aorta, VSD = Ventrikelseptumdefekt, LV = linker Ventrikel, Zw = Zwerchfell, Ws = Wirbelsäule.

Lokalisation und evtl. die Anzahl der Defekte feststellen.

Komplikationen

Eine bakterielle Endokarditis tritt bei Erwachsenen häufiger als bei Kindern auf. Auf die Notwendigkeit einer Prophylaxe muß ständig hingewiesen werden, insbesondere bei Zahnextraktionen und bei Entbindungen. Bei Patienten mit Eisenmenger-Reaktion (siehe Kap. 21.8.3.2) kann es zu zerebralen Abszeßbildungen und Thrombosierungen kommen, letzteres überwiegend über die Polyzythämie. Eine Eisenmenger-Reaktion entwickelt sich nur bei Patienten mit großem VSD.

▼ Therapie

Ein operativer Verschluß des Ventrikelseptumdefekts ist angezeigt, wenn das Shuntvolumen über 50% liegt. Problematisch ist die Operation bei pulmonaler Drucksteigerung. Bei Patienten mit nachgewiesenem Ventrikelseptumdefekt muß bei potentiellen Bakteriämien eine Endokarditisprophylaxe durchgeführt werden.

Verlauf und Prognose

Bei kleinem Ventrikelseptumdefekt und niedrigem Shuntvolumen ist die Lebenserwartung nicht eingeschränkt. Voraussetzung ist allerdings, daß eine Endokarditisprophylaxe in entsprechenden Situationen durchgeführt wird. Patienten, bei denen ein Ventrikelseptumdefekt im Kindes- oder frühen Jugendalter operativ verschlossen wurde, haben ebenfalls eine gute Prognose.

21.8.2.3 Persistierender Ductus arteriosus (PDA)

Definition

Persistenz der im Fetalkreislauf notwendigen Verbindung zwischen Truncus pulmonalis und Aorta über den 2. Lebensmonat hinaus. Durch die Kurzschlußverbindung zwischen großem und kleinem Kreislauf entsteht ein Links-rechts-Shunt auf Gefäßebene.

Epidemiologie

Der persistierende Ductus arteriosus (PDA) ist mit 10% einer der häufigsten angeborenen Herzfehler im Säuglingsalter. Das Geschlechtsverhältnis (Frauen/Männer) liegt bei 3:1.

Hämodynamik

Gewöhnlich liegt der Durchmesser des Ductus unter dem der Aorta. Mit physiologischer postpartaler Abnahme des Lungengefäßwiderstandes entwickelt sich ein Links-rechts-Shunt. Durch die Volumenbelastung kommt es zur Dilatation des linken Vorhofes und des linken Ventrikels, der Aorta ascendens und des Aortenbogens sowie der Pulmonalarterie. Bei kleinem Duktus wird eine pulmonale Hypertonie selten beobachtet.

⑤ Symptome

Beschwerden: Die meisten erwachsenen Patienten mit PDA sind asymptomatisch. Bei einem Links-rechts-Shunt von über 50% des Herzminutenvolumens des rechten Ventrikels kann gelegentlich Belastungsdyspnoe auftreten. Atypische Angina pectoris, Palpitationen, verstärkter Hustenreiz oder Hämoptysen sind selten.
Befunde: In Abhängigkeit von der Shuntgröße haben die Patienten meistens einen erhöhten Blut-

druck mit hoher Blutdruckamplitude (Leck im Windkessel). Suprasternal ist gelegentlich ein Schwirren tastbar. **Auskultatorisch** findet sich ein typisches kontinuierliches systolisch-diastolisches Maschinengeräusch mit Punctum maximum im 2. Interkostalraum links (siehe Abb. 21.8-14). Das Geräusch wird in Richtung Klavikula hin lauter. Liegt eine pulmonale Drucksteigerung vor, kann der 2. Herzton betont sein. Bei ausgeprägter pulmonaler Hypertonie mit Druckangleich im großen und kleinen Kreislauf tritt ein Rechts-links-Shunt mit einer Zyanose der unteren Körperhälfte (dissoziierte Zyanose) auf. Ein Geräusch kann dann eventuell nicht mehr gehört werden (stiller Duktus).

Ⓓ Diagnostik

EKG: bei großem Shuntzeichen der Linksherzhypertrophie. Bei zunehmender pulmonaler Hypertonie Auftreten von Rechtsherzhypertrophiezeichen. Bei kleinem Shunt sind häufig keine EKG-Veränderungen nachweisbar. **Doppler-Echokardiographie:** Der systolisch-diastolische Fluß kann in der Farb-Doppler-Echokardiographie häufig direkt als Shuntverbindung zwischen der Aorta descendens und Pulmonalarterie dargestellt werden. Diese Untersuchung ist bei Kindern erfahrungsgemäß einfach durchzuführen. Bei Erwachsenen mit offenem Duktus und relativ kleinem Shunt kann der direkte Flußnachweis sehr schwierig sein. **Röntgenbefund:** Linksherzvergrößerung mit Erweiterung des linken Vorhofs und Ventrikels. Dilatierter Aortenbogen und dilatiertes Pulmonalsegment. Pulmonale Hyperämie mit „tanzenden Hili".

Komplikationen

Auftreten einer Eisenmenger-Reaktion, bakterielle Endokarditis, Linksherzinsuffizienz; Aneurysma bzw. Divertikelbildung im Bereich des Duktus.

▼ Therapie

Die Therapie besteht in der operativen Korrektur. Im Erwachsenenalter kann die Operation mitunter schwierig sein, da Verkalkungen im Duktusbereich vorliegen und die Gefäßwände sehr brüchig sind. Eine Antibiotikaprophylaxe bei potentiellen Bakte-

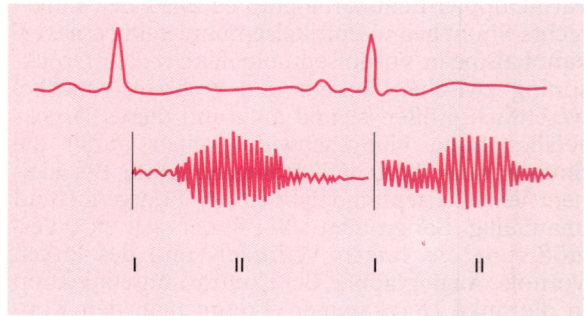

Abb. 21.8-14 Auskultationsbefund bei persistierendem Ductus arteriosus.

riämien ist bei Patienten mit offenem Duktus bis zu dessen Verschluß notwendig.

Verlauf und Prognose

Patienten mit nicht operiertem Duktus sterben im Schnitt zwischen dem 35. und 40. Lebensjahr. Die Prognose hängt weitgehend davon ab, ob und wie lange eine pulmonale Hypertonie vorliegt.

21.8.3   Komplexe zyanotische Vitien

Komplexe angeborene Fehlbildungen mit Rechts-links-Shunt und Zyanose sind im Erwachsenenalter extrem selten. Weniger als 1% der Patienten mit angeborenem Herzfehler, die im Erwachsenenalter gesehen werden, haben ein zyanotisches Vitium. Hierbei überwiegen die Patienten mit Fallot-Tetralogie oder einer Eisenmenger-Reaktion. Extrem selten sind Patienten mit Transposition der großen Gefäße, singulärem Ventrikel sowie Ebstein-Anomalie der Trikuspidalklappe. Gelegentlich beobachtet man auch Patienten mit einer Fehlmündung der Vena cava superior in den linken Vorhof sowie Patienten mit arteriovenösen Lungenfisteln.

21.8.3.1   *Fallot-Tetralogie*

Definition

Bei der Fallot-Tetralogie werden folgende vier Veränderungen beobachtet:
► Großer Ventrikelseptumdefekt, der mindestens die Größe des Aortenostiums erreicht.
► Rechtsventrikuläre Ausflußbahnobstruktion mit einer infundibulären und valvulären Stenosekomponente. 25% der Patienten haben eine rein infundibuläre und 15% eine rein valvuläre Pulmonalstenose. Bei 60% der Patienten liegt eine gemischte Form vor.
► Eine Dextropositio der Aorta, wobei die Aorta über dem Ventrikelseptum entspringt (reitende Aorta).
► Rechtsherzhypertrophie.
Liegt zusätzlich ein Vorhofseptumdefekt vor, so spricht man von der Fallot-Pentalogie. Für die Kombination eines Vorhofseptumdefektes mit einer Pulmonalstenose wird auch der Terminus Fallot-Trilogie verwendet.

Epidemiologie

Etwa 11% der Kinder, die jährlich mit einem angeborenen Herzfehler zur Welt kommen, haben eine Fallot-Tetralogie ohne begleitende zusätzliche Anomalien. Etwa 80% dieser Patienten erreichen nach operativer Intervention das Erwachsenenalter.

Ⓢ Symptome

Im Vordergrund steht die **Zyanose** durch arterielle Sauerstoffuntersättigung infolge des Rechts-links-Shunts. Ein Rechts-links-Shunt wird klinisch sichtbar, wenn mehr als 5 g/dl (3 mmol/l) reduziertes Hämoglobin im arteriellen Blut vorliegen (zentrale Zyanose). Synkopen sind häufig infolge akuter zerebraler hypoxischer Zustände. Als Folge der Zyanose kommt es zur reaktiven Polyglobulie mit vermehrter konjunktivaler Gefäßfüllung sowie Trommelschlegelfingern und Uhrglasnägeln (siehe Abb. 21.8-15). Kyphoskoliosen finden sich gehäuft. **Befund:** vermehrte Pulsation im Bereich des rechten Ventrikels parasternal und epigastrisch. Über der Herzbasis ist meist ein Schwirren tastbar. **Auskultation:** rauhes systolisches Austreibungsgeräusch im 2. ICR links parasternal infolge der Pulmonalstenose.

Ⓓ Diagnostik

EKG: Zeichen der Rechtsherzhypertrophie. Fast 90% der Patienten haben einen kompletten Rechtsschenkelblock. Bei Sinusrhythmus ist die P-Welle erhöht. Bei Patienten in mittleren Lebensjahren besteht Vorhofflimmern oder Vorhofflattern. **Röntgen-Thorax:** Die für das Kindesalter typische holzschuhförmige Konfiguration sieht man im Erwachsenenalter selten. In der a.p. Aufnahme ist das Herz meist nicht vergrößert. Der Aortenknopf ist in etwa 30% der Fälle rechtsseitig lokalisiert. In der Seitenaufnahme sieht man eine Einengung des Retrokardialraums durch eine Erweiterung des rechten Ventrikels. Die im Säuglings- und Kindesalter typischen hellen Lungenfelder als Ausdruck der verminderten Lungenperfusion sind beim erwachsenen Patienten nicht so deutlich ausgeprägt. Die Lungengefäßzeichnung ist oft normal infolge gut ausgebildeter systemisch-pulmonaler („bronchialer") Kollateralgefäße. Die Ausbildung des Kollateralblutflusses durch die Lunge ist eine Erklärung, warum Patienten mit nicht korrigierter Fallot-Tetralogie das Erwachsenenalter erreichen können.

Die **Kernspintomographie** (MR) hat sich als nichtinvasive diagnostische Methode ausgesprochen wertvoll erwiesen, da sich die anatomischen Verhältnisse sehr gut erfassen lassen. Im bewegten Bild

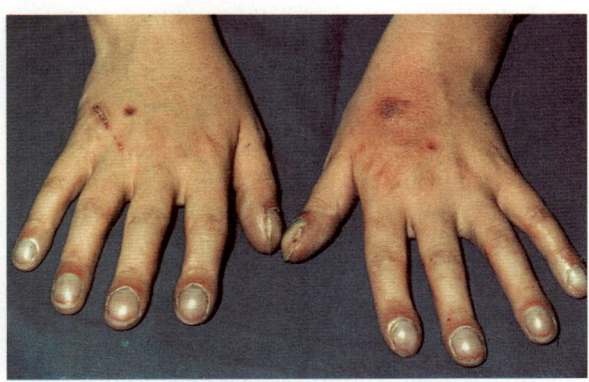

Abb. 21.8-15   Trommelschlegelfinger und Uhrglasnägel bei einem Patienten mit Fallot-Tetralogie.

ist ein Shuntnachweis mit dieser Technik ebenfalls möglich. **Invasive Diagnostik:** Angiographisch gelingt der Nachweis der valvulären bzw. infundibulären Komponente der Pulmonalstenose, der Relation der großen Gefäße zueinander sowie der Lokalisation des Ventrikelseptumsdefekts. Wichtig ist die Koronarangiographie, um Koronararterienanomalien, die vom Chirurgen beachtet werden müssen, festzustellen.

Komplikationen

Paroxysmale hypoxische Synkopen und zerebralorganische Anfälle, apoplektische Insulte und Hirnabszeß; bakterielle Endokarditis, rezidivierende Pneumonien und Herzinsuffizienz.

▼ Therapie

Es wird die Totalkorrekturoperation durchgeführt. Sie besteht im Patchverschluß des Ventrikelseptumdefekts, in der Resektion der infundibulären Pulmonalstenose und Erweiterung des rechtsventrikulären Ausflußtraktes. Die Operation kann mit gleichem Erfolg im Erwachsenen- wie im Kindesalter durchgeführt werden.

Verlauf und Prognose

50% der nicht behandelten Patienten mit Fallot-Tetralogie sterben vor dem 6. Lebensjahr. Mit 20 Jahren sind noch 3–5% der Patienten ohne operative Korrektur am Leben.
Probleme nach operativer Korrektur: verbleibender rechtsventrikulärer Ausflußbahngradient, Entwicklung einer pulmonalen Hypertonie, Insuffizienz der Pulmonalklappe, Verschlechterung der Funktion des rechten Ventrikels, Auftreten von ventrikulären Rhythmusstörungen. Hypoplastischer linker Ventrikel. **Lebenserwartung nach operativer Korrektur:** Etwa 75% der operativ behandelten Patienten erreichen heute das 40. Lebensjahr.

21.8.3.2 Eisenmenger-Reaktion

Unter Eisenmenger-Reaktion versteht man die Umkehr eines primären Links-rechts-Shunts in einen Rechts-links-Shunt. Ursache hierfür ist die durch die Volumenbelastung des Lungenkreislaufes sich entwickelnde pulmonale Hypertonie mit konsekutiver Druckerhöhung in allen Abschnitten des rechten Herzens und der arteriellen Lungenstrombahn. Der Zeitpunkt der Shuntumkehr ist abhängig von den primären und sekundären Gefäßveränderungen im Lungenkreislauf und von der Größe des Shuntvolumens. In Tabelle 21.8-2 sind Erkrankungen zusammengefaßt, die zu einer Eisenmenger-Reaktion führen können.

⑤ Symptome

Die **Belastungsdyspnoe** ist das führende Symptom. Die Zeichen der Rechtsherzinsuffizienz entwickeln sich, wenn eine Trikuspidalinsuffizienz oder Vorhofflimmern auftritt. Pektanginöse Beschwerden,

---

Tab. 21.8-2   Kongenitale Erkrankungen mit Eisenmenger-Reaktion

▶ **Shunt auf Aortenebene**
- persistierender Ductus arteriosus
- aortopulmonales Fenster
- Truncus arteriosus
- Atresie der Pulmonalarterie mit Ventrikelseptumdefekt und Ausbildung großer bronchialer Kollateralgefäße
- nach chirurgischer Palliativoperation: Potts-Anastomose, Waterston-Cooley-Anastomose, Blalock-Taussig-Anastomose

▶ **Shunt auf Ventrikelebene**
- Ventrikelseptumdefekt
- single ventricle
- Transposition der großen Gefäße mit Ventrikelseptumdefekt
- Trikuspidalatresie mit Ventrikelseptumdefekt ohne Pulmonalstenose
- AV-Kanal (Sonderform des Septum-primum-Defektes)

▶ **Shunt auf Vorhofebene**
- Vorhofseptumdefekt: secundum, primum, Sinus venosus
- gemeinsamer Vorhof
- Transposition der großen Gefäße mit Vorhofseptumdefekt

---

wahrscheinlich durch rechtsventrikuläre Hypoxie ausgelöst, sind selten.
Bei der **körperlichen Untersuchung** fällt die zentrale Zyanose auf mit Trommelschlegelfingern und Uhrglasnägeln.
Von den nichtinvasiven Untersuchungen ist die **Kernspintomographie** (MR) die Methode, die die besten Informationen bringt, da die Patienten meist echokardiographisch schwer zu untersuchen sind. Mittels MR lassen sich die intrakardialen anatomischen Verhältnisse in Relation zu den großen Gefäßen gut darstellen.

Komplikationen

Mit zunehmender Polyglobulie nimmt die Viskosität des Blutes zu mit konsekutivem Abfall des Herzminutenvolumens. Die Polyglobulie kann venöse und arterielle **Thrombosen** begünstigen. Eine weitere Komplikation ist die **Rechtsherzinsuffizienz,** falls sich eine Trikuspidalinsuffizienz ausbildet.
Hämoptysen entstehen aufgrund morphologischer Veränderungen der Lungenarteriolen: Die dilatierten kleinen und dünnwandigen Pulmonalarterien rupturieren bei kleinstem Trauma (z. B. Hustenanfall). Ein anderer Grund für Hämoptysen ist ein Lungeninfarkt infolge einer thromboembolischen Komplikation.
Angina pectoris und **Myokardinfarkt** können aus einem Mißverhältnis zwischen rechtsventrikulärem Sauerstoffbedarf und vermindertem Sauerstoffangebot infolge der niedrigen Sauerstoffsättigung auftreten. Bei Patienten mit pektanginösen Beschwerden und Eisenmenger-Reaktion ist Nitroglyzerin gefähr-

lich, da es den systemischen Widerstand senkt und den Rechts-links-Shunt verstärkt.

Plötzliche Todesfälle infolge ventrikulärer Rhythmusstörungen kommen bei etwa 40% der Patienten mit Eisenmenger-Reaktion vor. Eine belastungsinduzierte Synkope ist meist Ausdruck einer zerebralen Minderperfusion.

Weibliche Patienten sind durch Kontrazeptiva gefährdet, da sich das Risiko einer Thrombembolie verstärkt. Die mütterliche Sterblichkeit ist besonders hoch bei schwangeren Frauen mit Eisenmenger-Reaktion. Eine Zunahme der Zyanose während der Schwangerschaft ist Folge eines verstärkten Rechts-links-Shunts infolge einer Abnahme des systemischen peripheren Widerstandes durch die Plazentazirkulation. Die mütterliche Letalität wird mit 60% angegeben. Eine Interruption ist den Patientinnen deshalb anzuraten.

Als Folge der Polyglobulie findet sich häufig eine Harnsäureerhöhung mit Gichtanfällen.

An einen Hirnabszeß sollte gedacht werden, wenn sich bei einem zyanotischen Patienten plötzlich Fieber, Kopfschmerz und Erbrechen einstellen oder wenn fokale neurologische Symptome auftreten.

Eine Halbseitensymptomatik kann als Folge eines Hirnabszesses, einer Embolie im Rahmen einer bakteriellen Endokarditis oder einer Embolie durch Thrombenbildungen auftreten.

> Vasodilatatoren, die heute Bestandteil der Therapie der Herzinsuffizienz sind, sind bei Patienten mit Eisenmenger-Reaktion gefährlich. Sie können durch Erniedrigung des peripheren Widerstandes den Rechts-links-Shunt verstärken und somit eine zerebrale Hypoxie begünstigen.

▼ Therapie

► Endokarditisprophylaxe bei potentiellen Bakteriämien ist angezeigt.

► Bei einem Hämatokrit von über 70% ist ein Aderlaß indiziert. Ein Aderlaß darf nie ohne Volumensubstitution durchgeführt werden.

► Wegen der Neigung zu Hämoptysen wird eine Antikoagulation nicht generell empfohlen, obwohl die Patienten durch thrombembolische Komplikationen gefährdet sind. In der Regel haben die Patienten einen niedrigen Spontan-Quick (Quick-Wert vor der Therapie).

► Vasodilatatoren sind bei Patienten mit Eisenmenger-Reaktion kontraindiziert.

Verlauf und Prognose

Die meisten Patienten mit pulmonaler Hypertonie und Eisenmenger-Syndrom können im Jugend- und frühen Erwachsenenalter ein akzeptales, aktives Leben führen. Viele von ihnen erreichen das 30. oder 40. Lebensjahr. Eine kontinuierliche medizinische Betreuung sollte wegen der vielen Komplikationsmöglichkeiten gewährleistet sein. Eine klei-

ne Zahl von Patienten sind Kandidaten für eine Herz-Lungen-Transplantation.

21.8.3.3   Ebstein-Anomalie der Trikuspidalklappe

Die führende Anomalie ist die Verlagerung einer mißgebildeten Trikuspidalklappe vom rechten Vorhof in den rechten Ventrikel. Hierdurch wird der rechte Vorhof vergrößert, der rechte Ventrikel verkleinert und in seiner Pumpfunktion eingeschränkt. Infolge einer Schlußunfähigkeit der veränderten Klappe entsteht eine Trikuspidalinsuffizienz. Etwa 50% der Patienten haben ein offenes Foramen ovale oder einen Vorhofseptumdefekt, so daß sich aufgrund der Drucksteigerung im rechten Vorhof ein Rechts-links-Shunt ausbildet.

21.8.3.4   Koronararterien-Anomalien

Von Bedeutung im Erwachsenenalter ist ein **atypischer Abgang** der linken Koronararterie aus dem rechten Sinus Valsalvae. Das gleiche gilt für den Abgang einer dominanten rechten Kranzarterie aus dem linkskoronaren Sinus. Diese Anomalien erlangen pathologische Bedeutung, wenn das atypisch verlaufende Koronargefäß zwischen der Aorta und der Arteria pulmonalis verläuft. Diese Patienten sind durch plötzlichen Tod während körperlicher Belastungen gefährdet, da es zu einer Kompression des atypisch verlaufenden Koronargefäßes mit Myokardischämie kommt. Belastungsinduzierte Synkopen im Jugendalter bei sonst unauffälligem Untersuchungsbefund sollten an diese seltene Anomalie denken lassen. Die Diagnose kann nur durch die selektive Koronarangiographie gestellt werden.

Differentialdiagnose

Bei den nicht-zyanotischen Vitien ergibt sich die Differentialdiagnose aus dem Auskultationsbefund. Bei rauhem systolischem Geräusch muß in erster Linie an eine Aortenstenose (valvulär, infundibulär bzw. membranös, supravalvulär), einen Ventrikelseptumdefekt oder eine Pulmonalstenose gedacht werden. Das Punctum maximum des Geräuschbefundes ist hier wegweisend. Beim Vorhofseptumdefekt ist das systolische Geräusch meist leiser. Auffällig ist hier die fixierte Spaltung des 2. Herztons. Beim Primumdefekt mit zusätzlicher Mitralinsuffizienz ist das holosystolische Geräusch in die Axilla fortgeleitet.

Bei den zyanotischen Vitien muß in erster Linie eine periphere Zyanose infolge einer Verminderung des Herzminutenvolumens bei einer Rechtsherzinsuffizienz ausgeschlossen werden. Auch chronisch obstruktive Lungenerkrankungen mit respiratorischer Globalinsuffizienz müssen bedacht werden. Seltene Ursachen für eine Zyanose sind Hämoglobinzyanosen (abgewandelte Hämoglobine) und Polyglobulie mit Mikrozirkulationsstörungen.

21.9 Entzündliche Herzerkrankungen (Endokarditis, Myokarditis und Kardiomyopathien)

B. MAISCH

21.9.1 Infektiöse Endokarditis nativer und prothetischer Klappen

Die infektiöse Endokarditis hat ihre zentralen Veränderungen zwar am Herzen, nimmt aber durch ihre Auswirkungen auf Kreislauf und extrakardiale Organe den Charakter einer **systemischen Erkrankung** an. Nach ätiologischen Gesichtspunkten wird sie als **infektiöse** oder **bakterielle Form** klassifiziert, wobei bakterielle Endokarditiden überwiegen. Sie gehört somit zu den Infektionskrankheiten (siehe auch Kap. 6.1). Das Erregerspektrum hat sich insbesondere in urbanen Einzugsgebieten gewandelt. Dennoch überwiegen in Mitteleuropa noch immer Streptokokken vor Staphylokokken und Enterokokken. Eine zentrale pathogenetische Rolle kommt der nicht-bakteriellen thrombotischen Vegetation zu, die bei der infektiösen Endokarditis bakteriell besiedelt wird. Antibakterielle und autoreaktive Prozesse bilden mit der valvulären Läsion das Korrelat des systemischen Krankheitsbildes der infektiösen Endokarditis. Nach dem Erregernachweis muß sie gezielt antibiotisch behandelt werden; bei nicht stabilisierbarer Herzinsuffizienz, persistierender Infektion oder Prothesenendokarditis sollte sie umgehend operativ angegangen werden.

Definition

Pathologisch-anatomisch finden sich bei der infektiösen Endokarditis fibrinöse Aufbrüche und Vegetationen der Herzklappen, auch des parietalen Endokards, nach mikrobieller Besiedlung durch Bakterien, seltener durch Pilze und Rickettsien. Als Karditis oder Endomyoperikarditis kann sie das ganze Herz betreffen. Für die Myokardbeteiligung sind myokardiale Abszesse, vaskulitische Prozesse (im Rahmen einer immunkomplexbedingten Schädigung der kleinen Herzgefäße) und zytotoxische Antikörper verantwortlich. Die Perikardbeteiligung beruht auf einem Durchbruch von Ringabszessen ins Epi- und Perikard, dem Übertritt von Bakterien aus mykotischen Aneurysmen und möglicherweise auch auf autoreaktiven immunologischen Veränderungen.

Kasuistik 1

Der am 7. 7. 1860 in ärmlichen Verhältnissen in Böhmen geborene, später weltberühmte Komponist Gustav Mahler erkrankte in seiner Jugend am rheumatischen Fieber und litt unter rezidivierenden Tonsillitiden, auch in der Zeit seiner Ausbildung als 1. Kapellmeister in Hamburg, 1891, und als Direktor der Wiener Hofoper, 1897.

Während seiner Tourneen in den USA von 1908 bis 1911 erlitt er eine erste kardiale Dekompensation, die durch den behandelnden Arzt F. Kovacs lediglich auf den Herzklappenfehler zurückgeführt wurde. Die Premiere seiner 8. Sinfonie in München 1910 überstand er trotz eines Schüttelfrosts. Erst 1911 wurde durch E. Libman (Mount Sinai) die Diagnose einer subakuten Streptokokkenendokarditis gestellt, an der er am 18.5.1911, da antibiotisch unbehandelt, nach jahrelangem Verlauf verstarb. Mit dem Komponisten Gustav Mahler verlor die Welt der Musik zu früh einen genialen Komponisten infolge einer klassischen Endocarditis lenta.

Kasuistik 2

Ein 37jähriger Chirurg, der sich bei einem septischen Eingriff an der Fingerkuppe des Zeigefingers mit dem Skalpell verletzte und die Läsion nicht beachtete, war einige Tage später an Fieber bis 40,5 °C und Schüttelfrost erkrankt. Er hatte dennoch seinen Dienst weitergeführt, keine zusätzlichen Untersuchungen unternommen und lediglich eine lokale Behandlung durchgeführt.

Zum Zeitpunkt der Klinikaufnahme bestand eine beginnende Schocksituation mit einer Tachykardie von 148 Schlägen pro Minute, mit einem leisen, tachykardiebedingt kaum auskultierbaren diastolischen Sofortgeräusch und einem Blutdruck von 100/40 mmHg. **Echokardiographisch** imponierte ein Perikarderguß infolge eines Ringabszesses der Aortenklappe. Ausgedehnte weiche Vegetationen fanden sich an der Aortenklappe mittels transösophagealer Echokardiographie. **Farbdoppler-echokardiographisch** zeigte sich eine Aorteninsuffizienz des Schweregrades IV. **Elektrokardiographisch** bestanden eine Tachykardie von 148 Schlägen pro Minute, Endstreckenveränderungen über der Vorderwand und eine AV-Überleitungs-Verzögerung (abszeßbedingt?). Die **Blutkulturen** ergaben später Staph. aureus. Die **antibiotische Behandlung** mit Vancomycin, einem Cephalosporin und einem Aminoglykosid sanierte die Infektion nicht, so daß ein akuter **Aortenklappenersatz** durchgeführt wurde. Auch nach dem ersten operativen Eingriff war der Patient nicht fieberfrei. Es wurde erneut Staph. aureus nachgewiesen und ein zweiter Klappenersatz durchgeführt, der – zusammen mit einer nochmaligen vierwöchigen antibiotischen Kombinationstherapie (Vancomycin, Cefalexin, Tobramycin) – zur endgültigen Sanierung der Aortenklappe führte. Der Patient war an einer klinisch akuten „malignen" Endokarditis (Osler) erkrankt.

Epidemiologie

Die infektiöse Endokarditis ist ein weltweites Problem. In den Industrieländern zeichnete sich zunächst mit Einführung der Antibiotika ein Rückgang ab. In der Dritten Welt mit schlechteren sanitären Verhältnissen scheint sie zuzunehmen.

Auch in Mitteleuropa haben neuere therapeutische Interventionen zu einer Änderung der Epidemiologie geführt. Die Mortalität wurde reduziert. Der Altersgipfel (früher um 40 Jahre) ist gleichmäßiger verteilt und erstreckt sich auch auf das höhere Lebensalter. Früher erkrankten Frauen häufiger als Männer, da Frauen von der rheumatischen Karditis als prädisponierende Vorerkrankung häufiger betroffen waren als Männer. Heute sind Männer im höheren Lebensalter häufiger von Endokarditiden betroffen als Frauen, da sie degenerative Veränderungen an den Klappen in stärkerem Maße aufweisen als Frauen. Die diagnostischen Eingriffe ober- und unterhalb des Zwerchfells oder direkt am Herzen stellen ebenso wie die Herzklappenoperationen eine neue Infektionsquelle dar (siehe Tab. 21.9-1). Trotz antibiotischer und chirurgischer Therapie ist die Endokarditis deshalb auch in Europa nicht seltener geworden.

Ätiologie und Pathogenese

Obgleich die pathologisch-anatomische Läsion und die pathogenetisch wirksamen Mechanismen kein einfaches Spiegelbild der infektiösen Endokarditis sind, machen sie ihren systemischen Charakter und ihre Symptome verständlich.

Von zentraler Bedeutung für Pathogenese und Verlauf ist die nicht-bakterielle thrombotische Vegetation (NBTV), die eine Veränderung des normalen Oberflächenendothels der Herzklappen mit seinen Sehnenfäden darstellt (siehe Abb. 21.9-1). Ihre Ursache ist bis heute nicht vollständig bekannt. Sie begünstigt die Adhäsion von Mikroorganismen (Infektionen der Vegetation). Durch die Adhäsionseigenschaften und Virulenz der Mikroorganismen entstehen so an einer NBTV infizierte Vegetationen. Für die Infektion selbst sind konstitutionelle oder erworbene prädisponierende Faktoren, u.a. auch solche der körpereigenen Abwehr, von Bedeutung (siehe Tab. 21.9-1 bis 21.9-3). Eine Bakteriämie oder eine Fungämie ist die Voraussetzung für eine Infektion der nicht-bakteriellen thrombotischen Vegetation (NBTV). Sowohl diagnostische als auch therapeutische ärztliche Eingriffe tragen zur Bakteriämie (siehe Tab. 21.9-1) bei, ohne daß die Bak-

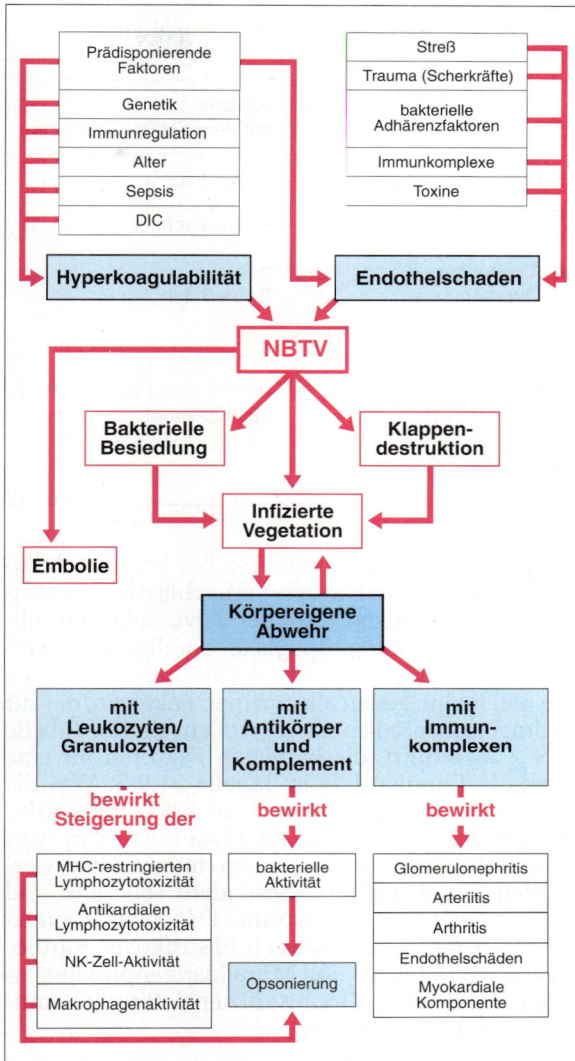

Abb. 21.9-1 Pathogenese der infektiösen Endokarditis. Eine zentrale Rolle kommt der nicht-bakteriellen thrombotischen Vegetation (NBTV) zu, die eine entscheidende Voraussetzung für die Infektion der Vegetation ist.
Mit der Infektion der Vegetation wird die Endokarditis ein „systemisches" Krankheitsbild. Es können Embolien, Abszeßbildung und immunologische Folgereaktionen dominieren. (Modifiziert nach B. Maisch, Internist 30 [1989], 484.)

Tab. 21.9-1 Bakteriämierisiko ärztlicher Eingriffe

Therapeutische Eingriffe

▶ zahnärztliche Eingriffe (Zahnextraktion etc.)	80–90%
▶ HNO-ärztliche Eingriffe (Tonsillektomie etc.)	30–40%
▶ gastrointestinale Eingriffe	2–10%
▶ Eingriffe im Urogenitaltrakt	10–50%
(z.B. Prostataresektionen, Uteruskurettage)	
▶ septischer Abort, Interruptio	85%
▶ Abszeßeröffnungen	variabel
▶ Intubation	16%
▶ Schrittmacherrevisionen	20%
▶ Herzoperationen	10%
▶ Hämodialyse	8%

Diagnostische Eingriffe

▶ Bronchoskopie (starres Instrument)	15%
▶ Gastroskopie	8%
▶ Koloskopie	9%
▶ Leberbiopsie	10%
▶ nasotracheales Absaugen	15–20%
▶ Herzkatheter	< 1%

teriämie stets eine Infektion der Klappe nach sich ziehen müßte. Dies gilt z.B. auch für die passagere Bakteriämie mit vergrünenden Streptokokken, seltener Enterokokken, bei der täglichen Zahnreinigung eines Patienten. Bei einer Zahnextraktion verdoppelt sich das Bakteriämierisiko. Bei Eingriffen unterhalb des Zwerchfells stellen urologische Maßnahmen das größte Risiko dar. Bei gynäkologischen Eingriffen ist die Bakteriämie meist vernachlässigbar gering. Ausnahme: Interruptio mit 85% Bakteriämie, bei der eine Antibiotikaprophylaxe erfolgen muß. Bei der Intubation liegt das Bakteriämierisiko

Tab. 21.9-2 Prädisponierende allgemeinmedizinische Faktoren

	Risikofaktor (im Vergleich zu Gesunden)
▶ Diabetes mellitus	2- bis 3fach
▶ Leberzirrhose ▶ Virushepatitis	} 3- bis 4fach
▶ Alkoholabusus	n. b.
▶ Verbrennungen	2- bis 3fach
▶ immunsuppressive und Kortikosteroidtherapie ▶ AIDS ▶ Dialysepatienten oder Niereninsuffizienz ▶ Bestrahlung ▶ Neoplasma	erhöht, aber Faktor nicht bekannt

Tab. 21.9-3 Kardiale Vorgeschichte als disponierender Faktor für Endokarditis

Kardiale Vorgeschichte	Sammelstatistik (%)
▶ keine vorbestehende Herzerkrankung aber:	40–50
▶ Kalzifikationen des Klappenapparats	20–40
▶ rheumatische Klappenfehler	30–60
▶ kongenitales Vitium	7–20, 30
▶ Herzoperationen	10–20
▶ KHK	selten
▶ HOCM	5–10
▶ Mitralklappenprolapssyndrom:	
– Klick und Systolikum	12,9
– Klick ohne Systolikum	0,1
– auskultatorisch stumm	0
▶ vorausgehende infektiöse Endokarditis	n.b.

bei 16%, bei der Hämodialyse bei 8%. Kardiologische Eingriffe haben ein vernachlässigbar geringes Bakteriämierisiko. Nur bei Valvuloplastien sollte eine Antibiotikaprophylaxe durchgeführt werden.

Die patienteneigenen allgemeinen Faktoren, die zur Endokarditis prädisponieren sollen, sind in Tabelle 21.9-2 aufgeführt, die kardialen Faktoren für eine subakute Endokarditis in Tabelle 21.9-3. Was die kardialen Faktoren betrifft, sind noch immer das rheumatische Fieber und Kalzifikationen von Aorten- und Mitralring bei einem immer älter werdenden Krankengut (insbesondere sehr alte und Dialyse-Patienten) bedeutsam. Daneben kommen Patienten mit hypertrophisch obstruktiver Kardiomyopathie (HOCM) und Mitralklappenprolapssyndrom (MPS und Mitralinsuffizienz) für eine Antibiotikaprophylaxe in Frage.

In bezug auf eine Antibiotikaprophylaxe ist die Möglichkeit einer Penicillinallergie mit einem tödlichen Risiko von 175/1 Mio. behandelter Fälle zu beachten!

Die wichtigste Eintrittspforte für Staphylokokken stellt die Haut dar. Es folgen Entzündungen der Körperorgane, z.B. Pneumonie (Streptococcus pneumoniae, pyogenes oder Haemophilus influenzae), Osteomyelitis mit hämatogener Aussaat (z.B. Staphylococcus aureus), Pyelonephritis (gramnegative Keime), Meningitis oder Shuntinfektionen von Dialysepatienten.

Wichtigster Erreger der Nativklappenendokarditis vom Lentatyp sind vergrünende oder nichthämolysierende Streptokokken (S. viridans, S. mutans, S. mitis, S. sanguis, S. milleri) und weniger virulente S.-aureus-Stämme. Bei der akut verlaufenden Endokarditis ist S. aureus der häufigste Keim. Von Bedeutung sind ebenfalls Enterokokken. Koagulasenegative Staphylokokken der S.-epidermidis-Grup-

pe spielen zunehmend eine Rolle bei der Rechtsherzendokarditis bei parenteraler Ernährung und bei Drogenabhängigen. Die Nativklappenendokarditis durch gramnegative Stäbchen (Enterobacteriaceae, Pseudomonaden, Haemophilus) und Pilze ist selten. Bei der primär kulturnegativen Endokarditis muß auch mit seltenen Erregern gerechnet werden (Q-Fieber, Legionellose etc.). Das Erregerspektrum bei der Prothesenendokarditis ist deutlich zugunsten der Staphylokokken verschoben, hier dominieren sogar die koagulasenegativen Staphylokokken über S. aureus. Streptokokken kommen als Erreger ebenfalls vor, aber deutlich seltener als bei der Nativklappenendokarditis. Häufiger werden hier dagegen auch Enterobacteriaceae, Pseudomonaden und Pilze gefunden.

Der klinische Verlauf wird durch die Interaktion zwischen Patient (Wirt) und Bakterium (pathologisches Agens), durch die Therapie und die Komplikationen der kardialen und extrakardialen Folgen der Endokarditis mitbestimmt (siehe Abb. 21.9-1). Für die Lokalisation von endokarditischen Läsionen an Prädilektionsstellen des Klappenapparates sind hämodynamische und mechanische Bedingungen (höherer Druck) mitverantwortlich. Deshalb werden die ventrikulären Seiten der Taschenklappen der Aorta, die Chordae der Mitralklappen (Jetläsionen) und die atriale Seite der Mitralklappe bevorzugt befallen. Die Vegetation stellt eine lokalisierte Agranulozytose dar. (Die infizierte Vegetation besteht aus Thromben und Bakterien, ist aber kein Abszeß, d.h. weist praktisch keine Granulozyten auf.) Sie ist Ausgangspunkt einer permanenten Bakteriämie, die ihrerseits eine humorale und zelluläre Immunantwort induziert. Diese wird nachweisbar als antibakterielle Antikörper, antikardiale Antikörper und zirkulierende Immunkomplexe.

Das klinische Bild wird damit von zahlreichen Faktoren geprägt:

▶ durch den entzündlichen Prozeß an der Herzklappe,

► durch die Begleitkarditis oder -perikarditis,
► durch die Satelliten- und Jetläsionen (d. h. bakterielle Absiedlungen [Satelliten] im Myokard und durch den Regurgitationseffekt der betroffenen insuffizienten Klappe verursachte Absiedlungen am parietalen Endomyokard und an Sehnenfäden)
► durch die embolischen Komplikationen,
► durch infektiöse Absiedlungen oder mykotische Aneurysmen,
► durch die immunologischen Folgereaktionen.

⑤ Symptome

Die meisten Symptome sind für sich selbst wenig spezifisch, erhalten aber im Gesamtbild der Endokarditis ihr Gewicht.

► Fieber in 90% der Fälle. Es kann bei älteren Patienten mit subakuten Verlaufsformen, bei Dialysepatienten oder bei gleichzeitiger Einnahme von fiebersenkenden Medikamenten oder Antibiotika fehlen.
► Ein Herzgeräusch, das neu auftritt oder sich ändert. Es ist keine obligate Voraussetzung für eine infektiöse Endokarditis. Bei Endokarditiden des rechten Herzens ist in einem Drittel der Fälle der Auskultationsbefund normal (z. B. Trikuspidalklappenendokarditis).
► Die Anämie ist beim chronischen Verlauf besonders häufig.
► Hautbeteiligung wie Petechien, subunguale Blutungen, Osler-Knötchen. Eine Augenbeteiligung kann sich in konjunktivalen Blutungen äußern.
► Eine Milzvergrößerung, vorwiegend bei der Endokarditis vom Lenatyp (ca. 50%), wird durch Palpation und Sonogramm diagnostiziert.
► Embolische Komplikation an Niere, Gehirn und Milz. Insbesondere akute Lähmungen bei jungen Patienten sind nicht selten durch embolisch bedingte neurologische Ausfälle im Rahmen einer Endokarditis erklärbar.
► Hämaturie bzw. Erythrozyturie (Nierenbeteiligung, subakute Glomerulonephritis [Löhlein-Nephritis] oder Immunkomplexnephritis mit Ablagerungen an Basalmembran und Glomerula; siehe Kap. 23.3).
► Muskuloskelettale Beschwerden (pathophysiologisch bedingt durch eine immunkomplexvermittelte Organmanifestation).
► Komplikationen der Herz-Kreislauf-Organe: biventrikuläre Herzinsuffizienz (50% der Fälle, insbesondere bei akuter Aortenklappenendokarditis oder kardialer Dekompensation einer Mitralklappenendokarditis, gehäuft bei kombinierter Mitral- und Aortenklappenendokarditis).

Ⓓ Diagnostik

► **Echokardiographie:** Der Nachweis der Klappenvegetation ist die Domäne der transthorakalen und der transösophagealen Echokardiographie (siehe Abb. 21.9-2). Dabei sind mobile, „weiche" Vegetationen charakteristisch. Eine vegetations-

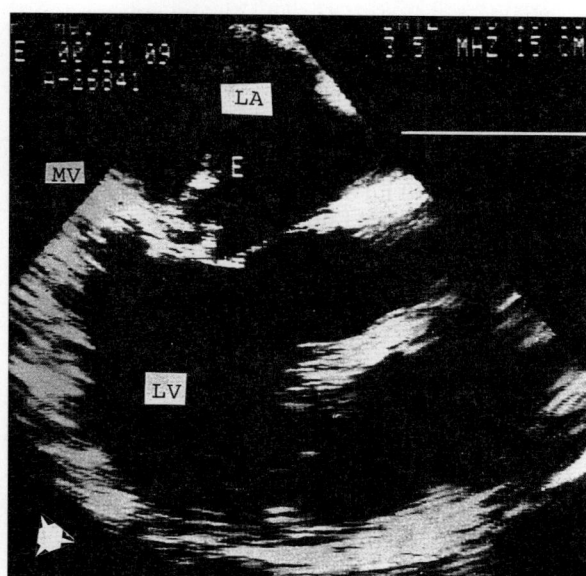

Abb. 21.9-2   Transösophageale Darstellung einer Mitralklappenvegetation (3,5-MHz-Transducer) bei einer 28jährigen Patientin mit Mitralklappenprolapssyndrom, Fieber und Streptokokken in der Blutkultur. Transthorakale Untersuchungen hatten lediglich einen Mitralklappenprolaps ergeben. Der Transducer befindet sich im Ösophagus (Bildoberrand Mitte), die endokarditische Vegetation (E) prolabiert bereits zu Beginn der Systole vom Mitralklappenapparat (MV) in das linke Atrium (LA). LV = linker Ventrikel.

ähnliche Auflagerung beweist eine Endokarditis **nur zusammen** mit einer positiven Blutkultur. Läßt sich keine Vegetation im Herzultraschall nachweisen, schließt dies eine infektiöse Endokarditis nicht aus, insbesondere nicht bei V. a. Prothesenendokarditis oder nach embolischen Ereignissen. Septische Abszesse, insbesondere bei Prothesenendokarditiden, lassen sich fast nur mit der Ösophagusechokardiographie finden. Größere Abszesse bei Prothesenendokarditiden können auch mit Hilfe der Szintigraphie indiummarkierter Granulozyten oder der Kernspintomographie nachgewiesen werden.
Die Perikarditis im Gefolge einer Abszeßbildung wird ebenso durch die Echokardiographie erfaßt.
► **Elektrokardiogramm:** Im EKG finden sich meist unspezifische Veränderungen von Erregungsausbreitung und -rückbildung. Eine Tachykardie erklärt sich mit dem Fieber und den hämodynamischen Belastungen. Bei Perikardbeteiligung ergeben sich gelegentlich Hinweise auf eine chronische oder akute Perikarditis oder eine periphere Niedervoltage. Bei septischen Myokardabsiedlungen oder Satellitenläsion in der Nähe des Reizleitungsgewebes wurden AV-Blockierungen beschrieben.
► **Laborbefunde:** Der Erregernachweis aus dem Blut ist ein entscheidendes Kriterium nicht nur zur Sicherung der Diagnose, sondern auch zur

Festlegung der Therapiestrategie sowie zur Beurteilung des Verlaufs. Zur Anwendung kommen hier Blutkultursysteme, die für Erwachsene üblicherweise 50 ml eines hochwertigen Wachstumsmediums enthalten. Zwei solcher Blutkulturflaschen (aerobes und anaerobes Milieu) werden mit je etwa 10 ml Venenblut beimpft (siehe Kap. 2.5). Da bei einer Endokarditis von einer relativ konstanten Bakteriämie ausgegangen werden kann, ist normalerweise die Abnahme von vier bis sechs Blutkulturen innerhalb von zwei bei drei Tagen ausreichend. Eine vorherige Antibiotikatherapie kann zwar die Trefferwahrscheinlichkeit herabsetzen, macht aber die Blutkulturdiagnostik nicht sinnlos. Dennoch ist die häufigste Ursache einer „negativen" Blutkultur bei tatsächlicher Endokarditis eine vorschnelle Antibiotikatherapie. Die Blutkulturen müssen im diagnostischen Institut lange bebrütet werden (mindestens zwei Wochen). Wenn Subkulturen auf den routinemäßig durchgeführten Nährböden nicht zum Erregernachweis führen, müssen bei Weiterbestehen des klinischen Endokarditisverdachtes weitere Subkulturen erfolgen, die auch sehr nährstoffanspruchsvolle Erreger mit einschließen. Bei Verdacht auf eine Pilzendokarditis können zusätzlich zu den herkömmlichen Blutkultursystemen auch „Isolatorsysteme" verwandt werden, durch die auch der Nachweis von intragranulozytären Erregern möglich ist. Eine Abnahme von arteriellem Blut erhöht die Wahrscheinlichkeit der Erregerdiagnose in der Regel nicht und ist daher nicht indiziert. Die in der Blutkultur nachgewiesenen Erreger müssen speziell auf ihre Antibiotikaempfindlichkeit hin untersucht werden: Die Bestimmung der minimalen Hemmkonzentration ist zwingend, in manchen Fällen ist auch die Bestimmung der minimal bakteriziden Konzentration erforderlich. Grundsätzlich sollte etwa 8–14 Tage nach Abschluß einer Endokarditisbehandlung wiederum eine Blutkulturdiagnostik erfolgen, um ein mögliches Frührezidiv auszuschließen.

Als sonstige Laborparameter dienen BKS-Beschleunigung, Leukozytose mit Linksverschiebung, zirkulierende Immunkomplexe, ein positiver Rheumafaktor, CRP-Erhöhung.

▶ **Sonstige Techniken:** Nuklearmedizinisch bietet sich bei strittigen Fällen mit schwer diagnostizierbaren Prothesenendokarditiden die Leukozytenszintigraphie mit Indium-Oxin-markierten Leukozyten an. Die Methode ist wenig zuverlässig (nur positiver Ausfall beweisend).

Besonders geeignet zur Darstellung von Abszeßhöhlen ist die Magnetresonanzuntersuchung (NMR).

▶ **Indikation zur Herzkatheteruntersuchung:** Im Regelfall soll sie bei klinisch subakuten Endokarditisformen nach erfolgreicher antibiotischer Therapie erfolgen, wenn ein Klappenersatz erwogen wird. Bei nicht beherrschbarer Infektion, Abszeßbildung, großen Vegetationen, die bereits embolisiert haben, oder bei manifester Herzinsuffizienz ist eine vorzeitige Operation indiziert, welche beim Patienten über 45 Jahre eine Koronarangiographie voraussetzt. Die Indikationen für eine Herzkatheteruntersuchung sind in Tabelle 21.9-4 wiedergegeben.

Cave: keine Passage endokarditisch veränderter Herzklappen mit Herzkatheter!

Komplikationen

Im Vordergrund steht die **medikamentös nicht beherrschbare kongestive Herzinsuffizienz** (ca. 50% der Fälle), die bei subakuten Verlaufsformen protrahiert und seltener auftritt als bei akuten Klappenendokarditiden. Sie ist bei Aorteninsuffizienz häufiger als bei Mitralinsuffizienz. Bei einigen Patienten erklärt der Klappenfehler allein die kardiale Dekompensation aber nicht ausreichend, so daß auch eine durch Satellitenläsionen oder immunologische Folgereaktionen bedingte Myokardbeteiligung mitverantwortlich sein dürfte. Das therapeutische Vorgehen bei Herzinsuffizienz orientiert sich an Abbildung 21.9-3. Diese Empfehlungen lassen den Erregertyp, den Echokardiographiebefund und die komplizierenden Embolien noch unberücksichtigt. Bei virulenten Keimen, bei bereits abgelaufener Embolie und bei größeren Vegetationen (> 2,5 mm; erhöhte Emboliegefahr) muß auch dann ein Klappenersatz erwogen werden, wenn die Herzinsuffizienz zunächst beherrschbar ist.

Weitere kardiale Komplikationen sind intrakardiale Fisteln, Aneurysmen, insbesondere das Aneurysma sinus aortae, die Perforation von Klappen, die Entstehung von Septumdefekten und die Perikarditis, welche nicht obligat mit einer Tamponade des Herzbeutels einhergehen muß. Die Entwicklung eines intrakardialen Abszesses ist in 20–30% der Fälle zu erwarten (besonders bei S. aureus und Enterokokken).

Tab. 21.9-4 Indikationen zur Herzkatheteruntersuchung bei infektiöser Endokarditis

▶ persistierende Sepsis mit V.a. Ausbildung eines paravalvulären Abszesses oder einer Fistel
▶ V.a. mykotisches Aortenaneurysma
▶ V.a. höhergradige koronare Herzkrankheit
▶ V.a. zusätzliche anatomische Abnormalitäten (z.B. HOCM, ASD, VSD, Aortenkoarktation)
▶ fraglicher Mehrklappenbefall
  – Indikation eher großzügig bei:
    Versagen der medikamentösen Therapie.
    Damit ist ein chirurgisches Vorgehen erforderlich
  – Indikation eher restriktiv bei:
    gut ansprechender medikamentöser Therapie,
    schwerer hämodynamischer Instabilität bei hochgradiger Aorteninsuffizienz (OP ohne Herzkatheter)

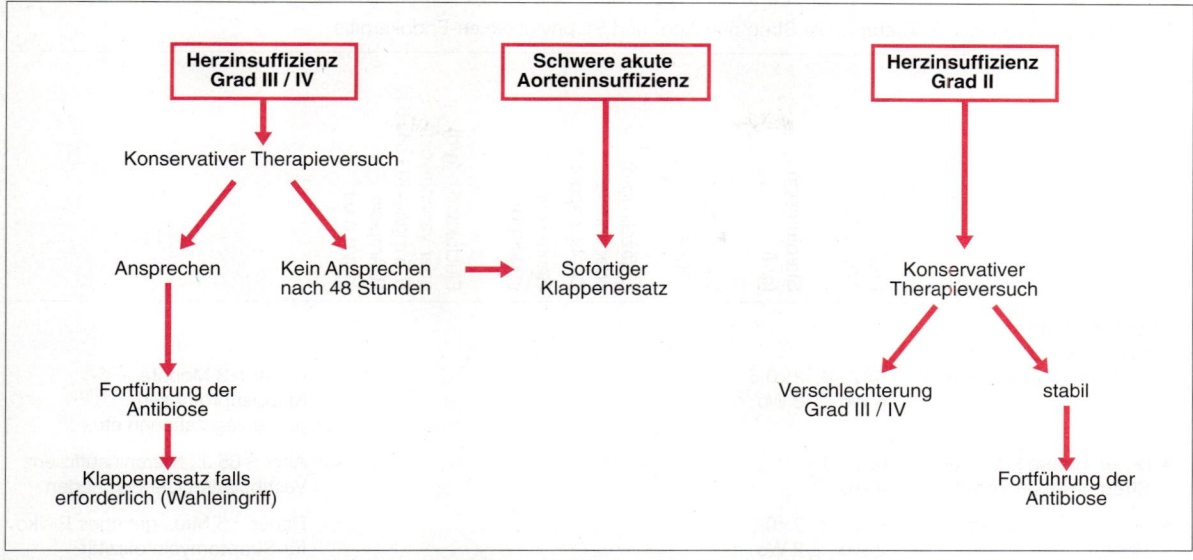

Abb. 21.9-3   Therapeutisches Vorgehen (konservativ/operativ) bei Herzinsuffizienz und infektiöser Endokarditis.

Bei einer Infektion der Aortenklappe ist die Trias Aorteninsuffizienz, Perikarditis und AV-Block pathognomonisch für einen Ringabszeß. Auch die Perikarditis ist eine häufig unterschätzte Begleitmanifestation, ebenso die Myokarditis (Entstehungsmöglichkeit durch Koronararterienembolien, toxische Schäden durch bakterielle Mediatoren, durch septische Abszesse, durch Immunkomplexe oder durch zytotoxische Autoantikörper.

▼ **Therapie**

Art und Dauer der Chemotherapie sind abhängig von Art und Verlauf der Endokarditis (Nativklappenendokarditis, akuter Verlauf, Lentatyp, Prothesen-Endokarditis), der Art der nachgewiesenen Erreger (Blutkulturen) sowie Alter und Grunddisposition des individuellen Patienten. So wird die Nativklappenendokarditis vom Lentatyp durch ver-

grünende Streptokokken kombiniert mit Penicillin G und Gentamicin behandelt. Bei unkompliziertem Verlauf und jungem Patienten ist dabei eine Therapiedauer von zwei Wochen ausreichend. Bei einer längeren Behandlungsdauer (empfehlenswert sind drei bis vier Wochen) wird das Aminoglykosid nach zwei Wochen aus der Therapie herausgenommen. Bei Patienten mit einem erhöhten Risiko für toxische Nebenwirkungen der Aminoglykoside, z. B. Niereninsuffizienz, wird eine Monotherapie mit Penicillin G über vier Wochen durchgeführt. Eine akute Staph.-aureus-Endokarditis wird über drei bis vier Wochen hochdosiert mit einem penicillinasefesten Penicillin, in den ersten zwei Wochen in Kombination mit Gentamicin, behandelt. Bei beiden Endokarditisformen würde das Vorliegen einer Penicillinallergie oder von oxacillinresistenten Staphylokokken zu einer Therapie mit Vancomycin

Tab. 21.9-5   Endokarditis-Risikogruppen

Endokarditisrisiko	Besonders hohes Endokarditisrisiko	Keine Endokarditis-Prophylaxe nötig bei
1. angeborene Herzfehler außer Vorhofseptumdefekt vom Sekundumtyp)	1. Herzklappenprothesen inkl. Conduits/Grafts	1. Mitralklappenprolaps ohne apikal systolisches Geräusch
2. erworbene Herzklappenfehler*	2. Zustand nach bakterieller Endokarditis	2. Zustand nach aortokoronarem Bypass
3. operierte Herzfehler mit Restbefund; ohne Restbefund nur für ein Jahr		3. Zustand nach Herzschrittmacher-Implantation
4. Mitralklappenprolaps mit apikal systolischem Geräusch		4. Zustand nach Verschluß eines offenen Ductus Botalli
5. hypertrophe obstruktive Kardiomyopathie		5. operierte Herzfehler ohne Restbefund nach dem ersten postoperativen Jahr

*inkl. degenerative Veränderungen, z. B. verkalkte Aortenklappe

Tab. 21.9-6 Antibiotische Therapie der Streptokokken- und Staphylokokken-Endokarditis

	Penicillin G (Mega IE/d)	Streptomycin (g/d)	Vancomycin (mg/kg/d)	Cefazolin (g/d) oder andere Cephalosporine	Gentamicin (mg/kg/d)	Flucloxacillin (g/d) oder Vancomycin (7,5 mg/kg KG alle 6 h) Rifampicin (mg/d p.o.)	
Streptokokken (MHK Pen G < 0,2 mg/l)							
▶ bei kompliziertem Verlauf	6×2–3 4 Wo	2×0,5 2 Wo					Dauer > 3 Monate, Klappenprothesen, große Vegetationen etc.
▶ bei erhöhtem Risiko einer Streptomycintoxizität	6×2–3 4 Wo						Alter > 65 J., Niereninsuffizienz Vestibularis-, Gehörschäden
▶ bei unkompliziertem Verlauf	6×2–3 2 Wo	2×0,5 2 Wo					Dauer < 3 Mte., geringes Risiko für Streptomycintoxizität
▶ bei Penicillinallergie			2×15 4 Wo	4×1,5–2 4 Wo			Cefazolin, wenn keine Anaphylaxie bekannt
Enterokokken (MHK Pen G > 0,2 mg/l)	4–6×5 4 Wo	2×0,5 4 Wo					6 Wochen für komplizierte Verläufe (Klappenprothesen)
▶ bei Penicillinallergie		2×0,5 6 Wo	2×15 6 Wo				
▶ bei Streptomycinresistenz (MHK > 2000 mg/l)	4–6×5 6 Wo				3×1,0 6 Wo		
Staphylokokken (S. aureus und epidermidis)					3×1,0 3–5 Tage	6×2 4 Wo	6 Wochen für komplizierte Verläufe (Klappenprothesen)
▶ Penicillin-G-sensibel (MHK < 0,2 mg/l)	6×3–4 4 Wo				3×1,0 3–5 Tage		6 Wochen für komplizierte Verläufe (Klappenprothesen)
▶ bei Oxacillinresistenz			2×15 6 Wo			2×600 6 Wo	
▶ bei Penicillinallergie			2×15 4 Wo	4×1,5–2 4 Wo			6 Wochen für komplizierte Verläufe (Klappenprothesen) Cefazolin, wenn keine Anaphylaxie bekannt
keine Erregersicherung möglich							
▶ bei akutem Verlauf	4–6×5 4–6 Wo				3×1,0 4–6 Wo	4×2 4–6 Wo	wirksam gegen Strepto-, Entero- und Staphylokokken (ca. 80% der Erreger)
▶ bei Penicillinallergie			2×15 4–6 Wo		3×1,0 4–6 Wo		
▶ bei Klappenprothesen			2×15 6 Wo		3×1,0 6 Wo	2×600 6 Wo	

β-Laktame: Kurzinfusion über 30 Minuten, Aminoglykoside und Vancomycin über 60 Minuten. MHK = minimale Hemmkonzentration

oder Targocid zwingen. Für die Therapie mit gramnegativen Bakterien ist das Antibiogramm entscheidend. Grundsätzlich muß die Effektivität des Chemotherapieregimes sowohl klinisch als auch nach Vorliegen genauerer Antibiotikaempfindlichkeitsdaten (minimale Hemmkonzentration) überprüft und evtl. modifiziert werden. Die Behandlung einer Prothesenendokarditis durch Staphylokokken erfordert die Therapie mit einer Kombination aus Vancomycin (oder Targocid), Gentamicin (zwei Wochen) und Fosfomycin oder Rifampicin für mehrere Wochen bis Monate. Die Indikation zur operativen Behandlung (Klappenersatz) wird sowohl aus kardiologischen (Klappeninsuffizienz) als auch aus infektiologischen Gründen (nicht beherrschbare Infektion) gestellt.

Bei Herzinsuffizienz vom Schweregrad III und IV nach der NYHA (New York Heart Association) wird mit Nachlastsenkern, Diuretika und Digitalis, notfalls auch mit Katecholaminen behandelt. Bei schweren Herzinsuffizienzen und bei septischen Abszessen ist der akute Klappenersatz indiziert. Klappenprothesenträger gehören zur Hochrisikogruppe (Prothesenendokarditis). Bei diagnostischen und therapeutischen Eingriffen mit Bakteriämie-Risiko sollten sie sich stets einer Prophylaxe unterziehen. Die entzündlichen Läsionen bei Prothesenendokarditis sind weniger gut diagnostizierbar als die Endokarditis an nativen Klappen, da die Echokardiographie am Klappenprothesenring keine Darstellung von Vegetationen zuläßt. Ihre klinischen Zeichen können so variabel sein wie die einer Endokarditis nativer Klappen.

Häufigste Erreger der Prothesen-Endokarditis sind Staphylokokken, vor allem koagulasenegative Staphylokokken. Eine besondere Affinität dieser Staphylokokken zu Plastikoberflächen liegt diesem als Pathomechanismus zugrunde. Die konservative Chemotherapie erfordert ein breites Regime und eine lange Therapiedauer. Dennoch ist in vielen Fällen die chirurgische Intervention (Revision der Klappe) erforderlich.

Tab. 21.9-7 Eingriffe, die einer Prophylaxe bedürfen

a) Oropharynx, Respirations- und oberer Verdauungstrakt:
 – zahnärztliche Eingriffe (Zahnsteinentfernung, Paradontalkürettage, Paradontalchirurgie, Wurzelbehandlungen, zahnchirurgische Eingriffe)
 – Tonsillektomie/Adenotomie
 – Bronchoskopie mit starrem Instrument, Sklerosierung von Ösophagusvarizen
 – chirurgische Eingriffe an den oberen Luftwegen

Prophylaxe nur bei besonders hohem Risiko:
fiberoptische Bronchoskopie, Intubation, Gastroskopie, Ösophagusdilatation

b) Intestinaltrakt:
chirurgische Eingriffe am Gastrointestinaltrakt und an den Gallenwegen

Prophylaxe nur bei besonders hohem Risiko:
Ano-Rekto-Koloskopie, ERCP, Holzknecht-Untersuchung

Urogenitaltrakt:
Zystoskopie, Lithotripsie, chirurgische Eingriffe

Prophylaxe nur bei besonders hohem Risiko:
Blasenkatheterisierung, Geburt, Kürettagen, IU-Einlagen-Entfernung

c) andere Eingriffe an infizierten Herden
 (z.B. Hautabszeß, Phlegmone)

Tab. 21.9-8a Prophylaxevorschlag bei Erwachsenen mit Endokarditisrisiko*

▶ einmalige Antibiotikagabe:
ad a) + b): Amoxicillin 3 g p.o. 1 h vor Eingriff
ad c): Di- oder Flucloxacillin 2 g p.o. 1 h vor Eingriff

▶ bei Penicillin-Unverträglichkeit:
ad a) + c): Clindamycin 600 mg p.o. 1 h vor Eingriff
ad b): Vancomycin 1 g i.v. als Infusion über mindestens 1 h, Beginn spätestens 1 h vor Eingriff

Anmerkung: a, b, c beziehen sich auf Tabelle 21.9-7:
a = Oropharynx: Zielkeim ist Streptococcus viridans
b = Intestinaltrakt: Zielkeime sind Enterokokken
c = andere Eingriffe: Zielkeime sind Enterokokken sowie Staphylococcus aureus und epidermidis

*modifiziert nach den Endokarditisprophylaxeempfehlungen der Paul Ehrlich Gesellschaft und der Deutschen Gesellschaft für Herz- und Kreislaufforschung.

Tab. 21.9-8b Prophylaxevorschlag bei Erwachsenen mit besonders hohem Endokarditisrisiko*

▶ mehrmalige Antibiotikagabe:
ad a) + b): Amoxicillin 3 g p.o. 1 h vor Eingriff, dann 1 g p.o. nach 8 und 16 h oder Amoxicillin 2 g i.v. ½ h vor Eingriff, dann 1 g i.v. nach 8 und 16 h
ad c): Di- oder Flucloxacillin 2 g p.o. 1 h vor Eingriff, dann 500 mg p.o. nach 8 und 16 h oder Di- oder Flucloxacillin 1 g i.v. ½ h vor Eingriff, dann 1 g i.v. nach 8 und 16 h

▶ bei Penicillin-Unverträglichkeit:
ad a): Clindamycin 600 mg p.o. 1 h vor Eingriff, dann 300 mg p.o. nach 8 und 16 h
ad b) + c): Vancomycin 1 g i.v. als Infusion über mindestens 1 h, Beginn spätestens 1 h vor Eingriff, dann 1 g i.v. nach 12 h

▶ hospitalisierte Patienten:
Nach Möglichkeit ist die parenterale Gabe von Amoxicillin (a + b) bzw. von Di- oder Flucloxacillin (c) zu kombinieren mit Gentamicin 1,5 mg/kg i.v. ½ h vor Eingriff, dann 1 mg/kg i.v. nach 8 und 16 h.
Bei Penicillin-Unverträglichkeit sollte Vancomycin (a + b + c) mit Gentamicin, wie oben angegeben, kombiniert werden.

Anmerkung: a, b, c beziehen sich auf Tabelle 21.9-7:
a = Oropharynx: Zielkeim ist Streptococcus viridans
b = Intestinaltrakt: Zielkeime sind Enterokokken
c = andere Eingriffe: Zielkeime sind Enterokokken sowie Staphylococcus aureus und epidermidis

*modifiziert nach den Endokarditisprophylaxeempfehlungen der Paul Ehrlich Gesellschaft und der Deutschen Gesellschaft für Herz- und Kreislaufforschung.

Empfehlungen zur Endokarditisprophylaxe: Die Einteilung der Risikogruppen siehe Tabelle 21.9-5, die Zielkeime und die empfohlene Therapie siehe Tabelle 21.9-6, die prophylaxebedürftigen Eingriffe Tabelle 21.9-7, die Prophylaxevorschläge bei Erwachsenen mit einfachem oder hohem Endokarditisrisiko Tabelle 21.9-8a bzw. b.

Tab. 21.9-9   Prognose von Patienten mit Endokarditis: Abhängigkeit vom infizierten Erreger (früh < 2 Monate, spät > 2 Monate nach Klappenimplantation)

	Heilungsrate (%) bei			
	medikamentöser Therapie		medikamentöser und chirurgischer Therapie	
Nativklappenbefall				
► Streptokokken	90–98		90–98	
► Staphylococcus aureus	50		70	
► Staphylococcus aureus (Drogenabhängige)	90		90–100	
► gramnegative Bakterien	40		65	
► Pilze	5		50	
	früh	spät	früh	spät
Kunstklappenbefall				
► Streptokokken	60–80	75–90		
► Staphylococcus aureus	25	40	50	60
► Staphylococcus epidermidis	20	40	60	70
► gramnegative Bakterien	10	20	40	50
► Pilze	1	1	30	40

Tab. 21.9-10   Prognose bei infektiöser Endokarditis: Abhängigkeit vom klinischen Zustand des Patienten und der betroffenen Klappe

	Krankenhausmortalität (%)
klinischer Zustand	
► kompensierte Herzinsuffizienz	10–20
► akute Dekompensation	30–50
► unkontrollierte Sepsis	47
bei Nativklappe	
► Aortenklappe	7–10
► Mitralklappe	16–18
bei Kunstklappe	
► frühe Klappenendokarditis	41–72
► späte Klappenendokarditis	18–45

Verlauf und Prognose

Die Prognose unbehandelter Patienten mit infektiöser Endokarditis ist infaust. Die Heilungsrate ist abhängig vom verursachenden Keim (siehe Tab. 21.9-9) und von der medikamentösen Therapie, aber auch davon, ob eine native oder eine Kunstklappe betroffen ist (siehe Tab. 21.9-10).
Die infektiöse Endokarditis im Kindesalter ist mit hoher Letalität belastet. Hier dominieren Viridans-Streptokokken. Das diagnostische und therapeu-

Tab. 21.9-11   Symptome nach Jones (Jones-Kriterien)

Symptome 1. Ordnung (Hauptkriterien):
► Karditis:	20–70%
► Polyarthritis:	50–80%, mit symmetrischem Befall der großen Gelenke, Rötung und Schwellung
► Chorea minor:	Befall des Corpus striatum unter 5% (nur bei Kleinkindern)
► subkutane Knötchen (als rheumatische Granulome):	häufig
► Erythema anulare oder marginatum:	selten

Symptome 2. Ordnung (Nebenkriterien):
Fieber, Gelenkschmerzen, erhöhte Blutsenkungsgeschwindigkeit, Leukozytose, erhöhtes C-reaktives Protein, Nachweis β-hämolysierender Streptokokken der Gruppe A (nach vorausgegangener Infektion) im Rachenabstrich, erhöhte Antistreptolysintiter, EKG-Veränderungen (PQ-Verlängerung und verlängertes PR-Intervall), inaktive rheumatische Klappenfehler oder rheumatisches Fieber in der Anamnese bei rezidivierenden Formen.

tische Vorgehen unterscheidet sich nicht von dem der Endokarditis des Erwachsenenalters.

Differentialdiagnose

Rheumatisches Fieber, die Endocarditis rheumatica simplex, die Libman-Sacks-Endokarditis bei Lupus erythematodes, sklerotische Veränderungen an den Klappen bei Patienten im höheren Lebensalter (Lambelsche Exkreszenzen = fibrinöse Auflagerungen) oder bei Dialysepatienten. Diagnose und Differentialdiagnose der infektiösen Endokarditis sind gerade im höheren Lebensalter nur unter Einbeziehung zahlreicher Einzelbefunde möglich.

21.9.2   Rheumatische Fieber

Die drei wesentlichen klinischen Erscheinungsformen des rheumatischen Fiebers sind die rheumatische Karditis, die akute Polyarthritis rheumatica und die Chorea minor. Diese gelten als Symptome erster Ordnung (Hauptkriterien) und können durch subkutane Knötchen und erythematöse Veränderungen nach einem Infekt durch β-hämolysierende Streptokokken der serologischen Gruppe A ergänzt werden. Es handelt sich um eine entzündliche rheumatische Erkrankung mit gesicherter infektiöser Primärursache und sekundärer Immunpathogenese, wobei Zellwandpolysaccharide der Streptokokkenmembran als Angriffspunkte für kreuzreagierende Antikörper und zelluläre Immunmechanismen fungieren. Wegen der heute verbesserten Hygiene und frühzeitiger Antibiotikatherapie von Streptokokkeninfekten sowie zahlreichen epidemiologischen Faktoren ist seit dem Zweiten Weltkrieg das rheumatische Fieber eine Seltenheit geworden. Es stellt bei älteren Patienten mit Klappenfehlern jedoch immer noch eine sehr häufige Ursache von Vitien in Mitralposition, sehr viel seltener in Aortenposition dar.

Definition

Das rheumatische Fieber ist eine systemische Erkrankung mit gesicherter infektiöser Primärursache durch β-hämolysierende Streptokokken der serologischen Gruppe A. Hauptkriterien sind Manifestationen am Herzen (Karditis: 20–70%), an den Gelenken (Polyarthritis: 50–80%), die seltene Chorea minor, rheumatische Granulome und erythematöse Veränderungen. Die Nebenkriterien umfassen allgemeine Entzündungszeichen. Die rheumatische Endokarditis ist eine Form der rheumatischen Karditis und ihre wichtigste kardiale Manifestation.

Kasuistik

Eine 17jährige Frau klagte über eine Rötung und Auftreibung der beiden Kniegelenke mit schmerzhafter Bewegungseinschränkung, zeigte subkutane Knötchen, insbesondere im Ellenbogenbereich, und gab an, vor wenigen Tagen eine girlandenförmige Hautrötung gehabt zu haben. Die Beschwerden seien drei Wochen nach einer Mandelentzündung aufgetreten, hinzu kämen jetzt ein beschleunigter unregelmäßiger Puls, vorübergehend retrosternales Druckgefühl und eine deutliche Einschränkung ihrer Belastbarkeit.
Im **Ruhe-EKG** fanden sich eine absolute Tachyarrhythmie mit Vorhofflimmern und ST-Strecken-Senkungen über der Vorderwand. **Auskultatorisch** war ein ohrnahes Systolikum bei akzentuiertem 1. Herzton, bereits angedeutetem protodiastolischem Geräusch und Zusatzton vorhanden.
Echokardiographisch war der linke Vorhof vergrößert, die Beweglichkeit der domgestellten Mitralklappe eingeschränkt. **Farbdoppler-echokardiographisch** fand sich ein kombiniertes Mitralvitium mit überwiegender Stenose.
Bei drei positiven Symptomen erster Ordnung und laborchemisch gesicherten positiven Nebenkriterien (erhöhte BKS, positives C-reaktives Protein und erhöhte Antistreptolysintiter) mußte von einem rheumatischen Fieber mit rheumatischer Endokarditis ausgegangen werden. Die **Therapie** bestand aus Allgemeinmaßnahmen und der Gabe von Acetylsalicylsäure (3×1g/d).

Epidemiologie

Die Häufigkeit des rheumatischen Fiebers ist in Mitteleuropa seit dem Zweiten Weltkrieg wegen verbesserter Hygiene, frühzeitiger Antibiotikatherapie von Streptokokkeninfekten und einer ausgewogenen Ernährungsform so weit zurückgegangen, daß es fast nicht mehr auftritt und auf Einwanderer aus Entwicklungsländern oder aus unterentwickelten, hygienisch schlecht versorgten europäischen Gebieten beschränkt ist.
Frauen erkranken wesentlich häufiger als Männer, genetische Faktoren für die Realisierung der rheumatischen Karditis sind wahrscheinlich.
Die häufigste Verlaufsform im Kindesalter ist die rezidivierende rheumatische Karditis, die zu Klappendefekten prädisponiert.

Ätiologie und Pathogenese

Zwei bis drei Wochen nach einer Infektion des oberen Respirationstraktes (meist Tonsillitis oder Pharyngitis) durch β-hämolysierende Streptokokken der serologischen Gruppe A, insbesondere vom Typ Lancefield, auf dem Boden einer besonders ausgeprägten immunologischen Reaktionsbereitschaft der Erkrankten kann sich ein rheumatisches Fieber entwickeln. Dieses kann durch langsam ansteigende Titer gegen A-Streptokokken und ihre Teilantigene charakterisiert werden. Für Diagnosestellung und Verlaufsbeurteilung hat die Bestimmung von Antikörpern gegen Streptolysin-O (ASL/AST) und DNase-B (ADB) große Bedeutung. Die sekundäre Immunpathogenese des rheumatischen Fiebers ist auf eine immunkomplexbedingte Kapillarschädigung mit Plasmaexsudation und Fibrinausfällung als Immunkomplexreaktion vom Typ III zurückzuführen. Die individuelle Wechselbeziehung von Ernährungsfaktoren, Hygiene, Antibiotikatherapie von Infekten, der Virulenz des Erregers und einer genetisch, mittels HLA-Bestimmung erfaßbaren Prädisposition entscheidet über die Entstehung des rheumatischen Fiebers mit oder ohne Karditis.

🅢 Symptome

Die Miterkrankung des Herzens im Rahmen eines rheumatischen Fiebers kann als Pankarditis, d. h. Peri-, Myo- und Endokarditis, als isolierte Perioder Myo- oder Endokarditis oder als Perimyooder Myoendokarditis ablaufen. Die jeweilige Verlaufsform bestimmt das klinische Bild.
Bei der **Perikarditis** stehen systolisch-diastolische Reibegeräusche, evtl. Herzschmerzen oder ein Perikarderguß im Vordergrund. Eine **Myokarditis** manifestiert sich in Dauertachykardie, Repolarisationsstörungen, AV-Blockierungen unterschiedlichen Schweregrades und Rhythmusstörungen, wobei selbstverständlich nicht sämtliche Symptome vorhanden zu sein brauchen. Die **rheumatische Endokarditis** ist im akuten Krankheitsstadium nur selten zu diagnostizieren. Führend können wechselnde Auskultationsbefunde im Sinne einer Insuffizienz der Mitral- und/oder Aortenklappen, d. h. systolische Geräusche über der Herzspitze oder der Mitralis oder diastolische Geräusche über der Aorta bzw. links parasternal, sein. In der Regel macht sich die Miterkrankung einer oder mehrerer Herzklappen und damit die Entwicklung eines Herzklappenfehlers erst Monate oder Jahre nach der akuten Erkrankung bemerkbar.

🅓 Diagnostik

Die wichtigste Maßnahme ist die Charakterisierung des rheumatischen Fiebers anhand der **Jones-Kriterien** (siehe Tab. 21.9-11). Für die Erkennung einer Miterkrankung des Herzens ist die genaue klinische Beobachtung und Untersuchung entscheidend. Dauertachykardie, wechselnde Geräuschbefunde, Rhythmusstörungen sowie in schweren Fällen die

Entwicklung einer Herzinsuffizienz sind wegweisend. Vor erheblicher Bedeutung ist auch die Streptokokkenserologie.

Radiologie: Im akuten Krankheitsstadium ist die Röntgenuntersuchung zumeist wenig ergiebig, evtl. ist eine Herzvergrößerung als Folge einer Myokardinsuffizienz oder eines Perikardergusses nachweisbar, wobei bei letzterem die Lungenstauung fehlt.

EKG: Sehr wichtige Untersuchungsmethode, da bei wiederholten Kontrollen fast immer unterschiedliche Kurvenverläufe registriert werden können („Bewegung im EKG"), z. B. unterschiedlich ausgeprägte Repolarisationsstörungen, wechselnd ausgeprägte AV-Blockierungen, verschiedenartige supraventrikuläre oder ventrikuläre Rhythmusstörungen oder Zeichen der akuten Perikarditis (siehe Kap. 21.9.5).

Echokardiographie: Bei rheumatischer Endokarditis finden sich echokardiographisch und Dopplerechokardiographisch die Zeichen einer beginnenden Mitralstenose, die in selteneren Fällen mit einer Insuffizienz vergesellschaftet ist. Erst dann folgen Veränderungen wie bei Aortenklappenfehlern. Bei rheumatischer Perikarditis lassen sich kleinere, seltener größere Ergüsse nachweisen. Eine Constrictio pericardii kommt praktisch nie vor.

Bei einer Endokarditis kann man mittels langfristiger Verlaufskontrollen die Entwicklung eines Herzklappenfehlers, z. B. einer Mitralstenose, recht genau verfolgen. In der Regel wird aber mit der Echo- oder der Dopplerechokardiographie erst der voll ausgebildete Klappenfehler diagnostiziert. Bei einer Myokarditis sind evtl. die dilatierten Ventrikel und die Hypokinesien festzustellen.

Komplikationen

Die schwerwiegendste Komplikation während des akuten Stadiums ist der plötzliche Herztod infolge Kammerflimmerns oder totalen AV-Blocks ohne Ersatzrhythmus. Patienten mit gravierenden Herzrhythmusstörungen gehören deshalb immer in **intensivmedizinische Überwachung.** Die Ausbildung einer Herzbeuteltamponade durch rasche Entwicklung eines Perikardergusses ist möglich, aber sehr selten. Eine akute Mitralklappeninsuffizienz, z. B. infolge einer Papillarmuskeldysfunktion bei rheumatischer Myokarditis, ist ebenfalls selten. Ein akutes Linksherzversagen mit Lungenödem gehört ebenfalls zu den seltenen Komplikationen.

▼ Therapie

1. Allgemeinmaßnahmen: strenge Bettruhe über mehrere Wochen bis zum Verschwinden der Entzündungszeichen und Besserung der klinischen Symptomatik.
2. Antiphlogistische Behandlung mit mindestens 3 g/d Acetylsalicylsäure über zwei bis drei Wochen und anschließender Dosisreduktion bis zum Ende der sechsten Woche.
3. Prednisolon 1–2 mg/kg Körpergewicht je nach Schwere der klinischen Symptomatik. Anschließend Dosisreduktion in Abhängigkeit von der Bes-

serung der klinischen und laborchemischen Symptome und Befunde.
4. Penicillintherapie mit 1 Mega Penicillin G/d über mindestens drei Wochen. Danach ist zur Rezidivprophylaxe eine Dauertherapie mit i.m. Injektionen von 1,2 Mega Penicillin G in Retardform in dreiwöchigen Abständen bis zum 25. Lebensjahr erforderlich. Außerdem ist eine lebenslange Penicillinprophylaxe bei operativen Eingriffen, insbesondere Zahnbehandlungen, entsprechend den Empfehlungen notwendig. Nach der seltenen rheumatischen Herzerkrankung im Erwachsenenalter ist eine mindestens fünfjährige Penicillindauerprophylaxe indiziert, bei Penicillinallergie Erythromycin.

Die Kontrolle der Therapie erfolgt anhand laborchemischer, serologischer und klinischer Aktivitätskriterien.

Verlauf und Prognose

Entscheidend ist die **Frühdiagnose,** die bei isolierter rheumatischer Herzerkrankung, d.h. ohne die zumeist führenden Gelenksymptome, schwierig sein kann. Bei rechtzeitiger Behandlung und sorgfältiger Verlaufskontrolle hat die rheumatische Herzkrankheit heute eine günstige Prognose. Eine rheumatische Perikarditis führt nie zu einer Pericarditis constrictiva. Auch nach Verschwinden der klinischen, laborchemischen und serologischen Aktivitätszeichen ist die Krankheit aber häufig nicht ausgeheilt, d.h., sie geht in einen **chronisch-entzündlichen Verlauf** über. Besonders die Endokarditis kann im Verlauf von Jahren und Jahrzehnten zu einer kontinuierlichen Verwachsung und Schrumpfung der Klappenränder mit Ausbildung einer Mitral-, weniger häufig einer Aortenstenose führen. Eine fortschreitende rheumatische Myokarditis bewirkt eine zunehmende Kontraktionsinsuffizienz, so daß die Prognose häufig weniger von der Schwere des Klappenfehlers als von der rheumatischen Schädigung des Myokards bestimmt sein kann. Bei chronischer isolierter Klappenendokarditis, d. h. ohne Myokardbeteiligung, ist ein langer symptomloser Verlauf trotz beträchtlicher Klappenläsion gelegentlich überraschend.

Differentialdiagnose

Bei Peri- und/oder Myokarditis sind alle anderen Ursachen abzugrenzen: Viren, Parasiten, Protozoen, Serumkrankheit, Bakterien, z.B. Diphtherie, Sarkoidose, Alkohol, dilatative Kardiomyopathie, Hyperthyreose usw. Bei Endokarditis muß vor allem die **infektiöse Endokarditis** ausgeschlossen werden (siehe Kap. 21.9.1).

21.9.3 Herzbeteiligung bei Kollagenerkrankungen

Die Herzbeteiligung bei den „Kollagenkrankheiten" steht häufig nicht im Vordergrund des Beschwerdebildes der Patienten, deren Grundkrankheiten die chronische Polyarthritis (cP), der systemische Lupus erythematodes (SLE), die Spondylitis ankylosans (Sp.a.), das Reiter-Syndrom (RS) oder die progressive systemische Sklerodermie (PSS) darstellen. Sie ist allerdings häufiger als klinisch vermutet.

Chronische Polyarthritis (cP)

Die kardiale Symptomatik ist Teil der viszeralen Manifestationen. Sie läßt sich häufig erst post mortem verifizieren, wenn man von Perikarditis und Reizleitungsstörungen absieht, die klinisch, elektrokardiographisch und echokardiographisch (UKG) erfaßt werden können.

Kasuistik

Eine 39jährige Frau wurde wegen einer Synkope bei AV-Block dritten Grades notfallmäßig eingeliefert. Sie war seit 5 Jahren an mehreren Schüben einer arthralgischen Erkrankung der kleinen Gelenke erkrankt. **Rheumafaktor** und **Waaler-Rose-Test** waren positiv. Im **EKG** zeigte sich ein intermittierender AV-Block dritten Grades, im **Echokardiogramm** ein kleiner Perikarderguß. Die Patientin wurde mit einem **DDDR-Schrittmacher** (siehe Kap. 21.6.4) versorgt. Der kleine Perikarderguß persistierte.

Zur Epidemiologie, Ätiologie, Pathogenese, Diagnostik und Therapie der kardialen Beteiligung siehe Tabelle 21.9-12.
Die klinische Symptomatik ist, abgesehen von schwerwiegenden Rhythmusstörungen oder einer sehr seltenen Perikardtamponade, meist stumm. Kardiale Manifestationen sind Folge lokaler Granulombildung und einer Vaskulitis. Bezüglich Ätiologie, Labordiagnostik und Therapie der cP siehe Kapitel 9.1.

Morbus Still

Er ist die juvenile Form der chronischen Polyarthritis. Eine Perikarditis findet sich in 7% der Fälle. Der Morbus Still des Erwachsenenalters zeigt in ca. 25% eine Perikardbeteiligung.

Systemischer Lupus erythematodes (SLE)

Die Diagnose erfolgt nach den A.R.A.(American Rheumatism Association)-Kriterien. Nach der Symptomatologie findet sich in 38% eine kardiale Beteiligung (siehe Tab. 21.9-13).
Eine begleitende Hypertonie findet sich in ca. 40% der Fälle, etwa gleich häufig mit oder ohne Nierenbeteiligung. Die Therapie ist die Therapie der Grundkrankheit.

Tab. 21.9-12 Epidemiologie, Ätiologie, Pathogenese, Diagnostik und Therapie der kardialen Beteiligung bei chronischer Polyarthritis

Chron. Polyarthritis	Prävalenz	Untersuchungsmethode	Ursache	Therapie
Grundkrankheit: cP	0,5–1% (♀ > 3 ♂)	Rheumafaktor (80%)	Synovitis	nicht kausal
Herzbeteiligung:	50%		Vaskulitis	nicht kausal
▶ Perikarditis	30%	UKG (= Echokardiographie)	Serosis	symptomatisch:
			Cave: Pericarditis constrictiva	Tamponade
▶ Klappenbeteiligung	< 5% (Aorta)	UKG	Granulom	evtl. OP
▶ Reizleitungsstörungen	< 1% AV-Block mit LSB	EKG	Granulom	Schrittmacher
▶ Myokarditis	15% (autoptisch)	(EKG), Myokardbiopsie	Granulom	symptomatisch
▶ Koronariitis	15–20% (autoptisch)		Vaskulitis	symptomatisch

Tab. 21.9-13 Ursachen, Prävalenz, Untersuchungsmethoden und Therapie bei SLE

SLE	Prävalenz	Untersuchungsmethode	Ursache	Therapie
Grundkrankheit: SLE	0,01% (♀ > ♂)	ds-ss DNS (80%)	Immunkomplexe	nicht kausal
Herzbeteiligung:	50%		Vaskulitis	nicht kausal
▶ Perikarditis	30%	UKG	lokale AG-AK-Reaktion	Kortikoide
▶ Klappenbeteiligung (= Libman-Sacks-Endokarditis)	selten: Aorta	UKG	Immunkomplex-Ablagerung	
▶ Reizleitungsstörungen	< 1% AV-Block	EKG	Vaskulitis	Schrittmacher
▶ Myokarditis	50% (autoptisch)	(EKG), Myokardbiopsie	Vaskulitis	Kortikoide
▶ Koronararteriitis	15–20% (autoptisch)		Vaskulitis	Kortikoide

Spondylitis ankylosans (Sp. a.; M. Bechterew) und Reiter-Syndrom (RS)

Gemeinsam sind eine frühe, meist flüchtige Perikarditis, seltener Myokarditis und eine spät einsetzende Aortitis. Zu Zeitpunkt, Häufigkeit und Therapie siehe Tabelle 21.9-14.

Progressive systemische Sklerose (PSS)

Die PSS ist eine systemische Erkrankung, deren Hautveränderungen das äußere klinische Bild (Sklerodermie 90%, Raynaud-Phänomen 78%) bestimmen. Immunpathologisch besteht eine Vaskulitis. Diagnostischer Marker sind Antikörper gegen extrahierbare nukleäre Antigene (ENA). Antinukleäre Antikörper (ANA) sind in bis zu 95% positiv. Beim CREST-Syndrom sind Antikörper gegen Zentromere der diagnostische Marker. Beim Sharp-Syndrom sind Antikörper gegen extrahierbare nukleäre Proteine (N-RNP) bei negativen ANA diagnostisch. Klinisches Leitsymptom der PSS ist die proximale Sklerodermie als bilaterale symmetrische sklerodermöse Hautveränderung. Zur kardialen Beteiligung bei PSS siehe Tabelle 21.9-15. Die Therapie ist meist symptomatisch. Sie folgt den Kriterien in der Behandlung von Herzinsuffizienz, Angina pectoris oder Rhythmisierung.

21.9.4 Entzündliche Herzmuskelerkrankungen und Kardiomyopathien

Die Bezeichnungen Herzmuskelerkrankungen und Kardiomyopathie werden meist synonym gebraucht. Formal ist die Kardiomyopathie eine Herzmuskelerkrankung unklarer Genese, d. h., der Begriff ist auf die idiopathische oder primäre Herzmuskelerkrankung beschränkt (WHO-ISFC task force 1980). Man versteht darunter alle Erkrankungen des Herzmuskels, die nicht auf eine mechanische Überlastung (Hypertonie im großen oder kleinen Kreislauf, erworbene oder angeborene Herzfehler) oder auf eine koronare Mangeldurchblutung (koronare Herzkrankheit) zurückgeführt werden können. Ätiologisch unterscheidet man primäre oder idiopathische mit bisher unbekannter Ursache von sekundären Formen, deren auslösende Ursachen bekannt sind, z. B. **infektiöse oder toxische Einflüsse,** oder Formen, die im Rahmen einer meistens systemischen Grunderkrankung auftreten. Die sekundären Formen teilt man nach **ätiologischen Gesichtspunkten** ein. Die primären, idiopathischen Formen werden nach **hämodynamischen Kriterien** charakterisiert (siehe Abb. 21.9-4 und Tab. 21.9-16).

Tab. 21.9-14   Zeitpunkt, Häufigkeit und Therapie der Herzbeteiligung bei Morbus Bechterew und Reiter-Syndrom

Zeitpunkt	Herzbeteiligung	Inzidenz (%) Sp.a.	RS	Therapie
frühe flüchtige Manifestation (1.–2. Jahr)	Perikarditis	1	2	evtl. Steroide
	Myokarditis	?	6	evtl. Steroide
	AV-Block	?	5	evtl. Schrittmacher
späte, bleibende Veränderung (nach 15 J.)	Aortitis (Aorteninsuffizienz)	10	2	evtl. Klappenersatz
	Reizleitungsstörungen (variabel)	3	3	evtl. Schrittmacher

Tab. 21.9-15   Kardiale Beteiligung bei PSS

Manifestationen	Inzidenz (%)	Ursache	Untersuchungsmethode	Therapie
▶ Perikarditis	56 (UKG)	Grundkrankheit	ASA*	Steroide
▶ Kardiomegalie	64 (UKG)	Myokardfibrose, Hypertonie	Echokardiographie,	symptomatisch
– Myokardfibrose	34	„Sklerodermieherz",	Myokardbiopsie	
– LV-Hypertrophie	37	„Sklerodermieherz" und Hypertoniefolge		
– RV-Hypertrophie	28	Cor pulmonale (Lungenfibrose)		
– EKG: ST-T-Segm.	35	Hypertrophie, Fibrose, Koronariitis		
▶ Rhythmusstörungen		Herzbeteiligung, Hypertonie	Langzeit-EKG	symptomatisch falls nötig
– VES	49			
– Vorhofflimmern	4			
– Kammerflimmern	2			
AV-Block 1	51			
AV-Block 2 und 3	4			
▶ Koronariitis	5–8%?	Infarkte, plötzlicher Herztod	Koronarangiographie, Myokardbiopsie, Autopsie	symptomatisch evtl. Schrittmacher

*ASA = antisarkolemmale Antikörper

Tab. 21.9-16 Hämodynamische Klassifizierung der primären Kardiomyopathien

Bezeichnung	Abkürzung	Hämodynamisches Charakteristikum
▶ dilatative Kardiomyopathie	DCM	systolischer Pumpfehler
▶ hypertrophische Kardiomyopathie mit und ohne Obstruktion	HOCM oder HCM	diastolischer Compliancefehler (= Störung der Dehnbarkeit des Herzmuskels in der Diastole = vermehrte Steifigkeit)
▶ infundibuläre hypertrophische Subaortenstenose	IHSS	
▶ Endomyokardfibrose mit und ohne Eosinophilie	RCM	diastolischer Compliancefehler

21.9.4.1 Myokarditis und Perimyokarditis – entzündliche Herzmuskelerkrankungen

Die virale Myokarditis dürfte die bedeutsamste Ursache sekundärer Herzmuskelerkrankungen sein. In den Biopsien von 10–50% der Patienten mit „Kardiomyopathien" findet sich RNS oder DNS von kardiotropen Viren (z. B. von Coxsackie-B- und Zytomegalie-Viren). Die Myokarditis ist ein entzündlicher Prozeß, bei dem neben Viren auch selten Bakterien (z. B. Borrelien), Rickettsien, Pilze und Parasiten den Herzmuskel befallen können. Die Erreger variieren mit der geographischen Region der Erde, dem Alter des Patienten (Zustand nach spezifischen Immunisierungen und Impfungen), mit den therapeutischen Maßnahmen und mit zusätzlichen Begleiterkrankungen. Männer erkranken in der Regel häufiger als Frauen (2 : 1), wenn man von den Begleitkarditiden bei Kollagenosen absieht. Die kardiovaskulären Erscheinungen und auch die pathologisch-anatomischen Veränderungen sind bei den zahlreichen viralen Erregern unspezifisch. In vielen Fällen ist die Myokarditis nur eine unbedeutende Begleiterscheinung der ganz im Vordergrund stehenden systemischen Infektionskrankheit. In manchen Fällen kann eine akute oder chronisch rekurrierende Myokarditis die Ursache einer diffusen Myokarderkrankung, einer schweren Herzinsuffizienz oder gravierender Rhythmusstörungen sein. In vielen Fällen ist die „Kardiomyopathie" wahrscheinlich Folge einer sekundären Immunpathogenese nach vorausgegangener Viruserkrankung oder unklarer Noxe.

Definition

Nach den WHO-Kriterien gehört die Myokarditis zu den sekundären Herzmuskelerkrankungen, wobei diese Einteilung nosologische und pathologisch-anatomische Gesichtspunkte einbezieht (siehe Tab. 21.9-17).
Eine weltweit verbreitete Klassifikation der Myokarditis geht von den Befunden der Endomyokardbiopsie aus (Dallas-Klassifikation 1984). Die Dallas-Klassifikation unterteilt in eine aktive (Infiltrat,

Myozytolyse und interstitielles Ödem), eine unveränderte (zweite Biopsie mit identischen Kriterien), eine abheilende (spärliches lymphozytäres Infiltrat, keine Myozytolyse), eine abgeheilte Myokarditis (fokale Narbe nach positiver erster Biopsie, histologisch identisch mit Befunden bei dilatativer Kardiomyopathie, falls nur eine Biopsie vorliegt) und einen Grenzbefund („borderline"), der einer Kontrollbiopsie bedarf. Eine „chronische" Myokarditis fehlt in dieser Einteilung. Diese wäre dann zu diagnostizieren, wenn Infiltrate mit oder ohne Myozytolyse mit myofibrillärer Hypertrophie und ausgeprägter interstitieller Fibrose einhergehen. Diese beiden letzteren Kriterien deuten auf eine längere Laufzeit des entzündlichen Prozesses mit bereits kompensatorischer Hypertrophie und reparativer Fibrose hin. Durch den Nachweis des Infiltrates kann die Myokarditis als sekundäre Herzmuskelerkrankung erkannt und von der primären dilatativen Kardiomyopathie abgegrenzt werden. Dabei schwankt die Inzidenz einer histologisch nachweisbaren Myokarditis bei innerhalb von 6 Monaten aufgetretener akuter Kardiomegalie zwischen 1 und 66%, in Abhängigkeit von der Epidemiologie und

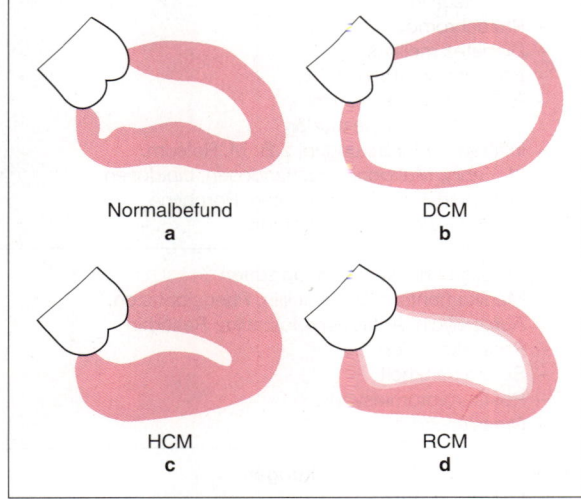

Abb. 21.9-4 Hämodynamische Klassifikation und Makroskopie der Kardiomyopathien: a) Normalbefund, b) dilatative Kardiomyopathie (DCM), c) hypertrophische Kardiomyopathie (HCM), d) restriktive Kardiomyopathie (RCM).

Tab. 21.9-17 Ätiologische Klassifizierung der sekundären Kardiomyopathien

	empfohlene spezialle Diagnostik	Therapie
► **Myokarditis**		
– Virus: Coxsackie B u. A, ECHO-Virus, EBV, Influenza, Poliomyelitis, Mumps, Adeno-, Rheoviren, Masern, Pocken, Varizellen, Herpes simplex, Zytomegalie, infektiöse Hepatitis, Gelbfieber, HIV	Serologie kardiotroper Viren, Echokardiographie, Myokardbiopsie mit Histologie, Immunhistologie und Virusnachweis (In-situ-Hybridisierung, PCR)	symptomatisch (immunsuppressiv noch experimentell, immunmodulatorisch noch experimentell, antiviral noch experimentell)
– Bakterien: Diphtherie, Chlamydien, Sepsis		
– Protozoen: Trypanosoma cruzi (Chagas-Krankheit), Toxoplasmose, Amöbiasis, Malaria, Leishmaniose		
– Parasiten: Trichinen, Echinokokken, Askarien		
– Spirochäten: Syphillis, Leptospirosen, Borrelia burgdorferi	Serologie, Echokardiographie, Myokardbiopsie mit Histologie und Immunhistologie	
► **Kollagenosen**		
– rheumatische Herzkrankheit	Diagnostik der Grundkrankheit,	Behandlung im
– Lupus erythematodes disseminatus	Echokardiographie,	Rahmen der
– Dermatomyositis	invasiv, falls therapeutische	Grundkrankheit
– Sklerodermie	Konsequenz,	
– Spondylarthritis ankylopoetica	Immunserologie und Immun-	
– rheumatoide Herzkrankheit	histologie auf antikardiale Antikörper	
► **toxische Kardiomyopathien**		
– Alkohol	Echokardiographie,	Vermeidung der Noxe
– Medikamente	evtl. Myokardbiopsie	
• Zytostatika		
• trizyklische Antidepressiva		
• andere Medikamente		
– Urämie		
– CO-Vergiftung		
– Kobalt		
► **Stoffwechsel- und endokrine Erkrankungen**		
– Hyperthyreose	Echokardiographie,	Beseitigung der
– Hypothyreose	evtl. Myokardbiopsie	Stoffwechselstörung,
– Akromegalie	falls Ätiologie unklar	Behandlung der
– Phäochromozytom		Grundkrankheit
– Diabetes mellitus		
– Hämochromatose		
– Amyloidose: • primär		
• sekundär		
– infiltrative Erkrankungen, z.B. M. Refsum, M. Fabry, Mukopolysaccharidosen, Lipidosen, Glykogenspeicherkrankheiten, Porphyrie, Gicht, Oxalose, Mukoviszidose		
► **hyperergische Kardiomyopathien**		
– Medikamente, z.B. Penicillin, Phenylbutazon, Aureomycin, Antituberkulostatika, Reserpin	Echokardiographie, Immunserologie auf antikardiale Antikörper	Beseitung/Vermeidung der Noxe;
– Postvakzination		evtl. Antiphlogistika,
– Serumkrankheit		evtl. Prednison oder
– Postkardiotomiesyndrom		Immunsuppressiva
– Dressler-Syndrom		
► **neuromuskuläre Erkrankungen**		
– Friedreich-Ataxie	Echokardiographie,	Behandlung der
– myotonische Muskeldystrophien	evtl. Myokardbiopsie	Grundkrankheit
– progressive Muskeldystrophien	Koronarangiographie	
– Myasthenia gravis		

Tab. 21.9-17 Fortsetzung

	empfohlene spezielle Diagnostik	Therapie
► **neoplastische Kardiomyopathien** – primäre und metastatische Neoplasmen – lymphatische myeloische Leukämie	Echokardiographie, evtl. Biopsie, Perikardpunktion	Behandlung der Grundkrankheit
► **granulomatöse Kardiomyopathie** – Sarkoidose	Echokardiographie, evtl. Thallium-Szintigraphie, evtl. Biopsie, ACE-Bestimmung	Behandlung im Rahmen der Grundkrankheit, evtl. Prednison
► **Kardiomyopathien aus physikalischen Ursachen** – Therapie mit ionisierenden Strahlen – Elektroschock – Hitzschlag – Herztraumen	Echokardiographie, evtl. invasive Diagnostik	symptomatisch
► **peripartale Kardiomyopathie** (überwiegend Nigeria)	Echokardiographie, Endomyokardbiopsie, Serologie auf kardiotrope Viren	symptomatisch, kein Salz
► **Ernährungsstörungen** – Beriberi – Kwashiorkor – Pellagra – Skorbut	Echokardiographie, Diagnostik der Ernährungsstörung	Behandlung der Ernährungsstörung bzw. Avitaminose, symptomatisch

der verwendeten diagnostischen Methode mit unterschiedlicher Sensitivität (gering bei konventioneller Histologie, höher bei Immunhistologie).

Bei der **Perimyokarditis** handelt es sich um eine Myokarditis mit entzündlicher perikardialer Begleitreaktion. Zu ihrer Diagnose ist eine Endomyokardbiopsie nicht obligat, aber wünschenswert, da auf die Entzündungsreaktion am Perikard aufgrund des Perikardergusses und auf die Myokardbeteiligung durch eine segmentale Kontraktionsstörung oder passagere bzw. permanente Kardiomegalie (z. B. bei der Herzkatheteruntersuchung) geschlossen werden kann.

Kasuistik

Der 27jährige Mittelfeldspieler des deutschen Fußballmeisters war im Frühjahr an einem Infarkt der oberen Luftwege erkrankt, der protrahiert abheilte. Er erholte sich nur langsam. Pulsunregelmäßigkeiten traten auf (Langzeit-EKG: ventrikulärer Bigeminus); der Herz-Thorax-Querdurchmesser nahm deutlich zu. Die **echokardiographische Untersuchung** ergab einen Perikarderguß und ein vergrößertes hypokontraktiles Herz (siehe Abb. 21.9-5). In der **Endomyokardbiopsie** fand sich ein gemischtes Infiltrat mit Myozytolyse (Abb. 21.9-6). Immunzytochemisch handelte es sich um ein Infiltrat aus T_4- und T_8-positiven Lymphozyten (siehe Abb. 21.9-7). Immunhistologisch waren die Bindung von IgG, IgM, IgA und eine Komplementfixation (C_3, C_q) an Sarkolemm und interstitielles Bindegewebe nachweisbar (siehe Abb. 21.9-8). Im Serum fanden sich kardiozytotoxische Antikörper, serologisch

fand sich ein Titeranstieg von Antikörpern gegen Coxsackie-B_4-Viren von 1:20 auf 1:320 nach 3 Wochen. Die Polymerase-Kettenreaktion (PCR) auf enterovirale RNA war positiv.

Unter extremer körperlicher Schonung, überwiegender Bettruhe und der **Therapie mit ACE-Hemmern** (Blutdrucksenkung und Reparation von Fibrose und Hypertrophie) sowie einem Therapieversuch mit α-Interferon besserten sich nach sechsmonatiger Therapie und Trainingspause die Herzinsuffizienz und die Rhythmusstörungen. Die Kontrollbiopsie zeigte eine abgeheilte, jetzt virusnegative Myokarditis. Die Herzgröße kehrte in den oberen Normbereich zurück. Nach einem Jahr war der Patient wieder belastbar, spielte aber fortan nur noch in der Amateurliga weiter.

Epidemiologie

Die Virusmyokarditis ist wahrscheinlich wesentlich häufiger als gemeinhin vermutet. Schwere Verlaufsformen sind dagegen wahrscheinlich selten.

Ätiologie und Pathogenese

Obgleich durch direkte Isolation das Virus im Myokard nur in wenigen Fällen nachgewiesen wurde, dürfte die Virusinfektion des Myokards der wesentliche Auslösemechanismus der entzündlichen Myokardbeteiligung sein. Mit Hilfe von Nukleinsäure-Proben ließ sich in ca. 5–50% der Fälle zeigen, daß Coxsackie-B-Virus-RNS im Myokard vorliegt. Zytomegalie-Virus-DNS findet sich in bis zu 15% der Fälle.

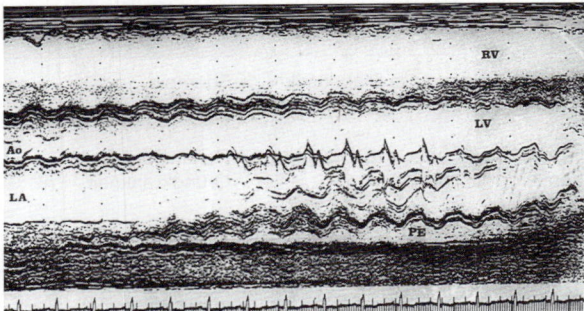

Abb. 21.9-5 Längsachsenschnittbild im eindimensionalen Echokardiogramm mit einem Sektorscan vom linken Atrium (LA) und von der Aortenwurzel (Ao) zur Spitze des linken (LV) und rechten Ventrikels (RV). Die Separation zwischen Epikard und Perikard ist ein umschriebener, fast nur den dorsalen und inferioren Anteil des Herzens einbeziehender Perikarderguß (PE). Die linksventrikulären Diameter (enddiastolisch 62 mm, endsystolisch 49 mm) sind vergrößert.

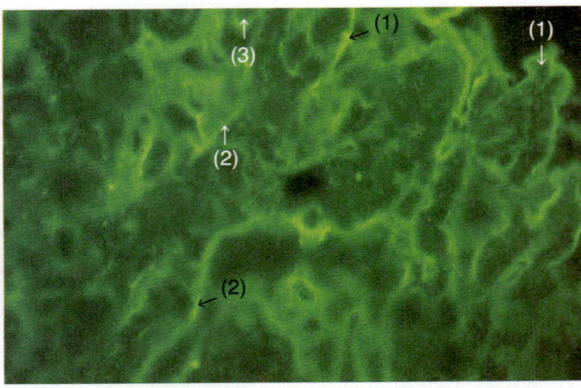

Abb. 21.9-8 Fixation von IgG, IgM und Komplement in der Myokardbiopsie des Patienten an Sarkolemm (1), interstitiellem Bindegewebe (2) und kleinen Gefäßen (3) sind charakteristisch für eine sekundäre Immunpathogenese (×150).

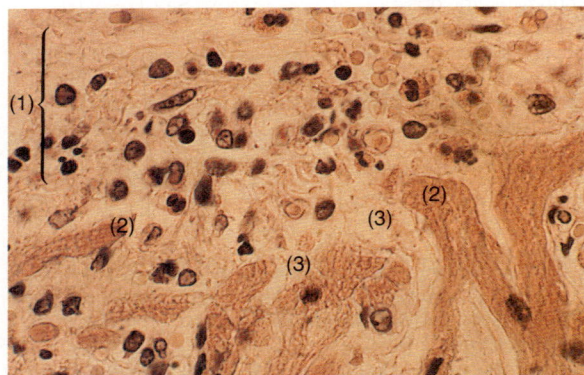

Abb. 21.9-6 Nachweis eines gemischten lymphozytären und granulozytären Infiltrats (1) in der Endomyokardbiopsie mit Myozytolyse (2) und interstitiellem Ödem (3) (aktive Myokarditis der Dallas-Kriterien). (×300).

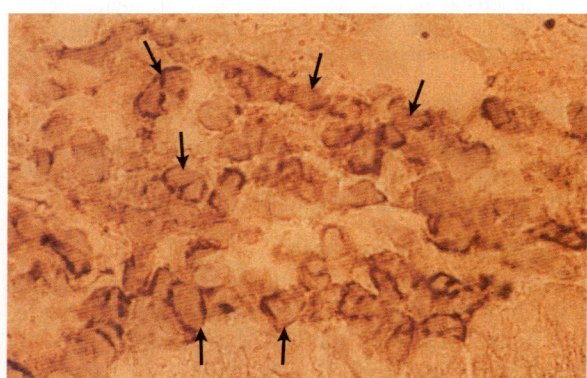

Abb. 21.9-7 Das lymphozytäre Infiltrat bestand aus Helfer-T- und Suppressor- bzw. zytotoxischen Lymphozyten. Markierung der T-Suppressor-Lymphozyten (Beispiele: →) mit einem peroxidasemarkierten monoklonalen Antikörper in der Biopsie des Patienten. (×300).

Die Virusinfektion ruft zunächst eine antivirale Immunantwort hervor, die auf humoraler und zellulärer Basis abläuft (siehe Abb. 21.9-9). Sowohl lytische Virusaktivität allein als auch die antivirale Immunantwort können Entzündungen am Myokard mit Myozytolyse hervorrufen.

Mit der Virusinfektion kann es zu einer Autoreaktivität gegen das eigene Myokard kommen: Antigenes Mimikri dürfte das pathologische Prinzip sein. Die antikardiale Autoreaktivität bedient sich, gesteuert von T-Suppressor- und T-Helferzellen, humoraler und zellulärer Effektormechanismen, die je nach ihrer Ausprägung klinisch als akute, subakute oder chronische Formen einer Myokarditis oder Perimyokarditis imponieren. Zytotoxische Zellen, natürliche Killerzellen und Mediatoren führen ebenso wie die gegen die sarkolemmale Membran gerichteten Antikörper (siehe Abb. 21.9-8) zu Entzündung und Myozytolyse. Autoantikörper reagieren z.T. auch mit dem Kalziumkanal, mit den Bestandteilen der mitochrondrialen Membran (ADP/ATP-Carrier), dem Myosin, dem β-Rezeptor und eventuell auch mit den muskarinischen Rezeptoren.

Die gegenwärtigen Vorstellungen zur Pathogenese und Immunpathogenese sind in Abbildung 21.9-9 gegeben.

Die Annahme einer sekundären Immunpathogenese stützt sich u.a. auf die Fixation von Komplement, IgG-, IgA- und IgM-Antikörpern ans Sarkolemm, an das interstitielle Bindegewebe und an die Kapillaren, wie es in der Myokardbiopsie nachgewiesen werden kann (siehe Abb. 21.9-8). Alternativ ist eine polyklonale Stimulation der Immunglobulinproduktion auch gegen kardiale Epitope vorstellbar, die dann nur Begleiterscheinungen wären.

Über primäre und sekundäre Prozesse bei den verschiedenen Myokarditisformen gibt Tabelle 21.9-17 Auskunft.

Neben vielen seit Jahren bekannten Myokarditiserregern sind in den letzten Jahren bei den bakteriellen Erregern die Borrelien (B. burgdorferi) nach

Zeckenbiß in Gegenden südlich des Mains und in Österreich und die Chlamydien, bei den viralen Erregern das HIV-Virus bei AIDS-Patienten neu hinzugekommen. Die Herzbeteiligung bei AIDS-Patienten umfaßt Peri- und Myokard und kann als HIV-Karditis oder Kaposi-Sarkom in Erscheinung treten. Doppelinfektionen (z.B. HIV und CMV) sind möglich.

S **Symptome**

Es dominieren allgemeine und kardiale Symptome, die **für sich allein völlig unspezifisch** sein können, aber zusammen mit der spezifischen Diagnostik Gewicht erhalten.
Die Beschwerden bestehen in
▶ Ruhetachykardie,
▶ Dyspnoe,
▶ Palpitationen und
▶ Herzschmerzen.
Das Herz ist meist links bereits verbreitert.
Beim voll entwickelten Krankheitsbild mit Kardiomegalie sind alle Schweregrade der Herzinsuffizienz anzutreffen:
▶ Herzvergrößerung,
▶ verstärkt tastbarer Herzspitzenstoß außerhalb der Medioklavikularlinie,
▶ linksparasternal hebende Pulsationen,
▶ Orthopnoe und
▶ evtl. Ruhezyanose.
Die Auskultation ist wenig ergiebig. (Im Gegensatz zu den Vitien „spricht die Kardiomyopathie den

Untersucher nicht an".) Bei Dekompensation ist ein dritter Herzton und bei Tachykardie ein Galopprhythmus zu auskultieren. Später kann es zum Auftreten von Regurgitationsgeräuschen an den AV-Klappen kommen. Bei Perimyokarditis ist ein Perikardreiben auskultierbar, wenn der Erguß noch klein ist.

D **Diagnostik**

▶ **Röntgen:** Es imponiert meist eine Linksdilatation, später eine Dilatation des ganzen Herzens. Die Lunge ist mehr oder weniger gestaut. Die Ventrikelhöhlen sind hochgradig dilatiert. Der Befund entspricht dann dem einer dilatativen Kardiomyopathie.
▶ **EKG:** Alle Zeichen von Erregungsausbreitungsstörungen bis zum Schenkelblock, im Endstadium gelegentlich auch ein Arborisationsblock (= Verzweigungsblock mit QRS-Breite > 0,1 sec) sowie Überleitungsstörungen bis zum totalen AV-Block kommen vor. Bei längerem Verlauf zeigt sich eine erhebliche Linkshypertrophie mit Linksherzschädigung. Das Langzeit-EKG dient zum Nachweis von Rhythmusstörungen.
▶ **Echokardiographie:** Mit ihr sind die dilatierten Herzhöhlen, die global oder segmental gestörte Wandbewegung und die reduzierte Auswurffraktion objektivierbar, bei begleitender Perikarditis der Nachweis eines Perikardergusses. Die Farbdopplerechokardiographie dient zum Nachweis

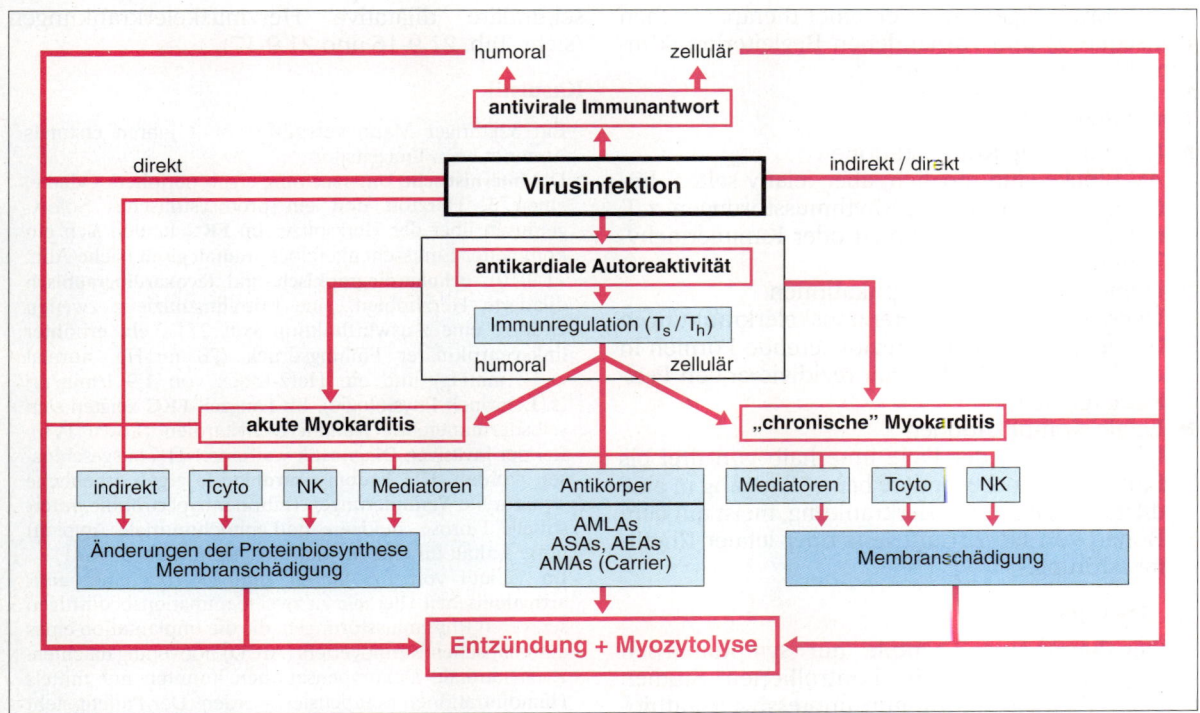

Abb. 21.9-9 Pathogenese und Immunpathogenese der Myokarditis und Perimyokarditis. T_s = T-Suppressor-Lymphozyten, T_n = T-Helfer-Lymphozyten, Tcyto = zytotoxische T-Lymphozyten, NK = natürliche Killerzellen.

einer begleitenden (relativen) Klappeninsuffizienz.

Bei Sarkoidose ist eventuell eine Gallium- oder Thalliumszintigraphie sinnvoll. Die **Szintigraphie** mit Myosinantikörpern kann in geeigneten Fällen mit nekrotisierender Myokarditis einen positiven Befund ergeben.

▶ Herzkatheteruntersuchung mit Druckmessung (Bestimmung des enddiastolischen Ventrikeldruckes) und Bestimmung des Herzminutenvolumens.

▶ **Konorarangiographie** zum Ausschluß einer koronaren Herzkrankheit.

▶ **Lävokardiographie** zum Nachweis der eingeschränkten linksventrikulären Pumpfunktion.

▶ **Myokardbiopsie** zum Infiltratnachweis, zur Immunhistologie, zum Virusnachweis mittels In-situ-Hybridisierung oder PCR.

▶ **Labordiagnostik:** Entzündungsparameter (BKS, Leukozytose, Differentialblutbild, α_2-Makroglobulin, C-reaktives Protein, Elektrophorese).

▶ Virusserologie kardiotroper Viren (fakultativ, da wenig spezifisch und selten aussagekräftig).

▶ Nachweis autoreaktiver Antiköper gegen Sarkolemm/Myolemm, den ADP/ATP-Carrier und andere kardiale Proteine als diagnostische Marker.

▶ Antinukleäre Antikörper/extrahierbare Kernantigene und DNS-Antikörper zum Nachweis von Kollagenkrankheiten.

Die Entscheidung zur invasiven Diagnostik (mit Biopsie) sollte vom Beschwerdezustand des Patienten, seiner hämodynamischen Einschränkung (je stärker, desto notwendiger), seinem Alter (je jünger, desto notwendiger bezüglich einer therapeutischen Konsequenz) und vorhandenen Begleiterkrankungen abhängig gemacht werden.

Komplikationen

▶ Rhythmogene Komplikationen
AV-Blöcke sind möglich, aber relativ selten; höhergradige ventrikuläre Rhythmusstörungen, z.T. mit bradykarden Synkopen oder Kammertachykardien, sind häufiger.

▶ Hämodynamische Komplikationen
Übergang in dilatative Herzmuskelerkrankungen (in ca. 20% der Fälle), rezidivierende Formen in ca. 20% (insbesondere mit rezidivierenden Perikardergüssen).

▶ Letale Komplikationen
In bis zu 15% der Fälle innerhalb von drei bis fünf Jahren, insbesondere beim Übergang in eine dilatative Herzmuskelerkrankung, meist auf dem Boden von Herzinsuffizienz oder letaler Rhythmusstörung.

▼ **Therapie**

Bisher kann eine Therapie nur symptomatisch durchgeführt werden. In kontrollierten Studien wurden Versuche mit Immunsuppressiva (Azathioprin und Prednison oder Ciclosporin), mit Immunglobulinen (z.B. Cytotect® bei CMV-Karditis), mit Virostatika (Ganciclovir bei CMV-Myokarditis) oder α-Interferon (Coxsackie-B-Myokarditis) vorgenommen, die bisher keine allgemeinen Therapieempfehlungen darstellen.

Differentialdiagnose

Grundsätzlich alle Herzerkrankungen, die mit einer Herzinsuffizienz einhergehen, z.B. dilatative Kardiomyopathie, dekompensierte Hypertonie, dekompensierte Vitien.

21.9.4.2 Dilatative Kardiomyopathie

Die dilatative Kardiomyopathie ist eine Herzmuskelerkrankung unbekannter Ätiologie und Pathogenese mit vielgestaltiger Symptomatologie. Sie ist die bei weitem häufigste Form der primären Kardiomyopathien. Da es keine spezifischen Befunde oder Symptome für diese Erkrankungen gibt, ist immer eine **Ausschlußdiagnose** notwendig. Dadurch ist die Differentialdiagnose von entscheidender Bedeutung. Eine Heilung ist bisher nicht möglich.

Definition

Als bei weitem häufigste Form der Kardiomyopathien gilt die dilatative (früher kongestive) Form, ein überwiegend systolischer Pumpfehler, dessen Ätiologie unbekannt ist. Eine begleitende Störung der Relaxation (Lusitropie) kann hinzutreten. Klinisch, pathologisch-anatomisch und hämodynamisch ähneln sich primäre Kardiomyopathie und sekundäre dilatative Herzmuskelerkrankungen (siehe Tab. 21.9-16 und 21.9-17).

Kasuistik

Ein 32jähriger Mann verspürte vor 2 Jahren erstmals Atemnot beim Freizeitsport.
Die **internistische Untersuchung** ergab periphere Ödeme, einen 3. Herzton und ein protosystolisches Sofortgeräusch über der Herzspitze. Im **EKG** fanden sich ein kompletter Linksschenkelblock, **radiologisch** (siehe Abb. 21.9-10), **echokardiographisch** und **lävokardiographisch** dilatierte Herzhöhlen, eine Mitralinsuffizienz zweiten Grades, eine Auswurffraktion von 27%, ein erhöhter linksventrikulärer Füllungsdruck (28 mmHg, normal < 12 mmHg) und ein Herz-Index von 1,9 l/min/m² (s. Lehrbuch Physiologie). Im **Langzeit-EKG** zeigten sich selbstterminierende Kammertachykardien (Lown IVb). Bei der **invasiven Diagnostik** war eine KHK ausgeschlossen worden. Die **Endomyokardbiopsie** ergab erhebliche strukturelle Veränderungen (Fibrillenhypertrophie, interstitielle Fibrose, nukleäre und mitochondriale Atypien) ohne Anhalt für eine Myokarditis (siehe Abb. 21.9-11).
Im Verlauf von 1½ Jahren kam es trotz einer **antiarrhythmischen Therapie** zu zwei reanimationsbedürftigen schweren Rhythmusstörungen, die die Implantation eines automatischen Kardioverters (AICD) notwendig machten. Zwei kardiale Dekompensationen konnten nur mittels Hämofiltrationen kompensiert werden. Der Patient steht jetzt mit einer Herzinsuffizienz des NYHA-Schweregrades IV auf der Dringlichkeitsliste zur Herztransplantation.

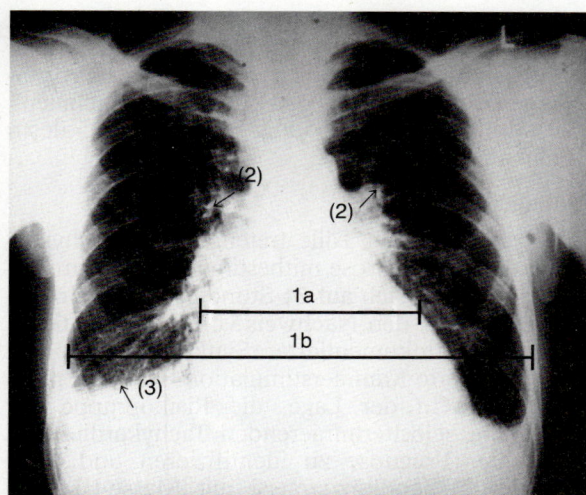

Abb. 21.9-10 Dekompensierte Linksinsuffizienz bei dilatativer Kardiomyopathie mit pathologischem Herz-Thorax-Querdurchmesser (1a:1b > 0,5), Lungenstauung (2) und einem kleinen beidseitigen Pleuraerguß (3).

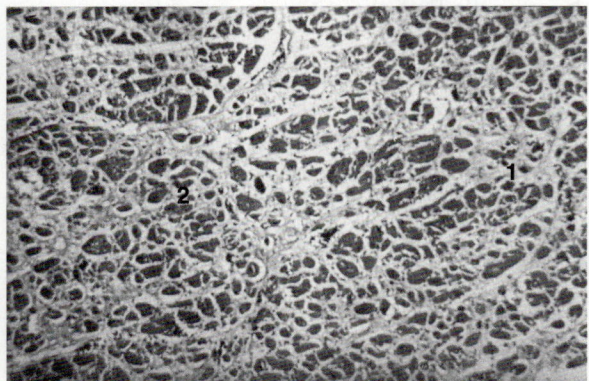

Abb. 21.9-11 Endomyokard-Biopsiebefund des Patienten mit exzessiver, gitterförmiger interstitieller Fibrose (2), einer starken Variabilität der Myofibrillen (1) mit z. T. ausgeprägter Hypertrophie und Kernatypien; Infiltrate fehlen. (×150).

Epidemiologie

Die Epidemiologie ist variabel, das männliche Geschlecht überwiegend betroffen. Die Inzidenz liegt bei 6 pro 100 000 Einwohner pro Jahr, die Prävalenz bei 36,5 pro 100 000.

Ätiologie und Pathogenese

Eine genetische Disposition, eventuell auch eine familiäre, vererbbare Form wird in 10–20 % der Fälle angenommen. Familienuntersuchungen haben noch zu keiner genetischen Definition des Krankheitsbildes geführt, lassen dies aber für die nächsten Jahre erwarten. Daneben gilt es sekundäre dilatative Herzmuskelerkrankungen auszuschließen.
Für zahlreiche dilatative Kardiomyopathien wird ursächlich ein initialer Virusinfekt vermutet. Die Ursachen der gestörten Hämodynamik bei dilatati-

ver Kardiomyopathie können so variabel wie das Krankheitsbild selbst sein. Dies mag auch gerade an den zugrundeliegenden ätiologischen und pathophysiologischen Faktoren liegen:
► an strukturellen Veränderungen (Fibrose, Myozytolyse, Hypertonie),
► an metabolischen Störungen der Zellorganellen,
► an geänderten geometrischen Voraussetzungen der Kontraktion (Dilatation, Inotropie, Steifigkeit),
► an einer verminderten Koronarreserve, wenn die epikardialen Leitungsgefäße sich nicht parallel zu Hypertrophie oder Dilatation mitentwickeln.
► an Vasospasmen kleiner Koronargefäße („Spasmustheorie"),
► an einem Befall der kleinen Koronargefäße („small vessels"), der gleichfalls zu einer gestörten Kontraktion und Relaxation führen kann,
► an einer ausgeprägten Fibrose, die allein die Kontraktion von an sich intakten Muskelfasern beeinträchtigen kann,
► an Toxinen oder an einer Entzündung, die zu Veränderungen des Membrantransports oder zu biochemischen Störungen führen können. So zeigt die Thallium-Myokardszintigraphie bei Patienten mit freien Herzkranzgefäßen, aber dilatativer Herzmuskelerkrankung nicht selten Störungen der Thalliumaufnahme in Ruhe und bei Belastung, die nicht perfusionsbedingt sind,
► Realisation einer genetischen Prädisposition auch am Herzen, z. B. dem genetischen Dystrophindefekt, der zum Fehlen eines Matrixproteins (Dystrophin) führt,
► Häufung mitochondrialer, kardialer DNA-Mutationen („mitochondriale Kardiomyopathie").
In der Regel finden sich strukturelle, aber unspezifische Veränderungen:
► Herzmuskelfaserhypertrophie
► interstitielle und endokardiale Fibrose (siehe Abb. 21.9-11)
► nukleäre und mitochondriale Abnormitäten
► Immunglobulinbindung an Myokard und Interstitium.
Die histologischen Veränderungen können, müssen aber nicht mit der Prognose korrelieren.

🅢 Symptome

Erste Beschwerden bestehen zumeist in Atemnot bei Belastung, Herzklopfen, Rhythmusstörungen, Herzdruck oder einem unbestimmten „Organgefühl" in der Herzgegend.
Beim voll entwickelten Krankheitsbild sind alle Schweregrade der Herzinsuffizienz anzutreffen:
► Herzvergrößerung,
► verstärkt tastbarer Herzspitzenstoß außerhalb der Medioklavikularlinie,
► linksparasternal hebende Pulsationen,
► Orthopnoe und
► evtl. Ruhezyanose.
Im Finalstadium entwickelt sich eine kardiale Kachexie.

D Diagnostik

Wesentliche Befunde der allgemeinen und kardiologischen Diagnostik und Differentialdiagnostik finden sich in der Tabelle 21.9-17. Ein charakteristisches Röntgenbild mit „Kongestion" (Lungenstauung) ist Abbildung 21.9-10; ein charakteristischer Endomyokardbiopsiebefund ist Abbildung 21.9-11 zu entnehmen.

T Therapie

Die Therapieprinzipien der Herzinsuffizienz gelten auch für die dilatative Kardiomyopathie. Sie sind neben der körperlichen Schonung
▶ Diät mit Kochsalz- und Flüssigkeitsrestriktion, Alkoholkarenz
▶ Digitalistherapie, insbesondere bei tachykardem Vorhofflimmern,
▶ Gabe von Diuretika, Vasodilatatoren, ACE-Hemmern und
▶ in speziellen Fällen der therapierefraktären Herzinsuffizienz die Ultrafiltration und die Herztransplantation.

Die Behandlung mit den 4 D (Diät, Diuretika, Digitalis und Dilatanzien) ist bewährt, aber nicht alle D sind gleichermaßen gut validiert. Dabei hat die Entlastung des Myokards durch ACE-Hemmer Priorität. Der „Antrieb" durch positiv inotrope Medikamente stellt meist nur bei akuter Dekompensation oder als Überbrückung bis zur Transplantation ein geeignetes Therapieprinzip dar. Die Therapie mit Digitalis ist heute wieder fester Bestandteil der Behandlung von schwerer und schwerster Herzinsuffizienz. Bei chronischer Herzinsuffizienz und Vorhofflimmern sollten Digitalis zuerst, dann Diuretika und Vasodilatanzien angewendet werden.
Bei akuter Herzinsuffizienz ohne Herzrhythmusstörungen können in erster Linie Vasodilatatoren zusammen mit Diuretika und/oder Digitalis verwendet werden.
Die Therapie der Rhythmusstörungen bei dilatativer Kardiomyopathie muß individuell angepaßt und dosiert werden. Sie sollte sowenig wie möglich negativ inotrop wirken und tatsächlich auch therapeutisch wirksam sein, d.h., die Kammertachykardien dürften nicht mehr vorliegen. Seit der CAST-Studie kommen hier vorwiegend Klasse-III-Antiarrhythmika wie Sotalol und Amiodaron (cave Nebenwirkungen: Hyperthyreose, Korneaeinlagerungen) und β-Blokker (cave: negative Inotropie) zum Einsatz. Eine Antikoagulanzientherapie ist häufig zweckmäßig, falls nicht Kontraindikationen hierfür vorliegen.
Falls Medikamente nicht ausreichen und weiterhin symptomatische Kammertachykardien vorliegen, kann ein Kardioverter/Defibrillator (ICD) implantiert werden. Als Ultima ratio bei konservativ nicht mehr behandelbarer Kardiomyopathie ist eine Herztransplantation möglich.

Verlauf und Prognose

Die Prognose ist abhängig vom Grad der Herzinsuffizienz. Mit einer 10-Jahres-Überlebensrate von zwischen 10 und 30% und einer jährlichen Mortalität von 10% ist die dilatative Kardiomyopathie eine prognostisch äußerst ungünstige Erkrankung. **Prognostische Faktoren** sind Tabelle 21.9-18 zu entnehmen. Grundsätzlich gilt: Je jünger der Patient, desto schlechter die Prognose.

Plötzlicher Herztod

In 20 bis 80% der Fälle treten Kammertachykardien, die die Prognose mitbestimmen, auf. Ihre Erkennung stützt sich auf 24-Stunden-EKGs, ein Belastungs-EKG, den Nachweis von Spätpotentialen und – bei dokumentierter Synkope – auf eine programmierte Kammerstimulation. Diese ist möglicherweise in der Lage, die Risikogruppe der sich nicht selbstterminierenden Tachykardien mit schlechter Prognose zu identifizieren und einer gezielten Behandlung, meist mit Klasse-III-Antiarrhythmika oder der Implantation eines Kardioverter-Defibrillators zuzuführen.
Komplikationen:
▶ Herzinsuffizienz
▶ Rhythmusstörungen
▶ arterielle Embolie.

21.9.4.3 Andere sekundäre Herzmuskelerkrankungen

Die Symptome, Klinik und Therapie (abgesehen von kaudalen Therapieformen) sind der primären dilatativen Kardiomyopathie vergleichbar.
Ätiologie und Therapie sind in Tabelle 21.9-17 aufgeführt.

> Besondere Bedeutung muß den toxischen Herzmuskelerkrankungen zukommen, die wegen des steigenden Genußmittelabusus und Arzneimittelverbrauchs zunehmen. Durch die Vermeidung der auslösenden Ursachen ist in der Regel eine Ausheilung zu erzielen.

Tab. 21.9-18 Prognostische Faktoren bei dilatativer Kardiomyopathie: Elektrokardiogramm – hämodynamische Kriterien

EKG	Bewertung
Linksschenkelblock (und AV-Block 1. Grades)	ungünstig
bifaszikulärer Block	fraglich
pathologische Endstrecke	irrelevant
Vorhofflimmern	fraglich

Hämodynamische Kriterien	Bewertung
erniedrigte Auswurffraktion	ungünstig
erniedrige Verkürzungsfraktion	ungünstig
regionale Akinese	ungünstig
pathologische Herz-Thorax-Relation	strittig
path. linksventrikuläre Volumina und Diameter	ungünstig
vermehrte LV-Volumenmasse	günstig

▶ **Alkoholschaden des Herzens:** Die klinische Diagnose ist oft nur eine Verdachtsdiagnose. Es ist bisher unbekannt, bei welcher genauen täglichen Alkoholmenge und welcher Dauer des Alkoholabusus mit dem Auftreten einer „**alkoholischen Kardiomyopathie"** zu rechnen ist. Eine spezifische Disposition scheint eine Voraussetzung für die Entwicklung der Erkrankung zu sein.

Am Beginn stehen meist supraventrikuläre Rhythmusstörungen, die sich anfänglich nach größerem Alkoholexzeß in nächtlich einsetzendem paroxysmalem Vorhofflimmern bemerkbar machen, das sich in der Regel spontan zurückbildet. Da diese Rhythmusstörungen häufig nach reichlichem Alkoholkonsum an Feiertagen auftreten, wurden sie als „Holiday-Heart-Syndrome" zusammengefaßt. Schließlich kann es zur irreversiblen Herzinsuffizienz kommen. Diese Entwicklung kann durch Alkoholabstinenz unterbrochen werden, solange keine strukturellen Veränderungen im Myokard vorliegen.

Im Gegensatz zur „alkoholischen Kardiomyopathie" beruht das sehr seltene **Beriberi-Herz** auf einem Mangel an Vitamin B$_1$ (Thiamin). Bei dieser Kardiomyopathie besteht ein hyperkinetisches Herzsyndrom mit „high output failure". Die therapeutische Anwendung von Vitamin B$_1$ führt zur prompten Besserung der Symptomatik.

▶ **Medikamentös-toxische Herzmuskelerkrankungen:** Die medikamentös induzierten Herzmuskelerkrankungen nehmen gleichfalls zu: **Phenothiazin, trizyklische Antidepressiva** und **Lithiumkarbonat** induzieren Funktionsstörungen, Arrhythmien und Repolarisationsstörungen. Vereinzelte Todesfälle wurden beschrieben.

Besonders gefürchtet ist die Entwicklung einer „Kardiomyopathie" unter einer Zytostatikatherapie, in erster Linie uner **Adriamycin,** dessen Höchstdosis auf 500 mg/m^2 Körperoberfläche limitiert ist. Adriamycin verursacht neben der heute seltenen irreversiblen Herzmuskelerkrankung mit Schweizer-Käse-ähnlicher Ausstanzung von Myokardzellen auch subakute Formen der Herzschädigung: Perikardergüsse, Rhythmusstörungen und reversible/passagere Störungen der Pumpfunktion.

Die Herzmuskelschädigung kann auch noch Monate nach Beendigung der Behandlung auftreten. Diese Patienten sterben an Herzinsuffizienz oder Rhythmusstörungen.

Auch nach einer Therapie des Mediastinums mit **ionisierenden Strahlen** sind Kardiomyopathien beobachtet worden, die häufig mit chronischen Perikardergüssen einhergehen.

▶ **Kardiomyopathien im Verlauf endokriner Erkrankungen:** Diese Herzmuskelveränderungen sind häufig und diagnostisch in der Regel unproblematisch, da die Grundkrankheit die klinische Symptomatik bestimmt.

Eine Ausnahme bildet die **hyperthyreote Kardiomyopathie** im Rahmen einer T$_3$-Hyperthyreose und bei oligosymptomatischem toxischem Adenom.

Zumeist gehen intermittierende supraventrikuläre Rhythmusstörungen und Palpitationen der Entwicklung einer Kardiomyopathie voraus. Auch bei der chronischen Hypothyreose können Zeichen der Herzinsuffizienz und insbesondere unklare CK-Erhöhungen vor der voll ausgeprägten klinischen Symptomatik nachweisbar sein.

Die **Akromegalie** kann – braucht aber nicht – mit einer Kardiomegalie einhergehen. Spezielle diagnostische oder therapeutische Probleme ergeben sich nicht.

Im Verlauf eines primären oder sekundären Hyperparathyroidismus kann es zu Kalziumeinlagerungen in das Herz kommen, wobei sowohl interstitielle als auch intrazelluläre Ablagerungen möglich sind.

21.9.4.4 Hypertrophische Kardiomyopathie (HCM)

Hämodynamisch handelt es sich um eine überwiegende Störung der Dehnbarkeit eines hypertrophischen Herzmuskels (Compliancestörung) mit erhöhten Füllungsdrücken des linken, manchmal auch rechten Ventrikels bei exzessiver Hypertrophie der Kammerwände unter Bevorzugung des Kammerseptums.

Definition

Die HCM ist eine seltene Erkrankung, bei der es zu einer zunehmenden Hypertrophie der Herzmuskulatur kommt. Familiäre Formen dürften ca. 50% der Fälle ausmachen, der Rest tritt sporadisch auf.

Kasuistik

Ein 18jähriger Mann wurde wegen einer Synkope bei ansonsten altersentsprechender Belastbarkeit stationär aufgenommen.
Palpatorisch fanden sich ein hebender Herzspitzenstoß und bei der **Auskultation** ein Systolikum, das unter Valsalva-Preßversuch zunahm. Im **EKG** zeigte sich ein Pseudoinfarkt, im **Echokardiogramm** die extreme Hypertrophie des linken Ventrikels unter Beteiligung des Septums sowie eine systolische Vorwärtsbewegung des anterioren Mitralsegels (siehe Abb. 21.9-12). **Doppler-** und **Farbdoppler-echokardiographisch** konnte ein Ruhegradient von 78 mmHg über der linksventrikulären Ausflußbahn gemessen werden, der sich nach einer Extrasystole erhöhte. Eine minimale Separation zwischen Epikard und Perikard war vorhanden. Im **Lävokardiogramm** war eine Ballettschuhkonfiguration in der Endsystole nachweisbar (siehe Abb. 21.9-13). Der intrakavitäre Gradient betrug hier 80 mmHg. Die **Basistherapie** erfolgte mit Verapamil. Da sich im **Langzeit-EKG** Kammertachykardien fanden, wurde eine Behandlung mit **Antiarrhythmika** (Amiodaron) begonnen, unter der keine ventrikulären Salven mehr auftraten. Der intrakavitäre Gradient wurde durch einen geeignet programmierten Herzschrittmacher (kurzes AV-delay) auf 15 mmHg reduziert.

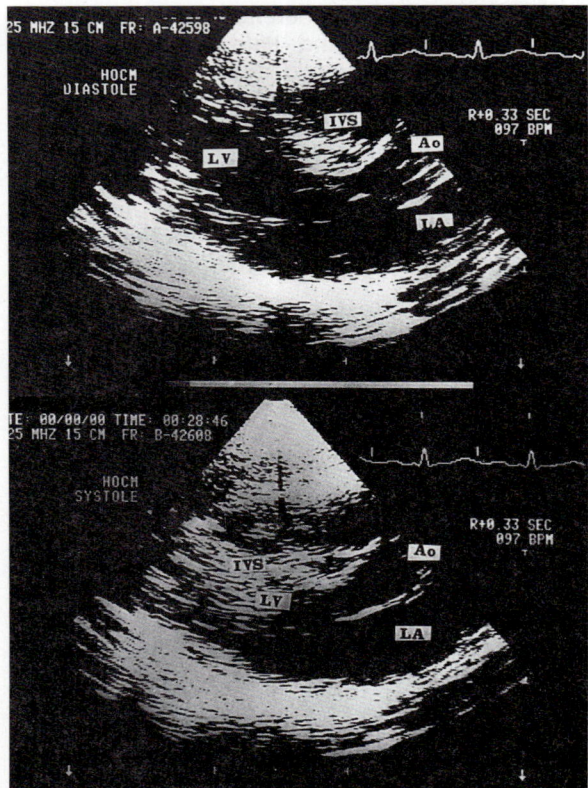

Abb. 21.9-12 Exzessive Hypertrophie im zweidimensionalen Echokardiogramm mit kleinem enddiastolischem Volumen/ Diameter im linken Ventrikel in Diastole (1) und praktisch fehlendem endsystolischem Volumen (2). Bei der invasiven Druckmessung fand sich ein intrakavitärer Gradient von 80 mmHg. LV = linker Ventrikel, IVS = interventrikuläres Septum, Ao = Aorta, LA = linkes Atrium.

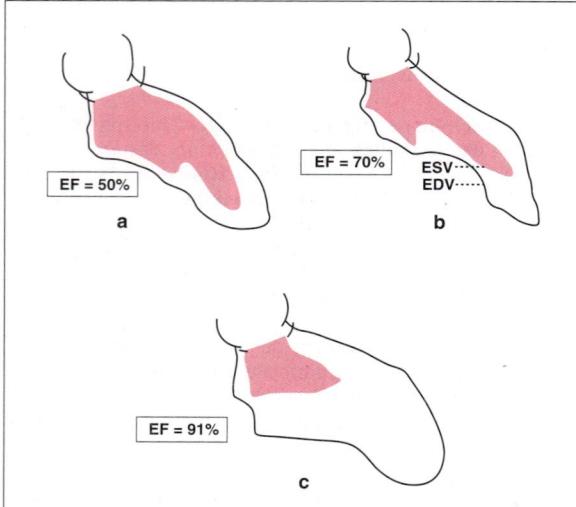

Abba. 21.9-13 Formen der hypertrophischen Kardiomyopathie: a) apikale Form, b) mittventrikuläre Form, c) hypertrophische, meist obstruktive Form im linksventrikulären Ausflußtrakt (Subaortenstenose). EF = Ejektionsfraktion, ESV = endsystolisches Volumen, EDV = enddiastolisches Volumen.

Epidemiologie

Die hypertrophische Kardiomyopathie ist eine seltene Erkrankung und wird weltweit beobachtet. Männer sind häufiger betroffen. Die Inzidenz liegt bei 2,5 Patienten pro 100 000 Einwohner pro Jahr, die Prävalenz bei 19,7 pro 100 000. Das Manifestationsalter reicht von der frühen Kindheit bis zum 5. bis 7. Lebensjahrzehnt. Die Krankheit kann gelegentlich lebenslang symptomlos bleiben.

Ätiologie und Pathogenese

In der Familienanamnese findet man häufig Hinweise auf ähnliche Herzerkrankungen oder Symptome, so daß es sich bei der Erkrankung wahrscheinlich um ein erbliches Leiden handelt. Ca. 50% der Fälle zeigen eine familiäre Häufung und sind genetisch determiniert. Ein autosomal-dominanter Erbgang mit unterschiedlicher Penetranz wird angenommen. Für bis zu 50% der bisher untersuchten Familien ist ein Defekt auf Chromosom 14 für das Gen bekannt, das die schweren Ketten des β-Myosins kodiert. Hiervon sind bisher 14 Mutationen gesichert. Andere Familien haben Gendefekte folgender Lokalisation: auf Chromosom 1 (1q3), auf Chromosom 11 (11q13) und auf Chromosom 15 (15q2).

Die Massenzunahme kann vorwiegend das Ventrikelseptum (und hier insbesondere die basisnahen Anteile) betreffen, aber auch zusätzlich die freie Wand des linken Ventrikels befallen. In seltenen Fällen bleibt die Hypertrophie auf das Septum oder auch den rechten Ventrikel beschränkt. Bedingt durch die ungewöhnliche Hypertrophie kann es zu einer pathologischen Geometrie des linken Ventrikels kommen, wenn der basisnahe Anteil des Ventrikelseptums befallen ist. Während der Systole entsteht dann eine sog. Vorwärtsbewegung des vorderen Mitralsegels (systolic anterior motion = SAM), wodurch sich ein Druckgradient in der Ausflußbahn des linken Ventrikels ausbildet, d.h., der systolische Druck in der Ventrikelhöhle liegt höher als der systolische Aortendruck (= idiopathische hypertrophische Subaortenstenose = IHSS).

Häufiger ist die Hypertrophie in den spitzennahen Anteilen des Septums und der freien Wand des linken Ventrikels lokalisiert. Dann findet sich ein sehr enges, in der Systole oftmals leergepumptes Ventrikelkavum ohne Ausflußbahnobstruktion.

Unter hämodynamischen Gesichtspunkten werden deshalb eine Form mit (HOCM = hypertrophische obstruktive Kardiomyopathie, IHSS) und eine Form ohne Ausflußbahnobstruktion (HCM) unterschieden (siehe Abb. 21.9-13). Infolge der durch die asymmetrische Hypertrophie veränderten Ventrikelgeometrie kommt es oft, insbesondere wenn eine Ausflußbahnobstruktion vorliegt, zu einer Regurgitation in den linken Vorhof bei strukturell intakter Mitralklappe.

Die verminderte diastolische Dehnbarkeit bzw. die erhöhte diastolische Steifigkeit des linken Ventrikels hat erhöhte enddiastolische Drücke im linken, häufig auch im rechten Ventrikel und damit auch erhöhte Drücke in den Vorhöfen und der Lungenstrombahn bzw. dem zentralen Venensystem zur Folge. Angiographisch ist die Ventrikelhöhle systolisch eng, häufig fast ohne Lumen, obwohl das Herz infolge der Hypertrophie vergrößert sein kann.

S Symptome

Leitsymptome sind im jugendlichen Alter etwas häufiger als im Alter und umfassen synkopale Attacken, Dyspnoe, Palpitationen und Herzschmerzen.
► Inspektion: hebender Herzspitzenstoß, häufig palpatorisch gedoppelt.
► Auskultation: Der 1. Herzton ist unauffällig oder abgeschwächt. Im Bereich der Spitze und/oder am linken Sternalrand ist ein in der Regel spindelförmiges systolisches Intervallgeräusch auskultierbar. Zur Basis wird das Geräusch leiser; eine Fortleitung in die Karotiden fehlt. Der 2. Herzton ist unauffällig. Die Diastole ist frei. Ein 3. Herzton, in seltenen Fällen auch ein Vorhofton sind möglich. Das systolische Geräusch nimmt bei Valsalva-Manöver und nach Inhalation von Amylnitrit an Lautstärke zu, ebenso nach einer Extrasystole mit kompensatorischer Pause. Bei Zunahme des Schlagvolumens, z.B. durch Vergrößerung des venösen Rückstroms (Anheben der Beine), wird das Geräusch leiser. Die Geräusche sind funktionell und variieren oft.

D Diagnostik

► Röntgen: meist normal großes Herz; gelegentlich Prominenz des sog. vierten Herzrand-(= Ventrikel-)Bogens.
► EKG: Es finden sich alle Grade der Linksherzhypertrophie, typisch kann ein Pseudoinfarkt-EKG sein (tiefe Q-Zacken und pathologisches ST-T-Segment über der Vorderwand).
► Apexkardiographie: prominente a-Welle (= verstärkte Vorhofkontraktionen bei diastolischem Compliancefehler).
► Karotispulskurve und Aortendruckkurve: systolische Doppelgipfligkeit (Bisphärenkontur) bei Ausflußbahnobstruktion. Der Tiefpunkt des Kurventals fällt mit dem Maximum des systolischen Geräusches zusammen. Druckanstiegs- bzw. Halbgipfelzeit sind verkürzt. Diese mechanokardiographischen Veränderungen sind ebenso wie die Geräuschphänomene durch entsprechende Maßnahmen (siehe oben) provozierbar.
► Echokardiographie: Nachweis der Hypertrophie von Septum und Hinterwand, zweidimensional auch des kleinen, endsystolischen Ventrikelkavums. Bei Ausflußbahnobstruktion (HOCM) zusätzlich systolische anteriore Bewegungen (SAM) des vorderen Mitralsegels; mesosystolische Retraktion der Aortenklappenöffnung. Dopplerechokardiographisch kann der intrakavitäre Gradient gemessen und eine Mitralinsuffizienz nachgewiesen werden (siehe Abb. 21.9-12). Die diastolische Dehnbarkeitsstörung wird durch diastolische Zeitwerte und den E/A-Quotienten abschätzbar (siehe Abb. 21.9-19).
► Invasive Diagnostik: angiographische Bestätigung der echokardiographischen Diagnostik. Ausschluß oder Nachweis von Muskelbrücken an den Koronararterien. Nachweis einer begleitenden Mitralinsuffizienz. Die Myokardbiopsie kommt vorwiegend bei nichtobstruktiven Formen zum Ausschluß sekundärer Herzmuskelerkrankungen, die dasselbe angiographische Bild zeigen (Amyloidose; Speichererkrankungen, z.B. Glykogenosen; M. Fabry u.a.), zur Anwendung.

T Therapie

Eine kausale Therapie gibt es bisher nicht. Wichtig ist es, die provozierenden Maßnahmen zu vermeiden (keine positiv inotrop wirkenden Pharmaka wie Digitalis, Strophanthin, Sympathomimetika oder Kalzium), kein Nitroglyzerin, keine stärkeren körperlichen Belastungen.
Versuche mit Kalziumantagonisten vom Verapamil-Typ sind gerechtfertigt. Bei gravierender Obstruktion der Ausflußbahn ist die Indikation zur chirurgischen Intervention (Ventrikelmyotomie oder Myektomie) oder die Implantation eines DDD-Herzschrittmachers mit kurzprogrammierter AV-Überleitungszeit abzuklären. Bei nachgewiesenen komplexen Rhythmusstörungen kann Amiodaron die Prognose verbessern.

Verlauf, Prognose und Komplikationen

Verlauf und Prognose der Erkrankung sind unsicher. Die Lebenserwartung ist meist eingeschränkt. Spontane Besserungen sind möglich. Die jüngeren Patienten versterben meist akut (allerdings in geringem Prozentsatz), wahrscheinlich an Rhythmusstörungen, ältere häufig an Herzinsuffizienz. Vorhofflimmern ist prognostisch ungünstig. Die Erkrankung kann auch lebenslang symptomlos verlaufen.

Differentialdiagnose

► EKG: Ausschluß eines abgelaufenen Hinterwandinfarktes.
► Auskultationsbefund: Ausschluß/Nachweis einer höhergradigen Mitralinsuffizienz.
► Speichererkrankung, z.B. Amyloidose: charakteristische Diskrepanz zwischen Wand- und Septumverdickung im Echokardiogramm und nur kleinen QRS-Komplexen, da es sich bei der Septum- und Hinterwandverdickung nicht um erregbare Myofibrillen handelt. Zur Differentialdiagnose der Herzamyloidose zur Pericarditis constrictiva und RCM siehe Tabelle 21.9-20.

21.9.4.5 Restriktive oder obliterierende Kardiomyopathie

In Mitteleuropa extrem seltene Kardiomyopathie (Endocarditis fibroplastica Löffler), häufiger ist sie in Afrika als Endomyokardfibrose (tropische Form). Man unterscheidet deshalb vielfach die Endomyokardfibrose mit und ohne Eosinophilie. Ätiologisch dürften von Eosinophilen freigesetzte Faktoren (z.B. kationische Proteine) bei der Genese der Endokardfibrose die entscheidende Rolle spielen. Bei der Endocarditis fibroplastica Löffler werden drei histologische Stadien unterschieden: Stadium I: eosinophile Endomyokarditis; Stadium II: parietale Thrombenbildung, Stadium III: Fibrose.

Hämodynamisch findet sich bei normal großem linkem Ventrikel eine abrupte Hemmung der diastolischem Dehnbarkeit. Intraventrikuläre Thromben sind häufig. Charakteristisch sind früh einfallender 3. Herzton, im Apexkardiogramm eine schnelle Füllungswelle. Im Gegensatz zum Panzerherz ist der linksseitige diastolische Druck stets höher als auf der rechten Seite. Zur Differentialdiagnose klinischer Zeichen siehe Tabelle 21.9-20 und Abbildung 21.9-19. EKG und Röntgenbild sind uncharakteristisch. Sekundäre Kardiomyopathien wie Amyloidose und andere infiltrative Myokarderkrankungen können unter dem Bild einer restriktiven Kardiomyopathie verlaufen. Eine kausale Therapie ist nicht möglich; immer ist eine Antikoagulanzienbehandlung empfehlenswert.

Ein Versuch mit Steroiden und Azathioprin bei Endokarditis Löffler kann nützlich sein. Der Anteil der Eosinophilen sollte unter 10 000/mm^3 (Therapieziel).

21.9.4.6   Arrhythmogene rechtsventrikuläre Dysplasie

Es handelt sich um eine rechtsventrikuläre Kardiomyopathie, die als segmentale Verdünnung der rechtsventrikulären Muskulatur mit Einlagerung von Bindegewebe und Fett pathologisch-anatomische Charakteristika hat. Ein Übergreifen auf den linken Ventrikel ist möglich.

Klinisch imponieren komplexe Rhythmusstörungen, die meist letal verlaufen. Die Ätiologie ist unklar. Hereditäre Faktoren oder eine intrauterine Myokarditis des Feten werden diskutiert.

Die Diagnose stützt sich auf
► Echokardiographie
► Magnetresonanztomographie und
► charakteristische EKG-Veränderungen.

21.9.5   Perikarditis

Klinisch kann man die Perikarditis als Herzbeutelentzündung in eine akute, eine chronische und eine chronisch-konstriktive Form unterteilen. Sie tritt entweder als Pericarditis sicca, exsudativa oder als Hämoperikard nach Aorten- oder Herzwandruptur in Erscheinung. Die akute Perikarditis heilt nicht selten komplikationslos aus. Sie kann aber auch in eine chronische Verlaufsform mit Verschwielung, Verkalkung, Schrumpfung oder Ergußbildung übergehen.

Ein größerer akuter Perikarderguß führt durch Kompression des Herzens von außen zum Anstieg des Ventrikel- und Vorhofdruckes. Bereits bei 200 ml Blut oder Erguß im Perikard kann es zu einer Herzbeuteltamponade mit Schlagvolumen- und Blutdruckabfall kommen. Kompensatorisch resultieren Tachykardie und eine periphere Vasokonstriktion. Steigt der intraperikardiale Druck über 20 mmHg an, ist eine effektive Ventrikelfüllung nicht mehr möglich, so daß es zum Herzstillstand kommt, falls keine Perikardpunktion durchgeführt wird.

Definition

Akute Perikarditis: neu aufgetretene Herzbeutelentzündung mit oder ohne Erguß

Chronische Perikarditis: z.T. persistierende, z.T. rezidivierende Formen der Perikarditis

Accretio pericardii: Verwachsung des parietalen Blattes des Herzbeutels mit der Umgebung

Concretio pericardii: alleinige Verwachsung des viszeralen mit dem parietalen Blatt.

Kasuistik

Ein 72jähriger kachektischer Patient wurde mit Rechtsherzinsuffizienz und den Zeichen einer beginnenden Tamponade eingewiesen.

Klinisch fanden sich Einflußstauung, eine Tachykardie von 143/min, im **EKG** eine periphere Niedervoltage, **radiologisch** ein Bocksbeutelherz (siehe Abb. 21.9-14), alte tuberkulöse Residuen ohne nähere Zeichen der Reaktivierung. **Echokardiographisch** bestand ein „swinging heart" bei großem Perikarderguß. Die BKS war mit 32/81 beschleunigt, eine Leukozytose (14 500/mm^3) lag vor. Die **Punktion** des Perikardergusses ergab ein eiweißreiches, granulozytenreiches Exsudat. In der **Perikardbiopsie** ließen sich epikardiale Auflagerungen, die bioptisch Granulomen entsprachen, nachweisen.

Der Patient erholte sich völlig nach der Punktion von 1600 ml Erguß unter einer **tuberkulostatischen Dreifachtherapie** über drei Monate, der in den ersten drei Wochen Steroide zugegeben wurden.

Epidemiologie

Im autoptischen Untersuchungsgut findet sich die Perikarditis in 2–10%. Sie tritt häufig gemeinsam mit einer Myokarditis zumindest der epikardialen Schichten auf.

21.9.5.1   Akute Perikarditis

Ätiologie und Pathogenese

Idiopathische Perikarditis: Die meist serofibrinöse, akute benigne Perikarditis ist die häufigste Form der Herzbeutelentzündung. Sie heilt nach 4–6 Wochen meist folgenlos ab. Die Ursache ist ungeklärt, wobei virale und autoimmune Prozesse vermutet werden.

Infektiöse Perikarditis: Die häufigsten Erreger der akuten bakteriellen Perikarditis sind Staphylokokken (S. aureus), Streptokokken und Pneumokokken. Als Infektionswege kommen eine hämatogene Aussaat und die Ausbreitung per continuitatem aus

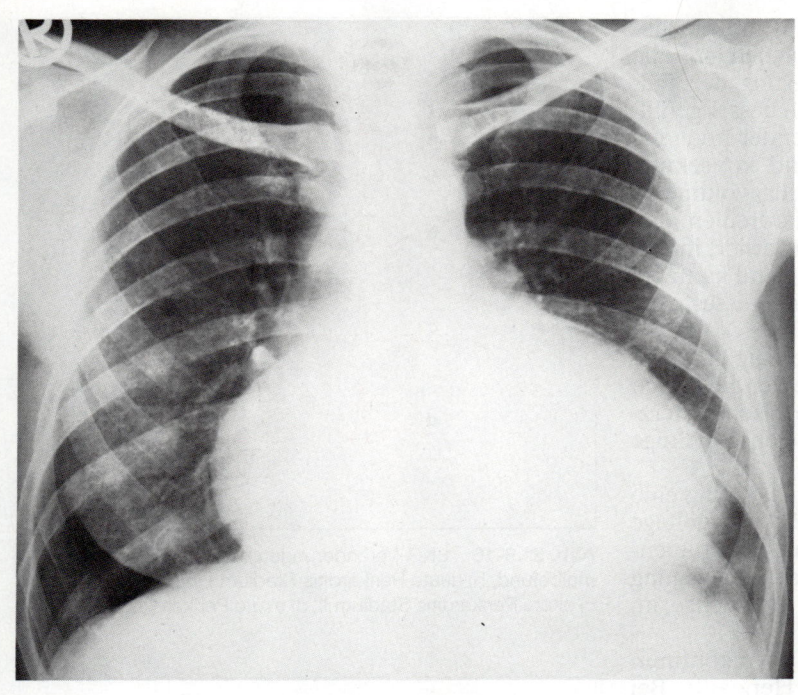

Abb. 21.9-14   Bocksbeutelherz bei großem Perikarderguß (aus: Schettler, G., H. Greten [Hrsg.]: Innere Medizin. Thieme, Stuttgart–New York 1990).

Nachbarschaftsprozessen in Frage. Bei 3–20% der Perikarditiden ist eine vorwiegend lymphogene Sekundärinfektion einer Tuberkulose anzunehmen. Zu den gesicherten kardiotropen Viren mit Perikardreaktionen gehören Coxsackie-A- und -B-, Influenza-A/B-, ECHO-, Masern-, Röteln-, Mumps-, EBV-, Zytomegalie- und Ornithose-„Viren". Die Entstehung einer Perikarditis durch Pilze, parasitäre Erkrankungen oder Lues ist selten. Q-Fieber (Rickettsia burnetii) kann mit einer Peri- bzw. Endokarditis einhergehen.

Perikarditis bei Kollagenkrankheiten: Eine Perikardbeteiligung beim Lupus erythematodes disseminatus liegt bei 35% und bei der rheumatoiden Arthritis in bis zu 30% der Fälle vor. In seltenen Fällen kann sie auch bei einer Spondylarthritis ankylopoetica (Morbus Bechterew), Sklerodermie, Dermatomyositis und Panarteriitis nodosa auftreten.

Perikarditis als Überempfindlichkeitsreaktion oder Autoimmunprozeß: Zu den häufigsten allergischen und Autoimmunprozessen, die zu einer Perikarditis führen können, gehören das rheumatische Fieber und das Postkardiotomiesyndrom. Letzteres tritt in 20–30% der Fälle nach herzchirurgischen Eingriffen auf und ist ebenso wie das Postmyokardinfarktsyndrom durch Fieber, Leukozytose, Perikardreiben und Perikarderguß sowie den Nachweis von Herzmuskelantikörpern gegen Sarkolemm und interstitielles Gewebe gekennzeichnet.

Perikarditis als Miterkrankung benachbarter Organe: In der Frühphase eines frischen Myokardinfarkts kann es zu einer perikardialen Mitbeteiligung kommen (Perikardreiben), die als nichtimmunologische Pericarditis epistenocardica bezeichnet wird (Auftreten am 2. bis 5. Tag). Aber auch bei Myokar-

ditis, Aortenaneurysma, Lungeninfarkt, entzündlichen Lungenerkrankungen und Erkrankungen des Ösophagus kann es zu einer perikardialen Mitbeteiligung kommen.

Perikarditis bei Stoffwechselerkrankungen: In 25% der Fälle bei chronischer Niereninsuffizienz findet man eine fibrinöse Perikarditis (Perikardreiben), die sich unter konsequenter Hämodialysebehandlung zurückbildet. Seltener tritt beim Myxödem, bei der diabetischen Ketoazidose und beim Morbus Addison eine Perikarditis auf.

Perikarditis bei Tumoren: Primäre Perikardtumoren sind selten, meist sind es Sarkome oder Mesotheliome. Sekundäre, fast immer hämorrhagische Perikardergüsse finden sich vorwiegend bei Bronchial- und Ösophaguskarzinomen, bei Morbus Hodgkin des Mediastinums, beim metastasierenden Mammakarzinom sowie bei Leukosen und Retikulosen.

Perikarditis bei Traumen: Nach entsprechenden Traumen oder mediastinaler Bestrahlung maligner Tumoren (eine sekundäre Immunpathogenese ist möglich) können ebenfalls Perikardergüsse auftreten. Seit Einführung der Pendelkonvergenzbestrahlung sind radiogene Perikardergüsse von hämodynamischer Bedeutung selten.

S Symptome

Im Vordergrund stehen Fieber, Schweißneigung, Atemnot sowie retrosternaler, oft atemunabhängiger Thoraxschmerz.

D Diagnostik

Inspektion und Palpation: zunehmende Einflußstauung (Halsvenen). Beim tamponierenden Perikarderguß tritt ein Pulsus paradoxus mit einem inspiratorisch überproportional starken Blutdruckabfall von über 15–20 mmHg auf. Ursachen sind die zusätzliche inspiratorische Erschwerung der Füllung des normalerweise inspiratorisch besser gefüllten rechten Ventrikels mit nachfolgender noch geringer linksventrikulärer Füllung und konsekutiv vermindertem linksventrikulärem Schlagvolumen.

Auskultation: häufig ohrnahes Perikardreiben (siehe Abb. 21.9-15). Das Reibegeräusch variiert in Abhängigkeit von Atem- und Körperlage und kann bei erheblicher Ausprägung des Perikardergusses ganz verschwinden.

EKG: Im akuten Stadium ST-Anhebung mit Abgang der Endstrecke aus dem deszendierenden QRS-Schenkel (Differentialdiagnose frischer Herzinfarkt). Im chronischen Stadium gleichschenklige negative T-Welle (siehe Abb. 21.9-16).

Bei exsudativer Perikarditis finden sich häufig eine periphere oder seltener auch zentrale Niedervoltage und seltener ein elektrischer Alternans (alternierende Höhe des QRS-Komplexes je nach Bewegung des Herzens und der elektrischen Herzachse im Perikarderguß).

Röntgenbefund: Verbreiterung der Herzkonturen nach rechts und links, verstrichene Herztaille. Bei Zunahme des Ergusses Zelt- oder Bocksbeutelform (siehe Abb. 21.9-14). Als Folge der Vergrößerung der gestauten V. cava superior ist das Mediastinum nach rechts verbreitert.

Im Gegensatz zur myogenen Dilatation findet sich keine Lungenstauung, sondern eine verminderte Lungengefäßzeichnung durch das verminderte Schlagvolumen des rechten Ventrikels.

Echokardiographie: echofreier Raum zwischen Epikard und Perikard. Bei großen Ergüssen paradoxe Septumbewegung („swinging heart"). Die Feindiagnostik der Bewegungen von Epi- und Perikard orientiert sich an der Einteilung der Abbildung 21.9-17.

Diagnostik der Perikardpunktate: Zytologie zum Nachweis maligner Ergüsse, zur Einteilung granulozytärer oder lymphozytärer Ergüsse.

Gezielte Peri- oder Epikardbiopsie: fakultative Möglichkeit bei malignen oder suspekten Ergüssen unter perikardioskopischer Kontrolle.

Bakteriologie/Virologie: zum Erregernachweis.

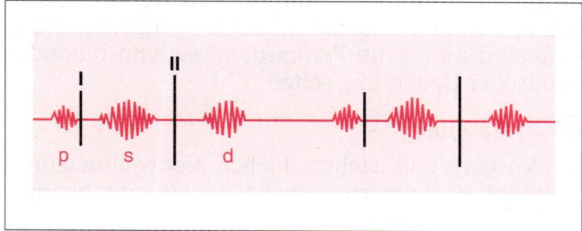

Abb. 21.9-15 Auskultationsbefund bei Perikarderguß: Perikardreiben bei präsystolischem (p), systolischem (s) und protodiastolischem (d) Geräusch. Die Geräusche sind auf die Austreibungs- und Füllungsphase des Herzens bezogen. Bei Inspiration können sie lauter werden, da das Zwerchfell tiefer tritt.

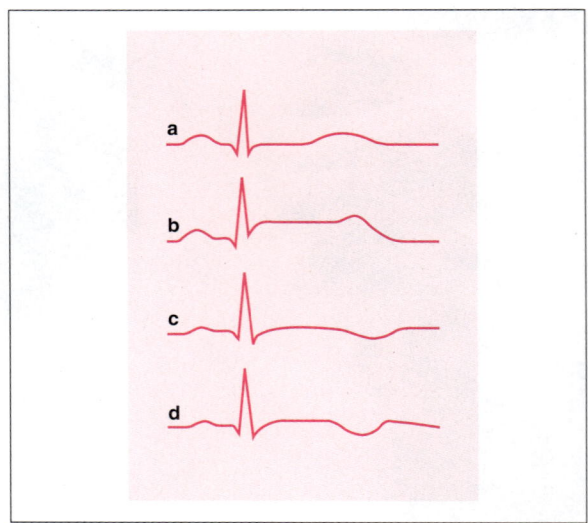

Abb. 21.9-16 EKG-Veränderungen bei Perikarditis: a) Normalbefund, b) akute Perikarditis Stadium I (nach Holzmann), c) akute Perikarditis Stadium II, d) akute Perikarditis Stadium III.

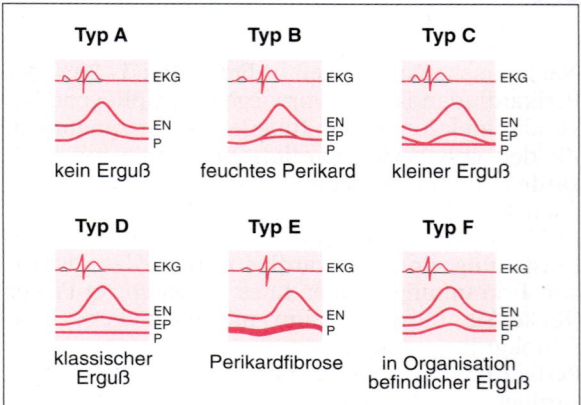

Abb. 21.9-17 Bewegungsformen von Perikard und Epikard. EKG: Elektrokardiogramm; EN: Endokard; P: Perikard; EP: Epikard.

Immunologie: zum Nachweis von Immunkomplexen und gebundenen antikardialen Antikörpern.

Komplikationen

Akut auftreten können eine lebensbedrohliche Tamponade und ihre Vorstufen mit Kompression insbesondere des rechten Ventrikels, Vorhofflimmern und supraventrikuläre wie ventrikuläre Rhythmusstörungen. **Spätkomplikation** kann die konstriktive Perikarditis sein, die bei bakteriellen und radiogen induzierten Formen am häufigsten vorkommt. Bei neoplastischen Erkrankungen entscheidet über die Prognose auch die Grundkrankheit.

▼ Therapie

Je nach Ätiologie antibakteriell, tuberkulostatisch, antiphlogistisch (siehe Tab. 21.9-19). Evtl. diagno-

Tab. 21.9-19   Ätiologie und Therapie der akuten Perikarditis

	Häufigkeit (%)	Therapie
▶ **infektiöse Perikarditis**		
– durch Bakterien (Pneumo-, Meningo-, Gonokokken, Hämophilus, Treponema pallidum)	5–10	Antibiotika (gezielt)
– durch säurefeste Stäbchen (Tbc)	3–20	tuberkulostatische Dreifachtherapie
– durch Viren (Coxsackie A und B, ECHO Typ 8, Mumps, EBV, CMV, Varicella, Rubella, HIV)	30–50	Hyperimmunserum (CMV), virustatisch (exp.) symptomatisch
– durch Pilze (Candida, Histoplasma)	selten	Antimykotika
– parasitär (Entamoeba histolytica, Echinokokkus, Toxoplasma)	selten	Antibiotika (gezielt)
▶ **Perikarditis bei Kollagenkrankheiten**		
– Lupus erythematodes disseminatus	30	Kortikoide und Immunsuppressiva
– rheumatoide Arthritis (PCP)	30	
– Spondylitis ankylopoetica	1	
– Sklerodermie	56	
– Dermatomyositis	selten	
– Panarteriitis nodosa	selten	
– M. Reiter	2	
▶ **Perikarditis als Überempfindlichkeitsreaktion oder Autoimmunprozeß**		
– rheumatisches Fieber	ca. 20–50	Kortikoide und Immunsuppressiva
– Postkardiotomiesyndrom	ca. 20 postoperativ	Antiphlogistika, evtl. Kortikoide*
– Postmyokardinfarktsyndrom	ca. 3–5 nach Infarkt	Antiphlogistika, evtl. Kortikoide*
▶ **Perikarditis als Miterkrankung benachbarter Organe**		
– Myokardinfarkt (Pericarditis epistenocardica)	ca. 30	konservativ
– Myokarditis	ca. 30	konservativ, evtl. Kortikoide
– Aortenaneurysma	?, häufig letal	Operation
– Lungeninfarkt	selten	
– entzündliche Lungenerkrankungen	?	
– Erkrankungen des Ösophagus	selten	
▶ **Perikarditis bei Stoffwechselerkrankungen**		
– Niereninsuffizienz (Urämie)	häufig	Dialyse, PP (PF)
– Myxödem	häufig	Schilddrüsenhormone
– Addison-Krise	selten	Prednison
– diabetische Ketoazidose	selten	Behandlung der Grundkrankheit
– Cholesterinperikarditis	selten	PP, PF
▶ **Perikarditis bei Tumoren**		
– primär	selten	PP (Cisplatininstallation), PF
– sekundär	häufiger	PP (Cisplatininstallation), PF
▶ **Perikarditis bei Traumen**		
– direkte Einwirkung	möglich	
– penetrierende Thoraxtraumen		Operation (falls nötig)
– Perforation des Ösophagus		Operation (falls nötig)
– Fremdkörper		Operation (falls nötig)
– indirekte Einwirkung		PP, PF, PE
– nichtpenetrierende Thoraxtraumen	früher häufig,	
– Bestrahlung, z.B. Fünffelder- oder Stehfeldbestrahlung des vorderen Mediastinums bei Mediastinaltumoren	heute selten	

PP = Perikardpunktion
PF = Perikardfensterung
PE = Perikardektomie
* bei hämodynamisch relevantem Erguß

stische und/oder therapeutische Perikardpunktion bei Anzeichen der Herzbeuteltamponade.

Bei chronisch-rezidivierenden Perikardergüssen operatives Vorgehen mit Fensterung des Perikards. Dabei wird eine Verbindung zwischen Perikard und Pleurahöhle geschaffen, wobei man das große viszerale Pleurablatt zur Resorption des Perikardergusses benützt. Eine Abflußmöglichkeit zur Bauchhöhle kann auch mittels eines großen Ballonkatheters, wie er für Valvuloplastien verwendet wird, erfolgen.

21.9.5.2 Chronisch-konstriktive Perikarditis

Eine über drei Monate anhaltende Perikarditis wird als chronisch bezeichnet. Zur chronisch-rezidivierenden Verlaufsform neigen insbesondere Tuberkulose, Kollagenose, Urämie, neoplastische Prozesse, Myxödem sowie chylöse und autoimmun bedingte Ergüsse.

Definition

Die **chronisch-konstriktive Perikarditis** bewirkt eine diastolische Füllungsbehinderung infolge narbiger Konstriktion des Perikards (diastolische Herzinsuffizienz). Kommt es zu einer zusätzlichen Kalkeinlagerung in diese Narben, liegt eine Pericarditis calcarea (Panzerherz, siehe Abb. 21.9-18) vor. Es kommt zu einer Einschränkung der diastolischen Ausdehnung, insbesondere des rechten Ventrikels, aber auch zu einer Behinderung der nachfolgenden systolischen Kontraktion der Ventrikelmuskulatur. Die eingeschränkte diastolische Dehnungsfähigkeit führt zur venösen Einflußstauung mit Drucksteigerung im rechten Vorhof und im venösen System.

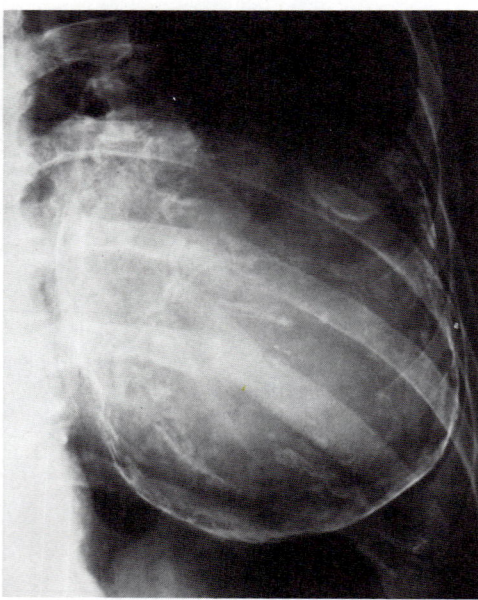

Abb. 21.9-18 Perikardverkalkung bei Pericarditis calcarea nach früherer Pericarditis tuberculosa (aus: Schettler, G., H. Greten [Hrsg.]: Innere Medizin, Thieme, Stuttgart–New York 1990).

Dem folgt eine vorzeitige Öffnung der Trikuspidalklappe in der Diastole. Der diastolische Bluteinstrom wird vorzeitig und abrupt gehemmt, so daß der Vorhofdruck insgesamt nur kurzfristig zu Beginn der Diastole absinkt und so zu einem sog. frühdiastolischen „Dip" (Quadratwurzelzeichen) mit anschließendem diastolischem Plateau in der Ventrikeldruckkurve führt. Der Druckausgleich in der Enddiastole in beiden Kammern ist typisch für die Konstriktion und kann in seltenen Fällen bei überwiegend fokal adhäsiven Formen fehlen.

Ätiologie und Pathogenese

In 50% unklar, in 30% ein Zustand nach Tuberkulose des Perikards. **Jede akute Perikarditis** anderer Genese kann im übrigen **in eine chronische Verlaufsform übergehen.** Zunehmend seltener sind seit Einführung der Mantelfeldbestrahlung konstriktive Perikarditiden nach Strahlentherapie des Mediastinums. Bei Virusepikarditiden gibt es konstriktive Perikarditiden nur sehr selten, die rheumatische Perikarditis geht nie in eine Pericarditis constrictiva über.

Ⓢ Symptome

Im Vordergrund steht die Halsvenenstauung mit doppeltem Venenkollaps. Die Hepatomegalie mit Aszitesbildung und Bilirubinvermehrung kann zu einer Stauungszirrhose der Leber führen („cirrhose cardiaque"). Weiterhin können sich periphere Ödeme, aber auch Eiweißausscheidung durch den Darm (exsudative Enteropathie) und durch die Niere (Stauungsalbuminurie) entwickeln.

Inspektion und Palpation: Der Herzspitzenstoß ist nicht palpabel. Die Silhouette der absoluten Herzdämpfung ist nach beiden Seiten vergrößert.

Auskultation: Bei leisem 1. und 2. Herzton findet sich ein früher 3. Herzton (Perikardton, protodiastolischer Galopp). Ein Perikardreiben fehlt.

Ⓓ Diagnostik

EKG: Neben einem chronischen Außenschichtschaden besteht eine Niedervoltage.

Echokardiographie: Nachweis einer Perikardfibrose bzw. -verkalkung und eines kleinen Ventrikelvolumens mit Behinderung der Relaxation der freien Wände.

Doppler-Echokardiographie: typische E/A-Relation (> 1,5) in der Dopplerflußkurve (siehe Abb. 21.9-19).

Röntgenbefund: Oft erst bei Durchleuchtung und besonders bei einer Seitenaufnahme sind die Verkalkungsbezirke erkennbar. Im p.a. Bild gilt die Verbreiterung der oberen und unteren Hohlvene, die sich auch in der Sonographie gut darstellen läßt, als wichtiges Symptom.

Differentialdiagnose siehe Tabelle 21.9-20.

Komplikationen

Diese betreffen die Rechtsdekompensation mit „cirrhose cardiaque" im Spätstadium sowie gehäuftes Auftreten von Vorhofflimmern.

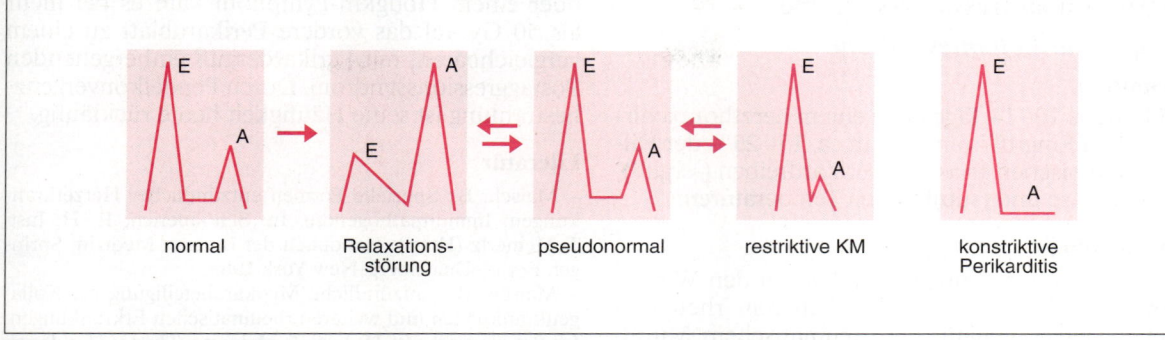

Abb. 21.9-19 Schematische Darstellung der Dopplerflüsse des linksventrikulären Einstroms über der Mitralklappe: a) Normales Flußverhalten (E < A; E = early = früher diastolischer Einstrom; A = atrialer (präsystolischer) Einstrom); b) gestörte Relaxation (E > A), z. B. bei LV-Hypertrophie, hypertrophischer Kardiomyopathie oder Amyloidose des Herzens; c) Pseudonormalisierung, z. B. bei Übergang von der Relaxationsstörung zum restriktiven Muster, wenn eine vermehrte Kammersteifigkeit und hohe Vorhofdrucke vorliegen. d) Das restriktive Muster, wie es bei einer restriktiven Kardiomyopathie vorliegt, zeigt eine verkürzte isovolumetrische Relaxationszeit, eine Zunahme der frühdiastolischen Einstromgeschwindigkeit, die sich durch den hohen atrioventrikulären Drucksprung erklären läßt, eine verkürzte Druckhalbwertszeit und einen minimalen Fluß bei der atrialen Kontraktion. e) Das konstriktive Muster unterscheidet sich von (d) kaum. Es hat einen hochnormalen frühen diastolischen Einstrom und eine Einstrombehinderung in der späten Diastole, so daß meist keine A-Welle mehr nachweisbar ist. Die Wertigkeit verschiedener diastolischer Funktionsstörungen in (b), (c), (d), wird auch dadurch beeinträchtigt, daß z. B. bei Mitralinsuffizienzen das E/A-Verhältnis relativ erhöht, bei niedrigen Füllungsdrucken z. B. nach Diuretika – oder ACE-Hemmertherapie erniedrigt ist und bei Vorhofflimmern zur Beurteilung die A-Welle ganz fehlt. Zur Differenzierung zwischen restriktivem und konstriktivem Muster ist die Flußmessung nicht geeignet.

▼ Therapie

Eine medikamentöse Behandlung mit Glykosiden oder ACE-Hemmern ist in allen schweren Fällen unwirksam. Bei therapierefraktärer Herzinsuffizienz muß differentialdiagnostisch an eine Pericarditis constrictiva gedacht werden. Hier bleibt die teilweise operative Entfernung der Kalkbezirke oder der Schwielen, wodurch die sonst schlechte Prognose der Erkrankung („cirrhose cardiaque") günstig beeinflußt werden kann. Die medikamentöse Therapie der Wahl sind Diuretika.

Tab. 21.9-20 Differentialdiagnose von Pericarditis constrictiva, Endomyokardfibrose, Herzamyloidose und restriktiver Kardiomyopathie

Charakteristikum	P. constrictiva	Endomyokardfibrose	Herzamyloidose	restriktive KM
Pulsus paradoxus	positiv	negativ	negativ	negativ
Kussmaul-Zeichen*	positiv	positiv	positiv	positiv
3. Herzton	ja	ja	nein	nein
Systolika	nein	positiv	nein	positiv
PAP	< 50 mmHg	> 50 mmHg	> 50 mmHg	> 50 mmHg
LVEDP	< 20 mmHg	> 20 mmHg	> 20 mmHg	> 20 mmHg
LVEDP-RVEDP	< 5 mmHg	> 5 mmHg	> 5 mmHg	> 5 mmHg
Druckangleich in den 4 Kammern	ja	nein	nein	nein
Echokardiogramm	Quadratwurzelzeichen, Perikardfibrose	Apexobliteration, Endokard verdickt	verdickte Kammerwände	RA u. LA vergrößert
Doppler	o.B.	Mitral- und Trikuspidalinsuffizienz	o.B.	Trikuspidalinsuffizienz
Computertomogramm	Perikard verdickt	variabler Perikarderguß	variabler Perikarderguß	LA vergrößert

* = inspiratorische Zunahme des zentralvenösen Drucks

21.9.6 Autoaggressionssyndrome

Postperikardiotomiesyndrom

Definition

Frühestens 10–14 Tage nach einem herzthoraxchirurgischen Eingriff kommt es in ca. 15–25% der Fälle zur klassischen Trias von Perikardreiben (-erguß), Leukozytose und (sub)febrilen Temperaturen.

Epidemiologie

Saisonale Schwankungen (häufiger in den Wintermonaten), Abhängigkeit von früherem rheumatischem Fieber (gehäuft bei rheumatischem Mitralvitium), der Dauer der vorausgegangenen Operation bzw. extrakorporalen Kreislaufzeit und begleitender Virusinfekte ist möglich.

D Diagnostik

Nachweis der Symptomentrias klinisch, echokardiographisch und laborchemisch. Meist finden sich höhertitrige antisarkolemmale, antimyolemmale und Bindegewebsantikörper (Antikörper, die in vitro zytolytisch sind) sowie zirkulierende Immunkomplexe. Kardiotoxische T-Lymphozyten sind nachweisbar, die T-Suppressorzell-Aktivität partiell und selektiv eingeschränkt.

T Therapie

Bei kleinen Ergüssen empfiehlt sich eine abwartende Haltung. Bei symptomatischen Perikardergüssen sind Antiphlogistika (z.B. Amuno®, Acetylsalicylsäure), bei größeren Ergüssen Prednison (100 mg p.o. initial, dann in absteigender Dosierung über mindestens 3–4 Wochen und mindestens noch 1 Woche über das völlige Verschwinden des Perikardergusses hinaus) praktisch stets erfolgreich.

Prognose und Verlauf

Die Prognose ist meist gut, Rezidive sind auch Monate später möglich.

Differentialdiagnose

Andere Perikarditiden, insbesondere das zytomegalievirusinduzierte Posttransfusionssyndrom.

Postinfarktsyndrom (Dressler-Syndrom)

Ein bis zwei Wochen nach Myokardinfarkt kommt es zu einem dem Postkardiotomiesyndrom vergleichbaren Postaggressionssyndrom nach Infarkt. Nur in 1–3% der Infarkte ist es nachweisbar. Dieselben ätiopathogenetischen Faktoren wie beim Postkardiotomiesyndrom werden angenommen. Es ist von der nur wenige Tage nach einem transmuralen Infarkt auftretenden Pericarditis epistenocardica oder einem frühen Booster präexistenter Antikörper durch den Infarkt abzugrenzen.

Postaggressionssyndrom nach Bestrahlung

Insbesondere nach Stehfeldbestrahlung des Mediastinums bei Bronchial- und Mammakarzinom oder einem Hodgkin-Lymphom kam es bei mehr als 50 Gy auf das vordere Perikardblatt zu einem vergleichbaren, mit Perikarderguß einhergehenden Postaggressionssyndrom. Durch Pendelkonvergenzbestrahlung ist seine Häufigkeit heute rückläufig.

Literatur

– Maisch, B.: Spezielle Formen entzündlicher Herzerkrankungen: Immunpathogenese. In: Schölmerich, P., H. Just, T. Meinertz (Hrsg.): Handbuch der Inneren Medizin. Springer, Berlin–Heidelberg–New York 1989.
– Maisch, B.: Entzündliche Myokardbeteiligung bei Kollagenkrankheiten und weiteren rheumatischen Erkrankungen. In: Schölmerich, P., H. Just, T. Meinertz (Hrsg.): Handbuch der Inneren Medizin, Bd. IX/5. Springer, Berlin–Heidelberg–New York 1989.
– Maisch, B., R. Simon (Hrsg.): Entzündliche Herzerkrankungen. Myokarditis und Perikarditis. Herz 17, Nr. 2 (1992), 65–121.
– Schölmerich, P.: Myokarditis bei Infektionskrankheiten. In: Schölmerich, P., H. Just, T. Meinertz (Hrsg.): Handbuch der Inneren Medizin, Bd. IX/5. Springer, Berlin–Heidelberg–New York 1989.

21.10 Primäre arterielle Hypertonie

G. RIEGGER

Die primäre arterielle Hypertonie stellt eine Ausschlußdiagnose sekundärer Hypertonieformen dar, ihre Ursache ist multifaktoriell (siehe Tab. 21.10-1). Die arterielle Hypertonie ist eine der wichtigsten Ursachen der kardiovaskulären Letalität in den Industrieländern. Die Besonderheit dieser Erkrankung liegt darin, daß die Diagnose leicht zu stellen ist und daß die Therapie aufgrund der heute zur Verfügung stehenden medikamentösen Möglichkeiten bei vielen Patienten effektiv und relativ nebenwirkungsfrei durchgeführt werden kann. Hierdurch können schwere sekundäre Schädigungen des Gehirns, des Herzens, des peripheren arteriellen Gefäßsystems und der Nieren vermieden werden.

Definition

Die primäre oder essentielle Hypertonie ist eine Ausschlußdiagnose sekundärer Hypertonieformen (siehe Tab. 21.10-1), wobei man von einem arteriel-

---

Tab. 21.10-1 Sekundäre Hypertonieformen

▶ renale Hypertonie
  – renoparenchymatöse Hypertonie
  – renovaskuläre Hypertonie
▶ endokrine Hypertonie
▶ kardiovaskuläre Hypertonie
▶ neurogene Hypertonie
▶ Schwangerschaftshypertonie
▶ Hypertonie bei Bluterkrankungen
▶ Hypertonie durch Medikamente

len Hypertonus gemäß der Definition der WHO spricht, wenn der Blutdruck einen Wert von 160/95 mmHg und darüber erreicht. Aufgrund großer epidemiologischer Studien müssen heute Blutdruckwerte über 140/90 mmHg als pathologisch angesehen werden, wobei man den Bereich zwischen 140/90 bis 160/95 mmHg als Grenzwerthypertonie bezeichnet.

Eine isolierte systolische arterielle Hypertonie liegt vor, wenn der systolische Blutdruck ≥ 160 mmHg beträgt und der diastolische Blutdruck ≤ 90 mmHg gemessen wird. Die Blutdruckmessung sollte am sitzenden, kann aber auch am liegenden Menschen in entspannter Haltung nach 2–3 Minuten Ruhe erfolgen.

Kasuistik

Bei einem 50jährigen Patienten, der bis auf rezidivierend auftretende leichten Kopfdruck völlig symptomfrei und voll leistungsfähig war, trat in den letzten Wochen vermehrt Belastungsdyspnoe auf. Ab und zu Auftreten von Herzklopfen, Schwindelgefühl und geringfügigen Sehstörungen. Vor Einlieferung ins Krankenhaus kam es jetzt zum Auftreten eines erheblichen präkordialen Oppressionsgefühls und massiver Ruhedyspnoe.

Bei der **Untersuchung** findet sich eine Tachykardie von 128 Schlägen/min, der Blutdruck (RR) beträgt 230/140 mmHg, über dem Herzen finden sich ein 3. Herzton und ein lauter Aortenklappenschlußton. Es besteht Orthopnoe, wobei sich über beiden Lungen mittel- bis grobblasige feuchte Rasselgeräusche finden lassen. Im **EKG** finden sich Zeichen der Linksherzhypertrophie, im **Röntgen-Thorax** ein leicht nach links dilatiertes Herz, außerdem die Zeichen des Lungenödems. Durch rasche RR-Senkung kann die lebensbedrohliche Situation einer hypertensiven Krise mit akutem Linksherzversagen behoben werden. Die sich anschließende **Diagnostik** zeigt eine ausgeprägte linksventrikuläre Hypertrophie, eine leichtgradige Einschränkung der Nierenfunktion und hypertensive Veränderungen des Augenhintergrundes mit dem Auftreten kleiner Blutungen. Nach Ausschluß sekundärer Hypertonieformen wird der Patient auf eine chronische, meist lebenslang durchzuführende **antihypertensive Therapie** eingestellt.

Epidemiologie

Die arterielle Hypertonie ist eine in den Industrieländern häufige Erkrankung, wobei etwa 15% der Bevölkerung bei mehrfacher Messung Blutdruckwerte über 160/95 mmHg aufweisen (siehe Tab. 21.10-2). Die Anzahl der Personen mit arterieller Hypertonie verdoppelt sich, wenn auch Blutdruckwerte zwischen 140/90 und 160/95 mmHg (Grenzwerthypertonie) berücksichtigt werden. Nach Schätzungen ist anzunehmen, bei steigender Anzahl der älteren Menschen in der Bevölkerung, daß in den nächsten Jahren 45% der Personen über 65 Jahre einen systolischen Blutdruck von 160 mmHg und darüber oder einen diastolischen Blutdruck von 95 mmHg und darüber aufweisen. Etwa zwei Drittel der Personen über 65 Jahre werden einen systolischen Blutdruck von 140 mmHg und darüber oder einen diastolischen Blutdruck

von 90 mmHg und darüber aufweisen. Diese Zahlen verdeutlichen eindringlich die Bedeutung dieser Erkrankung als eine Volkskrankheit, die eine der Ursachen der hohen Sterblichkeit an kardiovaskulären Erkrankungen darstellt. Die Ursache der primären arteriellen Hypertonie ist zur Zeit nicht eindeutig geklärt. Diese ist ätiologisch von den sekundären Hypertonieformen zu trennen, deren Ursache bekannt ist und die etwa nur 5–8% der Erkrankungen ausmachen, die einen arteriellen Hypertonus verursachen. Wie wichtig die Erkennung dieser Erkrankung ist, zeigen Erfolge in den Vereinigten Staaten: Hier hat die intensive Behandlung der arteriellen Hypertonie zusammen mit einer Einschränkung des Nikotingenusses und einer Reduktion der Cholesterinspiegel zu einer Verminderung der Sterblichkeit an zerebrovaskulären Schlaganfällen um 50% und einer Verminderung der Sterblichkeit an koronarvaskulären Komplikationen um 35% seit 1972 geführt.

Ätiologie und Pathogenese

Die Ätiologie der arteriellen Hypertonie ist multifaktoriell zu sehen, wobei sehr unterschiedliche Faktoren eine Rolle spielen, deren Bedeutung jedoch zum großen Teil noch als hypothetisch anzusehen ist.

Hämodynamische Veränderungen: Bei jungen Patienten mit primärer arterieller Hypertonie werden relativ häufig ein erhöhtes Blutvolumen, ein normales oder erhöhtes Herzminutenvolumen und ein normaler oder nur geringfügig erhöhter peripherer arterieller Widerstand gefunden. Während eines Zeitraumes von zehn oder mehr Jahren kommt es dann bei den meisten Patienten zu einem Anstieg des peripheren arteriellen Widerstandes und zu einer Normalisierung des Herzminutenvolumens und des Blutvolumens. Es gibt jedoch auch Patienten, bei denen die Hypertonie mit einem dauernd erhöhten Herzminutenvolumen einhergeht. Ein

Tab. 21.10-2 Epidemiologie und Verlauf der arteriellen Hypertonie

Epidemiologie
▶ arterielle Hypertonie — 15% der Bevölkerung
▶ Grenzwerthypertonie — 15% der Bevölkerung
▶ Hypertonie bei Personen über 65 Jahre — 45%

Verlauf
▶ Grenzwerthypertonie ⟶ 30% manifeste Hypertonie
▶ manifeste Hypertonie ⟶ 20% Tod durch kardiovaskuläre Komplikationen (Schlaganfall, Herzinsuffizienz, Myokardinfarkt)

5-Jahres-Überlebensrate
▶ bei maligner Hypertonie — unter 5%
▶ bei essentieller oder primärer Hypertonie — 92–95%

pathogenetischer Mechanismus, welcher den überzirkulatorischen Zustand normalisiert, jedoch um den Preis eines hohen peripheren Gefäßwiderstandes, stellt die **Autoregulation der arteriellen Widerstandsgefäße** dar, die durch eine aktive Vasokonstriktion den Blutfluß drosseln. Es ist gezeigt worden, daß diese funktionellen Veränderungen schnell zu strukturellen Umbauvorgängen in den Widerstandsgefäßen mit Hypertrophie, Hyperplasie und Fibrose der Media führen. Unabhängig hiervon kommt ein **zweiter Mechanismus** zum Tragen, wobei die glatte Muskulatur der Widerstandsgefäße eine erhöhte Reaktivität auf vasopressorische Substanzen aufweist, bedingt durch eine erhöhte intrazelluläre Konzentration von Natrium und Kalzium. Die durch den erhöhten peripheren Widerstand bedingte vermehrte Nachlast des Herzens führt zu einer adaptativen **Hypertrophie des linksventrikulären Myokards.** (Unter „Nachlast" versteht man die Wandspannung der linken Herzkammer bei der Kontraktion. Hauptsächliche Determinanten sind der systolische Blutdruck und der Ventrikelradius, Gesetz von Laplace.) Die Myokardhypertrophie ermöglicht zu Beginn der Erkrankung eine normale oder sogar übernormale systolische Funktion des Herzens. Die Hypertrophie des Herzens kann konzentrisch, aber auch asymmetrisch, mit Bevorzugung des interventrikulären Septums, erfolgen. Die Zunahme der linksventrikulären Muskelmasse führt jedoch zu einer zunehmenden Steifigkeit des linken Ventrikels mit einer zum Teil erheblichen Einschränkung der diastolischen Funktion. Die verlängerte diastolische Füllung des Herzens und der erhöhte enddiastolische Druck führen letztlich zur Ausbildung einer Belastungsdyspnoe, die Symptome einer linksventrikulären systolischen Funktionsminderung imitieren kann. Der arterielle Bluthochdruck beeinflußt aber nicht nur die Herzmuskulatur selbst, sondern führt auch zu **Veränderungen der Koronargefäße** mit Ausbildung einer koronaren Mikroangiopathie, wodurch die Koronarreserve (maximale Koronardurchblutung) eingeschränkt wird. In Abhängigkeit vom Hypertrophiegrad entwickelt sich ein progressives Mißverhältnis zwischen Sauerstoffangebot und -bedarf, woraus Symptome wie Angina pectoris und Herzrhythmusstörungen entstehen können. Schließlich kommt es bei unbehandelter arterieller Hypertonie zur Ausbildung einer exzentrischen Myokardhypertrophie mit zunehmender Dilatation des linken Ventrikels, erheblicher Abnahme der systolischen Funktion des Herzens und Ausbildung einer schweren globalen Herzinsuffizienz.

Hereditäre Mechanismen: Untersuchungen beim Menschen, insbesondere aus Zwillingsstudien, zeigen das Vorhandensein eines hereditären Faktors. Dabei zeigt sich die Veranlagung zu erhöhten Blutdruckwerten bereits in der Kindheit, wobei Kinder essentieller Hypertoniker erhöhte systolische und diastolische Blutdruckwerte im Vergleich zu gleichaltrigen Kindern normotoner Eltern aufweisen. Es

sind jedoch nicht allein hereditäre Faktoren, welche zur Ausbildung einer primären arteriellen Hypertonie führen, sondern es kommt vielmehr Umweltfaktoren wie Rauchen, physischer Inaktivität, Kochsalzkonsum, Streß und anderen Mechanismen eine wesentliche Bedeutung zu. Eine genaue Quantifizierung der einzelnen Faktoren ist sehr schwierig und bisher nicht eindeutig gelungen.

Kochsalzkonsum: Die arterielle Hypertonie ist eine multifaktorielle Erkrankung, wobei bei einem Teil der Patienten nach Restriktion der Kochsalzzufuhr ausgeprägte blutdrucksenkende Effekte beobachtet werden. Etwa die Hälfte der Patienten mit arterieller Hypertonie weist eine sogenannte Kochsalzsensitivität auf, die zum größten Teil genetisch bestimmt ist, wobei diese Patienten auch mit einer mäßiggradigen Blutdrucksenkung bei Restriktion der Kochsalzzufuhr auf 4–6 g pro Tag reagieren. Beim Kochsalz ist zu beachten, daß die blutdruckerhöhende Wirkung nach dem derzeitigen Stand der Wissenschaft nicht auf das Natrium allein, sondern auch auf das Chlorid zurückzuführen ist. Genetische Defekte spielen hierbei wahrscheinlich eine wichtige Rolle, wobei die **renale Exkretion von Natrium** bei Patienten mit essentieller Hypertonie **vermindert** ist und Natrium- und Kalziumtransportmechanismen der Zellmembran gestört sind.

Renale Faktoren: Wie schon oben erwähnt, konnte tierexperimentell und an Patienten mit essentieller Hypertonie gezeigt werden, daß im Verhältnis zum arteriellen Blutdruck eine verminderte Kapazität der Niere zur Exkretion von Natrium besteht. Die renale Ausscheidung von Natrium und Wasser spielt bei der Langzeitregulation des arteriellen Blutdrucks eine wichtige Rolle. Ein plötzlicher Anstieg des arteriellen Blutdrucks führt zu einer Steigerung der Natrium- und Wasserausscheidung durch die Niere (Drucknatriurese, -diurese). Hierdurch wird durch vermehrte Kochsalz- und Wasserelimination ein erhöhter Blutdruck wieder auf Normalwerte zurückgeführt. Umgekehrt kommt es bei Abfall des Blutdrucks zu einer massiven Verminderung der renalen Natrium- und Wasserausscheidung, wodurch eine Vermehrung des extrazellulären Flüssigkeitsvolumens eintritt und damit ebenfalls eine Normalisierung des Blutdrucks erreicht werden kann. In diesem Zusammenhang wurde postuliert, daß bei primärer arterieller Hypertonie eine Verschiebung der renalen Ausscheidungskurve für Natrium und Wasser bestehen muß, und zwar dahingehend, daß bei Patienten mit essentieller Hypertonie höhere Blutdruckwerte notwendig sind, um eine adäquate Kochsalz- und Wasserelimination über die Niere zu gewährleisten.

Sympathisches Nervensystem: Eine gesteigerte sympathische Aktivität kann zur Manifestation einer essentiellen Hypertonie beitragen. Insbesondere kommt es nach Streß bei hypertensiven Patienten zu einer stärkeren Katecholaminausscheidung im Urin als bei normotensiven Patienten. Normotensive Patienten mit positiver familiärer Anamnese bezüglich einer primären arteriellen Hypertonie zeigen einen verstärkten Blutdruckanstieg nach Noradrenalinfusion im Vergleich zu Personen ohne hereditäre Belastung.

Renin-Angiotensin-Aldosteron-System (siehe Abb. 23.1-5): Die meisten Patienten mit essentieller Hypertonie weisen normale Reninwerte auf. Ein Teil der Patienten jedoch zeigt erniedrigte Reninwerte (etwa 30%) oder eine Erhöhung der Reninsekretion (etwa 10%). Bei der Berücksichtigung des Reninsystems als einem möglichen pathogenetischen Faktor bei der Entwicklung der essentiellen Hypertonie sind unter Umständen nicht nur die renalen Auswirkungen des Renin-Angiotensin-Aldosteron-Systems von Bedeutung, sondern möglicherweise auch extrarenale Renin-Angiotensin-Systeme, wobei dem Renin-Angiotensin-System in der glatten Gefäßmuskulatur der Widerstandsgefäße bei der Entwicklung der Mediahypertrophie möglicherweise eine große Bedeutung zukommt. Es gibt auch Hinweise darauf, daß das Renin-Angiotensin-System im Myokard des Herzens bei der Entwicklung einer linksventrikulären Hypertrophie eine wichtige Rolle spielen könnte.

Andere vasopressorische und vasodilatatorisch wirksame Faktoren: Bei manchen experimentellen Modellen einer arteriellen Hypertonie wurden hohe endogene Spiegel von Vasopressin gefunden. Untersuchungen am Menschen lassen bisher jedoch Befunde vermissen, die für eine wesentliche pathogenetische Rolle des Vasopressins bei der Entstehung der essentiellen Hypertonie sprechen.

Das 1981 entdeckte **atriale natriuretische Peptid** ist ein Hormon mit starker diuretischer und natriuretischer renaler Aktivität, das in den Vorhöfen des Herzens gebildet wird. Es konnte gezeigt werden, daß dieses Hormon eine Reduktion der Vorlast (Vorlast: enddiastolisches ventrikuläres Füllungsvolumen) und unter manchen pathophysiologischen Bedingungen ebenfalls eine Reduktion der Nachlast bewirkt. Als gesichert gilt heute, daß bei Patienten mit essentieller Hypertonie erhöhte Plasmaspiegel des atrialen natriuretischen Peptids gefunden werden, insbesondere wenn eine linksventrikuläre Hypertrophie vorliegt. In diesem Fall erfolgt die Produktion des Hormons nicht nur in den Vorhöfen, wie dies bei normalen Herzen gezeigt wurde, sondern auch in den Ventrikeln. Das atriale natriuretische Peptid wirkt jedoch nicht nur natriuretisch, diuretisch und vasorelaxierend, sondern besitzt auch hemmende Eigenschaften auf die Renin- und Aldosteronsekretion. Die pathogenetische Rolle dieses aus 28 Aminosäuren bestehenden Peptids bei der multifaktoriellen Genese der essentiellen arteriellen Hypertonie ist jedoch zur Zeit noch völlig unklar. Aus den oben geschilderten möglichen Wirkungen des Peptids lassen sich jedoch neue pathophysiologische und möglicherweise auch therapeutische Ansätze ableiten.

Die Rolle **vasodepressorischer Faktoren** bei der Entstehung der essentiellen Hypertonie ist unklar. Diskutiert wird eine Rolle des Bradykinins und Kallikreins sowie vasodilatatorisch wirksamer Prostaglandine wie Prostazyklin und Prostaglandin E_2. Diese Faktoren spielen möglicherweise bei der Regulation der Nierenfunktion bei essentieller Hypertonie eine wichtige Rolle.

Bei der Entwicklung einer essentiellen Hypertonie sind außer dem Natriumchlorid möglicherweise auch andere Elektrolyte von Bedeutung. So konnte gezeigt werden, daß durch erhöhte Kaliumzufuhr bei Patienten mit essentieller Hypertonie eine Blutdrucksenkung erreicht werden kann. Außerdem wird diskutiert, ob durch eine verminderte Zufuhr von Kalzium und Magnesium die Hypertonieprävalenz erhöht wird.

Mögliche zusätzliche pathogenetische Faktoren

Adipositas: Die Mechanismen, durch die Übergewicht zur Ausbildung eines arteriellen Hypertonus führt, umfassen ein erhöhtes Blutvolumen, Schlagvolumen und ein erhöhtes Herzminutenvolumen. Ein hoher Prozentsatz der Patienten mit essentieller Hypertonie und Adipositas weist eine Glukoseintoleranz auf. Möglicherweise spielt eine Hyperinsulinämie bei Insulinresistenz bei der Entwicklung des Bluthochdrucks eine Rolle. Insulin hat mehrere Wirkungen auf den Kreislauf. So kann es unter bestimmten Bedingungen die renale Natriumretention fördern und das sympathische Nervensystem stimulieren. Da jedoch nicht alle Patienten mit Übergewicht oder Insulinresistenz eine arterielle Hypertonie entwickeln, muß ein Zusammenhang mit genetischen Faktoren oder Umweltfaktoren angenommen werden.

Alkoholkonsum: Alkohol kann in geringen Mengen unabhängig von anderen Variablen den Blutdruck erhöhen. Der blutdrucksteigernde Alkoholeffekt ist möglicherweise auf einen Anstieg des Herzminutenvolumens und der Herzfrequenz zurückzuführen, zum Teil durch Aktivierung des sympathischen Systems. Ferner könnte auch eine Zunahme der Permeabilität der Zellmembran für Natrium durch Supprimierung der Natrium-Kalium-ATPase eine Rolle spielen.

Weitere Faktoren, die zur Entwicklung einer essentiellen Hypertonie prädisponieren, sind geringe körperliche Aktivität und Nikotinabusus.

Ⓢ Symptome

Beschwerden: Bei unkomplizierter essentieller Hypertonie bestehen bei den meisten Patienten über Jahrzehnte hinweg keinerlei Beschwerden. Wenn Beschwerden auftreten, sind sie oft uncharakteristisch und äußern sich in Kopfschmerzen, Nasenbluten, Ohrensausen und Benommenheit. Bei manchen Patienten tritt Nykturie auf. Organkomplikationen können sich in verschiedenartigen Beschwerden äußern:

▶ Belastungsdyspnoe (später Ruhedyspnoe)
▶ Asthma cardiale
▶ Palpitationen

► Angina pectoris
► transitorische ischämische Attacken (vorübergehende Durchblutungsstörungen des Gehirns)
► Sehstörungen
► Claudicatio intermittens
► Parästhesien.

Bei der **malignen Verlaufsform** der Hypertonie mit über längere Zeit bestehenden diastolischen Blutdruckwerten über 120 mmHg treten Visusverschlechterungen auf und Symptome einer hypertensiven Enzephalopathie, manifester Linksherzinsuffizienz und Gewichtsabnahme.

Befunde: Durch Inspektion, Palpation, Auskultation und Perkussion sind vorwiegend sekundäre Organmanifestationen bei essentieller arterieller Hypertonie faßbar, aber auch klinische Hinweise zu erheben, welche auf eine sekundäre Hypertonieform hinweisen können (siehe Tab. 21.10-3). Als Folge der chronischen Druckbelastung des Herzens entwickelt sich eine **Linksherzhypertrophie,** welche erkennbar wird durch einen hebenden linksverlagerten Herzspitzenstoß. Bei erhöhtem linksventrikulärem Füllungsdruck kann ein dritter Herzton nachweisbar sein. Ein Systolikum über der Herzspitze läßt sich bei Ausbildung einer relativen Mitralinsuffizienz nachweisen. Häufig fallen eine Betonung des Aortenklappenschlußtons und ein systolisches Austreibungsgeräusch auf. Durch Vergrößerung und strukturellen Umbau des linken Vorhofs bei hohem enddiastolischem Druck bei verminderter diastolischer Funktion des Herzens können Vorhofflimmern oder Vorhofflattern ausgelöst werden. Ebenso kann es zu Rhythmusstörungen durch eine ischämische Schädigung des Myokards kommen. Wegen der häufig begleitenden arteriellen Verschlußkrankheit ist eine sorgfältige Palpation und Auskultation der Arterien erforderlich, wobei nicht selten arterielle Strömungsgeräusche zu finden sind. Zum Ausschluß einer Aortenisthmusstenose dient, abgesehen vom thorakalen Auskultationsbefund, der abgeschwächte oder fehlende Nachweis von Pulsen im Bereich der **unteren Extremität.** Zur Routineuntersuchung des Patienten mit arteriellem Hypertonus gehört außerdem die Auskultation des **Abdomens,** insbesondere um arterielle Strömungsgeräusche zu verifizieren, die möglicherweise auf eine Nierenarterienstenose hinweisen könnten oder im Bereich der Bauchaorta auf ein bestehendes Aortenaneurysma.

Tab. 21.10-3 Wichtige kardiale Befunde bei arterieller Hypertonie

► hebender, linksverlagerter Herzspitzenstoß
► Betonung des Aortenklappenschlußtons
► systolische Austreibungsgeräusche
► 3. Herzton
► Systolikum über der Herzspitze
   (bei relativer Mitralinsuffizienz)

Niere: Durch Palpation können zum Beispiel Zystennieren diagnostiziert werden, die möglicherweise Ursache eines Hypertonus sein könnten.

Zentrales Nervensystem: Durch neurologische Untersuchung können Schädigungen des zentralen Nervensystems festgestellt werden, insbesondere Restzustände nach apoplektischen Insulten durch Abweichung des Reflexverhaltens und Sensibilitätsstörungen.

Durch **Inspektion** lassen sich sekundäre Hochdruckformen wie Morbus Cushing und Akromegalie vermuten. Des weiteren können natürlich bei renoparenchymatösen Hochdruckformen alle klinischen Zeichen der chronischen renalen Insuffizienz nachweisbar sein.

D Diagnostik

Anamnese: Bei jedem Patienten sollte anamnestisch nach einer familiären Hochdruckbelastung gefragt werden, außerdem nach familiär vorkommenden kardiovaskulären Erkrankungen. Die anamnestische Befragung des Patienten selbst sollte sich auf **kardiovaskuläre, zerebrovaskuläre** und **renale Erkrankungen** wie auch auf das eventuelle Vorhandensein eines **Diabetes mellitus** beziehen, ferner auf bisher durchgemachte Schwangerschaftskomplikationen. Wichtig ist außerdem, nach Möglichkeit die Höhe des arteriellen Blutdrucks sowie die Dauer des Hochdrucks in Erfahrung zu bringen. Hierzu gehören weiterhin eine ausführliche **Medikamentenanamnese** sowie die Erfassung eventueller medikamentöser Nebenwirkungen. Unerläßlich sind außerdem Angaben über den Körpergewichtsverlauf, den Grad der körperlichen Betätigung sowie über Essensgewohnheiten wie Kochsalzaufnahme, Anteil des Fettes in der Nahrung und den Alkoholkonsum. Außerdem sind Angaben des Patienten bezüglich seiner Rauchgewohnheiten sowie eine psychosoziale und die Umweltfaktoren betreffende Anamnese wichtig.

Zur Anamnese gehört die Befragung des Patienten nach Medikamenten, die eventuell einen arteriellen Hypertonus auslösen könnten, wie orale Kontrazeptiva, Steroide, nichtsteroidale antiinflammatorische Medikamente, Ciclosporin, Lakritze und Carbenoxolon. Als Hinweise auf ein Phäochromozytom als sekundäre Ursache einer arteriellen Hypertonie sind anamnestische Angaben wie Blutdruckkrisen, Palpitationen, Kopfschmerzen, orthostatische Dysregulationen, Schwitzen und Blässe zu werten.

Körperliche Untersuchung: Bezüglich Inspektion, Palpation, Auskultation und Perkussion sei auf den Abschnitt „Befunde" verwiesen.

Technik der Blutdruckmessung: Zur Verifizierung eines arteriellen Hypertonus muß eine mindestens dreimalige Messung an drei verschiedenen Tagen in sitzender Körperhaltung nach mindestens 5 Minuten Ruhe erhöhte Blutdruckwerte zeigen. In der Regel erfolgt die Blutdruckmessung unblutig durch indirekte sphygmomanometrische Ermittlung (Oberarmmanschette) der Korotkow-Geräuschphänomene. Beim Erwachsenen mit einem Oberarmumfang von weniger als 40 cm wird eine übliche Manschette (12 cm breit, 26 cm Länge des Luftreservoirs) verwendet, deren Unterrand etwa 2 cm oberhalb der Ellenbeuge enden soll. Die Messung wird am sitzenden oder liegenden Patienten durchgeführt und nach 2 Minuten im Stehen, wobei bei der ersten Messung an beiden Oberarmen gemessen wird und bei eventuellen Seitendifferenzen der höhere arterielle Blutdruck weiter verfolgt werden muß. Die Messung im Stehen ist insbesondere wichtig bei Patienten mit antihypertensiver Therapie, älteren Patienten und Patienten mit Diabetes mellitus (autonome Insuffizienz). Bei Patienten mit einem Oberarmumfang von mehr als 40 cm müssen breitere Blutdruckmanschetten (18 cm) verwendet werden. Unter Palpation der Arteria radialis wird die Manschette rasch etwa 30 mmHg über den systolischen Druck aufgepumpt. Danach wird der Manschettendruck um 2–3 mm/sec vermindert, wobei das erste auftretende Geräusch (Phase I nach Korotkow) den systolischen Druck anzeigt (siehe Abb. 21.10-1). Der diastolische Blutdruck wird bei völligem Verschwinden der Gefäßgeräusche (Phase V) gemessen. Bei erhöhtem Herzminutenvolumen, etwa bei Schwangeren, Kindern, Fieber und Anämie, ergibt die Phase V falsch niedrige Werte, so daß der diastolische Blutdruck beim Leiserwerden der Gefäßgeräusche (Phase IV) gemessen wird. Scheinbar zu niedrige Blutdruckwerte ergeben sich bei Übersehen der sogenannten auskultatorischen Lücke, bei der Korotkow-Geräusche über ein variables Intervall zwischen Phase I und Phase V verschwinden. Eine massive Arteriosklerose der Arterien mit verminderter Komprimierbarkeit führt bei indirekter Messung zu fälschlich erhöhten Blutdruckwerten. Verschiedene Studien belegen, daß Blutdruckwerte während einer 24-Stunden-Blutdruckregistrierung signifikant niedriger sind als Einzelmessungen und möglicherweise das Blutdruckverhalten des Patienten besser charakterisieren. So wurde der Grenzwert für die hypertone Blutdruckregulation während der 24-Stunden-Blutdruckmessung bei 135/85 mmHg festgelegt.

Augenhintergrund: Bei Erstuntersuchungen von Hypertonikern muß der Augenhintergrund untersucht werden zur Abschätzung der Prognose bei sogenannter benigner (Stadium I, II) oder maligner Hypertonie (Stadium III, IV).

Nach der Einteilung von Keith, Wagner und Barker findet man im **Stadium I:** beginnende Sklerose und Verengung der Netzhautarteriolen; **Stadium II:** mäßige Arteriosklerose, verbreiterte Arterienreflexe; Kreuzungszeichen, allgemeine oder umschriebene Enge der Arteriolen; **Stadium III:** Retinitis angiospastica, charakterisiert durch Ödem, Exsudat und Netzhautblutungen mit sklerotischen und enggestellten Arteriolen; **Stadium IV:** Papillenödem, kombiniert mit Fundusveränderungen des Stadiums III (siehe Abb. 21.10-2).

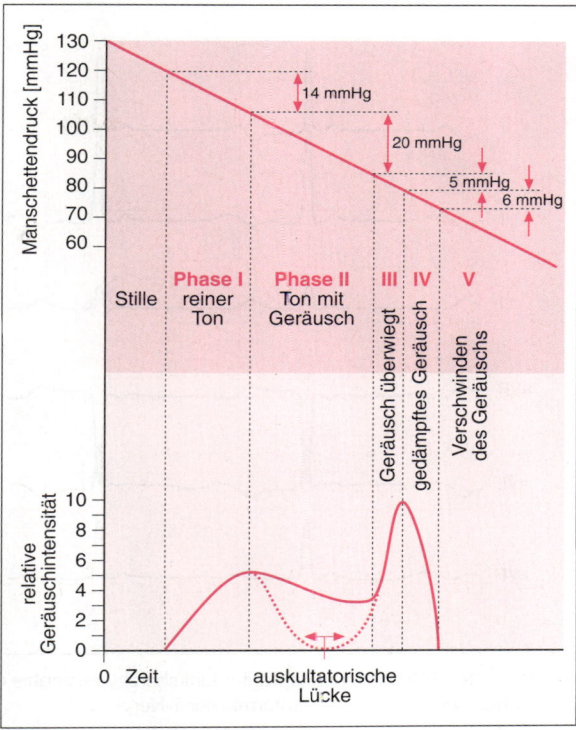

Abb. 21.10-1   Die Phasen der indirekten Blutdruckmessung und die Entstehung der Korotkow-Geräusche.

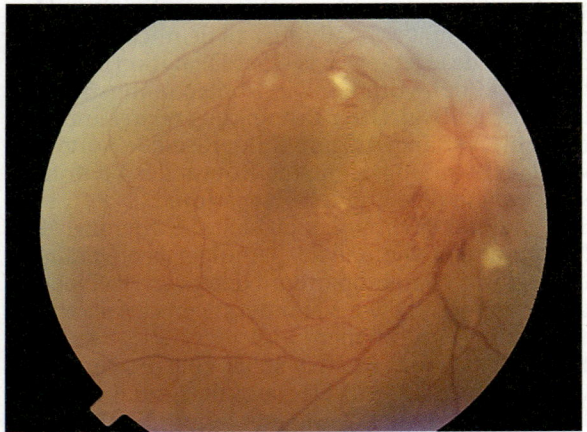

Abb. 21-10-2   Augenhintergrundsveränderungen im Stadium IV bei schwerster Hypertonie mit Papillenödem, streifigen Blutungen, Cottonwool-Exsudaten und Kaliberschwankungen der Arterien.

EKG: Im Ruhe-EKG können Zeichen der Linksherzhypertrophie sowie Folgen der koronaren Herzkrankheit erkannt werden (siehe Abb. 21.10-3).

Echokardiographie: Die Echokardiographie ist wesentlich sensitiver als das EKG in bezug auf die Feststellung einer linksventrikulären Hypertrophie. Sie ermöglicht es, eine relativ genaue Quantifizierung der Myokarddicke vorzunehmen, außerdem

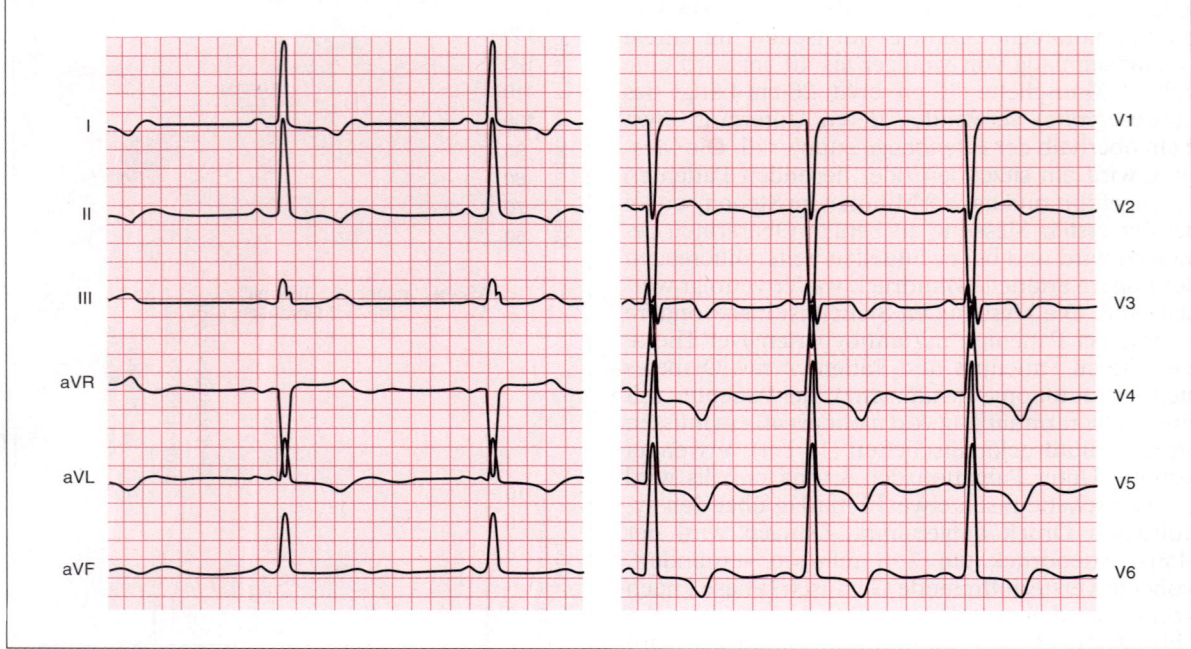

Abb. 21.10-3   EKG bei ausgesprägter Linksherzhypertrophie mit hohen R- und S-Amplituden in den Extremitäten- und Brustwandableitungen sowie präterminaler T-Negativität.

systolische und diastolische Funktionsparameter zu messen.

Röntgen-Thoraxaufnahme: Bei der arteriellen Hypertonie kommt es relativ spät zu deutlichen Veränderungen des Herzens wie einer Dilatation der Ventrikel und der Vorhöfe. Die Röntgenuntersuchung ist somit am Beginn der Erkrankung relativ unergiebig. Eine Verlängerung und Sklerose der Aorta sowie eine Betonung der linken Kontur des Ventrikels sprechen für eine arterielle Hypertonie.

Sonographie: Hiermit lassen sich die Nierengröße, Nierenform sowie andere pathologische Veränderungen wie Nierentumoren, Nierenzysten, Nebennierentumoren sowie Veränderungen der ableitenden Harnwege erkennen.

Blutuntersuchungen: Hier sollte eine Bestimmung von Hämoglobin und Hämatokrit, Serum-Kalium, Kalzium, Kreatinin, Gesamtcholesterin, HDL-Cholesterin, Glukose und Harnsäure erfolgen.

Urinuntersuchungen: Untersucht werden sollte auf Eiweiß, Glukose und das Urinsediment. Hierdurch können Hinweise auf sekundäre Hypertonieformen und zusätzliche Risikofaktoren erhalten werden.

Eine **ausgedehntere Hypertonieabklärung** ist sinnvoll zum Ausschluß sekundärer Hypertonieformen bei Patienten mit Hypertonie vor dem 30. Lebensjahr, Blutdruckwerten über 180/100 mmHg, Therapieresistenz und anamnestischen, klinischen und laborchemischen Hinweisen auf sekundäre Hypertonieformen; ferner bei schweren Organschäden wie bei maligner Hypertonie. Spezielle Untersuchungen hierzu sind z.B. die Messung von Renin, Aldosteron und Plasma- und Urinkatecholaminen, Isotopenuntersuchung der Nieren, digitale Subtraktionsangiographie und Renovasographie.

Komplikationen

Die Höhe des Blutdrucks entscheidet über den Zeitpunkt, an dem sekundäre Schädigungen anderer Organe eintreten. Bei unbehandeltem Krankheitsverlauf sterben etwa die Hälfte der Patienten mit essentieller arterieller Hypertonie an den Folgen einer koronaren Herzkrankheit, etwa ein Drittel an der Folge zerebrovaskulärer Komplikationen und etwa 10–15% durch die Entwicklung einer Niereninsuffizienz.

Kardiale Komplikationen

Der arterielle Hypertonus erhöht die linksventrikuläre Wandspannung, was zur adaptativen, meist konzentrischen linksventrikulären Hypertrophie führt mit am Anfang vorwiegend diastolischer, später auch systolischer Funktionseinschränkung des Ventrikels. Dies mündet schließlich in das Krankheitsbild der kongestiven Herzinsuffizienz (Stauungsinsuffizienz). Die arterielle Hypertonie stellt nach der koronaren Herzkrankheit die zweithäufigste Ursache dieses Syndroms dar.

Es besteht kein Zweifel daran, daß der erhöhte arterielle Widerstand die Ausbildung der Arteriosklerose in den Herzkranzgefäßen begünstigt mit der Folge von Angina pectoris, Myokardinfarkt oder plötzlichem Herztod. Nach epidemiologischen Daten ist die Inzidenz eines Myokardinfarktes bei Patienten mit arterieller Hypertonie etwa doppelt so hoch wie bei Personen mit normalem Blutdruck. Die linksventrikuläre Hypertrophie per se stellt einen eigenen Risikofaktor bezüglich des plötzlichen Herztodes dar.

Durch Akzentuierung der Arteriosklerose sowie bedingt durch die hohe Wandspannung prädisponiert der arterielle Hypertonus zur Ausbildung eines Aortenaneurysmas.

Zerebrovaskuläre Erkrankung

Der arterielle Hypertonus stellt einen noch wichtigeren Risikofaktor für zerebrovaskuläre Erkrankungen dar als für die koronare Herzkrankheit oder Erkrankung der Nieren. Man muß annehmen, daß der Hypertonus für etwa 42 bzw. 70% der Schlaganfälle bei Männern und Frauen über 65 Jahre verantwortlich ist. Dies gilt insbesondere für Personen mit elektrokardiographisch nachgewiesener linksventrikulärer Hypertrophie. Ursachen der zerebrovaskulären Komplikationen sind atherothrombotische Infarkte, hämorrhagische Infarkte und Subarachnoidalblutungen. Transitorisch ischämische Attacken werden gehäuft bei Patienten mit arteriellem Hypertonus gefunden.

Nierenschädigung: Die arterielle Hypertonie ist die häufigste Ursache für eine progressive renale Insuffizienz mit Ausbildung einer Nephrosklerose (siehe Kap. 23.11).

▼ Therapie

Die Therapie von Patienten mit essentieller arterieller Hypertonie muß individuell erfolgen. Aus umfangreichen epidemiologischen Studien ergibt sich die Notwendigkeit, einen Blutdruck ≤ 140/90 mmHg zu erreichen. Dies wird auch veranschaulicht durch Abbildung 21.10-4, die die Zusammenhänge zwischen mittlerem diastolischem Blutdruck und der Häufigkeit von zerebralen Schlaganfällen und kardiovaskulären Erkrankungen aufzeigt. Die Auswirkung anderer Risikofaktoren kardiovaskulärer Komplikationen wie Gesamtcholesterin, Glukoseintoleranz, Zigarettenrauchen und linksventrikulärer Hypertrophie zeigt Abbildung 21.10-5 aus der Framingham-Studie über das Risiko kardiovaskulärer Komplikationen.

Allgemeinmaßnahmen: Bei jedem Patienten mit arterieller Hypertonie, insbesondere bei Patienten mit Grenzwerthypertonie, sind Allgemeinmaßnahmen zur Behandlung des erhöhten Blutdruckes **unbedingt indiziert.** So gelingt es bei manchen Patienten, den Blutdruck durch nichtpharmakologische Intervention zu normalisieren, bei genetisch prädisponierten Patienten die Erkrankungsmanifestation möglicherweise zu verzögern und den Einsatz medikamentöser Maßnahmen möglichst gering zu halten.

1. Gewichtsreduktion

Es ist nachgewiesen, daß es durch Einschränkung der Kalorienzufuhr ohne Reduktion der Kochsalzzufuhr zu einer Blutdruckreduktion kommt – auch vor Erreichen eines idealen Körpergewichts. Als Ziel der Behandlung kann das Normalgewicht ± 7,5% gelten. Ganz besonderer Wert sollte gelegt

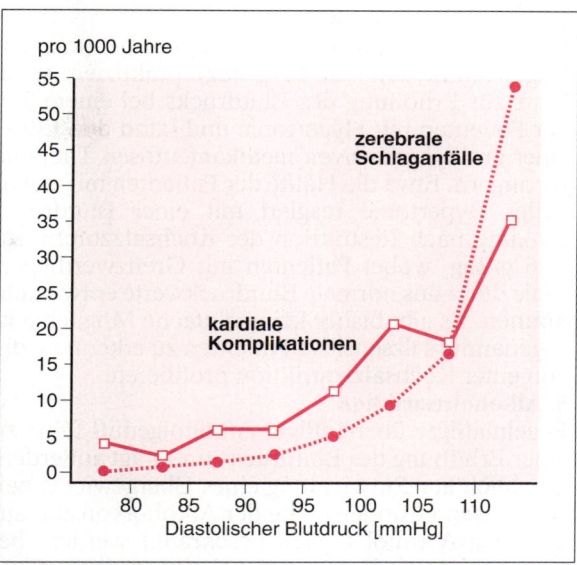

Abb. 21.10-4 Häufigkeit kardialer Komplikationen und zerebraler Schlaganfälle pro 1000 Patientenjahre, bezogen auf den diastolischen Blutdruck unter antihypertensiver Therapie. (Daten aus The International Prospective Primary Prevention Study in Hypertension [IPPPSH], J. Hypertension 1985; 3: 379.).

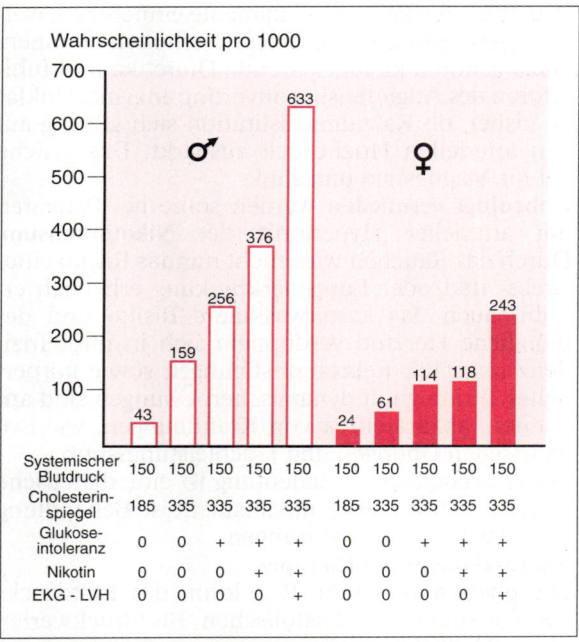

Abb. 21.10-5 Wahrscheinlichkeit der Manifestation einer kardiovaskulären Erkrankung in einem Zeitraum von 8 Jahren bei einem systolischen Blutdruck von 150 mmHg und einem Lebensalter von 45 Jahren in bezug auf die anderen Risikofaktoren. (Framingham Monograph No. 28.) (LVH = linksventrikuläre Hypertrophie).

werden auf die Verhinderung einer Adipositas bei Patienten mit familiärer Anamnese einer essentiellen Hypertonie.

2. Kochsalzrestriktion

Ein hoher Kochsalzkonsum, wie dies bei üblichen Eßgewohnheiten (12–15 g/Tag) praktiziert wird, führt zur Erhöhung des Blutdrucks bei einem Teil der Patienten mit Hypertonie und kann den Effekt einer antihypertensiven medikamentösen Therapie verringern. Etwa die Hälfte der Patienten mit essentieller Hypertonie reagiert mit einer Blutdrucksenkung nach Restriktion der Kochsalzzufuhr auf 4–6 g/Tag, wobei Patienten mit Grenzwerthypertonie durchaus normale Blutdruckwerte entwickeln können. Es gibt bisher keine einfache Möglichkeit, sogenannte salzsensitive Patienten zu erkennen, die von einer Kochsalzrestriktion profitieren.

3. Alkoholrestriktion

Regelmäßiger übermäßiger Alkoholgenuß führt zu einer Erhöhung des Blutdrucks und trägt außerdem erheblich zur Entwicklung eines Übergewichts bei. Aus diesen Gründen sollte der Alkoholkonsum auf 20–30 g Alkohol täglich beschränkt werden, bei Übergewicht und nicht optimal eingestelltem Blutdruck sollte der Alkoholkonsum ganz eingestellt werden.

4. Andere Allgemeinmaßnahmen

Kaliumreiche Kost kann zur Blutdrucksenkung beitragen. Sie sollte jedoch auf Patienten mit normaler Nierenfunktion beschränkt bleiben, außerdem auf Patienten, die keine Medikamente einnehmen, welche den Serumkaliumspiegel erhöhen können. Dazu gehören kaliumsparende Diuretika und Inhibitoren des Angiotensin converting enzyme. Unklar ist bisher, ob Kalziumsubstitution sich günstig auf den arteriellen Hochdruck auswirkt. Das gleiche gilt für Magnesium und Zink.

Unbedingt vermieden werden sollte bei Patienten mit arterieller Hypertonie der **Nikotinkonsum.** Durch das Rauchen wird nicht nur das Risiko einer Krebs- und/oder Lungenerkrankung erheblich erhöht, auch das kardiovaskuläre Risiko und der plötzliche Herztod verdoppeln sich in ihrer Inzidenz ungefähr. Relaxationsübungen sowie körperliches Training mit dynamischen Übungen sind anzuraten, abzuraten ist von Kraftübungen, wie isometrischen Übungen und Hochleistungssport.

Von entscheidender Bedeutung ist eine diätetische und, wenn notwendig, medikamentöse Behandlung von Fettstoffwechselstörungen.

Pharmakologische Therapie

Die pharmakologische Reduktion des Blutdrucks bei Patienten mit diastolischen Blutdruckwerten über 104 mmHg zeigt eindeutig eine Reduktion der kardiovaskulären Mortalität und Morbidität. Bei Patienten mit sogenannter milder Hypertonie, d.h. diastolischen Blutdruckwerten zwischen 90 und 104 mmHg, haben groß angelegte Interventionsstudien eine Schutzwirkung gegen Schlaganfall, kongestive Herzinsuffizienz und Fortschreiten in eine schwere Form der Hypertonie nachgewiesen. So wurde unter anderem eine Reduktion der tödlichen und nicht tödlichen Schlaganfälle um 30–40% gezeigt. Bei diesen klinischen Studien kamen Diuretika oder β-Blocker als Basistherapie zur Anwendung. Bisher existieren keine langjährigen klinischen Studien, welche den gleichen Effekt für α-Blocker, Angiotensin converting enzyme oder Kalziumantagonisten nachgewiesen hätten. Die oben angeführten Studien haben keine eindeutige Verbesserung bezüglich der Komplikationen der koronaren Herzkrankheit unter antihypertensiver Therapie nachgewiesen. Die Gründe hierfür sind bisher nicht eindeutig geklärt.

Behandlung der milden Hypertonie

Eine milde Hypertonie liegt vor, wenn der diastolische Blutdruck bei wiederholten Messungen in Ruhe zwischen 90 und 104 mmHg liegt, ohne daß eindeutige hochdruckbedingte Organschäden vorliegen. Etwa 10–20% aller Erwachsenen sind von einer milden Hypertonie betroffen, wobei sich bei einem Teil der Patienten der Blutdruck im Laufe der weiteren Beobachtung normalisiert, bei einem anderen Teil gleich bleibt oder sich verschlechtert. Ohne Behandlung erleiden pro Jahr 1–2 von 100 Patienten mit milder Hypertonie tödliche oder nicht tödliche kardiovaskuläre Komplikationen. Empfehlungen zur Behandlung von Patienten mit milder Hypertonie sind von der Deutschen Liga zur Bekämpfung des hohen Blutdrucks und von der WHO bzw. International Society of Hypertension herausgegeben worden. Als **Faustregel** kann gelten, daß spätestens ein halbes Jahr nach Beobachtungsbeginn Patienten mit milder Hypertonie entweder spontan oder durch nichtmedikamentöse Allgemeinmaßnahmen oder mit Hilfe einer zusätzlichen medikamentösen Therapie einen diastolischen Blutdruck unter 90 mmHg erreicht haben sollten. Sinkt der diastolische Druck bei mehrmaliger Messung innerhalb von vier Wochen nach Beobachtungsbeginn nicht spontan unter 90 mmHg, so soll bei Werten unter 100 mmHg mit Allgemeinmaßnahmen begonnen werden. Bei diastolischen Blutdruckwerten ab 100 mmHg sollte zusätzlich eine medikamentöse Therapie begonnen werden. Sinkt der Blutdruck unter Allgemeinmaßnahmen im Laufe der nächsten drei Monate nicht unter 95 mmHg, so ist die zusätzliche Gabe eines Antihypertensivums zu erwägen.

Für eine **medikamentöse Therapie** zusätzlich zu den Allgemeinmaßnahmen spricht neben der Höhe des diastolischen Blutdrucks das Vorliegen eines deutlich erhöhten systolischen Drucks, einer Linkshypertrophie, von koronarer Herzkrankheit, Herzinsuffizienz, Nierenkrankheiten, Schlaganfall, Hypercholesterinämie und Diabetes mellitus.

Bei dauerhafter Blutdrucknormalisierung, d.h. diastolischen Blutdruckwerten unter 90 mmHg über 1–2 Jahre, kann ein sorgfältig kontrollierter **Auslaßversuch** unternommen werden. Auch bei Patienten mit sich spontan normalisierendem Blutdruck oder Normalisierung der Blutdruckwerte unter Allgemeinmaßnahmen muß der Blutdruck in viertel- bis halbjährigen Abständen kontrolliert werden.

Antihypertensive medikamentöse Therapie
1. Initiale Therapie
Früher war empfohlen worden, aufgrund der langjährig durchgeführten, groß angelegten klinischen Studien entweder Diuretika vom Thiazidtyp oder β-Blocker als initiale antihypertensive Therapie einzusetzen. Die klinische Erfahrung der letzten Jahre hat jedoch gezeigt, daß auch Inhibitoren des Angiotensin converting enzyme und Kalziumantagonisten als Initialtherapie der Behandlung der essentiellen arteriellen Hypertonie eingesetzt werden können. Die Therapie muß individuell abgestimmt werden, wobei im Einzelfall nicht voraussagbar ist, auf welches Antihypertensivum der Patient am besten anspricht, ohne daß Nebenwirkungen auftreten und/oder eine Beeinträchtigung seiner Lebensqualität eintritt. Die Monotherapie soll relativ niedrig dosiert begonnen werden. Bei ungenügender Wirkung eines Antihypertensivums oder Auftreten von Nebenwirkungen sollte eine andere Substanz versucht werden.

2. Kombinationstherapie
Wenn nach ein- bis dreimonatigem Intervall keine adäquate Blutdrucksenkung auf die initiale Therapie erfolgt ist, sind folgende drei Möglichkeiten der weiteren Therapie gegeben:
▶ Erhöhung der Dosis der Initialtherapie,
▶ Umstellung der Initialtherapie auf eine andere Monotherapie,
▶ zusätzliche Therapie mit einem Medikament einer anderen Wirkstoffklasse.

Die Kombination antihypertensiver Medikamente in niedriger Einzeldosis erlaubt es meist, den Blutdruck zu normalisieren und die Möglichkeiten dosisabhängiger Nebenwirkungen gering zu halten. Die Möglichkeiten einer rationalen Kombinationstherapie sind in Abbildung 21.10-6 dargestellt. Wenn ein zweites Medikament zur initialen Monotherapie gegeben wurde und die Kombination erfolgreich zur Normalisierung des Blutdrucks führt, kann zu einem späteren Zeitpunkt versucht werden, die initiale Therapie auszuschleichen unter konsequenter Kontrolle des Blutdrucks. Das Ziel der Therapie muß immer bleiben, den Blutdruck mit der niedrigsten Dosis und möglichst wenigen unterschiedlichen Medikamenten zu kontrollieren. Ist eine der möglichen Zweierkombinationen nicht ausreichend zur Normalisierung des Blutdrucks, sind Kombinationen von drei Antihypertensiva zu empfehlen. Besonders geeignet sind folgende Dreierkombinationen:
▶ Diuretikum plus β-Blocker plus Vasodilatator[1]

---

[1]   Vasodilatatoren: Kalziumantagonisten, ACE-Hemmer, postsynaptische α_1-Blocker, Dihydralazin. (Aus Empfehlungen zur Hochdruckbehandlung in der Praxis der Deutschen Liga zur Bekämpfung des hohen Blutdrucks e.V. Heidelberg.)

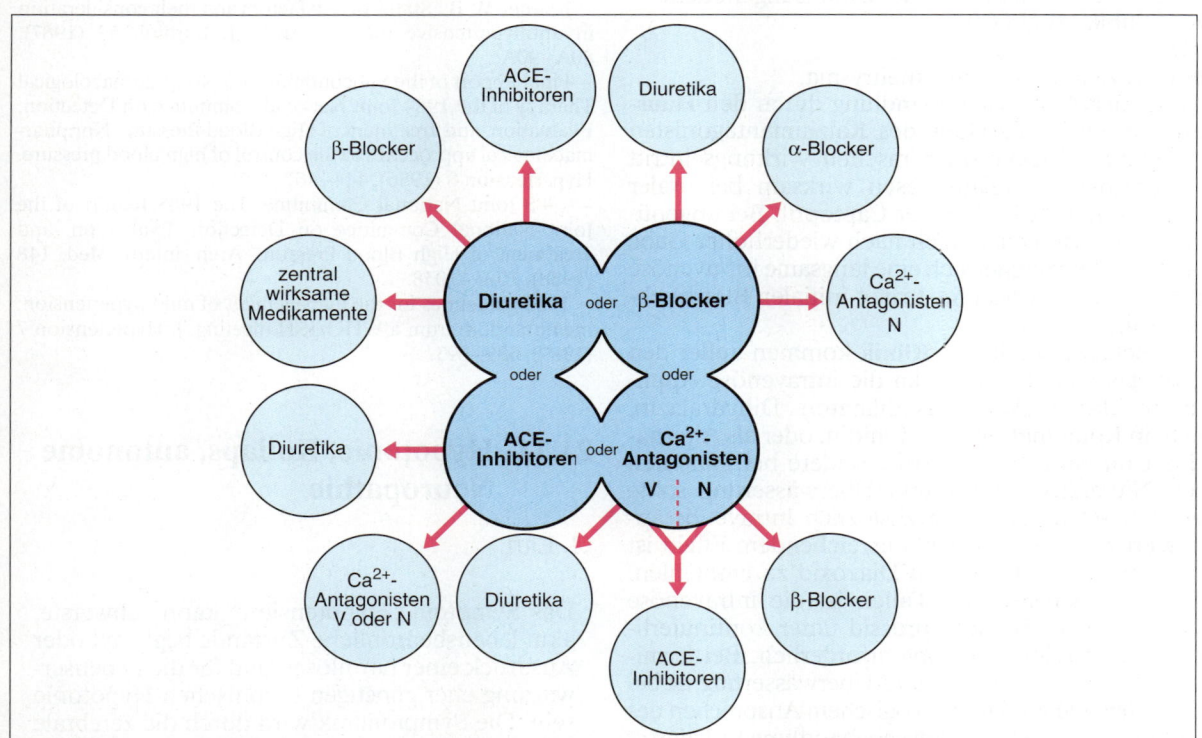

Abb. 21.10-6   Therapieschema zur Behandlung der primären arteriellen Hypertonie: Initialtherapie (bestehend aus Diuretika oder β-Blockern oder ACE-Inhibitoren oder Kalziumantagonisten) und Kombinationsmöglichkeiten. (Aus Amer. J. Cardiol. 1987; 59: 130B). (V = Kalziumantagonisten vom Verapamiltyp, N = Kalziumantagonisten vom Nifedipintyp).

▶ Diuretikum plus ACE-Hemmer plus Kalzium-antagonist

▶ Diuretikum plus α_2-Stimulator plus Vasodilatator

Therapierefraktäre Hypertonie

Eine refraktäre Hypertonie liegt vor, wenn trotz voller Therapie (3fach-Kombination) in adäquater Dosis keine befriedigende Blutdruckeinstellung gelingt. Häufige Ursachen einer inadäquaten Blutdruckeinstellung sind:

▶ ungenügende diuretische Therapie

▶ Kombination zweier gleichsinnig wirkender Pharmaka

▶ Wechselwirkungen mit anderen Medikamenten (z.B. orale Kontrazeptiva, nichtsteroidale Antiphlogistika, Steroide)

▶ Anstieg des Körpergewichts

▶ fortgesetzter Alkoholgenuß

▶ hoher Kochsalzkonsum

▶ zunehmende Niereninsuffizienz

Bei Patienten mit therapierefraktärer Hypertonie sollte immer eine **sekundäre Form** des Hochdrucks **ausgeschlossen** werden.

Behandlung des hypertensiven Notfalls

Ein hypertensiver Notfall liegt vor, wenn unabhängig von der Höhe des Blutdrucks schwere Folgeerscheinungen auftreten:

▶ hypertensive Enzephalopathie (mit Kopfschmerzen, Sehstörungen, Schwindelerscheinungen, Bewußtseinsstörungen, neurologischen Ausfällen)

▶ intrakranielle Blutungen

▶ akute Linksherzinsuffizienz mit Lungenödem

▶ instabile Angina pectoris

▶ akuter Myokardinfarkt

▶ dissezierendes Aortenaneurysma.

Mittel der Wahl zur Behandlung durch den **Hausarzt** ist eine orale Gabe des Kalziumantagonisten Nifedipin, welcher einen raschen Wirkungseintritt zeigt. Ebenfalls relativ rasch wirksam bei oraler Gabe ist der ACE-Hemmer Captopril. Bei ungenügendem Ansprechen auch nach wiederholter Gabe von Nifedipin eignet sich eine langsame intravenöse Injektion von Clonidin (cave: initialer Blutdruckanstieg!).

Zur Behandlung in der **Klinik** kommen außer den oben genannten Pharmaka die intravenöse Applikation des direkten Vasodilatators Dihydralazin, evtl. in Kombination mit Clonidin, oder als Alternative Urapidil in Frage. Insbesondere bei Patienten mit Niereninsuffizienz und Überwässerung sollte ein Schleifendiuretikum zusätzlich intravenös appliziert werden. Bei nicht ausreichendem Effekt ist die intravenöse Gabe von Diazoxid zu empfehlen. Bei therapieresistenten Fällen ist die intravenöse Gabe von Natriumnitroprussid unter kontinuierlicher Intensivüberwachung erforderlich. Bei terminaler Niereninsuffizienz und Überwässerung ist bei ungenügendem pharmakologischem Ansprechen des Blutdrucks die Hämodialysebehandlung indiziert. Ist durch anamnestische und klinische Hinweise ein Phäochromozytom nicht sicher auszuschließen und bleibt der Therapieerfolg unbefriedigend, emp-

fiehlt sich ein Versuch mit Phentolamin zur Blutdrucksenkung.

Bei **Apoplexie** mit reaktivem Blutdruckanstieg sollte keine rasche oder erhebliche Blutdrucksenkung angestrebt werden.

Verlauf und Prognose

Bei etwa einem Drittel der Patienten mit Grenzwerthypertonie entwickelt sich langfristig eine manifeste Hypertonie. Etwa 20% der Patienten mit manifester Hypertonie erleiden einen Schlaganfall, mehr als die Hälfte der Patienten stirbt an kardiovaskulären Ursachen (Herzinsuffizienz, Myokardinfarkt). Patienten mit maligner Hypertonie haben eine 5-Jahres-Überlebensrate von unter 5%, wenn die Erkrankung unbehandelt bleibt.

Differentialdiagnose

Wie schon aus der Definition der primären oder essentiellen Hypertonie zu ersehen ist, stellt diese Erkrankung eine Ausschlußdiagnose sekundärer Hypertonieformen dar, welche etwa 5–8% der Patienten mit erhöhtem Blutdruck ausmachen. Die Tabelle 21.10-1 ergibt einen kurzen Überblick über mögliche Ursachen sekundärer Hypertonieformen.

Literatur

– The International Prospective Primary Prevention Study in Hypertension (IPPPSH): Cardiovascular risk and risk factors in a randomized trial of treatment based on the betablocker oxprenolol. J. Hypertension 3 (1985), 379–392.
– Kannel, W. B.: Status of risk factors and their consideration in antihypertensive therapy. Amer. J. Cardiol. 59 (1987), 80A–90A.
– Final Report of the Subcommittee on Nonpharmacological Therapy of the 1984 Joint National Committee on Detection, Evaluation, and Treatment of High Blood Pressure: Nonpharmacological approaches to the control of high blood pressure. Hypertension 8 (1986), 444–467.
– 1988 Joint National Committee: The 1988 Report of the Joint National Committee on Detection, Evaluation, and Treatment of High Blood Pressure. Arch. intern. Med. 148 (1988), 1023–1038.
– 1989 guidelines for the management of mild hypertension: memorandum from a WHO/ISH meeting. J. Hypertension 7 (1989), 689–693.

21.11 Hypotonie, Kollaps, autonome Neuropathie

G. Ertl

Das Symptom „Hypotension" kann schwerste, akut lebensbedrohliche Zustände begleiten oder Ausdruck einer harmlosen und für die Lebenserwartung eher günstigen chronischen Hypotonie sein. Die Symptomatik wird durch die zerebrale Minderdurchblutung bestimmt, die je nach Ausprägung von leichtem Schwindelgefühl bis zum Kollaps mit Bewußtlosigkeit führen kann.

Definition

Unter **Hypotonie** versteht man systolische Blutdruckwerte von unter 110 mmHg. Als chronische „konstitutionelle" oder „essentielle" Form ist diese meist asymptomatisch. Symptomatisch äußert sie sich häufig als **Orthostase-Syndrom** und kann dann zum orthostatischen **Kollaps** führen. Sekundäre Formen von Hypotonie sind häufig symptomatisch. Insbesondere führen eine Reihe von chronischen Erkrankungen zur **autonomen Neuropathie** oder Insuffizienz, die unter anderem von Störungen der Kreislaufregulation gekennzeichnet ist, so zum Beispiel die Hypotonie bei erhöhtem Vagotonus (vasovagale Reaktion).

Kasuistik

Ein Patient, 47 Jahre alt, keine kardiovaskulären Risikofaktoren. Seine Krankheit beginnt mit Schmerzen in der linken Thoraxhälfte, die an Intensität zunehmen und atemabhängig sind. Der Notarzt legt unter Verdacht auf einen Myokardinfarkt eine intravenöse Kanüle. Danach fällt der Blutdruck auf systolisch 50 mmHg ab, ist diastolisch nicht meßbar, dabei beträgt die Herzfrequenz 55/min. Unter Katecholamingabe tritt eine Besserung ein. Der Patient wird unter der **Verdachtsdiagnose** eines kardiogenen Schocks in die Klinik gebracht. Hier nach wie vor linksthorakale Schmerzen, Übelkeit, Blutdruck 80/50 mmHg, Herzfrequenz 50/min. Das **EKG** zeigt keinen Hinweis für einen Herzinfarkt. Nach der Gabe von Atropin unmittelbare Besserung der Übelkeit, Zunahme der Herzfrequenz auf 80/min, Normalisierung des Blutdruckes. Im weiteren Verlauf stellt sich als Ursache für die thorakalen Schmerzen eine Pleuritis heraus. **Diagnose:** vasovagale Reaktion bei Schmerzen und Venenpunktion.

Epidemiologie

Da die Symptome der chronischen Hypotonie allgemeiner Natur sind („Müdigkeit, Abgeschlagenheit"), werden solche Symptome häufig auf hypotone Blutdruckwerte zurückgeführt, ohne daß der Zusammenhang immer zu sichern ist. Die häufigste Form von plötzlicher Bewußtlosigkeit ist die **vasovagale Reaktion** („klassische Ohnmacht"), die für mehr als 50% aller Synkopen verantwortlich sein dürfte.

Ätiologie und Pathogenese

Die chronische konstitutionelle, essentielle oder primäre Hypotonie ist in ihrer Ätiologie nicht geklärt, stellt jedoch, wenn asymptomatisch, lediglich eine Normvariante der Blutdruckregulation dar. Tabelle 21.11-1 listet neben der primären Hypotonie eine Reihe von Hypotonieformen auf, die sekundär bei kardialen, neurovaskulären oder endokrinen Erkrankungen auftreten, durch eine Hypovolämie oder durch Medikamente bedingt sind. Die sekundären Formen der Hypotonie aufgrund kardialer oder endokriner Störungen oder einer Hypovolämie werden bei den jeweiligen Grunderkrankungen besprochen.
Die Gruppe **neurovaskulär bedingter Formen** der Hypotonie ist äußerst inhomogen. Die **vasovagale Reaktion** stellt einen Blutdruckabfall im Rahmen

Tab. 21.11-1   Ätiologie der Hypotonie

1. Primäre essentielle Hypotonie

2. Sekundäre Hypotonien
- ► **kardiopulmonal**
  - Vitien
  - Myokardinsuffizienz
  - Rhythmusstörungen
  - perikardiale Erkrankungen
  - Lungenembolie
  - Spannungspneumothorax

- ► **neurovaskulär**
  - Immobilisation
  - vasovagale Reaktion
  - Karotissinussyndrom
  - Hustensynkope, Miktionssynkope, Deglutitionssynkope
  - Erkrankungen des Zentralnervensystems
  - autonome Neuropathie

- ► **endokrin**
  - Phäochromozytom
  - Karzinome
  - Morbus Addison
  - Hypothyreose
  - Hyperbradykininämie
  - Bartter-Syndrom

- ► **hypovolämiebedingt**
  - Exsikkose
  - Blutungen

- ► **iatrogen**
  - Vasodilatanzien
  - Sympatholytika
  - andere

eines verstärkten Vagotonus dar und ist meist von einer Bradykardie begleitet. Sie kann bei völlig Gesunden als Reaktion auf eine Streßsituation, wie Schmerzen und Angst, z. B. bei ärztlichen Eingriffen, auftreten (Ohnmacht). Das **Karotissinussyndrom** besteht in einer Überempfindlichkeit der Dehnungsrezeptoren im Bereich des Karotissinus und kann als kardioinhibitorische und als vasodepressorische Form auftreten. Bei der kardioinhibitorischen Form steht zunächst eine Bradykardie bis hin zur Asystolie im Vordergrund, bei der vasodepressorischen Form kommt es primär zum Bludruckabfall. Die Symptome werden durch Kopfwendung ausgelöst, insbesondere wenn enge Hemdkragen getragen werden. Das eigentliche Syndrom ist selten, sehr viel häufiger können durch manuellen Druck auf den Karotissinus Symptome ausgelöst werden, weshalb die diagnostische Bedeutung dieses Karotisdruckversuches gering ist. Ähnlich kann auch ein verstärkter Vagotonus durch ein **Valsalva-Manöver** zum akuten Blutdruckabfall bis zum Kollaps führen. Unter einem Valsalva-Manöver versteht man eine anhaltend verstärkte Bauchpresse mit Behinderung des venösen Rückflusses, entweder bewußt herbeigeführt oder im Rahmen von Husten, Miktion oder Schluckakt (Deglutition).

Eine Reihe von Erkrankungen des **zentralen Nervensystems** gehen mit einer hypotonen Kreislaufsituation einher. Erkrankungen des **peripheren Nervensystems,** welche das autonome Nervensystem einschließen, können von einer Hypotonie, insbesondere einer orthostatischen Dysregulation, begleitet sein. Diese autonomen Neuropathien sind in Tabelle 21.11-2 gesondert aufgeführt. Auch hier unterscheidet man zwischen seltenen primären autonomen Neuropathien, deren Ätiologie nicht geklärt ist, und den sekundären autonomen Neuropathien, welche häufig im Rahmen von internistischen Grunderkrankungen auftreten (siehe dort). Eine Form von chronisch idiopathischer orthostatischer Hypotonie stellt das „**Bradbury-Eggleston-Syndrom**" („primäre autonome Insuffizienz") dar. Kennzeichnend für dieses ist, daß Kollapszustände auftreten, die aber nicht von einer Tachykardie und von Kaltschweißigkeit begleitet sind. Ein ähnliches Syndrom stellt das von **Shy-Drager** dar. Bei beiden Formen fehlt die periphere Vasokonstriktion und Steigerung der Herzfrequenz unter Orthostase und Belastung, so daß es nicht zu einer entsprechenden Anpassung von Blutdruck und Herzminutenvolumen kommt. Möglicherweise ist ein Mangel von Noradrenalin im Bereich der sympathischen Nervenendigungen die Ursache. Nicht ganz in diese Gruppe paßt das **Riley-Day-Syndrom,** welches autosomal-rezessiv bei Juden vererbt wird. Es manifestiert sich frühzeitig nach der Geburt anhand von Blutdruckinstabilität, Störungen der Temperaturregulation und weiterer neurologischer Störungen.

S   Symptome

Beschwerden: Im Vordergrund der Symptomatik bei einer hypotonen Kreislaufsituation stehen einerseits die Erscheinungen der Minderdurchblutung des zentralen Nervensystems. Dazu gehören Sehstörungen, Schwindel und Bewußtseinsstörungen bis zur Bewußtlosigkeit (Synkope). Andererseits

---

Tab. 21.11-2   Autonome Neuropathien

▶ **primär**
- Bradbury-Eggleston-Syndrom
- Shy-Drager-Syndrom
- Riley-Day-Syndrom

▶ **sekundär**
- Diabetes mellitus
- Alkohol
- Urämie
- Vitaminmangel
- Amyloidose
- Porphyrien
- Malabsorption
- Paraneoplasie
- entzündlich (Guillain-Barré-Syndrom)
- medikamentös
- toxisch

---

führt die Aktivierung des sympathischen Nervensystems zur Tachykardie und zur Kaltschweißigkeit. So kann also eine zunächst harmlose Kreislaufregulationsstörung in ihrer Symptomatik einem Kreislaufzusammenbruch bei schwerer Primärerkrankung (z.B. kardiogener Schock) sehr ähnlich sein. In Fällen mit **autonomer Insuffizienz** fehlen die Zeichen der Sympathikusaktivierung. Neben den Primärsymptomen der Hypotonie bestehen Symptome einer möglichen Grunderkrankung, die dann schließlich richtungweisend für die Diagnose sein können.

Befunde: Als Ausdruck der Hypotonie findet sich ein flacher Puls, der bei erhaltener sympathischer Reaktionsfähigkeit tachykard, bei den vasovagalen Reaktionen häufig bradykard ist. Entsprechend können die Patienten blaß und kaltschweißig sein, bei autonomer Insuffizienz ist die Haut jedoch eher trocken. Auch hier ist auf Befunde einer möglichen Grunderkrankung zu achten, um rasch Hinweise für eine sekundäre Form der Hypotonie zu finden. So kann auskultatorisch ein kardiales Vitium oder ein Spannungspneumothorax diagnostiziert werden. Auch ein Morbus Addison oder eine Hypothyreose mit Myxödem können als Grunderkrankungen angeführt werden, für die klinisch richtungweisende Befunde erhoben werden können.

D   Diagnostik

Akutdiagnostik: Im Vordergrund der Akutdiagnostik steht der Ausschluß einer vital bedrohlichen Krankheit als Ursache für die Hypotonie. Bei Erstmanifestation einer Hypotonie, bei der die Symptomatik nach Flachlagerung des Patienten fortbesteht, sollte die Einweisung in eine Klinik erfolgen. Da viele Ursachen für die Hypotonie entweder chronisch (z.B. autonome Neuropathie) oder rezidivierend (z.B. orthostatischer Kollaps, vasovagale Reaktion) auftreten, kann schon die Anamnese richtungweisend sein. Die wiederholte Blutdruckmessung sollte den Schweregrad der Hypotonie dokumentieren. Bei persistierender Hypotonie ungeklärter Ursache ist ein Elektrokardiogramm zur Diagnostik eines Myokardinfarktes und von Herzrhythmusstörungen notwendig. Auch die Bestimmung von Laborwerten (Blutbild, Elektrolyte, Blutzucker, Transaminasen, Kreatinphosphokinase, Laktatdehydrogenase) kann für die Diagnostik sekundärer Hypotonien wesentlich sein. Bei Einweisung in die Klinik sollte eine Röntgenaufnahme des Thorax angefertigt werden sowie eine Echokardiographie zum Ausschluß eines tamponierenden Perikardergusses oder einer anderweitigen kardialen Störung.

Diagnostik im Intervall: Im Zentrum steht die Blutdruckmessung, die zunächst an allen vier Extremitäten stattfinden sollte, um angeborene oder erworbene Gefäßverschlüsse zu diagnostizieren. Sodann sollte der Blutdruck im Liegen und Stehen gemessen werden. Nach einer mindestens 3 Minuten andauernden Liegephase sollte der systolische arterielle Blutdruck im Stehen nicht mehr als 20 mmHg abfallen (Schellong-Test). Als zusätzliches Indiz für eine normale Sympathikusaktivierung unter Orthostasebedingungen gilt ein Anstieg des Plasmanoradrenalins auf über 140 pg/ml. Weitere Maßnahmen zur Prüfung der autonomen Funktion sind die Analyse der Variabilität der Herzfrequenz unter tiefer Atmung (10 Schläge/min Unterschied zwischen In- und Exspiration) und die Reaktion der Herzfrequenz auf Vasodilatanzien, z.B. Nitrate, auf Atropin und auf Noradrenalin. Darüber hinaus sollten im Intervall sorgfältig die Ursachen für eine sekundäre Hypotonie abgeklärt werden. Dazu gehört ein 24-h-Langzeit-EKG. Bei Synkopen (plötzliche Bewußtlosigkeit) kann eine elektrophysiologische Untersuchung angezeigt sein (siehe auch Kap. 16.4 und 21.6). Die Bestimmung von Elektrolyten in Plasma und Urin sowie von Hormonen sollte Hinweise erbringen, ob endokrinologische Ursachen für eine Hypotonie vorliegen.

▼ Therapie

Bei sekundären Hypotonien kardiovaskulärer und endokriner Genese sowie bei Hypovolämie besteht die Therapie in der Behandlung der Grunderkrankung und wird bei den entsprechenden Krankheitsbildern besprochen. Medikamentös bedingte Hypotonien müssen zur Dosisreduktion oder zum Absetzen des verantwortlichen Medikamentes führen. Orthostatische Beschwerden nach Immobilisation können durch Tragen von Stützstrümpfen gebessert werden. Bei einer vasovagalen Reaktion sollte der Patient zunächst flach gelagert werden mit angehobenen Extremitäten (umgekehrte Trendelenburg-Lagerung), was meist rasch die Symptome beseitigt. Früher gebräuchliche Hilfsmittel wie „Riechsalz" sind gut wirksam, auch mehr oder weniger großzügige Applikation von kaltem Wasser ins Gesicht kann den Anfall häufig beenden. Normalerweise werden vasokonstriktorische Substanzen nicht benötigt. Atropin sollte gegeben werden, wenn eine rasche Erholung nicht erreicht wird und die Bradykardie dominiert. Liegt eine primäre Hypotonie oder autonome Neuropathie vor, so können symptomatische Behandlungsversuche notwendig werden. Dazu gehören Kompressionsstrümpfe, bei fehlender Kontraindikation eine kochsalzreiche Diät und die vorsichtige Gabe von Mineralokortikoiden. Ergotaminabkömmlinge und direkte Sympathomimetika sowie Monoaminooxidasehemmer können versucht werden. In verzweifelten Fällen wurden Antischwerkraftanzüge verwendet, die das Versacken von Blut in den abhängigen Körperpartien verhindern.

Verlauf und Prognose

Die überwiegende Mehrzahl von Patienten mit chronischer primärer Hypotonie und vasovagalen Reaktionen (Ohnmacht) haben eine gute, im ersteren Falle möglicherweise sogar eine überdurch-

schnittlich gute Prognose. Bei sekundären Hypotonien hängt die Prognose vom Grundleiden ab. Bei primären autonomen Neuropathien ist entscheidend, ob eine Miterkrankung des zentralen Nervensystems vorliegt. In solchen Fällen ist die Prognose ungünstiger, in anderen Fällen liegt die mittlere Lebenserwartung bei 10 Jahren nach Erstmanifestation des Krankheitsbildes.

Differentialdiagnose

Bei Erstmanifestation akuter hypotensiver Zustände ist vor allem ein lebensbedrohliches Krankheitsbild auszuschließen (siehe auch Tab. 21.11-2). Hierzu gehören alle Formen von Schock und Koma (siehe Kap. 25). Es ist zu berücksichtigen, daß vasovagale Reaktionen auch begleitend bei anderen Erkrankungen vorkommen können, insbesondere wenn ärztliche Eingriffe vorgenommen werden. Da bei Hypotonie die zerebrale Symptomatik mit Sehstörungen, Schwindel und Bewußtlosigkeit meist Leitsymptom ist, ist die Abgrenzung zu neurologischen Erkrankungen häufig schwierig. Darüber hinaus muß ein otogener (durch Störungen der Funktion des Innenohrs bedingter) Schwindel ausgeschlossen werden. Schließlich können psychiatrische Erkrankungen aus dem hysterischen Formenkreis mit einer Pseudobewußtlosigkeit einhergehen, die vom Kollaps differentialdiagnostisch unterschieden werden muß.

Literatur

– Schellong, F., B. Ludewitz: Regulationsprüfung des Kreislaufs. Steinkopff, Darmstadt 1954.
– Streeten, D. H. (ed.): Orthostatic Disorders of the Circulation: Mechanisms, Manifestations and Treatment. Plenum, New York 1987.
– Wayne, H. H.: Syncope, physiological considerations, and an analysis of the clinical characteristics of 510 patients. Amer. J. Med. 30 (1961), 418.

21.12 Herztumoren

K. KOCHSIEK

Kardiale Tumoren sind selten. Es werden primäre und sekundäre Formen unterschieden. Die meisten primären Herztumoren sind Vorhofmyxome, in der Regel linksseitig lokalisiert, mit sehr unterschiedlichen klinischen Symptomen. Sekundäre Herztumoren sind in der Regel kardiale Metastasen, die – abgesehen von perikardialen Absiedlungen – nur selten mit klinischen Symptomen einhergehen.

Definition

Herztumoren können intrakavitär – meist Vorhofmyxome – intramyokardial oder perikardial – meistens Metastasen – auftreten. Fast nur die Vorhofmyxome führen zu klinischen Symptomen.

Kasuistik

Eine 38jährige Patientin erkrankt mit flüchtigen neurologischen Symptomen, wie wechselnden Paresen, Sensibilitätsstörungen sowie reversiblen peripheren arteriellen Embolien. Bei der **Auskultation** ist ein Geräusch ähnlich einer Mitralstenose zu hören. Es ist lageabhängig. **Befunde:** BKS 36/62, Serum-Eiweißelektrophorese: Dysproteinämie, EKG unauffällig, Röntgen-Thorax unauffällig. **Echokardiographie:** typische „Echowolke" hinter dem vorderen Mitralsegel während der Ventrikeldiastole. Mit dem Verdacht auf ein Myxom wird die Patientin zur Operation eingewiesen.

Intraoperativ findet sich ein pflaumengroßes exulzeriertes Myxom des linken Vorhofs, das gestielt vom Vorhofseptum ausgeht.

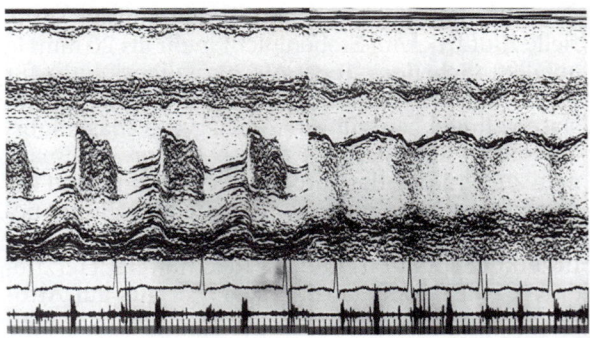

Abb. 21.12-1   M-Mode-echokardiographischer Befund bei Vorhofmyxom. Im linken Bildabschnitt füllt das während der Diastole in den linken Ventrikel prolabierende Myxom die Mitralklappenöffnungsfläche vollständig aus. Im rechten Bildabschnitt erkennt man echodichte Strukturen während der Systole im linken Vorhof.

Epidemiologie

Primäre Herztumoren sind sehr selten, beim Vorhofmyxom ist das weibliche Geschlecht dreimal häufiger betroffen. Sekundäre metastatische Tumoren findet man bis zu 20% im Sektionsgut maligner Tumoren (siehe Tab. 21.12-1).

Ätiologie und Pathogenese

Die Genese der primären Herztumoren ist ungeklärt.

S Symptome

Die klinischen Symptome können bedingt sein durch:
► Behinderung der Klappenfunktion
► Behinderung der Füllung der Herzhöhlen
► Störung der Reizbildung und Erregungsleitung
► Ausfall von kontraktilem Myokard.

Bei folgenden Symptomen sollte an die Möglichkeit eines Herztumors gedacht werden:
► Auftreten von kardialen Symptomen bei Malignompatienten
► schwere, sich rasch entwickelnde, ungeklärte, therapierefraktäre Herzinsuffizienz
► ungeklärte, rasch wechselnde Rhythmusstörungen
► rezidivierende Lungen- und Großkreislaufembolie mit Symptomen wie bei bakterieller Endokarditis
► unklarer, insbesondere hämorrhagischer Perikarderguß
► atypischer Verlauf und wechselnde Befunde bei nicht vollständig geklärtem Vitium

Tab. 21.12-1 Morphologie der Herztumoren	
► primäre Herztumoren	
benigne (75%) – Myxom (55%)	maligne (25%) – Sarkom (20%) (Rhabdomyosarkom, Fibrosarkom, Angiosarkom)
– Rhabdomyom (vorwiegend bei Kindern)	– andere seltene Tumoren: Hämangioblastom, Perikardmesotheliom
– andere seltene Tumoren: Fibrom, Lipom, Angiom, Papillom, Teratom, Leiomyom, Xanthom	
Die Angaben in % beziehen sich auf den Anteil an den primären Herztumoren (diese = 100%)	
► sekundäre Herztumoren (maligne) – malignes Melanom (55%)	
– Karzinome mit Nahmetastasen: Bronchialkarzinome Mammakarzinome } 20–30%	
– Karzinome mit Fernmetastasen (selten)	
– Sarkome	
– disseminierte Neoplasmen: Hodgkin-Lymphom Non-Hodgkin-Lymphome Leukosen } 20–40%	
Die Angaben in % bezeichnen die Häufigkeit, mit der der Primärtumor zu kardialen Metastasen führt.	

Vorhofmyxom

Dem Myxom kommt eine Sonderstellung zu:
► weil es der häufigste primäre Herztumor ist,
► weil es als benigner Tumor meist operativ entfernt werden kann und damit eine Heilung möglich ist,
► weil mit der Echokardiographie die Diagnose einfach und nicht-invasiv zu stellen ist.
Neben der klinischen Symptomatik (siehe Kasuistik) können folgende Allgemeinsymptome auftre-

ten: BKS-Erhöhung, Fieber, Leukozytose und Dysproteinämie.

Merke: Die wichtigste Untersuchungsmethode ist die Echokardiographie, mit der jedes Vorhofmyxom erkannt werden kann (siehe Abb. 21.12-1).

Komplikationen

Rezidivierende zentrale und/oder periphere Embolien.

▼ Therapie
Operation.

Verlauf und Prognose

Bei rechtzeitiger Diagnostik und Therapie Restitutio ad integrum, allerdings kann es zu Rezidiven kommen. Bei massiven arteriellen Embolien können irreversible Schäden zurückbleiben.

Differentialdiagnose
Infektiöse Endokarditis, Mitralstenose.

Praxisfragen

Praxisfrage 1
Welches sind die drei prinzipiellen Ursachen einer Herzinsuffizienz, deren spezielle Therapie vor einer rein symptomatischen Behandlung wichtig ist?

Praxisfrage 2
Ein 50jähriger Raucher, Hypertoniker, kommt mit schwersten retrosternalen Schmerzen in Ihre Praxis. Der Puls ist schwach tastbar, teilweise irregulär, die Frequenz liegt bei 40/min, der Blutdruck ist systolisch 80 mmHg, diastolisch nicht meßbar.

a   Was ist Ihre Verdachtsdiagnose?

b   Durch welche Untersuchungen sichern Sie diese?

c   Welche Notfalltherapie führen Sie in Ihrer Praxis durch?

d   Wie verfahren Sie weiter mit dem Patienten?

Praxisfrage 3
Welche Beschwerden eines Patienten weisen auf mögliche Organkomplikationen bei arterieller Hypertonie hin und erfordern zusätzliche diagnostische Maßnahmen?

Praxisfrage 4
Ein 50jähriger, bisher nie ernsthaft krank gewesener Mann versucht durch rasches Laufen eine eben abfahrende Straßenbahn zu erreichen. Hierbei kommt es zu Schwindelgefühlen, Schwarzwerden vor den Augen und kurzfristiger Bewußtlosigkeit. Beim Stürzen verletzt sich der Patient nicht. Ein körperliches Schwächegefühl bleibt bestehen, nachdem der Patient nach 3 Minuten zeitlich und örtlich voll orientiert ist. 5 Wochen später kommt es zu einem ähnlichen Ereignis beim Heben eines schweren Gegenstandes. Auf Veranlassung der Ehefrau sucht Sie der Patient in Ihrer Sprechstunde auf. Sie finden einen athletisch gebauten, normalgewichtigen Patienten in gutem Allgemeinzustand. Auskultatorisch hören Sie ein relativ rauhes systolisches Geräusch mit Punctum maximum im 2. ICR rechts mit Fortleitung in die Karotiden. RR 130/80 mmHg.

a   Wie lautet Ihre Verdachtsdiagnose?

b   Welche weiteren Untersuchungen veranlassen Sie?

c   Wie sieht die weitere Therapie aus?

Praxisfrage 5
Anläßlich der Musterungsuntersuchung fällt bei einem 17jährigen Patienten ein systolisches Geräusch mit Punctum maximum im 2. ICR links parasternal sowie eine atemunabhängige Spaltung des 2. Herztons auf. Der junge Mann war bisher körperlich voll leistungsfähig und hat regelmäßig Sport betrieben. Im EKG findet sich bei Sinusrhythmus ein kompletter Rechtsschenkelblock. Die Röntgenaufnahme des Thorax zeigt eine im Normbereich liegende Herzgröße mit prominentem Pulmonalsegment.

a   Welche Verdachtsdiagnose stellen Sie?

b   Welche weiterführende Untersuchungen veranlassen Sie?

c   Welche Therapie leiten Sie ein?

Praxisfrage 6
Ein 51jähriger, normalgewichtiger und sportlicher Büroangestellter sucht Sie in Ihrer Praxis auf. Er war bis auf eine Tonsillektomie und Appendektomie im Kindesalter nie krank gewesen. In seiner Freizeit hat er gerne Tennis gespielt und gejoggt.

Etwa 6 Wochen vor der Konsultation war erstmals bei einem morgendlichen Jogginglauf ein Brennen hinter dem Brustbein aufgetreten, dem er zunächst keine Bedeutung beigemessen hat, da es sich beim Weiterlaufen wieder zurückbildete. In den darauffolgenden Tagen und Wochen kam das retrosternale Brennen öfter bei stärkeren körperlichen Anstrengungen. An einem kalten Morgen beim Gang zur Arbeit trat dann dieses retrosternale Brennen so stark auf, daß er stehenbleiben mußte. Hierunter kam es dann zu einer langsamen Besserung. Der körperliche Untersuchungsbefund ist unauffällig, Blutdruck 120/80 mmHg.

a   Wie lautet Ihre Verdachtsdiagnose?

b   Welche die Anamnese ergänzenden Fragen stellen Sie dem Patienten?

c   Welche Untersuchungen führen Sie durch?

d   Welche Therapie ist in Abhängigkeit von den Untersuchungsergebnissen indiziert?

Praxisfrage 7

Ein 62jähriger Patient verspürt morgens gegen 10 Uhr ein heftiges Druckgefühl im Epigastrium, verbunden mit Schweißausbruch und Schwächegefühl. Gleichzeitig Angstgefühle. Die Arbeitskollegen verständigen den Notarzt, der einen blassen und kaltschweißigen Patienten vorfindet. Der RR liegt bei 150/80 mmHg. Es besteht eine Tachykardie mit 100/min. Die Bauchdecken sind weich, kein umschriebenes Druckgefühl, gute Peristaltik.

a   Wie lautet Ihre Verdachtsdiagnose?

b   Welche weiterführenden Schritte sind einzuleiten?

c   Wie sieht die Behandlung aus?

Praxisfrage 8

Sie haben einen Patienten auf Ihrer Station seit 3 Tagen wegen einer Aortenklappenendokarditis antibiotisch behandelt. Am 4. Tag werden Sie hinzugerufen, weil der Patient plötzlich bewußtlos geworden ist. Sie finden den Patienten kaltschweißig mit nicht meßbarem Blutdruck, tachykard mit einer Frequenz von 140/min und somnolent vor. Ein zuvor nachweisbares Diastolikum ist jetzt nicht mehr hörbar. Neurologisch ist der Patient, mit Ausnahme der Bewußtseinstrübung, unauffällig.

a   Was ziehen Sie differentialdiagnostisch in Erwägung, und was ist die wahrscheinlichste Diagnose?

b   Was führen Sie diagnostisch durch?

c   Worin besteht Ihre notfallmäßige Therapie?

d   Wie ist die zeitliche Reihenfolge Ihres Vorgehens?

Praxisfrage 9

Eine 58jährige Patientin wird nach längerem Stehen in der Kirche plötzlich bewußtlos. Nach wenigen Minuten erlangt sie das Bewußtsein wieder. Sie finden die Patientin am Boden liegend, blaß und tachypnoisch vor. An Befunden erheben Sie eine Adipositas und ausgeprägte Varikose der Beinvenen, der Puls ist normofrequent, Blutdruck im Normbereich, keine Zyanose. Herz, Gefäße und Lungen sowie neurologischer Status klinisch unauffällig.

a   An welche Differentialdiagnosen denken Sie (in der Reihenfolge der Wahrscheinlichkeit)? Begründung?

b   Welche Fragen stellen Sie der Patientin, um die Differentialdiagnose weiter einzuengen?

c   Welche Untersuchungen veranlassen Sie?

d   Wie behandeln Sie die Patientin vor Ort?

Praxisfrage 10

Welche Allgemeinmaßnahmen sollten bei jedem Patienten mit arterieller Hypertonie durchgeführt werden?

Praxisfrage 11

Welches sind wichtige allgemeine und diätetische Maßnahmen zur Behandlung von Patienten mit Herzinsuffizienz?

Praxisfrage 12

Welches sind die drei Säulen einer medikamentösen Therapie der Herzinsuffizienz?

Praxisfrage 13

Ein 45jähriger Patient, bei dem seit 15 Jahren ein insulinpflichtiger Diabetes mellitus besteht, sucht Sie wegen in letzter Zeit zunehmenden Völlegefühls, Obstipation und Leistungsminderungen sowie Schwindels, insbesondere nach dem Aufstehen, auf. Auf Morgen desselben Tages sei er nach dem Aufstehen kollabiert. Sie messen einen Blutdruck von 130/70 mmHg im Sitzen, die Herzfrequenz ist 50/min, regelmäßig mit gelegentlichen Extrasystolen.

a   An welche Differentialdiagnosen denken Sie?

b   Welche Untersuchungen veranlassen Sie zunächst?

Praxisfrage 14

Eine 62jährige Patientin hat innerhalb der letzten Jahre eine zunehmende Abnahme der körperlichen Belastungsfähigkeit bemerkt. Beim Bergaufgehen und Treppensteigen kommt es in letzter Zeit immer häufiger zu Atemnot. In der Nacht erwacht sie plötzlich wegen heftigster Schmerzen im linken

Arm, verbunden mit Parästhesien und anschließender Gefühlslosigkeit. Bei noch erhaltener Motorik fällt eine extreme Blässe des linken Arms auf. Neben dem Lokalbefund fällt bei der körperlichen Untersuchung eine arrhythmische Herzaktion auf. Man hört ein systolisches Geräusch mit Punctum maximum über der Spitze und Fortleitung in die Axilla. Diastolischer Zusatzton.

a Wie lauten Ihre Verdachtsdiagnosen?

b Welche Untersuchungen veranlassen Sie?

c Therapie?

Praxisfrage 15

Ein 40jähriger Arbeiter wacht in frühen Morgenstunden wegen Druckgefühl in der Brust, verbunden mit Atemnot, auf. Wegen der Beschwerden steht er auf und geht ans Fenster, um frische Luft zu atmen. Beim tiefen Durchatmen bilden sich die Beschwerden allmählich innerhalb von 10–15 Minuten zurück. Nach dem Frühstück will er zur Arbeit gehen. Beim Hochschieben des Garagentors kommt es wieder zu einem heftigen retrosternalen Druckgefühl mit leichtem Schweißausbruch und Unwohlsein. Er geht ins Haus zurück, wo die Beschwerden langsam nachlassen. Er entschließt sich deshalb, sich von seiner Frau in Ihre Praxis fahren zu lassen. Der körperliche Untersuchungsbefund ist unauffällig. Blutdruck 120/80 mmHg. Sie schreiben ein Ruhe-EKG, das einen Sinusrhythmus zeigt mit einer ungestörten Erregungsausbreitung. In den präkordialen Ableitungen zeigen sich terminal negative T-Wellen.

a Wie lautet Ihre Verdachtsdiagnose?

b Welche weiteren Schritte veranlassen Sie?

c Welche zusätzlichen Untersuchungen sind notwendig?

d Welche Therapie ist angezeigt?

Praxisfrage 16

Bei welchen Patienten ist eine ausgedehnte Hypertonieabklärung zum Ausschluß sekundärer Hypertonieformen sinnvoll?

Praxisfrage 17

Ein 50jähriger Hypertoniker hat wegen stärkster Brustschmerzen und schwerer Atemnot den Notarzt gerufen. Dieser bringt Ihnen den Patienten in die Notaufnahme der Klinik. Die Herzfrequenz ist 130/min, der Blutdruck peripher nicht meßbar, der Patient kaltschweißig. Im EKG zeigen sich ST-Strecken-Hebungen > 0,2 mV in den Ableitungen V2–V5. Der Beginn der Schmerzsymptomatik liegt etwa 2 Stunden zurück.

a Was ist Ihre Diagnose?

b Welche zusätzlichen Untersuchungen führen Sie durch?

c Wie behandeln Sie den Patienten, und wie überwachen Sie die Behandlung?

d Wie ist die Prognose?

Praxisfrage 18

Eine 20jährige Patientin sucht Sie in Ihrer Sprechstunde wegen mangelhafter Belastbarkeit und chronischer Müdigkeit auf. Insbesondere morgens leide sie unter Blutleere im Kopf. Die Patientin ist blaß, der Blutdruck 100/75 mmHg im Sitzen, die Herzfrequenz 78/min. Der klinische Befund ist insgesamt unauffällig, ebenso die von Ihnen durchgeführten Laborbestimmungen.

a Was ist Ihre Diagnose?

b Welche Untersuchungen haben Sie durchgeführt?

c Welche Therapie empfehlen Sie?

d Wie ist die Prognose der Patientin?

Praxisfrage 19

Eine 35jährige Patientin kommt in Ihre Sprechstunde. Beschwerden: seit mehreren Wochen allgemeines Müdigkeitsgefühl, leichte Erschöpfbarkeit. In den Abendstunden stechende Schmerzen in der Herzgegend, die nicht belastungsabhängig sind. Dauer 2–3 Stunden. In der Nacht gelegentlich Herzstolpern verbunden mit Angstgefühl. In der Familie keine kardialen Erkrankungen bekannt. Nichtraucherin.
Untersuchungsbefund: 165 cm, 62 kg. Guter Allgemeinzustand. Puls 72/min. RR 110/80 mmHg. Auskultatorisch mesosystolischer Klick. Übriger Status unauffällig.

a Wie lautet Ihre Verdachtsdiagnose?

b Welche Untersuchungen veranlassen Sie?

c Welche Behandlung leiten Sie ein?

Praxisfrage 20

Der 39jährige Chirurg hatte sich 9 Tage zuvor bei einem operativen, septischen Eingriff mit dem Skalpell den Zeigefinger der rechten Hand verletzt. Außer einer lokalen Behandlung hatte er keine weiteren Maßnahmen durchgeführt und war mit einer Rötung an der unteren Extremität erkrankt, die nach einer zweitägigen Penicillinbehandlung abklang. 2 Tage später kam es zu Schweißausbrüchen, Schüttelfrost und Temperaturen bis 40,6 °C. Der hinzugezogene Internist diagnostizierte eine Tachykardie von 124/min und ein diastolisches Sofortgeräusch über dem Erb-Punkt. Es bestanden eine Anämie mit einem Hb von 11,8 g/dl (7,08 mmol/l), eine Leukozytose von 19500/µl

(19,5 G/l). Drei der sechs entnommenen Blutkulturen ergaben Staphylokokken.

a Wie lautet Ihre Verdachtsdiagnose?

b Welche weiteren Untersuchungen veranlassen Sie?

c Welche Therapie ist indiziert?

d Wie ist die Prognose des Patienten?

e Wann wird die Indikation zur Herzkatheteruntersuchung gestellt?

f Unter welchen Umständen ist ein sofortiger Herzklappenersatz indiziert?

Praxisfrage 21

Eine 57jährige Patientin mit Z. n. Mitralklappenersatz (St.-Jude-Medical-Flügelklappe) kommt vor einer geplanten Extraktion eines vereiterten Backenzahns in die Sprechstunde, um sich von Ihnen beraten zu lassen.

a Welche therapeutischen Empfehlungen geben Sie der Patientin bezüglich der Antikoagulation (bisher Marcumar®-Therapie)?

b Welche zusätzlichen Maßnahmen sind notwendig?

c Falls die Patientin eine Penicillinallergie hat, welche Antibiotikaprophylaxe empfehlen Sie?

Praxisfrage 22

Ein 42jähriger Mann war seit Monaten wegen Miktionsbeschwerden mit Ausfluß beim Urologen in Behandlung, der eine spezifische Entzündung ausgeschlossen hatte. Nach Beschwerden der kleineren Gelenke und intermittierend geröteter Augen war es jetzt zu einer kurzen Bewußtlosigkeit gekommen, derentwegen der Patient, der sich sonst stets als leistungsfähig betrachtet hatte, Sie aufsucht.

Im mitgegebenen Langzeit-EKG-Streifen zeigt sich ein intermittierender AV-Block 2. Grades, in zwei Episoden ein AV-Block 3. Grades.

a Welche diagnostischen Maßnahmen zur Synkopenabklärung sind notwendig?

b Welche serologischen Untersuchungen veranlassen Sie?

c Welche Verdachtsdiagnose stellen Sie aufgrund der bekannten Symptome, welche Grunderkrankung dürfte vorliegen?

Praxisfrage 23

Der 18jährige junge Mann war bei der Musterung wegen eines Herzgeräusches aufgefallen und wird Ihnen zur weiteren Abklärung vorgestellt. Er ist körperlich bisher gut belastbar gewesen. Bei der Auskultation stellen Sie eine gelegentliche Pulsunregelmäßigkeit fest, bestätigen das über dem Erb-Punkt mit Punctum maximum gelegene systolische Intervallgeräusch, das bei Valsalva-Preßversuch zunimmt. Im EKG finden Sie Q-Zacken über der Vorderwand und eine Hochvoltage mit einem Sokolow-Index von 4,7 mV. Sein Blutdruck beträgt 135/75 mmHg.

a Welche weiteren Untersuchungen veranlassen Sie und weshalb?

b Welche Diagnose stellen Sie nach diesen zusätzlichen Informationen?

c Weshalb würden Sie dem Patienten zu einer weiteren invasiven Diagnostik mit Myokardbiopsie raten?

d Welche Prognose hat die Erkrankung?

22 Lungen- und Atemwegserkrankungen

22.1 Diagnostische Techniken in der Pneumologie

22.1.1 Pathophysiologie und Lungenfunktionsdiagnostik

Dieses Kapitel beschreibt neben der Pathophysiologie der Lunge das methodische Vorgehen bei der Lungenfunktionsdiagnostik: Dabei geht es nicht um das Sammeln von Meßwerten mittels aufwendiger Meßverfahren, sondern um das gezielte Erarbeiten klinisch verwertbarer Informationen. Ätiologisch und epidemiologisch stehen Störungen der Atemmechanik im Vordergrund, konsekutive Störungen des Gasaustauschs sind Ausdruck der respiratorischen Insuffizienz, die sich in Hypoxämie und bei alveolärer Hypoventilation in Hyperkapnie manifestiert.

22.1.1.1 *Pathophysiologie der Lunge*

I. KOPER, G. W. SYBRECHT

Das respiratorische System ist aus zwei funktionellen Einheiten zusammengesetzt: zum einen aus der **Lunge,** deren Hauptaufgabe der Gasaustausch (Sauerstoffaufnahme und Kohlendioxidabgabe) zwischen Blut und Alveolarluft ist, zum anderen aus der **ventilatorischen Pumpe,** die frische Luft in die und Alveolargas aus der Lunge pumpt.

Die ventilatorische Pumpe besteht aus:
▶ der Thoraxwand (Brustkorb, Zwerchfell und Bauchmuskeln)
▶ dem Atemzentrum im Hirnstamm, das die Muskeln kontrolliert
▶ dazwischenliegenden neuralen Verbindungen.

Das Versagen beider Funktionen (Gasaustausch und Ventilation) führt zu klar abgrenzbaren klinischen Manifestationen (vgl. Kapitel 22.9 und 22.10).

Die **Regulation der Atmung** garantiert trotz der wechselnden metabolischen Bedürfnisse des Körpers eine Homöostase der arteriellen pO_2- und pCO_2-Werte.

Der Regelkreis der Atemregulation besteht aus drei Elementen:
1. **Sensoren** (periphere und zentrale Chemorezeptoren, Mechanorezeptoren des Lungenparenchyms, der Atemwege und der Brustwand und Propriozeptoren der Atemmuskulatur), die die Information sammeln und weitergeben an das
2. **Atemzentrum,** das in der Medulla oblongata lokalisiert ist, die Informationen verarbeitet und Impulse aussendet an die
3. **Effektororgane** (Atemmuskulatur, Atemwege und Lungenstrombahn).

Der **Gasaustausch** ist abhängig von Ventilation, Perfusion und Diffusion sowie ihrer regionalen Verteilung und ihrem Verhältnis zueinander.

Ventilation und **Perfusion** hängen von der Schwerkraft der Erde ab. Betrachtet man die Lunge eines stehenden Menschen, so nehmen Ventilation und Perfusion von der Basis zu den Lungenspitzen hin langsam ab, wobei die Perfusion stärker abnimmt. Daraus resultiert ein sehr hohes Ventilation-Perfusions-Verhältnis in der Lungenspitze (die Perfusion ist hier sehr gering) im Gegensatz zur Basis der Lunge.

Nun ändern sich Perfusion und Ventilation nicht nur topographisch, sondern werden auch durch z.B. Bronchialobstruktion oder Verlegung von Lungengefäßen beeinflußt. Lungenabschnitte mit einem Ventilations-Perfusions-Quotienten < 0,8 sind einer Totraumventilation vergleichbar (siehe Abb. 22.1-1).

Um eine venöse Beimischung aus wenig oder unbelüfteten Arealen zu mindern, kommt es bei einem alveolären Sauerstoff-Partialdruck unter 50 mmHg (6,7 kPa) zu einer lokalen Vasokonstriktion und so zur Perfusionsminderung. Dieser als **Euler-Liljestrand-Reflex** bekannte Mechanismus hat allerdings einen erhöhten Lungengefäßwiderstand und damit eine Druckbelastung des rechten Ventrikels zur Folge. Durch Sauerstoffzumischung in der Atemluft kann der alveoläre Sauerstoff-Partialdruck über 50 mmHg (6,7 kPa) gehalten und so die Auslösung des Euler-Liljestrand-Reflexes verhindert werden und der Entwicklung eines Cor pulmonale entgegengewirkt werden (vgl. Sauerstofflangzeittherapie Kapitel 22.2.4 und 22.2.5).

Neben den Ventilation-Perfusions-Mißverhältnissen als häufigste Ursache von Hypoxämien treten Hypoxämien auch im Rahmen von **Diffusionsstörungen** auf. Durch eine Verdickung der Alveolarmembran, z.B. bei Ödem oder Infiltration, kann die

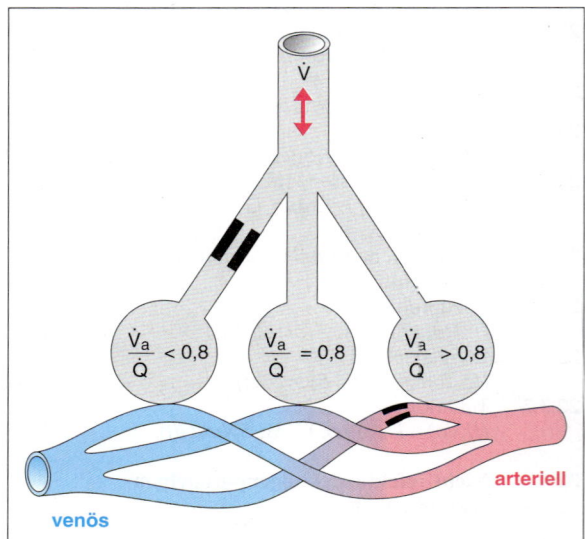

Abb. 22.1-1 Ventilations-Perfusions-Mißverhältnisse ($\dot{V}_A$ = alveoläre Belüftung; $\dot{Q}$ = Durchblutung). (Aus Fabel: Pneumologie, 1989)

Diffusion, besonders von Sauerstoff, behindert werden. Diese Störung wird jedoch meistens erst unter körperlicher Belastung relevant, da bei einer Steigerung des Herzzeitvolumens die Kontaktzeit des Kapillarblutes in der Alveole verkürzt ist, und damit völliger Ausgleich der Partialdrücke nicht mehr möglich ist (vgl. „Spiroergometrie").

Durch den charakteristischen Verlauf der **Sauerstoffbindungskurve** wird die Sauerstoffaufnahme allerdings in gewissen Grenzen vom Sauerstoffangebot unabhängig.

Die Sauerstoffbindungskurve des Hämoglobins weist einen S-förmigen Verlauf auf. Dem flach ansteigenden Anfangsteil folgt zwischen 20 und 40 mmHg (2,7–5,4 kPa) ein steiler Bereich, der im oberen Anteil allmählich zur Horizontalen abflacht. Dieser Kurvenverlauf gewährleistet bei erniedrigtem alveolarem Sauerstoffdruck noch eine ausreichende Sättigung des Hämoglobins. Gleichzeitig erlaubt er bei niedrigen Gewebssauerstoffdrücken eine weitgehende Freisetzung des Sauerstoffs.

Eine Reihe von Faktoren beeinflußt die Affinität des Hämoglobins für Sauerstoff. So wird die Sauerstoffbindungskurve durch Temperatursteigerung, Erhöhung der Kohlendioxidkonzentration, Senkung des pH-Werts und Anstieg der Konzentration an Diphosphoglyzerat (DPG) nach rechts verschoben (und unter umgekehrten Vorzeichen nach links verschoben). Daraus resultiert eine Abnahme der Sauerstoffaffinität, was die Sauerstoffabgabe im Gewebe fördert.

Hämoglobin bindet auch **Kohlenmonoxid** (CO). Die Affinität von CO zu Hämoglobin ist 200mal größer als die von Sauerstoff. CO-Hämoglobin kann keinen Sauerstoff mehr binden, weshalb leicht eine lebensbedrohliche Situation entstehen kann. Da CO-Hämoglobin kirschrot ist, sehen die Patienten dabei rosig aus.

Eine **Zyanose** dagegen tritt auf, wenn die Konzentration an desoxygeniertem Hämoglobin in den Kapillaren im Mittel über 5 g/100 ml (0,7 mmol/l) ansteigt. So tritt bei erhöhter Hämoglobinkonzentration im Blut relativ leicht eine Zyanose auf, ohne daß eine Hypoxämie zugrunde liegen muß. Umgekehrt kann bei Hämoglobinmangel (Anämie) eine Hypoxämie bestehen, ohne daß die zur Zyanose erforderliche Konzentration an desoxygeniertem Hämoglobin erreicht wird.

22.1.1.2 *Lungenfunktionsdiagnostik*

D. HEISE, P. SCHLIMMER, G. W. SYBRECHT

Grundsätzlich kann die Lungenfunktionsdiagnostik nicht den Nachweis einer speziellen Atemwegs- oder Lungenkrankheit wie Asthma bronchiale, chronische Bronchitis oder Lungenemphysem erbringen. Die Aufgabe der Lungenfunktionsdiagnostik besteht vielmehr darin, Informationen zu liefern, die im Zusammenhang mit den Befunden aus Anamnese, klinischer Untersuchung, Röntgen-Dia-

gnostik, Laborwerten und weiteren Untersuchungen zu einer Diagnose und darauf aufbauend zu einer adäquaten Therapie führen. Ein besonderes Gewicht kommt den Lungenfunktionsprüfungen im Rahmen der Therapiekontrolle zu.

Da das Ziel also darin besteht, systematisch nach klinisch relevanten Fakten zu suchen, stehen methodologische Ansätze und nicht spezielle Meßverfahren im Vordergrund der Überlegungen. Solche Ansätze sind der Meßwert-Normwert-Vergleich, die pathophysiologische Interpretation spezieller Diagramme, der Bronchospasmolysetest bzw. Therapieversuch und Therapiekontrolle sowie schließlich Provokationstests.

Atemmechanik: obstruktive und restriktive Ventilationsstörungen

Die beiden wichtigsten Meßgrößen sind die **Vitalkapazität (VC)** und die **forcierte exspiratorische Einsekundenkapazität** (**FEV$_1$**; siehe Abb. 22.1-2). Die exspiratorische Einsekundenkapazität zeigt, über welche ventilatorischen Reserven der Patient verfügt: Das Volumen, das er innerhalb einer Sekunde forciert ausatmen kann, ist ein Schätzwert für das gut belüftbare Lungenvolumen. Den Rest der Vitalkapazität kann er – insbesondere unter Belastung – nicht zur Steigerung seiner Ventilation einsetzen. Anhand dieser beiden Größen kann man in vielen Fällen bereits zwischen obstruktiver und restriktiver Ventilationsstörung unterscheiden.

Hierbei läßt sich die **obstruktive Ventilationsstörung** als Einengung des Strömungsquerschnitts der Atemwege definieren, unabhängig davon, welche Mechanismen (Bronchialspasmus, Schleimhautschwellung, Hypersekretion, Dyskrinie, reduzierte Rückstellkraft der Lunge, Wandinstabilität) die Bronchialobstruktion verursachen.

Die **restriktive Ventilationsstörung** kann man nur im Zusammenhang mit ihren verschiedenen Ursachen definieren: Man subsumiert unter „Restriktion":

▶ den Verlust von (aktivem) Lungenparenchym (Resektion, Atelektase)
▶ rigides Lungenparenchym (Fibrosen, pulmonale Hypertonie)
▶ mangelnde Ausdehnungsfähigkeit des Thorax (Skoliose, Folgen von Rippenserienfrakturen)
▶ mangelnden neuro-muskulären Antrieb (Zwerchfell-Lähmung)
▶ raumfordernde Prozesse (Erguß, Neoplasma).

Anhand dieser Aufzählung wird deutlich, daß der Nachweis einer restriktiven Ventilationsstörung aufgrund einer Lungenfunktionsprüfung eine Kette weiterer Untersuchungen nach sich zieht, bis eine endgültige Diagnose gestellt werden kann.

In vielen Lehrbüchern wird behauptet, daß man anhand von Vitalkapazität und exspiratorischer Einsekundenkapazität zwischen Obstruktion und Restriktion differenzieren könne. Ist die **VC kleiner als 80%** des Normwertes, spricht man von einer **Restriktion,** während zum Nachweis einer **Bronchial-**

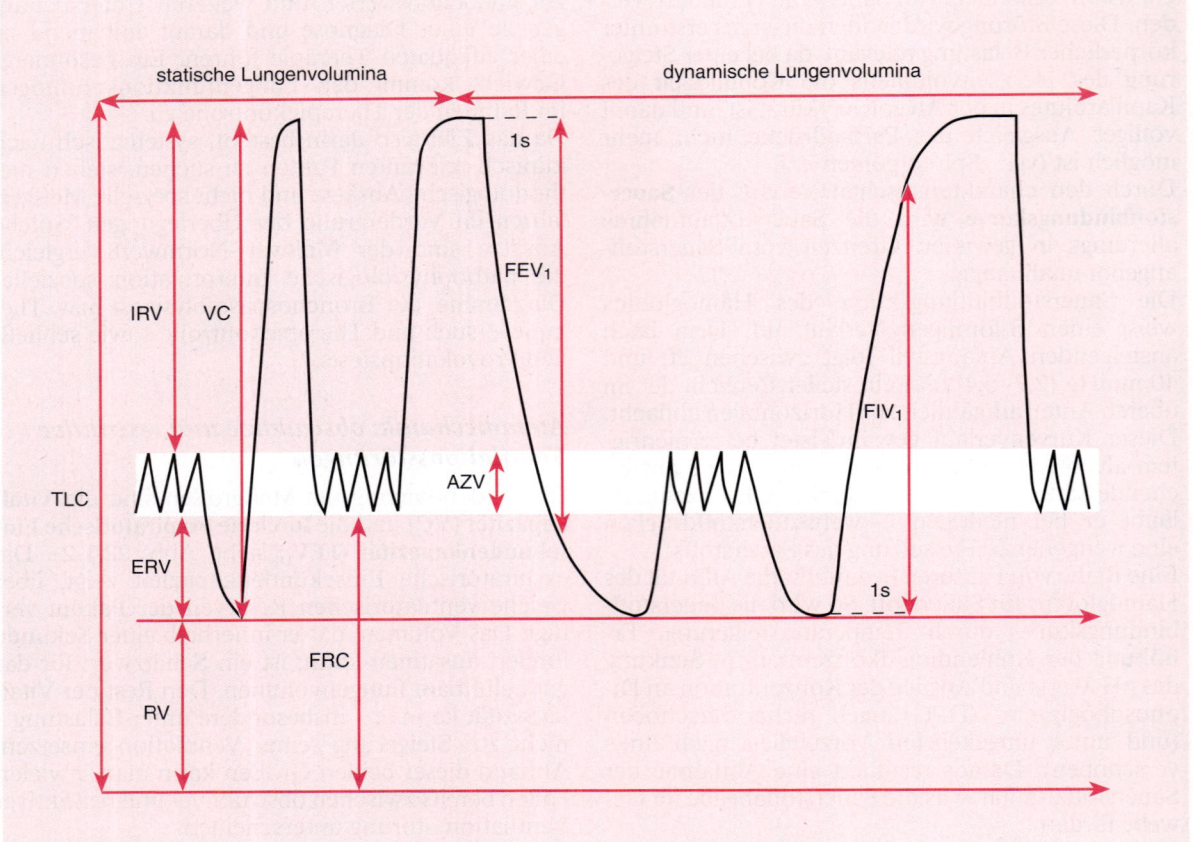

Abb. 22.1-2 Graphische Darstellung der verschiedenen Lungenparameter. Zu den **statischen** Lungenvolumina gehören: AZV = Atemzugvolumen, IRV = inspiratorisches Reservevolumen, VC = Vitalkapazität, ERV = exspiratorisches Reservevolumen, RV = Residualvolumen, FRC = funktionelle Residualkapazität, TLC = totale Lungenkapazität (VC + RV). Zu den **dynamischen** Lungenvolumina gehören: FEV_1 = exspiratorische Sekundenkapazität, FIV_1 = inspiratorische Sekundenkapazität.

obstruktion die FEV_1 **kleiner als 70% der Vitalkapazität** sein muß. Sind jedoch beide Bedingungen gleichzeitig erfüllt, spricht man von „kombinierter obstruktiv-restriktiver Ventilationsstörung". Korrekt ist, daß dann die genannten Meßgrößen eine Differenzierung nicht mehr erlauben. Statistisch überwiegen obstruktive Ventilationsstörungen, bei denen die Vitalkapazität durch ein extrem angewachsenes Residualvolumen im Sinne einer **Lungenüberblähung** (engl. hyperinflation) reduziert ist. „Echte" Kombinationen von obstruktiven und restriktiven Ventilationsstörungen sind selten. Die wirkliche Differenzierung erfordert als Zusatzinformation die Kenntnis der Totalkapazität als maximales Füllungsvolumen des Thorax. Dazu brauchen wir dieses Volumen nicht direkt zu messen, es genügt eine Schätzung aufgrund des Zwerchfellstands (Röntgen, Perkussion!): Bei einer Restriktion steht das Zwerchfell hoch, bei einer Überblähung mit kleiner Vitalkapazität steht es tief. (Die Messung der Lungenrückstellkraft ist für klinische Entscheidungen meist nicht notwendig.)

Es wurde bereits erwähnt, daß wir die Vitalkapazität mit ihrem Normwert vergleichen, um eine Aussage zur „Restriktion" zu erhalten. Solche **Meßwert-Normwert-Vergleiche** werden generell für jeden Meßwert durchgeführt, wobei sich unsere Normwerte auf die Ergebnisse großer epidemiologischer Studien stützen. Es haben sich die Normwerte der Europäischen Gemeinschaft für Kohle und Stahl (EGKS) durchgesetzt, die Regressionsgleichungen für die wichtigsten Lungenfunktionsparameter in Abhängigkeit von der Körpergröße, vom Geschlecht und vom Alter angeben. Auf dieser Grundlage können wir beispielsweise versuchen, den Schweregrad einer Bronchialobstruktion einzustufen (siehe Tab. 22.1-1).
Es zeigt sich, daß es offensichtlich kein einheitliches und zugleich einfaches Schema zur Einstufung des Schweregrads der Funktionsstörungen geben kann. Man sieht den Grenzen sofort an, daß sie willkürlich gezogen wurden. Präzisere Grenzen können nicht angegeben werden, weil sich die entsprechenden Funktionsstörungen nicht in ein

Tab. 22.1-1	Einstufung der Bronchialobstruktion		
Parameter	**Schweregrad**		
	leicht	mittel	schwer
Vitalkapazität (VC)	85–71	70–41	40–10% der Norm
Einsekunden-kapazität (FEV$_1$)	85–71	70–41	40–10% der Norm
Quotient FEV$_1$/VC	70–56	55–41	40–20% von aktuellem VC

einheitliches Bild pressen lassen: Häufig weicht die Vitalkapazität nur geringfügig von der Norm ab, wohingegen absolute und damit auch relative Einsekundenkapazität mittelgradige bis schwere Abweichungen zeigen. Bei anderen Patienten nimmt die Vitalkapazität fast gleich stark ab wie die absolute Einsekundenkapazität, die relative Einsekundenkapazität ist dann nur wenig vermindert.

Fluß-Volumen-Kurve

Hinzu kommt das Problem, daß vor allem die Früherkennung von Funktionsstörungen dadurch erschwert wird, daß die statistische Streubreite der Normwerte rund 20% beträgt, weil die Korrelation zwischen Körpergröße und Lungenvolumina nicht sehr eng ist. Abhilfe schaffen vorzugsweise Parameter, die von der Körpergröße unabhängig sind, wie die relative Einsekundenkapazität. Weitere normwertunabhängige Informationen ergeben sich aus der Formanalyse von speziellen Meßkurven, wie sie bei der Spirometrie oder der Ganzkörper-Plethysmographie aufgezeichnet werden. So wie man aus einem Elektrokardiogramm den zeitlichen und räumlichen Ablauf der Erregung rekonstruieren kann, so kann man aus der spirometrischen **Fluß-Volumen-Kurve** einen Einblick in den Zustand des Bronchialsystems und seine Verspannung mit dem Lungenparenchym gewinnen.

In Abb. 22.1-3 sind die langsam geatmete Vitalkapazität (links), die forcierte Exspiration und Inspira-

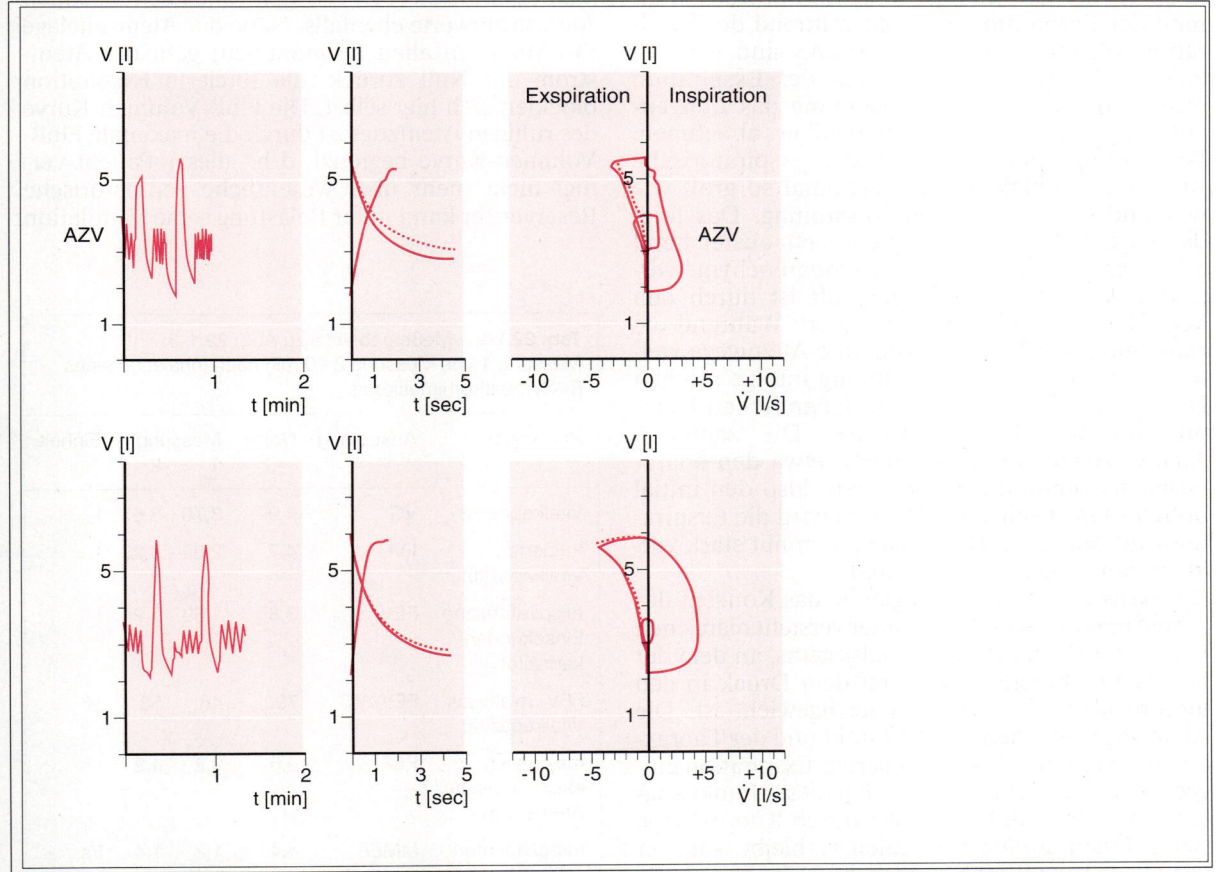

Abb. 22.1-3 Spirometrische Meßkurven für einen Asthmatiker vor Bronchospasmolyse (oben) und 20 min nach Inhalation eines β_2-Sympathomimetikums (unten): Die Darstellung zeigt die langsam geatmete Vitalkapazität (VC; links), die forcierte in- und exspiratorische Vitalkapazität (Mitte) sowie die Fluß-Volumen-Kurven der drei Manöver (rechts). Da die Volumenachsen übereinstimmen, kann man das Diagramm in bezug auf das Lungenvolumen durchgehend von links nach rechts lesen, also z. B. die Zeiten und das Volumen für den maximalen exspiratorischen Atemstrom (PEF) ablesen. Punktiert sind weitere Versuche für den Atemstoß, die aber schlechtere Ergebnisse erbracht haben. AZV = Atemzugvolumen.

tion (Mitte) sowie die Fluß-Volumen-Kurve (rechts) der forcierten Manöver dargestellt. Das Maximum entspricht jeweils der Totalkapazität (maximale Einatmung), das Minimum dem Residualvolumen (maximale Ausatmung), auch wenn diese beiden absoluten Volumina nicht aus der Spirometrie bestimmt werden können.

Bildhaft kann man den Atemstrom als Maß für den momentanen Querschnitt der Atemwege während der Atemmanöver ansehen. Da die forcierten Atemmanöver das Bronchialsystem in einen zwar unphysiologischen, nichtsdestoweniger aber kritischen Zustand versetzen, zeigen Fluß-Volumen-Kurven pathologische Veränderungen viel früher als Meßwert-Normwert-Vergleiche: Eine Fluß-Volumen-Kurve, die vom nahezu linearen Verlauf des Gesunden abweicht, ist also auch dann als pathologisch zu werten, wenn der Meßwert-Normwert-Vergleich den Patienten im statistischen Sinn als normal ausweist.

Besteht eine **Bronchialobstruktion** als Folge eines Bronchialspasmus oder einer Schleimhautschwellung, ist der Strömungsquerschnitt sowohl während der Exspiration als auch während der Inspiration verringert: Die Atemströme sind generell klein, nehmen aber im Verlauf der Exspiration weiter ab, weil mit der Ausatmung das Lungenvolumen und das Bronchialkaliber abnehmen. Beim Lungenemphysem ist der exspiratorische Atemstrom initial drei- bis zehnmal so groß wie während der eigentlichen Ausatmung. Das folgt daraus, daß die Atemwege nicht mehr ausreichend mit dem umgebenden Lungenparenchym verspannt sind, die Retraktionskraft ist durch den Verlust elastischer Fasern reduziert. Während die Einatmung zur Totalkapazität alle Atemwege weitet, führt die forcierte Ausatmung infolge raschen Druckanstiegs im Thorax zur dynamischen Kompression des Bronchialsystems: Die zentralen Atemwege stoßen ihr Volumen (etwa den anatomischen Totraum) aus, sie liefern also den initial hohen Atemstrom; anschließend wird die Exspirationsluft durch ein Bronchialsystem mit stark verkleinertem Querschnitt gepreßt.

Die Basis dieser Überlegungen ist das Konzept des **„equal pressure point".** Darunter versteht man jenen Punkt innerhalb des Bronchialsystems, an dem der Druck im Bronchiallumen mit dem Druck in den umgebenden Alveolen im Gleichgewicht ist. Die Atemwege zwischen diesem Punkt und der Thoraxapertur werden bei einer forcierten Exspiration eingeengt. Während beim Gesunden dieser Punkt anatomisch immer im Bereich der durch Knorpelringe stabilisierten großen Bronchien verbleibt, kann er vor allem beim Emphysem weit in die Peripherie wandern. Dabei spielt natürlich auch das aktuelle Lungenvolumen eine Rolle: Mit abnehmendem Lungenvolumen wird ja auch die stabilisierende Retraktionskraft kleiner, nahe beim Residualvolumen kommt es also auch beim Gesunden zum Verschluß von peripheren Atemwegen.

Der Vollständigkeit halber sei erwähnt, daß sich an der Fluß-Volumen-Kurve eine Vielzahl von Meßwerten ablesen läßt. Der **maximale exspiratorische Atemstrom (PEF;** engl. peak expiratory flow rate) kann auch mit dem Peak-flow-Meter gemessen werden, einem kleinen Gerät zur „Lungenfunktionsprüfung rund um die Uhr", das der Patient auch zu Hause anwenden kann. Häufig wird der maximale mittexspiratorische Atemstrom (MMEF), der Mittelwert des Atemstroms zwischen dem ersten und dritten Viertel der forcierten Vitalkapazität, angegeben. Noch empfindlicher als Anzeichen einer Obstruktion kleiner und kleinster Atemwege ist der Atemstrom beim dritten Viertel der forcierten Vitalkapazität ($MEF_{25\% \, FVC}$). Alle diese Parameter liefern keine neuen Informationen, sie quantifizieren lediglich die beschriebene Form der Fluß-Volumen-Kurve.

Im gegebenen Beispiel (Abb. 22.1-3, Tab. 22.1-2) handelt es sich um einen **Asthmatiker.** Während der forcierten Exspiration nimmt der Querschnitt der Atemwege fast kontinuierlich ab, schon der maximale Atemstrom (PEF) ist klein, alle nachfolgenden Atemstromwerte ebenfalls. Nahe der Atemruhelage (3-l-Marke in allen Diagrammen) geht der Atemstrom auf Null zurück, die forcierte Exspiration blockiert sich hier selbst. Die Fluß-Volumen-Kurve des ruhigen Atemzugs ist durch die maximale Fluß-Volumen-Kurve begrenzt, d.h., dieser Patient verfügt nicht mehr über wesentliche ventilatorische Reserven, er kann unter Belastung seine Ventilation

Tab. 22.1-2 Meßergebnisse zu Abb. 22.1-3: Messung 1 vor, Messung 2 20 min nach Inhalation eines β_2-Sympathomimetikums

Parameter	Abkürzung	Norm	Messung 1	Messung 2	Einheit
Vitalkapazität	VC	4,9	3,70	3,67	l
forcierte Vitalkapazität	FVC	4,7	2,82	3,22	l
exspiratorische Einsekundenkapazität	FEV_1	3,8	1,69	1,94	l
FEV_1 relativ zur Vitalkapazität	FEV_1/VC	79	46	53	%
maximaler exspiratorischer Atemstrom	PEF	9,0	3,2	4,2	l/s
mittexspiratorischer Atemstrom	MMEF	4,4	1,2	1,4	l/s
inspiratorische Einsekundenkapazität	FIV_1	4,2	2,22	3,01	l
FIV_1 relativ zur Vitalkapazität	FIV_1/VC	85	60	82	%

nicht steigern, weil er in Ruhe seinen maximalen Atemstrom schon ausnutzt. Zwanzig Minuten nach Inhalation eines β_2-Sympathomimetikums hat die exspiratorische Einsekundenkapazität um etwa 15% zugenommen; dies kann man – bezogen auf den Zeitraum von 20 Minuten – als klinisch relevante Verbesserung ansehen (Bronchospasmolysetest). Die forcierte inspiratorische Einsekundenkapazität steigt sogar um 38%, die Obstruktion nimmt also eigentlich deutlich ab, allerdings begünstigt die Reduktion des Bronchialtonus die dynamische Kompression der Atemwege während der Exspiration.

Bronchospasmolyse, Therapieversuch

Es ist klar, daß der beschriebene **Bronchospasmolysetest** normwertunabhängige Einsichten in die Eigenschaften des Bronchialsystems vermittelt. Man sieht immer wieder Patienten, die nach dem Test ihre Normwerte deutlich übertreffen; man sollte diesen Test also gerade dann nutzen, wenn vorher trotz entsprechender Anamnese eine obstruktive Ventilationsstörung nicht eindeutig nachgewiesen werden konnte.

Diese Argumente gelten selbstverständlich auch für den **Therapieversuch** mit allen anderen antiobstruktiv wirksamen Medikamenten, nur muß dann eine adäquat verlängerte Zeitspanne bis zur Wiederholungsmessung abgewartet werden. Das Grundprinzip ist immer das gleiche: Als Bezug für die Interpretation der Meßwerte dient nicht mehr nur ein statistischer Mittelwert, sondern ein Vergleichswert, der vom selben Patienten stammt.

Provokationstests

Provokationstests mit unspezifischen Reizstoffen wie Histamin, Azetylcholin oder Metacholin bzw. mit spezifischen Allergenen werden vor allem im Zusammenhang mit Beweisfragen bei Gutachten benötigt. Allerdings sollte man sich immer kritisch fragen, ob der Beweis überhaupt erforderlich ist und ob ein positives Testergebnis tatsächlich einen Beweis liefert. Es steht außer Frage, daß Provokationstests Vorkehrungen für den Notfall und die Gegenwart eines Arztes erfordern.

Während man beim Bronchospasmolysetest darauf setzt, daß eine (eventuell durch die große Streuung der Normwerte verschleierte) Funktionsstörung behoben wird, ist der Provokationstest nicht einfach die logische Umkehrung: Es wird vielmehr versucht, eine definierte Funktionsstörung zu erzeugen, wobei man sich primär für die Konzentration des Reizstoffes interessiert, die diese Funktionsstörung auslöst. Bei einem unspezifischen Reizstoff erhält man so ein Maß für die bronchiale Hyperreagibilität, also die Bereitschaft des Bronchialsystems, auf einen unspezifischen Reiz mit einer Bronchialobstruktion (Spasmus, Schleimhautödem, Hypersekretion) zu reagieren.

Gasaustausch: Hypoxämie und Hyperkapnie

Entsprechend der epidemiologischen Häufigkeit haben wir bisher Störungen des Gasaustauschs gegenüber denen der Atemmechanik vernachlässigt. Unter physiologischen Aspekten scheint dies widersinnig, ziehen doch Störungen der Atemmechanik zwangsläufig Störungen des Gasaustauschs nach sich: Ein Versagen der „Atempumpe" muß sowohl Sauerstoff-Aufnahme als auch Kohlendioxid-Abgabe erschweren. Tatsächlich verfügt die Lunge aber über so große funktionelle Reserven, daß dieser Schluß voreilig ist: Unter maximaler körperlicher Belastung benötigen wir ein Atemminutenvolumen von etwa 100 l/min, wohingegen wir willkürlich kurzfristig bis zu 180 l/min ventilieren können.

Selbst ausgeprägte Ventilationsstörungen ziehen nicht unbedingt eine **arterielle Hypoxämie** nach sich: Die Fehlverteilung der Ventilation wird funktionell neutralisiert, wenn die nicht belüfteten Bezirke der Lunge auch entsprechend gering durchblutet werden. Sehr effektive Regelmechanismen stabilisieren die pulmonale Sauerstoffaufnahme auch bei gravierenden Funktionsstörungen, allerdings zu Lasten der funktionellen Reserven.

Grundsätzlich ist die Kohlendioxid-Entsorgung gegenüber der Sauerstoff-Versorgung im Vorteil, da die Bindungskapazität des Blutes für Kohlendioxid im Gegensatz zu der für Sauerstoff praktisch unbegrenzt ist. Daher können wir den Kohlendioxid-Partialdruck (pCO_2) auch als direktes Maß für die Ventilation verwenden: Besteht eine Hyperkapnie, d.h., ist der pCO_2 im arteriellen Blut über 45 mmHg (6 kPa) gestiegen, liegt eine **alveoläre Hypoventilation** vor. Dabei sinkt selbstverständlich auch der arterielle Sauerstoff-Partialdruck (pO_2), es entsteht eine arterielle Hypoxämie.

Entsteht die arterielle Hypoxämie dagegen bei normalem pCO_2 von 40 mmHg (5,3 kPa), sinkt also der pO_2 bei ausreichender (Gesamt-)Ventilation unter 67 mmHg (9 kPa), so besteht eine **lokale alveoläre Hypoventilation:** Ungenügend belüftete Bezirke werden weiterhin durchblutet, ein Teil des venösen Blutes passiert die Lunge ohne nennenswerte Aufsättigung mit Sauerstoff und senkt so den gemischtarteriellen Sauerstoff-Gehalt und den arteriellen Sauerstoff-Partialdruck.

Ein weiterer Zugang zur Untersuchung des pulmonalen Gasaustauschs ergibt sich aus der Messung des **Transferfaktors** (früher: Diffusionskapazität der Lunge). Mit Hilfe eines Testgasgemischs, das knapp 10% Helium und etwa 0,2% Kohlenmonoxid enthält, bestimmt man den CO-Transferfaktor (T_{CO}). Diese Größe ist erniedrigt, wenn einer der drei am Gasaustausch beteiligten Transportmechanismen gestört ist: Ventilation, Diffusion und/oder Perfusion. Aus den Helium-Konzentrationen läßt sich der Einfluß der Ventilation abgrenzen, die Differenzierung von Diffusion und Perfusion erfordert größeren Aufwand und wird daher meist nicht durchgeführt. Aus einer Erniedrigung von T_{CO} darf man nicht zwangsläufig auf eine gestörte Diffusion schließen, sicher kann man nur sagen, daß der pauschale Gas-„Transfer" von der Umgebungsluft ins arterielle Blut beeinträchtigt ist.

Spiroergometrie

J. FICHTER, G. W. SYBRECHT

Erkrankungen eines Organs oder eines Organsystems haben zur Folge, daß zunächst die Anpassung an höhere Anforderungen verlorengeht. Da viele Organe eine große Belastungsreserve haben, fallen Einschränkungen im täglichen Leben erst in Belastungssituationen auf.

Das Symptom der Belastungsdyspnoe ist eines der am häufigsten geklagten Symptome überhaupt. Die Aussagekraft eines dann durchgeführten Belastungs-EKG ist dadurch limitiert, daß beim Fehlen von pathologischen EKG-Veränderungen oder einer pathologischen Herzfrequenzregulation die Ursache der Belastungslimitierung unklar bleibt. Ursächlich für eine Belastungslimitierung kommt die ganze Kaskade von Organen, die für den Sauerstofftransport von den Atemwegen bis in die Mitochondrien der Muskeln verantwortlich sind, in Betracht. Als pulmonale Ursache ist eine bronchiale Obstruktion, eine parenchymale oder eine pulmonal-vaskuläre Erkrankung zu differenzieren. Neben kardialen Ursachen, wie koronarer Herzerkrankung oder Herzvitien, sind vaskuläre oder muskuläre Erkrankungen zu erwägen. Unter Spiroergometrie versteht man eine **Belastungsuntersuchung,** bei der die Sauerstoffaufnahme und die Kohlendioxidabgabe bestimmt werden. Aus dem Verhältnis der beiden Größen läßt sich der respiratorische Quotient (RQ) bestimmen. In Abhängigkeit vom Metabolismus liegt er in Ruhe, z.B. bei einer vorwiegenden Fettsäureoxidation nach Nahrungskarenz, nahe 0,7, bei einer vorwiegenden Glukoseutilisation nahe 1. Unter zunehmender Belastung werden die muskulären Glykogenspeicher abgebaut, und es kommt zu einem Anstieg des Quotienten, der bei Glukoseutilisation bei 1 liegt. Bei weiter steigender Belastung erfolgt ein Übergang zu anaerobem Stoffwechsel mit Lactatproduktion. Durch die Pufferung der sauren Metaboliten kommt es zu einer vermehrten Produktion von Kohlendioxid ohne einen entsprechenden Sauerstoffverbrauch, so daß es zu einem Anstieg des RQ über 1 kommt. Somit lassen sich mit der Spiroergometrie die aerobe Kapazität bis zur anaeroben Schwelle und die zusätzliche anaerobe Spitzenkapazität unterscheiden. Es läßt sich ermitteln, ob bei Belastungsabbruch überhaupt die anaerobe Schwelle überschritten wurde. Als Kriterien für eine pulmonale Belastungslimitierung werden die Blutgaswerte, die Atemfrequenzregulation und das Sauerstoffäquivalent (Gesamtventilation für die Aufnahme von 1 l Sauerstoff) herangezogen. Bei einer kardialen Belastungslimitierung findet sich neben einem pathologischen Herzfrequenzanstieg oder Blutdruckverhalten ein erniedrigter Sauerstoffpuls (Sauerstoffaufnahme pro Herzschlag) mit einer erniedrigten anaeroben Schwelle. Somit ist eine weitergehende Differenzierung des Symptoms der Belastungsdyspnoe möglich.

22.1.2 Allergologische Diagnostik

W. NÄGLE, I. KOPER, G. W. SYBRECHT

Erkrankungen wie Rhinitis und Asthma bronchiale können durch eine Allergie gegen Umweltantigene bedingt sein. In vielen Fällen von Heuschnupfen und saisonalem Asthma ist die Diagnose aufgrund der Anamnese einfach; hier dienen Allergietests zur Bestätigung eines begründeten klinischen Verdachts. Häufig finden sich Hinweise auf eine abnorme Reaktion des Immunsystems mit Bildung spezifischer IgE-Antikörper. Für die Allergiediagnostik stehen unspezifische Tests (Gesamt-IgE-Konzentration im Serum), Tests zum Nachweis spezifischer IgE-Antikörper in der Haut (semiquantitativ) und im Serum (quantitativ) sowie Schleimhautprovokationsuntersuchungen zur Verfügung.

Definition

Der Begriff Allergie ist definiert als eine immunologische Reaktion auf einen Fremdstoff – das Allergen. Allergische Reaktionen im Bereich der Atemwege werden hauptsächlich durch IgE-Antikörper vermittelt. Dabei sind zwei Phasen der Antikörperbildung unterscheidbar: die Phase der **Sensibilisierung,** in der die Sensibilisierung von T-Lymphozyten und die Antikörpersynthese in den B-Lymphozyten – klinisch häufig inapparent – induziert werden; daneben die **Effektorphase** bei erneutem Allergenkontakt, in der dann Mediatoren freigesetzt werden, die lokal und systemisch auf bestimmte Zielorgane einwirken.

Die Diagnostik allergischer Erkrankungen ruht auf vier Säulen: **Anamnese, Hauttests, In-vitro-Untersuchungen** und **Provokationsprüfungen.**

22.1.2.1 Anamnese

Die Anamnese ist von entscheidender Bedeutung und muß deshalb detailliert erhoben werden. Das Ergebnis eines Allergietests kann nur in Zusammenhang mit der Anamnese interpretiert werden. Neben Familienanamnese und allgemeiner Vorgeschichte steht die symptombezogene Anamnese. Über die häufig praktizierte Verwendung von Fragebogen hinaus ist das persönliche Gespräch wesentlich, um das individuelle Beschwerdebild herauszuarbeiten und die übrigen Befunde damit zu vergleichen. Anamnesestichpunkte sind:

▶ Fragen nach der Organmanifestation:
  Konjunktivitis, wäßrige Rhinitis, Asthma bronchiale, Ekzeme, Milchschorf, Urtikaria, Pruritus,

Übelkeit, Erbrechen, Bauchkrämpfe, Koliken, Durchfall, Haut- und Gelenkveränderungen, Hinweise auf eine Arzneimittelunverträglichkeit.

► Fragen nach dem Auftreten der Erscheinungen: dauernd, anfallsweise, periodisch, saisonal, perennial, tageszeitlich, in geschlossenen Räumen oder im Freien, in bestimmten Räumen, bauliche Faktoren (Feuchtigkeit, Isolation, Bauweise), Schlafzimmer, Verwendung organischer Materialien, Teppiche, Stofftiere, Klimaanlagen.

► Fragen nach der Haustierhaltung: Hunde, Katzen, Nagetiere, Kaninchen, Pferde, Vögel, Fische (Allergene im Fischfutter!).

► Fragen nach dem Beruf: Landwirtschaft, Handwerk (Bäcker), Industrie, Hobby, Freizeit.

► Fragen nach der Ernährung, Erfahrungen mit Nahrungskarenz.

► Fragen nach den Auslösebedingungen: Klima, Wetter (Nebel), Gase, Staub, Luftreinheit, Rauchen, körperliche Aktivität, psychische Belastung, Prodromalsymptome (Schnupfen, Niesen, Kopfschmerzen, Husten, Auswurf, Juckreiz).

► Fragen nach bisheriger Diagnostik und Therapie (z. B. Hyposensibilisierung).

Eine Erweiterung der Anamnese ist möglich durch das Führen eines **Tagebuchs,** möglichst mit Quantifizierung der Beschwerden nach Dauer und Häufigkeit, durch Versuche mit Allergenkarenz und Reexposition und mittels Selbstmessung der Lungenfunktion (z. B. Peak-flow-Meter). Sinnvoll ist auch im Verlauf der Allergiediagnostik die **Nachanamnese,** weil häufig Angaben bei erneuter Befragung korrigiert oder ergänzt werden.

22.1.2.2 *Testverfahren*

Hauttest

Der Hauttest wird am häufigsten durchgeführt. Das Ergebnis ist unmittelbar verfügbar, und die Kosten sind gering. Wichtig ist die Interpretation unter Berücksichtigung der Anamnese und des klinischen Untersuchungsbefundes. Zusätzliche Tests sind erforderlich, wenn Hauttests nicht durchführbar sind oder keine eindeutige Interpretation ermöglichen.

Folgende Methoden stehen zur Verfügung:

► Prick- und Scratchtest: Ritzen der Haut nach Auftropfen der Testlösung.

► Intrakutantest: intrakutane Injektion von 0,02 ml wäßriger Testlösung.

► Reibetest: Verreiben von nativen Allergenen auf einem definierten Hautareal, meist der Volarseite des Unterarms.

► Epikutantest: Aufbringen von Allergenen auf die Haut; Abdecken mit Pflaster.

Die Hautreaktion wird nach 20 Minuten zum Nachweis von Sofortreaktionen (Typ I nach Coombs und Gell) bewertet, nach sechs bis acht Stunden bei verzögerten Reaktionen (Typ III) sowie nach einem bis drei Tagen zur Erkennung von Spätreaktionen (Typ IV). Bei zu erwartenden Spätreaktionen wird, vor allem in der Dermatologie, die Epikutantestung (Pflasterapplikation) angewandt.

Mittels Hauttestung wird eine Sensibilisierung gegenüber folgenden Antigenen untersucht:

► Gräser-, Baum- und Kräuterpollen (Gruppen- und Einzelallergene)

► Hausstaubmilben und Hausstaubextrakt

► Haare, Epithelien, Federn von Tieren

► Schimmelpilzsporen (Einzel- und Gruppenallergene)

► Nahrungsmittel: Nüsse, Ei, Milch, Gewürze, Obst

► Berufsallergene: Mehl und Backzusatzstoffe, Enzyme in der Nahrungsmittelindustrie und der chemischen Industrie, Holzstäube, Isozyanate, Platinsalze, Antibiotika etc.

Das Risiko einer anaphylaktischen Reaktion besteht beim Pricktest nicht, während es beim Intrakutantest gering, allerdings nicht völlig auszuschließen ist. Die Intrakutantestung wird wegen ihrer höheren Spezifität bei geringerer Sensitivität meist dem Pricktest nachgeschaltet.

Zur Beurteilung der Hautreagibilität sind bei jedem Hauttest eine Positiv-Kontrolle mit Histamin sowie eine Negativ-Kontrolle mit physiologischer Kochsalzlösung erforderlich. Antihistaminika – nicht dagegen Glukokortikoide, DNCG (Dinatriumcromoglykat, ein sog. Mastzellstabilisator) und Bronchodilatatoren – sollten ein bis zwei Tage vor dem Hauttest abgesetzt werden.

Als positives Ergebnis wird ein Quaddeldurchmesser von mehr als vier Millimetern angesehen. Wenngleich damit eine bestehende Sensibilisierung bewiesen ist, sind Rückschlüsse auf die klinische Bedeutung nicht ohne weiteres möglich. Ein positiver Test kann eine latente (asymptomatische) oder manifeste Allergie bedeuten. In der Bevölkerung beträgt die Häufigkeit positiver Hauttests 20 bis 30‰.

In-vitro-Diagnostik

Die IgE-Konzentration im Serum wird mittels Radio- oder Enzymimmunoassay bestimmt. IgE-Werte um 20 IU/ml sprechen gegen, Werte über 200 IU/ml für eine Beteiligung allergischer Faktoren bei einem Asthma bronchiale. Im Einzelfall ist allerdings eine zuverlässige Aussage nicht möglich. Erhöhte Serum-IgE-Werte finden sich auch bei Parasitenbefall, Hodgkin-Lymphom und Arzneimittelallergie.

Spezifische IgE-Antikörper im Serum werden mittels RAST (Radio-Allergo-Sorbent-Test) oder EAST (Enzym-Allergo-Sorbent-Test) nachgewiesen. Die Testergebnisse werden in den Klassen „0" (kein Nachweis spezifischer IgE-Antikörper), „1" (fraglich positiv), „2" (schwach positiv), „3" (deutlich positiv) und „4" (stark positiv) angegeben. Vorzüge von RAST und EAST gegenüber dem Hauttest:

► keine Beeinflussung durch Medikamente

► quantitative, vergleichbare Meßwerte

► keine Belästigung des Patienten
► kein Risiko.
Nachteile: höhere Kosten, Testergebnisse nicht sofort verfügbar.

Schleimhaut-Provokationstest

Der Nachweis spezifischer IgE-Antikörper durch Hauttests und RAST bzw. EAST bedeutet nicht, daß die Exposition mit dem Allergen zu klinischen Symptomen führt. Zum Kausalitätsnachweis wird in Schleimhaut-Provokationstests die Reaktion des betreffenden Organs auf das fragliche Allergen untersucht. Folgende Tests stehen zur Verfügung: Konjunktivaltest, Nasentest, bronchialer Provokationstest, oraler Provokationstest. Die natürliche Exposition erfolgt jedoch in der Regel durch längerdauernde Einwirkung inhalativer Allergene in geringer Konzentration und unterscheidet sich damit erheblich von den artifiziellen Bedingungen eines Provokationstests, so daß auch hier Abweichungen zwischen der Anamnese und dem Ergebnis des Provokationstests auftreten können. Unter Berücksichtigung dieser Einschränkung kann ein positiver Provokationstest als Maß für die klinische Aktualität eingesetzt werden.

Bronchialer Provokationstest

Das Allergen wird als wäßriger Extrakt oder nativ inhaliert. Als Kontrollösung dient in der Regel physiologische Kochsalzlösung oder das Verdünnungsmittel. Als positiv wird das Testergebnis bewertet, wenn der Atemwegswiderstand (Resistance) um 100% auf mindestens 0,5 kPa/s/l ansteigt oder die forcierte exspiratorische Einsekundenkapazität (FEV_1) um 20% des Ausgangswertes abfällt. Am häufigsten ist die innerhalb weniger Minuten nach Allergen-Exposition auftretende Bronchokonstriktion (Sofortreaktion), die in der Regel im Verlauf einer Stunde abklingt. Bei einem Teil der Patienten tritt im Rahmen einer Dual-Reaktion nach vier bis acht, manchmal bis zwölf Stunden eine erneute Bronchokonstriktion auf (Spätreaktion), die mehrere Stunden anhalten kann. Vor dem Test müssen Bronchodilatatoren und DNCG (Dinatriumcromoglykat) abgesetzt werden. Glukokortikoide wirken bei Einmalgabe hauptsächlich auf die Spätreaktion, bei längerdauernder Gabe auf die Sofortreaktion.

Bei jedem Provokationstest besteht die Gefahr der Auslösung eines **schweren Asthmaanfalls,** wenngleich das Risiko bei sorgfältiger Überwachung und Durchführung durch einen in der Methodik erfahrenen Arzt gering ist.

Eine **Indikation** für einen bronchialen Provokationstest stellen nichteindeutige Befunde von Anamnese, Hauttest und In-vitro-Diagnostik sowie der Verdacht auf eine allergiebedingte Berufskrank-

heit dar. Eine Modifikation des bronchialen Provokationstests, welcher häufig bei gutachterlichen Fragestellungen angewendet wird, ist der arbeitsplatzbezogene Provokationstest.

Ein positiver Provokationstest bedeutet nur, daß eine Sensibilisierung der Atemwege existiert und daß damit unter bestimmten Bedingungen durch dieses Allergen eine Asthma-Symptomatik provoziert werden kann, allerdings sind auch falsch negative Provokationstests möglich, bedingt z. B. durch Inaktivierung von Allergenen im Rahmen der Extraktgewinnung.

22.1.2.3 Besonderheiten der Allergiediagnostik bei Kindern

Zur Anamnese gehören besonders Fragen nach **viralen Infekten.** Häufige Erreger sind Respiratorysyncytial(RS)-, Parainfluenza- und Rhinoviren. Insbesondere bei Säuglingen und Kleinkindern ergeben sich Hinweise auf eine obstruktive Ventilationsstörung aus der Angabe von nächtlichem Husten, häufigem Giemen bei adipösen Säuglingen („fat happy wheezer") und Giemen mit Atemnot beim Spielen, Weinen oder Lachen oder bei körperlicher Anstrengung. Hauttestungen mittels Pricktest mit zehn bis maximal fünfzehn Allergenen können ab dem dritten Lebensjahr durchgeführt werden.

22.1.3 Endoskopische Diagnostik

F. EICH, I. KOPER, G. W. SYBRECHT

Die **Bronchoskopie** stellt ein zentrales diagnostisches Verfahren in der Pneumologie dar. Häufigste Indikation ist neben Husten und Hämoptoe ein unklarer röntgenologischer Befund.
Die **Thorakoskopie** gewinnt in den letzten Jahren zunehmend an Bedeutung. Grund hierfür ist die diagnostische Aussagefähigkeit bei nahezu allen pleuralen Erkrankungen. Der Vorteil der Thorakoskopie, verglichen mit der Pleurapunktion und der Pleurastanzbiopsie, liegt in der Möglichkeit, den Pleuraraum makroskopisch beurteilen und gezielte Probeexzisionen durchführen zu können.
Die **Mediastinoskopie** erlaubt die makroskopische und feingewebliche Beurteilung der mediastinalen Lymphknoten.

22.1.3.1 Bronchoskopie

Indikationen

Die Indikation zur Bronchoskopie kann diagnostischer oder therapeutischer Art sein. An erster Stelle der **diagnostischen Indikationen** stehen alle unklaren Röntgen-Befunde. Hierzu zählen Rundherde, Infiltrate, Verschattungen im Hilusbereich, Atelektasen, diffuse Zeichnungsvermehrung und seitendifferente Strahlentransparenz. Auch für Patienten mit einem unauffälligen Röntgenthoraxbefund kann eine Bronchoskopie erforderlich werden, so bei Hämoptysen, ungeklärtem Husten, suspekter Sputum-Zytologie oder bei der Suche nach einem Primärtumor unklarer Lokalisation.

Die **therapeutische Bronchoskopie** wird zur Sekretabsaugung (zum Beispiel bei Intensivpatienten) und zur endoskopischen Tumorabtragung (siehe unten) durchgeführt. Auch aspirierte Fremdkörper, vor allem bei Kindern, können extrahiert werden.

Technische Durchführung

Das **flexible Bronchoskop** ist aus fiberoptischen Bündeln zusammengesetzt, durch die Sicht und Belichtung möglich sind. Da das flexible Bronchoskop dünner als das starre Bronchoskop ist und sein distales Ende normalerweise bis 130° abgewinkelt werden kann, erlaubt es die makroskopische Beurteilung aller Segmentbronchien und vieler Subsegmentbronchien. Dies ist ein Vorteil, verglichen mit dem starren Bronchoskop, das seinerseits meistens nur einen Blick in die Segmentostien erlaubt, von den basalen Unterlappensegmenten abgesehen.

Das flexible Bronchoskop besitzt einen oder zwei Arbeitskanäle mit einem Durchmesser von 1–3 mm, durch die einerseits Sekret abgesaugt werden kann und andererseits flexible Biopsiezange und Bürste vorgeschoben werden können. Es wird im allgemeinen bei lokaler Anästhesie über Nase oder Mund eingeführt. Die fehlende Notwendigkeit der Vollnarkose stellt einen Vorteil gegenüber dem starren Bronchoskop dar. Aufgrund dessen ist auch die Reihe der Kontraindikationen geringer.

Bronchoskopien mit dem starren oder flexiblen Instrumentarium sind keine konkurrierenden, sondern sich ergänzende Maßnahmen. Gelegentlich ist auch der kombinierte Einsatz beider Techniken notwendig.

Das **starre Bronchoskop** besteht aus einem weitlumigen Metallrohr. Durch dieses Metallrohr kann die sogenannte Optik, ein belichtetes Spiegel-Linsen-System, geschoben werden. In Verbindung mit der Optik ist der Einsatz von starren Biopsiezangen und – unter Anwendung eines am distalen Ende abwinkelbaren Führungsinstrumentes – von flexiblen Biopsiezangen und Bürsten möglich. Die Bronchoskopie mit dem starren Bronchoskop erfolgt in Relaxationsnarkose. Der Patient wird während der Untersuchung über das Bronchoskop beatmet. Der Hauptvorteil des starren Bronchoskops ist darin zu sehen, bessere Manipulationsmöglichkeiten im weiten Lumen der zentralen Atemwege zu haben. Dies kann insbesondere bei stärkergradigen Blutungen, krankheits- oder biopsiebedingt, von entscheidendem Nutzen sein. Darüber hinaus ermöglicht der Einsatz größerer Zangen tiefergreifende Probeexzisionen. Der Nachteil des starren Bronchoskops, verglichen mit dem flexiblen Instrument, liegt in der Notwendigkeit der Vollnarkose mit den damit verbundenen Risiken und im größeren technischen Aufwand.

Kontraindikationen

Bei Bronchoskopie mit dem starren Instrument bestehen die allgemeinen Narkosekontraindikationen, in der Regel von seiten des kardiopulmonalen Systems. Absolute Kontraindikationen für die flexible Bronchoskopie gibt es nicht. Zu den relativen Kontraindikationen zählen **hämorrhagische Diathese,** frischer Myokardinfarkt, schwere **kardiale Dekompensation** und ausgeprägte **respiratorische Globalinsuffizienz.** Andererseits können gerade bei diesen Zuständen Indikationen zur therapeutischen Bronchoskopie auftreten.

Komplikationen

Die durchschnittliche Komplikationsrate ist unter 10%, die Letalität unter 1% anzusiedeln. Zu den möglichen Komplikationen sind die **Hypoxämie, der Bronchospasmus,** die **Blutung** und der **Pneumothorax** zu rechnen. Die Prognose bei Komplikationen hängt wesentlich von der Routine und der Erfahrenheit des Untersuchers ab.

Diagnostische Ausbeute

Bronchoskopisch **sichtbare Tumoren** können biopsiert werden. Das gewonnene Material kann jedoch nicht immer zuverlässig histologisch eingeordnet werden, da eventuell nur nekrotisches Tumorgewebe oder entzündlich verändertes Gewebe als Randreaktion in der Biopsie enthalten ist. Die Treffsicherheit dürfte jedoch über 90% betragen.

Schwieriger gestaltet sich die Diagnostik bei **Rundherden.** Histologisch verwertbares Material kann selten gewonnen werden. Die zytologische Aufarbeitung einer Lavage oder eines Bürstenabstriches stellt einen nicht zu vernachlässigenden Qualitätsanspruch an den Zytologen. Daher hängt die Effizienz bei der bronchoskopischen Diagnostik von Lungenrundherden, die durchschnittlich mit 60–70% angegeben wird, von der Erfahrung des Endoskopikers zum einen und des Zytologen zum anderen ab.

Präoperative „Etagendiagnostik"

Von Patienten, bei denen ein Bronchialkarzinom nachgewiesen ist und die von kardiopulmonaler Seite aus operabel sind, müssen an den voraussichtlichen Absetzungsstellen tiefgreifende Schleimhautbiopsien entnommen werden. Ausreichend tiefgreifende Gewebsentnahmen erfordern den Einsatz des starren Bronchoskops mit der starren Zange. So ist bei regelrecht ausgeführter Biopsie aus der Hauptcarina in fast 10% ein Tumorbefall zu finden, der im allgemeinen Inkurabilität bedeutet.

Bronchoalveoläre Lavage

Die bronchoalveoläre Lavage (BAL) wird mit dem flexiblen Bronchoskop durchgeführt. Die Hauptindikation zur BAL stellen **interstitielle Lungener-**

krankungen sowie entzündliche **Parenchymerkrankungen** dar. Die prozentuale Differenzierung der in der BAL gefundenen Zellen erlaubt in Verbindung mit immunhistochemischen Untersuchungen Rückschlüsse auf Art und Aktivität der vorliegenden Erkrankung (siehe Abb. 22.1-4).

Transbronchiale Lungenbiopsie

Die transbronchiale Lungenbiopsie stellt ebenso wie die bronchoalveoläre Lavage einen wesentlichen differentialdiagnostischen Schritt bei interstitiellen Lungenerkrankungen dar.
Technisches Vorgehen: Die flexible Zange wird über das flexible Bronchoskop oder im Falle des starren Bronchoskops über ein Führungsgerät geschlossen in einen Segmentbronchus des zu untersuchenden Areals vorgeschoben. Bei diffusen Lungenerkrankungen werden hierzu meistens die basalen Unterlappensegmente gewählt. Komplikationen dieser Technik sind der Pneumothorax (5%) und die Blutung.

Transbronchiale Lymphknotenbiopsie

Mit Hilfe von Aspirationsnadeln, die durch das starre Bronchoskop vorgeschoben werden, können mediastinale Lymphknoten, die unterhalb der zentralen Carinae gelegen sind, erreicht werden und so der zytologischen Diagnostik zugänglich gemacht werden.

Bronchographie

Bei Verdacht auf eine deformierende Bronchitis, Bronchiektasen, Bronchusanomalien und Fistelbildungen ist die Darstellung der Bronchien mit Hilfe von Kontrastmittel indiziert. Das Kontrastmittel kann über das flexible Bronchoskop oder einen entsprechenden Katheter appliziert werden. Sollte die bronchographische Untersuchung beider Lungen erforderlich sein, ist ein zweizeitiges Vorgehen zu wählen. Gelegentlich kann die Bronchographie

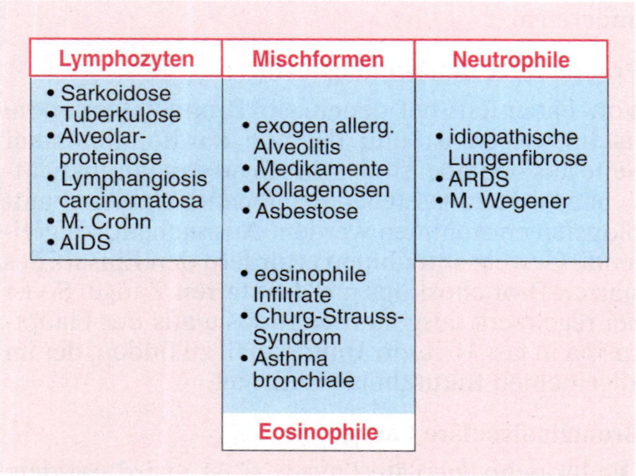

auch ihren Platz in der Tumordiagnostik bei der Suche nach einer peripheren Bronchusstenose finden.

Lasertherapie

Indikationen zur Lasertherapie können durch exophytisch wachsende Tumoren bedingte Stenosen in der Trachea und den zentralen Bronchien und durch Narbengewebe hervorgerufene Stenosen in der Trachea (z.B. nach Langzeit-Intubation) sein. Im Falle eines bösartigen Tumors handelt es sich um einen **palliativen Eingriff.** Der Laser kann auch zur Blutstillung in den zentralen Atemwegen angewandt werden.

Endobronchiale Kleinraum-Bestrahlung

Bei der endobronchialen Kleinraum-Bestrahlung, auch „Afterloading" genannt, wird die Strahlenquelle unter bronchoskopischer Sicht in die Nähe eines endoluminal wachsenden Tumors gelegt.

22.1.3.2 Thorakoskopie

Das Instrumentarium, das bei einer Thorakoskopie zum Einsatz kommt, ähnelt den bei einer Laparoskopie verwendeten Geräten. Optiken mit unterschiedlichen Blickrichtungen erlauben die Beurteilung eines Großteils des Pleuraraumes. Voraussetzung für eine Thorakoskopie ist das Vorhandensein freien Raumes in der Pleurahöhle, sei es durch einen Erguß oder durch einen Pneumothorax von minimal 100 ml, um die Trokarhülse einführen zu können. Sollte weder ein Erguß noch ein Pneumothorax vorliegen, muß ein Pneumothorax durch Insufflation von Gas in den Pleuraspalt erzeugt werden. Die Eintrittsstelle für den Trokar muß je nach zu beurteilender Region gewählt werden. Die mittlere bis vordere Axillarlinie (dritter bis vierter Interkostalraum) hat sich in der Regel als günstig erwiesen.

Indikationen zur Thorakoskopie stellen alle unklaren Pleuraergüsse und röntgenologisch pleuranah oder pleural gelegenen Verschattungen dar. In der Diagnostik des malignen Pleuraergusses hat sich die Thorakoskopie in fast 90% der Fälle als erfolgreich gezeigt. Zu beachten ist, daß wiederholte Pleurapunktionen zu Verwachsungen führen können und damit die Durchführung einer Thorakoskopie verhindern können. Sie kann bei negativem bronchoskopischen Befund hilfreich in der Abklärung disseminierter Lungenerkrankungen sein. Dies trifft insbesondere auf das Bronchioloalveolarzellkarzinom und eine diffuse pulmonale Metastasierung zu, da häufig Herde erkennbar sind, die eine Biopsie ermöglichen.
Zunehmende Bedeutung gewinnt die Thorakoskopie beim **Pneumothorax.** Denn nicht selten können den Pneumothorax verursachende Blasenbildungen erkannt werden. Durch Abtragung und/oder Koagulation der Blasen kann dann die Ursache des Pneumothorax beseitigt werden. Ein weiterer Vor-

Lymphozyten	Mischformen	Neutrophile

• Sarkoidose
• Tuberkulose
• Alveolar-
  proteinose
• Lymphangiosis
  carcinomatosa
• M. Crohn
• AIDS
	• exogen allerg.
	  Alveolitis
	• Medikamente
	• Kollagenosen
	• Asbestose
		• idiopathische
		  Lungenfibrose
		• ARDS
		• M. Wegener

	• eosinophile
	  Infiltrate
	• Churg-Strauss-
	  Syndrom
	• Asthma
	  bronchiale	

	Eosinophile	

Abb. 22.1-4 Differentialdiagnostische Bedeutung einer Zellvermehrung in der broncho-alveolären Lavage.

teil ist in der Möglichkeit einer Pleurodese mittels unter Sicht durchgeführter Fibrinklebung zu sehen. Die thorakoskopische Fibrin-Pleurodese kann auch bei rezidivierenden Pleuraergüssen, z.B. maligner Genese, Erfolg versprechen.

Eine **Kontraindikation** besteht in einer schweren Gerinnungsstörung. Die Komplikationsrate ist bei sachgemäßer Durchführung gering. Mögliche **Komplikationen** sind Blutungen durch Verletzung der Interkostalarterie, ein persistierender Pneumothorax durch Verletzung der Pleura visceralis und eine Luftembolie beim Anlegen eines Pneumothorax. Die Möglichkeit von Implantationsmetastasen in der Haut und in der Brustwand im Bereich der Eintrittsstelle ist seit langem bekannt. Dies trifft insbesondere für das Pleuramesotheliom zu.

22.1.3.3 *Mediastinoskopie*

Die Besonderheit der Mediastinoskopie liegt darin, daß es sich nicht um die Beurteilung eines vorhandenen Hohlraumes handelt, sondern vielmehr erst Raum durch chirurgische Präparation geschaffen werden muß. Das Mediastinoskop wird von einer kleinen Inzision oberhalb des Jugulums aus eingeführt. Durch weitere, teils manuelle, teils instrumentelle Präparation können die prätrachealen, die beiderseits paratrachealen, die tracheobronchialen und die in der Bifurkation gelegenen Lymphknoten beurteilt und entnommen werden. Der durch die Mediastinoskopie zugängliche Untersuchungsbereich beschränkt sich auf das vordere Mediastinum. Die **Hauptindikation** zur Mediastinoskopie bildet die **Stadieneinteilung beim Bronchialkarzinom** (TNM-System). Das Computertomogramm des Thorax kann diesbezüglich die Mediastinoskopie nicht gänzlich ersetzen. Mediastinoskopie und Computertomographie des Mediastinums sind als sich ergänzende und nicht als konkurrierende Verfahren anzusehen. Die Magnetresonanztomographie ist hinsichtlich der Beurteilung mediastinaler Lymphome der Computertomographie gleichzustellen. Unklare mediastinale und/oder hiläre Prozesse erfordern häufig die Mediastinoskopie zur feingeweblichen Klärung. Auch unklare Lungenveränderungen können bei Beteiligung der mediastinalen Lymphknoten eine Mediastinoskopie sinnvoll erscheinen lassen.

Kontraindikationen ergeben sich aus den allgemeinen Narkosekontraindikationen. Bei einer stark ausgeprägten oberen Einflußstauung ist die Mediastinoskopie kontraindiziert.

Komplikationen stellen die linksseitige Rekurrensparese und der Pneumothorax dar. Wegen der Blutungsgefahr sollte eine Mediastinoskopie nur durchgeführt werden, wenn eine sofortige thoraxchirurgische Intervention erfolgen kann. Die **Letalität** infolge Mediastinoskopie, meistens durch Verletzung größerer Gefäße bedingt, beträgt 0,14%.

22.1.4 Radiologische Untersuchungen

> Röntgenuntersuchungen des Thorax stellen in der Diagnostik von Erkrankungen der Thoraxorgane eine wichtige Informationsquelle dar. Anhand von Röntgenuntersuchungen kann eine Organzuordnung erfolgen oder ein Krankheitsverlauf beurteilt werden.

Die Basisuntersuchung stellt die **Röntgenthoraxaufnahme** in maximaler Inspiration im posterior-anterioren (p.a.) und seitlichen Strahlengang dar. Die Lunge wird in 5 Lappen mit 11 Segmenten eingeteilt (siehe Abb. 22.1-5). Ein Pneumothorax läßt sich leichter in Exspiration erkennen.

Die **Fernseh-Durchleuchtung** stellt eine sinnvolle Ergänzung zur Röntgenthoraxaufnahme dar, um Informationen über die Beweglichkeit des Zwerchfells zu erhalten und Pulsationen zu erkennen. Die Thoraxdurchleuchtung wird auch im Rahmen der perkutanen Lungenpunktion zur Kontrolle der Lage der Kanüle eingesetzt. Die **Ganzlungenschichtaufnahmen (Tomographien)** wurden von der **Computertomographie (CT)** für die Entdeckung kleiner Rundherde oder die Beurteilung von Hiluslymphknoten abgelöst. Auf der Basis eines Thorax-CT erfolgt die Stadieneinteilung von Lungen- und mediastinalen Tumoren. Ein CT kann auch zur Klärung von Erkrankungen der Pleura hilfreich sein. Ein hochauflösendes CT (HRCT; Schichtdicke 1–2 mm) dient der Entdeckung, Erkennung und Differenzierung von Veränderungen der Lungenfeinstruktur, so daß sich z.B. der wabige Umbau bei der Lungenfibrose im Schnittbild darstellen läßt. Das CT hat auch die **Bronchographie** in der Diagnostik der Bronchiektasen abgelöst.

Bei den **Angiographien** der Lunge werden die Pulmonalisangiographie und die Bronchialarteriographie unterschieden. Beide Angiographien werden durch den Einsatz der Methode der **digitalen Subtraktionsangiographie** (DSA) leistungsfähiger. Diese Technik ist nur anwendbar, wenn der Patient 10–15 Sekunden die Luft anhalten kann. Die **Pulmonalisangiographie** wird beim dringenden Verdacht auf größere Lungenembolien eingesetzt. Bei der **Bronchialarteriographie** erfolgt eine selektive Kathetersondierung von der Aorta aus. Den größten Indikationsbereich stellen pulmonale Blutungen dar, die durch eine Embolisation der blutenden Bronchialarterie im Rahmen der Bronchialarteriographie embolisiert werden können.

Die Anwendung der **Sonographie** im Thoraxbereich ist durch den Luftgehalt der Lunge sowie den knöchernen Thorax stark eingeschränkt. Pleuraprozesse, Lungenprozesse, die der Thoraxwand aufsitzen, sowie Veränderungen des vorderen Mediastinums und des Herzens sind sonographisch beurteilbar. Die endobronchiale Sonographie hat aufgrund ihrer geringen Eindringtiefe keinen Eingang in die „Routinediagnostik" gefunden.

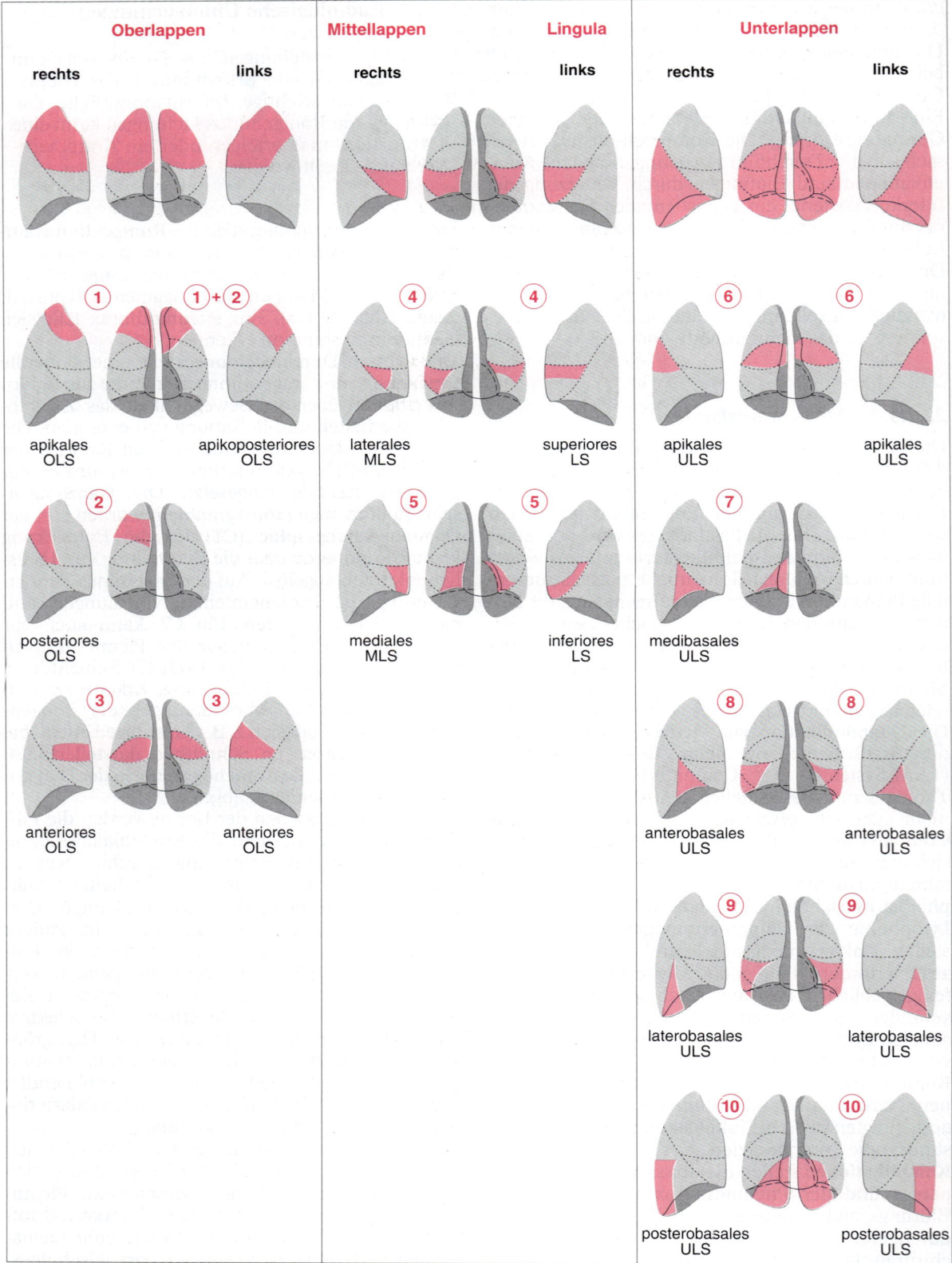

Abb. 22.1-5   Schematische Darstellung der Lungensegmente im frontalen und sagittalen Bild
(modifiziert nach Fabel: Pneumologie, 1989).

22.2 Erkrankungen der Atemwege

22.2.1 Erkrankungen der oberen Atemwege

H. A. WALLE, G. W. SYBRECHT

22.2.1.1 *Rhinitis*

Definition

Die akute Rhinitis (Koryza, Schnupfen) ist eine durch Rhinoviren hervorgerufene Entzündung der Nasenschleimhaut mit Ödem und Schleimhautschwellung der Nase. Durch Superinfektion mit Bakterien entwickelt sich häufig nach einigen Tagen ein eitriger Schnupfen.

Epidemiologie

Die Rhinitis ist die häufigste Infektion der oberen Atemwege. Sie tritt gehäuft in den Wintermonaten auf (common-cold).

Ätiologie und Pathogenese

Häufigste Erreger der akuten Rhinitis sind **Rhinoviren,** seltener sind Adenoviren und Grippeviren für die Infektion verantwortlich. Die Übertragung erfolgt durch **Tröpfcheninfektion.**
Besonders bei Säuglingen, älteren Menschen sowie bei Resistenzminderung kommt es zu sekundären bakteriellen Infekten mit Strepto-, Pneumo- oder Staphylokokken, die dann meist die gesamten oberen Luftwege befallen.

🅢 Symptome

Zu Beginn der Erkrankung besteht eine **wäßrige Sekretion** aus der Nase, verbunden mit Niesreiz. Die Nasenatmung ist zunehmend behindert, bei sekundärer bakterieller Infektion wird das Nasensekret zunehmend eitrig. Häufig bestehen gleichzeitig Kopfschmerzen und eine Konjunktivitis. Durch herablaufendes Sekret kommt es sekundär zur **Pharyngitis** und **Laryngitis.** Bei Erwachsenen besteht meist kein Fieber, bei Kindern kann die Erkrankung mit Fieber einhergehen.

🅓 Diagnostik

Inspektion von Nase und Rachen. Ausschluß anderer, z.T. mit Rhinitis einhergehender Infektionskrankheiten.

Komplikationen

Sie entstehen meist durch sekundäre bakterielle Infektionen mit Befall des gesamten Respirationstraktes, insbesondere bei allgemeiner Abwehrschwäche (Immunsuppression, Säuglinge, ältere Menschen). Eine sekundär auf- bzw. absteigende bakterielle Infektion macht dann eine Antibiotikatherapie notwendig.

🆅 Therapie

Eine kausale Therapie der akuten Rhinitis ist nicht möglich. Bei starker Behinderung der Nasenat-

mung sollten abschwellende Nasentropfen (Sympathomimetika) nur kurzfristig verwendet werden, da diese zur Austrocknung der Nasenschleimhaut (Vasokonstriktion) mit sekundärer Hyperämie und erneuter Behinderung der Nasenatmung führen können. Bei dauernder Anwendung besteht die Gefahr einer vasomotorischen Rhinopathie, d.h., es entwickelt sich ein saison- und infektunabhängiger, chronischer Schnupfen durch überschießende vasomotorische Reaktionen der Nasenschleimhaut mit Brennen und Jucken, Niesanfällen sowie trockener, „verstopfter" Nase. Dies führt dazu, daß die betroffenen Patienten immer wieder gefäßverengende Nasentropfen anwenden, um eine freie Nasenatmung zu ermöglichen. Dadurch unterhalten bzw. verstärken sie jedoch die zugrundeliegende vasomotorische Regulationsstörung, und es entsteht eine regelrechte Abhängigkeit von diesen Nasentropfen (sog. „Privinismus").
Nach medikamentöser Abschwellung der Nasenschleimhaut sind ölige Nasentropfen oder Panthenol-haltige Salben zu empfehlen.

Cave: Lipidpneumonie durch Aspiration öliger Nasentropfen.

Bei Säuglingen und Kleinkindern ist die Anwendung von isotoner Kochsalz-Lösung zum Befeuchten der Nasenschleimhaut meist ausreichend.
Die Verordnung von Antibiotika ist restriktiv zu handhaben und meist nur bei gleichzeitig bestehender Sinusitis oder fieberhaften bakteriellen Infekten der oberen Atemwege notwendig.

Verlauf und Prognose

Ein banaler Schnupfen ist nach ein bis maximal zwei Wochen abgeklungen. Der Verlauf kann durch symptomatische Therapie zwar nicht verkürzt, jedoch etwas gelindert werden.

Differentialdiagnose

Viele **Kinderkrankheiten** wie Scharlach, Masern oder Varizellen gehen mit einer Konjunktivitis und Rhinitis einher.
Von den viral ausgelösten Rhinitiden ist die **allergische Rhinitis,** ausgelöst durch Pollen, Hausstauballergene oder Berufsallergene, abzugrenzen. Bei klinisch und anamnestisch nicht eindeutigen Befunden sollte eine nasale Provokation mit dem in Frage kommenden Agens durchgeführt werden.
Spezifische Rhinitiden und unspezifische granulomatöse Rhinitiden sind selten.
Die **vasomotorische Rhinitis,** z.T. bedingt durch Einnahme von Rauwolfia-Alkaloiden (Reserpin-Schnupfen) oder durch zu häufige Anwendung (Verordnung!) von abschwellenden Nasentropfen (Privinismus) ist anamnestisch (chronischer Verlauf) leicht abzugrenzen.

22.2.1.2 Sinusitis

Definition

Entzündung der Nasennebenhöhlen mit ödematöser Schleimhautschwellung, ausgelöst durch virale, bakterielle oder seltener mykotische Infektionen.

Epidemiologie

Häufige Erkrankung der oberen Luftwege, oft im Gefolge einer akuten Rhinitis.

Ätiologie und Pathogenese

Die akute Sinusitis entsteht oft im Gefolge einer akuten Rhinitis. Die akute Sinusitis wird durch Strepto-, Pneumo-, Staphylokokken oder Haemophilus influenzae verursacht.
Meist sind **Kieferhöhle** (Sinusitis maxillaris, in 25% nach Zahnextraktion) und **Siebbeinhöhle** (S. ethmoidalis) betroffen. Seltener sind Sinusitiden der Stirnhöhle (S. frontalis) und der Keilbeinhöhle (S. sphenoidalis).
Durch die ödematöse Schleimhautschwellung bei einer akuten Rhinitis werden die Ostien der Nasennebenhöhlen verlegt. Durch Resorption des Sauerstoffs entsteht ein schmerzhafter Unterdruck in der Nasennebenhöhle (Vakuumsinusitis). Dieser Unterdruck führt zur Reizung der Schleimhaut mit Hyperämie, Ödem und Sekretion, welche wiederum als Nährboden für Bakterien dient. Es entwickelt sich eine bakterielle Infektion der Nebenhöhlen mit zunehmend eitrigem Sekret. Bei fehlendem Sekretabfluß entsteht nun durch die Sekretretention (röntgenologisch: Verschattung der Nasennebenhöhle) ein Überdruck in der betroffenen Nebenhöhle, der zu pochenden Schmerzen führt.

🄢 Symptome

▶ **Sinusitis maxillaris et ethmoidalis:** Häufig bestehen Schmerzen über der entsprechenden Kieferhöhle, die z.T. hinter die Augen und in die Stirn ausstrahlen. Der Nervenaustrittspunkt des N. infraorbitalis (V2) ist druckschmerzhaft. Oberhalb der Kieferhöhle ist ein deutlicher Klopfschmerz auslösbar.
▶ **Sinusitis frontalis:** Es bestehen **starke frontale Kopfschmerzen,** die Stirnhöhle ist deutlich druck- und klopfschmerzhaft.
▶ **Sinusitis sphenoidalis:** Bei der Entzündung der Keilbeinhöhle bestehen dumpfe, nach okzipital ausstrahlende Kopfschmerzen.

🄓 Diagnostik

Bei der **Rhinoskopie** sieht man eine rote und geschwollene Nasenschleimhaut. Im mittleren Nasengang findet sich gelblich-eitriges Sekret.
Bei der Sinusitis maxillaris läßt sich durch **Diaphanoskopie** (Durchleuchten der Nasennebenhöhlen) eine schlechtere Lichtdurchlässigkeit der betroffenen Seite nachweisen. In einem verdunkelten Raum wird dem Patienten ein helles Licht in den Mund gehalten. Bei „freien" Nebenhöhlen leuchten diese seitengleich auf, bei einer Sinusitis mit Sekretretention erscheint die betroffene Seite dunkler.
Röntgenologisch zeigen sich in den betroffenen Nebenhöhlen Verschattungen durch Schleimhautschwellungen oder retiniertes Sekret.

Komplikationen

Die wichtigsten **Komplikationen** sind Osteomyelolitiden, Abszesse (orbital, epidural, subdural) sowie die Sinus-cavernosus-Thrombose (S. ethmoidalis, S. sphenoidalis).

🆃 Therapie

Durch abschwellende Nasentropfen (Sympathomimetika) soll ein Sekretabfluß aus den Nasennebenhöhlen ermöglicht werden. Eine Antibiotikatherapie ist für 10 bis 14 Tage erforderlich, wobei aufgrund des o.g. Erregerspektrums Aminopenicilline, Tetracycline oder Co-trimoxazol eingesetzt werden sollten.
Bei fehlendem Sekretabfluß kann eine **Punktion** der Kieferhöhle durch den unteren Nasengang **mit Spülung** notwendig werden.

Verlauf und Prognose

Eine Sinusitis sollte bei adäquater Therapie nach 14 Tagen abgeheilt sein. Bei **chronischen Sinusitiden** kann eine antibiotische Therapie für vier bis sechs Wochen notwendig sein.
Bei **rezidivierenden Sinusitiden** werden operative Fensterungen der Nebenhöhlen zur Belüftung und Sekretdrainage empfohlen.

Differentialdiagnose

Differentialdiagnostisch müssen Kopfschmerzen anderer Genese wie **Migräne, Arteriitis temporalis Horton, Meningitis, Trigeminusneuralgien** sowie **intrakranielle Erkrankungen** ausgeschlossen werden. Auch Augenerkrankungen können zu frontalen Kopfschmerzen ähnlich denen der Sinusitis frontalis führen.
Bei **Atopikern** kann eine ausgeprägte Polyposis nasi durch die Belüftungsstörung eine Sinusitis bedingen bzw. unterhalten. Bestehen neben der Polyposis nasi ein Asthma bronchiale und eine Aspirin-Intoleranz (Auslösung von Asthmaanfällen durch Azetylsalizylsäure enthaltende Arzneimittel), so handelt es sich um das sogenannte **Samter-Syndrom.** Die Therapie der Wahl ist die lokale Therapie mit inhalativen Steroiden (z.B. Pulmicort® nasal). Hierbei ist eine Operation der nasalen Polypen nicht sinnvoll, da ohne topische Steroidtherapie Rezidive vorprogrammiert sind.

22.2.1.3 Pharyngitis

Definition

Bei der akuten Pharyngitis handelt es sich um eine Entzündung des Pharynx, meist viraler, seltener bakterieller Genese.

Epidemiologie

Wie alle Erkrankungen des oberen Respirationstraktes zählt die Pharyngitis zu den häufigen Erkrankungen.

Ätiologie und Pathogenese

Absteigende Infektionen („Sekretstraßen") aus Nase und Nasennebenhöhlen, aber auch primäre Infektionen führen zu Entzündungen des Pharynx, oft unter Einschluß der Tonsillen.
Neben Viren kommen vor allem β-hämolysierende Streptokokken der Gruppe A, Pneumokokken und koagulasepositive Staphylokokken als Erreger in Frage.

Ⓢ Symptome

Es bestehen **Halsschmerzen, Kratzen** und **Brennen** im Hals, **Trockenheitsgefühl** sowie oft erhebliche **Schluckbeschwerden.** Fieber und Lymphknotenschwellungen können sowohl bei viraler als auch bei bakterieller Genese bestehen.
Bei der Inspektion ist die Rachenhinterwand gerötet und z. T. mit eitrigem Sekret belegt.

Ⓓ Diagnostik

Inspektion der Rachenhinterwand, bei eitrigen Belägen Abstrich zur Erstellung eines Antibiogrammes.

Ⓣ Therapie

Lokale Spülung des Rachenraumes mit desinfizierenden Gurgellösungen (z. B. 3- bis 4mal täglich gurgeln mit Hexetidin-Lösung).
Bei Schmerzen sind lokalanästhetikahaltige Lutschtabletten indiziert, bei stärkeren Beschwerden zusätzliche orale Gabe von Acetylsalicylsäure (500 bis 1500 mg pro Tag).

> Antibiotikahaltige Lutschtabletten sind nicht sinnvoll. Sie sind wirkungslos und begünstigen lediglich einen Soorbefall.

Bei deutlichem Krankheitsgefühl mit eitrigen Belägen und Fieber kann eine Antibiotikatherapie indiziert sein, wobei Penicillin G bzw. V meist ausreichend wirksam ist.

Verlauf und Prognose

Eine unkomplizierte Pharyngitis sollte nach maximal einer Woche abgeheilt sein.

Differentialdiagnose

Rhinitis, Tonsillitis, Laryngitis, infektiöse Mononukleose (= Pfeiffersches Drüsenfieber) und die heute seltene Diphtherie.

22.2.1.4 *Laryngitis*

Definition

Akute Entzündung des Larynx.

Epidemiologie

Häufige Erkrankung im Gefolge von Infektionen der oberen und unteren Atemwege.

Ätiologie und Pathogenese

Virale oder bakterielle Infektionen der oberen und unteren Atemwege führen durch ab- bzw. aufsteigende Infektionen zur Entzündung des Larynx.
Neben Viren sind β-hämolysierende Streptokokken und Pneumokokken die häufigsten Erreger.

Ⓢ Symptome

Heiserkeit bis hin zur **Aphonie** ist das führende Symptom. Zusätzlich können Kitzeln im Hals, Räusperzwang, Hustenreiz, seltener auch Schmerzen bestehen. Bei Mitbeteiligung des Pharynx (Pharyngitis s. o.) klagt der Patient über Halsschmerzen und Schluckbeschwerden.
Bei der Laryngoskopie sieht man eine Rötung und Schwellung der Stimmbänder bei unbeeinträchtigter Beweglichkeit.

Ⓓ Diagnostik

Laryngoskopie, Stroboskopie zum Ausschluß einer Rekurrensparese. Bei der Stroboskopie werden mittels Lichtblitzen, welche über ein Kehlkopfmikrophon mit der Frequenz eines Singtons synchronisiert werden, die normalerweise für das Auge nicht sichtbaren Stimmbandbewegungen sichtbar gemacht. Bei Entzündungen oder Infiltrationen (Tumoren, Granulome etc.) bzw. Innervationsstörungen (Rekurrensparese bei mediastinalem Tumorbefall) erkennt man frühzeitig ein eingeschränktes Schwingungsverhalten der betroffenen Stimmlippe.

Ⓣ Therapie

Eine kausale Therapie der Laryngitis gibt es nicht.
Ist die Laryngitis Teilerscheinung einer bakteriellen Infektion der oberen oder unteren Atemwege, so kann eine Antibiotikatherapie erforderlich sein. Grundsätzlich sollten **Stimmbandschonung** (möglichst wenig sprechen) und Rauchverbot eingehalten werden.

Differentialdiagnose

Die wichtigsten Differentialdiagnosen beim Erwachsenen sind das Stimmbandkarzinom und die Rekurrensparese (Bronchialkarzinom!).
Bei Kindern muß eine akute Epiglottis, die aufgrund einer plötzlichen Verlegung der Atemwege zum Tode führen kann, ausgeschlossen werden.
Die „juvenile laryngeale Papillomatose" ist hervorgerufen durch ein rezidivierendes Wachstum von gutartigen squamösen Papillomen im Larynx- und Trachealbereich. Die Erkrankung, die Erwachsene

und Kinder gleichermaßen befällt, wird durch das „human papillomavirus" (HPV) hervorgerufen. Die Therapie der Wahl ist die Resektion, eine adjuvante Therapie mit Interferon erbringt keinen weiteren Vorteil. Krupp (Infektion mit Corynebacterium diphtheriae) und Pseudokrupp (siehe Kap. 22.2.2) sind weitere wichtige Differentialdiagnosen.

22.2.1.5 Tracheoösophagealfistel

Eine Verbindung zwischen Trachea und Ösophagus bezeichnet man als tracheoösophageale Fistel.
Die **Ursachen** können Tumoren, meistens Ösophaguskarzinome, Bestrahlung, Einbruch tuberkulöser Lymphknoten und Perforation durch Fremdkörper sein. Selten gibt es auch angeborene ösophagotracheale Fisteln, die meistens mit einer Ösophagusatresie verbunden sind.
Das **Leitsymptom** ist Hustenreiz bei Nahrungsaufnahme, bedingt durch den Übertritt von Speiseanteilen vom Ösophagus in die Trachea. Hierdurch kann sich eine Aspirationspneumonie ausbilden.
Die **Diagnose** erfolgt entweder radiologisch mit wasserlöslichen Kontrastmitteln oder endoskopisch (Ösophagoskopie, Tracheoskopie).
Die **Therapie** der Wahl besteht in der operativen Beseitigung der Fistel, sofern möglich. Alternativ kann jedoch mit palliativer Zielsetzung auch das Legen eines ösophagealen oder trachealen Tubus erforderlich werden.
Die **Prognose** ist in Abhängigkeit von der Ursache und den Behandlungsmöglichkeiten unterschiedlich zu beurteilen.

22.2.1.6 Trachealmißbildungen

Angeborene Tracheamißbildungen sind als Raritäten anzusehen. Hierzu zählen die mit dem Leben nicht vereinbare Trachealatresie, angeborene Trachealstenosen, Trachealdivertikel, die angeborene Ösophagotrachealfistel, ein angeborener Tonusverlust der Pars membranacea, die Tracheobronchopathia chondroosteoplastica und die Tracheobronchomegalie (Mounier-Kuhn-Syndrom).
Mögliche **Symptome** sind je nach Art der Mißbildung Dyspnoe, Stridor, Husten und eine verstärkte Infektanfälligkeit der unteren Atemwege.
Die **Therapie** besteht in operativem Vorgehen. Die **Prognose** ist nach operativer Korrektur gut.

22.2.1.7 Phrenikusparese

Eine Phrenikusparese verhindert das inspiratorische Tiefertreten des gleichseitigen Zwerchfells.
Ursache sind meistens Tumoren, insbesondere mediastinale Lymphknotenmetastasen eines Bronchialkarzinoms, in seltenen Fällen auch entzündliche Irritationen des Nervs. Gelegentlich findet sich auch eine idiopathische Phrenikusparese.
Das fehlende Tiefertreten des betroffenen Zwerchfells ist mit einer Einschränkung der Lungenfunk-

tionsparameter verbunden. Hierdurch kann es als mögliches **Symptom** zu Dyspnoe kommen.
Mittels Perkussion kann bereits der **Verdacht** auf eine Phrenikusparese geäußert werden, die **Diagnose** sollte dann **radiologisch** gesichert werden (fehlendes Tiefertreten des betroffenen Diaphragmas bei Inspiration bis hin zur paradoxen Zwerchfellatmung, das heißt inspiratorisches Höhertreten).
Die **Therapie** muß sich nach der Ursache richten (zum Beispiel Bestrahlung von mediastinalen Lymphknotenmetastasen eines Bronchialkarzinoms). In manchen Fällen kann die Anlage eines Zwerchfellschrittmachers zur direkten oder indirekten Innervation des Diaphragmas via N. phrenicus angezeigt sein.
Im Falle eines Bronchialkarzinoms ist die Phrenikusparese ein **prognostisch** ungünstiges Zeichen als Ausdruck eines bereits fortgeschrittenen Tumorstadiums.

22.2.2 Akute Tracheobronchitis

H. A. WALLE, I. KOPER, G. W. SYBRECHT

> Akute Entzündung des gesamten Tracheobronchialsystems, häufig viraler, seltener bakterieller Genese. Symptome: Husten (produktiv oder auch unproduktiv), retrosternale Schmerzen, z.T. auch Hämoptyse. Bei viraler Genese nur symptomatische Therapie (Antitussiva), bei bakterieller Genese bzw. Superinfektion Antibiotikagabe. Nach ein bis zwei Wochen Restitutio ad integrum.

Definition

Akute Entzündung der Trachea oder des gesamten Tracheobronchialbaumes.

Kasuistik

> Ein 23jähriger Mann wird wegen Hämoptysen stationär aufgenommen. Er gibt an, erstmals vor zwei Wochen hellrotes Blut abgehustet zu haben. Parallel dazu seien linksthorakale Schmerzen aufgetreten. Zur Zeit sei er erkältet. Er sei häufig erkältet, schon als Kind habe er häufig „Bronchitis" gehabt. Die **körperliche Untersuchung** des kräftigen jungen Mannes (88 kg, 178 cm) ergibt einen unauffälligen Befund. Die **Röntgenaufnahmen der Thoraxorgane** in zwei Ebenen zeigen ebenfalls einen unauffälligen Befund.
> Im **Routinelabor** fallen lediglich eine Erhöhung der ALAT (Alanin-amino-transferase $\triangleq$ GPT) auf 69 U/l (Norm bis 22 U/l) und in der Serumelektrophorese eine Erniedrigung der γ-Globulin-Fraktion auf 6,3 rel.% (Norm 12–20 rel.%) auf. Bei der noch am Aufnahmetag durchgeführten Pulmonalisangiographie mittels transvenöser DSA **(digitale Subtraktionsangiographie)** kann eine Lungenembolie als Ursache der Hämoptysen ausgeschlossen werden.
> Bei der **fiberoptischen Bronchoskopie** sieht man eine hochrote Tracheobronchialschleimhaut mit deutlicher

Gefäßinjektion. Vereinzelt sind der Schleimhaut eitrige Stippchen aufgelagert. Die Schleimhaut ist extrem kontaktvulnerabel. Da der Patient wegen dieser entzündlichen Veränderungen die Untersuchung schlecht toleriert (Hustenreiz), muß auf Probeentnahmen verzichtet werden.

Der Patient erhält **symptomatisch Antitussiva;** wegen der bronchoskopisch erkennbaren Eiterauflagerungen zusätzlich für zehn Tage Co-trimoxazol. Hämoptysen treten nicht mehr auf, der Patient fühlt sich beschwerdefrei.

Als Ursache dieser schweren hämorrhagischen Tracheobronchitis wurde ein **Immunmangelsyndrom** mit Erniedrigung des IgG und IgA nachgewiesen. Dieses erklärt auch die seit Kindheit rezidivierenden Bronchitiden.

Epidemiologie

Es handelt sich um eine häufige Erkrankung, endemisch in den Wintermonaten. Betrifft hauptsächlich Kinder, ältere Menschen sowie Immuninkompetente.

Ätiologie und Pathogenese

Überwiegend virale Genese (Rhino-, ECHO-, Coxsackie-, Adeno- und Influenzaviren), seltener bakteriell bedingt (Pneumokokken, Haemophilus influenzae, Staphylococcus aureus, dann überwiegend nur Trachea betroffen), Tröpfcheninfektion. Entzündung der Schleimhaut mit Hypervaskularisation und Ödem.

Ⓢ Symptome

Akuter Beginn mit Husten und häufig auch retrosternalen Schmerzen. Häufig vergesellschaftet mit Schnupfen, nur selten Fieber. Helles, glasiges Sputum, bei bakterieller Infektion grünlich-gelbes Sputum. Seltener Blutbeimengungen im Auswurf.

Nach mehr als 14 Tagen Persistenz eines Hustens ist eine Röntgenuntersuchung der Lunge erforderlich, um andere Ursachen auszuschließen.

Ⓓ Diagnostik

An erster Stelle stehen Anamnese und klinischer Befund. Laboruntersuchungen sind oft unauffällig. Eine Röntgenaufnahme des Thorax ist nicht zwingend erforderlich: mikrobiologische Untersuchung von Sputum, besser Trachealsekret. Bei Hämoptyse (insbesondere ältere Menschen und Raucher) Bronchoskopie zum **Ausschluß eines Malignoms!** Bei gehäuftem Auftreten Ausschluß eines Immundefektes.

Ⓥ Therapie

Symptomatisch Antitussiva (Kodein, Noscapin). Bei Bedarf Analgetika (z. B. Azetylsalizylsäure). Zur Verbesserung der mukoziliären Clearance ggf. inhalative Gabe von β_2-Sympathomimetika. Bei wahrscheinlich **bakterieller Infektion Antibiotika,** wobei Penicilline in der Regel ausreichend sind. Therapie-

beginn nach Sputumgewinnung zum Erregernachweis und Antibiogramm.

Verlauf und Prognose

Spontane Heilung in wenigen Tagen, bei bakteriellem Infekt in 8–14 Tagen. Völlige Ausheilung, keine bleibenden Schäden.

Differentialdiagnose

▶ Chronische Bronchitis (Anamnese!)
▶ Lungenembolie (akuter Beginn, thorakale Schmerzen, Hämoptyse)
▶ Bronchialkarzinom (Alter, Raucheranamnese, Hämoptyse)
▶ Immundefekt (rezidivierende Infekte ohne erkennbare Ursache)
▶ Pseudokrupp (obstruierende subglottische Laryngitis): bei Kindern im Alter von sechs Monaten bis zu sechs Jahren plötzlich auftretende Atemnot mit starken inspiratorischen Einziehungen im Jugulum und Epigastrium, zusätzlich Heiserkeit. Ursache ist ein durch Viren (insbesondere Parainfluenzaviren Typ 1, 2 und 3) hervorgerufenes subglottisches Ödem. Sofortige Therapie mit Glukokortikoiden, Sedierung des Patienten und Inhalation bzw. s.c. Injektion von Adrenalin sowie letztendlich die Intubation.
▶ „Echter" Krupp, heute seltener, hervorgerufen durch Pseudomembranen auf oder unterhalb der Stimmbänder bei Diphtherie (Corynebacterium diphtheriae).

22.2.3 Asthma bronchiale

H. A. WALLE, I. KOPER, G. W. SYBRECHT

Anfallsweise auftretende Atemnot, oft ausgelöst durch unspezifische (Intrinsic-Asthma) oder durch spezifische Reize (exogen-allergisches Asthma). Dazwischen Perioden völliger Beschwerdefreiheit. Häufung der Anfälle besonders nachts oder in den frühen Morgenstunden. Gutes Ansprechen auf eine adäquate antiobstruktive Therapie. Dauermedikation häufig notwendig.

Definition

Asthma ist eine variable und reversible Atemwegsobstruktion infolge Entzündung und Hyperreaktivität der Atemwege.

Kasuistik

Eine 26jährige Patientin wird wegen schwerster Dyspnoe stationär aufgenommen. In den letzten Tagen waren Hustenanfälle und zunehmende Atemnot aufgetreten. Jetzt besteht seit den frühen Morgenstunden eine anhaltende Ruhedyspnoe, die sich trotz einer „Spritze" vom Hausarzt nicht besserte. Bei eingehender Befragung gibt die Patientin an, seit dem dritten Lebensjahr unter Anfällen von Atemnot zu leiden. Von der Pubertät bis zum

24. Lebensjahr war sie beschwerdefrei, danach sind wieder Anfälle von Atemnot aufgetreten, die jetzt an Häufigkeit und Stärke zunehmen.
Es besteht schwerste Dyspnoe mit einer Atemfrequenz von 28 Atemzügen pro Minute. Maximaler Zwerchfelltiefstand beidseits mit aufgehobener Atemverschieblichkeit; Einsatz der Atemhilfsmuskulatur. Das Atemgeräusch ist abgeschwächt, das Exspirium deutlich verlängert. Es sind Giemen und Brummen über der gesamten Lunge auskultierbar. Es besteht eine regelmäßige Tachykardie von 110 Schlägen pro Minute, der Blutdruck beträgt 140/90 mmHg, Pulsus paradoxus von 10 mmHg (= inspiratorische Abnahme der Blutdruckamplitude um mehr als 10 mmHg). Das Abdomen ist angespannt. Der übrige Status ist unauffällig.
Blutgasanalytisch besteht eine respiratorische Partialinsuffizienz mit Erniedrigung des pO_2 auf 7,73 kPa ($\triangleq$ 58 mmHg) bei deutlicher Hyperventilation (pCO_2 4 kPa [$\triangleq$ 30 mmHg]; pH 7,45, aktuelles Bikarbonat 21,5 mmol/l). Der **Peak flow** ist auf 220 l/min erniedrigt (= maximaler exspiratorischer Atemstrom; Normwert 400–700 l/min). Im **EKG** finden sich Zeichen der akuten Rechtsherzbelastung. Im Sputum läßt sich eine Eosinophilie von 80% nachweisen. Im Blut findet sich eine Leukozytose von 14,4/nl mit einer Linksverschiebung im Differentialblutbild. Die übrigen routinemäßig bestimmten Laborparameter liegen im Normbereich.
Die Notfallsituation läßt sich mit einer entsprechenden **antiobstruktiven Therapie** einschließlich hochdosierter parenteraler Gabe von Glukokortikoiden rasch beherrschen. Die Patientin wird auf eine inhalative (mit β_2-Mimetika und Glukokortikoiden) und orale (mit Theophyllin) Dauertherapie eingestellt, die anhand von Messungen des Serum-Theophyllinspiegels optimiert wird. Nach drei Tagen liegt der Peak flow über 500 l/min (Abb. 22.2-1), der Gasaustausch ist normalisiert.

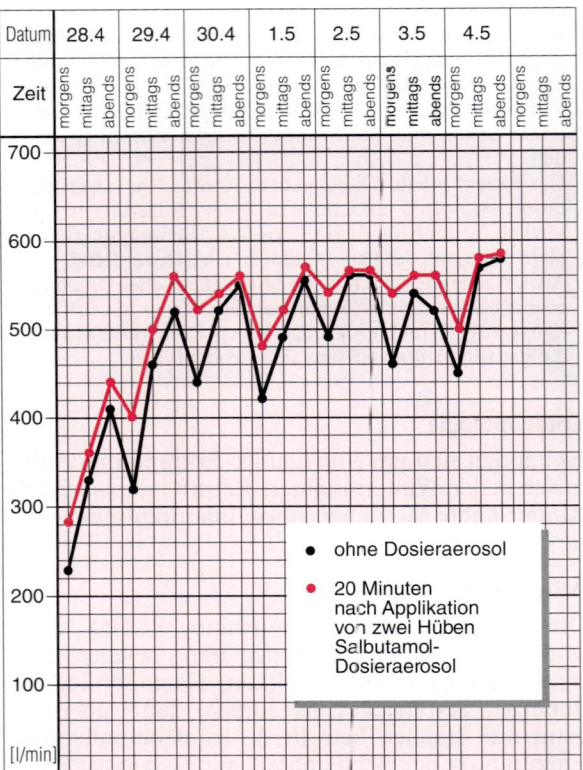

Datum	28.4			29.4			30.4			1.5			2.5			3.5			4.5					
Zeit	morgens	mittags	abends	morgens	mittags	abends	morgens	mittags	abends	morgens	mittags	abends	morgens	mittags	abends	morgens	mittags	abends	morgens	mittags	abends	morgens	mittags	abends

ohne Dosieraerosol

20 Minuten nach Applikation von zwei Hüben Salbutamol-Dosieraerosol

Abb. 22.2-1 Aufzeichnung des Peak flow bei Asthma, Schwankungen im Tagesverlauf um mehr als 20%.

Epidemiologie

Die Angaben in der Literatur bezüglich der Häufigkeit des Asthma bronchiale schwanken zwischen 200 und 10000 Fällen je 100000 Einwohnern. Für die Bundesrepublik Deutschland wird eine Prävalenz von 6000 Fällen je 100000 Einwohnern angegeben (Institut für Sozialwissenschaften Infas, 1986). Über die Inzidenz des Asthma bronchiale gibt es keine genauen Zahlenangaben, sie wird auf 1000 bis 2000 Fälle je 100000 Einwohner geschätzt. Insgesamt scheint die Inzidenz des Asthma bronchiale zuzunehmen.

Ätiologie und Pathogenese

Hauptmerkmal des Asthmas ist die **bronchiale Hyperreaktivität,** das heißt die im Vergleich zum Gesunden überschießende Bronchokonstriktion auf verschiedene Reize. Die bronchiale Hyperreaktivität steht pathogenetisch in engem Zusammenhang mit der in den Atemwegswänden ablaufenden Entzündungsreaktion, welche insbesondere durch eine Infiltration mit eosinophilen Granulozyten gekennzeichnet ist. Die Bronchialobstruktion resultiert aus der komplexen Interaktion von Entzündungszellen und Mediatoren (Abb. 22.2-2).

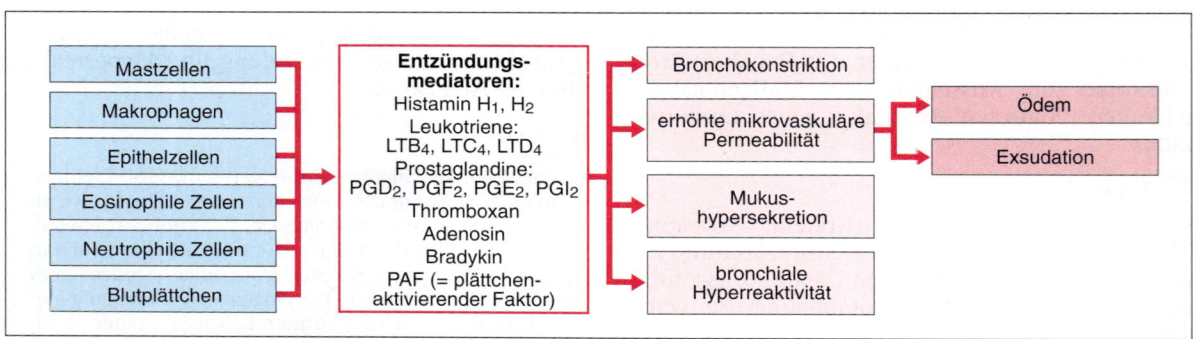

Abb. 22.2-2 Entzündungszellen und Mediatoren beim Asthma (nach D. Ukena und G. W. Sybrecht, 1988).

Auslösend wirken verschiedene inhalierte Allergene (**Extrinsic-** oder **allergisches Asthma**), oft lassen sich kausale Faktoren jedoch nicht nachweisen (**Intrinsic-** oder **endogenes Asthma**). Bei beiden Formen können körperliche Belastung (**belastungsinduziertes Asthma**), unspezifische inhalative Noxen, psychische Faktoren und Virusinfekte einen Anfall auslösen.

🅢 Symptome

Beschwerden: anfallsartige Atemnot, vorwiegend nachts und in den frühen Morgenstunden. Dazwischen Phasen der völligen Beschwerdefreiheit. Exspiratorisches Pfeifen. Unruhe, Angst. Orthopnoe mit Einsatz der Atemhilfsmuskulatur. Zyanose.
Befunde: abhängig vom Schweregrad:
▶ **Leichter Asthmaanfall:** auskultatorisch Giemen und Brummen; der Patient ist fähig, während einer Exspiration ganze Sätze zu Ende zu sprechen.
  – Herzfrequenz kleiner als 100/min
  – Atemfrequenz kleiner als 24/min
  – Peak flow größer als 300 l/min
  – FEV_1 größer als 75% des Sollwertes
  – pO_2 nur leicht erniedrigt bei Hyperventilation (pCO_2 kleiner als 36 mmHg).
▶ **Schwerer Asthmaanfall:** auskultatorisch Giemen und Brummen, jedoch auch extrem leises Atemgeräusch („silent lung"); mehrere Atemzüge sind für das Sprechen eines Satzes notwendig.
  – Herzfrequenz größer oder gleich 120/min
  – Atemfrequenz größer als 24/min
  – deutlich tastbarer Pulsus paradoxus
  – Peak flow kleiner als 200 l/min
  – FEV_1 kleiner als 50% des Sollwertes
  – pO_2 deutlich erniedrigt bei Hyperventilation (pCO_2 kleiner als 36 mmHg).

⚠ **Cave:** Normokapnie bedeutet drohendes respiratorisches Pumpversagen mit konsekutiver respiratorischer Azidose! Auch Bradykardie bedeutet eine schwere vitale Bedrohung!

Der **mittelschwere Asthmaanfall** steht zwischen dem leichten und schweren Anfall. Der Terminus „Status asthmaticus" ist nicht exakt definiert. Es handelt sich um einen akut lebensbedrohlichen Zustand schwerster Ruhedyspnoe, der auf die übliche Therapie nur kurzfristig oder überhaupt nicht anspricht. Die Dauer eines solchen schweren Anfalls kann mehrere Stunden betragen. Im Englischen wird ein solcher Zustand als „acute severe asthma" bezeichnet.
Blutgase: Normo- bzw. Hypoxämie bei Hyperventilation (Hypokapnie, $pCO_2 < 4,5$ kPa ≙ 34 mmHg). „Normalisierung" bzw. Anstieg des pCO_2 (Hyperkapnie, $pCO_2 > 6$ kPa ≙ 46 mmHg) als Zeichen der muskulären Erschöpfung („turnover point"), Indikation zur Beatmung prüfen!

🅓 Diagnostik

Klinischer Befund: im Anfall eindeutig (s. o.), im Intervall diskret bis unauffällig. Giemen und Brummen bei forcierter Exspiration.
Anamnese: anfallsweise Atemnot, vorwiegend nachts oder morgens bzw. bei Allergenexposition oder anderem Auslöser; Phasen der völligen Beschwerdefreiheit (wichtig zur Differenzierung von der chronischen Bronchitis).
Lungenfunktionsprüfungen: Peak-flow-Tagesprofil, Spirometrie bzw. Ganzkörper-Plethysmographie mit Broncholyse, unspezifische Provokation (Histamin, Metacholin etc.). **Laborparameter:** Eosinophilie in Sputum und Serum. **Allergietestung:** Hauttest, Gesamt-IgE-Konzentration im Serum, Bestimmung spezifischer IgE-Antikörper im Serum.

🆅 Therapie

Asthmaanfall:
▶ leicht: Inhalation eines β_2-Sympathomimetikums.
▶ mittelschwer:
  – Inhalation eines β_2-Sympathomimetikums.
  – O_2-Inhalation per Nasensonde (2–4 l/min).
  – Theophyllin-Zufuhr: Bei Vormedikation mit Theophyllin 3 mg pro kg Körpergewicht als Infusion oder als orale Tropflösung; bestand keine Vormedikation, so appliziert man zunächst 5 mg pro kg Körpergewicht. Weitere Zufuhr dann möglichst in Form oraler Retardtabletten unter Kontrolle der Serumkonzentration (therapeutischer Bereich 8–20 mg/l).
▶ schwer: zusätzlich zu o.g. sofortige Injektion von 250 mg Prednisonäquivalent. Da im schweren Anfall Dosier-Aerosole nicht mehr richtig inhaliert werden können, parenterale Applikation eines β_2-Sympathomimetikums (s.c./i.v.).

Cave: Sedativa sind im schweren Anfall kontraindiziert! Klinikeinweisung (Angabe der Dauermedikation und der akut applizierten Medikamente!).

Langzeittherapie:
Therapieziel der Langzeitbehandlung obstruktiver Atemwegserkrankungen ist die Beschwerdefreiheit des Patienten mit Normalisierung der Lungenfunktion.

Prophylaktische Maßnahmen:
▶ Vermeidung inhalativer Noxen,
▶ Allergenkarenz,
▶ Vermeidung „medikamentöser Noxen": nichtsteroidale Antiphlogistika und β-Rezeptoren-Blocker (z. B. Augentropfen).

Medikamentöse Langzeittherapie:
1. **β_2-Sympathomimetika:** Sie sind in der Langzeittherapie Mittel der Wahl zur Symptomkontrolle. Die inhalative Applikation gewährleistet eine

hohe Konzentration des Medikaments am Wirkort mit nur geringgradig ausgeprägten systemischen Nebenwirkungen. Wichtig bei der inhalativen Therapie ist die richtige Anleitung des Patienten zum Gebrauch der Dosier-Aerosole (vom Patienten stets zeigen lassen und gegebenenfalls korrigieren). Gerade bei älteren Menschen erleichtern sog. „Spacer" die richtige Inhalation mittels Dosier-Aerosolen. Bei Kindern und bei Hyperreaktivität auf das in den Dosier-Aerosolen enthaltene Treibgas kommt alternativ die Inhalation eines β_2-Sympathomimetikums in Pulverform in Betracht.

2. **Inhalative Glukokortikoide:** Da die in den Atemwegswänden ablaufende Entzündungsreaktion ein kausal wichtiger Faktor in der Pathogenese der bronchialen Hyperreaktivität ist, rücken antiinflammatorisch wirkende Medikamente in den Vordergrund der Therapie. Topisch wirksame Glukokortikoide wie Beclometason und Budesonid sind in der Langzeittherapie die Mittel der ersten Wahl. Verglichen mit der oralen Applikationsform weist die inhalative Gabe von Glukokortikoiden viel weniger systemische Nebenwirkungen auf. Die Inhalationstechnik muß erlernt und überprüft werden. Durch die Anwendung vor den Mahlzeiten und der dadurch erfolgenden „Mundreinigung" kann einer oropharyngealen Kandidainfektion vorgebeugt werden. Es ist zu beachten, daß die volle Wirksamkeit der inhalativen Glukokortikoide frühestens nach einer Woche eintritt. Zur Behandlung des akuten Asthmaanfalls sind inhalative Glukokortikoide nicht geeignet.

3. **Theophyllin:** Es sind retardierte Theophyllinpräparate zu empfehlen, die in der Regel zweimal täglich verabreicht werden. Bei Dosissteigerungen empfiehlt es sich, zunächst die abendliche Dosis zu erhöhen, um die für das Asthma typischen frühmorgendlichen Atemnotanfälle zu verhindern. Als therapeutischer Bereich wird eine Theophyllin-Serumkonzentration von 8–20 mg/l angesehen. Da die Theophyllin-Clearance starken inter- und intraindividuellen Schwankungen unterliegt, sollte von der Möglichkeit der Bestimmung der Serumkonzentration (therapeutisches Drug monitoring) Gebrauch gemacht werden. Insbesondere bei Nebenwirkungen und ausbleibendem Therapieerfolg sollte die Theophyllin-Serumkonzentration bestimmt werden und eventuell eine Dosisanpassung erfolgen.

4. **Orale Glukokortikoide:** Sollten die vorgenannten Maßnahmen und Medikamente trotz konsequenter Anwendung und maximaler Dosierung keinen ausreichenden therapeutischen Erfolg zeigen, so ist eine orale Glukokortikoidtherapie indiziert. Für die Langzeittherapie sind Erhaltungsdosen < 10 mg Prednisolonäquivalent anzustreben. Die gesamte Dosis sollte morgens eingenommen werden; eine zweitäglich alternieren-

de Therapie ist beim Asthma bronchiale selten erfolgreich. Andere Darreichungsformen (intramuskulär applizierte Kristallsuspensionen) sowie ACTH sind obsolet.

Verlauf und Prognose

Im Kindesalter ergeben sich häufig Remissionen (Angaben zwischen 29 und 57%). Prognostisch günstig ist ein Beginn im Kindes- bis Jugendalter mit leichtem Schweregrad. Bei adäquater Therapie sollte eine Normalisierung der Lungenfunktion zu erreichen sein. Todesfälle sind meist auf eine inadäquate Glukokortikoidtherapie zurückzuführen. Asthma-Mortalität in der Bundesrepublik: drei Todesfälle je 100 000 Einwohnern. Dies bedeutet, daß jährlich in der Bundesrepublik Deutschland ca. 1800 Menschen an Asthma sterben.

Prognostisch ungünstige Faktoren beim **kindlichen Asthma:**
▶ Astmaanfälle schon innerhalb des ersten Lebensjahres,
▶ Beginn einer Pollenallergie bereits vor dem Schulalter,
▶ Persistieren einer Neurodermitis über das Schulalter hinaus,
▶ nachweisbare Lungenfunktionsstörung auch im Intervall,
▶ Thoraxdeformierungen und Kleinwuchs des Kindes.

Differentialdiagnose
▶ chronische Bronchitis
▶ Pneumothorax
▶ Fremdkörperaspiration
▶ Intoxikationen durch inhalative Noxen (Rauchvergiftung, Halogenwasserstoffe, Ozon, Schwefeloxide)
▶ exogen-allergische Alveolitis (Typ-III-Reaktion, Auftreten der Beschwerden mit einer Latenz von sechs bis acht Stunden nach Allergenexposition)
▶ laryngeale Prozesse (Glottisödem, Laryngospasmus, Krupp)
▶ Pleuraerguß
▶ akute Pneumonie
▶ Linksherzinsuffizienz
▶ Lungenödem
▶ Lungenembolie (insbesondere rezidivierende Lungenembolien!)

22.2.4 Chronische Bronchitis

H. A. WALLE, I. KOPER, G. W. SYBRECHT

Chronische inhalative Noxen (inhalatives Zigarettenrauchen) führen zu einer chronischen Entzündung der Bronchialschleimhaut mit den Symptomen Husten und Auswurf. Im Laufe der Jahre entwickelt sich eine chronische obstruktive Ventilationsstörung mit zunächst respiratorischer Partialinsuffizienz. In fortgeschrittenen

Stadien tritt eine respiratorische Globalinsuffizienz mit zunehmender pulmonaler Hypertonie und Entwicklung eines Cor pulmonale auf.

Definition

Eine chronische Bronchitis liegt dann vor, wenn bei einem Patienten in zwei aufeinanderfolgenden Jahren an den meisten Tagen während mindestens drei Monaten Husten und Auswurf bestanden (WHO, 1961).

Kasuistik

Ein 77jähriger Mann stellte sich vor einem Jahr wegen zunehmender Inappetenz, Husten mit weißlichem Auswurf, zunehmender Dyspnoe bis zur Sprechdyspnoe sowie Gewichtsabnahme von 15 kg in sechs Monaten vor, wobei drei Monate zuvor eine Oberschenkelamputation wegen Gangrän bei einer AVK Stadium IV nach Fontaine durchgeführt worden war. Der Patient raucht seit 60 Jahren 30–40 Zigaretten pro Tag, er hatte das Rauchen auch nach zweimaligen Gefäßoperationen nicht eingestellt. Auch nach der Oberschenkelamputation raucht er nach eigenen Angaben weiter ungefähr 20 Zigaretten pro Tag.

Bei der **Inspektion** waren eine zentrale Zyanose, Trommelschlegelfinger mit Uhrglasnägeln und eine faßförmige Konfiguration des Brustkorbes auffällig. Perkutorisch ließen sich tiefstehende Lungengrenzen mit nur geringen Atemexkursionen des Zwerchfells nachweisen. Auskultatorisch leises Atemgeräusch ohne pathologische Nebengeräusche. Die Atemfrequenz betrug 26 Atemzüge pro Minute. Herzfrequenz 80/min, sehr leise Herztöne, Blutdruck 140/180 mmHg. Die Leber war auf 14 cm in der Medioklavikularlinie vergrößert und von derber Konsistenz. Es bestanden leichte Unterschenkelödeme.

Röntgenologisch fanden sich tiefstehende, abgeflachte Zwerchfelle, einzelne Überblähungszonen sowie eine Zeichnungsvermehrung vorwiegend im rechten Unterfeld. Beide Hili waren deutlich verplumpt, es bestanden Kalibersprünge der großen Gefäße (siehe Abb. 22.2-3 und 22.2-4).

Lungenfunktionell ließ sich eine schwerste obstruktive Ventilationsstörung mit respiratorischer Globalinsuffizienz nachweisen (siehe Abb. 22.2-5).

Es wurde eine **antiobstruktive Therapie** eingeleitet. Zusätzlich führte der Patient viermal täglich Inhalationen eines β_2-Sympathomimetikums mittels eines Überdruck-Inhalationsgerätes (IPPB) durch. Zur Senkung des Pulmonalarteriendruckes bei bereits bestehendem Cor pulmonale wurde eine Sauerstoff-Langzeittherapie über 12 bis 15 Stunden pro Tag unter anfänglich engmaschiger Kontrolle der Blutgase begonnen. Die respiratorische Situation des Patienten besserte sich deutlich, der arterielle Kohlendioxid-Partialdruck normalisierte sich. Der Peak flow lag während des gesamten stationären Aufenthaltes konstant bei etwa 320 l/min (siehe Abb. 22.2-6).

In der Folge mußte der Patient erneut mehrfach wegen zunehmender Dyspnoe mit respiratorischer Globalinsuffizienz stationär behandelt werden. Dieses war durch die mangelnde Compliance des Patienten bedingt, der einerseits die Medikation nur unregelmäßig einnahm, der aber andererseits gerade, wenn es ihm besser ging, besonders viel rauchte. Beim letzten stationären Aufenthalt wurde der Patient mit einer schweren Hypoxie und Hyperkapnie eingeliefert, die trotz optimierter konventioneller Therapie nicht mehr zu beseitigen war, so daß der Patient nach drei Tagen im hyperkapnischen Lungenversagen verstarb.

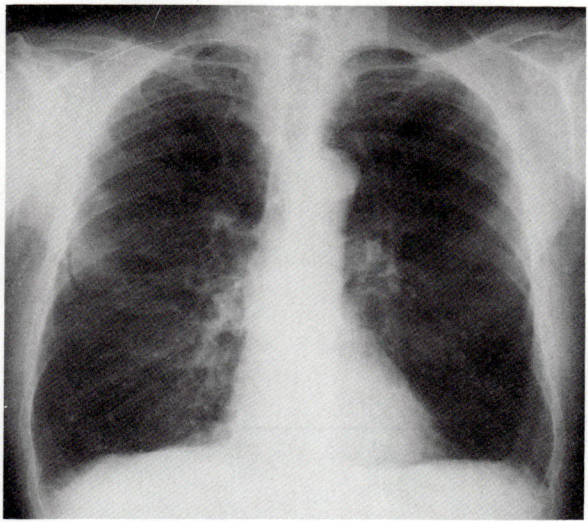

Abb. 22.2-3   Röntgenthoraxaufnahme (p.a.), 77jähriger Patient mit chronischer Bronchitis (Erläuterungen siehe Kasuistik).

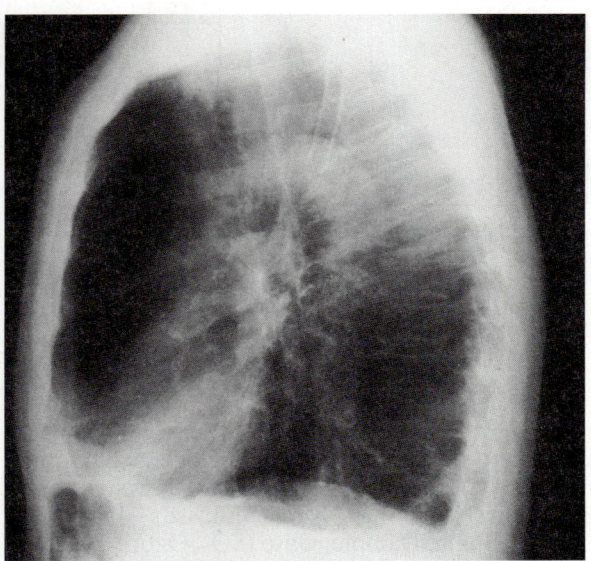

Abb. 22.2-4   Röntgenthoraxaufnahme (seitlich), Patient wie in Abb. 22.2-3.

Epidemiologie

Die chronische Bronchitis gehört zu den häufigsten Erkrankungen überhaupt. Die Prävalenz liegt zwischen 15 und 25% der Gesamtbevölkerung der Bundesrepublik Deutschland. Jeder zweite Raucher im Alter von über 40 Jahren leidet an einer chronischen Bronchitis. Das Verhältnis von Männern zu Frauen beträgt etwa 3:1. In England sterben jährlich etwa 30000 Menschen an den Folgen einer chronisch obstruktiven Bronchitis, davon 8500 vor Erreichen des Rentenalters.

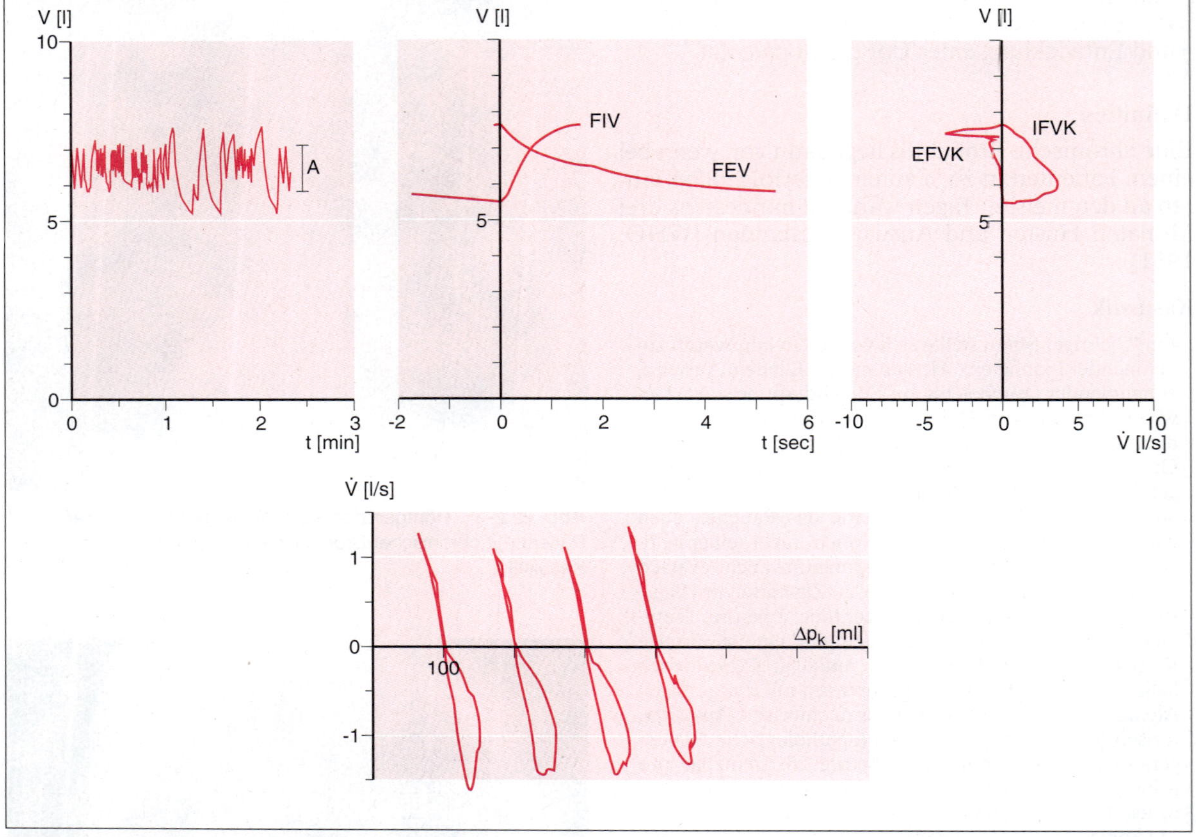

Abb. 22.2-5 Lungenfunktionsprüfung, Patient wie in Abb. 22.2-3. Schwere obstruktive Ventilationsstörung mit exspiratorischer Flußlimitation.
A = Atemzugvolumen; FEV = forciertes exspiratorisches Volumen; FIV = forciertes inspiratorisches Volumen;

EFVK = exspiratorische Fluß-Volumen-Kurve mit einem für einen exspiratorischen Bronchialwandkollaps typischen Knick; IFVK = inspiratorische Fluß-Volumen-Kurve.
Die „Keulen" im Δp_k-V̇-Diagramm weisen darauf hin, daß Strömung und Druck in der Exspiration nicht „in Phase" sind.

Ätiologie und Pathogenese

Multifaktoriell: exogene und endogene Faktoren, inhalatives Rauchen, allgemeine Umweltfaktoren (Luftverschmutzung; Klimaeinflüsse), berufliche Noxen: Staub, Dämpfe, Gase (SO_2, Ozon, CO etc.), rezidivierende Infekte, Störung der mukoziliären Clearance, Defekte der unspezifischen wie spezifischen zellulären und humoralen Abwehr.
Chronische Entzündungen mit Schleimhautödem und Infiltration der Mukosa mit Entzündungszellen führen zu Hyperplasie und Metaplasie des Bronchialepithels mit einer Beeinträchtigung der **mukoziliären Clearance.** Aus der Hyperplasie und Hypertrophie der Schleimdrüsen resultiert eine Mukushypersekretion („Bronchorrhö"), wobei ein in seiner Konsistenz veränderter, „zäher" Schleim sezerniert wird („Dyskrinie"). Es entsteht ein Mißverhältnis zwischen Schleimproduktion und der Fähigkeit, diesen durch den ziliären Apparat wieder hinauszubefördern.
Als häufigste Ursache dieser geschilderten Veränderungen ist das Inhalationsrauchen anzuschuldigen.

Normalerweise schlagen die Zilien des Bronchialsystems 2000mal pro Minute und befördern so Schleim, Bakterien, Fremdkörper etc. innerhalb von 30 Minuten aus dem Bronchialsystem. Der inhalierte Rauch nur einer Zigarette bremst diese ziliäre Klärfunktion um ca. 50%.

Ⓢ Symptome

▶ Husten („Raucherhusten")
▶ Auswurf („Bronchorrhö")
▶ Dyspnoe (zunehmende Belastungsdyspnoe bis zur Ruhedyspnoe)
▶ Lippenzyanose, Trommelschlegelfinger und Uhrglasnägel
▶ in fortgeschrittenen Stadien Zeichen der Rechtsherzinsuffizienz
▶ klinisches Bild des „blue bloater" (siehe Kap. 22.2.5).

Ⓓ Diagnostik

▶ Anamnese
▶ klinischer Befund

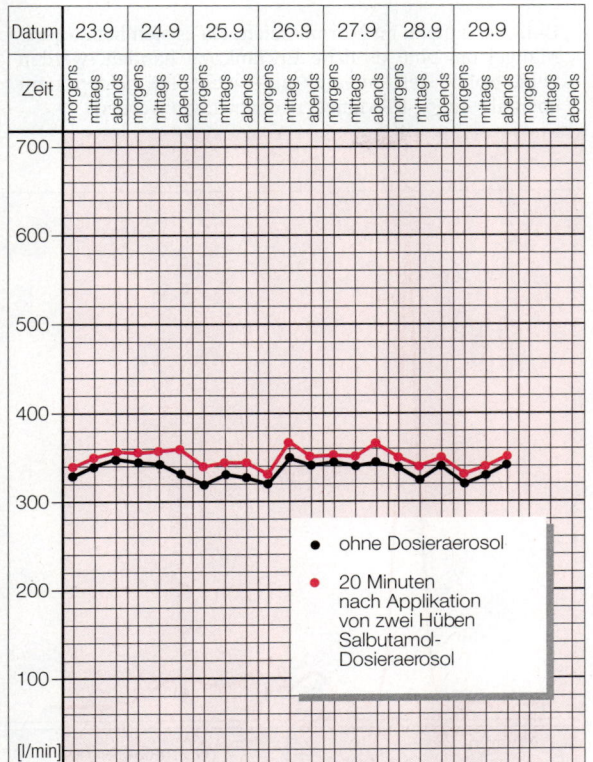

Datum	23.9			24.9			25.9			26.9			27.9			28.9			29.9					
Zeit	morgens	mittags	abends	morgens	mittags	abends	morgens	mittags	abends	morgens	mittags	abends	morgens	mittags	abends	morgens	mittags	abends	morgens	mittags	abends	morgens	mittags	abends

● ohne Dosieraerosol

● 20 Minuten nach Applikation von zwei Hüben Salbutamol-Dosieraerosol

Abb. 22.2-6 Aufzeichnung des Peak flow bei chronischer Bronchitis. Im Gegensatz zum Asthma bronchiale ist der Peak flow im Tagesverlauf nahezu konstant.

▶ Blutgase (respiratorische Partial- bzw. Global-insuffizienz)
▶ Röntgenaufnahmen der Thoraxorgane:
  – Abflachung des Zwerchfells
  – unspezifische Veränderungen
  – peribronchiale Infiltration
  – betonte Hili
  – Kalibersprung (sprunghafte Querschnittsän-derung der großen Gefäße: am Hilus verdickt, in der Peripherie eng)
▶ Lungenfunktionsprüfung (obstruktive Ventila-tionsstörung)
▶ Laboruntersuchungen: Blutbild, Hämatokrit, α_1-PI (α_1-Proteinase-Inhibitor)
▶ Sputumbakteriologie

▼ **Therapie**

▶ Nikotinkarenz.
▶ Meidung von Noxen (evtl. Arbeitsplatzwechsel).
▶ Bezüglich β_2-Sympathomimetika und Theophyl-lin siehe Kap. 22.2.3.
▶ m-Cholinozeptoren-Blocker: Ipratropiumbro-mid, Oxitropiumbromid. Die Wirksamkeit dieser Anticholinergika liegt bei der chronischen Bron-chitis bei über 90%, beim Asthma bronchiale da-gegen sind sie weniger wirksam. In jedem Fall sollte die Wirksamkeit dieser Substanzen indi-viduell mittels Lungenfunktionsprüfungen über-prüft werden.
▶ DNCG und Ketotifen sind bei der chronischen Bronchitis nicht wirksam. Sie haben als sog. „Mastzellstabilisatoren" vorwiegend eine protek-tive Wirkung beim exogen-allergischen Asthma bronchiale.
▶ Ggf. Therapieversuch mit Glukokortikoiden.
▶ Regelmäßige (z.B. dreimal täglich) Anwendung einer intermittierenden Überdruckinhalation (IPPB) unter Zusatz eines β_2-Sympathomimeti-kums zur Verbesserung der mukoziliären Clear-ance. Bei schwerster respiratorischer Insuffizienz sollte der Patient lernen, sich über ein Mund-stück oder eine Atemmaske mit einem IPPB-Gerät in zeitlich begrenzten Phasen beatmen zu lassen. In diesen Phasen wird der ermüdeten Inspirationsmuskulatur die Möglichkeit zur Er-holung gegeben. Sollten mehrfache, kurzdauern-de (10 min) Beatmungsphasen nicht ausreichen, ist eine stundenweise Beatmung (Atemmaske, cuirass) zu erwägen. Hier sind Fortschritte in naher Zukunft zu erwarten.
▶ Mit der Sauerstoff-Langzeittherapie soll der Ent-wicklung eines Cor pulmonale vorgebeugt bzw. bei bereits bestehender pulmonaler Hypertonie eine weitere Verschlechterung verhindert wer-den.

Seine Erniedrigung des Sauerstoffpartialdruckes im sta-bilen Zustand des Patienten ist Voraussetzung. Durch Erhöhung des inspiratorischen Sauerstoffanteils (FiO$_2$) kommt es zur Senkung des pulmonalarteriellen Druckes. Damit dieser Effekt langfristig die Prognose des Patienten verbessert, ist eine regelmäßige Sauerstoffinhalation über mindestens 12 bis 15 Stunden täglich nötig. Bei diesen lan-gen Inhalationszeiten ist es günstig, dem Patienten einen Sauerstoffkonzentrator zu verordnen, so daß nicht ständig die Sauerstoff-Flaschen gewechselt werden müssen und der Patient nicht von einer „Zulieferfirma" abhängig ist (Wochenenden). Zudem ist ein Sauerstoffkonzentrator langfristig wirtschaftlicher als Sauerstoff-Flaschen. Die Ersteinstellung sollte unter stationären Bedingungen (in den ersten Tagen mehrmals täglich Kontrolle der Blutgase) erfolgen.

Verlauf und Prognose

▶ Entwicklung eines Cor pulmonale (Prävention durch Sauerstoff-Langzeittherapie, siehe oben).
▶ Tod im hyperkapnischen Lungenversagen (siehe auch Kap. 22.10.2) oder in der Rechtsherzde-kompensation.
▶ Ungünstige Prognosefaktoren: Schweregrad der Ventilationsstörung, Ausmaß des Nikotinabusus, Alter, manifestes Cor pulmonale.
▶ Günstiger Prognosefaktor: Reversibilität der Ob-struktion durch Bronchodilatatoren.

Differentialdiagnose

Asthma bronchiale, Emphysem, Bronchiektasen, Mukoviszidose (Kinder, Jugendliche), Linksherz-insuffizienz, Bronchialkarzinom, Tuberkulose, Myasthenia gravis.

22.2.5 Lungenemphysem

H. A. Walle, I. Koper, G. W. Sybrecht

Unter einem Lungenemphysem versteht man eine Erweiterung des Luftraumes distal der terminalen Bronchiolen, die das normale Maß überschreitet und stets mit einer Destruktion von Lungengewebe einhergeht. Häufig ist eine begleitende obstruktive Bronchitis nachweisbar. Selten ist ein angeborener Mangel an α_1-Proteinase-Inhibitor (α_1-PI) die Ursache. Konsequente symptomatische Therapie führt zu einer deutlichen Verbesserung der Lebensqualität. Prognostisch wichtige Faktoren sind die Entwicklung einer respiratorischen Insuffizienz und das Ausmaß der Rechtsherzbelastung.

Definition

Abnormale und dauerhafte Erweiterung der Lufträume distal der terminalen Bronchiolen, einhergehend mit einer teilweisen Destruktion von Alveolarwänden (kurz: **irreversible Lungenüberblähung infolge Destruktion von Lungenparenchym**).

Kasuistik

Bei einem 47jährigen Patienten ist eine seit zehn Jahren zunehmende chronische obstruktive Ventilationsstörung bekannt. Seit der Kindheit besteht eine erhöhte Infektneigung des Tracheobronchialsystems. Nach einem Infekt vor zehn Jahren traten die ersten Atembeschwerden auf. Trotz der über Jahre zunehmenden Belastungsdyspnoe raucht der Patient weiterhin durchschnittlich zehn Zigaretten pro Tag. Im Rahmen einer Kur im Hochgebirgsklima kommt es zu einer ausgeprägten respiratorischen Partialinsuffizienz, die zur Verlegung in unsere Abteilung führt.

Bei der **körperlichen Untersuchung** des untergewichtigen Patienten (57 kg, 168 cm) fallen tiefstehende Lungengrenzen mit aufgehobener Atemverschieblichkeit, ein deutlich hypersonorer Klopfschall und ein sehr leises Atemgeräusch auf. Die Atemfrequenz beträgt 30 Atemzüge pro Minute. Die Herztöne sind kaum hörbar, wobei eine fixierte Spaltung des zweiten Herztons besteht. Die Herzfrequenz beträgt 110 Schläge pro Minute, der Blutdruck 110/65 mmHg.

Labor: In der Serumelektrophorese fällt eine Erniedrigung der α_1-Globuline auf 1,1 rel.% auf (siehe Abb. 22.2-7). Die Bestimmung des α_1-PI ergibt einen deutlich erniedrigten Wert. Die Phänotypisierung ergibt eine Homozygotie für das seltene Defektallel Z (ZZ).

Röntgenologisch sind beidseits tiefstehende Zwerchfelle zu sehen (siehe Abb. 22.2-8 und 22.2-9). In beiden Lungenunterfeldern minderperfundierte Areale mit vermehrter Strahlentransparenz; Hili plump, Kalibersprünge der großen Gefäße.

Lungenfunktionell ist eine schwere obstruktive Ventilationsstörung mit Überblähung und respiratorischer Partialinsuffizienz nachweisbar.

Neben einer optimierten **antiobstruktiven Therapie** und regelmäßiger IPPB-Anwendung wird eine **Sauerstoff-Langzeittherapie** begonnen. Mit einem Flow von einem Liter Sauerstoff pro Minute per Nasensonde liegen die Blutgase nahezu im Normbereich. Da es sich beim α_1-PI-Mangel um eine erbliche Erkrankung handelt, werden beide Söhne des Patienten untersucht. Bei beiden kann ebenfalls ein α_1-PI-Mangel nachgewiesen werden.

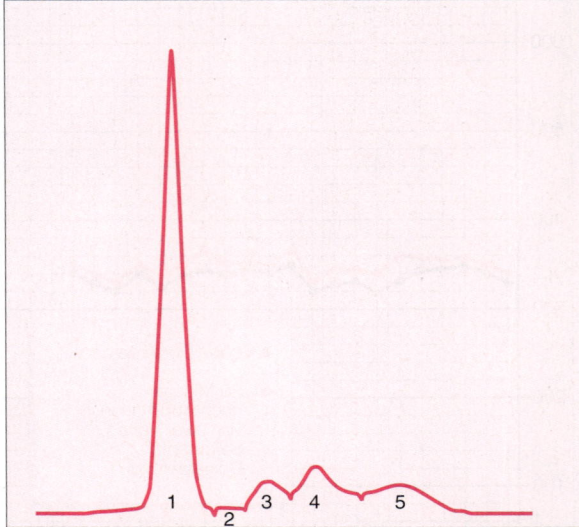

Albumin Globulin		Normalbereiche
1 Alb	67,0 %	58,0 - 70,0 %
2 α_1 - G	1,1 %	1,5 - 4,0 %
3 α_2 - G	7,0 %	5,0 - 10,0 %
4 β - G	13,0 %	8,0 - 13,0 %
5 γ - G	11,9 %	10,0 - 19,0 %

Abb. 22.2-7   Serum-Elektrophorese, Erniedrigung der α_1-Globulin-Bande auf 1,1 rel% bei α_1-PI-Mangel.

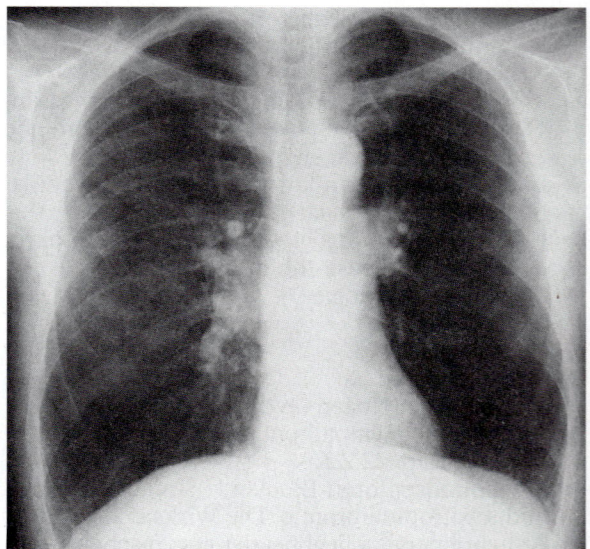

Abb. 22.2-8   Röntgenaufnahme der Thoraxorgane (p.a.), Patient wie in Abb. 22.2-7, deutliche Emphysemzeichen (Erläuterungen siehe Kasuistik).

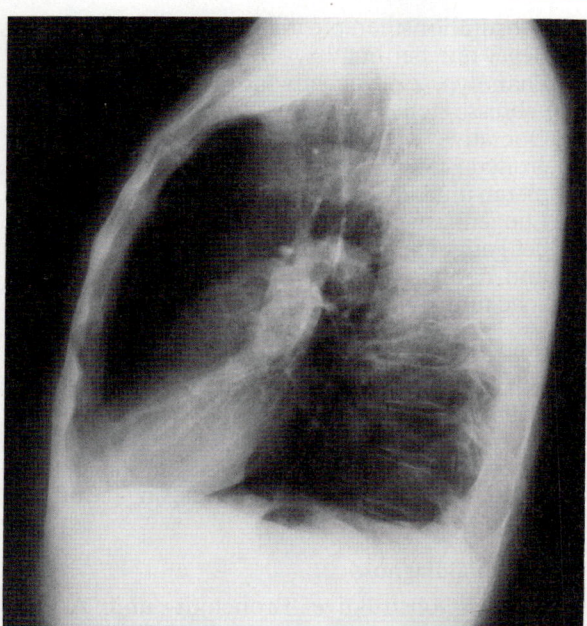

Abb. 22.2-9 Röntgenaufnahme der Thoraxorgane (seitlich), Patient wie in Abb. 22.2-7.

Epidemiologie

Basierend auf Obduktionsstatistiken läßt sich ein Lungenemphysem in bis zu 40% der Fälle nachweisen. Bei in Kliniken Verstorbenen ist in 10% der Fälle das Lungenemphysem die Haupttodesursache oder eine wesentliche Teilursache. In der Bundesrepublik Deutschland verstarben 1984 ca. 8700 Menschen an Lungenemphysem; diese Zahl entspricht ungefähr der an Diabetes mellitus oder infolge von Verkehrsunfällen Verstorbenen. Bei Patienten mit Lungenemphysem beträgt der Anteil der Patienten mit schwerem angeborenem α_1-PI-Mangel zwischen 1 und 2%.

Ätiologie und Pathogenese

Pathologisch-anatomisch wird das panlobuläre vom zentrilobulären Emphysem unterschieden.
Zentrilobuläres Emphysem: Befall von Bronchioli terminales und respiratorii; häufig bei chronischer Bronchitis; Entstehung über inhalative Noxen.
Panlobuläres Emphysem: Destruktion des gesamten Azinus, insbesondere der Alveolen. Prototyp ist der schwere homozygote α_1-PI-Mangel.
Für die Entstehung des panlobulären Lungenemphysems wird heute das sogenannte „Proteasen-Antiproteasen-Konzept" favorisiert. Normalerweise werden in der Lunge elastin- und kollagenspaltende Enzyme, die z.B. im Rahmen von Infektionen aus neutrophilen Granulozyten freigesetzt werden, durch eine im Überschuß im Blut zirkulierende Antielastase neutralisiert. Die wichtigste Antielastase ist das Glykoprotein α_1-Proteinase-Inhibitor (α_1-PI). Der frühere Terminus α_1-Antitrypsin wird nicht mehr verwendet, da eher Elastasen als Trypsin

inaktiviert werden. Normalerweise besteht ein Übergewicht zugunsten von Antielastasen.
Eine Reihe von autosomal vererbten kodominanten Allelen eines Genlocus am Chromosom 14 kontrollieren die α_1-PI-Synthese in der Leber. Mindestens 32 verschiedene Phänotypen existieren. Verglichen mit dem homozygoten normalen Phänotyp MM, produziert der homozygote Phänotyp ZZ nur 15% des α_1-PI eines Gesunden, der heterozygote etwa die Hälfte. Die durch den angeborenen Defekt auf unter 25% der Norm verminderte Antiproteasen-Aktivität reicht nicht zur Neutralisierung der Proteasen aus, es überwiegen die das Parenchym destruierenden Prozesse. Bei Homozygoten mit einer α_1-PI-Plasmakonzentration von weniger als 0,7 g/l (Normwert 2–4 g/l in Abhängigkeit von der Bestimmungsmethode) entwickelt sich typischerweise im dritten oder vierten Lebensjahrzehnt ein symptomatisches Lungenemphysem vom panlobulären Typ mit rascher Progreßtendenz.
Häufiger ist das durch jahrzehntelanges **inhalatives Rauchen** induzierte zentrilobuläre Emphysem. Als pathogenetisch wichtiger Mechanismus wird heute neben den im Zigarettenrauch vorhandenen, direkt lungentoxischen Oxidanzien die Inaktivierung des α_1-PI durch Produkte des Zigarettenrauches angesehen. Eine weitere wichtige Quelle von Proteasen sind H. influenzae, S. pneumoniae und Pseudomonas-Stämme, die im Rahmen einer chronischen Bronchitis den Respirationstrakt infizieren.
Als Folge der dauerhaften Erweiterung der Lufträume führt der hierdurch eintretende Verlust von elastischer Rückstellkraft zu einem frühzeitigen **exspiratorischen Kollaps** mit Behinderung des Flows. Neben den infolge einer obstruktiven Bronchitis oder von rezidivierenden Infekten auftretenden Parenchymdestruktionen können im Rahmen granulomatöser oder narbiger Lungenprozesse umschriebene **Überblähungszonen** auftreten.

🅢 Symptome

Das klinische Beschwerdebild entspricht häufig dem der obstruktiven Bronchitis. Wenngleich die klinischen Manifestationsformen sich über ein Kontinuum erstrecken, werden klassischerweise zwei Erscheinungsformen einander gegenübergestellt (siehe Tab. 22.2-1).

🅓 Diagnostik

▶ **Anamnese:** Rauchgewohnheiten, berufliche Noxen, genetische Prädisposition.
▶ **Klinischer Befund:** faßförmiger Thorax, horizontal verlaufende Rippen, hypersonorer Klopfschall, tiefstehende Lungengrenzen, geringe Zwerchfellverschieblichkeit, leises Vesikuläratmen, leise Herztöne. Einsatz der Atemhilfsmuskulatur.
▶ **Röntgenaufnahmen** der Thoraxorgane: sogenannte „indirekte Emphysemzeichen": horizontal verlaufende Rippen mit breiten Interkostalräumen, Überblähungszonen, Bullae, gefäßbe-

Tab. 22.2-1 Klinische Erscheinungsformen chronisch obstruktiver Ventilationsstörungen

klinische Befunde	emphysematös „pink puffer"*	bronchitisch „blue bloater"**
Husten	mäßig	ausgeprägt
Sputum	spärlich	reichlich, purulent
Dyspnoe	ausgeprägt	mäßig
Bronchitis	selten	häufig
akute respiratorische Insuffizienz	oft terminal	wiederholt
Sauerstoffpartialdruck	8,6–10 kPa	6–8 kPa
Kohlendioxidpartialdruck	4,6–5,3 kPa	6–8 kPa
Cor pulmonale	terminal	häufig
Atemwegswiderstand	leicht erhöht	hoch
Diffusionskapazität	erniedrigt	normal, Messung jedoch nicht sinnvoll

* „pink puffer" = „fighter", abgemagert (pulmonale Kachexie), Tachypnoe, Einsatz der auxiliären Atemmuskulatur, wenig Husten mit wenig Sputum. Durch Hyperventilation kann der pO_2 noch so weit aufrechterhalten werden, daß eine ausreichende O_2-Sättigung des arteriellen Blutes erreicht werden kann. Es fehlt also die Zyanose (daher pink puffer). Auch der pCO_2 liegt noch im oder unterhalb des Normbereichs.

** „blue bloater" = „Bronchitiker". Meist starke Raucher mit seit Jahren bestehendem Husten mit viel Auswurf. Die Patienten sind meist übergewichtig und haben eine respiratorische Globalinsuffizienz mit Hypoxämie und Hyperkapnie (erniedrigter pO_2 bei erhöhtem pCO_2). Es besteht eine deutliche Zyanose (daher blue bloater).

tonte Hili, vermehrte Strahlentransparenz (= verminderte Gefäßzeichnung) in den peripheren Lungenabschnitten.

▶ **Computertomographie.**
▶ **Lungenfunktionsprüfung:** Erhöhung von Residualvolumen und Totalkapazität, Obstruktion; Instabilität der Atemwege; respiratorische Partial- oder Globalinsuffizienz.
▶ **Laboruntersuchungen:** Polyglobulie, fehlende bzw. reduzierte α_1-Globulin-Fraktion in der Serumelektrophorese.

▼ **Therapie**

▶ Meidung inhalativer Noxen.
▶ Symptomatische Therapie der Bronchialobstruktion (siehe Kap. 22.2.4).
▶ Konsequente Behandlung bronchopulmonaler Infekte.
▶ Sauerstoff-Langzeittherapie.
▶ Minderung der Dyspnoe durch Reduktion der Atemarbeit (pharmakologisch, physikalisch) und Stärkung der Atemmuskulatur (Theophyllin, inspiratorisches Training, proteinreiche Ernährung).
▶ Steigerung der körperlichen Leistungsfähigkeit durch isometrische Übungen und Training unter Sauerstoffzufuhr.

▶ Substitutionstherapie mit humanem α_1-PI: in der Regel nur bei homozygotem α_1-PI-Mangel vom Phänotyp ZZ (nebenwirkungsfrei; Langzeitergebnisse stehen noch aus).
▶ Operative Maßnahmen: Bullektomie nur bei großen Blasen, die 50% eines Hemithorax okkupieren und die gesunde Lunge komprimieren; die Lungentransplantation wird mit steigender Zahl bei Patienten durchgeführt, die bereits im vierten und fünften Lebensjahrzehnt in die respiratorische und kardiale Insuffizienz geraten sind.

Verlauf und Prognose

Durch konsequente Therapie deutliche Besserung der Prognose, insbesondere bei akuter respiratorischer Insuffizienz. Im übrigen abhängig vom Schweregrad der Erkrankung (asymptomatisch – chronisches respiratorisches Versagen – Cor pulmonale).

Differentialdiagnose

Chronisch obstruktive Bronchitis und Asthma bronchiale (Volumen pulmonum auctum).

22.2.6 Bronchiektasen

H. A. WALLE, I. KOPER, G. W. SYBRECHT

Als Folge akuter oder chronischer bronchopulmonaler Entzündungen entstandene, sackförmige oder zylindrische Erweiterungen großer Bronchien mit Destruktion der Bronchialwand. Bei beeinträchtigter ziliärer Clearance verursacht die resultierende Sekretretention eine bakterielle Infektion mit Destruktion von Bronchialschleimhaut und Lungenparenchym. Therapeutisch sind die antiobstruktive und die antibiotische Behandlung von großer Bedeutung. Prognostisch entscheidend sind die zunehmende Bronchialobstruktion mit respiratorischer Insuffizienz und die Entwicklung eines Cor pulmonale.

Definition

Sackförmige oder zylindrische Erweiterungen großer Bronchien mit Destruktion der Bronchialwand und häufig auch der nachgeschalteten Alveolarbezirke.

Kasuistik

Ein 27jähriger Patient wird wegen rezidivierender, zum Teil hoch fieberhafter bronchialer Infekte stationär aufgenommen. Der Patient berichtet, seit Kindheit unter chronischen Bronchitiden zu leiden. In den letzten Jahren bestehe ein chronischer Husten mit vermehrt eitrigem Auswurf, häufig febrilen Temperaturen bis 39 °C, gelegentlich blutigem Auswurf und zunehmender Luftnot bei mäßigen Belastungen.
Klinisch fallen eine blasse Haut- und Schleimhautfarbe, eine leichte Lippenzyanose und angedeutete Trommelschlegelfinger mit Uhrglasnägeln auf. Dyspnoe und

Tachypnoe bereits beim Auskleiden. Auskultatorisch über allen Lungenabschnitten Giemen, Brummen und grobblasige Rasselgeräusche.

Laborchemisch ist lediglich eine auf 39/73 mm beschleunigte BKS auffällig. **Röntgenologisch** erkennt man eine deutlich vermehrte Streifenzeichnung in beiden Lungenunterfeldern mit zum Teil peribronchialen Infiltrationen (siehe Abb. 22.2-10).

Bei der **Lungenfunktionsprüfung** läßt sich eine mäßige Bronchialobstruktion mit schwerer Lungenerweiterung nachweisen. Es besteht bereits eine schwere respiratorische Partialinsuffizienz.

Bronchoskopisch wird im gesamten Bronchialsystem massiv eitriges Sekret abgesaugt. Die Schleimhaut ist stark entzündlich verändert, wobei die Unterlappen am stärksten betroffen sind. Bei der **Bronchographie** stellen sich ausgeprägte sackförmige Bronchiektasen in beiden Unterlappen, Mittellappen und Lingula sowie weniger ausgeprägte Veränderungen im restlichen linken Oberlappen dar (siehe Abb. 22.2-11). Im Bronchialsekret werden grampositive Kokken und Pseudomonas aeruginosa nachgewiesen.

Entsprechend dem Antibiogramm wird eine **Antibiotikatherapie** eingeleitet, zusätzlich erfolgt eine medikamentöse antiobstruktive Therapie. Einweisung in die Technik der **posturalen Drainage,** einer Drainage durch Lagerung, die mindestens zweimal täglich durchgeführt werden soll. In den folgenden Jahren befindet sich der Patient mehrfach wegen Infektexazerbationen in stationärer Behandlung. Es entwickeln sich eine schwere respiratorische Globalinsuffizienz und ein Cor pulmonale. Im Alter von 34 Jahren verstirbt der Patient im hyperkapnischen Lungenversagen bei gleichzeitig bestehender Rechtsherzdekompensation.

Epidemiologie

Inzidenz 10 Fälle pro 100000 Einwohner, Prävalenz 100–200 Fälle pro 100000 Einwohner. Die

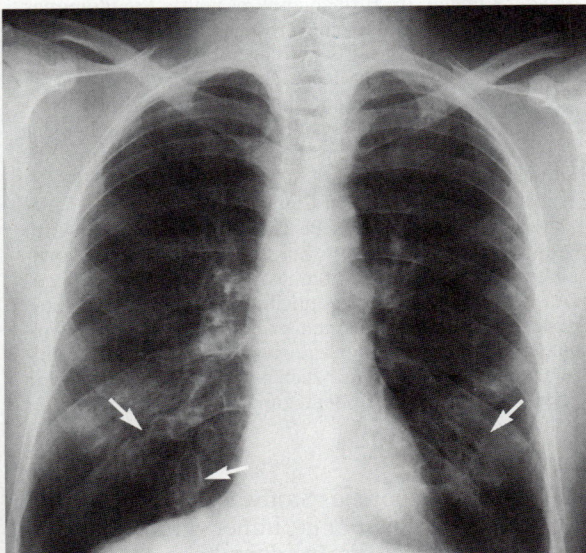

Abb. 22.2-10 Röntgenaufnahme der Thoraxorgane (p.a.), Patient mit Bronchiektasen.

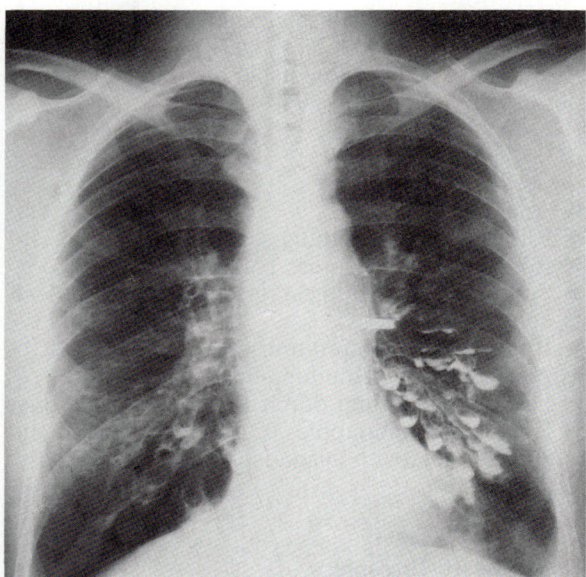

Abb. 22.2-11 Bronchographie, Patient wie in Abb. 22.2-10.

Häufigkeit der Bronchiektasen hat in den letzten Jahrzehnten deutlich abgenommen.

Ätiologie und Pathogenese

Angeboren: „immotile cilia"-Syndrom (Zilien- und Spermiendyskinesie): Bei zystischer Fibrose und hereditären Immundefekterkrankungen Auftreten der Bronchiektasen als Folge rezidivierender bronchopulmonaler Infektionen.

Erworben: als Folge akuter oder chronischer bronchopulmonaler Entzündungen im Kindesalter: Masern, Pertussis, Adenovirusinfektion, Staphylokokken-Pneumonie, zystische Fibrose, poststenotische Pneumonie bei Fremdkörperaspiration.

Im Erwachsenenalter: obstruktive Bronchitis, Lungentuberkulose, poststenotische Pneumonie bei Tumor.

Pathogenetisch entscheidend ist die Beeinträchtigung der mukoziliären Clearance. Jede Bronchialobstruktion mit Sekretion ebnet den Weg für eine bakterielle Superinfektion, welche zur Destruktion der Bronchialschleimhaut und des Lungenparenchyms führt.

Lokalisation: In 50% bilateral, meist basale Segmente der Unterlappen; in 10% auf Mittellappen oder Lingula beschränkt.

Ⓢ Symptome

„Maulvolle" Expektoration, besonders morgens und nach Lagewechsel purulentes, putride stinkendes Sputum (evtl. dreischichtig), zunehmende Bronchialobstruktion (Dyspnoe, Zyanose), rezidivierende Pneumonien, Hämoptysen, Trommelschlegelfinger und Uhrglasnägel, in fortgeschrittenen Stadien Zeichen der respiratorischen Insuffizienz und Rechtsherzinsuffizienz (Cor pulmonale).

D Diagnostik

▶ Anamnese
▶ Klinische Untersuchung
▶ Röntgenaufnahmen der Thoraxorgane
▶ Sputumuntersuchungen (gramnegative Problemkeime, Aspergillus)
▶ Blutgase, Lungenfunktion
▶ Ausschluß eines Immundefekt-Syndroms
▶ Diagnosesicherung durch Bronchographie oder Computertomographie (CT nicht ausreichend zur präoperativen Diagnostik)

▼ Therapie

Konservative Therapie:
▶ antiobstruktive und antibiotische Therapie (entsprechend Antibiogramm, hauptsächlich orale Aminopenicilline oder Co-trimoxazol); insbesondere Verbesserung der muköziliären Clearance: β_2-Sympathomimetika, Theophyllin
▶ physikalische Maßnahmen (Atemgymnastik, Lagerungsdrainagen)
▶ Flüssigkeitszufuhr
▶ Sauerstoff-Langzeittherapie bei arterieller Hypoxämie
▶ Ultima ratio: therapeutische Bronchoskopie mit Sekretabsaugung

Operative Therapie: Indiziert bei Nachweis einer lokalisierten resezierbaren Bronchiektasie, die auf konservative Therapie nicht befriedigend anspricht oder die zu schweren Komplikationen wie rezidivierenden Pneumonien oder lebensbedrohlicher Hämoptyse geführt hat.

Komplikationen

Rezidivierende Pneumonien, Lungenabszesse, Hämoptyse, Aspergillose, selten bakterielle Metastasierung (Hirnabszesse). Bei respiratorischer Insuffizienz Entwicklung eines Cor pulmonale. Des weiteren Amyloidose.

Verlauf und Prognose

Aufgrund einer wirkungsvollen konservativen Therapie ist die Prognose heute deutlich besser als früher. Entscheidend für den Krankheitsverlauf sind die zunehmende Atemwegsobstruktion mit respiratorischer Insuffizienz sowie die Entwicklung eines Cor pulmonale.

Differentialdiagnose

Chronische Bronchitis, Bronchitis deformans, Tuberkulose, Immundefekterkrankungen, zystische Fibrose, Bronchialkarzinom, „immotile cilia"-Syndrom (elektronenoptische Untersuchungen des bronchialen Flimmerepithels).

22.2.7 Zystische Fibrose (Mukoviszidose)

H. A. WALLE, I. KOPER, G. W. SYBRECHT

Autosomal-rezessiv vererbte Erkrankung, die sich an exokrinen Drüsen manifestiert und mit einer vermehrten Viskosität exokriner Sekrete einhergeht. Inzidenz 1:2000–3500 Neugeborene. In der Lunge kommt es zur Retention von viskösem Schleim, zur Bronchialobstruktion mit Dys- und Atelektasen, chronischen Bronchitiden, Bronchiektasen, emphysematischen Veränderungen und Fibrose des Parenchyms. Komplikationen sind rezidivierende Hämoptysen, Pneumothoraces, Atelektasen und Pneumonien. Chronische Hypoxie führt zur Rechtsherzinsuffizienz.

Definition

Die zystische Fibrose ist eine autosomal-rezessiv vererbte Erkrankung, die sich an exokrinen Drüsen wie Pankreas, Lunge, Nebenhoden, Gallenwegen manifestiert und mit erhöhter Viskosität exokriner Sekrete einhergeht.

Kasuistik

Ein 23jähriger Patient berichtet bei der Aufnahme, seit fünf Jahren ständig an Bronchitis mit grünlichem Auswurf zu leiden. Trotz mehrfacher längerfristiger antibiotischer Behandlung sei keine dauerhafte Besserung eingetreten. Bei der **klinischen Untersuchung** waren lediglich Rasselgeräusche über beiden Lungen auffällig. Bei den Laboruntersuchungen fiel eine Leukozytose von 14,3/nl auf. **Röntgenologisch** fielen diffus feinfleckige und streifige Verschattungen in beiden Lungen mit Betonung der Mittel- und Oberfelder beidseits sowie des rechten Unterfeldes auf (siehe Abb. 22.2-12). **Bronchoskopisch** fand sich eine floride eitrige Bronchitis mit disseminiertem Befall beider Lungen. Im Bronchialsekret wurde Pseudomonas aeruginosa nachgewiesen. Der wegen des klinischen Verdachts auf Mukoviszidose durchgeführte **Schweißtest** war positiv (= Shwachman-Test; dient dem Nachweis der bei der zystischen Fibrose auf die 2- bis 5fach erhöhte Na^+- und Cl^--Sekretion im Schweiß: 15 min nach Waschen der Hände und Füße mit entsalztem Wasser wird durch Abdruck auf eine $AgNO_3$-K_2CrO_4-Agarplatte die NaCl-Ausscheidung im Schweiß bestimmt). Es wurde eine **antibiotische Therapie** entsprechend dem Antibiogramm eingeleitet. Zur Verbesserung der muköziliären Clearance zunächst inhalative β_2-Sympathomimetika, später zusätzlich Theophyllin per os. Enzymsubstitution mit Pankreasfermenten zu den Mahlzeiten. Einweisung in die Technik der autogenen Drainage und Klopf-Lagerungsdrainage. Zusätzlich wurde dem Patienten eine regelmäßige sportliche Betätigung empfohlen.

Epidemiologie

Häufigste angeborene Stoffwechselkrankheit der kaukasischen Rasse mit hoher Frühletalität. In Mitteleuropa liegt die Inzidenz bei einem Erkrankungsfall auf 2000 bis 3000 Neugeborene. Heterozygotenfrequenz 1:25.

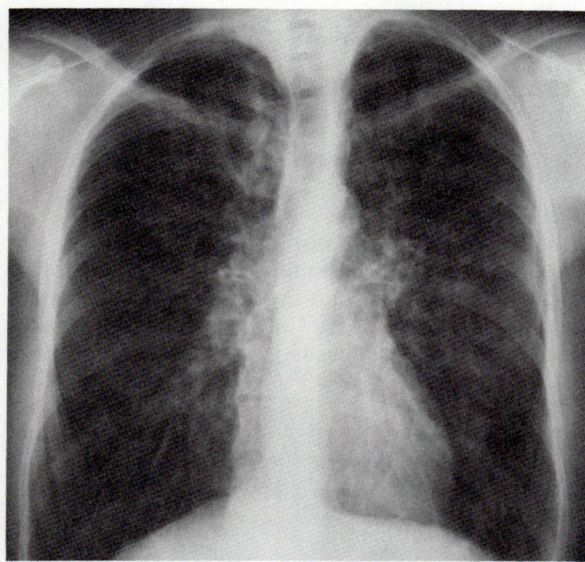

Abb. 22.2-12 Röntgenaufnahme der Thoraxorgane (p.a.), 23jähriger Patient mit Mukoviszidose (Erläuterungen siehe Kasuistik).

Ätiologie und Pathogenese

Es handelt sich um eine **autosomal-rezessiv** vererbte Stoffwechselerkrankung. Heterozygote Merkmalsträger sind phänotypisch unauffällig und gesund, nur homozygote Merkmalsträger erkranken. Es liegt wahrscheinlich ein monogener Defekt im Bereich des langen Arms des Chromosoms Nr. 7 vor. Auf zellulärer Ebene treten Defekte der Natriumchlorid-Resorption bzw. Wassersekretion auf. In der Lunge entwickeln sich in den ersten Lebenswochen eine Hypertrophie der submukösen Drüsen und eine **Hyperplasie der Becherzellen.** Es kommt zur Retention von Schleim und zur Obstruktion der kleinen Atemwege mit Dys- und Atelektasen. Superinfektionen führen zur Bronchiolitis. Weiterhin chronische Bronchitiden, Bronchiektasen, emphysematische Erweiterungen und Fibrosen des Lungenparenchyms.

Die Besiedlung mit pathogenen Keimen – anfänglich Staphylokokken, in fortgeschrittenen Stadien neben Haemophilus influenzae, Pneumokokken, E. coli praktisch immer Pseudomonas-Stämme – bewirkt **chronisch-rezidivierende Infektionen** der Lungen mit zunehmender Zerstörung des Organs. Als Folge der chronischen Hypoxie treten eine pulmonale Hypertonie und ein Cor pulmonale auf. Die Patienten versterben im hyperkapnischen Lungenversagen oder in der Rechtsherzdekompensation.

S Symptome

Beschwerden: produktiver Husten, Dyspnoe, Zyanose, Trommelschlegelfinger und Uhrglasnägel, chronisch-eitrige Sinusitiden, rezidivierende Pneumonien, progrediente Verdauungsinsuffizienz mit Fettstühlen, Bauchschmerzen, Blähungen, allgemeiner Abmagerung und großem Abdomen.

Befunde: obstruktive Ventilationsstörung, Verminderung der Vitalkapazität, chronische Hypoxämien, in 2–5% der Fälle insulinpflichtiger Diabetes mellitus, Leberzirrhose, portale Hypertension (ältere Patienten), Infertilität (98% der Männer), Elektrolytverluste durch exzessives Schwitzen können zur hypochlorämischen Alkalose führen.

D Diagnostik

Frühdiagnose durch Screening-Untersuchungen bei Neugeborenen (Albuminnachweis im Mekonium, erhöhte Trypsin-Konzentration im Serum). Trypsin ist nur für kurze Zeit im Serum erhöht, im Duodenalsaft fehlt es völlig (Verstopfung der exokrinen Pankreasausführungsgänge). Mit zunehmender Pankreasfibrose kommt es zur exokrinen Insuffizienz mit Nachlassen der Trypsinsekretion.

Das Mekonium der meisten Neugeborenen mit zystischer Fibrose enthält große Mengen von Serumprotein (hauptsächlich Albuminen), da diese Proteine wegen des bestehenden Trypsin- und Lipasemangels nicht rückresorbiert werden können (Albumin bis auf 40% der Mekonium-Trockensubstanz erhöht; normal nur 1% Albumine im Mekonium).

Richtungweisend für die Diagnose ist der Nachweis der erhöhten Konzentration von Chlorid und Natrium im Schweiß nach Pilocarpinstimulation. Eine NaCl-Konzentration von mehr als 70 mmol/l bzw. eine Schweißosmolarität von mehr als 220 mosmol/l sprechen für das Vorliegen einer zystischen Fibrose. Eine präpartale Diagnose ist durch genetische Untersuchungen möglich.

T Therapie

Eine kausale Behandlung ist nicht möglich. Symptomatische Therapie mit dem Ziel, die Ansammlung zähen Sekrets in den Atemwegen zu verhindern und Entzündungen des Bronchialsystems zu bekämpfen:

► Krankengymnastik (insbesondere autogene Drainage, Lagerungsdrainagen)
► Flüssigkeitszufuhr
► Verbesserung der mukoziliären Clearance mit β_2-Sympathomimetika und Theophyllin
► konsequente antibiotische Behandlung (entsprechend Antibiogramm, keine Dauertherapie)
► körperliche Tätigkeit, z.B. Laufen oder Radfahren.

Verlauf und Prognose

Die Prognose hat sich in den letzten Jahren deutlich verbessert. Wichtig ist die frühzeitige Betreuung der Patienten in spezialisierten Behandlungszentren. Bei intensiver therapeutischer Betreuung erreichen bis zu 60% der Neugeborenen mit zystischer Fibrose das Erwachsenenalter. Bei vorwiegend pulmonalem Befall sollte in fortgeschrittenen Stadien die Indikation zur Lungentransplantation überprüft werden und ggf. eine Vorstellung in einem entsprechenden Zentrum erfolgen.

Komplikationen

Rezidivierende Hämoptysen, Pneumothorax, Atelektasen, Pneumonie, chronische Hypoxie, Rechtsherzinsuffizienz.

Differentialdiagnose

Bronchiektasen anderer Genese (angeboren oder postinflammatorisch), chronisch obstruktive Atemwegserkrankungen, Ziliendyskinesie-Syndrom, Immundefekt-Syndrome.

22.3 Entzündliche Lungenparenchymerkrankungen

22.3.1 Pneumonien

I. KOPER, G. W. SYBRECHT

> Die Begriffe **Pneumonie** und **Pneumonitis** beinhalten eine Entzündungsreaktion auf die verschiedenen Auslöser mit unterschiedlichen Krankheitsverläufen, Pathologien und Prognosen. In der Röntgenthoraxaufnahme fallen mehr oder weniger ausgedehnte Infiltrate auf. Eine Therapie sollte möglichst nach Asservation von Material durchgeführt werden.

Definition

Eine **Pneumonie** ist eine durch Krankheitserreger bedingte Entzündung der Lunge. Die **Pneumonitis** ist eine nicht-erregerbedingte Entzündungsreaktion des Lungengewebes auf physikalische (z.B. Strahlung) oder chemische Reize (z.B. Pharmaka).

Kasuistik

> Eine 28jährige, 173 cm große, 68 kg schwere Patientin, bei der trockener Reizhusten plötzlich aufgetreten war und an Intensität zunahm. Einen Tag später klagte die Patientin über atemabhängige linksthorakale Schmerzen, kein Sputum. Nikotin: vier Zigaretten pro Tag seit zehn Jahren. **Klinischer Befund:** 39 °C Fieber, Atemfrequenz von 32/min (Nasenflügelatmen), gedämpfter Klopfschall links dorsal sowie in demselben Areal verstärkter Stimmfremitus und verschärftes Atemgeräusch.
> **Blutgasanalyse:** arterieller Sauerstoffpartialdruck 71 mmHg (9,53 kPa), Kohlendioxidpartialdruck 29 mmHg (3,88 kPa) (leichte Hypoxämie, kompensiert durch Hyperventilation).
> **Bronchoskopie:** Ödematös gerötete Schleimhaut, der Bürstenabstrich ergibt eine granulozytäre Entzündung, die Probeexzision eine lebhafte eitrige Bronchitis, im Bronchialaspirat werden α-hämolysierende Streptokokken nachgewiesen. **Labor:** BKS 36/54 mm, Leukozyten 18 000/µl (18 G/l), in der Elektrophorese zeigt sich eine Vermehrung der α_2-Globulin-Fraktion. Differentialblutbild: 2% Stabkernige, 74% Segmentkernige, 18% Lymphozyten, 3% Eosinophile, 3% Monozyten.

> **Röntgenthoraxbefunde:** Siehe Abb. 22.3-1 und 22.3-2. **Diagnose:** Lobärpneumonie. **Verlauf:** Unter gezielter antibiotischer Therapie entfieberte die Patientin, und die pathologischen Befunde normalisierten sich (siehe Abb. 22.3-3 und 22.3-4).

Epidemiologie

Vor Einführung der Antibiotika bestanden für die Pneumonie eine sehr hohe Morbidität und Mortalität. Bei der klassischen Pneumokokken-Pneumonie ist seit dem Einsatz von Antibiotika die Überlebensrate drastisch gestiegen (1932: 17%, 1964:

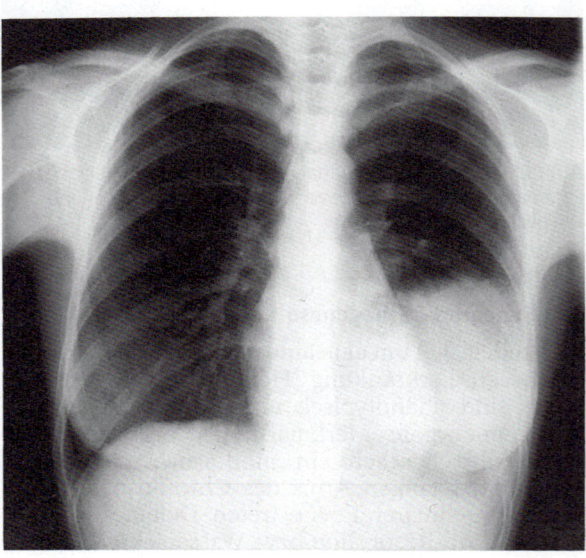

Abb. 22.3-1 Röntgenaufnahme der Thoraxorgane (p.a.), Patientin mit Lobärpneumonie im linken Lungenunterlappen.

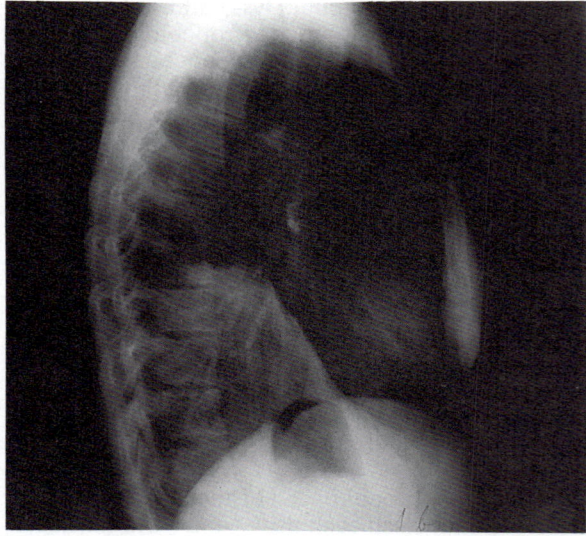

Abb. 22.3-2 Röntgenaufnahme der Thoraxorgane (seitlich), Patientin wie in Abb. 22.3-1.

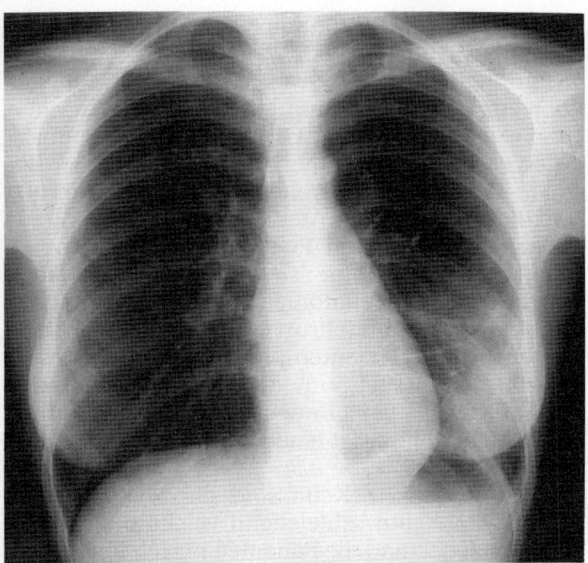

Abb. 22.3-3 Röntgenaufnahme der Thoraxorgane (p.a.), gleiche Patientin wie in Abb. 22.3-1, nach einer Woche gezielter antibiotischer Therapie.

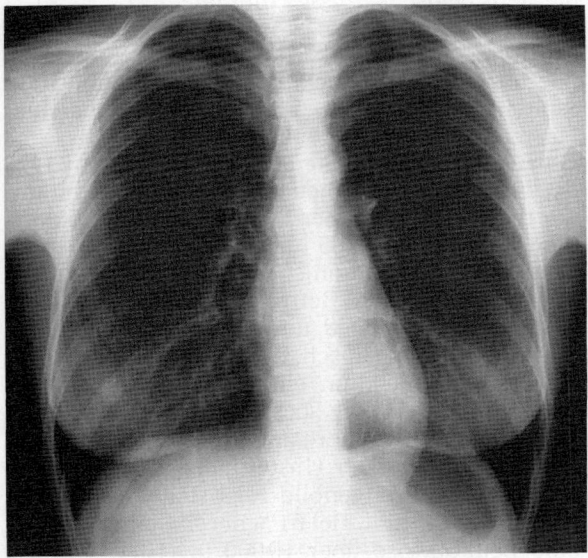

Abb. 22.3-4 Röntgenaufnahme der Thoraxorgane (p.a.), gleiche Patientin wie in Abb. 22.3-1. Residuen einen Monat nach Abschluß der gezielten antibiotischen Therapie.

86%). Heute beträgt die Letalität eines vorher gesunden Patienten mit einer Pneumokokken-Pneumonie etwa 5%, bei nosokomialen Pneumonien 20–50%. Die Pneumonien insgesamt gehören zu den **häufigsten Todesursachen**. Da für den Hausarzt der klinisch oft fließende Übergang zwischen schwerem Infekt der tiefen Atemwege und der Pneumonie ohne Röntgen schwierig zu erfassen ist, geht man von einer hoher Dunkelziffer von Pneumonien aus.

Klassifizierung

Es liegen zahlreiche Vorschläge zur Klassifizierung von Pneumonien vor (siehe Tab. 22.3-1), z.B. die Unterscheidung in **primäre** (durch Mikroorganismen bei bislang intakter Lunge entstanden) – siehe Kasuistik – und **sekundäre Pneumonien** (entwickeln sich auf dem Boden einer bestehenden, nicht mikrobiell bedingten Veränderung der Lunge oder des Bronchialsystems), z.B. Stauungspneumonie, Infarktpneumonie, Aspirationspneumonie, poststenotische Pneumonie, peribronchiektatische Pneumonie, nach toxischen Einflüssen, bakterielle Superinfektion bei Kollagerosen (siehe Kasuistik eines Patienten mit Wegener Granulomatose – Kap. 22.4.2) oder Malignomen.

Man kann Pneumonien nach den verantwortlichen Erregern einteilen, z.B. **bakterielle Pneumonien** (nur etwa ein Zehntel aller Pneumonien), **Viruspneumonien, Pneumonien durch Mykoplasmen, Pilze** oder **Parasiten**. Es gibt Einteilungen nach dem klinischen Bild, wie **typische (lobäre) Pneumonien** oder **atypische Pneumonien**. Zu den letztgenannten gehören die Pneumonien, die durch Mykoplasmen, Rickettsien, Chlamydien oder Legionellen verursacht werden (siehe Tab. 22.3-5). Man kann Pneumonien ferner als solche **beschreiben,** z.B. Pneumonia alba, asthenica, caseosa, migrans, sie nach der **Röntgenmorphologie** klassifizieren, nach **pathologisch-anatomischen Kriterien** anordnen (alveoläre oder interstitielle Pneumonien) oder **epidemiologische Kriterien** (nosokomiale oder ambulant erworbene Pneumonien) oder aber den Immunstatus des Wirtes als Einteilungskriterium verwenden (z.B. Pneumonie bei **AIDS** oder **AIDS-related complex**), man unterscheidet dabei:

▶ opportunistische Infektionen (Pneumocystis-carinii-Pneumonie als häufigste Form)
▶ HIV-bezogene pulmonale Infektionen wie Tuberkulose und Nocardiose

Tab. 22.3-1 Einteilung der Pneumonien nach verschiedenen Kriterien

▶ **Ätiologie**
 – primäre Pneumonien
 – sekundäre Pneumonien
▶ **Erreger**
▶ **klinisches Bild**
 – typische (lobäre) Pneumonien
 – atypische Pneumonien
▶ **klinisch beschreibend**
 – z.B. Pneumonia alba, asthenica, caseosa, migrans
▶ **Röntgenmorphologie**
▶ **pathologisch-anatomische Kriterien**
 – alveoläre Pneumonien
 – interstitielle Pneumonien
▶ **epidemiologische Kriterien**
 – nosokomiale Pneumonien
 – ambulant erworbene Pneumonien
▶ **Immunstatus**

► wahrscheinlich HIV-bezogene pulmonale Erkrankungen wie pyogene bakterielle Pneumonien
► die bei Kindern AIDS-anzeigende lymphoid-interstitielle Pneumonitis.

In den letzten Jahren hat sich aus therapeutischen und prognostischen Gründen die **epidemiologische Einteilung** in ambulante (nicht-nosokomiale) und nosokomiale Pneumonien durchgesetzt.

Ätiologie

Nur bei etwa 50% der Pneumonien läßt sich der Erreger identifizieren. Oft muß auch eine sogenannte empirische Therapie begonnen werden, **bevor** der mikrobiologische Befund vorliegt. Daher muß der Arzt zur Eingrenzung der Ätiologie der Pneumonie versuchen, folgende Fragen zu beantworten:

► Wo wurde die Pneumonie erworben (ambulant/im Krankenhaus)? Haustiere (z. B. Papageienvögel)? Welche Keime sind für dieses Gebiet endemisch?
► Besteht eine Grunderkrankung beim Patienten (COPD, Nieren-, Leber- oder Herzinsuffizienz, Diabetes mellitus etc.)?
► Besteht eine Disposition zur Aspiration (neurologische Erkrankungen, Alkoholismus, Ösophaguserkrankungen)?
► Bestehen Immunstörungen beim Patienten (AIDS, Zustand nach Transplantation)?
► Sind die Symptome typisch oder atypisch?
► Wie ist die Röntgenmorphologie?

Pathogenese

Organismen, die eine Pneumonie hervorrufen, erreichen die Lunge auf einem der vier Wege:

► Inhalation von in der Luft vorhandenen Erregern,
► Aspiration von Organismen aus dem Naso- oder Oropharynx als häufigste Ursache einer bakteriellen Pneumonie,
► hämatogene Aussaat von entfernten Infektionsherden oder
► selten direkte Ausbreitung der Infektion aus einem angrenzenden Herd.

Als Abwehrmechanismen des Wirts sind die oberen Atemwege mit der speziellen Mukosa und ihrer mukoziliaren Chlearance, der Hustenreflex und die alveolären Abwehrmechanismen zu nennen, zu denen die Alveolarmakrophagen, Neutrophilen, Lymphozyten, das Surfactant-System und das Komplement zählen.

🆂 Symptome

Beschwerden: Fast immer bestehen ein Krankheitsgefühl, Fieber und Husten, häufig Pleuraschmerz und manchmal Dyspnoe, je nach Pneumonietyp Beginn mit Schüttelfrost. Bei alten Menschen treten seltener Fieber und Schüttelfrost auf, ebenso ist die Sputumproduktion durch die oft eingeschränkte Atemmuskelfunktion geringer.

Befunde: je nach Pneumonietyp, häufig Tachypnoe, Nasenflügelatmen, Tachykardie und manchmal Zyanose. Bei einer schwere Pneumonie kann es auch zur Bewußtseinstrübung (bei alten Menschen oft einziges Symptom!), Oligurie und Kreislaufversagen kommen. Wesentlich für das Ausmaß der Befunde sind die resultierende **Gasaustauschstörung** und die Änderung der Atemmechanik.

1. Ambulant erworbene Pneumonien:
Die häufigsten Keime sind die **Pneumokokken** (Streptococcus pneumoniae). Der Beginn ist perakut – oft mit Schüttelfrost und hohem Fieber einhergehend. Die Patienten produzieren oft ein rosagefärbtes Sputum und klagen über thorakale Schmerzen auf dem Boden einer Begleitpleuritis. Das Röntgenbild zeigt eine lobäre oder segmentale Verschattung.

Der zweithäufigste Keim sind die **Mykoplasmen,** wobei der Beginn schleichend ist. Es besteht nur leichtes Fieber, und die Patienten klagen über Kopfschmerzen, Gliederschmerzen und wenig produktiven Husten. Zu den extrapulmonalen Manifestationen zählen unter anderem Hämolyse, Arthritis, Myokarditis, Perikarditis, Meningitis, und in 15% tritt ein Exanthem auf. Im Röntgenbild imponieren meistens beidseits fleckige Infiltrate.

Der dritthäufigste Keim ist **Haemophilus influenzae.** Der Keim wird entweder durch Tröpfcheninfektion übertragen oder aus dem oberen Respirationstrakt aspiriert. Es gibt keine typischen Symptome einer Haemophilus-influenzae-Pneumonie.

Chlamydia pneumoniae (TWAR) wird für 6–17% der ambulant erworbenen Pneumonien verantwortlich gemacht. Unter TWAR sind zwei Chlamydienstämme (TW 183 und AR 39) zusammengefaßt. Die Pneumonie wird von Mensch zu Mensch übertragen. Betroffen sind hauptsächlich Patienten zwischen 8 und 30 Jahren. Die Symptome sind unspezifisch, der Krankheitsverlauf ist prolongiert und kann einer Mykoplasmeninfektion ähneln. Häufig besteht eine ausgeprägte Laryngitis. Etwa $1/3$ der Patienten klagt über thorakale Schmerzen. Der Husten persistiert über längere Zeit. Im Röntgenbild zeigt sich meistens nur ein kleines Infiltrat. Bei 61% der Patienten besteht eine Leukozytose über 10 000/µl (10 G/l). 22% aller Patienten mit TWAR-Pneumonie werden beatmungspflichtig.

Die **Legionellen** (Legionärskrankheit) sind in bis zu 5% Ursache der ambulant erworbenen Pneumonien. Raucher, Alkoholiker und Patienten mit einer chronischen Lungenerkrankung haben das höchste Risiko, an einer Legionellenpneumonie zu erkranken. Die Inkubationszeit beträgt 2–10 Tage, die ersten 48 Stunden der Erkrankung ähneln einer Erkältung mit wenig Husten und Auswurf, thorakalen Schmerzen und Kopfschmerzen. In 25% tritt eine Diarrhö auf. Übelkeit, Erbrechen und abdominelle Schmerzen werden von 10–20% der Patienten angegeben. Häufig findet sich eine Hyponatriämie < 130 mmol/l.

Bei Patienten mit COPD sind nach den Pneumokokken **Haemophilus influenzae** (meist akuter Beginn wie die Pneumokokkenpneumonie, oft beidseitiger Lungenbefall) und **Branhamella catarrhalis** (Moraxella) die häufigsten Verursacher einer ambulant erworbenen Pneumonie.

Für das von Haustieren (hauptsächlich Katzen) übertragene **Q-Fieber** ist Coxiella burneti verantwortlich. Die Inkubationszeit beträgt 2–4 Wochen. Der Beginn ist akut mit hohem Fieber und Schüttelfrost. Häufig klagen die Patienten über Kopfschmerzen und Nackensteifigkeit. Thorakale Schmerzen treten nur selten auf. Oftmals besteht eine Splenomegalie.

2. Nosokomiale Pneumonien:
50–60% aller nosokomialen (im Krankenhaus erworbenen) Pneumonien werden durch aerobe gramnegative Bakterien verursacht. Führend sind hier Pseudomonas aeruginosa und Klebsiellen. Betrachtet man alle Keime, so stehen die Staphylokokken an zweiter Stelle (siehe Tab. 22.3-2).

 Cave: Candida albicans ist kein nosokomialer Keim!

Die Lunge als Infektionsort steht bei den Lokalisationen von im Krankenhaus erworbenen Infektionen an dritter Stelle und macht ca. 15% aller nosokomialen Infektionen aus.

Der wichtigste **prädisponierende Faktor** ist die endobronchiale Intubation (intubierte Patienten haben ein vierfach höheres Risiko als nicht-intubierte Patienten, eine Pneumonie im Krankenhaus zu erwerben), da die Abwehrmechanismen des Wirts durch den Tubus umgangen werden (siehe Tab. 22.3-3). Bewußtseinsgetrübte Patienten erwerben durch Aspiration leicht eine Pneumonie. Eine selektive Dekontamination des Gastrointestinaltrakts mittels Antibiotika erhöht allerdings die Überlebensraten bei beatmeten Patienten nicht. Ebenfalls treten auch nicht vermehrt Pneumonien auf, wenn beatmete Patienten in 45-Grad-Position frühzeitig enteral ernährt werden. Ein weiterer prädisponie-

render Faktor einer nosokomialen Pneumonie bei beatmeten Patienten ist der unkontrollierte Einsatz von H_2-Blockern, die durch Anheben des pH-Werts des Magensafts eine bakterielle Kolonisation des Magens fördern. Ein hohes Risiko einer nosokomialen Pneumonie haben unterernährte Tumorpatienten und operierte Patienten.

3. Pneumonien bei älteren Menschen:
$2/3$ aller im Krankenhaus erworbenen Infektionen treten bei Patienten auf, die älter als 60 Jahre sind. An vierter Stelle der Todesursachen der über 65jährigen steht die COPD, an 5. Stelle stehen die Pneumonien. Risikofaktoren zur Entwicklung einer Pneumonie beim alten Menschen stellen die koronare Herzerkrankung und die COPD dar (siehe Tab. 22.3-4).

Tab. 22.3-3 Risikofaktoren für nosokomiale Pneumonien

▶ Störung der mukokutanen Schutzfunktion
  – intubierte Patienten
  – Patienten mit Kathetern (Blase, i.v. Katheter)
  – Patienten mit Dekubitus oder Schleimhautulzera
  – Patienten mit veränderter Haut-Schleimhaut-Flora (nach Antibiotikagabe)

▶ Verringerung der bakteriziden Leukozytenfunktion
  – myeloische Leukämie
  – medikamentös induzierte Leukopenie
  – Steroidtherapie
  – Verbrennungen

▶ Dämpfung der humoralen Immunabwehr
  – malignes Lymphom
  – Hypogammaglobulinämie
  – Zytostatikatherapie

▶ Dämpfung der zellulären Immunabwehr
  – Morbus Hodgkin
  – Steroidtherapie
  – Urämie
  – Organtransplantation
  – fortgeschrittene metastasierende Tumoren
  – Zytostatikatherapie

Tab. 22.3-2 Erregerhäufigkeit nosokomialer Pneumonien

gramnegative Bakterien	50–60%
Pseudomonas aeruginosa	15%
Klebsiellen	11%
E. coli	7%
Proteus	5%
Serratia	4%
Staphylococcus aureus	12%
Streptococcus pneumoniae	3%
Anaerobier	9%*
Legionellen	7%*
Pilze	2%

*Zahlenangaben, die auf der Auswertung nur kleiner Kollektive beruhen

Tab. 22.3-4 Pneumonien des älteren Menschen

Typ	Inzidenz	Risikofaktoren
ambulant erworbene Pneumonie	wegen der hohen Dunkelziffer keine Angabe	Nikotinabusus, COPD, KHK, Hypertonus, Diabetes mellitus
im Krankenhaus erworbene Pneumonie	7,7% aller Entlassungsdiagnosen (8% aller im Krankenhaus erworbenen Infektionen)	hohes Alter
im Altenheim erworbene Pneumonie	7,4% aller Altenheimbewohner (15–50% aller Infektionen in Alten- und Pflegeheimen)	Demenz, zerebrovaskuläre Insuffizienz, liegende Magensonde

Auch bei älteren Menschen muß bei der Suche nach der Ätiologie der Pneumonie in ambulant erworbene, nosokomiale und im Altenheim erworbene Pneumonien unterschieden werden.

Bei der **ambulant erworbenen Pneumonie** des älteren Menschen stellen die Pneumokokken mit 40–60% die häufigste Ursache dar. Haemophilus influenzae tritt besonders bei Patienten mit COPD auf, die Häufigkeit von Legionellenpneumonien variiert. Bei bewußtseinsgetrübten Patienten spielen die gramnegativen Keime des Gastrointestinaltrakts eine große Rolle. Bei im **Altenheim erworbenen Pneumonien** führen gramnegative Keime und Mischinfektionen, an denen besonders Klebsiellen und Haemophilus influenzae beteiligt sind. Bei der **nosokomialen Pneumonie** des älteren Menschen stellen die gramnegativen Keime die Hauptursache dar.

D   Diagnostik

Physikalischer Untersuchungsbefund: Am Thorax fällt ein Nachschleppen der betroffenen Seite auf; der Stimmfremitus kann auf der betroffenen Seite verstärkt sein. Bei peripher gelegenen Infiltraten ist der Klopfschall auf der betroffenen Seite verkürzt, Bronchialatmen mit gelegentlichem Knisterrasseln ist auskultierbar.

Labor: erhöhte BKS, Leukozytose bei einigen Pneumonietypen, Linksverschiebung im Differentialblutbild, toxische Granulationen, Eosino- und Lymphopenie. Hypoxämie bei Hyperventilation/Erfordernishyperventilation; respiratorische Globalinsuffizienz nur bei Erschöpfung der Atemmuskulatur.

Röntgen: Die Thoraxaufnahme sollte bei Erstuntersuchung des Patienten immer im posterior-anterioren und seitlichen Strahlengang erfolgen. Meist fallen mehr oder weniger ausgedehnte Infiltrate auf, die im Gegensatz zur Atelektase nicht mit einer Volumenverminderung einhergehen. Bei Infiltraten zeigt sich ein positives Luftbronchogramm. Im radiologischen Muster kann man die alveoläre oder lobuläre Pneumonie von der Bronchopneumonie und von der interstitiellen Pneumonie trennen.

Mikrobiologische Diagnostik: Bei ambulant erworbenen Pneumonien ist meist die Untersuchung des eitrigen Sputums allein ausreichend. Bei nosokomialen Pneumonien, vor allem bei beatmeten Patienten, ist die fiberbronchoskopische Entnahme von Tracheal- bzw. Bronchialsekret (Absaugung, Lavage, Bürstenabstrich) erforderlich. Bei abwehrgeschwächten Patienten mit einer vorwiegend interstitiellen Pneumonie kann die perbronchiale Biopsie notwendig werden. Die mikroskopische Untersuchung kann mit der Gram-Färbung schon einen richtungweisenden Befund liefern. Entscheidend ist jedoch die kulturelle Untersuchung, wobei bei abszedierenden Pneumonien und Aspirationspneumonien auch auf Anaerobier untersucht werden muß. Häufig müssen aus differentialdiagnostischen Gründen auch Mykobakterien mit eingeschlossen

werden. Bei Pneumonieverdacht sollte auch immer eine Blutkulturdiagnostik vor Beginn der antibiotischen Therapie versucht werden, da dem Erregernachweis aus der Blutkultur ein hoher Diagnosewert zukommt. Antigenbestimmungen aus dem Sputum haben sich bisher in der Routinediagnostik nicht bewährt. Serologische Untersuchungen sind angezeigt bei Verdacht auf eine atypische Pneumonie (zwei Serumproben!). Bei Legionellen ist der Antikörpernachweis im Urin bei 90% positiv.

Fiberoptik-Bronchoskopie: Bei Patienten, die nicht in der Lage sind, repräsentatives Sputum zu expektorieren, ist die Bronchoskopie die Methode der Wahl (sie hat zudem den Vorteil, eine weitere Pathologie der Atemwege, z.B. neoplastische Prozesse, zu entdecken), gegebenenfalls muß auch eine transthorakale Nadelbiopsie durchgeführt werden. (So hat z.B. eine bronchoalveoläre Lavage beim Nachweis einer Pneumocystis-carinii-Pneumonie eine Sensitivität von 89%. In Kombination mit der transbronchialen Lungenbiopsie kann die Sensitivität auf 100% gesteigert werden.)

Komplikationen

Im Rahmen eines **septischen Geschehens** kann es z.B. zu einer Otitis media oder einer Pneumokokkenmeningitis kommen. Leber, Milz oder Nieren können mitbeteiligt sein, ein Lungenabszeß, ein Pleuraerguß oder ein Pleuraempyem kann auftreten, **rezidivierende Pneumonien** oder eine **Pneumonia migrans** sind möglich. Infolge der Bettruhe können thrombembolische Komplikationen auftreten, oder es kommt zu einer toxischen Herz-Kreislauf-Dekompensation. Als Folge einer schweren Pneumonie können auch Bronchiektasen entstehen.

T   Therapie

Es sollten den Sauerstoffverbrauch steigernde Tätigkeiten unterlassen werden (Bettruhe). Die Lagerung sollte so erfolgen, daß der gesunde Teil der Lunge vermehrt bzw. der erkrankte Teil der Lunge vermindert perfundiert wird. Der Patient sollte zur **Verbesserung der mukoziliären Clearance** mit 0,9%iger Kochsalzlösung zusammen mit einem β_2-Mimetikum inhalieren. Bei Hypoxämie (arterielle Blutgasanalyse!) ist Sauerstoffzufuhr notwendig. Zur Verbesserung der Schleimexpektoration ist eine posturale Drainage angebracht, ggf. Vibrations- und Klopfmassagen.

Bei einer obstruktiven Ventilationsstörung ist eine **antiobstruktive Therapie** dringend erforderlich. Es muß auf ausreichende Flüssigkeits- und Kalorienzufuhr geachtet werden, gegebenenfalls ist die Gabe von Kaliumphosphat (zur Glukoseutilisation) notwendig.

Die **antibiotische Therapie** sollte entweder unter Berücksichtigung der Erregerhäufigkeit im speziellen Fall (Beispiel: primäre Pneumonie) oder gezielt nach Antibiogramm (Blutkulturen und ggf. Bronchialsekret) erfolgen (Beispiel: nosokomiale Pneumonie) (siehe Tab. 22.3-5).

Tab. 22.3-5 Wichtige Pneumonieerreger

Atypische Pneumonie	Typische Pneumonie (ambulant erworben)	Nosokomiale Pneumonie	Pneumonie bei abwehr-geschwächten Patienten
			Viren – CMV – VZV
Bakterien Mykoplasmen – M. pneumoniae Rickettsien – Coxiella burnetii (Q-Fieber) Chlamydien – C. psittaci (Ornithose) – C. pneumoniae (TWAR) Legionellen – L. pneumophila – L. botzemanii	Streptococcus pneumoniae (Pneumokokken) Haemophilus influenzae	Staphylococcus aureus Enterobacteriaceae – Klebsiella sp. – E. coli – Enterobacter sp. – Serratia sp. Pseudomonas aeruginosa Nonfermenter	**Bakterien** – Mykobakterien – Nocardien – nosokomiale Pneumonieerreger **Pilze** – Candida sp. – Aspergillus sp. – Cryptococcus neoformans – Pneumocystis carinii

Die häufigsten Erreger der **ambulant erworbenen Pneumonien** sind die Pneumokokken. Daher sollte in Deutschland bei den Zeichen einer akuten bakteriellen, ambulant erworbenen typischen Pneumonie als Erstantibiotikum Penicillin G eingesetzt werden. In Deutschland sind 2% aller Pneumokokken absolut und 11% mäßig resistent gegenüber Penicillin. Diese Resistenz wird nicht über β-Lactamase, sondern über das penicillinbindende Protein 2B vermittelt. Aus Spanien, Ungarn und Polen werden hohe Resistenzraten (bis zu 80%) der Pneumokokken auf Tetracycline und Penicillin gemeldet, da diese beiden Antibiotika die einzigen erhältlichen in diesen Ländern über Jahre hinweg darstellten. In Deutschland wird die Resistenz der Pneumokokken gegenüber Tetracyclinen mit 15–20% angegeben. Es sollten daher keine Tetracycline zur Primärtherapie eingesetzt werden. Da Pneumokokken auch eine relevante Resistenz gegenüber Chinolonen aufweisen, sollten Chinolone auf keinen Fall zur Primärtherapie appliziert werden.

Die Erreger der **atypischen Pneumonie** sind in der Regel empfindlich gegenüber Makroliden, so daß Erythromycin das Antibiotikum der Wahl darstellt. Eine antibiotische Therapie von Viruspneumonien ist nicht möglich, aber eine Therapie mit Erythromycin kann helfen, eine Superinfektion zu vermeiden. Weil es zu Beginn einer primären Pneumonie sehr schwierig sein kann, zwischen den Erregern zu differenzieren, und da Erythromycin auch bei der Pneumokokken-Pneumonie wirksam ist, ist die empirische Therapie mit Erythromycin ratsam. Pneumonische Infiltrationen bei Patienten mit **chronisch-obstruktiver Bronchitis** sind meistens durch Haemophilus influenzae verursacht und sollten deshalb zunächst mit Ampicillin therapiert werden.

Zu den häufigsten Erregern der **nosokomialen Pneumonien** gehören Pseudomonas aeruginosa, Klebsiella, Escherichia coli, Staphylococcus aureus sowie seltener Serratia marascens, Haemophilus influenzae, Anaerobier und sehr selten Legionella pneumophila und Pilze. Die Initialtherapie muß besonders bei den gramnegativen Erregern eine Kombinationstherapie sein, da diese ein besonders hohes Risiko von Resistenzentwicklungen haben. Außerdem dürfen die jeweiligen lokalen antibiotischen Empfindlichkeitsmuster, z.B. der Staphylokokken und gramnegativen Keime, nicht unberücksichtigt bleiben (siehe Tab. 22.3-6). Verwendet man Aminoglykoside, so sollten die Serumkonzentrationen (drug monitoring) gemessen werden, damit Nebenwirkungen wie Ototoxizität und Nephrotoxizität vermieden werden können.

Bei HIV-positiven Patienten, die keine Neutropenie aufweisen, sind Pneumokokken die häufigste Ursache einer Pneumonie. Deshalb sollte hier „klas-

Tab. 22.3-6 Therapie der Pneumonien

ambulant erworbene Pneumonien	
– typisch:	Penicillin G (bei Überempfindlichkeit gegenüber Penicillin: Erythromycin)
– atypisch:	Erythromycin
nosokomiale Pneumonien	Cephalosporine der 3. Generation oder ein pseudomonasaktives Penicillin + Aminoglykosid
Pneumonien bei Patienten mit COPD	Ampicillin

sisch" (mit Penicillin G) therapiert werden. Bei **AIDS** ist die PcP (Pneumocystis-carinii-Pneumonie) die häufigste pulmonale Manifestation. Ungefähr 80% aller Patienten mit AIDS entwickeln mindestens eine Episode einer PcP. Als Therapeutika der ersten Wahl stehen zur Zeit zwei Medikamente zur Verfügung: Co-trimoxazol (Trimethoprim-Sulfamethoxazol) und Pentamidin, die sich hinsichtlich ihrer Wirksamkeit und Nebenwirkungsrate nur unwesentlich unterscheiden. Eine der wichtigsten Nebenwirkungen ist die Knochenmarksdepression. Dagegen treten keine systemischen Nebenwirkungen bei Therapie mit Pentamidin-Aerosol auf. Da trotz adäquater Therapie einer PcP die Erreger in der Lunge persistieren, ist die prophylaktische Therapie mit Pentamidin-Aerosol besonders wichtig (siehe auch „Tbc" und „AIDS").

 Cave: Keine ungezielte antibiotische Therapie ohne vorherige Materialgewinnung zum Erregernachweis.

Verlauf und Prognose

Phasenhafter Verlauf einer klassischen Lobärpneumonie:

1. Anschoppung (1. Tag): „Crepitatio indux"
2. Rote Hepatisation (2.–3. Tag): Dämpfung und Infiltrationszeichen
3. Grau-gelbe Hepatisation (4.–8. Tag)
4. Lysis (7.–9. Tag): „Crepitatio redux".

Die **Prognose** hängt in erster Linie vom Wirt ab. So verschlechtern fortgeschrittene chronische Herz- oder Lungenerkrankungen sowie Diabetes mellitus, Alkoholabusus, Unterernährung und Immundefekte (angeboren oder als Folge von Erkrankungen oder Medikamenten) die Prognose. Eine ungünstige Prognose mit einer Letalität von ungefähr 30% weisen Patienten mit Pneumonien auf, für die bei Aufnahme folgendes gilt:

▶ Alter > 60 Jahre
▶ diastolischer Blutdruck < 60 mmHg (Endotoxinwirkung!)
▶ Verwirrtheit
▶ Niereninsuffizienz (Harnstoff > 7 mmol/l [46 mg/dl])
▶ p_aO_2 < 60 mmHg (8 kPa)
▶ Leukozyten < 4/nl (durch Toxine bedingt) oder > 30/nl
▶ Serumalbumin < 35 g/l

Die **Komplikationshäufigkeit** ist bei atypischen Pneumonien geringer als bei „typischen" bakteriell verursachten Pneumonien.

Differentialdiagnose

 Cave: Differentialdiagnostisch muß bei einer Pneumonie auch immer an ein Bronchialkarzinom und die Tuberkulose gedacht werden.

22.3.2 Lungenabszeß

I. KOPER, G. W. SYBRECHT

Ein Lungenabszeß kann als **Komplikation einer Pneumonie** auftreten oder infolge einer **Aspiration** entstehen. Es werden große Eitermengen abgehustet, und es kann auch zu Hämoptysen kommen. Anaerob-aerobe Mischinfektionen sind häufig. Eine antibiotische Therapie (nach Antibiogramm) sollte für ungefähr sechs Wochen durchgeführt werden.

Definition

Ein Lungenabszeß ist ein nekrotischer Lungenbezirk, der eitriges Material enthält.

Kasuistik

Ein 32jähriger, 186 cm großer, 60 kg schwerer Patient klagt über atemabhängige Schmerzen der linken Thoraxseite und einen „ekligen" Geschmack im Mund. Es bestanden seit drei Wochen Temperaturen um 38 °C. Der Patient war früher alkoholabhängig gewesen. Er hatte vor vier Jahren einen insulinpflichtigen Diabetes mellitus bei Zustand nach Pankreasteilresektion wegen einer akuten Pankreatitis. Damals mußten außerdem eine Splenektomie und eine Cholezystektomie durchgeführt werden. Nikotin: 20 bis 30 Zigaretten pro Tag seit 15 Jahren. **Klinischer Befund:** Fauliger Foetor ex ore, keine Zyanose, Atemfrequenz von 24 pro Minute, über dem linken Mittelfeld ist ein amphorisches Atmen auskultierbar, Temperatur 38 °C. **Blutgasanalyse:** arterieller Sauerstoffpartialdruck 74 mmHg (9,92 kPa), Kohlendioxidpartialdruck 33 mmHg (4,46 kPa), pH 7,48. **Labor:** BKS 67/110 mm, Leukozytose 28500/μl (28 G/l); Differentialblutbild: Stabkernige 8%, Segmentkernige 77%, Lymphozyten 11%, Eosinophile 1%, Monozyten 3%. Aus dem Sputum konnten gramnegative Stäbchen (Enterobacter cloacae) kultiviert werden, die im Antibiogramm empfindlich gegenüber Piperacillin und Gentamicin waren. Ein angelegter Tuberkulin-Test ergab einen Normalbefund. **Lungenfunktionsprüfung:** leicht obstruktive Ventilationsstörung. **Bronchoskopie:** Makroskopisch war Eiter im Ostium des B6-Segmentes links sichtbar. Histologisch ergab sich eine schwer unspezifische granulozytäre Entzündung. **Röntgenthoraxbefunde:** Siehe Abb. 22.3-5 und 22.3-6. **Diagnose:** Lungenabszeß bei Diabetes mellitus, Alkoholabusus. **Verlauf:** Unter einer fast vierwöchigen Therapie mit Piperacillin und Gentamicin sowie physikalischer Therapie, antiobstruktiver Therapie und Gabe von Sauerstoff entfieberte der Patient. Der Diabetes mellitus wurde mit Insulin gut eingestellt. Es erfolgte eine Normalisierung der pathologischen Befunde (siehe Abb. 22.3-7).

Ätiologie und Pathogenese

Die häufigste Ursache ist eine **Aspiration.** Multiple Faktoren können eine Aspiration begünstigen (siehe Tab. 22.3-7). Andere Ursachen eines Lungenabszesses sind die **Bronchialobstruktion** (durch z.B. Tumor oder Fremdkörper). Einen weiteren Faktor stellt eine **Pneumonie** dar (zu einer Abszedierung

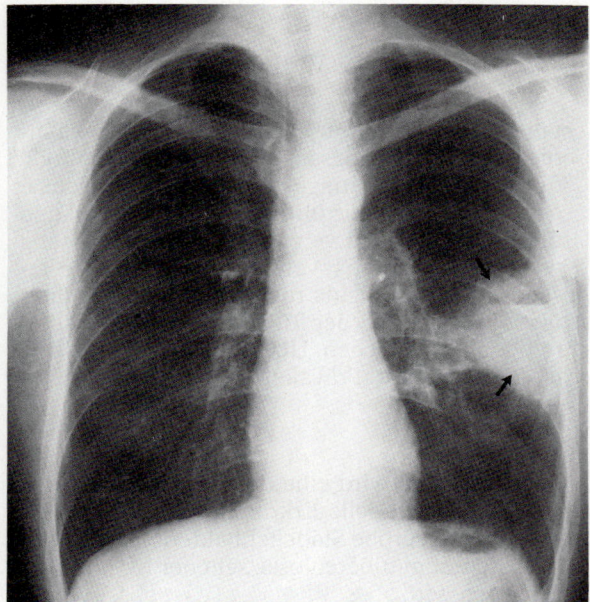

Abb. 22.3-5   Röntgenaufnahme der Thoraxorgane (p.a.),
Patient mit Lungenabszeß im Segment B6 (= apikales Unterlappensegment).

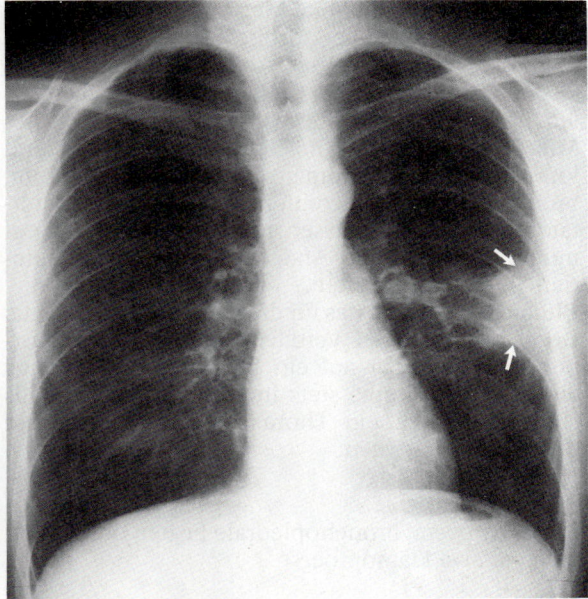

Abb. 22.3-7   Röntgenaufnahme der Thoraxorgane (p.a.),
Patient wie in Abb. 22.3-5. Residuen nach vierwöchiger
gezielter antibiotischer Therapie.

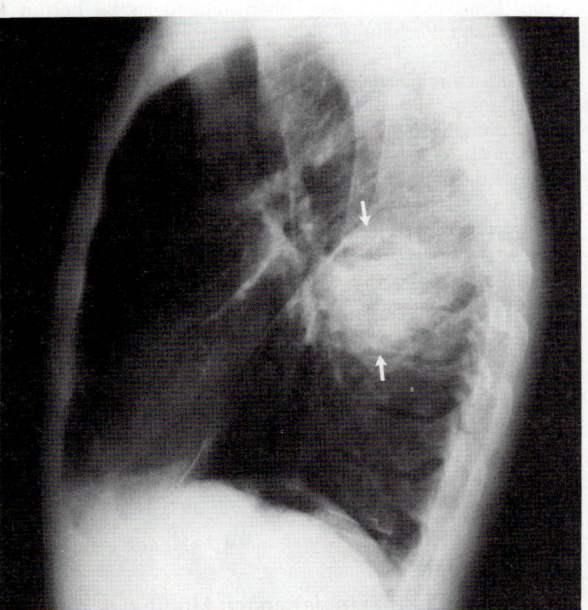

Abb. 22.3-6   Röntgenaufnahme der Thoraxorgane (seitlich),
Patient wie in Abb. 22.3-5.

führen in der Hauptsache Staphylokokken, Klebsiellen, Mykobakterien und Anaerobier). Ein Lungenabszeß kann durch **hämatogene Streuung** von
Entzündungen (meist S. aureus) außerhalb der Lunge entstehen, ebenso wie durch einen **einschmelzenden Infarkt**, eine Höhlenbildung bei **Neoplasien**,
eine superinfizierte **Zyste** oder **Emphysemblase**, ein

Trauma (infiziertes Hämatom) oder **per continuitatem,** durch z. B. Leberabszesse.

S **Symptome**

Beschwerden: ausgeprägtes Krankheitsgefühl, Fieber, Husten, Thoraxschmerzen, Abhusten von
großen Eitermengen, zuerst blutig tingiert, später
bräunlich oder grünlich.

D **Diagnostik**

Klinischer Befund: Ähnlich dem der Pneumonie.
Gelegentlich kann man über der Abszeßhöhle **am-
phorisches Atmen** auskultieren.
Laborparameter: Einer Pneumonie ähnlich.

Tab. 22.3-7   Ursachen einer Aspiration aus dem
Oropharynx

getrübtes Bewußtsein	Alkohol Drogen Epilepsie Narkose Pharmaka
Schluckstörungen	Lokalanästhetika neurologische Erkrankungen, z. B. Myasthenia gravis
Erkrankungen des Nasen-Rachen-Raums	Tumor Entzündungen
Ösophaguserkrankungen	Striktur Hiatushernie

Röntgenthoraxaufnahme: Meist fällt eine rundliche Verschattung jeglicher Größe mit **Höhlenbildung und Flüssigkeitsspiegel** auf. Abszesse, die durch eine Aspiration bedingt sind, finden sich meist im apikalen Unterlappensegment rechts.

Mikrobiologische Diagnostik: mikroskopische und kulturelle Untersuchung von eitrigem Sputum, bronchoskopisch gewonnenem Sekret oder Punktat. Bei der Kultur müssen, anders als bei der Pneumonie, schon primär Anaerobier und Mykobakterien einbezogen werden.

Blutkultur: Hier gilt das für die Pneumonien Gesagte.

Bronchoskopie: Bei Verdacht auf eine Fremdkörperaspiration oder auf ein Bronchialkarzinom ist eine Bronchoskopie stets indiziert; gegebenenfalls sollte zusätzlich ein Thoraxcomputertomogramm durchgeführt werden.

Komplikationen

Pleuraempyem, bronchopleurale Fisteln oder selten eine massive Hämoptoe.

▼ Therapie

Die kalkulierte Chemotherapie muß einer möglichen aerob-anaeroben Mischinfektion Rechnung tragen: z. B. Cephalosporine der zweiten oder dritten Generation (Enterobacteriaceae), kombiniert mit Clindamycin (S. aureus, Anerobier).

Es sollte über ungefähr **sechs Wochen** therapiert werden. Physiotherapie mit **Lagerungsdrainage** ist besonders wichtig, ansonsten entspricht die Therapie der der Pneumonien. Ist der Lungenabszeß sechs Wochen therapieresistent, so ist eine chirurgische Intervention zu empfehlen, ebenso Resektion bei massiver Hämoptoe.

Verlauf und Prognose

Die Mortalität beträgt etwa 5 bis 6%. Sie ist besonders hoch bei:

▶ einer großen Abszeßhöhle mit einer Größe von über 6 cm Durchmesser.
▶ Symptomen, die länger als acht Wochen vor Diagnosestellung vorhanden waren,
▶ einer neukrotisierenden Pneumonie, die durch multiple kleine Abszesse in benachbarten Segmenten charakterisiert ist,
▶ älteren oder immuninkompetenten Patienten,
▶ einer obstruktiven Ventilationsstörung,
▶ Abszessen durch S. aureus oder gramnegativen Bakterien, vor allem bei Mischinfektionen.

Eine chirurgische Intervention ist in ungefähr 20 bis 30% der Fälle notwendig, wenn 6 Wochen nach Beginn der antibiotischen Therapie eine Abszeßhöhle persistiert.

Differentialdiagnose

Entspricht der Pneumonie.

 Cave: Es sollte bei einem Lungenabszeß immer die Ursache ermittelt werden!

22.3.3 Tuberkulose

J. VOGT, I. KOPER, G. W. SYBRECHT

Jahrhundertelang war die Tuberkulose als heimtückische, nach langsamem Siechtum zum Tode führende Erkrankung gefürchtet. Heutzutage entwickeln sich bedrohliche Krankheitsverläufe überwiegend durch verzögerte Diagnosestellung wegen „atypischen" Verlaufs (z. B. Erstmanifestation als Meningitis tuberculosa) und fehlender Einbeziehung der Tuberkulose in die differentialdiagnostischen Überlegungen bei fallender Inzidenz und Prävalenz der Erkrankung.

Definition

Als Tuberkulose wird eine organbezogene oder generalisierte bakterielle Erkrankung bezeichnet, die durch obligat aerobe Stäbchenbakterien der Spezies Mycobacterium tuberculosis, seltener M. bovis hervorgerufen wird.

Kasuistik

Die Röntgenthoraxaufnahme eines jungen Mannes im Rahmen der Abschlußuntersuchung nach Ausbildung zum Krankenpfleger zeigt überraschenderweise bei unauffälligem Vorbefund eine Infiltration im linken Lungenoberlappen mit zentraler Ringstruktur (siehe Abb. 22.3-8). Durch gezielte Anamneseerhebung läßt sich eine abnehmende körperliche Leistungsfähigkeit in den letzten drei Monaten mit gesteigertem Schlafbedürfnis, Nachtschweiß, geringem Gewichtsverlust und gelegentlich eitrig produktivem Reizhusten erfragen. Die weiterführende Diagnostik bestätigt die Verdachtsdiagnose „kavernöse Lungentuberkulose". Im **Sputumdirektpräparat** werden säurefeste Stäbchen nachgewiesen, kulturell nach fünf Wochen als Keime der Spezies Mycobacterium tuberculosis näher charakterisiert. Der **Tuberkulintest** fällt bei negativem Vorbefund positiv aus (Tuberkulintest-Konversion). Unter anfänglich stationären Bedingungen wird eine **antituberkulöse Vierfachtherapie** mit Isonikotinsäurehydrazid (INH), Rifampicin (RIFA), Pyrazinamid (PZA) und Ethambutol (EMB) für die Dauer von drei Monaten in die Wege geleitet, gefolgt von einer dreimonatigen **Zweifachtherapie** mit INH und RIFA bis zur Ausheilung des Krankheitsprozesses.

Epidemiologie

Nach einem Gipfel in der ersten Hälfte des 19. Jahrhunderts zeigt die Morbiditätskurve der Tuberkulose, abgesehen von kleineren Abweichungen während der Weltkriege, in den westeuropäischen Industriestaaten kontinuierlich eine fallende Tendenz (12 184 Neuzugänge an Tuberkulose in den alten Bundesländern einschließlich West-Berlin, 2469 Neuerkrankungen in den neuen Bundesländern im Jahr 1990). Weltweit beläuft sich die Zahl der Neuerkrankungen auf 9–10 Mio., vorwiegend in den Entwicklungsländern. Vier Millionen Erkrankte sterben jährlich an Tuberkulose, ungefähr 50% der Weltbevölkerung sind mit Tuberkulose infiziert.

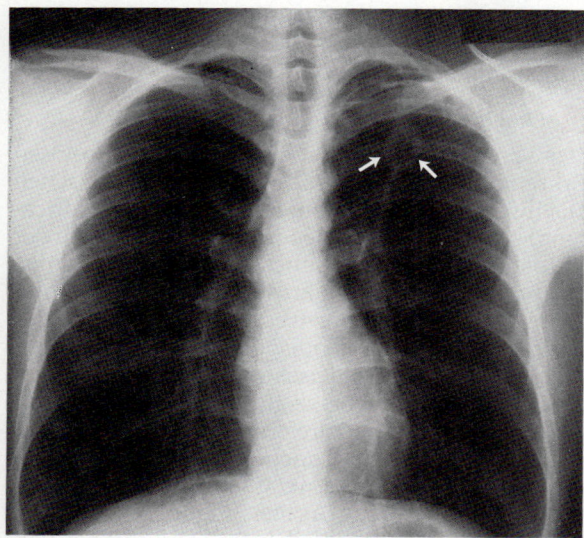

Abb. 22.3-8 Röntgenaufnahme der Thoraxorgane (p.a.) Patient mit kavernöser Lungentuberkulose. Streifig-fleckiges Infiltrat im linken Lungenoberlappen mit ca. 2,5 cm großer zentraler Ringstruktur, die der Kaverne entspricht.

Ätiologie und Pathogenese

Infektionskrankheit, hervorgerufen durch obligat aerobe, grampositive, unbewegliche Stäbchenbakterien der Spezies Mycobacterium tuberculosis und M. bovis.

Ort der tuberkulösen Primärinfektion ist überwiegend die Lunge (Primärinfiltrat, mit begleitender regionärer Lymphknotenschwellung als Primärkomplex bezeichnet).

Vitale Keime gelangen durch Inhalation lungengängiger Mikropartikel mit einem Durchmesser von 1–5 μm in die Alveolen. Sie werden vom Erkrankten beim Husten und Niesen als Aerosole in die Raumluft freigesetzt und durch Verdunstung der flüssigen Tröpfchenanteile auf den lungengängigen, ein bis drei Bakterien enthaltenen Kern mikronisiert.

Einzelne inhalativ in den Alveolen deponierte Bakterien werden durch die unspezifisch bakteriziden Eigenschaften der Alveolarmakrophagen vernichtet. Nach Aufnahme größerer Bakterienmengen führt die Stimulation des Immunsystems nach drei bis vier Wochen zur **spezifischen Allergie.** Sensibilisierte T-Lymphozyten aktivieren lymphokinvermittelt die Makrophagen, steigern ihre phagozytierenden und digestiven Eigenschaften. Lichtmikroskopisches Korrelat ist das zentral verkäsende **spezifische Granulom (Tuberkulom).**

Produktive oder proliferative Verlaufsformen gehen bei geringer Keimzahl mit der Ausbildung kollagenreicher Granulome durch Fibroblastenaktivierung einher (harte Tuberkel). Inokulation großer Bakterienmengen führt entweder zur Ausbildung eines fibrinreichen, makrophagen- und granulozytenhal-

tigen Exsudats (käsige Pneumonie) oder zur Entwicklung konfluierender nekrosereicher, weicher Tuberkel, deren Inhalt gelegentlich ins Bronchialsystem drainiert (bronchogene Streuung, Kavernenbildung, siehe Abb. 22.3-9). Im Frühstadium ist der klinisch inapparente Übertritt von Tuberkelbazillen in Blutgefäße mit potentieller Keimabsiedlung in allen Organsystemen die Regel. Eine symptomatische Generalisierung, als **Miliartuberkulose** (dicht gesäte, nur wenige Millimeter große Granulome in der Lunge und in zahlreichen anderen Organen) bezeichnet, entwickelt sich bei schlechter Abwehrlage.

Manifestationsformen der Tuberkulose im Rahmen des Erstkontaktes zwischen Wirtsorganismus und Bakterium werden als **Primärtuberkulose** bezeichnet. Die **postprimäre Tuberkulose** umfaßt alle Krankheitsverläufe, die sich nach vorübergehender Kontrolle der Infektion durch das Immunsystem als Reaktivierung hämatogener, lymphogener und bronchogener Streuherde oder des Primärinfiltrats, selten als Reinfektion entwickeln.

⑤ Symptome

▶ Lungentuberkulose: **Beschwerden:** unspezifische Allgemeinsymptome wie schnelle Ermüdbarkeit, Appetitlosigkeit, Gewichtsverlust, leichte Temperaturerhöhung mit Nachtschweiß über Wochen hinweg, trockener Reizhusten, bei fortgeschrittener Erkrankung zunehmend produktiv mit gelblich gefärbtem, teils blutig tingiertem Auswurf. Für Lungentuberkulose typische klini-

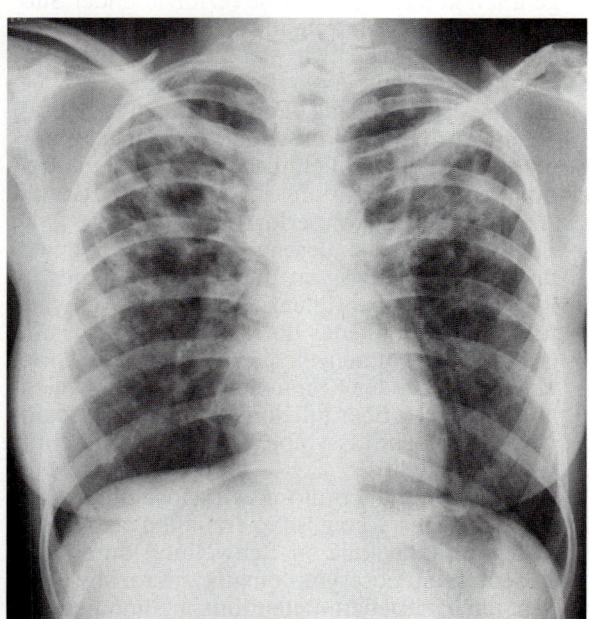

Abb. 22.3-9 Röntgenaufnahme der Thoraxorgane (p.a.), Patientin mit Lungentuberkulose. Konfluierende Infiltrationen mit mehreren kleinen Einschmelzungen in beiden Lungenoberlappen; bronchogene Streuung.

sche **Untersuchungsbefunde** zur Abgrenzung gegenüber unspezifischen Pneumonien existieren nicht.

▶ Miliartuberkulose: **Beschwerden:** massive Beeinträchtigung des Allgemeinbefindens, Gewichtsverlust, rascher körperlicher Verfall, trockener Reizhusten. **Befunde:** Kontinua (39–40 °C), Zyanose, Symptomatik einer Meningitis gelegentlich das Bild beherrschend. Chorioideatuberkel bei der Spiegelung des Augenhintergrundes.

▶ Pleuritis tuberculosa: **Beschwerden:** pleuritistypische thorakale Schmerzsymptomatik mit Ausstrahlung in die Schulter oder Projektion in den Oberbauch, Temperaturerhöhung, thorakales Druckgefühl und Luftnot bei großen Pleuraergüssen. **Befunde:** abhängig vom Krankheitsstadium Pleurareiben, Klopfschalldämpfung, abgeschwächtes Atemgeräusch.

▶ Meningitis tuberculosa: **Beschwerden:** schleichender, über Wochen progredienter Krankheitsverlauf mit Kopfschmerzen, Reizbarkeit, Persönlichkeitsveränderung, Erbrechen, Gewichtsverlust. **Befunde:** Temperaturerhöhung, Nackensteifigkeit, Augenmuskelparese (basale Meningitis).

▶ Urogenitaltuberkulose: **Beschwerden:** Flankenschmerzen, Dysurie, Pollakisurie ist eher die Ausnahme. Menstruationsstörungen, Schmerzen im kleinen Becken, Infertilität. **Befunde:** sterile, d. h. abakterielle Leukozyturie. Konglomerattumor des Skrotums. Resistenz und Druckschmerz im Unterbrauch bei hämatogenem Befall der weiblichen Genitalorgane.

▶ Tuberkulose des Gastrointestinaltraktes: **Beschwerden:** diffuse Abdominalschmerzen, gelegentlich kolikartig im Sinne rezidivierender Subileuszustände, auftretend durch entzündliche Stenose, vorwiegend in der Ileozökalregion lokalisiert. Zunehmender Bauchumfang (Aszitesbildung, hämatogene Peritonitis tuberculosa), Temperaturerhöhung. **Befunde:** palpable Tumormassen (häufige Fehldiagnose: Zäkumkarzinom), Abwehrspannung im Sinne eines akuten Abdomens bei Darmperforation.

▶ Skelettuberkulose: **Beschwerden:** über Wochen und Monate hinweg an Intensität zunehmende, lokalisierte Wirbelsäulenschmerzen (Spondylitis tuberculosa). Seltener Befall der Ileosakral- und großen Extremitätengelenke. **Befunde:** umschriebene Druck- oder Klopfempfindlichkeit. Weichteilschwellung über infizierten Gelenken. Beginnende Querschnittssymptomatik bei fortgeschrittener Spondylitis.

▶ Lymphknotentuberkulose: **Beschwerden:** Feststellung einer wenig schmerzhaften zervikalen oder supraklavikulären Schwellung durch den Patienten, Stenosesymptomatik mit rezidivierenden unspezifischen Retentionspneumonien bei Kompression zentraler Bronchien durch Hiluslymphome (Mittellappensyndrom, vor allem bei Kindern). **Befunde:** palpable Lymphknotenschwellung, im Frühstadium unauffällige be-

deckende Haut, entzündliche Hautinfiltration mit Fistelbildung in fortgeschrittenen Krankheitsfällen.

D Diagnostik

Der Verdacht auf das Vorliegen einer tuberkulösen Erkrankung wird durch den bakteriologischen Nachweis von M. tuberculosis (M. bovis, M. africanum) bestätigt. Eine hohe Spezifität besitzt auch der histologische Befund epitheloidzelliger Granulome mit zentraler käsiger Nekrose. Überschätzt in ihrer diagnostischen Relevanz werden oft die Tuberkulintestung und die Röntgendiagnostik.

Bakteriologisch-histologische Diagnostik: Untersuchungsmaterial: drei bis sechs Proben frischen Morgensputums. Bei unzureichender Materialgewinnung: Indikation zu bronchoskopischer Sekretabsaugung. Urin, Pleurapunktat, Magensaft, Prostatasekret, Menstrualblut, Aszites, Liquor, Gelenkflüssigkeit, Biopsien verschiedenster Herkunft bei Verdacht auf extrapulmonale Tuberkulose, Blut von AIDS-Patienten (unter Verwendung von Isolatorsystemen, die Blutkörperchen lysieren und so intrazelluläre Bakterien vor Anlegen der Blutkultur freilegen).

Mikroskopie: Nachweis der Säurefestigkeit im Färbeverfahren nach Ziehl-Neelsen oder fluoreszenzmikroskopisch nach Auramin-O-Färbung. Der mikroskopisch positive Befund setzt eine hohe Keimdichte mit Keimzahlen zwischen 5000 und 10 000/ml voraus. Die Differenzierung zwischen typischen und atypischen Mykobakterien ist nicht möglich, auch Nocardien können nicht sicher abgegrenzt werden.

Bakterienkultur: Wegen der langen Generationszeit von 17–20 h ist ein Ergebnis der Bebrütung von Standardkulturen (z. B. Löwenstein-Jensen) erst nach drei bis sechs Wochen zu erwarten. Die Identifizierung nachgewiesener Mykobakterien als M. tuberculosis setzt die Analyse spezifischer Stoffwechseleigenschaften in biochemischen Testansätzen voraus, die ebenfalls mehrere Tage erfordern. Eine Resistenztestung unter Einschluß aller gebräuchlichen Antituberkulotika sollte ebenfalls durchgeführt werden.

Radiometrische Nachweisverfahren: Sie haben die lange Kulturdauer entscheidend verkürzt, indem das mykobakterielle Wachstum nicht mehr mit dem Auge, sondern – bei wesentlich geringeren Erregerzahlen – durch Messung des von den Mykobakterien produzierten $^{14}CO_2$ ermittelt wird.

Serologische Methoden stellen derzeit wegen einer zu geringen Sensitivität und Spezifität keine Verbesserung der Diagnostik der Tuberkulose dar. Es gibt allerdings Hinweise, daß sich die Sensibilität und Spezifität serologischer Untersuchungsverfahren durch den simultanen Nachweis mehrerer Antikörpergruppen und mehrer Antigene deutlich erhöhen lassen.

Gentechnologischer Mykobakteriennachweis: Unter sogenannten **genetischen Sonden** versteht man

DNS- oder RNS-Fragmente verschiedener Mykobakterien, die als Einzelstrang vorliegen. Diese können sich mit einem anderen mykobakteriellen Einzelstrang zur Doppelhelix verbinden, wenn eine Speziesverwandtschaft besteht. Die Intensität einer solchen Verbindung ist meßbar. Die Sensibilität dieses Verfahrens wird durch die Kombination mit der **Polymerase-Ketten-Reaktion (PCR)** erhöht, so daß heute theoretisch einzelne Tuberkulose-Erreger nachweisbar sind.

Die PCR dient der raschen Vermehrung spezifischer DNS-Sequenzen. Dabei wird zunächst die DNS durch Hitze in die beiden Einzelstränge zerlegt. Anschließend werden an das Ende einer ausgewählten DNS-Sequenz synthetische Startermoleküle gebunden. In einem dritten Schritt ergänzt schließlich eine DNS-Polymerase die einzelsträngige DNS zum Doppelstrang, so daß sich am Ende des 90 Sekunden dauernden Zyklus die betreffende Sequenz verdoppelt hat. So läßt sich innerhalb weniger Stunden eine Vermehrung der zwischen den Startern gelegenen DNS-Sequenz um einen Faktor von 10 Millionen erreichen.

Bei dieser Technik ist ein peinlichst sauberes Arbeiten in abgesonderten Räumen unabdingbar, da sonst durch Kontamination aus der Luft falsch positive Ergebnisse erhalten werden. Der Nachteil dieser Technik liegt darin, die Ausgangszahl der Mykobakterien zu schätzen.

Trotz dieser Einschränkungen stellen genetische Sonden in Kombination mit der Polymerase-Kettenreaktion vermutlich das Nachweisverfahren der Zukunft für Mykobakterien dar.

Tuberkulintestung: intradermale Injektion von 1–1000 IE (0,1 ml Volumen) Tuberkulin (Gemisch aus Proteinen und Polysacchariden, aus sterilisierten Bakterienkulturen gewonnen) im Bereich des Unterarms (Mendel-Mantoux) zur Provokation einer Infiltration als Ausdruck der spezifischen Allergie. Diagnostisch relevant sind vor allem die Tuberkulintest-Konversion und angesichts niedriger Prävalenz der positive Testausfall bei Kindern und jungen Erwachsenen.

> **Cave!** Ein negativer Testausfall schließt eine aktive Tuberkulose nicht aus. Insbesondere geht die Miliartuberkulose in 25–50% der Fälle mit einem negativen Tuberkulintest einher.

Tierversuch: Die hohe Sensitivität der kulturellen Diagnostik macht den Tierversuch (Verimpfung tuberkuloseverdächtigen Materials auf Meerschweinchen) in der Regel überflüssig. Er sollte nur durchgeführt werden, wenn das Untersuchungsmaterial erfahrungsgemäß keimarm und schwer zu gewinnen ist oder wenn trotz negativen Kulturergebnisses die Klinik für das Vorliegen einer Tuberkulose spricht.

Röntgenthoraxaufnahme: Verdächtig auf tuberkulöse Primärinfektion ist die Bipolarität aus peripherem Lungeninfiltrat und hilärer Lymphknotenvergrößerung. Stark schrumpfende Prozesse in den Lungenoberfeldern, vor allem mit Kavernenbildung, legen den Verdacht auf tuberkulöse Genese nahe, beweisen sie jedoch nicht.

▼ Therapie

Als Standardtherapie der Tuberkulose gilt eine medikamentöse **Kombinationsbehandlung über sechs bis neue Monate** (siehe Tab. 22.3-8), die das Ergebnis der **bakteriologischen Resistenztestung** berücksichtigt (Rückfallquoten zwischen drei und fünf Prozent; besonders in den USA wurde in der letzten Zeit eine Zunahme resistenter Mykobakterien verzeichnet).

Während der Initialtherapie des Sechs-Monats-Regimes werden INH, RIFA, PZA mit EMB oder Streptomycin (SM) zwei oder drei Monate lang kombiniert, das Neun-Monats-Regime verzichtet auf PZA im Sinne einer initialen Dreifachtherapie. Die Stabilisierungsphase zeichnet sich durch eine drei-/vier- bzw. sechs-/siebenmonatige Zweifachbehandlung mit INH und RIFA aus. **Wichtige Nebenwirkungen:** Hepatitis (INH, RIFA, PZA), Polyneuropathie (INH, Prophylaxe durch Vitamin B_6), Schädigung des VIII. Hirnnervs (SM), Retrobulbärneuritis (EMB). Arzneimittelinteraktionen beachten!

Die Tuberkulose ist eine nach dem Bundesseuchengesetz **meldepflichtige** Erkrankung. Mit hoher Ansteckungsfähigkeit geht die isolationspflichtige, mikroskopisch offene Verlaufsform einher. Die Isolation kann in der Regel (sensible Keime, konsequente Medikamenteneinnahme vorausgesetzt) nach zwei-, dreiwöchiger Therapie aufgehoben werden. Mikroskopisch weiterhin nachweisbare Keime sind avital, kulturell nicht mehr anzüchtbar.

Verlauf und Prognose

90 bis 95% aller Infektionen verlaufen klinisch inapparent. Die korrekt therapierte Tuberkulose führt, abhängig vom Ausmaß bereits vor Therapiebeginn eingetretener Organzerstörung, zur funktionell mehr oder weniger befriedigenden Defektheilung. Für die früher ausnahmslos tödliche Miliartuberkulose werden auch heute noch Letalitätsraten zwischen 29 und 64% angegeben.

Differentialdiagnose

> **Cave:** Die Annahme einer „geschlossenen Lungentuberkulose" aufgrund eines tuberkuloseverdächtigen Röntgenbefundes bei positivem Tuberkulintest ist in der Regel nicht gerechtfertigt, sondern es müssen folgende Differentialdiagnosen ausgeschlossen werden:

Bronchialkarzinom: wichtigste Differentialdiagnose im mittleren und höheren Lebensalter. Diagnosesicherung durch gezielte zytologisch-histologische Diagnostik.

Tab. 22.3-8 Medikamentöse Therapie der Tuberkulose

Substanz	Dosierung	Nebenwirkungen	Interaktionen
Isoniazid (INH)	5–10 mg/kg/d, max. 400 mg/d	– Hepatitis – Neuropathie – allergische Hautreaktionen – hämolytische/aplastische Anämie – Psychosen – lupoide Reaktionen	– Carbamazepin – Phenytoin – Phenobarbital – Salizylate
Rifampicin (RMP)	10 mg/kg/d	– Hepatitis – allergische Hautreaktionen – thrombopenische Purpura – hämolytische Anämie – akutes Nierenversagen	– Antikoagulanzien – Verapamil – orale Kontrazeptiva – Kortikoide – Digitalis – Theophyllin – Chinidin
Streptomycin (SM)	0,5–1,0 g/d, kumulativ max. 30 g	– Hörverlust – Drehschwindel – Ataxie – Nephropathie – Agranulozytose – aplastische Anämie	– Aminoglykoside
Pyrazinamid (PZA)	25 mg/kg/d, max. 2 g/d	– Hepatitis – Erbrechen – Arthralgien – allergische Hautreaktionen – Photosensibilisierung – sideroblastische Anämie	– urikosurische Pharmaka – Askorbinsäure – Probenecid
Ethambutol (EMB)	25 mg/kg/d	– dosisabhängig, Retrobulbärneuritis – Arthralgien – allergische Hautreaktionen – selten Transaminasenanstieg – periphere Neuropathie	

Unspezifisch abszedierende Pneumonie: anamnestische Hinweise auf Aspiration begünstigende Umstände (Bewußtlosigkeit, Alkoholismus). Bakteriologischer Nachweis unspezifischer Pneumonieerreger.

Atypische Mykobakteriose: Die Infektion durch die fakultativ pathogenen Keime setzt entweder eine chronische Lungenerkrankung (z. B. Bronchiektasen, Silikose) oder einen systemischen Immundefekt voraus (z. B. AIDS). Diagnosesicherung durch kulturelle Differenzierung.

Sarkoidose: epitheloidzellige Granulomatose ohne zentrale käsige Nekrose. Meist fehlende Tuberkulinreaktivität. Lymphozytäre Alveolitis und hoher T4/T8-Quotient in der bronchoalveolären Lavage.

Hodgkin-Lymphom, Non-Hodgkin-Lymphome: Die histologische Abklärung (Lymphknotenexstirpation, Mediastinoskopie) vergrößerter Lymphknoten ist anzustreben. Bei fortgeschrittener Erkrankung Diagnosesicherung durch Beckenkammbiopsie.

Prophylaxe

Die Einleitung einer **Chemoprophylaxe mit INH** ist bei jüngeren, tuberkulinnegativen Kontaktpersonen von mikroskopisch offen an Tuberkulose erkrankten Patienten empfehlenswert. Fällt nach dreimonatiger Therapiedauer der Tuberkulintest weiterhin negativ aus, kann die Medikation abgesetzt werden. Andernfalls wird sie als präventive Chemotherapie für die Dauer weiterer drei Monate fortgeführt. Die Indikation zur **präventiven Chemotherapie** ist auch bei längerdauernder Kortikosteroidtherapie, immunsuppressiver Behandlung, hämatopoetischen Systemerkrankungen und AIDS zu überprüfen, falls radiologisch tuberkuloseverdächtige Thoraxbefunde oder eine stark positive Tuberkulinhautreaktion vorliegen.

Die **Lebendimpfung des Neugeborenen** mit dem schwach virulenten M.-bovis-Stamm Bacille-Calmette-Guérin (BCG) wird heute nicht mehr generell empfohlen. Bei unsicherem Impfschutz (14–80%), der um das 12. Lebensjahr nachläßt, schränkt sie die hohe diagnostische Relevanz der Tuberkulintestung in der gegenwärtigen epidemiologischen Situation mit niedriger Tuberkuloseprävalenz entscheidend ein. Patienten mit AIDS sollten keine BCG-Impfung erhalten.

Tuberkulose und AIDS

Den größten Risikofaktor zur Entwicklung einer Tuberkulose stellt die HIV-Infektion dar.

In jedem Stadium einer HIV-Infektion kann eine Tuberkulose auftreten. Das klinische Erscheinungsbild einer Tuberkulose bei HIV-Infizierten wird vom Stadium der HIV-Infektion bestimmt. Ist die zellvermittelte Immunität noch vorhanden, so verläuft die Tuberkulose als postprimäre Form. Mykobakteriosen treten bei AIDS überproportional (60–70% der Fälle) im Vergleich zu HIV-negativen Tuberkulosen (16% der Fälle) als extrapulmonale Formen auf. So definiert eine **extrapulmonale Tuberkulose** bei einem HIV-Infizierten die Diagnose AIDS.

Als gesichert gilt, daß die Tuberkulose zu einer Steigerung der Morbidität und Mortalität unter HIV-Infizierten führt.

Ebenso verkürzt eine disseminierte Infektion mit **Mycobacterium avium-intracellulare** die Lebensdauer HIV-Infizierter. Sie ist die häufigste atypische Mykobakteriose bei HIV-Infizierten. Obwohl dieser Erreger ubiquitär in der Umwelt vorhanden ist, wurden vor der AIDS-Ära sehr selten disseminierte Infektionen mit M. avium-intracellulare beobachtet. Die Diagnose wird hier durch mindestens zwei positive Blutkulturen gesichert.

22.4 Nicht-infektiöse Lungenparenchymerkrankungen

W. NÄGLE, I. KOPER, G. W. SYBRECHT

Zu den nicht-infektiösen Lungenparenchymerkrankungen zählen Krankheiten sehr unterschiedlicher und teilweise noch unbekannter Ätiologie. Nach dem histologischen Bild lassen sich **Alveolitiden, Granulombildungen** und **Fibrosen** unterscheiden. Diese verschiedenen Veränderungen führen zu einer restriktiven Ventilationsstörung mit einer Verminderung der Lungendehnbarkeit, kleiner Totalkapazität und kleiner Vitalkapazität sowie einer Erniedrigung des Transferfaktors und damit zumeist auch des arteriellen Sauerstoffpartialdruckes unter körperlicher Belastung, z.T. bereits in Ruhe.

Gemäß der Darstellung von Scadding und Hinson von 1967 lassen sich die diffus fibrosierenden Lungenkrankheiten einteilen in: **diffuse Lungenfibrosen** mit bekannter Ursache, **Fibrosen** im Rahmen von Systemerkrankungen und ätiologisch unklare, sogenannte **idiopathische Formen** (siehe Tab. 22.4-1).

22.4.1 Alveolitiden

Definition

Es handelt sich um eine entzündliche Veränderung der Alveolen; in den Akutstadien gekennzeichnet durch eine zelluläre Infiltration, in den Spätstadien durch eine Bindegewebsneubildung im Lungeninterstitium, insbesondere in den Alveolarsepten.

Tab. 22.4-1 Einteilung der interstitiellen Lungenerkrankungen nach Ursachen (nach Scadding und Hinson)

▶ Bekannte Ursachen

Inhalative Noxen
- organische Stäube (exogen allergische Alveolitis)
- anorganische Stäube (Pneumokoniosen)
- Gase, Dämpfe, Stickoxide, Zinknebel
- rezidivierende Aspirationen (Refluxkrankheit)
- Infektionen (Bakterien, Viren, Pilze, Parasiten, Mykoplasmen, Rickettsien, Chlamydien)

Nichtinhalative Noxen
- toxische Substanzen (Pharmaka, Herbizide)
- ionisierende Strahlen
- chronische Linksherzinsuffizienz (Mitralvitien)
- Schocklunge
- Fett- und Kontrastmittelembolien

▶ Unbekannte Ursachen
idiopathische fibrosierende Alveolitis

▶ Im Rahmen von Systemerkrankungen
Kollagenosen
- Lupus erythematodes disseminatus
- Dermatomyositis
- Sklerodermie
- (primär) chronische Polyarthritis (PCP)
- Panarteriitis nodosa

Morbus Bechterew, Sjögren-Syndrom

Lungenvaskulitiden
- Goodpasture-Syndrom
- Lungenhämosiderose (Morbus Ceelen)
- Wegener-Granulomatose
- Löffler-Syndrom
- chronisch eosinophile Pneumonie
- allergische Granulomatose (Churg-Strauss)
- lymphomatoide Granulomatose
- nekrotisierende sarkoide Granulomatose
- bronchozentrische Granulomatose

Histiozytose X
- eosinophiles Granulom
- Retikuloendotheliose
- Abt-Letterer-Siwe-Krankheit
- Lipoidgranulomatose
- Hand-Schüller-Christian-Krankheit

Speicherkrankheiten
- Morbus Gaucher

Amyloidose der Lunge

Neuroektodermale Erkrankungen
- Neurofibromatose Recklinghausen
- tuberöse Sklerose
- Sturge-Weber-Krabbe-Syndrom

Sarkoidose

Unter der **exogen allergischen Alveolitis** versteht man eine Immunkomplexerkrankung der Lunge meist vom verzögerten Typ.

Kasuistik

Eine bis dahin beschwerdefreie 57jährige Frau klagt seit Ende des Sommers über quälenden Reizhusten, Nachtschweiß, Appetitlosigkeit, Gewichtsverlust und Belastungsdyspnoe. Bei ihr sei röntgenologisch eine Lungenentzündung diagnostiziert und antibiotisch behandelt worden. Nach drei Monaten unveränderter Beschwerden wird sie schließlich stationär eingewiesen. Sie ist Hausfrau, Nichtraucherin, nimmt nur selten Medikamente; allergische Erkrankungen sind bei ihr nicht bekannt, als Haustiere hält sie seit mehr als zehn Jahren einen Hund und einen Wellensittich.

Befund: Die Atemfrequenz beträgt 25 pro Minute, die Herzfrequenz in Ruhe 110 pro Minute, auskultatorisch fallen über den dorsobasalen Lungenbezirken endinspiratorische feinblasige Rasselgeräusche bei einem vesikulobronchialen Atemgeräusch auf. **Röntgenologisch** weisen die Lungenmittel- und -unterfelder unscharf begrenzte, teilweise konfluierende fleckige Verdichtungen auf (Abb. 22.4-1). **Bronchoskopisch** findet sich reichlich weißliches Sekret im gesamten Bronchialbaum bei makroskopisch unauffälliger Schleimhaut. Die transbronchial entnommenen Biopsien zeigen keine Granulome und keine Bindegewebsvermehrung, die zytologische Analyse der bronchoalveolären Lavageflüssigkeit offenbart jedoch eine stark ausgeprägte lymphozytäre Entzündung. **Lungenfunktionell** sind Total- und Vitalkapazität um jeweils etwa 1,5 l gegenüber den Sollwerten vermindert, die **Blutgasanalyse** erweist eine deutliche Hypoxämie von 64 mmHg (8,5 kPa) bei einem Sollwert von 76 mmHg (10,2 kPa), der Transferfaktor war auf 55 % der Norm erniedrigt.

Labor: Die Blutsenkungsgeschwindigkeit beträgt bei Aufnahme 28/52 mm, der γ-Globulin-Gehalt ist gering erhöht, Blutbild, Elektrolyte, Enzyme und Metaboliten liegen im Normbereich.

Aufgrund des Nachweises von präzipitierenden Antikörpern gegen Wellensittichserum und Wellensittichkot kann die **Diagnose** einer durch Wellensittichallergene hervorgerufenen exogen allergischen Alveolitis gestellt werden. Durch Antigenkarenz und unter oralen **Glukokortikosteroidtherapie** lassen die Beschwerden völlig nach, und die zuvor pathologischen Befunde normalisieren sich.

Epidemiologie

Alveolitiden und Fibrosen kommen in pneumologischen Kliniken in 5 % der Fälle vor, nach Veröffentlichungen aus den letzten zehn Jahren offensichtlich mit leicht steigender Tendenz.

Ätiologie und Pathogenese

Die Unterscheidung erfolgt entsprechend histologischen Kriterien:
▶ die gewöhnliche oder sogenannte klassische Pneumonie
▶ die desquamativ interstitielle Pneumonie
▶ die lymphoide interstitielle Pneumonie und
▶ die interstitielle Riesenzellpneumonie.

Mit zunehmender Dauer der Erkrankung entwickelt sich eine meist herdförmige Fibrosierung

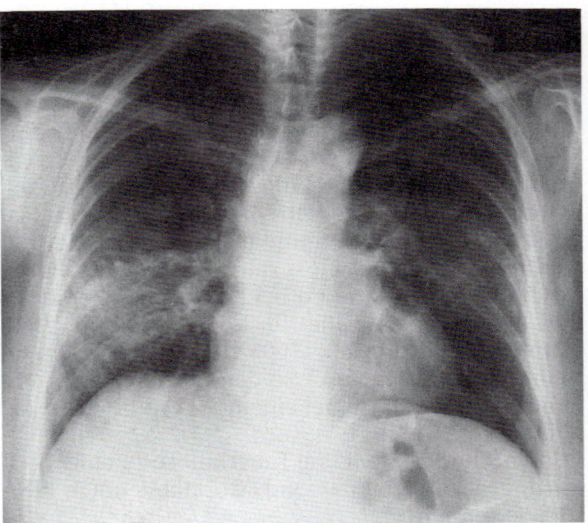

Abb. 22.4-1 Röntgenaufnahme der Thoraxorgane (p.a.) eines 57jährigen Patienten mit exogen allergischer Alveolitis (Erläuterungen siehe Kasuistik).

der Alveolarsepten gemeinsam mit einer Proliferation von Pneumozyten Typ II (Transformation des Alveolarepithels). Im Endstadium entsteht durch die Schrumpfung der Narbenfelder unter Dehnung der dazwischenliegenden Lufträume das makroskopische Bild der **Wabenlunge** mit sichtbaren Zysten. Die breiten bindegewebigen Septen sind von einem kubischen Epithel überkleidet, der Gasaustausch ist schwer gestört.

Die **Bronchiolitis obliterans** mit diffusem Alveolarschaden stellt ein **eigenständiges** Krankheitsbild dar: Durch die lokale oder systemische Wirkung toxischer Substanzen, durch Strahlenschädigung oder als Schockfolge werden Pneumozyten Typ I und II sowie Endothelzellen geschädigt. Innerhalb von einem bis drei Tagen entsteht durch Membranzerstörung ein **intraalveoläres** und **interstitielles Lungenödem** mit interstitieller entzündlicher Infiltration. Bereits nach einer bis zwei Wochen bewirkt die intraalveoläre beziehungsweise interstitielle Fibroblastenproliferation eine Lungenfibrose. Bei schweren Formen wird das Lumen der Bronchiolen von Bindegewebe, Lymphozyten und Plasmazellen ausgefüllt.

Die **allergische Alveolitis** wird durch eine verzögerte Immunreaktion (Typ III) in den Alveolen hervorgerufen. Durch Sensibilisierung der Lymphozyten entstehen unter anderem präzipitierende IgM- und IgG-Antikörper, die mit den korrespondierenden Antigenen Immunkomplexe bilden. Je nach dem Weg, auf dem die Antigene die Alveolen erreichen, lassen sich **exogene** (inhalativ allergische) und **endogene** (autoaggressive) **Alveolitiden** unterscheiden. Unter Aktivierung des Komplementsystems und durch Vermittlung von T-Lymphozyten und Interleukinen entwickelt sich eine Entzündungsreaktion der Alveolarwand mit Freisetzung von ly-

sosomalen Enzymen aus Granulozyten. Wiederholte Entzündungen führen zur Narbenbildung und damit zur Entstehung einer Fibrose.
Versicherungsrechtlich sind zahlreiche der in Tabelle 22.4-2 erwähnten, durch organische Stäube und Gase ausgelösten Alveolitiden als Berufskrankheiten in der Berufskrankheitenverordnung (BeKV) unter Ziffer 4201 verzeichnet (exogen allergische Alveolitis).

⑤ Symptome

Beschwerden: Atemnot bei körperlicher Belastung, Fieber, (trockener) Husten, Frösteln, Schwitzen, Mattigkeit, Appetitlosigkeit, Kopfschmerzen, thorakales Engegefühl, Schwindel (durch Hyperventilation), Muskelschmerzen, Hämoptysen.
Befunde: Zyanose, Trommelschlegelfinger, Uhrglasnägel, endinspiratorische feinblasige Nebengeräusche.

Ⓓ Diagnostik

Die **Laboranalytik** betrifft die Suche nach BKS-Beschleunigung, Polyglobulie, Leukozytose, Linksverschiebung im Differentialblutbild, IgG- oder IgA-Vermehrung bei Hypergammaglobulinämie.
Röntgenuntersuchung des Thorax: Fibrosezeichen sind retikuläre (netzartige) und miliare (feinfleckige, kleiner als 2 mm) Verschattungen, eine milchglasartige Trübung, größere fleckige Verschattungen, Ringschatten, begleitende Emphysemzeichen und Umformung der Herz- und Hiluskontur im Sinne eines Cor pulmonale. Lungenfibrosen mit unauffälligem Röntgenbefund sind bei etwa 5 % der Patienten beschrieben.

Das **EKG** zeigt bei längerbestehender Druckbelastung des rechten Vorhofs und der rechten Herzkammer einen Steil- oder Rechtstyp, ein P dextroatriale, rechtsventrikuläre Hypertrophiezeichen (R in V1 + S in V6 ≥ 1,5 mV): Auf einen SI-QIII-Typ ist ebenso zu achten wie auf einen inkompletten oder kompletten Rechtsschenkelblock.
Ein **Hauttest** klärt, ob eine Reaktion vom verzögerten Typ (Typ III) vorliegt. Die Diagnose kann ätiologisch bei gezieltem Verdacht auf eine allergische Genese durch die inhalative Provokationstestung und durch den Nachweis agglutinierender und präzipitierender Antikörper gesichert werden.
Die **Lungenfunktionsprüfung** umfaßt als Basisprogramm die Spirometrie. Neben Tachypnoe (Atemfrequenz über 20 pro Minute) und Erniedrigung der Vitalkapazität sollte auch auf die Zeichen einer obstruktiven Ventilationsstörung geachtet werden: Verminderung der exspiratorischen Einsekundenkapazität und des Peak flow, Verkleinerung der Fluß-Volumen-Kurve. Kennzeichnend ist eine fehlende Reversibilität der Bronchialobstruktion durch Bronchodilatation (nach Inhalation eines β_2-Mimetikums). Weitere Hinweise liefern die Messung des intrathorakalen Gasvolumens und des Transferfaktors, wobei diese Werte charakteristischerweise erniedrigt sind. Die Spiroergometrie unter definierter Belastung gibt quantitative Auskünfte über den Gasaustausch, die Atemvolumina und das Kreislaufverhalten während körperlicher Arbeit.
Der **bronchoskopischen** Untersuchung mittels **bronchoalveolärer Lavage** (Alveolitisreaktion, Aktivität, evtl. Artdiagnose; bei exogen allergischer Alveolitis: Lymphozytose > 50 %, hoher Anteil an T-Suppres-

Tab. 22.4-2 Häufige Allergene als Auslöser einer exogen allergischen Alveolitis und zugehörige Krankheitsbezeichnungen

Allergene	Krankheitsbezeichnung
Pilze	
▶ Pilzsporen: Aspergillus fumigatus, A. clavatus, A. niger in schimmeliger Gerste, Malz, Papier	– Malz- und Papierarbeiterlunge, allergische Aspergillose
▶ Cryptospora corticale	– Ahornrindenschäler-Krankheit, Suberose
▶ Schimmelpilze	– Paprikaspalterlunge
▶ Penicillium frequentans, casei	– Käsewascherlunge
Bakterien	
▶ thermophile Aktinomyzeten in schimmeligem Heu	– Farmerlunge
▶ Thermoactinomyces sacchari in schimmeligem Zuckerrohr	– Bagassose
▶ Micropolyspora faeni in Pilzkulturen (Kompost)	– Champignonpflückerlunge
▶ thermophile Bakterien in Klimaanlagen	– Luftbefeuchterlunge
▶ Bacillus subtilis über bakterielle Waschmittelenzyme	– Waschmittellunge
Tierische Eiweiße	
▶ Serumproteine von Tauben, Hühnern und Sittichen	– Taubenzüchter- und Vogelhalterlunge
▶ Staub von Pelztierhaaren bei der Fellverarbeitung	– Kürschnerlunge
▶ Antigene des Weizenrüsselkäfers in Weizenmehl	– Kornkäferkrankheit
Pflanzenbestandteile	
▶ Sägemehl von Eichen, Zedern	– Holzarbeiter- und Waldarbeiterlunge
▶ Kaffeebohnenextrakte in Röstereien	– Kaffeearbeiterlunge

sor-Zellen) und gegebenenfalls transbronchialer Lungenbiopsie (Artdiagnose) kommt hinsichtlich Krankheitsdiagnose, Aktivitäts- und Verlaufsbeurteilung eine wesentliche Rolle zu.

▼ Therapie

Wenn es gelingt, die Diagnose früh zu stellen, und die Einwirkung der Noxe beziehungsweise die Antigenexposition beendet wird, können weitere Schädigungen und Komplikationen vermieden werden. Bei ausgeprägten subjektiven Beschwerden und meßbaren Funktionsstörungen sollte mit Glukokortikosteroiden im Falle der Therapieresistenz mit immunsuppressiven Substanzen (Alkylanzien, Antimetaboliten) behandelt werden.

Verlauf und Prognose

Ausgedehnte Parenchymumwandlungen gehen mit einem erhöhten Lungengefäßwiderstand einher, der durch die Hypoxämie-induzierte Vasokonstriktion noch weiter gesteigert wird. Die reaktive Hypertrophie der rechten Herzkammer führt zu einem **chronischen Cor pulmonale.** Die Verläufe dieser sehr heterogenen Krankheitsgruppe sind unterschiedlich; in den Endstadien führen die zunehmende respiratorische Insuffizienz bei extrem erhöhter Atemarbeit und die Dekompensation des rechten Ventrikels zum Tode.
Die **Prognose** hängt wesentlich von der Art der jeweiligen Erkrankung ab, die möglichst funktionell und morphologisch abgeklärt werden sollte.

Differentialdiagnose

Sarkoidose, Tuberkulose, Pneumokoniosen, Morbus Crohn, Lymphominfiltrate, Lymphangiosis carcinomatosa, Alveolarzellkarzinom. Entscheidend sind die Befunde der zytologischen und histologischen Untersuchung des mit Hilfe der bronchoalveolären Lavage und mittels Probeexzision gewonnenen Materials.

22.4.2 Granulomatosen

Bei diesen Erkrankungen führen makroskopisch und radiologisch sichtbare Knötchen, bestehend aus Monozyten, Lymphozyten und „natural killer"-Zellen zu Störungen des Gasaustausches und häufig zu einer Vernarbung (Fibrose). Wegen sehr unterschiedlicher Verläufe und Prognosen der verschiedenen Krankheiten sind eine eingehende Diagnose und eine angepaßte Therapie erforderlich.

22.4.2.1 *Sarkoidose* (M. Boeck)

Definition

Eine nicht verkäsende epitheloidzellige Granulomatose bisher unbekannter Ätiologie. Charakteristisch ist eine ausgeprägte Aktivierung des Mono-

zyten-Makrophagen-Systems, wobei alle Körperorgane betroffen sein können. Bezüglich der Krankheitssymptome steht die Lunge im Vordergrund.

Kasuistik

Wegen anfallsweiser, bevorzugt nachts auftretender Atemnot, verbunden mit heftigen Angstgefühlen und linksthorakalen stechenden Schmerzen, werden einer 32jährigen Frau seit etwa einem Jahr β-Rezeptoren-Blocker verordnet. Innerhalb weniger Tage traten nun Schmerzen im linken Bein, Rotverfärbung der Haut und Bildung von 1 bis 2 cm durchmessenden, erhabenen Knoten auf.
Bei der **klinischen Untersuchung** finden sich eine geringe Adipositas (61 kg bei 151 cm Körpergröße), ohne tastbare Lymphome, keine Zyanose. Die Atemfrequenz beträgt 22/min, die Herzfrequenz 92/min, der Blutdruck 130/80 mmHg. Das Atemgeräusch ist vesikulär ohne Nebengeräusche, die Herztöne sind rein, der Pulmonalklappenschlußton ist nicht betont. Die Gelenke der Extremitäten sind ohne Schwellung schmerzfrei beweglich. Die Haut im Bereich des linken Kniegelenkes zeigt mehrere, zum Teil konfluierende bläulich-rote Knoten (ohne Fluktuation). Der rechte Unterschenkel weist ähnliche, geringer ausgeprägte Veränderungen auf. Die **Blutgasanalyse** weist auf eine chronische Hyperventilation mit Erniedrigung des pCO_2 auf 30 mmHg (3,9 kPa) und des aktuellen Bikarbonats auf 17,9 mmol/l bei ausgeglichenem pH hin. Die **Röntgen-Thoraxaufnahme** in zwei Ebenen zeigt beide Lungenhili deutlich verbreitert und polyzyklisch begrenzt, der Retrosternalraum erscheint frei, die Lungengefäßstruktur unauffällig (siehe Abb. 22.4-2). Im **EKG** ist lediglich eine Sinustachykardie erkennbar bei Indifferenztyp. **Lungenfunktionell** (Ganzkörperplethysmographie) sind Total- und Vitalkapazität gering erniedrigt, das Residualvolumen allenfalls minimal erhöht. Die Fluß-Volumen-Kurve zeigt keine Hinweise auf eine Atemwegsobstruktion.
Aufgrund des klinischen und röntgenologischen Bildes wird ein **Löfgren-Syndrom,** d. h. die akute Form einer Sarkoidose, diagnostiziert und zunächst keine spezifische Therapie begonnen. Die β-Rezeptor-Blocker-Therapie wird abgesetzt. Nachdem sechs Wochen später sowohl das Erythema nodosum wie die bihiläre Lymphadenopathie unverändert bestehen, wird nach detailliertem Hinweis auf die Therapiedauer mit einer **oralen Glukokortikosteroidtherapie** begonnen. Hierauf bilden sich die genannten Veränderungen binnen zwei Wochen weitgehend zurück, die Patientin wird beschwerdefrei.

Epidemiologie

Weltweit sind Frauen etwas häufiger als Männer betroffen. Die Inzidenz schwankt zwischen 1,4 und 19 pro 100 000, die Prävalenz variiert von 0,04 in Spanien bis 64 pro 100 000 in Schweden.
Die Prävalenz liegt bei Schwarzen zehn- bis zwanzigmal höher als bei Weißen. Das Erkrankungsalter ist meist unter 40 Jahren.

Ätiologie und Pathogenese

Die Sarkoidose-Granulome bestehen aus Epitheloidzellen, Riesenzellen, aktivierten Makrophagen und Lymphozyten, überwiegend aktivierten T-Lymphozyten, die die Granulomentstehung durch Freisetzung von Interleukin-2 bewirken. Makrophagen

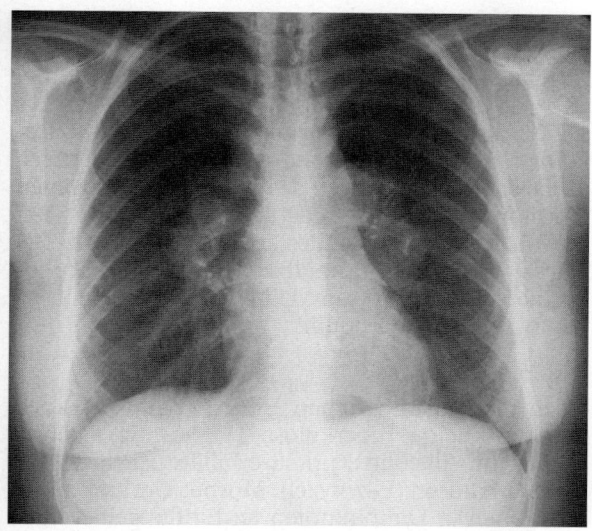

Abb. 22.4-2   Röntgenaufnahme der Thoraxorgane (p.a.) einer 32jährigen Patientin mit Sarkoidose. Beachte die polyzyklischen Veränderungen beider Lungenhili.

und Epitheloidzellen bilden ACE (Angiotensin converting enzyme), dessen Serumaktivität mit der im Gesamtorganismus vorhandenen Granulommasse korreliert. Die Höhe der initialen ACE-Plasmakonzentration hat allerdings keine prognostische Bedeutung.

S Symptome

Die Krankheitssymptome sind bei bihilärer Lymphadenopathie im Vergleich zum Röntgenbild häufig erstaunlich gering.

Für die **akut beginnende Sarkoidose** sind weitgehend spezifisch das Erythema nodosum, die Uveitis und/oder die Arthritis.

Bei der **subakuten Sarkoidose** werden die Lungenveränderungen meist zufällig entdeckt, die Patienten sind häufig asymptomatisch.

Bei der **chronischen Sarkoidose** beträgt die Erkrankungsdauer über zwei Jahre und tritt zumeist bei Menschen über 30 Jahre auf. Sie führt oft zu einer restriktiven Ventilationsstörung mit unsicherer Prognose. Häufig liegt auch eine **extrathorakale Beteiligung** vor. Etwa 40% der Patienten gehen mit den Symptomen einer extrathorakalen Sarkoidose zum Arzt (siehe Tab. 22.4-3).

D Diagnostik

Labor: Die Serumaktivität des „Angiotensin converting enzyme" **(ACE)** ist auch bei 15% anderer Lungenparenchymerkrankungen erhöht. Erhöhte Serumspiegel von 1α,25-Dihydroxy-Vitamin-D als Ausdruck einer vermehrten Bildung und eines verzögerten Abbaus sind bei etwa 10% der Erkrankten feststellbar. Die hierdurch verursachte Hyperkalzämie bildet sich auf Glukokortikosteroidgabe hin

Tab. 22.4-3   Extrathorakale Sarkoidose
► **Augenbeteiligung:** Iridozyklitis, Chorioretinitis, Keratokonjunktivitis, konjunktivale Follikel.
► **Periphere Lymphadenopathie:** Betroffen sind zumeist Lymphknoten der oberen Körperhälfte, generalisiert oder auf eine Region beschränkt.
► **Haut:** Erythema nodosum; weitere granulomatöse Effloreszenzen sind rötliche oder livide epidermale flache Papeln von ca. 5 mm Durchmesser oder größere, alle Hautschichten erfassende fleckförmige Läsionen – im Gesicht bekannt als Lupus pernio. Hautgranulome treten bevorzugt in vorgeschädigten Hautarealen und Narben auf.
► **Hepatosplenomegalie:** Meist symptomlos mit spontaner Abheilung der Granulome; schwere Verläufe mit Ikterus, Aszites und Ösophagusvarizen sind sehr selten, ebenso auch ein Hypersplenie-Syndrom mit Anämie, Leukopenie und Thrombopenie; unter den Laborwerten ist die Aktivität der alkalischen Phosphatase im Serum erhöht, Transaminasen und Bilirubin sind normal.
► **Herz:** Selten Verläufe von weniger als einem Jahr mit kongestivem Myokardversagen ohne sonstige sarkoidosebedingte Organsymptome; rezidivierende Perikardergüsse, Papillarmuskeldysfunktion und plötzlicher Herztod durch Rhythmusstörungen ohne vorhergehende kardiale Symptome sind dokumentiert.
► **Gelenke:** Eine akute Polyarthritis ist bei 15% der Patienten das erste Symptom einer Sarkoidose; vorwiegend betroffen sind Sprung-, Knie- und Handgelenke sowie die Fingergelenke.
► **Knochen:** Bei der chronischen Form als kleine, röntgenologisch scharf begrenzte Osteolysen, meist der kleinen Knochen von Händen und Füßen.
► **Nervensystem:** ZNS-Beteiligung von Hirnnerven, Meningen, Hypothalamus und Hypophyse sowie N. facialis und Tractus opticus. Das Heerfordt-Syndrom ist eine Trias aus Fazialisparese, Parotisschwellung und Uveitis anterior. Raumfordernde zerebrale und meningeale Granulome können Hirndruck, meist ohne fokale Symptome, auslösen. Epileptische Anfallsleiden treten in 5 bis 15% bei ZNS-Beteiligung fokal oder generalisiert auf.

rasch zurück, das biologisch aktive Vitamin D wird dann vermehrt in einen biologisch inaktiven Metaboliten umgewandelt. Lysozym aus Zellen des Monozyten-Makrophagen-Systems ist als unspezifischer Parameter allenfalls zur Aktivitätsbeurteilung (Normalisierung unter Glukokortikosteroidtherapie) brauchbar.

Aufgrund der **Röntgen-Thoraxaufnahme** wird häufig eine radiologische Stadieneinteilung vorgenommen (siehe Tab. 22.4-4). Die **Galliumszintigraphie** ist hochspezifisch bei Patienten mit erhöhter ACE-Serumaktivität infolge einer aktiven Galliumanreicherung in den Granulomen, gerade auch extrapulmonal. Aufgrund ihrer Aufwendigkeit und Kosten ist diese Methode allerdings wenig gebräuchlich.

Tab. 22.4-4   Radiologische Stadieneinteilung der Sarkoidose (nach Wurm)

▶ **Stadium I**   Bilaterale Hiluslymphknotenvergrößerung mit oder ohne Vergrößerung der rechten paratrachealen Lymphknoten bei unauffälliger Darstellung der Lungenstruktur (Gefäße).

▶ **Stadium II**   Zusätzlich zur hilären Lymphadenopathie fein- bis mittelfleckige (1–10 mm große) intrapulmonale, meist unscharf begrenzte Verdichtungen mit Übergang in zunehmend scharf begrenzte streifige und netzige Verschattungen.

▶ **Stadium III**   Netzige und streifige, selten fleckige interstitielle Verdichtungen ohne Vergrößerung der hilären und mediastinalen Lymphknoten.

Die **Bronchoskopie** mit **bronchoalveolärer Lavage** zeigt als Zeichen der Alveolitisreaktion eine Lymphozytose, die Lymphozyten-Subklassifikation in Helfer-(CD4-) und Suppressor-(CD8-)Zellen erlaubt bei einem Quotienten > 3,5 (bei Rauchern > 2,5) mit hoher Wahrscheinlichkeit die Diagnose einer Sarkoidose. Mittels Bronchialschleimhautbiopsie und transbronchialer Lungenbiopsie können nichtverkäsende Epitheloidzellgranulome nachgewiesen werden, im radiologischen Stadium I (siehe Tab. 22.4-5) in ca. 60%, in den Stadien II und III in 80 bis 85%.

Lungenfunktionell besteht nur eine geringe Korrelation zwischen einzelnen Parametern und der radiologischen Befundausdehnung. Die **Mediastinoskopie** als operativer Eingriff hat bei negativer transbronchialer Biopsie und fehlender extrathorakaler Biopsiemöglichkeit eine Trefferquote von 85 bis 90%. Der **Kveim-Test,** die kutane Injektion von Lymphknoten- oder Milzextrakt von sicher an Sarkoidose Erkrankten, wird nicht mehr in der Routinediagnostik verwendet.

Komplikationen

Komplikationen der Sarkoidose sind eine progrediente **Lungenfibrose** mit Entstehung einer **chronischen respiratorischen Insuffizienz** und eines **Cor pulmonale.**

▼ Therapie

Die Therapieindikation ergibt sich aus der Funktionsanalyse des Respirationstraktes sowie aus der extrapulmonalen Organbeteiligung, nicht aber aus dem Röntgenbild.

Bei der **akuten Form** wird symptomatisch mit nichtsteroidalen Antiphlogistika behandelt. Fieber, Arthralgien, Erythema nodosum bilden sich in 80–90% innerhalb von vier bis sechs Wochen zurück, die röntgenologischen Veränderungen (bihiläre Lymphadenopathie) innerhalb eines Jahres.

Bei der **chronischen** und **subchronischen Sarkoidose** bestehen strenge Richtlinien für eine Glukokortikosteroidtherapie, da einige anfänglich mit Stero-

iden behandelte Patienten einen schubweisen Verlauf mit progredienter Verschlechterung aufweisen. **Regelmäßige Funktionskontrollen** sind unbedingt erforderlich. Die Therapie beginnt mit 0,5 bis 1,0 mg/kg Prednisonäquivalent täglich mit konsekutiver Dosisreduktion auf ca. 10 mg Erhaltungsdosis jeden oder – wegen der geringeren endogenen Hormonsuppression – jeden zweiten Tag. Die Therapiedauer umfaßt mindestens sechs Monate. Bei Augen- und Hautsarkoidose sind lokale Glukokortikosteroide wirksam, bei chronischer Hautsarkoidose auch Chloroquin.

Differentialdiagnose

Nach dem histologischen Bild: Berylliose (Berylliumkrankheit), Tuberkulose (Verkäsung), Lepra, allergische Alveolitis, primäre biliäre Zirrhose der Leber, Mykosen (Pilzmyzel), Morbus Crohn, Lokalreaktionen in Lymphknoten im Einflußgebiet neoplastischer oder chronisch-entzündlicher Prozesse.

22.4.2.2   Wegener-Granulomatose

Definition

Nekrotisierende Vaskulitis mit Granulombildung im Bereich der oberen und unteren Luftwege (lokalisierte Form) und der Nieren (generalisierte Form). Kleinere Gefäße können in allen Organen mitbeteiligt sein.

Kasuistik

Aus völligem Wohlbefinden heraus entwickelt ein 45jähriger Mann innerhalb weniger Tage ein lebensbedrohendes Krankheitsbild mit diffusen intrapulmonalen Verschattungen (siehe Abb. 22.4-3), hohem Fieber und ausgeprägter Hypoxämie. Bei Nachweis von Escherichia coli in einer Blutkultur und trotz gezielter intravenöser antibiotischer Therapie bessert sich der Zustand kaum. Die BKS ist stark beschleunigt (105/135 mm), Leukozytose von 14 100/µl (14 G/l), mäßige Thrombozytose und Mikrohämaturie.

Als sich in der Folge ein nephrotisches Syndrom mit erheblichem Anstieg des Serumkreatinins ausbildet, wird der Verdacht auf eine **Autoimmunerkrankung** gelenkt. Die Suche nach Autoantikörpern führt zur Entdeckung von antizytoplasmatischen Antikörpern (ACPA). Eine anschließende **Nierenbiopsie** erbringt den Nachweis einer nekrotisierenden Glomerulonephritis mit begleitender Entzündung im umgebenden Bindegewebe, gut vereinbar mit einer Wegener-Granulomatose. Eine daraufhin begonnene alleinige **Glukokortikosteroidtherapie** konnte – nach vorübergehender Besserung – ein Rezidiv mit Kopfschmerzen (ohne Nachweis intrazerebraler Granulome), Kreatininanstieg, Abnahme des Transferfaktors, begleitet von einem ACPA-Anstieg, nicht verhindern. Erst die Hinzunahme von Cyclophosphamid (150 mg/d) führt zur Rückbildung der Beschwerden und zur weitgehenden Normalisierung der zuvor pathologischen Befunde.

Epidemiologie

Männer erkranken doppelt so häufig wie Frauen, die Erkrankung kommt in jedem Lebensalter, meist in der Lebensmitte vor.

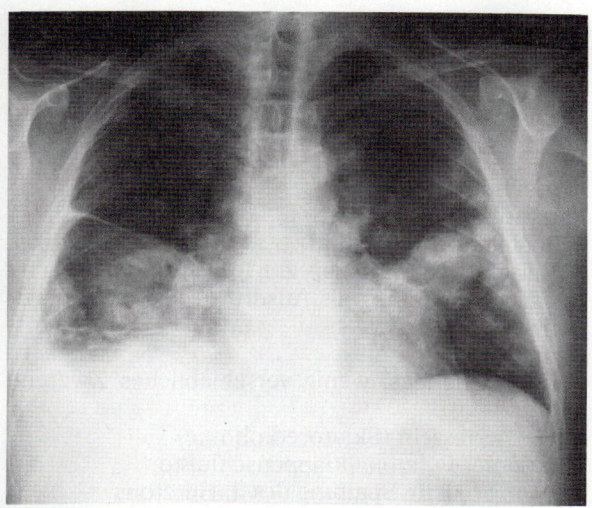

Abb. 22.4-3   Röntgenaufnahme der Thoraxorgane (p.a.) eines 45jährigen Patienten mit Wegener-Granulomatose (diffuse intrapulmonale Verschattungen).

Tab. 22.4-5   Organbeteiligung bei der Wegener-Granulomatose

► **Nasen-nebenhöhlen**	90% Schleimhautulzerationen, Sattelnase ohne Mutilation
► **Lunge**	90% Pneumonie, Pleuritis; selten: massive Hämoptoe, Pneumothorax
► **Niere**	90% pathologischer Urinbefund mit Hämaturie und Proteinurie; in ca. 50% fokale Glomerulonephritis; in unter 50% nephrotisches Syndrom; bei unter 10% rasch fortschreitende Glomerulonephritis: **Notfall!**
► **Auge**	50% Iritis, Skleritis, Konjunktivitis; selten: Bulbusprotrusion durch retrobulbäre Granulome
► **Herz**	30% Koronararteriitis (DD: KHK), Perikarditis
► **Nerven, ZNS**	25% Mononeuritis multiplex, Hirnnervenentzündung
► **Haut**	50% Petechien, Papeln, nekrotisierende Ulzerationen
► **Gelenke**	65% Arthralgien, eine eigentliche Arthritis ist selten

Ätiologie und Pathogenese

Überempfindlichkeitsreaktion mit Nachweis antizytoplasmatischer Antikörper (ACPA) im Serum sowie Immunkomplexen. Das histologische Bild zeigt Granulome als Ausdruck der zellulären Immunreaktion und eine nekrotisierende Vaskulitis. Die Läsionen befinden sich überwiegend in der Schleimhaut von Nasennebenhöhlen, Bronchien und in der Haut. Die befallenen Nieren zeigen zumeist eine fokale und segmentale Glomerulonephritis, gelegentlich eine Vaskulitis oder selten auch Granulome.

S Symptome

Erstsymptome von seiten des oberen und unteren Respirationstrakts: Kopfschmerzen, Sinusitis, Rhinorrhö, Otitis media mit oder ohne Gehörverlust, Fieber, Husten, Hämoptysen, Thoraxschmerzen, auch Arthralgien und Gewichtsverlust. Zusammen mit den Atemwegen kann jedes andere Organsystem betroffen sein und Symptome verursachen (siehe Tab. 22.4-5).

D Diagnostik

Laborparameter: BKS-Beschleunigung auch als Verlaufsparameter unter Therapie; Rheumafaktor in 50% positiv, häufig IgA-Erhöhung; ACPA(antizytoplasmatische Antikörper)-Erhöhung ist pathognomonisch, bei Nierenbeteiligung Urinbefund wie bei akuter Glomerulonephritis.

Komplikationen

Schwere Komplikationen in allen betroffenen Organsystemen bis hin zum **akuten respiratorischen** oder **renalen Versagen.**

▼ Therapie

Zunächst Behandlung mit Glukokortikosteroiden, 1 mg Prednisonäquivalent pro kg Körpergewicht, danach Dosisreduktion, und zwar schrittweise, alle acht Wochen; immunsuppressive Behandlung meist oral mit Cyclophosphamid (2 mg/kg täglich) oder Azathioprin. Dosisanpassung bei Leukozytenabfall. Remission in über 95%, teilweise 15 Jahre und länger anhaltend. Therapiedauer mindestens ein Jahr über den Beginn der Remission hinaus. Zusätzlich Glukokortikosteroide bei akuten entzündlichen Veränderungen, möglichst bald als alternierende Therapie. Gleiche Behandlung bei Rezidiven. Bei renaler Beteiligung auch Plasmapherese.

Differentialdiagnose

► Vaskulitiden: z.B. Panarteriitis nodosa (Fehlen von Granulomen); Granulomatosen: Tuberkulose, Sarkoidose (Fehlen von vaskulitischen Veränderungen).
► Goodpasture Syndrom mit Hämoptoe, Lungenblutung, fortschreitender Niereninsuffizienz (Biopsien, Immunfluoreszenz, ACPA negativ).
► Midline-Granuloma nur im Kopf-Hals-Bereich ohne Vaskulitis.
► Lymphomatoide Granulomatose: gleiches Bild, charakteristische zelluläre Infiltrate.
► Maligne Tumoren, Verdacht auf maligne Lymphome, z.T. mit granulomatöser Entzündung und Vaskulitis (Nachweis maligner Zellen, ACPA negativ).

22.4.2.3 Weitere mit einer Vaskulitis einhergehende Lungenerkrankungen

Periarteriitis nodosa mit Fieber, Gewichtsverlust und vielfältiger Organbeteiligung: Niere (Glomerulonephritis), Dünn- und Dickdarm (Darmischämie und Infarzierung, akutes Abdomen), Koronargefäße (Angina pectoris, Myokardinfarkt), Muskel-, Gelenk- und Nervenbeteiligung. Meist ist die Zahl der eosinophilen Granulozyten im Blut erhöht, die Lungengefäße sind in etwa 25 % betroffen ohne Infarzierung oder Fibrosierung des Lungeninterstitiums. Radiologisch bestehen meist multiple fleckige (noduläre) Verdichtungen, anfallsweise kann Atemnot auftreten.

Die **allergische Granulomatose** (Churg-Strauss) mit Asthma bronchiale, Rhinitis, Pleura- und Perikardergüssen und flüchtigen intrapulmonalen Verschattungen durch interstitielle Lungeninfiltrate aus eosinophilen Granulozyten, Histiozyten und Riesenzellen. Auslöser sind zumeist Medikamente, die durch Immunkomplexbildung zu einer Angiitis führen; Therapie mit Glukokortikosteroiden.

Hypereosinophiliesyndrom (Löffler-Syndrom): innerhalb von Tagen wechselnde, flaue Lungenverschattungen (Infiltrate) aus eosinophilen Granulozyten und einem zellarmen Exsudat als Ausdruck einer Alveolitis mit massiver Bluteosinophilie. Auslöser sind bakterielle und Pilz-Infekte, Askaridenlarven und Medikamente wie Antibiotika (Sulfonamide, Penicillin, Nitrofurantoin), Zytostatika (Azathioprin, Methotrexat) und zahlreiche weitere, z. B. Acetylsalicylsäure, Hydrochlorothiazid und Cromoglicinsäure. Die Therapie besteht in diesen Fällen in der Karenz und in der gleichzeitigen Gabe von Glukokortikosteroiden.

Das **Goodpasture-Syndrom** wird durch Antikörper gegen Basalmembranen von Lungenalveolen und Nierenglomerula hervorgerufen. Die Symptome sind Lungeninfiltrate, Hämoptoe, mikrozytäre Anämie und progredientes Nierenversagen; radikale Therapieversuche wie Nephrektomie bringen geringe Erfolge; neben einer medikamentösen Therapie mit Immunsuppressiva (z. B. Cyclophosphamid) und Cortisonderivaten wird auch die Plasmapherese eingesetzt. Differentialdiagnose: Pneumonie, Tuberkulose, **Lungenhämosiderose** (mit rezidivierenden, zum Teil tödlichen Hämoptysen oder Entwicklung einer Lungenfibrose, meist bei Kindern und Jugendlichen).

Morbus Behçet: selten mit einer Vaskulitis der Pulmonalgefäße, beidseitigen pulmonalen Verschattungen, einer Pleuritis und Hämoptoe einhergehend; auch Pulmonalarterienembolien bei Thrombose der Vena cava superior.

22.4.3 Lungenfibrosen

Als Endzustand interstitieller Lungenerkrankungen unterschiedlicher Ätiologie entsteht eine weitgehend irreversible Vernarbung des Lungenparenchyms mit erheblichen Störungen des Gasaustauschs und Auswirkungen auf den Lungenkreislauf.

S Symptome

Beschwerden:
► Tachypnoe (> 20 /min)
► Belastungsdyspnoe bis zur Ruhedyspnoe
► Halsvenenfüllung als Ausdruck der Rechtsherzbelastung.

Befunde:
► hochstehendes, wenig verschiebliches Zwerchfell
► Knisterrasseln (Sklerosediphonie)
► betonter Pulmonalklappenschlußton
► häufig fixierte Spaltung des 2. Herztons.

D Diagnostik

Spirometrie: verminderte Vitalkapazität (FEV_1 ≥ 85 % der VK)

Blutgasanalyse: arterielle Hypoxämie bei Hypokapnie (erniedrigter pO_2 und pCO_2); pH-Wert ≥ 7,4.

Cave: Normo- oder Hyperkapnie, Azidose!

Röntgen-Thorax: hochstehendes Zwerchfell, streifige und netzförmige Verdichtungen, Cor pulmonale.

T Therapie

Meist bleiben nur symptomatische Therapiemöglichkeiten zur Verbesserung der Sauerstoffversorgung der Körpergewebe.

22.4.3.1 Lungenfibrosen unklarer Ätiologie

Bindegewebs- und Zellvermehrung, teils in den Alveolen, teils im Lungeninterstitium als Endzustand einer Alveolitis (siehe Kap. 22.4.1). Unter den Oberbegriffen „diffuse alveoläre Lungenfibrose" und „diffuse interstitielle Lungenfibrose" werden verschiedene, bislang ätiologisch ungeklärte Krankheitsbilder zusammengefaßt:

► **Idiopathische interstitielle Lungenfibrose, Typ Hamman-Rich:** Vermehrung von Bindegewebs- und Muskelfasern, in früheren Stadien reichlich Granulozyten und Makrophagen, Durchschnittsalter bei Diagnosestellung 50 Jahre, mittlere Überlebensdauer fünf Jahre; progredienter Verlauf, geringe Therapieerfolge bei Nachweis von Entzündungszellen.

► **Familiäre idiopathische Lungenfibrose:** 1907 von Sandoz bei Zwillingsschwestern beschrieben: Die Grundlagen der familiären Disposition sind unklar.

► **Idiopathische desquamative Alveolitis, Typ Liebow:** Möglicherweise nur das Vorläuferstadium des Hamman-Rich-Typs im Sinne einer desquamativen Alveolitis mit gutem Ansprechen auf eine Therapie mit Glukokortikosteroiden und Immunsuppression.

Bei allen Lungenfibrosen unklarer Ätiologie wird die **Diagnose** durch Ausschluß bekannter Ursachen wie allergischer Alveolitis oder Systemerkrankungen (Kollagenosen, Sarkoidose) gestellt.

Die **Therapie** erfolgt mit Glukokortikosteroiden, vorzugsweise alternierend jeden zweiten Tag 0,5 mg Prednisonäquivalent je kg Körpergewicht und Cyclophosphamid oder Azathioprin. Symptomatische Behandlung bei nachgewiesener Hypoxämie durch Sauerstoff-Langzeittherapie, mindestens 12, besser 15 Stunden täglich mittels Sauerstoffkonzentrator. Behandlung einer gelegentlich gleichzeitig bestehenden bronchialen Hyperreaktivität mit Glukokortikosteroiden und β_2-Mimetika als Dosier-Aerosol.

22.4.3.2 Lungenfibrosen infolge von Systemerkrankungen

Systemischer Lupus erythematodes (SLE): Eine pulmonale Beteiligung tritt in etwa 60% aller Erkrankungen auf; möglich sind: akute Alveolitis, diffuse interstitielle Fibrose, ein- und beidseitige Pleuritis, Myositis mit konsekutiver Schwäche der Atemmuskulatur, Atelektasen, Lungenödem bei Urämie oder Linksherzinsuffizienz infolge Myokarditis oder Endokarditis. Betroffen sind meist Frauen vor dem vierzigsten Lebensjahr. Die Ursache ist unbekannt, daneben können zahlreiche Medikamente ein LE-ähnliches Bild hervorrufen: Antibiotika und Chemotherapeutika, Antihypertonika, Antiepileptika und zahlreiche andere. **Hauptsymptome** sind Fieber, Arthralgien oder Arthritiden, Hautveränderungen, Schwäche, Dyspnoe als Hinweis auf Störung der Ventilation bzw. des Gasaustausches. **Befunde:** erhöhte BKS, Anämie, Leukopenie, Thrombopenie, α_2-Globulin-Vermehrung, DNS-Antikörper, LE-Zellen (spez. Neutrophile), Proteinurie und Erhöhung harnpflichtiger Substanzen als Ausdruck einer Nierenbeteiligung, Splenomegalie, Lymphadenopathie, Perikarditis. Die **Therapie** besteht aus Glukokortikosteroiden, Cyclophosphamid oder Azathioprin sowie Plasmapherese zur Antikörperelimination und symptomatischer Behandlung bei drohendem Organversagen (Hämodialyse, O_2-Langzeittherapie, Hemibeatmung).

Sklerodermie: Gehäuftes Auftreten von Neoplasien (paraneoplastisches Syndrom?), Lungenbeteiligung in etwa 50% als basal beginnende Fibrose, bei Beteiligung des Ösophagus kommen rezidivierende Aspirationen mit reaktiver Fibrosierung hinzu. Akrale Durchblutungsstörungen im Sinne eines Raynaud-Syndroms mit dem histologischen Nachweis einer Vaskulitis sind charakteristisch. Eine Beziehung zum HLA-System (DR1, DR5) besteht. Eine **Therapie** mit Glukokortikosteroiden, Cyclophosphamid oder D-Penicillamin kann ein

Fortschreiten der Erkrankung nicht immer verhindern.

Dermatomyositis: Ebenfalls gehäuft bei malignen Neoplasmen: Der Befall der Atemmuskulatur kann zur respiratorischen Insuffizienz (Pumpversagen) führen, eine eigentlich pulmonale Beteiligung ist selten.

Chronische Polyarthritis (CP), rheumatoide Arthritis: Eine pulmonale Manifestation in Form einer Alveolitis, einer diffusen interstitiellen Fibrose, einer Arteriitis der Pulmonalarterien mit pulmonaler Hypertonie, einer Pleuritis mit oder ohne Pleuraerguß oder intrapulmonale Rundherde ohne und mit Pneumokoniose (Caplan Syndrom) wird bei etwa 2% der Patienten mit chronischer Polyarthritis gefunden. Die **Behandlung** besteht neben einer Basistherapie in der Gabe von Glukokortikosteroiden, Cyclophosphamid oder Azathioprin.

Sjögren-Syndrom: trockene Schleimhäute im Mund- und Rachenraum, in den Bronchien und an den Augen durch Atrophie der serösen Drüsen vorwiegend bei Frauen im Klimakterium, zum Teil kombiniert mit einem Lupus erythematodes oder einer chronischen Polyarthritis. Eine pulmonale Beteiligung äußert sich durch Husten, interstitielle lymphozytäre Infiltrate, diffuse Fibrose und Pleuritis mit oder ohne Pleuraerguß.

Morbus Bechterew, Spondylitis ankylosans: Seltene homogene Verdichtungen in den Lungenoberfeldern als Zeichen einer diffusen Fibrosierung, teils mit Besiedelung durch Aspergillus; meist bei Männern mit HLA-B27, eine häufiger beobachtete restriktive Ventilationsstörung ist auf skelettäre Thoraxversteifung zurückzuführen.

Histiozytose X: Peribronchiale Infiltrate von Histiozyten und eosinophilen Granulozyten mit nachfolgender Fibrosierung und Ausbildung zystischer Aufweitungen der Bronchiolen; man kann eine **primäre pulmonale Form,** die zu 95% bei Rauchern auftritt, und eine **sekundär auf die Lunge übergreifende Form** mit primär extrapulmonaler Organbeteiligung unterscheiden. Die **Symptome** sind zunächst gering, mit Fortschreiten der Erkrankung zunehmend ausgeprägt in Form von Husten und Dyspnoe. Röntgenologisch bestehen diffuse feinfleckige Verdichtungen ähnlich wie bei der Sarkoidose, später entwickelt sich das Bild einer **grobnetzigen Lungenfibrose** (Wabenlunge) mit der typischen Komplikation eines Pneumothorax, mit pulmonaler Hypertonie und respiratorischer Insuffizienz. Die bronchoalveoläre Lavage weist immunzytologisch vermehrt OKT-6-Lymphozyten, zytologisch sogenannte „Eulenaugenzellen" und Langerhans-Zellen (X-bodies) nach. **Therapie** bei Progredienz und Funktionseinschränkungen mit Glukokortikosteroiden oder zytostatisch wirksamen Medikamenten (Cyclophosphamid, Vinblastin). Die **Verläufe** sind unterschiedlich, neben Spontanremissionen und stationären Zuständen kommen Progressionen zu etwa gleichen Teilen vor.

22.4.4 Pneumokoniosen

Nach internationaler Übereinkunft (Pneumo-koniosekonferenz 1971) werden die durch Ablagerung von anorganischem Staub in der Lunge ausgelösten Gewebsreaktionen als Pneumokoniosen bezeichnet. Stark fibrogene Stäube induzieren eine kollagene Reaktion mit permanenter Narbenbildung. Nicht-kollageninduzierende Stäube rufen schwache Stromareaktionen mit Retikulinfaservermehrung hervor.

22.4.4.1 *Silikose*

Definition

Die durch Quarzstaub hervorgerufene fibröse Destruktion der Lungenarchitektur wird als Silikose bezeichnet. Sie wird als Berufskrankheit entsprechend der Berufskrankheiten-Verordnung (BeKV) unter der Ziffer 4101 und in Verbindung mit aktiver Lungentuberkulose unter 4102 geführt.

Epidemiologie

Die Gefährdung durch inhalative Belastung mit lungengängigen Quarzkristallen (Durchmesser < 10 μm) betrifft Arbeiter in zahlreichen Berufsgruppen. Epidemiologisch lassen sich unter anderem Sandstrahlersilikose, Schleifersilikose, Gießersilikose und die Silikose der Bergleute und Tunnelarbeiter voneinander differenzieren. Arbeitsschutzmaßnahmen haben sich als sehr wirkungsvoll erwiesen.

Ätiologie und Pathogenese

Die Überforderung muköziliärer Clearancemechanismen durch massive Partikeldeposition führt zum Abtransport der Kristalle über die Lymphbahnen in die regionären Lymphknoten. Der Versuch der Fremdkörperphagozytose durch Histiozyten mißlingt, ihr Zelltod lockt weitere Makrophagen an und aktiviert Fibroblasten. Lichtmikroskopisch sichtbare Folge ist die typische konzentrische Schichtung des silikotischen Knötchens. In der Peripherie des zentral hyalinen, zellfreien Granuloms wird das Wachstum von einem gefäßreichen Granulationsgewebe unterhalten.

S Symptome

Ruhe- oder Belastungsdyspnoe, Husten, Auswurf, in Frühstadien klinisch symptomlos.

D Diagnostik

Entscheidend ist die detaillierte **Berufsanamnese.** Die **Röntgen-Thoraxaufnahme** zeigt diffuse, fein- bis grobfleckige Verdichtungen des Lungenparenchyms (siehe Abb. 22.4-4), die Hili gelegentlich Lymphome mit kalkdichten Ringschatten („Eierschalenhili"). Pleurale Verschattungen oder Pleuraergüsse sind selten. Die genaue Stadieneinteilung

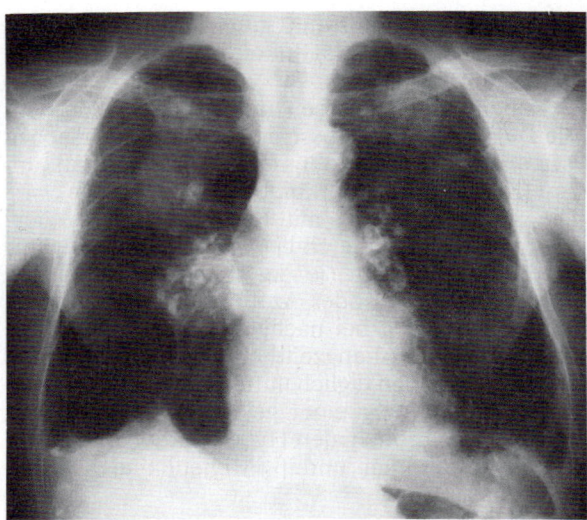

Abb. 22.4-4   Röntgenaufnahme der Thoraxorgane (p.a.) eines 75jährigen Patienten mit Silikose. Man erkennt diffuse, fein- bis grobfleckige Verdichtungen des Lungenparenchyms.

orientiert sich an einem standardisierten, radiologischen Schema der ILO (International Labour Organization).

Komplikationen

Die Gewebszerstörung durch progrediente Narbenbildung induziert obstruktive, restriktive oder gemischt obstruktiv-restriktive Ventilationsstörungen mit Hypoxie und Cor pulmonale.
Ein **rezidivierender Pneumothorax** entwickelt sich als Folge emphysematöser Bezirke in Nachbarschaft stark schrumpfender Lungenareale. Statistisch belegt und wie die Silikose selbst als Berufserkrankung anerkannt ist die erhöhte Anfälligkeit gegenüber Infektionen mit **Mycobacterium tuberculosis** und **atypischen Mykobakterien.** Fortgeschrittene Krankheitsbilder gehen daneben mit gehäuften unspezifischen bakteriellen Bronchitiden einher.

▼ Therapie

Kausale, die Fibrosierung beeinflussende Behandlungsmaßnahmen sind nicht bekannt. Entscheidende prophylaktische Bedeutung besitzen Arbeitsschutzmaßnahmen zur Expositionsminimierung und regelmäßige Überwachung der gefährdeten Berufsgruppen. Obstruktive Ventilationsstörungen sollten konsequent symptomatisch behandelt werden, die Indikation zur Sauerstoff-Langzeittherapie ist bei Nachweis einer Hypoxie zu überprüfen.

Verlauf und Prognose

Trotz potentiellen Fortschreitens des Krankheitsprozesses auch nach Beendigung der Exposition weisen Studien der letzten Jahre – im Gegensatz zu früheren Untersuchungen – nicht auf einen statistisch faßbaren, lebensverkürzenden Effekt der Silikose hin, wenn die Patienten optimal bezüglich

Häufigkeit steigt bei den Frauen jedoch deutlich an. So beträgt augenblicklich das Verhältnis Mann zu Frau etwa 3:1, im Gegensatz zu 10:1 im Jahre 1950.

Die **Inzidenz** zeigt einen Altersgipfel zwischen dem 55. und 65. Lebensjahr. 5% der Patienten sind jedoch jünger als 40 Jahre. 95% der primären Tumoren von Trachea, Bronchien und Lunge bestehen aus vier Zelltypen: Plattenepithelkarzinom (33%), kleinzelliges Karzinom (26%), Adenokarzinom (25%) und großzelliges Karzinom (16%).

Ätiologie und Pathogenese

Der Zusammenhang zwischen **Inhalationsrauchen** und Bronchialkarzinom ist inzwischen unbestritten. Bei 90% der Patienten ist das Inhalationsrauchen als alleiniges oder zumindest begleitendes Agens in der Karzinogenese des Bronchialkarzinoms anzuschuldigen. **Passivraucher** scheinen ein nur geringgradiges erhöhtes Risiko – im Vergleich zu Nichtrauchern – zu haben, an einem Bronchialkarzinom zu erkranken.

Die Wertigkeit der Umweltverschmutzung durch Industrie- und Verkehrsabgase („air pollution") wird kontrovers diskutiert. Man darf jedoch davon ausgehen, daß etwa 5% aller Bronchialkarzinome durch verschiedene Umweltbeeinflussungen, die unter dem Begriff des „urbanen Faktors" zusammengefaßt werden, verursacht werden.

Patienten mit einer **chronischen Bronchitis** haben ein erhöhtes Risiko, an einem Bronchialkarzinom zu erkranken, insbesondere wenn eine deutlich obstruktive Komponente besteht.

Der Begriff des **Narbenkarzinoms,** bei dem es sich meistens um Adenokarzinome handelt, ist mit Vorsicht zu handhaben, da oft auch im Resektat oder bei der Sektion nicht sicher zu entscheiden ist, ob sich ein Karzinom auf eine Narbe aufgepfropft hat oder ob sich eine Narbe im Bereich eines Karzinoms erst entwickelt hat.

Berufsbedingte Risikofaktoren sind zu etwa 1% an der Karzinogenese aller Bronchialkarzinome beteiligt. Zu den Berufskarzinogenen zählen Asbest, Arsen, Nickel, Chrom, Teer, Ruß, halogenierte Äther, Isopropylöl, Mineralöle und Lost. Die Bedeutung der Radonbelastung für die Bronchialkarzinomgenese wird mit einem etwa zweifach erhöhten Risiko angegeben.

Eine **familiäre Disposition** ist inzwischen als gesichert anzusehen. Personen mit einem Elternteil, der an einem Bronchialkarzinom erkrankt ist, haben ein zwei- bis dreimal höheres Bronchialkarzinomrisiko als Personen ohne eine derartige familiäre Belastung bei vergleichbaren Rauchgewohnheiten.

Ⓢ Symptome

Das Bronchialkarzinom ruft **kein krankheitsspezifisches Symptom** hervor. 50–76% aller peripheren Karzinome und 14–15% aller zentral sitzenden Karzinome haben bis zum Zeitpunkt der Diagnose keine Symptome verursacht. Andererseits muß bei einer Reihe von Symptomen wie **Husten, Brustschmerz, Dyspnoe, Hämoptyse, Gewichtsverlust, Mattigkeit,** allgemeine Schwäche und Pneumonie ein Bronchialkarzinom immer in die differentialdiagnostischen Überlegungen miteinbezogen werden. Eine weitere Vielzahl von Symptomen ist aufgrund der ausgeprägten Metastasierungstendenz des Bronchialkarzinoms möglich.

Das häufig anzutreffende Vena-cava-superior-Syndrom ist eine Einflußstauung im Bereich der oberen Hohlvene und wird durch Tumorinfiltration des Mediastinums oder mediastinale Lymphknotenmetastasen hervorgerufen.

Weitere mögliche Symptome können durch eine Vielzahl von paraneoplastischen Syndromen, die bei etwa 10% aller intrathorakaler Tumoren anzutreffen sind, hervorgerufen werden (Cushing-Syndrom, Hyperkalzämie, Schwartz-Bartter-Syndrom, Morbus Pierre-Marie-Bamberger, Dermatomyositis, Thrombophlebitis, Anämie, Dysproteinämie u.a.).

Bei der **klinischen Untersuchung** entzieht sich das Bronchialkarzinom häufig der Erkennung, insbesondere wenn es sich um kleinere Rundherde oder ein zentral sitzendes Karzinom ohne Obstruktion handelt. Trommelschlegelfinger und Uhrglasnägel als häufigstes paraneoplastisches Syndrom, Lymphknotenvergrößerungen, insbesondere supraklavikulär, Pleuraerguß, Atelektase, Pneumonie und Vena-cava-superior-Syndrom können Manifestationen eines Bronchialkarzinoms sein, die im Rahmen einer klinischen Untersuchung ohne apparative Hilfsmittel diagnostiziert werden können.

Ⓓ Diagnostik

Erster diagnostischer Schritt beim geringsten Verdacht auf ein Bronchialkarzinom ist die Anfertigung von **Thoraxröntgenbildern** in zwei Ebenen. Ergänzend können in einigen Fällen Tomogramme hilf-

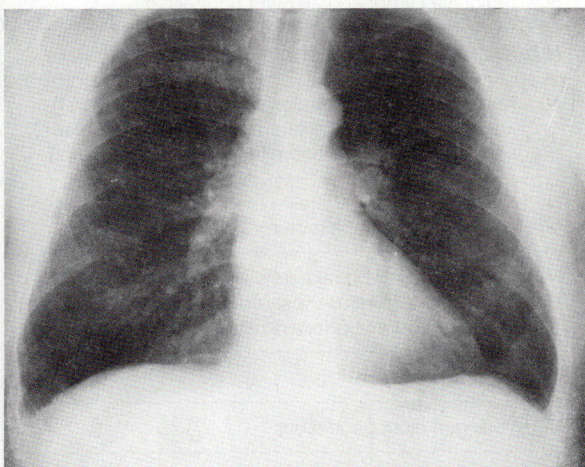

Abb. 22.5-5   Röntgenthoraxaufnahme (p.a.), Patient wie in Abb. 22.5-4 nach Abschluß der Chemotherapie.

reich sein. Sollte die Verdachtsdiagnose des Bronchialkarzinoms durch die Röntgenaufnahmen bestärkt werden, ist die **Bronchoskopie** der erste invasive diagnostische Schritt. Ein zytologischer und/oder histologischer Beweis ist in jedem Fall anzustreben. Sollte die Bronchoskopie keinen richtungweisenden Befund ergeben, kann bei peripher gelegenen Herden die **perthorakale Punktion** mit einer Feinnadel durchgeführt werden. Eine **Thorakoskopie** kann bei Prozessen, die die Pleura visceralis erreichen, evtl. eine Artdiagnose erbringen, insbesondere beim Vorliegen eines Pleuraergusses. Gegebenenfalls kann eine histologische Diagnose auch über extrathorakal gelegene Metastasen (z. B. Exstirpation einer Lymphknotenmetastase, ultraschallgezielte Feinnadelbiopsie einer Lebermetastase) erreicht werden. Sollte jedoch ein röntgenologisch suspekter Befund trotz der genannten diagnostischen Möglichkeiten histologisch nicht abgeklärt werden können, kann eine **diagnostische Thorakotomie** erforderlich werden.

Die **Untersuchungen zur Stadieneinteilung** beinhalten Computertomogramme von Thorax und Schädel, Knochenszintigramm, Sonogramm des Abdomens und gegebenenfalls Mediastinoskopie. Anhand der Untersuchungsergebnisse werden die Patienten mit einem nicht-kleinzelligen Bronchialkarzinom einem TNM-Stadium, gemäß den Empfehlungen der WHO, zugeordnet, Patienten mit einem kleinzelligen Bronchialkarzinom werden nach den Stadien „limited disease" und „extensive disease" unterschieden (siehe Tab. 22.5-1 bis 22.5-3).

Komplikationen

Bei den Komplikationen ist nach den **lokal** direkt durch den Tumor bedingten und den durch **Metastasen** bedingten Komplikationen zu unterscheiden.

Zu den lokal bedingten Komplikationen gehört die **Atelektase**. Oft ist eine schlecht abheilende oder eine an gleicher Stelle rezidivierende **Pneumonie** das erste Zeichen eines Bronchialkarzinoms. Meistens ist die Ursache in einer tumorbedingten Bronchusstenose zu sehen. Gelegentlich kann sich auch hinter einem Lungenabszeß ein malignes Geschehen verbergen.

Ein **Pleuraerguß** ist eine häufige Begleiterscheinung des Bronchialkarzinoms. Er kann sowohl durch Tumorbefall der Pleura visceralis und/oder parietalis bedingt sein als auch durch eine Störung der Lymphdrainage. Ein Pleuraempyem kann sich gelegentlich im Gefolge einer poststenotischen Pneumonie beim Bronchialkarzinom entwickeln. Eine Einengung eines oder beider Hauptbronchien oder der Trachea durch einen intraluminal oder submukös wachsenden Tumor kann stärkste **dyspnoische Beschwerden** mit deutlich hörbarem Stridor nach sich ziehen.

Durch eine regionale Ausbreitung des Bronchialkarzinoms können weitere Komplikationen wie **Rekurrensparese** (Heiserkeit), **Phrenikusparese**

Tab. 22.5-1	TNM-Klassifikation des Bronchialkarzinoms
T	**Primärtumor**
T_x	Primärtumor kann nicht beurteilt werden; **oder** Nachweis von Tumorzellen im Sputum oder bei Bronchialspülungen, jedoch Tumor weder radiologisch noch bronchoskopisch sichtbar
T_0	kein Anhalt für Primärtumor
T_{is}	Carcinoma in situ
T_1	Tumor 3 cm oder weniger in größter Ausdehnung, umgeben von Lungengewebe oder viszeraler Pleura, kein bronchoskopischer Nachweis einer Infiltration proximal eines Lappenbronchus (Hauptbronchus frei)
T_2	Tumor mit einem der folgenden Kennzeichen hinsichtlich Größe und Ausdehnung: – Tumor mehr als 3 cm in größter Ausdehnung – Tumor mit Befall des Hauptbronchus, 2 cm oder weiter distal der Carina – Tumor infiltriert viszerale Pleura – assoziierte Atelektase oder obstruktive Entzündung bis zum Hilus, aber nicht der ganzen Lunge
T_3	Tumor jeder Größe mit direkter Infiltration einer der folgenden Strukturen: Brustwand (incl. Tumor des Sulcus superior), Diaphragma, mediastinale Pleura, parietales Perikard; **oder** Tumor im Hauptbronchus weniger als 2 cm distal der Carina, aber Carina selbst nicht befallen; **oder** Tumor mit Atelektase oder obstruktiver Entzündung der ganzen Lunge
T_4	Tumor jeder Größe mit Infiltration einer der folgenden Strukturen: Mediastinum, Herz, große Gefäße, Trachea, Ösophagus, Wirbelkörper, Carina; **oder** Tumor mit malignem Pleuraerguß
N	**regionale Lymphknotenmetastasen**
N_x	regionale Lymphknoten nicht beurteilbar
N_0	keine regionalen Lymphknotenmetastasen
N_1	Metastasen in ipsilateralen peribronchialen Lymphknoten und/oder in ipsilateralen Hiluslymphknoten (incl. einer direkten Ausbreitung des Primärtumors)
N_2	Metastasen in ipsilateralen mediastinalen und/oder subcarinalen Lymphknoten
N_3	Metastasen in kontralateralen mediastinalen, kontralateralen Hilus-, ipsi- oder kontralateralen Skalenus- oder supraklavikulären Lymphknoten
M	**Fernmetastasen**
M_x	Vorliegen nicht beurteilbar
M_0	keine Fernmetastasen
M_1	Fernmetastasen

Tab. 22.5-2 Stadieneinteilung des nicht-kleinzelligen Bronchialkarzinoms

Stadium	TNM
0	$T_{in\ situ}$
I	$T_1N_0M_0$ $T_2N_0M_0$
II	$T_1N_1M_0$ $T_2N_1M_0$
IIIA	$T_1N_2M_0$ $T_2N_2M_0$ $T_3N_{0,\ 1,\ 2}M_0$
IIIB	$T_{any}N_3M_0$ $T_4N_{any}M_0$
IV	$T_{any}N_{any}M_1$

Tab. 2?.?-? Sta???????????? ?? kleinzellige? Bronchial-
karzin?...

„limit?...
1. iso...
2. ips...
3. ips...
4. ips...
5. eve...
6. Rel...
7. kle...

„exte?...
1. kor...
2. kor...
3. Th...
4. Ple...
5. ma...
6. Ly...
7. Ver...
8. Ein...

„extensive disease II"
1. Metastasen in der kontralateralen Lunge
2. maligner Perikarderguß
3. alle sonstigen hämatogenen Fernmetastasen

(Zwerchfellhochstand), **Vena-cava-superior-Syndrom,** Ösophaguskompression, Herzbeuteltamponade, Arrhythmien (oft medikamentenresistent) und Infiltrationen der Thoraxwand mit Rippendestruktionen auftreten. Der Pancoast-Tumor mit Beteiligung des Plexus brachialis und das Horner-Syndrom sind als weitere Komplikationsmöglichkeiten anzusehen.

Das Bronchialkarzinom weist eine starke lymphogene und hämatogene **Metastasierungstendenz** auf. Prinzipiell können alle Organe von Metastasen betroffen sein. Am häufigsten finden sich jedoch Metastasen in Leber, Hirn, Knochen und Nebennieren. Seltener sind Metastasen in der Lunge, im Gastrointestinaltrakt und im Bereich der Haut. Abhängig vom metastatisch betroffenen Organ ist eine Vielzahl von Komplikationen möglich.

▼ Therapie

In der Therapie des Bronchialkarzinoms ist aufgrund des von vornherein unterschiedlichen Vorgehens zwischen dem **kleinzelligen** Bronchialkarzinom (SCLC = small cell lung cancer) und dem **nicht-kleinzelligen** Bronchialkarzinom (NSCLC = non-small cell lung cancer) zu unterscheiden.

Beim **NSCLC** ist die **Operation** bei funktioneller und technischer Operabilität die Therapie der Wahl. **Technische Inoperabilität** besteht in der Regel bei:
- extrathorakalen Fernmetastasen,
- kontralateralen Lungenmetastasen,
- kontralateralen mediastinalen Lymphknotenmetastasen,
- einem Vena-cava-superior-Syndrom,
- einer Rekurrensparese,
- einer Phrenikusparese,
- einem Pleuraerguß mit Nachweis von malignen Zellen,
- einem Tumor, der endoskopisch 1–2 cm bis zur Hauptcarina heranreicht,
- einem Tumor, der in den Hauptstamm der Pulmonalarterie eingewachsen ist,
- einem Pancoast-Tumor,
- einer Herzbeuteltamponade.

Patienten mit einem ipsilateralen mediastinalen Lymphknotenbefall werden in manchen Zentren einer Operation mit kurativer Zielsetzung unterzogen.

Funktionelle Inoperabilität kann durch kardiale Begleiterkrankungen und durch schwere Einschränkungen der Lungenfunktion gegeben sein. Eine wertvolle Hilfe zur Beurteilung des postoperativen Risikos stellt das CARE-Schema nach Schlimmer (1987) dar.

Die häufigsten Operationsverfahren sind **Lobektomie** und **Pneumektomie.** Teilresektionen und Segmentresektionen sind im allgemeinen Patienten mit geringen ventilatorischen Reserven und kleinen peripheren Tumoren vorbehalten. In der thoraxchirurgischen Abteilung der Universitätskliniken Homburg/Saar beträgt die Letalität nach Pneumektomie 9,8%.

Wurden bei der Operation mediastinale Lymphknotenmetastasen nachgewiesen, ist eine postoperative Bestrahlungsbehandlung sinnvoll.

Bei inoperablen Patienten mit einem NSCLC besteht bei fehlenden Fernmetastasen im allgemeinen die Indikation zur **Strahlentherapie.** Die einzustrahlende Dosis beträgt 55–60 Gy. Die mögliche Entwicklung einer Strahlenpneumonitis ist insbesondere bei Patienten mit sehr schlechten ventilatorischen Reserven zu bedenken. Eine akute Strahlenösophagitis tritt häufig im Laufe der Behandlung auf, zeigt jedoch im allgemeinen nach Beendigung der Bestrahlung eine spontane Rückbildungstendenz. Therapieziel ist hier eine Palliation.

Die **zytostatische Chemotherapie** ist in der Behandlung des NSCLC kein allgemein übliches Verfahren, obgleich Remissionsraten von 20–40% publiziert sind und eine statistisch signifikante Verlängerung der medianen Überlebenszeit durch eine Chemotherapie beschrieben worden ist. Zu den ~~...~~ Chemo... ~~...~~ ~~...~~ hier Cis-~~...~~ C und Eto-~~...~~ st effektiver

~~...~~ mbinations-~~...~~ ~~...~~ en dar. Für ~~...~~ Remissions-~~...~~ um „exten-~~...~~ e Zytostati-~~...~~ Ifosfamid, ~~...~~ und Vin-~~...~~ xat erwie-~~...~~ ei oder vier ~~...~~ der Mono-~~...~~ en werden ~~...~~ ei- bis vier-~~...~~ bekannteste ~~...~~ nationsthe-~~...~~ O-Schema, ~~...~~ und einem Oncovin (Vincristin oder Vindesin) besteht.

[Handschriftliche Notiz: Oncovin = Vincristin ≠ Vindesin; VEPESID Bristol]

Der Einsatz einer **kombinierten Strahlen-Chemo-Therapie** hat sich beim SCLC für das Stadium „limited disease" als sinnvoll erwiesen. Die Bestrahlung des Tumorbettes, sei es während oder nach Beendigung der Chemotherapie, vermag die lokale Tumorkontrolle und evtl. auch die mediane Überlebenszeit zu verbessern (Dosis 40–50 Gy). Eine prophylaktische Schädelbestrahlung verringert beim SCLC im Stadium „limited disease" signifikant die Inzidenz von Hirnmetastasen.

Die **Operationsindikation** beim SCLC wird kontrovers diskutiert. Prinzipiell kommen jedoch nur weniger als 5% aller Patienten mit einem SCLC für eine Operation in Frage. Patienten mit einem Tumorstadium, das T1–2, N0–1, M0 überschreitet, dürften von einer Operation nicht profitieren können. Alle Patienten, auch wenn sie von chirurgischer Seite kurativ reseziert sind, sollten einer **adjuvanten Chemotherapie** unterzogen werden.

Weitere Therapiemöglichkeiten mit palliativer Zielsetzung bestehen in der endobronchialen **Laserbehandlung** und der endobronchialen **Kleinraumbestrahlung** (Afterloading).

Verlauf und Prognose

Der **Verlauf** hängt von der Histologie, dem Tumorstadium, der Behandlungsart und dem Therapieerfolg ab und kann daher von Fall zu Fall sehr unterschiedlich sein. Die **Prognose** des Bronchialkarzinoms ist **schlecht.** Die 5-Jahres-Überlebensrate, berechnet auf alle Patienten mit einem Bronchialkarzinom, beträgt etwa 5%.

Patienten mit einem inoperablen NSCLC überleben ohne spezifische Therapie etwa 220 Tage nach Diagnosestellung. Die 5-Jahres-Überlebensrate für Patienten mit einem NSCLC, die einer Strahlentherapie unterzogen wurden, liegt bei 5%. Etwa ein Drittel aller Patienten mit einem NSCLC sind zum Zeitpunkt der Diagnose noch operabel. 26–33% der resezierten Patienten mit dem Tumorstadium N0–2, M0 sind nach fünf Jahren noch am Leben. Die mediane Überlebenszeit nach Diagnosestellung beträgt für unbehandelte Patienten mit einem SCLC 7–14 Wochen. Mit einer adäquaten Chemotherapie ist für das Stadium „limited disease" eine mediane Überlebenszeit von 12–16 Monaten, für das Stadium „extensive disease" von 8–12 Monaten zu erreichen.

Differentialdiagnose

Zu den häufigsten Differentialdiagnosen zählen unspezifische **Entzündungen, Tuberkulose, Erkrankungen des Interstitiums und Lungenmetastasen** extrathorakal gelegener Primärtumoren. Gutartige Neubildungen verlieren differentialdiagnostisch mit zunehmendem Alter an Bedeutung.

22.5.1.2 Bronchuskarzinoid

Die Karzinoide des Bronchus leiten sich vom APUD-System (amine precursor uptake und decarboxylation) ab. Die **Inzidenz** beträgt 0,2 auf 100 000 Personen. Die häufigsten **Symptome** sind Husten, Hämoptysen, Fieber und Pneumonie. Die **Therapie** der Wahl besteht in der Resektion im gesunden Gewebe, da es sich um einen zwar nur langsam wachsenden, aber dennoch malignen Tumor handelt. Aufgrund der geringen hämatogenen Metastasierungstendenz ist die **Prognose,** verglichen mit anderen malignen Tumoren, gut. Für M0-Fälle beträgt die 5-Jahres-Überlebensrate 90%.

22.5.1.3 Zylindrom und Mukoepidermoidkarzinom

Zylindrome und Mukoepidermoidkarzinome werden oft zusammen mit den Karzinoiden und den Papillomen unter dem Begriff des Bronchialadenoms zusammengefaßt. Sie haben eine geringe Metastasierungstendenz und werden deshalb auch als **semimaligne Bronchialtumoren** eingeordnet.

22.5.1.4 Papillom

Papillome des Bronchus sind sehr selten. Sie werden als primär benigne Tumoren unter die **semimalignen Bronchialtumoren** eingeordnet, da sie in der Hälfte der Fälle karzinomatös entarten.

22.5.1.5 Sarkome

Sarkome machen 1–2% aller Lungen- und Bronchialtumoren aus. Man unterscheidet Fibro- und

Spindelzellsarkome, das Leiomyosarkom und das Rhabdomyosarkom. **Röntgenologisch** imponieren die Sarkome meist als Rundherde. Als **Therapie** der Wahl ist die Resektion anzusehen. Die **Prognose** entspricht in etwa der des nicht-kleinzelligen Bronchialkarzinoms.

22.5.2 Benigne Tumoren

Die gutartigen Bronchialtumoren spielen im Vergleich zum Bronchialkarzinom eine untergeordnete Rolle. Ihre Bedeutung liegt in der Differentialdiagnose des Bronchialkarzinoms.

Definition

Die zu den gutartigen Bronchialtumoren zählenden Neubildungen gehen von mesenchymalen Gewebsanteilen der Bronchien aus. Maligne Entartungen sind selten. Hierzu zählen:
► das chondromatöse Hamartom
► das Chondrom
► das Osteom
► das Lipom
► das Fibrom
► das zystische Hygrom
► das Leiomyom und Leiomyofibrom
► das Hämangiom
► das Neurofibrom.

Kasuistik

Bei einem 56jährigen beschwerdefreien Bauarbeiter war ein Rundherd in der Lingula aufgefallen. Klinisch war kein pathologischer Befund zu erheben. Die **Röntgenaufnahmen** des Thorax in zwei Ebenen (siehe Abb. 22.5-6 und 22.5-7) zeigten einen Rundherd mit einem Durchmesser von 2,5 cm mit darin erkennbaren Verkalkungen in der Lingula. Die **Bronchoskopie** ergab keinen richtungweisenden Befund. Deshalb wurde eine diagnostische Thorakotomie durchgeführt. Der Rundherd wurde reseziert. Histologisch stellte sich ein Hamartochondrom heraus.

Epidemiologie

Das Häufigkeitsverhältnis Bronchialkarzinom zu benignen Lungentumoren verschiebt sich mit zunehmendem Alter deutlich zugunsten des Bronchialkarzinoms.

Ätiologie und Pathogenese

Die Ätiologie der benignen Lungentumoren ist unbekannt.

S Symptome

In der Mehrzahl der Fälle handelt es sich um einen röntgenologischen **Zufallsbefund,** da Symptome nur selten vorhanden sind. Bei endobronchialem Wachstum in den zentralen Atemwegen kann es zu langsam progredienter Belastungsdyspnoe bis hin zu Stridor kommen. Die Ausbildung von Atelektasen ist möglich.

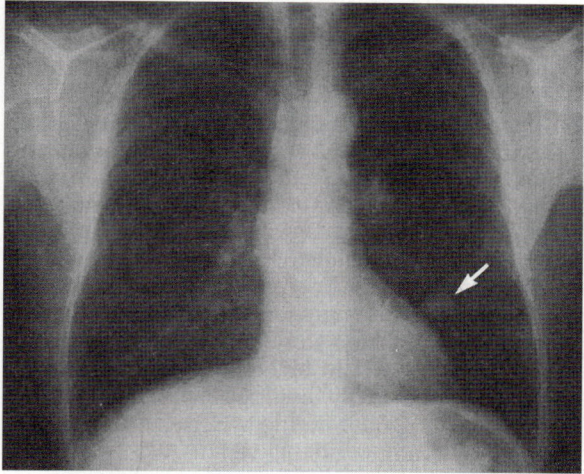

Abb. 22.5-6   Röntgenthoraxaufnahme (p.a.), 56jähriger Patient mit Hamartochondrom (Pfeil) der Lingula.

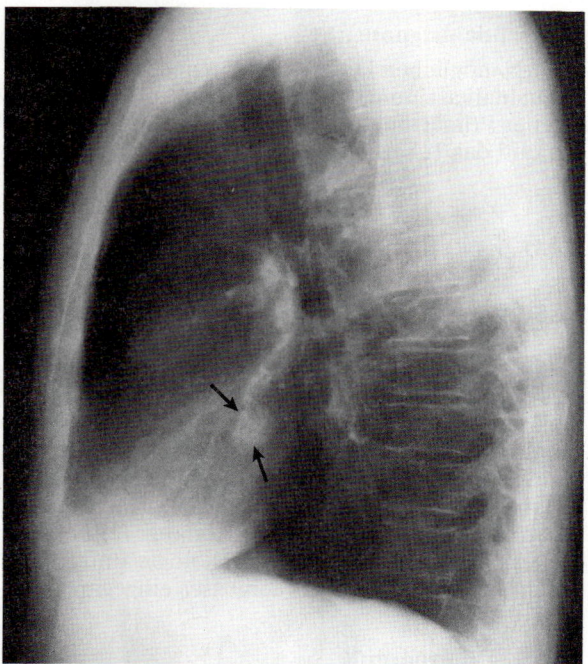

Abb. 22.5-7   Röntgenthoraxaufnahme (seitlich), Patient wie in Abb. 22.5-6.

D Diagnostik

Röntgenologisch imponieren die benignen Lungentumoren mehrheitlich als gut abgegrenzte **Rundherde.** Ein Vergleich mit länger zurückliegenden Röntgenvoraufnahmen kann die Abgrenzung eines gutartigen Lungentumors von einem bösartigen Tumor erleichtern. In der feingeweblichen Diagnostik hat sich die Exfoliativzytologie als wenig wirksam erwiesen. Bei endobronchialem Wachstum ist die Diagnose mittels Bronchoskopie einfach zu stellen. Erfolgversprechend kann auch die perthorakale

Lungenpunktion bei peripher gelegenen Herden sein.

Komplikationen

Zu den wesentlichen, obturationsbedingten Komplikationsmöglichkeiten zählen die **Pneumonie,** die **Atelektase** und der **Lungenabszeß.**

▼ Therapie

Bei endobronchialem Wachstum kann eine bronchoskopische Tumorabtragung (z. B. mit Laser) ausreichend sein. Bei intraparenchymaler Lokalisation wird mehrheitlich die **Resektion** erforderlich sein, insbesondere bei nicht sicherem Ausschluß eines Malignoms. Bei röntgenologisch nachweisbarer Befundkonstanz über mehrere Jahre kann eine abwartende Haltung vertretbar sein.

Verlauf und Prognose

Rezidive sind selten. Eine maligne Transformation wurde nur in Einzelfällen beobachtet.

Differentialdiagnose

Zu den möglichen Differentialdiagnosen zählen das **Bronchialkarzinom, Metastasen** extrapulmonal gelegener Primärtumoren, semimaligne Lungentumoren und das **Tuberkulom.**

22.6 Erkrankungen der Pleura

D. Schnabel, G. W. Sybrecht

Es sind mehr als fünfzig Erkrankungen bekannt, die von der Pleura ausgehen oder unter Mitbeteiligung der Pleura verlaufen können. Meist gehen diese Erkrankungen mit der Bildung eines Pleuraergusses einher. Vor der Besprechung der drei wichtigsten Gruppen von Pleuraerkrankungen (Pleuritiden, Neoplasien, Pneumothorax) wird daher im Folgenden zunächst auf die Pathophysiologie und Differentialdiagnostik des Pleuraergusses eingegangen.

22.6.1 Pleuraerguß

Eine Vielzahl von extrapleuralen und primär pleuralen Erkrankungen kann mit der Bildung eines Pleuraergusses einhergehen. Im Mittelpunkt der Diagnostik stehen die Pleuraerguß-Punktion sowie, falls hierdurch die Diagnose nicht geklärt werden kann, die Thorakoskopie bzw. die perthorakale Pleurabiopsie, wenn eine Thorakoskopie wegen pleuraler Verwachsungen nicht möglich ist. Die Therapie differiert je nach der Grundkrankheit.

Definition

Vermehrung der Flüssigkeitsmenge in der Pleurahöhle über das normale Maß hinaus.

Ätiologie und Pathogenese

Ein Pleuraerguß kann entstehen durch:
1. Anstieg des hydrostatischen Drucks in den Kapillaren, z. B. bei Herzinsuffizienz;
2. Abnahme des onkotischen Drucks in den Kapillaren durch Hypoproteinämie, z. B. bei nephrotischem Syndrom, Leberinsuffizienz;
3. Abnahme des intrapleuralen Drucks, z. B. Totalatelektase eines Lungenflügels; hierbei wird die Ergußbildung zusätzlich dadurch begünstigt, daß der Flüssigkeitsstrom von der Pleura parietalis zur Pleura visceralis sowie die pleurale Lymphdrainage durch den Kollaps der Lunge und den größeren Abstand zur Brustwand behindert werden;
4. vermehrte Kapillarpermeabilität für Flüssigkeit und Eiweiß, z. B. bei parapneumonischer Pleuritis;
5. Behinderung der Lymphdrainage an irgendeinem Punkt des Lymphabflußsystems, z. B. bei mediastinalen Lymphomen im Rahmen von malignen Erkrankungen;
6. Übertritt von Flüssigkeit aus der Peritonealhöhle bei Vorliegen von Aszites gleich welcher Genese über diaphragmale Lymphbahnen oder Defekte im Diaphragma.

Je nach der Ursache des Pleuraergusses ist die Flüssigkeit **eiweißarm** (Transsudat < 30 g Eiweiß/l) oder **eiweißreich** (Exsudat > 30 g Eiweiß/l). Ein Transsudat besteht bei Pleuraergüssen infolge Anstiegs des hydrostatischen Drucks oder Abnahme des onkotischen Drucks in den Kapillaren sowie Abnahme des intrapleuralen Drucks (Punkt 1–3). Eine vermehrte Kapillarpermeabilität für Flüssigkeit und Eiweiß (Punkt 4) führt zu einem Exsudat, während bei Pleuraergüssen durch Verlegung der mediastinalen Lymphbahnen (Punkt 5) oder Übertritt von Flüssigkeit aus der Peritonealhöhle (Punkt 6) sowohl Transsudate als auch Exsudate gefunden werden.

⑤ Symptome

Beschwerden: Kleine Pleuraergüsse verursachen keine Beschwerden. Mit Zunahme der Ergußmenge tritt eine Belastungsdyspnoe auf, die sich insbesondere bei doppelseitigen Ergüssen bis zur Ruhedyspnoe steigern kann. Weitere Symptome, wie z. B. Schmerzen, differieren je nach der Grunderkrankung.

Befunde: abgeschwächter bis aufgehobener Stimmfremitus, gedämpfter Klopfschall und abgeschwächtes bis aufgehobenes Atemgeräusch über dem Pleuraerguß. Am oberen Rand des Pleuraergusses Bronchialatmen und positive Bronchophonie durch Lungenparenchymkompression.

Ⓓ Diagnostik

Diagnostisches Vorgehen beim Pleuraerguß siehe Abbildung 22.6-1. Diagnostische Techniken sind:
▶ **Thorax-Röntgenaufnahme** (Übersicht in zwei Ebenen, röntgenologischer Ergußnachweis bei Ergußmenge > 300 ml möglich).

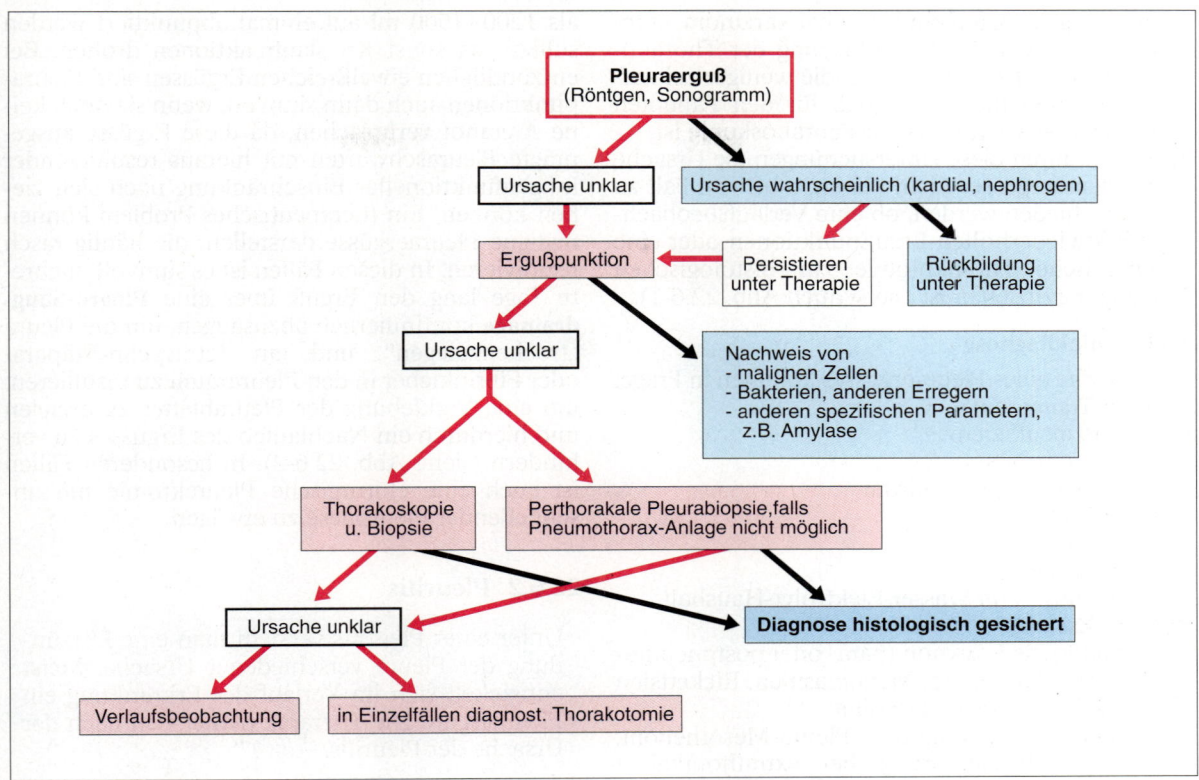

Abb. 22.6-1 Diagnostisches Vorgehen bei Pleuraerguß.

▶ **Sonographie** (Unterscheidung zwischen einem Erguß und soliden Strukturen, sonographisch Erguß ab 50 ml nachweisbar).

▶ **Pleuraerguß-Punktion:** Falls die Ursache eines röntgenologisch und/oder sonographisch gesicherten Pleuraergusses nicht auf der Hand liegt, ist der nächste Schritt zur weiteren Abklärung eine Punktion des Pleuraergusses, wobei die in Tabelle 22.6-1 aufgeführten Untersuchungen durchgeführt werden sollten.

▶ **Thorakoskopie:** Läßt sich mittels Pleura-Punktion und Untersuchung des Ergusses die Diagnose nicht klären, ist frühzeitig eine Thorakoskopie mit Probeexzisionen aus der Pleura zur histologischen Untersuchung anzustreben. Ein längeres Zuwarten, evtl. mit wiederholten Ergußpunktionen, bringt die Gefahr der Verklebung der Pleurablätter mit sich, wodurch eine thorakoskopische Klärung der Diagnose unmöglich wird.

▶ **Perthorakale Pleurastanze:** Ist eine Thorakoskopie wegen Verwachsungen der Pleura parietalis und visceralis nicht möglich, kann zur weiteren Abklärung perthorakal ein Stanzzylinder aus der Pleura zur histologischen Untersuchung entnommen werden. Diese Untersuchung hat jedoch eine deutlich geringere Trefferquote als die Thorakoskopie.

▶ **Bronchoskopie:** Da ein Teil der Pleuraergüsse auf eine primär pulmonale Erkrankung zurückzu-

Tab. 22.6-1 Untersuchungen des Pleura-Punktats

▶ Aussehen, Konsistenz, Geruch (z. B. rahmiger, gelblich-grünlicher Erguß, häufig fötide riechend beim Empyem)

▶ spezifisches Gewicht, Gesamt-Eiweiß, evtl. LDH
 – Transsudat: spez. Gewicht < 1015, Gesamt-Eiweiß < 30 g/l, LDH < 200 U/l
 – Exsudat: spez. Gewicht > 1015, Gesamt-Eiweiß > 30 g/l, LDH > 200 U/l

▶ Zytologie
 – Leukozytenzahl, -differenzierung (z. B. lymphozytenreiches Exsudat bei Pleuritis tuberculosa)
 – Tumorzellen

▶ Mikrobiologie
 (Mycobacterium tuberculosis, Varia-Keime, evtl. Pilze, Parasiten)

▶ bei entsprechendem klinischen Verdacht:
 – Amylase bei Verdacht auf Pankreatitis
 – antinukleäre Antikörper, Rheuma-Serologie bei Verdacht auf Kollagenose
 – Triglyzeride, Cholesterin bei milchigem Erguß und Verdacht auf Chylothorax
 – CEA und andere Tumormarker bei Verdacht auf malignen Erguß
 – Glukose und pH (erniedrigt insbesondere bei rheumatischem Erguß und Empyem)

führen ist, z.B. auf ein Bronchialkarzinom, empfiehlt sich vor der Durchführung der Thorakoskopie eine Bronchoskopie, die weniger zeitaufwendig und hierdurch auch für den Patienten weniger belastend als eine Thorakoskopie ist.

Läßt sich durch diese Untersuchungen die Ursache eines Pleuraergusses nicht klären, muß von Fall zu Fall entschieden werden, ob eine Verlaufsbeobachtung mit wiederholten Ergußpunktionen oder eine diagnostische Thorakotomie zur histologischen Klärung vorzuziehen ist (siehe auch Abb. 22.6-1).

Differentialdiagnose

Als Ursache eines Pleuraergusses kommen in Frage:
▶ Beim **Transsudat**
  – Herzinsuffizienz
  – Leberzirrhose
  – nephrotisches Syndrom
  – Atelektase
  – Peritonealdialyse
  – Hydronephrose
  – Störungen im Wasser-Elektrolyt-Haushalt
▶ Beim **Exsudat**
  – bakterielle Infektion (para- oder postpneumonisch), Tbc, Viren, Mykoplasmen, Rickettsien (Q-Fieber), Pilze, Parasiten
  – maligne Erkrankung: Pleura-Mesotheliom, Pleura-Metastasierung bei extrathorakalem Primärtumor, Bronchialkarzinom, Brustwandtumor, malignes Lymphom
  – abdominelle Erkrankungen: Pankreatitis, subphrenischer Abszeß, Leberabszeß, Hepatitis, Milzabszeß, -infarkt, -hämatom, Meigs-Syndrom, Tumoren mit Aszites
  – immunologische Reaktionen: rheumatoide Arthritis, Lupus erythematodes, Sharp-Syndrom, Sarkoidose, Wegener-Granulomatose, Sjögren-Syndrom, Postmyokardinfarkt-Syndrom
  – Erkrankungen im Bereich der Lymphwege: Chylothorax, „Yellow-nail-Syndrom", Lymphangiomyomatosis
  – iatrogen: Strahlentherapie, Ösophagusvarizen-Sklerosierung, fehlplazierte Ernährungssonden, intrapleurale Infusion, Medikamente (Hydralazin führt zum medikamentös induzierten LE; Nitrofurantoin, Procarbazin, Methotrexat, Amiodaron, Mitomycin, Minoxidil, Dantrolen)
  – sonstige Erkrankungen: Pneumothorax, Lungeninfarkt, Thoraxtrauma, Ösophagusruptur, benigner Asbesterguß, Urämie

Komplikationen, Verlauf und **Prognose** von Pleuraergüssen hängen von der jeweiligen Grunderkrankung ab.

▼ Therapie

Neben der Therapie der Grunderkrankung ist häufig eine Lokalbehandlung des Pleuraergusses erforderlich. Bei großen Ergußmengen, die dem Patienten Atemnot verursachen, ist zur Entlastung eine **Pleurapunktion** durchzuführen, wobei nicht mehr

als 1200–1500 ml auf einmal abpunktiert werden sollten, da sonst Kreislaufreaktionen drohen. Bei entzündlichen eiweißreichen Ergüssen sind Pleurapunktionen auch dann sinnvoll, wenn sie noch keine Atemnot verursachen, da diese Ergüsse ausgeprägte Pleuraschwarten mit hieraus resultierender lungenfunktioneller Einschränkung nach sich ziehen können. Ein therapeutisches Problem können maligne Pleuraergüsse darstellen, die häufig rasch rezidivieren. In diesen Fällen ist es sinnvoll, mehrere Tage lang den Erguß über eine **Pleura-Saugdrainage** kontinuierlich abzusaugen, um die Pleura „trockenzulegen", und ein Tetracyclin-Präparat oder Fibrinkleber in den Pleuraraum zu instillieren, um eine Verklebung der Pleurablätter zu erzielen und hierdurch ein Nachlaufen des Ergusses zu verhindern (siehe Abb. 22.6-2). In besonderen Fällen ist auch eine chirurgische Pleurektomie mit anschließender Pleurodese zu erwägen.

22.6.2 Pleuritis

Unter einer Pleuritis versteht man eine Entzündung der Pleura verschiedener Ursache. Meist entwickelt sich im Verlauf der Erkrankung ein Pleuraerguß. Die Therapie richtet sich nach der Ursache der Pleuritis.

Definition

Entzündung der Pleura unterschiedlicher Ursache, meist verbunden mit der Entwicklung eines Pleuraergusses („Pleuritis exsudativa"; bei Fehlen eines Pleuraergusses: „Pleuritis sicca").

Kasuistik

Bei einem 29jährigen Mann traten im Rahmen eines Atemwegsinfektes Husten sowie eine Temperaturerhöhung bis 38,5 °C auf, weswegen eine Therapie mit einem Tetrazyklin-Präparat durchgeführt wurde. Hierunter kam es zunächst zu einer Entfieberung, während der Husten persistierte. Etwa zwei Wochen später traten erneut Temperaturen bis 39,5 °C auf, zusätzlich verspürte der Patient nun linksthorakale Schmerzen, insbesondere bei tiefer Inspiration und beim Husten, außerdem eine Belastungsdyspnoe. **Röntgenologisch** bestand eine Verschattung des linken Unterfeldes, und es wurde daher unter der **Diagnose** einer Pneumonie die **Antibiotika-Therapie** auf Amoxicillin umgesetzt. Da der Patient jedoch auch unter dieser Therapie weiterhin Temperaturen bis 38,3 °C entwickelte, erfolgte schließlich die Klinikeinweisung.

Am Tag der stationären Aufnahme befand sich der Patient in einem leicht reduzierten Allgemeinzustand; bei der **körperlichen Untersuchung** fielen insbesondere ein gedämpfter Klopfschall und ein abgeschwächtes Atemgeräusch über dem unteren Lungengeschoß links dorsal auf, die Körpertemperatur war auf 39,8 °C erhöht. Die BKS war auf 116/135 mm beschleunigt, es bestand eine Leukozytose von 17400 Leukozyten/µl (17,4 G/l). **Röntgenologisch** fand sich eine homogene Verschattung in Projektion auf den linken Lungenunterlappen dorsal, von der Pleura nicht abgrenzbar (siehe Abb. 22.6-3 und 22.6-4). Eine **Sonographie** ergab, daß es sich hierbei um einen gekam-

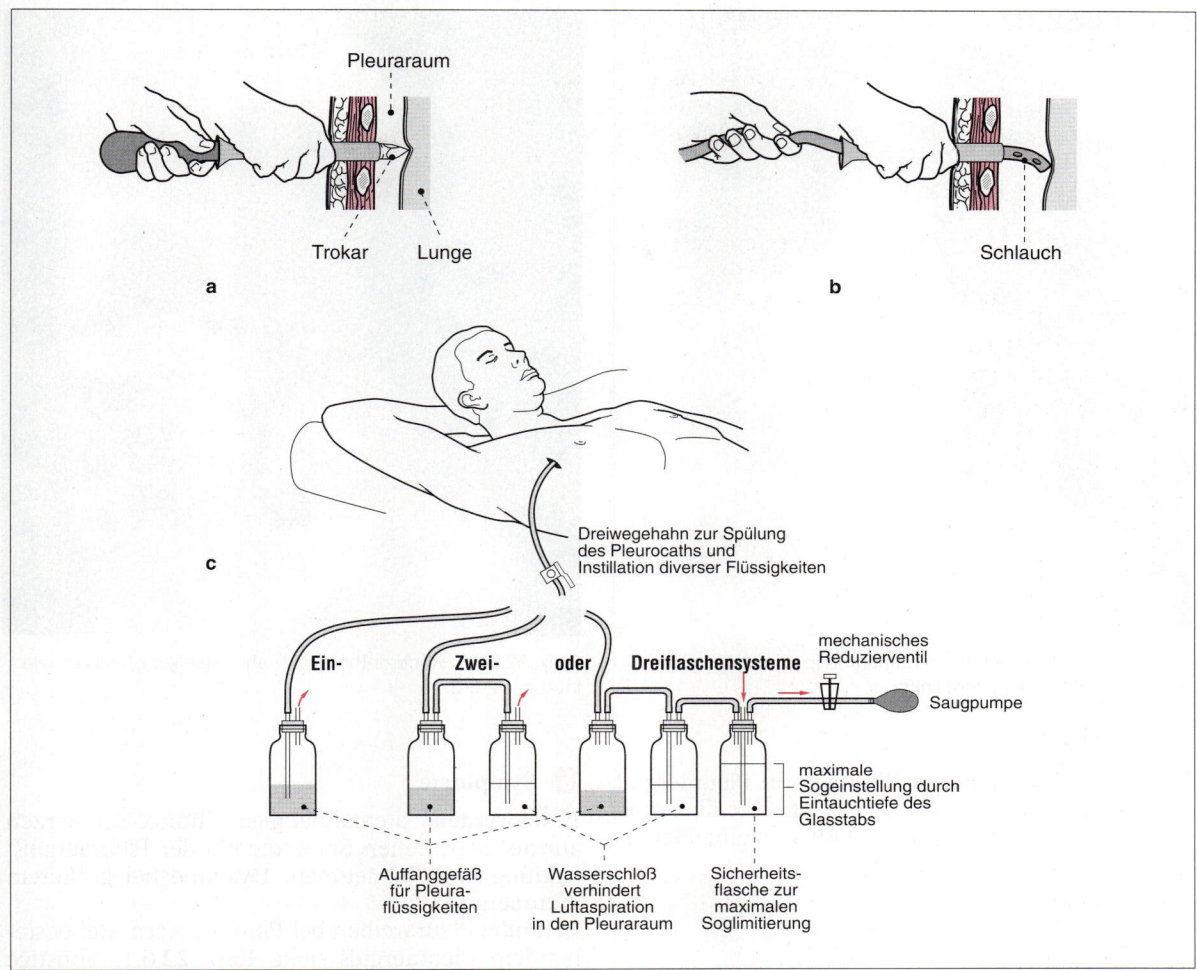

Abb. 22.6-2   Legen einer Pleura-Saugdrainage.

merten Pleuraerguß handelte. Bei einer unter sonographischer Kontrolle durchgeführten **Pleurapunktion** konnten wegen der ausgeprägten Kammerung des Ergusses lediglich 10 ml einer eitrigen Flüssigkeit gewonnen werden, so daß nun die Diagnose eines Pleuraempyems feststand. Zytologisch handelte es sich um einen zellreichen granulozytären Erguß, bakteriologisch waren α-hämolysierende Streptokokken nachweisbar.

Wegen starker Kammerung des Ergusses war das Legen einer Pleura-Saugdrainage zum kontinuierlichen Absaugen des Eiters und zur Spülung des Pleuraraums nicht möglich. Es erfolgte daher lediglich eine **antibiotische Therapie** mit Clindamycin und Netilmicin, da das Vorhandensein von Anaerobiern oder gramnegativen aeroben Keimen trotz des fehlenden Nachweises nicht ausgeschlossen werden konnte (anamnestisch fehlendes Ansprechen auf Amoxicillin). Unter dieser Therapie kam es nach neun Tagen zu einer Entfieberung und röntgenologischen Größenabnahme der Verschattung, im weiteren Verlauf waren auch die BKS und die Leukozytenzahl rückläufig. Bei einer ambulanten Nachuntersuchung des Patienten drei Monate später war lediglich eine kleine Pleuraschwarte im linken Unterfeld nachweisbar (siehe Abb. 22.6-5), die keine lungenfunktionelle Einschränkung verursachte.

Epidemiologie

Angaben zur Häufigkeit der Pleuritiden in der Bevölkerung sind nicht möglich, da sich ätiologisch unterschiedliche Krankheitsbilder dahinter verbergen.

Ätiologie und Pathogenese

Mögliche Ursachen einer Pleuritis sind:
▶ **Infektionen** mit Bakterien (auch Mycobacterium tuberculosis), Viren (z.B. Coxsackie B – „Bornholm disease"), Mykoplasmen, Rickettsien (Q-Fieber), Pilzen oder Parasiten
▶ **Autoimmunerkrankungen,** z.B. Lupus erythematodes, rheumatoide Arthritis, Postmyokardinfarkt-Syndrom (Dressler-Syndrom)
▶ **Urämie**
▶ **Lungeninfarkt**
▶ **therapiebedingt,** z.B. Strahlentherapie.

Pathogenetisch kommt es zunächst zum Einwandern von Entzündungszellen in die Pleura mit Freisetzung von Mediatoren, die eine Erhöhung der Kapillar-Permeabilität für Flüssigkeit und Eiweiß

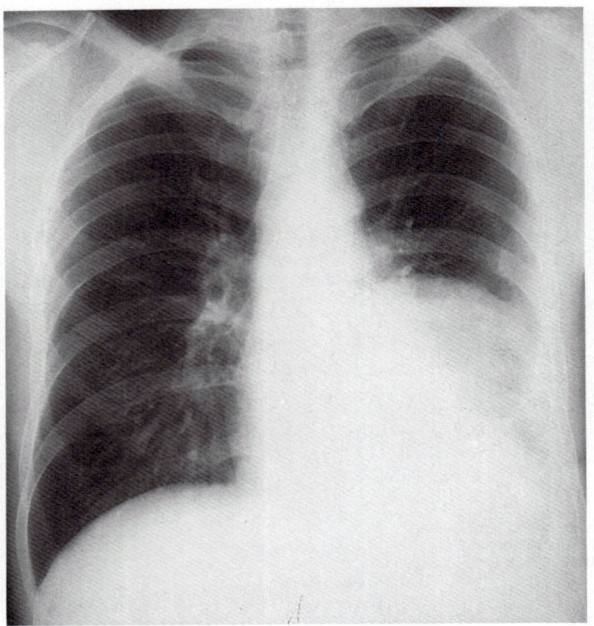

Abb. 22.6-3   Röntgenthoraxaufnahme (p.a.), 29jähriger Patient mit Pleuraempyem links.

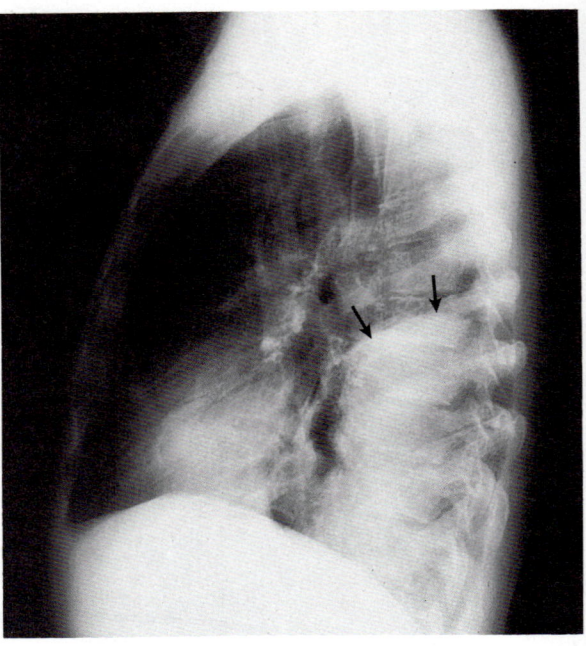

Abb. 22.6-4   Röntgenthoraxaufnahme (seitlich), Patient wie in Abb. 22.6-3.

bewirken. Dies zieht die Bildung von Pleuraerguß nach sich; es entstehen Fibrin-Beläge, die über eine Fibroblasten-Stimulation schließlich in eine Pleura-schwarte übergehen können.

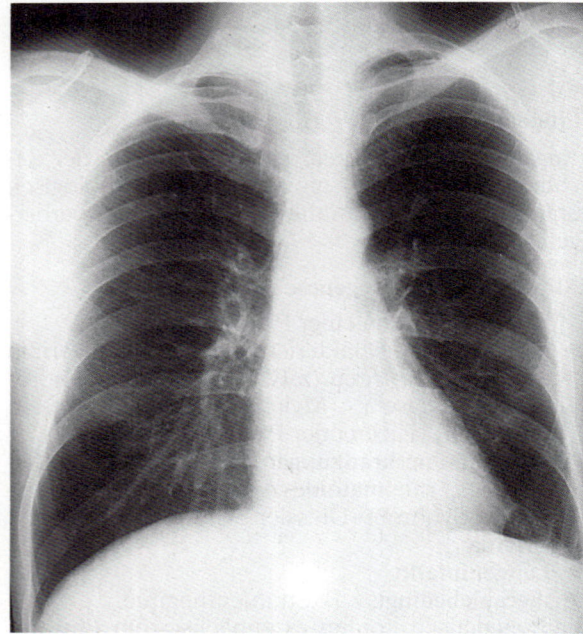

Abb. 22.6-5   Röntgenthoraxaufnahme (p.a.), Patient wie in Abb. 22.6-3 drei Monate nach Abschluß der antibiotischen Therapie.

Ⓢ **Symptome**

Beschwerden: atemabhängige Thorax-Schmerzen auf der betroffenen Seite, die bei der Pleuraerguß-Bildung meist abnehmen, Dyspnoe bei größerem Pleuraerguß.
Befunde: Pleurareiben bei Pleuritis sicca. Bei bestehendem Pleuraerguß siehe Kap. 22.6.1. Sonstige Symptome, wie z.B. Fieber, differieren je nach der Genese der Pleuritis.

Ⓓ **Diagnostik**

► Thorax-Röntgenaufnahme, evtl. Sonographie
► Laboruntersuchungen: Blutbild, BKS, Leberwer-te, harnpflichtige Substanzen, Gesamt-Eiweiß, Blutkulturen, Virus-Serologie, antinukleäre Fak-toren, DNS-Antikörper, Rheuma-Serologie je nach klinischem Verdacht
► Bei Verdacht auf Lungenembolie: Perfusions- und Ventilations-Szintigramm, Pulmonalis-An-giographie
► Tuberkulin-Test
► Pleura-Punktion, gegebenenfalls weitere invasive Abklärung entsprechend Kap. 22.6.1.

Komplikationen

Die Komplikationsmöglichkeiten variieren je nach der Ätiologie der Pleuritis, z.B. kann ein Pleuraem-pyem in eine Pleuraschwarte mit restriktiver Ven-tilationsstörung einmünden; ein chronisches Em-pyem kann eine Amyloidose verursachen; im Rah-men eines Pleuraempyems kann es zu einer Sepsis kommen mit hierdurch bedingten Komplikations-möglichkeiten wie septischem Schock.

Eine Pleuritis tuberculosa kann zu einer hämatogenen Streuung führen oder – ebenso wie das unspezifische Empyem – zur Bildung einer Pleuraschwarte mit hierdurch bedingter lungenfunktioneller Einschränkung.

▼ Therapie

Die durchzuführende Therapie hängt von der Ätiologie der Pleuritis ab, z. B. bei **Viruspleuritis** symptomatische Therapie mit nichtsteroidalen Antiphlogistika; beim **Pleuraempyem** sofortiges Legen einer Saug-Spül-Drainage (siehe Abb. 22.6-2), Spülung der Pleurahöhle mit physiologischer Kochsalzlösung, evtl. zusätzlich mit Desinfizienzien wie z. B. Braunol®, bei Fieber systemische antibiotische Therapie entsprechend Keimnachweis und Resistenzbestimmung (häufigste Keime bei Pleuraempyem: Anaerobier, Staphylococcus aureus, gramnegative aerobe Keime); bei **Pleuritis tuberculosa** Tuberkulostatika; bei **Strahlenpleuritis** Glukokortikosteroide; bei **Autoimmunerkrankungen, Lungenembolie, Urämie:** Therapie der Grundkrankheit.

Verlauf und Prognose

Abhängig von der Ätiologie; meist Ausheilung spätestens nach einigen Wochen, häufig unter Bildung einer Pleuraschwarte.

22.6.3 Neoplasien der Pleura, maligner Pleuraerguß

Pleuratumoren können benigne oder – häufiger – maligne sein. Es kann sich um primäre Pleuraneoplasien handeln (z. B. das Pleuramesotheliom) oder um die Metastasierung eines extrapleuralen Primärtumors in die Pleura. Benigne Pleuratumoren können bei Größenzunahme chirurgisch entfernt werden. Bei malignen Pleuraprozessen ist in der Regel eine kurative Therapie nicht möglich; palliative Maßnahmen dienen der Erzielung von Schmerzfreiheit (Analgetika) bzw. der Verhinderung von Pleuraerguß-Rezidiven (Pleurodese mit Fibrin oder Tetracyclin). Bei bestimmten Tumoren (kleinzelliges Bronchialkarzinom, Mammakarzinom) ist eine zytostatische Behandlung sinnvoll.

Definition

Es handelt sich um maligne oder benigne Tumoren der Pleura (siehe Abb. 22.6-6), wobei es sich um autochthone Tumoren handeln kann oder um Pleurakarzinosen bei extrapleuralem Primärtumor (insbesondere Mammakarzinom, Bronchialkarzinom) bzw. Pleurainfiltrationen bei malignem Lymphom. Unter einem malignen Pleuraerguß versteht man die Ergußbildung bei Metastasierung eines malignen Tumors sowie bei Mesotheliomen in die Pleura. Das Exsudat enthält meist Tumorzellen und ist oft hämorrhagisch.

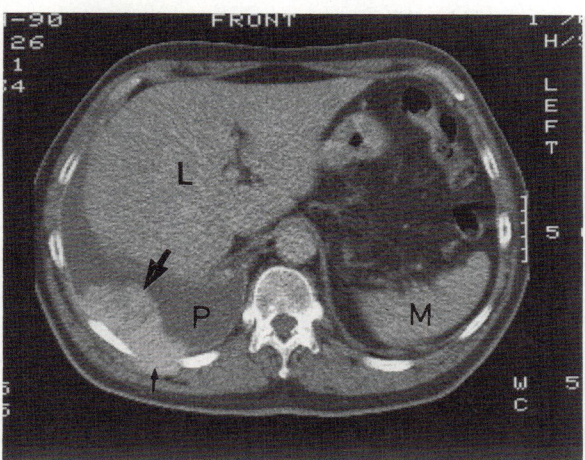

Abb. 22.6-6   CT des Thorax, polypoider Pleuratumor, ausgehend von der dorsolateralen Pleurawand. Pfeile = Tumor, L = Leber, M = Milz, P = Pleuraerguß.

Kasuistik 1

Bei einem 51jährigen Mann traten linksthorakale Schmerzen und eine Belastungsdyspnoe auf, die innerhalb von einigen Wochen erheblich zunahmen und schließlich zur stationären Einweisung führten. Darüber hinaus fiel ein Gewichtsverlust von 5 kg in diesem Zeitraum bei schlechtem Appetit auf. Der Patient gab eine berufliche Asbest-Exposition an.
Bei der **körperlichen Untersuchung** fielen ein verminderter Stimmfremitus, ein gedämpfter Klopfschall und ein abgeschwächtes Atemgeräusch über der linken Lunge auf. Der Patient befand sich in einem reduzierten Allgemeinzustand.
Röntgenologisch bestand eine homogene Verschattung des linken Lungenunterfeldes mit Anstieg nach lateral (p.a. Strahlengang) bzw. nach dorsal und ventral (frontaler Strahlengang). Außerdem stellte sich eine Verbreiterung der Pleura links mit polyzyklischer Begrenzung dar (siehe Abb. 22.6-7 und 22.6-8). Durch eine **Pleurapunktion** gelang zytologisch der Nachweis von malignen Tumorzell-Komplexen. Eine Thorakoskopie zur weiteren Abklärung war nicht möglich, da wegen Verwachsungen kein Pneumothorax angelegt werden konnte. Es wurde daher zur Gewinnung einer Histologie eine **perthorakale Pleurastanze** durchgeführt, wodurch die **Diagnose** eines malignen Pleuramesothelioms gestellt wurde.
Eine operative Entfernung des Tumors war wegen der diffusen Tumorinfiltration der Pleura, wie meist beim Pleuramesotheliom, nicht möglich. Da bei Pleuramesotheliomen auch eine Bestrahlung oder eine zytostatische Behandlung nicht erfolgversprechend ist, wurde bei dem Patienten lediglich eine **analgetische Therapie** mit einem oralen Morphin-Präparat durchgeführt. Nach Abpunktion des Pleuraergusses trat im weiteren Verlauf kein Ergußrezidiv auf; der Tumor nahm jedoch rasch an Größe zu, bis schließlich nahezu der gesamte linke Thoraxraum mit Tumormassen ausgefüllt war und das Mediastinum bis zur Gegenseite durch den Tumor infiltriert war. Der Patient verstarb schließlich acht Monate nach Stellung der Diagnose an respiratorischem Versagen.

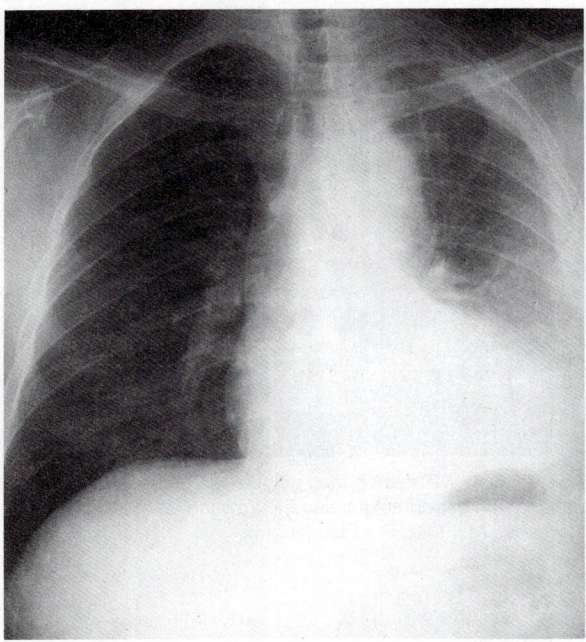

Abb. 22.6-7 Röntgenthoraxaufnahme (p.a.), 51jähriger Patient mit malignem Pleuramesotheliom links.

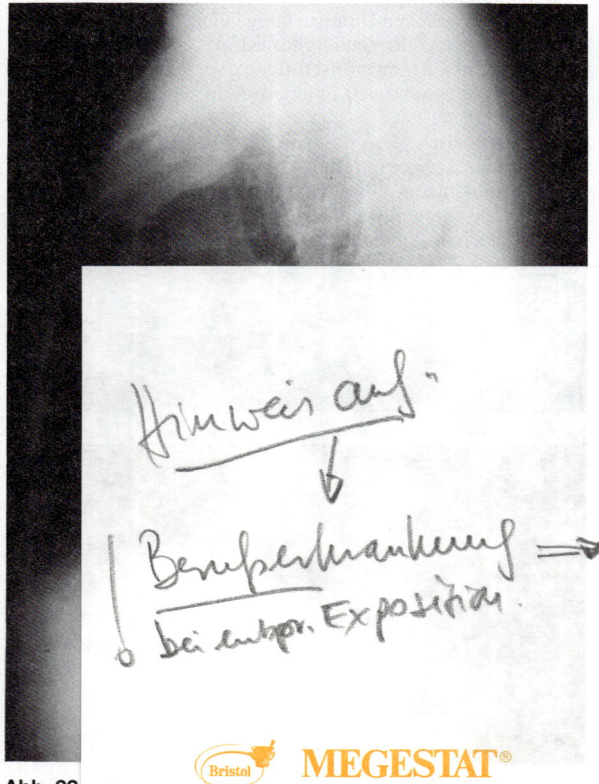

Abb. 22.
in Abb. 2...

Kasuistik 2

Eine 61jährige Patientin suchte wegen Husten, Dyspnoe bei geringer körperlicher Belastung und allgemeiner Abgeschlagenheit einen Lungenfacharzt auf, der röntgenologisch einen Pleuraerguß rechts diagnostizierte. Vorausgegangen war drei Jahre zuvor eine Mammaamputation links mit Ausräumung der Axilla und Nachbestrahlung wegen eines Mammakarzinoms (Hormonrezeptor-negativ). Die Patientin wurde zur weiteren Abklärung und Therapie des Pleuraergusses stationär eingewiesen.

Bei der **stationären Aufnahme** fielen ein gedämpfter Klopfschall und ein abgeschwächtes Atemgeräusch über dem unteren Lungengeschoß rechts auf; es bestand ein Zustand nach Ablatio mammae links mit ausgeprägtem Lymphödem des linken Arms; in der linken Supraklavikulargrube war ein vergrößerter, derber, indolenter Lymphknoten tastbar.

Röntgenologisch fanden sich ein Pleuraerguß im rechten Unterfeld mit Interlobärerguß sowie ein Randwinkelerguß links (siehe Abb. 22.6-9 und 22.6-10). Eine **Thorakoskopie** mit Entnahme von Biopsien aus der Pleura erbrachte histologisch den Nachweis eines niedrig differenzierten drüsig-szirrhösen Karzinoms, passend zu einer Pleurakarzinose des Mammakarzinoms. Über eine während der Thorakoskopie gelegte Pleura-Saugdrainage wurde der Pleuraerguß über mehrere Tage abgesaugt, und es wurde mittels Instillation von Minocyclin, einem Tetracyclin-Derivat, eine Pleurodese versucht, um ein weiteres Nachlaufen des Ergusses zu verhindern.

Da das Mammakarzinom Hormonrezeptor-negativ war, wurde eine **zytostatische Behandlung** nach dem NMC-Schema (Novantron, Methotrexat, Cyclophosphamid) durchgeführt. Zusätzlich erhielt die Patientin Clodronsäure, da im Knochenszintigramm multiple Knochenmetastasen nachweisbar waren.

Trotz der therapeutischen Maßnahmen kam es mehrfach zu einem Nachlaufen des rechtsseitigen und schließlich auch des linksseitigen Pleuraergusses. Die Patientin verstarb schließlich an ihrem ausgedehnten Tumorleiden, ca. sechs Wochen nachdem die Pleuraergüsse erstmals diagnostiziert worden waren.

Epidemiologie

Die Inzidenz der malignen Pleuraerkrankungen lag 1986 bei Männern um 2,0 pro 100000 Einwohner, bei Frauen um 0,5 pro 100000 Einwohner. Bezüglich der Inzidenz benigner Pleuratumoren liegen keine Zahlen vor.

Ätiologie und Pathogenese

Asbest-Exposition ist eine gesicherte Ursache des **Pleuramesothelioms.** Die Dosis, die erforderlich ist, um ein Pleuramesotheliom zu induzieren, ist bisher unbekannt; die Latenzzeit bis zur Entstehung des Mesothelioms beträgt mindestens 10 Jahre, im Mittel 30 Jahre.

Pleurakarzinosen treten am häufigsten im Rahmen von Bronchialkarzinomen auf; an zweiter Stelle steht das Mammakarzinom als Primärtumor. Seltener sind maligne Pleuraergüsse auf sonstige Tumoren, wie z.B. ein Ovarialkarzinom oder ein Magenkarzinom, zurückzuführen. Bei ca. 7% der Pleura-

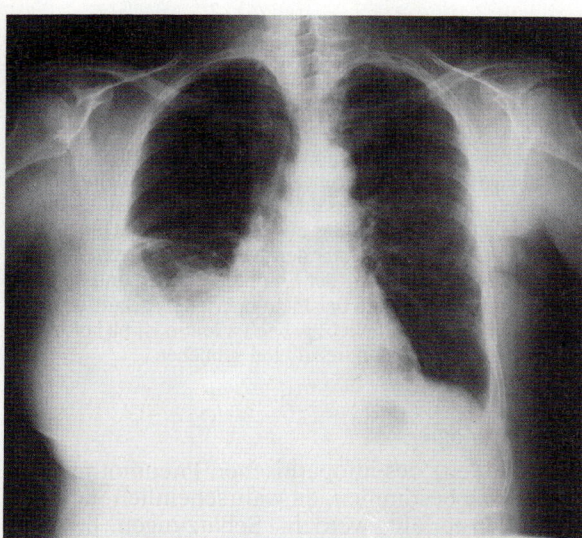

Abb. 22.6-9   Röntgenthoraxaufnahme (p.a.), 61jährige Patientin mit Pleuraerguß rechts basal und Interlobärerguß sowie Randwinkelerguß links.

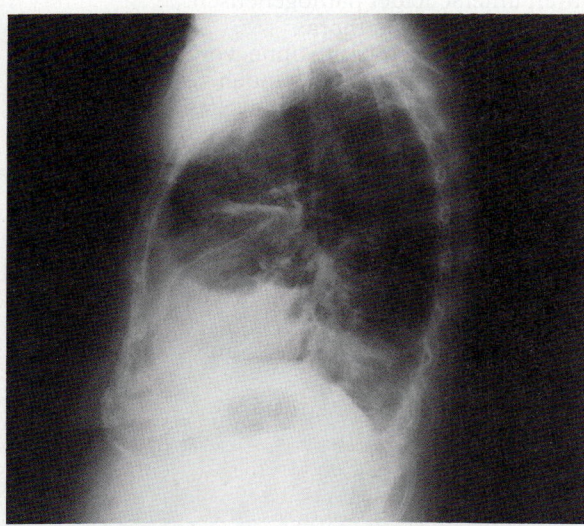

Abb. 22.6-10   Röntgenthoraxaufnahme (seitlich), Patientin wie in Abb. 22.6-9.

karzinosen läßt sich ein Primärtumor zum Zeitpunkt der Diagnosestellung nicht eruieren.

Auch **maligne Lymphome** können mit einer Infiltration der Pleura einhergehen; häufiger sind die Pleuraergüsse hierbei jedoch auf eine Lymphabflußstörung infolge mediastinaler Lymphome und Kompression des Ductus thoracicus zurückzuführen. Eine direkte Infiltration der Pleura tritt bei Non-Hodgkin-Lymphomen häufiger auf als bei Hodgkin-Lymphomen.

S **Symptome**

Beschwerden: Belastungsdyspnoe, Gewichtsverlust, beim Pleuramesotheliom zusätzlich Schmerzen auf der betroffenen Thoraxseite.

Befunde: herabgesetzter Stimmfremitus, gedämpfter Klopfschall und abgeschwächtes Atemgeräusch über den betroffenen Thoraxabschnitten.

D **Diagnostik**

Bei Vorliegen eines **Pleuraergusses:** Abklärung wie in Kap. 22.6.1. Bei Fehlen eines Pleuraergusses sollte frühzeitig eine **Thorakoskopie** oder eine **perthorakale Pleurastanze** durchgeführt werden, wenn eine Pneumothorax-Anlage zur Thorakoskopie-Vorbereitung wegen Verwachsungen nicht möglich ist. Stellt sich zytologisch oder histologisch eine Pleurakarzinose bei unbekanntem Primärtumor heraus, ist abhängig vom Allgemeinzustand des Patienten und von den zu erwartenden therapeutischen Konsequenzen eine Primärtumorsuche durchzuführen.

Bezüglich der weiteren Diagnostik beim Vorliegen eines malignen Lymphoms siehe Kap. 5.4.

Komplikationen

Beim malignen Pleuramesotheliom kann es durch Tumorwachstum mit Verdrängung des Lungenparenchyms zu einer zunehmenden **respiratorischen Insuffizienz** kommen. Eine häufige Komplikation bei malignen Ergüssen ist ein rasches Nachlaufen, was häufige Pleurapunktionen erforderlich macht und zu einem Eiweißverlust mit rascher Verschlechterung des Allgemeinzustandes führen kann. Sonstige Komplikationsmöglichkeiten variieren je nach der Grundkrankheit.

▼ **Therapie**

Benigne Pleuratumoren werden bei Größenzunahme chirurgisch entfernt. Das **maligne Pleuramesotheliom** ist meist diffus übe die gesamte Pleura ausgebreitet, so daß eine operative Sanierung nicht möglich ist. Eine Pleurektomie ist nur in einzelnen Fällen als palliative Maßnahme zu erwägen; sie bringt keine Lebensverlängerung mit sich. Da das Pleuramesotheliom weder auf zytostatische Therapie noch auf eine Radiatio anspricht, bleibt lediglich die Möglichkeit einer Behandlung mit Analgetika, bei rasch nachlaufendem Erguß der Versuch einer Pleurodese (siehe Kap. 22.6.1).

Eine operative Therapie ist bei den **Pleurakarzinosen** und **malignen Lymphomen** ebenfalls nicht sinnvoll; je nach dem vorliegenden Tumortyp und dem Differenzierungsgrad des Tumors kann als palliative Maßnahme eine zytostatische Behandlung vorgenommen werden (besonders bei kleinzelligem Bronchialkarzinom und Mammakarzinom); bei rasch nachlaufendem Erguß erfolgt eine Pleurodese.

Verlauf und Prognose

Das Auftreten einer **Pleurakarzinose** ist als prognostisch ungünstiges Zeichen zu werten. Patienten mit malignen Pleuraergüssen im Rahmen von Bronchial-, Magen- und Ovarialkarzinomen haben im allgemeinen eine Lebenserwartung von wenigen Monaten, vom Zeitpunkt der Diagnosestellung einer Pleurakarzinose an gerechnet. Günstiger ist die Prognose beim Mammakarzinom, hier schwankt die Überlebenszeit zwischen einigen Monaten und vielen Jahren, abhängig vom Ansprechen auf eine Chemotherapie.

Die Prognose des **malignen Lymphoms** hängt vom Malignitätsgrad ab; die Lebenserwartung liegt bei Auftreten einer Pleurainfiltration zwischen der eines Mammakarzinoms und der anderer Karzinome. **Maligne Pleuramesotheliome** führen durch Tumorwachstum mit diffuser Ausbreitung über die gesamte Pleura zu einer zunehmenden Fesselung des betroffenen Lungenflügels. Mediastinale Lymphknotenmetastasen können zu einer Verdrängung der mediastinalen Strukturen führen (Einflußstauung durch Vena-cava-Kompression). Fernmetastasen sind selten und treten spät auf. Die Patienten sterben schließlich an respiratorischem Versagen und/oder Tumorkachexie. Die Prognose beim Pleuramesotheliom variiert je nach dem vorliegenden histologischen Typ; die epitheliale Variante hat eine bessere Prognose als die sarkomatöse Variante. Die mittlere Überlebenszeit liegt zwischen sechs und zwölf Monaten, vom Zeitpunkt der Diagnosestellung an gerechnet.

Differentialdiagnose

Differentialdiagnostisch kommen alle Erkrankungen in Frage, die mit Pleuraergüssen einhergehen.

22.6.4 Pneumothorax

Unter einem Pneumothorax versteht man eine Luftansammlung im Pleuraraum, die spontan oder als Folge eines Traumas auftreten kann. Die Therapie besteht meist in mehrtägigem Absaugen des Pneumothorax über eine Pleura-Saugdrainage; bei rezidivierendem Pneumothorax ist eine Pleurodese erforderlich.

Definition

Ansammlung von Luft oder Gas im Pleuraraum.

Kasuistik

Eine 22jährige Patientin, bei der anamnestisch vor fünf Jahren ein Spontanpneumothorax rechts und vor einem Jahr ein Pneumothorax links aufgetreten waren, kam nun wegen erneut aufgetretener Belastungsdyspnoe und Hustenreiz zur stationären Aufnahme. Bei der **körperlichen Untersuchung** fielen ein hypersonorer Klopfschall und ein abgeschwächtes Atemgeräusch über der rechten Lunge

auf. Die **Thorax-Röntgenaufnahme** zeigte einen Pneumothorax rechts. Das Mediastinum war leicht nach links verdrängt und das rechte Zwerchfell abgeflacht (siehe Abb. 22.6-11). **Thorakoskopisch** fanden sich rechts mehrere erbsgroße Emphysemblasen. Es wurde eine **Pleura-Saugdrainage** gelegt und hierüber acht Tage lang mit einem Sog von bis zu 1 m Wassersäule gesaugt, ohne daß sich die rechte Lunge vollständig ausdehnte. Erst nach Durchführung einer anterolateralen **Thorakotomie** mit Abtragung bzw. Übernähung der Emphysemblasen und Pleurodese durch Anrauhen der Pleura parietalis gelang es, den Pneumothorax zu beheben. Die Patientin ist bisher, zwei Jahre nach Operation, rezidivfrei geblieben.

Epidemiologie

Die Inzidenz des idiopathischen Pneumothorax ist schwer zu bestimmen, da wahrscheinlich nicht alle Episoden erfaßt werden. Schätzungen bewegen sich zwischen 2,4 und 17,8 Fällen pro 100 000 Einwohner jährlich. Bei Männern tritt ein Spontanpneumothorax fünfmal so häufig auf wie bei Frauen.

Ätiologie und Pathogenese

Man unterscheidet pathogenetisch:
▶ **Spontanpneumothorax**
- **idiopathisch**, d.h. ohne vorbestehende Lungenerkrankung. Es handelt sich hierbei häufig um junge Patienten (zweites bis viertes Lebensjahrzehnt). Thorakoskopisch sind bei einem Teil der Patienten **subpleurale Emphy-**

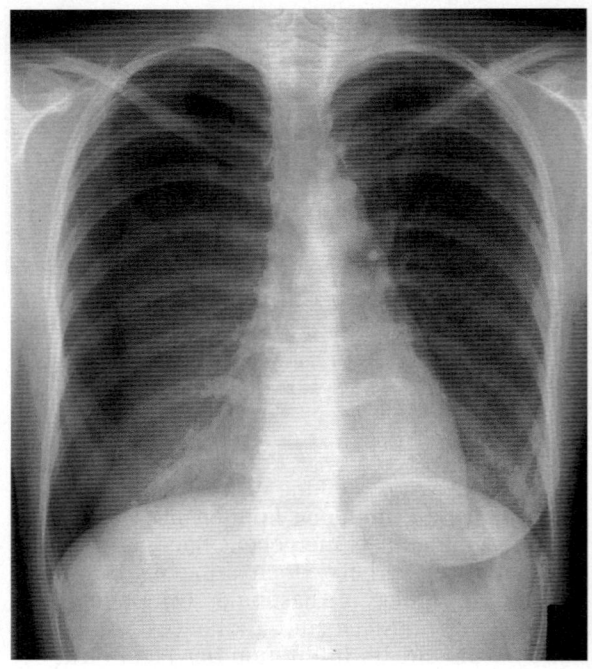

Abb. 22.6-11 Röntgenthoraxaufnahme (p.a.), 22jährige Patientin mit Rezidivpneumothorax rechts.

semblasen als mögliche Ursache des Spontanpneumothorax zu sehen, die röntgenologisch und lungenfunktionell meist nicht zu erfassen sind,

– **symptomatisch,** z. B. auf dem Boden einer obstruktiven Atemwegserkrankung, einer Histiozytose X oder bei Kavernenperforation im Rahmen einer Lungen-Tbc. Bei Patienten über 40 Jahre handelt es sich in zwei Drittel der Spontanpneumothorax-Fälle um einen symptomatischen Pneumothorax.

▶ **Traumatischer Pneumothorax**

– **unfallbedingt,** bei perforierenden Thoraxwand- und Lungenverletzungen (z. B. Rippenfraktur mit Anspießung der Pleura visceralis, Geschoß- und Messerstichverletzungen),

– **iatrogen,** z. B. aus diagnostischen Gründen vor einer Thorakoskopie, außerdem als Komplikation nach transbronchialen oder transthorakalen Lungenbiopsien, nach Pleurapunktionen, nach Legen von Vena-subclavia-Kathetern, bei Überdruckbeatmung, als Folge von Rippenfrakturen bei externer Herzmassage im Rahmen von Reanimationen.

S **Symptome**

Beschwerden: Plötzlich auftretende einseitige Thoraxschmerzen, unterschiedlich ausgeprägte Luftnot in Ruhe oder bei Belastung; Patienten mit einem kleinen Pneumothorax können auch völlig beschwerdefrei sein.

Befunde: herabgesetzter Stimmfremitus, hypersonorer Klopfschall und abgeschwächtes oder fehlendes Atemgeräusch auf der betroffenen Seite, seitendifferente Atemexkursionen.

D **Diagnostik**

Die Diagnose wird mittels **Thorax-Übersichtsaufnahme** gestellt. Ein kleiner Pneumothorax läßt sich mit Aufnahmen in Exspiration besser darstellen.

Komplikationen

Die häufigste Komplikation ist der **Spannungspneumothorax** als Folge eines Ventilmechanismus bei nach innen offenem Pneumothorax. Hierbei kommt es durch die Negativierung des Pleuradrucks während der Inspiration zu einem endinspiratorischen Übertritt von Luft in den Pleuraraum, die exspiratorisch nicht mehr entweichen kann. Die Folge ist eine zunehmende Verlagerung des Mediastinums zur gesunden Seite und Verdrängung des Zwerchfells nach kaudal. Klinisch finden sich beim Spannungspneumothorax eine zunehmende **venöse Einflußstauung,** eine **Tachypnoe** und **Tachykardie.**

Beim nach außen **offenen Pneumothorax** (traumatischer Pneumothorax) kann ein Mediastinalflattern auftreten mit inspiratorischem Ansaugen des Mediastinums nach der gesunden Thoraxseite und exspiratorischer Verlagerung des Mediastinums zur verletzten Thoraxwand hin.

T **Therapie**

Bei nach außen offenem Pneumothorax muß ein rascher Verschluß des Lecks erfolgen.

Bei einem kleinen partiellen Spontanpneumothorax ohne respiratorische Symptome ist es gerechtfertigt, unter Zuführung von Sauerstoff über eine Nasensonde die spontane Resorption der Luft im Pleuraraum abzuwarten (durch Sauerstoffatmung Erzielung eines höheren Pleura- bzw. Gewebs- und Blutstickstoff-Gradienten, hierdurch Beschleunigung der Spontanresorption des Pneumothorax). Handelt es sich um einen größeren Pneumothorax, so muß die Luft über eine Pleura-Saugdrainage mehrere Tage lang kontinuierlich abgesaugt werden (siehe Abb. 22.6-2). Liegt ein Spannungspneumothorax vor, so kann als Notfallmaßnahme – z. B. zur Überbrückung der Zeit, die mit dem Transport in eine Klinik vergeht – eine Entlastung des Pneumothorax über großlumige Venenpunktionskanüle erfolgen, die transthorakal in den Pleuraraum vorgeschoben wird (günstig: Anlegen eines Heimlich-Ventils).

Bei rezidivierendem Spontanpneumothorax ist eine thorakoskopische Fibrinpleurodese angezeigt. Falls diese nicht erfolgreich ist und ein erneuter Pneumothorax auftritt, ist eine chirurgische Pleurodese indiziert, wobei gleichzeitig evtl. vorhandene Emphysemblasen reseziert werden können. Falls schwere Allgemeinerkrankungen das Op-Risiko zu hoch erscheinen lassen, kann eine Tetracyclin- oder Fibrinpleurodese versucht werden.

Verlauf und Prognose

Spontanpneumothoraces neigen zu **Rezidiven,** wobei die Wahrscheinlichkeit eines Rezidivs von der durchgeführten Therapie abhängt. Durch mehrtägiges kontinuierliches Absaugen eines Pneumothorax über eine Saugdrainage kommt es infolge einer lokalen Pleurareizung häufig zur Bildung von Adhärenzen, wodurch die Wahrscheinlichkeit eines Rezidiv-Pneumothorax im Vergleich zum unbehandelten Pneumothorax verringert wird. Die Rezidivgefahr kann durch zusätzliche Tetracyclin- oder Fibrinklebung noch weiter gesenkt werden, genaue Zahlen hierüber liegen nicht vor. Die chirurgische Pleurodese hat eine Erfolgsrate von ca. 90%.

Beim traumatischen Pneumothorax ist nach Therapie bzw. spontanem Verschluß des Lecks ein Rezidiv-Pneumothorax nicht zu erwarten.

Differentialdiagnose

Differentialdiagnostisch ist an alle Erkrankungen zu denken, die mit Luftnot und/oder Thoraxschmerzen einhergehen, insbesondere Herzinfarkt, Lungenembolie, Pneumonie, Pleuritis, Aneurysma dissecans der thorakalen Aorta. Ein Spannungspneumothorax mit Kaudalverlagerung des Zwerchfells kann zusätzliche abdominelle Beschwerden verursachen, die z. B. eine Appendizitis oder ein Magenulkus vortäuschen können.

22.7 Erkrankungen des Mediastinums

F. EICH, G. W. SYBRECHT

22.7.1 Mediastinaltumoren

Man unterscheidet Tumoren des vorderen Mediastinums, die mehrheitlich maligne sind, von den vornehmlich benignen Tumoren des hinteren Mediastinums. In keiner anderen Körperregion trifft man eine solche Fülle verschiedener Tumorarten an wie im Mediastinum.
Mediastinaltumoren verlaufen bis zu dem Zeitpunkt ihrer Diagnose oft symptomlos. In der Bemühung einer feingeweblichen Abklärung entziehen sie sich nicht selten den nichtchirurgischen Untersuchungsmethoden.

Definition

Die Geschwülste im Mediastinum werden unter dem Begriff des Mediastinaltumors zusammengefaßt.
Man unterscheidet Tumoren des vorderen und des hinteren Mediastinums.
Die Tumoren des **hinteren** Mediastinums sind in der Regel benigne. Hierzu zählen Neurinome, Fibrome, Lipome, Teratome und bronchogene Zysten.
Im **vorderen** Mediastinum findet man sowohl benigne als auch maligne Tumoren. Zu den malignen gehören Thymuskarzinome, Thymusgerminome und lymphatische Thymushyperplasien. Benigne sind Thymome, Thymuszysten, Thymuslipome, Teratome, Dermoide, Perikardzysten, das zystische Hygrom und die retrosternale Struma.

Kasuistik

Bei einem 73jährigen Rentner war vor sieben Jahren thorakoskopisch eine Perikardzyste diagnostiziert und punktiert worden. Im Rahmen einer röntgenologischen Kontrolle war nun eine homogene, glatt begrenzte Verschattung links parakardial (siehe Abb. 22.7-1) und ventral (siehe Abb. 22.7-2) aufgefallen. Subjektiv war der Patient beschwerdefrei.
Thorakoskopisch stellte sich eine dem Perikard aufsitzende rundliche, spiegelnd glatte und bläulich imponierende Struktur, die der bekannten Perikardzyste entsprach, dar. Die Zyste wurde aufbiopsiert und der Flüssigkeitsinhalt abgesaugt. Die Abbildung 22.7-3 zeigt das Ergebnis nach Thorakoskopie.

Epidemiologie

Bezogen auf alle Geschwülste dürfte der Anteil der Mediastinaltumoren bei 1–2% liegen. Den Großteil der Mediastinaltumoren machen zystische Geschwülste mit einem Prozentsatz von 41% aus; über die Hälfte hiervon sind Teratomzysten. Der Anteil der Neurinome, der Thymustumoren und der Thyreoidea-Neoplasien beträgt jeweils etwa 13%.

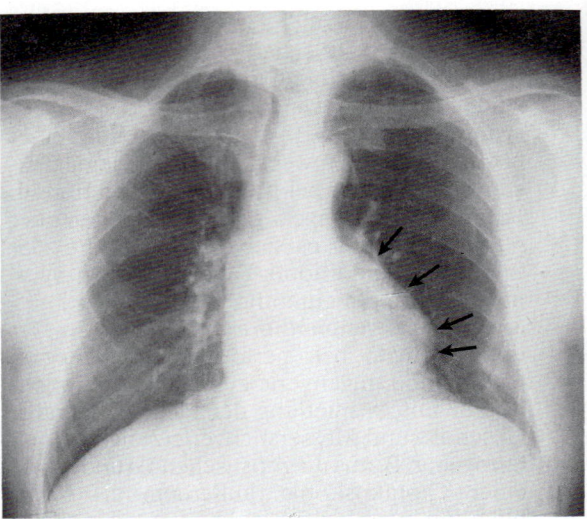

Abb. 22.7-1 Röntgenthoraxaufnahme (p.a.), 73jähriger Patient mit Perikardzyste. Man erkennt eine homogene, glatt begrenzte Verschattung links parakardial.

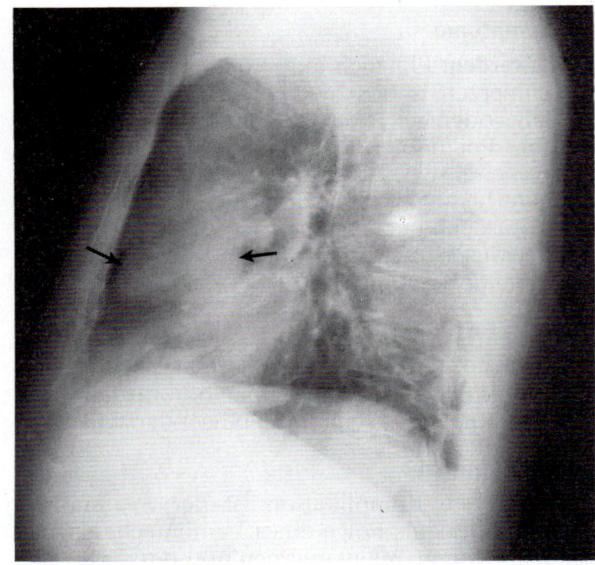

Abb. 22.7-2 Röntgenthoraxaufnahme (seitlich), Patient wie in Abb. 22.7-1.

Ätiologie und Pathogenese

Ätiologie und Pathogenese der einzelnen Mediastinaltumoren sind weitgehend unbekannt.

Ⓢ Symptome

75% der benignen und 60% der malignen Mediastinaltumoren verlaufen bis zum Zeitpunkt der Diagnosestellung symptomlos. Das häufigste Symptom ist Husten. Bei malignen Mediastinaltumoren sind Schwäche und Gewichtsverlust möglich. Weitere Symptome können durch Funktionsstörungen des

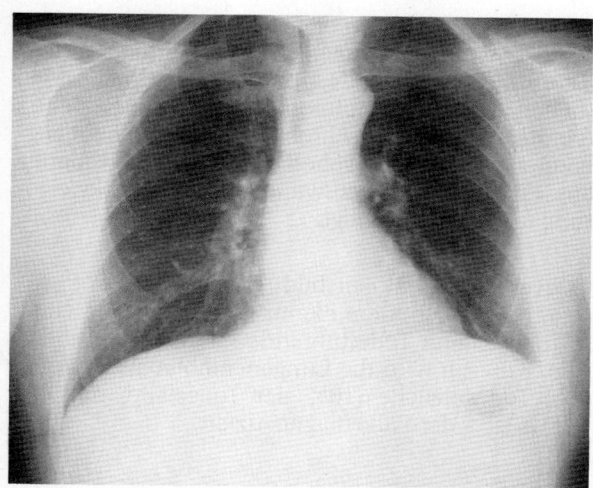

Abb. 22.7-3   Röntgenthoraxaufnahme (p.a.), Patient wie in Abb. 22.7-1, nachdem die Perikardzyste thorakoskopisch aufbiopsiert wurde.

Nervensystems (z. B. **Rekurrensparese, Phrenikusparese, Horner-Syndrom**), Kompression der zentralen Atemwege **(Reizhusten, Stridor),** der Vena cava superior (obere **Einflußstauung**), des Ösophagus (Dysphagie) und des Herzens (Tachykardie, Extrasystolen) hervorgerufen werden. Zu den spezifischen Symptomen gehören die Beschwerden einer Myasthenia gravis pseudoparalytica beim Thymom (bei bis zu 15% der Thymome).

Für Mediastinaltumoren spezifische Befunde können im allgemeinen jedoch nicht erhoben werden.

D Diagnostik

An erster Stelle der Diagnostik stehen **Röntgenthoraxaufnahmen** in zwei Ebenen. Ein Computertomogramm und eine Kernspintomographie können ergänzende Informationen geben. Kymogramme werden nur noch selten eingesetzt.

Bei der Erlangung einer Artdiagnose versagt die Bronchoskopie meistens. Die perthorakale Punktion verspricht bei günstiger Lokalisation eine höhere Trefferquote. Mediastinoskopisch sind nicht alle Mediastinaltumoren zu erreichen. So kann die Durchführung einer Probethorakotomie erforderlich werden.

V Therapie

Für die Mehrzahl der Mediastinaltumoren ist ein **operatives Vorgehen** Therapie der Wahl. Bei Inoperabilität können bei einzelnen Tumorarten auch Radio- oder Chemotherapie erfolgversprechend sein.

Prognose

Die Prognose der benignen Mediastinaltumoren ist im allgemeinen gut, während die der malignen Tumoren je nach Tumortyp stark variieren dürfte, wobei die Prognose für die einzelnen Tumorarten nur unzureichend untersucht ist.

Differentialdiagnose

Bei der Differentialdiagnose des Mediastinaltumors kommt eine Vielzahl von Erkrankungen in Betracht. Hierzu zählen entzündlich oder maligne bedingte mediastinale Lymphknotenvergrößerungen, die substernale Struma, die Thymushyperplasie bei Kindern, das Bronchialkarzinom, Veränderungen der großen Gefäße, Erkrankungen des Ösophagus (Neoplasien, Divertikel, Gleithernien), mediastinal gelegene nichtmaligne Erkrankungen (Pleuraerguß, Abszeß), Lungensequestration und Zwerchfellzysten.

22.7.2 Mediastinalemphysem

Das Mediastinalemphysem, auch Pneumomediastinum genannt, bedeutet die Anwesenheit von Luft im Mediastinum. Man unterscheidet das spontane vom sekundären Mediastinalemphysem.

Das **spontane oder primäre Mediastinalemphysem** tritt meist in Begleitung einer vorübergehenden intrathorakalen Druckerhöhung, z. B. bei Husten, Asthmaanfällen, Valsalva-Manöver und Erbrechen, auf.

Das **sekundäre Mediastinalemphysem** wird durch ein Thoraxtrauma oder eine Perforation im Bereich des Tracheobronchialsystems oder des Ösophagus hervorgerufen.

Ein Mediastinalemphysem kann asymptomatisch verlaufen. Häufig klagen die Patienten jedoch über retrosternale Schmerzen und dyspnoische Beschwerden. Ein begleitendes **Hautemphysem** ist unschwer zu diagnostizieren. Bei einem ausgedehnten Mediastinalemphysem ist eine **Herztamponade** mit Beeinträchtigung der Pumpfunktion möglich. In Begleitung eines sekundären Mediastinalemphysems kann die prognostisch ungünstige **Mediastinitis** auftreten.

Die **Therapie** besteht in Sauerstoffgabe (die Erhöhung des pO_2 in der Atemluft bewirkt einen erhöhten Pleura-Blutstickstoff-Gradienten; hieraus resultiert eine Beschleunigung der Resorption des Mediastinalemphysems). Bei stärkerer Ausprägung des Mediastinalemphysems können Hautinzisionen oder ein subkutaner Katheter zum Absaugen der Luft notwendig werden.

Häufig verläuft das mediastinale Emphysem spontan regredient. Fälle, denen eine Ösophagusperforation zugrunde liegt, müssen chirurgisch behandelt werden. Bei unkompliziertem Verlauf ist die Prognose gut. Rezidive sind selten.

22.7.3 Mediastinitis

Unter dem Begriff der Mediastinitis versteht man im allgemeinen die **akute Mediastinitis** als infektiöse phlegmonöse Entzündung im Mediastinalbereich. Häufigste Ursache der akuten Mediastinitis sind Ösophagusperforationen, sei es durch endoskopische Eingriffe, Fremdkörperverletzungen, Verätzungen oder Karzinomzerfall.

Mögliche **Symptome** sind Schluckbeschwerden, retrosternales Druckgefühl, Husten und Dyspnoe. Patienten mit einer akuten Mediastinitis bieten das Bild von Schwerstkranken. Teilweise von Schüttelfrost begleitete Fieberschübe, Tachypnoe und Tachykardie sind häufig.

Die **Diagnose** kann meistens anhand der röntgenologisch sichtbaren Mediastinalverbreiterung gstellt werden. **Therapeutisch** sind meistens eine Drainage des Mediastinalraumes und der Verschluß der Eintrittspforte erforderlich. Die **Prognose** der akuten Mediastinitis ist schlecht, der Verlauf oft in kurzer Zeit letal.

Von der akuten Mediastinitis ist die **chronische Mediastinitis,** eine chronische reaktive Bindegewebsentzündung als Folge einer Bestrahlungsbehandlung oder chronischer Infektionen (z. B. Tuberkulose), abzugrenzen. Die chronische Mediastinitis verläuft im allgemeinen symptomarm.

22.8   Erkrankungen des Lungenkreislaufs

I. KOPER, J. VOGT, G. W. SYBRECHT

Akute Drucksteigerungen in der pulmonalen Zirkulation stellen je nach Ätiologie und Ausmaß für den Patienten vital bedrohliche Situationen dar. Pathologisch-anatomisch werden differenziert:

Präkapilläre pulmonale Hypertonie, ausgelöst durch embolische Verschlüsse: Lungenembolie. **Postkapilläre** pulmonale Hypertonie auf der Basis einer Linksherzinsuffizienz, eines Klappenvitiums oder einer Überwässerung bei Nierenerkrankungen mit Störungen des Wasser- und Elektrolythaushaltes. **Kapilläre** pulmonale Hypertonie durch Erhöhung des intraalveolären Druckes (z. B. bei chronisch obstruktiven Lungenerkrankungen oder bei Überdruckbeatmung).

Definition

Normaler Pulmonalismitteldruck: bis 18 mmHg (2,4 kPa). Bei leichter Hypertonie bis 35 mmHg (4,6 kPa), mittelgradiger Hypertonie bis 55 mmHg (7,3 kPa), schwerer Hypertonie über 55 mmHg (7,3 kPa) systolischer Pulmonalisdruck in Ruhe und unter Luftatmung. Latente Hypertonie: inadäquater Anstieg des Pulmonalismitteldrucks unter Belastung.

22.8.1   Lungenembolie

Definition

Einschwemmung nicht ortsständigen Materials in die Lungengefäße, meist handelt es sich um in peripheren Venen entstandene Blutgerinnsel. Kleine

und kleinste Embolien bleiben klinisch stumm. Verschlüsse von Arteriensegmenten, Pulmonalarterienästen oder gar einer Hauptpulmonalarterie verursachen eine akute pulmonale Hypertonie. Neben der mechanischen Gefäßobstruktion ist die Freisetzung vasoaktiver biogener Amine (z. B. Histamin) aus Emboli und Gefäßwand an der Drucksteigerung ursächlich beteiligt.

Cave: Das Krankheitsbild wird häufig nicht erkannt, insbesondere die massive, innerhalb von Minuten zum Tode führende fulminante Embolie. Klinisch wird die Lungenembolie als häufigste Todesursache (10% der Todesfälle) nur in etwa 10% der Fälle diagnostiziert.

Kasuistik

34jähriger Patient, seit einigen Stunden stechende rechtsthorakale Schmerzen, Fieber bis 38,4 °C axillär, Abhusten von teelöffelgroßen Portionen frischen, hellroten Blutes. Keine internistischen Vorerkrankungen. Nikotin: 20 Zigaretten pro Tag seit 15 Jahren.

Technischer Befund: Atemfrequenz 25/min, Stimmfremitus rechts basal verstärkt, Klopfschalldämpfung rechts basal, verschärftes Atemgeräusch mit diskontinuierlichen Nebengeräuschen rechts basal. Klinisch kein Hinweis auf eine tiefe Beinvenenthrombose. **Röntgenaufnahmen** im posterior-anterioren und linksseitlichen Strahlengang: Dystelektase im Bereich des rechten Lungenunterlappens (siehe Abb. 22.8-1). **Blutgasanalyse:** Hyperventilation, Hypoxämie. Wegen der Hämoptysen zusammen mit einer langjährigen Raucheranamnese wird die Indikation zur flexiblen Bronchoskopie gestellt. Ein Bronchialtumor und eine frische endobronchiale Blutungsquelle werden ausgeschlossen. Das Perfusionsszintigramm zeigt einen Ausfall im Bereich des rechten Lungenunterlappens (siehe Abb. 22.8-2). **Digitale Subtraktionsangiographie:** relativ frische thrombotische Füllungsdefekte im Bereich der rechten Unterlappenarterie.

Diagnose: akute Lungenembolie des rechten Lungenunterlappens. **Therapie:** Urokinasefibrinolyse über 24 Stunden, Vollheparinisierung, Entlassung nach Umstellung auf orale Antikoagulanzien.

Epidemiologie

Pulmonale Thromboembolie: ca. 10 000 Tote pro Jahr in Deutschland. Zehn Prozent aller Lungenembolien sind tödlich. Groß angelegte Studien belegen, daß durch eine perioperative „Low-dose-Heparinisierung" zwei Drittel der tiefen Venenthrombosen und etwa die Hälfte der Lungenembolien verhindert werden können.

Ätiologie und Pathogenese

Ursache einer Lungenembolie sind Einschwemmungen von Blutgerinnseln in die Lungenstrombahn. Diese entstehen zu 90% in den tiefen Beinvenen, nach chirurgischen Eingriffen auch in den Beckenvenen und im Plexus prostaticus. Gerade bei fulminanten Embolien lassen sich wandadhärente Thrombosereste immer wieder im Bereich der Beinvenen nachweisen.

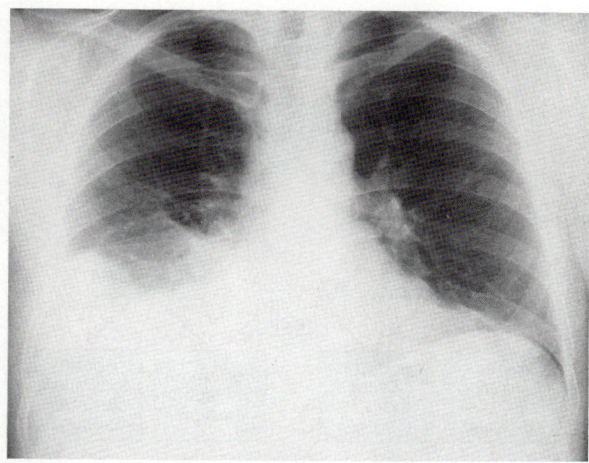

Abb. 22.8-1   Röntgenthoraxaufnahme (p.a.), 34jähriger Patient mit Lungenembolie des rechten Unterlappens (Dystelektase).

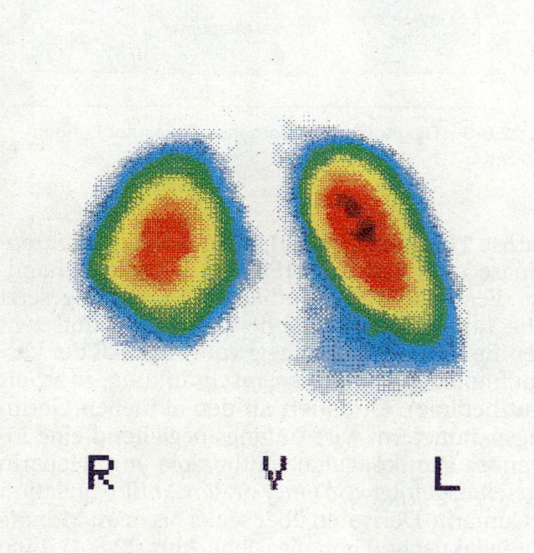

Abb. 22.8-2   Lungenperfusionsszintigramm (ventral), Patient wie in Abb. 22.8-1 (rot = stärkste Aktivitätsanreicherung; blau = geringste Aktivität).

Risikofaktoren thromboembolischer Erkrankungen sind:
► Immobilisation
► Operation/Trauma
► bösartige Tumoren
► Schwangerschaft
► Kontrazeptiva
► Herzinsuffizienz
► Adipositas
► Hyperkoagulabilität
  – Antithrombin-III-Mangel
  – Thrombozytose

► Venenkatheter
► Schrittmacherelektroden.

Als Faustregel gilt: Ein Drittel der Embolien tritt postoperativ, ein Drittel bei Herzinsuffizienz, ein Drittel aufgrund von Varikose, Gerinnungsstörungen oder Immobilisation auf.

Respiratorische Konsequenzen der Lungenembolie: ventiliertes, nicht perfundiertes Areal: **Totraumvergrößerung;** Reduktion der intraalveolären Surfactant-Menge: **Atelektase.** Die Verteilungsstörung von Ventilation und Perfusion führt zur Hypoxämie.

Hämodynamische Konsequenzen: Verringerung des Gesamtgefäßquerschnitts im Niederdrucksystem führt zur Steigerung des pulmonalarteriellen Mitteldrucks. Die Verringerung der Vorlast des linken Ventrikels induziert über erniedrigtes Herzzeit- und Herzschlagvolumen eine Tachykardie. Zur klinischen Manifestation dieser pathophysiologischen Abläufe müssen mindestens 50% des Gefäßbettes durch Emboli verlegt sein.

S   Symptome

Die Verlegung einer kleinen peripheren Pulmonalarterie wird als **kleine Lungenembolie** definiert. Häufig bleiben diese kleinen Embolien unerkannt. Durch Infarzierung von Lungengewebe können aber auch eine leichte Tachypnoe, atemabhängige thorakale Schmerzen auf dem Boden einer Begleitpleuritis und Hämoptysen auftreten. In der Regel sind kleine Lungenembolien hämodynamisch nicht wirksam. Der physikalische Untersuchungsbefund kann unauffällig sein oder aber eine Tachykardie, ein Pleurareiben und eine leicht erhöhte Temperatur ergeben.

Bei einer **akuten großen Lungenembolie** kommt es zu einer Verlegung einer proximalen Pulmonalarterie. Die Patienten klagen über sehr starke Dyspnoe und einen dumpfen Thoraxschmerz. Es bestehen Tachykardie, Tachypnoe, ein erniedrigter systolischer Blutdruck und ein erhöhter zentralvenöser Druck sowie eine ausgeprägte Hypoxämie (siehe Tab. 22.8-1).

D   Diagnostik

Befunde: Bei der **klinischen Untersuchung** fällt eine Tachypnoe auf. Wenn das Akutereignis einige Stunden zurückliegt, ist oft ein Pleurareiben auskultierbar. Zusätzlich können eine fixierte Spaltung des zweiten Herztons und eine periphere und zentrale Zyanose bestehen. Die massive Embolie geht mit Blutdruckabfall, Tachykardie und verminderter Urinproduktion einher, der Patient ist blaß und kaltschweißig.

Blutgasanalyse: arterielle Hypoxämie, Hypokapnie, Alkalose. EKG: SI-QIII-Typ, falls Vorbefund unauffällig, in 15% der Fälle auch physiologische Variante. ST-Strecke erniedrigt in Abteilung I, II, aVL, ST-

Tab. 22.8-1   Symptome und Befunde einer Lungenembolie

	Symptome	Befunde
kleine Lungenembolie	Pleuraschmerz, Hämoptyse	Tachypnoe, Pleurareiben, leichtes Fieber; im Röntgenthorax: Pleuraerguß, keilförmige Verschattung
akute große Lungenembolie	Dyspnoe, dumpfer Thoraxschmerz, Synkope	Tachypnoe, Hypoxämie, zentrale Zyanose, erniedrigter systolischer Blutdruck, Tachykardie, erhöhter zentralvenöser Druck, gespaltener 2. Herzton

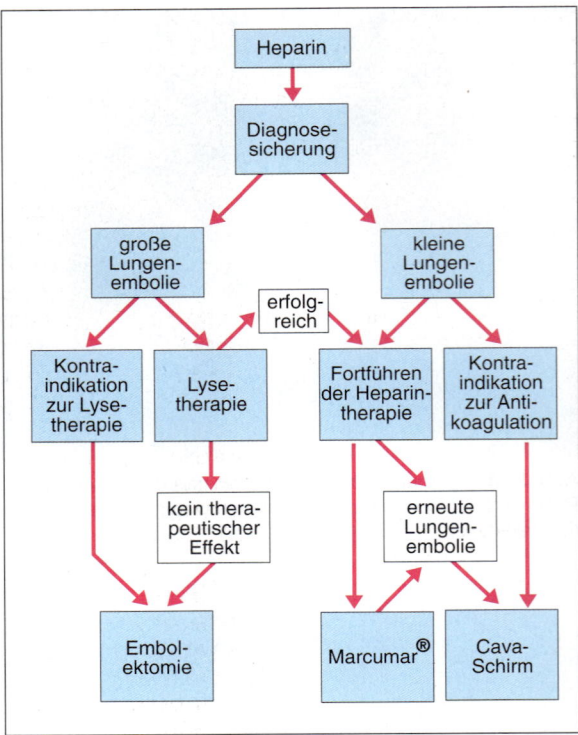

Abb. 22.8-3   Diagnostisches Vorgehen bei akuter Lungenembolie (LE).

Strecke erhöht in Ableitung III, aVF, V1. T-Welle negativ in Ableitung V1, V2 und V3. P dextrocardiale in einem Viertel der Fälle. Sinustachykardie. **Röntgenthoraxaufnahme:** Infiltrat bzw. Atelektase meist erst nach 24 Stunden sichtbar.

Cave: Ein unauffälliger Röntgenthoraxbefund schließt eine Lungenembolie nicht aus!

Perfusions-Szintigramm: Speicherdefekte, Sensitivität 99 %, Defekte ab 2–3 cm Durchmesser nachweisbar, Spezifität geringer. **Phlebographie** der tiefen Beinvenen, **Pulmonalisangiographie** (siehe Abb. 22.8-3).
Meist ist die spezielle Diagnostik mit dem Nachweis von Perfusionsausfällen bei unauffälligem Röntgenbild und fehlender obstruktiver Ventilationsstörung, dem Nachweis einer tiefen Beinvenenthrombose oder einer chronisch venösen Insuffizienz abgeschlossen. Die Diagnosesicherung ist durch eine Pulmonalisangiographie möglich. Sie zeigt Verlegungen der pulmonalen Strombahn unabhängig von den Belüftungsverhältnissen und differenziert zwischen einzelnen und multiplen peripheren Embolien. Angiographisch wird der Schweregrad in den USA nach dem Walsh-Score, in Europa nach dem Miller-Score klassifiziert. Die operative Therapie bei fulminanten Embolien oder Kontraindikation gegen eine systemische Lysetherapie setzt in der Regel den Angiographiebefund voraus. Eine Druckmessung in der Arteria pulmonalis sollte im Rahmen der Angiographie durchgeführt werden.

▼ Therapie

Neben der symptomatischen Basistherapie (Sauerstoffapplikation über Nasensonde) gilt die medikamentöse Thrombolyse (z. B. mit 3,5 Mio. I.E. Streptokinase oder 100 mg r-tPA) als kausale Behandlung. Fehlende Kontraindikationen vorausgesetzt (siehe Tab. 22.8-2), ist sie bei peripheren und zentralen Embolien, unabhängig vom Ausmaß der kardiopulmonalen Funktionseinschränkung, indiziert (Akuttherapie). Orientiert an den aktuellen Gerinnungsparametern, wird anfangs begleitend eine intravenöse Antikoagulanzientherapie mit Heparin eingeleitet, gefolgt von einer oralen Antikoagulation mit Cumarin-Derivaten über sechs bis neun Monate (prophylaktische Therapie; siehe Abb. 22.8-4). Eine

Tab. 22.8-2   Kontraindikationen einer Lysetherapie

absolute Kontraindikationen
▶ innere Blutung
▶ Anamnese einer Hirnblutung
▶ intrakranialer oder intraspinaler Tumor
▶ kürzlich zurückliegendes Schädeltrauma oder neurochirurgischer Eingriff

relative Kontraindikationen
▶ größerer chirurgischer Eingriff
▶ vorausgegangene Biopsie an einer nicht komprimierbaren Stelle
▶ Apoplex
▶ sehr starker Hypertonus
▶ Gerinnungsstörung (z. B. Thrombozytopenie < 100 000/µl)

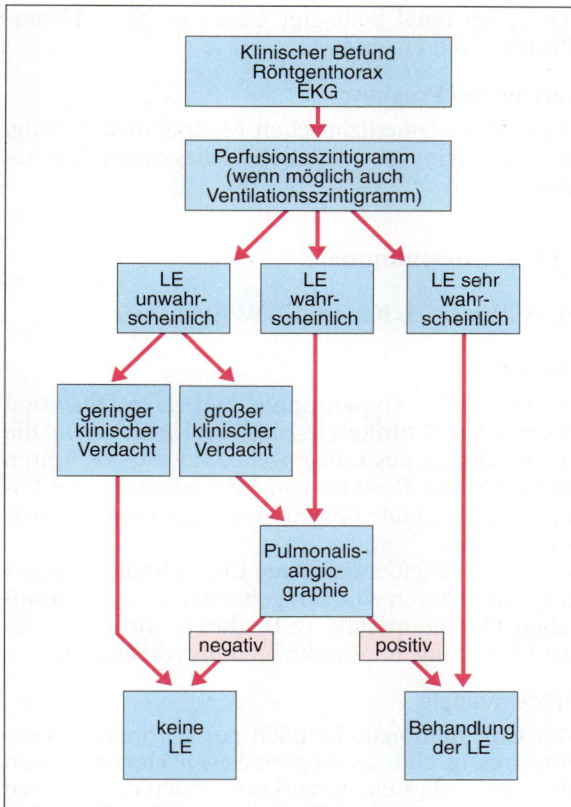

Abb. 22.8-4 Therapie der akuten Lungenembolie.

angeborene oder erworbene Thrombophilie (AT-III-Mangel, Protein-C- und Protein-S-Mangel) sollte bei jüngeren Patienten ausgeschlossen werden.

Verlauf und Prognose

Massive Lungenembolien weisen eine Letalität von 50% auf. Falls die Diagnose gestellt wird, ist die Prognose der Lungenembolie gut. Korrekt behandelt, wird meist die vollständige Restitution erzielt.

Der Exitus subitus erfolgt vor allem bei Patienten mit vorgeschädigtem linken Herzen im hypoxischen Lungenödem.

Rezidivierende kleine Lungenembolien sowie nicht beseitigte größere Lungenembolien führen zur pulmonalen Hypertension. Erst in einem fortgeschrit-

tenen Stadium – dem Morbus embolicus – tritt eine langsam progrediente Dyspnoe auf. Häufig bleibt dann als einzige therapeutische Möglichkeit die Herz-Lungen-Transplantation.

Differentialdiagnose

Abhängig von Leitsymptomen müssen die in Tabelle 22.8-3 dargestellten Differentialdiagnosen abgeklärt werden.

22.8.2 Lungenödem

Definition

Flüssigkeitsaustritt aus den Kapillaren in das Interstitium und in den Alveolarraum.

Kasuistik

Anamnese: 83jähriger Patient mit Zustand nach zweimaligem Myokardinfarkt vor 6 und 4 Monaten. Am Morgen des Aufnahmetages klagt der Patient über ausgeprägte Atemnot. Der Notarzt wird verständigt.
Physikalischer Untersuchungsbefund: periphere und zentrale Zyanose, Distanzrasseln.
Zunächst Stabilisierung unter Nitroglyzerin- und Furosemidgabe. Beim Eintreffen in der Klinik Verschlechterung des Zustands: Puls 145/min, Blutdruck nicht mehr meßbar.
Blutgasanalyse: pH 7,09, pCO_2 61 mmHg (8,1 kPa), pO_2 31 mmHg (4,1 kPa).
EKG: kein Hinweis auf frischen Myokardinfarkt.
Diagnose: Lungenödem, wahrscheinlich auf dem Boden einer Linksherzinsuffizienz.
Röntgenthorax: verwaschene Hili, retikuläres Verschattungsmuster, teilweise Trübung der Lunge.
Verlauf: Intubation, Beatmung, Katecholamingabe.

Ätiologie und Pathogenese

Häufigste Ursache des Lungenödems ist die postkapilläre Hypertonie bei Linksherzinsuffizienz, Mitralstenose, Aortenvitien, Myokardinfarkt, Herzrhythmusstörungen und hypertensiver Krise (siehe Abb. 22.8-5 und vgl. Kap. 21.2). Inhalation von Ozon, Nitrosegas, Phosgen, Zinknebel etc. oder Aspiration von Magensaft oder hypertonen Lösungen kann akute Lungenödeme durch toxisch bedingte Steigerung der Kapillarpermeabilität verursachen. Sie liegt ursächlich auch zugrunde beim anaphylaktischen Schock, beim Ertrinken und

Tab. 22.8-3	Differentialdiagnose bei Lungenembolie		
akute Dyspnoe		**akuter Thoraxschmerz**	**Hämoptyse**
▶ Pneumothorax		▶ Angina pectoris	▶ Bronchialkarzinom
▶ Lungenödem		▶ Myokardinfarkt	▶ Tuberkulose
▶ Pneumonie		▶ Pleuritis	▶ Bronchiektasen
▶ Asthma bronchiale		▶ Perikarditis	▶ Goodpasture-Syndrom
		▶ Aortenaneurysma (disseziierend)	▶ Angiodysplasie

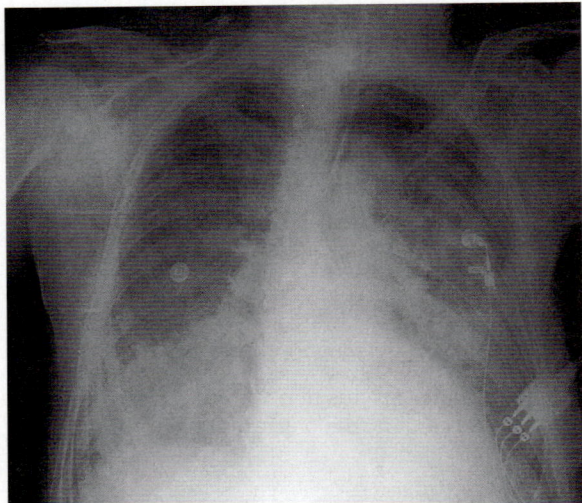

Abb. 22.8-5 83jähriger Mann mit schwerem Lungenödem auf dem Boden einer Linksherzinsuffizienz.

nach mehrtägiger Beatmung mit reinem Sauerstoff. Nierenerkrankungen führen durch Überwässerung oder erniedrigten kolloidosmotischen Druck bei nephrotischem Syndrom zum Lungenödem.

Auch nach plötzlicher Entlastung eines Pneumothorax oder als Symptom der Höhenkrankheit (ab 3000 m über dem Meeresspiegel) kann ein Lungenödem auftreten.

S Symptome

Zunehmende Dyspnoe, Orthopnoe, Husten mit weißlichem bis örtlichem schaumigen Sekret. **Befunde:** Tachypnoe, Tachykardie, periphere und zentrale Zyanose. Auskultation im Anfangsstadium: giemende, wenig später in- und exspiratorische feinblasige, später auf Distanz hörbare grobblasige, „brodelnde" Nebengeräusche.

D Diagnostik

Anamnese, Blutgasanalyse: Hypoxämie; **EKG:** Sinustachykardie, Prüfen auf Rhythmusstörungen oder Infarkt. **Röntgenthorax:** erweiterte pulmonale Gefäße, besonders in den Lungenoberfeldern, diffuse, vom Hilus ausgehende, beidseitige, schmetterlingsförmige Strukturvermehrung; Kerley-A-Linien: Verdickung interlobulärer Septen, die vom Oberlappen zum Hilus gerichtet sind; Kerley-B-Linien: periphere, horizontal verlaufende Streifenschatten im Mittel- und Unterlappen; Kerley-C-Linien: zentral gelegen.

▼ Therapie

Entsprechend der Grundkrankheit. Sitzende Lagerung, Sauerstoffnasensonde, ggf. Überdruckbeatmung mit adäquater inspiratorischer Sauerstoffkonzentration. Bei Linksherzinsuffizienz Furosemid, Dobutamin, Nitroglyzerin, bei toxischem Ödem Inhalation von Glukokortikosteroiden und intra-

venös, bei renal bedingter Überwässerung Hämofiltration und Dialyse.

Verlauf und Prognose

Unter intensivmedizinischen Maßnahmen günstig, jedoch abhängig vom zugrundeliegenden Mechanismus.

22.8.3 Cor pulmonale

H. A. WALLE, I. KOPER, G. W. SYBRECHT

Definition

WHO (1963): Hypertrophie und/oder Dilatation des rechten Ventrikels infolge von Krankheiten, die zur Erhöhung des Lungengefäßwiderstands führen und nicht das Resultat von Erkrankungen des linken Herzens oder Folgen von angeborenen Herzfehlern sind.

Man unterscheidet das **akute** Cor pulmonale (meist verursacht durch eine Lungenembolie) vom **chronischen** Cor pulmonale (z. B. durch chronisch obstruktive Lungenerkrankungen hervorgerufen).

Epidemiologie

Das Cor pulmonale ist nach der koronaren Herzerkrankung und der hypertensiven Herzkrankheit eine der häufigsten Herzerkrankungen des höheren Lebensalters. In den allermeisten Fällen liegt dem Cor pulmonale eine chronisch obstruktive Bronchitis (COPD) als Folge eines jahrelangen Nikotinabusus zugrunde.

Ätiologie und Pathogenese

In Tabelle 22.8-4 sind die verschiedenen Ursachen eines Cor pulmonale zusammengefaßt.

Bei den chronisch obstruktiven Lungenerkrankungen führt die Hypoxie-vermittelte Vasokonstriktion (von Euler-Liljestrand-Reflex) zur pulmonalen Hypertension. Bei den Lungenparenchymerkrankungen führen zusätzlich zur hypoxischen Vasokonstriktion (fortgeschrittene Stadien) bereits initial entzündliche Gefäßveränderungen mit Intimapro-

Tab. 22.8-4 Ursachen eines Cor pulmonale

akut	Lungenembolie (Thromben, Fett, Luft, Fremdkörper, Fruchtwasser)
chronisch	chronische Bronchitis Emphysem Lungenfibrosen pulmonale Beteiligung bei Vaskulitiden zystische Fibrose Bronchiektasen Z. n. Thorakoplastik, schwere Kyphoskoliosen Morbus embolicus Einnahme von Appetitzüglern primäre pulmonale Hypertonie

liferation zu einem Anstieg des pulmonalarteriellen Drucks mit der Folge eines Cor pulmonale. Rezidivierende Lungenembolien (Morbus embolicus) führen schließlich zu einem Cor pulmonale aus vaskulärer Genese.

S Symptome

Erste Symptome sind Belastungsdyspnoe und Belastungsintoleranz. Zunehmende Ruhetachykardie zur Kompensation des abnehmenden Schlagvolumens bei abnehmender Vorlast des linken Ventrikels. Eine Dekompensation des Cor pulmonale zeigt sich durch gestaute Halsvenen, stauungsbedingte Lebervergrößerung und zunehmende Beinödeme. Bei der Auskultation hört man eine fixierte Spaltung des zweiten Herztons sowie einen betonten Pulmonalklappenschlußton. Bei Pulmonalklappeninsuffizienz ist diastolisch ein sog. Graham-Steell-Geräusch als Folge des Refluxes über der Pulmonalklappe auskultierbar. Bei ausgeprägter pulmonaler Hypertonie mit zusätzlich Trikuspidalisinsuffizienz erkennt man Pulsationen der Jugularvenen, und ein hepatojugulärer Reflux ist auslösbar.

D Diagnostik

EKG: P pulmonale, Rechtsschenkelblock, Rechtstyp, tiefes S in V6, präterminal negative T-Welle in rechtspräkordialen Ableitungen (V2 und V3).
Röntgenthoraxaufnahme: Zeichen der pulmonalen Krankheit, Lungengefäßmuster, erweitertes Kaliber der zentralen Pulmonalarterien.
Lungenfunktionsprüfung: obstruktive Ventilationsstörung (erhöhtes Residualvolumen, erniedrigtes forciertes Exspirationsvolumen in einer Sekunde), restriktive Ventilationsstörung, niedrige statische Volumina, Diffusionskapazitätserniedrigung.
Blutgasanalyse: arterielle Hypoxämie und/oder Hyperkapnie.
Echokardiographie: Hypertrophie des rechten Ventrikels, massive Trabekelierung, dilatierte zentrale Pulmonalarterien.
Laborparameter: Polyglobulie, Proteinurie.
Pulmonalarteriendruck: Beim kompensierten Cor pulmonale unter Belastung erhöht, beim dekompensierten Cor pulmonale in Ruhe erhöht.

T Therapie

Grundsätzlich sollte die Therapie der für das Cor pulmonale verantwortlichen Erkrankung im Vordergrund stehen. Bei der häufigsten Grunderkrankung, der COPD, steht daher die konsequente antiobstruktive Therapie (siehe Kapitel 22.2.4) im Vordergrund. Nur so kann der Entwicklung eines Cor pulmonale vorgebeugt oder diese zumindest verzögert werden. Besteht bereits eine schwere chronische Bronchitis mit arterieller Hypoxämie, so ist lediglich für die Sauerstofflangzeittherapie (vgl. Kapitel 22.2.4) ein lebensverlängernder Effekt bewiesen. Die medikamentöse Dauertherapie des Cor pulmonale (Nitrate, Kalziumantagonisten) bleibt umstritten, ein lebensverlängernder Effekt ist nicht bewiesen.

Bei der akuten Dekompensation steht die diuretische Therapie im Vordergrund. Liegen dem Cor pulmonale rezidivierende Lungenembolien als verursachender Mechanismus zugrunde, so ist eine lebenslange Antikoagulation mit Marcumar® erforderlich.

Prognose

Die Prognose ist abhängig vom Grad der Dekompensation. Die Überlebenszeit beim dekompensierten Cor pulmonale liegt bei ungefähr fünf Jahren. Ansonsten ist die Prognose abhängig von der Therapieeinhaltung bei obstruktiven Ventilationsstörungen und von der Progression bei restriktiven Ventilationsstörungen.

Differentialdiagnose

Pulmonale oder mitrale Herzklappenerkrankungen, Vorhofseptumdefekt, Ventrikelseptumdefekt, Kardiomyopathie, Perikarderguß, Pericarditis constrictiva.

22.9 Thoraxwanderkrankungen

P. B. Kroker, I. Koper, G. W. Sybrecht

Erkrankungen des Thoraxskeletts oder der Atemmuskulatur können Ursache eines akuten oder chronischen respiratorischen Versagens sein. Während bei anatomischen Mißbildungen für den Patienten der kosmetische Aspekt die Hauptrolle spielt, hat für die Prognose eine Einschränkung der Atemmechanik die größere Bedeutung. Die respiratorischen Folgen von neuromuskulären Erkrankungen werden häufig unterschätzt oder fehlgedeutet. Besonders bei subakuten und chronisch-progressiven Krankheitsbildern, wie der infektiösen Polyneuritis und den primären Muskelerkrankungen, kann die Muskelschwäche zu einer Hypoxämie mit Hyperkapnie führen.

22.9.1 Thoraxdeformitäten

Definition

Unter einer Thoraxdeformität verstehen wir eine knöcherne Formanomalie des Brustkorbs, der eine angeborene oder erworbene Störung der Wirbelsäule, der Rippen und/oder des Sternums zugrunde liegt.

Kasuistik

Ein 32 Jahre alter Mann hatte ab der Pubertät eine progressive, thorakal betonte rechtskonvexe Skoliose mit Rippenbuckel entwickelt. Bis in die dritte Lebensdekade hinein war er trotz der schweren Thoraxdeformität beschwerdefrei und führte ein normales Leben. Ab dem

30. Lebensjahr bemerkte er aber zunehmende Atemnot bei leichten Belastungen sowie abendliche Knöchelödeme und konsultierte einen Pneumonologen. Die **körperliche Untersuchung** zeigte eine Tachypnoe, eine vorwiegend abdominale flache Atmung und den Einsatz der Atemhilfsmuskulatur. Die Thoraxverformung war beträchtlich, der radiologisch bestimmte Skoliosewinkel betrug 75° (siehe Abb. 22.9-1). Über der linken Lunge war feines Rasseln auskultierbar. Der Jugularvenendruck war erhöht. Es bestanden geringgradige prätibiale Ödeme. Die **arterielle Blutgasanalyse** ergab eine globale respiratorische Insuffizienz mit Erniedrigung des Sauerstoff-Partialdruckes und einer Erhöhung des Kohlendioxid-Partialdruckes. **Spirometrisch** waren eine deutliche Einschränkung der Vitalkapazität und eine Minderung der Einsekundenkapazität nachweisbar.

Epidemiologie

Geringgradige Anomalie des Thoraxskeletts sind häufig. Sternumvariationen und leichte Skoliosen sind ohne wesentliche funktionelle Folge. Traumatische Rippenfrakturen gehören zu den häufigsten knöchernen Verletzungen bei Sport- und Verkehrsunfällen.

Ätiologie und Pathogenese

Thoraxdeformitäten können angeboren oder erworben sein. Die Ätiologie der angeborenen Formen ist ungeklärt. Die erworbenen Veränderungen können Folge entzündlicher, traumatischer, degenerativer oder metabolischer Erkrankungen sein. So kann z. B. eine Wirbelkörpertuberkulose oder ein Trümmerbruch eines Brustwirbelkörpers zu einer knickförmigen Kyphose (Gibbus) führen. Kompressionsfrakturen der Wirbelkörper sind bei Patienten mit Osteoporose häufig zu finden.

Die **pulmonale Funktionseinschränkung** bei Thoraxdeformitäten beruht auf der gestörten mechanischen Funktion der „Atempumpe". Die ungleiche Belüftung der Lungen, eine erhöhte Atemarbeit und die Einschränkung der pulmonalen Schutzfunktionen (Hustenreflex, muköziliäre Clearance) resultieren aus der mechanischen Behinderung. Der Euler-Liljestrand-Mechanismus, der die Durchblutung in den minderventilierten Lungenarealen drosselt, führt zur chronischen Rechtsherzbelastung mit langfristiger Ausbildung eines Cor pulmonale. Rezidivierende Infektionen schädigen das Lungenparenchym irreversibel und reduzieren die Funktionsreserven der Lungen. Besonders bei thorakalen Skoliosen sind klinisch relevante Störungen der Atemfunktion häufig; Kyphosen haben dagegen zumeist keine relevanten Funktionseinbußen zur Folge.

Bei der **Spondylitis ankylosans** (vgl. Kap. 9.2.1), deren Ursache noch nicht bekannt ist und die bei 90 % der Patienten mit dem HLA-Locus B vergesellschaftet ist, führt die Fusion der kostovertebralen Gelenke zu einer Einschränkung der Rippenbeweglichkeit. Der Funktionsverlust kann anfänglich durch eine vermehrte Zwerchfell-Exkursion kompensiert werden, im Spätstadium findet sich dann ein restriktiver Ventilationsdefekt. Die Begleitkyphose ist lungenfunktionell nur selten von Bedeutung. Zusätzlich können entzündliche Herde unklarer Ätiologie in den oberen Lungenabschnitten auftreten, die zu dichten fibrotischen Bezirken mit Kavitationen, Bronchiektasen und emphysematösen Randbezirken führen.

Die angeborenen **Rippenanomalien** (Gabelrippen, Halsrippen) sind lungenfunktionell bedeutungslos. **Rippenfrakturen** (siehe Abb. 22.9-2) können durch Mitverletzung der Pleura und der Brustwand-Gefäße zu einem Pneumo-, Hämato- und/oder Spannungspneumothorax führen. Bei Rippenserien-Frakturen kann die Instabilität des Thoraxskeletts mit paradoxer Beweglichkeit eines Thoraxwandsegmentes die „Blasebalg"-Funktion des Brustkorbes aufheben.

Andere Rippenerkrankungen wie eine Osteomyelitis, Metastasenbefall oder Entzündungen der Rippenknorpel (Osteochondritis) können bei der Differentialdiagnose häufiger Thoraxschmerzen (z.B. bei Angina pectoris oder Lungenembolie) in seltenen Fällen Probleme bereiten.

Die beiden häufigsten angeborenen Sternumanomalien sind das **Pectus carinatum** (Hühnerbrust) und das **Pectus excavatum** (Trichterbrust). Lungenfunktionell sind diese Störungen in den meisten Fällen ohne Bedeutung und bedürfen daher keiner operativen Korrektur. Unter einem **Voussure** (Herzbuckel) wird eine linksseitige Vorwölbung des Präkordiums bei angeborenen Herzvitien mit Rechtsherzhypertrophie verstanden.

Mit dem Aufkommen einer wirksamen Chemotherapie sind die tuberkulosebedingten Thoraxverformungen selten geworden. Der Gibbus (knickförmige Skoliose der Brustwirbelsäule durch Wirbelkörper-Tuberkulose) und die Thorakoplastik (ope-

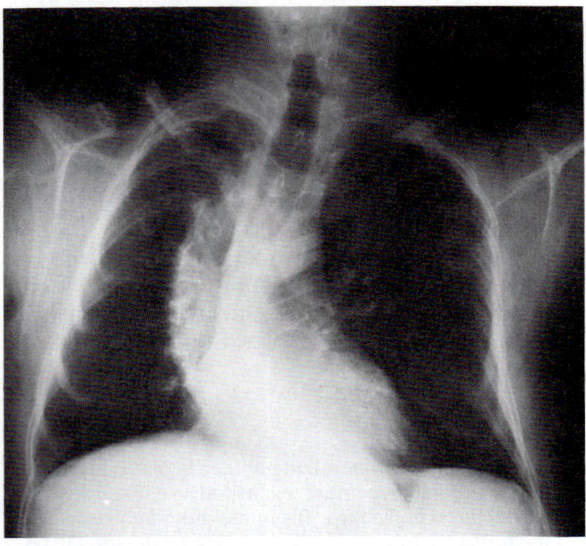

Abb. 22.9-1   Röntgenthoraxaufnahme (p.a.) eines 30jährigen Patienten mit schwerer rechtskonvexer BWS-Skoliose.

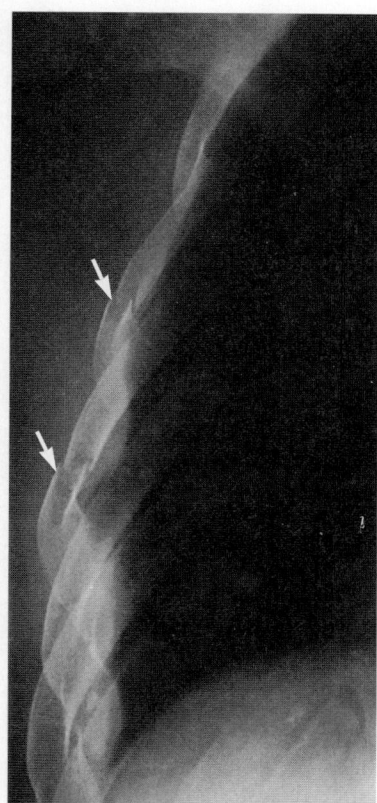

Abb. 22.9-2 Rippengitter (rechts p.a.) eines 50jährigen Patienten mit rechtsseitiger Rippenserienfraktur nach Verkehrsunfall.

rative Entfernung der Rippen zur Ruhigstellung infizierten Gewebes) sind heute Raritäten.

Ⓢ Symptome

Abhängig vom Schweregrad der zugrundeliegenden Deformität können alle Leitsymptome einer pulmonalen Erkrankung auftreten.

Husten mit purulentem Auswurf ist ein Zeichen einer akuten oder chronischen Infektion der Lungen. **Hämoptysen** können in Bronchiektasen entstehen, die sich aufgrund einer chronischen Sekretabflußstörung gebildet haben. Atemabhängige **Thoraxschmerzen** sind das Leitsymptom pleuraler oder kostaler Erkrankungen. Belastungsabhängige **Atemnot** ist das Zeichen einer geminderten respiratorischen Funktionsreserve. Ein pfeifendes oder brummendes Atemgeräusch deutet auf eine begleitende Atemwegsobstruktion hin.

Ⓓ Diagnostik

Die Befunde der **klinischen Untersuchung** sind abhängig vom Grad der pulmonalen Funktionsstörung. Bei der allgemeinen Inspektion ist auf eine zentrale Zyanose, Trommelschlegelfinger und eine Jugularvenen-Füllung als Hinweise auf einen erhöhten zentralvenösen Druck zu achten. Bei

einer manifesten respiratorischen Insuffizienz sind die Extremitäten warm und die Pulsamplitude groß ("kollabierender Puls"). Asterixis (grobschlägiger Handgelenkstremor beim Armvorhalte-Versuch) und Papillenödem sind Zeichen einer schweren Hyperkapnie. Ein lauter, gespaltener zweiter Herzton über dem Pulmonalisareal weist auf eine pulmonale Hypertension hin. Linksparasternale und epigastrische Pulsationen, eine vergrößerte druckschmerzhafte Leber und periphere Ödeme sind Zeichen eines dekompensierten Cor pulmonale.

Die Spondylitis ankylosans geht häufig mit einer Aorteninsuffizienz einher.

Arterielle Blutgase: Je nach Ausprägung der Lungenfunktions-Einschränkung können normale Werte, eine respiratorische Partialinsuffizienz (Hypoxämie bei noch normalem oder erniedrigtem Kohlendioxid-Partialdruck) oder eine respiratorische Globalinsuffizienz (Hypoxämie und Hyperkapnie) vorliegen.

Röntgenuntersuchung: Der Schweregrad der knöchernen Fehlstellung kann auf Thoraxaufnahmen im posterior-anterioren und im seitlichen Strahlengang abgeschätzt werden. Bei den Skoliosen sind Verlaufsformen mit Skoliosewinkeln über 60% mit respiratorischen Funktionsstörungen verbunden. Die angeborenen Rippenanomalien (Gabelrippen, überzählige Rippen etc.) sind im allgemeinen radiologische Zufallsbefunde und haben mit Ausnahme der Halsrippen (Kompression der Faszikel des Plexus brachialis und der Arteria subclavia) keine klinische Bedeutung.

Wegen der möglichen Komplikationen einer Rippenfraktur (Pneumo-, Spannungspneumo- und Hämatothorax) sollten die knöchernen Strukturen des Thoraxbildes sorgfältig betrachtet werden. Das häufige Übersehen der Frakturen auf den Thorax-Übersichtsaufnahmen läßt sich durch ein einfaches Manöver vermeiden: Durch um 90° gedrehtes Aufhängen der Bilder im Schaukasten kann man dem nun senkrecht stehenden Rippenschatten bewußter in die axilläre Kurvatur folgen und die oft dort lokalisierten Frakturen erkennen (siehe Abb. 22.9-2).

Bei Verdacht auf Wirbelkörper- oder Rippenprozesse müssen besondere Hartstrahlaufnahmen ("Rippengitter" und "Wirbelsäulen-Zielaufnahmen") oder Schichtaufnahmen des Thoraxskeletts angefertigt werden. Bei besonderen Fragestellungen im Wirbelsäulenbereich (z.B. Frage der Rückenmarkskompression) sind computertomographische Untersuchungen indiziert.

Die **Knochen-Szintigraphie** erlaubt die frühzeitige Verdachtsdiagnose von Skelett-Metastasen und entzündlichen osseären Prozessen.

Lungenfunktion: Schwere Thoraxdeformitäten haben restriktive Einschränkungen der Lungenfunktionsparameter zur Folge. Die totale Lungenkapazität (TLC) und die Vitalkapazität (VC) sind reduziert. Da aber gleichzeitig mit der maximalen Inspiration auch die maximale Exspiration eingeschränkt ist, liegt auch ein erhöhtes Residualvolumen vor (RV). Die Einsekundenkapazität (FEV$_1$) ist bei einer reinen Restriktion zunächst im Vergleich zu den anderen Lungenvolumina (TLC, VC) nur geringfügig reduziert (Wert des FEV$_1$/VC-Quotienten nahe 1). Häufig besteht aber bei diesen Erkrankungen auch eine Atemwegsobstruktion aufgrund einer chronischen Begleitbronchitis mit Reduktion der dynamischen Volumina.

Die **Diffusionskapazität** liefert einen wichtigen prognostischen Wert über die noch vorhandenen Lungenfunktionsreserven. **Belastungsprüfungen** (Ergospirometrie) mit Messungen der arteriellen Sauerstoff-Spannung und des pH-Wertes sowie CO$_2$-Abgabe und -Aufnahme ermöglichen eine quantitative Beurteilung der kardiopulmonalen Leistungsfähigkeit (z.B. für berufliche Gutachtenfragen).

▼ Therapie

Prognostisch stehen bei allen anatomischen Veränderungen des Thoraxskeletts die funktionellen Einbußen als wichtigstes Kriterium im Vordergrund. Eine bestehende Einschränkung der Atemfunktion entscheidet vor allen kosmetischen Gesichtspunkten über eine operative oder konservativ-orthopädische Korrektur der Deformität, da eine wirkungsvolle kausale Behandlung nach Eintritt einer kardiorespiratorischen Insuffizienz nicht mehr möglich ist. Die orthopädische Behandlung einer Skoliose (Extension, operative Korrektur) sollte deshalb so früh wie möglich einsetzen. Die Behandlung der **respiratorischen Insuffizienz** richtet sich nach den in Kap. 22.10.1 und 22.10.2 dargelegten Prinzipien.

Prognose und Verlauf

Die Prognose der Thoraxdeformitäten ist vom Grad der mechanischen Einschränkung des Atemapparates abhängig. Wenn die Behinderung geringfügig ist, unterscheidet sich die Lebenserwartung nicht von der eines Gesunden. Bei schweren Ausprägungen entscheidet eine frühzeitig beginnende orthopädische Behandlung über die Prognose. Nach Eintreten einer **respiratorischen Insuffizienz** verkürzt sich die verbleibende Lebenserwartung auf wenige Jahre. Durch adäquate Therapie kann die Prognose trotzdem deutlich verbessert werden.

22.9.2 Neuromuskuläre Thoraxwanderkrankungen

Neuromuskuläre Funktionseinschränkungen der Atemmechanik werden häufig trotz gestellter neurologischer Diagnose nicht rechtzeitig als Ursache eines respiratorischen Versagens erkannt.

Definition

Diesen Krankheitsbildern liegen neuromuskuläre Erkrankungen zugrunde, die zu einem respiratorischen Pumpversagen führen.

Kasuistik

Ein zwanzigjähriger Student entwickelte etwa eine Woche nach einem fieberhaften Infekt der oberen Atemwege Parästhesien in Händen und Füßen. Am Tag darauf konnte er nicht mehr stehen und mußte wegen zunehmender Muskelschwäche stationär aufgenommen werden. Bei der **Aufnahmeuntersuchung** waren die Muskeleigenreflexe nicht auslösbar, und es bestanden geringe sensible Ausfälle an Händen und Beinen. Nach **Lumbalpunktion** (hoher Eiweißgehalt bei geringer Zellzahl im Liquor) wurde die **Diagnose** einer infektiösen Polyneuritis gestellt und die Behandlung mit Glukokortikoiden eingeleitet. Am Abend des Aufnahmetages kam es zur dramatischen Zunahme der Schwäche und zu einem akuten hyperkapnischen respiratorischen Versagen. Der Patient wurde über drei Wochen mechanisch über ein Tracheostoma beatmet. Es kam zu einer allmählichen Erholung der respiratorischen Muskulatur und einer Restitutio ad integrum.

Epidemiologie

Einschränkungen der Atemmechanik sind bei allen fortgeschrittenen neurologischen Krankheitsbildern zu erwarten. Verläßliche Angaben über die Inzidenz und Prävalenz sind in der Literatur nicht zu finden.

Ätiologie und Pathogenese

Respiratorische Störungen können durch Erkrankungen des Zentralnervensystems, der peripheren Nerven und/oder der Thoraxmuskulatur hervorgerufen werden. So können zerebrale Schädigungen (z.B. Infarkt, Trauma, Tumor, Demyelinisierung) eine fehlerhafte Innervation der Atemmuskulatur zur Folge haben, entweder über Ausfall der Muskelinnervationen oder durch eine gestörte Koordination der Atmung.

Schädigungen der motorischen Vorderhornzellen (C3–5) oder der peripheren Nerven (N. phrenicus) führen zu Zwerchfellparesen. Das Diaphragma ist der wichtigste Inspirationsmuskel, und Ausfälle können Ursache von Belastungsdyspnoe, Orthopnoe und nächtlicher Hypoventilation sein. Auch generalisierte Polyneuritiden können die Atemmuskulatur betreffen. Besonders die infektiöse Polyneuritis (Guillain-Barré-Syndrom) führt nicht selten zu einer lebensgefährlichen Hypoxämie und Hyperkapnie.

Primäre Muskelerkrankungen wie die Polymyositis, die Myasthenia gravis und die kaliumabhängigen Paralysen erfassen auch die respiratorische Muskulatur. Chronische Muskelerkrankungen und diffuse degenerative Prozesse (z.B. Myotonia dystrophica, myatrophische Lateralsklerose) können aufgrund der entstandenen pulmonalen Funktionsverluste prognostisch abgeschätzt werden.

Die Veränderungen der Lungenfunktionsparameter bei Erkrankungen des Nervensystems oder der Muskulatur beruhen auf folgendem Mechanismus: Die Schwäche der Atemmuskulatur betrifft besonders die Inspiration. Die Vitalkapazität (VC) und die totale Lungenkapazität (TLC) sind reduziert.

Hierzu tragen Veränderungen der Lungenelastizität aufgrund erhöhter Oberflächenspannung bei. Die Patienten entwickeln zunächst eine Hypoxämie; eine Hyperkapnie tritt dann bei Inspirationsmuskelermüdung hinzu.

Eine ausgeprägte Muskelschwäche schränkt auch die lebenswichtigen Schutzreflexe (Hustenkoordination, Schluckreflex) ein. Die Folgen sind Retentions- und Aspirationspneumonien.

S Symptome

Die Patienten klagen über schwere Atemnot und wiederholte Aspirationen mit quälenden Hustenattacken, ausgeprägter Ermüdbarkeit und Belastungsintoleranz.

D Diagnostik

Körperliche Untersuchung: Messung der Atemfrequenz, willkürliche Atemexkursionen, Atemmuster, abdominale Einwärtsbewegung im Liegen während der Inspiration (Zwerchfellparese), Beachtung des Hautkolorits (Zyanose).

Lungenfunktionsprüfung: Eine Reduktion der totalen Lungenkapazität, der Vitalkapazität und eine Zunahme des Residualvolumens sind typische Befunde. Die Vitalkapazität ist ein empfindlicher Parameter der inspiratorischen Muskelfunktion und eignet sich zur Frühdiagnostik eines muskulären Versagens. Die regelmäßige Kontrolle der Vitalkapazität ist bei akuten Krankheitsbildern von großer Bedeutung. Die Untersuchung kann mit einem Balg-Spirometer beliebig oft am Krankenbett wiederholt werden. Verläßlich ist auch der maximale Inspirationsdruck der Atemwege bei okkludiertem Mundstück zur Abschätzung der Muskelschwäche (der Patient versucht, bei okkludiertem Mundstück einzuatmen).

Blutgasanalyse: Bei manifestem respiratorischen Versagen aufgrund einer neuromuskulären Erkrankung bestehen eine Hypoxämie und eine Hyperkapnie.

▼ Therapie

Bei einer Reihe dieser Erkrankungen ist eine kausale Therapie möglich, wie z.B. die Thymektomie bei der Myasthenia gravis. Bei chronischen Systemerkrankungen (z.B. myatrophische Lateralsklerose) können mechanische Atemhilfen (kontinuierlicher positiver Atmungsdruck [CPAP] oder eine Unterdruckkammer) die Atemmuskulatur entlasten („Inspirationsmuskelruhe", IMR). Physiotherapeutische Maßnahmen (Klopfmassagen, besondere Lagerung) können Retentions- und Aspirationspneumonien vorbeugen helfen.

Prognose

Die Prognose ist von der jeweiligen Grunderkrankung und ihrem Verlauf abhängig.

22.10 Atemregulationsstörungen

22.10.1 Schlafbezogene Atemstörungen

J. FICHTER, G. W. SYBRECHT

Erst in den letzten Jahren ist bekannt geworden, daß bei mindestens 1% der Bevölkerung schlafbezogene Atemstörungen bestehen, die bei starkem Schnarchen auftreten und zu Atemstillständen durch einen vollständigen Verschluß der oberen Luftwege führen. Die Diagnose des epidemiologisch bei weitem am häufigsten vorkommenden obstruktiven Schlafapnoe-Syndroms wird gestellt, wenn mindestens 5 nächtliche Atemstillstände pro Stunde mit einer Dauer von mehr als 10 Sekunden nachgewiesen werden können. Die Leitsymptome sind starkes und unregelmäßiges Schnarchen mit morgendlicher Abgeschlagenheit und eine Einschlafneigung am Tage. Schlafbezogene Atmungsstörungen ohne pharyngeale Obstruktion treten bei einer Reihe von internistischen oder neurologischen Störungen auf.

Kasuistik

Ein 45jähriger Patient berichtet, daß sich die Ehefrau über starkes Schnarchen beklage, auch habe sie ihn schon öfter wachgerüttelt, weil sie längere Atempausen bemerkt habe. Er spüre einen zunehmenden Leistungsknick und fühle sich morgens häufig zerschlagen und tagsüber müde.

Definition

Bis vor einigen Jahren wurde als schlafbezogene Atemstörung vorwiegend das Pickwick-Syndrom beschrieben, das durch eine massive Adipositas und Tagesschläfrigkeit charakterisiert ist. In den letzten Jahren hat sich herausgestellt, daß es im Rahmen des Schnarchens als einer partiellen Obstruktion der oberen Luftwege gehäuft zu einem vollständigen inspiratorischen Verschluß des Pharynx mit nachfolgenden Atempausen und Abfällen der Sauerstoffsättigung im Blut kommt. Von einer **Apnoe** spricht man bei Atempausen, die länger als 10 Sekunden dauern. Die schlafbezogenen Atemstörungen werden neuerdings in verschiedene Muster eingeteilt (siehe Tab. 22.10-1). Hierbei werden einerseits die viel häufiger vorkommenden schlafbezogenen Atemstörungen, die durch eine Obstruktion im Bereich der oberen Luftwege bedingt sind, von solchen ohne eine Obstruktion unterschieden. Bei den schlafbezogenen Atemstörungen ohne eine Obstruktion der oberen Atemwege wird eine primäre alveoläre Hypoventilation (Undine-Syndrom), bei der eine Störung des zentralen Atemantriebs besteht, von einer sekundär alveolären Hypoventilation unterschieden. Die sekundären Hypoventilationen sind dadurch charakterisiert, daß es im Rahmen der Grunderkrankung zu nächtlichen Atem-

Tab. 22.10-1   Definition der Muster von schlafbezogenen Atemstörungen (SBAS)

SBAS mit Obstruktion der oberen Atemwege
▶ obstruktives Schnarchen: partielle Obstruktion der oberen Atemwege
▶ obstruktive Apnoe: komplette Obstruktion der oberen Atemwege

SBAS ohne Obstruktion der oberen Atemwege

▶ Hypoventilation ⟶ primär alveolär
⟶ sekundär alveolär (muskulär, neuromuskulär, zerebral, pneumologisch, kardiovaskulär)

▶ zentrale Apnoe (fehlender Atemantrieb mit Sistieren der Zwerchfellatmung)

regulationsstörungen kommt, z. B. wird bei einer COPD immer wieder eine nächtliche Verschlechterung des Gasaustausches beobachtet. Zentrale Apnoen sind durch einen fehlenden Atemantrieb mit Sistieren der Atmung charakterisiert und treten bei der Cheyne-Stokes-Atmung in Kombination mit einer verlängerten Kreislaufzeit auf, werden aber auch bei neurologischen Erkrankungen beobachtet.

Epidemiologie

Epidemiologisch im Vordergrund stehen Patienten mit einem obstruktiven Apnoe-Syndrom. Es ist von einer Prävalenz von mindestens 1–2% in der Gesamtbevölkerung auszugehen, so daß in Deutschland mehrere hunderttausend behandlungsbedürftige Erkrankte zu erwarten sind. Besonders betroffen sind Männer zwischen 40 und 60 Jahren, insbesondere Adipöse und Raucher. Die Prävalenz bei Hypertonie ist noch deutlich höher und beträgt in mehreren Studien zwischen 30 und 50%.

Ätiologie und Pathogenese

Die Kontrolle der Atmung ist im Schlaf und im Wachzustand unterschiedlich. Im Wachzustand wird die Atmung von drei Systemen kontrolliert: Die willkürliche Beeinflussung der Atmung wird durch den Kortex gesteuert, während die autonome oder metabolische Steuerung von der Medulla oblongata ausgeht. Zusätzlich wird die Atmung vom Wachheitszustand selbst reguliert und koordiniert mit dem Sprechen, Schlucken und dem emotionalen Zustand. Im Schlaf dagegen wird die Atmung nur autonom, vorwiegend durch die zentralen Chemorezeptoren, die auf CO_2 und pH reagieren, und in zweiter Linie durch periphere Chemorezeptoren im Glomus caroticum und durch Irritantrezeptoren gesteuert. Zusätzlich ist die CO_2-Empfindlichkeit der Atemregulation reduziert.

Ⓢ Symptome

Die **Leitsymptome** von SBAS sind starkes und un-

regelmäßiges Schnarchen, erhöhte Tagesmüdigkeit, Einschlafneigung am Tage.
Weitere häufige Symptome sind:
▶ Beobachtung nächtlicher Atempausen durch den Bettpartner
▶ unruhiges Schlafen
▶ morgendliche Abgeschlagenheit/Kopfdruck
▶ Nachlassen geistiger Leistungsfähigkeit
▶ Nykturie
▶ depressive Verstimmung.
Häufig treten SBAS in Kombination mit Adipositas, arterieller Hypertonie, Herzrhythmusstörungen und einer pulmonalen Hypertonie auf.

Ⓓ Diagnostik

Die Indikationen zur Diagnostik einer SBAS sind in Tabelle 22.10-2 aufgelistet. Bei anamnestischen Hinweisen für eine SBAS kann eine Screening-Untersuchung mit einer nächtlichen Registrierung von nasalem Atemstrom, Sauerstoffsättigung, Herzfrequenz, Schnarchgeräuschen und einem Lagesensor durchgeführt werden. Darüber hinaus werden in Schlaflabors polysomnographische Langzeitmessungen von thorakalen und abdominellen Atemexkursionen, EMG, EOG und EEG durchgeführt. Die Unterscheidung von zentralen und obstruktiven Apnoen kann mit der Messung von nasalem Fluß und Atemexkursionen erfolgen. Bei zentralen Apnoen sistieren der nasale Fluß und die Atemexkursionen, bei den viel häufiger anzutreffenden pharyngealen Obstruktionen werden während der Apnoen (die durch ein Sistieren des nasalen Atemstroms ermittelt werden) Atemexkursionen nachgewiesen. Die Anzahl der Apnoen pro Stunde wird als **Apnoe-Index** bezeichnet. Als pathologisch gilt ein Apnoe-Index über 5.

Ⓣ Therapie

Zunächst muß therapeutisch auf eine „Schlafhygiene" mit regelmäßigen Schlafgewohnheiten hingewiesen werden. Wichtig sind Alkoholkarenz und Gewichtsreduktion.
Als **medikamentöse Therapie** können bei leichten Formen Theophyllinpräparate eingesetzt werden.
Die effektivste Therapie besteht derzeit in der Applikation eines **nasalen Überdrucks** über eine Maske,

Tab. 22.10-2   Indikationen zur Diagnostik einer schlafbezogenen Atemstörung

▶ essentielle Hypertonie
▶ Belastungsdyspnoe unklarer Ursache
▶ nächtliche Herzrhythmusstörungen
▶ Übergewicht
▶ Polyglobulie
▶ Impotenz
▶ intellektueller Leistungsverfall
▶ nächtlicher und morgendlicher Kopfschmerz
▶ lautes und unregelmäßiges Schnarchen

die über ein Schlauchsystem mit einem sogenannten CPAP-Gerät (**c**ontinuous **p**ositive **a**irway
pressure), das einen konstant erhöhten Druck im
nasopharyngealen Raum erzeugt, verbunden wird.
Dadurch wird der Mechanismus des inspiratorischen Kollaps der oberen Atemwege unterbrochen,
und der Pharynxbereich wird offen gehalten. In Einzelfällen können operative Maßnahmen im HNO-
Bereich angezeigt sein.

Verlauf und Prognose

Bei unbehandelten Patienten mit einem höheren
Apnoe-Index ließ sich eine deutlich höhere Mortalität gegenüber einem Vergleichskollektiv nachweisen. Durch Maßnahmen wie Gewichtsabnahme
oder Alkoholkarenz läßt sich immer wieder eine
Besserung erzielen, jedoch muß meist eine langfristige CPAP-Therapie durchgeführt werden.

22.10.2 Respiratorisches Versagen

H. A. WALLE, G. W. SYBRECHT

> Beim respiratorischen Versagen handelt es sich
> nicht um ein einheitliches Krankheitsbild, son-
> dern um einen **lebensbedrohlichen Zustand,** der
> durch verschiedene Ursachen bedingt sein kann.
> Es liegt entweder ein respiratorisches Pumpver-
> sagen oder eine schwere Gasaustauschstörung
> vor. Das Pumpversagen kann durch zentrale,
> atemmechanische Defekte oder durch inspirato-
> rische Muskelermüdung bedingt sein. Die Gas-
> austauschstörung ist Folge von Ventilations-
> Perfusions-Störungen, Diffusionsstörungen oder
> intrapulmonalen Shunts. Die Gasaustauschstö-
> rung führt primär zur Hypoxämie, das respirato-
> rische Pumpversagen zur respiratorischen Azi-
> dose.

22.10.2.1 Akutes respiratorisches Versagen

Definition

Akut auftretende Gasaustauschstörung. Blutgas-
konstellationen von $pO_2 < 60$ mmHg (8 kPa)
und/oder $pCO_2 > 50$ mmHg (6,6 kPa). Verschiedene Ursachen können zugrunde liegen:
▶ **Atemregulationsstörungen** (siehe Kap. 22.10.1)
▶ **Ventilationsstörungen** (obstruktiv, z.B. Asthma
  bronchiale; restriktiv, z.B. Lungenfibrose)
▶ **Gasaustauschstörungen** (Erkrankungen des Lungenparenchyms, z.B. Pneumonie).
Atemregulationsstörungen und Ventilationsstörungen (konvektiver Gastransport) führen zur Abnahme der alveolären Ventilation und damit zur Hyperkapnie (Ventilation und arterieller pCO_2 sind
umgekehrt proportional), Gasaustauschstörungen
zur Hypoxie (bei normalem oder erniedrigtem
pCO_2 durch Hyperventilation bei Hypoxie induziert).

Epidemiologie

Über die Epidemiologie des akuten respiratorischen
Versagens liegen keine genauen Zahlenangaben
vor, da es sich bei diesem Begriff um eine Beschreibung eines klinischen Zustandes handelt, dem verschiedene Erkrankungen zugrunde liegen. Es handelt sich um eines der wesentlichen Probleme der
Intensivmedizin.

Ätiologie und Pathogenese

Die **Ätiologie** des akuten respiratorischen Versagens
ist unterschiedlich (siehe Tab. 22.10-3). Eine wichtige Ursache des respiratorischen Versagens stellt
das ARDS (adult respiratory distress syndrome) dar.
ARDS bezeichnet das akute Atemnotsyndrom des
Erwachsenen im Gegensatz zum Atemnotsyndrom
der Neugeborenen (= respiratory distress syndrome). Synonyme Bezeichnungen sind Schocklunge, Beatmungslunge, hyalines Membransyndrom
u.a.
Ausgelöst wird diese akute respiratorische Insuffizienz durch pulmonale Schädigungen unterschiedlichster Genese:
▶ zirkulatorische Störungen (z.B. Störung der Mikrozirkulation im Kreislaufschock)
▶ Verbrauchskoagulopathie (DIC), Massentrans-
  fusionen
▶ schwere Infektionen (z.B. Pneumonien)
▶ Aspiration von saurem Magensaft (= Mendelson-
  Syndrom)
▶ Traumen mit und ohne Lungenkontusion
▶ postoperativ nach langdauernden Eingriffen
▶ Intoxikationen
▶ Inhalation von Reizgasen, hyperbarem Sauerstoff (z.B. Beatmung mit 100% O_2).
Pathogenetisch liegt dem akuten respiratorischen
Versagen eine akute, häufig reversible **Gastrans-
port-** oder **Gasaustauschstörung** zugrunde. Die Ventilationsstörung ist durch ein Versagen der Atem-
pumpe mit Abnahme der alveolären Ventilation

Tab. 22.10-3 Ursachen des akuten respiratorischen
Versagens

▶ schwerer Asthmaanfall
▶ akute Exazerbation bei obstruktiver Bronchitis
▶ Laryngospasmus, Glottisödem, bei Kindern Krupp
▶ Fremdkörperaspiration
▶ postoperative Zustände (besonders nach thorax-
  chirurgischen Eingriffen und Oberbauchoperationen)
▶ ARDS
▶ Pneumothorax
▶ Atelektase
▶ Rippenserienfraktur
▶ Reizgasinhalation
▶ Rauchgasintoxikation
▶ große Pleuraergüsse
▶ Pneumonie
▶ Lungenödem

und daraus folgender Hyperkapnie verursacht. Inadäquater Gastransport kann durch zentrale Dysregulation (Hirnstamm, neurale Verbindungen zur Atemmuskulatur), atemmechanisch (Thoraxwandinstabilität) oder muskulär (Erschöpfung der Inspirationsmuskulatur, z.B. bei stark erhöhter Atemarbeit infolge obstruktiver Ventilationsstörungen) bedingt sein. Hypoxämie prädisponiert zur Inspirationsmuskelermüdung.

S Symptome

Leitsymptome sind schwerste Dyspnoe, Todesangst und Bewußtseinsstörung.

D Diagnostik

Klinischer Untersuchungsbefund: neurologischer Status, Inspektion des Atemmusters, auxiliäre Atemmuskulatur, Atemfrequenz, respiratorisches Alternans (Wechsel zwischen abdomineller und kostaler Atmung), abdominales Paradox (= inspiratorisches Einsinken des Abdomens beim liegenden Patienten), paradoxe Thoraxbeweglichkeit, Auskultation.
Blutgasanalyse: akute respiratorische Azidose!
Röntgenuntersuchung der Thoraxorgane: Aspiration, Rippenserienfraktur, Atelektase, Volumen pulmonum auctum, generalisierte Infiltrationen, Lungenödem, Pneumothorax.

T Therapie

Die Therapie des akuten respiratorischen Versagens richtet sich immer nach der auslösenden Ursache (Tab. 22.10-3). In einigen Fällen kann durch Behandlung der zugrundeliegenden Ursache eine schlagartige Besserung der Dyspnoe erzielt werden (z.B. durch Einlegen einer Saugdrainage beim Pneumothorax, durch Punktion eines großen Pleuraergusses, durch Fremdkörperextraktion bei Aspiration etc.) bzw. durch gezielte medikamentöse Therapie kaum eine deutliche Besserung innerhalb von Minuten bis Stunden eintreten (z.B. durch sofortige medikamentöse Therapie eines akuten schweren Asthmaanfalls oder eines Lungenödems (siehe entsprechende Kapitel).
Ist aufgrund der zugrundeliegenden Erkrankung eine kurzfristige Besserung der Gasaustauschstörung nicht zu erwarten (z.B. bei Pneumonie, ARDS, postoperative Zustände), muß mit symptomatischen Maßnahmen so lange eine ausreichende Gewebeoxygenierung gewährleistet werden, bis durch eine entsprechende Therapie die Ursache des respiratorischen Versagens gebessert bzw. beseitigt ist. In Abhängigkeit von der Grunderkrankung reichen diese Maßnahmen von der Sauerstoffapplikation über Nasensonde bis zur kontrollierten mechanischen Beatmung des Patienten.

Verlauf und Prognose

Abhängig von Ursache; oft schnell reversibel mit vollständiger Heilung (z.B. Fremdkörperaspiration); ARDS in 70% letal.

Differentialdiagnose

Siehe Tabelle 22.10-3: Es gilt, die Ursachen des akuten respiratorischen Versagens abzugrenzen.

22.10.2.2 Chronisches respiratorisches Versagen

Definition

Chronische, d.h. weitgehend irreversible Funktionsstörung der Atmung mit kompensierter respiratorischer Azidose.

Epidemiologie

Es liegen keine Zahlenangaben vor, da – wie beim akuten respiratorischen Versagen – verschiedene Erkrankungen zugrunde liegen können.

Ätiologie und Pathogenese

Die **Ätiologie** ist abhängig von der ursächlichen Erkrankung. Die **Pathogenese** entspricht im wesentlichen der des akuten respiratorischen Versagens, nur daß die zugrundeliegende Erkrankung chronisch und damit weitgehend irreversibel ist.

S Symptome

Zunehmende Dyspnoe. **Klinische Zeichen:** Zyanose, Uhrglasnägel und Trommelschlegelfinger, pulmonale Kachexie, Tachypnoe, respiratorisches Alternans, abdominales Paradox, Zeichen der Rechtsherzinsuffizienz.

D Diagnostik

Anamnese, klinischer Befund, Röntgenaufnahmen der Thoraxorgane, Blutgasanalyse, Lungenfunktionsprüfung (Peak flow, Spirometrie).

T Therapie

Eine **kausale Therapie** ist meist nicht möglich. **Symptomatische Therapie:**
► antiobstruktive Therapie (siehe Kap. 22.2.4 und 22.2.5)
► Sauerstoff-Langzeittherapie
► assistierte Beatmung (Maskenbeatmung, Tracheostoma) zur Atemmuskelerholung
► ggf. Tracheotomie zur Verringerung der Totraumventilation.

Verlauf und Prognose

Abhängig von der primären Erkrankung (z.B. zystische Fibrose oder chronisch-obstruktive Bronchitis). Entwicklung einer pulmonalen Hypertonie mit Ausbildung eines Cor pulmonale. Tod im hyperkapnischen Lungenversagen oder in der akuten Rechtsherzdekompensation.

Differentialdiagnose

Siehe Tabelle 22.10-4: Ursachen des chronischen respiratorischen Versagens.

Tab. 22.10-4   Ursachen des chronischen respiratorischen Versagens

- ▶ chronisch-obstruktive Bronchitis
- ▶ Lungenemphysem
- ▶ Bronchiektasie
- ▶ zystische Fibrose (Mukoviszidose)
- ▶ Thoraxdeformitäten (angeborene Fehlbildungen, z. B. Skoliose, oder therapiebedingte Deformitäten: Z. n. Rippenresektionen, Thorakoplastik, Ölplomben etc.)
- ▶ Lungenfibrosen im Endstadium
- ▶ neuromuskuläre Erkrankungen
- ▶ Z. n. Lungenresektion

Literatur

– Fabel, H.: Pneumologie. Urban & Schwarzenberg, München–Wien–Baltimore 1989.
– Fishman, A. P.: Pulmonary Diseases and Disorders. McGraw-Hill, New York 1988.
– Healy, G., R. Gelber, A. Trowbridge, K. Grundfast, R. Ruben, K. Price: Treatment of recurrent respiratory papillomatosis with human leukocyte interferon. Results of a multicenter randomized clinical trial. New Engl. J. Med. 319 (1988), 401–407.
– Koper, I., G. W. Sybrecht: Beziehungen zwischen neurologischen Erkrankungen und Erkrankungen anderer Organsysteme. Lunge. In: Innere Medizin der Gegenwart. Bd. 12. Urban & Schwarzenberg, München–Wien–Baltimore 1993.
– Murray, J. F., J. A. Nadel: Textbook of Respiratory Medicine. Vol. I, II. Saunders, Philadelphia 1988.
– Nahkosteen, J. A., D. C. Zavala: Atlas und Lehrbuch der flexiblen Bronchoskopie. Springer, Berlin–Heidelberg–New York–Tokyo 1983.
– Newsom-Davis, J.: Respiratory Problems in Neurological Disease. Oxford Textbook of Medicine. Oxford Medical Publications, Oxford 1987.
– Pennington, J.: Respiratory Infections: Diagnosis and Management. Raven Press, New York 1989.
– Sahn, S. A.: The pleura – state of the art. Amer. Rev. Respir. Dis. 138 (1988), 184–234.
– Schlimmer, P., M. Möddel, G. W. Sybrecht: CARE – Ein Schema zur Klassifizierung und Einschätzung der Risikofaktoren bei thoraxchirurgischen Eingriffen. Atemw.-Lungenkrkh. 14 (1988), 386–387.
– Stephan, U., H. G. Wiesmann: Mukoviszidose (zystische Fibrose). In: Fenner, A., H. v. d. Hardt (Hrsg.): Pädiatrische Pneumologie. Springer, Berlin–Heidelberg–New York–Tokyo 1985.
– Sybrecht, G. W., H. Fabel: Fortschritte in der Therapie des Asthma bronchiale. Therapiewoche 35 (1985), 5362–5374.
– Sybrecht, G. W. et al. (Hrsg.): Akutes und chronisches respiratorisches Versagen. Dustri, Deisenhofen 1989.
– Ukena, D., G. W. Sybrecht: Neue Aspekte in der Pathogenese des Asthma bronchiale: Bronchiale Hyperreaktivität. Med. Klin. 83 (1988), 142–148.
– Zeitz, H., I. Jarmoszuk: Nasal polyps, bronchial asthma and Aspirin sensitivity: The Samter syndrome. Comprehens. Ther. 11/6 (1985), 21–26.

Praxisfragen

Praxisfrage 1

Ein 75jähriger Mann mit langjährigem Hypertonus und bekannter koronarer Herzkrankheit (Zustand nach Myokardinfarkt vor 2 Jahren) sucht wegen zunehmender Belastungsdyspnoe den behandelnden Internisten auf. Die körperliche Untersuchung sowie die anschließend angefertigte Thorax-Röntgenaufnahme zeigen neben einer Kardiomegalie einen rechtsseitigen Pleuraerguß. Es wird eine Probepunktion des Ergusses durchgeführt; das spezifische Gewicht der Flüssigkeit beträgt 1012. Welches ist die wahrscheinliche Diagnose?

Praxisfrage 2

Sie diagnostizieren bei einem Patienten mit linksseitigem Pleuraerguß mittels Thorakoskopie ein Pleuramesotheliom. Welchen Risikofaktor für diese Erkrankung kennen Sie, wonach fragen Sie gezielt bei Erhebung der Anamnese?

Praxisfrage 3

Bei einem 42jährigen Mann, der wegen einer Colitis ulcerosa seit 6 Jahren mit Sulfasalazin (3×1 g tgl.) behandelt wird, bestehen seit etwa 6 Monaten Husten mit gelblich-bräunlichem Sputum, Belastungsdyspnoe und Tachypnoe (Atemfrequenz 24/min) in Ruhe. Dabei kein Fieber.
Die Röntgen-Thoraxaufnahme zeigt überwiegend basale, fleckige, unscharf begrenzte, teilweise konfluierende Verschattungen.

a Welche diagnostische Maßnahmen erscheinen sinnvoll?

b Die FEV_1 beträgt 2,9 l (Soll 4,1 l), die Vitalkapazität 5,0 l (Soll 5,2 l), die Totalkapazität 7,3 l (Soll 7,3 l), der Transferfaktor (DLCO) 63% des Sollwerts.
Blutgase: pO_2 = 62 mmHg (8,3 kPa), pCO_2 = 34 mmHg (4,5 kPa), pH = 7,39.
Die Bronchoskopie mit broncho-alveolärer Lavage zeigt eine ausgeprägte Eosinophilie, ebenso die Sputum-Zytologie.
Im Blutbild bei 31 000 Leukozyten/µl (31 G/l) 70% Eosinophile. Das Knochenmarkpunktat zeigt Eosinophile ohne myelo- oder lymphoproliferative Veränderungen.
Welches Krankheitsbild liegt vor? Wodurch kann es ausgelöst sein?

Praxisfrage 4

Nennen Sie typische Symptome bei obstruktivem Schlafapnoe-Syndrom.

Praxisfrage 5

Bei welchen Befunden kommt eine schlafbezogene Atemstörung gehäuft vor?

Praxisfrage 6

Was versteht man unter einer CPAP-Therapie?

Praxisfrage 7

Ein 65jähriger übergewichtiger Mann klagt über zunehmende Dyspnoe. Es besteht ein chronischer „Raucherhusten" bei einem Nikotinabusus von 20 bis 30 Zigaretten täglich über 45 Jahre.
Klinisch fallen eine Lippen- und Akrenzyanose und ein faßförmiger Thorax auf. In der Blutgasanalyse zeigt sich eine respiratorische Globalinsuffizienz mit einem pO_2 von 58 mmHg (7,7 kPa) und einem pCO_2 von 52 mmHg (6,9 kPa).

Welche Diagnose stellen Sie, und welche Therapie leiten Sie ein?

Praxisfrage 8

Ein 35jähriger homosexueller Mann klagt über quälenden Husten und progrediente Belastungsdyspnoe. Nichtraucher. 39,4 °C Fieber, Mundsoor. Arterieller Sauerstoff-Partialdruck 52 mmHg (6,9 kPa), Kohlendioxid-Partialdruck 28 mmHg (3,8 kPa).

a Wie lautet Ihre Verdachtsdiagnose?

b Welche Untersuchungen veranlassen Sie zunächst?

c Welche Therapie, evtl. Kombinationen, ist indiziert?

Praxisfrage 9

Ein 58jähriger starker Raucher entwickelt plötzlich Schüttelfrost und Temperaturen um 39 °C. Auf genaues Befragen gibt er an, seit einem halben Jahr blutig tingiertes Sputum zu produzieren. BKS 132/140 mm, Leukozyten 29 300/µl (29,3 G/l).

a Wie lautet Ihre Verdachtsdiagnose?

b Welche Untersuchungen veranlassen Sie zunächst?

c Welche Therapie leiten Sie ein?

d Welche weiterführenden diagnostischen Maßnahmen führen Sie durch?

Praxisfrage 10

Ein 75jähriger Patient wird in somnolentem Zustand zur stationären Behandlung aufgenommen. Seit ca. 6 Wochen bestehen an Intensität zunehmende Kopfschmerzen, verbunden mit Gewichtsverlust, Übelkeit und Erbrechen. Vor einer Woche haben sich, begleitet von hartnäckigem Reizhusten, Temperaturen bis 39 °C entwickelt. Eine unter der Verdachtsdiagnose „beginnende Pneumonie" eingeleitete Behandlung mit Ampicillin blieb ohne Effekt. Nackensteifigkeit, Abduzensparese links. Blutgasanalytisch schwere pulmonale Partialinsuffizienz. Multiple, bis 3 mm große Fleckschatten in beiden Lungen auf der Röntgen-Thoraxaufnahme.

a Welches Krankheitsbild liegt wahrscheinlich vor?

b Weiterführende Diagnostik?

c Therapie?

Praxisfrage 11

Ein 23jähriger Mann erkrankt akut mit unproduktivem Husten, Temperaturerhöhung bis 39,5 °C und allgemeiner Schwäche; bei der klinischen Untersuchung sind Herz, Lunge, Gelenke und Lymphknoten ohne pathologischen Befund. Röntgenologisch besteht eine Hilus- und Mediastinalverbreiterung; laboranalytisch fallen eine beschleunigte Blutsenkung und eine Hypokapnie auf, Blutbild und pO_2 sind unauffällig.

a Welche Differentialdiagnosen kommen in Betracht?

b Welche weiteren diagnostischen Maßnahmen sind erforderlich?

Praxisfrage 12

Eine 74jährige Frau leidet seit Monaten unter trockenem Husten und zunehmender Atemnot. Klinisch bestehen Tachypnoe (Atemfrequenz 25/min), endinspiratorische feinblasige Rasselgeräusche beidseits dorsobasal und ein betonter Pulmonalklappenschlußton. Das Röntgenbild zeigt netzförmige und feinfleckige Verdichtungen beidseits, vorwiegend basal, das Elektrokardiogramm ein P dextroatriale; pO_2 und pCO_2 sind deutlich vermindert ($pO_2 = 56$ mmHg [7,5 kPa], $pCO_2 = 30$ mmHg [4,0 kPa]), unter den Laborwerten fallen eine beschleunigte Blutsenkung, eine Vermehrung der β_2-Globulin-Fraktion und ein in hoher Konzentration nachweisbares C-reaktives Protein (CRP) auf.

a Fehlen noch anamnestische Angaben und wenn ja, welche?

b Würden Sie weitere Untersuchungen durchführen?

c Welche Diagnose stellen Sie?

d Welche Therapie leiten Sie ein?

Praxisfrage 13

Welche Therapieform ist beim nicht-kleinzelligen Bronchialkarzinom nach Möglichkeit anzustreben?

Praxisfrage 14

Welche ist die Therapieform der Wahl beim kleinzelligen Bronchialkarzinom?

Praxisfrage 15

Wie stellen sich benigne Lungentumoren röntgenologisch mehrheitlich dar?

Praxisfrage 16

Ein 20jähriger Bundeswehrsoldat erkrankt mit Fieber und einem linksseitigen Pleuraerguß. Bei der Erguß-Punktion stellt sich ein lymphozytenreiches Exsudat heraus; der Tuberkulin-Test nach Mendel-Mantoux ist hochpositiv. Welche Verdachtsdiagnose stellen Sie?

Praxisfrage 17

Bei einer 55jährigen Patientin wurde vor 4 Jahren wegen eines Mammakarzinoms eine Ablatio mammae rechts durchgeführt. Im Rahmen der Tumornachsorge fällt jetzt ein rechtsseitiger Pleuraerguß auf. Die Untersuchung von Pleurapunktat erbringt keinen richtungweisenden Befund. Mit welchem diagnostischen Eingriff klären Sie die Genese des Pleuraergusses weiter ab?

Praxisfrage 18

Bei einem Patienten mit akuter Linksherzinsuffizienz wurde zwecks Durchführung einer parenteralen Therapie sowie zur Messung des zentralen Venendrucks ein zentraler Venenkatheter gelegt, wobei als Zugang die linke V. subclavia gewählt wurde. Unmittelbar danach klagt der Patient über eine Zunahme der Dyspnoe; über der linken Lunge findet sich perkutorisch ein hypersonorer Klopfschall, der Stimmfremitus ist links vermindert, das Atemgeräusch links stark abgeschwächt. Welche Diagnose stellen Sie?

Praxisfrage 19

Wie werden Mediastinaltumoren häufig entdeckt?

Praxisfrage 20

Eine 72jährige Patientin mit beidseitiger Varikose verstirbt unter dem Bild einer akuten oberen Einflußstauung innerhalb von Minuten, Reanimationsmaßnahmen bleiben erfolglos. Vor 10 Tagen wurde eine Hüftgelenkstotalendoprothese rechts eingesetzt. Was vermuten Sie als Todesursache?

Praxisfrage 21

Sie werden als Notarzt gegen 2 Uhr morgens zu einem 53jährigen Mann gerufen, der über Ruhedyspnoe klagt und deutlich zyanotisch ist. Anamnese: Gegen 17 Uhr im Betrieb Exposition von Dämpfen aus einem Beizbad, danach zunächst nur wenig trockener Husten. Klinische Untersuchung: Tachykardie, Tachypnoe, beidseits fein- bis mittelblasige Rasselgeräusche bei seitengleicher Belüftung.

a Was ist Ihre Einweisungsdiagnose?

b Ist eine sofortige Therapie erforderlich; wenn ja, welche?

Praxisfrage 22

Bei einer Röntgen-Reihenuntersuchung (Schirmbildaufnahme im p.a. Strahlengang) fällt bei einer gesunden jungen Frau eine Vergrößerung des Herzschattens auf. Bei der klinischen Untersuchung bemerken Sie eine ausgeprägte Trichterbrust. Könnte ein Zusammenhang zwischen den radiologischen Befunden und der Thoraxdeformität bestehen?

Praxisfrage 23

Ein Patient mit beidseitiger Phrenikusparese nach operativer Ausräumung der Halslymphknoten wegen eines Pharynxkarzinoms klagt über Atemnot im Liegen, die im Stehen verschwindet. Wie sind diese Beschwerden zu erklären?

Praxisfrage 24

Ein junger Mann mit einem Asthma bronchiale wird mit starker Atemnot stationär eingeliefert. Der Patient ist ängstlich, verwirrt und unruhig. Ein begleitender Angehöriger bittet Sie, ein „Beruhigungsmittel" zu verabreichen. Sollten Sie dem Wunsch entsprechen?

Praxisfrage 25

Eine Frau wird unter dem Verdacht eines Hyperventilations-Syndroms eingeliefert. Bei der Blutgasanalyse finden Sie bei ausgeprägter Hyperventilation (Kohlendioxid-Partialdruck 19 mmHg [2,6 kPa]) eine Hypoxämie von 53 mmHg (7,0 kPa). Ist Ihrer Meinung nach die Diagnose korrekt?

Praxisfrage 26

Ein 2jähriges Kind entwickelt plötzlich schwerste Atemnot. Bei Aufnahme in der Klinik bestehen eine deutliche Zyanose und eine Tachypnoe. Auskultatorisch ist das Atemgeräusch rechts basal abgeschwächt.
Nach den Angaben der Mutter hatte das Kind kurz zuvor Erdnüsse gegessen. Welches ist Ihre Verdachtsdiagnose, und was unternehmen Sie?

Praxisfrage 27

Ein 55jähriger Bergmann klagt über zunehmende Dyspnoe und eingeschränkte Belastbarkeit. Es ist ein Nikotinabusus von 20 Zigaretten täglich über mehr als 30 Jahre bekannt.
Röntgenologisch bestätigt sich der Verdacht einer Silikose. Blutgasanalytisch findet sich eine deutliche respiratorische Partialinsuffizienz mit einem arteriellen Sauerstoff-Partialdruck von 54 mmHg (7,2 kPa).

Welche Therapie beginnen Sie?

Praxisfrage 28

Ein 25jähriger Mann wird mit der Frage der OP-Fähigkeit bei geplanter Resektion nasaler Polypen vorgestellt. Der Patient gibt an, bereits dreimal wegen nasaler Polypen operiert worden zu sein. Bei genauer Befragung berichtet der Patient über eine „Schmerzmittel-Unverträglichkeit", die sich in schwerster Atemnot äußere. Ein Asthma sei bei ihm jedoch nicht bekannt.
Auskultatorisch hört man ein leicht verlängertes Atemgeräusch und einzelne trockene Nebengeräusche. Bei der Spirometrie findet sich eine leicht bis mäßiggradige Obstruktion mit deutlicher Besserung auf Bronchospasmolyse.
Welche Diagnose stellen Sie, und welche Therapie beginnen Sie?

23 Nierenerkrankungen

23.1 Funktion der Niere

H. GEIGER

23.1.1 Grundlagen der Nierenfunktion

Die Nieren spielen eine zentrale Rolle in der Regulation lebenswichtiger physiologischer Abläufe. Die wesentlichen Funktionen der Niere sind:

▶ Regulation der Elektrolyt- und Volumenhomöostase sowie des Säure-Basen-Haushaltes.

▶ Ausscheidung wasserlöslicher, nicht proteingebundener körpereigener Stoffe (Stoffwechselprodukte) und körperfremder Substanzen (Pharmaka und Gifte).

▶ Abbau niedermolekularer Plasmaproteine (β_2-Mikroglobulin, Lysozym, Retinol-bindendes Protein) und Peptidhormone (Parathormon, Insulin).

▶ **Synthese** und Freisetzung unterschiedlicher Hormone (Erythropoetin, 1,25-Dihydroxycholecalciferol) und modulierender Faktoren der Blutdruckregulation (Renin-Angiotensin-System, Kallikrein-Kinin-System, Prostaglandine).

▶ **Erfolgsorgan** extrarenal gebildeter Hormone (Katecholamine, Aldosteron, Parathormon, Kalzitonin, Vasopressin, atriales natriuretisches Peptid, natriuretisches Hormon).

Die differenzierten Leistungen in der Niere werden durch spezifische **morphologische Strukturen** ermöglicht. Die kleinste funktionelle Einheit, das **Nephron** (siehe Abb. 23.1-1), wird gebildet aus Glo-merulus mit Bowman-Kapsel, proximalem Konvolut, Henle-Schleife sowie distalem Konvolut und mündet schließlich in eine Sammelrohrendstrecke. An der Kontaktstelle des aufsteigenden Schenkels mit dem Glomerulus desselben Nephrons liegt der juxtaglomeruläre Apparat, der von tubulären Zellen der Macula densa und den Epitheloidzellen der afferenten Arteriole gebildet wird. In den Mediazellen dieser Arteriolen wird eine Peptidase, das **Renin,** synthetisiert.

Die Niere zeichnet sich aus durch eine hohe Durchblutung und eine spezielle Gefäßarchitektur. Eine Besonderheit der Gefäßversorgung des Nierengewebes ist die zweimalige Hintereinanderschaltung von Widerstandsgefäßen und Kapillaren (Vasa afferentia – Kapillarschlingen der Glomerula – Vasa efferentia – pertubuläre Kapillaren der Nierenrinde). Die Durchblutung beider Nieren beträgt rund 1,2 l/min, das entspricht 25% des Herzzeitvolumens unter Ruhebedingungen, wobei 92% des Blutstroms auf die Nierenrinde entfallen. Wegen der hohen Blutflußrate ist die arterio-venöse Sauerstoffdifferenz mit 14 ml/l entsprechend gering. Die Durchblutung der Niere und die glomeruläre Filtrationsrate werden über einen Druckbereich von 80–200 mmHg (10,7–26,7 kPa) annähernd konstant gehalten, und zwar durch eine Anpassung des präglomerulären Widerstandes im Vas afferens an den jeweiligen Blutdruck (Autoregulation durch sog. Bayliss-Effekt und intrarenale Rückkopplungsmechanismen). Die hohe Durchblutung der Nierenrinde ist die Voraussetzung für eine hohe **glomeruläre Filtra-**

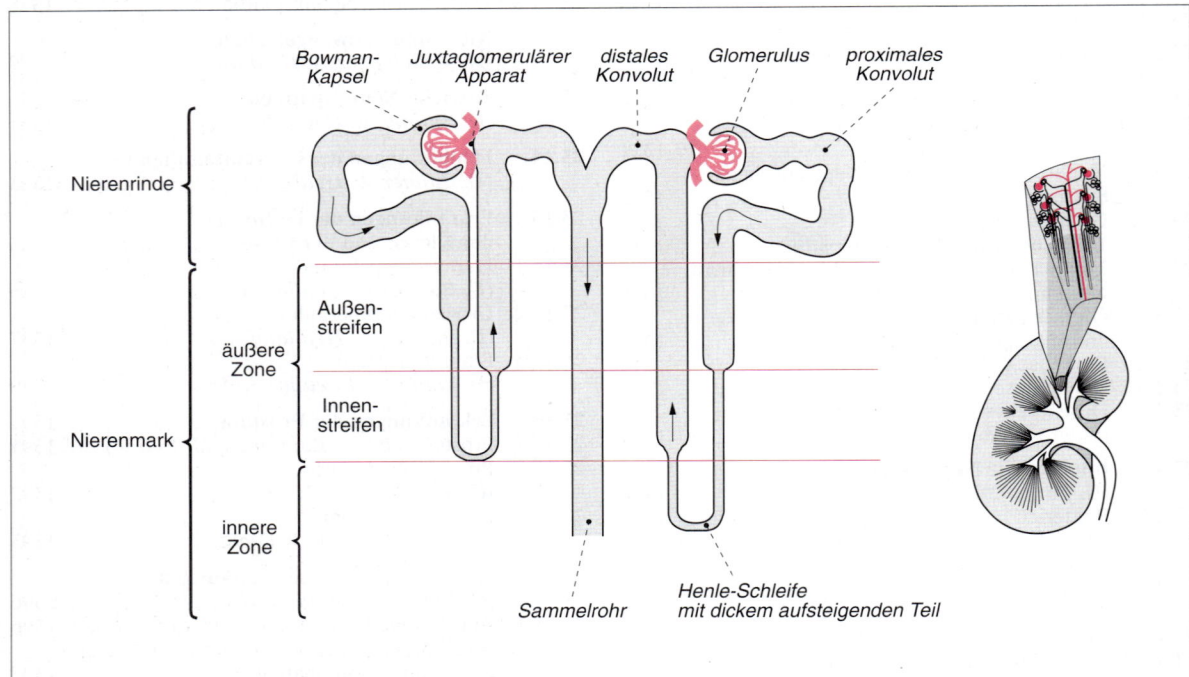

Abb. 23.1-1   Aufbau eines Nephrons als kleinste funktionelle Einheit der Niere.

tionsrate (GFR), d.h. für die Bildung des **Primärharns.** Die Wand der glomerulären Kapillarmembran besteht aus einer Basalmembran, die innen mit Endothel ausgekleidet und außen von den Epithelien der Bowman-Kapsel bedeckt ist (siehe Abb. 23.1-2).

Durch diese Barrierenfunktion ist der in den Glomeruli abgepreßte Primärharn frei von korpuskulären Elementen des Blutes und nahezu eiweißfrei. Die Permeabilität des glomerulären Filters wird dabei bestimmt durch den Filtrationsdruck, die Filtrationsfläche und die molekulare Siebfunktion. Veränderungen der Filtrationspermeabilität durch unterschiedliche Nierenkrankheiten manifestieren sich als Proteinurie oder Hämaturie.

Die quantitative Messung des Glomerulusfiltrates ist möglich durch Clearancemethoden. Die GFR entspricht demjenigen Plasmavolumen, aus dem eine Testsubstanz in einer bestimmten Zeiteinheit vollkommen entfernt wird („Clearance"). Die glomeruläre Filtrationsrate ist ein direktes Maß für den Primärharn. Die mit Inulin gemessene Clearance ist identisch mit der GFR (90–140 ml/min) (siehe Abb. 23.1-3). Der mit p-Aminohippursäure (PAH), einer schwachen organischen Säure, die glomerulär filtriert und im proximalen Tubulus sezerniert wird, bestimmte Clearancewert entspricht ungefähr dem renalen Plasmafluß (RPF) (600 ml/min). Der renale Plasmafluß ist ein Maß für die Nierendurchblutung. Etwa 20% des die Niere durchströmenden Blutplasmas wird glomerulär filtriert. Dieser filtrierte Anteil des Plasmas wird als Filtrationsfraktion (FF) bezeichnet. Der Quotient aus GFR und RPF beträgt also normalerweise 0,2 (FF = GFR/RPF). Die Ermittlung der Clearancewerte mit unterschiedlichen Substanzen ermöglicht die Bestimmung der Filtrations-, Sekretions- und Resorptionsleistung der Niere.

Die einzelnen **Tubulusabschnitte** weisen eine unterschiedliche morphologische Struktur auf. Während

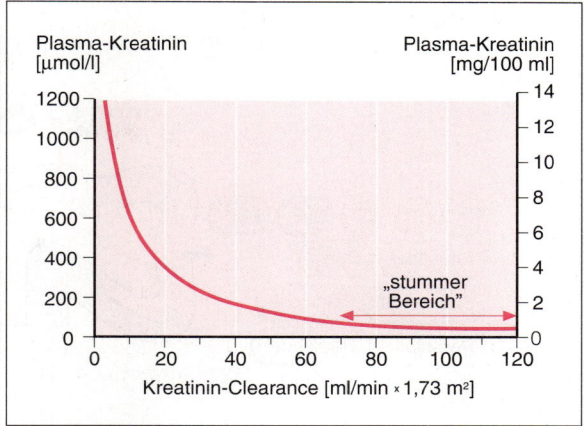

Abb. 23.1-3 Beziehung zwischen Kreatinin-Clearance und Plasmakreatinin.

der proximale Tubulus reich an Mitochondrien und Enzymen und durch einen Bürstenraum charakterisiert ist, enthält der distale Tubulus keinen Bürstensaum, weniger Mitochondrien und eine geringere Enzymausstattung. Die Zusammensetzung des Endharns ist das Ergebnis von Resorptions- und Sekretionsvorgängen entlang des Nephrons unter Beteiligung chemischer und physikalischer Prozesse (siehe Abb. 23.1-4).

23.1.2 Flüssigkeitsausscheidung

Von den 170 l Ultrafiltrat (Primärharn), die täglich von den Glomerula produziert werden, gelangen nur 1–2 l Urin (Endharn) zur Ausscheidung. Die Rückresorption des Primärharns erfolgt zu 65% im proximalen Tubulus, zu 20% im absteigenden Schenkel der Henle-Schleife und zu 10–15% im Endteil des distalen Tubulus und in den Sammelrohren. Das Ausmaß der jeweiligen Wasserausscheidung wird durch unterschiedliche Resorption im distalen Nephronabschnitt durch das **Hormon Adiuretin** (ADH = antidiuretisches Hormon = Vasopressin) beeinflußt.

Die Konzentrierung des Harns erfolgt mit Hilfe des Gegenstromprinzips im Bereich der Henle-Schleife. Wesentlicher Mechanismus dieser Konzentrationsfähigkeit ist ein Konzentrationsgradient zwischen hypotoner intraluminärer Phase und hypertonem Nierenmark. Dieser wird durch die Natriumpumpe im aufsteigenden dicken Schenkel der Henleschen Schleife und dem modulierenden Einfluß von Adiuretin ermöglicht.

23.1.3 Elektrolyt-Transport

Im **proximalen Tubulus** wird die größte Menge an Elektrolyten (Na^+, K^+, Ca^{2+}, Mg^{2+}, PO_4^{2-}, SO_4^{2-}) und anderer im Primärfiltrat enthaltener Substanzen (Harnstoff, Aminosäuren, niedermolekulare Plasmaproteine, Glukose) resorbiert. Der Resorption

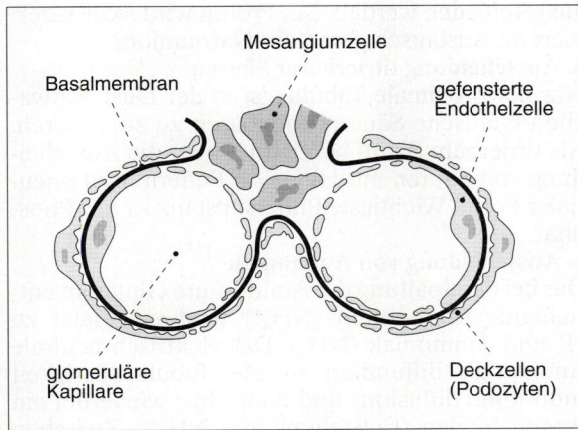

Abb. 23.1-2 Schematische Darstellung zweier normaler Glomerula mit Basalmembran, Kapillarendothel, Epithel der Bowman-Kapsel und Mesangiumzellen.

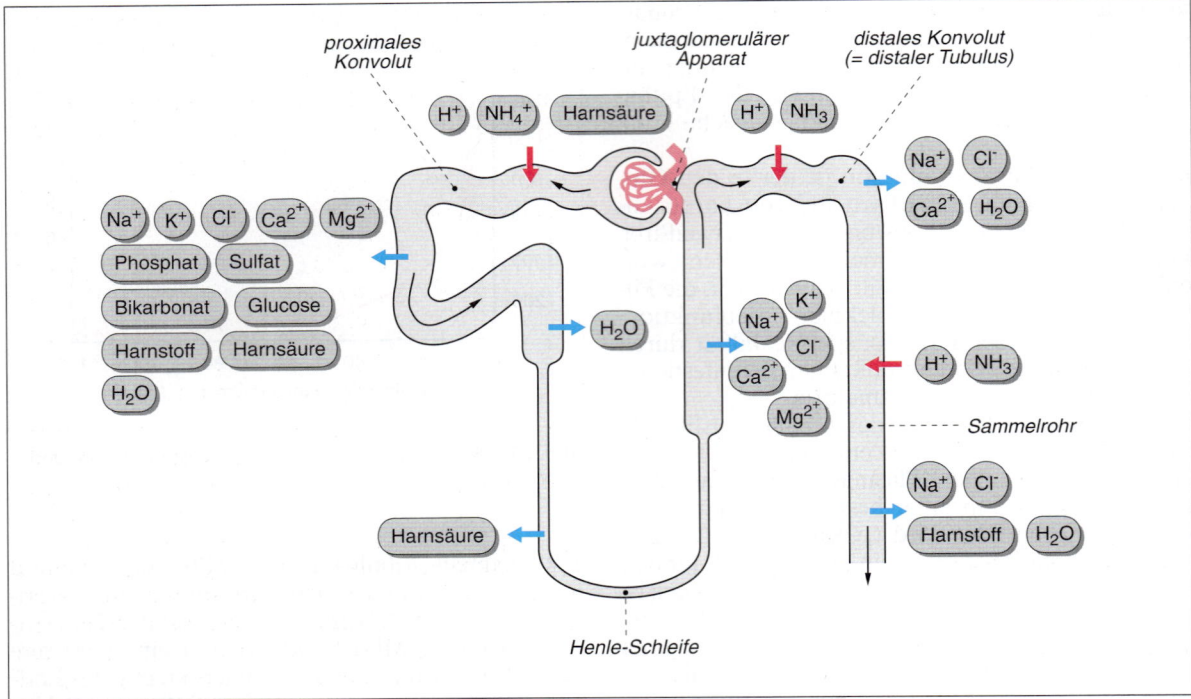

Abb. 23.1-4 Lokalisation der Resorptions- und Sekretionsvorgänge entlang dem Nephron (modifiziert nach Deetjen).

von Natrium kommt dabei eine überragende Bedeutung zu, da durch sie gleichzeitig andere tubuläre Transportprozesse maßgeblich beeinflußt werden. Die Natriumresorption erfolgt im proximalen Tubulus teils als aktiver Transport (Energiebereitstellung durch Na-K-ATPase), teils als passive (energieunabhängige) Resorption. Der Anfangsteil der **Henle-Schleife** entspricht in seinen Transporteigenschaften dem proximalen Tubulus, allerdings mit einer deutlich verminderten Kapazität. Im dicken aufsteigenden Teil der Henle-Schleife existiert ein passives Kotransportsystem für Na^+-Ionen, wobei gleichzeitig ein K^+-Ion und zwei Cl^--Ionen in die Zelle geschleust werden. Durch die fehlende Wasserresorption bei gleichzeitiger ausgeprägter Elektrolytresorption in diesem Nephronanteil wird die Tubulusflüssigkeit hypoton. Diese osmotische Konzentrationsänderung ist die Voraussetzung für die Fähigkeit der Niere, je nach Situation osmotisch konzentrierten oder verdünnten Endharn zu bilden. Im distalen Tubulus und in den Sammelrohren erfolgt schließlich die endgültige Zusammensetzung des Endharns. Dabei existiert dort sowohl ein Na^+-Cl^--Kotransport als auch ein Na^+-H^+-Gegentransport.

23.1.4 Säure-Basen-Haushalt

Die täglich aus dem Stoffwechsel anfallenden Säureäquivalente (bei einer Ernährung, die 70 g Protein/d enthält, fallen im Körper pro Tag netto ca. 60 mmol H^+-Ionen an) müssen von den Nieren ausgeschie-

den werden. Hierzu stehen der Niere vier unterschiedliche Mechanismen zur Verfügung:

1. Bikarbonat-Resorption
Die Bikarbonatresorption erfolgt überwiegend im proximalen Tubulus mit Hilfe des Enzyms Carboanhydrase. Das in die Zelle rückdiffundierte CO_2 kann durch die Carboanhydrase in H^+- und HCO_3^--Ionen dissoziiert werden. Bikarbonat wird dann mit einem Na^+-gekoppelten Carriersystem kontraluminal aus der Zelle ausgeschleust.

2. H^+-Ionen-Sekretion
H^+-Ionen können über den Na^+-Gegentransport ausgeschieden werden. Ein Proton wird aktiv sezerniert im Austausch gegen ein Natriumion.

3. Ausscheidung titrierbarer Säuren
Nur der proximale Tubulus ist in der Lage, schwache organische Säuren und Basen zu sezernieren. Als titrierbare Säure bezeichnet man die Ausscheidung von Säuren mit Hilfe von Puffern in pH-neutraler Form. Wichtigste Puffersubstanz ist das Phosphat.

4. Ausscheidung von Ammoniak
Das bei der Spaltung der Aminosäure Glutamin entstehende Ammonium (NH_4^+) wird umgesetzt zu H^+ und Ammoniak (NH_3). Das elektrisch neutrale Ammoniak diffundiert in die Tubulusflüssigkeit (non-ionic diffusion) und kann dort wiederum ein Proton binden (Entstehung von NH_4^+). Zwischen dem pH des Endharns und der Menge an ausgeschiedenem Ammonium besteht nahezu eine lineare Beziehung.

23.1.5 Ausscheidung von harnpflichtigen Substanzen

Im Proteinstoffwechsel des Organismus entstehen unterschiedliche stickstoffhaltige Endprodukte. Für die klinische Praxis von Bedeutung sind **Kreatinin, Ammoniak, Harnstoff** und **Harnsäure**. Bei Ernährung mit gemischter Kost müssen pro Tag etwa 1200 mosmol an harnpflichtigen Substanzen ausgeschieden werden. Die Niere ist durch die Fähigkeit zur Harnkonzentrierung in der Lage, die endogen gebildeten Stoffe mit nur ca. 1,5 l Harn pro Tag auszuscheiden.

23.1.6 Abbau niedermolekularer Plasmaproteine und Peptidhormone

Die Niere spielt im Abbau niedermolekularer Proteine eine wichtige Rolle. Die renale Extraktion der niedermolekularen Plasmaproteine durch tubulären Abbau liegt zwischen 20% (β_2-Mikroglobulin, MG 11800) und 4% (Präalbumin, MG 61000). Die durch Endozytose vermittelte Resorption und der anschließende intrazelluläre lysosomale Abbau von Proteinen (z.B. Albumin, β_2-Mikroglobulin, Lysozym) sind unter „normalen" Bedingungen gesättigt, so daß eine erhöhte Durchlässigkeit des Glomerulus für Proteine und eine vermehrte tubuläre Degradation eine Proteinurie zur Folge haben.

Die Niere erfüllt gleichfalls eine wichtige Funktion im Abbau verschiedener Proteohormone (z.B. Parathormon, Insulin, Glukagon), so daß im **Stadium der Niereninsuffizienz** eine **erhöhte Serumkonzentration** auftreten kann (verlängerte Halbwertszeit von Insulin, verminderter Insulinbedarf bei Niereninsuffizienz).

23.1.7 Erythropoetin

Bei der Bildung von Erythropoetin nehmen die Nieren eine Schlüsselfunktion ein. Erythropoetin wird in der Niere bei Bedarf synthetisiert. Wirksamer Reiz für die Erythropoese ist das Absinken des **O_2-Partialdruckes.** Die **chronische Niereninsuffizienz** führt in der Regel zu einer verminderten Erythropoese, die sich ab einem Serum-Kreatininwert von 3,5 mg/100 ml als **renale Anämie** demaskiert. Nachdem es 1985 gelungen ist, das humane Gen, welches Erythropoetin kodiert, zu identifizieren, lassen sich größere Mengen des Hormons gentechnisch gewinnen (rekombinantes humanes Erythropoetin). Somit ist es möglich geworden, die renale Anämie kausal und effektiv durch Gabe von Erythropoetin zu korrigieren. Auf die früher notwendigen problematischen Bluttransfusionen kann deshalb heute in den meisten Fällen verzichtet werden.

23.1.8 Vitamin-D-Stoffwechsel

Aus dem Präprovitamin D_3 (tierischer Herkunft) und Präprovitamin D_2 (pflanzlicher Herkunft) wer-

den in der Haut durch Bestrahlung mit Sonnenlicht die Provitamine D_3 und D_2 gebildet. In der Leber erfolgt die Hydroxylierung, in der Niere die weitere Einführung einer OH-Gruppe (unter dem Einfluß von Parathormon), wodurch schließlich das wirksame **Vitamin D_3,** das 1,25-Dihydroxycholecalciferol, entsteht. Letzteres fördert die intestinale Resorption von Kalzium und Phosphat, steigert die Knochenmineralisation und hemmt die Sekretion von Parathormon. Außer in den Nebenschilddrüsen existieren in zahlreichen Organen Rezeptoren für 1,25-Dihydroxycholecalciferol.

23.1.9 Renin-Angiotensin-System

Renin wird in den granulierten Zellen des juxtaglomerulären Apparates der Niere gebildet und in die Zirkulation abgegeben. Der renale Sympathikotonus ist der vorherrschende Kontrollmechanismus für die Reninsekretion. Weitere Einflußgrößen sind ein intrarenaler Barorezeptormechanismus, die Macula densa, der Körper-Natrium-Bestand des Organismus und humorale Faktoren (**Hemmung** der Reninsekretion durch Angiotensin II, antidiuretisches Hormon, atriales natriuretisches Peptid; **Stimulation** durch β_2-Agonisten, Prostaglandine, Dopamin, Histamin). Angiotensin II hemmt die Reninfreisetzung intrarenal im Sinne eines negativen Rückkopplungsmechanismus.

Aus dem in der Leber produzierten α-Globulin Angiotensinogen wird unter dem Einfluß von Renin das Decapeptid **Angiotensin I** gebildet. Dem Angiotensinogen kommt eine limitierende Rolle in der Physiologie des Renin-Angiotensin-Systems zu. **Angiotensin converting enzyme,** das sich vor allem in Endothelzellen der Lunge nachweisen läßt, spaltet vom karboxyterminalen Ende des Angiotensin I zwei Aminosäuren ab, wodurch das Oktapeptid **Angiotensin II** entsteht. Das Angiotensin converting enzyme besitzt nur eine geringe Substratspezifität, wobei vor allem die hohe Affinität zu einem weiteren endogenen Peptidsubstrat, dem **Bradykinin,** von physiologischer Bedeutung ist. Das Angiotensin converting enzyme ist identisch mit dem Bradykinin abbauenden Enzym **Kininase II** und greift damit synergistisch von einer zweiten Seite in die Blutdruckregulation ein (siehe Abb. 23.1-5): Es führt zur Bildung des stark vasokonstriktorisch und antinatriuretisch wirkenden Oktapeptids Angiotensin II und inaktiviert gleichzeitig das ausgeprägt vasodilatatorisch und natriuretisch wirkende Nonapeptid Bradykinin. Angiotensin II bewirkt eine sehr starke, direkte Vasokonstriktion der Arterien und erhöht zusätzlich den totalen peripheren Gefäßwiderstand über eine Aktivierung des zentralen und peripheren sympathischen Nervensystems (Anstieg des arteriellen Blutdruckes). In der Niere führt Angiotensin II durch Konstriktion des Vas afferens und noch ausgeprägter des Vas efferens zur Abnahme der glomerulären Filtrationsrate. Außerdem ist Angiotensin II der wichtigste Stimulator für die **Sekretion von Al-**

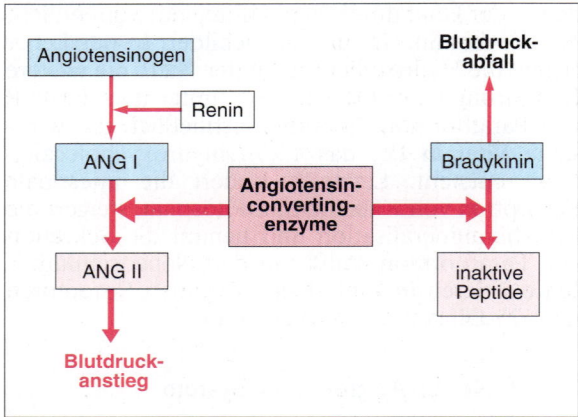

Abb. 23.1-5 Dualer Angriffspunkt des Angiotensin converting enzyme bei der Angiotensin-II-Synthese (RAS-System) und dem Bradykinin-Abbau (Kinin-System).

dosteron aus der Nebennierenrinde. Im Hypothalamus löst Angiotensin II den Durstmechanismus aus und erhöht zusätzlich den Salzappetit.

23.1.10 Kallikrein-Kinin-System

Den vasodilatatorisch, natriuretisch und diuretisch wirkenden Komponenten des renalen Kallikrein-Kinin-Systems wird eine wichtige Rolle in der **Blutdruckregulation** zugeschrieben. Ein Mangel an renaler Kallikreinaktivität könnte eine Salz- und Wasserretention sowie eine Erhöhung des peripheren Gefäßwiderstandes zur Folge haben und auf diese Weise zur Entstehung einer **arteriellen Hypertonie** beitragen.

23.1.11 Prostaglandine

In der Niere und in anderen Organen kommen Fettsäuren vor, die zur Gruppe der **Prostaglandine (PG)** gehören. Die Prostaglandine der A- und E-Reihe sowie Prostazyklin (PGI_2) wirken als direkte Vasodilatatoren, währen PGF_{2a} und Thromboxan A_2 (TXA_2) zur Vasokonstriktion führen. Prostaglandine sind charakterisiert durch eine schnelle Biosynthese, unterschiedliche Lokalisation der Synthesestellen, Vielfalt der Wirkorte, vielfältige, z.T. gegensätzliche Effekte, hohe Wirkstärke und schnelle Inaktivierung. Durch ihre direkte, lokale Wirkung am Entstehungsort (glatte Gefäßmuskulatur, Niere) und durch Interaktion mit anderen zirkulierenden Hormonen können Prostaglandine den arteriellen Blutdruck modulieren.

23.1.12 Katecholamine

Die Katecholamine Adrenalin (Epinephrin) und Noradrenalin (Norepinephrin) werden in den chromaffinen Zellen des Nebennierenmarks und des sympathischen Nervensystems aus Dopamin gebil-

det. Eine Steigerung der sympathischen Nervenaktivität führt zu einer Freisetzung von Adrenalin und Noradrenalin. Die Plasmakonzentration von Adrenalin ist ein direktes Maß für die sympathoadrenale Aktivität. Zirkulierendes Adrenalin kann Gefäßepithelien passieren und direkt auf Adrenorezeptoren einwirken. In der Niere wurden α_1-, α_2- und **β-Rezeptoren** nachgewiesen. **Stimulation der** α_1-Rezeptoren steigert die **Natriumresorption**, während eine **Stimulation der** α_2-**Rezeptoren** zu einer Zunahme der **Natriumausscheidung** führt. Aktivierung von β_2-Adrenorezeptoren in der Niere durch Katecholamine führt zur Stimulation des Renin-Angiotensin-Systems.

23.1.13 Aldosteron

Aldosteron ist das wichtigste Mineralokortikoid und wird in der Zona glomerulosa der Nebenniere gebildet. Die hormonale **Regulation der renalen Natriumexkretion** wird durch Aldosteron beeinflußt. Bei Volumen- oder Kochsalzmangel wird via erhöhtem Renin und Angiotensin II Aldosteron in der Nebennierenrinde ausgeschüttet. Aldosteron steigert die **Resorption von Na^+** und Wasser im distalen Abschnitt des Nephrons sowie die **K^+- und H^+-Sekretion** und erhöht dadurch den Bestand des Körpers an Natrium und extrazellulärer Flüssigkeit.

23.1.14 Parathormon

Im Serum zirkulieren intaktes PTH (1-84), außerdem biologisch inaktive karboxyterminale und biologisch aktive aminoterminale Fragmente. Parathormon steigert die **renale Ausscheidung von Phosphat** (proximaler Tubulus), **Natrium und Kalium, Bikarbonat, Aminosäuren und Sulfat.** Dagegen wird die **Rückresorption von Kalzium** (distaler Tubulus) und **Magnesium** in der Niere unter Einfluß des Parathormons gefördert.

23.1.15 Kalzitonin

Kalzitonin wird in den parafollikulären Zellen der Schilddrüse (sog. C-Zellen) gebildet. Insgesamt zeichnet sich Kalzitonin durch **kalziumregulierende Effekte** aus. Bei vielen Zellen ist die Änderung der intrazellulären Ca^{2+}-Konzentration das Signal für wichtige Funktionsänderungen, und deshalb ist eine permanente Feinabstimmung zwischen intra- und extrazellulärem Kalzium unabdingbar. Zur Aufrechterhaltung der Kalzium-Homöostase senkt Kalzitonin einen erhöhten Blutkalziumspiegel durch Hemmung der Kalzium-Freisetzung aus dem Knochen und durch eine gesteigerte Kalzium-Ausscheidung im Urin.

23.1.16 Adiuretin (ADH)

Adiuretin (identisch mit Vasopressin) wird im Hypothalamus gebildet, gelangt durch neuroaxonalen Transport in die Hypophyse und wird dort im Hinterlappen (Neurohypophyse) gespeichert. Als Meßfühler für den extrazellulären Hydratationszustand fungieren Volumenrezeptoren in den Herzvorhöfen und Osmorezeptoren in Hypothalamus und Leber. Die Volumenrezeptoren reagieren dabei weniger sensibel (höhere Schwelle) als die sehr empfindlichen Osmorezeptoren. Bei Abfall des arteriellen Blutdruckes werden auch Barorezeptoren im Aortenbogen und im Sinus caroticus aktiviert und induzieren eine Stimulation der zentralen ADH-Synthese.

Unter physiologischen Bedingungen sind die **Sammelrohre** und das **distale Konvolut der Niere** Zielorgane des antidiuretischen Hormons. In Abwesenheit von ADH ist das Epithel der Sammelrohre für Wasser nicht permeabel. Unter seiner Einwirkung wird Wasser durch passive Rückresorption wieder dem Kreislauf zugeführt. Bei erhöhter effektiver Plasma-Osmolalität wird ADH ausgeschüttet, was zur Bildung eines konzentrierten, hyperosmolaren Urins führt. Da akuter **Alkoholkonsum die ADH-Freisetzung hemmt**, erklärt sich die Zunahme der Diurese nach Alkoholgenuß. Bei höheren ADH-Konzentrationen im Blut kommt es zu einer deutlichen Vasokonstriktion der Arterien mit Blutdruckanstieg (vasopressorische Eigenschaft des Hormons), während der Druck im Pfortadersystem abnimmt.

23.1.17 Atriales natriuretisches Peptid (ANP)

1981 gelang der Nachweis, daß sich ein in den **Vorhofmyokardzellen gebildetes Polypeptid** durch natriuretische und diuretische Eigenschaften auszeichnet. Durch intensive Forschungen in den folgenden Jahren wurde nachgewiesen, daß dieses sogenannte **atriale natriuretische Peptid** auch in anderen Geweben, wie im zentralen und peripheren Nervensystem und in der Niere, gebildet wird. Wichtigster Stimulus für die Sekretion dieses Peptids ist die Dehnung des Herzvorhofes nach Expansion des intravasalen Volumens. An der Niere entfaltet ANP einen ausgeprägten natriuretischen und diuretischen Effekt (hämodynamische Effekte, Sammelrohre). Durch gleichzeitige Dilatation des Vas afferens und Konstriktion des Vas efferens nimmt die glomeruläre Filtration (GFR) zu. Außerdem hemmt ANP indirekt die Reninsekretion im juxtaglomerulären Apparat. Hieraus resultiert eine verminderte Bildung von Angiotensin II und ein suppressiver Effekt auf die adrenale Aldosteronproduktion. Die vaskuläre Wirkung von ANP ist durch eine Dilatation vorwiegend arterieller Gefäße gekennzeichnet.

23.1.18 Natriuretisches Hormon

Das atriale natriuretische Peptid muß abgegrenzt werden gegenüber einem erstmals 1961 von de Wardener und Mitarbeitern beschriebenen **natriuretischen Hormon.** Dieser sog. natriuretische Faktor wird vermutlich im Hypothalamus gebildet und hemmt im Gegensatz zum ANP die Natrium-Kalium-ATPase (Synonym: Digoxin-like factor = DLF) und wirkt vasokonstriktorisch. Die biochemische Identifikation und Aufschlüsselung dieser Substanz ist bis heute noch nicht gelungen.

Zusammenfassend sind **Isotonie** und **Isovolämie** Zielgrößen in der Regulation des Natrium- und Wasserhaushaltes. Wichtigstes Kontrollorgan sind dabei die Nieren. Die Steuerung der renalen Wasser- und Natriumausscheidung erfolgt dabei wie bereits geschildert durch unterschiedliche Hormonsysteme, wobei Beziehungen von ANP zu antagonistisch und synergistisch wirkenden Hormonen eine wesentliche Steuerungsfunktion zukommt (siehe Abb. 23.1-6).

Literatur

– Deetjen, P.: Nierenfunktion. In: Schmidt, R. F., G. Thews (Hrsg.): Physiologie des Menschen. Springer, Berlin–Heidelberg–New York 1987.
– Goetz, K. L.: Physiology and patophysiology of atrial peptides. Amer. J. Physiol. 254 (1988), E1–E15.
– Kriz, W., et al.: A standard nomenclature for structures of the kidney. Kidney int. 33 (1988), 1–7.

23.2 Diagnostische Verfahren

W. HÖRL

23.2.1 Basisuntersuchungen

Anamnese und körperlicher Befund sind auch Grundlage renaler Diagnostik und Therapie. Ausdrücklich sollte man nach Erkrankungen mit bekannter familiärer Häufung fragen (z. B. Zystennieren, Alport Syndrom, Diabetes mellitus, Bluthochdruck u. a.). Daneben sind eigene Angaben wie rezidivierende Harnwegsinfekte, vorausgegangene Infekte der oberen Luftwege oder die Einnahme häufig verordneter Medikamente (Antibiotika, Analgetika) u. U. diagnoseweisend.

Die normale Niere ist im allgemeinen nur bei schlanken Individuen zu fühlen. Dagegen lassen sich vergrößerte Nieren (Zystennieren, Hydronephrosen, Nierentumoren) häufig palpieren. Im fortgeschrittenen Stadium renaler Erkrankungen imponieren Blässe und grau-braunes Hautkolorit. Für die Diagnose von Erkrankungen der Nieren und harnableitenden Wege bieten sich folgende Laboruntersuchungen in Blut und Harn an:

▶ Analyse von Kreatinin, Harnstoff, Harnsäure, Elektrolyte, Gesamteiweiß, Elektrophorese im Serum, Blutgasanalyse
▶ Bestimmung von Eiweiß, Zellausscheidung (Erythrozyten, Leukozyten, Epithelzellen), Zylindern und Keimzahl im Harn.

Der Normalbereich für Kreatinin im Serum liegt bei 44–106 µmol/l bzw. 0,5–1,2 mg/dl.

Kreatinin ist eine schwellenlose Substanz. Es wird bei normaler Nierenfunktion glomerulär filtriert

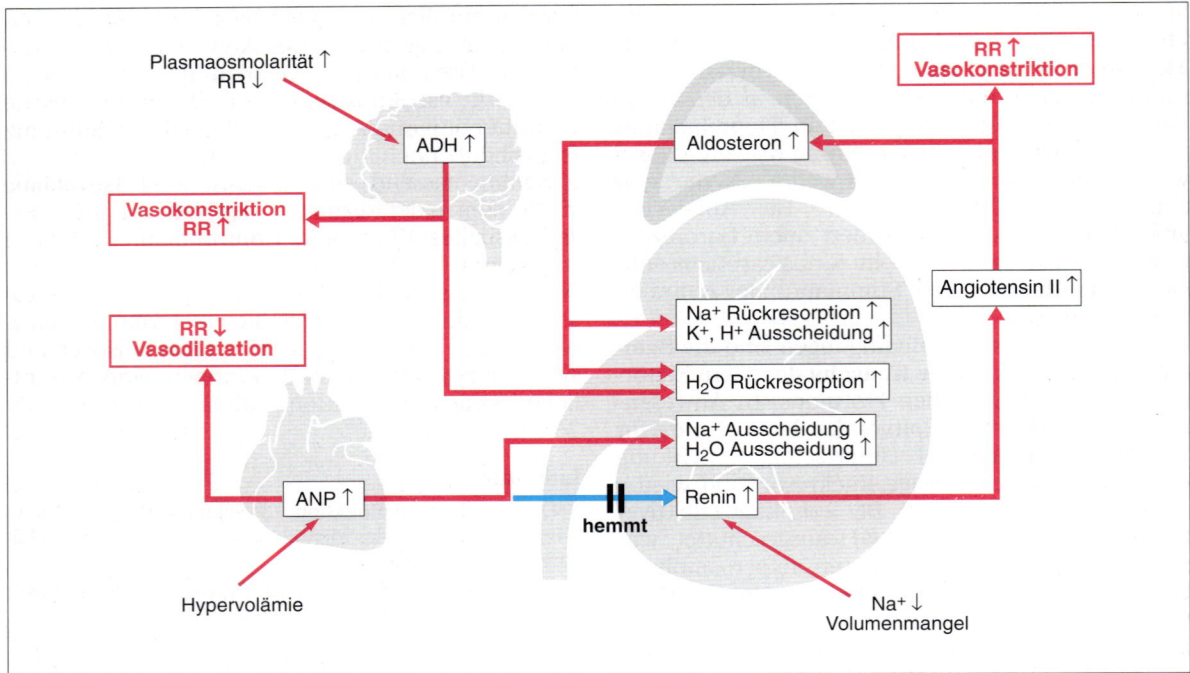

Abb. 23.1-6 Interaktion von ADH, ANP und dem Renin-Angiotensin-Aldosteron-System bei der Regulation des arteriellen Blutdrucks und der Flüssigkeitshomöostase.

und in den Tubuli weder rückresorbiert noch sezerniert. Es besteht eine hyperbolische Beziehung zwischen glomerulärer Filtrationsrate (GFR) und Serumkreatinin. Die GFR (Normbereich 80–120 ml/min) kann auf ca. die Hälfte abfallen, ohne daß es zum Anstieg des Serumkreatinins kommt (Kreatinin-blinder Bereich). Erst bei Einschränkung der GFR unter 50 ml/min kommt es zum steilen Anstieg des Kreatininspiegels.

Harnstoff, Endprodukt des Aminosäuren- und Proteinstoffwechsels, wird in der Leber im Harnstoffzyklus aus Ammoniak und Bikarbonat synthetisiert. Täglich werden 20–30 g Harnstoff gebildet (Normbereich für Erwachsene im Serum: 1,7–8,3 mmol/l bzw. 11–55 mg/dl). Die Harnstoffspiegel korrelieren nicht regelmäßig mit der Kreatininkonzentration im Serum. So kann beispielsweise der Harnstoff durch extrarenale Ursachen bei nur mäßig erhöhten Kreatininwerten überproportional hoch sein bei

▶ metabolischer Azidose
▶ intestinaler Blutung
▶ hoher Eiweißzufuhr
▶ kataboler Stoffwechsellage (z. B. nach Trauma)
▶ Steroidtherapie
▶ hochdosierter Diuretikatherapie.

23.2.1.1 Praktisches Vorgehen für die Harndiagnostik

Für die Screening-Untersuchung eignen sich
▶ Streifentests mit Testfeldern für pH, Blut, Hämoglobin, Glukose, Protein und Leukozyten

▶ chemische Tests und Eintauchnährböden zum Nachweis von Bakterien
▶ Untersuchung des Urinsedimentes.

Bei Nachweis einer pathologischen Erythrozyten- oder Leukozyten-Ausscheidung sollten diese Untersuchungen folgendermaßen ergänzt werden:
▶ makroskopische Betrachtung des Urins vor und nach Zentrifugation
▶ mikroskopische Untersuchung auf Zylinder
▶ Analyse der Erythrozytenmorphologie (Untersuchung des Morgenurins)
▶ Studium der Urinzytologie
▶ Abklärung der Proteinurie
▶ Erregernachweis und Resistenzbestimmung.

23.2.1.2 Morphologie der Zellen im Urin

Hämaturie und Leukozyturie sind wesentliche Indikatoren für Erkrankungen von Niere und ableitenden Harnwegen. Im 24-Stunden-Urin **Gesunder** werden etwa 2000 Zylinder, 130 000 Erythrozyten sowie 650 000 weiße und epitheliale Zellen ausgeschieden. Pathologisch sind > 10 000 Zylinder, > 1 Mio. Erythrozyten sowie > 2 Mio. weiße und epitheliale Zellen/24 Stunden.

Erythrozyten

Ursachen für die Hämaturie sind Glomerulonephritiden, eine Nierenbeteiligung bei Systemerkrankungen, hereditäre Nierenerkrankungen, Neoplasien, die Papillennekrose (Diabetes mellitus, Analgetikaabusus), Trauma, bakterielle Infektionen, Konkremente, postrenale Ursachen oder Gerinnungsstörungen. Die Erythrozyten haben im Harn eine gelbe bis rote Farbe und imponieren bei isotonem Harn als bikonkave Scheiben.

Im Phasenkontrastmikroskop lassen sich dysmorphe („glomeruläre") und isomorphe („nicht-glomeruläre") Erythrozyten unterscheiden.

„Glomeruläre" Erythrozyten sind über die glomeruläre Basalmembran in das Tubuluslumen gelangt und haben während dieser Passage verschiedene morphologische Veränderungen erfahren. Eine Variante dysmorpher Erythrozyten sind Ringformen, die Exo- und Endopodien (Zellknospen) tragen können. Destruierte Formen zeigen einen geringen Hämoglobingehalt und eine vielgestaltige Zellmorphologie.

„Nicht-glomeruläre" Erythrozyten sind dagegen nach Form, Größe und Struktur uniform und in dieser Hinsicht den Erythrozyten der peripheren Blutbahn vergleichbar.

Relevant wird die Hämaturie bei einer Erythrozytenkonzentration größer als 5000 Zellen/ml, wobei die Grenze beim Mann eher niedriger liegt. Die **glomeruläre Genese** einer Mikrohämaturie ist anzunehmen, wenn mehr als 30% der im Sediment nachgewiesenen Erythrozyten das dysmorphe Zellmuster aufweisen. Isomorphe Erythrozyten sprechen dagegen primär für eine **postrenale Blutung**.

Abb. 23.2-1 zeigt das ungefärbte Harnsediment im Phasenkontrastmikroskop eines Patienten mit Glomerulonephritis.

Leukozyten

Leukozyten sind größer als Erythrozyten, rund, uniform und an ihrem Kern bzw. granulärem Zytoplasma identifizierbar. Im Sediment Gesunder lassen sich bei 400facher Vergrößerung maximal 5 Leukozyten pro Gesichtsfeld nachweisen, eine pathologisch relevante Leukozyturie liegt bei 10 oder mehr

Leukozyten pro Gesichtsfeld vor. Im unzentrifugierten Urin beträgt die pathologische Leukozytenkonzentration 5000/ml.

Eine „sterile Leukozyturie" findet sich bei interstitieller Nephritis, z. B. auf dem Boden eines Analgetikaabusus. Eosinophile Leukozyten sind ein wichtiges diagnostisches Hilfsmittel bei akuter interstitieller Nephritis auf dem Boden einer Hypersensitivitätsreaktion (z. B. durch Arzneimittelunverträglichkeit).

Epithelzellen

Epitheliale Bestandteile im Harn liefern wertvolle diagnostische Hinweise: Plattenepithelzellen der Oberflächenschicht (Superfizialzellen) von Vagina, Präputium oder distaler Harnröhre (Indikator für Kontamination) lassen sich von verschiedenen kleineren Zellen aus tieferen Plattenepithelschichten, Rundzellen aus dem Urothel der oberen Harnwege und einkernigen tubulären Epithelzellen (z. B. bei akuter zellulärer Transplantatabstoßung) unterscheiden.

23.2.1.3 Morphologie der Zylinder

Zylinder werden vorwiegend im distalen Nephron gebildet. Sie verdanken ihr Aussehen der Passage durch distale Nephronabschnitte (je langsamer der Harnfluß, desto breiter der Zylinder). Zylinder bestehen aus Tamm-Horsfall-Mukoprotein (THP) allein oder in Kombination mit Zellelementen, Fettkügelchen oder Pigmenten. Folgende Formen lassen sich unterscheiden:

Hyaline Zylinder

Sie stellen den klassischen Prototyp aller bekannten Nierenzylinder dar. Nach immunfluoreszenztechnischen Untersuchungen bestehen sie hauptsächlich aus Tamm-Horsfall-Mukoprotein (THP) und

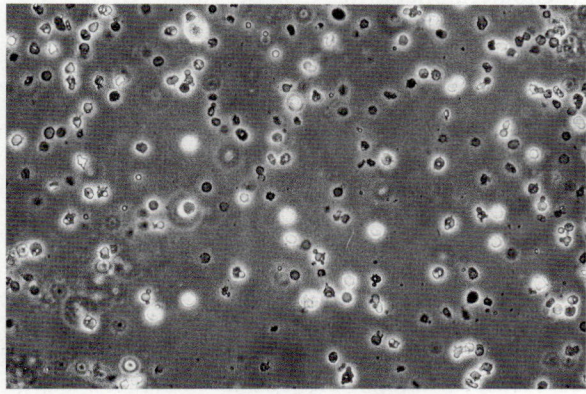

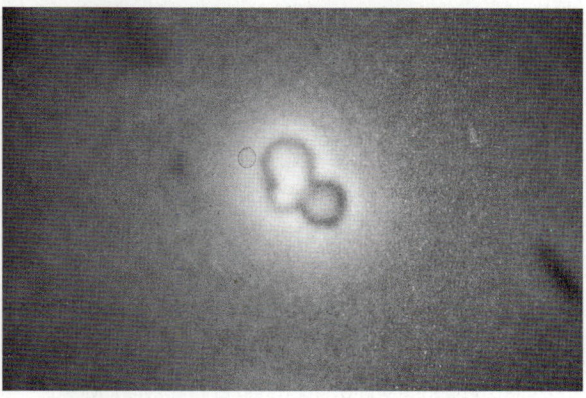

Abb. 23.2-1 a) Dysmorphes Erythrozytenmuster vom Typ der Ringformen mit Exo- und Endopodien bei Glomerulonephritis (Vergrößerung: 400fach).

b) Glomerulärer solitärer Diskozyt mit Exopodie (Vergrößerung: 2520fach).

sind infolge ihres geringen Brechungsindex gegenüber dem umgebenden Milieu nur schlecht darstellbar. Im Phasenkontrastmikroskop erscheinen sie
als zigarrenförmige, transparente Zylinder mit glatter, etwas geknitterter Oberfläche. Sie sind häufig im
normalen Urin nachweisbar, finden sich aber vor
allem bei Dehydratation (nach Dursten, Diuretika-
einnahme „Jogging“).

Beim THP handelt es sich um ein Glykoprotein, das
ausschließlich in der Niere gebildet wird und den
Urogentialtrakt vermutlich gegen bakterielle Infektionen schützt. Eine hohe Ausscheidung des THP
mit dem Urin spricht für eine normale Funktion des
distalen Tubulus, ein Abfall für eine Transportschä-
digung vorwiegend im Bereich der Henle-Schleife.

Erythrozytenzylinder

Sie gelten als die „Kronzeugen“ einer Glomerulonephritis, vor allem dann, wenn die im hyalinen Zylinder eingeschlossenen Erythrozyten auch die
Charakteristika „glomerulärer Erythrozyten“ erkennen lassen (siehe Abb. 23.2-2). Sie lassen sich gelegentlich auch nach Nierentrauma, bei Nierenne-
krose oder im Rahmen der Nierenbeteiligung bei
Systemerkrankungen nachweisen und sind beweisend für eine Blutung aus der Niere.

Leukozytenzylinder

Sie lassen sich bei bakteriellen Nephritiden nachweisen, nicht selten auch bei glomerulären Erkrankungen, z.B. bei Lupusnephritis, Panarteriitis nodosa oder exsudativer Glomerulonephritis (meist
assoziiert mit Protein- und Erythrozyturie bzw.
Erythrozytenzylinder). Die auch als „Pus-Zylinder“
bekannten Leukozytenzylinder enthalten, in die
THP-Matrix eingebettet, hauptsächlich polymorphkernige Leukozyten.

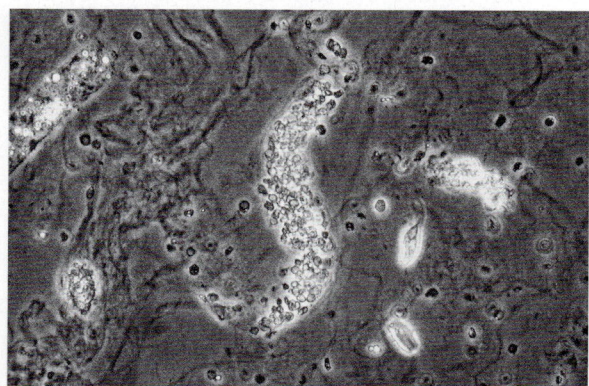

Abb. 23.2-2 Ein typischer Erythrozytenzylinder. Die im
Zylinder eingebetteten kernfreien Zellelemente sind klar zu
erkennen, umgeben von dysmorphen Erythrozyten, Mukus-
und Fettkörnchen. Am linken oberen Bildrand findet sich
ein gemischtzelliger Zylinder mit Fettkörnchenauflagerungen
bei Glomerulonephritis (Vergrößerung: 400fach).

Epithelzylinder

Man findet sie bei akutem Nierenversagen und bei
Tubulusschäden verschiedenster Ätiologie. Leukozyten und Epithelzellen sind oft schwer zu unterscheiden, jedoch sind die Epithelzellen größer und
vielgestaltiger als Leukozyten und sind beweisend
für eine Beteiligung des Nierenparenchyms bei Infektionen des Harntrakts.

Pigmentzylinder

► Hämoglobinzylinder: Man findet sie bei allen
  Formen der Glomerulonephritis, Hämoglobin-
  urie, Hämolyse und bei Systemerkrankungen mit
  Nierenbeteiligung.
► Myoglobinzylinder: Sie entstehen durch Poly-
  merisation von Myoglobin mit THP. Myoglobin
  (MG 16 800 Dalton) wird bei schwerer Muskel-
  zellzerstörung (Trauma, Heroin-, Alkoholabusus,
  prolongierte Immobilisation) aus der Skelettmuskulatur freigesetzt (Rhabdomyolyse).
► Bilirubinzylinder: Sie sind anzutreffen bei gesteigertem Hämoglobinabbau, z.B. bei Hepatitis und
  Cholestase.
► Fettkörnchenzylinder: Sie formieren sich bei
  Einlagerung von Fettkügelchen in hyaline Zylinder und lassen sich im polarisierten Licht leicht
  identifizieren. Doppelbrechende Cholesterinkristalle zeigen eine dem Malteser Kreuz ähnliche Konfiguration.
► Gemischte Zylinder: In die Zylindergrundmatrix
  sind als zelluläre Bestandteile Tubulusepithelien,
  Erythrozyten und/oder Leukozyten eingebettet.
  Ihr Auftreten ist nicht diagnoseweisend.
► Wachszylinder: Sie zeichnen sich durch einen
  hohen Brechungsindex und scharfe, parallel verlaufende Längskonturen aus, die Bruchstellen
  aufweisen. Die Zylinderenden sind meist plump
  und abrupt abgebrochen. Im Phasenkontrast
  weisen sie eine hell aufleuchtende Randkontur
  auf („Heiligenschein“). Sie sind ein Hinweis auf
  schwere renoparenchymatöse Erkrankungen wie
  Glomerulonephritis, diabetische Glomerulosklerose, maligne Hypertonie oder Amyloidose.
  Je breiter der Zylinder, desto schwerer die Erkrankung und um so ungünstiger die Prognose.
  Wachszylinder findet man nicht im Harn von
  Nierengesunden.
► Kristallzylinder („Pseudozylinder“): Sie finden
  sich bei Hyperkalziurie oder akuter Uratnephropathie als Agglomerate ohne Matrix oder angela-
  gert an THP in hyalinen bzw. granulären Zylindern.

23.2.2 Proteinurie

Die Ausscheidung von Eiweiß mit dem Harn ist ein
wichtiger Hinweis für parenchymatöse Nierenerkrankungen. Die Differenzierung einer Proteinurie
in eine **glomeruläre**, **tubuläre** oder **gemischt glome-**

rulär-tubuläre Eiweißausscheidung ist wichtig für die Frühdiagnose und Verlaufskontrolle renaler Erkrankungen.

Von klinischem Interesse sind
- ▶ die Größe der Proteinurie,
- ▶ das Verhältnis von groß- zu kleinmolekularen Proteinen als Ausdruck der veränderten glomerulären Filtration und tubulären Reabsorption,
- ▶ die glomeruläre Selektivität,
- ▶ eine partielle oder komplette Hemmung der tubulären Proteinreabsorption,
- ▶ die vermehrte Ausscheidung von Einzelproteinen.

Physiologisch ist die Ausscheidung von Eiweiß im Urin unter 200 mg/d, ebenso eine Proteinurie nach erheblicher körperlicher Belastung („Marschproteinurie") sowie die orthostatische Proteinurie.

23.2.2.1 Einteilung des Schweregrades

Eine Eiweißausscheidung zwischen 200 und 500 mg/d gilt als „leichte Proteinurie". Gelelektrophoretische Untersuchungen und Einzelproteinbestimmungen („Mikroalbuminurie" im Frühstadium der diabetischen Nierenschädigung) haben gezeigt, daß bereits Proteinurien in dieser Größenordnung häufig mit tubulären oder glomerulären Erkrankungen (z.B. IgA-Nephritis) einhergehen. Eine Ausscheidung von 0,5–3,0 g/d gilt als „mäßige" Proteinurie. Darüber hinausgehende Eiweißverluste mit dem Urin werden als „große" Proteinurie bezeichnet.

Glomeruläre Proteinurie

Die glomerulären Proteinurien lassen sich unterteilen in die selektive, die unselektive und die mäßig selektive (= glomerulär-tubuläre) Form. Die bevorzugte Ausscheidung von Albumin und Transferrin charakterisiert die selektive glomeruläre Proteinurie. Typisch ist die selektive Proteinurie für die Minimal-change-Nephropathie. „Mäßig selektiv" als Übergang zwischen selektiver und nicht-selektiver Proteinurie ist die Eiweißausscheidung im Frühstadium der fokalen Glomerulosklerose und der peri(epi)membranösen Glomerulonephritis. Ein unselektiv-glomeruläres Proteinuriemuster findet sich bei proliferativer Glomerulonephritis, diabetischer Glomerulopathie oder Nierenamyloidose.

Tubuläre Proteinurie

Tubuläre Proteinurien finden sich bei Patienten mit
- ▶ hereditären Tubulopathien,
- ▶ renal-tubulärer Azidose (z.B. Fanconi Syndrom),
- ▶ interstitieller Nephritis (z.B. medikamentös induzierte Nierenschädigung, Pyelonephritis),
- ▶ Schwangerschaft,
- ▶ akutem Nierenversagen,
- ▶ Kadmiumvergiftung,
- ▶ Bence-Jones-Nephropathie (Leichtkettentubulopathie),

- ▶ chronischer Polyarthritis,
- ▶ sowie in der postoperativen Phase nach Nierentransplantation.

Die 24-Stunden-Eiweißausscheidung liegt bei tubulären Proteinurien unter 1,5 g. Bedeutung für die Diagnostik tubulärer Läsionen hat auch die Bestimmung von Einzelproteinen wie β_2-Mikroglobulin und α_1-Mikroglobulin erlangt. Wegen der pH-Instabilität des β_2-Mikroglobulins im sauren Urin wird von verschiedenen Autoren der Analyse des α_1-Mikroglobulins der Vorzug gegeben.

Glomerulär-tubuläre Mischproteinurie

Hier liegt in der Regel eine primär-glomeruläre Erkrankung mit ausgeprägten sekundären tubulär-interstitiellen Veränderungen bei deutlich reduzierter glomerulärer Filtrationsrate vor. Am häufigsten ist die Kombination mit vaskulären Erkrankungen wie Diabetes mellitus oder Hypertonie.

23.2.2.2 Proteinnachweismethoden im Urin für die Praxis

Für die Screeninguntersuchung auf Nierenerkrankungen eignet sich der Streifentest auf Protein. Das Testprinzip beruht auf dem Eiweißfehler von pH-Indikatoren (Verfärbung der Testzone). Die Empfindlichkeit des Tests ist gegenüber Albumin am größten (Grenzwert: 15–20 mg/dl). Eiweißkonzentrationen größer als eine Spur deuten auf eine pathologische Proteinurie hin. Umgekehrt kann eine quantitativ noch normale Eiweißausscheidung bei glomerulärem Proteinmuster in der Urinelektrophorese eine glomeruläre Erkrankung (z.B. IgA-Nephritis) reflektieren. Mit falsch negativen Ergebnissen muß gerechnet werden. Die Mikroalbuminurie des Diabetikers und die Bence-Jones-Proteinurie werden nicht erfaßt. Ist der Streifentest positiv, so sollte die quantitative Eiweißausscheidung im 24-Stunden-Urin durchgeführt werden. Eine Eiweißausscheidung über 1,5 g/24 h spricht praktisch immer für eine glomeruläre Erkrankung. Im Rahmen der Frühdiagnostik von Nierenerkrankungen (z.B. Diabetes mellitus) hat sich die Einzelproteinbestimmung von Albumin, β_2-Mikroglobulin, Transferrin, α_1-Mikroglobulin und/oder IgG bewährt.

23.2.3 Glukosurie

Der Nachweis von Glukose im Harn sowie das Ausmaß der Glukosurie sind abhängig von der Blutglukosekonzentration, der GFR und der tubulären Reabsorption von Glukose. So kann z.B. bei Patienten mit Diabetes mellitus und deutlich reduzierter GFR der Glukosenachweis im Urin negativ sein. Umgekehrt findet man bei renaler Glukosurie durch die gestörte tubuläre Reabsorption Glukose im Harn trotz normaler Blutglukosewerte.

23.2.4 Bakteriologie

Für die Untersuchung auf Bakterien im Harn sollte möglichst kontaminationsarmer Mittelstrahlurin verwendet werden. Das Zeitintervall zwischen letzter Blasenentleerung und Probengewinnung muß mindestens 3 Stunden betragen, da die Keimzahl in Beziehung zur Harnverweilzeit in der Blase steht. Die Infektion kann für Patienten unbemerkt verlaufen (asymptomatischer Harnwegsinfekt) oder mit Symptomen (Harndrang, Dysurie, Flankenschmerzen, Fieber, Schüttelfrost) einhergehen (symptomatischer Harnwegsinfekt bzw. akute Pyelonephritis). Häufige Erreger sind als gramnegative Bakterien Escherichia coli, Klebsiella, Proteus, Pseudomonas und Serratia; häufige grampositive Erreger sind Enterokokken (Streptococcus faecalis), besonders bei Katheterträgern, und Staphylococcus saprophyticus. Als atypische Erreger kommen in Frage: Chlamydien, Mykoplasmen, Pilze oder Parasiten. Keimzahlen unter 10^3/ml Mittelstrahlurin beruhen im allgemeinen auf einer natürlichen Besiedelung (Mischflora). Bei 10^3 bis 10^4 Keimen/ml besteht der Verdacht auf eine Harnwegsinfektion, eine Wiederholung der Untersuchung ist erforderlich. Von einer „signifikanten Keimzahl" spricht man bei 10^5 Keimen/ml Urin oder mehr.

Die Mittelstrahlurinuntersuchung sollte beim Mann durch eine fraktionierte Uringewinnung zur Lokalisation der Harnwegsinfektion in Urethra, Prostata oder Blase ergänzt werden. Die ersten 10 ml Urin repräsentieren „Urethralurin", die zweiten 10 ml „Mittelstrahlurin", so daß hierdurch zwischen Urethralinfektion und Infektion der Blase differenziert werden kann. Anschließend wird durch Prostatamassage „reines Prostataexprimat" gewonnen und dann der Urin nach Massage („mit Prostatasekret vermischter Urin") beurteilt.

Eine Teststreifenuntersuchung (Cyturtest: Nachweis von Leukozyten im Harn) gibt bereits Anhaltspunkte über die Zellzahl. Der Test weist die Esteraseaktivität von Granulozyten nach.

Die chemischen Tests (z. B. Niturtest auf Nitrit) zum Nachweis von Bakterien im Urin erreichen unter günstigen Bedingungen eine Treffsicherheit von 60–85%. Im Harn vorhandenes Nitrat wird durch gramnegative Keime zu Nitrit reduziert. Bei Patienten mit signifikanter Bakteriurie fällt der Test bei dreimalig wiederholter Untersuchung in 70–90% der Fälle wenigstens einmal positiv aus.

In der ärztlichen Praxis haben Eintauchnährböden (z. B. Uricult) zur Keimzahlbestimmung und zur orientierenden Beurteilung der Keimart weite Verbreitung gefunden. Sie erfassen zwischen 95 und 100% aller Erreger. Die bakteriologische Untersuchung auf Erreger erfolgt in klinischen und bakteriologischen Laboratorien auf Universal- und Selektivnährböden. Im einzelnen kann die Harngewinnung durch Katheterisierung der Blase oder suprapubische Blasenpunktion indiziert sein. Bei Urethritis findet sich zwar ein positiver Erregernachweis im Mittelstrahlurin, nicht jedoch in dem durch suprapubische Blasenpunktion gewonnenen Harn.

23.2.5 Nierenfunktionstests

Glomeruläre Filtrationsrate

Zur Messung der Nierenfunktion dient die glomeruläre Filtrationsrate (GFR). Referenz ist die **Inulinclearance,** da Inulin vollständig glomerulär filtriert, aber in den Tubuli weder sezerniert noch rückresorbiert wird.

Bei der Ermittlung der **Kreatininclearance** muß berücksichtigt werden, daß die GFR mit zunehmendem Alter abnimmt (nach dem zwanzigsten Lebensjahr pro Dekade um ca. 5%). Urinsammelfehler können das Ergebnis verfälschen. Die Kreatininproduktion geht im Alter zurück, ebenso bei Muskelatrophie oder Eiweißrestriktion. Die endogene Kreatininclearance ist jedoch eine klinisch praktikable und aussagefähige Methode. Als Normalwerte der Kreatininclearance gelten beim Mann 98–156 ml/min×1,73 m², für Frauen 95–160 ml/min×1,73 m².

Renaler Plasmafluß (RPF)

Die klassische Methode ist die Paraaminohippursäure (PAH)-Clearance. PAH wird nahezu vollständig glomerulär filtriert und proximal tubulär sezerniert. Als Normalwerte werden für Männer 613 ± 162 ml/min×1,73 m², für Frauen 571 ± 155 ml/min×1,73 m² angegeben. Auch die PAH-Clearance sinkt mit zunehmendem Alter ab.

Renale Säureausscheidung

In frischen Harnproben schwankt der pH-Wert zwischen 4,5 und 7,5. Die Niere kontrolliert durch Rückresorption von filtriertem Natriumbikarbonat im proximalen Tubulus und durch Sekretion von H^+-Ionen im distalen Tubulus in Form von titrierbarer Säure und Ammonium den Säure-Basen-Haushalt. Im wesentlichen sind zwei Formen der renal-tubulären Azidose (RTA) von diagnostischer Bedeutung.

RTA Typ I: Es handelt sich um eine Erkrankung des distalen Tubulus mit Störungen der Urinazidifikation. Trotz ausgeprägter hyperchlorämischer Azidose wird im Urin ein pH von 5,6 nicht unterschritten. Bei unklaren Fällen oder dem Vorliegen einer inkompletten renal-tubulären Azidose kann durch Ammoniumchlorid-Belastung (0,1 g pro kg Körpergewicht) die Diagnose gesichert werden.

RTA Typ II ist durch einen Rückresorptionsdefekt des proximalen Tubulus für Bikarbonat gekennzeichnet. Überschüssige Mengen von Bikarbonat erreichen in der Ungleichgewichtsphase den distalen Tubulus („Überlaufbikarbonaturie"). Leitsymptome sind die hypokaliämisch-hyperchlorämische Azidose und saurer Morgenurin (pH < 5,6).

Konzentration und Verdünnung des Harns

Das Konzentrationsvermögen der Nieren wird durch die Osmolalitätsmessung ermittelt. Indikationen zur Osmolalitätsmessung stellen vor allem polyurisch-polydipsische Syndrome ohne Niereninsuffizienz dar (psychogene Polydipsie, Diabetes insipidus centralis oder renalis). Der Referenzbereich des Konzentrationsvermögens liegt im Urin zwischen 850 und 1300 mosmol/kg (Serum: 280–300 mosmol/kg). Mit dem Aräometer (Urometer) läßt sich die relative Dichte des Harns für einige diagnostische Zwecke ausreichend genau bestimmen. Im 24-Stunden-Urin schwankt die relative Dichte zwischen 1,015–1,030.

β₂-Mikroglobulin und andere Einzelproteine

Dieses niedermolekulare Protein wird glomerulär filtriert und tubulär rückresorbiert. Aufgrund der Säurelabilität des Proteins sollte der Spontanharn mit 0,5 ml 2 n NaOH versetzt werden, so daß ein Urin-pH über 6 erreicht wird. Erhöhte β_2-Mikroglobulin-Konzentrationen im Serum manifestieren sich bereits bei einer GFR < 80 ml/min, also schon im „Kreatinin-blinden" Bereich. Zum Nachweis tubulärer Läsionen hat sich die Bestimmung der β_2-Mikroglobulin-Ausscheidung im Urin bei akuten und chronischen Schwermetallvergiftungen (Kadmium, Quecksilber) bewährt, aber auch zur Erkennung renal-tubulärer Schäden durch potentiell nephrotoxische Medikamente (z.B. Aminoglykoside). Die Bestimmung von Albumin (Mikroalbuminurie für die Frühdiagnose der diabetischen Nephropathie), α_1-Mikroglobulin (unabhängig vom Urin-pH) oder Immunglobulin G (beweisend für unselektive Proteinurie) ergänzt die Harndiagnostik.

Harnenzyme

Als Ursprungsort der Harnenzyme kommen das Nierenparenchym und ableitende Harnwege, das Blutplasma über den Weg der glomerulären Filtration, das Prostatasekret, Blutzellen in den Harnwegen und Bakterien in Betracht. Wichtige Enzyme der **proximalen Tubuluszelle** sind im folgenden aufgeführt:

► Dipeptidylpeptidase IV
► Alaninaminopeptidase (AAP)
► Leucinaminopeptidase (LAP)
► γ-Glutamyltranspeptidase (-transferase, γ-GT)
► alkalische Phosphatase (AP)
► ATPasen
► β-N-Acetylglukosaminidase (NAG)
► β-Galaktosidase

Diagnostischer Bedeutung hat vor allem die Alaninaminopeptidase als Marker bei akuter tubulärer Nekrose und toxischen Tubulusschädigungen, z.B. bei medikamentös induzierten Tubulusläsionen, erlangt.

23.2.6 Immunologische Methoden

Komplementsystem

Der Nachweis von Veränderungen der Konzentration oder Aktivität von Komplementkomponenten oder aber der immunhistologische Nachweis der Ablagerung von Komplementkomponenten im Nierengewebe können wichtige differentialdiagnostische oder prognostische Hinweise über Ätiologie und Verlauf renaler Erkrankungen geben.

Für die Diagnostik ist die Bestimmung der Gesamtaktivität des Komplementsystems (CH50/ml) der Konzentration von C3, C4 und C3d meist ausreichend, um die Aktivität einer Erkrankung, den Verlauf und den Therapieerfolg abschätzen zu können. Akute Autoimmun- und Immunkomplex-Glomerulonephritiden gehen mit einer Erniedrigung von CH50, C4, C3 und einen Anstieg von C3d einher.

Die Einheit der Komplementaktivität, CH50, ist definiert als der reziproke Wert der Serumverdünnung, die eine 50%ige Hämolyse von Schafserythrozyten bewirkt. Alle 9 Komponenten des Komplementsystems sind für die Hämolyse erforderlich. Deshalb ergibt sich im Falle einer signifikanten Erniedrigung einer Komponente bereits eine Erniedrigung des CH50-Wertes.

Die membrano-proliferative Glomerulonephritis (MPGN) zeigt bei der hypokomplementär verlaufenden Form (Typ II) eine starke CH50- und C3 Erniedrigung, verursacht durch den sogenannten „nephritogenen Faktor" (C3-Nephritis-Faktor, C3-NeF). Es handelt sich hierbei um einen IgG-Autoantikörper gegen die C3-Konvertase des alternativen Komplement-Aktivierungsweges. C3-NeF ist pathognomonisch für die MPGN und diagnostisch bedeutsam für die Zuordnung zum Typ II.

Ein akuter Schub des Lupus erythematodes disseminatus ist von einer Erniedrigung der CH50-Aktivität sowie der C4- und C3-Konzentration bei Anstieg von C3d begleitet, vor allem wenn eine Nierenbeteiligung vorliegt. Dagegen sind beim Pseudo-LE-Syndrom, d.h. einem Syndrom mit Lupus-erythematodes-ähnlichen Symptomen, bei dem jedoch antimitochondriale Antikörper nachweisbar sind, keine Komplementveränderungen zu beobachten.

Veränderte Immunglobuline, zellulärer Immundefekt

Infektionen zählen zu den häufigsten und gefürchteten Komplikationen urämischer Patienten. Neben krankhaften Veränderungen des Eiweißstoffwechsels ist der veränderte Immunstatus bei Niereninsuffizienz ursächlich hierfür verantwortlich. Erniedrigte Konzentrationen an IgM und IgG bestehen bei vielen Formen der chronischen Glomerulonephritis, umgekehrt ist bei der IgA-Nephropathie (Maladie de Berger) als häufigster Glomerulonephritisform (immunfluoreszenzoptischer Nachweis von IgA im Mesangium) bei etwa 50% der Patienten der IgA-Spiegel im Serum erhöht. Erniedrigte IgA-Spiegel finden sich bei Patienten mit chronischer Pyelonephritis. Lymphozyten von Patienten mit chronischer Glomerulonephritis produzieren deutlich weniger IgG und IgM.

Neutrophile Granulozyten urämischer Patienten imponieren durch eine Hemmung funktioneller und metabolischer Parameter wie gestörte Chemotaxis, Phagozytose, Degranulation, Glukoseaufnahme oder verminderte bakterielle Keimabtötung durch zirkulierende Faktoren (z.B. Nachweis eines Granulozyten inhibierenden Proteins).

Zirkulierende Immunkomplexe

Zirkulierende Immunkomplexe treten auf, wenn AG-AK-Aggregate in einer solchen Menge in das periphere Blut gelangen, daß sie in nicht mehr ausreichendem Maß vom phagozytierenden System abgebaut werden können. Ihre Bestimmung ist vor allem von Bedeutung bei systemischem Lupus erythematodes, rheumatoider Arthritis, Polyarthritis, Purpura Schoenlein-Henoch sowie bei post- und parainfektiösen Immunkomplexkrankheiten. Bakterielle, virale und parasitäre Vorerkrankungen werden bei Immunkomplexnephritiden beobachtet. Umstritten ist die Existenz besonders „nephritogener" Bakterienstämme oder Serotypen (Streptococcus haemolyticus A vom Serotyp 12). Die in bestimmten Streptokokken nachgewiesenen kationischen Peptide sollen bevorzugt in der Niere haften. Eine andere Vorstellung der Pathomechanismen geht davon aus, daß die Proteoglykane bestimmter Erreger ähnliche antigene Eigenschaften wie die glomerulären Strukturen bestimmter Individuen aufweisen.

Für Patienten mit systemischem Lupus erythematodes, Vaskulitis oder rapid progredienter Glomerulonephritis ist gezeigt worden, daß eine Beziehung zwischen der Aktivität der Erkrankung und dem Nachweis zirkulierender Immunkomplexe besteht.

Anti-GBM-Antikörper

Zirkulierende antiglomeruläre Basalmembran-Antikörper lassen sich bei Patienten mit rapid progredienter Glomerulonephritis (RPGN Typ I) mit (Goodpasture-Syndrom) oder ohne pulmonale Beteiligung sowie bei Komplikationen der (epi)membranösen Glomerulonephritis nachweisen. Der Antikörper reagiert mit einem 25-27 kD-Epitop der α_3-Kette einer Nicht-Kollagen-Domäne des Typ-IV-Kollagens der Lamina densa der Basalmembran.

Anti-Neutrophilen-Zytoplasma-Antikörper (c-ANCA, p-ANCA)

ANCA-assoziiert sind Vaskulitiden mit Beteiligung größerer Gefäße (z.B. Panarteriitis nodosa) oder kleiner Gefäße und Befall der Nierenglomerula (z.B. idiopathische rapid progrediente Glomerulonephritis, Morbus Wegener, Mikroform der Panarteriitis).

Der ANCA-Nachweis in Patientensera erfolgt mittels indirekter Immunfluoreszenz an neutrophilen Granulozyten gesunder Probanden. Zwei Färbemuster lassen sich unterscheiden: das feingranuläre, zytoplasmatische Muster (c-ANCA) und eine perinukleär betonte Färbung (p-ANCA). Die Wegener-Granulomatose wird dem Formenkreis der primären Vaskulitiden zugerechnet. Klinisch dominiert die granulomatöse Entzündung im Bereich des Respirationstrakts, der Stirn- und Nasennebenhöhlen sowie die entzündliche Mitreaktion der Nieren. Von besonderer Bedeutung in der Primärdiagnostik der Wegener-Granulomatose sind Autoantikörper gegen intrazytoplasmatische Komponenten (Proteinase 3) neutrophiler Granulozyten (c-ANCA). Die Höhe des c-ANCA-Titers korreliert mit der Schwere der Erkrankung. c-ANCA-positiv sind Seren von Patienten in der aktiven Generalisationsphase und in Teilremission, c-ANCA-negativ dagegen sind Seren von Patienten in kompletter Remission. Das p-ANCA-Muster wird durch Antikörper gegen Myeloperoxidase verursacht. Diese Antikörper sollen spezifisch für die Aktivität der Panarteriitis sein.

Literatur

– Kuhlmann, U., D. Walb: Nephrologie. Thieme, Stuttgart 1987.
– Peter, H. H.: Klinische Immunologie. Urban & Schwarzenberg, München–Wien–Baltimore 1991.
– Sarre, H., U. Gessler, D. Seybold: Nierenkrankheiten. Thieme, Stuttgart 1988.
– Thomas, L.: Labor und Diagnose. Medizinische Verlagsgesellschaft, Marburg 1988.

23.3 Glomeruläre Nierenerkrankungen

C. A. Baldamus, M. Pollok

23.3.1 Glomeruläre Erkrankungen

Die Pathogenese glomerulärer Erkrankungen ist sehr heterogen, das klinische Bild ist geprägt durch die morphologischen und funktionellen Störungen der Glomerula. Die Folge sind

1. erniedrigte glomeruläre Filtrationsrate (**GFR**),
2. erhöhte Durchlässigkeit der Glomerulummembran für höhermolekulare Proteine (**Proteinurie),**
3. Durchlässigkeit der Membran für korpuskuläre Blutelemente (**Hämaturie**).
4. Oft besteht eine **Hypertonie**.

Während das **nephrotische** Syndrom seine Ursache im Eiweißverlust über die Nieren hat, ist das **nephritische** Syndrom durch die Ausscheidungsstörung im Verlauf einer akuten Glomerulonephritis bedingt (siehe Tab. 23.3-1).

Oft ist die Pathogenese der glomerulären Erkrankungen unklar. Folgende Faktoren und Erkrankungen spielen eine Rolle:

Tab. 23.3-1 Differenzierung zwischen nephritischem und nephrotischem Syndrom

	nephritisches Syndrom	nephrotisches Syndrom
Zeit	akut	chronisch
Ödeme	+	++/+++
Hypertonie	+/+++	+/(+)
Kreatinin-Clearance	↓ – ↓↓↓	n– ↓
Hämaturie	+–+++	(+)
Eiweiß im Urin	< 3 g/dl	>> 3 g/dl
Hypo-/Dysproteinämie	(+)	+–+++
Hyperlipidämie	n	++

1. Postinfektiöse und idiopathische Glomerulonephritiden
2. Mitbeteiligung im Rahmen von Systemerkrankungen
3. Thrombotische Mikroangiopathien
4. Mitbeteiligung im Rahmen von Stoffwechselerkrankung

Die unterschiedliche Pathogenese ist für die Therapie relevant, die Symptome der unterschiedlichen Erkrankungen sind ähnlich. Der Verlauf glomerulärer Erkrankungen variiert von prognostisch günstigen Formen, bei denen nur eine Mikrohämaturie auftritt, bis zu rapid progressiven Glomerulonephritiden mit konsekutivem Nierenversagen und vitaler Gefährdung des Patienten.

Alle Formen der glomerulären und interstitiellen renalen Erkrankungen münden auf dem Weg zur terminalen Insuffizienz morphologisch in das Stadium der **Glomerulosklerose.** In diesem Endstadium ist die Histologie der renalen Grunderkrankung nicht mehr erkennbar. Eine Therapie ist nur noch durch Organersatz (Dialyse, Transplantation) möglich.

Definition

Als glomeruläre Erkrankung bezeichnet man die unterschiedlichen strukturellen und funktionellen Veränderungen des Glomerulums, die zu den typischen Symptomen Hämaturie, Proteinurie, eingeschränkte glomeruläre Filtrationsrate und Hypertonie führen. Glomeruläre Erkrankungen betreffen immer beide Nieren.

Degenerative Mitbeteiligung der Glomerula im Rahmen von Stoffwechselerkrankungen (Diabetes mellitus, Amyloidose) werden den entzündlichen Veränderungen, den Glomerulonephritiden gegenübergestellt. Die Glomerulonephritis teilt man nach ihrem zeitlichen Verlauf in **akute** (akute postinfektiöse/rapid progressive) und **chronische** Formen (membranöse, mesangioproliferative etc.) ein. Pathogenetisch nicht recht einzuordnende Krankheitsentitäten sind die thrombotischen Mikroangiopathien und die Minimalläsion.

Morphologisch unterteilt man die glomeruläre Beteiligung in diffus, fokal und segmental (siehe Abb. 23.3-1).

Eine weitere Differenzierung erlaubt die Immunhistologie (IgG, IgM, IgA, Komplement, Fibrinogen):

▶ granuläre Immunfluoreszenz = Immunkomplex-GN = Immunkomplexe bei allen Glomerulonephritiden mit Ausnahme des Goodpasture-Syndroms. Lokalisation: kapillär (subendothelial/subepithelial) oder mesangial.
▶ lineare Immunfluoreszenz = Antibasalmembran-GN = AG-Ak-Reaktion gegen glomeruläre Strukturen; nur bei Goodpasture-Syndrom. Lokalisation: nur entlang der Basalmembran.

23.3.1.1 Funktionelle Konsequenzen der Glomerulonephritiden

▶ **Glomeruläre Funktion**

Schwere morphologische Veränderungen der Glomerula gehen mit erniedrigter glomerulärer Filtrationsrate, entweder aufgrund des Verlustes der filtrierenden Fläche oder aufgrund von Membranveränderungen, einher.

▶ **Proteinurie**

Die glomeruläre Wand, bestehend aus Endothelzellen, Basalmembran und Epithel, verhindert den

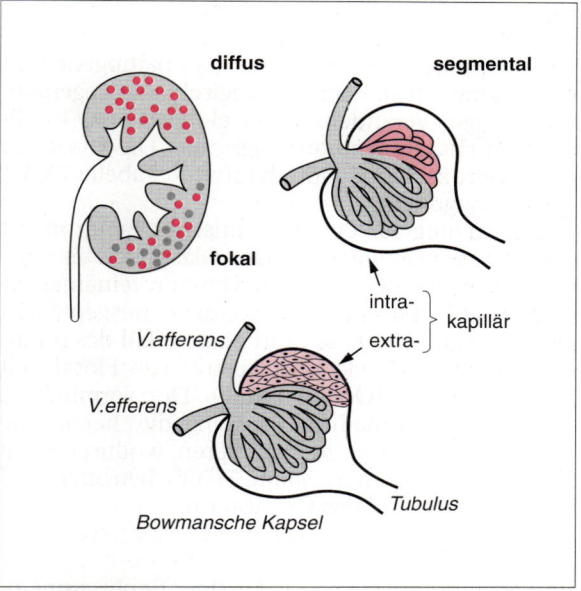

Abb. 23.3-1 Nomenklatur der morphologischen Veränderungen bei glomerulären Erkrankungen.

Durchtritt von Albumin und höhermolekularen Eiweißen in den Urin. Man unterscheidet eine **selektive glomeruläre Proteinurie,** bei der nur Albumin (Verlust der negativen Ladung der Basalmembran) im Urin gefunden wird, von einer **nicht-selektiven Proteinurie,** bei der alle, auch die höhermolekularen (IgG, IgM, Fibrinogen) Serumeiweße im Urin nachgewiesen werden können. Der glomerulären wird die **tubuläre** Proteinurie gegenübergestellt: Hier erscheinen filtrierte Peptide und tubuläre Proteine (Enzyme, Tamm-Horsfall-Protein) im Urin als Zeichen einer gestörten tubulären Funktion (z. B. akute interstitielle Nephritis, nephrotoxische Medikamente etc.).

▶ **Erythrozyturie**

Eine Erythrozyturie ist immer verdächtig auf eine glomeruläre Erkrankung, aber nur Erythrozytenzylinder im Urin, d. h. Ausgüsse von Tubulusinhalt, beweisen sie.

▶ **Hypertonie**

Eine Hypertonie ist nicht obligat mit glomerulären Erkrankungen verknüpft. Glomerulonephritiden gehen in 50–70% der Fälle mit einer arteriellen Hypertonie einher, während Minimalläsion, diabetische Nephropathie (Frühform) und Amyloidose in der Regel normotensiv verlaufen.

23.3.1.2 Nephrotisches Syndrom/ Nephritisches Syndrom

Unter einem nephrotischen Syndrom versteht man den Symptomenkomplex aus Proteinurie (> 3,0 g/Tag), Ödemen, Hypoproteinämie und Hyperlipidämie (Erhöhung der Gesamtfette und des Cholesterins). Bei der Hypoproteinämie fällt eine absolute Verminderung des Albumins bei einer relativen Erhöhung von Alpha-2- und Betaglobulinen auf.

Ätiologie und Pathogenese

Dem nephrotischen Syndrom liegt pathogenetisch immer eine schwere immunologisch oder degenerativ bedingte Veränderung der glomerulären Kapillarwand (Basalmembran) zugrunde. Die Ursachen des nephrotischen Syndroms sind in Tabelle 23.3-2 zusammengestellt.

Voraussetzung für ein nephrotisches Syndrom ist die gesteigerte glomeruläre Durchlässigkeit für Plasmaproteine. Daraus folgt eine Hypoproteinämie, oft kombiniert mit einer besonders ausgeprägten Hypalbuminämie. Dies führt zum Abfall des onkotischen Plasmadrucks und Austritt von Flüssigkeit in das Gewebe (Ödembildung). Der verminderte onkotische Plasmadruck scheint die hepatische Lipoproteinsynthese zu stimulieren, wodurch es zu einer Hyperlipidämie kommt. Häufig betroffen sind LDL-Proteine und das Cholesterin.

S **Symptome**

Im Vordergrund stehen die Ödeme. Bei Immunglobulin-Verlusten kann es zu einer verstärkten Infektionsneigung kommen.

Tab. 23.3-2   Ursachen der nephrotischen Syndroms

1. Minimalläsion
2. Glomerulonephritiden
    – membranöse GN
    – membranoproliferative GN
    – fokal-segmentale Glomerulosklerose
    – andere Formen nur extrem selten
3. diabetische Nephropathie
4. Amyloidose

D **Diagnostik**

Bei Auftreten von symmetrischen peripheren Ödemen ist die Diagnose eines nephrotischen Syndroms leicht durch den Eiweißverlust im 24-Stunden-Urin zu stellen (mehr als 5 g/Tag). Bei der **Differentialdiagnose** der zugrundeliegenden glomerulären Erkrankung hilft Tabelle 23.3-3.

Tab. 23.3-3   Differentialdiagnose des nephrotischen Syndroms

1. Minimalläsion: selektive Proteinurie
2. Glomerulonephritiden: Biopsie (histologische Befunde)
3. diabetische Nephropathie: jahrelang (> 5) bestehender insulinpflichtiger Diabetes mellitus
4. Amyloidose: Rektumbiopsie, dann erst Nierenbiopsie

23.3.2 Glomerulonephritiden

23.3.2.1 Akute (endokapilläre) Glomerulonephritis

Eine akute Glomerulonephritis tritt meist 2 bis 3 Wochen nach einer Infektion (postinfektiös, z. B. Streptokokken) als Folge einer Immunkomplexablagerung an den glomerulären Kapillaren, seltener im Mesangium, auf.

Diese Immunablagerungen setzen akute Entzündungsprozesse (Komplementsystem, Cytokine etc.) in Gang, die akut zur Mikro- und Makrohämaturie sowie einer nicht-selektiven Proteinurie führen. Die Nierenfunktion kann je nach Verlauf und Schwere des Krankheitsbildes nicht, vorübergehend oder zunehmend eingeschränkt sein. Die akute Glomerulonephritis ist verbunden mit Gliederschmerzen und allgemeiner Abgeschlagenheit. Sie heilt meist nach Tagen oder Wochen entweder ohne oder mit Residuen (Mikrohämaturie, geringe Proteinurie) aus. Die Funktionseinschränkung schreitet insbesondere bei Systemerkrankungen rasch fort und führt innerhalb von Tagen oder Wochen in die terminale Niereninsuffizienz (rapid progressive Glomerulonephritis).

Kasuistik

53jährige, adipöse Frau mit einem postthrombotischen Syndrom des rechten Beines erkrankt akut fieberhaft. Sie bemerkt ein Erythem, beginnend am Vorfuß, das innerhalb von Tagen auf den Unterschenkel fortschreitet. Die **Diagnose** Erysipel wird gestellt und die Patientin antibiotisch behandelt. Besserung innerhalb von Tagen. 14 Tage nach Erstmanifestation klagt sie über Gliederschmerzen, subfebrile Temperaturen und eine plötzlich aufgetretene Makrohämaturie mit colafarbenem, trübem Urin.

Physikalischer Befund: Bis auf das postthrombotische Syndrom und ein abgeheiltes Erysipel unauffällig. Die Gliederschmerzen können nicht sicher einem Gelenk zugeordnet werden, Nierenlager bei dumpfem Dauerschmerz druckempfindlich.

Labor: BKS 19/37, leichte hypochrome Anämie, Leukozytose, Anti-Streptolysin-Titer deutlich erhöht, Kreatinin 2,0 mg/dl (176 µmol/l), Harnstoff 51 mg/dl (17,9 mmol/l), entsprechend einer glomerulären Filtrationsrate von 46 ml/min pro 1,73 m² Körperoberfläche. Im Urin massenhaft Erythrozyten, gelegentlich Erythrozytenzylinder, Protein positiv, 2,6 g/die, nicht-selektiv.

Wegen eingeschränkter Nierenfunktion wird die Patientin nierenbiopsiert; es findet sich eine akute Glomerulonephritis.

Therapie: Flüssigkeits- und Elektrolytbilanzierung und regelmäßige Kontrolle der Retentionswerte, eiweißeingeschränkte Kost (40 g/d). Innerhalb von wenigen Tagen Verschwinden der Symptome und der pathologischen Laborbefunde.

Histologie

Charakteristisch ist die Proliferation von Endolthel- und Mesangiumzellen. In den Kapillaren finden sich zahlreiche Granulo- und Monozyten (siehe Abb. 23.3-2). Die Immunkomplexe lagern sich an der Außenseite der Basalmembran ab.

Zur Differenzierung glomerulärer Erkrankungen bedient man sich der Immunhistologie. Der Nachweis von Immunglobulinen (IgG, IgM, IgA) belegt eine Immunreaktion im Sinne einer Immunkomplexablagerung bzw. einer Antigen-Antikörper-Reaktion gegen Bestandteile glomerulärer Strukturen. Man spricht von:

▶ **granulärer Immunfluoreszenz** = Immunkomplexe bei allen Glomerulonephritiden mit Ausnahme des Goodpasture-Syndroms. Lokalisation: kapillär (subendothelial/subepithelial) oder mesangial

▶ **linearer Immunfluoreszenz** = AG-AK-Reaktion gegen glomeruläre Strukturen; nur bei Goodpasture-Syndrom. Lokalisation: nur entlang der Basalmembran

Der immunhistologische Nachweis von Komplementfaktoren oder Fibrinogen gibt Auskunft über das Ausmaß der sekundären Entzündungsreaktion.

Definition

Eine akute Glomerulonephritis ist eine entzündliche Nierenerkrankung, bei der es durch Schädigung des Glomerulums zu plötzlich einsetzender Hämaturie, Proteinurie, gelegentlich zu Ödemen und Hypertonie, verbunden mit oder ohne eingeschränkte

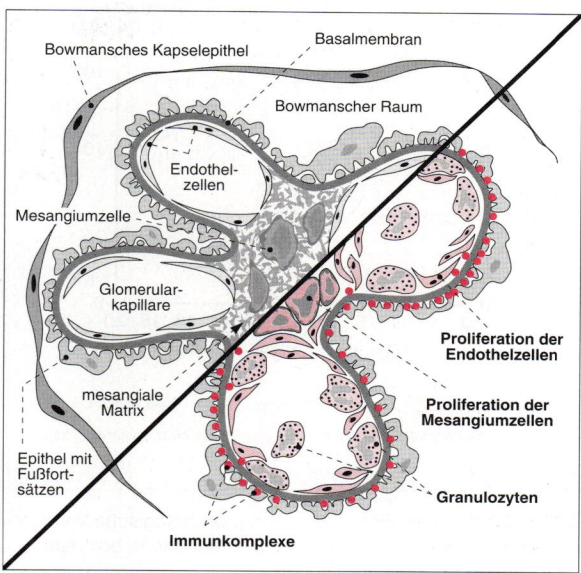

Abb. 23.3-2 Akute Glomerulonephritis: Charakteristisch ist die Proliferation von Endothel- und Mesangiumzellen, die Ablagerung von Immunkomplexen bevorzugt an der Außenseite der Basalmembran und das Auftreten von Granulo- und Monozyten endokapillär.

exkretorische Nierenfunktion (nephritisches Syndrom) kommt. Sie ist eine Primär- (idiopathische) oder häufiger eine Sekundärerkrankung, die z.B. nach Streptokokkeninfekt auftritt.

Ätiologie und Pathogenese

Die akute Glomerulonephritis ist das floride Bild einer akuten, nicht infektiösen Entzündung (Komplementaktivierung, Aktivierung von Thrombozyten, Freisetzung von leukozytären Enzymen und Zytokinen), die durch Immunkomplexe an der Basalmembran und/oder im Mesangium initiiert ist. Etwa 10 Tage nach Antigeneinschwemmung (siehe Abb. 23.3-3), meist nach einem Infekt z.B. mit Streptokokken der Gruppe A, beginnt die Bildung von Antigen-Antikörperkomplexen, das Antigen im Serum fällt rasch ab. Zu diesem Zeitpunkt entsteht die klinische Symptomatik mit Fieber, Gelenkbeschwerden und Veränderungen der Nierenfunktion, möglicherweise auch mit Beteiligung anderer Organsysteme. Mit Neutralisation des Antigen-Pools werden spezifische Antikörper (z.B. gegen Streptokokken) nachweisbar. Gleichzeitig damit verschwindet die klinische Symptomatik, und die akute Glomerulonephritis heilt (in der Regel) aus.

🅢 Symptome

Die akute Glomerulonephritis beginnt uncharakteristisch (ca. 10–14 Tage nach einem Streptokokken-Infekt) mit den Symptomen eines grippalen Infektes und geht meist einher mit Gliederschmerzen, subfebrilen Temperaturen und allgemeinem Unwohlsein. Führendes Symptom ist die Makrohämaturie mit

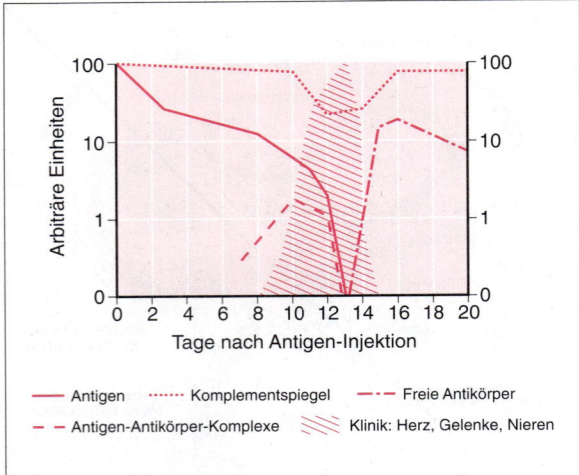

Abb. 23.3-3 Immunologische und morphologische Veränderungen nach Injektion von radioaktiv markiertem, bovinem Serum-Albumin in ein Kaninchen.

colafarbenem, trübem Urin. Gleichzeitig kann es zu einem dumpfen Schmerzgefühl (Kapselschmerz) in beiden Nierenlagern kommen. Ödeme sind nicht obligat, ebensowenig die Hypertonie. Tritt beides aber im Rahmen einer Salz- und Wasserretention hinzu, so berichtet der Patient über morgendliche Schwellungen der Augenlider und abendliche Knöchelödeme (nephritisches Syndrom).

D Diagnostik

Führender Befund der akuten Glomerulonephritis ist die Makrohämaturie mit Erythrozytenzylindern und die nicht-selektive Proteinurie. Die glomeruläre Filtrationsleistung muß aber nicht eingeschränkt sein. Sonographisch findet man vergrößerte Nieren.

T Therapie

Üblicherweise heilt eine akute Glomerulonephritis ohne spezifische Therapie aus. Bei postinfektiösen Formen sollte die infektiöse Ursache erkannt und therapiert werden. Da es sich in der Regel um β-hämolysierende Streptokokkenstämme der Gruppe A handelt, ist im allgemeinen Penicillin (3–4 Mio. E täglich) das Mittel der Wahl. Die symptomatische Therapie beschränkt sich auf Bettruhe, Elektrolyt- und Flüssigkeitsbilanzierung und Kontrolle der Retentionswerte.

Verlauf und Prognose

Bei allgemein guter Prognose verbleibt gelegentlich eine Mikrohämaturie mit leichter Proteinurie bei normaler exkretorischer Nierenfunktion. Bioptisch findet sich dann noch eine leichte **mesangioproliferative Glomerulonephritis.**

Differentialdiagnose

Eine akute Glomerulonephritis muß frühzeitig von der rapid-progressiven Glomerulonephritis unter-

schieden werden. Das kann nur durch eine Nierenbiopsie erfolgen. Sie soll immer dann durchgeführt werden, wenn die Retentionswerte ansteigen. In der Diagnostik einer akuten Glomerulonephritis müssen Systemerkrankungen ausgeschlossen werden. Differentialdiagnostisch kommt noch die IgA-Nephropathie in Frage. Bei fehlender Klinik steht hier die Makrohämaturie im Vordergrund. Die idiopathische akute Glomerulonephritis ist eine Ausschlußdiagnose.

23.3.2.2 Rapid-progressive Glomerulonephritis

Die rapid-progressive Glomerulonephritis ist eine akute Glomerulonephritis mit sich rasch verschlechternder Nierenfunktion. Histologisch ist sie gekennzeichnet durch die Proliferation des Bowmanschen Kapselepithels (extrakapillär). Obwohl sie postinfektiös und auch idiopathisch auftritt, müssen immer Systemerkrankungen aus dem immunologischen Formenkreis in Erwägung gezogen werden. Bei Verdacht auf eine rapid-progressive Glomerulonephritis muß frühzeitig eine Biopsie erfolgen, denn nur die frühzeitige Therapie mit hochdosierten Steroiden und gleichzeitiger Immunsuppression mit Cyclophosphamid, unterstützt durch Plasmaseparation, kann die Progression aufhalten.

Definition

Eine Glomerulonephritis, die in der Regel innerhalb von 6 Monaten zur terminalen Niereninsuffizienz führt, wird als rapid progressive Glomerulonephritis bezeichnet.
Histologisch findet man das Bild einer intra- und extrakapillären akuten Glomerulonephritis mit Proliferation des Bowmanschen Kapselepithels (siehe Abb. 23.3-4).

Epidemiologie

Die Inzidenz der rapid-progressiven Glomerulonephritis liegt unter $1/10^5$ Einwohnern und Jahr. Während es bei der postinfektiösen rapid-progressiven Glomerulonephritis keine geschlechtsspezifische Prävalenz gibt, treten das **Goodpasture-Syndrom** und der **Morbus Wegener** gehäuft bei Männern auf, während der systemische **Lupus erythematodes** Frauen bevorzugt.

Ätiologie und Pathogenese

Die rapid-progressive Glomerulonephritis kommt postinfektiös, aber auch idiopathisch vor. Häufig ist sie die renale Manifestation einer Systemerkrankung (z.B. Wegener-Granulomatose, Goodpasture-Syndrom und Lupus erythematodes) (siehe Kap. 9). Ähnlich wie bei der akuten Glomerulonephritis gilt für alle rapid-progressiven Glomerulonephritiden die Vorstellung, daß Immunkomplexe oder aber eine spezifische Antigen-Antikörper-Reaktion an

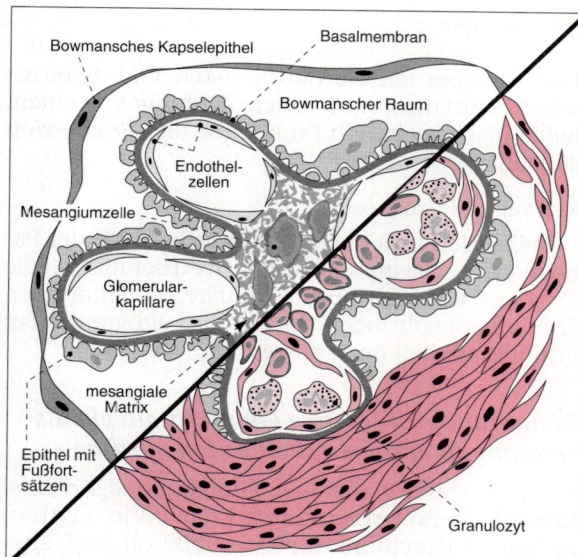

Abb. 23.3-4   Rapid-progressive Glomerulonephritis: Kennzeichnend ist die Proliferation von Endothel- und Mesangiumzellen; intrakapillär finden sich vermehrt Granulozyten und Monozyten (wie bei der akuten Glomerulonephritis). Charakteristisch ist die massive Proliferation der Bowman-Kapsel.

Immunhistologisch sieht man granuläre Ablagerungen entlang der Kapillare und im Mesangium. Nur bei der Anti-Basalmembran-Nephritis (Goodpasture-Syndrom) imponiert eine lineare Immunfluoreszenz. Eine negative Immunfluoreszenz deutet auf einen Morbus Wegener hin.

Labels in figure:
Bowmansches Kapselepithel
Basalmembran
Bowmanscher Raum
Endothelzellen
Mesangiumzelle
Glomerularkapillare
mesangiale Matrix
Epithel mit Fußfortsätzen
Granulozyt

der Basalmembran (Goodpasture-Syndrom) zur Aktivierung des Komplementsystems und anschließender schwerer, entzündlicher Reaktion am Glomerulum führen.

S Symptome

Die Symptome der rapid-progressiven Glomerulonephritis sind die gleichen wie die der akuten Glomerulonephritis, ergänzt durch die Symptome und Befunde einer sich rasch entwickelnden Niereninsuffizienz. Verlauf und Prognose sind unterschiedlich.

D Diagnostik

Eine rapid-progressive Glomerulonephritis muß immer dann in Erwägung gezogen werden, wenn zu der Symptomatik und dem Befund der akuten Glomerulonephritis eine eingeschränkte Nierenfunktion hinzukommt. Symptome von Systemerkrankungen verstärken den Verdacht. Eine Nierenbiopsie muß so früh wie möglich erfolgen.

T Therapie

Entsprechend der Immunpathogenese besteht die Therapie aus einer Immunsuppression mit Steroiden (hochdosiert) kombiniert mit Cyclophosph-

amid (Cave: Leukopenie!), und Plasmaseparation. Bei Niereninsuffizienz muß dialysiert werden.

Verlauf und Prognose

Verlauf und Prognose der rapid-progressiven Glomerulonephritis hängen davon ab, wann die Therapie begonnen wird. Sie sind zum anderen von der Grunderkrankung abhängig.

23.3.2.3   *Chronische Glomerulonephritis*

Bei den chronischen Glomerulonephritiden handelt es sich um histologisch nachweisbare glomeruläre Veränderungen meist im Rahmen immunologischer Prozesse, die über lange Zeit (Jahre) zu verfolgen sind. Dies ist nicht notwendigerweise mit Verlust an exkretorischer Nierenfunktion verbunden.

Histologisch kann die chronische Glomerulonephritis unter den folgenden Bildern ablaufen:
1) membranöse Glomerulonephritis
2) membranoproliferative Glomerulonephritis
3) mesangioproliferative Glomerulonephritis
Chronische Glomerulonephritiden sind eigene Krankheitsentitäten oder treten bei Systemerkrankungen auf:
1) bei Lupus erythematodes
2) bei Goodpasture-Syndrom
3) bei Vaskulitiden (Panarteriitis, Hypersensitivitätsangiitis, Wegener-Granulomatose)

Membranöse Glomerulonephritis (epi- oder perimembranöse)

Die membranöse Glomerulonephritis ist die häufigste Ursache des nephrotischen Syndroms im Erwachsenenalter. Sie ist bedingt durch die Ablagerung von Immunkomplexen auf der epithelialen Seite der Basalmembran und führt zu einer großen, nicht-selektiven glomerulären Proteinurie. Hypertonie, lange bestehendes nephrotisches Syndrom und persistierende Mikrohämaturie sind prognostisch schlechte Zeichen. Da die membranöse Glomerulonephritis im Rahmen von infektiösen Erkrankungen (Hepatitis B) bei Tumoren (Kolonkarzinom), Therapien (Penicillamin) etc. als Sekundärerkrankung vorkommt, sollten diese Ursachen bei der Diagnose der membranösen Glomerulonephritis immer ausgeschlossen werden. Die Therapie der Primärerkrankung steht im Vordergrund. Etwa ein Drittel aller membranösen Glomerulonephritiden mündet in die terminale Niereninsuffizienz, ein Drittel bleibt über Jahre unverändert, und ein Drittel heilt spontan aus. Neue immunsuppressive Behandlungsschemata beeinflussen Proteinurie und exkretorische Nierenfunktion günstig.

Epidemiologie

Die membranöse Glomerulonephritis ist die häufigste Ursache des nephrotischen Syndroms im Erwachsenenalter. Die Inzidenz beträgt $1/10^5$/Jahr. Bei ca. 20% aller membranösen Glomerulonephritiden lassen sich die Ursachen (Hepatitis, Tumor etc.) eruieren. Der Erkrankungsgipfel liegt zwischen dem 30. und 50. Lebensjahr.

Histologie

Es kommt zu Immunkomplexablagerung auf der epithelialen Seite der glomerulären Basalmembran und damit zur vermehrten Durchlässigkeit des Glomerulums für höhermolekulare Proteine (nicht-selektive Proteinurie) (siehe Abb. 23.3-5).

Ätiologie und Pathogenese

Als Sekundärerkrankung tritt die membranöse Glomerulonephritis gehäuft bei Tumorerkrankungen, Infektionen, immunologisch bedingten Systemerkrankungen und bei medikamentösen Therapien auf.

🅢 Symptome

Die membranöse Glomerulonephritis beginnt symptomarm mit peripheren Ödemen als ein Zeichen des nephrotischen Syndroms. Hoher Blutdruck und eingeschränkte Nierenfunktion sind prognostisch ungünstige Kriterien.

🅓 Diagnostik

Bei der oben beschriebenen Symptomatik läßt sich die Diagnose nur durch eine Nierenbiopsie sicher stellen.

🆃 Therapie

Die Therapie mit Kortikosteroiden und zytotoxischen Substanzen über einen Zeitraum von einem halben Jahr beeinflußt Proteinurie und Progression günstig.

Verlauf und Prognose

Unbehandelt heilt die Erkrankung bei 30% der Patienten aus. Die immunsuppressive Therapie hat die Prognose verbessert. Bei sekundären membranösen Glomerulonephritiden steht die Prognose der Grundkrankheit im Vordergrund.

Membranoproliferative Glomerulonephritis (mesangiokapilläre Glomerulonephritis)

Die membranoproliferative Glomerulonephritis ist klinisch charakterisiert durch Proteinurie, Erythrozyturie, eingeschränkte Nierenfunktion und arterielle Hypertonie. Sie ist therapeutisch nicht beeinflußbar und verläuft progredient.

Histologie

Im Vordergrund stehen die mesangiale Proliferation sowie die Verdickung und Verdopplung der Basalmembran auf deren Innenseite. Subendothelial findet man Immunkomplexablagerungen (siehe Abb. 23.3-6).
Epidemiologische Daten liegen nicht vor. **Ätiologie** und **Pathogenese** sind ungeklärt. Es handelt sich um

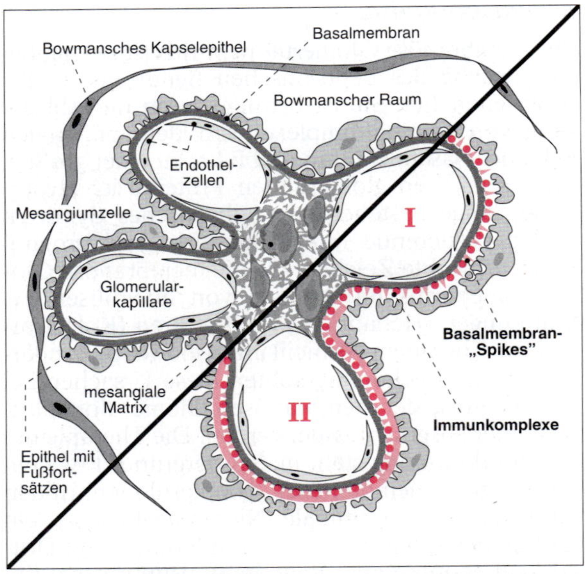

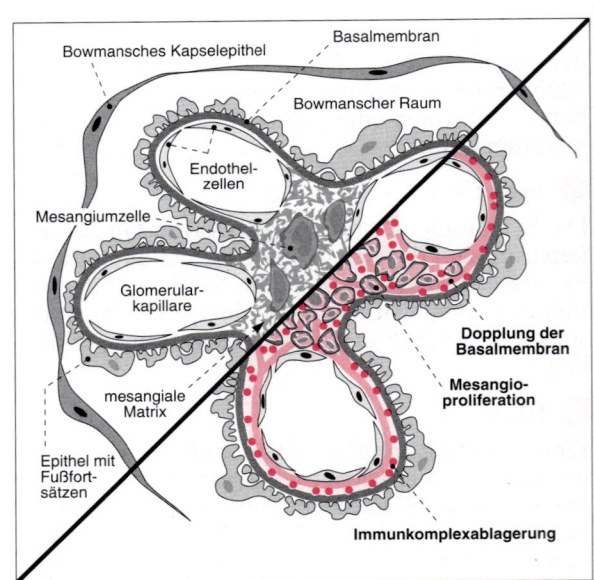

Abb. 23.3-5 Membranöse Glomerulonephritis: Wichtigste Veränderung ist die Ablagerung von Immunkomplexen an der Außenseite der Basalmembran.
I Frühform: Einzelne Immunkomplexe auf der Außenseite (subepithelial) der Basalmembran (Spikes).
II Spätstadium: Subepitheliale Immunkomplexe werden außen von der Basalmembran eingescheidet.

Abb. 23.3-6 Membranoproliferative Glomerulonephritis: Histologisch fällt die Proliferation des Mesangiums und die Dopplung der Basalmembran mit subendothelialer Immunkomplexablagerung auf.

eine Immunkomplexnephritis mit Aktivierung des Komplementsystems.

Als Sekundärerkrankung tritt die membranoproliferative Glomerulonephritis bei immunologischen Systemerkrankungen, Infektionen (Hepatitis-B), malignen Erkrankungen (CLL) und Leberaffektionen (Zirrhose) auf. Hervorzuheben ist die Assoziation mit der Kryoglobulinämie.

⑤ Symptome

Es treten auf Proteinurie und Erythrozyturie. Bei mehr als 50% der Patienten wird eine Hypertonie und eine eingeschränkte Nierenfunktion festgestellt.

⑩ Diagnostik

Bei den obengenannten Symptomen kann die Diagnose nur bioptisch gestellt werden.

⑪ Therapie

Es gibt nur die Möglichkeit einer symptomatischen Behandlung mit Diuretika und optimaler Blutdruckeinstellung.

Verlauf und Prognose

Die 10-Jahres-Überlebensrate liegt bei 40%. Bei Nierentransplantation tritt die Glomerulonephritis bei 50% der Patienten auch im Transplantat auf.

Mesangioproliferative Glomerulonephritis

Die mesangioproliferative Glomerulonephritis (siehe Abb. 23.3-7) ist die häufigste Form aller Glomerulonephritiden. Man rechnet mit insgesamt 100 bis 150 Fällen pro 100000 Einwohnern. Ätiologisch wird eine vorausgegangene akute Glomerulo-

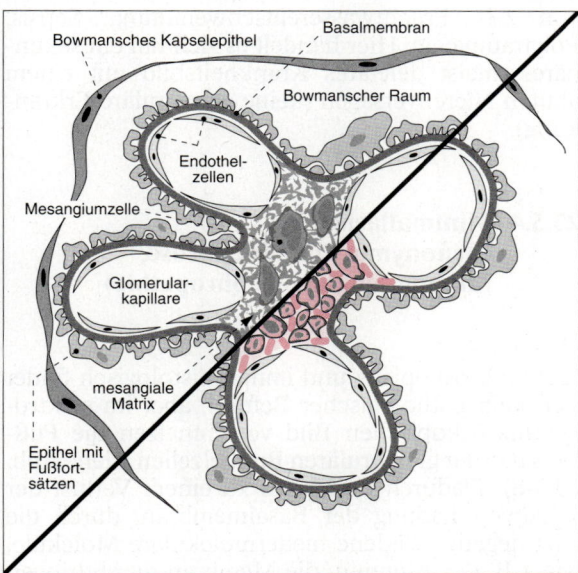

Abb. 23.3-7 Mesangioproliferative Glomerulonephritis: Wichtigstes histologisches Merkmal ist die Proliferation von Mesangiummatrix und Mesangiumzellen.

nephritis diskutiert. Bei einigen Patienten geht sie als IgA-Nephropathie mit Erkrankungen muköser Oberflächen, wie Kolonerkrankungen und pulmonaler Hämosiderose, einher.

Da die mesangioproliferative Glomerulonephritis asymptomatisch verläuft, wird die Diagnose oft als Zufallsbefund erhoben. Man findet eine nichtselektive, geringe Proteinurie und Mikrohämaturie. Symptome im eigentlichen Sinne treten nur bei IgA-Nephropathie auf. Diese sind dann Flankenschmerz und Makrohämaturie. Die Diagnose läßt sich aber nur histologisch stellen: IgA-Immunkomplexe im Mesangium.

Differentialdiagnostisch müssen bei Hämaturie intra- und extrarenale Tumoren und postrenale Erkrankungen ausgeschlossen werden.

Eine Therapie ist nicht indiziert, da die Prognose gut ist.

23.3.2.4 Glomerulonephritis bei Systemerkrankungen

Folgende immunologischen Systemerkrankungen gehen in der Regel bzw. häufig mit einer akuten oder chronischen Glomerulonephritis einher:
▶ Goodpasture-Syndrom
▶ Lupus erythematodes
▶ Vaskulitiden
  – Panarteriitis nodosa (mikroskopische Form)
  – Morbus Wegener
  – Hypersensitivitätsangiitis (Schönlein-Henoch-Purpura)

Goodpasture-Syndrom

Das Goodpasture-Syndrom wird durch Antikörper gegen Basalmembranen von Lungenalveolen und Glomerula hervorgerufen. Pulmonale und renale Symptomatik können zusammen, aber auch getrennt vorkommen. Es kommt zu Lungeninfiltraten, Bluthusten, mikrozytärer Anämie und zu einem progredienten Nierenversagen. Es handelt sich in der Regel um ein akutes Krankheitsbild, welches unbehandelt innerhalb von Tagen zum Tode führt.

Die Diagnose wird durch den Nachweis von zirkulierenden Antikörpern gegen Basalmembran bzw. durch den Nachweis von linearer Immunfluoreszenz (Antibasalmembran-Antikörper) in der Nierenbiopsie gestellt.

Das Goodpasture-Syndrom wird immunsuppressiv mit Steroiden und Cyclophosphamid behandelt, unterstützt durch Plasmaseparation. Während die Erkrankung früher in der Regel tödlich verlief, hat sich die Prognose bei frühzeitiger Diagnose unter dieser Therapie deutlich gebessert.

Nierenbeteiligung bei Lupus erythematodes

Die Niere ist beim systemischen Lupus erythematodes in über 70% der Fälle mit befallen. Näheres siehe Kap. 9.

Glomeruläre Beteiligung bei Vaskulitiden

Wegener-Granulomatose:
Eine nekrotisierende, granulomatöse Vaskulitis des Respirationstraktes und eine nekrotisierende Glomerulonephritis (oft ohne Nachweis von Immunkomplexen in der Biopsie), die als rapid progressive Glomerulonephritis verläuft, bestimmen das Krankheitsbild. Die Diagnose „Wegenersche Granulomatose" wird durch den Nachweis von Serumantikörpern gegen zytoplasmatische Bestandteile von polymorphkernigen Granulozyten gestützt (ANCA). Während die Wegener-Granulomatose unbehandelt innerhalb von Wochen bis Monaten zum Tode führt, hat sich die Prognose unter Immunsuppression, besonders mit Cyclophosphamid, deutlich gebessert. Näheres siehe Kap. 9.

Panarteriitis:
Die Panarteriitis nodosa betrifft alle Schichten der Gefäßwand kleiner und mittlerer Arterien. Bei Befall der mittleren Gefäße (makroskopische Form der Panarteriitis nodosa) steht der Hochdruck klinisch im Vordergrund, während bei Befall der kleinen Gefäße (mikroskopische Form der Panarteriitis) besonders der glomerulären Gefäße betroffen sind.
Dies führt zu einer nekrotisierenden, rapid progressiven Glomerulonephritis, die zu einer zunehmenden Einschränkung der Nierenfunktion führt. Die Klinik entspricht einer rapid progressiven Glomerulonephritis. Die Überlebensrate bei unbehandelter Panarteriitis ist gering. 35% der Patienten überleben 6 Monate, nur 13% 5 Jahre. Durch die Behandlung mit Kortikosteroiden und Cyclophosphamid konnte die Prognose verbessert werden.

Hypersensitive Vaskulitiden:
Bei diesen Vaskulitiden stellt die häufigste Form mit Nierenbeteiligung der Morbus Schönlein-Henoch dar. Er betrifft bevorzugt Kinder und junge Männer. Die extrarenale Symptomatik ist gekennzeichnet durch petechiale Purpura, Arthralgien und abdominelle Beschwerden. Oft kommt es zu Bluterbrechen und positivem Blutnachweis im Stuhl. In der Niere findet man eine mesangioproliferative Glomerulonephritis mit IgA-Nachweis, die oft mit extrakapillärer Proliferation einhergeht (rapid progressiv). Eine starke Proteinurie und Hypertonie zeigen eine schlechte Prognose an.

23.3.3   Thrombotische Mikroangiopathien

Hämolytisch-urämisches Syndrom (HUS)

Das hämolytisch-urämische Syndrom ist charakterisiert durch die Trias: hämolytische Anämie, Thrombozytopenie und akutes Nierenversagen. Im Erwachsenenalter tritt das HUS seltener auf als bei Kindern. Es kommt als Komplikation bei systemi-schem Lupus erythematodes, Sklerodermie, maligner Hypertension, im Rahmen einer Chemotherapie (Mitomycin) oder bei immunsuppressiver Therapie mit Ciclosporin vor. Es wird eine kausale Assoziation zwischen Endotoxinen (Shigella dysenteriae, Salmonellen und Escherichia coli) und der Endothelläsion des Glomerulums angenommen. Diese Schädigung führt zu einer lokalen Thrombenbildung, die sekundär zur hämolytischen Anämie führt.
Die Therapie besteht aus Plasmaseparation mit Ersatz durch Frischplasma. Plättchenaggregationshemmer werden verordnet. Unter dieser Therapie hat sich die Prognose des hämolytisch-urämischen Syndroms auch im Erwachsenenalter verbessert. Die Gabe von Heparin, immunsuppressiven Therapeutika, Steroiden und Cyclophosphamid ist umstritten. Das HUS kann in Schüben verlaufen. Im Kindesalter heilt es in der Regel aus.

Thrombotisch-thrombozytopenische Purpura (TTP) oder Moschkowitz-Syndrom

Während beim hämolytisch-urämischen Syndrom die renale Symptomatik im Vordergrund steht, führen bei der TTP zentral-nervöse Symptome und Befunde. Oft deuten nur eine Mikrohämaturie und geringe Proteinurie auf die renale Beteiligung. Zu der Trias hämolytische Anämie, Thrombozytopenie und pathologischer Urinbefund kommt hier ein neurologischer Ausfall.

Disseminierte intravasale Gerinnung

Hämolytische Anämie, Thrombozytopenie und Nierenversagen finden sich auch bei der disseminierten intravasalen Gerinnung (DIC) im Rahmen von z. B. Fruchtwassereinschwemmung, Sepsis, Polytrauma etc. Hier handelt es sich um ein sekundäres, meist deletäres Krankheitsbild mit einem akuten Nierenversagen (keine glomeruläre Erkrankung).

23.3.4   Minimalläsion (Synonyma: Lipoidnephrose, Minimal-change-Nephropathie)

Histologie
Lichtmikroskopisch und immunhistologisch findet sich kein pathologischer Befund, aber im elektronenmikroskopischen Bild verschmelzen die Fußfortsätze der glomerulären Epithelzellen (siehe Abb. 23.3-8). Dadurch kommt es zu einem Verlust der negativen Ladung der Basalmembran, durch die jetzt negativ geladene niedermolekulare Moleküle, wie z. B. das Albumin, die Membran durchdringen können. Für hochmolekulare Eiweiße bleibt sie undurchdringbar. Dies führt zur selektiven Proteinurie.

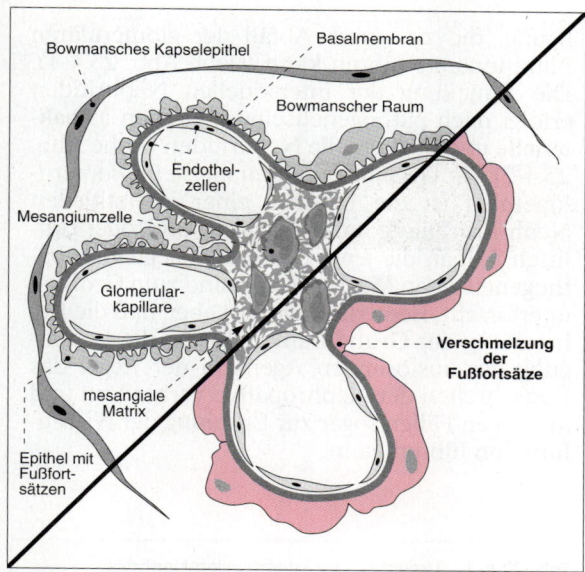

Abb. 23.3-8 Minimalläsion: Elektronenmikroskopisch erkennt man eine Verschmelzung der Fußfortsätze, die zu einem Verlust der negativen Ladung der Basalmembran führt. Dadurch können niedermolekulare Moleküle (Albumin) die Membran durchdringen: es kommt zu einer selektiven Proteinurie.

Epidemiologie

Während die Minimalläsion die häufigste Ursache des nephrotischen Syndroms im Kindesalter darstellt, nimmt ihre Häufigkeit mit zunehmendem Alter ab. Der Häufigkeitsgipfel liegt zwischen zwei und sechs Jahren, und hier beträgt die Inzidenz $2–5/10^5$ Einwohner und Jahr.

Ätiologie und Pathogenese

Die Ätiologie der Minimalläsion ist unklar. Immunologische Vorgänge scheinen eine Rolle zu spielen.

Ⓢ Symptome

Bei subjektivem und objektivem Wohlbefinden beginnt die Erkrankung klinisch mit peripheren Ödemen und Gewichtszunahme.
Befunde: Deutlich beschleunigte BKS; im Serum niedrige Natrium- und Chloridwerte, Hypo- und Dysproteinämie. Hyperlipidämie mit hohen Werten für Cholesterin, Triglyzeriden und VLDL. Im Urin selektive Proteinurie (Albumin, > 5 g/d), massenhaft hyaline und granulierte Zylinder, aber keine Erythro- oder Leukozyten im Sediment. Die glomeruläre Filtrationsrate ist in der Regel normal oder sogar erhöht.

Ⓓ Diagnostik

Jugendliches Alter verbunden mit den gerade geschilderten Befunden lassen an die Minimalläsion denken. Durch Ansprechen auf eine Steroidtherapie wird die Diagnose erhärtet. Eine Nierenbiopsie ist in diesem Fall nicht erforderlich.

Ⓣ Therapie

Die Minimalläsion spricht gut (mehr als 90% aller Fälle) auf eine Kortikosteroidtherapie an. Ca. 40% bleiben rezidivfrei, nur bei 20% kommt es zu ein bis zwei Rezidiven. Bei häufigen Rezidiven (mehr als 3) empfiehlt sich die zusätzliche Gabe von Cyclophosphamid oder Chlorambucil. Die wenigen Patienten mit immer wiederkehrender Proteinurie sprechen gut auf Ciclosporin A an, nach Absetzen tritt aber die Proteinurie regelmäßig wieder auf.

Verlauf und Prognose

Der Verlauf und die Prognose der Minimalläsion sind günstig.

23.3.5 Glomeruläre Beteiligung bei Stoffwechselerkrankungen

23.3.5.1 *Diabetische Nephropathie*
Siehe Kap. 14.2.

23.3.5.2 *Amyloidose*

Unter Amyloidose versteht man extrazelluläre Ablagerungen von Proteinfibrillen, die sich in der Kongorot-Färbung positiv darstellen lassen. Von der Amyloidose können alle Organe befallen werden. Einer der Hauptmanifestationsorte ist die Niere, wo sie zur terminalen Niereninsuffizienz führt, da das Amyloid vom Körper nicht entfernt werden kann und eine wirksame Therapie nicht möglich ist.

Definition

Amyloidablagerungen finden sich extrazellulär. Eine Einteilung erfolgt aufgrund der verschiedenen Proteine in Amyloidosen vom Leichtkettentyp (AL) Serumamyloid-A (AA) und Amyloidose-E mit bevorzugtem Befall endokriner Drüsen.

Epidemiologie

Es gibt keine sicheren Angaben.

Ätiologie und Pathogenese

Es ist nicht klar, in welcher Form und in welchem Ausmaß unterschiedliche Organe von Amyloidablagerungen betroffen werden.
Histologisch findet man typische Amyloidablagerungen in der Niere an der Basalmembran, insbesondere auf der subepithelialen Seite. Es bilden sich Spiculae. Auch im Mesangium, seltener in den Arteriolen, lagert sich Amyloid ab.

Ⓢ Symptome

Die renale Amyloidose führt zum nephrotischen Syndrom und nicht-selektiver Proteinurie. Da es sich um eine **Spätkomplikation** unterschiedlicher Primärerkrankungen handelt, stehen deren Symptome ganz im Vordergrund.

D Diagnostik

Außer den peripheren Ödemen findet man eine vergrößerte Leber, Niere und Milz. Die glomeruläre Filtrationsrate ist stark eingeschränkt. Die Diagnose wird durch den histologischen Amyloidnachweis zunächst in der Rektumbiopsie gesichert.

▼ Therapie

Eine spezifische Therapie gibt es nicht.

 Cave!   Röntgenkontrastmitteluntersuchungen können zum akuten Nierenversagen führen.

Verlauf und Prognose

Innerhalb von Monaten und Jahren münden die renalen Amyloidosen in eine terminale Niereninsuffizienz. Die Geschwindigkeit läßt sich nicht vorhersagen.

23.3.6 Degenerative glomeruläre Erkrankungen (Sklerose/Fibrose)

Alle Formen der glomerulären und interstitiellen renalen Parenchymerkrankungen münden auf dem Wege zur terminalen Niereninsuffizienz morphologisch in das Stadium der Glomerulosklerose. Auch die lang bestehende Hypertonie mit Arteriosklerose, sowie die renale Beteiligung bei Sklerodermie (siehe Abschnitt 9.4) zeigen bei eingeschränkter Nierenfunktion als Endstadium morphologisch eine Glomerulosklerose. Aufgrund dieses einheitlichen Endzustandes gelingt es jetzt nicht mehr, aus der Histologie auf die renale Grunderkrankung zu schließen. Die Glomerula sind sklerotisch umgewandelt mit vermehrter Matrix, fibrosiertem Kapselepithel und evtl. mit periglomerulären Rundzellinfiltraten. Dieses Stadium zeichnet sich durch eine geringe Proteinurie (< 3 g/d) und Erythrozyturie aus. Differentialdiagnostisch kommen alle renoparenchymatösen Nierenerkrankungen und eine lang bestehende Hypertonie in Betracht. Eine Therapie kommt zu spät.

23.4 Interstitielle Nephritiden

U. Bahner, A. Heidland

Bei den **interstitiellen Nephritiden** handelt es sich um eine Gruppe von Nierenerkrankungen unterschiedlicher Ätiologie (siehe Tab. 23.4-1) mit einer akuten oder chronischen Entzündung im Bereich des Niereninterstitiums. Da im allgemeinen auch eine Miterkrankung der Tubuli besteht, werden sie auch als **tubulointerstitielle Nephritiden** bezeichnet. Das klinische Bild der interstitiellen Nephritiden ist charakterisiert durch den Ausfall tubulärer Partialfunktionen und durch eine sekundäre glomeruläre Beteiligung, die zu einem Abfall der glomerulären Filtrationsrate führen kann (siehe Abb. 23.4-1). Die Einteilung der interstitiellen Nephritiden erfolgt nach pathogenetischen Kriterien in **bakterielle** und **abakterielle** Nephritiden (siehe Abb. 23.4-2). Im Gegensatz zu den meisten Glomerulopathien ist die Ursache einer interstitiellen Nephritis häufig anamnestisch und/oder klinisch faßbar, die jeweils zugrundeliegenden pathogenetischen Mechanismen sind zum Großteil unerforscht. Bemerkenswert ist aber, daß die Behandlung der Grundkrankheit bzw. die Beseitigung des auslösenden Agens in der Regel das Fortschreiten der Nephropathie verhindern und in einigen Fällen sogar zur Erholung der Nierenfunktion führen kann.

Tab. 23.4-1   Ursachen der interstitiellen Nephritis

► **Infektionen**

► **Medikamente**
  – Antibiotika (Penicillinderivate, Cephalosporine, Rifampicin, Sulfonamide u. a.)
  – Diuretika (Thiazide, Furosemid, Etacrynsäure)
  – nichtsteroidale Antirheumatika
  – andere Medikamente (Allopurinol, Antikoagulanzien u. a.)

► **metabolische Störungen**
  – Hypokaliämie
  – Hyperkalzämie
  – Hyperurikämie

► **Obstruktion der ableitenden Harnwege** (siehe Tab. 23.4-3)

► **Immunologische Faktoren**
  – hyperergische Reaktion
  – Transplantatabstoßung
  – antitubuläre Antikörper

► **andere seltene Ursachen**
  – zystische Nierenerkrankungen
  – Balkannephropathie
  – Sichelzellanämie
  – Strahlennephritis
  – multiples Myelom

23.4.1 Bakteriell bedingte interstitielle Nephritiden

23.4.1.1 Akute bakterielle abszedierende interstitielle Nephritis („akute Pyelonephritis")

Definition

Synonym: akute Pyelonephritis.
Hierbei handelt es sich um eine akute bakterielle Entzündung primär im Bereich des Niereninterstitiums und der Tubuli mit **Abszeßbildung in Nie-**

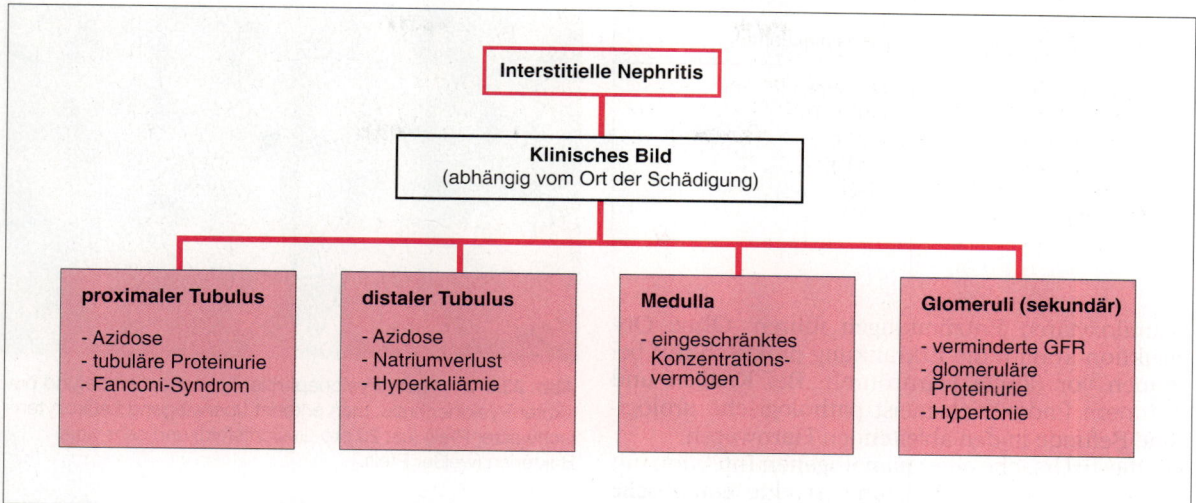

Abb. 23.4-1   Klinisches Bild der interstitiellen Nephritiden.

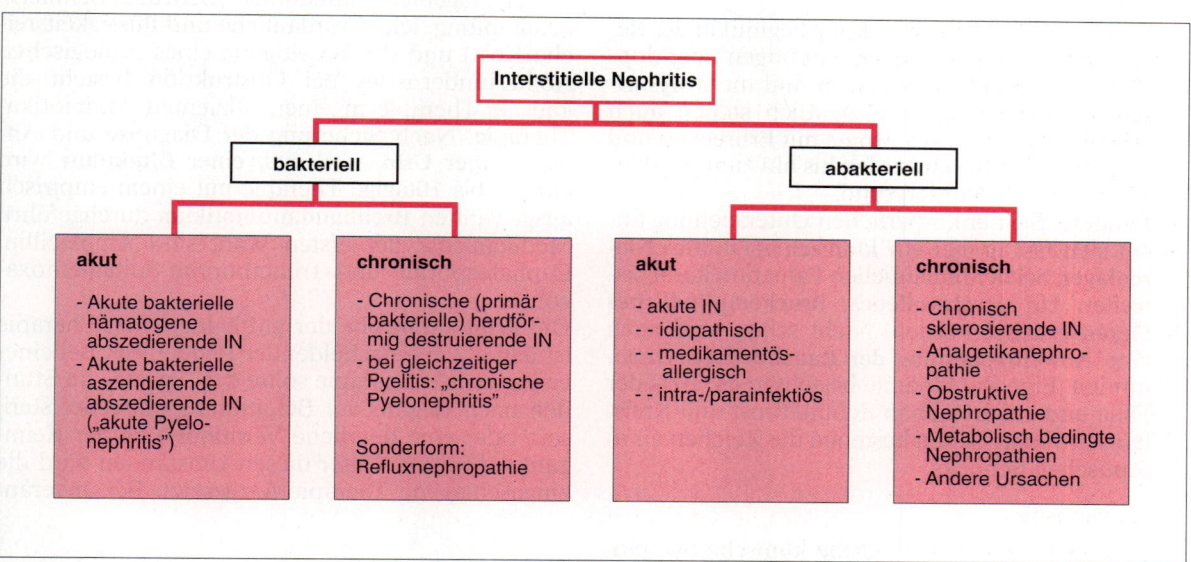

Abb. 23.4-2   Einteilung der inerstitiellen Nephritiden (IN) nach pathogenetischen Kriterien.

renrinde und -mark, die bei hämatogener Entstehung doppelseitig, bei Keimaszension ein- oder beidseitig auftritt. Bei gleichzeitigem Bestehen einer akuten eitrigen Pyelitis liegt per definitionem eine „akute Pyelonephritis" vor, auch wenn die Nierenbeckenschleimhaut bei deszendierender Entzündung sekundär miterkrankt.

Epidemiologie

Angaben zur Inzidenz und Prävalenz liegen nicht vor. Im Biopsiematerial wird die akute bakterielle interstitielle Nephritis relativ selten beobachtet (2,1 % laut Literatur). Dies dürfte jedoch daran liegen, daß eine Indikation zur Nierenbiopsie bei dem meist eindrucksvollen klinischen Bild in der Regel nicht gegeben ist. Da ein Großteil der Erkrankungen über eine Keimaszension zustande kommt, dürfte eine gewisse Parallelität zum Auftreten der Harnwegsinfektion sowohl hinsichtlich der Alters- als auch Geschlechtsverteilung bestehen.

Ätiologie und Pathogenese

Die akuten bakteriellen abszedierenden interstitiellen Nephritiden entstehen besonders häufig auf dem Boden **vorbestehender obstruktiver Harnwegserkrankungen** (siehe Tab. 23.4-3). Hierbei spielt der aszendierende bzw. intrakanikuläre Infektionsmodus die größte Rolle, wobei sich uropathogene Keime (siehe Tab. 23.4-2) vom Nierenmark zur Nierenrinde hin ausbreiten und zu fokalen, selten auch diffusen,

Tab. 23.4-2	Erreger von Harnwegsinfektionen
Escherichia coli	(40–60%)
Enterokokken	(20%)
Staphylokokken	(13%)
Proteus-Spezies	(13%)
Pseudomonasgruppe	(5%)
Enterobaktergruppe	(2%)

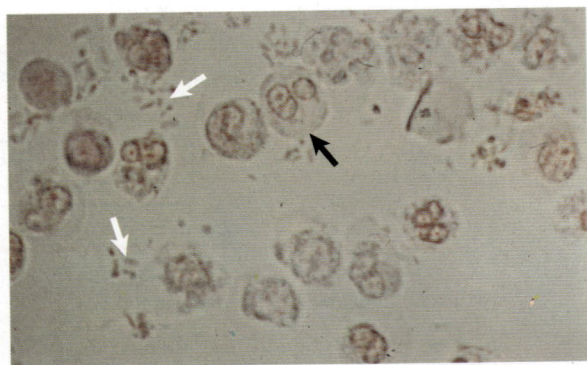

Abb. 23.4-3 Akute Pyelonephritis: Typischer Urinbefund bei akuter Pyelonephritis; man erkennt überwiegend Leukozyten (schwarzer Pfeil) (ca. 20 pro Gesichtsfeld) und sehr viele Bakterien (weißer Pfeil).

granulozytären Entzündungen führen. Ohne Obstruktion kommt die Erkrankung praktisch nur bei Frauen vor (kurze Harnröhre!). Bei Knaben und Männern finden sich meist pathologische urologische Befunde in den ableitenden Harnwegen.
Häufigste Ursache einer hämatogenen Infektion mit beidseitiger Nierenbeteiligung ist eine **embolische Verschleppung** von **septisch-thrombotischem Material**, z. B. bei bakteriellen Endokarditiden.

🆂 Symptome

▶ **Beschwerden:** Die Erkrankung beginnt in der Regel akut mit **hohem Fieber,** einseitigen oder doppelseitigen **Flankenschmerzen** und meist **dysurischen Beschwerden.** Gelegentlich stehen auch schwere Allgemeinsymptome mit Erbrechen und abdominellen Beschwerden bis hin zum paralytischen Ileus im Vordergrund.
▶ **Befunde:** Bei der körperlichen Untersuchung findet sich fast immer ein **klopfschmerzhaftes Nierenlager,** bei der bimanuellen Palpation kann bisweilen ein **geschwollenes, druckempfindliches Organ** getastet werden. Nicht selten wird auch eine **Abwehrspannung der Bauchdecken** vorgefunden. Eine Bakteriämie besteht in ca. 10% der Fälle und äußert sich in Schüttelfrost und Kreislaufschwäche. Selten bestehen die Zeichen eines septischen Schocks.

🅳 Diagnostik

Die Diagnose stützt sich auf die klinische Symptomatik und charakteristische Urinbefunde. Diese bestehen im wesentlichen aus **Leukozyturie** (Leukozytenzylinder!), **Bakteriurie, Hämaturie** und meist **tubulärer Proteinurie** (siehe Abb. 23.4-3). Bei kompletter Obstruktion des Ureters auf der betroffenen Seite können pathologische Urinbefunde jedoch fehlen. Blutchemisch sind BKS-Beschleunigung und Leukozytose typisch. Das Anlegen einer **Urinkultur** und, bei septischen Temperaturen, einer **Blutkultur** vor antibiotischer Therapie sind **obligat.** Technische Untersuchungen (Sonographie, Röntgen etc.) dienen dem Ausschluß bzw. Nachweis prädisponierender oder komplizierender Faktoren. Die prädisponierenden Faktoren zeigt die Tabelle 23.4-3.

Komplikationen

Die wichtigste Komplikation ist das Auftreten einer **Urosepsis.** Des weiteren besteht die Gefahr des Übergangs in eine chronische Verlaufsform.

🆃 Therapie

Neben Allgemeinmaßnahmen (Bettruhe, Schmerzbekämpfung, leicht verdauliche und flüssigkeitsreiche Kost) und der Beseitigung eines urologischen Abflußhindernisses bei Obstruktion besteht die kausale Therapie in einer effizienten Antibiotika-Therapie. Nach Sicherung der Diagnose und Anlegen einer **Urin-** und evtl. einer **Blutkultur** wird eine 7- bis 10tägige Therapie mit einem empirisch ausgewählten **Breitbandantibiotikum** durchgeführt. Medikamente der ersten Wahl sind Amoxicillin, Cephalosporine und Trimethoprim-Sulfamethoxazol.
Die **Erfolgskontrolle** der antibakteriellen Therapie ist dabei von entscheidender Bedeutung. Bei einer erfolgreichen Therapie sollte der Urin 36–48 Stunden nach Beginn der Behandlung entweder steril sein oder eine deutliche Verminderung der Keimzahl aufweisen. Unter diesen Umständen wird die eingeschlagene Therapie fortgesetzt. Bei unverän-

Tab. 23.4-3	Prädisponierende Faktoren für eine bakterielle interstitielle Nephritis

▶ **Ureteren**
  – kongenitale Läsionen (Klappen, Stenosen, Ektopien)
  – intraluminale Obstruktion (Steine, Blutgerinnsel, Papillennekrosen, entzündliche Strikturen, Neoplasie)
  – extraureterale Kompression (entzündliche Erkrankungen, Tumoren, Traumata, retroperitoneale Fibrose, Gefäßanomalien etc.)

▶ **Harnblase**
  – Neoplasien, neurogene Harnblase, Medikamente (Anticholinergika, Sympathomimetika etc.)

▶ **Prostata**
  – Adenom, Karzinom

▶ **Urethra**
  – Phimose, Stenosen, Divertikel und Klappen, Dauerkatheter

derter Bakteriurie – insbesondere bei hospitalisierten oder antibakteriell vorbehandelten Patienten kann eine Resistenz gegenüber den üblicherweise verwendeten Antibiotika vorliegen – ist auch durch längere Behandlung mit großer Wahrscheinlichkeit kein Erfolg zu erwarten. Hier ist ein **Wechsel des Antibiotikums** entsprechend der dann vorliegenden **Resistenzbestimmung** erforderlich. Eine **abschließende Kontrolle** des Urins sollte 10 Tage und 3 Wochen nach antibiotischer Therapie sowie anschließend noch mehrmals im Verlaufe eines Jahres durchgeführt werden, um Rezidive oder Reinfektionen rechtzeitig zu erkennen. Bei Therapieresistenz oder häufigen Rezidiven muß unbedingt nach prädisponierenden Faktoren gefahndet werden.

Verlauf und Prognose

Bei aszendierender ein- oder beidseitiger Erkrankung hängt die Prognose nicht nur von einer effektiven antibiotischen Therapie ab, sondern auch von der Beseitigung eventuell vorhandener prädisponierender Faktoren, wie z.B. Harnwegsobstruktionen. Gelingt dies, kann in der Regel eine Ausheilung erreicht werden.
Die Prognose der akuten abszedierenden doppelseitigen Nephritis bei hämatogener Entstehung ist dagegen eher ungünstig. Ein nicht unerheblicher Prozentsatz der Patienten stirbt dabei an den Folgen des schweren Allgemeininfektes.

Differentialdiagnose

Differentialdiagnostisch muß die **isolierte akute Pyelitis** abgegrenzt werden, wobei umstritten ist, ob eine Pyelitis als eigenständige Erkrankung vorkommt und zur Ausheilung gelangt oder ob sie stets als Vorstadium einer auf das Nierenparenchym übergreifenden Entzündung anzusehen ist. Zur Unterscheidung hilft der Nachweis einer **tubulären Proteinurie.**

23.4.1.2 Chronische herdförmig destruierende interstitielle Nephritiden

Chronische (primär bakterielle) herdförmig destruierende interstitielle Nephritis und „chronische Pyelonephritis"

Definition

Hierbei handelt es sich um eine chronische interstitielle Nephritis mit **herdförmiger Parenchymdestruktion.** Im Verlauf der Erkrankung finden sich inkonstant positive bakteriologische Harnbefunde. Der Begriff **„chronische Pyelonephritis"** ist gerechtfertigt, wenn zusätzlich zu der bestehenden chronischen herdförmig destruierenden interstitiellen Nephritis eine chronische Pyelitis nachweisbar ist, die zu einer **narbigen Destruktion des Nierenhohlsystems** geführt hat.

Epidemiologie

Angaben zur Inzidenz und Prävalenz liegen nicht vor. Exakte Zahlen über dieses Krankheitsbild zu erlangen ist äußerst schwierig, da bisher die Kriterien für diese Diagnose in den einzelnen Zentren erheblich variieren und eine exakte Diagnose bei fortgeschrittener Niereninsuffizienz nicht mehr gestellt werden kann. Man nimmt an, daß ca. 15–20% aller Dialysepatienten eine chronische herdförmig destruierende Nephritis als Grundkrankheit aufweisen.

Ätiologie und Pathogenese

Ätiologie und Pathogenese der chronischen (primär bakteriellen) herdförmig destruierenden interstitiellen Nephritiden sind **häufig ungeklärt.** Nach der Terminologie geht man bei der Verwendung dieses Begriffes jedoch davon aus, daß Bakterien eine ätiologisch entscheidende Rolle bei Ausprägung und Progredienz der Erkrankung spielen. Dies ist in der Praxis jedoch häufig nicht zu beweisen, da die meisten Patienten erst im fortgeschrittenen Stadium zur Untersuchung kommen. Es ist dann noch schwerer zu beurteilen, ob die Erkrankung **hämatogen** oder **aszendierend** entstanden ist. Beide Infektionswege sind möglich, der weitaus größte Teil (vermutlich mehr als 95%) dürfte aszendierend entstanden sein. Nicht jede bakterielle Niereninvasion bedeutet jedoch per se schon die Entwicklung einer chronisch fortschreitenden destruierenden interstitiellen Nephritis. Voraussetzung hierfür ist, daß es im Rahmen des Bakterienbefalls zu einer **eitrigen Entzündung** kommt. Man glaubt, daß chronische Infektionen der Nieren nur entstehen können, wenn Störungen der Urodynamik oder Störungen des Blutstroms in der Niere zum Zeitpunkt der bakteriellen Infektion vorliegen. Beide Störungen sind imstande, im Sinne eines prädisponierenden Faktors, einer bakteriellen Infektion des Nierenparenchyms Vorschub zu leisten. Ursachen für solche Störungen sind in Tabelle 23.4-4 zusammengefaßt. Besteht der prädisponierende Faktor ausreichend lange fort, muß der Übergang in eine chronische Form befürchtet werden.
Bei der sog. „chronischen Pyelonephritis" handelt es sich um eine zwar häufig benutzte, prinzipiell jedoch historische Bezeichnung. Eine chronische Pyelonephritis kann vorliegen, wenn neben Hinweisen auf eine tubulointerstitielle Nephritis auch **narbige Veränderungen des Nierenbecken-Kelch-Systems** bestehen. Solche Veränderungen kommen jedoch nur bei Vorhandensein prädisponierender Faktoren zustande. Wir halten es deshalb für nützlich, den Begriff „chronische Pyelonephritis" als **Symptomdiagnose** zu benutzen und nach **prädisponierenden Faktoren** zu suchen. Eine besondere Rolle spielt dabei das Vorhandensein eines **vesikoureteralen Refluxes.** Für die Verlaufsvariante „chronische Pyelonephritis" nimmt man an, daß die Bakterien selbst möglicherweise nur im Sinne eines Starterphänomens wirksam sind. Die Unterhaltung der

Tab. 23.4-4 Prädisponierende Faktoren für chronische herdförmig destruierende interstitielle Nephritiden

▶ Harnabflußstörungen
  – Fehlbildungen (Reflux, Urethraklappen etc.)
  – Obstruktion (Steine, Strikturen, Tumoren)
  – Blasenfunktionsstörung
  – längere Bettlägerigkeit

▶ Medikamente
  – Analgetika, Antibiotika (Keimselektion), Kortikoide (Abwehrschwäche)

▶ Stoffwechselstörungen
  – Diabetes mellitus, Gicht, Elektrolytstörungen

▶ Schwangerschaft

▶ iatrogene Ursachen
  – urologische Eingriffe
  – Spinalanästhesie

▶ allgemeine und lokale Abwehrschwäche
  – chronische Erkrankungen, Infektionskrankheiten etc.
  – Nässe und Kälte (?)

chronischen Entzündung in der entsprechend veränderten Niere soll nicht mehr obligat an die Anwesenheit von Bakterien gebunden sein.

S Symptome

Primär chronische Formen verlaufen oft jahrelang symptomlos. Ein Teil der Patienten berichtet über uncharakteristische **Miktionsbeschwerden** und **Nykturie.** Abhängig von der sich entwickelnden Niereninsuffizienz treten weitere Symptome wie **Müdigkeit, Leistungsminderung, Kopfschmerzen** und bisweilen auch eine **Visusverschlechterung** hinzu. Bei fortgeschrittener Niereninsuffizienz finden sich die Zeichen einer **Anämie** und in 30–50% der Fälle auch einer renalen **Hypertonie.**
Akut rezidivierende Entzündungsschübe liefern ein klinisches Bild wie bei einer akuten interstitiellen Nephritis.

D Diagnostik

Bei klinischem Verdacht auf eine chronische herdförmig destruierende interstitielle Nephritis ist die Erhebung einer **ausführlichen Eigenanamnese,** die insbesondere auch Fragen über **Erkrankungen im Kleinkindesalter** mit einbezieht, von entscheidender Bedeutung. Weitere wichtige Hinweise liefert die **Urinuntersuchung.** Bei bestehendem Harnwegsinfekt findet man eine Bakteriurie, eine Leukozyturie und Leukozytenzylinder. **Mikrobiologische Untersuchungen** zur Identifizierung des Keims sind obligat. Ein frühzeitiger Hinweis auf eine Störung der tubulären Partialfunktion ist der Nachweis einer Konzentrationsschwäche der Niere **(Hyposthenurie).** Auch die qualitative (vorwiegend tubuläre) und quantitative (selten mehr als 2 g in 24 Stunden) Bestimmung einer **Proteinurie** kann hilfreich sein. Die Bestimmung **blutchemischer Parameter** (BKS,

C-reaktives Protein, Blutbild, Elektrolyte, Nierenretentionswerte, Glukose, Harnsäure etc.) gibt Hinweise auf eine bestehende Entzündung und eine mögliche Nierenfunktionseinschränkung und dient der Erkennung prädisponierender Faktoren.
Die Diagnose einer chronischen Pyelonephritis kann definitionsgemäß nur mit Hilfe **radiologischer Untersuchungen** gestellt werden. Durch Röntgenleeraufnahmen des Abdomens mit Schichtaufnahmen der Nieren lassen sich Aussagen über Nierengröße und Verkalkungen machen. Mit Hilfe des **i.v. Ausscheidungsurogramms** lassen sich eine asymmetrische Schrumpfung der Nieren mit narbiger Einziehung der Oberfläche, entzündliche Veränderungen der Nierenkelche, Papillennekrosen, Abflußbehinderungen durch Konkremente oder Strikturen mit Harnstau sowie ein vesikoureteraler Reflux während der Miktion feststellen (siehe Abb. 23.4-4). Zusätzliche Aussagen über Nierenveränderungen (Zysten, Tumoren, entzündliche Veränderungen, Schrumpfung, Stauung) erhält man durch die **Sonographie** und die **Computertomographie.**
Eine Nierenbiopsie ist unter Berücksichtigung der herdförmigen Natur der Erkrankung in der Regel nicht indiziert.

Komplikationen

Als Folge einer zunehmenden Zerstörung des Nierenparenchyms kommt es zu einer progredienten Niereninsuffizienz sowie in etwa 30–50% der Fälle zum Auftreten einer renalen Hypertonie mit entsprechenden Sekundärkomplikationen. Bei fortgeschrittener Niereninsuffizienz kann es zu erheblichen Störungen des Elektrolyt- und Säure-Basen-Haushaltes kommen. Des weiteren kann ein chro-

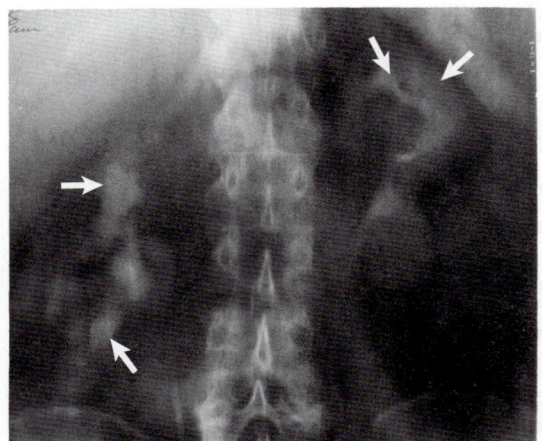

Abb. 23.4-4 I.v. Urogramm, konventionelle Tomographie einer Patientin mit chronischer Pyelonephritis. Beidseits sind Endkelchverplumpungen (Pfeile) erkennbar; narbige Parenchymveränderungen stellen sich als Konturunregelmäßigkeit und Distanzminderung zwischen Organkontur und Endkelch dar. (Institut für Röntgendiagnostik der Universität Würzburg, Prof. Dr. Lackner).

nischer Harnwegsinfekt immer Ausgangspunkt einer Urosepsis werden.

▼ Therapie

Entsprechend der Ätiologie und Pathogenese der Erkrankung bestehen die wichtigsten therapeutischen Maßnahmen in der Beseitigung bzw. Behandlung **prädisponierender Faktoren** sowie in der gezielten **Antibiotika-Therapie** bei Bakteriämien und insbesondere bei Harnwegsinfektionen. Die Behandlung eines Harnwegsinfektes erfolgt wie bei der akuten bakteriellen interstitiellen Nephritis. Besteht die Infektion fort, wird eine zweite Stoßtherapie entsprechend der Resistenzbestimmung durchgeführt. Sollten jedoch 2–3 Therapieversuche vergeblich sein, ist eine stationäre Aufnahme zur hochdosierten parenteralen Therapie indiziert. Wenn trotz mehrerer Behandlungsversuche eine Bakteriurie weiterbesteht, der Patient aber **subjektiv beschwerdefrei** ist, besteht **keine Behandlungsindikation** mehr. Solche Patienten sollten aber in 8–12wöchigen Abständen überwacht werden. Eine Indikation zur antibakteriellen Therapie ist aber nur bei akuten symptomatischen Schüben der Erkrankung gegeben. In einigen Fällen gelingt es jedoch nicht, die Häufigkeit symptomatischer Rezidive zu verhindern. Die Ursachen hierfür sind nur teilweise bekannt (Resistenzentwicklung der Erreger, mangelnde Anal- und Sexualhygiene, Menstruation, Kohabitation u.a.). Bei häufigen Rezidiven wird nach Beseitigung der Infektion eine maximal 6 Monate dauernde Langzeitprophylaxe mit einem Antibiotikum (Co-trimoxazol, Gyrasehemmer, Sulfonamide) empfohlen. Im Regelfall ist es ausreichend, eine Tablette der genannten Substanzen am Abend nach der letzten Miktion einzunehmen.

Das therapeutische Vorgehen bei bereits eingetretener Niereninsuffizienz erfolgt nach den üblichen Richtlinien. Bei bestehender renaler Hypertonie ist eine **wirksame Blutdrucksenkung** von entscheidender Bedeutung, da dadurch das Fortschreiten der Erkrankung deutlich verlangsamt werden kann.

Verlauf und Prognose

Verlauf und Prognose der Erkrankung hängen entscheidend vom Zeitpunkt der Diagnosestellung, der Beseitigung prädisponierender Faktoren und der Wirksamkeit der antibiotischen Therapie ab. In vielen Fällen ist diese **Konstellation ungünstig,** und es kommt zu einer fortschreitenden **Niereninsuffizienz** bis hin zur **Dialysepflichtigkeit.** Entgegen früherer Ansichten führen chronisch-rezidivierende Harnwegsinfekte beim Erwachsenen wohl nicht zu einer fortschreitenden Destruktion des Nierengewebes, wenn keine prädisponierenden Faktoren vorliegen. Existieren prädisponierende Faktoren, kann die sekundäre bakterielle Infektion die Zerstörung des Nierenparenchyms beschleunigen. Das gilt v.a. für frühkindliche Harnwegsinfektionen. Ursachen für das Auftreten einer Niereninsuffizienz bei chronischem oder rekurrierendem Harnwegsinfekt sind

Druckatrophie des Nierengewebes durch Störungen des Harnabflusses, Einbeziehung der Glomerula und Gefäße durch die fortschreitende Fibrosierung des Nierenparenchyms und schließlich das Auftreten einer dadurch bedingten arteriellen Hypertonie.

Differentialdiagnose

Differentialdiagnostisch sind alle anderen chronischen interstitiellen Nephritiden abzugrenzen. Eine möglicherweise bestehende Überlagerung, z.B. das Nebeneinander von Schäden im Sinne einer Analgetikanephropathie und einer herdförmig destruierenden interstitiellen Nephritis, erschwert allerdings eine klare Trennung.

Refluxnephropathie

Definition

Unter dem Begriff Refluxnephropathie werden ein- oder doppelseitige, chronische herdförmig destruierende Nephritiden zusammengefaßt, die meist durch Reflux von Urin aus der Harnblase über Ureter und Nierenbecken in das Nierenparenchym entstehen.

Kasuistik

Eine 24jährige Patientin stellt sich wegen seit einigen Tagen bestehender Dysurie und Pollakisurie in der nephrologischen Ambulanz vor. Sie ist beunruhigt, weil sie als Kind „nierenkrank" gewesen sei und jetzt schwanger werden wolle. Sie wünscht eine nephrologische Untersuchung und eine Stellungnahme zur geplanten Schwangerschaft.

Es konnte recherchiert werden, daß im Alter von 4 Jahren nach wiederholten Bauchschmerzen eine Infektion der ableitenden Harnwege festgestellt worden war. Im i.v. Urogramm hatte man eine Narbe am apikalen Pol der rechten Niere bei unauffälligen ableitenden Harnwegen diagnostiziert. Die linke Niere und das dazugehörige Harnwegssystem waren normal gewesen. Im anschließend durchgeführten Miktionszysturethrogramm hatte man einen rechtsseitigen vesikoureteralen Reflux bei normaler Blasenentleerung gefunden. Die harnpflichtigen Substanzen waren zum damaligen Zeitpunkt erhöht, die Kreatininclearance deutlich eingeschränkt. Daraufhin wurde drei Jahre lang eine kontinuierliche antibiotische Therapie durchgeführt. Darunter blieb der Urin steril, und die Nieren zeigten ein normales Wachstum. Im Alter von 11 Jahren war bei einem erneut durchgeführten Miktionszysturethrogramm der vesikoureterale Reflux nicht mehr nachweisbar. Bis zum jetzigen Zeitpunkt seien keine Harnwegsinfekte mehr aufgetreten.

Bei der jetzigen Untersuchung ist der **körperliche Befund** unauffällig, der Blutdruck beträgt 120/75 mmHg. Kreatinin und Kreatininclearance sind im Normbereich. Die **Urinanalyse** erbringt 10 Leukozyten pro Gesichtsfeld und keine Proteinurie. Im Mittelstrahlurin finden sich ausschließlich E. coli (> 10^5 Bakterien/ml). **Sonographisch** zeigt sich die apikale Narbe an der rechten Niere, ansonsten sind beide Nieren unauffällig. Nach einer fünftägigen Behandlung mit Trimethoprim ist der Urin steril.

Bezüglich der geplanten Schwangerschaft können die Bedenken der Patientin zerstreut werden. Die Patientin hatte wohl schon vor dem 5. Lebensjahr eine nicht-progressive Pyelonephritis bei vesikoureteralem Reflux durchgemacht. Durch die frühzeitige Diagnose, die konsequente Therapie und die sorgfältige Nachbehandlung konnte die Progression des früh erworbenen Nierenschadens aufgehalten werden. Die Nieren entwickelten sich normal, und der vesikoureterale Reflux bildete sich wohl im Verlauf der Reifung des Harnwegssystems zurück. Wegen der ausgezeichneten Nierenfunktion, der normotensiven Blutdruckwerte und des unauffälligen Urinbefundes kann angenommen werden, daß das Nierenparenchym gesund ist. Der jetzige Harnwegsinfekt steht mit der früheren Krankheitsgeschichte wahrscheinlich nicht in Zusammenhang. Trotz der früher durchgemachten parenchymatösen Nierenerkrankung kann deshalb ein normaler Schwangerschaftsverlauf angenommen werden. Wie bei jeder Schwangerschaft sind aber regelmäßige Kontrollen des Blutdruckes und des Urins angezeigt.

Epidemiologie

Angaben zur Inzidenz und Prävalenz liegen nicht vor. Die Refluxnephropathie entwickelt sich in der Regel während der ersten Lebensjahre und stellt damit vor allem eine Erkrankung **im Kindesalter** dar. Mädchen sind sehr viel häufiger betroffen als Jungen. Der Altersgipfel liegt zwischen dem 5. und 10. Lebensjahr. Bei Kindern führt ein schwerer vesikoureteraler Reflux in ca. 50% der Fälle zu progredienten Nierenparenchymschäden. Im Erwachsenenalter wird die Entwicklung einer Refluxnephropathie bei vesikoureteralem Reflux unterschiedlich häufig beobachtet; die Angaben schwanken zwischen 10 und 90% der Fälle.

Ätiologie und Pathogenese

Ätiologische Faktoren der Refluxnephropathie sind der vesikoureterale und/oder intrarenale Reflux. Beide Refluxmechanismen sind kongenital bedingt; ob sie auch sekundär entstehen können, ist umstritten. Der **vesikoureterale Reflux** ist dabei auf einen fehlerhaften Ureterverschlußmechanismus (Verkürzung der Pars intramuralis und intravesicalis des Harnleiters) zurückzuführen, der **intrarenale Reflux** ist an abnorm angelegte Papillen gebunden. Kommt zu diesem sogenannten „einfachen Reflux" noch eine infravesikale Obstruktion erschwerend hinzu, spricht man von einem komplizierten Reflux. Der urodynamische Vorgang des Refluxes richtet allein aber nur begrenzten Schaden an. Erst die Kombination mit einem **bakteriellen Harnwegsinfekt** führt zur Entstehung der Refluxnephropathie. Man nimmt an, daß es durch den vesikoureteralen Reflux zu einer Aszension von Bakterien von der Blase über die Ureteren in das Nierenbecken kommt, von wo sie durch die refluxiven Papillen ins Nierenparenchym gelangen. Das Nebeneinander von refluxiven und nichtrefluxiven Papillen erklärt auch den herdförmigen Charakter der Nephropathie. Interessanterweise finden sich refluxive Papillen vor allem am oberen und unteren Nierenpol, also an den Stellen, die am häufigsten von einem Schrumpfungsprozeß betroffen sind. Wie bei der chronischen Pyelonephritis, die von manchen Autoren vorzugsweise als Refluxnephropathie bezeichnet wird (unter der Annahme, daß jeder chronischen Pyelonephritis primär ein Reflux zugrunde liegt, auch wenn er später nicht mehr nachweisbar ist), nimmt man an, daß die Bakterien selbst nur im Sinne eines Startermechanismus wirksam sind, während die Unterhaltung der chronischen Entzündung nicht mehr an die Anwesenheit von Bakterien gebunden ist.

🆂 Symptome

Bei einem Reflux allein bestehen häufig keine subjektiven Beschwerden. Zu Beschwerden kommt es hauptsächlich im Rahmen **rezidivierender Harnwegsinfekte,** wobei insbesondere **Pollakisurie** und **Inkontinenz** beschrieben werden. Ein typischer stechender Schmerz während der Miktion und ein erneuter Harndrang einige Minuten nach Entleerung der Harnblase (Phänomen der doppelten Miktion) sind selten. Schreitet die Erkrankung fort, dann können alle Symptome einer chronischen Pyelonephritis bzw. chronischen Niereninsuffizienz auftreten.

🅳 Diagnostik

Die Diagnose der Refluxnephropathie erfolgt in der Regel durch die **i.v. Ausscheidungsurographie** mit anschließender **Miktionszysturethrographie** (Röntgenaufnahme der mit Kontrastmittel gefüllten Blase und der Harnröhre während der Miktion). Im typischen Falle kann man dabei während der Miktion einen **vesikoureteralen Reflux** erkennen (siehe Abb. 23.4-5), ein intrarenaler Reflux ist dagegen nur in den seltensten Fällen nachweisbar. Auch der Schweregrad des Refluxes wird anhand des Miktionszysturethrogramms festgelegt. Hat die Erkrankung bereits das Parenchym befallen, dann sieht man typischerweise eine **Verschmälerung des Nierenparenchyms** mit Schrumpfung an beiden Polen sowie **ektatische Nierenkelche.** Ist ein i.v. Ausscheidungsurogramm wegen erhöhter Nierenretentionswerte nicht mehr möglich, erfolgt die Diagnose durch Ultraschall, Zystoskopie, retrograde Pyelographie, Isotopennephrographie und evtl. Computertomographie.

Komplikationen

Die wichtigsten Komplikationen bei Refluxnephropathie sind **rezidivierende Harnwegsinfektionen,** vor allem aber eine zunehmende **Verschlechterung der Nierenfunktion** bis zur Dialysepflichtigkeit. Tritt die terminale Niereninsuffizienz bereits im Kindesalter ein, dann bleiben die Kinder oft minderwüchsig und sind gefährdet durch die ausgeprägte Anämie. Eine weitere wichtige Komplikation ist das Auftreten einer **renalen Hypertonie.**

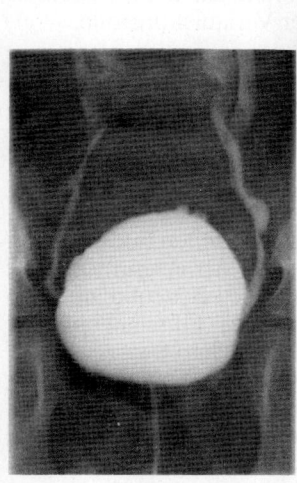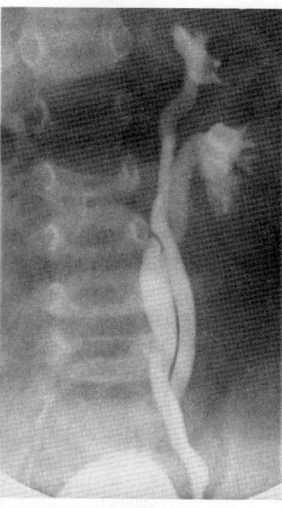

Abb. 23.4-5 Miktionszysturethrogramm bei einem 3jährigen Mädchen mit rekurrierenden Harnwegsinfekten; die Aufnahmen zeigen einen vesikoureteralen Reflux 1. Grades rechts und 3. Grades links; auf der rechten Aufnahme erkennt man außerdem eine Doppelanlage der linken Niere. (Bildquelle: Kinderradiologie der Universitäts-Kinderklinik Würzburg, Dr. Horwitz).

▼ Therapie

Die kausale Therapie der Refluxkrankheit besteht in der **Beseitigung des Refluxes.** Es besteht aber Einigkeit darüber, daß eine Operationsindikation nicht immer gegeben ist. Eine absolute Indikation besteht jedoch für die Beseitigung der infravesikulären Obstruktion bei kompliziertem Reflux. Ein einfacher Reflux geringen Grades kann konservativ behandelt werden. Neben einer lege artis durchgeführten **antibiotischen Therapie** gehören dann eine spezielle Anleitung zur Durchführung der Miktion (Blasenentleerung unabhängig vom Harndrang alle 3–4 Stunden; mindestens einmal täglich eine Dreifachmiktion, um die Blase einschließlich dem Pendelharn komplett zu entleeren) sowie eine **richtige Stuhlhygiene** und **Schutz vor infektbegünstigender Exposition** wie Kälte und Nässe-Traumata zu den entscheidenden Maßnahmen. Ein ausgeprägter Reflux erfordert immer die operative Korrektur. Ins Erwachsenenalter persistierender Reflux junger Frauen indiziert die antirefluxive Operation, wenn es zu rezidivierenden Pyelonephritiden kommt, die auch mit resistenzgerechter antibiotischer Therapie nicht zu beherrschen sind. Bei erwachsenen Männern ist die Erkrankung meist so weit fortgeschritten, daß ein plastischer Eingriff nichts mehr ausrichtet. Die weiteren therapeutischen Maßnahmen entsprechen denen bei chronischer Pyelonephritis bzw. bei chronischer Niereninsuffizienz. Besonders hingewiesen sei jedoch auf die zwingende Indikation zur **Nierentransplantation bei dialysepflichtigen Kindern.**

Verlauf und Prognose

Bezüglich Verlauf und Prognose der Erkrankung muß man unterscheiden zwischen einfachem und kompliziertem Reflux. Der Krankheitswert des **komplizierten Refluxes,** der hauptsächlich beim männlichen Geschlecht vorkommt, ist wesentlich größer. Deshalb sind End-stage-Fälle überwiegend Knaben und Männer, im Gegensatz zu der überwiegend weiblich bestimmten Gesamtmorbidität der Refluxkrankheit. Beim **einfachen Reflux** kommt es sehr häufig zu einer **Spontanheilung bis zur Pubertät.** Viele Fälle reifen nach, ohne daß der Reflux vorher erkannt worden wäre (Nachreifen: Spontanheilung des Refluxes aufgrund der Neubildung neuromuskulärer Synapsen und Erholung der defekten Muskulatur). Es kommt bei dieser Nachreifung aber nicht zu einer Rückbildung, sondern zu einer renalen Defektheilung. 10–15% aller Refluxfälle persistieren urodynamisch ins Erwachsenenalter hinein, hochgradige öfter als geringgradige. Die Mehrheit der Patientengruppe kommt erst am Ende des zweiten oder im Verlauf des dritten Lebensjahrzehnts zu Diagnostik und Therapie. Die Prognose hängt dann vom Stadium der Erkrankung und von der Effektivität der therapeutischen Maßnahmen ab. Dabei gibt es Verläufe mit nur geringem Krankheitswert, aber auch mit progressiver Entwicklung hin zur funktionslosen Schrumpfniere.

Differentialdiagnose

Differentialdiagnostisch gelten die gleichen Überlegungen wie für die chronische Pyelonephritis.

23.4.2 Abakterielle interstitielle Nephritiden

23.4.2.1 *Akute abakterielle interstitielle Nephritis*

Definition

Bei der akuten abakteriellen interstitiellen Nephritis handelt es sich um eine **doppelseitige, hämatogene, nicht-eitrige** Entzündung der Strukturen des Niereninterstitiums.

Epidemiologie

Genaue epidemiologische Daten liegen nicht vor. Es findet sich eine akute abakterielle interstitielle Nephritis in 1,2% aller Nierenbiopsien. Der tatsächliche Prozentsatz dürfte jedoch viel höher liegen, da zum einen eine Vielzahl leichter Fälle unbemerkt verläuft und zum anderen beim klinischen Verdacht auf diese Erkrankung primär nicht biopsiert wird. Im eigenen Patientengut beobachteten wir in den letzten Jahren eine deutliche Zunahme der Inzidenz.

Ätiologie und Pathogenese

Die Ätiologie ist **nicht einheitlich.** Ein Teil der Fälle ist **idiopathisch** bedingt, dem anderen Teil liegen vermutlich **immunpathologische Mechanismen** zugrunde. Nicht selten tritt die akute abakterielle interstitielle Nephritis parallel mit einem fieberhaften **grippalen Infekt** (z. B. Streptokokkenangina, florider pulmonaler oder enteraler Virusinfekt) auf und läßt sich somit als intra- oder parainfektiöse Nephritis bezeichnen, im Gegensatz zur postinfektiösen Glomerulonephritis. Die Tatsache, daß die Erkrankung häufig dosisunabhängig im Anschluß an die Einnahme verschiedener Medikamente, wie z. B. Antibiotika, nichtsteroidale Antiphlogistika, Diuretika etc., auftritt, macht es wahrscheinlich, daß ein großer Anteil der Erkrankungen von **allergischen Faktoren** ausgelöst wird. Dafür spricht auch die häufig nachweisbare erhöhte IgE-Konzentration im Serum.

🅢 Symptome

Die akute abakterielle interstitielle Nephritis tritt häufig, wie oben bereits erwähnt, im Rahmen eines **fieberhaften Infektes** mit Symptomen einer sog. Erkältungskrankheit und/oder **diffusen abdominellen Beschwerden** auf. Das erste renale Symptom ist dabei oft eine intrainfektiös auftretende **Hämaturie**. Bei medikamentös bedingten akuten interstitiellen Nephritiden finden sich häufig auch Zeichen einer extrarenalen Hypersensitivitätsreaktion wie **Fieber, makulopapulöses Exanthem** und **Arthralgien**. Im Anfangsstadium der Erkrankung berichten die Patienten über ein **schmerzhaftes Nierenlager**, gelegentlich auch über hochgradige Schmerzen im unter- bis Mittelbauch, wohl als Folge der entzündungsbedingten Kapselspannung. Abhängig vom Grad der Nierenfunktionseinschränkung reicht das weitere Spektrum der klinischen Symptomatik von der leichten Einschränkung der Nierenfunktion ohne Hypertonie und Ödeme bis zum dialysepflichtigen akuten Nierenversagen mit ausgeprägter Hypertonie und den Zeichen der hydropischen Dekompensation.

🅓 Diagnostik

Die Diagnose einer akuten abakteriellen interstitiellen Nephritis wird in der Regel nach klinischen Befunden gestellt. Einer exakten **Anamneseerhebung** unter besonderer Berücksichtigung der möglichen Ätiologie (intra- bzw. **parainfektiös, medikamentösallergisch**) und der typischen Symptome (**intra-infektiöse Hämaturie, Hypersensitivitätssymptome, Nierenschmerzen**) kommt deshalb eine besondere Bedeutung zu. **Laborchemische Befunde** wie eine Azotämie, eine Eosinophilie und eine IgE-Erhöhung im Blut sowie eine tubuläre Proteinurie (meist unter 2 g/d), eine Hämaturie und das Auftreten von Eosinophilen im Urin stützen die Diagnose. Ein Erregernachweis bei parainfektiös bedingten Erkrankungen gelingt in der Regel nicht. Treffen die genannten Befunde zusammen, dann ist die Diagnose relativ einfach, so daß auf eine Nierenbiopsie verzichtet werden kann. In Zweifelsfällen sollte jedoch eine Nierenbiopsie angestrebt werden. Sonographische, radiologische und nuklearmedizinische Untersuchungen dienen höchstens dem Ausschluß anderer Ursachen bzw. der Verlaufskontrolle.

Komplikationen

Komplikationen resultieren im wesentlichen aus den Folgen des zunehmenden akuten Nierenversagens.

🆃 Therapie

Die Therapie der akuten abakteriellen interstitiellen Nephritis besteht zunächst im Absetzen möglicher nephrotoxischer Medikamente, Bettruhe und Bilanzierung bzw. Ausgleich des Flüssigkeits- und Elektrolythaushaltes. Bei deutlichen Hinweisen auf eine allergische Genese kann ein Therapieversuch mit Steroiden unternommen werden. Die Behandlung des akuten Nierenversagens erfolgt nach den üblichen Therapierichtlinien.

Verlauf und Prognose

Die akute abakterielle interstitielle Nephritis verläuft **wie ein akutes Nierenversagen.** In den allermeisten Fällen kommt es zu einer raschen und vollständigen Wiederherstellung der Nierenfunktion. Vereinzelt sind jedoch protrahierte Krankheitsverläufe mit 2–4 Monaten Dauer beschrieben worden. Sehr selten kann eine akute abakterielle interstitielle Nephritis auch in eine chronische Verlaufsform mit interstitieller Fibrose übergehen.

Differentialdiagnose

Differentialdiagnostisch müssen eine akute Glomerulonephritis, eine akute Pyelonephritis, eine akute Harnsäurenephropathie sowie das akute Nierenversagen anderer Genese in Betracht gezogen werden (siehe Tab. 23.4-5).

23.4.2.2 Chronisch sklerosierende interstitielle Nephritiden

Bei den chronisch sklerosierenden interstitiellen Nephritiden handelt es sich um eine Gruppe von chronischen Nierenerkrankungen unterschiedlicher Ätiologie mit einer **doppelseitigen, hämatoge-**

Tab. 23.4-5 Differentialdiagnosen der akuten abakteriellen interstitiellen Nephritiden

Differentialdiagnose	Charakterisiert durch
akute Glomerulonephritis	mittel- bis hochmolekulare Proteinurie, Erythrozytenzylinder
akute Pyelonephritis	Bakteriurie, ausgeprägte Leukozyturie
akute Harnsäurenephropathie	stark erhöhte Harnsäure
akutes Nierenversagen anderer Genese	Anamnese Proteinurie vom Mischtyp

nen, **nicht-eitrigen** Entzündung der Strukturen des Niereninterstitiums. Die beiden wichtigsten, die sog. **Analgetikanephropathie** und die **obstruktive Nephropathie,** sollen im folgenden ausführlich behandelt werden. Die metabolisch bedingten Nephropathien (hypokaliämische und hyperkalzämische Nephropathie, Uratnephropathie) wurden bereits an anderer Stelle besprochen. Bezüglich der anderen, seltenen Nephropathien (Balkannephropathie, Lithium- und Bleinephropathie, Nephropathie bei Sichelzellanämie und multiplem Myelom, Strahlennephritis) sei auf die Lehrbücher der Nephrologie verwiesen.

Analgetikanephropathie

Definition

Synonyme: Phenazetin-Nieren, Analgetika-assoziierte Nephropathie
Die Analgetikanephropathie ist eine chronische interstitielle Nephritis, die nach lang dauernder exzessiver Einnahme analgetisch wirkender Mischpräparate entsteht.

Kasuistik

Eine 42jährige, etwas vorgealterte Fabrikarbeiterin wurde mit einem akuten Angina-pectoris-Anfall auf unsere Intensivstation gebracht. Bei Aufnahme betrug der Blutdruck 240/120 mmHg. Nach Senkung des Blutdruckes waren die retrosternalen Schmerzen vollständig verschwunden. Ein Myokardinfarkt konnte ausgeschlossen werden. Bei der Anamneseerhebung berichtete die Patientin, daß – abgesehen von häufigen Kopfschmerzen und gelegentlichen Magenbeschwerden – keinerlei Vorerkrankungen bestünden; insbesondere sei kein hoher Blutdruck bekannt gewesen.

Bei der **Laboruntersuchung** fielen dann erhöhte Werte für Kreatinin (3,2 mg/100 ml bzw. 282 μmol/l) und Harnstoff-N (75 mg/100 ml bzw. 26,3 mmol/l) auf. Der Hb-Wert betrug 9,4 g/dl bzw. 5,6 mmol/l. Die Untersuchung des Urins erbrachte eine Proteinurie von 1 g/d und eine Natriumausscheidung von 200 mmol/d; im Sediment fanden sich 100 Leukozyten und 50 Erythrozyten pro Gesichtsfeld. Bei der **Sonographie** zeigten sich verkleinerte Nieren mit welliger Oberfläche und Verkalkungen an der Mark-Rinden-Grenze.

Aufgrund dieser Befunde wurde die Patientin nochmals eindringlich nach der Einnahme von Analgetika befragt. Sie gab zu, während der letzten 14 Jahre täglich 2 bis 3 Kopfschmerztabletten (Kombinationspräparate) eingenommen zu haben. Nach Aufklärung der Patientin über die Folgen des Analgetikamißbrauchs stellte sie diesen sofort ein. Kopfschmerzen verspürte sie nach Regulation des Blutdruckes nicht mehr. Eine neurologische Untersuchung war unauffällig.

Wegen der fortgeschrittenen Niereninsuffizienz wurde der Patientin eine entsprechende **Diät** (Eiweißrestriktion, Ausgleich des renalen Salzverlustes) empfohlen. Des weiteren wurden regelmäßige **Kontrolluntersuchungen** vereinbart. Bei der letzten Kontrolluntersuchung, ein Jahr nach der Diagnosestellung, betrug das Kreatinin 3,7 mg/100 ml (326 μmol/l), der Harnstoff-N 70 mg/100 ml (24,5 mmol/l), der Hb-Wert 9,7 g/dl (5,82 mmol/l), die Proteinurie 1,4 g/d und die Natriumausscheidung 120 mmol/d.

Epidemiologie

Die Analgetikanephropathie ist eine **häufige Ursache der chronischen Niereninsuffizienz,** mit zum Teil erheblichen regionalen Unterschieden. Das Geschlechterverhältnis männlich:weiblich beträgt etwa 1:4. Das durchschnittliche Alter liegt zwischen dem 45. und 55. Lebensjahr. Seit dem Ersatz des Phenazetins durch seinen Hauptmetaboliten Paracetamol ist die Häufigkeit der Erkrankung zwar deutlich zurückgegangen, sie konnte aber nicht endgültig beseitigt werden.

Ätiologie und Pathogenese

Die Analgetikanephropathie wurde 1950 erstmals beschrieben und 1953 ätiologisch mit der Einnahme des phenazetinhaltigen Saridon® in Verbindung gebracht. Später fand man, daß sich die Nephropathie in der Regel nach Einnahme von mehr als 500 bis 1000 g Phenazetin über einen Zeitraum von wenigen Jahren entwickelt. Heute weiß man, daß nicht allein das Phenazetin die Ursache dieser Erkrankung ist, sondern daß durch **Kombination verschiedener Analgetika** (insbesondere Kombinationen von Acetylsalicylsäure oder Phenazon mit Phenazetin, Paracetamol, Koffein und Kodein) deren Nephrotoxizität potenziert wird. Pathophysiologisch ist von Bedeutung, daß die Analgetika über eine Hemmung der renalen Prostaglandinsynthese (Aspirin®!) eine **Drosselung der Markdurchblutung** bewirken, wodurch die pharmakologischen Substanzen (eine besondere Rolle spielt der Phenazetinmetabolit p-Aminophenol) in der tieferen Markzone und der Papillenregion konzentriert werden und dort ihre toxische Wirkung entfalten können. Morphologisch kommt es zunächst zu **degenerativen Veränderungen der Kapillarendothelien** des Nierenmarks und der Henle-Schleifen (Kapillarsklerose) sowie zu einer primär azellulären Verbreiterung des Interstitiums des Nierenmarks. In fortgeschrittenen Stadien sieht man eine hauptsächlich im Markbereich lokalisierte, interstitiell fibrosierende, chronische, nicht-eitrige Entzündung mit kortikalen, über den Markkegeln gelegenen Narben.

ⓢ Symptome („Analgetikasyndrom")

Ca. 75% der Patienten mit Analgetikanephropathie sind Frauen im mittleren Lebensalter, die oft psychisch auffällig wirken und einen vorgealterten Eindruck machen. Sie klagen über multiple Beschwerden und Schmerzen unterschiedlicher Lokalisation, insbesondere über **Kopf- und Rückenschmerzen.** Das Krankheitsbild der Analgetikanephropathie ist charakterisiert durch einen schleichenden Verlauf, der den Patienten zunächst **keinerlei Beschwerden von seiten des Harntraktes** bereitet. Renale Symptome wie kolikartige Schmerzen durch den Abgang nekrotischer Papillenspitzen und Dysurie treten in der Regel erst in den späteren Stadien auf, so daß die Diagnose häufig erst bei fortgeschrittener Niereninsuffizienz gestellt wird. Vor dem Auftreten renaler Symptome kann es durch den Analgetikaabusus jedoch zu Beschwerden von seiten anderer Organe kommen. Gastrointestinale Symptome sind z. B. auf den in den analgetischen Mischpräparaten enthaltenen Azetylsalizylsäureanteil zurückzuführen, der zu Erosionen bzw. Ulzerationen im Magen und Duodenum führen kann.

D Diagnostik

Der wichtigste diagnostische Hinweis ist die **anamnestische Angabe eines Analgetikaabusus,** evtl. mit einer kumulativen Menge von über 1 kg Phenazetin. Bei Phenazetinabusus ist der Urin bräunlich verfärbt, und der Hauptmetabolit des Phenazetins, das N-Acetyl-p-Aminophenol, läßt sich im Urin nachweisen. Des weiteren können ein renaler Salzverlust (Natriurese von mehr als 30 mmol/d unter salzfreier Kost), eine renale tubuläre Azidose, eine meist sterile Leukozyturie und Mikrohämaturie sowie eine geringgradige Proteinurie (unter 3 g/d) bestehen. Durch okkulte oder manifeste Blutungen im Gastrointestinaltrakt kann auch bei nur mäßiggradiger Kreatininerhöhung bereits eine ausgeprägte Anämie vorliegen. Die Anämie wird verstärkt durch die verminderte Erythropoese bei Niereninsuffizienz sowie Hämolyse und Met- und Sulfhämoglobinbildung durch den Phenazetinmetaboliten p-Phenitidin. Wegweisend ist schließlich der sonographische und/oder radiologische **Nachweis medullärer Kalzifikationen** und **verkalkter Papillennekrosen** sowie der typische histologische Befund (siehe Abb. 23.4-6).

Komplikationen

Durch abgehende nekrotische Papillen kommt es häufig zu einer Obstruktion der ableitenden Harnwege mit **Nierenkolik** und/oder **sekundärer Pyelonephritis.** Weitere Komplikationen sind das Auftreten einer **renalen Hypertonie,** einer akuten oder rezidivierenden **Infektion der ableitenden Harnwege** sowie eines übermäßigen Flüssigkeits- und Salzverlustes. Bei ca. 10% der Patienten kommt es zur Entwicklung von **Harnwegstumoren,** wobei das Blasenkarzinom der häufigste Tumor ist.

▼ Therapie

Die wichtigste therapeutische Maßnahme ist die völlige **Einstellung des Analgetikamißbrauchs,** wodurch ein Stillstand oder zumindest eine Progressionsverlangsamung der toxischen Nierenveränderungen erreicht werden kann. Weitere Maßnahmen bestehen in der **Behandlung von Komplikationen,** wie z. B. einer urologischen Sanierung bei Ureterobstruktion, einer antihypertensiven Therapie, einer resistenzgerechten antibiotischen Therapie bei akuten pyelonephritischen Schüben sowie einem Ausgleich des renalen Salzverlustes. Die Behandlung der Niereninsuffizienz erfolgt nach den üblichen Richtlinien.

Verlauf und Prognose

Verlauf und Prognose der Analgetikanephropathie sind abhängig vom Zeitpunkt der Diagnosestellung, von der Fähigkeit des Patienten, den Analgetikaabusus einzustellen, und vom Vorhandensein von Komplikationen. Die Prognose der Analgetikanephropathie ist um so günstiger, je früher die zur Analgetikanephropathie führenden Medikamente abgesetzt werden. Wird der Mißbrauch gestoppt, bevor die Serumkreatininkonzentration Werte von 2,5–3,0 mg/dl (220–264 µmol/l) erreicht hat, dann kann es zu einer Stabilisierung bzw. Besserung der Nierenfunktion kommen. Wird der Analgetikaabusus jedoch fortgesetzt oder wird die Erstdiagnose erst bei Kreatininwerten über 3 mg/dl (264 µmol/l) gestellt, dann kommt es zu einer individuell unterschiedlich schnellen Progredienz des Nierenversagens bis hin zur terminalen Niereninsuffizienz. Die Prognose kann durch das Auftreten von Komplikationen, insbesondere durch die Entwicklung eines Urothelkarzinoms, ungünstig beeinflußt werden. Deshalb sollten regelmäßige harnzytologische und sonographische Untersuchungen zur Früherkennung eines Urothelkarzinoms durchgeführt werden.

Differentialdiagnose

Zur Abgrenzung von anderen Nierenerkrankungen helfen der Nachweis von **Papillendefekten** oder **verkalkten Papillen** sowie die o. g. **Laborparameter.** Papillennekrosen fehlen weitgehend bei vaskulären Schrumpfnieren, bei der inkompletten obstruktiven Nephropathie und bei der Balkan-Nephropathie. Bei vorhandenen Papillenspitzennekrosen müssen ein Diabetes mellitus, eine akute Pyelonephritis, eine obstruktive Uropathie, eine Nierentuberkulose sowie eine Sichelzellanämie ausgeschlossen werden.

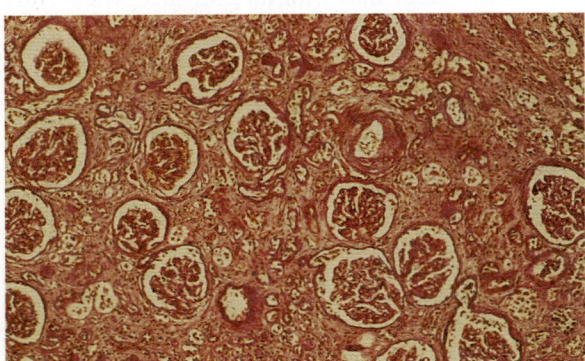

Abb. 23.4-6 Histologie der Nierenbiopsie einer Patientin mit Analgetikanephropathie; man erkennt eine fortgeschrittene interstitielle Fibrose mit atrophischen Tubuli und eine ausgeprägte Wandhyalinose in den angeschnittenen Nierengefäßen.

Obstruktive Nephropathie

Definition

Unter dem Begriff „obstruktive Nephropathie" faßt man verschiedene funktionelle und morphologische Veränderungen der Niere zusammen, die aufgrund einer **obstruktiven Uropathie,** d.h. einer Abflußbehinderung des Urins zwischen den Nierenkelchen und der äußeren Harnröhrenmündung, entstehen.

Kasuistik

Ein 62jähriger Patient wurde wegen Lethargie, Übelkeit und Erbrechen, Dyspnoe, Knöchelödemen und Pruritus stationär aufgenommen. Bis vor zwei Monaten habe er sich völlig gesund gefühlt, seitdem sei es jedoch zu einer zunehmenden Verschlechterung des Allgemeinzustandes gekommen. Aus der Vorgeschichte war eine arterielle Hypertonie bekannt, die drei Jahre mit einem β-Blocker behandelt wurde. Die vegetative Anamnese war unauffällig.

Körperlicher Untersuchungsbefund: Adipositas (Gewicht 96 kg bei einer Größe von 174 m), Pulsfrequenz 96/min, Blutdruck 165/95 mmHg, gestaute Halsvenen, massive periphere Ödeme, Rasselgeräusche beidseits basal, Hepatomegalie. Die Blase war nicht tastbar, die Prostata erschien bei rektaler Palpation normal.

Labor: Na 144 mmol/l, K 5,6 mmol/l, Cl 101 mmol/l, Harnstoff-N 165 mg/100 ml (58 mmol/l), Kreatinin 14,6 mg/100 ml (1285 μmol/l), Harnsäure 8,2 mg/100 ml ((492 μmol/l), Hb 9,4 g/dl (5,64 mmol/l).

Sonographie: ausgeprägter Harnstau beidseits, erheblich vergrößerter Blase, Prostatahypertrophie.

Bei der sofort durchgeführten **Blasenkatheterisierung** entleerte sich ein Restharn von 2,5 l. Wegen der Gesamtkonstellation der Befunde wurde anschließend eine Hämodialysebehandlung durchgeführt. In den folgenden 24 Stunden kam es dann zu einer Diurese von ca. 8 l. Diese Diurese hielt auch in den nächsten Tagen in dieser Größenordnung an und machte eine strenge Bilanzierung des Elektrolyt- und Flüssigkeitshaushaltes notwendig. Nach einer Woche waren der Harnstoff-N auf 30 mg/100 ml (10,5 mmol/l) und das Kreatinin auf 1,7 mg/100 ml (150 μmol/l) gesunken. Ein dann durchgeführtes **i.v. Ausscheidungsurogramm** bestätigte die deutliche Vergrößerung der Prostata. Daraufhin wurde eine **transurethrale Prostataresektion** durchgeführt. Die **histologische Untersuchung** ergab ein lokalisiertes Adenokarzinom, das in der Folge durch **Radiotherapie** behandelt wurde. Bei einer nephrologischen Kontrolluntersuchung nach 6 Monaten betrugen die Werte für Harnstoff-N 26 mg/100 ml (9,1 mmol/l), für Kreatinin 1,1 mg/100 ml (96,8 μmol/l) und das Urinvolumen 2 l/24 h.

Epidemiologie

Angaben zur Inzidenz und Prävalenz der Erkrankung liegen nicht vor.

Ätiologie und Pathogenese

Die Ursachen der Obstruktion und damit auch der obstruktiven Nephropathie sind die gleichen wie in Tab. 23.4-3 aufgeführt. Aufgrund der zeitlichen Entwicklung (akut, intermittierend, chronisch) und der unterschiedlichen Morphologie (inkomplett – komplett, proximal – distal) der Obstruktion ist auch die Pathogenese der obstruktiven Nephropathie sehr variabel. Am Anfang jeder Obstruktion wird ein Teil des Endharns in der pyelorenalen Übergangszone in andere Bahnen, d.h. in pyelovenöse, pyelotubuläre und pyelolymphatische, umgeleitet. Durch Änderung des interstitiellen Druckes kommt es morphologisch zunächst zu **tubulären Störungen,** wie z.B. einem Verlust der renalen Konzentrationsfähigkeit, renalen Salzverlusten oder renal tubulärer Azidose. Nach nur kurz dauernder vorangegangener kompletter Obstruktion kann es zu einer sogenannten **„postobstruktiven Diurese"** mit massiver Salz- und Wasserdiurese kommen. Bei chronischer Obstruktion kommt es nach einem kurzzeitigen initialen Anstieg zu einem Abfall der Nierendurchblutung. Beide Phänomene werden wahrscheinlich durch die vasoaktiven Hormone der Niere (Prostaglandine, Kallikrein-Kinin-System, Renin-Angiotensin-System, atrialer natriuretischer Faktor) bewirkt. Durch Fixierung der Minderdurchblutung kommt es schließlich auch zu einer **Minderung der glomerulären Filtration.** Adaptiv kommt es morphologisch zu einer **Fibrosierung** des gesamten **renalen arteriellen Gefäßsystems.** Parallel dazu entwickelt sich durch den umgeleiteten Harnstrom eine **interstitielle Fibrose.** Schließlich soll es durch die pyelovenöse Harnableitung auch zu einer Thrombosierung des Venensystems der Niere kommen. Am Ende bietet die obstruktive Nephropathie also das Bild einer **generalisierten Organzirrhose.** Angemerkt sei jedoch, daß ein Stillstand der zirrhotischen Veränderungen durch kausale Desobstruktion in jeder Defektphase möglich ist; eine Besserung ist aufgrund der fixierten histologischen Veränderungen nicht mehr zu erwarten.

🅢 Symptome

Die klinische Symptomatik einer Harnwegsobstruktion hängt ab von der Dauer, der Lokalisation und dem Ausmaß der Obstruktion. Bei einer akuten oder doppelseitigen Harnstauung kommt es häufig zu **kolikartigen Schmerzen** in der Flankengegend, bei Uretersteinen auch in der Leiste. Des weiteren berichten die Patienten über einen **plötzlichen Rückgang der Urinausscheidung.** Miktionsstörungen sind Hinweise auf eine mechanische oder funktionelle Obstruktion des Blasenausgangs oder eine begleitende Harnwegsinfektion. Charakteristisch für eine intermittierende Obstruktion ist ein **Wechsel zwischen Oligo-/Anurie und plötzlicher Polyurie.** Chronische Obstruktionen können dagegen bis zum hochgradigen Verlust von Nierenparenchym völlig unbemerkt verlaufen. Gelegentlich berichten Patienten über rezidivierende Harnwegsinfekte oder über dumpfe Schmerzen in der Lendengegend. Als Folge der tubulären Schädigung kommt es häufig zu einem Verlust der renalen Konzentrationsfähigkeit mit **konsekutiver Polyurie, Polydipsie und Nykturie.** Eine lang anhaltende Obstruktion resultiert oft in einer **Größenzunahme** der Nieren, so daß diese schließlich palpabel werden. Die Patienten bemerken dies an einer Zunahme des Bauchumfangs und einem intraabdominellen Völlegefühl.

D **Diagnostik**

Laborchemische Untersuchungen können erste, unspezifische Hinweise auf das Vorliegen einer Obstruktion erbringen. Bei der Untersuchung des Urinsediments sind insbesondere das Vorliegen einer **Hämaturie** (Steinleiden, Tumor), einer **Leukozyturie** und **Bakteriurie** (Harnwegsinfekt bzw. Pyelonephritis bei Obstruktion) und das Auftreten von **Kristallen** (z. B. Harnsäurekristalle als Ursache für eine intrarenale Obstruktion) wegweisend. Die Bestimmung der diagnostischen Indizes, wie z. B. der fraktionellen Natriumexkretion, weist auf tubuläre Funktionsstörungen hin. Die Diagnose wird aber erst durch technische Untersuchungen gesichert, insbesondere durch **Sonographie** (siehe Abb. 23.4-7), **Abdomenleeraufnahme** und **i. v. Ausscheidungsurographie.** Bei normaler Nierenfunktion sollten als Methoden der Wahl eine Sonographie und eine Ausscheidungsurographie durchgeführt werden. Bei erhöhten Kreatininwerten kommt neben der Sonographie auch anderen Verfahren wie der Nierenszintigraphie, der Urographie und der Tomographie eine gewisse Bedeutung zu.

Komplikationen

Häufige Komplikationen einer Obstruktion sind rezidivierende Harnwegsinfekte sowie Störungen des Säure-Basen-Haushaltes und der Elektrolyt- und Flüssigkeitshomöostase (z. B. hyperchlorämische, hyperkaliämische Azidose, Diabetes insipidus renalis). Bei anhaltender morphologischer Schädigung können sich eine chronische Niereninsuffizienz und eine renale Hypertonie entwickeln.

▼ **Therapie**

Grundziel der Therapie ist die **Beseitigung bzw. Verhinderung der Obstruktion.** Bei chronischer

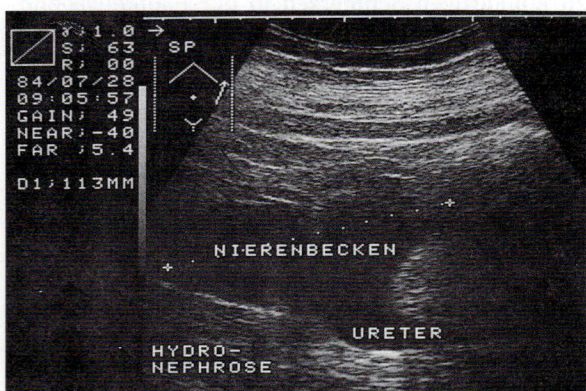

Abb. 23.4-7 Sonogramm der linken Niere eines Patienten mit obstruktiver Nephropathie; man erkennt ein massiv dilatiertes Nierenbecken und einen erweiterten Ureter; das Nierenparenchym ist deutlich verschmälert.

nichtbehandelbarer Obstruktion richtet sich das Hauptaugenmerk auf die Verhütung bzw. Behandlung von Komplikationen. Akute Harnwegsinfektionen machen eine testgerechte **antibiotische Therapie,** chronische Infektionen gelegentlich eine Dauerprophylaxe erforderlich. Flüssigkeits- und Elektrolytstörungen müssen ausgeglichen, Hyperkaliämie und Azidose mit **Schleifendiuretika,** ggf. auch mit **Mineralokortikoiden** behandelt werden. Die Behandlung der Niereninsuffizienz und der Hypertonie erfolgt nach den üblichen Therapieschemata.

Verlauf und Prognose

Verlauf und Prognose der obstruktiven Nephropathie sind abhängig vom Zeitpunkt der Diagnosestellung und der Möglichkeit einer Korrektur der Abflußbehinderung (siehe Ätiologie und Pathogenese).

Differentialdiagnose

Bei jeder akuten oder chronischen Niereninsuffizienz unklarer Genese muß nach einer obstruktiven Nephropathie gefahndet werden.

Literatur

– Bohle, A., H.-V. Gärtner, H.-G. Laberke, F. Krück: Die Niere. Struktur und Funktion. Schattauer, Stuttgart 1984.
– Brenner, B. M., F. L. Coe, F. C. Rector: Clinical Nephrology. Saunders, Phildelphia 1987.
– Lison, A. E., H. Losse: Bakterielle Entzündungen der Niere und der ableitenden Harnwege und abakterielle interstitielle Nephritis einschließlich Analgetikanephropathie. In: Sarre, H., U. Gessler, D. Seybold: Nierenkrankheiten. Thieme, Stuttgart–New York 1988.

23.5 Akutes Nierenversagen

M. Teschner, A. Heidland

Das akute Nierenversagen (ANV) entsteht durch einen raschen **Abfall der glomerulären Filtrationsrate (GFR)** mit daraus resultierenden Anstieg der harnpflichtigen Substanzen im Blut. Oft, wenn auch nicht immer (non-oligurisches ANV), ist es zunächst durch eine Oligo-/Anurie gekennzeichnet. Folgende Formen werden im einzelnen unterschieden.

▶ Das **zirkulatorisch-ischämische ANV:** Es ist die häufigste Form und tritt vorwiegend posttraumatisch oder -operativ und im Rahmen einer Sepsis auf. Traditionell wird diese Form auch als prärenales ANV (Synonym: „Schockniere") bezeichnet. Das pathologische Substrat der renalen Parenchymschädigung ist der **zelluläre Tubulusschaden.** Als Ausdruck der Regenerationskraft des Tubulusepithels ist diese Form des ANV potentiell voll rückbildungsfähig. Diese Restitution erfolgt aber nicht unmittelbar nach Behebung des auslösenden Ereignisses, sondern nach einer Tage bis Wochen dauernden Phase der persistierenden Nierenfunktionsverschlechterung.

Von dieser Form des **manifesten ANV** ist differentialdiagnostisch das **funktionelle prärenale ANV** abzugrenzen, das gekennzeichnet ist durch Oligurie und Erhöhung der Nierenretentionswerte infolge einer funktionellen Erniedrigung der glomerulären Filtrationsrate. Hier sind das Nierenparenchym und besonders der Tubulusapparat morphologisch völlig intakt, nach rechtzeitiger Behebung der Ursache (z. B. intravasaler Volumenmangel) ist es unmittelbar reversibel. Dieser Tatsache trägt der synonym verwandte Terminus „funktionelle Oligurie" Rechnung. Wird die auslösende Ursache nicht behoben, entsteht ein manifestes ANV, das unter die zirkulatorisch-ischämische Form des ANV subsumiert wird.

▶ Dem **ANV, bedingt durch nephrotoxische Substanzen,** liegt ebenfalls ein zellulärer Tubulusschaden zugrunde. Wie die ischämische ist die toxische Läsion des Tubulusapparates prinzipiell reversibel, so daß es im Normalfall ad integrum ausheilt.

▶ Das **ANV, bedingt durch renoparenchymatöse Erkrankungen:** Hier kommt es zu einer akuten Nierenfunktionsverschlechterung durch primär glomeruläre oder interstitielle Erkrankungen, wie der rapid progressiven Glomerulonephritis bzw. der akuten interstitiellen Nephritis. Diese Form wird auch als renales ANV bezeichnet.

▶ Das **postrenal bedingte ANV:** Dieser Form des ANV liegen Abflußbehinderungen in den ableitenden Harnwegen zugrunde. Häufigste Ursache ist – neben Prostataerkrankungen und gynäkologischen Tumoren – die Harnsteindiathese.

Allen unterschiedlichen Formen des ANV sind potentielle Komplikationen gemeinsam, die im wesentlichen aus dem Verlust der exkretorischen renalen Funktion mit Zeichen der urämischen Intoxikation sowie Störungen der Volumen- und Elektrolythomöostase resultieren.

Definition

Das manifeste akute Nierenversagen (ANV) ist klinisch durch ein rapides Zusammenbrechen der **exkretorischen renalen Funktion** charakterisiert. Dieses wird hervorgerufen durch eine akute **Parenchymschädigung der Niere** als Komplikation eines extrarenalen und seltener eines renalen Grundleidens sowie durch postrenale Abflußbehinderungen.

Kasuistik

Ein 63jähriger Patient, bei dem anamnestisch rezidivierend auftretende Ulzera ventriculi bekannt sind, wird von seinem Hausarzt unter dem Bild eines hämorrhagischen Schocks notfallmäßig stationär eingewiesen. Endoskopisch wird eine akute Ulkusblutung diagnostiziert und mittels Fibrinkleber erfolgreich gestillt, nachdem durch intensivmedizinische Maßnahmen, wie die Gabe von Erythrozytenkonzentraten und Volumensubstitution, die Kreislaufsituation einigermaßen stabilisiert werden konnte. Trotz erfolgreicher Behebung des Volumenmangelschocks sowie der zugrundeliegenden Blutungsquelle kommt es im Verlauf der nächsten Tage zu einem progredienten Anstieg der Nierenretentionswerte, verbunden mit einem drastischen Abfall der Diuresemengen auf minimal 200 ml/Tag. Renale Vorerkrankungen sind dem Patienten nicht bekannt.

Urindiagnostik: tubuläres Proteinuriemuster, vereinzelt granulierte Zylinder; Urin-Natrium: 58 mmol/l; Urin-Osmolarität: 295 mOsmol/l. **Sonographie:** normaler Nierenbefund. **Diagnosen:** zirkulatorisch-ischämisches akutes Nierenversagen nach hämorrhagischem Schock.

Während der nächsten Tage erfolgt täglich eine Hämodialysetherapie über einen zentral-venösen Katheter (sog. Shaldon-Katheter), nach 2 Wochen Oligurie spontane Steigerung der Diuresemengen auf Werte von bis zu 5 l/Tag, gleichzeitig sukzessiver Abfall der Nierenretentionswerte, so daß die Hämodialysetherapie eingestellt werden kann. Intensivmedizinische Bilanzierung der Flüssigkeits- und Elektrolytverluste während der polyurischen Phase. Im weiteren Verlauf wieder Rückgang der Diuresemengen und nach einem Krankenhausaufenthalt von insgesamt 5 Wochen Entlassung mit normaler Nierenfunktion.

Epidemiologie

Die Häufigkeit des ANV wird heute auf ca. 100 Patienten pro 1 Mio. Einwohner/Jahr geschätzt. Aufgrund der steigenden Anzahl komplizierter Operationen und Infektionen im Krankenhaus werden wir heute mit einer Zunahme von postoperativem und septischem ANV konfrontiert. In Kriegszeiten war das posttraumatische akute Nierenversagen des schwerverletzten Soldaten die häufigste Form. Letzteres ist heute eine gefürchtete Komplikation von polytraumatisierten Verkehrsunfallopfern. Die Häufigkeit des nephrotoxisch ausgelösten ANV unterstreicht die Notwendigkeit eines sensibilisierten Bewußtseins gegenüber potentiell nephrotoxisch wirkenden Medikamenten vor allem beim älteren Menschen mit vorbestehender eingeschränkter Nierenfunktion.

Ätiologie und Pathogenese

▶ Das **zirkulatorisch-ischämische ANV** wird überwiegend verursacht durch ein Schockereignis mit Kreislaufzentralisation. Die wichtigsten Vertreter sind das **postoperative,** das **posttraumatische** sowie das **septische ANV.** Es besteht weitgehend Einigkeit darüber, daß die Auslösung des zirkulatorisch-ischämischen ANV durch den Abfall der renalen Durchblutung mit Unterschreitung der für die glomeruläre Filtration kritischen Schwelle des Filtratdruckes vermittelt wird. Für die Unterhaltung des **manifesten ANV** dagegen spielt dieser Effekt wohl eine untergeordnete Rolle, persistiert doch nach Ablauf der Schädigungsphase die Erniedrigung der GFR in Gegenwart einer **normalen renalen Durchblutung.** Die Pathomechanismen dafür sind noch nicht eindeutig geklärt.

▶ Differentialdiagnostisch abzugrenzen vom manifesten zirkulatorisch-ischämischen ANV ist das **prärenale funktionelle ANV** (Synonym: „funktionelle Oligurie"). Eine unendliche Vielzahl von klinischen Zuständen (siehe Tab. 23.5-1), deren gemeinsames Charakteristikum eine renale Mangelperfusion ist, kann dieses auslösen. Wichtigste Ursachen sind der **kardiogene Schock** und die **Hypovolämie,** z. B. infolge Blutungen oder Flüssigkeitsverlusten in den dritten Raum (z. B. Pankreatitis). Auch hier kommt es zur Oligurie mit Anstieg der Nierenretentionswerte infolge Abfalls der GFR. Der Tubulusapparat bleibt aber zunächst morphologisch noch völlig intakt. Im Gegensatz zum manifesten ANV ist der Zustand des prärenalen funktionellen ANV daher unmittelbar **reversibel,** sobald die auslösende Ursache beseitigt ist. Zum Beispiel nach adäquater Volumensubstitution bei intravasalem Volumenmangel kommt es demnach zu einer raschen Normalisierung der Diuresemengen und Nierenfunktion. Treten aber zusätzliche **komplizierende Faktoren** hinzu, also z. B. die Ausbildung einer Sepsis oder die Gabe von nephrotoxischen Antibiotika, bzw. wird die auslösende Ursache nicht rechtzeitig behandelt, kann sich aus dem prärenalen funktionellen ANV ein manifestes zirkulatorisch-ischämisches ANV mit **zellulärem Tubulusschaden** entwickeln (ANV nach ACE-Inhibitoren: siehe Kap. 23.11.2).

▶ Das ANV nach Gabe **nephrotoxischer Substanzen** (siehe Tab. 23.5-2) ist ebenfalls tubulär bedingt. Als Auslöser kommen z. B. nephrotoxische Antibiotika in Betracht. Sie wirken besonders tubulotoxisch bei vorbestehender eingeschränkter Nierenfunktion und fehlender Dosisanpassung an die glomeruläre Filtrationsrate sowie bei intravasalem Volumenmangel. Von großer klinischer Bedeutung ist das durch **Röntgenkontrastmittelinduzierte ANV,** das vorwiegend bei Risikogruppen beobachtet wird: Dazu gehören Patienten

Tab. 23.5-2 Wichtigste Auslöser des medikamentösen und toxischen akuten Nierenversagens

▶ Nichtsteroidale Antiphlogistika
▶ ACE-Inhibitoren
▶ Antibiotika
  – Aminoglykoside (Gentamicin, Tobramycin)
  – Cephalosporine
  – Amphotericin B
▶ Röntgenkontrastmittel
▶ Zytostatika (Cisplatin, Methotrexat)
▶ Schwermetalle (Gold, Thallium)
▶ Hämoglobin (Transfusionszwischenfall)
▶ Myoglobin (Rhabdomyolyse)
  – Drogenabusus
  – Alkoholentzugsdelir
  – exzessive körperliche Belastung
  – Lipidsenker

mit Diabetes mellitus, mit vorbestehenden Nierenerkrankungen und solche mit Plasmozytom sowie grundsätzlich alle Patienten, die älter als 65 Jahre sind.

Neben exogenen Nephrotoxinen kommen auch endogene (besonders Hämoglobin, Myoglobin) als Ursache eines nephrotoxischen ANV in Betracht. So kann eine Hämolyse (Transfusionszwischenfall mit Hämoglobinurie) ein tubulotoxisches ANV auslösen.

▶ Die Rhabdomyolyse mit dabei auftretender Myoglobinurie galt ursprünglich als pathogenetischer Teilaspekt des traumatischen ANV mit erheblicher Muskelschädigung. Heute wird zunehmend die Bedeutung des myoglobinurischen ANV ohne evidentes Muskeltrauma erkannt, also das ANV im Rahmen einer sog. **non-traumatischen Rhabdomyolyse.** Gefährdet sind besonders Alkoholiker im Alkoholentzugsdelir, Sportler nach exzessiver körperlicher Belastung (Marathonläufe), Drogenabhängige (Kokain), Patienten nach generalisierten zerebralen Krampfanfällen und solche mit vorbestehender eingeschränkter Nierenfunktion unter überdosierter Therapie mit Lipidsenkern (z. B. Clofibrat). Prädisponierender Faktor dieser Formen des myoglobinurischen tubulären ANV ist ebenfalls der intravasale Volumenmangel.

▶ Nur bei 1–2% der Patienten mit ANV liegt diesem eine primär renoparenchymatöse Erkrankung zugrunde. Einen wichtigen Anteil bilden **rapid progressive Glomerulonephritiden.** Sie können idiopathisch oder sekundär, häufig im Rahmen von Systemerkrankungen, auftreten.

▶ Auch eine akute interstitielle Nephritis kann eine rapide Verschlechterung der Nierenfunktion erklären. Sie ist häufig medikamentös-allergischer bzw. infekt-allergischer Genese. Als häufigste Noxe gelten nichtsteroidale Antiphlogistika.

▶ Voraussetzung für das Auftreten eines postrenalen ANV ist die partielle oder komplette bilaterale Obstruktion. Der Abfall der GFR entsteht

Tab. 23.5-1 Wichtigste Ursachen des funktionellen prärenalen ANV mit potentiellem Übergang in ein manifestes ANV

Volumendepletion durch	▶ Blutung
	▶ Verlust von Extrazellulär-flüssigkeit
	– renal
	– gastrointestinal
	– in den 3. Raum (Pankreatitis/Ileus)
prolongierte arterielle Hypotonie durch	▶ kardiogenen Schock
	▶ massive Lungenembolie

Tab. 23.5-3   Ursachen des postrenalen ANV

► **Obstruktion der Ureteren**
 – Tumoren der Zervix
 – retroperitoneale Fibrose
 – Lymphome

► **Blasenausgangsobstruktion**
 – Steine
 – Karzinom
 – Infektion
 – Prostatahypertrophie
 – funktionell: Neuropathie der Blase

► **Urethraobstruktion**
 – kongenitale Klappe
 – Striktur
 – Phimose
 – Tumor

durch die **Abflußbehinderung** in den ableitenden Harnwegen. Häufigste Ursache ist neben Prostataerkrankungen und gynäkologischen Tumoren im kleinen Becken die Harnsteindiathese (siehe Tab. 23.5-3).

Ⓢ **Symptome**

Das akute Nierenversagen mit dem morphologischen Substrat eines zellulären Tubulusschadens (also das zirkulatorisch-ischämische bzw. das nephrotoxische ANV) ist klinisch durch einen phasenhaften Verlauf gekennzeichnet. Er ist in der Abb.

23.5-1 beispielhaft graphisch dargestellt. Der renale Zellschaden manifestiert sich in der Initial- bzw. Schädigungsphase. Die konsekutive progrediente Veränderung der GFR mit Anstieg der Nierenretentionswerte und Abfall der Urinausscheidung markiert den Beginn der **oligo-/anurischen Phase,** deren Dauer variabel ist. Im Vordergrund des klinischen Bildes stehen nun Störungen des Wasser-, Elektrolyt- und Säure-Basen-Haushaltes.

Im Anschluß an die oligo-/anurische Phase setzt die **Erholungs- bzw. polyurische Phase** ein. Ausdruck der Restitution des Tubulusapparates sind ein täglich steigendes Urinvolumen sowie der später einsetzende Abfall der harnpflichtigen Substanzen im Serum. Die Polyurie von 4–5 l/d und mehr ist vornehmlich Folge einer osmotischen Diurese bei initial hohen tubulären Harnstoffkonzentrationen. Darüber hinaus besteht zunächst noch eine defekte tubuläre Konzentrationsfähigkeit mit eingeschränkter Natrium- und Wasserrückresorption. Mit zunehmendem Abfall der Retentionswerte tritt die polyurische Phase in die **Regenerationsphase** über, und zwar mit Rückgang der Diurese und oft mit einer Normalisierung der Nierenfunktion.

Neben dem **oligurischen ANV** gibt es aber auch den **non-oligurischen** Verlauf, bei dem das Leitsymptom Oligurie fehlt. Diese Form tritt häufig im Rahmen des nephrotoxisch ausgelösten tubulären ANV auf, seine Dauer ist kürzer und die Prognose günstiger. Die Azotämie besteht in Gegenwart einer stabilen Urinausscheidung von 1–2 l/24 h, die Erholungs-

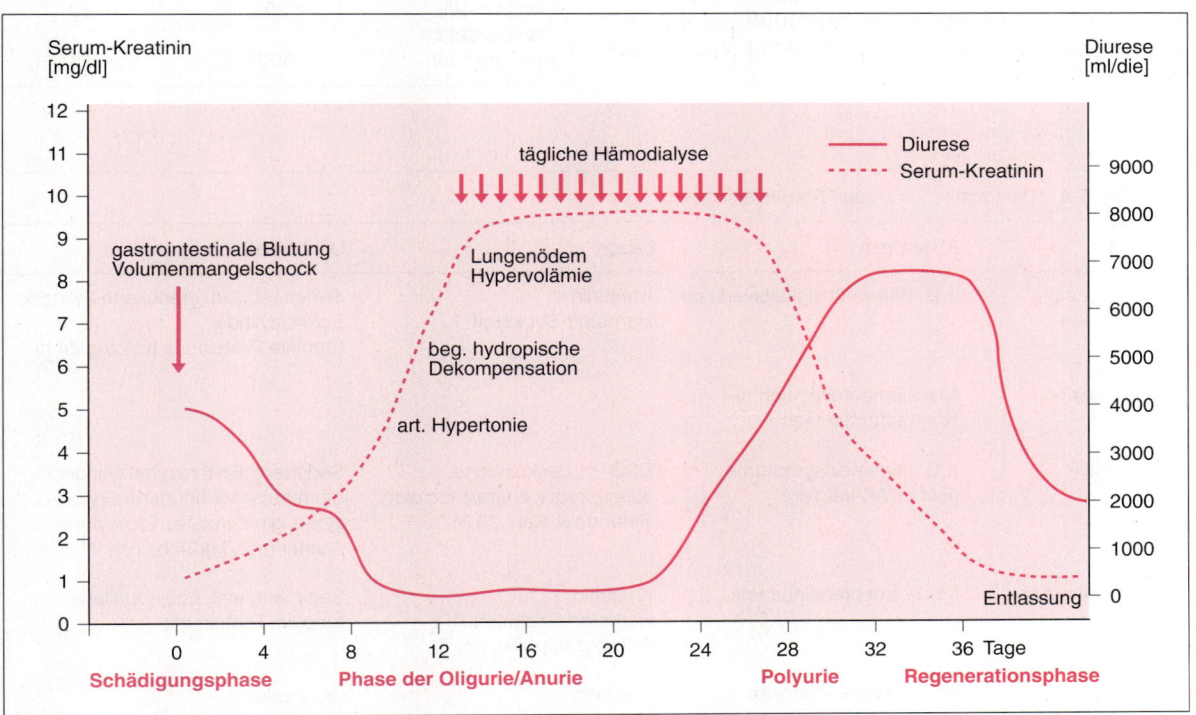

Abb. 23.5-1   Verlauf des zirkulatorisch-ischämischen akuten Nierenversagens.

phase markiert sich durch einen Anstieg der Urinausscheidung und ein Abfallen der Nierenretentionswerte.

Das gilt ebenfalls für das **prärenale funktionelle ANV**. Es imitiert zunächst klinisch das Initialstadium eines manifesten tubulären ANV, ist aber dadurch definiert, daß es unmittelbar nach Behebung der Ursache vollständig reversibel ist.

Sofern nicht durch die Grundkrankheit überlagert, resultieren die Symptome der primär renoparenchymatösen Erkrankungen aus dem Verlust der exkretorischen renalen Funktion. Der Verlauf des ANV – bedingt durch primär glomeruläre Erkrankungen – ist oft oligo-/anurisch und unterliegt – im Gegensatz zum tubulären ANV – keinen vorsehbaren Stadien, sondern einer für die jeweilige Erkrankung eigenen Dynamik. Grundsätzlich muß der Übergang in ein irreversibles chronisches Nierenversagen befürchtet werden (siehe Kap. 23.3).

Die **akute interstitielle Nephritis** dagegen ähnelt klinisch sehr dem manifesten tubulären ANV; eine vollständige Erholung der Nierenfunktion ist die Regel. Sie geht oft einher mit Fieber, morbilliformem Exanthem und Arthralgien und verläuft oft primär non-oligurisch. Die Frist bis zum Einsetzen der Erholungsphase ist aber nicht gesetzmäßig an die Restitution des Tubulusapparates gebunden, sondern setzt rasch ein, sobald das auslösende Medikament abgesetzt ist.

Das **postrenale ANV** ist oft durch eine plötzliche komplette Anurie gekennzeichnet. Abflußbehinderungen der ableitenden Harnwege sind oft – wenn auch nicht immer – mit kolikartigen Schmerzen vergesellschaftet. Bei Entlastung der Obstruktion kommt es normalerweise im Anschluß an eine polyurische Phase zu einer vollständigen Erholung der Nierenfunktion.

D Diagnostik

Bei der Diagnostik des ANV (siehe Tab. 23.5-4) spielt die **Anamnese** eine wichtige Rolle. Zunächst sollte nach Indizien für mögliche renale Vorschädigungen gesucht werden, und extrarenale Zustände mit potentiellem Risiko eines prärenalen funktionellen ANV sollten in die Überlegungen mit einbezogen werden.

Die **klinische Untersuchung** muß ähnlich umfassend sein und auf die gesamte Bandbreite der in Frage kommenden Grundkrankheiten des ANV abzielen. **Laborchemische** sowie **sonographische** Untersuchungen vervollständigen das diagnostische Vorgehen. Die Bedeutung der Urindiagnostik für die Differentialdiagnostik des ANV wird in den Tabellen 23.5-4 und 23.5-5 unterstrichen. Trotz immer subtiler werdender Untersuchungsparameter wird man aber oft auf die Nierenbiopsie zur histologischen Diagnosesicherung nicht verzichten können.

Komplikationen

Komplikationen des ANV sind primär Folge der abrupten Einbuße der renalen exkretorischen Funktion, also die urämische Intoxikation, Störungen des Wasser- und Elektrolythaushaltes sowie der me-

Tab. 23.5-5 Differentialdiagnose prärenales funktionelles versus manifestes akutes Nierenversagen

Parameter	funktionelles ANV	manifestes ANV
Natrium im Urin (mmol/l)	< 20	> 50
Osmolarität im Urin (mosm/l)	> 500	< 350

Tab. 23.5-4 Diagnostik des akuten Nierenversagens

Ursache	Anamnese	Labor	Urinbefund
zirkulatorisch-ischämisch	z. B. Blut-/Flüssigkeitsverluste	Kreatinin ↑ Harnstoff-Stickstoff ↑	Sediment: evtl. granulierte Zylinder, Epithelzylinder, tubuläre Proteinurie (< 1,5 g/24 h)
nephrotoxisch	Medikamenteneinnahme Kontrastmittel-Gabe	–	–
glomerulär	z. B. Allgemeinsymptome (Fieber/Arthralgien)	BSG ↑, Leukozytose, ausgeprägte Anämie (serolog. Befunde s. Kap. 23.3)	Sediment: Erythrozytenzylinder, glomerulär konfigurierte Erythrozyten, glomeruläres Proteinuriemuster (> 2,5 g/24 h)
tubulo-interstitiell	Medikamenteneinnahme	Kreatinin ↑ Harnstoff-Stickstoff ↑ evtl. Eosinophilie, IgE ↑	Sediment: evtl. Eosinophilurie, tubuläre Proteinurie
postrenal	z. B. Harnsteindiathese Prostataleiden	Kreatinin ↑ Harnstoff-Stickstoff ↑	oft Anurie

tabolischen Azidose. Ausdruck der gestörten Natrium- und Volumenhomöostase sind Ödeme und arterielle Hypertonie. Eine besonders tückische Komplikation der Überwässerung ist die sog. **fluid lung,** subjektiv durch erhebliche Dyspnoe gekennzeichnet und oft nur radiologisch erfaßbar, weil der Auskultationsbefund wegen des vorwiegend inter-

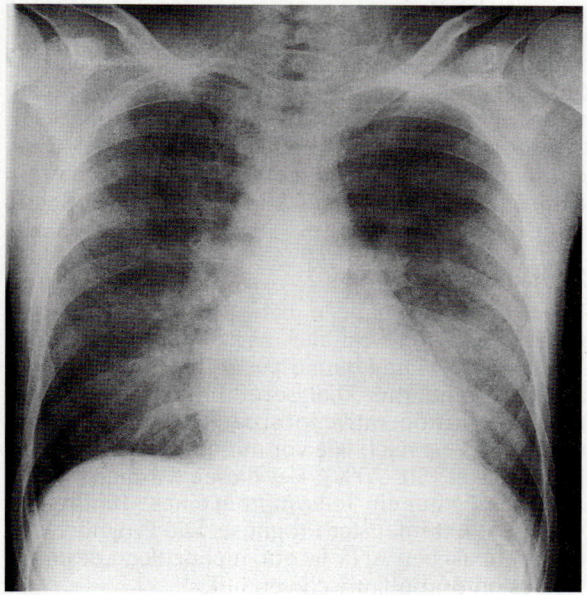

Abb. 23.5-2 Interstitielles Lungenödem bei terminaler Niereninsuffizienz; ganz diskreter Pleuraerguß rechts.

stitiell lokalisierten Ödems unauffällig sein kann (siehe Abb. 23.5-2).
Die **Hyperkaliämie** als gefährlichste Komplikation des ANV entsteht neben der verminderten renalen Exkretion durch einen vermehrten Anfall von Kalium durch Zelluntergang (Trauma, Hämolyse, Katabolismus). Die **metabolische Azidose** infolge Zusammenbrechens der renalen Wasserstoffionenelimination beschleunigt noch die Störung der Kaliumhomöostase. Die vitale Gefährdung hyperkaliämischer Patienten ist überwiegend durch schwere Herzrhythmusstörungen bedingt, bei Serumkaliumkonzentrationen über 7 mmol/l droht Herzstillstand (siehe Abb. 23.5-3). Im EKG können Veränderungen wie das zeltförmig hohe T bis hin zum schenkelblockartig deformierten QRS-Komplex wichtige Hinweise für eine bedrohliche Hyperkaliämie sein. Subjektiv klagen bewußtseinsklare Patienten über Kribbelparästhesien in den Mundpartien, in Zunge und Lippen, gleichzeitig fällt eine Arm- und Beinmuskelschwäche auf.
Patienten mit akutem Nierenversagen leiden darüber hinaus häufig an den Folgen einer negativen Stickstoffbilanz, besonders wenn es im Rahmen einer Sepsis bzw. posttraumatisch und postoperativ auftritt. Klinisch manifestiert sich dies in einem signifikanten Verlust an Skelettmuskulatur, biochemisch in einem – im Vergleich zum Kreatinin – überproportionalen Harnstoffanfall im Blut. Der **Hyperkatabolismus** trägt zur Infektbereitschaft und somit entscheidend zur Prognose der Patienten bei. Auch durch gastrointestinale Komplikationen – am gefürchtetsten sind gastrointestinale Blutungen infol-

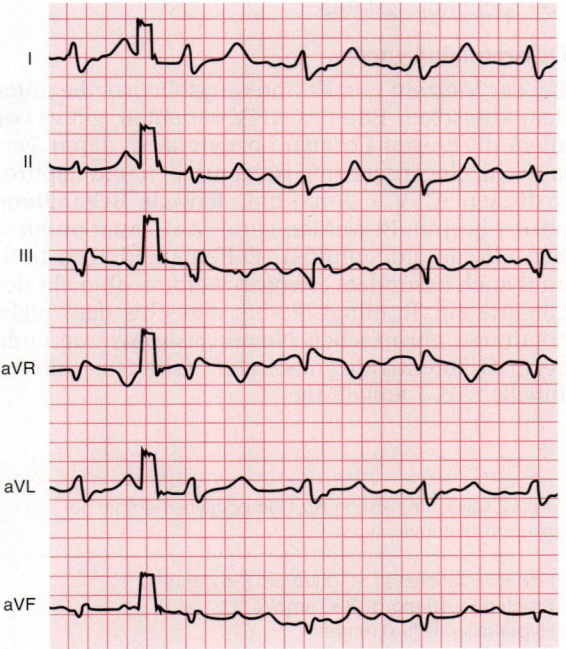

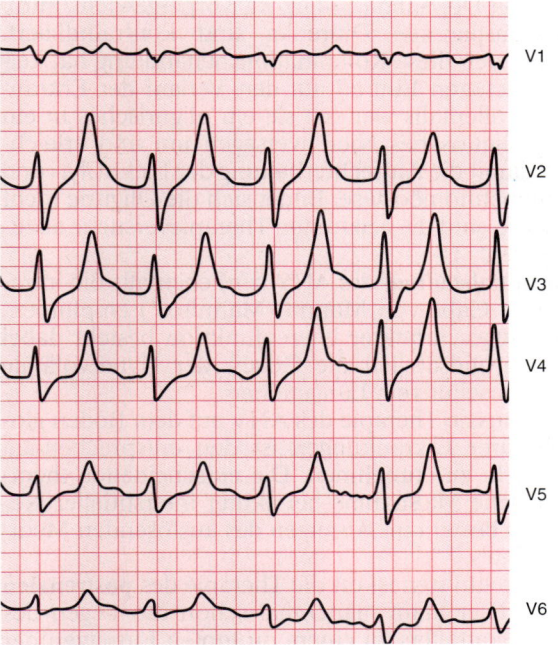

Abb. 23.5-3 Hyperkaliämische EKG-Veränderungen mit QRS-Verbreiterung sowie hohem T bei einem Patienten mit einem Serum-Kaliumwert von 7,2 mmol/l bei ANV auf dem Boden einer rapid-progredienten Glomerulonephritis.

ge von Magen- und Duodenalaerosionen – sind die Patienten außerordentlich gefährdet.

In der polyurischen Phase verursacht der große Harnfluß bedeutsame Ionenverluste, wobei insbesondere bei einem renalen Kaliumverlust von bis zu 200 mmol/d eine Hypokaliämie entstehen kann.

▼ Therapie

Die entscheidende therapeutische Maßnahme des **funktionellen prärenalen ANV** zielt im wesentlichen auf die Behebung eines Kreislaufschocks bzw. eines Volumen- und Natriummangels jedweder Genese durch Volumenersatz. Eine Hyperhydratation ist dabei natürlich zu vermeiden.

Entsprechend den pathophysiologischen Überlegungen bezüglich des manifesten zirkulatorisch-ischämischen tubulären ANV ist dies auch eine wirksame Maßnahme seiner Prävention.

Zur Prophylaxe des **nephrotoxischen Nierenversagens** sollte besonders bei Risikopatienten die Anwendung von nephrotoxischen Therapeutika und Diagnostika sorgfältig gegenüber dem Nutzen abgewogen werden. Darüber hinaus liegen eindrucksvolle Befunde über protektive Effekte von Kalzium-Antagonisten zur Verhütung des Kontrastmittel-induzierten Nierenversagens vor, so daß heute die Gabe dieser Medikamente vor Kontrastmittel-Applikation bei Risikopatienten empfohlen wird.

Im Gegensatz zu den Erfolgen bei der Prävention ist eine wirksame Therapie des **manifesten tubulären ANV,** die dessen gesetzmäßig stadienhaften Ablauf verkürzt, nicht bekannt. Das am häufigsten eingesetzte Medikament in der Initialphase zum Durchbrechen der Oligurie ist Furosemid, und zwar in Dosierungen bis zu 1 g/d, neuerdings in Kombination mit Dopamin (2–4 µg/kg Körpergewicht/min). Kaliumsparende Diuretika sind kontraindiziert. Aber auch diese Kombinationsbehandlung hat keinen sicheren Einfluß auf den Verlauf der Erkrankung, allenfalls wandelt sie ein oligurisches in ein non-oligurisches Nierenversagen um und erleichtert damit die Aufrechterhaltung der Elektrolyt- und Volumenhomöostase. Bildet sich die Oligurie nicht zurück, sind die genannten Therapieversuche abzubrechen.

Im **Initialstadium des ANV** wird ebenfalls die intravenöse Gabe von Mannit (Mannitol®) empfohlen. Bei eingeschränkter Nierenfunktion besteht dabei aber grundsätzlich die Gefahr der Hypervolämie mit konsekutivem Lungenödem.

Die kausale Therapie des ANV auf dem Boden glomerulärer Erkrankungen ist den entsprechenden Kapiteln zu entnehmen. Die entscheidende therapeutische Maßnahme bei akuter interstitieller Nephritis besteht im Absetzen des auslösenden Medikamentes.

Am effektivsten ist oft die Therapie des **postrenalen ANV.** Hier kann manchmal schon das Legen des Blasenkatheters zu einem prompten Einsetzen der Diurese mit gleichzeitiger vollständiger Erholung der Nierenfunktion führen, wenn z.B. eine Hyper-

trophie der Prostata das postrenale Abflußhindernis darstellte.

Allen Formen des manifesten ANV gemeinsam sind die therapeutischen Notwendigkeiten, die sich aus dem Verlust der exkretorischen renalen Funktion ergeben. Im oligo-/anurischen Stadium ist die Aufrechterhaltung des Wasser- und Elektrolythaushaltes die entscheidende lebenserhaltende Maßnahme. Empfohlen werden eine intensivmedizinische Betreuung des Patienten unter besonderer Beachtung seines Hydratationszustandes (Flüssigkeitsbilanzierung, Monitorisierung des ZVD, Gewichtskontrollen), des Elektrolythaushaltes und ggf. eine adäquate parenterale Ernährung. Die Indikation zur Hämodialysetherapie sind der Tabellen 23.5-6 zu entnehmen. Im polyurischen Stadium muß besonders den erheblichen renalen Ionenverlusten Rechnung getragen werden.

Verlauf und Prognose

Die Überlebenschancen bei einem ANV hängen ganz wesentlich von der zugrundeliegenden Erkrankung ab. Die Urämie per se beeinträchtigt sie aufgrund moderner Dialyseverfahren nur noch gering. Das postoperative, posttraumatische und septische ANV ist nach wie vor mit der höchsten Letalität belastet (50–70%). Bei diesen Formen ist das ANV häufig nur ein Teilsymptom eines Multiorganversagens mit infauster Prognose. Die Prognose des nephrotoxischen ANV ist gut, nicht zuletzt deshalb, weil es oft non-oligurisch verläuft.

Die Heilungschancen des ANV aus tubulärer Ursache sind günstig. Überlebt der Patient Ursache und Folge der Erkrankung, ist die Nierenfunktionsverschlechterung – von Ausnahmen abgesehen – voll rückbildungsfähig.

Differentialdiagnose

Bei der Vielzahl von Erkrankungsbildern, die unter dem klinischen Bild des ANV verlaufen, gilt es vor allem diejenigen Formen abzugrenzen, deren Verlauf – im Gegensatz zum ischämischen und nephrotoxischen ANV – durch eine **kausale Behandlung** positiv beeinflußt werden kann (z.B. rapid progressive Glomerulonephritis). Differentialdiagnostisch muß auch besonders erwogen werden, ob nicht der Oligurie ein Terminalstadium eines bis dato nicht erkannten **chronischen Nierenversagens** zugrunde liegt. Differentialdiagnostische Kriterien sind in Tabelle 23.5-7 aufgelistet.

Tab. 23.5-6   Indikation zur Hämodialysetherapie bei akutem Nierenversagen

Harnstoff-Stickstoff > 100 mg/dl (35 mmol/l), Kreatinin > 10 mg/dl (880 µmol/l) Hyperkaliämie (> 6 mmol/l) Lungenödem Krämpfe/Koma

Tab. 23.5-7 Differentialdiagnose des manifesten tubulären ANV

Differentialdiagnose	Unterscheidungskriterien
▶ **funktionelles prärenales ANV**	– Urinnatriumkonzentration < 20 mmol/l – Urinosmolarität > 500 mOsmol/l
▶ **primär renoparenchy-matöse Erkrankungen** – rapid progressive Glomerulonephritis	– Urinsediment, Proteinurietyp – systemische Manifestation – immunologische Serum-parameter – ggf. Nierenbiopsie
– akute interstitielle Nephritis	– Medikamentenanamnese – Urinsediment, Proteinurietyp
▶ **postrenales ANV**	– Sonographie (Harnstauungsniere)
▶ **chronische Niereninsuffizienz**	– Sonographie (kleine Nieren) – Labor (renale Anämie) – Anamnese (langjähriger Hypertonus) – vorbestehende Nieren-erkrankung

Literatur

– Conger, J. D., R. J. Anderson: Acute renal failure including cortical necrosis. In: Massry, S. G., R. J. Glassock (eds.): Text-book of Nephrology, Vol. 1. Williams & Wilkins, Baltimore 1989.
– Davidson, W. D.: Differential diagnosis and treatment of acute renal failure. In: Brücker, N. S., M. A. Kirschenbaum (eds.): The Kidney, Diagnosis and Management. Wiley & Sons, New York 1984.
– Seybold, B., K. Bauereiß: Akutes Nierenversagen. In: Sarre, H. (Hrsg.): Nierenkrankheiten. Thieme, Stuttgart–New York 1988.

23.6 Chronische Niereninsuffizienz

M. TESCHNER, A. HEIDLAND

Eine chronische Niereninsuffizienz tritt auf bei allen Erkrankungen, die mit einem progredienten Verlust von Nierenparenchym einhergehen, am häufigsten bei **chronischen Glomerulo-nephritiden** (40%), aber auch bei chronisch interstitiellen Nephritisformen und anderen vaskulär, metabolisch oder genetisch bedingten Erkrankungen. Die chronische Niereninsuffizienz ist **irreversibel** und verläuft meist **progredient.** Die frühen Phasen sind zunächst durch relative Symptomfreiheit gekennzeichnet, im weiteren Verlauf kommt es aber zur klinischen Ausbildung der Urämie, die nahezu alle Organsysteme des Körpers beeinträchtigt und Folge der gestörten exkretorischen und inkretorischen renalen

Funktion ist. Im Vordergrund stehen dabei kardiovaskuläre Störungen (z. B. arterielle Hypertonie), gastrointestinale Symptome (Übelkeit und Erbrechen), die renale Anämie, Osteopathie und später die Neuropathie. Neben der Behandlung der Komplikationen der chronischen Niereninsuffizienz richten sich die therapeutischen Bemühungen auf die Beseitigung aller Faktoren, die das Fortschreiten der chronischen Niereninsuffizienz beschleunigen. Dabei spielen die frühzeitige antihypertensive Therapie sowie eiweißarme Ernährung eine wesentliche Rolle.

Definition

Charakteristisch für die chronische Niereninsuffizienz ist die **irreversible** Reduktion der glomerulären Filtrationsrate (GFR) als Ausdruck einer sich vermindernden Anzahl funktionstüchtiger Nephrone. Im fortgeschrittenen Stadium entsteht das **urämische Syndrom,** das als übergreifende Erkrankung alle Organe des Körpers in Mitleidenschaft ziehen kann.

Kasuistik

Ein 38jähriger Mann wird von seinem Hausarzt erstmalig beim Nephrologen vorgestellt, nachdem eine Erhöhung des Serumkreatinins auf 9 mg/dl bzw. 792 µmol/l aufgefallen war. Der Patient leidet seit 25 Jahren an einem Diabetes mellitus Typ I, eine intensivierte Insulintherapie sei nicht erfolgt. Aktuell klagt er über zunehmende Müdigkeit, Abgeschlagenheit sowie Belastungsdyspnoe. Seit mehreren Jahren befinde er sich in augenärztlicher Behandlung wegen einer diabetischen Retinopathie.
Untersuchungsbefund: rechtsbasal Dämpfung und abgeschwächtes Atemgeräusch bei Pleuraerguß, Systolikum, punctum max. Herzspitze, beidseits perimalleoläre, prätibiale Ödeme, RR 220/110 mmHg. **Röntgenaufnahme des Thorax:** Herz links-verbreitert, Pleuraerguß rechts, beidseits Lungenstauung. **Oberbauchsonographie:** verdichtetes Nierenparenchym, Nierengröße im unteren Normbereich, kein Harnstau.
Laborchemisch bestätigen sich die erhöhten Nierenretentionswerte, zusätzlich besteht eine Hyperphosphatämie (7,8 mg/dl bzw. 2,5 mmol/l) neben einem erniedrigten Kalziumspiegel (1,85 mmol/l) sowie eine respiratorisch kompensierte metabolische Azidose (pH 7,36, Standardbikarbonat 15 mmol/l).
Urinbefunde: Unselektive glomerulär-tubuläre Proteinurie (4,5 g/24 h), Mikrohämaturie.
Verlauf: Wegen hydropischer Dekompensation und Erreichens des Terminalstadiums der Niereninsuffizienz auf dem Boden einer diabetischen Nephropathie wurde der Patient notfallmäßig über einen Shaldon-Katheter dialysiert; nach klinischer Stabilisierung Anlage einer arteriovenösen Fistel nach Cimino (siehe Abb. 23.6-1) am rechten Unterarm und Aufnahme in das chronische Hämodialyseprogramm.

Epidemiologie

Epidemiologische Untersuchungen sind dadurch erschwert, daß die Früherfassung chronisch-progredienter Nephropathien an ihrem häufig zunächst

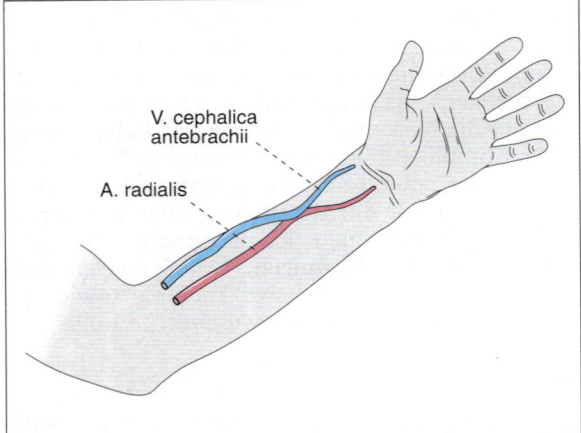

Abb. 23.6-1   Skizzierte Darstellung einer arteriovenösen Fistel (sog. Cimino-Fistel am Unterarm).

oligosymptomatischen Verlauf scheitert. Man rechnet mit 6–7 Fällen/100 000 Einwohner/Jahr. Vorliegende Daten berufen sich vorwiegend auf Patienten, die das Terminalstadium der chronischen Niereninsuffizienz erreichen (siehe Tab. 23.6-1).

Ätiologie und Pathogenese

Ätiologie: Die chronische Niereninsuffizienz ist Folge einer Vielzahl von Erkrankungen (Tab. 23.6-1) und entwickelt sich dementsprechend unter verschiedenen pathologisch-anatomischen und pathophysiologischen Bedingungen. Diese multifaktorielle Entstehungsweise kontrastiert mit dem relativ uniformen Bild der chronischen Niereninsuffizienz, in das diese Erkrankungen einmünden können. Den Hauptanteil der zugrundeliegenden Erkrankungen stellen

► die **chronische Glomerulonephritis,**
► die **chronische Pyelo-** und **interstitielle Nephritis,**
► die Analgetika-Nephropathie,
► immunologisch ausgelöste Systemerkrankungen,

Tab. 23.6-1   Wichtigste renale Grundkrankheiten, die 1987 in der damaligen BRD in das Terminalstadium der chronischen Niereninsuffizienz einmündeten (Grundlage: Register der Europäischen Dialyse- und Transplantationsgesellschaft)

chronische Glomerulonephritis	22%
diabetische Nephropathie	
(Diabetes mellitus (Typ I/II)	21,5%
chronische Pyelonephritis/interstitielle Nephritis	14%
vaskuläre Nephropathien	8%
polyzystische Nierendegeneration	7%
Analgetikanephropathie (Anteil innerhalb der BRD regional sehr unterschiedlich)	5%
Systemerkrankungen	4,5%
chronische Niereninsuffizienz unbekannter Genese	12%
sonstige Nephropathien	6%

► die **diabetische Nephropathie** sowie
► die **hereditären Nierenerkrankungen** (z. B. polyzystische Nierendegeneration).

Strukturell renale Schäden bei renovaskulärer Arteriosklerose (sog. **atheromatöse Nephropathie**) besonders des älteren Menschen sowie eine **Nephrosklerose** als Folge einer langjährigen arteriellen Hypertonie werden ebenfalls häufig als Grundkrankheit angetroffen. Diese Erkrankungen induzieren eine chronische Schädigung der Nieren mit langsamer und irreversibler Destruktion der Nephrone. Funktionelles Korrelat ist ein allmählicher kontinuierlicher Abfall der GFR, wobei das Erreichen der urämischen Intoxikation Jahre bis Jahrzehnte dauern kann.

Bis zu einer GFR-Abnahme auf 50% des Normalen (Kreatininclearance: ca. 50 ml/min) bleibt der Patient symptomfrei.

In diesem Stadium der eingeschränkten renalen Funktionsreserve bleiben Serum-Kreatinin und Harnstoff noch im oberen Normbereich: Wasser-, Elektrolyt- und Säure-Basen-Haushalt sind ausgeglichen. Die Einschränkung der Nierenleistung ist nur durch quantitative Bestimmung des Glomerulumfiltrates erkennbar.

Bei weiterem Nephronenverlust werden die Funktionsreserven überschritten, die Plasmakonzentration der überwiegend glomerulär filtrierten Substanzen (Kreatinin, Harnstoff) steigen über den Normbereich an (siehe Abb. 23.6-2). Bis zu einem Serum-Kreatinin von 3 mg/dl spricht man von einer **beginnenden,** zwischen 3 und 6 mg/dl von einer **fortgeschrittenen Niereninsuffizienz.** Die relative Symptomfreiheit in diesem Stadium wird als „**kompensierte Retention**" bezeichnet.

Im Stadium der **präterminalen Niereninsuffizienz,** also ab einer GFR < 10 ml/min (Kreatinin > 7 mg/dl bzw. 616 µmol/l), entwickelt der Patient eine klinisch manifeste Urämie mit Störungen der Volumenhomöostase, des Säure-Basen-Haushaltes und mit kardialen, gastrointestinalen und neurologischen Symptomen. Jetzt steigen die Plasmaspiegel der Substanzen oft über den Normbereich an, bei denen tubuläre Transportprozesse zur Ausscheidung beitragen (K^+, H^+, PO_4). Für eine individuell unterschiedliche Zeit sind aber die klinischen Symptome noch durch konservative Therapiemaßnahmen beherrschbar. Ab einer GFR < 5 ml/min (Kreatinin > 10 mg/dl bzw. 880 µmol/l) ist meist das Stadium der urämischen Intoxikation erreicht, die **terminale Niereninsuffizienz.** Der Patient wird häufig oligurisch.

Pathogenese: Das klinische Erscheinungsbild der chronischen Niereninsuffizienz – es wird bei schwerer Einschränkung der Nierenfunktion als Urämie bezeichnet – führt zu einer Beeinträchtigung nahezu aller Organsysteme des Körpers. Es resultiert aus der gestörten

1. **exkretorischen** und
2. **inkretorischen** renalen Funktion sowie
3. aus **hormonellen Adaptationsvorgängen.**

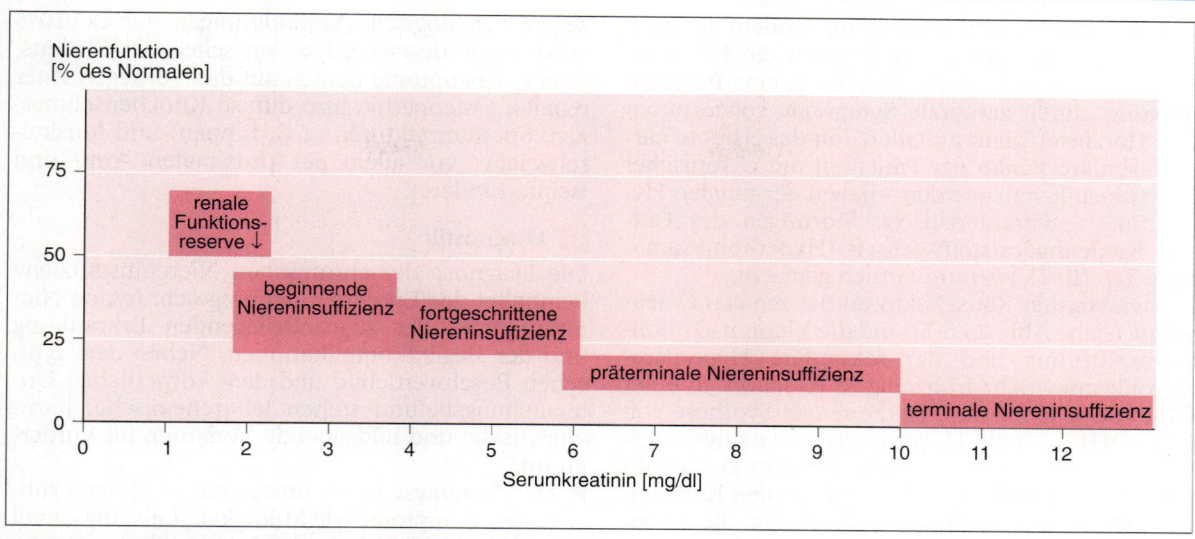

Abb. 23.6-2   Stadieneinteilung der chronischen Niereninsuffizienz.

▶ Ad 1: Bedingt durch eine Verschlechterung der Nierenfunktion kommt es zur **Retention toxischer Stoffwechselendprodukte.** Als Urämietoxine werden dabei überwiegend Abbauprodukte des Eiweiß- und Purinstoffwechsels angeschuldigt. Veranschaulicht wird dies durch die Tatsache, daß eiweißarme Ernährung die urämische Symptomatik bessert. Als Indikatoren dienen Kreatinin und Harnstoff im Serum in der Routinediagnostik. Sie sind aber nur die Spitze des Eisberges und stellen nicht die eigentlichen Mediatoren der urämischen Intoxikation dar.

Der Nephronenverlust verursacht darüber hinaus Veränderungen des **Wasser-, Elektrolyt-** und **Säure-Basen-Haushaltes.** Oft besteht eine Zunahme des Gesamtkörpernatriums und -wassers. Diese begünstigt die Entstehung bzw. Verstärkung der arteriellen Hypertonie und kongestiven Herzinsuffizienz. Umgekehrt droht manchen Patienten mit chronischer Niereninsuffizienz, besonders solchen mit chronisch interstitiellen Erkrankungen, ein intravasaler Volumenmangel. Bei ihnen ist die Fähigkeit der Niere eingeschränkt, Salz und Wasser zu konservieren („Salzverlust-Niere").

Die drohende Hyperkaliämie im Terminalstadium der chronischen Niereninsuffizienz wird durch die metabolische Azidose dieser Patienten beschleunigt, die überwiegend Folge einer verminderten renalen H^+-Elimination ist (tubuläre Azidose, siehe Kap. 24.6.1).

▶ Ad 2: Das klinische Bild der Urämie wird nicht nur durch die Retention von Stoffwechselendprodukten verursacht; es wird ebenfalls dadurch bestimmt, daß die endokrine Funktion der chronisch insuffizienten Niere erheblich beeinträchtigt sein kann. Hier spielen die verminderte Erythropoetinsekretion (renale Anämie, siehe Kap.

5.6.1.1) sowie die frühzeitig gestörte 1α-Hydroxylierung des 25-OH-Vitamin D_3 (siehe Kap. 15) eine wesentliche Rolle.

▶ Ad 3: Zur Komplexität der Pathogenese des urämischen Syndroms tragen auch **hormonelle Adaptationsvorgänge** bei. Letztere spielen u.a. eine Rolle bei der Aufrechterhaltung der Phosphatbilanz. Diese wird mit Kompensationsmechanismen erkauft, die per se eine eigene klinische Relevanz erlangen. Die Vitamin-D-Stoffwechselstörung sowie die Phosphatretention stimulieren via erniedrigtes ionisiertes Plasma-Kalzium die Sekretion von Parathormon (PTH), das seinerseits die tubuläre Reabsorption von Phosphat hemmt und so seinen Serumspiegel senkt. Der erhöhte Parathormonspiegel ist für die renale Osteopathie und teilweise für die urämische Enzephalopathie, Myokardiopathie, Neuropathie usw. **(PTH als Urämietoxin!)** verantwortlich.

🆂 **Symptome**

Die Symptome der chronischen Niereninsuffizienz stellen sich schleichend und zunächst unbemerkt ein. Als Frühmanifestation gelten die **Anämie** sowie die **arterielle Hypertonie;** bei einigen Patienten fällt eine Zunahme der Diurese (Polyurie) auf, wobei der Harn eine auffällig blasse Farbe annimmt. Die Polyurie und Nykturie im Frühstadium der chronischen Niereninsuffizienz sind Folge der verminderten renalen Konzentrationsfähigkeit. Als Frühsymptom gelten darüber hinaus Beschwerden von seiten des **Gastrointestinaltraktes,** wie Appetitlosigkeit, Übelkeit und Erbrechen. Der urämische Mundgeruch entsteht durch Abbau von Harnstoff und Ammoniak im Speichel, er ist oft assoziiert mit Geschmacksstörungen. Urämische **Hautveränderungen,** gekennzeichnet durch ein schmutzig-braungelbliches Hautkolorit, können klinisch mit quälendem Juckreiz verbunden sein. Außerdem können die Patienten durch eine erhöhte **Blutungsneigung,** eine **Polyneuropathie,** durch **zerebrale Symptome** sowie durch eine **Herzinsuffizienz** auffallen. Für das erhöhte **kardiovaskuläre Risiko** der Patienten mit chronischer Niereninsuffizienz werden – neben der renalen Hypertonie – charakteristische Störungen des **Fett-** und **Kohlenhydratstoffwechsels** (Hyperlipoproteinämie Typ IIb/IV) verantwortlich gemacht.

Die wichtigsten Kausalfaktoren der **renalen Osteopathie** (siehe Abb. 23.6-3) sind die Vitamin-D-Stoffwechselstörung und der sekundäre Hyperparathyroidismus. Sehr frühzeitig, d. h. schon ab einer GFR von $\leq$ 80 ml/min, ist die renale Synthese von $1{,}25\text{-}(OH)_2$-Vitamin D_3 vermindert. Die physiologische Wirkung von $1{,}25\text{-}(OH)_2$-Vitamin D_3 umfaßt einerseits die Aktivierung der intestinalen Kalzium- und Phosphatabsorption, andererseits die Hemmung der Parathormonsekretion. Besteht nun ein Mangel an $1{,}25\text{-}(OH)_2$-Vitamin D_3, resultiert daraus ein **sekundärer regulativer Hyperparathyroidismus.** Dieser wird bei fortgeschrittener Niereninsuffizienz verstärkt, wenn eine Phosphatretention auftritt. Darüber hinaus hemmt eine Hyperphosphatämie die renale Synthese von $1{,}25\text{-}(OH)_2$-Vitamin D_3. Infolge dieser komplexen Interaktionen, die sich gegenseitig unterhalten oder gar verstärken, entwickeln die meisten Patienten mit chronischer Niereninsuffizienz eine renale Osteopathie, häufig als Kombination von **Osteomalazie** (Mineralisationsstörung) und **Osteodystrophia fibrosa generalisata** durch erhöhte osteoklastäre Knochenresorption. 30–40% der Patienten mit chronischer Niereninsuffizienz

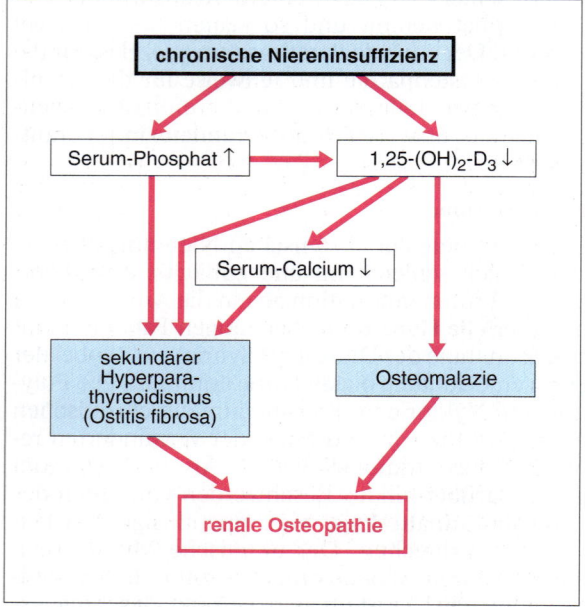

zeigen radiologische Veränderungen nur ca. 10% haben aber Beschwerden von seiten des Skeletts. Drei Leitsymptome deuten auf das Vorliegen einer renalen Osteopathie hin: diffuse Knochenschmerzen, Spontanfrakturen (z. B. Rippen) und Muskelschwäche, vor allem der proximalen Arm- und Beinmuskulatur.

D Diagnostik

Die Diagnose der chronischen Niereninsuffizienz beinhaltet das Erkennen der eingeschränkten Nierenfunktion, der zugrundeliegenden Erkrankung und der Begleitkomplikationen. Neben dem typischen Beschwerdebild und dem körperlichen Untersuchungsbefund stehen laborchemische, harnanalytische und bildgebende Verfahren im Vordergrund.

▶ Die **Anamnese** ist oft unergiebig, sind doch subjektive Symptome wie Müdigkeit, Leistungsabfall und Appetitlosigkeit eher unspezifisch. Zudem treten sie erst in fortgeschrittenen Stadien der chronischen Niereninsuffizienz auf und werden von dem Patienten kaum registriert, da sie an diese aufgrund ihrer langsamen Entstehung adaptiert sind.

▶ Bei der **körperlichen Untersuchung** stehen Befunde von seiten der **Haut** und des **Herz-Kreislauf-Systems** im Vordergrund: Es fällt ein **blaßgelbliches Hautkolorit** auf, das Integument ist trocken und kann durch Kratzeffekte sekundär infiziert sein. Die **arterielle Hypertonie** ist ein wichtiger Befund; ein systolisches Geräusch über der Aortenklappe ist bedingt durch die renale Anämie sowie die häufige Aortenklappensklerose des chronisch Nierenkranken.

▶ **Harnanalytische Verfahren** können oft wegweisend für die zugrundeliegende Nierenerkrankung sein. Zu fahnden ist z. B. nach „glomerulären Erythrozyten" bzw. Erythrozytenzylindern im **Urinsediment;** von besonderem Interesse sind ferner die Quantifizierung der täglichen Proteinausscheidung sowie das Proteinuriemuster.

▶ Frühstadien der chronischen Nierenerkrankung entziehen sich der **laborchemischen Diagnose,** wenn nur die üblichen Nierenretentionswerte gemessen werden. Hier helfen nur Funktionstests weiter, wie z. B. die Bestimmung der Kreatinin- bzw. besser der [51]Chrom-EDTA- oder Inulin-clearance (siehe Kap. 23.1). Im späten Stadium ist für die klinische Praxis die Bestimmung von Kreatinin und Harnstoff zur Abschätzung der Nierenfunktion ausreichend. Der Serum-Harnstoffwert als Parameter der Nierenfunktion hat allerdings den Nachteil, erheblich vom Grad der Katabolie sowie der alimentären Proteinzufuhr beeinflußt zu werden. Für das Vorliegen einer chronischen Niereninsuffizienz im fortgeschrittenen Stadium sprechen der Nachweis einer normochromen Anämie sowie insbesondere Hinweise auf eine renale Osteopathie, also erhöhte Serumwerte der alkalischen Phosphatase (ossä-

Abb. 23.6-3 Pathogenese der renalen Osteopathie bei chronischer Niereninsuffizienz.

res Isoenzym) sowie des Parathormons (intaktes PTH) bei meist niedrigen Kalzium- und erhöhten Phosphatspiegeln.

► Als **bildgebendes Verfahren** ist die Sonographie der Niere unentbehrlich. Sie erlaubt eine Größenbeurteilung und evtl. Rückschlüsse auf die zugrundeliegende Nierenerkrankung (siehe Abb. 23.6-4).

► Radiologisches Symptom der renalen Osteopathie sind subperiostale Knochenresorptionszonen an den Fingerendphalangen (siehe Abb. 23.6-5).

► Zur Erfassung weiterer renal bedingter Organveränderungen dienen auch die Echokardiographie (Perikarderguß, Herzklappenverkalkungen) sowie die Bestimmung der motorischen Nervenleitgeschwindigkeit und des Vibrationsempfindens zur Objektivierung der urämischen Polyneuropathie.

Komplikationen

Lebensbedrohliche Komplikationen markieren oft den Eintritt in das Terminalstadium der Erkrankung. Retrosternale Schmerzen, zunehmende Einflußstauung, Zeichen der Atemnot und Tachykardie können auf das Vorliegen einer urämischen **Perikarditis** hindeuten mit der Gefahr eines Perikardergusses und konsekutiver Herzbeuteltamponade (Echokardiographie!). Analog zum akuten Nierenversagen sind die Patienten besonders im oligurischen Terminalstadium der chronischen Niereninsuffizienz durch Störungen des Volumen-, Elektrolyt- und Säure-Basen-Haushaltes gefährdet, also vornehmlich durch

► die **Hyperkaliämie** und **Hyponatriämie,**
► die **metabolische Azidose,**
► die **arterielle Hypertonie** und
► das **interstitielle Lungenödem.**

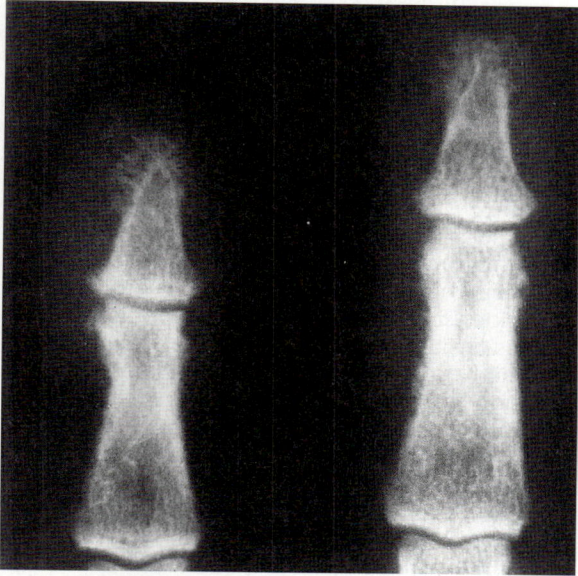

Abb. 23.6-5   Erosionen der terminalen Fingerphalangen im Sinne von beginnenden Akroosteolysen sowie subperiostaler Resorptionszonen bei hochgradiger renaler Osteopathie.

▼ Therapie

Patienten mit chronischer Niereninsuffizienz bedürfen einer sorgfältigen ärztlichen Überwachung; die Prognose sowie der Verlauf ihrer Erkrankung hängen ganz wesentlich davon ab. Die konservative Behandlung basiert auf 3 Säulen:

1. Therapie des Grundleidens,
2. Progressionsverhütung der Niereninsuffizienz,
3. Behandlung der Symptome und Komplikationen.

► Ad 1: Zunächst gilt es, wenn möglich, die spezifisch auslösenden metabolischen, immunologischen bzw. vaskulär renalen Grundkrankheiten zu behandeln; dazu zählen z.B. die Unterbindung eines Schmerzmittelabusus bei Analgetika-Nephropathie, die antibiotische Therapie der akuten Pyelonephritis, die Dilatation einer Nierenarterienstenose und die immunsuppressive Therapie bei rapid-progressiver Glomerulonephritis etc.

► Ad 2: Eine einmal etablierte chronische Niereninsuffizienz schreitet – von Ausnahmen abgesehen – auch dann fort, wenn die auslösende Erkrankung ausgeheilt ist. Die Tendenz des unaufhaltsamen weiteren Unterganges von Nierenparenchym ist nahezu allen Nierenerkrankungen gemeinsam, die einmal zu einem signifikanten Nephronenverlust geführt haben. Sie findet ihr funktionelles Korrelat in einer linear abfallenden GFR. Der gemeinsame pathogenetische Mechanismus, der diesem sich verselbständigenden progressiven Funktionsverlust der Niere zugrunde liegt, ist bis heute nicht sicher

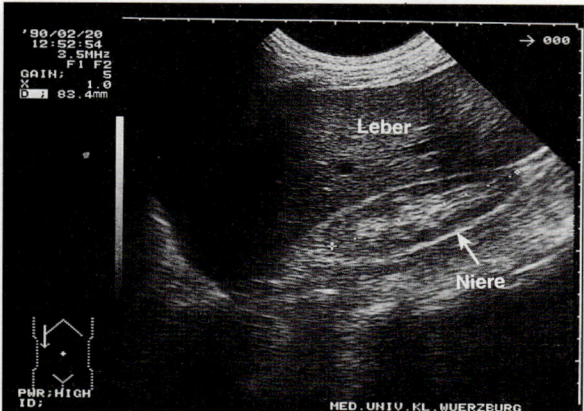

Abb. 23.6-4   Schrumpfniere bei chronischer Glomerulonephritis. Verkleinerter Längsdurchmesser (8,3 cm) mit Verschmälerung und Strukturverdichtung des Parenchymsaums. (Nierenbioptisch vor sechs Jahren fokal sklerosierende Glomerulonephritis diagnostiziert.)

aufgeklärt. Die wichtigsten heute diskutierten Progressionsfaktoren sind der Tabelle 23.6-2 zu entnehmen.

Aufgrund des heutigen Kenntnisstandes wird zur wirksamen Verhütung des progressiven Verlaufes der chronischen Niereninsuffizienz eine **frühzeitige proteinarme Diät** empfohlen (0,8 g Protein/kg Körpergewicht/d bei beginnender chronischer Niereninsuffizienz). Der theoretische Hintergrund dieses Konzeptes besteht darin, daß proteinarme Diät eine Vielzahl von biologischen Effekten beinhaltet, die den wesentlichen Progressionsfaktoren Rechnung tragen. Eiweißreduzierte Kost induziert eine Senkung der Hyperfiltration in gesunden Restglomerula (Tonuserhöhung der Vasa afferentia), sie ist phosphatarm und beeinflußt so den sekundären Hyperparathyroidismus positiv. Aus verminderter Zufuhr saurer Eiweißmetaboliten resultiert eine Verbesserung der metabolischen Azidose, und letztendlich ist sie fettarm mit entsprechendem positiven Einfluß auf die urämische Fettstoffwechselstörung.

Ein gesicherter progressionsverhütender Effekt kommt der konsequenten **Therapie der arteriellen Hypertonie** zu. Ob dabei nur die suffiziente Blutdruckeinstellung entscheidend ist oder bestimmte Antihypertensiva substanzspezifische Vorteile haben, ist Gegenstand derzeitiger klinischer Forschung.

▶ Ad 3: Prävention und Therapie von Störungen des Wasser- und Elektrolythaushaltes, der renalen Hypertonie und Osteopathie stellen weitere Schwerpunkte in der konservativen Therapie der chronischen Niereninsuffizienz dar. Empfehlungen bezüglich der **Kochsalz-** und **Flüssigkeitsaufnahme** orientieren sich am individuellen Hydratationszustand. Wenn Ödeme und/oder eine arterielle Hypertonie vorliegen, ist eine salzarme Diät (NaCl < 5 g/d) empfehlenswert. Wirkt der Patient dagegen exsikkiert, ist diese Maßnahme gefährlich, da bei Niereninsuffizienz die Fähigkeit, Salz und Wasser zu konservieren, nicht selten eingeschränkt ist. Der dann drohende Verlust extrazellulärer Flüssigkeit kann zu einer weiteren Verschlechterung der Nierenfunktion führen. Befindet sich der Patient im Flüssigkeits- und Salzgleichgewicht, genügt in der Regel eine tägliche Flüssigkeitszufuhr von ca. 2,5 l. Die Verabreichung extrem großer Trinkmengen steigert die renale Elimination harnpflichtiger Substanzen nur unwesentlich, sie birgt eher das Risiko einer Zunahme der renalen Hypertonie. Im Spätstadium führt sie zusätzlich zum Risiko der lebensgefährlichen Überwässerung. Durch tägliches Wiegen (morgens, nüchtern) kann der Patient selbständig seinen Hydratationszustand kontrollieren. Auch regelmäßige Selbstmessung des Blutdruckes ist in diesem Zusammenhang sinnvoll. In fortgeschrittenen Stadien der Niereninsuffizienz mit hydropischer Dekompensation kommen am ehesten potente Schleifendiuretika zum Einsatz.

Kaliumsparende Diuretika sind schon bei beginnender Niereninsuffizienz streng kontraindiziert. Sie hemmen die tubuläre Kaliumsekretion, so daß sie bereits ab Filtratwerten < 50 ml/min eine lebensgefährliche Hyperkaliämie induzieren können.

Zur Behandlung einer **Hyperkaliämie** bei Niereninsuffizienz wird – neben der diätetischen Kaliumrestriktion – ein Azidoseausgleich durchgeführt, z. B. durch die Gabe eines Natrium-Kalzium-Zitrat-Gemisches (Acetolyt®). Darüber hinaus erhöhen Schleifendiuretika die renale Kaliumclearance; schließlich können Ionenaustauscher auf Kunstharzbasis (z. B. Resonium A®) erhöhte Serum-Kalium-Spiegel senken.

Die Prävention der **renalen Osteopathie** ist die Verhinderung der Hyperphosphatämie. Ihre Behandlung erfolgt durch diätetische Maßnahmen (eiweißarme Kost). bzw. orale Phosphatbinder. Kalziumbikarbonat ist das Mittel der ersten Wahl, da es neben der intestinalen Phosphatbindung die negative Kalziumbilanz des Urämikers verbessert. Alle aluminiumhaltigen Phosphatbinder (z. B. Aluminiumhydroxid) bergen die Gefahr einer Aluminiumintoxikation mit Entwicklung einer Aluminiumosteopathie nach lang dauernder Einnahme.

Tab. 23.6-2 Therapeutische Maßnahmen zur Progressionsverzögerung der chronischen Niereninsuffizienz

Progressionsfaktoren der chronischen Niereninsuffizienz	Therapeutische Konsequenz
Grundkrankheit	kausale Therapie (z. B. Antibiotika, Immunsuppressiva)
renale Hypertonie	Antihypertensiva, evtl. ACE-Hemmer vorteilhaft (wegen Nierenversagen bei renovaskulärer Hypertonie, siehe Kap. 23.11.2)
sekundärer Hyperparathyroidismus	Phosphatbinder (Kalziumkarbonat), evtl. Vitamin-D₃-Supplementierung (1,25-Vitamin D₃), eiweiß- und phosphatreduzierte Kost
metabolische Azidose	Kalziumkarbonat Natriumbikarbonat (peroral besser: Acetolyt®) eiweißarme Kost
Hyperfiltrationsglomerulopathie	eiweißarme Kost evtl. ACE-Hemmer
urämische Fettstoffwechselstörung	diätetische Bevorzugung vielfach ungesättigter Fettsäuren, evtl. Lipidsenker (cave: Dosisanpassung an Nierenfunktion) eiweißarme Kost

Grundlage der konservativen Behandlung der **urämischen Symptomatik** ist die Eiweißrestriktion; bei fortgeschrittener Niereninsuffizienz wird eine tägliche Proteinzufuhr von 0,6 g/kg Körpergewicht, im weiteren Verlauf 0,4 g/kg Körpergewicht empfohlen. Einer Proteinurie muß Rechnung getragen werden, wobei diese in der Regel durch Eiweißrestriktion günstig beeinflußt wird. In der Praxis hat sich als eiweißarme Kost heute die sogenannte „Schwedendiät" durchgesetzt (benannt nach dem schwedischen Nephrologen Bergström). Sie verzichtet auf die Forderung der hohen biologischen Wertigkeit des zugeführten Proteins und erlaubt geringe Mengen von Fleisch, Fisch und Obst (im Gegensatz zur „Kartoffel-Ei-Diät"). Diese eiweißreduzierten Diäten (ab 0,5 g/kg Körpergewicht/Tag) müssen aber durch essentielle Aminosäuren[1] bzw. deren stickstofffreie Ketoanaloga[1] ergänzt werden. Die adäquate kalorische Versorgung des Patienten ist durch eine tägliche Zufuhr von 35 kcal/kg Körpergewicht gewährleistet.

Die **urämischen Fettstoffwechselstörungen** werden durch vielfach ungesättigte Fettsäuren behandelt. Bei der medikamentösen Therapie muß berücksichtigt werden, daß Lipidsenker auf Fibratbasis in der Urämie kumulieren (Gefahr der Rhabdomyolyse) und dosisadaptiert werden müssen.

Im präterminalen Stadium der chronischen Niereninsuffizienz, d.h. bei einem Serum-Kreatinin von 8 mg/dl bzw. 704 µmol/l, erfolgen vorbereitende Maßnahmen für die einzuleitende Nierenersatz-Therapie, also die prophylaktische Anlage eines Dialyseshunts oder die Implantation eines CAPD-Katheters.

Grundsätzlich gilt, daß bei einer medikamentösen Therapie das Ausmaß der Nierenfunktionseinschränkung berücksichtigt werden muß. Viele Medikamente oder ihre Metaboliten werden renal eliminiert, so daß bei fehlender Dosisanpassung ihre Kumulation droht (z.B. Digoxin, Antibiotika). Die richtige Dosierung von Medikamenten setzt also Kenntnisse ihrer Pharmakokinetik sowie die Einschätzung der renalen Restfunktion voraus. Im Einzelfall können Spiegelbestimmungen von Medikamenten im Serum zur Überprüfung der verabreichten Dosis hilfreich sein (drug monitoring).

Verlauf und Prognose

Der klinische Verlauf des chronischen Nierenversagens vom Stadium der beginnenden Insuffizienz bis zur terminalen Urämie kann sich auf Jahre bis Jahrzehnte erstrecken. Nahezu alle Nephropathien führen zu einer fortschreitenden Verschlechterung der Nierenfunktion. Die interindividuelle Variabilität der Geschwindigkeit der Funktionsverschlechterung ist jedoch erheblich, nicht zuletzt hängt sie von Art und Aktivität der Grunderkrankung ab. Die membrano-proliferativen und die fokal sklerosierenden Glomerulonephritiden sind rascher progre-

dient als die mesangial-proliferative Glomerulonephritis. Patienten mit chronischer Niereninsuffizienz auf dem Boden einer polyzystischen Nierendegeneration und insbesondere der interstitiellen Nephritis zeigen einen protrahierten Verlauf. Proteinurie und arterielle Hypertonie sind unspezifische beschleunigende Faktoren der Nierenfunktionsverschlechterung. Es ist heute erwiesen, daß eine sorgfältige ärztliche Führung des Patienten ganz wesentlich den zeitlichen Verlauf der Nierenfunktionsverschlechterung bestimmt. Die Ausschöpfung aller therapeutischen Möglichkeiten ist eine zwingende Notwendigkeit, so daß ein therapeutischer Fatalismus in keiner Weise gerechtfertigt ist. Seit Einführung der Nierenersatz-Therapie wird die Prognose der chronisch Nierenkranken heute mehr von Sekundärkomplikationen wie der akzelerierten Koronar-/Arteriosklerose als von dem Nierenfunktionsverlust per se beeinflußt.

Differentialdiagnose

Bei erstmaliger Registrierung erhöhter Nierenretentionswerte haben differentialdiagnostische Überlegungen das Ziel, das akute Nierenversagen abzugrenzen, nach reversiblen Ursachen der Niereninsuffizienz zu fahnden und behandelbare Grundkrankheiten zu erkennen (siehe Tab. 23.6-3).

Tab. 23.6-3 Wichtigste Differentialdiagnosen der chronischen Niereninsuffizienz

Differentialdiagnose	Ausschlußkriterium
akutes Nierenversagen	– Anamnese – Sonographie – Labor – Biopsie
Obstruktion ableitender Harnwege	– Sonographie
maligne Hypertonie	– schwere hypertensive Retinopathie – diastolische Blutdruckwerte >120 mmHg – Erhöhung aller vasopressorischen Hormone – EKG
malignes Myelom	– Serum-/Urin-Immunelektrophorese
Hypovolämie/Hyponatriämie	– Untersuchungsbefund – Labor – ZVD
Pyelonephritis	– Temperatur – Urinsediment (z.B. Leukozytenzylinder) – bakteriologischer Harnbefund – Sonographie
Hyperkalzämie	– Serum-Kalzium

---

[1] Zulassung z.Zt. ausgesetzt.

Literatur

– Brenner, B. M.: Nephron adaption to renal injury. Amer. J. Physiol. 249 (1985), F 324.
– Knochel, J. P., D. W. Seldin: The pathophysiology of uremia. In: Brenner, B. M., C. F. Rector (eds.): The Kidney. Saunders, Philadelphia 19i81. 2137.
– Massry, S. G.: The toxic effects of parathyroid hormone in uremia. Semin. Nephrol. 3 (1983), 306.

23.7 Blutreinigungsverfahren

R. M. SCHAEFER, A. HEIDLAND

Definition

Hierbei handelt es sich um Verfahren, welche die exkretorische Funktion der Niere so weit ersetzen, daß langfristig eine urämische Intoxikation vermieden wird. Hierzu werden heute extrakorporale Techniken, wie die **Hämodialyse,** die **Hämofiltration,** verwandt. Bei der **Peritonealdialyse** wird das Peritoneum zur Entfernung der harnpflichtigen Substanzen herangezogen, eine extrakorporale Blutzirkulation entfällt.

Epidemiologie

In der BRD wurden 1992 33000 Patienten mit extrakorporalen Verfahren behandelt, wobei 29000 hämodialysiert und 500 Patienten hämofiltriert wurden. 3500 Patienten hatten sich für das Verfahren der Peritonealdialyse entschieden. Für das Jahr 1992 betrug die Inzidenz der terminalen Niereninsuffizienz 5/100000, ihre Prävalenz 50/100000 Einwohner.

23.7.1 Extrakorporale Verfahren

Hämodialyse

Bei diesem Blutreinigungsverfahren findet der Stofftransport mittels **Diffusion** gemäß dem Konzentrationsgradienten über eine semipermeable Membran zwischen Blut und Dialysat statt (siehe Abb. 23.7-1). Um den Gradienten entlang der Membran möglichst groß zu halten, werden Blut und Dialysat nach dem **Gegenstromprinzip** geführt (siehe Abb. 23.7-2). Das Dialysat wird nach einem Durchfluß verworfen (Single-pass-System). Die Porengröße der Dialysemembran definiert die Durchlässigkeit für verschieden große Moleküle. Daher favorisiert die Hämodialyse die Elimination kleinmolekularer Stoffe, wie Elektrolyte, Harnstoff, Kreatinin, Glukose und Aminosäuren.

Bei der Hämodialyse werden jedoch nicht nur Stoffe eliminiert, vielmehr werden auch eine Reihe von Substanzen via Dialysat zugeführt. Dies gelingt dadurch, daß man die Konzentrationen für solche Stoffe im Dialysat höher ansetzt, als sie im Blutkompartiment vorliegen. In der Praxis werden Kalzium, Bikarbonat bzw. Azetat und Glukose auf diese Weise dem Patienten während der Hämodialyse zugeführt.

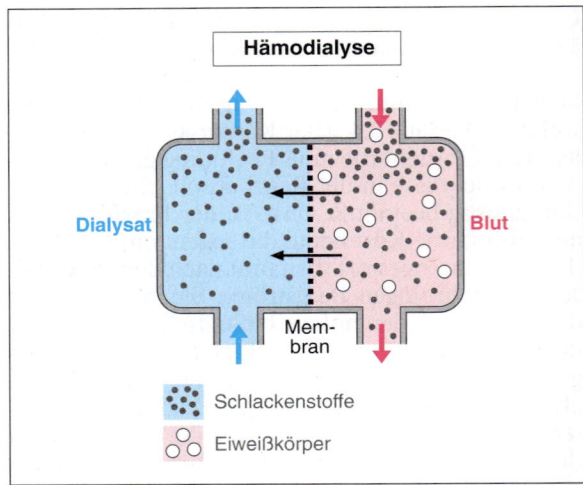

Abb. 23.7-1 Prinzip der Hämodialyse
Der Dialysator wird von Blut und Dialysat, die in gegensätzlicher Richtung fließen, durchströmt. Der Stoffaustausch erfolgt über eine semipermeable Membran, durch einen Konzentrationsgradienten angetrieben, via Diffusion. Das mit Schlackenstoffen beladene Dialysat wird verworfen und das gereinigte Blut wird dem Patienten wieder zugeführt.

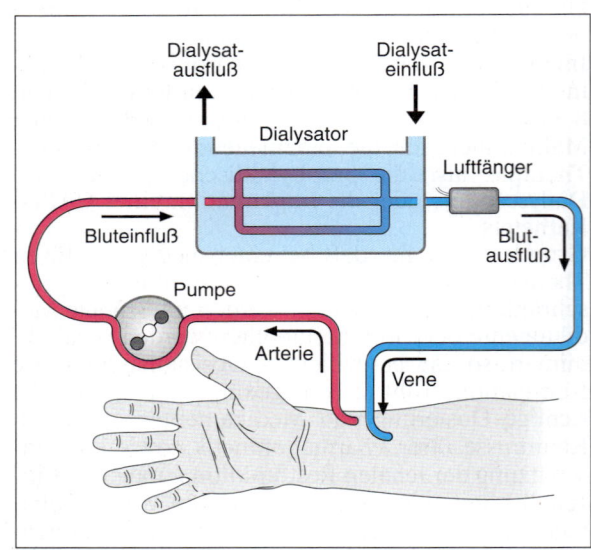

Abb. 23.7-2 Schematische Darstellung der Hämodialyse
Über eine Rollerpumpe wird arterielles Blut dem Patienten entzogen und dem Dialysator zugeführt. Dort findet der eigentliche Stofftransport in das Dialysat, welches in Gegenrichtung strömt, statt. Das Dialysat wird verworfen und das entgiftete Blut wird dem Patienten via Luftfänger (Vermeidung von Luftembolien) reinfundiert.

Ultrafiltration/Hämofiltration

Bei der Ultrafiltration (siehe Abb. 23.7-3) wird Plasmawasser mittels eines **Druckgradienten** durch die Membran gepreßt. Der erforderliche Druckgradient wird durch Überdruck auf der Blutseite erzeugt. Eine weitere Voraussetzung ist die Verwendung von

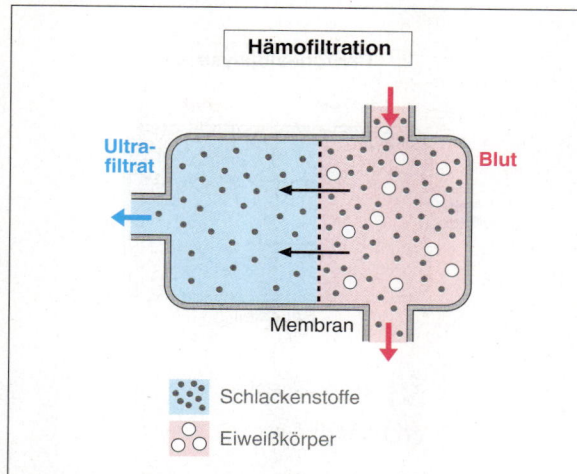

Hämofiltration

Ultra-filtrat

Blut

Membran

:::: Schlackenstoffe

○○ Eiweißkörper

Abb. 23.7-3   Prinzip der Hämofiltration
Der Hämofilter wird von Blut durchströmt. Dabei wird über
eine semipermeable Membran Plasmawasser abfiltert.
Dieses Ultrafiltrat wird verworfen. Nach dem Filter wird das
entfernte Volumen durch eine Elektrolytlösung ersetzt, und
das Blut wird dem Patienten reinfundiert.

Membranen mit hoher hydraulischer Permeabilität
(Hämofilter), d.h. von großporigen Membranen,
die dem Fluß von Wasser nur wenig Widerstand ent-
gegensetzen. Bei der Hämodialyse kommen dagegen in der Regel Membranen mit geringer hydraulischer Permeabilität zum Einsatz, da hier keine
großen Flüssigkeitsbewegungen erwünscht sind.
Die im Plasmawasser gelösten Stoffe werden durch
Konvektion (Solvent drag) aus dem Blut entfernt.
Von Ultrafiltration spricht man, wenn die zu entfer-
nenden Volumina gering sind (1–2 l) und in erster
Linie die Elimination von Plasmawasser beabsich-
tigt ist. So wird eine Ultrafiltration z.B. bei der Behandlung des Lungenödems eingesetzt. Im klinischen Alltag wird auch bei dieser Hämodialyse
simultan ultrafiltriert, um überschüssige Flüssigkeit
aus dem Patienten zu entfernen. Die Hämofiltration
beruht auf dem gleichen physikalischen Prinzip.
Hierbei werden jedoch in einer Sitzung 20 l Plasmawasser abfiltriert, und das Filtrat wird durch eine
sterile Elektrolytlösung ersetzt. Die Filtration solch
großer Mengen von Plasmawasser geht mit einem
erheblichen konvektiven Stofftransport über die
Membran einher, der zur effektiven Entgiftung des
niereninsuffizienten Patienten genutzt werden kann.
Der konventive Stofftransport ist bei größermoleku-
laren Substanzen besonders wirksam, während
kleinmolekulare Stoffe schlechter transportiert werden.
Als Hauptvorteil der Hämofiltration findet sich ein
stabileres Blutdruckverhalten während der Behandlungsphase. Hypotensive Episoden sind deutlich
seltener als bei der Hämodialyse. Allerdings ist eine
Hämofiltrationsbehandlung technisch aufwendiger
und damit teurer als die Hämodialyse. Seitdem die

Ultrafiltrationstechnik im Rahmen der Hämodialyse wesentlich verfeinert wurde (gesteuerte Ultrafiltration), steht die Hämodialyse der Hämofiltration
in puncto Verträglichkeit kaum noch nach, was
dazu geführt hat, daß die Bedeutung der Hämofiltration in der Nierenersatztherapie stark zurückgegangen ist.

Hämofiltration

Dieses Verfahren, das in letzter Zeit an klinischer
Relevanz verloren hat, stellt eine Kombination aus
Dialyse und Filtration dar. Hierbei erfolgt der Stofftransport über die Membran sowohl **diffusiv** als
auch **konvektiv,** so daß sowohl kleinmolekulare als
auch größermolekulare Substanzen mit maximaler
Effektivität eliminiert werden. Technisch ermöglicht wurde dieses Verfahren durch die Einführung
der gesteuerten Ultrafiltration, die einen exakten
Volumenentzug pro Zeiteinheit auch unter Hämo-
dialysebedingungen zuläßt. Damit wurde die strikte
apparative Trennung zwischen Hämodialyse- und
Hämofiltrationsmonitor aufgehoben.

Kontinuierliche extrakorporale Verfahren

Im Gegensatz zur chronischen Niereninsuffizienz,
wo in der Regel intermittierende Blutreinigungsverfahren (Ausnahme Peritoinealdialyse) zum Einsatz
kommen, werden zur Behandlung des akuten Nierenversagens im Rahmen der modernen Intensivmedizin heute zunehmend kontinuierliche Detoxi-
kationsverfahren eingesetzt, wie z.B. die:
– Continuous Arteriovenous Haemofiltration
  (CAVH)
– Continuous Arteriovenous Haemodialysis
  (CAVHD)
Beide Verfahren kommen mit einem minimalen apparativen Aufwand aus, erfordern jedoch je einen
arteriellen und venösen Zugang. Mittels eines dop-
pellumigen Shaldon-Katheters, der eine veno-venö-
se Blutführung gestattet, und einer Blutpumpe kann
bei beiden Techniken (dann als CVVH bzw.
CVVHD bezeichnet) auf den arteriellen Zugang
verzichtet werden.

Technische Aspekte

Dialysatoren: Im Dialysator befindet sich eine semipermeable Dialysemembran, über die der Stofftransport erfolgt. Auf der einen Seite dieser Membran
fließt das Blut des Patienten (200–300 ml/min), auf
der anderen Seite strömt das Dialysat in entgegenge-
setzter Richtung (500 ml/min).
Die **Clearance** ist das Maß, mit dem die Entgiftungs-
leistung eines Dialysators gemessen wird. Sie ist als
die Plasmamenge pro Minute, die von einem Stoff
befreit wird, definiert. So liegt die Harnstoff-Clear-
ance bei einem Blutfluß von 200 ml/min für einen
guten Dialysator bei ca. 180 ml/min für einen guten
Dialysator bei ca. 180 ml/min. Ein weiteres Charakteristikum einer Dialysemembran ist ihre **hydrauli-**

sche **Permeabilität.** Zur Hämodialyse werden Membranen mit niedriger Durchlässigkeit für Wasser verwendet. Die Hämofiltration dagegen erfordert Membranen mit hoher hydraulischer Permeabilität. Aufgrund ihrer chemischen Zusammensetzung unterscheidet man **zellulosische** und **synthetische** Membranen. Zellulosische Membranen werden aus Zellulose (Baumwolle) hergestellt. Aus Gründen der **Biokompatibilität** (siehe unten) verwendet man heute zunehmend modifizierte zellulosische Membranen, wie z.B. Zelluloseazetat, oder synthetische Materialen, wie Polysulfon, Polyacrylonitril, Polymethylmethacrylat und Polykarbonat.

Neben einer guten Clearanceleistung verlangt man heute auch ein hohes Maß an **Biokompatibilität** von den verwendeten Dialysatoren. Als biokompatibel wird ein Dialysator dann bezeichnet, wenn er möglichst wenig Interaktionen mit den einzelnen Blutbestandteilen eingeht. Eine völlig inerte Dialysemembran existiert nicht, und so kommt es bei jeder extrakoporalen Behandlungsmaßnahme zur Aktivierung des Gerinnungs- und Komplementsystems und auch zur Aktivierung von Thrombo- und Granulozyten.

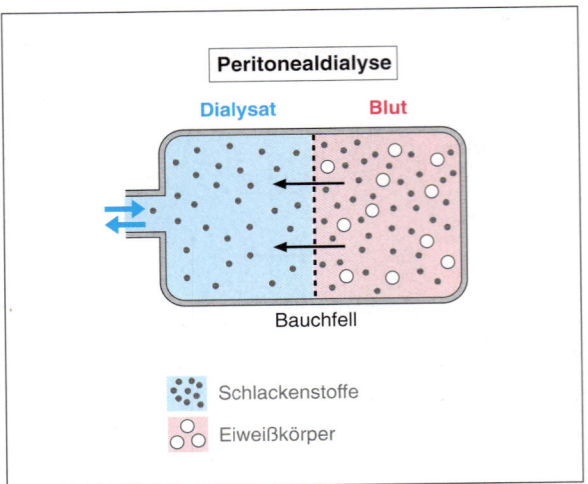

Abb. 23.7-4 Prinzip der Peritonealdialyse
Der Stoffaustausch findet hier in der Abdominalhöhle statt, wobei das Peritoneum als semipermeable Membran genutzt wird. Das Blutkompartiment wird durch das peritoneale Kapillarbett repräsentiert. Über einen Katheter wird das Dialysat ins Abdomen eingefüllt. Der Stofftransport über das Peritoneum erfolgt längs eines Konzentrationsgradienten.

Extrakorporale Zirkulation

Der am meisten verbreitete Gefäßzugang bei Patienten mit chronischem Nierenversagen ist die **Brescia-Cimino-Fistel** (siehe Abb. 23.6-1), die durch eine chirurgische Anastomose zwischen der Arteria radialis und der Vena cephalica im Bereich des distalen Unterarms der nicht-dominanten Extremität zustande kommt. Liegen keine adäquaten venösen Gefäßverhältnisse vor, können auch Kunststoffprothesen (Gore-Tex®) implantiert werden. Eine solche Fistel sollte ein Blutvolumen von 200–300 ml/min fördern, ohne dabei die Blutversorgung der distal gelegenen Extremitätenanteile zu gefährden. Zur Akutbehandlung des Nierenversagens wird in der Regel ein **Shaldon-Katheter** (ein- oder doppellumig) in einer zentralen Vene plaziert.

Jede extrakorporale Zirkulation macht in der Regel eine **Antikoagulation** erforderlich. Normalerweise verwendet man **Heparin.** Bei blutungsgefährdeten Patienten (posttraumatisch, postoperativ, diabetische Nephropathie) kommen alternativ die **Minimalheparinisierung** und die Verwendung von „**Low-Molecular Weight Heparin**" in Frage.

23.7.2 Peritonealdialyse

Bei diesem Dialyseverfahren wird das Peritoneum als semipermeable Membran genutzt (siehe Abb. 23.7-4). Beim Erwachsenen entspricht die effektive Oberfläche des Peritoneums etwa der Körperoberfläche. Der Blutfluß im peritonealen Kapillarbett beträgt ca. 70 ml/min. Das Dialysat wird mittels eines intraperitoneal plazierten Katheters in die Bauchhöhle eingeleitet. Der Stofftransport findet intrakorporal statt, so daß keine extrakorporale Zir-

kulation nötig ist. Die notwendige Ultrafiltration wird durch einen osmotischen Gradienten (Glukose im Dialysat) erzielt.

Die erste Peritonealdialyse am Menschen wurde von Ganter 1923 in Würzburg durchgeführt. Der routinemäßige Einsatz dieses Verfahrens wurde allerdings erst 1968 mit der Entwicklung des **Verweilkatheters nach Tenckhoff** möglich, da die Verletzungsraten bei der bis dahin verwendeten Repeated-puncture-Technik zu hoch waren. Zunächst wurde die intermittierende Peritonealdialyse (IPD) mit hohen Dialysatvolumina 2–3mal pro Woche durchgeführt. 1976 wurde die sog. „**Continuous Ambulatory Peritoneal Dialysis**" (CAPD) entwickelt, bei der über den ganzen Tag verteilt jeweils 2 l Dialysat in der Bauchhöhle verbleiben. Insgesamt wird dieses Dialysatvolumen 4mal pro Tag gewechselt.

Die Clearance-Raten für Phosphat und Kalium sind bei der CAPD relativ niedrig, so daß in der Regel **Phosphatbinder** und **kaliumarme Kost** verordnet werden müssen. Der Eiweißverlust über das Peritoneum kann bis zu 10 g/d betragen. Bei Patienten mit vorausgegangener Peritonitis ist der Verlust in der Regel etwas größer. Die renale Anämie wird gerade in den ersten Behandlungsjahren günstig beeinflußt, ein Effekt, der auch bei anephrischen Patienten beobachtet wird.

Die zahlreichen Diskonnektionen beim Dialysatwechsel führen allerdings relativ häufig zu einer **Peritonitis.** Erst die Entwicklung aufwendiger Diskonnektionssysteme konnte die Pertonitishäufigkeit deutlich verringern. Bei gut geschulten Patienten gelingt es heute, die Inzidenz der Peritonitis auf ein

Ereignis pro zwei Behandlungsjahre zu reduzieren. Die meisten Peritonitiden sind Folge einer Staphylokokken-Infektion. Eine andere Variante der Peritonealdialyse ist die **Continuous Cycling Peritoneal Dialysis** (CCPD). Im Gegensatz zur CAPD erfolgt der Dialysatwechsel nur nachts im Schlaf mittels eines entsprechenden Gerätes (Cycler). Am Morgen verbleiben 2 l Dialysat bis zum Abend in der Bauchhöhle. Die Clearanceraten sind mit denjenigen bei CAPD vergleichbar.

23.7.3 Der Dialysepatient

Überwässerung

Über den Zeitraum des dialysefreien Intervalles sollte der Patient nicht mehr als 1 kg/d an Gewicht zunehmen. Für Dialysepatienten mit **Restdiurese** reicht zumeist eine milde Einschränkung der NaCl-Zufuhr (130–170 mmol/d, 3–4 g/d) und der Trinkmenge aus, um größere Flüssigkeitseinlagerungen zu vermeiden. In Einzelfällen läßt sich auch die Diurese durch hochdosierte Furosemidgaben (500 mg/d) zusätzlich stimulieren. Bei **anurischen** Patienten muß die NaCl-Zufuhr auf 40–80 mmol/d (1–2 g/d) und die Flüssigkeitsaufnahme auf 1 l/d reduziert werden.

Während der Hämodialyse wird die Flüssigkeitsmenge, die der Patient seit der letzten Behandlung eingelagert hat, durch Ultrafiltration entfernt. Am Ende der Dialyse erreicht der Patient im Idealfall sein sog. „Trockengewicht". Dieses ist als dasjenige Gewicht definiert, bei dem keine Zeichen der Überwässerung bestehen. Wird das Trockengewicht zu hoch angesetzt, kann es im Intervall zu Ödemen, Hypertonie und Lungenödem kommen. Ist das Trockengewicht zu niedrig, kommt es am Ende der Dialyse zu Muskelkrämpfen und Blutdruckabfall.

Hyperkaliämie

Die häufigste und auch bedrohlichste Elektrolytstörung des Dialysepatienten ist die Hyperkaliämie. Zumeist liegt ein Diätfehler von seiten des Patienten vor. Gerade bei anurischen Patienten ist die Neigung zur Hyperkaliämie besonders ausgeprägt. Kommt es in solchen Fällen zu Herzrhythmusstörungen, ist die intravenöse Applikation von Kalzium als Akutmaßnahme Therapie der Wahl.

 Cave: Digitalisierter Patient.

Anämie

In der Regel sind Dialysepatienten anämisch, wobei die Anämie bei anephrischen Patienten besonders schwer ist, während bei der polyzystischen Nierendegeneration die Anämie in vielen Fällen nur gering ausgeprägt ist. Ursächlich macht man einen Erythropoetinmangel, zirkulierende Inhibitoren der Erythropoese und eine auf die Hälfte verkürzte Erythrozytenüberlebenszeit für diese Anämie verantwortlich. In früheren Jahren waren bis zu 20% der Hämodialysepatienten transfusionsbedürftig. Heute wird die renale Anämie mit gentechnisch hergestelltem Erythropoetin behandelt.

Neurologische Störungen

Die Urämie geht mit Störungen sowohl des zentralen als auch des peripheren Nervensystems einher. In der Phase der terminalen Niereninsuffizienz, vor Beginn der Dialysebehandlung, kann eine **urämische Enzephalopathie** mit Symptomen wie Abgeschlagenheit und Desorientiertheit auftreten. Schwere Verlaufsformen bis hin zum Coma uraemicum werden heute, bei rechtzeitigem Beginn der Dialysebehandlung, nicht mehr beobachtet. Bei inadäquater Dialyse können jedoch subklinische Verläufe resultieren. Eine dialysespezifische Sonderform stellt die **aluminiuminduzierte Enzephalopathie** dar. Durch langjährige Therapie mit aluminiumhaltigen Phosphatbindern und über das Dialysat (Aufbereitung ohne Umkehrosmose) kann es zu einer Aluminium-Intoxikation kommen. Klinisch stehen hierbei eine mikrozytäre, hypochrome Anämie, Osteopathie und Demenz im Vordergrund.

Das **Dysäquilibrium-Syndrom** stellt dagegen eine akute Form der Enzephalopathie dar, die während der Dialysebehandlung auftreten kann, wenn Patienten mit ausgeprägter urämischer Intoxikation zu lange dialysiert werden. Die Betroffenen leiden an Kopfschmerzen, Nausea und Erbrechen bis hin zu zerebralen Krämpfen. Pathogenetisch kommt es durch zu schnelle Elimination retinierter Substanzen zu einem schnelleren Abfall der Osmolarität im Serum als im Gehirn, was konsekutiv zu einem Hirnödem führt. Die Inzidenz von **zerebralen Krampfanfällen** ist bei Dialysepatienten erhöht. Besonders Patienten mit schwerer Hypertonie, vorbestehendem Krampfleiden, Alkoholismus, aluminiuminduzierter Enzephalopathie, prädialytisch niedrigen Kalzium- bzw. hohen Harnstoff-Werten und Kinder sind hiervon betroffen.

Die periphere urämische Neuropathie ist eine distale, symmetrische, motorisch-sensorische **Polyneuropathie.** Die Beine sind in der Regel stärker betroffen als die Arme. Gestörtes Vibrationsempfinden, Parästhesien, Dysästhesien, Ataxie und Schwäche können auftreten. Trotz adäquater Dialysetherapie lassen sich bei 50% der Patienten Zeichen der Polyneuropathie nachweisen. In schweren Fällen versucht man durch Gabe von B-Vitaminen und Änderung der Dialysetechnik und -dauer die Polyneuropathie günstig zu beeinflussen. Die wirksamste Maßnahme bleibt bislang allerdings die Nierentransplantation. Eine häufige klinische Manifestation der urämischen Polyneuropathie ist das **Restless-legs-Syndrom:** Typischerweise klagen die Patienten über Mißempfindungen in den Beinen bei Ruhe oder Hinlegen. Linderung dieser Beschwerden bringt nur ständiges Bewegen der Beine. Günstig wirken hier Clonazepam und Clonidin.

Auch das autonome Nervensystem wird im Rahmen der Urämie geschädigt, und es kommt zur **autonomen Neuropathie.** Klinisch soll diese bei der Hypotension, die gehäuft bei langjährigen Dialysepatienten auftritt, und der Impotenz männlicher Patienten eine gewisse Rolle spielen. Die häufigste **Mononeuropathie** ist die des Nervus medianus und manifestiert sich als **Karpaltunnel-Syndrom.** Pathogenetisch wird hierbei der N. medianus im Karpaltunnel durch Amyloidablagerungen aus β_2-Mikroglobulin-Fibrillen geschädigt. Die **β_2-Mikroglobulin-Amyloidose** ist eine spezifische Erkrankung des Dialysepatienten. Mit dem allmählichen Verlust der Nierenfunktion kommt es im Serum zum Anstieg des β_2-Mikroglobulins, das nicht mehr renal eliminiert werden kann. Hohe β_2-Mikroglobulin-Spiegel führen dann im Laufe von fünf bis zehn Jahren zur Ausbildung der Amyloidose. Klinische Zeichen dieser Form von Amyloidose sind neben dem Karpaltunnel-Syndrom Arthralgien (bei Gelenksbefall) und die Entwicklung von Knochenzysten, die zu Frakturen Anlaß geben können.

Renale Osteopathie

Fast alle Patienten mit terminaler Niereninsuffizienz leiden bereits vor Beginn der Dialysebehandlung an einer Osteopathie, wobei die klinische Manifestation bei der Mehrzahl der Patienten relativ mild ist. Pathogenetisch kann die renale Osteopathie zum einen durch einen sekundären **Hyperparathyroidismus,** durch **Vitamin-D-Mangel** und durch eine **Aluminium-Intoxikation** verursacht werden. Der Hyperparathyreoidismus setzt ein, sobald die GFR auf 30% der Norm abgefallen ist. Zumeist findet man Veränderungen am Knochen, die auf beide ätiologischen Faktoren zurückgehen. Als Folge des Hyperparathyroidismus sind Osteoklasten und Osteoblasten vermehrt. Nicht-mineralisiertes Osteoid ist nachweisbar, es besteht eine Fibrose des Markraums. Beherrscht die Aluminiumbeladung das histologische Bild, findet sich eine Osteomalazie mit reichlich Osteoid sowie normalen Osteoklasten und -blasten. Klinisch gehen beide Knochenveränderungen mit Schmerzen einher. Metastatische Verkalkungen sind bei Hyperparathyroidismus häufiger, während pathologische Frakturen bei der Aluminium-Intoxikation vermehrt vorkommen. Eine erhöhte alkalische Phosphatase spricht für den Hyperparathyroidismus, die Hyperkalzämie für eine autonome Parathormon-Sekretion. Mit zunehmender Aluminiumbehandlung schwinden die Zeichen des Parathormonüberschusses. Allerdings nimmt die Neigung zur Hyperkalzämie unter Kalzium-Substitution und Vitamin-D-Therapie zu. Therapeutisch versucht man heute die Aluminium-Intoxikation durch aluminiumfreies Dialysat und Verzicht auf aluminiumhaltige Phosphatbinder zu vermeiden. Zur enteralen Phosphatbindung be-

nutzt man Kalziumkarbonat. Die Parathormonsekretion kann mit Dihydroxyvitamin-D$_3$ therapiert werden.

Diät

Als tägliche Proteinzufuhr werden 1,2 g/kg für Hämodialyse- und 1,5 g/kg für Peritonealdialyse-Patienten (Proteinverlust über das Peritoneum) pro Tag angegeben. Die Energiezufuhr sollte je nach körperlicher Aktivität zwischen 30 und 35 kcal/kg liegen. Ca. 50% der Kalorien sollten als Kohlenhydrate zugeführt werden. Die Natriumzufuhr sollte auf 2–5 g/d beschränkt werden. Bei hohem Blutdruck und exzessivem Durstgefühl muß entsprechend reduziert werden. Die Trinkmenge sollte so gewählt werden, daß die tägliche Gewichtszunahme im dialysefreien Intervall nicht mehr als 1 kg beträgt. Die täglich erlaubte Kaliummenge liegt etwa bei 2 g. Da wasserlösliche Vitamine bei der Dialyse verlorengehen, wird die Substitution von Folsäure (1 mg/d), Vitamin B$_1$ (Thiamin, 4 mg/d) und Vitamin B$_6$ (Pyridoxin, 10 mg/d) empfohlen. Vitamin C sollte nicht höher als 100 mg/d dosiert werden, fettlösliche Vitamine (außer Vitamin D) werden nicht substituiert.

Literatur

– Gotch, F. A., J. A. Sargent, M. L. Klein, M. Lam, M. Prowitt, M. Grady: Clinical results of intermittent dialysis therapy guided by ongoing kinetic analysis of urea metabolism. Trans. Amer. Soc. artif. intern. Org. 22 (1976), 175–188.
– Hörl, W. H., M. Jochum, A. Heidland, H. Fritz: Release of granulocyte proteinases during hemodialysis. Amer. J. Nephrol. 5 (1985), 320–327.
– Quellhorst, E., B. Schünemann, U. Hildebrandt: Long-term results of regular hemofiltration. Blood Purif. 1 (1983), 70–79.

23.8 Zystische Nierenerkrankungen

U. Bahner, A. Heidland

Unter dem Begriff „zystische Nierenerkrankungen" faßt man eine Reihe verschiedenartiger Erkrankungen zusammen, deren gemeinsames Kennzeichen eine Erweiterung der Tubuli und/oder Sammelrohre mit Zystenbildung im Nierenparenchym ist. Abgesehen von diesem gemeinsamen nephrologischen Merkmal unterscheiden sich die einzelnen Krankheitsbilder bezüglich Ätiologie, Pathogenese, Manifestation, Verlauf und Prognose z. T. ganz erheblich. Unter Berücksichtigung genetischer, morphologischer und klinischer Kriterien ist eine Einteilung in verschiedene Krankheitsbilder möglich (Klassifikationen nach Potter [1964], Wahlquist [1967] oder Bernstein [1973], siehe Lehrbücher der Nephrologie). Für den klinischen Bedarf ist die vereinfachte Einteilung in die kongenitalen Zystennieren, die Markschwammnieren, den Nephronophthisekomplex und die erworbenen einfachen renalen Zysten ausreichend (siehe Tab. 23.8-1). Die klinischen Symptome der zystischen Nierenerkrankungen werden bestimmt durch das Ausmaß der zystischen Zerstörung des Nierenparenchyms, extrarenale Manifestationen und lokale Komplikationen.

Tab. 23.8-1   Einteilung der zystischen Nierenerkrankungen

▶ **kongenitale Zystennieren**
 – rezessive Form (= infantiler Typ)
 – dominante Form (= Erwachsenentyp)

▶ **Markschwammnieren**

▶ **Nephronophthisekomplex**
 – juvenile Nephronophthise
 – medulläre zystische Nierenerkrankung

▶ **erworbene Nierenzysten**
 – Solitärzysten
 – multizystische Transformation der Nieren bei chronischer Niereninsuffizienz unterschiedlicher Genese

---

23.8.1 Kongenitale Zystennieren

Definition

Synonyme: Zystennieren, Zystennierenkrankheit, polyzystische Nierendegeneration.
Bei den kongenitalen Zystennieren handelt es sich um eine familiär auftretende Erkrankung, die durch Ausbildung multipler flüssigkeitsgefüllter Nierenzysten gekennzeichnet ist. Je nach Vererbungsmodus werden zwei Formen der kongenitalen Zystennieren unterschieden, und zwar die rezessive Form und die dominante Form der Zystennieren. Wegen des unterschiedlichen Manifestationsalters wird die rezessive Form häufig auch als „infantiler Typ" und die dominante Form als „Erwachsenentyp" (adulte Zystennierenkrankheit) der Zystennieren bezeichnet. Heute weiß man, daß sich auch die dominante Form schon in der Kindheit manifestieren kann. Deshalb sollten die Bezeichnungen „Erwachsenentyp" bzw. „adulte Zystennierenkrankheit" nicht mehr verwendet werden, sondern nach Festlegung des Vererbungsmodus als autosomal-dominante Zystennierenkrankheit (engl. autosomal dominant polycystic kidney disease = ADPKD) bezeichnet und von den autosomal-rezessiven Formen abgegrenzt werden.

Kasuistik

Bei einer 1933 geborenen Patientin war es seit 1972 zu rezidivierenden Schmerzen im linken und rechten Oberbauch sowie in den Nierenlagern gekommen. Wegen einer erneuten Nierenkolik und einer Hämaturie stellte sie sich im April 1974 erstmals bei ihrem Hausarzt vor. Bei der

körperlichen Untersuchung fanden sich eine tastbare Resistenz im rechten Oberbauch, ein Klopfschmerz im linken Nierenlager und ein Blutdruck von 180/110 mmHg. Aufgrund dieser Befundkonstellation wurde die Patientin sofort bei einem Internisten zur weiteren Abklärung vorgestellt. Dort zeigten sich bei den **Laboruntersuchungen** eine Hämoglobinkonzentration von 13,7 g/dl (8,22 mmol/l), eine Leukozytose von 10500/mm³ (10,5 G/l) sowie ein grenzwertig hohes Serumkreatinin von 1,3 mg/dl (114 µmol/l); im Urinstatus fanden sich massenhaft Erythrozyten. Die **Sonographie** erbrachte multiple Zysten in beiden stark vergrößerten Nieren. Die daraufhin durchgeführte Kreatininclearance betrug 62 ml/min. Somit konnte also die **Diagnose** einer zystischen Nierenerkrankung mit beginnender Nierenfunktionseinschränkung und renaler Hypertonie gestellt werden. Bei der Untersuchung der Familie fanden sich zystische Veränderungen der Nieren bei einem von zwei Brüdern, bei zwei Cousins und einer Cousine; bei den beiden Kindern der Patientin war die Nierensonographie unauffällig.
Unter **Kochsalzrestriktion** und **antihypertensiver Therapie** war die Patientin mehrere Jahre lang nahezu beschwerdefrei. Im Februar 1981 mußte ein akuter Harnwegsinfekt (in der Urinkultur Nachweis von Escherichia coli in signifikanter Keimzahl) antibiotisch behandelt werden; das Serumkreatinin betrug zu diesem Zeitpunkt 1,7 mg/dl (150 µmol/l). Bei regelmäßigen nephrologischen Kontrolluntersuchungen zeigte sich ein ansteigender Serumkreatininwert, so daß zusätzlich zur antihypertensiven Therapie auch **diätetische Maßnahmen** (Eiweißrestriktion) ergriffen wurden. Bei einer Kontrolluntersuchung im April 1986 wurde ein Serumkreatinin von 7,6 mg/dl (670 µmol/l) gemessen, worauf ein Dialyse-Shunt am linken Unterarm angelegt wurde. Im November 1986 mußte die Patientin mit deutlichen Zeichen der Urämie (Nausea, Erbrechen, Konzentrationsschwäche, arterielle Hypertonie, Überwässerung, beginnende Perikarditis) stationär aufgenommen und die Hämodialysebehandlung eingeleitet werden. Bei Aufnahme war das Serumkreatinin 12,6 mg/dl (7,4 mmol/l). Die Hämodialysebehandlung wurde insgesamt gut vertragen. Im Juni 1989 konnte schließlich eine **Nierentransplantation** durchgeführt werden, wobei gleichzeitig die Entfernung der massiv vergrößerten rechten Niere erfolgte. Das Transplantat nahm unmittelbar postoperativ seine Funktion auf, das Serumkreatinin betrug vier Wochen später 1,5 mg/dl (132 µmol/l). Bis zum jetzigen Zeitpunkt besteht die gute Nierenfunktion unverändert fort, die Patientin ist voll rehabilitiert.

Epidemiologie

Die Häufigkeit des rezessiven Typs der Zystennieren wird mit einem Fall auf 500–750 Geburten angegeben. Die Angaben über die Häufigkeit des dominanten Typs sind abhängig von der Art der Diagnosestellung. So finden sie sich im Sektionsgut in 1,5–4‰ aller Sektionen, nach klinischer Diagnose jedoch nur bei 0,3–0,4‰ aller Patienten. Die autosomal-dominante Zystennierenkrankheit ist aber die häufigste erbliche Erkrankung, die zur chronischen Niereninsuffizienz führt. Sie sind in ca. 10% aller Fälle von dialysepflichtigen Patienten die Ursache für die terminale Niereninsuffizienz.

Ätiologie und Pathogenese

Kongenitale Zystennieren entstehen aufgrund einer Fehlanlage der Nieren. Über Ätiologie und Pathogenese gibt es zahlreiche Hypothesen, von denen jedoch bisher keine eine schlüssige Erklärung liefern kann (siehe Lehrbücher der Nephrologie). Fest steht jedoch, daß es sich um eine familiäre, vererbliche Erkrankung handelt. Bei der infantilen Form handelt es sich um einen autosomal-rezessiven Erbgang. Kennzeichen sind der beidseitige Nierenbefall mit Erweiterung der distalen Tubuli und Sammelrohre sowie eine Mitbeteiligung der Leber. Der sich hauptsächlich im Erwachsenenalter manifestierende Typ der Zystennieren wird autosomal-dominant vererbt, d.h., daß 50% der Kinder eines Patienten mit Zystennieren ebenfalls an Zystennieren erkranken. Der Gendefekt kann dabei auf unterschiedlichen Chromosomen lokalisiert sein. Bei mehr als 80% der Patienten ist der Defekt auf dem kurzen Arm des Chromosoms 16 lokalisiert (ADPKD-1-Locus). Ein weiterer Defekt wurde erst kürzlich auf dem Chromosom 4 identifiziert (ADPKD-2-Locus). Aufgrund des genetischen Defekts kommt es in beiden Nieren zu Zystenbildung in allen Bereichen des Nephrons. Neben den im Vordergrund stehenden Nierenzysten finden sich aber eine Reihe extrarenaler Manifestationen, die diese Krankheit als eine generalisierte Erkrankung des Bindegewebes ausweisen. Zu diesen extrarenalen Manifestationen gehören Zysten in Leber, Milz und Pankreas, Inguinalhernien, Divertikel im Bereich des Kolons, kardiovaskuläre Läsionen wie Mitralklappeninsuffizienz und Trikuspidalklappeninsuffizienz sowie insbesondere auch Aneurysmen der zerebralen Arterien (bei 40% aller Patienten).

⑤ Symptome

Beim autosomal-rezessiven Typ der Zystennieren variieren die klinischen Symptome in Abhängigkeit von der Altersgruppe (siehe „Verlauf und Prognose"). Die auftretenden Symptome sind Folge der renalen Manifestation (vergrößerte, palpable Nieren, renale Hypertonie und progrediente Niereninsuffizienz) und hepatischen Manifestation (Hepatomegalie, Cholangitis, portale Hypertension mit Neigung zu gastrointestinalen Blutungen) der Erkrankung.

Beim autosomal-dominanten Typ der Zystennieren treten klinische Symptome meist erst im 4.–5. Lebensjahrzehnt zum Vorschein. Zu den ersten Symptomen gehören Schmerzen im Ober- und Mittelbauch sowie rezidivierende Hämaturien. Diese Symptomatik ist mit Blutungen in Zysten bzw. in das Nierenbeckenhohlsystem zu erklären. Kommt es dabei zu Koagelbildungen und einer Harnwegsobstruktion, werden Nierenkoliken ausgelöst. Andererseits können die Schmerzzustände auch durch bakterielle Infektion der Zysten oder des Nierenbeckenhohlsystems ausgelöst werden. Patienten mit polyzystischer Nierenerkrankung leiden etwa

10mal häufiger an Harnwegsinfektionen als die Gesamtbevölkerung. Mit Progredienz der Erkrankung kommt es oft zu einer deutlichen Größenzunahme der Nieren, so daß diese schließlich in den Flanken tastbar und gelegentlich auch als laterale Vorwölbung der Bauchdecke sichtbar werden. Der höckerige Tumor kann in späteren Stadien bis weit nach medial reichen, so daß eine Abgrenzung von der Leber schwierig wird. Gelegentlich besteht auch ein Druckschmerz der Nieren. Durch Druck auf die Nachbarorgane kann es insbesondere zu gastrointestinalen Symptomen bis hin zum Ileus kommen. Mit Progredienz der Niereninsuffizienz kommt es häufig schon frühzeitig zum Auftreten einer arteriellen Hypertonie, später zu den Symptomen der Urämie. Schließlich sei noch auf die extrarenalen Symptome hingewiesen: Durch Zystenbildung in der Leber kommt es zu einer Hepatomegalie (tastbare höckerige Leber). Abdominelle Beschwerden können durch Entzündung der häufig bestehenden Kolondivertikel bedingt sein. Kopfschmerzen und rezidivierende transitorisch ischämische Attacken sind Hinweise auf Aneurysmen der zerebralen Arterien.

Ⓓ Diagnostik

Ein wichtiger, aber keineswegs regelmäßiger Hinweis auf Zystennieren ist eine **positive Familienanamnese.** Die Diagnose des autosomal-rezessiven Typs der Zystennieren erfolgt meist schon in der Perinatalzeit oder innerhalb des ersten Lebensjahres. Bei den betroffenen Kindern fallen palpatorisch vergrößerte Nieren und/oder eine Hepatomegalie auf. Die Sicherung der Diagnose erfolgt durch die **Sonographie** bzw. i.v. Ausscheidungsurographie. Die laborchemischen Parameter orientieren über das Ausmaß der Niereninsuffizienz bzw. der Leberfunktionsstörungen. Die Diagnose von autosomal-dominant vererbten Zystennieren ist bei der typischen Befundkonstellation mit positiver Familienanamnese, palpablen vergrößerten Nieren, arterieller Hypertonie und Entwicklung einer Niereninsuffizienz einfach. Sie wird bestätigt durch die Sonographie (siehe Abb. 23.8-1) und bei nicht eindeutigem Ultraschallbefund durch die i.v. Ausscheidungsurographie bzw. die Computertomographie. Die Sonographie eignet sich auch zur Frühdiagnostik, d.h. insbesondere zur Klärung der Frage, ob Kinder von Zystennierenpatienten das Leiden geerbt haben oder nicht. Eine noch frühere Diagnose ist allerdings durch molekularbiologische und genanalytische Techniken möglich. Im Urin findet man häufig eine diskrete Proteinurie, Mikro- oder Makrohämaturie und bei begleitendem Harnwegsinfekt auch Leukozyten und Bakterien. Typisch ist auch der Nachweis einer eingeschränkten Konzentrationsfähigkeit der Nieren, die auch schon bei normaler glomerulärer Filtrationsrate bestehen kann. Bei den blutchemischen Untersuchungen fällt auf, daß bei Patienten mit Zystennieren auch bei fortgeschrittener Niereninsuffizienz eine deut-

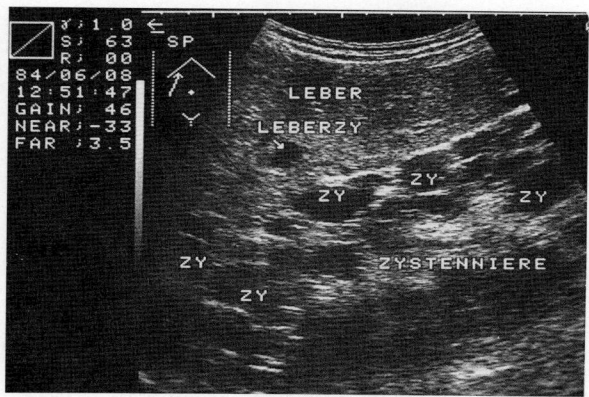

Abb. 23.8-1 Sonogramm der rechten Niere eines Patienten mit kongenitalen Zystennieren; man sieht eine stark vergrößerte Niere mit unregelmäßiger Kontur und multiplen, unterschiedlich großen und über die gesamte Niere verteilten Zysten (Zy). Als Nebenbefund findet sich eine Leberzyste (Leberzy).

lich geringgradigere Anämie vorliegt als bei anderen Nierenerkrankungen. Dies erklärt sich durch eine kompensierte Erythropoetinproduktion.

Komplikationen

Die Komplikationen der Erkrankung resultieren aus deren Verlauf und Manifestation. Beim autosomal-rezessiven Typ kommt es zu einer relativ raschen Entwicklung einer terminalen Niereninsuffizienz und einer renalen Hypertonie mit entsprechenden Folgekomplikationen. Durch Beteiligung der Leber entsteht eine portale Hypertension mit Neigung zu gastrointestinalen Blutungen. Bei der autosomal-dominanten polyzystischen Nierenerkrankung finden sich als Komplikationen rezidivierende Hämaturien, die bei Koagelbildung auch Koliken auslösen können, Harnwegsinfekte mit der Gefahr einer Urosepsis sowie ebenfalls die Ausbildung einer renalen Hypertonie und einer terminalen Herzinsuffizienz. Liegen Aneurysmen der zerebralen Arterien vor, ist das Risiko einer Subarachnoidalblutung deutlich erhöht. Im Rahmen einer Divertikulitis kann es außerdem auch zu einer Kolonperforation kommen.

▼ Therapie

Eine kausale Therapie bei Zystennieren gibt es nicht. Die Bemühungen müssen sich deshalb auf die Prävention bzw. Behandlung von Komplikationen beschränken. Für den autosomal-rezessiven Typ der Zystennieren bedeutet dies den rechtzeitigen Beginn einer **Hämodialysebehandlung,** die die Zeit bis zur Transplantation überbrücken kann. Zur Behandlung der portalen Hypertension sollte frühzeitig eine portokavale Anastomose angelegt werden. Bei der autosomal-dominanten polyzystischen Nierenerkrankung kommen bei eingetretener Niereninsuffizienz und/oder Hypertonie die üblichen therapeutischen Maßnahmen zum Einsatz. Mit Fieber, Dysurie

und evtl. einer Urosepsis einhergehende Zysteninfektionen müssen konsequent resistenzgerecht antibiotisch behandelt werden. Bei antibiotisch resistenten Zystenvereiterungen und Abszeßbildungen kann eine chirurgische Drainage versucht werden. Treten aber trotzdem rezidivierende septische Schübe auf, muß die infizierte Niere nephrektomiert werden. Auch eine Blutung infolge eines Traumas bzw. einer Spontanruptur einer Zyste kann eine Indikation zur Nephrektomie darstellen. Andere chirurgische Eingriffe wie die früher häufig durchgeführten Zystenpunktionen und die Verkleinerung der Zystennieren sind verlassen worden, da – abgesehen von dem Operations- und Infektionsrisiko – sich die Nierenfunktion rascher verschlechtert als ohne diese Eingriffe. Bei Auftreten einer terminalen Niereninsuffizienz erfolgt die Aufnahme ins chronische Hämodialyseprogramm. Kontraindikationen gegen eine Nierentransplantation bestehen nicht.

Verlauf und Prognose

Beim autosomal-rezessiven Typ der Zystennieren kommt es bereits kurz nach der Geburt oder innerhalb der ersten Lebensjahre zu einer terminalen Niereninsuffizienz, an der viele Kinder schließlich versterben. Nur wenige Kinder erreichen das zweite Lebensjahrzehnt und entwickeln dann zunehmend Leberfunktionsstörungen mit den Zeichen einer portalen Hypertension. Ihre Lebenserwartung korreliert mit dem Verlauf der Lebererkrankung. Bei der autosomal-dominanten polyzystischen Nierenerkrankung ist nach dem 40. Lebensjahr mit einer Verschlechterung der Nierenfunktion zu rechnen. Insgesamt scheint die Prognose der Zystennieren aber besser zu sein, als bisher angenommen. Nach Literaturangaben erreichen ca. 75% aller Patienten das 50. Lebensjahr und ca. 50% aller Patienten das 73. Lebensjahr, ohne daß eine Niereninsuffizienz auftritt. Auch die primär schlechte Prognose der Patienten mit terminaler Niereninsuffizienz wurde durch die Dialyse und Transplantation deutlich gebessert, so daß heute kardiale Erkrankungen und Komplikationen, die nicht in direkter Beziehung zu der Nierenerkrankung stehen, die hauptsächlichen Todesursachen sind. Ob sich die beiden Genotypen ADPKD-1 und -2 in ihrem Verlauf und ihrer Prognose unterscheiden, ist zur Zeit noch unklar. Möglicherweise ist der klinische Verlauf beim ADPKD-2-Typ etwas milder.

Differentialdiagnose

Auszuschließen sind andere zystische Nierenerkrankungen, vor allem solitäre Zysten und eine multizystische Transformation der Nieren. Auch Neoplasien sind abzugrenzen, so z. B. der Wilms-Tumor bei Kindern und der Grawitz-Tumor oder das Zystadenokarzinom bei Erwachsenen. Im Gegensatz zu Zystennieren liegen die Nierentumoren in der Regel nur unilateral vor. Des weiteren kann gelegentlich auch eine ausgedehnte Hydronephrose differentialdiagnostische Schwierigkeiten bereiten.

23.8.2 Markschwammnieren

Definition

Bei der Markschwammniere handelt es sich um eine beidseitige Fehlbildung der Nieren mit ektatischer Aufweitung der Sammelrohre in den Pyramiden.

Epidemiologie

Genaue Angaben zur Inzidenz und Prävalenz liegen nicht vor, da die Diagnose wegen fehlender klinischer Symptome häufig nicht gestellt wird. Insgesamt gesehen, scheinen Markschwammnieren nicht so selten zu sein, wie bisher angenommen. Man schätzt die Inzidenz auf 1:5000 in der Gesamtbevölkerung. Es wurden Fälle einer familiären Häufung beschrieben, die Markschwammnieren scheinen aber nicht erblich zu sein. Männer und Frauen sind gleichermaßen betroffen.

Ätiologie und Pathogenese

Über Ätiologie und Pathogenese der Markschwammniere kann zum jetzigen Zeitpunkt nur spekuliert werden. Man diskutiert eine angeborene Mißbildung der Verbindung zwischen Sammelrohren und Kelchen, die möglicherweise durch eine Obstruktion der Sammelrohre durch Urate in der Neugeborenenperiode zustande kommt. Ihre genetische Bedingtheit wurde nicht nachgewiesen.

🅢 Symptome

Die Markschwammniere ist häufig symptomlos und wird in diesem Falle oft als radiologischer Zufallsbefund entdeckt. Beschwerden stellen sich erst beim Auftreten von Komplikationen ein. Dazu gehören die Nephrolithiasis, rezidivierende Hämaturien und Harnwegsinfekte mit den entsprechenden Symptomen (siehe dort).

🅓 Diagnostik

Die Diagnosestellung erfolgt meist im Rahmen der radiologischen Diagnostik bei Nephrolithiasis, Hämaturie oder rezidivierenden Harnwegsinfekten. Dabei zeigen sich bei der Abdomenleeraufnahme normal große Nieren und in über 50% der Fälle eine Nephrokalzinose mit Kalkablagerungen in den Papillenspitzen. Im i.v. Urogramm finden sich dann Kontrastansammlungen im Bereich des Nierenmarks; die ektatischen Tubuli füllen sich vor dem Kelchsystem und entleeren sich später (siehe Abb. 23.8-2).
Da die Erkrankung häufig im Zusammenhang mit einem Hyperparathyroidismus auftritt, sollte die Bestimmung des Parathormons erfolgen. Die Nierenfunktionsuntersuchungen zeigen ein eingeschränktes maximales Konzentrationsvermögen und eine inkomplette distal-tubuläre Azidose ohne klinische Relevanz.

Komplikationen

Zu den wichtigsten Komplikationen gehören die Nephrolithiasis, rezidivierende Hämaturien und Harnwegsinfekte.

🆅 Therapie

Eine kausale Behandlung ist nicht möglich. Die Therapie beschränkt sich auf die Behandlung von Komplikationen (Prävention von Nierensteinen, resistenzgerechte antibiotische Therapie bei Harnwegsinfekten) und auf die Korrektur von Elektrolytverlusten.

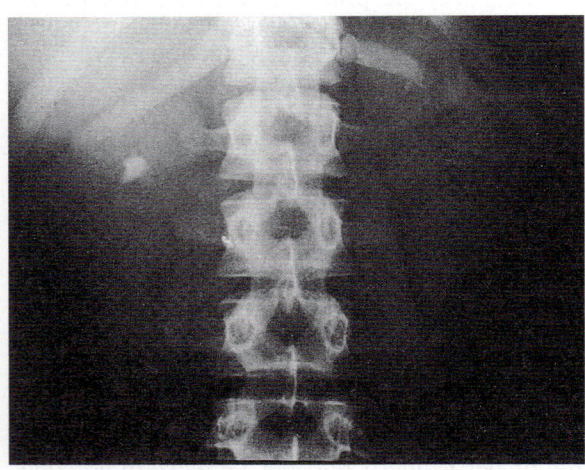

a

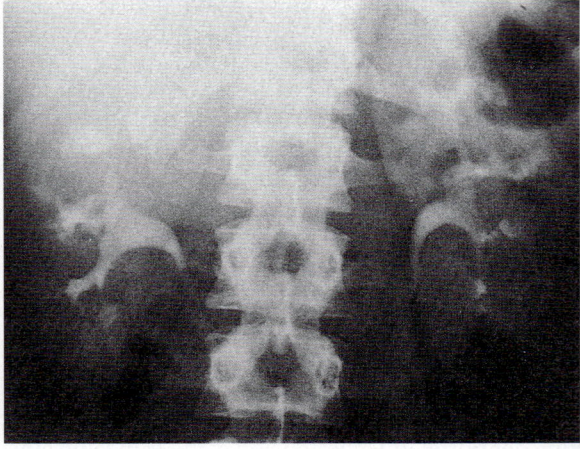

b

Abb. 23.8-2 Röntgenaufnahmen eines Patienten mit Markschwammnieren
a) Leeraufnahme: Als typische Merkmale findet man größere und kleinere Kalkablagerungen in beiden Nieren.

b) I.v. Urogramm (5 min. nach Infusionsende): man erkennt eine diffuse medulläre Kontrastmittelanfärbung und eine Vergrößerung der Markpyramiden mit Aufweitung der Sammelrohre.

Verlauf und Prognose

Die Erkrankung hat einen relativ gutartigen Verlauf, wenn keine wesentlichen sekundären Komplikationen hinzukommen. Nur bei einer schweren Nephrokalzinose kann es in seltenen Fällen zur Entwicklung einer Niereninsuffizienz kommen.

Differentialdiagnose

Differentialdiagnostisch auszuschließen sind andere Erkrankungen, die zu einer Nephrokalzinose führen können (v. a. primärer Hyperparathyroidismus, distal-tubuläre Azidose). Außerdem muß auch an das Vorliegen einer Nierentuberkulose gedacht werden.

23.8.3 Nephronophthisekomplex

Definition

Als Nephronophthisekomplex bezeichnet man Erkrankungen mit angeborener Zystenbildung im Bereich der Rindenmarkgrenze und des Nierenmarks mit interstitieller Fibrose und sekundärer Glomerulosklerose. Aufgrund des unterschiedlichen Vererbungsmodus und Manifestationsalters unterscheidet man zwischen der **juvenilen Nephropathie** und der sich im Erwachsenenalter manifestierenden **medullären zystischen Nierenerkrankung.**

Epidemiologie

Beim Nephronophthisekomplex handelt es sich um relativ seltene Nierenerkrankungen. Genauere Zahlenangaben fehlen. Die Erkrankung betrifft beide Geschlechter etwa gleich häufig. Die juvenile Nephronophthise ist die häufigste Ursache der terminalen Niereninsuffizienz im Kindes- und frühen Jugendalter.

Ätiologie und Pathogenese

Bei der juvenilen Nephronophthise handelt es sich um eine autosomal-rezessiv vererbte Erkrankung, die medulläre zystische Nierenerkrankung wird dagegen autosomal-dominant vererbt. Die Pathogenese ist unklar.

S Symptome

Die Patienten gelangen meist erst zur Untersuchung, wenn bereits Zeichen einer Nierenfunktionsstörung bestehen. Erste Symptome sind eine Polyurie und Polydipsie als Folge des eingeschränkten Konzentrationsvermögens und des Salzverlustes der Nieren. Bei Kindern führt dies häufig zu einer sekundären Enuresis (Bettnässen, Einnässen). Mit fortschreitender Niereninsuffizienz kommt es zu ersten Zeichen der Urämie, einer Anämie und einer arteriellen Hypertonie. Die juvenile Nephronophthise ist außerdem mit einem Wachstumsstillstand und Störungen des Knochenstoffwechsels sowie bisweilen mit einer mentalen Retardierung verbunden. Beim gleichzeitigen Auftreten von Augen-veränderungen (Retinitis pigmentosa, tapetoretinale Degeneration, Kolobom) spricht man auch von einer „renal-retinalen Dysplasie".

D Diagnostik

Die Diagnostik beruht auf einer positiven Familienanamnese, dem typischen klinischen Verlauf, dem sonographischen Nachweis von verkleinerten Nieren und schließlich dem nierenbioptischen Befund mit Nachweis einer interstitiellen Nephritis, Zysten im Bereich der Rindenmarkgrenze sowie einer sekundären Glomerulosklerose.

Komplikationen

Als Folge der progredienten Niereninsuffizienz manifestieren sich Störungen des Elektrolyt- und Flüssigkeitshaushaltes, eine renale Anämie und Hypertonie und schließlich die Urämie mit all ihren Sekundärkomplikationen.

T Therapie

Eine kausale Therapie ist nicht bekannt. Wichtig ist der Ausgleich des derangierten Elektrolyt- und Flüssigkeitshaushaltes. Die therapeutischen Maßnahmen bei eingetretener Niereninsuffizienz folgen den üblichen Richtlinien. Bei terminaler Niereninsuffizienz kommt die Peritonealdialyse (z. B. CAPD: continuous ambulatory peritoneal dialysis), die Hämodialyse und die Nierentransplantation zum Einsatz. Bisher ist kein Fall bekannt, bei dem die Erkrankung in der transplantierten Niere wieder aufgetreten wäre.

Verlauf und Prognose

Bei der juvenilen Nephronophthise beginnt die Niereninsuffizienz meist im 2.–6. Lebensjahr, bis zum 20. Lebensjahr sind nahezu alle Patienten dialysepflichtig. Bei der zystischen medullären Nierenerkrankung tritt die Niereninsuffizienz zwischen dem 30. und 60. Lebensjahr auf. Die Prognose der Erkrankung hat sich seit dem Einsatz der Nierenersatztherapien entscheidend verbessert.

Differentialdiagnose

Insbesondere muß die Markschwammniere ausgeschlossen werden, bei der die Zysten jedoch intrapyramidal liegen und außerdem Verkalkungen vorkommen. Die Abgrenzung zu anderen chronischen interstitiellen Nephritiden kann aufgrund der unterschiedlichen Begleitsymptomatik erfolgen.

23.8.4 Erworbene Nierenzysten

Es handelt sich entweder um solitäre Nierenzysten, die mit zunehmendem Lebensalter häufiger werden, oder um eine multizystische Transformation der Nieren bei Niereninsuffizienz unterschiedlicher Ätiologie.
Solitäre Nierenzysten sind meist ein Zufallsbefund bei einer sonographischen Untersuchung (siehe Abb. 23.8-3) oder der Durchführung eines Uro-

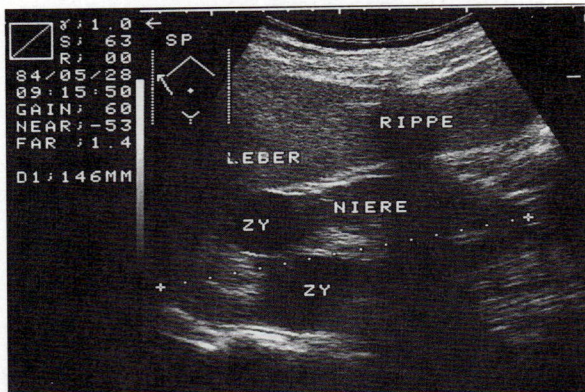

Abb. 23.8-3 Sonogramm der rechten Niere eines Patienten mit erworbenen Nierenzysten; man erkennt zwei solitäre Nierenzysten (Zy) in der Rindenzone einer ansonsten normalen Niere.

gramms. In der Regel rufen sie keinerlei Beschwerden hervor. In seltenen Fällen kommt es zu Schmerzen, Hämaturie oder Zysteninfektion. Bei sehr großen Zysten kann es allerdings durch Kompression der ableitenden Harnwege zu einer Harnabflußstörung und durch Druck auf eine Nierenarterie zu einer renovaskulären Hypertonie kommen. Differentialdiagnostisch müssen solitäre Nierenzysten von anderen renalen Raumforderungen, insbesondere von Nierenzellkarzinomen, abgegrenzt werden. Bei Patienten mit fortgeschrittener chronischer Niereninsuffizienz findet man häufig eine sekundäre Zystenbildung in den Schrumpfnieren. Das Ausmaß der zystischen Transformation korreliert mit der Dauer der Niereninsuffizienz. Komplikationen sind Zysteninfekte und Zystenblutungen sowie die Entwicklung von gut- und bösartigen Tumoren.

Literatur

– Braun, J.: Zystische Nierenerkrankungen. In: Sarre, H., U. Gessler, D. Seybold (Hrsg.): Nierenkrankheiten. Thieme, Stuttgart–New York 1988.
– Churchill, D. N., J. C. Bear, J. Morgan, R. H. Payne, P. J. McManamon, M. H. Gault: Prognosis of adult onset polycystic kidney disease reevaluated. Kidney int. 26 (1984), 190–195.
– Suki, W. N.: Polycystic kidney disease. Kidney int. 22 (1982), 571–578.

23.9 Nephrolithiasis und Nephrokalzinose

U. Bahner, A. Heidland

23.9.1 Nephrolithiasis

Definition

Als Nephrolithiasis (Synonyme: Urolithiasis, Nierensteinleiden) werden Steinbildungen in den Hohl-systemen der Nieren und in den ableitenden Harnwegen bezeichnet. Intrarenale Verkalkungen fallen nicht unter diesen Begriff (siehe Kap. 20.9.2).

Kasuistik

Ein 33jähriger Patient wird wegen rezidivierender Nierensteinbildung beim Nephrologen vorgestellt. Im Alter von 22 Jahren wurde wegen eines symptomatischen rechtsseitigen Nierensteines eine Ureterolithotomie durchgeführt. Die Steinanalyse zeigte, daß der Stein aus Kalziumoxalat und Harnsäure bestand. In den folgenden 11 Jahren kam es zu 12 weiteren Steinepisoden, weswegen er achtmal stationär aufgenommen werden mußte; fünfmal wurde eine Zystoskopie mit Steinentfernung und zweimal eine Ureterolithotomie durchgeführt. Von den neun Steinen, die abgegangen sind bzw. entfernt wurden, bestanden vier aus Kalziumoxalat und Harnsäure, drei waren reine Kalziumoxalatsteine und zwei reine Harnsäuresteine. Abgesehen von der Nephrolithiasis ist die Vorgeschichte des Patienten unauffällig. Bei der Frage nach den Ernährungsgewohnheiten gibt der Patient eine tägliche Aufnahme von ca. einem Pfund Fleisch, Fisch oder Geflügel an, ansonsten ergeben sich keine Besonderheiten.
Der **körperliche Untersuchungsbefund** ist unauffällig; der Patient wiegt 82,5 kg bei einer Größe von 1,80 m. Die Konzentrationen von Kalzium, Harnsäure und Kreatinin im Serum sind normal. Im an drei verschiedenen Tagen ambulant gesammelten 24-Stunden-Urin kann eine deutlich erhöhte Urinausscheidung von Kalzium und Harnsäure nachgewiesen werden. Die Urinkonzentration von undissoziierter Harnsäure überschreitet an allen drei Tagen deutlich die Löslichkeitsgrenze; die Übersättigung mit Harnsäure liegt 3,6- bis 4,7fach über dem Löslichkeitsprodukt. Auch bezüglich des Kalziumoxalats besteht eine deutliche Übersättigung.
Aufgrund dieser Befunde wird bei dem Patienten eine **Diätberatung** durchgeführt und folgende Diät empfohlen: höchstens 2 mg Kalzium pro kg Körpergewicht und Tag, ca. 250 g Fleisch, Fisch oder Geflügel pro Tag sowie eine ausgewogene Menge an Kohlenhydraten, Fetten, Getreideprodukten, Obst und Gemüse zur Deckung des Kalorien- und Vitaminbedarfs. Des weiteren wird eine Trinkmenge von 2–3 Liter täglich empfohlen. Unter dieser Diät bleibt das Körpergewicht des Patienten konstant. Regelmäßige Urinuntersuchungen ergeben eine rasche Normalisierung der Kalzium- und Harnsäureausscheidung im Urin. Seit Beginn der Diät treten keine neuen Steinbildungen mehr auf.

Epidemiologie

Die Nephrolithiasis ist eine häufige Erkrankung mit einer Inzidenz von 1–3% und einer Prävalenz von 5–7% der erwachsenen Bevölkerung. Die Steinabgangsrate beträgt etwa 1 Stein/1000 Einwohner/Jahr. In der Bundesrepublik sind pro Jahr ca. 15 000 urologische Interventionen wegen Nephrolithiasis erforderlich. Auffällig ist die unregelmäßige geographische Verteilung der Erkrankung. In den westlichen Industrienationen hat die Steinhäufigkeit seit der Jahrhundertwende deutlich zugenommen. Die Nephrolithiasis befällt häufiger Männer als Frauen (Verhältnis etwa 2:1), bevorzugt zwischen dem 20. und 40. Lebensjahr. Nur 2–3% der Nierensteinpatienten sind Kinder.

Ätiologie und Pathogenese

Der Vorgang der Lithogenese ist sehr komplex und in seinen Einzelheiten noch nicht völlig geklärt. Man weiß einerseits, daß geographische und klimatische Gegebenheiten sowie Eßgewohnheiten die Steinhäufigkeit beeinflussen, andererseits werden auch unter gleichen äußeren Bedingungen bei einigen Individuen Steine gebildet und bei anderen nicht.

Die pathogenetischen Vorstellungen zur Steinentstehung beruhen im wesentlichen auf physikochemischen und anatomischen Grundlagen. Fast jede im Urin vorkommende Substanz kann im Prinzip eine Steinbildung bewirken. Von praktischer Bedeutung sind jedoch nur fünf Arten von Harnsteinen, und zwar die mit den Bestandteilen Kalziumoxalat, Kalziumphosphat, Struvit (Magnesiumammoniumphosphat), Harnsäure und Cystin (siehe Abb. 23.9-1). Die Steinbildung erfolgt über die Schritte Übersättigung → Nukleation → Kristallwachstum → Aggregation von Kristallen. Unter Übersättigung wird die Überschreitung des physikalisch-chemischen Löslichkeitsproduktes bzw. Aktivitätsproduktes der steinbildenden Substanzen verstanden. Obwohl eine solche Überschreitung mehrmals täglich auftritt, kommt es nicht zwangsläufig zu einer vermehrten Kristallbildung. Diese wird verhindert durch die Anwesenheit sog. Kristallisationsinhibitoren im Urin, die sowohl die initiale Kristallbildung (Nukleation) als auch die Aggregation präformierter Mikrokristalle hemmend beeinflussen. Solche Inhibitoren sind z. B. Zitrat, Diphosphonate, Pyrophosphate und saure Mukopolysaccharide. Der Bereich zwischen physikalisch-chemisch definiertem Löslichkeitsprodukt und dem Aktivitätsprodukt, in dem trotz Anwesenheit der Inhibitorsubstanzen eine Nukleation auftritt, wird „metastabiler Bereich der Übersättigung" genannt. Das Erreichen des Aktivitätsprodukts ist neben der Konzentration lithogener Substanzen auch vom Urin-pH und von der Ionenstärke abhängig. Aus mathematischen Berechnungen, die Übersättigung und Inhibition miteinander in Beziehung setzen,

weiß man, daß sich Steinbildner und Nichtsteinbildner deutlich in ihrem metastabilen Bereich unterscheiden. Dies erklärt, warum sich bei einem Patienten mit hoher Übersättigung bei gleichzeitig hohem Inhibitionspotential keine Steine bilden, während ein anderer Patient mit niedrigem Inhibitionspotential bereits bei normaler Ausscheidung der kristallbildenden Substanz eine Nephrolithiasis hat. Statt dieser reinen Kristallisationstheorie der Lithogenese favorisieren manche Autoren die sog. „Matrix-Theorie". Diese basiert auf der Feststellung, daß in allen Harnkonkrementen organische Substanzen nachweisbar sind. Als Matrix-Substanz sollen diese Kalzium und andere Ionen absorbieren und damit den Grundstein für die Kristallisation weiterer schwerlöslicher Verbindungen legen.

Prädisponierende Faktoren für die Entstehung von Nierensteinen sind ein entsprechender pH-Wert, ein eventueller Inhibitorenmangel, Infektionen und eine Harnstase aufgrund anatomischer oder funktioneller Gegebenheiten.

Bei mehr als 70% der Nierensteinpatienten läßt sich nach Ausschöpfung aller diagnostischer Möglichkeiten ein Befund im Sinne eines Risikofaktors erheben.

Die **Kalziumnephrolithiasis** ist in den allermeisten Fällen mit einer Hyperkalzurie verbunden. Ist die Hyperkalzurie mit Hyperkalzämie gepaart, handelt es sich meist um eine sog. „resorptive Hyperkalzurie" (erhöhtes Parathormon), bei Normokalzämie oft um eine sog. „absorptive" (meist idiopathisch bedingte intestinale Kalziumhyperabsorption) oder selten um eine „renale Hyperkalzurie" (primärer renaler Rückresorptionsdefekt für Kalzium) (siehe Tab. 23.9-1). **Struvitsteine** werden auch als „infizierte Nierensteine" bezeichnet, weil sie im Rahmen einer Harnwegsinfektion mit ureaseproduzierenden Bakterien gebildet werden. In über 80% der Fälle sind Proteus- oder Pseudomonasbakterien dafür verantwortlich. Die Steinbildung wird dadurch begünstigt, daß erstens Bakterien einen Nukleus für das Steinwachstum bilden und zweitens durch die bakterielle Urease aus Harnstoff Ammoniak freige-

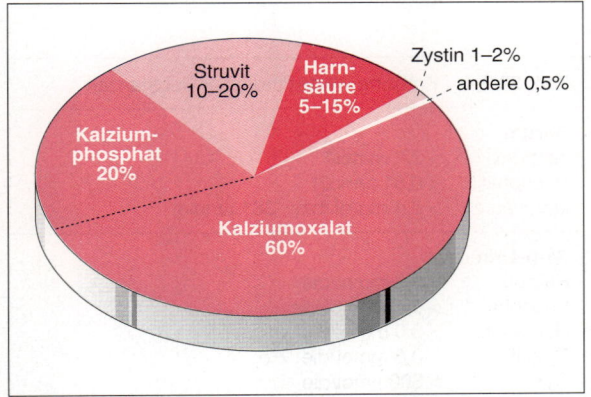

Abb. 23.9-1   Häufigkeit der wichtigsten Harnsteine.

Tab. 23.9-1   Ursachen der Hyperkalzurie

► idiopathische Hyperkalzurie
  – absorptive Hyperkalzurie
  – renale Hyperkalzurie

► renale tubuläre Azidose
  – distale renal-tubuläre Azidose
  – Karboanhydrasehemmer

► primärer Hyperparathyroidismus

► neoplastische Knocheninfiltration

► Immobilisation

► Vitamin-D-Intoxikation, Milch-Alkali-Syndrom

► Cushing-Syndrom

setzt und dadurch der Harn alkalisiert wird. Im alkalischen Harn ist das Löslichkeitsprodukt von Phosphaten (Magnesiumammoniumphosphat, Kalziumphosphat) stark herabgesetzt. Andere Infektionen bewirken den Abbau von Zitrat und Pyrophosphat und vermindern dadurch die Inhibition der Lithogenese. Die Patienten mit **Harnsäurenephrolithiasis** zeigen als Risikofaktor häufig einen konstant niedrigen Urin-pH (< 5,5). Tritt dazu noch eine Hyperurikosurie (Ursachen siehe Tab. 23.9-2) und/oder ein vermindertes Urin-Zeitvolumen, kommt es zur Harnsäurekristallurie und Harnsäuresteinbildung. Ursache der Zystinnephrolithiasis ist die autosomal-rezessiv vererbte Zystinurie.

S Symptome

Nichtobstruierende Steine sind häufig asymptomatisch. So werden Konkremente in den Nierenbecken, Nierenkelchen und Kelchnischen oft nur zufällig bei der Sonographie oder bei Röntgenaufnahmen des Abdomens entdeckt. Allerdings können unklare Bauchschmerzen oder als statisch angesehene Rückenbeschwerden retrospektiv bisweilen in einen Zusammenhang mit der Nephrolithiasis gebracht werden, da diese nach Steinentfernung häufig verschwinden. Ganz anders ist die Situation, wenn Nierensteine zu einer Obstruktion führen. Die dadurch ausgelöste Steinkolik ist ein dramatisches Ereignis, das mit erheblichen Schmerzen und Hämaturie einhergehen kann. Je nach Lokalisation des Steines (Prädelektionsstellen sind die physiologischen Engen am Kelchhals, am pelviureteralen Übergang, an der Gefäßkreuzung und am Ureterostium) kommt es zu unspezifischen Allgemeinsymptomen wie Nausea, Erbrechen, Bauchschmerzen und evtl. Subileussymptomatik, typischen Flankenschmerzen oder einer Schmerzausstrahlung entlang den Ureteren bis in die Genitalien und die Oberschenkelinnenseiten. Durch Peritonealreizung kann außerdem ein akutes Abdomen vorgetäuscht werden. Sind Steine in die Harnblase abgewandert, kann es zu den Symptomen einer Zystitis oder Urethritis kommen. Nach Durchtritt eines Steines durch die Harnröhre kommt es anschließend häufig zu einer Makrohämaturie.

Tab. 23.9-3 Risikofaktoren bei Nephrolithiasis

► **Familiäre Vorbelastung**

► **Lebens- und Ernährungsgewohnheiten**
- Bewegungsmangel
- Immobilisation
- ungenügende Flüssigkeitszufuhr
- Überkonsum (tierisches Eiweiß, Milchprodukte, Alkohol, Kaffee, schwarzer Tee)

► **Medikamente**
- Laxanzien
- Analgetika
- Vitamin C, D

► **prädisponierende Erkrankungen**
- Gicht
- Diabetes mellitus
- Nierenerkrankungen
- Hyperparathyroidismus
- endokrine Erkrankungen
- Dünndarmresektion
- Knochenerkrankungen
- Tumoren

D Diagnostik

Die Diagnostik bei Nephrolithiasis stützt sich auf Anamnese, typische Laborbefunde, Steinanalyse, Sonographie und röntgenologische Untersuchungen.

Bei der **Anamneseerhebung** ist nach einer familiären Belastung mit Harnsteinen zu fragen, ferner nach Lebens- und Ernährungsgewohnheiten (siehe Tab. 23.9-3).

Die Erhebung der Laborbefunde dient v. a. der Erkennung von Risikofaktoren (siehe Tab. 23.9-4). Bei der **Blutuntersuchung** gehört deshalb die Bestimmung von Kalzium, Phosphat, Harnsäure, Albumin, Gesamteiweiß, alkalische Phosphatase, Kreatinin und evtl. Parthormon zum Standardprogramm. Die **Urinanalyse** umfaßt mikrobiologische und mikroskopische Untersuchungen (Nachweis von Bakterien und Leukozyten bei infiziertem Nierensteinleiden, Erythrozyten bei Steinabgang. Zystinkristalle und Zystinnephrolithiasis). Bestimmung des Urin-

Tab. 23.9-2 Ursachen der Hyperurikosurie

► Harnsäureüberproduktion bei Gicht

► Purinzufuhr erhöht

► genetische Ursachen (z. B. Lesch-Nyhan-Syndrom)

► Zellzerfall (z. B. im Rahmen einer Chemotherapie bei bestimmten Neoplasien)

► verminderte Nettorückresorption im Nephron

► Gabe von urikosurischen Pharmaka

Tab. 23.9-4 Kritische Werte lithogener Substanzen

Serum	
Kalzium	> 2,7 mmol/l
Phosphat	< 0,81 mmol/l
Harnsäure	> 6,4 mg/dl (bzw. 381 µmol/l)

24-h-Urin	
Kalzium	> 5,0 mmol/die
Phosphat	> 35,0 mmol/die
Harnsäure	> 3,0 mmol/die
Oxalat	> 0,5 mmol/die
Cystin	> 800 µmol/die
Magnesium	< 3 mmol/die

pH (pH um 8 bei Infektion mit ureasebildenden Bakterien; pH um 5,5 bei Harnsäurenephrolithiasis) und des spezifischen Gewichtes sowie die Bestimmung der Ausscheidungsmenge lithogener Substanzen (Kalzium, Phosphat, Harnsäure, Oxalat, Zystin, Magnesium) im 24-Stunden-Sammelurin. Die Bestimmung des Kalzium/Kreatinin-Quotienten und des Harnsäure/Kreatinin-Quotienten ist hilfreich für die Diagnose einer Hyperkalzurie.

Bei jedem ersten Steinabgang sollte am besten eine **röntgendiffraktometrische Steinanalyse** (Charakterisierung des Steins anhand der Beugung von Röntgenstrahlen) erfolgen. Ist die Röntgendiffraktometrie nicht möglich, kann die Steinanalyse auch mit Hilfe der Polarisationsmikroskopie, der Infrarotspektroskopie oder naß-chemischer Methoden erfolgen (siehe Abb. 23.9-2).

Die **Lokalisationsdiagnostik** der Steine erfolgt mittels Sonographie (siehe Abb. 23.9-3) und röntgeno-

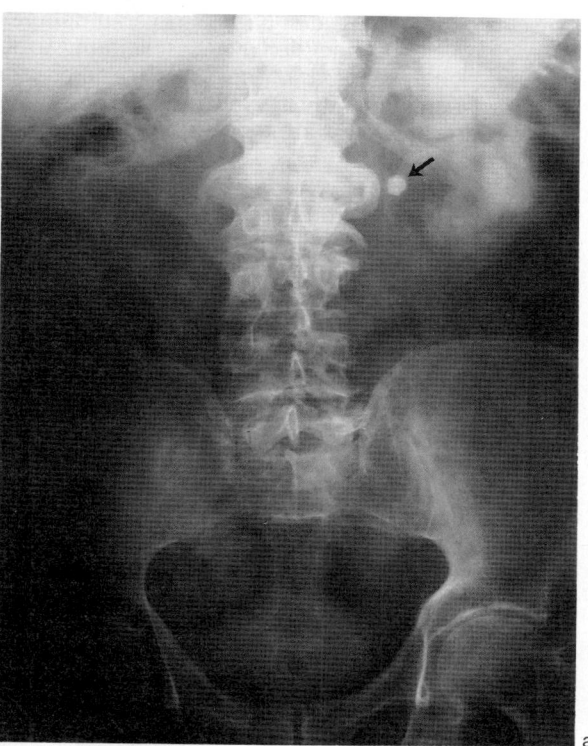

a

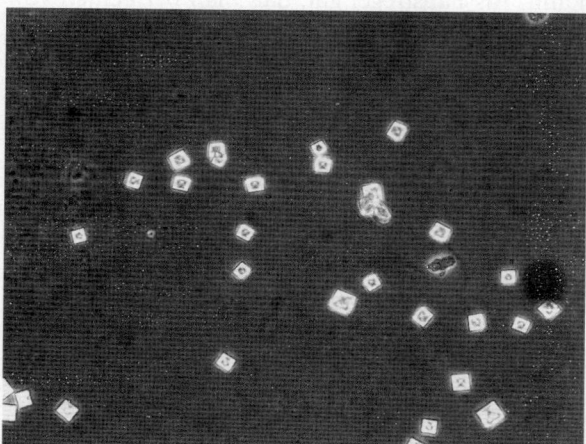

Abb. 23.9-2 Harnsediment eines Patienten mit Nephrolithiasis; man erkennt typische Kalziumoxalatkristalle (lichtmikroskopische Aufnahme). (Bildquelle: Sammlung Prof. Dr. A. Heidland).

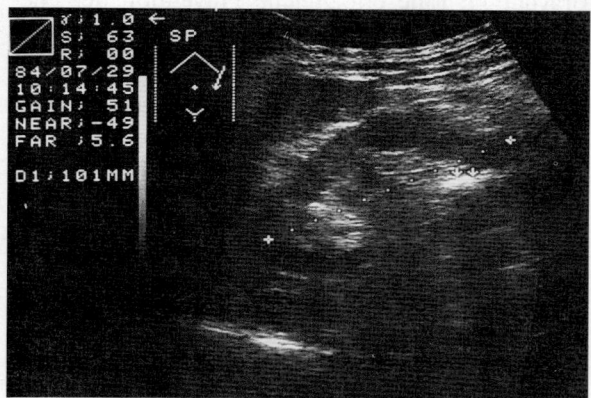

Abb. 23.9-3 Sonogramm der linken Niere eines Patienten mit Nephrolithiasis; man erkennt einen Nierenbeckenstein (↓ ↓) mit typischen Schallschatten. (Bildquelle: Medizinische Universitätsklinik Würzburg).

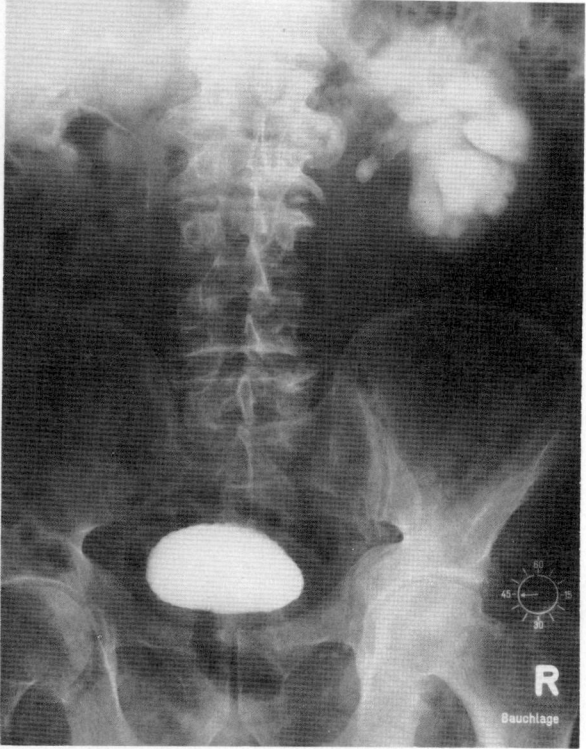

b

Abb. 23.9-4 Röntgenaufnahmen eines Patienten mit Nephrolithiasis (Bildquelle: wie Abb. 23.9-4).
a) Leeraufnahme: Ureterabgangsstein links (→), röntgendicht.
b) I.v. Urogramm, 45 min. p.i.: massiv dilatiertes Nierenbeckenkelchsystem aufgrund der Abflußbehinderung.

logischer Darstellung der Nieren (Leeraufnahme, Tomographie) einschließlich i.v. Ausscheidungsurographie (siehe Abb. 23.9-4 und 23.9-5). Außer reinen Harnsäure- und reinen Xanthinsteinen sind alle Steine röntgendicht.

Komplikationen

Die akute Komplikation der Nephrolithiasis ist das Auftreten einer Steinkolik mit den o.g. Symptomen. Bei akuter wie chronischer Obstruktion besteht außerdem die Gefahr eines Harnwegsinfektes, der in seltenen Fällen auch zu einer lebensgefährlichen Urosepsis führen kann. Die folgenschwerste Komplikation ist aber die Entwicklung einer chronischen Niereninsuffizienz als Folge einer persistierenden Obstruktion bzw. schwelender Harnwegsinfekte.

▼ Therapie

Steinkolik: Die Behandlung der akuten Steinkolik erfolgt zunächst symptomatisch, da die Mehrzahl der Steine innerhalb von 48 Stunden spontan abgeht. Wichtigste Maßnahme ist die Schmerzbekämpfung, Ziel ist die restlose Steinentfernung. Zur Schmerzbekämpfung sollte ein Versuch mit einem Spasmolytikum gemacht werden. Reicht das

nicht aus, ist der Einsatz z.T. stärkster Analgetika erforderlich. Auf die Gabe von denjenigen Morphinen, die eine Erhöhung des Blasensphinktertonus bewirken und somit zum Harnstau führen können, sollte jedoch verzichtet werden. Persistieren die Koliken länger als 48 Stunden und werden sie durch Spasmolytika und Analgetika nur unzureichend beeinflußt, kann durch intermittierende Gabe eines Lokalanästhetikums über einen Epiduralkatheter die Zeit bis zum Steinabgang überbrückt werden. Unterstützende konservative Maßnahmen zur Steinaustreibung sind reichliche Flüssigkeitszufuhr, Anwendung von Wärme, intensive körperliche Betätigung (Kniebeugen, Treppensteigen) und evtl. die Gabe von Diuretika zur Anregung der Diurese und der Ureterperistaltik. Reine Harnsäuresteine können in situ aufgelöst werden (s. u.). Durch diese Maßnahmen sind ca. 75% aller Steine zum Spontanabgang zu bewegen. Unklarheit besteht aber darüber, wie lange man auf einen Steinabgang warten kann. Als Faustregel gilt, daß man bei Fehlen von Harnwegsinfekten, Hämaturien und Koliken den Versuch mit konservativen Maßnahmen über ca. drei Wochen ausdehnen darf. Kommt es nach dieser Zeit zu keinem Erfolg (ca. 25% der Fälle), so ist die Steinentfernung durch den Urologen mittels **Lithotrypsie** (= berührungsfreie Nierensteinzertrümmerung mittels Stoßwellen), **Schlinge** oder **Operation** angezeigt. Primäre Indikationen zum urologischen Eingreifen sind Infektion, ausgeprägte Verschlußsymptomatik mit Gefahr der Nierenschädigung, therapieresistente Schmerzen sowie Unmöglichkeit des Spontanabgangs nach Größe, Form oder Lage des Steins. In seltenen Fällen ist das Steinleiden auch durch Ausschöpfung aller diagnostischer und therapeutischer Möglichkeiten nicht zu beeinflussen, und es kommt immer wieder zu Steinabgängen mit Koliken. Als Ultima ratio bleibt in solchen Fällen die Autotransplantation der Niere mit weitlumiger Verbindung von Nierenbecken und Harnblase (Boari-Technik), die aber speziellen Zentren vorbehalten ist.

Prävention: Eine erfolgreiche Prävention der Nierensteinbildung setzt voraus, daß die Konkrementzusammensetzung bekannt ist, und erfordert als wichtigste Maßnahme die Behandlung der evtl. zugrundeliegenden Stoffwechselstörung. Weitere Maßnahmen beruhen auf der Überlegung, die Harnübersättigung mit der lithogenen Substanz zu verhindern. Dies sollte durch Einhalten einer entsprechenden Diät und eine Erhöhung der Trinkmenge bzw. des Urinvolumens möglich sein. Die Reduktion von tierischen Proteinen vermindert die intestinale Resorption von Kalzium und Purinen und wird deshalb allen Patienten mit aktivem Nierensteinleiden empfohlen. Die Kalziumzufuhr kann insbesondere durch Einschränkung von Milch und Milchprodukten vermindert werden. Gleichzeitig sollte aber auch eine Reduktion der Oxalsäurezufuhr erfolgen (oxalsäurereiche Nahrungsmittel sind schwarzer Tee, Zitrusfrüchte, Spinat, Rhabarber, Schokolade,

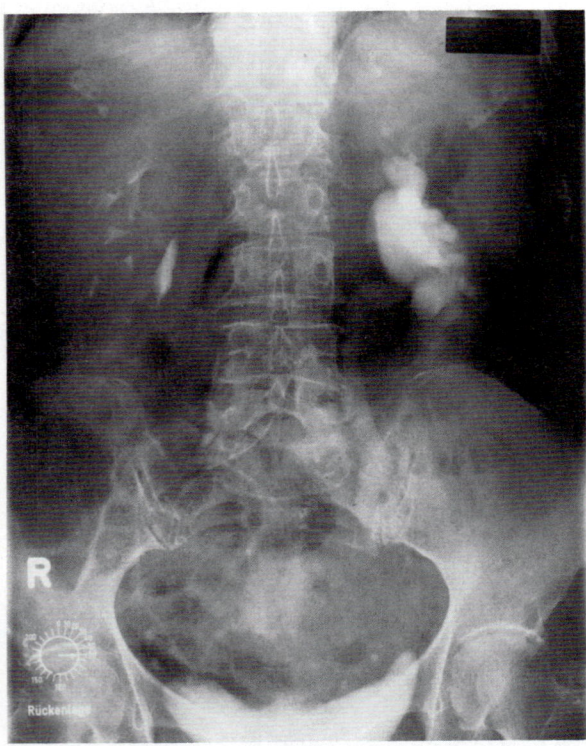

Abb. 23.9-5 I.v.-Urogramm bei einem Patienten mit nichtschattengebendem Harnleiterkonkrement links prävesikal; in der Spätaufnahme (60 min. p.i.) zeigt sich eine Harnstauungsniere links mit Erweiterung der intra- und extrarenalen Harnwege bis zum Abflußhindernis. (Bildquelle: Institut für Röntgendiagnostik der Universität Würzburg, Prof. Dr. Lackner).

Kakao, Nüsse und Mandeln), da bei kalziumarmer, aber oxalsäurereicher Kost die intestinale Oxalsäureresorption und damit die renale Ausscheidung steigt, wodurch das Aktivitätsprodukt von Kalziumoxalat überschritten werden kann. Eine der wichtigsten Maßnahmen für alle Formen der Nephrolithiasis ist die **Erhöhung der Trinkmenge** und damit des Urinvolumens. Empfohlen wird eine Trinkmenge von 2–3 l pro Tag bei mäßigem Konsum von Alkohol, schwarzem Tee und Kaffee. Dabei ist wichtig, daß die Patienten darauf hingewiesen werden, auch vor dem Schlafengehen und evtl. nachts genügend Flüssigkeit zu sich zu nehmen. Viele Patienten trinken während des Tages große Mengen, bilden die Steine aber möglicherweise nachts, wenn der Urin konzentriert ist. Auch der Gefahr einer Exsikkose (vermehrtes Schwitzen bei tropischem Klima, Sauna etc.) muß durch erhöhte Flüssigkeitszufuhr begegnet werden.

Pharmakotherapie: Medikamente sollten nur beim metabolisch aktiven Nierensteinleiden eingesetzt werden, dessen Ursachen genau bekannt sind. Bei Kalziumnephrolithiasis, insbesondere bei Kalziumoxalatsteinbildung, kommen Thiazide und deren Derivate zum Einsatz. Sie bewirken eine vermehrte tubuläre Kalziumrückresorption und damit eine Senkung der Kalziumausscheidung im Urin. Eine weitere Möglichkeit, die Bildung von Kalziumoxalatsteinen medikamentös zu beeinflussen, besteht in der Gabe von Orthophosphat. Dies vermindert die intestinale Resorption und die renale Ausscheidung von Kalzium und erhöht die renale Phosphat- und Pyrophosphatausscheidung und damit eine Zunahme der inhibitorischen Aktivität. Eine solche Verstärkung der Harnstein-Inhibitoraktivität im Urin ist auch durch die Verabreichung von Magnesium, insbesondere kombiniert mit Tartrat zu erreichen. Des weiteren wird durch Senkung der Harnsäurekonzentration im Urin die Aktvität der als Aggregationshemmer der Kalziumoxalatsteinbildung wirksamen sauren Mukopolysaccharide gehemmt. Die Gabe des Xanthinoxidasehemmers Allopurinol ist aber erst dann angezeigt, wenn trotz diätetischer Maßnahmen eine Hyperurikosurie persistiert.

Bei reinen Harnsäuresteinen besteht die medikamentöse Therapie zunächst in einer Alkalisierung des Urins mit Bikarbonat oder Natrium-Kalium-Zitrat-Gemischen. Anzustreben ist ein Urin-pH von 6,5 bis 6,8, da es in diesem Bereich zu einem starken Anstieg der Löslichkeit der Harnsäure kommt. Die Kontrolle erfolgt mittels pH-Teststreifen. Reicht die Alkalisierung allein nicht oder besteht eine Hyperurikosurie, wird zusätzlich Allopurinol gegeben. Zur Auflösung eines Harnsäuresteines werden Alkalisierung und Allopurinol am besten von Anfang an kombiniert.

Phosphatsteine entstehen meistens im Rahmen eines Harnwegsinfektes, bei dem es durch bakteriell bedingte Alkalisierung des Urins zu einer starken Verminderung des Aktivitätsproduktes von Phosphaten kommt. Die medikamentöse Therapie besteht deshalb in der Gabe von Antibiotika, dem Ansäuern des Urins auf einen pH von 5,8–6,2 (z.B. mittels Methionin oder Ammoniumchlorid) und evtl. einer Erniedrigung der Urinphosphatkonzentration durch Hemmung der intestinalen Phosphatresorption (z.B. Aluminiumhydroxid).

Die Therapie der Cystinurie stützt sich auf Alkalisierung des Urins mit Zitratgemischen und reichliche Flüssigkeitszufuhr. Zur medikamentösen Prophylaxe werden D-Penicillamin, α-Mercaptopropionylglycin und Vitamin C verwendet, wodurch die Zystinausscheidung verringert werden soll. Diese eignen sich auch zur Auflösung vorhandener Steine, wobei allerdings höhere Dosen erforderlich sind.

Verlauf und Prognose

Die Nephrolithiasis ist gekennzeichnet durch eine ausgeprägte Rezidivneigung. Ohne konsequente Prophylaxe bilden 60–70% der Patienten Rezidiv-Harnsteine mit entsprechenden Komplikationen. Durch rezidivierende oder chronische Harnwegsobstruktionen und/oder -infektionen besteht die Gefahr der Entwicklung einer progredienten Niereninsuffizienz.

Differentialdiagnose

Die akute Steinkolik kann erhebliche differentialdiagnostische Probleme bereiten. So kann die Symptomatik ein akutes Abdomen vortäuschen. Abzugrenzen sind ferner: Gallenkolik, Pankreatitis, Appendizitis, Extrauteringravidität, stielgedrehte Ovarialzyste, akute Pyelonephritis, Papillennekrose, Niereninfarkt, Nierenvenenthrombose und Aortenaneurysma.

Bei der chronischen Verlaufsform kommen differentialdiagnostisch alle Ursachen einer obstruktiven Uropathie in Betracht. Diagnostisch hilft dabei die Durchführung einer Sonographie bzw. einer i.v. Ausscheidungsurographie.

23.9.2 Nephrokalzinose

Definition

Als Nephrokalzinose bezeichnet man Verkalkungen im Nierenparenchym als Folge zahlreicher, ätiologisch unterschiedlicher Erkrankungen. Dabei unterscheidet man **primäre** oder **metastatische Nephrokalzinosen,** bei denen es zu Kalzifikationen im nichtgeschädigten Nierengewebe kommt, von **sekundären** oder **dystrophischen Nephrokalzinosen,** die durch Kalzifikation von nekrotischem Nierengewebe oder von fremdgeweblichen Ablagerungen in der Niere entstehen.

Epidemiologie

Lichtmikroskopisch findet man in ca. 0,9% aller Nierenbiopsien eine ausgeprägte Nephrokalzinose, bei elektronenmikroskopischer Betrachtung des Biopsiematerials beträgt die Prävalenz der Kalkablagerungen etwa 40%. Im Autopsiegut finden sich intrarenale Verkalkungen in 20–100% der Fälle.

Ätiologie und Pathogenese

In den allermeisten Fällen von Nephrokalzinose läßt sich eine auslösende Ursache finden. Bei der primären Nephrokalzinose kommen zunächst alle mit einer Hyperkalzämie und/oder Hyperkalziurie einhergehenden Erkrankungen in Betracht. In ca. 75% der Fälle sind dies Erkrankungen der Nebenschilddrüsen oder Malignome mit Knochenbeteiligung. Die restlichen 25% verteilen sich auf eine ganze Reihe weiterer Erkrankungen (siehe Tab. 23.9-5). Der pathogenetische Faktor hierbei ist das erhöhte Kalziumangebot an die Nieren. Für die Kalziumpräzipitation sind jedoch noch eine Reihe weiterer Faktoren von pathogenetischer Bedeutung. Neben der Dauer der Hyperkalzämie bzw. Hyperkalziurie sind dies v.a. der pH-Wert, die Höhe des Parathormonspiegels, das Kalzium/Phosphat-Verhältnis, eine veränderte Kalziumlöslichkeit, die Ausscheidung von Mukoproteinen der Knochenmatrix und möglicherweise noch weitere unerforschte Faktoren. Auch der Gradient des renalen Kalziums zwischen Kortex, Medulla und Papille könnte ein pathogenetischer Faktor sein.

Weitere Ursachen für eine primäre Nephrokalzinose können auch primäre Nierenerkrankungen sein, die mit einer chronischen metabolischen Azidose einhergehen. Dazu gehören die distale renale tubuläre Azidose und das Fanconi-Syndrom.

Sekundäre Nephrokalzinosen entstehen durch Verkalkung geschädigten Nierenparenchyms. Zu degenerativen Veränderungen kann es z.B. durch ischämische Ereignisse (kortikale und medulläre Nekrosen), im Rahmen einer Schwangerschaft (kortikale Nekrose), bei Analgetikaabusus (Papillennekrose), bei Infektionen wie der Tuberkulose, nach Einwirkung toxischer Substanzen wie z.B. Quecksilber oder nach Niereninfarkten kommen. Auch die Verkalkungen bei der Markschwammniere und der Oxalose werden den sekundären Nephrokalzinosen zugerechnet.

Ⓢ Symptome

Das klinische Bild der Patienten mit Nephrokalzinose wird durch die Grunderkrankung geprägt. Die Nephrokalzinose an sich verläuft symptomlos, solange es nicht zur Ausbildung einer Niereninsuffizienz mit all ihren Begleiterscheinungen kommt. Wenn die Nephrokalzinose mit einer Nephrolithiasis assoziiert ist, können alle Symptome des Nierensteinleidens auftreten.

Ⓓ Diagnostik

Die Nephrokalzinose wird häufig nur zufällig oder im Rahmen der Abklärung einer anderen Erkrankung entdeckt. Besteht aber bei einer der in Tab. 23.9-5 genannten Erkrankungen eine Nierenbeteiligung, dann ist immer an das Vorliegen einer Nephrokalzinose zu denken.

Anamnestisch sind insbesondere medikamentöse Ursachen auszuschließen (siehe Tab. 23.9-5). Die körperliche Untersuchung ist wenig ergiebig.

Laborchemisch sollte neben der Bestimmung des Serum-Kreatinins zunächst nach Abweichungen im Kalzium-Stoffwechsel gefahndet werden. Dazu gehört die Bestimmung der Kalzium- und Phosphatkonzentration im Serum und 24-Stunden-Urin, der alkalischen Phosphatase und des Parathormons. Ist die Nephrokalzinose bereits fortgeschritten, dann lassen sich in der Regel spezifische renale Veränderungen nachweisen, wie eine eingeschränkte Konzentrationsfähigkeit der Nieren, eine erhöhte renale Natrium- und Kaliumexkretion sowie eine verminderte Kreatinin-, Inulin- und PAH-Clearance; auch Abweichungen im Säure-Basen-Haushalt sind typisch.

Sonographisch und röntgenologisch lassen sich wegen des diffusen Verteilungsmusters der Verkalkungen nur bei einem Teil der Patienten Kalkniederschläge in den Nieren nachweisen (siehe Abb. 23.9-6). Röntgen-Schichtaufnahmen lassen diffuse Verkalkungen bisweilen besser erkennen. Gelegentlich bringt erst die histologische Untersuchung (Nachweis von Kalziumsalzen mit Hilfe der Kossa-Reaktion) die endgültige Diagnose.

Komplikationen

Die wichtigste Komplikation der Nephrokalzinose ist die Entwicklung einer fortschreitenden **Niereninsuffizienz;** diese kann durch die häufig bestehende Hypertonie noch beschleunigt werden. Selten kommt es im Verlauf einer chronischen Hyperkalzämie zu einer akuten hyperkalzämischen Krise, die rasches therapeutisches Eingreifen erforderlich macht. Weitere Komplikationen können durch die Grund- oder Begleiterkrankungen hervorgerufen werden. Zu erwähnen sind in diesem Zusammenhang insbesondere die Komplikationen bei gleichzeitig bestehender Nephrolithiasis.

Tab. 23.9-5   Ursachen der Nephrokalzinose

▶ **Primäre Nephrokalzinose**
- primärer und sekundärer Hyperparathyreoidismus
- Malignom mit Skelettbeteiligung
- Medikamente (Vitamin D, AT 10, Azetazolamid etc.)
- renale tubuläre Azidose
- Sarkoidose
- Milch-Alkali-Syndrom
- Hyperkalzurie (s. Tab. 23.9-1)
- idiopathische Hyperkalzämie

▶ **Sekundäre Nephrokalzinose**
- degenerative Veränderungen (Nierenrindennekrose, Tubulusnekrose, Phenazetinabusus, chronische Pyelonephritis, Quecksilbervergiftung, Tuberkulose, Niereninfarkt etc.)
- Markschwammniere
- Oxalose

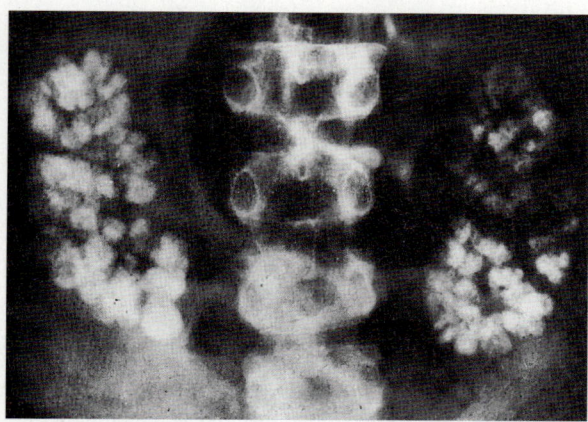

Abb. 23.9-6 Abdomenleeraufnahme eines Patienten mit Nephrokalzinose; man erkennt symmetrisch ausgebildete Parenchymverkalkungen beider Nieren. (Bildquelle: Institut für Röntgendiagnostik der Universität Würzburg, Prof. Dr. Lackner).

▼ **Therapie**

Therapeutisches Ziel ist die Normalisierung des Kalzium-Stoffwechsels. Deshalb steht die Behandlung der Grunderkrankung ganz im Vordergrund. Dazu gehören z.B. die Parathyroidektomie bei primärem Hyperparathyroidismus, die zytostatische Behandlung bzw. Bestrahlung von Malignomen mit Knochenbeteiligung, die Behandlung einer renalen tubulären Azidose und die Elimination iatrogener Faktoren. Ist durch kausale Maßnahmen keine Normalisierung des Kalzium-Stoffwechsels zu erreichen, muß eine symptomatische Therapie erfolgen. Die Basis sind eine kalzi...

liche F...
Schleif...
wirken...
bei ist...
Elektro...
Ob Kal...
phroka...
endgült...
idose, P...
gner Tu...
tonin u...
Ausnah...
geschritt...
zienz er...
rapeuti...
Dauerdi...

Verlauf u...

Bei nur...
bzw. Hyperkalzurie kommt es lediglich zu funktionellen Störungen, die in der Regel reversibel sind. Besteht das erhöhte Kalziumangebot an die Nieren jedoch über einen längeren Zeitraum, dann hängt die Prognose vom Ausmaß der Verkalkungen ab. In frühen Stadien der Nephrokalzinose ist die Progno-

se im allgemeinen gut, insbesondere wenn die Grundkrankheit beherrscht werden kann. Leicht erhöhte Kreatininwerte können nach Normalisierung des Kalziumhaushaltes wieder in den Normbereich fallen. Ist die Nephrokalzinose schon fortgeschritten und die Nierenfunktion deutlich eingeschränkt, dann ist auch nach Normalisierung des Kalzium-Stoffwechsels nicht mehr mit einer Besserung der Nierenfunktion zu rechnen. Gelegentlich schreitet die Niereninsuffizienz bis zur Dialysepflichtigkeit fort, insbesondere wenn weitere progressionsfördernde Faktoren (arterielle Hypertonie, Pyelonephritis als Grundkrankheit etc.) vorliegen.

Differentialdiagnose

Differentialdiagnostisch müssen andere tubulo-interstitielle Erkrankungen in Betracht gezogen werden. Zur Abgrenzung ist die Beurteilung des Kalzium-Stoffwechsels von entscheidender Bedeutung.

Literatur

– Bichler, K.-H., W. L. Strohmeier: Nephrocalcinosis, Calcium Antagonists and Kidney. Springer, Berlin–Heidelberg–New York–London–Paris–Tokyo 1987.
– Brenner, B. M., F. L. Coe, F. C. Rector: Clinical Nephrology. Saunders, Philadelphia 1987.
– Kuhlmann, U., D. Walb: Nephrologie. Thieme, Stuttgart–New York 1987.

23.10 Parenchymatöse Nierentumoren

E. Heidbreder, G. Hofmockel

Primäre parenchymatöse Nierentumoren umfassen gutartige wie bösartige Tumoren, gutartige Tumoren sind eher selten (siehe Tab. 23.10.-1). Große klinische Bedeutung hat das Nierenzellkarzinom (veraltete Bezeichnung: Hypernephrom), das von der Nierenrinde ausgeht und das umgebende Nierengewebe verdrängt. Bei ca. 30% der Patienten ist das Nierenkarzinom bei Diagnosestellung bereits nicht mehr lokal begrenzt. Bei etwa 30% dieser Fälle ist ein infiltratives Wachstum in die Umgebung, bei etwa 45% eine lymphogene oder hämatogene Metastasierung nachweisbar. Tumorzapfen können bis in die Vena cava inferior vordringen. Zum Zeitpunkt der Diagnosestellung hat der Tumor in vielen Fällen bereits Metastasen ausgesät. Klinisch findet sich eine schmerzlose Hämaturie, aber auch Flankenschmerzen können ein erster Hinweis sein. Die Diagnostik umfaßt Sonographie, Ausscheidungsurographie und fakultativ Computertomographie, Cavographie, Angiographie oder Kernspintomographie; wichtig ist auch die Diagnostik der Tumorveränderungen im Bereich der **Nachbarorgane.** Wichtige Komplikationen sind Tumorembolien von abgerissenen Tumorzapfen, Lungenembolie, Pneumonie und endokrin-paraneoplastische Syndrome. Therapeutisch sollte eine **radikale Nephrektomie** angestrebt werden. Strahlentherapie sowie chemo- und hormontherapeutische Ansätze blieben weitgehend erfolglos, lediglich die Immuntherapie führt in manchen Fällen zu – allerdings zeitlich befristeten – Remissionen. Wenngleich das Nierenkarzinom eine urologische Erkrankung ist, machen seine zahlreichen klinischen Facetten eine Darstellung in einem internistischen Lehrbuch erforderlich.

23.10.1 Nierenkarzinom

Definition

Das Nierenkarzinom ist als Adenokarzinom primär im Bereich der Nierenrinde lokalisiert und wächst verdrängend gegen das umgebende Nierenparenchym und das Nierenbecken vor. Gelegentlich gruppieren sich um den Haupttumor Satellitenknoten. In Abhängigkeit vom Sitz des Tumors metastasiert es lymphogen via Hilus und regionale Lymphknoten in andere Lymphknotenregionen, bei Einbruch in die Nierenvene werden Metastasen hämatogen in Lunge, Leber, Knochen, Nebenniere und Hirn abgesiedelt. Histologisch zeigt der Tumor tubuläre oder papilläre Strukturen mit zystischem oder solidem Bau.

Kasuistik

Ein 46jähriger Patient bemerkte 1983 eine schmerzlose Hämaturie. Die initiale **Labordiagnostik** zeigte eine leichte Erhöhung der harnpflichtigen Substanzen, im Urinbefund war konstant eine Mikrohämaturie erkennbar. Wichtige Laborbefunde: Hb 10,7 mmol/l, Hb (Fe) (17,3 g/dl), Erythrozyten 5,91 T/l (5,9 Mio/µl), Hämatokrit 54%, Blutsenkungsgeschwindigkeit 15/35 mm n. W. (n. W = nach Westergren).

Der allgemeine Untersuchungsbefund war weitgehend unauffällig, es fiel allerdings eine Hypertonie von 200/120 mmHg auf.

Die **Sonographie** zeigte einen faustgroßen raumfordernden Prozeß im Bereich des kranialen Nierenpols rechts. Eine zusätzlich angefertigte selektive Renovasographie ergab einen kindskopfgroßen, gefäßreichen raumfordernden Prozeß im Bereich des kranialen Nierenpols. Zusätzliche Röntgenaufnahmen des Thorax und des Skeletts ergaben keinen Hinweis auf eine Matastasierung.

Es wurden eine rechtsseitige **transabdominale Nephrektomie**, parakavale Lymphknotendissektion und **Adrenalektomie** durchgeführt. Histologisch wurde der Befund eines **hypernephroiden Nierenkarzinoms** erhoben, die Lymphknoten waren nicht tumorös verändert.

Der Patient ist jetzt seit Jahren beschwerdefrei.

Epidemiologie

Der Anteil des Nierenkarzinoms an allen Malignomen beträgt 1–2%. Die Inzidenz beträgt 6/100 000. Männer sind zweimal so häufig betroffen, der Häufigkeitsgipfel des Nierenkarzinoms liegt jenseits

---

Tab. 23.10-1 Wichtige parenchymatöse Nierentumoren

▶ **Tumoren des Nierenparenchyms**
 – epitheliale Tumoren

gutartig:	bösartig:
Adenome der Nierenrinde	Adenokarzinom
Onkozytom	(hypernephroides Nierenkarzinom)

 – mesenchymale Tumoren

gutartig:	bösartig:
Fibrom	Leiomyosarkom
Lipom	Rhabdomyosarkom
Myom	
Hämangioperizytom	
Angioendotheliom	
osteogenes Sarkom	

 – Mischtumoren

gutartig:	bösartig:
Angiomyolipom (Hamartom)	embryonales Adenokarzinom
	(sog. Wilms-Tumor, Nephroblastom)

▶ **von der Nierenkapsel ausgehende mesenchymale Tumoren**

gutartig:	bösartig:
Fibrom	Fibrosarkom
Lipom	Liposarkom
Myom	Myosarkom

des 5. Lebensjahrzehnts. Das Adenokarzinom, mit einer Häufigkeit von mehr als 80% wichtigster Typ der Nierentumoren, befällt die rechte oder linke Niere mit gleicher Inzidenz. Gelegentlich wird auch ein doppelseitiger Nierentumor festgestellt (ca. 10%). Die Häufigkeit dieses Tumors scheint in Industrieländern stetig zuzunehmen, da die Bevölkerung älter wird und es durch sensitive Verfahren gelingt, die Diagnose bereits frühzeitig zu stellen. Seine Häufung in westlichen Industrieländern (Ausnahme Japan) läßt indirekte Schlüsse auf Umweltnoxen zu.

Ätiologie und Pathogenese

Die eigentliche Ursache des Nierenkarzinoms ist unbekannt. Als karzinogene Faktoren werden starker Zigarettenkonsum, Hormone (männliches Geschlecht bevorzugt), vernarbende Prozesse der Niere und auch Virusinfektionen diskutiert. Die lange Liste der Onkogene umfaßt im Tierexperiment aromatische Amine und Amide, N-Nitroso-Harnstoff und aliphatische Verbindungen, außerdem Kadmium und Blei. Der chronische Phenacetinabusus induziert eher Uroheltumoren im Bereich der ableitenden Harnwege. Bei familiärer Häufung findet sich eine reziproke Translokation zwischen den Chromosomen 3 und 8, die erblich ist.

S Symptome

Das Adenokarzinom der Niere ist im frühen Krankheitsstadium meist klinisch stumm, in der Spätphase jedoch treten häufig unterschiedliche klinische Symptome auf. Die Symptome werden in urologische (klassische urologische Trias mit Hämaturie, Flankenschmerz und palpablem Tumor) und nichturologische, paraneoplastisch bedingte Symptome unterschieden. Diese Symptome sind in der Tabelle 23.10-2 aufgeführt, ihre Häufigkeit kann je nach Untersuchungsserie schwanken.

Lokale Tumorzeichen sind eine schmerzlose Hämaturie, ein palpabler Tumor und auch Flankenschmerzen (sog. **klassische Trias),** die allerdings nur in 5–10% der Fälle anzutreffen sind und dann als Zeichen eines fortgeschrittenen Tumors gewertet werden muß. Die Hämaturie ist das häufigste Symptom; sie ist durch eine Makrohämaturie (seltener Mikrohämaturie) gekennzeichnet, die intermittierend, schmerzlos auftritt und während der Miktion ein uniformes Bild zeigt. Schmerzen sind durch Dehnung der fibrösen Nierenkapsel bedingt und ebenso ein Spätsymptom wie ein palpabler Tumor. Merkmale paraneoplastischer Natur sind Fieber, Nausea, Appetitlosigkeit, Obstipation, abdominelle Schmerzen und eine Anämie. In selteneren Fällen sind auch Hinweise einer ektopen Bildung hormonartiger Substanzen (siehe Tab. 23.10-3) nachweisbar. Die Hyperkalzämie ist beispielsweise auf die Bildung parathormonartiger Substanzen zurückzuführen. Relativ häufig findet sich auch eine gesteigerte Erythropoetinbildung mit Polyzythämie. Eine begleitende Hypertonie ist bei großen Tumo-

ren auf erhöhte Reninspiegel im Blut, aber auch auf arterio-venöse Shunts zurückzuführen.

Metastatische Absiedlungen finden sich vor allem in der Lunge, im Knochen und in der Leber. Die metastatische Tumoraussaat ist bei kleinen Tumoren relativ gering; bei Tumoren von 3–6 cm Durchmesser werden Metastasen in 10%, bei Tumoren über 10 cm in 80% der Fälle gefunden.

D Diagnostik

Leitsymptome ist die **Hämaturie;** sie tritt auch im späteren Verlauf der Erkrankung auf und wird gelegentlich von einer Proteinurie begleitet. In einem kleinen Prozentsatz kann sie auch fehlen. Die zy-

Tab. 23.10-2 Symptome des Adenokarzinoms der Niere und ihre relative Häufigkeit

Symptome	Häufigkeit (%)
urologische Symptome	
Hämaturie	50–60 ⎫ zusam-
abdomineller Flankenschmerz	40–50 ⎬ men
palpabler Tumor	20–30 ⎭ 5–10%
akute Varikozele	< 5
paraneoplastische Symptome	
– spezifisch	
Hypertonie	20
Erythrozytose	< 5
Hyperkalzämie	< 5
– unspezifisch	
erhöhte Blutsenkungsgeschwindigkeit	50
Anämie	40
Thrombozytose	10
Gewichtsverlust	30
Fieber	15–20
Leberfunktionsstörungen (hohe alkalische Phosphatase)	10
Amyloidose	< 5

Tab. 23.10-3 Symptome durch pareneoplastische ektope Bildung von Hormonen oder humoralen Substanzen

Störung	Mediator
Hyperkalzämie	parathormon-related protein, Prostaglandin
Hypertonie	Renin
Hypotonie	vasodilatierende Prostaglandine
Polyzythämie	Erythropoetin, Erythropoese-stimulierende Substanz
Cushing-Syndrom	adrenokortikotropes Hormon (ACTH)
Galaktorrhö	Prolaktin
Gynäkomastie	Gonadotropin (HCG)
Libidoverlust	Gonadotropin (HCG)
eiweißverlierende Enteropathie	glucagon-like substance

tologische Untersuchung des Urins hat eher enttäuscht.

Eine große diagnostische Bedeutung kommt dem Einsatz technischer Untersuchungsverfahren zu. So wird heutzutage ein großer Teil der Nierenkarzinome bei einer Routinesonographie als Zufallsbefund entdeckt. Bewährte und moderne Verfahren wie das intravenöse Pyelogramm, Ultraschall, Computertomographie, Angiographie, Venographie und Kernspintomographie, ferner Isotopenuntersuchungen bieten die Möglichkeit, in den meisten Fällen eines fraglichen Nierenkarzinoms den Tumorverdacht zu bestätigen oder auszuschließen, die Ausbreitung des Karzinoms zu charakterisieren und auch die Chancen der Operabilität einzuschätzen. Nicht alle Untersuchungsverfahren sind bei Tumorverdacht erforderlich. Ein Schema des diagnostischen Vorgehens ist in Abbildung 23.10-1 wiedergegeben. Allerdings sind verschiedene Modifikationen des Einsatzes technischer Untersuchungsverfahren möglich.

Das **Ultraschallverfahren** ist heute das wichtigste Verfahren zur Abklärung einer renalen Raumforderung. Damit gelingt meist eine gute Abgrenzung zwischen zystischen Tumoren (scharfe Begrenzung, keine Binnenechos, dorsale Schallverstärkung) und soliden Tumoren (polyzystische Begrenzung, Binnenechos, fehlende Schallverstärkung) mit einer Genauigkeit von etwa 95% (siehe Abb. 23.10-2).
Dopplersonographisch ist der Nachweis einer tumorösen Ausbreitung in die Nierenvene oder in die Vena cava anzustreben. Mit der ultraschallgesteuerten Zystenpunktion ist es möglich, ein Aspirat für die chemische und histologische Untersuchung zu gewinnen.

Das **intravenöse Pyelogramm** gibt Auskunft über strukturelle Eigenheiten des Tumors (z. B. Verkalkungen), seine Größe und Verdrängungserscheinungen. Zystische oder solide Veränderungen sind pyelographisch nicht zu differenzieren. Tumoren unter 3 cm Durchmesser sind weniger gut zu identifizieren. Zusätzlich können Schichtaufnahmen durchgeführt werden, die eine bessere Beurteilung der Nierenkonturen erlauben.

Eine besonders hohe Nachweisgrenze für das Nierenkarzinom (ca. 95%) kommt der **Computertomographie** zu (siehe Abb. 23.10-3). Sie gibt Auskunft über Größe, Lage und Form des Tumors. Auch die Ausdehnung des Tumors in die Nierenvene oder Hohlvene läßt sich ebensogut wie die Einbeziehung des perirenalen Gewebes dokumentieren. Vergrößerte Lymphknoten, Metastasen in anderen Abdominalorganen und auch lokale Tumorrezidive sind eine wichtige Domäne der Computertomographie. Sie ist auch ein sehr zuverlässiges Verfahren, um frühzeitig ein Tumorrezidiv nach Nephrektomie oder Metastasen in Leber, Lungen, Gehirn, retroperitonealen Lymphknoten und eine Ausdehnung des Tumors in die Vena cava inferior nachzuweisen. Die **Magnetresonanztomographie** hat ihre besondere Stärke in der Differenzierung zwischen zystischen und soliden Veränderungen in der Niere. Sie ist al-

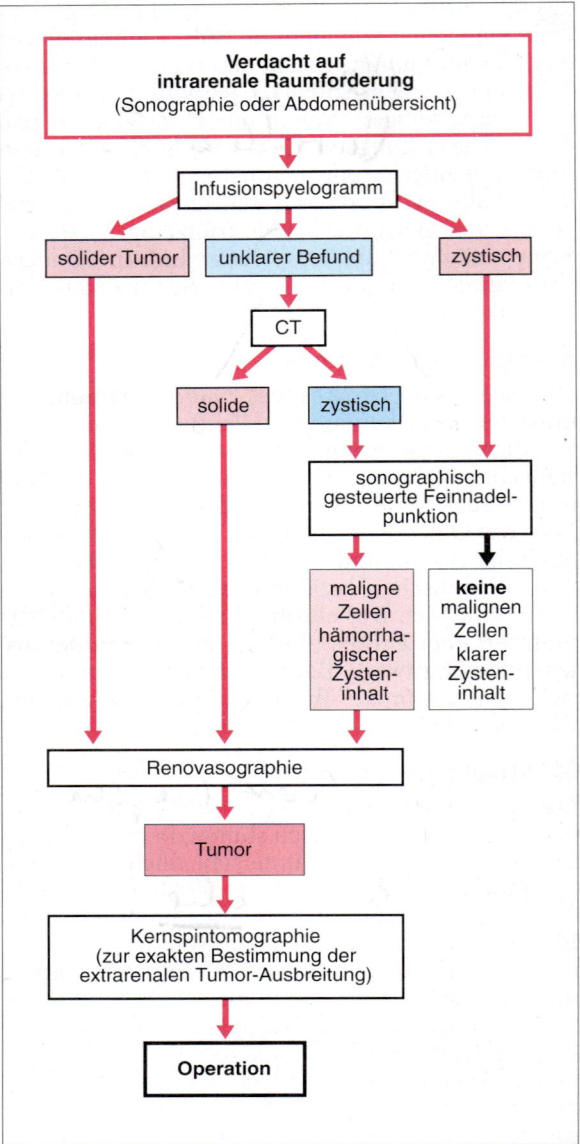

Abb. 23.10-1   Vereinfachtes Schema des Untersuchungsgangs bei Verdacht auf Nierenkarzinom. Die große Verbreitung der Sonographie der Nieren als Routineverfahren hat die Rate zufällig und auch frühzeitig entdeckter Nierentumoren erhöht. Als ergänzende Untersuchungsmethode bei verdächtigem Befund im Infusionspyelogramm oder in der Röntgenübersicht des Abdomens hat die Sonographie nach wie vor große Bedeutung. Mit der Kernspintomographie läßt sich vor allem die extrarenale Tumorausbreitung beurteilen. Sie ist ebenso wie die Renovasographie ein fakultatives Verfahren.

lerdings wegen der langen Untersuchungszeit und der Kosten keine Routineuntersuchung.
Auch die **Renovasographie** hat eine hohe Beweiskraft (97%). Meist ist das Nierenkarzinom hypervaskulär, d. h. es finden sich ein verbreiterter Durchmesser des Hauptstamms der Nierenarterie, Verdrängung oder Verlegung intrarenaler Gefäße, die Merkmale der Neovaskularisation mit Gefäß-

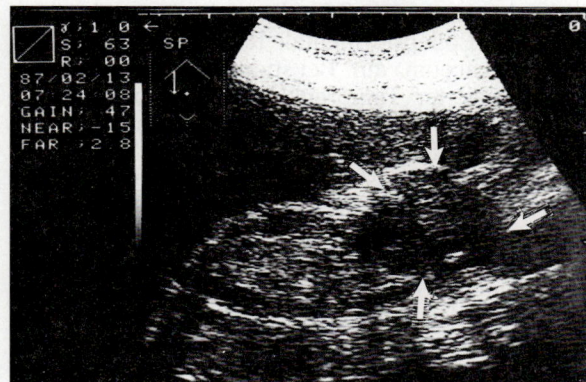

Abb. 23.10-2   Sonographisches Bild eines soliden Nierentumors rechts mit polyzyklischer Begrenzung am unteren Nierenpol, Binnenechos und fehlender Schallverstärkung auf der Rückseite des Tumors.

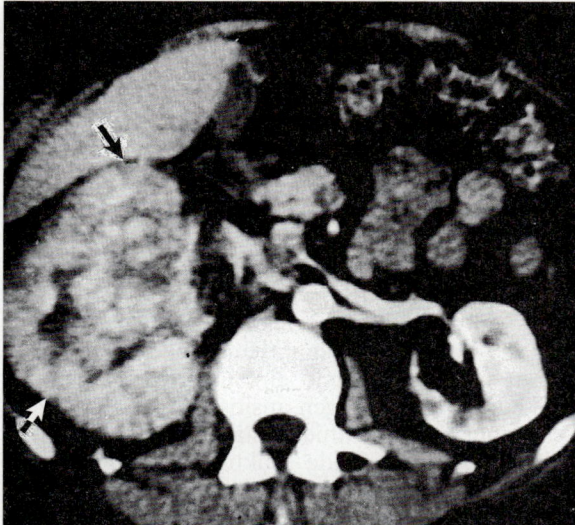

Abb. 23.10-3   Computertomogramm bei Nierentumor rechts. Es fällt eine ungewöhnliche Vergrößerung der rechten Niere auf, die Kontur ist wellig und unscharf.

schlängelungen, Mikroaneurysmen und arteriovenöse Shunts sowie eine verfrühte Färbung der Nierenvene mit dem Kontrastmittel. In 10–15% der Fälle ist das Karzinom – vor allem bei größeren Tumoren – hypovaskulär durch eine Tumornekrose, durch papilläres Tumorgewebe oder durch die Entwicklung eines Tumors in einer Zyste.

Die arterielle **DSA** ist weniger traumatisch als die Angiographie und liefert vergleichbar gute Bilder.

Die **Cavographie** dient dem Nachweis der Tumorinvasion in die Nierenvene und in die Vena cava.

Komplikationen

Unmittelbar postoperativ sterben weniger als 1% der Patienten. Wichtige Komplikationen bestehen in einem Abriß von Tumorzapfen mit konsekutiven Tumorembolien, Lungenembolie und Pneumonie. Ebenso wie das Bronchialkarzinom führt das Nierenkarzinom durch ektope Bildung von Hormonen oder hormonähnlichen Substanzen zu unterschiedlichen endokrinen Syndromen (s. Tabelle 23.10-3).

⊤ Therapie

Die Behandlung des Nierenkarzinoms ist Aufgabe der Urologen und wird deshalb hier nur in ihren Grundzügen dargestellt. Eine kurative Therapie ist durch eine radikale Tumornephrektomie mit Lymphadenektomie und Adrenalektomie möglich, sofern keine Fernmetastasierung vorliegt. Bei Tumorbefall von Rest- oder Einzelnieren ist eine Nierenteilresektion zu erwägen. Andererseits sollte auch die kurative Behandlung des Tumorleidens nicht ausgeschlossen werden, da eine konsekutive Niereninsuffizienz durch moderne Dialyseverfahren langfristig ohne wesentliche Einschränkung des Wohlbefindens des Patienten ausgeglichen werden kann. Bei der Behandlung des **metastasierenden** Nierenkarzinoms scheint die Entfernung des Primärtumors einen Vorteil für den Patienten zu bringen, dieser ist jedoch nicht gesichert.

Eine Embolisation der Nierenarterie mit Gewebeklebstoffen, Metallspiralen oder auch Aminosäurengemischen ist zur Verminderung von Symptomen durch größere Tumorausdehnung, zur Stillung exzessiver Hämaturien oder zur Behandlung eines ektopen endokrinen Tumors indiziert. Die Embolisation stellt eine Alternative zur Nephrektomie bei sehr ausgedehnten Tumoren dar.

Die Strahlentherapie hat ebenso wie die Chemotherapie (Vinblastin, CCNU, Adriamycin, Hydroxyharnstoff) enttäuscht, auch bei Kombinationsbehandlung mit verschiedenen Zytostatika hat sich das Nierenkarzinom als weitgehend refraktär erwiesen.

In letzter Zeit erfolgen Therapieversuche mit verschiedenen Zytokinen, z. B. Interferonen oder Interleukin 2, Remissionen von 6 Monaten und mehr sind in Einzelfällen beobachtet worden. Erfolgversprechend scheint der Einsatz von rekombinanten Substanzen wie α-Interferon zusammen mit Interleukin 2 zu sein, eventuell in Kombination mit einem Zystostatikum, z. B. 5-Fluorouracil.

Verlauf und Prognose

Das Nierenkarzinom wird nach dem TNM-System unter Berücksichtigung des Tumoreinbruchs in die Vena renalis und die untere Hohlvene klassifiziert (siehe Tab. 23.10-4).

Die Überlebensrate ist vom Tumorstadium bestimmt; etwa 50% der Patienten mit Nephrektomie überleben fünf Jahre. Sind die Nierenkapsel, das perirenale Fettgewebe und Nachbarorgane in das Tumorgeschehen einbezogen, oder ist der Tumor in die Nierenvene eingebrochen (Stadium T3), ist die Prognose außerordentlich ungünstig. Auch der Befall regionaler Lymphknoten reduziert die 5-Jahres-Überlebensrate auf ca. 10–20%. Eine weitere pro-

Tab. 23.10-4 Stadieneinteilung des Nierenkarzinoms nach dem TNM-System

I	**– Primärtumor**
T1	Tumor ≤ 2,5 cm, auf Niere beschränkt
T2	Tumor > 2,5 cm, auf Niere beschränkt
T3a	Tumorinfiltration innerhalb Gerota-Faszie
T3b	makroskopischer Veneneinbruch
T4	Tumorinfiltration außerhalb Gerota-Faszie
N	**– Lymphknoten**
N1	solitäre Lymphknotenmetastase < 2 cm
N2	solitäre oder multiple Lymphknotenmetastasen > 2 cm < 5 cm
N3	solitäre Lymphknotenmetastasen > 5 cm
M	**– Metastasen**
M0	keine Metastasen
M1	Fernmetastasen

gnostische Determinante ist der Malignitätsgrad des Tumors: Hochdifferenzierte Karzinome haben eine günstigere Prognose (auch mit Metastasen) als niedrig differenzierte. Die durchschnittliche Überlebenszeit nach Feststellung von Metastasen beträgt etwa ein Jahr.

Differentialdiagnose

Die Differentialdiagnose des Nierenkarzinoms umfaßt sämtliche soliden oder auch zystischen Raumforderungen der Niere. Bei begleitenden Harnwegsinfekten ist an eine xanthogranulomatöse Pyelonephritis, eine chronische Pyelonephritis oder eine Hydronephrose zu denken. Bei zystischen Nierentumoren müssen Solitärzysten der Niere und die polyzystische Nierendegeneration abgegrenzt werden. Die Differenzierung endokrin aktiver Nebennierentumoren oder eines Phäochromozytoms (Katecholamin-produzierender Nebennierentumor) gelingt mit entsprechenden Hormonanalysen.

Besonders hervorzuheben ist die xanthogranulomatöse Pyelonephritis, eine chronisch-entzündliche Nierenerkrankung, die häufig mit Obstruktion, Steinen und Infektionen der oberen Harnwege einhergeht und klinisch, morphologisch und radiologisch ein Nierenkarzinom imitieren kann. Spezifische klinische oder radiologische Merkmale hat diese Erkrankung allerdings nicht.

Andere differentialdiagnostisch wichtige Nierenparenchymtumoren sind eher selten. Das Nierenadenom ist ein gutartiger epithelialer Tumor des Nierenparenchyms. Das Onkozytom ist ein meist asymptomatischer, großer Tumor; er besteht aus Onkozyten, einer Zellpopulation, die sich vom proximalen Tubulusepithel herleitet. Wegen der gelegentlich beobachteten Metastasierung gilt er als potentiell maligner Tumor. Das Angiomyolipom (renales Hamartom) ist ursprünglich in Verbindung mit der tuberösen Sklerose beschrieben worden; es besteht aus einem heterotopen Mesenchymgewebe; der Tumor ist groß und solitär. Er tritt als Einzel-

befund oder in Kombination mit einer tuberösen Sklerose (Epilepsie, mentale Retardierung und Adenoma sebaceum) auf. Bei spontaner Ruptur großer vaskularisierter Tumoren in den Retroperitonealraum kann eine lebensbedrohliche Situation auftreten (Wunderlich Syndrom).

Renale Sarkome sind mit einer Häufigkeit von 1–5% eher selten. Am häufigsten ist das Leiomyosarkom, das bevorzugt im höheren Lebensalter auftritt und sich radiologisch nicht von einem Nierenkarzinom unterscheiden läßt. Andere Sarkome sind das Liposarkom und das Rhabdomyosarkom. Allen Tumoren gemeinsam ist die geringe Überlebenszeit.

Literatur

– De Riese, W. E. Allhoff, J. Schuth, U. Jonas: Das metastasierte Nierenzellkarzinom. Klinik und therapeutische Aspekte. Springer, Berlin–Heidelberg–New York 1991.
– Hohenfellner, R. E. J. Zingg (Hrsg.): Urologie in Klinik und Praxis. Thieme, Stuttgart–New York 1983.
– Staehler, G. (Hrsg.): Das Nierenzellkarzinom. Aktuelle Therapie. Springer, Berlin–Heidelberg–New York 1988.
– Störkel, S.: Karzinome und Onkozytome der Niere. Fischer, Stuttgart 1993.

23.11 Niere und Hypertonie

A. HEIDLAND, E. HEIDBREDER

Nierenkrankheiten und Hypertonie stehen in einer doppelten Beziehung zueinander: Einerseits sind Nierenfunktionsstörungen ursächlich für die Hypertonie verantwortlich, andererseits kann eine Hypertonie eine Nierenschädigung bis zum Organversagen auslösen oder eine präexistente Nephropathie verstärken (hypertensive Nephropathie). Beide Faktoren beeinflussen sich im Sinne eines Circulus vitiosus ungünstig. Besonders bei maligner Hypertonie, der andauernd exzessiven Blutdruckerhöhung mit sekundären Organschäden, droht eine fortschreitende Niereninsuffizienz.

Die durch Nierenerkrankungen ausgelöste Hypertonie wird in die **renovaskuläre** und **renoparenchymale** Form unterteilt.

23.11.1 Renoparenchymale Hypertonie

Definition

Unter einer renoparenchymalen Hypertonie versteht man eine Hochdruckform, die durch eine angeborene oder erworbene, ein- oder doppelseitige Erkrankung des Nierenparenchyms hervorgerufen ist.

Epidemiologie

Mit ca. 5% aller Hypertonien ist der renoparenchymale Hochdruck die häufigste Ursache einer sekundären Hypertonie.

Ätiologie

Abgesehen von den eher seltenen renalen Salzverlustsyndromen kann jede Nierenerkrankung eine Hypertonie auslösen. Die Häufigkeit steht dabei in direkter Beziehung zur Schwere der renalen Funktionsstörung. Im Prädialysestadium (Kreatinin ca. 10 mg/dl bzw. 800 µmol/l) sind 80–90% der Patienten hyperton. Hervorzuheben ist, daß auch bei normaler glomerulärer Filtration eine renoparenchymale Hypertonie nicht selten ist (z. B. bei akuter Glomerulonephritis oder diabetischer Glomerulosklerose).

Beidseitige renal-parenchymatöse Erkrankungen als Ursache einer Hypertonie: Am häufigsten ist die Glomerulonephritis, gefolgt von der obstruktiven oder refluxbedingten Pyelonephritis, der diabetischen Glomerulosklerose, der Analgetika-Nephropathie, der polyzystischen Nierendegeneration sowie einer Reihe von Systemkrankheiten mit renaler Beteiligung (z. B. Lupus erythematodes). Auch die schwangerschaftsbedingten Hypertonien sind in der Regel renal-parenchymatös. Histologisch definierte Glomerulonephritiden weisen eine unterschiedliche Hypertoniehäufigkeit auf. Sie ist bei der Minimal-Change-Glomerulonephropathie seltener als bei proliferativen Formen.

Zu den **einseitig renal-parenchymatösen Erkrankungen** als Hochdruckursache zählen: Hydronephrose, interstitielle (bakterielle) Nephritis, Nieren-Tbc, Nierenzysten und -tumoren, Nierenhypoplasie und -agenesie und Zustand nach Nierentrauma bzw. einseitiger Nephrektomie.

Pathogenese

Eine renoparenchymatöse Hypertonie kann ausgelöst werden durch

▶ renale Natrium- und Flüssigkeitsretention (Volumenhochdruck),

▶ Aktivierung des Renin-Angiotensin-Systems (reninabhängige Hypertonie),

▶ verminderte Bildung von vasodepressorischen Substanzen (z. B. Kallikrein-Kinin-System, renale Prostaglandine).

Unter den genannten Mechanismen spielt die **Natrium-** und **Flüssigkeitsretention** bei renal-parenchymatöser Hypertonie eine Schlüsselrolle. Zwischen der Höhe der Blutdrucksteigerung und austauschbarem Natrium wurde eine direkte Beziehung festgestellt. Trotz der positiven Natriumbilanz zeigt die Plasma-Reninaktivität bei Nierenerkrankungen keine Abnahme. Sie ist relativ oder absolut erhöht und trägt so zur Blutdrucksteigerung bei. Die besondere Häufigkeit der Hypertonie bei Analgetika-Nephropathie läßt angesichts der bevorzugten Schädigung im distalen Tubulus und Papillenbereich an die ungenügende Bildung von vasodepressorischen Substanzen denken.

Bluthochdruck als Progredienzfaktor renaler Erkrankungen: Die renal-parenchymatöse Hypertonie ist ein entscheidender Progressionsfaktor von Nie-

renerkrankungen. Bereits eine geringe Blutdruckerhöhung kann zum Fortschreiten der Nierenschädigung beitragen.

Als ein wichtiger Mechanismus des progredienten Nierenversagens gilt eine glomerulär-kapilläre Hypertonie, die sich adaptiv in den noch funktionstüchtigen Restnephronen entwickelt. Diese wird durch eine systemische Blutdrucksteigerung verstärkt. Als Folge des physikalischen Stresses im glomerulär-kapillären Bereich manifestiert sich längerfristig eine Glomerulosklerose. Der zunehmende Funktionsverlust der Glomerula schafft dann einen Circulus vitiosus, der die Progression der chronischen Niereninsuffizienz vorantreibt (siehe Abb. 23.11-1).

Renale Hypertonie als kardiovaskulärer Risikofaktor: Hochdruckkomplikationen an Herz, Gehirn und Augen treten bei renalen Hypertonien früher und schwerer auf als bei primärer Hypertonie. Ein ursächlicher Faktor ist der Verlust der physiologischen nächtlichen Blutdrucksenkung, d. h. die persistierende Hypertonie in der Nacht.

D   Diagnostik

Diagnostisch wegweisend sind das Harnsediment (Erythrozyturie, Leukozyturie, Zylindrurie), die Proteinurie (> 150 mg/d), die harnpflichtigen Substanzen im Serum, Verhalten des Glomerulumfiltrates, die sonographisch bestimmbare Nierenform und -größe und evtl. die Nierenbiopsie.

Diese technischen Untersuchungen informieren über Art und Schweregrad der renalen Parenchymschädigung, über das Vorliegen von Nierensteinen,

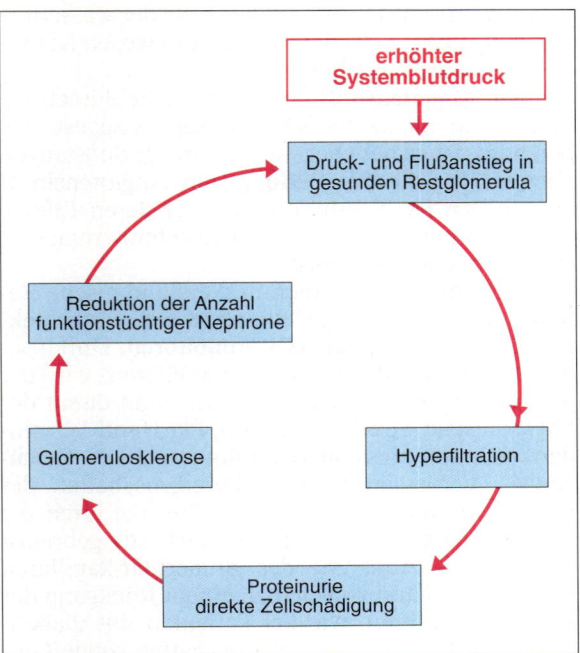

Abb. 23.11-1   Progredienz der chronischen Niereninsuffizienz durch die arterielle Hypertonie.

einer abgelaufenen Pyelonephritis, Lageanomalien der Niere oder eine Harnstauung.

▼ Therapie

Da der Senkung des systemischen Blutdruckes als progressionshemmendem Faktor überragende Bedeutung zukommt, muß die Therapie aggressiv erfolgen. Heute wird bei renoparenchymalen Erkrankungen, einschließlich der diabetischen Nephropathie, bereits bei Vorliegen einer Grenzwerthypertonie (140–160 mmHg systolisch und 90–95 mmHg diastolisch) eine antihypertensive Behandlung empfohlen. Therapieziel ist immer die **Drucksenkung** auf normotensive Werte.

Welche Anthypertensiva sind geeignet?

Angesichts der klaren Volumenabhängigkeit der renal-parenchymatösen Hypertonie ist die effektive Kontrolle des gestörten Salz- und Flüssigkeitshaushaltes bedeutsam. Sie wird erreicht durch das **Einschränken des Kochsalzkonsums** (weniger als 5 g NaCl/Tag) und **Salidiuretika.** Bei Niereninsuffizienz (Plasma-Kreatinin > 2 mg/dl (176 μmol/l) bzw. GFR < 30 ml/min) verlieren Thiaziddiuretika ihre Wirksamkeit, so daß potente Schleifendiuretika (z.B. Furosemid, Piretanid, Torasemid) eingesetzt werden müssen. Die Gabe von Kaliumsparern (Spironolakton, Amilorid, Triamteren) ist dagegen bereits bei leichter Niereninsuffizienz (Plasma-Kreatinin > 1,5 mg/dl (132 μmol/l) bzw. GFR < 50 ml/min) **kontraindiziert,** da sie das Hyperkaliämierisiko beträchtlich erhöhen.

Auch **β-Rezeptoren-Blocker** – bevorzugt sollten β1-Rezeptoren-Blocker (z.B. Metoprolol) eingesetzt werden – haben sich als Antihypertensiva bei renalparenchymatöser Hypertonie bewährt. Im Stadium der **Niereninsuffizienz** muß die Dosis der wasserlöslichen β-Blocker (Nadolol, Atenolol) wegen Kumulation reduziert werden.

Da dem **Angiotensin II** eine wichtige Schlüsselrolle in der Progredienz des Nierenversagens zugeschrieben wird, ist es naheliegend, bevorzugt Substanzen einzusetzen, die die Bildung von Angiotensin II vermindern (ACE-Inhibitoren) oder deren Effekte abschwächen (Angiotensin-II-Rezeptor-Antagonisten, Kalzium-Antagonisten).

Tierexperimentelle Studien und erste klinische Befunde ergaben wichtige Hinweise auf renoprotektive Eigenschaften der **ACE-Inhibitoren.** Durch selektive Senkung des Tonus des Vas efferens wird der glomerulär-kapilläre Druck gesenkt und damit der physikalische Streß auf die Kapillarwand vermindert („Dekompression der Glomerula bei gleichzeitiger Verbesserung der Filtereigenschaften der Basalmembran"); längerfristig sollte hierdurch die Progredienz des Nierenversagens effektiv gebremst werden. Die Abnahme des glomerulär-kapillären Blutdruckes kann zugleich zu einem Rückgang der Proteinurie führen, wie bei Patienten mit diabetischer und hypertensiver Nephropathie sowie Glomerulonephritis wiederholt dokumentiert wurde. Die spezifisch renal-protektiven Effekte der ACE-

Hemmer verlieren im Stadium der Niereninsuffizienz (Kreatinin > 3 mg/dl (264 μmol/l) an Bedeutung.

Cave: Da ACE-Hemmer den Tonus des Vas efferens senken, ist bei Patienten mit erhöhter Plasma-Reninaktivität nach deren Einsatz, vor allem bei komplizierender Nierenarterienstenose oder nach vorausgegangener Diuretikatherapie, mit einer Filtratabnahme bis zum akuten Nierenversagen zu rechnen, erkenntlich an einem Anstieg der harnpflichtigen Substanzen. In diesen Fällen muß der ACE-Hemmer sofort abgesetzt oder in seiner Dosis reduziert werden. Ein weiteres Risiko der ACE-Hemmer-bedingten Senkung der Plasma-Angiotensin-II-Konzentration besteht in der Möglichkeit einer Hyperkaliämie infolge Abfall der Plasma-Aldosteron-Konzentration. Besonders disponiert zur Hyperkaliämie sind Patienten mit Niereninsuffizienz oder Diabetes sowie Kranke unter Therapie mit Kaliumsparern und nichtsteroidalen Antirheumatika (einschl. Aspirin®).

Aus diesen Gründen sind beim Einsatz von ACE-Hemmern, besonders initial, Kontrollen der harnpflichtigen Substanzen und des Plasma-Kaliums zwingend notwendig.

Auch **Kalzium-Antagonisten** haben sich in der Therapie der renal-parenchymatösen Hypertonie bewährt. Ihr günstiger Einsatz beruht auf der Abschwächung von Vasokonstriktorenwirkungen, insbesondere von Angiotensin II, sowie auf möglichen zytoprotektiven Effekten in den Mesangial- und Tubuluszellen durch Senkung der zytoplasmatischen Kalziumkonzentration. Die glomeruläre Filtration bleibt in der Mehrzahl der Fälle stabil oder kann infolge einer vorwiegenden Dilatation des Vas afferens sogar ansteigen. Gelegentlich kann eine Proteinurie zunehmen.

Dialysestadium

Der Bluthochdruck des Dialysepatienten wird meist durch eine Natrium- und Flüssigkeitsretention hervorgerufen. Durch rigorose Korrektur der positiven Flüssigkeitsbilanz und Anstreben des sog. „Trokkengewichtes" (virtuelles Gewicht des ödemfreien Patienten, bei dem der Blutdruck während der Hämodialysebehandlung den unteren Normbereich nicht unterschreitet) mit Hilfe der Ultrafiltration und diätetischer Kochsalzrestriktion läßt sich der Hochdruck bei 80% der Dialysepatienten normalisieren. In den übrigen Fällen wird der Hochdruck durch eine Stimulation des Renin-Angiotensin-Systems ausgelöst. Bei diesen Patienten hat sich der Einsatz von Kalzium-Antagonisten, α1- sowie β-Blockern oder ACE-Hemmern bewährt. Letztere können die renale Anämie verstärken.

Nierentransplantation

Nach Nierentransplantation wird bei 50–70% der Patienten eine Hypertonie beobachtet. Sie trübt die Langzeitprognose des Transplantatempfängers durch häufigere kardiovaskuläre Komplikationen erheblich. Als Ursache kommen eine chronische oder akute Transplantatabstoßung, Übergewicht (begünstigt durch Steroidgaben), Ciclosporin-Therapie, De-novo-Glomerulonephritis oder Arterienstenose in der Transplantatniere sowie die endokrine Aktivität der Eigennieren in Betracht. Möglicherweise kann auch ein Hypertonus des Organspenders auf den Empfänger übertragen werden.

In der Hochdrucktherapie sind Kalzium-Antagonisten zu bevorzugen, aber auch β- und α_1-Blocker kommen in Betracht. Bei gleichzeitiger Gabe von ACE-Hemmern und Ciclosporin wurden Kreatininanstiege beobachtet.

23.11.2 Renovaskuläre Hypertonie (RVH)

Definition

Unter einer renovaskulären Hypertonie versteht man eine Hochdruckform, die durch eine ein- oder doppelseitige Einengung der A. renalis oder ihrer Hauptäste hervorgerufen ist und meist durch Korrektur des Strömungshindernisses behoben werden kann. An der Hochdruckentstehung ist das Renin-Angiotensin-System ursächlich beteiligt. Nicht jede Nierenarterienstenose führt zu einer Blutdrucksteigerung. Stenosen der A. renalis werden auch bei Normotonikern nicht selten angetroffen.

Kasuistik

Ein 52jähriger Patient kommt mit den Zeichen einer akuten Niereninsuffizienz zur Klinikaufnahme. Er ist Raucher, seit 10 Jahren besteht eine leichte Hypertonie mit Blutdruckwerten von 160/90 mmHg. Vier Wochen vor Klinikaufnahme Auftreten von Kopfschmerzen und Blutdruckanstieg auf 200/140 mmHg. Wegen schlechten Ansprechens auf Diuretika und β-Blocker Einsatz eines ACE-Hemmers, der rasch zur Blutdrucknormalisierung führt. Bei Klinikaufnahme leidet der Patient unter Übelkeit und Erbrechen, Kreatinin 8 mg/dl (704 μmol/l), es besteht ein paraumbilicales systolisch-diastolisches Strömungsgeräusch. Nach Absetzen des ACE-Hemmers Abfall des Kreatinins auf 2 mg/dl (176 μmol/l). Bei der nun durchgeführten arteriellen **Nierenangiographie** in DSA-Technik (digitale Subtraktionsangiographie) finden sich eine ausgeprägte Nierenarterienstenose rechts (80%) und eine leichtere Stenose links (50%). Nach **Ballon-Dilatation** der rechten stenosierten Nierenarterie deutliche Besserung des Hochdruckes.

Epidemiologie

In unselektionierten Hypertonikergruppen beträgt die Frequenz der renovaskulären Hypertonie ca. 1–5%. Die Inzidenz ist wesentlich höher bei Patienten mit schwerer, insbesondere therapieresistenter Hypertonie, im höheren Lebensalter, bei koronarer Herzkrankheit sowie Typ-II-Diabetes.

Tab. 23.11-1   Ursachen einer renovaskulären Hypertonie

► Arteriosklerose

► fibromuskuläre Dysplasie

► Stenosen nach Nierentransplantation

► Aneurysmen der Nierenarterie oder Aorta

► Verschluß der Nierenarterie (Thrombose, Embolie, Dissektion)

► renale Vaskulitis

► renale Krise bei Sklerodermie

► hämolytisch-urämisches Syndrom (HUS)

► Kompression der Nierengefäße von außen (Tumoren, Zysten, Hydronephrose)

Ätiologie (siehe Tab. 23.11-1)

75% der RVH sind **arteriosklerotisch bedingt.** Disponiert sind besonders männliche Patienten mit generalisierter Arteriosklerose. Die Lumeneinengung findet sich bevorzugt am aortalen Abgang und im proximalen Drittel der Nierenarterie, häufig gefolgt von einer poststenotischen Dilatation.

Die vorwiegend bei Frauen im jüngeren Lebensalter auftretende **fibromuskuläre Dysplasie** der Nierenarterie (Häufigkeit ca. 20% der RVH) ist durch eine fibrotische Umwandlung der Media, gelegentlich auch der Intima und Adventitia charakterisiert. Die Dysplasien finden sich vorwiegend im mittleren und distalen Drittel der Nierenhauptarterie, können aber auch die Nierenzweigarterien betreffen. Beidseitiger Befall der A. renalis sowie extrarenale Manifestationen sind möglich. Angiographisches Korrelat der fibromuskulären Dysplasie sind perlschnurartige, ringförmige Stenosen und Aneurysmen der betroffenen Gefäßgebiete (siehe Abb. 23.11-2).

Besteht eine arterielle Hypertonie nach Nierentransplantation, muß ebenfalls nach einer Nierenarterienstenose, besonders im Anastomosenbereich, gefahndet werden.

Ein Verschluß der Nierenhaupt- bzw. -zweigarterien als Ursache einer RVH kann durch Thromboembolien (z. B. bei Vorhofflimmern), Cholesterinembolien bei schwerer Arteriosklerose, Thrombosen oder Dissektionen (nach Nierentrauma oder renaler Angiographie) hervorgerufen sein. Ferner können Vaskulitiden, das hämolytisch-urämische Syndrom (HUS) sowie die Sklerodermie zu einer renovaskulären Hypertonie führen.

Unter den **Raumforderungen,** die durch eine Kompression des Gefäßsystems eine RVH induzieren, sind **Tumoren** (Hypernephrom, Phäochromozytom, seltene Renin-sezernierende Hämangioperizytome), **Nierenzysten** oder eine **Harnstauung** zu nennen.

Pathogenese

Es ist experimentell nachgewiesen, daß durch Konstriktion einer oder beider Nierenarterien eine per-

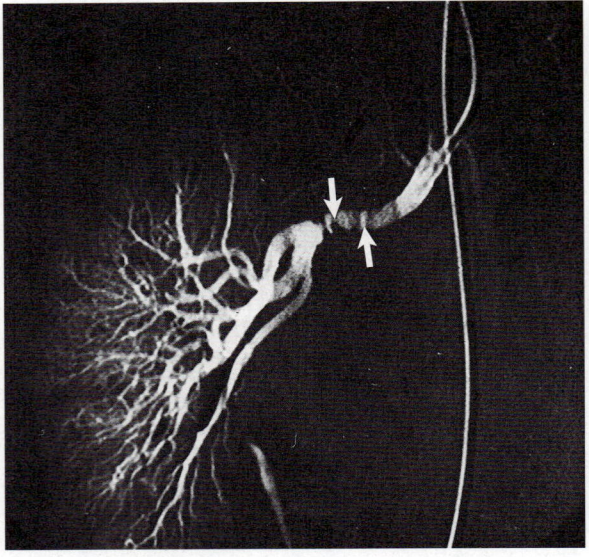

a

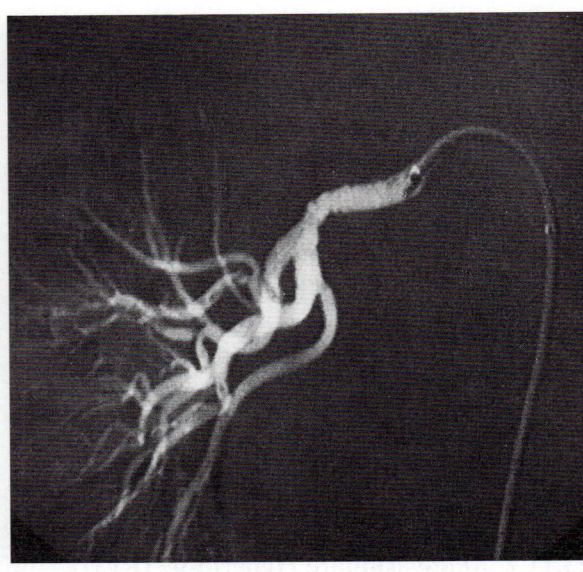

b

Abb. 23.11-2 Nierenarterienstenose rechts mit perlschnurkettenförmigen Gefäßveränderungen infolge fibromuskulärer Dysplasie bei einer 36jährigen Patientin. Arterielle Angiographie vor (a) und nach (b) perkutaner transluminaler Angioplastie; Blutdruckabfall von 180/120 mmHg auf 140/90 mmHg.

sistierende Hypertonie erzeugt werden kann. Initiale Ursache der RVH ist die **Aktivierung des Renin-Angiotensin-Systems** infolge Einengung des Gefäßlumens mit kritischer Senkung des renalen Perfusionsdruckes (unter 40 mmHg). Die renale Hypozirkulation führt durch Erregung der Barorezeptoren zur vermehrten Reninsekretion im juxtaglomerulären Apparat. Renin spaltet aus dem in der Leber synthetisierten Angiotensinogen Angiotensin I ab, das durch das Converting enzyme in das blutdruckwirksame Angiotensin II überführt wird. Das lokal gebildete Angiotensin II konstringiert in der durchblutungsgedrosselten Niere anfänglich vor allem das Vas efferens und erhöht dadurch den intraglomerulären Kapillardruck mit konsekutiver Filtratsteigerung. Darüber hinaus konstringiert Angiotensin II die Mesangialzellen, beeinflußt die Filtereigenschaften der Basalmembran negativ (mit möglicher Proteinurie) und entfaltet proliferative Effekte.
Der Angiotensin-induzierte Anstieg des systemischen Blutdrucks resultiert aus:

▶ einer Erhöhung des gesamten peripheren Gefäßwiderstandes infolge arteriolärer Vasokonstriktion,
▶ einer erhöhten renal-tubulärer Natriumretention durch
  – direkte Stimulation der proximal-tubulären Natriumresorption sowie
  – indirekt durch erhöhte Aldosteronbildung in den Nebennieren,
▶ einer Stimulation des peripheren sympathischen Nervensystems sowie der Kreislaufzentren im Gehirn.

Eine erhöhte renale Natriumretention, die vor allem bei beidseitigen Nierenarterienstenosen auftritt, führt zu einem Absinken der Reninaktivität. Dennoch ist die Reagibilität des Gefäßsystems gegenüber Angiotensin II erhöht. Selbst normale zirkulierende Angiotensin-II-Konzentrationen können zum Blutdruckanstieg beitragen (langsamer Pressormechanismus des Angiotensin II durch eine selbstverstärkende Wirkung).
Neben seinen vasokonstriktorischen Eigenschaften besitzt Angiotensin II deutliche proliferative Wirkungen im Bereich des Gefäßendothels, der glatten Gefäßmuskulatur und des Herzmuskels und ist hierdurch ein wesentlicher Risikofaktors für das kardiovaskuläre System.

D **Diagnostik (siehe Tab. 23.11-2)**
Charakteristische Befunde der RVH sind die Manifestation des Hochdruckes im Jugendalter (vor allem bei Frauen) oder die akute Verschlechterung eines Hochdruckes beim älteren Menschen (bevorzugt Männer). Der Hochdruck neigt zu einem schweren, oft therapieresistenten, malignen Verlauf mit ausgeprägter hypertensiver Retinopathie. Ein systolisch-diastolisches Strömungsgeräusch läßt sich bei ca. der Hälfte der Patienten im Epigastrium oder periumbilikal nachweisen. Der diagnostische Wert ist begrenzt, da Strömungsgeräusche auch bei essentieller Hypertonie auftreten können (ca. 10%). Nicht selten besteht eine Hypokaliämie infolge eines Angiotensin-II-induzierten Hyperaldosteronismus und/oder eine Hyponatriämie bei Adiuretinexzeß.

Tab. 23.11-2   Klinische Hinweise auf eine RVH

▶ Hochdruckbeginn vor dem 30. Lebensjahr (vorwiegend Frauen)

▶ Verschlechterung einer Hypertonie nach dem 50. Lebensjahr (vorwiegend Männer)

▶ schwere Hypertonie

▶ ausgeprägte hypertensive Retinopathie

▶ abdominelles systolisch-diastolisches Strömungsgeräusch

▶ arterielle Verschlußkrankheit

▶ Nierenfunktionsverschlechterung unter Therapie mit ACE-Inhibitoren

▶ Hypokaliämie

▶ ein- oder beidseitig verkleinerte Nieren

▶ Nikotinabusus

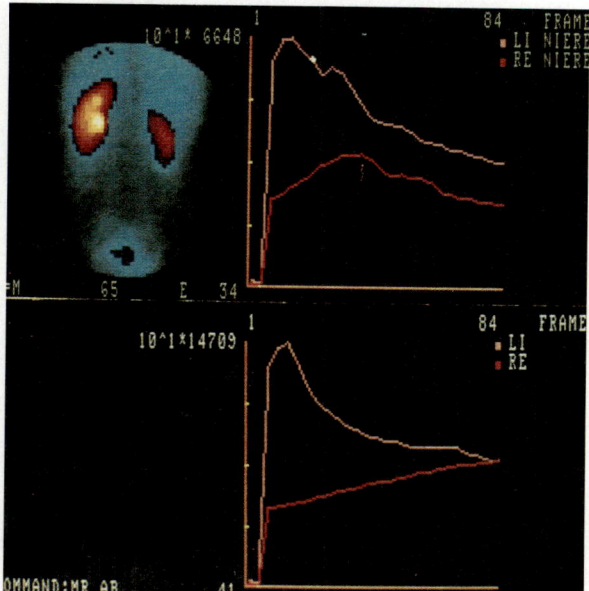

Abb. 23.11-3   Nierenarterienstenose rechts bei einer 35jährigen Patientin. ^{99m}Tc-DTPA-Szintigraphie vor und nach 25 mg Captopril. Deutlicher Abfall der Filtration nach Captopril auf der stenosierten Seite.

Wichtigstes klinisches Symptom der RVH ist ein Anstieg der harnpflichtigen Substanzen bis hin zum akuten Nierenversagen unter Einsatz von ACE-Inhibitoren.

Als Screeningmethoden stehen zur Verfügung: digitale venöse Substraktionsangiographie (Versagen bei Adipositas sowie durch Bewegungsartefakte), die Doppler-Sonographie, insbesondere die farbkodierte Methode, nuklearmedizinische Verfahren sowie der Captopril-Test.

Bei ca. der Hälfte der Patienten mit RVH besteht basal eine erhöhte Reninaktivität. Nach Gabe von ACE-Inhibitoren (z. B. 25 mg Captopril) tritt im Unterschied zur essentiellen Hypertonie ein erheblicher **Anstieg der Plasma-Reninaktivität** auf.

Ein charakteristischer, aber keineswegs obligater Befund der RVH ist die sonographisch oder pyelographisch festgestellte Längendifferenz der Nieren (> 1,5 cm) oder der Nachweis von beidseitig kleinen Nieren mit bilateraler Nierenarterienstenose. Wertvolle Informationen zur Aufdeckung einer einseitigen (nicht jedoch beidseitigen) Nierenarterienstenose vermittelt die **Nierensequenzszintigraphie** mit Erfassung der seitengetrennten glomerulären Filtration (Technetium-99-DTPA = diethylene triamine pentaacetic acid), des effektiven Nierenplasmastroms mit Jod-121-Hippuran oder der proximal-tubulären Sekretion mit MAG 3. Die diagnostische Treffsicherheit wird zusätzlich erhöht, wenn die Untersuchung vor und nach ACE-Inhibition (z. B. 25 mg Captopril) durchgeführt wird. Diese Medikation führt zur selektiven Abnahme der glomerulären Filtration in der stenosierten Niere (siehe Abb. 23.11-3).

⚠ Cave: Bei Patienten mit Hochreninzuständen kann unter Captopril ein überschießender Blutdruckabfall auftreten.

Beweisend für das Vorliegen einer Nierenarterienstenose ist das **arterielle Renovasogramm,** das, zur Vermeidung eines toxischen Nierenversagens, am besten in DSA-Technik durchgeführt wird, um die Kontrastmittelmenge möglichst gering zu halten.

Nachweis der funktionellen Wirksamkeit der Nierenarterienstenose: Da nicht jede Nierenarterienstenose eine Hypertonie verursacht, kommt der Feststellung der funktionellen Wirksamkeit, d. h. der **endokrinen Aktivität** der Niere, besondere Bedeutung zu. Als Test wird die seitengetrennte Renin-Bestimmung im Nierenvenenblut empfohlen. Ein **erhöhter Reninquotient** (Plasmarenin Stenoseseite/Nichtstenoseseite > 1,5) gilt als wichtiges Indiz einer pressorischen Aktivität der ischämischen Niere. Die Chance eines operativen Erfolges wird in diesen Fällen hoch veranschlagt.

Dennoch ist auch bei normalem Reninquotienten nach Korrektur einer Nierenarterienstenose eine effektive Blutdrucksenkung beschrieben worden.

▼ **Therapie**

Konservativ medikamentös: Unter den Antihypertensiva der ersten Wahl **sind Diuretika kritisch zu bewerten,** da infolge des Salzverlustes eine zusätzliche Aktivierung des Renin-Angiotensin-Systems droht. ACE-Inhibitoren bergen das Risiko einer akuten Abnahme der glomerulären Filtration bis hin zum reversiblen Nierenversagen. Gefährdet sind insbesondere Patienten mit Einzelniere, Kranke mit bilateraler Nierenarterienstenose sowie nierentransplantierte Patienten. Medikamente der ersten Wahl sind Kalzium-Antagonisten.

Perkutane transluminale Angioplastie (PTA): Bei diesem Verfahren wird in Seldinger-Technik ein Ballonkatheter transfemoral via Aorta in den Bereich der stenosierten Nierenarterie vorgebracht und die Stenose unter Aufblähen des Ballons aufgedehnt. Die PTA wird besonders erfolgreich bei fibromuskulärer Dysplasie (Blutdrucknormalisierung in 80% der Fälle) eingesetzt (siehe Abb. 23.11-2). Die sklerotisch bedingte Nierenarterienstenose (siehe Abb. 23.11-4) ist diesem Verfahren weniger zugänglich (Erfolgsquote 30–50%). Vorteil der PTA ist die nur kurzfristige Hospitalisierung und das relativ geringe Risiko des Eingriffs. Dennoch kann als Komplikation, vor allem bei Patienten mit sklerotisch bedingter RVH, ein akutes Nierenversagen durch Röntgenkontrastmittel, Cholesterinembolie, Thrombose oder Dissektion der Nierenarterie auftreten.

Chirurgische Behandlung der RVH: Die rekonstruktiven Operationsverfahren basieren auf der Thrombarteriektomie, den aorto-renalen Bypass-Verfahren (Venen-, Arterien- oder Prothesenbypass), der Nierenarterienresektion (mit und ohne Interponat) sowie der Reinsertion, einer Methode, die bei Stenose am Abgang oder im proximalen Drittel der Nierenarterie angewendet wird. Bei sklerotisch veränderter Aorta wird heute bevorzugt ein Bypass zur Arteria hepatica A. lienalis oder A. mesenterica vorgenommen oder eine Autotransplantation der Niere durchgeführt. Die besten Ergebnisse der chirurgischen Intervention finden sich wiederum bei der fibromuskulären Dysplasie mit einer Blutdrucknormalisierung in 80–90% der Fälle; bei sklerotisch bedingter Nierenarterienstenose wurden eine Blutdrucknormalisierung bei 50% und eine Besserung des Hochdruckes in weiteren 25–30% der Fälle erzielt. Therapieversager finden sich insbesondere unter Patienten mit länger bestehender renovaskulärer Hypertonie (über fünf Jahre), bei denen eine kontralaterale Hochdruckfixierung eingetreten ist.

Vorteil der invasiven Verfahren ist nicht nur der mögliche Wegfall der sonst lebenslangen antihypertensiven Therapie, sondern auch die Verhinderung bzw. Verzögerung der Progression der Stenose; bei einem Teil der Patienten kommt es längerfristig zu einer deutlichen Funktionsverbesserung der Nieren (siehe Kasuistik).

Bei sklerotisch bedingter Nierenarterienstenose ist angesichts der häufigen allgemeinen Arteriosklerose dieser Kranken die perioperative Mortalität (akuter Myokardinfarkt, apoplektischer Insult) deutlich erhöht. Deshalb müssen präoperativ signifikante Stenosen im Bereich der A. carotis und der Koronargefäße korrigiert werden. Durch diese Maßnahme läßt sich die perioperative Mortalität heute auf 2–4% senken.

Unverzichtbar ist nach jeder Intervention die Thromboseprophylaxe mit Aggregationshemmern (z. B. Acetylsalicylsäure).

Eine **Nephrektomie** ist bei RVH angezeigt, wenn rekonstruktive Eingriffe nicht mehr möglich sind oder wenn eine praktisch funktionslose, geschrumpfte Niere für die Blutdrucksteigerung verantwortlich ist. Als Alternative zur operativen Nephrektomie bietet sich die Embolisation der Nierenarterie durch lokale Applikation von 96%igem Alkohol an. Häu-

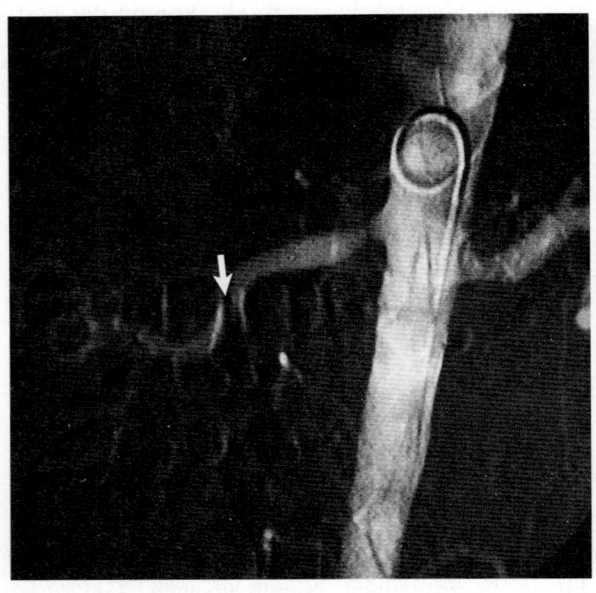

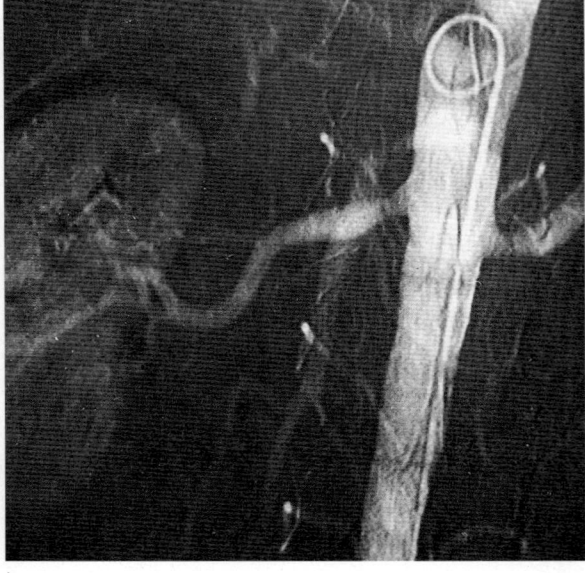

a   b

Abb. 23.11-4 Angiographie bei einer 52jährigen Patientin mit sklerotisch bedingter Nierenarterienstenose (a) mit poststenotischer Dilatation sowie nach erfolgreicher Dilatation (b). Blutdruckabfall von 220/110 mmHg auf 160/90 mmHg. Man erkennt den Gefäßkatheter in situ.

fig läßt sich allein durch diese Maßnahme eine Ausheilung des Hochdruckes erzielen.

Komplikationen in der Hochdruckkrankheit

Die Folgen der arteriellen Hypertonie resultieren einerseits aus einer direkten vaskulären und/oder parenchymatösen Organschädigung, andererseits sind sie indirekter Natur und durch eine Arteriosklerose vermittelt.

► **Direkte,** mechanisch bedingte Hochdruckfolgen
  - linksventrikuläre Hypertrophie
  - kongestive Herzinsuffizienz
  - Aneurysma dissecans
  - schwere hypertensive Retinopathie (Stadium III oder IV)
  - hypertensive Enzephalopathie
  - intrazerebrale und subarachnoidale Blutung
  - chronisch-progrediente Niereninsuffizienz
  - maligne Hypertonie
► **indirekte,** arteriosklerotisch bedingte Hochdruckfolgen
  - koronare Herzkrankheit: Angina pectoris, Myokardinfarkt
  - Rhythmusstörungen
  - zerebrale Gefäßschäden
  - extrakranielle Gefäßkrankheiten
  - Nierenarterienstenose und atheromatöse Nephropathie
  - Aortenaneurysma
  - periphere arterielle Verschlußkrankheit

Die andauernde Blutdruckerhöhung schädigt vor allem die Gefäße und beschleunigt die Entwicklung einer Arterio- und Arteriolosklerose. Diese Veränderungen bestehen in einer Verdickung und Hyalinisierung der Intima und der Media mit Einengung des Lumens infolge des mechanischen Stresses; es werden aber auch hyperplastische Gefäßveränderungen mit Mediahypertrophie und Adventitiafibrose gesehen.

Besondere Beachtung verdienen die kardialen Komplikationen der Hypertonie wie die linksventrikuläre Hypertrophie und die koronare Herzkrankheit. Nach der Framingham-Studie verdoppelt die Hypertonie die jährliche Inzidenz der koronaren Herzkrankheit. Bei der kongestiven Herzinsuffizienz ist eine Hypertonie der wichtigste ursächliche Faktor. Bluthochdruck ist ferner ein bedeutsamer Risikofaktor der peripheren Gefäßerkrankung und der Aortendissektion. Die Hypertonie alteriert ebenso alle Gefäßprovinzen des Gehirns: indirekt die Arterien großen und mittleren Kalibers mit den klinischen Folgen eine transitorisch-ischämischer Attacken, atherothrombotischer Infarkte und zerebraler Embolien. Die direkten Hochdruckschäden der kleinen Arterien und Arteriolen resultieren in multiplen Wandschäden mit Mikroaneurysmen und konsekutiver Enzephalopathie und Hirnblutungen. An der Niere kann der Hochdruck zu folgenden Schädigungen führen:

► hypertensive Nephropathie,
► maligne Nephrosklerose,

► Nierenarterienstenose und atheromatöse Nephropathie.

Diese Erkrankungen können bei fehlender oder inadäquater Hochdrucktherapie, gelegentlich aber auch bei regelrechtem Blutdruckprofil, zu einer Niereninsuffizienz führen. Vor allem bei maligner Hypertonie stellt sich ein progredienter Nierenfunktionsverlust ein.

Differentialdiagnose

Von der „benignen" Hochdruckerkrankung ist die maligne Hypertonie durch die extreme Blutdruckerhöhung, durch typische Organschäden und die rasch progrediente Einschränkung der Nierenfunktion unterscheidbar. Histologisch ähneln die für die maligne Hypertonie typischen Gefäßschäden den Befunden beim hämolytisch-urämischen Syndrom und bei der Sklerodermie. Differentialdiagnostische Schwierigkeiten können auch eine Panarteriitis nodosa und verschiedene Glomerulonephritisformen bereiten. Während bei der Panarteriitis nodosa die vaskulitische Multisystemerkrankung im Vordergrund steht, läßt sich eine Glomerulonephritis durch Nierenbiopsie relativ leicht diagnostizieren.

Prognose der Nierenarterienstenose

Sklerotisch bedingte Nierenarterienstenosen neigen zur Progression. Im Verlauf von Jahren kann es zur Beteiligung beider Nierenarterien bis hin zum Totalverschluß kommen. Diese **atheromatöse Nephropathie** mündet schließlich ins Stadium der terminalen Niereninsuffizienz ein.

23.11.3 Hypertensiver Notfall

Definition

Wir sprechen von einer hypertensiven Krise, wenn plötzlich eine erhebliche Blutdrucksteigerung mit diastolischen Druckwerten über 120 mmHg auftritt. Ein hypertensiver Notfall liegt vor, wenn eine plötzliche und erhebliche Blutdrucksteigerung mit Komplikationen, vor allem des Gehirns und des Herzens einhergeht.

Ein wichtiger Faktor in der Entwicklung dieser Notfallsituation ist die Geschwindigkeit des Blutdruckanstiegs. Eine sofortige Behandlung ist dringend erforderlich, um permanente Organschäden zu vermeiden.

Epidemiologie

Genaue Daten über die Inzidenz und Prävalenz des hypertensiven Notfalls liegen nicht vor, ihre Häufigkeit ist offenbar rückläufig, nachdem die Hochdrucktherapie heute meist früher eingeleitet wird und auch potentere Antihypertensiva zur Verfügung stehen.

Ätiologie und Pathogenese

Bei jeder Hypertonieform kann eine hypertensive Krise eintreten. Prädisponiert sind Patienten mit renaler Hypertonie (renovaskulär und renoparenchymal), maligner Hypertonie sowie Schwangerschaftshypertonie (Präeklampsie). Darüber hinaus kann sich ein hypertensiver Notfall im Rahmen eines Katecholamin-Syndroms entwickeln. Letzteres wird beobachtet bei Phäochromozytom, postoperativ (Koronarchirurgie), nach schweren Kopfverletzungen, apoplektischem Insult sowie nach plötzlichem Absetzen des Antihypertensivums Clonidin (Clonidin-Entzugssyndrom) und bei Interaktion von Sympathomimetika bzw. tyraminhaltigen Speisen mit MAO-Inhibitoren. Auch bestimmte Begleiterkrankungen begünstigen das Auftreten eines hypertensiven Notfalls; hierzu zählen eine Hyponatriämie, Hypoproteinämie, erhöhte Kapillarpermeabilität sowie bestimmte kardiovaskuläre Vorschäden (Herzhypertrophie, koronare Herzkrankheit, Gefäßaneurysmen). **Bei Jugendlichen mit akuter Glomerulonephritis oder Präeklampsie genügen bereits geringe Blutdrucksteigerungen, um einen hypertensiven Notfall auszulösen,** da das Gefäßsystem in dieser Altersgruppe an höhere Blutdruckwerte nicht adaptiert ist.

Der hypertensive Notfall geht meist mit einer Aktivierung der pressorischen Systeme (Renin-Angiotensin-System, Adiuretin und sympathiko-adrenales System) sowie nicht selten auch mit einer Wasser- und Kochsalzretention einher.

Die Symptome resultieren aus einer akuten Enzephalopathie, intrazerebralen Blutungen, einer akuten Retinopathie, einem akuten Linksherzversagen, gelegentlich auch aus einer Aortendissektion.

S Symptome

Die Beschwerden sind wenig spezifisch. Schwindel, Übelkeit, Kopfschmerzen, Sehstörungen mit Visusverlust, Krampfanfälle, Somnolenz, Angstgefühl, motorische Unruhe und pektanginöse Beschwerden werden in unterschiedlicher Ausprägung beobachtet. Am Augenhintergrund sind gelegentlich frische Blutungen, Exsudate und ein Papillenödem nachweisbar. An gastrointestinalen Symptomen imponieren Nausea und Erbrechen, renal findet sich nicht selten eine Azotämie. Der diastolische Blutdruck beträgt oft mehr als 120 mmHg.

D Diagnostik

Wegen des Notfallcharakters dieser hypertensiven Komplikation müssen zeitraubende diagnostische Maßnahmen in den Hintergrund treten. Wichtig sind Fragen nach früheren Hochdruckkrisen und nach der vorausgehenden Medikation (z. B. Antihypertensiva, Unterbrechung einer Clonidintherapie, MAO-Hemmer, Trizyklika, orale Kontrazeptiva, nichtsteroidale Antirheumatika). Die klinische Untersuchung gilt der Blutdruckmessung an beiden (!) Armen, dem Nachweis von Ödemen, Exsikkose, Herzinsuffizienz, der Gefäßauskultation (Karotis- oder Nierenarterienstenose), der Anfertigung eines EKG (Bradykardie, Tachykardie, Rhythmusstörungen) und eines Röntgenbildes des Thorax (Herzgröße, Lungenödem) sowie der Spiegelung des Augenhintergrundes, wobei Mydriatika wegen der eingeschränkten Beurteilung der Pupillenweite bei hirnorganischen Schäden vermieden werden sollte. Auch eine orientierende neurologische Untersuchung (Lähmungen, Babinski-Zeichen, Pupillendifferenzen u.a.) ist dringend erforderlich.

Unerläßliche blutchemische Untersuchungen sind die Bestimmung des Harnstoff-Stickstoffs, des Kreatinins, der Elektrolyte, des Gesamteiweißes, der Kreatinphosphokinase, der Laktatdehydrogenase und die Anfertigung eines Blutausstrichs (Fragmentozyten!); die Urinanalyse zielt auf den Nachweis einer Proteinurie und zellulärer Bestandteile.

Komplikationen

Hier sind drohende oder manifeste Komplikationen von seiten des zentralen Nervensystems (intrazerebrale Blutung, Subarachnoidalblutung, thrombotische Hirninfarkte oder auch transitorisch-ischämische Attacken [TIA]) zu erwähnen; als kardiovaskuläre Komplikationen imponieren das akute Linksherzversagen, eine instabile Angina pectoris oder sogar ein Myokardinfarkt sowie die akute Aortendissektion.

▼ Therapie

Die Therapie ist unverzüglich einzuleiten, jedoch im Einzelfall sind das Ausmaß der angestrebten Drucksenkung und das Risiko einer Minderdurchblutung lebenswichtiger Organe so aufeinander abzustimmen, daß keine zusätzliche Gefährdung dieser Organe eintritt. Eine zu brüske Blutdrucksenkung kann schwerwiegende Folgen hervorrufen (ischämischer Hirn- oder Myokardinfarkt, Erblindung). Eine schnelle Blutdrucksenkung ist lediglich bei akuter Linksherzinsuffizienz mit Lungenödem, bei dissezierenden Aortenaneurysmen sowie EPH-Gestose mit neurologischen Ausfällen indiziert, in allen anderen Fällen ist die Drucksenkung zwar zügig, jedoch behutsam und dem Beschwerdebild angemessen individuell durchzuführen. Bei nachgewiesenem ischämischem Hirninfarkt ist eine Blutdrucksenkung unter 160/90 mmHg sogar kontraindiziert. Als Faustregel gilt eine Blutdrucksenkung um 25% innerhalb von Minuten bis Stunden.

Zahlreiche Medikamente stehen zur Verfügung, die in Tabelle 23.11-3 aufgelistet sind.

Besonders bewährt hat sich als initiale Maßnahme die orale Gabe von 5 mg Nifedipin (Kapsel zerbeißen und mit Inhalt hinunterschlucken). Die Wirkung setzt innerhalb von zwei bis vier Minuten, in Abhängigkeit von der Höhe des Ausgangsblutdruckes, ein. Eine erneute Gabe ist bei Ausbleiben einer Blutdrucksenkung möglich (Nebenwirkung: Tachykardie). In der Klinik kann Nifedipin auch

Tab. 23.11-3 Behandlung hypertensiver Krisen (in Anlehnung an die Empfehlungen der Deutschen Liga zur Bekämpfung des hohen Blutdruckes 1988)

Pharmakologischer Name	Handelsname	Einzeldosis	Verabreichung	Wirkungseintritt	Wirkdauer
Nifedipin	Adalat	5 mg	sublingual	2–4 min	1–3 h
		0,6 mg	i.v. Bolus	sofort	variabel
		0,6–1,2 mg/h	i.v. (Perfusor)		
Clonidin	Catapresan	0,075–0,3 mg	i.v.	ca. 10 min	4–6 h
Dihydralazin	Nepresol	6,25 mg	i.v.	5–10 min	3–6 h
Urapidil	Ebrantil	25 mg	i.v.	5–10 min	3–6 h
Diazoxid	Hypertonalum	75 mg	rasch i.v.	1–2 min	4–24 h
Nitroprussid-Natrium	Nipruss, Nipride	initial 0,02 mg/min, maximal 0,6 mg/min	Infusion (Intensivüberwachung!)	sofort	2–3 min

als Dauerinfusion unter ständiger Blutdruckkontrolle appliziert werden, die Maximaldosis beträgt 30 mg/24 h. Als Alternative zu Nifedipin hat sich die intravenöse Gabe von 0,075–0,3 mg Clonidin bewährt (Nebenwirkung: Sedation). Falls erforderlich, ist zusätzlich Dihydralazin (6,25 mg langsam i.v. sinnvoll). Eine andere therapeutische Möglichkeit ist mit Urapidil gegeben. Initial injiziert man 25 mg intravenös; wenn nach zehn Minuten keine Blutdruckreaktion eintritt, weitere 25 mg. Auch eine intravenöse Dauertropfinfusion (1 mg/min) kann unter klinischen Bedingungen durchgeführt werden. Diazoxid sowie Nitroprussid-Natrium sind Präparate, die der Klinik unter intensivmedizinischem Monitoring vorbehalten bleiben müssen. Bei begleitendem akutem Linksherzversagen und Lungenödem eignet sich auch Nitroglyzerin sublingual, das die Vorlast senkt. Bei hydropischen Zuständen durch Herz- oder Niereninsuffizienz bzw. nephrotischem Syndrom ist die zusätzliche intravenöse Gabe von Schleifendiuretika empfehlenswert.

Bleibt der Therapieerfolg unbefriedigend und ist ein Phäochromozytom nicht sicher ausgeschlossen, kann ein Therapieversuch mit Phentolamin (2,5 bis 5 mg i.v.) unternommen werden. Seine Wirkung zeigt sich sofort oder gar nicht. Im positiven Fall sowie bei nachgewiesenem Phäochromozytom wird die Therapie mit α-adrenergen Blockern (Phenoxybenzamin) fortgesetzt, evtl. in Kombination mit β-Blockern.

Nach erzielter Blutdrucksenkung ist eine orale Dauertherapie mit Antihypertensiva erforderlich; die Genese des hypertensiven Notfalls muß immer abgeklärt werden, um Rezidiven vorzubeugen.

Differentialdiagnose

Von der hypertensiven Krise ist die maligne Hypertonie abzugrenzen. Bei ihr handelt es ich um eine permanente Erhöhung des diastolischen Blutdruckes über 120 mmHg, die bei Diagnosestellung meist bereits zu Organschädigungen im Sinne einer hypertensiven Retinopathie und/oder einer Niereninsuffizienz geführt hat.

23.11.4 Maligne Hypertonie – maligne Nephrosklerose

Definition

Unter einer malignen Hypertonie versteht man ein Syndrom, das durch ausgeprägte Blutdrucksteigerung (diastolischer Blutdruck meist über 120 mmHg), schwere hypertensive Retinopathie und progredientes Nierenversagen gekennzeichnet ist.

Ätiologie

Eine maligne Hypertonie kann sich aus einer primären oder sekundären Hypertonie entwickeln (Ausnahme: Conn-Syndrom). Am häufigsten ist die maligne Hypertonie Folge eines renalen Hochdruckes. Als Grundkrankheiten wurden beschrieben: essentielle Hypertonie (10%), Glomerulonephritis (37%), chronisch-atrophische Pyelonephritis (12%), Nierenarterienstenose (19%) und andere (22%).

Im Unterschied zu den sekundären, d.h. als Hochdruckfolge auftretenden, malignen Hypertonien existiert eine Sonderform, bei der sich das Krankheitsbild aus dem normotonen Bereich innerhalb von Tagen entwickeln kann (primäre maligne Hypertonie). Anamnestisch lassen sich in diesen Fällen vorausgehende virale Infektionen, ein Abort oder die Einnahme oraler Antikonzeptiva eruieren.

Pathogenese

Die Entstehung der malignen Hypertonie ist ungeklärt; unbestritten ist die Rolle eines stimulierten Renin-Angiotensin-Systems.

Symptome

Tabelle 23.11-4 zeigt die wichtigsten Symptome der malignen Hypertonie.

Morphologisches Merkmal der malignen Nephrosklerose ist die fibrinoide Nekrose der Nierenarterien und -arteriolen. Dieser Befund läßt sich bei ca. der Hälfte der Patienten erheben. Bei den übrigen Kranken dominiert das Bild der Arteriosklerose.

Tab. 23.11-4   Symptome der malignen Hypertonie

▶ **obligat**
- diastolischer Blutdruck > 120 mmHg
- Retinopathie (Cotton-wool-Exsudate, Sternspritzer-figur, Hämorrhagie)
- Aktivierung endogener Vasopressoren-Systeme (Renin-Angiotensin, Sympathikus, Adiuretin)
- progrediente Niereninsuffizienz
- pathologisch-anatomisch: fibrinoide Nekrosen der Arteriolen (Nieren, Gehirn, Darm)

▶ **fakultativ**
- Kopfschmerz
- hypertensiver Notfall (Herz-/Koronarinsuffizienz, Enzephalopathie)
- Visusstörung
- Papillenschwellung
- Gewichtsverlust/Hypovolämie (Zwangsnatriurese?)
- Hypokaliämie/Hypovolämie
- Hyponatriämie bei Adiuretinexzeß
- mikroangiopathisch-hämolytische Anämie (MAHA)
- Fragmentozyten
- LDH-Anstieg
- Proteinurie/Erythrozyturie

Korrelat der Nierenschädigung ist eine unterschiedlich schwere Proteinurie mit Hämaturie und Zylindrurie mit Anstieg der harnpflichtigen Substanzen. Assoziiert besteht häufig eine mikroangiopathische hämolytische Anämie mit Hämolyse und Fragmentation der Erythrozyten sowie eine intravasale Gerinnung mit Thrombozytopenie.

Als entscheidender Mechanismus der hochdruckbedingten Gefäßschädigung wird ein Einstrom von Plasmaproteinen in die Gefäßwand durch die Hypertonie angesehen. Die hierdurch ausgelösten fibrinoiden Nekrosen können auch ohne vorausgegangene Blutdrucksteigerung als primäre maligne Nephrosklerose auftreten.

▼ **Therapie**

Angesichts der häufig bestehenden Hypovolämie (Zwangsdiurese bei extremer Blutdrucksteigerung) ist die Gabe von Diuretika nicht ratsam, da diese ihrerseits zur zusätzlichen Aktivierung des adrenergen sowie des Renin-Angiotensin-Systems führen.

Besondere Bedeutung kommt dem Einsatz von **ACE-Hemmern** zu, die bei maligner Hypertonie durch Senkung der erhöhten Angiotensin-II-Konzentration eine spezifische Wirkung entfalten. Dabei ist der Möglichkeit eines funktionellen Nierenversagens Rechnung zu tragen.

Therapeutisch kommt ferner die Gabe von Kalzium-Antagonisten (Nifedipin, Verapamil, Diltiazem), β-Rezeptoren-Blockern sowie Vasodilatanzien (Dihydralazin und Minoxidil) in Betracht. Bei Fehlen von Enzephalopathiezeichen kann der erhöhte Sympathikotonus durch zentral angreifende Substanzen (Clonidin) gesenkt werden.

Verlauf und Prognose

Unbehandelt führt die maligne Hypertonie infolge progredienter Gefäßschädigung innerhalb kurzer Zeit ad exitum (mittlere Überlebenszeit 10,5 Monate). Führende Todesursachen sind Niereninsuffizienz, gefolgt von Herz- und Koronarinsuffizienz sowie Apoplexie.

Durch die aggressive Behandlung hat sich die Prognose der malignen Hypertonie in den letzten Jahren dramatisch verbessert. Jüngeren Untersuchungen zufolge beträgt die 5-Jahres-Überlebenszeit bei primärer und sekundärer maligner Hypertonie unter adäquater Therapie im Mittel 75%.

23.11.5 Hypertensive Nephropathie

Definition

Unter der hypertensiven Nephropathie (früher benigne Nephrosklerose) verstehen wir die Arterio-/Arteriolosklerose der Niere mit bevorzugter Lokalisation im Bereich der Interlobulararterien und Arteriolen. Die Sklerose entwickelt sich auch altersphysiologisch beim Normotoniker, erfährt jedoch durch eine Hypertonie eine Akzeleration. In fortgeschrittenen Stadien kommt es zur Hyalinisierung der Glomerula und zur interstitiellen Fibrose.

Ätiologie und Pathogenese

Ein wesentlicher Schrittmacher für die Nephrosklerose ist die Blutdruckerhöhung, wobei Beziehungen zur Dauer und Schwere der Hypertonie nachgewiesen wurden. Im Unterschied zur malignen Hypertonie besteht **keine Arteriolonekrose.**
Frühzeitig entwickelt sich eine Mikroalbuminurie (Albuminausscheidung 30–300 mg/d), die später in eine Makroalbuminurie (> 300 mg/d) umschlägt.

Funktionsuntersuchungen der Nieren zeigen als Folge der „Renalisierung" des Hochdrucks, d.h. der funktionellen Engstellung der Nierenarterien und ihrer druckbedingten Strukturschädigung, eine Abnahme des Nierenplasmastroms bei anfänglich normaler oder leicht reduzierter GFR; die Filtrationsfraktion ist erhöht. In fortgeschrittenen Stadien kann sich eine Niereninsuffizienz entwickeln, die zugleich zu einer Akzeleration der Hypertonie beiträgt.

Eine hochdruckbedingte Niereninsuffizienz ist bei ca. 10–15% der Dialysepatienten als Ursache des Nierenversagens nachweisbar.

▼ **Therapie**

Die Manifestation des „hochdruckbedingten Nierenversagens" läßt sich zumeist durch konsequente antihypertensive Therapie hinauszögern oder verhindern. Die Grundsätze der Therapie entsprechen den Empfehlungen, die bei der renal-parenchymatösen Hypertonie gegeben wurden.

Literatur

– Deutsche Liga zur Bekämpfung des hohen Blutdruckes e.V.: Empfehlungen zur Hochdruckbehandlung in der Praxis und zur Behandlung hypertensiver Notfälle. 10. Auflage 1992.

– Heidbreder, E., A. Heidland: Behandlung der Hypertonie bei chronischer Niereninsuffizienz. In: Ganten, D., E. Ritz (Hrsg.): Lehrbuch der Hypertonie. Schattauer, Stuttgart–New York 1985.

– Heidland, A., E. Heidbreder: Therapie des hypertensiven Notfalls und der malignen Hypertonie. In: Ganten, D., E. Ritz (Hrsg.): Lehrbuch der Hypertonie. Schattauer, Stuttgart–New York 1985.

23.12 Niere und Schwangerschaft

R. M. Schaefer, A. Heidland

Nierenfunktion und Elektrolytstoffwechsel

Morphologisch ändert sich die Niere während einer normalen Schwangerschaft kaum. Es kommt zu einer reversiblen Vergrößerung des Organs um ca. 1 cm. Im Bereich des harnableitenden Systems fällt im letzten Trimenon eine Dilatation von Nierenbecken, Kelchen und Uretern auf.

Die **glomeruläre Filtration** (GFR) und der **renale Plasmafluß** steigen im Verlauf einer normalen Schwangerschaft um bis zu 80% an. Der Anstieg beginnt bereits kurz nach der Konzeption und ist im zweiten Trimenon abgeschlossen. Infolge der erhöhten GFR kommt es zum Abfall des Kreatinins und des Harnstoffs im Serum. Im dritten Trimenon liegt das Serumkreatinin um 0,5 mg/100 ml (44 µmol/l), Werte über 0,9 mg/100 ml (79 µmol/l) gelten bereits als pathologisch.

Neben Veränderungen der glomerulären Filtration kommt es während der Schwangerschaft auch zu Veränderungen **tubulärer Funktionen**. Bis zu 90% aller Schwangeren weisen eine Glukosurie und eine vermehrte Ausscheidung von Aminosäuren auf. Eine Hyperurikämie gilt als frühes Zeichen von Präeklampsie und Eklampsie (siehe unten).

Hypertonie bei Schwangerschaft

Einer arteriellen Hypertonie in der Schwangerschaft können unterschiedliche Ursachen zugrunde liegen, wobei eine Abgrenzung während der Gravidität schwierig sein kann. Das Auftreten einer Hypertonie wird bei 10–15% aller Schwangerschaften beobachtet. Entscheidend für die Dignität der Hypertonie ist das Vorliegen oder Fehlen einer Proteinurie.

Kasuistik

Bei einer 22jährigen Erstgebärenden kommt es in der 33. Schwangerschaftswoche zu Ödemen. Bei der **Untersuchung** *findet sich ein Blutdruck von 160/100 mmHg. Die Proteinurie beträgt 1,5 g/d. Der Hämatokrit liegt bei 40%,*

die Harnsäure im Serum beträgt 5 mg/dl. Der Bluthochdruck der Patientin läßt sich zunächst mit Dihydralazin hinreichend beherrschen. Zwei Wochen später kommt es jedoch zu einer hypertensiven Krise (RR 220/120) mit Kopfschmerz, Vomitus und zerebralem Krampfereignis. Der Hämatokrit beträgt nun 48%, und die Serumharnsäure ist inzwischen auf 9 mg/dl (540 µmol/l) angestiegen. Die Patientin erhält nun Dihydralazin intravenös, um die hypertensive Krise zu beenden, und Volumen zum Ausgleich der Dehydratation. Noch am gleichen Tag wird die Geburt eingeleitet. Bereits 48 Stunden später hat sich die Hypertonie zurückgebildet, die Proteinurie verschwindet im Laufe der ersten Woche post partum.

Definition

Die folgenden Hypertonieformen lassen sich während der Schwangerschaft abgrenzen:

1. Schwangerschaftsspezifische Hypertonie mit Proteinurie (über 300 mg/d), entspricht dem Begriff der „**idiopathischen Gestose**".
2. Chronische, schwangerschaftsunspezifische Hypertonie (primär keine Proteinurie).
3. Schwangerschaftsspezifische Verschlechterung von Hypertonie und Proteinurie bei vorbestehender Nieren- oder Hochdruckkrankheit (**Pfropfgestose**).
4. Schwangerschaftsspezifische Hypertonie ohne Proteinurie (Auftreten im dritten Trimenon, Abklingen unmittelbar post partum), entspricht dem Begriff der „**transitorischen Schwangerschaftshypertonie**".

Da es während der des ersten Trimenons zu einem Blutdruckabfall um ca. 15 mmHg kommt, geht man bereits bei einem Druckanstieg von systolisch 30 mmHg und diastolisch 10 mmHg von einer hypertonen Situation aus.

Die Problematik der Hypertonieformen in der Gravidität besteht in der Möglichkeit des Übergangs in die **Eklampsie**. Kennzeichnende Symptome der Eklampsie sind zerebrale Krämpfe und Bewußtseinstrübung bis hin zu Koma, Abfall der glomerulären Filtration, Leberausfall und disseminierter intravasaler Gerinnung. Die Symptomatik Hypertonie und Proteinurie wird heute als **Präeklampsie** bezeichnet (vormals **EPH-Gestose**). Der Begriff der EPH-Gestose wird nicht mehr verwendet, da das Auftreten von Ödemen prognostisch nicht relevant ist. Die kausale Therapie von Präeklampsie und Eklampsie ist die **Einleitung der Geburt**.

Idiopathische Gestose

Die idiopathische Gestose tritt fast ausschließlich bei jungen, erstmals Schwangeren auf. Die Erkrankung beginnt nach der 20. Schwangerschaftswoche, oftmals ganz am Ende der Gravidität. Unbehandelt führt die Gestose zu Eklampsie und Tod des Feten.

Die idiopathische Gestose wiederholt sich bei erneuter Schwangerschaft in der Regel nicht. Die Lebenserwartung der betroffenen Frauen ist normal.

Chronische Hypertonie

Jede chronische Hypertonie kann auch in der Schwangerschaft fortbestehen. Hinweis auf diese Hypertonieform ist die Tatsache, daß der Hochdruck bereits vor der Schwangerschaft bekannt war und daß keine Beeinträchtigung der Nierenfunktion auftritt. Häufig bessert sich eine vorbestehende Hypertonie in der Frühschwangerschaft, um im dritten Trimenon wieder Blutdruckwerte wie vor der Gravidität zu erreichen. In 30% der Fälle ist jedoch eine konsequente Behandlung der Hypertonie über den gesamten Verlauf der Schwangerschaft erforderlich. Das Risiko, daß sich eine Akzeleration des Hochdrucks entwickelt, ist erhöht, kann jedoch durch eine konsequente Blutdruckeinstellung minimiert werden. Eine für Mutter und Kind besonders ungünstige Konstellation stellt das **Phäochromozytom** während der Schwangerschaft dar. Die Prognose ist so schlecht, daß zu jedem Zeitpunkt der Schwangerschaft eine chirurgische Intervention angestrebt werden sollte.

Pfropfgestose

Bei vorbestehender Nieren- oder Hochdruckkrankheit kann es in der Gravidität zu Blutdruckanstieg und Zunahme der Proteinurie kommen. In diesen Fällen spricht man von einer Pfropfgestose.

Transitorische Schwangerschaftshypertonie

Die transitorische Schwangerschaftshypertonie ist definitionsgemäß nicht mit einer Proteinurie vergesellschaftet. Sie tritt im dritten Trimenon auf und ist bis zum 10. Tag post partum wieder verschwunden.

Antihypertensive Therapie

Blutdruckwerte über 140/90 mmHg gelten bei Schwangeren bereits als pathologisch erhöht und damit als therapiebedürftig. Bei Borderline-Hypertonien kann körperliche Schonung bis hin zu Bettruhe (Linksseitenlage) ausreichen. Ab Blutdruckwerten von über 170/105 mmHg besteht die Indikation zur medikamentösen Therapie. Methyldopa, Dihydralazin, Kalziumantagonisten und β_1-Rezeptoren-Blocker werden bevorzugt. Diuretika (außer bei Lungenödem und Nierenversagen) und ACE-Hemmer sind wegen einer Verminderung der utero-plazentären Durchblutung kontraindiziert. Magnesiumsulfat hat als Begleitmedikament (antihypertensiv und antikonvulsiv) noch eine gewisse Bedeutung.

Nierenerkrankungen und Schwangerschaft

Bei schwangeren Frauen mit renalen Grunderkrankungen treten gehäuft Komplikationen auf. Die Inzidenz von Präeklampsie, Verschlechterung der Nierenfunktion und intrauterinem Fruchttod ist erhöht. Generell steigt das Risiko für Mutter und Kind, wenn die Nierenerkrankung mit Hypertonie, großer Proteinurie und reduzierter glomerulärer Filtration einhergeht.

Die häufigste renale Erkrankung während der Schwangerschaft ist die **Pyelonephritis.** Bei 6% der Schwangeren findet sich eine Bakteriurie. Eine aufsteigende Infektion der Niere wird in 50% der Fälle beobachtet, wobei sehr oft anatomische Anomalitäten der Nieren und der ableitenden Harnwege zugrunde liegen (Reflux-Nephropathie). Daneben spielt auch die physiologische Dilatation des Harntrakts eine pathophysiologische Rolle. Schwangere mit Reflux-Nephropathie und einem Serumkreatinin von über 2 mg/100 ml (176 µmol/l) erleiden häufig einen raschen Abfall der Nierenfunktion während der Gravidität.

Die Beeinflussung der einzelnen Typen von **Glomerulonephritis** ist unterschiedlich. Die IgA-Nephritis und die Minimal-change-Nephropathie werden von einer Gravidität kaum beeinträchtigt, vorausgesetzt, es liegt keine Hypertonie oder Einschränkung der glomerulären Filtration vor. Auf der anderen Seite können die membrano-proliferative Glomerulonephritis und die fokal-segmentale Sklerose sehr ungünstige Verläufe während der Schwangerschaft nehmen. Die membranöse Glomerulonephritis nimmt hier eine Mittelstellung ein.

Schwangere mit **polyzystischer Nierendegeneration** und normaler Nierenfunktion haben eine niedrige Eklampsierate und einen günstigen Schwangerschaftsausgang, auch die glomeruläre Filtration wird nicht ungünstig beeinflußt. Die Prognose für Mutter, Kind und Nierenfunktion verschlechtert sich erheblich, wenn eine **arterielle Hypertonie** hinzukommt.

Die Schwangerschaft bei **diabetischer Nephropathie,** einer Erkrankung, die in der Regel mit Hypertonie einhergeht, ist mit ganz erheblichen Risiken sowohl für Mutter und Kind als auch für die Nierenfunktion verbunden. Von einer Zunahme der Progression in Richtung terminaler Niereninsuffizienz darf man ausgehen.

Häufig kommt es beim **Lupus erythematodes** während der Schwangerschaft (drittes Trimenon) zur Exazerbation. Der Verlauf der Lupusnephritis wird in der Regel ungünstig beeinflußt. Noch ungünstiger wirkt sich die Schwangerschaft auf die **Sklerodermie** aus. Fast die Hälfte der Patientinnen erleidet eine Verschlechterung der systemischen Manifestationen. Im Falle einer Nierenbeteiligung besteht vitale Gefährdung, bedingt durch eine fulminante Progression des Nierenversagens mit Entwicklung einer malignen Hypertonie.

Schwangerschaft bei dialysepflichtiger Niereninsuffizienz

Dialysepatienten sind meist amenorrhoisch und unfruchtbar. Kommt es tatsächlich einmal zu einer Gravidität, so ist die fetale Mortalität sehr hoch. Dennoch sind in einzelnen Fällen Schwangerschaften erfolgreich ausgetragen worden. Seitdem es möglich ist, die renale Anämie mit rekombinantem (gentechnisch hergestelltem) Erythropoetin zu korrigieren, scheint die Konzeptionsrate bei Dialysepatientinnen zuzunehmen.

Schwangerschaft nach Nierentransplantation

Nach erfolgreicher Nierentransplantation kehrt die Fruchtbarkeit in der Regel wieder zurück. Die Problematik einer Schwangerschaft beruht zum einen auf einer gesteigerten Neigung zur Abstoßung und zum anderen auf einer möglichen Schädigung des Feten durch die immunsuppressive Therapie. Allerdings sind weltweit bis heute mehrere hundert Fälle bekannt, bei denen Schwangerschaften erfolgreich ausgetragen worden sind. 30% der Betroffenen erfahren eine Verschlechterung ihres Blutdrucks, die Häufigkeit von Frühgeburten ist hoch.

Literatur

– Davey, D. A., I. McGillivray: The classification and definition of the hypertensive disorders of pregnancy. Amer. J. Obstet. Gynec. 158 (1988), 892–898.
– Davison, J. M.: Overview: Kidney function in pregnant women. Amer. J. Kidney Dis. 9 (1987), 248–252.
– Katz, A. I., J. M. Davison, J. P. Hayslett, E. Singson, M. D. Lindheimer: Pregnancy in women with kidney disease. Kidney Int. 18 (1980), 192–206.

23.13 Toxische Nephropathien

U. Bahner, A. Heidland

Definition

Als „toxische Nephropathien" bezeichnet man alle akuten oder chronischen Störungen der strukturellen Integrität und/oder der exkretorischen, endokrinen und metabolischen Funktionen der Niere, die durch exogene Substanzen unterschiedlichster chemischer Natur verursacht werden.

Epidemiologie

Die toxischen Nephropathien machen einen erheblichen Anteil der nephrologischen Erkrankungen aus; man schätzt, daß etwa 25% aller Fälle von akutem und chronischem Nierenversagen auf nephrotoxische Ursachen zurückzuführen sind.

Ätiologie und Pathogenese

Die Zahl potentiell nephrotoxischer Substanzen ist außerordentlich groß. Neben **Medikamenten** (z.B. Antibiotika, Chemotherapeutika, Antihypertensiva) gehören dazu auch Röntgenkontrastmittel, Umwelt- und Industriegifte (z.B. Blei, Kadmium), besondere berufliche Expositionen (z.B. Blei, Kohlenwasserstoffe) und in der Landwirtschaft verwendete Substanzen (z.B. DDT, Paraquat).

Die besondere Empfindlichkeit der Nieren gegenüber toxischen Schädigungen beruht insbesondere auf dem hohen renalen Blutfluß, auf den intrarenalen Transport- und Konzentrationsvorgängen sowie der intrarenalen Metabolisierung.

▶ Die Nieren erhalten rund 25% des Herzzeitvolumens. Diese im Verhältnis zu ihrem Gewicht (nur 0,5% des Körpergewichts!) sehr hohe Durchblutung dient zum allergrößten Teil der Kontroll- und Ausscheidungsfunktion dieses Organs. Innerhalb der Niere durchströmt das Blut zwei hintereinandergeschaltete Kapillarnetze, das erste liegt im Glomerulum, und das zweite umspinnt die Tubuli. Diese einzigartige Blutversorgung der Niere führt dazu, daß das glomeruläre und peritubuläre Kapillarnetz toxischen Substanzen und immunologischen Faktoren in wesentlich stärkerem Maße ausgesetzt ist als irgendwelche anderen Kapillaren.

▶ Im Plasma gelöste Substanzen gelangen in den Harn entweder durch Filtration am Glomerulum oder durch Sekretion durch die Tubuluswand. Durch aktive oder passive Resorption können sie den Tubulus wieder verlassen. Bei entsprechender Konstellation, z.B. ausgeprägter Sekretion im proximalen Tubulus bei nur geringer Resorption im distalen Anteil, kann es zu einem erheblichen Konzentrationsanstieg nephrotoxischer Substanzen im Tubulusepithel kommen.

▶ Die intrarenale Substratkonzentrierung nach dem Gegenstromprinzip kann zu einer Konzentrierung von potentiell toxischen Substanzen mit sehr hohen Spiegeln im Interstitium der renalen Medulla und der Papille führen.

▶ Mikrosomale Tubulusenzyme können anflutende Pharmaka in toxische Metaboliten umwandeln oder aus Plasmaproteine gebundene Substanzen aus ihrer Bindung lösen und aktivieren.

Toxische Substanzen können die Nieren also an den größeren Gefäßen, den glomerulären und peritubulären Kapillaren, den Tubuli, dem Interstitium und den ableitenden Harnwegen schädigen. Diesen Schädigungen können entweder direkt toxische oder immunologische bzw. allergische Mechanismen zugrunde liegen. Für den klinischen Bedarf hat sich die Einteilung der toxischen Nephropathien nach klinischen Syndromen bewährt. Dabei läßt sich eine Unterteilung in akutes Nierenversagen, chronisches Nierenversagen, nephrotisches Syndrom und andere nephrologische Syndrome vornehmen (siehe Tab. 23.13-1).

Die häufigste Variante der toxischen Nephropathie ist ein **akuter Tubulusschaden** durch direkt toxische Substanzen. Durch Zellnekrosen vor allem im Bereich des proximalen Tubulus kann es zu tubulären Partialstörungen bis hin zu einem erheblichen Abfall der glomerulären Filtrationsrate und akutem Nierenversagen (akute Tubulusnekrose) kommen. Ein wichtiges Beispiel für eine solche Nierenschädigung ist das akute Nierenversagen nach Gabe von Aminoglykosidantibiotika. Dabei ist besondere Vorsicht bei der Kombination mit anderen potentiell nephrotoxischen Substanzen geboten. So ist bei der Kombination von Aminoglykosiden mit dem Zephalosporin Cephalotin die Gefahr der Nierenschädigung deutlich erhöht, und bei der gleichzei-

Tab. 23.13-1 Toxische Nephropathien

▶ **akutes Nierenversagen**
  a) akuter Tubulusschaden
    – Antibiotika: Aminoglykoside, Cephalosporine, Tetracycline, Sulfonamide, Amphotericin B u. a.
    – Chemotherapeutika: Cisplatin, Adriamycin, Methotrexat u. a.
    – Schwermetalle: Quecksilber, Arsen u. a.
    – Röntgenkontrastmittel: organische Jodide u. a.
    – verschiedene: Ciclosporin, Salicylate, Halothan, Methoxyfluran, Phenylbutazon, Alkaliseifen, DDT u. a.
  b) akute interstitielle Nephritis
    – Antibiotika: Penicillin, Methicillin, Ampicillin, Oxacillin, Carbenicillin, Sulfonamide, Cephalotin, Gentamicin, Co-trimoxazol u. a.
    – Diuretika: Thiazide, Furosemid
    – verschiedene: Allopurinol, Diphenylhydantoin, Azathioprin u. a.
  c) akute Angiitis
    – vor allem Penicillin G, Thiazide, Allopurinol
  d) akute Obstruktion
    – Harnsäurenephropathie: bei zytostatischer Therapie
    – Oxalatnephropathie: Ethylenglykolvergiftung, Methoxyflurannakrose

▶ **chronisches Nierenversagen**
  a) tubulointerstitielle Nephropathie
    – Analgetika
    – Schwermetalle: Blei, Cadmium, Lithium
  b) Glomerulonopathie
    – organische Lösungsmittel
    – Heroin- und Amphetaminabusus

▶ **nephrotisches Syndrom**
  – Schwermetalle: Gold, Quecksilber, Wismut
  – Antiepileptika: Tridon, Paradion u. a.
  – verschiedene: Penicillamin, Penicillin G, Captopril u. a.

▶ **andere nephrologische Syndrome**
  a) Lupus-erythematodes-Syndrom
    – Hydralazin, Chinidin, Procainamid, Sulfonamide, Antiepileptika
  b) hämolytisch-urämisches Syndrom
    – östrogenhaltige Ovulationshemmer
  c) Nephrokalzinose
    – Vitamin D, Vitamin-D-Metaboliten, Dihydrotachysterol (A.T.10®)
  d) hypokaliämische Nephropathie
    – Laxanzien, Diuretika, Steroide

Unter Medikamenteneinnahme kann es auch zu einer **akuten Angiitis** kommen. Auslösender Faktor ist die Bildung von Antikörpern gegen manche Substanzen, die auch gegen die Gefäßwand gerichtet sind. Klinisch und morphologisch finden sich die Zeichen einer Hypersensitivitätsangiitis oder einer Panarteriitis nodosa (siehe Kap. 9.5.1).

Zu den toxischen Nephropathien im weiteren Sinne zählen auch die **akute Harnsäure- und Oxalatnephropathie**. So kann es zum Beispiel unter Zytostatikatherapie als Folge der Freisetzung großer Nukleoproteinmengen zu Harnsäurepräzipitaten in den distalen Tubuli und den Sammelrohren mit konsekutiver Oligo-/Anurie kommen. Ursache der akuten Oxalatnephropathie ist häufig eine Äthylenglykolvergiftung oder eine lang dauernde Methoxyflurannarkose. Dabei können nicht metabolisierbare Oxalate entstehen, die sich in der Niere ablagern. Im ungünstigsten Falle kann sich daraus eine interstitielle Fibrose entwickeln, die zur chronischen Niereninsuffizienz führt.

Manche Toxine und Medikamente können auch eine **chronische Niereninsuffizienz** (siehe Kap. 23.6) verursachen. Das bekannteste Beispiel ist die Analgetikanephropathie. Aber auch durch Umweltgifte und bei besonderer beruflicher Exposition (z. B. Blei, Kadmium) kann es zu irreversiblen Schädigung des Nierenparenchyms kommen.

Weitere Leitsymptome toxischer Nephropathien sind das „nephrotische Syndrom" bzw. asymptomatische Proteinurien. Diese kommen durch eine glomeruläre Schädigung zustande und werden bisweilen unter einer Therapie mit Penicillamin, Penicillin G, Gold, Wismut, Antiepileptika, Captopril u. a. beobachtet. Schließlich können noch eine Reihe weiterer nephrologischer Syndrome toxische Ursachen haben. Erwähnt sei insbesondere das **Lupus erythematodes-Syndrom** nach Gabe von Hydralazin und anderen Medikamenten. Nach Einnahme von östrogenhaltigen Ovulationshemmern sind **hämolytisch-urämische Syndrome** beobachtet worden. Unter Behandlung mit Vitamin D und seinen Metaboliten sowie mit Dihydrotachysterol (A. T. 10®) kann es zu einer Hyperkalzämie mit sekundärer **Nephrokalzinose** kommen (siehe Kap. 20.9). Des weiteren kann sich nach chronischem Laxanzienabusus sowie lang dauernder Diuretika- oder Steroidbehandlung eine **hypokaliämische Nephropathie** entwickeln, bei der es zu einer Vakuolenbildung in den proximalen und distalen Tubuluszellen kommt, die eine Abnahme der renalen Konzentrationsfähigkeit und eine metabolische Azidose nach sich zieht.

Nephrotoxische Ursachen müssen also in die differentialdiagnostischen Überlegungen beinahe jeder Nierenerkrankung einbezogen werden, insbesondere aber beim akuten und chronischen Nierenversagen sowie bei glomerulären und interstitiellen Nierenerkrankungen (Einzelheiten über Symptome, Diagnostik, Komplikationen, Therapie, Verlauf und Prognose siehe entsprechende Kapitel).

tigen Gabe von Aminoglykosiden und Cisplatin addieren sich die nephrotoxischen Effekte. Auch Schleifendiuretika können die durch Aminoglykoside ausgelösten Nierenschäden vor allem bei nicht ausreichender Flüssigkeitszufuhr verstärken.

Zunehmend häufiger beobachtet wird auch eine **akute abakterielle interstitielle Nephritis** nach Medikamenteneinnahme. Dabei handelt es sich um eine Hypersensitivitätsreaktion, die akut und in der Regel dosisunabhängig beginnt und unter den Zeichen allergischer Reaktionen mit Hämaturie und Proteinurie verläuft (siehe Kap. 23.4.2.1).

Prophylaxe

Da toxische Nephropathien generell als vermeidbar angesehen werden müssen, kommt deren Prophylaxe eine entscheidende Bedeutung zu. Die Nephrotoxizität ist eine unerwünschte Wirkung zahlreicher Medikamente, weshalb die Indikation zum Einsatz eines Medikamentes genau geprüft werden muß. Toxische Reaktionen sind häufig die Folge einer Überdosierung und darauf zurückzuführen, daß bei vorbestehender und eingeschränkter Nierenfunktion die Notwendigkeit einer Dosisreduktion nicht beachtet wurde. Dieses Problem besteht insbesondere bei älteren Patienten mit noch normalem Serumkreatinin, aber bereits eingeschränkter glomerulärer Filtrationsrate. Um eine Einschränkung der Nierenfunktion zu erfassen, genügt nämlich nicht allein die Bestimmung des Serumkreatinins, sondern es muß eine Kreatininclearance durchgeführt oder zumindest nach der Formel von Cockgroft

$$\text{Kreatinin-Clearance} = \frac{(140 - \text{Lebensalter}) \times \text{Körpergewicht in kg}}{(72 \times \text{Serumkreatinin})}$$

abgeschätzt werden. Während der Therapie mit nephrotoxischen Substanzen sollte eine sorgfältige Überwachung der Nierenfunktion (Serumkreatinin, Clearance, Urinsediment, Proteinurie) erfolgen und eventuell die Serumkonzentration der entsprechenden Pharmaka in regelmäßigen Abständen gemessen werden („drug monitoring"). Auch die Indikation zum Einsatz von Röntgenkontrastmitteln muß bei vorbestehender Nierenfunktionseinschränkung sehr eng gestellt werden. Bei Beachtung dieser Vorsichtsmaßnahmen sollte sich ein großer Teil der iatrogen ausgelösten toxischen Nephropathien vermeiden lassen.

Literatur

– Appel, G. B., H. C. Neu: The nephrotoxicity of antimicrobial agents. New Engl. J. Med. 296 (1977), 663–670, 722–728, 784–787.
– Cooper, K.: Nephrotoxicity of common drugs used in clinical practice. Arch. intern. Med. 147 (1987), 1213–1218.
– Heidbreder, E., A. Heidland: Toxische Nierenschäden. Klin. Wschr. 58 (1980), 105–116.
– Humes, H. D., J. M. Weinberg: Toxic nephropathies. In: Brenner, B. M., F. C. Rector (eds.): The Kidney, Vol. II. Saunders, Philadelphia 1986.

23.14 Fehlbildungen der Urogenitalorgane

U. Bahner, A. Heidland

Kongenitale Mißbildungen der Nieren und ableitenden Harnwege (siehe Abb. 23.14-1) übertreffen an Häufigkeit bei weitem die anderer Organe. Fehlbildungen der Urogenitalorgane werden bei etwa 10% der Bevölkerung angenommen.

Die Determinationsperiode der Nierenentwicklung, in der die Fehlbildungen entstehen, liegt in der 4.–8. Schwangerschaftswoche. Wenngleich viele Fehlbildungen der Urogenitalorgane funktionell unbedeutend sind und nur zufällig im Rahmen einer Sonographie oder einer Röntgenuntersuchung entdeckt werden, gibt es jedoch auch Mißbildungen, die zu Komplikationen führen können.

Eine **beidseitige angeborene Nierenaplasie** ist mit dem Leben nicht vereinbar und führt zum Tod in der Urämie. Bei **einseitiger Nierenaplasie** – also beim angeborenen Fehlen einer Niere – kommt es zur vermehrten Perfusion der kontralateralen Niere, so daß funktionell kein Ausfall besteht. Das gleiche gilt für die **einseitige angeborene Hypoplasie** der Niere. Diese kann jedoch zur Entstehung einer renalen Hypertonie führen, so daß bei gegebener Befundkonstellation rechtzeitig auch eine Nephrektomie der hypoplastischen Niere in Betracht gezogen werden muß. Differentialdiagnostisch ist die erworbene einseitige Schrumpfniere nach rezidivierenden Pyelonephritiden abzugrenzen. Eine **persistierende embryonale Lappung** einer Niere ist ohne funktionelle Bedeutung.

Nicht selten findet man auch **Doppelnieren** mit entsprechender Anlage des harnableitenden Systems. Das Vorkommen **überzähliger Nieren** dagegen ist eher selten. Besteht zwischen zwei Nieren eine Gewebebrücke, dann spricht man von einer **Hufeisenniere**. Diese kann zum sog. **Rovsing-Syndrom** führen, das sind Oberbauchschmerzen bei aufrechter Körperhaltung.

Als **Nierendystopie** bezeichnet man eine abnorme Lokalisation der Niere(n). Dazu gehört beispielsweise eine **kaudal dystope Niere** oder eine **unilateral asymmetrische Verschmelzungsniere mit gekreuzter Dystopie**. Bei der **Beckenniere** sind beide Nieren im Becken zu einem formlosen Klumpen verschmolzen. Die Beckenniere prädisponiert zu Pyelonephritiden und stellt bei Frauen gelegentlich ein Geburtshindernis dar. Unter einer **Wanderniere** versteht man eine abnorme Beweglichkeit des Organs im perirenalen Fettgewebe. Dadurch kann es zur Abknickung des Gefäßstieles und/oder der ableitenden Harnwege mit entsprechenden Komplikationen kommen (renovaskuläre Hypertonie, Pyelonephritis).

Rotationsanomalien der Niere, bei denen das Nierenbecken wie in der frühen Embryonalentwicklung nach ventral und nicht wie später nach medial gerichtet ist, sind nicht selten und können durch Abknickung des Ureters zu Harnstau, Hydronephrose und sekundär entzündlichen Komplikationen führen.

Die häufigsten Fehlbildungen der Ureteren sind der **Ureter fissus** und der **Ureter duplex**. Beim Ureter fissus gehen die Ureteren getrennt vom Nierenbecken ab, vereinigen sich jedoch weiter distal und münden

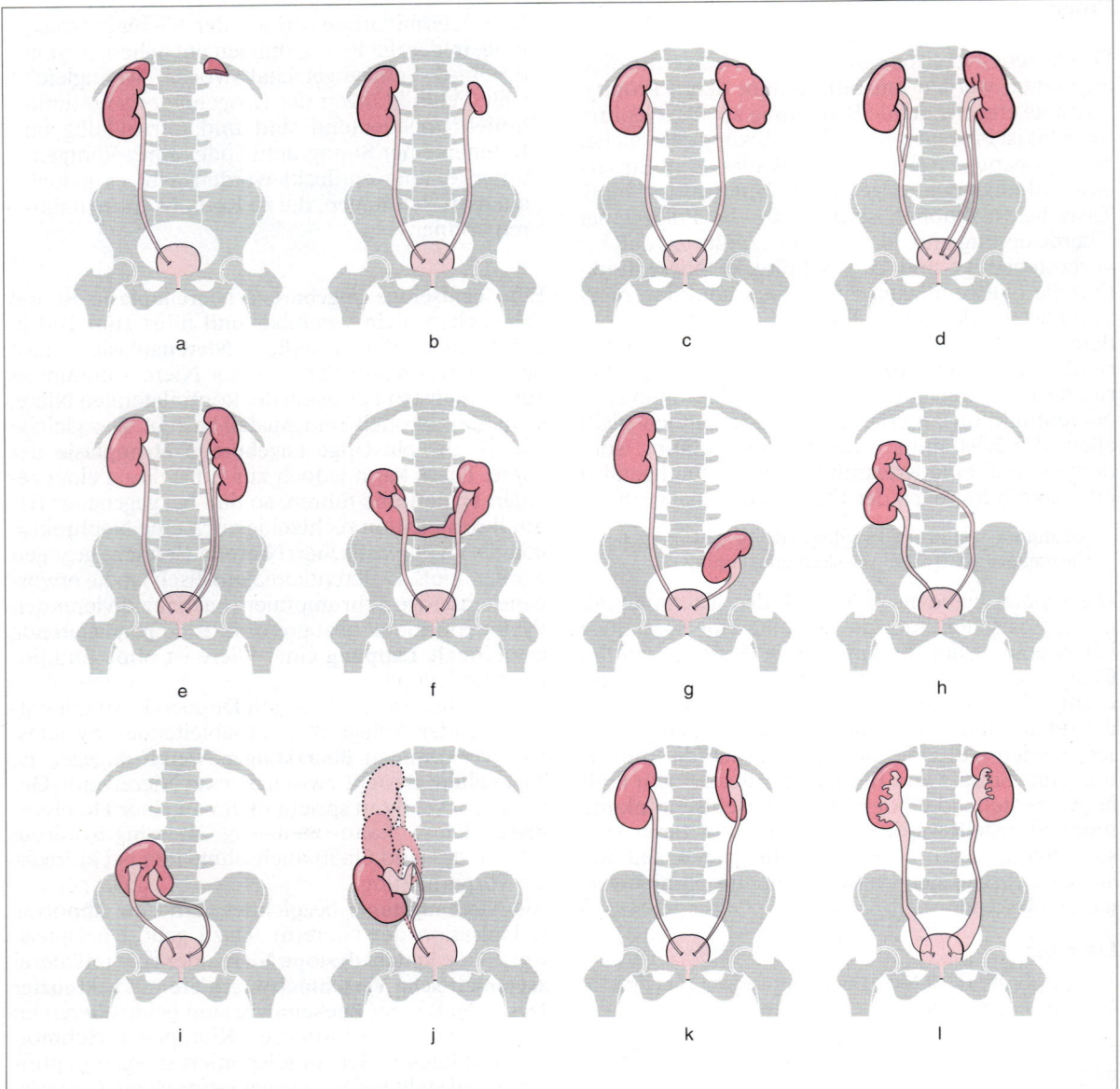

Abb. 23.14-1 Die häufigsten Mißbildungen der Nieren und Ureteren in schematischer Darstellung (nach Vogler, E.: Harnsystem. In: Schinz, H. R., W. E. Baensch, W. Frommhold u. a.: Lehrbuch der Röntgendiagnostik. Thieme, Stuttgart 1965).
a) Aplasie der linken Niere
b) linksseitige angeborene Hypoplasie
c) persistierende embryonale Lappung der linken Niere
d) Doppelniere beidseits, links mit Ureter duplex, rechts mit Ureter fissus
e) überzählige Niere links

f) bilaterale symmetrische Verschmelzungsniere, Hufeisenniere
g) kaudal dystope Niere links in Höhe des Darmbeines
h) unilateral asymmetrische Verschmelzungsniere mit gekreuzter Dystopie
i) Beckenniere
j) Wanderniere
k) längsrotierende Niere
l) Megaureter beidseits

gemeinsam in die Blase. Beim Ureter duplex besteht ein vollständig getrennter Verlauf mit getrennter Einmündung in die Blase. Gelegentlich findet man auch eine angeborene ein- oder beidseitige erhebliche Erweiterung und Schlängelung des Harnleiters infolge einer segmentalen Funktionsstörung oder bei Harnleiterstenosen, den sog. **Megaureter.** Dieser prädisponiert zu sekundären Harnwegsinfekten und zur Entwicklung einer Hydronephrose. Der Megaureter ist häufig mit einem **vesikoureteralen Reflux** verbunden, der durch einen fehlerhaften Ureterverschlußmechanismus zustande kommt. Der vesikoureterale Reflux kann zur sogenannten **„Refluxnephropathie"** führen.

Unter den Mißbildungen der Blase sind vor allem **Blasendivertikel** zu nennen. Diese sind häufig mit entzündlichen Komplikationen und Blasensteinen verbunden. Eine **Hypoplasie der Blase** oder eine **doppelte Blasenanlage** sind sehr selten. Eine schwere Mißbildung der Blase ist die **Blasenekstrophie**, ein angeborener Defekt der vorderen Blasen- und Bauchwand mit Freiliegen der hinteren Blasenwand, des Trigonum vesicae und der hinteren Urethralwand.

23.15 Erkrankungen der Harnwege, der Nieren und der Blase

Als Harnwegsinfektion bezeichnet man das Auftreten und die Vermehrung von Krankheitserregern in den ableitenden Harnwegen. Erreichen die Erreger durch Aszension das Nierengewebe, dann kann es insbesondere zu bakteriell bedingten intestitiellen Nephritiden kommen. Diese können jedoch auch hämatogen entstehen. Eine Sonderform ist die Nieren- bzw. Urogenitaltuberkulose (siehe Tab. 23.15-1).

23.15.1 Harnwegsinfektionen

U. Bahner, A. Heidland

Definition

Als **Harnwegsinfektion** (HWI) bezeichnet man das Auftreten und die Vermehrung von Bakterien, Chlamydien, Mykoplasmen, Pilzen, Parasiten oder Viren in den ableitenden Harnwegen. Dabei lassen sich verschiedene Verlaufsformen unterscheiden:
► Bei der sogenannten **asymptomatischen Bakteriurie** handelt es sich um einen Screeningbefund, bei dem sich eine signifikante Bakteriurie nachweisen läßt, subjektive Beschwerden jedoch fehlen.

Tab. 23.15-1   Infektionen der Harnwege und der Nieren

► **Harnwegsinfektionen**
 – asymptomatische Bakteriurie
 – akute unkomplizierte Harnwegsinfektion (akute Zystitis und/oder Urethritis)
 – rezidivierende symptomatische Harnwegsinfektion
 – akutes Urethralsyndrom

► **bakteriell bedingte interstitielle Nephritiden** (siehe Kap. 23.4)
 – akute Pyelonephritis
 – chronische, herdförmig destruierende interstitielle Nephritis und chronische Pyelonephritis
 – Refluxnephropathie

► **Sonderform**
 – Nieren- bzw. Urogenitaltuberkulose

► Als **akute unkomplizierte Harnwegsinfektion** bezeichnet man eine untere Harnwegsinfektion mit akutem Beginn; sie umfaßt also die **akute Zystitis** und/oder **Urethritis.**
► **Rezidivierende symptomatische Harnwegsinfektionen** sind definiert als jährlich mehrfach, z.T. in kurzen Intervallen auftretende symptomatische Harnwegsinfektionen.
► Das **akute Urethralsyndrom** ist gekennzeichnet durch streng auf die Harnröhre und die Harnröhrenöffnung lokalisierte brennende Schmerzen sofort, während und nach der Harnentleerung.

Epidemiologie

Nach den Infektionen der Atemwege stehen die Harnwegsinfektionen an zweiter Stelle der bakteriellen Infektionen des Menschen. Dabei lassen sich folgende Beobachtungen machen: Im Säuglingsalter werden Harnwegsinfektionen vorwiegend bei Knaben und weniger bei Mädchen gefunden (größere Frequenz kongenitaler Anomalien des Harntrakts beim männlichen Geschlecht!). Das Verhältnis kehrt sich jedoch mit zunehmenden Alter um. Bei Schulmädchen findet sich eine Harnwegsinfektion mit einer Häufigkeit von etwa 1,2% im Gegensatz zu etwa 0,03% bei Schuljungen (kürzere Harnröhre bei Mädchen!). Im gebärfähigen Alter findet sich bei ca. 5% der Frauen eine signifikante Bakteriurie. Diese Zahl steigt mit zunehmendem Alter deutlich an. Bei Männern vor dem 50. Lebensjahr sind Harnwegsinfekte eine Seltenheit, danach werden sie jedoch vermehrt beobachtet (Zunahme der Prostataerkrankungen!). Neuere Studien haben gezeigt, daß sich bei 20–50% der Frauen und Männer über 65 Jahren eine signifikante Bakteriurie nachweisen läßt.

Ätiologie und Pathogenese

Der wichtigste Erreger bei Harnwegsinfektionen ist Escherichia coli, der sich bei 80–90% der ambulanten und bei mehr als 50% der stationären Patienten nachweisen läßt. Des weiteren finden sich Enterokokken, Staphylokokken, Proteus, Pseudomonas und Enterobakter (siehe auch Tab. 23.4-2). Bei jungen Frauen kann außerdem gehäuft Chlamydia trachomatis nachgewiesen werden. Zu einer Besiedlung der Harnwege mit Candida albicans kommt es insbesondere unter Therapie mit Breitspektrumantibiotika und bei immunsupprimierten Patienten. Infektionen mit anderen Erregern sind selten. Allerdings sollen beim akuten Urethralsyndrom Chlamydien und Trichomonaden eine gewisse Rolle spielen.
Die Besiedlung der Schleimhäute der ableitenden Harnwege mit pathogenen Keimen hängt auch ab von prädisponierenden Wirtsfaktoren (Anomalien, Obstruktionen, Blasenentleerungsstörungen, Diabetes mellitus, Schwangerschaft, Immunsuppression, mangelnde Anal- oder Sexualhygiene, Kolpitis u.a.), der Virulenz der Erreger und iatrogenen Ein-

flüssen (Harnblasenkatheterismus, urologische Untersuchungen u.a.). Bei der rezidivierenden symptomatischen Harnwegsinfektion und dem akuten Urethralsyndrom besteht bisweilen eine enge Beziehung zwischen dem Beginn der Beschwerden und dem Zeitpunkt der letzten Kohabitation.

S Symptome

Bei der **asymptomatischen Bakteriurie** liegen definitionsgemäß keine subjektiven Beschwerden vor.

Bei der **akuten unkomplizierten Harnwegsinfektion** bestehen die Symptome der Zystitis (häufiger Harndrang = Pollakisurie, Harnblasentenesmen, terminale Algurie, bisweilen terminale Hämaturie) und/oder der Urethritis (Brennen und Schmerzen im Bereich der Harnröhrenöffnung und der Symphysenregion, Dysurie, bisweilen initiale Hämaturie).

Die Patienten mit **rezidivierenden symptomatischen Harnwegsinfektionen** geben die gleichen Symptome an wie bei der akuten unkomplizierten Harnwegsinfektion.

Durch die Häufigkeit der Beschwerden besteht bisweilen ein erheblicher Leidensdruck. Begleitsymptome wie Koliken oder Flankenschmerzen können auf prädisponierende Faktoren (z.B. Harnsteine) oder Komplikationen (z.B. chronische Pyelonephritis) hinweisen.

Auch beim **akuten Urethralsyndrom** liegen meist die gleichen Symptome vor wie bei der Urethritis im Rahmen einer akuten unkomplizierten Harnwegsinfektion.

D Diagnostik

Die Diagnose ergibt sich aus der Anamnese und/oder dem typischen Harnbefund (Urinsediment, mikrobiologischer Nachweis einer Harnwegsinfektion). So ist die asymptomatische Bakteriurie ein reiner Screeningbefund; die Anamnese ist leer, mikrobiologisch läßt sich eine signifikante Bakteriurie, mikroskopisch z.T. auch eine Leukozyturie nachweisen. Die Diagnose der akuten unkomplizierten Harnwegsinfektion ergibt sich allein aus der Anamnese; weitere diagnostische Maßnahmen sind nicht erforderlich. Auch rezidivierende symptomatische Harnwegsinfektionen diagnostiziert man anhand der Anamnese; allerdings sind hier mikrobiologische Untersuchungen obligat. Beim akuten Urethralsyndrom werden die typischen Symptome einer Harnwegsinfektion angegeben, allerdings fehlt der mikrobiologische Nachweis einer signifikanten Bakteriurie.

Bei der Anamneseerhebung ist insbesondere nach Nässe- und Kältetrauma, Art und Dauer der Beschwerden, Beginn und Rezidivhäufigkeit, einer eventuellen Hämaturie, einem zeitlichen Zusammenhang zwischen Kohabitation und Symptombeginn sowie nach prädisponierenden Faktoren zu fragen.

Als beweisend für eine Harnwegsinfektion gilt der Nachweis einer signifikanten **Bakteriurie.** Diese ist gegeben bei mehr als 10^5 Keimen/ml Urin. Eine si-

gnifikante Bakteriurie ist fast obligat verbunden mit einer Leukozyturie. Für die mikrobiologische Untersuchung (Mikroskopie, Kultur, Resistenzbestimmung) ist frischer Morgenurin am besten geeignet, da über Nacht eine eigene Inkubation stattfindet. Von entscheidender Bedeutung ist hierbei aber die Art der Uringewinnung. Richtig durchgeführt gilt die Gewinnung von Mittelstrahlurin als Verfahren der Wahl. Bei Mädchen und Frauen ist dies jedoch nicht verläßlich, weshalb nur ein Normalbefund sicher verwertbar ist. Sicherer ist in diesem Fall die Gewinnung von Harn mittels Einmalkatheterismus bzw. suprapubischer Blasenpunktion. Bei klinischen Symptomen einer Harnwegsinfektion, aber bakteriell sterilem Urin müssen Infektionen mit Tuberkulosebakterien, Pilzen, Chlamydien, Mykoplasmen und Viren ausgeschlossen werden. Hierzu sind spezielle Nachweisverfahren (z.B. PCR) oder elektronenmikroskopische Untersuchungen erforderlich. Bevor diese aufwendigen Untersuchungen veranlaßt werden, ist zu prüfen, ob nicht eine antibakteriell wirksame Substanz für den sterilen Urin verantwortlich ist. Dies läßt sich mit modernen Teststreifen (z.B. Micur Test®) schnell und sicher klären.

Bei Nichtansprechen der Therapie, häufig rezidivierenden und chronischen Harnwegsinfektionen sowie bei Harnwegsinfektionen im Säuglings- und Kindesalter muß nach prädisponierenden Faktoren gefahndet werden. Dabei kommen insbesondere die i.v. Urographie, die Miktionszysturethrographie sowie die Urethrozystoskopie zum Einsatz.

Komplikationen

Zu Komplikationen kommt es in der Regel nur bei rezidivierenden bzw. chronischen Harnwegsinfektionen. Diese können allerdings erheblich sein. So birgt eine chronische Harnwegsinfektion immer die Gefahr einer Urosepsis in sich. Durch Aszension von Keimen kann es zu einer bakteriell bedingten interstitiellen Nephritis mit all ihren Komplikationen bis hin zur Entwicklung einer terminalen Niereninsuffizienz kommen (siehe Kap. 23.4). Auch die Entstehung von sog. Infektsteinen ist eine häufige Komplikation (siehe Kap. 23.9).

T Therapie

Die asymptomatische Bakteriurie bedarf im allgemeinen keiner Therapie. Ausnahmen sind aber Kinder mit vesikoureteralem Reflux, eine Schwangerschaft, ein metabolisch aktives Nierensteinleiden sowie geplante urologische Eingriffe. In diesen Fällen sollte eine antibiotische Therapie durchgeführt werden, weil ein erhöhtes Risiko für eine akute Pyelonephritis besteht.

Bei der **akuten unkomplizierten Harnwegsinfektion** sollten vor dem Einsatz antibakteriell wirksamer Substanzen Allgemeinmaßnahmen wie lokale Wärmeanwendung (feucht-warme Auflagen, Sitzbäder) und reichliche Flüssigkeitszufuhr mit dem Ziel einer hohen Harnflußrate und einer hohen Harnwechselfrequenz durchgeführt werden. Auch die Gabe von Analgetika kann indiziert sein. Bei der antibakteriellen Behandlung scheint sich das Konzept der Einmaltherapie durchzusetzen. Dabei wird z. B. Amoxicillin (3 g) oder eine Kombination aus Trimethoprim (320 mg) und Sulfamethoxazol (1600 mg) als Einzeldosis verabreicht. Angemerkt sei aber, daß einige Autoren weiterhin eine 3tägige antibiotische Therapie mit einem spezifischen Antibiotikum (z. B. Ampicillin, Trimethoprim-Sulfamethoxazol, Chinolon etc.) in konventioneller Dosierung bevorzugen. Als sehr wirksam haben sich auch die Gyrasehemmer (Ciprofloxacin, Norfloxacin, Ofloxacin) erwiesen; allerdings sollte die Indikation für ihren Einsatz noch zurückhaltend gestellt werden, um nicht eine unnötige Resistenzentwicklung gegen ein hochwirksames antibakterielles Prinzip zu riskieren. Bei Gonorrhö ist die Behandlung mit Penicillin G plus Probenecid oder mit Gyrasehemmer, bei Trichomonaden-Infektionen mit Metronidazol durchzuführen. Angemerkt sei, daß bei Frauen prinzipiell eine gynäkologische Untersuchung zum Ausschluß einer Trichomonaden- oder Pilzkolpitis veranlaßt werden sollte, bevor eine antibakterielle Therapie begonnen wird.

Die Therapie der **rezidivierenden symptomatischen Harnwegsinfektion** richtet sich nach der individuellen Situation. Selbstverständlich sind alle prädisponierenden Faktoren zu beseitigen. Medikamentös wird man zunächst so behandeln wie bei einer akuten unkomplizierten Harnwegsinfektion. Bei Mißerfolg der Behandlung, d. h. bei Wiederauftreten einer signifikanten Bakteriurie fünf Tage nach Beendigung der Therapie, sollte nach mikrobiologischer Austestung eine 4–6wöchige Behandlung mit einem resistenzgerechten Antibiotikum angeschlossen werden. Ist auch diese Therapie erfolglos und bestehen die Beschwerden fort, dann ist eine Dauerchemoprophylaxe indiziert. Dazu werden nach einer 7–10tägigen antibiotischen Behandlung der aktuellen Harnwegsinfektion Antibiotika (z. B. Trimethoprim-Sulfamethoxazol ½–1 Tbl. abends) oder Harnwegsdesinfizienzen (z. B. Nitrofurantoin 50–100 mg abends) in niedriger Dosierung über 6 Monate verabreicht. Erwähnt seien in diesem Zusammenhang auch Immunisierungsversuche zur Prophylaxe und Therapie von rezidivierenden Harnwegsinfektionen. Dazu wird zur Zeit die parenterale Applikation eines polyvalenten Impfschutzes aus hitzeinaktivierten Mikroorganismen (E. coli, Proteus morganii und mirabilis, Klebsiella pneumoniae und Streptococcus faecalis) bzw. die Immunstimulation durch orale Gabe lysierter Fraktionen verschiedener E. coli-Stämme propagiert.

Die Therapie des akuten **Urethralsyndroms** erfolgt zunächst wie bei unkomplizierter Harnwegsinfektion. Bei Vorliegen einer Chlamydieninfektion erfolgt die Behandlung mit Doxyzyklin (200 mg über 10 Tage) oder Metronidazol (2×250 mg über 6 Tage). Steht die Harnwegsinfektion im Zusammenhang mit der Kohabitation, dann kann die prophylakti-

sche Gabe eines Chemotherapeutikums (z. B. 1 Tbl. Trimethoprim-Sulfamethoxazol) nach dem Geschlechtsverkehr sinnvoll sein. Häufig ist auch die Anweisung hilfreich, nach der Kohabitation die Blase zu entleeren.

Verlauf und Prognose

Bei unkompliziertem Verlauf ist die Prognose der Harnwegsinfektion gut. Kommt es allerdings bei rezidivierenden oder chronischen Harnwegsinfektionen zu den obengenannten Komplikationen, dann kann sich im ungünstigsten Fall sogar eine terminale Niereninsuffizienz entwickeln.

Differentialdiagnose

Differentialdiagnostisch sind zunächst alle prädisponierenden Erkrankungen auszuschließen. Des weiteren muß an Fremdkörper, Blasensteine, Prostatitis, Adnexitis, perivaskuläre Entzündungen und Tumoren gedacht werden.

23.15.2 Urogenital-Tuberkulose

U. BAHNER, A. HEIDLAND

Definition

Bei der Urogenital-Tuberkulose handelt es sich um eine chronische entzündliche Erkrankung des Urogenitaltraktes, die durch Mycobacterium tuberculosis, seltener auch durch Mycobacterium bovis oder africanum verursacht wird.
Anmerkung: Die Urogenital-Tuberkulose entsteht hämatogen-metastatisch durch Absiedlung vor Tuberkulosebakterien in den Nieren. Sie beginnt also als Nieren-Tuberkulose. Durch Ausscheidung von Tuberkulosebakterien mit dem Harn kommt es zur Infektion der ableitenden Harnwege und meist auch des Genitaltraktes. Deshalb wird der Begriff Urogenital-Tuberkulose verwendet.

Epidemiologie

Die Urogenital-Tuberkulose liegt mit einem Anteil von 30–40% an erster Stelle der extrapulmonalen Formen der Tuberkulose. In der Bundesrepublik Deutschland beträgt die Morbidität ca. 5 Neuerkrankungen pro 100 000 Einwohner. Die Urogenital-Tuberkulose manifestiert sich in der Regel zwischen dem 30. und 40. Lebensjahr; Neuerkrankungen vor dem 20. Lebensjahr sind selten. In letzter Zeit erkrankten mehr Frauen als Männer.

Ätiologie und Pathogenese

Die Erkrankung entsteht auf hämatogenem Wege im Rahmen der subprimären Frühstreuung aus einem pulmonalen, seltener auch intestinalen Primärherd. Dabei kommt es zu einer Ansiedlung von Tuberkulosebakterien in der Rinde meist beider Nieren. Prädelektionsstellen sind die Glomerulumschlingen und die glomerulumnahen Anteile der Vasa afferentia. Der größte Teil der Erreger wird phagozytiert, und es entstehen leukozytäre Infiltrate, die in der Regel keine Neigung zur Einschmelzung haben und unter Sklerosierung und Fibrosierung zur Ausheilung kommen. Es kann jedoch auch frühzeitig oder nach längerer Latenz (bis zu 20–30 Jahren) zu einem Einbruch in das Tubulussystem kommen. Auch hier findet man dann phagozytierte Tuberkulosebakterien in den Epithelzellen der Harnkanälchen. Aus diesen Anfangsstadien entwickeln sich zellige Granulome, die über die Begrenzung der Tubuli hinauswachsen. Je nach Abwehrlage des Organismus kommt es zur fibrösen Ausheilung der kleinen Tuberkel oder zu deren Zerfall. Dabei erfolgt ein Einbruch in das Kanälchensystem der Niere oder von einer Papille aus in das Kelchsystem. Von hier aus werden die Keime mit dem Harnstrom in die ableitenden Harnwege verschleppt, aber wohl auch über die Lymph- und Blutbahnen in die Niere verbreitet. Kanalikulär deszendierend schreitet die Infektion über den Ureter zur Blase fort. In der Regel kommt es dann auch zur Infektion des Genitaltraktes, d.h. beim Mann zu einer Infektion von Prostata, Samenblase, Samenleiter, Nebenhoden und Hoden, bei der Frau zur Infektion der Tuben und des Endometriums.

S Symptome

Typische Frühsymptome der Urogenital-Tuberkulose gibt es nicht. Die ersten Symptome sind meist Beschwerden einer unteren Harnwegsinfektion, wie persistierende Pollakisurie, Dysurie und insbesondere auch Nykturie. Zuweilen werden auch Schmerzen in der Nierengegend, Koliken und Hämaturie angegeben. Zunehmende indolente Schwellung der Nebenhoden, Hämatospermie oder therapieresistente Urethritiden weisen auf eine Genitalbeteiligung hin. Die typischen Symptome der Tuberkulose wie Müdigkeit, Leistungsabfall, Nachtschweiß, subfebrile Temperaturen und Gewichtsverlust finden sich erst in fortgeschrittenen Stadien der Erkrankung.

D Diagnostik

Die Diagnosestellung ist durch den symptomarmen Frühverlauf häufig verzögert. Die Anamnese ist meist leer, nur selten wird über eine tuberkulöse Vorerkrankung, eine Pleuritis oder Erkrankungen der Genitalorgane berichtet. Das Blutbild und die Blutsenkung sind unauffällig. Der Tuberkulintest ist meist positiv. Entscheidend für die Diagnosestellung sind schließlich die Urinuntersuchung und der Röntgenbefund.

Bei der konventionellen Urinuntersuchung finden sich im Urinsediment Erythrozyten und Leukozyten sowie eine scheinbar sterile Urinkultur. Da eine sterile Leukozyturie nur bei Urogenitaltuberkulose oder Phenazetinabusus beobachtet wird, sollte dieser Befund Anlaß für eine spezielle bakteriologische Untersuchung des Urins auf Mykobakterien sein. In zahlreichen Fällen gelingt schon der mikroskopische Nachweis von säurefesten Stäbchen mit der Ziehl-Neelsen-Färbung (siehe Abb. 23.15-1), was jedoch nicht beweisend ist, da diese auch saprophytären Ursprungs sein können. Die Diagnose kann deshalb nur durch mehrfach positive Urinkulturen auf Spezialnährböden und/oder Tierversuche (Impfung von Meerschweinchen mit Urinsediment) bakteriologisch gesichert werden.

Neben dem bakteriologischen Nachweis von Mykobakterien ist das i.v. Ausscheidungsurogramm die wichtigste Untersuchungsmethode. Im Frühstadium ist das Urogramm atypisch, gelegentlich besteht ein Tonusverlust des Hohlraumsystems. Später findet man Veränderungen einzelner oder mehrerer Kelchgruppen sowie obstruktive Veränderungen der ableitenden Harnwege. Das Endstadium wird als „tuberkulöse Kittniere" bezeichnet und ist charakterisiert durch ein urographisch stummes Nierenparenchym sowie ein zerstörtes Nieren-Hohlraum-System.

Weitere röntgenologische, sonographische und urologisch-instrumentelle Untersuchungsverfahren dienen dem Nachweis von Ausdehnung und Komplikationen des spezifischen Prozesses. Regelmäßige Laboruntersuchungen sind zur Verlaufskontrolle der Nierenfunktion erforderlich.

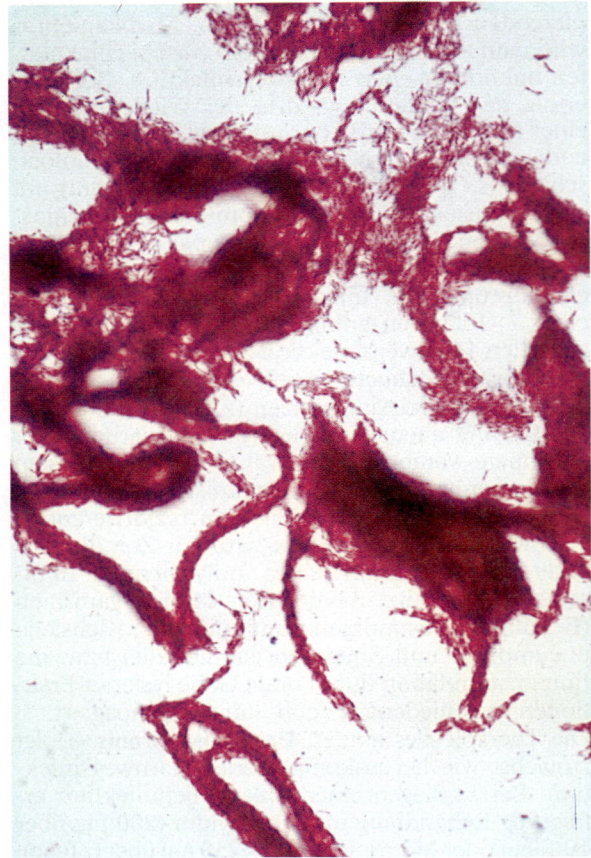

Abb. 23.15-1 Mycobacterium tuberculosis, gefärbt nach Ziehl-Neelsen. Man erkennt die typische Zopfbildung.

Komplikationen

Die Komplikationen betreffen die Nieren, die ableitenden Harnwege und die Genitalorgane. Durch Zerstörung des Nierenparenchyms kann es zu einer fortschreitenden Niereninsuffizienz mit all ihren Folgen kommen. Die Infektion der ableitenden Harnwege kann zu Ureterstrikturen, Ostiumstenosen und -deformierungen sowie zu einer Schrumpfblase führen. Die tuberkulöse Epididymitis beim Mann bzw. die tuberkulöse Salpingitis bei der Frau hat oft Sterilität zur Folge.

Hingewiesen sei auch darauf, daß mykobakterienhaltiger Urin hochinfektiös ist und somit die Gefahr der Ansteckung bisher nicht erkrankter Personen besteht.

▼ Therapie

Die Urogenital-Tuberkulose wird in gleicher Weise medikamentös behandelt wie die übrigen Tuberkulosen. Wegen der Besonderheiten des Organs geben eine Reihe von Autoren jedoch abhängig von der Schwere des Befundes längere Behandlungszeiten, bis zu 12 bzw. 18 Monate, an. Zur Verhinderung bzw. Rückbildung von Stenosen im Bereich der ableitenden Harnwege kann der Einsatz von Kortikoiden (z.B. 40 mg Prednisolon/d über 4 Wochen) notwendig werden. Die operative Behandlung der Nierentuberkulose besteht heute hauptsächlich in organerhaltenden Eingriffen wie Ureterplastiken und ähnlichem. Nur irreversibel funktionslose Nieren sollten, wenn überhaupt, entfernt werden.

Verlauf und Prognose

Klinisch können drei Verlaufsformen der Nierentuberkulose unterschieden werden:

▶ Die **herdförmige Nierentuberkulose,** gekennzeichnet durch kelchnahe, umschriebene Destruktionen in der Markzone, nimmt einen chronischen Verlauf und kann durch tuberkulostatische Therapie gut behandelt werden.

▶ Bei der **disseminierten Nierentuberkulose** kommt es zu einer raschen Zerstörung der Nierenrinde und einer Infektion der ableitenden Harnwege. Die Zerstörung des Organs läßt sich mit medikamentöser Behandlung nicht aufhalten, so daß es schließlich zur Entwicklung einer terminalen Niereninsuffizienz mit renaler Hypertonie kommt.

▶ Bisweilen findet sich heute eine Kombination von **Nierentuberkulose** und einer **begleitenden Nephropathie** (Pyelonephritis, Glomerulonephritis). Auch hier besteht ein schlechtes Ansprechen auf Tuberkulostatika, und es kommt zu einem chronisch-progredienten Verlauf bis hin zur terminalen Niereninsuffizienz.

Die Prognose der Urogenital-Tuberkulose ist also in erster Linie abhängig vom Ausmaß der renalen Parenchymzerstörung, aber auch vom Befall der ableitenden Harnwege. Durch die moderne Chemotherapie hat sich die 5-Jahres-Überlebensrate der Urogenital-Tuberkulose entscheidend gebessert. Während früher eine 5-Jahres-Letalität von 50–80% bestand, ist sie heute auf 3–4% zurückgegangen.

Differentialdiagnose

In die differentialdiagnostischen Überlegungen müssen zunächst andere Formen der Nieren- bzw. Harnwegsinfektion einbezogen werden. Des weiteren muß die abakterielle interstitielle Nephritis (sterile Pyurie!) berücksichtigt werden. Bei einer geschlossen Nierentuberkulose kann es zu einer isolierten Proteinurie ohne Pyurie kommen, so daß in diesem Fall auch eine Glomerulonephritis ausgeschlossen werden muß. Es muß auch daran gedacht werden, daß spezifische und unspezifische Harnwegsinfektionen bzw. Nierentuberkulose und anderen Nephropathien gelegentlich auch zusammen vorkommen können.

23.15.3 Blasenkarzinom

H. DAUS, M. PFREUNDSCHUH

Häufigstes Symptom eines Blasenkarzinoms ist eine schmerzlose Hämaturie. Das therapeutische Vorgehen und die Prognose des Blasenkarzinoms werden bestimmt durch die Tiefe der Tumorinvasion. Oberflächliche Karzinome können durch eine transurethrale Resektion zu 50% geheilt werden. Bei multiplen Läsionen und Rezidiven ist eine intravesikale Therapie mit BCG (Bacillus Calmette-Guérin) oder Zytostatika indiziert. Bei einer Invasion der Muskularis verschlechtert sich die Prognose trotz adäquater Lokaltherapie (einfache oder radikale Zystektomie, alternativ: Strahlentherapie) erheblich wegen der dann meist begleitenden Absiedlung in Lymphknoten. Bei klinisch nachweisbarem Lymphknotenbefall oder Fernmetastasen kann bei Patienten mit gutem Allgemeinzustand eine Polychemotherapie nach dem M-VAC-Schema versucht werden, ansonsten ist eine Monochemotherapie unter palliativen Gesichtspunkten möglich.

Definition

Blasenkarzinome sind ebenso wie die Karzinome des Nierenbeckens und der Harnleiter maligne Proliferationen des Übergangsepithels; Plattenepithelkarzinome und Adenokarzinome machen weniger als 10% aus. Sie metastasieren zunächst in die pelvinen Lymphknoten und von dort aus hämatogen.

Kasuistik

Ein 65jähriger, beschwerdefreier Busfahrer bemerkt blutigen Urin und stellt sich beim Urologen vor. Die **klinische Untersuchung** ist unauffällig, ebenso die Blut- und Serumwerte. Im Urin findet sich eine Makrohämaturie. In der

Urin-Zytologie finden sich maligne Zellen. Eine **Ultraschalluntersuchung** des Abdomens ist unauffällig. In der **Zytoskopie** findet sich ein 2 cm großer Tumor. Die **transurethrale Biopsie** ergibt ein oberflächliches Karzinom des Übergangsepithels. Der Patient erhält eine 12wöchige **Therapie** mit intravesikalem BCG. Eine Kontrolluntersuchung (Zystoskopie und Zytologie) zwei Monate nach Therapieende zeigt einen unauffälligen Befund.

Epidemiologie

30 auf 100 000 pro Jahr; Altermaximum in der 7. Dekade. Männer sind dreimal häufiger betroffen als Frauen.

Ätiologie und Pathogenese

Zigarettenrauchen, Exposition gegen Benzidin, Naphthylamin (Farben-, Gummi-, Leder- und chemische Industrie) sind Risikofaktoren. Die Bilharziose ist mit Plattenepithelkarzinomen der Blase assoziiert.

S Symptome

Hämaturie mit oder ohne zystitische Beschwerden wird in 75% beobachtet. In fortgeschrittenen Stadien kann es zu Beckenschmerzen, Rektumstenosen und Ödemen der unteren Extremität kommen.

D Diagnostik

Die Urinzytologie reicht zur Diagnosesicherung nicht aus, auch wenn ihre Sensitivität durch den Einsatz immunologischer Methoden (monoklonale Antikörper) erhöht wird. Die Diagnose muß **histologisch** durch eine **transurethrale Resektion** der tumorösen Läsion erfolgen. Dabei muß die Biopsie ausreichend tief gehen, um eine Infiltration der Muskularis beurteilen zu können. Multiple Untersuchungen zum Ausschluß eines multifokalen Befalls sind indiziert. Außerdem erfolgt in Narkose eine bimanuelle Untersuchung der Blase. Weitere Untersuchungen zur Stadieneinteilung sind: Skelettszintigramm, CT des Beckens und Abdomens, Röntgen-Thorax in zwei Ebenen.
Die Stadieneinteilung erfolgt nach dem TNM-System (siehe Tab. 23.15-2). Klinisch wichtig ist die

Unterscheidung in das oberflächliche und invasive Blasenkarzinom (siehe Abb. 23.15-2). Eine Invasion der Muskularis ist meist mit mikroskopischem Befall von Lymphknoten assoziiert, weshalb solche Patienten trotz adäquater Lokaltherapie zum großen Teil an der Ausbreitung ihrer Erkrankung sterben.

Komplikationen

Eine Obstruktion der Harnwege oder Fistelbildungen ins Rektum sind seltene Komplikationen.

T Therapie

Oberflächliche Blasenkarzinome (Tis, Ta, T1) werden endoskopisch reseziert und nachbeobachtet (Zystoskopie mit Probebiopsie sowie Urinzytologie alle 3 Monate). Lediglich bei multiplen bzw. rezidivierenden oberflächlichen Tumoren ist eine intravesikale Therapie mit BCG (Bacillus Calmette-Guérin) indiziert. Die Patienten erhalten über 6 Wochen eine wöchentliche intravesikale Applikation von BCG (120 mg BCG in 50 ml physiologischer Kochsalzlösung), gefolgt von einer Erhaltungstherapie über jeweils 3 Wochen nach 3, 6, 12, 18, 24 und 36 Monaten. Diese Form der intravesikalen Therapie ist der Therapie mit Zytostatika vorzuziehen. Lokalisierte invasive Blasenkarzinome werden je nach Ausbreitung durch eine einfache oder radikale Zystektomie behandelt. Innerhalb von Studien wird derzeit versucht, durch eine präoperative („neoadjuvante") Chemotherapie ein „Down-Staging" zu erreichen mit dem Ziel, die Voraussetzung für eine blasenerhaltende Operation zu schaffen. Alternativ kann eine Strahlentherapie gegeben werden, die Ergebnisse sind fast genausogut. Metastasierende Blasenkarzinome werden mit Chemotherapie behandelt. Am erfolgreichsten ist die Kombination aus Methotrexat, Vinblastin, Doxorubicin und Cisplatin (M-VAC-Schema). Damit werden 60% Remissionen erzielt, davon die Hälfte komplett. Das M-VAC-Schema ist jedoch recht toxisch (Übelkeit, Erbrechen, Myelosuppression) und kann daher nur Patienten in gutem Allgemeinzustand gegeben werden. Ansonsten kann eine Monotherapie mit Methotrexat oder Vinblastin versucht werden.

Verlauf und Prognose

90% der Patienten mit nicht-invasivem Blasenkarzinom können durch eine transurethrale Resektion geheilt werden. Sobald es zur Invasion in die Muskularis kommt, sinkt die 5-Jahre-Überlebensrate auf 40%. Die mittlere Überlebenszeit bei Lymphknotenbefall oder Organmetastasen beträgt wenige Monate, für Patienten, die auf eine Chemotherapie ansprechen, jedoch über ein Jahr.

Differentialdiagnose

Hämorrhagische Zystitiden und Blasenpapillome können durch Zytoskopie bzw. bioptisch abgegrenzt werden.

Tab. 23.15-2 Stadiengruppierung der Blasenkarzinome (nach AJC 1987).

Stadiengruppe	TNM-Klassifikation		
Tis	Tis	N0	M0
0	Ta	N0	M0
Stadium I	T1	N0	M0
Stadium II	T2	N0	M0
Stadium III	T3a	N0	M0
	T3b	N0	M0
Stadium IV	T4	N0	M0
	T1–4	N1–3	M0
	T1–4	N0–3	M1

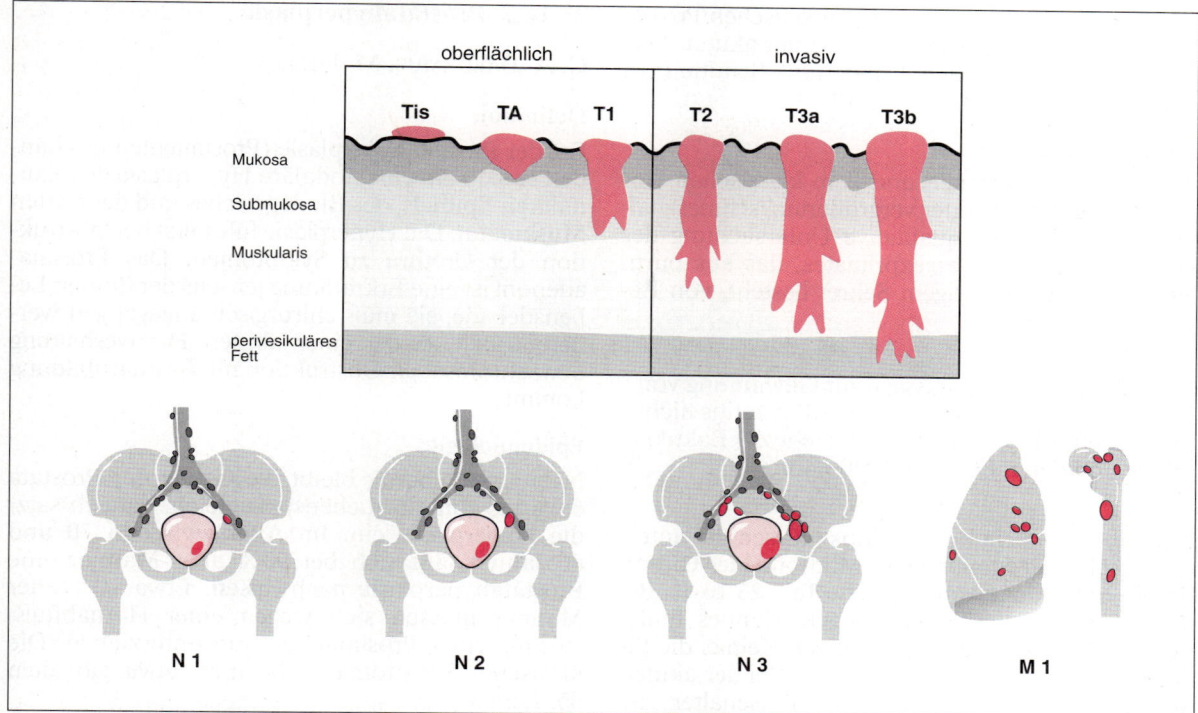

oberflächlich   invasiv

Tis   TA   T1   T2   T3a   T3b

Mukosa

Submukosa

Muskularis

perivesikuläres Fett

N 1   N 2   N 3   M 1

Abb. 23.15-2   TNM-Klassifikation des Blasenkarzinoms. Vom **oberflächlichen Karzinom** spricht man, wenn ein Carcinoma in situ (Tis) vorliegt (Beschränkung auf die Schleimhautoberfläche) oder wenn der Tumor als nichtinvasives papilläres Karzinom auf die Mukosa beschränkt bleibt (Ta) bzw. nur bis zur Submukosa reicht (T1). **Invasive Karzinome** invadieren die Muskularis oberflächlich (T2) oder tief (T3a) bzw. reichen bis zum Fettgewebe (T3b) oder sind in benachbarte Organe ausgedehnt (T4) bzw. metastasieren in einen solitären pelvinen Lymphknoten bis 2 cm (N1) oder von 2–5 cm (N2) oder in > 5 cm große Lymphknoten oder haben Fernmetastasen gesetzt (M1).

Literatur

– Kuhlmann, U., D. Walb: Nephrologie. Thieme, Stuttgart–New York 1987.
– Lison, A. E., H. Losse: Bakterielle Entzündungen der Niere und der ableitenden Harnwege. In: Sarre, H., U. Gessler, D. Seybold (Hrsg.): Nierenkrankheiten. Thieme, Stuttgart–New York 1988.
– Rubin, R. H., N. E. Tolkott-Rubin, R. S. Cotran: Urinary tract infection, pyelonephritis, and reflux nephropathy. In: Brenner, B. M., F. C. Rector (eds.): The Kidney, Vol. II. Saunders, Philadelphia 1986.

23.16 Erkrankungen der Prostata

Prostata-Erkrankungen werden eingeteilt in entzündliche (Prostatitis), hyperplastische (Prostataadenom) und maligne (Karzinom).

23.16.1 Prostatitis

C. A. Baldamus, M. Pollok

Definition

Der Begriff „Prostatitis" beschreibt akute und chronische, bakterielle und abakterielle entzündliche Veränderungen der Prostata. Bestehen Symptome einer Prostatitis, ohne daß sich ein entsprechendes morphologisches Substrat für eine Entzündung nachweisen läßt, spricht man von einer „Prostatodynie".

Epidemiologie

Die Prostatitis zeigt zwei Altersgipfel: Die **akute** Prostatitis betrifft besonders junge Männer mit reger sexueller Aktivität. Im hohen Alter tritt eine **chronische** Prostatitis auf, insbesondere bei Verwendung von Harnblasenkathetern.

Ätiologie und Pathogenese

Bei den infektiösen Prostatitiden handelt es sich um aufsteigende Infekte mit Staphylococcus aureus oder gramnegativen Keimen, wie sie bei Harnwegsinfektionen gefunden werden. Während die Ursachen für die nichtbakterielle Prostatitis unklar bleiben (Ureaplasma urealyticum und Chlamydia trachomatis werden diskutiert), muß die Ursache der Prostatodynie mehr im psychosomatischen Bereich gesucht werden.

🅢 Symptome

Pollakisurie, Dysurie, Schmerzen bei Defäkation und eine palpatorisch extrem schmerzhafte Prostata sind bei der akuten wie bei der chronischen Prostatitis die führenden Symptome. Bei der akuten Prostatitis treten zusätzlich Fieber und Schüttelfrost auf.

D Diagnostik

Neben den Symptomen und dem klassischen Untersuchungsbefund einer vergrößerten, schmerzhaften Prostata ist die qualitative Untersuchung des Urins und des Prostataexprimates, das aus purulentem, bakterienhaltigem Sekret besteht, von Bedeutung.

> Cave: Eine Prostatamassage zur Gewinnung von Prostataexprimat darf bei akuter Prostatitis nicht durchgeführt werden, da dies leicht zur Bakteriämie und deren Folgen führen kann.

Bei der Untersuchung des Urins müssen die unterschiedlichen Portionen einer Miktion (**Vier-Gläser-Probe**) untersucht werden (siehe Tab. 23.16-1). Bei der akuten Prostatitis des jungen Mannes findet man in der Regel die gramnegativen Keime, die für einen Harnwegsinfekt typisch sind. Bei der akuten und chronischen Prostatitis im Greisenalter, die eigentlich immer im Zusammenhang mit einem Blasenkatheter auftritt, muß ein breites Spektrum von Bakterien inklusive der typischen Hospitalkeime berücksichtigt werden.

▼ Therapie

Die bakterielle Prostatitis wird wie eine Infektion der abführenden Harnwege entsprechend dem Antibiogramm behandelt. Auch bei der nichtbakteriellen Prostatitis führt eine Therapie mit Erythromycin, Doxyzyklin oder Trimethoprim über einen Zeitraum von vier bis sechs Wochen bei einigen Patienten zum Erfolg. Die Prostatodynie ist eine Ausschlußdiagnose. Sie wird psychosomatisch behandelt, unterstützt durch physikalische Maßnahmen.

23.16.2 Prostatahyperplasie

C. A. Baldamus, M. Pollok

Definition

Bei der Prostatahyperplasie (Prostataadenom) handelt es sich um eine noduläre Hyperplasie des glandulären Epithels, des Bindegewebes und der glatten Muskulatur. Die Hyperplasie führt erst bei Obstruktion der Urethra zu Symptomen. Das Prostataadenom ist eine Erkrankung jenseits der fünften Lebensdekade; sie muß chirurgisch angegangen werden, sobald es zu einer akuten Harnverhaltung bzw. chronischen Obstruktion mit Restharnbildung kommt.

Epidemiologie

Nach der Pubertät bleibt die Größe der Prostata etwa bis zum 45. Lebensjahr gleich, danach setzt die Hyperplasie ein. Im Alter zwischen 70 und 80 Jahren läßt sich bei 90% aller Männer eine Prostatahyperplasie nachweisen. Etwa 10% aller Männer müssen sich wegen einer Harnabflußstörung einer Prostataoperation unterziehen. Die klinische Symptomatik beginnt etwa ab dem 65. Lebensjahr.

Ätiologie und Pathogenese

Die Hyperplasie beginnt in der periurethralen Region zunächst lokal und komprimiert dann in der Folge die verbleibende normale Drüse. Das Wachstum von glandulärem Epithel, Bindegewebe und glatter Muskulatur ist pathogenetisch nicht vollständig geklärt. Es ist aber an zwei Voraussetzungen geknüpft: an das Altern und an die Hodenfunktion. Eine Prostatahyperplasie scheint sich nur dann zu entwickeln, wenn Testosteron in der Prostata selbst in Dihydrotestosteron umgewandelt wird und dessen Wirkung auf das Prostatawachstum durch Östradiol, dessen Spiegel im Alter beim Mann ansteigt, noch verstärkt wird.

Tab. 23.16-1 Differentialdiagnose der Prostatitis					
			Urin-Analyse		
	Fieber	erste Portion	Mittelstrahl	Exprimat	letzte Portion
akute Prostatitis	+	(B, L)	–	B, L*	B, L
chronische Prostatitis	–	(B, L)	–	B, L	(B, L)
abakterielle Prostatitis	–	(L)	–	L	(L)
Prostatodynie	–	–	–	–	–
Urethritis	–	B, L	–	–	–
Zystitis	–	B,L	B, L	–	B, L

* Cave: Bei akuter Prostatitis soll eine Prostatamassage vermieden werden: Bakteriämie!
B = > 10^5 Bakterien/ml
L = > 1000 Leukozyten/mm^3

Die subjektiven Beschwerden und Symptome lassen sich in drei Stadien einteilen:

▶ **1. Stadium:** Hier handelt es sich um ein **Reizstadium,** das mit verzögertem Miktionsbeginn und einem Nachlassen des Harnstrahls beginnt und mit häufigem Wasserlassen und Nykturie einhergeht. Zystoskopisch findet sich eine Balkenblase als Ausdruck einer „Arbeitshypertrophie" ohne Restharnbildung.

▶ **2. Stadium:** Jetzt beginnt die **Restharnbildung.** Die Blasenmuskulatur kann die Blase nicht mehr vollständig entleeren. Die Miktionsbeschwerden nehmen zu.

▶ **3. Stadium:** Eine normale Harnentleerung ist praktisch nicht mehr möglich. Die Blase ist atonisch dilatiert und kann sich nicht mehr kontrahieren: **Überlaufblase.** Urin geht tropfenweise ab; es kommt zur **Harninkontinenz.** Die subjektiven Beschwerden sind gering. Wegen der Harnstauung und der damit verbundenen Beeinträchtigung der Nierenfunktion durch Obstruktion und/oder Infektion muß dieses Stadium vermieden bzw. die Erkrankung kuriert werden.

D Diagnostik

Die **rektale Untersuchung** läßt in der Mehrzahl der Fälle eine vergrößerte Prostata erkennen, die Größe der Prostata im Palpationsbefund sagt aber nichts aus über die Klinik und das Ausmaß der Harnabflußstörung. Die rektale Untersuchung ist jedoch unentbehrlich, um ein Karzinom auszuschließen. Bei der Hyperplasie ist die Oberfläche der Prostata glatt, gelegentlich gebuckelt, die Rektalschleimhaut muß aber verschieblich sein. Eine **transrektale Sonographie** erleichtert die Differentialdiagnose Hyperplasie oder Karzinom. Die Uroflowmetrie (Harnmenge pro Zeit) und die Sonographie zur Bestimmung der Restharnmenge nach Miktion erlauben die sichere Beurteilung der klinischen Relevanz einer Prostatahyperplasie. Durch eine Urethrozystoskopie wird das Ausmaß des Adenoms beurteilt. Spezifische Laborbefunde gibt es nicht.

▼ Therapie

Die konservative Therapie ist nicht kausal. Sie führt zur Besserung der Miktionsbeschwerden und gelegentlich zu einer geringfügigen Verkleinerung des Adenoms mit Reduktion des Restharns. Man verwendet Präparate auf pflanzlicher Basis, Sitosterin oder Gestagene. Ein Dauerkatheter sollte nur bei inoperablen Patienten Anwendung finden.

Die operativen Möglichkeiten bestehen in einer Adenomentfernung mit digitaler Ausschälung. Dieser Eingriff wird meist suprapubisch transvesikal durchgeführt. Dem steht als weitere Methode die transurethrale Adenomektomie durch das Operationszystoskop gegenüber. Eine Indikation zum chirurgischen Vorgehen besteht für Stadium 2 und 3.

23.16.3 Prostatakarzinom

M. Pfreundschuh, V. Diehl

Das Prostatakarzinom ist ein häufiger Krebs des fortgeschrittenen Lebensalters. Nur in 10% der Fälle wird der Tumor in einem Stadium diagnostiziert, in dem er durch Operation oder Strahlentherapie geheilt werden kann. In fortgeschrittenen Stadien kann durch eine ablative Hormontherapie (Kastration, Östrogene, LHRH-Agonisten, Antiandrogene) bei 80–90% der Fälle über mehrere Monate eine gute Palliation erreicht werden. Die Chemotherapie spricht deutlich seltener und meist nur für kurze Zeit an. Sie ist nur nach Versagen der Hormontherapie gerechtfertigt.

Definition

Das Prostatakarzinom ist eine maligne Proliferation der peripheren azinären Zellen der Prostata. Die Metastasierung erfolgt zunächst in die regionären Lymphknoten und dann hämatogen vor allem in die Knochen.

Kasuistik

Ein 65jähriger, beschwerdefreier Bankdirektor stellt sich erstmals bei einem Urologen zur Vorsorgeuntersuchung vor. Der gesamte klinische Befund ist unauffällig. Bei der rektalen Palpation fällt eine mäßig vergrößerte, höckrige Prostata auf. Ein **transrektales Sonogramm** der Prostata zeigt mehrere echoreiche, schwer abgrenzbare Bezirke. Die transrektale Biopsie ergibt die **Diagnose** eines gut differenzierten Prostatakarzinoms.

Epidemiologie

Inzidenz 50/100 000 Männer/Jahr; Altersgipfel im achten Lebensjahrzehnt. In den USA ist das Prostatakarzinom mittlerweile vor dem Bronchialkarzinom der häufigste Tumor des Mannes. Autoptisch wird bei 50% aller Männer ein Prostatakarzinom nachgewiesen, klinisch diagnostiziert wird es bei ca. 10%, und 3% aller Männer versterben an einem Prostatakarzinom.

Ätiologie und Pathogenese

Die Bedeutung der Androgene für die Entstehung des Prostatakarzinoms ergibt sich u.a. aus der Tatsache, daß Eunuchen kein Prostatakarzinom entwickeln. Daneben spielen genetische Faktoren eine Rolle (häufig bei Afrikanern, selten bei Asiaten), insbesondere eine familiäre Belastung.

S Symptome

Patienten in frühen Stadien sind häufig symptomlos. Bei größeren Tumoren kann es zu den Symptomen einer Prostatahypertrophie kommen (verminderter Strahl, Pollakisurie, Nykturie). Selten sind eine Hämaturie oder Hämatospermie. Knochenschmerzen treten bei hämatogener Aussaat auf.

Der klinische Befund ist im allgemeinen unauffällig bis auf den typischen Tastbefund bei der rektalen Untersuchung (harter Knoten in der Prostata, umgeben von weicherem, eindrückbarem benignem Prostatagewebe).

D Diagnostik

Wichtigste Untersuchung für die Früherkennung ist die Bestimmung des prostataspezifischen Antigens (PSA) und die Palpation der Ampulla recti mit dem Finger (über die Hälfte der Karzinome sind wegen ihrer Lage dem Finger nicht zugänglich!). Bei auffälligen Befunden erfolgt zusätzlich eine Prostatasonographie (siehe Abb. 23.16-1). Die Diagnose wird durch eine Biopsie gesichert, die ultraschallgesteuert erfolgen sollte. Im Labor sollten neben dem PSA ein Blutbild, LDH und die alkalische Phosphatase bestimmt werden; die Bestimmung der sauren Phosphatase ist heute obsolet. Weitere Untersuchungen zur Stadieneinteilung beinhalten eine Röntgenthoraxaufnahme in zwei Ebenen, ein Abdominalsonogramm (einschließlich der Nieren zum Ausschluß einer Hydronephrose) sowie ein Skelettszintigramm (bei PSA-Werten > 20 ng/ml oder erhöhter alkalischer Phosphatase). Der Wert einer Computertomographie des Beckens ist seit Einführung des PSA umstritten.

Die Stadieneinteilung (IA–IVC) erfolgt nach einer Stadiengruppierung, die auf dem TNM-System und dem Grad der Differenzierung beruht (siehe Tab. 23.16-2 und Abb. 23.16-2). Differenzierungsgrad und biologische Aggressivität des Tumors sind eng mit dem Volumen des Primärtumors assoziiert, das wiederum sehr eng mit dem PSA-Wert korreliert.

Komplikationen

Selten sind ein Urethraverschluß und eine Hydronephrose oder Inkontinenz.

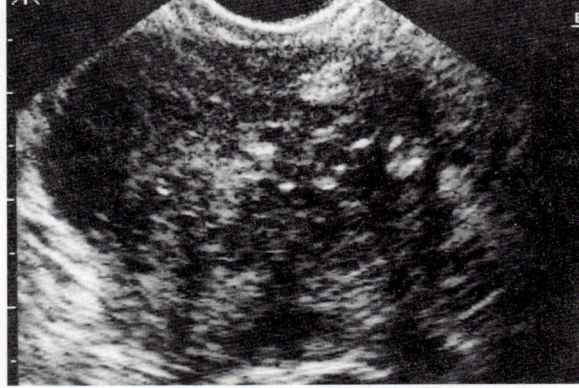

Abb. 23.16-1 Transrektale Sonographie eines Prostatakarzinoms: Die hypodensen Areale deuten auf das Karzinom hin, die Prostatakapsel ist infiltriert. Die echodichten Strukturen entsprechen intraprostatischen Verkalkungen (zur Verfügung gestellt von Dr. Wullich, Urologische Univ.-Klinik, Homburg).

Tab. 23.16-2 Stadiengruppierung des Prostatakarzinoms

Stadiengruppe	TNM-Klassifikation			
Stadium 0	T1a	N0	M0	G1
	T2a	N0	M0	G1
Stadium IA	T1a	N0	M0	G2,3
IB	T2a	N0	M0	G2,3
Stadium II	T1b	N0	M0	G1–3
	T2b	N0	M0	G1–3
Stadium III	T3	N0	M0	G1–3
Stadium IVA	T4	N0	M0	G1–3
IVB	T0–4	N1–3	M0	G1–3
IVC	T0–4	N0–3	M1	G1–3

▼ Therapie

Als Faustregel gilt, daß bei zufällig im Rahmen einer transurethralen Resektion wegen einer Prostatahypertrophie entdeckten Tumoren (T1) T1a-Tumoren beobachtet und T1b-Tumoren nur dann behandelt werden, wenn die sonstige Lebenserwartung des Patienten zehn Jahre beträgt. In diesen und allen anderen Fällen der Stadien I und II ist die sogenannte „nervenschonende" radikale retropubische Prostatektomie in den letzten Jahren zur Therapie der Wahl geworden; sie kann perineal oder retropubisch erfolgen. Der Vorteil des retropubischen Vorgehens besteht in der Möglichkeit, einen Befall der Lymphknoten durch Schnellschnittdiagnose nachzuweisen und in diesem Falle auf eine radikale Operation zu verzichten. Bei medizinischer Kontraindikation gegen den operativen Eingriff stellt die perkutane oder interstitielle Strahlentherapie eine therapeutische Alternative dar, solange kein Lymphknotenbefall vorliegt.

Die Behandlung des Stadiums IV ist die Domäne der **Hormontherapie** mit dem Ziel kastrativer Spiegel von Testosteron und Dihydrotestosteron. Dies kann auf mehreren Wegen erreicht werden:
1. durch eine chirurgische Kastration,
2. durch Östrogene (Diäthylstilbestrol),
3. durch LHRH-Analoga (Buserelin nasal oder Goserelin als Depot-Präparat s.c.), die die Freisetzung von Gonadotropinen aus der Hypophyse hemmen, und
4. durch Antiandrogene (Flutamid), die die Wirkung von Androgen an den Zielorganen blockieren (siehe Abb. 23.16-3).

Für die Wahl der Hormontherapie gilt, daß alle Verfahren eine ungefähr gleich hohe (70–80%) Ansprechrate und -dauer (ca. 1 Jahr) zeigen. Kein Verfahren und keine Kombination ist einem anderen im Hinblick auf die Überlebenszeit signifikant überlegen. Dies gilt auch für die sogenannte totale Androgenblockade (LHRH-Agonist + Antiandrogen). Die Orchiektomie ist das einfachste und kostengünstigste Verfahren, das aber von einigen Patienten abgelehnt wird. Östrogene haben ein dosisabhängiges Risiko thromboembolischer Komplikationen und

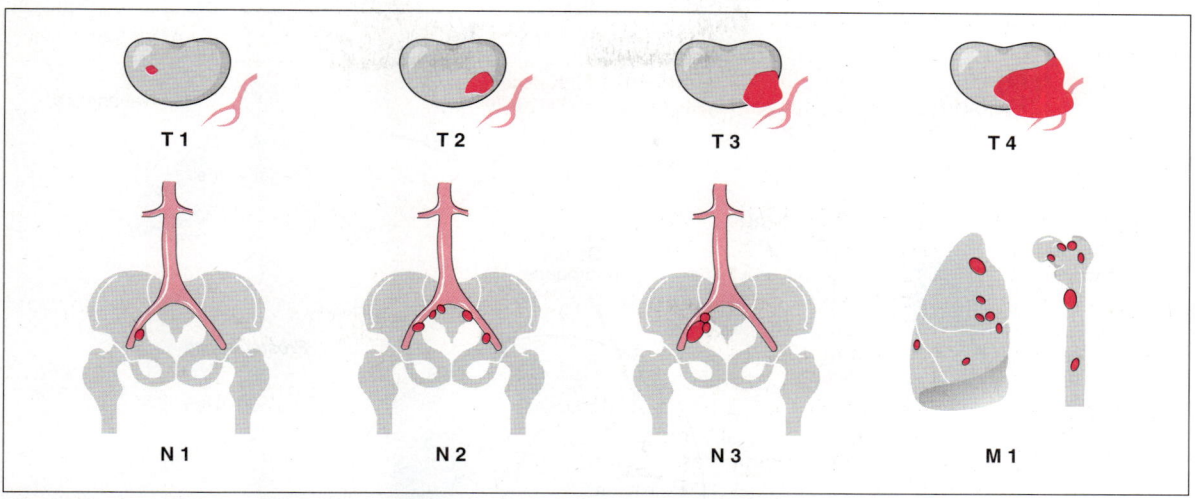

Abb. 23.16-2 Stadieneinteilung des Prostatakarzinoms nach dem TNM-System.

T-	**Primärtumor**	**N-**	**Lymphknoten**

T- **Primärtumor**

TX Primärtumor kann nicht beurteilt werden

T0 kein Anhalt für einen Primärtumor

T1 Tumor ist zufälliger histologischer Befund

1a 3 oder weniger Herde

1b > 3 Herde

T2 Tumor klinisch oder makroskopisch feststellbar, auf Prostata beschränkt

2a 1,5 cm oder weniger

2b > 1,5 cm oder in mehr als einem Lappen

T3 Tumor infiltriert Apex der Prostata oder in die oder jenseits der Prostatakapsel oder in Blasenhals oder Samenblasen, ist jedoch nicht fixiert

T4 Tumor ist fixiert oder infiltriert Nachbarstrukturen, die bei T3 nicht aufgeführt sind.

N- **Lymphknoten**

Nx regionäre Lymphknoten können nicht beurteilt werden.

N0 kein Befall regionärer Lymphknoten

N1 Befall eines einzelnen Lymphknotens, max. 2 cm

N2 Befall eines einzelnen Lymphknotens, > 2 cm oder multipler Lymphknoten, jeweils nicht größer als 5 cm

N3 Befall von Lymphknoten > 5 cm

M- **Metastasen**

M0 kein Anhalt für Fernmetastasen

M1 Fernmetastasen vorhanden

Grad 1 = hochdifferenziertes Karzinom

Grad 2 = mäßig differenziertes Karzinom

Grad 3 = undifferenziertes Karzinom

führen zu Gynäkomastie und vermehrter Wasserretention, gelegentlich auch zu Übelkeit und Hitzewallungen. Alle Verfahren außer den Antiandrogenen machen impotent. LHRH-Agonisten führen zu einer passageren Erhöhung von LH und FSH mit nachfolgendem Anstieg von Testosteron, was zu einer vorübergehenden Zunahme der tumorbedingten Beschwerden („flare") führen kann.

Eine Kombination von Hormon- und Chemotherapie (z. B. Estramustin) bringt keine Vorteile. Bei Versagen einer primären Hormontherapie wird in 20–30 % noch ein Ansprechen auf Antiandrogene beobachtet. Eine Chemotherapie ist gerechtfertigt, wenn der Tumor nicht (mehr) auf eine Hormontherapie anspricht. Wirksame Zytostatika sind Doxorubicin, 5-Fluorouracil, Mitomycin C, Cisplatin und Cyclophosphamid (objektive Remissionen ca. 10 %, Dauer nur wenige Monate; subjektive Besserung: 30–40 %). Eine Polychemotherapie ist Monotherapien nicht überlegen, deshalb sollte oral applizierbaren und gut verträglichen Zytostatika wie Estramustin oder Cyclophosphamid zunächst der Vorzug gegeben werden. Der Wachstumsfaktorantagonist Suramin zeigt bei hormonrefraktären Pro-

statakarzinomen in 30–50 % der Fälle ein Ansprechen, befindet sich jedoch noch in der klinischen Prüfung.

Verlauf und Prognose

Zur Beurteilung des Therapieerfolgs und der Nachsorge wird in regelmäßigen Abständen das PSA bestimmt, das als organspezifischer Serummarker nach einer radikalen Prostatektomie nicht mehr nachweisbar sein darf. Eine Persistenz bzw. ein Wiederauftreten des PSA ist ein Hinweis auf verbliebenen Tumor bzw. ein Rezidiv oder Metastase. Die 5- und 10-Jahres-Überlebensraten im Stadium 0 entsprechen denen der Normalbevölkerung und liegen im Stadium I knapp darunter. Für das Stadium II sind die entsprechenden Zahlen 75 % und 60 %, für das Stadium III 65 % und 35 % und für das Stadium IV 20 % (nach 5 Jahren).

Differentialdiagnose

Differentialdiagnostisch kommen eine benigne Prostatahypertrophie sowie die selten zu beobachtenden Karzinosarkome, Sarkome und Lymphome der Prostata in Betracht.

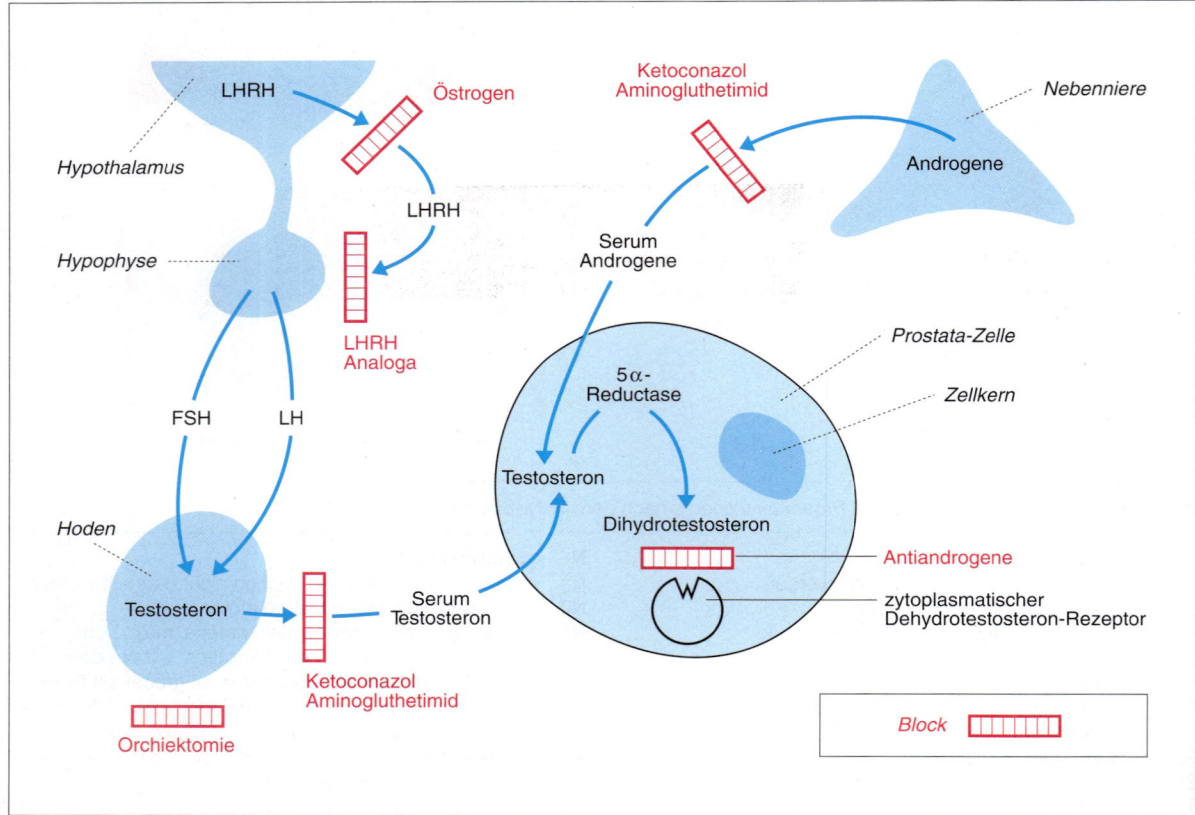

Abb. 23.16-3   Schema der hormonellen Beeinflußbarkeit des Wachstums eines Prostatakarzinoms. Eine Androgendeprivation, die die wachstumsstimulierenden Effekte von Testosteron auf Prostatakarzinomzellen eliminieren soll, kann auf mehreren Wegen erfolgen: Die Orchiektomie eliminiert den Hoden als Hauptproduzenten von Androgenen. Die Gabe von Östrogenen verhindert die Freisetzung von LHRH; LHRH-Analoga inhibieren die Freisetzung von LH und FSH aus dem Hypothalamus; Ketokonazol und Aminogluthetimid (klinisch noch nicht zur Behandlung des Prostatakarzinoms eingesetzt) inhibieren die Synthese von Steroidhormonen; und Antiandrogene verhindern die Bindung von Dihydrotestosteron an seinen zytoplasmatischen Rezeptor.

23.17 Angeborene Nierenerkrankungen

U. Bahner, A. Heidland

Unter dem Begriff „angeborene Nierenerkrankungen" (hereditäre Nephropathien) faßt man alle familiär gehäuft auftretenden Nierenerkrankungen zusammen. Dabei handelt es sich um eine heterogene Gruppe von Krankheitsbildern, die funktionell bedeutungslose Anomalien, aber auch schwere, zur terminalen Niereninsuffizienz führende Erkrankungen umfaßt. Bei der großen Zahl bekannter angeborener Nierenerkrankungen sind wir im Rahmen dieses Lehrbuchs zu einer Auswahl gezwungen. Zu näheren Einzelheiten verweisen wir auf Lehrbücher der Nephrologie.

Angeborene Nierenerkrankungen lassen sich grob einteilen in

► zystische Nierenerkrankungen (s. Kap. 23.8)
► angeborene Erkrankungen der Glomerula und
► angeborene tubuläre Funktionsstörungen.

Zu einer sekundären Nierenschädigung kann es auch bei vererblichen metabolischen Störungen, wie z.B. der primär endogenen Oxalose, kommen (siehe Tab. 23.17-1).

23.17.1 Angeborene Erkrankungen der Glomerula

Hereditäre Nephritis

Die wichtigste angeborene Erkrankung der Glomerula ist die hereditäre Nephritis (Alport-Syndrom). Dabei handelt es sich um eine familiär auftretende, progredient verlaufende diffuse Nephropathie. Der Vererbungsmodus ist unklar. Das typische Alport-Syndrom geht häufig mit einer Innenohrschwerhörigkeit (Mittel- und Hochtonbereich) und gelegentlich auch mit Veränderungen an den

Augen (Katarakt, Lentikonus, Retinitis pigmentosa, Makuläsionen) einher. Typische renale **Symptome** sind Mikro- und Makrohämaturie, Proteinurie und bisweilen Leukozyturie. Die **Diagnose** eines Alport-Syndroms beruht also auf einer positiven Familienanamnese sowie dem gemeinsamen Auftreten einer Nephropathie mit den genannten extrarenalen Symptomen und kann durch eine Nierenbiopsie gesichert werden. Charakteristisch sollen elektronenmikroskopisch sichtbare Veränderungen der glomerulären Basalmembran mit Verdickungen, Verdünnungen und lamellärer Aufsplitterung sein; typisch, aber nicht spezifisch ist auch der Nachweis von lipidhaltigen Schaumzellen im Niereninterstitium. In der Regel verläuft die Erkrankung bei Männern erheblich schwerer als bei Frauen. So kommt es bei Männern häufig schon im Alter zwischen 10 und 20 Jahren zu einer deutlichen Verschlechterung der Nierenfunktion und zur terminalen Niereninsuffizienz, während sich die Nierenfunktion bei Frauen nur langsam verschlechtert und selten bis zur Dialysepflichtigkeit fortschreitet. Eine spezifische **Therapie** gibt es nicht.

Neben dem Alport-Syndrom gibt es noch eine Reihe weiterer familiärer Nephritiden, bei denen keine Schwerhörigkeit und Augenveränderungen vorkommen. Manche sind aber mit Thrombozytenfunktionsstörungen gepaart.

Morbus Fabry

Beim Morbus Fabry (Angiokeratoma corporis diffusum) handelt es sich um eine X-chromosomal-rezessiv vererbte Erkrankung des Glykosphingolipidstoffwechsels. Das Vollbild der Erkrankung zeigt sich fast ausschließlich bei den hemizygoten Männern, während die hemizygoten Frauen nur geringe Symptome aufweisen. Aufgrund des Fehlens von α-Galaktosidase kommt es in beinahe allen Geweben (v.a. Nieren, Haut, glatte Muskulatur der Gefäße, Herz, ZNS, Augen) zur Ablagerung von Trihexosylzeramid und dadurch bedingten Organstörungen. Frühzeichen der renalen Manifestation sind eine milde Proteinurie und Hämaturie, gelegentlich die Entwicklung einer Hypertonie sowie in seltenen Fällen eine distal-tubuläre Azidose oder ein renaler Diabetes insipidus. Diese renalen Symptome sind jedoch uncharakteristisch, so daß die Diagnose in der Regel aufgrund der extrarenalen Manifestationen gestellt wird. **Klinisch** fällt die Erkrankung insbesondere durch spezifische Hautveränderungen, Fieberschübe mit heftigen Gelenkschmerzen und im frühen Erwachsenenalter auftretende apoplektische Insulte und myokardiale Insuffizienz auf. Die **Diagnosesicherung** erfolgt morphologisch (Schaumzellen im Urin, Hautbiopsie, Nierenbiopsie) und biochemisch (Verminderung der α-Galaktosidase im Serum und Urin bei erhöhten Trihexosylzeramid-Spiegeln). **Therapeutisch** ist eine Enzym-Ersatztherapie nur wenig erfolgreich. Mit dem Auftreten einer progredienten Niereninsuffizienz ist

zwischen dem 20. und 40. Lebensjahr zu rechnen. Nach heutiger Erfahrung sollte nach Eintritt der Dialysepflichtigkeit eine Nierentransplantation angestrebt werden, da sich danach bisweilen auch die extrarenalen Manifestationen bessern.

23.17.2 Angeborene tubuläre Funktionsstörungen (hereditäre Tubulopathien)

Bei den angeborenen tubulären Funktionsstörungen handelt es sich um Erkrankungen, die Folge eines gestörten Stofftransportes am Tubulusepithel der Niere sind. Dabei können eine ganze Reihe von Einzelfunktionen gestört sein (siehe Tab. 23.17-1). Mitunter sind auch die Darmepithelien in entsprechender Weise betroffen.

Bartter-Syndrom

Als Bartter-Syndrom bezeichnet man die seltene, autosomal-rezessiv vererbte chronische **idiopathische Hypokaliämie**. Als zugrundeliegender Defekt wird eine abnorme Erhöhung der Natriumpermeabilität der Zellen des Tubulusepithels vermutet, wodurch es über eine Aktivierung der Na^+-K^+-ATPase zur Hyperkaliurie und nachfolgend zur Hypokaliämie kommen soll. **Klinisch** äußert sich das Bartter-Syndrom bereits im Kindesalter mit Erbrechen, Po-

---

Tab. 23.17-1 Angeborene Nierenerkrankungen

primär:
► zystische Nierenerkrankungen
- kongenitale Zystennieren
- Markschwammniere
- Nephronophthise
► angeborene Erkrankungen der Glomerula
- hereditäre Nephritis (Alport-Syndrom) und andere Nephritiden
- Morbus Fabry
► angeborene Erkrankungen der Glomerula
- hereditäre Nephritis (Alport-Syndrom) und andere Nephritiden
- Morbus Fabry
► angeborene tubuläre Funktionsstörungen
- Störungen des Elektrolyttransportes: Bartter-Syndrom u.a.
- Störung des Phosphattransportes: familiärer Phosphatdiabetes
- Störung des Wassertransportes: Diabetes insipidus renalis
- Störung der Glukosereabsorption: Diabetes renalis
- Störungen des Aminosäuretransportes: Cystinurie, Hartnup-Erkrankung u.a.
- Störungen der Säureausscheidung: renal-tubuläre Azidosen
- komplexe tubuläre Transportstörungen: Fanconi-Syndrom u.a.

sekundär:
► Enzymdefekte
- primäre endogene Oxalose u.a.

lyurie, Dehydratation und Wachstumsstörungen. Beim Erwachsenen stehen die Hypotonie und Adynamie im Vordergrund. **Laborchemisch** fällt die Hypokaliämie (2,0–2,5 mmol/l bei stark erhöhter Kaliumclearance auf [> 15 ml/min]). Es bestehen eine hypochlorämische metabolische Alkalose, Hypomagnesiämie und Hypophosphatämie. Die Plasma-Reninaktivität ist auf das 10- bis 20fache der Norm gesteigert. Im Urin werden vermehrt Prostaglandine ausgeschieden. **Differentialdiagnostisch** abzugrenzen sind die viel häufigeren sog. „Pseudo-Bartter-Syndrome" bei chronischem Diuretika- bzw. Laxanzienabusus. **Therapeutisch** ist beim Bartter-Syndrom eine ausreichende Kaliumsubstitution bei gleichzeitiger Gabe von Aldosteronantagonisten erfolgversprechend. Auch Prostaglandinsynthesehemmer können versucht werden (cave: Nebenwirkungen!).

Familiärer Phosphatdiabetes

Das X-chromosomal-dominant vererbte Krankheitsbild der hypophosphatämischen Vitamin-D-resistenten Rachitis oder des familiären Phosphatdiabetes wird durch eine proximal-tubuläre Störung der Phosphatrückresorption ausgelöst. Die dadurch bedingte Hypophosphatämie führt zu Mineralisationsstörungen des Knochens und Minderwuchs. Die Erkrankung manifestiert sich bereits im Kindesalter durch Skelettdeformitäten (Coxa vara, Genua valga), Frakturen und Wachstumsstörungen. Laborchemisch finden sich eine deutliche Hypophosphatämie und eine stark erhöhte alkalische Phosphatase; das Parathormon und der Vitamin-D-Stoffwechsel sind normal. Die **Behandlung** besteht in einer ausreichenden Phosphatsubstitution.

Kongenitaler Diabetes insipidus renalis

Der kongenitale Diabetes insipidus renalis ist gekennzeichnet durch ein mangelhaftes bzw. fehlendes Ansprechen des distalen Tubulus und des Sammelrohres auf das antidiuretische Hormon. Dies bedingt ein fehlendes Konzentrationsvermögen der Niere. Die Erkrankung fällt deshalb auf durch Polyurie (mehrere Liter!), Polydipsie und Ausscheidung eines wasserklaren, hypotonen Urins (spezifisches Gewicht < 1005), der sich auch im Durstversuch nicht ändert. Hypernatriämie und erhöhte Serumosmolalität sind die Folge. Auffällig ist ein Entwicklungsrückstand der Kinder. **Differentialdiagnostisch** ist der Diabetes insipidus centralis abzugrenzen; dieser spricht prompt auf Vasopressingabe an. Ein Diabetes insipidus renalis kann auch bei anderen Nierenerkrankungen (Dysplasien, Zystennieren, Nephrokalzinose, Pyelonephritis, Intoxikationen u.a.) beobachtet werden. **Therapeutisch** steht beim Säugling die Flüssigkeitszufuhr im Vordergrund. Durch Gabe von Diuretika bei gleichzeitiger salzarmer Diät kann eine Reduktion des Urinvolumens erzielt werden.

Primäre renale Glukosurie

Bei der primären renalen Glukosurie (Diabetes renalis) liegt eine autosomal-rezessiv vererbte Störung der proximal-tubulären Glukosereabsorption vor. Die Erkrankung wird zumeist zufällig entdeckt, wobei eine erhebliche Glukosurie ohne erhöhte Blutzuckerwerte auffällt. Im Gegensatz zum Diabetes mellitus besteht eine konstante Glukosurie bei normalem Glukosebelastungstest. Klinische Symptome bestehen nicht. Eine Therapie ist nicht möglich und auch nicht nötig. Die Sicherung der Diagnose ist deshalb wichtig zur Vermeidung von Fehlbehandlungen.

Cystinurie

Die wichtigste vererbte Aminosäuretransportstörung ist die Cystinurie. Ihr liegt ein autosomal-rezessiv vererbter Defekt des Carrier-Systems für die dibasischen Aminosäuren Cystin, Lysin, Arginin und Ornithin zugrunde, wodurch diese im Harn anfluten. Aufgrund der schlechten Löslichkeit des Cystins kommt es zur Bildung von Nierensteinen. Die oft großen Konkremente können Obstruktionen, Infektionen und die Entwicklung einer chronischen Niereninsuffizienz bedingen. Die **Diagnose** der Erkrankung kann durch den Nachweis von Cystinkristallen im Urin, den Nachweis von cystinhaltigen Nierensteinen und insbesondere anhand des charakteristischen Aminoazidurie-Musters gestellt werden. **Therapeutisch** werden hohe Trinkmengen empfohlen und eine Harnalkalisierung durchgeführt (siehe auch Kap. 20.9).

Hartnup-Erkrankung

Bei der sog. „Hartnup-Erkrankung" besteht ein autosomal-rezessiv vererbter renal-tubulärer und enteraler Defekt im Transport von „neutralen" Aminosäuren (Monoaminomonokarbonsäuren). Die erhöhte renale Ausscheidung und gestörte intestinale Resorption dieser Aminosäuren führt insbesondere zu einem Mangel an Tryptophan. Aufgrund des dadurch bedingten Mangels an Nikotinamid, dem Abbauprodukt von Tryptophan, kommt es im Kindesalter zu pellagraähnlichen Hautveränderungen und gelegentlich auch zu zerebellärer Ataxie. **Therapeutisch** werden eine proteinreiche Ernährung und die Gabe von Nikotinamid empfohlen.

Azidosen

Die hereditären Störungen der Säureausscheidung bezeichnet man als renal-tubuläre Azidosen. Bei der autosomal-dominant vererbten **distalen (``klassischen'') renal-tubulären Azidose (Typ I)** liegt eine Störung der H^+-Ionensekretion im distalen Tubulus vor, wodurch kein ausreichender Gradient zwischen Plasma und Tubulusflüssigkeit aufgebaut werden kann und die betroffenen Patienten auch unter Säurebelastung ihren Urin-pH nicht unter pH 6 senken können. Fixe Säuren werden als Natriumsalz ausgeschieden, wodurch Plasmabikarbonat verbraucht und relativ mehr Natrium als Chlorid ausgeschieden wird. Das vermehrte Natriumangebot im distalen Tubulus führt zu einem Austausch gegen Kalium. Hieraus resultiert schließlich die für dieses Krankheitsbild typische hyperchlorämische hypokaliämische Azidose. Charakteristisch ist außerdem noch eine Hyperkalzurie. Klinisch äußert sich die Erkrankung mit Beschwerden von seiten des Skelett- und Muskelsystems (Wachstumsstörungen, Knochenschmerzen, Osteomalazie, Spontanfrakturen, Muskelschwäche, Myalgien) und mit Nierensteinbildung oder Nephrokalzinose.

Die Diagnose stützt sich neben den angegebenen Befunden und Symptomen auf die im Ammoniumchlorid-Belastungstest fehlende Senkung des Urin-pH. Das Behandlungsziel besteht im Ausgleich der Säure-Basen-Störung. Dies erfordert die Dauersubstitution von Alkali (Gemische aus Natrium- und Kaliumbikarbonat bzw. -zitrat). Die Hypokaliämie kann gewöhnlich nur mit Kaliumchlorid wirksam bekämpft werden. Unter konsequenter Substitutionstherapie ist die Prognose günstig.

Bei der selteneren, wahrscheinlich geschlechtsgebundenen, rezessiv vererbten **proximalen renal-tubulären Azidose (Typ II)** besteht eine Störung der proximal-tubulären Bikarbonatrückresorption. Sie wird daher auch als „bikarbonatverlierende Azidose" bezeichnet, da bis zu 15% des filtrierten Bikarbonats mit dem Urin ausgeschieden werden. Das erhöhte Bikarbonat hat neben der deutlich gesteigerten Bikarbonatdiurese auch eine vermehrte Kaliurese zur Folge, woraus eine hypokaliämische, hyperchlorämische Azidose und ein ausgeprägter Volumenverlust resultieren. Dies führt zur Stimulation des Renin-Angiotensin-Aldosteron-Systems. Dadurch wird zwar die Kaliurese noch verstärkt, durch NaCl-Retention aber eine Wiederauffüllung des Extrazellulärraumes erreicht. Ein Gleichgewicht stellt sich gewöhnlich bei einem Plasmabikarbonat von 18 mmol/l ein. Die geringe Menge filtrierten Bikarbonats kann dann von dem normal funktionierenden distalen Tubulus nahezu vollständig resorbiert werden. Die exogene Zufuhr von Bikarbonat bei diesem Gleichgewichtszustand führt erneut zu einem vermehrten Verlust von Bikarbonat und Kalium, wodurch die klinische Situation noch verschlechtert wird. Kinder mit proximal renaltubulärer Azidose fallen durch häufiges Erbrechen und Wachstumsstörungen auf. Die Diagnose ergibt sich aus den charakteristischen Laborbefunden (respiratorisch kompensierte hypokaliämische, hyperchlorämische Azidose, Serumbikarbonat um 15 mmol/l). Die Substitutionstherapie gestaltet sich meist schwierig. Wie bereits erwähnt, führt die Substitution von Bikarbonat zu gesteigertem Bikarbonat- und Kaliumverlust im Urin. Wenn jedoch zusätzlich eine mäßige Volumendepletion durch Gabe von Diuretika (Thiazid plus Antikaliuretikum) er-

zeugt wird, kann die Retention von Bikarbonat verbessert werden. Ein vollständiger Ausgleich der Azidose gelingt oft nicht. Folgen sind vor allem Störungen im Skelett, die sich bei Kindern als Rachitis, bei Erwachsenen als Osteopenie oder Osteomalazie manifestieren.

Eine früher als **renal-tubuläre Azidose vom Typ III** bezeichnete Form scheint mit der distalen renal-tubulären Azidose (Typ I) identisch zu sein. Die **hyperkaliämische distale renal-tubuläre Azidose (Typ IV)** ist nicht hereditär (s. Kap. 21). Angemerkt sei noch, daß eine distale und eine proximale renal-tubuläre Azidose auch sekundär ausgelöst werden können.

Idiopathisches Fanconi-Syndrom

Als idiopathisches Fanconi-Syndrom (De-Toni-Debré-Fanconi-Syndrom) bezeichnet man eine komplexe tubuläre Funktionsstörung, die den Transport von Aminosäuren, Glukose, H^+ und Phosphat betrifft. Hieraus resultieren folglich ein Aminosäurenverlust, ein renaler Diabetes, eine proximal tubuläre Azidose und eine Vitamin-D-resistente Rachitis. Die betroffenen Kinder gedeihen nicht, haben ungeklärtes Fieber, Polydipsie, Minderwuchs und Rachitis. Die Behandlung hat die Normalisierung der Serumelektrolyte zum Ziel und besteht im Ausgleich der Mangelzustände.

Oxalosen

Bei den autosomal-rezessiv vererbten primären endogenen Oxalosen handelt es sich um Enzymdefekte des Glyoxylatstoffwechsels. Die Krankheit ist biochemisch charakterisiert durch Ausscheidung exzessiver Mengen von Oxalsäure, weshalb sie auch als Hyperoxalurie bezeichnet wird. Dabei lassen sich zwei Typen unterscheiden. Bei der häufigeren **Hyperoxalurie vom Typ I** wird die vermehrte Synthese von Oxalsäure durch einen Mangel des Enzyms α-Ketoglutarat-Glyoxylat-Karboxigenase verursacht; dabei kommt es gleichzeitig zur Anhäufung von Glykolsäure. Der seltenen **Hyperoxalurie vom Typ II** liegt eine verminderte Aktivität des Enzyms D-Glyzerat-Dehydrogenase zugrunde, und sie ist mit einer vermehrten Ausscheidung von Glyzerat verbunden. Das Krankheitsbild der primär endogenen Oxalose ist gekennzeichnet durch eine bereits in frühester Kindheit auftretende Nephrolithiasis mit all ihren Folgen und der Entwicklung einer dialysepflichtigen Niereninsuffizienz bereits im ersten oder zweiten Lebensjahrzehnt. Daneben finden sich auch Oxalatablagerungen in anderen Geweben, die zu gichtähnlichen Symptomen, Störungen im Reizleitungssystem des Herzens und peripheren Durchblutungsstörungen führen können. Therapeutisch kann ein Versuch mit hochdosierter Pyridoxingabe unternommen werden. Die Prognose des Leidens ist trotz Dialysebehandlung sehr ungünstig. Auch die Nierentransplantation ist wenig erfolgversprechend, da es auch im Transplantat rasch wieder zu Oxalatablagerungen kommt.

Literatur

– De Fronzo, R. A., S. O. Thier: Inherited disorders of renal tubule function. In: Brenner, B. M., F. C. Rector (eds.): The Kidney. Saunders, Philadelphia 1986.

– Grünfeld, J. P.: The clinical spectrum of hereditary nephritis. Kidney int. 27 (1985), 83.
– Gubler, M., M. Levy, M. Broger, I. Naizot, G. Gonzales, D. Perrivi, R. Habib: Alport's syndrome. A report of 58 cases and a review of the literature. Amer. J. Med. 70 (1981), 493.
– Kuant, H.: Hereditäre Tubulopathien. In: Sarre, H., U. Gessler, D. Seybold (Hrsg.): Nierenkrankheiten. Thieme, Stuttgart–New York 1988.

Praxisfragen

Praxisfrage 1

Eine ansonsten gesunde 27jährige Patientin stellt sich wegen einer seit ca. 10 Tagen bestehenden Erkältung mit intermittierendem Fieber, allgemeinem Unwohlsein, Appetitlosigkeit sowie Glieder- und Flankenschmerzen in Ihrer Praxis vor. Außer einigen Tabletten Aspirin® habe sie keine Medikamente eingenommen. Die körperliche Untersuchung ist unauffällig. Die Temperatur beträgt 38,5 °C, der Blutdruck 110/70 mmHg. Im Blutbild zeigen sich 11500 Leukozyten/µl (11,5 G/l), der Hb-Wert beträgt 11,4 g/dl (6,84 mmol/l). Auffällig sind weiterhin ein erhöhtes Kreatinin von 2,7 mg/dl (1003 µmol/l) und ein Harnstoff-N von 42 mg/dl (14,7 mmol/l). In der Urinanalyse ist Protein +, außerdem finden sich 15 Leukozyten/µl und 20 Erythrozyten/µl.

a Welche histologische Diagnose würden Sie nach einer Nierenbiopsie erwarten?

b Worauf begründet sich Ihre Verdachtsdiagnose?

c Worin besteht Ihre Therapie?

d Wie sind der Verlauf und die Prognose der Erkrankung?

Praxisfrage 2

Sie werden zu einem 40jährigen Patienten gerufen, bei dem es zu plötzlichen heftigen Flankenschmerzen mit Ausstrahlung entlang den Ureteren bis in die Genitalien und die Oberschenkelinnenseiten gekommen ist. Ein Nierensteinleiden ist bei dem Patienten bekannt, und Sie vermuten eine akute Steinkolik.

a Worin besteht Ihre erste therapeutische Maßnahme?

b Welche Methoden dienen zur Lokalisationsdiagnostik der Nierensteine?

c Nennen Sie die Zusammensetzung der wichtigsten Harnsteine und ihre relative Häufigkeit.

d Welche Differentialdiagnosen ziehen Sie in Betracht?

Praxisfrage 3

Ein 56jähriger Mann, Berufskraftfahrer, klagt über Kreuzschmerzen, starken Durst, allgemeine Müdigkeit und Leistungsknick. Vor kurzem fiel ihm eine Dunkelfärbung des Urins auf. Untersuchungsbefund: reduzierter Allgemeinzustand, allgemeine Blässe, abdominaler Flankenschmerz links. Labordiagnostik: erhöhte Blutsenkungsgeschwindigkeit, Anämie, Erhöhung des Serumkalziumspiegels auf 3,2 mmol/l.

a Wie lautet Ihre Verdachtsdiagnose?

b Welche Untersuchungen sind erforderlich?

c Wie lautet Ihr Behandlungskonzept?

Praxisfrage 4

Warum finden Diuretika in der Regel keine Anwendung bei der Therapie der Hypertonie in der Schwangerschaft?

Praxisfrage 5

Bei einem 62jährigen starken Raucher, der seit Jahren wegen einer chronischen destruktiven Lungenerkrankung in Ihrer Behandlung steht, ergibt eine Routinekontrolle des Urins eine Makrohämaturie mit zahlreichen Epithelzellen. Eine Zytologie ergibt maligne Zellen des Übergangsepithels.

Was ist Ihre Verdachtsdiagnose, und welche diagnostischen Maßnahmen veranlassen Sie?

Praxisfrage 6

Ein 68jähriger Patient klagt im Verlauf der letzten Woche über zunehmenden Leistungsabfall, Appetitlosigkeit und Übelkeit. Anamnestisch berichtet er über eine langjährig bestehende arterielle Hypertonie, einmalig ist vom Hausarzt vor langer Zeit eine Eiweißausscheidung im Urin festgestellt worden. Der Patient hat sich aber innerhalb der letzten Jahre nie in ärztliche Behandlung begeben. Aufgrund eines urämischen Mundgeruches werden die Nierenretentionswerte überprüft (Kreatinin 10,5 mg/dl [924 µmol/l], Harnstoff-N 115 mg/dl [40,25 mmol/l]).

a Welche Formen des Nierenversagens kommen in Betracht?

b Welche Maßnahmen ergreifen Sie zur differentialdiagnostischen Abgrenzung akutes vs. chronisches Nierenversagen?

c Wie ist Ihr Behandlungskonzept?

Praxisfrage 7

Ein 58jähriger, beschwerdefreier und bisher nie ernsthaft kranker Patient kommt zu einer Krebsvorsorgeuntersuchung zu Ihnen. Sie stellen eine derbe, knotige, nicht sicher vergrößerte Prostata fest. Welche Verdachtsdiagnose haben Sie, welche Untersuchungen und weiteren Maßnahmen veranlassen Sie?

Praxisfrage 8

Ein Dialysepatient stellt sich mit ausgeprägter Dyspnoe vor. Seit der letzten Dialyse liegt eine exzessive Gewichtszunahme vor, auskultatorisch und perkutorisch ist die Lunge allerdings unauffällig.

a Wodurch ist die Dyspnoe begründet?

b Was kann man diagnostisch tun?

c Welche Therapie leiten Sie ein?

Praxisfrage 9

Ein 25jähriger, ansonsten beschwerdefreier Patient sucht seinen Hausarzt auf, weil er zuletzt immer wieder nach Belastung einen rotgefärbten Urin bemerkt hatte. Zum ersten Mal sei dies vor ca. einem Jahr nach einem anstrengenden Tennisspiel aufgetreten. Bei der körperlichen Untersuchung sind die Nieren beidseits vergrößert tastbar, der sonstige Befund ist unauffällig. Der Blutdruck ist mit 160/95 mmHg erhöht. Im Urinstatus finden sich Erythrozyten +++ und Protein ++, das Sediment enthält massenhaft Erythrozyten.

a Wie lautet Ihre Verdachtsdiagnose?

b Welche Differentialdiagnosen ziehen Sie in Betracht?

c Welche Untersuchungen veranlassen Sie zunächst zur Sicherung der Diagnose?

d Was ist die Ursache der Erkrankung, und welche Prognose hat sie?

e Wie ist Ihr Behandlungskonzept?

Praxisfrage 10

Wie ist der Verlauf einer Schwangerschaft bei vorbestehender chronischer Glomerulonephritis zu beurteilen?

Praxisfrage 11

Ein 63jähriger Rentner, bislang nie ernstlich krank, leidet seit kurzem unter rechtsseitigem Oberbauchschmerz, Müdigkeit und Abgeschlagenheit. In den letzten Wochen bemerkte er in unregelmäßigen Abständen eine Dunkelfärbung des Urins. Sonographisch fand sich eine solide Raumforderung im Bereich der rechten Niere. Bei der Untersuchung stellte sich eine Hypertonie heraus, zusätzlich waren eine Anämie und eine BKS-Beschleunigung nachweisbar.

a Wie lautet die Verdachtsdiagnose?

b Welche zusätzlichen Untersuchungen sind erforderlich?

c Worin besteht die Therapie?

d Wie ist die Prognose zu beurteilen?

Praxisfrage 12

Ein Hämodialysepatient wird mit den Zeichen einer schweren Hyperkaliämie (Parästhesien, muskuläre Schwäche und Bradykardie) zugewiesen. Welche therapeutischen Maßnahmen können bereits bis zum Beginn der Hämodialyse ergriffen werden?

Praxisfrage 13

Wie sind systolischer und diastolischer Blutdruck bei der manometrischen Messung nach Riva/Rocci definiert?

a Bei Erwachsenen.

b Bei Schwangeren.

c Bei Kindern.

Praxisfrage 14

Normalerweise liegt das Serumkalzium bei Dialysepatienten im unteren Normbereich. Welche Störungen liegen vor, wenn es zu einer Hyperkalzämie kommt?

24 Elektrolyt- und Wasserhaushalt

24.1 Störungen des Natrium- und Wasserhaushalts

E. Ritz, G. Stein

Physiologische Grundlagen

Der menschliche Körper besteht zu 40–80% aus Wasser, das unter normalen Umständen nicht in freier Form vorliegt, sondern durch osmotische, onkotische und mizellare Kräfte gebunden ist. Die Körperflüssigkeiten sind funktionell und anato-misch durch Zellmembranen in zwei Hauptflüssigkeitsräume (Kompartimente) unterteilt (siehe Abb. 24.1-1):

► Extrazellulärvolumen (EZV): beinhaltet den intravasalen Raum, die interstitielle und transzelluläre Flüssigkeit (Körperhöhlen)
► Intrazellulärvolumen (IZV): beinhaltet den intrazellulären Anteil des Körperwassers

Es ist nützlich, sich die Unterschiede zwischen der Osmoregulation und der Volumenregulation vor Augen zu halten (siehe Tab. 24.1-1). Störungen der **Natrium-Konzentration** (Hyponatriämie oder Hy-

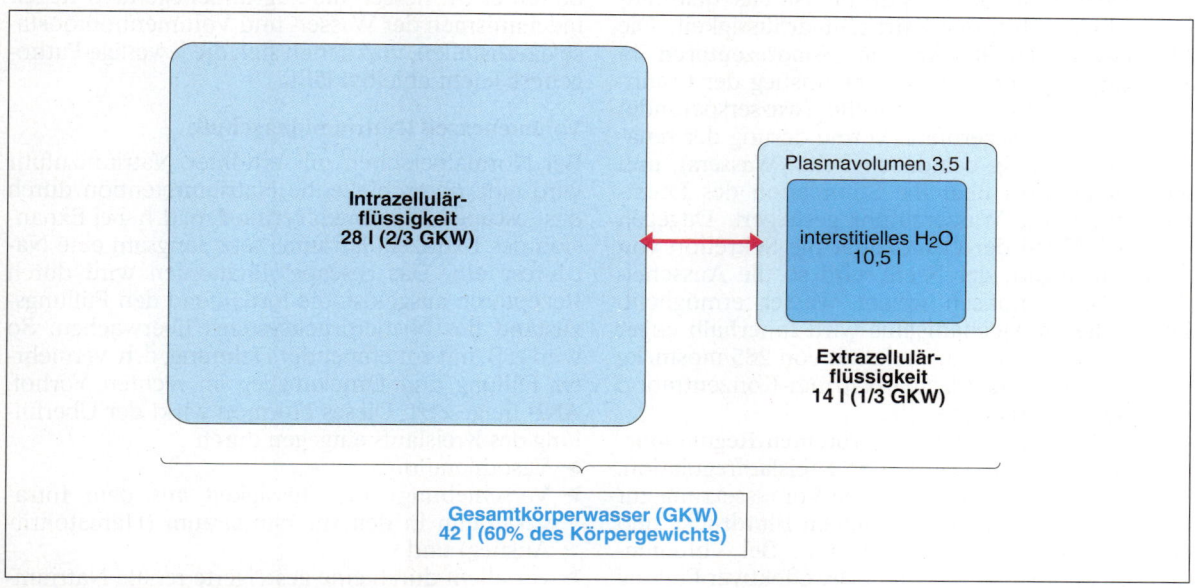

Abb. 24.1-1   Flüssigkeitsräume des Körpers.

1403

Tab. 24.1-1 Unterscheidung zwischen Osmo- und Volumenregulation

	Osmoregulation	Volumenregulation
Regelgröße	Plasmaosmolalität	effektives Kreislaufvolumen
Meßfühler	Osmorezeptoren im Hypothalamus	a) **Hochdrucksystem:** ▶ Barorezeptoren in – Karotissinus – Aortenbogen – linkem Ventrikel b) **Niederdrucksystem:** ▶ Volumenrezeptoren in – Vorhöfen – zentralen Venen
Effektor-mechanis-mus	ADH-Sekretion Durst	Sympathikus Renin-Angiotensin-System atriales natriuretisches Peptid (ANP) renale Hämodynamik evtl. ADH
Resultat	Urinosmolalität sinkt → Wasseraus-scheidung Durstgefühl → Wasserzufuhr	Natriumausscheidung im Urin

pernatriämie) weisen auf eine Störung der **Wasser-bilanz** hin. Störungen der **Natrium- (und Volumen-) Bilanz** führen hingegen zu **Volumenmangel** oder **Ödemen.**

Änderungen der Plasma-Osmolalität sind meist auf primäre Änderungen der Natrium-Konzentration zurückzuführen, denn Natrium ist das quantitativ wichtigste Ion der Extrazellulärflüssigkeit. Die Plasma-Osmolalität wird von **Osmorezeptoren** im Hypothalamus überwacht. Bei Anstieg der Osmolalität wird das antidiuretische (wassersparende) Hormon **ADH** sezerniert (Verminderung der renalen Ausscheidung osmotisch freien Wassers), und gleichzeitig wird über die Stimulation des Durstempfindens die Wasserzufuhr gesteigert. Dagegen wird bei Abfall der Osmolalität die Sekretion von ADH verringert, der Niere wird so die Ausscheidung von osmotisch freiem Wasser ermöglicht. Durch diesen Mechanismus wird innerhalb enger Grenzen eine Plasmaosmolalität von 285 mosm/kg entsprechend einer Plasma-Natrium-Konzentration von 142 mmol/l eingestellt.

In Gegensatz dazu steht das **Volumen-Regulations-system** primär im Dienst der Kreislaufregulation. Normovolämie ist eine wichtige Voraussetzung zur Aufrechterhaltung eines normalen Blutdrucks und einer normalen Gewebeperfusion. Bei Volumenmangel, genauer bei verminderter effektiver Füllung der zentralen Kreislaufabschnitte, werden Sensoren im Hochdruck- und Niederdrucksystem (**Osmorezeptoren** in der A. carotis, **Volumenrezeptoren** im linken und rechten Vorhof und den Lungenvenen, **Baro-, Chemo- und Volumenrezeptoren** im juxtaglomerulären Apparat) stimuliert und Natrium-konservierende Mechanismen aktiviert. Vermehrte Aktivität des **Sympathikus,** des **Renin-Angiotensin-Aldosteron-Systems** und **renale Vasokonstriktion** führen zur **Natrium-Retention.** Nur bei extremer Unterfüllung der zentralen Kreislaufabschnitte, wie sie z. B. bei Leberzirrhose oder terminaler Niereninsuffizienz beobachtet wird, kann auch ADH – unabhängig von osmotischen Stimuli – sezerniert werden. ADH wirkt nicht nur wassersparend, sondern verursacht auch eine (mäßige) Vasokonstriktion. Wird zur Volumenhomöostase in der Niere Natrium retiniert, kommt es zum Anstieg der Osmolalität und damit über die Freisetzung von ADH zu verminderter Wasserausscheidung. Bei vermehrter zentraler Kreislauffüllung wird dagegen das atriale natriuretische Peptid (ANP) freigesetzt.

Durch das Zusammenspiel mit dem Durstmechanismus wird fast immer gewährleistet, daß ein klinisch relevanter Volumenexzeß oder ein Volumendefizit ohne Änderung der Plasmaosmolalität einhergeht (Isotonie). Bei Volumenexzeß (sog. Hyperhydratation) findet sich nur in Ausnahmefällen eine erniedrigte Plasmaosmolalität (hypotone Hyperhydratation, z. B. Hyponatriämie bei ödematösen Leberzirrhose-Patienten) oder erhöhte Osmolalität (hypertone Hyperhydratation, z. B. Ertrinken in Seewasser). Das gleiche gilt für die hypotone Dehydratation (z. B. exzessive ADH-Sekretion bei Natrium-Depletion unter Furosemid-Therapie) oder hypertone Dehydratation (z. B. Volumen-depletierte Patienten mit ungenügender Wasser- und zu hoher Kochsalzzufuhr). Für den Lernenden sind die obigen Begriffe verwirrend; wir halten es für besser, die zugrundeliegenden Regelmechanismen der Wasser- und Volumenhomöostase darzustellen, von denen sich die jeweilige Pathogenese leicht ableiten läßt.

Volumenexzeß (Natriumüberschuß)

Bei Normalpersonen mit erhöhter Natriumzufuhr wird eine überschießende Natriumretention durch das „escape"-Phänomen vermieden, d. h. bei Expansion des Extrazellulärraums setzt langsam eine Natriurese ein. Das „escape"-Phänomen wird durch Rezeptoren ausgelöst, die fortlaufend den Füllungszustand des Niederdrucksystems überwachen. So wird z. B. mit zunehmender Dehnung, d. h. vermehrter Füllung und Druckanstieg im rechten Vorhof, **ANP** freigesetzt. Dieses Hormon wirkt der Überfüllung des Kreislaufs entgegen durch

▶ Vasodilatation
▶ Verschiebung von Flüssigkeit aus dem Intravasalraum in den Interstitialraum (Hämatokrit-Anstieg) und
▶ vor allem durch eine gesteigerte renale Natriumausscheidung.

Ein klinisch bedeutsamer Natriumüberschuß, also Ödeme, tritt nur dann auf, wenn die Niere unfähig ist, auf die Zufuhr von Natrium mit einem „escape"-Phänomen zu antworten. Beispiele sind Zustände der verminderten Kreislauffüllung (Herzinsuffizienz, Leberzirrhose) und der gestörten Nierenfunktion (Glomerulonephritis, nephrotisches Syndrom, Niereninsuffizienz). Abbildung 24.1-1 zeigt die relative Größe der einzelnen Flüssigkeitsräume des Körpers. Diese Basisinformation ist zur Berechnung der Flüssigkeits- und Ionendefizite bei den im folgenden zu besprechenden klinischen Störungen wichtig.

Volumendefizit (Natrium-Mangel)

Die Niere kann sehr effizient Natrium konservieren (Antinatriurese). Bei normaler Nierenfunktion tritt eine Natrium-Depletion, d.h. ein Volumenverlust mit Kontraktion des Extrazellulärraums selbst dann nicht auf, wenn überhaupt kein Kochsalz zugeführt wird. Eine Natrium-Depletion kann nur auftreten durch

▶ renale Natriumverluste (Diuretikawirkung, Osmodiurese z.B. bei Glukosurie oder Mannit-Zufuhr, chronische Niereninsuffizienz mit osmotischer Zwangspolyurie der Restnephrone),

▶ Natriumverluste aus adrenaler Ursache, d.h. Mangel von Kortikoiden,

▶ extrarenale Natriumverluste, z.B. Erbrechen, Diarrhö, Darmfisteln.

Eine weitere klinisch wichtige Möglichkeit des Volumenmangels stellen „Flüssigkeitsverluste nach innen" dar („third space"). Hierbei wird extrazelluläre Flüssigkeit im Interstitialraum sequestriert und dem Plasmaraum, d.h. der Volumenregulation entzogen. Beispiele sind Flüssigkeitsansammlungen in atonischen Darmschlingen bei Ileus, Aszites, Pleuraerguß und das Gewebeödem bei Verbrennungskrankheit. Da Natrium das quantitativ wichtigste Ion der Extrazellulärflüssigkeit darstellt, ist Natriummangel in der Regel gleichbedeutend mit Volumenmangel. Volumenmangel infolge eines reinen Wasserdefizits ist selten, da der Durstmechanismus sehr effektiv gegen einen Wassermangel schützt. Ausnahmen sind z.B. Wassermangel in der Wüste, fehlende Flüssigkeitszufuhr bei bewußtseinsgestörten Patienten.

Die **klinischen Zeichen** des Volumenmangels sind

▶ bei der physikalischen Untersuchung:
  - verminderter Hautturgor (wenn Volumendefizit über 5 l; unzuverlässig bei kachektischen Patienten)
  - überschießender Blutdruckabfall und Herzfrequenzanstieg in Orthostase (Schellong Test)

▶ laborchemisch: Anstieg von Hämatokrit und Plasma-Eiweiß-Konzentration

▶ bei direkter Messung: Erniedrigung des zentralen Venendrucks (ZVD) und des Pulmonal-Kapillar-Verschlußdrucks („pulmonary capillary wedge-pressure" PWP)

Durch diese Druckmessungen wird der Füllungszustand des Niederdrucksystems, des für die Regulation wichtigsten Flüssigkeitskompartiments des Extrazellulärraums, erfaßt. Rückschlüsse vom ZVD auf das Extrazellulärvolumen sind jedoch nur zulässig, wenn keine Rechtsherzinsuffizienz vorliegt. Werden vermehrt Katecholamine ausgeschüttet (z.B. im Schock), kontrahieren sich die Venen des Niederdrucksystems, so daß der ZVD falsche Informationen vermitteln kann (normaler ZVD bei verkleinertem Blutvolumen). Der PWP (gemessen mit dem Swan-Ganz-Katheter) gestattet eine von extrakardialen Faktoren weniger beeinflußte Abschätzung des linksventrikulären Füllungsdrucks. Die Risiken des Volumenmangels sind hypovolämischer Schock und akutes Nierenversagen.

24.1.1 Hyponatriämie

Definition

Eine Hyponatriämie liegt vor, wenn die Serumkonzentration < 135 mmol/l beträgt, klinisch relevant sind Werte < 130 mmol/l, bedrohlich < 125 mmol/l.

Epidemiologie

Die Hyponatriämie ist die **häufigste** Elektrolytstoffwechselstörung in der klinischen Medizin. Sie wird bei 2,5–20% aller stationären Patienten eines Allgemeinkrankenhauses, und bei bis zu 30% der Patienten einer Intensivstation beobachtet.

Ätiologie und Pathogenese

Einer Hyponatriämie liegt nicht ein Natriummangel, sondern ein Wasserüberschuß zugrunde. Eine Hyponatriämie ist in der Regel mit verminderter Plasma-Osmolalität gleichzusetzen (siehe Tab. 24.1-2). Dies deutet auf eine Störung der Osmoregulation (s.o.) hin. Eine verminderte renale Wasserausscheidung kann entweder auf vermehrte Sekretion oder Wirkung von ADH oder auf primär abnorm hohe Wasserzufuhr zurückzuführen sein (primäre Polydipsie bei psychiatrischen Erkrankungen oder Hypothalamusstörungen).

Ursachen für eine vermehrte ADH-Sekretion sind:

▶ primäre Überfunktion des Hypophysenhinterlappens (Tumoren, Pharmaka)

▶ paraneoplastische Bildung von ADH („oat-cell"-Karzinom)

▶ nicht-osmotische Stimulation der ADH-Sekretion bei Volumenmangel durch Aktivierung der Barorezeptoren infolge Unterfüllung der zentralen Kreislaufabschnitte (Herzinsuffizienz, Leberzirrhose).

Eine der Plasmaosmolalität „unangemessen" hohe ADH-Sekretion wird außer bei Malignomen auch gelegentlich bei chronischen Lungenprozessen (Infektionen, Tuberkulose) gesehen und als SIADH, d.h. „syndrome of inappropriate ADH secretion", **Schwartz-Bartter-Syndrom** bezeichnet. Dieses beinhaltet eine Hyponatriämie und Hypoosmolalität im Plasma, eine Urinosmolalität > 100 mosm/kg (maximale Urinverdünnung trotz erniedrigter Plasma-

Tab. 24.1-2 Ursachen der Hyponatriämie

Ursachen	Auswirkungen auf die Serumosmolalität
artifiziell niedrige Natriumspiegel (Pseudohyponatriämie) bei Hyperlipidämie, Hyperproteinämie	keine Änderung
osmotisch bedingter Austritt von Wasser aus dem Intrazellulär- in den Extrazellulärraum, z.B. bei Hyperglykämie, Gabe von Osmodiuretika	Hyperosmolalität
exzessive Wasserzufuhr, z.B. bei psychogener Polydipsie oder bei Infusionstherapie	Hypoosmolalität

gestörte renale Wasserausscheidungsfähigkeit
▶ durch ADH-Exzeß
▶ durch Beeinträchtigung der renalen Wasserausscheidung
  – wegen vermehrter Ansprechbarkeit auf ADH (Chlorpropamid)
  – bei M. Addison
  – bei Hypothyreose
  – bei chronischer Niereninsuffizienz
	Hypoosmolalität

osmolalität nicht möglich), eine Urin-Natrium-Konzentration > 20 mmol/l, eine inadäquat hohe ADH-Konzentration bezogen auf die Plasmaosmolalität, das Fehlen von Ödemen sowie niedrige Harnsäure- und Harnstoffkonzentrationen, aber erhöhte Phosphatclearance als Ausdruck der verminderten prozentualen tubulären Rückresorption bei Volumenexpansion (siehe auch Kap. 4.3).

Eine Hyponatriämie geht normalerweise mit einer Erniedrigung der Osmolalität der Extrazellulärflüssigkeit einher. Dies ist nicht der Fall, wenn der Wasserüberschuß im Extrazellulärraum auf eine osmotisch bedingte Wasserverschiebung aus dem Intrazellulär- in den Extrazellulärraum zurückzuführen ist (Beispiele: Hyperglykämie, Gabe von Osmodiuretika). In der Niereninsuffizienz ist die Freiwasser-Clearance eingeschränkt. Übertrifft die Flüssigkeitszufuhr (häufig auf ärztlichen Rat „viel trinken"!) die renale Wasserausscheidungsfähigkeit, kommt es zur Hyponatriämie. Bei Patienten mit fortgeschrittenem Nierenversagen (Kreatinin-Clearance < 0,17 ml/sec; < 10 ml/min) können deshalb Ödeme und eine Hyponatriämie auftreten.

S Symptome

Die klinischen Zeichen der Verdünnungsnatriämie (Wasserintoxikation) sind die Symptome der Hypoosmolalität. Der gesteigerte Wassergehalt in der Muskulatur führt zu Wadenkrämpfen. Reduzierte Osmolalität im Gehirn führt zum Wassereinstrom

und zu Hirndruckzeichen mit Kopfschmerzen, Papillenödem, Bewußtseinstrübung, fokalen oder generalisierten Krampfanfällen. Da sich das Gehirn an Osmolalitätsänderungen adaptieren kann, ist die Ausprägung der Symptome abhängig von der Geschwindigkeit, mit der sich die Hyponatriämie entwickelt.

D Diagnostik

Die klinische Untersuchung hat zu prüfen, ob Zeichen des extrazellulären Volumenmangels (Hypotonie, Tachykardie, orthostatische Dysregulation, herabgesetzter Hautturgor, niedriger ZVD) oder Zeichen der extrazellulären Volumenüberfüllung (Ödeme, Aszites) vorliegen. Bei den meisten Zuständen ergibt sich die Diagnose aus dem klinischen Zusammenhang. Wichtig ist der Ausschluß einer „Pseudohyponatriämie", verursacht durch hohe Fett- und Proteinkonzentrationen im Plasma oder Infusion natriumfreier Lösungen wie Mannitol, Glycerol, Ethanol. Wichtige Laboruntersuchungen im Serum sind die Bestimmung von Natrium und der Osmolalität, ggf. Blutzucker, Serumeiweiß, Kreatinin und Lipide; im Urin sollte Natrium, Chlorid und die Osmolalität ermittelt werden.

T Therapie

Das therapeutische Vorgehen richtet sich nach dem klinischen Befund (siehe Tab. 24.1-3). Bei asymptomatischen Patienten genügt in der Regel die **Wasserrestriktion** (geringere Flüssigkeitsaufnahme als die Summe aus Urinvolumen und sonstigem Wasserverlust von etwa 500 ml/Tag). Eine rasche initiale Teilkorrektur, d.h. Anheben der Plasmakonzentration auf etwa 120 mmol/l, ist angezeigt, wenn die Patienten symptomatisch sind und schwere zentralnervöse Erscheinungen bestehen (Koma, Krampfanfälle). Eine zu rasche Normalisierung der Plasmaosmolalität (d.h. Natrium-Konzentration) kann jedoch zu schweren **Sekundärschäden** (pontine Myelinolyse) führen. Empfohlen wird daher, die Plasma-Natrium-Konzentration stündlich nur um etwa 0,5–1,0 mmol/l anzuheben.

In jedem Fall sollte das Ausmaß der Wasserintoxikation abgeschätzt werden. Das Vorgehen wird durch folgendes **Beispiel** illustriert:

Tab. 24.1-3 Behandlung der Hyponatriämie

Werte für Serum-Natrium	therapeutische Maßnahmen
130 mmol/l	Wasser-Restriktion
120–129 mmol/l	weitergehende Therapie nur bei klinischer Symptomatik
< 120 mmol/l	langsames Anheben (0,5–1,0 mmol/l/h) der Serumkonzentration auf 120 mmol/l, dann wie oben

Ein 70 kg schwerer Patient hat einen Ganzkörperwassergehalt von etwa 42 l, d. h. 60% des Körpergewichts. Bei einer Serum-Natriumkonzentration von 120 mmol/l beträgt der Wasserüberschuß:

$$42 - [(120 \times 42)/144] = 7 \ [l \ Wasser]$$

Das praktische Vorgehen richtet sich danach, ob
► ein Volumendefizit (echte Volumendepletion)
► ein Volumenexzeß mit Unterfüllung des zentralen Kreislaufabschnitts (Ödeme bei Herzinsuffizienz, Leberzirrhose) oder
► eine nicht-osmotische Sekretion von ADH (z. B. bei SIADH) vorliegt.

Bei **echtem** Volumendefizit, z.B. durch zu hohe Diuretikadosierung, erfolgt die Behandlung durch Zufuhr von isotoner Kochsalzlösung oder orale Kochsalzgabe. Nach Erreichen der Normovolämie sistiert die ADH-Sekretion. Die Niere kann dann den Wasserüberschuß ausscheiden. Bei symptomatischen oder schwer hyponatriämischen Patienten muß hypertone Kochsalzlösung gegeben werden.

Bei **ödematösen** Patienten mit behandlungspflichtiger **Hyponatriämie** kann der Versuch unternommen werden, durch Schleifendiuretika (Furosemid) einen hypotonen Urin zu erzeugen. Werden die Urinverluste durch hypertone Kochsalzlösung ersetzt, wird in der Bilanz osmotisch freies Wasser ausgeschieden.

Speziell bei Patienten mit **SIADH** ist die alleinige Gabe hypertoner Kochsalzlösung nicht wirksam (vorbestehende Volumenexpansion führt zum „escape"-Phänomen mit Natriurese), während die gleichzeitige Gabe von Furosemid und hypertoner Kochsalzlösung sehr effektiv ist.

Bei Patienten mit **Hyponatriämie und Herzinsuffizienz** ist der Einsatz von ACE-Hemmern sinnvoll. Hierdurch wird nicht nur die Hämodynamik durch Senkung des peripheren Widerstandes verbessert, sondern auch das Ansprechen auf ADH vermindert und die Ausscheidung freien Wassers erleichtert. Letzterer Effekt ist auf eine gesteigerte renale Prostaglandinbildung zurückzuführen. Eine weitere Möglichkeit der Elimination von Wasser aus dem Organismus besteht in der Osmodiarrhö mit Hilfe hochprozentiger Lösungen (Sorbitol 70%, Lactulose) bzw. in der Ultrafiltration mittels Dialyse oder Hämofiltrationsverfahren.

24.1.2 Hypernatriämie

Definition

Eine Hypernatriämie liegt vor, wenn die Serumkonzentration > 150 mmol/l beträgt.

Ätiologie und Pathogenese

Die Hypernatriämie tritt seltener auf als die Hyponatriämie. Der wesentliche Schutzmechanismus liegt in der Aktivierung der Wasser-Konservierungsmechanismen durch Durst und ADH-Sekretion bei Anstieg der Serumosmolalität. Eine schwere Hypernatriämie kann nur auftreten, wenn der Durstmechanismus versagt (z. B. Hypodipsie bei bewußtseinsgetrübten Patienten oder bei Hypothalamus-Störung). Die Ursachen der Hypernatriämie (Wassermangel) sind in Tabelle 24.1-4 aufgeführt.

Grundsätzlich kann eine exzessive Zufuhr von Natrium oder Verlust hypotoner Flüssigkeit ohne Ausgleich durch vermehrtes Trinken zu einer Hypernatriämie führen. Besonders ein ADH-Mangel (**Diabetes insipidus centralis**– oder eine ADH-Resistenz (**Diabetes insipidus renalis**) führen infolge Störungen der Wasserrückresorption in den Sammelrohren schnell zu einer Hypernatriämie. Hinzuweisen ist auch auf **iatrogene** Ursachen einer Hypernatriämie, wie Infusion hypertoner Natriumbikarbonatlösung, zu hohe Natriumkonzentration im Dialysat, Spülung und Klysmen mit hochprozentigen NaCl-Lösungen. Aber auch eine Diuretikatherapie kann eine Hypernatriämie verursachen, wenn der Flüssigkeitsverlust mit Kochsalzlösungen ohne ausreichend freiem Wasser substituiert wird. Iatrogen kann ein erworbener Diabetes insipidus renalis durch Medikamente wie Lithium, Diuretika, Antibiotika (Gentamicin, Amphotericin B, Vinblastin u. a.) verursacht werden.

Tab. 24.1-4 Ursachen der Hypernatriämie (Wassermangel)

► exzessive Natriumzufuhr
 – Natriumaufnahme per os
  (nur bei Kleinkindern beobachtet)
 – Infusion hypertoner Natriumlösungen
  (z. B. Natrium-Bikarbonat bei Reanimation)
 – Trinken von Seewasser

► inadäquate Wasseraufnahme
 – Beeinträchtigung des Durstmechanismus (selektiver
  Verlust, z. B. bei Hypothalamus-Tumoren oder bei
  bewußtseinsgetrübten Patienten)
 – Beeinträchtigung der gastrointestinalen Wasserzufuhr
  (z. B. Ösophagus-Karzinom)

► gesteigerte renale Wasserverluste
 (Störung der Harnkonzentrierung)
 – Verringerung des zirkulierenden ADH
  (Diabetes insipidus centralis)
 – Beeinträchtigung der Wirkung von ADH an der
  Niere durch
  • hereditäre ADH-Resistenz (X-chromosomal-rezessiv
   vererbter Diabetes insipidus renalis) oder
  • erworbene ADH-Resistenz bei Hypokaliämie, Hyperkalzämie, interstitieller Nephritis, Niereninsuffizienz; in
   der Reparationsphase des akuten Nierenversagens;
   bei osmotischer Diurese (Diabetes mellitus; Sondenernährung mit inadäquater Wasserzufuhr)

► gesteigerte extrarenale Wasserverluste
 – erhöhte Perspiratio sensibilis und insensibilis bei
  Hyperthermie
 – vermehrte Wasserabgabe durch verbrennungsgeschädigte Haut, gastrointestinale Wasserverluste,
  z. B. osmotische Diarrhö bei Lactulose-Behandlung

Beim Hypodipsie-Hypernatriämie-Syndrom entwickelt sich eine „essentielle Hypernatriämie" als Folge einer chronischen Verstellung des Sollwerts des osmoregulatorischen Zentrums und des Durstmechanismus.

S Symptome

Die klinischen Störungen sind auf Zellschrumpfungsvorgänge durch den osmotisch bedingten Austritt von Wasser zurückzuführen. In erster Linie betrifft dies die Zellen des **zentralen Nervensystems.** Das Auftreten klinischer Symptome ist abhängig von der Geschwindigkeit und dem Ausmaß der Entwicklung der Hypernatriämie. Bei langsamer Entwicklung adaptiert sich die Osmolalität des Gehirns an die der Extrazellulärflüssigkeit, so daß die Patienten klinisch unauffällig sein können. Bei rascher Entwicklung kommt es zu osmotischem Wasserentzug aus dem Gehirn und zu zentralnervösen Ausfällen, wie Reizbarkeit, Bewußtseinstrübung bis Koma, gelegentlich zu epileptischen Krampfanfällen, EEG-Veränderungen, subduralen und intrazerebralen Blutungen infolge Venenruptur. Gelegentlich tritt „Durstfieber" auf. Die Mortalität beträgt bei Serumnatriumwerten > 160 mmol/l etwa 50% (10–71%).

D Diagnostik

Die Diagnose der Hypernatriämie sollte durch **Messung der Osmolalität** im Serum und Urin überprüft werden. Beträgt bei einem Patienten mit einer Hypernatriämie die Urinsosmolalität weniger als 200–300 mosm/kg H_2O, liegt wahrscheinlich ein Diabetes insipidus vor. Die Reaktion auf eine ADH-Zufuhr gestattet, zwischen einem zentralen (ADH-Mangel) und nephrogenen (fehlende ADH-Ansprechbarkeit) Diabetes insipidus zu unterscheiden. Bei schwerer Hypernatriämie infolge primärer Hypodipsie oder exzessiver Natriumbeladung sollte die Urinosmolalität > 800 mosm/kg H_2O liegen. Beträgt die Urinosmolalität zwischen 300 und 800 mosm/kg H_2O, könnte

▶ ein Diabetes insipidus mit Hypovolämie vorliegen; wegen des dann verzögerten Harnflusses und der verlängerten Kontaktzeit kann im Tubulus selbst in Abwesenheit von ADH Wasser rückresorbiert werden;

▶ eine osmotische Diurese bestehen (Differenzierung durch Ansprechen auf ADH möglich).

Eine Glukosurie würde auf eine osmotische Diurese hinweisen. Exzessive Proteinzufuhr mit ungenügender Wasserzufuhr, meist in Form von Sondennahrung, kann eine vermehrte osmotische Diurese bewirken. Dies wird durch Messung der Urin-Harnstoffausscheidung erkannt.

▼ Therapie

Da das Gehirn sich an eine chronische Hypernatriämie adaptiert, kann eine rasche Korrektur durch Wasserzufuhr zu einem Hirnödem führen. Die Natriumkonzentration sollte deshalb nur langsam, etwa über 48 Stunden (d.h. 1–2 mmol/l/Stunde) ausgeglichen werden. Eine Abschätzung des Defizits an freiem Wasser kann nach folgender Berechnung erfolgen:

$$\text{Wasserdefizit} = \text{Gesamtkörperwasser} \times ([\text{Plasma-Na}^+\text{-Konzentration}/140] - 1)$$

Das Gesamtkörperwasser beträgt etwa 60% (46–75%) des Körpergewichts. Bei einem 70 kg schweren Patienten mit 168 mmol/l Natrium im Serum errechnet sich folgendes Wasserdefizit:

$0{,}6 \times 70 \times ([168/140] - 1) = 8{,}4$ (l Wasser)

Das therapeutische Vorgehen muß modifiziert werden, wenn ein höhergradiges Volumendefizit oder ein ausgeprägter Volumenüberschuß vorliegen. Bei Hypernatriämie mit Hypovolämie, Hypotension und prärenaler Azotämie sollte bis zum Erreichen der hämodynamischen Stabilität zunächst isotone NaCl-Lösung zugeführt werden. Anschließend kann die Behandlung mit osmotisch freiem Wasser, z.B. 5%iger Glukoselösung, fortgesetzt werden, bis die Serum-Natrium-Konzentration normalisiert ist. Bei Hypernatriämie und Hypervolämie (z.B. iatrogene Natriumzufuhr) muß der Volumenüberschuß durch Diuretika (Furosemid) unter gleichzeitiger Gabe von freiem Wasser beseitigt werden. Gelegentlich ist bei diesen Patienten eine Dialysebehandlung angezeigt. Die Behandlung des Diabetes insipidus centralis kann durch Vasopression (dDAVP) intranasal erfolgen. Chlorpropamid, Clofibrat und Carbamazepin können die Wirkzeit von ADH verlängern und so einen relativen Mangel ausgleichen. Bei absolutem ADH-Mangel sind diese Medikamente ohne Wirkung.

24.2 Störungen des Kaliumhaushalts

E. RITZ, G. STEIN

Physiologische Grundlagen

Kalium ist das quantitativ bedeutendste **intrazelluläre** Kation.
Bei einem Ganzkörperbestand von 3500 mmol Kalium befinden sich 99% in den Zellen, die Konzentration beträgt 120–140 mmol/l. Der extrazelluläre Anteil beträgt nur 1–2%, die Konzentration 3,5–5 mmol/l. Obwohl das extrazelluläre Kalium also nur einen geringen Anteil des Gesamt-Kaliums ausmacht, spiegelt es doch (mit Einschränkungen) die Kalium-Homöostase wider. Der Konzentrationsunterschied zwischen Intra- und Extrazellulärflüssigkeit wird durch die Na^+/K^+-ATPase aufrechterhalten, die aktiv Na^+ aus der Zelle pumpt. Die Asymmetrie der Kaliumverteilung über die Zellmembran ist die wichtigste Ursache des Membran-

potentials und Voraussetzung für die Membranerregbarkeit.

Die Kaliumzufuhr mit der Nahrung beträgt etwa 100 mmol/Tag. 90–95 mmol werden über den Urin, der Rest über den Stuhl ausgeschieden. Die Stuhlausscheidung kann bei Niereninsuffizienz oder Mineralokortikoid-Überschuß ansteigen. Wenn Kalium nicht rasch und effektiv in die Gewebsspeicher, vor allem Skelettmuskulatur, transportiert wird, kann es zum bedrohlichen Anstieg der Plasma-Kalium-Konzentration kommen. Die Kaliumverschiebung in das intrazelluläre Kompartiment wird durch Insulin und β_2-adrenerge Stimulation gefördert. Die Kaliumausscheidung über die Nieren ist ein langsamer Prozeß. In der Niere wird Kalium glomerulär filtriert und in den proximalen Nephronabschnitten praktisch vollständig rückresorbiert. Die im Endharn ausgeschiedene Kaliummenge entstammt in erster Linie der Sektretion durch die Hauptzellen des kortikalen Sammelrohrs. Die Höhe der Kaliumsekretion wird bestimmt durch:

► diätetische Kaliumbeladung
► Höhe der Natriumrückresorption (Natriumrückresorption führt zu einem negativen Potential im Tubuluslumen, welches die Kaliumsekretion stimuliert)
► Mineralokortikoidwirkung (stimuliert die Kaliumausscheidung).

Eine Abweichung der Plasma-Kaliumkonzentration nach oben oder unten kann prinzipiell zurückzuführen sein auf

► Störungen der Kaliumverteilung, d.h. des Verhältnisses der Kaliumkonzentration im Intra- und Extrazellulärraum
► Störungen der Kaliumbilanz, d.h. der Differenz zwischen Kaliumzufuhr und Kaliumausfuhr.

Die meisten klinischen Zustände einer (akuten) Hyperkaliämie sind auf eine Störung der Kaliumbilanz zurückzuführen.

24.2.1 Hypokaliämie

Definition

Eine Hypokaliämie liegt vor, wenn der untere Grenzwert des Plasmakaliums von 3,5 mmol/l unterschritten wird. Klinische Erscheinungen sind jedoch meist erst bei einer Plasmakonzentration > 3 mmol/l zu erwarten.

Ätiologie und Pathogenese

Eine Hypokaliämie kann verursacht werden durch:
► Verschiebung von Kalium in den Intrazellulärraum
► Kaliummangel durch negative Kaliumbilanz (siehe Tab. 24.2-1)
► Kombination von beiden.

In der Tendenz werden Störungen der Kaliumverteilung eher bei Zuständen akuter Hypokaliämie, Störungen der Kaliumbilanz mit Kaliummangel eher bei chronischer Hypokaliämie gesehen.

Tab. 24.2-1 Ursachen der Hypokaliämie (negative Kaliumbilanz)

► renale Kaliumverluste mit Hochdruck
  – Hyperaldosteronismus
  – Morbus Conn (Plasma-Renin niedrig, Plasma-Aldosteron hoch)
  – Hyperreninismus (Plasma-Renin hoch, Plasma-Aldosteron hoch): bei Nierenarterienstenose; Renin-sezernierenden Tumoren (Hypernephrom, Hämangioperizytom, Wilms-Tumor)
  – Morbus Cushing
  – verstärkte Mineralokortikoidwirkung an den Zielorganen
  – Carbenoloxon-Therapie; Lakritzeabusus

► renale Kaliumverluste ohne Hochdruck
  – sekundärer Hyperaldosteronismus (Leberzirrhose, nephrotisches Syndrom)
  – Bartter-Syndrom
  – Diuretika-Einnahme (oder heimliches Erbrechen, sog. Pseudo-Bartter-Syndrom)
  – persistierende Alkalose nach Erbrechen bei Natriummangel
  – hochdosierte Penicillintherapie

► extrarenale Kaliumverluste kombiniert mit metabolischer Alkalose
  – Erbrechen
  – Verluste durch Magen- oder Duodenalsonde

► extrarenale Kaliumverluste kombiniert mit metabolischer Azidose
  – Enterostomie, Darmfistel
  – Verner-Morrison-Syndrom
  – Kolon-Papillom
  – chronische Diarrhö
  – akute Diarrhö (z.B. Cholera)
  – Laxanzienabusus

Kaliumverteilung

Eine Kaliumverschiebung aus dem Extrazellulär- in den Intrazellulärraum kann zurückzuführen sein auf

► metabolische Alkalose (weniger ausgeprägt auch akute respiratorische Alkalose)
► β_2-adrenerge Stimulation (exogene Zufuhr von Katecholaminen in der Behandlung des Asthma bronchiale; Ausschüttung endogener Katecholamine bei Myokardinfarkt, Delirium tremens, zerebrale Hämorrhagie)
► Insulinzufuhr mit und ohne Glukosegabe (besonders in der Erholungsphase der diabetischen Ketoazidose)
► vermehrte Zellproliferation (Vitamin-B_{12}-Therapie der megaloblastären Anämie; Hyperalimentation)
► Hypothermie
► Kaliumbeladung (wichtigster Adaptationsmechanismus bei chronischer Niereninsuffizienz)
► periodische hypokaliämische Paralyse, eine seltene, familiäre autosomal-dominante Erkrankung mit intermittierenden Episoden von Muskel-

schwäche, besonders der proximalen, später der distalen Muskulatur; eine Beteiligung der Augen- oder Atemmuskulatur ist selten. Auslösende Ursachen sind Kälteexposition, Trauma, Infektion, Entbindung, Alkoholgenuß, exzessive Aufnahme von Kohlehydraten und Hyperinsulinämie.

Kaliumbilanz

Die normale Niere paßt die Kaliumausscheidung an die Bedürfnisse des Organismus an. Selbst bei hochgradig verminderter Nahrungszufuhr (Anorexia nervosa, Alkoholismus) tritt eine Hypokaliämie erst dann auf, wenn zusätzlich enterale (z.B. Laxanzien) oder renale (z.B. Diuretika) Kaliumverluste bestehen, oder wenn in der Wiederauffütterungsphase bei kachektischen Patienten Kalium nicht substituiert wird. Die Kaliumbilanz kann aber negativ werden, wenn die Fähigkeit der renalen Kaliumkonservierung beeinträchtigt ist oder durch extrarenale Kaliumverluste überspielt wird.

Folgende Faktoren beeinträchtigen die homöostatische Funktion der Niere, so daß **renale** Kaliumverluste auftreten:

▶ Natriurese: Bei Erhöhung des Natriumdurchsatzes im distalen Tubulus steigt die Kaliumsekretion durch gesteigerten Na^+/K^+-Austausch an (Bsp. Diuretika)
▶ Alkalose (steigert tubuläre Kaliumsekretion)
▶ Mineralokortikoide.

Die Niere ist in der Lage, unabhängig von den obigen Faktoren bei Kaliumbelastung die Kaliumausscheidung zu steigern (z.B. bei chronischer Niereninsuffizienz).

Extrarenale Kaliumverluste können über den Magen-Darm-Trakt erfolgen (Diarrhö, Erbrechen). Bei Erbrechen ist die Hypokaliämie nicht auf Kaliumverluste durch den (im übrigen kaliumarmen!) Magensaft, sondern auf eine vermehrte renale Kaliumausscheidung infolge des sekundären Hyperaldosteronismus bei Volumenkontraktion zurückzuführen.

Beim **Bartter-Syndrom** (siehe auch Kap. 23.17) handelt es sich um eine seltene Erkrankung, die durch eine Hypokaliämie mit hypochlorämischer metabolischer Alkalose, hohe Kaliumausscheidung im Urin bis über 300 mmol/Tag trotz Hypokaliämie, eine Hyperreninämie, einen Hyperaldosteronismus, eine erhöhte Prostaglandin-E_2-Ausscheidung, eine Insensitivität gegenüber dem pressorischen Effekt von Angiotensin II und histologisch durch eine Hyperplasie der juxtaglomerulären Zellen charakterisiert ist. Die genaue Pathogenese dieser Erkrankung ist noch nicht klar, man vermutet einen Defekt der Chloridreabsorption in der Henle-Schleife und/oder im distalen Nephron, wodurch eine verstärkte Kaliumsekretion verursacht wird.

Ⓢ Symptome

Die Konsequenzen einer gestörten Serum-Kaliumkonzentration ergeben sich aus der Veränderung des Membranpotentials nach der Nernst-Gleichung. Bei der Hypokaliämie besteht eine **Hyperpolarisation** an den Zellmembranen. Da das Gehirn als elektrisch sensibelstes Organ gegen Abweichungen der Plasma-Kaliumkonzentration durch bidirektionale Kaliumpumpen an der Blut-Liquorschranke geschützt ist, werden klinische Störungen vorwiegend am Herzmuskel, Skelettmuskel (Adynamie, Myalgie, „restless legs", Lähmungen, die in der proximalen Muskulatur beginnen und gelegentlich zur Atemlähmung führen) und an der Darmmuskulatur (Obstipation) beobachtet. Zusätzlich können Störungen der Nierenfunktion, wie eingeschränkte Konzentrationsfähigkeit, Nykturie, Polyurie, Polydipsie auftreten. Außerdem ist die Glukosetoleranz vermindert.

Der Herzgesunde toleriert in der Regel mäßige Grade der Hypokaliämie ohne kardiale Gefährdung. Besonders gefährlich ist jedoch eine Hypokaliämie bei Patienten mit einer Myokardischämie, da durch sie Arrhythmien ausgelöst werden können. Im Fall eines Herzinfarkts kommt es durch Katecholaminausschüttung zu einem zusätzlichen Abfall des Serumkaliumspiegels. Gleichzeitig ist das arrhythmogene Potential des Myokards erhöht. Die Folgen der Hypokaliämie sind bei digitalisierten Patienten besonders ausgeprägt. Eine Hypokaliämie steigert das Risiko einer Digitalisintoxikation. Klinisch stehen im Vordergrund AV-Blockierung, supraventrikuläre und ventrikuläre Tachykardien und Arrhythmien, EKG-Veränderungen (verlängertes QU-Intervall, U-Welle, ST-Senkung, Abflachung der T-Welle, Niedervoltage, Verlängerung der AV-Überleitungszeit) insbesondere bei Patienten mit einem Infarkt oder unter Digitalistherapie.

Ⓓ Diagnostik

Anamnestische Angaben, wie periodische Paralyse, angeborene oder erworbene Nierenerkrankungen, hormonale Störungen, Medikamenteneinnahme, sind von großer Bedeutung.

Bei den **Laboruntersuchungen** sind nicht nur die Bestimmung von Kalium, Natrium und Chlor, sondern auch Magnesium im Serum, der Säure-Basen-Status, sowie ggf. Hormonanalysen und der Nachweis von Diuretika im Urin von Bedeutung. Eine Kaliumausscheidung im Urin < 20 mmol/Tag bei einer Natriumausscheidung > 100 mmol/Tag spricht für einen extrarenalen Kaliumverlust, eine Kaliumausscheidung > 20 mmol/Tag spricht dagegen für einen renalen Kaliumverlust. Dieser muß nicht notwendigerweise auf eine primäre Nierenerkrankung zurückzuführen sein, sondern kann bei einem Volumenmangel Ausdruck eines sekundären Hyperaldosteronismus sein. Bei Verdacht auf Diuretikaabusus (häufig!) ist der Diuretikanachweis im Urin hilfreich. Zur Abschätzung der kardialen Folgen der Erniedrigung des Plasmakaliums muß ein EKG angefertigt werden.

▼ Therapie

Bei der Therapieplanung müssen nicht nur der aktuelle Serum-Kaliumwert, sondern auch die Beziehung zwischen Serumkonzentration und Ganzkörperkaliumdefizit, aber auch Säure-Basen-Störungen und hormonale Veränderungen bedacht werden.

Die Therapie der Hypokaliämie besteht primär in der oralen oder i.v. **Zufuhr von Kaliumchlorid.** Die i.v. Zufuhr ist angezeigt, wenn eine Notfallsituation besteht oder eine orale Aufnahme nicht möglich ist. Die Substitutionstherapie mit Kalium muß **langsam** erfolgen und sorgfältig überwacht werden. Es dürfen nur maximal 20 mmol Kalium pro Stunde gegeben werden, da sonst die **Gefahr der Hyperkaliämie mit Asystolie** besteht. Kurzfristige Kontrollen des Plasmakaliums und des EKG sind zu empfehlen.

Bei leichter, chronischer und symptomloser Hypokaliämie genügt in der Regel eine **kaliumreiche Ernährung** (Obst, Gemüse, Nüsse, Schokolade u.a.). Ein additiver Effekt kann durch eine gleichzeitige **Natriumrestriktion** (70–80 mmol/Tag) erzielt werden. Die Ursachen eines renalen Kaliumverlusts sind zu beseitigen, z.B. Gabe von Spironolacton oder kaliumsparenden Diuretika (Amilorid, Triamteren) bei primärem oder sekundärem Hyperaldosteronismus; Korrektur einer Alkalose, Absetzen von anderen Diuretika.

24.2.2 Hyperkaliämie

Definition

Eine Hyperkaliämie liegt vor, wenn der obere Grenzwert des Plasma-Kaliums von 5,5 mmol/l überschritten wird. Klinische Erscheinungen sind jedoch meist erst bei einer Plasma-Kaliumkonzentration > 6 mmol/l zu erwarten.

Ätiologie und Pathogenese

Einer Hyperkaliämie können folgende Mechanismen zugrunde liegen:
▶ Verschiebung vom Intrazellulär- in den Extrazellulärraum
▶ positive Kaliumbilanz
▶ Kombination von beiden.

Eine **akute Hyperkaliämie** kann allein durch **gestörte Kaliumverteilung** über die Zellmembran zustande kommen. Die Fähigkeit der Niere zur Ausscheidung von Kalium ist so hoch, daß eine **chronische Hyperkaliämie** nur dann entsteht, wenn die **renale Kalium-Clearance vermindert** ist, d.h. der Sollwert der renalen Kaliumausscheidung verstellt ist. Dies führt zu einer positiven Kaliumbilanz. Die Niere ist selbst dann noch in der Lage, zugeführtes Kalium auszuscheiden, allerdings um den Preis erhöhter basaler und überhöhter Spitzenkonzentrationen des Plasma-Kaliums.

Die Genese der Hyperkaliämie wird leichter verständlich, wenn man sich vor Augen hält, wie der normale Organismus auf eine Kaliumbeladung reagiert. Die renale Kaliumausscheidung beginnt 30 Minuten nach einer akuten Kaliumbelastung und erreicht ihren Gipfel nach 2–4 Stunden, so daß innerhalb von 4–6 Stunden etwa die Hälfte des Kaliums im Urin ausgeschieden ist. 80% des verbleibenden Anteils werden vorübergehend im Intrazellulärraum gespeichert. Dabei spielen Insulin und die β_2-adrenerge Wirkung der **Katecholamine** (fördern Kaliumaufnahme in die Muskulatur und Leber) sowie **Aldosteron** (fördert die Kaliumausscheidung im Kolon) eine große Rolle, Die zelluläre Kaliumaufnahme wird ferner durch den Säure-Basen-Status und die Osmolalität des Serums beeinflußt. Bei Azidose treten Säure-Äquivalente in die Zellen ein, und Kalium tritt aus. Eine hohe Osmolalität bewirkt eine Schrumpfung der Zellen durch Wasseraustritt und führt homöostatisch zu einem Ausstrom von Kalium aus den Zellen. Die Niere hat eine extrem hohe Ausscheidungskapazität für Kalium. Durch Sekretion von Kalium im distalen Tubulus kann die im Endharn ausgeschiedene Kaliummenge um das 200fache höher sein als das gefilterte Kalium. Die Kaliumausscheidungsfähigkeit der Niere ist gebunden an die Anwesenheit von **Mineralokortikoiden** und wird durch chronische Kaliumbeladung zusätzlich gesteigert.

Das Auftreten einer Hyperkaliämie ist gebunden an ein Mißverhältnis zwischen Menge und Geschwindigkeit des Kaliumeinstroms in die extrazelluläre Flüssigkeit aus exogenen oder endogenen Quellen, der Geschwindigkeit und Effizienz der zellulären Kaliumspeicherung und der renalen Kaliumausscheidung. Hauptquelle des **diätetischen Kaliums** sind Pflanzenzellen (Obst, Gemüse, speziell Dörrobst, Schokolade, Fruchtsäfte, Wein).

Die Gefahr der Hyperkaliämie ist hoch, wenn die Infusionsrate über 20 mmol/h liegt.

Endogen kann Kalium massiv freigesetzt werden bei **Zell-Lyse** (Quetschtrauma, Starkstromtrauma, Verbrennungen, Katabolismus, Hämolyse, Tumorzellzerfall).

Das Risiko der Hyperkaliämie ist gesteigert, wenn die Fähigkeit der Zellen zur transitorischen Kaliumspeicherung durch Insulinmangel und unselektive β-adrenerge Blockade beeinträchtigt wird (z.B. Propranolol, nicht jedoch durch β_1-selektive Blockade mit Atenolol). Bei Azidose werden Säureäquivalente von den Zellen aufgenommen und im Austausch Kalium abgegeben. Das Risiko der Hyperkaliämie ist bei metabolischer Azidose größer als bei respiratorischer Azidose (Abfall des pH-Werts um 0,1 führt zu einem Anstieg des Serumkaliums um 0,5–1,2 mmol/l). **Hyperosmolalität** der Extrazellulärflüssigkeit, speziell Hyperglykämie, führt zur osmotisch bedingten Schrumpfung des Intrazellulärraums und zum Austritt von Kalium aus den Zellen.

Als Folge gestörter renaler Elimination kommt es bei **Niereninsuffizienz** häufig zur Hyperkaliämie. Bei chronischer Niereninsuffizienz tritt allerdings eine Hyperkaliämie in der Regel erst im oligurischen Endstadium (mit Tagesharnmengen < 1 l) auf. Die Gefahr der Hyperkaliämie ist größer beim akuten Nierenversagen, bei dem noch keine renale Adaptation an die vermehrte Kaliumbeladung stattgefunden hat.

Die Kaliumausscheidung über die Nieren erfolgt im distalen Nephron, wo Natrium rückresorbiert und Kalium sezerniert wird. Bei vermindertem Natriumdurchsatz durch dieses Tubulussegment kann weniger Kalium sezerniert werden. Die Gefahr der Hyperkaliämie ist daher bei **Natriummangel** besonders hoch. Obwohl bei chronischer Niereninsuffizienz eine Hyperkaliämie in der Regel erst im oligurischen Endstadium austritt (Kreatinin-Clearance < 15–20 ml/min.), kann bereits im polyurischen Stadium der Niereninsuffizienz eine Hyperkaliämie auftreten, wenn **Kalium-sparende Diuretika** (Amilorid, Triamteren, Spironolacton), ACE-Hemmer (vermindern Aldosteron-Synthese), nicht-steroidale Entzündungshemmer (hemmen Prostaglandin-Synthese) verabfolgt werden.

Eine weitere häufige Ursache ist der **hyporeninämische Hypoaldosteronismus** (Schambelan-Syndrom), der vor allem bei der Nephropathie des älteren Typ-II-Diabetikers und bei interstitieller Nephropathie, z.B. Analgetika-Nephropathie, beobachtet wird. Wegen verminderter Renin- und Angiotensin-II-Spiegel kommt es zur verminderten Synthese von Aldosteron. Infolgedessen wird im distalen Tubulus weniger Kalium sezerniert. Wegen der Hyperkaliämie nehmen die Tubuluszellen Kalium im Austausch gegen Protonen auf. Die relative Alkalisierung des distalen Tubulusepithels führt auch zur verminderten Sekretion von Säureäquivalenten und zum Auftreten einer hyperchlorämischen Azidose.

Die renale Kaliumausscheidung ist gebunden an die Anwesenheit von Mineralokortikoiden. Dies erklärt die Hyperkaliämie bei dem (seltenen) idiopathischen Hypoaldosteronismus und beim M. Addison.

🅢 Symptome

Eine ausgeprägte Hyperkaliämie ist wegen der **Gefahr des Herztods** durch Arrhythmie ein medizinischer Notfall, dessen Dringlichkeit dadurch gesteigert wird, daß die Elektrolytstörung ohne oder mit nur geringen Beschwerden auftreten und ohne Warnzeichen tödlich verlaufen kann.

Die Zeichen gestörter neuromuskulärer Erregbarkeit sind unspezifisch: Adynamie, Parästhesien, Lähmungen, Obstipation. Die wichtigsten Befunde finden sich am Herzen.

Nach der Nernst-Gleichung muß die **Hyperkaliämie** zur **Depolarisation** mit Abfall des Ruhemembranpotentials führen. Dies bewirkt eine verzögerte Erregungsausbreitung. Hyperkaliämie-bedingte Veränderungen im Elektrokardiogramm werden bei Werten von 6 mmol/l in etwa 30%, bei Plasma-Werten > 7,5 mmol/l in fast 100% beobachtet. In Abhängigkeit von der Kalium-Konzentration treten meist nacheinander folgende Störungen auf: im EKG zeltförmige Überhöhung der T-Welle (Kirchturm-T) als Folge gestörter Synchronisation der Repolarisation, Verlängerung des PQ-Intervalls und Verbreiterung des QRS-Komplexes infolge gestörter Erregungsausbreitung sowie präfinal ventrikuläre Tachykardie und Kammerflimmern.

Die elektrophysiologischen Folgen der Hyperkaliämie werden durch gleichzeitige Hypokalzämie, Hyponatriämie und Azidose verstärkt; diese Störungen sind bie chronischer Niereninsuffizienz häufig mit der Hyperkaliämie vergesellschaftet.

🅓 Diagnostik

Bei der Diagnosestellung ist wichtig:
► Ausschluß eines Laborfehlers
► Überprüfung der kardialen Folgen (EKG)
► Suche nach Ursachen der Hyperkaliämie (Zufuhr kaliumhaltiger Substanzen, Medikamenteneinnahme, speziell kaliumsparende Diuretika etc.)
► Bestimmung von Zusatzparametern, die die elektrophysiologische Antwort auf die Hyperkaliämie potenzieren können (Säure-Basen-Status, Serum-Natrium- und Serum-Kalzium-Konzentration).

Je nach den Begleitumständen muß auch die Nierenfunktion überprüft und die Renin-Aldosteron-Aktivität gemessen werden.

Wichtig ist der Ausschluß einer Pseudohyperkaliämie. Hierunter versteht man einen artifiziellen Anstieg des Serum-Kalium-Spiegels, z.B. durch Hämolyse nach traumatischer Blutentnahme (Hinweis: hämolytisches Serum) oder Freisetzung von Kalium aus Thrombozyten bzw. Leukozyten während des Gerinnungsvorgangs.

🅥 Therapie

Akute Hyperkaliämie: Eine akute Hyperkaliämie ist eine **lebensbedrohliche Notfallsituation,** die wegen der Gefahr des Herzstillstands eine sofortige Intervention erfordert.

Tabelle 24.2-2 listet die wichtigsten Therapieprinzipien auf.

Die Indikation zu diesen Maßnahmen ist gegeben bei Serum-Kalium-Werten > 6,5 mmol/l und in jedem Fall bei Hyperkaliämie-bedingten EKG-Veränderungen. Bei Werten < 6 mmol/l sind prophylaktische Maßnahmen zur Vermeidung eines weiteren Anstiegs der Serum-Kalium-Konzentration ausreichend. Wenn die akuten kardialen Effekte der Hyperkaliämie beseitigt sind, sollten prophylaktische Maßnahmen ergriffen werden, die einen Wiederanstieg der Serum-Kalium-Konzentration verhindern:
► Einschränkung der diätetischen Kaliumzufuhr auf weniger als 40–60 mmol/Tag
► per orale Gabe eines Kationen-Austauscherharzes in Natrium- oder Kalzium-Phase (Resonium

Tab. 24.2-2 Behandlung der Hyperkaliämie

	Wirkmechanismus	Dosis	Wirkungsbeginn	Wirkungsdauer
Kalziumglukonat (10%)	Membranantagonismus	10–30 ml i.v. (2 mg/kg KG)	1–3 min	30–60 min
Natriumbikarbonat (8%)		50–100 mmol i.v. bis zu 250 mmol (1 ml/kg KG)	5–10 min	2 Stunden
Natriumchlorid (10%)	Membranantagonismus	50–100 mmol i.v.	5–10 min	2 Stunden
Insulin	Redistribution	0,1 IE/kg KG i.v.	30 min	4–6 Stunden
Glukose + Insulin	Redistribution	25–50 g/h Infusion 1 E/2 (–4) g		
Ionenaustauscher		25–50 g p.o. oder Klysma		
Hämo- und Peritonealdialyse	Elimination		Beginn bis Ende der Dialyse	
Diuretika Furosemid Etacrynsäure	Exkretion	40–80 mg i.v. 40–100 mg i.v.	während der Diurese	

A®, Elutit-Natrium®, Elutit-Calcium®; in akuten Situationen auch als Klysma
► Absetzen von Medikamenten, die eine Hyperkaliämie auslösen oder aggravieren können (Kalium-sparende Diuretika, ACE-Hemmer, unspezifische β-Rezeptoren-Blocker, nichtsteroidale Entzündungshemmer)
► Gabe von Diuretika
Chronische Hyperkaliämie: Beim hyporeninämischen Hypoaldosteronismus sind Schleifendiuretika (Furosemid 2×40–80 mg/Tag) gut wirksam. Einige Patienten mit primär tubulären Defekten der Kaliumausscheidung reagieren nicht auf Furosemid, jedoch auf Thiazide. Bei M.Addison oder (seltenen) primären Defekten der Aldosteron-Synthese ist die Behandlung der Grundkrankheit durch Hormon-Substitution angezeigt.

24.3 Störungen des Kalziumhaushalts

G. Stein, E. Ritz

Physiologische Grundlagen

Kalzium ist das **wichtigste zweiwertige Ion,** essentiell für die Integrität und Funktion von Zellmembranen, für die neuromuskuläre Erregbarkeit, für zahlreiche enzymatische Reaktionen, Blutgerinnung und Regulationen von Hormonen. Der Organismus des erwachsenen Menschen enthält etwa 1400 g Kalzium, davon befinden sich 99% im Kno-

chen, 1% in den Weichteilen und 0,03% im Plasma. Die normale Plasma-Kalzium-Konzentration wird durch eine enge Abstimmung zwischen intestinaler Absorption, renaler Reabsorption und Austausch mit dem Skelett aufrechterhalten. Den Kalziumhaushalt steuern drei Hormone: Parathormon, Vitamin-D-Hormone, Calcitonin.
Parathormon (PTH) spielt eine zentrale Rolle in der physiologischen Regulation der Serum-Kalzium-Konzentration, indem geringfügige Änderungen der Konzentration des ionisierten Kalziums die Sekretion von PTH beeinflussen (Hypokalzämie bewirkt eine vermehrte, Hyperkalzämie eine verminderte PTH-Ausschüttung) und so eine Konstanz des Serumspiegels des ionisierten Kalziums im Normalbereich gewährleistet wird. Das ionisierte Kalzium im Serum ist damit der wichtigste physiologische Einzelfaktor zur Kontrolle der Sekretion von PTH. Hauptzielorgane der PTH-Wirkung sind der Knochen, die Nieren und der Darm:
► **Knochen:** Aktivierung der Osteoklasten mit nachfolgender osteoklastischer Osteolyse; Hemmung der Osteoblasten; Begünstigung des Kalziumtransports von der skelettalen in die systemische Extrazellulärflüssigkeit. In einer späteren Phase stimuliert PTH die Osteoblastenbildung und hemmt die Umwandlung von Osteoklasten zu Osteoblasten. Der kalzämische Effekt von PTH am Knochen bedarf der Anwesenheit von Vitamin D.
► **Nieren:** PTH bewirkt die Ausscheidung von Phosphat, vermindert dagegen die von Kalzium und

Magnesium durch erhöhte tubuläre Reabsorption, vor allem im distalen Tubulus (10–20% des filtrierten Kalziums). Einfluß auf die Bildung des aktiven Vitamin-D-Metaboliten $1,25\text{-}(OH)_2\text{-}D_3$ aus $25\text{-}(OH)\text{-}D_3$, Hemmung der Umwandlung in $24,25\text{-}(OH)_2\text{-}D_3$.

▶ **Dünndarm:** Die Resorption von Kalzium wird durch PTH gesteigert, allerdings scheint dies keine direkte Wirkung auf den intestinalen Transport von Kalzium zu sein, sondern über eine gesteigerte renale $1,25\text{-}(OH)_2\text{-}D_3$-Synthese gesteuert zu werden.

Die wirksamen **Metaboliten des Vitamin D_3**, $1,25\text{-}(OH)_2\text{-}D_3$ und $24,25\text{-}(OH)_2\text{-}D_3$ werden aus Cholecalciferol, das mit der Nahrung aufgenommen wird oder in der Haut durch Lichteinwirkung entsteht, durch Hydroxylierung zu $25\text{-}(OH)\text{-}D_3$ in der Leber und durch weitere Hydroxylierung in der Niere gebildet. Die Steuerung der Hydroxylierung in 1- und 25-Position unterliegt der **Kontrolle durch PTH.** Die Synthese wird durch eine infolge Hypokalzämie ausgelöste vermehrte PTH-Sekretion und einen Phosphatmangel gefördert; andererseits hat $1,25\text{-}(OH)_2\text{-}D_3$ einen modifizierenden Effekt auf die Sekretion von PTH durch eine direkte supprimierende Wirkung.

Vitamin D bewirkt im Darm eine gesteigerte Kalziumabsorption (und Phosphataussscheidung), am Knochen die Kalzifizierung des Osteoids, an den Nieren verstärkt es die Reabsorption von Kalzium und Phosphor.

Calcitonin, gebildet in den C-Zellen der Schilddrüse, beeinflußt die Homöostase der Serum-Kalzium-Konzentration, indem eine Hyperkalzämie die Thyreocalcitoninbildung und Sekretion erhöht, um den Serum-Kalzium-Wert abzusenken. Es bewirkt am Knochen eine Hemmung der Osteoklastenaktivität und verstärkte Osteoblastentätigkeit mit Zunahme der Knochensubstanz; an den Nieren eine vermehrte renale Elimination von Kalzium und Phosphor, und es stimuliert die Bildung von $1,25\text{-}(OH)_2\text{-}D_3$. Ein Einfluß auf die Kalziumresorption im Dünndarm ist bisher nicht bewiesen.

Der Einfluß dieser Regelkreise kann durch die Bestimmung der Hormone oder aktiver Metaboliten im Plasma abgeschätzt und therapeutisch beeinflußt werden. Kalziumaufnahme und -abgabe halten sich normalerweise die Waage und gewährleisten einen ausgeglichenen Haushalt. 20–40% der täglich etwa 1000 mg betragenden Kalziumaufnahme werden im Darm unter dem Einfluß von Vitamin-D-Metaboliten resorbiert. In den Nieren werden > 98% des filtrierten Kalziums rückresorbiert, so daß die renale Kalziumausscheidung nur 1,25–7,5 mmol/Tag (50–300 mg/Tag) beträgt. Die Rückresorption erfolgt zu 60% im proximalen Tubulus, zu 20–30% im aufsteigenden Schenkel der Henle-Schleife, zu 10% im distalen Tubulus und zu 5% im Sammelrohr und wird primär durch Parathormon gesteuert.

Normalwerte Kalzium total: 2,3–2,7 mmol/l (9,2–10,8 mg/dl).

Der Normalbereich des Serum-Kalziums ist abhängig von der Bestimmungsmethode.

Zur Beurteilung der Serum-Kalzium-Konzentration muß stets der **Serumproteingehalt** bzw. die **Albuminkonzentration** berücksichtigt werden. Ein Gramm Albumin bindet etwa 0,2 mmol (0,7 mg) Kalzium. Bei einem Anstieg des Serumalbumins um 1 g/dl muß der Kalziumwert um 0,2 mmol/l (0,8 mg/dl), bei einem Anstieg der Serumglobuline um 1 g/dl dagegen nur um 0,04 mmol/l (0,16 mg/dl) korrigiert werden. Ein Abfall oder Anstieg des pH um 0,1 verändert den proteingebundenen Serum-Kalziumwert um 0,3 mmol/l, (0,12 mg/dl). Im Serum liegt Kalzium in drei Fraktionen vor:

▶ nicht ultrafiltrierbarer, proteingebundener Anteil (40%); davon 80–90% an Albumin gebunden
▶ ultrafiltrierbarer Anteil (55–60%)
  – ionisiertes Kalzium (45–50%)
  – komplexgebundenes Kalzium (10–13%)

Normalwerte Kalzium ionisiert: 1,0–1,2 mmol/l (4,0–4,9 mg/dl)

24.3.1 Hypokalzämie

Definition

Eine Hypokalzämie liegt vor, wenn die Serumkonzentration des ionisierten Kalziums < 1,0 mmol/l (4,0 mg/dl), des Gesamtkalziums < 2,2 mmol/l (8,5 mg/dl) beträgt.

Ätiologie und Pathogenese

Häufigste Ursachen einer Hypokalzämie sind Hypoparathyroidismus, Vitamin-D-Mangel und Erkrankungen mit Malabsorptionssyndromen. Eine akute Hypokalzämie kann durch Störungen der Verteilung des Kalziums zwischen dem EZV und dem Knochen bzw. Gewebe verursacht sein. Die Ursachen der Hypokalzämie sind in Tabelle 24.3-1 aufgeführt.

Der **Hypoparathyroidismus** (siehe auch Kap. 13.4.3) kann verschiedene Ursachen haben. Er kann kongenital idiopathisch oder ererbt und in Verbindung mit dem Di-George-Syndrom auftreten. Beim Erwachsenen tritt er als autosomal rezessiv vererbte Störung oder als Komponente einer multiplen endokrinen Dysfunktion auf. Meist ist der Hypoparathyroidismus jedoch die Folge einer versehentlichen Entfernung oder Zerstörung der Nebenschilddrüse in Folge einer Strumektomie.

Als weitere Ursachen kommen in Frage: die Entfernung eines Nebenschilddrüsenadenoms mit Suppression und Unterdrückung der anderen Nebenschilddrüsen sowie eine Infiltration im Rahmen einer malignen Erkrankung oder bei Amyloidose.

Tab. 24.3-1   Ursachen einer Hypokalzämie

▶ Laborfehler: z.B. durch Einfrieren und Auftauen des Serums

▶ bei normalem ionisiertem Kalzium:
   – Hypoalbuminämie durch nephrotisches Syndrom, Leberzirrhose, Malabsorption

▶ bei erniedrigtem ionisiertem Kalzium
   a) mit normalem Magnesiumspiegel
      – PTH niedrig, Phosphat hoch:
         • Hypoparathyroidismus (idiopathisch, postoperativ, infiltrativ)
         • „hungry-bone"-Syndrom (nach Parathyroidektomie): Remineralisierungshypokalzämie bei präoperativ ausgeprägter Osteitis fibrosa; meist besteht auch eine Hypophosphatämie
      – PTH hoch, Phosphat niedrig
         • Vitamin-D-Mangel
         • Antikonvulsiva
         • Pankreatitis
      – PTH hoch, Phosphat normal oder erhöht
         • Pseudohypoparathyroidismus
         • Rhabdomyolyse
         • Hyperalimentation
         • renal tubuläre Azidose
         • chronische Niereninsuffizienz
   b) mit niedrigem Magnesiumspiegel
      – Alkoholismus
      – Aminoglykosidtherapie (Gentamicin)
      – Schleifendiuretika
      – Cisplatin
      – intestinale Malabsorption

Beim **Pseudohypoparathyroidismus** (siehe auch Kap. 13.4.4), einer seltenen, dominant vererbten Krankheit, liegt ursächlich eine ineffektive PTH-Antwort der Organe zugrunde. Die Erkrankung geht mit geistiger Retardierung, Minderwuchs, Brachydaktylie (kurze Metakarpalia und Metatarsalia), Exostosen und Radiusveränderungen einher.
Eine **verminderte Vitamin-D-Aktivität** kann durch einen Vitamin-D-Mangel (verminderte Sonnenexposition, Malabsorption) oder einen abnormen Vitamin-D-Metabolismus mit Mangel an 25-(OH)-D_3 oder 1,25-(OH)$_2$-D_3 bedingt sein. Der Mangel an 1,25-(OH)$_2$-D_3 ist bei chronischer Niereninsuffizienz obligat.
Eine Hypokalzämie kann auch durch eine Hyperphosphatämie (vermehrte Phosphatzufuhr, akute und chronische Niereninsuffizienz, Zytolyse durch zytostatische Therapie) sowie im Rahmen maligner Erkrankungen mit erhöhten Calcitoninspiegeln im Serum (medulläres Karzinom der Thyroidea, Lungentumor) oder mit osteoblastischen Metastasen (Karzinom der Prostata, Mamma u.a.) auftreten.
Bei der **Osteopetrosis** handelt es sich um eine seltene Erkrankung, die mit Spontanfrakturen, erhöhter Knochendichte, Kompression der Hirnnerven in den Foramina und einer mandibulären Osteomyelitis einhergeht. Möglicherweise liegt ein Defekt der

Osteoklastenfunktion vor. Die Hypokalzämie ist **kein** konstanter Befund.

S Symptome

Die Symptomatologie ist abhängig von der Serumkonzentration und der Geschwindigkeit ihres Abfalls. Leitsymptom der Hypokalzämie ist die **gesteigerte neuromuskuläre Erregbarkeit,** die durch Hyperventilation mit respiratorischer Alkalose (Abfall des ionisierten Kalziums) verstärkt wird. Die Tetanie geht mit Krämpfen, extrapyramidalen Störungen, mit Parkinsonismus, Dystonie, Aphasie, Hemiballismus, Choreoathetose, Depressionen, emotionalen Störungen, Konfusion, Psychosen und proximaler Muskelschwäche einher. Im tetanischen Anfall treten schmerzhafte tonische Krämpfe der Gesichts- und Extremitätenmuskulatur (Karpopedalspasmen mit Flexion der Hände und Füße, Pfötchenstellung mit Beugung der Arme) auf, seltener findet sich eine Beteiligung der glatten Muskulatur mit Laryngospasmus, exspiratorischer Apnoe oder Blasen-, Magen- und Darmkoliken. Eine Bewußtseinsstörung tritt normalerweise nicht auf. Ein tetanischer Anfall kann durch eine mehrminütige Hyperventilation provoziert werden. Im Latenzstadium kann das Chvostek-Zeichen (Zuckungen der gesamten mimischen Muskulatur nach Beklopfung des Nervus facialis vor dem Kiefergelenk) und das Trousseau-Zeichen (Parästhesien und Karpopedalspasmen durch Stauung einer Extremität oberhalb des systolischen Wertes für 3 Minuten) als Hinweis für die Hypokalzämie dienen. Kardiovaskuläre Störungen können sich im EKG durch Verlängrung des QT-Intervalls und Veränderung der T-Welle, aber auch durch eine Herzinsuffizienz manifestieren. Ektodermale Defekte, eine trockene und schuppende Haut, Veränderungen der Nägel, Superinfektion mit Soor und Haarverlust können auf eine Hypokalzämie hinweisen.
Gastrointestinale Störungen finden sich in Form einer Diarrhö ohne Steatorrhö, Achlorhydrie, Malabsorption von Vitamin B_{12}. An den Augen kann sich ein bilateraler Katarakt entwickeln, selten ein Papillenödem. Schließlich können Verkalkungen der Basalganglien nachgewiesen werden.

D Diagnostik

Die Genese der Hypokalzämie läßt sich oft schon aus der **Anamnese** ableiten. Weitere Aufschlüsse ergibt die **Bestimmung der Serumeiweißverhältnisse,** der **Nierenfunktionsparameter** einschließlich des Serummagnesium- und Serumphophatspiegels. Stets sollte der **Säure-Basen-Status** (Hyperventilationstetanie) bestimmt werden. Schließlich ermöglichen die Bestimmung des **intakten PTH** und der **Vitamin-D-Metaboliten** im Serum eine weitere Differenzierung. Intaktes PTH (iPTH) ist niedrig beim Hypoparathyroidismus, erhöht beim Pseudohypoparathyroidismus sowie bei Vitamin-D-Mangel oder Vitamin-D-Resistenz und bei chronischer Niereninsuffizienz. 25-(OH)-D_3 ist erniedrigt bei einem Vit-

amin-D-Mangel, meist normal bei mäßiger Niereninsuffizienz oder beim Hyperparathyroidismus bzw.
Pseudohyperparathyroidismus, erniedrigt bei terminaler Niereninsuffizienz.

Weitere Untersuchungen können in Form von Röntgenaufnahmen des Skeletts (Pseudohypoparathyroidismus; verwaschene Knochenzeichnung und
Looser-Umbauzonen bei Osteoidose), der Spaltlampenuntersuchung (Linsenkatarakt bei chronischer Hypokalzämie), der Computertomographie
des Schädels (Stammganglienverkalkung) sowie
durch Untersuchungen anderer endokriner Drüsen
(Schilddrüse, Nebennierenrinde, Gonaden) erfolgen.

▼ Therapie

Die **akute Hypokalzämie** mit Tetanie sollte **sofort**
durch intravenöse Injektion von 200–300 mg einer
10%igen Kalziumglukonatlösung (90 mg elementares Kalzium pro 10 ml) behandelt werden. Die Injektion sollte langsam erfolgen und kann bei unzureichendem Effekt wiederholt werden. Das Ziel dieser Behandlung ist nicht so sehr die Normalisierung
des Serum-Kalziums, sondern die Beeinflussung
der Symptome (Laryngospasmus, Krämpfe).

Die Behandlung der **chronischen Hypokalzämie**
erfolgt meist in der Kombination von 1–2 g elementarem Kalzium als Kalziumlaktat, -glukonat, -kar-
bonat oder -citrat häufig in Kombination mit
Vitamin-D-Metaboliten. Die Kenntnis der Serumkonzentration von 25-(OH)-D$_3$ und 1,25-(OH)$_2$-D$_3$
erlaubt die individuelle Therapie mit 400–1000 Einheiten Cholecalciferol, 20–50 µg 25-(OH)-D$_3$ oder
0,25–0,50 µg 1,25-(OH)$_2$-D$_3$ pro Tag. Bei Patienten
mit einer Niereninsuffizienz erfolgt die Gabe von
Vitamin-D-Metaboliten zur Unterdrückung eines
sekundären Hyperparathyroidismus. Als Kontrollparameter dient der Serum-Kalziumspiegel, der in
der Anfangsphase häufig, später in größeren Abständen bestimmt werden muß, um eine Hyperkalzämie zu vermeiden; sie kann durch Thiaziddiuretika aggraviert werden.

24.3.2 Hyperkalzämie

Definition

Eine Hyperkalzämie liegt vor, wenn der Serumwert
des totalen Kalziums > 2,7 mmol/l (10,8 mg/dl)
bei normalen Serum-Eiweißverhältnissen bzw. der
Anteil des ionisierten Kalziums > 1,2 mmol/l
(4,8 mg/dl) beträgt.

Ätiologie und Pathogenese

Eine Hyperkalzämie verläuft oft nur passager, bei
klinischem Verdacht ist eine wiederholte Bestimmung notwendig. Die **asymptomatische Hyperkalzämie** tritt bei etwa 0,05–0,1% der Bevölkerung
auf.

Die Ursachen der Hyperkalzämie sind in Tabelle
24.3-2 aufgeführt. Sie beruhen im wesentlichen auf

Tab. 24.3-2 Ursachen der Hyperkalzämie
▶ Bestimmungsfehler: Venenstau, Laborfehler
▶ bei normalem ionisiertem Kalzium 　– Hämokonzentration mit verstärkter Kalziumbindung an Albumin 　– erhöhte Serumkonzentration an kalziumbindenden Globulinen (multiples Myelom)
▶ bei erhöhtem ionisiertem Kalzium 　a) Phosphat normal oder hoch 　　– PTH hoch 　　　• chronische Niereninsuffizienz 　　　• polyurische Phase eines akuten Nierenversagens 　　　• Lithiumtherapie 　　– PTH normal oder niedrig 　　　• Milch-Alkali-Syndrom 　　　• Akromegalie 　　　• Sarkoidose und granulomatöse Erkrankungen 　　　• Vitamin-A-Intoxikation 　　　• Thyreotoxikose 　　　• Morbus Addison 　　　• maligne Erkrankungen 　b) Phosphat niedrig 　　– PTH normal oder hoch 　　　• primärer Hyperparathyroidismus 　　　• Zustand nach Nierentransplantation 　　　• Thiazid-Therapie 　　　• Immobilisation 　　　• Lithiumtherapie 　　　• familiäre hypokalziurische Hyperkalzämie 　　　• maligne Erkrankungen mit PTH-Bildung 　　　• Phäochromozytom (MEN II) 　　– PTH niedrig 　　　• Zustand nach Nierentransplantation

einem vermehrten Kalziumausstrom aus dem Skelett, einer verstärkten intestinalen Kalziumaufnahme und einer verminderten renalen Elimination.
Die häufigste Ursache ist heute die **chronische Niereninsuffizienz,** gefolgt von **neoplastischen Erkrankungen** und dem **primären Hyperparathyroidismus.**
Eine Hyperkalzämie findet sich bei etwa 9% der Patienten mit malignen Erkrankungen (hämatologische Malignome etwa 11%, solide Tumoren wie
Mamma-, Bronchial-, Prostata-Karzinom etwa 6%,
multiples Myelom, Leukosen u.a.). Die Hyperkalzämie wird durch Knochenresorption osteolytischer Metastasen oder indirekt im Sinne eines paraneoplastischen Geschehens durch Sekretion von
ektopem PTH oder einem PTH-ähnlichen Peptid
(PTHrP) und anderen Faktoren hervorgerufen.
Umgekehrt findet sich beim primären Hyperparathyroidismus eine erhöhte Inzidenz an malignen
Tumoren; beide Erkrankungen können zugleich
auftreten.

Der **primäre Hyperparathyroidismus** (siehe auch
Kap. 13.4.1) wird in seiner asymptomatischen Verlaufsform durch die routinemäßige Bestimmung des
Serumkalziums heute häufiger (45% der Fälle gegenüber früher 2%) diagnostiziert. Die zur Diagnose führenden Symptome, wie Nephrolithiasis,

Osteitis fibrosa und Weichteilverkalkungen, sind dagegen zurückgetreten. Der primäre Hyperparathyroidismus wird in 50% der Fälle durch einzelne Adenome, in 45% durch multinoduläre Adenome, in 10% durch eine primäre Hyperplasie und nur in 1–3% durch ein Karzinom verursacht. Frauen sind stärker betroffen als Männer, eine Häufung findet sich nach Eintritt der Menopause.

Zum anderen kann ein Hyperparathyroidismus auch in Zusammenhang mit einer multiplen endokrinen Adenomatose (MEN) auftreten:

▶ Wermer Syndrom (MEN Typ I: Hyperparathyroidismus, endokrine Erkrankungen des Pankreas und der Hypophyse)

▶ Sipple Syndrom (MEN Typ IIa: Hyperparathyroidismus mit Phäochromozytom; MEN Typ IIb: Phäochromozytom mit Schleimhautneurinomen und Marfan-Syndrom-ähnlichem Habitus).

Ein **sekundärer Hyperparathyroidismus** (siehe auch Kap. 13.4.2) kann sich infolge Malabsorption, Vitamin-D-Mangel, chronischer Niereninsuffizienz (und nach Nierentransplantation entwickeln (siehe Abb. 24.3-1). Zwar liegt dem sekundären (d.h. reaktiv als Antwort auf eine Erniedrigung von Serum-Kalzium und/oder $1,25\text{-}(OH)_2\text{-}D_3$ entstandenen) Hyperparathyroidismus initial immer eine Hypokalzämie zugrunde. Im weiteren Krankheitsverlauf kann es jedoch bei überschießender Parathyroideahyperplasie durch eine vermehrte Kalzium-unabhängige, sog. Basalsekretion von PTH zur Hyperkalzämie, meist begleitet von schwerer Osteifis fibrosa, kommen. Diese Fälle wurden früher als autonomer oder tertiärer Hyperparathyroidismus bezeichnet.

Nach **Nierentransplantation** kann es bei vorbestehend ausgeprägtem sekundärem Hyperparathyroidismus ebenfalls zur Hyperkalzämie kommen, weil im Zuge der Rückbildung der Niereninsuffizienz sowohl PTH als auch $1,25\text{-}(OH)_2\text{-}D_3$ synergistisch die Knochenresorption steigern. Mit der Involution der Parathyroidea bildet sich dann die Hyperkalzämie wieder zurück. Zusätzlich kann in dieser Phase Kalzium aus extraossären Verkalkungen mobilisiert werden.

Eine Hyperkalzämie kann sich auch durch **Immobilisation** (z.B. nach Querschnittslähmung, Poliomyelitis) infolge Imbalance zwischen Knochenbildung und -resorption mit Verlust von Knochenmasse und Mineralien, im Gefolge einer **Hyperthyreose** (10–20%, Ursache der erhöhten Knochenresorption noch unklar) sowie einer **Vitamin-A-Intoxikation** (sehr selten) entwickeln. Vitamin D und seine Metaboliten können durch eine erhöhte **intestinale Kalziumabsorption** und **Knochenresorption** eine Hyperkalzämie verursachen. Meist handelt es sich um **iatrogen** ausgelöste Ursachen, deshalb muß die Vitamin-D-Therapie stets unter engmaschiger Kontrolle des Serum-Kalziumwerts erfolgen.

Eine gesteigerte Bildung von $1,25\text{-}(OH)_2\text{-}D_3$ durch Makrophagen und dadurch bedingter Hyperkalzämie und Kalziurie ist bei **Sarkoidose und granulo-**

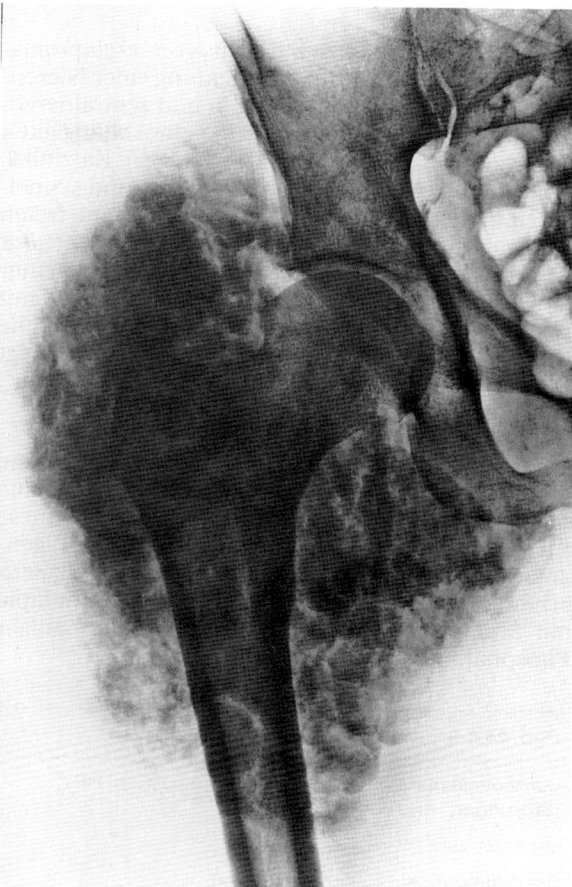

Abb. 24.3-1 Monströse periartikuläre Weichteilverkalkung in der Umgebung des rechten Hüftgelenks bei einem 48jährigen Langzeitdialysepatienten mit sekundärem Hyperparathyroidismus. Kalzium-Phosphat-Produkt 7,2 mmol/l. (Mit freundlicher Genehmigung von Doz. Dr. Marzoll, Jena)

matösen Erkrankungen (Tuberkulose, Berylliose, Histoplasmose, Kokzidioidomykose) zu beobachten.

Beim **Milch-Alkali-Syndrom** wird die Hyperkalzämie durch eine erhöhte Kalziumaufnahme in Kombination mit einer Alkalitherapie, z.B. bei der Behandlung eines Ulcus duodeni, verursacht.

Seltene Ursachen einer Hyperkalzämie sind die idiopathische infantile Hyperkalzämie (Hypersensitivität gegenüber Vitamin D), die familiäre hypokalziurische Hyperkalzämie (autosomal-dominant vererbbare Erkrankung mit abdominellen Beschwerden, Obstipation und Pruritus), die Rhabdomyolyse, die Nebenniereninsuffizienz, das Phäochromozytom, die Akromegalie, Thiazidtherapie, Lithiumgabe sowie die Mobilisierung von Kalzium bei Skeletterkrankungen und einem hohen Knochenumsatz (z.B. Morbus Paget) oder in der Erholungsphase des myoglobinurischen akuten Nierenversagens.

S Symptome

Das klinische Spektrum reicht von asymptomatischen Verläufen bis zur Entwicklung einer Niereninsuffizienz, Rhythmusstörungen und zentralnervösen Ausfällen einschließlich Koma in Abhängigkeit von der Konzentration des ionisierten Kalziums. Eine akute Hyperkalzämie führt früher und schneller zu klinischen Erscheinungen. Symptome treten häufiger auf, wenn der Parathormonspiegel erhöht ist. Häufig beginnt das Krankheitsbild mit einer Polyurie, Polydipsie, Nausea und Erbrechen, mit Apathie, Lethargie und allgemeiner Schwäche. Die Beteiligung der verschiedenen Organsysteme zeigt Tabelle 24.3-3.

D Diagnostik

Bereits die **Anamnese** kann Aufschlüsse über eine mögliche Ursache der bestätigten Hyperkalzämie sein. Hinweise ergeben die Familienanamnese (hypokalziurische Hyperkalzämie). In der Eigenanamnese ist zu achten auf Urolithiasis, Skeletterkrankungen, Vitamin-D-Therapie, Ulkustherapie mit Milch und Alkali, Einnahme kalziumhaltiger Phosphatbinder.

Tab. 24.3-3 Symptome der Hyperkalzämie

kardiovaskuläre Störungen	– Hypertonie (bis zu 30% bei HPT) – Arrhythmie – Bradykardie – QT-Intervall
zentralnervöse Störungen	– Kopfschmerzen – Veränderungen der Persönlichkeit – Halluzinationen – Depression – Verhaltensstörungen – Gedächtnisschwäche – akute Psychosen – Koma und abgeschwächte Sehnenreflexe
Muskel- und Skelettveränderungen	– proximale Muskelschwäche – Chrondrokalzinose – ggf. Ostitis fibrosa cystica – bei primärem Hyperparathyroidismus häufig auch Gicht und Hyperurikämie
renale Störungen	– Abfall der glomerulären Filtrationsrate bis hin zum akuten Nierenversagen – Polyurie mit Volumendepletion – Hyperkalziurie – Nephrokalzinose (vorwiegend in der Medulla und in der kortikomedullären Region) – Urolithiasis
gastrointestinale Störungen	– Nausea, Erbrechen, Obstipation – Anorexie – Ulcus duodeni – Pankreatitis
metastatische Kalzifikationen	– Konjunktiven („red-eye"-Syndrom), – Cornea – Gefäße – Herzklappen – im periartikulären Gewebe

Nach **klinischen Befunden** der Hyperkalzämie wie Hautveränderungen, Gelenk- und Knochenveränderungen, Nachweis eines Malignoms, einer Hyperthyreose und des „red-eye"-Syndroms sollte gefahndet werden. Das Untersuchungsprogramm wird durch Röntgenaufnahmen des Skeletts, Nierensonographie, Knochenszintigraphie, Untersuchungen der Nebenschilddrüsen, Knochenbiopsie und Spaltlampenuntersuchung komplettiert.

Ziel der Diagnostik ist vor allem der **Nachweis eines Hyperparathyroidismus** bzw. eines **PTH- oder PTHrP-sezernierenden Malignoms.** Die Bestimmung des intakten PTH ist der wichtigste Laborparameter zur Sicherung eines Hyperparathyroidismus; indirekte Parameter, wie die Ausscheidung des cAMP im Urin, eine Erhöhung der fraktionellen Phosphat-Clearance > 60% und die Tendenz zur Hypophosphatämie sind in ihrer Aussage unsicher. Mittels Chloridbestimmung im Serum kann zwischen einer hyperchlorämischen metabolischen Azidose bei primärem Hyperparathyroidismus und metabolischer Alkalose bei Tumor-Hyperkalzämie differenziert werden. Wenn mittels bildgebender Verfahren die Lokalisationsdiagnostik des Hyperparathyroidismus nicht gelingt, ist die chirurgische Exploration der Schilddrüsenregion indiziert.

Weitere Laboruntersuchungen zur Abklärung einer Hyperkalzämie sind die Immunelektrophorese im Serum und Urin (Plasmozytom?), die Bestimmung der alkalischen und sauren Phosphatase (Isoenzyme) sowie des Säure-Basen-Haushalts. Bei Verdacht auf Vitamin-D-Überdosierung ist die Bestimmung von 25-(OH)-D_3 im Serum erforderlich. Eine Bestimmung des PTHrP ist in Speziallabors möglich.

Die Kalziumausscheidung im 24-Sunden-Harn bei einem Wert < 1,5 mmol/24 h (60 mg) ist verdächtig auf eine familiäre hypokalziurische Hyperkalzämie.

T Therapie

Therapeutische Ansatzpunkte sind eine **Steigerung der Kalziumausscheidung** im Urin, eine **Verminderung des Knochenumsatzes** und der **enteralen Kalziumabsorption.** Wenn die Hyperkalzämie gering ausgeprägt und asymptomatisch verläuft, ist eine aggressive Therapie nicht erforderlich. Bei einer milden Hyperkalzämie (> 3,0 mmol/l; 12,0 mg/dl), vor allem aber bei jeder schweren Hyperkalzämie, insbesondere wenn sie krisenhaft auftritt, besteht Behandlungsnotwendigkeit. Da die Hyperkalzämie häufig zu einer Dehydratation führt, ist eine **Rehydratation** erforderlich mittels intravenöser Gabe von 1–2 l physiologischer Kochsalzlösung (**cave** Herzinsuffizienz!) mit anschließender forcierter Diurese. Der dadurch induzierte Anstieg der glomerulären Filtrationsrate und die Gabe eines Schleifendiuretikums vom Furosemidtyp bewirken eine vermehrte Ausscheidung von Natrium und Kalzium. Die Gabe der Diuretika sollte erst erfolgen, wenn die Flüssigkeitszufuhr zu einer Normalisierung des EZV geführt hat.

Thiaziddiuretika sind kontraindiziert!

Falls diese Maßnahmen nicht ausreichen, ist eine **Dialysebehandlung** unter Verwendung eines kalziumfreien Dialysats vorzunehmen. Die folgenden Therapiemöglichkeiten sind in ihrer Wirkung unsicher und im Zeitpunkt des Eintretens ihres Effekts sehr spät, so daß sie für die akute Behandlung nicht in Frage kommen.
▶ Calcitonin 3–4 IE (bis zu 10)/kg langsam i.v., dann 4 IE/kg s.c. alle 12–24 Stunden (Wirkung nach 8–12 Stunden)
▶ Plicamycin (Mithramycin®) 10–15 (–25) µg/kg (Wirkung nach 12–18 Stunden, Dauer 3–6 Tage)
▶ Glukokortikoide 0,5–1 mg Prednison/kg (Wirkung nach 2–3 Tagen)
▶ orale Phosphattherapie 1,5–3 g/Tag (Wirkung nach 2–3 Tagen); **cave** Niereninsuffizienz!
Calcitonin, Bisphosphonate und Mithramycin® hemmen die Osteoklastenaktivität; Glukokortikoide reduzieren die intestinale Kalziumresorption und die Mobilisation aus dem Knochen, sind jedoch bei parathormonvermittelter Hyperkalzämie unwirksam.
Mit Hilfe von Natrium-EDTA-Infusionen (15–50 mg/kg über 4 Stunden) kann eine akute Senkung des ionisierten Kalziums erreicht werden, jedoch hält die Wirkung nur wenige Stunden an.
Die Behandlung des Grundleidens und die Mobilisation des Patienten müssen von Anfang an mit berücksichtigt werden.

24.4 Störungen des Phosphatstoffwechsels

G. Stein, E. Ritz

Physiologische Grundlagen

Phosphor gehört zu den in allen Geweben am häufigsten vorkommenden Elementen und ist die **Hauptkomponente der Mineralien des Knochens.** Der Phosphathaushalt ist eng mit dem des Kalziums verbunden, wird allerdings weniger strikt geregelt.
Am Knochen kommt es durch **PTH** zur Osteoklastenaktivierung und Freisetzung von Phosphat, an den Nieren hemmt dagegen PTH die Phosphatreabsorption. **Vitamin D** bewirkt neben der Kalzium- auch eine Phosphatabsorption im Darm, in den Nieren die tubuläre Absorption von Phosphat. **Calcitonin** steigert die Elimination von Phosphat durch die Nieren. Der menschliche Körper enthält etwa 1000 g Phosphor, davon befinden sich 85 % im Knochen, der Rest liegt meist intrazellulär als Organphosphat vor. Im Plasma ist Phosphor zu 10 % an Proteine gebunden, zu 5 % komplexgebunden, der Rest besteht aus Orthophosphat.
Täglich werden etwa 1000–1200 mg Phosphor mit der Nahrung aufgenommen, davon werden 70 % unter dem Einfluß von 1,25-$(OH)_2$-D_3 im Jejunum resorbiert. Die Nettoaufnahme beträgt 600–700 mg/Tag. Die Elimination erfolgt hauptsächlich über die Nieren, $2/3$ des filtrierten Phosphats werden im proximalen Tubulus und 10 % im distalen Tubulus rückresorbiert; 300 mg werden mit dem Stuhl ausgeschieden. Das intrazelluläre, organische Phosphat beträgt zwischen 200 und 300 mg/dl und steht in direktem Austausch mit dem extrazellulären organischen Phosphat. Die Serumkonzentration von elementarem Phosphor wird meist als Phosphat angegeben. **Tageszeitliche Schwankungen** können bis zu 50 % betragen. Deshalb ist die Bestimmung im **nüchternen** Zustand erforderlich.
Nahezu alle **metabolischen Prozesse** sind abhängig von Phosphor, so besonders die Bereitstellung von Energie in Form von **ATP,** die Phosphorylierung verschiedener Enzyme, die Glykolyse, Glukoneogenese, die Bildung von 1,25-$(OH)_2$-D_3, die Beeinflussung der Sauerstofftransportkapazität von Hämoglobin u.a. Phosphor stellt einen wichtigen Faktor der Membranphospholipide dar und spielt eine bedeutende Rolle in der Zellintegrität und Regulierung des Phosphoinositolsystems, des kritischen Regulatorsystems der Zellhomöostase.

Normalwerte: 0,81–1,62 mmol/l (2,5–5,0 mg/dl).

24.4.1 Hypophosphatämie

Definition

Eine Hypophosphatämie liegt vor, wenn der Nüchternwert der Serumkonzentration < 0,81 mmol/l (2,5 mg/dl) beträgt, klinisch relevant sind Werte < 0,5 mmol/l (1,5 mg/dl).

Ätiologie und Pathogenese

Eine Hypophosphatämie kann mit und ohne Verminderung des totalen Phosphatbestands des Körpers (Phosphatdepletion) auftreten. Die Häufigkeit des Auftretens einer Hypophosphatämie in einem Allgemeinkrankenhaus wird mit 2 % aller Patienten angegeben, bei Patienten mit Malnutrition, Malabsorption, Alkoholismus, Verbrennungen und Sepsis liegt die Inzidenz wesentlich höher. Ursächlich sind 3 Hauptmechanismen verantwortlich für eine Hypophosphatämie:
▶ verminderte gastrointestinale Absorption
▶ verstärkte renale Ausscheidung
▶ Verschiebung vom EZV in den IZV.
Eine **verminderte gastrointestinale Absorption** von Phosphor findet sich bei Patienten mit Malnutrition, Malabsorption sowie bei Gabe von phosphatbindenden Antazida. Vor allem in der Ulkustherapie und bei Patienten mit einer chronischen Niereninsuffizienz werden aluminiumhaltige (Aluminiumhydroxid, -karbonat, -citrat u.a.) und aluminiumfreie (Kalziumkarbonat, -acetat, -citrat u.a.;

Magnesiumsilikat, -hydroxid u.a.) Phosphatbinder eingesetzt. Da Phosphor ubiquitär in den Nahrungsmitteln vorkommt, ist eine selektive Verminderung der Phosphataufnahme ungewöhnlich.

Ursache einer **vermehrten renalen Ausscheidung** von Phosphat ist eine verminderte renal-tubuläre Reabsorption, welche entweder durch intrinsische tubuläre Transportdefekte oder häufiger durch Faktoren, die die Phosphatabsorption beeinflussen, verursacht werden.

Zu den renal-tubulären Defekten gehören
▶ die familiäre X-chromosomale, dominant vererbte hypophosphatämische Rachitis (sog. Vitamin-D-resistente Rachitis), bei der neben der verminderten tubulären Rückresorption von Phosphat eine inadäquat niedrige Produktion von 1,25-$(OH)_2$-D_3 beobachtet wird.
▶ das Fanconi Syndrom, bei dem der Phosphatverlust meist gekoppelt ist mit einer vermehrten Ausscheidung von Aminosäuren, Glukose, Harnsäure und Bikarbonat,
▶ die autoseomal rezessiv vererbte Fructoseintoleranz.

Nach **Nierentransplantation** besteht meist eine Kombination des sekundären Hyperparathyroidismus mit einem erworbenen Defekt der Phosphatreabsorption. In der polyurischen Phase des **akuten Nierenversagens** kommt der in der vorausgegangenen oligo-anurischen Phase provozierte Hyperparathyroidismus zur Wirkung.

Die häufigste Ursache des renalen Phosphatverlusts ist der **primäre oder sekundäre Hyperparathyroidismus.** Eine erhöhte PTH-Sekretion führt zu einer verminderten Phosphatreabsorption in den Nieren; die Hypophosphatämie ist stets mit einer Hyperkalzämie kombiniert. Bei einem renalen sekundären Hyperparathyroidismus wird in der Regel eine Hyperphosphatämie beobachtet. Bei einem **intestinalen Malabsorptionssyndrom** kann sich eine Hypophosphatämie entwickeln.

Eine erhöhte zelluläre Aufnahme von Phosphat kann zu verschiedenen Graden einer Hypophosphatämie führen. Häufig entwickelt sich dabei eine **akute** Hypophosphatämie.
Ursachen:
▶ intravenöse Gabe von Kohlehydraten und Insulin bei hospitalisierten Patienten
▶ parenterale Hyperalimentation ohne ausreichende Zufuhr von Phosphat
▶ akute respiratorische Alkalose (z.B. als Begleitsymptom bei Sepsis und toxischem Schocksyndrom)
▶ intensivmedizinische Notfälle, z.B. Myokardinfarkt, insbesondere unter dem Einfluß einer β-adrenergen Stimulation oder Katecholamingabe
▶ akute Salizylatintoxikation.

Schließlich kann auch eine rapide Mineralisation des Knochens nach Parathyroidektomie wegen primärem oder sekundärem Hyperparathyroidismus eine schwere Hypophosphatämie im Sinne

eines **„hungry-bone"-Syndroms** verursachen. Ein ähnlicher Effekt kann durch ossäre Metastasen (Prostatakarzinom) entstehen, bei dem der Knochen Phosphat aus dem EZV „aufsaugt".

Wahrscheinlich ist die häufigste klinische Situation die Kombination eines chronischen Alkoholismus mit Mangelernährung, Malabsorption und begleitender Pankreasinsuffizienz sowie vermehrter Urinausscheidung im Rahmen des katabolen Zustandes. Bei Patienten mit Verbrennungen entwickelt sich die Hypophosphatämie 3–5 Tage nach dem auslösenden Ereignis.

S **Symptome**

Bei ausgeprägter Hypophosphatämie (< 0,5 mmol/l bzw. 1,5 mg/dl) kommt es zu akuten Störungen der zellulären Bereitstellung von Energie und des Zellmetabolismus. Die morphologischen und funktionellen Organschädigungen betreffen das kardiovaskuläre, hämatologische, neurologische, gastroenterologische und renale System.
Folgende Symptome können auftreten:
▶ Kardiomyopathie und Herzinsuffizienz
▶ verminderte Überlebenszeit und verstärkte Hämolyse der Erythrozyten
▶ verminderte Thrombozytenaggregation
▶ Veränderung der Leukozytenfunktion mit erhöhtem Sepsisrisiko
▶ Anorexie
▶ zerebrale Anfälle und Koma sowie Störungen des peripheren Nervensystems mit Parästhesien
▶ Myopathie, Muskelschwäche und EMG-Veränderungen
▶ Übelkeit und Erbrechen
▶ Skelettsystem: Osteoidose und pathologische Frakturen (besonders bei Vitamin-D-resistenter Rachitis) mit Knochenschmerzen und Spondylitis-ankylosans-ähnlichen Veränderungen;
▶ Nieren: herabgesetzte GFR und erhöhte tubuläre Reabsorption von Phosphat unabhängig von PTH, Calcitonin, Vitamin D und Thyroxin, jedoch eine verminderte Reabsorption von Kalzium, Magnesium, Bikarbonat und Glukose sowie eine erhöhte Ausscheidung von Harnsäure und Aminosäuren, manchmal auch eine herabgesetzte proximale Natriumreabsorption mit Natriurese und eine erworbene distale renal-tubuläre Azidose;
▶ Kohlehydratstoffwechsel: gestört durch Hyperinsulinämie bzw. durch Insulinresistenz.

D **Diagnostik**

Die Ursache der Hypophosphatämie ist in den meisten Fällen aus der **Anamnese,** den **klinischen Befunden** und den Begleitumständen ableitbar. In unklaren Fällen ist die Bestimmung der **Phosphatausscheidung im 24-Stunden-Harn** erforderlich. Liegt diese < 1,3 mmol/l (4mg/dl) bzw. < 100 mg/24 h bei einem Serumwert < 0,7 mmol/l (2 mg/dl), so ist ein renaler Verlust ausgeschlossen. Ist die Phosphatausscheidung < 1,3 mmol/l (4 mg/dl) bzw. > 100 mg/24 h, müssen im Serum Kalzium, PTH, (Vitamin-D-Metaboliten) und im Urin Glukose, Aminosäuren und Bikarbonat bestimmt werden, um einen primären bzw. sekundären Hyperparathyroidismus, eine Vitamin-D-resistente Rachitis, eine hypophosphatämische Osteoidose und andere seltene Erkrankungen auszuschließen.

▼ Therapie

Die Therapie der Hypophosphatämie ist abhängig von der Schwere, der Schnelligkeit ihres Auftretens, der zugrundeliegenden Erkrankung und der Anwesenheit klinischer Symptome.
Bei milden oder moderaten Formen einer akuten Hypophosphatämie (0,5–0,8 mmol/l bzw. 1,5 bis 2,5 mg/dl) ist in Abwesenheit klinischer Symptome eine parenterale Therapie nicht erforderlich, sie kann sogar durch die Entwicklung einer sekundären Hypokalzämie gefährlich sein. Patienten mit **schwerer Hypophosphatämie** (< 0,3 mmol/l; 1 mg/dl) müssen eine **intravenöse Phosphatzufuhr** unter häufiger Kontrolle des Serumspiegels erhalten: 0,08–0,16 mmol/kg über 6 Stunden. Die Infusion sollte abgebrochen werden, wenn der Serumphosphatspiegel > 0,5 mmol/l; 1,5 mg/dl beträgt. Bei Patienten mit **Niereninsuffizienz** muß die parenterale Phosphattherapie besonders sorgfältig durchgeführt und überwacht werden.
Die orale Phosphatzufuhr sollte 30–60 mmol/Tag betragen (1 l Milch enthält 33 mmol PO_4). Höhere Dosen sind erforderlich, wenn eine Diarrhö besteht. Bei renalen Phosphatverlusten würde neben der oralen Phosphatgabe eine Vitamin-D-Substitution erfolgen, um eine Osteomalazie oder Rachitis zu vermeiden bzw. zu behandeln.

24.4.2 Hyperphosphatämie

Definition

Eine Hyperphosphatämie liegt vor, wenn die Serumkonzentration > 1,7 mmol/l (5 mg/dl) beträgt.

Ätiologie und Pathogenese

Drei Hauptmechanismen können einer Hyperphosphatämie zugrunde liegen:
▶ vermehrte Phosphataufnahme
▶ gestörte renale Ausscheidung
▶ vermehrte Freisetzung von Phosphat aus dem IZV in das EZV.

Eine **erhöhte Phosphatzufuhr** kann durch perorale Phosphatgabe, erhöhte Phosphatabsorption bei Vitamin-D-Intoxikation, phosphathaltige Laxanzien und Einläufe oder parenterale intravenöse Infusion erfolgen.
Endogen kann vermehrt Phosphat anfallen durch Zelldestruktion („cell lysis"-Syndrom) bei Rhabdomyolyse, maligner Pyrexie, zytostatischer Therapie und Hämolyse. Eine **Phosphatredistribution** zwischen IZV und EZV besteht bei respiratorischer

Azidose, diabetischer Ketoazidose und Laktatazidose.
Renale Ursachen einer Hyperphosphatämie sind vor allem in der verminderten renalen Ausscheidung begründet. Hauptursachen sind die chronische Niereninsuffizienz und das akute Nierenversagen.
Mit fortschreitender renaler Insuffizienz und Abnahme der Zahl funktionstüchtiger Nephrone erhöht sich die fraktionelle Ausscheidung des Phosphats von 5–15% auf 60–80%. Dieser Kompensationsmechanismus bewirkt bis zu einer Clearance von 0,4 ml/sec (25 ml/min) eine Normalisierung der Serumphosphatkonzentration. Bei weiterer Nierenfunktionsverschlechterung entwickelt sich eine Hyperphosphatämie, falls nicht durch diätetische Maßnahmen oder Gabe von Phosphatbindern Einfluß genommen wird. Beim **akuten Nierenversagen** variiert die Hyperphosphatämie in Abhängigkeit von der Ursache und ist besonders ausgeprägt nach Traumata mit Rhabdomyolyse. Eine **erhöhte tubuläre Reabsorption** von Phosphat findet sich bei Hypoparathyroidismus, PTH-Resistenz (Pseudohypoparathyroidismus Typ I und II), endokrinen Erkrankungen wie Hyperthyreose, Akromegalie, juvenilem Hypogonadismus und nach der Menopause. Eine erhöhte tubuläre Phosphatreabsorption besteht bei Sichelzellanämie, Tumorkalzinose und Behandlung mit Bisphosphonaten.

⑤ Symptome

Die Hyperphosphatämie ist ein wichtiger pathogenetischer Faktor in der Entwicklung des **sekundären Hyperparathyroidismus** und der **renalen Osteodystrophie**. Sie bewirkt eine Senkung des ionisierten Kalziums im Serum und hemmt die Hydroxylierung von $25\text{-}(OH)\text{-}D_3$ in der Niere.
Metastatische Verkalkungen sind besonders häufig bei Patienten mit chronischer Niereninsuffizienz, Hyperparathyroidismus und Tumorkalzinose, wenn das Löslichkeitsprodukt $Ca \times PO_4$ (normal 3,3 mmol/l; 40 mg/dl) den Wert von 5,7 mmol/l (70 mg/dl) überschreitet. Kalkablagerungen können sich auch in der Haut und in verschiedenen Gefäßbereichen (am Auge als „red-eye"-Syndrom) nachweisen lassen.

Ⓓ Diagnostik

In den meisten Fällen kann die Ursache einer Hyperphosphatämie aus der **klinischen Situation** abgeleitet werden. Nach Ausschluß eines **Laborfehlers** und einer exogenen Zufuhr müssen die Nierenfunktion und die renale Phosphatausscheidung bestimmt werden. Eine **Reduktion der GFR** < 0,5 ml/sec (30 ml/min) ist die häufigste Ursache der Hyperphosphatämie. Beträgt die GFR > 0,5 ml/sec (30 ml/min) müssen die Ursachen einer erhöhten renalen Phosphatreabsorption sowie endogen ausgelöste Ursachen einer vermehrten Phosphatzufuhr abgeklärt werden. Hierbei kann die Bestimmung des Serumkalziums und des PTH hilfreich sein.

▽ **Therapie**

Die akute schwere Hyperphosphatämie mit symptomatischer Hypokalzämie verlangt eine **sofortige** Behandlung. Liegt keine Niereninsuffizienz vor, kann die Urin-Phosphat-Ausscheidung durch Infusion von physiologischer Kochsalz- oder Natriumbikarbonat-Lösung (1–2 l über 2 Stunden) mit oder ohne Gabe von 500 mg Azetazolamid erhöht werden. Liegt eine **Niereninsuffizienz** vor, werden Dialyseverfahren eingesetzt, dabei erfolgt zugleich der Ausgleich der Hypokalzämie. Ein rascher Einstrom von Phosphat vom EZV in den IZV kann auch mit einer Glukose-Insulininfusion erzielt werden.

Die Behandlung der **chronischen Hyperphosphatämie**, meist im Rahmen der chronischen Niereninsuffizienz, erfolgt mit einer **phosphatarmen Diät** und Phosphatbindern.

24.5 Störungen des Magnesiumhaushalts

G. Stein, E. Ritz

Physiologische Grundlagen

Magnesium ist das vierthäufigste Kation im Körper, das zweithäufigste intrazellulär. Der Gesamtkörpergehalt beträgt etwa 24 g, 99% davon liegen intrazellulär (Skelettsystem 50–60%, Muskulatur und andere Organe bis 49%). 15–30% des intrazellulären Magnesiums sind mit dem EZV austauschbar. Von der täglich mit der Nahrung aufgenommenen Menge von 10–15 mmol werden im distalen Dünndarm etwa 30% resorbiert, 70% werden mit dem Stuhl ausgeschieden. Die Nieren sind an der Regulation der Magnesiumhomöostase wesentlich beteiligt. 20–30% des glomerulär filtrierten Magnesiums werden im proximalen Tubulus, der Hauptteil von 60–65% in der Henle-Schleife, in den distalen Nephronabschnitten nur 5% reabsorbiert. Damit werden 5% des filtrierten Anteils im Urin ausgeschieden. Die Reabsorption wird von Natrium und Kalzium negativ beeinflußt, dagegen begünstigt Parathormon die Reabsorption in der Henle-Schleife. Im Plasma sind 25–35% des Magnesiums an Albumin, ca. 11% an Citrat und Phosphat gebunden, der Rest liegt in ionisierter, biologisch aktiver Form vor. Intrazellulär ist Magnesium nach Kalium das am stärksten konzentrierte Kation. Das intrazellulär gebundene Magnesium steht mit dem freien Anteil (ca. 10%) im Gleichgewicht. Magnesium wird als **Kofaktor von etwa 300 Enzymen,** insbesondere bei allen ATP-abhängigen Reaktionen benötigt; es wird für die Proteinsynthese und für reproduktive Mechanismen eingesetzt.

> Normalwerte: 0,8–0,9 mmol/l; 2–2,2mg/dl

24.5.1 Hypomagnesiämie

Definition

Eine Hypomagnesiämie liegt vor, wenn der Serum-Magnesiumspiegel < 0,7 mmol/l (1,75 mg/dl) beträgt. Er reflektiert zwar nicht den Körpergehalt an Magnesium, in einigen Fällen repräsentiert jedoch die Hypomagnesiämie ein Magnesiumdefizit.

Ätiologie und Pathogenese

Hauptursachen für einen Magnesiummangel sind **starke Verluste** über den Gastrointestinaltrakt oder durch renale Ausscheidung. Gastrointestinale Ursachen einer Hypomagnesiämie entwickeln sich auf dem Boden einer deutlich verminderten enteralen Absorption und/oder verstärkten Sekretion. Dazu gehören insbesondere entzündliche Darmerkrankungen, wie **Colitis ulcerosa, regionale Enteritis, Zustand nach Dünndarmresektion** (besonders terminales Ileum) und andere Zustände einer Malabsorption.

Im Kindesalter kann eine primäre Magnesiummalabsorption, häufig in Verbindung mit einer Hypokalzämie und Krampfneigung, auftreten. Die erhöhte Magnesiumkonzentration im unteren Gastrointestinaltrakt führt zu erheblichen Flüssigkeitsverlusten.

Der Schutzmechanismus einer verminderten renalen Exkretion bei niedrigen Serumkonzentrationen tritt nicht in Aktion bei bestimmten Nierenerkrankungen (akute Tubulusnekrose, postobstruktive Diurese, Zustand nach Nierentransplantation, Bartter-Syndrom, renal-tubuläre Azidose, primärer renaler Magnesiumverlust).

Häufiger ist eine Hypomagnesiämie durch **Schleifendiuretika** verursacht; aber auch andere Medikamente wie Aminoglykoside, Cisplatin bewirken über eine Tubulusschädigung eine vermehrte Magnesiumausscheidung. Renale Verluste können auch auftreten durch eine Osmodiurese (Glukose, Mannit, Harnstoff), bei einer Phosphatdepletion, bei Hyperkalzämie sowie durch eine Magnesium-Reabsorptionsstörung.

Sehr häufig findet sich eine Hypomagnesiämie nach **Alkoholkonsum.** Dabei spielen eine niedrige orale Aufnahme, vermehrte Verluste durch Diarrhö und renale Ausscheidung, begünstigt durch eine Ketoazidose und möglicherweise auch durch direkte tubuläre Effekte eine Rolle.

Eine Hypomagnesiämie durch einen **intrazellulären Shift** entsteht bei intravenöser Glukose- und/oder Insulingabe, Katecholamin-Exzeß und im Rahmen einer akuten Pankreatitis.

Ⓢ **Symptome**

Im Vordergrund der klinischen Erscheinungen stehen Lethargie und allgemeine Schwäche, Reizbarkeit, Depression, Muskelfaszillationen und Tremor, Tetanie, verstärkte Sehnenreflexe und Krampfneigung. Das **Trousseau-** und das **Chvostek-Zeichen** können positiv sein. Da häufig auch eine Hypokalzämie und/oder Hypokaliämie vorliegen, ist eine Zuordnung der gesteigerten neuromuskulären Erregbarkeit nicht immer möglich.

Eine **Beeinträchtigung der Herzfunktion** kann durch verlängerte PR- und QT-Intervalle, Abflachung der T-Wellen und Arrhythmien charakterisiert sein.

D Diagnostik

Der einzige verläßliche Parameter ist die **Serumbestimmung.** Auch der Erythrozyten- und Muskelgehalt an Magnesium reflektiert nicht den Körpergehalt und den Knochenanteil. Die im 24-Stunden-Harn ausgeschiedene Magnesiummenge kann eine Differenzierung des Magnesiummangels erleichtern. Ist sie > 1 mmol/Tag bei niedrigen Serumspiegeln, liegt eine vermehrte renale Ausscheidung vor.

T Therapie

Bei milder Hypomagnesiämie und fehlenden klinischen Symptomen ist lediglich eine orale Zufuhr mit entsprechender Diät und Behandlung des Grundleidens erforderlich. Bei einem ausgeprägten Defizit und klinischen Symptomen ist die parenterale Substitution erforderlich: 25 mmol Magnesiumsulfat in 1 Liter 5%iger Glukose, infundiert über 3 Stunden; nachfolgend weitere Substitution in Abhängigkeit vom Serumspiegel. Bei eingeschränkter Nierenfunktion muß die Dosis reduziert werden. Eine gleichzeitig bestehende Hypokaliämie und Hypokalzämie dürfen erst korrigiert werden, wenn der Magnesiummangel ausgeglichen ist!

24.5.2 Hypermagnesiämie

Definition

Eine Hypermagnesiämie liegt vor, wenn der Serum-Magnesiumspiegel > 1,6 mmol/l (4 mg/dl) beträgt.

Ätiologie und Pathogenese

Eine Hypermagnesiämie ist mit wenigen Ausnahmen nur bei Patienten **mit stark eingeschränkter Nierenfunktion** (Kreatinin-Clearance < 0,5 ml/sec bzw. 30 ml/min) zu beobachten, da die Niere bei leichter Einschränkung der Funktion die fraktionelle Magnesiumausscheidung erhöhen kann. Eine verminderte renale Ausscheidung findet sich bei **Hyperparathyroidismus, Hypothyreose, Morbus Addison und Lithiumintoxikation.** Beim Hyperparathyroidismus konkurrieren die tubulären Effekte des PTH mit denen der Hyperkalzämie. Erhöhte Serum-Magnesiumspiegel finden sich auch bei der **familiären hypokalziurischen Hyperkalzämie.**

Exogene Ursachen durch Aufnahme magnesiumhaltiger Antazida und Einläufe, insbesondere bei Patienten mit Niereninsuffizienz, oder durch intravenöse Gabe von Magnesiumsulfat, z.B. bei der Präklampsie, spielen nur eine untergeordnete Rolle.

S Symptome

Klinische Symptome treten meist erst bei einer Serumkonzentration > 2 mmol/l (5 mg/dl) auf. Sie werden durch die **Blockade der Erregungsübertragung** an der neuromuskulären Endplatte und am Reizleitungssystem des Herzens verursacht. Es verschwinden zunächst die Muskeleigenreflexe (> 2 mmol/l bzw. 5 mg/dl), Atemfrequenz und Blutdruck fallen ab (> 3,5 mmol/l bzw. 8,75 mg/dl), bei weiterem Anstieg > 5 mmol/l (12,5 mg/dl) besteht eine vitale Bedrohung mit Atemstillstand und Herzstillstand.

T Therapie

Eine milde Hypermagnesiämie ohne neuromuskuläre oder kardiale Störungen bedarf keiner Behandlung außer der sofortigen Unterbrechung der weiteren Magnesiumzufuhr. Ein guter **Kontrollparameter sind die Sehnenreflexe.** Bei Patienten mit einer Niereninsuffizienz sollten magnesiumhaltige Antazida und Einläufe vermieden werden.

Bei fehlenden Muskeleigenreflexen, Beatmungspflicht und Schrittmacherindikation erfolgt die Therapie mit Kalziumglukonat oder Kalziumchlorid (100–200 mg elementares Kalzium), um den inhibitorischen Effekt von Magnesium aufzuheben. Die intravenöse Glukose-Insulingabe bewirkt eine Verschiebung in den IZV. Eine **Dialysebehandlung** führt zu einem raschen Abfall der Serum-Magnesiumkonzentration. Schließlich kann durch Kochsalzinfusion und Furosemid die renale Magnesiumelimination erhöht werden.

24.6 Störungen des Säure-Basen-Haushalts

E. RITZ, G. STEIN

Physiologische Grundlagen

In die Körperflüssigkeiten werden täglich etwa 20000 mmol der flüchtigen Säure CO_2 und etwa 80 mmol an nicht-flüchtigen Säureäquivalenten abgegeben. Trotz des hohen Durchsatzes an Säureäquivalenten wird die Protonen-Konzentration der Extrazellulärflüssigkeit extrem konstantgehalten (36,8–42 nmol/l entsprechend pH 7,38–7,42).

Bei Abweichungen des pH der Körperflüssigkeiten werden **3 Regulationsmechanismen** zeitlich versetzt mobilisiert:

Praktisch sofort reagieren **Puffersysteme** in der Weise, daß Protonen aufgenommen oder abgegeben werden. In der extrazellulären Flüssigkeit erfolgt dies durch Bikarbonat- und Phosphatpuffer, in der intrazellulären Flüssigkeit durch Phosphat- und Proteinpuffer. Wegen der verzögerten Äquilibrierung mit dem pH des Liquor ändert sich erst nach wenigen Minuten die **Ventilation,** und nach Stunden bis Tagen kommt es dann zur Änderung der

Protonen- bzw. Bikarbonatausscheidung über die Nieren.

Durch die **Lungen** wird die flüchtige Säure CO_2 entfernt. Die Atemregulation sorgt dafür, daß die pro Zeiteinheit entfernte Menge an CO_2 exakt der im Stoffwechsel gebildeten Menge an CO_2 entspricht. Der zentrale Atemantrieb, der durch pH und pCO_2 gesteuert ist, regelt die Belüftung des Alveolarraums (alveoläre Ventilation) so genau, daß der arterielle pCO_2 nur innerhalb enger Grenzen um den Normalwert von 40 mmHg (= 1,2 mmol CO_2/l) schwankt.

Die **Niere** entfernt Säureäquivalente durch Sekretion von Protonen in die Tubulusflüssigkeit. Protonen gelangen im Austausch gegen Na^+ in das Tubuluslumen und setzen sich mit HCO_3^- zu CO_2 um. CO_2 diffundiert zurück in die Zelle, wo durch die Carboanhydrase-Reaktion wieder H^+ und HCO_3^- entstehen. Die Protonen werden erneut in das Tubuluslumen abgegeben, das Bikarbonat dagegen wird ins Blut aufgenommen und steht damit wieder für den Säure-Basen-Haushalt zur Verfügung.

Da der **Urin-pH** einen Wert von 4,5 nicht unterschreiten kann, wird nur ein verschwindend kleiner Teil der Protonen in freier Form im Urin ausgeschieden. Der Großteil muß durch **Puffersubstanzen** (Protonenakzeptoren) abgefangen werden. Durch sezernierte Protonen werden NH_3 und Phosphat als Puffer titriert. Das dabei entstehende Bikarbonat wird sofort rückresorbiert. Die Niere paßt die Säureausscheidung an die Menge der im Stoffwechsel, vorwiegend Aminosäurestoffwechsel, gebildeten Säureäquivalente an. Fallen mehr Säureäquivalente an, kann die Ammoniumbildung und parallel dazu die Säureausscheidung von normal etwa 50 mmol/ Tag auf 500 mmol/Tag ansteigen. Die Niere hält durch Anpassung der tubulären Protonensekretion normalerweise die Plasmakonzentration von Bikarbonat, dem wichtigsten Puffer im Extrazellulärraum, bei 25 mmol/l. Bei vermehrter Aldosteronwirkung und Volumenmangel steigt die von der Niere eingestellte Bikarbonat-Konzentration an.

Untersuchung des Säure-Basen-Haushalts

Der wichtigste Puffer in der Extrazellulärflüssigkeit ist das **CO_2/HCO_3^--System,** das im Gleichgewicht mit allen extra- und intrazellulären Puffersystemen steht. Am CO_2/HCO_3^--System greift die Regulation direkt an durch Änderung der **alveolären Belüftung** (pCO_2) und **renalen Bikarbonatausscheidung** (HCO_3^-). Zwischen der Konzentration der Protonen (H^+-Ionen), der Konzentration der Bikarbonat-Ionen sowie der Konzentration der gelösten Kohlensäure besteht nach dem Massenwirkungsgesetz eine Beziehung, die in logarithmischer Form als **Henderson-Hasselbalch-Gleichung** bezeichnet wird:

$$H^+ = 24 \times (pCO_2/[HCO_3^-])$$

nach logarithmischer Umformung:
$$pH = 6,1 + \log([HCO_3^-]/\{0,03 \times pCO_2\})$$

Einheiten: HCO_3^- in mmol/l; pCO_2 in mmHg; H^+ in nmol/l

Der arterielle Kohlendioxidpartialdruck ($paCO_2$) und damit die Konzentration der Kohlensäure im Blut ist nahezu ausschließlich abhängig von der alveolären Ventilation. Die CO_2-Abgabe kann durch verstärkte Belüftung gesteigert (alveoläre Hyperventilation) und durch verminderte Belüftung verringert werden (alveoläre Hypoventilation). Die Bikarbonat-Konzentration wird durch die Niere reguliert, indem sie je nach Bedarf HCO_3^- ausscheidet oder retiniert. Daneben ist die Bikarbonat-Konzentration physikalisch-chemisch auch abhängig von der Kohlensäure-Konzentration, von der ein Teil immer dissoziiert ist und in Form von Bikarbonat- und H^+-Ionen vorliegt. Nur bei normaler Ventilation ($paCO_2$ = 40 mmHg) spiegelt Bikarbonat exakt die renale Säure-Basen-Regulation wider. Ist der $paCO_2$ erhöht, kann die zusätzlich durch Nachdissoziation aus CO_2 entstehende Bikarbonatmenge berechnet werden (sinngemäß dasselbe gilt für den erniedrigten $paCO_2$). Konventionell wird diejenige Bikarbonat-Konzentration angegeben, die bei normaler Ventilation ($paCO_2$ 40 mmHg), also unter Standardbedingungen, im Blut zu finden wäre (sog. Standard-Bikarbonat). Normalwerte im arteriellen Blut (oder arterialisierten Kapillarblut):

Normalwerte pH: 7,40 (7,38–7,42)
$paCO_2$ 40 (37–43) mmHg
(4,8–5,8 kPa)
Standard-Bikarbonat
(bei $paCO_2$ 40 mmHg):
25 (23–27) mmol/l

Säure-Basen-Störungen

Säure-Basen-Störungen können im Prinzip auf zwei Wegen entstehen:
► durch gestörte alveoläre Ventilation (**respiratorische Azidose und Alkalose**)
► durch veränderten metabolischen Anfall bzw. renale Ausscheidung von Säureäquivalenten (**metabolische Azidose und Alkalose**).

Tabelle 24.6-1 faßt die vier im Prinzip möglichen primären Säure-Basen-Störungen zusammen.

Der Körper wehrt sich gegen Abweichungen des Säure-Basen-Gleichgewichts durch kompensatorische Änderungen der alveolären Ventilation (**respiratorische Kompensation**) und der renalen Bikarbonat-Schwelle (**renale Kompensation**). Um im chronischen Fließgleichgewicht (steady state) die Säure-Basen-Werte sinnvoll interpretieren zu können, müssen diese Kompensationsvorgänge berücksichtigt werden. Prinzipiell versuchen die kompensatorischen Anpassungsvorgänge immer, die Abweichungen der Protonen-Konzentration (bzw. des pH) möglichst gering zu halten.

Nach dem Schema in Abbildung 24.6-1 bedeutet dies, daß z.B. bei primärer alveolärer Hypoventilation (respiratorische Azidose) der $paCO_2$ ansteigt, infolgedessen muß der pH sinken. Mittelfristig steigt

Tab. 24.6-1 Primäre Säure-Basen-Störungen

Störung	primäre Abweichung	sekundäre Kompensation	Mechanismen der sekundären Kompensation
respiratorische Azidose	$paCO_2 \uparrow$	$HCO_3^- \uparrow$	erhöhte renale Bikarbonatschwelle
respiratorische Alkalose	$paCO_2 \downarrow$	$HCO_3^- \downarrow$	erniedrigte renale Bikarbonatschwelle
metabolische Azidose	$HCO_3^- \downarrow$	$paCO_2 \downarrow$	alveoläre Hyperventilation
metabolische Alkalose	$HCO_3^- \uparrow$	$paCO_2 \uparrow$	alveoläre Hypoventilation

jedoch auch die Bikarbonat-Konzentration infolge renaler Bikarbonat-Retention an. Bei gegebenem $paCO_2$ ist dann die Bikarbonat-Konzentration höher, und der pH-Wert liegt näher am Normalwert von 7,4 (renale Kompensation bei respiratorischer Azidose). Umgekehrt fällt bei alveolärer Hyperventilation die Bikarbonat-Konzentration durch vermehrte renale Bikarbonat-Ausscheidung ab (renale Kompensation bei respiratorischer Alkalose).

Bei metabolischer Azidose, d.h. Beladung der Körperflüssigkeit mit Säure-Äquivalenten oder Verlust von Bikarbonat, fällt die Bikarbonat-Konzentration im Blut ab (siehe Abb. 24.6-2). Würde sich die alveoläre Ventilation nicht ändern, käme es zum Abfall des pH. Dies wird dadurch verhindert, daß der zentrale Atemantrieb und die alveoläre Ventilation gesteigert werden und damit die Abweichung des pH-Werts begrenzt wird (respiratorische Kom-

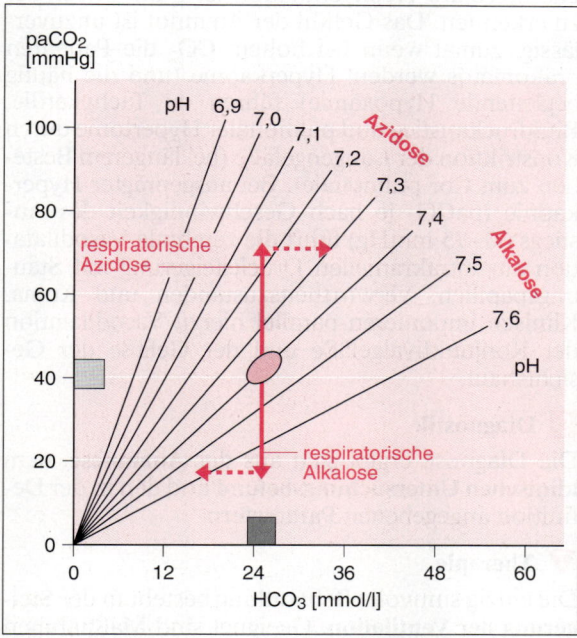

Abb. 24.6-1 Entstehung primär respiratorischer Störungen des Säure-Basen-Haushalts: Die Abbildung zeigt die Normbereiche für den arteriellen pH, HCO_3 und $paCO_2$ (schraffierte Ellipse). Sie zeigt außerdem für jeden vorgegebenen pH-Wert die hiermit kompatiblen Wertepaare von HCO_3^- und $paCO_2$. Bei primär respiratorischen Störungen liegt ein Anstieg (alveoläre **Hypo**ventilation) oder ein Abfall (alveoläre **Hyper**ventilation) von $paCO_2$ vor. Durch Änderung der renalen Bikarbonatschwelle kommt es kompensatorisch zum sekundären Anstieg (bei respiratorischer Azidose) oder Abfall (bei respiratorischer Alkalose) von HCO_3^-. Die kompensatorische Änderung von HCO_3^- vermindert die Abweichung des pH; dies ist leicht verständlich aufgrund folgender Beziehung:
$H^+ = 24 \times (pCO_2 / HCO_3^-)$

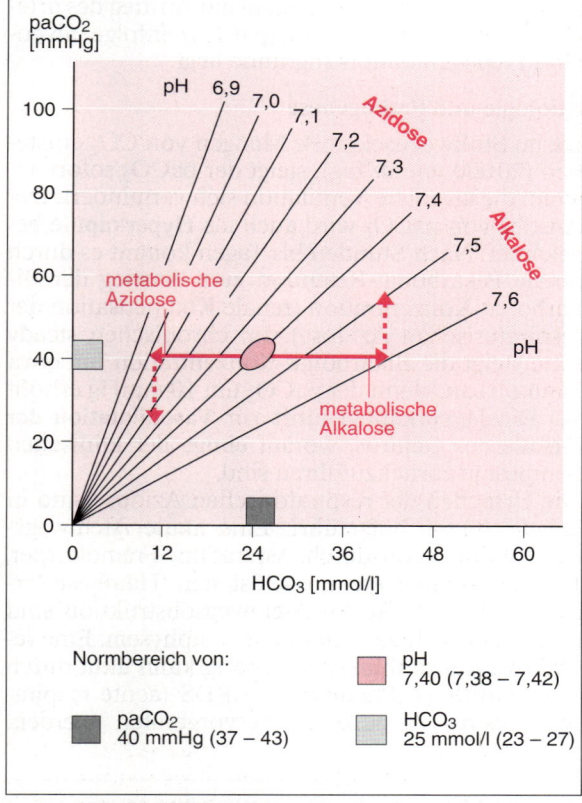

Normbereich von:

paCO₂ 40 mmHg (37 – 43)

pH 7,40 (7,38 – 7,42)

HCO₃ 25 mmol/l (23 – 27)

Abb. 24.6-2 Entstehung primär metabolischer Störungen des Säure-Basen-Haushalts: Hier liegt ein Abfall (metabolische Azidose) oder Anstieg (metabolische Alkalose) von HCO_3^- vor. Durch Änderung der alveolären Ventilation kommt es kompensatorisch zum sekundären Abfall oder Anstieg von $paCO_2$, wodurch die Abweichung des pH wieder vermindert wird.

pensation bei metabolischer Azidose). Bei metabolischer Alkalose kommt es umgekehrt durch kompensatorische Verminderung der Ventilation (alveoläre Hypoventilation) zum Anstieg des $paCO_2$. Hierdurch steigt der pH-Wert weniger stark an. Somit ist die metabolische Alkalose weniger stark ausgeprägt, als dies bei unveränderter Ventilation der Fall wäre.

Aus dem Gesagten wird auch verständlich, weshalb Säure-Basen-Störungen immer dann besonders gefährlich sind, wenn die ventilatorische Kompensation beeinträchtigt ist, z.B. metabolische Azidose bei diabetischem Koma eines Patienten, dessen Ventilation wegen Lungenemphysem nicht gesteigert werden kann.

24.6.1 Respiratorische Störungen des Säure-Basen-Haushalts

24.6.1.1 Respiratorische Azidose

Definition

Als respiratorische Azidose wird ein Abfall des arteriellen pH bezeichnet, dem ein Anstieg des arteriellen CO_2-Partialdrucks ($paCO_2$) infolge alveolärer Hypoventilation zugrunde liegt.

Ätiologie und Pathogenese

Da im Stoffwechsel große Mengen von CO_2 entstehen (20 000 mmol/Tag), steigt der $paCO_2$ sofort an, wenn die alveoläre Ventilation sich vermindert. Der Anstieg von $paCO_2$ wird auch als **Hyperkapnie** bezeichnet. Nach Stunden bis Tagen kommt es durch renale Bikarbonat-Retention zum Anstieg der Bikarbonat-Konzentration (renale Kompensation der respiratorischen Azidose). Im chronischen steady state steigt die Bikarbonat-Konzentration um etwa 3 mmol/l an, wenn der $paCO_2$ um 10 mmHg erhöht ist. Die Hyperkapnie führt zur **Vasodilatation der Gefäße des Gehirns,** worauf einige der klinischen Symptome zurückzuführen sind.

Die Ursachen der respiratorischen Azidose sind in Tabelle 24.6-2 aufgeführt. Eine akute Atemwegsobstruktion kann durch Aspiration, Fremdkörper, Laryngospasmus etc. ausgelöst sein. Häufigste Ursache der chronischen Atemwegsobstruktion sind Asthma bronchiale und Lungenemphysem. Eine restriktive Lungenfunktionsstörung kann akut durch Pneumothorax, Pneumonie, ARDS (acute respiratory distress syndrome) hervorgerufen werden.

Tab. 24.6-2   Ursachen der respiratorischen Azidose

alveoläre **Hypo**ventilation infolge:
► Atemwegsobstruktion
► restriktiver Lungenerkrankungen
► neuromuskulärer Ausfälle
► Depression des Atemzentrums

Chronisch restriktive Lungenfunktionsstörungen können auf Pneumonie, interstitielle Lungenfibrose, Lungenparenchymverlust (Resektion, Kavernen), Pleuraverschwartung oder Kyphoskoliose zurückzuführen sein. Häufige Ursachen der akuten Hypoventilation durch neuromuskuläre Fehlfunktion sind Guillain-Barré-Syndrom, Botulismus, schwere neurologische Erkrankungen, z.B. Multiple Sklerose, Amyotrophe Lateralsklerose. Eine akute Depression des Atemzentrums wird bei Anästhesie, Einwirkung atemdepressorisch wirkender Pharmaka (Morphin-Derivate, Sedativa) oder Schädigung des Atemzentrums durch Trauma, Infarkt oder Blutung gesehen. Wichtig ist, daß bei chronisch hyperkapnischen Patienten eine Sauerstoffzufuhr durch Wegfall des Sauerstoffmangelreizes zur **Depression des Atemzentrums** führen kann (Vorsicht vor unkontrollierter Sauerstofftherapie bei chronischen Emphysematikern!). Das Pickwick Syndrom, d.h. alveoläre Hypoventilation bei hochgradiger Adipositas, ist ebenfalls ein Beispiel chronischer Depression des Atemzentrums.

🅢 Symptome

Die alveoläre Hypoventilation ist klinisch schwer zu erkennen. Das Gefühl der Atemnot ist unzuverlässig, zumal wenn bei hohem CO_2 die Patienten präkomatös werden. Hyperkapnie (und die häufig begleitende Hypoxämie) führen zu Tachykardie, Blutdruckanstieg und pulmonaler Hypertonie durch Konstriktion der Lungengefäße (bei längerem Bestehen zum Cor pulmonale). Bei ausgeprägter Hyperkapnie ($paCO_2$ je nach Geschwindigkeit des Anstiegs 60–75 mmHg) führt die zerebrale Vasodilatation zur intrakraniellen Drucksteigerung mit Stauungspapillen, Verwirrtheitszuständen und Koma. Klinisch imponieren parallel hierzu Vasodilatation der Konjunktivalgefäße und der Gefäße der Gesichtshaut.

🅓 Diagnostik

Die Diagnose ergibt sich aus der **Anamnese,** dem **klinischen Untersuchungsbefund** und den in der Definition angegebenen Parametern.

🆃 Therapie

Die einzig sinnvolle Behandlung besteht in der **Steigerung der Ventilation.** Geeignet sind Maßnahmen zur Behebung einer akuten bronchialen Obstruktion (z.B. bei Asthma bronchiale, antibiotische Therapie eines respiratorischen Infekts, Beseitigung mechanischer Atmungshindernisse etc.) Bei schwerer Hyperkapnie muß die Indikation zur **künstlichen Beatmung** gestellt werden. Sauerstoff darf bei chronischer alveolärer Hypoventilation nur in geringen Mengen (0,5–1 l/min durch eine Nasensonde) gegeben werden (Begründung siehe oben).

Opiate, die das Atemzentrum hemmen, sind kontraindiziert!

24.6.1.2   Respiratorische Alkalose

Definition

Als respiratorische Alkalose wird ein Anstieg des arteriellen pH bezeichnet, dem ein Abfall des arteriellen CO_2-Partialdrucks ($paCO_2$) durch alveoläre Hyperventilation zugrunde liegt.

Ätiologie und Pathogenese

Die primär vermehrte alveoläre Ventilation führt akut zum Abfall des $paCO_2$. Besteht die respiratorische Alkalose länger, scheidet die Niere vermehrt Bikarbonat aus. Es kommt zum Abfall der Plasma-Bikarbonat-Konzentration. Im Flüssigkeitsgleichgewicht ist die Bikarbonat-Konzentration um etwa 4–5 mmol/l niedriger, wenn der $paCO_2$ um 10 mmHg abgefallen ist. Der verminderte $paCO_2$ führt im **zerebralen Kreislauf** zur **Vasokonstriktion;** hierauf sind die meisten klinischen Symptome zurückzuführen.
Die Ursachen der respiratorischen Alkalose finden sich in Tabelle 24.6-3. Sauerstoffmangel führt zur Hyperventilation, akut z. B. bei raschem Höhenaufstieg, chronisch bei Lungenfibrose (Diffusionsstörung), extremer Anämie (Einschränkung der Sauerstoff-Transportkapazität) oder zyanotischen Herzvitien. Zentral bedingte Hyperventilation wird beobachtet bei Stimulation des Atemzentrums infolge Durchblutungsstörungen, Trauma, Tumoren, Enzephalitis oder Meningitis. Pharmakologisch kann das Atemzentrum durch Salicylate, Nikotin und Progesteron stimuliert werden. Die bei weitem häufigste Ursache der respiratorischen Alkalose ist das nervöse Atmungssyndrom (anxiety hyperventilation syndrome).

🅂 Symptome

Bei schwerer akuter respiratorischer Alkalose, meist infolge des nervösen Atmungssyndroms, klagen die Patienten über **Parästhesien** an Lippen und Fingern, Schwindelgefühl und **tetanische Beschwerden.** Es findet sich eine gesteigerte neuromuskuläre Erregbarkeit, Pfötchenstellung der Hände oder Plantarflexion der Füße.

🄳 Diagnostik

Die Diagnose ergibt sich aus der **Anamnese** und den **Laborparametern.** Wichtig ist die Abgrenzung einer respiratorisch-kompensierten chronisch-metabolischen Azidose.

Tab. 24.6-3   Ursachen der respiratorischen Alkalose

alveoläre **Hyper**ventilation infolge:
▶ Hypoxie
▶ zentraler Stimulation des Atemzentrums (Pharmaka, ZNS-Prozesse)
▶ primärer Lungenerkrankungen
▶ sonstiger Ursachen: nervöses Atmungssyndrom, Leberausfall, gramnegative Sepsis

---

🅃 Therapie

Bei akuter Hyperventilation besteht die Behandlung in Beruhigung, ggf. leichter Sedierung des Patienten. Bei ausgeprägten Beschwerden kann durch Rückatmung in einen Plastikbeutel zur Anreicherung der Kohlensäure der Zustand behoben oder verhindert werden. Der psychosomatische Hintergrund sollte bei der Langzeitbetreuung dieser Patienten berücksichtigt werden. Zur Prophylaxe der Höhenkrankheit wird Acetazolamid (Diamox®) empfohlen, welches die renale Rückresorption von Bikarbonat verhindert und die kompensatorische Verminderung der Bikarbonat-Konzentration bei respiratorischer Alkalose beschleunigt.
Bei chronischer respiratorischer Alkalose ist die einzige Therapiemöglichkeit die Behandlung der Grundkrankheit.

24.6.2   Metabolische Störungen des Säure-Basen-Haushalts

24.6.2.1   Metabolische Azidose

Definition

Als metabolische Azidose wird ein Abfall des arteriellen pH-Werts bezeichnet, der auf eine Verminderung der Bikarbonat-Konzentration im arteriellen Blut zurückzuführen ist. Meist liegt primär ein gesteigerter Anfall von Säureäquivalenten, seltener ein primärer Verlust von Bikarbonat zugrunde.

Ätiologie und Pathogenese

Im Prinzip kann eine metabolische Azidose durch drei Mechanismen ausgelöst werden:
▶ Bildung nicht flüchtiger Säuren im Stoffwechsel
▶ verminderte renale Säureausscheidung
▶ renaler oder extrarenaler Bikarbonat-Verlust.
Der vermehrte Anfall von Säure-Äquivalenten setzt drei unterschiedlich rasch einsetzende Kompensationsmechanismen in Gang. Protonen werden im Austausch gegen Kalium in die intrazelluläre Flüssigkeit aufgenommen. Dies vermindert die Azidämie, begünstigt jedoch das Auftreten einer **Hyperkaliämie.** Der Abfall des arteriellen pH stimuliert das Atemzentrum. Durch kompensatorisch gesteigerte alveoläre Ventilation nimmt der $paCO_2$ ab. Im steady state nimmt die arterielle CO_2-Spannung um etwa 1,2 mmHg ab, wenn die Bikarbonat-Konzentration um 1 mmol/l erniedrigt ist. Selbst bei extremer Hyperventilation kann der Patient den $paCO_2$ selten auf Werte unter 10 mmHg senken. Bei Erschöpfung der Atemmuskulatur versagt die respiratorische Kompensation, und es kommt zum Wiederanstieg von $paCO_2$ und zum krisenhaften Abfall des pH. Bei **chronischer Azidose** steigt ferner die Ausscheidung von Ammonium-Ionen und parallel von Säure-Äquivalenten im Urin deutlich an.
Aus differentialdiagnostischen Gründen ist es nützlich, auf das Verhalten der **Chlorid-Konzentration**

zu achten. Ist die Azidose auf überschießende Bildung von Säuren im Intermediärstoffwechsel (Laktat, Ketonkörper) oder ungenügende renale Ausscheidung der Puffersubstanz Phosphat zurückzuführen, ist der Abfall der Bikarbonat-Konzentration nicht von einem gleich großen Anstieg der Chlorid-Konzentration begleitet. Die sogenannte **Anionenlücke** (Summe der nicht gemessenen Ionen) steigt dann an. Als Anionenlücke wird die Differenz zwischen Natrium-, Bikarbonat- und Chlorid-Konzentration bezeichnet:

$Na^+ - HCO_3^- - Cl^-$, d.h. $140 - 25 - 103$ (mmol/l). Normwert 12 mmol/l.

Eine hohe Anionenlücke bei normalem Serum-Kreatininwert spricht für vermehrte Produktion endogener oder exogener Säure-Äquivalente (siehe Tab. 24.6-4).

S Symptome

Es gibt nur wenige Zeichen, die für die metabolische Azidose spezifisch sind. Bei akuter metabolischer Azidose besteht eine tiefe, etwas beschleunigte Atmung **(Kussmaul-Atmung).** Die chronische Hyperventilation ist schwierig zu erkennen. Symptome der schweren Azidose sind **Verwirrtheitszustände, Stupor, Koma.** Schwere Azidose mit pH-Werten unter 7,20 führt zur Verminderung des Herzzeitvolumens, zu Herzrhythmusstörungen und Katecholamin-refraktärem Blutdruckabfall. Laborchemisch wird eine Verminderung von pH und Bikarbonat mit einer kompensatorischen Verminderung des $paCO_2$ gefunden. Häufig besteht eine Hyperkaliämie trotz Kaliumdefizit. Für die Differentialdiagnose ist eine Berechnung der Anionenlücke nützlich.

D Diagnostik

Die Diagnose wird aufgrund der **Laborwerte** gestellt; die Ursache ist aus der **Anamnese,** den Befunden und unter Berücksichtigung der Anionenlücke abzuleiten.

▼ Therapie

Die **Behandlung der Grundkrankheit** (z.B. Insulin zur Behandlung der diabetischen Ketoazidose, Schockbehandlung zur Beseitigung der Laktatazidose, Hämodialysebehandlung zur Beseitigung einer Methanol- oder Ethylenglykolintoxikation) steht im Vordergrund. Der Nutzen der Bikarbonat-Zufuhr ist umstritten; sie sollte nur bei vitaler Bedrohung durch eine exzessive Azidose erwogen werden. Der Nachteil der Bikarbonat-Zufuhr besteht darin, daß bei Laktatazidose die Laktatproduktion gesteigert wird. Außerdem kann es zur Überkorrektur der Azidose kommen, z.B. wenn Patienten mit diabetischer Ketoazidose Bikarbonat erhalten haben und dann unter Insulin die Ketonkörper in Bikarbonat rückverwandelt werden. Dies kann zu einer überschießenden Alkalose mit Hypokaliämie führen.

Bei chronischer metabolischer Azidose, z.B. im Rahmen einer Niereninsuffizienz, kann eine Behandlung mit Natrium-Bikarbonat p.o. erfolgen (30–100 mmol/Tag).

24.6.2.2 *Metabolische Alkalose*

Definition

Als metabolische Alkalose wird ein Anstieg des arteriellen pH-Werts bezeichnet, der auf eine Erhöhung der Bikarbonat-Konzentration im arteriellen Blut zurückzuführen ist. Diese ist meist durch primär renale Retention von Bikarbonat verursacht.

Ätiologie und Pathogenese

Unter normalen Umständen kann die Niere große Mengen Bikarbonat bis zu 500 mmol/Tag ausscheiden. Eine **primäre renale Retention** von Bikarbonat tritt nur dann ein, wenn die Niere durch Mineralokortikoide oder Volumen-Depletion daran gehindert wird, Bikarbonat bei normaler Plasmakonzentration in ausreichender Menge im Urin auszuscheiden. **Mineralokortikoide** stimulieren die renale Säureausscheidung und erhöhen damit die Bikarbonat-Schwelle. Bei Volumenmangel würde die Ausscheidung von $NaHCO_3$, die zur Korrektur der metabolischen Alkalose notwendig wäre, zu weiterem Natriumverlust und damit zur Verstärkung der Hypoovolämie führen. Infolge der hohen Avidität der Niere für Natrium unterbleibt daher die Bikarbonat-Ausscheidung.

In Tabelle 24.6-5 sind die wichtigsten Ursachen der metabolischen Alkalose aufgelistet.

Die durch gesteigerte Sekretion oder Wirkung der Mineralokortikoide vorliegenden Formen der metabolischen Alkalose gehen mit Volumenretention und Hypertonie einher (z.B. **primärer Hyperaldosteronismus).** Die durch primäre Volumendepletion

Tab. 24.6-4 Ursachen der metabolischen Azidose

▶ **bei erhöhter Anionenlücke**
 a) vermehrte Produktion von Säure-Äquivalenten
  – Ketoazidose (Diabetes, Alkohol, Hunger)
  – Laktatazidose (Schock, Hypoxie, Leberausfall, Malignom)
  – Vergiftung (Methanol, Ethylenglykol, Salizylate)
 b) Niereninsuffizienz

▶ **bei normaler Anionenlücke (hyperchlorämische metabolische Azidose)**
 a) renale Tubulusdysfunktion
  – renal tubuläre Azidose
  – Hyperaldosteronismus
 b) Verlust von Bikarbonat
  – intestinal (Diarrhö)
  – renal (Carboanhydrasehemmer)
 c) Zufuhr von Säure-Basen-Äquivalenten (+ Chlorid)
  – Ammoniumchlorid
  – kationische Aminosäuren (z.B. Lysinchlorid)

Tab. 24.6-5   Ursachen der metabolischen Alkalose

▶ mit Volumenexzeß und Hypertonie
 – primärer Hyperaldosteronismus
 – Cushing-Syndrom

▶ mit Volumendepletion ohne Hypertonie
 – Erbrechen, Verlust von Magensaft
 – Diuretika
 – posthyperkapnische Alkalose

▶ sonstiges
 – Bartter-Syndrom
 – Milch-Alkali-Syndrom

hervorgerufenen Formen der metabolischen Alkalose sind durch Fehlen der Hypertonie gekennzeichnet (**sekundärer Hyperaldosteronismus**). Häufige Ursachen der Volumendepletion sind lang andauerndes Erbrechen, Verlust von Magensaft durch Drainage oder (selten) Verlust Chlorid-reicher Darmflüssigkeit durch ein villöses Adenom. Die häufigste Ursache ist jedoch, meist bei Patienten mit anorektischer Persönlichkeitsstruktur, der **Mißbrauch von Schleifendiuretika und Laxanzien** (sog. Pseudo-Bartter-Syndrom).
Selten ist die angeborene tubuläre Rückresorptionsstörung für Chlorid (**Bartter-Syndrom;** siehe auch Kap. 23.17).
Eine metabolische Alkalose wird auch beobachtet, wenn Patienten mit eingeschränkter Nierenfunktion hohe Bikarbonatdosen erhalten (Milch-Alkali-Syndrom).

S Symptome

Oft sind die Symptome einer **gleichzeitig vorliegenden Hypokaliämie** führend (Muskelschwäche, Herzrhythmusstörungen). Bei massivem Erbrechen infolge Alkalose kann eine Tetanie vorliegen („Magentetanie"). Eine Hypoventilation zur Kompensation einer posthyperkapnischen metabolischen Alkalose kann eine vorbestehende respiratorische Insuffizienz erheblich verstärken.

D Diagnostik

Die Diagnose wird aus der Anamnese und den Laborparametern gestellt.

T Therapie

Eine spezifische Behandlung ist selten notwendig. Bei Patienten mit Chloridmangel reicht meist die **Zufuhr von Natriumchloridlösung** aus, um der Niere die Ausscheidung von Natriumbikarbonat zu ermöglichen und so die metabolische Alkalose zu korrigieren. Die gleichzeitige Gabe von Kaliumchlorid ist zum Ausgleich der häufig bestehenden **Hypokaliämie** nützlich. Bei Nebennierenrindenüberfunktion muß die Grundkrankheit behandelt werden (Tumorentfernung, Gabe von Spironolacton). Beim Bartter-Syndrom ist eine teilweise Kor-

rektur mit Cyclooxygenase-Hemmern, z.B. Indometacin, möglich. Intravenöse Zufuhr von Lysin- und Argininhydrochlorid (zur Ansäuerung der extrazellulären Flüssigkeit) oder die Gabe von Acetazolamid (zur Hemmung der tubulären Bikarbonat-Rückresorption) ist selten notwendig.

Literatur

– Bartter, F. C., W. B. Schwartz: The syndrome of inappropriate secretion of antidiuretic hormone. Amer. J. Med. 42 (1967), 790–806.
– Belezikian, J. P.: Management of acute hypercalcemia. New Engl. J. Med. 326 (1992), 1196–1203.
– Bertram, H. P., F. H. Kemper: Magnesium- und Calciumverteilung in Humanorganen – pathophysiologische Abhängigkeit. Magnesium-Bulletin 1 (1980), 26–31.
– Brautbar, N., S. G. Massry: Hypomagnesiemia and Hypermagnesiaemia. In: Maxwell, M. H. et al (Hrsg): Clinical disorders of fluid and electrolyte metabolism. McGraw-Hill, New York 1987, 831–849.
– Colhen, J. J., J. P. Kassirer: Acid-base. Little, Brown & Company, Boston 1982.
– Cremer, W., K. D. Bock: Symptoms and cause of chronic hypokalemic nephropathy in men. Clin. Nephrol. 7 (1977), 112–119.
– DeVita, M. V., M. H. Gardenswartz, A. Konecky, P. M. Zabetakis: Incidence and etiology of hypernatriemia in an intensive care unit. Clin. Nephrol. 34 (1990) 163–166.
– Ebel, H., T. Günther: Magnesium metabolism: A review. J. Clin. Chem. Clin. Biochem. 18 (1980), 257–270.
– Greaves, I.: Hypercalemia: Changing causes over the past 10 years. Brit. med. J. 304 (1992), 1284.
– Gross, P., W. Rascher, E. Ritz: Diagnose und Differentialdiagnose der Hyponatriämie. Dtsch. med. Wschr. 107 (1982), 1766–1769.
– Gross, P., W. Rascher, E. Ritz: Therapie der Hyponatriämie. Dtsch. med. Wschr. 107 (1982), 1770–1771.
– Heath, D. A.: Hypercalcemia in malignancy. Brit. med. J. 298 (1989), 1468–1469.
– Huismans, B. D.: Magnesium (Physiologie, Klinik). Med. Welt 24 (1973), 1594–1597.
– Kolmmeier, H., G. Rothe, Ch. Witting, J. Seemann, P. Wittig: Magnesium-Gehalt innerer Organe. Lab. Med. 14 (1990), 121–124.
– Mundi, G. R.: Hypercalcemia of malignancy revisited. J. Clin. Invest. 82 (1988), 1–6.
– Nora, N. A., I. Singer: Interpretation of hypercalcemia in a patient with end-stage renal disease. Arch. Intern. Med. 152 (1992), 1321–1322.
– Pamm, M., R. Ritz, G. Thiel, B. Truninger: Der hyperkaliämische Notfall: Ursache, Diagnose und Therapien. Schweiz. med. Wschr. 120 (1990), 1031–1036.
– Rabinowitz, L.: Editorial review. Homeostatic regulation of potassium excretion. J. Hypertens. 7 (1989), 433–443.
– Ratcliffe, W. A., A. C. J. Hutchesson, N. J. Bundred, J. G. Ratcliffe: Role of assays for parathyroid-hormone related protein investigation of hypercalcemia. Lancet 1 (1992), 164–167.
– Riggs, J. E.: The periodic paralysis. Neurologic Clinics 6 (1988), 485–496.
– Salem, M. M., S. K. Muajis: Gaps in the anion gap. Arch. Intern. Med. 152 (1992), 1625–1629.
– Schrier, R. W. (Hrsg.): Renal and electrolyte disorders. Little, Brown & Company, Boston-Toronto 1986.
– Stein, G., E. Ritz: Klinik und Diagnostik der Hyperkaliämie. Dtsch. med. Wschr. 115 (1990), 199–202.

– Stein, G., E. Ritz: Diagnostik und Differentialdiagnostik von Nierenkrankheiten. Fischer, Jena, 1991, S. 71–129.
– Stein, G., E. Ritz: Therapie der Hyperkaliämie. Dtsch. med. Wschr. 115 (1990), 903–905.
– Thoma, K. E.: Klinik und Therapie von Störungen im Säure-Basen-Haushalt. Med. Klin. 71 (1976), 124–127.
– Thomas, M., W. Schneider: Differentialdiagnose und Therapie tumorbedingter Hyperkalzämien. Dtsch. med. Wschr. 114 (1989), 1576–1581.
– Verberckmoes, R.: Der intensivmedizinische Problemfall: Probleme des Säurebasenstoffwechsels. Intensiv. Med. 29 (1992), 359–360.

Praxisfragen

Praxisfrage 1

Ein 62jähriger Patient, anamnestisch chronische Bronchitis bei Raucher-Anamnese, wird nach einem Krampfanfall (Grand-mal) stark bewußtseinsgetrübt in die Klinik eingewiesen. Der Patient ist in sehr reduziertem AZ. Wegen des Verdachts auf Aspiration wird ein Thorax-Röntgenbild angefertigt, welches eine Raumforderung im rechten Mittellappen mit Verdacht auf Hiluslymphome ergibt.

a   Wie lauten Ihre Verdachtsdiagnosen?

b   Welche Untersuchungen veranlassen Sie?

c   Was sind Ihre Behandlungsvorschläge?

Praxisfrage 2

Ein 72jähriger Patient hatte vor 13 Tagen einen apoplektischen Insult mit Aphasie und rechtsseitiger Hemiparese erlitten. Der Patient hatte sich mehrfach verschluckt und aspiriert, weshalb eine Sondennahrung gegeben wurde. Der Patient war febril (38,5 °C). Nach vorübergehendem Aufklaren trübte der Patient innerhalb von drei Tagen zunehmend ein. Er wurde auf der Intensivstation aufgenommen mit stehenden Hautfalten, Hypotension, Serum-Harnstoff 180 mg/ dl (63 mmol/l) und Serum-Natrium 158 mmol/l.

a   Wie lautet Ihre Verdachtsdiagnose?

b   Welche Ursachen kommen in Betracht?

c   Welche Maßnahmen schlagen Sie vor?

Praxisfrage 3

Eine 23jährige Typ-I-Diabetikerin hatte einen fieberhaften Allgemeininfekt. Da sie sich nicht wohl fühlte, ließ sie die Insulin-Injektion ausfallen und wurde im ketoazidotischen Koma auf der Intensivstation eingeliefert. Dort wurden eine Hyperglykämie (720 mg/dl bzw. 39,9 mmol/l), metabolische Azidose (pH 7,2, Standardbikarbonat 7 mmol/l) und ein hohes Serum-Kalium (6,8 mmol/l) festgestellt. Die Patientin erhielt Insulin und 100 ml einer 1molaren (8,4%) Na^+-Bikarbonat-Lösung. Nach 6 Stunden hatte die Patientin einen Serum-Kaliumwert von 2,1 mmol/l mit schweren Hypokaliämiezeichen im EKG (ST-Senkung und U-Welle).

a   Warum kam es bei der Patientin zur Hypokaliämie?

b   Läßt sich diese Therapiekomplikation vermeiden?

Praxisfrage 4

Eine 28jährige Krankenschwester, die vor kurzem einen Partnerverlust erlitten hatte, wird mit schwerer Hypokaliämie (1,8 mmol/l) aufgenommen. Die Patientin ist hypotensiv (RR 90/50 mmHg), tachykard (110 Schläge/min) und stark alkalotisch (Standardbikarbonat 28 mmol/l).

a   Wie lautet Ihre Verdachtsdiagnose?

b   Wie sichern Sie die Diagnose?

Praxisfrage 5

Eine 78jährige herzinsuffiziente Patientin wird mit einem totalen AV-Block und schwerer Bradykardie auf der Intensivstation aufgenommen. Das Serum-Kalium beträgt 8,5 mmol/l, das Serum-Kreatinin 3,4 mg/dl (300 µmol/l).

a   Was ist die Ursache der Hyperkaliämie? Welche Informationen müssen von der Patientin bzw. dem Hausarzt erfragt werden?

b   Wie sind derartige Zwischenfälle vermeidbar?

Praxisfrage 6

Eine 53jährige Dialysepatientin wird akut mit einer Kammertachykardie aufgenommen. Der vor der Notfalldialyse abgenommene Serum-Kaliumwert beträgt 9 mmol/l.

a   Was ist die häufigste Ursache dieses Zwischenfalls?

b   Wie muß die Patientin beraten werden?

Praxisfrage 7

Eine 63jährige Patientin wird nach perforiertem Sigmadivertikel operiert. Es kommt zu einer kotigen Peritonitis mit gramnegativer Sepsis. Bei der Untersuchung der hypotensiven Patientin wurde eine metabolische Azidose festgestellt (arterieller pH 7,02, Standardbikarbonat 6,2 mmol/l, pCO_2 24 mmHg). Es fällt eine Thrombopenie auf (80 000/µl bzw. 80 G/l).

a   Was ist die wahrscheinlichste Ursache der metabolischen Azidose?

b   Worin besteht die Behandlung?

Praxisfrage 8

Eine 32jährige Patientin, seit kurzem geschieden, kommt untergewichtig (172 cm, 52 kg) mit schwerer metabolischer Alkalose (pH 7,52; Bicarbonat 36,2 mmol/l; pCO_2 45,9 mmHg) und Hypokaliämie (2,8 mmol/l) zur Aufnahme.

a   Welche Verdachtsdiagnose ist zu stellen?

b   Worin besteht die Therapie der metabolischen Alkalose?

25 Intensivmedizin

H. P. SCHUSTER

Kritisch kranke Patienten mit latenten oder manifesten, lebensbedrohenden Störungen der Funktion vitaler Organsysteme werden auf Intensivstationen von speziell ausgebildeten Intensivschwestern und -pflegern sowie Ärzten überwacht und behandelt. Die Intensivmedizin bedient sich invasiver und aggressiver, in der Regel apparativ unterstützter Überwachungs- und Behandlungsverfahren. Diese dienen der Wiederherstellung kritisch gestörter Vitalfunktionen, der Aufrechterhaltung der Funktion vitaler Organsysteme und dem apparativen Ersatz einzelner Organfunktionen. Zu den hauptsächlich angewendeten Verfahren gehören das elektronische Monitoring, die invasive Überwachung der Hämodynamik, die Schweregradklassifikation und Verlaufsbeurteilung durch Score-Systeme, die Bilanzierung des Wasser- und Elektrolythaushaltes, die spezielle Infusions- und Pharmakotherapie, die apparative Beatmung und die extrakorporalen Eliminationsverfahren.

Intensiveinheiten sind Spezialstationen, in denen unter hohem personellem Aufwand und Konzentration apparativ-technischer Methoden die Untersuchung, Überwachung, Behandlung und Pflege kritisch Kranker erfolgt. Der Erfolg einer Intensivbehandlung ist an die prinzipielle Reversibilität des akuten, die Vitalfunktionsstörungen bedingenden Krankheitsprozesses gebunden. Die Grenzen der Intensivmedizin werden bestimmt durch Irreversibilität der Vitalstörungen oder Finalstadien chronischer Krankheiten und fortgeschrittener, nicht mehr behandelbarer Tumorleiden. Diese prognostisch korrekt einzuschätzen ist schwierig, Irrtümer sind möglich. Die Rücknahme einer eingeleiteten Intensivbehandlung und vor allem der Verzicht auf zusätzliche aggressive Behandlungsverfahren können geboten sein. Die Möglichkeit der Intensivmedizin dürfen nicht zu einer ärztlich unreflektierten Anwendung alles technisch-apparativ Machbaren führen.

Kasuistik

Ein 62jähriger Patient sucht wegen neu aufgetretener linksthorakaler Schmerzen, die sowohl unter Belastung als auch in Ruhe aufgetreten sind, den Hausarzt auf. Kurz nach Beginn des Arztgespräches wird der Patient plötzlich zyanotisch, der Blutdruck ist nicht mehr meßbar. Es kommt zu Erbrechen und Entwicklung einer Schnappatmung. Am rasch abgeleiteten Elektrokardiogramm zeigt sich Kammerflimmern. Die Pupillen werden lichtstarr. Der Arzt appliziert einen externen Stromstoß von 240 Joule zur Defibrillation, anschließend legt er einen Oropharyngealtubus ein. Die Pupillen werden wieder enger, der Patient beginnt heftig zu atmen, der wieder meßbare Blutdruck beträgt 100/60 mmHg. Der Notarztwagen wird telefonisch angefordert. Kurz danach kommt es nach einer Phase mit stabilem Sinusrhythmus zur Asystolie. Der inzwischen eingetroffene Notarzt beginnt mit einer externen Herzdruckmassage bei fortgesetzter Beatmung mit dem Atembeutel und verabreicht Suprarenin intravenös. Am nun angeschlossenen Monitor erkennt man zunächst nur einzelne Kammerdepolarisationen, dann wieder einen Sinusrhythmus. Der arterielle Blutdruck wird erneut meßbar. Der nach wie vor bewußtlose Patient wird endotracheal intubiert und dann unter künstlicher Beatmung mit dem Notarztwagen ins Krankenhaus transportiert und auf die Intensivstation aufgenommen.

Befunde bei der Aufnahme: **Labor:** Natrium i.S. 142 mval/l, Kalium i.S. 3,3 mval/l, Serum-Kreatinin 1,2 mg/dl (106 µmol/l), CK 82 U/l, Blutzucker 155 mg/dl (9,3 mmol/l). **EKG:** regelmäßiger Sinusrhythmus, kompletter Linksschenkelblock. **Röntgen-Thoraxbild** im Liegen: normal großes Herz, Zeichen einer pulmonalvenösen Stauung bei Linksherzinsuffizienz.

Die Intensivtherapie erfolgt mit Heparin und Glyzeroltrinitrat, Substitution von Kaliumchlorid, Furosemid intravenös und Lidocain als Antiarrhythmikum, kontrollierter Beatmung mit 4 cmH$_2$O PEEP. Die Linksherzinsuffizienz geht zurück, die Beatmung kann nach 12 Stunden beendet und der Endotrachealtubus entfernt werden.

In den darauffolgenden beiden Tagen entwickelt der Patient anhaltend hohes Fieber von 38,8–39,4 °C mit erneuten Zeichen einer zunehmenden Ateminsuffizienz.

Befund: **arterielle Blutgase:** pO$_2$ 58 mmHg (7,54 kPa), pCO$_2$ 32 mmHg (4,16 kPa), pH 7,38. **Röntgen-Thoraxbild:** ausgedehnte Infiltrate im rechten Unterfeld und linken Mittelfeld als Ausdruck einer Pneumonie nach Aspiration und Stauungslunge.

Der Patient wird erneut endotracheal intubiert, apparativ beatmet und parenteral ernährt. Nach Entnahme von **Blutproben** und **Tracheobronchialsekret** zur mikrobiologischen Untersuchung wird ein Antibiotikum verabreicht. Nach einer weiteren Beatmungsphase von fünf Tagen haben sich Blutgaswerte und Körpertemperatur normalisiert. Die Entwöhnung vom Respirator und die Extubation gelingen komplikationslos. Der Patient ist ansprechbar, jedoch zeitlich und örtlich nicht völlig orientiert. Nach weiteren zwei Tagen hat er sich völlig erholt und kann zur kardiologischen Diagnostik und Therapie von der Intensivstation verlegt werden.

Definition

Unter dem Begriff der **Intensivmedizin** faßt man alle Maßnahmen der Untersuchung und Überwachung (Intensivüberwachung), der speziellen Behandlung (Intensivtherapie) und der Pflege (Intensivpflege) kritisch Kranker zusammen.

Als **kritisch Kranke** bezeichnet man Patienten mit akuten und lebensbedrohenden Störungen vitaler Organfunktionen.

Eine **lebensbedrohende Vitalfunktionsstörung** liegt vor, wenn die Funktionsabläufe absolut lebensnotwendiger Organsysteme in einem Ausmaß gestört sind, welches das Überleben des Organismus unmittelbar bedroht. Lebensbedrohliche Vitalfunktionsstörungen sind Versagen der Atmung, der Herz-Kreislauf-Funktion, der Hirnfunktion, der Regulation des Wasser-Elektrolyt-Säure-Basen-Haushalts einschließlich der Nierenfunktion (Homöostase), des Blutgerinnungs- und Fibrinolysesystems (Hämostase), der Temperaturregulation und der Stoffwechselregulation. Vitalfunktionsstörungen sind in der Regel Folge von Komplikationen oder besonderen Verlaufsformen bestimmter Grundleiden, die damit das **Erkrankungsspektrum** interner Intensivstationen ausmachen (siehe Tab. 25-1).

Den Extremfall kritischen Krankseins stellt das Syndrom des **Multiorganversagens** dar. So bezeichnet man das gleichzeitige oder in rascher zeitlicher Folge auftretende Versagen zweier oder mehrerer vitaler Organsysteme (sieh Tab. 25-2).

Tab. 25-1   Häufige Grundleiden bei Patienten der internen Intensivmedizin

- ► akuter Myokardinfarkt
- ► instabile Angina pectoris (Präinfarktsyndrom)
- ► maligne Herzrhythmusstörungen
- ► akute Herzinsuffizienz
- ► massive Lungenarterienembolie
- ► hypertensive Krise
- ► akutes Nierenversagen
- ► Urämie bei chronisch terminaler Niereninsuffizienz
- ► Asthma bronchiale
- ► chronisch-obstruktive Lungenerkrankung (mit Cor pulmonale)
- ► ausgedehnte Pneumonie
- ► massive gastrointestinale Blutung
- ► schwere Pankreatitis
- ► Peritonitis
- ► akute Leberinsuffizienz
- ► exogene Intoxikationen
- ► Stoffwechselentgleisungen und endokrine Krisen
- ► neuromuskuläre Erkrankungen mit Atemstörungen (Landry-Paralyse, Myasthenie-Krise)
- ► Status epilepticus
- ► Subarachnoidalblutung
- ► Alkoholdelir
- ► Meningoenzephalitis
- ► Sepsis

Tab. 25-2   Komponenten des Multiorganversagens

Organversagen	diagnostische Kriterien
Lungenversagen	– Hypoxämie (pO$_2$ unter Altersnorm bei Atmung von Raumluft) – fleckige oder konfluierende Infiltrate im Röntgen-Thoraxbild → **Respiratortherapie erforderlich**
Nierenversagen	– Anstieg des Serum-Kreatinins über 3 mg/dl (264 µmol/l), Abfall der endogenen Kreatinin-Clearance unter 15 ml/min×1,73 m^2 trotz Normalisierung von Blutdruck und Flüssigkeitshaushalt → **Hämodialyse, Hämofiltration** erforderlich
Leberversagen	– kontinuierlicher Anstieg des Serum-Bilirubins, Erhöhung der Serum-Transaminasen über das Doppelte der Norm, signifikanter Abfall des Prothrombinwertes, signifikante Bewußtseinseinschränkung
Hirnversagen	– Bewußtseinsverlust, zunehmender Komagrad
gastrointestinale Läsionen	– endoskopisch Erosionen oder akute Ulzera nachweisbar → **Bluttransfusionen erforderlich,** ggf. endoskopische Hämostase erforderlich
protrahierter Schock	– arterielle Hypotension trotz Volumensubstitution → **Katecholamine erforderlich**
disseminierte intravasale Gerinnung	– Thrombozytenabfall um mehr als 150000/mm^3 (150 G/l) oder Thrombopenie, Abfall der Fibrinogenkonzentration um mehr als 150 mg/dl (4,5 µmol/l) oder Hypofibrinogenämie – mindestens 2 pathologische plasmatische Gerinnungstests (Quick, PTT, TT) → **Heparintherapie**

Intensivstationen sind klinische Spezialstationen, in denen die zur intensiven Überwachung, Behandlung und Pflege erforderlichen Apparate konzentriert sind und speziell ausgebildete Schwestern, Pfleger und Ärzte unter hohem Personalaufwand die Betreuung kritisch Kranker durchführen.

In diesem Kapitel werden die **Prinzipien** und speziellen **Probleme** sowie die **Verfahren** der Intensivmedizin dargestellt, soweit sie nicht an anderer Stelle bereits abgehandelt wurden.

25.1 Intensivüberwachung

Grundlagen sind die permanente klinische Beobachtung des Patienten durch Schwestern und Pfleger sowie die regelmäßige klinische Untersuchung durch die Ärzte **(klinisches Monitoring)**. Die ständige Anwesenheit von Schwestern und Pflegern vermittelt gerade dem Schwerstkranken ein Gefühl der Sicherheit und Geborgenheit. Zur klinischen Überwachung zählen auch die Erstellung von Flüssigkeitsbilanzen (Bilanzierung der Ein- und Ausfuhr an Wasser- und Elektrolyten) und die Messung des Zentralvenendruckes (ZVD).

Als **zentralen Venendruck** bezeichnet man klinisch den Druck in den großen, klappenlosen, intrathorakalen Venen.

Die Höhe des ZVD hängt ab von der Menge des zirkulierenden Blutvolumens, dem Tonus der großen Venen und der Pumpleistung des rechten Ventrikels (bei intakter Trikuspidalklappe).

Die Messung erfolgt über den zentralen Venenkatheter mit Hilfe eines Steigrohrsystems (siehe Abb. 25.1-1).

Zur Überwachung klinisch-chemischer Veränderungen (Labor-Monitoring) dient ein regelmäßig zu erstellendes **Labor-Basisprogramm:**

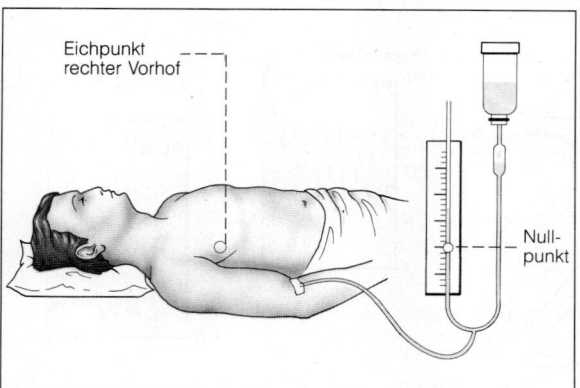

Abb. 25-1 Messung des zentralen Venendruckes (ZVD).
Der ZVD wird über einen zentralen Venenkatheter gemessen, welcher an das Schlauchsystem eines Venendruckmeßgeräts angeschlossen wird. Der ZVD kann an einem Steigrohr abgelesen werden, dessen Nullpunkt auf die Höhe des rechten Vorhofs geeicht ist. Der normale ZVD liegt zwischen 4 und 8 cm Wassersäule; sicher pathologisch sind Werte unter 2 cm und über 12 cmH$_2$O.

- **Blutbild:** Hämoglobin, Erythrozytenzahl, Hämatokrit, Leukozytenzahl, Thrombozytenzahl.
- **Serumkonzentrationen** von Natrium, Kalium, Kreatinin, Harnstoff, Gesamteiweiß, Glukose, SGOT, Laktat.
- **Blutgase und Säure-Basen-Status:** Sauerstoffpartialdruck pO$_2$, pH-Wert, Standard-Bikarbonat, Basenexzeß.
- **Gerinnungsstatus:** partielle Thromboplastinzeit (PTT), Thromboplastinzeit (Quick-Wert), Thrombinzeit (TT), Fibrinogenkonzentration.

Als **elektronisches Monitoring** bezeichnet man die kontinuierliche oder in kurzen Zeitintervallen wiederholte Erfassung biologischer Parameter mit Hilfe elektronischer Datenverarbeitung und Bildschirmanzeigen. Die Biosignale werden

- von Rezeptoren (Elektroden, Katheter, Sonden) am Patienten aufgenommen,
- gegebenenfalls in elektrische Signale umgewandelt und entsprechend verstärkt in elektronische Rechner eingegeben, verarbeitet und gespeichert,
- auf dem Bildschirm des Monitors am Krankenbett und in der Überwachungszentrale als Analogkurven oder Digitaldaten angezeigt.
- Die im zeitlichen Verlauf gemessenen und gespeicherten Daten können am Bildschirm als Verlaufsgraphiken abgerufen und dargestellt werden (Trendanzeige).
- Bei Über- oder Unterschreiten vorwählbarer Minimal-Maximal-Grenzwerte löst der Monitor optischen und/oder akustischen Alarm aus (Grenzwertalarmierung).

Die folgenden Funktionssysteme und Funktionsparameter können elektronisch monitorisiert werden:

- **Zirkulation** (nicht invasiv)
  - Elektrokardiogramm, Herzfrequenz, Herzrhythmus
  - Arterieller Blutdruck (automatische unblutige Messung)
  - Pulsfrequenz
- **Körpertemperatur**
  - Rektaltemperatur
  - Hauttemperatur
- **Respiration** (nicht invasiv)
  - Atemfrequenz
  - Atemwegsdrücke
  - Sauerstoffsättigung (Pulsoximetrie)
  - Exspiratorischer CO$_2$-Gehalt (Kapnometrie)
- **Hirnfunktion**
  - Elektroenzephalogramm
  - Intrakranieller Druck (nur invasiv in Spezialfällen)
- **Blutgasmonitoring** (invasiv)
  - Sauerstoffsättigung: arteriell, gemischt-venös (A. pulmonalis), zentral-venös (rechter Vorhof)
- **Hämodynamisches Monitoring** (invasiv)
  - Arterieller Blutdruck (Systole, Diastole, Mitteldruck)
  - Pulmonalarterieller Druck (Systole, Diastole, Mitteldruck)
  - Pulmonaler Kapillardruck

– Zentraler Venendruck
– Herzzeitvolumen (mittels Thermodilution).
Die Blutdrücke werden über mechano-elektrische Druckwandler (Statham-Elemente) gemessen. Die

Messung des ZVD erfolgt zumeist mit der Steigrohrmethode. Die Messung der Pulmonalarteriendrücke erfolgt über den Ballon-Einschwemmkatheter nach Swan-Ganz (siehe Abb. 25.1-2a–d).

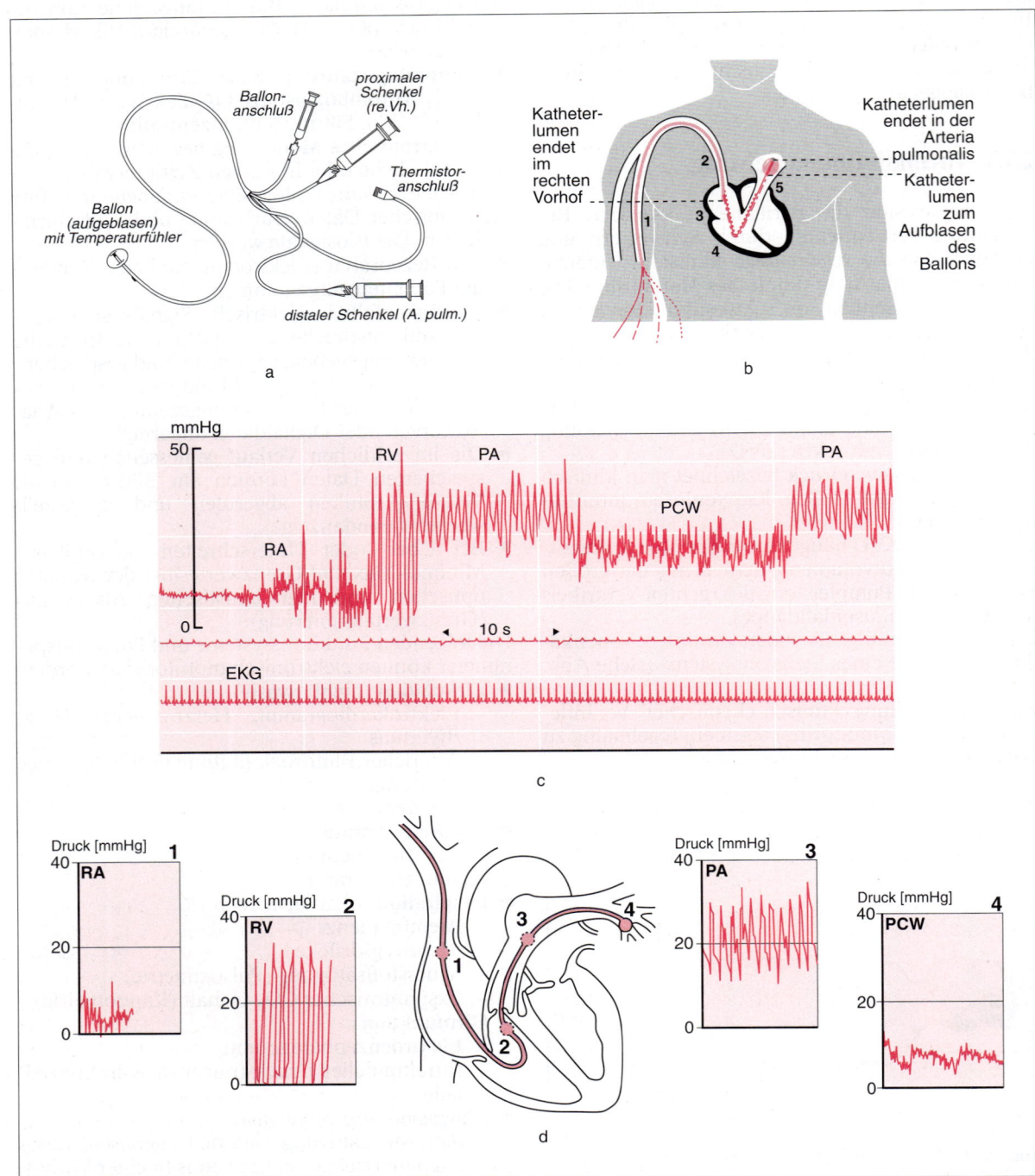

Abb. 25.1-2
a) Swan-Ganz-Thermistor-Katheter.
b) Swan-Ganz-Einschwemmkatheter in korrekter Position.
c) Druckkurvenverlauf während der Einführung des Balloneinschwemmkatheters. RA = rechter Vorhofdruck;

RV = rechter Ventrikeldruck; PA = Pulmonalarteriendruck; PCW = pulmonaler Kapillarverschlußdruck.
d) Charakteristische Druckkurven beim Swan-Ganz-Rechtsherzkatheterismus. RA = rechter Vorhof, RV = rechte Kammer, PA = Pulmonalarterie, PCW(P) = Pulmonalkapillar-Wedge-(Druck).

Monitorsysteme sind auch in Behandlungsgeräte eingebaut, beispielsweise als „Respiratormonitore" in Beatmungsgeräten oder in Nierenersatzapparaturen.

Die allgemeine Intensivüberwachung wird ergänzt durch das **mikrobiologische Monitoring** zur Infektionskontrolle und das **Drug-Monitoring** zur Sicherheit in der Pharmakotherapie.

Als **Score-Systeme** in der Intensivmedizin werden Punktwertverfahren eingesetzt, die den Krankheitszustand durch Punktbewertung der gemessenen physiologisch-biochemischen Parameter oder der angewendeten Überwachungs- und Behandlungsverfahren objektiv beschreiben. Sie dienen vor allem der Schweregradklassifikation und der Verlaufsbeurteilung, tragen aber auch zur Einschätzung der Prognose bei.

Die am häufigsten angewendeten globalen, d.h. weitgehend krankheitsunspezifischen Scores sind das „Therapeutic Intervention Scoring System" (TISS) sowie der „Acute Physiology and Chronic Health Evaluation"-Score (APACHE).

Im **TISS** werden **Überwachungs- und Behandlungsmaßnahmen** nach ihrer Invasivität und Aggressivität mit Punkten von 1 bis 4 belegt. Die Summe aller Punkte entspricht dem Gesamt-Score. Je höher der Score-Wert, desto schwerer die Erkrankung.

Im **APACHE** werden **physiologische** und **biochemische Parameter** nach ihrer Abweichung aus dem Normbereich mit Punktwerten belegt (physiologische Punkte). Weiter werden das Alter (Alterspunkte), der Aufnahmemodus und der chronische Krankheitszustand vor Intensivtherapie (chronische Punkte) bewertet. Je höher der Gesamt-Score, desto schwerer die Erkrankung und desto schlechter die Prognose. Häufig werden beide Scores bezüglich eines Patienten angegeben. Als einzelne Angabe ist der APACHE-Score jedoch verbreiteter, da er die bessere prognostische Aussagekraft besitzt.

Die „Glasgow Coma Scale" (GCS) beurteilt den Funktionszustand des Gehirns unabhängig von der Diagnose anhand einfacher klinischer Befunde (siehe Tab. 25.1-1). Je niedriger der Gesamt-Score, desto schwerer die Störung des zentralen Nervensystems und desto schlechter die Prognose.

25.2 Infusionstherapie

Die Infusionstherapie ist für alle kritisch Kranken eine zentrale Behandlungsmaßnahme. Sie dient der **bilanzierten Zufuhr von Wasser und Elektrolyten,** der **künstlichen parenteralen Ernährung** bei Patienten, die weder oral noch über Magen-Darm-Sonden ausreichend ernährt werden können, der **forcierten Diurese** zur sekundären Giftelimination bei akuten Intoxikationen und der **intravenösen kontinuierlichen** Applikation von **Pharmaka.**

Tab. 25.1-1   Glasgow-Koma-Skala

Glasgow-Koma-Skala

Augen öffnen			Punkte
spontan	4
Aufforderung	3
Schmerz	2
nicht	1

motorische Antwort

gezielt (Aufforderung)	6
gezielt (Schmerzreiz)	5
ungezielt	4
Beugemechanismen	3
Streckmechanismen	2
keine	1

verbale Antwort

orientiert, prompt	5
desorientiert	4
inadäquat (Wortsalat)	3
unverständlich	2
keine	1

Gesamtpunktzahl

Methode

Die Infusion erfolgt über zentrale Venenkatheter (ZVK). Ein ZVK ist ein Venenverweilkatheter, dessen Spitze in einer großen, klappenlosen, intrathorakalen Vene liegt, möglichst der Vena cava superior, wenige Zentimeter proximal des rechten Vorhofs. Der Venenkatheter wird über eine Armvene („peripher" gelegter ZVK) oder über die Vena subclavia oder Vena jugularis interna („zentral" gelegter ZVK) eingeführt. Großvolumige Infusionslösungen werden über Infusionspumpen, kleinvolumige Arzneimittellösungen über Injektionspumpen appliziert. Der ZVK dient zugleich der Messung des ZVD.

Indikationen

Die bilanzierte **Zufuhr von Wasser und Elektrolyten** ist bei allen kritisch Kranken indiziert. Sie dient der Aufrechterhaltung eines ausgeglichenen Flüssigkeits-, Elektrolyt- und Säure-Basen-Haushalts und der Korrektur eingetretener Störungen. Besonders bedroht gegenüber Störungen des Wasser-Elektrolyt-Haushaltes sind Patienten mit **Bewußtseinsverlust,** mit hohen **abnormen Flüssigkeitsverlusten** durch Fieber, Durchfälle, Polyurie, gastrointestinale Fisteln oder Drainagen, Patienten mit **Niereninsuffizienz** und **Herzinsuffizienz.**

Die Indikationen zur parenteralen Ernährung sind in Kap. 12.4 dargestellt, die forcierte Diurese wird in Kap. 23 abgehandelt.

Durchführung

Die zuzuführenden Mengen an Wasser und Elektrolyten ergeben sich aus:
▶ der Kenntnis des Basisbedarfs
▶ der aktuellen Beurteilung des Flüssigkeitshaushaltes: ausgeglichen, Überschuß- oder Mangelzustände
▶ der Bilanz des Vortages
▶ dem notwendigen Ersatz abnormer Verluste
▶ der Berücksichtigung von Nierenfunktionsstörungen mit Oligurie

Geeignete Infusionslösungen sind Elektrolytlösungen, Kohlenhydratlösungen und Elektrolytkonzentrate als Infusionszusätze.

Komplikationen

Venenkatheterkomplikationen entstehen durch Verletzungen beim Einführen des Katheters, Thrombosen der katheterführenden Vene und Infektionen durch Eindringen pathogener Keime über den Katheter. Die Liegedauer der Katheter sollte daher so kurz wie möglich gehalten werden. Iatrogene Komplikationen, die dringend zu vermeiden sind, entstehen durch fehlbilanzierte Infusionstherapie oder Fehlsubstitution von Elektrolyten.

25.3 Pharmakotherapie

In der Intensivtherapie häufig angewendete Medikamente sind
▶ Substanzen mit positiv inotroper Wirkung, z.B. Katecholamine
▶ Vasodilatatoren, z.B. Nitrate, Natriumnitroprussid
▶ Schleifendiuretika
▶ Antiarrhythmika
▶ Fibrinolytika und Antikoagulanzien
▶ stark wirksame Analgetika und Hypnotika

Wegen gleichzeitiger Gabe mehrerer verschiedener Medikamente, häufig vorliegender Nieren-, Leber- oder Herz-Kreislauf-Insuffizienz sowie der Anwendung apparativer Organersatzmethoden mit zusätzlicher Beeinflussung der Verteilung und Elimination von Pharmaka sind vielfältige Arzneimittelwechselwirkungen möglich. Die Dosierungen sind exakt anzuordnen und einzuhalten, ein spezielles Drug-Monitoring kann erforderlich sein. Als Drug-Monitoring bezeichnet man die regelmäßige Messung von Arzneimittelspiegeln mit den daraus sich ergebenden Konsequenzen für die Dosierung. Aus Blutspiegelverlauf, applizierter Dosis und aktueller Nierenfunktion lassen sich adäquate Dosierung und notwendige Dosiskorrekturen ungefähr vorausberechnen. Beispiele für die Anwendung sind **Antibiotika** (insbesondere Aminoglykoside), **Antiarrhythmika** (insbesondere Lidocain), **Theophylline, Digitalisglykoside** und **Antiepileptika** (insbesondere Phenytoin).

Für die Pharmakokinetik und Arzneimitteldosierung relevante Faktoren sind insbesondere:
▶ eine **Leberinsuffizienz** oder Minderperfusion der Leber mit eingeschränkter hepatischer Clearance,
▶ eine **Niereninsuffizienz** mit eingeschränkter renaler Clearance,
▶ **Schock und Dehydratation** mit Veränderung von Verteilungsräumen und Verteilungskinetik,
▶ die Anwendung von **Nierenersatzverfahren** mit zusätzlicher extrakorporaler Elimination von Pharmaka und Metaboliten.

25.4 Beatmung

Moderne Respiratoren verfügen über vielfältige Möglichkeiten der Einstellung von Beatmungsdrücken, Atemgasflüssen und -volumina, Atemzeitverhältnis, Respiratorsteuerung und inspiratorische Assistenz. Daraus resultiert eine große Variationsbreite möglicher Beatmungsmuster, die eine individuelle Adaptation der Respiratortherapie an die aktuellen pathophysiologischen Gegebenheiten und Thrapieziele beim einzelnen Patienten erlaubt. Der Zugang zum Patienten erfolgt über Endotrachealtuben, seltener Trachealkanülen und in speziellen Situationen über Atemmasken. Die unterschiedlichen Erkrankungen, bei denen eine Beatmung erforderlich werden kann, lassen sich auf drei pathophysiologische Prinzipien zurückführen: **Atemlähmung** mit Hypoventilation, **bronchiale Obstruktion** und **pulmonale Insuffizienz.**

Zur Indikationsstellung im Einzelfall werden klinische Zeichen, Blutgase und atemmechanische Parameter herangezogen. Als mögliche Komplikationen der Beatmung sind **Barotraumen** der Lunge, **Infektionen** und **hämodynamische Nebenwirkungen** als Folge der intrathorakalen Drucksteigerung zu beachten.

Methoden

Die unterschiedlichen Beatmungsverfahren und Beatmungsmuster resultieren aus der Einstellung der Beatmungsdrücke, der Respiratorsteuerung (Kooperation von Patient und Respirator), dem Atemzeitverhältnis (Inspirations-/Exspirationszeit) und den Möglichkeiten spezieller Atemhilfen (augmentierende Beatmungsformen).

Atemwegsdrücke

Die apparative Beatmung unterscheidet sich von der **Spontan**atmung grundsätzlich durch den positiven Atemwegsdruck während der Inspiration. Folgende Beatmungsdruckmuster werden in der Respiratortherapie eingesetzt (siehe Abb. 25.4-1):

▶ **Intermittierender Überdruck:** Überdruck in der Inspiration, Druckausgleich gegenüber dem atmosphärischen Druck in der Exspiration („Intermittent Positive Pressure Ventilation", **IPPV**)

▶ **Kontinuierlicher Überdruck:** Überdruck in der Inspiration und auch in der Endexspirationsphase („Continuous Positive Pressure Ventilation", **CPPV**, **mit** „Positive Endexpiratory Pressure", **PEEP**)

▶ **Kontinuierliche Überdruckatmung:** Spontanatmung mit ständig positivem Atemwegsdruck („Continuous Positive Airway Pressure", **CPAP**)

▶ **Kontinuierlicher Überdruck bei Hochfrequenzbeatmung** („High Frequency Positive Pressure Ventilation", **HFPPV**) mit Frequenzen zwischen 60 und 3000/min.

Steuerung und Kontrolle des Atemzyklus

▶ **Kontrollierte Beatmung:** Atemfrequenz und Atemzyklus werden völlig vom Respirator bestimmt.

▶ **Assistierte Beatmung:** Der Patient löst den Atemzyklus selbst aus, indem er den Respirator durch einen negativen Atemwegsdruck triggert. Der weitere Atemzyklus wird durch das Gerät bestimmt.

▶ **Assistierte/kontrollierte Beatmung:** Bei diesem am häufigsten eingesetzten Beatmungsmuster wird vom Gerät eine Basisfrequenz als Sicherheitsfrequenz vorgegeben, und der Patient kann dazwischen zusätzliche Beatmungszyklen auslösen.

▶ **Kombinierte Beatmung und Spontanatmung:** Bei diesem ebenfalls häufig angewendeten Beatmungsmuster liefert der Respirator einen Teil des Atemminutenvolumens durch Beatmung, zusätzlich atmet der Patient am Respirator teilweise spontan („Intermittent Mandatory Ventilation", **IMV**, oder **SIMV** bei Synchronisation von Beatmung oder Spontanatmung). Dieses Beatmungsmuster kann mit kontinuierlich positivem Atemwegsdruck kombiniert werden (siehe Abb. 25.4-1).

Atemzeitverhältnis

Normalerweise arbeiten Respiratoren mit einem Zeitverhältnis von In-/Exspiration von 1 : 2. Dieses Zeitverhältnis kann von 1 : 4 bis 3 : 1 variiert werden. Ein Atemzeitverhältnis mit verlängertem Inspirationsanteil dient der besseren Atemgasverteilung in der Lunge (sogenannte „Inversed Ratio Ventilation", **IRV**).

Verlängerungen der Exspiration über das Verhältnis 1 : 2 (In-/Exspiration) hinaus kommen in der Praxis so gut wie nie vor.

Inspiratorische Assistenz

Als inspiratorische Hilfe wird vom Gerät während der Inspirationsphase ein Gasfluß oder -druck appliziert, der das Atemzugvolumen erhöht und die Atemarbeit vermindert („Inspiratory Assistance", **IA**, „Assisted Spontaneous Breathing, **ASB**).

Beatmungsmuster

Zur **Einstellung** des gewählten Beatmungsmusters sind am Respirator folgende Funktionen wählbar:

▶ Atemfrequenz
▶ Atemzugvolumen

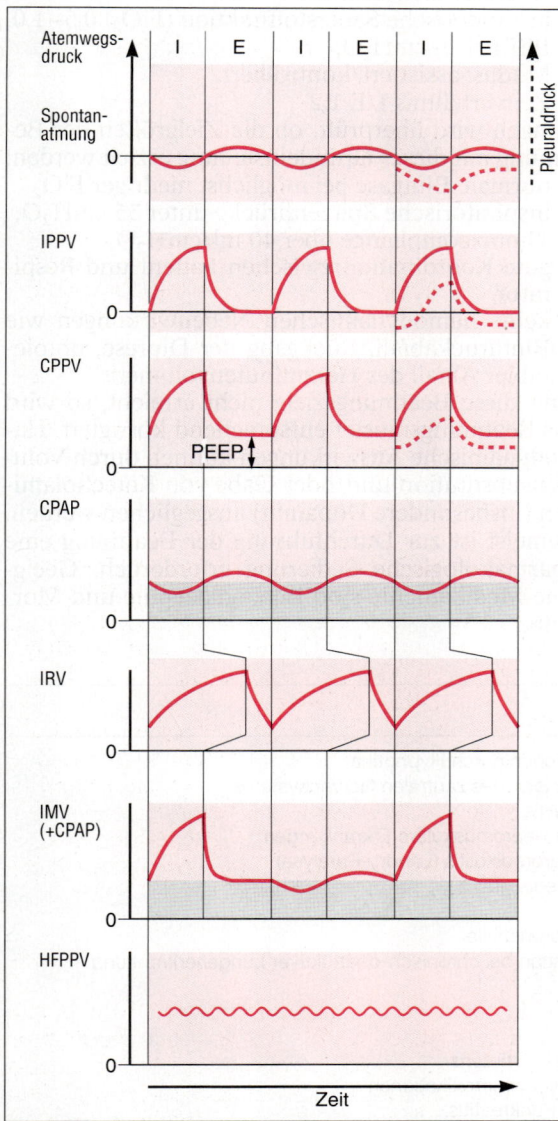

Abb. 25-4-1 Beatmungsdruckmuster in der Respiratortherapie (Abkürzungen siehe Text).

▶ Atemminutenvolumen
▶ inspiratorischer Fluß
▶ exspiratorischer Druck
▶ Atemzeitverhältnis
▶ Triggerschwelle
▶ Steuerungsmodus

In jedem Beatmungsmuster ergibt sich das Atemminutenvolumen aus Atemfrequenz und Atemzugvolumen.

Zur **Kontrolle** und Überwachung werden folgende Funktionen monitorisiert:

▶ Atemwegsdrücke
▶ Atemfrequenz
▶ Atemzugvolumen
▶ Atemwegswiderstände
▶ Thoraxcompliance
▶ bei entsprechenden Zusatzgeräten auch CO_2- und O_2-Gehalt in der In- und Exspirationsluft mit errechnetem Sauerstoffverbrauch und CO_2-Produktion.

Indikationen

Eine Beatmung kann bei sehr unterschiedlichen internistischen Grundleiden erforderlich werden (siehe Tab. 25.4-1). Pathophysiologisch lassen sich drei Grundstörungen unterscheiden, die zur bedrohlichen respiratorischen Insuffizienz führen:

▶ **Hypoventilation** durch zentrale und periphere Atemstörungen,
▶ **akute bronchiale Obstruktion** bei Asthma bronchiale (Status asthmaticus) und exazerbierter, chronisch-obstruktiver Lungenerkrankung,
▶ **pulmonale Insuffizienz** bei allen Formen des akuten respiratorischen Distreß-Syndroms (ARDS), bei kardialem Lungenödem, bei Aspiration und ausgedehnten Pneumonien.

Im Einzelfall stützt sich die Indikation zur Beatmung auf:

▶ das klinische Bild: schwere Atemnot, Erschöpfung der Atemmuskulatur oder Atemdepression, Tachykardie, Bewußtseinstrübung;

▶ die Blutgasanalyse: pO_2, pCO_2, pH-Wert;
▶ atemmechanische Meßgrößen: Vitalkapazität, Atemfrequenz, Peak flow, inspiratorische Kraft.

In die Indikationsstellung ist über diese Meßdaten hinaus auch die Gesamtsituation des Patienten einzubeziehen: Alter, Art des Grundleidens, allgemeiner Gesundheitszustand und Prognose.

Durchführung

Die Verbindung zwischen Respirator und Patient erfolgt in der Regel über einen Endotrachealtubus, nur selten über eine Trachealkanüle, und in speziellen Situationen über eine Atemmaske (z. B. akutes Lungenödem). Die Beatmung beginnt mit einer vorgegebenen **Grundeinstellung:**

– Frequenz 12–16/min
– Atemzugvolumen 10–15 ml/kg Körpergewicht, Atemminutenvolumen 9–12 l,
– inspiratorische Sauerstofffraktion (FiO_2) 0,5–1,0,
– PEEP 4–6 cmH_2O,
– Modus: assistiert/kontrolliert,
– Zeitverhältnis I/E 1:2

Danach wird überprüft, ob die Zielgrößen der Beatmung mit dieser Grundeinstellung erzielt werden:

▶ normale Blutgase bei möglichst niedriger FiO_2
▶ inspiratorische Spitzendrücke unter 35 cmH_2O,
▶ Thoraxcompliance über 40 ml/cmH_2O,
▶ gute Koordination zwischen Patient und Respirator,
▶ keine hämodynamischen Nebenwirkungen wie Blutdruckabfall, Rückgang der Diurese, untolerabler Abfall des Herzminutenvolumens.

Sind diese Beatmungsziele nicht erreicht, so wird das Beatmungsmuster entsprechend korrigiert. Hämodynamische Auswirkungen können durch Volumensubstitution und/oder Gabe von Katecholaminen (insbesondere Dopamin) ausgeglichen werden. Zumeist ist zur Durchführung der Beatmung eine pharmakologische Sedierung erforderlich. Geeignete Medikamente sind Benzodiazepine und Morphin.

Tab. 25.4-1 Beatmung	

Störungen des mechanischen Atemantriebs (Hypoventilation)	▶ Intoxikationen durch Hypnotika
	▶ Erkrankungen des zentralen Nervensystems
	▶ Poliomyelitis
	▶ periphere neuromuskuläre Erkrankungen
	  – Polyneuroradikulitis (Landry-Paralyse)
	  – Myasthenia gravis

bronchiale Obstruktion	▶ Asthma bronchiale ▶ Exazerbation bei chronisch-obstruktiver Lungenerkrankung
pulmonale Insuffizienz	▶ Sepsis ▶ Schock ▶ Linksherzinsuffizienz ▶ pulmotoxische Intoxikationen ▶ schwere Pankreatitis ▶ Aspiration ▶ ausgedehnte Pneumonien

Komplikationen

Die hauptsächlichen Komplikationen der Beatmung sind Barotraumen der Lungen, pulmonale Infektionen und unerwünschte Auswirkungen auf die Hämodynamik:

Barotraumen als Folge des unphysiologisch hohen Atemwegsdruckes können als Lungenüberblähung, Pneumothorax, Mediastinalemphysem und Hautemphysem manifest werden. Daher sollten im Beatmungsmuster hohe Atemvolumina, die zu hohen inspiratorischen Druckwerten führen, vermieden werden.

Zur Prophylaxe von **Pneumonien** bei Beatmeten wird die selektive Darmdekolonisation (SDD) empfohlen. Bei diesem Verfahren werden durch topische Gabe von Antibiotika und Fungostatika in Magen, Rachen und Mundhöhle gramnegative Keime eliminiert.

Hämodynamische Nebenwirkungen sind:
▶ eine Abnahme des Herzzeitvolumens,
▶ eine Verminderung des arteriellen Blutdrucks,
▶ eine Beeinträchtigung der Perfusion und Funktion peripherer Organe, vor allem der Niere mit Diureserückgang.

Sie sind Folgen des erhöhten intrathorakalen Drucks und entstehen durch folgende Mechanismen:
▶ Verminderung des venösen Rückstroms zum Herzen,
▶ Kompression der Herzkammern,
▶ Steigerung des pulmonalvaskulären Widerstandes.

Bei Patienten mit dekompensierter Linksherzinsuffizienz wirken sich diese hämodynamischen Effekte günstig aus (Abnahme der Ventrikelfüllung und der Nachlast des linken Ventrikels).

25.5 Extrakorporale Eliminationsverfahren

Die Methoden zur extrakorporalen Elimination von Flüssigkeit und Substanzen sind folgende (siehe auch Kap. 23.7):
▶ Hämodialyse (HD)
▶ Hämofiltration (HF)
▶ kontinuierliche arteriovenöse Hämofiltration (CAVH)
▶ Hämoperfusion (HP)
▶ Plasmaperfusion (PP)
▶ Plasmaseparation (PS)

Alternativ zur HD kann – mit allerdings geringerer Effektivität – auch die Peritonealdialyse (PD) durchgeführt werden.

In der Intensivmedizin ergeben sich für den Einsatz dieser Methoden vielfältige Indikationen, die nur zum Teil „Nierenersatzverfahren" darstellen:
▶ Elimination harnpflichtiger Substanzen bei akutem Nierenversagen und chronisch-terminaler Niereninsuffizienz: HD, PD, HF, CAVH.

▶ Giftelimination bei schweren Intoxikationen: HD, PD, HP, PP.
▶ Wasserentzug bei schwerer Hyperhydratation mit pulmonaler Insuffizienz und schwer rekompensierbarer Herzinsuffizienz: HD, HF, CAVH.
▶ Elimination toxischer Proteine: PS, z. B.
  – Hämoglobin bei intravasaler Hämolyse,
  – Myoglobin bei akuter Rhabdomyolyse,
  – Thyroxin bei thyreotoxischer Krise,
  – Autoimmunkomplexe bei Landry-Paralyse, Myasthenie und Goodpasture-Syndrom.

25.6 Infektionen auf Intensivstationen

Kritisch Kranke können wegen eines infektiösen Grundleidens mit vitalbedrohlichem Verlauf auf die Intensivstation aufgenommen werden (Pneumonie, Endokarditis, Meningitis, Enzephalitis), ebenso können Infektionen bei Patienten mit primär nicht-infektiösen Grundleiden als Komplikation während der Intensivtherapie entstehen (nosokomiale Infektionen – siehe Tab. 25.6-1). Die relative Häufigkeit infektiöser Komplikationen auf den Intensivstationen ist bedingt durch das Zusammentreffen einer erhöhten Infektgefährdung durch invasive Überwachungs- und Therapiemaßnahmen mit der erhöhten Infektanfälligkeit des kritisch Kranken.

Für die erhöhte **Infektanfälligkeit** gibt es mehrere Ursachen:
▶ der schwere Erkrankungszustand selbst, katabole Stoffwechsellage und Fehlernährung können die Infektabwehr beeinträchtigen;
▶ spezielle Krankheitszustände bedingen eine verminderte Abwehrlage gegen Infektionen: Diabetes mellitus, Urämie, dekompensierte Herzinsuffizienz, dekompensierte Leberinsuffizienz, große Operationen und Traumen;
▶ spezielle Therapieverfahren greifen direkt in die Infektabwehrmechanismen ein und führen zu einer Suppression der Infektabwehr (immunsuppressive Pharmaka, Zytostatika, Strahlentherapie).

Die erhöhte **Infektgefährdung** ist ebenfalls auf mehrere Faktoren zurückzuführen:
▶ invasive Überwachungsverfahren: intravasale Dauerkatheter, Blasenkatheter, gastrointestinale Sonden;

Tab. 25.6-1 Nosokomiale Infektionen in allgemein-internen Intensivstationen

Infektionen	Betroffene Patienten %
Gesamt	7
▶ Pneumonie	2,5
▶ Harnwegsinfekt	2,0
▶ Sepsis	1,0
▶ Wundinfektionen	0,5
▶ Venenkatheter, Phlebitis u. a.	1,0

▶ aggressive Behandlungs- und Pflegemaßnahmen: endotracheale Intubation und Beatmung, tracheobronchiales Absaugen, Infusionstherapie, extrakorporale Eliminationsverfahren.

Nosokomiale Infektionen entstehen je zur Hälfte durch endogene Keime aus der körpereigenen Flora und exogen durch Keime aus der Umgebung des Patienten. Hierbei ist die Kontaktinfektion der weitaus wichtigste Infektionsweg, und die Hände sind der häufigste Überträger.

Die Infektionsrate liegt insgesamt bei Patienten allgemein-interner Intensivstationen bei 3–8%, bei Patienten kardiologischer Überwachungsstationen bei 1–2%.

Häufigste Infektionen sind die Pneumonie, der Harnwegsinfekt, die Wundinfektion und die Phlebitis katheterführender Venen (siehe Tab. 25.6-1). Eine **Sepsis** ist die schwerste Form der nosokomialen Infektion. Ausgangsherde der Sepsis sind oft Pneumonie, intraabdominale Infektionen und Venenkatheterinfektionen. Typische Erreger sind in erster Linie Staphylococcus aureus, Pseudomonas aeruginosa, E. coli und Enterokokken, weiterhin Klebsiella pneumoniae, Staphylococcus epidermidis, Candida albicans, Serratia marcescens und Proteus mirabilis.

Die **Diagnose** einer nosokomialen Infektion kann schwierig sein. Insbesondere gilt es, eine bloße Kontamination von einer Infektion zu unterscheiden. Allein aus dem mikrobiologischen Nachweis pathogener Erreger ist eine Infektion nicht zu diagnostizieren, vielmehr gehören dazu die Zeichen einer krankhaften Auseinandersetzung des Organismus mit den eingedrungenen Keimen:

▶ So ist der Nachweis pathogener Keime im abgesaugten Tracheobronchialsekret nicht gleichbedeutend mit einem respiratorischen Infekt. Die Diagnose einer nosokomialen Pneumonie beruht vielmehr auf dem Zusammentreffen von pathologischem Keimbefund mit eitrigem Trachealsekret, Lungeninfiltraten im Röntgen-Thoraxbild, Fieber und Leukozytose.

▶ Der Nachweis einer **Bakteriurie** (signifikante Keimzahl > 10^5) ist nicht gleich Harnwegsinfektion. Vielmehr müssen Entzündungszeichen wie Leukozyturie und Proteinurie hinzutreten.

▶ Eine **Bakteriämie** (positive Blutkultur) ist nicht gleichbedeutend mit Sepsis. Die Diagnose einer Sepsis verlangt vielmehr die Zeichen einer schweren Allgemeinerkrankung wie Fieber und Leukozytose (in den meisten Fällen), Verschlechterung des Allgemeinzustandes, Störungen der Organfunktion als Folge des Eindringens der Erreger und der Überschwemmung des Organismus mit mikrobiellen Toxinen.

Eine **Infektionskontrolle** setzt die rechtzeitige Erkennung von Infektionen durch intensive klinische Überwachung, potentieller Infektionsherde und eine regelmäßige mikrobiologische Überwachung der Patienten und der Umgebung durch mikrobiologische Keimanalysen voraus (mikrobiologisches Monitoring). Hauptmaterialien für die Keimanalyse durch kulturelle Anzüchtungen sind Rachensekret, Tracheobronchialsekret, Urin, Blut, Wundsekrete, Stuhl, Venenkatheterspitzen. Im Rahmen der allgemeinen Intensivüberwachung sollten bei jedem Patienten, der längerfristig auf der Intensivstation behandelt wird, insbesondere bei jedem Langzeitbeatmeten regelmäßig Tracheobronchialsekret und Urin untersucht werden. Zusätzliche Probeentnahmen sind nach Art der vermuteten oder nachgewiesenen Infektionen angezeigt. Bei jedem Fieberzustand sollten mehrere Blutkulturen angelegt werden.

Die **Infektionsprophylaxe** beruht auf vier Säulen:

1. Strenge Einhaltung der krankenhaushygienischen Regeln, insbesondere:
   - häufiges und regelmäßiges Waschen der Hände
   - Tragen von Einmalhandschuhen
   - steriles Arbeiten bei allen geplanten Eingriffen
   - sorgfältige Pflege von Gefäßkathetereintrittsstellen
   - regelmäßiger Wechsel steriler Wundverbände
   - regelmäßiger Wechsel von Infusionsbestecken.
2. Verwendung steriler Einmalartikel für invasive Eingriffe, insbesondere Anwendung geschlossener Systeme zur Harndrainage.
3. Rationaler und restriktiver Umgang mit Antibiotika. Eine generelle antibiotische Prophylaxe ist sinnlos: Sie verhütet nicht die Infektion und kann durch Anzüchtung antibiotikaresistenter Keime den Patienten zusätzlich gefährden.
4. Begrenzung aller invasiver Prozeduren auf die unbedingt notwendige Zeitspanne.

25.7 Grenzen der Intensivmedizin

Aufgabe der Intensivmedizin ist die Behandlung akuter und lebensbedrohender Störungen vitaler Organfunktionen bei Patienten, deren Erkrankung ein Überleben zur Klinikentlassung unter einer annehmbaren Lebensqualität erwarten läßt. Damit sind die Grenzen der Intensivmedizin aufgezeigt: Irreversibilität der eingetretenen Vitalfunktionsstörung und therapieresistentes Terminalstadium von chronischen oder malignen Grundleiden. In diesen Fällen ist eine Indikation zur Übernahme auf die Intensivstation und Einleitung einer Intensivtherapie nicht mehr gegeben. Im Einzelfall kann eine prognostische Einschätzung schwierig sein, insbesondere dann, wenn ein Patient notfallmäßig in die Klinik aufgenommen wurde und die Gesamtsituation nicht klar überschaubar ist. So ergibt sich nicht selten erst im Verlauf der Intensivtherapie die Erkenntnis einer infausten Prognose. In dieser Situation sollten zwei Entscheidungen getroffen werden:

▶ die Rücknahme der Intensivtherapie auf eine supportive Therapie zur Leidenslinderung: Freihaltung der Atemwege zur Verhütung von Luftnot und Ersticken; Gabe von Sedativa und Analgetika bei Erregungszuständen, Angst und Schmerzen; Infusion von ausreichend Flüssigkeit zur Vermeidung von Durstgefühl und Austrocknung;

▶ die Anordnung, keine kardiopulmonale Reanimation bei beobachtetem akutem Kreislaufstillstand einzuleiten.

Ein Abbruch aller Therapiemaßnahmen einschließlich Beendigung der Beatmung ist dagegen nur bei zweifelsfrei nachgewiesenem **dissoziiertem Hirntod** gestattet. Als „dissoziierten" oder „intravitalen" Hirntod bezeichnet man den vollständigen und irreversiblen Funktionsverlust des Gehirns bei weiter schlagendem Herzen und fortgesetzter künstlicher Beatmung. Der Hirntod ist dem Individualtod des Patienten gleichbedeutend, die Beatmung soll daher abgebrochen werden, was ein Erlöschen der Kreislauftätigkeit zur Folge hat.

In die Entscheidungsprozesse zum primären Verzicht auf Intensivtherapie, zur sekundären Therapiereduktion und zur Anordnung, nicht zu reanimieren, sollten die engsten Angehörigen und – wenn dies die Umstände zulassen – auch der Kranke einbezogen werden.

25.8 Prognose

Überlebenszahlen (Kurzzeitprognose), Überlebensraten (Langzeitprognose) und Überlebensqualität nach Intensivtherapie hängen ganz überwiegend von Art und Verlauf des Grundleidens ab. Komplikationen der Intensivbehandlung selbst spielen demgegenüber eine untergeordnete Rolle. Überlebende behalten selten schwere neurologisch-psychische Dauerschäden.

In internen Intensivstationen versterben 15–20% der dort behandelten Patienten. Haupttodesursachen sind progredientes Koma, irreversibles Herzversagen, progressive pulmonale Insuffizienz mit Hypoxie oder ein Multiorganversagen. Weitere 10% versterben nach Verlegung auf eine Allgemeinstation, so daß etwa drei Viertel der ursprünglich intensivmedizinisch Behandelten aus der Klinik entlassen werden können. Die Kurzzeitprognose, gemessen an der Krankenhausletalität, ist eindeutig von der Grunderkrankung abhängig (siehe Tab. 25.8-1). Nach einer primär erfolgreichen kardiopulmonalen Reanimation versterben 60% der Patienten während des weiteren Krankenhausaufenthaltes, entweder noch während der Intensivtherapie oder nach Verlegung auf eine Allgemeinstation. Haupttodesursachen sind hypoxischer Hirnschaden und irreversibles Herzversagen. Von allen Patienten, bei denen eine kardiopulmonale Reanimation eingeleitet wurde, überleben nur 15% bis zur Klinikentlassung.

Im Zeitraum von 1 bis 2 Jahren nach Intensivtherapie versterben 20–25% der aus der Klinik Entlassenen, so daß 50–60% der ursprünglich intensivmedizinisch Behandelten längerfristig überleben.

Tab. 25.8-1 Kurzzeitprognose unselektionierter Patienten allgemein-interner Intensivbehandlungsstationen

Erkrankungsart	Krankenhausletalität (%)
▶ exogene Intoxikationen	2
▶ akuter Myokardinfarkt	15–20
▶ chronisch-obstruktive Lungenerkrankung	35
▶ dialysepflichtiges akutes Nierenversagen (sehr häufig als Teil eines Multiorganversagens)	40–60
▶ respiratorpflichtige akute respiratorische Insuffizienz	50
▶ Zustand nach kardiopulmonaler Reanimation	60
▶ Sepsis, Multiorganversagen	60–80
▶ Erkrankungen des zentralen Nervensystems	75
▶ dekompensierte Leberzirrhose	80

Tab. 25.8-2 Langzeitprognose 2 Jahre nach Intensivtherapie

Erkrankungsart	Sterberate (%)
▶ Intoxikationen	4
▶ akuter Myokardinfarkt	10
▶ respiratorische Insuffizienz	30
▶ gastrointestinale Blutung	40
▶ chronisch-obstruktive Lungenerkrankung	40
▶ schwere Herzinsuffizienz	40–50
▶ schwere Leberinsuffizienz	80

Auch für die Langzeitprognose ist das Grundleiden ausschlaggebend (siehe Tab. 25.8-2).

Die Lebensqualität der Langzeitüberlebenden ist weniger gut bekannt. Die gefürchteten neurologischen und psychopathologischen Dauerschäden, im Extremfall als schwere Hirnschädigung mit dauerhafter Pflegebedürftigkeit, werden selten beobachtet (ca. 1% der Langzeitüberlebenden). Am häufigsten betroffen sind Patienten nach überlebter kardiopulmonaler Reanimation, bei denen schwere Dauerschäden in 5–10% beobachtet wurden. Bei 75% der Entlassenen besteht nach 1–2 Jahren ein Krankheitszustand wie vor der akuten, die Intensivtherapie auslösenden Erkrankungsphase, und nur bei 20% kommt es in dieser Zeitspanne zu einer eindeutigen Verschlechterung der Lebensqualität.

Literatur

– Lawin, P.: Praxis der Intensivbehandlung. Thieme, Stuttgart–New York 1989.
– Schuster, H. P.: Notfallmedizin. Urban & Schwarzenberg, München–Wien–Baltimore 1989.
– Schuster, H. P., P. Schölmerich, H. Schönborn, P. P. Baum: Intensivmedizin. Thieme, Stuttgart–New York 1988.

26 Geriatrie

R.-M. SCHÜTZ

26.1 Definition und Aufgabe

Geriatrie ist die Lehre von den Krankheiten und Behinderungen sowie deren Besonderheiten bei alternden und alten Menschen. Bestandteile der Geriatrie sind die Prävention, Behandlung und Rehabilitation mit dem Ziel, den Verlust von Selbständigkeit zu vermeiden bzw. Hilfsbedürftigkeit wieder abzubauen.

Gerontologie als Oberbegriff umfaßt alle Wissenschaften, welche sich mit der Erforschung der Prozesse beschäftigen, die sich während des Alterns und mit dem Altern im menschlichen Organismus und in seinen Beziehungen zur Umwelt vollziehen. Was nun „Altern" letztendlich bedeutet, ist bis heute ursächlich nicht geklärt. Sicher ist Altern entgegen früherer Ansicht keine Krankheit, sondern ein physiologischer Rückbildungsvorgang, eine als Funktion der Zeit entstehende irreversible Veränderung der lebenden Substanzen. Diese als Involution und Atrophie auftretenden Veränderungen betreffen alle Organe und Gewebe. Die Konsequenz ist eine fortschreitend verlangsamte Anpassungsfähigkeit der körpereigenen Regelkreise an sich verändernde Umweltbedingungen. So entsteht eine „innere Krankheitsdisposition", d.h., der alte Mensch wird anfälliger für Krankheiten. Leidensdauer sowie Rekonvaleszenzperioden sind deutlich verlängert. – Ergebnisse der experimentellen Gerontologie sprechen dafür, daß Alterungsprozesse sich wesentlich an der DNS und der Interzellularsubstanz abspielen.

Neben medizinischen gehen soziale und psychische Faktoren in den Alternsprozeß mit ein: Sie können auch krankheitsauslösend sein. Wir wissen heute, daß die Befindlichkeit älterer Menschen mehr von ihrer subjektiven Einschätzung einer Situation als von deren objektivem Wert abhängig ist.

Je länger eine Krankheit existiert und je unselbständiger hierunter der alte Mensch geworden ist, desto langsamer kommen Erholungsprozesse in Gang. Die Krankenpflege im Alter hebt deshalb darauf ab, daß neben der Basispflege eine sogenannte aktivierende Behandlungspflege durchgeführt wird.

Alle Aktivitäten, die das Ziel verfolgen, dem alternden/alten Menschen ein seinen Vorstellungen und Fähigkeiten weitgehend angenähertes selbständiges Leben zu erhalten/wieder zu ermöglichen, lassen sich zu dem Begriff „Intervention" bündeln. Tabelle 26.1-1 gibt eine Übersicht der in diesem Zusammenhang wichtigsten Begriffe.

Prävention

Auch im Alter ist Prävention nach wie vor sinnvoll. Eine ihrer Säulen ist die sogenannte „Optimierung". Optimierung im Sinne der Gerontologie bedeutet das rechtzeitige Vorbereiten auf das eigene Altern, ferner das Bemühen, die Einstellung der Gesellschaft zum Alter zu ändern, d.h. positive Assoziationen zu entwickeln, welche den Senioren eigenverantwortliche Aufgaben erlauben. Konkrete Maßnahmen zur Optimierung – diese gelten aber

Tabelle 26.1-1 Interventionen

Maßnahme	Ziel
Optimierung	Schaffen günstiger Bedingungen für ein gutes Altern
Prävention	Vorbeugen/Verzögern von Alterungsprozessen
Rehabilitation	Versuch, Gesundheitsstörungen/ Befindlichkeitsstörungen sowie Behinderungen zu korrigieren
Management, contain conditions	Versuch, irreversible Probleme zu bewältigen, erhaltende Therapie zur Sicherung einer erreichten Besserung

1445

auch mit Einschränkungen für die Rehabilitation im engeren Sinne – sind:

▶ eine optimale Entwicklung und Ausbildung von Fähigkeiten und Fertigkeiten sowie entsprechender Verhaltensweisen auf geistigem, psychischem und sozialem Gebiet von Kindheit an;

▶ Erhalten und Fördern dieser Verhaltensweisen auch im Erwachsenenalter durch Training, Stimulation, Pflege sozialer Kontakte, körperliche und geistige Aktivitäten;

▶ Versuch und Förderung der rechtzeitigen Antizipation erkennbarer Veränderungen (Auszug der Kinder aus dem Familienverband, Pensionierung, sich ändernde Wohnsituation, Partnerverlust);

▶ Beratung in Problemsituationen sowie

▶ wiederkehrende Gesundheitskontrollen.

Regelmäßige Bewegung ist wahrscheinlich die beste Möglichkeit, vorzeitigem Altern wie auch Erkrankungen vorzubeugen, wobei sportliche Aktivitäten – nach eine vorgeschalteten ärztlichen Untersuchung – auch im Alter große Bedeutung haben. Sie können einen Rückgang von Funktionsreserven aber nur aufhalten oder gegenläufig beeinflussen, wenn sie regelmäßig mit einer bestimmten Mindestbelastung als Ausdauertraining ausgeführt werden. Geeignete Sportarten sind Laufen, Radfahren, Rudern, Schwimmen, Gehen, Tennis, Golf. Gymnastik mit ihrer Vielzahl von Bewegungsabläufen kann Geschicklichkeit sowie Mechanik und Funktionen von Bewegungsabläufen verbessern. Sie ist sowohl rehabilitativ als auch therapeutisch nutzbar. Geräteturnen dagegen kann eher negative Auswirkungen haben.

Äußerst förderlich für eine gute Befindlichkeit sind Urlaub und Ferien, verbunden mit Reisen. Hiergegen bestehen keine Bedenken, sofern geeignete Transportmittel und angemessene Wegeetappen ausgesucht, abrupte Klimaschwankungen vermieden, Höhenunterschiede mit adäquatem adaptivem Verhalten über mehrere Tage beantwortet werden und keine krassen Umstellungen im Tag-Nacht-Rhythmus erforderlich sind. Bei Beachten dieser Prämissen ist auch Fliegen grundsätzlich erlaubt. Kontraindikationen sind Myokardinfarkte in den letzten sechs Monaten vor der Reise, eine koronare Herzkrankheit mit Ruhe-Angina-pectoris, eine myokardiale Insuffizienz, eine Myokarditis, Herzrhythmusstörungen sowie ein schlecht eingestellter Bluthochdruck.

Bei der Geroprophylaxe spielen regelmäßige körperliche Untersuchungen des Alternden eine wichtige Rolle: Denn nur so können Fortschritte der kurativen Medizin und der Hygiene sinnvol genutzt werden. Spätestens ab dem 45. Lebensjahr, d. h., wenn die körperliche Involutionsperiode einsetzt, sollen jährliche **Präventivuntersuchungen** mit Betonung der nachfolgend aufgeführten Systeme erfolgen:

▶ Herz, Kreislauf, Lunge,

▶ Bewegungsapparat,

▶ Stoffwechsel,

▶ Nervensystem,

▶ Karzinomvorsorge.

Bedeutsam ist ferner eine Diätberatung. Sie versucht, eine qualitativ richtige Ernährung zu erreichen durch

▶ Reduktion der Kalorienzufuhr auf Kosten der tierischen Fette,

▶ eine Steigerung der Eiweißzufuhr,

▶ genügend Ballaststoffe in der Nahrung,

▶ eine ausreichende Trinkmenge.

Die Gesellschaft muß ferner mehr als bisher helfen, Menschen beim Ausscheiden aus dem Berufsleben bei der Suche nach neuen Wegen zur Gestaltung und Erleichterung des Übergangs in den sogenannten Ruhestand zu unterstützen.

Prävention kann schließlich auch das rechtzeitige Übersiedeln in eine altersgerechte Umgebung sein: dann nämlich, wenn sich der ältere Mensch noch körperlich und geistig unabhängig fühlt. Dieses Überwechseln kann für ihn der Beginn neuer Gemeinschaften sein. Er kann in diesen Gemeinschaften neue Aufgaben, d. h. einen neuen Lebenssinn, finden und dadurch vor Isolation und Immobilisation bewahrt bleiben.

26.2 Klinische Geriatrie

26.2.1 Allgemeine Aspekte

Ein jedes Organ altert nach seinen eigenen Gesetzen. Tabelle 26.2-1 gibt eine Übersicht über wichtige Substanz- bzw. Funktionsverluste im 75. Lebensjahr, bezogen auf das 30. Lebensjahr als Normalwert, der hier willkürlich als 100% gesetzt ist. Die aufgeführten Funktionsabnahmen sind Folge und Ausdruck normalen Alterns. Mit zunehmendem Alter steigen aber auch die Krankheitshäufigkeit und -dauer sowie die Diagnosenzahl an. Nachlassende körperliche und geistige Kräfte – gleichermaßen alterns- als auch krankheitsbedingt möglich – können schließlich dazu führen, daß Betagte von Hilfe abhängig werden. Um dieses möglichst zu vermeiden, muß der Arzt unterscheiden lernen zwischen ruhenden und behandlungsbedürftigen Leiden.

Ruhende Leiden oder **Polypathie** sind Altersgebrechen wie Arthrose, Arteriosklerose, Lungenemphysem, die natürlich auch behandlungsbedürftig werden können. Behandlungsbedürftige Leiden sind meist akute Krankheiten (z. B. Schlaganfall) oder symptomatisch werdende chronische Störungen, wobei im Rahmen einer akuten Erkrankung oft auch Dekompensationen in einzelnen anderen Funktionskreisen eintreten können: Es kann dann zu einer u.U. lebensbedrohlichen **Multimorbidität,** d. h. Vielfacherkrankung, kommen. Für einen Übergang klinisch stummer Funktionsminderungen zu klinisch manifesten Krankheitszuständen disponieren zahlreiche Faktoren, von denen nach Zahl und

Tab. 26.2-1 Organfunktionen im 75. Lebensjahr
(30. Lebensjahr = 100%)

Gehirngewicht	Abnahme
Gedächtnisleistung	herabgesetzt
Reaktionsgeschwindigkeit	verlangsamt
zerebrale Zirkulation	80%
Regulationsgeschwindigkeit des Blut-pH	17%
Herzschlagvolumen in Ruhe	70%
Anzahl der Nierenglomerula	56%
glomeruläre Filtration	69%
Nieren-Plasmafluß	50%
Anzahl der Nervenfasern	63%
Nervenleitungsgeschwindigkeit	90%
Anzahl der Geschmacksknospen	35%
maximale O2-Aufnahme im Blut	40%
maximale Ventilationsrate	deutlich reduziert
maximaler Exspirationsstoß	deutlich reduziert
Vitalkapazität	56%
Nebennierenfunktion	Abnahme
Gonadenfunktion	Abnahme
Handmuskelkraft	55%
maximale Dauerleistung	70%
maximale kurzfristige Spitzenleistung	40%
Grundstoffwechsel	84%
Gesamtkörperwasser	82%
Körpergewicht (Mann)	88%

Auswirkungen solche des Herz-Kreislauf-Systems besondere Bedeutung haben.

Bei der Multimorbidität muß man die **kombinierte** von der **konkomitierenden** (begleitenden) Form unterscheiden, da dieser Unterschied für die Therapie von einschneidender Bedeutung ist:

Kombinierte Krankheiten weisen auf einen ursächlichen Zusammenhang untereinander hin: Z.B. kann eine Lungenentzündung bei vorhandenem Lungenemphysem und Koronarsklerose eine kardiovaskuläre Dekompensation auslösen, die zu einer zusätzlichen Kreislaufschwäche führen und die klinische Manifestation einer bis dahin latenten zerebralen Durchblutungsnot einleiten kann. Bei dieser Art Multimorbidität hat stets eine exakte Wichtung der Behandlungsnotwendigkeiten zu erfolgen, indem primär die auslösende Ursache dieses Circulus vitiosus gesucht und therapiert werden muß und nicht deren mittelbare Folgen. Diese Tatsache ist äußerst wichtig, weil beim alten Menschen mit jedem weiteren eingesetzten Medikament die Gefahr von unerwünschten Arzneimittelwechsel- und -nebenwirkungen anwächst.

Bei konkomitierender Multimorbidität weisen die Krankheitszustände keinen direkten Zusammenhang auf: Sie laufen gewissermaßen nebeneinander her, z.B. Diabetes mellitus + chronische Bronchitis + Hypertonie + Glaukom + Prostatahypertrophie. Aber auch hier sind die behandlungsrelevanten Diagnosen klar zu definieren.

Krankheitsbegriff

Der Krankheitsbegriff im Alter kann andere Dimensionen besitzen als im jüngeren Leben. Denn die Befindlichkeit eines alten Menschen hängt oft mehr von seiner psychischen Einstellung zu einer Situation ab als von vorhandenen objektiven Befunden. Das heißt, wenn ein alter Mensch sich subjektiv in seiner Befindlichkeit beeinträchtigt sieht, kann er sich krank fühlen und ist dann auch als krank zu betrachten selbst dann, wenn die objektiven medizinischen Daten normal sind. Diese Aussage belegt die hohe Bedeutung, welche psychische, soziale und epochale Faktoren in der Altersmedizin besitzen.

Wegen der Möglichkeit eines maskierten Verlaufs von Erkrankungen muß ärztliches Handeln immer dann einsetzen, wenn bei einem alten Menschen aus unerfindlichen Gründen eine Verschlechterung des Allgemeinzustandes oder einer Körperfunktion eintritt: Solche Änderungen dürfen nicht einfach als Teil des normalen Alterungsprozesses abgetan werden.

Folgende zusätzliche Anmerkungen zu „Krankheiten im Alter" sind zu bedenken:

► Es gibt keine spezifischen Alterskrankheiten, allerdings weisen bestimmte Erkrankungen eine deutliche Altersgängigkeit auf. So finden sich im hohen Alter eine Zunahme von Bluthochdruck, von arteriosklerotischen Veränderungen mit ihren Folgezuständen an Herz und Hirn, von akuten Verwirrtheiten, Demenzen verschiedener Ursache, Depression, Hörstörungen, Katarakten, Lungenemphysem, Osteoporose, Diabetes mellitus, Morbus Parkinson, gestörter Kontrolle der Körperhaltung, Schwierigkeiten beim Gehen und Tumoren. Von Krankheitswert können ferner sein Verstopfung, Inkontinenz, Dekubitus, Mangel- oder Fehlernährung.

► Normale Alterungsprozesse und Krankheiten lassen sich nicht immer voneinander trennen.

► Krankheiten weisen bei alten Menschen oft ein gegenüber jüngeren geändertes klinisches Bild auf: Der Verlauf ist weniger akut, weniger dramatisch und neigt stärker zur Chronizität, so daß das Erkennen einer „akut bedrohlichen Erkrankung" durch diese klinische Maskierung erschwert sein kann.

► Der alte Mensch erkrankt häufiger, seine Krankheiten dauern länger, oft liegen mehrere vor (Multimorbidität). Die Prognose kann sich dadurch verschlechtern.

► Ältere Menschen werden – zusätzlich zu organischen Erkrankungen – oft noch von sozialen und psychischen/psychiatrischen Problemen beeinträchtigt.

► Im höheren Alter nehmen psychopathologische Krankheitsbilder zu. An akuten Erkrankungen können sich hier Verwirrtheitszustände und Delirium sowie akute Depression einstellen, an chronischen Formen psychoorganische Syndrome bis hin zu Demenzzuständen, chronischer Depression und Alterswahn.

▶ Todesursachen sind nicht das Alter an sich oder Altersschwäche, sondern in der Regel Krankheiten oder ein Unfall.

26.2.2 Grundsätze der medikamentösen Behandlung

Bei älteren Patienten hat eine Behandlung meist gleichzeitig unter mehreren Gesichtspunkten zu erfolgen: Denn neben den medizinschen Problemen kann eine zusätzliche Hilfe bei der Bewältigung psychologischer oder sozialer Schwierigkeiten unerläßlich sein: Befindlichkeit und Befinden sind zwei für den alten Menschen sehr reale, aber unterschiedliche Fakten.

Eine gute Patientencompliance, d.h. eine unbegrenzte Mitarbeit bei der Medikamenteneinnahme, ist im höheren Alter ausgesprochen schwer zu erreichen, andererseits aber erforderlich wegen der Änderungen von Pharmakodynamik und Pharmakokinetik. Ein überdurchschnittlich hoher Arzneimittelverbrauch, veränderte Dosis-Wirkungs-Beziehungen bei besonders im Alter häufig verordneten Substanzen sowie die leider noch kritiklose Polypragmasie bei der Mulitmorbidität sind Gründe für das gehäufte Auftreten von Arzneimittelnebenwirkungen. Als deren Folge können sich Symptome einstellen (siehe Tab. 26.2-2), die ihrerseits oft Ursache einer weiteren Medikamenteneinnahme werden. Die Konsequenz hieraus sollte sein:

▶ eine sehr strenge Wichtung der erforderlichen Medikamentengaben,

▶ eine individuelle, meist verringerte Dosierung,

▶ das Vermeiden von Therapiekombinationen, für die schon häufige Interaktionen als Gefahr bekannt sind.

Tab. 26.2-2 Wichtige Arzneimittelnebenwirkungen

Medikament	häufigste Nebenwirkungen
Digoxin	Rhythmusstörungen, Nausea, Erbrechen und Verwirrungszustände
β-Blocker	Herzinsuffizienz, Bradykardie, sinuatrialer und atrioventrikulärer Block
Diuretika	orthostatische Hypotension, Dehydratation, Elektrolytentgleisungen
Neuroleptika	Verwirrungszustände, extrapyramidale Symptome, orthostatischer Blutdruckabfall
Antidepressiva	Verwirrungszustände, orthostatischer Blutdruckabfall, Herzrhythmusstörungen, Harnverhaltung
Benzodiazepine	verstärkte Sedation, Verwirrungszustände, orthostatische Hypotension
Aminoglykosidantibiotika	Niereninsuffizienz, Schwerhörigkeit und vestibuläre Störungen

---

Vermieden werden sollten im Alter wegen bekannter schwerer Nebenwirkungen

▶ Barbiturate (Verwirrtheit),

▶ Carbenoxolon (Flüssigkeitsretention, Herzinsuffizienz),

▶ Niktrofurantoin (periphere Neuropathien),

▶ periphere Sympathikusneuronen-Blocker (schwere orthostatische Hypotonie),

▶ Phenylbutazon (aplastische Anämien).

Oft führt der Entschluß, ein Medikament abzusetzen anstatt ein weiteres zu verordnen, zum therapeutischen Durchbruch (siehe Tab. 26.2-3).

Die Zahl der **Geriatrika,** d.h. von Medikamenten „gegen Altersbeschwerden" und „für ein frohes und rüstiges Altwerden", ist riesengroß. Eine echte Vorsorge in diesem Sinne gibt es jedoch bis heute nicht. Einzelne zu den Geriatrika im weiteren Sinne gezählte Substanzen wie Vitamine sind nur dann sinnvoll, wenn tatsächlich Mangelerscheinungen vorhanden sind. Der Arzt sollte sich nie durch das „Idealbild des äußerst vitalen alten Menschen" zu einer Therapieentscheidung verführen lassen, sondern nur nach objektiven Kriterien vorgehen.

26.2.3 Operabilität – internistische Aspekte

Etwa 20% aller operativen Eingriffe werden im 8. Lebensjahrzehnt ausgeführt. Eine Verbesserung der Operationstechnik, eine stete Verfeinerung der Narkoseverfahren und des Blutersatzes, adäquate perioperative Vorbereitung und subtile postoperative Nachsorge haben die Risiken der Chirurgie im Alter vermindert.

Nicht das hohe Alter an sich bedingt die höhere Sterblichkeit nach Operationen, sondern die recht häufig chronischen oder fortgeschrittenen Grundkrankheiten. Dennoch gelten aus internistischer Sicht für die Indikationsstellung zur Operation im Alter prinzipiell die gleichen Voraussetzungen wie sonst, nur: Wegen der altersbedingten verringerten Adaptationsreserven sollte der jeweils kleinstmögliche Eingriff gewählt werden, der in kürzester Zeit auszuführen ist und zudem mit großer Wahrscheinlichkeit für den Betagten zu einem günstigen Ergebnis führt (siehe Abb. 26.2-1). Besonders bei Not-

---

Tabelle 26.2-3 Empfehlungen für die Arzneimittelverordnung bei älteren Patienten (nach K.-J. Hahn, Therapiewoche 34 [1984])

▶ Ist eine medikamentöse Therapie überhaupt erforderlich, welche laufende Medikation kann inzwischen abgesetzt werden?

▶ Welches Arzneimittel unter verschiedenen Alternativen ist für den alten Menschen am besten geeignet?

▶ Wie muß beim Patienten die individuelle Dosierung angepaßt werden?

▶ Hat der Patient die Anweisung klar verstanden?

▶ Wie hat die Therapie gewirkt, wie wurde sie vertragen?

▶ gegebenenfalls Meldung einer Nebenwirkung

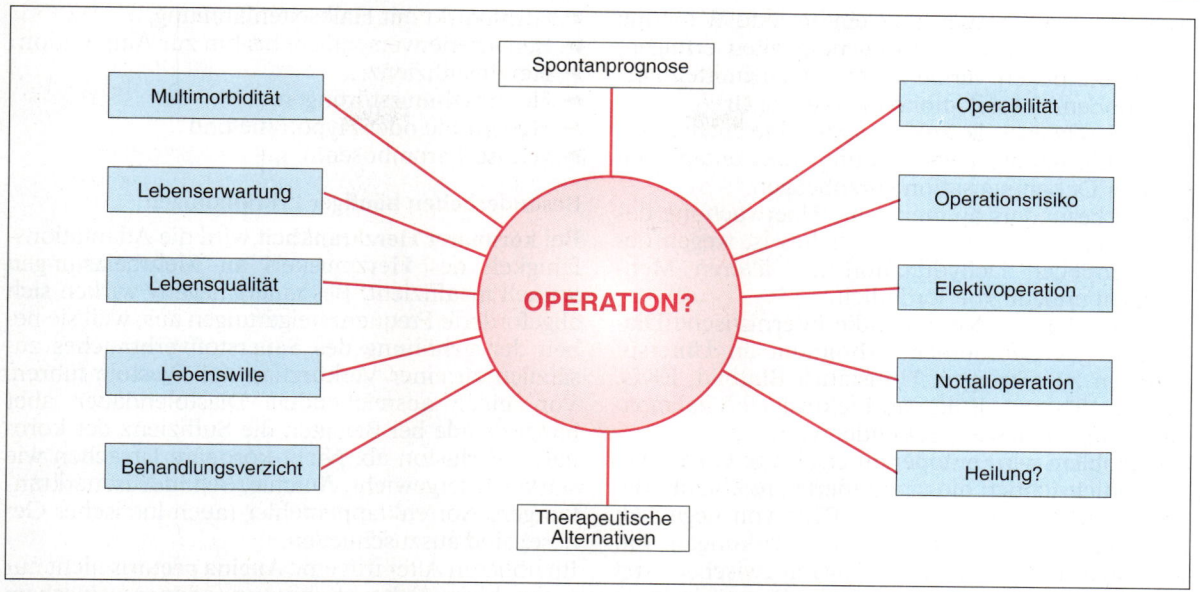

Abb. 26.2-1   Prognostische Überlegungen vor Operationen im hohen Lebensalter

operationen sollte der kleinstmögliche Eingriff gewählt werden selbst dann, wenn sich dabei zweifelsfrei die Notwendigkeit weiterer späterer Eingriffe abzeichnet. Denn Notfalloperationen haben grundsätzlich eine mehrfach höhere postoperative Sterblichkeit als elektive, d. h. ausreichend vorbereitete Eingriffe. Diese Tatsache darf andererseits nicht dazu verführen, chirurgische Notoperationen aus konservativ-therapeutischen Erwägungen länger aufzuschieben.

Wesentlich für die Indikationsstellung sind ferner das biologische Alter und die noch verbleibende Lebenserwartung des Patienten: Diese beträgt bei einem 70jährigen zur Zeit noch etwa 12 Jahre, für einen 80jährigen immerhin noch 6 Jahre und für einen 90jährigen noch 3 Jahre. Ferner ist die spezielle Forderung, den alten Menschen möglichst schnell zu mobilisieren, zu rehabilitieren und sozial wieder einzugliedern, bei der Entscheidung mit zu berücksichtigen.

Es hat sich bewährt, durch Atemgymnastik die optimale Nutzung der vorhandenen Atemreserven vorzubereiten. Abzulehnen dagegen ist eine sogenannte „prophylaktische Glykosidtherapie" – sie erfolgt unter der fehlerhaften Annahme einer „physiologischen Altersherzinsuffizienz" jenseits des 55. Lebensjahrs. Die physiologisch beschränkte Anpassungsbreite des alten Herzens ist nämlich nicht durch Glykoside zu verbessern. Diese gefährden zudem den für Arzneimittelnebenwirkungen besonders anfälligen Betagten unnötig.

Erinnert sei daran, daß im Alter die Kreislaufreflexe bereits normalerweise verzögert ablaufen, so daß die Belastungen durch Operation/Narkose – vor allem dann, wenn noch eine Polyneuropathie, z. B. alkoholischer oder diabetischer Genese vorliegt – zu

einer sehr hartnäckigen orthostatischen Fehlregulation führen können.

Bei alten Patienten ist aus folgenden Gründen eine besonders exakte präoperative Medikamentenanamnese zu erheben, zur Not als Fremdanamnese:

▶ Antidepressiva oder Antiparkinsonika verstärken jede Hypostaseneigung,
▶ Antidepressiva können zu Tachykardien, Herzrhythmusstörungen bis zur Blockbildung, Extrasystolien und Kammerflimmern führen/dazu prädisponieren,
▶ Tranquilizer können Ursache von Darmatonien/ileusähnlichen Bildern sein/sie verstärken,
▶ Neuroleptika verursachen besonders häufig hartnäckige orthostatische Dysregulationen,
▶ allen Psychopharmaka ist außerdem in unterschiedlichem Ausmaß gemein, daß sie zu Atemdepression und Harnretention führen können.

Normalerweise reicht auch im Alter die Funktion der Nieren aus, den postoperativ erhöhten Anteil harnpflichtiger Substanzen – evtl. unter Einsatz eines erhöhten Flüssigkeitsangebotes – zu bewältigen. Dennoch empfiehlt es sich, potentiell nephrotoxische Pharmaka perioperativ möglichst zu vermeiden.

Eine im Alter besonders sinnvolle perioperative Thromboseprophylaxe sollte aus Gründen der besseren Kontrollierbarkeit und Steuerbarkeit in Form einer intravenösen Heparindauerinfusion durchgeführt werden.

Insgesamt hat der Internist präoperativ eine klare Therapieentscheidung zu erarbeiten:

▶ Ein maskiertes Krankheitsbild darf nicht Anlaß zu unnötig aufwendiger Diagnostik sein: Denn ältere Menschen werden durch z. B. invasive Untersuchungen weit stärker belastet als jüngere,

► bei Multimorbidität muß eine exakte Wichtung der therapeutischen Notwendigkeiten erfolgen, um unnötigen/vermeidbaren Arzneimittelinteraktionen/-intoxikationen vorzubeugen,

► bei Stoffwechselkrankheiten ist eine engmaschige Einstellung/Überwachung notwendig, um einer Dekompensation vorzubeugen,

► eine besonders aufmerksame Überwachung des Wasser- und Elektrolythaushaltes ist wegen der potentiellen Dehydratation des älteren Menschen unbedingt erforderlich.

Dennoch hat bei Notfällen die internistische Diagnostik das erforderliche Minimum an Untersuchungen zu erbringen: Urinstatus, Blutbild, EKG, Röntgen-Thorax, Blutgase, Elektrolyte, Vitalkapazität, Atemgrenzwert, Sekundenwert.

Ein Problem wird präoperativ nach wie vor zu wenig berücksichtigt: die verminderte emotionale Belastbarkeit im Alter mit einer Fülle von negativen psychischen und physischen Rückwirkungen. Ein einfühlendes Verstehen im Umgang zwischen Arzt und Patient, z. B. ein ausführliches Gespräch, kann dieser Entwicklung begegnen.

26.2.4 Physiologische Altersveränderungen und Besonderheiten häufiger Erkrankungen

26.2.4.1 *Herz und Kreislauf*

Physiologische Altersveränderungen

Das eigentliche Problem des älterwerdenden Herzens ist seine nachlassende Anpassungsfähigkeit, z. B. erkennbar an einer Abnahme des Schlagvolumens, aber auch an einer unzureichenden Frequenzadaptation. Mit zunehmenden Jahren kann die bei Belastung erforderliche Steigerung des Herzminutenvolumens nur noch über eine Frequenzsteigerung aufgefangen werden mit konsekutivem unökonomischem Anstieg des Sauerstoffverbrauchs des Herzmuskels, der bei häufig gleichzeitig bestehender Koronarsklerose nur unzureichend gedeckt werden kann. Die durchschnittliche Leistungsabnahme des Herz-Kreislauf-Systems beträgt vom 30. Lebensjahr an jährlich etwa 1%.

Eine weitere alternsgängige Anpassungsschwäche des Kreislaufes ist an Änderungen der Blutdruckregulation zu erkennen: Die Kreislaufreflexe laufen zwar unverändert normal, aber doch deutlich verzögert ab, was besonders bei Lagewechsel (Liegen – Stehen) bis zur Orthostase führen kann. Die Blutdruckregulation zeigt zudem oft erhebliche tageszeitliche Schwankungen, die insbesondere die akute Belastbarkeit deutlich einschränken. Körperliches Training kann sich hier sehr positiv auswirken.

Im Alter treten gehäuft auf:
► Arteriosklerose (kardial, peripher, zerebral),
► als Folge davon Angina pectoris,
► Herzinfarkt,

► Hirninfarkt mit Halbseitenlähmung,
► Beinarterienverschlüsse bis hin zur Amputation
► Herzinsuffizienz,
► Herzrhythmusstörungen,
► Hypertonie oder Hypotonie und
► venöse Thrombosen.

Besonderheiten häufiger Erkrankungen

Bei **koronarer Herzkrankheit** wird die Adaptationsfähigkeit des Herzmuskels an Mehrbelastungen schnell insuffizient. Besonders negativ wirken sich abgeforderte Frequenzsteigerungen aus, weil sie neben der Erhöhung des Sauerstoffverbrauches zusätzlich zu einer Verkürzung der Diastole führen: Von einer ausreichenden Diastolendauer aber hängt gerade bei Betagten die Suffizienz der koronaren Perfusion ab. Nicht-koronare Ursachen wie starkes Übergewicht, Anämie, Schilddrüsenerkrankungen, Aortenklappenfehler (auch luetischer Genese) sind auszuschließen.

Im höheren Alter tritt eine **Angina pectoris** nicht nur unter körperlicher Belastung oder psychischem Streß mit typischer Klinik auf, sondern häufig weniger dramatisch auch unter Ruhebedingungen und bei Entspannung: Als Leitsymptom sinken dann Pulsfrequenz und Blutdruck ab.

Myokardinfarkte können – z. B. bei 25% der über 70jährigen – klinisch stumm verlaufen oder sich hinter atypischen Beschwerden verbergen. Die Prognose des Myokardinfarktes verschlechtert sich mit dem Alter, die Letalität kann bis auf 45% ansteigen. Bei berechtigtem Verdacht sollte schon vor stationärer Einweisung eine Ruhigstellung des Patienten erfolgen.

Die Diagnose „**Bluthochdruck**" hat nur dann therapeutische Relevanz, wenn bei wiederholten Messungen und bei verschiedenen Körperlagen, vor allem aber im Stehen, mehrfach konstant erhöhte Werte nachgewiesen worden sind.

Auch im Alter gelten die Grenzwerte der WHO von 160/95 mmHg. Liegt ein allein systolisch erhöhter Blutdruckwert vor, ist er Ausdruck der Elastizitätsabnahme in den größeren Gefäßen und per se nicht zwingend therapiebedürftig: Viele Ältere fühlen sich nur bei diesem ihrem „systolischen Normwert" wohl.

Ein Bluthochdruck sollte auch im Alter konsequent behandelt werden, weil dann das Entstehen kardio- oder zerebrovaskulärer Komplikationen hinausgezögert oder gar verhindert werden kann. Der Nutzen einer antihypertensiven Behandlung des unkomplizierten Bluthochdrucks jenseits des 80. Lebensjahres ist bisher allerdings noch nicht belegt.

Die altersabhängig nachlassenden Funktionen von Nieren, Barorezeptoren, Herz sowie ggf. Änderungen der Autoregulation der Hirndurchblutung erfordern stets eine langsame Senkung des Blutdrucks über Tage, u. U. Wochen. Das gilt im Prinzip auch für die Therapie von Hochdruckkrisen. Bewährt haben sich Kalziumantagonisten, ACE-Hemmer sowie natriuretisch wirkende Antihypertensiva.

Häufige Ursachen einer **Herzinsuffizienz** im Alter sind die koronare Herzkrankheit und der Bluthochdruck. Die Herzinsuffizienz kann wegen der abnehmenden Alltagsbelastung oder bei eingeschränktem Aktionsradius lange latent verlaufen. Absolute Bettruhe ist auch bei manifester Insuffizienz kontraindiziert: Sie fördert das Entstehen von Thrombosen oder Bronchopneumonien und ist oft Ausgangspunkt einer irreversiblen Immobilität. Therapeutika der Wahl sind bei gegebenen Indikationen Digitalis, ACE-Hemmer und Diuretika.

Digitalisbedingte **kardiotoxische Nebenwirkungen** nehmen mit dem Alter zu. Mögliche Ursachen können sein zu hohe Dosierung, präexistente Reizbildungs-/Überleitungsstörungen, Rhythmusstörungen, den intra-/extrazellulären Kaliumgradienten verändernde Saliuretika oder Laxanzien, verzögerte renale Glykosidausscheidung bei Störungen der Nierenfunktion – Digitoxin wird hiervon im Gegensatz zu Digoxin nicht betroffen –, Veränderungen der Verteilungsräume für Medikamente (z. B. bei Untergewicht und Exsikkose).

Die prinzipiellen Indikationen zur Glykosidtherapie ändern sich nicht mit dem Alter. Eine Nykturie, die den Patienten zudem mit Schlafstörungen erheblich belästigt, kann durch abendliche Diuretikagaben bedingt bzw. verstärkt sein, so daß deren Absetzen sinnvoll sein kann.

Ödeme sind überwiegend Ausdruck einer Rechtsherzinsuffizienz. Mit dem Alter zunehmende Bedeutung gewinnen aber auch renale Ursachen, eine venöse Stauung, ein Albuminmangel, Traumata, Allergien und Medikamentennebenwirkungen (Indometacin, Serpasil, DOCA, ACTH, Gold). Die Therapie richtet sich gegen die auslösende Ursache.

Die **Hypotonie** ist die weitaus häufigste Ursache von Stürzen im Alter. Eine orthostatische Dysregulation tritt besonders jenseits des 80. Lebensjahres zunehmend auf. Sie kann vor allem nachts bis zu einer Stunde andauern. Mögliche Ursachen (vgl. auch Kap. 21.11) – u. U. mehrere gleichzeitig – neben den altersbedingt verzögert ablaufenden Kreislaufreflexen – sind in Tabelle 26.2-4 aufgeführt.

Die Behandlung richtet sich nach der Grundstörung. Oft kann in therapieresistenten Fällen ein Versacken des Blutes in die unteren Körperabschnitte durch Kompression (Strumpfhose) vermindert bis verhindert und so doch noch ein Behandlungserfolg erzielt werden.

Dominierende Ursache der **akuten zerebrovaskulären Insuffizienz** ist bei den über 75jährigen ein ischämischer Hirninfarkt (80%), bei den etwa 65jährigen eine Massenblutung (ca. 15%), die durch einen akuten Blutdruckanstieg bedingt ist. Die Differentialdiagnose erfolgt mittels CT. Hohe Blutdruckwerte dürfen nur langsam und nicht unter 150 mmHg systolisch gesenkt werden, weil die Durchblutung eines geschädigten Hirnareals wegen des Ausfalls der Autoregulation nur noch druckpassiv garantiert werden kann. Ein Versuch, die Mikrozirkulation durch niedermolekulares

Tabelle 26.2-4   Häufige Ursachen einer Hypotonie im Alter

- ► kardiale Insuffizienz
- ► akuter Myokardinfarkt, oft klinisch stumm
- ► chronische Blutungsanämie
- ► Karotissinussyndrom
- ► oligosymptomatische Hypothyreose
- ► Mangelernährung
- ► Dehydratation, Salzmangel
- ► Polyneuropathien
- ► ausgeprägte Varikosis
- ► Miktionssynkopen
- ► unerwünschte Arzneimittelnebenwirkungen:
  - Tranquilizer (Diazepam)
  - Anticholinergika
  - trizyklische Antidepressiva
  - Antihistaminika
  - Sedativa

Dextran und hyperosmolare Lösung zu verbessern, ist sinnvoll.

Die Therapie der transitorisch-ischämischen Attacke (TIA) und des peripheren reversiblen neurologischen Defizits (PRIND) entspricht im akuten Stadium jener des Hirninfarkts. Liegt als Ursache eine Stenose extrakranieller Hirngefäße vor, sollte diese – frühestens 6 Wochen nach dem letzten vorübergehenden zerebralen Funktionsdefizit – operativ beseitigt werden: Nicht operierte extrakranielle Stenosen führen binnen 3 Jahren bei 35% der Patienten zu manifesten Schlaganfällen. Diese Operation hat prophylaktischen Wert: Sie verbessert die Lebensqualität, nicht die Lebenserwartung.

Bei der häufigen **arteriellen Verschlußkrankheit** überwiegen im Alter Verschlüsse im Becken- und Oberschenkelbereich, isolierte Verschlüsse sind eher die Ausnahme. Periphere Nekrosen treten besonders schnell an den einem Druck ausgesetzten Stellen auf, d. h. an Hacken und Fußrändern sowie Zehenenden. Bei Vorliegen einer Polyneuropathie können sie sich schmerzlos entwickeln. Die sogenannten Risikofaktoren beeinflussen weiterhin die Progression. Die Prognose quoad vitam wird aber überwiegend bestimmt von vaskulären Schäden im Hirn und Koronarkreislauf.

Eine fehlende Dysbasie (= Gehstörung) spricht nicht gegen das Vorliegen einer AVK: Sie tritt wegen einer mangelnden lokomotorischen oder kardiopulmonalen Leistungsfähigkeit oft nur nicht auf. Die AVK manifestiert sich dann klinisch erst im funktionellen Stadium III mit dem Leitsymptom nächtlicher Ruheschmerzen. Diagnose und Therapie entsprechen jenen in jüngeren Lebensjahren. Möglichst zu meiden sind Vasodilatanzien wegen ihrer im Alter besonders negativen Rückwirkungen auf eine Blutumverteilung zugunsten gesunder Regionen sowie die Sympathektomie (SE): Der Verlust der Autoregulation mit Ausschalten der Schweißsekretion und nachfolgender Austrocknung der Haut, somit steigender Gefährdung gegenüber Rhagaden, Superinfektionen und Nekrosenentwicklungen wird durch die mit SE erzielten Verbesserungen der Hautdurchblutung nicht aufgewogen.

26.2.4.2   Lunge

Physiologische Alternsveränderungen

Von diesen kennt man bei der Lunge nur die für den Gasaustausch relevanten Faktoren. Das zentrale funktionelle Problem ist eine Verminderung der Lungenelastizität. Vitalkapazität, Sekundenkapazität, Diffusionskapazität und alveolärer Sauerstoffpartialdruck sinken ab und wirken sich negativ auf den Gasaustausch aus. Eine abnehmende Erregbarkeit des Hustenreflexes kann dem Entstehen von pulmonalen Infekten Vorschub leisten.
Konsequentes körperliches Training kann insbesondere die maximale Sauerstoffaufnahmefähigkeit selbst bei 65- bis 70jährigen noch verbessern.
Die metabolischen Funktionen der Lunge, z. B. bei der Prostaglandin- und Leukotriënsynthese, beim Phospholipid-, Noradrenalin-, Adrenalin- und Dopaminstoffwechsel sowie bei immunologisch-allergologischen Funktionsabläufen, sind in ihrem Altersgang noch weitgehend unerforscht.
Im Alter treten gehäuft auf die chronische Bronchitis, Lungenemphysem, Lungenentzündung und Lungentuberkulose.

Besonderheiten häufiger Erkrankungen

Im Alter überwiegt die chronische Bronchitis: Eine akute ist eher selten und dann meist Exazerbation eines chronischen Leidens. Sie ist jenseits des 65. Lebensjahres in nahezu zwei Drittel der Fälle alleinige oder beteiligte Todesursache. Bei hochfieberhaftem Krankheitsverlauf und/oder zunehmender Dyspnoe droht eine Ateminsuffizienz: Dann ist der Patient umgehend stationär einzuweisen.
Die Behandlung entspricht jener in jungen Lebensjahren. Zur Sekretolyse genügt oft eine reichlichere Flüssigkeitszufuhr. β-Adrenergika sind – bei gleichzeitigem Vorliegen einer koronaren Herzkrankheit – vor allem in der Langzeittherapie durch Ipatropium zu ersetzen. Bei ausgeprägter Obstruktion erforderliche länger dauernde Kortikoid-Gaben sollten lokal (Inhalation z. B. von Betamethason) appliziert werden. Bei bakterieller Infektion sind Antibiotika einzusetzen. Atemgymnastik ist bei dieser wie bei allen anderen pulmonalen Funktionsstörungen ein regelmäßig einzusetzender wichtiger und effektiver Therapieansatz.
Eine komplizierend auftretende Pneumonie führt infolge der altersbedingten Immunschwäche oft nur zu wenig deutlichen Zeichen der Entzündung (Leukozytose und Fieber), so daß diese Situation leicht verkannt werden kann. Eine Sedierung auch bei unruhigen Patienten darf nicht zu einer additiven Atemdepression führen.

Tuberkuloseinfektionen im Alter sind wieder im Ansteigen. Blutiges Sputum kann ein erstes klinisches Symptom sein.

26.2.4.3   Niere

Physiologische Alternsveränderungen

Veränderungen der Nierenstrombahn und die Abnahme des Herzzeitvolumens führen zu einer zunehmenden Reduktion der Nierendurchblutung und damit des renalen Plasmaflusses. Folgen sind eine Abnahme der glomerulären Filtrationsrate, der Untergang von Nephronen, eine Abnahme des Gesamtkörperwassers und des Gesamtkörperkaliums sowie eine Tendenz zum renalen Natriumverlust. Diese Entwicklung läßt den Alternden oder Älteren anfälliger werden gegenüber Wasserverlusten, z. B. beim Schwitzen oder unter Diuretikatherapie. Ein Salzverlustsyndrom und seine gefährlichen Rückwirkungen auf die Nierenfunktion, aber auch auf den Zellstoffwechsel und das Herz-Kreislauf-System können die Folge sein.
Das Serumkreatinin eignet sich nur bedingt zur Orientierung über die glomeruläre Filtrationsrate. Es kann bei gesunden alten Menschen normal sein, selbst wenn die Kreatininclearance um mehr als 50% reduziert ist, nämlich dann, wenn die Verminderung der Kreatininproduktion – infolge abnehmender Muskelmasse – und die der glomerulären Filtrationsrate etwa parallel gehen.
Im Alter treten gehäuft auf: Niereninsuffizienz, Harnwegsinfekte, Inkotinenz – eine sehr häufige und viel zuwenig ernstgenommene Erkrankung, die ein großes Handicap bedeutet –, Prostatahyperplasie, Descensus uteri.

Besonderheiten häufiger Erkrankungen

Harnwegsinfekte sind vor allem bei Frauen häufig und verlaufen oft symptomlos. Dennoch ist jeder Harnwegsinfekt bzw. jede Bakteriurie therapiebedürftig, um das Entstehen oder die Verschlechterung einer chronischen Pyelonephritis möglichst zu vermeiden. Manchmal ist eine Inkontinenz das einzige Symptom.
Die Harninkontinenz sensu strictori ist Folge einer gestörten oder unterbrochenen nervalen Koordination von Detrusor vesicae und Sphincter uretrae. Bei ihren lokalen Ursachen überwiegen die subvesikalen Veränderungen (siehe Tab. 26.2-5).
Prädisponiert durch die altersgängigen physiologischen Einschränkungen der Nierenfunktion tritt ein akutes Nierenversagen in zwei Drittel aller Fälle jenseits des 60. Lebensjahrs auf, in rund 75% durch Schock oder Hypovolämie bedingt. Bei chirurgischer Ursache liegt die Letalität jenseits des 60. Lebensjahrs um den Faktor 5 höher als bei internistischen Grundleiden.
Eine chronische Niereninsuffizienz verläuft lange Zeit stumm.

Tabelle 26.2-5 Subvesikale Veränderungen als Ursachen der Harninkontinenz im Alter

▶ beim Mann	Prostatahypertrophie Prostatakarzinom Urethrastriktur Sphinktersklerose atrophische Phimose (häufig bei Diabetikern)
▶ bei der Frau	senile Vaginitis Urethraprolaps Vaginalprolaps, Uterusprolaps Blasen-/Scheidenfisteln ein „verlorener Ring" (ein jahrelang liegendes, vergessenes Pessar)
▶ bei beiden Geschlechtern	Obstipation Darmatonie Morbus Parkinson Anfallsleiden

Die bei Älteren sehr häufige prärenale Urämie ist meist Folge einer Dehydratation, bedingt durch eine Imbalance zwischen Durstgefühl und Regulation der Flüssigkeitsaufnahme. Besonders gefährdende Faktoren sind Fieber, Erbrechen, Durchfall, aber auch das Unvermögen, angemessen auf Durstgefühl zu reagieren. Klinisches Leitsymptom einer Dehydratation ist ein verminderter Hautturgor, hinweisend sind Geschmacksstörungen, eine Hyperreflexie, Muskelkrämpfe oder Verwirrtheitszustände.

26.2.4.4 Zentralnervensystem

Physiologische Altersänderungen

Die Hirnsubstanz verändert sich mit dem Alter in ihrer Zusammensetzung nur unwesentlich. So muß die Frage gestellt werden, ob diese Veränderungen überhaupt von funktioneller Relevanz hinsichtlich der Hirnleistungsfähigkeit sein können. Es ist sicher davon auszugehen, daß die Funktion des ZNS eher außerordentlich stark vom Trainingszustand des Organs sowie der kardiopulmonalen Leistung und seiner Durchblutung abhängt. Treten keine pathologischen Störungen auf, dann bleibt die Leistung des ZNS – von einem erhöhten Zeitbedarf abgesehen – weitgehend altersunabhängig konstant. Im Alter treten gehäuft auf:
▶ Morbus Parkinson
▶ das hirnorganische Psychosyndrom
▶ die Alzheimer- und die Multiinfarktdemenz
▶ Psychosen und Depressionen.

Besonderheiten häufiger Erkrankungen

Grundlage des Morbus Parkinson sind erbliche, primär degenerative Prozesse in der Substantia nigra. Deshalb hilft bei zunehmender Bewegungsarmut des älteren Menschen eine exakte Familienanamnese, diese Störung vom sogenannten Par-

kinson-Syndrom zu trennen, das auf dem Boden einer zerebrovaskulären Sklerose, einer hypertoniebedingten Enzephalopathie, einer Intoxikation (z.B. CO oder Hg) oder einer Neuroleptika-Gabe entstehen kann. Grundlagen der Therapie sind Krankengymnastik und Ergotherapie. Beim M. Parkinson können Anticholinergika, Amantadine sowie Dopaminagonisten eingesetzt werden. Ein Aufteilen der erforderlichen Gaben auf viele, dem Einzelfall anzupassende Dosierungen können die den Patienten störenden Fluktuationen der Symptomatik oft positiv beeinflussen.

Epilepsien sind auch im Alter häufigste Ursache rezidivierender Krampfanfälle. Das Ursachenspektrum ändert sich: Tumoren und eine vaskuläre Genese werden führend.

Nervenschmerzen manifestieren sich im Alter besonders häufig als Polyneuropathien bei Alkoholmißbrauch oder Diabetes mellitus, als idiopathische Trigeminusneuralgie meist des zweiten Astes im 6. und 7. Lebensjahrzehnt, anfallsweise und dann äußerst störend als Glossopharyngeusneuralgie, schließlich als Karpaltunnelsyndrom. Interkostalneuralgien sind auch bei fehlenden Effloreszenzen dringend verdächtig auf einen Herpes zoster und dieser wiederum auf eine Neoplasie.

Bei starken Schmerzen soll oft eine subjektive Besserung durch Carbamazepin oder Diphenylhydantoin zu erreichen sein.

Ursache depressiver Störungen älterer Menschen sind weniger endogene, d.h. psychotische, sondern mehr die neurotischen und reaktiv-psychogenen bzw. symptomatischen Formen. Sie weisen allerdings wegen deutlicher Angsterlebnisse eine erhöhte Suizidgefährdung auf. Um das Anlegen gefährdender Medikamentenvorräte zu verhindern, darf man deshalb diesen Patienten nur die jeweils notwendige Mindestmenge verordnen. Besonders anfällig für Suizide mit Medikamenten sind Frauen. Differentialdiagnostisch muß die Depression immer von der Demenz abgegrenzt werden (siehe Tab. 26.2-6). Beiden Krankheitsbildern sind viele Sym-

Tabelle 26.2-6 Symptome, die für eine Depression oder eine Demenz sprechen

▶ Depression	schlechter Appetit Schlafstörungen mit frühem Erwachen auffällige Apathie/Agitiertheit Schuld- und Minderwertigkeitsgefühle Rückzugsverhalten aus der Umwelt Selbstmordgedanken depressive Zustände in der Anamnese
▶ Demenz	Mißtrauen emotionale Labilität Verwirrtheit Desorientiertheit beeinträchtigtes Kurzzeitgedächtnis reduzierte Vigilanz Ungeselligkeit und Unkooperativität

ptome gemeinsam, so daß eine Demenz zu Lasten der Depression oft zu wenig diagnostiziert und therapiert wird: Depressive Patienten zeigen – trotz ihrer vielen Klagen – im Gegensatz zu hirnorganischen Patienten grundsätzlich keine objektivierbaren Leistungsbeeinträchtigungen.

Bei den Demenzen – sie zeigen eine rasch ansteigende Prävalenz jenseits des 60. Lebensjahrs – überwiegt die primär degenerative Form vom Alzheimer-Typ (60–70 %, vorwiegend Frauen) jene vom vaskulären Typ (Multiinfarktdemenz, 20–25 %, meist Männer).

Eine akut auftretende Verwirrtheit ist in aller Regel Zeichen einer symptomatischen Störung der zerebralen Funktion auf dem Boden verschiedener Ursachen (siehe Tab. 26.2-7), wobei Patienten besonders gefährdet sind, die schon vorher an der Grenze ihrer intellektuellen Leistungsfähigkeit gestanden haben.

Eine exakte Differentialdiagnostik ist Voraussetzung für eine rationale Therapie, bei der Krankengymnastik, Bewegungs-, Psycho- und Soziotherapie sowie physikalische Therapie von großem Vorteil sind.

26.2.4.5 Bewegungssystem

Physiologische Altersänderungen

Die Muskelmasse des menschlichen Körpers nimmt bis zum 60. Lebensjahr um etwa 20 %, bis zum 75.

Tabelle 26.2-7 Ursachen für akute Verwirrtheitszustände im Alter

▶ hypoxämisch	zerebrale Hypoxämien bei akuten fieberhaften Infektionen
	kardiale Insuffizienz – oligosymptomatischer Myokardinfarkt
	schwere Blutungsanämie
	Dekompensation chronischer Ventilationsstörungen
▶ metabolisch	Urämie
	diabetisches Präkoma
	Hypokaliämie
	Hypoglykämie
	Wasserverlust
	Wasserintoxikation
▶ medikamentös	Barbiturate
	Digitalis
	L-Dopa
	Antidepressiva
	Antiparkinsonika
	Alkoholismus
	besonders bei gemeinsamem unkritischem Einsatz der Medikamente bei vorhandener Multimorbidität
▶ organisch	zerebrale Tumormetastasen
▶ Milieuänderungen	Änderungen des wirtschaftlichen Status
	akuter Trauerfall

---

um etwa 30 % ab. Sie erfährt außerdem intramuskuläre strukturelle Veränderungen. Dadurch sind die Voraussetzungen für Trainierbarkeit und körperliche Leistungsfähigkeit reduziert, können aber durch körperliches Training z. T. verbessert werden. Durch die Altersatrophie des Knochengewebes, d. h. die Osteoporose, werden besonders bei Frauen die Knochen spröde und brüchiger: wichtigste Ursache der im Alter häufigen Schenkelhalsbrüche.

Im Alter treten gehäuft auf Arthrose, Spondylose, Spondylarthrose, Osteoporose (und damit häufig dauernde Schmerzen, bei Sturz Frakturen vor allem an Oberschenkelhals und Wirbelkörpern). Die Erkrankungen wirken oft sozial isolierend und psychisch stark belastend, da sie den Patienten erheblich immobilisieren.

Besonderheiten häufiger Erkrankungen

Bewegungsstörungen sind Ausdruck degenerativer oder entzündlicher arthrogener, myogener, tendopathischer oder neurogener Störungen normaler Bewegungsabläufe. Die differentialdiagnostische Klärung der Beschwerden ist anzustreben. Für alle Formen sind Krankengymnastik und Ergotherapie Grundlage der Behandlung, die oft zu erheblichen funktionellen Gewinnen führen. Vor allem bei myogenen und arthrogenen Störungen – z. B. bei der sogenannten aktivierten Arthrose – können vorübergehende Gaben von entzündungs- und schmerzhemmenden Medikamenten erforderlich und sinnvoll sein. Bei entsprechender Indikation helfen Operationen.

Von den möglichen Formen einer Osteopathie besitzen im Alter nur drei klinische und praktische Bedeutung, nämlich die Osteoporose, die Osteomalazie und der Morbus Paget (siehe auch Kap. 15).

Eine **Osteoporose** ist radiologisch bei etwa jeder vierten älteren Frau nachzuweisen. Die senile Form mit systemischem Befall aller knöchernen Gelenksabschnitte bleibt symptomlos und bedarf erst bei Komplikationen – z. B. Schenkelhalsfraktur – der therapeutischen Intervention.

Die idiopathische = postklimakterische präsenile Osteoporose befällt meist Frauen von 50–60 Jahren mit Bevorzugung von Wirbelsäule, Brustkorb und Becken. Eine gleichzeitig nachweisbare hohe BKS kann auf Plasmozytom, eine erhöhte alkalische Phosphatase auf eine Osteomalazie oder einen Morbus Paget hinweisen.

Eine Steroidosteoporose tritt bei älteren Menschen sicher dann auf, wenn mehr als 7,5 mg Prednisolonäquivalent länger als 2 Jahre gegeben werden. Absetzen der Steroide führt zum Stillstand der Rarefizierung. Idiopathische und Steroidosteoporose können in früheren Stadien auf eine Natrium-Monofluor-Phosphat-Kalzium-Komplexsalze-Therapie ansprechen, die mindestens ein Jahr ausgeführt werden muß, dann aber bei zwei Drittel der Fälle zu einer klinischen Besserung führt.

Osteomalazie tritt bei uns eher als Folge einer Malabsorption oder -digestion denn aus reinem Vitamin-D-Mangel auf. Die therapeutischen Möglichkeiten sind gut.

Der **Morbus Paget** tritt schon in mittleren Lebensjahren auf und verläuft in Schüben. Den älteren Menschen stört er vornehmlich durch z.T. erhebliche Schmerzen. Diese sollen bei etwa 70% der Betroffenen durch Zytostatika und Kalzitonin über Jahre gelindert werden können.

Eine progredient chronische **Polyarthritis** beginnt bei etwa 15% der Betroffenen erst jenseits des 6. Lebensjahrzehntes. Diese Form setzt vielfach akut mit zunächst oligoartikulärem Befall und den Symptomen einer schweren Allgemeinerkrankung sowie den Zeichen einer raschen Progredienz ein. Basistherapeutika treten wegen ihres hohen Nebenwirkungsrisikos bei Älteren gegenüber Immunsuppressiva – Azathioprin bei Blutbildkontrolle – neuerdings ein wenig in den Hintergrund.

26.2.4.6 Immunsystem

Physiologische Alternsänderungen

Die Immunabwehr weist im höheren Alter Aktivitätseinbußen auf. Diese betreffen gleichermaßen die humorale wie die zelluläre Immunkompetenz. Deswegen verarmt das klinische bild bei Infektionen: Temperaturen treten weniger deutlich auf oder können in 30% sogar fehlen, ein Leukozytenanstieg kann verhindert sein bzw. verzögert erfolgen. Daraus können sich differentialdiagnostische Schwierigkeiten ergeben.

Autoantikörper können im Alter auch bei klinisch offensichtlich Gesunden nachgewiesen werden, wobei die paradoxe Situation vorliegen kann, daß die Antikörperbildung gegen Fremdantigene ab-, gegen körpereigene Antigene dagegen zunimmt: Jenseits des 60. Lebensjahres nachweisbare antinukleäre Antikörper (ANA) oder ein positiver Rheumafaktor können daher differentialdiagnostisch irreleiten.

Monoklonale Gammopathien nehmen ebenfalls mit dem Alter zu. Es kann schwierig werden, deren benigne Form differentialdiagnostisch von der malignen abzugrenzen: Hier ist stets eine Immunelektrophorese erforderlich sowie die Klinik mitzuberücksichtigen.

Für eine benigne Gammopathie sprechen:
- Normalwerte für BKS, Immunglobuline und Albumine,
- das Fehlen einer Anämie,
- ein Plasmazellenanteil von < 10% im Knochenmark.

Besonderheiten immunologischer Erkrankungen im Alter

Die Diagnostik und Therapie von Immunopathien im höheren Lebensalter entsprechen im Prinzip denen in jüngeren Jahren. Eine geänderte Reaktionslage, Begleiterkrankungen wie ein Diabetes mellitus und eine im höheren Alter sehr unterschiedliche

Toleranz gegenüber Zytostatika können sich im Einzelfall therapeutisch ungünstig auswirken.

26.2.4.7 Verdauungssystem und Endokrinium

Physiologische Alternsveränderungen

Physiologische Alternsveränderungen des Endokriniums sowie des Gastrointestinaltraktes sind nur wenig ausgeprägt und bedürfen in der Regel keiner Therapie.

Eine ungestörte Verdauungsfunktion setzt die hinreichende Kaufähigkeit des Gebisses voraus, wobei eine prothetische Versorgung per se nichts über die Güte der Kaufunktion aussagen muß. Das Zuführen von Ballaststoffen, eine ausreichende Trinkmenge, körperliche Bewegung, Vermeiden eines Abführmittelabusus, von aluminiumhaltigen Antazida, Opiaten, Schmerzmitteln und Anticholinergika sind wichtige Voraussetzungen zur Vermeidung einer Obstipation.

Mit zunehmendem Alter muß man auf eine oft symptomarm verlaufende Schilddrüsendysfunktion achten, die therapiebedürftig sein kann. Die Diagnose ist manchmal erschwert, weil die Polypragmasie, die im Alter oft durchgeführt wird, die Schilddrüsenparameter beeinflussen kann (siehe Tab. 26.2-8).

Im Alter treten gehäuft auf: Kaubeschwerden, Hiatushernie, Ulcus ventriculi/duodeni, Obstipation, Diabetes mellitus, Gicht, Hypothyreose, Hyperthyreose.

Besonderheiten häufiger Erkrankungen

Jenseits des 70. Lebensjahres steht bei Magen- oder Darmulzera weniger der Schmerz als eine initiale akute Blutung im Vordergrund. Auch ein akutes Abdomen verläuft meist mit wenig ausgeprägter Symptomatik.

Eine Dysphagie kann bei 80% der Betroffenen ätiologisch geklärt werden, so daß eine gezielte Therapie in vielen Fällen möglich ist. Dagegen bleibt die Ursache eines Singultus häufig ungeklärt. Bei beiden Störungen müssen alle diagnostischen Möglichkeiten ausgeschöpft werden: Die Symptome dauern im Alter oft länger an als bei Jüngeren und zehren relativ schnell die Reserven des älteren Menschen auf.

Stuhlprobleme sind die vom älteren Menschen mit am häufigsten geäußerten Klagen. Die Betroffenen bewerten eine Obstipation als viel gefährlicher als eine Diarrhö. Während aber bei der Obstipation nach Beseitigen/Ausschluß organischer oder funktioneller Ursachen eine Umstellung auf schlackenreiche Kost sowie ein beruhigendes Gespräch meist zu guten Dauerergebnissen führen, kann sich eine Diarrhö wegen der resultierenden Wasser- und Elektrolytentgleisung für Betagte sehr schnell lebensgefährlich auswirken. Ihre diagnostische Zuordnung kann schwierig sein, die Therapie erfordert ein hohes Maß an Überwachung hinsichtlich der

Tabelle 26.2-8 Beeinflussung der Schilddrüsenparameter durch Medikamente

Medikament	T_4	fT_4	T_3	fT_3	TBG	TSH und TRH
Propranolol, jodhaltiges Kontrastmittel			↓			
Diphenylhydantoin, Carbamazepin, Phenobarbital	↓					
Östrogene		↑			↑	
Androgene		↓			↓	
Opiate, Clofibrat, 5-Fluorouracil	↑		↑		↑	
Heparin, Diazepam, Phenylbutazon, Sulfonylharnstoffe	↑					
Thiazide			↑	↑		
Phenothiazine (Langzeitmedikation)	↓					
Metoclopramid, Sulpirid						↑ (auch TSH basal)
Chlorpromazin, Biperidin, Haloperidol						
Glukokortikoide						↓

T_4 = Gesamtthyroxin, T_3 = Trijodthyronin, TBG = thyroxinbindendes Globulin, fT_4 = freies T_4, fT_3 = reverses T_3 = inaktives T_3-Analogon, TSH/TRH = TSH-Spiegel nach TRH-Stimulation

---

Stuhlfrequenzen sowie der „richtigen" Substitutionstherapie mit Wasser und Elektrolyten.

Mit dem Alter steigt die Diabeteshäufigkeit an. Schwierigkeiten können bei der Behandlung entstehen, weil sich 80% der Typ-II-Diabetiker einer Gewichtsreduktion unterziehen müssen, Diätvorschriften für den Betagten aber oft unverständlich sind. Sie müssen deshalb einfach und verständlich, aber dennoch zweifelsfrei abgefaßt sein. Eine kombinierte Behandlung mit Sulfonylharnstoffen und Biguaniden verbietet sich bei Älteren wegen der Gefahr einer Laktazidose, so daß bei Versagen der Sulfonylharnstofftherapie eine Umstellung auf Insulin erfolgen muß.

Bei Sekundärversagen – d.h. ungenügender therapeutischer Wirksamkeit immer höherer Dosen oraler Antidiabetika – sollte aber zunächst nach Interaktionen mit Diuretika vom Thiazidtyp, Chlortalidon, Furosemid und Etacrynsäure gefahndet werden. Bei Hypoglykämieneigung hingegen müssen eine gleichzeitige Einnahme von Acetylsalicylsäure, nichtsteroidalen Antiphlogistika, β-Blockern oder erheblicher Alkoholkonsum ausgeschlossen werden.

Jenseits des 70. Lebensjahrs wird eine immunogene Hyperthyreose nur noch in Einzelfällen beobachtet: Dann überwiegen solitäre autonome Adenome oder multifokale Autonomien, die sich auch einmal als hyperthyreote Knotenstruma präsentieren können. Hyperthyreosen im Alter sind recht häufig durch exzessive Jodzufuhr bedingt. Deren Quellen sind in erster Linie jodhaltige Kontrastmittel, jodhaltige Desinfektionsmittel, jodhaltige Medikamente – über 160 in den Roten Liste – wie Amiodarone, jodhaltige Augentropfen, Geriatrika und Sekretolytika. Oligosymptomatische Verläufe sind im Alter die Regel und entsprechend schwierig zu diagnostizieren. Hypothreosen sollen im höheren Alter in 3,8% klinisch manifest und in etwa 5% subklinisch verlaufen. Leider werden sie oft nicht oder nur verspätet diagnostiziert, weil ein schleichender Beginn und eine langsame Progredienz erhebliche Ähnlichkeiten mit den physiologischen Alternsprozessen suggerieren können. Jede unklare Lethargie, Apathie und Depression sowie produktive psychotische Symptome sollten nach ihr fahnden lassen: Bei Nachweis ist der Therapieerfolg sicher. Allerdings muß die Substitution am besten mit reinen Thyroxin-Präparaten einschleichend beginnen, um nicht wegen des bei Hypothyreose überhöhten Arteriosklerosebefalls auch der Koronarien eine kardiale Symptomatik zu induzieren.

26.2.4.8 Andere im Alter häufig auftretende Krankheiten und ihre Besonderheiten

Sinnesorgane

Ursache der Presbyakusis – zunächst erschwerte Perzeption von hohen Zischlauten, besonders bei zusätzlich störender Geräuschkulisse, später dann Übergang in chronische Gehörstörung – sind Alterungsprozesse. Eine Presbyakusis darf nur diagnostiziert werden, wenn andere Hörstörungsfaktoren wie chronische Lärmschädigung oder gestörte Ventilation des Innenohrs ausgeschlossen worden sind. Man sollte spätestens bei mittelgradigen Störungen den Patienten zum Tragen eines Hörgeräts ermutigen.

Akutem Hörsturz liegen im Alter meist vaskuläre Schäden, Traumata oder ototoxische Agenzien wie Streptomycin, Neomycin, Gentamicin, Ethacrynsäure, Furosemid, Chinin, Alkaloide zugrunde. Dieser Schaden erfordert eine sofortige intensive Hals-Nasen-Ohren-ärztliche Behandlung.

Die Presbyopie ist Folge einer alternsgängigen, verminderten Linsenakkommodationsfähigkeit sowie einer verschlechterten Muskeladaptation. Pathologische Sehverschlechterungen können verursacht sein durch Katarakt, Glaskörpertrübung, Glaukom – bei dem akute Verschlechterung durch Amitriptylin, Dibenzazepin, Atorpin oder Parasympathikomimetika induziert werden können: Bei akuter Verschlechterung höchste Gefahr und sofortige ophthalmologische Behandlung einleiten –,

Maculaaffektionen (Retinopathie, Blutungen), Verschluß eines Astes oder der gesamten Zentralarterie/-vene, eine Arteriitis temporalis Horton – einhergehend mit heftigem Kopfschmerz, nicht immer dagegen mit eindeutig palpablen und sichtbaren pathologischen Befunden an den Temporalarterien.

Zentralnervensystem

Eine **Aphasie** ist die im Alter bei weitem häufigste Sprachstörung als Folge einer zerebralen Herdläsion (Apoplexie, Trauma, Hirntumor) in der dominanten Hemisphäre bei noch intakten Sprachwerkzeugen. Die Prognose verschlechtert sich mit dem Alter, kann interindividuell aber bei identisch erscheinendem Krankheitsbild sehr stark variieren. Deshalb kann die differentialdiagnostische Einordnung u. U. schwierig sein (Hinzuziehen von Logopäden): Diese Patienten bedürfen einer intensiven logopädischen/sprachheiltherapeutischen Betreuung so früh, intensiv und lange wie möglich. Die besten Therapieerfolge erzielt man bei der motorischen Aphasie.

Haut

Jede längere Bettlägerigkeit erhöht mit ansteigendem Alter das **Dekubitusrisiko.** Prädisponiert sind besonders schwerkranke, immobile und kachektische Patienten. Die Prävention besteht in guter Säuberung und Pflege der Haut, optimaler Lagerung, häufigem Umlagern sowie baldmöglichster Remobilisation.

Schon oberflächliche Hautabschürfungen oder Mazerationen infolge Entzündungen bei Inkontinenz sind lokal intensiv zu behandeln – Salben (Antibiotika-Gaze nur bei Infektionen, da hierunter erhöhte Mazerationsneigung) –, weil sich sonst schnell tiefe Nekrosen entwickeln, besonders an Stellen mit Auflagedruck von Knochen auf Gewebe. Hier besteht dann die Notwendigkeit eines Abtragens der Nekrosen, ggf. der Gabe von Antibiotika lokal. Wichtig sind der Ausgleich von Exsikkosen und/oder Mangelernährung und die Behandlung von Herz-Kreislauf-Störungen. Diese Therapie ist äußerst langwierig. Eine sogenannte Dekubitusmatratze besitzt keinen therapeutischen, sondern nur präventiven Wert.

Jeder quälende Juckreiz **(Pruritus)** beeinträchtigt die Lebensqualität älterer Menschen durch Unruhe, Schlaflosigkeit, kutane Superinfektion. Die Beschwerden können den Patienten in die Depression treiben. Äußere Ursachen können sein Skabies und Läuse – bei älteren Nichtseßhaften wieder zunehmend nachweisbar –, Pyodermien. Kandidainfektion, Überempfindlichkeit gegen Kosmetika, Seifen, Waschpulver und Kunstfasern (Unterkleider!).

Pruritus kann aber auch Hinweis sein auf einen Diabetes mellitus – vor allem als Pruritus vulvae bei älteren Frauen –, Leberzirrhose, Urämie, chronische Leukämie, Hodgkin-Lymphome, paraneoplastische Syndrome sowie eine Medikamentenüberempfindlichkeit.

Ein Pruritus senilis darf nur diagnostiziert werden, wenn andere Ursachen ausgeschlossen sind und zudem keine lokalen Hautbefunde vorliegen. Feuchte Creme kann oft Linderung bringen.

Bösartige Geschwülste

Die Diagnose einer malignen Erkrankung wird im höheren Alter schwierig, weil die begleitende Allgemeinsymptomatik oft anderen Grundleiden zugeschrieben wird. Wesentliche diagnostische Hilfen sind mit dem Alter sich ändernde Inzidenzen und Aggressivitäten der Tumoren:
- ▶ steigende Inzidenz für kolorektale, Mamma- und Prostatakarzinome,
- ▶ fallende Inzidenz für Bronchial- und Uteruskarzinome,
- ▶ zunehmende Aggressivität bei Karzinomen von Prostata, Schilddrüse, bei Leukämien und Melanomen,
- ▶ abnehmende Aggressivität bei Karzinomen von Prostata, Schilddrüse, bei Leukämien und Melanomen,
- ▶ abnehmende Aggressivität bei Mamma-, Bronchus- und kolorektalem Karzinom.

Exaktes Tumor-Staging ist auch im Alter eine wichtige Voraussetzung für eine effektive Behandlung. Da die Risiken einer Operation wie jene der Chemotherapie bei Älteren eindeutig erhöht sind, ist Früherkennung anzustreben.

Jede unklare Befindensänderung muß differentialdiagnostisch an eine Tumorkrankheit denken lassen.

Entscheidend in die Indikationsstellung zu einer eingreifenden Therapie muß eingehen die Lebensqualität unter und nach dieser Behandlung; die durch Therapie zu gewinnende Überlebenszeit ist in der Regel höher als bei spontanem Verlauf.

Generalisierte Lymphknotenschwellungen weisen auf eine Systemkrankheit hin, seltener auf eine generalisierte Metastasierung.

Die chronische Lymphadenose hat eine relativ günstige Prognose. Dagegen verläuft die akute myeloische Leukämie nach dem 60. Lebensjahr ungünstiger als in jüngeren Jahren: Die Remissionsrate ist mit < 50% selbst unter einer gezielten Therapie deutlich schlechter.

Von den malignen Lymphomen kommt die Lymphogranulomatose heute zunehmend auch im höheren Lebensalter vor. Die Prognose ist schlechter als bei Jüngeren. Direkte Todesursache ist im Alter aber nur in 50% das Grundleiden, sonst andere Krankheiten im Rahmen einer Multimorbidität.

Ein Non-Hodgkin-Lymphom manifestiert sich bei zwei Drittel aller Patienten nach dem 60. Lebensjahr. Man unterscheidet solche mit hoher Malignität (zentroblastisch, lymphoblastisch, immunoblastisch) von jenen minderer Malignität (zentrozytisch, lymphozytisch, zentroblastisch-zentrozytisch). Die Behandlung richtet sich nach der vorliegenden Grundform.

Das hohe Alter hat bei der modernen zytostatischen Kombinationsbehandlung per se wohl nur noch geringen Einfluß auf die 5-Jahres-Überlebensrate. Begleiterkrankungen können bei etwa einem Viertel der Patienten erforderliche diagnostische Maßnahmen verhindern, so daß kein Staging als wichtige Voraussetzung einer rationalen Therapie mehr möglich ist.

Behandlungen sollten nur in Spezialkliniken oder Spezialpraxen erfolgen.

Psyche

Mit dem Alter treten Änderungen in der Art der Leistungsfähigkeit, der Intelligenz, der Psychomotorik, der Koordination, ggf. auch der Persönlichkeitsstruktur auf und können psychische Probleme bei älteren Menschen bereiten/verstärken. Wichtige Faktoren beim intellektuellen Altern sind Ausgangsbegabung und die früher ausgeübte Berufstätigkeit. Eine anregende Umgebung, ein guter körperlicher Gesundheitszustand und soziale Absichertheit können viele psychische Probleme abschwächen oder ihr Entstehen verhindern.

Unter Krankenhausbedingungen ist die emotionale Belastbarkeit älterer Patienten stets reduziert: Das Herausgenommensein aus der gewohnten häuslichen Umgebung kann zu Störungen bis hin zu Verwirrtheitszuständen führen. Diese sind insbesondere häufig postoperativ zu beobachten, ohne daß sich dafür ein morphologisches Substrat fassen ließe.

Soziale Situation

Das Leben als Rentner oder Pensionär führt häufig zu einem Absinken des sozialen Status: Man leistet nichts mehr für die Allgemeinheit, genießt weniger Ansehen und bezieht außerdem ein reduziertes Einkommen. So wundert es nicht, daß viele Ältere ein sogenannter „Pensionierungsschock" trifft, selbst wenn sie sich auf diese Zeit eingestellt und häufig sogar vorbereitet haben. Viele haben Schwierigkeiten, durch andere Aktivitäten einen neuen Lebenssinn zu finden.

Altern kann heute nicht mehr prinzipiell mit Armut assoziiert werden. Wird aber ein älterer Mensch pflegebedürftig, d.h., wird seine Unterbringung in einem Pflegeheim notwendig, dann reicht bei gut 80 % von ihnen das Renteneinkommen zur Kostendeckung nicht mehr aus: Der alte Mensch wird dann auch heute noch zum Sozialfall. Zudem kann die Heimeinweisung zum völligen Verlust der Unabhängigkeit führen mit der Konsequenz einer zunehmenden Inaktivierung.

Notfälle

Abgesehen von zweifelsfreien Notfällen, deren Behandlung sich im Prinzip nicht von der in anderen Altersklassen unterscheidet, muß man in der Geriatrie davon ausgehen, daß jede akute Erkrankung dadurch zum Notfall werden kann, daß Störungen im Herz-Kreislauf-System, im Wasser-

und Elektrolythaushalt schon präexistent waren oder durch Dekompensation einer Stoffwechselkrankheit, durch Arzneimittelnebenwirkungen oder als Folge einer polypragmatischen, d.h. unkritischen Verordnungsweise entstanden sind. Schließlich kann eine verminderte emotionale Belastbarkeit zu einer mangelhaften Adaptation und damit zur Verschlimmerung im Sinne einer Notfallsituation erheblich beitragen.

Die Klassifikation „akut bedrohliche Erkrankung" kann erschwert sein durch einen maskierten Krankheitsverlauf. Schmerzen – als Schlüsselsymptom bei akuten Erkrankungen – können bei vielen Krankheiten fehlen, so nehmen z.B. schmerzlose Myokardinfarkte mit dem Alter zu, Infekte führen seltener zu Fieber oder gar zu Schüttelfrost.

Unabhängig von der Außentemperatur kann eine schwere Erkrankung sogar zu einer Hypothermie führen, die prognostisch äußerst ungünstig ist. Das klinische Bild von Blässe, Schläfrigkeit, Bradykardie, kühlem Unterleib, evtl. verzögerten Reflexabläufen kann an ein Myxödem erinnern. Eine aktive Erwärmung ist kontraindiziert, einzusetzen sind statt dessen Schutz vor Kälteeinwirkung und Wärmeabstrahlung.

> Ein Arzt sollte bei alten Menschen immer dann an einen drohenden Notfall denken, wenn aus unerfindlichen Gründen eine akute Verschlechterung des Gesundheitszustandes oder von Körperfunktionen eintritt: Eine sofortige Krankenhauseinweisung ist dann erforderlich.

26.2.5   Rehabilitation

Unsere Gesellschaft sollte Wege finden, den alten Behinderten nicht nur zu pflegen. Daher sind Prävention und Rehabilitation von Krankheiten auch im Alter besonders wichtig: Der alte Mensch hat Anspruch auf eine umfassende und bedarfsgerechte Krankenhilfe, und diese muß alle medizinischen Leistungen und alle zur Rehabilitation erforderlichen Hilfen umfassen. Durch das Rehabilitationsangleichungsgesetz ist eine Ausgrenzung von Rehabilitation aufgrund des Lebensalters nicht mehr vertretbar.

Ein alter Mensch lebt gesundheitlich stets in einem labilen Gleichgewicht. Der Arzt sollte versuchen, bei oder nach Erkrankung durch Rehabilitation zur Stabilisierung beizutragen.

Rehabilitationsmaßnahmen verfolgen auch beim alten Menschen grundsätzlich das gleiche Ziel und vollziehen sich mit den gleichen Methoden wie im jüngeren Lebensalter. Das Bemühen ist darauf gerichtet, Behinderungen jeglicher Art wie

▶ nachweisbare körperliche Schäden (impairment),
▶ hierdurch bedingte Ausfälle (disability) sowie
▶ nachfolgende soziale Beeinträchtigungen (handicap)

therapeutisch so anzugehen, daß der alte Mensch wieder in die Lage versetzt wird/es ihm möglich bleibt, möglichst unabhängig von Pflege und Hilfe durch Dritte ein eigenverantwortliches, seiner bisherigen Lebensform und -vorstellung weitestgehend angeglichenes selbständiges Leben zu führen und in seiner gewohnten Umgebung zu verbleiben oder wieder dahin zurückzukehren. Diese Aufgabe kann nur in enger interdisziplinärer Arbeit gemeistert werden.

Es ist auch im Alter viel einfacher und humaner, Schäden durch sorgfältige und aktivierende Pflege zu verhindern, als sie nach Eintreten zu behandeln. Im Senium setzt der funktionelle Gewinn durch Rehabilitationsmaßnahmen meist nur zögernd ein und schreitet langsamer fort: Besondere Schwierigkeiten werden nicht selten unter der Rehabilitation erst erkannt. Fehlende Motivation des Patienten kann ebenso wie geistiger Abbau (z.B. Demenz) Barrieren schaffen. Man sollte aber bedenken, daß die psychische Leistung/Belastbarkeit auch vermindert sein kann als Folge an sich wirksam zu behandelnder Organerkrankungen wie Herzinsuffizienz, Anämie, Blutdruckanomalien, oligosymptomatische Funktionsstörungen der Schilddrüse, vaskulär bedingte zerebrale Mangeldurchblutung.

Rehabilitation recht verstanden, orientiert sich im Senium also nicht nur an Diagnosen, sondern an der konkreten Lebensperspektive des Patienten, also an der Frage:

▶ Wie kann dieser Mensch – unter Berücksichtigung seiner Behinderung – die größtmögliche Selbständigkeit innerhalb seines sozialen Umfeldes behalten/wiedererlangen?

Eine sorgfältig ausgeführte geriatrische Rehabilitation ist vom personellen wie vom Hilfsmittelaufwand her kostspielig, kann der Solidargemeinschaft aber dennoch helfen, durch Hinausschieben eines Pflegeheimaufenthaltes Geld zu sparen. Und sie verbessert die Lebensqualität des Betroffenen.

Auch im Alter muß Rehabilitation frühestmöglich, idealerweise mit der Feststellung einer Schädigung, beginnen, nicht erst, wenn funktionelle Einschränkungen auftreten. Der Arzt muß das gesamte familiäre und soziale Umfeld des Patienten, seine biographische Anamnese sowie die psychosozialen Bezugssysteme mit in seine diagnostischen und therapeutischen Überlegungen einbeziehen. Die Aufgabe, eine möglichst weitgehende Selbständigkeit des Betagten zu fördern, steht für den Arzt nach Abklingen der akuten Krankheitsphase als gleichberechtigtes Ziel neben der medizinischen Behandlung: Nur dann lassen sich unnötige Einweisungen in ein Pflegeheim vermeiden.

Auch eine zunächst erfolgreiche Rehabilitation schließt einen erneuten späteren Funktionsverlust nie sicher aus. Durch eine angemessene Weiterbehandlung läßt sich aber auch im Alter diese Rezidivgefahr eindrucksvoll senken. Hier sind gut die verschiedenen ambulanten Hilfsdienste einzusetzen, die von örtlichen Sozialhilfestellen (Sozialamt, Kir-

chengemeinden, Wohlfahrtsverbänden) wie auch über Krankenkassen vermittelt werden.

Stufen der geriatrischen Rehabilitation

Die Behandlung eines akut erkrankten Betagten erfolgt in der Regel im Akutkrankenhaus. Vom Beginn der Behandlung an ist darauf zu achten, daß aktivierende Pflege und Krankengymnastik so bald als möglich eingesetzt werden, um den alten Menschen vor vermeidbaren Komplikationen wie Kontrakturen, Dekubitalulzera, Verwirrtheitszuständen, Inkontinenz, evtl. unerwünschten Arzneimittelwechselwirkungen zu bewahren. Reichen die therapeutischen Angebote des Akutkrankenhauses hierzu nicht aus oder liegt eine nach intensiver Therapie verlangende Multimorbidität vor, muß der Patient nach Abklingen der Akutphase in möglichst ortsnahe Einrichtungen mit guter Rehabilitationskompetenz verlegt werden, in denen er mobilisiert wird, verlorengegangene Fähigkeiten von neuem erlernt und den Umgang mit evtl. erforderlichen Hilfsmitteln erproben und bewältigen lernen kann.

Alle Maßnahmen der Rehabilitation dienen letztlich auch dem Ziel der gesellschaftlichen und/oder sozialen (Wieder-)Eingliederung. Die psychosoziale Betreuung liegt in der Regel in der Hand von psychosomatisch geschulten Ärzten, Psychologen und Sozialarbeitern. Angehörige sind unbedingt in diese Betreuung einzubeziehen. Erfolgreiche Rehabilitation ist nur möglich, wenn der Patient zu der erforderlichen intensiven Mitarbeit bereit ist.

Erhaltenstherapie

Rehabilitation im Alter ist ein permanenter Prozeß und nie abgeschlossen (z.B. bei Hemiplegie, Aphasie, Morbus Parkinson). Sie kann gleichermaßen zu Hause wie in Institutionen erfolgen. Nur gelegentlich können – je nach Befinden – Behandlungspausen eingelegt werden. Diese sollten nie länger als 3 Monate dauern. Geriatrische Rehabilitation hat letztendlich das Ziel, den aktiven Teil des Lebens zu verlängern und die Zeit der Abhängigkeit vor dem Tod möglichst kurz zu halten.

26.2.6 Betreuung und Pflege alter Menschen

Psychische Aspekte

Mit zunehmendem Alter verhält sich der Mensch nicht den objektiven Gegebenheiten entsprechend, sondern danach, wie er die jeweilige Situation subjektiv wahrnimmt, d.h. interpretiert. Dabei stellt die individuelle Lebensgeschichte einen wesentlichen Einflußfaktor dar. Wer diese Fakten berücksichtigt, der kann das Verhalten, aber auch die Klagen älterer Menschen besser verstehen. Selbst wenn Alter nicht automatisch mit Krankheit zu verbinden ist, bedeutet Älterwerden eine immerfort ablaufende Verringerung der allgemeinen Leistungsfähigkeit und körperlichen Tüchtigkeit. Die soziale Verletzbarkeit des Älteren steigert noch die Wahrscheinlichkeit einer unrealistischen Wahrnehmung seines Gesundheitszustandes.

Andererseits schätzen sich nach der Bonner Längsschnittstudie etwa 50% der über 60jährigen gesünder ein, als nach den ärztlichen Befunden zu erwarten gewesen wäre. Diese Einschätzung ist bei den Männern signifikant häufiger positiv als bei den Frauen, bei den über 70jährigen stärker als bei den 60- bis 70jährigen nachweisbar. Gesundheit im Alter ist also weitaus mehr eine Sache der Persönlichkeit und der sozialen Situation als ausschließlich des naturwissenschaftlich-medizinischen Untersuchungsstatus. Gleiche körperliche Störungen können sich zudem bei verschiedenen Patienten sehr unterschiedlich auswirken.

Die **Multimorbidität** kann die Wahrscheinlichkeit einer psychischen Dekompensation erhöhen: Es kann zu einer reaktiven Verschlechterung des körperlichen Zustandes kommen oder aber zu einer psychischen Dekompensation: Das Gefühl von Nutzlosigkeit und Angst vor Abhängigkeit können die Folge sein.

Multimorbidität ist oft der Anlaß zur Behandlung durch verschiedene Ärzte, die durch Gedächtnisstörungen oder Gedankenlosigkeit des alten Patienten häufig nichts voneinander wissen und deshalb ihre Therapie nicht abstimmen können. Über- und Unterdosierungen sowie Arzneimittelinteraktionen sind deshalb häufig und nicht selten die Ursache einer unklaren klinischen Symptomatik. Darum muß der Hausarzt bei seinen Besuchen immer wieder nach zusätzlichen Behandlungen fahnden, um diese Gefährdung zu minimieren/auszuschließen.

Akute **Verwirrtheitszustände** kennzeichnen sich durch einen raschen Verlust des Realitätsbezuges und der zeitlichen und örtlichen Orientierung. Bei der Behandlung solcher Patienten ist das Mitwirken eines Psychiaters erforderlich. Das gilt ferner auch bei Depressionen und Wahnkrankheiten. Die immer häufiger werdende senile Demenz – ihre ursächliche Behandlung ist nicht möglich – stellt hohe Anforderungen an die Familienpflege. Das Dementwerden des Partners oder von Elternteilen stellt eine der stärksten Herausforderungen an die Belastbarkeit im Rahmen von familiären Beziehungen dar.

> Vigilanzverlust oder auffällige Änderungen der Verhaltensweise bei Betagten sind also nicht primäre Zeichen des fortschreitenden Alterns: Sie sollten immer Anlaß zu einer eingehenden psychiatrischen Diagnostik sein.

Freizeitverhalten

Der Gesundheitszustand ist einer der bedeutendsten Determinanten auch für das Freizeitverhalten. Etwa ein Drittel der Älteren ist in irgendeiner Weise gesundheitlich beeinträchtigt, wobei dieses nicht von Dauer sein muß. So hat der Arzt neben der medizinischen Seite die sozialtherapeutische und psychische Seite mit zu berücksichtigen. Diese Beratung darf sich allerdings nicht in allgemeinen Ratschlägen erschöpfen. Vielmehr sollte der Arzt darüber informiert sein, welche Angebote für Senioren am Wohnort existieren. Er muß Kenntnisse über Kranken- und Sozialgesetzgebung und ausreichende Zeit für ein Gespräch haben.

26.2.6.1   Besonderheiten der Pflege alter Menschen

Grundpflege

Spezielle Grundpflegeprobleme der Geriatrie sind
▶ Dekubitusprophylaxe (spezielle Lagerung, zweistündige Umlagerung nach Bobath, Hautpflege),
▶ Urininkontinenz (Schutz, ggf. Katheterpflege und Blasentraining),
▶ Stuhlinkontinenz oder Obstipation,
▶ eine richtige Flüssigkeitsbilanzierung.

Die Krankenzimmer sollen hell, freundlich, möglichst ruhig gelegen und direkt belüftbar sein. Gleichmäßige Raumtemperaturen von etwa 20 °C über Tag und 16 °C für die Nacht sind anzustreben, bei Heizung ist auf eine genügende Luftfeuchtigkeit durch Wasserbehälter zu achten.

Ein hohes Bett erleichtert bei der Pflege die Arbeit. Einteilige Matratzen bieten einen besonders guten Liegekomfort, Lagerungshilfen wie Keilkissen, Sandsäcke, Schaumgummiblöcke o. ä. sind bereitzuhalten. Ein Haltegurt kann an jedem Bettfußende befestigt werden und in der Anfangsphase der aktivierenden Pflege dem Patienten Lageänderungen erleichtern.

Grundlage der Körperpflege ist eine tägliche, lauwarme Ganzwaschung mit anschließender Hautpflege durch Einfetten zur **Dekubitusprophylaxe**. Druckstellen bedrohen vornehmlich körperlich reduzierte Patienten am Kreuzbein, an den Fersen, Knöcheln oder Hüften. Sie erfordern Lagerungshilfen – z.B. Kissen mit einer lockeren PVC-Kügelchenfüllung – sowie häufiges Umlagern des Patienten etwa alle zwei Stunden (siehe Tab. 26.2-9).

Bei vorübergehender **Harninkontinenz** im Rahmen einer akuten Erkrankung ist das nächtliche Vorlegen von Urinflaschen oder Urinbecken bei reduziertem Flüssigkeitsangebot nach dem Abendessen hilfreich. Bei längerer Bettruhe ist ein Blasenkatheter oft nicht zu umgehen. Häufiges Abklemmen verhindert dann das Entstehen einer Schrumpfblase.

Bei **Stuhlinkontinenz** müssen nach jedem Einschmutzen ein Abwaschen mit lauwarmem Seifenwasser, gründliches Trocknen – evtl. mit einem warmen Fön – und leichtes Einfetten erfolgen.

Selbstverständlich sollte regelmäßige Pflege der Zähne oder des Gebisses, des Mundes, der Nase und der Ohren sein.

Wegen der altersabhängigen Abnahme des Durstempfindens ist auf eine genügende Flüssigkeitszufuhr zu achten, insbesondere wenn Fieber, Erbrechen oder Durchfall vorliegen.

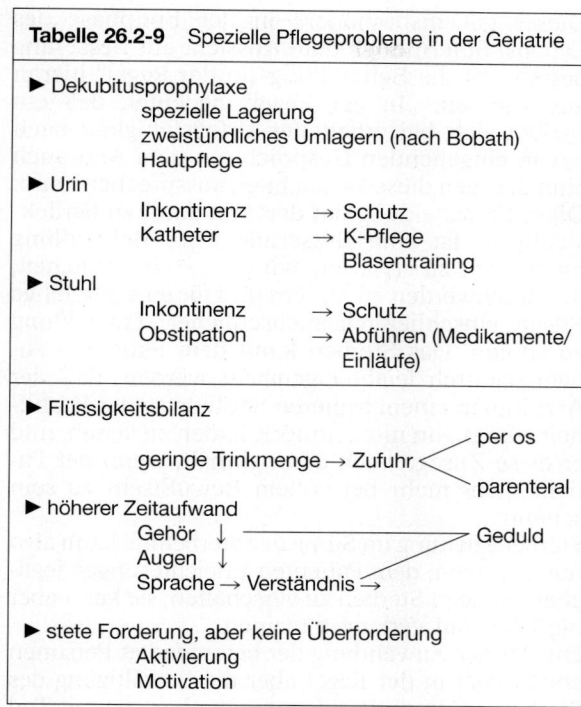

Tabelle 26.2-9 Spezielle Pflegeprobleme in der Geriatrie

▶ Dekubitusprophylaxe
    spezielle Lagerung
    zweistündliches Umlagern (nach Bobath)
    Hautpflege
▶ Urin
    Inkontinenz   → Schutz
    Katheter   → K-Pflege
                 Blasentraining
▶ Stuhl
    Inkontinenz   → Schutz
    Obstipation → Abführen (Medikamente/
                   Einläufe)

▶ Flüssigkeitsbilanz

                          per os
  geringe Trinkmenge → Zufuhr
                          parenteral
▶ höherer Zeitaufwand
    Gehör ↓   Geduld
    Augen ↓
    Sprache → Verständnis →

▶ stete Forderung, aber keine Überforderung
    Aktivierung
    Motivation

Aktivierende Behandlungspflege

Mit der aktivierenden Behandlungspflege wird der Patient zur Selbsthilfe, d.h. zur Unabhängigkeit angeleitet. Sie ist sehr personal- und zeitintensiv.
Selbsthilfetraining umfaßt Waschen, An- und Auskleiden, Essen, regelmäßige Medikamenteneinnahme, ggf. das Erlernen von s.c. Injektionen und Stomaversorgung. In die Planung müssen gerade bei älteren Menschen Behinderungen und Diagnosen gleichrangig eingehen, damit ein den jeweiligen Bedürfnissen des Einzelfalles angemessenes pflegerisches Konzept entwickelt wird, das den Patienten weder körperlich noch psychisch überfordern darf. Akute Schäden und Erkrankungen sind auch im Alter als Schrittmacher von Hilfsbedürftigkeit meist gut zu erkennen. Schwieriger wird dieses bei Funktionsverlusten, die sich langsam und wenig auffällig entwickeln. Haben sich solche einmal eingestellt, kann mit einer spontanen Besserung oder völligen Wiederherstellung nicht mehr gerechnet werden. Sie können eine aktivierende Behandlungspflege und eine nachfolgende Rehabilitation erschweren und u.U. sogar unmöglich machen.

Probleme der häuslichen Pflege

Grundsätzlich ziehen Betagte, die in ihrer Selbständigkeit nicht eingeschränkt sind, ein Leben in der Nähe dem unmittelbaren Zusammenleben in einer Wohnung mit ihren Kindern vor. Bei zunehmendem Hilfsbedarf aber ändert sich dieses Verhalten, und die Versorgungsbereitschaft der Familien ist auch heute noch generell groß: Z.B. lebt nur jeder 7. Demente in einem Heim.

In der Familie hat der Wandel zum 1- und 2-Personen-Haushalt die häusliche Krankenpflege komplizierter gemacht und besonders deutlich in Großstädten zu einer Abnahme des familiären „Pflegepotentials" geführt. Hinzu kommt, daß häusliche Krankenpflege oft deshalb objektiv eigentlich unmöglich ist, weil sie Spezialkenntnisse voraussetzt, die in der Familie nicht vorhanden sind und durch ambulante Pflegedienst nicht immer hinreichend erbracht werden können.
Schließlich kann die Kontaktaufnahme und Unterhaltung mit älteren Menschen durch verschiedene Ursachen äußerst mühselig sein (siehe Tab. 26.2-10). Diese Fakten können den Pflegenden erheblich belasten und führen nicht selten zu Spannungen im Verhalten gegenüber dem Patienten.
Erschwerend wirkt sich aus, daß etwa 40% hilfs-/pflegebedürftiger alter Menschen von ihren Ehepartnern versorgt werden, d.h. von einer Altersgruppe, die

▶ selbst an den Grenzen ihrer Kraft angelangt ist und
▶ vielleicht nur noch gerade zurechtkommt mit der Pflegearbeit.

Ohne auf die Vielschichtigkeit der emotionalen Seite von Familienpflege näher einzugehen – Gesprächsgruppen von pflegenden Angehörigen können wesentlich zum Abbau von Belastungen beitragen –, bieten sich z.B. folgende Ansätze zur Unterstützung von Familien mit Alterskranken für den Arzt an:
▶ Information über den Krankheitsverlauf und sein Fortschreiten vermitteln, z.B. Zeichen einer beginnenden Demenz nicht bagatellisieren,
▶ das Bewußtsein vermitteln, daß Pflege nicht zwingend bis zum Ende zu Hause erbracht werden muß, d.h. eine notwendige Einweisung in ein Heim keine negative oder schuldschaffende Verhaltensweise ist,
▶ Information über amublante und soziale Hilfsdienste anbieten.

Pflegefall

Nach heutigem Recht spricht man von einem „Pflegefall", wenn bei einer Erkrankung eine fehlende ärztliche Behandlungsbedürftigkeit oder -fähigkeit

Tabelle 26.2-10 Mögliche Ursachen erschwerter Kontaktaufnahme mit älteren Menschen

Schwerhörigkeit
Verwirrtheit
Kurzatmigkeit
Schmerzen
Schwäche
Müdigkeit/Gebrechlichkeit
mangelnde Konzentration
mangelnde Mitteilungsfähigkeit
ausschweifendes Erzählen
Verschlossenheit
Medikamentenwirkung

unterstellt wird. Aber: Durch die Fortschritte der Altersmedizin stellt ein Pflegefall heute die Ausnahme dar, selbst bei Leiden wie z. B. Schlaganfall, Morbus Parkinson oder auch Herzinsuffizienz. Da zudem durch eine Behandlung auch bei chronisch Kranken/Behinderten Schmerzen und Beschwerden gelindert, das Leben des Kranken verlängert oder eine Verschlimmerung des Leidens verhütet werden kann, sind die Kriterien einer behandlungsbedürftigen Krankheit auch bei sogenannten Pflegefällen häufig gegeben.

So ist der Begriff „Pflegefall" unscharf geworden, wird aber leider zu Unrecht noch dazu benutzt, eine Leistungspflicht der Krankenkassen im stationären Bereich (Heim) zu verneinen. Allgemein wird der alte Mensch zu oft zum Pflegefall erklärt, auch wenn noch eindeutig eine behandlungsfähige und -bedürftige Krankheit vorliegt.

Die erste Entscheidung in Richtung Pflegefall trifft häufig der Hausarzt. Gründe für seine falsche Entscheidung können sein:
► die Erfolgsorientierung der modernen Medizin,
► das Desinteresse an geriatrischen Problemen,
► die in der Bundesrepublik Deutschland fehlenden, ausreichend flächendeckenden Plätze in geriatrisch-rehabilitativ orientierten Einrichtungen sowie
► die restriktive Einstellung der Krankenkassen.

Inzwischen liegen umfassende Beobachtungen aus geriatrischen Kliniken in der Bundesrepublik vor, daß pro Krankheitsfall zwar ein deutlich längerer Krankenhausaufenthalt – im Mittel etwa 21,2 statt 14,2 Tage – erforderlich ist, andererseits 73% aller stationär aufgenommenen Patienten erfolgreich aktivierend behandelt werden konnten, so daß nur 8% der Untersuchten zum Pflegefall erklärt werden mußten.

Sterbehilfe/Beistand beim Sterben

Der ärztliche Grundsatz, menschliches Leben um jedes Preis zu erhalten, hat in der Geriatrie keine absolute Bedeutung. Hier muß der Arzt – unabhängig von an ihn gerichteten Erwartungen durch Dritte – sein Handeln nur an der Sinnhaftigkeit für den alten Menschen ausrichten.

Dieses gilt insbesondere in der Endphase des Lebens. Sofern noch eine Aussicht auf Besserung besteht, ist die Behandlung „in der Regel" hieran auszurichten. „In der Regel" bedeutet, daß ein Patient sich bei erhaltener Urteilsfähigkeit nach einem eingehenden Gespräch mit dem Arzt auch einmal gegen diese Möglichkeit aussprechen kann. Diese Entscheidung hat der Arzt dann zu berücksichtigen. Ist eine Besserung trotz Behandlung nicht mehr zu erwarten, wird der Arzt versuchen, die Beschwerden zu lindern und für eine sorgfälige Pflege einschließlich menschlicher Zuwendung zu sorgen. Das Sterben kann dem Patienten zudem dadurch leichter gemacht werden, daß der Arzt ihm in einem früheren Stadium seiner Krankheit zusagt, ihn nicht unnötig leiden zu lassen, und er diese Zusage auch dann einhält, wenn der Patient nicht mehr bei vollem Bewußtsein zu sein scheint.

Sterbebegleitung im Sinne der Sterbehilfe kann also nur bedeuten, dem Patienten Erleichterungen jeglicher Art beim Sterben zu verschaffen, sie kann aber nie Töten auf Verlangen meinen.

Die Art der Zuwendung der betreuenden Personen entscheidet in der Regel über die Bewältigung des Sterbens. Gerade Berufsgruppen aber, die mit Tod und Sterben immer wieder konfrontiert werden, haben oft erhebliche Schwierigkeiten im Bereich der menschlichen Zuwendung. Die hierzu notwendige Fähigkeit besitzt nur der, der sich mit dem Problem seines eigenen Endlichseins schon auseinandergesetzt hat.

Das Primärinstrument eines humanen Sterbebeistandes aber ist die Sprache in ihrem weitesten Sinne: als gesprochenes Wort, als Mimik, Gestik, Olfaktorik, besonders aber als – zeitlich nicht begrenzte – Präsenz. Dieses Verhalten gibt dem Sterbenden das Gefühl der Geborgenheit und schafft so die Voraussetzung, die ihm ein bewußtes Auseinandersetzen mit seinem bevorstehenden Ende ermöglicht.

Gerade in der Geriatrie sind die begleitende Vorbereitung auf das Sterben und der anschließende Sterbebeistand mit die vornehmsten Aufgaben des Arztes.

Antworten zu den Praxisfragen

Kapitel 4:

1a Auch bei dieser relativ jungen Patientin muß bei einem Knoten in der Brust auf jeden Fall ein Mammakarzinom ausgeschlossen werden.

b Laboruntersuchungen sind beim frühen Mammakarzinom wenig hilfreich. Als erste Untersuchung ist daher eine Mammographie indiziert. Sollte sich in der Mammographie ein verdächtiger Befund zeigen, so muß eine histologische Abklärung, am besten durch eine Exzision, erfolgen.

2a Bei der Anamnese der Patientin muß immer an eine Knochenmetastasierung gedacht werden. Differentialdiagnostisch ist an zweiter Stelle die Osteoporose zu nennen.

b Da die Patientin eine lokalisierte Symptomatik zeigt, empfiehlt sich zunächst eine Röntgenaufnahme des BWS-LWS-Übergangs in 2 Ebenen. Im vorliegenden Fall zeigen sich dabei multiple Osteolysen. Allerdings sind die Bogenwurzeln nicht destruiert; somit ergibt sich kein Hinweis auf eine Frakturgefährdung. Als nächster Schritt wird ein Knochenszintigramm zur Erfassung weiterer Knochenmetastasen empfohlen, die dann jeweils durch gezielte Röntgenaufnahmen bestätigt werden müssen. Da bei der besprochenen Patientin die bisherige Diagnostik keine Zweifel an einer ossären Metastasierung läßt, erübrigt sich eine zusätzliche Lokaldiagnostik (Schichtaufnahmen bzw. Kernspintomographien der entsprechenden WS-Abschnitte). Um eine Metastasierung in andere Organsysteme auszuschließen, sollte das „Restaging" durch eine Röntgenaufnahme des Thorax, ein Abdominalsonogramm sowie eine Laboruntersuchung (großes Blutbild, Leberwerte einschließlich alkalischer Phosphatase, CEA als Tumormarker) komplettiert werden.

c Zunächst sollte eine Hormontherapie mit dem Antiöstrogen Tamoxifen versucht werden. Bei starken Schmerzen durch die WS-Metastasen kann zusätzlich eine palliative Strahlentherapie gegeben werden. Kommt es nach zwei bis drei Monaten nicht zu einem Ansprechen (kontrolliert durch Skelettszintigramm und Verlauf des Tumormarkers CEA), so müßte eine Chemotherapie erwogen werden; eine weitere Hormontherapie (mit Progesteronazetat oder dem Steroidsynthesehemmer Aminoglutethimid) ist nur sinnvoll bei sekundärem Nichtansprechen auf eine vorausgegangene Hormontherapie. Allerdings ist angesichts des Alters der Patientin sehr kritisch abzuschätzen, ob einer Monotherapie (wöchentliche Gabe eines niedrig dosierten Anthrazyklins) nicht doch der Vorzug vor einer Polychemotherapie gegeben werden sollte.

3 Größer werdende Tumoren stellen immer die Indikation zur bioptischen Sicherung dar. Diese sollte direkt angestrebt werden, am besten durch eine exzisionale Biopsie. Sollte die Histologie Hinweis auf ein malignes Weichteilsarkom (hier Liposarkom) geben, so muß eine Nachresektion mit histologisch nachgewiesenem Sicherheitsabstand erfolgen. Anschließend sollte eine Strahlentherapie angeschlossen werden, die bei Weichteilsarkomen immer dann empfohlen wird, wenn keine Amputation erfolgt.

Kapitel 5:

1a „Anämie chronischer Erkrankungen" oder Eisenmangelanämie bei hämorrhagischer Gastritis als Folge der Antirheumatikatherapie.

b Serumferritin und Transferrin. Ist Ferritin erniedrigt und Transferrin erhöht, handelt es sich um einen Eisenmangel: Gastroskopie zur Abklärung einer Gastritis, H_2-Blocker, orale Eisentherapie. Ist Ferritin erhöht und Transferrin erniedrigt, handelt es sich um eine Eisenmobilisationsstörung als Folge der nicht kontrollierten Entzündungsreaktion im Rahmen der chronischen Polyarthritis: Therapieintensivierung, **keine** Eisentherapie! Vorsicht: Kombination beider Mechanismen und damit überlappende Befunde nicht selten.

2a Aplastische Krise bei Parvovirus-B19-Infektion. Der Ikterus und die Splenomegalie sprechen für eine chronische Hämolyse, z. B. als Folge einer kongenitalen Sphärozytose. Epidemien von Parvovirus-B19-Infektionen decken nicht selten chronische Hämolysen auf, da Sie nur bei diesen Patienten zu hämatologischen Komplikationen führen.

b Sie bestimmen Retikulozytenzahl, Haptoglobin, Bilirubin und LDH und veranlassen eine Parvovirus-B19-Serologie. Bestätigen ein erniedrigtes Haptoglobin, erhöhtes indirektes Bilirubin und erhöhte LDH die Hämolyse (die Retikulozyten sind im Frühstadium erniedrigt, später als Zeichen der Regeneration stark gesteigert) und besteht keine behandlungsbedürftige Anämie, kann auf das Ergebnis der Serologie und die spontane Regeneration gewartet werden. Nach Normalisierung des Blutbilds sollte die Ursache der Hämolyse geklärt werden.

3a Hämolytische Anämie. Abnahme der Schwelle für eine Myokardischämie durch die Anämie.

b Haptoglobin und Retikulozyten zur Bestätigung der Hämolyse.

c Bei Bestätigung der Hämolyse muß die Ursache geklärt werden: Medikamentenanamnese; Differentialblutbild und morphologische Beurteilung der Erythrozyten im Blutausstrich; Coombs-Test; antinukleäre Faktoren/DNS-Antikörper; Elektrophorese, Immunelektrophorese, Röntgen-Thorax und abdominelle Sonographie als Lymphomdiagnostik (unerklärte Lymphknotenschwellungen!), Knochenmarkaspiration und -biopsie als eingreifende Untersuchung zuletzt, es sei denn, der Lymphomverdacht steht im Vordergrund. Spezialdiagnostik (Säureserumtest u. a.) nur bei entsprechendem Verdacht oder weiter unklarer Diagnose. Wahrscheinlichste Diagnose ist in diesem Fall eine Autoimmunhämolyse als Begleiterscheinung eines niedrigmalignen Non-Hodgkin-Lymphoms.

4 Splenomegalie, (periphere) Panzytopenie, normales oder hyperregeneratorisches Knochenmark, Besserung der Symptome nach Splenektomie.

5a Nein.

b Plasmatauschversuch (Mixtest, 1 Teil Normalplasma, 1 Teil Patientenplasma – oder Variation der Anteile) und Bestimmung der APTT. Bei einem Faktorenmangel erfolgt weitgehende Normalisierung, bei einem Inhibitor erfolgt keine oder nur eine geringe Verkürzung der Testzeit. Letzteres war bei dem Patienten der Fall (77,5 sec). Ein neutralisierender Inhibitor eines Faktors konnte nicht nachgewiesen werden. Die Analyse der Faktoren des Intrinsic-Systems ergab unterschiedlich erniedrigte Werte in Abhängigkeit von der Verdünnung des Patientenplasmas: Interferenz des Lupusinhibitors mit dem Phospholipid des Testsystems.

c Nein. Patienten mit einem Lupusinhibitor haben im Regelfall keine wesentliche Blutungsneigung, wie in diesem Falle die Anamnese bestätigt. Die Substitution mit Plasma und PPSB ist nicht indiziert.

d Patienten mit einem Lupusinhibitor haben ein erhöhtes Thromboserisiko, eine Thromboseprophylaxe ist angezeigt. Bei diesem Patienten wurde der Eingriff unter 2×5000 Einheiten Heparin s.c./d komplikationslos durchgeführt.

6a Bronchopneumonie.

b Röntgenaufnahme des Thorax in 2 Ebenen.

c Malignes Non-Hodgkin-Lymphom, im Hinblick auf das Patientenalter, die Milzvergrößerung, die Lymphome und die extreme Lymphozytose am ehesten vom Typ der chronischen lymphatischen Leukämie (CLL) im Stadium IV nach Rai.

d Beckenkammbiopsie, evtl. Lymphknotenbiopsie.

e Ein Antikörpermangelsyndrom liegt nahezu immer in den höheren Stadien der CLL vor.

f 1. Antibiotische Zweierkombination, z.B. ein Cephalosporin oder ein breit wirkendes Penicillin zusammen mit einem Aminoglykosid. Bei ungenügendem Ansprechen baldige Immunglobulinsubstitution.

2. Chlorambucil am besten mit Prednisolon. **Cave:** Evtl. starke Tumorzellyse, deshalb ausreichende Flüssigkeitszufuhr und Allopurinolgabe.

7a Sepsis mit Verbrauchskoagulopathie und akut erhöhtem Zellumsatz, der (noch) nicht durch eine gesteigerte Produktion im Knochenmark kompensiert ist. Differentialdiagnostisch muß auch an eine abdominelle Komplikation einer Leukämie oder eines Lymphoms (z. B. Burkitt-Lymphom) gedacht werden, d. h., die Panzytopenie könnte auch Folge einer hämatologischen Erkrankung sein.

b Differentialblutbild (Linksverschiebung und Riesenthrombozyten als Hinweis auf einen erhöhten Umsatz? Pathologische Zellen?) und Gerinnungsstatus einschließlich Fibrinogen und Spaltprodukten (DIC?).

8a Blutung.

b Gegebenenfalls Thrombozytenersatz.

9a Thymoleptika-bedingte Agranulozytose bzw. Neutropenie.

b Absetzen des verdächtigen Medikamentes.

10a Trizytopenie bei Leberzirrhose, möglicherweise als Folge alkoholtoxischer Schädigung der Hämopoese und Hypersplenismus.

b Anamnese! Suche nach körperlichen Befunden und Laborparametern der Leberzirrhose. Ausschluß eines Folsäuremangels; Vitamin B_{12} wird oft gleichzeitig bestimmt, ist aber bei einer typischen Konstellation wie hier eigentlich überflüssig.

11a Am wahrscheinlichsten ist eine akute Leukämie oder eine aplastische Anämie. Falls tatsächlich eine Splenomegalie besteht, ist eine Leukämie wahrscheinlicher.

b Differentialblutbild, Knochenmarkaspiration und -biopsie. Der Blutausstrich zeigt eine leichte Granulozytopenie (1400/μl) und Poikilozytose der Erythrozyten, sonst keine pathologischen Veränderungen. Die Knochenmarkaspiration ergibt kein verwertbares Zellmaterial („Punctio sicca"). Bioptisch findet sich ein „volles" Knochenmark durch Infiltration mit Blasten: Es handelt sich um eine aleukämische akute Leukämie.

12a Chronische myeloische Leukämie.
  b Differentialblutbild, Index der alkalischen Leukozytenphosphatase.
  c Leukozytapherese (Depletionsbehandlung) als Akutmaßnahme, Busulfan oder Hydroxycarbamid als Dauertherapie.
  d Schlecht – ohne allogene Knochenmarktransplantation mittlere Überlebenszeit ca. 46 Monate.

13 Die fulminante Postsplenektomiesepsis (OPSI-Syndrom).

14 Die häufigste Ursache sind gramnegative Kokken (Meningokokken) und Pneumokokken. Eine Impfung mit Pneumokokkenvakzine wird bei allen Patienten mit verminderter oder fehlender Milzfunktion empfohlen.

15a Hypertonus, blühendes Aussehen, Hepatosplenomegalie, Gichtanfall, Juckreiz, Ulkusanamnese, Thrombose in Verbindung mit einer Erhöhung des Blutvolumens (Hkt 66%!) sprechen für eine hämatologische Systemerkrankung.
  b Polycythaemia rubra vera.
  c Neben einem akuten Gichtanfall ergibt sich die Verdachtsdiagnose eines (gerade bei der P. vera nicht so selten auftretenden) Budd-Chiari Syndroms, d.h. Verschluß der abführenden Lebervenen durch eine Thrombose.
  d Zur Diagnosesicherung der P. vera dient neben der Erhöhung des Index der alkalischen Leukozytenphosphatase die Beckenkammbiopsie.
  e Zur Behandlung des akuten Gichtanfalls ist Kolchizin oral oder i.v. indiziert, später Urikostatika. Zur Behandlung der P. vera bei dieser älteren Patientin Phosphor 32 ($2,7$ mC/m^2 i.v./zwölf Wochen), zusätzlich Aderlässe; alternativ: Hydroxyurea. Therapieziel ist die Senkung des Hämatokrits unter 50%. Gegen den Pruritus H$_1$-Blocker: Cyproheptadin 4 mg 3×/d.

16a von-Willebrand-Krankheit.
  b Autosomal-dominant.
  c Blutungszeit, Bestimmung von F. VIII:C, vWF:Ag und vWF:RCo, Analyse der Multimere des vWF.
  d Kryopräzipitate, vWF-haltige F.-VIII-Konzentrate, Frischplasma.

17a Sekundäre Hämochromatose (manifest, mit V.a. Leberzirrhose).
  b EKG, Belastungs-EKG, UKG, Messung der Auswurffraktion.

  c Subkutane oder intravenöse Dauerinfusion mit Deferoxamin.
  d Schlecht; die Grundkrankheit ist therapierefraktär, mit einer DFO-Therapie kann in diesem Fall wahrscheinlich nur das Fortschreiten der Hämochromatose gebremst werden. Der Patient ist sowohl durch seine Grundkrankheit wie auch durch die sekundäre Hämochromatose gefährdet.

18a Akute Blutung aus einem Rezidivulkus.
  b Kreislaufreaktionen stehen zu Beginn einer akuten Blutung im Vordergrund; die Anämie entwickelt sich erst nach vielen Stunden.
  c Kreislaufüberwachung, Legen eines zentralvenösen Zugangs, Bestimmung der Blutgruppe und Anforderung von Blutkonserven, Vorbereitung der Gastroduodenoskopie.

19a Hereditäre Teleangiektasie (Morbus Osler).
  b Nasenspiegelung/Gastroduodenoskopie.
  c Dauersubstitution mit Eisen (oral, ggf. auch parenteral), Versuch einer Laserkoagulation blutender Schleimhautläsionen.
  d Eine Heilung ist nicht möglich.

20a Wenn beim primären Hyperspleniesyndrom klinisch relevante Symptome bestehen (transfusionsbedürftige Anämie, bedrohliche Thrombozytopenie mit Schleimhautblutungen, Granulozytopenie < 1000/µl bzw. 1 G/l).
  b Beim sekundären Hypersplenismus nur in Ausnahmefällen, wenn die Therapie der Grundkrankheit nicht zur Symptomfreiheit führt (z.B. beim Felty Syndrom; bei Haarzellenleukämie nach Versagen einer Interferon- und Pentostatintherapie; siehe dort).

21a Eisenmangelanämie.
  b Keine, die Diagnose ist gesichert.
  c Nein, das Kind ist nicht gefährdet, es kann mit rascher Besserung durch orale Eisentherapie gerechnet werden.

22a TEBK, Serumferritin, Leberbiopsie (evtl. Kernspintomographie), Belastungs-EKG, UKG, TRH-, LH-RH-Test, HLA-Typisierung. Ausführliche Familienanamnese. Serumeisen-, Ferritinbestimmung und HLA-Typisierung bei allen Verwandten ersten Grades.
  b Hereditäre Hämochromatose.
  c Aderlaß.

23a Nein. Trotz fehlender anamnestischer Hinweise auf Blutungsneigung muß bei der niedrigen Thrombozytenzahl mit Blutungen gerechnet werden.
  b Nein, zuerst muß die Diagnose geklärt werden; siehe c.

c Morbus Werlhof; substituierte Thrombozyten würden rasch aus der Zirkulation verschwinden.

d Durch Blutbild und Knochenmarkuntersuchung werden eine hämatologische Erkrankung, andere Knochenmarkinfiltrationen und eine Markfibrosierung ausgeschlossen. Eine isolierte Thrombozytopenie ist allerdings bei derartigen Erkrankungen kaum zu erwarten. Eine normale oder erhöhte Zahl an Megakaryozyten ist typisch beim Morbus Werlhof. Durch immunologische Untersuchungen wird ein Lupus erythematodes ausgeschlossen, die Thrombozytenüberlebenszeit ist beim Morbus Werlhof verkürzt. Der Nachweis von Thrombozytenantikörpern gelingt selten und ist wie die Immunglobulinbestimmung auf der Oberfläche Speziallabors vorbehalten.

e Cortisonderivate, Immunglobuline, Splenektomie.

24 ALP-Index bei Sepsis hoch, bei CML niedrig.

25a Malignes Lymphom.
b Eine Lymphknotenbiopsie.
c Knochenmarkpunktion.

26a CML oder CMMoL.
b ALP-Index, Knochenmarkaspiration/-biopsie; Zytochemie: Esterasereaktion im Knochenmark zur Darstellung der Monozyten.

Kapitel 6:

1a Erste Frage: „Sind Sie im tropischen Ausland gewesen?" Der Patient gibt darauf an, daß er vor drei Wochen aus Burkina Faso zurückgekehrt sei, wo er sich mehrere Monate aufgehalten habe.
Zweite Frage: „Haben Sie eine Malariaprophylaxe durchgeführt?"
Die Antwort des Patienten: Zu Beginn der Reise durch regelmäßige Tabletteneinnahme (Präparat nicht mehr genau bekannt), später habe er diese jedoch vergessen.

b Erste Untersuchung: Anfertigung eines Blutausstrichs bzw. eines Dicken Tropfens. Befund: Trophozoiten (Ringe) von **Plasmodium falciparum.** Ungefähr 0,8% der roten Blutkörperchen sind parasitiert.
Zweite Untersuchung: Messung der Körpertemperatur: 39,5 °C.

c Der Patient wird stationär behandelt. In diesem Fall wurde Chloroquin gegeben, obwohl die Möglichkeit einer Chloroquin-resistenten Malaria bestand, da das Chloroquin-Präparat das einzige im Krankenhaus vorhandene Malariamittel war. Nach 24 Stunden ist der Patient fast völlig fieber- und beschwerdefrei. Der weitere Verlauf ist zunächst unkompliziert.

2a Es wird ein Blutausstrich bzw. ein Dicker Tropfen angefertigt. Befund: Malariaparasiten unterschiedlichen Aussehens, jedoch nicht vom Tropica-Typ. Eine nähere Bestimmung ist dem Krankenhauslabor nicht möglich. Nach Einsendung an ein Spezialinstitut wird die Diagnose einer **Plasmodium-ovale**-Infektion (Malaria tertiana) gestellt. Demnach wurde der Patient während seines Aufenthalts mit zwei Malariaparasitenarten infiziert. Die Malaria tropica hat sich, wie in diesen Fällen üblich, zunächst manifestiert, die **P.-ovale**-Infektion erst nach längerer Latenz, ausgehend von in der Leber zurückgebliebenen Hypnozoiten.

b Behandlung mit Chloroquin in üblicher Dosierung. Bei **P. ovale** sind keine Resistenzen bekannt.

3a „Haben Sie eine Malariaprophylaxe durchgeführt?"
Antwort des Patienten: „Nein"

b Eine mikroskopische Stuhluntersuchung. Dabei soll der frisch abgesetzte Stuhl auf das Vorhandensein von Blut inspiziert werden. Zunächst ist das Material für die Untersuchung von einer blutig-schleimigen Stelle zu entnehmen. Es fallen sofort zahlreiche hämatophage Amöben auf.
Wegen der fehlenden Malariaprophylaxe sollte auch ein Malariapräparat (Dicker Tropfen) angefertigt und untersucht werden.

c Die Behandlung wird mit einem Nitroimidazolpräparat durchgeführt.

d Die Stuhluntersuchung sollte drei bis vier Wochen nach Abschluß der Behandlung wiederholt werden. Außerdem muß der Patient darauf hingewiesen werden, daß bei Auftreten von Fieber im Verlauf des folgenden Jahres stets an die Möglichkeit einer Malaria gedacht werden muß.

4a Zunächst ist an eine Echinokokkenzyste zu denken, aber auch eine angeborene Zyste der Lunge wäre möglich.

b Eine Klärung der Diagnose muß mit Hilfe der Serologie versucht werden. Es werden zwei im Aufbau unterschiedliche Echinokokken-Antikörper-Untersuchungen durchgeführt. Beide sind eindeutig positiv. Demnach ist die Diagnose eines Lungenechinokokkus **(Echinococcus granulosus)** sehr wahrscheinlich.

c Das häufigste Zielorgan der Echinokokkuslarve ist die Leber. Es muß geklärt werden, ob sich in der Leber weitere Zysten befinden. Diese Klärung ist mit Hilfe des Ultraschalls und/oder der Computertomographie meist möglich. Es besteht in unserem Fall kein Hinweis auf das Vorliegen einer Leberzyste.

d Da die Echinokokkenzyste zufällig entdeckt wurde und keine Beschwerden macht, sollte zunächst abgewartet werden, denn es könnte eine bereits abgestorbene Zyste vorliegen mit nur geringer pathogener Wertigkeit. Kontrolluntersuchungen mit Hilfe der bildgebenden Verfahren und Titerkontrollen sollten in Abständen von jeweils drei bis sechs Monaten durchgeführt werden. Mit dem Thoraxchirurgen sollte die Möglichkeit einer Operation erörtert werden.

Kapitel 7:

1a Die Trias Fieber, Husten und Belastungsdyspnoe mit langsam progredientem Verlauf spricht beim HIV-Infizierten für das Vorliegen einer Pneumocystis-carinii-Pneumonie.

b Röntgenaufnahme der Lunge, arterielle Blutgasanalyse in Ruhe und unter Belastung, Bronchoskopie mit bronchoalveolärer Lavage und transbronchialer Biopsie zum Erregernachweis. Bestimmung des Immunstatus (Helferzellzahl).

c Trimethoprim-Sulfamethoxazol in sehr hoher Dosierung über drei Wochen.

d Sekundärprophylaxe mit Pentamidin-Aerosol einmal monatlich, Behandlung der HIV-Infektion mit Azidothymidin.

2a Ösophagealer Soor (Candida albicans) bei Verdacht auf HIV-Infektion.

Ein anderer Grund für einen Immundefekt ist bei einem 25jährigen Mann eher unwahrscheinlich, gegen ein hochmalignes Non-Hodgkin-Lymphom am Hals spricht die Angabe des Patienten, daß die Lymphome bereits seit einem Jahr ohne Größenzunahme bestünden.

Sie suchen also gezielt nach weiteren anamnestischen Hinweisen auf eine HIV-Infektion: Zugehörigkeit zu einer Risikogruppe (Sexualverhalten? Drogen?), frühere HIV-Tests, weitere klinische Zeichen wie Fieber, Gewichtsverlust, Diarrhöen, Hautveränderungen usw.

b HIV-Antikörpernachweis, Erhebung des Immunstatus: Differentialblutbild, Lymphozytensubtypisierung, Mérieux-Test, β_2-Mikroglobulin, γ-Globuline. Untersuchung eines Rachenabstrichs auf Pilze. Eine Ösophagoskopie erübrigt sich zunächst, da bei oralem Soor und entsprechenden Beschwerden eine Soorösophagitis angenommen werden kann.

Besonders zu beachten ist, daß der HIV-Test nur nach ausführlicher sachkundiger Beratung des Betroffenen durchgeführt werden darf. Es muß die – möglichst schriftliche – Einwilligung des Patienten vorliegen!

c Es besteht eine HIV-Infektion mit ösophagealem Soor, definitionsgemäß also das Vollbild des AIDS. Somit ist der Patient akut gefährdet, eine weitere opportunistische Infektion, insbesondere eine Pneumocystis-carinii-Pneumonie, zu entwickeln. Daher neben der antimykotischen Therapie Empfehlung einer Primärprophylaxe mit Pentamidin-Aerosol und einer Behandlung mit Azidothymidin.

Kapitel 9:

1a Chronische Polyarthritis.
b Gelenkstatus, Röntgen.

2a Sekundäres Sjögren Syndrom bei chronischer Polyarthritis.
b Schirmer-Test zum Nachweis der verminderten Tränenproduktion und ggf. Biopsat einer Lippenspeicheldrüse.

3a Morbus Bechterew.
b Klinisch Mennell-Zeichen? Enthesopathein? Uveitiden?
Labor: HLA-B27? Röntgen: Sakroiliitis?

4a Der SLE wird nach den ARA-Kriterien von 1982 diagnostiziert, und das Fehlen von Anti-Doppelstrang-DNS-Antikörpern spricht durchaus nicht gegen diese Diagnose.
b Die verschiedenen Organmanifestationen, wie z.B. auch die nachgewiesene Nephritis, erfordern eine immunsuppressive Therapie.
Die Glomerulonephritis und eine ausgeprägte Zytopenie sind gravierende Organmanifestationen („major organ involvement") und erfordern eine immunsuppressive Therapie.

5a Die Polymyalgia rheumatica (PMR) geht praktisch niemals mit einer Serumenzymerhöhung einher; dies ist ein Charakteristikum von Myositiden. Folglich schließt das Fehlen der Muskelenzymerhöhung im Serum eine PMR nicht aus.
b Die Autoantikörper anti-PM1 und anti-Jo1 finden sich bei der Polymyositis bzw. Dermatomyositis und nicht bei der PMR. Sie sind daher bei der letztgenannten Erkrankung diagnostisch wertlos.

Kapitel 10:

1a Nahrungsmittelallergie.
b Im freien Intervall Kutantest und Nachweis

spezifischer Antiköper der IgE-Klasse. Im Zweifelsfall orale Provokation.

c Meiden der Krabben.
Cortison und Antihistaminika können die Symptome kupieren. Bei einem Teil der Fälle gelingt Prophylaxe durch orales DNCG (z. G. Colimune®). Hyposensibilisierung nur in Einzelfällen erfolgreich.

Kapitel 11:

1a Leberzirrhose ungeklärter Ätiologie, V.a. spontane bakterielle Peritonitis, außerhalb des Abdomens liegende, unter Glukokortikoiden erworbene oder exazerbierte Infektion.

b Stationäre Krankenhausaufnahme, Oberbauchsonographie, Aszitespunktion mit Bestimmung von Leukozyten, Eiweiß, Lactat und mikrobiologische Diagnostik.
Im Aszites beträgt Lactat 2,8 mmol/l, es finden sich 1000 Leukos/μl, Protein ist 2,0 g/dl, bakteriologisch lassen sich gramnegative Stäbchen anzüchten.

c Antibiose mit Gyrasehemmern oder Cephalosporinen, Darmsterilisation, Lactulose.

2a Akute Pankreatitis, perforiertes Ulcus duodeni, Hinterwandinfarkt.

b **Ultraschall Abdomen:** Gallensteine in der Gallenblase; Pankreas luftüberlagert, nicht beurteilbar; **EKG:** keine Infarktzeichen; **Röntgen:** Lehraufnahme im Stehen oder in Seitenlage; keine Luftsichel, d. h. kein perforiertes Ulcus. **Labor:** CK 27 U/l, normal; Amylase 1200 U/l, Bilirubin 2,3 mg/dl (41,4 μmol/l), alkalische Phosphatase erhöht.
Diagnose: biliäre Pankreatitis.

3a Chronische Pankreatitis bei Alkoholabusus (Kellnerin! Auf Befragen: regelmäßiger Konsum von Bier und Schnäpsen seit 28. Lebensjahr, einmal Ikterus als Ausdruck einer alkoholischen Hepatitis).

b **Leeraufnahme Abdomen:** Verkalkungen in der Pankreasregion sichtbar; **ERP:** stark erweiterter und mit Stenosen verlaufender Pankreasgang; **Chymotrypsin im Stuhl:** erniedrigt 2,6 U/g Stuhl (normal > 5 U/g); **Stuhlgewicht:** erhöht auf 400 g/Tag (normal < 250 g); Fettausscheidung 45 g/24 h (normal < 7 g).
OGTT: Nach 50 g Glukose oral Anstieg des Blutzuckers nach 1 Stunde auf 220 mg/dl (13,2 mmol/l); normal < 180 mg/dl (10,8 mmol/l).

c Schmerztherapie mit Paracetamol 2×500 mg/d; Pankreasenzyme zu jeder Mahlzeit (Kreon®, Panzytrat®) 2–3 Kapseln. Kontrolle des Körpergewichts, das ansteigen muß; Überwachung des Kohlenhydratstoffwechsels.

4a Reisediarrhö durch Infektion mit enteropathogenen Kolibakterien (ETEC).

b Zunächst wird man – beispielsweise durch orale Gabe von Elektrolyt-Zucker-Lösungen (z. B. Elotrans®) – versuchen, die intestinalen Verluste auszugleichen, und 1–2 Tage beobachten, ob die Beschwerden spontan abklingen. Von besonderem diagnostischem Interesse sind die Serumelektrolytspiegel sowie Parameter der Nierenfunktion (K^+, Na^+, Cl^-, Harnstoff, Kreatinin). Zudem werden nach Möglichkeit Stuhlkulturen angelegt. – Antibiotika würde man allenfalls bei schweren septischen Krankheitsbildern einsetzen.

c In erster Linie andere Infektionen, z. B. Staphylokokken. In dem hier geschilderten Fall mit relativ geringer Symptomatik kämen auch eine ungünstige Medikamentenreaktion, z. B. bei Laxanziengebrauch, oder ein Reizdarm mit vorwiegender „schmerzloser Diarrhö" in Betracht.

5a Entzündung eines Organs im kleinen Becken: Uterus, Adnexe, atypisch gelegener Wurmfortsatz, Zystitis.

b Palpation des Unterbauchs, Vergleich der rektalen und axillären Temperaturen, Sonographie, Erhebung des Urinstatus, gynäkologische Untersuchung.

c Druckschmerz im Unterbauch (McBurney-Punkt, Rovsing-Zeichen, Blumberg-Zeichen), Temperaturdifferenz axillär – rektal über 1 °C, „Target-Zeichen".

d Akute Appendizitis.

e Appendektomie.

6 Ösophagogastroduodenoskopie mit Biopsie.

7a Nein. Zunächst Versuch, das Ulkus mit Medikamenten zu heilen.

b Gut.

c Unbedingt einstellen. Hilfe einer psychosomatischen Therapie in Anspruch nehmen.

d Prinzipiell ja, bei der erwiesenermaßen geringen Therapietreue dieses Patienten jedoch: nein.

e Proximale selektive Vagotomie als Alternative zur medikamentösen Prophylaxe.

8a Das Erythema nodosum ist ein unspezifisches Zeichen bie Infektionen (Streptokokken, Tuberkulose, Ornithose), bei medikamentöser Therapie (Antibiotika, Barbiturate), bei einem Morbus Boeck sowie bei Colitis ulcerosa (3% der Fälle) und beim Morbus Crohn (15% der Fälle mit Kolitis, 8% der

Fälle mit Ileokolitis). Oftmals gibt es auch keine Erklärung.

b Der diagnostische Weg orientiert sich am Beschwerdebild. Ergeben sich aufgrund der Anamnese oder der Blutuntersuchungen keine Anhaltspunkte für eine Infektion oder eine Medikamentenreaktion und klingt die Erkrankung ohne sonstige Symptome ab, wird man den Patienten zunächst lediglich beobachten. Bestehen Bauchbeschwerden (Schmerzen, Durchfall), so würde man eine endoskopische oder radiologische Darmdiagnostik im Hinblick auf eine chronisch entzündliche Darmerkrankung einleiten.

c Eine Behandlung des Erythema nodosum ist in der Regel nicht erforderlich. Therapeutische Maßnahmen würden sich jedoch gegebenenfalls auf die Grunderkrankung richten.

9a In erster Linie denkt man jetzt an einen Morbus Crohn (Ileitis terminalis). Differentialdiagnostisch müssen jedoch vor allem eine akute Appendizitis und ein entzündetes Meckel-Divertikel erwogen werden.

b Als orientierende Untersuchungen würde man zuerst eine Sonographie, eine Bestimmung der Leukozytenzahl im Blut sowie eine Fiebermessung durchführen und gegebenenfalls einen Chirurgen als Konsiliararzt zuziehen. Die Diagnose einer Ileitis terminalis läßt sich dann entweder durch Koloileoskopie oder durch eine radiologische Dünndarmuntersuchung sichern.

10a Man denkt in erster Linie an einen Darmverschluß. Grundsätzlich kommen mechanische Ursachen (Darmtumoren, Briden, entzündliche Tumoren, Invaginationen, Hernieneinklemmungen, Bolusobstruktion etc.) oder eine Darmparalyse (Elektrolytentgleisung, toxische Dilatationen, reflektorische Lähmung etc.) in Betracht.

b Röntgenaufnahmen des Abdomens im Stehen und im Liegen, Fiebermessung, Leukozytenzahl im Blut. Chirurgisches Konsilium. Falls keine OP erforderlich, zunächst weitere Beobachtung auf der Wachstation, intensivmedizinische Maßnahmen.

11a In erster Linie eine akute Pankreatitis bei Gallensteinleiden. Weiterhin kommt eine akute Cholezystitis, aber auch ein Hinterwandinfarkt in Betracht.

b Bei akuter Pankreatitis: Amylase oder Lipase im Serum stark erhöht. Im Ultraschall Pankreas geschwollen. Kleine Gallensteine in der Gallenblase. Kalzium im Serum erniedrigt, Kreatinin normal, pO_2 normal.

c Schock. Die erhöhte Temperatur muß an eine beginnende bakterielle Infektion des Pankreas denken lassen. Außerdem besteht ein paralytischer Ileus. Nieren und Lungenfunktion noch normal.

d Magenschlauch legen. I.v. Infusion von Elektrolytlösung beginnen (4–6 l in 24 h), evtl. Humanalbumin zusätzlich. Antibiotikum: Ampicillin 3×5 g in 24 h. Analgetika. Chirurg soll die Patientin sehen. Evtl. endoskopische Gangdarstellung und bei Stein im Gallengang Papillotomie.

12 Es besteht der dringende Verdacht auf eine biliäre Pankreatitis. Es sollten notfallmäßig eine ERCP und eventuell eine Papillotomie durchgeführt werden.

13a An einen seit langem bestehenden, bisher nicht diagnostizierten Typ-II-Diabetes mit inzwischen aufgetretener diabetischer Gastroparese. Deshalb:

b 1. Diagnose des Diabetes durch Bestimmung des Nüchternblutzuckers und durch den oralen Glukosetoleranztest sichern.
   2. Feststellen, ob primärer oder sekundärer Diabetes vorliegt, durch Analyse von Insulin und C-Peptid im Plasma.
   3. Falls primärer Diabetes aufgrund niedriger Insulin- und C-Peptid-Werte vorliegt, Spätkomplikationen diagnostisch abklären und therapieren.
   4. Falls sekundärer Diabetes vorliegt (erhöhte Insulin- und C-Peptid-Spiegel), entsprechende Differentialdiagnose abklären (siehe Kap. 14.2); die klinische Symptomatik ist zu uncharakteristisch für einen endokrinen Pankreastumor, daher ist eine breite differentialdiagnostische Abklärung des sekundären Diabetes notwendig.

14a Ausgeprägtes, überwiegend proximales Kurzdarmsyndrom.

b Überwachung des Elektrolyt- und Wasserhaushaltes sowie des Körpergewichtes.

c Nach Abschluß der Adaptationsphase, in der eine parenterale Substitutionstherapie durchgeführt wird, parallel zum Nahrungsaufbau, ist mit keinen schwerwiegenden Störungen zu rechnen. In Abhängigkeit von der Fettausscheidung ist die Neutralfettmenge ggf. zu beschränken und zur Deckung des Kalorienbedarfs durch mittelkettige Fettsäuren zu ersetzen.

d Überwachung des Körpergewichts und des Mineralstoffwechsels, insbesondere der Kalksalzdichte des Knochens, zur rechtzeitigen Erkennung einer beginnenden Osteopathie (computertomographische Densitometrie eines Lendenwirbelkörpers und/oder des Kalkaneus).

15a Neuerkrankung zusätzlich zum bestehenden Reizdarmsyndrom; Verdacht auf Kolonkarzinom.

b Hohe Koloskopie.

16 Oberer Gastrointestinaltrakt: peptische Läsionen, Ösophagusvarizen und Mallory-Weiss-Lazerationen; Dünn- und Dickdarm: Meckel-Divertikel, Dickdarmdivertikel und Angiodysplasien.

17 Akute Bauchschmerzen, abdominale Abwehrspannung und Kreislaufdekompensation.

18a Magenkarzinom. Endoskopisch gezielt entnommene Biopsien.

b H^+/K^+-ATPase-Inhibitoren.

c Dringlich, wenn das Geschwür binnen 6–8 Wochen Therapie mit H^+/K^+-ATPase-Inhibitoren nicht vollständig geheilt ist. Dann ist eine Magenresektion erforderlich. Eine Vagotomie ist nicht sinnvoll.

19a Keine weitere Diagnostik.

b Keine Behandlung erforderlich.

c Die Wahrscheinlichkeit, Symptome zu entwickeln, beträgt 2% pro Jahr und nimmt nach zehn Jahren nicht weiter zu.

20a Morgendliches Erbrechen, Ikterus, Aszites, Teleangiektasien, Hämatome sowie die Alkoholanamnese legen zusammen mit den Laborbefunden eine alkoholinduzierte Lebererkrankung vom Typ der alkoholischen Hepatitis oder Leberzirrhose nahe.

b Ja. Unter der Annahme, daß Wein ein etwa 10%iges alkoholisches Getränk ist und unter Gleichsetzung von Gewichts- und Volumenprozent läßt sich abschätzen, daß in $3/4$ l Wein, das sind 750 ml, etwa 75 g Alkohol enthalten sind. Da die Schwellenwertdosis für die Frau bei 30 g Alkohol pro Tag liegt, ist diese Schwellenwertdosis eindeutig überschritten, und dies für einen Zeitraum von etwa 20 Jahren.

c Die Anamnese des regelmäßigen Alkoholkonsums, die hyperchrome Anämie (HbE 34 pg), die Thrombozytopenie (als Ausdruck einer möglichen alkoholischen Knochenmarksschädigung) und die mehr als 20fach erhöhte γ-GT (wahrscheinlich durch alkoholische Enzyminduktion, da die alkalische Phosphatase als Cholestase-anzeigendes Enzym nur etwa 2–3fach erhöht ist). Die etwa 4–5fach höhere GOT im Vergleich zu GPT (De-Ritis-Quotient) weist typischerweise auf eine chronische Leberschädigung hin.

d Durch Leberbiopsie. Wegen der deutlich eingeschränkten Gerinnungsfunktion (NT

47%, Thrombozyten 60000/μl bzw. 60 G/l) ist eine Leberbiopsie allerdings kontraindiziert und sollte erst nach Besserung der Gerinnungsfunktion nachgeholt werden.

e Strikte Alkoholkarenz lebenslang.

21a In erster Linie kommt eine spontane bakterielle Peritonitis oder ein primäres Leberzellkarzinom in Frage.

b Ultraschalluntersuchung des Abdomens, α_1-Fetoprotein-Bestimmung sowie Computertomographie der Leber gaben keinen Hinweis auf ein primäres Leberzellkarzinom, die Punktion des Aszites zeigt 530 Granulozyten/mm^3. Eine Kultur wird angelegt.

c Es erfolgt die stationäre Krankenhauseinweisung. Dort wird die spontane Peritonitis mit Ampicillin und Aminoglykosiden über 10 Tage behandelt. Der Aszites wird mit NaCl-Restriktion, Einschränkung der Flüssigkeitsmenge auf 1000 ml/d und Gabe von Spironolacton sowie Furosemid behandelt.

22a Anamnese und Symptomatik deuten auf eine akute Virushepatitis hin.

b Neben der Bestimmung des Bilirubins und der Transaminasen ist eine virologische Diagnostik mit Bestimmung von IgM-anti-HB$_c$, IgM-anti-HAV und HB$_s$AG erforderlich, bei positiven Tests für HB$_s$AG oder Anti-AB$_c$ die zusätzliche Bestimmung von Anti-HCV.

c Eine stationäre Behandlung ist nur bei stark erhöhten Transaminasen erforderlich, ansonsten kann die akute Virushepatitis auch ambulant überwacht werden. Eine spezifische Therapie ist nicht erforderlich. Alkohol und hepatotoxische Medikamente sollten gemieden werden.

23a Akute Analfissur.

b Kaum eine andere Läsion verursacht derartig starke Schmerzen. Die schmerzhafte perianale Thrombose ist ein bläulicher Knoten ohne Ulkus, die chronische Analfissur ist kaum noch schmerzhaft.

c Unterspritzung, Analdehnung, evtl. Exzision.

d Die frische Analfissur spricht gut auf die unter c) beschriebenen Maßnahmen an. Beim Übergang in die chronische Form kann eine operative Entfernung notwendig werden.

24a Durch das Anabolikum Nandrolondecanoat.

b Eine Hepatitis A hat eine längere Inkubationszeit als drei Tage. Ein Azetylsalizylsäurehaltiges Kopfschmerzmittel ruft in der Regel eine Hepatitis-ähnliches Krankheitsbild hervor. Anabolika verursachen eine Lebererkrankung, die einem Verschlußikterus (intrahepatische Cholestase) ähnelt.

c Durch Bestimmung von Anti-HAV, IgM im Blut.

d   Anabolikaverbot.
e   Nein.
f   Nein.

25   Primäres Leberzellkarzinom, das besonders häufig bei einer langdauernden Leberzirrhose auftritt, besonders wenn einer der Hepatitis-B-Marker positiv ist.
Diagnostisches Merkmal: Ansteigen des α_1-Fetoproteins. Veränderungen in der Leber mit Hilfe von bildgebenden Verfahren wie Ultraschall oder CT. Darüber hinaus ist bei jeder Verschlechterung einer Leberzirrhose mit Auftreten von Aszites, Ikterus, Ansteigen der Lebertransaminasen, der alkalischen Phosphatase und der LDH an die Entwicklung eines primären Leberzellkarzinoms zu denken.

26a   Condylomata acuminata.
b   Der Erreger ist das menschliche Papillomvirus. Daher besteht auch Kontagiosität („Geschlechtskrankheit").
c   Lues: Condylomata lata, die sehr ähnlich aussehen können.
d   Betupfen mit Podophillin-Lösung, elektrokauterisieren, operative Abtragung.

27a   Hepatorenales Syndrom.
b   Harnpflichtige Substanzen und Elektrolyte in Serum und Urin.
c   Intensivmedizinische Überwachung mit Kontrolle des zentralen Venendrucks, vorsichtiger Versuch mit Diuretika, ggf. Aszitespunktion und Flüssigkeitssubstitution.

28   90 bzw. 20–30%.

29   Durch die histologische Untersuchung von multiplen Biopsien aus dem Ulkus und dessen unmittelbarer Nachbarschaft.

30a   Blutbeimengungen im Stuhl sind eines der wichtigsten Alarmzeichen bei gastrointestinalen Erkrankungen. Grundsätzlich wird man zunächst an Quellen im oberen Gastrointestinaltrakt (Ösophagusvarizen, Magen- und Zwölffingerdarmgeschwüre) sowie an Dickdarmentzündungen, Dickdarmtumoren oder Gefäßveränderungen denken.
b   Hämorrhoiden sind eine häufige Fehldiagnose. Beim Vorhandensein von Hämorrhoiden sind grundsätzlich andere Ursachen nicht ausgeschlossen. Hämorrhoiden dürfen als Blutungsquelle deshalb erst nach Ausschluß aller anderen möglichen Quellen angenommen werden.
c   Bei Blutungen muß grundsätzlich der gesamte Magen-Darm-Trakt einschließlich Mundhöhle, Speiseröhre, Magen, Dünndarm und Dickdarm untersucht werden. Hierzu dienen neben Blut- und Stuhluntersuchungen – im

Hinblick auf Entzündungen – am besten die bildgebenden Verfahren (Endoskopie, Röntgen).

31a   Eine abgelaufene akute Entzündung (ohne Erregernachweis) oder ein Schub einer Colitis ulcerosa.
b   Eine Therapie ist nicht erforderlich.

32a   Die Diagnose einer Colitis ulcerosa darf erst gestellt werden, wenn andere Ursachen ausgeschlossen wurden, insbesondere Infektionen.
b   In erster Linie wird man eine Lokalbehandlung mit entzündungshemmenden Substanzen vornehmen. In leichtere Fällen, d.h. bei Fehlen von Allgemeinreaktionen und maximal sechs bis acht Stühlen am Tag, kommen Salizylate, bei Therapieresistenz auch Glukokortikoide, am besten in Form von Klysmen, in Betracht.

33   Nein.

34a   Weibliches Geschlecht, erhöhte Transaminasen und Hypergammaglobulinämie sind verdächtig auf eine autoimmune Form einer chronischen Hepatitis.
b   Zur Erhärtung der Diagnose sind die Bestimmung von Autoantikörpern und eine HLA-Typisierung erforderlich. Weiterhin ist eine Leberbiopsie anzustreben.
c   Bei der Patientin fanden sich Antikörper gegen Zellkerne mit einem Titer von 1:320, positive Lebermembranautoantikörper und Nachweis von HLA-B8. Unter der Annahme einer klassischen autoimmunen (lupoiden) Hepatitis wurde eine Therapie mit Decortin® 50 mg und Imurek® 100 mg/d eingeleitet, die Dosis langsam reduziert auf eine Erhaltungsdosis von 10 mg Decortin® sowie 100 mg Imurek®. Hierunter normalisierten sich die Transaminasen. Eine Langzeittherapie mit dreimonatlicher Kontrolle ist erforderlich.

35a   Distales Kurzdarmsyndrom.
b   Objektivierung der wäßrigen Durchfälle, Quantifizierung der Fettausscheidung.
c   Einschränkung der Neutralfettmenge und Reduktion der Entleerungen durch Austauscherharze, z.B. Quantalan®.
d   Überwachung des Körpergewichts und des Elektrolythaushaltes. Meidung oxalsäurehaltiger Nahrungsmittel zur Reduktion des Nierensteinrisikos.

36a   Eine orale Cholezystographie, um eine funktionsfähige Gallenblase nachzuweisen, und eine CT-Untersuchung, um Kalk auszuschließen.
b   Bei Nachweis von Kalk in den Gallensteinen sollte man von der ESWL absehen.

37a Ulcus ventriculi oder duodeni.

b Ösophagogastroduodenoskopie.

c H₂-Rezeptor-Antagonisten.

d Arthrose, postmenopausale Gelenkbeschwerden.

e Unbedingt unterlassen.

38a Reizdarmsyndrom.

b Eingehende und gezielte Anamnese einschließlich der Frage nach Nahrungsmittelunverträglichkeiten (evtl. Abklärung einer Laktoseintoleranz); körperliche Untersuchung mit rektaler Austastung sowie gynäkologische Untersuchung.
Labor: unspezifischer Entzündungstest wie z.B. BKS oder CRP, vollständiges Blutbild. Weiterführende Diagnostik: Koloskopie.

c Bestätigung der Patientin und ihrer Beschwerden, genaue Aufklärung, diätetische Beratung, evtl. Ballaststoffzusätze, kurzfristig evtl. Spasmolytika.

39a Kolontumor mit Lebermetastasen.

b 1. Sonographie des Abdomens und der Leber.
2. Koloskopie.
3. Tumorstaging.

c 1. Lokale Tumorresektion und Leberteilresektion zur Entfernung der Metastasen.
2. Alternativ: Versuch der Chemotherapie mit 5-Fluorouracil.

d Bei eingetretener Fernmetastasierung ist die Prognose ungünstig, die Überlebenszeit liegt auch bei möglicher Resektion der Lebermetastasen deutlich unter 5 Jahren.

40a Chronische, durch Alkoholabusus bedingte Pankreatitis und alkoholische Fettleber (Transaminasen ↑). Erhöhte γ-GT spricht für Alkoholabusus.

b **Ultraschall:** mehrere Zysten im Pankreas, ca. 2 cm im Durchmesser, erweiterter Gang.
Röntgen-Leeraufnahme: mehrere Verkalkungen im Pankreas.
Chymotrypsin im Stuhl: 2 U/g Stuhl = vermindert (normal > 5 U/g).
Oraler Glukosetoleranztest: BZ nüchtern 95, nach 2 h 140 mg/dl = normal. Patient hat exokrine, aber noch keine endokrine Insuffizienz. Die Stuhlfettausscheidung liegt bei 20 g/Tag = erhöht (normal < 7 g/24 h).

c Absolute Alkoholkarenz. Kalorienreiche Kost mit ca. 40 g Fett, 80 g Protein, 400 g Kohlenhydrate pro Tag (= 2280 kcal). Von einem Enzympräparat bei jeder Mahlzeit 3 Kapseln. Überwachung des Körpergewichtes, des Kohlenhydratstoffwechsels und des Organs (Zystengröße im Ultraschall).

41a Der Impfschutz ist abhängig vom Anti-HBₛ-Titer, der 1 Monat nach der letzten (3.) Impfung gemessen wird, und damit individuell.

Nachimpfungen und Anti-HBₛ-Kontrollen müssen sich nach der Höhe des Titers richten.

b Erfolgreiche Impfung gegen Hepatitis B verhindert nicht die Übertragung anderer Viren, z.B. NANB-Hepatitis; deswegen müssen hygienische Maßnahmen (z.B. das Tragen von Handschuhen) unverändert aufrechterhalten werden.

42a Kolonpolyp.

b Die totale Koloskopie.

c Die endoskopische Polypabtragung mit anschließender histologischer Aufarbeitung des Polypen zur Klärung der Dignität.

d 1. Jährliche Überprüfung des Hämokkulttests.
2. Koloskopiekontrollen in Abständen von 2–3 Jahren.

43 Am wahrscheinlichsten ist die Verdachtsdiagnose einer primär sklerosierenden Cholangitis, die gehäuft bei Patienten mit chronisch entzündlichen Darmerkrankungen auftritt. Die Diagnose wird durch die typische röntgenologische Morphologie des Gallengangssystems gestellt.

44a Rezidiv einer einheimischen Sprue mit Lymphomentwicklung (Schmerzen!) des Dünndarms.

b Erhärtung des Verdachts durch röntgenmorphologische Untersuchung des Dünndarms (bei der eine segmentale Enge im Jejunum nachgewiesen wird) sowie bioptischen Nachweis einer spruetypisch umgebauten Dünndarmschleimhaut im proximalen Jejunum. Sicherung der Diagnose durch Laparotomie mit Entfernung des betroffenen Segments.

c Bei Fehlen von extraintestinalen Lymphomen und Entfernung des Prozesses im Gesunden Verzicht auf weitere therapeutische Maßnahmen unter dichter Überwachung. Einleitung einer konsequenten glutenfreien Diät.

d Dichte Überwachung in der Tumor-Ambulanz.

45a Stenosierung des Kolons – möglicherweise Divertikulitis mit Übergreifen auf die Blase.

b Röntgenuntersuchung durch Einlauf mit wasserlöslichem Kontrastmittel. Befund: Divertikulitis. CT Abdomen: kein Abszeß.

c Klinikaufnahme. Analgetikum, Antibiotikum, dünndarmresorbierbare Kost.

Kapitel 12:

1a Normalgewicht nach Broca und Körpermassenindex (hier Körpergewicht von 57% über dem Normalgewicht, der Körpermassenindex beträgt 36,7 kg/m²).

b Zur Beurteilung des Risikos müssen bekannt sein:
► Fettverteilung
► das evtl. Vorliegen von:
– Diabetes mellitus
– Fettstoffwechselstörungen
– Hypertonie
– Herz- und Kreislauferkrankungen
– Hyperurikämie
Wichtig sind der Ausschluß einer Eßstörung (Bulimie) und die Erhebung der Ernährungsanamnese. Ausschluß einer Hypothyreose und eines Cushing Syndroms.

c Mit einem beginnenden Pickwickier-Syndrom. Weitere Abklärung durch Lungenfunktionsprüfung.

d Langfristige Ernährungsumstellung unter intensiver Mitbetreuung. Hinweisen auf die Gefahren einseitiger Reduktionsdiäten.

2a Ausschluß organischer Ursachen für den erheblichen Gewichtsverlust. Vorhandensein der typischen Diagnosekriterien für eine Anorexia nervosa:
► Störung des Körperbildes.
► Gewichtsabnahme von mehr als 25% des ursprünglichen Körpergewichts.
► Trotz Untergewicht sieht die Patientin die Gefahr, übergewichtig zu werden.
► Hinweise auf selbstproviziertes Erbrechen, den Gebrauch von Abführmitteln, Diuretika und Schilddrüsenhormonen.

b Amenorrhö, Hypotonie, Müdigkeit, Hypokaliämie, deutliche Hypercholesterinämie, Hypalbuminämie.

c Bei dem vorliegenden erheblichen Untergewicht stationäre Einweisung so bald als möglich veranlassen.

3a Chronische Hypervitaminose A.
b Desquamation der Haut, Hepatomegalie, erhöhte Leberwerte.
c Bestimmung der Retinylester-Konzentration im Blut. Die Messung des Retinolspiegels reicht in frühen Stadien nicht aus, um die Diagnose zu sichern.
d Überwachung, Vitamin-A-Zufuhr vermeiden; symptomatische Therapie.

Kapitel 13:

1a Bestimmung des basalen TSH-Werts.
b Feinnadelpunktion des tastbaren Knotens zum Ausschluß eines Karzinoms und zusätzlich eine Schilddrüsenszintigraphie zum Nachweis oder Ausschluß eines (kompensierten) autonomen Adenoms.

2a Bei der Anamneseerhebung sollte weiterhin nach Kälteintoleranz, Verstopfung, Hautbeschaffenheit, Libido, Schwäche, Übelkeit, Erbrechen, Schwindel und Sehstörungen gefragt werden.
b Bei der körperlichen Untersuchung soll insbesondere auf folgende Symptome geachtet werden: Hautbeschaffenheit, Körperbehaarungstyp (Atrophie) der sekundären Geschlechtsbehaarung, Bradykardie, Muskelkraft und Reflexzeiten.

3a Die initiale endokrinologische Funktionsdiagnostik sollte die Bestimmung der peripheren Schilddrüsenwerte, von Testosteron, von Östrogen und einen ACTH-Kurztest umfassen.
b Es liegt eine Infiltration des Hypothalamus und/oder Hypophysenbereichs durch die Grunderkrankung vor. Diese kann manchmal zu einer Gesichtsfeldeinschränkung und damit zur symptomatischen Imitation eines Hypophysentumors führen.

4a Infektdekompensierte primäre Nebennierenrindeninsuffizienz.
b Intravenöse Flüssigkeits- und Hydrocortisonsubstitution.
c Ausschluß einer Tuberkulose. Autoantikörperbestimmungen (Schilddrüse, Nebenniere, Inselzellen etc.).

5a Besteht ein Exophthalmus? Ist Schwirren über der Schilddrüse tastbar? Besteht eine Struma?
b Bestimmung der peripheren Schilddrüsenhormonparameter sowie von TSH. Wiederholung des organspezifischen Autoantikörperscreenings (einschl. TSH-Rezeptor-Autoantikörper).
c Bei dem Patienten besteht eine pluriglanduläre Autoimmunerkrankung (Morbus Addison und Morbus Basedow). Im weiteren Verlauf muß auf das mögliche Auftreten eines Diabetes mellitus und eines Hypogonadismus bzw. eines Hypoparathyroidismus geachtet werden. Außerdem ist ein Familienscreening zu empfehlen.

6a Erhöhter basaler TSH-Wert und im Normbereich liegende periphere Schilddrüsenwerte (FT_3 und FT_4 oder TT_3/TBG-Quotient und TT_4/TBG-Quotient).
b Erhöhter basaler TSH-Wert und erniedrigte periphere Schilddrüsenwerte.

7a Hier ist in der Regel die Bestimmung des Testosteronspiegels ausreichend. Bei Nachweis eines noch normalen oder grenzwertig hohen Testosteronspiegels erübrigt sich eine weitergehende Hormonanalytik.

b Bildgebende Verfahren müssen bei dieser Konstellation nicht eingesetzt werden, da der nicht wesentlich erhöhte Testosteronspiegel einen Androgen-produzierenden Tumor von Nebenniere oder Ovar ausschließt.

c Eine gynäkologische Untersuchung ist in jedem Fall anzuraten, um weitere Virilisierungszeichen bzw. den Nachweis einer Veränderung am Ovar sicher auszuschließen, insbesondere müßte hier an polyzystische Ovarien gedacht werden.

d Eine Therapie kann sich auf kosmetische Maßnahmen beschränken. Wenn diese zu umfangreich werden bzw. die Patientin sehr durch die Mehrbehaarung gestört ist, können Antiandrogene unter zusätzlicher Östrogengabe verabreicht werden.

8a Psychogene Polydipsie.

b Eine morgendliche Bestimmung der Urin- und Serumosmolalität nach Flüssigkeitskarenz ab 20 Uhr des Vortages.

9a Verdacht auf ein Cushing Syndrom.

b Zunächst einen Dexamethason-Hemmtest in der Kurzform.

c Diese Untersuchungen sind erst nach Sicherung der Ursache des Cushing Syndroms indiziert (zentral, Nebennierentumor, ektope ACTH-Produktion).

d Die Prognose hängt von der Ätiologie des Cushing Syndroms und vom Therapieerfolg ab.

10a Es besteht der dringende Verdacht auf einen hormonell aktiven Hodentumor (z.B. Leydig-Zell-Tumor), der zu einer symptomatischen Gynäkomastie geführt hat.

b Die Hodensonographie zeigt im Bereich des rechten oberen Hodenpols ein 11×12 mm großes hypodenses Areal mit unregelmäßiger Begrenzung (siehe Abb. 13.6-3), homogenes Binnenmuster des linken Hodens. Die endokrinologische Diagnostik ist aufgrund der Testosterontherapie nicht unbedingt aussagekräftig, da die Gonadotropine durch diese Behandlung supprimiert werden: LH war nicht nachweisbar, FSH 0,9 IU/l, PRL 272 mIU/l, HCG 4 IU/ml (normal < 5 IU/l). Somit ist ausgeschlossen, daß der Tumor HCG sezerniert oder ein Prolaktinom vorliegt. Für Testosteron im Serum wurden 20,0 nmol/l gemessen, Östradiol 209 pmol/l, Inhibin 312 U/l (normal 282–657). Spermienkonzentration $55,5 \times 10^6$/ml, progressive Spermienmotilität (WHO-Klassen a+b) 48%, 40% normal geformte Spermien, AFP im Serum nicht erhöht, keine Metastasen im Röntgenthorax und CT-Abdomen.

c Als Therapie wurde ein Probebiopsie, gefolgt von der unilateralen Orchiektomie durchge-

führt. Die Biopsie bestätigte die Verdachtsdiagnose eines benignen Leydig-Zell-Tumors. Nach der Behandlung kam es innerhalb von 3 Monaten zu einer Rückbildung der Gynäkomastie, und auch die Libido normalisierte sich.

d Die Gynäkomastie hatte sich jetzt offensichtlich in der Folge der Erhöhung von Östradiol entwickelt. Untypisch für einen Leydig-Zell-Tumor ist ein prolongierter Verlauf über fünf Jahre; aus den jetzt vorliegenden Informationen läßt sich allerdings nicht mehr retrospektiv klären, ob ursprünglich nicht doch eine idiopathische Gynäkomastie vorgelegen und sich unabhängig davon der Hodentumor im letzten halben Jahr entwickelt hat. Eine Heilung ist bei adäquater Therapie bei der überwiegenden Zahl aller Patienten mit Leydig-Zell-Tumoren möglich, da eine maligne Entartung nur äußerst selten beschrieben wird. Auch für alle anderen Formen der Hodentumoren ist bei optimaler Therapie heute bei 95% eine Heilung möglich. Selbst Patienten mit fortgeschrittenen retroperitonealen Metastasen können mit Chemotherapie, Laparotomie und evtl. Thorakotomie in 70% der Fälle bis zur Vollremission behandelt werden.

11a MEN IIb (III).

b Überstreckbarkeit der Gelenke, Neurome im Bereich der Konjunktiven. Herzauskultationsbefund. Körperhaltung.

c Schilddrüsen- und Abdomensonographie. Bestimmung von Calcitonin sowie der Urinkatecholamine. Nach Diagnosestellung zunächst OP des Phäochromozytoms, dann des medullären Schilddrüsenkarzinoms.

12a Normaler Hormonstatus und körperliche Untersuchung weisen hin auf eine idiopathische Obligoasthenoteratozoospermie. Ein Verschluß der ableitenden Samenwege liegt nicht vor (normaler Palpationsbefund und nicht erniedrigter Wert für Glukosidase). Bakterielle Infektionen (keine Leukozyten) und eine Varikozele wurden als Ursachen der OAT ebenfalls ausgeschlossen.

b Anamnestisch sind mögliche Noxen (Strahlen, Chemikalien) zu erfragen. Hodensonographie zur Darstellung der Hodenstruktur und des Plexus pampiniformis. Begleitende Untersuchungen der Partnerin (Spermienantikörper, Zyklusdiagnostik, Tubenpassage) und die Interaktionsdiagnostik (Postkoitaltest und Kremer-Test) sollten durchgeführt werden.

c Eine rationale Therapie der idiopathischen OAT ist derzeit nicht bekannt. Da bei nur leicht erniedrigten Ejakulatparametern eine realistische Chance besteht, ein Kind zu zeugen, sind Interaktionsdiagnostik und Optimierung der weiblichen reproduktiven Funktionen sinnvolle Maßnahmen.

13 Durchführung eines Schilddrüsenszintigramms und evtl. eines Suppressionsszintigramms.

14a Ultraschalluntersuchung der Schilddrüse. Schilddrüsenszintigraphie. Punktionszytologie. Immunhistologische Aufarbeitung des Präparats. Bei einem über Jahre langsam wachsenden, derben Solitärknoten ist immer auch an ein medulläres Schilddrüsenkarzinom zu denken. Außerdem muß in Anbetracht des Alters und der Anamnese (gastrointestinale Symptomatik) auch an eine endokrine multiple Neoplasie, insbesondere Typ IIa, gedacht werden. Deshalb Durchführung einer Calcitoninbestimmung, ggf. nach Stimulation durch Pentagastrin. Außerdem Bestimmung von Parathormon sowie der Serum- und Urinkatecholamine zum Ausschluß eines primären Hyperparathyroidismus bzw. eines Phäochromozytoms. Ggf. weitere morphologische Diagnostik.

b Beidseits totale Strumaresektion unter Mitnahme der dorsalen Kapselanteile mit modifizierter „neck dissection". Sofern ebenfalls ein Phäochromozytom diagnostiziert wird, so ist zunächst dieses zu operieren.

c Regelmäßige, z. B. jährliche, Kontrolluntersuchungen im Hinblick auf ein Phäochromozytom und einen primären Hyperparathyroidismus. Außerdem Familienscreening (insbesondere Anamnese, Urinkatecholaminbestimmung und Calcitoninstimulation durch Pentagastrin).

15a Es besteht der Verdacht auf einen malignen Hodentumor. Dieser Verdacht kann durch eine Sonographie des Hodens untermauert werden. Von den Laborwerten sind neben einem Blutbild insbesondere die Tumormarker AFP und β-HCG, in geringerem Maße auch die LDH von Bedeutung. Ergeben ein CT des Abdomens sowie eine Röntgenaufnahme des Thorax keinen Hinweis auf eine Metastasierung in die retroperitonealen und mediastinalen Lymphknoten sowie die Lunge, so soll zunächst die inguinale Orchiektomie in einer urologischen Abteilung erfolgen.

b Wird ein Seminom diagnostiziert, so erfolgt eine Bestrahlung der ipsilateralen iliakalen und der paraaortalen Lymphknoten. Falls der AFP-Wert erhöht ist, erfolgt Vorgehen wie bei Nicht-Seminomen.
Bei Nicht-Seminomen erfolgt eine retroperitoneale Lymphadenektomie. Ergibt diese

keinen oder nur einen geringen Befall der Lymphknoten, so muß keine weitere Therapie erfolgen. Andernfalls sollte eine Chemotherapie angeschlossen werden.

16a Bei der Abklärung der Amenorrhö nach hormonaler Antikonzeption ist eine Prolaktinbestimmung erforderlich, da die sekundäre Amenorrhö bei Prolaktinom häufig nach hormonaler Antikonzeption auftritt.

b Die weitere Anamnese sollte Symptome wie Galaktorrhö, Libidoabnahme, Zyklusunregelmäßigkeiten vor Beginn der hormonellen Antikonzeption, Kopfschmerzen, Sehstörungen und Hautveränderungen erfragen.

17a Diabetes insipidus.

b Im Rahmen der basalen Meningitis ist es zu einer entzündlichen Infiltration im Hypothalamusbereich, im Bereich der hypothalamo-hypophysären Nervenbahnen oder des Hypophysenhinterlappens gekommen.

c Zunächst wird eine morgendliche Bestimmung der Serum- und Urinosmolalität nach Flüssigkeitskarenz ab 20 Uhr des Vortages durchgeführt. Danach erfolgen ein Durstversuch und ein Vasopressin-Test.

18a Bei der Anamneseerhebung sollte außerdem nach Gewichtszunahme, Kopfschmerzen, Parästhesien an Händen und Füßen, Potenzstörungen sowie nach Zunahme von Ring-, Handschuh- und Hutgröße gefragt werden.

b Die endokrinologische Eingangsuntersuchung sollte in diesem Fall die zweimalige Bestimmung des Nüchtern-Wachstumshormonwertes sowie einen oralen Glukosetoleranztest mit Wachstumshormonbestimmung und die C-Peptid-Bestimmung umfassen.

19 Es sollte eine primär operative Therapie erfolgen. Aufgrund der Adenomgröße und der damit erhöhten Rezidivwahrscheinlichkeit sollte eine totale Hypophysektomie durchgeführt werden.

20a Bestimmung der Thyroidea-stimulierenden Immunglobuline (TSI), auch bezeichnet als TSH-Rezeptor-Antikörper (TRAK), die in 90% erhöht sind.

b Die Sonographie.

c Diffuse oder inhomogene Echoarmut des Organs, verbunden mit Größenzunahme und Abrundung der Schilddrüsenlappen.

21a MEN I.

b Die übrigen Ursachen einer Hyperkalzämie müssen ausgeschlossen werden.

c Hypophysenvorderlappenhormone, Cortisol, Androgene, Schilddrüsenhormone, Parathormon, gastrointestinale Hormone.

d Die Prognose wird einerseits durch Spätschäden des primären Hyperparathyroidismus und andererseits durch das mögliche Auftreten eines Inselzellneoplasmas bestimmt. Regelmäßige Kontrolluntersuchungen sind durchzuführen, um eine weitere Organmanifestation einer MEN frühzeitig erkennen zu können.

22a Conn Syndrom.
 b Nachweis einer relativ hohen Kaliumausscheidung im 24-Stunden-Urin in Beziehung zum Serumkaliumspiegel. Nachweis einer metabolischen Alkalose (kapilläre Blutgasbestimmung).
 c Zunächst Nachweis der supprimierten Reninsekretion, dann Nachweis des Aldosteronexzesses (Plasmaspiegel oder 24-Stunden-Exkretion).
 d Es ist die Differenzierung zwischen einem einseitigen Nebennierenadenom und einer beidseitigen Nebennierenrindenhyperplasie erforderlich, da nur die erstere operativ behandelt wird, während im zweiten Fall die konservative Therapie mit Aldosteronantagonisten ausreicht.

Kapitel 14:

1 Es handelt sich um eine Hämochromatose, wenn im Leberpunktat (gewonnen mittels Laparoskopie) die Eisenkonzentration über 5 mg/g Leberfeuchtgewicht beträgt.

2 Hämolytische Krise bei Morbus Wilson.

3a Familiäre Hypercholesterinämie.
 b Prüfung der Iris hinsichtlich eines Arcus corneae und besonders der Achillessehnen auf die sehr typische Verbreiterung durch Cholesterineinlagerung.
 c Da jedes zweite Kind betroffen sein kann und die Hypercholesterinämie sich früh manifestiert, sollte das Cholesterin gemessen und eine Ernährungsberatung durchgeführt werden.

4a Typ-I-Hyperlipidämie durch homozygoten Mangel an Lipoproteinlipase oder des Aktivators Apolipoprotein C-II.
 b Rahmige Abscheidung der Chylomikronen an der Oberfläche des Serums, so daß meist das Serum klar wird.
 c Die Aktivität der Lipoproteinlipase kann im Plasma gemessen werden. Da Lipoproteinlipase endothelständig ist, muß sie durch Injektion von Heparin ins Plasma freigesetzt werden.

5 Der Patient darf keine Fructose-, Sorbitol-

oder Saccharose-haltigen Infusionen erhalten.

6a Keine Porphyriediagnose ohne typische Metabolitenbefunde. Grundsätzlich sind für die Diagnose einer akuten intermittierenden Porphyrie eine „second opinion" und Verlaufsuntersuchungen zu fordern, da sich erfahrungsgemäß Porphyriediagnosen oft als Fehldiagnosen entpuppen. Der häufigste Grund dafür liegt darin, daß Porphyrinurie nicht zwangsläufig Porphyrie bedeutet.
 b Bestimmung von δ-Aminolävulinsäure, Porphobilinogen, Uro- und Koproporphyrin im Urin, die auch in der Latenzphase einer AIP in der Regel erhöht bleiben.
 c Auswahl antiporphyrinogener Anästhesiemaßnahmen: Siehe Arzneistoffliste zu akuten hepatischen Porphyrien in der „Roten Liste".

7a Da das Gesamtcholesterin in einer Grauzone der Behandlungsindikation bei Primärprävention liegt, können HDL-Cholesterin und Lipoprotein(a) neben weiteren Risikofaktoren die Entscheidung beeinflussen, das Gesamtcholesterin auf 200 mg/dl (5,2 mmol/l) zu senken.
 b In erster Linie sollten Nahrungsmittel mit einem hohen Anteil gesättigter Fette wie Wurstwaren, fettes Fleisch, Vollmilchprodukte und fette Süßigkeiten gemieden werden.
 c Fibrate stimulieren den VLDL-Abbau; Nikotinsäure hemmt die VLDL-Synthese. Die Triglyzeridsenkung führt meist zur Erhöhung von HDL.

8a Normale Porphobilinogenausscheidung, Anämie und Transaminasenanstieg sprechen gegen eine akute intermittierende Porphyrie. Die normale Ausscheidung der Porphyrine im Stuhl schließt außerdem eine hereditäre akute hepatische Porphyrie vom Typ der Koproporphyrie und der Porphyria variegata aus.
 b Akute Bleivergiftung: 1. hohe δ-Aminolävulinsäure- und Koproporphyrinausscheidung; 2. Anämie; 3. basophile Tüpfelung der Erythrozyten; 4. der Anstieg von Bilirubin und Transaminasen basiert auf einer toxischen Hepatitis bei Bleivergiftung, die als eine akute toxische erythrohepatische Porphyrie auftritt.
 c Bestimmung von Blei im Blut, von zinkgebundenem Protoporphyrin und der Aktivität der δ-Aminolävulinsäure-Dehydratase in den Erythrozyten. Im vorliegenden Falle war der Blutbleispiegel um das 2,5fache gegenüber der aktuellen Normgrenze erhöht, Zinkprotoporphyrin war auf 120 μg/dl

(Grenze bei 35) angestiegen und die Aktivität der δ-Aminolävulinsäure-Dehydratase auf 8% der Kontrollen herabgesetzt bzw. durch Blei inaktiviert. (Als Bleiquelle kamen Bleirohre in einem Altbau in Betracht.)

9a Porphyria cutanea tarda in der Latenzphase (chronische hepatische Porphyrie), da noch keine Blasen- und Narbenbildung an belichteten Hautpartien aufgetreten ist. Nach der Anamnese und den Leberbefunden ist wahrscheinlich Alkohol der wesentlichste pathogenetische Faktor, bei einer möglicherweise auf die Leber begrenzten genetischen Prädisposition, da die erythrozytäre Uroporphyrinogen-Decarboxylase-Aktivität normal war.
Die Porphyria cutanea tarda ist regelmäßig mit einer histologisch nachweisbaren Leberveränderung assoziiert.

b Porphyrine in Urin und Stuhl, insbesondere Uro-, Hepta- und Koproporphyrin im Urin sowie Kopro-, Isokopro- und Protoporphyrin im Stuhl. Die Porphyrine waren auf 1,35 mg (Grenze bei 0,1) erhöht mit 86% Anteil von Uro- und Heptacarboxyporphyrin. Im Stuhl dominierte Isokoproporphyrin, während Kopro- und Protoporphyrin im Normbereich lagen. Die gefundene Konstellation ist typisch für eine klinisch noch nicht voll ausgeprägte Porphyria cutanea tarda.

c Alkohol und Östrogene einschließlich hormonaler Kontrazeptiva.

d Die Porphyrinakkumulation der Leber sollte behandelt werden. Eine Elimination der hepatozellulären hochcarboxylierten Porphyrine wird mit Chloroquin in niedriger Dosierung (jeden 3. Tag 125 mg) über 6–12 Monate erreicht. Unter dieser Therapie und strikter Alkoholabstinenz ging die Porphyrinurie bei dieser Patientin nach einem Jahr auf 0,2 mg zurück. Aminotransferasen und γ-GT normalisierten sich. Die fokalen hepatischen Läsionen waren im CT und auch sonographisch nicht mehr nachweisbar.

Kapitel 15:

1a Als erstes empfiehlt sich eine Röntgenaufnahme des linken Oberschenkels. Wenn sich hier eine Auftreibung des distalen Oberschenkeldrittels bestätigt, besteht ein hoher Verdacht auf ein Osteosarkom. Gegebenenfalls kann vor der dann zwingend notwendigen bioptischen Sicherung noch ein CT des betreffenden Oberschenkels durchgeführt werden, um die Ausdehnung des Tumors in der Längsrichtung sowie die Infiltration von Gefäßen, Nerven und Weichteilgewebe beur-

teilen zu können. Außerdem muß eine Röntgenaufnahme des Thorax in zwei Ebenen eine Metastasierung in die Lungen ausschließen. Im Labor genügt ein Standard (großes Blutbild, Leberwerte einschließlich alkalischer Phosphatase).

b Der Patient sollte zur Diagnosesicherung in die orthopädische oder chirurgische Abteilung eines onkologischen Zentrums überwiesen werden. Die Operateure sind angehalten, zunächst nur eine ausreichend große Biopsie zu entnehmen. Wird die Diagnose „Osteosarkom" histologisch bestätigt, so erfolgt dann eine Polychemotherapie, die ebenfalls von einem internistisch-onkologischen Zentrum innerhalb eines festen Studienprotokolls durchgeführt werden sollte. Moderne Protokolle sehen zunächst eine mehrmonatige Chemotherapie vor, gefolgt von der Resektionsoperation, der sich dann nochmals eine mehrere Monate dauernde Chemotherapie anschließt.

Kapitel 16:

1a Ich denke in erster Linie an eine akute Polyradikuloneuritis.

b Ich veranlasse eine sofortige stationäre Einweisung. Da nicht abzuschätzen ist, ob sich innerhalb der nächsten Stunden bis Tage eine respiratorische Insuffizienz entwickelt, erscheint die Aufnahme auf einer Intensiv- oder Überwachungsstation wünschenswert.

2 Ich erwarte im Liquor cerebrospinalis eine Proteinvermehrung bei normaler Zellzahl. Zusätzlich kann ich mit der motorischen Nervenleitgeschwindigkeit den Leitungsblock der peripheren Nerven bereits frühzeitig belegen.

3a Ich denke an eine Meningitis.
b Ich erwarte weitere Zeichen eines Meningismus.
c Ich veranlasse umgehende Krankenhauseinweisung zur Liquorentnahme.

Kapitel 17:

1 Während der Akklimatisationsphase.

2 Kammerflimmern.

3 Die affektive Lärmqualität.

4 1 Gy.

5 Energiedosis, gemessen in Gray (Gy).

Kapitel 18:

1a Paraquatintoxikation.

b Paraquatnachweis im Urin mit Farbreaktion.

c Magenspülung, gastrointestinale Lavage, Stickstoffzumischung zum Inspirationsgemisch, Hämodialyse und Hämoperfusion, regelmäßige Gabe von Bentonit über eine Magensonde, die Gabe von Steroiden und Cyclophosphamid.

d Sehr schlecht bis infaust, da bereits eine Organmanifestation von Niere, Leber und ein beginnendes Lungenödem bestehen. In dieser Situation muß man sich überlegen, ob weitere invasive therapeutische Maßnahmen noch sinnvoll sind. Eine Vorbereitung des Arztes und des Pflegepersonals auf Sterbebegleitung sind notwendig.

2a Schwefelwasserstoffvergiftung.

b Die Untersuchung der Blutgase und des Säure-Basen-Haushalts.

c Kontrollierte Beatmung mit Sauerstoff.

3a „Haben Sie in den letzten Tagen Selbstgeräuchertes oder von selbsteingekochten Konserven gegessen?"

b Tierversuch auf Botulinustoxin.

c Infusion eines Botulinus-Antiserums nach Vortestung.

d Die Prognose hängt vom Typ des Botulinustoxins ab, beim Typ B ist sie günstig, allerdings bleiben Akkommodationsstörungen über einen langen Zeitraum bestehen. Beim Typ A ist die Prognose fraglich; es kann aufgrund eines raschen Fortschreitens der Parese zur Atemmuskellähmung mit der Notwendigkeit zur maschinellen Beatmung kommen.

Kapitel 19:

1a Alkoholismus.

b Beginnendes Entzugsdelir (Prädelir).

c Krampfanfälle und Übergang in ein Delirium tremens.

d Sedierende Therapie mit Chlorprothixen oder Clomethiazol (oral), im schwersten Falle intravenöse Infusion von Clomethiazol.

2a Barbituratvergiftung.

b Durch EMIT-Untersuchung im Urin.

c Kompartment-Syndrom als Folge der hockenden Stellung, Schocklunge (ARDS) und Nierenversagen.

d Hämoperfusion und Hämodialyse in Kombination.

3a Drogenabhängigkeit vom Opiattyp.

b Nein.

c Körperlicher Entzug unter geschlossenen Bedingungen mit anschließender Langzeitentwöhnungstherapie in einer Fachklinik oder Fachambulanz.

d Ob noch alle Rezepte vorhanden sind, und ob Betäubungsmittel fehlen.

Kapitel 20:

1 Hypertonie, Nikotinkonsum, Hyperlipoproteinämie, Diabetes mellitus, Hyperurikämie.

2a Bei der Inspektion der Beine achten Sie auf trophische Störungen der Haut, insbesondere interdigital. Bei der Palpation vergleichen Sie die Hauttemperatur der Extremitäten seitenvergleichend mit den Handrücken. Die Pulse werden an typischer Stelle getastet. Sie auskultieren über den Leistenarterien und über dem distalen Adduktorenkanal. Schließlich führen Sie die Lagerungsprobe nach Ratschow durch.

b Arterielle Verschlußkrankheit vom Oberschenkeltyp links im Stadium II nach Fontaine.

c Bestimmung der systolischen Fußarteriedrücke mit der Dopplersonde, Gehtest zur Abschätzung der beschwerdefreien Gehstrecke.

d Einstellen des Nikotinkonsums und Behandlung der Hypertonie; regelmäßiges Gehtraining vom Intervalltyp.

e Bei Berücksichtigung der therapeutischen Ratschläge wird sich die beschwerdefreie Gehstrecke verlängern. Sie müssen an eine koronare Herzkrankheit und das Vorliegen von Karotisstenosen denken: Die Claudicatio ist ein Marker für eine fortgeschrittene Arteriosklerose. Die Prognose des Patienten wird von kardialen und zerebralen Ereignissen geprägt sein.

3a An eine linkshirnige, transitorische ischämische Attacke.

b Bei der klinischen Untersuchung achten Sie besonders auf Strömungsgeräusche über den Halsschlagadern, Herzrhythmusstörungen und Herzklappenfehler. Die Dopplersonographie zeigt eine 90%ige Einengung der linken A. carotis interna an ihrem Abgang.

c Diese Patientin muß operiert werden, bevor ein Schlaganfall eintritt: Thrombendarteriektomie.

4a Der Anamnese nach liegt ein Raynaud Syndrom vor. Da es sich um eine mittelalte Patientin handelt und sich die Beschwerden auf lediglich zwei Finger konzentrieren und damit einen symmetrischen Befall vermissen lassen, ist in erster Linie an ein sekundäres Raynaud Syndrom zu denken.

b Sie werden nach einer zugrundeliegenden Erkrankung fahnden und so bei der klinischen Untersuchung insbesondere an Kollagenosen denken. Als orientierende Laboruntersuchungen werden Sie die Blutsenkungsgeschwindigkeit, das Blutbild mit Hämatokrit und Thrombozytenzahl sowie die Bestimmung von antinukleären Antikörpern und Kryoglobulinen als Parameter für zirkulierende Immunkomplexe durchführen. Sollten Sie eine Grundkrankheit nicht ausmachen können, wird der Krankheitsverlauf engmaschig beobachtet, weil das Raynaud Syndrom der Manifestation der Grundkrankheit Jahre vorausgehen kann.

5a Akuter arterieller Verschluß, vermutlich in der linken Beckenarterie.

b Ausreichende Analgesie, z. B. mit ½ Ampulle Morphium jeweils i.v. und s.c., intravenöse Gabe von 5000 E Heparin sowie umgehender Transport in die Klinik mit Tieflagerung und in Watte gepolstertem Bein. Kontraindiziert sind intramuskuläre Injektionen, um eine spätere Fibrinolyse nicht unmöglich zu machen, externe Wärmeapplikation oder Fixierung der Extremität auf einer festen Unterlage, da sich schnell Drucknekrosen einstellen.

6a Bei dieser Symptomatik liegt ein Herzinfarkt auf der Hand.

b CK und GOT sind aber im Normbereich, und das EKG zeigt keine frischen Ischämiezeichen. Die Röntgenaufnahme des Thorax zeigt ein verbreitertes Mediastinum. Sie nehmen sich eine Kontrolle des EKG und der Enzyme in 2 Stunden vor und veranlassen inzwischen die Durchführung einer Computertomographie. Mit deren Hilfe stellen Sie die Diagnose einer Aortendissektion.

7a Eine chronische venöse Insuffizienz. Da eine Phlebothrombose in der Vorgeschichte nicht erinnerlich ist, ist in erster Linie an eine primäre Varikose zu denken. Im Stehen sehen Sie eine unterschenkelbetonte Stammvarikose der V. saphena magna.

b Physikalische Therapie mit Entstauungsübungen, Schwimmen, kalten Güssen sowie Verordnung eines Kompressionsstrumpfs der Kompressionsklasse I. Der Beruf der Verkäuferin ist für diese Patientin nicht günstig, da ständiges Stehen die Beschwerden verschlimmert. Soweit möglich, sollte auf den Wechsel von Sitzen, Stehen und Gehen achtgegeben werden. Diese Patientin sollte möglichst keine oralen Kontrazeptiva einnehmen.

8a Bei dieser Krankenvorgeschichte und dem typischen Befund denken Sie in erster Linie an eine akute Oberschenkelvenenthrombo-

se. Die Anamnese ist insofern typisch, als dieser Patient seine Beschwerden nach einer längeren Flugreise (Sitzen mit abgewinkelten Knien), möglicherweise auch exsikkiert bei heißem Wetter durchgemacht hat.

b Der Patient muß umgehend in die Klinik eingewiesen werden, wo die Diagnose durch Phlebographie zu sichern ist. Da der Beschwerdebeginn erst 6 Tage zurückliegt und sich Kontraindikationen für eine Fibrinolyse nicht ergeben, wird eine thrombenauflösende Therapie (z. B. Streptokinase 9 Mio. E über 6 Stunden gegeben) durchgeführt.

Kapitel 21:

1a Direkte myokardiale Erkrankungen.
b Mechanische Überlastung des Herzens.
c Diastolische Funktionseinschränkung.

2a Akuter Myokardinfarkt.
b EKG.
c Intravenöser Zugang, Atropin i.v. (0,5 mg), Analgesie, Sedierung. Abhängig von der Herzfrequenz evtl. wiederholte Gaben von Atropin. Vorsichtige Volumensubstitution, falls kein Lungenödem vorliegt.
d Rasche Einweisung unter Arztbegleitung in eine Klinik, die über eine Intensivstation verfügt.

3 Belastungsdyspnoe, Asthma cardiale, Palpitationen, Angina pectoris, transitorische ischämische Attacken, Sehstörungen, Claudicatio intermittens und Parästhesien.

4a Aortenklappenstenose.
b Ruhe-EKG (Linkshypertrophiezeichen?), Röntgenaufnahme des Thorax in zwei Ebenen mit Durchleuchtung (Klappenkalk? Aortenelongation?), Echokardiographie, Doppler-Echokardiographie, Herzkatheteruntersuchung mit selektiver Koronarangiographie.
c Bei signifikantem transvalvulärem Gradienten über 50 mmHg elektiver Aortenklappenersatz. Bis zur Operation körperliche Schonung.

5a Vorhofseptumdefekt.
b Echokardiographie, Kontrastechokardiographie, Farb-Doppler-Echokardiographie; evtl. Rechtsherzkatheteruntersuchung.
c Operativer Verschluß des Vorhofseptumdefektes bei einem Links-Rechts-Shunt von über 50%.

6a Belastungsinduzierte Angina pectoris bei koronarer Herzerkrankung (chronisch stabile Angina pectoris).

b Rauchgewohnheiten, familiäre Belastung, Fettstoffwechselstörung.

c Ruhe-EKG, Belastungs-EKG, eventuell Myokardszintigramm mit Tl 201. Gesamtcholesterin, HDL und LDL, Glukose, Harnsäure.

d Bei negativem Belastungs-EKG zunächst Therapieversuch mit Langzeitnitraten und β-Rezeptoren-Blockern. Kontrolluntersuchung.
Bei positivem Belastungs-EKG selektive Koronararteriographie. In Abhängigkeit vom morphologischen Befund Ballondilatation oder aortokoronare Bypass-Operation.

7a Verdacht auf Herzinfarkt. Differentialdiagnose: Ulkus, Pankreatitis, Cholezystitis.

b Legen eines Zugangs. Sedierung mit z.B. Diazepam. Parenterale Gabe eines Opiats. Transport des Patienten unter Monitorkontrolle in die nächste Klinik. Dort Anfertigen eines EKG, das eine monophasische ST-Elevation in Ableitung II, III und aVF zeigt. In den präkordialen Ableitungen horizontale ST-Strecken-Senkung.

c Das typische Ruhe-EKG zeigt einen Hinterwandinfarkt. Beim Fehlen von Risikofaktoren thrombolytische Therapie, da das Infarktereignis nicht länger als 6 Stunden zurückliegt.

8a Aortenklappenausriß, zerebrale Embolie, Sepsis. Der Aortenklappenausriß ist bei den beschriebenen Befunden am wahrscheinlichsten, da neurologisch kein Herdbefund zu finden war und das Ereignis für eine Sepsis sehr plötzlich aufgetreten ist.

b Echokardiographie, evtl. transösophageale Echokardiographie und präoperative Angiographie (Bulbographie).

c Intubation und maschinelle Beatmung, intraarterielle Blutdruckmessung und Anhebung des Blutdrucks, z.B. mit Suprarenin®; nach Diagnosestellung möglichst rasche Operation mit Aortenklappenersatz.

d Siehe c.

9a 1. Orthostatischer Kollaps.
2. Lungenembolie.
3. Hyperventilationssyndrom.
4. Neurologisch bedingte Synkope.
Am wahrscheinlichsten ist der orthostatische Kollaps, da bei einer Lungenembolie eher eine Tachykardie und Zeichen der Hypoxie zu erwarten wären.

b Sie fragen die Patientin, ob sie ein ähnliches Ereignis schon einmal hatte. Der orthostatische Kollaps oder zerebrale Krampfanfall ist häufig rezidivierend. Sie fragen die Patientin darüber hinaus, ob sie Symptome einer tiefen Beinvenenthrombose hatte oder eine solche bei ihr schon einmal vorgelegen hat. Schließ-

lich fragen Sie nach Anzeichen vor der Bewußtlosigkeit sowie Verletzungen, insbesondere Zungenbiß.

c Ist die Synkope erstmals aufgetreten, so sollte eine unmittelbare Einweisung der Patientin in eine Klinik erfolgen. Dort wird zunächst die Lungenembolie ausgeschlossen (Untersuchung der Beinvenen, Blutgasanalysen etc.). Es sollte nach Herzrhythmusstörungen gefahndet werden (EKG, Langzeit-EKG, Belastungs-EKG) und die Kreislaufregulation durch einen Schellong-Test überprüft werden. Schließlich sollte eine neurologische Untersuchung ein zerebrales Krampfleiden ausschließen und eine Doppler-Untersuchung der Halsgefäße eine vaskulär bedingte zerebrale Minderperfusion. Sind die Ohnmachtsanfälle öfter aufgetreten und sich schwerwiegende Leiden früher schon ausgeschlossen worden, so ist eine weitere Diagnostik nicht nötig.

d Bei orthostatischem Kollaps reicht im allgemeinen die Flachlagerung, evtl. umgekehrte Trendelenburg-Lagerung, Applikation von kaltem Wasser.

10 Gewichtsreduktion, Kochsalzrestriktion, Alkoholrestriktion, kaliumreiche Kost, Nikotinkarenz, Behandlung von Fettstoffwechselstörungen, körperliche Bewegung.

11 Regelmäßige Ruhepausen während des Tages, Kochsalzrestriktion, Einschränkung der Trinkmenge, Beseitigung kardiovaskulärer Risikofaktoren, regelmäßige Gewichtskontrollen.

12a Diuretische Therapie.
b Positiv inotrope Medikamente (Digitalis).
c Vasodilatatoren (ACE-Inhibitoren).

13a 1. Autonome Insuffizienz.
2. Differentialdiagnose stummer Myokardinfarkt.
3. Hypoglykämie.

b EKG, Kreatinkinase, evtl. Kreatinkinase-MB, Blutzuckertagesprofil. Nach Ausschluß eines Myokardinfarktes Belastungs-EKG. Wiederholte Blutdruckmessungen in Ruhe, unter Belastung und unter Orthostase (Schellong-Test). Diagnostik zur Polyneuropathie einschließlich Nervenleitgeschwindigkeit, Augenhintergrund.

14a Arterielle Embolie. Verdacht auf kombiniertes Mitralvitium bei Vorhofflimmern.

b Zunächst chirurgische Embolektomie. EKG, Röntgenaufnahme des Thorax in 2 Ebenen mit Breischluck. Echokardiographie, Doppler-Echokardiographie. Rechts- und Linksherzkatheteruntersuchung.

c Digitalisierung. Gabe eines Diuretikums. Systemische Antikoagulation mit Kumarinderivaten. Mitralklappenersatz in Abhängigkeit vom klinischen Schweregrad und von der errechneten Mitralklappenöffnungsfläche.

15a Instabile Angina pectoris.
b Sofortige Klinikeinweisung (Intensivstation).
c Erneutes Ruhe-EKG, Röntgenaufnahme des Thorax, CK, ggf. CK-MB, GOT, LDH.
d Intravenöse Heparintherapie und parenterale Nitratgabe, evtl. Sedierung.
Bei Ausschluß eines nichttransmuralen Infarktes (normale Enzymwerte) frühzeitige Koronarangiographie zur Frage der Ballondilatation bzw. Bypass-Operation.

16 Bei Patienten mit arterieller Hypertonie vor dem 30. Lebensjahr, Blutdruckwerten über 180/100 mmHg, Therapieresistenz und anamnestischen, klinischen und laborchemischen Hinweisen auf eine sekundäre Hypertonieform sowie bei schwerer Organschädigung wie bei maligner Hypertonie.

17a Kardiogener Schock bei akutem Vorderwandinfarkt.
b Intraarterielle Blutdruckmessung, Rechtsherzkatheteruntersuchung, Blutbild, Kreatinphosphokinase und Kreatinphosphokinase-MB, Laktatdehydrogenase, Laktat, Echokardiographie.
c Thrombolysetherapie (siehe Kap. 21.4), Katecholamine (zunächst Dobutamin) zur Etablierung eines arteriellen Mitteldruckes von > 60 mmHg. Bei niedrigem oder normalem pulmonal-kapillären Verschlußdruck und guter arterieller Oxygenierung Volumensubstitution, bis ein Plateau des Herzminutenvolumens erreicht wird. Wenn darüber hinaus zur Aufrechterhaltung eines mittleren arteriellen Blutdrucks über 60 mmHg Vasokonstriktoren notwendig werden, aortale Gegenpulsationspumpe.
d Letalität 85%.

18a Chronische Hypotonie.
b Mehrfachmessung des Blutdrucks im Stehen, Liegen und Sitzen; Blutbild, Blutsenkungsgeschwindigkeit, Blutdruck unter Belastung.
c Die Patientin ist über die Harmlosigkeit der Hypotonie aufzuklären, vermehrte körperliche Aktivität ist anzuregen. Evtl. Sympathomimetika.
d Die Prognose ist gut, evtl. überdurchschnittlich gut.

19a Mitralklappenprolaps-Syndrom.
b Ruhe-EKG, Belastungs-EKG, Echokardiogramm.

c Beratendes Gespräch, β-Rezeptoren-Blokker.

20a Aortenklappenendokarditis.
b Einweisung in die Klinik, Entzündungsparameter, Blutkulturen (aerob/anaerob/Pilze). Durchführung von Echokardiographie, evtl. transösophageale Echokardiographie zum Abszeß- und Vegetationsnachweis, Sonographie zur Feststellung einer möglichen Splenomegalie, Urineiweißbestimmung (Proteinurie) und Erythrozyturie, evtl. Bestimmung der Immunkomplexe.
c Antibiotikatherapie mit Oxacillin/Flucloxacillin 2 g i.v. alle 4–6 Stunden oder Vancomycin 2 g/d über mindestens 4 Wochen.
d Ungünstige Prognose, da auch eine kombinierte chirurgische (Klappenersatz) und medikamentöse Therapie noch mit einer hohen Letalität von bis zu 50% belastet ist.
e Beim hämodynamisch und klinisch stabilen Patienten erst nach Abschluß der Antibiotikatherapie, falls sich ein operationswürdiges Vitium ausprägt; beim hämodynamisch instabilen Patienten, bei nicht beherrschbarer Sepsis oder bei großen Vegetationen mit bereits mehrfacher Embolisierung.
f Ein sofortiger Klappenersatz (nach vorausgegangener invasiver Diagnostik) empfiehlt sich bei nicht beherrschbarer Sepsis, nicht beherrschbarer Herzinsuffizienz, beim Nachweis von Abszessen oder bei großen Vegetationen mit abgelaufenen peripheren Embolien.

21a Absetzen der Marcumar®-Behandlung und Umsetzen auf eine intravenöse, therapeutisch wirksame Heparinbehandlung (Thrombinzeit über 40–50 sec).
b Es ist eine Antibiotikaprophylaxe indiziert. Bei der Patientin handelt es sich um eine Patientin mit hohem Risiko. Deshalb Amoxicillin oder Ampicillin 3 g p.o. 1 Stunde vor dem Eingriff, dann 750–1000 mg alle 6 Stunden über 2 Tage.
c Bei Penicillinallergie am besten Clindamycin 600 mg pro 1 Stunde vor dem Eingriff, dann 300 mg p.o. alle 6 Stunden über 2 Tage oder Erythromycin (bei Kindern) oder Vancomycin 1 g i.v. 1 Stunde vor dem Eingriff.

22a Langzeit-EKG (bereits vorliegend), falls bradykardisierende Medikamente gegeben worden waren (z. B. β-Blocker, Digitalis, Antiarrhythmika), diese absetzen und erneutes Langzeit-EKG; neurologische und HNO-diagnostische Maßnahmen nur, falls die Häufigkeit der Blockierung extrem selten in 24 Stunden wäre.
b Komplette Rheumaserologie (Rheumafaktor sehr selten positiv) und LE-Diagnostik (ca.

15–205 positiv), HLA-B27-Bestimmung, Virusserologie und Bakteriologie zum Ausschluß infektassoziierter Arthritiden.

c Reiter Syndrom mit AV-Block als kardialer Beteiligung.

23a ▶ Echokardiographie, zum Nachweis einer hypertrophischen Kardiomyopathie (HCM), die bei dem Patienten tatsächlich vorliegt. Es findet sich eine Septumdicke von 21 mm, eine Hinterwanddicke von nur 13 mm. Das anteriore Mitralsegel zeigt eine angedeutete Vorwärtsbewegung (SAM) ohne Septumkontakt.
▶ Langzeit-EKG, da die Patienten mit HCM, noch mehr diejenigen mit HOCM (obstruktive Form) nicht selten am plötzlichen Herztod versterben.

b Hypertrophische Kardiomyopathie oder Herzmuskelerkrankung.

c Eine invasive Diagnostik mit Myokardbiopsie dient zum Ausschluß sekundärer Formen einer hypertrophischen Herzmuskelerkrankung, z.B. bei Myopathien, dem Kearns-Sayre Syndrom, Speichererkrankungen, der Amyloidose, dem M. Fabry und vielen anderen.

d Die Prognose der HCM hängt von der Ursache bei den sekundären Formen ab. Bei den primären Formen ist die Herzrhythmusstörung (Lown IVa–b) eine entscheidende prognostische Determinante (plötzlicher Herztod).

Kapitel 22:

1 Pleuraerguß, am ehesten kardialer Genese.

2 Asbestexposition. Bei nachgewiesenem Pleuramesotheliom ist die Meldung des Verdachts einer Berufserkrankung erforderlich.

3a Lungenfunktionsprüfung, Blutgasanalyse, Bronchoskopie mit bronchoalveolärer Lavage, Blutbild mit Differenzierung, Knochenmarkzytologie bzw. -histologie.

b Hypereosinophiliesyndrom (Löffler Syndrom); eine Auslösung durch Sulfonamide (Sulfasalazin) ist möglich; Absetzversuch!

4 Schnarchen, erhöhte Tagesmüdigkeit, Schlaflosigkeit.

5 Adipositas, Hypertonus, Rauchen.

6 Applikation eines nasalen Überdrucks über eine Maske (continuous positive airway pressure), wodurch ein erhöhter Druck im nasopharyngealen Raum erzeugt wird.

7 Diagnose: chronisch-obstruktive Bronchitis. Therapie:
▶ Nikotinkarenz
▶ Gewichtsreduktion
▶ inhalative β_2-Sympathomimetika
▶ orale Theophyllintherapie
▶ ggf. Therapieversuch mit Steroiden
▶ Sauerstoff-Langzeittherapie (Einleitung unter stationären Bedingungen wegen der Gefahr der zunehmenden Hyperkapnie)

8a Pneumocystis-carinii-Pneumonie als häufigste Pneumonieform bei AIDS.

b Röntgen-Thoraxaufnahme; Sputum-Induktion, falls negativ, Bronchoskopie mit Versuch des Erregernachweises, HIV-Test, T4/T8-Quotient.

c Antibiotische Therapie mit Co-trimoxazol.

9a Poststenotische Pneumonie bei Verdacht auf Bronchialkarzinom.

b Blutgasanalyse, Röntgen-Thoraxaufnahme, Blutkulturen.

c Antibiotische Therapie nach Resistenzbestimmung.

d Falls noch nicht erfolgt, Bronchoskopie mit zytologischer/histologischer Untersuchung. Ausschluß von Fernmetastasierung und Operabilitätsabklärung.

10a Miliartuberkulose, Meningitis tuberculosa.

b Nach Ausschluß einer Hirndrucksteigerung (Augenhintergrund? CCT?) Lumbalpunktion. Bronchoskopische Gewinnung von Brochialsekret zur bakteriologischen Diagnostik. Tuberkulintestung.

c Sauerstoffgabe, parenterale Ernährung, tuberkulostatische Dreifachbehandlung mit INH, RIFA, SM (parenteral applizierbar).

11a Differentialdiagnosen sind in erster Linie ein malignes Lymphom (Hodgkin- oder Non-Hodgkin-Lymphom), weniger wahrscheinlich sind eine Sarkoidose oder eine Hiluslymphknotentuberkulose.

b Die weitere Diagnostik umfaßt Bronchoskopie mit bronchoalveolärer Lavage, ein thorakales Computertomogramm zur genaueren Lokalisation und eine Lymphknotenpunktion (bronchoskopisch transcarinal) oder eine Lymphknotenbiopsie auf mediastinoskopischem Wege.

12a Bei den Fragen nach einer Allergenexposition gibt die Frau an, seit zwölf Jahren Wellensittiche zu halten.

b Präzipitierende Antikörper gegen Wellensittich-Antigene, Lungenfunktionsprüfung (restriktive Ventilationsstörung mit erniedrigtem Transferfaktor), bronchoalveoläre Lavage (ausgeprägte Lymphozytose [70%]

mit Verminderung der T-Helferzellen [CD 4]).

c Exogen-allergische Alveolitis.

d Eine Trennung von den Sittichen wird dringend angeraten, eine mehrmonatige Glukokortikosteroidtherapie, falls erforderlich.

13 Die Operation.

14 Die zytostatische Chemotherapie.

15 Als Rundherde.

16 Pleuritis tuberculosa.

17 Thorakoskopie.

18 Iatrogener Pneumothorax links.

19 Mediastinaltumoren sind oft Röntgenzufallsbefunde, da sie lange keine Beschwerden machen.

20 Fulminante Lungenembolien. Frage an den Pathologen: Wo liegt der Thrombus, woher kommt er?

21a Toxisches Lungenödem.

b Vorgehen: Ausschluß eines großen Herzinfarktes, venöser Zugang, sofortige Gabe inhalativer Steroide in hohen Dosen während des Transportes in die Klinik. Transport unter Sauerstoffgabe über Nasensonde.

22 Bei vermindertem Thoraxtiefendurchmesser durch Trichterbrust kann es zu einer Linksverlagerung des Herzens kommen, die im p.a. Strahlengang als Herzvergrößerung imponiert.

23 Eine Lähmung der Zwerchfelle kann beim stehenden Menschen durch die Bauchmuskulatur kompensiert werden. Bei Relaxation der Bauchwand werden durch die Schwerkraft die Baucheingeweide nach unten verlagert, das Zwerchfell senkt sich, und es kommt zur Inspiration. Durch Kontraktion der Bauchwand werden dann die Zwerchfelle nach oben gedrückt, und es resultiert die Exspiration. Beim Liegen ist dieser Mechanismus nicht wirksam.

24 Nein. Die eingesetzten „Beruhigungsmittel" sind zumeist Benzodiazepine und wegen ihrer atemdepressiven Wirkung bei einer obstruktiven Ventilationsstörung kontraindiziert. Sie sollten vielmehr nach der Ursache der Symptome suchen. Wahrscheinlich liegt dem klinischen Bild eine schwere Atemwegsobstruktion mit Hypoxämie zugrunde.

25 Nein. Bei einem Hyperventilations-Syndrom ist der Sauerstoffpartialdruck im typischen Falle übernormal (d.h. größer als 12 kPa). Bei der Patientin liegt aber eine respiratorische Partialinsuffizienz vor. Die Hyperventilation ist Folge der Hypoxie und keine primäre Störung des Atemantriebs. Die häufig übersehenen Diagnosen bei dieser Konstellation sind rezidivierende Lungenembolien oder ein Asthma bronchiale.

26 Verdachtsdiagnose: Fremdkörperaspiration.
► Sofortige Sauerstoffgabe per Nasensonde
► Röntgen-Thoraxaufnahme (Atelektase, DD: Pneumothorax)
► Bronchoskopie zur Fremdkörperextraktion

27 Der Patient wird zur Nikotinkarenz angehalten. Es wird eine antiobstruktive Therapie mit inhalativer Gabe von β_2-Sympathomimetika und zusätzlicher oraler Theophyllingabe begonnen. Zusätzlich wird eine Sauerstoff-Langzeittherapie eingeleitet, die über mindestens 15 Stunden täglich fortgesetzt werden soll. Die optimale Einstellung des Sauerstoff-Flows am Sauerstoffkonzentrator wird unter stationären Bedingungen durch mehrfache Blutgasanalysen ermittelt.

28 Diagnose: Samter Syndrom.
Therapie: Inhalative Steroide nasal und bronchial, inhalative Applikation von β_2-Sympathomimetika.
Die Polypenresektion sollte zunächst nicht durchgeführt werden. Meist bilden sich die nasalen Polypen unter der inhalativen, nasalen Steroidtherapie gut zurück!

Kapitel 23:

1a Akute abakterielle interstitielle Nephritis.

b Die Verdachtsdiagnose begründet sich vor allem auf die typische Anamnese (Erkältungskrankheit mit entsprechenden Begleitsymptomen, Flankenschmerzen, Einnahme von Aspirin®). Gestützt wird sie durch laborchemische Befunde wie Azotämie, Mikrohämaturie und eine geringe Proteinurie.

c Die Therapie besteht zunächst im Absetzen möglicher nephrotoxischer Medikamente, Bettruhe und Bilanzierung bzw. Ausgleich des Elektrolyt- und Flüssigkeitshaushaltes. Schreitet das Nierenversagen fort, dann gelten die Therapierichtlinien für die Behandlung des akuten Nierenversagens.

d Die akute abakterielle interstitielle Nephritis verläuft wie ein akutes Nierenversagen. In den meisten Fällen kommt es zu einer raschen und vollständigen Wiederherstellung der

Nierenfunktion. Sehr selten kommt es zum Übergang in eine chronische Verlaufsform.

2a Schmerzbekämpfung (Spasmolytikum, Analgetikum).

b Sonographie und/oder röntgenologische Darstellung der Nieren (Leeraufnahme, Tomographie) einschließlich Ausscheidungsurographie.

c Kalziumsalze (70–80%), Struvit (10–20%), Harnsäure (5–15%), Zystin (1–2%).

d Alle Ursachen eines akuten Abdomens, Gallenkolik, Pankreatitis, Appendizitis, Extrauteringravidität, akute Pyelonephritis, Papillennekrose, Niereninfarkt, Nierenvenenthrombose und Aortenaneurysma. Bei Frauen muß auch an die stielgedrehte Ovarialzyste gedacht werden.

3a Klinisch führend ist die Hyperkalzämie, die wegen der begleitenden Laborbefunde auf ein Malignom hindeutet. Weitere Hinweise liefern die intermittierende Makrohämaturie und der abdominale Flankenschmerz, die das Vorliegen eines Nierenkarzinoms sehr wahrscheinlich machen.

b Zunächst Ultraschall, dann intravenöses Pyelogramm, ferner ein Computertomogramm zur Abklärung der Tumorausbreitung in die Nachbarschaft der Niere sowie bei soliden Tumoren eine Angiographie. Die Hyperkalzämie kann durch eine Knochenmetastasierung oder durch eine ektope Parathormonsekretion bedingt sein, deshalb Röntgenuntersuchung des Skeletts und Bestimmung des intakten Parathormons im Blut erforderlich.

c Zunächst Behandlung der Hyperkalzämie mit reichlicher Zufuhr von Kochsalz-Infusionen mit reichlich Flüssigkeit und Gabe von Diuretika, Substitution der renalen Kaliumverluste. Eine radikale Nephrektomie ist unumgänglich. Der Umfang des operativen Eingriffs wird vom Urologen festgelegt.

4 Häufig ist eine Einordnung der Hypertonie bei Schwangeren schwierig. Es ist nicht auszuschließen, daß ein festgestellter Bluthochdruck Vorläufer einer Präeklampsie ist. Da bei der Präeklampsie (Hypertonie + Proteinurie) das Plasmavolumen in der Regel reduziert ist (Harnsäure- und Hämatokritanstieg), würde eine diuretische Therapie durch eine weitere Verminderung des intravasalen Volumens die utero-plazentare Durchblutung gefährden. Deshalb bevorzugt man Antihypertensiva (z. B. Dihydralazin), die eher eine Flüssigkeitsretention bewirken.

5 Durch eine Sonographie sollte ein pathologischer Befund der Nieren ausgeschlossen werden. Gelingt dies, so wird der Patient bei einem Urologen zur Zystoskopie vorgestellt. Bei der transurethralen Zystoskopie findet sich im Bereich des Blasenbodens eine 2 cm große tumoröse Läsion. Die Biopsie ergibt ein gut differenziertes Blasenkarzinom, das die Muskularis nicht infiltriert.

6a Grundsätzlich erlauben die Symptome noch keine Entscheidung, ob ein chronisches oder akutes Nierenversagen vorliegt. Die anamnestische Angabe des langjährigen arteriellen Hypertonus sowie die einmalig dokumentierte Proteinurie sprechen jedoch für ein chronisches Geschehen.

b Zur Diagnosesicherung einer chronischen Niereninsuffizienz gegenüber dem akuten Nierenversagen dienen blutchemisch vordringlich das Blutbild (eine ausgeprägte renale Anämie spricht für das Vorliegen einer chronischen Niereninsuffizienz) sowie die alkalische Phosphatase (eine Erhöhung gilt als Hinweis für einen sekundären Hyperparathyroidismus bei chronischer Niereninsuffizienz). Das sonographische Bild von Schrumpfnieren bds. stützt die Diagnose der terminalen Niereninsuffizienz dieses Patienten. Urinsedimentuntersuchungen zur Abklärung der Grundkrankheit sind in diesem Stadium der Urämie oft wenig hilfreich. In diesem Falle deuten eine unselektive Proteinurie sowie glomeruläre Erythrozyten (Akanthozyten) auf eine chronische Glomerulonephritis als Grundkrankheit hin. Eine Nierenbiopsie ist wegen fehlender therapeutischer Konsequenzen nicht indiziert.

c 1. Konsequente Hochdruckeinstellung.
2. Wegen terminaler chronischer Niereninsuffizienz, mutmaßlich auf dem Boden einer chronischen Glomerulonephritis, erfolgen die Anlage einer Cimino-Fistel und Aufnahme in das chronische Hämodialyseprogramm.

7 Bei Verdacht auf ein Prostatakarzinom sollen ein Laborstatus mit Blutbild, LDH, alkalischer und saurer Phosphatase, dem prostataspezifischen Antigen sowie eine transrektale Sonographie der Prostata durchgeführt werden. Verstärken die Ergebnisse dieser Untersuchungen den Verdacht, so sollten vor einem operativen Eingriff eine lokale Ausbreitung durch ein CT des Beckens sowie eine Fernmetastasierung durch eine Röntgenaufnahme des Thorax und ein Skelettszintigramm ausgeschlossen werden. Ergibt sich kein Hinweis auf ein fortgeschrittenes Wachstum des Prostatakarzinoms, so wird der Patient einem Urologen zur Prostatektomie vorgestellt. Bestätigt die Operation ein Stadium IA, so ist keine weitere Therapie indiziert.

8a Die Dyspnoe beruht auf einem interstitiellen Lungenödem, welches nicht zu hören ist. Diese Form von Lungenödem findet sich bei überwässerten Dialysepatienten häufig und wird auch als **Fluid lung** bezeichnet.

b In der Thoraxaufnahme ist die Flüssigkeitseinlagerung gut zu sehen.

c Therapie der Wahl ist die Entwässerung mittels Ultrafiltration.

9a Bei der Befundkonstellation (rezidivierende Hämaturie, beidseits vergrößert tastbare Nieren, erhöhter Blutdruck) ist in erster Linie an Zystenblutungen bei kongenitalen Zystennieren vom Erwachsenentyp zu denken.

b Differentialdiagnostisch sind insbesondere Tumoren der Nieren bzw. der ableitenden Harnwege sowie eine beidseitige Hydronephrose (z.B. bei Nephrolithiasis) in Betracht zu ziehen.

c Ein wichtiger Hinweis ist eine positive Familienanamnese. Die Diagnosesicherung erfolgt in der Regel durch die Sonographie.

d Der Erwachsenentyp der Zystennieren ist eine autosomal-dominante Erkrankung. Nach dem 40. Lebensjahr kommt es bei den meisten Patienten zu einer Verschlechterung der Nierenfunktion, ca. 50% der Patienten werden dialysepflichtig.

e Eine kausale Therapie gibt es nicht. Wichtig ist die Prävention bzw. Behandlung von Komplikationen (antihypertensive Therapie, antibiotische Behandlung von Harnwegsinfekten bzw. Zysteninfektionen). Die Nierenfunktion ist in regelmäßigen Abständen zu kontrollieren. Bei eingetretener Niereninsuffizienz sind diätetische Maßnahmen (Eiweißrestriktion) zu ergreifen. Bei präterminaler Niereninsuffizienz sollte ein Dialyseshunt angelegt werden, damit zum gegebenen Zeitpunkt die chronische Hämodialysebehandlung eingeleitet werden kann.

10 Generell gilt, daß jede Form von Glomerulonephritis, die mit reduzierter glomerulärer Filtration oder Hypertonie einhergeht, fast immer zu einer Pfropfgestose Anlaß gibt und somit ein Risiko für Mutter und Kind darstellt. Mit einer weiteren Verschlechterung der Nierenfunktion ist zu rechnen. Als relativ unbedenklich in diesem Zusammenhang gelten die IgA-Nephritis ohne Hypertonie und die Minimal-change-Nephropathie ohne nephrotisches Syndrom.

11a Nierenkarzinom.

b Es gilt, die Tumorgröße, seine Ausdehnung und Fernmetastasierung zu beurteilen. Die Tumorausdehnung und die Einbeziehung von Nachbarorganen (insbesondere Leber und ipsilateraler Nierennebenniere) gelingt mit hoher Treffsicherheit mit einem Computertomogramm zu erfassen. Bei Verdacht auf Nierenvenenbefall ist die Durchführung einer Cavographie mit selektiver Venographie der Nierenvene angezeigt. Fernmetastasen finden sich häufig in der Lunge, Knochen und auch im zentralen Nervensystem. Deshalb sind eine Röntgenuntersuchung des Thorax, ein Knochenszintigramm und bei zentralnervösen Ausfällen auch eine neurologische Untersuchung erforderlich.

c Radikale Nephrektomie mit regionaler Lymphadenektomie.

d Weitgehend abhängig vom Ergebnis des Tumorstagings. Bei Nierenvenenbefall oder Einwachsen in die Vena cava beträgt die 5-Jahres-Überlebenszeit 25–50%, bei weiterer Tumorausdehnung ist sie noch geringer.

12a Kalziumglukonat i.v.:
Kalzium antagonisiert am Herzen sofort die Wirkung von Kalium. Kalzium bewirkt keine Kaliumsenkung.

b Infusion von Bikarbonat (wenn metabolische Azidose vorhanden). Bei metabolischer Azidose werden Protonen intrazellulär aufgenommen, dafür wird Kalium aus der Zelle freigesetzt. Die Gabe eines Puffers kehrt diesen Prozeß um. Somit wird Kalium nach intrazellulär verschoben, die Hyperkaliämie geht zurück.

c Infusion von Glukose/Insulin.
Hierbei kommt es zur raschen intrazellulären Aufnahme von Glukose, die immer von einer Kaliumaufnahme begleitet wird.

13 Der systolische Druck entspricht immer demjenigen Druck, der beim ersten hörbaren Korotkow-Geräusch am Manometer abgelesen wird.

a Bei Erwachsenen wird der diastolische Blutdruck dann abgelesen, wenn die Korotkow-Geräusche völlig verschwinden.

b und c Bei Schwangeren und Kindern gilt derjenige Druck als diastolischer Blutdruck, der vorliegt, wenn die Korotkow-Geräusche leiser werden.

14a Orale Kalziumkarbonatzufuhr.
Kalziumkarbonat wird heute als Phosphatbinder der ersten Wahl bei Dialysepatienten eingesetzt. Werden Dosen von mehr als 5 g/d appliziert, kann es zur Hyperkalzämie kommen.

b Vitamin-D-Therapie.
1,25-Dihydroxyvitamin D wird zur Behandlung des sekundären Hyperparathyroidismus

und der renalen Osteopathie verwandt. Da Vitamin D nicht nur den Kalziumeinbau in den Knochen fördert, sondern auch die enterale Kalziumaufnahme stimuliert, kann es zu Hyperkalzämie kommen.

c Sind beide oben genannten Ursachen ausgeschlossen, besteht der hochgradige Verdacht auf eine autonome Parathormonsekretion. Hier muß therapeutisch die Resektion des Nebenschilddrüsenadenoms angestrebt werden.

Kapitel 24:

1a Der primäre Verdacht bei dem Patienten lautet Bronchialkarzinom. Die Ursache des Krampfanfalls könnte eine zerebrale Metastase, aber auch eine Hyponatriämie sein.

b Die Serumnatrium-Bestimmung ergab einen Wert von 110 mmol/l. Zum Ausschluß einer Pseudo-Hyponatriämie wurde die Plasmaosmolalität gemessen, welche ebenfalls einen niedrigen Wert zeigte. Gesamtprotein, Lipide und Glukosespiegel lagen im Normbereich.

c Als Ursache der Hyponatriämie ist eine paraneoplastische Sekretion von ADH durch den Tumor anzunehmen. Da der Patient bewußtseinsgetrübt war und Fundusuntersuchungen den Verdacht auf eine Papillenschwellung (als Hinweis auf Hirndruckzeichen) ergaben, wurde hypertone NaCl-Lösung zugeführt, um die Serumnatrium-Konzentration von 110 auf 120 mmol/l anzuheben. Anschließend wurde lediglich die Flüssigkeitszufuhr beschränkt.

2a Hypernatriämie.

b Der Patient war wegen Aspiration über eine Magensonde ernährt worden. Fälschlicherweise unterblieb die Zufuhr von osmotisch freiem Wassen (entweder per Sonde oder in Form von 5%iger Glukoselösung intravenös). Da der Patient die über die Sondennahrung zugeführten Soluta, in erster Linie Harnstoff und Kochsalz, durch osmotische Diurese im Harn ausscheiden mußte, kam es zum Volumendefizit. Wegen ungenügender Wasserzufuhr bestand ferner ein erhebliches Wasserdefizit, bedingt durch renale und extrarenale Wasserverluste (Perspiratio insensibilis und sensibilis). Das vermutete Wasserdefizit bei dem 70 kg schweren Patienten errechnet sich wie folgt:

$$\text{Wasserdefizit [l]} = 42 \times \frac{158-140}{140} = 5{,}4 \text{ [l]}$$

Körperwasser 60% des Körpergewichts bei Erwachsenen; Normalwert des Serum-Natriums 140 mmol/l.

c Innerhalb von 24 Stunden sollten maximal 50% des errechneten Defizits substituiert werden.

Wegen Exsikkose und Blutdruckabfall mußte dem Patienten zunächst isotone Kochsalzlösung bis zum Erreichen eines ausreichenden zentralvenösen Drucks zugeführt werden, danach über 24 Stunden 3 l 5%ige Glukose, entsprechend dem errechneten Wasserdefizit.

3a Bei diabetischer Ketoazidose kommt es zum Anfall organischer Säuren (β-Hydroxybuttersäure/Azetessigsäure) und oft zu mäßiggradiger Hyperkaliämie, die auf den Übertritt von Kalium aus dem Intrazellular- in den Extrazellularraum zurückzuführen ist. Wird Insulin zugeführt, werden die organischen Säureanionen utner Verbrauch von H^+ zu CO_2 und Wasser verstoffwechselt, und es kommt zur Selbstkorrektur der metabolischen Azidose.
Wird in der Phase der Azidose Bikarbonat zugeführt, kommt es nach Insulinzufuhr und Korrektur der metabolischen Azidose häufig zu einer schweren Akalose. Bei der Patientin betrug das Standardbikarbonat 32 mmol/l.
Durch Insulin und Glukose tritt das zuvor aus dem Intrazellular- in den Extrazellularraum translozierte Kalium wieder in die Zellen über. Wird dieser Kaliumrücktransport noch durch die metabolische Alkalose akzentuiert, kann es zu schwerer Hypokaliämie mit Gefahr von Herzrhythmusstörungen kommen.

b Als Konsequenz sollte beim diabetischen Koma Bikarbonat nur bei direkter Bedrohung durch die Azidose zugeführt werden.

4a Bei verhaltensgestörten Personen, häufig aus dem medizinischen Bereich, wird nicht selten ein Schleifendiuretika-Abusus beobachtet. Auslöser sind meist kosmetische Probleme (tatsächliche oder vermeintliche Ödembildung) oder psychische Konfliktsituationen. Besonders charakteristisch ist die Tendenz zur Verleugnung des Diuretikagebrauchs.

b Hinweise auf den Diuretika-Abusus liefert im vorliegenden Fall die Kombination von Hypovolämiezeichen (niederer Blutdruck, hoher Puls) und metabolischer Alkalose.
Zur Diagnosesicherung empfiehlt es sich, das Urinchlorid zu messen. Werden zum Zeitpunkt der Untersuchung Schleifendiuretika (z. B. Furosemid) eingenommen, ist im Urin die Chloridkonzentration erhöht. In diesen Urinportionen ist in der Regel der Diuretikanachweis mittels Gaschromatographie positiv.
Die Patienten bedürfen der psychosomatischen Betreuung.

5a Der Patientin waren wegen Herzinsuffizienz ein ACE-Hemmer und ein Kalium-sparendes Diuretikum (Triamteren) gegeben worden. Mit fortschreitender Herzinsuffizienz kam es bei der ursprünglich nierengesunden Patientin zum Anstieg des Serum-Kreatinins, damit zur Kumulation des Kalium-sparenden Diuretikums und zur Hyperkaliämie. Diese ist durch verminderte renale K^+-Ausscheidung (K^+-sparendes Diuretikum) und durch Hemmung der Angiotensin-II-vermittelten Aldosteron-Synthese unter ACE-Hemmern zu erklären. Die Diagnose wird durch die anamnestische Angabe der Einnahme von Kaliumsparern bzw. ACE-Hemmern gestellt.

b Patienten mit eingeschränkter Nierenfunktion dürfen Kalium-sparende Diuretika nicht verordnet werden. Die Einnahme von Kalium-sparenden Diuretika verpflichtet zur regelmäßigen Kontrolle der Nierenfunktion und des Serum-Kaliums.

6a Bei oligurischen oder anurischen Dialysepatienten ist meist die häufigste Ursache der Hyperkaliämie die unangemessen hohe Zufuhr von kaliumhaltigen Nahrungsmitteln, speziell Obst, Obstsaft, Dörrobst. Die Patientin hatte 1,3 kg Trauben gegessen. Begünstigend war im vorliegenden Fall eine ungenügende Dialyse wegen schlechten Blutflusses in der Fistel, die zu einer metabolischen Azidose (Standardbikarbonat 14 mmol/l) geführt und ihrerseits das Auftreten der Hyperkaliämie begünstigt hatte.

b Die Patientin bedarf der Beratung über eine Verminderung der diätetischen Zufuhr von Kalium. Außerdem muß die Dialyse-Effizienz gesteigert werden.

7a Bei der Patientin liegt aufgrund der klinischen Begleitumstände mit großer Wahrscheinlichkeit eine gramnegative Sepsis mit Schock und Verbrauchskoagulopathie vor.
In dieser Situation tritt häufig eine Lactat-Azidose auf. Die Diagnose läßt sich durch Bestimmung von L-Lactat sichern (dies betrug bei der Patientin 13 mmol/l; Norm bis 1,5 mmol/l).

b Die Therapie besteht in der Behandlung des Schocks und der Grundkrankheit, d.h. der gramnegativen Sepsis mit Verbrauchskoagulopathie (Thrombopenie!). Maßnahmen zur Beeinflussung der metabolischen Azidose (z.B. Bikarbonat-Zufuhr) sind nicht dauerhaft wirksam und, da die Lactat-Produktion durch Bikarbonat gesteigert wird, in der Regel kontraproduktiv.

8a Bei der Patientin liegt angesichts des starken Untergewichts wahrscheinlich eine Anorexie-Tendenz vor. Die anamnestische Befragung ergibt Episoden von Bulimie und Anorexie. Bei der physikalischen Untersuchung fallen stumpfe Zähne (nach Erbrechen von säurehaltigem Magensaft) auf. Die Fremdbeobachtung der Patientin ergibt Episoden von verheimlichtem Erbrechen. Derartige Patientinnen nehmen häufig auch gleichzeitig Schleifendiuretika. Gezielte Untersuchungen ergaben im vorliegenden Fall allerdings keinen Hinweis auf Diuretika-Abusus. Die metabolische Alkalose wird vielmehr durch die Hypovolämie unterhalten. Im Zustand der Hypovolämie kann die Niere kein Bikarbonat ausscheiden.

b Die Therapie der Wahl besteht in der intravenösen Zufuhr physiologischer Kochsalzlösung. Bei der Patientin führte diese Behandlung zur raschen Bikarbonaturie und Korrektur der metabolischen Alkalose. Die Gabe kaliumreicher Nahrungsmittel bewirkte den Anstieg des Serum-Kaliumwerts.

Sachverzeichnis

Halbfette Zahlen verweisen auf Hauptfundstellen

Sachverzeichnis